U0240997

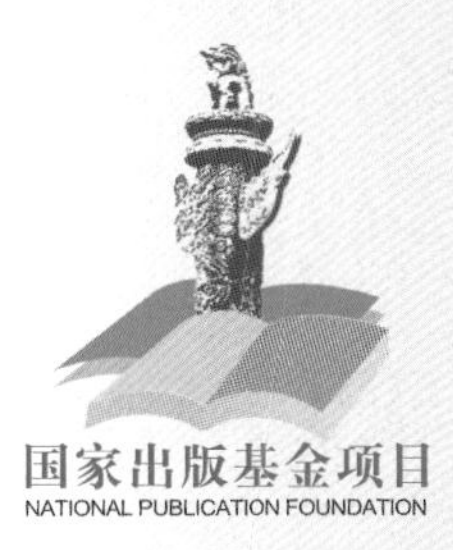

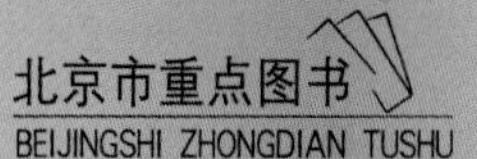

血液病理学

主　编　Elaine S. Jaffe　Nancy Lee Harris
James W. Vardiman　Elias Campo
Daniel A. Arber
主　译　陈　刚　李小秋
副主译　侯　军　梅开勇　潘华雄
主　审　陈国璋（John K.C. Chan）朱雄增
周小鸽　高子芬　陈辉树

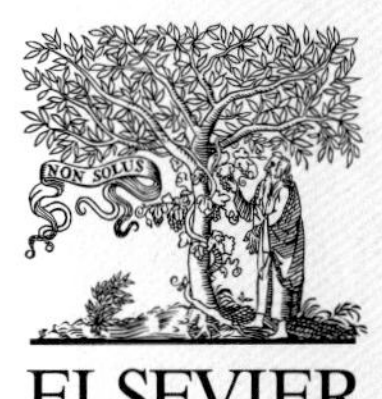

北京科学技术出版社

Hematopathology, 1/E

Elaine Jaffe, Nancy Lee Harris, James Vardiman, Elias Campo, Daniel Arber

ISBN-13: 978-072-160-040-6

ISBN-10: 072-160-040-9

ISBN-13: 978-981-272-921-7

ISBN-10: 981-272-921-6

Elsevier(Singapore) Pte Ltd.

3 Killiney Road

#08-01 Winsland House I

Singapore239519

Tel: (65) 6349-0200

Fax: (65) 6733-1817

First Published 2013

2013 年初版

Printed in China by Beijing Science & Technology Publishing Co. Ltd. under special arrangement with Elsevier (Singapore) Pte Ltd.

声明

医学领域的知识和临床实践在不断更新，随着新的研究和经验的进展，诊断、治疗方法和药物也在更新，变得更为有效。读者在参考本书进行治疗时，建议先查阅最新的资料和产品说明书，或产品生产厂商指定的使用说明材料。使用时应根据使用者的经验及病人的具体情况，进行诊断、处方和个体化治疗，并保证治疗的准确和安全。依据各种法律条例，出版者和编辑不对依据此书内容进行治疗造成的任何损伤或损害承担法律责任。

著者名单

Andrea Abati, MD
Dermatopathologist
Dermpath Diagnostics
Port Chester, New York;
Einstein College of Medicine
Bronx, New York

Daniel A. Arber, MD
Professor and Associate Chair of Pathology
Director of Anatomic Pathology and Clinical Laboratory Services
Stanford University
Stanford, California

Çiğdem Atayar, MD, PhD
Department of Pathology
University Medical Centre Groningen
Groningen, The Netherlands

Adam Bagg, MD
Professor, Director of Hematology
Department of Pathology and Laboratory Medicine
University of Pennsylvania;
Director of Hematology
Director, Minimal Residual Disease Resource Laboratory
Department of Pathology and Laboratory Medicine
Hospital of the University of Pennsylvania
Philadelphia, Pennsylvania

Barbara J. Bain, MBBS, FRACP, FRCPath
Professor, Department of Haematology
Imperial College;
Professor, Department of Haematology
St. Mary's Hospital
London, United Kingdom

Todd S. Barry, MD, PhD
Medical Director
Clarient
Aliso Viejo, California

Michael J. Borowitz, MD, PhD
Professor of Pathology and Oncology
Johns Hopkins Medical Institutions
Baltimore, Maryland

Pierre Brousset, MD
Department of Pathology
CHU Purpan;
Inserm U-563, Department of Oncogenesis and Signaling in Hematopoietic Cells
Centre de Physiopathologie de Toulouse-Purpan
Toulouse, France

Russell K. Brynes, MD
Professor of Pathology, Department of Pathology
University of Southern California Keck School of Medicine;
Director of Hematopathology, Department of Pathology
Los Angeles County-University of Southern California Medical Center
Los Angeles, California

Francisca I. Camacho, MD, PhD
Staff Pathologist, Department of Pathology
Hospital Universitario de Getafe;
Research Associate, Lymphoma Group, Molecular Pathology Program
Spanish National Cancer Research Centre
Madrid, Spain

Elias Campo, MD
Chief, Hematopathology Unit
Professor of Anatomic Pathology
Clinical Director, Center for Biomedical Diagnosis
Hospital Clinic, University of Barcelona
Barcelona, Spain

Ignacio Chacón
Molecular Pathology Program
Centro Nacional de Investigaciones Oncológicas
Madrid, Spain;
Hospital Virgen de la Salud
Toledo, Spain

R. S. K. Chaganti, PhD
Member and Professor, William E. Snee Chair
Medicine and Cell Biology Program
Memorial Sloan-Kettering Cancer Center
New York, New York

Alexander C. L. Chan, MBBS, FRCPA
Consultant Pathologist, Department of Pathology
Queen Elizabeth Hospital
Hong Kong, China

John K. C. Chan, MBBS, FRCPath
Consultant Pathologist, Department of Pathology
Queen Elizabeth Hospital
Hong Kong, China

Wing C. (John) Chan, MD
Amelia and Austin Vickery Professor of Pathology
Co-Director, Center for Lymphoma and Leukemia Research
University of Nebraska Medical Center
Omaha, Nebraska

Karen L. Chang, MD
Director of Clinical Pathology, Department of Pathology
City of Hope National Medical Center
Duarte, California

Wah Cheuk, MBBS, FRCPA
Associate Consultant, Department of Pathology
Queen Elizabeth Hospital
Hong Kong, China

Joseph M. Connors, MD
Clinical Professor and Clinical Director
Centre for Lymphoid Cancer
British Columbia Cancer Agency
University of British Columbia
Vancouver, British Columbia, Canada

Fiona E. Craig, MD
Associate Professor, Department of Pathology
University of Pittsburgh School of Medicine;
Staff Pathologist
Medical Director, Clinical Flow Cytometry Laboratory
Division of Hematopathology, Department of Pathology
University of Pittsburgh Medical Center, Presbyterian Hospital
Pittsburgh, Pennsylvania

Miguel Ángel de la Cruz Mora, MD
Head, Department of Medical Oncology
Hospital Virgen de la Salud
Toledo, Spain

Georges Delsol, MD
Professor of Pathology, Department of Anatomic Pathology
Université de Toulouse III - Paul Sabatier;
Professor of Pathology, Department of Anatomic Pathology
Chu Purpan
Toulouse, France

Miroslav Djokic, MD, MS
Assistant Professor, Department of Pathology
University of Pittsburgh School of Medicine;
Attending Pathologist, Department of Pathology, Hematopathology Division
University of Pittsburgh Medical Center, Presbyterian Hospital
Pittsburgh, Pennsylvania

Lyn McDivitt Duncan, MD
Associate Professor, Department of Pathology
Harvard Medical School;
Chief, Dermatopathology Unit, Pathology Service
Massachusetts General Hospital
Boston, Massachusetts

Kojo S. J. Elenitoba-Johnson, MD
Professor, Department of Pathology
University of Michigan Medical School;
Director, Division of Translational Pathology
Director, Molecular Diagnostics Laboratory and Molecular Genetic Pathology Program
University of Michigan Hospital
Ann Arbor, Michigan

Fabio Facchetti, MD, PhD
Professor of Pathology
Università degli Studi di Brescia;
Chief, Pathology I
Spedali Civili di Brescia
Brescia, Italy

Falko Fend, MD
Professor, Department of Pathology
University of Tuebingen;
Professor, Department of Pathology
University Hospital Tuebingen and Comprehensive Cancer Center Tuebingen
Tuebingen, Germany

Judith A. Ferry, MD
Associate Professor, Department of Pathology
Harvard Medical School;
Associate Pathologist, Department of Pathology
Massachusetts General Hospital
Boston, Massachusetts

Armando C. Filie, MD
Staff Clinician, Laboratory of Pathology
National Cancer Institute
Bethesda, Maryland

Kathryn Foucar, MD
Vice Chair for Clinical Affairs, Department of Pathology
University of New Mexico Health Sciences Center;
Medical Director of Hematopathology
TriCore Reference Laboratory
Albuquerque, New Mexico

Juan F. García, MD, PhD
Head, Department of Pathology
M. D. Anderson International
Madrid, Spain

Randy D. Gascoyne, MD, FRCPC
Clinical Professor of Pathology, Department of Pathology and Laboratory Medicine
University of British Columbia;
Hematopathologist and Senior Scientist, Department of Pathology and Advanced Therapeutics
British Columbia Cancer Agency and the British Columbia Cancer Research Centre
Vancouver, British Columbia, Canada

Philippe Gaulard, MD
Faculté de Médicine
Université Paris;
Département de Pathologie and Inserm U955
Hôpital Henri Mondor
Créteil, France

Timothy C. Greiner, MD
Professor, Hematopathology/Molecular Pathology
Department of Pathology and Microbiology
College of Medicine
University of Nebraska Medical Center;
Medical Director, Molecular Diagnostics Laboratory
Pathology Laboratories
The Nebraska Medical Center
Omaha, Nebraska

Katherine S. Hamilton, MD
Clinical Assistant Professor, Department of Pathology
Vanderbilt University Medical Center;
Staff Pathologist, Department of Pathology
St. Thomas Hospital
Nashville, Tennessee

Nancy Lee Harris, MD
Editor, Case Records of the Massachusetts General Hospital
New England Journal of Medicine;
Austin L. Vickery Professor of Pathology
Harvard Medical School;
Department of Pathology
Massachusetts General Hospital
Boston, Massachusetts

Robert P. Hasserjian, MD
Associate Professor
Harvard Medical School;
Associate Pathologist, Department of Pathology
Massachusetts General Hospital
Boston, Massachusetts

David R. Head, MD
Professor, Department of Pathology
Vanderbilt University Medical Center;
Pathologist, Clinical Laboratories
Vanderbilt University Hospital
Nashville, Tennessee

Amy Heerema-McKenney, MD
Clinical Assistant Professor, Department of Pathology
Stanford University Medical Center
Stanford, California

Hans-Peter Horny, MD
Professor of Pathology
Institute of Pathology
Ansbach, Bavaria, Germany

Jane Houldsworth, PhD
Senior Scientific Officer
Cancer Genetics, Incorporated
Rutherford, New Jersey

Eric D. Hsi, MD
Professor of Pathology
Cleveland Clinic Lerner College of Medicine;
Section Head, Hematopathology, Department of Clinical Pathology
Cleveland Clinic
Cleveland, Ohio

Robert E. Hutchison, MD
Professor, Department of Pathology
Director of Clinical Pathology
State University of New York Upstate Medical University
Syracuse, New York

Elizabeth Hyjek, MD, PhD
Department of Pathology, Hematopathology Section
University of Chicago
Chicago, Illinois

Peter G. Isaacson, FRS
Professor, Department of Pathology
University College London
London, United Kingdom

Elaine S. Jaffe, MD
Chief, Hematopathology Section
Laboratory of Pathology
National Cancer Institute
Bethesda, Maryland

Ronald Jaffe, MB BCh
Professor of Pathology
University of Pittsburgh School of Medicine;
Pathologist, Department of Pediatric Pathology
Childrens Hospital of Pittsburgh of University of Pittsburgh Medical Center
Pittsburgh, Pennsylvania

Pedro Jares, PhD
Specialist, Pathology Department
Hospital Clinic;
Scientific Manager, Genomics Unit
IDIBAPS
Barcelona, Spain

Dan Jones, MD, PhD
Professor, Department of Hematopathology
The University of Texas M. D. Anderson Cancer Center
Houston, Texas

Marshall E. Kadin, MD
Professor, Department of Dermatology
Boston University School of Medicine
Boston, Massachusetts;
Director, Cutaneous Lymphoma Program
Chief, Immunopathology, Department of Dermatology and Skin Surgery
Roger Williams Medical Center
Providence, Rhode Island

Young Hyeh Ko, MD, PhD
Professor, Department of Pathology
Samsung Medical Center, Sungkyunkwan University School of Medicine
Seoul, Republic of Korea

Steven H. Kroft, MD
Professor and Director of Hematopathology, Department of Pathology
Medical College of Wisconsin;
Director of Hematopathology, Department of Pathology
Froedtert Lutheran Memorial Hospital
Milwaukee, Wisconsin

Shimareet Kumar, MD
Quest Diagnostics Nichols Institute
Chantilly, Virginia;
Department of Pathology
Veterans Administration Medical Center
Washington, District of Columbia

Laurence Lamant-Rochaix, MD, PhD
Université Paul-Sabatier;
Laboratoire d'Anatomie Pathologique
CHU Purpan;
Inserm, Oncogenèse et Signalisation dans les Cellules Hematopoïétiques
Centre de Physiopathologie de Toulouse-Purpan
Toulouse, France

Philip E. LeBoit, MD
Professor, Departments of Pathology and Dermatology
University of California, San Francisco
San Francisco, California

Laurence de Leval, MD, PhD
Professor, Department of Pathology
University of Lausanne;
Head of Surgical Pathology, Department of Pathology
Institut Universitaire de Pathologie
Lausanne, Switzerland

Megan S. Lim, MD, PhD
Associate Professor, Department of Pathology
University of Michigan Medical School;
Director, Hematopathology
University of Michigan Hospital
Ann Arbor, Michigan

Robert W. McKenna, MD
Vice Chair for Academic Affairs and Senior Consultant in Hematopathology
Department of Laboratory Medicine and Pathology
Fairview University Hospital
University of Minnesota
Minneapolis, Minnesota

L. Jeffrey Medeiros, MD
Professor, Department of Hematopathology
University of Texas, M.D. Anderson Cancer Center
Houston, Texas

Manuela Mollejo, MD
Department of Pathology
Hospital Virgen de la Salud
Toledo, Spain

Karen Dyer Montgomery, PhD, FACMG
Laboratory Director, Cytogenetics
WiCell Research Institute;
Adjunct Associate Professor, Department of Pathology
University of Wisconsin
Madison, Wisconsin

Gouri Nanjangud, PhD
Senior Research Scientist, Cell Biology Program
Memorial Sloan-Kettering Cancer Center
New York, New York

Yasodha Natkunam, MD, PhD
Associate Professor, Department of Pathology
Stanford University School of Medicine;
Director, Hematopathology
Stanford University Medical Center
Stanford, California

Beverly P. Nelson, MD
Associate Professor, Department of Pathology
Northwestern University Feinberg School of Medicine
Chicago, Illinois

Phuong L. Nguyen, MD
Associate Professor, Department of Laboratory Medicine and Pathology
Mayo Clinic College of Medicine;
Consultant, Department of Laboratory Medicine and Pathology
Mayo Clinic
Rochester, Minnesota

Dennis P. O'Malley, MD
Hematopathologist
Clarient, Inc.
Aliso Viejo, California

Attilio Orazi, MD, FRCPath(Engl)
Professor of Pathology and Laboratory Medicine
Vice-Chair for Hematopathology
Director, Division of Hematopathology, Department of Pathology and Laboratory Medicine
Weill Medical College of Cornell University
New York, New York

German Ott, MD
Professor
Institute of Pathology
Robert-Bosch-Krankenhaus
Stuttgart, Germany

Nallasivam Palanisamy, PhD
Research Assistant Professor
Michigan Center for Translational Pathology
University of Michigan Health System Comprehensive Cancer Center
Ann Arbor, Michigan

LoAnn C. Peterson, MD
Paul E. Steiner Research Professor of Pathology, Department of Pathology
Feinberg Medical School of Northwestern University;
Director of Hematopathology, Department of Pathology
Northwestern Memorial Hospital
Chicago, Illinois

Miguel A. Piris, MD
Director, Molecular Pathology Program
Spanish National Cancer Research Centre
Madrid, Spain

Stefania Pittaluga
Staff Clinican, Laboratory of Pathology, Hematopathology
National Institutes of Health, National Cancer Institute
Bethesda, Maryland

Sibrand Poppema, MD, PhD, FRCPC
President of the Board of the University
University of Groningen;
Professor of Pathology, Department of Pathology
University Medical Center Groningen
Groningen, The Netherlands

Anna Porwit, MD, PhD
Professor, Depatment of Oncology and Pathology
Karolinska Institute;
Chief, Hematopathology Laboratory, Department of Pathology
Karolinska University Hospital, Solna
Stockholm, Sweden

Priv.Doz.Dr. Leticia Quintanilla-Martinez, MD
Associate Professor Institute of Pathology
Eberhard-Karls-University;
Senior Staff, Institute of Pathology
University Hospital and Comprehensive Cancer Center
Tübingen, Germany

Frederick Karl Racke, MD, PhD
Associate Professor, Department of Pathology
The Ohio State University
Columbus, Ohio

Mark Raffeld, MD
Chief, Specialized Diagnostics Unit
Laboratory of Pathology
National Cancer Institute, National Institutes of Health
Bethesda, Maryland

Elisabeth Ralfkiaer, MDSc
Professor, Department of Pathology
Rigshospitalet
University of Copenhagen
Copenhagen, Denmark

Sherif A. Rezk, MD
Assistant Professor of Clinical Pathology
Division of Hematopathology, Department of Pathology
University of California, Irvine Medical Center
Orange, California

Nancy S. Rosenthal, MD
Walter Beirring Professor of Clinical Education, Department of Pathology
University of Iowa Carver College of Medicine;
Director of Hematopathology, Department of Pathology
University of Iowa Hospitals and Clinics
Iowa City, Iowa

Jonathan Said, MD
Professor and Chief of Anatomic Pathology, Department of Pathology and Laboratory Medicine
University of California, Los Angeles David Geffen School of Medicine
Los Angeles, California

Bertram Schnitzer, MD
Professor, Department of Pathology
University of Michigan Health System
Ann Arbor, Michigan

Reiner Siebert, Prof. Dr. med.
Full Professor and Chair of Human Genetics
Institute of Human Genetics
Christian-Albrechts-University Kiel;
Director, Institute of Human Genetics
University Hospital Schleswig Holstein, Campus Kiel
Kiel, Germany

Karl Sotlar, MD
Professor of Pathology
Institute of Pathology
Ludwig Maximilians University Munich
Munich, Germany

Maryalice Stetler-Stevenson, PhD, MD
Director, Flow Cytometry Laboratory
Laboratory of Pathology
National Cancer Institute, National Institutes of Health
Bethesda, Maryland

John L. Sullivan, MD
Professor of Pediatrics and Molecular Medicine
Vice Provost for Research
Department of Molecular Medicine
University of Massachusetts Medical School;
Physician, Department of Pediatrics
University of Massachusetts Memorial Health Care
Worcester, Massachusetts

Steven H. Swerdlow, MD
Professor of Pathology
Director, Division of Hematopathology, Department of Pathology
University of Pittsburgh School of Medicine
University of Pittsburgh Medical Center
Pittsburgh, Pennsylvania

Peter Valent, MD
Professor, Division of Hematology and Hemostaseology, Department of Internal Medicine I
Medical University of Vienna
Vienna, Austria

James W. Vardiman, MD
Professor and Director of Hematopathology, Department of Pathology
University of Chicago School of Medicine
Chicago, Illinois

David S. Viswanatha, MD
Consultant and Associate Professor, Division of Hematopathology
Mayo Clinic
Rochester, Minnesota

Roger A. Warnke, MD
Professor of Pathology, Department of Pathology
Stanford University School of Medicine
Stanford, California

Edward G. Weir, MD
Clinical Pathologist, Division of Hematopathology
Clinical Pathology Laboratories
Austin, Texas

Lawrence M. Weiss, MD
Chairman, Department of Pathology
City of Hope
Duarte, California

Carla S. Wilson, MD, PhD
Professor, Department of Pathology
University of New Mexico Health Sciences Center;
Medical Director, Flow Cytometry Laboratory
Tricore Reference Laboratories
Albuquerque, New Mexico

Bruce A. Woda, MD
Professor and Vice Chairman, Department of Pathology
University of Massachusetts Medical School;
Chief, Anatomic Pathology
University of Massachusetts Memorial Medical Center
Worcester, Massachusetts

Constance M. Yuan, PhD, MD
Staff Clinician, Flow Cytometry Unit
Laboratory of Pathology, National Cancer Institute
National Institutes of Health
Bethesda, Maryland

Fan Zhou, MD, PhD
Staff Pathologist, Department of Pathology and Laboratory Medicine
Southwest Washington Medical Center
Vancouver, Washington

审校者名单

陈国璋　香港伊利沙伯医院

朱雄增　复旦大学附属肿瘤医院

周小鸽　首都医科大学附属北京友谊医院

高子芬　北京大学医学部

陈辉树　中国医学科学院北京协和医学院血液学研究所血液病医院

译者名单

（按章节次序排序）

张文燕　四川大学华西医院
平　波　复旦大学附属肿瘤医院
张培红　中国医学科学院北京协和医学院血液学研究所血液病医院
吴梅娟　浙江省肿瘤医院
叶　庆　南京市鼓楼医院
周晓燕　复旦大学附属肿瘤医院
李小秋　复旦大学附属肿瘤医院
刘恩彬　中国医学科学院北京协和医学院血液学研究所血液病医院
侯　军　美国Drexel大学医学院病理系
潘华雄　华中科技大学同济医学院附属协和医院
黄　欣　北京大学医学部
黄榕芳　福建省肿瘤医院
盛伟琪　复旦大学附属肿瘤医院
刘翠苓　北京大学医学部
胡　丹　福建省肿瘤医院
陈　刚　福建省肿瘤医院
刘　勇　江西省人民医院
梅开勇　广州医科大学附属第二医院
郭双平　第四军医大学病理学与病理生理学教研室/西京医院
王　哲　第四军医大学病理学与病理生理学教研室/西京医院
谢建兰　首都医科大学附属北京友谊医院
张　博　中国人民解放军三〇七医院
陈林莺　福建医科大学附属第一医院
郑媛媛　首都医科大学附属北京友谊医院
石　岩　哈尔滨医科大学附属第二医院
陈燕坪　福建省肿瘤医院
孟　斌　山东大学齐鲁医院
罗东兰　广东省人民医院
王宏伟　中国人民解放军总医院第一附属医院
肖华亮　第三军医大学大坪医院
陈云昭　石河子大学医学院第一附属医院
李文才　郑州大学第一附属医院
杜　俊　卫生部北京医院
何妙侠　第二军医大学附属长海医院
敖启林　华中科技大学同济医学院附属同济医院
石卫东　上海市东方医院
卢建平　福建省肿瘤医院
何　诚　福建省肿瘤医院
付长霞　山东省潍坊市直机关医院
薛德彬　福建省莆田学院附属医院

PREFACE

The book "Hematopathology", edited by Jaffe, Harris, Vardiman, Campo and Arber, and published in 2011, is undoubtedly the most important publication on the pathology of hematolymphoid neoplasms of modern time. It is a monumental piece of work that has taken more than 10 years to complete. As stated by the editors in the preface of the book, they envision "a book that would be both practical and accessible but also contain the scientific insights that we feel are critical to understanding pathogenesis and pathophysiology of hematolymphoid disorders". This publication has certainly beautifully achieved these aims.

It is heartening to see this publication translated into the Chinese language, so that all pathologists in China can have easy access to the very practical and useful information included in this comprehensive work on hematopathology. The translation team has to be congratulated for being able to complete this task within a such a short time. This work has been mostly carried out by the younger generation of outstanding Chinese pathologists, and they have done a great job. The standard of translation is very high — the sentences read as if the text has been written originally in Chinese, contrasting with the rather "crooked" and difficult-to-understand sentences commonly seen in translated work. It is evident that the translators and editors have been very meticulous and put in enormous efforts in realizing this superb product.

Last but not least, this translated book is superior to the original printed English version in one aspect — each chapter includes the list of references, which are available only on-line for the English version. Thus it will be much easier to locate the references of interest while reading the book.

I believe this book should be available in every department of pathology as a handy reference. Pathologists with an interest in hematopathology would probably benefit by having an additional personal copy.

John K.C. Chan（陈国璋）

November 8, 2013

Consultant Pathologist, Department of Pathology

Queen Elizabeth Hospital

Hong Kong, China

中文版序言

由Jaffe、Harris、Vardiman、Campo和Arber主编于2011年出版的《血液病理学》，无疑是当今淋巴造血肿瘤病理学领域最重要的专著。这是一部里程碑式的专业巨著，从最初筹备编写至最终出版历时10年。正如编者在原著前言中所述，编者所构思的“一本书注重实用性，深入浅出，兼顾最新进展，强调对淋巴造血疾病的发病机制和病理生理学的深入理解”，显然已经完美地体现在本书中。

我很兴奋地得知华夏病理网翻译团队这么快就将这本血液病理学巨著翻译成中文版，从此国内病理医师可以方便地从中获取非常实用、非常有价值的信息。翻译团队能够在如此短时间内完成如此艰巨的工作，必须向他们表示祝贺及致敬。翻译工作主要由中国病理界的青年才俊完成，他们成就的是一项伟大工程。与常见的相当生硬难懂的翻译著作相比，本书翻译质量非常高，阅读起来就像是中文原著。显然，译者和审校者都具有一丝不苟的敬业精神，投入了大量精力，才能实现如此卓越的目标。

另外，中文版比原版更优越：每个章节后面都包括了参考文献，而原版读者只能上网查阅。因而中文版有助于读者获取感兴趣的参考文献方面的信息。

我相信本书会成为每个病理科的必备工具书。对血液病理学感兴趣的病理医师值得拥有一本私人藏书，必将获益匪浅。

John K.C. Chan（陈国璋）
2013年11月8日
于中国香港伊利沙伯医院
（陈　刚　译）

译者前言一

《血液病理学》代表淋巴造血系统病理学的最高水平和最新进展。本书原著于2011年出版，由编写2008年版世界卫生组织（WHO）淋巴造血系统肿瘤分类的同一批专家编写，是2008年版《WHO淋巴造血系统肿瘤分类》的继承、发扬与补充。本书除重点阐述肿瘤性病变外，还详细介绍了非肿瘤性病变，弥补了WHO淋巴造血系统肿瘤分类的不足。针对每一系统和每一具体疾病，本书也比《WHO淋巴造血系统肿瘤分类》中讨论更为详尽、更深入彻底。

本书分为7篇，共63章（含“附录：染色技术”），首先介绍血液病理学常用的诊疗技术手段及其进展，包括分子生物学、细胞遗传学、流式细胞学和免疫组织化学。然后依次描述淋巴造血系统的正常组织学和反应性疾病、淋巴系统肿瘤、骨髓肿瘤、组织细胞疾病、免疫缺陷疾病以及特殊部位的诊断问题。最后在附录中列举常规和特殊染色技术。每篇为一疾病大类，每章为一具体疾病或一组相关疾病。重点内容是骨髓、淋巴组织、组织细胞和树突细胞起源的恶性血液系统肿瘤。其他内容包括淋巴造血组织的各种反应性疾病、骨髓的炎症、感染、代谢性疾病，另外还涉及淋巴结和骨髓内一些具有重要鉴别诊断意义的非血液学疾病。原著正文1000多页（不含参考文献），有1100余幅精美彩色图片，并总结了大量信息丰富的表格。

众所周知，所有恶性肿瘤的根源都是遗传学异常，精确分析遗传学改变常常有助于明确诊断和准确分类。许多重大的技术进展越来越快速地进入临床应用，本书也予以适当引述。本书强调，只有深入理解淋巴结和骨髓中各种细胞的生物学基础和功能演变才能正确认识某一具体疾病的千变万化。因此，在讨论具体疾病时，本书既继承传统研究方法，将临床信息和形态学分析相结合，更强调应用分子生物学等基础研究的新技术和新进展，以获得准确诊断。每一疾病既描述形态学特征，又包括与此相关的免疫表型、遗传学和临床特征。从而向读者展示准确的、最新的和实用的信息，帮助读者领会疾病的发生机制，提供重要的辅助诊断手段，便于读者的理解和掌握。

感谢华夏病理学网（www.ipathology.cn）组织翻译，并由北京科学技术出版社出版本书。感谢陈刚、李小秋、侯军、梅开勇、潘华雄和其他所有年轻病理专家，没有他们的共同努力，本书的翻译不可能完成。感谢John K.C. Chan（陈国璋）、朱雄增、周小鸽、高子芬、陈辉树等专家负责审校。最后，特别感谢薛德彬（abin）给予大力协助。翻译团队全体成员完成了高质量的中文译版，相信本书必将有助于提高国内血液病理学诊断水平，进而推动血液学、肿瘤学等专业人士对于淋巴造血系统相关疾病的诊疗水平，促进国内淋巴造血系统疾病的治疗和研究。我们希望本书将会成为对包括血液病理专科医师在内的所有中国病理医师和血液病工作人员有价值的参考书。

最后衷心希望大家能喜欢这本翻译巨著《血液病理学》。如有错误恳请读者批评指正。

赵春利

2013年10月

译者前言二

众所周知，淋巴造血系统肿瘤的病理学诊断充满挑战与风险，并且该领域的进展日新月异，因此病理医师在日常工作中急需一本最新、最权威的专业参考书。《血液病理学》正是适合这种情形的理想参考书，编者都是该领域的顶级专家。与2008年版世界卫生组织（WHO）淋巴造血系统肿瘤分类相比，本书内容更全、更新，它不仅包括2008年版WHO分类一书的全部内容，而且在其出版之后增添了不少最新进展；除介绍肿瘤性病变外，它还包括非肿瘤性病变，弥补了WHO分类的不足，减少了实际工作中的使用不便。针对每一疾病系统和每一具体疾病，本书也比WHO分类中讨论更为深入彻底。本书是WHO分类的继承、发扬与补充，堪称WHO分类的完美“升级版”。

病理诊断不可能主观臆测，病理医师必须理解每种疾病的鉴别诊断及其临床特征。因此，本书讨论每一疾病时包括临床特征，包括症状、体征和分期手段。肿瘤性疾病还包括了播散模式、复发和预后因素。

正确处理淋巴结和骨髓活检标本，是正确诊断的前提。许多诊断错误源于标本处理不佳，诸如固定、处理、切片或染色。本书第1章讨论淋巴结和骨髓标本处理的一些技术问题。由于细针穿刺活检（FNA）作为第一步诊断程序是有争议的，因此需要清楚FNA的适用情形及其局限性，而相关内容也在第2章予以讨论。后续章节涉及血液病诊断技术的应用，包括免疫组化、流式细胞术、分子遗传学技术，以及经典和间期细胞遗传学检测。

对于起源于髓系、淋巴系、组织细胞和树突细胞的血液学恶性肿瘤的讨论，是本书主要特色和重点内容。然而，诊断医师同样关注淋巴造血组织的反应性和炎症性病变以及免疫缺陷疾病的评估，因此，书中首先讨论了反应性淋巴结大，然后是骨髓对炎症、感染和代谢疾病的反应，遗传性和先天性疾病以及治疗对骨髓形态学影响的诸多表现。最后还包括一些非血液学疾病，它们在淋巴结或骨髓活检时可能遇见，并且是重要的鉴别诊断。

大多数章节阐释特异性疾病实体或一组相关疾病。每章都有几项重要表格，以便使用和查阅，其内容包括关键诊断特征、鉴别诊断、精华和陷阱。本书含有大量彩色图片，以便于掌握诊断特征。

本书由华夏病理学网（www.ipathology.cn）组织翻译，由国内（含香港）外著名专家负责审校，国内外多所大型医院中青年病理专家负责翻译。原著是历经十年才完成的权威经典之作，翻译团队也付出了大量心血以争取早日将本书奉献给国内同道。翻译完成后，所有艰辛一下化为喜悦，在此一并向原著编者、翻译团队和出版社工作人员致敬。

我们希望本书对血液病医师、肿瘤医师和病理医师均有参考价值。临床医师必须了解血液病诊断的基本原则，血液病医师和血液病理医师必须团队合作以获得正确诊断。正如病理医师必须使用临床信息以得出正确诊断，临床医师也应了解足够的诊断原则，当病理诊断不太符合时应做出正确评估。医学发展已经进入分子时代和个体化治疗时代，病理诊断和病理医师的贡献日益重要。在美国等发达国家，病理诊断不仅指导治疗、提示预后，病理医师实际上已经直接参与治疗。中国经济建设的成就举世瞩目，病理学的发展也应当与时俱进。本书必将从整体上提高国内血液病理学医师的诊断水平，继而提高临床（包括血液科、肿瘤科和外科等治疗学科）治疗和研究水平，对国内血液病学的发展产生极大推动作用，最终造福患者及其家庭。

我们衷心向国内同道推荐这本《血液病理学》，希望对您的工作实践有所帮助，希望能促进国内血液病理的发展并与国际接轨。我们努力忠实地表达原著的风格和内容，但由于经验和水平有限，不当之处在所难免，敬请批评指正。

陈　刚

2013年10月

目录

第二部分 成熟T细胞和NK细胞肿瘤

第三部分 前体T和B细胞肿瘤

第4篇
髓系肿瘤

第5篇
组织细胞增殖性病变

第6篇
免疫缺陷病

第7篇
淋巴瘤和白血病诊断中与部位有关的特殊问题

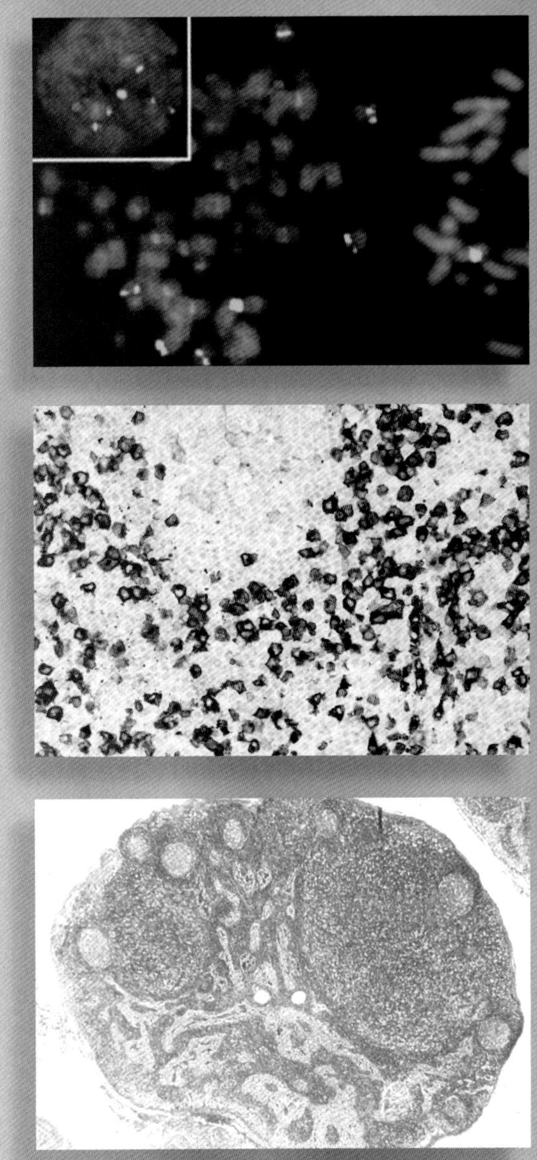

第1篇

技术问题

第1章

淋巴结活检的标本处理

Yasodha Natkunam, Roger A. Warnke

章节目录

近年来，免疫表型和分子遗传学检测的巨大进步使得对淋巴造血组织恶性肿瘤的诊断发生了革命性进展，但是福尔马林固定、石蜡包埋组织的HE染色切片仍然是组织病理诊断学的基石。淋巴组织肿瘤的准确分类以及患者的后续临床处理都取决于诊断所需的组织取材是否足够。用多参数方法进行诊断是WHO分类和REAL分类的中心原则[1,2]，即强调将临床和辅助资料整合以得出准确诊断。不合格的淋巴结活检标本不仅无法保证准确的形态学诊断，而且也不能保证免疫表型、细胞遗传学和分子学诊断的检测。当标本处理不恰当时，即使是最精密的DNA和RNA扩增技术也可能无法获得准确诊断所需的足够信息，那么就必须重复活检。现已制定了考虑成本效益的医疗处置条例，并且越来越多的诊断是基于细针穿刺和细胞学检查，重复淋巴结活检带来的不利影响并非微不足道。因此，病理医生有必要确保淋巴结活检标本是来自最佳取样并得以合适处理。

淋巴结具有特殊的组织结构，对病理医生和组织技术员来说，取淋巴结标本特别具有挑战性。淋巴结由数亿个小细胞所构成，间以纤细的结缔组织，周围的纤维被膜相对不容易渗透进固定剂和组织处理的化学试剂。淋巴结处理的每一步都需要细致的、力求完美的工作。只有这样，才能得到优良的组织切片。本章将简述制作精良的淋巴结组织切片的基本步骤，并讨论常见的错误及如何避免和纠正的方法。

1.1　淋巴结活检的外科要求

患者的临床病史、初步诊断或鉴别诊断都有助于寻找代表典型病变的淋巴结。尽管切除浅表淋巴结很方便，痛苦小，操作简单，但是这些淋巴结通常缺乏诊断价值。外科医生在任何情况下都应该尽可能全面检查患者，切取最大的、看起来最异常的淋巴结送检（图1.1）。这样才可以得到更具有代表性的标本，避免在既往活检附近切取肿大的或炎症性淋巴结。影像学检查可以帮助外科医生确定最异常的淋巴结。

淋巴结应当完整切除活检，而不是部分切除或粗针穿刺。因为破碎的淋巴结不能进行恰当的组织结构评估，而组织结构的恰当评估是建立形态学鉴别诊断的基本保障。当怀疑是感染性病变时，外科医生应当进行无菌操作，从淋巴结一极切取一小部分用于微生物学检查。其他情况下，未做任何处理的标本应当放在标本袋中浸入含盐溶液或培养液，以防止组织干燥，保持新鲜送检。避免将组织放在纱布、海绵或毛巾上，或用这些材料包裹，这样会导致淋巴结皮质干燥，尤其是标本暴露在空气中。必须在病理检查申请单和（或）标本标签上清楚地标注“淋巴结检查”。最好把活检时间预先告

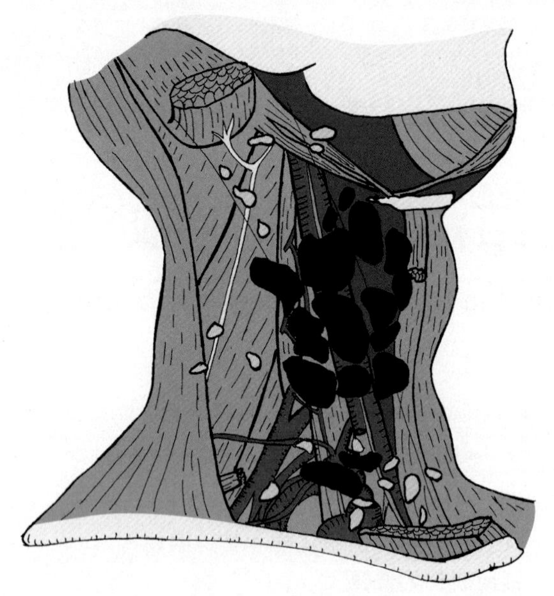

图1.1 选择适用于活检的淋巴结。霍奇金淋巴瘤（HL）的颈部解剖图，显示阳性淋巴结（黑色）和阴性淋巴结（白色）的分布。许多浅表的易活检淋巴结都是良性或者病变不典型，而具有诊断价值的淋巴结往往较深、较大，且不易切取。这一经验提示，需要尽可能切取有诊断意义的淋巴结，这种淋巴结最可能含有诊断所需的组织

知病理医生，以免延误标本接收。如果预计标本送检会有延误，应当将标本冷藏以减少组织自溶。标本在4℃存放24小时，可以保证满意的但不是理想的形态学、免疫学和遗传学检查[1,3–10]。如果预计病理医生会延误较长时间才能收到标本，外科医生应对剖淋巴结，制作风干的印片。然后将组织切成薄片，固定于福尔马林液中。供特殊检查的那部分组织也应切开后单独处理。

1.2 淋巴结活检标本的处理

1.2.1 大体检查

淋巴结大体检查包括颜色、质地、组织轮廓的改变等。大体形态可以提供重要的诊断信息，并且应该在新鲜标本的大体检查时记录下来（图1.2）。淋巴结门部是否存在、有无结节或纤维化等都能提供重要的诊断线索[1,6,7]。淋巴结门部的存在常常提示反应性病变，而该病变在淋巴瘤较为罕见（图1.2A，图1.2B）。淋巴结坏死提示感染性病变的可能，应当立即行微生物学检查。大体检查时还应当注意淋巴结与周围脂肪是否粘连，此现象提示病变可能扩展至结外。大多数淋巴瘤完全破坏淋巴结结构，并且在大体检查时呈结节状或纤维化（图1.2C~图1.2E）。

尽管大体检查有助于缩小鉴别诊断的范围，但是仅凭大体检查不可能建立准确的病理诊断。因此，大体特征必须与镜下特征、免疫表型和遗传学检测相结合，才能明确诊断。

1.2.2 冷冻切片

即使是石蜡切片，淋巴组织恶性肿瘤的诊断也颇具挑战性。由于冷冻切片存在固有的假象，根据冷冻切片诊断淋巴瘤非常危险，应尽量避免[1,6–9]。虽然冷冻切片可以识别某些淋巴瘤，但是临床医生应当知道，在冷冻切片上准确诊断淋巴瘤并予以分类并不现实。少数情况下需要快速诊断，可以结合冷冻切片、印片和刮片联合诊断。印片能够提供冷冻切片不能呈现的细胞学细节。例如，RS（Reed–Sternberg）细胞在印片上比在冷冻切片上易于识别。即使在印片或冷冻切片上找到确切的诊断性细胞，霍奇金淋巴瘤（HL）的诊断仍然需要谨慎，因为具有RS细胞样形态的不典型细胞可见于传染性单核细胞增多症（IM）、移植后淋巴组织增殖性疾病（PTLD）、弥漫大B细胞淋巴瘤(DLBCL)、低分化癌、肉瘤、黑色素瘤和脂肪坏死等[1,11]。淋巴结活检标本冷冻切片还适用于评估活检组织是否足够诊断所需。冷冻切片也可以帮助病理医生初步鉴别诊断从而分配组织进行辅助研究[1,7–9,12]。活检淋巴结的冷冻组织应当保持冻存以供后续的免疫表型和分子检测。此外，微生物学、细胞遗传学、流式细胞术等检测需要在保存最佳细胞活性的前提下尽快进行。如果临床高度怀疑淋巴瘤，而冷冻切片倾向反应性病变，应当建议外科医生寻找更异常的淋巴结进行活检。

1.2.3 细胞学处理

印片在评估淋巴组织病变中的作用不容小觑。印片能够弥补组织学诊断的不足，并且在冷冻切片和检查石蜡组织切片时很有用。建议淋巴组织病变做术中冷冻切片的同时行连续印片和刮片。最重要的是，印片可以在4℃下保存数天或立即放入−70℃下保存数周，用于选择性免疫表型检测或FISH分析[6,9,12]。印片还适用于不能制作术中冷冻切片的标本，如骨的淋巴造血组织病变。

制作淋巴结的细胞学印片之前，预先准备并标记好

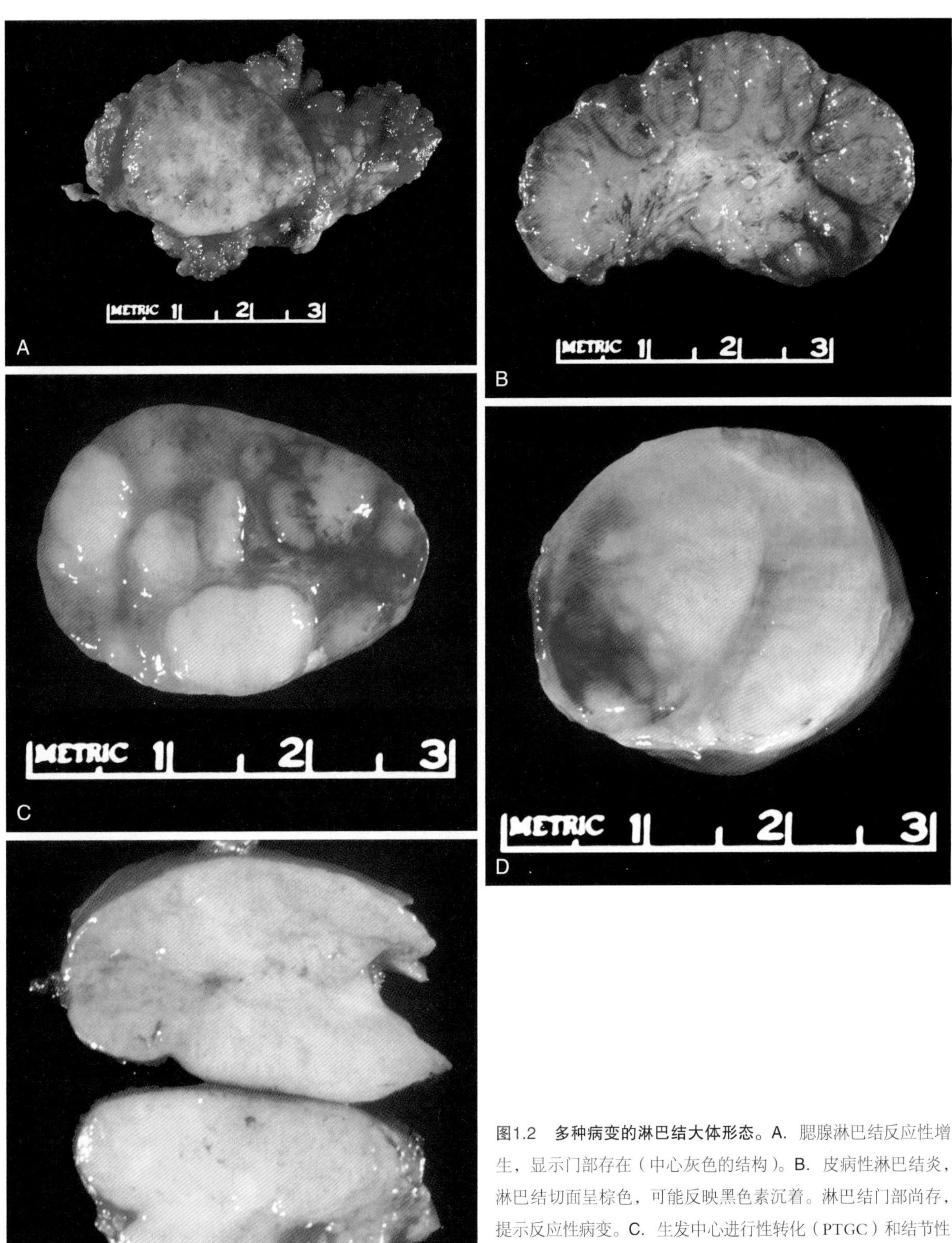

图1.2　多种病变的淋巴结大体形态。A. 腮腺淋巴结反应性增生，显示门部存在（中心灰色的结构）。B. 皮病性淋巴结炎，淋巴结切面呈棕色，可能反映黑色素沉着。淋巴结门部尚存，提示反应性病变。C. 生发中心进行性转化（PTGC）和结节性淋巴细胞为主型霍奇金淋巴瘤（NLPHL）的淋巴结切面呈明显的结节状。D. 结节硬化型经典型霍奇金淋巴瘤（NSCHL），淋巴结切面可见纤维条带分割。E. 滤泡性淋巴瘤（FL），淋巴结切面均质、鱼肉样，门部消失，后者是淋巴瘤浸润的典型表现

6~8张玻片。淋巴结切面应当放在一个平坦的表面上，如放在一条毛巾上。然后，握持玻片的一端，轻轻放低玻片以接触淋巴结切面，避免涂抹或侧向滑动。重复3~5次，以制作一系列连续印片。立即将印片放入95%乙醇中；也可用中性缓冲福尔马林作为固定剂；一些印片也可以风干。制作刮片时，用玻片边缘或手术刀钝缘轻刮淋巴结的新鲜切面，然后立刻涂抹到事先标记好的玻片上。绝大多数情况下都有足够的材料制作印片，但是非常小的样本最好不要制作刮片，以避免将组织压碎或挤压变形。

Wright-Giemsa或Diff-Quik染色是识别和显示淋巴造血组织及其肿瘤的细胞特征的最佳染色方法，而巴氏染色有助于显示细胞核细节，如核膜不规则、染色质形态和核仁。有坏死和炎细胞时，革兰染色有助于识别细菌体。总体而言，淋巴结细针穿刺活检标本的特点是细胞丰富而分散、易见淋巴细胞的胞质碎片。惰性淋巴瘤主要由小细胞或混合细胞组成，因此其细胞学诊断比侵袭性淋巴瘤更难（图1.3A）[11]。细胞学印片几乎无法区分反应性滤泡增生或滤泡性淋巴瘤（FL），尽管细胞不成熟、缺乏可染小体巨噬细胞等特征支持肿瘤的诊断。在侵袭性淋巴瘤中，成片的形态一致的中-大细胞，尤其是伴有核碎裂和凋亡，提示淋巴母细胞淋巴瘤（LBL）、Burkitt淋巴瘤（BL）或大细胞淋巴瘤的诊断（图1.3B）。同样，印片有助于突出RS细胞（图1.3C）或DLBCL中的免疫母细胞样细胞（图1.3D）[1,11]。细胞学也有助于诊断转移性黑色素瘤和转移癌（图1.3E，图1.3F）以及淋巴结的一些非肿瘤性病变，如肉芽肿性淋巴结炎和Kikuchi淋巴结炎。伴有明显硬化的病变则很少能够得到足够的细胞学样本[1,9,11]。

1.2.4 剖切

淋巴结标本初期处理最重要的两个步骤就是剖切（取材）和固定，这两步操作必须完全由病理医生来完成。剖切应该尽快进行，因为未切开的淋巴结被膜不能渗透固定剂，而印片和涂片最好是在新鲜状态下制作。淋巴结优良切片可以提供完整的组织结构，切片要足够薄以充分显示细胞学细节。切片也应当保留被膜和淋巴结其余部分的联系（图1.4）。淋巴结横断面剖切应当用锋利的取材刀垂直于淋巴结长轴一气呵成，从而保证淋巴结结构的完好。对于直径不足1cm的淋巴结，建议沿长轴一刀剖开，不必垂直于长轴切开，后者可能造成组织挤压伤。整块送检样本应该切成2~3mm的薄片，并立刻置于固定剂中。淋巴结标本绝不能在不固定的情况下存放，或者没有切开即固定。当暴露于固定剂的时候，被膜的纤维组织可能会收缩。用锋利的手术刀刃将被膜轻轻划痕，可以防止标本处理过程中的收缩变形（图1.4A）。如果淋巴结是完整固定的，或者组织块的中央太厚，固定就会不均匀（图1.5）。这样可能导致中央部分组织自溶或组织收缩，在切片机上进行组织切片时可能引起石蜡组织片的松散或分裂[1,7–9,13–16]。

组织块切成2~3mm的薄片后放入塑料组织盒中。这种组织盒在大多数现代外科病理实验室中常规使用，能够保证固定剂和组织处理液的充分渗透。如果不是完整送检，那么淋巴结标本的彻底取样是一个基本要素。只有这样，才能防止病变只是部分累及淋巴结时所发生的取样错误。例如，生发中心进行性转化（PTGC）患者发生结节性淋巴细胞为主型霍奇金淋巴瘤（NLPHL），或者像FL那样低级别肿瘤中出现局灶进展或不同级别的病变。在大多数情形下，一旦部分淋巴结标本用于辅助研究，那么剩余的淋巴结并不会太多，可以全部装入数个组织盒进行处理。当多个淋巴结送检时，或者送检的淋巴结太大，需要10个以上的组织盒才能完全处理时，那么临床的鉴别诊断和良好的大体检查技术就非常有用。将整个标本间隔2~3mm多层面切开，不同部位的组织薄片都要送检切片。常见错误是送检了太多固定充分的组织，而不是没有足够的样本建立诊断或进行辅助性检测。淋巴结活检组织初次取材切片、显微镜检查后，如果不能得出确切诊断，应该立即送检所有剩余组织以供镜检。

1.2.5 固定

固定是淋巴结标本处理过程中不可重复的一步。后续的脱水、透明、浸蜡等步骤必要时都可以重复，但是不充分的固定则是不可逆转的。固定不佳是淋巴结组织切片无法诊断的首要原因[1,7–9,13–15]。组织技术员和病理医生都可能花费宝贵的时间来试图再加工不良固定的样本、进行本来不必要的特殊或辅助性研究、寻求专家会诊等以期得到或验证某个诊断。

只要固定剂的量和强度恰当，淋巴结标本选用几种不同固定剂都可以获得质量上乘的组织切片。最重要的

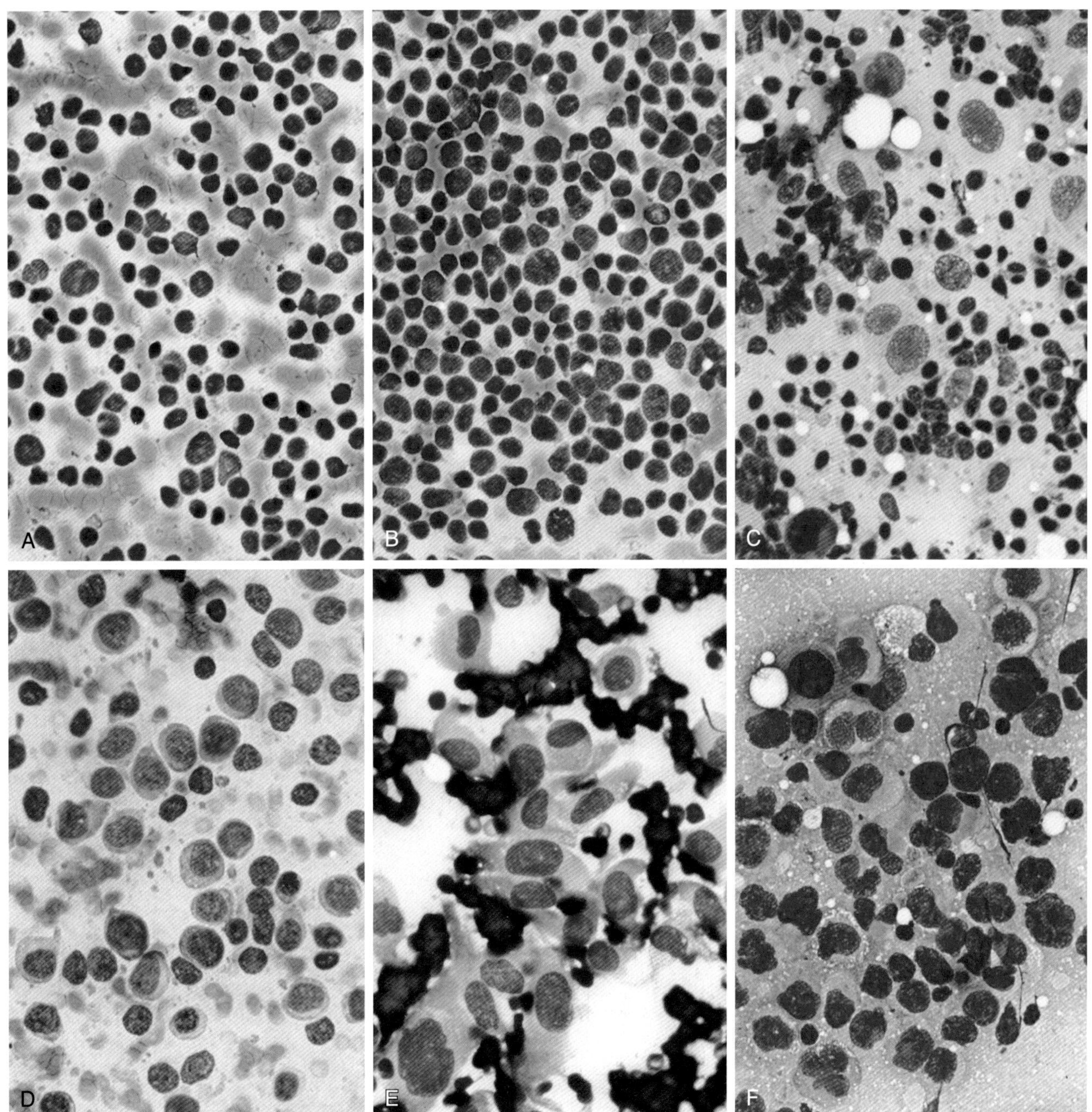

图1.3 低级别B细胞淋巴瘤（A）、淋巴母细胞淋巴瘤（B）、霍奇金淋巴瘤（C）、弥漫大B细胞淋巴瘤伴明显免疫母细胞特征（D）、转移性黑色素瘤（E）和原发部位不明的转移性低分化癌（F）的细胞学表现

是恰当的固定时间。表1.1概述了几种淋巴结标本常用固定剂的优缺点。许多实验室采用中性缓冲福尔马林和一种含金属的固定剂的组合，一块或两块组织薄片在含金属的固定剂中固定以保证固定的速度和理想的形态学，剩余部分在福尔马林中固定以保存DNA和长期存放。尽管病理学家们推崇的含金属固定剂各不相同，但是B5中性Zenker液和硫酸锌福尔马林液是最常用的。虽然B5能够提供极好的细胞核形态（图1.6），但是有些因素使其常规使用存在问题。这些因素包括相对昂贵的费用、敏感的固定时间（2~4小时）以及需要从组织切块中去除氯化汞晶体、处理汞及其所带来的环境危害。硫酸锌是B5的一种替代物，可以提供良好的细胞核形态，相对较便宜，因其不含氯化汞也就不需要特殊的操作和处理。固定剂一般是强酸，如Zenker液、B5、Bouin液和Carnoy液，不适合分子诊断研究。因为它们会降解组织中DNA，从而降低了PCR扩增的效率。大多数情况下福尔马林固定剂也很不错，但是最适合分子诊断的固定剂是乙醇、丙酮和Omnifix。乙醇固定剂不仅可以加

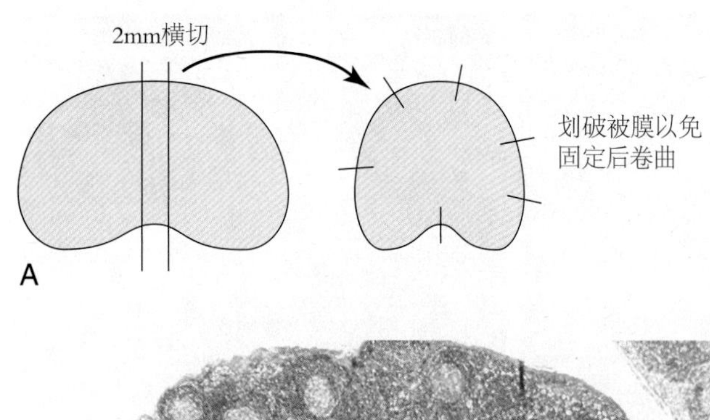

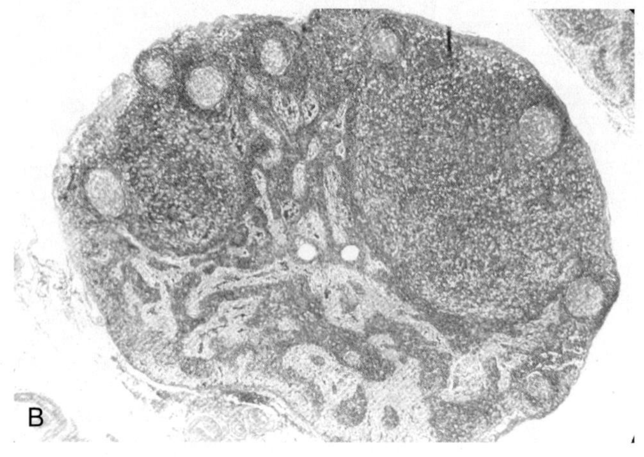

图1.4 淋巴结的剖切。淋巴结剖切应当提供完整的横切面，从而保证清晰地识别组织结构。A. 图解淋巴结被垂直于长轴切开（最适于直径大于1cm的标本）。在组织块放入固定剂之前，用锋利的刀刃在淋巴结的被膜上轻划，形成几个小切口，以防止接触固定剂后被膜收缩、卷曲。B. 沿正确极向切开的淋巴结薄片的低倍显微照片，显示被膜、皮质、副皮质区和髓质

强DNA和RNA的保存，而且有利于某些用于免疫组化染色的抗原保存。乙醇保存中间丝蛋白优于其他固定剂，但不能保存一些淋巴样抗原。乙醇固定可能产生欠佳的形态学，尤其是小活检组织。有几种技术改进可以用于保存和增加特定抗原的免疫反应。此外，塑料包埋技术有助于提高细胞的形态学细节。

我们发现10%中性缓冲福尔马林能够提供极好的形态学，很好地保存免疫反应性和适于分子诊断研究，从而达到最好的总体效果。此外，中性缓冲福尔马林还能提供最好的长期保存固定组织的方法。这一点对于建立存放档案以供研究来说特别重要。但是，为了得到理想形态学，福尔马林固定至少12小时。因此，如果有足够的组织，那么一部分组织块可以使用含金属的固定剂，剩余组织用福尔马林固定过夜。

1.2.6 组织技术员的作用

一旦组织薄片很好地固定，后续程序（包括脱水、透明和浸蜡、切片在内）取决于技术员的专业技术。虽然自动组织处理仪已经广泛使用，但是处理仪只能把组织块从一个标本处理缸移到另一个处理缸。组织技术员有责任确保处理仪所用试剂的质量和组合，而且要经常更换这些试剂以避免稀释或污染。特别重要的是标本在浸蜡、二甲苯透明之前的脱水处理不能带有一丝水分。如果这几步处理不充分，就会导致石蜡块碎裂、水浴中组织切片脱落或起皱，很难制片。

良好固定和处理后的石蜡包埋淋巴结组织用于显微镜切片制作时，厚度不应超过3~4 μm。当淋巴结切片为单层细胞的厚度时，就可以得到最佳细胞形态，能够提供染色质、核膜、核仁和其他有助于诊断的特征性形态学细节。锋利切片刀片、水浴的理想温度、增加适当的去垢剂，以及娴熟裱片技术等都是获得上乘显微镜切片的关键因素。病理医生应该和技术员一同阅片以建

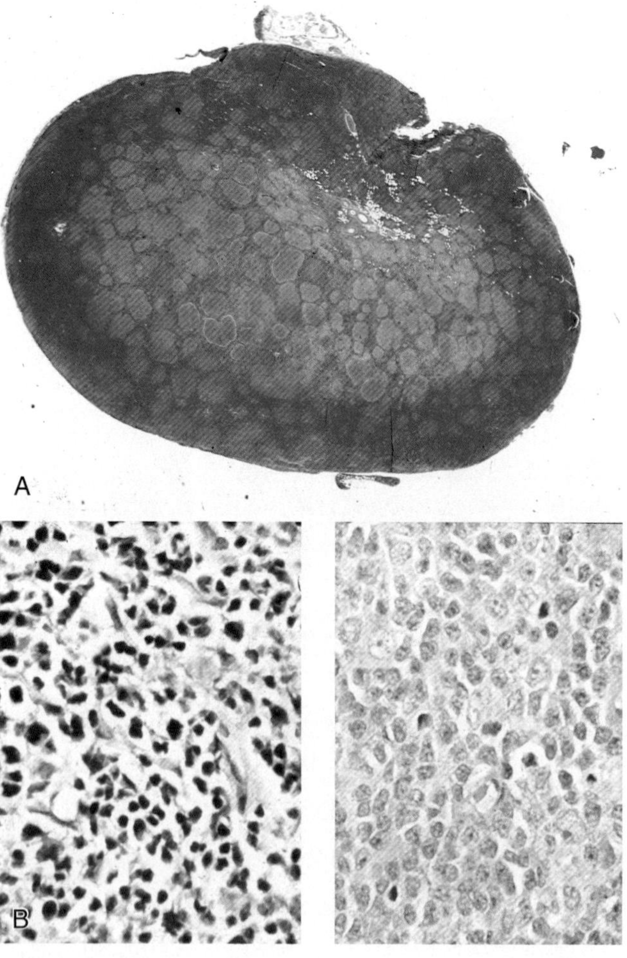

图1.5 淋巴结的固定。该淋巴结没有先剖切成薄片，而是直接置于固定剂中。A. HE染色石蜡组织切片中，只有外围1.0mm的组织切片被良好固定和染色，中央部分染色淡且细胞收缩。B. 高倍镜下，淋巴结中央部分自溶（左图），细胞形态欠佳；而周围部分细胞形态良好（右图）

表1.1　常用固定剂的优缺点

固定剂	理想的固定时间（小时）*	形态学保存	免疫反应性保存	分子保存	稳定性	费用	危险性
中性缓冲福尔马林	12+	佳	佳	佳	长	低	低
B5	2～4	极好 细胞核细节清楚	不定	欠佳	短（数小时）	高	中等
乙醇	<24	一般至佳	不定	佳	长	一般	低
Bouin液	<24	佳	一般	欠佳	短（数天）	低	低
中性Zenker液	<24	佳 细胞核细节清楚	不定	欠佳	短（数天）	低	中等～高
含锌的福尔马林	6～8	佳 细胞核细节清楚	佳	欠佳	短（数天）	低	低
Carnoy液	<4	中等	不定	欠佳	长	中等	低

注：*，固定时间取决于组织的大小和厚度及其他因素。

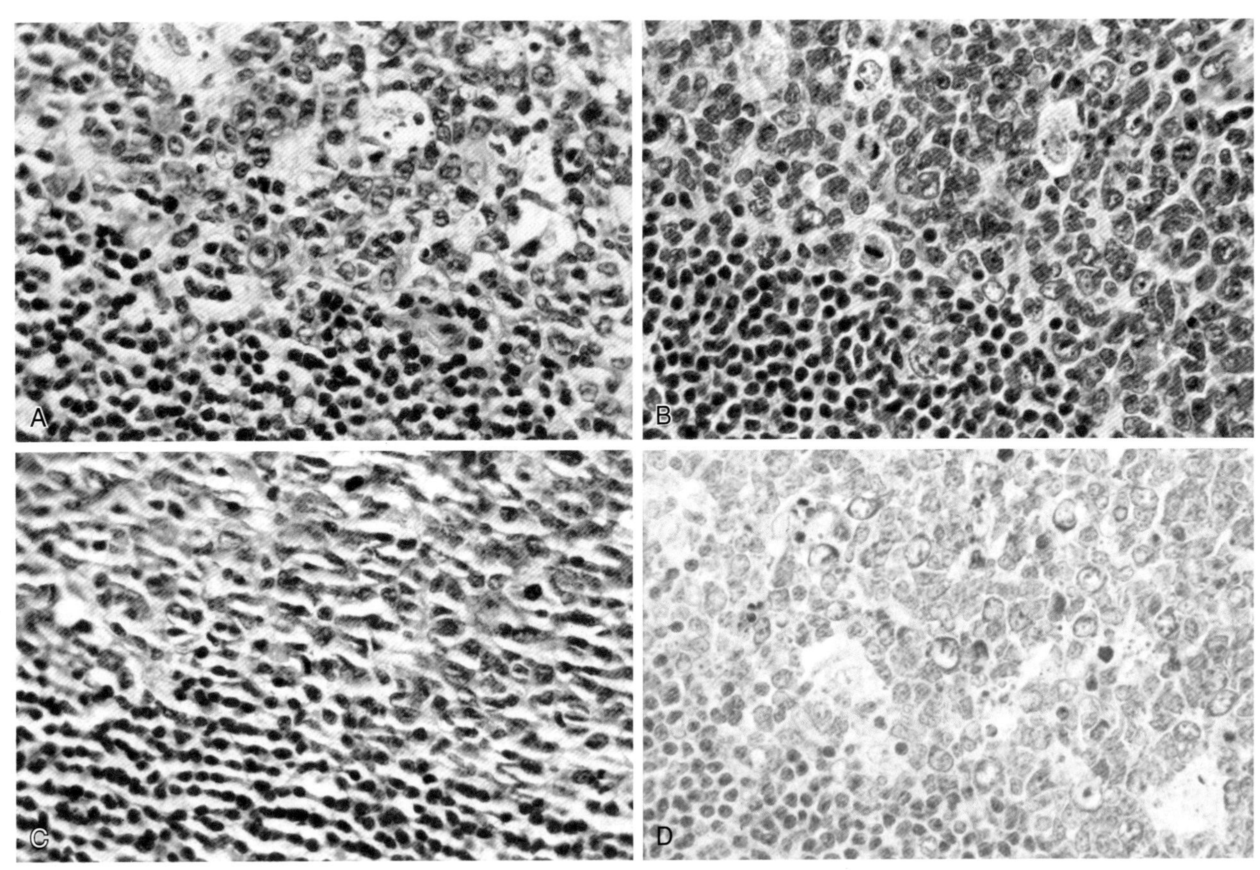

图1.6　不同固定剂、切片技术和染色所显示的淋巴结生发中心。A. 福尔马林固定24小时，HE染色，显示固定充分但是一些细胞质收缩。B. B5固定、HE染色，显示细胞核易碎而胞质保存较好。C. 经验不足的技术员切片，与A相同的组织区域和蜡块。具有明显的人工假象，很难辨认细胞形态。A切片是同一技术员在病理医生阅片后次日重新切片所做。D. Giemsa染色，切片B的同一生发中心。在中心细胞散在染色质和淡染胞质对比下，中心母细胞的染色质结构、周边核仁和嗜碱性胞质更加清楚

表1.2　适于辅助研究的标本类型

检测项目	新鲜组织	冷冻组织	石蜡包埋固定组织	印片/细胞学
微生物学培养	+*	–	–	–
免疫表型检测				
流式细胞术	+	–	–	–
免疫组化				+
表面抗原	+	+	+	+
细胞质/细胞核抗原	+	+	+	+
表面Ig	+	+	±	+
细胞质Ig			±	+
原位杂交	+	+	+	+
细胞遗传学检测				
核型分析	+	–	–	–
FISH	+	+	±	+
分子诊断研究				
PCR	+	+	+	–
Southern印迹杂交	+	+	±	–
电子显微镜	+†	–	–	–

注：Ig，免疫球蛋白；FISH，荧光原位杂交；PCR，聚合酶链反应。

+，适合；–，不适合；±，结果不理想但是可以接受，由于靶蛋白或靶核酸的变性或破坏，采用特定的探针或抗体可以得到有限的结果。

*，无菌条件下送检。

†，戊二醛固定。

立和维护良好的组织处理和切片的操作流程（图1.6A和1.6C）。本章最后的“精华和陷阱”表中总结了淋巴结标本的固定和处理过程中常见问题。

1.3　常规组织学、组织化学和特殊染色

HE染色切片能够满足许多淋巴组织病变的评判，另一些特殊染色在淋巴组织病变的评估中具有特殊作用。这些染色方法按照用途递减排列如下：Giemsa、PAS和网状纤维染色。Giemsa染色的优势在于突出细胞核的特征（如染色质的结构、核仁）和胞质颗粒，尤其是髓系细胞和肥大细胞的胞质颗粒，还能证实中心母细胞、免疫母细胞和浆细胞的胞质嗜碱性（图1.6D）。甲苯胺蓝和藻青蛋白赤型氰酸盐等染色方法能突出肥大细胞的胞质颗粒。PAS染色不仅有助于将淋巴组织病变与癌、精原细胞瘤或横纹肌肉瘤区分开来，还有利于显示黏液、糖原以及血管的基底膜，特别是通过显示脾窦有孔的基底膜来协助评判脾脏的结构。胞质和核内免疫球蛋白包涵体，特别是富含半糖基的IgM和IgA，也可以被PAS染色。虽然网状纤维染色的作用已经大部分被免疫组化染色所取代，但它依然有助于勾勒滤泡的结构或纤维化[17,18]。

酶组织化学染色在淋巴组织病变诊断中的作用已经逐渐降低，我们在实际工作中很少使用。Leder（萘酚氯醋酸酯酶）染色有助于确定石蜡包埋组织中的髓系细胞和肥大细胞分化。MPO、苏丹黑B和非特异性酯酶染色都可以用于风干的印片以区别髓系和单核细胞分化。在淋巴结活检标本的诊断中，大多数酶组织化学染色已经被更为特异和可靠的免疫组化方法所取代。

如果在HE染色切片上看到坏死或肉芽肿，那么应当针对病原微生物行特殊染色以及相关的微生物培养。对于坏死性肉芽肿，我们常规行Gomori六胺银和抗酸染色以排除真菌和抗酸杆菌，同时行PAS染色以帮助诊断Whipple病和真菌感染。对坏死性淋巴结炎，改良革兰染色（Brown和Hopps）可以用于检测革兰阳性的病原体。当怀疑有传染性革兰阴性病原体如巴尔通体（猫抓病）或螺旋体感染时，Warthin–Starry染色则具有诊断作用。但是，这种染色技术要求高，其诊断巴尔通体的应用价值因实验室而异。因此，一些实验室更倾向采用免疫组化技术检测组织切片中的巴尔通体。Steiner染色是常用的微生物筛选染色方法。它可以染色革兰阳性和革兰阴性的细菌、分枝杆菌、螺旋体和一些真菌。如

表1.3 选择固定剂和染色方法的原则

固定剂/染色方法	配方	
	成分	量
中性缓冲福尔马林	37%~40%福尔马林	100ml
	蒸馏水	900ml
	磷酸二氢钠（一水合物）	4.0g
	无水磷酸氢钠	6.5g
酒精固定剂	纯乙醇	200ml
	纯甲醇	100ml
	纯异丙醇	700ml
Wright-Giemsa染液	Wright染料	3.0g/L
	Giemsa染料甲醇溶液	0.3g/L
	磷酸盐缓冲液（pH6.4）	
用于病原体检测		
真菌	Grocott乌洛托品硝酸银染色	参考文献18
抗酸杆菌	用于抗酸菌的AFIP改良的Ziehl-Neelsen法	参考文献17
螺旋体，汉赛巴尔通体	Warthin-Starry染色，银染	参考文献17
麻风杆菌	麻风杆菌的抗酸染色	参考文献17

果怀疑普鲁斯病，McCullum-Goodpasture染色则是一种有用的染色。表1.3列举显示了一些特殊染色的应用和方法[17,18]。一些病原体特异性抗体，如针对巴尔通体或幽门螺杆菌的抗体，对检测这些病原体来说则更为敏感和特异。

1.4 辅助研究的选择

对于淋巴瘤及其相关病变，组织切片的免疫表型检测与细胞悬液的流式细胞术相比，我们倾向使用前者；对于白血病和累及外周血、骨髓的淋巴增殖性病变则采用后者。对于细针穿刺活检样本，我们采用任一种方法，取决于临床医生或做穿刺的细胞病理医生、临床情况以及可用的样本量[1,3-9,13]。

用石蜡包埋组织检测免疫表型能很好地提供免疫反应相关的阳性定位。除了最初的组织处理之外，也不需要额外操作以保存和存放石蜡块和切片。还有一个优点是，当发现了新的诊断或预后标记后，可以用存档的石蜡包埋组织进行分析。这些组织也可以进行分子诊断研究。虽然固定后石蜡包埋组织的抗原保存较新鲜冷冻组织少，但是新的方法学，如用于抗原修复的微波或高压加热以及用于石蜡免疫反应的试剂优化，已经提高了石蜡切片免疫表型的敏感性和特异性[1,3-9]。

当需要定量检测某种细胞群中染色细胞的数量或抗原密度时，流式细胞术则是一种选择。此外，流式细胞术还提供了一种同时分析多种抗原的方法和检测小样本的方法，后者尤其有助于微小残留病灶的测定和细针穿刺样本分析。由于流式细胞术分析能够在样本采集后的数小时之内完成，当怀疑淋巴造血疾病而且需要快速诊断时，则首先选择这种方法[19,20]。因为石蜡包埋组织切片行免疫组化染色所需的切片制作需要过夜。冷冻切片行免疫组织化学染色会很快，但是在大多数部门并没有常规开展。

偶尔需要一些特别的免疫表型检测。例如，为了明确诊断套细胞淋巴瘤（MCL），cyclin D1（BCL1）的免疫反应最好用石蜡切片免疫组化技术检测，因为cyclin D1的流式细胞术检测并不理想[19,22]。当缺乏石蜡包埋组织或染色结果不满意时，可以采用t（11；14）的细胞遗传学或分子检测。现在FISH技术可以用于印片、涂片或组织切片上t（11；14）的检测[23]。

原位杂交技术特别适用于分析与淋巴肿瘤相关的某种RNA。最早的例子就是EBV的检测，即应用针对EBV潜伏相关RNA的探针可靠地检测其特异性RNA[24]。原位检测EBV的方法较EBV的LMP-1免疫组化染色更为敏感，尤其是对不表达LMP-1的结外NK/T细胞淋巴瘤和BL。对于经典型霍奇金淋巴瘤（CHL），虽然我们发现在粗针穿刺和小组织样本中原位杂交方法更加敏感，实际上这两种检测EBV的方法都很好。其他病毒（如

CMV和HSV）同样能够通过原位杂交和免疫组织化学技术检测。以PCR和ELISA为基础的定量分析方法虽然没有常规用于石蜡包埋组织切片，也可以用于病毒感染的检测[25,26]。

电子显微镜不再作为淋巴肿瘤诊断的一线手段[1]。它可以辅助区分累及淋巴结的转移性非淋巴造血组织的恶性肿瘤，还可以确定一些病原微生物，如布鲁菌等（图1.7）。

细胞遗传学和分子遗传学分析在淋巴造血组织肿瘤的诊断和预后中越来越重要。在一些急需诊断，尤其是一些缺乏可靠的组织学和免疫表型标记的病例中，这些分析证实了组织病理诊断。表1.4总结了具有相对诊断敏感性的辅助研究技术。PCR和Southern印迹杂交技术检测B细胞和T细胞受体基因重排的敏感性（估计能在10^4~10^5个细胞中检出1个细胞）比免疫表型的克隆性分析（估计免疫组化技术是1%~5%，而流式细胞术是在10^2~10^4个细胞中检测出1个细胞）高出好几倍。分子遗传学技术检测特异染色体易位的敏感性也非常高（估计能在10^6~10^7个细胞中检测出1个细胞），如FL中的t（14；18）和MCL中的t（11；14）[26]。当面对异质性淋巴组织增生时，如PTLD或结外T和NK/T细胞增殖性疾病，分子遗传学研究则成为诊断所需。淋巴淋巴母细胞淋巴瘤（ALL/LBL）的亚分类也是更加依赖于细胞遗传学和遗传学方法的区分，而不仅仅是组织学和免疫表型的分析[2]。

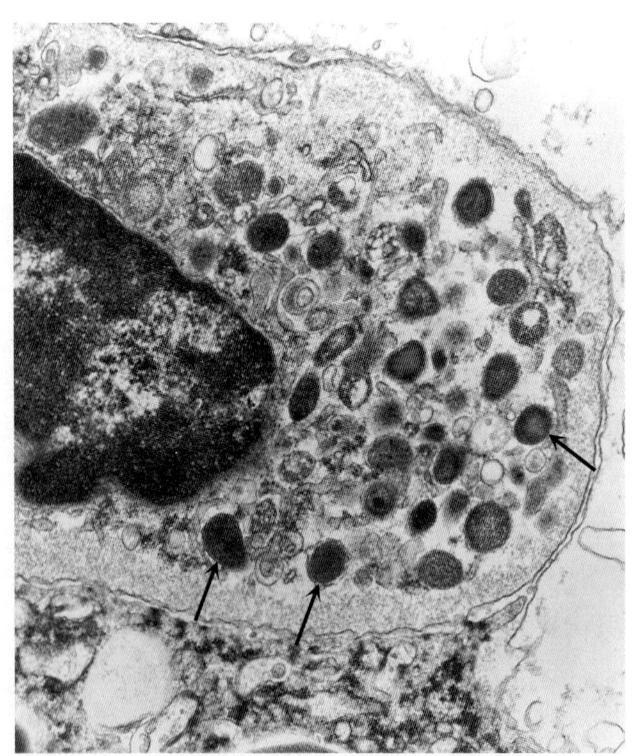

图1.7 淋巴结肉芽肿中一个组织细胞的电镜照片，该淋巴结取自一名死于暴发性布鲁菌病的8岁男孩。箭头所示为大量核周胞质内小泡中0.3～1.0μm的球杆菌病原体

表1.4 辅助研究的相对诊断敏感性

检测项目	敏感性*
核型分析	1%~5%
FISH	1%~5%
流式细胞术	10^{-4}~10^{-2}
PCR	
抗原受体基因重排	10^{-5}~10^{-4}
染色体易位	10^{-7}~10^{-6}

注：FISH，荧光原位杂交；PCR，聚合酶链反应。

* 在正常背景细胞和反应性细胞中检测出肿瘤细胞的估计范围。

除了常规的核型分析之外，越来越多的探针使得FISH分析越来越可行。此外，现在一些新方法也使FISH技术应用于石蜡包埋组织切片，降低了细胞遗传学研究对新鲜组织的需求。随着cDNA微阵列等高通量基因组分析工具的发展，新的疾病分子标记迅速被发现，这些技术所产生的信息已经应用于淋巴造血组织肿瘤的诊断和预后[28-30]。

1.5 淋巴结活检的病理报告

淋巴组织恶性肿瘤的诊断采用包括辅助研究在内的多参数方法，以形成一个综合的明确诊断。虽然在活检后1~2天就能得到附有免疫表型结果的组织病理报告，但是原位杂交、细胞遗传学和分子遗传学检测结果则可能1~2周都不能得到。对于这些病例，应当及时报告根据现有信息所做出的初步诊断，而辅助研究的报告则作为原始报告的附录予以补充。但是，当辅助研究是初步报告所必需的时候，应当告知临床医生，病理报告可能会延迟。

淋巴结活检的最终报告应当整合所有的诊断相关信息，包括所有的辅助研究结果，如免疫组化、细胞遗传学和分子检测。其优点包括：第一，当患者在随访或复发时，这种报告能够使治疗保持连续性；第二，在检测到治疗后微小残留病灶时，能够比较前期和随后的免疫表型和分子资料。如果辅助研究在多个专业实验室或不同地方进行，那么当需要应用这些结果时，多次补充报告可能显得繁琐。一种精确有效的、易于得到辅助研究结果的资料处理系统可能会合理地替代一份整合的病理报告。病理医生应当确保该系统能够将辅助研究结果和原始样本适当联系，并且解释它们与原始诊断的关系。

1.6 精华和陷阱：常见错误

操作步骤	问题	后果
标本运输	样本干燥	组织块边缘变黑、不规则 如果时间过长则中心组织自溶
取材切块	厚度>3mm或被膜包裹	组织中央未充分固定、较软，切片时碎裂 中心部分的细胞气球样变、染色浅淡
固定	时间不充分 含汞固定液中过度固定	形态和抗原保存欠佳 组织易碎裂 细胞核染色浅淡
脱水	时间不充分或水被污染	切片碎裂、裂开或崩解 出现小裂痕（“干土”效应） 染色不清晰，细胞核细节模糊
透明	时间过长或乙醇污染	组织易碎 切片起皱，不平整
浸蜡	石蜡温度过高	组织易碎 色彩对比不明显，细胞核和细胞质的细节不清晰
包埋	延误	蜡块内组织周围的空气间隙使切片困难
切片	刀片角度不当、刀刃缺口、切片太厚	“威尼斯窗帘”或“百叶窗”效应 刀痕 细胞形态细节不清
裱片	不平整	组织起皱、裂开
干片	温度过高	细胞核出现气泡 抗原丢失
染色	伊红漂色不足 乙醇分色不足	细胞形态模糊，呈红蓝色。 Giemsa染色太蓝，细胞形态细节模糊

（张文燕 译）

参考文献

1. Warnke RA, Weiss LM, Chan JKC, et al. Tumors of the lymph nodes and spleen. In: Rosai J, Sobin LH, eds. *Atlas of Tumor Pathology*. Vol. 14 Fascicle 14. Washington, DC: Armed Forces Institute of Pathology; 1995.
2. Swerdlow SH, Campo E, Harris NL, et al. *WHO Classification of Tumors of Hematopoietic and Lymphoid Tissues*. Lyon, France: IARC Press; 2008.
3. Rouse RV, Warnke RA. Special applications of tissue section immunologic staining in the characterization of monoclonal antibodies and in the study of normal and neoplastic tissues. In: Weir DM, Herzenberg LA, Blackwell CC, eds. *Handbook of Experimental Immunology*. Edinburgh: Blackwell; 1986:116.1-116.10.
4. Warnke RA, Gatter KC, Falini B, et al. Diagnosis of human lymphoma with monoclonal antileukocyte antibodies. *N Engl J Med*. 1983;309(21):1275-1281.
5. Warnke RA, Rouse RV. Limitations encountered in the application of tissue section immunodiagnosis to the study of lymphomas and related disorders. *Hum Pathol*. 1985;16(4):326-331.
6. Warnke RA, Isaacson PG. Immunohistochemical analysis of lymphoid tissue. In: Knowles DM, ed. *Neoplastic Hematopathology*. Philadelphia: Lippincott Williams & Wilkins; 2001:227-253.
7. Weiss LM, Dorfman RF, Warnke RA. Lymph node workup. *Adv Pathol*. 1988;1:111-130.
8. Banks PM. Technical aspects of specimen preparation and special studies. In: Jaffe ES, ed. *Surgical Pathology of the Lymph Node and Related Organs*. Philadelphia: WB Saunders; 1985:1-21.
9. Banks PM. Technical factors in the preparation and evaluation of lymph node biopsies. In: Knowles DM, ed. *Neoplastic Hematopathology*. Philadelphia: Lippincott Williams & Wilkins; 2001:467-482.
10. Pelstring RJ, Allred DC, Esther RJ, et al. Differential antigen preservation during tissue autolysis. *Hum Pathol*. 1991;22(3):237-241.
11. DeMay RM. *Practical Principles of Cytopathology*. Chicago: ASCP Press; 1999:227-254.
12. Roulston D, Le Beau MM. Cytogenetic analysis of hematologic malignant diseases. In: Barch MJ, Knutsen T, Spurbeck J, eds. *The AGT Cytogenetics Laboratory Manual*. Philadelphia: Lippincott-Raven; 1997.
13. Banks PM, Long JC, Howard CA. Preparations of lymph node biopsy specimens. *Hum*

Pathol. 1979;10(6):617-621.
14. Beard C, Nabers K, Bowling MC, et al. Achieving technical excellence in lymph node specimens: an update. *Lab Med.* 1985;16:468-475.
15. Bowling MC. Lymph node specimens: achieving technical excellence. *Lab Med.* 1979;10(8):467-476.
16. Collins RD. Lymph node examination. What is an adequate workup? *Arch Pathol Lab Med.* 1985;109(9):797-799.
17. Carson FL. *Histotechnology: A self-instructional text.* Chicago: ASCP Press; 1997.
18. Luna LG. *Manual of Histologic Staining Methods of the Armed Forces Institute of Pathology.* 3rd ed. New York: McGraw-Hill; 1968.
19. Stewart CC, Nicholson JKA. *Immunophenotyping.* New York: Wiley-Liss; 2000.
20. Cheuk W, Chan AKC, Wong MCK, et al. Confirmation of diagnosis of cat scratch disease by immunohistochemistry. *Am J Surg Pathol.* 2006;30:274-275.
21. Shapiro HM. *Practical Flow Cytometry.* 3rd ed. New York: Wiley-Liss; 1995.
22. Korin HW, Schwartz MR, Chirala M, et al. Optimized cyclin D1 immunoperoxidase staining in mantle cell lymphoma. *Appl Immunohistochem Mol Morphol.* 2000;8(1):57-60.
23. Williams ME, Nichols GE, Swerdlow SH, et al. In situ hybridization detection of cyclin D1 mRNA in centrocytic/mantle cell lymphoma. *Ann Oncol.* 1995;6(3):297-299.
24. van de Rijn M, Cleary ML, Variakojis D, et al. Epstein-Barr virus clonality in lymphomas occurring in patients with rheumatoid arthritis. *Arthritis Rheum.* 1996;39(4):638-642.
25. Mas V, Alvarellos T, Albano S, et al. Utility of cytomegalovirus viral load in renal transplant patients in Argentina. *Transplantation.* 1999; 67(7): 1050-1055.
26. Bazzichi A, Guidi FV, Rindi L, et al. PCR ELISA for the quantitative detection of Epstein-Barr virus genome. *J Virol Methods.* 1998;74(1):15-20.
27. Zimring JC, Nolte FS. Polymerase chain reaction and other amplification technology. In: Henry JB, ed. *Clinical Diagnosis and Management by Laboratory Methods.* Philadelphia: W.B. Saunders; 2001.
28. Alizadeh AA, Eisen MB, Davis RE, et al. Distinct types of diffuse large B-cell lymphoma identified by gene expression profiling. *Nature.* 2000;403(6769):503-511.
29. Alizadeh AA, Ross DT, Perou CM, et al. Towards a novel classification of human malignancies based on gene expression patterns. *J Pathol.* 2001;195(1):41-52.
30. Lossos IS, Jones CD, Warnke R, et al. Expression of a single gene, BCL6, strongly predicts survival in patients with diffuse large B-cell lymphoma. *Blood.* 2001;98(4):945-951.

第2章

淋巴结细针穿刺活检

Armando C. Filie and Andrea Abati

章节目录

细针穿刺活检（FNA）是评价成人和儿童患者体表或深部淋巴组织病变的一种安全、准确、灵敏的检查方法[1–12]。FNA在此领域内的诊断灵敏度和特异性分别达到94%和99%[13–17]。WHO分类中强调了定义此类疾病性质时免疫表型和遗传分型等辅助检查的使用价值，而将这些技术应用于FNA标本可提高诊断准确性，使之优于单一的形态学检查[18–20]。

Katz[21]估计约20%淋巴瘤首发或复发患者会接受FNA。将FNA作为第一线检查方法有以下显著的优点：报告迅速、价格低廉并且可避免手术。对于肿瘤特征早已明确的复发、进展或转化的病变，应留置标本以确保辅助检查（如：流式细胞术、分子诊断、FISH、免疫细胞化学）。对于原发性淋巴瘤的评价，基于细胞形态学鉴别诊断所产生的一系列辅助检查可能提供足以做出特异性诊断分类的讯息[22]。FNA作为一项诊断工具，其有效性取决于高效的多学科团队，要保证足量适宜标本的获取，并保证形态学、免疫表型和遗传学分析手段的恰当应用。对于FNA在肿瘤首次诊断中可发挥多大作用有所争议[21,23,24]。主流观点是FNA所做的淋巴瘤首次诊断应由组织学活检证实，而出于分期目的对其他部位淋巴瘤的诊断或确认复发的诊断，单独的FNA检查结果可能更令人信服。然而，在少数欠缺切除活检指征的情况下，必须依赖仅有的FNA检查做出诊断决策。

充分发挥FNA作为一种评价淋巴瘤的诊断技术的真正潜质，必须使用极为特别的方法。这种方法与所有其他器官所要求的类似，理想的FNA应达到以下要求。

- 工作团队应由细胞病理医生、血液病理医生及肿瘤科医生合作组成；
- 有经验的穿刺操作者；
- 现场评价标本满意度以及辅助检查所需标本量；
- 能按照形态学鉴别诊断筛选出需行辅助检查的病例；
- 有淋巴造血系统疾病诊断经验丰富的细胞病理医生；
- 已建立可用于细胞学标本的辅助诊断技术，如流式细胞术、分子诊断、细胞蜡块及类似技术。

FNA标本细胞病理学诊断的第一步是技术含量较低的现场“目测”，判断标本满意度，并“筛选”需行辅助检查的病例。Katz[21]和Caraway[25]曾报道过MD Anderson癌症中心所采用的方法：使用非负压抽吸的技术（尽量减少出血，避免标本与外周血混合），现场用Coulter计数仪计数，以保证至少采集到1000万个细胞。

FNA对于已知的淋巴造血系统恶性肿瘤患者的分期、复发和转化监测有重要作用[26,27]。然而，如前所述，某些情况下FNA可能成为淋巴组织疾病病理诊断的一线诊断工具[28–41]。本章将对如何最好地处理并诊断取材得当的细胞学标本提供指导。

2.1 细针穿刺标本的收集和处理

淋巴结标本的处理和制备是获得最高诊断准确性的关键。通常需要穿刺3次以上。应由病理医生现场评价标本满意度和鉴别诊断。现场评价最好使用风干涂片、Wright−Giemsa类染色（通常是Diff−Quik染色），此类染色方法最适合造血系统疾病的评价。风干和Giemsa染色可提供细胞质的特征，后者为淋巴造血系统疾病分类所必需。Diff−Quik染色很好地显示淋巴细胞的胞质特征和核细节，为细胞学诊断首选（与Romanowsky和Giemsa比较，临床血液学实验室几乎都用这两类染色），仍有学者认为需要制作乙醇固定、巴氏染色涂片，因后者核染色细节更清楚。由于巴氏染色会丢失重要的胞质特征，对于造血系统疾病的诊断，我们不提倡仅使用乙醇固定、巴氏染色法，或是仅使用需经乙醇或甲醇固定后巴氏染色的单层细胞学制备技术。如果需要，这类染色也应在风干Giemsa染色涂片后额外使用。

一旦根据形态学和临床病史建立了鉴别诊断，部分标本需留置于诸如RPMI等细胞培养基中。这部分标本可直接送交流式细胞和分子诊断检查。还可制备细胞蜡块或cytospin（细胞学标本离心制片），用于免疫细胞化学、FISH或用EBER探针原位杂交检测EBV。此外，风干Giemsa染色的cytospin可能特别有帮助，cytospin玻片上的细胞形态可能比涂片更好，因细胞离心可导致细胞扁平增大（表2.1；图2.1）。

2.2 辅助检查

2.2.1 免疫细胞化学

乙醇固定FNA标本妨碍了某些淋巴细胞标记物的应用；因此最好使用未固定的新鲜标本。细胞蜡块切片可用于免疫细胞化学（ICC）检查，染色方案类似组织学切片[43,44]。ICC也可在风干cytospin或电荷防脱载玻片制作的直接涂片上进行，这些涂片经干燥存储，置于冰箱，并在染色前用丙酮固定。风干cytospin染色方案与冰冻切片类似（见第4章）。如果标本量有限，制备cytospin要优于尝试使用可能不足量的细胞制作细胞蜡块。

用cytospin进行ICC，对于细胞学标本的免疫表型分析，可能与流式细胞术一样有效，在细胞数量不足以开展流式细胞术的情况下可能特别有用[45,46]。用风干cytospin进行ICC，一个独特的优点是在观察免疫表型染色特征的同时，可以观察细胞大小等细节，特别对于混合细胞类型的标本而言。

2.2.2 流式细胞术

淋巴组织标本的免疫表型分析可能是了解可疑细胞性质的关键线索，有助于绝大多数淋巴组织病变的诊断。近期有综述强调了流式细胞术（FC）在淋巴瘤FNA诊断中的作用[47]。综合FC和细胞形态学可以对很多病例做出淋巴瘤特异性诊断分类，且报告时间相对快速（＜48小时）。结合最初的细胞学检查及患者病史应能做出鉴别诊断，并指导选择用于流式细胞术的抗体组合[47]。FC可对单个细胞同时检测四个以上抗体并定量分析，能识别混合细胞群中的异常细胞（见第5章）[47]。尽管曾有建议使用一套恰当的流式细胞抗体组合进行淋巴瘤首诊分类需要几百万细胞，经过细胞学医生和实验室队伍中其他成员的密切沟通，可以设计有特殊诊断针对性的有限抗体组合，仅用10万细胞也可诊断。特别是复发病例，了解原先的免疫表型有助于选择抗体。

FC需要使用悬浮状态的活细胞。如FNA标本需储存过夜，应置于含10%胎牛血清的RPMI或其他含蛋白的具有保护作用的保存介质，如含2%牛血清白蛋白的

表2.1 根据初步诊断和标本量多少而建议的辅助检查

初步诊断	标本量较少*	标本量较多
B细胞淋巴瘤	cytospin免疫细胞化学检查 *Ig*基因重排检查	流式细胞检查和（或）细胞蜡块免疫细胞化学检查 cytospin的FISH检查 *Ig*基因重排检查
HL	cytospin免疫细胞化学检查	细胞蜡块免疫细胞化学检查
T细胞淋巴瘤	T细胞基因受体重排检查	T细胞基因受体重排和流式细胞检查
LBL	cytospin免疫细胞化学检查	流式细胞检查和（或）细胞蜡块免疫细胞化学检查

注：FISH，荧光原位杂交；Ig，免疫球蛋白；HL，霍奇金淋巴瘤；LBL，淋巴母细胞淋巴瘤。

＊估计标本量最多只够制备6张cytospin。

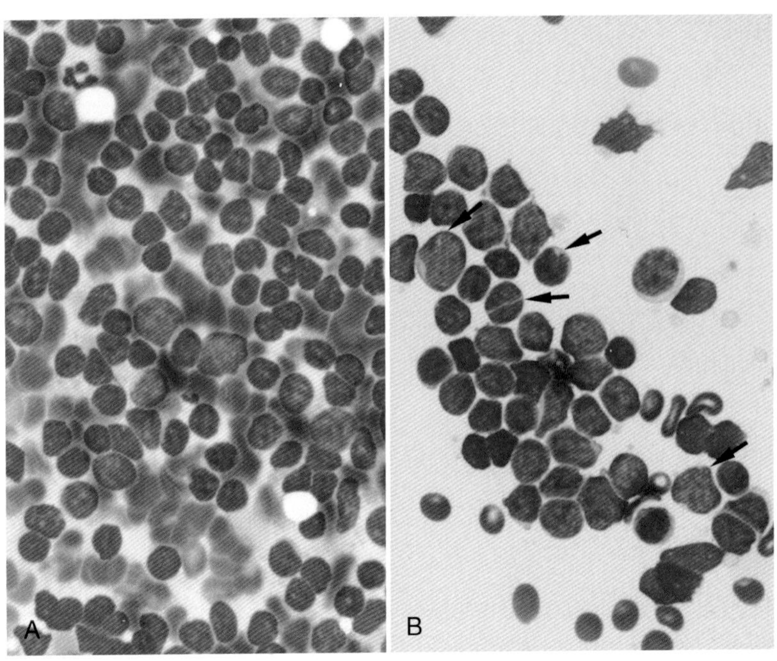

图2.1 慢性淋巴细胞白血病/小淋巴细胞淋巴瘤（CLL/SLL）。A. 涂片显示大多数细胞为异型小淋巴细胞，胞质稀少，核轻度不规则，偶有核裂。B. cytospin显示异型淋巴细胞更扁平和放大效应，突出了核不规则性及核裂（箭头）（Diff-Quik染色）。核裂是本病的少见特征

PBS，并保存于4℃条件下。

和其他检查一样，FNA标本的FC也会产生假阴性或假阳性结果[47]。假阴性最常见原因为取材不当、坏死和纤维化[47]。假阴性最常发生于弥漫大B细胞淋巴瘤（DLBCL）或其他侵袭性淋巴瘤，归咎于FNA及制备过程中发生的细胞丢失或死亡。经典型霍奇金淋巴瘤（CHL）和边缘区淋巴瘤（MZL）也可能由于肿瘤细胞数量较少，背景中含大量反应性淋巴细胞，从而导致恶性克隆难以用FC方法识别，产生假阴性。假阳性可能发生于因有异常轻链比值而被疑为单克隆病变的反应性淋巴组织[47]。上述情况表明分析FC结果必须与形态学相结合。在所有这些情况下，都可开展其他检查来支持或反对FC的结果，如ICC或*Ig*基因克隆性的PCR检测[47]。

当FC不能给出明确结果，可以加用其他辅助检查。对于FC未能发现异常克隆性免疫表型的T细胞增殖病变，PCR方法在分子水平检出T细胞受体基因克隆性重排可能成为诊断的关键。同样，对于某些形态学特征有重叠，流式结果不明确，却具有分子遗传学特异性改变的造血系统肿瘤，如套细胞淋巴瘤（MCL）、滤泡性淋巴瘤（FL）、间变性大细胞淋巴瘤（ALCL），FISH可以很容易地做出鉴别[48-50]。

2.2.3 分子学检测

PCR检测B细胞或T细胞克隆性，以及淋巴瘤相关的病毒，如EBV和HHV8，可以很容易地在新鲜FNA标本或档案片（通过刮取玻片上的标本裂解进行）上开展。这些检测可用于核实并支持FC或ICC结果，或用于形态学特征事先不曾预料而未预留辅助检查标本的情况。如果标本欠缺均一性，从含有细胞学标本的玻片上直接提取DNA可以根据形态学特点选择需要的细胞群。新鲜细胞和玻片刮取细胞裂解物均可获得高质量的PCR产物[51,52]。

过去几年来，通过使用商用FISH探针识别特异性的遗传学改变，FISH技术大大增加了淋巴瘤细胞学标本的诊断特异性[21,22,25,48-50,52-54]。FISH是一项检测间期细胞分子异常特别有效且高度灵敏的技术。细胞学标本的cytospin制备用于FISH检测非常理想，因cytospin的细胞为单层分布，且不成堆，杂交及结果评判都易于进行[55]。另外，组织学切片间期FISH检测所伴随的问题，如细胞核重叠，切片导致的核不完整性等假象，在细胞单层分布的cytospin玻片的FISH检测中不复存在。对于某些特征性染色体易位的检测，有研究显示FISH比PCR和Southern印迹分析具有更高的灵敏度[48]。

近期一些研究强调了FISH检测在使用细胞学标本做出淋巴瘤原发诊断中的价值[21,22,48-50,53,54]（可使用的检测将在本章下文具体疾病诊断分类中予以讨论）。多数医院使用新鲜标本制作的cytospin进行FISH检测，但巴氏染色的细胞学档案涂片也可成功进行FISH检测[54]。有项该类研究检测了FL的*BCL2/IgH*易位。60例档案片的FISH检测中，9例未能获得足以计数的信号，但没有假

阳性[54]。

除PCR和FISH外，基因表达谱分析最近被认为可用于FNA标本以鉴别FL和DLBCL[56]。

2.3 非肿瘤性病变的穿刺

淋巴结增大可由炎症或感染引起的淋巴结炎导致，也可由继发于各种免疫刺激的淋巴组织反应性增生造成。淋巴结炎广义地分为急性和肉芽肿性的形式。急性炎症很容易根据穿刺标本的细胞组成被识别。然而炎性背景中出现异型淋巴细胞要考虑淋巴瘤的可能。

反应性增生的穿刺标本更具多样性，诊断更有挑战性（图2.2，图2.3）。淋巴细胞群的组成特征和分布模式取决于反应性增生的不同阶段以及淋巴结内最初累及部

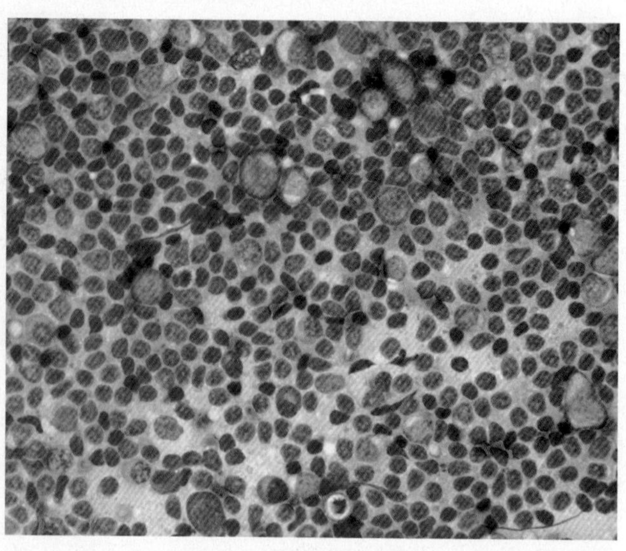

图2.2 反应性淋巴组织增生。淋巴细胞组成具有多样性，由成熟的小淋巴细胞、中心细胞和中心母细胞组成。背景中偶见浆细胞，淋巴腺小体和散在的红细胞（Diff-Quik染色，涂片）

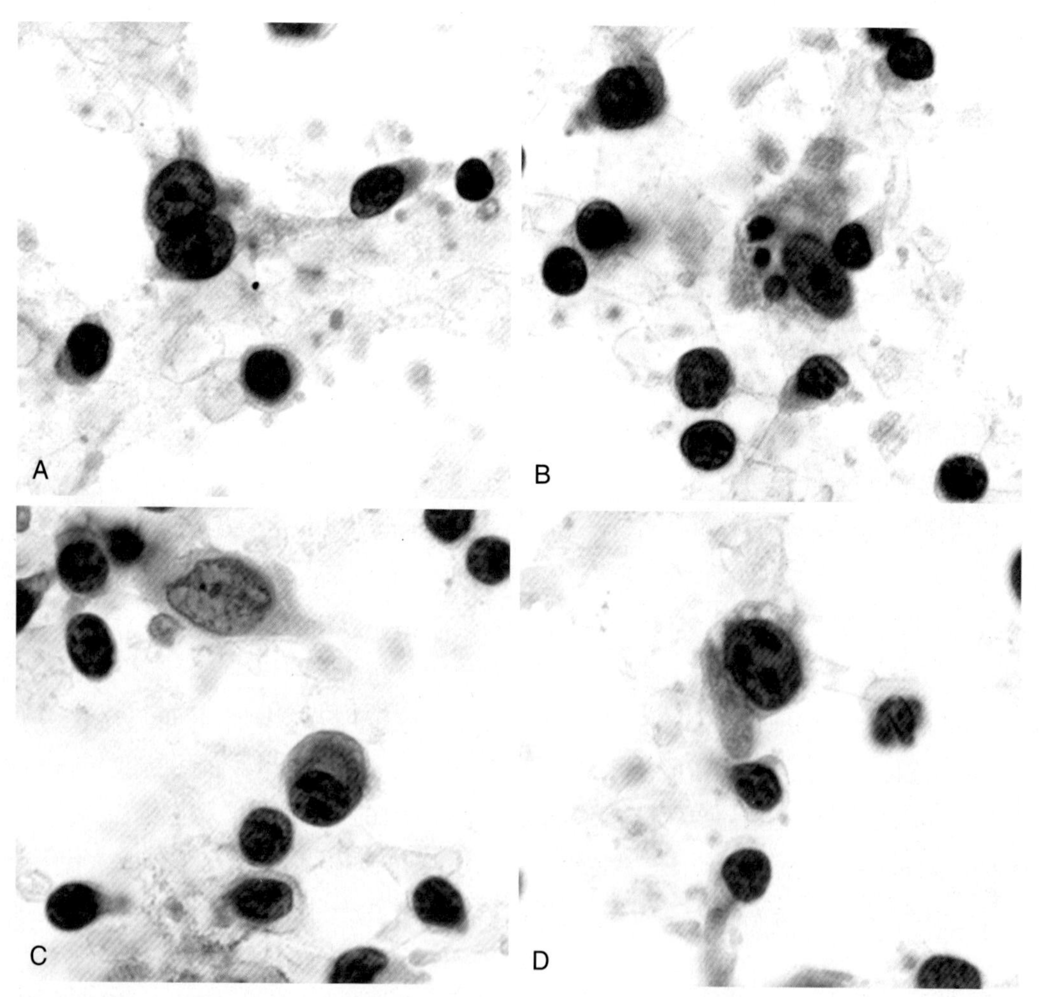

图2.3 反应性淋巴组织增生。正常淋巴结中可见多种细胞类型。A. 滤泡树突细胞。B. 吞噬凋亡碎片的可染小体巨噬细胞。C. 浆细胞，并见淋巴细胞及组织细胞。D. 含多个嗜碱性核仁的中心母细胞（巴氏染色，涂片）

位（滤泡或副皮质区）。副皮质区增生的特征是淋巴细胞成分的多样性，从小淋巴细胞到免疫母细胞皆有，还可见其他炎症细胞，如浆细胞、组织细胞和嗜酸性粒细胞。滤泡中心细胞，以及与之相关的可染小体巨噬细胞和滤泡树突细胞（FDC）是滤泡增生的主要组成。这些淋巴细胞频繁地成堆出现，陷埋于FDC及其突起构成的网状结构中。曾有人指出淋巴反应的持续时间对细胞形态有所影响[57]。有些淋巴瘤背景细胞组成多样，与炎症过程相似。高增殖指数更倾向淋巴瘤，但某些反应性条件下也可出现，如传染性单核细胞增多症（IM）[25]。

2.4 淋巴细胞肿瘤的穿刺

WHO分类包括了各种B细胞、T细胞和组织细胞-树突细胞肿瘤[20]。回顾各肿瘤类型的细胞学特征超出了本章的范围。本章目的主要是介绍最常见的B细胞、T细胞淋巴瘤和霍奇金淋巴瘤（HL）的FNA特征。这些是临床实践中最常见的肿瘤。

2.4.1 成熟B细胞肿瘤

B细胞肿瘤最常见的细胞类型是中心细胞、中心母细胞和免疫母细胞（图2.4）。然而，细胞学形态的差异却是极为宽泛，体现了B细胞分化的跨度。免疫表型和分子检测有助于鉴别诊断，但在本书其他部分各个疾病的讨论中都已包括，因此这里对辅助检查不予详述，除非对细胞学制备有特别意义。

2.4.1.1 弥漫大B细胞淋巴瘤-非特指（DLBCL-NOS）

细胞形态学 DLBCL的特征是出现相当数量的大淋巴细胞（图2.5，图2.6）。胞质碎片（所谓的淋巴腺小体）通常较丰富。不同病例瘤细胞形态各异，与WHO分类提出该类型具有若干独立形态学变异型相符合[39]。FNA涂片中多数细胞是中心母细胞。这些细胞具有空泡状的染色质，清晰的核膜，明显的核仁及嗜碱性的胞质。DLBCL免疫母细胞变异型以免疫母细胞为主，这

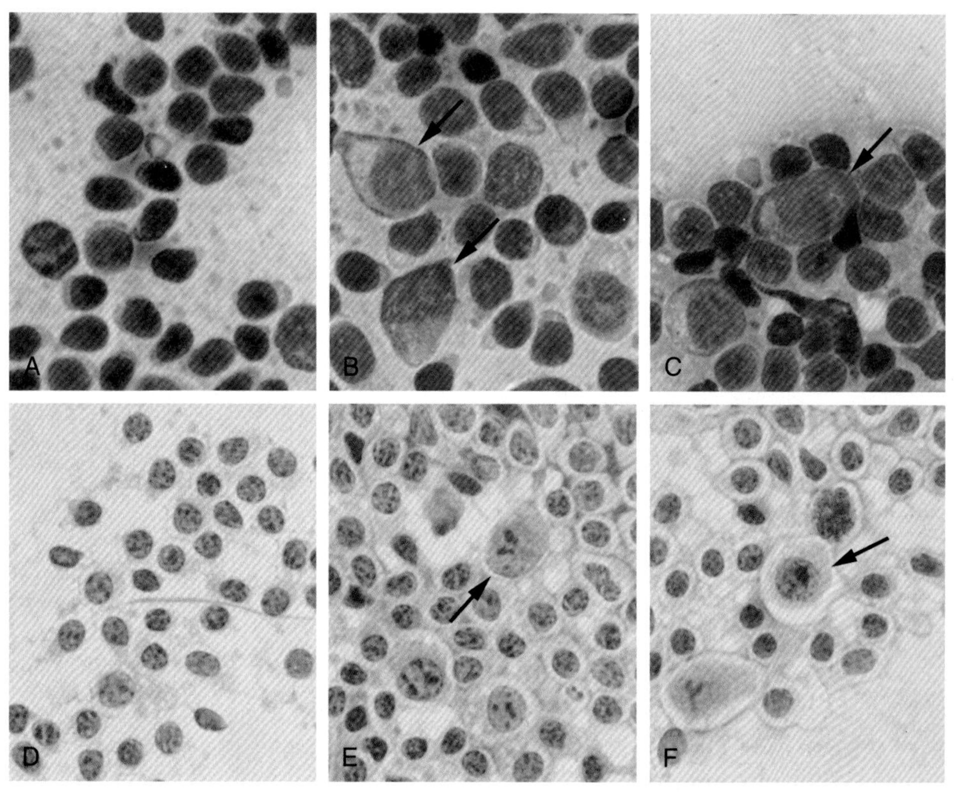

图2.4 B细胞淋巴瘤常见的细胞组成。A. 中心细胞，染色质成块，胞质稀少（Diff-Quik染色，涂片）。B. 中心母细胞（箭头），核增大且圆，可见核仁，有中等量的嗜碱性胞质（Diff-Quik染色，涂片）。C. 免疫母细胞（箭头），显示增大的圆形核，有单个显著的核仁，胞质呈深蓝色（Diff-Quik染色，涂片）。D. 中心细胞，显示圆形核，粗块状的染色质，胞质稀少（巴氏染色，涂片）。E. 大的中心母细胞（箭头），背景中见小的中心细胞。中心母细胞有增大的核，尘状的染色质及中等量的胞质（巴氏染色，涂片）。F. 免疫母细胞（箭头），显示增大的圆形核，显著的嗜酸性核仁以及深色胞质（巴氏染色，涂片）

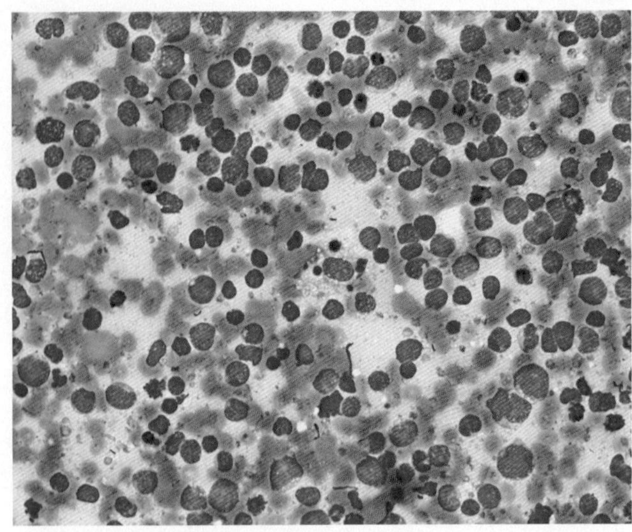

图2.5　**弥漫大B细胞淋巴瘤-非特指（DLBCLNOS）**。主要细胞类型为大的异型中心母细胞，胞质嗜碱，混有良性的中心细胞和中心母细胞，可见淋巴腺小体和一个可染小体巨噬细胞，并见凋亡细胞（Diff-Quik染色，涂片）

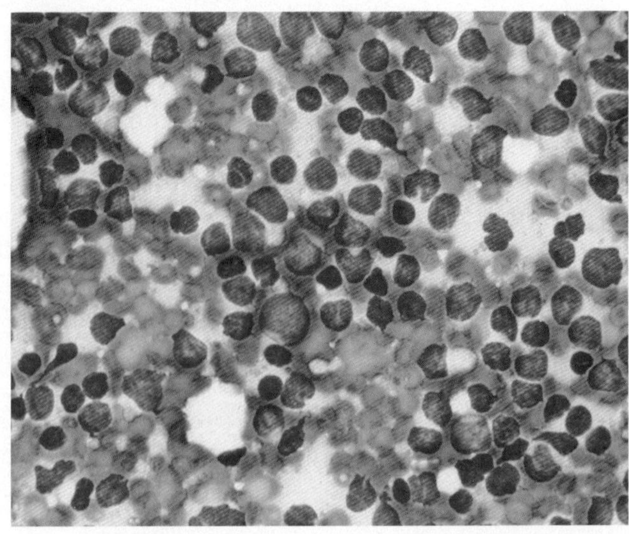

图2.7　**滤泡性淋巴瘤（FL）**。FL（1～2级）由异型中心细胞组成，并见一异型中心母细胞。异型中心细胞示稀少的淡染胞质，核轮廓不规则。可见裸核（Diff-Quik染色，涂片）

种淋巴细胞核大而圆，具有显著的单个核仁及丰富的浆细胞样或透亮至淡染的胞质[38]。异型大细胞可显示多形性的多叶状核，似ALCL的瘤细胞。FNA标本的细胞蜡块切片中出现“片状”大淋巴细胞，可能提示大细胞淋巴瘤或小细胞淋巴瘤发生转化[38]。

鉴别诊断　鉴别诊断包括霍奇金淋巴瘤（HL）、Burkitt淋巴瘤（BL）、组织细胞肉瘤、粒细胞肉瘤、恶性黑色素瘤、精原细胞瘤和转移性癌。有些病例诊断症结在于有否低级别B细胞肿瘤的转化。

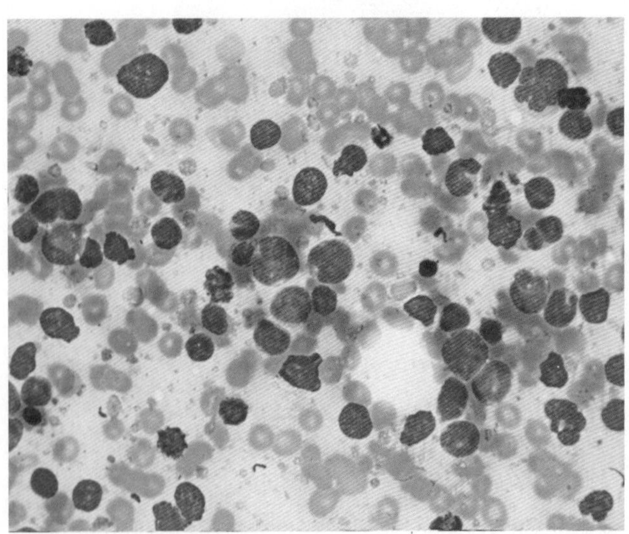

图2.6　**弥漫大B细胞淋巴瘤-非特指（DLBCLNOS）**。大的异型中心母细胞，具有增大的核，明显的核仁和嗜碱性胞质。部分异型中心母细胞显示不规则的核膜。背景中见若干良性中心细胞，中心母细胞和淋巴腺小体（Diff-Quik染色，涂片）

各类非淋巴细胞恶性肿瘤独特的细胞学特征如下。

- 转移性癌——出现成堆分布的异型细胞，且背景中（通常）缺少淋巴腺小体；
- 转移性恶性黑色素瘤——出现明显的色素以及胞质内陷形成的核内假包涵体；
- 精原细胞瘤——Diff-Quik染色可见“虎皮样（tigroid）”背景，并见散在分布的正常小淋巴细胞；可能有多核巨细胞；
- 粒细胞肉瘤——缺少淋巴腺小体；可能出现胞质内颗粒，包括Auer小体（偶见）；核染色质分布细腻，原始细胞具有明显且常居中的核仁；髓系成熟分化可能出现。

2.4.1.2　滤泡性淋巴瘤（FL）

细胞形态学　FL的穿刺标本包括不同比例混合组成的中心细胞和中心母细胞（图2.7，图2.8）[38,58]。重要的是不要将中心母细胞和FDC混淆，后者是淋巴滤泡的正常组分[58]。FDC具有卵圆至咖啡豆样的核，核膜光滑，胞质不清晰[58]。异型细胞可紧密成团出现，出现于滤泡片段，或附着于FDC。有时可见可染小体巨噬细胞，但不如反应性淋巴结中多见[59]。

分级　虽然无法评价穿刺标本的组织结构，仍有一些对FNA标本分级的研究，采用Mann和Berard[60]的方法对整张涂片或仅对滤泡结构计数，从而对巴氏或Diff-

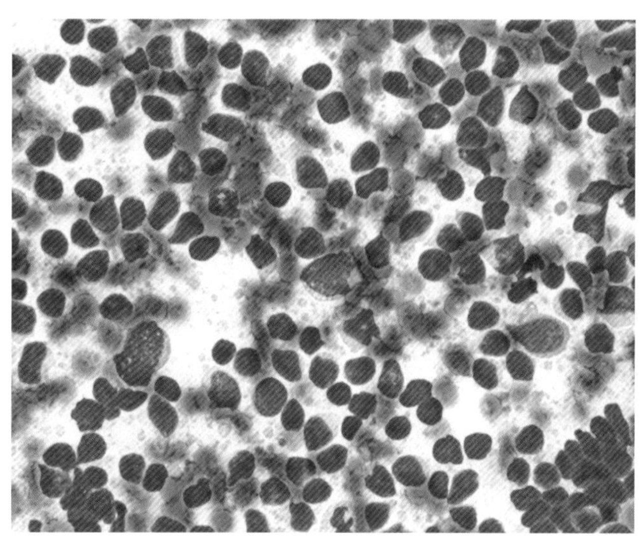

图2.8 滤泡性淋巴瘤（FL）。FL（1～2级）主要由小至中等大的异型中心细胞组成，并见少量异型中心母细胞，似反应性病变中所见的多样性细胞组成（Diff-Quik染色，涂片）

Quik染色的细胞学标本进行分级[58,60-63]。这些研究者认同巴氏染色更易区别大的中心细胞和中心母细胞。尽管Sun等[64]可做到识别涂片内的完整滤泡结构，并在其中进行中心母细胞计数，Young等[61]未能在细胞蜡块以外的其他细胞学标本中可靠地识别出完整滤泡结构，因此对整张涂片进行了中心母细胞计数。被计数的细胞是转化的淋巴细胞或中心母细胞，均为大淋巴细胞（达到正常淋巴细胞的2~3倍大小），具有空泡状核，无核裂。核仁大而显著或较小而不明显。这些穿刺标本中更小的有明显核仁的细胞也可能是转化的淋巴细胞[62]。

WHO分类已不再需要对1级和2级病变进行区别，这种区别在组织学切片和细胞学标本中都很有挑战性[63]。2004年Sun等的研究中在40倍镜下对6~10个完整滤泡结构计数了至少200个细胞。大细胞或中心母细胞的数量以其占滤泡中全部细胞数的比例来计算，并据此分级[64]。3级病变中他们所识别的中心母细胞计数为（48.4±7.5）%，明显有别于1和2级病变中显著降低的中心母细胞数量，分别为（9.7±2.9）%和（24.7±5.6）%。有趣的是在鉴别2级和3级FL时，这种细胞学标本内中心母细胞计数的方法比DNA图像分析和Ki-67染色计算细胞增殖指数要更为准确[64]。

辅助检查 有项研究评价了细胞间期FISH检测t（14；18）（q32；q21）易位的用途，并将之与FC免疫表型分析CD19/CD10共表达做了比较[49]。已知为FL的病例中FISH检出易位者占85%，而FC检出CD19/CD10共表达者占75%。更近期的一项研究使用巴氏染色的细胞学档案片和针对14号染色体*Ig*重链基因和18号染色体*BCL2*基因的FISH探针，诊断FL的灵敏度和特异性分别达到81%和100%[54]。60例档案片的FISH检测中，9例未能获得足以计数的信号[54]。尽管PCR可用于检测*BCL2/IgH*基因重排，但不能检测易位断点，并有一定技术要求，很多实验室并未常规开展此项检查[65-68]。

鉴别诊断 鉴别诊断包括反应性增生、MCL、MZL、SLL和DLBCLNOS。

2.4.1.3 套细胞淋巴瘤（MCL）

细胞形态学 MCL的穿刺标本常常由单一类型的小至中等大的淋巴细胞组成，这些细胞具有细微的核裂，弥散分布的染色质，不显著的核仁及明显的淡染或嗜碱性的胞质（图2.9）[38,69,70]。MCL有2种变异型（母细胞变异型和多形性变异型），具有潜在的重要临床意义（图2.10）。母细胞变异型可见中等到大的淋巴细胞，核增大而轻度不规则，染色质均匀分布，有小核仁。Diff-Quik染色显示胞质稀少，且为淡蓝色。背景中可见凋亡小体和淋巴腺小体[69]。多型性或间变性变异型中，异型淋巴细胞更大，核更不规则，且更为深染[38]。

辅助检查 大多数病例具有t（11;14）（q13;32）[19]，可在FNA标本制作的cytospin玻片上用FISH方法检出[48]。

鉴别诊断 鉴别诊断包括反应性增生、FL、MZL、SLL和淋巴母细胞淋巴瘤（LBL）。

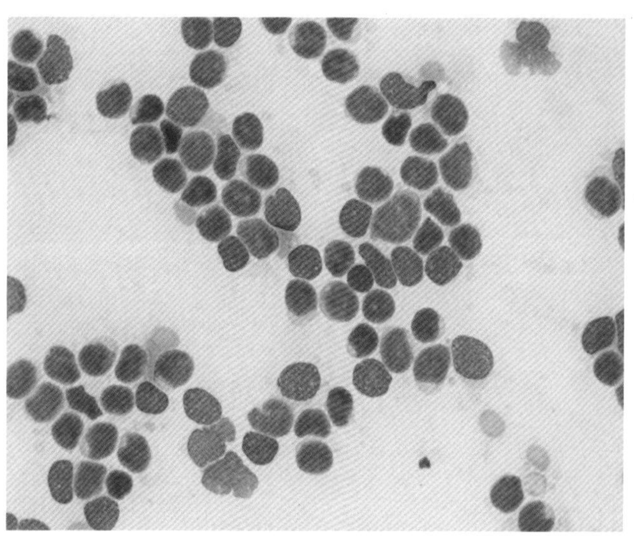

图2.9 MCL。由单一类型小至中等大的异型中心细胞组成，核稍增大，染色质弥散分布，散在可见有核裂的细胞，胞质稀少淡染（Diff-Quik染色，涂片）

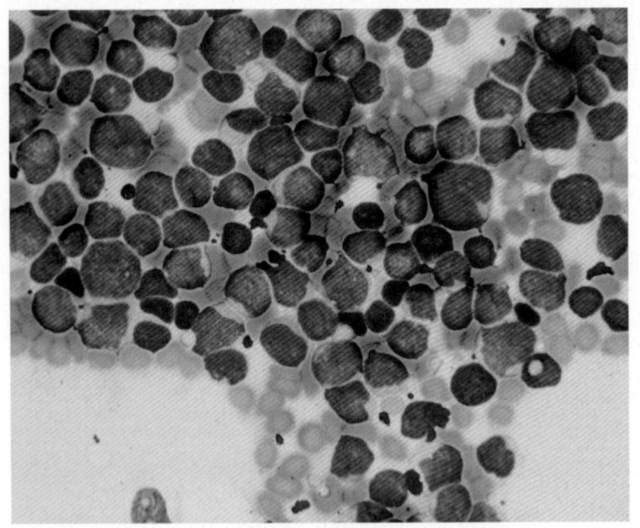

图2.10 MCL，母细胞变异型。可见中等到大的不典型淋巴细胞，核不规则，并有少量淡蓝色胞质（Diff-Quik染色，涂片）

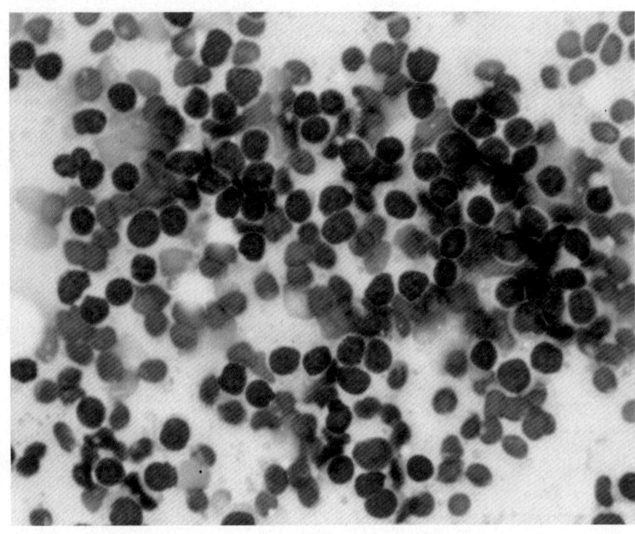

图2.12 小淋巴细胞淋巴瘤（SLL）。显示无数异型小淋巴细胞，多数核圆，染色质粗糙成块，胞质稀少（Diff-Quik染色，涂片）

2.4.1.4 边缘区淋巴瘤（MZL）

细胞形态学 淋巴结边缘区淋巴瘤（NMZL）和黏膜相关淋巴组织结外边缘区淋巴瘤（MALT-MZL，或MATL型淋巴瘤）的穿刺标本通常可见中等大小的淋巴细胞群，细胞丰富，轻度异型（核圆或轻度不规则，染色质致密，核仁不明显）（图2.11）[38,71,72]。背景含有小淋巴细胞、浆细胞样淋巴细胞和浆细胞，偶见免疫母细胞[39]。这种不均一的特征可使MZL与反应性病变难以区分[72]。典型的肿瘤细胞中等大小，有中等到大量胞质。可有浆细胞样形态[73,74]。

鉴别诊断 鉴别诊断包括反应性增生、FL、MCL和SLL。

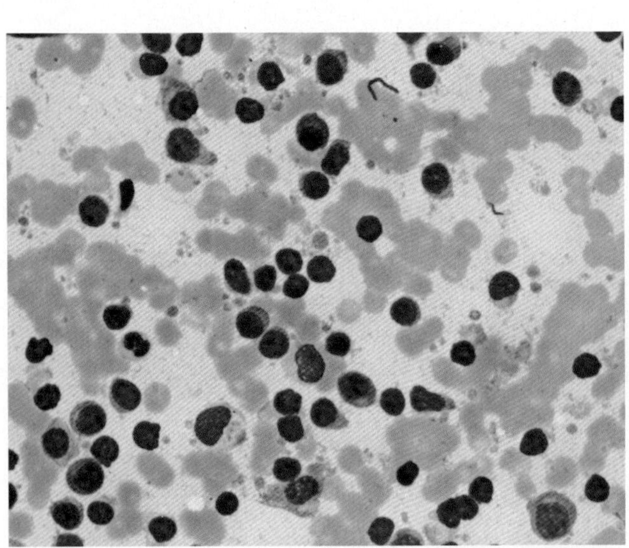

图2.11 边缘区淋巴瘤（MZL）。小至中等大的异型淋巴细胞，核不规则且轻度增大，具有数量不一的嗜碱性胞质。尚可见散在分布的良性中心细胞及成熟的浆细胞（Diff-Quik染色，涂片）

2.4.1.5 慢性淋巴细胞白血病/小淋巴细胞淋巴瘤（CLL/SLL）

细胞形态学 CLL/SLL的穿刺吸取物由两种细胞组成（图2.12）。多数为小细胞，核圆，染色质粗糙成块，偶见核仁，胞质稀少。幼淋巴细胞数量上更少，细胞更大，核圆，染色质呈空泡状，核仁显著，胞质中等至大量[38]。出现一致的大转化细胞成分需考虑转化为Richter综合征[75-77]。出现少量幼淋巴细胞可能提示疾病加速期，且转化风险增加[75]。其他提示疾病进展的细胞学特征包括中等大小细胞或浆细胞样细胞数量增多，核分裂象，出现凋亡小体和坏死，有黏液样及肮脏的背景[75]。细胞学表现需和提示转化的临床特征相联系。

鉴别诊断 鉴别诊断包括反应性增生、FL、MCL、MZL和LPL。

2.4.1.6 Burkitt淋巴瘤（BL）

BL的淋巴细胞中等大小，核圆，染色质粗糙，有若干核仁，有丰富的深色嗜碱性胞质，并有胞质小空泡（图2.13，图2.14）。背景中可见可染小体巨噬细胞、凋亡小体、淋巴腺小体和水样的嗜碱性富含蛋白的基质[38,78]。通常背景中很少有反应性淋巴细胞。

2.4.1.7 原发纵隔（胸腺）大B细胞淋巴瘤（PMLBCL）

细胞形态学 PMLBCL的穿刺标本主要由单个分布

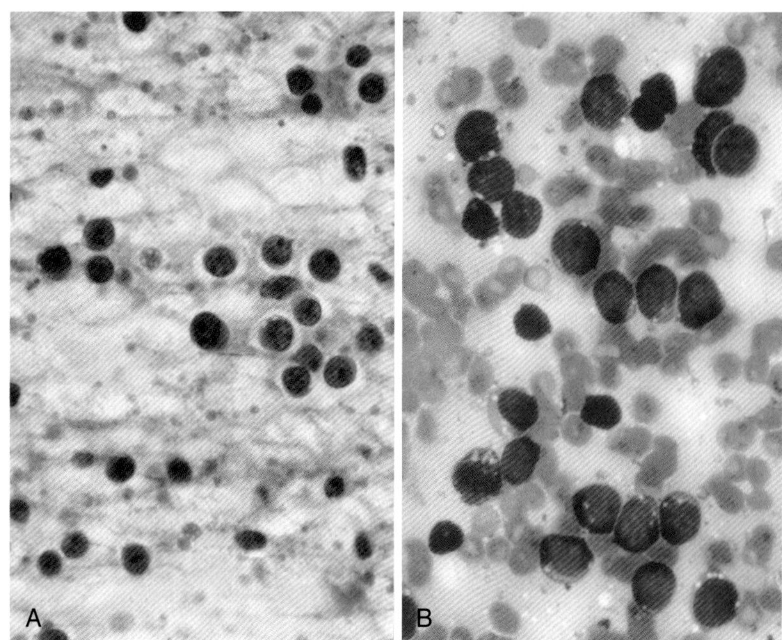

图2.13 Burkitt淋巴瘤（BL）。中等大小的异型淋巴细胞，核圆而增大，染色质粗糙，核仁显著，且有均质而境界清晰的胞质。部分异型细胞胞质内可见小空泡。A. 巴氏涂片。B. Diff-Quik涂片

的大淋巴细胞组成，这些细胞核圆至卵圆，核轮廓光滑至不规则，可见单或多个核仁，胞质稀少到丰富不等（图2.15）。部分病例中异型淋巴细胞具有明显的分叶状核[79,80]。胞质为深嗜碱性（Diff-Quik染色），可见小空泡。背景中可出现结缔组织片段，夹杂单个分布或成团的淋巴细胞。由于纤维化，这些淋巴细胞外形可扭曲或拉长[80]。值得注意的是大多数PMLBCL不表达表面或胞质内Ig[79]。

鉴别诊断 鉴别诊断包括HL、LBL、胸腺瘤和低分化癌。

各类纵隔肿块的独特细胞学特征如下。

- HL——在含有淋巴细胞、浆细胞和嗜酸性粒细胞的背景中出现经典型RS细胞；
- LBL——出现中等大小的异型淋巴细胞，伴细腻弥散分布的染色质，核仁小而不明显；胞质十分稀少（与PMLBCL相反）；
- 胸腺瘤——出现上皮细胞和淋巴细胞；如有囊性退变，则可见角化碎片；

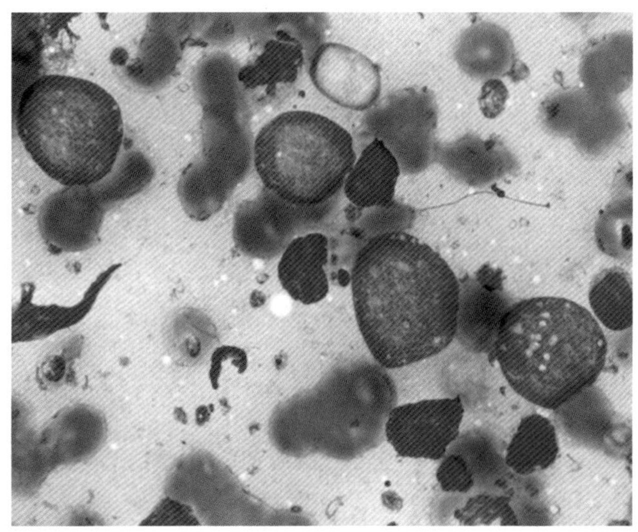

图2.14 BL。瘤细胞大小和外形一致，具嗜碱性胞质和胞质空泡。未见炎性背景，但有较多的污浊细胞及淋巴腺小体（Diff-Quik染色，涂片）

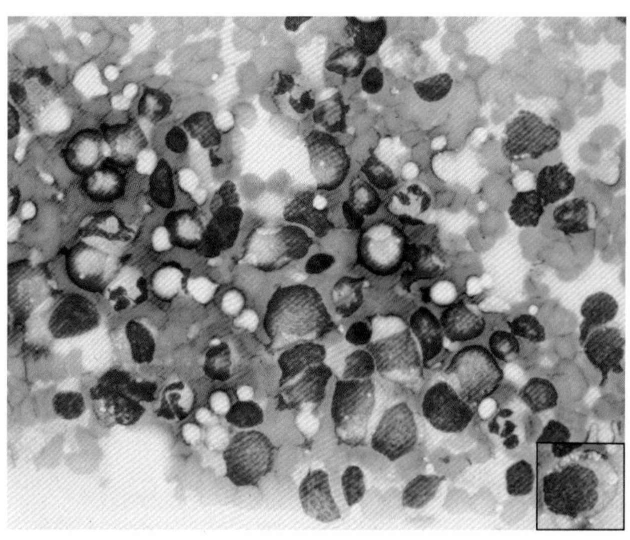

图2.15 原发纵隔（胸腺）大B细胞淋巴瘤（PMLBCL）。异型大淋巴细胞，核增大，核圆或不规则，胞质多少不一，背景细胞多数为红细胞。嵌入图片示一异型大淋巴细胞，具中等量嗜碱性胞质，并有胞质内小空泡（Diff-Quik染色，涂片）

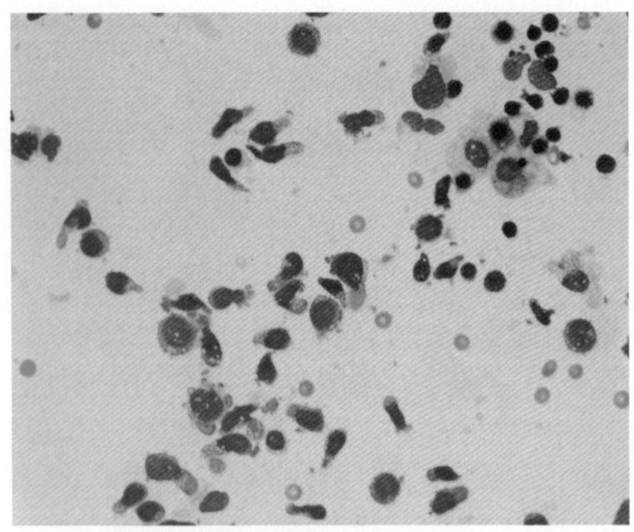

图2.16　外周T细胞淋巴瘤-非特指（PTCL-NOS）。以成熟小淋巴细胞、组织细胞和少量红细胞构成的背景中可见大小不等的异型淋巴细胞（Diff-Quik染色，涂片）

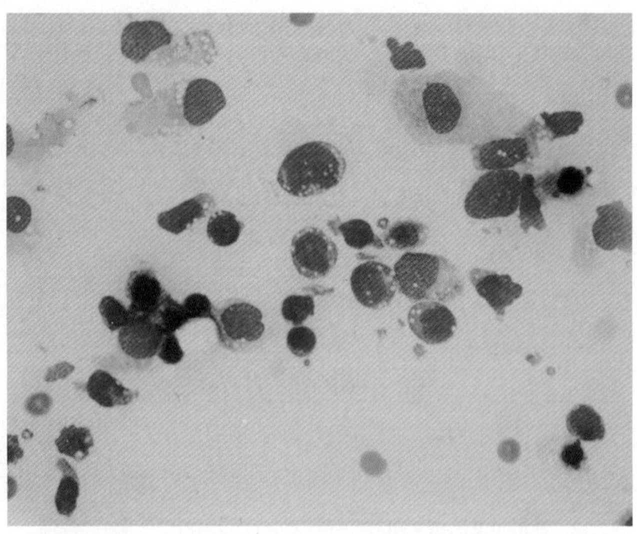

图2.17　PTCL-NOS。可见小到中等或大的异型淋巴细胞，核增大，常不规则，核仁可见或显著，胞质嗜碱性。部分细胞有胞质空泡（Diff-Quik染色，涂片）

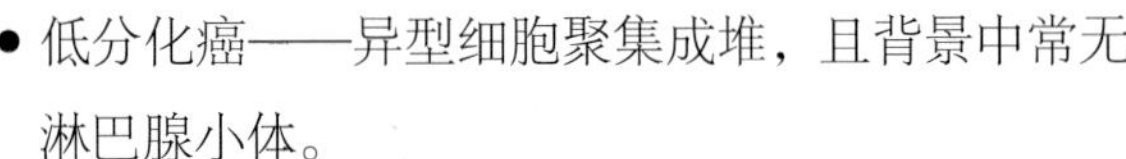

- 低分化癌——异型细胞聚集成堆，且背景中常无淋巴腺小体。

2.4.2　成熟T细胞肿瘤

2.4.2.1　外周T细胞淋巴瘤-非特指（PTCL-NOS）

细胞形态学　外周T细胞淋巴瘤（PTCL）的穿刺标本显示两种不同的形态模式（图2.16，图2.17）。第一种模式，背景由混合类型的淋巴细胞组成（T细胞肿瘤的特征），并夹杂有上皮样组织细胞、嗜酸性粒细胞及浆细胞。异型小淋巴细胞散在分布于背景细胞之中，通常比成熟的小淋巴细胞大，核不规则（有凸起和凹陷），染色质呈块状，胞质少到中等量。还可出现大淋巴细胞，占全部细胞比例的20%~50%，常有淡染的胞质，偶见显著的核仁。这些大细胞与RS细胞单核细胞变异型较相似；然而双核或多核细胞却不多见。血管免疫母细胞性T细胞淋巴瘤(AITL)穿刺标本可表现为此类形态模式[81]。

第二种形态模式中主要细胞组分（＞50%）为大的异型淋巴细胞，背景由不同数量的小淋巴细胞、上皮样组织细胞及嗜酸性粒细胞组成。大细胞可有粗糙的染色质，不规则的核，小而不明显的核仁及嗜碱性胞质。累及淋巴结的蕈样霉菌病可有此类形态模式[81]。

鉴别诊断　鉴别诊断包括反应性增生、FL、MZL、DLBCLNOS、HL、低分化癌和恶性黑色素瘤。

2.4.2.2　间变性大细胞淋巴瘤（ALCL）

细胞形态学　ALCL的穿刺标本可见大量异常的大或中等大的淋巴细胞，均可呈单个散在分布或成堆聚集（图2.18，图2.19）[82,83]。异型细胞较大，胞质含量不一，嗜碱性，致密或淡染；细胞外形圆或不规则，少数情况出现细小空泡。细胞核常淡染，核膜清晰，不规则，并有1~3个居中或偏位的显著核仁。多数细胞中等大小，且为单核。淋巴腺小体常缺失。背景中可有小淋巴细胞，组织细胞，坏死和水样的嗜碱性富含蛋白的基质，

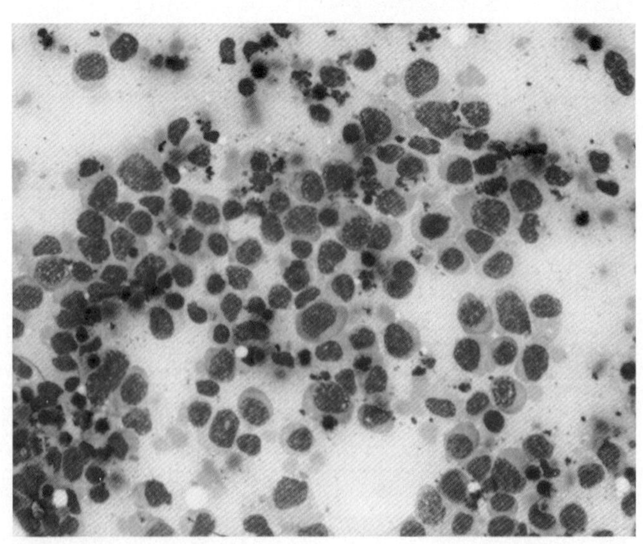

图2.18　间变性大细胞淋巴瘤（ALCL）。中等到大的异型淋巴细胞，具有增大的核及淡染的嗜碱性胞质。背景中可见一些良性的小淋巴细胞、红细胞及碎片，未见淋巴腺小体（Diff-Quik染色，涂片）

类似BL[82]。如出现丰富的中性粒细胞或嗜酸性粒细胞，更倾向诊断为CHL。

鉴别诊断 鉴别诊断包括HL、组织细胞肉瘤、DLBCLNOS、粒细胞肉瘤、低分化癌、肉瘤和恶性黑色素瘤。

2.4.3 淋巴母细胞白血病和淋巴瘤

细胞形态学 无论是B细胞还是T细胞起源的淋巴母细胞白血病或淋巴瘤，FNA标本特征相似（图2.20）。穿刺标本常由单一类型的淋巴细胞组成，这些细胞大小为小淋巴细胞的2倍，核浆比高。核常圆，但可不规则，有核裂或呈曲核状。染色质为细颗粒状，如有核仁，则较小。胞质稀少，细小空泡可有可无。细胞为中等大小。背景中可见数量不一的淋巴腺小体，可染小体巨噬细胞和坏死[84]。核分裂象及凋亡小体可较多见[25]。

鉴别诊断 鉴别诊断包括MCL（母细胞变异型）、髓外髓系肿瘤、胸腺瘤和小细胞癌。

2.4.4 霍奇金淋巴瘤（HL）

鉴于形态学上与非霍奇金淋巴瘤(NHL)相似、免疫表型分析困难以及FNA的局限性，由细胞学标本做出的HL首次诊断，必须行手术活检证实[85,86]。有些作者声称单独的FNA检查有很高的准确性[87]。尽管FNA可能足以诊断复发病例，但HL的初次诊断仍推荐使用切除活检。

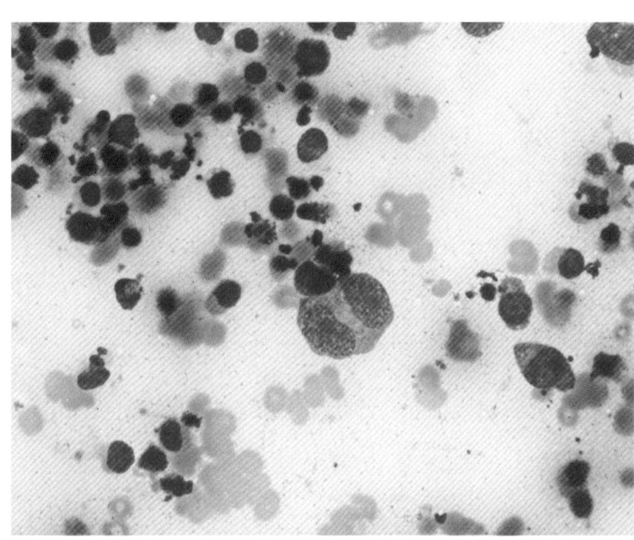

图2.19 ALCL。瘤细胞为双核的异型大细胞，富含嗜碱性胞质，并见明显的高尔基体区。背景中可见更小的异型淋巴细胞，良性小淋巴细胞，红细胞及碎片（Diff-Quik染色，涂片）

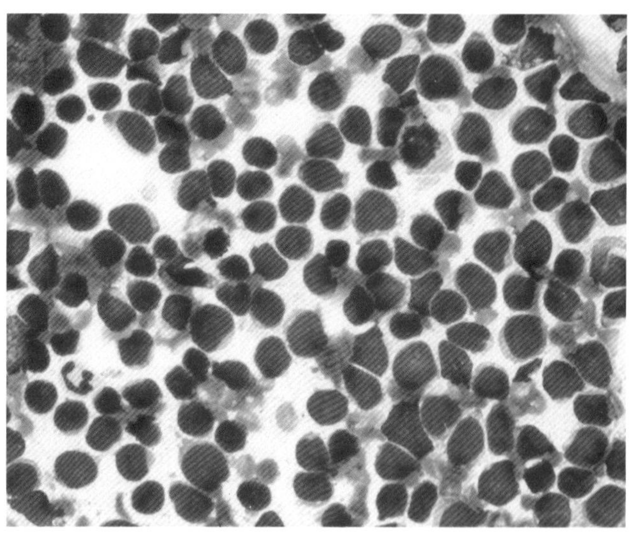

图2.20 淋巴母细胞性淋巴瘤。可见单一类型的异型淋巴细胞（为良性小淋巴细胞的2倍大小），核增大，通常核圆，核浆比高，胞质稀少，淡染，嗜碱性（Diff-Quik染色，涂片）

2.4.4.1 经典型霍奇金淋巴瘤（CHL）

细胞形态学 CHL的穿刺标本特征为出现大的异型单核，包括Hodgkin细胞（H）或多核Reed-Sternberg细胞（RS），背景由反应性炎症细胞组成，如良性淋巴细胞、组织细胞、嗜酸性粒细胞和浆细胞（图2.21，图2.22）[38,39,85]。HRS细胞的数量随CHL的组织学类型不同而异。经典型的RS细胞具有双叶核或双核，每叶或每个核有个显著的核仁（大小常相当于一个红细胞或更大），胞质多少不一[85]。HRS细胞变异型可为单核、多叶核或多核，可有小而不明显的单个核仁，也可有大而显著的多个核仁。

鉴别诊断 由于RS细胞及其变异型形态多变，CHL的鉴别诊断也极为多样，包括反应性增生（单核细胞增生症）、肉芽肿性淋巴结炎、化脓性淋巴结炎、DLBCLNOS、PTCL-NOS、ALCL、T细胞/组织细胞丰富型大B细胞淋巴瘤（THRLBCL）、组织细胞肉瘤、低分化癌和恶性黑色素瘤。

2.4.4.2 结节性淋巴细胞为主型霍奇金淋巴瘤（NLPHL）

细胞学诊断NLPHL，必须能识别淋巴细胞为主型细胞（LP细胞），旧称淋巴细胞及组织细胞（L&H）变异型细胞[19]。形态学上，LP细胞常有单个大核，通常核有折叠或多叶状；有多个核仁；胞质稀少至丰富不等[88]。然而LP细胞形态多样，有时可与HRS细胞及

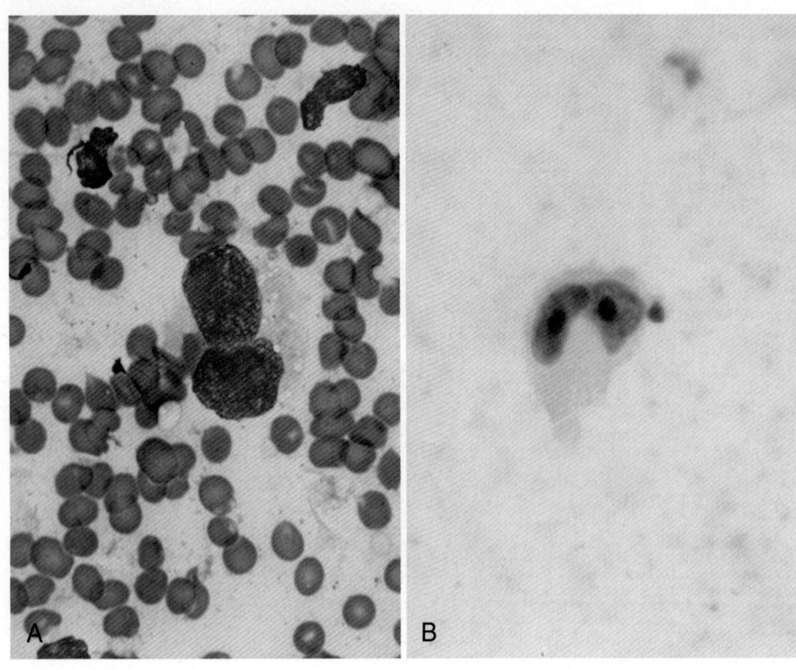

图2.21 经典型霍奇金淋巴瘤（CHL）。A. 经典型双核RS细胞，核大，核仁可见，胞质量中等，淡染，嗜碱性（Diff-Quik染色，涂片）。B. 经典型双核RS细胞，核大，染色质细颗粒状，有显著的嗜酸性核仁，胞质丰富而淡染；并可见一良性小淋巴细胞（巴氏染色，滤膜）

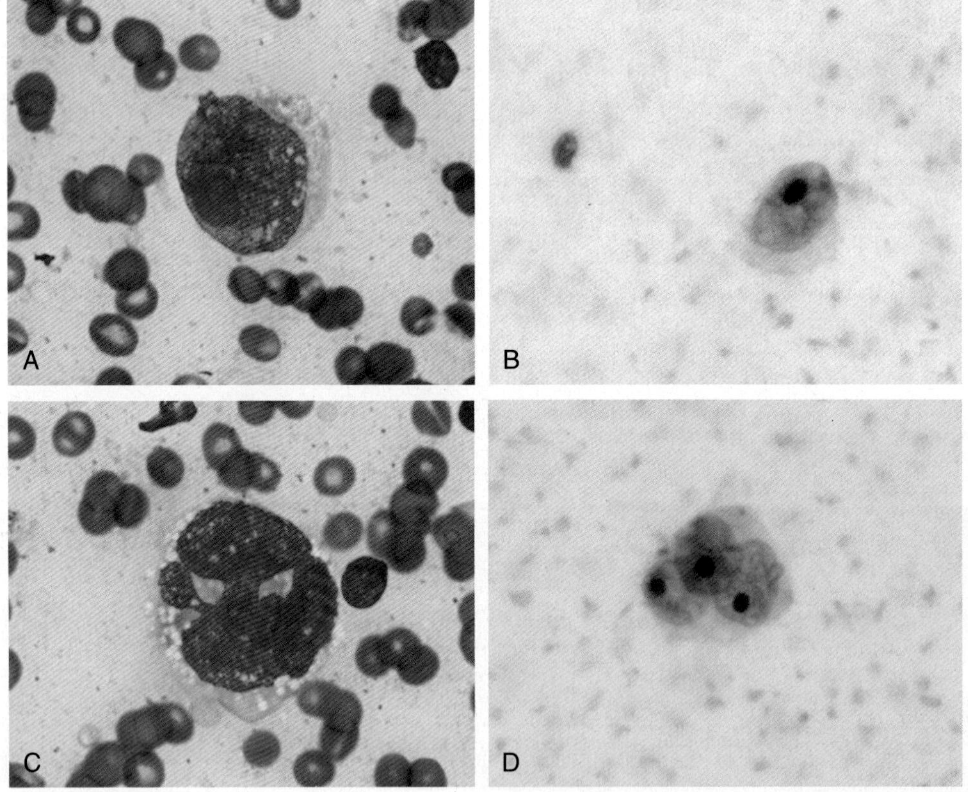

图2.22 CHL。A. RS细胞单核变异型，核为单个且增大，核仁可见，胞质淡染，境界不清；尚见一良性淋巴细胞（Diff-Quik染色）。B. RS细胞单核变异型，核为单个且增大，有显著的嗜酸性核仁及中等量的淡染胞质；尚见一小淋巴细胞（巴氏染色）。C. RS细胞多核变异型，核增大，有大核仁，胞质淡染嗜碱；尚见一淋巴细胞（Diff-Quik染色）。D. RS细胞多核变异型，有增大的空泡状核，核仁显著，胞质量中等（巴氏染色）

其变异型更为相像[74]。背景中含有淋巴细胞和上皮样组织细胞[88]。由于反应性背景中鲜见LP细胞，诊断具有挑战性。

2.5 FNA的局限性

淋巴结穿刺最常见的限制性与穿刺操作固有的技术性问题有关，与某些导致诊断困难的因素有关，并与缺少组织学结构相关。一般取材不足，未能获得足以开展辅助检查的标本量，以及取材失误是FNA固有的与操作程序相关的问题，而非淋巴结穿刺所特有。取材失误可能由于未能命中淋巴结或病变，也可能因淋巴瘤仅累及部分淋巴结，或淋巴瘤发生局部转化。特殊疾病类型如HL和淋巴瘤转化是可能导致诊断困难的范例。上述诊断难点及建议的解决方法见“精华和陷阱”[38,39,62]。

另一类限制FNA应用的问题是很多社区医院的细胞学医生缺乏造血系统肿瘤诊断及分类的经验。为获得准确的FNA诊断，必须综合临床资料、病理、辅助免疫表型及遗传学检查的结果。出现某些淋巴瘤特异性的遗传学异常，加上特征性的细胞学特点及相匹配的临床表现，可能足以对部分病例做出初次诊断。例如，BL的初次诊断可以依据FNA，如果有MYC易位的遗传学检查予以支持。用于复发病例诊断或分期，FNA的使用则更有信心。

2.6 精华和陷阱：常见问题

问题/诊断	解决/推荐
标本不满意	穿刺过程中由一名病理医生或细胞技术人员评价标本的满意度
	如不能现场评价，则应增加穿刺次数，直至细胞悬液呈云雾状
标本量不足，难以进行辅助检查	穿刺过程中由一名病理医生或细胞技术人员评价标本的细胞数量
	如不能现场评价，则应增加穿刺次数，直至细胞悬液呈云雾状
	活检前再行FNA（可选）
取材失误	针对淋巴结或病变的不同部位穿刺多次（≥3）
	如果细胞学结果难以解释临床表现，重复FNA或活检，做到密切随访

续表

问题/诊断	解决/推荐
转化	转化淋巴细胞计数（TLC）≥20%，高度提示出现大细胞淋巴瘤（实际工作中TLC25%）
	如TLC≥25%，但<50%，形态学结合临床及免疫表型结果非常重要
免疫表型无异常的淋巴瘤	以大B细胞设门；缺少Ig表达支持淋巴瘤
	结合临床及细胞形态学发现
霍奇金淋巴瘤	用细胞离心机涂片及细胞蜡块进行免疫细胞化学检查
	初次诊断通常需要活检
T细胞淋巴瘤	结合形态学和流式细胞结果很重要（除外B细胞淋巴瘤）
	流式细胞术检出异常T细胞表型或有T细胞受体基因重排支持T细胞淋巴瘤的诊断
	初次诊断需活检（如可行）

（平　波　译）

参考文献

1. Chen Y, Savargaonkar P, Fuchs A, Wasserman P. Role of flow cytometry in the diagnosis of lymphadenopathy in children. *Diagn Cytopathol.* 2002;26:5-9.
2. Takashima S, Sone S, Nomura N, et al. Nonpalpable lymph nodes of the neck: assessment with US and US-guided fine-needle aspiration biopsy. *J Clin Ultrasound.* 1997;25:283-292.
3. Gupta S, Rajak CL, Sood BP, et al. Sonographically guided fine needle aspiration biopsy of abdominal lymph nodes: experience in 102 patients. *J Ultrasound Med.* 1999;18:135-139.
4. Tambouret R, Geisinger KR, Powers CN, et al. The clinical application and cost analysis of fine-needle aspiration biopsy in the diagnosis of mass lesions in sarcoidosis. *Chest.* 2000;117:1004-1011.
5. Ponder TB, Smith D, Ramzy I. Lymphadenopathy in children and adolescents: role of fine-needle aspiration in management. *Cancer Detect Prev.* 2000;24:228-233.
6. Goldberg SN, Raptopoulos V, Boiselle PM, et al. Mediastinal lymphadenopathy: diagnostic yield of transbronchial mediastinal lymph node biopsy with CT fluoroscopic guidance—initial experience. *Radiology.* 2000;216:764-767.
7. Wiersema MJ, Vazquez-Sequeiros E, Wiersema LM. Evaluation of mediastinal lymphadenopathy with endoscopic US-guided fine-needle aspiration biopsy. *Radiology.* 2001;219:252-257.
8. Thomas JO, Adeyi D, Amanguno H. Fine-needle aspiration in the management of peripheral lymphadenopathy in a developing country. *Diagn Cytopathol.* 1999;21:159-162.
9. Orford JE, Gollow I, Brennan B, Hallam L. Fine needle aspiration biopsy in children. *Aust N Z J Surg.* 1997;67:785-788.
10. Siddiqui MT, Reddy VB, Castelli MJ, Gattuso P. Role of fine-needle aspiration in clinical management of transplant patients. *Diagn Cytopathol.* 1997;17:429-435.
11. Strigle SM, Martin SE, Levine AM, Rarick MU. The use of fine needle aspiration cytology in the management of human immunodeficiency virus-related non-Hodgkin's lymphoma and Hodgkin's disease. *J Acquir Immune Defic Syndr.* 1993;6:1329-1334.
12. van de Schoot L, Aronson DC, Behrendt H, Bras J. The role of fine-needle aspiration cytology in children with persistent or suspicious lymphadenopathy. *J Pediatr Surg.* 2001;36:7-11.
13. Fritscher-Ravens A, Sriram PV, Bobrowski C, et al. Mediastinal lymphadenopathy in patients with or without previous malignancy: EUS-FNA-based differential cytodiagnosis in 153 patients. *Am J Gastroenterol.* 2000;95:2278-2284.
14. Ellison E, Lapuerta P, Martin SE. Fine needle aspiration diagnosis of mycobacterial lymphadenitis. Sensitivity and predictive value in the United States. *Acta Cytol.* 1999;43:153-157.
15. Mostafa MG, Chiemchanya S, Srivannaboon S, Nitiyanant P. Accuracy of fine needle aspiration cytology in the evaluation of peripheral lymphadenopathy. *J Med Assoc Thai.* 1997;80(suppl 1):S155-S161.
16. Buley ID. Fine needle aspiration of lymph nodes. *J Clin Pathol.* 1998;51:881-885.
17. Lioe TF, Elliott H, Allen DC, Spence RA. The role of fine needle aspiration cytology (FNAC) in the investigation of superficial lymphadenopathy; uses and limitations of the technique. *Cytopathology.* 1999;10:291-297.
18. Harris NL, Jaffe ES, Stein H, et al. A revised European-American classification of lymphoid neoplasms: a proposal from the International Lymphoma Study Group. *Blood.* 1994;84:1361-1392.
19. Jaffe ES, Harris NL, Stein H, Vardiman J, eds. *WHO Classification of Tumors of Hematopoietic and Lymphoid Tissues.* Lyon, France: IARC Press; 2001.
20. Swerdlow SH, Campo E, Harris NL, et al, eds. *WHO Classification of Tumors of Haematopoietic and Lymphoid Tissues.* Lyon, France: IARC; 2008.
21. Katz RL. Modern approach to lymphoma diagnosis by fine-needle aspiration. Restoring

respect to a valuable procedure. *Cancer.* 2005; 105:429-431.
22. Safley AM, Buckley PJ, Creager AJ, et al. The value of fluorescence in situ hybridization and polymerase chain reaction in the diagnosis of B-cell non-Hodgkin lymphoma by fine needle aspiration. *Arch Pathol Lab Med.* 2004;128:1395-1403.
23. Hehn ST, Grogan TM, Miller TP. Utility of fine needle aspiration as a diagnostic technique in lymphoma. *J Clin Oncol.* 2004;22:3046-3052.
24. Austin RM, Birdsong GG, Sidawy MK, Kaminsky DB. Fine needle aspiration is a feasible and accurate technique in the diagnosis of lymphoma. *J Clin Oncol.* 2005;23:9029-9030.
25. Caraway NP. Strategies to diagnose lymphoproliferative disorders by fine-needle aspiration by using ancillary studies. *Cancer.* 2005;105:432-442.
26. Vazquez-Sequeiros E, Norton ID, Clain JE, et al. Impact of EUS-guided fine-needle aspiration on lymph node staging in patients with esophageal carcinoma. *Gastrointest Endosc.* 2001;53:751-757.
27. Pontifex AH, Klimo P. Application of aspiration biopsy cytology to lymphomas. *Cancer.* 1984;53:553-556.
28. Tarantino DR, McHenry CR, Strickland T, Khiyami A. The role of fine-needle aspiration biopsy and flow cytometry in the evaluation of persistent neck adenopathy. *Am J Surg.* 1998;176:413-417.
29. Katz RL. Controversy in fine-needle aspiration of lymph nodes. A territorial imperative? *Am J Clin Pathol.* 1997;108(suppl 1):S3-S5.
30. Wakely PE Jr. Aspiration cytopathology of malignant lymphoma: coming of age. *Cancer.* 1999;87:322-324.
31. Wakely PE Jr. Fine-needle aspiration cytopathology in diagnosis and classification of malignant lymphoma: accurate and reliable? *Diagn Cytopathol.* 2000;22:120-125.
32. Dong HY, Harris NL, Preffer FI, Pitman MB. Fine-needle aspiration biopsy in the diagnosis and classification of primary and recurrent lymphoma: a retrospective analysis of the utility of cytomorphology and flow cytometry. *Mod Pathol.* 2001;14:472-481.
33. Liu K, Stern RC, Rogers RT, et al. Diagnosis of hematopoietic processes by fine-needle aspiration in conjunction with flow cytometry: a review of 127 cases. *Diagn Cytopathol.* 2001;24:1-10.
34. Ravinsky E, Morales C, Kutryk E, et al. Cytodiagnosis of lymphoid proliferations by fine needle aspiration biopsy. Adjunctive value of flow cytometry. *Acta Cytol.* 1999;43:1070-1078.
35. Dunphy CH, Ramos R. Combining fine-needle aspiration and flow cytometric immunophenotyping in evaluation of nodal and extranodal sites for possible lymphoma: a retrospective review. *Diagn Cytopathol.* 1997;16:200-206.
36. Carrasco CH, Richli WR, Lawrence D, et al. Fine needle aspiration biopsy in lymphoma. *Radiol Clin North Am.* 1990;28:879-883.
37. Carter TR, Feldman PS, Innes Jr DJ, et al. The role of fine needle aspiration cytology in the diagnosis of lymphoma. *Acta Cytol.* 1988;32:848-853.
38. Young NA, Al-Saleem T. Diagnosis of lymphoma by fine-needle aspiration cytology using the revised European-American classification of lymphoid neoplasms. *Cancer.* 1999;87:325-345.
39. Meda BA, Buss DH, Woodruff RD, et al. Diagnosis and subclassification of primary and recurrent lymphoma. The usefulness and limitations of combined fine-needle aspiration cytomorphology and flow cytometry. *Am J Clin Pathol.* 2000;113:688-699.
40. Siebert JD, Weeks LM, List LW, et al. Utility of flow cytometry immunophenotyping for the diagnosis and classification of lymphoma in community hospital clinical needle aspiration/biopsies. *Arch Pathol Lab Med.* 2000;124:1792-1799.
41. Nasuti JF, Yu G, Boudousquie A, Gupta P. Diagnostic value of lymph node fine needle aspiration cytology: an institutional experience of 387 cases observed over a 5-year period. *Cytopathology.* 2000;11:18-31.
42. Wallace MB, Kennedy T, Durkalski V, et al. Randomized controlled trial of EUS-guided fine needle aspiration techniques for the detection of malignant lymphadenopathy. *Gastrointest Endosc.* 2001;54:441-447.
43. Abati A, Fetsch P, Filie A. If cells could talk. The application of new techniques to cytopathology. *Clin Lab Med.* 1998;18:561-583.
44. Mayall F, Dray M, Stanley D, et al. Immunoflow cytometry and cell block immunohistochemistry in the FNA diagnosis of lymphoma: a review of 73 consecutive cases. *J Clin Pathol.* 2000;53:451-457.
45. Simsir A, Fetsch P, Stetler-Stevenson M, Abati A. Immunophenotypic analysis of non-Hodgkin's lymphomas in cytologic specimens: a correlative study of immunocytochemical and flow cytometric techniques. *Diagn Cytopathol.* 1999;20:278-284.
46. Robins DB, Katz RL, Swan F Jr, et al. Immunotyping of lymphoma by fine-needle aspiration. A comparative study of cytospin preparations and flow cytometry. *Am J Clin Pathol.* 1994;101:569-576.
47. Jorgensen JL. State of the art symposium: flow cytometry in the diagnosis of lymphoproliferative disorders by fine-needle aspiration. *Cancer.* 2005;105:429-431.
48. Caraway NP, Gu J, Lin P, et al. The utility of interphase fluorescence in situ hybridization for the detection of the translocation t(11;14)(q13;q32) in the diagnosis of mantle cell lymphoma on fine-needle aspiration specimens. *Cancer.* 2005;105:110-118.
49. Gong Y, Caraway N, Gu J, et al. Evaluation of interphase fluorescence in situ hybridization for the t(14;18)(q32;q21) translocation in the diagnosis of follicular lymphoma on fine-needle aspirates: a comparison with flow cytometry immunophenotyping. *Cancer.* 2003;99:385-393.
50. Shin HJ, Thorson P, Gu J, Katz RL. Detection of a subset of CD30+ anaplastic large cell lymphoma by interphase fluorescence in situ hybridization. *Diagn Cytopathol.* 2003;29:61-66.
51. Moses D, Sorbara L, Raffeld M, et al. Epstein-Barr virus (EBV) in air-dried archival cerebrospinal fluid cytology: detection via conventional polymerase chain reaction (PCR). *Mod Pathol.* 1999:49A.
52. Mattu R, Sorbara L, Filie AC, et al. Utilization of polymerase chain reaction on archival cytologic material: a comparison with fresh material with special emphasis on cerebrospinal fluids. *Mod Pathol.* 2004;17:1295-1301.
53. Jiang F, Katz RL. Use of interphase fluorescence in situ hybridization as a powerful diagnostic tool in cytology. *Diagn Mol Pathol.* 2002;11:47-57.
54. Richmond J, Bryant R, Trotman W, et al. FISH detection of t(14;18) in follicular lymphoma on Papanicolaou-stained archival cytology slides. *Cancer.* 2006;108:198-204.
55. Abati A, Sanford JS, Fetsch P, et al. Fluorescence in situ hybridization (FISH): a user's guide to optimal preparation of cytologic specimens. *Diagn Cytopathol.* 1995;13:486-492.
56. Goy A, Stewart J, Barkoh BA, et al. The feasibility of gene expression profiling generated in fine-needle aspiration specimens from patients with follicular lymphoma and diffuse large B-cell lymphoma. *Cancer.* 2006;108:10-20.
57. Glant MD. Cytopathology of lymph nodes in nonspecific reactive hyperplasia. Prognostication and differential diagnoses. *Am J Clin Pathol.* 1997;108(suppl 1):S31-S55.
58. Young NA. Grading follicular lymphoma on fine-needle aspiration specimens—a practical approach. *Cancer.* 2006;108:1-9.
59. Saikia UN, Dey P, Saikia B, Das A. Fine-needle aspiration biopsy in diagnosis of follicular lymphoma: cytomorphologic and immunohistochemical analysis. *Diagn Cytopathol.* 2002;26:251-256.
60. Mann R, Berard C. Criteria for the cytologic subclassification of follicular lymphomas: a proposed alternative method. *Hematol Oncol.* 1983;1:187-192.
61. Young NA, Al-Saleem TI, Al-Saleem Z, et al. The value of transformed lymphocyte count in subclassification of non-Hodgkin's lymphoma by fine-needle aspiration. *Am J Clin Pathol.* 1997;108:143-151.
62. Young NA, Al-Saleem TI, Ehya H, Smith MR. Utilization of fine-needle aspiration cytology and flow cytometry in the diagnosis and subclassification of primary and recurrent lymphoma. *Cancer.* 1998;84:252-261.
63. Young N, Ehya H. Grading follicular lymphoma. The Achilles heel of diagnosis by cytology. *Acta Cytol.* 2004;48:117-118.
64. Sun W, Caraway NP, Zhang HZ, et al. Grading follicular lymphoma on fine needle aspiration specimens. Comparison with proliferative index by DNA image analysis and Ki-67 labeling index. *Acta Cytol.* 2004; 48:119-126.
65. Rassidakis GZ, Tani E, Svedmyr E, et al. Diagnosis and subclassification of follicle center and mantle cell lymphomas on fine-needle aspirates: a cytologic and immunocytochemical approach based on the Revised European-American Lymphoma (REAL) classification. *Cancer.* 1999;87:216-223.
66. Aisenberg AC, Wilkes BM, Jacobson JO. The bcl-2 gene is rearranged in many diffuse B-cell lymphomas. *Blood.* 1988;71:969-972.
67. Akasaka T, Akasaka H, Yonetani N, et al. Refinement of the BCL2/immunoglobulin heavy chain fusion gene in t(14;18)(q32;q21) by polymerase chain reaction amplification for long targets. *Genes Chromosomes Cancer.* 1998;21:17-29.
68. Willis TG, Jadayel DM, Coignet LJ, et al. Rapid molecular cloning of rearrangements of the IGHJ locus using long-distance inverse polymerase chain reaction. *Blood.* 1997;90:2456-2464.
69. Hughes JH, Caraway NP, Katz RL. Blastic variant of mantle-cell lymphoma: cytomorphologic, immunocytochemical, and molecular genetic features of tissue obtained by fine-needle aspiration biopsy. *Diagn Cytopathol.* 1998;19:59-62.
70. Gagneten D, Hijazi YM, Jaffe ES, Solomon D. Mantle cell lymphoma: a cytopathological and immunocytochemical study. *Diagn Cytopathol.* 1996;14:32-37.
71. Murphy BA, Meda BA, Buss DH, Geisinger KR. Marginal zone and mantle cell lymphomas: assessment of cytomorphology in subtyping small B-cell lymphomas. *Diagn Cytopathol.* 2003;28:126-130.
72. Crapanzano JP, Lin O. Cytologic findings of marginal zone lymphoma. *Cancer.* 2003;99:301-309.
73. Matsushima AY, Hamele-Bena D, Osborne BM. Fine-needle aspiration biopsy findings in marginal zone B cell lymphoma. *Diagn Cytopathol.* 1999;20:190-198.
74. Jaffe ES. *Surgical pathology of the lymph nodes and related organs.* 2nd ed. Philadelphia: W.B. Saunders; 1995.
75. Shin HJ, Caraway NP, Katz RL. Cytomorphologic spectrum of small lymphocytic lymphoma in patients with an accelerated clinical course. *Cancer.* 2003;99:293-300.
76. Robertson LE, Pugh W, O'Brien S, et al. Richter's syndrome: a report on 39 patients. *J Clin Oncol.* 1993;11:1985-1989.
77. Siqueira SAC, Alves VAF, Beitler B, et al. Contribution of immunohistochemistry to small B cell lymphoma classification. *Appl Immunohistochem Mol Morphol.* 2006;14:1-6.
78. Stastny JF, Almeida MM, Wakely Jr PE, et al. Fine-needle aspiration biopsy and imprint cytology of small non-cleaved cell (Burkitt's) lymphoma. *Diagn Cytopathol.* 1995;12:201-207.
79. Hughes JH, Katz RL, Fonseca GA, Cabanillas FF. Fine-needle aspiration cytology of mediastinal non-Hodgkin's nonlymphoblastic lymphoma. *Cancer.* 1998;84:26-35.
80. Wakely PE Jr. Cytopathology-histopathology of the mediastinum: epithelial, lymphoproliferative, and germ cell neoplasms. *Ann Diagn Pathol.* 2002;6:30-43.
81. Yao JL, Cangiarella JF, Cohen JM, Chhieng DC. Fine-needle aspiration biopsy of peripheral T-cell lymphomas. A cytologic and immunophenotypic study of 33 cases. *Cancer.* 2001;93:151-159.
82. Liu K, Dodd LG, Osborne BM, et al. Diagnosis of anaplastic large-cell lymphoma, including multifocal osseous KI-1 lymphoma, by fine-needle aspiration biopsy. *Diagn Cytopathol.* 1999;21:174-179.
83. McCluggage WG, Anderson N, Herron B, Caughley L. Fine needle aspiration cytology, histology and immunohistochemistry of anaplastic large cell Ki-1-positive lymphoma. A report of three cases. *Acta Cytol.* 1996;40:779-785.
84. Wakely PE Jr, Kornstein MJ. Aspiration cytopathology of lymphoblastic lymphoma and leukemia: the MCV experience. *Pediatr Pathol Lab Med.* 1996;16:243-252.
85. Chhieng DC, Cangiarella JF, Symmans WF, Cohen JM. Fine-needle aspiration cytology of Hodgkin disease: a study of 89 cases with emphasis on false-negative cases. *Cancer.* 2001;93:52-59.
86. Jimenez-Heffernan JA, Vicandi B, Lopez-Ferrer P, et al. Value of fine needle aspiration cytology in the initial diagnosis of Hodgkin's disease. Analysis of 188 cases with an emphasis on diagnostic pitfalls. *Acta Cytol.* 2001;45:300-306.
87. Zhang JR, Raza AS, Greaves TS, Cobb CJ. Fine needle aspiration diagnosis of Hodgkin lymphoma using current WHO classification—re-evaluation of cases from 1999-2004 with new proposals. *Diagn Cytopathol.* 2006;34:397-402.
88. DeMay RM. Lymph nodes. In: DeMay RM, ed. *The art and science of cytopathology.* Vol. 2; Chicago: ASCP Press; 1996:779-846.

第3章

骨髓标本的收集、制片和检查

Phuong L. Nguyen

章节目录

骨髓标本的准确诊断首先需要满意的标本，包括足够的标本量和优良的制片。标本满意度的评估取决于临床检查指征。例如，对于淋巴瘤分期，双侧骨髓活检优于单侧活检[1−3]；因为双侧活检能获取更多标本。而急性白血病的诊断，如果能结合适当的免疫分型和遗传学研究，单侧骨髓穿刺涂片和骨髓活检通常就足够了。本章概述了良好骨髓标本的成分、如何获取满意的标本以及如何制作标本，以确保最佳诊断。

3.1 骨髓检查的医学指征

一般而言，如果有临床和实验室数据无法解释的血液学异常，就应该做骨髓检查。在决定是否需要做骨髓检查之前，必须先仔细评估外周血涂片。例如，如果患者近期使用了粒细胞集落刺激因子，并且外周血涂片显示显著的中性粒细胞核左移，即在外周血中出现中性中幼粒细胞和中性早幼粒细胞，那么，即使外周血中出现原始细胞，也不需要进一步做骨髓检查。但是，如果其他前体中性粒细胞逐渐消失而原始细胞持续存在，就应该考虑做骨髓检查。除了在表3.1中概括的诊断目的之外，骨髓检查还有其他三项广泛的医疗指征：转移性疾病分期、监测药物治疗对造血功能的影响，以及评估抗肿瘤药物的毒性反应和疗效。对于最后一项，许多参加药物临床试验的患者在进行治疗之前就可能需要做骨髓检查。病理医生必须了解正在进行的临床试验，了解要为临床试验提供哪些信息。

一些研究者认为，如果外周血中有足够数量的原始细胞，已达到急性白血病的定义标准，并且可以用于其他辅助研究，如细胞化学染色、细胞遗传学和流式细胞免疫分型，那么骨髓检查是多余的[4]。外周血检查省时又省钱，还能避免骨髓检查的痛苦，减少介入检查所带来的风险。然而，外周血检查也有许多缺点。Weinkauff等[4]报道了44例急性白血病患者，其中5/10例急性淋巴母细胞白血病（ALL）和5/29例急性髓系白血病（AML）在用外周血做细胞遗传学分析时没有足够的中期细胞。所有患者的骨髓标本都能满足细胞遗传学分析的需要。更值得关注的是，骨髓常常用来评估患者诱导化疗后的肿瘤负荷量。这种随访需要知道化疗前骨髓中原始细胞的比例以及骨髓活检中幼稚细胞的分布状况，诊断时白血病细胞原本呈斑片状浸润。如果诊断时只检查了外周血，就不可能进行上述评估。

表3.1　骨髓检查的指征

骨髓检查的指征
诊断目的
• 不明原因的血细胞减少或细胞增多
• 造血系统肿瘤的诊断；外周血中出现不明原因的原始细胞或其他异常细胞，提示可能存在骨髓病变
• 评价肥大细胞增多症、淀粉样变性、代谢储积病
• 单克隆丙种球蛋白病
• 原因不明的发热
• 脾大或其他器官增大
恶性疾病的分期
• 恶性淋巴瘤的分期
• 转移性肿瘤的检测
监测
• 急性白血病诱导化疗后的随访，较少用于白血病化疗前期、巩固期和维持化疗期的随访
• 淋巴瘤治疗后的重新分期
• 造血干细胞移植后的随访
• 再生障碍性贫血、Fanconi贫血或阵发性睡眠性血红蛋白尿进展为骨髓增生异常综合征（MDS）的随访
• 监测抗药物治疗的毒性反应和抗肿瘤疗效

如果患者同时患有凝血功能障碍，或靠近活检部位有感染，或先前在髂骨后方做过放疗，这些情况应仔细评估后才可着手进行骨髓活检。这些因素不一定是活检的禁忌证，但为了适应这些情况，常常需要修改操作程序。严重凝血功能障碍患者可以给予凝血因子替代物或者抗凝治疗。对活检部位有皮肤感染或先前在髂骨后方做过放疗的患者（可能在受累的局部出现持续的骨髓有核细胞减少），可以选择胸骨做骨髓穿刺，但胸骨不适合活检。值得注意的是，血小板减少症是较常见的骨髓检查指征，其病情并非总能好转。严重的血小板减少症通常不是骨髓穿刺和活检的禁忌证，只要操作后压迫止血即可。因此，如果骨髓检查确实是临床需要，骨髓穿刺和活检操作通常会安全地完成。

3.2　骨髓标本的成分

3.2.1　骨髓穿刺或骨髓环钻活检

一旦决定要做骨髓检查，下一步就要确定收集什么类型的标本。Brynes[5]和Barekman[3]等通过研究确定了彻底的骨髓检查包括骨髓穿刺和骨髓环钻活检。通过研究单中心10年以上4000多例诊断性骨髓标本发现，如果病理医生只检查骨髓穿刺标本，会漏诊约30%转移癌。仅检查骨髓穿刺标本，骨髓标本转移癌的阳性率为9%。对于急性白血病，有人认为单做骨髓穿刺就足够了，但Barekman等研究发现，急性白血病的随访中，20/576例骨髓活检阳性而骨髓穿刺为阴性。

同时检查骨髓穿刺和活检的必要性超出了对局灶病变的评估；它也同样适用于检查全血细胞减少。Imbert[6]等研究了来自一家大型教学医院约4年的213例全血细胞减少患者的骨髓标本；“局灶”病变（例如淋巴瘤和转移性肿瘤）在最终诊断中约占20%。研究人员发现，在这213例标本中，单用骨髓穿刺能满足55%病例的诊断需要；27%患者需要做环钻活检。值得注意的是，在这项研究中先做骨髓穿刺，在穿刺困难或涂片中细胞稀少时，再做环钻活检。这种方法有明显缺点，因为它需要两次取材检查。综合考虑，这些数据表明同时做骨髓穿刺和活检是合理、可行的。

3.2.2　单侧或双侧标本

单侧还是双侧活检是个重要问题。Barekman[3]等首先报道并经Bruning[1]和Juneia[2]研究小组证实，转移癌和淋巴瘤的单侧活检的阳性率为32%和23%。因此，淋巴瘤分期和转移癌检查应该做骨髓双侧活检。这个原则也适用于以局灶方式累及骨髓的疾病，如成人的浆细胞骨髓瘤、肥大细胞增多症、儿童的原始神经外胚层肿瘤、横纹肌肉瘤和Ewing肉瘤。理想情况下，最初淋巴瘤分期或是否累及骨髓影响患者的治疗方案时，应当从两侧髂骨获取两根活检组织条标本，构成所谓的双侧骨髓活检。骨髓穿刺在局部取样时可能会产生挤压假象，也要考虑双侧穿刺。

3.2.3　骨髓标本的辅助研究

骨髓穿刺和活检标本除了用于形态学研究之外，还要考虑预留其他研究之用，后者对于准确诊断和预后很重要。一般而言，如果鉴别诊断包括恶性肿瘤，穿刺标本应做细胞遗传学和分子遗传学分析。如果是急性白血病或淋巴肿瘤，应当获取供流式细胞仪分析的标本。这些建议与WHO分类推荐[7]使用“所有可用的信息来定义疾病，包括形态学、免疫表型、遗传学特性和临床特点”相一致。最后，如果怀疑感染，就收集用于细菌、分枝杆菌、真菌或病毒培养的标本。如果术前鉴别诊断较广泛，还应该收集一些抗凝的骨髓穿刺液，以备形态学检查之后做必要的特殊研究。

3.3 骨髓穿刺标本和活检标本的收集

3.3.1 解剖位置

在成人和儿童，首选髂后上棘，因为它与其他重要结构较远，而且其表面积较大，活检和穿刺都容易操作。在成年人还可选择胸骨，但此部位的骨髓穿刺需要非常有经验，不适合做活检。很少使用髂前上棘，因为它靠近其他重要结构而且范围狭小。在幼儿可以使用前胫骨平台。应避开先前放疗过的部位，因为辐射引起的骨髓有核细胞减少可能会持续多年。

3.3.2 收集程序

一些专家推荐首先获取环钻活检。然后使用同一皮肤切口，用一根单独穿刺针从单独的穿刺部位进行穿刺抽吸。这种次序能最大限度地保持形态学不受先前活检操作导致的间质出血的影响。其他学者认为穿刺和环钻活检的次序并不重要，只要每种标本都是通过各自不同的部位、恰当使用单独的穿刺针即可[8]。

骨髓活检和穿刺的详细操作方法超出了本章的范围。重要的是，新手应有专人指导。以下重点讨论获取标本的过程，要兼顾后续的标本处理。

3.3.2.1 一般方法

由于无菌技术能最大限度地减少感染并发症，所以操作时应由训练有素的技术人员来协助处理和处置穿刺液、活检组织条和器械。一旦开始操作，就要动作迅速，减轻患者不适，避免标本凝固。如前所述，获得组织的类型取决于术前的鉴别诊断。事先要计划好活检组织条的数量和抽吸量以及所需抗凝剂的类型。也要计划好获取各种标本的次序，因为连续穿刺很可能会使后来获得的标本被血液稀释。因此，在操作前与技术人员共同预试一下操作顺序是很有帮助的。骨髓穿刺抽吸液标本通常使用EDTA做抗凝剂，也可使用枸橼酸钠和肝素等。但是不抗凝穿刺液的形态学保存最佳[9]。骨髓穿刺和活检的操作者应当知道特殊检查实验室的标本要求，以便使用正确的抗凝剂。

3.3.2.2 骨髓环钻活检程序

最初的Jamshidi活检针有一次性和可重复使用两种。大多数成人患者需要4英寸长的11号针。当患者有骨质疏松时，应选用较粗的骨穿针（8号）以得到完整的、较少挤压假象的活检组织条。对于儿童患者，常使用2英寸或4英寸长的13号针。Sola等[10]描述了一种新生儿的骨髓活检技术，他们使用1/2英寸长的19号Osgood针。

除了幼儿患者外，满意的活检组织条至少应有2cm长（不包括皮质骨、软骨或骨膜），而且没有挤压假象或断裂（图3.1）[11-12]。肉眼观，骨髓纤细斑驳，深红色有砂粒感；当骨髓有核细胞严重减少时，活检标本可能呈淡黄色，但其表面仍有砂粒感。如果骨髓完全由白血病、淋巴瘤或其他肿瘤取代时，活检标本可能呈白色。皮质骨往往坚硬，表面光滑，象牙白色。软骨呈灰白色、表面有光泽，发现软骨较多时应该告诉操作者，再穿刺一次。

制作活检标本的骨髓印片时，应将附着在活检标本上的血轻轻擦去，用几个清洁玻片轻轻触及骨髓活检标本。在将标本固定之前应多做几张印片备用。也可以用活检标本去触及玻片。这种方法需要手法稳固，避免挤压或失落标本。另外，活检标本也夹在两张玻片之间轻轻滚动；虽然这种方法可能会在玻片上留下更多的细胞，但也增大了活检标本破碎的风险。

3.3.2.3 骨髓穿刺程序

常用Illinois穿刺针或其改良产品来收集骨髓穿刺抽吸标本。虽然骨髓穿刺与环钻活检采取同一个皮肤切口，但是穿刺针在骨表面的穿刺点应与环钻活检的穿刺部位分隔开，最好相距1cm左右。否则，骨髓穿刺可能只得到凝血块或含凝血块的骨髓。由于连续的穿刺很可能会使标本变得越来越稀释，应当先穿刺约1ml骨髓液用于形态学观察。然后穿刺的标本可用于流式细胞仪的分析、细胞遗传学、分子诊断以及细胞培养等一系列检查。在极少数情况下需要电镜观察，电镜标本应在收集了形态学标本之后，流式细胞仪分析标本之前收集。用于形态学观察和电镜观察的注射器中的标本不加抗凝剂；用于其他研究使用的收集标本的注射器预先加入适当的抗凝剂。没有被稀释的骨髓穿刺液呈深红色，比外周血浓。由于骨髓穿刺可以产生强烈的不适感，应事先告知患者，并且骨髓穿刺时动作要快。

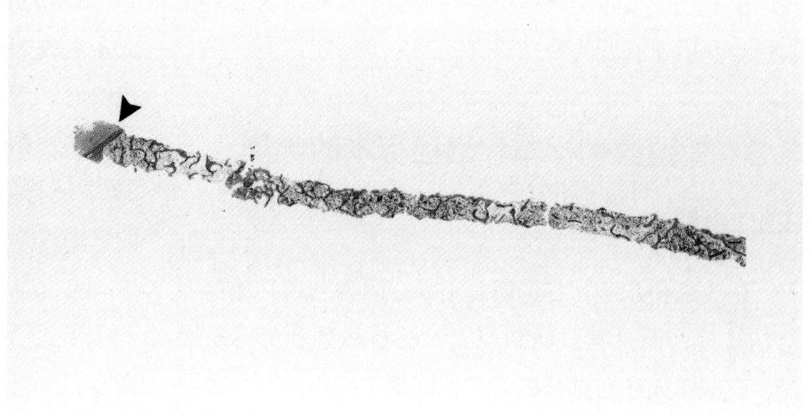

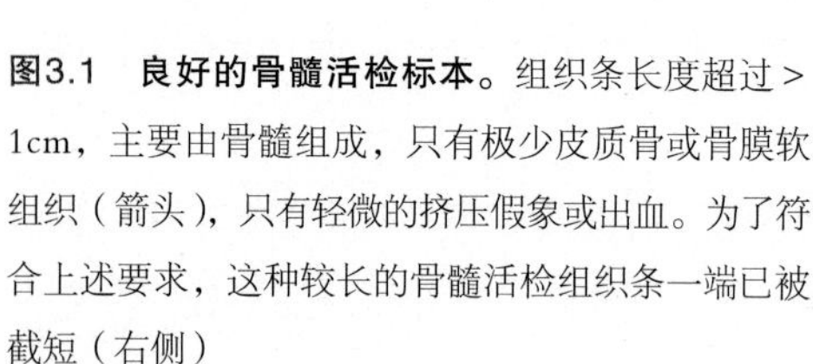

图3.1 良好的骨髓活检标本。组织条长度超过＞1cm，主要由骨髓组成，只有极少皮质骨或骨膜软组织（箭头），只有轻微的挤压假象或出血。为了符合上述要求，这种较长的骨髓活检组织条一端已被截短（右侧）

3.4 骨髓环钻活检和骨髓穿刺的步骤

3.4.1 环钻活检

下面的讨论适用于石蜡包埋。对于塑料包埋，读者可参考有关这个问题的一些权威性的文献[13-16]。

3.4.1.1 固定

对骨髓活检进行准确的显微镜下评估，可以指导选择恰当的免疫组化检查或原位杂交检查，甚至可以避免进一步检查（图3.2）。然而，必须认识到许多髓系肿瘤和淋巴系统肿瘤中免疫表型特征的重要性，也要了解骨穿干抽或被稀释的可能性，这时活检组织可能是唯一可用于辅助诊断的标本。因此，必须考虑的因素包括活检固定液的选择，要求既能保存形态学细微特征，也能保存组织以供后续的特殊诊断研究或科学研究；还要考虑是否将骨髓活检同其他外科病理标本分开处理。在一般情况下，含汞的固定液（例如Zenker和B5固定液）可以提供良好的细胞学细微形态，但它们可能不适合某些免疫组化研究；而且它们需要特殊的废液处理程序，所以使用不方便。骨髓环钻活检和其他外科病理标本一起处理时，常用中性缓冲福尔马林固定。这种固定液可以保存良好的形态，但实验室使用时必须很小心，要考虑到骨髓活检组织条的厚度或直径，保证足够的固定时间。酸性锌福尔马林有折中的效果，它消除了含汞固定废液的特殊处理需求，同时又保存了细胞形态学细微特征。

活检标本应放置在10~20ml的固定液中。不同固定液需要不同固定时间：B5固定液2小时；Zenker固定液至少3~4小时，固定过夜或过周末都没有不利影响；中性缓冲福尔马林至少18~24小时；锌福尔马林3~4小时。

3.4.1.2 脱钙

固定完成后，活检组织条从固定液中取出，用清水冲洗数次，持续3分钟，然后浸入脱钙液，步骤如下：

（1）放入Decal Stat脱钙液中1小时。可选其他脱钙液，如RDO 40~60分钟，Surgipath Decalcifier Ⅱ 90分钟，或盐酸-甲酸2~2.5小时。

（2）清水冲洗数次，持续5分钟。

（3）放入10%中性缓冲福尔马林，进入自动组织处理机。

3.4.1.3 切片

理想情况下，石蜡包埋的活检组织条的切片厚度应该为3μm（最好不超过4μm）。收集足够的标本非常重要，尤其是需要确定骨髓是否是有局灶性病变（例如转移性疾病）累及时。根据46例回顾性双侧骨髓活检（患有骨髓累及的转移癌、肉瘤、神经母细胞瘤）建立的统计学模型，Jatoi等[17]证实假阴性率与活检检查的切片数目成反比。例如，当每一侧检查三张切片时，总共六张切片，假阴性率是5%；当每一侧检查两张切片时，假阴性率提高到了11%。在决定需要切几张切片时，各个实验室还要需要考虑其他因素，如实验室的资源和通常遇到的疾病类型等因素。至少应该提供数张连续切片以供镜检观察。

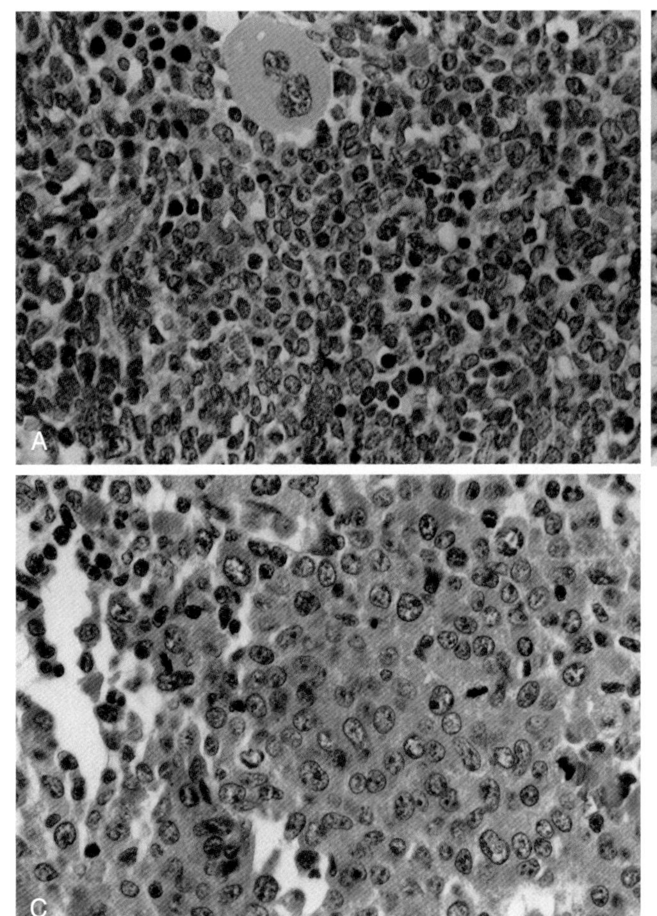

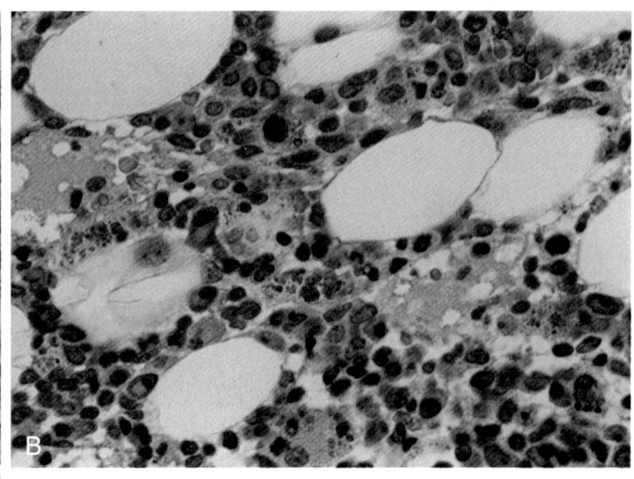

图3.2 急性白血病，骨髓活检切片，HE染色。A. 前体母细胞白血病（T–LBL），广泛而弥漫性浸润骨髓；左上角有几个成熟的幼红细胞。**B.** Fanconi贫血的患者骨髓间质中60%原始粒细胞浸润。**C.** 慢性髓系白血病（CML）慢性期，骨髓中显示大量中性中幼粒细胞（粒细胞核左移）

3.4.1.4 染色

如果活检标本的固定、脱钙、组织处理和切片等步骤良好，常规HE染色就能提供优良的组织学细微形态。Harris苏木精染色可能是首选，因为它是一种退行性染色法，具有较强的灵活性，能较好的控制核染色的强度。Zenker液固定的环钻活检切片可能比B5或福尔马林固定者需要更长的苏木精染色时间。

根据各个实验室的情况和患者的人群特点，其他染色也可以作为常规染色。例如，PAS染色可以将粒细胞及其前体与幼红细胞区分开来，可突出显示巨核细胞，并可显示真菌；后者对有许多免疫抑制患者的诊断是有帮助的。对骨髓增殖性疾病或毛细胞白血病（HCL）的病例，网状纤维染色可以很好地评估骨髓纤维化的程度；小动脉周围存在网状纤维可作为内部阳性对照（图3.3）。胶原纤维在骨髓标本中不常见，是否需要特殊染色可随不同病例而定。Giemsa染色有助于在肥大细胞增多症时发现肥大细胞。脱钙标本切片的铁染色有较高的假阴性率，因为在脱钙过程中铁发生了螯合作用[18]；因此，笔者不建议用环钻活检标本作为储存铁的常规染色。如果无法获取满意的骨髓穿刺标本，骨髓小粒凝块切片或活检标本可作为铁染色的第二选择，但同时要注意假阴性结果的可能性。HE染色和网状纤维染色的步骤见附录。

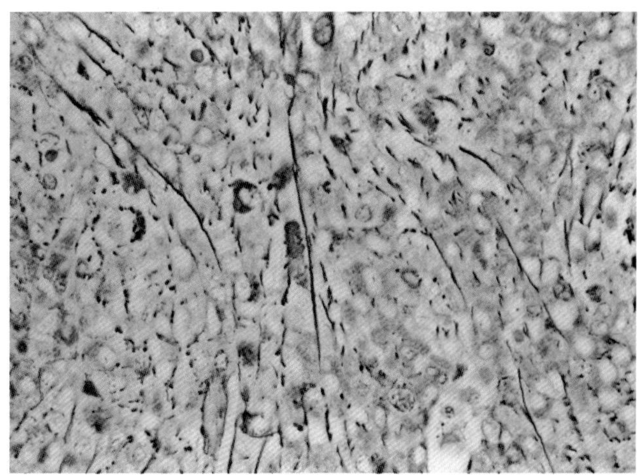

图3.3 慢性髓系白血病（CML），骨髓活检切片，Wilder网状纤维染色。骨髓间质内网状纤维（棕黑色的线条）增多，远离正常分布在血管周围的网状纤维

3.4.2 骨髓穿刺

用于形态学检查的1ml骨髓穿刺液，可以有以下几种标本制作方法，这些方法使标本中所有成分得到了最大程度的利用：直接涂片、浓缩或血沉棕黄层涂片、骨髓小粒压片和骨髓小粒凝块切片。以下是笔者所在实验室使用的程序。

3.4.2.1 直接涂片

尽快把抽出的1ml未抗凝的骨髓液转入到内壁涂抹石蜡的含有EDTA二钠粉末的小瓶内（1~2ml骨髓液加1mg EDTA，小于1ml骨髓液加0.5mg EDTA），涂抹石蜡可防止巨核细胞黏附瓶壁。小瓶被倒置几次，以确保骨髓液和EDTA充分混匀。这种抗凝的骨髓液可以带回实验室制作更多骨髓涂片，可用于形态学或其他研究，包括铁染色和细胞化学染色；也可用来制备血沉棕黄层涂片（见下文）。

将剩余的未加抗凝剂的骨髓液，迅速分别滴在6~10张玻片上，用甩片机（spreader device）制成涂片。将涂片快速风干，可保留良好的细胞学形态。

3.4.2.2 血沉棕黄层涂片

血沉棕黄层（buffy coat）涂片又称浓缩涂片。根据笔者和同事的经验，相对于制备这种涂片所付出的时间和精力，骨髓穿刺液的血沉棕黄层涂片并不能给我们很多的信息，而这些信息完全可从制备优良的直接涂片和骨髓小粒压片中获得。关于完整的骨髓血沉棕黄层涂片制备步骤，有兴趣的读者可查阅附录。简单地说，经过充分的试管倒置混合，加入EDTA抗凝剂的骨髓液被放置在一个干净的有盖培养皿中。收集液体部分并转入Wintrobe红细胞比容管中，然后离心。（骨髓小粒用来准备骨髓小粒压片；见下文）。含有EDTA抗凝剂的骨髓液离心后分为不同的层面，黄褐色或浅黄色的那一层是富于有核细胞层。由这层制作的涂片可用于常规细胞学检查以及细胞化学研究。如果计划做电镜超微结构研究，可将该层取出做相应处理。

3.4.2.3 骨髓小粒压片

培养皿中含有EDTA抗凝剂的骨髓液的液体成被放入Wintrobe红细胞比容管中准备制备血沉棕黄层涂片后，如果有骨髓小粒，应拣出并放在3到4张清洁的玻片上，用另外一张玻片从上面轻轻挤压，将两张切片向相反方向平行拉开。

3.4.2.4 骨髓小粒凝块切片

培养皿中剩余的骨髓小粒用0.015M氯化钙清洗，并推靠在一起，使之凝聚成块。这些凝块处理同骨髓活检一样，只是没有脱钙这一步。

3.4.3 不同骨髓穿刺标本的相对价值

并非每个病例都需要用所有这些方法制备骨髓穿刺标本，这些方法的作用有时是重叠的。许多学者已逐一评估它们的相对价值，探讨以一种方法取代另一种的可能性，并得出结论，不同制备方法对不同的病例有不同的价值。一方面，直接涂片避免了抗凝和离心所导致的细胞形态失真[19]。另一方面，检查有核细胞数量减少的标本可能会花很长时间并且因为标本混合不匀导致细胞分布不均。血沉棕黄层涂片细胞分布较为一致。在使用Dacie染色时，相对集中的幼红细胞易于评估铁幼粒细胞中的铁。然而，血沉棕黄层涂片的细胞学弊端已经显现，相对于所获得的诊断信息量而言制片耗时费力。此外，Izadi等[20]收集44例儿童的急性白血病病例中，血沉棕黄层涂片比直接涂片低估了原始细胞的比例（分别为12%~24%和32%~48%）。在一例急性早幼粒细胞白血病（APL）病例，血沉棕黄层涂片可见9%早幼粒细胞，而直接涂片可见26%的早幼粒细胞。中性粒系前体细胞在一例良性粒细胞减少症的血沉棕黄层涂片中也被低估。骨髓小粒压片与体内的骨髓组织最相似，而且有细胞空间关系上的相似性，然而，它也可导致许多细胞核被破坏。

3.4.3.1 干抽

骨髓穿刺无法获取骨髓液，即所谓的干抽（dry tap），占骨髓活检的2%~7%[21-22]。Humphries[22]在研究了一所医院6年多共1000多例骨髓穿刺和活检标本后发现，因技术错误造成的干抽仅占6.9%。干抽表明有潜在的骨髓损伤，如再生障碍性贫血、HCL、骨髓增殖性疾病晚期、急性巨核细胞白血病以及肥大细胞增多症。在这种情况下，应确保有足够的制作良好的印片用于细胞学检查和进一步细胞化学研究[23-24]。严重的骨髓纤维化病例的印片上可能只有极少细胞，这时可以考虑制作骨压片标本。这一技术将活检标本切成小块，用两张玻片挤压，与骨髓小粒压片法相似。这种情况下应该多取几根活检组织条用于其他特殊检查，如细胞遗传学、流式细胞免疫表型分析和分子遗传学和细胞培养[25]。骨髓活检组织条甚至可以切碎或用温和胶原酶消化[26]，但这种方法最好在专业的实验室里操作。

3.4.3.2 电镜

现在需要用电子显微镜做超微结构研究的病例越来越少了，部分原因是流式细胞仪免疫表型分析的增加。如果要做超微结构的研究，应多抽取1毫升骨髓液。此标本的采集应在形态学标本采集之后，但在连续穿刺使骨髓液稀释之前[27-28]。骨髓穿刺时电镜标本的具体制备方法见附录。

3.4.4 骨髓穿刺涂片的染色

3.4.4.1 Wright-Giemsa染色

良好的骨髓穿刺涂片染色是非常重要的（图3.4，图3.5）。染色不佳可增加诊断难度甚至误导诊断。对于风干骨髓印片和骨髓穿刺制片，常用的染色是Romanowsky染色。May-Grünwald-Giemsa染色也可用于骨髓穿刺涂片。无论使用哪种染色方法，要获得最佳效果，应在24小时内染色。作为“补救”措施，笔者发现以前用Wright-Giemsa染色差的涂片可以在1~2个月的时间内重新染色。

3.4.4.2 铁染色

储存铁的评估，常用脂肪血管周围层的压片进行普

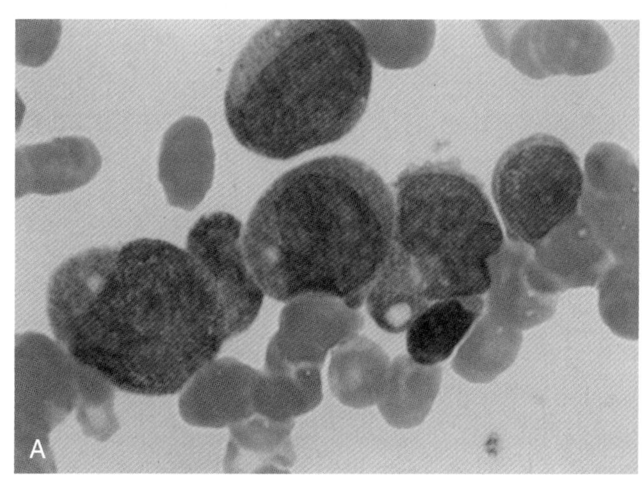

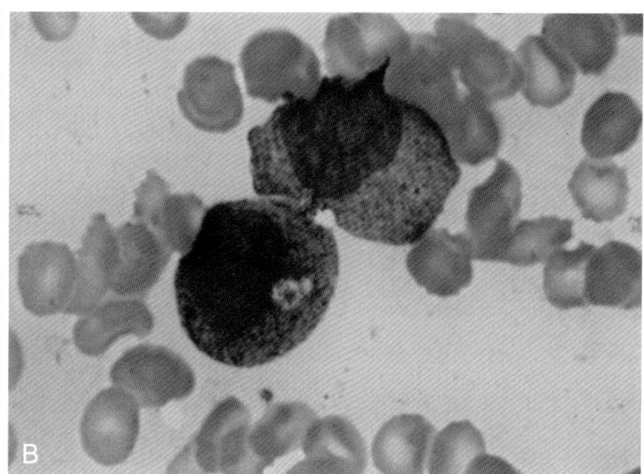

图3.4 粒细胞缺乏症，骨髓涂片，Wright-Giemsa染色，示严重的粒细胞缺减少。A. 原涂片染色显示骨髓有核细胞减少，早期粒系前体细胞相对较多，鉴别诊断包括原始粒细胞或中性早幼粒细胞。**B.** Wright-Giemsa涂片重新染色，显示在这些前体细胞中出现了嗜苯胺蓝颗粒，表明这些前体细胞是粒系的中性早幼粒细胞。随后的细胞遗传学分析提示核型正常。中性粒细胞计数在一周内恢复

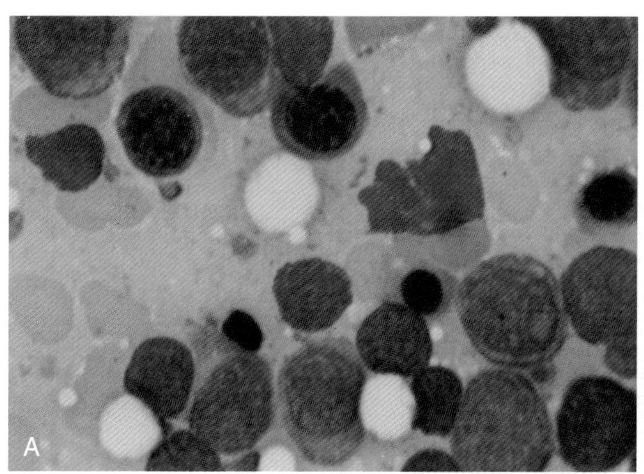

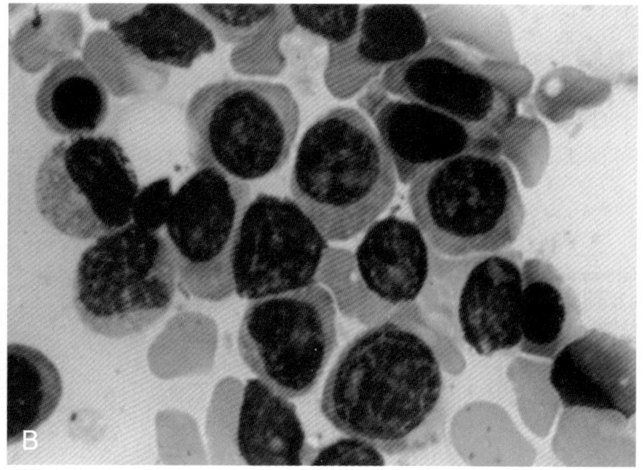

图3.5 成人贫血患者，骨髓穿刺涂片，Wright-Giemsa染色。A. 涂片最初染色显示异常细胞的比例增多，其形态特征介于浆细胞和早幼红细胞之间。也可见到一些中幼红细胞。**B.** Wright-Giemsa涂片重新染色证实存在异常浆细胞，随后的骨髓活检免疫组化发现κ限制性浆细胞骨髓瘤

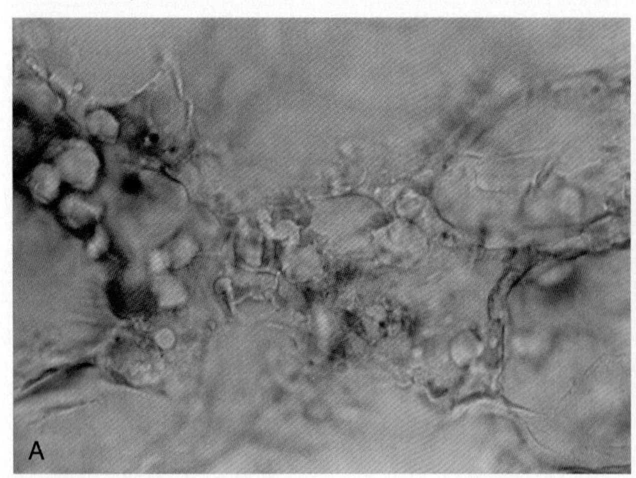

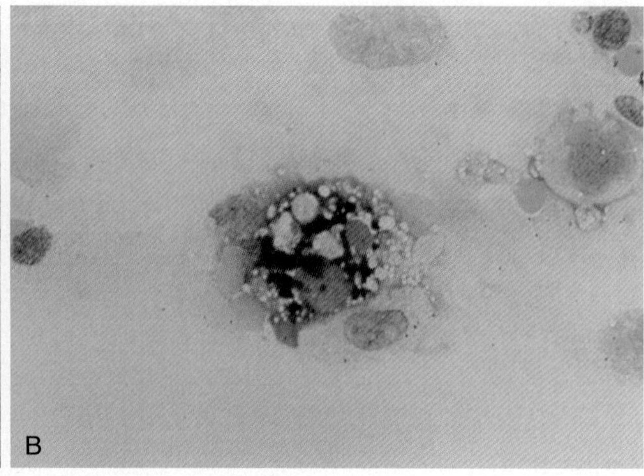

图3.6　骨髓穿刺涂片，铁染色。A. 脂肪血管周围层的骨髓小粒压片与普鲁士蓝反应，显示巨噬细胞内存储铁增加。B. 血沉棕黄层涂片的Dacie染色显示巨噬细胞内铁增多

鲁士蓝染色（图3.6A）。评估铁粒幼细胞和环形铁粒幼细胞的比例，一般制备骨髓小粒压片、直接骨髓涂片或血沉棕黄层涂片，并用Dacie染色法染色。储存铁的评估也可使用血沉棕黄层涂片中的任何骨髓小粒或巨噬细胞（图3.6B）。检查足够的骨髓小粒可增加储存铁结果的可靠性。虽然单个小粒中可能会发现可染铁，Hughes等[29]报道至少要检查七个小粒，才能诊断可染铁的缺乏。如有必要，可以用骨髓小粒凝块切片做铁染色。然而，如前所述，储存铁的评估在脱钙的环钻活检标本需要谨慎，因为在这种情况下可能由于标本脱钙过程中铁的螯合而缺乏储存铁，并非真正的铁缺乏[18]。先前Wright−Giemsa染色的涂片可用普鲁士蓝试剂复染，以评估铁粒幼细胞中的铁[30]。

表3.2总结了骨髓检查时适用于各种不同成分、不同标本制备的各种染色。Wright−Giemsa染色和铁染色的程度见附录。

最后，实验室对骨髓涂片和印片染色供常规形态学检查时，如果还没有明确的诊断，应保存几张未染色的涂片或印片以备下一步研究使用。

表3.2　骨髓检查的标本和适用的染色

骨髓检查的各种标本	染色和分析的方法
骨髓环钻活检	HE
	网状纤维
	PAS
	Giemsa
	免疫组织化学（必要时也可用于细胞遗传学、流式细胞分析、分子遗传学和病原体培养）
骨髓印片和骨压片	Wright−Giemsa
	Dacie染色
	细胞化学
	免疫细胞化学
骨髓穿刺液	电镜
	流式细胞分析
	细胞遗传学；分子遗传学
	病原体培养
直接涂片	Wright−Giemsa
	Dacie染色
	细胞化学
	免疫细胞化学
血沉棕黄层涂片	Wright−Giemsa
	Dacie染色
	细胞化学
	免疫细胞化学
骨髓小粒压片	Wright−Giemsa
	Dacie染色
	细胞化学
	免疫细胞化学
脂肪血管周围层	普鲁士蓝染色
骨髓小粒凝块切片	HE
	PAS
	Giemsa
	免疫组织化学
	普鲁士蓝染色

3.5　骨髓检查

完整的骨髓评估必须包括相关的临床和实验室数据以及包括外周血涂片、骨髓穿刺和活检在内的各项病

理检查。如前所述，只检查骨髓穿刺标本，30%转移癌可能漏诊；只检查活检标本，转移癌漏诊率为9%。虽然骨髓穿刺和活检的报告可以分开向临床提供，但同一标本可能存在相互矛盾的结果，很容易造成混乱并且不利于有效治疗。为了避免这种缺陷，最终诊断应当合二为一。如果病理医生不能同时观察到骨髓穿刺和活检标本，那么每种标本的报告中必须注明还有另一标本的报告。临床医生阅读这些报告时必须将二者综合考虑，全面分析，得出最终诊断。

虽然笔者没有具体讨论外周血涂片对评估骨髓标本的作用，但很明显外周血的检查是评价血液学异常不可缺少的成分之一[6]。在多数情况下，首先在外周血发现异常，然后再做骨髓检查。偶尔，外周血原始细胞数量会比骨髓更多，或其中白血病细胞分化更好。有人可能认为，这些发现没有太大的临床意义，然而这些细节确会影响医生监测患者疾病进展或复发的能力。最有效的方法是在做骨髓穿刺和活检的同时获取外周血涂片。如果没有外周血涂片，病理医生必须至少要查看血象资料。

3.6 最终报告

骨髓检查的最终报告应包括诊断和支持诊断的数据，必要时病理医生还要建议进一步做哪些检查。当一个标本涉及多个实验室的分析和检查时，最终报告必须包括这些实验的简明结果。至少，血液病理学报告应列出接收这些标本的专业实验室名称。

每份骨髓检查报告并不都需要包括骨髓穿刺或外周血的详细的细胞分类计数。例如，当骨髓检查是为了查找转移性疾病，但是患者的血象和骨髓象其他方面正常；或者当有严重的全血细胞减少和明显的骨髓有核细胞减少时，血细胞的分类计数也不是必需的。当分类计数可能会提供有用的信息，但并不是确定诊断或分类所必须时，国际血液学标准化委员会（ICSH）指出，300个骨髓有核细胞计数就足够了。然而，当疾病过程涉及急性白血病、骨髓增生异常综合征（MDS）或骨髓增殖性疾病时，以及当了解原始细胞比例和其他异常的细胞比例对准确的诊断、分类或随访有必要时，详细的分类计数是必需的。WHO分类推荐外周血计数200个白细胞、骨髓计数500个细胞以确定原始细胞的比例[31]。如果异常细胞计数处在“诊断临界值”或者这些细胞分布不均[9]，则需计数更多细胞或检查更多涂片。根据ICSH建议，骨髓分类计数包括原始细胞、早幼粒细胞、中幼粒细胞、晚幼粒细胞、杆状核中性粒细胞、分叶核中性粒细胞、嗜酸性粒细胞、嗜碱性粒细胞、肥大细胞、幼单核细胞、单核细胞、淋巴细胞、浆细胞和幼红细胞。有核细胞计数不应包括巨核细胞、巨噬细胞、成骨细胞、破骨细胞、基质细胞、污浊细胞或肿瘤细胞等非造血细胞。如果存在淋巴细胞灶，不应包括在计数范围内，但要在报告中说明它们的存在[9]。

3.7 结论

骨髓活检的准确诊断需要良好的标本（标本量足够并且制片优良）。需要检查外周血、骨髓穿刺获取的骨髓液和环钻活检获取的组织条。严格监控标本处理和染色的程序，确保最佳的显微镜下形态学细微特征，从而最大限度做出准确的诊断。

更详细的染色方法和步骤见附录。

3.8 精华和陷阱

骨髓环钻活检和骨髓穿刺标本的获取

- 提前计划：需要多少根活检组织条？双侧或单侧？需要多少骨髓穿刺抽吸液，供什么研究使用，需要什么类型的抗凝剂，按什么顺序收集标本？有没有胸骨穿刺或干抽的可能性？
- 用于形态学检查时，骨髓穿刺操作要迅速，抽吸液不要超过1ml。
- 骨髓穿刺液被外周血稀释或干抽时，要获取额外的活检组织条，备用于特殊研究。
- 如果鉴别诊断很广泛，要获取额外的肝素抗凝的骨髓抽吸液（可用于流式细胞仪、细胞遗传学或病原体培养）。
- 如果预期活检针内难以获取组织条并且怀疑患者有骨质疏松，可使用8号活检针。

标本处理和染色

- 标本存放数月后MPO反应会减弱，苏丹黑B不减弱。
- 所有涂片要迅速风干。当湿度很高时，可用小台扇。

镜下检查和最终报告

- 骨髓穿刺和活检都要检查并一起报告。否则，在每一份报告中都要注明最终诊断需要结合另一份报告。
- 注明已送往专业实验室检查的样本情况。

（张培红 译）

参考文献

1. Brunning RD, Bloomfield CD, McKenna RW et al. Bilateral trephine bone marrow in lymphoma and other neoplastic diseases. *Ann Intern Med.* 1975;82:365-366.
2. Juneja SK, Wolf MM, Cooper IA. Value of bilateral bone marrow biopsy specimens in non-Hodgkin's lymphoma. *J Clin Pathol.* 1990;43:630-632.
3. Barekman CL, Fair KP, Cotelingam JD. Comparative utility of diagnostic bone-marrow components: A 10-year study. *Am J Hematol.* 1997; 56:37-41.
4. Weinkauff R, Estey EH, Starostik P, et al. Use of peripheral blood blasts vs bone marrow blasts for diagnosis of acute leukemia. *Am J Clin Pathol.* 1999;111:733-740.
5. Brynes RK, McKenna RW, Sundberg RD. Bone marrow aspiration and trephine biopsy. An approach to thorough study. *Am J Clin Pathol.* 1978;70:753-759.
6. Imbert M, Scoazec J-Y, Mary J-Y, et al. Adult patients presenting with pancytopenia: A reappraisal of underlying pathology and diagnostic procedures in 213 cases. *Hematol Pathol.* 1989;3:159-167.
7. Swerdlow SH, Campo E, Harris NL, et al, *eds. World Health Organization Classification of Tumours of Haematopoietic and Lymphoid Tissues.* Lyon, France: IARC Press; 2008:14.
8. Foucar K. Bone marrow examination: indications and techniques. In: Foucar K. *Bone marrow pathology.* 2nd ed. Chicago: American Society of Clinical Pathologists Press, 2001:34-35.
9. Lee SH, Erber WN, Porwit A, et al. ICSH guidelines for the standardization of bone marrow specimens and reports. *Int J Lab Hematol.* 2008;30:349-364.
10. Sola MC, Rimsza LM, Christensen RD. A bone marrow biopsy technique suitable for use in neonates. *Br J Haematol.* 1999;107:458-460.
11. Bishop PW, McNally K, Harris M. Audit of bone marrow trephines. *J Clin Pathol.* 1992;45:1105-1108.
12. Reid MM, Roald B (for the European Neuroblastoma Study Group). Adequacy of bone marrow trephine biopsy specimens in children. *J Clin Pathol.* 1996;49:226-229.
13. Moosavi H, Lichtman MA, Donnelly JA, et al. Plastic-embedded human marrow biopsy specimens. Improved histochemical methods. *Arch Pathol Lab Med.* 1981;105:269-273.
14. Gerrits PO, Suurmeijer AJH. Glycol methacrylate embedding in diagnostic pathology. A standardized method for processing and embedding human tissue biopsy specimens. *Am J Clin Pathol.* 1991;95:150-156.
15. Islam A, Frisch B. Plastic embedding in routine histology I: preparation of semi-thin sections of undecalcified marrow cores. *Histopathology.* 1985;9:1263-1274.
16. Brinn NT, Pickett JP. Glycol methacrylate for routine, special stains, histochemistry, enzyme histochemistry and immunohistochemistry: a simplified method for surgical biopsy tissue. *J Histotechnol.* 1979;2:125-130.
17. Jatoi A, Dallal GE, Nguyen PL. False-negative rates of tumor metastases in the histologic examination of bone marrow. *Mod Pathol.* 1999;12:29-32.
18. Meredith JT, Cerezo L. A comparison of stainable iron in thick bone marrow aspirate smears and decalcified biopsy specimens. *Lab Med.* 1988;19:493-496.
19. Wang LJ, Glasser L. Spurious dyserythropoiesis. *Am J Clin Pathol.* 2001;117:57-59.
20. Izadi P, Ortega JA, Coates TD. Comparison of buffy coat preparation to direct method for the evaluation and interpretation of bone marrow aspirates. *Am J Hematol.* 1993;43:107-109.
21. Engeset A, Nesheim A, Sokolowski J. Incidence of "dry tap" on bone marrow aspirations in lymphomas and carcinomas: diagnostic value of the small material in the needle. *Scand J Haematol.* 1979;22:417-422.
22. Humphries JE. Dry tap bone marrow aspiration: Clinical significance. *Am J Hematol.* 1990;35:247-250.
23. Aboul-Nasr R, Estey EH, Kantarjian HM, et al. Comparison of touch imprints with aspirate smears for evaluating bone marrow specimens. *Am J Clin Pathol.* 1999;111:753-758.
24. James LP, Stass SA, Schumacher HR. Value of imprint preparations of bone marrow biopsies in hematologic diagnosis. *Cancer.* 1980;46:173-177.
25. Martin P, Rowley JD, Baron JM. The use of bone core biopsies for cytogenetic analysis. *Hum Genet.* 1979;51:163-166.
26. Ades CJ, Ablett GA, Collins RJ, et al. Cell suspensions from collagenase digestion of bone marrow trephine biopsy specimens. *J Clin Pathol.* 1989;72:427-431.
27. Breton-Gorius J, Reyes F, Duhamel G, et al. Megakaryoblastic acute leukemia: identification by the ultrastructural demonstration of platelet peroxidase. *Blood.* 1978;51:45-60.
28. Mills AE, Emms M, Licata SG. A simple technique for preparation of bone marrow or peripheral blood buffy coat cells for electron microscopy. *Ultrastruct Pathol.* 1990;14:173-176.
29. Hughes DA, Stuart-Smith SE, Bain BJ. How should stainable iron in bone marrow films be assessed? *J Clin Pathol.* 2004;57:1038-1040.
30. Sundberg RD, Broman H. The application of the Prussian blue stain to previously stained films of blood and bone marrow. *Blood.* 1955;2:160-166.
31. Brunning RD, Orazi A, Germing U, et al. Myelodysplastic syndromes/neoplasms, overview. In: Swerdlow SH, Campo E, Harris NL, et al, *eds. World Health Organization Classification of Tumours of Haematopoietic and Lymphoid Tissues.* Lyon, France: IARC Press; 2008:88.

第4章

血液病理学免疫组织化学

Stefania Pittaluga, Todd S.Barry, Mark Raffeld

章节目录

在血液病理学中，免疫组织化学（IHC）对准确诊断和明确分型方面发挥作用的重要性或许是其在其他病理专业中都无法比拟的。在此技术发展之前，淋巴组织增殖性疾病的诊断仅仅依赖于以形态学差异为依据的分类系统。基于形态学分类法的主观性导致了诊断生物学特征不同的肿瘤非常困难，甚至在血液病理学专家之间，形态学分类的可重复性也很差。IHC的出现使我们能客观认识不同淋巴组织增殖性疾病相关的特异性免疫表型特征。这样的表型标记为我们提供了关于淋巴瘤的起源细胞、特征性癌基因的蛋白产物及淋巴瘤增生特征的信息。在将形态学特征及免疫组织化学研究结合的基础上，更多的可重复的、与生物学特征相关的分类法产生了。随着WHO分类的出版，这种分类法已经达到了较高的水平[1]。本章向读者介绍IHC的运用以及血液病理学有用的多种抗原。

4.1 基本免疫组织化学

理论上，IHC是一种简单的技术，只需要3种基本的元素：相关的细胞抗原、对应于抗原的一抗以及能观察抗原-抗体复合物位置的检测系统。在实践中，完成优质的免疫组化取决于组织抗原的状态；一抗的类型，特异性以及亲和力；所采用的检测系统。对免疫组化染色的判读需要了解并控制这些因素，也需要病理医生的丰富经验。

4.1.1 抗原

抗原-抗体反应是IHC的核心；因此保持同源性诊断抗体识别的抗原决定簇的活性构象是很重要的。组织在切除或活检后，位于蛋白质或碳水化合物上的特异性抗原决定簇便立即被酶降解，且会因固定导致进一步的构象变化。为确保抗原的活性，迅速的组织固定是很重要的。某些抗原决定簇，如位于角蛋白及其他细胞结构蛋白上的抗原决定簇，可相对地抵抗降解；其他一些抗决定簇，如信号蛋白的磷酸化抗原决定簇会在几分钟到几小时的时间内快速降解[2,3]。

虽然快速的组织固定对于维持抗原性是重要的，但是特定的固定剂与固定过程本身通过改变抗原分子的构象或对抗原决定簇进行化学修饰来影响抗原性。由于福尔马林廉价且能消毒，并能很好地保存形态结构，所以传统上组织都是用中性缓冲福尔马林（pH7.0）固定。发生在组织里的确切化学反应还不太清楚。但目前普遍认为福尔马林通过与蛋白质醛基交联而产生固定作用。这种作用模式可能会对抗原结构有害。尽管有些抗原决定簇不会受到甲醛交联作用的显著影响，但这些化学修饰对许多抗原有明显不利的影响。由于福尔马林渗透组织缓慢且化学反应复杂，发生的修饰反应的数量取决于时间。实际上，这意味着抗原分为3种基本种类：抗福尔马林决定簇，高敏感福尔马林决定簇以及具有时间依赖性且福尔马林固定敏感的决定簇。尽管尝试过生产专门针对抗福尔马林抗原决定簇的抗体[4],但通过大量筛选可用的抗体，已经识别了大多数与抗福尔马林决定簇反应的抗体。

多年来，人们对消除或减轻福尔马林固定有害影响的方法抱有极大的兴趣。最初尝试用蛋白水解酶修复抗原性[5],这可能通过破坏抗原分子甲醛诱导亚甲基交联而发挥作用，从而减轻了蛋白质抗原决定簇上的构象限制。许多免疫组织化学实验室仍继续使用这种蛋白水解方法。而且，此方法对恢复细胞角蛋白的活性特别有用。但是，蛋白水解方法不易控制。同时，为了能取得最佳的修复效果并避免组织的破坏，还需要非常小心。

尽管通过蛋白水解方法取得了一些成功，但抗原热修复技术（HIER）的发展使IHC广泛运用取得突破性进展[6]。该技术将固定过的组织在缓冲溶液中加热至100℃或以上，时间为几分钟到超过半个小时。根据缓冲溶液或加热方式不同，HIER可以有不同方法，但是保持一段时间内湿热的基本方式是一样的[7,8]。HIER修复福尔马林固定后组织抗原确切的机制尚不清楚。然而，与甲醛有关的化学基团水解分裂与交联，内部抗原的暴露与从蛋白复合物中提取的钙离子都是可能的机制[9,10]。

HIER的出现彻底改革了IHC，使福尔马林固定、石蜡包埋的组织切片抗体反应的数量大大增加[6,10,11]。HIER也提高了对抗福尔马林抗原决定簇抗体的敏感性，同时，HIER也使对环氧树脂包埋骨髓组织中的大量抗原进行常规处理成为可能[12]。适当的修复能最大程度地减少因固定产生的问题，并缩小临床实验室因难以控制固定时间而引起的免疫染色的差别[13]。

HIER的主要缺点是高热会严重损伤组织，特别是在组织未充分固定或胶原蛋白含量过高时，或抗原修复时间延长，或缓冲液含有乙二胺四乙酸（EDTA）或pH值偏高。通过组织最佳固定、减短抗原修复时间及更换修复缓冲液能将组织损伤最小化。尽管如此，检测其他方法无法检测到的抗原的能力远远比潜在的偶尔性组织损伤要更加重要。

4.1.2 一抗

诊断病理学所采用一抗主要有两大类：单克隆抗体与多克隆抗体。多克隆抗体的制备主要通过给动物（通常为兔子或山羊）注射相关抗原，一旦检测到免疫反应即采集动物血清。血清需纯化，并分离吸附以消除不必要的反应，但其总是包含一系列抗体分子来源于多个不相关的抗体生产细胞（因此，术语称为多克隆）。制备特异性的多克隆抗体高度依赖于初始制备抗原的纯度及吸附方式。获得高度特异性的抗体制备是不易的。而且，背景问题也颇为麻烦，特别是应用于免疫组化时。此外，因为抗体的反应是随着时间和不同动物个体之间变化而变化的，因此制备完全标准化的抗体复合物是不可能的。尽管通过工具获得高纯度蛋白免疫原甚至是特异性的免疫多肽促进了重组DNA和蛋白质合成技术的发展，并且此技术已经大大提高了多克隆抗体的特异性，但是多克隆抗体仍包含非特异性的物质。

相反，单克隆抗体是单一抗体生成细胞增殖的产物，所以避免了多克隆抗体所固有的特异性及异质性的许多问题。20世纪70年代Kohler和Milstein[14]建立了杂交瘤技术，通过将免疫小鼠浆细胞与浆细胞瘤细胞株融合获得单个抗体生成浆细胞，单个老鼠的杂交瘤细胞可以在体外扩增或老鼠体内以肿瘤的方式无限繁殖，因此能够不断提供已知的组成和反应性抗体来源。由于单克隆抗体纯度高、特异性强，所以很快成为血液病理学的诊断试剂，也应用于其他需要标准化试剂的临床诊断工作中。然而当把单克隆抗体应用到组织切片里的变性蛋白时，单克隆抗体特异性强的优点就变成了一种缺点。这是因为多克隆抗体通常含有与多种抗原决定簇结合的抗体复合物。若一些抗原决定簇由于固定过程被封闭，只要有一个抗原决定簇能保持其活性构象，则不会产生什么影响。然而，若由单克隆抗体识别的单个抗原决定簇受到了固定过程的影响，则该抗体不能应用于IHC。该鼠单克隆抗体的第2个缺点就是它们的亲合力一般比兔多克隆抗体要小，这就促进了兔浆细胞瘤细胞株的研究，可将其作为融合伙伴以产生高亲和力的兔单克隆抗体[15,16]。许多兔单克隆抗体目前是血液病理学靶向抗体，包括CD3、CD5、CD8、CD23、CD79a、Cyclin D1和Ki-67。

在免疫组织化学的过程中，无论选用哪种抗体，都必须强调严格控制抗体。尽管运用免疫印迹或免疫沉淀法使得抗体特异性得到了最佳证明，但只在最初抗体研制期间才进行此类生物化学分析。然而在把任何抗体应用到临床之前，须在各自的实验室里充分验证抗体在组织切片上的效果与染色特征。这需要对正常的组织与肿瘤组织进行大量的试验以评价组织染色的特异性与敏感性。组织芯片的运用在这个阶段很有帮助。一旦验证了抗体并将其投入使用，每次试验都必须进行阴性与阳性对照。不使用一抗，或者用一种同型匹配的对照抗体或Ig代替一抗，用这样的方法做阴性对照[17,18]。阳性对照应包括含有已知相应抗原的组织[18]。

4.1.3 检测系统

检测系统包括酶、显色底物及连接酶及标记一抗的试剂。检测系统的选择非常重要，每种方法都有自身的优缺点（表4.1）。影响检测方法选择的因素与组织的类型、细胞的靶点、方法的广泛性和局限性、实验室的具体问题（例如复杂性、时间要求、试剂成本）等有关。当今使用最广泛的检测系统是以生物素为基础的系统，由Hsu等[19]建立的卵白素-生物素过氧化物酶复合物系统是这项技术的原型，并且基于聚合物的技术目前得到了更多的发展[20,21]。在这个系统当中，组织内未标记的一抗与生物素标记的二抗反应，并通过卵白素-生物素化酶（过氧化物酶）复合物进行检测。然后，复合物中的过氧化物酶与一个底物发生反应〔例如，3，3′-二氨基联苯胺（DAB）或3-氨基-9-乙基咔唑（AEC）〕以产生一种有色产物，该产物被定位于靶点抗原上。最近，以聚合物为基础的检测系统得到了发展，该系统不再依赖与卵白素-生物素的结合，从而避免了富含内源性生物素的组织背景着色的可能[20,21]。与以生物素为基础的系统一样，首先使用未标记的一抗，接着使用改性的聚合物（例如，右旋糖苷）。改性的聚合物与大量的二抗与酶（过氧化物酶）分子相连。这样，一种试剂即包含一种特定物种的Ig二抗（与抗体相连）也包含能使底物显色的酶。为了能提高检测抗原（在极低水平上表达的）的敏感性或提高对低亲和力一抗的检测水平，不得不开发出了更新的检测系统。这些检测系统包括一种基于酪胺的信号放大技术，就是熟知的催化信使沉积法（CARD）或催化系统放大（CSA）方法[22,23]。

表4.1 免疫组织化学检测系统之间的比较

	卵白素-生物素	聚合体	酪胺
敏感性	尚可	高	很高
背景	尚可	无生物素	高
费用	低	高	高

4.1.4 关于免疫组化结果解读的问题

当解读IHC时，区别特异性与非特异性信号是非常必要的。有许多导致假阳性结果的原因，包括内源性生物素和过氧化物酶、抗体浓度过高、技术问题（例如，过度抗原修复、人为干燥现象、延迟检测）或解读错误（如把内源性色素误认为染色反应的产物）。由于肿瘤中内源性生物素的反应毫无规律，因此其可能成为一个需要认真对待的问题。这种生物素阳性结果常常被修复技术放大，并且呈现颗粒状染色模式，从而难以与其他细胞质颗粒染色区分[24]。未能消除内源性生物素的影响可能导致判读的问题及错误的阳性报告[25,26]。使用新一代基于聚合物的检测系统避免使用生物素-卵白素复合物，从而解决了这个问题。假阴性结果也具有种种原因，最常见的是抗原修复不足，组织固定不佳，不恰当的一抗，或其他染色技术问题。

对IHC染色的准确解读，需要了解实验室采用的方法，使用的抗体和每一种抗体预期的染色结果的相关知识，对于这一点如何强调也不为过。对同一种抗原采用不同的抗体也许会显示不同的模式和不同的特异性或非特异性染色强度。例如，传统的多克隆癌胚抗原（CEA）抗体能与其他类似CEA的蛋白（如CEACAM 6与粒细胞）发生交叉反应。然而特异性单克隆CEA抗体就不会出现这种情况[27]。定位于不同的TREG-相关标记物FOX-P3抗原决定簇的单克隆抗体已经在石蜡切片的对比研究中显示能够染色不同的细胞亚群[28]。如同另一个例子，抗Ki-67单克隆抗体MIB-1有报道能够染色于某些肿瘤细胞胞膜。然而，对应于相同抗原的单克隆抗体则未显示此类的异常染色[29]。了解靶抗原亚细胞着色位置至关重要。存在许多预期的抗体信号的着色位置，包括细胞核、细胞质、细胞膜和高尔基复合体、细胞外（图4.1）。一个预料之外的染色定位应立即否定，并在任何情况下不能被视为阳性。例如，由NordiQC组织进行的关于突触素抗体最近的一项研究中，几种单克隆抗体中的其中一种被发现在组织中产生了异常点状着色反应，然而这种组织已知突触素染色应该是阴性的。这种人工染色的方式被认为是与高尔基复合体相关的蛋白发生交叉反应的结果，即以前与其他从鼠腹水中制备的单克隆抗体相关联的人工产物[30]，对于这种特别的抗体，这种染色模式只是一个个例。解读者能把非特异性背景染色或色素沉积物与真正的染色（由抗原引起的）

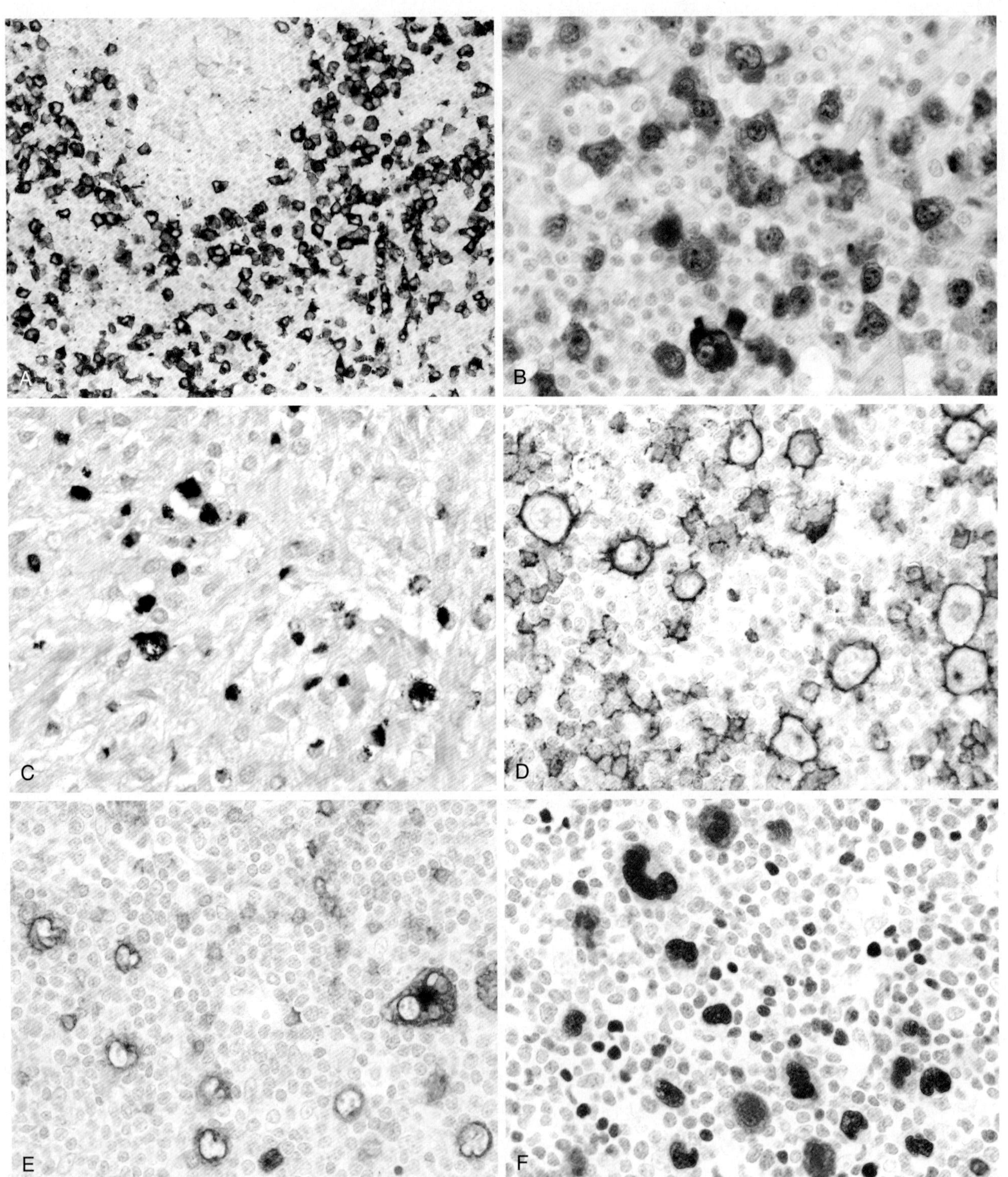

图4.1 免疫组织化学与细胞结构相关的染色模式。 A~C. 间变性大细胞淋巴瘤-ALK阳性（ALK^{+}ALCL）的免疫染色定位。A. CD30单克隆抗体呈膜和高尔基复合体染色。B. ALK单克隆抗体呈核和细胞质染色。C. TIA-1单克隆抗体呈细胞质颗粒状染色。D. 结节性淋巴细胞为主型霍奇金淋巴瘤（NLPHL），CD20单克隆抗体呈细胞膜染色模式。E和F. NLPHL的免疫组化表达模式。E. IgD多克隆抗体呈胞质染色模式伴膜表达和核周染色增强。F. OCT-2单克隆抗体呈核和细胞质染色

区分开，这是至关重要的。血液病理学家的根本责任就是熟悉各种方法与实验室使用的特异性抗体。当使用这些结果提供诊断依据时，还包括靶抗原的预期的染色模式。

4.1.5 冷冻切片与细胞涂片

在抗原修复与抗体广泛应用于福尔马林固定、石蜡包埋组织之前，任何涉及到IHC的文章都会把重心放在冷冻切片与细胞涂片的研究上。而今，冷冻切片已经使用甚少。而且，细胞涂片主要是细胞学者的研究领域。尽管冷冻切片IHC仍在研究应用领域发挥重要的作用，但只有少部分临床相关的抗原无法在固定组织里被评估，如γ-、δ-T细胞受体。低温恒温的冷冻切片与细胞涂片的免疫染色原理在本质上与那些讨论过的福尔马林固定、石蜡包埋组织的原理的是一样的。不过有几个显著的差异和注意事项，是取得最佳结果的关键。这些差异涉及组织的储存、切片、固定及免疫染色程序本身。

使用冷冻切片进行IHC检测需要一块适当冷冻的包埋在封固剂（如OCT）里的组织。为了准备冷冻组织块，在一片薄的组织上盖上凝胶状的OCT复合物。然后把该组织浸入一个含2-甲基丁烷与乙醇混合物或液氮的溶液里，使其快速被冻结。OCT发挥双重作用，即当低温器切片时，OCT能发挥稳定组织的作用，以及在长期储存过程中能发挥防止组织干燥的作用。为了避免结晶以及破坏组织，快速冻结是必要的。一旦组织块准备好后，下一个挑战就是高质量的切片。因为差的切片可能会导致不易解读甚至是错误的解读免疫染色。组织块切好之后，再重新把OCT涂在切面上以防止切片在存放时干燥，这样做非常重要。在染色之前，把所切下的组织切片冷冻存放或在-20℃存放（使用干燥剂）1个月。但是针对每对抗原-抗体，都要估计存放时间与活性之间的关系。

冷冻切片可直接染色，但是在免疫染色之前通常都会轻微的固定。最常用的固色剂是冷丙酮和以乙醇为基础的固定剂。然而，末端脱氧核苷酸转移酶（TdT）和其他一些核着色的抗体，似乎用多聚甲醛固定能够更好的保留抗原性。可手工或用自动免疫组化平台来进行冷冻切片免疫染色，后者，在4%的甲醛里进行的简短的二次固定能避免在染色过程中脱片，且一般不影响染色质量。应对组织块内内源性生物素进行预处理。但是除了在必要的情况下，一般不需阻挡内源性的过氧化物酶。使用过氧化氢阻挡过氧化物酶——甲醇混合物可能会导致活性的减弱。而且当过氧化物的百分比很高时，可能偶尔导致组织脱片。若遵循了上述的建议，能最大可能地做好冷冻切片IHC。

对于细胞涂片免疫染色的注意事项类似于冷冻切片；不同的是细胞涂片的准备。准备细胞涂片最关键问题就是尽可能的减少细胞的重叠，以达到细胞单层的理想状态。这一般需要进行少量试验性细胞离心涂片以确定最理想的细胞稀释度。细胞悬液的浓度应用10%胎牛血清或白蛋白调整，胎牛血清或白蛋白作为缓冲液在离心过程中维持细胞学形态。用一种专门的离心机（称为细胞离心机）将细胞涂在玻片上，细胞离心机被改良过，使得细胞在低离心力的状态下旋转。一旦准备妥当，在进行免疫染色之前，将细胞涂片固定在乙醇或丙酮里或自然晾干。在这一点上，可以用对冷冻切片描述的同样方式给细胞涂片染色。准备最终的细胞浓度之前用等渗液洗涤细胞是有益的。细胞积液里含有高度异质的蛋白含量、会出现免疫染色的背景着色，而这样做能减少背景着色。此外，红细胞会干扰染色及免疫染色结果的解读，因此，含红细胞多的体液标本制备细胞涂片前要用氯化铵或相同的步骤消除红细胞。

4.1.6 骨髓活检免疫染色的特别注意事项

骨髓环钻活组织检查是评估造血系统疾病与其他影响造血作用的疾病的不可分割的部分。对评价骨髓的细胞构成、细胞分布以及不同细胞类型之间的关系特别有用。当由于骨髓纤维化或其他浸润性疾病针吸活检不成功，即“干抽”时，骨髓环钻活检的作用至关重要。

为了保持组织的形态，组织长度、固定类型、组织处理、切片及染色的质量都至关重要。脱钙过程代表另一种变量，这个变量可以影响染色模式与在IHC中抗原性的保持[31]。有各种各样的固定剂，包括缓冲福尔马林、含有水银的溶液（如Zenker和B5）或者一种基于乙酸-锌-福尔马林的混合液（简称AZF，Hammersmith提议）；最后一种与B5相比较能更好的保持形态，但抗原与核酸保存不佳（如果紧接着用蚁酸脱钙）。塑料包埋仍在使用，尽管技术难度大，对于后续的工作如免疫组化和分子技术的应用有限制。然而，新的树脂包埋技术能够改进这两项辅助检查技术[12]。紧随固定之后，骨髓环钻活检标本需要用钙螯合剂（如EDTA）或者是基于酸的制剂脱钙。EDTA脱钙通常需要48到72小时；而用含有酸的溶液脱钙时间会缩短（1到2个小时，当使用10%的蚁酸与5%的甲醛脱钙时需要6个小时）。通常，各实验室都有标准化的步骤。根据此标准化的步骤，可在固定与脱钙过程中，监测骨髓活组织标本以确保保持形态以及IHC与分子技术的最佳条件[33]。

自从引进抗原修复以及脱钙方法的改进后，使用在骨髓环钻活组织检查中的抗体数量已经从20世纪90年代初的几个大幅增加到了当今的百余个。染色步骤与检测系统与已经介绍过的用福尔马林固定、石蜡包埋的组织切片类似。目前使用的在淋巴结活组织检查中的绝大多数抗体也能被应用到骨髓活组织检查中（表4.2）。

表4.2 骨髓环钻活检免疫组织化学

细胞类型	抗体
前体	CD34，CD117，TdT，CD10，CD3，CD19
髓系	MPO，CD13，CD33，CD10，HLA-DR
红系	血型糖蛋白A和C，hemoglobin，spectrin
巨核系	CD42b，CD61，von Willebrand因子（Ⅷ因子RA）
单核细胞	CD14，CD68（KP-1和PGM-1），CD163

4.2 血液病理学相关的抗原

血液病理学肿瘤的复杂性与造血免疫细胞（血液病理学肿瘤来源于造血免疫细胞）的复杂性类似。准确的诊断需要频繁地评估多种不同的表型标记。通常的靶标记包括那些与细胞谱系有关的标记，细胞的分化程度，细胞功能，特定的淋巴瘤的生成与增生活性。综合这些信息，血液病理医师能将疾病分类成不同的表型，这些表型与临床相关的诊断实体相对应。除了肿瘤病灶细胞以外，对微环境的分析能提供诊断或预后的信息。微环境的分析在造血免疫细胞的发育与分化过程中发挥重要的作用。

许多与临床相关的血液病理学抗原都命名为分化簇数字序号（简称CD）。CD这个术语在1982年在法国巴黎举行的首届白细胞分化抗原国际工作组会议上提出。目的是为了把在全世界不同实验室里不断增加的能够识别相同的细胞表面分子[34]单克隆抗体编成组。在此命名法建立之前，各实验室通常用自己的命名系统来命名与同一抗原反应的抗体，这造成了极大的混乱。当两个独立的单克隆抗体具有相同的分子，且交叉验证了靶点与抗体的反应性，就指定了一个CD编号，CD系列不用于细胞内或核的抗原。多年来，CD这个术语已经延伸到其他类型细胞的表面标记。如今，CD由350个群与亚群构成。对于大多数CD，相对应的蛋白是已知的，而且CD术语现在与人类基因组组织（简称HUGO）基因术语共用。

4.2.1 淋巴组织恶性肿瘤的免疫组织化学特征

细胞谱系与细胞分化标记在协助诊断中的应用，淋巴瘤是最好的例子，大量的研究已经验证了一个概念，即不同的淋巴瘤子亚型都来自或至少反应了正常淋巴细胞发育的不同阶段。（见第8与13章）。基因表达的协调和独特性出现在B细胞与T细胞分化中，可以通过免疫学的技术（包括IHC）显示特定阶段的蛋白表达，以突出这些细胞群的特点；也可以采用这些组合辅助相应淋巴瘤的诊断（表4.3~4.5）。

表4.3 成熟B细胞肿瘤免疫组织化学诊断

	CLL/SLL	MCL	FL	MZL	HCL	DLBCL
CD5	+	+	−*	−*	−	−†
CD10	−	−	+	−	−	+†
CD20	+	+	+	+	+	+
BCL6	−	−	+	−	−	+
MUM-1/IRF-4	+‡	−	−	+	−	+†
Cyclin D1	−	+	−	−	−	−
CD23	+	−	+/−	+/−	−	−
CD25	−	−	−	−	+	−

注：CLL/SLL，慢性淋巴细胞白血病/小淋巴细胞淋巴瘤；MCL，套细胞淋巴瘤；FL，滤泡性淋巴瘤；MZL，边缘区淋巴瘤；DLBCL，弥漫大B细胞淋巴瘤；HCL，毛细胞白血病。

*，部分FL和MZL可以表达CD5。

†，DLBCL是一种异质性肿瘤，不同的亚型表达不同抗原，如CD5，CD10和MUM-1/IRF-4（见具体章节）。

‡，在CLL，增殖中心表达MUM-1/IRF-4。

表4.4 成熟T细胞肿瘤免疫组织化学诊断

	T-LBL	PTCL-NOS	ALCL	AITL	NK/T鼻型	SPTCL	HSTCL
TdT	+	–	–	–	–	–	–
CD3	+/–	+	+/–	+	+胞质	+	+
CD5	+	+/–	+	+/–	–	+/–	–
CD4	+/–	+	+	+	–	–	–
CD8	+/–	+/–	–	–/+	–	+	–
β-F1	–	+			–	+/–	–
TIA-1	–	–	+	–	–	+	+
Gr-B	–	–	+	–	–	+	–
CD10	–	–	–	+	–	–	–
ALK	–	–	+	–	–	–	–
EBER	–	–/+（B）	–	+（B）	+	–	–
CD21（DC）	–	–	–	+	–	–	–

注：AITL，血管免疫母细胞性T细胞淋巴瘤；ALCL，间变性大细胞淋巴瘤；（B），表达在背景B细胞而肿瘤细胞不表达；（DC），滤泡树突细胞表达，而肿瘤细胞不表达；HSTCL，肝脾T细胞淋巴瘤；PTCL-NOS，外周T细胞淋巴瘤-非特指；SPTCL，皮下脂膜炎样T细胞淋巴瘤；T-LBL，淋巴母细胞淋巴瘤；NK/T鼻型，结外NK/T细胞淋巴瘤-鼻型。

表4.5 霍奇金淋巴瘤免疫组织化学诊断

	LP细胞 NLPHL	HRS细胞 CHL
非分化系别抗原		
CD45	+	–
CD30	–	+
CD15	–	+/–
B细胞相关抗原		
CD20	+	–/+
CD79a	+	–/+
J链	+/–	–
IgD	+/–	–
B细胞相关转录因子		
BOB.1	+	–/+
OCT-2	+	–/+
PU.1	+/–	–
PAX5	+	+（弱）
BCL6	+	–
EBV检测		
LMP-1	–	+/–*
EBER	–	+/–*

注：CHL，经典型霍奇金淋巴瘤；HRS，Hodgkin Reed-Sternberg；LP，淋巴细胞为主；NLPHL，结节性淋巴细胞为主型霍奇金淋巴瘤。

+，所有病例均阳性；+/–，大多数病例阳性；–/+，少数病例阳性；–，所有病例均阴性。

*，MCCHL和LDCHL通常阳性；NSCHL通常阴性。

在任何情况下，IHC评估应以观察HE切片形成的鉴别诊断为依据，以第一批染色结果为基础，逐步细化，直至形成最终诊断。最初结果为基础逐步有序地进一步精确诊断。尽管此方法会拖延最终的诊断1至2天，但这个过程是合算且高效的。在没有了解如何运用免疫组化结果或结果如何影响诊断之前不要申请进行IHC染色。表4.6概括了一些淋巴结诊断推荐模板（基于常见的诊断问题）。在接下来的章节了讨论了不同疾病的免疫表型特点。因此，各疾病的免疫表型将在后续的章节中讨论。

表4.6 淋巴结和淋巴瘤的免疫组织化学抗体组合

诊断	抗体*
反应性增生	CD20，IgD，CD3，CD5，BCL2，κ，λ，*CD21*，*CD123*，*CD138*
小B细胞淋巴瘤	CD20，CD79a，IgD，CD3，CD5，CD10，CD23，CD21，MIB-1，Cyclin D1，BCL2，BCL6，MUM-1/IRF4
DLBCL，Burkitt淋巴瘤	CD20，CD3，CD79a，BCL2，BCL6，CD10，MUM-1/IRF4，P53，MIB-1，EBER
侵袭性B细胞淋巴瘤	
浆细胞，浆母细胞性肿瘤	CD20，CD79a，CD3，κ和λ重链，CD56，CD138，MUM-1/IRF-4，ALK，EMA，EBER
CHL	CD20，CD3，CD30，CD15，PAX5，*OCT-2*，*BOB.1*，EBER，LMP-1
NLPHL	CD20，CD3，IgD，OCT-2，*BOB.1*，CD21，CD57，PD-1
PTCL（结内）	CD20，CD3，CD5，CD4，CD8，*CD2*，*CD7*，CD10，CD21，CD25，CD30，TIA-1，PD-1，ALK，EBER

续表

诊断	抗体*
PTCL（结外）	CD20，CD3，CD5，CD4，CD8，*CD2*，*CD7*，CD25，CD30，CD56，TIA-1，粒酶B，β-F1，ALK，EBER
母细胞，母细胞样肿瘤	CD20，CD79a，PAX5，CD3，CD4，CD2，CD34，CD56，CD68，CD99，CD123，TdT，溶菌酶，MPO

注：*，斜体所示抗体在某些病例中可按需要增加。
CHL，经典型霍奇金淋巴瘤；DLBCL，弥漫大B细胞淋巴瘤；NLPHL，结节性淋巴细胞为主型霍奇金淋巴瘤；PTCL，外周T细胞淋巴瘤。

对于许多造血肿瘤而言，与肿瘤相关的致癌基因产物提供了唯一且有时特异的IHC检测靶点。已在许多成熟B细胞与T细胞淋巴瘤亚型中描述了*TP53*突变或缺失。而且，*TP53*突变或缺失通常被认为是更具临床侵袭性过程相关的从属事件。在FL中，*p53*最初被描述在那些组织学进展为DLBCL的病例；当在低级别成分中检测到*p53*突变时，提示预后不良[35,36]。同样，当*p53*突变出现在MALT淋巴瘤[37]、MCL[38,39]和CLL时[40]，提示与疾病进展有关。因为大多数的*TP53*突变使蛋白稳定从而被IHC检测，所以IHC被用作突变的替代标记。在B细胞淋巴瘤中，由IHC检测到的TP53蛋白与突变具有好的相关性；然而，在T细胞淋巴瘤和经典霍奇金淋巴瘤中，这种相关性就差[41,42]。从这些提示中我们看到IHC评估TP53在一些B细胞瘤中仍是有用的预后标记。而且，通过IHC对TP53的评估（联合*TP53*靶基因的评估）也许能筛选出患者获益于野生型*TP53*的治疗[43,44]。

历史上，在血液病理学诊断中首次被证明有用的其中一个肿瘤相关的致癌基因产物是BCL2。BCL2与FL相关联的t（14；18）（q32；q21）有关，FL相关联的t（14；18）（q32；q21），BCL2基因与Ig重链重排，从而导致其过度表达[45]。BCL2主要存在于线粒体膜上，并且是细胞凋亡相关蛋白家族的成员[46]。反应性生发中心B细胞不表达BCL2；因此，检测该蛋白在鉴别反应性滤泡与肿瘤性滤泡时非常有用。FL的BCL2表达模式变幻多样。而且，对染色的解读应联合其他标记，如CD10与BCL6，这些标记表达生发中心B细胞。作为t（14；18）的结果，BCL2表达通常是强烈的，并且比正常B与T细胞的BCL2表达还要强；然而，任何生发中心表达BCL2都是异常的，应该联合其他相关标记（如CD10、BCL6、MIB-1、IgD、CD3）仔细评价。通常，初级滤泡，次级滤泡的套区，滤泡内的或滤泡间的T细胞BCL2着色，可用作细胞内阳性对照。然而，BCL2 IHC染色在鉴别FL与其他惰性或侵袭性B细胞淋巴瘤甚至T细胞淋巴瘤方面没有价值，因为它们都能表达这种细胞凋亡蛋白。

t（11；14）（q13；q34）导致Cyclin D1过度表达，是MCL在Ig重链与CCND1基因之间存在11q13易位的标志[47]。Cyclin D1是许多细胞类型与控制周期（从G0/G1到S期）的一个重要的细胞周期调控者，但它通常不在淋巴细胞中表达。作为t（11；14）（q13；q34）易位的结果，几乎所有MCL的核中都能用免疫组织化学方法检测到Cyclin D1[48]。IHC评估Cyclin D1通常用于这种淋巴瘤的诊断，而且特别是在与其他$CD5^+$B细胞淋巴瘤（如CLL）的鉴别诊断时特别有用。在多发性骨髓瘤伴有t（11；14），低级别毛细胞白血病（HCL）及各种间质细胞中，也能检测到Cyclin D1的表达；最后一个是有用的内部阳性对照。然而，当结合了形态学特点时，其核表达能诊断MCL。

与B细胞淋巴瘤里的大多数易位相比，ALCL相关的易位涉及在2p23上的ALK基因与不同染色体上的搭配基因融合产生了融合性蛋白[49]。最频繁的易位涉及ALK基因与核质蛋白基因（简称NPM），ALK基因与核质蛋白基因编码核仁磷酸蛋白。这导致融合蛋白质（包含与胞质内部分相融合的NPM的氨基末端），包括ALK蛋白的催化区。由于t（2；5）（p23；q35），ALK蛋白可在恶性间变性大细胞T细胞淋巴瘤的细胞核和细胞质里表达。而且可通过单克隆抗体检测ALK蛋白[50]。在变异型易位情况下，ALK的染色模式可位于细胞质或细胞膜；后一种染色模式通常包含了膜突蛋白（MSN）基因涉及t（2；X）（p23；q11-12）。ALK的表达也可在罕见的DLBCL（具有免疫母细胞或浆母细胞特征）病例中检测到。但是这些病例通常显示颗粒状细胞质着色，不表达CD30，表达B细胞标志物，并且可能IgA阳性。此外，某些非造血系统肿瘤（如横纹肌肉瘤与炎性肌纤维母细胞瘤）能表达ALK，但是容易在形态上与ALCL鉴别。它们不表达CD30与上皮细胞膜抗原（简称EMA）。ALK通常只在大脑里表达。所以，ALK蛋白是高度特异性的诊断标记。

因为各种原因，不是所有的易位靶点在诊断上都是是有用的。对于某些易位，表达产物与易位，基因拷贝数或突变都是无关的。最好的例子就是BCL6，BCL6通常在生发中心细胞表达。并且，对生发中心形成是必需的[51]。FOXP1表达通常与DLBCL中的非生发中心B细胞（GCB）亚型相关。FOXP1与易位或拷贝数无关[52]，这就跟在边缘区B细胞淋巴瘤里识别出的易位产物一样，即，t（11；18）（q21；q21），t（1；14）（p22；q32），t（14；18）（q32；q21）和t（3；14）（p14.1；q32）——形成嵌合体的产物（*API2-MALT1*）或*BCL10*，*MALT*，与*FOXP1*的转录的反常。

对淋巴组织增殖率的评价很多情况在诊断上都是有用的。在所有增生标志物中，Ki-67是目前在病理学中运用最广泛的抗原。Ki-67是一种核蛋白抗原，表达增生与循环活跃的细胞，但G_0期不表达Ki-67[53]。虽然发现Ki-67具有DNA结合特性而且也是一种主要的核蛋白，但其功能仍不清楚。尽管最初的Ki-67抗体在福尔马林固定、石蜡包埋的组织切片里不具有免疫反应性，但是其他研究者成功地研制出了当今广为使用的Ki-67同等抗体，即MIB-1抗体。确认增生细胞以及其在淋巴组织里的分布都是评价反应性病变抑或肿瘤性病变的重要参数。MIB-1染色有助于区别滤泡性增生与FL；与低级的FL相比较，前者反应性生发中心具有更高的增值活性和极性。

在淋巴瘤特定的亚型中，肿瘤细胞增殖活性的增加通常与更具侵袭性的临床过程相关，尽管Ki-67染色的预后意义不总是在各研究中保持一致。对于不同研究中缺乏一致性总是有许多解释，包括技术的不同，评分标准以及截止值不同[54-56]。（MIB-1染色对所采用的抗原修复方法特别敏感。）可重复性差在DLBCL的多中心研究中显得尤为明显。在多中心研究中，实验室间的变化发挥更大的作用，然而在单一机构发表的一系列论文中Ki-67指数在确定高风险组时仍旧有意义[56]。此外，在MCL、转化的FL、结内的外周T细胞性淋巴瘤中的基因表达分析中，Ki-67免疫染色作为“增殖标志”通常会显示极好的相关性[57-59]。

4.2.2 髓系白血病、骨髓增生异常性疾病及其他骨髓增殖性疾病的免疫组织化学特征

在诊断急性白血病时，骨髓环钻活组织检查的免疫表型分析通常是流式细胞检查技术的补充。流式细胞术使用大样本来定义肿瘤人群的特征，识别它们的谱系，并检测异常抗原的表达模式，被用于监测肿瘤的残留及复发（表4.7）。

表4.7 骨髓免疫组织化学抗体组合

疾病	抗体
急性白血病	CD34，CD117，TdT，CD3，CD19，CD20，CD10，MPO，CD33，CD61（或CD42b），血红蛋白A，血型糖蛋白A或C，PAX5；CD123，NPM1，CD68，溶菌酶
骨髓增生异常综合征	CD34，CD117，CD61，MPO，CD33，肥大细胞Tryptase，血红蛋白A
慢性髓系增生性肿瘤	CD34，MPO，CD61，CD68（PGM-1），血红蛋白A
浆细胞病变	CD138，κ，λ，CD56，CD20
噬血细胞综合征	CD68，EBV原位杂交，CD20，CD3
组织细胞和树突细胞肿瘤	CD123，CD68，CD163，S-100，CD1a，langerin，溶菌酶
肥大细胞增生症	肥大细胞Tryptase，CD117，CD25，CD2，CD34，CD3，CD20

母细胞的鉴别对所有潜在的白血病，骨髓增生异常，骨髓增殖性疾病的描述非常重要。这通过CD34与CD117的抗体可容易的实现。然而，须指出的是，在大约25%的急性髓系白血病中（AML），母细胞不表达CD34。加入髓过氧化物酶（MPO），血型糖蛋白A或C，血红蛋白与CD61对确定不同细胞类型的分布与数量非常有用，并且对鉴别形态异常（如巨核细胞）也非常有用。

包括CD34、TdT、MPO、CD68（KP-1与PGM-1），血型糖蛋白A、CD61、CD20、CD79a、PAX5、CD3及CD1a的模式对鉴别AML与淋巴母细胞白血病是有用的。在单核细胞分化的病例中，添加的标志物包括神经元特异性烯醇化酶（NSE）、CD11c、CD14、CD64、CD163与溶菌酶。在AML病例中，可以运用免疫表型分析鉴别特定的亚型；通常，伴有t（8；21）（q22；q22）的AML的特征性表达CD13、CD33、MPO、人类白细胞抗原（HLA）-DR、CD34、PAX5和CD19。尽管t（15；17）（q22；q12）相关的AML缺乏HLA-DR表达，但却更异质性表达CD13和CD34，并且部分表达CD2。

4.2.3 组织细胞、树突细胞、肥大细胞和其他肿瘤细胞类型的免疫组织化学特征

组织细胞肉瘤的肿瘤细胞CD68、CD163、CD14、溶菌酶以及CD4阳性[60]。当出现S-100表达时，通常较弱且局灶表达。几个标志物对下列疾病的鉴别诊断有用，如朗格汉斯组织细胞增生症（CD1a、langerin），滤泡树突细胞肿瘤（CD21、CD35、clusterin）以及髓系来源的增生（CD13、CD33、MPO）[61,62]。组织细胞肉瘤也对角蛋白、HMB45、EMA以及melanoma标志物呈阴性反应（如前所述，除了S-100）。

不论其分化程度[63]，所有肥大细胞增生都可以通过IHC使用肥大细胞Tryptase抗体明确（同样也对骨髓样本有效）。肥大细胞肿瘤表达CD117（C-Kit）和CD68。系统性肥大细胞增生症瘤细胞通常CD25阳性，2/3的病例CD2阳性。在其他肥大细胞综合征中，CD2与CD25表达模式是多变的。

母细胞性浆细胞样树突细胞肿瘤瘤细胞表达CD4、CD43、CD45RA、CD56、CD123和TCL-1[64-66]。另外的标志物包括BDCA-2/CD303与CLA。当CD68阳性时，通常会显示点状染色的模式。大约1/3的病例表达TdT，CD34与C-Kit（CD117）通常阴性。

4.3 原位杂交

尽管这一章是叙述免疫组化，但是简单叙述一下原位杂交在血液病理学中的作用还是必要的。这些技术具有相似点，都是在原位解读靶点，那就是在冷冻或石蜡包埋切片，此外它们还有相似的检测系统。靶点的类型与化学标识为主要区别。ISH为一种简单且灵敏的技术，该技术可直接评估组织切片内DNA或RNA靶点（都是冷冻的和福尔马林固定的），及单细胞悬液，细胞遗传制备。但是，IHC以蛋白为靶点。

当没有抗体时，敏感性差或背景着色强时（例如，κ和λ轻链免疫染色）[67]。ISH在血液病理学的作用就特别突出。当蛋白快速分泌，并且未储存于细胞内，或核酸含量高于蛋白时，则需要ISH。此项技术的局限性与靶点序列在细胞内的含量及储存有关。此外，分析前的因素诸如固定，组织处理也会对ISH检测靶点序列产生显著的影响。

与免疫组化类似，首先是进行孵育，用DNA或RNA探针代替一抗。反应（杂交）是基于检测的序列及设计的探针互补的基础上的，而不是抗原-抗体识别。退火产物的检测最初以使用探针为基础，其通过放射性自显影术直接观察。目前，特别是在临床工作中，放射性核素检测方法已经被非核素检测方法所取代。显色原位杂交（CISH）使用二抗与显色检测系统（与IHC中使用的类似），可检测生物素或地高辛的探针。而荧光原位杂交（FISH）技术中，使用黑暗环境中的荧光团可检测到信号。与基于放射性核素的原位杂交相比，这些方法具有更多的优点，包括提高探针稳定性，同时不会带来废物处理问题（除了DAB），缩短分析时间，卓越的敏感性，更优的组织保存及更加准确的亚细胞定位。

最初病理学家运用CISH方法检测κ和λ轻链Ig用来评估B细胞克隆性。此外，CISH运用的范围局限于免疫组织化学无法进行时，如血清间质Ig含量高导致较强的背景着色时，或不表达Ig轻链蛋白的病例，如浆细胞病。CISH对κ和λ检测的适用性扩大到了骨髓切片。ISH不应作为对κ或λ检测的替代试验使用，因为目前所使用的CISH探针不能提高轻链检测的敏感性。

CISH也广泛用于病原体检测，特别是细胞或组织里中病毒。其中一个最常用的CISH临床试验就是对感染细胞里的EBV的检测[68-71]。在这个试验中，靶点是EBV^{-}编码的RNA（EBER），EBER是一种在潜伏期较早出现的和转录体，并且具有较高的拷贝数（接近10^6~10^7拷贝/细胞）。由于这些特性以及它们对细胞RNA的最小同源性，EBER是用原位杂交法检测福尔马林固定、石蜡包埋组织切片中EBV感染细胞的极好的靶点。并且比普遍使用的IHC靶点，即LMP更可取。

FISH被普遍用于研究结构和染色体异常的数值。传统上，Fish用于检测细胞遗传学实验室里培养的细胞标本。FISH在石蜡标本的运用在增加。

4.4 结论

免疫组织化学在血液病理学的实践中发挥着核心作用。其重要性可能会继续增加。基因组与蛋白质组学技术的快速发展及其在造血与免疫系统的正常状态与肿瘤状态的应用不仅加深了对疾病的认识而且也促进了免疫

组织化学探询的临床相关的新的靶点。此外，目前强调分子靶向治疗，从而使得运用IHC研究存档组织中治疗相关性细胞信号传导通路日益受到关注。

4.5 精华和陷阱

- 避免频繁的冷冻和解冻的抗体。
- 如果使用浓缩型抗体（未稀释），最好是分装成小包装，冷冻保存（−20℃）。
- 如果很少使用冷冻分装方法，使用前必须重新测试和验证其抗原反应性。
- 始终使用防脱玻片并60℃烤1小时，以增强组织黏附性。
- 一旦加入一抗，就不能使切片干燥，否则将出现非特异性染色。
- 尽可能最佳固定，特别是可能使用甲醛固定、石蜡包埋组织进行分子研究时。
- 染色结果不一致的最常见原因是分析前参数控制不佳，尤其是抗原修复步骤。
- 不同抗原可能需要不同的修复条件。
- 在给定溶液中，抗原热修复（HIER）的效果与温度和修复时间成正相关。
- 整个抗原修复时间包括HIER后的冷却阶段。
- 注意，过度消化和过度HIER可能导致非特异性染色，或形态学无法观察。
- HIER可能会破坏一些抗原。
- 所有病例都应设立阳性及阴性对照，但有些淋巴组织标本含有正常的造血淋巴组织，可作为自身内对照。
- 为了确保敏感性，阳性对照组织应该具有较低的抗原表达。
- 对照组织和患者标本应采用同样的方式处理，包括固定和组织处理等。
- 避免将间质染色判读为细胞膜染色。
- 无染色可能是真实的，而所有组织弥漫染色很可能是人为的。

（吴梅娟 译）

参考文献

1. *WHO classification of tumours of haematopoietic and lymphoid tissues*. Lyon, France: IARC Press; 2008.
2. Baker AF, Dragovich T, Ihle NT, et al. Stability of phosphoprotein as a biological marker of tumor signaling. *Clin Cancer Res*. 2005;11(12):4338-4340.
3. Espina V, Edmiston KH, Heiby M, et al. A portrait of tissue phosphoprotein stability in the clinical tissue procurement process. *Mol Cell Proteomics*. 2008;7(10):1998-2018.
4. Davey FR, Gatter KC, Ralfkiaer E, et al. Immunophenotyping of non-Hodgkin's lymphomas using a panel of antibodies on paraffin-embedded tissues. *Am J Pathol*. 1987;129(1):54-63.
5. Huang SN, Minassian H, More JD. Application of immunofluorescent staining on paraffin sections improved by trypsin digestion. *Lab Invest*. 1976;35(4):383-390.
6. Shi SR, Key ME, Kalra KL. Antigen retrieval in formalin-fixed, paraffin-embedded tissues: an enhancement method for immunohistochemical staining based on microwave oven heating of tissue sections. *J Histochem Cytochem*. 1991;39(6):741-748.
7. Bankfalvi A, Navabi H, Bier B, et al. Wet autoclave pretreatment for antigen retrieval in diagnostic immunohistochemistry. *J Pathol*. 1994;174(3):223-228.
8. Norton AJ, Jordan S, Yeomans P. Brief, high-temperature heat denaturation (pressure cooking): a simple and effective method of antigen retrieval for routinely processed tissues. *J Pathol*. 1994;173(4):371-379.
9. Morgan JM, Navabi H, Jasani B. Role of calcium chelation in high-temperature antigen retrieval at different pH values. *J Pathol*. 1997;182(2):233-237.
10. Taylor CR, Shi SR, Chaiwun B, et al. Strategies for improving the immunohistochemical staining of various intranuclear prognostic markers in formalin-paraffin sections: androgen receptor, estrogen receptor, progesterone receptor, p53 protein, proliferating cell nuclear antigen, and Ki-67 antigen revealed by antigen retrieval techniques. *Hum Pathol*. 1994;25(3):263-270.
11. Cattoretti G, Pileri S, Parravicini C, et al. Antigen unmasking on formalin-fixed, paraffin-embedded tissue sections. *J Pathol*. 1993;171(2):83-98.
12. Krenacs T, Bagdi E, Stelkovics E, et al. How we process trephine biopsy specimens: epoxy resin embedded bone marrow biopsies. *J Clin Pathol*. 2005;58(9):897-903.
13. Boenisch T. Effect of heat-induced antigen retrieval following inconsistent formalin fixation. *Appl Immunohistochem Mol Morphol*. 2005;13(3):283-286.
14. Kohler G, Milstein C. Continuous cultures of fused cells secreting antibody of predefined specificity. *Nature*. 1975;256(5517):495-497.
15. Spieker-Polet H, Sethupathi P, Yam PC, Knight KL. Rabbit monoclonal antibodies: generating a fusion partner to produce rabbit-rabbit hybridomas. *Proc Natl Acad Sci U S A*. 1995;92(20):9348-9352.
16. Rossi S, Laurino L, Furlanetto A, et al. Rabbit monoclonal antibodies: a comparative study between a novel category of immunoreagents and the corresponding mouse monoclonal antibodies. *Am J Clin Pathol*. 2005;124(2):295-302.
17. Burry RW. Specificity controls for immunocytochemical methods. *J Histochem Cytochem*. 2000;48(2):163-166.
18. Hsi ED. A practical approach for evaluating new antibodies in the clinical immunohistochemistry laboratory. *Arch Pathol Lab Med*. 2001;125(2):289-294.
19. Hsu SM, Raine L, Fanger H. Use of avidin-biotin-peroxidase complex (ABC) in immunoperoxidase techniques: a comparison between ABC and unlabeled antibody (PAP) procedures. *J Histochem Cytochem*. 1981;29(4):577-580.
20. Sabattini E, Bisgaard K, Ascani S, et al. The EnVision++ system: a new immunohistochemical method for diagnostics and research. Critical comparison with the APAAP, ChemMate, CSA, LABC, and SABC techniques. *J Clin Pathol*. 1998;51(7):506-511.
21. Kammerer U, Kapp M, Gassel AM, et al. A new rapid immunohistochemical staining technique using the EnVision antibody complex. *J Histochem Cytochem*. 2001;49(5):623-630.
22. Bobrow MN, Harris TD, Shaughnessy KJ, Litt GJ. Catalyzed reporter deposition, a novel method of signal amplification. Application to immunoassays. *J Immunol Methods*. 1989;125(1-2):279-285.
23. King G, Payne S, Walker F, Murray GI. A highly sensitive detection method for immunohistochemistry using biotinylated tyramine. *J Pathol*. 1997;183(2):237-241.
24. Bussolati G, Gugliotta P, Volante M, et al. Retrieved endogenous biotin: a novel marker and a potential pitfall in diagnostic immunohistochemistry. *Histopathology*. 1997;31(5):400-407.
25. McCluggage WG, Maxwell P, Patterson A, Sloan JM. Immunohistochemical staining of hepatocellular carcinoma with monoclonal antibody against inhibin. *Histopathology*. 1997;30(6):518-522.
26. Iezzoni JC, Mills SE, Pelkey TJ, Stoler MH. Inhibin is not an immunohistochemical marker for hepatocellular carcinoma. An example of the potential pitfall in diagnostic immunohistochemistry caused by endogenous biotin. *Am J Clin Pathol*. 1999;111(2):229-234.
27. Nap M, Hammarstrom ML, Bormer O, et al. Specificity and affinity of monoclonal antibodies against carcinoembryonic antigen. *Cancer Res*. 1992;52(8):2329-2339.
28. Woo YL, Sterling J, Crawford R, et al. FOXP3 immunohistochemistry on formalin-fixed paraffin-embedded tissue: poor correlation between different antibodies. *J Clin Pathol*. 2008;61(8):969-971.
29. Leonardo E, Volante M, Barbareschi M, et al. Cell membrane reactivity of MIB-1 antibody to Ki67 in human tumors: fact or artifact? *Appl Immunohistochem Mol Morphol*. 2007;15(2):220-223.
30. Spicer SS, Spivey MA, Ito M, Schulte BA. Some ascites monoclonal antibody preparations contain contaminants that bind to selected Golgi zones or mast cells. *J Histochem Cytochem*. 1994;42(2):213-221.
31. Fend F, Tzankov A, Bink K, et al. Modern techniques for the diagnostic evaluation of the trephine bone marrow biopsy: methodological aspects and applications. *Prog Histochem Cytochem*. 2008;42(4):203-252.
32. Naresh KN, Lampert I, Hasserjian R, et al. Optimal processing of bone marrow trephine biopsy: The Hammersmith protocol. *J Clin Pathol*. 2006;59(9):903-911.
33. Torlakovic EE, Naresh KN, Brunning RD. *Bone Marrow Immunohistochemistry*. American Society for Clinical Pathology; 2009.
34. Bernard A, Boumsell L, Dausset J, et al. *Leucocyte Typing*. Berlin, Germany: Springer-Verlag, 1984.
35. Sander CA, Yano T, Clark HM, et al. p53 Mutation is associated with progression in follicular lymphomas. *Blood*. 1993;82(7):1994-2004.
36. O'Shea D, O'Riain C, Taylor C, et al. The presence of TP53 mutation at diagnosis of follicular lymphoma identifies a high-risk group of patients with shortened time to disease progression and poorer overall survival. *Blood*. 2008;112(8):3126-3129.
37. Du M, Peng H, Singh N, et al. The accumulation of p53 abnormalities is associated with progression of mucosa-associated lymphoid tissue lymphoma. *Blood*. 1995;86(12):4587-4593.
38. Hernandez L, Fest T, Cazorla M, et al. p53 Gene mutations and protein overexpression are associated with aggressive variants of mantle cell lymphomas. *Blood*. 1996;87(8):3351-3359.
39. Louie DC, Offit K, Jaslow R, et al. p53 Overexpression as a marker of poor prognosis in mantle cell lymphomas with t(11;14)(q13;q32). *Blood*. 1995;86(8):2892-2899.
40. el Rouby S, Thomas A, Costin D, et al. p53 Gene mutation in B-cell chronic lymphocytic leukemia is associated with drug resistance and is independent of MDR1/MDR3 gene expression. *Blood*. 1993;82(11):3452-3459.
41. Montesinos-Rongen M, Roers A, Kuppers R, et al. Mutation of the p53 gene is not a typical feature of Hodgkin and Reed-Sternberg cells in Hodgkin's disease. *Blood*. 1999;94(5):1755-1760.
42. Matsushima AY, Cesarman E, Chadburn A, Knowles DM. Post-thymic T cell lymphomas frequently overexpress p53 protein but infrequently exhibit p53 gene mutations. *Am J Pathol*. 1994;144(3):573-584.
43. Moller MB, Ino Y, Gerdes AM, et al. Aberrations of the p53 pathway components p53, MDM2 and CDKN2A appear independent in diffuse large B cell lymphoma. *Leukemia*.

1999;13(3):453-459.

44. Vassilev LT. MDM2 inhibitors for cancer therapy. *Trends Mol Med.* 2007;13(1):23-31.
45. Tsujimoto Y, Cossman J, Jaffe E, Croce CM. Involvement of the bcl-2 gene in human follicular lymphoma. *Science.* 1985;228(4706):1440-1443.
46. Chao DT, Korsmeyer SJ. BCL2 family: Regulators of cell death. *Annu Rev Immunol.* 1998;16:395-419.
47. Raffeld M, Jaffe ES. BCL1, t(11;14), and mantle cell-derived lymphomas. *Blood.* 1991;78(2):259-263.
48. Bosch F, Jares P, Campo E, et al. PRAD-1/cyclin D1 gene overexpression in chronic lymphoproliferative disorders: a highly specific marker of mantle cell lymphoma. *Blood.* 1994;84(8):2726-2732.
49. Morris SW, Kirstein MN, Valentine MB, et al. Fusion of a kinase gene, ALK, to a nucleolar protein gene, NPM, in non-Hodgkin's lymphoma. *Science.* 1994;263(5151): 1281-1284.
50. Pulford K, Lamant L, Morris SW, et al. Detection of anaplastic lymphoma kinase (ALK) and nucleolar protein nucleophosmin (NPM)-ALK proteins in normal and neoplastic cells with the monoclonal antibody ALK1. *Blood.* 1997;89(4):1394-1404.
51. Cattoretti G, Chang CC, Cechova K, et al. BCL6 protein is expressed in germinal-center B cells. *Blood.* 1995;86(1):45-53.
52. Barrans SL, Fenton JA, Ventura R, et al. Deregulated overexpression of FOXP1 protein in diffuse large B-cell lymphoma does not occur as a result of gene rearrangement. *Haematologica.* 2007;92(6):863-864.
53. Gerdes J, Schwab U, Lemke H, Stein H. Production of a mouse monoclonal antibody reactive with a human nuclear antigen associated with cell proliferation. *Int J Cancer.* 1983;31(1):13-20.
54. Zu Y, Steinberg SM, Campo E, et al. Validation of tissue microarray immunohistochemistry staining and interpretation in diffuse large B-cell lymphoma. *Leuk Lymphoma.* 2005;46(5):693-701.
55. de Jong D, Rosenwald A, Chhanabhai M, et al. Immunohistochemical prognostic markers in diffuse large B-cell lymphoma: validation of tissue microarray as a prerequisite for broad clinical applications—a study from the Lunenburg Lymphoma Biomarker Consortium. *J Clin Oncol.* 2007;25(7):805-812.
56. de Jong D, Xie W, Rosenwald A, et al. Immunohistochemical prognostic markers in diffuse large B-cell lymphoma: validation of tissue microarray as a prerequisite for broad clinical applications (a study from the Lunenburg Lymphoma Biomarker Consortium). *J Clin Pathol.* 2009;62(2):128-138.
57. Hartmann E, Fernandez V, Moreno V, et al. Five-gene model to predict survival in mantle-cell lymphoma using frozen or formalin-fixed, paraffin-embedded tissue. *J Clin Oncol.* 2008;26(30):4966-4972.
58. Davies AJ, Rosenwald A, Wright G, et al. Transformation of follicular lymphoma to diffuse large B-cell lymphoma proceeds by distinct oncogenic mechanisms. *Br J Haematol.* 2007;136(2):286-293.
59. Cuadros M, Dave SS, Jaffe ES, et al. Identification of a proliferation signature related to survival in nodal peripheral T-cell lymphomas. *J Clin Oncol.* 2007;25(22):3321-3329.
60. Pileri SA, Grogan TM, Harris NL, et al. Tumours of histiocytes and accessory dendritic cells: An immunohistochemical approach to classification from the International Lymphoma Study Group based on 61 cases. *Histopathology.* 2002;41(1):1-29.
61. Grogg KL, Lae ME, Kurtin PJ, Macon WR. Clusterin expression distinguishes follicular dendritic cell tumors from other dendritic cell neoplasms: report of a novel follicular dendritic cell marker and clinicopathologic data on 12 additional follicular dendritic cell tumors and 6 additional interdigitating dendritic cell tumors. *Am J Surg Pathol.* 2004;28(8):988-998.
62. Sholl LM, Hornick JL, Pinkus JL, et al. Immunohistochemical analysis of langerin in Langerhans cell histiocytosis and pulmonary inflammatory and infectious diseases. *Am J Surg Pathol.* 2007;31(6):947-952.
63. Li WV, Kapadia SB, Sonmez-Alpan E, Swerdlow SH. Immunohistochemical characterization of mast cell disease in paraffin sections using tryptase, CD68, myeloperoxidase, lysozyme, and CD20 antibodies. *Mod Pathol.* 1996;9(10):982-988.
64. Herling M, Jones D. CD4+/CD56+ hematodermic tumor: the features of an evolving entity and its relationship to dendritic cells. *Am J Clin Pathol.* 2007;127(5):687-700.
65. Marafioti T, Paterson JC, Ballabio E, et al. Novel markers of normal and neoplastic human plasmacytoid dendritic cells. *Blood.* 2008;111(7):3778-3792.
66. Vermi W, Facchetti F, Rosati S, et al. Nodal and extranodal tumor-forming accumulation of plasmacytoid monocytes/interferon-producing cells associated with myeloid disorders. *Am J Surg Pathol.* 2004;28(5):585-595.
67. Beck RC, Tubbs RR, Hussein M, et al. Automated colorimetric in situ hybridization (CISH) detection of immunoglobulin (Ig) light chain mRNA expression in plasma cell (PC) dyscrasias and non-Hodgkin lymphoma. *Diagn Mol Pathol.* 2003;12(1):14-20.
68. Wu TC, Mann RB, Chang T, et al Identification of Epstein-Barr-virus (EBV) EBER-1 gene-expression in Reed-Sternberg (R-S) cells and their variants at extralymphatic sites in disseminated Hodgkins-disease (Hd). *Lab Invest.* 1992;66(1):A90-A.
69. Khan G, Coates PJ, Kangro HO, Slavin G. Epstein-Barr-virus (EBV) encoded small RNAs—targets for detection by in situ hybridization with oligonucleotide probes. *J Clin Pathol.* 1992;45(7):616-620.
70. Minarovits J, Hu LF, Marcsek Z, et al. RNA-polymerase III-transcribed EBER-1 and EBER-2 transcription units are expressed and hypomethylated in the major Epstein-Barr virus-carrying cell-types. *J Gen Virol.* 1992;73:1687-1692.
71. Brousset P, Butet V, Chittal S, Selves J, Delsol G. Comparison of in situ hybridization using different nonisotopic probes for detection of Epstein-Barr-virus in nasopharyngeal carcinoma and immunohistochemical correlation with antilatent membrane-protein antibody. *Lab Invest.* 1992;67(4):457-464.

第5章

流式细胞术

Maryalice Stetler-Stevenson, Constance M.Yuan

章节目录

流式细胞术（FC）在淋巴造血系统肿瘤诊断、分类、预后判断和治疗反应监测中有无可比拟的价值。FC特别适合血液，液体（如脑脊液，胸水），骨髓穿刺和淋巴组织的免疫表型分析。FC也是小标本的理想检查方法，FC的多参数性质可以在细胞上同时进行多种结合不同荧光的抗体的染色，由此从少量细胞上获取最大量的数据。细胞表面和胞质内的蛋白表达FC都可以分析。甚至，FC可以准确地定量分析细胞抗原和分子。随着以抗体为基础的治疗（例如，利妥昔单抗，阿仑珠单抗）在临床的常规开展，FC的应用更可能拓展。流式细胞方法识别恶性细胞表面的治疗靶点将影响特定患者接受靶向治疗的可能性。一旦诊断确立，FC能够高度灵敏地检测微小病变（检出率为10^4~10^6个细胞中检出一个），可用于监测疾病进展或先前治疗的影响。

5.1 一般原则

在一台流式细胞仪中，细胞单行排列快速通过具有某种适宜波长的纤细聚焦激光。细胞瞬时突破激光束，发出小角度散射光（也叫作前向散射光），似一小球投射出的阴影。前向散射光（FSC）与细胞体积成比例。激光同时被细胞内部和核内物质激发出一大角度的散射光，即侧向散射光（SSC）。SSC与细胞复杂程度成比例，后者由胞质内颗粒的类型和数量，以及细胞核的特征所决定。依靠这些物理散射特征准确识别出细胞类型，是很多商用血液分析仪的原理，可进行自动化细胞分类计数[1]。

除FSC和SSC特点外，可进一步通过多种荧光标记物染色来分析细胞性质，这些标记物包括结合荧光素的抗体以及与DNA结合的染料。如果细胞表达的某个抗原与结合荧光素的抗体相结合，荧光素发出特定波长的光信号会被检测器接收测量。如果与DNA结合染料共同使用，也可检测DNA含量，得到细胞周期的数据。多种荧光素（有时称为“颜色”）各自发出可被识别的具有独特光谱特征的信号，能同时被多个检测器接收测量。多数临床实验室使用4色至8色的FC，目前公认3色分析是可接受的最低配置，以确保能够从不同类型的标本中可靠地识别出肿瘤细胞[2,3]。不久的将来10色流式细胞分析可能在临床实验室得到应用[4]。

首先，FC要判断是否有谱系特异性或谱系相关抗原的表达。然而，免疫表型结果解释已从最简单的“阳性”或“阴性”判断发展到评价某特定抗原的表达程度。这种方法在辨别细胞类型，识别某些淋巴造血系统肿瘤特有的流式细胞特征及图形时非常可靠。因为很多淋巴造血系统肿瘤的抗原表达与其相应的正常细胞有重叠，多参数流式分析由于能够突显细微的抗原表达时期和强度变化特征，从而成为一项极强大的肿瘤诊断工具。

5.2 技术考虑

5.2.1 常规

适合FC检查的标本包括血液、骨髓、淋巴结、结外组织活检、细针穿刺标本和体液（例如胸水，腹水和CSF）等。关于FC医学适应证的国际性共识指南已被提出，是以患者病史和症状为依据的[5]。及时处理标本是获取最大细胞得率，保持细胞活率和完整性，并防止丢失有意义的异常细胞所必需的[3]。血液和骨髓标本收集必须做妥当的抗凝处理。裂解是更受欢迎的去除多余红细胞的方法[3]。对于骨髓未能抽出或“干抽”（即骨髓纤维化或填满肿瘤细胞）的患者，恰当的做法是送交几条骨髓空芯针活检标本用于FC检查。FC检查前空芯针活检物必须分离解聚，释出细胞，制成悬液[3]。送交FC和组织学检查的组织应来自相同区域，使取材引起的诊断差异率降至最低。完整的实体组织（例如，骨髓活检，淋巴结，或其他组织肿块）需制成细胞悬液用于FC检查。组织的机械分离相当简单和快速，且不会对细胞造成显著变化；这是通过商用装置或手工方法把组织剪切，剁碎并分散而完成的[3]。酶分离法被用于处理纤维化的组织；然而这种方法可能改变抗原表达并降低细胞活率。

抗体染色方案按申请目的和标本类型不同而有差别。抗体组合按照评价谱系、分化水平及明确亚分类的目的而设计。抗体组合的使用需要对正常和肿瘤细胞的抗原表达特点有深层次的了解。荧光素的发射光谱各异，需结合适当的抗体以最大程度提高信号检出能力（例如，较强的荧光素应结合弱表达的抗体）。谱系评价需使用多种抗体。多数抗体不具细胞谱系特异性，而肿瘤细胞可能缺少某特定谱系所表达的一种或更多种的抗原。总之，一个组合内的抗体数量应足以识别标本内所有异常和正常的细胞；反之，限制抗体使用数量可能影响诊断的准确性[2]。一般来讲，抗体组合规模越大，检测及定性的灵敏度和特异性越高。疑为淋巴造血系统肿瘤的某个标本需要多少抗体来完成诊断取决于出现的症状[2,6]。另外，细胞表面和细胞内标记物可能有判断预后的价值，应予研究。

5.2.2 细胞存活率

已发现实体组织标本和侵袭性淋巴瘤中的细胞存活率会降低。未存活的细胞可能与抗体发生非特异性结合，从而干扰准确的免疫表型分析。然而一个细胞存活率较低而全部由肿瘤细胞组成的标本仍可得到有意义的结果。而且，很多用于FC检查的标本是不可替代的，因为是用有严重损伤性的侵犯性手段获得的，或者重取很困难，甚至不能重取。这类情况下必须尝试各种努力以获得诊断信息。尚无用于裁定FC标本是否被拒收的特异性细胞存活率界值，尽管一般的指南建议拒收存活率低于75%的可替代标本。对于不可替代而存活率低的标本，任何异常细胞群体都必须报告。死细胞多的标本中未能发现肿瘤，不应视为真阴性[3]，随后的检测可能提供有效信息。

5.2.3 小标本

淋巴瘤诊断常依靠小活检标本，细针穿刺标本和体液标本（例如，CSF、玻璃体液、体腔积液）。小标本可以为FC提供足够的细胞，甚至在细胞数量过低而难以用传统方法来计数的情况。FC可以比免疫细胞化学法灵敏度更高，特别当肿瘤细胞与相应的正常细胞混合出现时，或有活跃的炎症反应时，如有些MALT淋巴瘤[7]或一些胃淋巴瘤的内镜活检[8]。

FC增加了细针穿刺诊断淋巴造血系统肿瘤的灵敏度[9-11]。此外，由于WHO分类吸纳了免疫表型标准，细针穿刺标本的流式细胞检查不仅有助于肿瘤的发现，还有助于淋巴瘤的亚型诊断[9,10,12]；FC在某些B细胞肿瘤的亚型诊断中特别有效，如慢性淋巴细胞白血病（CLL）、套细胞淋巴瘤（MCL）、淋巴浆细胞淋巴瘤（LPL）、Burkitt淋巴瘤（BL）和浆细胞瘤[10]。

造血系统肿瘤累及CSF单用形态学可能较难诊断。FC改善了CSF中非霍奇金淋巴瘤（NHL）的诊断灵敏度[13-16]。一项研究显示，对于有中枢神经系统累犯风险的侵袭性B细胞淋巴瘤患者的CSF，FC比单一细胞形态

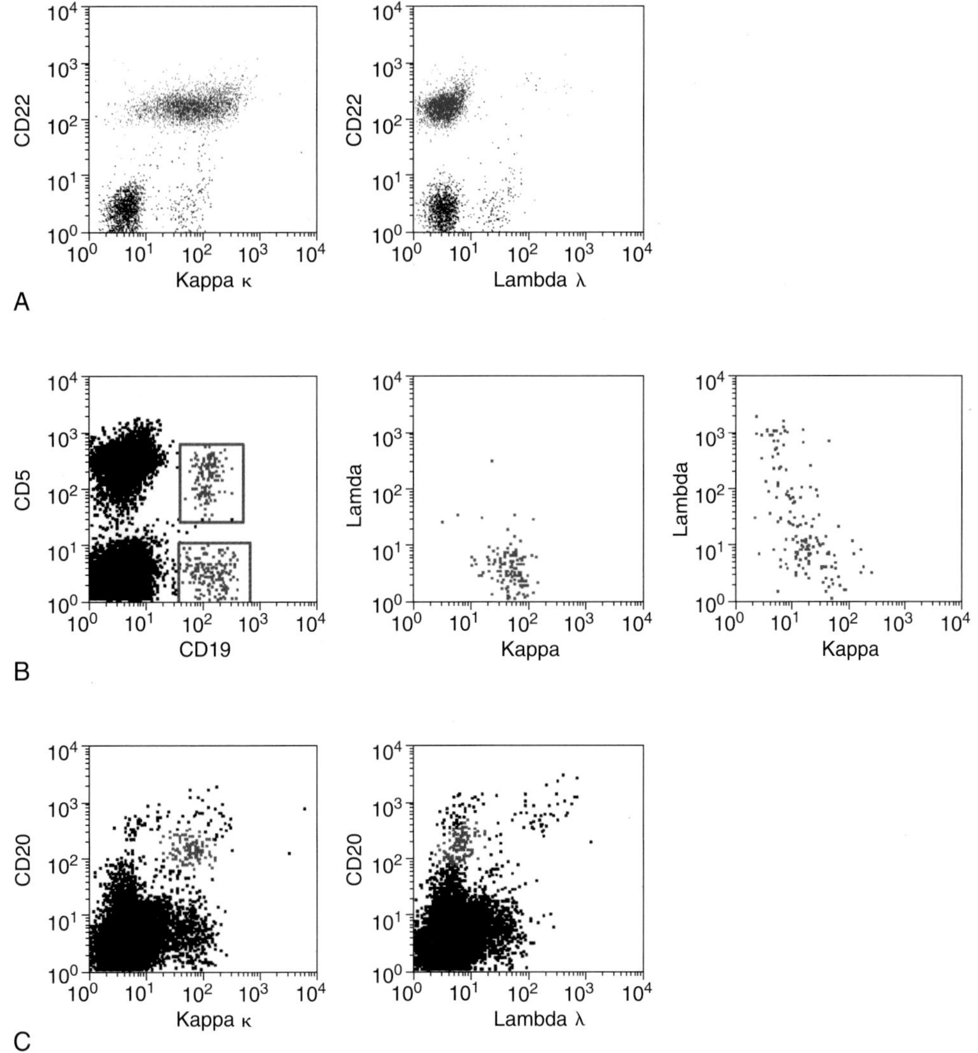

图5.1 克隆性B细胞群的流式细胞检测。A. 单克隆性B细胞。Y轴，抗CD22；X轴，抗κ（左）或抗λ（右）Ig抗体。红色标识单克隆性B细胞，这些细胞呈CD22+κ⁺λ⁻。B. 使用肿瘤特异性抗原。Y轴，抗CD5（左）或抗λ（中和右）；X轴，抗CD19（左）或抗κ（中和右）。左，红色标识CD5⁺B细胞；正常CD5⁻B细胞用蓝色标识。中，红色标识CD5⁺B细胞为单克隆性，κ⁺λ⁻。右，蓝色标识CD5⁻细胞为多克隆性。C. 异常的抗原强度。Y轴，抗CD20；X轴，抗κ（左）或抗λ（右）。CD20弱+细胞（红色）为单克隆性，κ⁺λ⁻

学相比，疾病检出灵敏度显著提高且更具有预后判断价值。FC对识别中枢神经系统白血病也有作用，比较单一的细胞学，疾病检出率更高[16,17]。因此FC对诊断CSF淋巴造血系统恶性肿瘤是有益的[15]。

5.3 成熟B细胞肿瘤

流式细胞检测恶性B细胞需要对正常B细胞的抗原表达及散射光特征有广泛的了解。B细胞肿瘤的标志包括轻链限制性，异常大的B细胞，抗原表达水平异常，正常抗原表达缺失以及出现正常成熟B细胞所不具有的抗原的表达[18]。

5.3.1 轻链表达

具有单形性轻链表达的B细胞群，除极少数外，都会被视作B细胞肿瘤。单形性或单克隆性的B细胞群在无淋巴瘤证据的患者中很少出现[19,20]，尽管这可能意味着B细胞恶性肿瘤的早期及临床前期的检出[21]。单形性B细胞群的特征是表达单一的Ig轻链[22]，导致仅有一种轻链抗体阳性（κ阳性且λ阴性，或反之）（图5.1A）。事实上在正常或良性淋巴组织，每个B细胞表达一种Ig轻链，表达κ和λ的B细胞比例约为60%∶40%[23]。虽非恒定，但一般表达单种轻链提示分子水平上存在单克隆性细胞群。λ轻链限制性表达曾被报道发生于部分无分子遗传学单克隆性证据的B细胞或浆细胞增生病变[24,25]。

成熟B细胞如缺乏表面Ig（详见下文），或轻链表达比值偏离正常提示单克隆性B细胞群的存在。

FC的优势在于可在B细胞减少的情况下识别出单克隆性的B细胞，因可快速分析大量B细胞；或可在多克隆性B细胞背景中识别出单克隆性B细胞[22,23]，因可检出肿瘤细胞中异常表达的抗原。通过检测B细胞亚群CD19、CD20或CD22的表达差异，可能会发现异常的单克隆性B细胞群（图5.1C）[22,26]。事实上，如发现异常的κ/λ比值，应努力寻找隐含的单克隆细胞群，后者可能因CD19、CD20、CD22或其他抗原表达的差异而被发现。例如，毛细胞白血病（HCL）患者外周血标本中CD20荧光强度高（阳性）的B细胞可为单克隆性，而将所有B细胞一同分析则为多克隆性。抗体组合可设计成能够检测共表达的肿瘤特异性抗原，如MCL所表达的CD5，以及FL所表达的CD10等，以此寻找单克隆性的细胞[27]。例如，MCL患者外周血中$CD5^+$B细胞可为单克隆性，而$CD5^-$B细胞则为多克隆性（图5.1B）。很显然，如果把细胞分别单独用κ、λ和CD5染色，即最简单的一维检查方法，将无法诊断这一例。多参数分析是发现相关肿瘤细胞群必不可少的。

缺少表面Ig表达也可提示成熟B细胞肿瘤[28,29]，但评价此类细胞的意义需谨慎。滤泡增生时表面Ig表达减弱的反应性生发中心细胞数量可增加，可能被误诊为肿瘤；然而，生发中心细胞CD20表达增强，CD10阳性，且不表达胞质内的BCL2，由此可作识别[30,31]。κ和λ一般表达较弱，但仍可通过与标本内Ig阴性的T细胞比较来判断[32]。骨髓穿刺标本中，浆细胞和多数正常的未成熟B细胞（原始血细胞或良性前体B细胞）也不表达表面Ig。

技术因素，诸如抗体选择和嗜细胞抗体造成的假象，可影响一个实验室评价表面轻链表达的能力[22]。嗜细胞抗体可被动地被Fc受体吸收，后者出现于自然杀伤细胞、活化T细胞、单核细胞、粒细胞和部分B细胞，导致明显的表面轻链染色。染色前用磷酸盐缓冲生理盐水洗涤标本，并用抗CD20或抗CD19挑出B细胞后进行流式细胞分析足以在绝大多数病例中杜绝这一假象[22]。肿瘤性B细胞可能表达不被任何抗体所识别的轻链表位。联合使用两套轻链抗体可使单克隆性B细胞的检测灵敏度达到100%[22]。

5.3.2 其他流式细胞异常

异常B细胞抗原表达可用来识别恶性B细胞[18]。成熟的正常B细胞表达CD19、CD20和CD22，有其中一种表达缺失即属异常，浆细胞除外。需严重警惕单克隆抗体治疗史，因为治疗性抗体可能掩盖目标抗原的检出。例如，利妥昔单抗治疗后，CD20表达在B细胞（正常和肿瘤）中不能检出，而且这种效应将持续到停用利妥昔单抗后的6个月或更长。

检测异常表达的抗原（正常情况下不表达于B细胞）也有助于识别恶性B细胞。CD2、CD4、CD7和CD8的异常表达常见于CLL、HCL和B-NHL[34,35]。出现各种抗原的表达水平异常（即，抗体染色异常地弱或强）也有重要诊断意义，有助于细胞亚类的判断（图5.1C）。例如，CLL的特征是异常地弱表达CD20和CD22，HCL的特征是异常地高表达上述两种抗原[36]，而FL经常有CD19的弱表达[37]。此外，散射光的特点可帮助识别恶性B细胞，例如DLBCL所见之异常增高的FSC，或HCL之典型的SSC增高。

5.4 浆细胞病变

FC在区分鉴别正常及肿瘤性浆细胞时很有价值，主要判断依据为表面抗原表达情况，是否出现异常表达抗原，以及胞质内Ig有否表达。FC常规不用于浆细胞计数，原因是细胞数常被严重低估，后者归咎于血液稀释，取材假象，浆细胞脆弱易碎，或骨髓穿刺标本的性质[38]。

对于骨髓浆细胞增多的患者，FC可用于区分正常抑或肿瘤性浆细胞。正常浆细胞的特征是强烈表达CD38，同时表达CD138、CD45和CD19弱表达，胞质内Ig轻链具多克隆性，表面Ig表达缺失，且不表达常见的表面B细胞标记物（CD20、CD22）。浆细胞肿瘤的特征是胞质内Ig单克隆性表达，异常表达抗原诸如CD56或CD117、CD38或CD138表达减弱，CD19或CD45表达完全缺失[39,40]。同时分析CD38、CD56、CD19以及CD117、CD138或CD45，可以在绝大多数病例区分出正常和恶性浆细胞，即便未行胞质内Ig检测[39−43]。因此，FC对于明确少量浆细胞的性质，或是发现可能隐藏于多克隆性浆细胞背景中的肿瘤性浆细胞，特别有价值。例如，FC可用于鉴别意义不明的单克隆丙种球蛋白血症和早期浆细胞骨髓瘤，因前者含有相当数量残留的正常（多克隆性）浆细胞，后者则无[39]。此外，研究表明骨髓瘤移植后流式细胞术可发挥监测作用，因正常和肿瘤性浆细胞的再现及比例可预测疾病结局[44]。评价外周血循环中的骨髓瘤细胞具有预后判断意义[45]。通过流式细胞方法测量S-期比例而获得的浆细胞增殖率可为骨髓瘤患者的疾病状态和预后评价提供信息[46,47]。

5.5 成熟T细胞肿瘤

流式细胞免疫表型分析对于成熟T细胞肿瘤的诊断很有帮助，并还有可能辅助亚型诊断[18]，尽管T细胞肿瘤的检测远比B细胞肿瘤更为费力，且更具挑战性。提示T细胞肿瘤的典型表现有：T细胞亚群限制性；T细胞抗原表达缺失、减弱、或异常增强；出现异常表达的抗原[48,49]；以及正常情况下极少量出现的T细胞类型数量变多。因此，流式细胞检查T细胞状态，应通过与正常T细胞比较散射光或抗原表达情况来发现异常细胞群。此外，可通过流式细胞分析T细胞受体（TCR）的β链变异型来直接评价T细胞克隆性。尽管需要更多的抗体组合及更大量的分析，该检测与B细胞肿瘤克隆性检测有相似之处。

T细胞根据TCR为αβ链或γδ链分为两类，TCR链由VDJ片段和一个恒定区组成。绝大多数正常和肿瘤性T细胞表达αβ链。已有商用抗体针对人TCR β链（Vβ）上约70%的特异性序列。一个单克隆T细胞群中的所有T细胞都有相同的VDJ片段，因此有相同的（“单克隆性”）Vβ蛋白表达。正常CD4$^+$或CD8$^+$的T细胞的Vβ类别分布（比例）已有详尽研究[50]。表达某一类Vβ的T细胞比例异常扩大符合克隆性T细胞群的存在，与单克隆性B细胞病变中具轻链表达限制性的B细胞数量上升是相似的。异常T细胞群可通过使用抗体组合来发现，由免疫表型所确定的异常T细胞随后可经抗Vβ抗体检测来判断其克隆性。这就是所谓Vβ组成成分分析，这项技术既可用于建立首次诊断，也可监测微小残留病变[51,52]。目前Vβ组成成分分析尚未在大多数临床FC实验室常规应用，但有潜在应用价值。

首先检查T细胞CD4和CD8的表达可提供有用信息。正常反应性淋巴细胞CD4$^+$和CD8$^+$细胞混合出现（以CD4$^+$细胞居多），而克隆性成熟T细胞群则限制性表达CD4或CD8之一（通常CD4 > CD8；图5.2B），同时表达CD4和CD8（图5.2D），或CD4和CD8均无表达（较少见；图5.2C）。要警惕的是病毒感染，其特征是CD8$^+$T细胞的急剧增加，通常伴有其他T细胞活化的迹象，如CD2表达增加，CD7表达减少，以及活化标记物的表达[53]。另外，HIV感染也会导致CD4$^+$T细胞的数量减少或消失。

CD4和CD8同时缺失的T细胞数量显著增多为非正常表现，可能为T细胞淋巴瘤；然而有些TCR γδ和TCR αβ T细胞可以是CD4$^-$CD8$^-$。TCR γδT细胞反应性数量上升不应判读为T细胞淋巴组织增殖性疾病[54]。CD4$^-$CD8$^-$T细胞也可以出现在某些异常免疫状态下，且是自身免疫性淋巴组织增生性综合征（ALPS）的标志[55]。

CD4和CD8共表达（图5.2D）为异常，在成熟T细胞肿瘤中并不多见。尽管这一现象仍可发生，常出现在成人T细胞白血病/淋巴瘤和T细胞幼淋巴细胞白血病（PLL），然而一旦发现CD4和CD8共表达，必须除外淋巴母细胞淋巴瘤（T-ALL/LBL）或正常皮质胸腺细胞，特别当标本来自纵隔。如果发现正常T细胞成熟亚群，FC可以区别肿瘤性T细胞和胸腺瘤或胸腺增生中的正常皮质胸腺细胞，鉴别依据为CD2、CD3、CD5、CD7、CD4、CD8、CD10、CD34和CD45的表达特征和强度[56,57]。最后，明显的T细胞CD4和CD8共表达可能由技术原因导致，染色时血液洗涤不够而形成假象[58]，结果解释需谨慎。

由于成熟T细胞肿瘤频繁出现至少一个T细胞抗原的表达缺失（即CD2、CD3、CD5或CD7的缺失；图5.2E~G），T细胞抗原缺失的分析远比亚群限制性分析有用[49,59]。因此将多种T细胞抗原（CD2、CD3、CD5、CD7）罗列入诊断抗体组合对确保检查的灵敏度非常重要。正常情况，外周血中有少量CD3$^+$的T细胞CD7$^-$，而TCR γδT细胞不表达CD5。然而出现大量CD7$^-$且CD4$^+$的T细胞（即非γδT细胞）或CD5$^-$的T细胞并不正常。CD2$^-$的T细胞罕见，而CD3表达缺失的T细胞显然不正常。

肿瘤性T细胞可能是一群均一的有抗原表达水平异常的细胞（如CD2、CD3、CD5、CD7、或CD45表达水平异常；图5.2H，图5.2I）[49,59]。例如，用抗CD3抗体染色，肿瘤细胞的CD3表达水平可能比正常细胞更

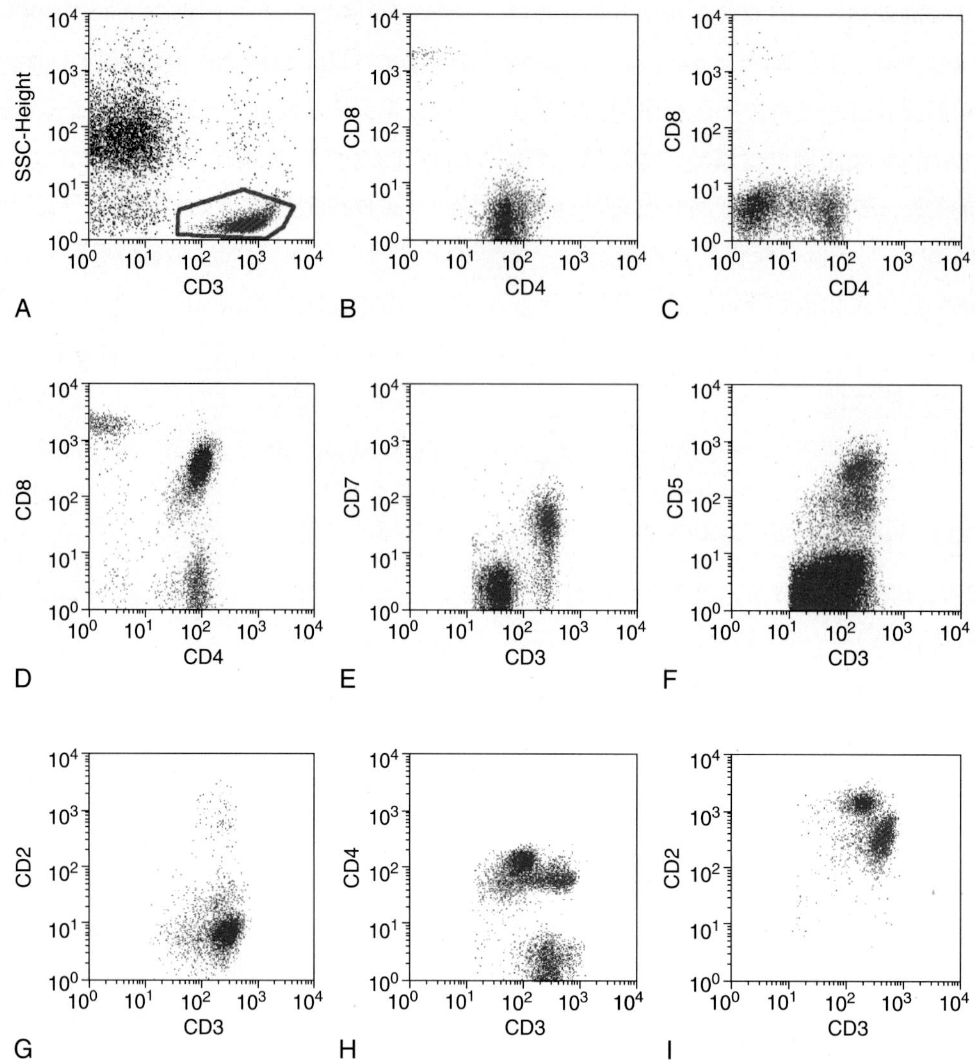

图5.2 多例T细胞淋巴瘤/白血病中异常T细胞群流式细胞检测的示范。 **A.** 抗原设门举例。CD3$^+$细胞（蓝色）被设门分析。X轴，抗CD3；Y轴，侧向散射光（SSC）。**B.** T细胞亚群限制性。X轴，抗CD4；Y轴，抗CD8；门，CD3$^+$T细胞（蓝色）。恶性T细胞（红色）为CD4$^+$CD8$^-$。**C.** T细胞亚群限制性。X轴，抗CD4；Y轴，抗CD8；门，CD3$^+$T细胞（蓝色）。红色标识细胞代表CD4$^-$、CD8$^-$T细胞肿瘤。**D.** T细胞亚群限制性。X轴，抗CD4；Y轴，抗CD8；门，CD3$^+$T细胞（蓝色）。红色标识细胞代表CD4$^+$CD8$^+$T细胞肿瘤。**E.** 正常T细胞抗原丢失。X轴，抗CD3；Y轴，抗CD7；门，CD3$^+$T细胞（蓝色）。红色标识细胞代表CD3$^+$CD7$^-$T细胞肿瘤。**F.** 正常T细胞抗原丢失。X轴，抗CD3；Y轴，抗CD5；门，CD3$^+$T细胞（蓝色）。红色标识细胞代表CD3$^+$CD5$^-$T细胞肿瘤。**G.** 正常T细胞抗原丢失。X轴，抗CD3；Y轴，抗CD2；门，CD3$^+$T细胞（蓝色）。红色标识细胞代表CD3$^+$CD2$^-$T细胞肿瘤。**H.** T细胞抗原表达水平异常。X轴，抗CD3；Y轴，抗CD4；门，CD3$^+$T细胞（蓝色）。红色标识细胞CD3$^+$CD4$^+$，而CD3异常地弱表达。**I.** T细胞抗原表达水平异常。X轴，抗CD3；Y轴，抗CD2；门，CD3$^+$T细胞（蓝色）。卵圆形红色标识细胞群CD3$^+$CD2$^+$，而CD2异常高表达，CD3异常弱表达

高或更低（图5.2H，图5.2I）。CD3弱表达是Sezary细胞和成人T细胞白血病/淋巴瘤的特征[60,61]。CD5弱表达是T细胞大颗粒淋巴细胞白血病的典型表现，正常CD8$^+$的T细胞CD5表达也更弱。CD2和CD7表达水平异常也可见于T细胞淋巴组织增殖性疾病。解释结果时还需牢记CD3在γδT细胞中表达更强，CD2表达在反应性T细胞中有上调[18]。

有一组克隆性T细胞病变的特征是正常情况下以较低数量存在的T细胞亚群发生细胞数增加。T细胞大颗粒淋巴细胞白血病中，共表达CD57、CD56或CD16的CD8$^+$的T细胞数量上升。CD5表达减弱且缺少CD7和CD2等正常T细胞抗原的表达，有助诊断。被视为B细胞抗原的CD20在少数正常T细胞中有表达。发现CD20$^+$的T细胞数量显著增加为高度异常。同样，γδT细胞数大增要怀疑恶性。

对于所有T细胞肿瘤，结合患者病史和形态学是必需的。当形态学上绝大多数细胞表现为肿瘤性，相应的异常免疫表型就很容易判读。当出现单一种类的免

疫表型异常，诊断需推敲，因为这些表现也可见于良性高度活化T细胞或是细胞数量大大超过正常的某些亚群（例如，γδT细胞增加，EBV[EBV]感染时T细胞发生CD7丢失）。肿瘤性T细胞通常具有多种免疫表型异常，由于FC的多参数性质，这些异常可在同一细胞中检出，由此鉴别肿瘤与正常细胞。

5.6 成熟自然杀伤细胞肿瘤

成熟自然杀伤（NK）细胞肿瘤特征为恶性NK细胞数量上升，这些细胞$CD2^+$、$CD16^+$、$CD56^+$、$CD122^+$、细胞表面$CD3^-$，但在胞质内表达CD3的ε链（CD3ε）[12,62,63]。TCRαβ、TCRγδ、CD4、CD5、CD8、CD16和CD57通常阴性。FC对诊断NK细胞白血病特别有用，因为FC是对诸如血液等液体标本进行免疫表型分析的理想方法。FC也有助于识别鼻型结外NK/T细胞淋巴瘤中的NK细胞，该肿瘤常发生在有广泛坏死和炎症的背景中。不幸的是，尚无可准确区分反应性和肿瘤性NK细胞的特异性免疫表型标记物；然而，NK细胞的数量和比例，以及NK细胞的FSC特点（出现大细胞）可辅助证实诊断。

尚无可用于临床的验证NK细胞克隆性的稳定且可靠的方法。与T细胞肿瘤不同，真正的NK细胞肿瘤TCR基因为种系状态。已有研究采用商用抗体评价NK细胞杀伤抑制受体组成成分（CD158-KIR）和NK细胞的CD94-NKG2异二聚体表达，这种方法类似T细胞的Vβ组成成分分析。NK细胞表达多种KIR表面分子，一个正常NK细胞的表面可表达二至八种KIR分子[64]。NK细胞克隆性增生可出现KIR组成成分多样性减少或偏离常态。与之类似，每个NK细胞表达一种特别的C型凝集素受体（CD94-NKG2）异二聚体，异二聚体限制性表达方式可能相应于一种NK细胞肿瘤；然而，这种限制性表达也可见于病毒感染过程和EBV驱使的淋巴组织增生[65-67]。目前，这些方法还未常规应用于多数临床FC实验室，但可有潜在应用价值。

5.7 急性白血病

急性白血病免疫表型分析在鉴别髓系或淋巴细胞起源时有无可比拟的价值。由于真正的髓系白血病可异常表达淋巴细胞标记物，反之亦然，使用覆盖面广的抗体组合是防止误诊的关键[2,12,63]。WHO分类将有提示预后作用，甚至有时与治疗相关的特异性遗传学改变和特征性染色体易位加入了白血病的诊断中。急性白血病中特异性遗传改变与免疫表型的相关性已被认识，FC则有可能为特异性遗传学改变的发现提供第一条线索。最后，FC检出微小残留病变对预后判断有重要意义，并可指导进一步的治疗选择。

5.7.1 急性髓系白血病（AML）

流式细胞免疫表型分析在AML的WHO分类中有重要地位。FC在鉴别AML和淋巴母细胞性白血病（ALL），以及识别粒细胞，单核细胞，红细胞及巨核细胞分化时有高度的灵敏性和特异性。此外，FC可辅助鉴别新发AML（通常预后较好）和继发于骨髓增生异常的AML（通常预后更差）。一般，AML中的原始细胞具有未成熟的表型（弱表达的CD45、CD34、HLA-DR、CD117），部分有变异，例如CD34或HLA-DR表达缺失。此外，AML的原始细胞通常表达某些髓系抗原的组合，例如CD13、CD33、CD15、CD11b和髓过氧化物酶（MPO）。原始细胞的抗原表达图形特征和强度，以及CD45表达和SSC特点，均有助于AML亚型分类（图5.3D，图5.3E）。WHO 2008中，部分AML亚型还被描述为具有“重现性遗传学异常”或特征性的遗传学特点，通常是平衡易位。很多这一类的AML亚型对治疗反应佳，完全缓解的概率高，预后好。由于很多此类AML亚型也常具有特征性的免疫表型，FC常能首先提供线索，以发现可能被归入这一预后良好组别的AML，进而促使相关分子和细胞遗传学检查的开展及关联研究。

具有t（8；21）（q22；q22）（*RUNX1/RUNX1T1*）易位的AML的免疫表型通常为$CD34^+$，并表达CD13和CD33。细胞标记物CD19常共表达于部分原始细胞[68,69]。CD56也可表达，但较CD19少见，且提示不良预后[70]。

在具有特征性遗传学异常的AML中，急性早幼粒细胞白血病（APL）具有特殊的临床、预后及治疗意义，需与其他AML区别对待。这些患者发生弥漫性血管内凝血的风险增加，其少颗粒亚型因具有高白细胞计数和快速的倍增时间而闻名。然而伴t（15；17）（q22；q12）（*PML/RARA*）的APL对反式维A酸治疗较敏感，

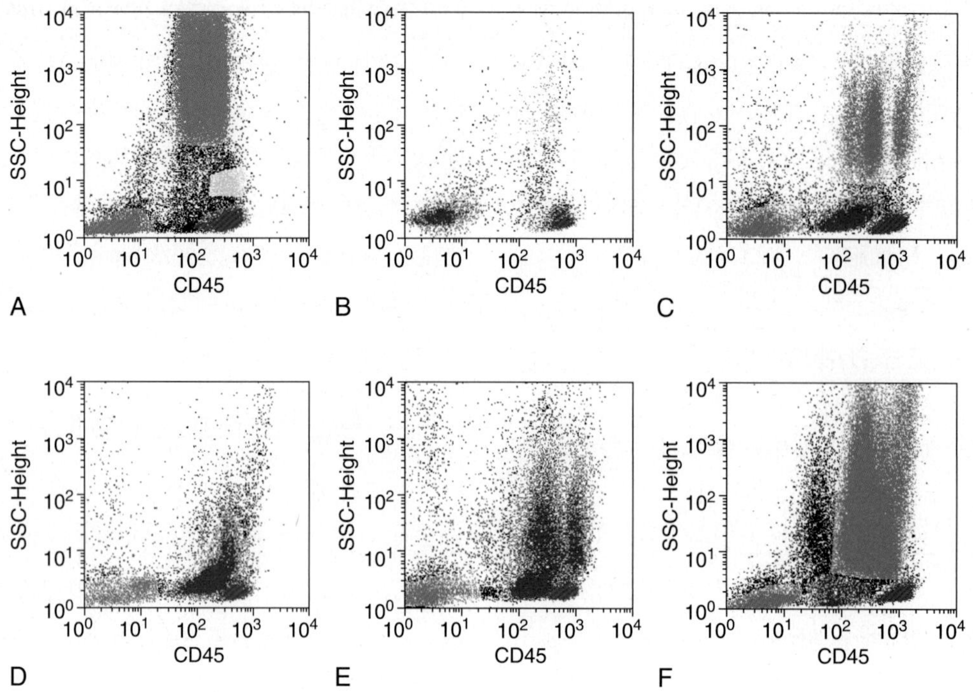

图5.3 骨髓的CD45（X轴）和侧向散射光（SSC；Y轴）设门。粒细胞标识为灰色，淋巴细胞为蓝色，正常单核细胞为水绿色，红细胞前体为绿色。A. 正常骨髓的CD45/SSC图。B. 急性淋巴母细胞白血病（ALL）的CD45/SSC图。ALL母细胞（红色）为$CD45^-$。C. ALL的CD45/SSC图。比较正常淋巴细胞，ALL母细胞（红色）CD45为弱阳性。D. AML的CD45/SSC图。原粒细胞（红色）CD45弱阳性，SSC值比ALL更高。E. 分化型AML的CD45/SSC图。原粒细胞（红色）CD45弱阳性，SSC信号高低不一，相应于分化的不同程度。F. 骨髓增生异常的CD45/SSC图。SSC信号低的异常少颗粒中性粒细胞（灰色），与单核细胞较难区分。原始细胞（红色）数量增加

而且如果能及时发现，预后较好。此类白血病性的早幼粒细胞具有特征性但非诊断性的免疫表型：CD33通常呈均一的阳性，且荧光强度高；CD13阳性程度不一；HLA-DR和CD34常缺失或弱表达于少数白血病性早幼粒细胞；CD15阴性，且常同时表达CD2（以少颗粒亚型为典型）[71,72]。

具有单核细胞特征的AML（急性单核母细胞性和单核细胞白血病），其原始细胞可有强的CD45表达，而且在CD45/SSC图上与正常单核细胞的位置有重叠。单核细胞分化过程中，细胞首先表达HLA-DR和CD36，随后发展为表达CD64，最后成熟单核细胞则表达CD14。急性单核母细胞性和单核细胞白血病可不同程度地表达这些抗原。其他特征性的抗原也可表达，如CD4、CD11b、CD11c和溶菌酶。单核及髓系细胞共同表达很多抗原（如CD13、CD33）；然而两者的正常成熟图形不同，而且表达时间和强度有些许差异[73,74]。伴inv（16）（p13.1q22）（*CBFB-MYH11*）的AML可频繁观察到CD2共表达。这类疾病具有异常的嗜酸性粒细胞组成，预后较好[75,76]。

真正的纯粹的红系白血病属罕见疾病。该病的免疫表型以CD71和血型糖蛋白A强阳性表达为特征。较不成熟的红系白血病原始细胞血型糖蛋白A表达可能缺失。CD36也可表达于红细胞前体，且表达于红系白血病[12,63,76]。然而结果判断需谨慎，因无论CD36还是CD71都不具有谱系特异性，而且血型糖蛋白阳性的红细胞可造成假象。

急性原始巨核细胞白血病的原始细胞特征性地表达CD36，且因比典型的原粒细胞尺寸和体积更大，而具有高FSC信号。CD36，血小板糖蛋白，CD41和CD61也有表达。髓系抗原CD13和CD33可能有表达。由于这类疾病较少见（占所有AML比例 < 5%），很重要的是免疫表型分析时需完全排除AML或ALL的可能[12,63]。仔细检查淋巴细胞标记物，TdT和MPO的表达可能有帮助。另外，解释CD41和CD61结果也需小心，因为血小板可黏附于原始细胞表面而造成类似急性原始巨核细胞白血病的表现[12,63,76]。CD42b表达于血小板，但不表达于原始巨核细胞，可辅助鉴别染色是否由黏附其上的血小板造成。

5.7.2 前体淋巴组织肿瘤

FC对ALL准确的谱系识别是合理治疗的关键。ALL常可共表达髓系抗原（例如，CD13、CD33），因此有必要进行全面的免疫表型分析以完全排除AML。淋巴母细胞在CD45/SSC图上典型地表现为CD45表达减弱至缺失，且SSC值较低的一个明确的细胞群。T细胞性ALL的CD45表达可更强，故在CD45/SSC图上母细胞群的位置接近正常成熟淋巴细胞[76]。无论ALL是B或T细胞来源，CD34都常常表达，而在CD34表达模棱两可时，诊断常可由检出胞质内TdT表达而作出。

5.7.3 B淋巴母细胞淋巴瘤（B-ALL/LBL）

B-ALL/LBL的母细胞典型地表达CD19、CD10、TdT、CD34和HLA-DR；CD45表达阴性或弱（图5.3B，图5.3C）；且缺乏表面Ig表达，符合未成熟B细胞的表现。具有更"成熟"免疫表型的B-ALL，其CD45表达强度可增高（图5.3C），CD34表达可减弱，且出现胞质内μ链表达。罕见情况下发现异常的表面Ig表达。这些病例中25%与t（1；19）（q23；p13.3）易位相关，导致*PBX*和*TCF3*基因融合，提示预后不良[77,78]。缺乏CD10和CD24表达的B-ALL与涉及*MLL*基因的11q23异常也有相关性，后者是预后差的特征。相反，CD10强表达，CD9弱表达及CD20弱表达同时出现是提示良好预后的t（12；21）（p21；q22）（*ETV6/RUNX1*）易位的特征[12,63,76]。这些免疫表型特点的发现是提示细胞遗传学检查可能提供重要预后信息的第一条线索，促进了临床与病理的相互联系。

骨髓中出现相当数量的正常B淋巴母细胞（原始血细胞）会导致残留B-ALL的识别变得困难，因两者有重叠的形态特征。这类情况下，FC对识别残留病变特别有帮助。正常B细胞成熟过程中观察到的免疫表型是同步化的，受调控的，且特征明确的，判断依据为CD19、CD34、CD10、CD45、CD22、CD20和CD58的表达强度和表达时相。而残留的B-ALL与之相反，免疫表型落在定义明确的正常表型模式之外。例如，CD10不同寻常地均一强表达；CD34持续表达，伴CD22或CD20异常表达或表达阻滞；或CD45表达演变过程的阻滞。另外，CD58极有帮助，在残留B-ALL中常比原始血细胞表达更强。尽管结果判断需掌握并熟悉大量关于B细胞成熟过程正常流式细胞特征的知识，使用FC鉴别原始血细胞和B-ALL可避免严重的误诊[79,80]。

5.7.4 T淋巴母细胞淋巴瘤（T-ALL/LBL）

T-ALL/LBL的母细胞SSC值较低，但CD45表达更高，使之可能与CD45强表达的成熟淋巴细胞门重叠[76]。T-ALL表面CD3表达可缺失，以至诊断需检测胞质内CD3。母细胞典型性地表达TdT（需通过胞质内染色检测）。T细胞标记物CD1a、CD2、CD3、CD4、CD5、CD7和CD8不同程度地表达。尽管CD4和CD8表达可分离，但共表达则是个明确的诊断线索，是T细胞成熟阶段"普通胸腺细胞"期的再现。这些病例中也有相当部分表达CD10。髓系抗原CD13和CD33的异常表达也有发现[76]。尽管这些发现需要考虑AML，使用较全面的抗体组合必有助于谱系纷争的解决。

有个陷阱是T-ALL中观察到的CD4和CD8共表达也可见于正常胸腺，胸腺增生或富于淋巴细胞的胸腺瘤中的普通胸腺细胞。然而，这个问题可以通过寻找正常T细胞成熟证据来解决，正常T细胞成熟过程是同步化且受调控的，评价依据为CD2、CD3、CD5、CD7、CD4、CD8、CD34、CD10和CD45的表达强度和表达时相。反之，T-ALL的免疫表型显示成熟阻滞，且无正常成熟T细胞成分的存在。因此，FC可帮助鉴别肿瘤和具有普通胸腺细胞表型的非肿瘤性病变[56,57]。

5.8 骨髓增殖性和骨髓增生异常疾病

FC在骨髓增生异常综合征（MDS）和骨髓增殖性肿瘤（MPN）的诊断中渐渐发挥潜在的作用。使用四色（或更多色）的多参数FC使广泛全面的检查成为可能，并能够明确正常髓系，单核细胞系及未成熟造血前体细胞的性质，及其抗原表达的特异性及同步化模式。了解这些复杂的正常模式才可能检出多发的异常，从而辅助骨髓增生异常和骨髓增殖性疾病的诊断和预后判断。

5.8.1 骨髓增殖性肿瘤

慢性髓系白血病（CML）慢性期患者残留疾病最好的监测方法是分子学检查，一般是定量逆转录聚合酶链反应检测BCR-ABL1转录产物。FC对于白细胞计数稳定的CML慢性期患者鲜有作用或无所作为。然而对于白细胞计数增加，可能进入原始细胞危象的患者，尤其当原始细胞未增大，形态上难以识别时，FC可明确原始细胞性质，并提供准确的计数。

传统观念中FC对于非CML的骨髓增殖性肿瘤（例如真性红细胞增多症、特发性血小板增多症）的诊断没有帮助。近来，在伴细胞遗传学异常的非CML骨髓增殖性疾病中明确发现髓系抗原表达的重现性异常。这些异常是通过综合检查髓系，单核细胞系及造血前体细胞标记物而发现的，这些标记物中很多也用于骨髓增生异常的检测。此类分析为FC成为骨髓增殖性肿瘤临床工作中一种有用的检查方法开启了通路[73]。

5.8.2 骨髓增生异常综合征（MDS）

多发性免疫表型异常在MDS中常见。尽管骨髓活检加同时进行的细胞遗传学检查仍为诊断MDS的“金标准”，相当数量患者的血液及骨髓检查结果导致诊断和分类产生困难。因此，FC在可能为MDS的病例中使用逐渐增加，以求提高诊断的灵敏度和特异性[73,81,82]。2006年国际工作会议及WHO 2008对此均有所体现，前者建议将流式细胞免疫表型列入MDS最低诊断标准[83]。对于临床疑为MDS，但形态学无法明确且无细胞遗传学异常的患者，WHO分类建议如果FC发现红系，粒系或单核细胞系有三种或以上的异常，应“强烈提示”MDS[12]。MDS诊断中使用FC的依据是已知造血细胞各谱系的成熟是受严格调控的过程，因而在分化的不同阶段正常抗原表达是受严密控制的，且具有可预测的规律性。由于MDS的粒系，单核细胞系和红系分化是异常的，FC通过检查偏离正常抗原表达模式的情况以发现增生异常。尚无单一的MDS特异的免疫表型存在。检出多发特征性异常需依靠联合使用大量抗体的多参数性四色（或更多色）组合。髓系异常的特征及异常的组合出现可区别MDS和其他疾病。这些异常包括抗原成熟不同步、异常抗原表达强度、异常降低的粒细胞SSC值（由于低颗粒性；图5.3F）以及正常抗原缺失和髓系前体细胞表达非髓系（即淋巴来源）抗原[73,81,82,84,85]。抗原成熟不同步经常通过检测CD13、CD33、CD16、CD11b、CD34、CD117和HLA-DR的表达模式和相互关系而被发现[82,85]。MDS中FC可发现以下抗体表达水平的异常：有核红细胞CD45、H-铁蛋白、L-铁蛋白和CD105表达加强，但CD71表达下降[81,86]；粒细胞CD10和CD45表达下降[84,87-88]；以及髓系细胞CD64、CD13、CD11c、CD34和CD117表达水平异常[81,89,90]。发现正常抗原表达缺失或出现异常抗原表达对诊断MDS有所帮助[81,84,87]。髓系或单核细胞异常表达诸如CD56、CD19、CD7和CD5等淋巴细胞抗原也较常见[81,84,89]。MDS中，表达线粒体铁蛋白的红系前体细胞与环形铁幼粒红细胞有关[86]。

流式细胞免疫表型分析为MDS提供了重要的预后信息。一些特殊的免疫表型谱和免疫表型异常与国际预后指数评分系统（IPSS）中的低评分和高风险类别相关[84,85,89,91-93]。目前有若干将MDS免疫表型异常评分，并将之关联到IPSS评分及预后的系统[84,89,91]。甚至，有很多流式免疫表型异常是与移植后复发及短的总生存期相关的，且独立于IPSS对复发及生存期的预测[84]。另外有报道，FC可识别具有输血依赖性和进展期疾病风险的患者[91]。这项研究支持了MDS中FC有用于诊断和预后评价的可能性。

5.9 精华和陷阱：流式细胞免疫表型分析

成熟B细胞肿瘤

- 含有过多Ig的血液和骨髓标本会干扰抗κ和抗λ抗体与细胞的结合，会与细胞上的Fc受体结合，导致单克隆性被掩盖。室温下用磷酸盐缓冲生理盐水洗涤血液和骨髓标本有助于去除血清中游离Ig的干扰。
- 在正常B细胞占多数的情况下，对大细胞（具有高FSC值的细胞）、具有异常抗原表达强度（例如CD20弱表达）或表达特殊抗原（例如CD10）的细胞进行设门，将正常B细胞排除在分析范围之外后，可检出异常B细胞的单克隆性。
- 恶性B细胞常出现正常B细胞抗原（例如CD19、CD20、CD22）表达的上调或下降，或完全缺失。
- 成熟B细胞若缺少sIg轻链的表达，或出现κ和λ轻链共表达均不正常。
- 细胞较少的标本（例如CSF），磷酸盐缓冲生理盐水洗涤过程中发生的细胞丢失可能很可观。如无严重的血清污染（例如无血液），可考虑减少或取消洗涤。
- 正常生发中心B细胞（滤泡性增生时常增多）体积较大（FSC值升高），且强表达CD20，表达CD10，弱表达sIg。认识这种特征性的表达模式可避免误诊。
- 正常浆细胞通常CD20⁻。利妥昔单抗（Rituxan）治疗后B细胞常CD20⁻。正常浆细胞sIg⁻，但有胞质内轻链表达。生发中心B细胞sIg弱表达，且这种弱表达变化可能并不易辨别。

续表

浆细胞疾病	
• 肿瘤性浆细胞可根据表面抗原异常表达模式（如CD38强阳小氏、CD138⁺、CD19⁻、CD45⁻）和异常抗原的表达（CD56⁺、CD117⁺）而被检出并随访。 • 胞质内轻链表达的评价可用于单克隆性检测。	• 浆细胞数量在流式细胞标本中会被低估（可能由于制备过程中的丢失）。如未获得大量细胞，异常浆细胞群可能被遗漏。
成熟T细胞肿瘤	
• T细胞抗原表达缺失（CD2、CD3、CD5、CD7）是75%的T细胞恶性肿瘤所具有的特征。 • 恶性T细胞常具有抗原表达水平异常；表达可能异常上调或下降（荧光太强或太弱）。 • T细胞克隆性可通过Vβ组成成分分析来检测。	• CD7⁻的T细胞可以是正常细胞，感染时可增多。正常γδT细胞经常CD5⁻。 • 某些抗原的表达水平受炎症的影响，例如CD2。 • 标本内混有正常T细胞可能掩盖克隆性细胞群的存在。这些病例需对异常T细胞设门。
急性白血病	
• 正常成熟的髓系和淋巴细胞具有一定的分化过程，且与一系列特定抗原的表达相关，提示细胞未被阻滞于某不成熟阶段。 • 将成熟细胞排除在外的“原始细胞”门可按CD45弱表达且有低SSC值的细胞来定义。 • 恶性肿瘤可见非同步化抗原表达（即细胞同时出现早期和晚期分化阶段相关的抗原表达模式）。 • 急性白血病可见谱系保守性异常（例如CD13⁺或CD33⁺的ALL或CD7⁺的AML）。 • 急性白血病常见抗原表达强度异常（例如ALL中的CD10、CD34、CD45和CD58表达）。 • CD45对鉴别ALL（CD45表达下降）和成熟淋巴细胞恶性肿瘤（CD45特征性地表达增强）极为有用。 • 如发现CD45⁻群，很重要的是鉴别诊断要考虑非淋巴造血系统恶性肿瘤。CD138和CD56可表达于非淋巴造血系统肿瘤。	• 评价设门过小的细胞群，可导致检查仅限于单个分化阶段，仅发现阻滞于单个未成熟阶段的细胞。检查谱系中所有的细胞，分化全阶段的特征会变得明显。 • 保存条件欠佳（例如冰箱保存），成熟粒细胞可去颗粒化而丢失其正常的高SSC值的特征，由此在CD45/SSC图上被划入“原始细胞”门。成熟的免疫表型特征可帮助正确识别。 • 必须密切了解抗原表达的正常模式特征，包括各实验室自用设备上自选抗体的细胞染色正常强度，因抗原表达特征可能和他人发表的结果不同。 • T-ALL/LBL中观察到的CD4⁺及CD8⁺表达也可见于正常胸腺、胸腺增生和胸腺瘤中的普通胸腺细胞。 • 正常再生的前体B细胞，如果数量大增可能与ALL混淆。检查B细胞成熟过程中抗原表达的正常时序和强度特征有助于区分两者并避免误诊。 • 有些ALL中CD45表达可仅有轻微下降，很难检出。比较标本内正常淋巴细胞的CD45表达强度（作为内对照），可突显差别。

注：ALL，急性淋巴母细胞白血病；AML，急性髓系白血病；CSF，脑脊液；FSC，前向散射光；T-ALL/LBL，淋巴母细胞淋巴瘤；Ig，免疫球蛋白；sIg，表面免疫球蛋白；SSC，侧向或直角散射光。

（平 波 译）

参考文献

1. Bourner G, Dhaliwal J, Sumner J. Performance evaluation of the latest fully automated hematology analyzers in a large, commercial laboratory setting: A 4-way, side-by-side study. *Lab Hematol.* 2005;11(4):285-297.
2. Braylan RC, Orafo A, Borowitz MJ, Davis BH. Optimal number of reagents required to evaluate hematolymphoid neoplasias: results of an international consensus meeting. *Cytometry.* 2001;46(1):23-27.
3. Stetler-Stevenson M, Ahmad E, Barnett D, et al. *Clinical and Laboratory Standards Institute. Clinical flow cytometric analysis of neoplastic hematolymphoid cells; approved guideline 2nd ed. CLSI document H43-A2.* Wayne, PA: Clinical and Laboratory Standards Institute; 2005.
4. Wood B. 9-Color and 10-color flow cytometry in the clinical laboratory. *Arch Pathol Lab Med.* 2006;130(5):680-690.
5. Davis BH, Holden JT, Bene MC, et al. 2006 Bethesda international consensus recommendations on the flow cytometric immunophenotypic analysis of hematolymphoid neoplasia: medical indications. *Cytometry B Clin Cytom.* 2007;72:S5-S13.
6. Wood BL, Arroz M, Barnett D, et al. 2006 Bethesda international consensus recommendations on the immunophenotypic analysis of hematolymphoid neoplasia by flow cytometry: optimal reagents and reporting for the flow cytometric diagnosis of hematopoietic neoplasia. *Cytometry B Clin Cytom.* 2007;72:S14-S22.
7. Zaer FS, Braylan RC, Zander DS, et al. Multiparametric flow cytometry in the diagnosis and characterization of low-grade pulmonary mucosa-associated lymphoid tissue lymphomas. *Mod Pathol.* 1998;11:525-532.
8. Almasri NM, Zaer FS, Iturraspe JA, Braylan RC. Contribution of flow cytometry to the diagnosis of gastric lymphomas in endoscopic biopsy specimens. *Mod Pathol.* 1997;10:650-656.
9. Media B, Buss DH, Woodruff RD, et al. Diagnosis and subclassification of primary and recurrent lymphoma. The usefulness and limitations of combined fine-needle aspiration cytomorphology and flow cytometry. *Am J Clin Pathol.* 2000;113:688-699.
10. Dong H, Harris NL, Preffer FI, Pitman MB. Fine-needle aspiration biopsy in the diagnosis and classification of primary and recurrent lymphoma: A retrospective analysis of the utility of cytomorphology and flow cytometry. *Mod Pathol.* 2001;14(5):472-481.
11. Dahmoush LH, Barnes E, Stetler-Stevenson M, Abati A. Adult T-cell leukemia/lymphoma—A cytopathologic, immunocytochemical, and flow cytometric study. *Cancer Cytopathol.* 2002;96(2):110-116.
12. Swerdlow SH, Campo E, Harris NL, et al, *eds. WHO classification of tumours of haematopoietic and lymphoid tissues.* Lyon, France: IARC Press; 2008.
13. Quijano S, Lopez A, Sancho J, et al. Identification of leptomeningeal disease in aggressive B-cell non-Hodgkin's lymphoma: Improved sensitivity of flow cytometry. *J Clin Oncol.* 2009;27:1462-1469.
14. Schinstine M, Filie AC, Wilson W, et al. Detection of malignant hematopoietic cells in cerebral spinal fluid previously diagnosed as atypical or suspicious. *Cancer.* 2006;108:157-162.
15. Hegde U, Filie A, Little RF, et al. High incidence of occult leptomeningeal disease detected by flow cytometry in aggressive B-cell lymphomas at risk of central nervous system involvement: The role of flow cytometry versus cytology. *Blood.* 2005;105(2):496-502.
16. Kraan J, Gratama J, Haioun C, et al. Flow cytometric immunophenotyping of cerebrospinal fluid. *In: Current Protocols in Cytometry.* Hoboken, NJ: Wiley; 2008.
17. Subira D, Castanon S, Roman A, et al. Flow cytometry and the study of central nervous disease in patients with acute leukaemia. *Br J Haematol.* 2001;112(2):381-384.
18. Stetler-Stevenson M, Schrager JA. Flow cytometric analysis in the diagnosis and prognosis of lymphoma and chronic leukemias. In: Carey JL, Keren DF, eds. *Flow Cytometry in Clinical Diagnosis.* 4th ed. Chicago: ASCP Press, 2006.
19. Kussick S, Kalnoski M, Braziel RM, Wood BL. Prominent clonal B-cell populations identified by flow cytometry in histologically reactive lymphoid proliferations. *Am J Clin*

Pathol. 2004;121:464-472.
20. Marti G, Rawstron AC, Ghia P, et al. Diagnostic criteria for monoclonal B-cell lymphocytosis. *Br J Haematol.* 2005;130:325-332.
21. Rawstron A, Green MJ, Kuzmicki A, et al. Monoclonal B lymphocytes with the characteristics of indolent chronic lymphocytic leukemia are present in 3.5% of adults with normal blood counts. *Blood.* 2002; 100:635-639.
22. Fukushima PI, Nguyen PK, O'Grady P, Stetler-Stevenson M. Flow cytometric analysis of kappa and lambda light chain expression in evaluation of specimens for B-cell neoplasia. *Cytometry.* 1996;26:243-252.
23. Maiese RS, Segal GH, Iturraspe JA, Braylan RC. The cell-surface antigen and DNA content distribution of lymph-nodes with reactive hyperplasia. *Mod Pathol.* 1995;8(5):536-543.
24. Attygalle AD, Liu H, Shirali S, et al. Atypical marginal zone hyperplasia of mucosa-associated lymphoid tissue: A reactive condition of childhood showing immunoglobulin lambda light-chain restriction. *Blood.* 2004;104(10):3343-3348.
25. Du MQ, Liu H, Diss TC, et al. Kaposi sarcoma-associated herpesvirus infects monotypic (IgM lambda) but polyclonal naive B cells in Castleman disease and associated lymphoproliferative disorders. *Blood.* 2001;97(7):2130-2136. Erratum in Blood. 2001;97(11):3678.
26. Huang J, Fan G, Zhong Y, et al. Diagnostic usefulness of aberrant CD22 expression in differentiating neoplastic cells of B-cell chronic lymphoproliferative disorders from admixed benign B cells in four-color multiparameter flow cytometry. *Am J Clin Pathol.* 2005;123:826-832.
27. Stetler-Stevenson M, Xie XY. Flow cytometric detection of minimal lymphoid neoplasia, technique and clinical utility. *Cancer Res Ther Control.* 2001;11:11-20.
28. Kaleem Z, Zehnbauer BA, White G, Zutter MM. Lack of expression of surface immunoglobulin light chains in B-cell non-Hodgkin lymphomas. *Am J Clin Pathol.* 2000;113(3):399-405.
29. Li S, Eshleman JR, Borowitz MJ. Lack of surface immunoglobulin light chain expression by flow cytometric immunophenotyping can help diagnose peripheral B cell lymphoma. *Am J Clin Pathol.* 2002;118:229-234.
30. Cornfield DB, Mitchell DM, Almasri NM, et al. Follicular lymphoma can be distinguished from benign follicular hyperplasia by flow cytometry using simultaneous staining of cytoplasmic bcl-2 and cell surface CD20. *Am J Clin Pathol.* 2000;114(2):258-263.
31. Almasri NM, Iturraspe JA, Braylan RC. CD10 expression in follicular lymphoma and large cell lymphoma is different from that of reactive lymph node follicles. *Arch Pathol Lab Med.* 1998;122(6):539-544.
32. Chen X, Jensen PE, Li S. HLA-DO. A useful marker to distinguish florid follicular hyperplasia from follicular lymphoma by flow cytometry. *Am J Clin Pathol.* 2003;119(6): 842-851.
33. Foran J, Norton AJ, Micallef INM, et al. Loss of CD20 expression following treatment with rituximab (chimaeric monoclonal anti-CD-20): a retrospective cohort analysis. *Br J Haematol.* 2001;114:881-883.
34. Kingma DW, Imus P, Xie XY, et al. CD2 is expressed by a sub-population of normal B cells and is frequently present in mature B cell neoplasms. *Clin Cytometry.* 2002;50:243-248.
35. Kaleem Z, White G, Zutter MM. Aberrant expression of T-cell-associated antigens on B-cell non-Hodgkin lymphoma. *Am J Clin Pathol.* 2001;115:396-403.
36. Ginaldi L, De Martinis M, Matutes E, et al. Levels of expression of CD19 and CD20 in chronic B cell leukaemias. *J Clin Pathol.* 1998;51:364-369.
37. Yang W, Agrawal N, Patel J, et al. Diminished expression of CD19 in B-cell lymphomas. *Cytometry B Clin Cytom.* 2005;63:28-35.
38. Nadav L, Katz BZ, Baron S, et al. Diverse niches within multiple myeloma bone marrow aspirates affect plasma cell enumeration. *Br J Haematol.* 2006;133(5):530-532.
39. Ocqueteau M, Orfao A, Almeida J, et al. Immunophenotypic characterization of plasma cells from monoclonal gammopathy of undetermined significance patients. Implications for the differential diagnosis between MGUS and multiple myeloma. *Am J Pathol.* 1998;152:1655-1665.
40. Almeida J, Orfao A, Ocqueteau M, et al. High-sensitive immunophenotyping and DNA ploidy studies for the investigation of minimal residual disease in multiple myeloma. *Br J Haematol.* 1999;107:121-131.
41. Konoplev S, Medeiros LJ, Bueso-Ramos CE, et al. Immunophenotypic profile of lymphoplasmacytic lymphoma/Waldenstrom macroglobulinemia. *Am J Clin Pathol.* 2005;124:414-420.
42. Lin P, Owens R, Tricot G, Wilson CS. Flow cytometric immunophenotypic analysis of 306 cases of multiple myeloma. *Am J Clin Pathol.* 2004;121:482-488.
43. Witzig TE, Kimlinger T, Stenson M, Therneau T. Syndecan-1 expression on malignant cells from the blood and marrow of patients with plasma cell proliferative disorders and B-cell chronic lymphocytic leukemia. *Leuk Lymphoma.* 1998;31:167-175.
44. Rawstron AC, Davies FE, DasGupta R, et al. Flow cytometric disease monitoring in multiple myeloma: The relationship between normal and neoplastic plasma cells predicts outcome after transplantation. *Blood.* 2002;100(9):3095-3100.
45. Vogel W, Kopp HG, Kanz L, Einsele H. Myeloma cell contamination of peripheral blood stem-cell grafts can predict the outcome in multiple myeloma patients after high-dose chemotherapy and autologous stem-cell transplantation. *J Cancer Res Clin Oncol.* 2005;131(4):214-218.
46. Pope B, Brown R, Gibson J, Joshua D. The bone marrow plasma cell labeling index by flow cytometry. *Cytometry.* 1999;38:286-292.
47. San Miguel JF, Garcia-Sanz R, Gonzalez M, Orfao A. Immunophenotype and DNA cell content in multiple myeloma. *Baillieres Clin Haematol.* 1995;8:735-759.
48. Kuchnio M, Sausville EA, Jaffe ES, et al. Flow cytometric detection of neoplastic T cells in patients with mycosis fungoides based upon levels of T-cell receptor expression. *Am J Clin Pathol.* 1994;102:856-860.
49. Gorczyca W, Weisberger J, Liu Z, et al. An approach to diagnosis of T-cell lymphoproliferative disorders by flow cytometry. *Clin Cytometry.* 2002;50B:177-190.
50. van den Beemd RB, Boor PP, van Lochem EG, et al. Flow cytometric analysis of the V beta repertoire in healthy controls. *Cytometry.* 2000;40(4):336-345.
51. Ferenczi KY, Yawalkar N, Jones D, Kupper TS. Monitoring the decrease of circulating malignant T cells in cutaneous T-cell lymphoma during photopheresis and interferon therapy. *Arch Dermatol.* 2003;139(7):909-913.
52. Morice WG, Katzmann JA, Pittelkow MR, et al. A comparison of morphologic features, flow cytometry, TCR-V-beta analysis, and TCR-PCR in qualitative and quantitative assessment of peripheral blood involvement by Sezary syndrome. *Am J Clin Pathol.* 2006;125(3):364-374.
53. Lima M, Teixeira MD, Queiros ML, et al. Immunophenotype and TCR-V beta repertoire of peripheral blood T-cells in acute infectious mononucleosis. *Blood Cells Mol Dis.* 2003;10:1-12.
54. McClanahan J, Fukushima PI, Stetler-Stevenson M. Increased peripheral blood gamma delta T-cells in patients with lymphoid neoplasia: A diagnostic dilemma in flow cytometry. *Cytometry.* 1999;38(6):280-285.
55. Sneller M, Straus SE, Jaffe ES, et al. A novel lymphoproliferative/autoimmune syndrome resembling murine lpr/gld disease. *J Clin Invest.* 1992;90:334-341.
56. Gorczyca W, Tugulea S, Liu Z, et al. Flow cytometry in the diagnosis of mediastinal tumors with emphasis on differentiating thymocytes from precursor T-lymphoblastic lymphoma/leukemia. *Leuk Lymphoma.* 2004;45(3):529-538.
57. Li S, Juco J, Mann KP, Holden JT. Flow cytometry in the differential diagnosis of lymphocyte-rich thymoma from precursor T-cell acute lymphoblastic leukemia/ lymphoblastic lymphoma. *Am J Clin Pathol.* 2004;121(2):268-274.
58. Nicholson JK, Rao PE, Calvelli T, et al. Artifactual staining of monoclonal antibodies in two-color combinations is due to an immunoglobulin in the serum and plasma. *Cytometry.* 1994;18(3):140-146.
59. Jamal S, Picker LJ, Aquino DB, et al. Immunophenotypic analysis of peripheral T-cell neoplasms. A multiparameter flow cytometric approach. *Am J Clin Pathol.* 2001;116:512-526.
60. Edelman J, Meyerson HJ. Diminished CD3 expression is useful for detecting and enumerating Sezary cells. *Am J Clin Pathol.* 2000;114(3):467-477.
61. Yokote T, Akiota T, Oka S, et al. Flow cytometric immunophenotyping of adult T-cell leukemia/lymphoma using CD3 gating. *Am J Clin Pathol.* 2005;124(2):199-204.
62. Lima M, Almeida J, Montero AG, et al. Clinicobiological, immunophenotypic, and molecular characteristics of monoclonal CD56-/+dim chronic natural killer cell large granular lymphocytosis. *Am J Pathol.* 2004;165(4):1117-1127.
63. Jaffe ES, Harris NL, Stein H, Vardiman JW. Pathology and genetics of tumours of haematopoietic and lymphoid tissues. In: Kleihues SL, ed. *World Health Organization Classification of Tumors.* Lyon, France: IARC Press; 2001.
64. Husain Z, Alper CA, Yunis EJ, Dubey DP. Complex expression of natural killer receptor genes in single natural killer cells. *Immunology.* 2002;106(3):373-380.
65. Epling-Burnette PK, Painter JS, Chaurasia P, et al. Dysregulated NK receptor expression in patients with lymphoproliferative disease of granular lymphocytes. *Blood.* 2004;103(9):3431-3439.
66. Pascal V, Schleinitz N, Brunet C, et al. Comparative analysis of NK cell subset distribution in normal and lymphoproliferative disease of granular lymphocyte conditions. *Eur J Immunol.* 2004;34(10):2930-2940.
67. Sawada A, Sato E, Koyama M, et al. NK-cell repertoire is feasible for diagnosing Epstein-Barr virus-infected NK-cell lymphoproliferative disease and evaluating the treatment effect. *Am J Hematol.* 2006;81(8):576-581.
68. Hurwitz CA, Raimondi SC, Head D, et al. Distinctive immunophenotypic features of t(8;21)(q22;q22) acute myeloblastic leukemia in children. *Blood.* 1992;80(12):3182-3188.
69. Kita K, Nakase K, Miwa H, et al. Phenotypical characteristics of acute myelocytic leukemia associated with the t(8;21)(q22;q22) chromosomal abnormality: Frequent expression of immature B-cell antigen CD19 together with stem cell antigen CD34. *Blood.* 1992;80(2):470-477.
70. Baer MR, Stewart CC, Lawrence D, et al. Expression of the neural cell adhesion molecule CD56 is associated with short remission duration and survival in acute myeloid leukemia with t(8;21)(q22;q22). *Blood.* 1997;90(4):1643-1648.
71. Orfao A, Chillon MC, Bortoluci AM, et al. The flow cytometric pattern of CD34, CD15 and CD13 expression in acute myeloblastic leukemia is highly characteristic of the presence of PML-RARalpha gene rearrangements. *Haematologica.* 1999;84(5):405-412.
72. Lin P, Hao S, Medeiros LJ, et al. Expression of CD2 in acute promyelocytic leukemia correlates with short form of PML-RARalpha transcripts and poorer prognosis. *Am J Clin Pathol.* 2004;121(3):402-407.
73. Kussick SJ, Wood BL. Using 4-color flow cytometry to identify abnormal myeloid populations. *Arch Pathol Lab Med.* 2003;127(9):1140-1147.
74. Kussick SJ, Wood BL. Four-color flow cytometry identifies virtually all cytogenetically abnormal bone marrow samples in the workup of non-CML myeloproliferative disorders. *Am J Clin Pathol.* 2003;120(6):854-865.
75. Dunphy CH. Comprehensive review of adult acute myelogenous leukemia: cytomorphological, enzyme cytochemical, flow cytometric immunophenotypic, and cytogenetic findings. *J Clin Lab Anal.* 1999;13(1):19-26.
76. Weir EG, Borowitz MJ. Flow cytometry in the diagnosis of acute leukemia. *Semin Hematol.* 2001;38(2):124-138.
77. Borowitz MJ, Rubnitz J, Nash M, et al. Surface antigen phenotype can predict TEL-AML1 rearrangement in childhood B-precursor ALL: A Pediatric Oncology Group study. *Leukemia.* 1998;12(11):1764-1770.
78. De Zen L, Orfao A, Cazzaniga G, et al. Quantitative multiparametric immunophenotyping in acute lymphoblastic leukemia: correlation with specific genotype. I. ETV6/AML1 ALLs identification. *Leukemia.* 2000;14(7):1225-1231.
79. Lee RV, Braylan RC, Rimsza LM. CD58 expression decreases as nonmalignant B cells mature in bone marrow and is frequently overexpressed in adult and pediatric precursor B-cell acute lymphoblastic leukemia. *Am J Clin Pathol.* 2005;123(1):119-124.
80. Davis RE, Longacre TA, Cornbleet PJ. Hematogones in the bone marrow of adults. Immunophenotypic features, clinical settings and differential diagnosis. *Am J Clin Pathol.* 1994;102:202-211.
81. Stetler-Stevenson M, Arthur DC, Jabbour N, et al. Diagnostic utility of flow cytometric immunophenotyping in myelodysplastic syndrome. *Blood.* 2001;98(4):979-987.
82. Kussick SJ, Fromm JR, Rossini A, et al. Four-color flow cytometry shows strong concordance with bone marrow morphology and cytogenetics in the evaluation for myelodysplasia. *Am J Clin Pathol.* 2005;124(2):170-181.

83. Valent PH, Harry HP, Bennett JM, et al. Definitions and standards in the diagnosis and treatment of the myelodysplastic syndromes: consensus statements and report from a working conference. *Leuk Res.* 2007;31(6):727-736.
84. Wells DA, Benesch M, Loken MR, et al. Myeloid and monocytic dyspoiesis as determined by flow cytometric scoring in myelodysplastic syndrome correlates with the IPSS and with outcome after hematopoietic stem cell transplantation. *Blood.* 2003;102(1):394-403.
85. Maynadie M, Picard F, Husson B, et al. Immunophenotypic clustering of myelodysplastic syndromes. *Blood.* 2002;100(7):2349-2356.
86. Della Porta M, Malcovati L, Invernizzi R, et al. Flow cytometry evaluation of erythroid dysplasia in patients with myelodysplastic syndrome. *Leukemia.* 2006;20:549-555.
87. Chang C, Cleveland RP. Decreased CD10-positive mature granulocytes in bone marrow from patients with myelodysplastic syndrome. *Arch Pathol.* 2000;124:1152-1156.
88. Cherian S, Moore J, Bantly A, et al. Peripheral blood MDS score: a new flow cytometric tool for the diagnosis of myelodysplastic syndromes *Cytometry B Clin Cytom.* 2005;64:9-17.
89. Pirruccello S, Young KH, Aoun P. Myeloblast phenotypic changes in myelodysplasia. CD34 and CD117 expression abnormalities are common. *Am J Clin Pathol.* 2006;125: 884-894.
90. Elghetany M. Surface marker abnormalities in myelodysplastic syndromes. *Haematologica.* 1998;83:1104-1115.
91. van de Loosdrecht A, Westers TM, Westra AH, et al. Identification of distinct prognostic subgroups in low- and intermediate-1–risk myelodysplastic syndromes by flow cytometry. *Blood.* 2008;111:1067-1077.
92. Monreal MB, Pardo ML, Pavlovsky MA, et al. Increased immature hematopoietic progenitor cells CD34(+)/CD38(dim) in myelodysplasia. *Cytometry B Clin Cytom.* 2006;70:63-70.
93. Arroyo JL, Fernandez ME, Hernandez JM, et al. Impact of immunophenotype on prognosis of patients with myelodysplastic syndromes: its value in patients without karyotypic abnormalities. *Hematol J.* 2004;5:227-233.

第6章

血液病理学的分子诊断

Wing C. (John) Chan, Timothy C. Greiner, Adam Bagg

章节目录

一般认为，正常细胞功能发生错误或者理化因素引起未修复的基因组损伤，导致遗传学损伤，进而诱发癌症发生[1]。罕见情况下，异常基因可遗传，导致携带异常基因的家族成员的癌症易感性增加[2]。这些初始事件会加剧其他基因损伤的风险，常在多年以后诱发恶性肿瘤。

在过去三十多年，已发现许多重现性遗传学异常，其中许多遗传学异常与特定肿瘤类型相关，并且是其重要的致病因素[3]。除了洞察癌症的发生机制，这些基因损伤是重要的诊断和预后标记，可用于监测治疗反应和早期复发。确定这些大量的遗传损伤已成为现代肿瘤诊断和治疗的标准。本章概述和列举了当今分子诊断在血液系统恶性肿瘤中的实际应用。

最近，基因组学和蛋白组学的长足进展使人们对肿瘤发生过程有了更全面的认识，并希望能够深入了解决定肿瘤生物学行为的分子机制，获得每个肿瘤与临床和生物学相关的分子分型用于个体化治疗[4–7]。在此简要讨论DNA微阵列的探索性研究。

6.1 常用技术简介

6.1.1 Southern印迹法

Southern印迹法在1975年开始应用[8]，随后广泛用于分子诊断。这种技术要求高品质的染色体组DNA，通过适当的核酸内切酶（限制性酶）识别这些DNA中特定的基因序列，将其剪切成特定的片段。这些DNA片段用琼脂糖凝胶电泳按照大小分开，再通过凝胶转移（印迹）到薄膜（硝化纤维或尼龙），然后用一段与目标染色体序列互补的DNA或者RNA标记后作为探针，进行杂交。在造血系统恶性肿瘤的分子诊断中，Southern印迹法主要用于检测基因易位和T或B细胞受体的克隆性基因重排，偶尔也用于检测基因扩增和缺失。当发生基因易位时，因为插入或缺失了一段DNA序列，限制性酶切片段的断裂点与正常片段不同，因而酶切片段的

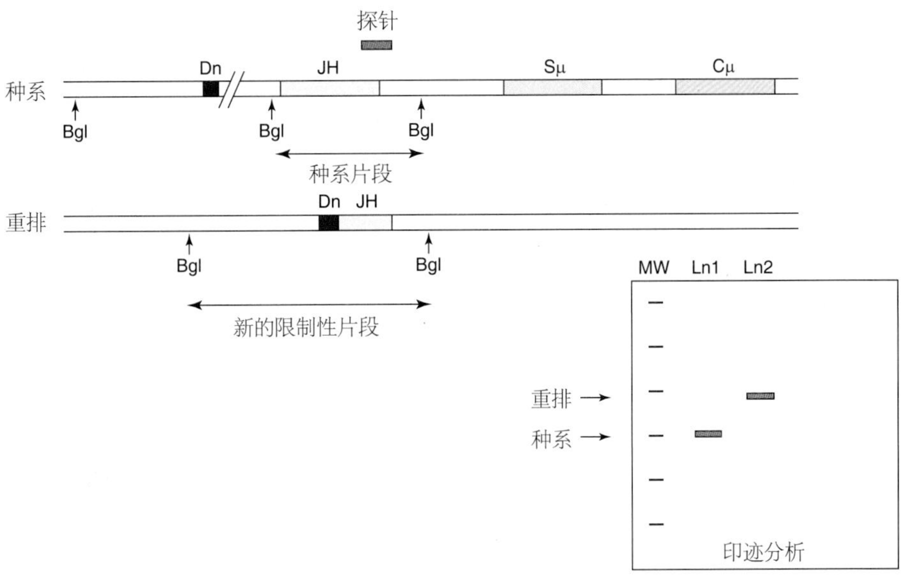

图6.1 显示D区到J区的重排，在BgⅢ消化后产生了一个新的限制酶切片段。 Southern印迹法使用JH区探针可以检测到不同于种系片段（泳道1）的新片段（泳道2）。同样，完全的VDJ重排产生不同于种系片段的酶切片段

大小不同。如果有足够数量的酶切片段（一般要求肿瘤细胞占细胞总数的2%~3%），就能用断裂区域特异性探针检测到（图6.1）。Southern印迹法需要运用两个或多个限制性内切酶，以保证酶切片段的大小变化不是由遗传性基因多态性所致。与正常对照比较，杂交信号的强度变化显示基因的扩增和缺失。大多数Southern印迹法已被PCR检测所取代。

6.1.2 聚合酶链反应（PCR）

PCR技术[9-11]的优势是能够检测少量组织和石蜡包埋组织，用于分子诊断。这种高敏感技术也能用于检测微小残留疾病[12,13]。在某些情况下可以使用互补DNA（cDNA）进行PCR检测，而不是基因组DNA；原材料来自分离的总RNA或mRNA，然后将mRNA逆转录成cDNA。这项技术称为RT-PCR。以DNA为模板的PCR扩增，其引物可以结合在外显子上也可以结合在内含子上，而RT-PCR的引物只能结合在外显子上，因为在mRNA剪接时去除了内含子。为减少反应的管数，需要在一个反应管中加入内对照，在多个位点设计通用引物能够在一个反应管中扩增多个模板，这就是所谓的多重PCR。

PCR的产物常用凝胶电泳分析，为保证正确结果，必须选择适当分辨率的凝胶系统。毛细管电泳法[14]具有高敏感、高速度和高分辨率，已经成为分析PCR产物的常用技术。这种方法运用荧光标记引物，可以精确地测定PCR产物大小，并能对不同组织和不同时间点的分析进行比较。

6.1.3 定量PCR

一般而言，PCR用于检测有无目标DNA序列，但有时需要定量信息，如跟踪MRD变化。实时PCR是定量PCR方法之一，具有灵敏、准确、标准化和高通量等优点。实时PCR包含三种重要技术：实时测量蓄积的扩增产物；所有检测都能在溶液中进行；这两者都以探针为基础。一种方法运用单探针，包括一个荧光基团和一个猝灭基团，运用具有核酸外切酶活性Taq聚合酶可将其裂解，使这两个基团分开而发光。特异性模板合成越多，则探针与之杂交和被裂解越多，猝灭基团释放的荧光基团也越多[15-17]。另一方法是运用双探针。特异性模板扩增后，两个杂交探针与之结合，通过能量转移使荧光增强[18]。此外，还有一种技术在定量过程中不使用探针，而是通过掺入一种DNA染料（SYBR绿）来测量双链DNA含量，通过溶解曲线来检验扩增目标片段的特异性[19]。

6.1.4 基因突变分析

某些基因（如*FLT3*、*JAK2*、*NPM1*、*TP53*、*ATM*）突变具有重要的临床、诊断和预后意义，其中某段序列包含一些突变“热点”能够被PCR扩增，通过凝胶技术在野生型中筛查异常扩增子。凝胶技术包括单链构

象多态性（SSCP）、变性梯度凝胶电泳（DGGE）或者温度梯度凝胶电泳（TGGE）等。然后用常规或焦磷酸盐测序法检测异常扩增子，从而鉴定它们是基因多态性还是可导致蛋白质序列和功能异常的基因改变。这种方法也可以用变性高效液相色谱法（见*TP53*突变部分）、溶解曲线分析替代，寡核苷酸芯片技术也已经发展成熟[20,21]。

6.1.5 检测克隆性的方法

血液系统恶性肿瘤如果缺乏抗原受体基因重排，或者已知其易位或突变，可用X染色体失活模式（XCIP）检测方法，如树突细胞肿瘤和骨髓增生异常综合征（MDS）[22]。这项技术只能用于检查女性患者（必须有两个X染色体），并有两个基本要求：首先，该位点必须有足够多态性，使两个等位基因能够相互区分；其次，该技术必须能够区别活化和失活X染色体。X染色体上各种基因都已经研究过，但是研究最多的可能是人雄激素受体（HUMARA）基因（因为它具有高度多态性），该基因已在多种不同造血疾病中得到非常广泛的评价和研究。两个等位基因主要通过其大小而区分，因为HUMARA基因包括11和31之间三核苷酸重复。这两个等位基因活化和失活的状态取决于是否被甲基化，甲基化修饰使其失活。通常运用甲基化敏感的限制性酶（如HpaⅡ、HhaⅠ）来区别它们，这些酶只能降解非甲基化特异性DNA序列。然后通过PCR将这两个等位基因区别开来，因为如果靶序列被限制酶消化就不能被扩增。目前常用甲基化特异性PCR，在PCR检测之前先用亚硫酸氢盐处理，通过特异性引物扩增能够区别活化和失活的等位基因。XCIP检测技术可能会遇到漂移现象（skewing phenomena），此现象或为组成性，或与年龄相关。的确，在造血过程中年龄相关性漂移现象是个重要问题，因此必须选择合适的对照用于比较。最近报道，这种基于DNA分析方法的明显缺陷能够通过基于转录的定量PCR检测来克服[23]。

6.1.6 原位杂交

对于特异性mRNA，原位杂交（ISH）能显示特异性细胞的组织学定位。在临床实际工作中，ISH仍然主要限于检测大量目标基因的存在。潜伏EBV感染的病例适用于这项检测，因为感染细胞核中存在大量EBV编码的小分子RNA（EBER）[24,25]。它也可能恒定检测到浆细胞胞质中存在轻链mRNA表达[26]。由于提供的信息量欠丰富，ISH敏感性不足以应用于临床分析，即使使用酪胺或原位PCR的扩增程序也是如此[28]。

6.2 成熟B细胞肿瘤

6.2.1 *Ig*基因重排

Ig重链（IGH）基因位点[29,30]位于染色体14q32上，包括可变区、多变区、链接区和恒定区，展开长度超过110万个碱基。其中大约有123可变区基因，但只有38~46个具有开放阅读框。它们按照序列的类似度分为七个家族[31,32]。还有6个链接区片段和大约27个D片段（图6.2）[33]。*IgH*重排一般按照如下模式，开始是D_H和J_H片段连接，然后再完成V_H段和重排的D_HJ_H段连接。随后进行κ基因重排；如果一个κ等位基因不发生重排，另一个将重排。如果两个κ重排均为无功能性，将检测λ基因重排，此前常常是两个κ基因都缺失[34,35]。

Southern印迹法曾经是标准检测方法；如果肿瘤细胞含量超过3%，使用J_H探针，Southern印迹法能检测到

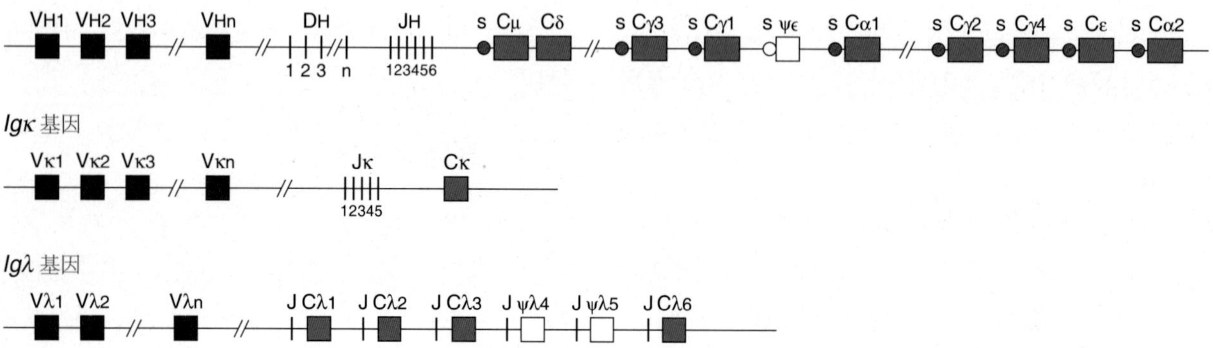

图6.2 Ig重链基因的结构的模式图

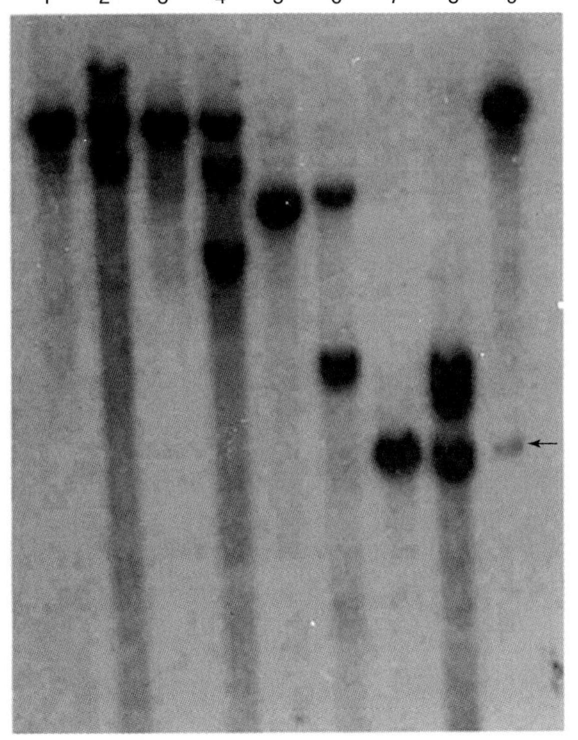

图6.3 Southern印迹法检测*IgH*基因重排。泳道1、3、5和7为胎盘DNA，分别用BamH1、EcoR1、Hind Ⅲ和BamH1/BgⅢ限制酶消化，用J_H探针检测种系片段。泳道2、4、6和8为肿瘤样本DNA用同样限制酶消化后的条带。在每个泳道，能观察到非种系条带。泳道9显示胎盘样品和4%非种系片段DNA的混合物，作为控制本实验敏感度的对照

大于95%的*IgH*基因克隆性重排[30,36]。最典型的是，常用三种限制酶，用组合的BgⅢ-BamHI消化，对检测非种系片段具有非常高的敏感性（图6.3）。在J_H区存在一个常见的Hind Ⅲ多态位点。如果等位基因之一存在这种多态位点，Hind Ⅲ消化所得两条相等强度的种系条带会误认为发生了克隆性重排（图6.4）。少数病例未检测到克隆性*IgH*基因重排，一般可以用κ恒定区或链接区的探针，检测克隆性κ基因重排。很少的病例需要检测λ轻链的基因重排，几乎没有实验室将其作为常规检测。

Southern印迹法的操作非常繁琐，通常需要5~7天才能完成。它也需要较多DNA，所以不能用于石蜡包埋组织。一般需要中等量DNA（大约10μg/酶切），虽然常用化学发光探针，但如果为了得到最高敏感度，最好选择^{32}P标记探针。由于上述原因，Southern印迹法不如PCR普及（图6.5）。通常运用J_H和V_H基因片段框架区（FR）Ⅲ的通用引物进行PCR检测，扩增互补决定区（CDR）Ⅲ（图6.5，图6.6）。这些扩增子长度通常小于150bp；因此，这种检测适用于从石蜡包埋组织中扩增DNA短片段[37-40]。PCR用于检测IGH重排的主要缺点是假阴性率较高，尤其是高负荷体细胞突变的肿瘤，如弥漫大B细胞淋巴瘤（DLBCL）和滤泡性淋巴瘤（FL）[41-43]；这些突变可以导致通用引物和目标DNA序列不能结合而引起假阴性。如果加用结合V_H区FRⅢ和FRⅡ的引物，可以减少假阴性率[40-44]。增加FRⅠ引物和引导序列也能提高检测率[41-43]。但是由于模板增大，石蜡包埋组织扩增成功率会进一步降低。另一个非常有用的改进措施是通过增加κ基因重排检测而提高克隆群体的检测率[45]。虽然λ基因重排也能进行PCR扩增，但一般不用于诊断[46]。欧盟的一项大规模研究（BIOMED-2）对优化PCR程序用于基因重排分析已进行了广泛研究，使其敏感度和标准化有了显著提高[47]。

虽然PCR非常敏感，但所用引物扩大了样本中正常B细胞扩增重排的*IgH*基因和克隆群。因为具有多克隆背景，一些小的克隆群体可能无法识别；因此PCR敏感

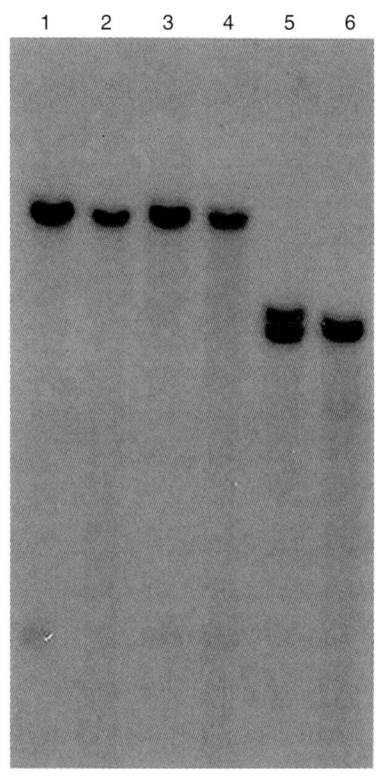

图6.4 Southern印迹法检测*IgH*基因重排。与图6.3相似，泳道1、3和5为胎盘对照，泳道2、4和6为患者样本。在泳道1和2，DNA用BamH1消化；泳道3和4用EcoR1消化；泳道5和6用Hind Ⅲ消化。只观察到种系条带。对照胎盘样品DNA由于等位基因之一携带能够被Hind Ⅲ酶切的多态性位点，导致泳道5上可见清晰的具有相等杂交强度两个条带

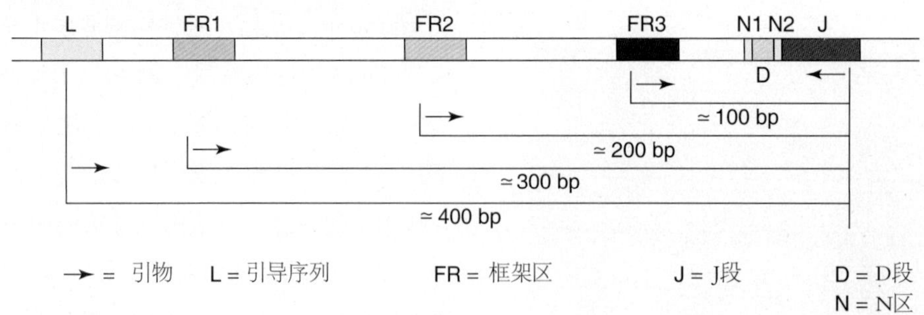

图6.5 PCR检测*IgH*基因重排。图示用于扩增VDJ重排的不同方案。箭头所指的引物能够用于扩增VDJ段不同区域的重排。图示扩增产物的近似大小（BP，碱基对）

性非常依赖样本背景中正常B细胞的比例（图6.7）。在检测MRD时，首先要确定原发肿瘤的CDRⅢ序列，然后设计克隆特异性引物或探针进行检测，才能得到最高敏感度[48]。

如果样本DNA大幅降解或所含B细胞很少，尤其是缺乏B细胞密集浸润的活检小样本，PCR可能只扩增了一些很少量的DNA模板，可能以一种扩增为主，因而在凝胶电泳上出现一个清晰条带。这样可能错误地解释为存在克隆群。然而，这些假克隆带不能重复；如果重复实验，一般不能再检测到条带或条带大小不同（图6.8）。因此在分析PCR结果时，尤其是缺乏B细胞密集浸润的活检小样本，必须小心解释。

6.2.2 *BCL2*易位

BCL2易位发生于85%以上FL和大约20%原发DLBCL（表6.1）[49–51]。在这两种肿瘤中，BCL2断裂点主要集中在三个区（图6.9）：大多数病例位于主要断裂点区（MBR）[52,53]，其余病例常位于次要聚集区（MCR）和中间聚集区（ICR）[54–56]。这些易位大部分能用合适的印迹杂交探针检测到。在实际检查中，合适的FISH探针能检测到所有BCL2重排[57]。用印迹杂交检测FL病例的BCL2重排，有50%~70%发生在MBR，10%~20%发生在MCR。MBR和MCR这两种断裂点都能用PCR检测到，但检测率稍低（图6.9）。在所有FL病例，用PCR检测的BCL2易位中，大约50%~60%病例是MBR，10%是MCR[49,60,61]，石蜡包埋组织的检测率较低[62,63]。其他断裂位点的易位（包括ICR）也能通过设计新的针对性引

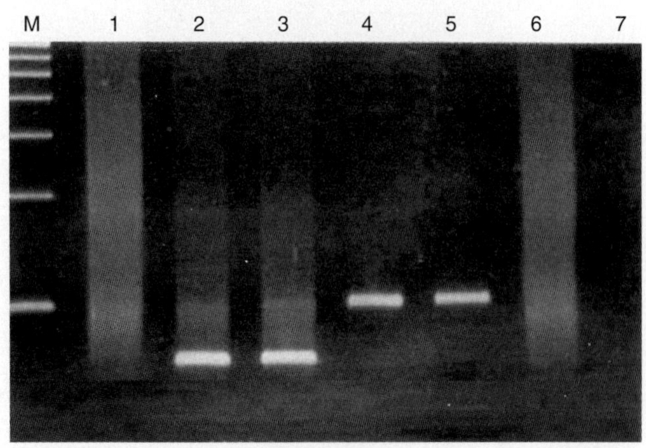

图6.6 IgH CDR3在PCR扩增后产物的聚丙烯酰胺凝胶电泳。泳道M，间隔100bp的分子量标记物；泳道1，骨髓样品DNA；泳道2和3，淋巴瘤样品DNA；泳道4和5，不同稀释度阳性对照DNA；泳道6，正常外周血单个核细胞DNA；泳道7，模板只含有水。泳道2和3显示一个与阳性对照相似的单克隆条带，只是分子量大小不同。泳道1和6没有检测到任何克隆群体。泳道7没有扩增产物

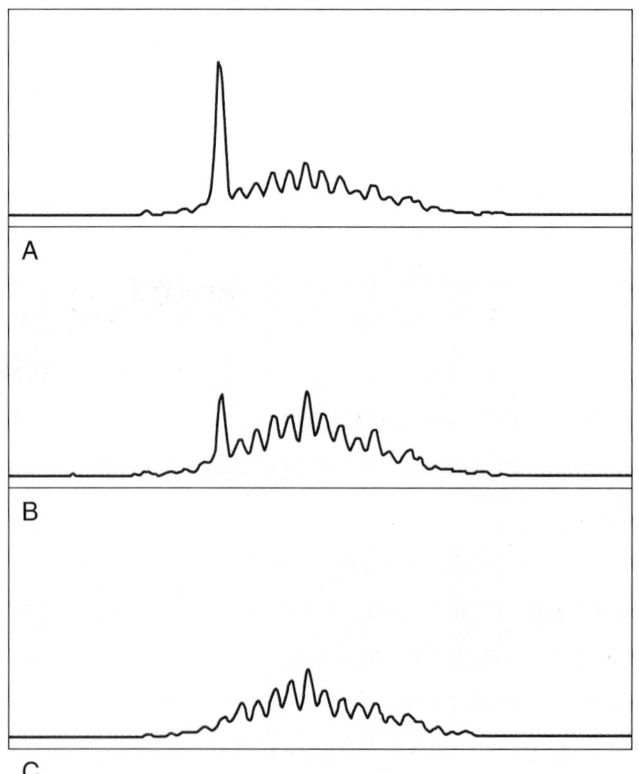

图6.7 正常外周血单个核细胞DNA稀释后，作为阳性对照细胞系DNA。A~C. 当肿瘤DNA与外周血单个核细胞DNA的比例逐渐减少时，克隆性峰变得不太清晰直至最后在多克隆背景中无法检测

表6.1 B-NHL的重现性易位及其靶基因

基因重排	染色体易位	常见淋巴瘤类型
Igh	非特征性	所有成熟B细胞淋巴瘤
BCL2	t(14；18)(q32；q21)	FL；DLBCL
BCL6	t(3；v)(q27；v)	DLBCL；FL；MZL
MYC	t(8；14)(q24；q32)及其变异型	BL；移植后和AIDS相关淋巴瘤；*DLBCL*
CCND1：*IGHJ*区	t(11；14)(q13；q32)	MCL
CCND1：*IGHS*区		PCM
*MALT1*伴*API2/IGH*等	t(v；18)(v；q21)	EMZL
BCL10	t(1；14)(q22；q32)	*EMZL*
ALK	t(2；)(p；q)	ALK^{+}DLBCL
BCL3	t(14；19)(q32；q13)	CLL

注：斜体标记的淋巴瘤表示携带该易位的病例百分比低（一般<10%）。
NHL，非霍奇金淋巴瘤；FL，滤泡性淋巴瘤；DLBCL，弥漫大B细胞淋巴瘤；MCL，套细胞淋巴瘤；PCM，浆细胞骨髓瘤；EMZL，结外边缘区淋巴瘤；CLL，慢性淋巴细胞白血病；v，可变。

物而检出[64]。包括发生在轻链的基因或μ转换区的变异型易位用普通设计的引物检测不到。

在反应性淋巴组织和正常健康个体的外周血中，用高敏感的技术（如巢式PCR）可能检测到零散的携带BCL2易位的细胞；老年人的检出率增加[65,66]。在我们实验室，PCR检测样品是两个复孔，只有两份都检测到具有相等大小的产物，才能判读为克隆群中存在BCL2易位。

BCL2易位是诊断具有生发中心B细胞分化的B细胞淋巴瘤有用的标记，但Burkitt淋巴瘤（BL）除外。它能用于鉴别良性或恶性滤泡增生、FL或其他肿瘤（如MZL和MCL），也能高度敏感地检测伴有BCL2易位的FL或DLBCL的MRD[48,67,68]。另外，骨髓标本定量检测BCL2/Igh可以预测治疗反应和预后[69]。

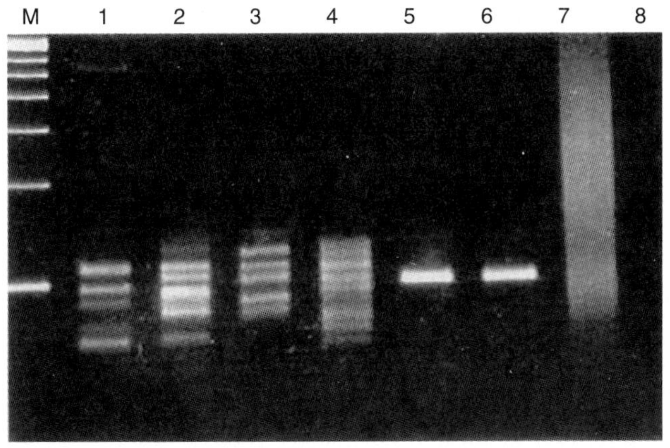

图6.8 PCR检测Igh重排的假阳性。M泳道，间隔100bp的分子量标记物。泳道1、2、3和4，石蜡包埋活检小组织中提取DNA并扩增；泳道5和6，两种不同稀释度的阳性对照DNA；泳道7，正常外周血单个核细胞DNA；泳道8，无DNA模板。泳道1~4显示模板DNA浓度逐渐增加。在较低浓度，可以观察到一些明显的条带：在高浓度，观察到多条带。表明该活检小组织存在高度降解的DNA，可见假克隆条带

6.2.3 *CCND1*（Cyclin D1）易位

T（11；14）（q13；q32）是MCL的标志[70]，但是它也存在于一些浆细胞骨髓瘤（PCM）[71,72]（见表6.1）和B-PLL[73]的病例中，现认为后者是MCL白血病的表现[74]。这种易位导致Cyclin D1 mRNA和蛋白质表达上调。数个CCND1（曾称为BCL1）断裂点呈簇状分布在染色体组DNA的较长区域，主要易位群位于着丝粒与Cyclin D1基因之间，长约120kb（图6.10）。然而，用针对主要易位簇（图6.10B）和三个以上其他区域易位簇的探针进行印迹杂交，检测率大约只有50%[75,76]。也可以针对主要易位簇（MTC）中MBR设计PCR引物进行扩增[77-81]，但是在所有MCL中检测率只有30%~40%。

用FISH检测CCND1易位几乎具有100%敏感度，这种诊断MCL的检测方法比印迹杂交或PCR更有用[82]。在大部分病例中，免疫组织化学检测细胞核Cyclin D1可以证实诊断，这也比印迹杂交者PCR的总体诊断率高[83-85]。

6.2.4 *BCL6*基因的易位和突变

*BCL6*基因位于染色体3q27[86-88]，是DLBCL最频繁的一种易位，发生率大约为25%（表6.1）。这种易位少见于其他淋巴瘤，如FL和MZL[89-92]。BCL6有许多易位

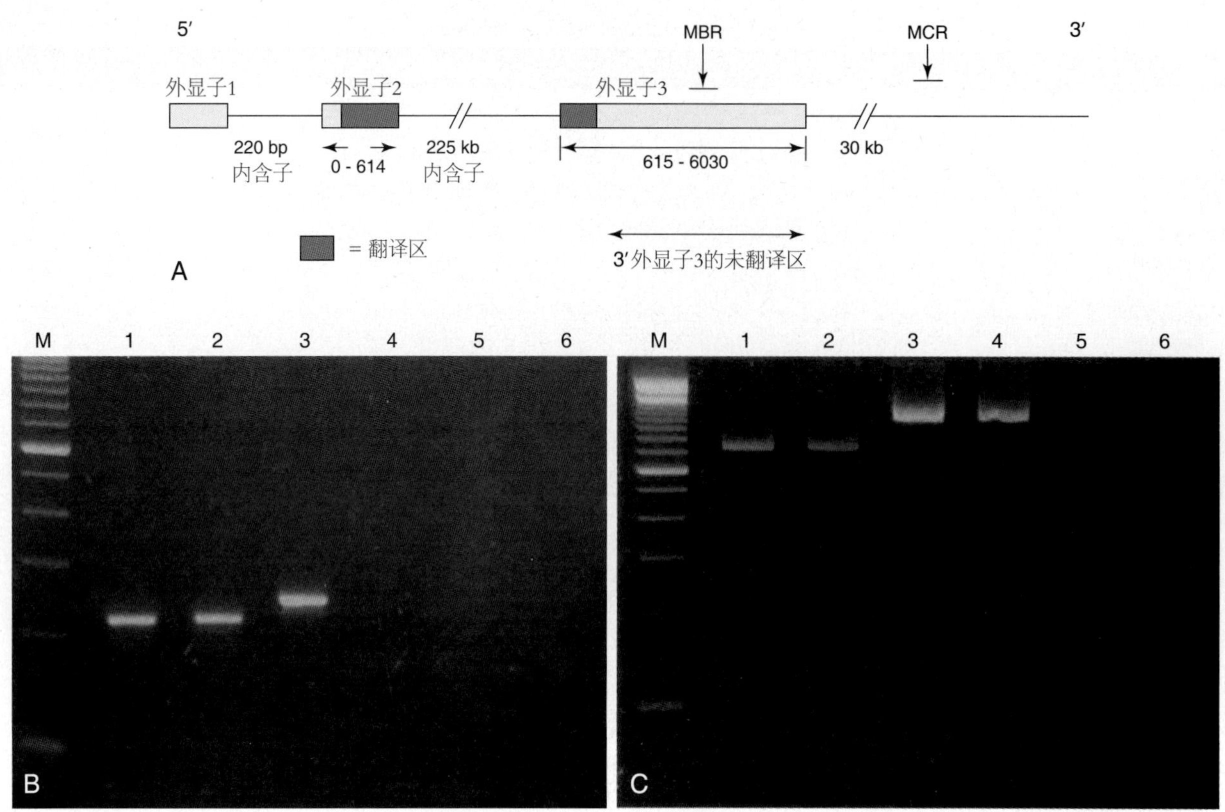

图6.9　淋巴瘤中*BCL2*基因重排的分析。 A. 图示BCL2位于18号染色体，主要断裂区（MBR）和次要聚集区（MCR）的位置。B. PCR对MBR扩增。M泳道，间隔100bp的分子量标记物；泳道1和2，FL的两次重复检测；泳道3，稀释1万倍的阳性对照DNA，泳道4，稀释10万倍的对照；泳道5，K562模板DNA作为阴性对照；泳道6，无DNA模板。泳道1和2为相同样本，显示相同大小的扩增产物。阳性细胞系对照显示，稀释1万倍有一个扩增条带，而稀释10万倍则没有。C. PCR对MCR扩增。M泳道，间隔100bp的标记物；泳道1和2，FL的DNA；泳道3和4，稀释1万倍和10万倍的阳性对照DNA；泳道5，K562模板DNA作为阴性对照；泳道6，无DNA模板。泳道1和2显示相同分子量的扩增子。在这个检测中，来自阳性对照的DNA在两个稀释度都扩增成功。阴性对照当然是阴性

形式，包括*Ig*基因和非*Ig*基因。BCL6断点簇在5′端非编码区，毗邻异源性启动子并下调其表达。

BCL6蛋白质是一种POZ/锌指转录抑制剂，选择性表达于正常的生发中心B细胞。其POZ结构域涉及蛋白质-蛋白质相互作用，如同源或异源二聚化，锌指结构域涉及联结DNA。许多BCL6靶基因已被确定，包括参与B细胞分化、细胞周期控制、生长和生存以及炎症反应的基因。BLIMP-1表达的抑制作用（BLIMP-1抑制许多基因包括*Myc*和*Pax5*，并且促进终末分化的B细胞向浆细胞转化）可能是BCL6表达下调产生致瘤活性的关键。*CDKN1A*（曾称为*p21*或*CIP1*）、*CDKN1B*（曾称为*p27*或*KIP1*）和*TP53*都被鉴定为BCL6的靶基因，它们的活性受抑制可能在淋巴瘤形成中起作用[93,94]。

运用针对这个基因5'端的探针进行印迹杂交可以检测BCL6易位，MBR包括5'端序列、第一非编码外显子和第一内含子的部分序列[90,95]。因为一些病例的染色体3q27异常，用这些探针检测不出重排，推测可能有一些断裂点落在这些区域之外[90]。另外一个距5′端到MBR 240~280kb的断裂区，更常见于不伴t（14；18）的FL和伴有弥漫成分的3B级FL[96-99]。因为这些断裂点靠近3号染色体的顶端，相当数量的病例常规核型检测可能会遗漏[90]。针对这些MBR的FISH探针已发展成熟[100,101]。因为BCL6易位涉及多种形式，一种跨越*BCL6*基因位点的断裂探针可能更好地检测Igh/BCL6。另外可靠地检测出变异断裂区的易位需要增加其他探针组合[97-99]。

正常B细胞在迁移到生发中心时，其BCL6基因经历体细胞超突变[102,103]，并且*BCL6*基因在数种淋巴瘤都发生突变。这些突变簇同样位于发生易位的5′端调节区。在正常B细胞中，BCL6体细胞超突变的功能尚不清楚，这些突变可能在淋巴瘤的形成和进展中起一定作用。突变影响BCL6在第一外显子的结合位点，可能干扰负性

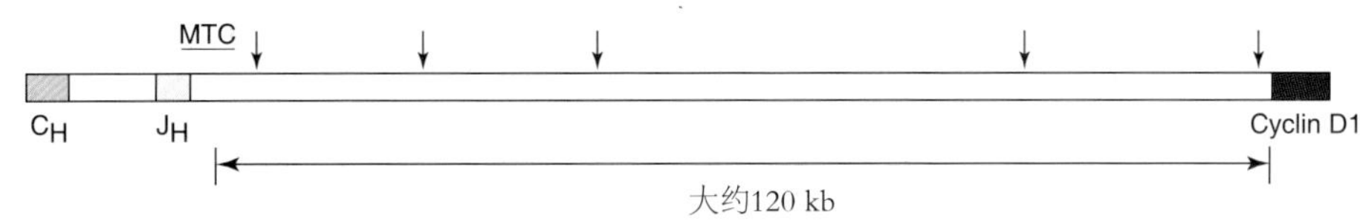

(↓)提示其他观察到的断点介于MTC和cyclin D1基因之间

A

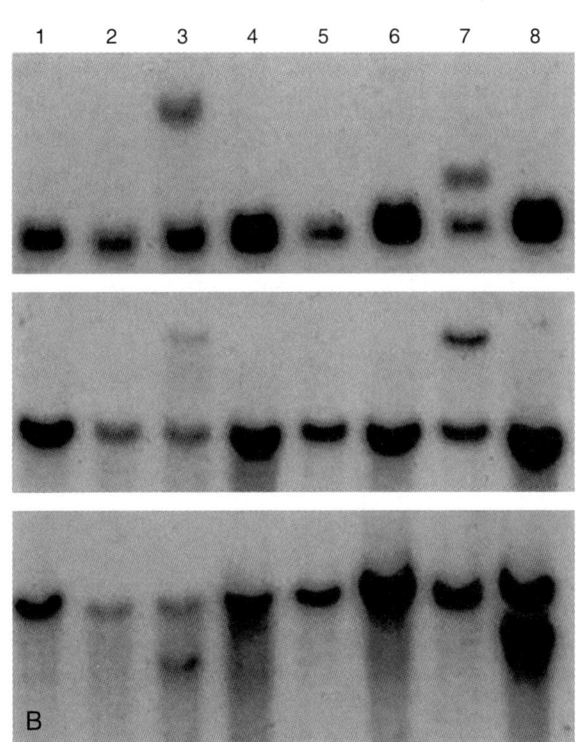

图6.10　淋巴瘤中BCL1（Cyclin D1）重排。A. 图示BCL1易位中主要易位簇（MTC）最多见的断裂点。Cyclin D1基因位于距离这个MTC大约120kb的位置，这两者相距的一大段区域内，分散着其他许多断裂点。B. 用针对MTC的探针进行印迹杂交检测。泳道1，胎盘DNA对照；泳道2~8，7份MCL样本DNA。上图，用Sst1消化的DNA；中图，用EcoR1消化的DNA；下图，用BamH1消化的DNA。泳道3显示用三种酶消化的非种系条带。泳道7显示用Sst1和EcoR1消化的非种系条带。泳道8显示在BamH1消化后唯一的非种系条带，因此不能完全肯定这个MTC重排阳性

自我调节[104-108]，并且有些突变可能破坏BCL6的第一内含子中干扰素调节因子4（IRF-4）的反应区，通过CD40信号阻止其下调[109]，从而在缺乏这一易位时下调BCL6表达。

6.2.5　*Myc*易位

*Myc*基因易位是指位于8q24染色体上的*Myc*基因易位到*IgH*基因位点，或较少见变异型（染色体）易位到Ig轻链的基因位点，特征性地见于BL和非典型BL（图6.11；表6.1）[110]。这一易位也较少量见于移植后淋巴组织增生性疾病和骨髓瘤，偶见于DLBCL和惰性淋巴瘤侵袭性转化[111-113]。在地方性BL中，*Myc*基因在5′端到第一外显子处断裂，特征性地易位到14染色体近J_H区（图6.11）。在散发性BL，*IgH*基因位点断裂在其中的一个转换区。*Myc*断裂点可能在5′端到第一外显子之间或者位于第一内含子内（图6.11）。涉及*IGK*或者*IGL*基因位点的变异型（染色体）易位，典型的易位方式是*Myc*留在8号染色体上，其断裂点位于3′端到第三外显子间的不同位置。IGK或者IGL易位到8号染色体，一般在5′端到恒定区的V或者J片段断裂（图6.11）。在印迹杂交检测中，常常用单个或多个探针杂交不同的Myc外显子，以检测离Myc基因5′端或3′端不太远的常见易位位点[111,114]。也可以针对许多易位的位点设计PCR引物来扩展这种易位，包括*IgH*的转换区和J_H区[115]。最近，FISH探针已被用于*Myc*基因易位的检测，包括针对最可能的*Myc*基因断裂点的断裂探针[116]。

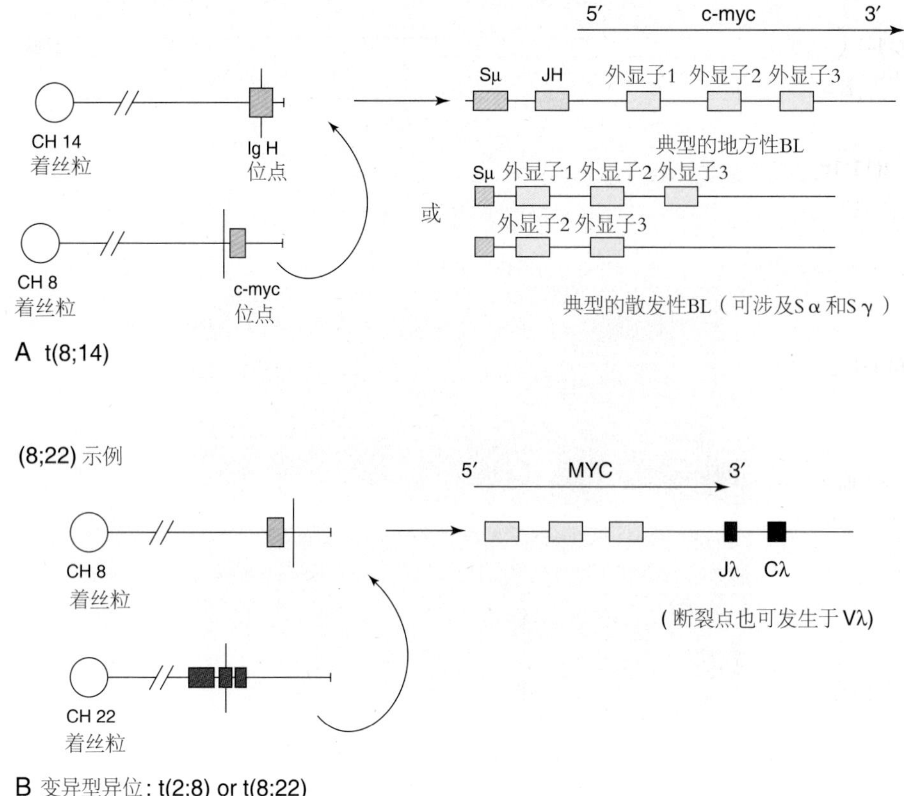

图6.11 ***Myc*基因易位**。A．t（8；14），*Myc*从8号染色体易位到14号染色体的*IgH*基因。B．在变异型（染色体）易位t（2；8）或者t（8；22），Myc基因留在8号染色体上，κ或者λ轻链基因端粒断裂易位到8号染色体*Myc*基因3′端

6.2.6 MALT淋巴瘤发生的易位

MALT淋巴瘤在WHO分类中全称为黏膜相关淋巴组织结外边缘区淋巴瘤（MALT-MZL，见表6.1）最频繁的易位是t（11：18）（q21：q31）[117,118]，它是11q21染色体上*API2*基因和18q21染色体*MALT 1*基因发生的易位（图6.12）[119]。*API2*基因属于编码凋亡抑制蛋白基因家族，这个易位形成的融合蛋白被认为保留了抗凋亡功能从而促进肿瘤细胞存活。然而，越来越多的证据认为*MALT1*基因是一个关键因子，其激活NF-κB的途径是主要致病机制[120]。设计引物能够扩增所有已知的通过RT-PCR获得的杂合性转录物[121,122]。这些引物能够用于扩增石蜡包埋样本。T（11；18）已协助诊断了来自不同解剖学位置的MALT淋巴瘤，发生在胃的病例检出率高达48%[121]，肺病例可能更高[82,122]。有趣的是，MALT部位发生的侵袭性淋巴瘤检测不到这种易位，在淋巴结边缘区淋巴瘤（NMZL）或脾脏边缘区淋巴瘤（SMZL）也检测不到这种易位[82,121-123]。胃的有易位病例更容易进展，对根除幽门螺杆菌治疗无反应[124]，并且与核表达BCL10相关，但与t（1；14）的相关性较弱[123]。FISH也可以用于检测t（11；18）[125]。

*MALT1*基因也能易位到*IgH*基因，这种t（14；18）（q32；q21）易位更易见于发生在肝脏、皮肤和眼附属器的MALT淋巴瘤，而不是胃和肺的MALT淋巴瘤，后者更常见的位点是t（11；18）[126-128]。*MALT1/IgH*易位能被FISH检测到，而一种跨越*MALT1*基因的断裂探针能够检测到涉及*MALT1*基因的t（11；18）和t（14；18）两种易位。针对t（11；18）、t（14；18）和t（1；14），MALT1和BCL10免疫染色会有不同的模式，通过免疫组织化学检测可以预测这些易位的存在[129,130]。

T（1；14）（q22；q32）易位是在染色体1q22上的BCL10易位到*IgH*基因位点[131,132]。*BCL10*基因包含一个氨基末端半胱天冬酶募集结构域（CARD），某些类型的突变导致CARD区上或者末梢部的截断分子[131,132]。BCL10突变罕见，也不是任何特殊类型淋巴瘤所特有[133-137]。BCL10能形成CARD Ⅱ和MALT1复合形式，激活I-κB激酶复合物和最后的NF-κB[120]。

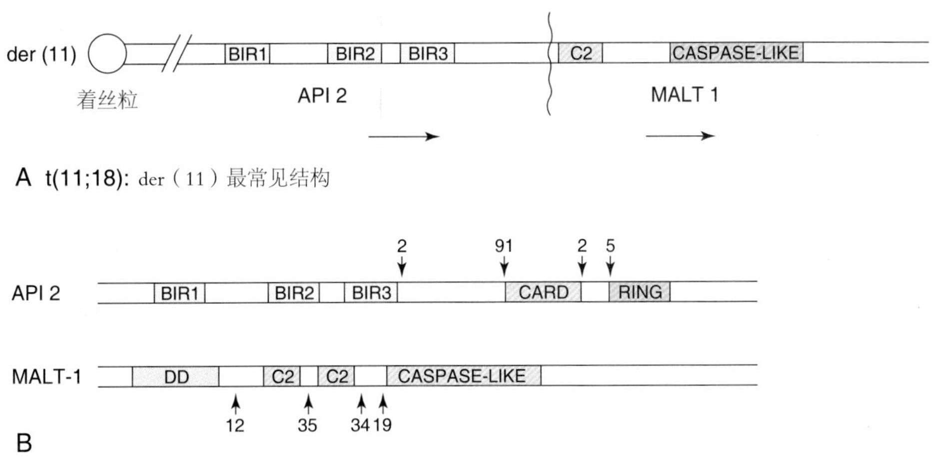

图6.12 A. 因t（11；18）而产生的der（11）最为常见。图示11号染色体着丝粒，箭头示这两个基因的转录方向。垂直穿过染色体的波浪线表示断裂点，*MALT-1*基因易位到这个断裂点。B. 图示*API2*和*MALT-1*基因的结构，用彩色框表示不同区域。箭头示已知断裂点位置，箭头上方数字代表报道的发生在那个位置断裂的百分率

API2/MALT1融合蛋白质也能通过相似的通路激活NF-κB。异常细胞核的BCL10蛋白表明MALT淋巴瘤病例中存在t（1；14）[138]或t（11；18），这种异常定位可能是MALT淋巴瘤的致病原因[139]。

最近报道了新发现的少见易位，如涉及*FOXP1*基因的t（3；14）（p14；q32）易位[127,140,141]。这些易位还没有建立最佳诊断方法。

6.3 成熟T细胞肿瘤

6.3.1 T细胞受体（TCR）基因重排分析

自从确定淋巴细胞表面存在多种TCR后，TCR重排就被用于协助T细胞淋巴瘤的诊断[142,143]。TCR是T细胞表面CD3复合体的一部分。TCR包括α、β、γ和δ链（图6.13）。大部分（≥90%）的T淋巴细胞在细胞表面表达αβ受体分子[144-146]。和淋巴结相比，γδT细胞更多位于皮肤、肠和脾。然而，不管TCR表达什么，T细胞γ基因重排要比β基因更频繁[147]。TRG或者TRB基因重排不能预测细胞表面TCR表达的类型[147]。就像*Ig*基因一样，每个TCR包含可变区、链接区和恒定区。δ和β基因具有多种类型片段，然而α和γ基因没有[148]。

在重排过程中，一段可变区和下游的一段链接区相连。δ基因首先重排；然而因为δ受体基因位于α基因序列之中，重排的α基因缺失δ基因的序列[149,150]。如果δ缺失，细胞就表达αβ受体。然而，因为α基因的

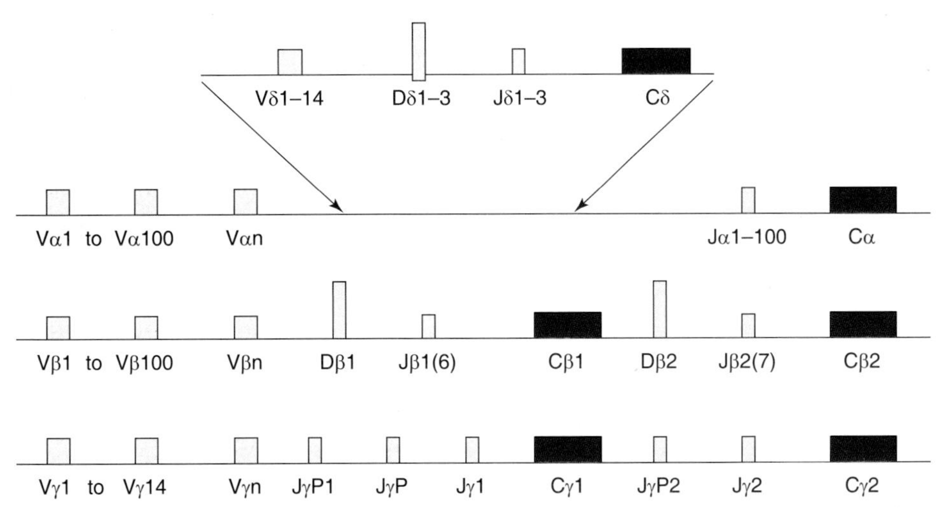

图6.13 T细胞受体基因的结构示意图。α和γ基因没有多种类型的片段。图中距离并非实际比例

可变区和链接区间的重排有很长的跨度，临床的检查中常用的印迹杂交和PCR扩增的方法不能检测到。因为δ基因常常缺失掉，在多数T细胞淋巴瘤中其诊断价值有限。但在一些罕见的T细胞淋巴瘤的病例中，TRD基因可能是唯一的TCR重排的基因[151]。γ基因重排早于β基因重排。因为β和δ基因在可变区和链接区之间的两个链接区域有多种不同的片段，它们的TCR序列的变化比γ基因要更多。链接区的这些DNA有的缺失了可变区的3′端，有的缺失了可变区的5′端，从而表现出两端基因的多样性。另外，DNA核苷酸在链接区或者N区经常被TdT插入或者缺失，如同Ig基因一样。链接区为单个细胞的TCR重排提供了独特标志。

TRB是用印迹杂交检测到的最常见TCR重排[143,152]。常常运用针对β基因恒定区或链接区片段的探针，如果同时运用这两种探针进行检测，敏感性会更高。大多数实验室要求一种重排出现在两种限制性酶切中，才能判读为阳性结果（图6.14）[143]。因为TRG基因没有多样性基因片段，与TRB重排相比，链接区由较少的核苷酸组成[153]。此外，功能可变性和链接区的片段数量有限[154,155]，因此限制了TRG可能的重排组合的数量，使之很难通过Southern印迹法来区分重排和确定克隆群[156,157]。

TRG的结构简单，需要运用PCR来鉴定其克隆性重排[158-160]。然而，一对通用引物不能用于检测所有恒定区或者链接区的基因片段[161,162]。组别特异性引物必须覆盖4组可变区基因和3组链接区基因中的每一组。尽管如此，在TRB家族中，要扩增所有的基因重排组合，这7组引物与所需要的引物相比还是非常少的。整个引物设计必须能检测所有的TRG重排[161,162]，因为引物设计的限制使平均检测率只有75%[163]。组1片段，包括基因的Vγ2-8是最常见重排位置，然后是Vγ9、Vγ10和Vγ11[164,165]。在链接区Jγ1/Jγ2重排最常见，其次是JγP2，最少见的是JγP[147,165]。

许多技术都可用于TCRβ和γ基因重排检测。包括常规琼脂糖或者聚丙烯酰胺凝胶电泳[159,160,166,167]、凝胶电泳片段分析、DGGE[164,168-170]、SSCP[171,172]、TGGE[173,174]和异源双链核酸分子分析[175]。最近，荧光标记的引物PCR产物的激光扫描方法已经报道，在聚丙烯酰胺凝胶[176-182]和毛细管电泳[14,183-191]上基因扫描分析。这种检测技术重点在肿瘤细胞独特链接区的序列生物化学分选，而不是长度分选，后者包括DGGE、SSCP、TGGE和异源双链核酸分子分析（图6.15）。通过运用连接-特异性引物能够检测到1/（10^5~10^6）的肿瘤细胞，可以被检测到MRD[48,192,193]。用这种技术，患者特异性可变区或者链接区引物和连接-特异性引物配对变性，只扩增感兴趣的重排。

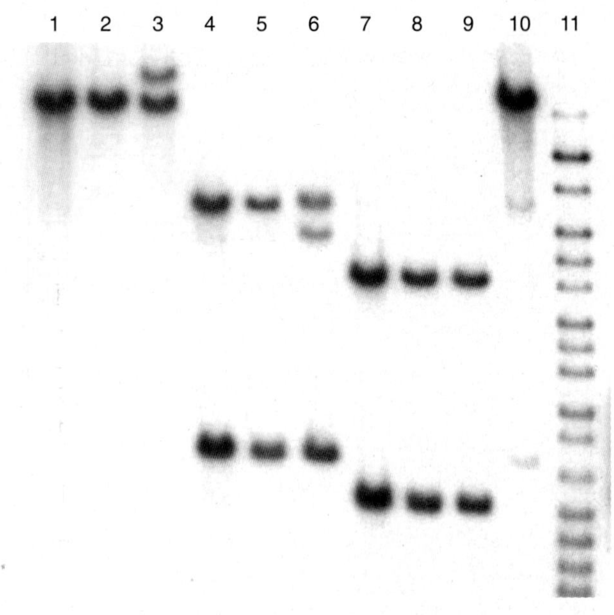

图6.14 用Southern印迹法检测T细胞受体β链。图示用三种酶处理的三个病例：BamH1（泳道1~3），EcoR1（泳道4~6）和Hind Ⅲ（泳道7~9）。一个病例BamH1（泳道3）和EcoR1（泳道6）处理后显示重排，但在Hind Ⅲ（泳道9）处理后是种系构型。其他病例没有显示基因重排。泳道10是4%阳性对照，泳道11是分子量标记

毛细管电泳法是导流技术而不是1990年建立的以凝胶为基础的方法。这是一种基于长度的分离方法，能够分辨单碱基异常。用不同荧光物质标记引物能够确定重排中涉及到的可变区基因或者链接区基因（图6.16）[14,174,183,184,186,187,189-191,194]。许多实验室发现它具有协助患者样本随访监测的价值。多克隆样本产生重排的正常分布（图6.16A）。当可疑的峰超过多克隆背景峰，比值为2~3倍时，是明确的克隆群[187,191]。实验室需要为这一比值建立合适的标准，以证明这种特异性检测在克隆性细胞从1%~5%时的敏感度。二重检测用于区别由于DNA样品中一些T细胞导致的假峰（假克隆）和真阳性结果。检测结果为单管中单个荧光物和单个产物大小时，比多管和多个产物大小容易解释[191]。

6.3.2 *TP53*突变分析

据报道，在NHL和白血病中，第5~8号外显子的热

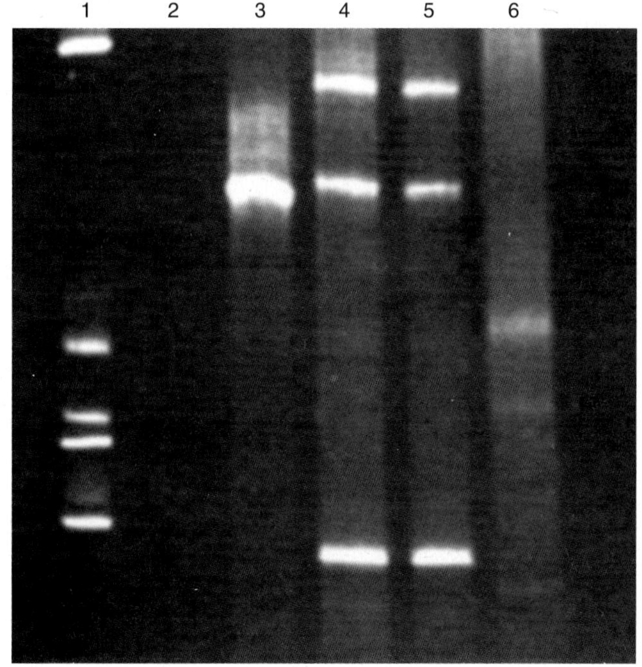

图6.15 变性梯度凝胶电泳检测T细胞受体γ重排。PCR产物有高分辨率分离，即使这个PCR产物的长度范围只有50个核苷酸。泳道1是分子量标记，泳道2是阴性对照，泳道3是HSB2对照，泳道4和5是配对的外周T细胞淋巴瘤（PTCL），泳道6是外周血

点编码区发生的突变是最常发生的继发性异常[108,195]。检测*TP53*的敏感方法包括SSCP[196]、运用鸟苷胞核嘧啶（GC）-夹的DGGE[197,198]和变性高效液相色谱（图6.17）[163,199]。*TP53*突变大约发生于15%的NHL，最常见于BL（40%）[109,200]。*TP53*突变与FL和SLL转化为DLBCL相关[89,201]，也与一些预后差的NHL相关。在MCL，它与预后不良、存在母细胞或者母细胞样形态相关[198,202,203]。预后不良可能是由于缺乏功能性P53蛋白质；另一个等位基因通常缺失，结果是阻止*p53*诱导的细胞凋亡，使得肿瘤细胞对化疗抵抗[204-206]。这种效应属于直接的DNA结合突变的作用之一[207]。因此，在未来运用针对*p53*靶向治疗时，必须识别这种类型的*p53*突变。

当*p53*突变导致终止密码子产生蛋白质不翻译或者形成一种截短的蛋白质时，用免疫组化分析P53蛋白质表达的结果可能存在假阴性[208]。柠檬酸盐抗原修复和使用针对位于氨基末端抗原表位的抗体，如DO-7，能最大限度地减少这种假阴性[209]。此外，由于一些未知的原因，在一些病例中也可以发生野生型P53过度表达的情况[210-212]。恰当地评价组织中P53的过度表达，必须同时检查P21表达，因为P21的表达需要野生型P53[213]。如果P21有表达，P53的表达最可能是野生型P53的表达。由于这些问题，检测基因组突变是更好的方法。

6.4 急性白血病

急性白血病存在300多种不同易位，其中100种以上易位被克隆，强调了这类疾病显著的遗传学复杂性。易位的分布和其他遗传学异常可以划分为影响3种主要通路之一的调节异常（表6.2）。

有资料表明，在这些异常的调节通路中，有一部分存在协同作用。例如，通过激活酪氨酸激酶增强信号转导赋予促增殖和抗凋亡活性，而干扰转录的细胞器可损害分化能力。其他通路影响染色质的调控和胞核-胞质穿梭。这些数目相当有限的调控异常通路可能促进了针对某个环节的特异药物干预的研发。本章主要介绍基于疾病类型的白血病细胞遗传学，强调分子遗传学指导的改良分类、危险分层和治疗。

尽管过去常用Southern印迹法检测多种遗传学病变，目前基于PCR的技术更加普遍。许多累及DNA断裂点的易位非常普遍地散布于内含子中（通常位于单个内含子中），这导致基于PCR的检测方法有时比较费事。因此，利用内含子剪接的特点，大多数易位检查应用外显子引物的RT-PCR方法来检测。

6.4.1 急性髓系白血病（AML）

在细胞遗传学水平上，AML是一种异质性很强的疾病，至少观察到160种不同的重现性结构性细胞遗传学异常。然而目前越来越多的证据表明，AML的最终诊断和合理分类有赖于所有临床参数的整合（如临床特点、血液计数、形态学、细胞化学、免疫表型和遗传学结果，包括经典的细胞遗传学和分子遗传学），最相关的特点是遗传学异常。这个观点部分源于大样本多中心协作组研究，他们确认了三大类的预后组（表6.3）[214-216]。此外，尽管发生于老年人（大于55岁）的AML预后通常不好，该遗传学分层对这组患者仍适用[217]。

6.4.1.1 易位

在AML的多种易位中（表6.4）有4种最常见：t（8；

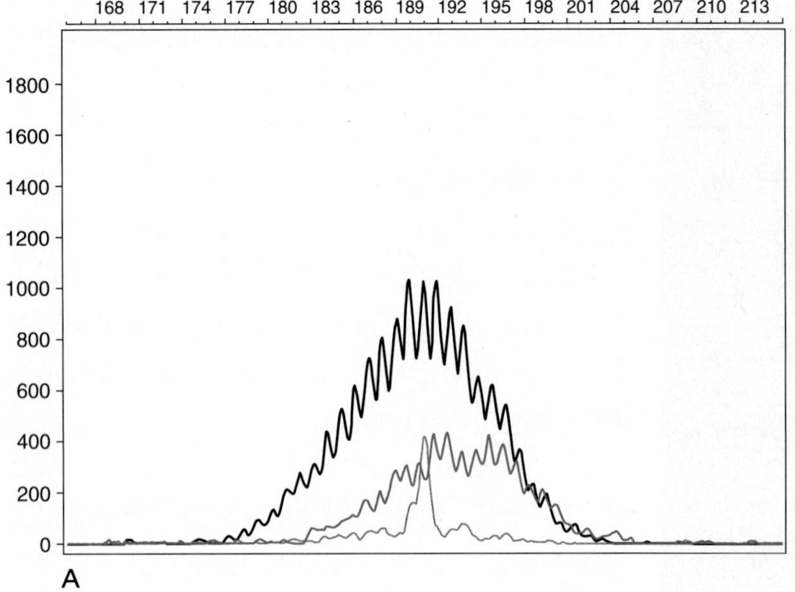

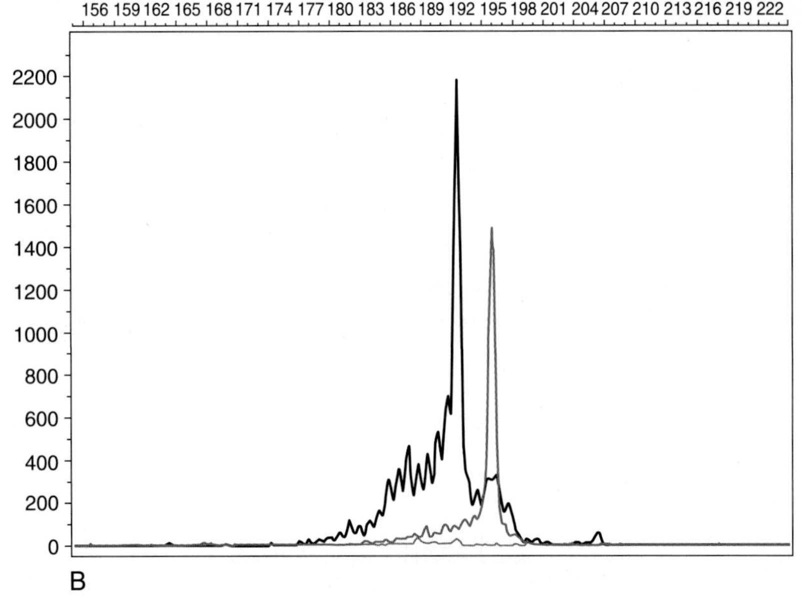

图6.16 毛细管电泳法检测T细胞受体γ重排。A. 多克隆样品。注意PCR产物跨越190核苷酸的正常分布。**B.** 外周T细胞淋巴瘤（PTCL）。克隆性顶点与背景的比率超过2。在大于50%病例中两个等位基因都是重排的

21）、t（15；17）、inv（16）和累及11q23的易位。这些遗传学异常的生物学和临床相关性在2001年WHO分类中的AML部分被定义为特异性疾病类别[218]。这些异常具预后价值，因为前3种异常通常与相对好的预后有关，而大多数累及11q23的易位预示预后不良，然而有些报道提示t（9；11）与不良预后无相关性[219]。此外，使用全反式维A酸必须发现位于17q11的*RARA*基因有t（15；17）易位或一些累及该基因的变异易位。然而，大量AML（多达50%）核型正常，有可能在这些患者存在使用常规核型研究无法发现的亚显微和隐性遗传学病变。许多异常的发现和克隆得益于分子学技术。在WHO 2008分类中的AML部分，新增了三种特异性易位：t（1；22）、t（6；9）和inv（3），广义的11q23易位范围已缩小至仅包括t（9；11）患者。t（1；22）涉及*RBM15*基因（旧称OTT）和*MKL1*基因（旧称MAL）；t（6；9）涉及*DEK*和*NUP214*基因（旧称CAN）；inv（3）涉及*RPN1*和*EV11*基因。这三种易位定义的AML均不常见，每种大约占AML的1%，在此不作讨论。

T（8；21）（q22；q22） 这是AML中最常见的易位，发生率大约10%，尤其是儿童。位于21q22的RUNX1（旧称*CBF-A2*或*AML1*基因）编码的部分核心结合因子（CBF）-A2和位于8q22的RUNX1T1（旧称ETO）基因的一部分发生融合[220]。RUNX1蛋白占异二聚体的一半，是造血过程中关键的转录因子。这

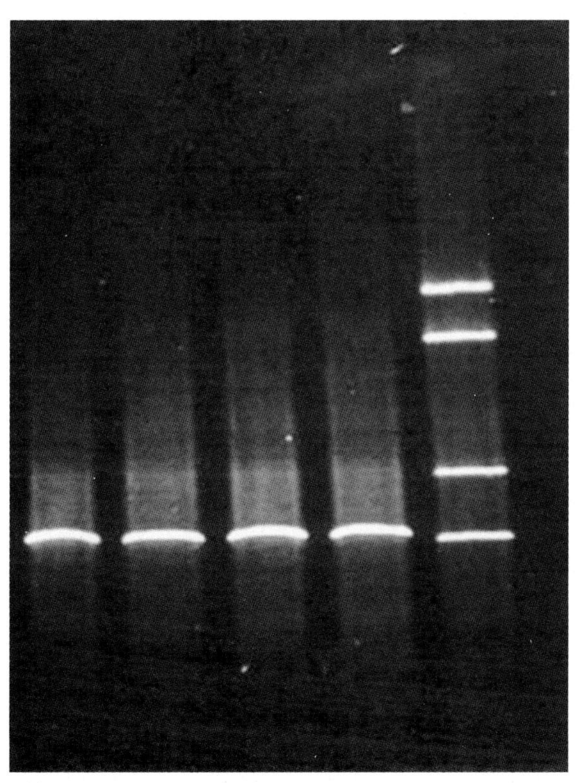

图6.17 用变性梯度凝胶电泳检测p53突变。野生型样本只有1个条带。突变样本显示电泳有变化，产生2~4条条带（如外显子8在右侧）

一半直接与DNA接触加速了DNA的结合，而CBF-B亚单位是与CBF-A2而与非DNA结合。编码CBF转录因子的2种成分基因在AML和ALL中是常见的易位靶点，在这2种类型白血病中大约25%的患者该基因受到累及。当*RUNX1*基因易位时，其产生的RUNX1蛋白作为主导的抑制蛋白，抑制包括髓过氧化物酶（MPO）、粒细胞-巨噬细胞集落刺激因子、白细胞介素-3和TRB等许多靶基因的转录。然而，许多研究表明单独这个过程不能诱发急性白血病。

该易位与FAB分类中的M2（AML伴成熟迹象）最具相关性，可见于40%的M2患者；超过90%的具t（8；21）的患者呈M2形态学改变。断裂点簇位于2个基因的单个内含子，因此每个患者产生类似于RUNX1/RUNX1T1的嵌合转录物。因此，应用RUNX1和RUNX1T1引物，采用简单的RT-PCR方法就能够在分子水平发现这种易位并用于诊断。潜在有t（8；21）易位的白血病患者对含大剂量阿糖胞苷的化疗方案特别敏感。这种好的预后相关性存在于成人AML，儿童AML的相关性不是很明朗。

表6.2 白血病中遗传学病变的主要功能靶位

组*	特异性靶点†	异常	白血病
转录因子	*RUNX1*或*CBFB*	t（8；21）（q22；q22）	AML-M2
		*RUNX1*突变	AML-M0
		inv（16）（p13；q22）	AML-M4Eo
		t（12；21）（p13；q22）	ALL-前体B
	RARA	t（15；17）（q22；q21）	AML-M3
	TCF3-E2A	t（1；19）（q23；p13）	ALL-前体B
	Myc	t（8q24）	ALL-B细胞‡
	TAL1	t（1p32）	ALL-T细胞
	ETV6	t（12p13）	AML，ALL，MPN
	*HOX*基因	变异型	AML
	CEBPA	*CEBPA*突变	AML-M2
信号转导	酪氨酸激酶	t（9；22）（q34；q11）/*BCR-ABL1*	CML，ALL-前体B
		FLT3突变	AML
		del（4）（q12q12）/*FIP1LI-PDGFRA*	CEL
		*KIT*突变	肥大细胞白血病 AML
		*MPL*突变	非CML MPN
		*JAK2*突变	非CML MPN
	RAS	*NRAS*突变	AML，MDS
染色体变化	*MLL*	t（11q23）	AML-M4/5，继发性AML，小儿白血病
	RBM15-MKL1	t（1；22）（p13；q13）	AML-M7
	MYST3（*MOZ*）*-CBP*	t（8；16）（p11；p13）	AML-M5

注：ALL，急性淋巴细胞白血病；AML，急性髓性白血病；CEL，慢性嗜酸性粒细胞白血病；CML，慢性髓系白血病；MDS，骨髓增生异常综合征；MPN，骨髓增殖性肿瘤。

*，有四组（目前较少见）易位破坏了核孔复合体（NUP）。例如，在染色体11p15位点上的NUP98，至少有8种不同的易位方式，染色体9q34位点上的NUP214在细胞核和胞质之间的运输中起重要作用。NPM1，涉及t（2；5）易位，与间变性大细胞淋巴瘤相关，见于AML-M3的t（5;17）和见于MDS的t（3;5），这些少见的易位变体也涉及细胞核的穿梭运动。这也是AML最常见的突变基因（详见正文）。

†，括弧里术语为这个基因的同义词或可接受的缩写。

‡，B-ALL现认为是BL的白血病阶段。

表6.3 急性髓系白血病（AML）的遗传学分层

风险组	遗传学	频率（%）*	完全缓解率（%）*	5年生存率（%）*
预后好	t（8；21）	25（5）	85（70）	60（35）
	t（15；17）			
	inv（16）			
预后一般	正常	50（63）	80（60）	40（13）
	+8，+21			
	11q23			
预后不良	−5，−7	25（32）	60（25）	15（2）
	3q			
	复杂			

注：*，百分比为近似值，年轻AML患者（<55或60岁）的综合数据来自参考文献216~218。括弧内百分比表示老年AML患者的数据，来自参考文献219；虽然各组数据对风险组的影响不同，但与预后的关联性强，完全缓解率和5年存活率都很差。

T（15；17）（q22；q21） 在所有的急性白血病中，急性早幼粒细胞白血病（APL）具有最显著的基因型，常常可以通过特征性形态预测遗传学改变——无论是经典的高颗粒型（FAB-M3）还是微颗粒变异型（FAB-M3v）。尽管t（15；17）（q22；q21）大约占AML的10%，该遗传学改变见于99%形态学诊断的AML。在剩下的1%患者中，可能存在有意义的变异型突变。在所有患者，主要的共同改变是位于17q11的*RARA*基因的断裂受累。在原型t（15；17）易位，*RARA*基因与*PML*基因发生融合，两者的蛋白产物正常定位于核小体或位于核内的PML原癌基因结构域。尽管*RARA*基因的累及对恶性转化起关键作用，据推测*PML*基因的断裂亦起作用。

野生型RARA蛋白起转录激活作用，但当易位后呈转录抑制作用[221]。正常情况下，RARA与转录协调抑制子相互作用，这种作用可被生理浓度的维A酸所抵消。然而当RARA与PML融合时，与协调抑制子复合物的作用增强，只有药用剂量的维甲酸（以全反式维甲酸形式）才能克服这种抑制作用。至少存在4种变异易位，详见表6.4。t（11；17）（q23；q11）易位导致RARA与ZBTB16（以前称PLZF）融合值得注意，因为其对全反式维A酸治疗不敏感，由于ZBTB16本身作为转录抑制物其作用不能被全反式维A酸抵消。在该类患者，需要采

表6.4 急性髓系白血病（AML）重现性遗传学异常*

遗传学异常	染色体异常	相关	频率（%）† 亚类	频率（%）† 总体
融合				
RUNX1-RUNX1T1	t（8；21）（q22；q22）	M2	40	15
PML-RARA	t（15；17）（q22；q21）	M3	99	12
MYH11-CBFB	inv（16）（p13；q22）	M4Eo	85	10
V-MLL	t（V；11）（v；q23）	M4，M5，继发性AML‡	?	5
DEK-NUP214	t（6；9）（p23；q34）	嗜碱粒细胞增多	?	2
EVI1-RPN1	t（3；V）（q21；v）	发育异常	?	2
ZBTB16-RARA	t（11；17）（q23；q11）	M3	1	<1
NPM1-RARA	t（5；17）（q35；q11）	M3	<1	<1
NUMA-RARA	t（11；17）（q13；q11）	M3	<1	<1
STAT5-RARA	t（17；17）（q11；q11）	M3	<1	<1
NUP98-V	t（11；V）（p15；v）	继发性AML‡	?	<1
MYST3-V	t（8；V）（p11；v）	M5	?	<1
RBM15-MKL1	t（1；22）（p13；q13）	婴幼儿M7	?	<1
数目异常				
? RPS14	del（5）（q12；q35）/-5	继发性AML	5	2
未知	del（7）（q11；q36）/-7	继发性AML	5	2
未知	+8	继发性AML	20	10
未知	del（20）（q11）	继发性AML	2	1

注：V或v，融合方式或染色体断裂位点不同。

*，通过常规细胞遗传学核型分析和分子水平的方法两者的检测确定。

†，百分比为近似值，为多个多中心研究的平均值，常常反映的是关于成人（年龄从15到55岁）的研究。亚类的百分比特别能反映该异常与AML典型的相关性；总体百分比受AML作为一个整体的影响。

‡，以前接受过拓扑异构酶Ⅱ抑制剂的治疗。

用组蛋白去乙酰化酶抑制剂治疗诱导细胞分化。因此从分子诊断角度，确认这类少见变异型很重要，因为该类患者不能从全反式维A酸治疗中获益。有趣的是，可能对这类特异的遗传学变异存在形态学相关性，因为伴t（11；17）阳性白血病细胞的胞核规则，伴Pelger-Huët样细胞数目增多，而t（15；17）患者通常核形态不规则（肾形或双叶形）并且不具Pelger-Huët样形态异常[222]。

在普通的t（15；17）易位，RARA的断裂点保守存在于内含子2中，且有2种主要的断裂点存在于PML基因。因此，需要一个下游RARA引物和2个PML上游引物，以发现大多数PML-RARA融合转录物（图6.18）[223]。有趣的是，大多数（大约75%）患者同时表达交互的RARA-PML转录物，其意义不明。

Inv（16）（p13；q22） 这种臂间倒位和分子学上相同的t（16；16）易位特征性见于急性粒・单细胞白血病伴异常嗜酸性粒细胞（AML-M4E0）。这种倒位使*CBFB*基因（旧称PEBP2B）的一部分和肌球蛋白重链基因M（YH11，旧称SMMHC）的一部分发生融合。这种后果之一是大部分CBF-B蛋白被阻滞于胞质内，因此妨碍CBF-B作为前面提及的作为部分转录因子功能的发挥[224]。尽管这种融合基因最多见于M4E0，亦可见于其他类型AML，包括M2和M5。

Inv（16）有时很不明显以致被漏诊，尤其发生于中期分裂象制备不佳时。在伴inv（16）的患者，三体22是最常见的继发性异常，但在其他情况下不太常见。因此存在一个明显的单独+22提醒人们可能存在隐匿的CBFB/MYH11融合基因。分子生物学研究对发现这种异常具有重要作用。这2种基因的断裂点具有异质性，至少存在10种不同的融合基因转录物。尽管99%的CBFB断裂点存在于该基因的内含子5中，*MYH11*基因的断裂点极具异质性且有7个不同的外显子（7~13）不定地存在于转录物中。最常见的类型称为A型，见于大约90%的患者，其他2种转录物类型D和E占其余的5%。

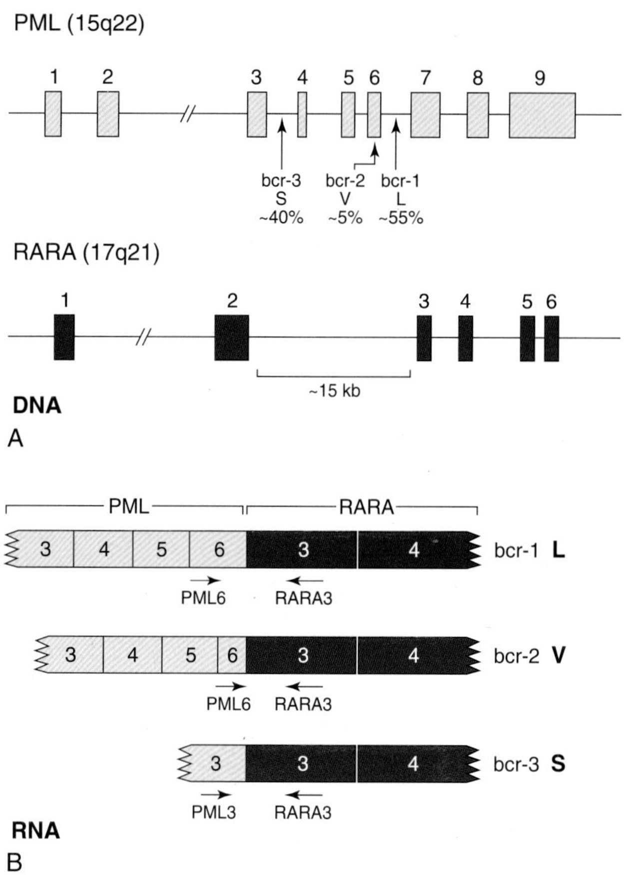

图6.18 t（15；17）（q22；q21）易位的分子遗传学。A. *PML*和*RARA*基因的基因组结构示意图，提示断裂簇的位置。*RARA*基因断裂点局限于内含子2，而PML基因有2个主要断裂点，在内含子3和内含子6，亦分别称为断裂点簇bcr-3和bcr-1，分别导致短型（S）和长型（L）融合转录（见下文）。第3个不常见的断裂点发生于外显子6内，称为bcr-2或可变区（V）。不同断裂点大致百分率见图。B. PML-RARA融合基因的RNA-cDNA结构，显示3种类型的转录物和RT-PCR所需引物。2种PML引物即PML6和PML3，而只需1个RARA引物即RARA3。PML6引物不能明显扩增出bcr-3断裂，因为外显子6缺失；与之相比，PML3引物除了扩增出PML6引物片段外，可能扩增出bcr-1断裂，产生更大片段产物。尽管bcr-2断裂是在外显子，它发生于编码框内，通过合适PML6引物可以将其检测（位于5'端断裂者，产物大小小于bcr-1断裂产物），但应用其他PML6引物可能无法发现（位于3端断裂）。不同断裂点与生物学行为和临床结局具有相关性。伴外显子2断裂者对全反式维A酸敏感性下降，而bcr-3断裂与高白细胞计数、M2v形态和CD2共表达有关

11q23易位 11q23染色体上的*MLL*基因（代表混合细胞白血病或髓系淋系白血病）是人类白血病中最混杂的基因之一[225]，它参与了至少80种易位。如其名字所示，它参与了AML、ALL和MDS的易位。该基因也称为ALL1、HTRX和HRX。在其众多的易位中，最常见的是4q21的t（4；11）易位形成的*AFF1*基因（旧称MLLT2、FEL、AF4基因）；9q21的t（9；11）易位形成的*MLLT3*基因（旧称AF9基因）；以及19p13的t（11；19）易位形成的三种不同的*MLLT1*（旧称ENL）、*ELL*或*EEN*基因。这几种易位占MLL易位形式的3/4以上，各自占大约40%、27%和12%。但是，99%的t（4；11）易位是ALL（见“6.4.2急性淋巴细胞白血病”）。AML的MLL易位与两种病情相关，一种是原单核细胞分化（M4或M5），一种是拓扑异构酶Ⅱ抑制剂治疗（继发白血病）。

MLL的断裂点在分子量相对较小（8.3kb）的区域，有5~11个外显子，称为断裂点区域。断裂点与下列表型相关：原发白血病的MLL易位常在断裂点簇的5'端，而儿童和继发白血病的断裂点常发生在DNA拓扑异构酶Ⅱ的很强结合位点的3'端。虽然这可以解释这种易位更容易发生于继发白血病，但是这也提示我们儿童白血病可能是由于出生前暴露于有害物质所致。

MLL可以通过重构核染色质调节或维持基因的表达，特别是*HOX*基因。许多的融合部分是推断的转录因子。MLL易位导致的白血病产生机制目前还不清楚。MLL重排可能是t（9；11）的一个例外，它提示预后不良。

6.4.1.2 分子遗传学研究易位的基本原理

尽管AML的7种遗传学分类的每一种通过传统的染色体检查均容易检测，但是该方法有多少不等的假阴性率。一些易位是隐性，处于亚显微状态（太小，光镜进行染色体分析时不能发现）；另外一些假阴性则是技术偏差所致。对于RUNX1/RUNX1T1 t（8；21）和CBFB/MYH11 inv（16）而言，遗传学假阴性率差异很大，例如染色体核型正常而白血病的融合基因阳性。虽然一些研究提示这种假阴性率高达30%[226,227]，但是最近研究显示在15%左右[228]。大于15%的APL可以细胞遗传学正常或无阳性意义。这一百分比包含了6%由于插入或复杂易位所致的隐匿性改变，以及9%细胞遗传学检查失败的病例。分子学检查的假阴性也是有的。因此，传统细胞遗传学和分子遗传学检查都有局限性，也是互补的。

由于这些易位在AML分类和治疗中都很重要，所有初诊的AML都应该进行分子遗传学检查，特别是染色体检查正常患者[229]。RT-PCR检查可以用于上述三组易位中每一组的第一个易位。11q23的*MLL*易位由于易位部分过多而易于混淆。有个别很详细的RT-PCR检测，而更通用的方法是使用MLL探针的FISH方法。当期待此类易位更高的检出率时，如对于拓扑异构酶Ⅱ抑制剂治疗后的白血病，这种方法可能最为有效。

甚至在初诊时检测到细胞遗传学易位的患者，仍然有必要做分子遗传学检测，因为分子遗传学检测确认的疾病特异性分子学改变可以用于后续的MRD监测。以下4条信息可用于AML和其他恶性血液病的MRD监测[230]：①单一定性结果不能单独预测复发；②定量结果提供更多信息，小于10^{-4}水平意味着较长缓解期而高于此水平意味着可能复发；③稳定的MRD不一定意味着长期存活，但是升高的MRD更易于复发；④诱导缓解治疗后的MRD的快速清除有更好预后。定量PCR除了在在监测MRD中很重要，诊断时高水平的融合转录物也可能与预后相关[231]。

6.4.1.3 与易位无关的基因改变

除了细胞遗传学能检测到的易位，许多细胞遗传学不能检测的隐匿遗传学改变已经被确认，它们可能与临床和预后相关。这包括*FLT3*的异常、*NPM1*突变、*CEPBA*突变、*KIT*突变、*MLL*部分串联重复、WT1过表达和BAALC过表达（表6.5）[232-234]。

表6.5 AML中隐性基因异常*

基因	异常	检测	大致的频率（%）†	对预后的影响
FLT3	JM-ITD	PCR	23	−
	KD-PM	RE-PCR	7	
NPM1	Exon 12 IM	MD	55	+
CEBPA	PM	MD	10	+
MLL	PTD	PCR	10	−
WT1	表达增高	RT-PCR	100	−‡
BAALC	表达增高	RT-PCR	65	−
KIT	PM	MD	45§	−
GATA1	PM	MD	100|	未知
RUNX1	PM	MD	25¶	未知

注：*，无细胞遗传学相关性。

†，细胞遗传学正常的AML，除非特别说明。

‡，实际上所有的AML都过度表达WT1，但是这些低水平表达有较好的临床结果[234]。

§，AML核心结合因子的频率，即那些携带t（8；21）或inv（16）的病例。

|，唐氏综合征相关的AML病例的频率，典型的巨核细胞一过性髓系增生疾病[232]。

¶，在急性髓系白血病微分化型中的频率[233]。

IM，插入突变；ITD，内部串联重复；JM，近膜区；KD，激酶区；MD，突变检测（不同方法）；PM，点突变；PTD，部分串联重复；RE-PCR，限制性核酸内切酶消化-PCR。

FLT3的异常 FLT3是酪氨酸激酶Ⅲ类受体和Ig超家族成员。它表达于造血祖细胞，在祖细胞分化时表达下调。结合FLT3配体后，它的近膜区磷酸化而激活，通过STAT5和MAPK信号途径，导致生长诱导和凋亡抑制。FLT3异常的两种主要类型是JM区内部串联重复和ASP835错义突变[235]。内部串联重复较常见，见于23%病例，点突变见于7%病例。总体上，FLT3异常占AML的30%，是AML最常用的遗传学识别靶点。这些突变在细胞遗传学正常的患者中更常见，约占50%。在功能上，这些改变通过自身磷酸化导致酪氨酸激酶区持续激活，成为白血病细胞形成的持续信号。重要的是，临床上发现FLT3的调节异常是60岁以下AML患者总生存时间的最重要单一不良预后因素，它是与总染色体分组的预后相独立的预后因素。与野生型FLT3相比，突变FLT3数量越多提示预后越差；因此，检测突变和野生FLT3的比例很重要。标准荧光标记PCR（DNA和RT）和毛细管电泳很容易检测串联重复，构象敏感凝胶电泳和限制酶为基础的分析可以检测点突变。毛细管电泳适合于检测内部串联重复，而抵抗ECoRV酶有助于检测常见错义突变。*FLT3*突变作为最常见分子改变，虽然在复发患者中稳定性还不够，但是它提供了监测MRD的有用标记[236]。

***NPM1*突变** NPM1（核磷蛋白）是一种穿梭于胞核和胞质糖体蛋白的分子伴侣，该基因有时会受到一些恶性血液病（常见于ALK⁺ALCL，少见于AML）易位的影响。近来有报道4bp插入突变可影响NPM1，在所有AML都很常见（发生率35%），但是更多发生在正常染色体核型患者（多达60%病例）[237-239]。该突变结果是核仁定位信号被干扰，蛋白质聚集在胞质中（提供了一个潜在有用的免疫表型的替代）。在功能上它被认为通过增加p19/ARF肿瘤抑制基因的不稳定性而诱发白血病[240]。它的出现与患者的高龄、高白细胞计数、单核细胞分化，CD34⁻和CD133⁻、FLT3突变以及增加化疗的反应性、增加生存期有关，尤其是对于缺乏FLT3突变的患者而言。

***CEBPA*突变** *CEBPA*基因编码一个在粒细胞分化中起重要作用和具有抗增殖作用的转录因子（CCAAT增强子结合蛋白α）。10% AML患者具有该突变，该突变尽管有一些聚集，但是分散在整条染色体中[241]。有*CEBPA*突变的AML患者，其染色体核型大多正常，通常为FAB分型的M1、M2或M4亚型而且预后较好。

***KIT*突变** KIT编码作为干细胞因子受体的酪氨酸激酶Ⅲ类受体（CD117）。过去认为该基因突变与肥大细胞肿瘤相关，但是近来发现它们出现在AML，特别是有CBF易位、t（8；21）和inv（16）的AML[242]。它的突变点很多，有伴随t（8；21）的*D816*突变（是肥大细胞肿瘤的典型突变）和伴随inv（16）的第8外显子突变。前者预后特别差。有3种细胞遗传学改变与特殊二次打击（影响增殖）之间具有很强一致性，这些改变包括：伴随t（15；17）的*FLT3*突变、伴随t（8；21）的*KIT*突变和伴随inv（16）的*RAS*突变。前两种突变可能提示预后不良，后一种突变为中性预后[243]。

部分串联重复的MLL 部分串联重复的MLL是另一种生物学相关性隐匿异常[244]。虽然细胞遗传学检查通常提示存在该突变，例如，11-染色体三体患者中大约90%存在该突变，但是仍有10%细胞遗传学正常的AML患者存在该突变。部分串联重复的MLL可以通过扩增外显子2~6或外显子2~8的RT-PCR方法检测，它是预后不良的重要指标。

WT1过表达 *WT1*具有复杂功能，它既是原癌基因又是肿瘤抑制基因，这些相反的功能主要是由细胞环境和蛋白质相互作用而控制。在急性白血病中WT1转录上调，该环境下该基因是一种真正的癌基因[245]。有数据显示WT1高表达与不良预后相关，在复发时表达增加，是很好的MRD监测指标[246]。因此，WT1分子学评估有很多潜在应用价值。

BAALC过表达 *BAALC*基因编码的一个蛋白质是中胚层谱系（尤其是肌肉）标记，在CD34⁺造血前体细胞中上调。BAALC过表达可见于大多数AML，特别是正常染色体核型AML中，它是预后不良的重要指标[247]。

6.4.2 急性淋巴细胞白血病（ALL）

在WHO 2008分类中，主要改变是结合许多遗传学改变来定义ALL（类似于WHO 2001分类）。在此详述一些主要类型。除了研究这些病理性遗传学异常，生理性基因重排（抗原受体基因）的研究在很多环境下也有价值。

6.4.2.1 Ig和T细胞受体基因重排

大多数ALL病例使用流式细胞术就能分类，并非总是需要检测抗原受体基因重排才能诊断，但抗原受体基因重排的研究对监测MRD有重要作用。分子学缓解率最具有预后相关性，尤其儿童ALL[248,249]。在ALL中，抗原受体基因重排的意义可能随着时间而改变，因此在疾病诊断时某个明确的克隆性重排在复发时可能不再明显。因此推荐通过多个抗原受体基因重排来监测。这通常没有问题，因为许多淋巴母细胞白血病（LBL）都具有“谱系交叉”或者非嫡系重排。例如，大于70%前体B-ALL藏匿单克隆性TCR基因重排。这些研究的另一个意义是解决前体B-ALL化疗后骨髓中前体B细胞数量增加的克隆性本质（生理性原始血细胞还是病理性原始细胞）[250]。

6.4.2.2 易位

AML特异性易位一般是预后较好的指标，而ALL往往与此相反（但不是普遍现象）。AML易位一般导致转录因子的阅读框内融合，很少导致结构完整的正常基因的表达增加。相比之下，这两种易位在ALL都能见到。某些易位通常涉及抗原受体基因（*Ig*和*TCR*基因）之一的易位，导致结构完整的正常基因的表达增加；因易位的原癌基因表达而驱动，这些生理性活化基因的启动子或增强子的表达也增加。

t（9；22）（q34；q11） 这种易位既是CML标志，也常见于ALL。它是成人ALL最常见易位，大约见于25%的病例；它几乎都发生在前体B-ALL（定义为表达CD10），也十分常见于髓系抗原CD13和CD33共表达的病例。它也见于大约5%的儿童ALL病例。重要的是，这种异常总是与不良预后相关，一些数据显示，即使强化疗，它仍是不利于长期存活的最重要预测指标[251]。在分子水平，ABL1基因的断裂点在CML和ALL通常是恒定的，一般在ABL1第2号外显子5′端，偶尔也见于第3外显子5′端；而在BCR基因则变化不一（图6.19）。在ALL中，最佳检测BCR-ABL1嵌合转录物必须运用两个独立的RT-PCR，用两个不同的上游BCR引物，一个与第1外显子互补，另一个与第13外显子互补。每个反应包含一条单一的下游ABL1引物，一般与第2号外显子（或者3号外显子）互补。在体内，在次要断裂点簇（m-bcr）的断裂点产生一个P190融合蛋白质，而在主要断裂点簇（M-bcr）的断裂点产生一个P210融合蛋白质。这种高度酪氨酸激酶活性的癌蛋白现在却位于胞质（而ABL1通常位于核），它在细胞瘤变中起着重要作用。毫无意外地，P190蛋白质的瘤变作用比P210更强，相应的ALL和CML具有各自的生物学特性。一些数据显示这可能是ALL中P190$^+$ALL的侵袭性比P210$^+$ALL更强的原因[252]。

这是一个决定预后和治疗策略的重要融合分子。常规细胞遗传学分析低估了这种常见易位的发病率，用RT-PCR检测，BCR-ABL1融合[253]发生于10%以上ALL病例，而核型检查正常。因此，在分子水平去筛查所有成人前体B-ALL是合理的，尤其在CD13和CD33共表达病例。靶向治疗药物甲磺酸伊马替尼（格列卫）使得这种分子异常的检测更有意义。

最近研究表明，BCR-ABL1阳性ALL，不论原发还是从CML进展而来，常常伴随IKZF1缺失。IKZF1编码ikaros-蛋白，在淋巴细胞发育早期起重要作用[254]。

t（12；21）（p13；q22） 这是儿童ALL最常见易位，特别是2~5岁儿童，并且常常（但也不完全是）与预后良好相关[255]。典型病例中，白细胞计数较低（$<50\times10^9/L$），非超二倍性（DNA指数=1），以及前体B淋巴母细胞共表达髓系抗原。尽管预后较好，其远期复发风险潜在地增加。从诊断角度看，常规核型分析不能识别这种易位，需要分子遗传学研究（RT-PCR或者FISH），因此是一种典型的隐匿易位。这种易位导致*RUNX1*基因从染色体21q22易位到12p13上并与部分*ETV6*（也称为*TEL*）基因形成一种框内融合。断裂点通常发生在*ETV6*基因内含子5和*RUNX1*基因内含子1，*ETV6*基因的启动子导致这种嵌合。这种易位见于25%儿童和3%成年人B-ALL。在所有具有这种易位的ALL病例，另外一个*ETV6*等位基因缺失，属于隐性遗传，正常ETV6等位基因缺失。有趣的是，*ETV6*和*RUNX1*基因都十分复杂，在许多不同的恶性血液病（包括AML和MDS）中两者能够以多种不同的形式进行易位。

t（1；19）（q23；p13） 这种易位导致TCF3（也称为E2A）-PBX1嵌合癌蛋白。值得注意的是，不平衡易位（占病例的75%）比平衡易位（占25%）更常见，导致-19，即der（19）t（1；19）。每对基因在生理学上都与转录相关；TCF3编码许多螺旋-环-螺旋结构转录因子（包括E12和E47），从而对B细胞发育起重要作用。而PBX1编码DNA结合同源域蛋白，在B细胞非正常性表达。该融合基因特征性地与B-ALL的一种特定亚类相

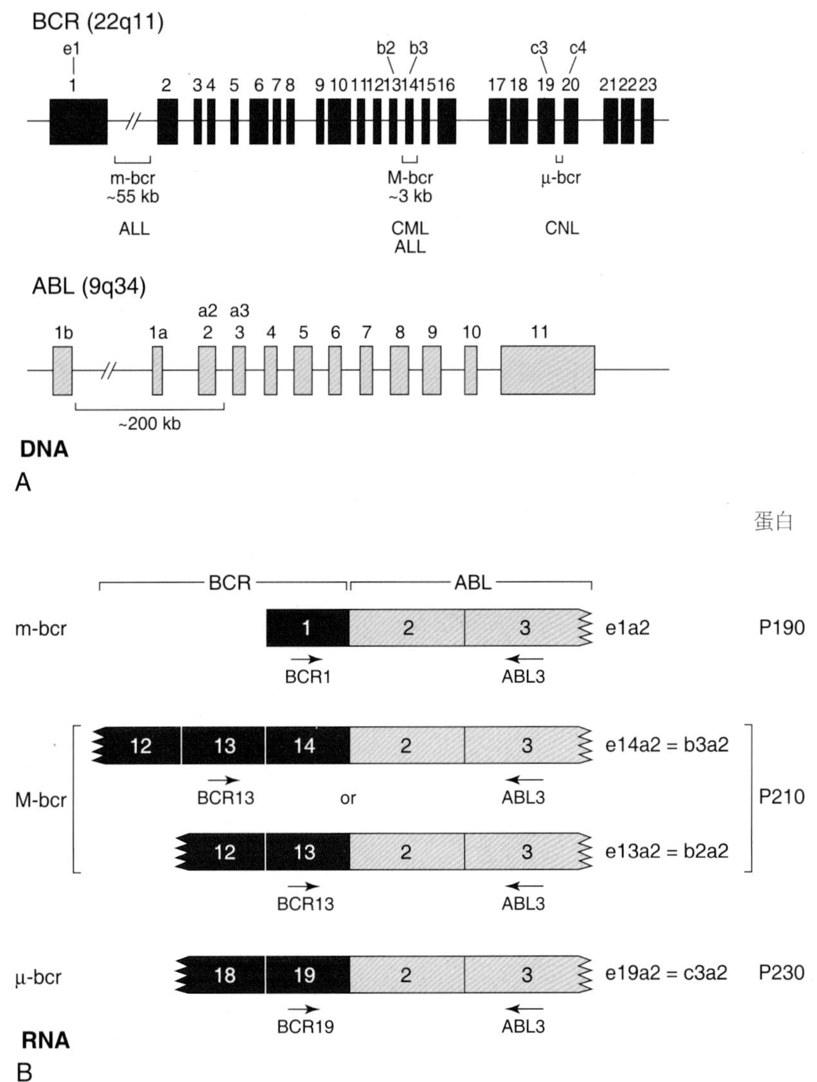

图6.19 t（9；22）(q34；q11)易位的分子遗传学。A. *BCR*和*ABL1*基因基因组结构示意图，提示断裂簇的位置。*ABL1*基因的断裂点几乎总发生在巨大的内含子1上；很少发生在内含子2，因此排除外显子2。在BCR有三种主要断裂点分别与特异性白血病相关。在CML，BCR断裂点几乎总是在*BCR*基因的主要断裂点簇（M-bcr），常见于外显子13或14（以前分别称为b2和b3）。在ALL，该基因断裂点大部分（大约60%）发生在5′，在外显子1后的内含子（e1），这一区域称为BCR基因的次要断裂点簇（m-bcr）；然而，在CML相当多的次要断裂（大约40%）发生在这一相同位点〔后者很少发生儿童t（9：22）阳性ALL〕。在微断裂点簇（μ-bcr）的断裂点在外显子19后的内含子（曾称为c3）中，是典型的与慢性中性粒细胞白血病（CNL）相关断裂点。B. BCR融合基因的RNA-cDNA结构，显示3种主要的类型的转录物、RT-PCR所需引物及其癌蛋白产物。通常使用单个ABL1引物就足够。虽然在*ABL1*基因最常见的断裂在ABL1外显子2（a2）的5′端，因此它包含在融合转录物里，可能需要ABL1-3引物以避免遗漏罕见的内含子2断裂点。融合转录物如图所示，然而，由于大多断裂都包括a2，引物设计在它的右边。检测M-bcr断裂点产生的转录物需要下游BCR1（e1）引物。两种M-bcr断裂点都能用一个BCR13（e13/b2）引物检测；如果在外显子14之后断裂，所产生的产物比在外显子13之后断裂的长75bp。检测μ-bcr产生的转录物需要下游（e19/c2）引物。BCR1和BCR13引物是常规诊断所需。BCR19引物不常用，除非特别怀疑CNL。M-bcr基因断裂产生的融合转录物可用BCR1引物来检测，这是选择性剪接所致

关，即前体B-ALL，其免疫表型特征包括胞质μ重链和缺乏CD34。儿童前体B-ALL比成年人更多见，t（1；19）大约见于20%的前体B-ALL病例。相比之下，至少90%的t（1；19）阳性ALL是这种前体B细胞免疫表型。这两条基因的断裂点非常一致，几乎总是位于相同的内含子（TCF3的断裂位于外显子13和14之间，PBX1外显子1和2之间）。因此，用单一对引物单次RT-PCR检测就能检测到大于90%的t（1；19）阳性病例。在一些病例中，可以见到增加了27个核苷酸的不同转录物，可能由于不同的剪切所致。

以前认为这种基因异常与不良预后相关。然而，若能在诊断时候检测到，并运用更强化疗，其不利临床结局不复存在，成为遗传学诊断和根据风险调整治疗策略的成功范例[256]。重要的是，大量病例没有提供细胞遗

传学资料[257]，再次强调在诊断时需要进行分子遗传学检测。

t(4；11)(q11；q23) T(4；11)易位将MLL和AFF1融合，在成年人和儿童ALL都相当普遍（大约占病例的5%），但在婴儿ALL更常见，大约见于病例的70%。这种易位尤其与原B细胞（早期前体B细胞）免疫表型（缺乏CD10）以及髓系抗原CD15和CD65共表达相关。

用RT-PCR分析这种易位时，设计相对简单，判读却很难。单个外显子8 MLL的引物和单个外显子7 AFF1的引物就足够检测所有已知的融合转录物。然而，会产生10种以上不同的融合转录物，其机制有两种：不同内含子具有不同断裂点，以及选择性剪接。临床上，婴幼儿和成人出现这种融合都与预后不良相关。但也有报道，在常规细胞遗传学的检测阴性病例中检测到这种融合[258]。

6.4.2.3 T-ALL的遗传学

前体T-ALL比B-ALL少见，占病例的15%~25%。ALL的典型易位导致完整的、在结构上正常的基因表达增加，这在T-ALL比B-ALL更多见。TCRA/TCRD基因受累的频率比TRB和TRG基因高。与T-ALL相关的常见基因异常详见表6.6[259]。T-ALL一般是进展迅速的疾病，与B-ALL不同，各种基因异常不再具有重要预后意义，并且在诊断时也不是常规评价内容。这类患者的分子遗传学研究主要适用于鉴定其肿瘤特异性指纹，如单克隆TCR基因重排或者亚显微病变，作为治疗后的监视指标。

最近，T-ALL的研究取得了许多重要发现，有助于阐明其分子发生机制，并可能为其预后和治疗提供新思路。基于上述易位引起的单基因过度表达，基因表达谱分析显示至少存在三种亚类。LYL1、TLX1（也称为HOX11）和TAL1，与胸腺成熟的不同阶段相关，分别是双阴性、早期皮质和晚期皮质。LYL1和TAL1与不良预后相关，而TLX1与预后较好相关[260,261]。这些表达谱与（已知的）易位可独立发生。NOTCH1编码一种跨膜受体，该受体能转移到转录因子上与之结合，这是T细胞发育的关键；虽然很少存在易位，但大于50%的T-ALL病例存在活性突变，其中一些用γ分泌酶抑制剂靶向治疗有效[262,263]。最后，大约6% T-ALL发生NUP214-ABL1游离扩增，导致ABL1失调，这种现象可能与甲磺酸伊马替尼（格列卫）靶向治疗的反应相关[264]。

6.4.2.4 分子遗传学研究易位的基本原理

有几种情况下分子遗传学研究能促进ALL诊断和预后。常规细胞遗传学分析可能检测不到与生物特性和预后相关的典型易位t(12；21)。细胞遗传学不能检测到克隆性抗原受体基因重排以辅助诊断和分类。分子遗传学研究可能提供肿瘤克隆的特定分子指纹用于检测微小残留病灶。其他与易位无关的分子改变也较常见，其中一些只能被分子遗传学技术检测到。

表6.6 T-ALL重现性遗传学异常

基因异常	染色体异常	大致频率（%）	功能异常的蛋白
突变			
NOTCH1	9q34*	55	异常转录
融合†			
TAL1	1p32	10~25	bHLH转录因子
TRA/TRD-TLX3	t(10；14)(q24；q11)	5~10	同源框
TRA/TRD-LMO2	t(11；14)(p13；q11)	5~10	LIM区
TRA/TRD-TAL1	t(1；14)(p32；q11)	2	bHLH转录因子
TRA/TRD-Myc	t(8；14)(q24；q11)	2	bHLH转录因子
TRA/TRD-LMO1	t(11；14)(p15；q11)	1	LIM区
TRB-NOTCH1	t(7；9)(q34；q34)	1	异常转录
TRB-TAL2	t(7；9)(q34；q32)	<1	bHLH转录因子
TRA/TRD-TCL1‡	inv(14)(q11；q32)	<1	促生存途径
功能缺失（缺失，转录沉默）			
CDKN2A/CDKN2B	del(9)(p21)	>50	CDKI
扩增			
NUP214-ABL1	游离基因	6	增加酪氨酸激酶的活性

注：bHLH，碱性螺旋环螺旋；CDKI，周期素依赖性蛋白激酶抑制剂；LIM，Lin11、Isl 1、Mec-3。

*，这是一种亚显微异常，细胞遗传学无法证实（详见正文）。

†，易位涉及T细胞受体基因，最常累及TRA/TRD基因位点；然而，变异易位也可以累及7q35上的TRB和7p15上的TRG

‡，最初发现这种易位与T-PLL相关，但也可见于T-ALL。

6.4.2.5 与易位无关的基因改变

Cyclin依赖性激酶抑制剂(CDKI)的变化 CDKI失活似乎在ALL中起重要作用。CDKI通过抑制Cyclin依赖性激酶(CDK),主要作用于细胞周期G1期,从而调节细胞周期。CDKI可能是肿瘤抑制基因,其低表达提示癌变[265]。CDKI按照其结构和靶点主要分为两个家族,但其效应途径稍有重叠。第一个家族包含INK4蛋白(其活性和CDK6一样特异性限定于抑制CDK4),其成员包括p16INK4a、p15INK4b、p18INK4c和p19INK4d。另一个是CIP/KIP家族,具有更广泛的CDKI活性,包括p21CIP1/WAF1、p27KIP1和p57KIP2。长期以来已经认识到ALL存在第一个CDKI家族的改变,特别是在T-ALL(>50%)。与其他肿瘤通过点突变导致抑癌基因的失活不同,它们通常通过缺失(尤其是del[9][p21])或者由于5′ CpG岛过度甲基化导致的转录沉默。Southern印迹法、实时PCR、甲基化敏感的PCR和RT-PCR能够用于检测这种现象。然而,这些变化的预后意义还存在争议。

1p32微缺失 通过克隆相对少见的t(1;14)(p32;q11)易位,识别了*TAL1*基因(旧称SCL或者TCL5),大约见于2%的T-ALL,其*TAL1*融合到*TRA*或者*TRD*基因。TAL1与SIL(为SCL插入的基因位点)基因融合,这是一种普通显微镜观察不到的染色体内融合,正常情况下大约位于上游90kb的位点,可见于大于25%的T-ALL,是T-ALL中最常见的已知融合基因[266]。这种融合不能用常规的核型分析检测到,需要用印迹杂交或者PCR检测。用单一的上游SIL引物和三个下游的TAL1引物一起进行PCR检测,能够检测大部分融合转录物。这种融合由不正常的V(D)J重排机制介导,将TAL1置于SIL启动子转录控制下。虽然这变化与预后无关,但可能成为一种示踪MRD的有用标记。

6.5 骨髓增殖性肿瘤(MPN)

6.5.1 慢性髓系白血病(CML)

1960年费城染色体的鉴定,预示着肿瘤细胞遗传学的运用将达到一个高潮,其后40多年,直接针对t(9;22)(q34;q11)易位相关性异常分子(BCR-ABL1融合癌蛋白)的靶向治疗(甲磺酸伊马替尼)得到合理化应用。这种药物能够抑制由于上述融合导致过度增强的酪氨酸激酶活性。这个癌蛋白转化细胞的确切机制很复杂,存在多种途径的失调。包括JAK/STAT、RAS/RAF JUN、Myc和P13K/AKT途径,这些途径可能导致细胞增殖能力增强,凋亡受阻以及黏附缺陷等生物学异常。

CML现在从本质上定义为通常存在BCR-ABL1融合,但不是总是存在,按照经典的核型确定易位[267]。即使细胞遗传学数据已经明确,也需要谨慎地证明存在融合的mRNA转录物。其重要性不仅在于可以用以指导靶向治疗方案(如果运用甲磺酸伊马替尼),而且可以作为一种可识别的分子指纹,对以后的MRD监测起重要作用。

在CML中BCR基因的断裂点位置恒定,主要处于外显子13或者外显子14之后,在该基因的M-bcr(图6.19)。因此,用BCR外显子13(b2)的单一上游引物和ABL1外显子2(a2)的单一下游引物进行简单的RT-PCR检测,就足以检测到临床上所有的CML病例。使用外显子3(a3)引物可避免少见的内含子3断裂所致假阴性。目前,与M-bcr断裂点位置相关性临床或生物学意义尚不明确;由于剪切不同,内含子14断裂可能产生e13和e14(相当于b2和b3)两个转录物。E1a2转录物见于真正的CML,与e1断裂点无关,表明选择性剪接可能具有一些临床意义。据报道,有些病例的断裂点位于上述区域之外,导致产物大小变化或者假阴性;然而都很罕见。

RT-PCR测试除了具有诊断价值之外,大多数治疗方案都必须监测MRD。虽然干细胞移植(SCT)是治愈CML的唯一治疗方式,大量数据支持患者用甲磺酸伊马替尼治疗后,分子遗传学在MRD监测中起重要作用,这些使得甲磺酸伊马替尼治疗成为一线治疗的首选。目前认识到以下关键点[268-270]:①在CML中,有两种情况适合使用MRD检测:干细胞移植后早期复发的监测,以及衡量甲磺酸伊马替尼治疗后的反应程度;②外周血和骨髓的检测结果通常高度一致,表明肿瘤微侵袭前过程就足以监测MRD;③对于某个患者而言,单次定性(也可以是定量)RT-PCR检测结果阳性不能预测复发;④许多患者在SCT后6个月定量RT-PCR阳性,不是复发表现;⑤SCT后超过6个月RT-PCR阳性患者具有复发的高风险;⑥在复发患者中,RT-PCR阳性比细胞遗传学和血液学复发早几个月;⑦运用定量RT-PCR检测,低水平和下降趋势预示着持续缓解,高水平和上升趋势预示着复发；⑧分子水平复发定义为在最少连续3次定的PCR检测中，BCR–ABL1表达增加≥10倍；⑨不论治疗技术和方案如何，临界水平上下的结果差异大约占0.02%，即10^{-4}；有趣的是，这种现象类似其他白血病和淋巴瘤的靶向治疗；⑩用甲磺酸伊马替尼治疗的患者中，达到“分子学反应良好”的定义是12个月以后，与未治疗前相比，BCR–ABL1转录水平降低幅度≥3个指数级别，预示着持续的细胞遗传学缓解和生存期延长；⑪SCT治疗的患者，刚开始分子学监测每3~6个月一次，而后每年一次，然而甲磺酸伊马替尼治疗的监测间隔不超过3个月。

RT–PCR不适用于检测疾病的转化，包括加速期和急变期；常规核型分析更适合于克隆演进的确定。有报道甲磺酸伊马替尼治疗的患者，分子监测时未检测到存在的t（9；22）[271]。因此，认识到任何分子检测都可能存在缺陷是非常重要的，并且认识到可能需要其他基因研究（常规细胞遗传学、FISH或者更新技术如光谱核型分析）相互补充。

虽然甲磺酸伊马替尼极大改变了CML的疗效，部分患者中对这种靶向治疗耐受。这种耐受主要机制是携带ABL1点突变的细胞快速增殖[272]。据报道，有100多种不同的突变类型；然而，发生在编码分子的P环和T315I突变区域与甲磺酸伊马替尼耐药最相关，需要更换治疗方案。而其他一些位点的突变可能在加大剂量后获益。BCR–ABL1水平的增高明显提示需要进行突变位点的筛查，很多种技术都适用。

6.5.2 其他MPN

CML本质是特定的遗传病变，但其他MPN迄今仍未发现类似的特异性病变，将缺乏BCR–ABL1融合作为一条诊断标准。2005年，在MPN的很多类型中确认了存在*JAK2*基因V617F突变，除了有助于阐明这些基因异常的生物学意义，还将它作为一种重要的诊断工具[273–275]。JAK2是一种非受体酪氨酸激酶，位于表面受体（包括某些造血生长因子受体）下游区，它的功能涉及到配体（生长因子）结合到受体后细胞胞内信号转导。*JAK2*点突变导致缺乏配体时自身活化。这种突变见于大于90%真性红细胞增多症（PV）病例、大约50%原发性血小板增多症（ET）和原发性骨髓纤维化（PMF）的病例。大量突变检测方法可用于确定这种突变[276]。有少数PV患者缺乏V617F突变（发生在外显子14上）而存在外显子12突变。同样地，有小部PMF和ET患者具有*MPL*基因突变，该基因编码血小板生成受体。在*JAK2*突变发现以前，检测PRV1过表达在诊断MPN中有一些作用，尤其是PV[234]，但现在这种检测的意义降低了。

慢性中性粒细胞白血病（CNL）是一种极其罕见的MPN，其特征为持续的成熟中性白细胞增多症、肝脾大以及LAP升高。资料显示一些病例可能与变异的BCR–ABL1融合相关，它的断裂点发生在断裂点簇区外显子19，产生e19/a2融合转录物，形成一种P230的癌蛋白（图6.2）。另外还提示这是嗜中性CML的表现，而真正的CNL与t（9；22）无关[277]。隐性间质染色体缺失，del（4）（q12q12），产生FIP1L1–PDGFRA融合基因，见于其他罕见类型MPN患者的一半，慢性嗜酸性粒细胞白血病（CEL）以及一些诊断为系统性肥大细胞增多症（SM）伴有嗜酸性粒细胞增多的患者，通过RT–PCR或FISH很容易检测到这种异常。诊断为SM（与CKIT突变相关）的患者发现这种融合可能导致这些病例被定义为CEL。另一些与嗜酸性粒细胞增多相关恶性血液病必须进行分子诊断测试[279]。包括8p11骨髓增殖性疾病（与T–LBL相关），其中*FGFR1*基因易位形成多种不同形式中的一种，以及慢性粒–单核细胞白血病（CMML）伴嗜酸性粒细胞增多，常有影响*PDGFRB*基因的5q33易位。如果没有肿瘤相关性分子遗传学缺陷，基于XCIP的检测（如HUMARA）可能有助于确定是否存在单克隆性（如前述）；这种方法不仅限于MPN，理论上适用于任何具有非典型细胞增殖的女性患者，包括树突细胞异常如Langerhans细胞组织细胞增生症以及MDS。

6.6 骨髓增生异常综合征（MDS）

这组恶性血液病具有异质性，与各种公认的细胞遗传学异常相关。这些异常见于大约50%新发病例，更多（80%）见于先前进行过细胞毒化疗的继发病例。与其他恶性血液病的许多细胞遗传学异常相比，MDS主要为染色体不平衡、染色体数量异常[280]。遗传物质缺失的倾向是抑癌基因的标志，提示这是MDS细胞瘤变的重要一步，或通过隐性方式（类似Knudson的二次打击模型）或通过单倍剂量不足（haploinsufficiency）而发挥作用。根据频繁缺失的染色体片段列出了许多候选基因；然而，除了最近研究表明RPS14是5q-综合征的靶基因之外[281]，没有任何最终确定的数据[282,283]。因此，分子技术用于MDS诊断和预测的作用有限。

在MDS中，用常规细胞遗传学方法检测不到其他许多基因异常。很多基因损伤不是MDS特有，但它们在MDS中常见，与预后相关，并常用于诊断检测。这些基因损伤包括*Ras*（尤其是影响NRAS）和*TP53*基因的点突变，每种都与预后不良明显相关[284,285]。*Ras*突变发生在10%~30% MDS患者，但是发生突变的时间（早期或者晚期）还不清楚。*NF1*（神经纤维瘤）基因突变是神经纤维瘤病的病因，也见于大约30% 幼年型粒-单核细胞白血病（JMML）患者，JMML是一类兼有MDS和MPN特征的疾病。有趣的是，NF1的灭活导致*Ras*激活，因为NF1有抑制RAS信号的GTP酶活性。RAS信号通路三个信号分子之一的PTPN 11常常是JMML的靶基因。因此，异常激活的RAS通路非常频繁地出现在MDS，尤其是JMML[286]。

虽然MDS中鉴定出来的这些细胞遗传学异常主要是染色体数量改变和不平衡，某些重现性平衡易位也有报道，包括t（5；12）（q33；p12）、t（11；16）（q23；p13）、t（3；5）（q25；q34）以及t（3；21）（q26；q22）。虽然它们不常见，但可以通过RT-PCR检测到，加深了人们对融合基因的认识。MDS的其他分子遗传学异常频次不一，如在MDS患者中存在通过CDKN2B（p15[INK4b]）甲基化导致的转录物沉默、编码巨噬细胞集落刺激因子（M-CSF）受体的*FMS*基因突变以及非常常见的线粒体细胞色素C氧化酶基因突变（在一项研究中其异常大于80%病例）[287]。用微阵列分析MDS原始细胞的表达谱，显示DLK基因可能成为区别MDS原始细胞和AML原始细胞的候选基因[288]。

MDS中，另一个组致病因子是化学因子相关性基因异常，这些基因多态性通过影响某些解毒酶使MDS的发生概率增加。例如，谷胱甘肽S-转移酶基因型可能与MDS的高发生率相关，具有基因多态性个体导致*CYP2E1*基因活性增高和*NQO1*基因（具有苯解毒的功能）活性降低，使其暴露于苯时发生MDS的风险增高。

与MPN相似，MDS分子遗传学评估也使用XCIP分析。虽然这种技术已用于检测单克隆形成，但还存在一些问题。特别指出，XCIP技术在MDS患者可能存在令人困扰的年龄相关性漂移，正如上文所述。

总之，MDS中没有找到恒定的特异性分子遗传学异常，当缺乏典型形态学和细胞遗传学特征时，分子遗传学检测可能有助于诊断。后者包括*Ras*突变检测、细胞色素c氧化酶突变和XCIP分析。

6.7 DNA微阵列以及分子诊断学

现在逐渐认识到分子诊断学将不仅提供准确诊断或有助于诊断的异常参数，理想情况下还能提供有关治疗策略和预后的信息。随着全基因组研究的发展，检测速度显著加快，有望在不远的将来能明确关键分子机制，从而确定肿瘤生物学行为。主要的有效研究策略是多种恶性血液病的基因表达谱研究，最常用方法是DNA微阵列技术。

DNA微阵列的原理是反向Northern杂交，使用数千条固化DNA探针[289,290]。研究样本做好标记后，与上述阵列杂交。从而检测对应于每个固化探针的样本mRNA浓度。组成微阵列的基因是已知的，这样就获得了样本的基因表达谱。DNA微阵列有两个主要平台：cDNA微阵列将cDNA克隆固化在玻璃片上[291,292]，而寡核苷微阵列将寡核苷酸固化或原位合成在固体矩阵上[293,294]。

每个实验都会获得海量检测数据，数据管理和分析是核心内容[295-297]。数据管理开始于微阵列的构建，包括阵列上基因的数据库及其完整注解。微阵列构建的质量控制非常重要，应确保cDNA克隆具有理想品质并保持一致。其中许多细节在别处讨论[291,292]。在制作阵列时，制造商已经解决了许多信息和技术问题。杂交后的图像处理包括每个测量点荧光值的计算、消除背景以及数据标准化。然而，主要挑战是数据解释。

在微阵列研究中，评估临床样本时，有数个主要因素会影响数据分析。样本可能未按照统一形式进行收集和处理，可能导致与真正生物学差异无关的基因表达模式的变化。每个样品检测数千参数，样品数量常常从数十到数百份，导致统计分析的复杂性。此外，最常见问题是因为材料和经费的限制，样本只能检测一次，使得数据的统计学可信度降低。数据准确性、正确分析和得出正确结论的质量保证微阵列研究的要点。显然不可能验证每一项检测数据的准确性，但是对于所选择的目标基因及其通路的表达，根据数据分析从而验证其准确性是非常重要的。微阵列数据的准确性可用独立检测方法来验证，例如RT-PCR或者相关蛋白质的表达。为了分析微阵列数据，人们设计和运用了许多分析工具[296]，可以检测这些数据，测试从数据引出结论的稳健性。验证结论的一种方法，是先用一组病例（测试组）进行分析，再用另一组病例（验证组）独立地重复分析，看看结论能否再次确认。这方法可变更为包括交叉验证[298]。最后通过相关的临床、病理、遗传学和独立的生物学观察来验证结论。

许多关于淋巴瘤和白血病的微阵列研究已有报道，表明现行分类体系中的多种疾病实体具有独特的基因表达谱（分类预测）[5,299]。同时也有证据表明，基因表达谱研究能够发现新的疾病实体（分类发现），后者具有独特的生物学和临床特征。从而将DLBCL至少分为2种独特亚型，其一显示生发中心B细胞的基因表达谱，另一为活化的血液B淋巴细胞的基因表达谱[300,301]。此外，原发纵隔大B细胞淋巴瘤（PMLBCL）的基因表达谱也与上述亚型明显不同，表明它是真正的独立实体[302,303]。有趣的是，PMLBCL的基因表达谱与CHL具有明显的相似性，表明两者具有某些相同的生物学特征。在MCL，少数Cyclin D1阴性病例与典型病例的基因表达谱相同[304]，从而可能将MCL谱系扩大到包括那些难以分类的少见病例[305]。因为少见而难以获取大量研究病例，外周T细胞淋巴瘤（PTCL）和NK细胞淋巴瘤的研究落后于B细胞淋巴瘤。然而，许多这方面研究也已经进行[306-313]，最有趣的发现可能是将会从滤泡辅助T细胞（T_{FH}）派生出血管免疫母细胞性淋巴瘤（AILT）[310,312]。ALL和AML的研究已表明基因表达谱能够准确地预示细胞遗传学亚组[314,315]，新亚组也已经被定义[315-317]。有趣的是，基因表达谱特征与独特基因异常的相关性可用于确定没有特殊异常的有关病例[318]。

在DLBCL、MCL和FL中，检测某些基因或者某一组基因的表达，具有独立于国际预后指数（IPI）的预后价值[6,300,302,315,319]。也有研究试图发现能够预测某些特异性治疗反应的预测因子，如美罗华治疗FL[320]和在治疗DLBCL时增加美罗华[321]。在急性白血病，细胞遗传学亚组、某些独特的突变（如FLT3、CEBPA）以及特异性转录物（HOX11、TAL1、LMO2）的异常表达都是决定预后的强有力预测因子。有研究已经在寻找其他预后或治疗反应的预测因子[316,322,323]。这些研究需要经过大宗确诊病例的验证。在CLL，通过基因表达谱已经确定了一组基因，能够预测肿瘤细胞Ig突变状态[324,325]。其中之一是ZAP-70，它是一个优秀的鉴别分子，用以鉴别CLL的两个预后亚型，检测ZAP-70已用于临床实践[326,327]。具有独特基因表达谱的不同疾病之间存在显著差异的基因表达，其中某尚未确定为特征性表达序列标签，将会成为未来研究的热靶点（基因发现）[328]。这些表达序列标签代表的许多基因已被克隆，并且从生物学角度和临床方面都有细致研究[329-332]。其他全方位研究，如微小RNA谱[333,334]、比较基因组杂交阵列[335-339]、甲基化研究[340]、以及突变分析[341-343]都在进行，所有这些信息都可以整合，以期深入理解恶性血液病的发病机理和演化。

总之，早期研究已经证实微阵列具有广阔前景，基因表达谱和其他全基因组研究所提供的信息将极大地影响分子诊断学。还不确定如何将这些信息运用到临床实践。来自基因表达谱的有用信息可以简化，以少量转录物为代表，远远少于最初设置在芯片上的探针数量。含有几百个探针的微阵列可能足以用于恶性血液病的诊断。也可能改进，换成定量RT-PCR[344]或者免疫组织化学[345]平台，尤其用于研究石蜡包埋标本。现在还不清楚能否设计出整合多种信息来源（例如基因表达谱、比较基因组杂交、甲基化、突变）的单一诊断平台，还是不得不使用数种检测技术才能获得所有相关信息。然而，在未来几年内可能会出现诊断恶性血液病的某种全面分析技术，为临床提供更多的相关分子信息[346]。

6.8 精华和陷阱

- 血液病理学的分子检测明显增强作出合理、特异性诊断的能力，并且已经确定许多与生物特性和治疗相关的新亚型。
- 分子检测没有100%敏感性或特异性，关键是要知道每项检测的局限性，包括假阳性和假阴性。
- 抗原受体基因重排的克隆性检测有许多要注意的地方；例如，在活检小样本中淋巴细胞较少时必须通过重复检测以排除可能存在的假克隆。
- 细胞遗传学定义的亚类（如CML以及AML和ALL的亚型），使用传统的细胞遗传学检测可能会漏诊；如果疑为上述类型时，特别需要进行恰当的分子检测。

（叶 庆 潘华雄 薛德彬 译）

参考文献

1. Pearson PL, Van der Luijt RB. The genetic analysis of cancer. *J Intern Med.* 1998;243(6):413-417.
2. Knudson AG. Hereditary predisposition to cancer. *Ann N Y Acad Sci.* 1997;833:58-67.
3. Mitelman F. Recurrent chromosome aberrations in cancer. *Mutat Res.* 2000;462(2-3):247-253.
4. Alizadeh AA, Ross DT, et al. Towards a novel classification of human malignancies based on gene expression patterns. *J Pathol.* 2001;195(1):41-52.
5. Alizadeh A, Eisen M, et al. The lymphochip: A specialized cDNA microarray for the genomic-scale analysis of gene expression in normal and malignant lymphocytes. *Cold Spring Harb Symp Quant Biol.* 1999;64:71-78.
6. Shipp MA, Ross KN, et al. Diffuse large B-cell lymphoma outcome prediction by gene-expression profiling and supervised machine learning. *Nat Med.* 2002;8(1):68-74.
7. Yeoh E, William K, et al. Expression profiling of pediatric acute lymphoblastic leukemia (ALL) blasts at diagnosis accurately predicts both the risk of relapse and of developing therapy-induced acute myeloid leukemia (AML). *Blood.* 2001;98:433a.
8. Southern EM. Detection of specific sequences among DNA fragments separated by gel electrophoresis. *J Mol Biol.* 1975;98(3):503-517.
9. Saiki R, Gelfand D, et al. Primer-directed enzymatic amplification of DNA with a thermostable DNA polymerase. *Science.* 1988;239:487-491.
10. Innis M. *PCR Protocols: a guide to methods and applications.* San Diego: Academic Press; 1990;xviii:482.
11. Hooberman A. The use of the polymerase chain reaction in clinical oncology. *Oncology (Huntingt).* 1992;6:25-34.
12. Gribben JG, Nadler LM. Monitoring minimal residual disease. *Semin Oncol.* 1993;20(5 suppl 5):143-155.
13. Chan WC, Wu GQ, et al. Detection of tumor contamination of peripheral stem cells in patients with lymphoma using cell culture and polymerase chain reaction technology. *J Hematother.* 1994;3(3):175-184.
14. Beaubier NT, Hart AP, et al. Comparison of capillary electrophoresis and polyacrylamide gel electrophoresis for the evaluation of T and B cell clonality by polymerase chain reaction. *Diagn Mol Pathol.* 2000;9(3):121-131.
15. Orlando C, Pinzani P, et al. Developments in quantitative PCR. *Clin Chem Lab Med.* 1998;36(5):255-269.
16. Gerard CJ, Olsson K, et al. Improved quantitation of minimal residual disease in multiple myeloma using real-time polymerase chain reaction and plasmid-DNA complementarity determining region III standards. *Cancer Res.* 1998;58(17):3957-3964.
17. Luthra R, McBride JA, et al. Novel 5′ exonuclease-based real-time PCR assay for the detection of t(14;18)(q32;q21) in patients with follicular lymphoma. *Am J Pathol.* 1998;153(1):63-68.
18. Mayall F, Barratt K, et al. The detection of simian virus 40 in mesotheliomas from New Zealand and England using real time FRET probe PCR protocols. *J Clin Pathol.* 2003;56(10):728-730.
19. Xu D, Du J, et al. Rapid and accurate detection of monoclonal immunoglobulin heavy chain gene rearrangement by DNA melting curve analysis in the LightCycler System. *J Mol Diagn.* 2002;4(4):216-222.
20. Fang NY, Greiner TC, et al. Oligonucleotide microarrays demonstrate the highest frequency of ATM mutations in the mantle cell subtype of lymphoma. *Proc Natl Acad Sci U S A.* 2003;100(9):5372-5377.
21. Lopez-Crapez E, Livache T, et al. K-ras mutation detection by hybridization to a polypyrrole DNA chip. *Clin Chem.* 2001;47(2):186-194.
22. Gale RE. Evaluation of clonality in myeloid stem-cell disorders. *Semin Hematol.* 1999;36(4):361-372.
23. Swierczek SI, Agarwal N, et al. Hematopoiesis is not clonal in healthy elderly women. *Blood.* 2008;112(8):3186-3193.
24. Herbst H, Steinbrecher E, et al. Distribution and phenotype of Epstein-Barr virus–harboring cells in Hodgkin's disease. *Blood.* 1992;80(2):484-491.
25. Herndier BG, Sanchez HC, et al. High prevalence of Epstein-Barr virus in the Reed-Sternberg cells of HIV-associated Hodgkin's disease. *Am J Pathol.* 1993;142(4):1073-1079.
26. Weiss LM, Movahed LA, et al. Detection of immunoglobulin light-chain mRNA in lymphoid tissues using a practical in situ hybridization method. *Am J Pathol.* 1990;137(4):979-988.
27. Zaidi AU, Enomoto H, et al. Dual fluorescent in situ hybridization and immunohistochemical detection with tyramide signal amplification. *J Histochem Cytochem.* 2000;48(10):1369-1375.
28. Nuovo GJ. In situ localization of PCR-amplified DNA and cDNA. *Mol Biotechnol.* 1998;10(1):49-62.
29. McBride OW, Battey J, et al. Localization of human variable and constant region immunoglobulin heavy chain genes on subtelomeric band q32 of chromosome 14. *Nucleic Acids Res.* 1982;10(24):8155-8170.
30. van Dongen JJ, Wolvers-Tettero IL. Analysis of immunoglobulin and T cell receptor genes. Part II: Possibilities and limitations in the diagnosis and management of lymphoproliferative diseases and related disorders. *Clin Chim Acta.* 1991;198(1-2):93-174.
31. Matsuda F, Ishii K, et al. The complete nucleotide sequence of the human immunoglobulin heavy chain variable region locus. *J Exp Med.* 1998;188(11):2151-2162.
32. Li H, Cui X, et al. Genetic diversity of the human immunoglobulin heavy chain VH region. *Immunol Rev.* 2002;190:53-68.
33. Corbett SJ, Tomlinson IM, et al. Sequence of the human immunoglobulin diversity (D) segment locus: a systematic analysis provides no evidence for the use of DIR segments, inverted D segments, "minor" D segments or D-D recombination. *J Mol Biol.* 1997;270(4):587-597.
34. Korsmeyer SJ, Hieter PA, et al. Normal human B cells display ordered light chain gene rearrangements and deletions. *J Exp Med.* 1982;156(4):975-985.
35. Alt FW, Yancopoulos GD, et al. Ordered rearrangement of immunoglobulin heavy chain variable region segments. *EMBO J.* 1984;3(6):1209-1219.
36. Waldmann TA. The arrangement of immunoglobulin and T cell receptor genes in human lymphoproliferative disorders. *Adv Immunol.* 1987;40:247-321.
37. Wan JH, Trainor KJ, et al. Monoclonality in B cell lymphoma detected in paraffin wax embedded sections using the polymerase chain reaction. *J Clin Pathol.* 1990;43(11):888-890.
38. Lozano MD, Tierens A, et al. Clonality analysis of B-lymphoid proliferations using the polymerase chain reaction. *Cancer.* 1996;77(7):1349-1355.
39. Inghirami G, Szabolcs MJ, et al. Detection of immunoglobulin gene rearrangement of B cell non-Hodgkin's lymphomas and leukemias in fresh, unfixed and formalin-fixed, paraffin-embedded tissue by polymerase chain reaction. *Lab Invest.* 1993;68(6):746-757.
40. van Krieken JH, Langerak AW, et al. Improved reliability of lymphoma diagnostics via PCR-based clonality testing: report of the BIOMED-2 Concerted Action BHM4-CT98-3936. *Leukemia.* 2007;21(2):201-206.
41. Aubin J, Davi F, et al. Description of a novel FR1 IgH PCR strategy and its comparison with three other strategies for the detection of clonality in B cell malignancies. *Leukemia.* 1995;9(3):471-479.
42. Theriault C, Galoin S, et al. PCR analysis of immunoglobulin heavy chain (IgH) and TcR-gamma chain gene rearrangements in the diagnosis of lymphoproliferative disorders: Results of a study of 525 cases. *Mod Pathol.* 2000;13(12):1269-1279.
43. Derksen PW, Langerak AW, et al. Comparison of different polymerase chain reaction-based approaches for clonality assessment of immunoglobulin heavy-chain gene rearrangements in B-cell neoplasia. *Mod Pathol.* 1999;12(8):794-805.
44. Ramasamy I, Brisco M, et al. Improved PCR method for detecting monoclonal immunoglobulin heavy chain rearrangement in B cell neoplasms. *J Clin Pathol.* 1992;45(9):770-775.
45. Gong JZ, Zheng S, et al. Detection of immunoglobulin kappa light chain rearrangements by polymerase chain reaction. An improved method for detecting clonal B-cell lymphoproliferative disorders. *Am J Pathol.* 1999;155(2):355-363.
46. Kuppers R, Willenbrock K, et al. Detection of clonal lambda light chain gene rearrangements in frozen and paraffin-embedded tissues by polymerase chain reaction. *Am J Pathol.* 1995;147(3):806-814.
47. Evans PA, Pott C, et al. Significantly improved PCR-based clonality testing in B-cell malignancies by use of multiple immunoglobulin gene targets. Report of the BIOMED-2 Concerted Action BHM4-CT98-3936. *Leukemia.* 2007;21(2):207-214.
48. Wu G, Greiner TC, et al. Obtaining clone-specific primer and probe for the immunoglobulin heavy-chain gene from paraffin-embedded tissue of B-cell lymphoma: technical considerations. *Diagn Mol Pathol.* 1997;6(3):147-153.
49. Horsman DE, Gascoyne RD, et al. Comparison of cytogenetic analysis, Southern analysis, and polymerase chain reaction for the detection of t(14; 18) in follicular lymphoma. *Am J Clin Pathol.* 1995;103(4):472-478.
50. Weiss LM, Warnke RA, et al. Molecular analysis of the t(14;18) chromosomal translocation in malignant lymphomas. *N Engl J Med.* 1987;317(19):1185-1189.
51. Huang J, Sanger W, et al. CD10, BCL2 and BCL6 protein expression and t(14;18)(q32:q21) in two subtypes of diffuse large B-cell lymphoma defined by gene expression profiles. *Mod Pathol.* 2001;14:978a.
52. Tsujimoto Y, Cossman J, et al. Involvement of the BCL2 gene in human follicular lymphoma. *Science.* 1985;228(4706):1440-1443.
53. Bakhshi A, Jensen JP, et al. Cloning the chromosomal breakpoint of t(14;18) human lymphomas: clustering around JH on chromosome 14 and near a transcriptional unit on 18. *Cell.* 1985;41(3):899-906.
54. Cleary ML, Galili N, et al. Detection of a second t(14;18) breakpoint cluster region in human follicular lymphomas. *J Exp Med.* 1986;164(1):315-320.
55. Batstone PJ, Goodlad JR. Efficacy of screening the intermediate cluster region of the BCL2 gene in follicular lymphomas by PCR. *J Clin Pathol.* 2005;58(1):81-82.
56. Weinberg OK, Ai WZ, et al. "Minor" BCL2 breakpoints in follicular lymphoma: frequency and correlation with grade and disease presentation in 236 cases. *J Mol Diagn.* 2007;9(4):530-537.
57. Iqbal J, Sanger WG, et al. BCL2 translocation defines a unique tumor subset within the germinal center B-cell-like diffuse large B-cell lymphoma. *Am J Pathol.* 2004;165(1):159-166.
58. Cornillet P, Rimokh R, et al. Involvement of the BCL2 gene in 131 cases of non-Hodgkin's B lymphomas: Analysis of correlations with immunological findings and cell cycle. *Leuk Lymphoma.* 1991;4:355-362.
59. Lee MS, Blick MB, et al. The gene located at chromosome 18 band q21 is rearranged in uncultured diffuse lymphomas as well as follicular lymphomas. *Blood.* 1987;70(1):90-95.
60. Corbally N, Grogan L, et al. BCL2 rearrangement in Hodgkin's disease and reactive lymph nodes. *Am J Clin Pathol.* 1994;101(6):756-760.
61. Said JW, Sassoon AF, et al. Polymerase chain reaction for BCL2 in diagnostic lymph node biopsies. *Mod Pathol.* 1990;3:659-663.
62. Albinger-Hegyi A, Hochreutener B, et al. High frequency of t(14;18)-translocation breakpoints outside of major breakpoint and minor cluster regions in follicular lymphomas: Improved polymerase chain reaction protocols for their detection. *Am J Pathol.* 2002;160(3):823-832.
63. Buchonnet G, Jardin F, et al. Distribution of BCL2 breakpoints in follicular lymphoma and correlation with clinical features: Specific subtypes or same disease? *Leukemia.* 2002;16(9):1852-1856.
64. Fenton JA, Vaandrager JW, et al. Follicular lymphoma with a novel t(14;18) breakpoint involving the immunoglobulin heavy chain switch mu region indicates an origin from germinal center B cells. *Blood.* 2002;99(2):716-718.
65. Limpens J, de Jong D, et al. BCL2/JH rearrangements in benign lymphoid tissues with follicular hyperplasia. *Oncogene.* 1991;6(12):2271-2276.
66. Liu Y, Hernandez AM, et al. BCL2 translocation frequency rises with age in humans. *Proc Natl Acad Sci U S A.* 1994;91(19):8910-8914.
67. Gribben JG, Freedman A, et al. All advanced stage non-Hodgkin's lymphomas with a polymerase chain reaction amplifiable breakpoint of BCL2 have residual cells

containing the BCL2 rearrangement at evaluation and after treatment. *Blood.* 1991;78(12):3275-3280.

68. Gribben JG, Freedman AS, et al. Immunologic purging of marrow assessed by PCR before autologous bone marrow transplantation for B-cell lymphoma. *N Engl J Med.* 1991;325(22):1525-1533.
69. Rambaldi A, Carlotti E, et al. Quantitative PCR of bone marrow BCL2/IgH+ cells at diagnosis predicts treatment response and long-term outcome in follicular non-Hodgkin lymphoma. *Blood.* 2005;105(9):3428-3433.
70. Weisenburger DD, Armitage JO. Mantle cell lymphoma—an entity comes of age. *Blood.* 1996;87(11):4483-4494.
71. Fiedler W, Weh HJ, et al. Comparison of chromosome analysis and BCL1 rearrangement in a series of patients with multiple myeloma. *Br J Haematol.* 1992;81(1):58-61.
72. Ronchetti D, Finelli P, et al. Molecular analysis of 11q13 breakpoints in multiple myeloma. *Blood.* 1999;93(4):1330-1337.
73. Brito-Babapulle V, Ellis J, et al. Translocation t(11;14)(q13;q32) in chronic lymphoid disorders. *Genes Chromosomes Cancer.* 1992;5(2):158-165.
74. Singleton TP, Anderson MM, et al. Leukemic phase of mantle cell lymphoma, blastoid variant. *Am J Clin Pathol.* 1999;111(4):495-500.
75. Medeiros LJ, Van Krieken JH, et al. Association of BCL1 rearrangements with lymphocytic lymphoma of intermediate differentiation. *Blood.* 1990;76(10):2086-2090.
76. Williams ME, Meeker TC, et al. Rearrangement of the chromosome 11 BCL1 locus in centrocytic lymphoma: analysis with multiple breakpoint probes. *Blood.* 1991;78(2):493-498.
77. Williams ME, Swerdlow SH, et al. Chromosome t(11;14)(q13;q32) breakpoints in centrocytic lymphoma are highly localized at the BCL1 major translocation cluster. *Leukemia.* 1993;7(9):1437-1440.
78. Kumar S, Krenacs L, et al. bcl-1 rearrangement and cyclin D1 protein expression in multiple lymphomatous polyposis. *Am J Clin Pathol.* 1996;105(6):737-743.
79. Lim LC, Segal GH, et al. Detection of BCL1 gene rearrangement and B-cell clonality in mantle cell lymphoma using formalin-fixed, paraffin-embedded tissues. *Am J Clin Pathol.* 1995;104(6):689-695.
80. Lasota J, Franssila K, et al. Molecular diagnosis of mantle cell lymphoma in paraffin-embedded tissue. *Mod Pathol.* 1996;9(4):361-366.
81. Segal GH, Maiese RL. Mantle cell lymphoma. Rapid polymerase chain reaction-based genotyping of a morphologically heterogeneous entity. *Arch Pathol Lab Med.* 1996;120(9):835-841.
82. Remstein ED, James CD, et al. Incidence and subtype specificity of API2-MALT1 fusion translocations in extranodal, nodal, and splenic marginal zone lymphomas. *Am J Pathol.* 2000;156(4):1183-1188.
83. de Boer CJ, van Krieken JH, et al. Cyclin D1 messenger RNA overexpression as a marker for mantle cell lymphoma. *Oncogene.* 1995;10(9):1833-1840.
84. Vasef MA, Medeiros LJ, et al. Cyclin D1 immunohistochemical staining is useful in distinguishing mantle cell lymphoma from other low-grade B-cell neoplasms in bone marrow. *Am J Clin Pathol.* 1997;108(3):302-307.
85. Alkan S, Schnitzer B, et al. Cyclin D1 protein expression in mantle cell lymphoma. *Ann Oncol.* 1995;6(6):567-570.
86. Ye BH, Lista F, et al. Alterations of a zinc finger-encoding gene, BCL6, in diffuse large-cell lymphoma. *Science.* 1993;262(5134):747-750.
87. Kerckaert JP, Deweindt C, et al. LAZ3, a novel zinc-finger encoding gene, is disrupted by recurring chromosome 3q27 translocations in human lymphomas. *Nat Genet.* 1993;5(1):66-70.
88. Miki T, Kawamata N, et al. Gene involved in the 3q27 translocation associated with B-cell lymphoma, BCL5, encodes a Kruppel-like zinc-finger protein. *Blood.* 1994;83(1):26-32.
89. Lo Coco F, Gaidano G, et al. p53 mutations are associated with histologic transformation of follicular lymphoma. *Blood.* 1993;82(8):2289-2295.
90. Bastard C, Deweindt C, et al. LAZ3 rearrangements in non-Hodgkin's lymphoma: correlation with histology, immunophenotype, karyotype, and clinical outcome in 217 patients. *Blood.* 1994;83(9):2423-2427.
91. Otsuki T, Yano T, et al. Analysis of LAZ3 (BCL6) status in B-cell non-Hodgkin's lymphomas: results of rearrangement and gene expression studies and a mutational analysis of coding region sequences. *Blood.* 1995;85(10):2877-2884.
92. Dierlamm J, Pittaluga S, et al. BCL6 gene rearrangements also occur in marginal zone B-cell lymphoma. *Br J Haematol.* 1997;98(3):719-725.
93. Shaffer AL, Yu X, et al. BCL6 represses genes that function in lymphocyte differentiation, inflammation, and cell cycle control. *Immunity.* 2000;13(2):199-212.
94. Klein U, Dalla-Favera R. Germinal centres: Role in B-cell physiology and malignancy. *Nat Rev Immunol.* 2008;8(1):22-33.
95. Lo Coco F, Ye BH, et al. Rearrangements of the BCL6 gene in diffuse large cell non-Hodgkin's lymphoma. *Blood.* 1994;83(7):1757-1759.
96. Butler MP, Iida S, et al. Alternative translocation breakpoint cluster region 5′ to BCL6 in B-cell non-Hodgkin's lymphoma. *Cancer Res.* 2002;62(14):4089-4094.
97. Bosga-Bouwer AG, Haralambieva E, et al. BCL6 alternative translocation breakpoint cluster region associated with follicular lymphoma grade 3B. *Genes Chromosomes Cancer.* 2005;44(3):301-304.
98. Iqbal J, Greiner TC, et al. Distinctive patterns of BCL6 molecular alterations and their functional consequences in different subgroups of diffuse large B-cell lymphoma. *Leukemia.* 2007;21(11):2332-2343.
99. Gu K, Fu K, Jain S, et al. t(14;18) negative lymphomas are associated with a high frequency of BCL6 rearrangement at the alternative breakpoint. *Mod Pathol.* 2009;22:1251-1257.
100. Ueda Y, Nishida K, et al. Interphase detection of BCL6/IgH fusion gene in non-Hodgkin lymphoma by fluorescence in situ hybridization. *Cancer Genet Cytogenet.* 1997;99(2):102-107.
101. Sanchez-Izquierdo D, Siebert R, et al. Detection of translocations affecting the BCL6 locus in B cell non-Hodgkin's lymphoma by interphase fluorescence in situ hybridization. *Leukemia.* 2001;15(9):1475-1484.
102. Shen HM, Peters A, et al. Mutation of BCL6 gene in normal B cells by the process of somatic hypermutation of Ig genes. *Science.* 1998;280(5370):1750-1752.
103. Pasqualucci L, Migliazza A, et al. BCL6 mutations in normal germinal center B cells: evidence of somatic hypermutation acting outside Ig loci. *Proc Natl Acad Sci U S A.* 1998;95(20):11816-11821.
104. Migliazza A, Martinotti S, et al. Frequent somatic hypermutation of the 5′ noncoding region of the BCL6 gene in B-cell lymphoma. *Proc Natl Acad Sci U S A.* 1995;92(26):12520-12524.
105. Capello D, Vitolo U, et al. Distribution and pattern of BCL6 mutations throughout the spectrum of B-cell neoplasia. *Blood.* 2000;95(2):651-659.
106. Compagno M, Lim WK, Grunn A, et al. Mutations of multiple genes cause deregulation of the NFkappaB pathway in diffuse large B-Cell lymphoma. *Nature.* 2009;459-421.
107. Cesarman E, Chadburn A, et al. BCL6 gene mutations in posttransplantation lymphoproliferative disorders predict response to therapy and clinical outcome. *Blood.* 1998;92(7):2294-2302.
108. Gaidano G, Ballerini P, et al. p53 Mutations in human lymphoid malignancies: association with Burkitt lymphoma and chronic lymphocytic leukemia. *Proc Natl Acad Sci U S A.* 1991;88(12):5413-5417.
109. Saito M, Gao J, et al. A signaling pathway mediating downregulation of BCL6 in germinal center B cells is blocked by BCL6 gene alterations in B cell lymphoma. *Cancer Cell.* 2007;12(3):280-292.
110. Showe LC, Croce CM. The role of chromosomal translocations in B- and T-cell neoplasia. *Annu Rev Immunol.* 1987;5:253-277.
111. Ladanyi M, Offit K, et al. MYC rearrangement and translocations involving band 8q24 in diffuse large cell lymphomas. *Blood.* 1991;77(5):1057-1063.
112. Shou Y, Martelli ML, et al. Diverse karyotypic abnormalities of the c-myc locus associated with c-myc dysregulation and tumor progression in multiple myeloma. *Proc Natl Acad Sci U S A.* 2000;97(1):228-233.
113. Vaishampayan UN, Mohamed AN, et al. Blastic mantle cell lymphoma associated with Burkitt-type translocation and hypodiploidy. *Br J Haematol.* 2001;115(1):66-68.
114. Gutierrez MI, Bhatia K, et al. Molecular epidemiology of Burkitt's lymphoma from South America: differences in breakpoint location and Epstein-Barr virus association from tumors in other world regions. *Blood.* 1992;79(12):3261-3266.
115. Shiramizu B, Magrath I. Localization of breakpoints by polymerase chain reactions in Burkitt's lymphoma with 8;14 translocations. *Blood.* 1990;75(9):1848-1852.
116. Haralambieva E, Banham AH, et al. Detection by the fluorescence in situ hybridization technique of MYC translocations in paraffin-embedded lymphoma biopsy samples. *Br J Haematol.* 2003;121(1):49-56.
117. Auer IA, Gascoyne RD, et al. t(11;18)(q21;q21) is the most common translocation in MALT lymphomas. *Ann Oncol.* 1997;8(10):979-985.
118. Ott G, Katzenberger T, et al. The t(11;18)(q21;q21) chromosome translocation is a frequent and specific aberration in low-grade but not high-grade malignant non-Hodgkin's lymphomas of the mucosa-associated lymphoid tissue (MALT-) type. *Cancer Res.* 1997;57(18):3944-3948.
119. Dierlamm J, Baens M, et al. The apoptosis inhibitor gene API2 and a novel 18q gene, MLT, are recurrently rearranged in the t(11;18)(q21;q21)p6 associated with mucosa-associated lymphoid tissue lymphomas. *Blood.* 1999;93(11):3601-3609.
120. Schulze-Luehmann J, Ghosh S. Antigen-receptor signaling to nuclear factor kappa B. *Immunity.* 2006;25:701-715.
121. Baens M, Maes B, et al. The product of the t(11;18), an API2-MLT fusion, marks nearly half of gastric MALT type lymphomas without large cell proliferation. *Am J Pathol.* 2000;156(4):1433-1439.
122. Inagaki H, Okabe M, et al. API2-MALT1 fusion transcripts involved in mucosa-associated lymphoid tissue lymphoma: Multiplex RT-PCR detection using formalin-fixed paraffin-embedded specimens. *Am J Pathol.* 2001;158(2):699-706.
123. Liu H, Ye H, Dogan A, et al. T(11;18)(q21;q21) is associated with advanced mucosa-associated lymphoid tissue lymphoma that expresses nuclear BCL10. *Blood.* 2001;98(4):1182-1187.
124. Liu H, Ruskon-Fourmestraux A, et al. Resistance of t(11;18) positive gastric mucosa-associated lymphoid tissue lymphoma to *Helicobacter pylori* eradication therapy. *Lancet.* 2001;357(9249):39-40.
125. Dierlamm J, Baens M, et al. Detection of t(11;18)(q21;q21) by interphase fluorescence in situ hybridization using API2 and MLT specific probes. *Blood.* 2000;96(6):2215-2218.
126. Streubel B, Lamprecht A, et al. T(14;18)(q32;q21) involving IGH and MALT1 is a frequent chromosomal aberration in MALT lymphoma. *Blood.* 2003;101(6):2335-2339.
127. Streubel B, Vinatzer U, et al. T(3;14)(p14.1;q32) involving IGH and FOXP1 is a novel recurrent chromosomal aberration in MALT lymphoma. *Leukemia.* 2005;19(4):652-658.
128. Remstein ED, Kurtin PJ, et al. Primary pulmonary MALT lymphomas show frequent and heterogeneous cytogenetic abnormalities, including aneuploidy and translocations involving API2 and MALT1 and IGH and MALT1. *Leukemia.* 2004;18(1):156-160.
129. Ye H, Gong L, et al. MALT lymphoma with t(14;18)(q32;q21)/IGH-MALT1 is characterized by strong cytoplasmic MALT1 and BCL10 expression. *J Pathol.* 2005;205(3):293-301.
130. Sagaert X, Laurent M, et al. MALT1 and BCL10 aberrations in MALT lymphomas and their effect on the expression of BCL10 in the tumour cells. *Mod Pathol.* 2006;19(2):225-232.
131. Willis TG, Jadayel DM, et al. BCL10 is involved in t(1;14)(p22;q32) of MALT B cell lymphoma and mutated in multiple tumor types. *Cell.* 1999;96(1):35-45.
132. Zhang Q, Siebert R, et al. Inactivating mutations and overexpression of BCL10, a caspase recruitment domain-containing gene, in MALT lymphoma with t(1;14)(p22;q32). *Nat Genet.* 1999;22(1):63-68.
133. Luminari S, Intini D, et al. BCL10 gene mutations rarely occur in lymphoid malignancies. *Leukemia.* 2000;14(5):905-908.
134. Tadokoro J, Nakamura Y, et al. Low frequency of BCL10 gene mutations in B-cell non-Hodgkin's lymphoma. *Int J Hematol.* 2001;73(2):222-225.
135. Du MQ, Peng H, et al. BCL10 gene mutation in lymphoma. *Blood.* 2000;95(12):3885-3890.
136. Chen YW, Wong KY, et al. BCL10 somatic mutations rarely occur in gastric lymphoma: detection of high frequency of polymorphisms in BCL10 coding region. *Cancer Genet Cytogenet.* 2001;127(2):184-187.
137. Ohshima K, Muta H, et al. BCL10 expression, rearrangement and mutation in MALT lymphoma: correlation with expression of nuclear factor-kappaB. *Int J Oncol.*

2001;19(2):283-289.
138. Ye H, Dogan A, et al. BCL10 expression in normal and neoplastic lymphoid tissue. Nuclear localization in MALT lymphoma. *Am J Pathol*. 2000;157(4):1147-1154.
139. Isaacson PG, Du MQ. Gastrointestinal lymphoma: Where morphology meets molecular biology. *J Pathol*. 2005;205(2):255-274.
140. Streubel B, Simonitsch-Klupp I, et al. Variable frequencies of MALT lymphoma-Associated genetic aberrations in MALT lymphomas of different sites. *Leukemia*. 2004;18(10):1722-1726.
141. Vinatzer U, Gollinger M, et al. Mucosa-associated lymphoid tissue lymphoma: Novel translocations including rearrangements of ODZ2, JMJD2C, and CNN3. *Clin Cancer Res*. 2008;14(20):6426-6431.
142. Waldmann TA, Davis MM, et al. Rearrangements of genes for the antigen receptor on T cells as markers of lineage and clonality in human lymphoid neoplasms. *N Engl J Med*. 1985;313(13):776-783.
143. Cossman J, Zehnbauer B, et al. Gene rearrangements in the diagnosis of lymphoma/leukemia. Guidelines for use based on a multiinstitutional study. *Am J Clin Pathol*. 1991;95(3):347-354.
144. Davis MM, Bjorkman PJ. T-cell antigen receptor genes and T-cell recognition. *Nature*. 1988;334(6181):395-402.
145. Winoto A, Baltimore D. Separate lineages of T cells expressing the alpha beta and gamma delta receptors. *Nature*. 1989;338(6214):430-432.
146. Strominger JL. Developmental biology of T cell receptors. *Science*. 1989;244(4907):943-950.
147. Theodorou I, Raphael M, et al. Recombination pattern of the TCR gamma locus in human peripheral T-cell lymphomas. *J Pathol*. 1994;174(4):233-242.
148. Chan A, Mak TW. Genomic organization of the T cell receptor. *Cancer Detect Prev*. 1989;14(2):261-267.
149. de Villartay JP, Lewis D, et al. Deletional rearrangement in the human T-cell receptor alpha-chain locus. *Proc Natl Acad Sci U S A*. 1987;84(23):8608-8612.
150. Baer R, Boehm T, et al. Complex rearrangements within the human J delta-C delta/J alpha-C alpha locus and aberrant recombination between J alpha segments. *EMBO J*. 1988;7(6):1661-1668.
151. van Krieken JH, Elwood L, et al. Rearrangement of the T-cell receptor delta chain gene in T-cell lymphomas with a mature phenotype. *Am J Pathol*. 1991;139(1):161-168.
152. Knowles DM. Immunophenotypic and antigen receptor gene rearrangement analysis in T cell neoplasia. *Am J Pathol*. 1989;134(4):761-785.
153. Tamura N, Holroyd KJ, et al. Diversity in junctional sequences associated with the common human V gamma 9 and V delta 2 gene segments in normal blood and lung compared with the limited diversity in a granulomatous disease. *J Exp Med*. 1990;172(1):169-181.
154. LeFranc MP, Forster A, et al. Diversity and rearrangement of the human T cell rearranging gamma genes: nine germ-line variable genes belonging to two subgroups. *Cell*. 1986;45(2):237-246.
155. Lefranc MP, Forster A, et al. Rearrangement of two distinct T-cell gamma-chain variable-region genes in human DNA. *Nature*. 1986;319(6052):420-422.
156. Uppenkamp M, Pittaluga S, et al. Limited diversity and selection of rearranged gamma genes in polyclonal T cells. *J Immunol*. 1987;138(5):1618-1620.
157. Uppenkamp M, Andrade R, et al. Diagnostic interpretation of T gamma gene rearrangement: Effect of polyclonal T cells. *Hematol Pathol*. 1988;2(1):15-24.
158. Forster A, Huck S, et al. New subgroups in the human T cell rearranging V gamma gene locus. *EMBO J*. 1987;6(7):1945-1950.
159. Trainor KJ, Brisco MJ, et al. Gene rearrangement in B- and T-lymphoproliferative disease detected by the polymerase chain reaction. *Blood*. 1991;78(1):192-196.
160. McCarthy KP, Sloane JP, et al. The rapid detection of clonal T-cell proliferations in patients with lymphoid disorders. *Am J Pathol*. 1991;138(4):821-828.
161. Greiner TC. Advances in molecular hematopathology: T-cell receptor gamma and BCL2 genes. *Am J Pathol*. 1999;154(1):7-9.
162. Arber DA, Braziel RM, et al. Evaluation of T cell receptor testing in lymphoid neoplasms: Results of a multicenter study of 29 extracted DNA and paraffin-embedded samples. *J Mol Diagn*. 2001;3(4):133-140.
163. Greiner TC. Enhanced detection of TP53 mutations using a GC-clamp in denaturing high performance liquid chromatography. *Diagn Mol Pathol*. 2007;16(1):32-37.
164. Theodorou I, Delfau-Larue MH, et al. Cutaneous T-cell infiltrates: analysis of T-cell receptor gamma gene rearrangement by polymerase chain reaction and denaturing gradient gel electrophoresis. *Blood*. 1995;86(1):305-310.
165. Lawnicki LC, Rubocki RJ, et al. The distribution of gene segments in T-cell receptor gamma gene rearrangements demonstrates the need for multiple primer sets. *J Mol Diagn*. 2003;5(2):82-87.
166. Goudie RB, Karim SN, et al. A sensitive method of screening for dominant T cell clones by amplification of T cell gamma gene rearrangements with the polymerase chain reaction. *J Pathol*. 1990;162(3):191-196.
167. Zemlin M, Hummel M, et al. Improved polymerase chain reaction detection of clonally rearranged T-cell receptor beta chain genes. *Diagn Mol Pathol*. 1998;7(3):138-145.
168. Bourguin A, Tung R, et al. Rapid, nonradioactive detection of clonal T-cell receptor gene rearrangements in lymphoid neoplasms. *Proc Natl Acad Sci U S A*. 1990;87(21):8536-8540.
169. Wood GS, Tung RM, et al. Detection of clonal T-cell receptor gamma gene rearrangements in early mycosis fungoides/Sézary syndrome by polymerase chain reaction and denaturing gradient gel electrophoresis (PCR/DGGE). *J Invest Dermatol*. 1994;103(1):34-41.
170. Greiner TC, Raffeld M, et al. Analysis of T cell receptor-gamma gene rearrangements by denaturing gradient gel electrophoresis of GC-clamped polymerase chain reaction products. Correlation with tumor-specific sequences. *Am J Pathol*. 1995;146(1):46-55.
171. Kaul K, Petrick M, et al. Detection of clonal rearrangement of the T-cell receptor gamma gene by polymerase chain reaction and single-strand conformation polymorphism (PCR-SSCP). *Mol Diagn*. 1996;1(2):131-137.
172. Signoretti S, Murphy M, et al. Detection of clonal T-cell receptor gamma gene rearrangements in paraffin-embedded tissue by polymerase chain reaction and nonradioactive single-strand conformational polymorphism analysis. *Am J Pathol*. 1999;154(1):67-75.
173. Kneba M, Bolz I, et al. Characterization of clone-specific rearrangement T-cell receptor gamma-chain genes in lymphomas and leukemias by the polymerase chain reaction and DNA sequencing. *Blood*. 1994;84(2):574-581.
174. Zhu D, Kadin ME, et al. Detection of clonal T-cell receptor-gamma gene rearrangement by PCR/temporal temperature gradient gel electrophoresis. *Am J Clin Pathol*. 2001;116(4):527-534.
175. Bottaro M, Berti E, et al. Heteroduplex analysis of T-cell receptor gamma gene rearrangements for diagnosis and monitoring of cutaneous T-cell lymphomas. *Blood*. 1994;83(11):3271-3278.
176. Foss HD, Anagnostopoulos I, et al. Anaplastic large-cell lymphomas of T-cell and null-cell phenotype express cytotoxic molecules. *Blood*. 1996;88(10):4005-4011.
177. Greiner TC. *Analysis of TCR gene rearrangements by two methods: Denaturing gradient gel electrophoresis and laser-scanning of fluorescent-labelled products*. Austin, TX: R. G. Landes; 1997.
178. Simon M, Kind P, et al. Automated high-resolution polymerase chain reaction fragment analysis: a method for detecting T-cell receptor gamma-chain gene rearrangements in lymphoproliferative diseases. *Am J Pathol*. 1998;152(1):29-33.
179. Ayling JF, Iland HJ. High-resolution analysis of gene rearrangements in lymphoid malignancies. *Pathology*. 1999;31(3):252-256.
180. Dippel E, Assaf C, et al. Clonal T-cell receptor gamma-chain gene rearrangement by PCR-based GeneScan analysis in advanced cutaneous T-cell lymphoma: A critical evaluation. *J Pathol*. 1999;188(2):146-154.
181. Kerlan-Candon S, Soua Z, et al. Detection of antigen receptor gene rearrangements in lymphoproliferative malignancies by fluorescent polymerase chain reaction. *Tissue Antigens*. 1998;51(1):20-29.
182. Assaf C, Hummel M, et al. High detection rate of T-cell receptor beta chain rearrangements in T-cell lymphoproliferations by family specific polymerase chain reaction in combination with the GeneScan technique and DNA sequencing. *Blood*. 2000;96(2):640-646.
183. Oda RP, Wick MJ, et al. Evaluation of capillary electrophoresis in polymer solutions with laser-induced fluorescence detection for the automated detection of T-cell gene rearrangements in lymphoproliferative disorders. *Electrophoresis*. 1996;17(9):1491-1498.
184. Miller JE, Wilson SS, et al. An automated semiquantitative B and T cell clonality assay. *Mol Diagn*. 1999;4(2):101-117.
185. Lee SC, Berg KD, et al. Pseudo-spikes are common in histologically benign lymphoid tissues. *J Mol Diagn*. 2000;2(3):145-152.
186. Delabesse E, Burtin ML, et al. Rapid, multifluorescent TCRG Vgamma and Jgamma typing: Application to T cell acute lymphoblastic leukemia and to the detection of minor clonal populations. *Leukemia*. 2000;14(6):1143-1152.
187. Sprouse JT, Werling R, et al. T-cell clonality determination using polymerase chain reaction (PCR) amplification of the T-cell receptor gamma-chain gene and capillary electrophoresis of fluorescently labeled PCR products. *Am J Clin Pathol*. 2000;113(6):838-850.
188. Luo V, Lessin SR, et al. Detection of clonal T-cell receptor gamma gene rearrangements using fluorescent-based PCR and automated high-resolution capillary electrophoresis. *Mol Diagn*. 2001;6(3):169-179.
189. Meier VS, Rufle A, et al. Simultaneous evaluation of T- and B-cell clonality, t(11;14) and t(14;18), in a single reaction by a four-color multiplex polymerase chain reaction assay and automated high-resolution fragment analysis: a method for the rapid molecular diagnosis of lymphoproliferative disorders applicable to fresh frozen and formalin-fixed, paraffin-embedded tissues, blood, and bone marrow aspirates. *Am J Pathol*. 2001;159(6):2031-2043.
190. Vega F, Medeiros LJ, et al. A novel four-color PCR assay to assess T-cell receptor gamma gene rearrangements in lymphoproliferative lesions. *Am J Clin Pathol*. 2001;116(1):17-24.
191. Greiner TC, Rubocki RJ. Effectiveness of capillary electrophoresis using fluorescent-labeled primers in detecting T-cell receptor gamma gene rearrangements. *J Mol Diagn*. 2002;4(3):137-143.
192. Hansen-Hagge TE, Yokota S, et al. Detection of minimal residual disease in acute lymphoblastic leukemia by in vitro amplification of rearranged T-cell receptor delta chain sequences. *Blood*. 1989;74(5):1762-1767.
193. Tycko B, Palmer J, et al. Polymerase chain reaction amplification of rearranged antigen receptor genes using junction-specific oligonucleotides: possible application for detection of minimal residual disease in acute lymphoblastic leukemia. *Cancer Cell*. 1989;7:47-52.
194. Lee JJ, Kim DH, et al. Interleukin-10 gene polymorphism influences the prognosis of T-cell non-Hodgkin lymphomas. *Br J Haematol*. 2007;137(4):329-336.
195. Feinstein E, Cimino G, et al. p53 in chronic myelogenous leukemia in acute phase. *Proc Natl Acad Sci U S A*. 1991;88(14):6293-6297.
196. Orita M, Suzuki Y, et al. Rapid and sensitive detection of point mutations and DNA polymorphisms using the polymerase chain reaction. *Genomics*. 1989;5(4):874-879.
197. Beck JS, Kwitek AE, et al. A denaturing gradient gel electrophoresis assay for sensitive detection of p53 mutations. *Hum Genet*. 1993;91(1):25-30.
198. Greiner TC, Moynihan MJ, et al. p53 mutations in mantle cell lymphoma are associated with variant cytology and predict a poor prognosis. *Blood*. 1996;87(10):4302-4310.
199. Gross E, Kiechle M, et al. Mutation analysis of p53 in ovarian tumors by DHPLC. *J Biochem Biophys Methods*. 2001;47(1-2):73-81.
200. Preudhomme C, Dervite I, et al. Clinical significance of p53 mutations in newly diagnosed Burkitt's lymphoma and acute lymphoblastic leukemia: a report of 48 cases. *J Clin Oncol*. 1995;13(4):812-820.
201. Sander CA, Yano T, et al. p53 Mutation is associated with progression in follicular lymphomas. *Blood*. 1993;82(7):1994-2004.
202. Louie DC, Offit K, et al. p53 Overexpression as a marker of poor prognosis in mantle cell lymphomas with t(11;14)(q13;q32). *Blood*. 1995;86(8):2892-2899.
203. Hernandez L, Fest T, et al. p53 Gene mutations and protein overexpression are associated with aggressive variants of mantle cell lymphomas. *Blood*. 1996;87(8):3351-3359.
204. Fan S, el-Deiry WS, et al. p53 Gene mutations are associated with decreased sensitivity of human lymphoma cells to DNA damaging agents. *Cancer Res*. 1994;54(22):5824-5830.
205. Wattel E, Preudhomme C, et al. p53 Mutations are associated with resistance to chemotherapy

and short survival in hematologic malignancies. *Blood.* 1994;84(9):3148-3157.

206. Wilson WH, Teruya-Feldstein J, et al. Relationship of p53, BCL2, and tumor proliferation to clinical drug resistance in non-Hodgkin's lymphomas. *Blood.* 1997;89(2):601-609.
207. Young KH, Weisenburger DD, et al. Mutations in the DNA-binding codons of TP53, which are associated with decreased expression of TRAILreceptor-2, predict for poor survival in diffuse large B-cell lymphoma. *Blood.* 2007;110(13):4396-4405.
208. Kocialkowski S, Pezzella F, et al. Mutations in the p53 gene are not limited to classic 'hot spots' and are not predictive of p53 protein expression in high-grade non-Hodgkin's lymphoma. *Br J Haematol.* 1995;89(1):55-60.
209. Resnick JM, Cherwitz D, et al. A microwave method that enhances detection of aberrant p53 expression in formalin-fixed, paraffin-embedded tissues. *Arch Pathol Lab Med.* 1995;119(4):360-366.
210. Cesarman E, Inghirami G, et al. High levels of p53 protein expression do not correlate with p53 gene mutations in anaplastic large cell lymphoma. *Am J Pathol.* 1993;143(3):845-856.
211. Villuendas R, Piris MA, et al. The expression of p53 protein in non-Hodgkin's lymphomas is not always dependent on p53 gene mutations. *Blood.* 1993;82(10):3151-3156.
212. Maestro R, Gloghini A, et al. Human non-Hodgkin's lymphomas overexpress a wild-type form of p53 which is a functional transcriptional activator of the cyclin-dependent kinase inhibitor p21. *Blood.* 1997;89(7):2523-2528.
213. Mansukhani MM, Osborne BM, et al. The pattern of p53 and p21WAF1/CIP1 immunoreactivity in non-Hodgkin's lymphomas predicts p53 gene status. *Diagn Mol Pathol.* 1997;6(4):222-228.
214. Bloomfield CD, Lawrence D, et al. Frequency of prolonged remission duration after high-dose cytarabine intensification in acute myeloid leukemia varies by cytogenetic subtype. *Cancer Res.* 1998;58(18):4173-4179.
215. Grimwade D, Walker H, et al. The importance of diagnostic cytogenetics on outcome in AML: analysis of 1,612 patients entered into the MRC AML 10 trial. The Medical Research Council Adult and Children's Leukaemia Working Parties. *Blood.* 1998;92(7):2322-2333.
216. Slovak ML, Kopecky KJ, et al. Karyotypic analysis predicts outcome of preremission and postremission therapy in adult acute myeloid leukemia: a Southwest Oncology Group/Eastern Cooperative Oncology Group Study. *Blood.* 2000;96(13):4075-4083.
217. Grimwade D, Walker H, et al. The predictive value of hierarchical cytogenetic classification in older adults with acute myeloid leukemia (AML): analysis of 1065 patients entered into the United Kingdom Medical Research Council AML11 trial. *Blood.* 2001;98(5):1312-1320.
218. Jaffe ES, Harris, NL, Stein H, Vardiman, JW. *World Health Organization Classification of Tumours, Pathology and Genetics of Tumours of Haemotopoietic and Lymphoid Tissues.* Lyon, France: IARC Press; 2001.
219. Mrozek K, Heinonen K, et al. Adult patients with de novo acute myeloid leukemia and t(9; 11)(p22; q23) have a superior outcome to patients with other translocations involving band 11q23: a cancer and leukemia group B study. *Blood.* 1997;90(11):4532-4538.
220. Downing JR. The AML1-ETO chimaeric transcription factor in acute myeloid leukaemia: biology and clinical significance. *Br J Haematol.* 1999;106(2):296-308.
221. Pandolfi PP. Oncogenes and tumor suppressors in the molecular pathogenesis of acute promyelocytic leukemia. *Hum Mol Genet.* 2001;10(7):769-775.
222. Sainty D, Liso V, et al. A new morphologic classification system for acute promyelocytic leukemia distinguishes cases with underlying PLZF/RARA gene rearrangements. Group Francais de Cytogenetique Hematologique, UK Cancer Cytogenetics Group and BIOMED 1 European Coomunity-Concerted Acion Molecular Cytogenetic Diagnosis in Haematological Malignancies. *Blood.* 2000;96(4):1287-1296.
223. Gallagher A, Darley R, et al. RAS and the myelodysplastic syndromes. *Pathol Biol (Paris).* 1997;45(7):561-568.
224. Kundu M, Liu PP. Function of the inv(16) fusion gene CBFB-MYH11. *Curr Opin Hematol.* 2001;8(4):201-205.
225. Dimartino JF, Cleary ML. Mll rearrangements in haematological malignancies: lessons from clinical and biological studies. *Br J Haematol.* 1999;106(3):614-626.
226. Langabeer SE, Walker H, et al. Frequency of CBF beta/MYH11 fusion transcripts in patients entered into the U.K. MRC AML trials. The MRC Adult Leukaemia Working Party. *Br J Haematol.* 1997;96(4):736-739.
227. Langabeer SE, Walker H, et al. Incidence of AML1/ETO fusion transcripts in patients entered into the MRC AML trials. MRC Adult Leukaemia Working Party. *Br J Haematol.* 1997;99(4):925-928.
228. Olesen LH, Clausen N, et al. Prospective application of a multiplex reverse transcription-polymerase chain reaction assay for the detection of balanced translocations in leukaemia: a single-laboratory study of 390 paediatric and adult patients. *Br J Haematol.* 2004;127(1):59-66.
229. Salto-Tellez M, Shelat SG, et al. Multiplex RT-PCR for the detection of leukemia-associated translocations: validation and application to routine molecular diagnostic practice. *J Mol Diagn.* 2003;5(4):231-236.
230. Bagg A. Commentary: minimal residual disease: How low do we go? *Mol Diagn.* 2001;6(3):155-160.
231. Schnittger S, Weisser M, et al. New score predicting for prognosis in PML-RARA+, AML1-ETO+, or CBFBMYH11+ acute myeloid leukemia based on quantification of fusion transcripts. *Blood.* 2003;102(8):2746-2755.
232. Crispino JD. GATA1 mutations in Down syndrome: implications for biology and diagnosis of children with transient myeloproliferative disorder and acute megakaryoblastic leukemia. *Pediatr Blood Cancer.* 2005;44(1):40-44.
233. Roumier C, Lejeune-Dumoulin S, et al. Cooperation of activating Ras/rtk signal transduction pathway mutations and inactivating myeloid differentiation gene mutations in M0 AML: A study of 45 patients. *Leukemia.* 2006;20(3):433-436.
234. Trka J, Kalinova M, et al. Real-time quantitative PCR detection of WT1 gene expression in children with AML: prognostic significance, correlation with disease status and residual disease detection by flow cytometry. *Leukemia.* 2002;16(7):1381-1389.
235. Kiyoi H, Naoe T. FLT3 mutations in acute myeloid leukemia. *Methods Mol Med.* 2006;125:189-197.
236. Cloos J, Goemans BF, et al. Stability and prognostic influence of FLT3 mutations in paired initial and relapsed AML samples. *Leukemia.* 2006;20(7):1217-1220.
237. Falini B, Mecucci C, et al. Cytoplasmic nucleophosmin in acute myelogenous leukemia with a normal karyotype. *N Engl J Med.* 2005;352(3):254-266.
238. Grisendi S, Pandolfi PP. NPM mutations in acute myelogenous leukemia. *N Engl J Med.* 2005;352(3):291-292.
239. Wertheim G, Bagg A. Nucleophosmin (NPM1) mutations in acute myeloid leukemia: an ongoing (cytoplasmic) tale of dueling mutations and duality of molecular genetic testing methodologies. *J Mol Diagn.* 2008;10(3):198-202.
240. Colombo E, Martinelli P, et al. Delocalization and destabilization of the Arf tumor suppressor by the leukemia-associated NPM mutant. *Cancer Res.* 2006;66(6):3044-3050.
241. Leroy H, Roumier C, et al. CEBPA point mutations in hematological malignancies. *Leukemia.* 2005;19(3):329-334.
242. Cairoli R, Beghini A, et al. Prognostic impact of c-KIT mutations in core binding factor leukemias: an Italian retrospective study. *Blood.* 2006;107(9):3463-3468.
243. Boissel N, Leroy H, et al. Incidence and prognostic impact of c-Kit, FLT3, and Ras gene mutations in core binding factor acute myeloid leukemia (CBF-AML). *Leukemia.* 2006;20(6):965-970.
244. Schichman SA, Canaani E, et al. Self-fusion of the ALL1 gene. A new genetic mechanism for acute leukemia. *JAMA.* 1995;273(7):571-576.
245. Im HJ, Kong G, et al. Expression of Wilms tumor gene (WT1) in children with acute leukemia. *Pediatr Hematol Oncol.* 1999;16(2):109-118.
246. Keilholz U, Menssen HD, et al. Wilms' tumour gene 1 (WT1) in human neoplasia. *Leukemia.* 2005;19(8):1318-1323.
247. Baldus CD, Thiede C, et al. BAALC expression and FLT3 internal tandem duplication mutations in acute myeloid leukemia patients with normal cytogenetics: prognostic implications. *J Clin Oncol.* 2006;24(5):790-797.
248. Nyvold C, Madsen HO, et al. Precise quantification of minimal residual disease at day 29 allows identification of children with acute lymphoblastic leukemia and an excellent outcome. *Blood.* 2002;99(4):1253-1258.
249. Eckert C, Biondi A, et al. Prognostic value of minimal residual disease in relapsed childhood acute lymphoblastic leukaemia. *Lancet.* 2001;358(9289):1239-1241.
250. Kallakury BV, Hartmann DP, et al. Posttherapy surveillance of B-cell precursor acute lymphoblastic leukemia. Value of polymerase chain reaction and limitations of flow cytometry. *Am J Clin Pathol.* 1999;111(6):759-766.
251. Gleissner B, Gokbuget N, et al. Leading prognostic relevance of the BCR-ABL translocation in adult acute B-lineage lymphoblastic leukemia: a prospective study of the German Multicenter Trial Group and confirmed polymerase chain reaction analysis. *Blood.* 2002;99(5):1536-1543.
252. Radich J, Gehly G, et al. Detection of BCR-ABL transcripts in Philadelphia chromosome–positive acute lymphoblastic leukemia after marrow transplantation. *Blood.* 1997;89(7):2602-2609.
253. Radich JP, Kopecky KJ, et al. Detection of BCR-ABL fusion genes in adult acute lymphoblastic leukemia by the polymerase chain reaction. *Leukemia.* 1994;8(10):1688-1695.
254. Mullighan CG, Miller CB, et al. BCR-ABL1 lymphoblastic leukaemia is characterized by the deletion of Ikaros. *Nature.* 2008;453(7191):110-114.
255. Shurtleff SA, Buijs A, et al. TEL/AML1 fusion resulting from a cryptic t(12;21) is the most common genetic lesion in pediatric ALL and defines a subgroup of patients with an excellent prognosis. *Leukemia.* 1995;9(12):1985-1989.
256. Uckun FM, Sensel MG, et al. Clinical significance of translocation t(1;19) in childhood acute lymphoblastic leukemia in the context of contemporary therapies: A report from the Children's Cancer Group. *J Clin Oncol.* 1998;16(2):527-535.
257. Borowitz MJ, Hunger SP, et al. Predictability of the t(1;19)(q23;p13) from surface antigen phenotype: Implications for screening cases of childhood acute lymphoblastic leukemia for molecular analysis: a Pediatric Oncology Group study. *Blood.* 1993;82(4):1086-1091.
258. Griesinger F, Elfers H, et al. Detection of HRX-FEL fusion transcripts in pre-pre-B-ALL with and without cytogenetic demonstration of t(4;11). *Leukemia.* 1994;8(4):542-548.
259. Thandla S, Aplan PD. Molecular biology of acute lymphocytic leukemia. *Semin Oncol.* 1997;24(1):45-56.
260. Ferrando AA, Thomas Look A. Gene expression profiling: will it complement or replace immunophenotyping? *Best Pract Res Clin Haematol.* 2003;16(4):645-652.
261. O'Neil J, Look AT. Mechanisms of transcription factor deregulation in lymphoid cell transformation. *Oncogene.* 2007;26(47):6838-6849.
262. Weng AP, Ferrando AA, et al. Activating mutations of NOTCH1 in human T cell acute lymphoblastic leukemia. *Science.* 2004;306(5694):269-271.
263. Aster JC, Pear WS, et al. Notch signaling in leukemia. *Annu Rev Pathol.* 2008;3:587-613.
264. Graux C, Cools J, et al. Fusion of NUP214 to ABL1 on amplified episomes in T-cell acute lymphoblastic leukemia. *Nat Genet.* 2004;36(10):1084-1089.
265. Sherr CJ, Roberts JM. CDK inhibitors: positive and negative regulators of G1-phase progression. *Genes Dev.* 1999;13(12):1501-1512.
266. Janssen JW, Ludwig WD, et al. SIL-TAL1 deletion in T-cell acute lymphoblastic leukemia. *Leukemia.* 1993;7(8):1204-1210.
267. Wang YL, Bagg A, et al. Chronic myelogenous leukemia: laboratory diagnosis and monitoring. *Genes Chromosomes Cancer.* 2001;32(2):97-111.
268. Hughes T, Branford S. Molecular monitoring of BCR-ABL as a guide to clinical management in chronic myeloid leukaemia. *Blood Rev.* 2006;20(1):29-41.
269. Hughes T, Deininger M, et al. Monitoring CML patients responding to treatment with tyrosine kinase inhibitors: Review and recommendations for harmonizing current methodology for detecting BCR-ABL transcripts and kinase domain mutations and for expressing results. *Blood.* 2006;108(1):28-37.
270. Ou J, Vergilio JA, et al. Molecular diagnosis and monitoring in the clinical management of patients with chronic myelogenous leukemia treated with tyrosine kinase inhibitors. *Am J Hematol.* 2008;83(4):296-302.
271. Bumm T, Muller C, et al. Emergence of clonal cytogenetic abnormalities in Ph- cells in some CML patients in cytogenetic remission to imatinib but restoration of polyclonal hematopoiesis in the majority. *Blood.* 2003;101(5):1941-1949.
272. Branford S, Hughes T. Detection of BCR-ABL mutations and resistance to imatinib mesylate. *Methods Mol Med.* 2006;125:93-106.
273. Nelson ME, Steensma DP. JAK2 V617F in myeloid disorders: What do we know now,

and where are we headed? *Leuk Lymphoma.* 2006;47(2):177-194.
274. Koppikar P, Levine RL. JAK2 and MPL mutations in myeloproliferative neoplasms. *Acta Haematol.* 2008;119(4):218-225.
275. Vannucchi AM, Antonioli E, et al. Clinical correlates of JAK2V617F presence or allele burden in myeloproliferative neoplasms: A critical reappraisal. *Leukemia.* 2008;22(7): 1299-1307.
276. Greiner TC. Diagnostic assays for the JAK2 V617F mutation in chronic myeloproliferative disorders. *Am J Clin Pathol.* 2006;125(5):651-653.
277. Reilly JT. Class III receptor tyrosine kinases: role in leukaemogenesis. *Br J Haematol.* 2002;116(4):744-757.
278. Cools J, Stover EH, et al. Detection of the FIP1L1-PDGFRA fusion in idiopathic hypereosinophilic syndrome and chronic eosinophilic leukemia. *Methods Mol Med.* 2006;125:177-187.
279. Tefferi A Patnaik, MM, et al. Eosinophilia: secondary, clonal and idiopathic. *Br J Haematol.* 2006;133(5):468-492.
280. Fenaux P. Chromosome and molecular abnormalities in myelodysplastic syndromes. *Int J Hematol.* 2001;73(4):429-437.
281. Ebert BL, Pretz J, et al. Identification of RPS14 as a 5q– syndrome gene by RNA interference screen. *Nature.* 2008;451(7176):335-339.
282. Cherian S, Bagg A. The genetics of the myelodysplastic syndromes: classical cytogenetics and recent molecular insights. *Hematology.* 2006;11(1):1-13.
283. Pedersen-Bjergaard J, Andersen MK, et al. Genetics of therapy-related myelodysplasia and acute myeloid leukemia. *Leukemia.* 2008;22(2): 240-248.
284. Kita-Sasai Y, Horiike S, et al. International prognostic scoring system and TP53 mutations are independent prognostic indicators for patients with myelodysplastic syndrome. *Br J Haematol.* 2001;115(2): 309-312.
285. Padua RA, West RR. Oncogene mutation and prognosis in the myelodysplastic syndromes. *Br J Haematol.* 2000;111(3):873-874.
286. Niemeyer CM, Kratz CP. Paediatric myelodysplastic syndromes and juvenile myelomonocytic leukaemia: Molecular classification and treatment options. *Br J Haematol.* 2008;140(6):610-624.
287. Reddy PL, Shetty VT, et al. Increased incidence of mitochondrial cytochrome c-oxidase gene mutations in patients with myelodysplastic syndromes. *Br J Haematol.* 2002;116(3):564-575.
288. Miyazato A, Ueno S, et al. Identification of myelodysplastic syndrome–specific genes by DNA microarray analysis with purified hematopoietic stem cell fraction. *Blood.* 2001;98(2):422-427.
289. Schena M, Shalon D, et al. Quantitative monitoring of gene expression patterns with a complementary DNA microarray. *Science.* 1995;270(5235):467-470.
290. Lockhart DJ, Dong H, et al. Expression monitoring by hybridization to high-density oligonucleotide arrays. *Nat Biotechnol.* 1996;14(13): 1675-1680.
291. Cheung VG, Morley M, et al. Making and reading microarrays. *Nat Genet.* 1999;21(1 suppl):15-19.
292. Hegde P, Qi R, et al. A concise guide to cDNA microarray analysis. *Biotechniques.* 2000;29:548-550.
293. Lipshutz RJ, Fodor SP, et al. High density synthetic oligonucleotide arrays. *Nat Genet.* 1999;21(1 suppl):20-24.
294. Hughes TR, Mao M, et al. Expression profiling using microarrays fabricated by an ink-jet oligonucleotide synthesizer. *Nat Biotechnol.* 2001;19(4):342-347.
295. Ermolaeva O, Rastogi M, et al. Data management and analysis for gene expression arrays. *Nat Genet.* 1998;20(1):19-23.
296. Sherlock G. Analysis of large-scale gene expression data. *Curr Opin Immunol.* 2000;12(2):201-205.
297. Bassett DE Jr, Eisen MB, et al. Gene expression informatics—it's all in your mine. *Nat Genet.* 1999;21(1 suppl):51-55.
298. Simon R. Microarray-based expression profiling and informatics. *Curr Opin Biotechnol.* 2008;19(1):26-29.
299. Golub TR, Slonim DK, et al. Molecular classification of cancer: class discovery and class prediction by gene expression monitoring. *Science.* 1999;286(5439):531-537.
300. Rosenwald A, Wright G, et al. The use of molecular profiling to predict survival after chemotherapy for diffuse large-B-cell lymphoma. *N Engl J Med.* 2002;346(25):1937-1947.
301. Wright G, Tan B, et al. A gene expression-based method to diagnose clinically distinct subgroups of diffuse large B cell lymphoma. *Proc Natl Acad Sci U S A.* 2003;100(17):9991-9996.
302. Rosenwald A, Wright G, et al. Molecular diagnosis of primary mediastinal B cell lymphoma identifies a clinically favorable subgroup of diffuse large B cell lymphoma related to Hodgkin lymphoma. *J Exp Med.* 2003;198(6):851-862.
303. Savage KJ, Monti S, et al. The molecular signature of mediastinal large B-cell lymphoma differs from that of other diffuse large B-cell lymphomas and shares features with classical Hodgkin lymphoma. *Blood.* 2003;102(12):3871-3879.
304. Rosenwald A, Wright G, et al. The proliferation gene expression signature is a quantitative integrator of oncogenic events that predicts survival in mantle cell lymphoma. *Cancer Cell.* 2003;3(2):185-197.
305. Fu K, Weisenburger DD, et al. Cyclin D1-negative mantle cell lymphoma: a clinicopathologic study based on gene expression profiling. *Blood.* 2005;106(13):4315-4321.
306. Thompson MA, Stumph J, et al. Differential gene expression in anaplastic lymphoma kinase-positive and anaplastic lymphoma kinase-negative anaplastic large cell lymphomas. *Hum Pathol.* 2005;36(5):494-504.
307. Martinez-Delgado B, Melendez B, et al. Expression profiling of T-cell lymphomas differentiates peripheral and lymphoblastic lymphomas and defines survival related genes. *Clin Cancer Res.* 2004;10(15):4971-4982.
308. Martinez-Delgado B, Cuadros M, et al. Differential expression of NF-kappaB pathway genes among peripheral T-cell lymphomas. *Leukemia.* 2005;19(12):2254-2263.
309. Ballester B, Ramuz O, et al. Gene expression profiling identifies molecular subgroups among nodal peripheral T-cell lymphomas. *Oncogene.* 2006;25(10):1560-1570.
310. de Leval L, Rickman DS, et al. The gene expression profile of nodal peripheral T-cell lymphoma demonstrates a molecular link between angioimmunoblastic T-cell lymphoma (AITL) and follicular helper T (TFH) cells. *Blood.* 2007;109(11):4952-4963.
311. Lamant L, de Reynies A, et al. Gene-expression profiling of systemic anaplastic large-cell lymphoma reveals differences based on ALK status and two distinct morphologic ALK+ subtypes. *Blood.* 2007;109(5):2156-2164.
312. Piccaluga PP, Agostinelli C, et al. Gene expression analysis of angioimmunoblastic lymphoma indicates derivation from T follicular helper cells and vascular endothelial growth factor deregulation. *Cancer Res.* 2007;67(22):10703-10710.
313. Piccaluga PP, Agostinelli C, et al. Gene expression analysis of peripheral T cell lymphoma, unspecified, reveals distinct profiles and new potential therapeutic targets. *J Clin Invest.* 2007;117(3):823-834.
314. Schoch C, Kohlmann A, et al. Acute myeloid leukemias with reciprocal rearrangements can be distinguished by specific gene expression profiles. *Proc Natl Acad Sci U S A.* 2002;99(15):10008-10013.
315. Yeoh EJ, Ross ME, et al. Classification, subtype discovery, and prediction of outcome in pediatric acute lymphoblastic leukemia by gene expression profiling. *Cancer Cell.* 2002;1(2):133-143.
316. Bullinger L, Dohner K, et al. Use of gene-expression profiling to identify prognostic subclasses in adult acute myeloid leukemia. *N Engl J Med.* 2004;350(16):1605-1616.
317. Valk PJ, Verhaak RG, et al. Prognostically useful gene-expression profiles in acute myeloid leukemia. *N Engl J Med.* 2004;350(16):1617-1628.
318. Ferrando AA, Armstrong SA, et al. Gene expression signatures in MLL-rearranged T-lineage and B-precursor acute leukemias: dominance of HOX dysregulation. *Blood.* 2003;102(1):262-268.
319. Dave BJ, Weisenburger DD, et al. Cytogenetics and fluorescence in situ hybridization studies of diffuse large B-cell lymphoma in children and young adults. *Cancer Genet Cytogenet.* 2004;153(2):115-121.
320. Bohen SP, Troyanskaya OG, et al. Variation in gene expression patterns in follicular lymphoma and the response to rituximab. *Proc Natl Acad Sci U S A.* 2003;100(4):1926-1930.
321. Lenz G, Wright G, et al. Stromal gene signatures in large-B-cell lymphomas. *N Engl J Med.* 2008;359(22):2313-2323.
322. Cario G, Stanulla M, et al. Distinct gene expression profiles determine molecular treatment response in childhood acute lymphoblastic leukemia. *Blood.* 2005;105(2):821-826.
323. Heuser M, Wingen LU, et al. Gene-expression profiles and their association with drug resistance in adult acute myeloid leukemia. *Haematologica.* 2005;90(11):1484-1492.
324. Rosenwald A, Alizadeh AA, et al. Relation of gene expression phenotype to immunoglobulin mutation genotype in B cell chronic lymphocytic leukemia. *J Exp Med.* 2001;194(11):1639-1647.
325. Klein U, Tu Y, et al. Gene expression profiling of B cell chronic lymphocytic leukemia reveals a homogeneous phenotype related to memory B cells. *J Exp Med.* 2001;194(11):1625-1638.
326. Wiestner A, Staudt LM. Towards molecular diagnosis and targeted therapy of lymphoid malignancies. *Semin Hematol.* 2003;40(4):296-307.
327. Crespo M, Bosch F, et al. ZAP-70 expression as a surrogate for immunoglobulin-variable-region mutations in chronic lymphocytic leukemia. *N Engl J Med.* 2003;348(18):1764-1775.
328. Pan Z, Shen Y, et al. Two newly characterized germinal center B-cell-associated genes, GCET1 and GCET2, have differential expression in normal and neoplastic B cells. *Am J Pathol.* 2003;163(1):135-144.
329. Lu X, Chen J, et al. HGAL, a lymphoma prognostic biomarker, interacts with the cytoskeleton and mediates the effects of IL-6 on cell migration. *Blood.* 2007;110(13):4268-4277.
330. Pan Z, Shen Y, et al. Studies of a germinal centre B-cell expressed gene, GCET2, suggest its role as a membrane associated adapter protein. *Br J Haematol.* 2007;137(6): 578-590.
331. Natkunam Y, Hsi ED, et al. Expression of the human germinal center-associated lymphoma (HGAL) protein identifies a subset of classical Hodgkin lymphoma of germinal center derivation and improved survival. *Blood.* 2007;109(1):298-305.
332. Montes-Moreno S, Roncador G, et al. Gcet1 (centerin), a highly restricted marker for a subset of germinal center-derived lymphomas. *Blood.* 2008;111(1):351-358.
333. Lu J, Getz G, et al. MicroRNA expression profiles classify human cancers. *Nature.* 2005;435(7043):834-838.
334. Zhang L, Huang J, et al. MicroRNAs exhibit high frequency genomic alterations in human cancer. *Proc Natl Acad Sci U S A.* 2006;103(24): 9136-9141.
335. Bea S, Zettl A, et al. Diffuse large B-cell lymphoma subgroups have distinct genetic profiles that influence tumor biology and improve gene-expression-based survival prediction. *Blood.* 2005;106(9):3183-3190.
336. Salaverria I, Zettl A, et al. Specific secondary genetic alterations in mantle cell lymphoma provide prognostic information independent of the gene expression-based proliferation signature. *J Clin Oncol.* 2007;25(10):1216-1222.
337. Kimm LR, deLeeuw RJ, et al. Frequent occurrence of deletions in primary mediastinal B-cell lymphoma. *Genes Chromosomes Cancer.* 2007;46(12):1090-1097.
338. Lenz G, Davis RE, et al. Oncogenic CARD11 mutations in human diffuse large B cell lymphoma. *Science.* 2008;319(5870):1676-1679.
339. Mullighan CG, Goorha S, et al. Genome-wide analysis of genetic alterations in acute lymphoblastic leukaemia. *Nature.* 2007;446(7137): 758-764.
340. Pike BL, Greiner TC, et al. DNA methylation profiles in diffuse large B-cell lymphoma and their relationship to gene expression status. *Leukemia.* 2008;22(5):1035-1043.
341. Cancer Genome Atlas Research Network. Comprehensive genomic characterization defines human glioblastoma genes and core pathways. *Nature.* 2008;455(7216):1061-1068.
342. Wood LD, Parsons DW, et al. The genomic landscapes of human breast and colorectal cancers. *Science.* 2007;318(5853):1108-1113.
343. Shendure J, Ji H. Next-generation DNA sequencing. *Nat Biotechnol.* 2008;26(10):1135-1145.
344. Malumbres R, Chen J, et al. Paraffin-based 6-gene model predicts outcome in diffuse large B-cell lymphoma patients treated with R-CHOP. *Blood.* 2008;111(12):5509-5514.
345. Hans CP, Weisenburger DD, et al. Confirmation of the molecular classification of diffuse large B-cell lymphoma by immunohistochemistry using a tissue microarray. *Blood.* 2004;103(1):275-282.
346. Downing JR. Targeted therapy in leukemia. *Mod Pathol.* 2008;21(suppl 2):S2-7.

第7章

血液病理的细胞遗传学分析及相关技术

Gouri Nanjangud, Nallasivam Palanisamy,
Jane Houldsworth, R.S.K. Chaganti

章节目录

白血病和淋巴瘤的细胞遗传学分析可用于鉴定重现性染色体易位，以及阐明由于染色体易位引发断裂点基因调控异常、导致细胞功能异常从而启动肿瘤发生的机制。细胞遗传学研究也表明某些染色体的改变与疾病的预后密切相关，因此染色体分析结果可以指导临床治疗方案的选择特别是急性白血病。相对于与白血病而言，至今为止尚未获得关于非霍奇金淋巴瘤（NHL）细胞遗传学与预后的详细的信息。

遗传学分析是揭示肿瘤生物学复杂性、探讨其临床行为的重要手段。该方法包括传统的细胞遗传学分析（G带分析）和分子细胞遗传学分析。后者常用的方法有荧光原位杂交（FISH）、光谱核型分析（SKY）、多色荧光原位杂交（M-FISH）以及低分辨率和高分辨率的比较基因组杂交（CGH）（染色体CGH和芯片CGH）。结合传统的和基于分子的细胞遗传学分析已鉴定出了一系列重现性染色体异常，并已应用到临床和基础研究中。

7.1 传统的细胞遗传学方法

自Tjio和Levan[1]、Ford和Hamerton[2]在1956年发现人类染色体是由46条染色体（22对常染色体和X,Y性染色体）组成后，人类细胞遗传学成为不断有新发现的领域之一，并在方法学上取得了重要的进展。Hsu[3]首次在低渗膨胀处理的细胞中观察到染色质和染色体分散的现象。低渗处理结合细胞中期阻滞药秋水仙碱，可使染色体分散，从而帮助染色体的计数和鉴定。随后，Nowell和Hungerford[4]发现用植物凝集素处理外周血淋巴细胞可刺激其有丝分裂，从而为细胞染色体分析提供了稳定的分裂细胞的来源。这些早期的发现证实了组成性染色体异常是导致不孕、不育、先天畸形和智力低下的重要原因。Nowell和Hungerford[4]首次成功地将细胞遗传学方法运用到肿瘤分析中，他们发现在慢性髓系白血病（CML）中有一个小的近端着丝粒染色体（G组）被另一个更小的近端着丝粒染色体取代，成为CML具有诊断性特征，并命名为费城（Ph）染色体。在20世纪70年代，特殊染色和化学处理被应用于染色体结构和长度分析，以此分辨各条染色体及其区域。这促进了几种显带方法的发展，从而为人类染色体亚区段详细图谱的绘制和正常与异常染色体命名系统的发展奠定了基础。人类染色体国际命名系统根据最新的信息在不断更新，目前仍然采用标准的染色体描述的方式[5]。显带技术的发展在阐明染色质和染色体的分子组成发挥了重要作用。

主要的显带技术包括奎纳克林（Q）、吉姆萨（G）、着丝粒（C）和反向条带（R）方法。Q-显带方法，采用二盐酸喹吖因染色，染色体处于中期分裂象，与G-C富集区相比，A-T富集区显示出更为明亮的荧光。这种明亮和暗淡的荧光是连续的，产生了可重复性显带模型[6]。在细胞中期和间期，Q-显带技术是鉴定Y染色体最有效、最经济的方法。G-显带方法是采用柠檬酸钠盐加热，或用温和的酶如胰蛋白酶消化，低浓度吉姆萨溶液染色。这个过程也会导致染色体线性分化成暗区和明区或者区带，这与Q-显带的明亮和暗淡的荧光区域相对应[6,7]。目前G-显带已被用于大多数的细胞遗传学分析（图7.1）。

R-显带是先用高热磷酸盐缓冲液孵育染色体，然后用吉姆萨染色[8]。R-显带得到的带型与G带相反，因此，染色深的G带对应染色浅的R带，反之亦然。R-显带对鉴定染色体端粒区的缺失和易位、后期复制和非活性X染色体非常有用。C-显带是将处于分裂中期的染色体置于弱碱性溶液（如氢氧化钡）中，几秒钟后采用G-显带相同的吉姆萨染色[9]。C-显带技术可抑制除着丝粒异染色体区外的所有染色体染色。因而，C-显带对发现人类染色体着丝粒区域异染色质的结构多态性很有帮助[10]。C-显带分析也可用于供体和受体细胞的基因多态性分析，以评估骨髓移植的结果，但是仅限于中期染色体。

总之，这些染色体带型分析被称之为传统的细胞遗传学分析技术或者染色体显带法。通过这些技术已发现并描述了许多畸形综合征，并被常规用于产前和产后先天畸形及不孕不育的诊断。

Rowley[11]通过用Q-显带分析技术发现了Ph染色体是由9号染色体长臂3区4带（9q34）和22号染色体长臂1区1带（22q11）之间相互易位的结果。自此，人们对超过31 000例造血系统肿瘤进行了核型分析，鉴定了一些重现性染色体异常，包括大约360种染色体相互易位[12]。在白血病中，许多重现性染色体异常与特征性形态和临床表现相关，因此，染色体异常的检测对于白血病的诊断和分类是很有必要。染色体异常及对应的分子，连同形态学、免疫表型及临床特征被血液系统恶性肿瘤的WHO分类所囊括，用于定义具有独特治疗方式的不同疾病类型[13]。在淋巴瘤中，重现性染色体异常大多与组织学亚型相关，有助于鉴别诊断。由于疾病和染色体核型的复杂性，目前只发现少数重现性染色体异常与临床表现相关[14]。由于细胞遗传学分析的重要性，人们一直在努力探索如何制备好的染色体。表7.1总结了常规用于血液系统恶性肿瘤染色体分析的标本要求和培养技术。其技术细节可以从经典参考书“AGT细胞基因实验室手册”[15]中获取。

尽管传统的细胞遗传学分析是确定肿瘤核型的有力工具，但它也存在一些局限性。核型分析只能应用于分裂期细胞。在血液系统恶性肿瘤中，特别是淋巴瘤，核分裂指数较低，高质量的中期分裂象细胞较少。此外，很多高级别淋巴瘤的核型相当复杂，应用传统细胞遗传

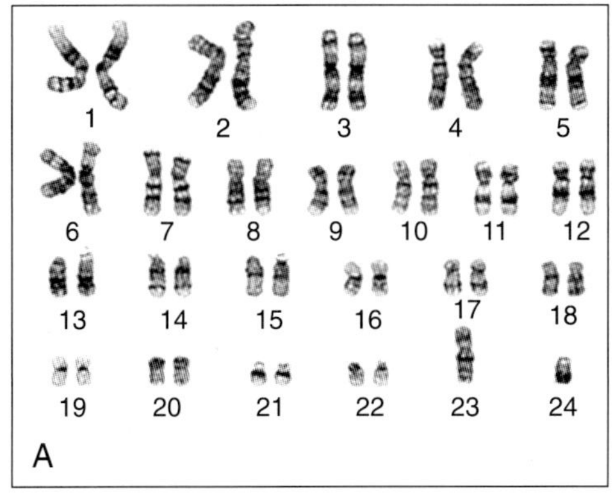

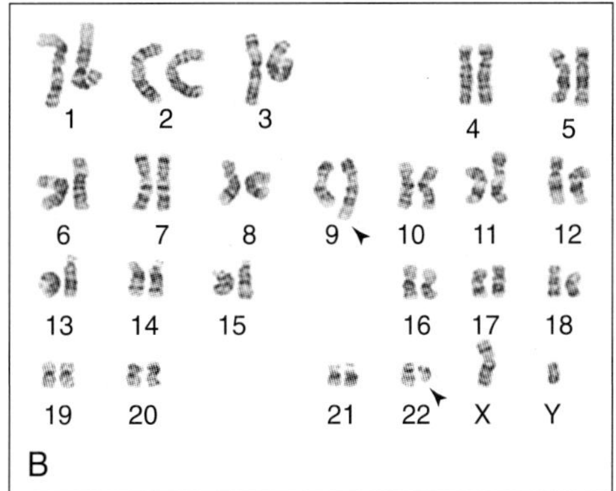

图7.1 G-带核型分析。A. 正常男性（46，XY）G-带核型。B. 46，XY，t（9；22）（q34；q11）G-带核型（箭头）

表7.1 常规用于血液系统恶性肿瘤细胞遗传学分析的标本和培养技术

技术	恶性肿瘤	注释
标本*		
骨髓（0.5~2 ml）	髓系肿瘤,前体淋巴系统肿瘤，一些慢性骨髓增殖性肿瘤	细胞密度（最佳10^5~10^6/ml）很关键，细胞过多常见于B-ALL、T-ALL和CML
外周血（1~5 ml）	慢性淋巴细胞增殖性疾病	在B-和T-ALL中，母细胞必须>25%
淋巴组织（至少1 cm^3）	大部分成熟的B细胞和T细胞肿瘤	必须在当天进行细胞培养，在培养前必须去除非淋巴组织和脂肪
细胞培养方法†		
直接法（1~6小时）	具有高分裂指数的前体B-和T-ALL	不适合AML
秋水仙胺过夜法‡	大多数肿瘤	能产生短的染色体
短期培养法（18~24小时）		
非同步化	大多数肿瘤	
同步化	大多数肿瘤，用于高分辨显带技术§或有丝分裂指数较低时	
丝裂原刺激培养法（3天）	B-或T-细胞慢性增殖性病变，检查组成型核型	大多数B细胞丝裂原也可刺激T细胞，反之亦然；能刺激正常细胞分裂

注：ALL，淋巴母细胞白血病；CML，慢性髓系白血病；AML，急性髓系白血病。

*，EDTA不适合细胞遗传学研究，应避免使用。

†，应建立多种细胞培养法以最大程度获得异常分裂中期的细胞。

‡，秋水仙胺是有丝分裂抑制剂，使细胞分裂停顿在中期。

§，23条染色单体的典型分辨率大约为400条带。分裂期细胞用甲氨蝶呤或氟脱氧尿苷同步，使细胞停顿于前中期或前期，可获得约550条带的分辨率。

学分析技术不能全部显示。传统的细胞遗传学分析另一个重大局限性是不能从分子水平上区分细胞遗传表型完全相同的不同基因重排。例如，在FL（滤泡性淋巴瘤）和*MATL*（黏膜相关淋巴组织）淋巴瘤中都能检测到t（14；18）(q32；q21）基因易位，但是在18q21的基因易位是不同的。FL融合基因是IgH-BCL2，而MALT淋巴瘤融合基因是*IgH-MALT1*。因为这两种淋巴瘤是不同特征的组织学亚型，因此区分这两种易位至关重要。

7.2 分子细胞遗传方法

细胞遗传学分析的局限性使得研究人员一直在寻找其他分子方法，能在非分裂细胞中进行遗传学分析，并具有更好分辨率。FISH是第一个发展起来的分子方法，随后其他一些方法也很快发展起来[16-17]。所有分子方法都是基于原位杂交的原理，单链互补的DNA或RNA探针与靶向DNA或RNA在合适的条件下杂交形成稳定的杂交复合体。这种复合体可以通过直接或者间接检测系统，在染色体、细胞、组织或包含成千上万代表相应基因的高分辨率DNA微阵列芯片上观察到。

这一技术的敏感性、特异性和分辨率依赖于探针长度、标记方法、与靶DNA的亲和力以及杂交后洗涤的严格性。在血液系统恶性肿瘤研究中，FISH、SKY或M-FISH和CGH（染色体和芯片）是最广泛应用的三种分子细胞遗传学方法。表7.2总结了这三种方法与传统细胞遗传学方法的应用和优缺点。

7.2.1 荧光原位杂交（FISH）

在FISH中，荧光标记的DNA探针可与细胞中期或间期细胞核杂交。FISH可应用于标准细胞遗传学分析制备的标本，也广泛用于各种细胞标本，如G-带载玻片、风干的骨髓涂片或血涂片、新鲜肿瘤组织印片、冷冻或石蜡包埋的组织切片、从新鲜或固定组织中分离的细胞核。FISH也可以结合免疫表型用于鉴别细胞遗传学异常的克隆性肿瘤细胞系。针对特定区域或整个染色体的各种FISH探针已商品化，用于分析血液系统恶性肿瘤的探针包括染色体特异性着丝粒探针、基因或位点特异性探针、全染色体涂染探针、臂特异性探针和端粒探针。

染色体特异性着丝粒探针来根据位于着丝粒的高度重复的α-卫星DNA序列设计。由于靶序列的大小为数百个kb，因此明亮、离散的探针信号可以容易地评估各种组织的中期或间期核。着丝粒探针在确定染色体数目异常（非整倍体）、双着丝粒染色体以及标记染色体起源方面非常有用。目前，除了第13、14、21和22号染色体没有着丝粒探针外，其余染色体着丝粒探针均已商品

表7.2 传统和分子细胞遗传学技术比较

特征	G-显带	SKY/M-FISH	FISH	CGH
分辨率	>5 Mb	>2 Mb	0.5 kb	3~10 Mb
鉴别能力				
平衡易位	能	能	能	不能
不平衡易位	有时	能	能	不能
一条染色体内的结构重排	有时	不能	能*	不能
标记染色体的来源	不能	能	不能	不能
拷贝数改变†	能	能	能	能
缺失<10 Mbp	不能	不能	能	不能
等位基因缺失	不能	不能	能	不能
高度扩增	有时‡	有时‡	能	能
端粒下重排	不能	不能	能	不能
分辨复杂和隐匿的染色体异常	不能	能	能	不能
需要特殊标记的探针	否	是	是	是
需要预知异常DNA的序列	—	否	是	否
观察全基因组	能	能	不能	能
鉴定肿瘤异质性	能	能	不能	不能
需要活细胞	是	是	否	否
需要肿瘤分裂中期象	是	是	否	不能
可应用于细胞间期和非分裂细胞	不能	不能	能	不能
可应用于提取存档组织的DNA	不能	不能	不能	能
劳力费时	是	是	否	否
结果解释高度依赖于经验和知识	是	是	是	是
在小的诊断实验室开展费用昂贵	否	是	否	是
可作为实用、经济的常规筛选方法	是	否	是	否
所需时间（天）	3~10	2~7	2~7	5~7

注：*，仅适用于设计适当的探针。

†，没有一种方法可检测单亲的二倍体性。

‡，出现于均质性染色区域。

化。由于第13和第21号染色体、第14和第22号染色体的着丝粒旁区域具有序列相似性，所以不能特异性地分辨它们。临床上，一些重要的染色体异常，如慢性淋巴细胞白血病（CLL）中+12、AML（急性髓系白血病）中−7以及ALL（淋巴母细胞白血病）中的高度超倍性，由于有丝分裂指数低或形态不佳，用传统细胞遗传学方法检出率低。目前许多临床实验室已用FISH技术取代和弥补了这些传统的细胞遗传学技术分析中的不足。另外一个常见的例子是，使用X和Y染色体标记探针来监测性错配、同种异基因骨髓移植。

基因或者位点特异性探针是根据染色体内特异的DNA序列或区域设计。在高度延伸的染色体上应用染色体显带技术，可检出的最小染色体异常是2000~3000kb；然而使用基因或者位点特异性探针可以检测的最小片段为0.5kb[17]。因此，这些探针在临床和基础研究中有着广泛的应用。基因或位点特异性探针在绘制基因图谱、检测结构性重排、染色体扩增以及鉴定核中、末期染色体的标记染色体来源等方面非常有用。白血病和淋巴瘤中的基因重排常常呈多样性、复杂性，因此检测策略很关键。经多年的发展检测方法已由传统的双色融合荧光检测系统进展到多色荧光检测系统。在这两种系统中，两套探针分别根据易位染色体目的基因外侧区域（包括所有的断裂点），或各被标记为1种颜色，产生双色双融合信号；或各被标记为2种颜色，在易位的细胞核内产生4种颜色的信号，后者称之为F-FISH[18]。图7.2为双色双融合和F-FISH法检测Ph染色体，显示通过一次杂交可方便准确地检测不同形式的易位、区域特异性缺失和扩增。因此这些探针具有高效性和经济性。这种方法的一个派生用法是使用一套探针系统来检测两个易位，这两个易位涉及同一染色体相同区域，如不同B细胞淋巴瘤均有与14号染色体相关的易位。如图7.3所示，一套探针可在相同或者不同的细胞核内检测到两个不同的易位。探针不仅价格便宜，更重要的是可检测到特定肿瘤中组合性易位，如t（14；18）（q32；q21）和t（8；14）（q24；q32）或t（14；18）（q32；q21）和t（11；14）（q13；q32）。这些组合性易位对准

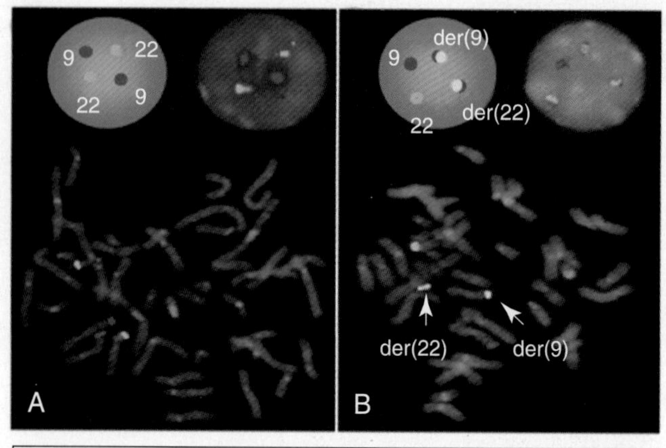

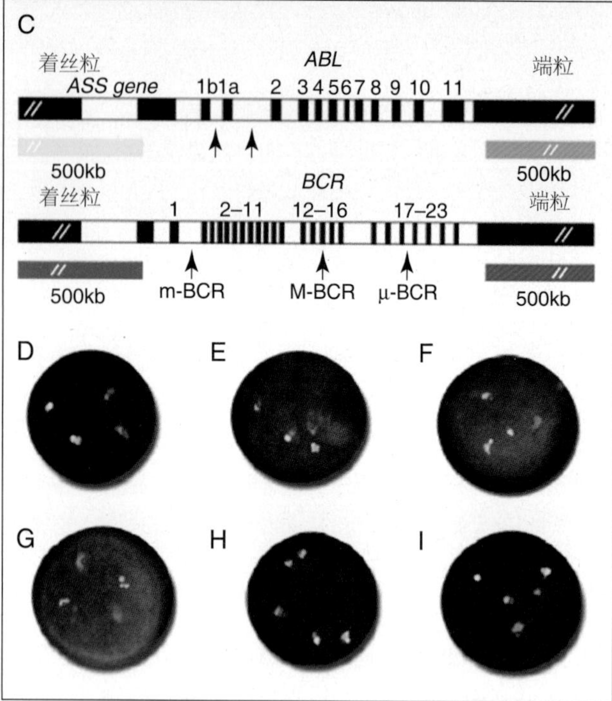

图7.2 用BCR/ABL探针，FISH技术分析t（9；22）（q34；q11）。 A. 上方为间期核示意图，显示第9号染色体（红色）和第22号染色体（绿色）的正常信号。下方为正常中期核的第9号染色体（红色）和第22号染色体（绿色）的信号。B. 上方为间期核示意图，显示t（9；22）（q34；q22）易位的双融合信号，一红一绿和两个融合信号。下方显示中期核t（9；22）（q34；q22）易位，箭头指出第9号染色体和第22号染色体产生的融合信号。C. 图示F-FISH检测方法。显示ABL和BCR基因的构成，箭头指出断点区域。黄色、绿色、红色和蓝色短横杠分别代表ULS-Dy-630、ULS-dGreen、ULS-Rhodamine和ULS-DEAC标记的荧光探针所在的位置。探针覆盖ABL和BCR基因断裂点两侧大约500kbp的区域，但不覆盖断裂点区域。D. 图示正常间期核中黄-绿色（ABL）和红-蓝色（BCR）信号。E. 图示肿瘤间期核中黄-绿（ABL），红-蓝（BCR），黄-蓝（第9号染色体，ABL/BCR）和红-绿（第22号染色体，BCR/ABL）信号。F.图示间期核中第9号染色体BCR区域缺失。G. 图示间期核中第9号染色体ABL区域缺失。H. 图示间期核中两个Ph染色体。I. 图示间期核中具有一个易位变体

确诊断和临床预后判断非常有帮助。在淋巴系统恶性肿瘤中，位点或基因特异性探针还能有效检测到6q[19]、11q[20]和13q[21]最小缺失区域，以及*Rb1*和*TP53*基因单等位基因缺失。

整个染色体涂染探针或染色体臂特异性探针是应用荧光标记的DNA混合物。这些DNA序列来自特定染色体的整个序列或染色体臂，通常用流式细胞分选得来，然后用PCR进行DNA扩增，再进行荧光标记[16,22]。这些探针在鉴定复杂性重排和标记染色体方面非常有用。但是，由于在染色体末端区域的重复DNA序列受到抑制，末端区域的隐匿重排仍然可能无法检测到。染色体涂染探针仅应用于中期核，因为在间期核中涂染探针信号表现为大而弥散，难于判断。染色体特异性端粒或亚端粒探针可有效检测末端易位、中间易位和隐匿易位，然而用传统的细胞遗传学或整个染色体涂染探针均无法检测到这些易位。

组合应用这些探针，几乎可以鉴定每一种核型。目前大多数白血病或淋巴瘤亚型相关重排探针现在都已商品化，并可在细胞遗传实验室常规开展，用于诊断、选择治疗方案、疗效监控和微小病灶的检测（表7.3）。这些探针较容易地在细胞遗传学分析和其他相关标本中开展，而在石蜡包埋的组织中相对困难，需要建立不同的标准化技术。杂交效率低可导致荧光信号丢失，非特异性自发荧光背景可导致信号的不典型，这些都可造成信号解读困难。尽管如此，检测t（14；18）（q32；q21）、t（11；14）（q11；q32）、t（11；18）（q21；q21）、t（3q27）、t（11q13）以及*TP53*缺失的探针，均已成功地应用于石蜡和冷冻切片或从它们分离出的细胞核标本中。

7.2.2 光谱核型分析（SKY）和多色荧光原位杂交（M-FISH）

SKY和M-FISH可同时观察人所有24对染色体，每一个染色体有不同的颜色。流式细胞分选的染色体用1~5种荧光染料标记，每对染色体发出独一无二的颜色。在SKY中，图像采集结合了表面荧光显微镜、电荷耦合图像装置和傅里叶光谱镜[23]。在M-FISH中，5种荧光色素中每一种单独的图像均可通过显微镜窄带滤光片而捕获；然后由专用软件处理组合形成图像[16]。这两种方法都能够鉴别出复杂的重排、确定标志染色体以及隐匿

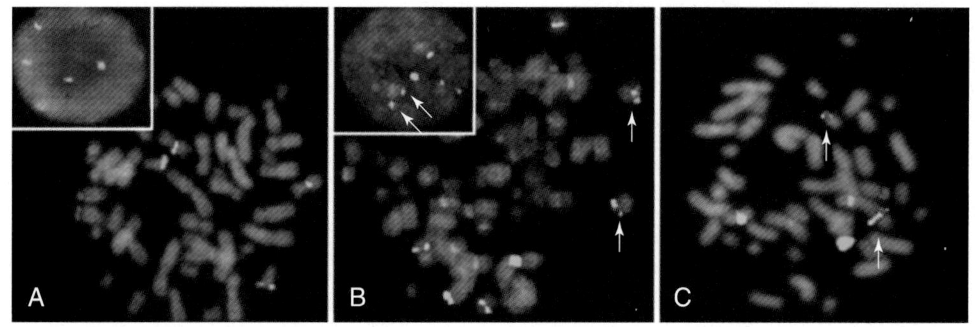

图7.3 应用三色荧光探针，荧光原位杂交分析B细胞淋巴瘤中14q32（IgH）相关易位。A. 图示正常中期核和间期核（插图）中分别有两个蓝色（第11号染色体）、红色（第14号染色体）和绿色（第18号染色体）荧光信号。B. 图示中期和间期核（插图）中t（14；18）（q32；q21）易位的红-绿融合信号。C. 图示中期核中t（11；14）（q13；q32）易位的红-蓝融合信号。箭头为融合信号

染色体易位（图7.4）[23,24]。SKY检测染色体间重排的分辨率通常在500~2000kb之间，并与间期细胞核制备的质量、相关重排染色体的分辨率有关。对于不确定的结果常需要进一步的FISH检测证实。SKY不能检测端粒下易位和高度扩增。如果没有显带信息，SKY技术无法检测染色体内的异常，如复制、缺失和倒转，也不能检测特殊断裂点的异常。因此，SKY或M-FISH是传统G-带分析最有效的辅助手段。

7.2.3 比较基因组杂交（CGH）

CGH用于观察整个基因组的获得、缺失和扩增[25]。在这个方法中，肿瘤和对照（正常组织）DNA用不同标记并共同杂交到正常中期染色体（染色体CGH）或微阵列（CGH芯片）。CGH的优点在于仅需要从新鲜或存档标本中提取的肿瘤DNA。然而对照DNA不需要来自相同患者。对于染色体CGH，肿瘤DNA通常标记为绿色荧光（FITC），对照DNA标记为红色荧光（TRITC/光谱-红色）。对于芯片CGH，DNA直接被标记为Cy3和Cy5荧光染料，其中肿瘤DNA为红色（假色），而对照DNA为绿色。对于染色体CGH，肿瘤和正常DNA的不同拷贝数在染色体上表现为红绿荧光的差异（图7.5）。许多血液系统恶性肿瘤通过染色体CGH分析发现了基因组的不平衡。其中一个有价值的发现是鉴定了B细胞淋巴瘤中一组基因的高度扩增，如Rel、Myc和BCL2[26-29]。基因扩增是NHL的发生机制之一，目前仍无法通过G-显带分析识别[26-29]。CGH的局限性是不能检测基因重排。此外，至少有35%肿瘤细胞存在获得或缺失，或染色体变化的区域长度超过10Mb，才能被稳定检测出来。为了获得高水平扩增，待测扩增子的大小最少为2Mb[30]。高分辨率的芯片CGH明显降低了这些局限性，肿瘤和正常组织DNA的拷贝数差异在每个点上通过红绿信号差异反映出来。这些点或者由包含人类基因DNA的细菌人工染色体（BAC）分离而来，或是寡核苷酸直接合成在载玻片上。此外还需要大量的统计分析，包括每个点的信杂比、Cy3/Cy5比、染色体区段替代、区段拷贝数变异或者基因不平衡等。高密度的寡核苷酸芯片提高了检测长度小于5000bp的获得和缺失的能力，因此可以检测更小的扩增子和以前无法检测到的

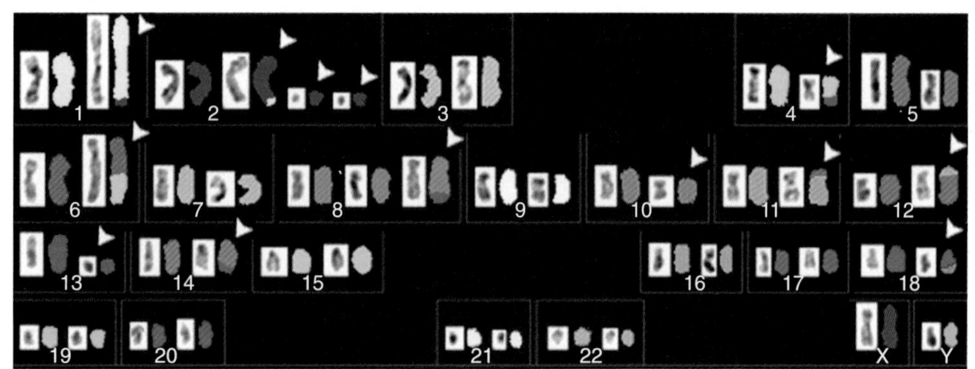

图7.4 3级FL的SKY图。该例具有t（14；18）（q32；q21）和额外的微小易位，如t（1；2）（q32；q33），t（11；12）（p13；p11）和der（18）t（10；18）（q24；q21）。箭头所指为异常

表7.3 血液系统恶性肿瘤中检测染色体异常的商品化探针

探针	检测异常形式	疾病类型
基因或位点特异性探针		
易位		
ETV6-RUNX1（*TEL-AML1*）	t（12；21）（p12；q22）	B-ALL
TCF3-PBX1（*E2A-PBX*）	t（1；19）（q23；p13）	B-ALL
AF1-MLL	t（4；11）（q21；q23）	B-ALL
ABL1-BCR	t（9；22）（q34.1；q11）	CML，ALL，AML
RUNX1-RUNX1T1（*AML1-ETO*）	t（8；21）（q22；q22）	AML-M2
PML-RARA	t（15；17）（q22；q12）	AML-M3
MYH11-CBFB	t（16；16）（p13；q22）/inv（16）（p13q22）	AML-$M4_{EO}$
CCND1-IgH	t（11；14）（q13；q32）	MCL，MM
FGFR3-IgH	t（4；14）（p16；q32）	MM
BCL6-IgH	t（3；14）（q27；q32）	DLBCL，FL
Myc-IgH	t（8；14）（q24；q32）	BL，FL，DLBCL
MALT1-IgH	t（14；18）（q32；q21）	MALT淋巴瘤
BCL2-IgH	t（14；18）（q32；q21）	FL，DLBCL
API2-MALT1	t（11；18）（q21；q21）	MALT淋巴瘤
重排		
ASS	中间缺失der（9）t（9；22）	CML
HER-2/CEP17	i（17q）	多种
MLL	t（11q23），扩增	AML，ALL
RARA	t（17q21）	AML-M3
CBFB	t/inv（16q22）	AML-$M4_{EO}$
IgH	t（14q32）	B-NHL
ALK	t（2p23）	ALCL
BCL2	t（18q21），扩增	FL，DLBCL
CCND1	t（11q13）	MCL，MM
Myc	t（8q24），扩增	NHL
BCL6	t（3q27）	FL，DLBCL
MALT1	t（18）（q21）	MALT淋巴瘤
缺失		
EGR1/D5S23，D5S721	5q31	MDS，AML
CSF1R/D5S23，D5S721	5q33-q34	MDS，AML
D7S522/D7S486	7q31	MDS，AML
ATM	11q23	CLL，MCL，MM
RB1	13q14	CLL，MCL，MM
DS13S25和DS13S319	13q14.3	CLL，MCL，MM
D20S108	20q12	CMPD
TP53	17p13	多样
CDKN2	9p21	多样
PTEN	10q23	多样
CEP探针		
检测X、Y、1~4、6~12、15~18和20	数目获得或缺失（倍体性）†	多样
WCP探针‡		
检测X、Y、1~22	结构异常	多样

注：ALL，淋巴母细胞白血病；AML，急性髓系白血病；BL，Burkitt淋巴瘤；CEP，染色体计数探针：CML，慢性髓系白血病；CMPD，慢性骨髓增殖性疾病；DLBCL，弥漫大B细胞淋巴瘤；FL，滤泡性淋巴瘤；MCL，套细胞淋巴瘤；MDS，骨髓增生异常综合征；MM，多发性骨髓瘤；NHL，非霍奇金淋巴瘤；WCP,全染色体涂染。

†，Cytocell公司的多染色体探针系统在一张切片上可与所有24条染色体一次杂交。

‡，仅限于中期核。

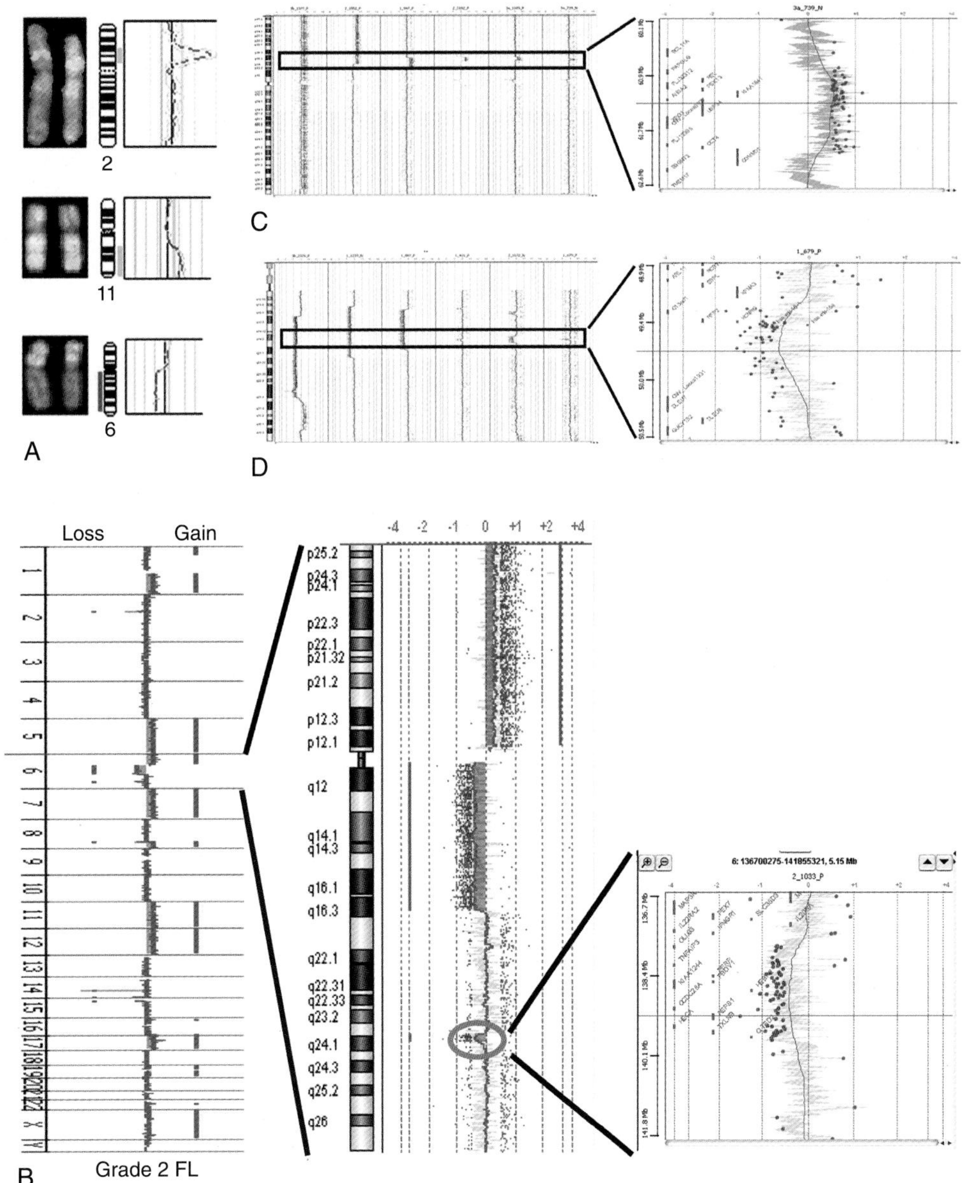

图7.5 比较基因组杂交（CGH）。A. 染色体CGH代表性图谱，CGH图（左侧）和对应的比值谱线图（右侧），显示染色体区域扩增（上）、获得（中）和丢失（下）。沿染色体显示平均红绿荧光信号比值。比值谱线中的蓝线代表8~10个染色体的平均值，黄线代表标准差。图右侧垂直的红色和绿色的细线条分别代表缺失和获得的临界值，分别为0.80和1.20。红色的粗线条（右）代表丢失，绿色的粗线条（右）代表获得或者高水平扩增。**B.** 一例2级FL，采用ADM2算法的代表性芯片CGH图谱。左侧区显示相对于正常DNA的获得和丢失区段。中间区显示6号染色体的散布图，具有大区段的获得（55Mb）和丢失（40Mb）以及绿色椭圆形表示微缺失（2.5Mb）。右侧图表示所涉及基因的微缺失的放大图。**C~D.** 表示的是检测和描述获得与丢失最小区域分析的结果。C图显示的是2号染色体1区6带（2q16）（Rel，BCL11A基因）获得的最小区域（1.5Mb），D图显示13号染色体1区4带（13q14）（Mir−15a和Mir−16a）丢失的最小区域（670kb）

微缺失[31]。

CGH及仅需标记肿瘤DNA的寡核苷酸芯片平台显示了在正常人群中存在许多正常拷贝数的变异[32]。在芯片中可定位基因组区段，并具有较高分辨率，可检测到不平衡的基因重排。结合基于微阵列芯片高通量肿瘤基因表达分析，CGH在确定由拷贝数变异（CAN）导致靶基因表达的改变，以及在肿瘤生物学行为中发挥重要的作用。

7.3 血液系统恶性肿瘤染色体异常的临床相关性

血液系统恶性肿瘤的染色体分析可影响疾病管理的每一个方面。

7.3.1 不同疾病实体的鉴别和分类

重现性染色体易位的鉴定及其与特殊的形态和免

疫表型的相关性，已使人们认识到了白血病和淋巴瘤的异质性。在NHL中，在发现t（11；14）（q13；q32）和t（2；5）（p23；p25）易位之后，才确定了MCL和ALCL是两个不同类型的疾病[33,34]。在急性白血病（如AML）中，通过高度特异的重现性易位t（8；21）（q22；q22），t（15；17）（q22；q21），inv（16）（p13；q22）/t（16；16）（p13；q22）可确定不同的疾病类型，近来已被高通量基因表达分析方法所证实。一些研究显示有或无染色体的易位可明确基因表达特征。WHO分类系统也意识到组织学分类中染色体分析的重要性，现已将几种易位类型[13]包括其中。

7.3.2 诊断

当形态学和免疫表型分析结果无法确定时，与特征性形态或组织学亚型相关的重现性染色体易位可辅助诊断，尤其是在白血病的诊断中。此外，易位也可协助鉴别良性或恶性淋巴组织和骨髓增殖性病变。比如，CML的鉴别诊断包括类白血病反应、CMML、aCML、慢性中性粒细胞白血病（CNL）和其他骨髓增殖性疾病。存在t（9；22）（q34；q11）可确诊为CML[35]。

7.3.3 预后

无论是单独的还是伴有临床特征的重现性染色体异常，都是预测临床预后的重要指标。比如，在ALL中，存在t（9；22）（q34；q11）和t（4；11）（q21；q23）被认为是预后较差的一个亚型。

7.3.4 治疗方案的选择

几乎所有的APL中均发现有特征性t（15；17）（q22；q21）易位，具有这一易位的患者对全反式维A酸治疗敏感。其机制现已明确，易位可导致特征性靶标基因——维A酸受体（RARA）基因活化[36]，这为靶向治疗的发展提供了一个平台。同样ABL-酪氨酸激酶抑制剂甲磺酸伊马替尼已成功地用于治疗t（9；22）（q34；q11）、BCR-ABL阳性CML和ALL[37]。特别强调的是血液系统恶性肿瘤治疗的进展是针对疾病发病相关的特征性基因异常的靶向治疗。

7.3.5 监测疾病的进展和评估疗效

核型的发展或者出现特异性染色体异常都将预示疾病的进展和转化。比如，MDS患者出现-7/del（7q）预示着向AML转化[38]。特殊的易位也可作为标志物评估疗效。在治疗CML中，运用干扰素治疗的细胞遗传学反应已被认为是一个重要的预后指标，用于预测患者的预后[39]。

7.4 在血液系统恶性肿瘤中与临床相关的染色体异常

7.4.1 慢性骨髓增殖性肿瘤

在慢性骨髓增殖性肿瘤中，CML是唯一具有诊断性染色体异常的疾病。几乎所有CML都显示t（9；22）（q34；q11）易位或其变异体[4,35,40]。在10%~15%的病例中，通过FISH证实存在der（9）t（9；22）中间缺失，这些患者疾病进展快和生存期短[41]。其他染色体异常，如+8、+19、+der（9）t（9；22）和i（17q）提示疾病进展加速、进入急变期[35,40]。

7.4.2 骨髓增生异常综合征（MDS）

大约50%原发MDS和80%治疗相关的MDS都有克隆性染色体异常。最常见的是-5/del（5q）、-7/del（7q）、+8、del（20q）和-Y。在FAB或WHO分类（表7.4）[35,42]中，除del（5q）外，染色体异常与特殊的形态亚型没有相关性。核型与骨髓粒细胞的百分比和细胞减少的程度是预后和转化为急性白血病的重要预测指标[43]。核型正常或者伴有-Y、del（5q）、del（20q）中的单一缺陷患者预后较好。复杂核型（三个或者多个异常）或者-7/del（7q）的患者转化为急性白血病的风险增高，预后较差。伴有其他染色体异常的患者预后中等。

5q-综合征是原发MDS的特殊亚型，主要发生于女性（60%），与del（5q）的单一缺失、红细胞发育不全、异常血小板、相对良性临床过程相关。5q缺失是典型的中间缺失。大约75%的病例表现为del（5）（q13q33）；另外两个受影响的区域是5q15-33和5q22-23。伴有这些缺失的病例转变成急性白血病的危险性较低[35,42,44]。

7.4.3 急性髓系白血病（AML）

AML是一组异质性疾病。核型异常的发生率达85%，包括数量和结构的异常，如易位、缺失和倒转。重现性易位或者倒转与特殊的形态亚型相关（表7.5）。无论是成人还是儿童AML诊断时的核型分析是诱导治

表7.4 在骨髓增殖性肿瘤和骨髓增生异常综合征中具有诊断和预后价值的染色体异常

形态学亚型	诊断	进展/转化	预后中等或差	预后好
骨髓增殖性肿瘤				
CML，Ph⁺〔t（9；22）（q34；q11，*BCR/ABL1*〕	t（9；22）（q34；q11）和变型	+t（9；22）（q34；q11），+8，i（17q），+19，inv/t（3q26），t（15；17）	del（der9）	
慢性特发性骨髓纤维化			+8和del（12p）	
真性红细胞增多症		+8，+9，del（5q），del（7q），del（13q），del（20q）		
骨髓增生异常/骨髓增殖性肿瘤				
CMML		−7	−7	
JMML		−7		
MDS			del（7q）/−7，（17p）/−17，del（5q）/−5和del（20q）伴有其他异常	del（5q）和del（20q）（单一缺陷）
5q−综合征	del（5q）（单一缺陷）			

注：CML，慢性髓系白血病；CMML，慢性粒−单核细胞白血病；JMML，幼年型粒−单核细胞白血病；MDS，骨髓增生异常综合征。

疗反应、复发危险性、总生存率的决定性因素。基于治疗前的核型分析，患者可分为三个细胞遗传学危险组；预后好、预后中等和预后差[45−47]。

在不同研究中心，对于细胞遗传学异常危险组的定义略有不同，但都承认伴有t（8；21）（q22；q22）、t（15；17）（q22；q21）和inv（16）/t（16；16）（p13；q22）的患者应划分到预后好的组别。大约25%的AML的病例可发生这些重排，这部分患者通常表现为原发AML、年轻、完全缓解率超过90%、5年生存率约65%。第二种异常如del（9q）、−X、−Y和+8对预后没有不利

表7.5 在急性髓系白血病（AML）中与诊断和预后相关的重现性染色体异常

形态学亚型	诊断相关	预后中等或差相关	预后好相关
AML伴重现性染色体易位			
AML伴t（8；21）（q22；q22），AML1（*RUNX1-RUNX1T1*）	t（8；21）（q22；q22）	del（9q）	t（8；21）（q22；q22）
APL〔AML伴t（15；17）（q22；q11−12〕和变异型，PML/RARA）	t（15；17）（q22；q12）	+8，i（17q）	t（15；17）（q22；q12）
AML伴骨髓异常嗜酸性粒细胞〔inv（16）（p13；q22）或t（16；16）（p13；q22），CBFB/MYH11〕	inv（16）（p13；q22）或t（16；16）（p13；q22）		inv（16）（p13；q22）或t（16；16）（p13；q22）
AML伴有11q23（*MLL*）异常		t/dup（11q23）	t（9；11）（p22；23）（儿童）
AML伴多系异常		del（5q）/−5，del（7q）/−7，+8，+11，del（12p），del（17p），del（20q），+21	
治疗相关的AML和MDS			
烷化剂相关		del（5q）/−5，del（7q）/−7	
表鬼臼毒素相关的（有些可能是淋巴细胞样）		t/dup（11q23）	
其他类型			
AML未分类		t（21q22），t（12p13）	
AML微小分化型（M0）		del（5q）/−5，del（7q）/−7	
AML不成熟型（M1）		inv/t（3）（q21；q26）	
AML成熟型（M2）		del（5q）/−5，inv/t（3）（q21；q26）	
AMML（M4）		−7/del（7q），inv/t（3）（q21；q26）	
急性单核细胞白血病（M5）		t（8；16）（p11；p13），t（9；11）（p22q23）	
急性红系白血病（M6）		−7/del（7q），inv/t（3）（q21；q26）	
急性巨核细胞白血病（M7）		t（1；22）（p13；q13），del（5q）/−5，−7/del（7q），inv/t（3）（q21；q26）	
急性嗜碱性粒细胞白血病		t（6；9）（p23；q24）	
急性混合型白血病		t（9；22）（q34；q11）	

注：AML，急性髓系白血病；MDS，骨髓增生异常综合征。

表7.6 ALL中与诊断和预后相关的重现性克隆性染色体异常

组织学亚型	诊断	预后中等或差	预后好
前体B和T细胞肿瘤			
B-和T-LBL	—	近单倍体	超二倍体
		假二倍体或低二倍体	t（1；19）（q23；p13）（儿童）
		t（9；22）（q34；q11）	t（12；21）（p12；q22）（儿童）
		t（4；11）（q21；q23）	t（10；14）（q24；q11）（成人）
		t（1；19）（q23；p13）（成人）	
		t/del（9p），del（7p）/-7	
		del（5q）（儿童）	
BL	t（8；14）（q24；q32）*	t（8；14）（q24；q32）*	

注；*，包括变异型t（2；8）（p12；q21）和t（8；22）（q21；q11）。

AL，淋巴母细胞白血病；BL，Burkitt淋巴瘤；LBL，淋巴母细胞淋巴瘤。

的影响。伴有t（15；17）（q22；q21）的患者可选择全反式维A酸治疗，最近的证据显示伴有t（8；21）（q22；q22）和inv（16）/t（16；16）（p13；q22）的成人患者的预后，可以通过多疗程高剂量的阿糖胞苷为缓解后巩固治疗得到大大提高[48-50]。因此，诊断时检测这些易位对临床判断非常重要。

大约10%的AML属预后差组。这些患者的核型比较复杂，伴有3q、-5/del（5）或-7/del（7q）的异常。患者通常年龄较大，常伴有骨髓异常增生或者暴露于烷化剂或放射线治疗。大约60%的患者可获得完全缓解，5年生存率为10%。其余45%~60%的AML患者属于中等危险组。这组患者表现为正常核型或其他异常，完全缓解率约80%，5年生存率为30%~40%。

3%~13%的AML可发生11q23重排，且与DNA拓扑异构酶Ⅱ抑制剂治疗（如依托泊苷、替尼泊苷、多柔比星）密切相关。易位最早可发生在首次治疗的后1.5个月[49]。11q23相关易位高度异质性，已报道的易位伴侣染色体超过50种，其中t（9；11）（p21；q23）和t（9；19）（q23；p13.3）是AML中最常见的易位，常见于婴儿和先天性白血病[51]。具有11q23易位的患者的预后与相应的易位伴侣染色体有关，可能属于中等或预后差组别[45.50.52]。

7.4.4 急性淋巴细胞白血病（ALL）

染色体异常是ALL最重要的预后因素之一。大多数患者有异常的核型，这种改变包括数量和结构的异常；后者主要包括易位和缺失。这种重现性异常与形态和免疫表型相关，可以此定义具有不同治疗反应和不同预后的亚型（表7.6）。儿童和成人的ALL在重现性染色体异常的发生率方面有很大区别[53]。在各种与预后相关的重现性染色体异常中，倍体、t（12；21）（p12；q22）、t（9；22）（q34；q11）、t（4；11）（q21；q23）和t（1；19）（q23；p13）是最重要的，结合临床特征（年龄、白细胞计数等），常被用于危险评估和决定治疗方案的选择[54-58]。超二倍体（50到58个染色体）和t（12；21）（p12；q22）可鉴定ALL的亚型，其危险性低，并可用传统的抗代谢为基础的治疗方案。伴有超二倍体（50到58个染色体）的儿童预后最好，治愈率超过90%。然而，成人的预后不如儿童。t（12；21）（p12；q22）易位常见于儿童（1~10岁）的前体B-ALL，却未见于T-ALL。很多前体B-ALL的患者用标准危险因素分析被划分到高危险组，因此治疗更激进。t（12；21）（p12；q22）是儿童ALL的一个亚型，患者可从毒性小、较轻的治疗中获益。用细胞遗传分析的方法很难检测到这种易位，因为12p和21q的长度和带型相似，需要用分子细胞遗传学方法检测这种基因重排[54,58,59]。

t（1；19）（q23；p13.3）易位患者属于危险性较高、常早期治疗失败的一个亚型，因此需要强化的多药联合化疗[60]。这种易位常常见于儿童的前体B-ALL（30%）。一个大样本研究发现，伴有t（1；19）（q23；p13.3）的前B-ALL即使调整治疗预后仍然较差，提示该易位是一个独立预后危险因素[61]。伴有t（9；22）（q34；q11）和t（4；11）（q21；q23）易位的患者无论是儿童还是成人，预后都很差。大部分在接受强化化疗后治疗失败，需要做自体干细胞移植[54-58]。

其他一些重现性染色体异常与差的或中等危险度相关，如低的超二倍体（47~50条染色体）、-5/5q、+8、+21、del（1p）、del（6q）、del/t（9p）和del（12p）。因

表7.7 成熟B细胞肿瘤（NHL）中与诊断和预后相关的重现性染色体异常

组织学亚型	诊断	进展/转化	预后中等或差	预后好
CLL/SLL		+12，del（11q），del（6q），del（17p），t/der（14）（q32）	+12，del（11q），del（17p）	del（13q）
PCM（MM）			−13/del（13q），t（4；14）（p16；q32）	t（11；14）（q13；q32）
MALT淋巴瘤	t（11；18）（q21；q21），t（1；14）（p22；q32），t（14；18）（q32；q21）		t（11；18）（q21；q21），t（1；14）（p22；q32	
FL	t（14；18）（q32；q21）*	t/der（1q），+7，del（6q），del（17p），t（8；14）（q24；q32）	del（17p），t（8；14）（q24；q32）	
MCL	t（11；14）（q13；q32）		del（17p）	
DLBCL		der（1）（q21），+7，del（6q），del（17p）	der（1q21），del（6q），t（8；14）（q24；q32）	
BL	t（8；14）（q24；q32）†	dup（1q）		
ALCL−ALK$^+$	t（2；5）（p23；q25）‡			t（2；5）（p23；q25）‡

注：*，包括t（2；18）（p12；q21）和t（18；22）（q21；q11）变型。

†，包括t（2；8）（p12；q21）和t（8；22）（q21；q11）变型。

‡，包括t（2；5）t（1；2）（q25；p23）、inv（2）（p23；q35）、t（2；2）（p23；p23）、t（2；3）（p23；q21）、t（2；19）（p23；p13）和t（2；X）（p23；q11−12）变异型。

CLL/SLL，慢性淋巴细胞白血病/小淋巴细胞淋巴瘤；PCM，浆细胞骨髓瘤；MM，多发性骨髓瘤；MALT淋巴瘤，黏膜相关淋巴组织结外边缘区淋巴瘤；FL，滤泡性淋巴瘤；MCL，套细胞淋巴瘤；DLBCL，弥漫大B细胞淋巴瘤；BL，Burkitt淋巴瘤；ALCL−ALK$^+$，间变性大细胞淋巴瘤−ALK阳性。

为这些异常常与其他一些易位或染色体异常同时发生，它们对预后的影响还很难确定。4%~6%成人T−ALL中发现14q11−13异常，其中t（10；14）（q24；q11）最常见。伴有这种易位的患者通过传统的多药物联合治疗，预后较好[56,57]。

近来，芯片CGH研究发现儿童和成人的B−和T−细胞ALL基因获得和缺失的频率差异较大，可以以此分为不同亚型[62,63]。儿童前体B−ALL伴有高的超二倍体者常常显示基因组扩增，但在其他亚型中很少发现。在所有亚型中均可检测到基因的缺失。t（12；21）（p12；q22）和超二倍体发生频率最高，具有MLL（11q23）重排的亚型发生频率最低。在儿童和成人的前体B−ALL中，染色体内基因缺失发生率大于获得，大多数缺失的平均长度小于1Mbp，因而在细胞遗传学上是隐匿的。重要的是，在前体B−ALL中高频率基因异常涉及的关键基因可调节B细胞分化，提示这些基因组不平衡性在疾病的发生中起重要作用。在80%伴有t（9；22）（q34；q11）的ALL亚型中可检测到7q12的IKZF1（IKAROS）的微缺失，同时还与CML向ALL（淋巴母细胞危象）转化相关[64,65]。

7.4.5 非霍奇金淋巴瘤（NHL）

NHL是一组异质性疾病。85% NHL起源于B细胞系，目前关于细胞遗传学信息大多源于B−NHL。其余15%起源于T细胞或者NK细胞系，由于其发病率低，而且很难获得合适的组织标本，细胞遗传学分类较困难。大多数淋巴瘤以复杂性核型为特点，包括多重异常、多种重现性易位、获得、缺失和扩增。虽然不是特征性的，但这些重现性易位与特定的疾病相关（表7.7）。通过染色体和芯片CGH证实重现性获得、缺失和扩增可发生于各种NHL中。一般来说，t（14；18）（q32；q21）、t（3；14）（q27；q32）、t（3q27）和t（8；14）（q24；q32）和扩增与起源于生发中心的B细胞淋巴瘤密切相关，而生发中心前或后的B细胞淋巴瘤很少见；反之，t（11；14）（q31；q32）、del（11q）和del（13q）常见于生发中心前或后的B细胞淋巴瘤中。因为核型的高度复杂性、并常伴有多种异常形式以及复杂的生物学行为，重现性异常的临床相关性仍无定论。在G−显带分析中，只有少数异常与疾病进展或者临床预后具有相关性。在系统性淋巴结ALCL中，t（2；5）（p23；q25）及其亚型t（1；2）（q25；p23）、inv（2）（p23；q35）、t（2；2）（p23；p23）、t（2；3）（p23；q21）、t（2；19）（p23；p13）和t（2；X）（p23；q11-12）均可导致ALK的表达，可确定为淋巴瘤的一个亚型，其特点是更年轻（平均年龄22岁）、国际预后指数（IPI）评分较低和预后较好。目前这类淋巴瘤在WHO 2008中被认为是一个特殊亚型。多因素分析显示ALK阳性系统性ALCL预后较好，不仅仅是因为年轻或者低危IPI组[66]。在CLL中，伴有del（13q）的患者比具有其他基因异常的患者存活时间更长。在许多不同类型淋巴瘤中，特别是在FL和DLBCL中，t（8；14）（q24；q32）（5%~15%）导致Myc/IgH融合基因、1q（5%~50%）、del（6q）（10%~30%）和del（17p）（5%~20%）基因异常预示疾病进展或预后差（见表7.7）[14]。

近来，应用分子细胞遗传学技术发现了更多重现性异常及其特征和临床相关性。在CLL中，一些研究使用FISH检测del（13q）、del（11q）、+12和del（17p）的发生率，发现伴有del（11q）和del（17p）的患者表现为疾病进展快、生存期短[67-69]。在浆细胞骨髓瘤（多发性骨髓瘤）中，del（13q）是最重要的细胞遗传病变，预示生存期短，并与治疗方案（标准与高剂量化疗）无关。此外，t（4；14）（p16.3；q32）、t/del（11q）和超二倍体是多发性骨髓瘤预后差的指标[70-76]。在胃MALT淋巴瘤中，t（11；18）（q21；q21）和t（1；14）（p22；q32）可见于疾病进展期的患者中，对抗生素治疗无反应。研究分析了111例伴有幽门螺杆菌阳性胃MALT淋巴瘤患者，仅4%有t（11；18）（q21；q21）的患者对抗生素有反应，相反，67%的患者无反应[77]。虽然t（11；18）（q21；q21）与临床预后较差相关，但很少在转化的MALT淋巴瘤中发现。

CGH研究已应用于几乎所有亚型NHL，在一些亚型中使用了高分辨率的芯片CGH。显然，与病原学相关的基因获得和缺失以前并未关注到。在不同的病理亚型中发现有CAN变异，其中一些具有潜在的诊断价值。在FL和DLBCL中，已有报道重现性异常，包括原来已知的和新发现的基因获得和缺失，但是很少与临床预后或转化相关。在DLBCL，CAN与表达谱分子亚型相关[78,79]。重要的是，这些研究将有助于发现小的基因片段获得和缺失，再结合基于芯片的基因表达研究，可促进潜在的靶基因鉴定[80-82]。

7.5 结论

在这一章中，我们总结了染色体分析的传统和分子检测方法，并回顾了在髓系、淋巴系肿瘤中重现性染色体异常的临床相关性。分子遗传学方法的建立已将染色体分析扩展到临床和基础研究中。研究重现性染色体易位所涉及的相关基因，可以更好理解肿瘤转化的生物学机制和正常造血细胞生成的机制，从而使我们更好地了解疾病和治疗疾病。

7.6 精华和陷阱

- 传统和分子遗传学技术是阐明许多血液系统肿瘤发病机制并提供诊断、预后相关信息的重要手段。
- WHO 2008包括了许多由特异性遗传学异常命名的类型，特别是染色体易位、缺失和基因突变。因此，遗传学分析应该成为诊断工作的常规内容。
- 临床实践中可以选择多种不同的遗传学技术。最实用、最经济的常规筛选方法是传统G-显带分析和FISH。其他分子技术是重要的研究工具，可识别复杂的遗传学改变。
- 复杂核型中的重现性异常与临床的相关性尚不明确。以芯片为基础的分子遗传学技术可为研究其生物学意义和临床价值提供新的信息。

（周晓燕　译）

参考文献

1. Tjio JH, Levan A. The chromosome number of man. *Hereditas.* 1956;42:1-6.
2. Ford CE, Hamerton JL. The chromosomes of man. *Nature.* 1956;178: 1020.
3. Hsu T. Mammalian chromosomes *in vitro*. I. The karyotype of man. *J Hered.* 1952;43:172.
4. Nowell PC, Hungerford DA. A minute chromosome in human chronic granulocytic leukemia. *Science.* 1960;132:1197.
5. Mitleman F, ed. *ISCN. An international system for human cytogenetic nomenclature.* Basel: S. Karger; 1995.
6. Caspersson T, Zech L, Johansson C. Differential banding of alkylating fluorochromes in human chromosomes. *Exp Cell Res.* 1970;60:315-319.
7. Sumner A, Evans HJ, Buckland RA. A new technique for distinguishing between human chromosomes. *Nat New Biol.* 1971;232:31-32.
8. Dutrillaux B. Chromosomes and cancer. Facts and hypotheses. *Pathol Biol (Paris).* 1989;37:120-121.
9. Sumner AT. A simple technique for demonstrating centromeric heterochromatin. *Exp Cell Res.* 1972;75:304-306.
10. Chen TR. Karyotype analysis utilizing differentially stained constitutive heterochromatin of human and murine chromosomes. *Chromosoma.* 1971;34:51-72.
11. Rowley JD. A new consistent chromosomal abnormality in chronic myelogenous leukemia identified by quinacrine fluorescence and Giemsa staining. *Nature.* 1973;243:290-292.
12. Mitelman F, Johansson B, Mertens F. Fusion genes and rearranged genes as a linear function of chromosome aberrations in cancer. *Nat Genet.* 2004;36:331-334.
13. Swerdlow SH, Campo E, Harris NL, et al (eds). *WHO Classification of Tumors of the Hematopoietic and Lymphoid Tissues.* Lyon, France: IARC Press; 2008.
14. Chaganti RS, Nanjangud G, Schmidt H, et al. Recurring chromosomal abnormalities in non-Hodgkin's lymphoma: Biologic and clinical significance. *Semin Hematol.* 2000;37: 396-411.

15. Barch MJ, Knutsen T, Spurbech JL, eds. *The AGT Cytogenetics Laboratory Manual*, 3rd ed. Philadelphia: Lippincott-Raven; 1997.
16. Pinkel D, Straume T, Gray JW. Cytogenetic analysis using quantitative, high-sensitivity, fluorescence hybridization. *Proc Natl Acad Sci U S A*. 1986;83:2934-2938.
17. McNeil N, Ried T. Novel molecular cytogenetic techniques for identifying complex chromosomal rearrangements: Technology and applications in molecular medicine. *Expert Rev Mol Med*. 2000;2000:1-14.
18. Palanisamy N, Chaganti RSK. Novel fluorescent in situ hybridization (FISH) probe for simultaneous detection of t(9;22)(q34.1;q11) and associated deletions on der(9) and der(22) chromosomes. *Blood*. 2001;98:148A.
19. Zhang Y, Matthiesen P, Harder S, et al. A 3-cM commonly deleted region in 6q21 in leukemias and lymphomas delineated by fluorescence in situ hybridization. *Genes Chromosomes Cancer*. 2000;27:52-58.
20. Stilgenbauer S, Winkler D, Ott G, et al. Molecular characterization of 11q deletions points to a pathogenic role of the ATM gene in mantle cell lymphoma. *Blood*. 1999;94:3262-3264.
21. Elnenaei MO, Hamoudi RA, Swansbury J, et al. Delineation of the minimal region of loss at 13q14 in multiple myeloma. *Genes Chromosomes Cancer*. 2003;36:99-106.
22. Meltzer PS, Guan XY, Burgess A, et al. Rapid generation of region specific probes by chromosome microdissection and their application. *Nat Genet*. 1992;1:24-28.
23. Schrock E, du Manoir S, Veldman T, et al. Multicolor spectral karyotyping of human chromosomes. *Science*. 1996;273:494-497.
24. Chaganti RSK, Nanjangud G. Non-Hodgkin's lymphomas. In: Armitage JO, Mauch PM, Harris NL, et al, eds. *Non-Hodgkin's Lymphomas*. Lippincott Williams & Wilkins, Philadelphia: 2003:809-824.
25. Kallioniemi A, Kallioniemi OP, Sudar D, et al. Comparative genomic hybridization for molecular cytogenetic analysis of solid tumors. *Science*. 1992;258:818-821.
26. Houldsworth J, Mathew S, Rao PH, et al. REL proto-oncogene is frequently amplified in extranodal diffuse large cell lymphoma. *Blood*. 1996;87:25-29.
27. Bentz M, Dohner H, Werner CA, et al. Identification of genetic imbalances in malignant lymphoma using comparative genomic hybridization. *Stem Cells*. 1995;13(suppl 3):83-87.
28. Monni O, Joensuu H, Franssila K, et al. BCL2 overexpression associated with chromosomal amplification in diffuse large B-cell lymphoma. *Blood*. 1997;90:1168-1174.
29. Joos S, Otano-Joos MI, Ziegler S, et al. Primary mediastinal (thymic) B-cell lymphoma is characterized by gains of chromosomal material including 9p and amplification of the REL gene. *Blood*. 1996;87:1571-1578.
30. Joos S, Menz CK, Wrobel G, et al. Classical Hodgkin lymphoma is characterized by recurrent copy number gains of the short arm of chromosome 2. *Blood*. 2002;99:1381-1387.
31. Coe BP, Ylstra B, Carvalho B, et al. Resolving the resolution of array CGH. *Genomics*. 2007;89:647-653.
32. Redon R, Ishikawa S, Fitch KR, et al. Global variation in copy number in the human genome. *Nature*. 2006;444:444-454.
33. Raffeld M, Sander CA, Yano T, et al. Mantle cell lymphoma: an update. *Leuk Lymphoma*. 1992;8:161-166.
34. Mason DY, Bastard C, Rimokh R, et al. CD30-positive large cell lymphomas ("Ki-1 lymphoma") are associated with a chromosomal translocation involving 5q35. *Br J Haematol*. 1990;74:161-168.
35. Vardiman JW. Myelodysplastic syndromes, chronic myeloproliferative diseases, and myelodysplastic/myeloproliferative diseases. *Semin Diagn Pathol*. 2003;20:154-179.
36. de The H, Chomienne C, Lanotte M, et al. The t(15;17) translocation of acute promyelocytic leukaemia fuses the retinoic acid receptor alpha gene to a novel transcribed locus. *Nature*. 1990;347:558-561.
37. Druker BJ, Tamura S, Buchdunger E, et al. Effects of a selective inhibitor of the Abl tyrosine kinase on the growth of Bcr-Abl positive cells. *Nat Med*. 1996;2:561-566.
38. Christiansen DH, Andersen MK, Pedersen-Bjergaard J. Mutations of AML1 are common in therapy-related myelodysplasia following therapy with alkylating agents and are significantly associated with deletion or loss of chromosome arm 7q and with subsequent leukemic transformation. *Blood*. 2004;104:1474-1481.
39. Rosti G, Testoni N, Martinelli G, et al. The cytogenetic response as a surrogate marker of survival. *Semin Hematol*. 2003;40:56-61.
40. Adeyinka A, Dewald GW. Cytogenetics of chronic myeloproliferative disorders and related myelodysplastic syndromes. *Hematol Oncol Clin North Am*. 2003;17:1129-1149.
41. Huntly BJ, Bench A, Green AR. Double jeopardy from a single translocation: deletions of the derivative chromosome 9 in chronic myeloid leukemia. *Blood*. 2003;102:1160-1168.
42. Mhawech P, Saleem A. Myelodysplastic syndrome: Review of the cytogenetic and molecular data. *Crit Rev Oncol Hematol*. 2001;40:229-238.
43. Greenberg P, Cox C, LeBeau MM, et al. International scoring system for evaluating prognosis in myelodysplastic syndromes. *Blood*. 1997;89:2079-2088.
44. Giagounidis AA, Germing U, Haase S, et al. Clinical, morphological, cytogenetic, and prognostic features of patients with myelodysplastic syndromes and del(5q) including band q31. *Leukemia*. 2004;18:113-119.
45. Grimwade D, Walker H, Harrison G, et al. The predictive value of hierarchical cytogenetic classification in older adults with acute myeloid leukemia (AML): Analysis of 1065 patients entered into the United Kingdom Medical Research Council AML11 trial. *Blood*. 2001;98:1312-1320.
46. Slovak ML, Kopecky KJ, Cassileth PA, et al. Karyotypic analysis predicts outcome of preremission and postremission therapy in adult acute myeloid leukemia: A Southwest Oncology Group/Eastern Cooperative Oncology Group Study. *Blood*. 2000;96:4075-4083.
47. Byrd JC, Mrozek K, Dodge RK, et al. Pretreatment cytogenetic abnormalities are predictive of induction success, cumulative incidence of relapse, and overall survival in adult patients with de novo acute myeloid leukemia: results from Cancer and Leukemia Group B (CALGB 8461). *Blood*. 2002;100:4325-4336.
48. Bloomfield CD, Lawrence D, Byrd JC, et al. Frequency of prolonged remission duration after high-dose cytarabine intensification in acute myeloid leukemia varies by cytogenetic subtype. *Cancer Res*. 1998;58:4173-4179.
49. Bloomfield CD, Ruppert AS, Mrozek K, et al. Core binding factor acute myeloid leukemia. Cancer and Leukemia Group B (CALGB) Study 8461. *Ann Hematol*. 2004;83(suppl 1):S84-S85.
50. Byrd JC, Ruppert AS, Mrozek K, et al. Repetitive cycles of high-dose cytarabine benefit patients with acute myeloid leukemia and inv(16)(p13q22) or t(16;16)(p13;q22): results from CALGB 8461. *J Clin Oncol*. 2004;22:1087-1094.
51. Rubnitz JE, Raimondi SC, Tong X, et al. Favorable impact of the t(9;11) in childhood acute myeloid leukemia. *J Clin Oncol*. 2002;20:2302-2309.
52. Megonigal MD, Cheung NK, Rappaport EF, et al. Detection of leukemia-associated MLL-GAS7 translocation early during chemotherapy with DNA topoisomerase II inhibitors. *Proc Natl Acad Sci U S A*. 2000;97:2814-2819.
53. Pui CH. Acute lymphoblastic leukemia in children. *Curr Opin Oncol*. 2000;12:3-12.
54. Mrozek K, Heerema NA, Bloomfield CD. Cytogenetics in acute leukemia. *Blood Rev*. 2004;18:115-136.
55. Secker-Walker LM, Prentice HG, Durrant J, et al. Cytogenetics adds independent prognostic information in adults with acute lymphoblastic leukaemia on MRC trial UKALL XA. MRC Adult Leukaemia Working Party. *Br J Haematol*. 1997;96:601-610.
56. Wetzler M, Dodge RK, Mrozek K, et al. Prospective karyotype analysis in adult acute lymphoblastic leukemia: The Cancer and Leukemia Group B experience. *Blood*. 1999;93:3983-3993.
57. Cytogenetic abnormalities in adult acute lymphoblastic leukemia: correlations with hematologic findings outcome. A Collaborative Study of the Group Francais de Cytogenetique Hematologique. *Blood*. 1996;87:3135-3142.
58. Bassan R, Gatta G, Tondini C, et al. Adult acute lymphoblastic leukaemia. *Crit Rev Oncol Hematol*. 2004;50:223-261.
59. Faderl S, Kantarjian HM, Talpaz M, et al. Clinical significance of cytogenetic abnormalities in adult acute lymphoblastic leukemia. *Blood*. 1998;91:3995-4019.
60. Foa R, Vitale A, Mancini M, et al. E2A-PBX1 fusion in adult acute lymphoblastic leukaemia: biological and clinical features. *Br J Haematol*. 2003;120:484-487.
61. Crist WM, Carroll AJ, Shuster JJ, et al. Poor prognosis of children with pre-B acute lymphoblastic leukemia is associated with the t(1;19)(q23;p13): A Pediatric Oncology Group study. *Blood*. 1990;76:117-122.
62. Paulsson K, Heidenblad M, Mörse H, et al. Identification of cryptic aberrations and characterization of translocation breakpoints using array CGH in high hyperdiploid childhood acute lymphoblastic leukemia. *Leukemia*. 2006;20:2002-2007.
63. Mullighan CG, Goorha S, Radtke I, et al. Genome-wide analysis of genetic alterations in acute lymphoblastic leukaemia. *Nature*. 2007;446:758-764.
64. Mullighan CG, Downing JR. Global genomic characterization of acute lymphoblastic leukemia. *Semin Hematol*. 2009;46:3-15.
65. Mullighan CG, Su X, Zhang J, et al. Deletion of IKZF1 and prognosis in acute lymphoblastic leukemia. *N Engl J Med*. 2009;360:470-480.
66. Drexler HG, Gignac SM, von Wasielewski R, et al. Pathobiology of NPM-ALK and variant fusion genes in anaplastic large cell lymphoma and other lymphomas. *Leukemia*. 2000;14:1533-1559.
67. Chevallier P, Penther D, Avet-Loiseau H, et al. CD38 expression and secondary 17p deletion are important prognostic factors in chronic lymphocytic leukaemia. *Br J Haematol*. 2002;116:142-150.
68. Dohner H, Stilgenbauer S, James MR, et al. 11q Deletions identify a new subset of B-cell chronic lymphocytic leukemia characterized by extensive nodal involvement and inferior prognosis. *Blood*. 1997;89: 2516-2522.
69. Stilgenbauer S, Bullinger L, Benner A, et al. Incidence and clinical significance of 6q deletions in B cell chronic lymphocytic leukemia. *Leukemia*. 1999;13:1331-1334.
70. Fassas AB, Muwalla F, Berryman T, et al. Myeloma of the central nervous system: association with high-risk chromosomal abnormalities, plasmablastic morphology and extramedullary manifestations. *Br J Haematol*. 2002;117:103-108.
71. Fonseca R, Harrington D, Oken MM, et al. Biological and prognostic significance of interphase fluorescence in situ hybridization detection of chromosome 13 abnormalities (delta13) in multiple myeloma: an Eastern Cooperative Oncology Group study. *Cancer Res*. 2002;62:715-720.
72. Smadja NV, Bastard C, Brigaudeau C, et al. Hypodiploidy is a major prognostic factor in multiple myeloma. *Blood*. 2001;98:2229-2238.
73. Calasanz MJ, Cigudosa JC, Odero MD, et al. Hypodiploidy and 22q11 rearrangements at diagnosis are associated with poor prognosis in patients with multiple myeloma. *Br J Haematol*. 1997;98:418-425.
74. Shaughnessy J Jr, Tian E, Sawyer J, et al. Prognostic impact of cytogenetic and interphase fluorescence in situ hybridization-defined chromosome 13 deletion in multiple myeloma: early results of total therapy II. *Br J Haematol*. 2003;120:44-52.
75. Fonseca R, Hoyer JD, Aguayo P, et al. Clinical significance of the translocation (11;14)(q13;q32) in multiple myeloma. *Leuk Lymphoma*. 1999;35:599-605.
76. Moreau P, Facon T, Leleu X, et al. Recurrent 14q32 translocations determine the prognosis of multiple myeloma, especially in patients receiving intensive chemotherapy. *Blood*. 2002;100:1579-1583.
77. Liu H, Ye H, Ruskone-Fourmestraux A, et al. T(11;18) is a marker for all stage gastric MALT lymphomas that will not respond to *H. pylori* eradication. *Gastroenterology*. 2002;122:1286-1294.
78. Chen W, Houldsworth J, Olshen AB, Nanjangud G, et al. Array comparative genomic hybridization reveals genomic copy number changes associated with outcome in diffuse large B-cell lymphomas. *Blood*. 2006;107:2477-2485.
79. Lenz G, Wright GW, Emre NC, et al. Molecular subtypes of diffuse large B-cell lymphoma arise by distinct genetic pathways. *Proc Natl Acad Sci U S A*. 2008;105:13520-13525.
80. Bea S, Zettl A, Wright G, et al. Diffuse large B-cell lymphoma subgroups have distinct genetic profiles that influence tumor biology and improve gene-expression-based survival prediction. *Blood*. 2005;106:3183-1390.
81. Ross CW, Ouillette PD, Saddler CM, et al. Comprehensive analysis of copy number and allele status identifies multiple chromosome defects underlying follicular lymphoma pathogenesis. *Clin Cancer Res*. 2007;13: 4777-4785.
82. Cheung KJ, Shah SP, Steidl C, et al. Genome-wide profiling of follicular lymphoma by array comparative genomic hybridization reveals prognostically significant DNA copy number imbalances. *Blood*. 2009; 113:137-148.

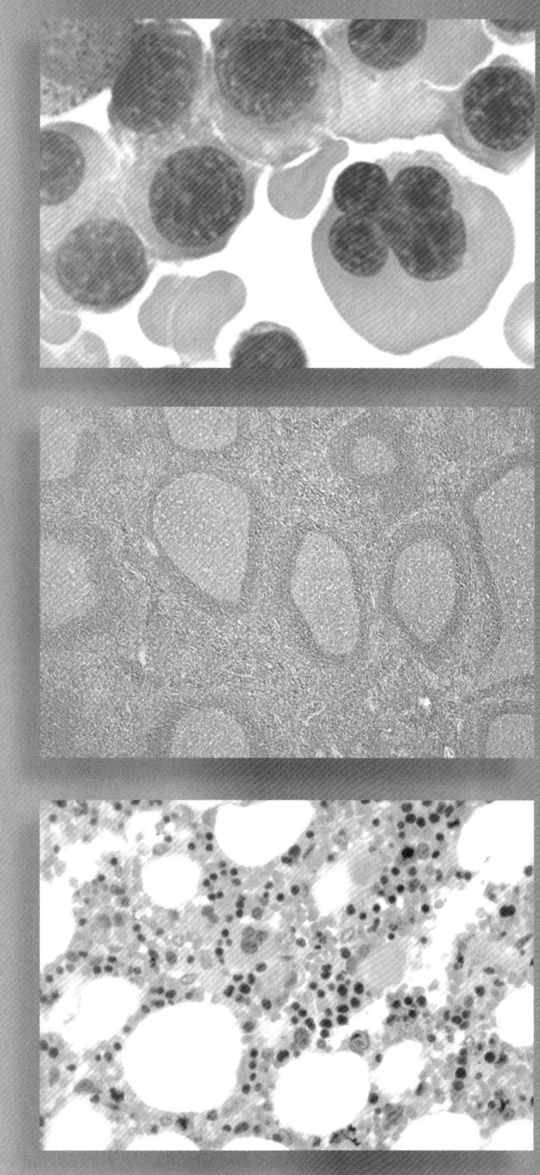

第2篇

淋巴造血组织的正常和反应性病变

第8章

正常淋巴器官和组织

Elias Campo, Elaine S. Jaffe, Nancy Lee Harris

章节目录

淋巴组织是前体细胞发育成熟为有免疫能力的淋巴细胞以及针对抗原发生免疫反应的部位。淋巴组织以及淋巴细胞分化、成熟的不同阶段均有其解剖学特点——它们发生于机体的特定解剖部位；有其结构——每种淋巴组织都以特定方式有机构成，且细胞分化和免疫反应均在有机组织的特定部位发生；有其特异性细胞形态——细胞的大小、形状以及其他特征在细胞成熟和对抗原以及其他刺激发生反应时发生变化；有特殊的遗传和生物学变化——淋巴细胞改变其基因、基因表达以及在分化、成熟各个阶段所产生和应答的蛋白。对于必须对淋巴组织及细胞的各种反应性及肿瘤性病变作出诊断的病理医生而言，了解这些正常结构及其在淋巴细胞分化、活化以及免疫应答期间所发生的改变非常重要。

基于这种淋巴组织解剖学之上的是免疫系统的生物学。免疫系统的功能是防御感染，其细胞组成包括吞噬性细胞（中性粒细胞、单核细胞和组织细胞或巨噬细胞）、淋巴细胞（T细胞、B细胞和NK细胞），以及抗原递呈细胞（组织细胞、树突细胞和B细胞）。免疫反应有两种不同的类型：先天性或天然免疫反应，以及获得性或适应性免疫反应[1,2]。先天性免疫反应由吞噬细胞、树突细胞、NK细胞和部分T细胞（包括δγT细胞）来启动，反应方式相同而不受之前抗原暴露的影响。适应性免疫反应包括抗原特异性T细胞和B细胞，并且因先前接触的抗原而改变。

先天性免疫系统的抗原识别是由种系DNA编码受体所介导。自第一个多细胞生物存在以来，这些受体已进化为能够识别有限数量的、存在于常见病原体但却不存在于宿主细胞的一些高度保守性结构（即所谓病原体相关分子模式），后者包括细菌脂多糖、酵母细胞壁甘露聚糖、细菌DNA等[3]。相比之下，适应性免疫系统的抗原识别是由B细胞和T细胞这些体细胞产生的受体所介导，故而有多种多样的表面受体产生，仅其中一部分具备对自体有益的特异性。当暴露于抗原时，那些危险抗原（即具有针对自体的特异性）必须被筛除而有益者（即针对病原体的特异性）必需通过克隆性扩增而被选择。适应性免疫反应在个体生命中不断提高其效率和特异性，这要归功于反复性抗原暴露，但这一特点并不能向后代传递。先天性和适应性反应的另一主要不同之处是先天性免疫细胞在其受体被接合后立即发挥其效应功能，而参与适应性反应的细胞首先应刺激抗原而增生。除了迅速识别和控制病原体，先天性免疫系统的细胞还通过递呈抗原以及激活T细胞和B细胞信号来启动和调节适应性免疫反应。

8.1 正常淋巴组织

根据淋巴细胞的分化阶段以及功能将淋巴组织分为

两大部分：中枢或初级淋巴组织和外周或次级淋巴组织。中枢淋巴组织为骨髓和胸腺，此类器官含有前体淋巴细胞，支持从未成熟细胞向成熟阶段（此阶段细胞能应对抗原发挥功能）的初始非抗原依赖性分化。外周淋巴组织包括淋巴结、脾和黏膜相关淋巴组织（MALT），成熟淋巴细胞在这些部位遭遇抗原并发生不同类型的免疫反应。中枢和外周淋巴组织是由不同细胞群体、血管结构和间质成分构成的高度有机的微环境系统，能使淋巴细胞和抗原之间的相互选择性作用达到最大化，从而启动并扩增免疫反应。

8.1.1 初级（中枢）淋巴组织

8.1.1.1 骨髓

骨髓是干细胞群（包括造血干细胞前体以及淋巴样B和T细胞的早期共同前体）自我更新的来源。早期B细胞的分化在骨髓内，而T细胞分化相关的前体成分则迁徙至胸腺中继续分化。浆细胞在外周淋巴器官和组织产生后再迁移回骨髓。以前的概念认为造血干细胞在小梁旁区域呈拓扑性分布，而B细胞前体则移行至中央骨髓腔隙。这一观点正受到挑战，因为有研究表明造血干细胞遍布骨髓。

识别早期B细胞分化的标志物包括B细胞标志物CD19、同时表达CD34和随后表达CD10。这些细胞表达TdT，以及参与Ig基因重排的RAG1和RAG2。CD19的表达贯穿B细胞分化的全过程，而CD34和CD10却在骨髓发育过程中、B细胞标志物CD20开始表达以及Ig基因出现重排并在细胞膜表面表达的同时开始丢失。人类骨髓早期T细胞分化的情况还不甚清楚[4]。

细胞因子和趋化因子影响着骨髓里B细胞的分化和移动（表8.1）。CXCL12（间质细胞源性因子1，SDF−1）及其受体CXCR4是主要成分之一。CXCL12由骨母细胞、骨髓间质细胞和内皮细胞表达。CXCR4存在于造血干细胞和B细胞分化的早期阶段，但在外周淋巴器官中的前体B和成熟B细胞阶段开始出现下调，而在受到抗原刺激以及浆细胞分化后又再次出现上调，这或许能解释这些细胞回到骨髓的归巢现象。

在正常骨髓中，前体淋巴细胞或淋巴母细胞不容易由形态学上识别。这类细胞具有圆形细胞核、分散的染色质和小核仁。它们较常见于再生性骨髓，也称为正常前体B细胞，这些细胞可能大量出现并被误认为肿瘤性淋巴样细胞[5,6]。

表8.1 与淋巴组织有关的趋化因子和趋化因子受体

细胞	趋化因子	趋化因子受体	细胞
骨髓：骨母细胞	CXCL12（SDF−1）	CXCR4	CD34$^+$细胞
内皮：间质细胞			前体淋巴样细胞
脾红髓：间质细胞			浆细胞
滤泡树突细胞	CXCL13	CXCR5	B和细胞
滤泡间质细胞			滤泡T辅助细胞
交指状树突细胞	CCL19	CCR7	CD4和CD8胸腺细胞
高内皮小静脉	CCL21		成熟T细胞
T区的间质细胞			成熟树突细胞
胸腺髓质细胞			
肠细胞	CCL25	CCR9	分泌IgA的细胞 黏膜淋巴细胞

8.1.1.2 胸腺

胸腺位于前纵隔，是由骨髓迁移而来的不成熟T细胞前体（原胸腺细胞）经历成熟和选择过程而成为成熟的、能针对抗原做出反应的童贞T细胞的场所（图8.1）。胸腺对于早期正常T细胞全发育至关重要，也有证据表明它在T细胞发育中的功能一直持续至终生[2,7]。

胸腺有一个中央淋巴样腔隙——胸腺上皮间隙和一个周围腔隙——血管周围间隙[7]。胸腺上皮间隙分为皮质和髓质，各自具备特化的上皮和附件/附属细胞，从而为T细胞分化成熟提供微环境[8]。皮质包含胸腺上皮细胞，后者是具有空泡状染色质、显著核仁以及淡染细胞质的大细胞，该类细胞组成网格状支持性网络。吞噬性组织细胞（巨噬细胞）也存在于皮质，它们于该处递呈抗原并吞噬凋亡的胸腺细胞。髓质上皮细胞体积略小而呈梭形。伴有中央角化的上皮细胞球形旋涡，即Hassall小体（胸腺小体），也可见到。髓质含有类似于皮肤Langerhans细胞和淋巴结交指状树突细胞的树突细胞。皮质和髓质均有血管周间隙存在。

皮质的淋巴细胞（皮质胸腺细胞）形态变化范围较大，在外层皮质可以是染色质较分散、有核仁的中等大小母细胞性细胞，而在内层皮质却是小一些、显得更成熟的圆形淋巴细胞。偶见凋亡小体和组织细胞的吞噬现象。绝大部分皮质胸腺细胞的免疫表型为前体T细胞（TdT$^+$、CD1a$^+$、CD4$^+$、CD8$^+$）。髓质胸腺细胞是体积较小、较为成熟的淋巴细胞，具有圆形或轻度不规则细胞核，核仁不明显。血管周间隙的淋巴细胞与髓质区淋巴细胞相似[7]。两者都具有成熟T细胞的免疫表型

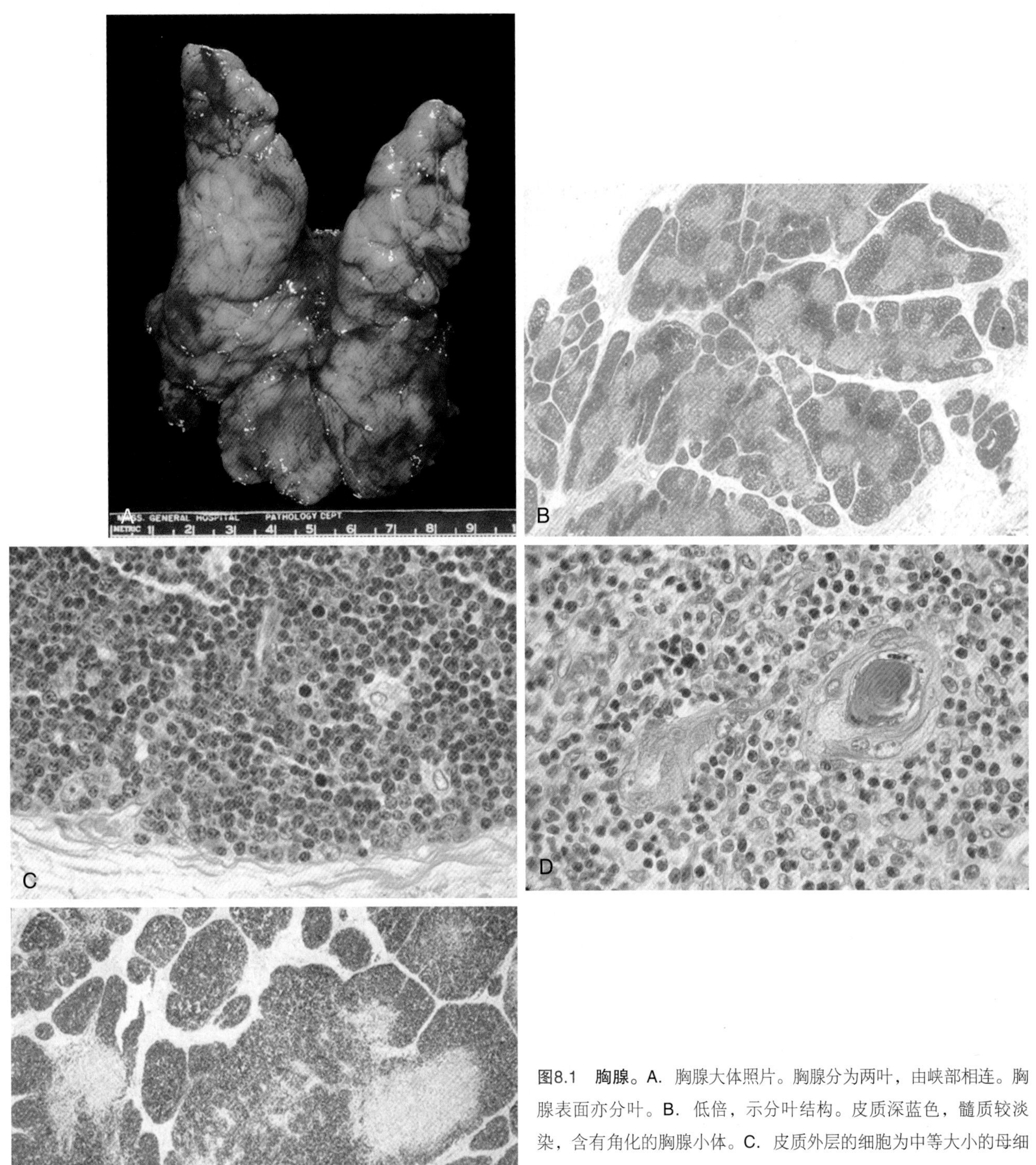

图8.1 胸腺。A. 胸腺大体照片。胸腺分为两叶，由峡部相连。胸腺表面亦分叶。B. 低倍，示分叶结构。皮质深蓝色，髓质较淡染，含有角化的胸腺小体。C. 皮质外层的细胞为中等大小的母细胞，染色质较弥散。可见较大的卵圆形皮质上皮细胞，核仁明显，胞质不清。D. 髓质细胞为形态成熟淋巴细胞，伴梭形上皮细胞。E. TdT免疫组化染色，皮质胸腺细胞阳性，髓质胸腺细胞阴性

（TdT^-、$CD1a^-$、$CD3^+$、$CD4^+$或$CD8^+$）。

胸腺髓质也有一群特殊的B细胞，具有树突状形态并表达成熟B细胞标志物CD23、CD37、CD72、CD76、IgM和IgD。这类细胞能和非B细胞形成玫瑰花结，曾经称作星状细胞。后者与T细胞和上皮性胸腺细胞的密切关系提示其可能在T细胞的分化过程中发挥着功能性作用[9-11]。这类细胞也可能是原发性纵隔大B细胞淋巴瘤的起源细胞。

胸腺上皮间隙在1岁时开始萎缩；在中年阶段以大约每年3%的比例缩小，随后以每年1%的比例缩小[7]；与此同时，血管周间隙逐渐增多。在成人胸腺可见"脂肪浸润"现象，多发生于血管周间隙[12-17]。

8.1.2 次级（外周）淋巴组织

8.1.2.1 淋巴结

淋巴结通常分布于遍布全身的淋巴管系统的分叉处处，从而最大程度地捕获从大多数器官引流而来、经输入淋巴管流入的淋巴液中存在的各种抗原和细胞因子（图8.2）。淋巴结外部有纤维性被膜保护，被膜向内面延伸形成小梁，后者为不同的细胞、血管以及特化的间质成分的有机组合提供了基本的支撑网架。

细胞群分布于三个相互独立、但亦非固定不变的区域：皮质、副皮质以及髓索。皮质区是B细胞区，容纳淋巴滤泡；副皮质区主要容纳T细胞和T细胞抗原递呈细胞；淋巴结内部分区域的髓索则容纳B细胞、T细胞、浆细胞、巨噬细胞以及树突细胞。

皮质区 初始的皮质区结构为初级淋巴滤泡，由童贞B细胞聚集和较小的滤泡树突细胞（FDC）网构成（图8.2B）。童贞B细胞体积小，具有圆形核、致密染色质和较少的细胞质。这些细胞表达成熟B细胞标志物以及IgM、IgD、CD21和CD23。这些细胞在受到抗原刺激后会产生扩大的、高度组织化的次级淋巴滤泡结构：包括套细胞帽、生发中心以及致密的FDC网络（图8.3，图8.2C~F）。

套区主要由初级滤泡的小B细胞构成，后者由于生发中心的扩张而被挤到边缘。和初级滤泡B细胞一样，套区B细胞表达IgM、IgD、CD21和CD23。偶尔同时表达CD5的B细胞也位于该区域，但在常规组织切片中难

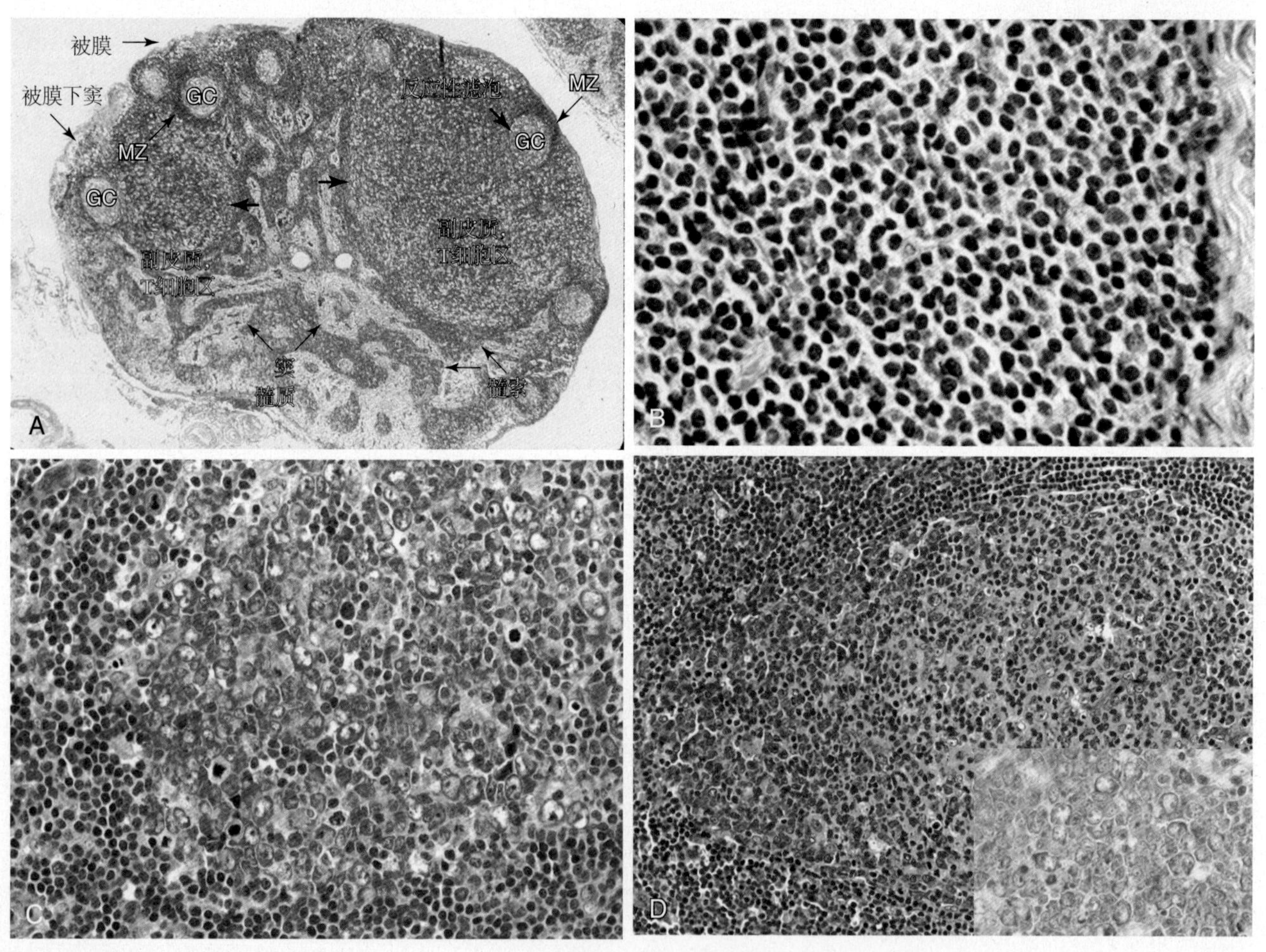

图8.2 淋巴结。A. 低倍，示反应性淋巴结的结构。淋巴结包括被膜、皮质、髓质和窦（被膜下窦、皮质窦和髓质窦）。窦含有组织细胞（巨噬细胞），负责摄取和处理抗原并提呈给淋巴细胞。皮质分为滤泡区（细长箭头）和副皮质区（粗短箭头），髓质分为髓索和髓窦。T细胞和早期B细胞对抗原的反应发生在副皮质区，生发中心（GC）反应发生在皮质的滤泡。免疫反应产生的浆细胞和效应T细胞聚集于髓索，并经过髓窦离开淋巴结。MZ，套区。**B.** 初级滤泡由小淋巴细胞组成，主要呈圆形，成簇排列，略呈三维感。这些细胞表达IgM、IgD和CD23。**C.** 次级滤泡伴早期生发中心，主要含有中心母细胞——大母细胞伴空泡状染色质，1~3个周边核仁，嗜碱性细胞质。偶见中心细胞——中等大小细胞伴弥漫染色质，核仁不明显，细胞质稀少，属于非嗜碱性细胞（Giemsa染色）。**D.** 生发中心有极性，表现为亮区和暗区，周围围绕小淋巴细胞组成的套区。暗区主要为中心母细胞，夹杂中心细胞（插图）（Giemsa染色）

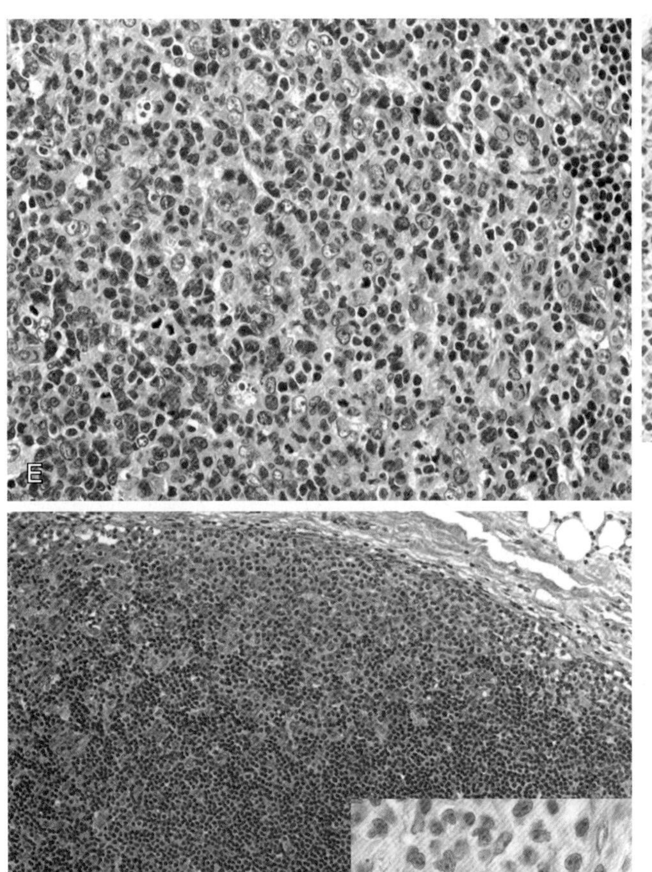

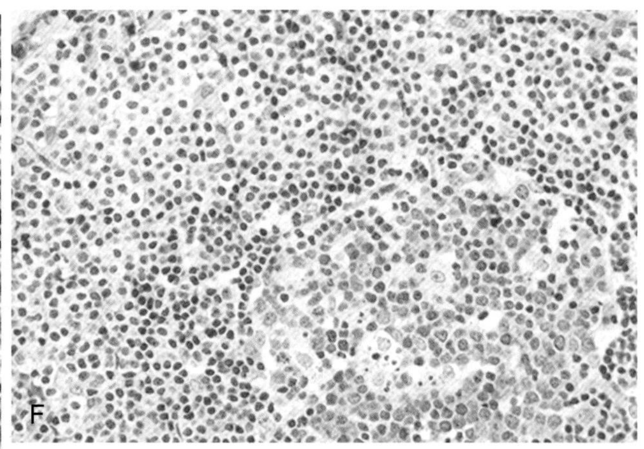

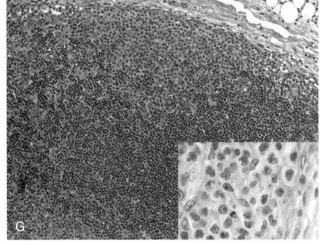

图8.2　淋巴结（续）。E. 亮区含有中心细胞、大量T细胞和许多滤泡树突细胞，后者呈卵圆形、空泡状核、常呈双叶或双核。F. 肠系膜淋巴结的滤泡，边缘区扩张，边缘区细胞呈中心细胞样核和淡染细胞质。G. 淋巴结内出现单核样B细胞团，在被膜下窦形成淡染带。插图示高倍镜观，细胞皱褶，单核细胞样核，细胞质丰富、淡染至嗜酸性

以识别。当更外层的边缘区尚未形成时，套区帽中还含有记忆B细胞。

生发中心是一种特化的淋巴样结构，T细胞依赖的免疫反应在该处发生。这一结构维系着抗原激活的B细胞克隆的增殖性扩增和抗原驱动、Ig基因体细胞超突变所导致的高亲和力抗体的生成。Ig基因在此还要经受从IgM或IgD向IgG、IgA或IgE的类别或同型转换。这一过程并不专限于生发中心，在其他部位的T细胞依赖的反应中也可较低程度地发生。生发中心还提供微环境以选出能产生高亲和力抗体的、受抗原刺激的克隆，而不能针对特异性抗原产生高亲和力抗体的B细胞则发生凋亡。经抗原选择的细胞然后离开生发中心而变为记忆B细胞或长寿命浆细胞。

形态上，早期生发中心主要包含小和大的中心母细胞（大无裂滤泡中心细胞），这类细胞中等大小或为大B细胞，有一个卵圆形或圆形空泡状核、一到三个贴近核膜的小核仁，以及一圈薄层的嗜碱性细胞质，这些特点在Giemsa染色时最容易见到（图8.2C）。数小时或数天后，生发中心出现极化而形成两个不同的区域：暗区和明区（图8.2D）。暗区主要由中心母细胞构成，该区域核分裂象常见。暗区也有紧密排列的中心细胞（有裂滤泡中心细胞）（图8.2D插图），这类细胞是具有不规则形细胞核、有时有着较深核裂的小到大B细胞，染色质致密，核仁不明显，细胞质较少且Giemsa染色不呈嗜碱性。巨噬细胞吞噬凋亡的细胞核碎片也可见到（可染小体巨噬细胞）。明区主要容纳静息性中心细胞。

明区还含有高密度的FDC，这类细胞呈空泡状、有小核仁且通常较易出现成双的细胞核（图8.2E）。与其他树突细胞不同的是，FDC源自间叶细胞，而且是生发中心和T细胞依赖的免疫反应的主要介导者。这类细胞表达多种分子从而吸引B和T细胞，并促进抗原递呈过程。例如，FDC分泌CXCL13，该种细胞因子能募集表达CXCR5的B和T细胞（表8.1）。FDC还表达CD23、黏附分子ICAM-1和VCAM-1以及修复免疫复合物的补体受体（CD21、CD35）（图8.3）。

免疫表型方面，中心母细胞和中心细胞都表达成熟

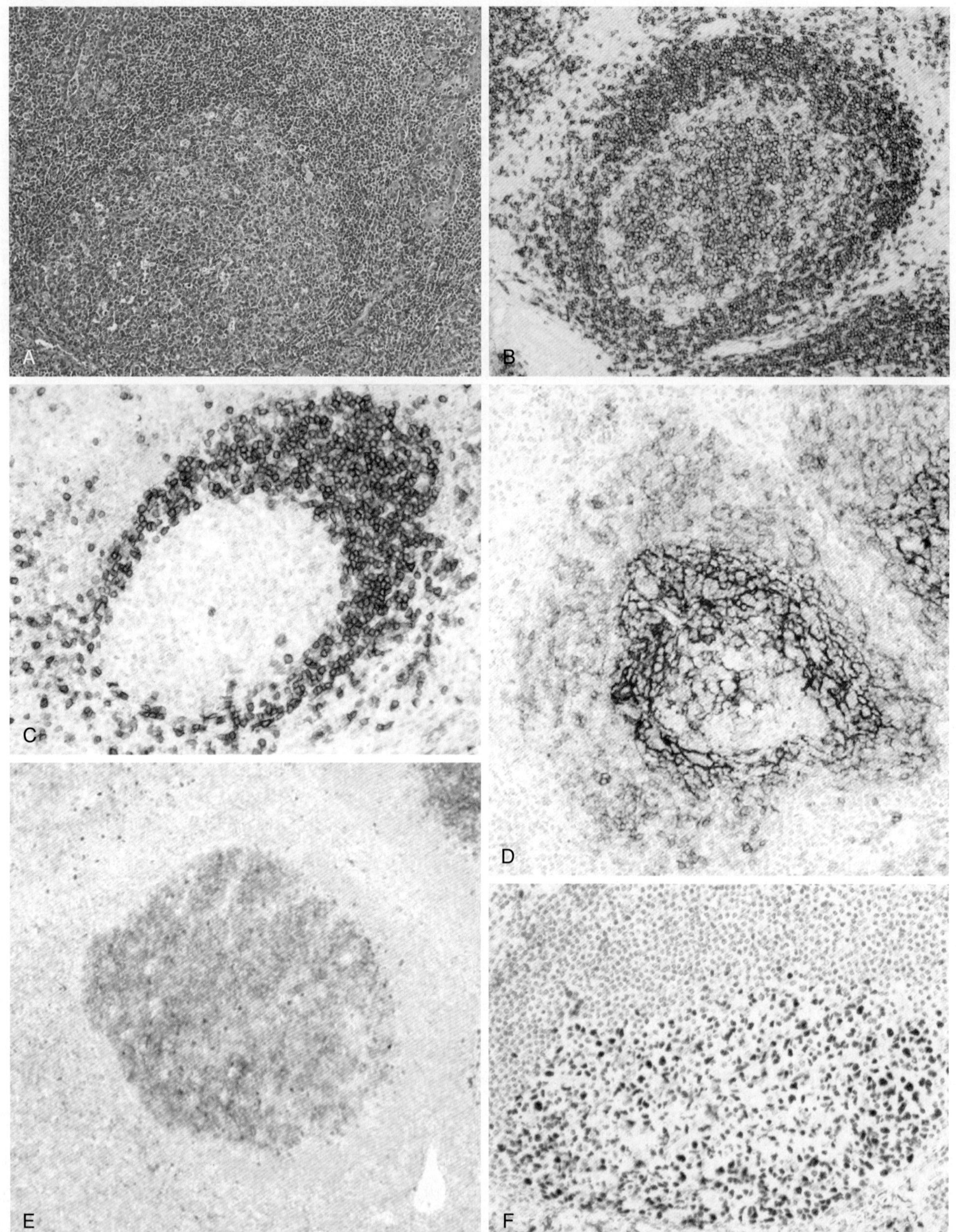

图8.3　次级滤泡。A. 反应性滤泡伴极化生发中心（亮区在左，暗区在右）和套区，套区在生发中心亮区附近较为明显。B. CD20染色，示套区和生发中心均着色。C. IgD染色，示套区淋巴细胞着色。D. CD23染色，示主要位于亮区的滤泡树突细胞和套区B细胞。E. CD10染色突出显示生发中心。F. BCL6染色示大多数生发中心细胞呈核阳性

B细胞抗原（CD19、CD20、CD22、CD79），以及生发中心标志物BCL6和CD10（表8.3）。由于Ig基因经历体细胞超突变和类别转换，中心母细胞缺乏表面Ig（sIg）表达或仅有低水平表达[12−17]。对于驱动抗原具有较高亲和力的中心细胞再次出现sIg的表达。BCL6是生发中心形成和T细胞依赖性免疫反应必不可少的核锌指转录

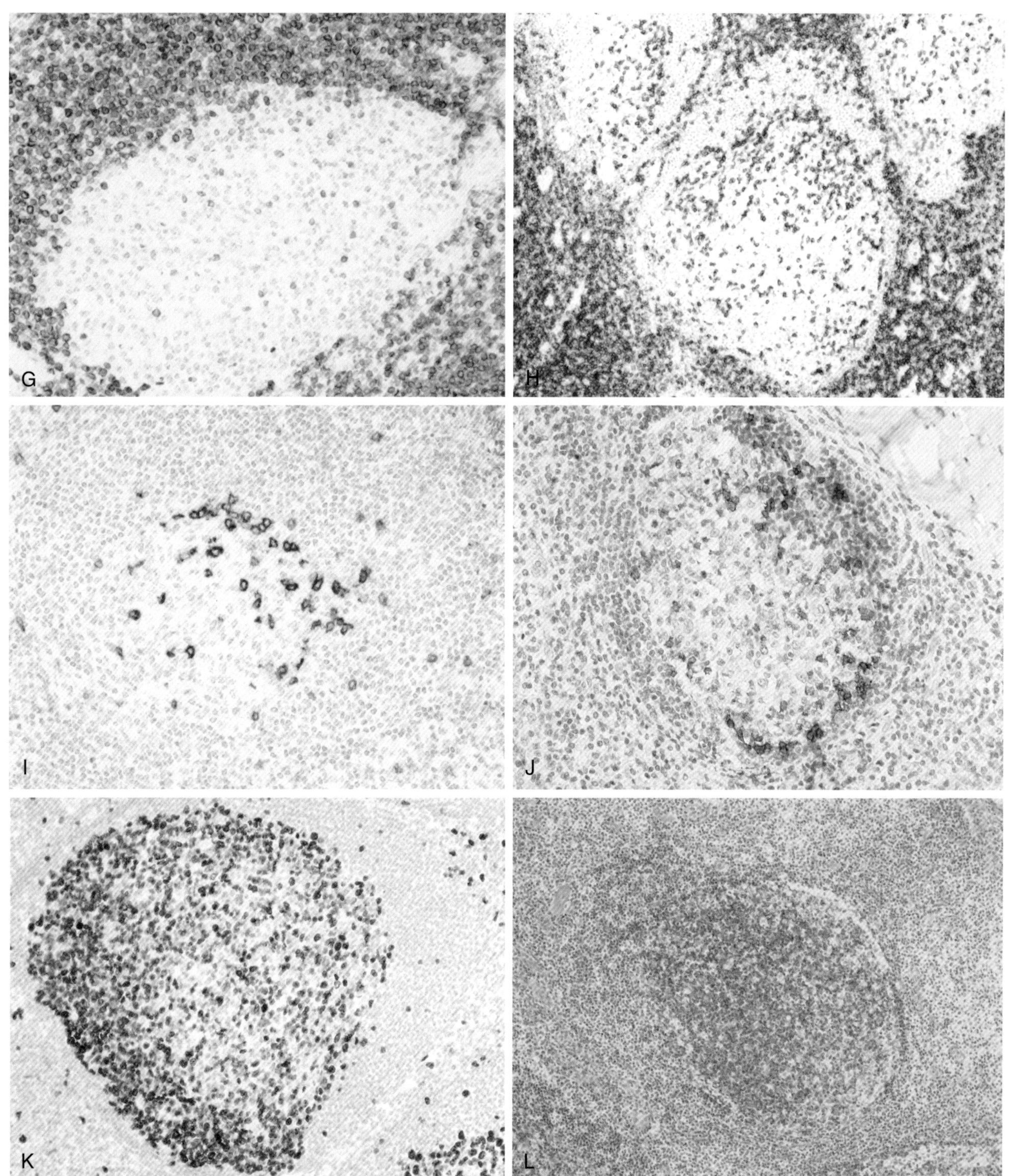

图8.3 次级滤泡。G. BCL2染色表达于套区B细胞和部分滤泡内T细胞，但生发中心B细胞阴性。H. CD3染色示副皮质区T细胞以及生发中心内的大量T细胞。亮区比暗区更多，在生发中心和套区交界处形成新月形。I. CD57表达于生发中心T细胞的一个亚群。J. CD279（PD1）表达于生发中心T细胞的滤泡辅助细胞亚群。K. 暗区的大多数细胞处于细胞周期中，Ki-67阳性，而亮区较少细胞处于增殖期。L. CD21染色示主要位于亮区的FDC和套区B细胞

因子，BCL6表达于生发中心B细胞，但不表达于童贞B细胞、套区B细胞、记忆B细胞或浆细胞[12-17]。CD10是一种细胞膜相关分子（也称为淋巴母细胞白血病共同抗原，CALLA），它在正常情况下表达于骨髓早幼B细胞，但在童贞B细胞表达缺失而在生发中心细胞又恢复表达。该分子的功能还不甚清楚，但对形成生发中心必不可缺少。$CD10^+$成熟淋巴细胞局限分布于生发中心内，如生发中心以外区域找到该种细胞，应提示有滤泡性淋巴肿瘤的可能。生发中心细胞重要的功能性表型变化之一就是抗凋亡分子BCL2的下调[12-17]。后者

主要表达于童贞和记忆淋巴细胞，因此，这些细胞易于经凋亡途径而死亡，仅有那些遭遇特异性抗原的克隆会获救并在微环境中生存下来。生发中心B细胞还表达一些参与FDC和T细胞相互作用的细胞膜分子[12-17]，特别是CD40、CD86和CD71，它们促进与T细胞的关联，而CD1a/18和CD29/49d则能识别FDC配体CD44、ICAM-1和VCAM-1。类似地，生发中心淋巴细胞也表达FDC分子CD86D和IL-15的受体，从而提供增生信号，表达B细胞活化因子（BAFF），后者触发生存信号，从而有助于$BCL2^-$细胞获救而免于凋亡[18-22]。

生发中心还包括特定的T细胞亚群，后者在B细胞分化过程的调节以及T细胞介导的免疫反应中发挥着重要作用（图8.3）。一个近来被认知的亚群便是滤泡辅助T（T_{FH}）细胞，后者主要分布于明区和套区[23]。这类细胞表达CD4、CD57、ICOS、PD-1（程序化死亡-1或CD279）和CXCR5，后者是FDC分泌的趋化因子CXCL13的受体。T_{FH}细胞通过活化诱导的胞嘧啶核苷脱氨酶（AID）、Ig类型转换以及Ig合成来促进B细胞分化。生发中心还包括一个T调节（T-reg）细胞亚群，后者表达CD4、CD25和FOXP3，在阻止自身免疫以及限制T细胞依赖性B细胞激发中发挥着作用。该类细胞也能直接抑制B细胞Ig合成以及类型转换[24]。T-reg细胞也存在于滤泡间区。

淋巴滤泡的周围有时可见边缘区，但是这种边缘区通常不如脾脏边缘区那么明显，肠系膜淋巴结的边缘区常较明显（图8.2F）。边缘区B细胞具有类似于中心细胞的细胞核，但细胞质更为丰富而淡染，推测它们是由童贞B细胞和记忆B细胞混合构成。在某些反应性疾病中，具有更丰富淡染或嗜酸性细胞质，稍大一些的B细胞会聚集出现于套区和皮质窦之间，这些细胞称为单核样B细胞（图8.2G）。像边缘区B细胞一样，单核样B细胞似乎也是童贞B细胞和记忆B细胞的混合体。

副皮质 副皮质是滤泡之间的T细胞区域（图8.2A）。这一区域主要包括成熟T细胞和交指状树突细胞，后者专门为T细胞递呈抗原（图8.4A）。这个区域的细胞分布由副皮质区间质细胞和高内皮小静脉的内皮细胞所产生的趋化因子CCL19和CCL21调节和组织。这些趋化因子能募集到T细胞和表达趋化因子受体CCR7的树突细胞。该区域的T细胞具有异质性：以$CD4^+$T细胞为主；也可见到一些$CD8^+$T细胞和T-reg细胞。交指状细胞呈S-100、MHC Ⅱ、CD80、CD86和CD40阳性而CD1a、CD21和CD35阴性，电镜下可见这类细胞具有复杂的交指状细胞连接。在某些反应性疾病、特别是皮疹相关性反应性疾病中，副皮质区可有由皮肤迁徙而来的Langerhans细胞。

滤泡间区还有散在的、具有免疫母细胞形态的大B细胞；这类细胞在某些反应性疾病中数量很多。免疫母细胞是大小与中心母细胞相似，但具有显著单个核仁和更丰富嗜碱性细胞质的大细胞（图8.4B）。这类细胞表达成熟B细胞标志物以及大量的细胞质Ig，被认为是向浆细胞转化的中间环节。最近发现在淋巴结T细胞区还存在一种较少见、具有树突状形态的大B细胞亚群[25]。这些细胞携有Ig基因体细胞超突变并表达成熟B细胞标志物和CD40，但不表达生发中心标志物（BCL6和CD10）、CD30和CD27。这些细胞的功能尚不清楚，但它们的作用类似于胸腺的星状细胞。

副皮质区含有高内皮小静脉（HEV）、毛细血管后微静脉，T和细胞都通过这些血管从血液进入淋巴结（图8.4C）。HEV拥有大而丰富的内皮细胞，后者的细胞核几乎填满管腔。这些内皮细胞表达能识别循环淋巴细胞的黏附分子，这些分子也作为组织特异性识别分子（被称作定址素）和淋巴细胞的特异性分子（称为归巢受体）结合。这类分子包括E-选择素、P-选择素、VCAM-1、ICAM-1、ICAM-2、外周淋巴结定址素（外周淋巴结）和黏膜定址素（肠系膜淋巴结）细胞黏附分子（MAdCAM）。定址素与淋巴细胞的L-选择素和$\alpha_4\beta_7$-整合素相结合。其他组织的毛细管后微静脉不表达淋巴细胞黏附分子（除非它们受到炎症介质刺激），但是，淋巴结的毛细血管后微静脉却基本上都表达该类分子，从而能源源不断地募集淋巴细胞[26]。HEV通常含有淋巴细胞，既有在血管腔内的，也有正在内皮细胞和基底膜之间浸润的细胞。

在某些情形下，副皮质区（通常在其和髓索的连接之处）可见浆细胞样树突细胞的聚集。这类细胞中等大小，具有分散的染色质、小核仁、偏心性、嗜双色性细胞质，它们通常聚集成小簇，有时还伴有凋亡核碎屑和组织细胞，很像小的生发中心（图8.4D）。Vollenweider和Lennert[27]电镜观察这类细胞时发现有丰富的粗面内质网，类似于浆细胞，于是命名为T相关性浆细胞，其他名称还包括浆细胞样T细胞和浆细胞样单核细胞等。

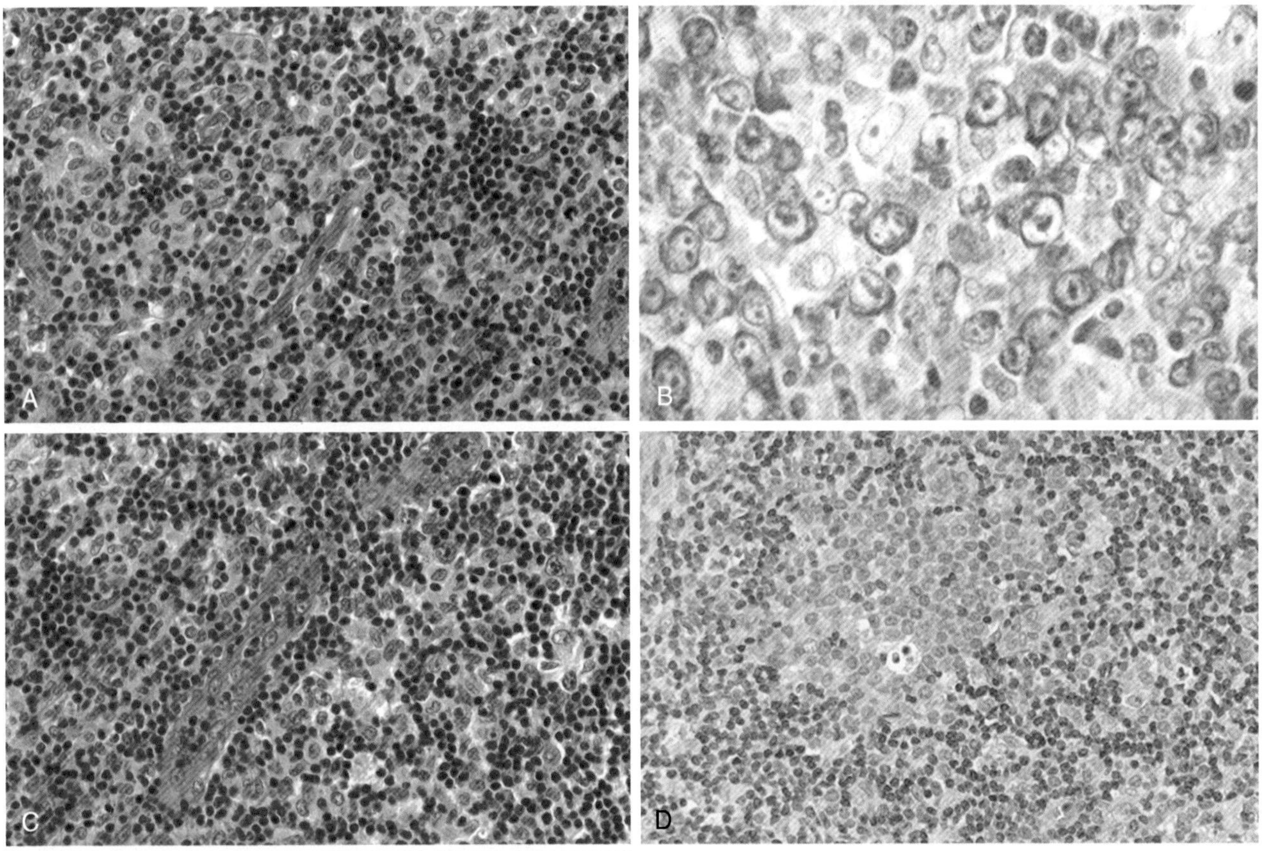

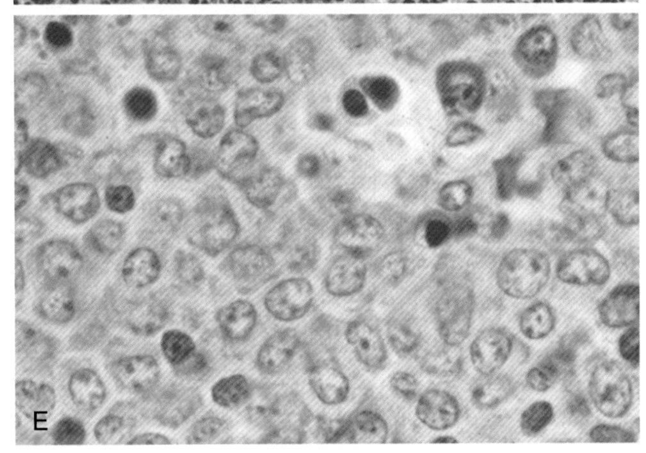

图8.4 **淋巴结副皮质**。A. 副皮质含有小、圆、均匀分布的淋巴细胞和交指状树突细胞，后者核淡染、有核沟或不规则核，胞质不清楚；这些细胞向T细胞和B细胞提呈抗原，这种B细胞可迁移穿过副皮质。B. 对抗原的早期反应阶段发生免疫母细胞反应，大量B免疫母细胞出现在副皮质。免疫母细胞为小淋巴细胞的2~3倍大小，具有空泡状染色质，单个中位核仁，丰富嗜碱性细胞质（Giemsa染色）。C. 副皮质有明显的高内皮小静脉（HEV）。HEV具有肥胖的内皮细胞，通常可见淋巴细胞在内皮细胞之间迁移。淋巴细胞通过HEV进入淋巴结，内皮细胞上有淋巴细胞受体。D. 副皮质和髓质交界处，可见一团浆细胞样树突细胞，它们具有弥散染色质和双嗜性细胞质。可见凋亡和核尘。E. Giemsa染色，细胞质弱嗜碱性，偏位，似浆细胞

体外研究显示这类细胞能合成大量的α－干扰素，从而调节T细胞免疫反应。浆细胞样树突细胞表达CD68、CD123、TCL1以及BDCA2，不表达T细胞、B细胞或髓系特异性标志物[28,29]。

淋巴结血管系统和导管系统 在淋巴结，淋巴液、血液以及不同细胞成分的相互作用得益于其高度组织化的血管系统。动脉在到达淋巴结门部后分叉并延伸至被膜下区和副皮质区，在那里毛细血管形成回路并特化形成毛细血管后HEV。淋巴液经由输入淋巴管从淋巴结相反的一极流入，输入淋巴管与被膜下窦相通，淋巴液再流经小梁旁窦和髓窦，最后到达位于门部的输出淋巴管。被膜下窦内的巨噬细胞能捕获大的抗原、免疫复合物和病毒并将它们递呈给附近皮质区的B细胞。小的可溶性抗原则可通过淋巴窦弥散至皮质区域[30]。

淋巴结的导管系统是连接淋巴窦和血管（特别是副皮质区的HEV）壁的一种特殊结构，特别是副皮质的HEV，使得来自输入淋巴管的小抗原颗粒（约5.5nm和70kD）和细胞因子能够快速移动到淋巴结实质[31]。这种结构的核心由Ⅰ型和Ⅲ型胶原纤维与纤调蛋白和核心蛋白多糖的微纤维相交联而成，进而组成小管结构。整个结构外围围绕laminin和Ⅳ型胶原组成的基底膜。整个导管系统被纤维母细胞性网状细胞的胞质所包裹（某些

区域不完全包裹），树突细胞接触基底膜并伸入导管内俘获抗原。

8.1.2.2 脾

脾的两个主要组成区域为红髓和白髓，分别与脾的两大主要功能相关，即过滤血液中的受损成分和防御血液所携带的抗原。白髓的构成类似于淋巴结的淋巴样组织（图8.5A~F）。滤泡和生发中心见于脾淋巴小结（Malpighian小体），而T细胞和交指状细胞则见于相邻的小动脉周围淋巴鞘。红髓也包含抗原递呈细胞、淋巴细胞（特别是γδT细胞的亚群）以及浆细胞。脾的特殊之处是有明显的边缘区，后者由细胞质丰富、淡染的淋巴样细胞和巨噬细胞构成，B和T细胞区域都被边缘区所包绕（图8.5D）[32,33]。

白髓 脾的B细胞和T细胞区域围绕着分枝状动脉（图8.5A~F）。与淋巴结相似，脾的T和B细胞区域也通过特异性趋化因子募集并维持其细胞成分。CCL19和CCL21主要由T细胞区域的间质细胞产生，而FDC分泌CXCL13；这些细胞因子分别能募集表达CCR7和CXCR5受体的细胞（表8.1）。T细胞以非连续的方式包绕小动脉，而B细胞滤泡或见于T细胞鞘相邻区域，或直接和小动脉相连而没有T细胞层（图8.5F）[34]。脾白髓的一个独特的区域就是边缘区，后者在生发中心扩大的滤泡更为明显。该区域的B细胞具有轻度不规则的细胞核，类似于中心细胞，但细胞质却更为丰富、淡染（图8.5D）。这类细胞表达CD21和IgM，但和套细胞不同，IgD表达为阴性或弱阳性。边缘区细胞主要包绕滤泡结构，而在T细胞区外表面却几乎缺如。一些研究将人类脾的白髓进一步区分出内层和外层边缘区，两者被$CD4^+$T细胞聚集而成的壳样结构以及一层奇特的纤维母细胞（可形成网架伸入T细胞区域）分隔开来。这些细胞表达SMA和肌球蛋白、MAdCAM、VCAM-1以及VAP-1[34]。和鼠脾白髓不同的是，人类脾脏缺乏边缘区窦（动脉血于该处进入窦隙系统）。作为替代，人类边缘区被滤泡周区域所围绕，该区域有更为分散的纤维以及被大量唾液酸黏附素阳性巨噬细胞包被的毛细血管。脾血液大量流经此区时，血流将减速。这一联系开放性血流区和边缘区的解剖结构有助于血液携带的抗原和B细胞直接接触[32,33]。

红髓 红髓由窦和索构成。髓窦形成一个交互联结的网络，后者被覆一层窦内皮细胞，并被细胞外基质中的环形纤维所包绕，这些环行纤维可在PAS染色切片中观察到（图8.5G）。内皮细胞具有细胞质张力丝，后者能调节血细胞通道。毛细血管开放于髓索，那些不能通过窦细胞的血细胞则被大量髓索内的巨噬细胞破坏。脾窦血液流入静脉系统。窦细胞表达诸如Ⅷ因子的内皮标志物，但CD8也阳性（图8.5H）。红髓的髓索内还包含浆母细胞和浆细胞。这些细胞CXCR4的表达上调可能在脾滤血活动中发挥作用，因为CXCR4能和红髓中表达的CXCL12结合；相反，CXCR5和CCR7（能与白髓趋化因子CXCL13、CCL19及CCL21结合）却在这些细胞中表达下调（表8.1）[33]。

8.1.2.3 黏膜相关淋巴组织（MALT）

某些特化的淋巴组织与特定的上皮组织相关，特别是在胃肠道（肠相关淋巴组织——远端回肠的Peyer斑、结肠和直肠的黏膜淋巴小结）、鼻咽和口咽（Waldeyer环——腺样体、扁桃体）以及某些动物的肺（支气管相关淋巴组织）。这些淋巴组织总称为黏膜相关淋巴组织（MALT）。每个部位的MALT都由四个淋巴样区域构成：有机分布的黏膜淋巴组织、固有层、上皮内淋巴细胞和区域（肠系膜）淋巴结（图8.6）[35]。有机分布的淋巴组织以末端回肠的Peyer斑为典型表现，也见于Waldeyer环，其淋巴滤泡在结构和免疫表型上都和淋巴结的滤泡相似。唯一的不同就是有机分布的淋巴组织有扩大的边缘区，后者可延伸至浅表上皮。MALT边缘区细胞和脾的边缘区细胞形态相似。滤泡间区被T细胞和交指状树突细胞所占据。黏膜固有层含有成熟浆细胞和巨噬细胞，偶见B细胞和T细胞。这些浆细胞主要分泌二聚体IgA，但小部分产生IgM和IgG，也分泌IgE。二聚体IgA和五聚体IgM分泌进入肠腔后和分泌性成分相结合，后者是肠细胞生成的一种糖蛋白。固有层内的T细胞是$CD4^+$和$CD8^+$细胞的混合体，前者数量略占优势（2∶1~3∶1）。上皮内淋巴细胞见于上皮细胞之间，由一群异质性T细胞构成。主要构成细胞为$CD3^+$、$CD5^+$、$CD8^+$，10%~15%的细胞为$CD3^+$而CD4和CD8双阴性，$CD3^+$、$CD4^+$的细胞仅占少数，仅有极少的细胞$CD56^+$[36]。T细胞大多数表达αβ型T细胞受体（TCR），约有10%的细胞表达γδ型TCR。Peyer斑上方的上皮内含有成簇的B细胞以及称为膜细胞或微折

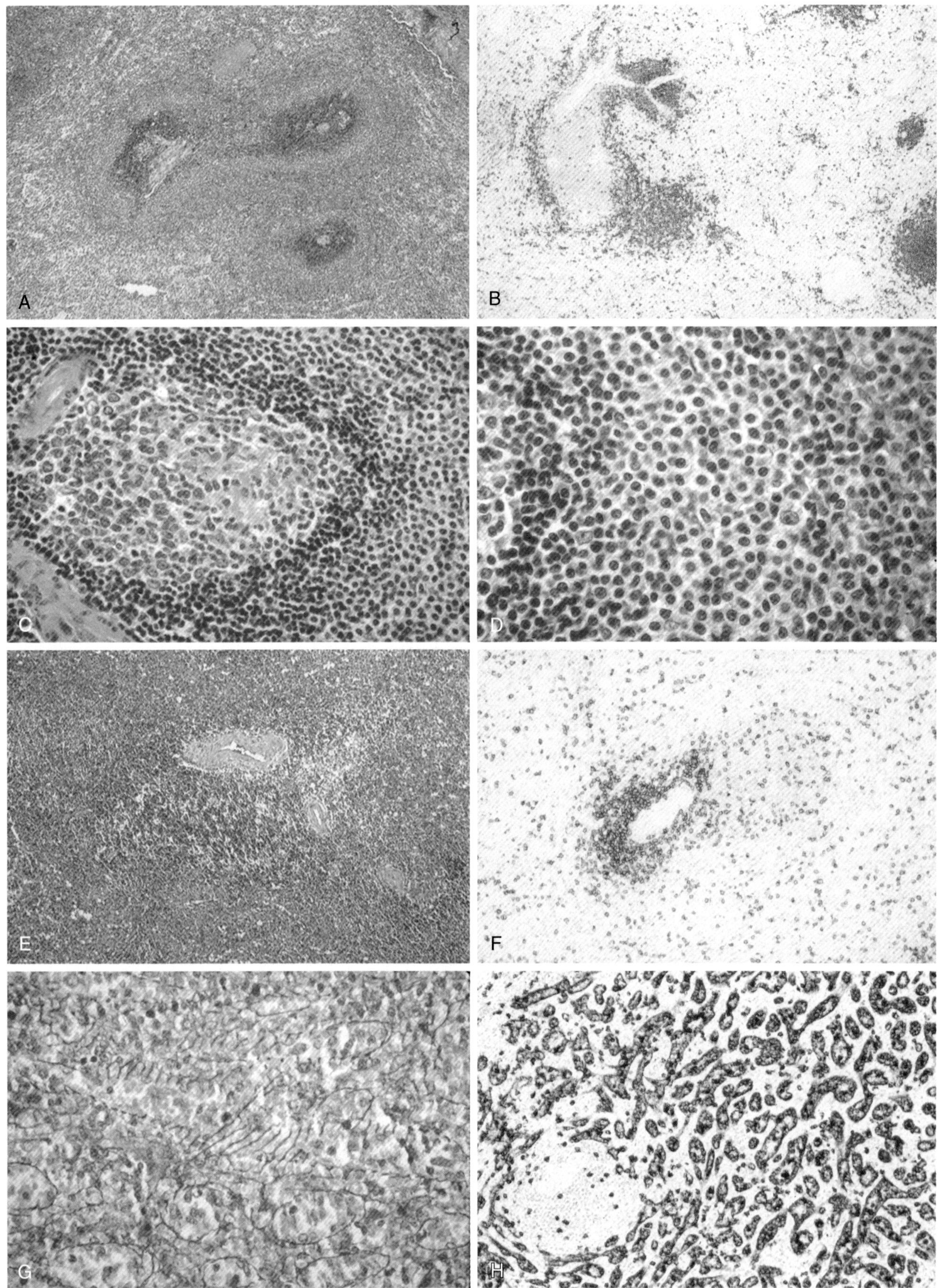

图8.5 脾。A. 低倍镜示白髓含有反应性滤泡伴生发中心（左）和T细胞区（右），两者周围均有淡染的边缘区。B. CD20染色，突出显示B细胞结节。C. 脾滤泡含有生发中心、边缘区和淡染边缘区，后者含有中等大小细胞伴丰富淡染细胞质。D. B细胞滤泡的边缘区，细胞含有淡染细胞质。E. T细胞区形态类似淋巴结副皮质区，小淋巴细胞背景上含有交指状树突细胞。F. CD3染色，示小动脉旁T细胞。G. PAS染色，示髓窦的有孔基底膜，可将有核红细胞网罗在髓索内。H. CD8染色，红髓窦细胞强阳性

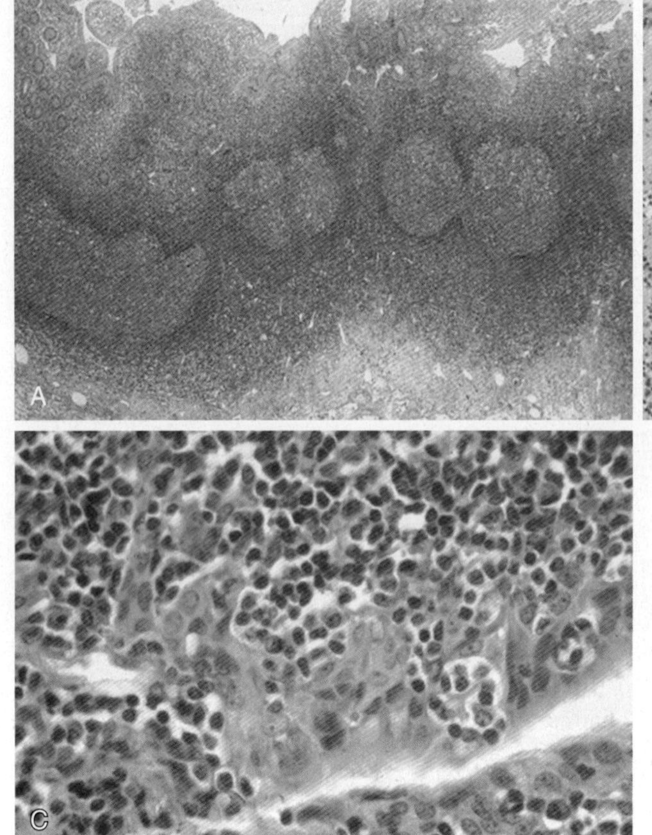

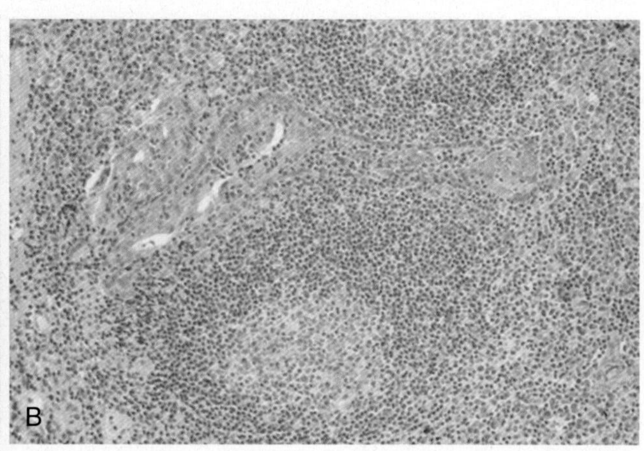

图8.6　黏膜相关淋巴组织（MALT）。A. 低倍镜示回肠末端的Peyer斑有淋巴滤泡伴反应性生发中心和套区；淡染的边缘区细胞向上延伸至固有层内。上方黏膜稍平坦、嗜酸性。**B.** 腺样体显示反应性滤泡伴淡染边缘区细胞，向隐窝延伸。**C.** 腺样体显示边缘区细胞位于上皮内（淋巴上皮）

叠细胞（M细胞）的特化上皮细胞。该类细胞还更为广泛地分布于胃肠道的其他部位以及其他的黏膜，特别是在淋巴滤泡上方的上皮之内[37]。M细胞能捕获腔面抗原并递呈至其下方的免疫细胞，从而在黏膜免疫系统中发挥前哨作用。肠系膜淋巴结的基本结构和其他部位的淋巴结相似，包绕滤泡的边缘区通常增宽并且能观察到。

黏膜部位免疫系统的分布由某些黏附分子、趋化因子以及相应受体共同构成。能和MALT部位抗原反应的淋巴样细胞获得归巢的特性，从而能让它们再次回到这些组织[38,39]。归巢现象部分由高水平表达的$\alpha_4\beta_7$整合素所介导，该分子能和肠相关淋巴组织HEV上的MAdCAM-1结合[26]。此外，MALT免疫细胞表达$\alpha_E\beta_7$整合素（CD103），而CD103的配体E-cadherin则表达于上皮细胞的基底和侧面的膜表面。上皮细胞还分泌CCL25，后者能募集那些表达其受体CCR9（表8.1）的免疫细胞[40]。

8.2　B细胞和T细胞分化

B细胞和T细胞系统都有两个主要的分化阶段：不依赖外来抗原的阶段和依赖外来抗原的阶段（图8.7，图8.8）。非外来抗原依赖性分化未接触外来抗原，发生于初级淋巴器官——腔上囊类器官（骨髓）和胸腺。这一过程产生能对外来抗原起反应的细胞群（童贞或处女T细胞和B细胞），并且通常不针对自体抗原发生反应。非外来抗原依赖性分化的早期阶段包括能自我更新的干细胞和淋巴母细胞（整个淋巴细胞系的母细胞或祖细胞）；稍晚阶段则包括寿命有限（长达数周到数年不等）的静息细胞。童贞B细胞和T细胞携有作为抗原受体的细胞表面分子（T细胞抗原受体和sIg）。当接触到适合其表面受体的抗原时，童贞淋巴细胞转化为大的、增生性母细胞（对免疫效应细胞的祖细胞而言称为免疫母细胞，对生发中心的母细胞而言称为中心母细胞）。这些母细胞产生的后裔细胞能够针对刺激性抗原直接活化，即抗原特异性效应细胞。非抗原依赖和抗原依赖性分化的早期阶段均为增生性细胞，除非受到抗原刺激，完全分化的效应细胞不再分裂。B细胞和大多数T细胞属于适应性免疫反应系统——即具有针对特定抗原的表面受体，在遭遇抗原时会发生增殖和亲和性成熟，从而产生大量的抗原特异性效应细胞和记忆细胞。相比之下，

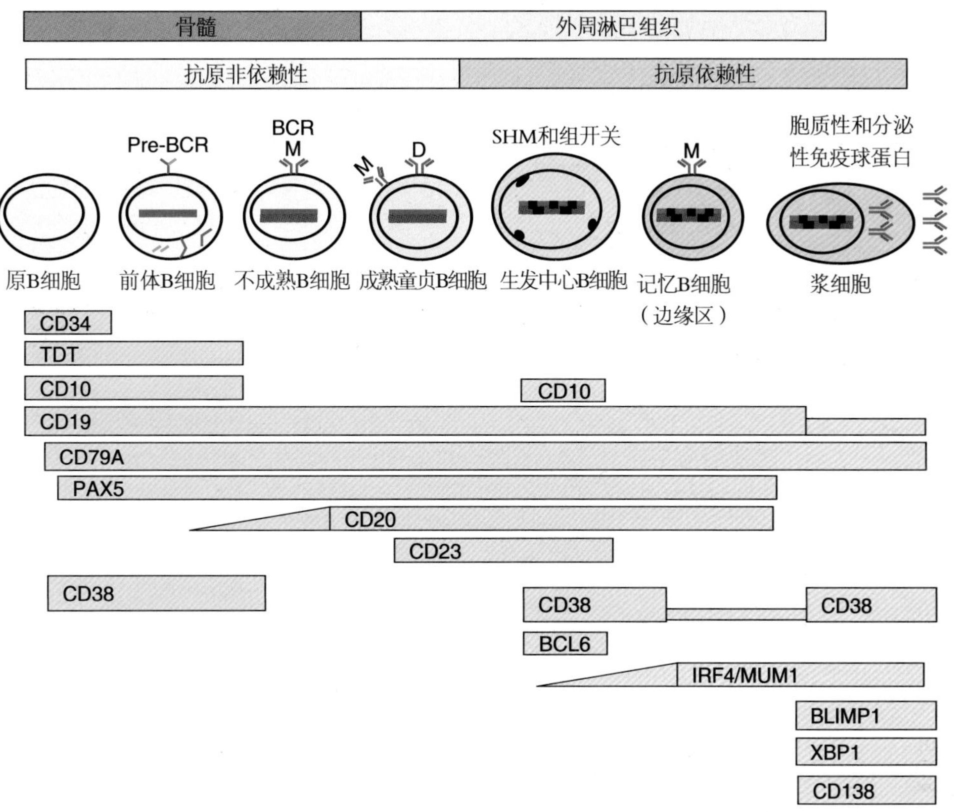

图8.7 B细胞分化示意图。早期B细胞前体表达CD34、TdT和CD10。CD19是早期B细胞分化抗原，持续于整个B细胞分化程序，浆细胞表达减弱。CD79a和PAX5大约出现于相同阶段，此时重链基因重排。CD20直到轻链重排时才表达。生发中心细胞呈BCL6阳性并且重新表达CD10和CD38。浆细胞分化程序的特征是下调PAX5和表达CD138、BLIMP1和XBP1。BCR，成熟B细胞的B细胞受体；pre-BCR，前体B细胞受体，含有重链和替代轻链（由两个交连小肽VpreB和λ5组成，用绿色表示）；SHM，体细胞超突变；红柱，*IgH*基因重排；绿柱，*IgL*基因重排；红柱和绿柱伴黑色插入片段，重排的*IgH*和*IgL*基因伴体细胞超突变

NK细胞和γδT细胞则属于先天性免疫反应系统。

8.2.1 适应性免疫反应的细胞分化

之前描述的B细胞和绝大部分的T细胞代表了适应性免疫系统的介质，通过由受体基因体细胞重组所编码产生特异性受体，它们能够识别近乎无限数量的抗原。记忆细胞也相应产生，有助于再次接触抗原时更快发生反应。

8.2.2 B细胞分化

8.2.2.1 非抗原依赖性B细胞分化

前体B细胞 前体B细胞从造血干细胞发育而来，在骨髓内分化，然后迁移至外周淋巴组织，成为成熟的童贞细胞。胎儿早期B细胞发育发生在肝脏、骨髓和脾，而在成人则仅限于骨髓。通过Ig基因的可变区（V）、多样区（D）和链接区（J）片段的重组，B细胞的分化产生广泛多样的B细胞抗原受体。在此过程中，V、D和J区的基因片段联结并编码重链（H）的可变区，后者再与固定区融合。

细胞分化最早的阶段缺乏sIg，称为原始B细胞（祖B细胞）[41]。这些细胞首先进行DH-JH重排，之后出现VH和DH-JH片段的重排。B细胞淋巴瘤一些常见的染色体易位也发生于这一分化阶段，此时细胞正通过VDJ片段的重组开始启动Ig基因的重排。下一阶段，前体B细胞（前B细胞）获得细胞质μ链，然后表达表面μ链和替代性轻链成分，后者由包含一个可变区（V_{pre-B}）和一个固定区（λ5）的两条相连的肽链构成。生理性*IgK/IgL*基因重排开始得稍晚一些，轻链重排结束时，就有完整的表面IgM分子表达（未成熟B细胞）。最后，离开骨髓的成熟细胞同时表达IgM和IgD。

在B细胞分化的早期阶段，细胞含有核内酶TdT并表达CD34、人类白细胞抗原（HLA）-DR（MHC Ⅱ类抗原）和CALLA（CD10）。CD34是淋巴系和髓系的不成熟细胞上都存在的糖蛋白[42-45]，CD34在前体B细胞

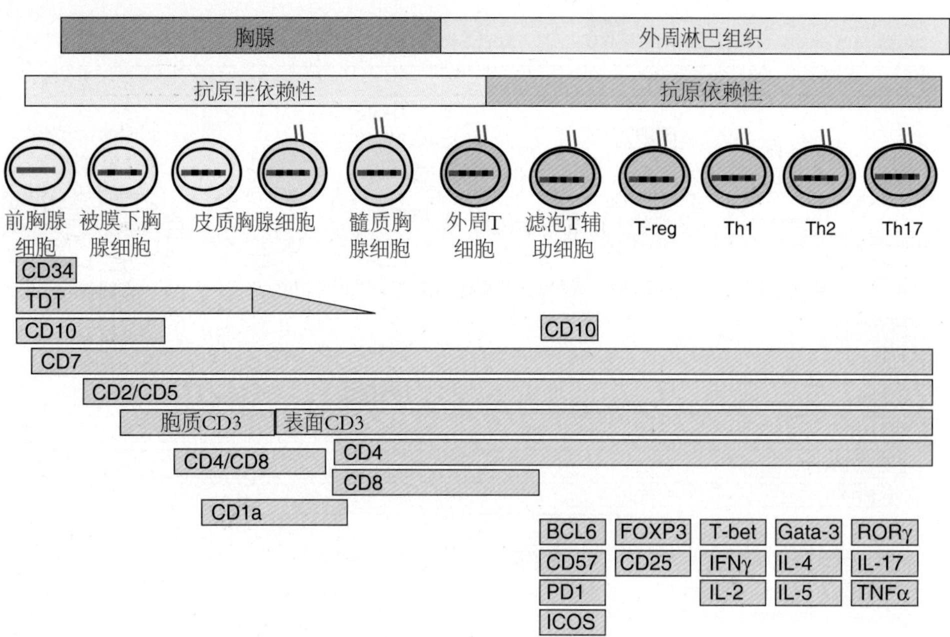

图8.8 T细胞分化示意图。早期T细胞前体表达CD34、TdT和CD10。CD7是表达最早的T细胞特发性抗原，其次是CD2/CD5和胞质CD3。皮质胸腺细胞呈CD4和CD5双阳性并表达CD1a。髓质胸腺细胞CD4或CD8单阳性并表达表面CD3。已经识别出不同成熟T细胞亚群。图示滤泡T辅助细胞（Th），表达CD10、BCL6、CD57、PD1和ICOS。调节性T细胞、TH1、TH2和TH17 CD4⁺细胞，特征分别是表达转录因子FOXP3、T-bet、Gata-3和ROR。种系 T细胞受体（TCR）基因用实性红柱表示。附加的蓝柱表示基因重排。*TRG*基因是首先重排的基因，其次是*TRB*和*TRD*。αβT细胞在*TRA*重排时删除*TRD*基因，由于*TRA*位点含有δ片段。γδT细胞可有*TRB*基因重排，无需完整TCR的αβ组装。这些基因重排产生两个主要的T细胞群——αβT和γδT，它们的细胞膜表达TCR复合体（用双实性柱表示）

阶段丢失。PAX5是决定和维持B细胞分化路径的关键转录因子，在此阶段的早期开始表达，CD19（PAX5的靶分子之一）也是如此[46]。前体B细胞表达CD79a，CD79a是一种与sIg相关的分子，参与sIg和抗原结合后的信号转导[47,48]，这与CD3和TCR分子的关系相类似。MHC Ⅱ类抗原的表达持续至B细胞终生，并且对于B细胞和T细胞的相互作用至关重要；相反，CD10和TdT在细胞离开骨髓之前即丢失。CD20是成熟B细胞抗原，它在前体B细胞有弱表达，在不成熟B细胞表达有所升高。白细胞共同抗原（CD45）直到表面CD20表达时才有出现。

童贞B细胞 非抗原依赖性B细胞分化的产物是成熟的童贞（处女）B细胞，它同时表达完整的表面IgM和IgD分子，不表达TdT、CD10和CD34；并能对抗原发生反应。童贞B细胞具有已经重排的但尚未突变的Ig基因[49]。每个童贞B细胞个体都只有一种单一的轻链，或为κ或为λ，且其所有后裔细胞均表达同样的轻链[50]。除了sIg，童贞B细胞还表达全B细胞抗原（CD19、CD20、CD22、CD40、CD79a）、HLA Ⅱ类分子、补体受体（CD21、CD35）、CD44、Leu-8（L-选择素）和CD23；部分细胞还表达全T细胞抗原CD5[51]。成熟B细胞表达的表面抗原中有很多参与“归巢”或黏附于血管内皮、与抗原递呈细胞相互作用以及信号转导等过程。sIg、CD79a、CD19和CD20似乎参与信号转导[52]；CD22参与发现信号[53]；CD40参与T细胞的相互作用[12]以及B细胞的进一步分化。静息性B细胞还表达BCL2蛋白，后者促进静息状态下的细胞生存[54]。CD5⁺B细胞产生的Ig经常特异性较差（交叉反应性独特型），并能对自身抗原发生反应（自身抗体）[51]。

形态上，童贞B细胞为小的静息淋巴细胞。在胎儿组织中，它们是脾的主要淋巴细胞；在儿童和成人，它们随血液循环，也是构成初级淋巴滤泡和滤泡套区的主体B细胞（所谓再循环B细胞）[51,55]。现认为至少有三个童贞B细胞亚群存在：①表达CD23和非自身抗原反应性Ig受体的再循环性亚群；②表达CD23和低亲和力自身反应性Ig受体的再循环性亚群（也称B1细胞）；③不表达CD23但表达非自身抗原反应性Ig受体的固定性童贞B细胞亚群。从反应性滤泡套区挑选出的单个细胞的研究表明套细胞具有克隆多样性并且含有未突变Ig基因，符合童贞B细胞的特点[56]。

慢性淋巴细胞白血病（CLL）和套细胞淋巴瘤

表8.2 常见B细胞淋巴瘤的免疫组化和遗传学特征以及推测的正常对应细胞

肿瘤	对应细胞	sIg;cIg	CD20	CD5	CD10	CD23	CD43	CD103	Cyclin D1	CD38/CD138	遗传学异常	免疫球蛋白基因
慢性淋巴细胞白血病	接触过抗原的B细胞	+; −/+	+（弱）	+	−	+	+	−	−	−	21−三体; del（13q）; del（11q）; del（17p）	R,U（50%）; M（50%）
LPL	滤泡后B细胞向浆细胞分化?	+; +	+	−	−	−	+/−	−	−	+	del 6（q23）	R, M
毛细胞白血病	记忆B细胞?	+; −	+	−	−	−	+	++	+/−	−	未知	R, M
脾边缘区淋巴瘤	边缘区细胞	+; −/+	+	−	−	−	−	+	−	−	del 7（q31−32）	R, M
滤泡性淋巴瘤	生发中心细胞	+; −	+	−	+/−	−/+	−	−	−	−	t（14: 18）; BCL2	R, M, O
套细胞淋巴瘤	套区细胞 接触过抗原的细胞?	+; −	+	+	−	−	+	−	+	−	t（11: 14）; Cyclin D1	R, U（70%）, M（30%）
MALT淋巴瘤	边缘区细胞	+; +/−	+	−	−	−/+	−/+	−	−	−	3−三体 t（11: 18）; t（14: 18）*MALT1*; t（1: 14）*BCL10*; t（3: 14）*FOXP1*	R, M, O
弥漫大B细胞淋巴瘤	生发中心细胞 活化B细胞	+/−; −/+	+	−	−/+	NA	−/+	NA	−	−	t（14: 18）, t（8: 14）, t（3q27）; *BCL2*, *MYC*, *BCL6*, *BLIMP1*突变, NF−κB通路突变	R, M（生发中心B细胞型为O）
Burkitt淋巴瘤	生发中心细胞	+; −	+	−	+	−	−	NA	−	−	t（8: 14）, t（2: 8）, t（8: 22）, *MYC*, $EBV^{-/+}$	R, M
浆母细胞淋巴瘤	浆母细胞	+	−	−	−/+	−	−	−	−	+	?, EBV^{+}	R, M, U
浆细胞骨髓瘤	骨髓浆细胞	+	−/+	−	+/−	−	−/+	−	−/+	+	超二倍体 del（13q14） t（11: 14）, t（14: 16）, t（4: 14）, t（6: 14）, t（14: 20）	

注：+，>90%阳性；+/−，>50%阳性；−/+，<50%阳性；−，<10%阳性。

cIg，细胞质免疫球蛋白；M，免疫球蛋白基因超突变；NA，不可用；NF−B，核因子−B；O，进行性免疫球蛋白基因突变；R，免疫球蛋白基因重排；sIg，表面免疫球蛋白；U，免疫球蛋白基因未突变；LPL，淋巴浆细胞淋巴瘤；MALT淋巴瘤，黏膜相关淋巴组织结外边缘区淋巴瘤。

（MCL）传统上被认为是童贞B细胞的肿瘤（表8.2）。然而，这些淋巴瘤中的一部分检出有Ig体细胞突变，此外，在家族基因和由CLL Ig基因编码的模式化氨基酸序列的使用中也发现有明显的偏倚现象，这些发现提示CLL起源于已历经抗原刺激、可能已通过生发中心或经由滤泡外途径成熟的$CD5^+$记忆细胞[57,58]。未突变的套细胞淋巴瘤是否也和经历过抗原刺激的细胞相关还不甚清楚，不过使用特定Ig家族基因时检出的某些偏倚提示可能确实如此。突变型和未突变CLL细胞的基因表达谱都与记忆B细胞（而非是童贞B细胞或生发中心B细胞）有着更多的相似性[59]。

8.2.2.2 抗原依赖性B细胞分化

非T细胞依赖性B细胞反应 某些抗原，特别是那些具有重复结构的抗原，能够触发B细胞的免疫反应而不需要T细胞的协助。这些抗原能够直接激活B细胞或被抗原递呈细胞递呈。当童贞B细胞遭遇抗原时，它们转化为增生性母细胞；子代细胞中的一部分成熟为短寿命浆细胞并合成初级免疫反应所需的IgM抗体，但不产生记忆B细胞[50,60-62]。相比T细胞依赖性免疫反应所产生的抗体，这些抗体对抗原的亲和力较低，这是因为Ig基因的体细胞超突变尚未诱发或仅在低水平发生。脾内非T细胞依赖性免疫反应的研究表明边缘区童贞B细胞活化后迅速转化为位于窦内的浆母细胞。这些细胞在树突细胞的参与下，通过BAFF和APRIL（一种诱导增殖的配体）介导的信号而得以存活[63-65]。这些信号能够刺激活化B细胞中的核因子-κB（NF-κB）途径，可能有与生发中心内的CD40L-CD40之间相互作用类似的效应。

T细胞依赖性生发中心反应 在初级反应的后期（实验动物受到抗原刺激后3~7天内）和次级反应时发生T细胞依赖性生发中心反应。触发这一反应的机制尚未彻底清楚，但抗原类型可能是基本要素之一。每个生发中心的形成源自3~10个童贞B细胞并最终包含将近1万~1.5万个B细胞；因此，形成一个生发中心需要10代以上的细胞[56,61]。童贞B细胞在T细胞区（副皮质区）遭遇抗原，形成的增殖性IgM+B母细胞，后者在受到抗原刺激后3天左右迁移进入初级滤泡的中心并填充FDC网络，从而形成生发中心[61,66]。

这种从T细胞到滤泡区域的移动取决于已接触抗原的B和T细胞中CXCR5受体的上调。CXCR5受体能与FDC和相邻间质细胞产生的CXCL13配体结合（表8.1）[67]。生发中心反应通过其高效机制产生具有高度选择性抗原受体的、扩增了的B细胞克隆和两类效应细胞——记忆B细胞和长寿命浆细胞。这一过程包括四个主要步骤：增殖、Ig体细胞超突变的诱导和类别转换、选择以及分化。

生发中心发育的重要事件之一就是BCL6蛋白的表达，BCL6是一种中心母细胞、中心细胞和生发中心T细胞都有表达而在童贞或记忆B细胞、套细胞或浆细胞不表达的细胞核锌指转录因子[68,69]。该基因的上调对于生发中心的形成非常重要，其转录程序也作用于一系列直接参与生发中心反应基本机制的基因[70]。BCL6能下调参与负性细胞周期调节的基因以及基因毒性反应。*p53*就是主要靶点之一，它在生发中心的受抑制导致细胞周期抑制者p21的下调，从而有利于增殖。此外，*p53*以及*ATM*和*ATR*（参与细胞对DNA损伤反应的基因）的下调有助于提高生发中心细胞对DNA断裂以及在体细胞超突变和类别转换过程中发生的重排的耐受。最后，BCL6还能抑制中心细胞向浆细胞和记忆细胞的分化，其中，特别是通过抑制浆细胞分化转录因子BLIMP1而发挥作用[70]。

增殖 经抗原刺激的B母细胞分化为中心母细胞，后者大约在4天后出现，并在生发中心的暗区聚集[54,61,71,72]。这些细胞具有快速的细胞周期（6~12小时内完成）。这种高增殖状态和细胞周期抑制物的失活以及细胞周期活化物的表达相关。但是，这些细胞的表达程序还与其他组织的增生性细胞有所不同。例如，中心母细胞能激活端粒酶，防止其在细胞周期中缩短。此外，中心母细胞还能下调诸如*BCL2*以及该家族其他成员之类的抗凋亡基因，并上调诸如CD95（Fas）之类的促凋亡分子。这种默认的促凋亡程序的效应是有助于仅让那些通过产生高度选择性受体（针对生发中心内存在的特异性抗原）从而获救的细胞继续生存[70]。

体细胞超突变 中心母细胞要经历Ig V区基因的体细胞超突变，后者能改变细胞产生的抗体的抗原亲和力[73,74]。这一过程需要AID的活化，后者也在这些细胞中诱导。体细胞超突变的结果是使起源于少数前体的一群细胞在抗体结合位点具有显著的克隆内多样性。从生发中心暗区挑选出的单个中心母细胞的研究表明，在早期，一个生发中心可能含有约5~10个中心母细胞克隆，后者仅显示中等数量的Ig V区基因的突变；此后，克隆数减少到3个，而体细胞突变的程度却有所增加[56]。这一过程还包括其他一些在生发中心表达的基因的体细胞超突变，例如*BCL6*和*PAX5*，尽管它们的突变频率低于Ig基因[75-77]。

选择 中心母细胞成熟为非增殖性中心细胞并在生发中心相反的一极——即明区聚集。中心细胞再次表达sIg，后者具有与母代童贞B细胞以及暗区中心母细胞相同的VDJ重排。明区细胞还要经历重链类别转换，后者将IgM的固定区改变为IgG、IgA或较为少见的IgE。这一过程也需要AID酶参与。体细胞超突变改变了抗体的抗原结合位点[56]。Ig基因突变导致对抗原亲和力减弱的中心细胞会通过凋亡（程序化的细胞死亡）而迅速死亡；生发中心在此阶段出现明显的“星空”模式（由吞噬性巨噬细胞形成）便是中心细胞凋亡的结果。相反，那些Ig基因突变导致对抗原亲和力增强的中心细胞则能通过FDC突起上的补体受体和陷入抗原-抗体复合物中的天然、未加工的抗原结合。中心细胞能够对抗原进行加工并递呈给生发中心明区的T细胞。活化T细胞表达CD40配体（CD40L），后者能和B细胞上的CD40结合。生发中心B细胞表面抗原受体和抗原的连接以及CD40的连接都能“营救”这些细胞避免发生凋亡[50,66,71,72,78]。

分化 生发中心程序的终结以及受选中心细胞向浆细胞或记忆B细胞的后生发中心分化需要主要调节者BCL6的失活。这种失活可能涉及几种机制。来自受选高亲和力B细胞受体、增强了的信号传导活性引发BCL6的泛素化以及随后的降解。类似地，B细胞CD40-CD40L的活化引发转录因子IRF4的表达，后者能抑制BCL6[70]。引导获救中心细胞向记忆B细胞分化的刺激因素还不甚清楚，但是通过CD40-CD40L和存在于明区的大量T细胞的相互作用对于记忆细胞的产生或许相当重要[61,66]。浆细胞分化路径涉及IRF4和BLIMP1的上调以及PAX5的失活。IRF4和BLIMP1似乎能通过协同作用强烈诱导浆细胞分化，而PAX5从B细胞分化的早期阶段就维持B细胞程序的分子需要关闭以允许浆细胞发育。转录因子BLIMP1被BCL6负性调节，而这种抑制又能被生发中心程序终末的BCL6下调所解除，BLIMP1反过来又能抑制PAX5，从而开放浆细胞分化路径。BLIMP1还能刺激XBP1的转录，而后者又是维持和耐受在浆细胞分泌表型期间出现的内质网应激信号所必须[70,79]。

大部分B细胞淋巴瘤起源于来自生发中心的细胞（表8.2）。例如滤泡性淋巴瘤，其重演了次级滤泡的完整组成。t（14：18）易位是瘤变机制的基础，能够组成性上调特定组织部位在生理状态下受抑制的BCL2的表达。Burkitt淋巴瘤具有生发中心细胞的表型和表达谱，并有t（8：14）易位和*MYC*活化。基因表达阵列谱分析已发现DLBCL有两种主要的分子亚型：生发中心B细胞（GCB）型和活化B细胞（ABC）型。GCB型DLBCL很可能与生发中心的中心母细胞成分相关，而ABC型则具备专向分泌性分化的B细胞特征[80]。DLBCL常有涉及*BCL6*的染色体易位。值得注意的是，某些ABC型DLBCL携有*BLIMP1*失活性突变，而GCB型则无。这些改变可能会干扰细胞的正常分化过程，从而有助于恶性转化[81]。此外，DLBCL携带有多种基因突变，能够组成性地活化通过NF-κB途径的生存[82,83]。

记忆B细胞 在生发中心反应中产生的抗原特异性记忆B细胞离开滤泡后出现于外周血和不同组织的特定区域（主要为边缘区）。记忆B细胞似乎由不同的细胞亚群构成。一种有代表性、关于记忆细胞的最初形成的理论就是它们是类别转换了的B细胞，表达IgG、IgA或IgE，并伴体细胞突变。但是，有一大亚群的记忆细胞仅表达IgM，而未经Ig类别转换[84,85]。这部分细胞可在外周血中检出，占所有B细胞的10%，而类别转换了的细胞占15%，童贞B细胞约占75%。相似的IgM记忆细胞也出现于组织，特别是脾和MALT的边缘区、扁桃体以及淋巴结。

当再次遭遇抗原时，脾边缘区B细胞首先迁移进入生发中心，然后很快转化为Ig阳性母细胞并出现于T细胞区，母细胞又能生成抗原特异性浆细胞；因此，它们被认为是记忆B细胞区[61]。对脾和Peyer斑的单个边缘区B细胞进行的研究表明这些细胞具有突变了的V区基因，可以是多克隆性，且与邻近的生发中心并无克隆相关性[86-88]。

值得注意的是，已有一群IgM^+、IgD^+、$CD27^+$的B细胞在人类外周血和脾边缘区被检出，这些细胞有低水平的体细胞突变，提示曾有抗原暴露，但是又有类似于童贞B细胞的克隆多样性。这些细胞因和CD40-CD40L遗传性缺陷所导致的高IgM综合征患者所产生的低突变B细胞十分相似，而无生发中心反应发生，但这些患者却有一部分伴低频体细胞突变、IgM⁺、IgD⁺、CD27⁺的B细胞，低频体细胞突变通过非T细胞依赖性途径产生[67,89]。这类观察表明位于边缘区的B细胞存在异质性，包含仅表达IgM的记忆细胞和T细胞非依赖途径中产生的一些具有低水平体细胞突变的细胞。

单核样细胞类似于边缘区B细胞，但有着更多的核切迹以及更为丰富的细胞质。这类细胞常成簇出现于某些反应性淋巴结的被膜下窦和皮质窦的相邻区域[90]，分布于滤泡边缘区的外周，并经常与其相连。与边缘区B细胞相比，反应性淋巴结中的单核样B细胞似乎具有未突变的Ig V区基因或仅有极少数量随机分布的突变，提示未经抗原选择[88]。

类似正常边缘区和单核样B细胞的淋巴结和脾脏肿瘤已有报道（见表8.2）[91-94]。Ig V区基因分析提示，大多数病例经历过突变，符合生发中心暴露和抗原选择[95,96]。另外，大约50%的慢性淋巴细胞白血病/小淋巴细胞淋巴瘤（CLL/SLL）具有突变的Ig V区基因，并且似乎对应于CD5⁺记忆B细胞亚群[97]。

浆细胞　浆细胞具有异质性。能分泌抗体的成熟浆细胞的前体称为浆母细胞，它保持增殖活性。成熟浆细胞分为短寿命和长寿命浆细胞两个亚群[79]。浆母细胞表达MHC但丢失成熟B细胞标志物（如CD20和PAX5）、CXCR5及CCR7受体，后者能通过与CXCL13、CCL19及CCL21反应，维持B和T细胞区域的淋巴细胞分布。浆母细胞获得CXCR4，该分子能吸引细胞到达骨髓等分泌CXCL12的组织，并且有利于浆细胞生存的微环境，例如淋巴结髓索和脾红髓髓索[79]。

短寿命、分泌IgM的浆细胞经由非T细胞依赖的免疫反应产生，而长寿命、IgM⁺、发生类别转换的浆细胞则是T细胞依赖性免疫反应的效应细胞。产生IgG的浆细胞在淋巴结髓质和脾索聚集，但骨髓浆细胞的直接前体细胞似乎会离开淋巴结而迁移到骨髓。

浆细胞丢失sIg、全B细胞抗原、HLA-DR、CD40和CD45，而细胞质IgM、IgG或IgA却有聚集。浆细胞还表达CD38和CD138（Syndecan）。PAX5在浆细胞阶段丢失，而BLIMP1、XBP1和IRF4/MUM1开始表达。这些细胞有重排和突变了的Ig基因，但没有滤泡中心细胞那样的进行性突变。

向骨髓归巢的浆细胞肿瘤对应于骨的浆细胞瘤和浆细胞骨髓瘤（表8.2）。某些侵袭性淋巴瘤具有中心母细胞或免疫母细胞的形态和细胞增殖活性但却呈现浆细胞的表型（缺乏成熟B细胞标志物，表达CD38和CD138），这些肿瘤可能对应于浆母细胞的恶性形式（表8.2）。这一类淋巴瘤包括浆母细胞淋巴瘤、原发性渗出性淋巴瘤以及与多中心Castleman病相关的大B细胞淋巴瘤[98]。

黏膜相关淋巴组织　有一部分B细胞（包括前面列出的所有分化阶段）是生来属于肠相关淋巴组织而非淋巴结组织。在这些组织（Waldeyer环、Peyer斑、肠系膜淋巴结）中，也有相似的针对抗原的反应发生，但源于肠道或肠系膜淋巴结的中间阶段和终末阶段的B细胞都会优先回到上述部位而非回到外周淋巴结或骨髓。例如，肠相关淋巴组织产生的浆细胞会优先归巢到黏膜固有层而非骨髓[38,39]。促进效应细胞的组织特异性交通的机制包括趋化因子及其受体，以及不同的黏附分子（见前述）。

许多结外低级别B细胞淋巴瘤被认为发生于MALT（表8.2）[99]。因为大部分MALT淋巴瘤除小细胞和浆细胞之外，都含有显著的边缘区型B细胞，又因为类似的淋巴瘤尚可发生于非MALT部位，有学者提议对这部分肿瘤使用MALT型结外边缘区淋巴瘤这一术语[100]。MALT淋巴瘤具有体细胞突变了的V区基因，符合经过抗原选择的生发中心后B细胞阶段[101]。

8.2.3　T细胞分化

非抗原依赖性T细胞分化

皮质胸腺细胞　T细胞分化最早的非抗原依赖性阶段发生于骨髓；稍后的阶段发生于胸腺皮质。由前体细胞转变为专向T细胞系分化的确切部位不甚清楚，因为胸腺含有能向T细胞或NK细胞（但没有向B细胞）分化的细胞[102]。最早的胸腺前体细胞能够产生T和NK细胞。皮质胸腺细胞是含有核内酶TdT的淋巴母细胞。最早的专向T细胞前体呈CD34⁺、CD45RA⁺；表达CD13和CD33这两个通常与髓细胞相关的抗原；无CD3、CD4和CD8表达（"三阴性"细胞）。在胸腺中相继获得CD1a、CD2、CD5以及细胞质CD3，并且先获得CD4"辅助"，然后再获得CD8"抑制"抗原（双阳性）。在胸腺，开始有TCR基因的重排，从γ和δ链基因开始，接下去是β链基因，然后是α链基因；相应的蛋白随后表达于细胞表面。表面CD3和T细胞抗原受体β链的表达可在同一时间，两者密切相关，参与细胞信号转导。皮质胸腺细胞表达白细胞共同抗原的CD45RO表位而非CD45RA[103]，不表达抗凋亡蛋白BCL2[54]。

除了通过前体细胞的增殖提供一个成熟T细胞的细胞池，胸腺还在T细胞选择过程中发挥着主要作用，以便成熟T细胞池能够识别自身HLA分子（抗原在其中被递呈给T细胞）并且不对自身抗原反应。阳性和阴性选择都发生在胸腺的双阳性（$CD4^+$、$CD8^+$）阶段。具有抗自身特异性胸腺细胞能通过其TCRαβ复合体和胸腺树突细胞上MHC分子递呈的自身抗原结合，然后通过凋亡死亡。那些不发生抗自身反应的细胞被阳性选择，从而能与胸腺上皮细胞的自身HLA分子强烈反应。这些经过选择的细胞然后表达更高水平的表面CD3，获得CD27和CD69，将CD45的同型由RA转换回RO，丢失CD1a，表达BCL2，丢失CD4或CD8，变为成熟的童贞T细胞[102]。

对应于胸腺皮质内T细胞分化阶段的肿瘤是母细胞淋巴瘤/白血病；前体T细胞肿瘤所表现出的免疫表型和抗原受体基因重排的多样性也对应于胸腺内T细胞分化的不同阶段。

童贞T细胞 成熟的童贞（处女）T细胞具有小淋巴细胞的形态特点和低增殖分数，不表达TdT和CD1，表达CD4或CD8（但并非两者都表达），还表达表面CD3、CD5[104]、CD45RA及BCL2[54,103]。这类细胞离开胸腺皮质后可见于循环血、淋巴结副皮质区以及胸腺髓质。

童贞T细胞是具有监视功能的迁移性细胞。它们通过血流到达次级淋巴组织，并通过淋巴结和MALT的HEV或通过脾窦离开循环。童贞T细胞表达CCR7和CD62L（L-选择素），两者能分别识别HEV表达的CCL21和血管定址素，从而有助于细胞在这些部位的移动。

一些T细胞幼淋巴细胞白血病及外周T细胞淋巴瘤-非特指的病例可能对应于童贞T细胞（表8.3）。

8.2.3.2 抗原依赖性T细胞分化

针对抗原反应时，T细胞的活化需要T细胞表面分子与抗原递呈细胞表面分子复杂的相互作用[12]。T细胞的CD4或CD8分子分别与抗原递呈细胞的MHC Ⅱ类或Ⅰ类分子结合。CD3和T细胞抗原受体（可以是γδ或αβ型，并有适配特异性肽抗原的结合部位）的复合物和抗原递呈细胞上的抗原-MHC复合物结合。T细胞的黏附分子LFA-1和抗原递呈细胞的ICAM-1结合；T细胞的活化相关分子CD40L和CD40结合；T细胞的CD28和CTLA4分别和抗原递呈细胞的B7-1（CD80）及B7-2（CD86）结合[16]。CD40-CD40L的结合对T细胞和抗原递呈细胞均提供活化性刺激，而CD28或CTLA4和B7的结合则为T细胞提供了关键的第二刺激，没有这些结合，会导致免疫无能[105]。此外，T细胞和抗原递呈细胞都能释放刺激性分子（例如γ干扰素和白细胞介素），这些分子进一步提供相互活化的刺激[12]。

T免疫母细胞 在遭遇抗原时，成熟T细胞会转化为免疫母细胞，后者是具有显著核仁和嗜碱性细胞质的大细胞，形态上和B免疫母细胞难以区分。与母细胞（胸腺细胞）不同，T免疫母细胞呈TdT^-、$CD1^-$，强表达全T细胞抗原，继续表达CD4或$CD8^+$（并非两者都表达）。活化的或增生性T细胞表达HLA-DR和CD25（IL-2受体）以及CD71和CD38。抗原依赖性T细胞反应发生于淋巴结的副皮质区、脾的动脉周围淋巴鞘以及免疫反应的结外部位。

效应T细胞 T免疫母细胞反应产生CD4或CD8型抗原特异性效应细胞和记忆T细胞。经抗原刺激的T细胞将其CD45同型由RA转换为RO。在体外，CD4型效应T细胞通常充当辅助细胞（Th），而CD8型细胞通常充当抑制细胞。但是，两型细胞都可有细胞毒性[106]。$CD4^+$细胞对抗原和MHC Ⅱ类抗原形成复合物的细胞有细胞毒性，而$CD8^+$细胞对抗原和MHC Ⅰ类抗原形成复合物的细胞有细胞毒性。活化的$CD8^+$细胞产生γ干扰素并拥有胞质内细胞毒性颗粒（含有颗粒酶-B、穿孔素和TIA-1），检测这些分子有助于在组织切片中识别该类细胞。

现已认知特化性$CD4^+$效应细胞有不同亚群。TH1、TH2及TH17这三个亚群主要参与细胞因子的合成。例如，TH1细胞分泌γ干扰素，是巨噬细胞、NK细胞和$CD8^+$细胞重要的活化者。该类细胞可能主要参与系统性免疫。TH2细胞分泌IL-4、IL-5、IL-16、IL-13及IL-25。该类细胞能动员嗜酸性粒细胞、嗜碱性粒细胞、肥大细胞或激活巨噬细胞。TH17细胞产生IL-17和INF-α，能调节急性炎症。T-bet、Gata-3以及RORγ分别是这些CD4亚群细胞发生专向分化的关键

表8.3　常见T细胞淋巴瘤的免疫组化和遗传学特征以及推测的正常对应细胞

肿瘤	对应细胞	CD3（S：C）	CD5	CD7	CD4	CD8	CD30	CXCL13	TCR	NK（16，56）	细胞毒[†]	EBV	遗传学异常	T-受体基因
T-PLL	?不成熟/童贞细胞	+	–	+，+	+/–	–/+	–	–	αβ	–	–	–	inv14 三体8q	R
T-LGLL	?/童贞细胞	+	–	+，+	–	+	–	–	αβ	+，–	+	–	未知	R
NK-LGLL	NK细胞	–	–	+，–	–	+/–	–	–	–	–，+	+	+	未知	G
结外NK/T细胞淋巴瘤	NK细胞	–；+	–	–/+	–	–	–	–	–	NA，+	+	++	未知	G
肝脾T细胞淋巴瘤	γδT细胞	+	–	+	–	–	–	–	γδ>αβ	+，–/+	+	–	iso 7q	R
肝脾T细胞淋巴瘤	上皮内细胞	+	+	+	–	+/–	+/–	–	αβ>>γδ	–	+	–	未知	R
蕈样霉菌病	成熟皮肤-归巢CD4[+]T细胞	+	+	–/+	+	–	–	–	αβ	–	–	–	未知	R
皮下脂膜炎样T细胞淋巴瘤	成熟细胞毒性αβT细胞	+	+/–	+/–	+/–	–	++	–	αβ	–	–/+	–	未知	R
原发性皮肤γδT细胞淋巴瘤	γδT细胞	+	+	+	–	+	–/+	–	γδ	–，+/–	+	–	未知	R
PTCL-NOS	成熟T细胞	+/–	+/–	+/–	+/–	–/+	–/+	–	αβ>γδ	–/+	–/+	–/+	inv 14，复杂	R
AITL	滤泡T-辅助细胞	+	+	+	+/–	–/+	–	+	αβ	–	NA	+/–	未知	R
ALK[+]ALCL	?	+/–	+/–	NA	–/+	–/+	++	–	αβ	–	+	–	t（2：5）；*NPM/ALK*	R

注：+，>90%阳性；+/–，>50%阳性；–/+，<50%阳性；–，<10%阳性。

ALCL，间变性大细胞淋巴瘤；C，胞质；G，；M，突变；NA，不可用；NK-LGLL，NK细胞大颗粒淋巴细胞白血病；PTCL-NOS，外周T细胞淋巴瘤-非特指；R，重排；S，表面；TCR，T细胞受体基因；T-LGLL，T细胞 大颗粒淋巴细胞白血病；T-PLL，T细胞幼淋巴细胞白血病；AITL，血管免疫母细胞性T细胞淋巴瘤。

[†]细胞毒性颗粒，TIA-1、穿孔素和（或）粒酶。

转录因子。参与B细胞反应的CD4细胞似乎构成T_{FH}细胞这一特异性亚群。这类细胞表达CXCR5，并被生发中心产生的CXCL13募集。它们还表达共刺激分子ICOS以及受体PD1（CD276），其中部分细胞CD57$^+$。CD4$^+$T-reg细胞这一亚群，是限制过度免疫反应的重要因素之一。该类细胞表达CD25并分泌IL-10，系转录因子FOXP3活化而产生。

在清除致病原后，大部分T细胞将经历凋亡。但是，有一小部分记忆T细胞会继续存在很长一段时间，常常伴随宿主终生。

大部分PTCL病例被认为对应于抗原依赖性T细胞分化阶段（表8.3）。血管免疫母细胞性T细胞淋巴瘤（AITL）似乎是对应于T_{FH}细胞的恶性肿瘤[107]。蕈样霉菌病对应于成熟效应CD4$^+$细胞，而T细胞大颗粒淋巴细胞白血病则对应于成熟效应CD8$^+$细胞。但是，肿瘤性T细胞与正常T细胞之间的关系还远不如B细胞系统那样被充分了解。与某些外周T细胞淋巴瘤相关的系统性症状（如发热、皮疹和噬血综合征），可能是肿瘤性T细胞产生细胞因子的后果。

8.2.4 先天性免疫反应的细胞分化

先天性免疫系统通过进化被保存下来并基于其相对非特异的种系编码的受体构成身体的第一道防线。参与先天性免疫反应的细胞主要位于黏膜和皮肤等屏障部位，不需要抗原递呈细胞或抗原与MHC的相互作用。参与先天性免疫反应的淋巴细胞主要有NK细胞和γδT细胞。吞噬细胞、肥大细胞、嗜酸性粒细胞和嗜碱性粒细胞也参与先天性反应。

8.2.4.1 γδT细胞

成熟γδT细胞表达TCR的γ和δ链。γδ型TCR可直接结合抗原，并且不需要像αβT细胞那种特化的抗原加工和递呈过程。这类细胞似乎没有胸腺分化阶段而直接起源于骨髓中的前体。它们呈CD3、CD2及CD7阳性，但CD4和CD8阴性，并表达细胞质内细胞毒性颗粒。γδT细胞存在于黏膜、皮肤和脾红髓。这类细胞数量较少，其功能也不完全清楚。它们参与先天性免疫反应，还通过表达上皮生长因子参与组织修复[108-110]。

肝脾γδT细胞淋巴瘤和原发性皮肤γδT细胞淋巴瘤被认为是起源于这类细胞的肿瘤（表8.3）。

8.2.4.2 自然杀伤细胞（NK细胞）

系第三种淋巴样细胞，之所以称作*NK*细胞，是因为它们能够杀伤特定的靶标而不需要致敏也不受MHC限制，NK细胞和T细胞似乎源自共同的祖先细胞[102]。NK细胞能通过杀伤细胞Ig样受体识别细胞表面的自体MHC Ⅰ类分子，它们杀伤缺乏这类抗原的细胞[111]。活化的NK细胞表达细胞质内CD3的ε和ζ链，但这种细胞没有TCR基因重排，也不表达TCR或表面CD3。NK细胞以特定的NK细胞相关抗原（CD16、CD56、CD57）为特征（但这些抗原在部分T细胞也有表达）；它们还表达部分T细胞相关抗原（CD2、CD28、CD8）。与γδT细胞相似，这类细胞具有细胞毒性颗粒特别是含有颗粒酶M。NK细胞出现于外周血，但仅占循环淋巴细胞的一小部分；它们通常比正常T和B细胞稍大，细胞质丰富、淡染并含有嗜天青颗粒，即所谓大颗粒淋巴细胞。鼻NK/T细胞淋巴瘤和侵袭性NK细胞白血病，或许还包括NK细胞大颗粒淋巴细胞白血病，也被认为是NK细胞的肿瘤（表8.3）。

8.3 精华和陷阱

- 免疫系统具有分化的双臂——先天性和适应性免疫系统。先天性系统是表达种系编码受体细胞所介导的一线防御，能识别广泛数量但相对非特异的抗原，且不产生免疫记忆。适应性系统能针对递呈给淋巴细胞的MHC相关性抗原作出特异性反应。免疫细胞表达体细胞重排基因编码的特异性受体（能够识别几乎所有的抗原），并能产生有免疫记忆的细胞。
- 淋巴组织是高度组织化的微环境，不同的细胞群体、血管结构以及间质成分有助于淋巴细胞和抗原之间选择性相互作用，从而启动并扩大免疫反应。
- 淋巴滤泡生发中心是适应性免疫系统发生克隆性扩增以及Ig基因体细胞突变以选择高亲和力受体的复杂性结构。Ig基因经历独特型转换，细胞定向分化为记忆细胞或浆细胞。
- 发生于生发中心细胞的高增殖和DNA断裂，是淋巴肿瘤形成的机制。大部分B细胞淋巴瘤携有体细胞突变的Ig基因，表明其起源于经历过生发中心的细胞。
- 大部分淋巴瘤与免疫系统的正常对应细胞相关。但是，也有一部分淋巴瘤并没有一个已知的、正常分化阶段与之对应。还有其他一些肿瘤则显示异常表型、细胞系异质性或者细胞系的改变，或许正是对应于免疫细胞生理可塑性恶性形式。

（李小秋　译）

参考文献

1. Delves PJ, Roitt IM. The immune system. First of two parts. *N Engl J Med.* 2000;343:37-49.
2. Delves PJ, Roitt IM. The immune system. Second of two parts. *N Engl J Med.* 2000;343:108-117.
3. Medzhitov R, Janeway C Jr. Innate immunity. *N Engl J Med.* 2000;343: 338-344.
4. Paul W. *Fundamental Immunology.* Philadelphia: Lippincott Williams & Wilkins; 2008.
5. Longacre T, Foucar K, Crago S, et al. Hematogones: a multiparameter analysis of bone marrow precursor cells. *Blood.* 1989;73:543-552.
6. Loken M, Shah V, Dattilio K, Civin C. Flow cytometric analysis of human bone marrow. II: normal B lymphocyte development. *Blood.* 1987;70:1317-1324.
7. Haynes BF, Markert ML, Sempowski GD, et al. The role of the thymus in immune reconstitution in aging, bone marrow transplantation, and HIV-1 infection. *Annu Rev Immunol.* 2000;18:529-560.
8. Muller-Hermelink H-K, ed. *The Human Thymus. Histopathology and Pathology.* Berlin: Springer Verlag; 1986.
9. Isaacson P, Norton A, Addis B. The human thymus contains a novel population of B-lymphocytes. *Lancet.* 1987;2:1488-1490.
10. Hofmann W, Momburg F, Moller P, Otto H. Intra- and extrathymic B cells in physiologic and pathologic conditions. Immunohistochemical study on normal thymus and lymphofollicular hyperplasia of the thymus. *Virchows Arch A.* 1988;412: 431-442.
11. Fend F, Nachbaur D, Oberwasserlechner F, et al. Phenotype and topography of human thymic B cells. An immunohistologic study. *Virchows Arch B Cell Pathol Incl Mol Pathol.* 1991;60:381-388.
12. Durie FH, Foy TM, Masters SR, et al. The role of CD40 in the regulation of humoral and cell-mediated immunity. *Immunol Today.* 1994;15: 406-410.
13. Splawski JB. Immunoregulatory role of CD40 in human B cell differentiation. *J Immunol.* 1993;150.
14. Freeman G, Freedman A, Segil J, et al. A new member of the Ig superfamily with unique expression on activated and neoplastic B cells. *J Immunol.* 1989;143:2714-2722.
15. Freeman GJ, Gribben JG, Boussiotis VA, et al. Cloning of B7-2: a CTLA-4 counter-receptor that costimulates human T cell proliferation. *Science.* 1993;262:909-911.
16. Engel P, Gribben J, Freeman G, et al. The B7-2 (B70) costimulatory molecule expressed by monocytes and activated B lymphocytes is the CD86 differentiation antigen. *Blood.* 1994;84:1402-1407.
17. Munro J, Freedman A, Aster J, et al. In vivo expression of the B7 costimulatory molecule by subsets of antigen-presenting cells and the malignant cells of Hodgkin's disease. *Blood.* 1994;83:793-798.
18. Freedman A, Munro M, Rice G, et al. Adhesion of human B cells to germinal centers in vitro involves VLA-4 and INCAM-110. *Science.* 1990;249:1030-1033.
19. Freedman A. Expression of adhesion receptors on normal B cells and B-cell non-Hodgkin's lymphomas. *Semin Hematol.* 1993;30:318-328.
20. Hase H, Kanno Y, Kojima M, et al. BAFF/BLyS can potentiate B-cell selection with the B-cell coreceptor complex. *Blood.* 2004;103:2257-2265.
21. Park CS, Yoon SO, Armitage RJ, Choi YS. Follicular dendritic cells produce IL-15 that enhances germinal center B cell proliferation in membrane-bound form. *J Immunol.* 2004;173:6676-6683.
22. Li L, Zhang X, Kovacic S, et al. Identification of a human follicular dendritic cell molecule that stimulates germinal center B cell growth. *J Exp Med.* 2000;191:1077-1084.
23. Vinuesa CG, Tangye SG, Moser B, Mackay CR. Follicular B helper T cells in antibody responses and autoimmunity. *Nat Rev Immunol.* 2005;5:853-865.
24. Lim HW, Hillsamer P, Banham AH, Kim CH. Cutting edge: direct suppression of B cells by CD4+ CD25+ regulatory T cells. *J Immunol.* 2005;175:4180-4183.
25. Marafioti T, Jones M, Facchetti F, et al. Phenotype and genotype of interfollicular large B cells, a subpopulation of lymphocytes often with dendritic morphology. *Blood.* 2003;102:2868-2876.
26. von Andrian UH, Mackay CR. T-cell function and migration. Two sides of the same coin. *N Engl J Med.* 2000;343:1020-1034.
27. Vollenweider R, Lennert K. Plasmacytoid T-cell clusters in non-specific lymphadenitis. *Virchows Arch B Cell Pathol Incl Mol Pathol.* 1983; 44(1):1-14.
28. Grouard G, Rissoan MC, Filgueira L, et al. The enigmatic plasmacytoid T cells develop into dendritic cells with interleukin (IL)-3 and CD40-ligand. *J Exp Med.* 1997;185:1101-1111.
29. Marafioti T, Paterson JC, Ballabio E, et al. Novel markers of normal and neoplastic human plasmacytoid dendritic cells. *Blood.* 2008;111:3778-3792.
30. Batista FD, Harwood NE. The who, how and where of antigen presentation to B cells. *Nat Rev Immunol.* 2009;9:15-27.
31. Roozendaal R, Mebius RE, Kraal G. The conduit system of the lymph node. *Int Immunol.* 2008;20:1483-1487.
32. van Krieken JH, te Velde J. Normal histology of the human spleen. *Am J Surg Pathol.* 1988;12:777-785.
33. Mebius RE, Kraal G. Structure and function of the spleen. *Nat Rev Immunol.* 2005;5:606-616.
34. Steiniger B, Ruttinger L, Barth PJ. The three-dimensional structure of human splenic white pulp compartments. *J Histochem Cytochem.* 2003;51:655-664.
35. Isaacson P, Norton A. *Extranodal lymphomas.* Edinburgh, Scotland: Churchill Livingstone; 1994.
36. Bagdi E, Diss TC, Munson P, Isaacson PG. Mucosal intra-epithelial lymphocytes in enteropathy-associated T-cell lymphoma, ulcerative jejunitis, and refractory celiac disease constitute a neoplastic population. *Blood.* 1999;94:260-264.
37. Miller H, Zhang J, Kuolee R, et al. Intestinal M cells: the fallible sentinels? *World J Gastroenterol.* 2007;13:1477-1486.
38. Gowans J, Knight E. The route of recirculation of lymphocytes in the rat. *Proc R Soc (Lond) B.* 1964;159:257.
39. Butcher E. Cellular and molecular mechanisms that direct leukocyte traffic. *Am J Pathol.* 1990;136:3-12.
40. Agace WW. T-cell recruitment to the intestinal mucosa. *Trends Immunol.* 2008;29:514-522.
41. Korsmeyer S, Hieter P, Ravetch J, et al. Developmental hierarchy of immunoglobulin gene rearrangements in leukemic pre-B cells. *Proc Natl Acad Sci U S A.* 1981;78:7096-7100.
42. Pesando J, Ritz J, Lazarus H, et al. Leukemia-associated antigens in ALL. *Blood.* 1979;54:1240-1248.
43. Janossy G, Bollum F, Bradstock K, Ashley J. Cellular phenotypes of normal and leukemic hematopoietic cells determined by selected antibody combinations. *Blood.* 1980;56:430-441.
44. Shipp M, Richardson N, Sayre P, et al. Molecular cloning of the common acute lymphoblastic leukemia antigen (CALLA) identifies a type II integral membrane protein. *Proc Natl Acad Sci U S A.* 1988;85:4819.
45. Shipp M, Vuayaraghavan J, Schmidt E, et al. Common acute lymphoblastic leukemia antigen (CALLA) is active neutral endopeptidase 24.11 ("enkephalinase"): direct evidence by cDNA transfection analysis. *Proc Natl Acad Sci U S A.* 1989;86:297-301.
46. Cobaleda C, Schebesta A, Delogu A, Busslinger M. Pax5: the guardian of B cell identity and function. *Nat Immunol.* 2007;8:463-470.
47. Pleiman CM. The B-cell antigen receptor complex: structure and signal transduction. *Immunol Today.* 1994;15:393-398.
48. Mason D, Cordell J, Tse A, et al. The IgM-associated protein mb-1 as a marker of normal and neoplastic B-cells. *J Immunol.* 1991;147:2474-2482.
49. Klein U, Kuppers R, Rejewsky K. Human IgM+IgD+B cells, the major B cell subset in the peripheral blood, express Vh genes with no or little somatic mutation throughout life. *Eur J Immunol.* 1993;23:3272.
50. MacLennan I, Liu Y, Oldfield S, et al. The evolution of B-cell clones. *Curr Top Microbiol Immunol.* 1990;159:37-63.
51. Kipps T. The CD5 B cell. *Adv Immunol.* 1989;47:117-185.
52. Tedder T, Penta A, Levine H, Freedman A. Expression of the human leukocyte adhesion/homing molecule, LAM-1: identity with the TQ1 and Leu-8 differentiation antigens. *J Immunol.* 1990;144:532-540.
53. Law C, Sidorenko S, Clark E. Regulation of lymphocyte activation by the cell-surface molecule CD22. *Immunol Today.* 1994;15:442-449.
54. Hockenbery D, Zutter M, Hickey W, et al. BCL2 protein is topographically restricted in tissues characterized by apoptotic cell death. *Proc Natl Acad Sci USA.* 1991;88:6961-6965.
55. Inghirami G, Foitl D, Sabichi A, Zhu B, Knowles D. Autoantibody-associated cross-reactive idiotype-bearing human B lymphocytes: distribution and characterization, including IgVH gene and CD5 antigen expression. *Blood.* 1991;78:1503-1515.
56. Kuppers R, Zhao M, Hansmann M-L, Rajewsky K. Tracing B cell development in human germinal centres by molecular analysis of single cells picked from histological sections. *EMBO J.* 1993;12:4955-4967.
57. Caligaris-Cappio F, Ghia P. Novel insights in chronic lymphocytic leukemia: are we getting closer to understanding the pathogenesis of the disease? *J Clin Oncol.* 2008;26:4497-4503.
58. Chiorazzi N, Rai KR, Ferrarini M. Chronic lymphocytic leukemia. *N Engl J Med.* 2005;352:804-815.
59. Klein U, Tu Y, Stolovitzky GA, et al. Gene expression profiling of B cell chronic lymphocytic leukemia reveals a homogeneous phenotype related to memory B cells. *J Exp Med.* 2001;194:1625-1638.
60. Veldman J, Keuning F, Molenaar I. Site of initiation of the plasma cell reaction in the rabbit lymph node. *Virchows Arch B Cell Pathol.* 1978;8:187-202.
61. Liu Y-J, Zhang J, Lane PJL, et al. Sites of specific B cell activation in primary and secondary responses to T cell-dependent and T cell-independent antigens. *Eur J Immunol.* 1991;21:2951-2962.
62. Baumgarth N. A two-phase model of B-cell activation. *Immunol Rev.* 2000;176:171-180.
63. Garcia De Vinuesa C, Gulbranson-Judge A, Khan M, et al. Dendritic cells associated with plasmablast survival. *Eur J Immunol.* 1999;29:3712-3721.
64. Garcia de Vinuesa C, O'Leary P, Sze DM, et al. T-independent type 2 antigens induce B cell proliferation in multiple splenic sites, but exponential growth is confined to extrafollicular foci. *Eur J Immunol.* 1999;29:1314-1323.
65. Sze DM, Toellner KM, Garcia de Vinuesa C, et al. Intrinsic constraint on plasmablast growth and extrinsic limits of plasma cell survival. *J Exp Med.* 2000;192:813-821.
66. MacLennan I. Germinal centers. *Annu Rev Immunol.* 1994;12:117-139.
67. Sagaert X, Sprangers B, De Wolf-Peeters C. The dynamics of the B follicle: understanding the normal counterpart of B-cell-derived malignancies. *Leukemia.* 2007;21:1378-1386.
68. Cattoretti G, Chang CC, Cechova K, et al. BCL6 protein is expressed in germinal-center B cells. *Blood.* 1995;86:45-53.
69. Flenghi L, Bigerna B, Fizzotti M, et al. Monoclonal antibodies PG-B6a and PG-B6p recognize, respectively, a highly conserved and a formol-resistant epitope on the human BCL6 protein amino-terminal region. *Am J Pathol.* 1996;148:1543-1555.
70. Klein U, Dalla-Favera R. Germinal centres: role in B-cell physiology and malignancy. *Nat Rev Immunol.* 2008;8:22-33.
71. Liu Y-J, Oldfield S, MacLennan I. Memory B cells in T-cell dependent antibody responses colonise the splenic marginal zones. *Eur J Immunol.* 1988;18:355-362.
72. Liu Y-J, Johnson G, Gordon J, MacLennan I. Germinal centres in T-cell-dependent antibody responses. *Immunol Today.* 1992;13:1-39.
73. French DL, Laskov R, Scharff MD. The role of somatic hypermutation in the generation of antibody diversity. *Science.* 1989;244:1152.
74. Jacob J, Kelsoe G, Rajewsky K, Weiss U. Intraclonal generation of antibody mutants in germinal centres. *Nature.* 1991;354:389.
75. Peng HZ, Du MQ, Koulis A, et al. Nonimmunoglobulin gene hypermutation in germinal center B cells. *Blood.* 1999;93:2167-2172.
76. Pasqualucci L, Migliazza A, Fracchiolla N, et al. BCL6 mutations in normal germinal

center B cells: evidence of somatic hypermutation acting outside Ig loci. *Proc Natl Acad Sci U S A*. 1998;95:11816-11821.

77. Shen HM, Peters A, Baron B, et al. Mutation of BCL6 gene in normal B cells by the process of somatic hypermutation of Ig genes. *Science*. 1998;280:1750-1752.
78. Liu Y-J, Joshua DE, Williams GT, et al. Mechanism of antigen-driven selection in germinal centres. *Nature*. 1989;342:929-931.
79. Tarlinton D, Radbruch A, Hiepe F, Dorner T. Plasma cell differentiation and survival. *Curr Opin Immunol*. 2008;20:162-169.
80. Rosenwald A, Wright G, Chan WC, et al. The use of molecular profiling to predict survival after chemotherapy for diffuse large-B-cell lymphoma. *N Engl J Med*. 2002;346:1937-1947.
81. Pasqualucci L, Compagno M, Houldsworth J, et al. Inactivation of the PRDM1/BLIMP1 gene in diffuse large B cell lymphoma. *J Exp Med*. 2006;203:311-317.
82. Lenz G, Davis RE, Ngo VN, et al. Oncogenic CARD11 mutations in human diffuse large B cell lymphoma. *Science*. 2008;319:1676-1679.
83. Compagno M, Lim WK, Grunn A, et al. Mutations of multiple genes cause deregulation of NF-kappaB in diffuse large B-cell lymphoma. *Nature*. 2009;459:717-721.
84. Klein U, Kuppers R, Rajewsky K. Evidence for a large compartment of IgM-expressing memory B cells in humans. *Blood*. 1997;89:1288-1298.
85. Klein U, Goossens T, Fischer M, et al. Somatic hypermutation in normal and transformed human B cells. *Immunol Rev*. 1998;162:261-280.
86. Dunn-Walters DK, Isaacson PG, Spencer J. Analysis of mutations in immunoglobulin heavy chain variable region genes of microdissected marginal zone (MGZ) B cells suggests that the MGZ of human spleen is a reservoir of memory B cells. *J Exp Med*. 1995;182:559-566.
87. Dunn-Walters DK, Isaacson PG, Spencer J. Sequence analysis of rearranged IgVH genes from microdissected human Peyer's patch marginal zone B cells. *Immunology*. 1996;88:618-624.
88. Tierens A, Delabie J, Michiels L, et al. Marginal-zone B cells in the human lymph node and spleen show somatic hypermutations and display clonal expansion. *Blood*. 1999;93:226-234.
89. Weill JC, Weller S, Reynaud CA. Human marginal zone B cells. *Annu Rev Immunol*. 2009;27:267-285.
90. Cardoso de Almeida P, Harris N, Bhan A. Characterization of immature sinus histiocytes (monocytoid cells) in reactive lymph nodes by use of monoclonal antibodies. *Hum Pathol*. 1984;15:330-335.
91. Nizze H, Cogliatti S, von Schilling C, et al. Monocytoid B-cell lymphoma: morphological variants and relationship to low-grade B-cell lymphoma of the mucosa-associated lymphoid tissue. *Histopathology*. 1991;18:403-414.
92. Piris M, Rivas C, Morente M, et al. Monocytoid B-cell lymphoma, a tumour related to the marginal zone. *Histopathology*. 1988;12:383-392.
93. Melo J, Hegde U, Parreira A, et al. Splenic B cell lymphoma with circulating villous lymphocytes: differential diagnosis of B cell leukaemias with large spleens. *J Clin Pathol*. 1987;40:642-651.
94. Campo E, Miquel R, Krenacs L, et al. Primary nodal marginal zone lymphomas of splenic and MALT type. *Am J Surg Pathol*. 1999;23:59-68.
95. Dunn-Walters DK, Boursier L, Spencer J, Isaacson PG. Analysis of immunoglobulin genes in splenic marginal zone lymphoma suggests ongoing mutation. *Hum Pathol*. 1998;29:585-593.
96. Kuppers R, Hajadi M, Plank L, et al. Molecular Ig gene analysis reveals that monocytoid B cell lymphoma is a malignancy of mature B cells carrying somatically mutated V region genes and suggests that rearrangement of the kappa-deleting element (resulting in deletion of the Ig kappa enhancers) abolishes somatic hypermutation in the human. *Eur J Immunol*. 1996;26:1794-1800.
97. Damle RN, Wasil T, Fais F, et al. Ig V gene mutation status and CD38 expression as novel prognostic indicators in chronic lymphocytic leukemia [see comments]. *Blood*. 1999;94:1840-1847.
98. Colomo L, Loong F, Rives S, et al. Diffuse large B-cell lymphomas with plasmablastic differentiation represent a heterogeneous group of disease entities. *Am J Surg Pathol*. 2004;28:736-747.
99. Isaacson P, Spencer J. Malignant lymphoma of mucosa-associated lymphoid tissue. *Histopathology*. 1987;11:445-462.
100. Harris NL, Jaffe ES, Stein H, et al. A revised European-American classification of lymphoid neoplasms: a proposal from the International Lymphoma Study Group. *Blood*. 1994;84:1361-1392.
101. Du M, Diss T, Xu C, et al. Somatic mutations and intraclonal variations in MALT lymphoma immunoglobulin genes. *Blood*. 1995;86(suppl):181a.
102. Spits H, Lanier L, Phillips J. Development of human T and natural killer cells. *Blood*. 1995;85:2654-2670.
103. Thomas M. The leukocyte common antigen family. *Ann Rev Immunol*. 1989;7:339-369.
104. Bhan A, Reinherz E, Poppema S, et al. Location of T cell and major histocompatibility antigens in the human thymus. *J Exp Med*. 1980;152:771-782.
105. Gimmi C, Freeman J, Sugita K, et al. B7 provides a costimulatory signal which induces T cells to proliferate and secrete interleukin 2. *Proc Natl Acad Sci U S A*. 1991;88:6575-6579.
106. Meurer S, Schlossman S, Reinherz E. Clonal analysis of human cytotoxic T lymphocytes: T4 and T8 effector T cells recognize products of different major histocompatibility regions. *Proc Natl Acad Sci U S A*. 1982;79:4395-4399.
107. de Leval L, Rickman DS, Thielen C, et al. The gene expression profile of nodal peripheral T-cell lymphoma demonstrates a molecular link between angioimmunoblastic T-cell lymphoma (AITL) and follicular helper T (TFH) cells. *Blood*. 2007;109:4952-4963.
108. Carding SR, Egan PJ. Gammadelta T cells: functional plasticity and heterogeneity. *Nat Rev Immunol*. 2002;2:336-345.
109. Ebert LM, Meuter S, Moser B. Homing and function of human skin gammadelta T cells and NK cells: relevance for tumor surveillance. *J Immunol*. 2006;176:4331-4336.
110. Inghirami G, Zhu B, Chess L, Knowles D. Flow cytometric and immunohistochemical characterization of the g/d T-lymphocyte population in normal human lymphoid tissue and peripheral blood. *Am J Pathol*. 1990;136:357-367.
111. Cheent K, Khakoo SI. Natural killer cells: integrating diversity with function. *Immunology*. 2009;126:449-457.

第9章

反应性淋巴结病

Eric D. Hsi, Bertram Schnitzer

章节目录

外科病理医生检查淋巴结活检标本时面临的主要问题是确定疾病的良恶性。有必要了解多种多样的非肿瘤性病变的组织学变化，从而将其与淋巴瘤相鉴别，同时在形态学层面上做出特异性诊断或鉴别诊断。特异性诊断往往需要将形态学特征、临床病史和辅助检查的结果（如微生物的免疫组化染色、微生物培养、血清学检查、微生物核酸的分子生物学分析等）相联系。

根据组织学结构模式将反应性淋巴结病（淋巴结肿大）分为四大类：滤泡-结节模式、窦性生长模式、滤泡间区或混合性模式，以及弥漫性模式。尽管这种分类方式很方便，但是在一个病变中，淋巴结的多个结构可以受累，并且不同病例之间有所变化。此外，淋巴结反应性病变是动态的过程，占主要地位的组织学模式可能会有变化，这取决于活检标本所处的疾病阶段。

简表9.1列出了导致淋巴结肿大并且进行活检的主要反应性病变。另外几种良性和交界性病变（如免疫缺陷相关淋巴结病、窦组织细胞增生伴巨淋巴结病和浆细胞型Castleman病）将在其他章节进行讨论。

9.1 滤泡和结节模式

9.1.1 滤泡增生

滤泡增生被定义为次级淋巴滤泡的数量增多，其大小和形状通常也会增大（图9.1）。滤泡增生是最常见的反应性模式。导致滤泡增生的抗原通常未知。增生性滤泡的生发中心由比例不等的中心母细胞（无裂细胞）和中心细胞（有裂细胞）构成，其比例取决于免疫反应的持续时间。通常可见含有凋亡细胞碎片的可染小体巨噬细胞，它们使得生发中心呈现“星空”现象（图9.1A，图9.1B）。“星空”现象的显著性与生发中心增殖指数相关。一些滤泡通常显示出生发中心的极性：增殖性暗区位于生发中心内朝向淋巴结髓质一侧，含有多量中心母

简表9.1 反应性淋巴结病

滤泡和结节模式
- 滤泡增生
- 自身免疫性疾病（类风湿关节炎）
- 梅毒性淋巴结炎
- 透明血管型Castleman病
- 生发中心进行性转化
- 套区增生
- 分枝杆菌梭形细胞假瘤

窦性生长方式为主模式
- 窦组织细胞增生
- 特定原因所致：淋巴管显影、假体植入、储积病和Wipple病
- 淋巴窦血管转化
- 噬血细胞综合征

滤泡间区或混合性模式
- 副皮质区增生和皮病性反应
- 肉芽肿性淋巴结炎
  - 非坏死性肉芽肿
  - 坏死性肉芽肿
  - 结核
  - 真菌感染
  - 猫抓病
- Kimura病
- 弓形虫淋巴结炎
- 系统性红斑狼疮
- Kikuchi病（组织细胞坏死性淋巴结炎）
- Kawasaki病
- 炎性假瘤
- 杆菌性血管瘤病

弥漫性模式
- 传染性单核细胞增多症（IM）
- 巨细胞病毒感染
- 单纯疱疹淋巴结炎
- 苯妥英钠相关淋巴结病

细胞，以及生发中心顶部的明区，位于滤泡靠近淋巴结被膜一侧，含有多量中心细胞（图9.2A，图9.1C）。在增殖反应的早期，生发中心几乎全部由中心母细胞组成（图9.3）。MIB-1（Ki-67）免疫组化染色可突出显示暗区的高增殖指数（图9.1D，图9.3B）。明区含有中心细胞、浆细胞、不等量的CD4^{+}T细胞和滤泡树突细胞（FDC）。FDC含有中等大小、淡染的双叶细胞核，小核仁位于其中央；很多FDC含有双核，核膜对称且纤细（图9.2B）。含有小淋巴细胞的显著或不显著的套区围绕着生发中心。在有极性的生发中心中，套区扩张并围绕着明区（图9.1C）。滤泡增生的其他特征包括：生发中心增大且其轮廓不规则（图9.1B），有时可以出现滤泡溶解（图9.4）。滤泡溶解的特征为套区淋巴细胞浸润并使生发中心的结构紊乱。滤泡间区可出现不同程度的扩张，伴有散在转化细胞、小淋巴细胞、浆细胞和高内皮小静脉。

生发中心含有大量的CD20^{+}B细胞、数量不等的CD4^{+}T细胞、CD57^{+}细胞和PD-1^{+}细胞[1]。反应性生发中心的B细胞不表达BCL2，而良性和肿瘤性生发中心的B细胞均表达BCL6和CD10。滤泡内和滤泡间T细胞的一个亚群共表达CD4和BCL6[2]。

9.1.1.1 鉴别诊断

反应性滤泡增生的最重要鉴别诊断为滤泡性淋巴瘤。支持良性的特征包括：滤泡的极性、可染小体巨噬细胞伴“星空”现象、滤泡内含有浆细胞和完好的套区，免疫组化染色显示B细胞呈BCL2^{-}[3,4]。因为滤泡中的T细胞表达BCL2，因此对BCL2染色的解读必须结合B细胞和T细胞标记的染色结果。首先需确定B细胞和T细胞的相对比例，再解读BCL2阳性细胞亚群。尽管用PCR的方法可以在反应性增生中检出滤泡性淋巴瘤特征性t（14：18）（q32：q21）异常[5]，但是对于低敏感性检测方法（1/10^{4}或更低）来说并不会出现此类问题[6]。

9.1.1.2 单核样B细胞增生

滤泡增生可以伴有单核细胞样B细胞增生，后者位于皮质窦区周围、小静脉周围或滤泡旁[7-9]。单核细胞样B细胞增生是下列疾病的典型特征：弓形虫淋巴结炎、HIV相关淋巴结病、巨细胞病毒淋巴结炎和化脓性肉芽肿相关性疾病（尤其是猫抓病），但是也可以伴发非特异性滤泡增生。单核样B细胞呈中等大小，胞质丰富、淡染至透亮，细胞核圆形或轻微折叠，染色质较分散。单核样B细胞之间常见散在分布的中性粒细胞和免疫母细胞（图9.5）。在单核样B细胞增生显著的情况下，需要鉴别诊断的疾病包括边缘区（单核样B细胞）淋巴瘤。尽管某些情况下，鉴别诊断很困难，但是轻链限制性可以作为淋巴瘤的诊断依据，并且当浆细胞样分化的特征显现的时候，轻链限制性检测可以在石蜡切片上进行。支持淋巴瘤诊断的形态学特征包括：淋巴结结构的部分破坏、大细胞数量增多并且核分裂象增多。PCR检测免疫球蛋白基因重排也有所帮助。

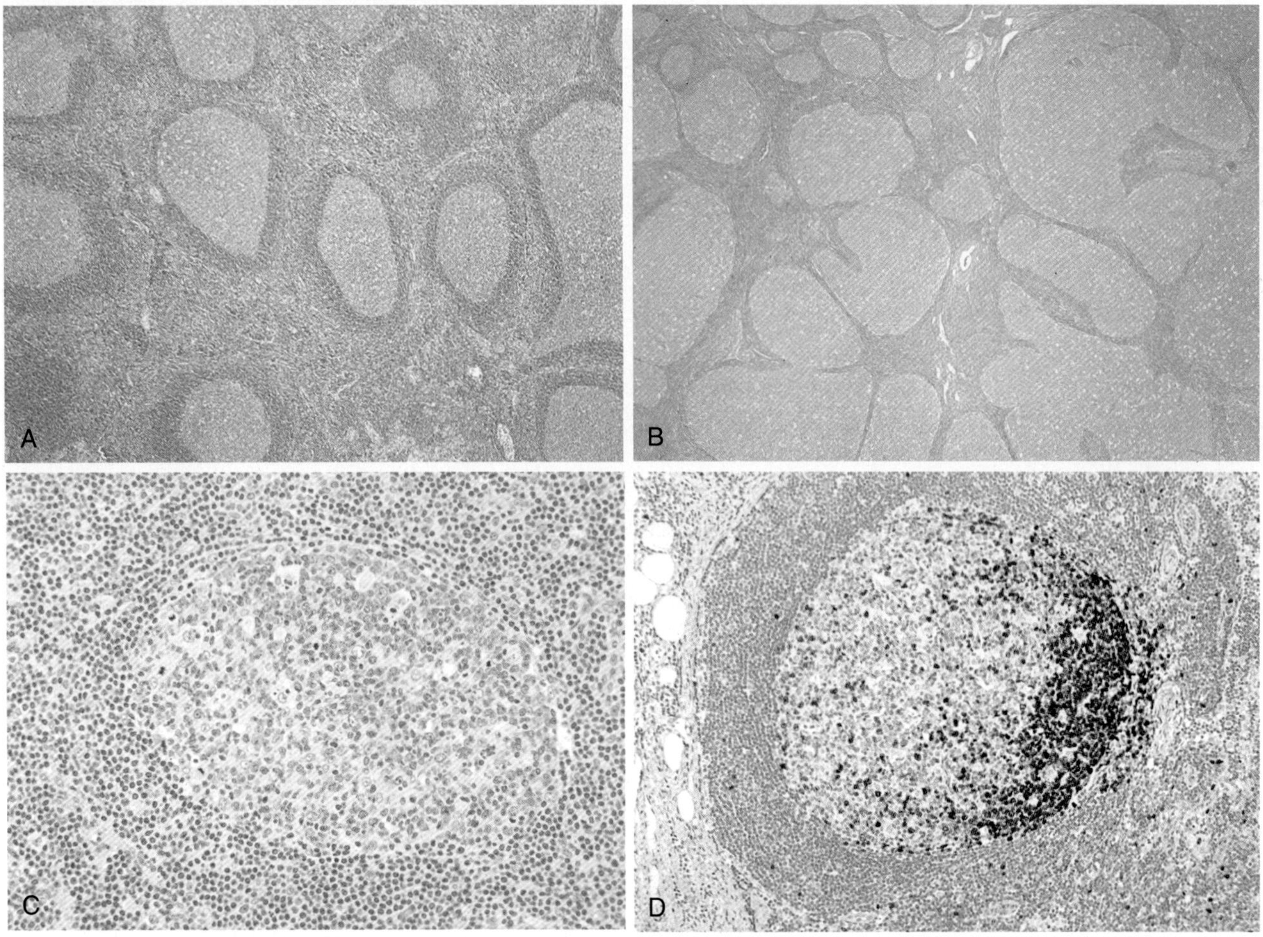

图9.1　滤泡增生。A．滤泡的数量增加，生发中心增大且不规则，套区完好；滤泡间区扩大。B．生发中心扩大，不规则，形成大而奇异的结构。C．生发中心的极性，暗区主要含有中心母细胞和可染小体巨噬细胞，明区主要含有中心细胞。D．MIB-1染色显示暗区中几乎所有的细胞阳性。围绕明区的套区扩张

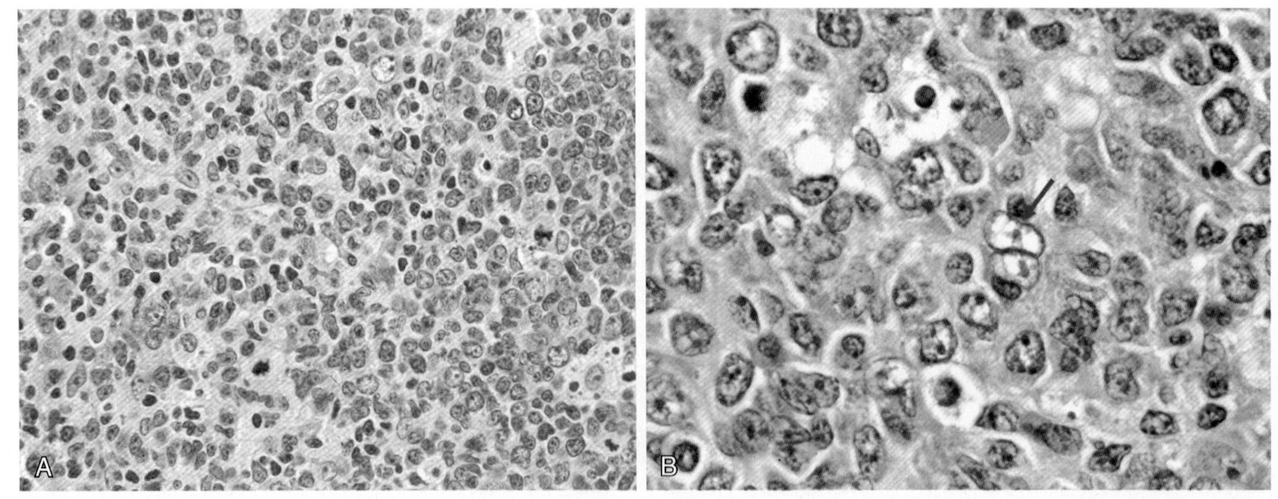

图9.2　A．生发中心高倍观。明区（左）以中心细胞为主，而暗区以夹杂可染小体巨噬细胞的中心母细胞为主。B．滤泡树突细胞（箭头）。这些细胞染色质透亮，含有一个中位小核仁；它们可呈双叶核，核膜纤细

9.1.2　自身免疫性疾病：类风湿关节炎

自身免疫性疾病（如类风湿关节炎、幼年性类风湿关节炎和Sjögren综合征）患者常出现以滤泡增生为特征的淋巴结病[10-13]。尽管此种情况下一般不取淋巴结活检，但是如果临床医生疑诊淋巴瘤也可以活检。类风湿关节炎相关的淋巴结病非常有特征，因此本节重点讨论类风湿关节炎（RA）。

RA中淋巴结的组织学变化表现为滤泡增生、滤泡内或滤泡间区浆细胞增生和窦内中性粒细胞浸润（图

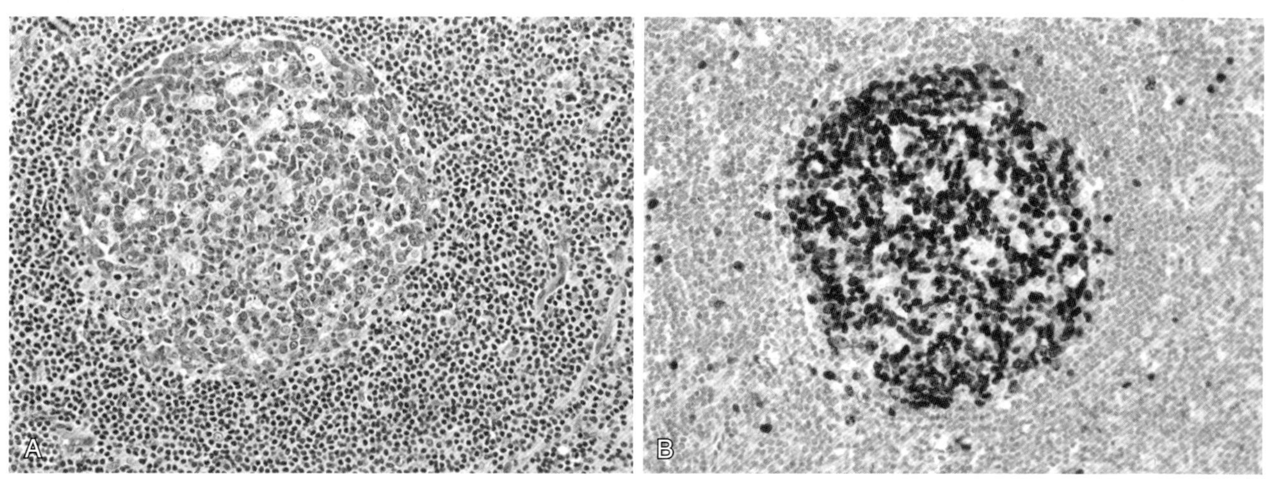

图9.3 A. 几乎全部由中心母细胞组成的生发中心。可染小体巨噬细胞散在分布。B. A图生发中心的MIB-1染色，显示所有中心母细胞均为阳性，证实这些细胞的增殖活性

9.6）[10,13]。淋巴结的被膜增厚但是无浆细胞浸润。反应性淋巴细胞可以蔓延至淋巴结附近的组织中，但这并非恶性特征。与非特异性滤泡增生相比，RA反应性生发中心较小且较规则，以中心细胞为主且分裂活性较低[13]。免疫组化染色显示，在滤泡间区以$CD4^+$T细胞为主，生发中心内可含一些$CD8^+$T细胞[10,13]。通常在其他自身免疫性疾病中（如Sjögren综合征）扩增的多型的$CD5^+$B细胞，在RA中也可见到[10]。但是在Sjögren综合征中单核样B细胞的增生更为常见。

RA相关的滤泡增生需要和其他原因所致的滤泡增生鉴别。生发中心中出现浆细胞常提示RA或其他自身免疫性疾病的可能性。适当的临床病史和实验室检查也有助于确立RA相关淋巴结病的诊断。

梅毒可以造成类似RA的组织学改变（见后述）。然而，梅毒具有以下更为典型的特征：肉芽肿、增厚的被膜中有浆细胞和淋巴细胞浸润、闭塞性动脉内膜炎或静脉炎。螺旋体的特殊染色是梅毒性淋巴结炎的诊断性依据。HIV感染特别是感染的早期阶段的淋巴结可以呈现类似RA的组织学改变。滤泡性淋巴瘤也要纳入鉴别诊断。生发中心B细胞表达BCL2或存在t（14；18）（q32；q21）有助于确定滤泡性淋巴瘤的诊断，尽管这些改变并非滤泡性淋巴瘤诊断的必要条件。

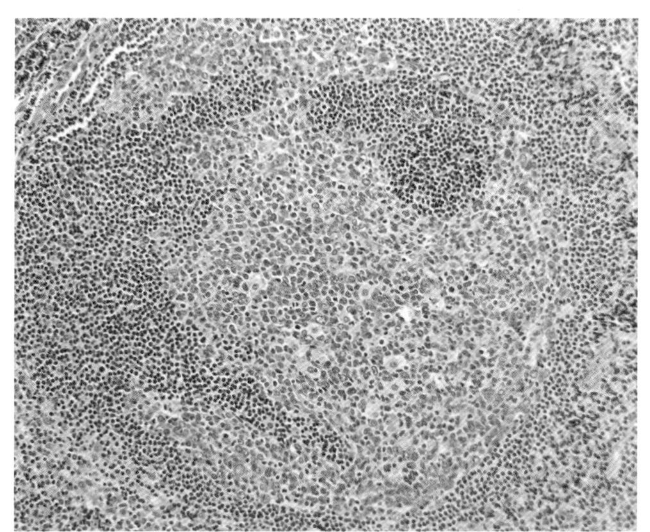

图9.4 **生发中心的滤泡溶解**。套区的淋巴细胞浸润并且使得生发中心的结构紊乱

Sjögren综合征相关性滤泡增生需要与边缘区淋巴瘤鉴别。如出现大片融合的单核样B细胞则提示边缘区淋巴瘤的可能性。对于这些滤泡增生伴有成片单核样B细胞增生的病例来说，证实增生细胞的单克隆性是诊断淋巴瘤的必要依据[15]。

9.1.3 梅毒性淋巴结炎

尽管诊断梅毒并不依赖于淋巴结活检，然而一期梅毒和二期梅毒所致的局灶性或全身性淋巴结肿大在临床上可被疑诊为淋巴瘤，在这种情况下则需进行淋巴结活检[16]。梅毒性淋巴结炎典型的组织学改变是滤泡增生伴滤泡间区浆细胞增生，这一改变与RA相关的淋巴结病类似[16,17]。提示梅毒性淋巴结炎的特征包括被膜和小梁纤维化以及浆细胞和淋巴细胞浸润（图9.7）。梅毒性淋巴结炎也可以出现副皮质区结节病样或罕见的化脓性肉芽肿、上皮样组织细胞聚集和闭塞性动脉内膜炎或静脉炎[18]。更为罕见的情况下，化脓性梅毒可以造成坏死性淋巴结炎。Warthin-Starry或Steiner染色可以显示梅毒螺旋体，后者可以出现在淋巴结的任何区域，但在血管壁

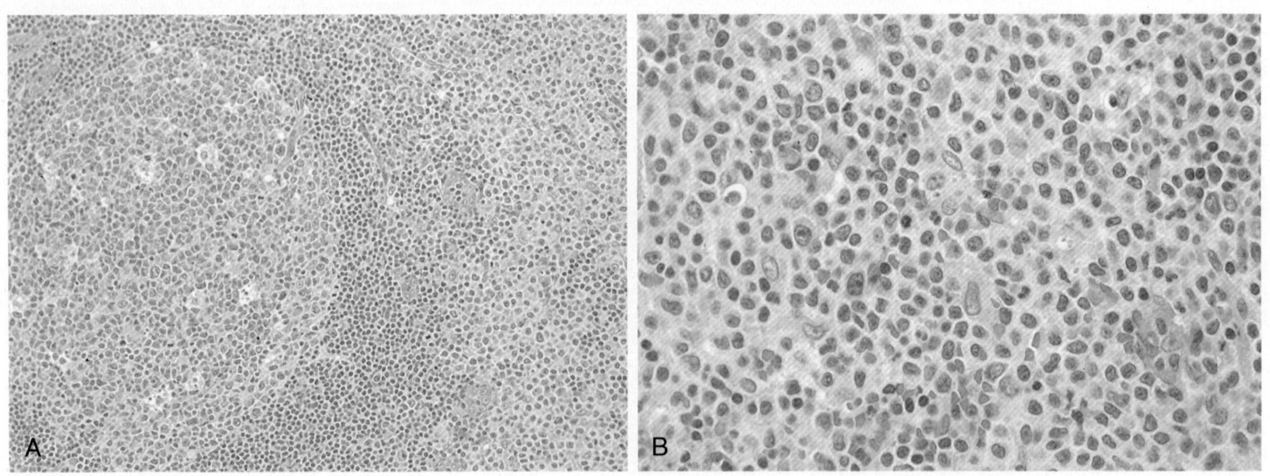

图9.5 A. 反应性滤泡，伴有邻近部位的单核样B细胞增生。B. 单核样细胞中等大小，核轻微折叠，胞质丰富。中性粒细胞在单核样细胞之间散在分布

和上皮样组织细胞中总是可以观察到它们[16]。使用特殊染色识别螺旋体较为困难，在这种情况下，血清学检查的阳性结果是确立梅毒性淋巴结炎的必要条件[19]。免疫组化染色有助于检测到梅毒螺旋体[20]。

梅毒性淋巴结炎的鉴别诊断包括其他原因所致的滤泡增生和自身免疫性疾病相关的淋巴结病（如RA），因为后者也可出现大量浆细胞浸润（见前述）。

9.1.4 透明血管型Castleman病

Castleman病可以呈现单中心或多中心性。单中心Castleman病通常为透明血管型（HVCD），但是浆细胞型也可以呈现单中心。HVCD（亦称血管滤泡性淋巴组织增生或巨大淋巴结增生）可以发生于任何年龄，青年人多见。临床特征方面，HVCD表现为局限性肿块，最常见累及部位为纵隔和颈部淋巴结。HVCD患者一般不伴有HIV感染，无系统性症状，后者与浆细胞型不同[21]。单中心Castleman病通常可以通过手术切除治愈，而多中心Castleman病则需要系统性的化疗[22]。

9.1.4.1 组织学

HVCD的组织学特征包括：膨胀的套区围绕大量萎缩的小生发中心和滤泡间血管增多（图9.8A，图9.8B）[23]。萎缩的生发中心的主要细胞为FDC和血管内皮细胞。残留的滤泡中心B细胞较少。套区的细胞倾向于形成向心性环状结构，与FDC的突起相连接，呈“洋葱皮”样外观。滤泡间的血管垂直插入生发中心形成“棒棒糖”样的滤泡（图9.8C）。滤泡间可见不等量的小淋巴细胞，高内皮静脉数量增多。HVCD中一个套区可以包绕多个生发中心，此为有价值的诊断性线索之一（图9.8D）。有时可见浆样树突细胞（以前称为浆样单核

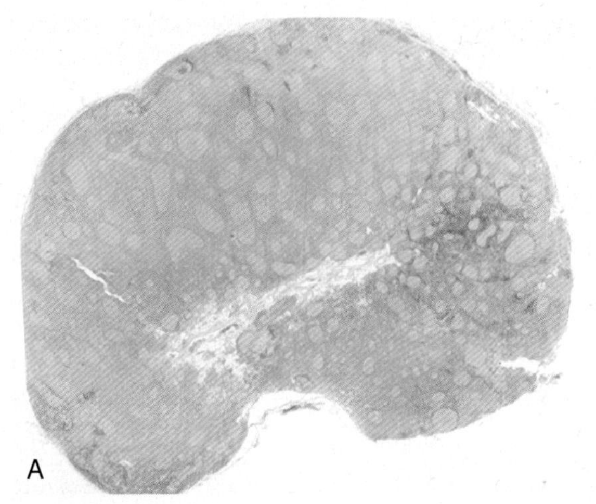

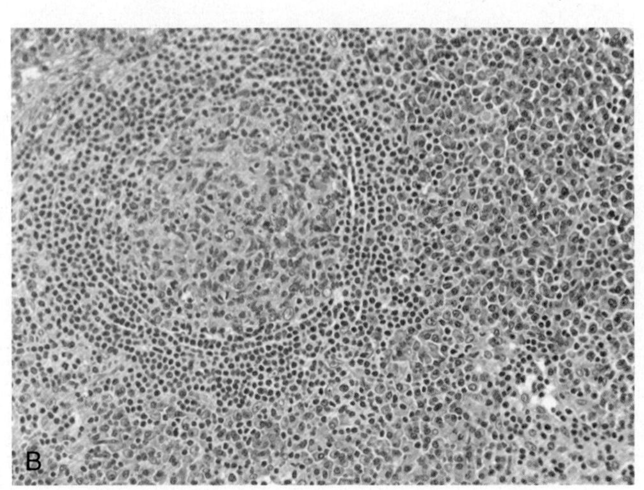

图9.6 类风湿关节炎患者的淋巴结滤泡增生。A. 皮质和髓质区见增生的滤泡，其生发中心的大小和形状不一。B. 滤泡周围环绕着片状分布的浆细胞

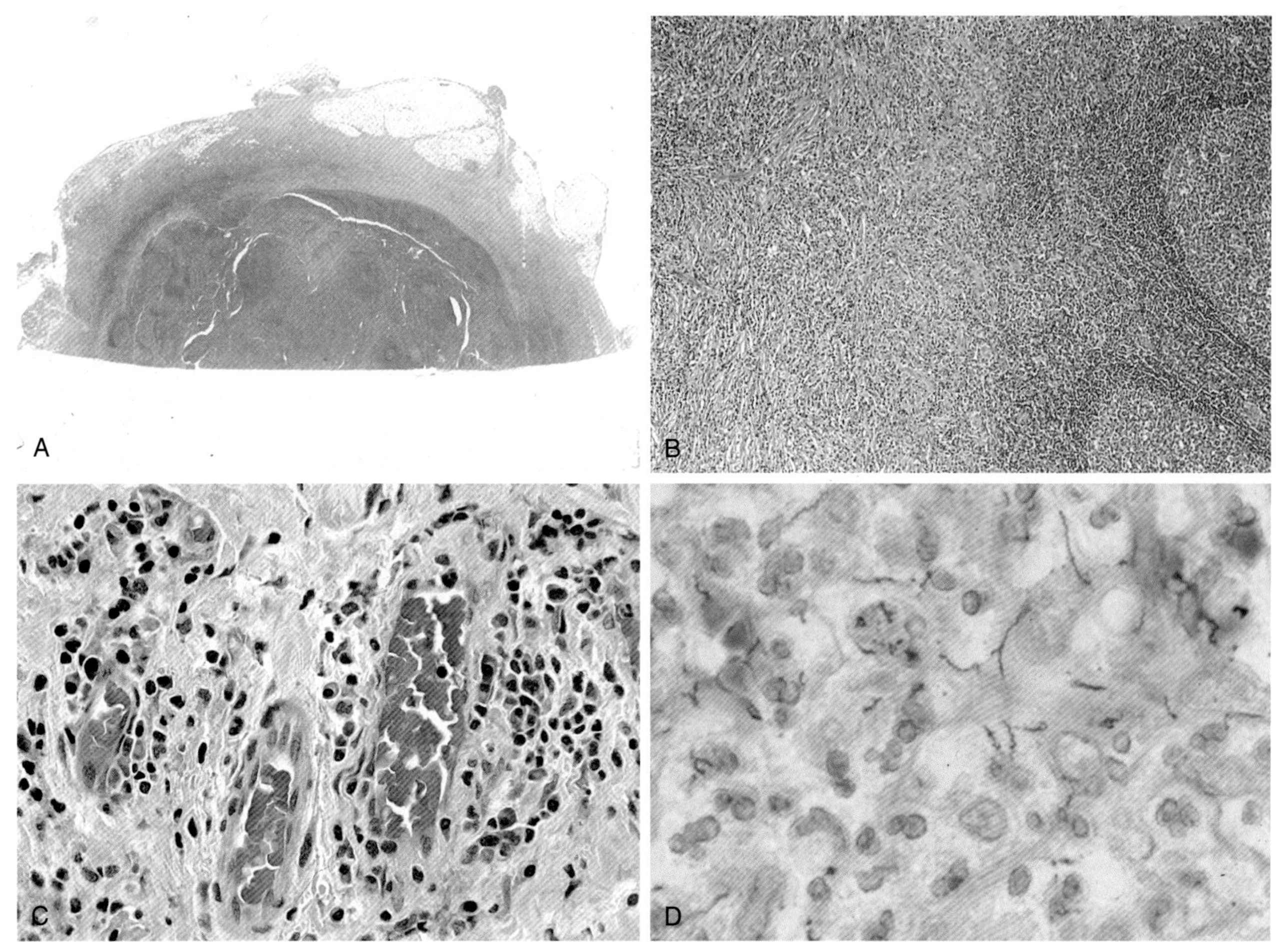

图9.7 梅毒性淋巴结炎。A. 慢性炎细胞在增厚纤维化的被膜中浸润。可见滤泡增生和滤泡间区的浆细胞增生。B. 高倍镜示纤维化被膜中重度炎性浸润和两个巨大的反应性滤泡。C. 在被膜中，浆细胞和淋巴细胞围绕血管。D. 在一例坏死性梅毒性淋巴结炎中Steiner染色显示大量螺旋体

细胞）聚集（图9.8F）[23]。在各个病例中，滤泡和滤泡间区的相对比例有差异。淋巴结周围组织纤维化基础上的硬化和纤维化条索（通常位于血管周围）是常见改变。

有学者描述了一种富于间质型HVCD，其间质细胞含有血管平滑肌样成分，表达actin。此型临床上也呈现良性病程[24,25]。某些病例中，可出现核增大且不规则的非典型FDC，有研究者将其视为异型增生[26]。这些细胞可能是FDC肉瘤的前体细胞，因为文献报道有一例FDC肿瘤发生于HVCD患者；另一例HVCD患者（病变中的淋巴细胞没有单克隆证据）发现FDC细胞有异常核型[24,27,28]。

浆细胞型Castleman病（PCCD）可以呈现单中心性（约10%的病例为单中心性）。PCCD患者可有全身性症状，手术切除病变后全身症状可以缓解。PCCD的主要特征为滤泡增生伴滤泡间区大量的浆细胞增生，滤泡间区也可见透明变性的血管，浆细胞无细胞异型性。然而，这些特征并不特异，查见少数透明血管滤泡将有助于诊断。

9.1.4.2 免疫表型

HVCD中滤泡的免疫学表型与反应性滤泡类似，即膨胀的向心性FDC网络表达CD21（图9.8E），以及一个扩张的FDC网络中可含有多个生发中心[29]。CD123、CD68和CD43染色可以衬托出斑片状分布的浆细胞样树突细胞[30]。疱疹病毒-8染色在HVCD通常为阴性。PCCD中的浆细胞通常为免疫球蛋白轻链多型性，然而在多中心PCCD中可以检出轻链限制性浆细胞（通常为λ链限制性）。

9.1.4.3 鉴别诊断

由于HVCD的形态学特征不特异，所以鉴别诊断主要包括：晚期HIV相关的淋巴结病、早期血管免疫母细胞性T细胞淋巴瘤（AITL）、滤泡性淋巴瘤（FL）或套细胞淋巴瘤和非特异性淋巴结病。临床病史和血清学检查可以排除HIV感染的可能性。CD21染色显示，在AITL中，扩张的FDC网络位于B细胞滤泡外。然而，

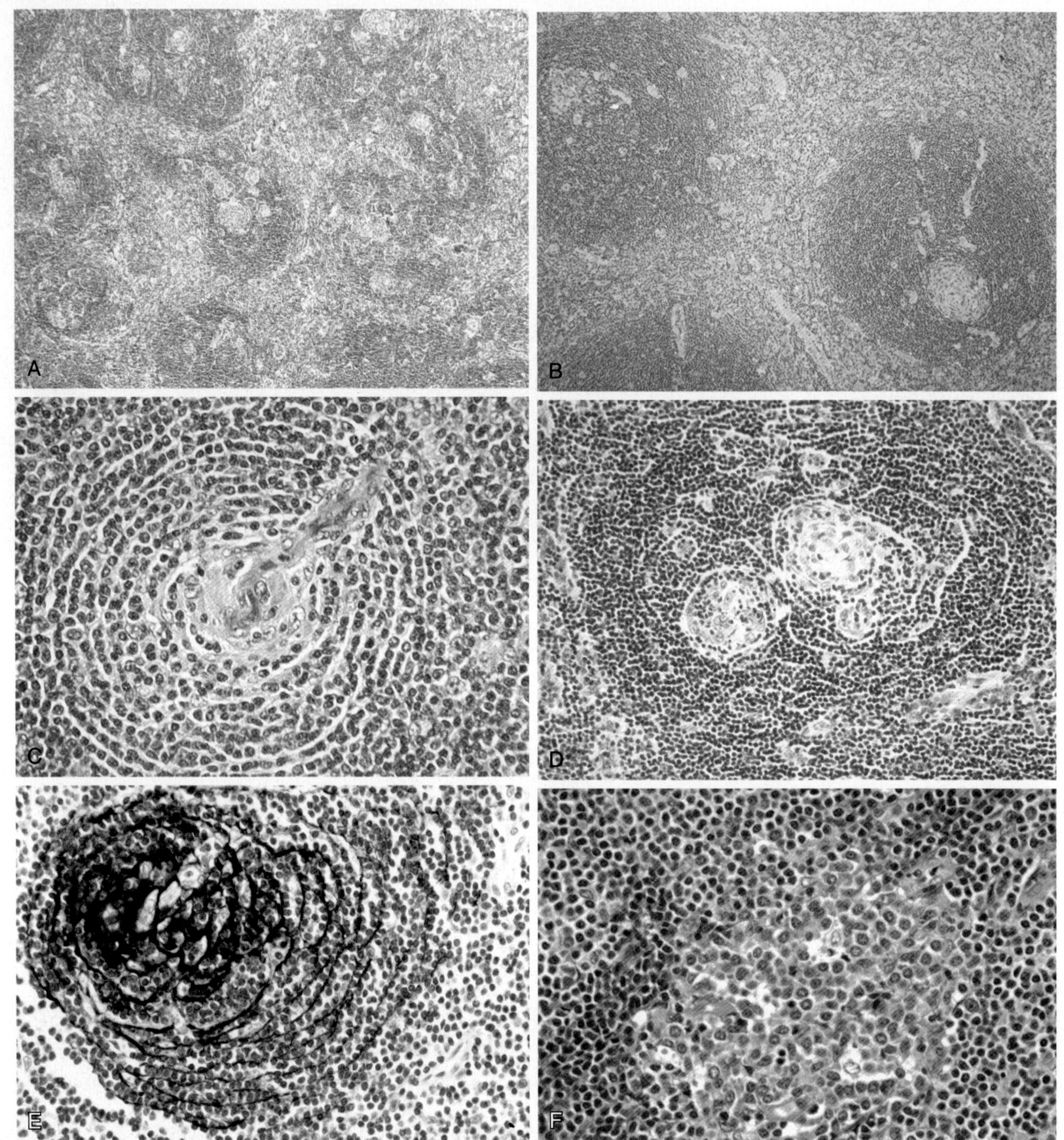

图9.8 透明血管型Castleman病。A. 滤泡中膨胀的套区包绕萎缩的生发中心。滤泡间血管增生显著。B. 高倍镜示血管从滤泡间区穿过膨胀的套区进入萎缩的生发中心。C. 透明变性的血管垂直插入残存的生发中心，形成"棒棒糖"样外观。小淋巴细胞栅栏样围绕着生发中心（"洋葱皮"样外观）。D. 一个套区内含有两个萎缩的生发中心。E. CD21染色显示在萎缩的生发中心内滤泡树突细胞网络致密，而当其延伸进入套区时则排列疏松。F. HVCD中可见特征性浆样树突细胞

AITL中可含有萎缩的生发中心。在AITL的早期，肿瘤性异型细胞主要在滤泡间区浸润，高内皮静脉与HVCD中增生的血管类似。但是在AITL中可见异型肿瘤细胞（胞质透亮的细胞），并且在一些病例中[31]这些细胞表达CD10和PD-1[1]。与HVCD不同，检测EBER显示早期AITL中滤泡间区浸润的B免疫母细胞感染EBV。

套区生长的套细胞淋巴瘤与HVCD有着相似之处。但是，套细胞淋巴瘤中的淋巴细胞通常有异型性、轻链限制性、$CD5^+$以及表达Cyclin D_1等特征，而无HVCD中滤泡间区血管增生的特征。滤泡性淋巴瘤中的小滤泡可被误诊为HVCD中萎缩的生发中心。然而，滤泡性淋巴瘤有着典型的表型：$CD20^+$、$CD10^+$和$BCL2^+$。当考虑PCCD诊断的时候，排除自身免疫疾病(如RA和HIV感染)，十分重要。

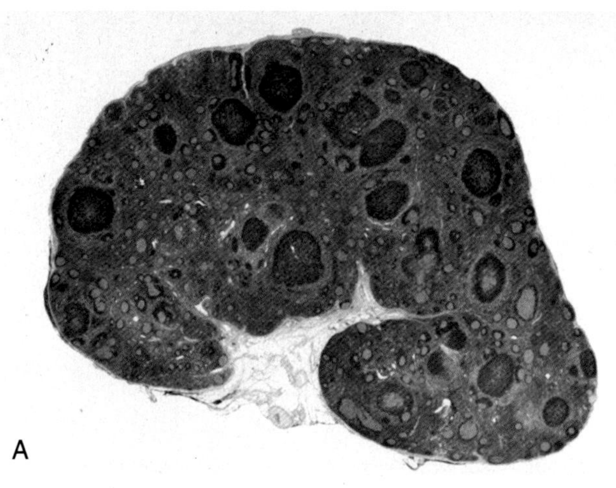

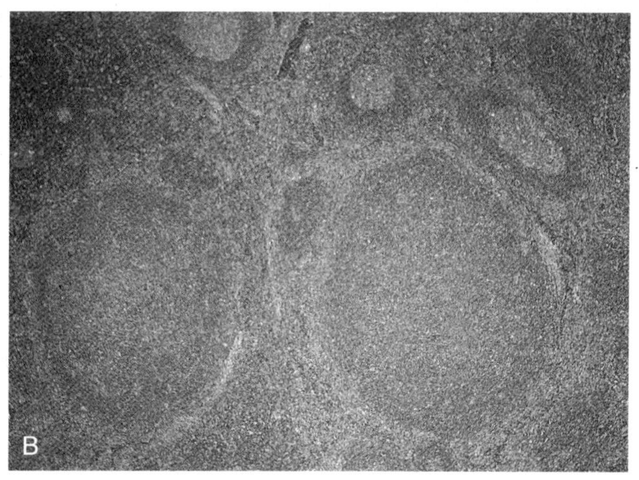

图9.9 生发中心进行性转化。A. 巨大的进行性转化的生发中心（CD20染色）之间反应性滤泡数量增加。B. 反应性滤泡和两个巨大的主要含有小淋巴细胞的进行性转化的生发中心

9.1.5 生发中心进行性转化

生发中心进行性转化（PTGC）常发生于滤泡增生的基础上。PTGC常发生于青年人，也可发生于儿童，但发病高峰年龄段为20~30岁，以男性为主，表现为无症状性单个淋巴结肿大。颈部和腋窝淋巴结最常受累[32–34]。

PTGC通常呈典型的滤泡增生背景上散在的巨大结节型病灶（图9.9）。PTGC的结节至少是普通增生的滤泡的两倍大（通常会更大），主要含有小淋巴细胞夹杂单个或小片状分布的滤泡中心细胞。在大多数病例中，一个淋巴结可含一个或多个转化的生发中心。但是在旺炽型PTGC中，一个淋巴结可含很多个转化的生发中心，这一现象在年轻的男性患者中尤为显著[35]。尽管如此，在转化性生发中心之间总是可查见典型的反应性滤泡，偶见上皮样组织细胞可以环绕在滤泡周围[32,35]。PTGC中小淋巴细胞呈现IgM$^+$、IgD$^+$套区细胞免疫表型[36]。CD21$^+$、CD23$^+$向心性平滑的FDC网勾勒出滤泡的结构。

需要与PTGC鉴别的疾病主要为结节性淋巴细胞为主型霍奇金淋巴瘤（NLPHL）。NLPHL和PTGC彼此相似且可以发生在同一个淋巴结。局灶性NLPHL可以在旺炽型PTGC的基础上发生，因此必须对整个淋巴结组织进行组织学检查。NLPHL和PTGC均含有多个大结节，但是与PTGC不同的是，肿瘤性结节破坏淋巴结的结构并且结节之间缺乏反应性滤泡。与PTGC一样，NLPHL结节也主要由小淋巴细胞组成，并且其间散在分布有大细胞。然而，NLPHL中的大细胞为RS细胞的变型，被称为“爆米花”细胞或者LP细胞。此种RS细胞的变型细胞含有大而分叶的细胞核和大小不等的核仁，此特征与PTGC中的中心母细胞截然不同。此外，T细胞和CD57$^+$细胞在NLPHL中呈小片状分布，而在PTGC中则呈散在分布。一个有助于鉴别NLPHL的特征为：CD20$^+$肿瘤性B细胞[37]周围花环样排列着T细胞或者PD−1$^+$细胞[1a]，而PTGC则无此特征。在一些NLPHL中爆米花细胞表达EMA，而PTGC中残留的中心母细胞则不表达[37]。此外，PTGC的结节边缘锐利且清晰，而NLPHL的边缘呈破絮或虫蚀样[38]。CD20和CD79a染色可以衬托出此特征。NLPHL中的上皮样组织细胞不仅位于结节周边也可以位于结节内。因此结节内的上皮样组织细胞通常提示NLPHL的可能，而非PTGC。当结节排列致密的时候，需要仔细评估形态学和免疫表型以排除NLPHL的可能性。

手术切除通常可以治愈PTGC，但是在同一部位可能会复发。一些研究发现PTGC和NLPHL之间具有组织同源性关系，因为PTGC发生于NLPHL之前或之后或同时发生[33,39]。很多研究显示PTGC患者继发NLPHL的风险很低，但是具体的风险程度未知[35]。因此，需要对旺炽型或者复发性PTGC密切随访，可疑的淋巴结必须予以切除以排除进展为NLPHL的可能性[32]。

9.1.6 套区增生

套区增生一般不引起淋巴结肿大[40]。扩张的套区围绕着增生或者萎缩的生发中心。套区增生提示HVCD、套细胞淋巴瘤和边缘区淋巴瘤的可能性。Castleman病具有滤泡间区血管增生的现象，而套区增生不然。套细胞淋巴瘤常累及整个淋巴结，而套区增生多数情况下仅局限于皮质或者累及个别滤泡（图9.10）。此外，套

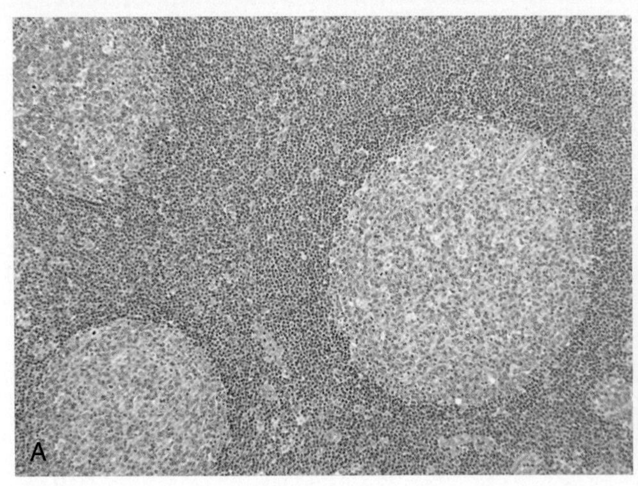
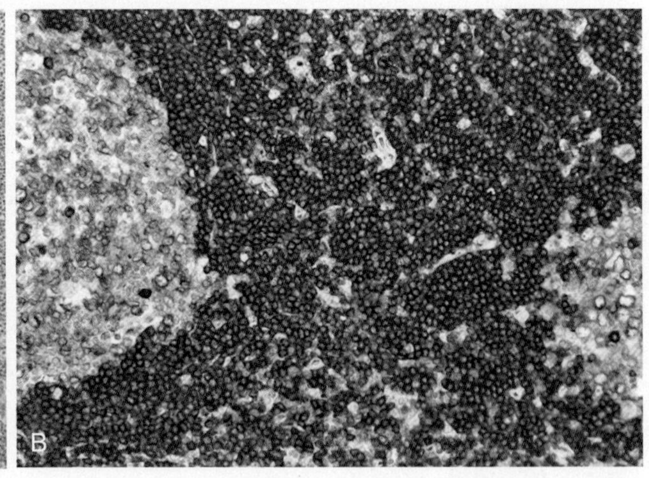

图9.10 套区增生。A. 3个滤泡的扩张增生的套区几乎替代了滤泡间区。B. CD79a染色显示套区细胞阳性，滤泡间区和生发中心的部分细胞阴性

细胞淋巴瘤中增生的套区可以互相融合。CD5、CD43、Cyclin D_1和轻链的免疫组化染色有助于排除套细胞淋巴瘤和边缘区淋巴瘤，有时则需要进行基因重排检查以排除淋巴瘤的可能性[40]。

9.2 窦性生长方式为主模式

9.2.1 窦组织细胞增生（SH）

窦组织细胞增生（SH）是一种常见的非特异性反应性增生，以组织细胞在淋巴窦内扩增为特征。它常见于肿瘤引流区域的淋巴结。作为一种免疫反应，SH在这种情况下的预后意义有较大的争议，有些研究认为SH患者的预后较好[41-43]。部分SH可由恶性肿瘤（如乳腺癌）的外科手术造成[44]。

在临床发现的肿大淋巴结中，SH为一种非特异性、良性组织学改变[42,45-48]。组织细胞增生的程度变化较大。形态学上，增生的组织细胞形态“温和”（图9.11），没有核分裂象。后者是鉴别SH和恶性肿瘤（黑色素瘤、间皮瘤、间变性大细胞淋巴瘤）累及淋巴窦的最显著特征。上述这些恶性肿瘤均倾向以非黏附方式累及淋巴窦。但是与SH不同，恶性肿瘤均有细胞异型性。少数情况下，SH呈现“印戒”样外观，如同转移性腺癌[48]。肿瘤细胞和组织细胞的免疫组化染色如CD68有助于解决此类鉴别诊断的问题。

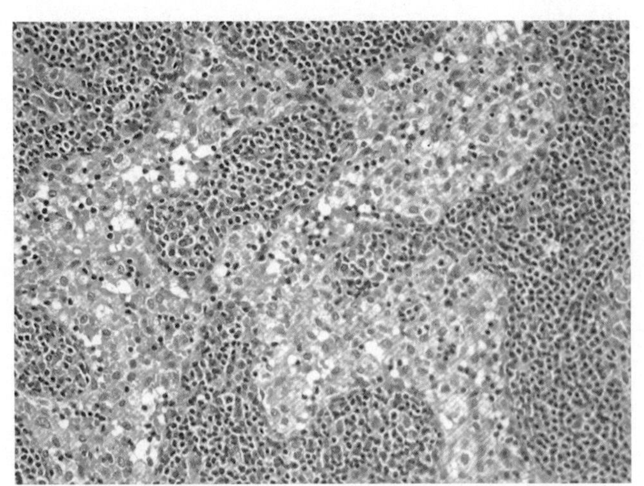

图9.11 窦组织细胞增生（SH）。组织细胞在淋巴窦内增生使得窦扩张，组织细胞胞质丰富，核形态温和无核仁

9.2.2 特定原因所致的组织细胞增生

有时，组织细胞的增生有特定的诱因，在此做简要的介绍。然而，这些诱因的首发症状往往并非是窦组织细胞增生。

9.2.2.1 淋巴管显影、假体植入和储积病

淋巴管显影曾是淋巴瘤分期的方法。淋巴管显影产生了富含脂质的大空泡，从而导致脂肪肉芽肿和淋巴窦内的泡沫状组织细胞（图9.12）。

破损的关节组织或硅胶性假体释放出的异物可以导致组织细胞增生性反应，从而导致局部淋巴结肿大[50-54]。异物存在于局部淋巴结的窦内，可扩张至皮质并形成肉芽肿。组织细胞内可见金属碎片和折光性假体物质。偏振光有助于确定这些物质（如聚乙烯[55]）的性质。有报道称，硅胶假体可导致含有多核巨细胞的肉芽肿，这些多核巨细胞含有黄色、折光性和非双折光的硅[56]。乳房的假体也可以导致淋巴结肿大，伴有含液泡的泡沫样组织细胞弥散浸润的淋巴窦和含有硅胶的大囊腔[54]。

遗传性储积病（如Gaucher病和Niemann-Pick病）

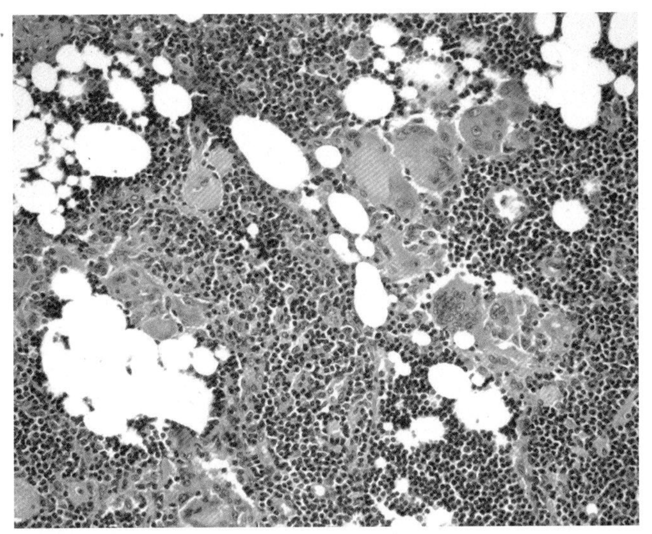

图9.12 淋巴管显影后的腹腔淋巴结。大空泡使得淋巴窦扩张，空泡的周围围绕着窦组织细胞和异物性巨细胞

也可以导致富于储积性物质的巨噬细胞在淋巴结中浸润。在其他部位可见疾病特异性组织细胞（如Gaucher病中的“纸巾”样表现）[34,57]。

9.2.2.2 Whipple病

George Whipple于1907年[58]首次描述了Whipple病。Whipple病是由Tropheryma whippelii菌引起的感染性疾病[59]。Whipple病通常发生于中年男性，以体重减轻、腹泻、腹痛和关节痛为主要症状。腹腔淋巴结肿大常见，50%的病例中可伴有外周或纵隔淋巴结肿大。尽管Whipple病常通过小肠活检诊断，然而对于没有腹部症状的患者来说，淋巴结往往是首先活检的组织。

Whipple病淋巴结的淋巴窦中存在巨大、淡染、含有空泡的组织细胞。这些组织细胞含有耐淀粉酶、PAS⁺镰刀状物和巨大的囊泡（图9.13）。电镜可证实细菌的存在[58,60,61]。并非所有的病例都有以上特征。部分患者仅呈现结节病样非坏死性肉芽肿[62,63]。如果Tropheryma whippelii菌较少，PAS染色仅局灶阳性[59]。此时必须提高警惕以免误诊。

Whipple病的鉴别诊断包括：淋巴管显影的后遗效应、分枝杆菌（如细胞内禽分枝杆菌）感染、结节病和麻风病[64]。后者呈现富于胞质空泡的组织细胞弥漫性浸润，但无囊样间隙。细胞内禽分枝杆菌感染时，病原菌PAS和抗酸染色均为阳性，但是麻风病的病原体则抗酸染色阳性、PAS阴性。PCR检测可以证实病原菌Tropheryma whippelii的存在。

9.2.3 淋巴窦血管转化

淋巴窦血管转化（淤滞性淋巴结病、淋巴结血管瘤病或血管瘤样丛状血管增生）是一种不常见的血管增生性疾病，可以发生在任何年龄，常在其他原因切除的淋巴结标本中偶然发现。组织学上，被覆扁平内皮细胞的薄壁血管使得被膜下窦和其他淋巴窦（较少见）扩张。淋巴结深部的血管化腔隙含大量的细胞成分，而被膜下窦含有的细胞成分则较少，并且更为扩张（图9.14）[65]。血管增生可以形成树枝状的裂隙。各个病例中组织学改变不一，一些病例中由于内皮细胞肿胀、血管腔较小而呈现实性外观。有一种丛状亚型，含有扩张、吻合的血管，被覆扁平内皮细胞。广泛的窦血管转化可以形成富于梭形细胞的结节[65-68]。

淋巴窦血管转化的病因是淋巴管或血管的阻塞[66-69]。鉴别诊断包括：Kaposi肉瘤（KS）、血管瘤和杆菌性血管瘤。早期的KS通常累及被膜下窦且富含裂隙状血管腔隙。KS常侵及淋巴结被膜，但是淋巴窦血管转化从不累及淋巴结被膜。KS中硬化的程度较低，通常含有长的梭形细胞的条索；杆菌性血管瘤形成含有嗜酸性颗粒和中性粒细胞碎片的结节，这些特征不存在于淋巴窦的血管性转化。血管瘤通常有较为完好的血管腔隙以及形成结节[70,71]。

9.2.4 噬血细胞综合征

噬血细胞综合征（HPS）可以分为三种类型：感染相关性、恶性肿瘤相关性和家族性（见第51章）。组织学上，三种类型均特征性地表现为良性组织细胞的系统性增生。尽管组织细胞不是肿瘤性，但是HPS常常致死。患者表现为全身性症状、发热、贫血、肝脾大、肝功能异常和凝血异常。感染相关的HPS最常发生于医源性感染的患者。最先在疱疹病毒[72]（如CMV和EBV）感染的病例中被描述。随后，在其他病原体（其他病毒、细菌、分枝杆菌、立克次体和真菌）感染的病例中也有描述[73-76]。这些患者可有亚临床性免疫缺陷，尽管表现并不明显[77,78]。

T/NK细胞淋巴瘤可伴发HPS。皮下脂膜炎样T细胞淋巴瘤与HPS密切相关[79]。

家族性HPS是一种罕见的常染色体隐性遗传综合征，常发生于婴儿和幼童（小于2岁），伴有多脏器累犯。约40%的病例存在穿孔素异常。其他的异常包括MUNC13-4和SyntaxinⅡ基因的突变（见第54章）[80-83]。患者全身症

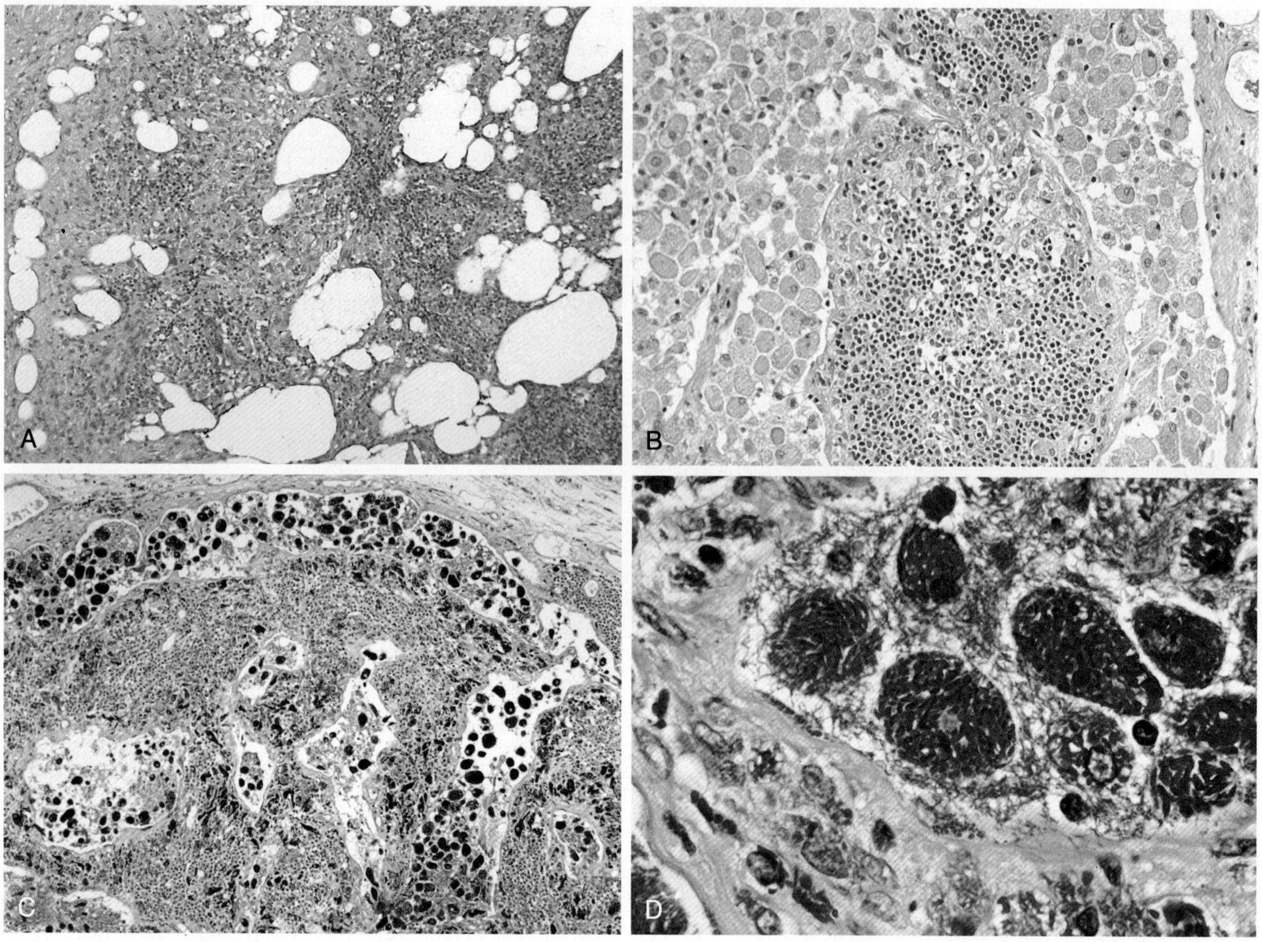

图9.13 Whipple病累及淋巴结。A. 淋巴窦内有大小不一的空泡和少量组织细胞。B. 巨大淡染的组织细胞填塞淋巴窦。C. PAS+组织细胞填塞淋巴窦。D. 高倍镜示组织细胞含有PAS+镰刀状物

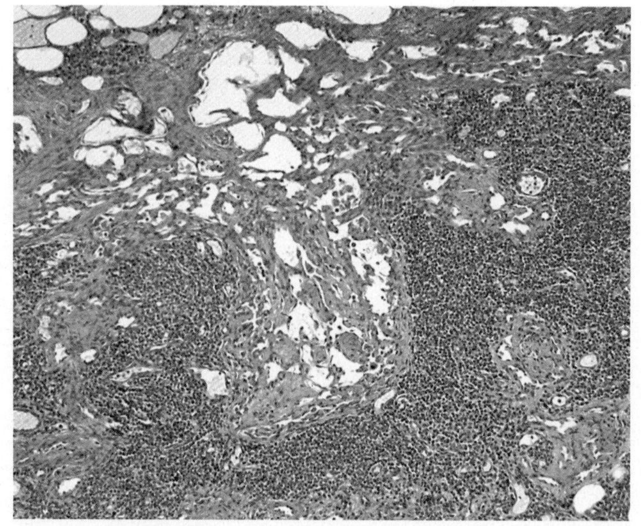

图9.14 淋巴窦血管转化。血管性结构取代被膜下窦和深部淋巴窦。深部窦组织中的血管性结构表现为裂隙样腔隙，而被膜下窦则较为扩张且伴有纤维化

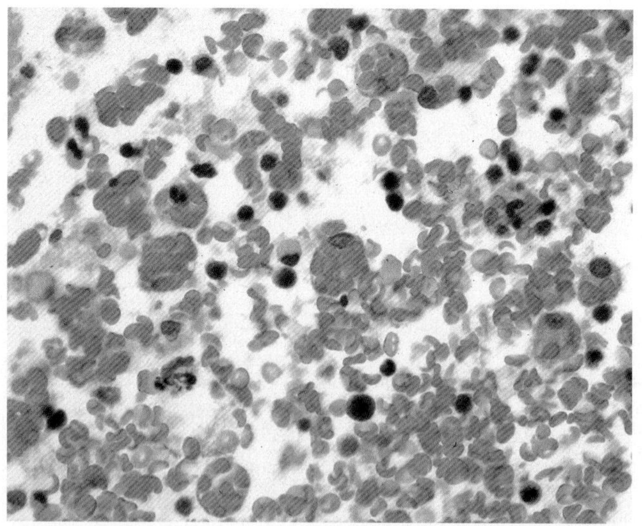

图9.15 噬血细胞综合征患者的淋巴结。扩张的淋巴窦内聚集着组织细胞，后者吞噬红细胞

状极为明显，伴有多脏器肿大、发热和皮疹。实验室检查常显示高脂血症、全血细胞减少和肝衰竭[84,85]。

感染相关的HPS常有多发性淋巴结肿大，在疾病的早期可有免疫母细胞增殖并破坏淋巴结的部分结构。随着疾病的进展，淋巴结内的淋巴细胞消减，形态温和的吞噬性组织细胞填塞淋巴窦。组织细胞吞噬红细胞也可吞噬其他的血细胞（图9.15）。后者最常见于骨髓涂片[77,86]。淋巴瘤相关的HPS中，肿瘤可以累及或不累及

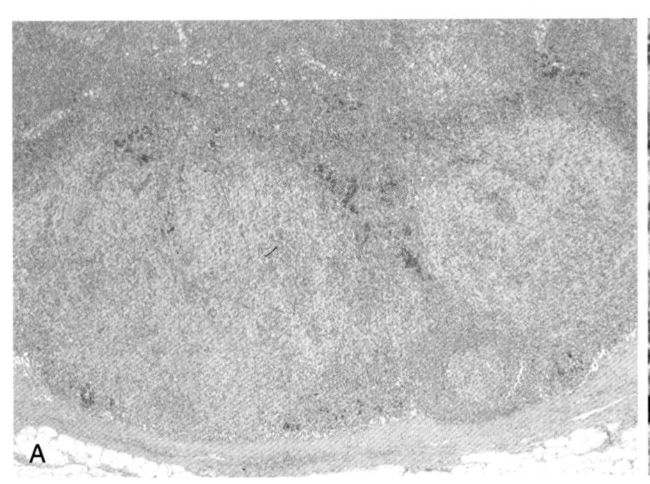
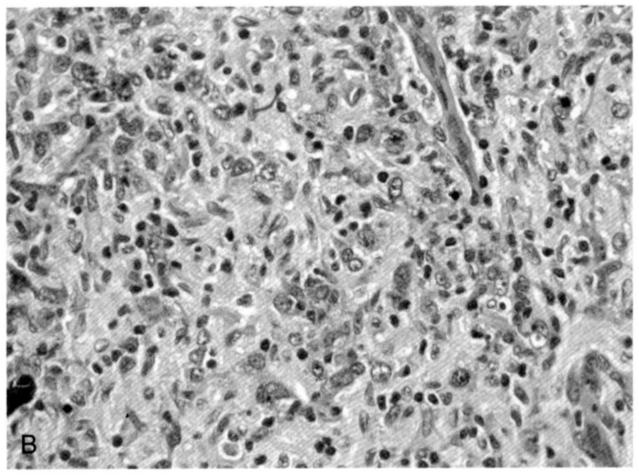

图9.16 皮病性淋巴结炎。A. 扩张的副皮质区中含有两枚淡染的结节，结节中含有Langerhans细胞和组织细胞，其中一些含有黑色素,滤泡被推挤至被膜附近。B. 高倍镜显示吞噬色素的巨噬细胞和Langerhans细胞相混合

淋巴结。淋巴结中没有恶性证据并不能排除淋巴瘤相关的HPS的可能性。家族性HPS（或家族性噬血细胞淋巴组织细胞增生症）也可以累及淋巴结，但是淋巴结中淋巴组织的消减和窦内组织细胞的吞噬更为明显[84,85]。

鉴别诊断主要为窦组织细胞增生伴巨淋巴结病（即Rosai–Dorfman病）。此病的特征为有明显核仁的巨大的组织细胞浸润淋巴窦，淋巴细胞（偶为浆细胞）穿过组织细胞[1]，而不是真正的吞噬[87]。此种组织细胞为S–100强阳性，而SH或HPS中的组织细胞为S–100阴性或者不同程度的弱阳性。

Langerhans细胞组织细胞增生症中的细胞也可以累及淋巴窦，但是它们表达CD1a和S–100。此外，此种细胞有特征性核沟或者切迹，伴有炎性细胞浸润（嗜酸性粒细胞常见）。电镜显示诊断性Birbeck颗粒[88,89]。

9.3 滤泡间区或混合生长模式

9.3.1 副皮质区增生或皮病性反应

副皮质区增生即淋巴结的副皮质区（T区）扩张可以造成淋巴结肿大。副皮质区增生通常是对病毒或邻近部位恶性肿瘤的反应，或是自身免疫性疾病的一种表现形式[90–92]。组织学上，增生的副皮质区含有小淋巴细胞、数量不等的免疫母细胞、大量增生的血管（高内皮小静脉）和交指状树突细胞[90,93,94]。

皮病性淋巴结炎是副皮质区增生的一种特殊的形式，通常累及皮肤慢性激惹引流区域的淋巴结。组织学上，副皮质区的淋巴组织增生形成结节，结节中交指状树突细胞和Langerhans细胞数量增多、组织细胞吞噬黑色素或铁（少见）（图9.16）。低倍镜下，交指状树突细胞、Langerhans细胞和组织细胞造成斑驳的形态。有研究显示，淋巴结的皮病性改变并非均发生在皮炎的基础上[95]。

皮病性淋巴结炎需要与蕈样霉菌病鉴别，蕈样霉菌病中皮病性改变很常见。蕈样霉菌病累及淋巴结可以呈现多种形式，可出现淋巴结结构弥漫性破坏，也可以仅表现为异型细胞小灶性聚集而无明显的结构破坏。有学者提出了受累程度的分级系统以预测蕈样霉菌病的生物学行为[96]，但是此评分系统的用途受到多因素分析的质疑，基因重排的研究可能有助于评判组织学上可疑的病例并预测结局[98,99]。

9.3.2 肉芽肿性淋巴结炎

肉芽肿性淋巴结炎可以分为非坏死性、坏死性和化脓性。通常无特异性病因。

9.3.2.1 非坏死性淋巴结炎

非坏死性上皮样肉芽肿通常是对恶性肿瘤〔如霍奇金淋巴瘤（NHL）、非霍奇金淋巴瘤（HL）或癌〕的非特异性反应。发生淋巴结炎的淋巴结未必是恶性

1 译者注：穿过现象（emperipolesis）是一种生理现象，即“一个细胞完整地穿过另一个细胞”。指进出的细胞完整、存活，退出后两个细胞都没有生理学和形态学影响（Humble JG, et al. Biological interaction between lymphocyte and other cells. Br J Hematol, 1956, 2:283）。其他译法：共生、伸入运动、伸瘤运动或穿瘤

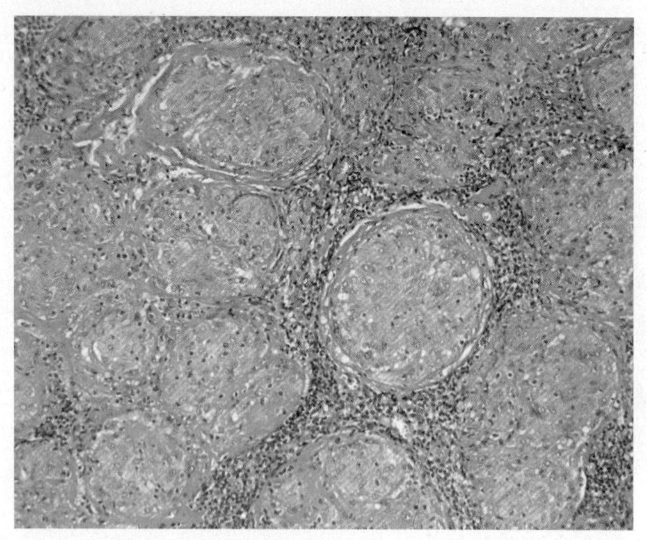

图9.17 结节病。特征性的上皮样肉芽肿其中一些被纤细的纤维条索包绕

肿瘤受累的淋巴结[100-102]。与非坏死性淋巴结炎密切相关的恶性肿瘤包括：经典型霍奇金淋巴瘤（CHL）、NLPHL、淋巴浆细胞淋巴瘤（LPL）和一些外周T细胞淋巴瘤（Lennert淋巴瘤）。后者病灶中的组织细胞聚集形成的片状结构通常较典型的肉芽肿小。鼻咽癌转移至淋巴结可以造成旺炽型肉芽肿反应，从而掩盖肿瘤本身。

结节病累及淋巴结可以导致清晰、充分形成的上皮样肉芽肿，可含有多核巨细胞和散在的淋巴细胞。肉芽肿首先累及副皮质区进而融合成片，最终取代整个淋巴结的结构（图9.17）。病灶中可见Schaumann小体、Hamazaki-Wesenberg小体和星状小体，但是这些对于结节病的诊断并不特异[103-106]。Hamazaki-Wesenberg小体（细胞内或者细胞外的卵圆形或梭形结构，长度1~15μm不等）呈PAS阳性、抗酸染色阳性，因此需要避免与微生物混淆。肉芽肿周围围绕有纤维组织，纤维组织也可以取代肉芽肿组织。免疫组化染色显示肉芽肿的淋巴细胞以$CD4^+$T细胞为主[107]。尽管结节病可以累及任何组织，但是肺部和纵隔淋巴结最常受累。需要做细菌培养和特殊染色以排除感染性疾病的可能性，特别需要寻找真菌和抗酸染色阳性微生物感染的证据[108]。

9.3.2.2 坏死性肉芽肿

包括分枝杆菌、真菌和细菌在内的一系列微生物可以造成坏死性肉芽肿。某些感染具有特征性组织学改变。

结核 分枝杆菌特别是结核分枝杆菌在全球广泛分布[109]。在美国，结核分枝杆菌的感染率于20世纪80年代和90年代呈现上升趋势，而后稳定在每年6.8/10万[109,110]。结核累及外周淋巴结，以颈部淋巴结受累最为多见[111]。颈部淋巴结肿大可以是非典型分枝杆菌感染（如淋巴结核分枝杆菌）的首发表现，特别是儿童患者[112,113]。感染皮肤的分枝杆菌（海分枝杆菌）可以造成游泳池肉芽肿，也可以感染滑车、腋窝或腹股沟淋巴结。

组织学上，受任何分枝杆菌感染的淋巴结均含有充分形成的、结节病样肉芽肿，肉芽肿中含有上皮样组织细胞和Langerhans多核巨细胞。可见干酪样坏死。在免疫缺陷的患者中，肉芽肿未充分形成，可含有中性粒细胞。抗酸染色可以显示肉芽肿中的分枝杆菌。尽管可以通过PCR的方法识别分枝杆菌的菌种，但是，细菌培养仍是最常用的方法[114,115]。布鲁杆菌病可以造成形同结核的肉芽肿性淋巴结炎，但是组织切片中难以发现布鲁杆菌。

真菌感染 真菌感染可以造成肉芽肿性淋巴结炎，并且可以出现淋巴结坏死而与分枝杆菌感染难以区分。广泛性淋巴结炎通常在肺部真菌感染或全身性感染的基础上发生。全身性真菌感染多发于免疫抑制、HIV感染、恶性肿瘤或医源性感染的患者[108,116,117]。免疫抑制患者感染真菌通常导致未充分形成的肉芽肿。在一组大样本研究中，荚膜组织胞浆菌是免疫抑制患者最常感染的真菌[108]。六胺银染色或PAS染色有助于识别感染的病原体，但陈旧性病变中通常不含病原菌。鉴别诊断主要包括其他原因所致的坏死性肉芽肿，如分枝杆菌感染。

9.3.2.3 化脓性肉芽肿

猫抓病 汉赛巴尔通体所致的猫抓病在组织学上特征性表现为化脓性肉芽肿[118,119]。猫抓病的发病率可能被低估，它可能是儿童慢性淋巴结肿大的常见病因之一[120]。患者通常表现为1~2周的低热和颈部或腋窝淋巴结肿大[120,121]。猫为这种病原菌的宿主，所以猫抓病患者通常有猫的接触史（并非所有的患者均有接触史），尤其是幼猫，因为相对于成年的猫，幼猫携带有更多病菌，也更容易接触人类[120]。本病在几个月内可以自然消退。

猫抓病有特征性的组织学改变，但此改变并非特异

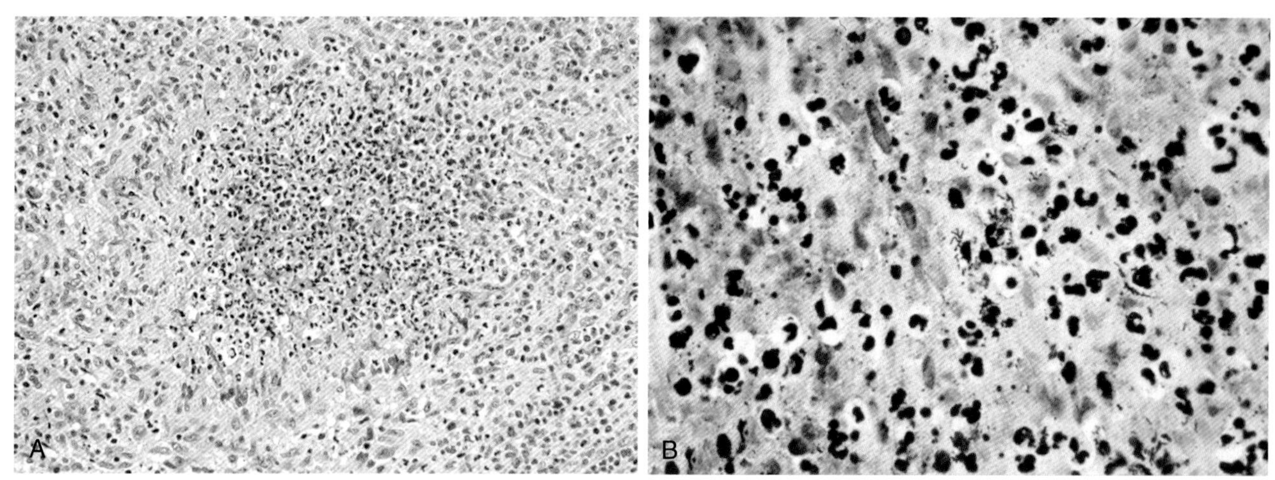

图9.18 猫抓病患者的淋巴结。A. 组织细胞和纤维母细胞呈栅栏状围绕着化脓性肉芽肿的中心。B. Warthin-Starry染色显示了病原菌，汉赛巴尔通体

性。该病常表现为滤泡增生、单核样B细胞反应和化脓性肉芽肿性炎（图9.18）。化脓性肉芽肿中心为含有中性粒细胞的坏死性病灶，周围栅栏状环绕着巨噬细胞，形成典型的星形肉芽肿[118]。一个淋巴结中通常可以见到不同发展阶段的化脓性病变。早期的疾病仅表现为灶性分布的单核样B细胞中出现局灶性坏死并且含有少量中性粒细胞聚集。随后，病变为组织细胞所包绕。更为陈旧性病变则含有干酪样坏死的中心，如同分枝杆菌感染。Warthin-Starry染色可以在病变的肉芽肿中或血管壁中发现杆菌[119]。早期病原菌倾向于在血管壁中聚集，且最容易发现（图9.18）。细菌很难培养成功，但是PCR可以用于石蜡标本检测病原菌[122]。急性期和恢复期患者的血清学检查有助于证实本病的诊断。

鉴别诊断包括其他原因引起的化脓性肉芽肿，如沙眼衣原体（性病淋巴肉芽肿）、土伦杆菌（兔热病）、假结核病耶尔森菌（肠系膜淋巴结炎）、单核细胞增生李斯特菌（李斯特菌病）、鼻疽伯克霍尔德菌（马鼻疽）、类鼻疽伯霍尔德杆菌（类鼻疽）。这类疾病罕见，但是特异性的临床表现、动物接触史结合病原学检查有助确立诊断[123-127]。因为上述病原菌可能被恐怖主义所利用，所以需要对其毒性和临床表现提高警惕[128,129]。

9.3.3 Kimura病

Kimura病是一病因未明的慢性炎症，常发生于中青年患者，尤其是亚洲男性[130]。常表现为头颈部肿物，肿物累及皮下组织、软组织、涎腺和一个或多个淋巴结。外周血检查显示嗜酸性粒细胞增多和IgE水平上升。本病为自限性疾病，但多年后可以复发[130]。

Kimura病最有特征性的组织学特点为：旺炽型滤泡增生背景上伴有蛋白质沉积物（IgE以FDC网络的形式沉积）和生发中心内血管增生（图9.19）。滤泡间区中的高内皮小静脉增生显著且伴有淋巴细胞、浆细胞、嗜酸性粒细胞和肥大细胞的浸润。常出现滤泡溶解，生发中心内和副皮质区出现特征性含嗜酸性粒细胞的脓肿。生发中心内和副皮质区可见多核细胞。可以出现不同程度的纤维化。

如Kimura病发生于淋巴结，鉴别诊断则需要考虑其他伴有嗜酸性粒细胞浸润的疾病，包括过敏、超敏反应和寄生虫感染。然而，其他疾病不伴滤泡增生、血管增生以及副皮质区与滤泡内的嗜酸性脓肿。

最常与Kimura病混淆的疾病为血管淋巴组织增生伴嗜酸性粒细胞增多，该病也常常累及头颈部淋巴结，在很长一段时间里被认为是Kimura病的同义语，但是，该病是一种血管源性肿瘤，表现为衬有丰富嗜酸性胞质的血管内皮细胞的血管增生，血管内皮细胞形成靴钉样外观。本病是组织细胞样或上皮样血管瘤谱系中的一种，且属于低级别血管源性肿瘤。血管淋巴组织增生伴嗜酸性粒细胞增多病灶中淋巴细胞、浆细胞和嗜性酸粒细胞形成重度的炎性浸润。其中，组织细胞样血管内皮细胞仅见于本病，而不见于Kimura病，所以可作为区分两者的可靠特征[131-134]。

9.3.4 弓形虫淋巴结炎

免疫缺陷患者感染鼠弓形虫最容易导致孤立性颈部

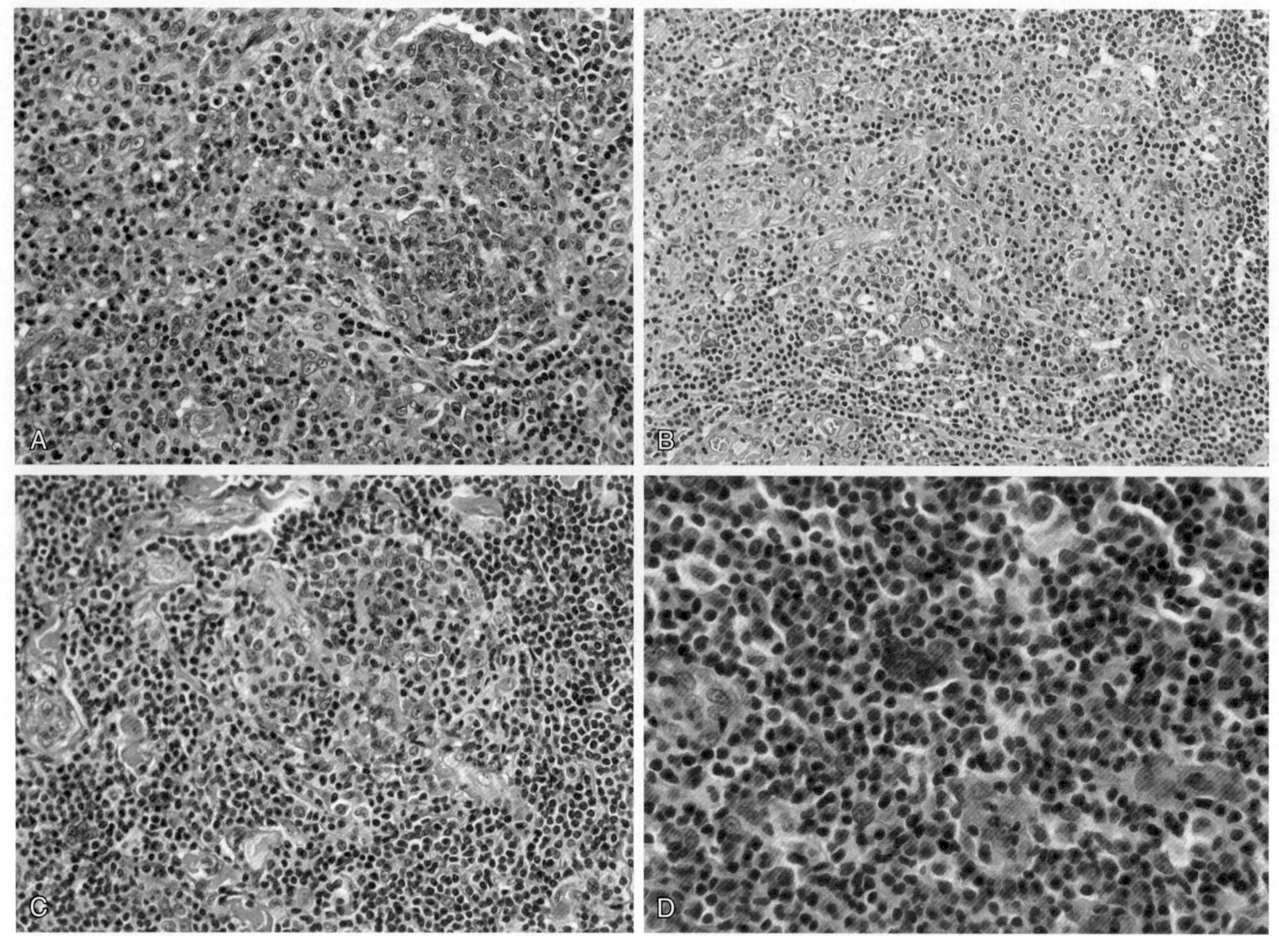

图9.19　一个年轻男性Kimura病患者的腮腺淋巴结活检标本。 A. 生发中心增生基础上的滤泡溶解伴有嗜酸性粒细胞浸润。B. 生发中心内的嗜酸性脓肿。残留的生发中心内大细胞战片分布。C. 生发中心内血管增生，副皮质区高内皮小静脉增生。D. 副皮质区大量的嗜酸性粒细胞，伴有多核巨细胞

淋巴结肿大。鼠弓形虫全球性分布，约30%~40%的美国成年人曾接触或正在接触这种病原体[135]。急性感染的患者可无症状，少数情况下可以出现非特异性症状如乏力、咽痛和发热。这一症候群与传染性单核细胞增多症（IM）类似。此外，外周血涂片可见反应性淋巴细胞，因此临床特征似IM[135−137]。本病多为自限性，但是免疫缺陷的患者可出现严重的并发症，如脑炎。妊娠期感染可致流产或胎儿畸形。

组织学上，淋巴结呈显著的滤泡增生伴有淋巴窦内和窦周单核样B细胞增生。上皮样组织细胞在副皮质区呈小灶状聚集，并且侵入生发中心（图9.20），使得生发中心形成破絮样或“虫蚀”样边界。生发中心含有多量可染小体巨噬细胞。病变中无肉芽肿和多核巨细胞。罕见寄生虫性囊泡，早期的研究试图使用PCR检测病原体，但是均未检出阳性结果[138,139]。因此，血清学检查是本病首选的检查方法。但是有研究表明在旺炽型滤泡增生、上皮样组织细胞聚集和单核样B细胞使淋巴窦扩张的病例中，PCR检出病原体的比例为83%[140]。

尽管弓形虫性淋巴结炎的组织学改变较为特异，但需要与利什曼原虫性淋巴结炎相鉴别，后者的组织学改变与弓形虫性淋巴结炎相似。利什曼原虫性淋巴结炎中，可以在肉芽肿中查见病原体。在超微结构上，利什曼原虫有动基体和基体，从而与弓形虫区别[141]。早期的猫抓病、IM和CMV性淋巴结炎的形态学也与弓形虫性淋巴结炎类似。

9.3.5　系统性红斑狼疮

系统性红斑狼疮（SLE）患者发生淋巴瘤的风险增加，且高达60%的患者有淋巴结肿大，多表现为颈部和肠系膜淋巴结受累[142,143]。SLE患者淋巴结的组织学改变包括非特异性滤泡增生、伴或不伴滤泡间区淋巴细胞和免疫母细胞增生以及生发中心与髓索中浆细胞数量增加。狼疮性淋巴结炎的特征性改变之一为凝固性坏死，常累及淋巴结的大片区域（图9.21）[142,144−146]。坏死区

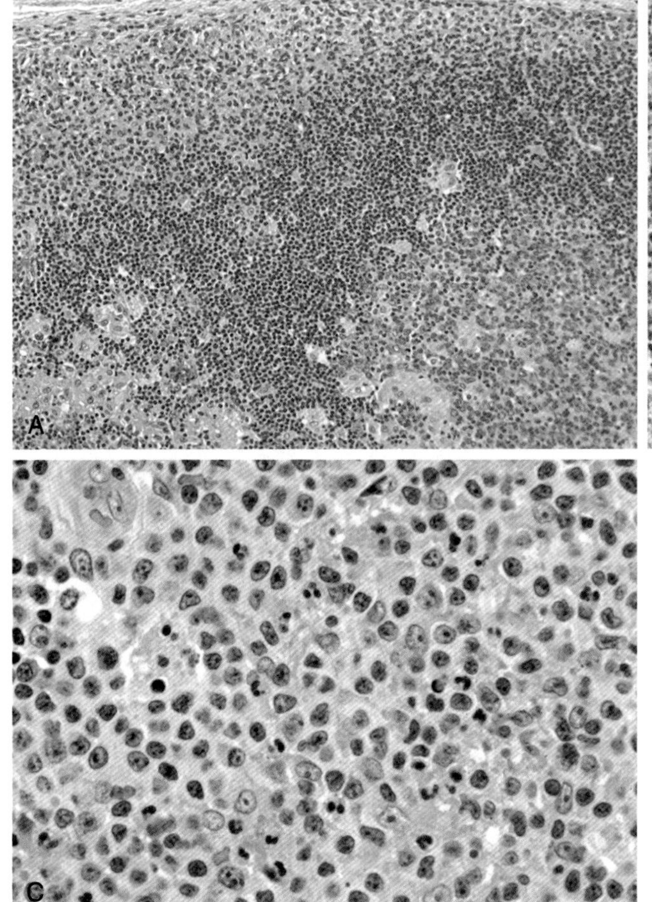
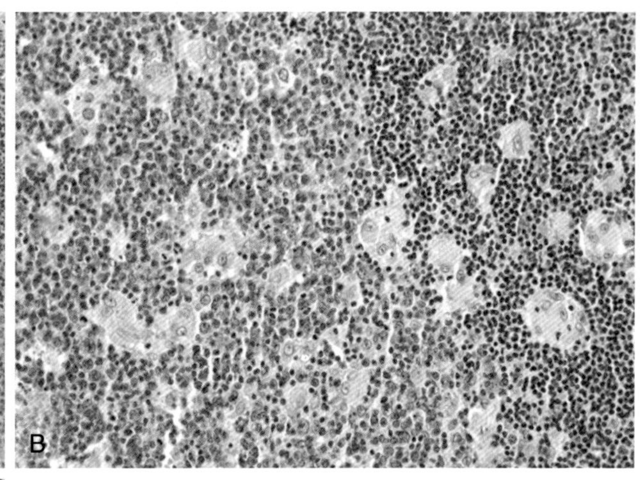

图9.20 弓形虫性淋巴结炎。 A. 滤泡反应性增生，上皮样组织细胞在副皮质区聚集成片，侵蚀生发中心边缘或侵入生发中心。单核样B细胞使得被膜下窦扩张。B. 高倍镜显示生发中心附近或生发中心内的组织细胞。C. 高倍镜显示胞质丰富、核内陷、染色质轻微凝聚的单核样B细胞。可见散在混杂的中性粒细胞

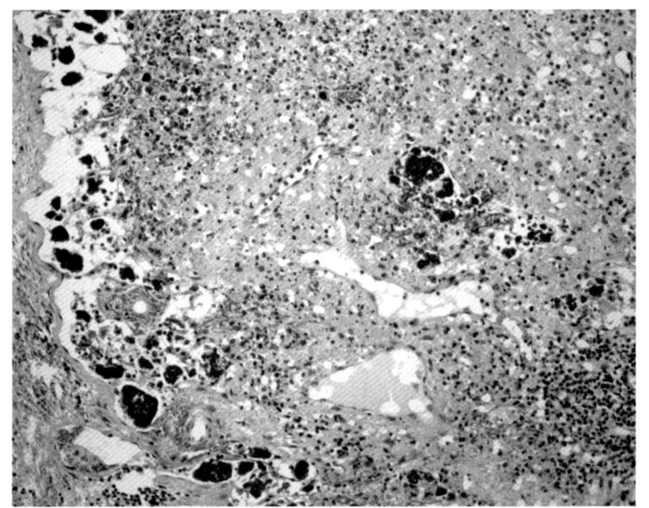

图9.21 系统性红斑狼疮患者的淋巴结。 窦内伴有凋亡碎片和嗜伊红小体的广泛坏死。未见中性粒细胞

域含有淋巴细胞的残余轮廓，通常富含核碎屑和组织细胞。与Kikuchi病（见后）不同，分叶的中性粒细胞仅散在分布。嗜伊红小体（细胞外嗜伊红无定形物质）可能含有被抗核抗体降解的细胞核组分 ，这一特征为SLE所特有，而不见于Kikuchi病。在坏死区域和淋巴窦内均可以见到嗜伊红小体。

9.3.6 Kikuchi淋巴结炎

组织细胞坏死性淋巴结炎（亦称Kikuchi淋巴结炎或Kikuchi–Fujimoto淋巴结炎）由日本学者于1972年首次描述[147,148]。本病呈全球分布，但是主要发生于青年，尤其是亚洲年轻女性。在绝大多数病例中，疾病可在数月内自然消退。患者多表现为颈部淋巴结肿大伴有发热和白细胞减少。有学者将本病分为三种组织学亚型，这三种亚型可能代表了疾病进展的不同阶段[149]。

疾病早期阶段表现为增殖型，副皮质区多量免疫母细胞增生，免疫母细胞含有明显的核仁和嗜碱性胞质，常需要与大细胞淋巴瘤鉴别。免疫母细胞夹杂大的单个核细胞，包括组织细胞，有些组织细胞核有切迹，（新月形组织细胞），有些组织细胞核扭曲，聚集成片的浆细胞样树突细胞可能成为显著表现。浆细胞样树突细胞中等大小，呈圆形至卵圆形，染色质颗粒状边集于嗜双色性胞质周边。其形似浆细胞，但是无透亮的高尔基

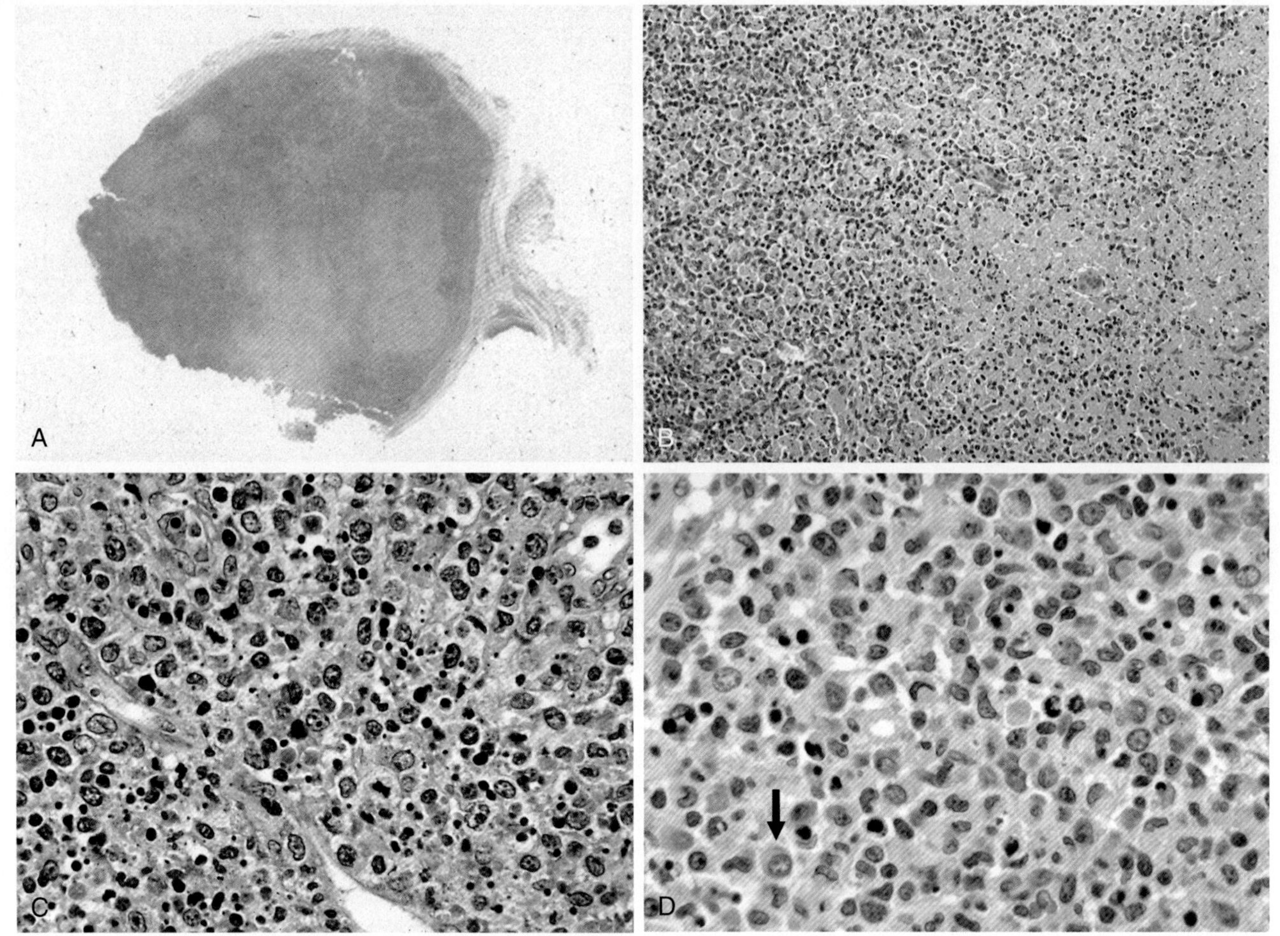

图9.22 一年轻女性Kikuchi病患者的淋巴结。A. 副皮质区融合性坏死灶，周围环绕着大单核细胞。B. 高倍镜显示伴有核碎屑的坏死、组织细胞和免疫母细胞。C. 免疫母细胞、组织细胞、坏死、凋亡碎屑明显。D. 单个核细胞（多数为组织细胞，部分含有新月形的细胞核）；以及少量浆细胞样树突细胞（箭头）和免疫母细胞

区。当混有其他细胞成分时，则难以辨认浆细胞样树突细胞。浆细胞样树突细胞中常夹杂核碎裂小体，Kikuchi病中的坏死即始发于此。

最常见的组织学亚型为坏死型，表现为副皮质区的片状坏死（图9.22）。坏死区不含中性粒细胞，有丰富的核碎裂碎片，被混杂的单个核细胞（形态同上述增殖型）所围绕。核碎裂碎片可以位于细胞外也可以被组织细胞吞噬。

黄色瘤型最少见，很可能代表本病的愈合期。病灶含有许多泡沫状组织细胞，免疫母细胞比其他亚型少。此型可伴或不伴坏死。

诊断Kikuchi病的最低标准为副皮质区成簇的浆细胞样树突细胞夹杂核碎裂小体和新月形组织细胞[150]。淋巴结中未受累的区域，小淋巴细胞背景中散在免疫母细胞，形成斑驳样外观。可见反应性滤泡，也可以有高内皮小静脉的增生[150]。此种组织学改变似病毒相关性淋巴结病。

浸润的淋巴细胞主要为T细胞，其中$CD8^+$细胞远远多于$CD4^+$淋巴细胞；组织细胞表达CD68；浆细胞样树突细胞表达CD68、CD43、CD4和CD123。B细胞罕见于病灶。

主要鉴别诊断为狼疮性淋巴结炎和NHL。Kikuchi淋巴结炎的组织学改变有时与狼疮性淋巴结炎无法区分，因此有研究者指出两者之间存在相关性。然而，报道中SLE相关性Kikuchi淋巴结炎其实是误诊为Kikuchi病的狼疮性淋巴结炎[144,151]。支持SLE诊断的特征包括：大量中性粒细胞和浆细胞浸润、嗜伊红小体和大片坏死[144]。多数Kikuchi病患者缺乏抗核抗体[150]。正因为两者的鉴别很困难，因此在诊断Kikuchi淋巴结炎时须进行血清学检查以排除SLE的可能性，一旦SLE血清学检查获得阳性结果，诊断则为狼疮性淋巴结炎。

富含免疫母细胞的病例易被误诊为淋巴瘤。支持

Kikuchi病的依据为：淋巴结斑片状部分受累、富含核碎屑、含有新月形组织细胞的混合性细胞浸润、免疫母细胞不表达B细胞标记、无B或T细胞受体基因克隆性重排[144]。

9.3.7 Kawasaki病

Kawasaki病（皮肤黏膜淋巴结综合征）是一种发生于儿童的原因未明的急性出疹性疾病[152]。男女比例为1.5∶1，发病高峰年龄为3~4岁[153]。排除其他发热性疾病的条件下，满足下述6点中至少5点即可做出诊断：抗生素无法退热、双侧性结膜炎、口腔黏膜炎、肢体远端皮肤病变、多发性皮肤红斑和颈部淋巴结肿大[154]。本病似乎是一种系统性血管炎，因此有学者曾称之为儿童结节性多动脉炎。尽管大多数儿童可以康复，然而本病患者发生冠状动脉瘤的风险高。1%的患者可以发生猝死[155,156]。组织学上，淋巴结呈现小灶性非肉芽肿性坏死伴或不伴中性粒细胞浸润，且与小血管炎和血栓形成相关。病灶中散在分布有浆细胞和免疫母细胞。淋巴结的结构常遭破坏。需要与多种疾病鉴别，包括其他疾病所致的淋巴结坏死如SLE和Kikuchi病[144,157]。淋巴结血管纤维素性血栓结合相应的临床病史，即可诊断Kawasaki病性淋巴结炎。

9.3.8 炎性假瘤

炎性假瘤是一种多发于年轻成人（中位年龄33岁）的淋巴结特发性疾病，本病男女发病率相等[158]。患者有全身症状和实验室检查异常，如高γ球蛋白血症、血沉上升和贫血。可累及单个淋巴结或多组外周淋巴结、纵隔淋巴结和脾 [158,159]。炎性假瘤可以自然消退，手术切除和抗炎药物可以缓解症状[160]。

本病最为关键的组织学特征为淋巴结结缔组织网的纤维炎性反应，并且可以蔓延至淋巴结周围的软组织中。病灶中有增生的小血管、组织细胞、肌纤维母细胞，混合有淋巴细胞、浆细胞、嗜酸性粒细胞和中性粒细胞。上述细胞在被膜、小梁和门部浸润。肌纤维母细胞为梭形至多角形，细胞核形态温和，胞质丰富。它们可以排列成边界不清晰的条索或者形成“席纹”状外观。可见血管纤维素样坏死、核碎裂和局灶性间质梗死。中等大小的血管可遭炎性细胞浸润和破坏。病变中通常无滤泡结构[158,159,161,162]。免疫组化染色显示淋巴细胞主要为T细胞，组织细胞呈CD68^{+}，梭形细胞呈vimentin^{+}和actin^{+}，这组免疫表型提示本病是纤维组织细胞增生[159,161,162]。当疾病进展至晚期、纤维组织完全取代淋巴结结构时，则炎性成分很少[159]。

需要鉴别的疾病为KS和FDC肿瘤。KS累及淋巴结的早期阶段，梭形细胞取代被膜、被膜下窦和小梁，这种形态与炎性假瘤中结缔组织纤维化类似，然而，与炎性假瘤相反，KS中的血管结构未充分形成。炎性假瘤无KS中PAS^{+}透明小球。与FDC肿瘤鉴别的要点为：无细胞异型性、不表达FDC标记（CD21、CD35）、无膨胀性结节[163,164]。少细胞性间变性大细胞淋巴瘤表现为肌纤维母细胞在纤维黏液样背景中形成条索，从而与炎性假瘤类似。但是异型细胞成簇地环绕血管、表达CD30和ALK有助于确定淋巴瘤的诊断而与炎性假瘤鉴别。

9.3.9 杆菌性血管瘤病

杆菌性血管瘤病是由于汉赛巴尔通体感染所致，少数为五日热巴尔通体[166−170]感染，通常为免疫抑制（特别是HIV感染）的患者，表现为皮损、淋巴结肿大，偶致肝脾大。

累及淋巴结时表现为内衬较圆的内皮细胞的小血管形成单个或者多个融合性结节。结节中还含有嗜伊红颗粒、数量不等的中性粒细胞伴有白细胞破碎。Warthin-Starry染色可以显示杆菌在嗜酸性物质中缠绕（图9.23），PCR和免疫组化染色也可以用于检测病原体[171,172]。

鉴别诊断为其他的血管增生性疾病。在免疫抑制的患者中，必须与KS鉴别。KS中的血管未充分形成，肿瘤成分呈条索状分布，且含有透明小球，而杆菌性血管瘤病无这些特征。杆菌性血管瘤病的内皮表达*Ulex europaeus*[2]和ⅧRA因子，而KS的内皮则不表达。检测杆菌性血管瘤病中的细菌和检测KS中的HHV8也有助诊断。

9.4 弥漫性生长模式

在良性淋巴结病中，弥漫性副皮质区增生最难与淋

---

2 译者注：豆科植物属，含有植物血凝素。

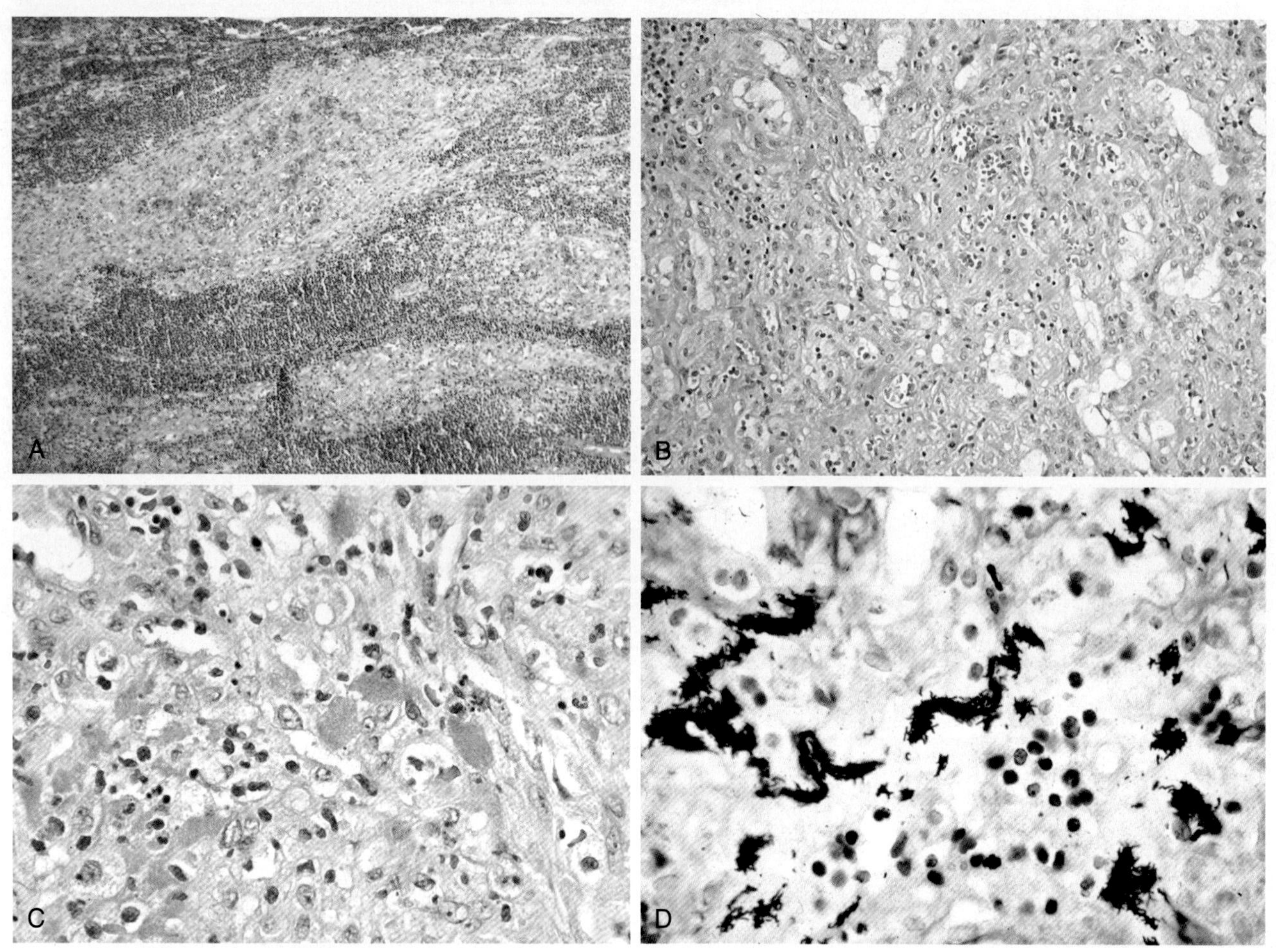

图9.23 **累及淋巴结的杆菌性血管瘤病。**A. 增生小血管形成的多个融合性结节。B. 胞质丰富且较圆的内皮细胞内衬于血管，一些血管几乎没有管腔。C. 内皮细胞之间见双嗜性物质，为细菌的缠绕交联。D. Warthin-Starry染色显示缠结的汉赛巴尔通体

巴瘤鉴别，因为常有淋巴结结构的部分破坏并且免疫母细胞具有非典型细胞学特征，类似霍奇金淋巴瘤（HL）或者大细胞淋巴瘤。所以，临床病史、实验室检查、免疫组化染色和分子生物学检查对于良恶性增生的鉴别诊断非常重要。

9.4.1 传染性单核细胞增多症（IM）

IM由EBV感染所引起，多发生于青少年患者（也可发生于年龄较大的患者），常表现为淋巴结肿大和扁桃体增大。临床表现包括咽炎、发热、短期的颈部淋巴结肿大和脾大，伴有实验室检查异常（外周血淋巴细胞增多、出现异嗜性抗体）。即使不做淋巴结活检，基于上述临床表现即可做出诊断。然而，当怀疑淋巴瘤或扁桃体肿大压迫气道时也可活检以排除淋巴瘤同时解除气道阻塞。

本病的组织学改变随病程变化[8,177-180]。早期的病变表现为滤泡增生伴有单核样B细胞和上皮样组织细胞的聚集，类似弓形虫淋巴结炎。然后副皮质区增生扩张。尽管扁桃体或淋巴结的结构扭曲，但是并没被破坏。体积较大的免疫母细胞出现在小到中等大小的淋巴细胞和浆细胞的背景上，形成多种形态细胞组成的斑驳的副皮质区浸润（图9.24）。免疫母细胞偶有双核而似经典的RS细胞。在某些区域可以出现免疫母细胞的弥漫性浸润而类似于大细胞淋巴瘤。但是，与大细胞淋巴瘤相反，IM病灶中浸润的免疫母细胞中尚混有中等大小的淋巴细胞、浆细胞和浆样细胞，高内皮小静脉增生显著，以及单个细胞坏死常见。

免疫组化染色可显示T和B细胞性免疫母细胞，常以B免疫母细胞为主[181]。免疫母细胞（包括RS样细胞）通常表达CD30但不表达CD15（图9.24）[182]。$CD8^+$T细胞远多于$CD4^+$T细胞。EBER原位杂交显示大量感染EBV的免疫母细胞位于副皮质区而非生发中心内浸润；单核样B细胞也含有EBER[183,184]。

免疫母细胞也可以表达LMP-1，并且LMP-1与P53蛋白在细胞内蓄积相关。有研究显示LMP-1与P53共定位[185,186]。

本病最重要的鉴别诊断是高级别NHL和CHL。当副

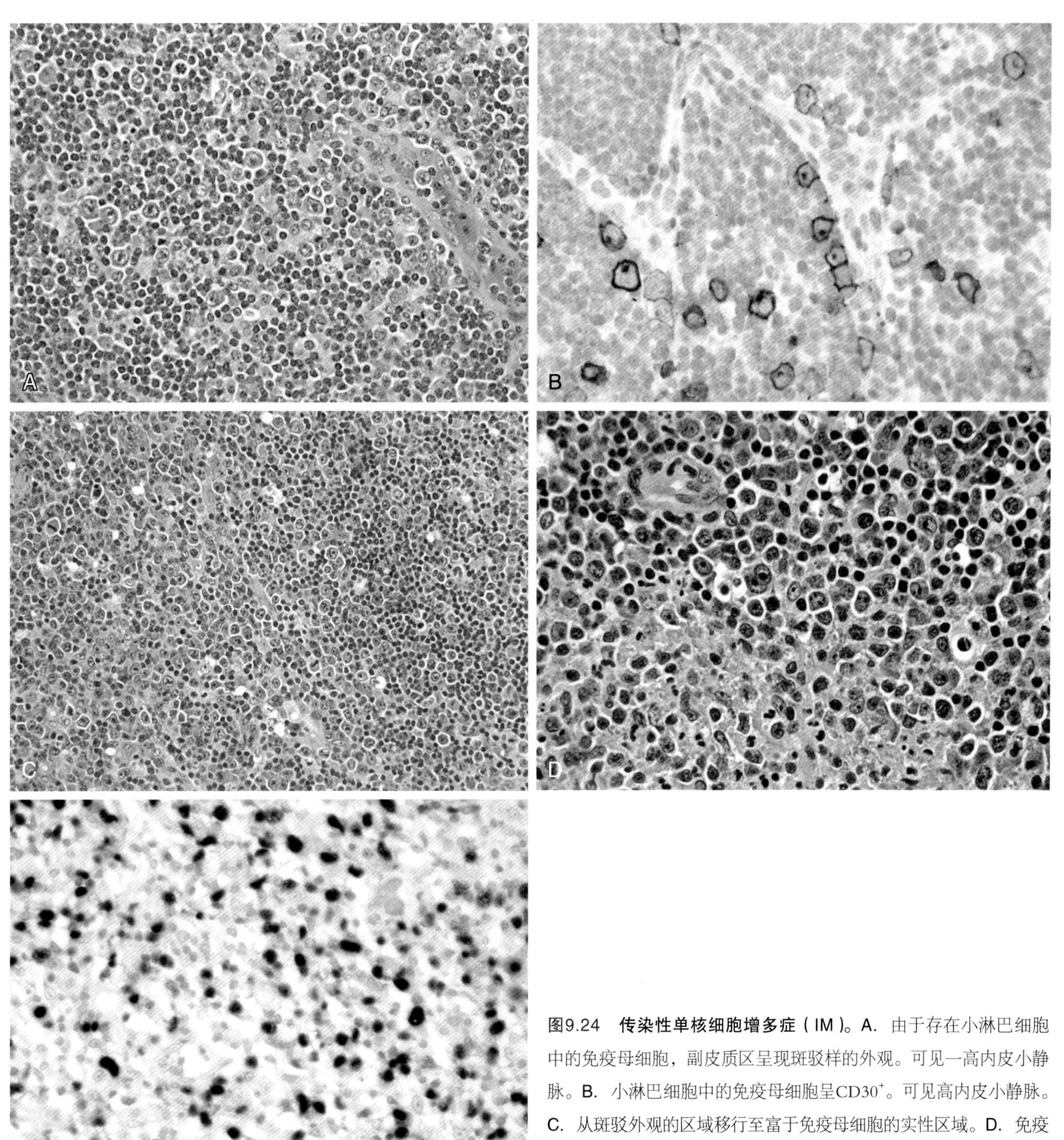

图9.24 **传染性单核细胞增多症（IM）**。A. 由于存在小淋巴细胞中的免疫母细胞，副皮质区呈现斑驳样的外观。可见一高内皮小静脉。B. 小淋巴细胞中的免疫母细胞呈$CD30^+$。可见高内皮小静脉。C. 从斑驳外观的区域移行至富于免疫母细胞的实性区域。D. 免疫母细胞伴坏死，形成实性病灶。E. EBER原位杂交显示大量EBV感染的细胞

皮质区中免疫母细胞数量较多的时候，需要考虑B型或T型大细胞（免疫母细胞）淋巴瘤。支持良性的形态学表现包括：淋巴结结构未完全破坏、多种细胞混合性浸润、淋巴窦完好以及大细胞之间存在高内皮静脉。免疫表型特征包括兼有B和T免疫母细胞，可以为B细胞，并且$CD8^+$T细胞较多，也提示良性。出现经典型RS样细胞提示HL的可能性，但是这些细胞不表达CD15而表达CD45、T细胞或B细胞标记。此外，RS样细胞所在的细胞背景也不符合HL的任何一种亚型。病变位于扁桃体且多见于年轻患者，出现这两个特点应及时处理并检测EBV。

其他病毒如CMV和单纯疱疹的感染所致的组织学改变类似IM。查见特征性病毒包涵体和免疫组化染色检测到病毒有助于鉴别。

9.4.2 巨细胞病毒感染

CMV可引起与IM类似的临床表现，但是异嗜白细胞抗原检查为阴性结果[187]。淋巴结表现为滤泡增生和副皮质区增生，伴有散在的免疫母细胞，后者类似RS

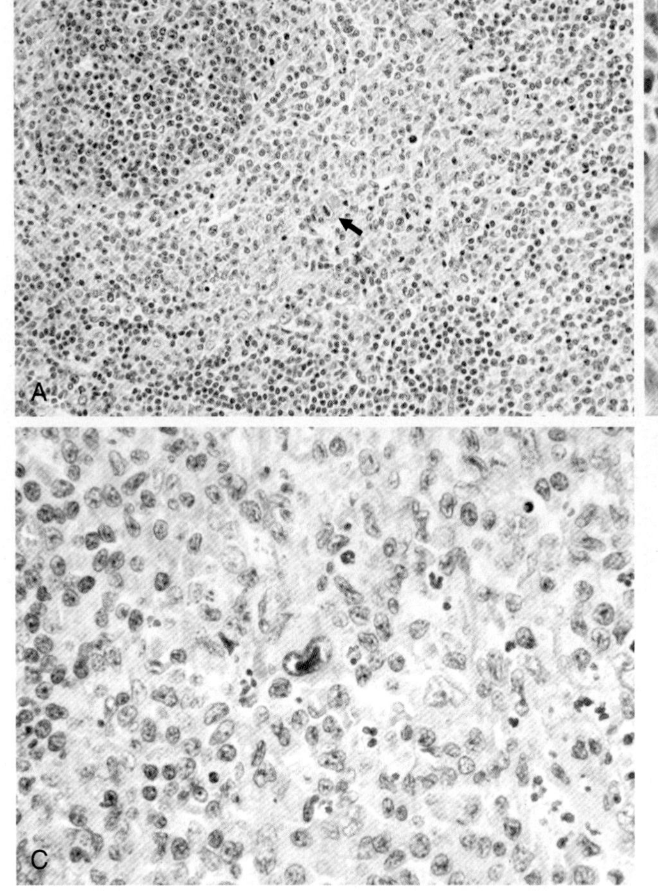

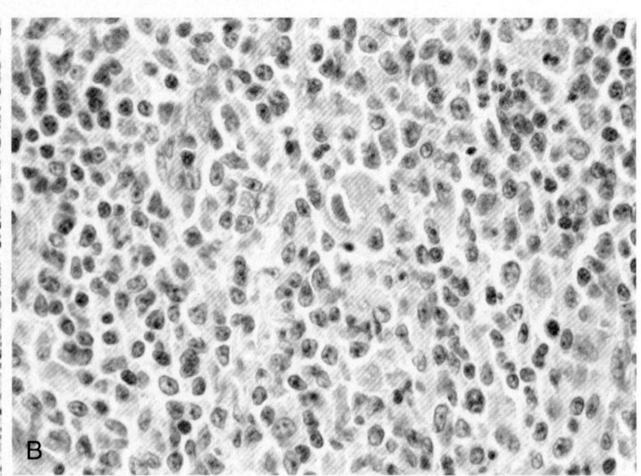

图9.25 **免疫缺陷伴CMV感染患者的淋巴结。**A. 副皮质区的单核样B细胞之间有一个大细胞（箭头），有明显的核内包涵体。B. 高倍镜示核内包涵体。C. 核内包涵体表达抗CMV抗体（抗CMV免疫组化染色）

细胞[188]。淋巴窦内单核样B细胞反应可能很显著，其间可见上皮样组织细胞聚集成簇。上皮样组织细胞的核内或胞质内病毒包涵体是CMV感染的典型表现，较少见于内皮细胞；但在免疫缺陷患者，包涵体稀少（图9.25）。当发现难以解释的单核样B细胞增生的时候，需要在整个淋巴结标本中仔细寻找CMV病毒包涵体。

免疫组化染色，副皮质区的T细胞和免疫母细胞表达CD30。感染CMV的组织细胞在细胞质中而非细胞膜上表达CD15。当巨细胞呈现这种免疫表型时，可能与HL混淆[189]，但是本病无RS细胞和HL的背景细胞。当没有明显包涵体的时候，检测CMV抗原的免疫组化染色有助于诊断[190]。

9.4.3 单纯疱疹淋巴结炎

单纯疱疹（Ⅰ型或Ⅱ型）可引起淋巴结炎，通常位于腹股沟淋巴结，但可能播散。主要见于（但不全是）免疫缺陷的患者。

单纯疱疹淋巴结炎的组织学变异较大。可有滤泡增生伴副皮质区扩张，其中免疫母细胞增生，与其他病毒感染类似。单核样B细胞增生可以很显著，似边缘区淋巴瘤[191]。通常出现坏死灶，含有中性粒细胞和数量不等的大细胞。大细胞核染色质边集，有显著的核内包涵体，形成“毛玻璃”样外观（图9.26）。有报道发现

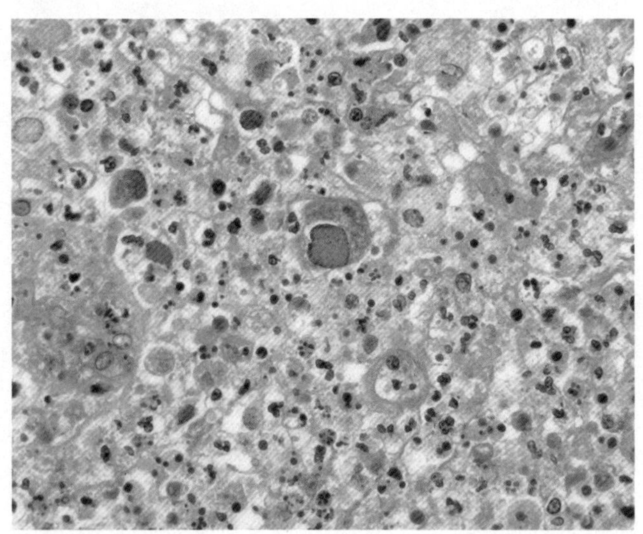

图9.26 **一例慢性淋巴细胞白血病（CLL）患者的淋巴结。**可见含有大细胞的坏死灶。大细胞的染色质边集，形成“毛玻璃”样核，这是单纯疱疹感染的特征性改变

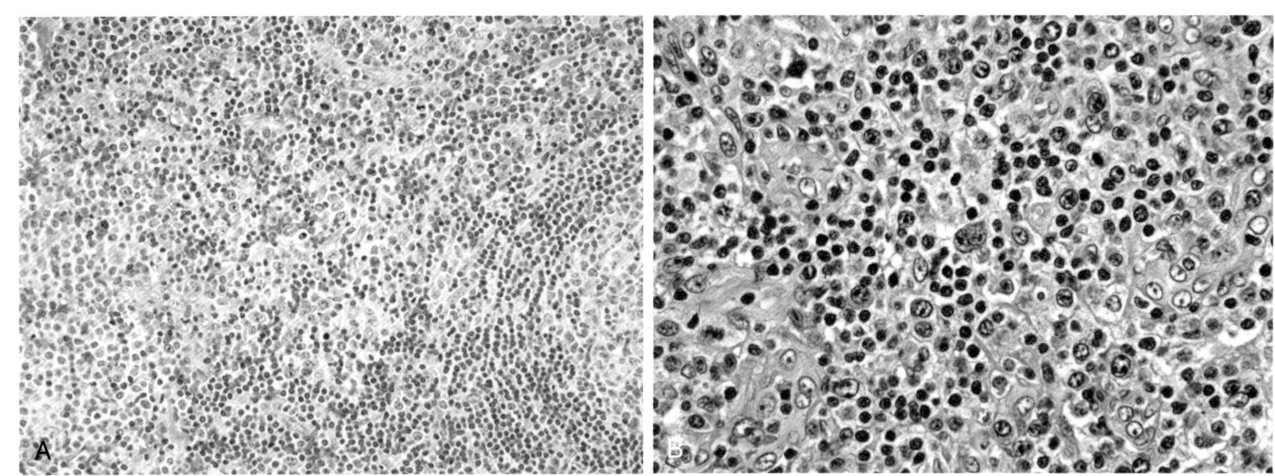

图9.27 服用苯妥英钠治疗癫痫的患者的淋巴结。A. 多种形态的细胞在滤泡间区浸润。图右侧可见一部分滤泡结构。B. 滤泡间区含有淋巴细胞、免疫母细胞、组织细胞、嗜酸性粒细胞和高内皮静脉。可见一个RS样细胞

带有空晕的嗜酸性核内包涵体。组织细胞通常围绕坏死灶，但不形成肉芽肿[191]。免疫组化染色、血清学和原位杂交可证实诊断。

9.4.4 苯妥英钠相关的淋巴结病

一系列报道描述了很多抗惊厥药（最常见的为苯妥英钠，卡马西平较少）相关的淋巴结病[194,195]。罕见情况下，使用苯妥英钠的患者可以发生淋巴瘤[196]，但是研究未证实两者之间存在因果关系[197]。大多数接受淋巴结活检的患者均服用了较长时间（中位时间2年）的抗惊厥药，也有患者服药不到6个月。常见的症状为发热、皮疹、体重减轻、乏力、器官肿大和嗜酸性粒细胞增多。淋巴结肿大可以局灶性或全身性[197]。

组织学表现变异较大。最常见的特征为副皮质区扩大伴高内皮小静脉增生，副皮质区扩大由免疫母细胞、浆细胞、组织细胞和嗜酸性粒细胞等多种形态细胞群所组成。亦可见RS样细胞（图9.27）[18,34]。可有不同程度的滤泡增生，一些病例中生发中心萎缩[197]。免疫组化染色通常显示免疫结构完好，多数免疫母细胞为B细胞[197]。

鉴别诊断包括CHL、NHL和病毒性淋巴结炎。病灶中无CD15$^+$、CD30$^+$、T系和B系标记阴性的RS细胞有助于排除CHL。当免疫母细胞增殖显著时，基因重排有助于鉴定其克隆性[198,199]；然而极少数抗惊厥药相关的淋巴结病中可以检出单克隆性。本病也可以累及骨髓，更难做出良性诊断。

临床病史对于诊断十分必要。停药后数周内淋巴结肿大可消退[198,200]。

9.5 精华和陷阱

- 熟知正常淋巴结的结构和功能对于准确诊断很必要。
- 免疫组化染色有助于突出显示淋巴结结构和细胞成分。
- 免疫组化染色应当根据常规HE染色切片的组织学表现，恰当地选择一组抗体。
- 必须结合相应的背景去评估异型细胞；RS样的细胞可见于反应性疾病，尤其是传染性单核细胞增多症（IM）。
- 有时，PCR可以在反应性增生中检出局限性克隆性；因此解读任何的检测结果都需要结合临床和组织学特征。

（李小秋 译）

参考文献

1. Lee Y, Terry R, Lukes RJ. Lymph node biopsy for diagnosis: a statistical study. *J Surg Oncol*. 1980;14:53-60.
1a. Dorfman DM, Brown JA, Shahsafaei A, Freeman GJ. Programmed death-1 (PD-1) is a marker of germinal center–associated T cells and angioimmunoblastic T-cell lymphoma. *Am J Surg Pathol*. 2006;30:802-810.
2. Cattoretti G, Chang CC, Cechova K, et al. BCL6 protein is expressed in germinal-center B cells. *Blood*. 1995;86:45-53.
3. Utz GL, Swerdlow SH. Distinction of follicular hyperplasia from follicular lymphoma in B5- fixed tissues: comparison of MT2 and bcl-2 antibodies [see comments]. *Hum Pathol*. 1993;24:1155-1158.
4. Zutter M, Hockenbery D, Silverman GA, et al. Immunolocalization of the BCL2 protein within hematopoietic neoplasms. *Blood*. 1991;78: 1062-1068.
5. Limpens J, de Jong D, van Krieken JH, et al. BCL2/JH rearrangements in benign lymphoid tissues with follicular hyperplasia. *Oncogene*. 1991;6:2271-2276.
6. Segal GH, Scott M, Jorgensen T, et al. Standard polymerase chain reaction analysis does not detect t(14;18) in reactive lymphoid hyperplasia. *Arch Pathol Lab Med*. 1994;118:791-794.
7. Sheibani K, Fritz RM, Winberg CD, et al. "Monocytoid" cells in reactive follicular hyperplasia with and without multifocal histiocytic reactions: an immunohistochemical study of 21 cases including suspected cases of toxoplasmic lymphadenitis. *Am J Clin Pathol*. 1984;81:453-458.
8. Kojima M, Nakamura S, Itoh H, et al. Occurrence of monocytoid B-cells in reactive lymph node lesions. *Pathol Res Pract*. 1998;194:559-565.
9. Piris MA, Rivas C, Morente M, et al. Immature sinus histiocytosis a monocytoid B-lymphoid reaction. *J Pathol*. 1986;148:159-167.
10. Segal GH, Clough JD, Tubbs RR. Autoimmune and iatrogenic causes of lymphadenopathy. *Semin Oncol*. 1993;20:611-626.
11. Nosanchuk JS, Schnitzer B. Follicular hyperplasia in lymph nodes from patients with

rheumatoid arthritis. A clinicopathologic study. *Cancer.* 1969;24:343-354.
12. Talal N, Schnitzer B. Lymphadenopathy and Sjogren's syndrome. *Clin Rheum Dis.* 1977;3:421-432.
13. Kondratowicz GM, Symmons DP, Bacon PA, et al. Rheumatoid lymphadenopathy: a morphological and immunohistochemical study. *J Clin Pathol.* 1990;43:106-113.
14. Gaulard P, d'Agay MF, Peuchmaur M, et al. Expression of the bcl-2 gene product in follicular lymphoma. *Am J Pathol.* 1992;140:1089-1095.
15. McCurley TL, Collins RD, Ball E, et al. Nodal and extranodal lymphoproliferative disorders in Sjogren's syndrome: a clinical and immunopathologic study. *Hum Pathol.* 1990;21:482-492.
16. Hartsock RJ, Halling LW, King FM. Luetic lymphadenitis: a clinical and histologic study of 20 cases. *Am J Clin Pathol.* 1970;53:304-314.
17. Turner DR. Lymphadenopathy in secondary syphilis. *J Pathol:* 1971; 104:x.
18. Dorfman RF, Warnke R. Lymphadenopathy simulating the malignant lymphomas. *Hum Pathol.* 1974;5:519-550.
19. Farhi DC, Wells SJ, Siegel RJ. Syphilitic lymphadenopathy. Histology and human immunodeficiency virus status. *Am J Clin Pathol.* 1999;112: 330-334.
20. Guarner J, Greer PW, Bartlett J, et al. Congenital syphilis in a newborn: an immunopathologic study. *Mod Pathol.* 1999;12:82-87.
21. Castleman B, Iverson L, Menendez VP. Localized mediastinal lymph node hyperplasia resembling thymoma. *Cancer.* 1956;9:822.
22. Herrada J, Cabanillas F, Rice L, et al. The clinical behavior of localized and multicentric Castleman disease. *Ann Intern Med.* 1998;128:657-662.
23. Frizzera G. Castleman's disease and related disorders. *Semin Diagn Pathol.* 1988;5:346-364.
23a. Marafioti T, Paterson JC, Ballabio E, et al. Novel markers of normal and neoplastic human plasmacytoid dendritic cells. *Blood.* 2008;111:3778-3792.
24. Lin O, Frizzera G. Angiomyoid and follicular dendritic cell proliferative lesions in Castleman's disease of hyaline-vascular type: a study of 10 cases. *Am J Surg Pathol.* 1997;21:1295-1306.
25. Danon AD, Krishnan J, Frizzera G. Morpho-immunophenotypic diversity of Castleman's disease, hyaline-vascular type: with emphasis on a stroma-rich variant and a new pathogenetic hypothesis. *Virchows Arch A Pathol Anat Histopathol.* 1993;423:369-382.
26. Ruco LP, Gearing AJ, Pigott R, et al. Expression of ICAM-1, VCAM-1 and ELAM-1 in angiofollicular lymph node hyperplasia (Castleman's disease): evidence for dysplasia of follicular dendritic reticulum cells. *Histopathology.* 1991;19:523-528.
27. Pauwels P, Dal Cin P, Vlasveld LT, et al. A chromosomal abnormality in hyaline vascular Castleman's disease: evidence for clonal proliferation of dysplastic stromal cells. *Am J Surg Pathol.* 2000;24:882-888.
28. Chan JK, Tsang WY, Ng CS. Follicular dendritic cell tumor and vascular neoplasm complicating hyaline-vascular Castleman's disease. *Am J Surg Pathol.* 1994;18:517-525.
29. Menke DM, Tiemann M, Camoriano JK, et al. Diagnosis of Castleman's disease by identification of an immunophenotypically aberrant population of mantle zone B lymphocytes in paraffin-embedded lymph node biopsies. *Am J Clin Pathol.* 1996;105:268-276.
30. Harris NL, Bhan AK. "Plasmacytoid T cells" in Castleman's disease. Immunohistologic phenotype. *Am J Surg Pathol.* 1987;11:109-113.
31. Attygalle A, Al Jehani R, Diss TC, et al. Neoplastic T cells in angioimmunoblastic T-cell lymphoma express CD10. *Blood.* 2002;99:627-633.
32. Hansmann ML, Fellbaum C, Hui PK, et al. Progressive transformation of germinal centers with and without association to Hodgkin's disease. *Am J Clin Pathol.* 1990;93:219-226.
33. Osborne BM, Butler JJ, Gresik MV. Progressive transformation of germinal centers: comparison of 23 pediatric patients to the adult population. *Mod Pathol.* 1992;5:135-140.
34. Segal GH, Perkins SL, Kjeldsberg CR. Benign lymphadenopathies in children and adolescents. *Semin Diagn Pathol.* 1995;12:288-302.
35. Ferry JA, Zukerberg LR, Harris NL. Florid progressive transformation of germinal centers. A syndrome affecting young men, without early progression to nodular lymphocyte predominance Hodgkin's disease. *Am J Surg Pathol.* 1992;16:252-258.
36. van den Oord JJ, Wolf-Peeters C, Desmet VJ. Immunohistochemical analysis of progressively transformed follicular centers. *Am J Clin Pathol.* 1985;83:560-564.
37. Kamel OW, Gelb AB, Shibuya RB, et al. Leu 7 (CD57) reactivity distinguishes nodular lymphocyte predominance Hodgkin's disease from nodular sclerosing Hodgkin's disease, T-cell-rich B-cell lymphoma and follicular lymphoma. *Am J Pathol.* 1993;142:541-546.
38. Harris NL. Hodgkin's lymphomas: classification, diagnosis, and grading. *Semin Hematol.* 1999;36:220-232.
39. Osborne BM, Butler JJ. Clinical implications of progressive transformation of germinal centers. *Am J Surg Pathol.* 1984;8:725-733.
40. Hunt JP, Chan JA, Samoszuk M, et al. Hyperplasia of mantle/marginal zone B cells with clear cytoplasm in peripheral lymph nodes. a clinicopathologic study of 35 cases. *Am J Clin Pathol.* 2001;116:550-559.
41. Fisher ER, Kotwal N, Hermann C, et al. Types of tumor lymphoid response and sinus histiocytosis. Relationship to five-year, disease-free survival in patients with breast cancer. *Arch Pathol Lab Med.* 1983;107:222-227.
42. Gallo O, Boddi V, Bottai GV, et al. Prognostic significance of clinically false positive cervical lymph nodes in patients with laryngeal carcinoma. *Cancer.* 1995;75:1077-1083.
43. Oka M, Yoshino S, Hazama S, et al. Prognostic significance of regional lymph node reaction after curative resection of advanced gastric cancer. *Br J Surg.* 1992;79:1091-1094.
44. Steele RJ, Blackie RA, McGregor JD, et al. The effect of breast biopsy on reactive changes in the axillary lymph nodes. *Br J Surg.* 1983;70: 317-318.
45. Lasak JM, Mikaelian DO, McCue P. Sinus histiocytosis: a rare cause of progressive pediatric cervical adenopathy. *Otolaryngol Head Neck Surg.* 1999;120:765-769.
46. Pickering LK, Phelan E. Sinus histiocytosis. *J Pediatr.* 1975;86:745-748.
47. Silverberg SG, Frable WJ, Brooks JW. Sinus histiocytosis in non-diagnostic scalene lymph node biopsies. *Cancer.* 1973;32:177-180.
48. Frost AR, Shek YH, Lack EE. "Signet ring" sinus histiocytosis mimicking metastatic adenocarcinoma: report of two cases with immunohistochemical and ultrastructural study. *Mod Pathol.* 1992;5:497-500.
49. Ravel R. Histopathology of lymph nodes after lymphangiogram. *Am J Clin Pathol.* 1966;46:335-340.
50. Benz EB, Sherburne B, Hayek JE, et al. Lymphadenopathy associated with total joint prostheses. A report of two cases and a review of the literature. *J Bone Joint Surg Am.* 1996;78:588-593.
51. Gray MH, Talbert ML, Talbert WM, et al. Changes seen in lymph nodes draining the sites of large joint prostheses. *Am J Surg Pathol.* 1989;13:1050-1056.
52. Hopkinson N, Parham D, Benjamin S. Silastic prostheses—a forgotten cause of lymphadenopathy in rheumatoid arthritis. *Rheumatology (Oxford).* 1999;38:480-481.
53. Lazaro MA, Garcia MD, de Benyacar MA, et al. Lymphadenopathy secondary to silicone hand joint prostheses. *Clin Exp Rheumatol.* 1990;8:17-22.
54. Truong LD, Cartwright J Jr, Goodman MD, et al. Silicone lymphadenopathy associated with augmentation mammaplasty. Morphologic features of nine cases. *Am J Surg Pathol.* 1988;12:484-491.
55. O'Connell JX, Rosenberg AE. Histiocytic lymphadenitis associated with a large joint prosthesis. *Am J Clin Pathol.* 1993;99:314-316.
56. Rogers LA, Longtine JA, Garnick MB, et al. Silicone lymphadenopathy in a long distance runner: complication of a Silastic prosthesis. *Hum Pathol.* 1988;19:1237-1239.
57. Lee RE, Peters SP, Glew RH. Gaucher's disease: clinical, morphologic, and pathogenetic considerations. *Pathol Annu.* 1977;2(12 pt):309-339.
58. Alkan S, Beals TF, Schnitzer B. Primary diagnosis of Whipple disease manifesting as lymphadenopathy: use of polymerase chain reaction for detection of *Tropheryma whippelii. Am J Clin Pathol.* 2001;116:898-904.
59. Relman DA, Schmidt TM, MacDermott RP, et al. Identification of the uncultured bacillus of Whipple's disease. *N Engl J Med.* 1992;327:293-301.
60. Lamberty J, Varela PY, Font RG, et al. Whipple disease: light and electron microscopy study. *Arch Pathol.* 1974;98:325-330.
61. Mansbach CM, Shelburne JD, Stevens RD, et al. Lymph-node bacilliform bodies resembling those of Whipple's disease in a patient without intestinal involvement. *Ann Intern Med.* 1978;89:64-66.
62. Rodarte JR, Garrison CO, Holley KE, et al. Whipple's disease simulating sarcoidosis. A case with unique clinical and histologic features. *Arch Intern Med.* 1972;129:479-482.
63. Southern JF, Moscicki RA, Magro C, et al. Lymphedema, lymphocytic myocarditis, and sarcoidlike granulomatosis. Manifestations of Whipple's disease. *JAMA.* 1989;261:1467-1470.
64. Gupta JC, Panda PK, Shrivastava KK, et al. A histopathological study of lymph nodes in 43 cases of leprosy. *Lepr India.* 1978;50:196-203.
65. Chan JK, Warnke RA, Dorfman R. Vascular transformation of sinuses in lymph nodes. A study of its morphological spectrum and distinction from Kaposi's sarcoma. *Am J Surg Pathol.* 1991;15:732-743.
66. Haferkamp O, Rosenau W, Lennert K. Vascular transformation of lymph node sinuses due to venous obstruction. *Arch Pathol.* 1971;92: 81-83.
67. Ostrowski ML, Siddiqui T, Barnes RE, et al. Vascular transformation of lymph node sinuses. A process displaying a spectrum of histologic features. *Arch Pathol Lab Med.* 1990;114:656-660.
68. Steinmann G, Foldi E, Foldi M, et al. Morphologic findings in lymph nodes after occlusion of their efferent lymphatic vessels and veins. *Lab Invest.* 1982;47:43-50.
69. Michal M, Koza V, Fakan F. Myoid differentiation in vascular transformation of lymph node sinuses due to venous obstruction. Immunohistochemical and ultrastructural studies. *Zentralbl Pathol.* 1992;138: 27-33.
70. Tsang WY, Chan JK, Dorfman RF, et al. Vasoproliferative lesions of the lymph node. *Pathol Annu.* 1994;1(29 pt):63-133.
71. Chan JK, Frizzera G, Fletcher CD, et al. Primary vascular tumors of lymph nodes other than Kaposi's sarcoma. Analysis of 39 cases and delineation of two new entities. *Am J Surg Pathol.* 1992;16:335-350.
72. Risdall RJ, McKenna RW, Nesbit ME, et al. Virus-associated hemophagocytic syndrome: a benign histiocytic proliferation distinct from malignant histiocytosis. *Cancer.* 1979;44:993-1002.
73. Risdall RJ, Brunning RD, Hernandez JI, et al. Bacteria-associated hemophagocytic syndrome. *Cancer.* 1984;54:2968-2972.
74. Wong KF, Chan JK, Chan CH, et al. Psittacosis-associated hemophagocytic syndrome. *Am J Med.* 1991;91:204-205.
75. Wong KF, Hui PK, Chan JK, et al. The acute lupus hemophagocytic syndrome. *Ann Intern Med.* 1991;114:387-390.
76. Chan JK, Ng CS, Law CK, et al. Reactive hemophagocytic syndrome: a study of 7 fatal cases. *Pathology.* 1987;19:43-50.
77. McKenna RW, Risdall RJ, Brunning RD. Virus associated hemophagocytic syndrome. *Hum Pathol.* 1981;12:395-398.
78. Wong KF, Chan JK. Reactive hemophagocytic syndrome—a clinicopathologic study of 40 patients in an Oriental population. *Am J Med.* 1992;93:177-180.
79. Gonzalez CL, Medeiros LJ, Braziel RM, et al. T-cell lymphoma involving subcutaneous tissue. A clinicopathologic entity commonly associated with hemophagocytic syndrome. *Am J Surg Pathol.* 1991;15:17-27.
80. Santoro A, Cannella S, Bossi G, et al. Novel MUNC13-4 mutations in children and young adult patients with hemophagocytic lymphohistiocytosis. *J Med Genet.* 2006.
81. Rudd E, Goransdotter EK, Zheng C, et al. Spectrum and clinical implications of syntaxin 11 gene mutations in familial haemophagocytic lymphohistiocytosis: association with disease-free remissions and haematopoietic malignancies. *J Med Genet.* 2006;43:e14.
82. Risma KA, Frayer RW, Filipovich AH, et al. Aberrant maturation of mutant perforin underlies the clinical diversity of hemophagocytic lymphohistiocytosis. *J Clin Invest.* 2006;116:182-192.

83. Stepp SE, Dufourcq-Lagelouse R, Le Deist F, et al. Perforin gene defects in familial hemophagocytic lymphohistiocytosis. *Science*. 1999;86:1957-1959.
84. Arico M, Janka G, Fischer A, et al. Hemophagocytic lymphohistiocytosis. Report of 122 children from the International Registry. FHL Study Group of the Histiocyte Society. *Leukemia*. 1996;10:197-203.
85. Imashuku S, Hlbi S, Todo S. Hemophagocytic lymphohistiocytosis in infancy and childhood. *J Pediatr*. 1997;130:352-357.
86. Jaffe ES. Histiocytoses of lymph nodes: biology and differential diagnosis. *Semin Diagn Pathol*. 1988;5:376-390.
87. Foucar E, Rosai J, Dorfman R. Sinus histiocytosis with massive lymphadenopathy (Rosai-Dorfman disease): review of the entity. *Semin Diagn Pathol*. 1990;7:19-73.
88. Favara BE, Steele A. Langerhans cell histiocytosis of lymph nodes: a morphological assessment of 43 biopsies. *Pediatr Pathol Lab Med*. 1997;17:769-787.
89. Emile JF, Wechsler J, Brousse N, et al. Langerhans' cell histiocytosis. Definitive diagnosis with the use of monoclonal antibody O10 on routinely paraffin-embedded samples. *Am J Surg Pathol*. 1995;19:636-641.
90. Kojima M, Nakamura S, Oyama T, et al. Autoimmune disease-associated lymphadenopathy with histological appearance of T-zone dysplasia with hyperplastic follicles. A clinicopathological analysis of nine cases. *Pathol Res Pract*. 2001;197:237-244.
91. Meyer EM, Grundmann E. Lymph node reactions to cancer. *Klin Wochenschr*. 1982;60:1329-1338.
92. Ree H, Fanger H. Paracortical alteration in lymphadenopathic and tumor-draining lymph nodes: histologic study. *Hum Pathol*. 1975;6:363-372.
93. van den Oord JJ, Facchetti F, Delabie J, et al. T lymphocytes in non-neoplastic lymph nodes. *Curr Top Pathol*. 1990;84(pt 1):149-178.
94. van den Oord JJ, Wolf-Peeters C, Desmet VJ, et al. Nodular alteration of the paracortical area. An in situ immunohistochemical analysis of primary, secondary, and tertiary T-nodules. *Am J Pathol*. 1985;120:55-66.
95. Gould E, Porto R, Albores-Saavedra J, et al. Dermatopathic lymphadenitis. The spectrum and significance of its morphologic features. *Arch Pathol Lab Med*. 1988;112:1145-1150.
96. Sausville EA, Worsham GF, Matthews MJ, et al. Histologic assessment of lymph nodes in mycosis fungoides/Sézary syndrome (cutaneous T-cell lymphoma): clinical correlations and prognostic import of a new classification system. *Hum Pathol*. 1985;16:1098-1109.
97. Sausville EA, Eddy JL, Makuch RW, et al. Histopathologic staging at initial diagnosis of mycosis fungoides and the Sézary syndrome. Definition of three distinctive prognostic groups. *Ann Intern Med*. 1988;109:372-382.
98. Kern DE, Kidd PG, Moe R, et al. Analysis of T-cell receptor gene rearrangement in lymph nodes of patients with mycosis fungoides. Prognostic implications. *Arch Dermatol*. 1998;134:158-164.
99. Bakels V, van Oostveen JW, Geerts ML, et al. Diagnostic and prognostic significance of clonal T-cell receptor beta gene rearrangements in lymph nodes of patients with mycosis fungoides. *J Pathol*. 1993;170: 249-255.
100. Sacks EL, Donaldson SS, Gordon J, et al. Epithelioid granulomas associated with Hodgkin's disease: clinical correlations in 55 previously untreated patients. *Cancer*. 1978;41:562-567.
101. Kahn LB, King H, Jacobs P. Florid epithelioid cell and sarcoid-type reaction associated with non-Hodgkin's lymphoma. *S Afr Med J*. 1977; 51:341-347.
102. Kadin ME, Donaldson SS, Dorfman RF. Isolated granulomas in Hodgkin's disease. *N Engl J Med*. 1970;283:859-861.
103. Brenner DS, Drachenberg CB, Papadimitriou JC. Structural similarities between hematoidin crystals and asteroid bodies: evidence of lipid composition. *Exp Mol Pathol*. 2001;70:37-42.
104. Cain H, Kraus B. Asteroid bodies: derivatives of the cytosphere. An electron microscopic contribution to the pathology of the cytocentre. *Virchows Arch B Cell Pathol*. 1977;26:119-132.
105. Gadde PS, Moscovic EA. Asteroid bodies: products of unusual microtubule dynamics in monocyte-derived giant cells. An immunohistochemical study. *Histol Histopathol*. 1994;9:633-642.
106. Sieracki JC, Fisher ER. The ceroid nature of the so-called "Hamazaki-Wesenberg bodies." *Am J Clin Pathol*. 1973;59:248-253.
107. Viale G, Codecasa L, Bulgheroni P, et al. T-cell subsets in sarcoidosis: an immunocytochemical investigation of blood, bronchoalveolar lavage fluid, and prescalenic lymph nodes from eight patients. *Hum Pathol*. 1986;17:476-481.
108. Freidig EE, McClure SP, Wilson WR, et al. Clinical-histologic-microbiologic analysis of 419 lymph node biopsy specimens. *Rev Infect Dis*. 1986;8:322-328.
109. Johnson JL, Ellner JJ. Adult tuberculosis overview: African versus Western perspectives. *Curr Opin Pulm Med*. 2000;6:180-186.
110. Grange J, Story A, Zumla A. Tuberculosis in disadvantaged groups. *Curr Opin Pulm Med*. 2001;7:160-164.
111. Dandapat MC, Mishra BM, Dash SP, et al. Peripheral lymph node tuberculosis: a review of 80 cases. *Br J Surg*. 1990;77:911-912.
112. Evans AK, Cunningham MJ. Atypical mycobacterial cervicofacial lymphadenitis in children: a disease as old as mankind, yet a persistent challenge. *Am J Otolaryngol*. 2005;26:337-343.
113. Rahal A, Abela A, Arcand PH, et al. Nontuberculous mycobacterial adenitis of the head and neck in children: experience from a tertiary care pediatric center. *Laryngoscope*. 2001;111:1791-1796.
114. Kwon KS, Oh CK, Jang HS, et al. Detection of mycobacterial DNA in cervical granulomatous lymphadenopathy from formalin-fixed, paraffin-embedded tissue by PCR. *J Dermatol*. 2000;27:355-360.
115. Richter E, Schluter C, Duchrow M, et al. An improved method for the species-specific assessment of mycobacteria in routinely formalin-fixed and paraffin-embedded tissues. *J Pathol*. 1995;175:85-92.
116. Lai DY, Schwarz J. Cultural and morphologic findings in cervical and mediastinal lymph nodes at necropsy, with reference to fungi. *Am J Clin Pathol*. 1972;57:212-214.
117. Talerman A, Bradley JM, Woodland B. Cryptococcal lymphadenitis. *J Med Microbiol*. 1970;3:633-638.
118. Miller-Catchpole R, Variakojis D, Vardiman JW, et al. Cat scratch disease. Identification of bacteria in seven cases of lymphadenitis. *Am J Surg Pathol*. 1986;10:276-281.
119. Wear DJ, Margileth AM, Hadfield TL, et al. Cat scratch disease: a bacterial infection. *Science*. 1983;221:1403-1405.
120. Carithers HA. Cat-scratch disease. An overview based on a study of 1200 patients. *Am J Dis Child*. 1985;139:1124-1133.
121. Diagnosis of cat-scratch disease. *Pediatrics*. 1985;76:325-326.
122. Mouritsen CL, Litwin CM, Maiese RL, et al. Rapid polymerase chain reaction-based detection of the causative agent of cat scratch disease (*Bartonella henselae*) in formalin-fixed, paraffin-embedded samples. *Hum Pathol*. 1997;28:820-826.
123. Sutinen S, Syrjala H. Histopathology of human lymph node tularemia caused by *Francisella tularensis* var *palaearctica*. *Arch Pathol Lab Med*. 1986;110:42-46.
124. Weber J, Finlayson NB, Mark JB. Mesenteric lymphadenitis and terminal ileitis due to *Yersinia pseudotuberculosis*. *N Engl J Med*. 1970;283: 172-174.
125. Hadfield TL, Lamy Y, Wear DJ. Demonstration of *Chlamydia trachomatis* in inguinal lymphadenitis of lymphogranuloma venereum: a light microscopy, electron microscopy and polymerase chain reaction study. *Mod Pathol*. 1995;8:924-929.
126. Wong KT, Puthucheary SD, Vadivelu J. The histopathology of human melioidosis. *Histopathology*. 1995;26:51-55.
127. Rosenthal R, Vogelbach P, Gasser M, et al. Cervical lymphadenitis—a rare case of focal listeriosis. *Infection*. 2001;29:170-172.
128. Khan AS, Ashford DA. Ready or not—preparedness for bioterrorism. *N Engl J Med*. 2001;345:287-289.
129. Srinivasan A, Kraus CN, DeShazer D, et al. Glanders in a military research microbiologist. *N Engl J Med*. 2001;345:256-258.
130. Hui PK, Chan JK, Ng CS, et al. Lymphadenopathy of Kimura's disease. *Am J Surg Pathol*. 1989;13:177-186.
131. Kuo TT, Shih LY, Chan HL. Kimura's disease. Involvement of regional lymph nodes and distinction from angiolymphoid hyperplasia with eosinophilia. *Am J Surg Pathol*. 1988;12:843-854.
132. Kung IT, Gibson JB, Bannatyne PM. Kimura's disease: a clinico-pathological study of 21 cases and its distinction from angiolymphoid hyperplasia with eosinophilia. *Pathology*. 1984;16:39-44.
133. Chan JK, Hui PK, Ng CS, et al. Epithelioid haemangioma (angiolymphoid hyperplasia with eosinophilia) and Kimura's disease in Chinese. *Histopathology*. 1989;15:557-574.
134. Fetsch JF, Weiss SW. Observations concerning the pathogenesis of epithelioid hemangioma (angiolymphoid hyperplasia). *Mod Pathol*. 1991;4:449-455.
135. McCabe RE, Brooks RG, Dorfman RF, et al. Clinical spectrum in 107 cases of toxoplasmic lymphadenopathy. *Rev Infect Dis*. 1987;9:754-774.
136. Beverley JKA, Beattie CP. Glandular toxoplasmosis: a survey of 30 cases. *Lancet*. 1958;2:379-383.
137. Montoya JG, Remington JS. Studies on the serodiagnosis of toxoplasmic lymphadenitis. *Clin Infect Dis*. 1995;20:781-789.
138. Aisner SC, Aisner J, Moravec C, et al. Acquired toxoplasmic lymphadenitis with demonstration of the cyst form. *Am J Clin Pathol*. 1983;79:125-127.
139. Weiss LM, Chen YY, Berry GJ, et al. Infrequent detection of *Toxoplasma gondii* genome in toxoplasmic lymphadenitis: a polymerase chain reaction study. *Hum Pathol*. 1992;23:154-158.
140. Lin MH, Kuo TT. Specificity of the histopathological triad for the diagnosis of toxoplasmic lymphadenitis: polymerase chain reaction study. *Pathol Int*. 2001;51:619-623.
141. Daneshbod K. Localized lymphadenitis due to leishmania simulating toxoplasmosis. Value of electron microscopy for differentiation. *Am J Clin Pathol*. 1978;69:462-467.
142. Eisner MD, Amory J, Mullaney B, et al. Necrotizing lymphadenitis associated with systemic lupus erythematosus. *Semin Arthritis Rheum*. 1996;26:477-482.
143. Mellemkjaer L, Andersen V, Linet MS, et al. Non-Hodgkin's lymphoma and other cancers among a cohort of patients with systemic lupus erythematosus. *Arthritis Rheum*. 1997;40:761-768.
144. Dorfman RF, Berry GJ. Kikuchi's histiocytic necrotizing lymphadenitis: an analysis of 108 cases with emphasis on differential diagnosis. *Semin Diagn Pathol*. 1988;5:329-345.
145. Fox RA, Rosahn PD. The lymph nodes in disseminated lupus erythematosus. *Am J Pathol*. 1943;70-73.
146. Medeiros LJ, Kaynor B, Harris NL. Lupus lymphadenitis: report of a case with immunohistologic studies on frozen sections. *Hum Pathol*. 1989;20:295-299.
147. Fujimoto Y, Kojima Y, Yamaguchi K. Cervical subacute necrotizing lymphadenitis. *Naika*. 1972;30:920-927.
148. Kikuchi M. Lymphadenitis showing focal reticulum cell hyperplasia with nuclear debris and phagocytes. *Acta Hematol Jpn*. 1972;35:379-380.
149. Kuo TT. Kikuchi's disease (histiocytic necrotizing lymphadenitis). A clinicopathologic study of 79 cases with an analysis of histologic subtypes, immunohistology, and DNA ploidy. *Am J Surg Pathol*. 1995;19:798-809.
150. Tsang WY, Chan JK, Ng CS. Kikuchi's lymphadenitis. A morphologic analysis of 75 cases with special reference to unusual features. *Am J Surg Pathol*. 1994;18:219-231.
151. Chen YH, Lan JL. Kikuchi disease in systemic lupus erythematosus: clinical features and literature review. *J Microbiol Immunol Infect*. 1998;31:187-192.
152. Kawasaki T, Kosaki F, Okawa S, et al. A new infantile acute febrile mucocutaneous lymph node syndrome (MLNS) prevailing in Japan. *Pediatrics*. 1974;54:271-276.
153. Marsh WL Jr, Bishop JW, Koenig HM. Bone marrow and lymph node findings in a fatal case of Kawasaki's disease. *Arch Pathol Lab Med*. 1980;104:563-567.
154. Giesker DW, Pastuszak WT, Forouhar FA, et al. Lymph node biopsy for early diagnosis in Kawasaki disease. *Am J Surg Pathol*. 1982;6:493-501.
155. Burns JC. Kawasaki disease. *Adv Pediatr*. 2001;48:157-177.
156. Landing BH, Larson EJ. Pathological features of Kawasaki disease (mucocutaneous lymph node syndrome). *Am J Cardiovasc Pathol*. 1987;1:218-229.
157. Strickler JG, Warnke RA, Weiss LM. Necrosis in lymph nodes. *Pathol Annu*. 1987;2(22 pt):253-282.
158. Perrone T, Wolf-Peeters C, Frizzera G. Inflammatory pseudotumor of lymph nodes.

A distinctive pattern of nodal reaction. *Am J Surg Pathol.* 1988;12:351-361.
159. Moran CA, Suster S, Abbondanzo SL. Inflammatory pseudotumor of lymph nodes: a study of 25 cases with emphasis on morphological heterogeneity. *Hum Pathol.* 1997;28:332-338.
160. Knockaert DC, Schuermans A, Vlayen J, et al. Fever of unknown origin due to inflammatory pseudotumour of lymph nodes. *Acta Clin Belg.* 1998;53:367-370.
161. Davis RE, Warnke RA, Dorfman RF. Inflammatory pseudotumor of lymph nodes. Additional observations and evidence for an inflammatory etiology. *Am J Surg Pathol.* 1991;15:744-756.
162. Facchetti F, De Wolf PC, De WI, et al. Inflammatory pseudotumor of lymph nodes. Immunohistochemical evidence for its fibrohistiocytic nature. *Am J Pathol.* 1990;137:281-289.
163. Kojima M, Nakamura S, Shimizu K, et al. Inflammatory pseudotumor of lymph nodes: clinicopathologic and immunohistological study of 11 Japanese cases. *Int J Surg Pathol.* 2001;9:207-214.
164. Cheuk W, Chan JK, Shek TW, et al. Inflammatory pseudotumor-like follicular dendritic cell tumor: a distinctive low-grade malignant intra-abdominal neoplasm with consistent Epstein-Barr virus association. *Am J Surg Pathol.* 2001;25:721-731.
165. Cheuk W, Hill RW, Bacchi C, et al. Hypocellular anaplastic large cell lymphoma mimicking inflammatory lesions of lymph nodes. *Am J Surg Pathol.* 2000;24:1537-1543.
166. Gasquet S, Maurin M, Brouqui P, et al. Bacillary angiomatosis in immunocompromised patients. *AIDS.* 1998;12:1793-1803.
167. Relman DA, Loutit JS, Schmidt TM, et al. The agent of bacillary angiomatosis. An approach to the identification of uncultured pathogens. *N Engl J Med.* 1990;323:1573-1580.
168. Slater LN, Welch DF, Min KW. *Rochalimaea henselae* causes bacillary angiomatosis and peliosis hepatis. *Arch Intern Med.* 1992;152:602-606.
169. Koehler JE, Sanchez MA, Garrido CS, et al. Molecular epidemiology of *Bartonella* infections in patients with bacillary angiomatosis-peliosis. *N Engl J Med.* 1997;337:1876-1883.
170. Koehler JE, Glaser CA, Tappero JW. *Rochalimaea henselae* infection. A new zoonosis with the domestic cat as reservoir. *JAMA.* 1994;271:531-535.
171. Chan JK, Lewin KJ, Lombard CM, et al. Histopathology of bacillary angiomatosis of lymph node. *Am J Surg Pathol.* 1991;15:430-437.
172. Tsang WY, Chan JK. Bacillary angiomatosis. A "new" disease with a broadening clinicopathologic spectrum. *Histol Histopathol.* 1992;7:143-152.
173. Matar GM, Koehler JE, Malcolm G, et al. Identification of *Bartonella* species directly in clinical specimens by PCR-restriction fragment length polymorphism analysis of a 16S rRNA gene fragment. *J Clin Microbiol.* 1999;37:4045-4047.
174. Reed JA, Brigati DJ, Flynn SD, et al. Immunocytochemical identification of *Rochalimaea henselae* in bacillary (epithelioid) angiomatosis, parenchymal bacillary peliosis, and persistent fever with bacteremia. *Am J Surg Pathol.* 1992;16:650-657.
175. Spach DH, Koehler JE. *Bartonella*-associated infections. *Infect Dis Clin North Am.* 1998;12:137-155.
176. LeBoit PE, Berger TG, Egbert BM, et al. Bacillary angiomatosis. The histopathology and differential diagnosis of a pseudoneoplastic infection in patients with human immunodeficiency virus disease. *Am J Surg Pathol.* 1989;13:909-920.
177. Childs CC, Parham DM, Berard CW. Infectious mononucleosis. The spectrum of morphologic changes simulating lymphoma in lymph nodes and tonsils. *Am J Surg Pathol.* 1987;11:122-132.
178. Kojima M, Nakamura S, Itoh H, et al. Acute viral lymphadenitis mimicking low-grade peripheral T-cell lymphoma. A clinicopathological study of nine cases. *APMIS.* 2001;109:419-427.
179. Lukes RJ, Tindle BH, Parker JW. Reed-Sternberg–like cells in infectious mononucleosis. *Lancet.* 1969;2:1003-1004.
180. Salvador AH, Harrison EG Jr, Kyle RA. Lymphadenopathy due to infectious mononucleosis: its confusion with malignant lymphoma. *Cancer.* 1971;27:1029-1040.
181. Segal GH, Kjeldsberg CR, Smith GP, et al. CD30 antigen expression in florid immunoblastic proliferations. A clinicopathologic study of 14 cases. *Am J Clin Pathol.* 1994;102:292-298.
182. Abbondanzo SL, Sato N, Straus SE, et al. Acute infectious mononucleosis. CD30 (Ki-1) antigen expression and histologic correlations. *Am J Clin Pathol.* 1990;93:698-702.
183. Niedobitek G, Herbst H, Young LS, et al. Patterns of Epstein-Barr virus infection in non-neoplastic lymphoid tissue. *Blood.* 1992;79:2520-2526.
184. Anagnostopoulos I, Hummel M, Falini B, et al. Epstein-Barr virus infection of monocytoid B-cell proliferates: an early feature of primary viral infection? *Am J Surg Pathol.* 2005;29(5):595-601.
185. Ehsan A, Fan H, Eagan PA, et al. Accumulation of p53 in infectious mononucleosis tissues. *Hum Pathol.* 2000;31:1397-1403.
186. Isaacson PG, Schmid C, Pan L, et al. Epstein-Barr virus latent membrane protein expression by Hodgkin and Reed-Sternberg–like cells in acute infectious mononucleosis. *J Pathol.* 1992;167:267-271.
187. Klemola E, Kaariainen L. Cytomegalovirus as a possible cause of a disease resembling infectious mononucleosis. *BMJ.* 1965;5470:1099-1102.
188. Tindle BH, Parker JW, Lukes RJ. "Reed-Sternberg cells" in infectious mononucleosis? *Am J Clin Pathol.* 1972;58:607-617.
189. Rushin JM, Riordan GP, Heaton RB, et al. Cytomegalovirus-infected cells express Leu-M1 antigen. A potential source of diagnostic error. *Am J Pathol.* 1990;136:989-995.
190. Abramowitz A, Livni N, Morag A, et al. An immunoperoxidase study of cytomegalovirus mononucleosis. *Arch Pathol Lab Med.* 1982;106:115-118.
191. Gaffey MJ, Ben Ezra JM, Weiss LM. Herpes simplex lymphadenitis. *Am J Clin Pathol.* 1991;95:709-714.
192. Howat AJ, Campbell AR, Stewart DJ. Generalized lymphadenopathy due to herpes simplex virus type I. *Histopathology.* 1991;19:563-564.
193. Miliauskas JR, Leong AS. Localized herpes simplex lymphadenitis: report of three cases and review of the literature. *Histopathology.* 1991;19:355-360.
194. Saltzstein SLALV. Lymphadenopathy induced by anticonvulsant drugs and minicking clincally and pathologicaly malignant lymphoma. *Cancer.* 1959;12:164-182.
195. Yates P, Stockdill G, McIntyre M. Hypersensitivity to carbamazepine presenting as pseudolymphoma. *J Clin Pathol.* 1986;39:1224-1228.
196. Li FP, Willard DR, Goodman R, et al. Malignant lymphoma after diphenylhydantoin (Dilantin) therapy. *Cancer.* 1975;36:1359-1362.
197. Abbondazo SL, Irey NS, Frizzera G. Dilantin-associated lymphadenopathy. Spectrum of histopathologic patterns. *Am J Surg Pathol.* 1995;19:675-686.
198. Harris DW, Ostlere L, Buckley C, et al. Phenytoin-induced pseudolymphoma. A report of a case and review of the literature. *Br J Dermatol.* 1992;127:403-406.
199. Katzin WE, Julius CJ, Tubbs RR, et al. Lymphoproliferative disorders associated with carbamazepine. *Arch Pathol Lab Med.* 1990;114:1244-1248.
200. Singer J, Schmid C, Souhami R, et al. Bone marrow involvement in phenytoin induced "pseudolymphoma." *Clin Oncol (R Coll Radiol).* 1993;5:397-398.

第10章

正常骨髓

Barbara J. Bain

章节目录

成人时期骨髓是主要造血场所，循环造血干细胞虽少，但造血活动一直处于稳定状态。所有淋巴细胞与造血细胞归根结底都来源于多能造血干细胞，它具有自我更新能力，缓慢循环[1]。多能干细胞生成共同的淋巴系干细胞和多能髓系干细胞。多能髓系干细胞生成特定的祖细胞系。干细胞与祖细胞在形态学上均无法识别，然而由于这些细胞在体外具有自我更新能力、能够分化并生成特定的细胞系而被识别。有些细胞也可通过流式细胞仪、免疫细胞化学和免疫组织化学方法检测干细胞特征性抗原（例如表达CD34伴或不伴CD38）来确定。骨髓内的干细胞位于干细胞“龛”内，毗邻骨或血管，此处骨髓干细胞与基质细胞关系密切。特定的祖细胞系继续分化后的细胞可通过细胞学、功能与免疫表型特点来识别。一些血小板由进入血液循环并滞留于肺脏的巨核细胞所产生；除此之外，所有健康成人的成熟血细胞均在骨髓中经过反复的细胞分裂和成熟过程而产生（图10.1）。

血细胞生成发生于特定的骨髓微环境中，位于由骨小梁包绕交错的腔内。骨小梁间区为基质和造血细胞，两者功能上互相联系。基质由基质细胞和基质蛋白，如层黏连蛋白、血小板凝集素和纤维黏连蛋白构成。可识别的基质成分包括血管、神经、脂肪细胞、其他间叶细胞（例如网状细胞、巨噬细胞、纤维母细胞）以及纤细的纤维网架。纤维网架可通过网状纤维染色显示，若分为0~4级[2]，则多数情况下，网状纤维染色为0~1级，但有些为2级。网状纤维的分布多围绕血管和位于小梁旁。正常骨髓中，HE染色或三色染色不见胶原纤维。最早期可识别的前体粒细胞（原始粒细胞和早幼粒细胞）靠近骨膜以及条带状围绕血管分布。中幼粒细胞、晚幼粒细胞与中性粒细胞逐渐远离骨内膜。嗜酸性粒细胞没有类似的分布特点。嗜酸中幼粒细胞与嗜酸性粒细胞多为随机分布。嗜碱性粒细胞的分布特点不明。成熟过程中的红细胞与巨核细胞多分布在骨小梁之间的中心区域。幼稚红细胞成簇分布，中心为一个巨噬细胞，周围为不同成熟程度红系细胞，形成红系造血岛。巨核细胞与血窦关系密切，连续骨髓切片显示巨核细胞的部分胞质与血窦邻接。巨核细胞可形成小簇，但这些小簇中的巨核细胞一般不超过2个，但偶尔可有3个。骨髓中其他细胞成分包括肥大细胞、淋巴细胞、浆细胞、单核细胞以及巨噬细胞。正常骨髓结构图解见图10.2。

造血的调控非常复杂。它涉及造血细胞上的黏附分子通过其配体与基质细胞相互作用，以及造血生长因子（例如造血干细胞因子、IL-3、IL-4、IL-5、IL-6、

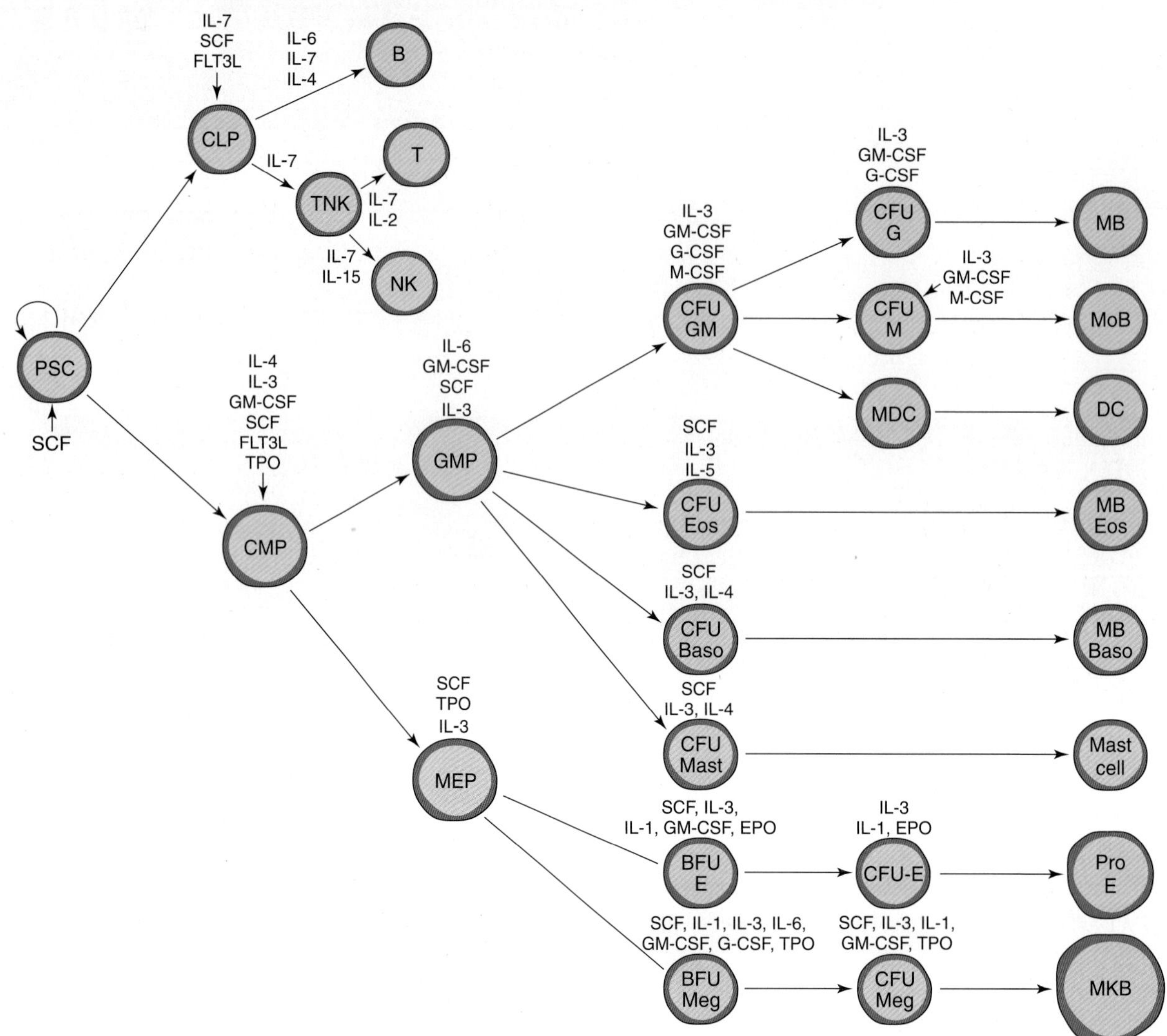

图10.1 干细胞逐级分化示意图[1]，并显示每一阶段参与调控的生长因子。曾提出过不同的造血模式[18,19]，包括红系与巨核系共同的祖细胞直接源于多能淋巴系-髓系干细胞（PSC；也称作共同淋系-髓系祖细胞）而不是共同髓系祖细胞（CMP；也称作多能髓系干细胞）B，细胞；Baso，嗜碱性粒细胞；BFU，爆发集落形成单位；CFU，集落形成单位；CLP，共同淋系祖细胞；DC，树突细胞；E，红系细胞；Eos，嗜酸性粒细胞；EPO，红细胞生成素；FLT3L，FLT3配体；G，粒细胞（中性粒细胞）；G-CSF，粒细胞集落刺激因子；GM，粒细胞-巨噬细胞；GM-CSF，粒细胞-巨噬细胞集落刺激因子；GMP，粒系-单核系祖细胞；IL，白细胞介素；M，巨噬细胞；Mast，肥大细胞；MB，原粒细胞；M-CSF，单核细胞集落刺激因子；MDC，髓系树突细胞；Meg，巨核细胞；MEP，髓系红系祖细胞；MKB，原巨核细胞；MoB，原单核细胞；NK，自然杀伤细胞；ProE，原红细胞；SCF，干细胞因子；T，细胞；TNK，T/NK祖细胞；TPO，血小板生成素

粒细胞-巨噬细胞集落刺激因子、粒细胞集落刺激因子、单核细胞集落刺激因子、红细胞生成素和血小板生成素）的作用[3]。生长因子可由骨髓基质细胞本身分泌（例如粒细胞-巨噬细胞集落刺激因子）或由远端部位分泌（例如红细胞生成素）。生长因子对于造血的最终效应由转录因子调控。通过调节基因表达，这些蛋白协同许多到达细胞的增殖与分化信号，对于成熟血细胞最终特点与表型的确立具有重要意义。尽管大多数有关造血的示意图显示细胞的分化是沿着某一细胞系单向分化，但最近的证据表明，通过多种转录因子表达的变化可以使某一细胞系分化为另一细胞系[1]。这种情况是仅发生于实验条件下，还是发生在特定的病理状态或可能偶尔发生于正常造血之中，还不清楚。各种生长因子发挥效应的阶段如图10.1所示。

最好检测健康志愿者的骨髓来研究正常骨髓中不同造血细胞的比例，但也可用血液学明显正常的志愿患者的骨髓进行研究。需要手术的患者如无任何可能影响骨髓活性的疾病，并且血细胞计数正常，即适合这样的研究。骨髓造血细胞分类计数可以直接使用骨髓穿刺液制备的楔形薄膜涂片，也可使用血沉棕黄层计数，或用

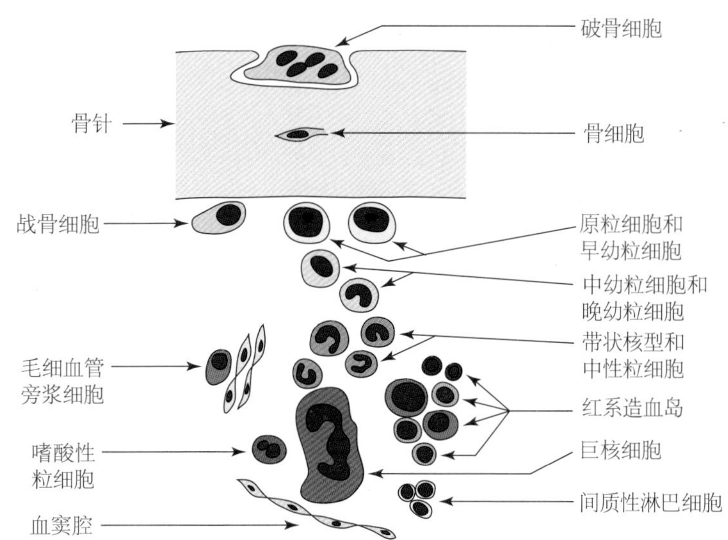

图10.2 正常骨髓的局部显微解剖示意图。破骨细胞、骨母细胞、原粒细胞与早幼粒细胞邻近骨小梁分布。骨小梁之间的深区为成熟过程中的中性粒细胞、红系造血岛（中央有1个巨噬细胞）以及分布于间质的淋巴细胞。嗜酸性粒细胞及其前体细胞呈明显的随机性散在分布，浆细胞为间质型或袖带状围绕血管分布，巨核细胞的一端贴近血窦

骨髓小粒压片的薄膜涂片进行计数。就楔形薄膜涂片而言，应采用最先抽吸的0.1~0.2ml骨髓液制片，以尽量减少外周血稀释。对单个骨髓小粒后面拖尾处的进行计数，可进一步减少稀释影响。骨髓小粒压片的稀释影响不大；但其薄膜涂片可能比较厚，因此难以辨认单个细胞。无论使用楔形薄膜涂片、血沉棕黄层还是使用骨髓小粒压片薄膜涂片进行计数，由于一些有诊断价值的细胞比例较低，因此必须计数大量的细胞，否则计数可能很不准确。国际血液学标准化委员会建议，用于诊断目的时骨髓分类计数至少应分析500个细胞[4]；当用细胞比例进行疾病的诊断分类时〔例如急性髓系白血病（AML）与骨髓增生异常综合征（MDS）鉴别〕更要依此操作。使用这些方法的研究结果总结于表10.1[5-12]。一项研究显示女性较男性的粒/红比例高[10]，但另外两项研究中未被证实[11,13]。

健康人的骨髓细胞量（骨髓增生程度）取决于年龄。充满造血细胞与淋巴细胞（非脂肪细胞）的骨髓腔的比例变化较大，出生时为100%，80岁以后为30%~65%。30~70岁之间细胞增生程度依次为40%~70%。图10.3示骨髓活检切片的正常细胞量与细胞过少和细胞过多的比较。

10.1 血细胞生成

10.1.1 红细胞生成

骨髓涂片与切片中，红系前体细胞的形态学特点总结于表10.2，图解见图10.4~图10.8。正常骨髓中，每一后续成熟阶段的细胞较前一阶段的细胞数量要多。骨髓穿刺涂片中可见红系造血岛（图10.9），在骨髓活检切片中更容易识别。它位于骨小梁之间的腔隙，远离骨表面（图10.10）。正常个体，少数幼红细胞可出现双核、细胞质桥接、脱落的核碎片以及不对称的血红蛋白分布（见下文）。

评价骨髓穿刺涂片中的红细胞生成不仅需要做Romanowsky染色（例如Wright-Giemsa或May-Grünwald-Giemsa染色），而且需要做Perls Prussian蓝染色；后者可评估铁贮存和幼红细胞环形铁颗粒的存在、数量与分布情况。Perls染色识别的是含铁血黄素而不是铁蛋白。正常晚幼红细胞有少量散在的纤细的含铁血黄素颗粒（图10.11）。偶尔中幼红细胞也可含有环形铁颗粒。若骨髓标本为塑料包埋Perls染色，可有效地评估铁贮存情况和发现异常环形铁粒幼细胞。由于脱钙过程可完全或部分地被去除储存铁，因此石蜡包埋脱钙的活检切片Perls染色结果很不可靠，无论是否存在储存铁都无法评估环形铁颗粒。

10.1.2 粒细胞生成

骨髓薄膜涂片与切片中粒系（特别是中性粒细胞）前体细胞的形态学特点归纳于表10.3。图解见图10.12~图10.15。从形态学上可以识别逐渐成熟的晚幼阶段之后的嗜酸与嗜碱性粒细胞。若为反应性嗜酸性粒细胞增多，常可见嗜酸早幼粒细胞，总有单个核仁，含有亮染初级颗粒和一些嗜酸性颗粒的核旁高尔基复合体。

表10.1　胸骨或髂骨的骨髓细胞的平均值与95%区间，健康成年白种人的骨髓穿刺结果

	Jacobsent[6]	Segerdahl[7]		Vaughan 与Brockmyr[8]	Wintrobe等[9]	Bain[10]	Den Ottonlander[11]	Girodon等[12]
年龄	20~29	20~30		17~45	未提及	21~56	未提及	60~82
例数与性别	28例男性与女性	52例男性	40例女性	42例男性，8例女性	12例男性	30例男性，20例女性	53例男性，14例女性	40例男性，14例女性
部位	胸骨	胸骨	胸骨	胸骨	胸骨	髂骨	未提及	胸骨
粒红比例	3.34	–	–	6.9	2.3（1.1~3.5）*	2.4（1.4~3.6）	2.2（0.8~3.6）	1.8~4.4
原粒细胞	1.21（0.75~1.67）	1.32（0.2~2.5）	1.2（0.1~2.3）	1.3（0~3）	0.9（0.1~1.7）	1.4（0~3）	0.4（0~1.3）	0~2.4
早幼粒细胞	2.49（0.99~3.99）	1.35（0~2.9）	1.65（0.5~2.8）	–†	3.3（1.9~4.7）	7.8（3.2~12.4）	13.7（8~19.4）	3.6~10
中幼粒细胞	17.36（11.54~23.18）	15.00（7.5~22.5）	16.6（11.4~21.8）	8.9（3~15）	12.7（8.5~16.9）	7.6（3.7~10）**		6~13
晚幼粒细胞	16.92（11.4~22.44）	15.7（9.2~22）	15.8（11.0~20.6）	8.8（4~15）	15.9（7.1~24.7）	4.1（2.3~5.9）	35.5（22.2~48.8）	28~45
杆状核细胞	8.7（3.58~13.82）	10.5（3~17.9）	8.3（4~12.4）	23.9（12.5~33.5）	12.4（9.4~15.4）			
中性粒细胞	13.42（4.32~22.52）	20.9（9.9~31.8）	21.7（11.3~32）	18.5（9~31.5）	7.4（3.8~11）	34.2（23.4~45）		
嗜酸性粒细胞	2.93（0.28~5.69）‡	2.8（0.1~5.6）‡	3（0~7.2）‡	1.9（0~5.5）	3.1（1.1~5.2）	2.2（0.3~4.2）	1.7（0.2~3.3）	1.6~5.4
					2.2（0.3~4.2）			
嗜碱性粒细胞	0.28（0~0.69）‡	0.14（0~0.38）	0.16（0~0.46）	0.2（0~1）	<0.1（0~0.2）	0.1（0~0.4））	0.2（0~0.6）	0~1
单核细胞	1.04（0.36~1.72）	2.3（0.5~4）	1.61（0.2~3）	2.4（0~6）	0.3（0~0.6）	1.3（0~2.6）	2.5（0.5~4.6）	2~5
幼红系细胞	19.26（9.12~29.4）‖	12.9（4.1~21.7）	11.5（5.1~17.9）	9.5（2.5~17.5）	25.6（15~36.2）	25.9（13.6~38.2）	23.6（14.7~32.6）	16~31.4
淋巴细胞	14.6（6.66~22.54）	16.8（7.2~26.3）	18.1（10.5~25.7）	16.2（7.5~26.5）		13.1（6~20）	16.1（6.0~26.2）	6~18.8
浆细胞	0.46（0~0.96）	0.39（0~1.1）	0.42（0~0.9）	0.3（0~1.5）	1.3（0~3.5）	0.6（0~1.2）	1.9（0~3.8）	1~4.4
					16.2（7.5~26.5）			

注：*，中性粒细胞加前体细胞：幼红细胞。

†，早幼粒细胞与原粒细胞或中幼粒细胞一起归类。

‡，包括嗜酸和嗜碱中幼粒细胞与晚幼粒细胞。

？，包括嗜碱前体细胞和肥大细胞。

‖，近似值（不同类型幼红细胞的总和范围）

**，中性中幼粒细胞加上嗜酸中幼粒细胞：平均值8.9（2.14~15.3）；巨噬细胞：平均值0.4（0~1.3）。

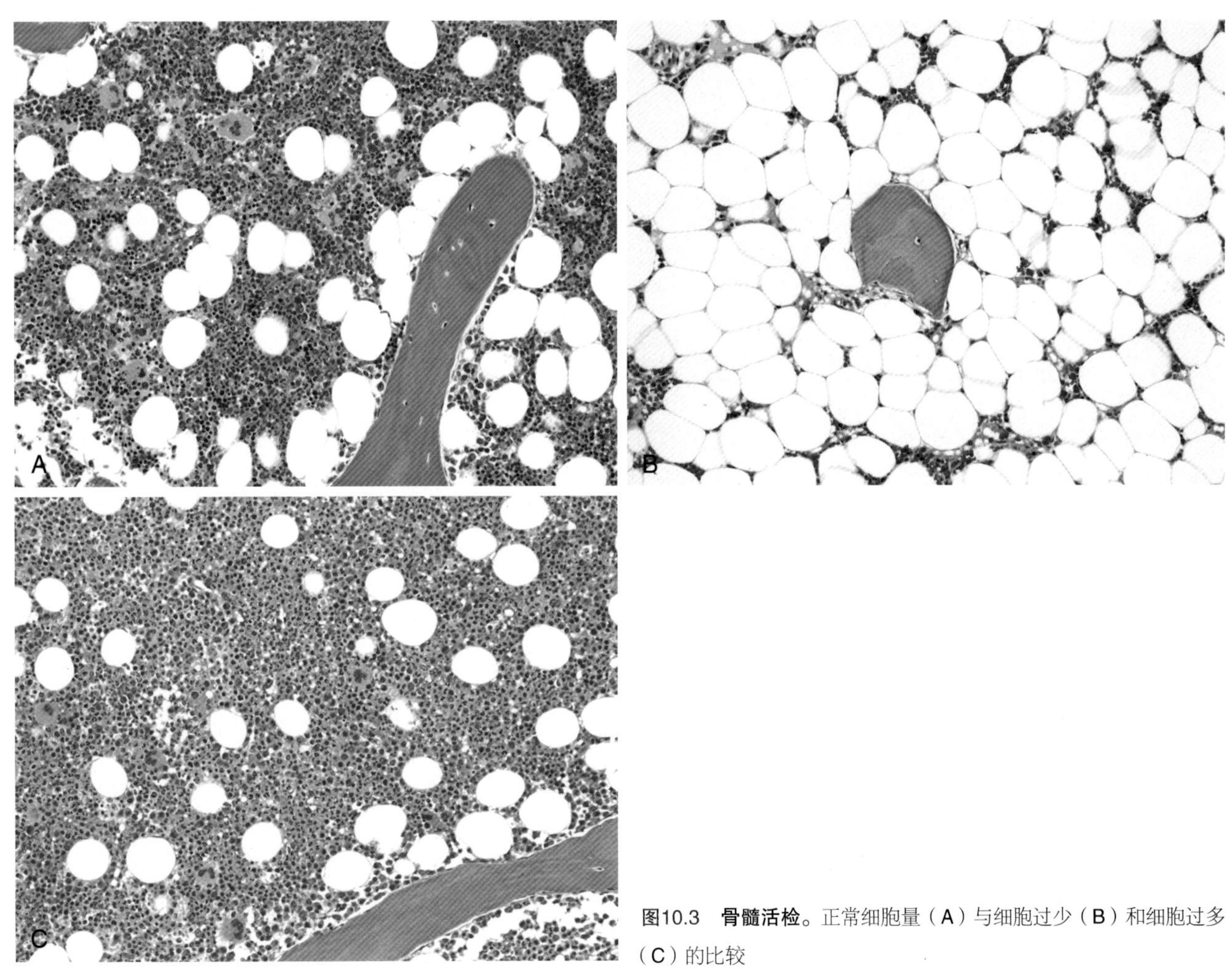

图10.3 **骨髓活检**。正常细胞量（A）与细胞过少（B）和细胞过多（C）的比较

表10.2 **骨髓穿刺涂片与骨髓环钻活检切片中红系前体细胞的细胞学特点**

细胞	骨髓穿刺涂片	骨髓环钻活检切片*
原红细胞	大圆细胞，直径12~20μm，染色质纤细点状或网状，胞质强嗜碱（深蓝色）；一个或多个核仁，可不明显；可有核旁透亮的高尔基复合体	大圆细胞，核圆或轻度卵圆，可见一个或多个核仁，常为线形或不规则，可邻近核膜；胞质嗜碱明显，用Giemsa染色最易于察觉
早幼红细胞（嗜碱幼红细胞）	与原红细胞相似，但更小，部分染色质聚集成块；此期血红蛋白开始合成，但胞质仍深嗜碱，核旁高尔基复合体可明显	较原红细胞稍小，其他特点相似
中幼红细胞（多染性幼红细胞）	中等大小细胞，较早幼红细胞的胞质弱嗜碱，“核/质比”较小；染色质中度凝集成粗块状；核旁区可明显，通常部分为核旁高尔基复合体；若高尔基复合体位于核旁，细胞核可稍呈偏心性	中等大细胞，胞质较早幼红细胞弱嗜碱；染色质中度凝集成块；石蜡包埋活检切片可因胞质收缩出现核旁空晕
晚幼红细胞（正染性幼红细胞）	小细胞，略大于红细胞，“核/质比”小于中幼红细胞、胞质弱嗜碱；染色质聚集成块明显；由于血红蛋白含量增加胞质呈淡红色；然而，若红细胞生成为正成红细胞性，则胞质仍有些嗜碱，因此该细胞并非真正的正染性	小细胞，染色质凝缩，HE染色时胞质呈粉红色（嗜酸），Giemsa染色时稍嗜碱，核旁空晕明显；较淋巴细胞核更圆、更规则

注：*，不同成熟阶段的幼红细胞呈簇状分布于一个巨噬细胞周围，形成红系造血岛。

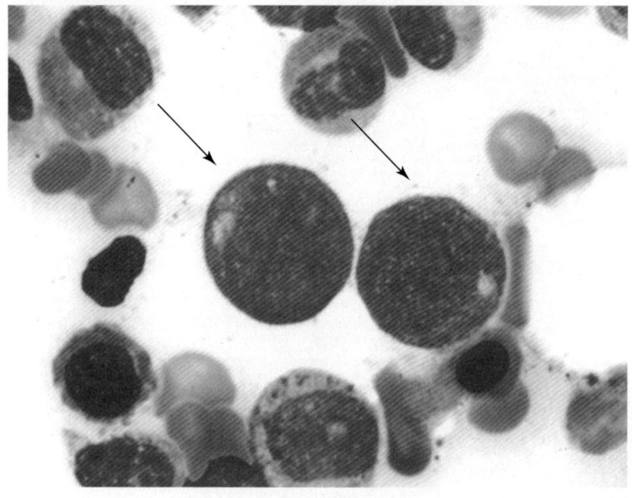

图10.4 1例血液学正常男性的骨髓穿刺涂片中的两个原红细胞（箭头）

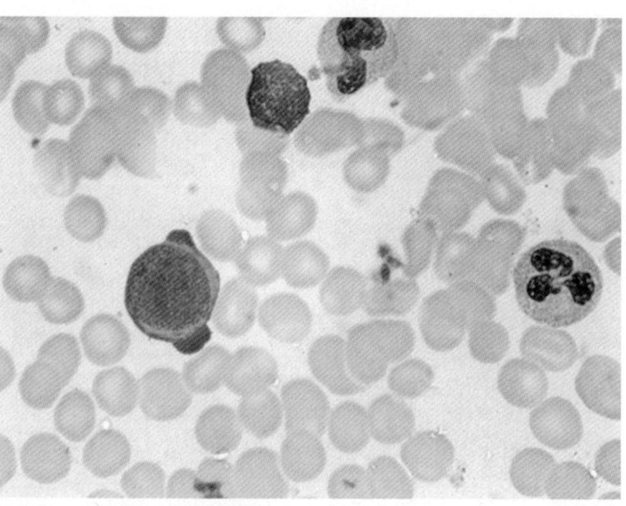

图10.5 1例健康志愿者骨髓穿刺涂片中的早幼红细胞和中性粒细胞；注意早幼红细胞的核旁高尔基复合体

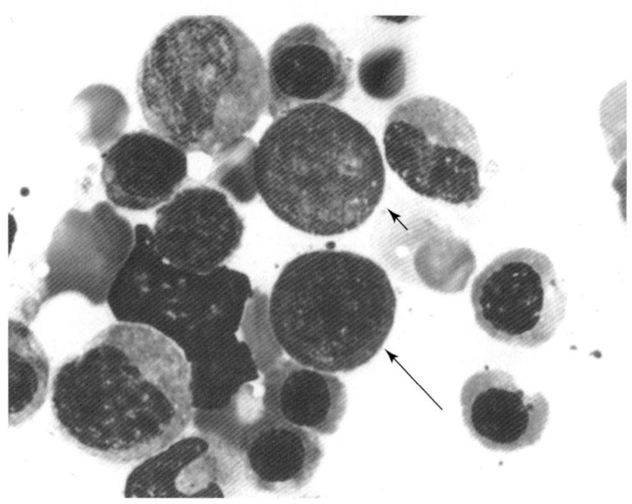

图10.6 与图10.4中2个原红细胞相比，本图红系前体细胞（短箭头）介于原红细胞和早幼红细胞（长箭头）之间。尚可见中幼红细胞、晚幼红细胞、2个中幼粒细胞以及1个晚幼粒细胞

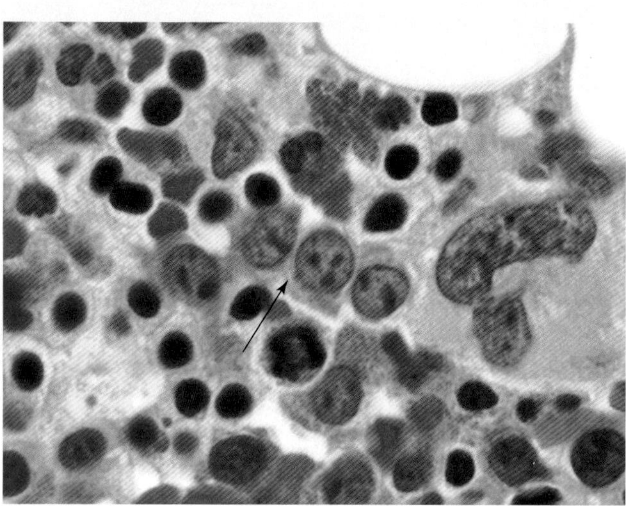

图10.7 1例血液学正常男性的骨髓活检中4个原红细胞（箭头），及周围的晚期成熟阶段的红系前体细胞、1个巨核细胞及一些不成熟粒细胞。注意原红细胞深染的双染性胞质和经常贴近核膜的线形或逗点状核仁

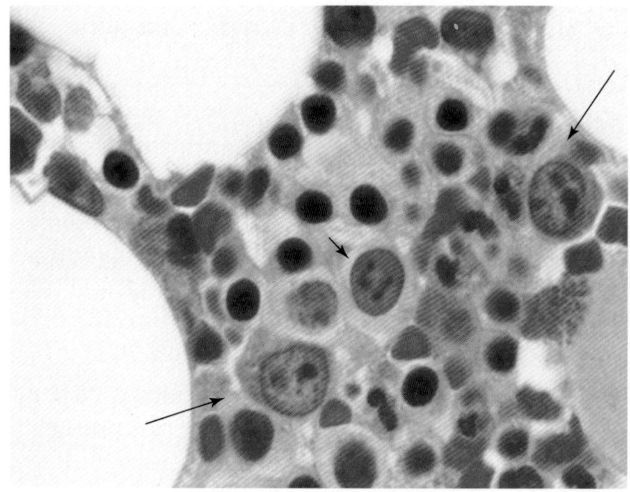

图10.8 2个原红细胞（长箭头），1个向早幼红细胞分化的晚期原红细胞（短箭头）和周围的晚幼红细胞

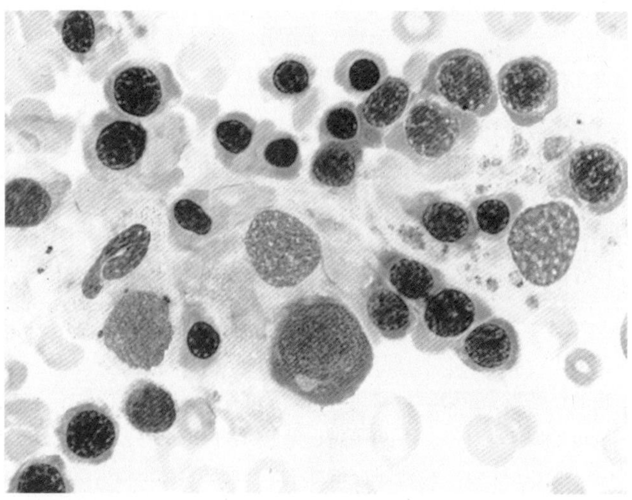

图10.9 1例健康志愿者骨髓穿刺涂片中的破损的红细胞造血岛，可见早幼红细胞、中幼红细胞和晚幼红细胞

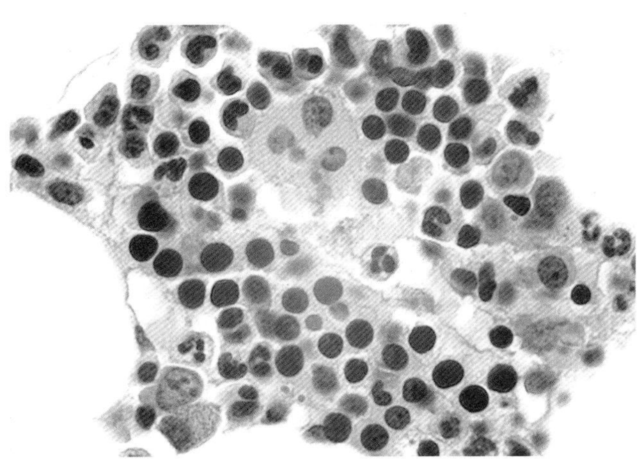

图10.10 1例血液学正常患者的骨髓环钻活检标本中的红系造血岛，主要由中幼红细胞和晚幼红细胞组成。亦可见1个巨核细胞、嗜酸性中幼粒细胞以及几个中性粒细胞

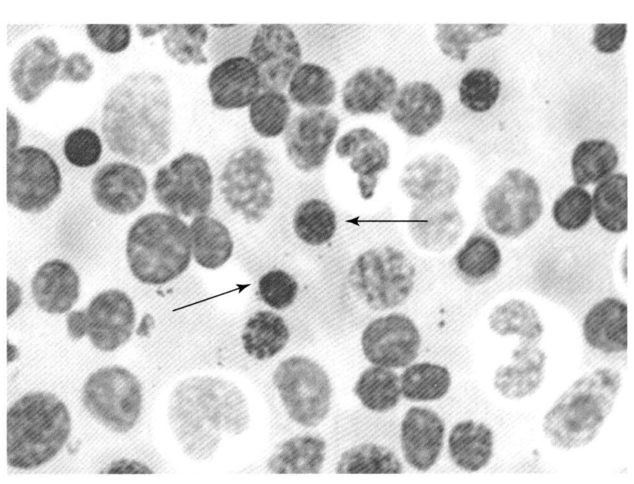

图10.11 Perls染色骨髓穿刺涂片中晚幼红细胞含有环形铁颗粒（箭头）

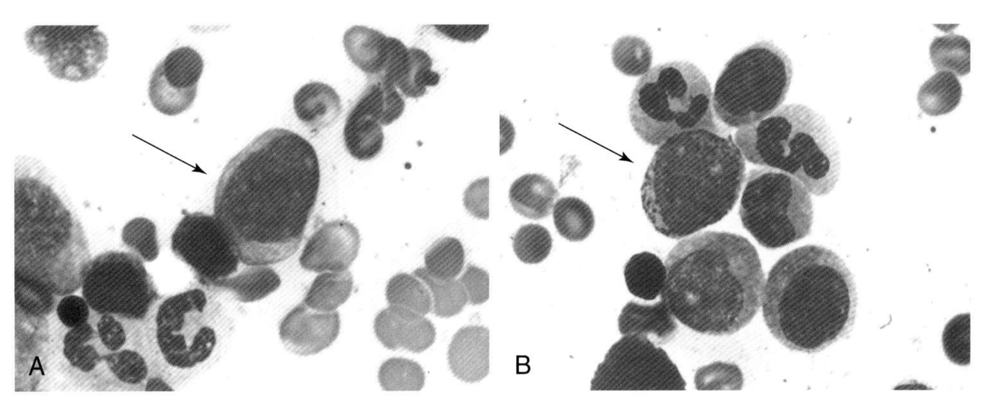

图10.12 原粒细胞（A，箭头）与早幼粒细胞（B，箭头），1例健康志愿者的骨髓穿刺涂片。早幼粒细胞被几个较成熟的粒细胞（中性粒细胞）前体细胞围绕

表10.3 **骨髓穿刺涂片与环钻活检切片中粒系（中性粒细胞）前体细胞的细胞学特点**

细胞	骨髓穿刺涂片	骨髓环钻活检切片
原粒细胞	大细胞，直径12~20 μm，"核/质比"较高，胞质中度嗜碱性，染色质弥散，常有一个或多个圆形或卵圆形核仁；原粒细胞较原红细胞形态更不规则、胞质嗜碱性更弱；可有小的嗜苯胺蓝（紫红色）颗粒	大细胞，"核/质比"较高，靠近骨小梁表面或小动脉；胞核较原红细胞更圆且不紧贴核膜；Giemsa染色时，与原红细胞相比，胞质嗜碱性更弱
早幼粒细胞	较原粒细胞胞体大，直径12~25 μm，具有更为丰富的嗜碱性胞质和更多的紫红色嗜苯胺蓝颗粒或初级颗粒；核旁高尔基复合体；细胞核偏心、单个核仁	较原粒细胞胞体大，胞核相似而胞质颗粒更为丰富，近骨小梁或小动脉分布
中幼粒细胞	中等至大的细胞，直径10~20 μm，无核仁，部分染色质凝缩；胞质较早幼粒细胞嗜酸性更强（更红），含有嗜苯胺蓝颗粒（此时染色不太强）和更为细小的淡紫色嗜中性颗粒；高尔基复合体不明显，但若存在则可致轻微的核凹痕	较早幼粒细胞胞体小，远离骨小梁表面；颗粒性细胞质，卵圆形细胞核，无明显的核仁
晚幼粒细胞	中等大细胞，直径10~12 μm；与中幼粒细胞相似，具有颗粒性嗜酸性胞质但胞核凹陷或呈U字型	中等大细胞，与中幼粒细胞分布方式相似，但胞核凹陷或呈U字型
杆状核和中性粒细胞	中等大细胞，颗粒性粉红色细胞质，分别为杆状或分叶状细胞核；染色质粗块状，尤其是成熟的中性粒细胞	中等大细胞，有些远离骨小梁或小动脉，颗粒性细胞质，粗块状染色质，细胞核呈杆状或分叶状

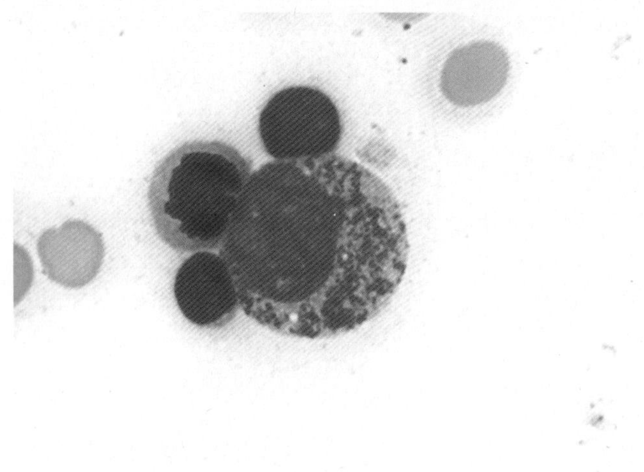

图10.13 1例血液学正常的患者骨髓穿刺涂片中的早幼粒细胞，同时可见两个淋巴细胞与一个核分裂象

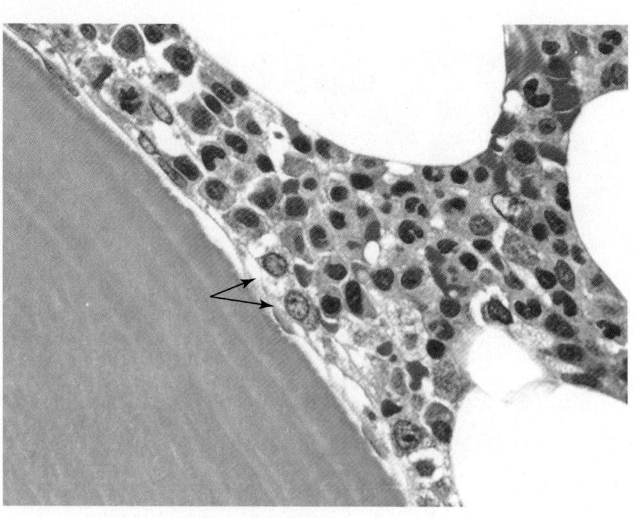

图10.15 不成熟粒细胞沿骨小梁分布。最不成熟的细胞靠近骨小梁，包括原始细胞（箭头）和位于骨小梁之间空隙更深处的较成熟粒细胞

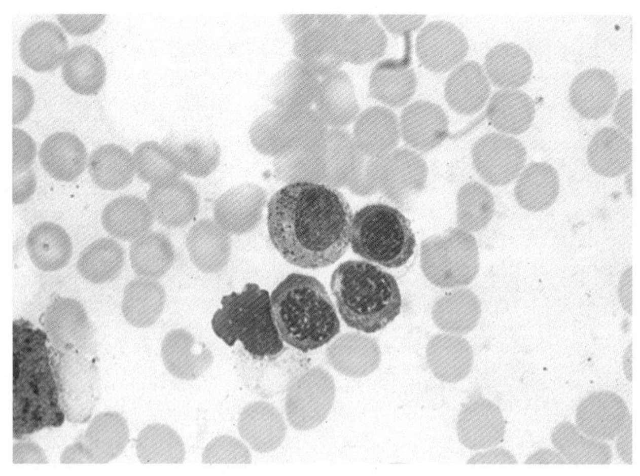

图10.14 1例健康志愿者骨髓穿刺涂片（May-Grünwald-Giemsa染色）中的中幼粒细胞和3个中幼红细胞

10.1.3 巨核细胞与血小板生成

正常骨髓中巨核细胞的成熟可分为三个阶段。所有可识别的巨核细胞都为大胞体的多倍体细胞。最小的不成熟巨核细胞直径≥30μm，具有高“核/质比”，胞质嗜碱、常为“泡状”。成熟巨核细胞为大细胞，直径可达160μm，通常有一个分叶状的细胞核和粉红色或淡紫色颗粒性细胞质（图10.16）；有时从巨核细胞表面芽生的血小板很明显。晚期巨核细胞（图10.17）与不成熟巨核细胞大小相似，这是由于几乎全部的细胞质都被脱去形成血小板，仅留一个相当固缩的细胞核和一圈薄层细胞质。由于在骨髓涂片过程中这些大细胞容易被

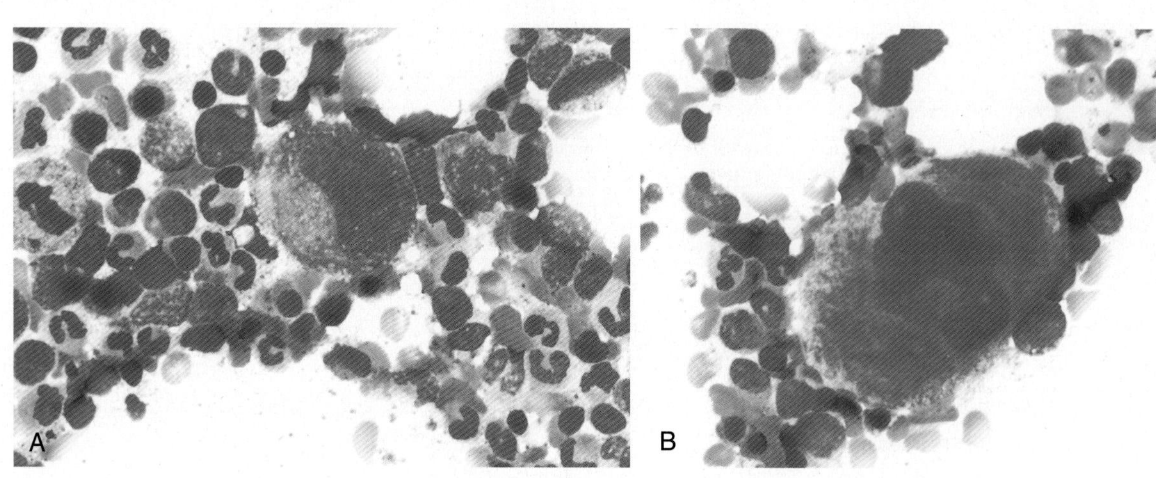

图10.16 1例血液学正常患者的骨髓穿刺涂片中不成熟（A）和成熟（B）巨核细胞

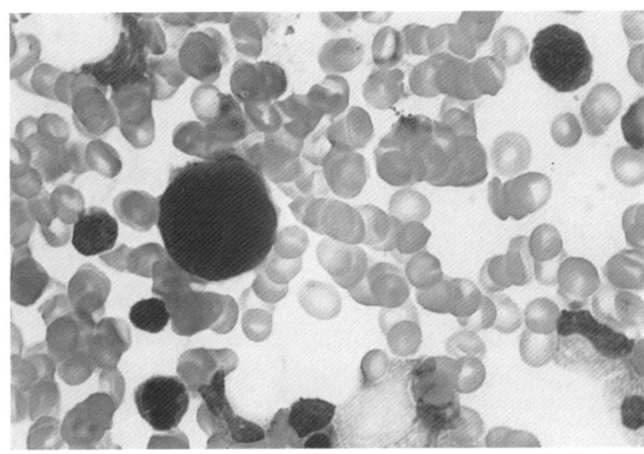

图10.17 晚期巨核细胞，几乎脱掉全部胞质形成血小板，外观近乎为一个裸核，骨髓涂片（May-Grünwald-Giemsa染色）

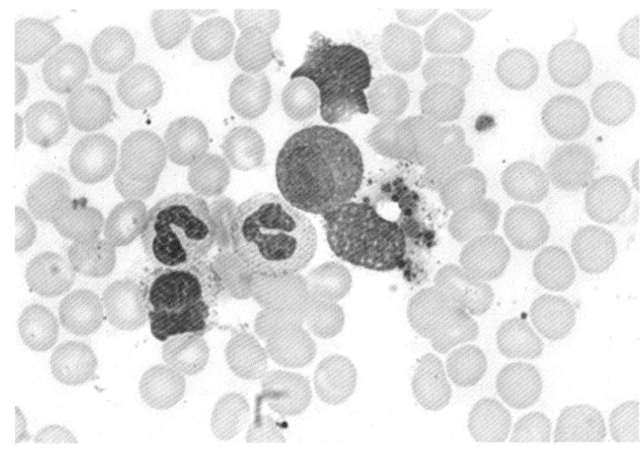

图10.19 1例健康志愿者的骨髓穿刺涂片中的含有细胞碎片的巨噬细胞、嗜酸中幼粒细胞和两个中性杆状核粒细胞

压碎，因此在描述巨核细胞形态特点时应谨慎；涂片过程可能会把细胞核弄碎或将部分细胞核从细胞中挤出。巨核细胞胞质中可以见到完整无损的其他细胞系的细胞；这些细胞实际上是位于细胞表面连接的管道系统之中。这种现象称为穿过现象（emperipolesis），属于生理现象，但在病理状态下可能变得非常明显。

组织切片中，成熟巨核细胞由于体积大、胞质丰富和分叶状细胞核而易于识别（图10.18）。Giemsa染色可突出巨核细胞，也可显示胞质中血小板分界区，或利用PAS染色可显示富于糖原的粉红色胞质。晚期巨核细胞因为其明显的裸核而易于识别，这些裸核较任何其他系别的骨髓细胞核大，较其他同等大小的细胞核更为固缩。早期巨核细胞可能较难识别，因其体积并不远远大于其他骨髓细胞并且其特点并不突出。经免疫组化利用针对血小板抗原的单克隆抗体，如血小板血型糖蛋白Ⅲa（CD61）或血小板血型糖蛋白Ⅱb（CD41），较易识别不成熟巨核细胞。

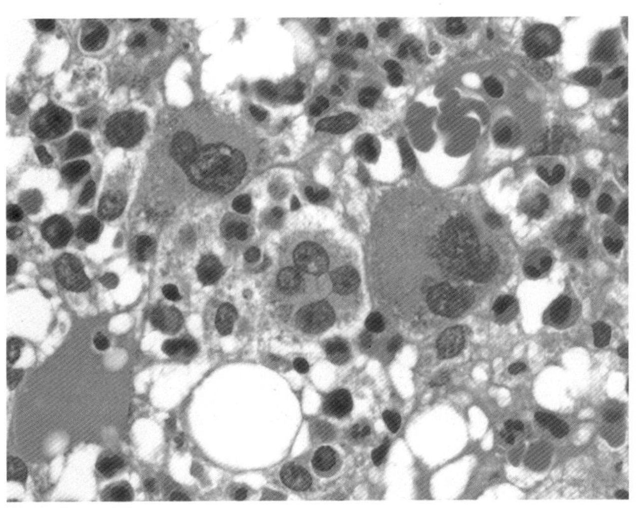

图10.18 1例血液学正常患者骨髓环钻活检切片中的3个巨核细胞。 细胞大小差异和胞核分叶是由于活检切片中大体积、三维巨核细胞被横切面切片所致

巨核细胞在骨髓中呈无规律性分布，决定骨髓穿刺涂片中巨核细胞的数量是否正常存在困难，必然带有主观性；常依赖于涂片质量和观察者经验。血液学正常情况时骨髓活检切片中，每个骨小梁间区通常有3~6个巨核细胞；3个或3个以上巨核细胞成簇出现非正常所见。

10.1.4 其他髓系细胞

单核细胞、巨噬细胞、肥大细胞和破骨细胞都是髓系来源。这些细胞在健康人骨髓中都可见到，但其数量多少不等。

正常骨髓穿刺涂片中有少数单核细胞和巨噬细胞。巨噬细胞可单独存在或位于红系造血岛中与幼红细胞有关。巨噬细胞可含有细胞碎片或含铁血黄素（图10.19）。

正常肥大细胞，尽管不常见，但因其独特的细胞学特点而在骨髓穿刺涂片中易于识别。细胞核通常居中、呈圆形或卵圆形，细胞质内充满亮染的紫红色颗粒（图10.20）；少数可更为梭形。在HE染色的正常骨髓切片中，散在分布的肥大细胞不易识别。然而，用Giemsa染色将其胞质颗粒染为紫红色，容易识别；肥大细胞多靠近骨小梁以及围绕小动脉分布，少数细胞也可散在遍布于骨髓。肥大细胞也可通过免疫组化染色如肥大细胞Tryptase染色进行识别。

破骨细胞体积大，通常有多核，胞质含有相当丰富的颗粒（图10.21）。其多个细胞核外观为卵圆形并很一致；每一细胞核有单个淡紫色核仁。健康成人骨髓穿刺

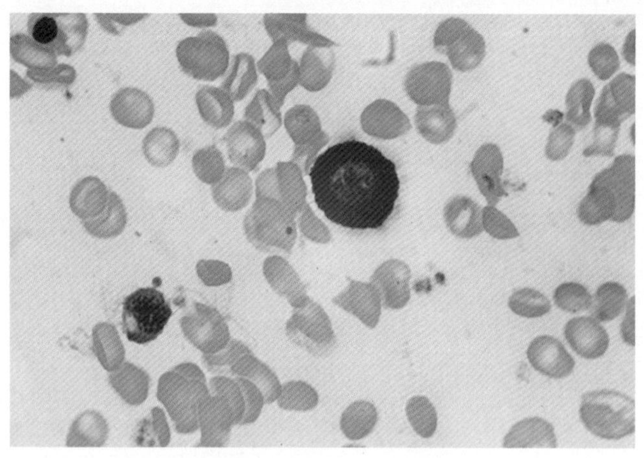

图10.20 1例健康志愿者骨髓穿刺涂片中的肥大细胞

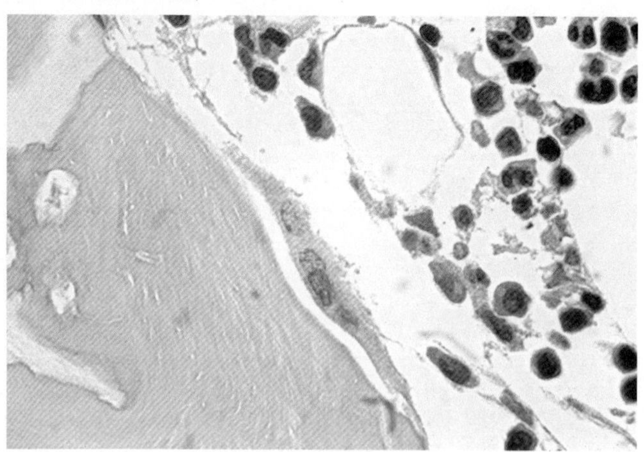

图10.22 1例儿童骨髓环钻活检标本中靠近骨小梁分布的破骨细胞

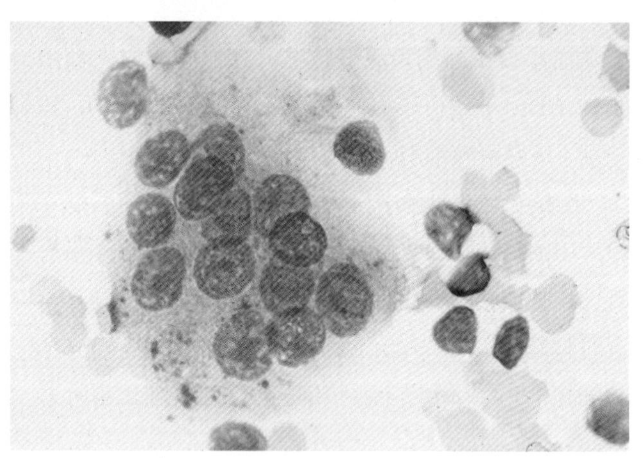

图10.21 骨髓穿刺涂片中正常破骨细胞

涂片中仅见少数破骨细胞，但在儿童中则较多见。组织切片中，破骨细胞为明显的多核细胞，靠近骨小梁分布（图10.22）。偶尔明显的单核破骨细胞通过其位置和细胞学特点能够识别。

10.1.5 血液学正常个体的髓系细胞中的细胞学异常

需要说明，健康志愿者的骨髓穿刺涂片可能会有一些通常被认为增生异常的特点，如红系生成异常或存在不分叶或多核巨核细胞（表10.4）[10]。对血液学明显

表10.4 50例健康年轻志愿者与54例血液学正常老年患者的红系增生异常和巨核系增生异常的发生率

异常	健康的年轻志愿者[10]		血液学正常的老年患者[12]	
	例数/人群	出现率	例数/人群	出现率
双核	12/42	1~2		
核分叶	3/42	1		
脱落的核碎片（Howell-Jolly小体）	3/42	1	3/40	<10
细胞核桥接	0/42			
核膜不规则	5/42	1~2		
细胞质桥接	21/42	1~6		
细胞质空泡、不规则或血红蛋白合成贫乏	31/42	1~7	3/30	<10
嗜碱点彩	8/42	1~3	19/30	<10
巨幼红细胞样成熟	–	–	18/30	<10
分叶少的巨核细胞	15/50	1~2	45/54	1~5
多核巨核细胞	4/50	1~2	25/54	1~3
巨大巨核细胞	–	–	5/54	1~4
单核微小巨核细胞	–	–	5/54	1~2

注：*，储存铁见于全部病例[10]或见于对红系生成进行评估的病例[12]。

正常的外科手术患者的研究表明，红系[14]、粒系[14]、巨核系[12]的某些异常发现随年龄增长而增多。这些被认为骨髓细胞损伤或疾病的发现在健康人骨髓中一般是见不到或罕见的，包括无颗粒的中性粒细胞、获得性Pelger-Huët畸形和环形铁粒幼细胞[10]。健康年轻人骨髓中见不到微小巨核细胞（定义为巨核细胞直径＜30μm）[10,12]，但在无任何明显血液学异常的老年人中却有报道[12]。

10.2 骨髓淋巴细胞

健康成年人骨髓中的淋巴细胞与外周血中淋巴细胞相似，均为成熟小细胞。为了准确评估其数量，用骨髓穿刺液的前几滴制备涂片非常重要，以尽量减少外周血的稀释。儿童骨髓穿刺涂片标本不仅较成人有更多的淋巴细胞[5]，而且可能含有不成熟淋巴细胞。这些不成熟淋巴细胞，有些可能与正常淋巴细胞相似但胞体较大、核仁较明显，有些则在细胞学上与白血病性淋巴母细胞无法区分，细胞“核/质比”高、染色质弥散分布、有核仁。这些不成熟的淋巴细胞常称为正常前体B细胞（原始血细胞，hematogone），甚至可见于健康儿童的骨髓中，例如骨髓供体儿童。这些细胞与淋巴白血病细胞的区别是有从淋巴母细胞到成熟淋巴细胞不同阶段的细胞同时存在。尽管这些细胞有时在骨髓中比例较高（例如20%~30%），但正常的血细胞生成并未受抑。

组织切片中，淋巴细胞主要呈间质型分布，淋巴细胞数量较骨髓穿刺涂片少（与没有被窦内血液稀释的骨髓穿刺涂片相比）。在一项研究中，环钻骨髓切片中约10%有核细胞为淋巴细胞，免疫组化染色示T/B细胞比例为6：1[15]。另一小样本的研究中，T/B细胞比例为(4~5)：1[16]。第三项研究中，B和T细胞数量大致相等，中位数约为2%；B细胞范围为0~5.97%，T细胞范围为0~6%[17]。随年龄增长，淋巴细胞聚集灶检出率增高。例如，Girodon及同事[12]观察的淋巴细胞聚集灶伴有肥大细胞增多，见于7/54无明显关联疾病的老年病例。尽管淋巴细胞聚集灶在环钻活检标本切片中最易于观察，但偶尔在骨髓穿刺小粒压片中可以见到。淋巴细胞聚集灶多的患者，其骨髓穿刺楔形薄膜涂片中通常没有明显的淋巴细胞增多。

健康人群的骨髓穿刺和环钻活检标本中浆细胞（图10.23与图10.24）比较少见。多靠近毛细血管分布（图10.25和图10.26）。偶尔可见双核浆细胞。

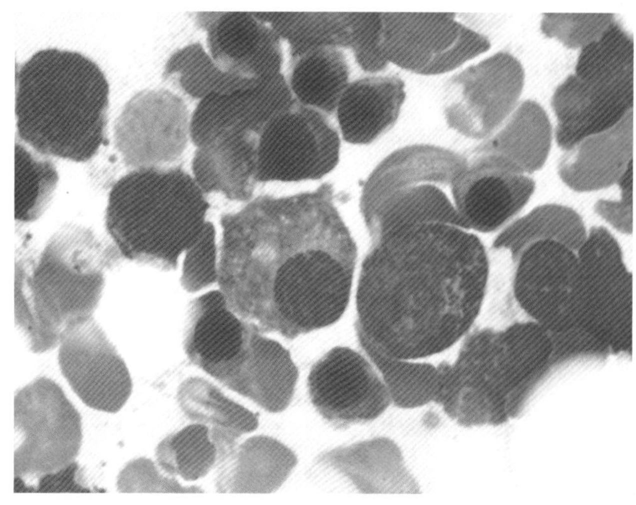

图10.23 1例健康人的骨髓穿刺涂片中的浆细胞、早幼粒细胞和几个红系前体细胞

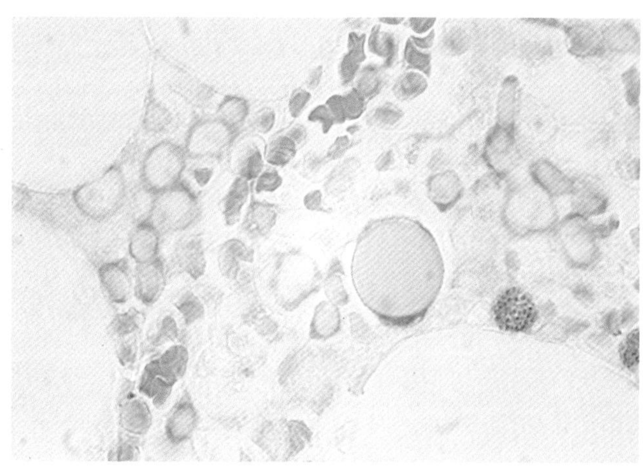

图10.24 浆细胞内含有1个Russell小体——大的均质性圆形Ig包含物。来自1例健康志愿者的骨髓活检切片（Giemsa染色）

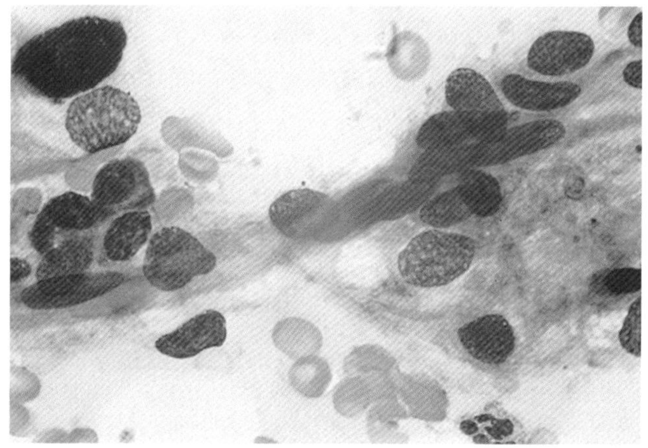

图10.25 1例健康志愿者的骨髓穿刺涂片中毛细胞血管旁的2个浆细胞

10.3 正常骨髓中的其他细胞

10.3.1 正常骨髓成分

正常骨髓穿刺涂片中可有少数骨母细胞（图10.27）。儿童骨髓穿刺涂片中的数量较多。骨母细胞胞

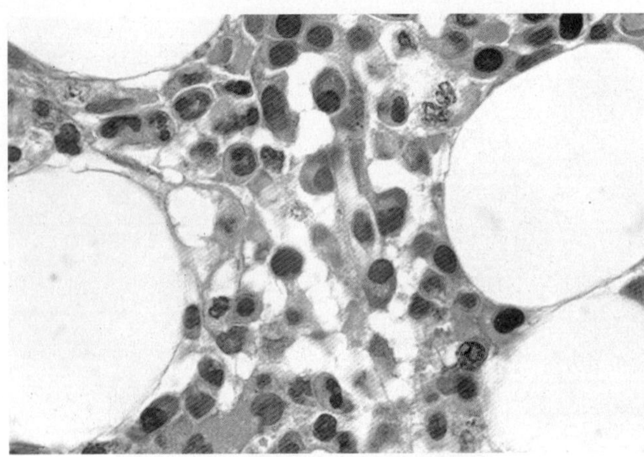

图10.26 骨髓活检标本中毛细血管旁的浆细胞

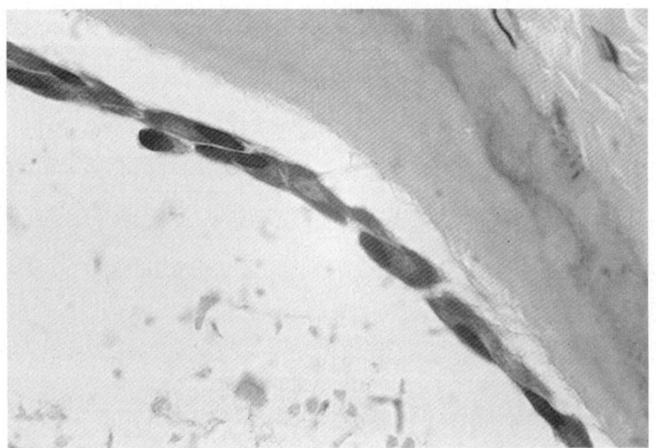

图10.28 骨髓活检切片中沿骨小梁排列的骨母细胞

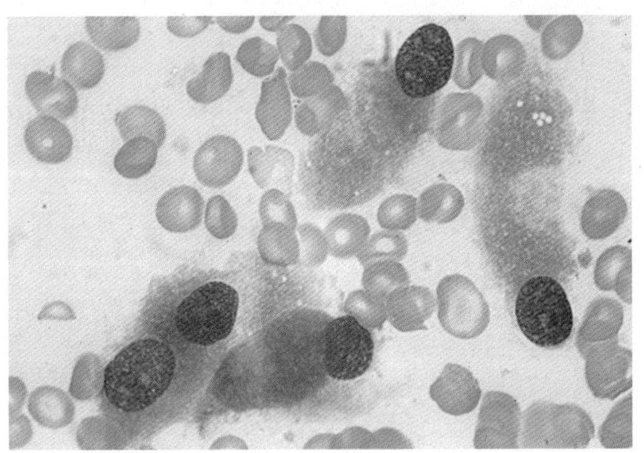

图10.27 1例儿童骨髓穿刺涂片中的成簇的骨母细胞

体稍大、胞质量较多，有显而易见的高尔基复合体但不直接靠近细胞核；因而与浆细胞容易区分。骨髓穿刺涂片中可见包括脂肪细胞和网状细胞在内的基质细胞；偶尔可见毛细血管，为平行排列的梭形细胞（图10.25）。基于其分布位置与细胞学特点，骨母细胞、脂肪细胞、毛细血管和血窦在骨髓切片中易于识别（图10.28）。

10.3.2 外来细胞与组织

认识在骨髓活检过程中掺在骨髓中的正常外来细胞是很重要的。在骨髓穿刺涂片中，这些细胞包括上皮细胞和内皮样细胞。骨髓活检切片中，这些细胞包括表皮、汗腺和皮脂腺。读者可参考Bain等的专著[5]中关于外来物和影响骨髓活检的人为现象的详尽讨论。

10.4 细胞化学与组织化学

所有骨髓穿刺涂片和环钻活检切片中的常规染色本质上都是细胞化学或组织化学染色。然而，传统意义上，这一术语通常不包括如下常规染色，如骨髓穿刺涂片的Romanowsky染色或切片的HE、Giemsa或网状纤维染色。

除Perls染色外，细胞化学与组织化学的主要用途是帮助血液或淋巴组织恶性肿瘤的研究和诊断，并且可用于检测微生物。随着免疫分型技术的发展，细胞化学的重要性正在消失。然而，若免疫分型技术没有建立，则不可忽视细胞化学，因为它仍可提供有价值的信息。组织化学染色，除了铁、网状纤维、胶原纤维、淀粉和微生物染色之外，其他染色在如今的诊断中都不重要。

10.4.1 细胞化学

含铁血黄素Perls染色具有重要的诊断意义，所有患者的初次骨髓穿刺涂片都应进行Perls染色。其他细胞化学染色在急性白血病的诊断中仍重要，但随着免疫分型技术的广泛应用，其重要性有所降低。鉴于此原因，PAS染色和酸性磷酸酶反应现认为大部分都是多余的。抗酒石酸酸性磷酸酶（TRAP）反应在毛细胞白血病（HCL）的诊断中仍有价值，特别是在没有免疫分型诊断所必需的特异性抗体时。另外，用免疫组化方法在环钻活检切片上检测TRAP也是很方便的。需要注意的是，正常破骨细胞也有TRAP活性。

最有价值的细胞化学染色见表10.5。

10.4.2 组织化学

若HE、Giemsa和网状纤维染色（图10.29）为一个实验室的常规染色，另外则唯有Perls染色常用。Perls染

表10.5　骨髓穿刺涂片细胞化学染色

染色	正常骨髓中的反应	评价
Perls Prussian蓝	巨噬细胞和发育阶段红系细胞中的含铁血黄素	有重要诊断意义
髓过氧化酶	早幼粒细胞和所有中性粒细胞系晚期细胞中的初级颗粒（原粒细胞可有散在的细小颗粒）；自早幼粒细胞开始嗜酸性粒细胞系的初级和次级颗粒；嗜碱中幼粒细胞的颗粒（不包括正常的成熟嗜碱性粒细胞）；单核细胞的颗粒——比中性粒细胞更细小、更少；幼红细胞和红细胞呈弥漫性胞质阳性	抗髓系过氧化酶抗体的免疫分型较依靠酶活性的细胞化学反应更为敏感；少数血液学正常者存在先天性过氧化酶缺陷
苏丹黑B	如过氧化酶染色所述；嗜酸性粒细胞颗粒呈中空性	免疫分型在检测粒系分化方面更为敏感；先天性过氧化酶缺陷患者的苏丹黑B染色为阴性
萘酚ASD氯醋酸酯酶〔特异性（中性粒细胞）酯酶〕	中性粒细胞及其自早幼粒细胞开始的前体细胞的颗粒（正常嗜酸性粒细胞为阴性）；肥大细胞颗粒	在检测粒系分化方面不如髓过氧化酶或苏丹黑B敏感；免疫分型也更敏感
α萘酚醋酸酯酶（非特异性酯酶）	单核系前体细胞、单核细胞和巨噬细胞的颗粒；巨核细胞和血小板的颗粒；许多T细胞为阳性；正常中性粒细胞和幼红细胞为阴性	免疫分型是检测单核系分化（例如使用CD14和CD64单克隆抗体）和巨核系分化（例如使用CD42和CD61单克隆抗体）的另一种手段
α萘酚丁酸酯酶（非特异性酯酶）	单核系前体细胞、单核细胞和巨噬细胞的颗粒；一些细胞为阳性	较α萘酚醋酸酯酶在检测单核系分化方面更为特异
甲苯胺蓝	肥大细胞和嗜碱性粒细胞的颗粒	
PAS	中性粒细胞系，在成熟细胞中最强；嗜酸性粒细胞胞质为阳性，而正常嗜酸性粒细胞的颗粒为阴性；嗜碱性粒细胞的胞质可呈大的、不规则阳性团块，但颗粒为阴性；单核细胞呈不同程度的弥漫性阳性和颗粒阳性；巨核细胞和血小板通常呈弥漫性强阳性和颗粒性或块状阳性；浆细胞呈弥漫性强阳性；一些淋巴细胞呈颗粒性阳性	正常幼红细胞为PAS阴性；诊断ALL时，若使用免疫分型则不需要做PAS染色
酸性磷酸酶	多数骨髓细胞为阳性：中性粒细胞、巨噬细胞、巨核细胞和浆细胞为阳性；嗜酸性粒细胞、单核细胞和血小板的反应性不等	在诊断急性白血病时，若使用免疫分型则该染色显得多余
抗酒石酸酸性磷酸酶	破骨细胞	在HCL的诊断中仍有意义

注：ALL，淋巴母细胞白血病；HCL，毛细胞白血病。

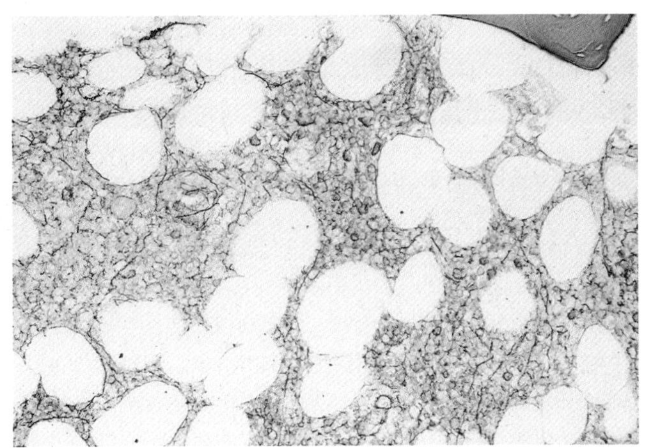

图10.29　1例健康志愿者的骨髓活检切片中网状纤维染色示Bauermeister分级法[2]网状纤维沉积为2级

色和其他组织化学染色的正常表现总结于表10.6。若骨髓穿刺涂片含有可用的骨髓小粒以供Perls染色，则组织切片的Perls染色就不太可能提供更有价值的信息。亦需特别说明，若活检标本为脱钙后石蜡包埋，则原有的含铁血黄素可部分或全部被去除掉；因此只能报告这种切片中存在含铁血黄素，但不可能报告铁减少或缺失。HE染色切片可看出胶原纤维沉积，而胶原纤维染色，如Martius猩红染色，有利于证实胶原纤维增生并评价纤维化的严重程度。Leder染色有利于肥大细胞的检测和中性粒细胞系的定位。然而，需要说明，只有塑料包埋标本或石蜡包埋、采用螯合剂而不是酸进行脱钙的标本

表10.6 骨髓环钻活检切片的组织化学染色

染色	正常骨髓中的反应	评价
Perls染色	巨噬细胞中的含铁血黄素；幼红细胞中的含铁血黄素（只有塑料包埋才能检测到）	骨髓穿刺涂片会更有价值（只要含有骨髓小粒）。骨髓环钻活检中的脱钙程序可使铁丢失
萘酚ASD氯醋酸酯酶（Leder染色）	中性粒细胞；肥大细胞	
Gomori或Gordon- Sweet网状纤维染色	见正文	突出显示骨髓中的异常区域，诊断骨髓增殖性肿瘤很重要
Martius scarlet蓝	无	胶原纤维和纤维素或纤维素样物质
PAS（有或无淀粉酶）	突出显示浆细胞、巨核细胞、成熟过程中性粒细胞	
刚果红	无	在偏振光下阳性反应呈苹果绿样双折射

适用于此种细胞化学染色。正常骨髓切片PAS染色不能提供有价值的信息，但病理医师应知道正常骨髓细胞的通常染色模式。

10.4.3 免疫分型

目前，骨髓标本的免疫分型通常是利用骨髓穿刺液的流式细胞学或骨髓活检切片的免疫组化检测进行检测。前者可用多个抗体同时标记细胞且可定量，而后者可结合组织学特点从而评价特异抗原的表达。

10.5 结论

判断正常骨髓穿刺涂片或环钻活检切片的重要原则为：①要有高质量的标本；②熟悉正常骨髓的特点及变化，不可将正常特征误认为是病理性；③要认识到标本中可能有人为现象，不可将其误认为是病变。

骨髓穿刺涂片与骨髓环钻活检标本的判读必须是基于对与患者年龄相仿健康人的骨髓细胞学和组织学特点的全面了解。

10.6 精华和陷阱

精华	陷阱
骨髓穿刺涂片	
• 病理医师必须非常熟悉骨髓中可能见到的所有正常细胞的形态。 • 必须根据临床病史，并了解外周血细胞计数和血涂片的表现才能判读。 • 骨髓穿刺液必需含有颗粒才能判读。 • 分类计数会极大地提高少数异常细胞群的检出率。	• 不考虑患者的临床、血液学特点和年龄来判读骨髓穿刺涂片会导致错误结果。 • 不熟悉正常骨髓的全面表现可能会导致错误意见（例如正常前体B细胞可能会被误认为是白血病性淋巴母细胞）。 • 正常细胞可被误认为是病理性的（例如破骨细胞可被误认为增生异常的巨核细胞，骨母细胞可被误认为异常浆细胞，压碎的红系细胞或成团的骨母细胞可被误认为肿瘤细胞）。 • 外来细胞与组织可能未被识别并会被错误判读（例如误把汗腺当作肿瘤细胞团）。 • 人为现象可被错误判读为病理发现（例如固定差的幼红细胞可表现为细胞核内容物渗入到细胞质内，而被错误的解释为红系生成异常）；若抗凝的骨髓储存后再制片，涂片中可出现核分叶现象。
环钻活检切片	
• 病理医师必须非常熟悉正常骨与骨髓的组织学特点以及可能会导致判读复杂的人为现象。 • 标本必须足够大。 • 在下一步处理之前，标本必须充分固定。 • 切片必须足够薄以便识别单个细胞。	• 在观察切片时如果不考虑患者的临床、血液学特点和年龄以及骨髓穿刺涂片表现来判读会导致错误意见。 • 不熟悉正常骨髓的全面表现可能会导致错误意见（例如反应性淋巴细胞聚集灶可被误认为淋巴瘤浸润）。 • 可能将外来物误认为病理现象（例如表皮成分可进入活检标本，或者，若不遵循正确技术规程，可能把另一病例中增生异常或肿瘤性组织贴附于某一活检标本上）。 • 取材少、破损或制备不良的标本可能误认为异常（例如取材角度不当和只含有皮质下骨髓的活检标本，可能会被误认为增生低下；或人为扭曲变形可能误认为纤维化）。

（刘恩彬 译）

参考文献

1. Orkin SH, Zon LI. Hematopoiesis: An evolving paradigm for stem cell biology. *Cell.* 2008;132:631-644.
2. Bauermeister DE. Quantification of bone marrow reticulin—a normal range. *Am J Clin Pathol.* 1971;56:24-31.
3. Kaushansky K. Lineage-specific hematopoietic growth factors. *N Engl J Med.* 2006;354:2034-2045.
4. Lee SH, Erber WN, Porwit A, et al. ICSH guidelines for the standardization of bone marrow specimens and reports. *Int J Lab Hematol.* 2008;30: 349-364.
5. Bain BJ, Clark DM, Wilkins BS. *Bone Marrow Pathology,* 4th ed, Oxford: Wiley-Blackwell, 2009.
6. Jacobsen KM. Untersuchungen über das Knochenmarkspunktat bei normalen Individuen verschiedener Altersklassen. *Acta Med Scand.* 1941;106:417-446.
7. Segerdahl E. Über sternalpunktionen. *Acta Med Scand.* 1935;64(suppl):1-105.
8. Vaughan SL, Brockmyr F. Normal bone marrow as obtained by sternal puncture. *Blood.* 1947;1(special issue):54-59.
9. Wintrobe MM, Lee RG, Boggs DR, et al. *Clinical Hematology,* 7th ed, Philadelphia: Lea & Febiger; 1974.
10. Bain BJ. The bone marrow aspirate in healthy subjects. *Br J Haematol.* 1996;94:206-209.
11. den Ottonlander GJ. The bone marrow aspirate in healthy subjects. *Br J Haematol.* 1996;95:574-575.
12. Girodon F, Favre B, Carli PM, et al. Minor dysplastic changes are frequently observed in the bone marrow aspirate in elderly patients without haematological disease. *Clin Lab Haematol.* 2001;23:297-300.
13. Trimoreau F, Verger C, Praloran V, et al. No sex-related differences in the myeloid:erythroid ratio in morphologically normal bone marrow aspirates. *Br J Haematol.* 1997;97:687-688.
14. Fernández-Ferrero S, Ramos F. Dyshaemopoietic bone marrow features in healthy subjects are related to age. *Leuk Res.* 2001;25:187-189.
15. Thaler J, Greil R, Dietze O, Huber H. Immunohistology for quantification of normal bone marrow lymphocyte subsets. *Br J Haematol.* 1989;73:576-577.
16. Horny H-P, Wehrmann M, Griesser H, et al. Investigation of bone marrow lymphocyte subsets in normal, reactive and neoplastic states using paraffin-embedded biopsy specimens. *Am J Clin Pathol.* 1993;99: 142-149.
17. O'Donnell LR, Alder SL, Balis AJ, et al. Immunohistochemical reference ranges for B lymphocytes in bone marrow biopsy paraffin sections. *Am J Clin Pathol.* 1995;104:517-523.
18. Katsura Y. Redefinition of lymphoid progenitors. *Nat Rev Immunol.* 2002;2:1-6.
19. Ng SYM, Yoshida T, Zhang J, Georgopoulos K. Genome-wide lineage-specific transcriptional networks underscore Ikaros-dependent lymphoid priming in hematopoietic stem cells. *Immunity.* 2009;30:493-507.

第11章

贫血、白细胞减少症和血小板减少症的评估

Carla S. Wilson, Russell K. Brynes

章节目录

外周血质和量的变化通常用自动全血细胞计数（CBC）和外周血涂片来评估。外周血评估作为骨髓造血功能异常疾病和影响骨髓造血功能疾病的筛选实验。当确认外周血检查有异常后，是否需要进行创伤性骨髓检查来进一步评估造血功能，取决于自动全血细胞计数结果、外周血涂片是否发现异常细胞、详细的病史、全面的体检以及现在和既往实验室检查的结果。这里特别强调全面的病史在评价骨髓标本中的作用。病史应该包括现病史和既往史、何时出现血细胞减少或血细胞增多以及如何发现的（图11.1）。同时还应询问职业史和治疗性或非治疗性药物、乙醇以及毒物接触史。最后，体检常常会对发病机制和疾病进程提供重要线索。如果没有这些必不可少的综合信息，对骨髓异常结果的解释往往是不全面的，甚至还可能误导临床诊断。本章重点针对贫血、白细胞减少症和血小板减少症进行讨论。对红细胞、白细胞和血小板增多的鉴别诊断将在其他章节讨论。

11.1 贫血的评估

WHO分类把贫血定义为女性血红蛋白低于12g/dl，男性血红蛋白低于13g/dl[1]。贫血的初步评估是通过仔细检查全血细胞计数和外周血涂片来完成的。观察涂片应先用低倍镜浏览以发现可能的异常，如红细胞缗钱状排列和红细胞凝集。然后用高倍镜仔细检查单个红细胞。检查相关的病史和体检结果有助于决定是否需要继续做一些实验室检查以及是否需要做骨髓环钻活检检查。

贫血可分为红细胞生成障碍导致红细胞生成不足或者无效红细胞生成而导致的造血不良性贫血和红细胞存活降低或失血性贫血。网织红细胞计数是区分造血异常和红细胞存活降低的最佳方法，它通常被认为是评估贫血程序中的第一步。因为网织红细胞计数在溶血和失血初期可能不升高，贫血患者应该首先检查全血细胞计数、红细胞平均体积（MCV）、红细胞平均血红蛋白

临床诊断／疑似诊断（可选择多项）：

□贫血	□其他骨髓增生异常性肿瘤
□血小板减少症	□慢性淋巴细胞白血病
□中性粒细胞减少	□其他B细胞淋巴增殖性疾病
□骨髓增生异常综合征（MDS）	□T细胞淋巴增殖性疾病
□非霍奇金淋巴瘤	□浆细胞瘤
□霍奇金淋巴瘤	□系统性感染
□急性髓系白血病	□HIV感染
□前体淋巴细胞肿瘤	□其他
□慢性髓系白血病	

骨髓检查的原因（包括一个简短的病史，过去史和现在史）：____________

有关体检结果/临床症状：

□淋巴结大（位置：________）	□发热
□脾大	□盗汗
□瘀斑	□体重减轻
□出血点	□其他：____________

职业史和有害物质接触史：　□辐射　□有机化合物　□重金属

当前的药物及化疗药物（种类和用药日期）：____________

细胞因子治疗：□粒细胞集落刺激因子　□促红细胞生成素

其他辅助检查：

□流式细胞仪	□细菌培养
□细胞遗传学	□抗酸杆菌培养
□荧光原位杂交	□真菌培养
□分子遗传学：________	□其他：____________

姓名：____________

病历编号：____________

出生日期：____________

性别：　□男性　□女性

种族：　□白人　□黑人　□亚裔　□西班牙裔　□其他：________

图11.1　骨髓检查申请表示例

浓度（MCHC）、红细胞计数和细胞大小不均一的程度（红细胞分布宽度，RDW）分类（图11.2），然后根据需要进一步检查网织红细胞计数、血清铁、维生素B_{12}和叶酸。对于低网织红细胞计数的正细胞性或大细胞性贫血并且不能用维生素B_{12}或叶酸缺乏、肝病、药物或乙醇影响或其他明确的病因来解释的，通常需要做骨髓检查。骨髓检查在诊断再生障碍性贫血、骨髓增生异常综合征（MDS）和骨髓病性贫血时是必不可少的。当然，贫血的患者因其他指征（例如肿瘤分期）而进行骨髓检查也是相当常见的。

11.1.1　小细胞性贫血

小细胞性贫血中，红细胞平均体积（MCV）小于正常的实验室参考值，一般成人小于80fl，儿童则小于相应年龄组正常值。小红细胞是由于血红蛋白生成缺陷或无效生成所致。血红素，含铁卟啉环（血红蛋白组分），是由琥珀酰辅酶A（CoA）和甘氨酸在线粒体内经过一系列酶反应合成的（图11.3）。凡影响血红蛋白生成和珠蛋白基因的疾病或缺铁等影响血红蛋白生成和红细胞质成熟的因素都可导致小细胞低色素性贫血。表11.1列出了小细胞低色素性贫血的其他表现。

11.1.1.1　铁缺乏

当铁的利用或丢失超过铁的吸收而导致体内铁储存耗竭时，称为铁缺乏。缺铁早期，体内储存铁下降，但红细胞的形态尚未受到影响。血清铁蛋白（正常12~300ng/ml）与组织中储存铁保持平衡，不复杂病例中可作为体内的储存铁的间接指标。然而，血清铁蛋白

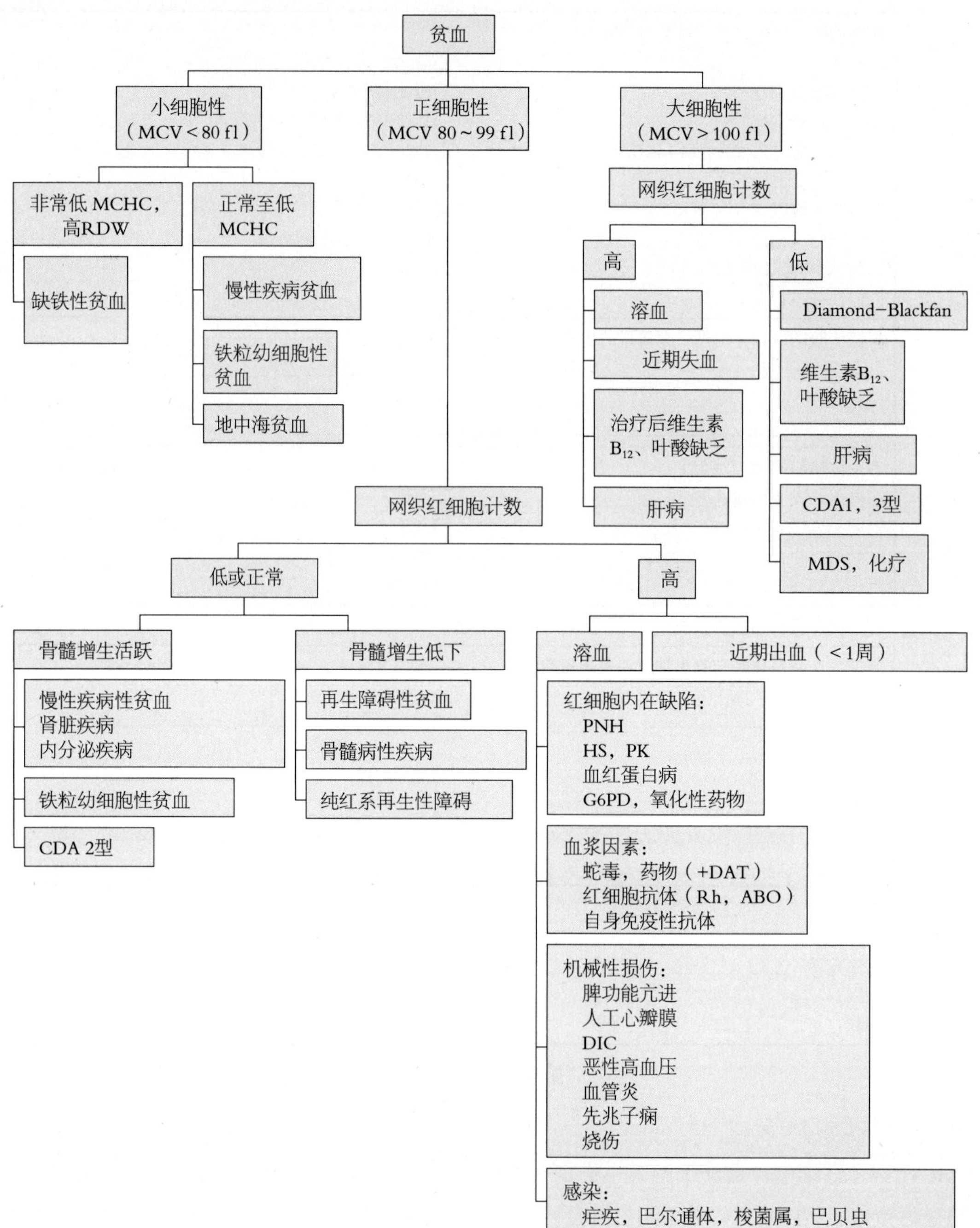

图11.2 贫血的检查流程图。红细胞平均体积（MCV）以成人数值为基准；一定要考虑到儿童患者的参考值范围。CDA，先天性红细胞生成障碍性贫血；DTA，直接抗球蛋白试验；DIC，弥散性血管内凝血；G6PD，葡萄糖-6-磷酸脱氢酶；HS，遗传性球形红细胞增多症；MCHC，红细胞平均血红蛋白浓度；MDS，骨髓增生异常综合征；PK，丙酮酸激酶缺乏；PNH，阵发性睡眠性血红蛋白尿；RDW，红细胞分布宽度

也是一种急性反应蛋白，慢性炎症或肝脏疾病的患者即使在铁缺乏的情况下也可能出现血清铁蛋白值的升高。体内储存铁耗尽后，血清铁下降，铁转运蛋白-转铁蛋白升高，因此，总铁结合力升高。红细胞变为小细胞正色素性细胞，最后成为小细胞低色素性细胞（图11.4，图11.5）[2]。转铁蛋白饱和度（血清铁/总铁结合力）低于15%基本可以诊断铁缺乏。铁代谢，包括铁从肠道的吸收和储存铁的释放，由肝脏分泌的铁调素（hepcidin）蛋白调控[3]。血清铁浓度是昼夜波动的，应该在早晨血清铁浓度最高时测定。全血细胞计数的敏感性和特异性、转铁蛋白饱和度和血清铁蛋白通常足以诊断铁缺乏，不需要骨髓检查。此外，血清可溶性转铁蛋白受体（sTfR）水平在铁缺乏时升高并且通常不受炎症的影响，sTfR和sTfR-血清铁蛋白指数（sTfR/log铁蛋白）有助于了解炎性疾病患者体内铁的状况[4-5]。血清铁调素的活性也作为一个指标来评价炎症状态下缺铁状态和对促

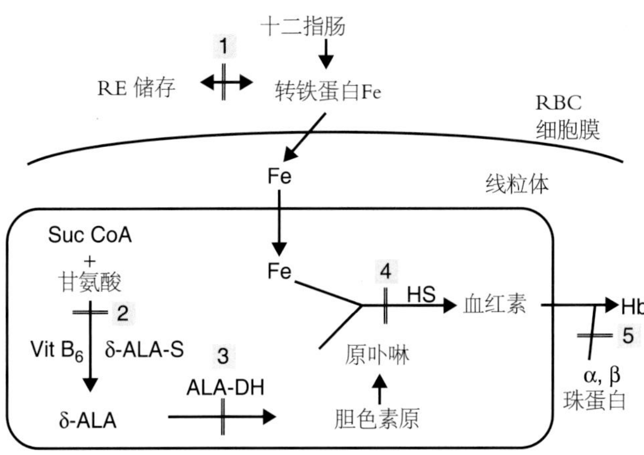

图11.3 导致小细胞性贫血的缺陷。三价铁在十二指肠被吸收后，与转铁蛋白受体结合形成血清铁蛋白而转运（以总铁结合力来测量）。肝脏产生的铁调素对铁储存、炎症、红细胞生成和缺氧等因素起反应，从而调节转铁蛋白，进而影响铁的吸收和转运。大多数血清铁被转运到骨髓用于红细胞的合成。红细胞前体有转铁蛋白受体，能选择性结合和转化双铁转铁蛋白。当转铁饱和度超过60%时，铁被分流进入骨髓、脾脏和肝脏中的组织细胞储存。这一途径受阻并且不能通过巨噬细胞表面的转铁蛋白受体将可利用铁回到血清。①是慢性疾病性贫血的特征。由于重金属和各种药物（例如异烟肼）致使血红素合成的关键步骤缺乏或受阻，导致铁积聚在线粒体内，产生铁粒幼细胞性贫血。δ-氨基酮戊酸合成酶（δ-ALA-S）先天性缺乏，或缺乏维生素B_6（吡哆醇）；②可阻止琥珀酰辅酶A（Suc CoA）和甘氨酸形成δ-氨基酮戊酸（δ-ALA）。先天性缺乏和重金属（铅）抑制氨基乙酰丙酸脱水酶（ALA-DH）；③或血红素合成酶（HS）；④则产生相似的影响，珠蛋白肽链合成减少；⑤可致小红细胞性地中海贫血综合征。失血或饮食铁缺乏最终导致缺铁性贫血。Hb，血红蛋白；RE，网状内皮细胞

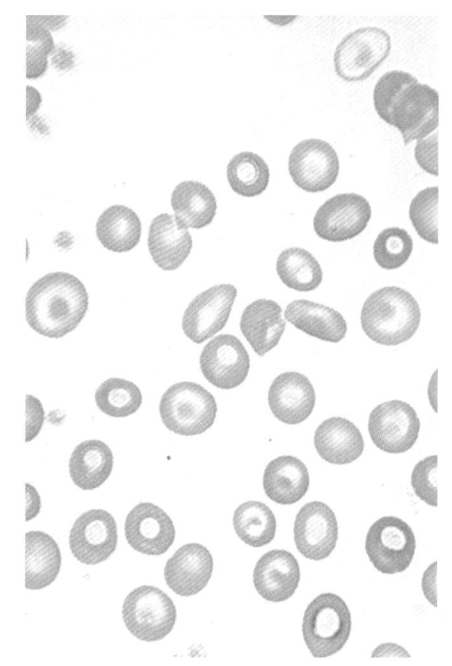

图11.4 缺铁性贫血儿童。其红细胞为低色素小细胞性。注意到图中显示有许多的靶形细胞，这是长期铁缺乏的一个特征

红细胞生成素反应的耐受[6]。复杂病例，如患者有急性反应蛋白升高或肝脏疾病，骨髓的评估对评估铁缺乏是必要的。评估骨髓储存铁和铁粒幼红细胞铁最好用骨髓穿刺涂片（图11.6），而在骨髓小粒凝块切片或环钻活检切片中因为铁被酸性脱钙剂螯合，骨髓储存铁和铁粒幼红细胞铁通常被低估（表11.2）。当铁缺乏时，普鲁

表11.1 小细胞低色素性贫血的分类

疾病	外周血	评价
缺铁性贫血	血象：↓红细胞，↓↓MCHC，↓MCV，↑↑RDW，↑-正常-↓血小板，↓网织红细胞 血涂片：红细胞大小不均，多见椭圆红细胞（“雪茄”或“铅笔”样红细胞），前角化样细胞，偶尔有靶形细胞	所需的铁为血红素合成的限速步骤 慢性失血（特别是月经失调），营养缺乏（母乳喂养的孩子年龄在6个月~2岁时易感），胃切除术后（铁的吸收需要胃酸），上消化道吸收不良，幽门螺杆菌感染
β-地中海贫血	血象：正常或↑红细胞，↓↓MCV，正常或↓MCHC，↑正常RDW 血涂片：靶形红细胞，嗜碱点彩红细胞	基因突变所引起的β珠蛋白肽链合成缺乏或减少 常常发生在地中海人群 ↑HBF在红细胞中的不均匀分布
α-地中海贫血	和β-地中海贫血相似	由于基因突变的α珠蛋白肽链合成缺乏或↓ 常常发生在东南亚和非洲人群中
慢性疾病性贫血	血象：↓红细胞，正常或↓MCV，正常或↓MCHC，正常RDW 血涂片：一般为低色素细胞，可能是正细胞性	更多的时候表现为正细胞性和正色素性贫血，由细胞因子（IL-6）造成的继发性↑铁调素引起的贫血 正常或者↓血清铁，转铁蛋白饱和度正常
铁粒幼细胞性贫血	双形态红细胞，中度异形红细胞增多，低色素泪滴状红细胞，粗嗜碱点彩红细胞，Pappenheimer小体	简表11.1 ↓网织红细胞计数 不同程度的红细胞大小不均，可以是显著性的

注：CBC，全血计数（血象）；GI，胃肠道；Hb，血红蛋白；IL，白细胞介素；MCHC，平均红细胞血红蛋白浓度；MCV，红细胞体积平均；PBS，外周血涂片；RDW，红细胞分布宽度。

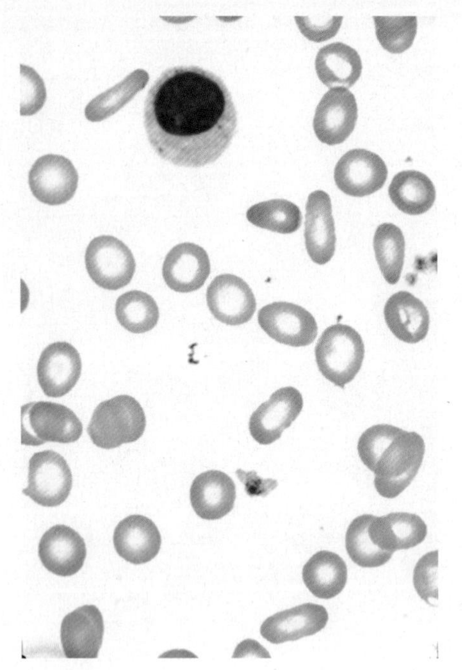

图11.5 严重缺铁性贫血。红细胞为低色素小细胞性。与淋巴细胞相比，体积明显减小。缺铁性贫血时常见低色素卵圆形红细胞

蓝染色显示骨髓网状内皮细胞内铁消失，铁进入红细胞中（图11.7）[7]。在正常骨髓中，至少有10%原始红细胞中有通常可识别的1~2个小铁粒（图11.6）。储存铁的缺乏可以鉴别缺铁性贫血与慢性疾病性贫血，因为后者常常酷似一个铁缺乏状态。然而有些学者建议在确诊骨髓铁缺乏之前应评估多个骨髓标本，因为铁可能不规则分布。如果缺铁患者近期静脉补铁或输入红细胞，骨髓检查可能显示铁储存充足而会导致错误的判断。除此之外，骨髓形态学在缺铁时的表现是非特异性的。在严重贫血时，红细胞前体细胞可能显示更小，仅有薄薄的一圈细胞质。罕见病例的难治性缺铁性贫血常属于先天性的。部分病例是由于转铁蛋白基因或者运铁蛋白基因（*DMT1*, *GLRX*）相关基因的基因突变而造成的[8–9]；其他病例可能有细胞铁外运异常。排除幽门螺杆菌感染对于难以解释的缺铁性贫血非常重要，因为清除幽门螺杆菌通常有助于贫血的改善[10]。

11.1.1.2 地中海贫血

地中海贫血通常造成小细胞低色素性贫血，由于α或β珠蛋白合成减少而影响其成人血红蛋白〔HbA（$\alpha_2\beta_2$）〕的合成数量（表11.3；图11.3）。地中海贫血常见于地中海地区、热带非洲和亚洲。β-地中海贫血也可见于中东和印度。

β-地中海贫血是由于约200个不同的点突变影响了11号染色体上的一条或两条β球蛋白链的基因。这些主要位点的突变影响β球蛋白mRNA的转录、剪切和转位。最好的诊断方式是高性能液相色谱仪或血红蛋白电泳检查。轻型β-地中海贫血的两个基因中仅有一个基因突变，导致β球蛋白合成减少（β^+）或缺失（β^0）。合成正常的α肽链没有足够的β链与之配对，多余的α链与δ链结合产生HbA_2（$\alpha_2\delta_2$）。约有1/3患者会有

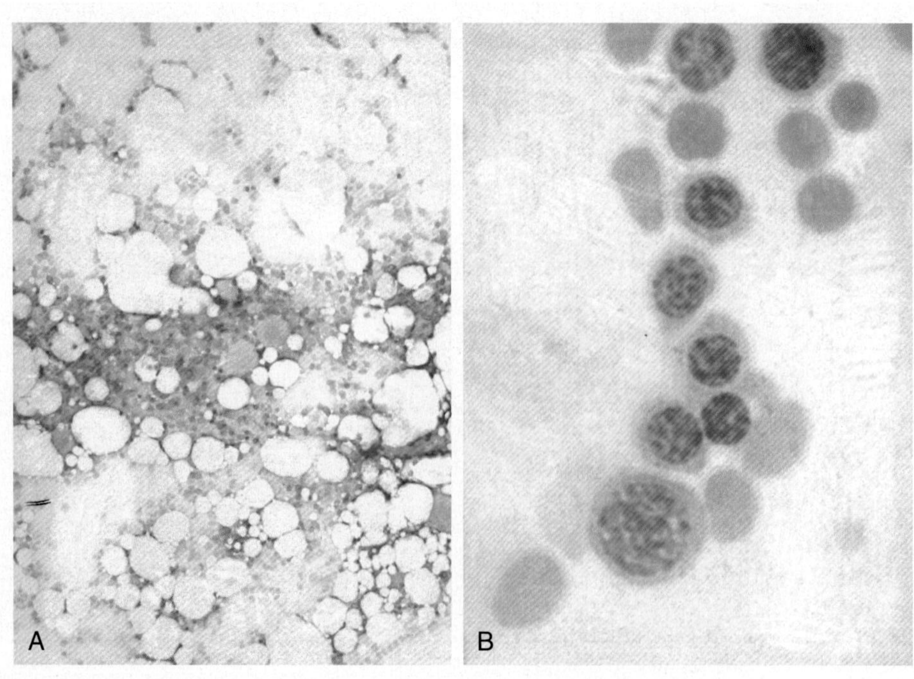

图11.6 铁储存正常的骨髓涂片。基质细胞中的蓝色储存铁（普鲁蓝染色）（A）。在10%~20%红细胞中可见到铁粒幼红细胞中的铁颗粒（B）

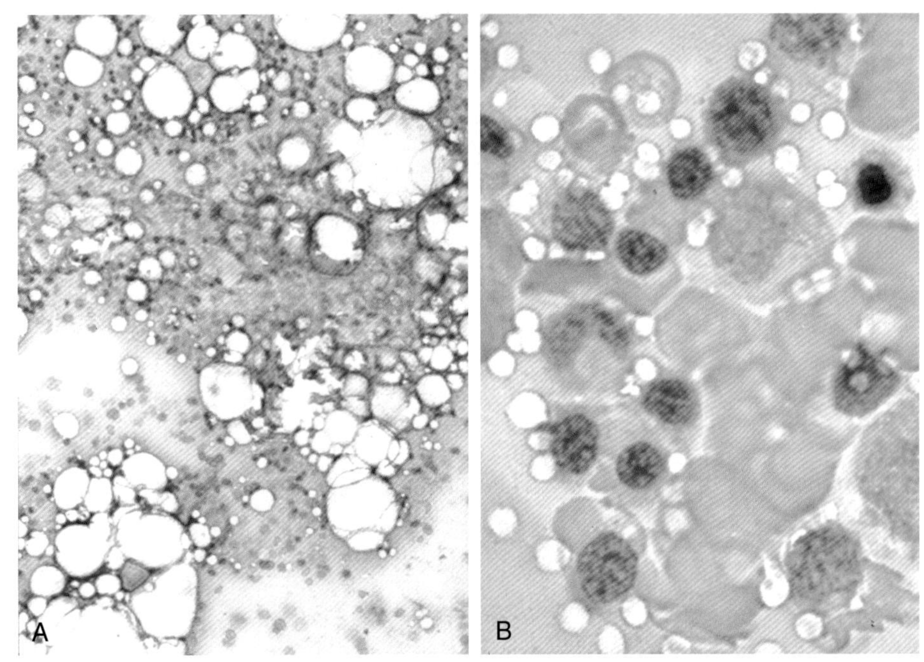

图11.7 缺铁性贫血时的骨髓涂片。储存铁（A）和铁粒幼细胞（B）中的铁都缺失

HbF（$\alpha_2\gamma_2$）轻度升高。如果两个β链基因都突变，导致β链合成不足（$\beta^+\beta^+$或$\beta^0\beta^+$），或者β链完全不能合成（$\beta^0\beta^0$），则可造成儿童时期的严重贫血，即重型β-地中海贫血（Cooley贫血）。重型β地中海贫血通常在出生后一年左右诊断，因为这段时间是血红蛋白从HbF转变为HbA的过程；这种贫血常有严重的小细胞性贫血、明显的溶血、幼稚红细胞增生、肝脾大和生长发育迟缓（图11.8和图11.9），进而可以因脾大而出现获得性白细胞减少和血小板减少。不依赖输血的患者或成年后诊断的患者在临床上归类为中间型β-地中海贫血。甲基蓝染色可以显示红细胞中类似Heinz小体的不溶性α链包涵体[11]。它们也出现在骨髓红系前体细胞血红素中，导致无效红细胞生成。红细胞生成也受到发育过程中红细胞膜异常的影响（膜收缩蛋白带3与异常蛋白带4.1之间的比例异常），这促使骨髓内红系前体细胞的死亡增加。除了红系增生之外，骨髓还可有噬红细胞现象和含铁血黄素增加，后者是由于过多的饮食铁吸收、铁调素水平继发下降而引起[12]。

α-地中海贫血主要是由于位于16号染色体上四个α链基因（αα/αα）中的一个、两个或三个基因缺失造成。缺失基因的数目决定疾病的严重程度。隐性携带者只有一个基因缺失（-α/αα），血象正常。当

表11.2 骨髓穿刺涂片铁染色的诊断表现

类型	正常血红蛋白	缺铁性贫血	铁粒幼细胞性贫血	慢性疾病性贫血	巨幼细胞性贫血
储存铁	正常	0	↑↑↑	↑↑	正常
结合（铁粒幼细胞）铁	正常	0	↑↑↑环形铁粒幼细胞	↓	↑

注：骨髓铁的评估应在染色良好的穿刺涂片上进行。脱钙以及类似于B5的酸性固定液可以去掉大部分储存铁，因而无法有效地评估铁粒幼细胞中的铁。

表11.3 地中海贫血的血红蛋白类型和浓度

类型	HbA（$\alpha_2\beta_2$）	HbA_2（$\alpha_2\delta_2$）	HbF（$\alpha_2\gamma_2$）	HbH（β_4）	HbBart（γ_4）
正常成人	97%	2%	1%		
β-地中海贫血，轻型（高血红蛋白A_2）	减少	＞2.5%（4%~8%）	＜5%正常数或者轻度↑		
β-地中海贫血，轻型（高血红蛋白F）	减少	2%	8%~30%		
β^0-地中海贫血，重型	0	不确定的变化	＞95%		
β^+-地中海贫血重型	其余	≥2%	30%~90%		
α-地中海贫血，轻型	正常	正常	正常		
HbH疾病	70%~90%	≤2%	正常	5%~30%	
α-地中海贫血，重型	0	0	0	0	100%

注：Hb，血红蛋白。

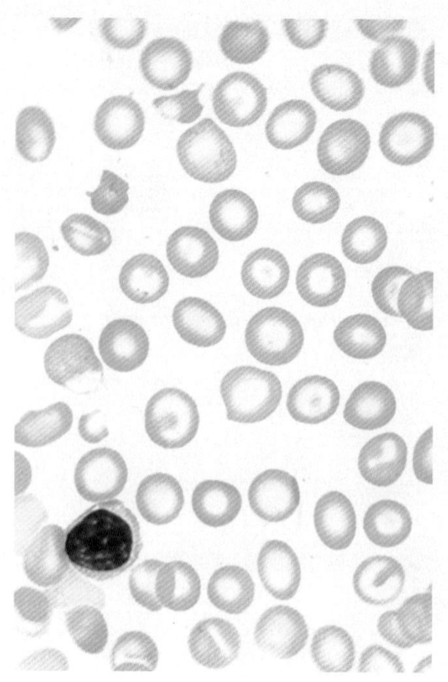

图11.8　轻型β-地中海贫血。血涂片显示低色素小细胞性红细胞和靶形细胞增加

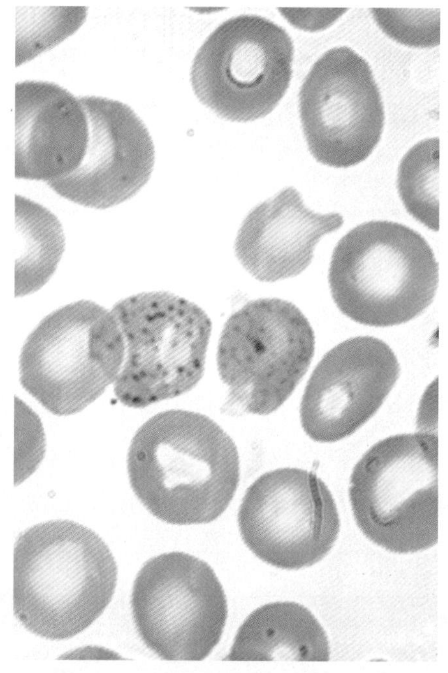

图11.9　粗大的嗜碱点彩红细胞是β-地中海贫血的特征

有两个基因缺失时（非洲人群为-α/-α，亚洲人群为--/αα），通常会出现轻度低色素小细胞性贫血（α-地中海贫血貌）（图11.10）。患病的新生儿有过多未配对的γ珠蛋白链形成四聚体，称为血红蛋白Bart（$γ_4$）（图11.11）。患者还产生少量胎儿血红蛋白，直到β链合成增加取代γ链的合成。成人和年龄较大的儿童形成β链四聚体（HbH）和正常数量的胎儿血红蛋白。HbH病在亚洲人群中最常见，其症状表现多样，通常为中度低色素小细胞性贫血伴网织红细胞增多。然而，与重型β-地中海贫血相似的重症患者也可见到。用亮甲酚蓝或新亚甲蓝染色最容易识别含有HbH包涵体的红细胞。与重型β-地中海贫血出现珠蛋白沉淀物不同，这种β链包涵体在骨髓红系前体细胞中是看不到的。其余的骨髓检查结果基本相似。所有四个α链基因缺失者（胎儿水肿）不能存活（图11.12）。由于α链合成缺失，

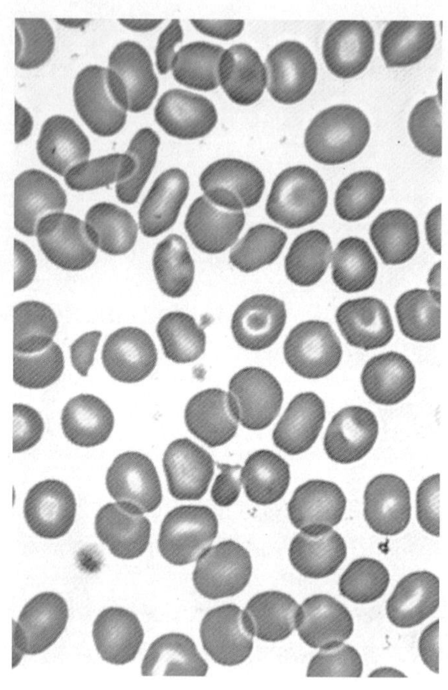

图11.10　轻型α-地中海贫血。血涂片（-/α的α或-α/-α）示轻微低色素性或正色素性小细胞。有些病例可出现少数靶形细胞和球形红细胞

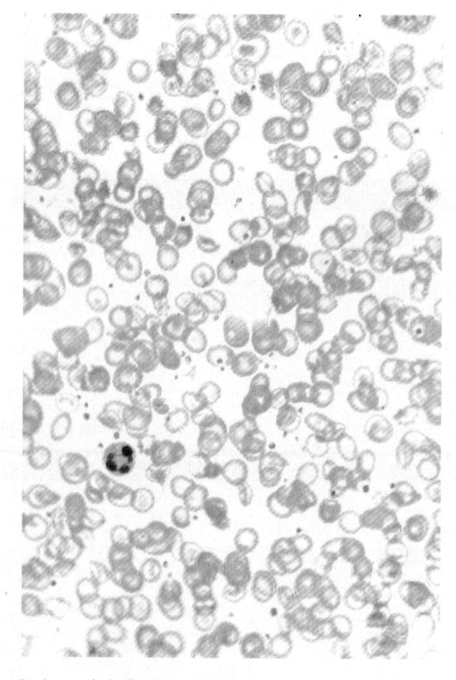

图11.11　重型α-地中海贫血或HbH病（-/-α）。特点是中度贫血伴低色素小细胞。沉淀出的β球蛋白链可以通过亮甲酚蓝超活体染色检测到

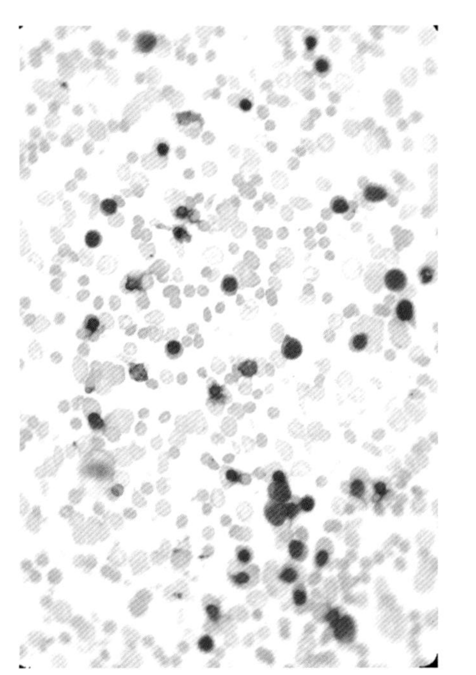

图11.12 亮甲酚蓝离体活体染色。胎儿水肿是由于所有α链基因（－－/－－）的功能缺失和血红蛋白Bart（γ_4）的生成。这与严重的低色素小细胞贫血有关。可能有较多的靶形细胞和晚幼红细胞。有些病例还可见球形红细胞。亮甲酚蓝离体活体染色可在红细胞中观察到沉淀的血红蛋白Bart

患者只形成血红蛋白Bart。这种血红蛋白具有很高的氧亲和力，不能释放胎儿组织所需的氧。获得性α－地中海贫血可发生在老年MDS患者，多由于*ATRX*基因突变致α链合成减少所致[13]。

第三种类型地中海贫血被称为δβ－地中海贫血，是由于含有δ和β基因的11号染色体上大片段基因缺失所致。杂合子表现为轻型地中海贫血伴随小红细胞症，没有贫血的临床表现。其HbF（$\alpha_2\gamma_2$）水平通常升高（5%~15%），HbA2（$\alpha_2\delta_2$）正常或降低[14]。δ－β突变的纯合子患者为100%HbF，临床症状与中型地中海贫血相似。罕见患者因为血红蛋白结构异常而产生地中海贫血貌，如血红蛋白Constant Spring、Lepore和HbE。

11.1.2 正色素正细胞性贫血或小细胞低色素性贫血

以下贫血最多见为正细胞正色素性，偶尔有小细胞低色素性。

11.1.2.1 慢性疾病性贫血

慢性疾病性贫血（ACD），也叫感染性贫血，其发病率仅次于缺铁性贫血。它可见于感染、炎症、外伤或肿瘤性疾病中，因此在住院患者中很常见。ACD的特征是在储存铁正常或增加的情况下血清铁浓度降低。这是由于细胞因子诱导产生的铁调素导致红细胞寿命的轻度缩短、游离铁（红细胞破坏后释放的）从网状内皮系统至红系前体细胞的转移受损、促红细胞生成素合成减少以及红系前体细胞对促红细胞生成素的反应减低。不同潜在性疾病导致贫血的表现和程度不同。最近研究发现肝肽类激素——铁调素是一个重要的铁代谢调控因子，在ACD的发病机制中起关键作用[15]。铁调素的上调表达受白细胞介素-6调控（白细胞介素-1诱导其升高），同时受肿瘤坏死因子α的抑制。铁调素可降低转铁蛋白的活性，而转铁蛋白可辅助铁从肠道顶端细胞和巨噬细胞向基底膜的运动。因此，铁调素在炎症时的增加导致低铁血症并影响铁至红系前体细胞的运输。血清铁蛋白升高和铁调素升高成正比。ACD红细胞合成抑制可以被外源性促红细胞生成素（或其衍生物）逆转，其效应取决于刺激铁调素产生的细胞因子类型[16]。例如，用促红细胞生成素治疗恶性肿瘤性贫血不如治疗慢性肾衰竭性贫血有效[7]。补充铁剂的利弊主要取决于原发性疾病[18]。

ACD正细胞正色素性贫血通常是轻到中度，远比小细胞低色素性贫血多见，后者常见于原发性疾病进展或加重（图11.13）。铁的检查有助于排除铁缺乏。然而，因为血清铁蛋白是急性反应蛋白，所以有时难以解释其变化的原因。血清铁蛋白水平高于60μg/L可视为储铁充足的指标。骨髓通常正常，有正常或轻微的红系前体细胞减少（图11.13）。当铁检查结果不确定时，骨髓检查对评估铁的状态有重要帮助。普鲁蓝染色显示组织细胞中储存铁增加，铁粒幼红细胞铁减少（图11.14；表11.2）。这种铁染色结果可排除缺铁以及慢性失血所引起的贫血。

11.1.2.2 铁粒幼细胞性贫血

铁粒幼细胞性贫血（SA）是一组异质性疾病，有相同的病理表现，即为线粒体内铁异常聚集并影响血红蛋白合成。外周血涂片通常出现明显的双形红细胞血象，由数量不等的低色素和正色素红细胞组成（图11.15，图11.16）。异常的血液检查结果（表11.1）表明应进行骨髓检查以明确诊断。骨髓显示红系增生伴正常到巨幼红细胞的成熟（图11.17，图11.18）。偶尔可见细胞有增

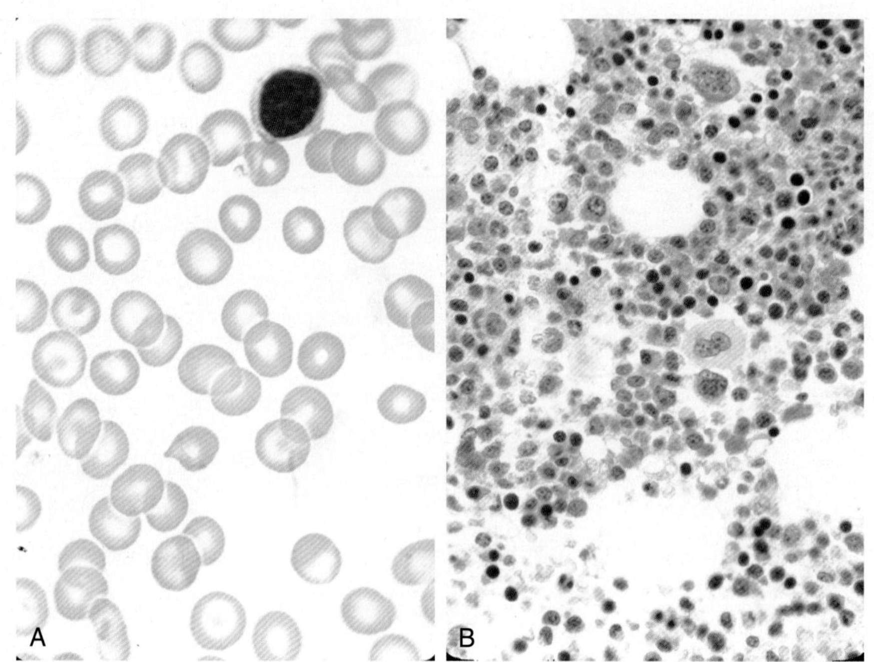

图11.13 类风湿关节炎相关的慢性疾病性贫血中低色素正细胞性红细胞（A）。正常数量的骨髓红系前体细胞（B）

生异常的特征，特别是在获得性克隆性疾病中。在一些先天性疾病中，骨髓的前体细胞胞质中可见大的融合空泡形成（图11.19）。诊断要点是储存铁增加和出现环形铁粒幼细胞。环形铁粒幼细胞的定义是≥1/3细胞核周围环绕≥5个大铁质颗粒（图11.20）。铁粒幼细胞中的铁颗粒往往较正常大而多。电子显微镜检查可发现线粒体内沉积的电子致密物。无效造血是贫血的主要原因。尽管铁粒幼细胞性贫血的发病机制还不完全清楚，但可以确定，铁过多影响线粒体血红素合成和吡哆醇代谢，从而产生很大的不利影响[19]。

铁粒幼细胞性贫血可分为遗传性或获得性（简表11.1）。遗传性铁粒幼细胞贫血多见于儿童，在出生后不久或在儿童时期出现症状。男性发病多见，多是X性染色体连锁遗传，但也有常染色体隐性遗传。最常见的X性染色体连锁遗传方式的铁粒幼细胞贫血是由于编码δ-氨基酮戊酸（ALA）合成酶的基因突变所致。此酶在血红素合成的早期起重要作用（图11.3）[3,20,21]。突变影响酶对其辅助因子5′-磷酸哆的亲和力，部分患者对吡哆醇治疗敏感。其他患者因突变降低了酶的稳定性而对吡哆醇治疗不敏感。另一种X性染色体连锁的铁

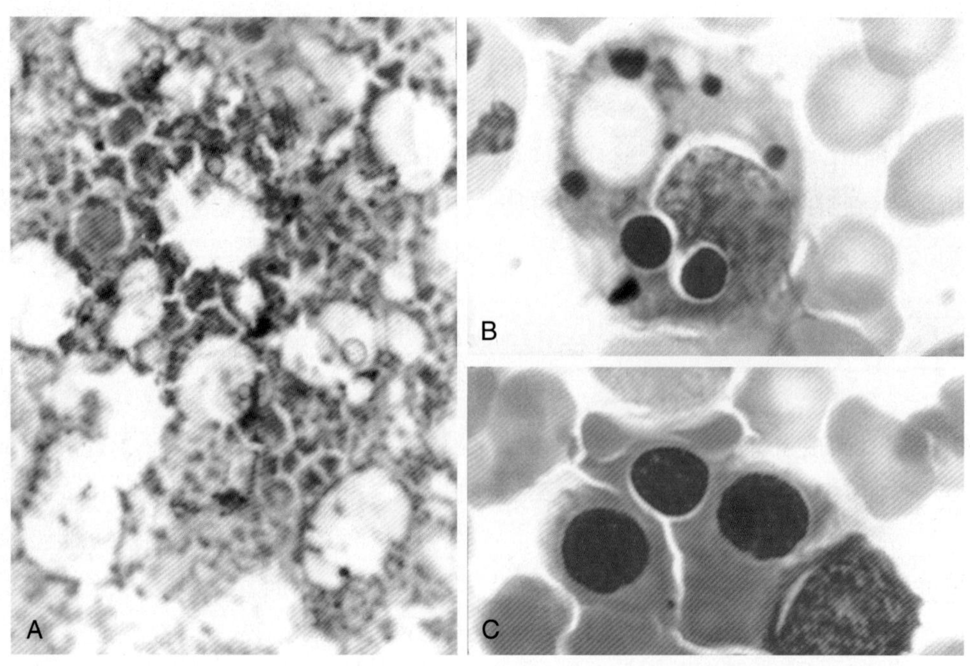

图11.14 慢性病贫血间质中的组织细胞储存铁增加（A和B）。红细胞内铁减少或缺失（C）

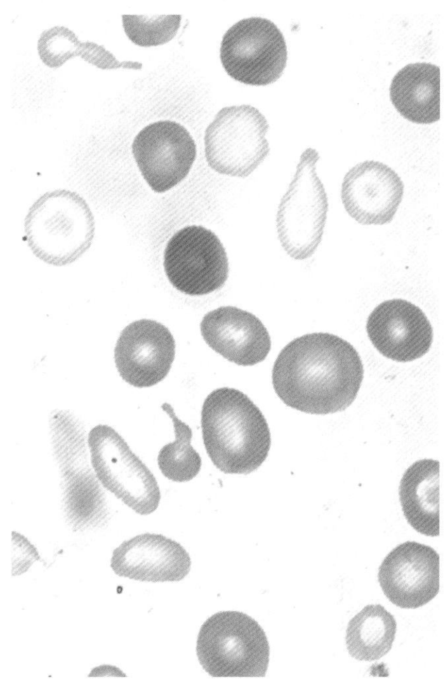

图11.15　对吡哆醇敏感的铁粒幼细胞贫血。正色素正细胞和低色素小细胞形成“双形”性红细胞群。低色素的泪滴形红细胞在铁粒幼细胞贫血中常见

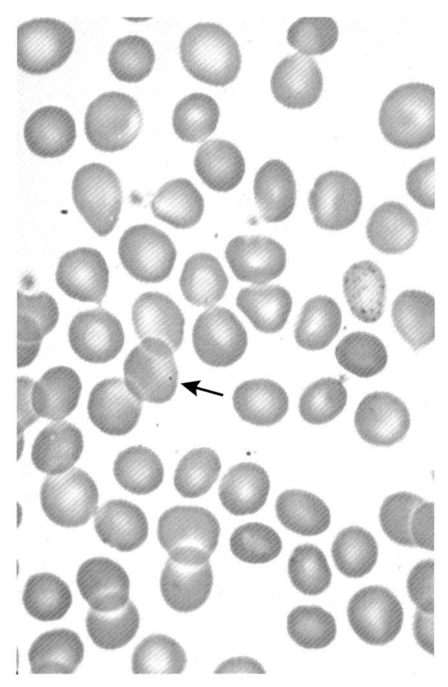

图11.16　铅中毒相关的铁粒幼细胞贫血。可见粗大的嗜碱点彩和Pappenheimer颗粒（箭头）

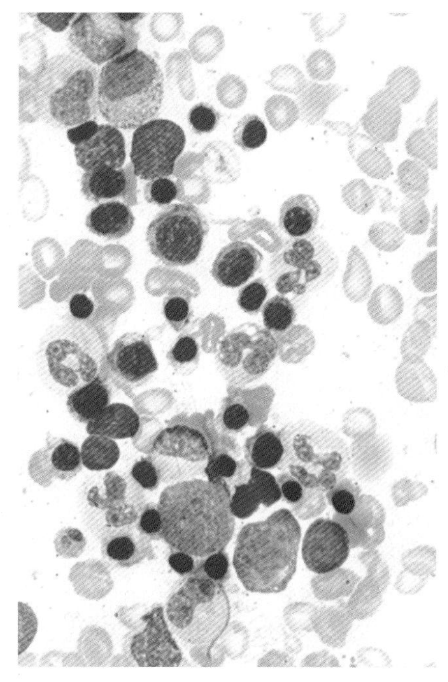

图11.17　大多数铁粒幼细胞贫血时，红系无效造血导致红细胞增生

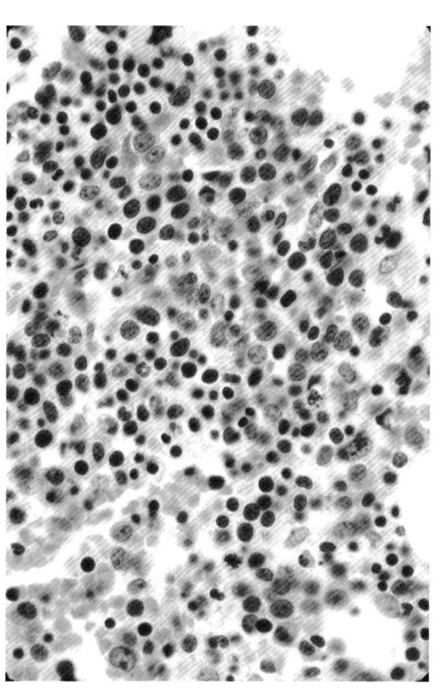

图11.18　吡哆醇敏感的铁粒幼细胞贫血中明显的骨髓细胞增加伴红细胞增生

粒幼细胞贫血伴共济失调是由于编码转运蛋白ABCB7的基因突变所致。原发性或特发获得性铁粒幼细胞贫血包括具有克隆性疾病，这些疾病归入MDS范畴，将在44章讨论。据报道，在原发性获得性铁粒幼细胞贫血（primary acquired sideroblastic anemia）的患者中有线粒体DNA（mtDNA）的点突变，但是它们在疾病过程中的病理生理意义目前尚不清楚[22]。

继发性和少见的获得性铁粒幼细胞贫血类型由于药物或毒物导致。例如，异烟肼抑制吡哆醇代谢，铅抑制δ－ALA脱水酶和血红素合成酶，乙醇对红系前体细胞产生直接的毒性作用（占住院治疗酗酒患者的30%）。贫血可通过使用磷酸吡哆醇和避免接触有关有害药物或毒物来进行治疗。缺铜性贫血，常常继发于锌过量，将在本章的中性粒细胞减少症部分详细讨论；其红细

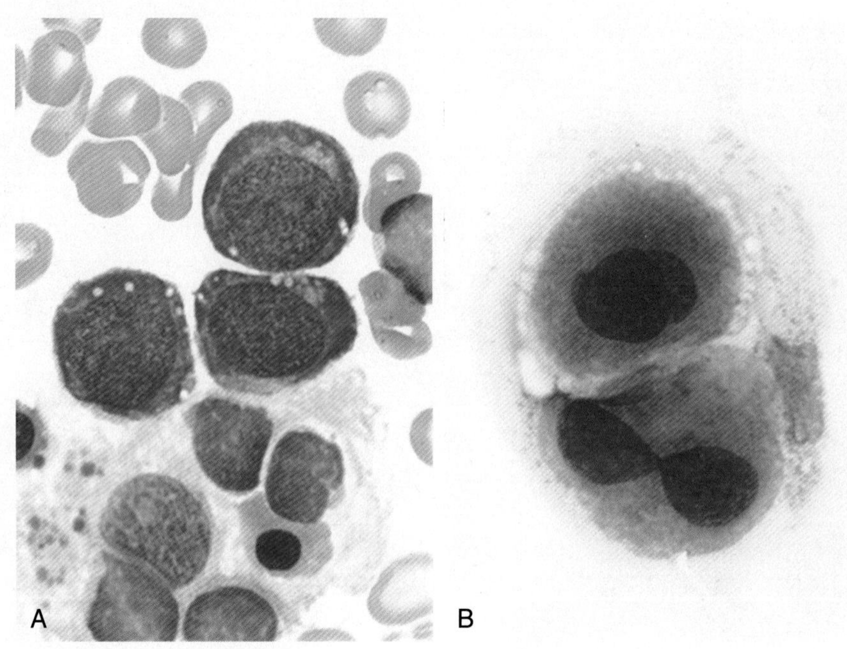

图11.19 原红细胞（A）和巨核细胞（B）的胞质空泡常见于Pearson综合征。这种罕见的铁粒幼细胞性贫血与胰腺外分泌功能衰竭有关，是由线粒体DNA突变造成的

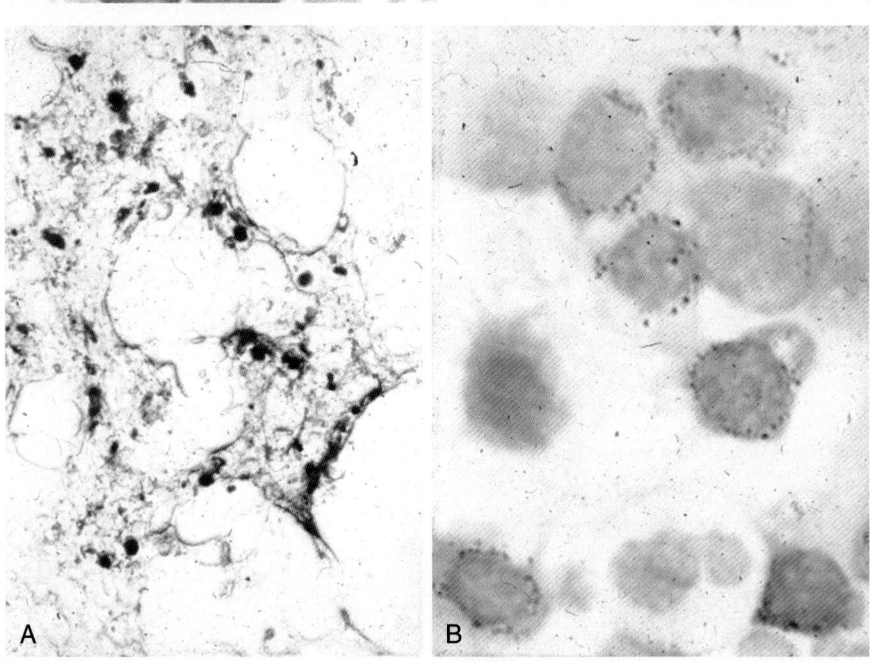

图11.20 铁储存增加（A）和环形铁粒幼红细胞增多（B）是所有类型的铁粒幼细胞性贫血的诊断特征

简表11.1 铁粒幼细胞性贫血的分类

遗传性
- 性染色体连锁
- 常染色体隐性遗传

获得性，克隆性
- MDS（例如，难治性贫血伴环形铁粒幼红细胞）
- 治疗相关的髓系肿瘤

获得性，非克隆性
- 药物*：异烟肼，氯霉素，环丝氨酸，青霉胺，硫唑嘌呤
- 酗酒
- 铅，砷中毒
- 铜缺乏

获得性，与线粒体DNA突变或缺失相关
- Pearson骨髓–胰腺综合征
- 一些非克隆性难治性铁粒幼细胞性贫血

注：*，药物没有全部列出。
MDS，骨髓增生异常综合征。

胞是小细胞、正细胞或大细胞。一些铁粒幼细胞贫血病例发现是由于mtDNA突变所致[23]。最好的例子就是Pearson综合征（骨髓–胰岛综合征），它是一种散发的先天性疾病，其特征为乳酸酸中毒、胰岛外分泌功能不全、铁粒幼细胞贫血和线粒体的重大缺失或重复[24]。

11.1.3 正色素正细胞性贫血，造血不足

正色素正细胞性贫血的特点是红细胞的大小和血红素含量正常。通过网织红细胞计数很容易把它分为造血不良（网织红细胞计数正常或降低，将在这一节讨论）和造血增加（网织红细胞计数升高，将在下一节讨论）（图11.2）。

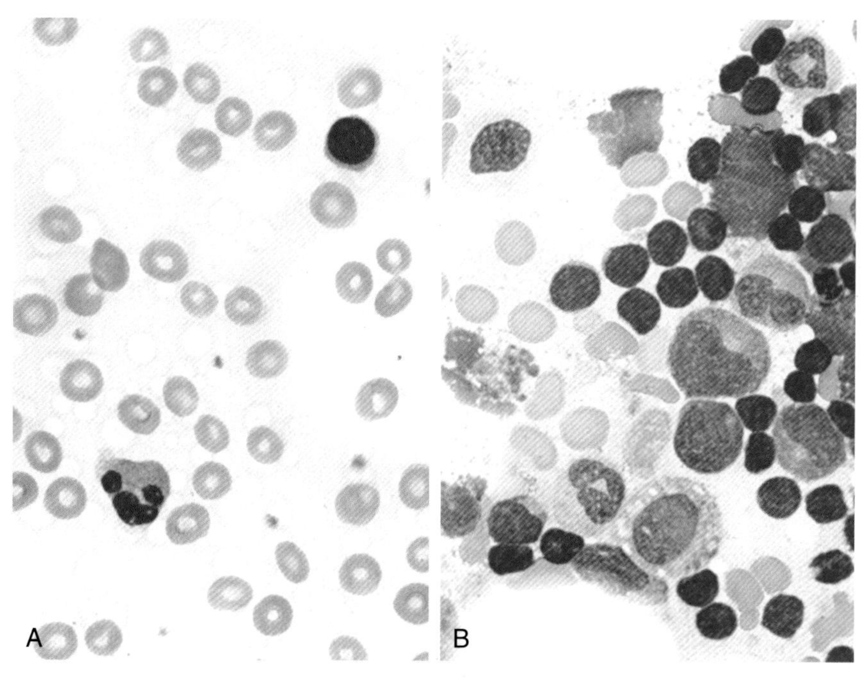

图11.21 纯红细胞再生障碍性贫血。A. 严重贫血伴网织红细胞减少是这一纯红细胞再生障碍性贫血患儿的特征表现。B. 骨髓穿刺涂片显示红系前体细胞缺失，粒细胞成熟正常，原始正常B细胞（hematogone）数量增加

11.1.3.1 纯红细胞再生障碍

纯红细胞再生障碍是一种单纯的红细胞合成障碍导致贫血伴网织红细胞减少，粒细胞和血小板计数正常。骨髓显示红系前体细胞缺乏或减少，常常伴有红系核左移（图11.21）。

贫血可以是急性而短暂的或是慢性的，取决于其病因（简表11.2）。先天性纯红细胞再生障碍性贫血（Diamond-Blackfan综合征）将在大细胞性贫血里讲述。获得性纯红细胞再生障碍性贫血多表现为正细胞正色素性贫血。微小病毒B19感染是导致儿童红细胞再生障碍和成人免疫功能低下最常见的病因[26]。病毒选择性入侵红系前体细胞并复制，造成直接的细胞毒性作用而干扰红细胞合成。儿童时期，这种病毒可引起传染性红斑（第五病），表现为短暂性、无症状性血红蛋白下降大约1g/dl，在10~19天内恢复。溶血性疾病的患儿红细胞寿命缩短，如红细胞酶缺乏、红细胞膜异常、血红蛋白病或疟疾感染，往往有更严重的贫血和“再障危象”（图11.22）。微小病毒B19可在免疫功能低下的个体体内长期存在，因为患者不能产生中和抗体消灭病毒。除非患者使用静脉Ig治疗，否则感染将表现为慢性而不是急性纯红细胞再生障碍[26]。骨髓检查结果取决于活检的时间。骨髓的最初表现是红细胞耗竭，然后可见一批不成熟的早幼红细胞。含有核内病毒包涵体的巨大原红细胞出现时间短暂，只是偶尔才会被发现（多为免疫功能低下的个体）。与病毒相关的骨髓细胞和巨核细胞生成抑制可发生于罕见的骨髓坏死病例。通过聚合酶链反应检测出血清微小病毒B19DNA、特异IgM抗体滴度升高、通过免疫组化或原位杂交技术检测出骨髓微小病毒都可做出诊断。

简表11.2 纯红细胞再生障碍性贫血的分类

急性一过性贫血

- 特发性：幼儿一过性幼红细胞减少症
- 病毒感染：EBV，肝炎病毒，微小病毒B19
- 药物*：硫唑嘌呤，头孢菌素，氯霉素，氨苯砜，苯妥英钠，异烟肼，普鲁卡因胺

慢性贫血

- 体质性：Diamond-Blackfan综合征
- T细胞介导：胸腺瘤，T-LGLL，CLL，MDS
- 自身抗体IgG介导：全身性自身免疫性疾病（类风湿关节炎，系统性红斑狼疮，干燥综合征，重症肌无力）
- 抗体产生不足：AIDS伴微小病毒感染，妊娠，器官移植
- ABO血型不合的干细胞移植

注：*，药物没有完全列出。
T-LGLL，T细胞大颗粒淋巴细胞白血病；CLL，慢性淋巴细胞白血病；MDS，骨髓增生异常综合征。

纯红细胞再生障碍突然发作往往与最近呼吸道或消化道的病毒感染或者针对感染或炎症情况使用药物有关。简表11.2列举了部分可能有关的药物。停止使用这些药物后，纯红细胞再生障碍可以得到缓解。抗促红素抗体的形成（较少见）对于部分肾衰竭而使用促红细胞生成素治疗的患者是一个很棘手的问题。即使在停止使用促红细胞生成素治疗后，红细胞再生障碍会持续存在，需要进行免疫抑制治疗[27]。幼儿一过性幼红细胞减

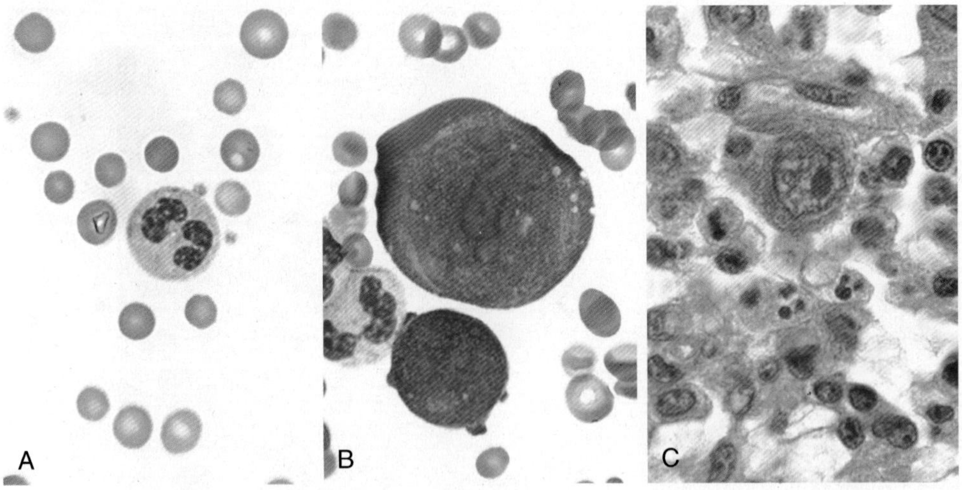

图11.22 1例遗传性球形红细胞增多症患者的外周血涂片。由微小病毒B19感染相关的“再障危象”所致的严重贫血（A）。骨髓穿刺涂片（B）和环钻活检（C）显示含有巨型原红细胞伴大的核仁样微小病毒包涵体

少症常常在儿童因贫血进行骨髓检查时被发现[28]。造成这种急性短暂性疾病的原因仍不清楚。大多数慢性获得性纯红细胞再生障碍性贫血都有自身免疫性疾病的基础，常常是通过体液或细胞免疫机制而导致红细胞生成受损或抑制[29]。典型的原因包括胸腺瘤、血液恶性肿瘤和全身性自身免疫性疾病。尽管文献报道红细胞再生障碍和胸腺瘤之间有明确的相关性，但是在再生障碍性贫血患者中仅有少于10%个体在影像学检查时发现有胸腺瘤。克隆性T细胞增殖或TH1/TH2比率的改变与很多慢性纯红细胞再生障碍性贫血有关。此外，有相当比例的特发性病例可能继发于一些未被诊断的T细胞大颗粒淋巴细胞白血病[30]。抗体介导的疾病可能是通过补体介导而直接或间接影响细胞。或者正如上文所述，促红细胞生成素可能成为抗体的攻击目标[31]。对于病因不明且细胞遗传学检查正常的难治性患者，有报道骨髓培养检测红系集落形成单位有助于排除MDS[32]。如果血清抗体清除后红细胞成熟正常，患者可能没有MDS，这时免疫治疗是合理的。MDS患者的红系前体细胞可能有异常抗原表达，如CD71和CD105，据此可鉴别MDS和其他引起持续性贫血的疾病[33]。

11.1.3.2 再生障碍性贫血

再生障碍性贫血常表现为全血细胞减少，将在骨髓衰竭综合征中进行讨论。

11.1.3.3 骨髓病性贫血

骨髓病性贫血是由于正常骨髓细胞被肿瘤、肉芽肿、糖原贮积病的组织细胞或纤维化替换所致，通常显示为两系减少或全血细胞减少。虽然贫血是典型的正色素正细胞性贫血，但常常可见红细胞碎片、球形红细胞和泪滴形红细胞。大多数转移性肿瘤或骨髓纤维化的病例中，有核红细胞和核左移的粒细胞前体一起产生了幼白–幼红细胞增多的血象（图11.23，图11.24）。骨髓评估对诊断原发性疾病是非常重要的。

11.1.3.4 慢性肾功能衰竭性贫血

慢性肾功能衰竭性贫血常常由多种原因造成，包括某些尚不清楚的血浆因子。慢性肾衰竭性贫血的一个主要原因是由于肾脏损害导致促红细胞生成素合成不足（见第12章）。

11.1.4 正色素正细胞性贫血，高输出

其余的正色素正细胞性贫血，包括急性出血后贫血和溶血性贫血，表现为红细胞增生和网织红细胞计数升高。

11.1.4.1 失血后贫血

近期失血引起的失血性贫血为正色素正细胞性，网织红细胞在失血后3~5天开始增多，7~10天可显著升高以致MCV高达100~110fl。出血后首先出现的变化是血小板增多，紧接着肾上腺激素释放而导致白细胞脱离血管内壁进入循环。最后，因血管外体液渗入血管内致血红蛋白浓度下降。

11.1.4.2 溶血性贫血

溶血性贫血通常为正色素正细胞性贫血，其网织红

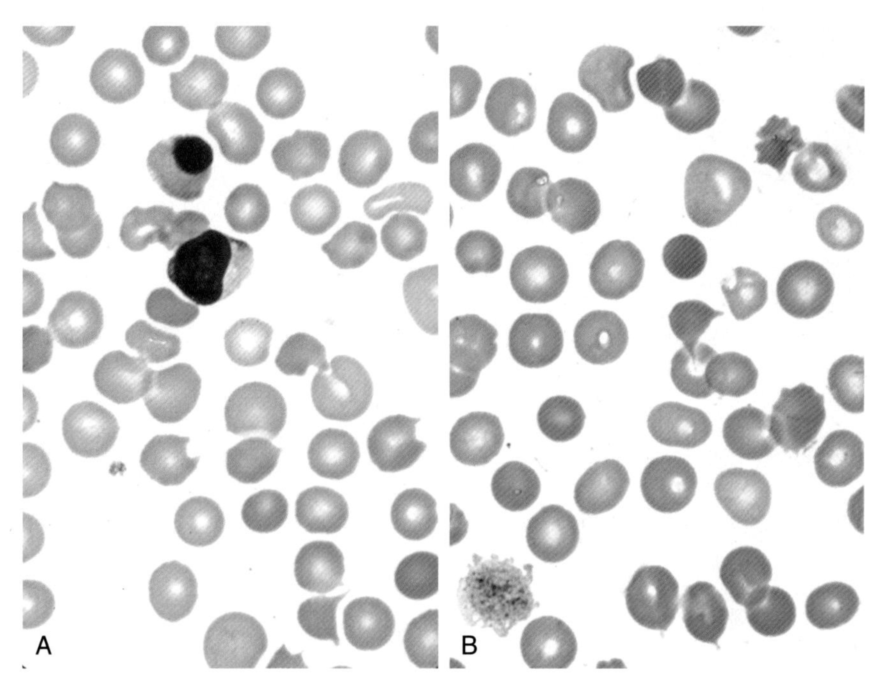

图11.23　骨髓病性贫血外周血涂片。骨髓病性贫血外周血中通常有正常红系前体细胞和红细胞碎片（A）。细胞核左移常见。可见巨型血小板（B）

细胞计数升高反映因红细胞破坏增加而产生代偿。此过程可能是偶发或持续性。引起溶血的四个基本异常为红细胞内在缺陷、血浆因子、机械性损伤或热损伤导致细胞破坏以及感染因素（表11.4；图11.2）。溶血性贫血患者通常有相似的临床和实验室发现：正色素正细胞性贫血、网织红细胞增多、红细胞寿命缩短、促红细胞生成素水平升高、间接胆红素增加、乳酸脱氢酶增加和黄疸。伴有血管外溶血者还发生脾大和胆结石。骨髓评估多显示红系增生，仅有轻度代偿性溶血的患者也是如此。如果发现循环红细胞特征性形状改变（例如镰状细胞或球形细胞）则有助于诊断，但是在骨髓中的红系前体细胞没有明显变化。明确或证实造成溶血性贫血的原因依赖于患者的病史（包括家族史）和确切的实验室检查，总结于表11.4。

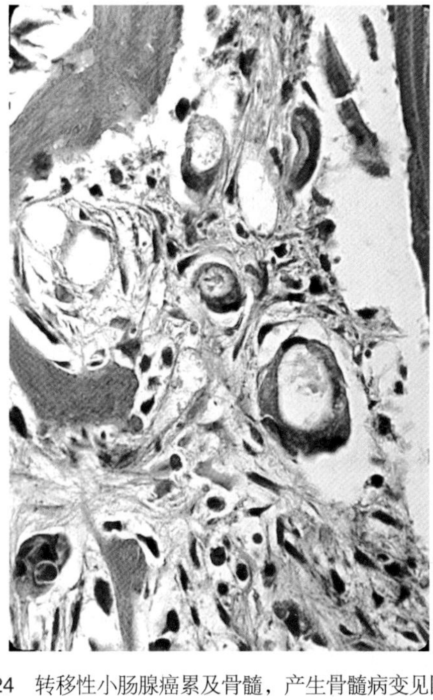

图11.24　转移性小肠腺癌累及骨髓，产生骨髓病变见图11.23

红细胞内在病变所致溶血

因为这些贫血是遗传性的，所以发现有终身性贫血病史或家族贫血史、胆结石、黄疸或轻度脾大有助于诊断。一个值得注意的例外是阵发性睡眠性血红蛋白尿（PNH），它是一种获得性缺陷，将在骨髓衰竭综合征章节讲述。

红细胞膜病

很多红细胞膜病的分子学基础在过去几年已被阐明（表11.5）[34,35]。红细胞膜由脂质双分子组成，内层表面的横向网络状定位蛋白称为骨架蛋白，跨膜蛋白纵向穿越脂质双层。骨架蛋白维持细胞形状和可变形能力，跨膜蛋白提供膜的内聚力。跨膜蛋白超过50种，包括转运蛋白、受体和抗原。膜收缩蛋白、锚蛋白、4.1R蛋白、4.2蛋白和带3蛋白等重要膜蛋白的基因编码突变是导致遗传性红细胞膜病的原因。

遗传性球形红细胞增多症

遗传性球形红细胞增多症（HS）是非免疫性溶血性贫血的一个常见原因。这种疾病是由于红细胞跨膜蛋白异常导致[36]。这种红细胞跨膜蛋白的缺陷导致脂质双层局部膜骨架内聚减弱，产生微囊泡，继之膜丢失，从

表11.4 溶血性贫血

原因	疾病	诊断性试验
红细胞内在缺陷	遗传性球形红细胞增多症	渗透压测量实验
红细胞膜缺陷	遗传性椭圆形红细胞增多症	阴性直接抗人球蛋白试验
	遗传性热变性异形红细胞增多症	流式细胞仪分析伊红-5'-顺丁烯二酰亚胺标记的红细胞
	遗传性口形红细胞增多症	红细胞膜蛋白分析或者定量分析
		基因组DNA分析
红细胞酶缺陷		
HMPS	葡萄糖-6-磷酸脱氢酶	定量酶检测
	罕见：GSH合成，γ-谷氨酰半胱氨酸合成酶，谷胱甘肽还原酶	荧光筛选试验 聚合酶链反应
糖酵解途径	丙酮酸激酶 罕见：己糖激酶，醛缩酶，葡萄糖磷酸异构酶，磷酸，磷酸丙糖异构酶，磷酸激酶	基因组DNA分析
异常血红蛋白		
血红蛋白溶解度改变	血红蛋白SS，SC，S/D，S/O-Arab，DD，EE，S/β-地中海贫血	血红蛋白电泳 高效液相色谱法
氧化易感性	不稳定血红蛋白（100种）	异丙醇的稳定性试验
异常结构	地中海贫血	
血浆因素		
免疫机制介导		
AIHA	特发性，感染，自身免疫性疾病，恶性肿瘤	直接Ig实验
同种免疫	新生儿溶血病	ABO和Rh血型测试
药物介导		
直接毒性作用	蜘蛛咬伤，蜜蜂，蛇（眼镜蛇）毒	凝血试验
机械或热损伤	烧伤，心脏瓣膜病，血管炎，子痫，恶性高血压，TTP，DIC，溶血尿毒综合征	PT，PTT，D-二聚体，纤维蛋白原，尿素氮，肌酐
感染	疟疾，巴贝斯虫，巴尔，产气荚膜梭菌	外周血涂片检查和培养
脾隔离症	脾功能亢进，通常分布异常	体检，影像学研究

注：AIHA，自身免疫性溶血性贫血；BUN，血尿素氮；DIC，弥漫性血管内凝血；GSH，谷胱甘肽；HMPS，已糖磷酸途径；HUS，溶血性尿毒综合征；PT，凝血酶原时间；PTT，活化部分凝血活酶时间；RBC，红细胞；TTP，血栓性血小板减少性紫癜。

表11.5 红细胞膜病

疾病	缺陷	红细胞形态	评价
遗传性球形红细胞增多症	β膜收缩蛋白（D）；*SPTB*基因	球形细胞+棘红细胞（5%~10%）	在北部欧洲血统（1/200的发病率），北美，日本人群中↑
	α膜收缩蛋白（R）；*SPTA1*基因	球形红细胞，小球形红细胞，中空红细胞	
	锚蛋白（D，R），*ANK-1*基因	球形红细胞	75%常染色体显性遗传，25%常染色体隐性遗传或散发性病例
	蛋白4.2（R）；*EPB42*基因	少量球形红细胞，卵形红细胞，口形红细胞	
	带3（D）；*SLC4A1*基因	球形红细胞+"钳夹状红细胞"（<5%）	50%锚或结合锚蛋白膜收缩蛋白缺乏
遗传性椭圆细胞增多症	α血影（D）	椭圆形红细胞>25%	临床表现和基因表达上不同的一组疾病
	β spectrin（D）	如果中度至重度贫血：红细胞碎片，出芽状红细胞	在非洲和地中海血统人群中↑
	β血影（D）		多数部分α和β膜收缩蛋白缺陷
	蛋白4.1（D）		10%纯膜收缩蛋白的不足
	糖蛋白C		
东南亚、亚洲卵形红细胞增多症	第3带（D）	带有横条或单纵缝的卵形红细胞（20%~50%）	红细胞脆非常僵硬但稳定 很少量溶血
遗传性热变性异形红细胞增多症	膜收缩蛋白（D）	血液循环中的形态异常的脆弱的细胞碎片，包括出芽状红细胞，红细胞碎片，球形红细胞，三角形粒细胞	遗传性椭圆红细胞增多症亚型 在非洲血统人群中↑ 婴儿和儿童出现严重溶血性贫血和发育并发症（例如生长发育迟缓，骨骼异常） 细胞对热敏感度增加
遗传性口形红细胞细胞增多症	Stomatin（调节钠离子和钾离子的转运（D）	常见巨形细胞增多症，口形红细胞，靶形红细胞，棘红细胞	分子基础尚没有定义

注：D，显性；R，隐性；RBC，红细胞。

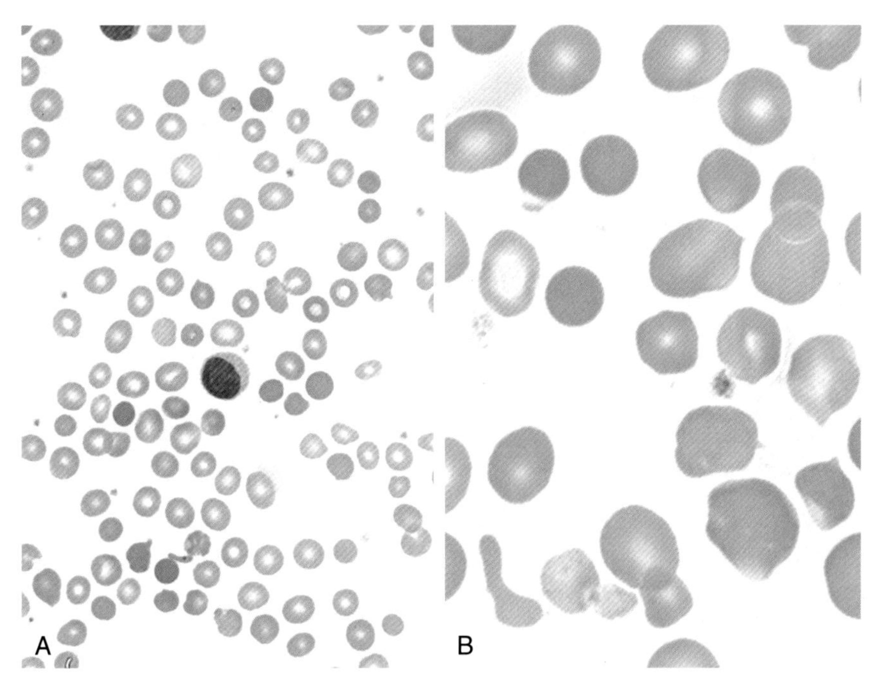

图11.25 1例遗传性球形红细胞增多症。在这例遗传性球形红细胞增多症中，红细胞数量中度减少，球形红细胞显而易见（A）。球形红细胞比周围正常红细胞和体积大的多染性红细胞染色深（B）

而形成球形红细胞。球形红细胞增多是HS的特征，如果红细胞指数如MCV正常或降低时，以及MCHC在加温后仍维持36g/dl或更高时（图11.25）应怀疑HS。这些变形不良的球形红细胞被选择性地阻留在脾脏，细胞膜更容易受损而最终导致细胞破裂。基因缺陷在不同种族群体是多样化的，而这些多样性的分子异常通常为家族性。基因突变通常为转变读码框架或引入提前终止密码子导致突变的等位基因不能合成蛋白。涉及的特定基因（即分子表型）可能不会确切地与生化表型相关（例如异常蛋白的产生）[37]。例如锚蛋白基因缺陷可能显现为膜收缩蛋白缺乏。一般而言，红细胞膜收缩蛋白含量与贫血程度、循环中球形红细胞的百分比、网织红细胞计数和红细胞渗透脆性增加具有良好相关性。虽然遗传性球形红细胞增多症的严重程度存在很大个体差异，但是在临床上，约半数的患者都有贫血的表现。大约在20%患者中可观察到轻度代偿性溶血。大多数患者（60%）有中度溶血，血红蛋白8~11g/dl，网织红细胞百分比通常高于8%。HS患者通常在出生时都有正常的血红蛋白值，但在生后20天内血红蛋白可急剧降低至需要输血的水平[38]。更多无症状类型的HS直到在儿童时期出现溶血危象时才被诊断，其溶血危象通常因为病毒感染而触发。更少见的再生障碍危象继发于微小病毒B19感染（图11.22）。虽然在怀疑有HS的个体中通常可询问出HS的家族史，但大多数重症类型是隐性，与α－膜收缩蛋白和一些锚蛋白缺陷相关[39]。随机突变在常染色体隐性遗传的HS中特别常见。最广泛使用的诊断检测是外周血涂片检查和脆性孵育试验。最近有报道，曙红－5－马来酰亚胺（EMA）标记的红细胞流式细胞仪分析对HS诊断的特异性和敏感性大于95%[40]。虽然EMA与带3蛋白属特异性结合，但是其他HS膜蛋白异常也可影响标志物的结合，因此，流式细胞仪可通过检测荧光染色的强度而做出诊断[33]。脾切除是主要的治疗方法。

遗传性椭圆形红细胞增多症和遗传性热变性异形红细胞增多症

遗传性椭圆形红细胞增多症（HE）和遗传性热变性异形红细胞增多症（HPP）最初被描述为不同的疾病实体，但是最近分子生物学研究证实HPP是HE的一个亚型（表11.4；表11.5）[34]。它们由于组成膜骨架的横向蛋白互动缺陷所致。与疾病严重程度密切相关的异常是膜收缩蛋白同源二聚体不能自我相连形成异源二聚体，其为膜骨架基本构成成分。特异性基因缺陷不能完全解释临床上HE严重程度的差异。该疾病最常见的类型是单个基因缺陷（杂合子）而导致的红细胞变长，在循环中形成椭圆形细胞，一般不伴有贫血或脾大。该病较为严重的类型HPP是由于两个膜蛋白基因缺陷而导致显著的膜收缩蛋白缺乏及蛋白功能异常所致。因为较多的红细胞破裂，MCV可能很低，使溶血性贫血的临床表现变得不典型，这时的血象可能是小细胞而不是正细胞性贫血（图11.26）。一个与HE相关的疾病称为东南亚卵圆形红细胞增多症，在马来西亚、印度尼西亚、菲律

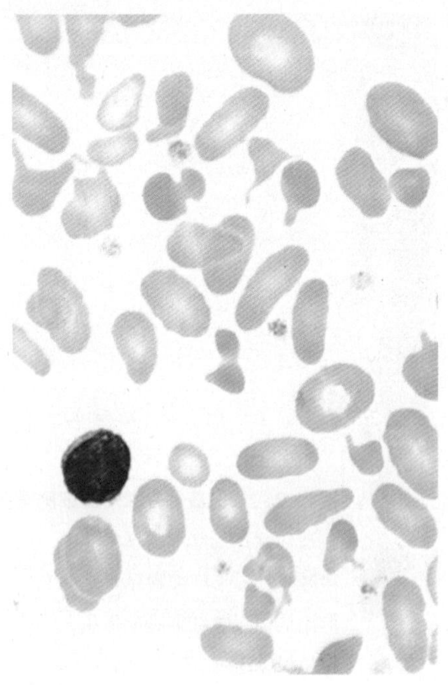

图11.26　遗传性热变性异形红细胞增多症。在患儿血涂片中发现大量椭圆形红细胞、红细胞碎片和泪滴形红细胞。患儿母亲血涂片与此相似，其父亲血涂片正常

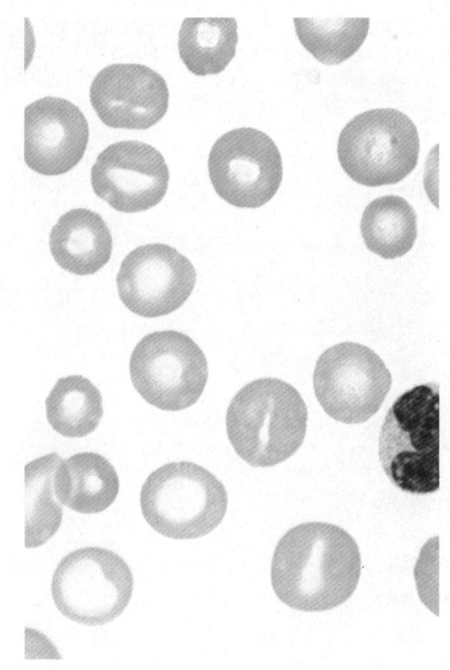

图11.27　遗传性口形细胞增多症。口形细胞往往比周围的红细胞染色深，由于细胞内液丧失，有一条裂缝般的中央苍白带

宾和巴布亚新几内亚人群中发现。受影响的个体中仅一小部分有溶血性贫血，伴特征性椭圆形口形红细胞。这种变异红细胞可能保护个体免患脑型疟疾。

遗传性口形红细胞增多综合征

遗传性口形红细胞增多综合征是一组以红细胞中心有一个口形苍白区以及膜的钠钾通透性异常为特征的疾病（图11.27）[41]。钾的丢失可导致红细胞脱水而引起轻度或更严重的溶血性贫血。自动计数显示MCHC增加，MCV正常（某些自动计数仪可能显示假性升高）。非典型HS常常被误诊。遗传性口形红细胞增多症的患者在脾切除后有严重的血栓形成并发症，避免这样的手术非常重要。

红细胞酶缺陷

红细胞对能量的需求主要通过葡萄糖的糖酵解途径来获得。另外大约10%葡萄糖代谢通过磷酸已糖旁路途径。糖酵解途径中酶的缺陷导致的红细胞疾病极其罕见。这类疾病大约90%是由1q21染色体上*PK-LR*的基因突变导致的丙酮酸激酶缺陷所致（表11.4）[42]。大多数是常染色体隐性遗传，在婴儿期或儿童时期因临床上出现慢性溶血表现而被首次发现。直接抗人球蛋白实验（Coombs实验）、血红蛋白电泳和渗透脆性实验均正常。外周血象显示红细胞为正色素正细胞性，没有球形红细胞。其余形态学检查发现多是非特异性，包括网织红细胞增多和红系增生。除葡萄糖-6-磷酸脱氢酶（G6PD）缺乏症以外，磷酸已糖旁路途径酶遗传障碍也属罕见。G6PD缺乏症是一个最普遍的先天性代谢异常[43]。文献中已有超过400个G6PD变种和至少30个突变（错义点突变）被描述过（表11.6）。这些在有疟疾流行的地理区域人群中特别普遍，表明进化的多态性形成可能是为了对抗这种寄生虫的感染。G6PD基因由X染色体携带，G6PD缺乏的完全表达型仅见于男性；女性携带者可有部分表达。G6PD缺乏症的临床表现包括新生儿黄疸和遗传性非球形红细胞性溶血性贫血。G6PD缺乏症最严重的结果是新生儿黄疸导致核黄疸，如合并有Gilbert病使病情更加恶化[44]。虽然少数患者有慢性溶血性贫血，但多数患者有偶发性贫血，由某些食品（蚕豆）、部分药物（磺胺，硝基呋喃，奎宁衍生物，阿司匹林）和化学物品（萘，甲苯胺蓝）[45]引起红细胞氧化应激性升高所致。G6PD缺乏的红细胞不能维持足够的谷胱甘肽，使维持血红蛋白完整性辅酶NADH合成不足。WHO分类根据酶缺乏的程度和溶血的严重程度将G6PD亚型分为4类，从Ⅰ类〔低于10%酶活性伴严重慢性（非球形红细胞性）溶血性贫血〕到Ⅴ类（酶水平增加不伴溶血或临床后遗症）。外周血象中显著的不均性红细胞异形伴“咬形”红细胞和嗜多色性细胞增加表明红细胞有氧化损伤（图11.28）。超活染色显示变性蛋白沉积（Heinz小体）（图11.29）。骨髓通常显示红系增生。

表11.6 常见的葡萄糖-6-磷酸脱氢酶（G6PD）的亚型

异构体	种族	评价
G6PD B	所有人群	最常见，正常异构体
G6PD A	黑人（20%）	正常变异，无溶血
G6PD A$^-$	黑人（11%）	和G6PD有相同的突变的一组变异，但另外还有一个额外的突变 中等程度溶血 酶不稳定，↑衰变
G6PD ^{MED}	希腊人，阿拉伯人，西西里，Sephardic犹太人	严重溶血防止恶性疟原虫感染
G6PD ^{CANTON}	亚裔人群	中等程度溶血

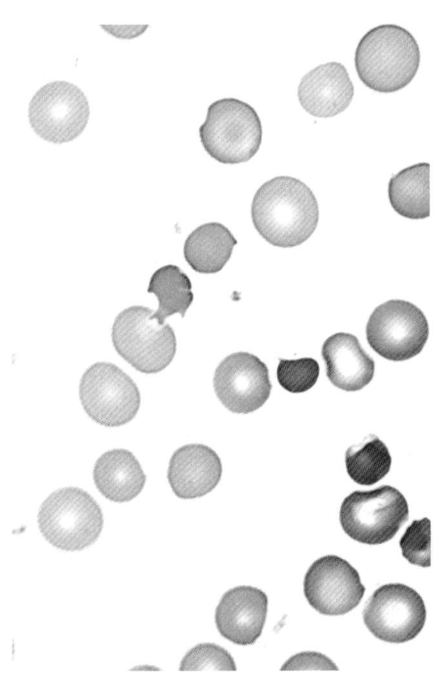

图11.28 氧化性溶血导致血红蛋白沉淀在细胞膜上。脾清除与血红蛋白沉积相关的细胞膜，从而产生“咬形”红细胞和球形红细胞

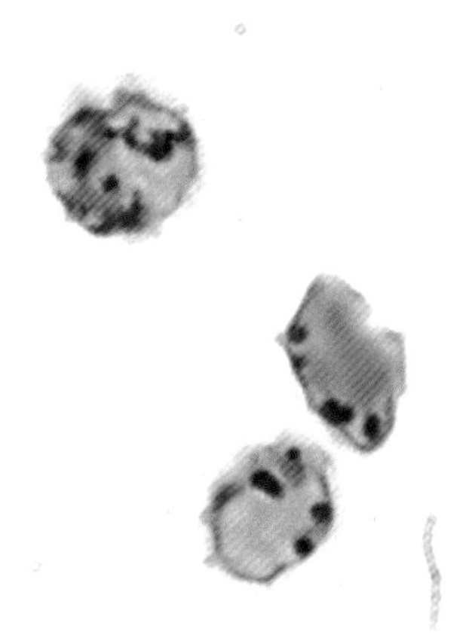

图11.29 这个湿封切片显示在氧化性溶血中与膜相关的Heinz小体

血红蛋白病

血红蛋白病是由于α或β珠蛋白肽链的氨基酸序列异常导致血红蛋白结构异常所致。最普遍的血红蛋白异常是*HbS*，是由于β珠蛋白肽链第六位的缬氨酸被谷氨酸替代所致。HbS基因为常染色体显性遗传，见于疟疾常见的地区。在美国黑人群体中8%~10%的人至少携带一个*HbS*基因[46]。镰状细胞病发生在纯合子镰状突变的个体（称为HbSS或镰状细胞性贫血）或复合杂合子突变的个体，最常见为镰状细胞β-地中海贫血或血红蛋白SC病。红细胞镰状化是在脱氧、血管收缩、酸中毒、HbS浓度增加和感染条件下所致。镰状细胞病个体的临床症状的严重程度上差异很大[47,48]，但通常都是由于镰状细胞对血管内皮的黏附作用增加，继之发生血管闭塞[49]。细胞变成不可逆转的镰状而被网状内皮系统清除。这些疾病的重要特征是红细胞形态的改变（图11.30）。

除镰状细胞外，在血象中可发现其他不规则形状的细胞，如靶形细胞、球形细胞和多染性细胞。年龄较大的患者由于自体脾切除（autosplenectomy），血中常可见Howell-Jolly体。在急性危象期间常常可见核左移、中性粒细胞增多伴中毒特征以及血小板增多。杂合子病还可显示小细胞症（Sβ-地中海贫血）和细胞内晶体（HbSC）（图11.31）。镰状细胞贫血患者可发展成急性脾隔离症、微小病毒相关性红细胞再生障碍性贫血和骨髓坏死。除红系增生外，骨髓活检常常显示动脉纤维化

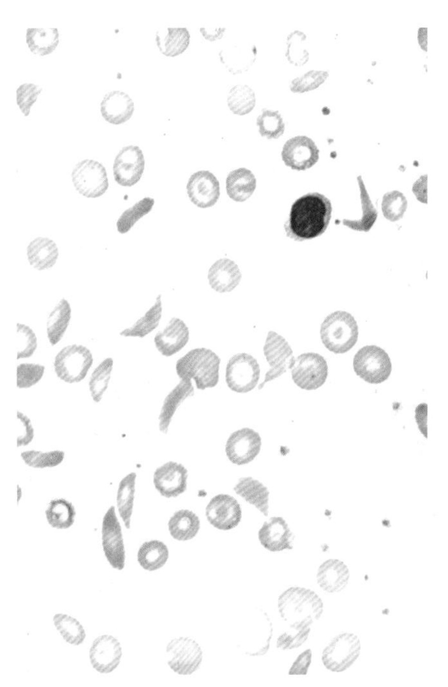

图11.30 镰状细胞贫血患者中可见到大量镰状红细胞和靶形红细胞

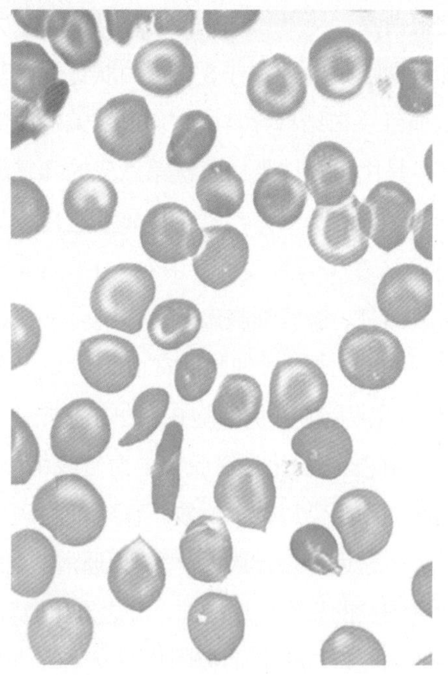

图11.31 在血红蛋白SC病中以靶形红细胞为主，还可见饱满有角的镰状红细胞

增生[50]。

在为数众多的其他血红蛋白病中，HbC和HbE病是第二位最常见导致慢性溶血的原因。HbC基因突变在非洲西部人群中最广泛；HbE基因主要在东南亚人群中。纯合子HbE会引起临床上少见的轻-中度小细胞低色素性贫血（MCV 50~65fl）。HbC因其血象中红细胞内独特的晶状结构形态而被识别（图11.32）。

免疫介导的溶血性贫血

自身免疫性溶血性贫血

自身免疫性溶血性贫血（AIHA）是根据自身抗体与目标红细胞抗原有最大亲和力时的温度进行分类，AIHA通过直接抗人球蛋白实验被发现。温抗体型AIHA最常见（占AIHA的70%），因为它在体温温度下发生，所以在临床上有重要意义。红细胞表面的IgG抗体（偶尔为IgA抗体）与脾巨噬细胞Fc受体相结合，继之伴或不伴补体结合，随后从循环中清除。部分红细胞膜被吞噬后可产生球形红细胞（图11.33）。冷抗体型AIHA是由于包裹在红细胞表面的IgM在低温下引发红细胞凝集和补体结合。此抗体最常针对红细胞膜上的1型抗原。有些溶血是由于血管内凝集红细胞的破坏而产生。然而，如果冷抗体在温度接近37℃时启动，激活补体，就可在临床上发生血管内（有时为血管外）补体介导的溶血（80%情况下）[51]。除非血试管预先被加热过，否则血涂片通常显示细胞凝集；球形红细胞少见（图11.34）。AIHA中，同时产生两种温型和冷型自身抗体，提示正常免疫功能紊乱。在老年患者中约50%的AIAH为特发性（原发性）[52]。相比之下，获得性AIHA常发生在有其他疾病的患者，以淋巴组织增殖性疾病为主，但也有癌症、自身免疫性疾病和感染。许多年轻患者在肺炎支原体感染或传染性单核细胞增多症（IM）之后会发生自限性冷抗体型AIHA。

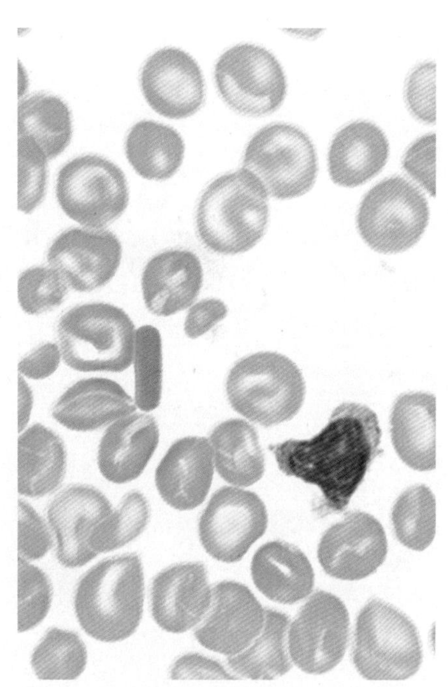

图11.32 在血红蛋白C病中，靶形红细胞为数众多。注意图上方中间的“棚车”细胞中的杆状结晶

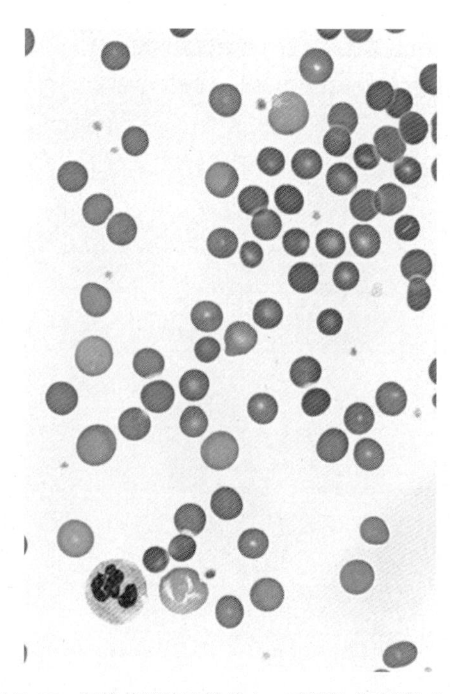

图11.33 温抗体型溶血性贫血，可见许多球形红细胞

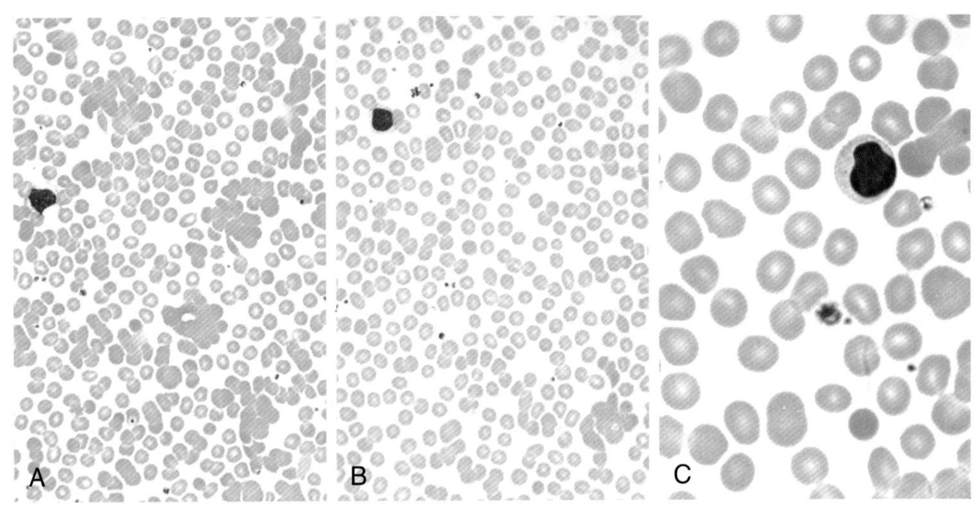

图11.34　冷凝集素病。室温下制作的血涂片可见大量的凝集（A）。当血液加热到37℃（B），凝集现象逆转。冷凝集素病中红细胞形态基本正常。可以罕见球形红细胞（C）

药物诱发的免疫性溶血

药物诱发的免疫性溶血主要通过三种机制：自身抗体形成（温抗体型AIHA），常常直接作用于红细胞的Rh抗原；吸附在红细胞表面的药物与IgG抗体一起形成半抗原；附着在红细胞表面的药物-抗体复合物激活补体[53]。代表这三种机制的药物分别是α-甲基多巴；青霉素和头孢菌素；奎宁，异烟肼和胰岛素。某些药物如头孢菌素和甲基多巴（Aldomet）可引起红细胞膜改变，引起非特异性IgG或IgM抗体结合。这样的红细胞不能通过脾脏，因为脾隔离症而被破坏。直接抗球蛋白试验阳性，这种情况下没有必要做骨髓活检。

物理机械性破坏所致溶血

物理机械性破坏所致溶血发生在红细胞受到机械性损伤或外界温度高于正常体温时。机械外伤通过各种机制发生作用，包括DIC时纤维蛋白破坏、血管炎、可能的血栓性血小板减少性紫癜、主动脉关闭不全时形成涡流的影响、恶性高血压和先兆子痫（图11.2）。血涂片通常包含很多裂红细胞和少量球形细胞（图11.35）。虽然红细胞的破坏可发生在左心室，主动脉或其他大血管，但是这类贫血通常被称为微血管溶血性贫血。当血液受热超过50℃，红细胞碎裂成小球形细胞（图11.36）。这是在皮肤遭受严重热灼伤的患者中出现的典型现象。

感染相关性溶血性贫血

感染相关的溶血性贫血是由于微生物寄生于红细胞或以其他方式破坏红细胞所致，如疟疾、巴贝斯虫病和巴尔通体病（图11.37，图11.38）。

11.1.5　大细胞性贫血

大细胞性贫血的定义是MCV在成人＞99fl，在婴儿和儿童则依年龄而定。因为网织红细胞比正常红细胞大，近期出血（＞1周）、溶血性贫血或治疗后的贫血伴网织红细胞增多时可见轻度大细胞增多（MCV很少超过110fl）。肝病患者可见获得性网织红细胞增多；其红细胞胆固醇和卵磷脂增加，形成寿命较短的薄而大的细胞和靶形细胞[54]。所有这些过程中都有网织红细胞增

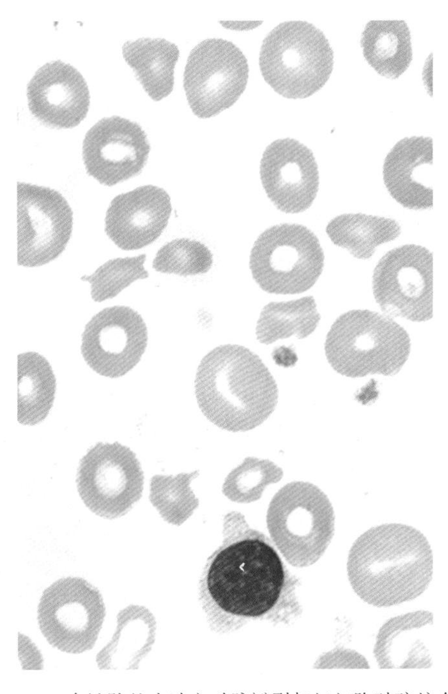

图11.35　有缺陷的人造主动脉瓣引起红细胞破碎综合征

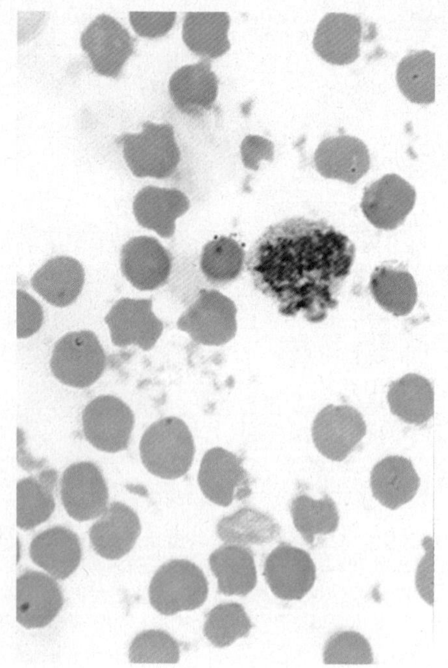

图11.36 高温损伤性疾病血涂片。这张血涂片是从一个暴露在高温蒸汽线附近气动管道系统中的一个标本制作的。图中显示有许多球形红细胞、红细胞碎片和变性的白细胞

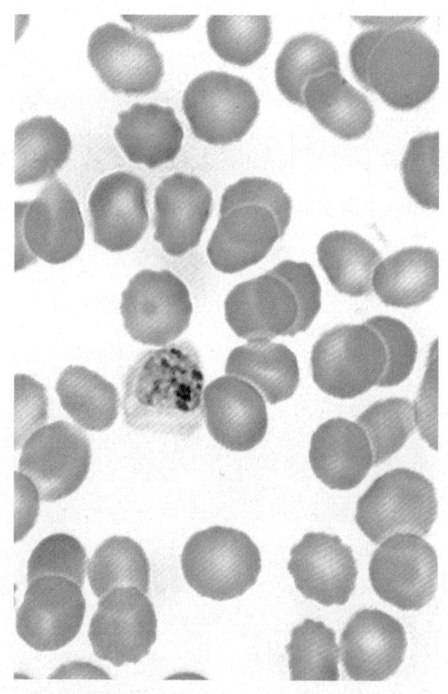

图11.37 疟原虫的成熟裂殖体

多，红细胞分布宽度（RDW）也随之增加。其余的大细胞性贫血（表11.7）多为造血低下或无效造血，特点是网织红细胞数低下和正常的RDW。

11.1.5.1 巨幼细胞性贫血

巨幼细胞性贫血是最常见的大细胞性贫血，特别是

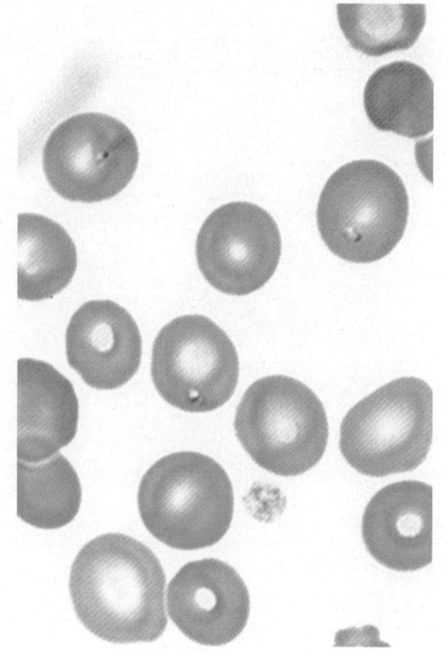

图11.38 多个红细胞中可见到巴贝斯虫的小配子体

由于维生素B_{12}（钴胺素）或叶酸缺乏所致（表11.7）。大细胞性贫血是由于DNA合成缺陷导致无效红细胞生成的结果[55]。叶酸辅酶在限速反应步骤以及其他DNA（嘧啶）合成步骤中是一个重要的辅助因子；钴胺素在蛋氨酸合成和甲基丙二酰辅酶A转化为琥珀酰辅酶A过程中扮演相互依赖的角色。在细胞质不断成熟的同时，由于缺乏足够的DNA进行有丝分裂导致细胞分裂延迟，所以见到较大或巨大的造血前体细胞。骨髓内细胞死亡增加，继之发生代偿性红细胞增生和特征性椭圆形大细胞性贫血。贫血往往出现在叶酸或维生素B_{12}缺乏后期；中性粒细胞分叶过多则通常出现较早（图11.39~图11.42）。巨幼细胞性贫血患者的血液学表现通常是显而易见的（表11.7），一般不需要做骨髓检查。但在全血细胞减少时或当外周血象结果被同时存在的缺铁性贫血或小细胞性贫血所掩盖时应该做骨髓检查以明确诊断。非常重要的一点是要认识到严重巨幼细胞性贫血可有许多异形细胞和原红细胞，不要将这种现象误诊为MDS或红系白血病。形态上，没有骨髓三系发育异常和没有原始粒细胞异常增多是鉴别诊断的关键。血清和红细胞叶酸水平以及血清维生素B_{12}水平的测定使这一鉴别诊断变得非常简单。叶酸缺乏是最常见的营养缺乏性疾病，在酗酒者、贫困者和老年人中最普遍。情绪障碍，特别是老年患者，可能由尚未确诊的叶酸缺乏所致。正常的饮食中含有足够的维生素B_{12}，因此，体内钴胺素

表11.7 **大细胞性贫血的病因**

疾病	骨髓形态学特征	评价
先天性疾病		
Diamond-Blackfan 综合征	单纯严重的红系生成↓，红细胞成熟障碍，↑原始正常B细胞（hematogone）	家族性常染色体显性遗传（40%~45%） 不同遗传方式的散发性或家族性疾病 有特殊异常的家族性病例（例如，身材矮小，头部和上肢异常）
CDA 1型	巨幼细胞成熟，1%~3%红细胞前体细胞核内染色质桥梁，双叶核，或核萌芽	常染色体隐性，*CDAN1*突变（15q15.1- q15.3）轻度至中度贫血
CDA 2型（HEMPAS）	正细胞性或巨幼红细胞，10%~40%红细胞前体的双核或多核，核碎裂	常染色体隐性遗传，遗传异质性（*CDAN2*位于染色体20q11.2） 轻度至中度贫血
CDA 3型	多核巨幼细胞成熟，10%~40%红细胞前体为多核，包括巨红细胞（多达12个核）；核碎裂	常染色体显性遗传*CDAN3*突变（15q21-25） 轻度至中度贫血
巨幼细胞性贫血		
钴胺（维生素B_{12}）缺乏	不同步的核浆成熟 红细胞和髓系增生， 髓红比例↓	由于摄入不足（严格的素食饮食）或吸收受损（恶性贫血，胃大部切除术，鱼绦虫，阔节裂头绦虫，回肠切除或疾病，胰腺功能不全，盲袢综合征）
叶酸缺乏	与胞质成熟度相比，红系中的大细胞多有不成熟的细胞核（染色质透亮），可见多核细胞，异常细胞核形，Howell-Jolly小体，嗜碱点彩，Cabot环	由于摄入不足（不良的饮食习惯，早产儿，血液透析），小肠吸收受损（口炎性腹泻，肠炎，小肠切除），利用率增加（慢性溶血，妊娠，慢性感染）
药物	髓系中有巨大杆状核粒细胞，晚幼粒细胞，多分叶的中性粒细胞（6叶）	DNA代谢的抑制剂（脱氧核苷酸合成酶抑制剂，抗代谢药物，二氢叶酸还原酶抑制剂），抗惊厥药，口服避孕药
天生障碍性疾病	大而多叶形的巨核细胞，大血小板	先天性缺陷（内在因子，运钴胺蛋白Ⅱ），代谢过程中的错误，遗传性乳清酸尿症，Lesch-Nyhan综合征
其他		肝脏疾病，甲状腺疾病，毒素，乙醇，再生障碍性贫血

注：CDA，先天性红系增生异常性贫血；HEMPAS，遗传性多核幼红细胞伴阳性酸溶血试验。

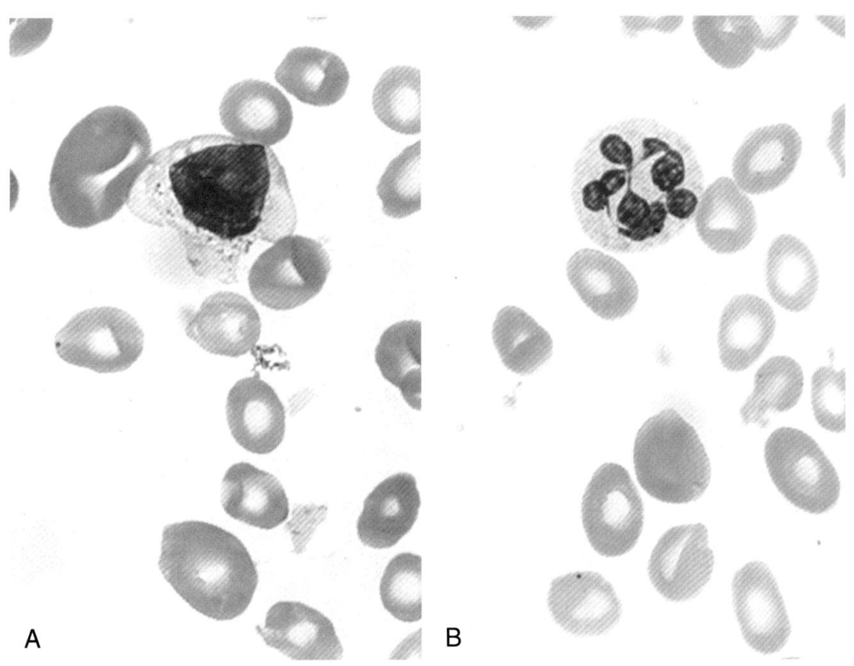

图11.39 大卵圆形红细胞（A）和多叶核中性粒细胞（B）是巨幼细胞性贫血的典型特征

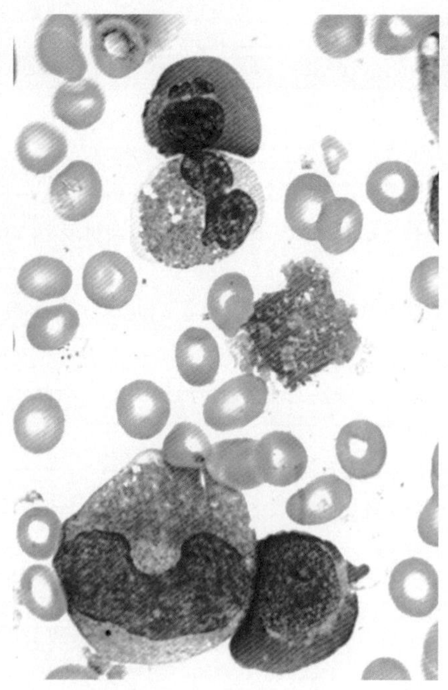

图11.40 1例钴胺素缺乏的患者骨髓穿刺涂片显示一个巨大的C形中性粒细胞核和巨幼红细胞

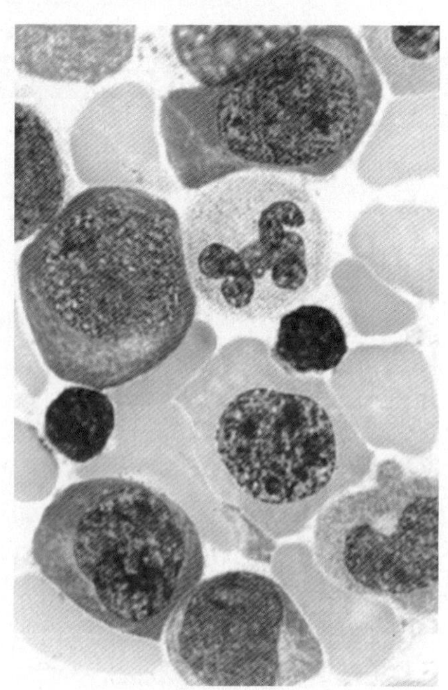

图11.41 1例恶性贫血患者骨髓穿刺涂片显示巨幼细胞中细胞核和细胞质成熟程度的分离。带状中性粒细胞常有蜿蜒的核轮廓

的储存量很丰富。在西方国家造成钴胺素缺乏最常见的原因是恶性贫血。在正常情况下，钴胺素复合物和胃壁细胞分泌的内因子与回肠末端的内因子受体结合。在恶性贫血时，胃壁细胞通过自身免疫机制遭到破坏，很少或根本没有钴胺素的吸收。与叶酸缺乏相比，钴胺素缺乏还导致神经脱髓鞘病变和许多神经系统病变。目前，确诊这些维生素缺乏症的最佳诊断方法存在争议。

最常用的指标是红细胞叶酸水平和血清钴胺素水平；然而，这些检查并不是非常特异或敏感的。血清钴胺素水平在一些维生素B_{12}缺乏的患者中可能为正常或仅仅轻微减少。其他目前使用的检测包括血清或血浆甲基丙二酸以及血浆同型半胱氨酸的水平。这些指标能更好地反映出患者在早期缺乏时组织中钴胺素的储存降低[56]。在叶酸缺乏时可能见到同型半胱氨酸血症。全反钴胺素Ⅱ为钴胺素的亚型，对于肾功能正常的维生素B_{12}缺乏患者这也是一个很好的测定指标[57]。

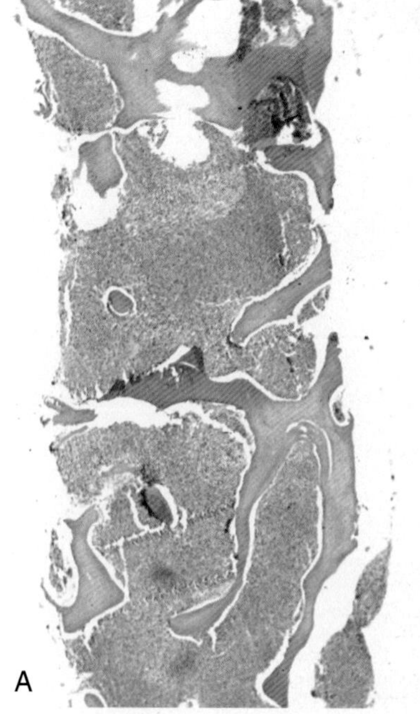

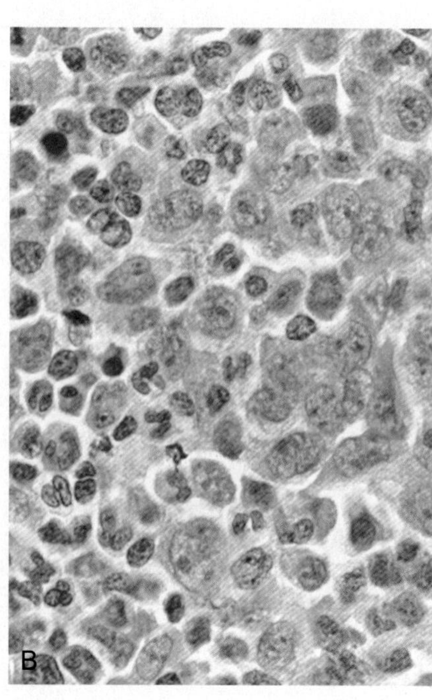

图11.42 恶性贫血的骨髓环钻活检往往呈现出显著的细胞增多（A）和成簇的原红细胞（B），这种形态与MDS和急性白血病的区分非常重要

恶性贫血与几种自身抗体有关；检测壁细胞和内因子抗体有助于诊断[58]。

引起巨幼红细胞贫血的药物主要是那些作用于DNA合成的药物，包括抗叶酸剂（例如甲氨蝶呤）、嘌呤类似物、嘧啶类似物（齐多夫定）和核苷酸还原酶抑制剂（例如羟基脲）。此外，若干抗惊厥药和抗抑郁药依赖于充足的叶酸而产生适当的药物治疗反应[59]。

11.1.5.2 体质性因素

体质性因素所致大细胞贫血很少见。Diamond-Blackfan综合征是一种体质性遗传性疾病，通常在生后数月发病，90%病例在1岁内确诊（表11.7）[60]。它是第一个被发现由于核糖体的结构蛋白突变导致的人类疾病（染色体19q13.2上*RPS19*基因突变）。在25%散发性和家族性病例中发现这种基因的突变。所有其他编码核糖体蛋白的基因都有牵连（如*RPS24*）；研究发现大约50%患者有基因突变[61]。红细胞不能生成的原因可能是由于有缺陷的核糖体生成而导致红细胞前体凋亡所致[62]。所以这种疾病的临床表现为异质性是毫不奇怪的。受影响的家庭成员在贫血程度、治疗反应和先天性畸形的表现上有显著差异。该病最常表现为不能缓解的大细胞性贫血伴网织红细胞减少。骨髓标本显示很少或没有红细胞前体。部分病例显示原始血细胞增加。循环红细胞中HbF增加（不均性分布）。细胞内酶呈胎儿期分布。除血和骨髓结果外，促红细胞生成素增加、红细胞腺苷脱氨酶水平升高和i抗原表达有助于确定诊断。

11.1.5.3 先天性红细胞生成异常性贫血

先天性红细胞生成异常性贫血（CDA）是罕见的遗传性疾病，以红细胞生成异常为特征[63]。三种最初描述的亚型（CDA 1、2和3型）是由红细胞前体的特殊形态来决定的（表11.7）。此外，其他少见的变异型（CDA 4型）也有报道。CDA的形态学特点是红细胞显著增生和红细胞发育显著异常，伴正常髓细胞和巨核细胞成熟（图11.43~图11.45）。红细胞无效生成，表现为网织红细胞减少和轻到中度的大细胞贫血（CDA 1和CDA 3）以及中度的正细胞性贫血（CDA 2）。大小不均性红细胞异形在所有类型中都可见到。外周红细胞偶见嗜碱点彩，胞质空泡化或Cabot环。CDA 2患者红细胞上有很强的蛋白抗原i和I表达。一般来说，临床表现与慢性溶血性贫血有关，包括乳酸脱氢酶和胆红素水平增加、黄疸、脾大、胆结石形成倾向和铁过量。CDA 2是最常见的CDA，也是最易误诊的；尽管在生后早期就有可识别的慢性溶血性贫血，但患者通常在青少年甚至成人才得到正确诊断[64]。不像其他的CDA，CDA 2可能有小球形红细胞和渗透脆性实验阳性而类似于HS，或Ham酸化血清溶血实验阳性而与PNH相似[65]。干扰素-α治疗对少数CDA 1的患者有效。

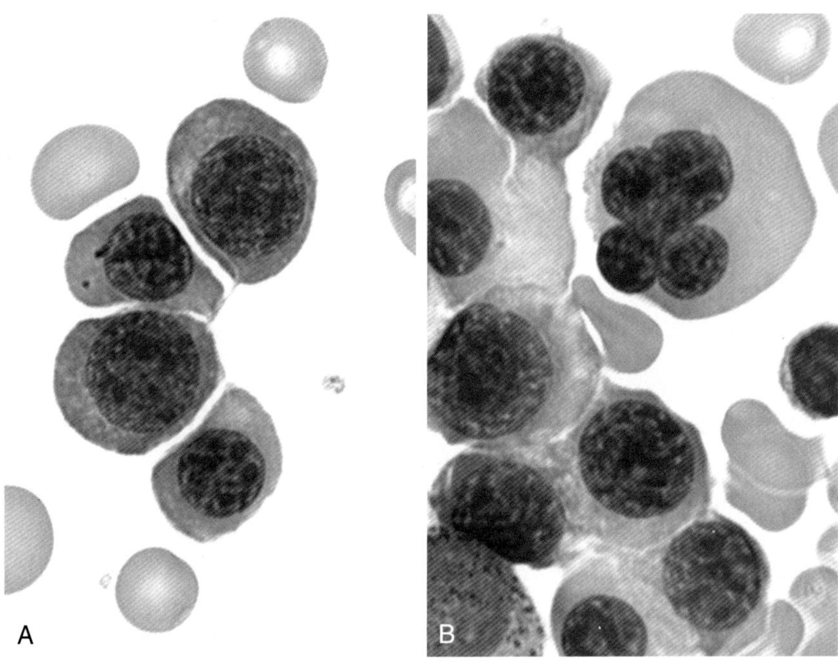

图11.43 先天性红细胞生成异常性贫血1型的骨髓穿刺涂片显示巨幼红细胞成熟，细胞核内染色质丝所形成的桥接（A）和多核细胞（B）

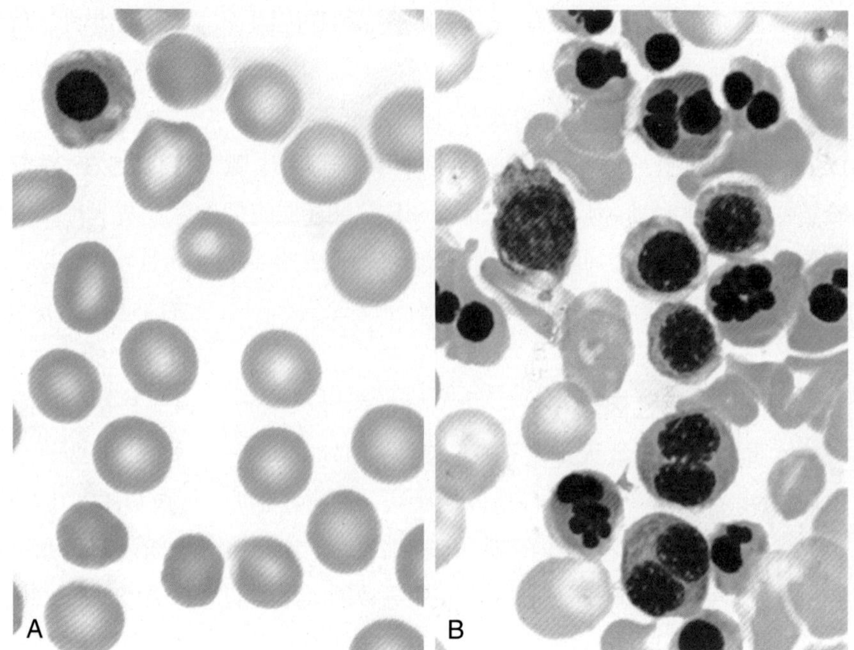

图11.44 一名16岁先天性红细胞生成异常性贫血2型〔遗传性多核幼红细胞伴阳性酸溶血试验（HEMPAS）〕女性患者，外周血涂片显示轻度的正色素正细胞性贫血和正常红细胞（A），此患者在接受一个无关的肿瘤分期的骨髓研究时被诊断。可见大量双核和多核红细胞（B）。她的弟弟有相似的改变。两者都有阳性的酸溶血试验

11.2 白细胞减少症的评估

11.2.1 中性粒细胞减少症

中性粒细胞在生前1周和5岁以后是血液循环中最常见的白细胞。因此，中性粒细胞减少是导致白细胞计数减少的最常见原因。年龄、性别和种族背景都可影响中性粒细胞计数。因此，需要考虑不同情况下的正常参考范围。如果不考虑性别和种族因素，中性粒细胞绝对计数（ANC）在新生儿少于0.7×10^9/L、在婴儿少于2.5×10^9/L、在儿童和成人少于1.5×10^9/L时即可诊断为中性粒细胞减少。与白种人相比，拉丁裔中性粒细胞计数略高；非洲裔、西班牙和法拉沙裔犹太人和黑贝多因阿拉伯人中性粒细胞计数略低。其原因多认为是骨髓造血差异或调节白细胞聚集功能不同所致[66,67]。四分之一的非洲裔健康个体的ANC为（1.0~1.5）$\times10^9$/L。其中性粒细胞计数较低与Duffy抗原受体趋化因子基因多态性有关。这种基因多态性可能在抵抗间日疟感染和提高C−反应蛋白水平时发挥作用[68]。如果严重的中性粒细胞减少（$<0.5\times10^9$/L）持续超过数天，患者很可能发生危及生命的感染，特别是内源性细菌感染。新生儿特别容易受感染，因为他们的中性粒细胞存在着一些功能上的缺陷，有限的骨髓中性粒细胞储存以及无法在短时间内迅速增加中性粒细胞的生成。高达38%新生儿败血症都有中性粒细胞减少[69]。

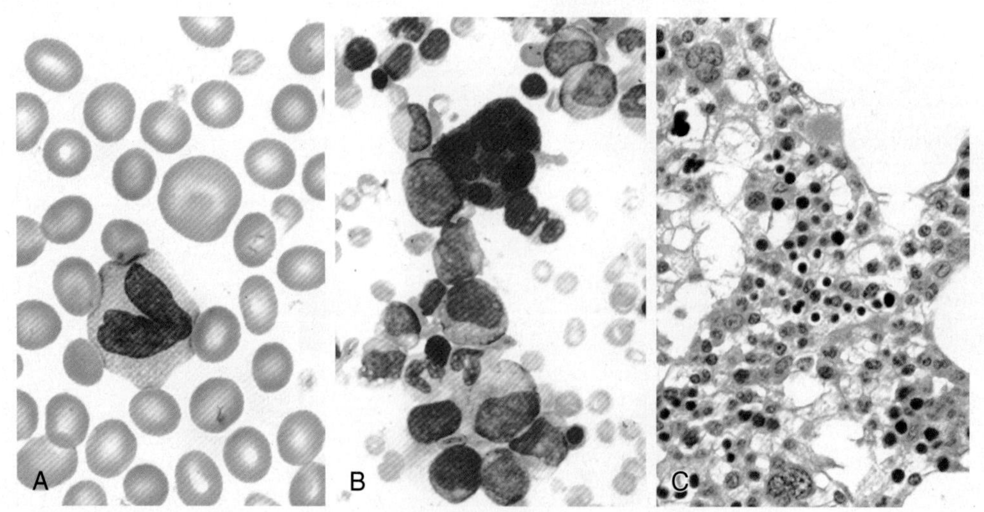

图11.45 先天性红细胞生成异常性贫血3型。A. 外周血涂片显示大细胞性红细胞和巨幼中性粒细胞核。B. 骨髓穿刺涂片显示含有8个核的巨大有核红细胞。C. 骨髓环钻活检中偶见多核红细胞前体

11.2.1.1 婴儿期及儿童期获得性中性粒细胞减少症

婴儿期及儿童期获得性中性粒细胞减少症远比先天性或遗传性原因引起的疾病多见，且常常为暂时性或慢性，能自我缓解；通常由感染或免疫系统紊乱所致（简表11.3）。

简表11.3 获得性中性粒细胞减少的病因

药物*
- 抗生素
- 抗惊厥药
- 抗炎药
- 抗甲状腺剂
- 抗抑郁药
- 镇静剂
- 心血管药物
- 利尿剂

原发性免疫介导
- 新生儿免疫性中性粒细胞减少
- 儿童自身免疫性中性粒细胞减少
- 输血反应

获得性免疫介导
- 自身免疫性疾病：类风湿关节炎，系统性红斑狼疮，原发性胆汁性肝硬化，结节性多动脉炎，硬皮病，Castleman病，Sjögren干燥综合征
- 感染：幽门螺杆菌，HIV，微小病毒B19
- 神经系统疾病：多发性硬化症
- 恶性肿瘤：霍奇金淋巴瘤，T细胞大颗粒淋巴细胞白血病，肾母细胞瘤
- 药物诱导：利妥昔单抗，氟达拉滨，丙基硫尿嘧啶
- 移植：干细胞，骨髓，肾
- 骨髓损伤：再生障碍性贫血，阵发性睡眠性血红蛋白尿

其他
- 慢性特发性中性粒细胞减少症†
- 感染*
- 病毒：HIV，呼吸道合胞病毒，CMV，EBV，甲型或乙型肝炎，流感病毒，麻疹病毒，腮腺炎病毒，风疹病毒
- 细菌：立克次体，伤寒，粟粒性肺结核，伤寒
- 原生动物：疟疾，黑热病，锥虫病
- 真菌：组织胞质菌病
- 营养缺乏：维生素B_{12}（钴胺素），叶酸，铜
- 骨髓浸润*：恶性肿瘤，白血病，淋巴瘤，多发性骨髓瘤，肉芽肿性疾病，骨髓纤维化进程
- 内分泌或代谢性疾病*：Addison病，甲状腺功能亢进，垂体功能低下，高血糖血症，酪氨酸血症，糖原贮积症1B型
- 脾功能亢进
- 辐射
- 毒素，乙醇
- 血液透析
- 妊高征

注：本表并没有包括所有病因，而是列出了获得性中性粒细胞减少主要发病机制类型的病因。

*，与获得性免疫介导机制重叠的病因。

†，病因目前还不清楚，但可能是免疫介导的。

新生儿同种免疫性中性粒细胞减少症

新生儿同种免疫中性粒细胞减少症是由于母体IgG抗体通过胎盘与胎儿中性粒细胞上由父亲遗传的抗原（HNA）反应所致[70]。产后妇女伴有HNA者的数量显著高于中性粒细胞减少症的发生率，表明很多产生的抗体没有临床意义。中性粒细胞减少的程度可以相对轻微或相当严重；因此，患病的婴儿或是无症状，或是表现为极为严重的败血症。中性粒细胞减少是暂时的，持续2~4个月（平均11周），可通过给予粒细胞集落刺激因子（G-CSF）而改善[71]。粒细胞凝集实验或免疫荧光实验通常就可以诊断，一般不需要做骨髓检查。这时的骨髓可显示增生程度正常或增加伴成熟中性粒细胞减少。

原发性自身免疫性中性粒细胞减少症

原发性自身免疫性中性粒细胞减少症，或儿童期自身免疫性中性粒细胞减少症是导致婴儿和儿童慢性中性粒细胞减少的最常见原因，并且与其他病理改变没有关联（例如获得性中性粒细胞减少症）。此病影响新生儿和38个月以下的婴幼儿，95%病例2~3岁时可自行缓解[72]。感染并发症通常没有就中性粒细胞减少程度所预期的那么严重。大多数患者有直接针对HNA-1a或HNA-1b的抗中性粒细胞抗体。骨髓显示增生程度正常或增多，常常伴有核左移和成熟中性粒细胞减少。在严重病例中骨髓细胞的成熟会停止在中幼粒细胞至晚幼粒细胞阶段[73]。骨髓检查通常不必要，除非是血象证实有其他的血液病理学异常，或者患儿的年龄大于这种疾病的发病年龄。对严重的病例G-CSF治疗会有帮助。

一种病因不明的暂时性中性粒细胞减少症可在比胎龄小的或高血压妇女所生的新生儿中见到[74]。出生后三天出现的中性粒细胞减少常与坏死性小肠结肠炎或医院内感染有关。如有难以解释的新生儿中性粒细胞减少症一定要考虑垂直传播的HIV感染的可能性。儿童时期孤立的急性中性粒细胞减少症最常为病毒感染的结果[75]。中性粒细胞减少一般在感染的48小时内发生，可持续达6天。除了大量中性粒细胞进入感染组织遭到破坏之外，脾隔离症或抗中性粒细胞抗体的形成（EBV感染）均可加速粒细胞的破坏。对于这些患者，通常所需要做的就是监测血细胞计数（可作为疾病恢复的证据），等待其自愈。

11.2.1.2 成人获得性中性粒细胞减少症

成人获得性中性粒细胞减少症由很多种原因所致（简表11.3）。它们可以大致分为药物所致中性粒细胞减少症，原发性和获得性免疫性中性粒细胞减少症，非免疫介导的中性粒细胞减少症[76]。当中性粒细胞减少而临床病史和体检不能找出一个可能的原因，特别是伴有其他细胞系也受影响的时候，通常需要做骨髓检查。中性粒细胞减少症可由骨髓细胞生成障碍所导致，其继发于自由基或代谢产物的直接毒性作用，免疫介导的破坏，骨髓细胞增殖或成熟缺陷以及细胞凋亡增加。另外的机制还包括中性粒细胞生存时间减少，中性粒细胞利用增加和粒细胞再分配。在某个具体个体中造成中性粒细胞减少的因素通常是多方面的。

药物引起的中性粒细胞减少症

药物引起的中性粒细胞减少症是导致成人中性粒细胞减少最常见的原因。中性粒细胞减少常常继发于化疗或放疗，且与剂量相关，一般会影响多个细胞系。特异体质药物反应是在门诊患者中导致单纯中性粒细胞减少症最常见的原因。特异体质药物反应所致的粒细胞缺乏症的定义是原中性粒细胞计数正常的易感个体中性粒细胞计数（ANC）$<0.5\times10^9/L$[77]。轻到中度中性粒细胞减少的个体（ANC $0.5\times10^9\sim1.5\times10^9/L$）可看作药物所致中性粒细胞减少症。在用药过程中，中性粒细胞减少症发作的时间是无法预测的。但是通常发生在初次用药后的1~2周，或是立即发生于再次用药后。引起反应的药物最常见为抗甲状腺药物和磺胺类药物；但是几乎所有的药物都能引起疾病的发生[75]。致病机制各不相同且很难确定，多取决于所涉及的药物。免疫介导（免疫复合物、半抗原或自身免疫）或非免疫介导机制的作用，如药物活性代谢产物对中性粒细胞或骨髓基质的毒性作用已经讲述过了。为什么只有少数患者易感目前尚不清楚。设想过的机制包括骨髓细胞前体对正常药物浓度敏感性增加，或者基因多态性使药物代谢机制改变，或药物代谢动力学的改变。如果有原因不明的药物相关性中性粒细胞减少，患者必须停用所有非必需药物和非处方药物，同时替换必需药物。

继发性自身免疫性中性粒细胞减少症

继发性自身免疫性中性粒细胞减少症与很多成人（和儿童）疾病相关，包括全身性自身免疫性疾病、感染性疾病、肿瘤、神经系统疾病、移植和某些药物[72]，也可并发血小板减少症或溶血性贫血。诊断基于抗中性粒细胞抗体的鉴定。不像儿童的原发性自身免疫性中性粒细胞减少症，这种自身抗体的特异性往往是未知的，中性粒细胞减少的机制常常是多因素的。慢性自身免疫性中性粒细胞减少症最常见于全身性自身免疫性疾病，尤其是类风湿关节炎（综合征）和系统性红斑狼疮（SLE）。综合征与T细胞大颗粒淋巴细胞白血病非常相似，也可能就是T细胞大颗粒淋巴细胞白血病的一部分，即血液中和骨髓中大颗粒淋巴细胞的克隆性增殖。除类风湿关节炎以外，这种类型的白血病在若干其他自身免疫条件下也可见到，可表现为孤立的中性粒细胞减少、贫血、血小板减少或全血细胞减少[78]。与综合征和T细胞大颗粒淋巴细胞白血病相关联的中性粒细胞减少症是多种因素引起的，如抗中性粒细胞自身抗体，细胞因子抑制髓系细胞增生，可溶性Fas配体（大颗粒淋巴细胞产生的）介导的细胞凋亡，以及脾隔离症。除外周血和骨髓形态学检查外，流式细胞分析或免疫组化评估并结合*TCR*基因重排可明确诊断大颗粒淋巴细胞白血病。除非导致中性粒细胞减少的原因不明，否则慢性自身免疫性中性粒细胞减少症通常不需要骨髓评估。例如，SLE患者中性粒细胞减少往往由抗中性粒细胞自身抗体以外的因素所致。

非免疫性慢性特发性中性粒细胞减少症

非免疫性慢性特发性中性粒细胞减少症被定义为持续性（>3个月），无波动性，无法解释的中性粒细胞减少（与年龄和种族群体相关的标准（白种人ANC $<1.8\times10^9/L$；非洲裔血统$<1.5\times10^9/L$）[79]。这基本上是一个排除性诊断，在全面评估其他原因，包括多次抗中性粒细胞抗体检查阴性和骨髓细胞遗传学分析正常之后做出诊断[80]。其更多见于女性，尤其是那些有HLA-DRB1*1302遗传倾向者，可并发轻度贫血或血小板减少症和骨质疏松症。不像婴儿或儿童，成人很少发生自发缓解。骨髓增生程度多为正常，伴有髓系细胞核左移和骨髓粒红细胞比值（M/E）轻微下降。其原因尚不清楚，但此病可能代表一种轻型的T细胞和细胞因子介导的造血抑制。必要时G-CSF是首选的治疗。

感染相关性中性粒细胞减少症

感染相关性中性粒细胞减少症可能为数较多，可由若干感染因素所致。中性粒细胞减少的机制是多方面的，目前尚不十分清楚。某些病例涉及原始细胞感染或者免疫介导的骨髓抑制（尤其是病毒感染），而其他则源于过度破坏（特别是菌血症伴内毒素血症）。

营养缺乏相关性中性粒细胞减少症

大多数获得性中性粒细胞减少症患者骨髓中的髓系细胞多为正常形态。但是也有例外情形，包括巨幼细胞性贫血（表11.7）和铜缺乏症。在红细胞和粒细胞前体（尤其是早幼粒细胞和中幼粒细胞）中出现胞质空泡时应考虑铜缺乏。常见环形铁粒幼细胞，也可见含有含铁血黄素的浆细胞[81,82]。骨髓可为增生减低、正常或增高，伴不同程度的粒系和红系增生异常。患者可同时伴有正细胞性、大细胞性或小细胞性贫血以及神经系统疾病和血小板减少症（较少见）。由于过量的锌摄入（通过补充剂、药物或饮食）导致的铜缺乏症较常见。它也可能与全肠外营养和胃肠功能紊乱（例如部分胃切除）有关。

11.2.1.3 先天性中性粒细胞减少症

先天性中性粒细胞减少症是指基因突变所引起的中性粒细胞减少，而这些基因突变包括出生时就存在的和出生后产生的。很多这样疾病的内在缺陷导致细胞过早凋亡、中性粒细胞无效生成和反复感染。这些将在下一段讨论，并总结在表11.8中。

表11.8 体质性中性粒细胞减少的原因及相关的外周血和骨髓表现

疾病	外周血涂片表现	骨髓涂片表现	评价
严重的先天性中性粒细胞减少症	慢性、显著的中性粒细胞减少（$<0.5\times10^9$/L） 单核细胞和嗜酸性粒细胞增多	正常骨髓细胞量伴有显著的髓系细胞增生低下，发育成熟受阻并伴有少量的髓系原始细胞和早幼粒细胞，偶尔见到多核细胞，早幼粒细胞带有胞质空泡增加 单核细胞，嗜酸性粒细胞，巨噬细胞，浆细胞	散发的或常染色体显性遗传 罕见的X-连锁或常染色体显性遗传与*ELA2*基因突变的隐性形式 *CSF3R*基因突变： 获得性：MDS，白血病转化 体质性：对G-CSF的反应↓
Kostmann中性粒细胞减少	慢性、显著的中性粒细胞减少（$<0.2\times10^9$/L）	与前面相似	常染色体隐性遗传，家族性疾病 *HAX1*突变
周期性中性粒细胞减少	周期性中性粒细胞的最低点（$<0.2\times10^9$/L） 时常变化的单核细胞，网织红细胞，和血小板计数（正常到↑）	粒细胞不发育或发育不全，在明显的中性粒细胞减少前有显着的核左移	25%常染色体显性遗传，散发的*ELA2*基因突变 10%患者有致命感染 白血病转化罕见 G-CSF缩短细胞周期，并增加中性粒细胞计数
Shwachman-Diamond综合征	中性粒细胞减少症（88%~100%） 1/3慢性患者，2/3间歇性患者 贫血（42%~82%） 血小板减少（24%~88%）	增生程度不等 髓系发生低下，可能有核左移 CD34⁺细胞数量降低	常染色体隐性遗传，血红蛋白F增加 *SBDS*基因突变 胰腺外分泌功能障碍，身材矮小，骨骼畸形，骨髓基质缺陷，肝和心脏疾病
Chediak- Higashi综合征	慢性粒细胞减少，粒细胞和其他有颗粒的细胞胞质中有大颗粒的胞质包涵体	颗粒细胞中的嗜苯胺蓝颗粒或细胞质包涵体呈MPO和CD63阳性	常染色体隐性遗传 *CHS1/LYST*基因突变，其蛋白可能调节溶酶体相关细胞器的大小和运动
先天性骨髓粒细胞缺乏症 Myelokathexis（WHIM综合征）	慢性，严重的中性粒细胞减少 多分叶的中性粒细胞，胞质空泡和退行性改变	增生，多分叶的粒细胞并带有凋亡特征，纤细的核分叶间的衔接，胞质空泡样改变	常染色体显性遗传 ↑CXCR4的活性，经常的*CXCR4*基因突变（增加功能） 骨髓细胞中成熟中性粒细胞的滞留，衰老，和凋亡 G-CSF或GM-CSF治疗可改进中性粒细胞的释放

注：G-CSF，粒细胞集落刺激因子；GM-CSF，粒细胞-巨噬细胞集落刺激因子；WHIM，疣、低丙种球蛋白血症、感染和先天性骨髓粒细胞缺乏症；MDS，骨髓增生异常综合征。

重型先天性中性粒细胞减少症

重型先天性中性粒细胞减少症（SCN）代表一组异质性疾病，其特点为严重、持续性中性粒细胞减少和骨髓幼稚中性粒细胞成熟抑制[83,84]。Kostmann最初描述了一个隐性遗传疾病，现被认为是一个独立的综合征（见Kostmann中性粒细胞减少症）。SCN最常见的是一些随机病例或常染色体显性遗传疾病。患者在婴儿早期表现为致命性化脓性感染，除非用G-CSF治疗或造血干细胞移植治疗，否则常在3岁内死亡（图11.46）[85]。50%~60%的患者有杂合子*ELA2*突变，有至少50个在SCN里描述的不同突变和周期性中性粒细胞减少症（见下文）。*ELA2*编码一种丝氨酸蛋白酶称为中性粒细胞弹性蛋白酶，其在早幼粒细胞阶段生成并储存在中性粒细胞的主要颗粒。最近研究表明*ELA2*突变产生错误折叠的中性粒细胞弹性蛋白酶蛋白[86]。这种不正常蛋白激活未折叠蛋白反应机制（与囊性纤维化和成骨不全症相似），最终导致中性粒细胞凋亡。疾病特异性*ELA2*基因突变的检测可明确诊断SCN；这些突变可能与更为严重的疾病相关联[87]。SCN患者中罕见的突变包括*GFI-1*、*AP3B1*、*WAS*、*TAZ1*和*MAPBPIP*。已知其中某些突变可增加粒细胞凋亡。SCN被认为是一种白血病前期状态，一项研究显示其10年后转型为MDS或AML的累积发病率为21%[88]。获得性G-CSF受体截断突变预示着疾病的转化，但并非为必要条件[89]。慢性G-CSF治疗在白血病转型中起作用与否尚不清楚，但有这方面的怀疑。G-CSF在超过90%SCN患者中改善中性粒细胞减少症的效果可能是通过增加中性粒细胞的存活时间来完成的。

Kostmann粒细胞减少症

Kostmann粒细胞减少症是一种常染色体隐性遗传性中性粒细胞减少症，Kostmann在瑞典一组近亲人群发现并于1956年首次报道。其临床和形态学特征与SCN相似，一些研究者认为它是SCN的一个常染色体隐性遗传的亚型，伴中性粒细胞计数降低。大多数患者有纯合子*HAX1*基因突变，其编码的线粒体蛋白具有细胞凋亡调节功能，与BCL2相似[90]。这些个体中发展为神经系统症状（癫痫、认知缺陷、智能低下）的那部分人群发现脑组织有HAX1转录变异表达。

周期性中性粒细胞减少症

周期性中性粒细胞减少症的发作时间一般间隔约为21天左右（间隔时间从14~36天不等）。在严重外周中性粒细胞减少的周期出现之前骨髓即显示幼粒细胞成熟抑制。在细胞生长的各个阶段都可见到骨髓原始细胞加速凋亡，从而导致粒细胞输出不足[91]。与SCN相似，绝大多数个体有*ELA2*基因突变（与细胞凋亡有关），但病理机制反应尚不清楚[92]。连续监测中性粒细胞计数6~8周则很容易做出诊断。G-CSF能提供有效的治疗，症状随年龄的增长通常会有所改善[93]。

Shwachman-Diamond综合征（SDS）

SDS是一种罕见的、症状各不相同的多系统疾病，以胰腺外分泌和骨髓功能障碍为主要特点[94]。除囊性纤维化外，它是另一个最常见的导致先天性胰腺功能不全的原因。患儿长期营养吸收不良、脂肪泻、发育异常，最终导致生长发育迟缓。由于中性粒细胞减少和粒细胞趋化作用受损，以及常见的T细胞和B细胞异常均可导致感染增加。大约90%患者有Shwachman-Bodian-Diamond综合征基因（*SBDS*）的等位突变[95]。SBDS蛋白参与核糖体合成、纺锤体有丝分裂的稳定性和染色体分离。SBDS缺陷细胞增加Fas介导的细胞凋亡[96]。与报

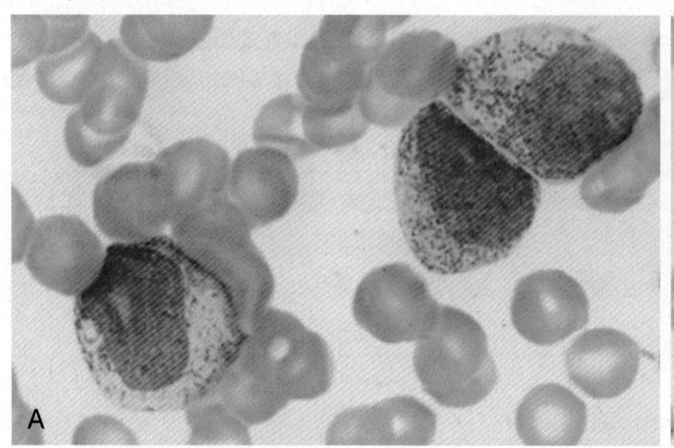

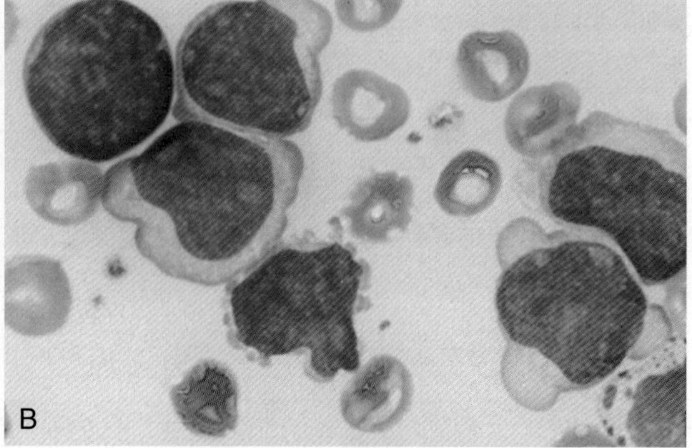

图11.46 一名患有严重先天性中性粒细胞减少症的3岁男孩的的骨髓穿刺涂片。表明细胞成熟度停滞在早幼粒细胞的阶段（A）。通过粒细胞集落刺激因子（G-CSF）治疗十年后，进展成急性髓系白血病（B）。在G-CSF的受体基因上检测到点突变

道的克隆性细胞遗传学异常有关的突变基因如何发生消长以及偶然消失的现象还不清楚[97]。纺锤体有丝分裂稳定性缺陷可能产生的作用耐人寻味。最常报道的细胞遗传学异常是染色体7和（20）q缺失。这种染色体的变化也可见于MDS，它可能代表这种疾病的一个早期形式；SDS儿童发展为MDS或AML的倾向增加。虽然绝大多数患者表现为中性粒细胞减少，但临床过程是变化差异大。SDS被认为是由于进行性血细胞减少和再生障碍性贫血发展导致的骨髓衰竭。

Chédiak-Higashi综合征

Chédiak-Higashi综合征是一种罕见疾病（在过去15年里＜500例），其临床表现各不相同，但都与机体细胞中异常增大的溶菌酶体或溶酶体相关的细胞器有关[98,99]。此病特征为严重免疫缺陷、轻度凝血缺陷、眼皮肤白化病（oculocutaneous albinism）、渐进性神经功能障碍以及可能的细胞质膜修复缺陷。此病的特点是中性粒细胞趋化和功能缺陷导致频繁而严重的化脓性感染。由于缺乏血小板致密小体，因而有出血倾向。重症病例因多器官淋巴组织细胞浸润导致器官衰竭而死亡。如果没有骨髓移植，患者通常在生后十年内死亡[100]。

粒细胞髓内破坏增加

粒细胞髓内破坏增加（myelokathexis）是一个骨髓内中性粒细胞过度凋亡而髓系各类细胞增加的组织学类型。它与免疫缺陷性疾病WHIM（疣、低丙种球蛋白血症、感染和粒细胞髓内破坏增加）综合征相关[101]。WHIM患者常常发生由于中性粒细胞减少、细胞减少症和低丙种球蛋白血症所导致的反复感染。他们特别容易受到人类乳头状瘤病毒感染，需要仔细监测相关的病变。这是第一个由趋化因子受体功能紊乱诱导的疾病。绝大多数但不是所有患者都有趋化因子受体CXCR4杂合子的C末端缺失突变。

先天性角化不良

先天性角化不良是一个多系统疾病，影响更新率快的组织和器官，如皮肤、黏膜和血液等组织。虽然其血液学表现通常为中性粒细胞减少，但约80%~90%患者发展为骨髓衰竭。因此，这个疾病将在骨髓衰竭综合征里作更充分的阐述。此外，Fanconi贫血患者、遗传性免疫缺陷性疾病如网状组织发育不全、软骨毛发发育异常患者，以及代谢性疾病如Barth综合征和1B型糖原贮积病患者都可能出现中性粒细胞减少。

11.2.2 淋巴细胞减少症

淋巴细胞减少症定义为淋巴细胞绝对计数在成人少于1.5×10^9/L，在儿童少于2.0×10^9/L。它可孤立发生，也可以是全血细胞减少的一部分。淋巴细胞减少可以进一步分为B细胞减少、T细胞减少和自然杀伤细胞（NK）减少，或是它们的亚类。导致淋巴细胞减少的原因是广泛的，包括各种感染、药物、自身免疫以及先天性因素（简表11.4）。淋巴细胞减少症也可见于各种病毒、真菌、细菌、分枝杆菌和寄生虫感染。在这些疾病中反应性淋巴细胞的形态为确定感染源提供了线索。淋

简表11.4 淋巴细胞减少的病因

感染
- HIV病毒
- SARS冠状病毒
- 流感病毒
- 呼吸道合胞病毒
- Ebola病毒
- 无形体病（埃立克体病）
- 嗜肺军团菌
- 肺结核
- 细菌性败血症

治疗
- 类固醇
- 利妥昔单抗
- 化疗药物，尤其是嘌呤类似物和烷化剂
- 抗生素
- 抗胸腺细胞球蛋白
- 免疫抑制治疗
- 放射治疗

自身免疫性疾病
- 系统性红斑狼疮
- 类风湿关节炎
- Crohn病
- 血管炎

恶性肿瘤
- 癌症
- 霍奇金淋巴瘤
- 非霍奇金淋巴瘤

血液病
- 再生障碍性贫血

先天性疾病
- 重症联合免疫缺陷病
- DiGeorge综合征（胸腺发育不全）
- Wiskott-Aldrich综合征

其他
- 生理性应激反应
- 特发性$CD4^+$淋巴细胞减少症

巴细胞计数降低是HIV感染的血液学特点。$CD4^+$记忆T细胞的破坏，紧接着记忆T细胞的转换率增加和对胸腺和其他淋巴组织的损害导致明显的淋巴细胞减少[102]。

11.2.2.1 治疗性药物

治疗性药物有时与淋巴细胞减少相关。在使用的数小时内，皮质类固醇激素通过糖皮质激素受体相关联的细胞凋亡机制使淋巴细胞减少，主要是T细胞减少[103]。化疗药物，尤其是烷化剂和嘌呤类似物通过几种不同的细胞凋亡机制导致淋巴细胞耗竭。CD4细胞一般比较敏感，药物治疗引起的淋巴细胞减少症可能持续很久[104]。抗CD20单克隆抗体利妥昔单抗结合B细胞后通过补体介导溶解作用和细胞凋亡引起细胞死亡[105]。

11.2.2.2 先天性疾病

先天性疾病被分为体液免疫缺陷、细胞免疫缺陷或联合免疫缺陷。几种严重联合免疫缺陷也涉及NK细胞。这些罕见的严重缺陷状态常常出现在婴儿或儿童早期，表现为严重感染，近一半为X连锁遗传。虽然B细胞数目可能正常，但其活性却因受如下因素影响而降低，包括T细胞功能减退，胸腺和淋巴结副皮质淋巴组织缺失和细胞减少。大多数病例是由于细胞因子受体共有的IL−2、4、7、9、15和21的γ链基因突变或嘌呤补救途径酶腺苷脱氨酶和嘌呤核苷磷酸化酶缺乏所致[106]。

11.2.2.3 反应性疾病

淋巴细胞减少是SLE的一个诊断标准，也可以出现在其他自身免疫性疾病中，特别是类风湿关节炎、Crohn病和血管炎。淋巴细胞毒抗体与SLE有关，但其机制尚不清楚[107,108]。

11.2.2.4 自身免疫性疾病

应激性淋巴细胞减少症可在心肌梗死、大手术、镰状细胞危象、急性中风和剧烈运动情况下见到。皮质醇释放引起的细胞凋亡从而导致淋巴细胞数目减少[109,110]。特发性CD4淋巴细胞减少是一种罕见疾病，表现为持续性淋巴细胞减少（$CD4^+$细胞$<0.3\times10^9$/L）。它在临床上表现为严重的机会性感染，而这种感染则不是由HIV或其他常见的导致CD4细胞降低的因素所引起的。其发病机制目前尚不清楚，可能与FAS相关的细胞凋亡增加、T细胞生成减少、或肿瘤坏死因子−α或干扰素γ合成缺陷有关[111]。

11.3 血小板减少症的评估

血小板减少症是指外周血中血小板计数少于150×10^9/L，在临床实践中会经常遇到。严重的血小板减少症是造成出血的常见原因。血小板减少症是血小板生成减少、破坏增加、利用增加或血小板分布异常的结果。临床实践中，无法解释的血小板减少是骨髓检查以评估患者的巨核细胞的一个最常见指征。在做骨髓检查之前一个重要的提醒是，要确认血小板计数降低不是因为血小板在体外凝集所造成的。这种现象通常由天然抗体直接作用于血小板抗原表位（糖蛋白Ⅱb/Ⅲa复合体）导致，该抗原表位正常时处于隐匿状态，在加入EDTA后暴露出来[112]。采血时用柠檬酸或肝素通常可以解决这个问题。骨髓活检之前检查外周血涂片可以避免这种错误，并可同时评估是否有血小板卫星现象（血小板在白细胞周围形成玫瑰花环状）和血小板−白细胞聚集。

骨髓巨核细胞的评估对解释和发现血小板减少的原因是非常重要的第一步。巨核细胞减少表明血小板生成减少，但是巨核细胞正常或增加则提示无效巨核细胞/血小板生成（髓内细胞死亡或过度凋亡）或血小板从循环中丢失。

表11.9列出了当巨核细胞缺失或减少时血小板减少症的鉴别诊断。年龄是一个重要的考虑因素；孤立的巨核细胞减少（无巨核细胞生成）提示为先天性或者是抗巨核细胞或抗血小板抗体生成（自身免疫性，较少见）。先天性疾病更可能出现在婴儿时期，并且常有其他的造血系统或非造血系统异常，成为综合征的一部分[113,114]。当临床上只有血小板减少时，要想明确造成这种现象的疾病基础（例如Fanconi贫血、急性白血病）有时是困难的并具挑战性。要仔细研究是否有轻微的增生异常、病毒感染或异常细胞浸润；在有临床指征时，细胞遗传学评估、染色体断裂研究（Fanconi贫血）和分子生物学分析（例如*C-MPL*基因突变）都是必要的。在某些患者，化疗、接触毒性物质或长期使用某些药物可以选择性影响巨核细胞。慢性血小板破坏或消耗也可导致无巨核细胞生成（非常少见）。

骨髓巨核细胞数目正常或增加时可能导致血小板减

表11.9 骨髓巨核细胞减少相关的血小板减少症

疾病	评价
体质性	
单纯血小板减少	
血小板减少伴桡骨缺失症	多种遗传变异，染色体1q的微缺失，遗传基础未知的临床综合征，婴儿（<1个月），小巨核细胞
	血小板计数恢复一般在1年左右，可能在成人中存在轻度间歇性血小板减少
	双侧桡骨不发育；其他骨骼，肾脏和心脏异常
先天性病毒感染	风疹，麻疹，CMV
血小板减少症±其他细胞系的异常	
先天性无巨核细胞性血小板减少症	常染色体隐性遗传；*C-MPL*基因突变；有患MDS和AML的风险
	出生时严重的单纯血小板减少症
	三系骨髓造血功能衰竭的发生：1型突变“早发病类（2岁）；2型突变，迟发病类（5岁）
骨髓衰竭综合征（先天性角化不良，Fanconi贫血，Shwachman-Diamond综合征）	许多患者最初都有单纯的血小板减少症
获得性	
感染	病毒（麻疹，水痘，EBV，CMV，汉他病毒，HIV-1细小病毒，登革热）
	支原体，分枝杆菌，埃立克体病，疟疾
免疫缺陷	自身免疫性疾病，T细胞大颗粒淋巴细胞疾病，慢性ITP
毒素/药物	乙醇，化疗，药物，尤其是长时间使用后（噻嗪类利尿剂，氯霉素，雌激素，泼尼松，黄体酮）
营养缺乏	维生素B_{12}或叶酸缺乏
骨髓移植	白血病，转移癌，多发性骨髓瘤，肉芽肿，纤维化
阵发性睡眠性血红蛋白尿*	
MDS	最初可能出现单纯的血小板减少症，巨核细胞增生异常
再生障碍性贫血*	

注：*，更多信息，请参阅表11.2。

MDS，骨髓增生异常综合征；AML，急性髓系白血病；ITP，特发性血小板减少性紫癜。

少症的因素列举在表11.10和表11.11。在血小板破坏或利用增加期间，巨核细胞通常表现为代偿性增生并且多为不成熟型（图11.47）。这种巨核细胞体积较小，核分叶少。这样的细胞产生的血小板要比正常的直径为4~7μm的血小板大。在此情况下，如果排除骨髓增殖性疾病和人为现象后，血小板在骨髓窦的积聚则提示血小板消耗增加。

11.3.1 免疫介导性血小板减少症

免疫介导的血小板减少症是最常见的血小板破坏的原因，分为原发性和获得性。

11.3.1.1 原发性免疫性血小板减少症

原发性免疫性血小板减少症紫癜（ITP）被定义为没有确切原因的获得性孤立性血小板减少症[115]。它根据发病年龄（成人或儿童）和持续时间分为急性或慢性。其发病机制在成人和儿童是相似的。其主要机制为IgG自身抗体与血小板糖蛋白（糖蛋白Ⅱb/Ⅲa和ⅠB/ⅠX）结合产生抗体介导的破坏[116]。其他机制包括T细胞介导的血小板破坏、自身抗体介导的对巨核细胞成熟的干扰、免疫耐受缺陷的自身免疫综合征[117]。在慢性ITP患者中可见对血小板生成素反应不足。虽然若干因素被认为可导致原发性ITP发生，但是一旦排除感染，没有一个有很强的相关性[118]。大部分儿童急性ITP归因于近期感染或免疫接种。儿童ITP中大约有20%患者可能复发或成为与成人ITP相似的慢性形式。这些患者需要排除体质性血小板疾病——其症状出现时没有病毒感染的前驱症状。

11.3.1.2 获得性免疫性血小板减少症

获得性免疫性血小板减少症最常由药物、疾病并发症或慢性感染而引起[119]。这些血小板减少症在其原疾病被确诊之前可能在临床上很难与经典型（原发型）相区别。药物所致血小板减少症变得越来越常见，所涉及的药物很广泛[120]。从历史上看，万古霉素、奎宁和奎尼丁是众所周知的元凶。尽管已经知道为数众多的药物牵涉其中，但诊断相当困难，通常要用排除法来确定。所涉及的免疫机制也各不相同并且取决于药物本身，但

表11.10 巨核细胞正常或增加的获得性血小板减少

机制	疾病/病因	评价
血小板的利用或破坏增加		
免疫性因素	儿童免疫血小板减少性紫癜	起病急，常发生病毒感染或免疫接种（特别是MMR）2~3周后；80%患者6~12个月消失；轻微的血小板增大
	成人免疫性血小板减少性紫癜	类似儿童，除起病隐匿外需要排除获得性原因；慢性疾病，在＜40岁女性中发病率增加，尤其是在妊娠的前3个月，通常对糖皮质激素起反应，但可能复发
	疾病	自身免疫性胶原血管疾病（例如系统性红斑狼疮），类风湿疾病，淋巴增殖性疾病（例如白血病、淋巴瘤、白血病的T-LGL），抗磷脂综合征，甲状腺疾病，实体瘤，常见变异性免疫功能障碍，ALPS，自身免疫性溶血/Evans综合征
	药物	很多药物可以引起，不同的机制，包括半抗原抗体形成依赖，药物糖蛋白复合物抗体形成，自身抗体形成，诱导配体结合位点的创建，药物特异性抗体形成，免疫复合物介导的抗体形成；PF4-肝素复合物循环抗体
	肝素	1型：发病很快，后遗症非常少，在继续治疗过程中可能会缓解 2型：直接的血小板聚集和显著血小板血栓并发症；在接触药物后5~14天产生，血小板计数跌幅在30%~40%左右。
	感染	HIV，幽门螺杆菌，丙型肝炎，水痘，产生抗体，交叉反应与血小板抗原或免疫复合物，结合血小板Fc受体
	新生儿同种免疫血小板减少症	IgG从母体循环转移到婴儿，形成对来自父亲不相容的血小板抗原的抗体，最常见的是HPA-1A
	血小板输血	受体血小板的同种抗体
血栓性微血管病	血栓性血小板减少性紫癜	30~40岁女性中较多 五联征：血小板减少，微血管溶血性贫血，发热（25%），神经系统异常（70%~80%），肾功能不全（40%） 抗ADAMTS13的抗体或抑制因子是致病原因 特发性（80%）；继发于感染，药物，妊娠，其他（10%~15%）；先天性（＜5%） 先天性疾病多由*ADAMTS13*基因突变引起，无抑制剂，慢性复发性疾病
	溶血性尿毒综合征（HUS）	和TTP类似的临床症状，但不严重，主要涉及肾脏；是儿童急性肾衰竭的常见原因 正常ADAMTS13水平 常由产生志贺菌毒素的细菌感染引起（如大肠埃希菌O157：H7）；但预后良好 非典型溶血尿毒综合征（10%）与调节补体系统的基因突变相关，预后差
	弥散性血管内凝血（DIC）	可见于多种疾病或有明显的组织损伤综合征中；如获得性血管内凝血激活（纤维蛋白血栓沉积）和凝血因子及血小板同时消耗性血栓出血性疾病
其他	HELLP综合征	妊娠妇女往往是白种人，超过25岁多产妇
	损伤机制	人工心脏瓣膜，烧伤，恶性高血压，脉管炎，移植相关的微血管病变
血小板无效造血	感染	HIV，CMV，其他
血细胞的异常分布	脾大	增加脾功能性隔离高达80%~90%循环血小板（正常，30%~35%）；慢性肝病，小儿镰状细胞病，血红蛋白病，慢性感染，骨髓增殖性疾病，淋巴瘤，代谢产物贮积性疾病
	低体温	血小板汇集在脾血窦，尤其在体温＜25℃时
	大量输血	血液稀释
	妊娠期血小板减少症	健康孕妇血小板计数＞70000/μl，发病机制尚不清楚，但可能与血液稀释或增加血小板的清除有关

注：ALPS，自身免疫性淋巴细胞增生综合征；CMV，巨细胞病毒；HELLP，溶血、肝酶升高、低血小板计数；HIV，人类免疫缺陷病毒；MMR，麻疹-腮腺炎-风疹三联疫苗；PF，血小板因子；T-LGL，T细胞大颗粒淋巴细胞。

表11.11 巨核细胞正常或增多的体质性血小板减少症

疾病	遗传方式/缺陷	细胞形态	评价
血小板黏附功能障碍			
Bernard-Soulier综合征	常染色体隐性遗传，*GP1BA*，*GP1BB*，*GP9*基因突变；GP1B-Ⅸ-Ⅴ的受体复合物减少或缺如	大血小板，多染色体的巨核细胞，轻度（杂合子）或重度（纯合子）的血小板减少	极为罕见；血小板上GP1B-Ⅸ-Ⅴ（CD42a-D）减少，巨核细胞的细胞膜成熟异常 幼儿皮肤黏膜组织出血，在手术或外伤时严重出血 有缺陷的瑞斯托霉素诱导的血小板聚集（纯合子）
vonWillebrand（血管性血友病）2B型	常染色体显性遗传；*vWF*基因突变	巨大血小板，有时循环血小板聚集，不同程度的血小板减少	突变的vWF自发结合血小板GP1bα提高了ADAMTS13对vWF多聚体的切割能力，vWF依赖性血小板功能缺陷，缺陷性瑞斯托霉素诱导的血小板聚集
Montreal血小板综合征	常染色体显性；*VWF*突变（V1316M）	增大的血小板，中等程度的血小板减少，血小板团块	多认为是vonWillebrand病2B型的一个变异型
假性vonWillebrand病	常染色体显性遗传；*GP1B*基因突变	血小板形态正常	间歇性血小板减少；增加GP1B和vWF的亲和力，加速vWF多聚体的去除
血小板分泌型障碍			
灰色血小板综合征	常染色体隐性遗传，未知的遗传缺陷，血小板α颗粒和α颗粒蛋白缺乏或功能异常；	灰色大血小板，无颗粒，轻度至中度的血小板减少，可能有骨髓网状纤维化，自然进出（emperipolesis）	伴有血小板聚集缺陷的出血性疾病；电子显微镜上可发现空α-颗粒
Wiskott-Aldrich综合征	X-连锁隐性遗传，*WAS*基因突变，WAS蛋白降低	小血小板，显著的血小板减少	潜在的免疫缺陷，出生时轻度血小板减少症，通常在6~12个月诊断 湿疹，反复感染，增加血小板磷脂酰导致脾吞噬；T细胞缺陷；有发展为淋巴瘤的倾向
X-连锁的血小板减少症	X-连锁隐性遗传；*GATA-1*或*WAS*基因突变	小血小板，高增生骨髓，核异常的大巨核细胞	轻度Wiskott-Aldrich综合征，可能有轻度免疫缺陷，红细胞异常；非综合征性
Hermansky-Pudlak综合征（7种）	常染色体隐性遗传；基因突变涉及HPS复合体，APDB1或dysbinden蛋白编码基因	网状内皮	眼皮肤白化病，视力问题；由于血小板中减少或没有致密体而造成的不同程度的严重出血（电子显微镜可诊断）；蜡状小体的累积，导致肺、肠、肾、心功能不全，所有类型的主要并发症是肺间质纤维化
Chediak-Higashi综合征	常染色体隐性遗传；*CHS1/LYST*基因突变	在有颗粒的细胞中形成巨包涵体	通常慢性中性粒细胞减少（表11.8）
MYH9基因相关的疾病			
May-Hegglin异常	常染色体显性遗传，肌球蛋白重链9（*MYH9*）基因突变	大血小板，白细胞中有类似Döhle包涵体，不同程度的血小板减少	常无症状；巨核细胞成熟或释放缺陷，血小板微管的组合异常
Epstein综合征	非肌肉肌球蛋白ⅡA的蛋白质的改变导致巨血小板的形成	大血小板，没有白细胞包涵体	血小板微管组合异常，听力损失，肾炎
Fechtner综合征		大血小板，白细胞有小圆形包涵体	类似于Alport综合征，间质性肾炎，耳聋，白内障
Sebastian血小板综合征		大血小板，白细胞中有小圆形包涵体	血小板和中性粒细胞的形态类似Fechtner综合征，但轻度疾病，可能没有额外的异常
其他			
Kasabach-Merritt综合征	血管病变，导致血小板的聚集和激活，凝血因子消耗，血小板活化促进血管组织的进一步增长	正常血小板	先天性血管瘤的局部血管内凝血；皮下巨大血管瘤或多个较小的血管瘤可为首发临床表现，往往随着年龄的增长而退化

注：GP，糖蛋白；VWF，von Willebrand因子。

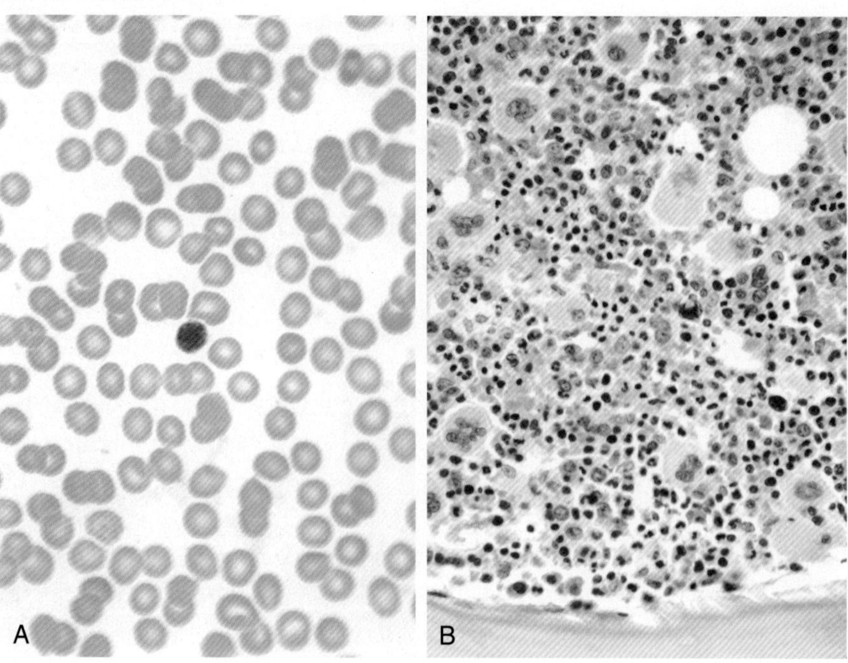

图11.47 免疫性血小板减少性紫癜。 A. 外周血涂片。中心区域可见一个大血小板。大血小板的存在表明血小板从骨髓中提前释放。B. 骨髓环钻活检显示巨核细胞增多

它们主要是增加外周血中血小板的清除，同时一些药物还可造成骨髓抑制。

11.3.2 肝素诱导性血小板减少症

肝素诱导的血小板减少症是一个临床病理综合征，其最低血小板计数（60×10^9/L）通常没有经典型药物所致血小板减少症（10×10^9/L）低。肝素诱导的血小板减少症发生在大约5%使用肝素的个体中，有两种临床表现类型（表11.10）[121]。较为严重的类型Ⅱ的临床特点为血小板减少、动静脉血栓形成、血小板因子4-肝素免疫复合物触发的血小板激活[122]。通过用敏感的酶联免疫吸附试验检测肝素诱导的血小板减少症的抗体来进行诊断。只有当停止使用肝素后血小板计数仍无改善时才需要进行骨髓检查。

11.3.3 感染相关性血小板减少症

感染，特别是病毒感染是导致血小板减少的常见原因。在高活性抗逆转录病毒疗法（HAART）问世前，报道称在HIV感染的个体中有5%~30%发生HIV相关性血小板减少症[118]。HIV相关性血小板减少症涉及多种机制：HIV通过CD4和CXCR4受体以及辅助受体直接感染巨核细胞；巨核细胞数目正常或增加但不能有效生成血小板；通过免疫介导的破坏作用和抗HIV抗体或免疫复合物与血小板（例如糖蛋白Ⅱb/Ⅲ）特异性或非特异性结合导致血小板清除加速。巨核细胞髓内凋亡增加并且核固缩（胞质稀少，类似深染裸核）（图11.48）[123]。

最近明确的幽门螺杆菌感染与血小板减少症之间的关系可能涉及血小板相关性Ig和幽门螺杆菌CagA蛋白之间的交叉反应[124]。幽门螺杆菌在血小板减少症患者中的感染率在年龄和地理区域上与健康成人大体一致。大约50%患有血小板减少症的成人在清除幽门螺杆菌之后血小板计数改善，但是此反应取决于地理区域。意大利

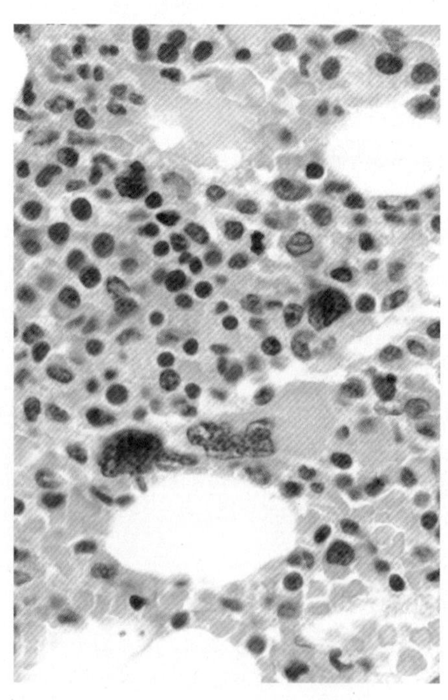

图11.48 HIV相关性血小板减少症患者的骨髓活检可见几个小而分叶少的巨核细胞

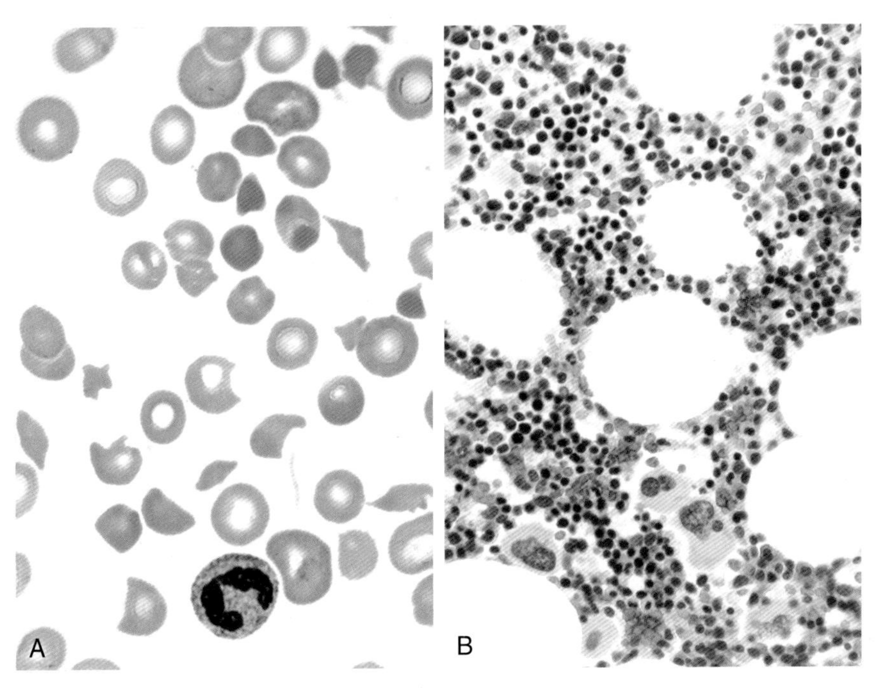

图11.49 **血栓性血小板减少性紫癜**。A. 外周血涂片。可以见到大量红细胞碎片（裂红细胞）。图中没有血小板。B. 骨髓环钻活检显示巨核细胞数量增加

和日本的患者反应较好，而其他国家患者反应较差。反应各不相同可能与不同局部区域的幽门螺杆菌菌株不同有关[118]。

新生儿血小板减少症多由感染或窒息等围产期并发症导致，很少需要骨髓检查，绝大多数血小板计数都能恢复正常。出生后1个月内的严重血小板减少通常由于母婴之间血小板特异性抗原不相容而引起同种免疫反应所致。新生儿同种免疫血小板减少症的诊断是通过检查母亲、父亲、有时胎儿的血液标本来确定的。一般不需要做骨髓检查[125]。

11.3.4 微血管病相关的血小板减少

血小板减少症也与微血管病变类疾病有关。但是贫血和红细胞碎裂（如裂红细胞）可能要到发病几天后才比较明显（图11.49，图11.50）。红细胞机械性碎裂的发生是由于血液流经局部阻塞的高剪切力微血管所致。毛细血管和小动脉的部分栓塞是由于在一些疾病如血栓性血小板减少性紫癜，溶血性尿毒综合征和弥漫性血管内凝血中过多的血小板沉积或血栓形成导致[126,127]。血栓性血小板减少性紫癜是由于缺乏一个功能活跃的金属蛋白酶（ADAMTS13），其由内皮细胞释放，负责裂解超大的血管性血友病因子多聚体[128]。这些多聚体除非被ADAMTS13降解，否则将直接导致血管壁血小板聚集。检测ADAMTS13的活性和与之相关的抗体有助于诊断。骨髓评估的指征为对诊断有疑问或对患者的免疫疾病如SLE进行评估。

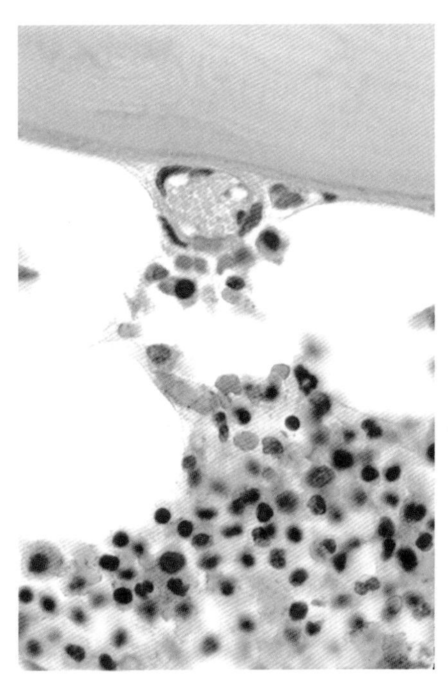

图11.50 在图11.49的患者骨髓环钻活检的小静脉内可见1个血小板血栓

11.3.5 脾隔离症（splenic sequestration）

外周循环中的血小板滞留于脾脏导致它的重新分布；但这些血小板未被破坏且保持与外周血的可交换性。因此，巨核细胞在数量上也许不会增加。这种情况最常见于慢性肝病患者伴门静脉高压和脾大，这也可部分解释一些Wiskott–Aldrich综合征患者循环血小板

的丢失[129]。

11.3.6 体质性血小板减少症

轻型遗传性血小板减少症的临床表现一般不明显。这些患者可能由于其他原因进行血液检查时被查出，而大多都没有血小板计数的记录。询问患者及其亲属也不能证明有轻微出血迹象时，应该进行血小板存活检测以确定是否为遗传性。对于遗传性疾病的患者，详细的病史和体检可提供重要信息以确定血小板减少症是否属于综合征的一部分。表11.11列举了与骨髓巨核细胞生成有关的遗传性疾病[130−132]。巨核细胞无效生成，血小板存活时间减少。评估血小板的大小对疾病的诊断有帮助。Wiscott−Aldrich综合征和X连锁的血小板减少症（不是一个综合征）患者外周血中常出现典型的小血小板。在大多数体质性血小板减少症的患者可见到大型或巨大型血小板（比正常红细胞大）。如果自动计数仪错误地将血小板记录在不同的区域，这些个体的血小板计数和平均血小板容积可能不准确。如果同时也有中性粒细胞包涵体则表明可能是于*MYH9*相关的疾病。除罕见的灰色血小板综合征外，正常血小板通常都有胞质颗粒（图11.51）。家族性血小板减少症相对常见于地中海国家，特别是Bernard−Soulier和Wiskott−Aldrich综合征，它们能通过流式细胞仪分析而被诊断（图11.52）[133]。

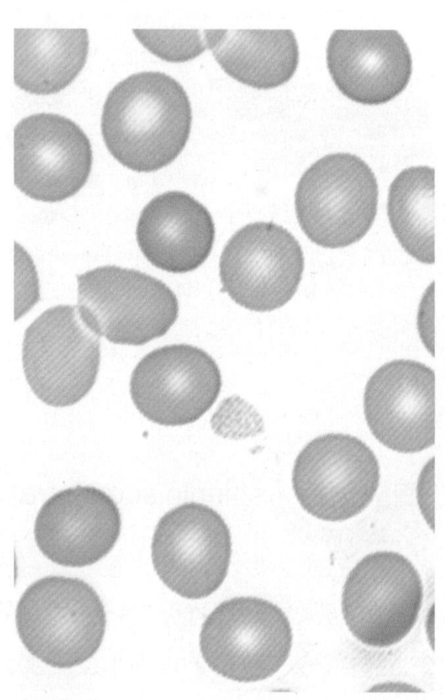

图11.51 灰色血小板综合征的外周血涂片。由于缺乏α颗粒而导致无颗粒大血小板

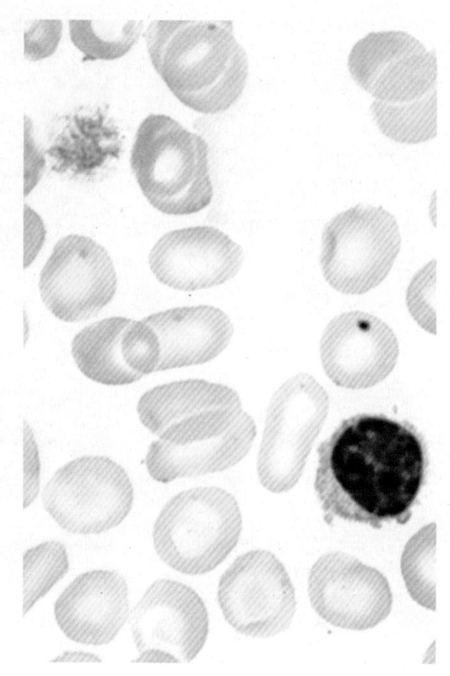

图11.52 Bernard−Soulier综合征的外周血涂片。此病中的大血小板中糖蛋白Ib−IX−V受体缺失或功能障碍。患者同时患有轻型β−地中海贫血

流式细胞仪分析也用于X连锁的血小板减少症的诊断。其他参数有助于诊断DiGeorge综合征、灰色血小板综合征、Montreal综合征和Paris−Trousseau综合征的巨血小板减少症。正常大小的血小板在有骨髓巨核细胞减少的综合征里更为常见（表11.9）。

一些先天性血小板疾病在没有血小板减少的情况下可有血小板质的缺陷[132]。这些患者通常有出凝血方面的问题，且在血涂片中的血小板大小不等。这一类疾病包括Glanzmann血小板功能不全、激动剂受体和信号通路（胶原蛋白受体、二磷酸腺苷受体、G蛋白、磷脂酶C）类疾病、酶的缺陷（环氧合酶、血栓素合成酶）、Scott综合征和1型血管性血友病（1型 von Willebr）[133]。

11.4 特殊的骨髓功能衰竭综合征的评估

在这一章节中讨论涉及一个以上骨髓造血系统的增生低下，称为骨髓衰竭，包括先天性疾病和获得性再生障碍性贫血以及PNH（表11.12）。获得性多系血细胞减少也可由营养缺乏（铜、维生素B_{12}、叶酸）、药物反应、毒性作用（乙醇）和感染（尤其是病毒感染）所致；这些在本章的其他部分讨论。

表11.12 获得性和体质性骨髓衰竭综合征

疾病	遗传方式/缺陷	形态学	临床特征	评价
阵发性睡眠性血红蛋白尿（PNH）	获得性，体细胞X染色体*PIg-A*基因突变；红细胞、中性粒细胞、单核细胞和血小板上GPI-APS缺失	正色素性和正细胞性贫血，多色性红细胞增多 骨髓增生正常或增生活跃 红系增生活跃，形态正常	大量血管内溶血（血红蛋白尿），血栓形成（40%），平滑肌功能失调，腹痛	所有年龄和种族群体，儿童中不太多见；血栓形成是主要死亡原因 补体介导的GPI-AP缺陷细胞的裂解 流式细胞仪：＞50%中性粒细胞GPI-AP缺陷 中性粒细胞可能有短的端粒
	在其他骨髓衰竭的综合征中	伴随综合征的证据（通常是再生障碍性贫血或低级别MDS）	间歇性溶血或无溶血（亚临床）	通常＜30%中性粒细胞有GPI-AP缺陷，或＜1%中性粒细胞GPI-AP缺陷
再生障碍性贫血	获得性：细胞毒性T细胞诱导的CD34[+]干细胞凋亡 1/3的病例中存在短的端粒 突变的基因包括*TERC*（4%），*TERT*（4%），*SBDS*（5%），*TERF1/2*（1%）	血细胞减少缓慢渐进（特发性）或突发（获得性） 骨髓增生异常（通常＜10%），淋巴细胞，浆细胞，原始正常B细胞（儿童），肥大细胞存在或者没有 可能有红细胞生成障碍，但没有显著髓细胞或巨核细胞谱系增生异常，没有CD34[+]细胞增加	感染，出血，输出性心力衰竭 可发展为PNH，MDS甚至白血病	多数（60%）是特发性；也可发生在化疗、特应性药物或化学反应、感染（尤其是血清阴性肝炎）、辐射、免疫性疾病 在发展中国家，特别是在东南亚和远东发病率增加，患者HLA-DR2或细胞因子基因多态性频率增加
Fanconi贫血	常染色体显性遗传或X连锁隐性等位基因突变：*FANC-A*至*FANC-N* 在Fanconi贫血的发病机制中现已发现涉及13个基因	白细胞和血小板减少可能先于贫血；可能有大红细胞增多；逐步发展的全血细胞减少症和再生障碍性贫血（50岁时达90%）；可能发展为MDS或AML 再生障碍性贫血，罕见病例以AML为最初发现	25%缺乏临床异常 皮肤变色（55%），骨骼畸形（51%），生殖器畸形（35%），面部异常（26%），身材矮小，胃肠道畸形，异常大拇指	诊断时中位年龄7岁（范围0~49岁）；40~50岁时癌症累积概率85%，特别是头颈部、食管的鳞状细胞癌 在丝裂霉素C或双环氧丁烷处理后染色体断裂增加是诊断特征；尚未检测到携带者
先天性角化不良	X-连锁：DKC1（≈36%） 常染色体隐性遗传：TERC（≈6%），TINF2 常染色体显性遗传：NOP10，TERT（1%） 突变基因参与了端粒维持	渐进中性粒细胞和（或）血小板减少发展为全血细胞减少；最初有代偿性骨髓增生活跃，巨幼细胞样变化，然后骨髓细胞逐渐丧失 33%再生障碍性贫血是X-连锁，60%成年之前患者是可能呈现常染色体隐性遗传方式；可能是首先发现的临床特点	网状色素沉着，指甲发育异常，口腔黏膜白斑，肺间质纤维化，肝纤维化，骨质疏松症，头小畸型	诊断时中位年龄15岁（范围0~74岁）；50%在诊断时超过15岁 诊断：基因突变测试和在所有白细胞系中筛查短的端粒，如果＜1%长度（年龄相应长度）则有诊断意义 40~50岁时癌症累积概率是35%，特别是鳞状细胞癌

注：GP1-AP，糖基锚定蛋白。

11.4.1 阵发性睡眠性血红蛋白尿症

阵发性睡眠性血红蛋白尿症（PNH）是由一个具有获得性*PIg-A*基因突变的造血干细胞克隆性扩增所致（表11.12）。这些PNH干细胞在正常骨髓中就存在。在免疫介导的骨髓损伤环境下，这些PNH干细胞比正常造血干细胞在生存上占优势[134]。进一步的基因或遗传变化增强它们的克隆性增殖。PNH干细胞后代的糖基化（GPI）锚定蛋白减少或缺如。这包括红细胞、粒细胞、单核细胞和血小板上的重要补体调节蛋白CD55和CD59（图11.53~图11.56）。用流式细胞仪检测荧光素标记气单胞菌溶素蛋白变体（FLAER）与GPI锚定蛋白（中性粒细胞较好）而证明GPI蛋白的丢失即可确诊[135]。PNH的自然病程各异，一部分患者有较轻的血细胞减少，而另一部分患者则进展为再生障碍性贫血。

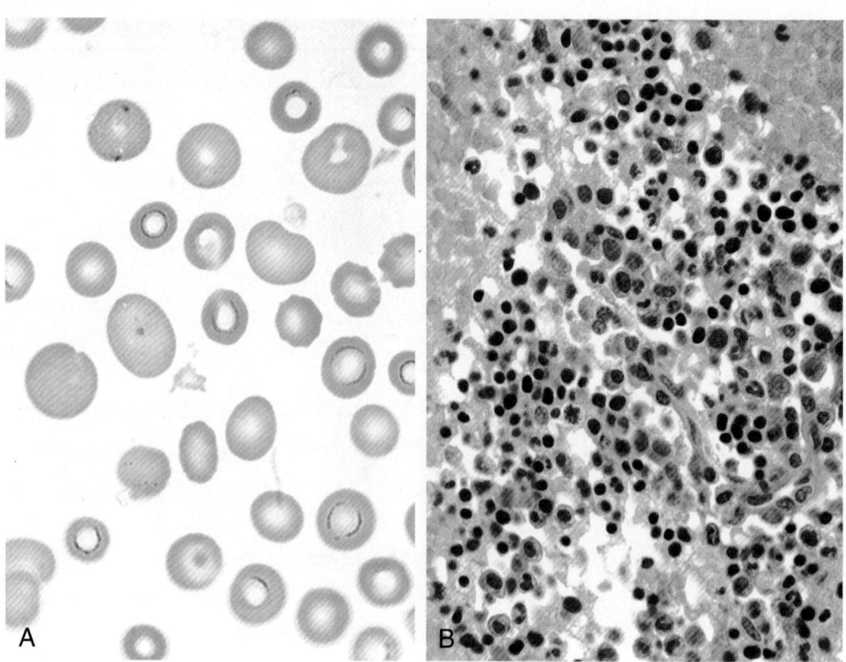

图11.53 阵发性睡眠性血红蛋白尿。A. 在溶血发生期间可见大体积、多染性红细胞（移位细胞）。B. 骨髓环钻活检检查显示显著的红细胞增生

11.4.2 再生障碍性贫血

再生障碍性贫血（AA）的严重程度各异。重型AA的特征是显著的骨髓细胞减少（少于其年龄段正常值的25%）伴严重的中性粒细胞减少和血小板减少（图11.57）。其预后与血细胞减少的严重程度有关；当中性粒细胞少于0.2×10^9/L时预后特别差，感染是主要死亡原因[136]。

获得性AA的病因是多方面的，但是最常见的是特发性。其机制越来越多的集中在免疫介导的变化削弱了正常造血干细胞的自我更新和再造能力[137]。T细胞所起的作用很清楚——针对$CD34^+$干细胞，异常的T细胞激活很可能通过细胞因子介导的抑制作用而触发异常的免疫反应[138]。大约三分之一的患者还有端粒缩短，与遗传性骨髓衰竭综合征相似，在很多情况下为其亚类；这与端粒酶结构组成部分基因突变干扰造血干细胞增殖有关[139]。严重型AA需要免疫抑制剂治疗或干细胞移植从而制止免疫介导的破坏作用。AA的临床和病理生理特点与那些细胞减少性MDS和PNH有重叠。用高分辨率流式细胞仪检测，50%~60% AA患者有一小群PNH细胞。但通常只有10%~15%患者在诊断AA很多年后发展为临床上典型的PNH。骨髓活检可发现细胞发生异常、$CD34^+$细胞增加或染色体核型异常，从而有助于诊断低增生MDS。

大约25%儿童AA和高达10%成人AA有遗传性骨髓衰竭综合征。全血细胞减少是Fanconi贫血或先天性角化不良患者的常见表现，而其他先天性综合征则常表现为贫血（Diamond-Blackfan贫血）、中性粒细胞减少症（SCN、Kostmann综合征、SDS）或血小板减少症（血小板减少伴桡骨缺失（TAR），先天性无巨核细胞性血小板减少症）。这些综合征多数会保持单一谱系疾病（表11.7、表11.9和表11.11）。除Fanconi贫血和先天性角化不良外，SDS和先天性无巨核细胞性血小板减少症的患者均可发展为AA，并且所有患者都有转化为AML或MDS的可能。先天性无巨核细胞性血小板减少症和

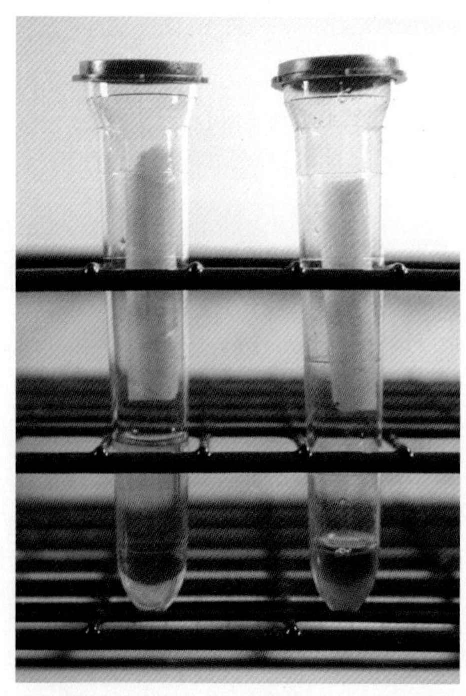

图11.54 尿液标本染色检查含铁血黄素尿症。左侧标本来自一个正常的人，是阴性。右侧的标本来自阵发性睡眠性血红蛋白尿患者

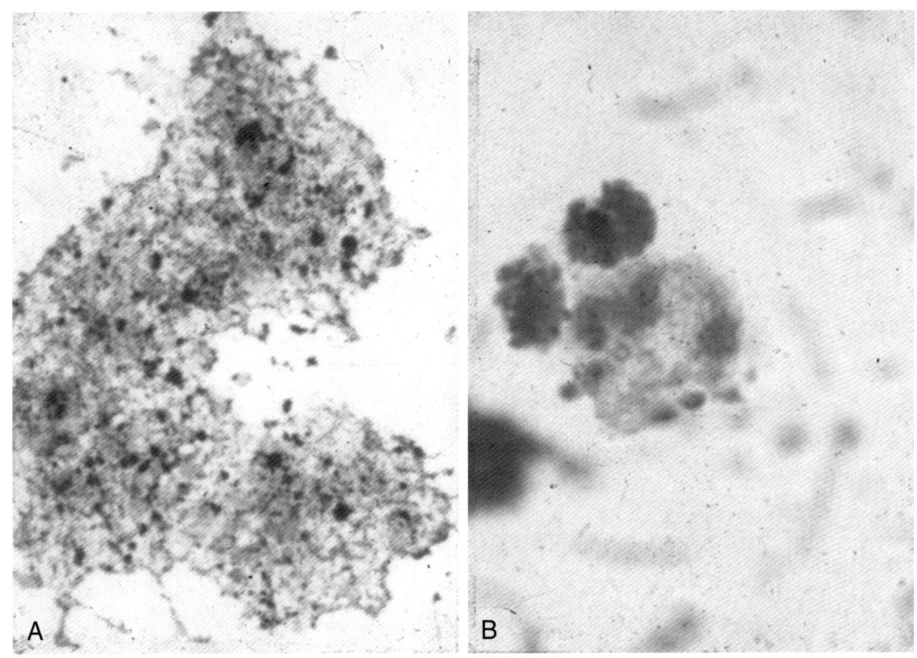

图11.55 阵发性睡眠性血红蛋白尿患者尿液标本（铁染色）湿片中可见细胞管型（A）和肾小管上皮细胞（B）中含有大量铁

TAR是仅见于儿童的综合征，在成人无此诊断；TAR也是唯一的基因突变尚未明确的综合征。

11.4.3 Fanconi贫血

Fanconi贫血（FA）是最常见的体质性综合征，在生后十年内的临床表现与AA类似。由于高达25%患者没有明显的身体异常，所以当年轻患者表现为特发性AA时应考虑此综合征[140]。FA患者的细胞对DNA交联剂高度敏感。这导致频繁的但程度不一的染色体异常，且难以耐受烷化剂的治疗[141]。对FA的诊断检测是染色体脆性试验，即测量细胞暴露在交联剂下染色体断裂的数量。FA由FA途径中的13个等位基因的突变所致。FA途径被认为是DNA损伤传感器和修复启动子。其他假设的致病机制包括干细胞的氧化应激反应途径和一般压力反应途径。干细胞移植可增加FA患者的预期寿命；但移植时间很关键，而且实体肿瘤的发生仍是一个重要的问题[142]。

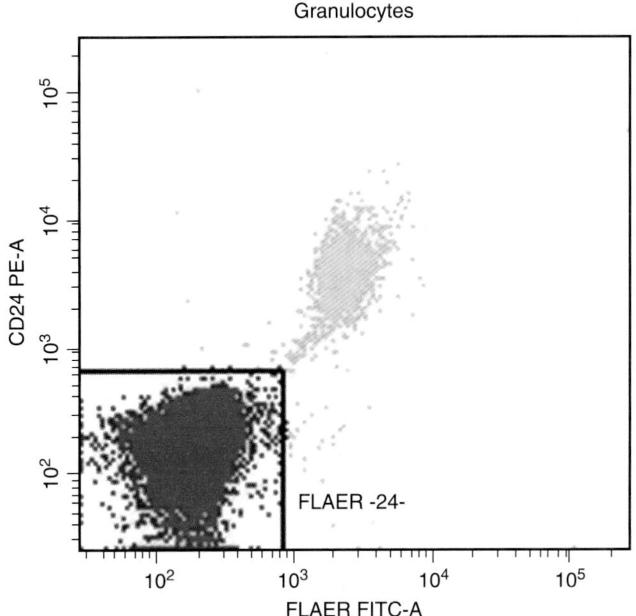

图11.56 大多数阵发性睡眠性血红蛋白尿患者中的粒细胞（红色）在荧光标记的气单胞菌溶素蛋白变体（FLAER）染色和糖基磷脂酰肌醇锚定蛋白CD24染色都不着色，一小部分正常表达的粒细胞（黄色）则可见到这两种标记的染色

11.4.4 先天性角化不良

先天性角化不良是由编码端粒酶成分或端粒结合蛋白的基因突变所致的端粒维持障碍[139]。端粒酶低活性导致受影响的造血祖细胞中的端粒加速缩短和增殖能力降低。确诊先天性角化不良的诊断三联征是网状色素沉着、指甲萎缩和口腔黏膜白斑[140]。这些症状和其他体检发现可能仅随着年龄增大才出现或根本就不出现，所以患者在被确诊时往往已是成人。对那些有血小板减少症或全血细胞减少症但体检无明显异常的患者，评估端粒的长度对诊断很有帮助。端粒在正常人群中可随着年龄的增长而缩短。这个疾病的很多临床特点就是与年龄不相称的细胞衰老。估计骨髓衰竭的累积发病率在40岁时大于90%[143]。然而，此病的发病年龄、严重性和临

床表现各异。大多数X连锁的男性患者在20岁就出现骨髓衰竭。还有儿童早期的先天性角化不良的变种，如Hoyeraal-Hreidarsson综合征和Revesz综合征，可能涉及*DKC1*、*TERT*和*TINF2*基因的突变。

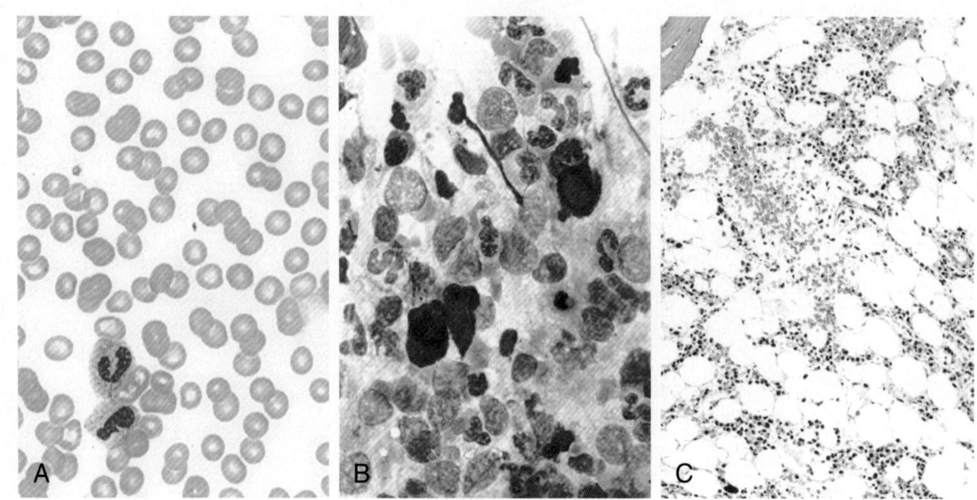

图11.57 麻疹相关的再生障碍性贫血。A. 血涂片示全血细胞减少,中性粒细胞中的中毒颗粒。B. 骨髓穿刺涂片示增生低下和极多个肥大细胞。C. 环钻活检显示不完全再生障碍

11.5 精华和陷阱

- 大多数孤立的获得性贫血可根据外周血涂片、临床病史、血液学和实验室的结果来诊断。
- 红细胞的大小对缩小低增生性贫血（例如网织红细胞反应不足）诊断范围很有帮助。
- 与微血管病相关的裂红细胞可能在发病的几天后才显著增加。所以没有裂红细胞增多并不能排除血管内凝血的可能性。
- 成人中性粒细胞减少症的最常见病因是药物所致。
- 正常情况下中性粒细胞计数在非洲裔和其他特殊种族群体中偏低。
- 新生儿败血症常有中性粒细胞减少。新鲜血涂片上中性粒细胞胞质空泡化对诊断新生儿败血症有特异性；也可见毒性颗粒和Döhle包涵体。
- 检查外周血涂片是否有血小板凝结或卫星现象可以排除假性血小板减少。
- 妊娠期间可见轻度血小板减少，分娩后可缓解。
- 血涂片发现许多大血小板而没有其他骨髓肿瘤的血液学改变时应考虑先天性血小板减少性疾病。
- 因为常规设门的原因，血液分析仪可将大血小板计在其他细胞内而减低血小板的计数。
- 获得性红细胞再生障碍性贫血患者需要进行微小病毒感染、存在胸腺瘤的可能（近期或远期）、潜在肿瘤或淋巴增殖性疾病（特别是T细胞大颗粒淋巴细胞白血病）的评估。
- 近期接受肠外铁剂治疗或红细胞输血缺铁患者可能表现为铁储存充足。
- 由微小病毒B19感染而引起的严重纯红细胞再生障碍性贫血的患儿应排除潜在的先天性溶血性疾病，如遗传性球形红细胞增多症。
- 有血管内溶血或血细胞减少以及骨髓细胞减少的患者应该进行阵发性睡眠性血红蛋白尿的筛查。
- 对特发性红细胞再生障碍性贫血或自身免疫性疾病伴不明原因的慢性血细胞减少的患者，建议进行T细胞大颗粒淋巴细胞白血病的评估。
- 营养缺乏（钴胺素，叶酸，铜）有时与髓系肿瘤很相似。
- 先天性疾病造成的无效造血或造血减少在婴儿期或儿童时期大多表现出来，但是某些患者可能到成年时才确诊。
- 继发于血小板脾池化（splenic pooling of platelets）的血小板减少症个体的巨核细胞可能不增加。
- 铁的评估应当用骨髓穿刺涂片或印片标本，而不是骨髓环钻活检标本，因为酸性脱钙剂会引起铁螯合。
- 再生障碍性贫血的骨髓特点与细胞减少性MDS相重叠。
- 儿童和青年特发性再生障碍性贫血应该进行遗传性骨髓衰竭综合征的评估，尤其是Fanconi贫血和先天性角化不良的评估。
- 在25%病例中，Fanconi贫血可能没有典型的临床体检异常发现。
- 先天性红细胞生成不良性贫血2型可能被误诊为小球形红细胞慢性溶血性贫血伴阳性红细胞脆性试验。正确诊断需要进行骨髓评估。

（侯 军 译）

参考文献

1. Nutritional anemias: A report of a WHO Scientific Group. *Technical Report Series.* 1968;405:5-37.
2. Harrington AM, Ward PC, Kroft SH. Iron deficiency anemia, beta-thalassemia minor, and anemia of chronic disease: A morphologic reappraisal. *Am J Clin Pathol.* 2008;129:466-471.
3. Fleming MD. The regulation of hepcidin and its effects on systemic and cellular iron metabolism. *Hematology Am Soc Hematol Educ Program.* 2008;151-158.
4. Chang J, Bird R, Clague A, et al. Clinical utility of serum soluble transferrin receptor levels and comparison with bone marrow iron stores as an index for iron-deficient erythropoiesis in a heterogeneous group of patients. *Pathology.* 2007;39:349-353.
5. Margetic S, Topic E, Ruzic DF, et al. Soluble transferrin receptor and transferrin receptor-ferritin index in iron deficiency anemia and anemia in rheumatoid arthritis. *Clin Chem Lab Med.* 2005;43:326-331.
6. Zaritsky J, Young B, Wang HJ, et al. Hepcidin—a potential novel biomarker for iron status in chronic kidney disease. *Clin J Am Soc Nephrol.* 2009;4:1051-1056.
7. Hughes DA, Stuart-Smith SE, Bain BJ. How should stainable iron in bone marrow films be assessed? *J Clin Pathol.* 2004;57:1038-1040.
8. Andrews NC. Forging a field: the golden age of iron biology. *Blood.* 2008;112:219-230.
9. Finberg KE, Heeney MM, Campagna DR, et al. Mutations in TMPRSS6 cause iron-refractory iron deficiency anemia (IRIDA), *Nat Genet.* 2008;40:569-571.
10. Marignani M, Angeletti S, Bordi C, et al. Reversal of long-standing iron deficiency anaemia after eradication of *Helicobacter pylori* infection. *Scand J Gastroenterol.* 1997;32:617-622.
11. Fessas P. Inclusions of hemoglobin erythroblasts and erythrocytes of thalassemia. *Blood.* 1963;21:21-32.
12. Gardenghi S, Marongiu MF, Ramos P, et al. Ineffective erythropoiesis in beta-thalassemia is characterized by increased iron absorption mediated by down-regulation of hepcidin and up-regulation of ferroportin. *Blood.* 2007;109:5027-5035.
13. Steensma DP, Gibbons RJ, Higgs DR. Acquired alpha-thalassemia in association with myelodysplastic syndrome and other hematologic malignancies. *Blood.* 2005;105:443-452.
14. Bollekens JA, Forget BG. Delta beta thalassemia and hereditary persistence of fetal hemoglobin. *Hematol Oncol Clin North Am.* 1991;5:399-422.
15. Lee PL, Beutler E. Regulation of hepcidin and iron-overload disease. *Annu Rev Pathol.* 2009;4:489-515.
16. Adamson JW. The anemia of inflammation/malignancy: mechanisms and management. *Hematology Am Soc Hematol Educ Program.* 2008;159-165.
17. Bennett CL, Silver SM, Djulbegovic B, et al. Venous thromboembolism and mortality associated with recombinant erythropoietin and darbepoetin administration for the treatment of cancer-associated anemia. *JAMA.* 2008;299:914-924.
18. Hedenus M, Birgegard G. The role of iron supplementation during epoietin treatment for cancer-related anemia. *Med Oncol.* 2009;26:105-115.
19. Koc S, Harris JW. Sideroblastic anemias: variations on imprecision in diagnostic criteria, proposal for an extended classification of sideroblastic anemias. *Am J Hematol.* 1998;57:1-6.
20. Camaschella C. Recent advances in the understanding of inherited sideroblastic anaemia. *Br J Haematol.* 2008;143:27-38.
21. Napier I, Ponka P, Richardson DR. Iron trafficking in the mitochondrion: novel pathways revealed by disease. *Blood.* 2005;105:1867-1874.
22. Fontenay M, Cathelin S, Amiot M, et al. Mitochondria in hematopoiesis and hematological diseases. *Oncogene.* 2006;25:4757-4767.
23. Matthes T, Rustin P, Trachsel H, et al. Different pathophysiological mechanisms of intramitochondrial iron accumulation in acquired and congenital sideroblastic anemia caused by mitochondrial DNA deletion. *Eur J Haematol.* 2006;77:169-174.
24. Morel AS, Joris N, Meuli R, et al. Early neurological impairment and severe anemia in a newborn with Pearson syndrome. *Eur J Pediatr.* 2009;168:311-315.
25. Pearson HA, Lobel JS, Kocoshis SA, et al. A new syndrome of refractory sideroblastic anemia with vacuolization of marrow precursors and exocrine pancreatic dysfunction. *J Pediatr.* 1979;95:976-984.
26. Florea AV, Ionescu DN, Melhem MF. Parvovirus B19 infection in the immunocompromised host. *Arch Pathol Lab Med.* 2007;131:799-804.
27. McKoy JM, Stonecash RE, Cournoyer D, et al. Epoetin-associated pure red cell aplasia: Past, present, and future considerations. *Transfusion.* 2008;48:1754-1762.
28. Farhi DC, Luebbers EL, Rosenthal NS. Bone marrow biopsy findings in childhood anemia: Prevalence of transient erythroblastopenia of childhood. *Arch Pathol Lab Med.* 1998;122:638-641.
29. Sawada K, Hirokawa M, Fujishima N. Diagnosis and management of acquired pure red cell aplasia. *Hematol Oncol Clin North Am.* 2009;23: 249-259.
30. Go RS, Li CY, Tefferi A, Phyliky RL. Acquired pure red cell aplasia associated with lymphoproliferative disease of granular T lymphocytes. *Blood.* 2001;98:483-485.
31. Linardaki GD, Boki KA, Fertakis A, et al. Pure red cell aplasia as presentation of systemic lupus erythematosus: Antibodies to erythropoietin. *Scand J Rheumatol.* 1999;28:189-191.
32. Young NS, Abkowitz JL, Luzzatto L. New insights into the pathophysiology of acquired cytopenias. *Hematology Am Soc Hematol Educ Program.* 2000;18-38.
33. Della Porta MG, Malcovati L, Invernizzi R, et al. Flow cytometry evaluation of erythroid dysplasia in patients with myelodysplastic syndrome. *Leukemia.* 2006;20:549-555.
34. An X, Mohandas N. Disorders of red cell membrane. *Br J Haematol.* 2008;141:367-375.
35. Mohandas N, Gallagher PG. Red cell membrane: Past, present, and future. *Blood.* 2008;112:3939-3948.
36. Perrotta S, Gallagher PG, Mohandas N. Hereditary spherocytosis. *Lancet.* 2008;372:1411-1426.
37. Iolascon A, Avvisati RA. Genotype/phenotype correlation in hereditary spherocytosis. *Haematologica.* 2008;93:1283-1288.
38. Steiner LA, Gallagher PG. Erythrocyte disorders in the perinatal period. *Semin Perinatol.* 2007;31:254-261.
39. Mariani M, Barcellini W, Vercellati C, et al. Clinical and hematologic features of 300 patients affected by hereditary spherocytosis grouped according to the type of the membrane protein defect. *Haematologica.* 2008;93:1310-1317.
40. Stoya G, Gruhn B, Vogelsang H, et al. Flow cytometry as a diagnostic tool for hereditary spherocytosis. *Acta Haematol.* 2006;116:186-191.
41. Stewart GW, Turner EJ. The hereditary stomatocytoses and allied disorders: congenital disorders of erythrocyte membrane permeability to Na and K. *Baillieres Best Pract Res Clin Haematol.* 1999;12:707-727.
42. Zanella A, Fermo E, Bianchi P, et al. Pyruvate kinase deficiency: the genotype-phenotype association. *Blood Rev.* 2007;21:217-231.
43. Nkhoma ET, Poole C, Vannappagari V, et al. The global prevalence of glucose-6-phosphate dehydrogenase deficiency: A systematic review and meta-analysis. *Blood Cells Mol Dis.* 2009;42:267-278.
44. Kaplan M, Renbaum P, Levy-Lahad E, et al. Gilbert syndrome and glucose-6-phosphate dehydrogenase deficiency: A dose-dependent genetic interaction crucial to neonatal hyperbilirubinemia. *Proc Natl Acad Sci U S A.* 1997;94:12128-12132.
45. Jollow DJ, McMillan DC. Oxidative stress, glucose-6-phosphate dehydrogenase and the red cell. *Adv Exp Med Biol.* 2001;500:595-605.
46. Miller ST, Sleeper LA, Pegelow CH, et al. Prediction of adverse outcomes in children with sickle cell disease. *N Engl J Med.* 2000;342:83-89.
47. Lieberman L, Kirby M, Ozolins L, et al. Initial presentation of unscreened children with sickle cell disease: The Toronto experience. *Pediatr Blood Cancer.* 2009;53:397-400.
48. Steinberg MH. Predicting clinical severity in sickle cell anaemia. *Br J Haematol.* 2005;129:465-481.
49. Morris CR. Mechanisms of vasculopathy in sickle cell disease and thalassemia. *Hematology Am Soc Hematol Educ Program.* 2008;177-185.
50. Manci EA, Culberson DE, Gardner JM, et al. Perivascular fibrosis in the bone marrow in sickle cell disease. *Arch Pathol Lab Med.* 2004;128:634-639.
51. Gertz MA. Management of cold haemolytic syndrome. *Br J Haematol.* 2007;138:422-429.
52. Semple JW, Freedman J. Autoimmune pathogenesis and autoimmune hemolytic anemia. *Semin Hematol.* 2005;42:122-130.
53. Arndt PA, Garratty G. The changing spectrum of drug-induced immune hemolytic anemia. *Semin Hematol.* 2005;42:137-144.
54. Ozatli D, Koksal AS, Haznedaroglu IC, et al. Anemias in chronic liver diseases. *Hematology.* 2000;5:69-76.
55. Donnelly JG. Folic acid. *Crit Rev Clin Lab Sci.* 2001;38:183-223.
56. Wickramasinghe SN. Diagnosis of megaloblastic anaemias. *Blood Rev.* 2006;20:299-318.
57. Herrmann W, Obeid R, Schorr H, et al. The usefulness of holotranscobalamin in predicting vitamin B_{12} status in different clinical settings. *Curr Drug Metab.* 2005;6:47-53.
58. Zittoun J, Zittoun R. Modern clinical testing strategies in cobalamin and folate deficiency. *Semin Hematol.* 1999;36:35-46.
59. Mischoulon D, Burger JK, Spillmann MK, et al. Anemia and macrocytosis in the prediction of serum folate and vitamin B_{12} status, and treatment outcome in major depression. *J Psychosom Res.* 2000;49:183-187.
60. Vlachos A, Ball S, Dahl N, et al. Diagnosing and treating Diamond Blackfan anaemia: Results of an international clinical consensus conference. *Br J Haematol.* 2008;142:859-876.
61. Lipton JM, Ellis SR. Diamond-Blackfan anemia: Diagnosis, treatment, and molecular pathogenesis. *Hematol Oncol Clin North Am.* 2009;23:261-282.
62. Ellis SR, Lipton JM. Diamond Blackfan anemia: A disorder of red blood cell development. *Curr Top Dev Biol.* 2008;82:217-241.
63. Renella R, Wood WG. The congenital dyserythropoietic anemias. *Hematol Oncol Clin North Am.* 2009;23:283-306.
64. Wickramasinghe SN, Wood WG. Advances in the understanding of the congenital dyserythropoietic anaemias. *Br J Haematol.* 2005;131: 431-446.
65. Danise P, Amendola G, Nobili B, et al. Flow-cytometric analysis of erythrocytes and reticulocytes in congenital dyserythropoietic anaemia type II (CDA II): Value in differential diagnosis with hereditary spherocytosis. *Clin Lab Haematol.* 2001;23:7-13.
66. Hsieh MM, Everhart JE, Byrd-Holt DD, et al. Prevalence of neutropenia in the U.S. population: Age, sex, smoking status, and ethnic differences. *Ann Intern Med.* 2007;146:486-492.
67. Rezvani K, Flanagan AM, Sarma U, et al. Investigation of ethnic neutropenia by assessment of bone marrow colony-forming cells. *Acta Haematol.* 2001;105:32-37.
68. Grann VR, Ziv E, Joseph CK, et al. Duffy (Fy), DARC, and neutropenia among women from the United States, Europe and the Caribbean. *Br J Haematol.* 2008;143:288-293.
69. Funke A, Berner R, Traichel B, et al. Frequency, natural course, and outcome of neonatal neutropenia. *Pediatrics.* 2000;106:45-51.
70. Bux J. Human neutrophil alloantigens. *Vox Sang.* 2008;94:277-285.
71. Williams BA, Fung YL. Alloimmune neonatal neutropenia: Can we afford the consequences of a missed diagnosis? *J Paediatr Child Health.* 2006;42:59-61.
72. Capsoni F, Sarzi-Puttini P, Zanella A. Primary and secondary autoimmune neutropenia. *Arthritis Res Ther.* 2005;7:208-214.
73. Calhoun DA, Rimsza LM, Burchfield DJ, et al. Congenital autoimmune neutropenia in two premature neonates. *Pediatrics.* 2001;108: 181-184.
74. Christensen RD, Henry E, Wiedmeier SE, et al. Low blood neutrophil concentrations among extremely low birth weight neonates: Data from a multihospital health-care system. *J Perinatol.* 2006;26:682-687.
75. Newburger PE. Disorders of neutrophil number and function. *Hematology Am Soc Hematol Educ Program.* 2006;104-110.
76. Berliner N. Lessons from congenital neutropenia: 50 years of progress in understanding myelopoiesis. *Blood.* 2008;111:5427-5432.

77. Tesfa D, Keisu M, Palmblad J. Idiosyncratic drug-induced agranulocytosis: possible mechanisms and management. *Am J Hematol*. 2009; 84:428-434.
78. Mohan SR, Maciejewski JP. Diagnosis and therapy of neutropenia in large granular lymphocyte leukemia. *Curr Opin Hematol*. 2009;16:27-34.
79. Palmblad J, Papadaki HA. Chronic idiopathic neutropenias and severe congenital neutropenia. *Curr Opin Hematol*. 2008;15:8-14.
80. Papadaki HA, Palmblad J, Eliopoulos GD. Non-immune chronic idiopathic neutropenia of adult: an overview. *Eur J Haematol*. 2001;67:35-44.
81. Sutton L, Vusirikala M, Chen W. Hematogone hyperplasia in copper deficiency. *Am J Clin Pathol*. 2009;132:191-199; quiz 307.
82. Willis MS, Monaghan SA, Miller ML, et al. Zinc-induced copper deficiency: a report of three cases initially recognized on bone marrow examination. *Am J Clin Pathol*. 2005;123:125-131.
83. Ward AC, Dale DC. Genetic and molecular diagnosis of severe congenital neutropenia. *Curr Opin Hematol*. 2009;16:9-13.
84. Zeidler C, Germeshausen M, Klein C, Welte K. Clinical implications of ELA2-, HAX1-, and G-CSF-receptor (CSF3R) mutations in severe congenital neutropenia. *Br J Haematol*. 2009;144:459-467.
85. Zeidler C, Schwinzer B, Welte K. Congenital neutropenias. *Rev Clin Exp Hematol*. 2003;7:72-83.
86. Grenda DS, Murakami M, Ghatak J, et al. Mutations of the ELA2 gene found in patients with severe congenital neutropenia induce the unfolded protein response and cellular apoptosis. *Blood*. 2007;110: 4179-4187.
87. Rosenberg PS, Alter BP, Link DC, et al. Neutrophil elastase mutations and risk of leukaemia in severe congenital neutropenia. *Br J Haematol*. 2008;140:210-213.
88. Rosenberg PS, Alter BP, Bolyard AA, et al. The incidence of leukemia and mortality from sepsis in patients with severe congenital neutropenia receiving long-term G-CSF therapy. *Blood*. 2006;107:4628-4635.
89. Dong F, Brynes RK, Tidow N, et al. Mutations in the gene for the granulocyte colony-stimulating-factor receptor in patients with acute myeloid leukemia preceded by severe congenital neutropenia. *N Engl J Med*. 1995;333:487-493.
90. Germeshausen M, Grudzien M, Zeidler C, et al. Novel HAX1 mutations in patients with severe congenital neutropenia reveal isoform-dependent genotype-phenotype associations. *Blood*. 2008;111:4954-4957.
91. Aprikyan AA, Liles WC, Rodger E, et al. Impaired survival of bone marrow hematopoietic progenitor cells in cyclic neutropenia. *Blood*. 2001;97:147-153.
92. Horwitz MS, Duan Z, Korkmaz B, et al. Neutrophil elastase in cyclic and severe congenital neutropenia. *Blood*. 2007;109:1817-1824.
93. Dale DC, Cottle TE, Fier CJ, et al. Severe chronic neutropenia: treatment and follow-up of patients in the Severe Chronic Neutropenia International Registry. *Am J Hematol*. 2003;72:82-93.
94. Burroughs L, Woolfrey A, Shimamura A. Shwachman-Diamond syndrome: a review of the clinical presentation, molecular pathogenesis, diagnosis, and treatment. *Hematol Oncol Clin North Am*. 2009;23:233-248.
95. Rujkijyanont P, Adams SL, Beyene J, Dror Y. Bone marrow cells from patients with Shwachman-Diamond syndrome abnormally express genes involved in ribosome biogenesis and RNA processing. *Br J Haematol*. 2009;145:806-815.
96. Watanabe K, Ambekar C, Wang H, et al. SBDS-deficiency results in specific hypersensitivity to Fas stimulation and accumulation of Fas at the plasma membrane. *Apoptosis*. 2009;14:77-89.
97. Kuijpers TW, Alders M, Tool AT, et al. Hematologic abnormalities in Shwachman Diamond syndrome: Lack of genotype-phenotype relationship. *Blood*. 2005;106:356-361.
98. Kaplan J, De Domenico I, Ward DM. Chediak-Higashi syndrome. *Curr Opin Hematol*. 2008;15:22-29.
99. Kjeldsen L, Calafat J, Borregaard N. Giant granules of neutrophils in Chediak-Higashi syndrome are derived from azurophil granules but not from specific and gelatinase granules. *J Leukoc Biol*. 1998;64:72-77.
100. Eapen M, DeLaat CA, Baker KS, et al. Hematopoietic cell transplantation for Chediak-Higashi syndrome. *Bone Marrow Transplant*. 2007;39: 411-415.
101. Kawai T, Malech HL. WHIM syndrome: Congenital immune deficiency disease. *Curr Opin Hematol*. 2009;16:20-26.
102. Douek DC, Picker LJ, Koup RA. T cell dynamics in HIV-1 infection. *Annu Rev Immunol*. 2003;21:265-304.
103. Herold MJ, McPherson KG, Reichardt HM. Glucocorticoids in T cell apoptosis and function. *Cell Mol Life Sci*. 2006;63:60-72.
104. Robak T, Lech-Maranda E, Korycka A, Robak E. Purine nucleoside analogs as immunosuppressive and antineoplastic agents: Mechanism of action and clinical activity. *Curr Med Chem*. 2006;13:3165-3189.
105. Pitashny M, Shoenfeld Y. B cell depletion in autoimmune rheumatic diseases. *Autoimmun Rev*. 2005;4:436-441.
106. Buckley RH. A historical review of bone marrow transplantation for immunodeficiencies. *J Allergy Clin Immunol*. 2004;113:793-800.
107. Osman C, Swaak AJ. Lymphocytotoxic antibodies in SLE: A review of the literature. *Clin Rheumatol*. 1994;13:21-27.
108. Schulze-Koops H. Lymphopenia and autoimmune diseases. *Arthritis Res Ther*. 2004;6:178-180.
109. Shi SS, Shi CC, Zhao ZY, et al. Effect of open heart surgery with cardiopulmonary bypass on peripheral blood lymphocyte apoptosis in children. *Pediatr Cardiol*. 2009;30:153-159.
110. Urra X, Cervera A, Villamor N, et al. Harms and benefits of lymphocyte subpopulations in patients with acute stroke. *Neuroscience*. 2009;158:1174-1183.
111. Luo L, Li T. Idiopathic CD4 lymphocytopenia and opportunistic infection—an update. *FEMS Immunol Med Microbiol*. 2008;54:283-289.
112. Zandecki M, Genevieve F, Gerard J, et al. Spurious counts and spurious results on haematology analysers: a review. Part I: platelets. *Int J Lab Hematol*. 2007;29:4-20.
113. Geddis AE. Congenital amegakaryocytic thrombocytopenia and thrombocytopenia with absent radii. *Hematol Oncol Clin North Am*. 2009;23:321-331.
114. Klopocki E, Schulze H, Strauss G, et al. Complex inheritance pattern resembling autosomal recessive inheritance involving a microdeletion in thrombocytopenia-absent radius syndrome. *Am J Hum Genet*. 2007;80:232-240.
115. Palaniappan G, Jennings W. Idiopathic thrombocytopenic purpura. *Mo Med*. 2009;106:69-73.
116. Chan H, Moore JC, Finch CN, et al. The IgG subclasses of platelet-associated autoantibodies directed against platelet glycoproteins IIb/IIIa in patients with idiopathic thrombocytopenic purpura. *Br J Haematol*. 2003;122:818-824.
117. Cines DB, Bussel JB, Liebman HA, et al. The ITP syndrome: Pathogenic and clinical diversity. *Blood*. 2009;113:6511-6521.
118. Liebman H. Other immune thrombocytopenias. *Semin Hematol*. 2007; 44:S24-S34.
119. Liebman HA, Stasi R. Secondary immune thrombocytopenic purpura. *Curr Opin Hematol*. 2007;14:557-573.
120. Kenney B, Stack G. Drug-induced thrombocytopenia. *Arch Pathol Lab Med*. 2009;133:309-314.
121. Kelton JG, Warkentin TE. Heparin-induced thrombocytopenia: a historical perspective. *Blood*. 2008;112:2607-2616.
122. Castelli R, Cassinerio E, Cappellini MD, et al. Heparin induced thrombocytopenia: Pathogenetic, clinical, diagnostic and therapeutic aspects. *Cardiovasc Hematol Disord Drug Targets*. 2007;7:153-162.
123. De Shields MS, Martin SE. Abnormal megakaryocytes in thrombocytopenia associated with HIV-1 infection. *Am J Hematol*. 1991;37:215-216.
124. Stasi R, Provan D. *Helicobacter pylori* and chronic ITP. *Hematology Am Soc Hematol Educ Program*. 2008;206-211.
125. Arnold DM, Smith JW, Kelton JG. Diagnosis and management of neonatal alloimmune thrombocytopenia. *Transfus Med Rev*. 2008;22: 255-267.
126. Delvaeye M, Noris M, De Vriese A, et al. Thrombomodulin mutations in atypical hemolytic-uremic syndrome. *N Engl J Med*. 2009;361:345-357.
127. Levi M, Toh CH, Thachil J, et al. Guidelines for the diagnosis and management of disseminated intravascular coagulation. British Committee for Standards in Haematology. *Br J Haematol*. 2009;145:24-33.
128. Scully MA, Machin SJ. Berend Houwen Memorial Lecture: ISLH Las Vegas May. 2009; the pathogenesis and management of thrombotic microangiopathies. *Int J Lab Hematol*. 2009;31:268-276.
129. van den Oudenrijn S, Bruin M, Folman CC, et al. Three parameters, plasma thrombopoietin levels, plasma glycocalicin levels and megakaryocyte culture, distinguish between different causes of congenital thrombocytopenia. *Br J Haematol*. 2002;117:390-398.
130. Federici AB, Mannucci PM, Castaman G, et al. Clinical and molecular predictors of thrombocytopenia and risk of bleeding in patients with von Willebrand disease type 2B: A cohort study of 67 patients. *Blood*. 2009;113:526-534.
131. Lanza F. Bernard-Soulier syndrome (hemorrhagiparous thrombocytic dystrophy). *Orphanet J Rare Dis*. 2006;1:46.
132. Nurden AT, Federici AB, Nurden P. Altered megakaryocytopoiesis in von Willebrand type 2B disease. *J Thromb Haemost*. 2009;7:s277-281.
133. Nurden AT, Nurden P. Inherited defects of platelet function. *Rev Clin Exp Hematol*. 2001;5:314-334; quiz following 431.
134. Parker CJ. Bone marrow failure syndromes: paroxysmal nocturnal hemoglobinuria. *Hematol Oncol Clin North Am*. 2009;23:333-346.
135. Brodsky RA, Mukhina GL, Li S, et al. Improved detection and characterization of paroxysmal nocturnal hemoglobinuria using fluorescent aerolysin. *Am J Clin Pathol*. 2000;114:459-466.
136. Valdez JM, Scheinberg P, Young NS, et al. Infections in patients with aplastic anemia. *Semin Hematol*. 2009;46:269-276.
137. Young NS, Scheinberg P, Calado RT. Aplastic anemia. *Curr Opin Hematol*. 2008;15:162-168.
138. Solomou EE, Rezvani K, Mielke S, et al. Deficient CD4+ CD25+ FOXP3+ T regulatory cells in acquired aplastic anemia. *Blood*. 2007; 110:1603-1606.
139. Calado RT, Young NS. Telomere maintenance and human bone marrow failure. *Blood*. 2008;111:4446-4455.
140. Alter BP. Diagnosis, genetics, and management of inherited bone marrow failure syndromes. *Hematology Am Soc Hematol Educ Program*. 2007;29-39.
141. Green AM, Kupfer GM. Fanconi anemia. *Hematol Oncol Clin North Am*. 2009;23:193-214.
142. Dufour C, Svahn J. Fanconi anaemia: New strategies. *Bone Marrow Transplant*. 2008;41(suppl 2):S90-S95.
143. Fogarty PF, Yamaguchi H, Wiestner A, et al. Late presentation of dyskeratosis congenita as apparently acquired aplastic anaemia due to mutations in telomerase RNA. *Lancet*. 2003;362:1628-1630.

第12章

炎症、感染和代谢性疾病的骨髓评估

Nancy S. Rosenthal

章节目录

本章讨论外周血和骨髓对各种良性病变的反应。在不明原因发热时可以做骨髓检查，以寻找特定的感染病因。在炎症或代谢性疾病时，骨髓表现可以与原有疾病一致、提示在原有基础上出现并发症，或与治疗有关。

本章首先讨论反应性白细胞增多症及其鉴别诊断，随后讨论感染、炎症和代谢紊乱所致的具体病变。

12.1 反应性中性粒细胞增多症

中性粒细胞增生通常是由于炎症引起的粒细胞-巨噬细胞集落刺激因子或粒细胞集落刺激因子的内源性分泌所致。常见的原因是感染、胶原血管疾病和恶性肿瘤（简表12.1）。急性应激或使用肾上腺素后，中性粒细胞脱离血管壁并进入循环池，使外周血中性粒细胞计数成倍增加。皮质类固醇激素治疗使外周血中性粒细胞增多是由于骨髓储存的中性粒细胞提前释放入血。外源性生长因子治疗也可导致中性粒细胞计数增加。在某些情况下，反应性中性粒细胞增生与骨髓增殖性疾病（通常是慢性髓系白血病，CML）[1-2]难以区分。形态学表现如嗜碱细胞增多、出现异常巨核细胞以及出现骨髓纤维化可能有助于诊断，但通常需要遗传学分析来确定诊断。

简表12.1 反应性中性粒细胞增多症的病因

- 感染
- 自身免疫性疾病
- 胶原血管疾病
- 恶性肿瘤
- 外源性生长因子的应用（粒细胞-巨噬细胞集落刺激因子，粒细胞集落刺激因子）
- 急性应激
- 使用肾上腺素
- 皮质类固醇激素治疗

反应性中性粒细胞增多症的外周血涂片显示中性粒细胞绝对计数增加，但白细胞计数很少超过50×10^9/

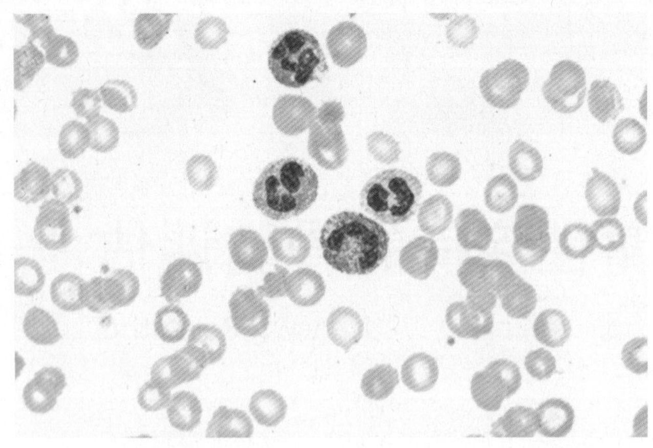

图12.1 感染引起的外周血中性粒细胞出现毒性颗粒和胞质空泡

L。循环血中常常出现不成熟中性粒细胞，称为核左移[3]，并且出现毒性颗粒、胞质空泡和Döhle包涵体等形态学异常（图12.1）。骨髓穿刺涂片显示粒红细胞比例增加，有些病例，早幼粒细胞和中幼粒细胞相对增多。胞质内颗粒的增多可以很明显。骨髓组织切片显示细胞增生活跃，粒红比例增大。早期粒系前体细胞通常出现在小梁旁。有时这种旺炽型的增生可能被误认为是肿瘤性病变，甚至与转移癌相似（图12.2）。

12.2 反应性淋巴细胞增多症

外周血淋巴细胞增多与原有疾病有关，最常见的是病毒感染（EBV、CMV、肝炎病毒、HHV6和HIV）或药物反应（尤其是苯妥英钠）[4]，但也可见于“应急”状态[5-6]，后者可能与内源性肾上腺素的释放有关。曾有个案报道，胸腺瘤患者可伴有多克隆性细胞增多[8]。感染所致的外周血淋巴细胞增多症主要是T细胞反应[9]。

骨髓反应性淋巴细胞增多症的特点是形态学良性淋巴细胞增多，可伴或不伴外周血淋巴细胞增多症。它可以表现为是间质性淋巴细胞增多或淋巴细胞聚集灶增多。正常前体B细胞（B祖细胞 ，hematogone）增多可见于多种情形（特别是儿童），但常见于化疗后的儿童和成人患者（图12.3）。这些细胞往往很难与淋巴母

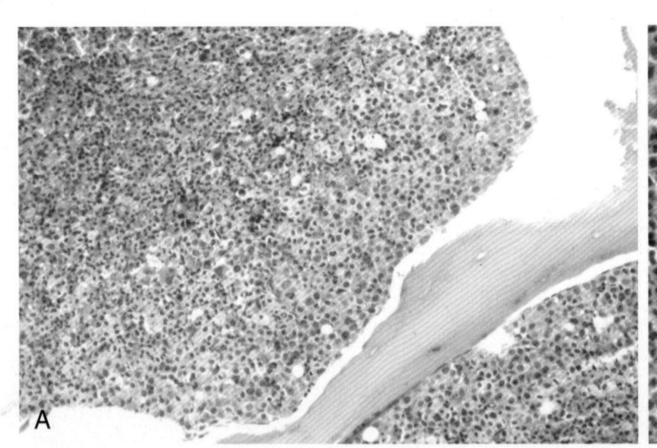

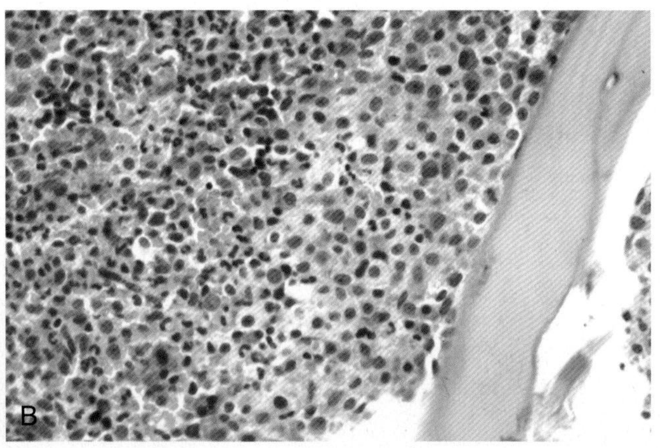

图12.2 骨髓活检在低倍镜（A）和高倍镜下（B）显示小梁旁的髓系前体细胞，与转移性癌相似

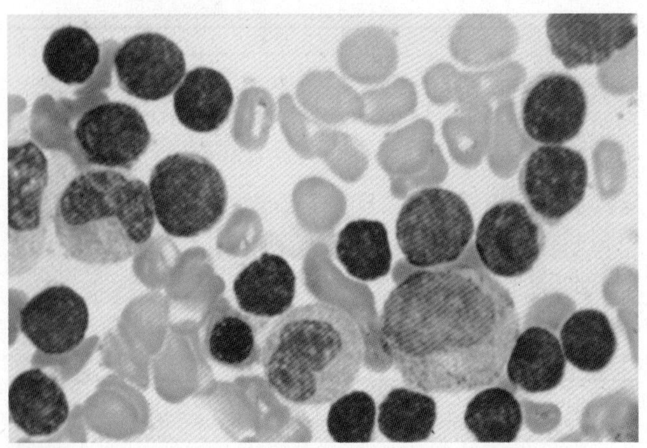

图12.3 中性粒细胞减少症患儿，骨髓穿刺涂片中的正常前体B细胞。这种细胞的核质比增高，染色质浓缩，无核仁

细胞白血病（ALL）中的淋巴母细胞区别（见第41章）。在确定淋巴细胞是否增多时，患者的年龄往往很重要，因为正常情况下儿童骨髓中的淋巴细胞本身就多（高达35%）[10]。在成人骨髓穿刺涂片中，淋巴细胞的正常值大约为6%~25%[11]。

持续性多克隆细胞增多症较为罕见，主要为经常吸烟的年轻女性（简表12.2）[12]。患者通常无症状，很少有淋巴结大或脾大[13]，与人类白细胞抗原（HLA）-DR7[14]相关。一些患者的外周血细胞中发现EBV，这些细胞似乎存在CD40活化通路上的缺陷[15,16]。血清中多克隆IgM增多。

简表12.2　**持续性多克隆细胞增多症的特征**

临床表现
- 女性为主
- 年龄20~40岁
- 无症状
- 吸烟

实验室检查
- 外周血淋巴细胞增多症
- 有裂淋巴细胞
- 血清中多克隆IgM增多
- *BCL2/IgH*基因重排呈多克隆性
- 外周血EBV
- 多克隆性免疫表型——记忆B细胞
- HLA-DR7频率增加
- 等臂染色体i（3q）

外周血涂片中，增多的淋巴细胞伴有中等量的胞质，有核分裂象（图12.4）。这些细胞也可见于骨髓穿刺涂片和活检，通常分布在血窦内或血管内[17]。免疫表型分析，多克隆增殖的B细胞常常表达IgD$^+$和CD27$^+$；曾经检测到多克隆性BCL2/IgH重排[12,18]。有些病例出现等臂染色体i（3q）和三倍体[19~21]。淋巴细胞增生可能持续多年而临床上没有任何恶变的证据。

12.3　反应性嗜酸性粒细胞增多症

反应性嗜酸性粒细胞增多症由多种疾病引起（见简表12.3）[22~43]。嗜酸性粒细胞计数轻度增多通常是过敏性反应所致；中度增多常见于淋巴瘤、类风湿关节炎和非造血系统恶性肿瘤；重度增多见于寄生虫感染、肺嗜酸性粒细胞增多症和单克隆性嗜酸性粒细胞疾病[44,45]。个例报道中，反应性嗜酸性粒细胞增多症是一种体质性异常；其中两名患者有染色体异常——10号染色体臂间的倒置[43]。

简表12.3　**反应性嗜酸性粒细胞增多症的病因**

- 变态反应疾病：过敏，哮喘，湿疹[22~24]
- 寄生虫感染：美国最常见犬弓蛔虫感染[25]
- 结缔组织病[26]
- 药物反应[27,28]
- 造血生长因子和白细胞介素-3治疗后[29,30]
- 炎症性皮肤病[31]
- 癌[32]
- T细胞恶性肿瘤
  - 急性淋巴母细胞白血病伴t（5；14）（q31；q32）[33]
  - 蕈样霉菌病[34]
  - 外周T细胞淋巴瘤[35,36]
- B细胞淋巴瘤[37]
- 霍奇金淋巴瘤[38]
- 肺嗜酸性粒细胞综合征[39]
- 移植排斥反应[40]
- 脉管炎[41,42]
- 体质性异常[43]

在反应性嗜酸性粒细胞增多症，骨髓穿刺涂片检查显示嗜酸性粒细胞及其前体细胞增多，一般多于骨髓有核细胞的5%[46]。嗜酸中幼粒细胞常有小的嗜碱颗粒。这种中幼粒细胞是嗜酸性粒细胞的一个正常发育阶段，嗜碱颗粒可能是嗜酸性粒细胞的初级颗粒[47]。反应性嗜酸性粒细胞增多时，骨髓组织切片中常有弥漫增多的嗜酸性粒细胞及其前体细胞；而霍奇金淋巴瘤(HL)、非霍奇金淋巴瘤（NHL）、良性淋巴细胞聚集灶、系统性肥大细胞疾病和Langerhans细胞组织细胞增生症等累及骨髓时，其病变周围可见局灶性嗜酸性粒细胞增多症（图12.5）[48,49]。这种情况下，外周血

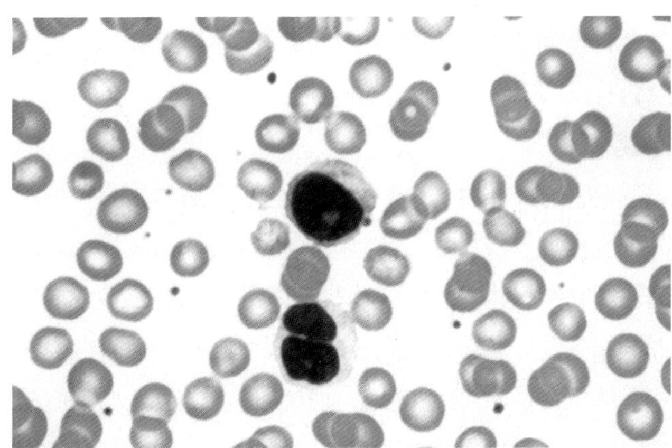

图12.4　外周血涂片中多克隆性B细胞增多症，可见不典型有核分裂的淋巴细胞

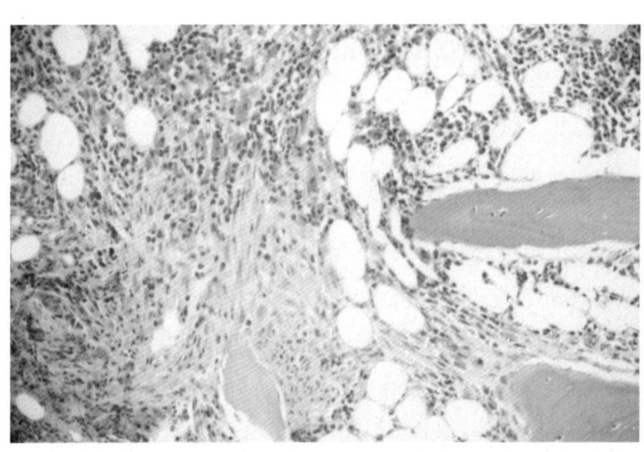

图12.5　围绕在骨髓肥大细胞病变周围的嗜酸性粒细胞增多症

或骨髓涂片中可能没有嗜酸性粒细胞增多的表现。

第49章将详细讨论肿瘤性和非肿瘤性嗜酸性粒细胞增多症。

12.4 反应性嗜碱性粒细胞增多症

反应性嗜碱性粒细胞增多症并不常见。在某些情况下可能伴随反应性嗜碱性粒细胞增生。外周血嗜碱性粒细胞增多，绝对计数大于0.2×10^9/L。骨髓穿刺涂片显示嗜碱性粒细胞及其前体细胞增多，细胞计数超过有核细胞的2%。

本病常见于过敏、肿瘤、炎症、恶性淋巴瘤、多发性骨髓瘤、放疗和肾衰竭[50,51]。

12.5 反应性单核细胞增多症

外周血单核细胞增多症的定义是单核细胞数量大于1×10^9/L；骨髓穿刺涂片中单核细胞增多通常定义为超过分类计数3%[11]。相关疾病包括急慢性炎症、胶原血管疾病、急性心肌梗死[52]、癌[53]、甲状腺功能减退[54]和脾切除术后[55]（简表12.4）。单核细胞增多也常见于化疗后或因先天缺陷引发的中性粒细胞减少的患者[56]。

简表12.4 反应性单核细胞增多症

- 急慢性炎症
- 急性心肌梗死
- 癌
- 霍奇金淋巴瘤
- 甲状腺功能减退
- 中性粒细胞减少
- 脾切除术

12.6 感染性疾病的骨髓表现

12.6.1 细菌感染

细菌感染常引起外周血中中性粒细胞增多，伴有不成熟粒系细胞增多，即核左移。新生儿、老年人或虚弱患者除外，这些人不能激发中性粒细胞反应。与细菌感染相关的形态学变化包括毒性颗粒、Döhle包涵体和胞质空泡。在极少数情况下，中性粒细胞和单核细胞内可发现细菌。循环血中的中性粒细胞增多是由于骨髓中粒系前体细胞增多的结果。

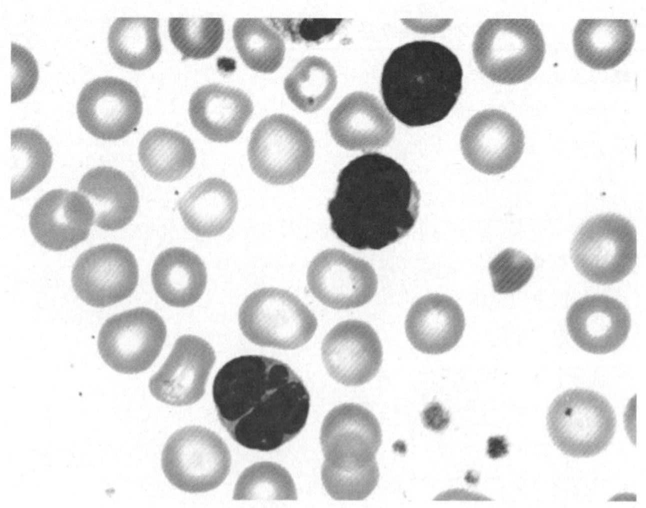

图12.6 1例百日咳感染儿童外周血涂片中出现的有裂小淋巴细胞

极少数细菌感染（例如百日咳）可能会导致外周血淋巴细胞增多，以$CD4^+$细胞为主（图12.6）[57]。在儿童，这些淋巴细胞通常有核裂，细胞核不规则，类似滤泡性淋巴瘤（FL）所看到的淋巴瘤细胞。中性粒细胞减少还可见于布氏杆菌或沙门菌感染。不伴有继发感染的结核杆菌感染通常不会导致中性粒细胞计数的改变。

细菌感染时很少发生红细胞异常。支原体肺炎可导致冷凝集素综合征。严重的溶血见于梭状芽孢杆菌感染，其原因是由于存在一种溶血素，即磷脂酶C[58]。

骨髓内唯一的细菌感染是分枝杆菌感染（见后）。个案报道了Tropheryma whippelii菌引起的骨髓感染，它是Whipple病的致病菌[59]。骨髓的巨噬细胞内可见PAS阳性致病菌。通过PCR或电子显微镜可以证实这些致病菌的存在。伤寒杆菌的感染伴有全血细胞减少（因噬血细胞现象所致[60,61]）、肉芽肿、环形肉芽肿或骨髓坏死[62]。在中性粒细胞和单核细胞内见沙门杆菌。瘤型麻风累及骨髓时，特征是含有杆菌的泡沫样组织细胞增生，或在骨髓间质内出现游离的杆菌[63]。布氏杆菌感染可引起骨髓肉芽肿、噬血细胞现象和外周血全血细胞减少（图12.7）[64]。

骨髓分枝杆菌感染最常见的病原菌是结核分枝杆菌或细胞内禽分枝杆菌。其他罕见的分枝杆菌感染也有报道[65]。肺结核患者可有血小板增多、白细胞增多或单核细胞增多[66]。粟粒性肺结核的外周血异常包括慢性炎症引起的贫血、白细胞减少、血小板减少以及全血细胞减少。外周血淋巴细胞减少或血小板减少提示粟粒性肺结核的肉芽肿累及骨髓[67,68]。鸟-胞内分枝杆菌感染的患

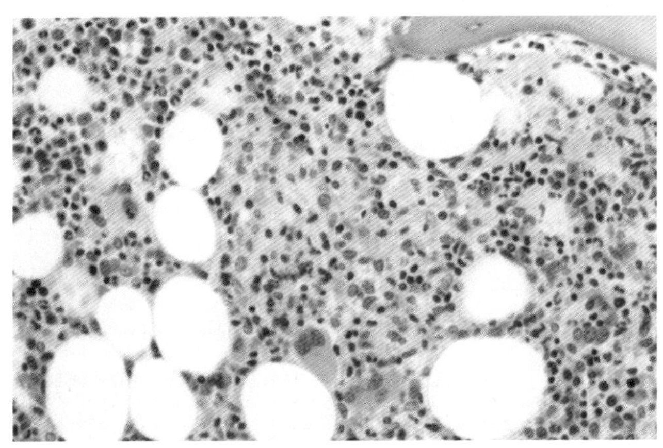
图12.7 布氏杆菌感染者骨髓活检显示非干酪性肉芽肿

者外周血的异常通常与潜在的HIV感染有关。细胞内禽分枝杆菌感染时，在Wright染色的组织细胞内可见负染的线性包涵体（图12.8A，图12.8B）[69]。在骨髓穿刺涂片上很少能发现肉芽肿，但骨髓小粒凝块切片或骨髓活检中常可见到。骨髓内干酪性肉芽肿罕见，但如果发现则强烈提示结核杆菌感染。鸟-胞内分枝杆菌感染时，肉芽肿可能形成不良，或只有组织细胞弥漫性浸润。特殊的抗酸染色可以显示为数不多的结核杆菌菌体（图12.8C），而细胞内禽分枝杆菌感染时，菌体易于发现而且数量较多。血培养检测结核分枝杆菌是一种较敏感的技术，特别是在有HIV感染的背景下[70]。这种情况下骨髓检查的作用仍然存在争论[71]。用抗酸杆菌染色检测菌体能明显缩短诊断时间，对临床有帮助[72]。很少的情况下，细菌培养阴性患者也可发现肉芽肿和菌体[73]。

12.6.2 立克次体感染

立克次体感染可以通过骨髓和外周血诊断，它包括Q热和埃立克体病。*Coxiella burnetii*感染引起Q热，可导致骨髓活检或骨髓小粒凝块切片中特征性炸面包圈样或环状肉芽肿。肉芽肿由环形的上皮样组织细胞和围绕中央空泡的中性粒细胞组成，外围有纤维素样物质环绕（图12.9）[74,75]。这些肉芽肿并非Q热所特有，还可见于CMV感染、HL、传染性单核细胞增多症（IM）以及伤寒[76]。

人类埃里希体病（ehrlichiosis）是由于沙费埃里希体（Ehrlichia chaffeensis）、无浆体（Anaplasma phagocytophilum）和少见的ewingii埃里希体感染所致[77]。第一种病原体感染单核细胞，其他两种病原体感染粒细胞。所有这些感染均可引起白细胞减少、核左移和血小板减少[78-80]。也可引起发热和肝脏转氨酶升高。外周血涂片可以识别这些病原体，可在单核细胞和中性粒细胞

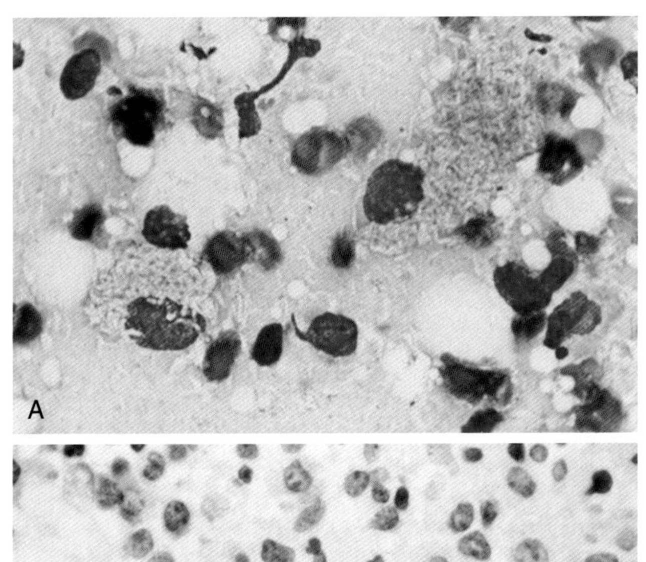

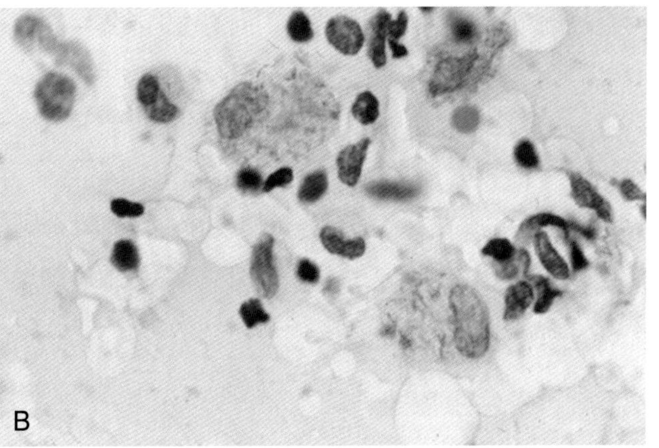

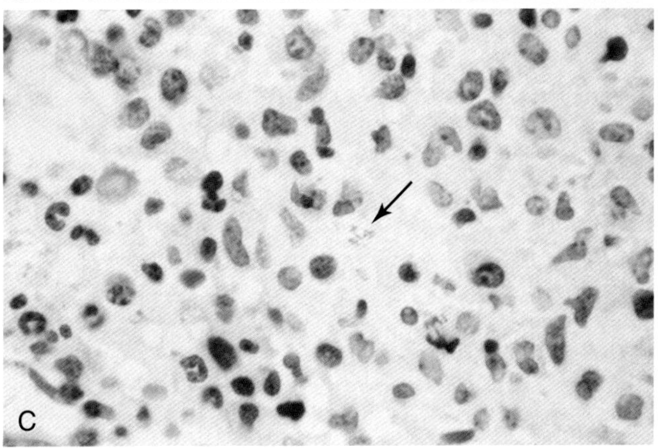

图12.8 HIV患者伴有细胞内禽分枝杆菌感染。A. Wright-Giemsa染色的骨髓印片中显示组织细胞内负染性线性包涵体。B. 在A图中的包涵体，抗酸染色为分枝杆菌。C. 另一患者的肉芽肿中抗酸染色显示少量结核分枝杆菌

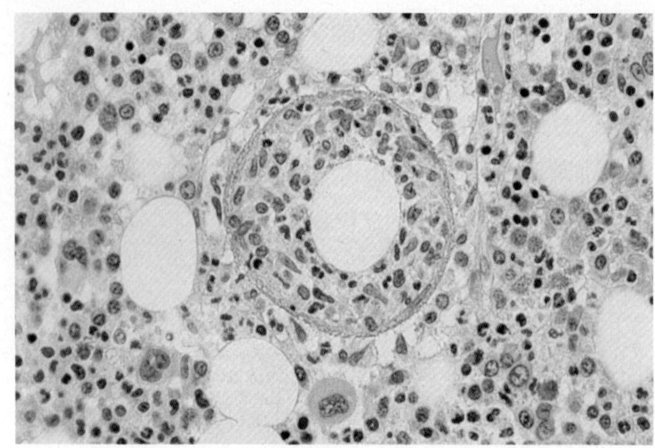

图12.9　Q热患者骨髓活检显示纤维素环绕的肉芽肿

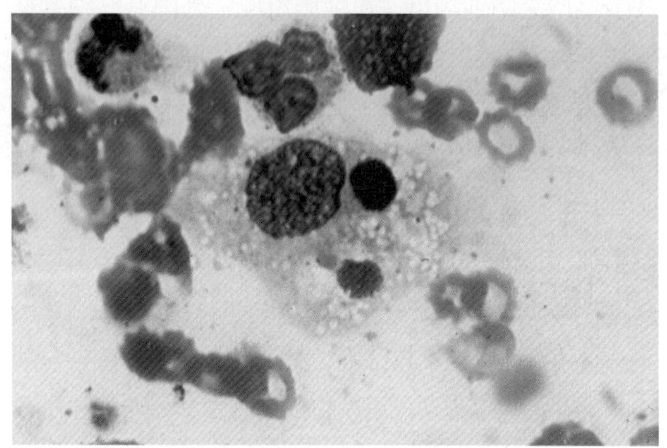

图12.10　骨髓穿刺涂片显示埃里希体病，组织细胞内可见病原体

中发现小簇状深染的细菌。单核细胞的埃里希体病的骨髓病理学已有深入的研究。本病常有粒细胞增生，骨髓穿刺涂片的组织细胞内可以查见病原体，67%患者骨髓活检可见肉芽肿（图12.10）[81]。在无浆体感染的患者，骨髓细胞量正常或增生活跃，可出现极少数感染细胞[82]，另可见淋巴细胞聚集灶、浆细胞增多、噬血细胞现象[83]。外周血的PCR检测可以确诊[84]。

12.6.3　寄生虫感染

组织侵入性寄生虫引起的感染导致外周血和骨髓中嗜酸性粒细胞计数增加。弓形虫假包囊与获得性免疫缺陷综合征（艾滋病）患者的骨髓坏死有关[85]。利什曼病患者的巨噬细胞内可见利-杜氏小体。利什曼病是严重疾病，由流行地区发现的利什曼原虫引起，但它也可造成免疫功能低下患者的机会性感染，包括HIV感染或骨髓移植的患者[86,87]。临床表现包括发热、肝脾大和全血细胞减少。骨髓穿刺涂片中反应性浆细胞增多。骨髓活检或骨髓小粒凝块切片中可见肉芽肿。组织细胞内通常可见无鞭毛体。无鞭毛体胞质呈蓝染，核呈红色，有一个杆状动基体[88]。

12.6.4　病毒感染

12.6.4.1　巨细胞病毒（CMV）

CMV是一种DNA病毒，属于疱疹病毒家族成员。急性CMV感染可导致外周血淋巴细胞反应性增多，与EBV感染导致的IM相似（图12.11）[89]。极少数的病例，外周血中CMV感染的细胞可见丰富的胞质和核内包涵体[90]，这些细胞最容易在血涂片的尾端看到。其他外周血表现包括溶血、中性粒细胞减少和血小板减少[91–93]。

骨髓活检异常病变包括肉芽肿或环肉芽肿[94]。很少情况下，在血管内皮细胞内可见到大的核内包涵体（图12.12），穿刺涂片中可以看到髓系细胞成熟停滞导致的粒细胞减少。CMV也是导致噬血细胞综合征的原因之一。

在婴儿，无论是先天性还是获得性CMV感染，均可与幼年型粒-单核细胞白血病（JMML）[95]的病变特

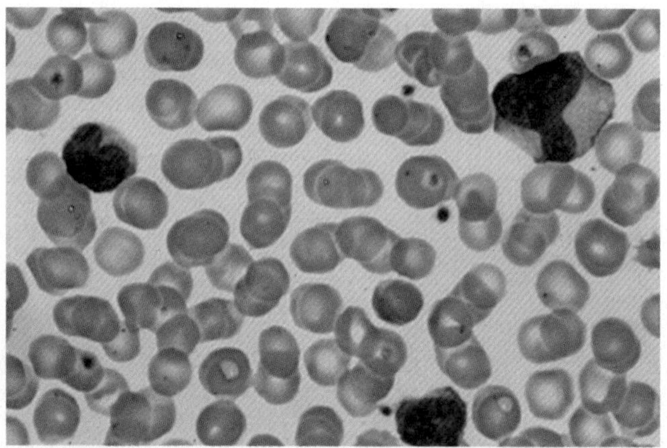

图12.11　CMV感染患者的外周血涂片，显示反应性淋巴细胞

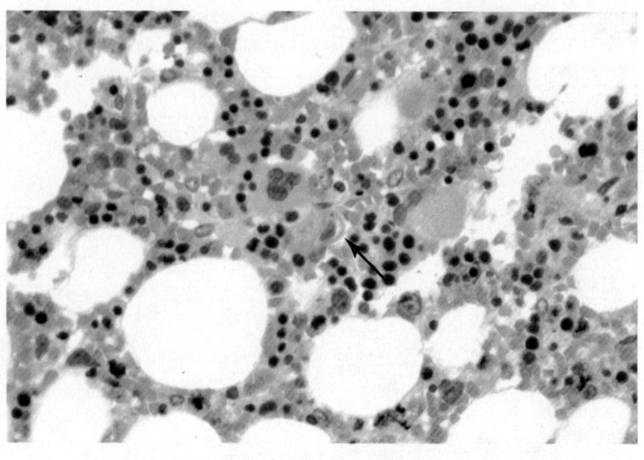

图12.12　骨髓活检显示一个大的、嗜酸性CMV包涵体（箭头）

征相似。JMML的典型特征是对粒细胞-巨噬细胞集落刺激因子的超敏反应，结合遗传学的评估可以确诊[96]。有报道显示CMV感染貌似伴有血小板减少的骨髓增生异常[97]。CMV感染也常见于感染HIV的患者。CMV感染可见少量核内包涵体，但没有其他特异发现。干细胞移植后CMV感染可导致植入延迟，特别是血小板计数恢复的延迟[98]。相似的骨髓抑制可见于HHV-6感染[99]。

12.6.4.2 Epstein-Barr病毒（EBV）

EBV感染可引起外周血和骨髓的异常。IM患者的外周血中最重要的发现是淋巴细胞绝对计数增多，多数是反应性淋巴细胞[100]。老年患者外周血中反应性淋巴细胞较少。这些循环中的淋巴细胞主要是CD8^{+}T细胞[101]。淋巴细胞凋亡也常见（图12.13）[102]。除了明显的淋巴细胞增多外，患者可能有贫血或血小板减少。

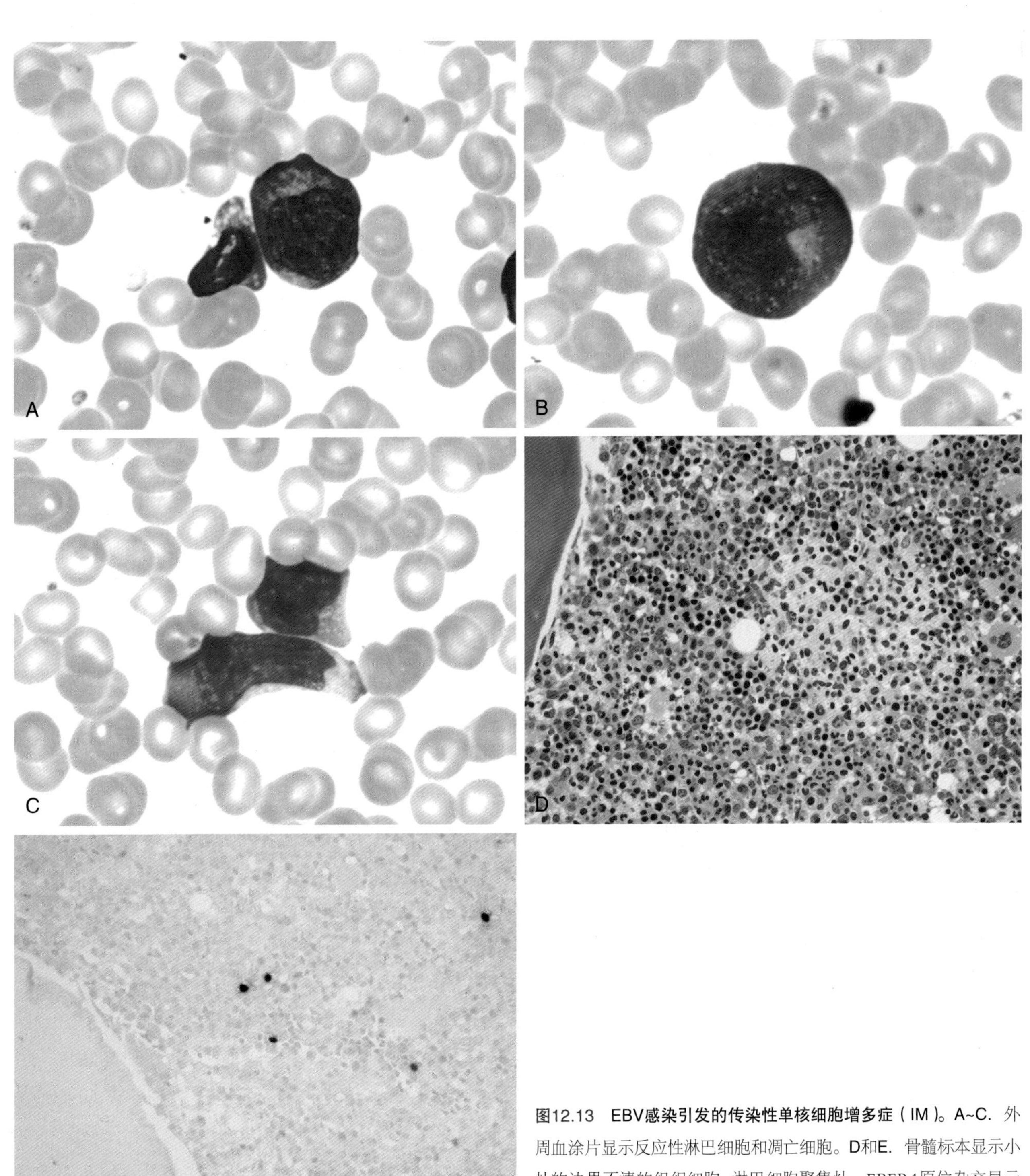

图12.13 EBV感染引发的传染性单核细胞增多症（IM）。A~C. 外周血涂片显示反应性淋巴细胞和凋亡细胞。D和E. 骨髓标本显示小灶的边界不清的组织细胞-淋巴细胞聚集灶。EBER1原位杂交显示几个分散的杂交信号

个别EBV感染的患者，可以发生冷凝集素导致的溶血性贫血。如果患者出现继发于EBV感染的噬血细胞综合征或骨髓抑制，可能会有全血细胞减少。极少数不典型粒-单核细胞增殖可继发于EBV感染；这种疾病类似幼年型粒-单核细胞白血病[103]。EBV感染也可导致再生障碍性贫血[104,105]。

EBV与恶性淋巴细胞增殖有关，包括Burkitt淋巴瘤、淋巴瘤样肉芽肿和免疫缺陷所致的淋巴细胞增殖性疾病，这些将在其他章节中讨论。

确定患者是否有EBV感染要从外周血开始。检测异嗜性抗体的单斑试验（monospot test，IM检测试剂盒）可证实诊断。单斑试验在幼儿和老人很可能是阴性，这是由于这类人群产生的异嗜性抗体有限。如果单斑试验为阴性，而临床表现符合单核细胞增多症，应加做针对病毒衣壳抗原、早期抗原和EB核抗原的特异性病毒抗体的检测。

IM患者一般不会做骨髓检查；然而，在做过骨髓活检的病例中可以见到良性淋巴细胞聚集灶和没有巨细胞的非干酪性肉芽肿[106]。活检组织EBER原位杂交可以证实诊断（图12.13）。如果骨髓再生障碍性贫血和噬血细胞综合征的患者感染EBV，患者就可出现更严重的骨髓再生障碍并可见噬血组织细胞。

12.6.4.3 肝炎

急性病毒性肝炎可引起外周血中反应性淋巴细胞增多。甲型、乙型和丙型病毒性肝炎与再生障碍性贫血的发生相关。丙型肝炎患者可有多种血液系统的并发症，包括单克隆性γ球蛋白血症和冷球蛋白血症；患惰性淋巴增殖性疾病的可能性也增加[107]。2型混合性冷球蛋白血症与骨髓中不典型淋巴细胞聚集灶有关。这些聚集灶通常由单一的小淋巴细胞组成，并可出现于骨小梁旁（图12.14）[108]。免疫表型分析揭示这些细胞为表达BCL2的B细胞，而且这些细胞可以出现轻链限制性。分子分析表明，很多病例是B细胞的寡克隆性增生。这些病例在缺乏淋巴瘤的临床或分子证据的情况下，不要将其误诊为淋巴瘤累及骨髓[109]。

12.6.4.4 汉坦病毒

汉坦病毒肺综合征于1993年在美国西南部首次报道，由辛诺柏病毒感染引起[110]。在前驱期，血小板减少是唯一发现[111]。随着肺渗出综合征出现，外周血显示血小板减少、血液浓缩、白细胞增多、核左移、淋巴细胞减少，并出现10%以上的免疫母细胞。免疫母细胞在骨髓中也可见到[112,113]。

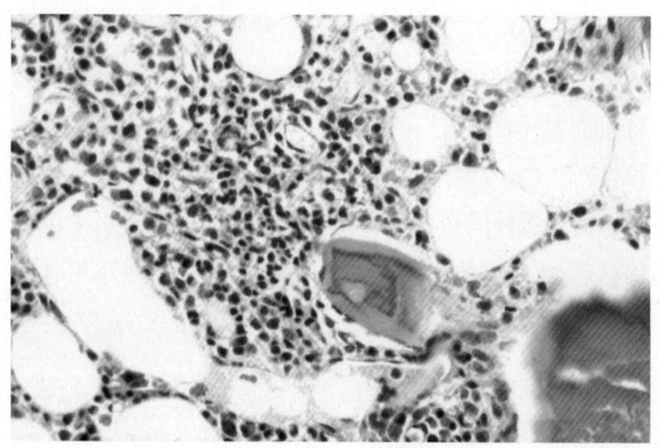

图12.14 丙型肝炎病毒感染的患者，骨髓活检显示不典型淋巴细胞聚集灶

12.6.4.5 微小病毒B19和人类免疫缺陷病毒

微小病毒B19和HIV感染相关的骨髓表现分别见第11章和第56章。

12.6.5 真菌感染

骨髓真菌感染最常见的是组织胞浆菌或隐球菌[114–116]，而且大多数患者有潜在的免疫缺陷[117,118]。其他真菌感染，如球孢子菌、芽生菌、曲霉菌也有很少报道。组织胞浆菌病患者的外周血表现包括贫血、血小板减少和白细胞减少。播散性感染可出现真菌血症，在循环血单核细胞或中性粒细胞中可见组织胞浆菌（图12.15A）。噬血细胞综合征可见于播散性组织胞浆菌感染的艾滋病患者[119]以及少数隐球菌性脑膜炎的患者[120]。

骨髓检查通常有助于评价播散性组织胞浆菌病，特别是在有HIV感染的情况下，其骨髓累及率可高达80%[114]。大多数病例中，Wright染色可以发现骨髓穿刺涂片中的菌体（图12.15）[121]。极少数情况下，由于自然进出现象使得病原体位于巨核细胞内[122]。在骨髓血凝块切片和骨髓活检中可以见到肉芽肿。组织胞浆菌PAS染色和Gomori六胺银染色呈阳性。Wright染色的骨髓穿刺涂片中也可见到大小不等的出芽酵母样的隐球菌菌体（图12.16）。在组织切片上可以看到肉芽肿，Gomori六胺银染色和黏液染色可以显示菌体。用尿液

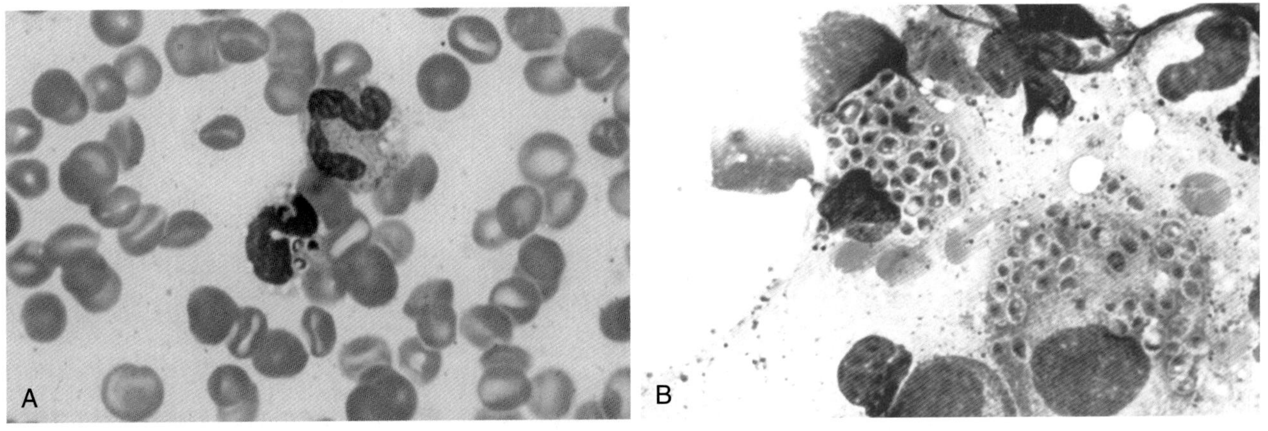

图12.15 吞噬了组织胞浆菌的外周血中性粒细胞（A）和骨髓组织细胞（B）

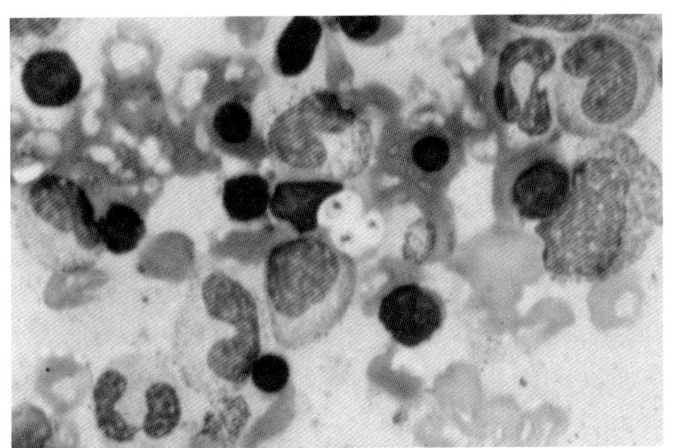

图12.16 慢性淋巴细胞白血病（CLL）伴隐球菌感染患者的骨髓印片可见几个有荚膜的酵母型菌体

标本检测组织胞质菌抗原，用血清标本检测隐球菌抗原，均可证实诊断。球孢子菌病也是骨髓内肉芽肿的一个罕见原因。

12.6.6 骨髓坏死

造血组织和骨髓基质发生坏死而没有临近骨的坏死称为骨髓坏死。它见于严重感染和弥漫性血管内凝血，但更常见于恶性肿瘤[123]。最常见的恶性肿瘤来自血液系统，包括ALL、急性髓系白血病（AML）和淋巴瘤。骨髓转移癌导致的坏死较少见，包括肺癌、胃癌、乳腺癌和前列腺癌都有报道，其中许多病例找不到原发灶[124]。严重骨骼疼痛是最常见的症状。与患者的原有疾病相关的其他症状，如发热、消瘦、全身乏力和盗汗也很常见。体检时骨压痛明显。预后取决于原有疾病的严重程度。

最常见的外周血异常是贫血、血小板减少和幼白-幼红细胞反应[123]。然而，这些表现取决于原有疾病的性质和骨髓坏死的程度。患者常出现乳酸脱氢酶水平增高和高钙血症。

肉眼检查骨髓穿刺物呈现褐色，无明显颗粒。骨髓穿刺Wright染色可见颗粒性背景中嗜酸性坏死细胞（图12.17A）。骨髓血凝块切片和活检显示坏死的破碎细胞伴有核固缩（图12.17B）。坏死可广泛也可局灶，剩余活检组织中可见存活骨髓。

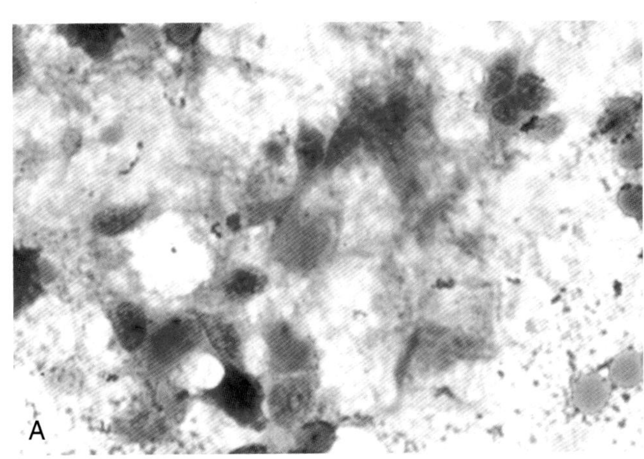

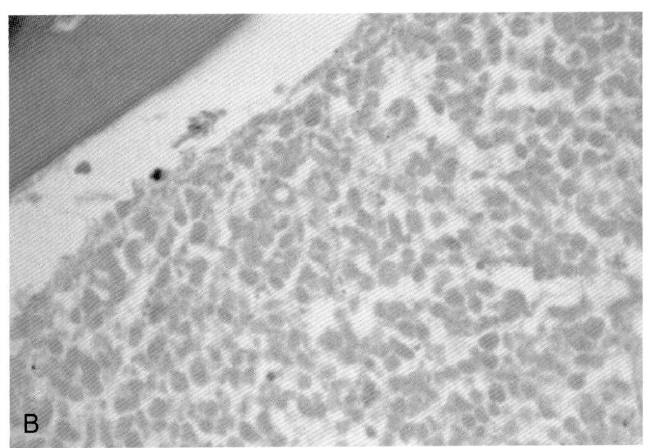

图12.17 骨髓穿刺涂片（A）和活检（B）显示严重的骨髓坏死,仅见退变的细胞样物质

骨髓坏死的病理机制是小血管闭塞，导致骨髓血液供应被破坏。

12.6.7 不明原因的发热

对于不明原因的发热，是否进行骨髓的检查和培养仍有争议。一些研究表明，与血培养相比骨髓培养并没有增加阳性检出率，另一些研究则显示骨髓培养可提高阳性率。很明显，在没有肉芽肿的情况下，特殊染色的用处是微乎其微的[125]。

12.7 非感染性、系统性和炎症性疾病的骨髓表现

12.7.1 非感染性肉芽肿的骨髓表现

在骨髓中的肉芽肿有多种非感染性原因，包括HL、NHL、非造血系统恶性肿瘤、结节病、药物反应和多种结缔组织病[126]。无论骨髓是否有淋巴瘤累及，5%HL[127]和2%~3% NHL的骨髓中有肉芽肿形成[128,129]。肉芽肿还可见于多种恶性肿瘤，包括ALL、AML、多发性骨髓瘤、肺癌、结肠癌、卵巢癌和乳腺癌[130-132]。许多药物与肉芽肿形成有关，包括青霉胺、氯磺丙脲、甲苯酰吡咯乙酸和胺碘酮[133-136]，但最常见药物是普鲁卡因和磺胺类药物。多种结缔组织病也与肉芽肿的形成有关，但多为个案报道。肉芽肿性肝炎患者的骨髓可有非干酪性肉芽肿[137]。小的非干酪性肉芽肿本身没有特异性，常见于移植后的骨髓[138]。多达13%肉芽肿找不到明确的原因[126]。

非干酪性肉芽肿主要见于血凝块切片和活检切片中，极少数穿刺涂片中也可见肉芽肿（图12.18）。上述各种原有疾病并没有特征性形态学特点，这些标本应做抗酸染色和真菌染色，以排除潜在感染性疾病的可能性。如果怀疑感染，可能需要重复骨髓活检和骨髓培养。

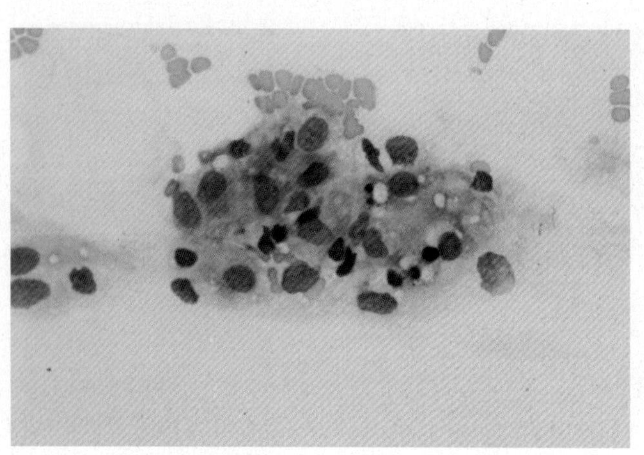

图12.18 骨髓穿刺涂片中有一个小的肉芽肿

脂性肉芽肿可见于高达4%骨髓活检[139]。微囊泡脂肪细胞、淋巴细胞和组织细胞的聚集往往伴有良性淋巴细胞聚集灶（图12.19）。这些肉芽肿没有临床意义，不需要进一步研究。

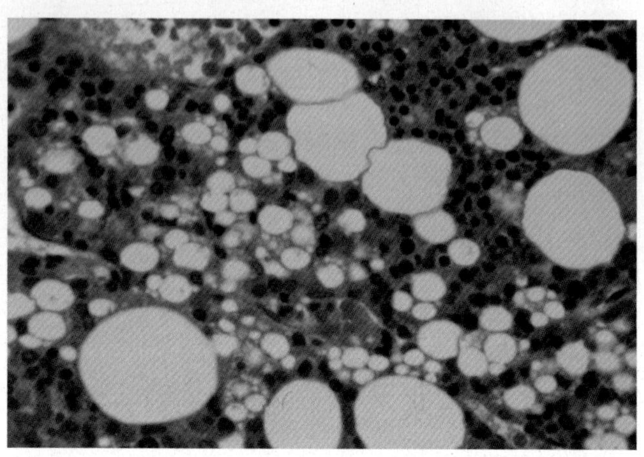

图12.19 骨髓活检显示由组织细胞、淋巴细胞和小脂肪细胞组成的典型脂性肉芽肿

骨髓肉芽肿性病变的鉴别诊断包括系统性肥大细胞疾病、HL累及骨髓、NHL累及骨髓（尤其是T细胞淋巴瘤和富于T细胞的B细胞淋巴瘤），以及毛细胞白血病（HCL）的局灶性累及骨髓。

12.7.2 结缔组织病

外周血和骨髓的异常与许多结缔组织病有关，包括系统性红斑狼疮（SLE）、类风湿关节炎、混合性结缔组织病、硬皮病、Sjögren综合征和多发性肌炎[140]。这些患者的外周血和骨髓可有多种异常，这些异常可能与其原有疾病或治疗有关（简表12.5）。

结缔组织病患者常见血细胞减少。SLE可有多种潜在原因（简表12.6）[141]。贫血可能是由于慢性炎症、肾功能不全、免疫性溶血所致以及罕见的纯红细胞再生障碍性贫血[142]。白细胞减少和血小板减少也可能是免疫机制异常所致[143]。微血管病性溶血性贫血和血小板减少症也可见于血栓性血小板减少性紫癜，有报道后者与SLE有关[144]。血小板减少症也可能由于外周血小板消耗的血管炎所并发[145]。罕见的无巨核细胞性血小板减少症也有报道[146]。由于骨髓产生的血小板减少，在外周

血涂片中通常可看到小血小板。

简表12.5　结缔组织疾病和骨髓

实验室检查
- 贫血
  - 慢性炎症引起的贫血
  - 溶血性贫血
  - 红细胞再生障碍性贫血
- 免疫介导的中性粒细胞减少
- 激素诱导的中性粒细胞增多
- 嗜酸性粒细胞增多
- 血小板减少症
  - 免疫介导
  - 无巨核细胞性血小板减少症
- 血小板增多症

形态学表现
- 增生程度不一
- 淋巴细胞聚集灶
- 浆细胞增多
- 储存铁增加
- 肉芽肿
- 骨髓纤维化

简表12.6　系统性红斑狼疮的血液学表现

- 贫血
  - 慢性疾病引起的贫血
  - 自身免疫性贫血
  - 肾功能不全引起的贫血
  - 纯红细胞再生障碍性贫血
  - 微血管溶血性贫血
- 中性粒细胞减少
- 血小板减少
- 骨髓纤维化
- 噬血细胞综合征
- 骨髓坏死

类风湿关节炎最常见的贫血原因是慢性疾病引起的贫血，贫血的严重程度和疾病的活动程度相平行。中性粒细胞减少见于综合征，后者包括中性粒细胞减少、脾大和类风湿关节炎。中性粒细胞计数范围 $(0.5\sim2.5)\times10^9/L$，典型病例骨髓增生活跃，粒细胞发育停滞在中幼粒阶段（图12.20）。综合征患者可有大颗粒细胞增生，这种表现与大颗粒淋巴细胞白血病的临床和免疫方面有一些重叠[147]。

血小板增多症可见于慢性炎症的患者，血小板计数通常少于100万，血小板增多并不增加血栓形成或出血的风险。

白细胞增多常见于Still病，风湿性多肌痛和Behet病的患者，可能是由于细胞因子（粒细胞集落刺激因子）的活性增加所致[148]。

结缔组织疾病患者的骨髓标本中可有良性淋巴细胞聚集灶和反应性浆细胞增多（图12.21）。肉芽肿罕见，一般都是非感染性肉芽肿；然而，必须仔细排除感染，因为这些患者往往伴随有免疫抑制。骨髓中很少看到类风湿结节。

其他骨髓病变包括浆液性脂肪萎缩、坏死和噬血现象[149]。巨噬细胞活化综合征与噬血细胞性淋巴组织细胞增多症相似，见于幼年型关节炎[150]。骨髓坏死已经被列为抗磷脂抗体综合征的并发症之一[151,152]。

自身免疫性骨髓纤维化非常罕见[153]。这些患者可能有SLE或进行性系统性硬化症，但他们也有非特异性免疫的症状，如溶血性贫血或滑膜炎。骨髓的增生程度变化不一，有些患者骨髓可能增生非常低下（图12.22），而有些患者骨髓则增生活跃。这些患者以巨核

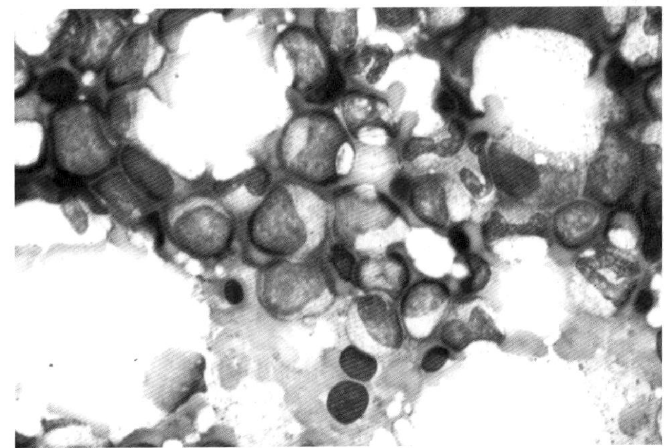

图12.20　综合征患者骨髓印片中显示骨髓粒细胞谱系中的成熟停滞

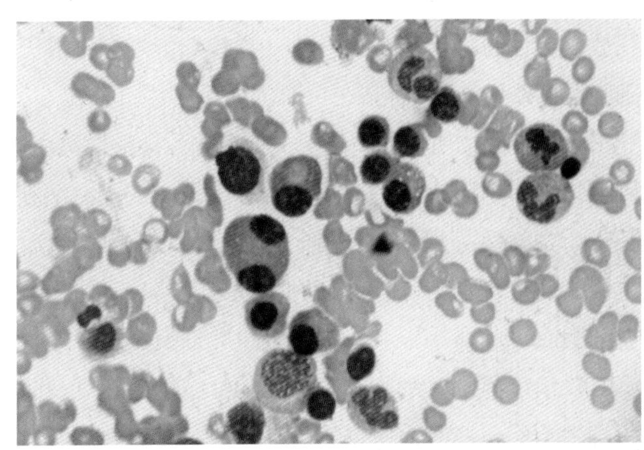

图12.21　类风湿关节炎患者骨髓涂片中显示反应性浆细胞增多

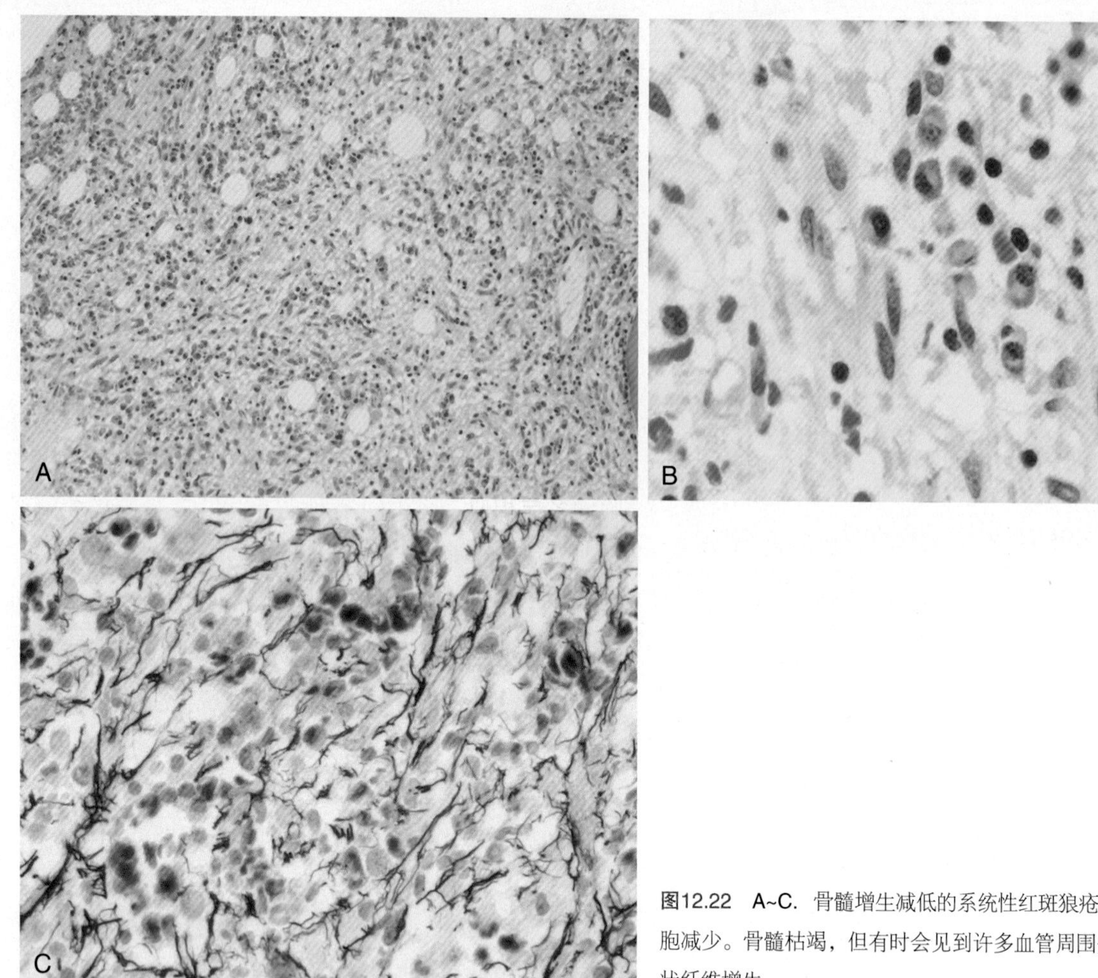

图12.22 A~C. 骨髓增生减低的系统性红斑狼疮患者进展为全血细胞减少。骨髓枯竭，但有时会见到许多血管周围分布的浆细胞和网状纤维增生

细胞增生明显为突出表现，类似于骨髓增殖性肿瘤。然而，在后一种情况下，巨核细胞增生不是成簇分布，不像通常骨髓增殖性肿瘤所见的改变，嗜碱性粒细胞也不增高。皮质类固醇激素治疗对改善这种骨髓纤维化有帮助[154]。骨髓纤维化时常伴有血管周围分部的良性淋巴聚集灶和许多浆细胞。

结缔组织疾病的治疗也会导致外周血和骨髓的异常。使用皮质类固醇激素治疗，由于从骨髓储存库中释放的中性粒细胞增加而导致外周粒细胞增多。淋巴细胞凋亡造成淋巴细胞减少。嗜酸性粒细胞也可减少。非甾体抗炎药物所致的胃肠道失血可导致缺铁性贫血。硫唑嘌呤可引起白细胞减少、血小板减少或全血细胞减少，使骨髓呈现增生不良[155]。使用甲氨蝶呤治疗，可导致大约50%患者的平均红细胞体积增加，还可出现白细胞减少和血小板减少。在极少数情况下，使用甲氨蝶呤治疗与全血细胞减少、巨幼红细胞改变以及骨髓增生不良有关[156]。骨髓增生异常综合征（MDS）的发生与甲氨喋呤的治疗相关性很小[157]。由于使用烷化剂的化疗药物会导致DNA损伤，故与MDS和AML的发生有关[158,159]。

12.7.3 结节病

结节病患者可有贫血和白细胞减少[160]。嗜酸性粒细胞增多很常见，但很少超过外周血白细胞计数的10%[161]。外周血嗜酸性粒细胞增多与结节病组织中的嗜酸性粒细胞浸润并不相关。

高达53%患者骨髓活检中含有肉芽肿[162]。在骨髓活检中，肉芽肿可以是单个、多个或融合（图12.23）。典型的肉芽肿是非干酪性肉芽肿，由上皮样组织细胞组成，可找到星状小体、Schaumann小体和草酸钙结晶。抗酸杆菌和真菌染色均为阴性。极少数患者可见噬血细胞现象[163]。

12.7.4 酗酒

酗酒对血液系统的影响有多种表现，并且常与肝脏疾病的表现有重叠。由于乙醇的直接毒性作用、肝

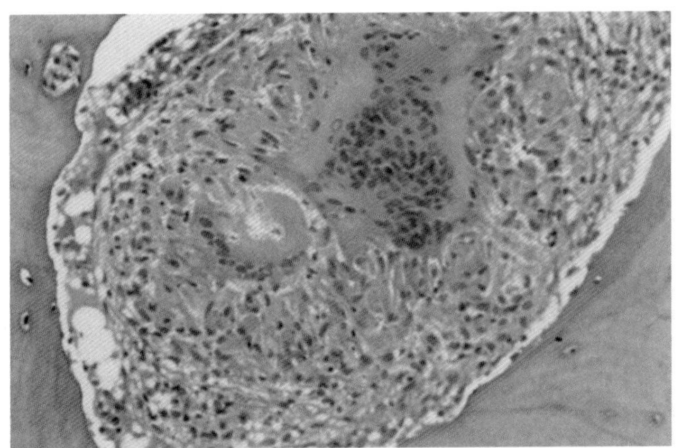

图12.23 结节病患者的骨髓活检显示非干酪性肉芽肿，可见1个多核巨细胞

脏病变或并发叶酸缺乏[164]，实验室检查显示为大细胞性贫血；可见口形红细胞。乙醇对巨核细胞的直接毒性或的使脾脏增加贮存均可导致血小板减少。白细胞减少是脾脏贮存增加或粒细胞成熟停滞在早幼粒细胞阶段的结果。如果酒精性肝炎存在，可见幼稚粒红系细胞增多[165,166]。

骨髓穿刺涂片显示粒红细胞比例减低，红细胞和髓系前体细胞可见空泡[167,168]，巨幼红细胞改变和多核的红系前体细胞（图12.24）[169]，巨核细胞减少或缺乏，浆细胞常增多。环形铁粒幼细胞较常见[170,171]，胞质内铁在慢性酒精中毒时几乎总是增多。铁储存一般增加，如果有失血会出现铁缺乏，储存铁缺失。

骨髓切片除显示前面描述的发现以外，在少数情况[172]下还可见骨髓增生减低。前体细胞空泡化、环形铁粒幼细胞和增生障碍均可由戒酒而改善[173,174]。环形铁粒幼细胞可在服用戒酒硫（disulfiram）的患者中持续存在[175]。

12.7.5 肝脏疾病

肝脏疾病患者的外周血和骨髓均有很多异常表现（简表12.7）。这些表现与酒精对造血系统的影响有关；大细胞性贫血很常见，靶形红细胞也易见。严重的肝病可导致溶血性贫血，这种情况下，外周血涂片中可见大量的棘形红细胞或刺形红细胞（图12.25）。出现溶血是预后不良的征兆[176]。由于门静脉高压所致的脾功能亢进会导致全血细胞减少。

简表12.7 **肝脏疾病和骨髓**

- 大细胞贫血
- 血小板减少
- 全血细胞减少
- 再生障碍性贫血
- 脾功能亢进
- 溶血性贫血

脾功能亢进常伴随骨髓增生活跃，三系造血细胞增多。有报道称，再生障碍性贫血可见于病毒性肝炎和肝移植术后的患者[177,178]。

12.7.6 肾脏疾病

急性和慢性肾功能不全患者外周血和骨髓均有异常。慢性肾衰竭患者的贫血主要是由于促红细胞生成素缺乏引起。其他原因包括铁和叶酸缺乏、过量铝的摄入、溶血以及纤维性骨炎所引起的继发性甲状旁腺功能亢进[179]。血小板功能的异常可使患者有出血倾向。使用重组促红细胞生成素治疗这些患者可以减少对输血的依赖。

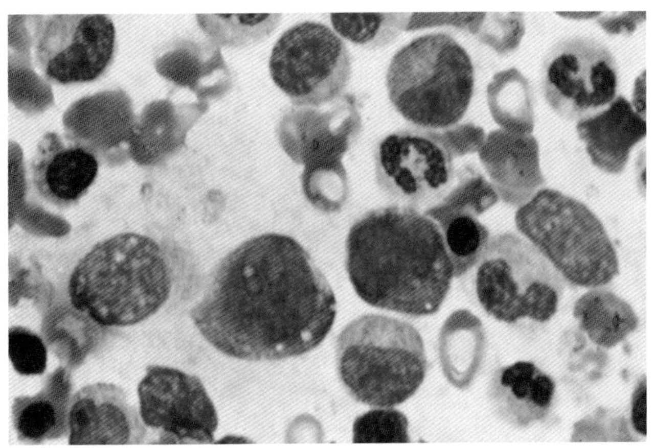

图12.24 骨髓穿刺涂片显示酗酒所致的红系前体细胞内的空泡

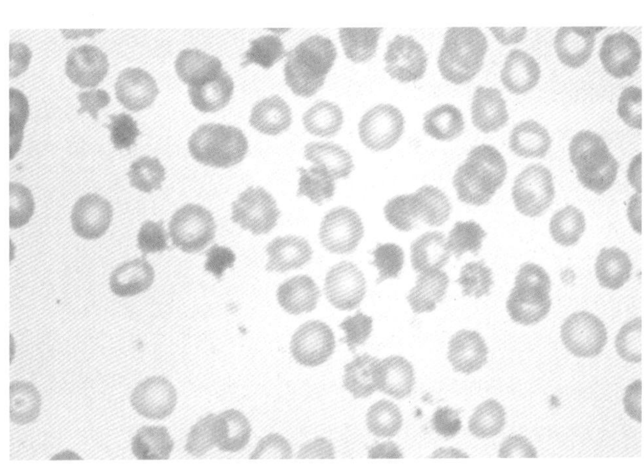

图12.25 由于严重的肝脏疾病外周血涂片出现多量的棘形红细胞

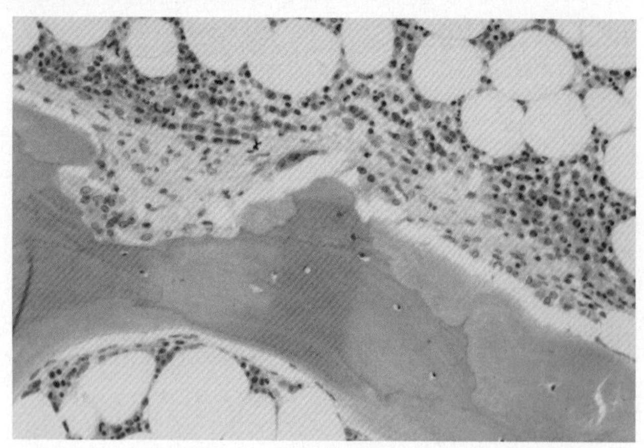

图12.26 慢性肾衰竭患者，骨髓活检显示骨缝增宽，小梁旁纤维化

急性肾衰竭也可损害促红细胞生成素的产生，但贫血的原因通常与引起肾功能损害的疾病有关。例如，溶血性尿毒综合症、血栓性血小板减少性紫癜和系统性血管炎引起的溶血，在外周血涂片中可以看到红细胞碎片。

慢性肾功能不全引起的贫血是正红细胞、正色素性贫血，外周血涂片中可见到棘形红细胞或刺形红细胞，白细胞和血小板在数量上和形态无明显变化。

在骨髓穿刺涂片中，前体红细胞轻微减少但形态正常。由于继发甲状旁腺功能亢进，骨髓活检切片揭示骨的病变。骨的病变包括骨小梁旁纤维化，骨质接缝增宽，以及骨重建增加（图12.26）。在某些病例，纤维化可以很广泛以至于导致全血细胞减少。粒红细胞比例通常轻微增加，储存铁也增多。由于外源性促红细胞生成素使红系前体细胞增多，以及整个骨髓增生活跃[180,181]，故粒红比例减少。使用外源性促红细胞生成素的患者偶然可见纯红细胞再生障碍性贫血，是由于患者产生了对抗促红细胞生成素的抗体所致[182]。由甲状旁腺功能亢进引起骨髓广泛纤维化的患者，可能对促红细胞生成素的治疗效果不佳[183]。重组促红细胞生成素治疗之后，骨髓储存铁可全部或部分被耗尽，可能需要铁替代疗法[184]。

12.7.7 甲状腺功能减退

甲状腺功能减退症患者的血液学病变包括全血细胞减少、红血细胞的质量和血浆量均减少、出现大红细胞伴或不伴贫血、网织红细胞减少，并且血浆促红细胞生成素的水平减低。骨髓活检可见骨髓发育障碍[185,186]。在黏液性水肿的患者，骨髓表现类似凝胶样转化[187]。

12.7.8 甲状腺功能亢进

甲状腺功能亢进会导致贫血和中性粒细胞减少，治疗后可逆转。小红细胞较为常见，可以伴或不伴贫血。可以导致自身免疫性溶血性贫血。丙硫氧嘧啶和他巴唑治疗可引起粒细胞缺乏症。I^{131}治疗并不增加白血病或MDS的风险[188]。

12.8 结论

本章讨论了多种炎症、感染和代谢性疾病。在许多情况下，上述病变没有特异性，但骨髓表现往往能提示特殊病因。这些疾病的准确诊断需要临床和病理的密切联系。

12.9 精华和陷阱

- 形态学表现类似淋巴瘤的不典型淋巴细胞聚集灶可见于病毒感染，如EBV或丙型肝炎病毒。
- 类似于骨髓增生异常综合征（MDS）的骨髓发育异常（病态造血）可见于CMV感染或免疫抑制剂（例如azathiaprine或甲氨蝶呤）治疗。
- 类似于滤泡性淋巴瘤（FL）细胞的小裂淋巴细胞可见于百日咳杆菌感染患者的外周血中。
- 反应性淋巴细胞增多几乎总是以T细胞为主。
- 持续多克隆B细胞增生的通常特征是具有中等量胞质和分叶状核；它们在骨髓中可以表现为窦内和血管内分布的模式。

（张培红 译）

参考文献

1. Dickstein J, Vardiman JW. Hematopathologic findings in the myeloproliferative disorders. *Semin Oncol.* 1995;22:335-373.
2. Kalindas M, Kantarjian H, Talpaz M. Chronic myelogenous leukemia. *JAMA.* 2001;286:895-898.
3. Marchand A, Van Lente F, Galen RS. The assessment of laboratory tests in the diagnosis of acute appendicitis. *Am J Clin Pathol.* 1983;80:369-374.
4. Brown M, Schubert T. Phenytoin hypersensitivity hepatitis and mononucleosis syndrome. *J Clin Gastroenterol.* 1986;8:469-477.
5. Karanddikar NJ, Hotchkiss EC, McKenna RW, et al. Transient stress lymphocytosis. *Am J Clin Pathol.* 2002;117:819-825.
6. Teggatz JR, Parkin J, Peterson L. Transient atypical lymphocytosis in patients with emergency medical conditions. *Arch Pathol Lab Med.* 1987;111:712-714.
7. Crary B, Hauser SL, Borysenko M, et al. Epinephrine-induced changes in the distribution of lymphocyte subsets in peripheral blood of humans. *J Immunol.* 1983;131:1178-1181.
8. Barton AD. T-cell lymphocytosis associated with lymphocyte-rich thymoma. *Cancer.* 1997;80:1409-1417.
9. Hudnall SD, Patel J, Schwab H, et al. Comparative immunophenotypic features of EBV-positive and EBV-negative atypical lymphocytosis. *Cytometry B Clin Cytom.* 2003;55:22-28.
10. Harmening DM. *Clinical Hematology and Fundamentals of Hemostasis.* 2nd ed.

Philadelphia: F.A. Davis, 1992:50.

11. Bain BJ. The bone marrow aspirate of healthy subjects. *Br J Haematol.* 1996;94:206-209.
12. Troussard X, Flandrin G. Chronic B-cell lymphocytosis with binucleated lymphocytes (LWBL): A review of 38 cases. *Leuk Lymphoma.* 1996;20:275-279.
13. DelGuidice I, Pileri S, Rossi M, et al. Histopathological and molecular features of persistent polyclonal B-cell lymphocytosis (PPBL) with progressive splenomegaly. *Br J Haematol.* 2009;144:726-731.
14. Agrawal S, Matutes S, Voke J, et al. Persistent B-cell lymphocytosis. *Leuk Res.* 1994;18:791-795.
15. Larcher C, Fend F, Mitterer M, et al. Role of Epstein-Barr virus and soluble CD21 in persistent polyclonal B-cell lymphocytosis. *Br J Haematol.* 1995;90:532-540.
16. Loembe MM, Lamoureux J, Deslauriers N, et al. Lack of CD40-dependent B-cell proliferation in B lymphocytes isolated from patients with persistent polyclonal B-cell lymphocytosis. *Br J Haematol.* 2001:113:699-705.
17. Feugier P, Kennel de March A, Lesesve JF, et al. Intravascular bone marrow accumulation in persistent polyclonal lymphocytosis: a misleading feature for B-cell neoplasm. *Mod Pathol.* 2004:17:1087-1096.
18. Loembe MM, Neron S, Delage R, et al. Analysis of expressed V(H) genes in persistent polyclonal B cell lymphocytosis reveals absence of selection in CD27+, IGM+IgD+ memory B cells. *Eur J Immunol.* 2002:32:3678-3688.
19. Mossafa H, Troussard X, Valense F, et al. Isochromosome i(3q) and premature chromosome condensation are recurrent findings in chronic B-cell lymphocytosis with binucleated lymphocytes. *Leuk Lymphoma.* 1996;20:267-273.
20. Callet-Banchu E, Gazzo S, Poncet C, et al. Distinct chromosome 3 abnormalities in persistent polyclonal B-cell lymphocytosis. *Genes Chromosomes Cancer.* 1999;26:221-228.
21. Callet-Bauchu E, Renard N, Gazzo S, et al. Distribution of the cytogenetic abnormality +i(3)(q10) in persistent polyclonal B-cell lymphocytosis: a FICTION study in three cases. *Br J Haematol.* 1997;99: 533-536.
22. Durham SR, Kay AB. Eosinophils, bronchial hyperreactivity and late-phase asthmatic reactions. *Clin Allergy.* 1985;15:411-418.
23. Brigden ML. A practical workup for eosinophilia. You can investigate the most likely causes right in your office. *Postgrad Med.* 1999;105:193-210.
24. Brigden M, Graydon C. Eosinophilia detected by automated blood cell counting in ambulatory North American outpatients. Incidence and clinical significance. *Arch Pathol Lab Med.* 1997;121:963-967.
25. Hildebrand FL, Cristensen NA, Hanlon DG. Eosinophilia of unknown cause. *Arch Intern Med.* 1964;113:129-134.
26. Farnam J, Jorizzo JL, Grant JA, et al. Sjogren's syndrome presenting with eosinophilia, lymphopenia, and circulating immune complexes. *Clin Exp Rheumatol.* 1984;2:4-6.
27. Sezer O, Schmid P, Hallek M, et al. Eosinophilia during fludarabine treatment of chronic lymphocytic leukemia. *Ann Hematol.* 1999;78: 475-477.
28. Kiessling S, Forrest K, Moscow J, et al. Interstitial nephritis, hepatic failure and systemic eosinophilia after minocycline treatment. *Am J Kidney Dis.* 2001;38:E36.
29. Falk S, Seipelt G, Ganser A, et al. Effects on bone marrow during stimulation of hematopoietic cells with recombinant human interleuken-3. *Verh Dtsch Ges Pathol.* 1990;74:111-115.
30. Ryder JW, Lazarus HM, Farhi DC. Bone marrow and blood findings after marrow transplantation and rhGM-CSF therapy. *Am J Clin Pathol.* 1992;97:631-637.
31. Bogenrieder T, Griese DP, Schiffner R, et al. Wells' syndrome associated with idiopathic hypereosinophilic syndrome. *Br J Dermatol.* 1997;137:978-982.
32. Stefanini M, Claustro JC, Motos RA, et al. Blood and bone marrow eosinophilia in malignant tumors. *Cancer.* 1991:68:543-548.
33. Baumgarten E, Wegner RD, Fengler R, et al. Calla-positive acute leukemia with t(5;14) translocation and hypereosinophilia—a unique entity? *Acta Haematol.* 1989;82:85-90.
34. Dummer R, Geertsen R, Ludwig E, et al. Sezary syndrome, T-helper 2 cytokines and accessory factor-1 (AF-1). *Leuk Lymphoma.* 1998;28: 515-522.
35. Fermand JP, Mitjavila MT, Le Couedic JP, et al. Role of granulocyte-macrophage colony-stimulating factor, interleukin-3 and interleukin-5 in the eosinophilia associated with T-cell lymphoma. *Br J Haematol.* 1993;83:359-364.
36. Gallamini A, Carbone A, Lista P, et al. Intestinal T-cell lymphoma with massive tissue and blood eosinophilia mediated by IL5. *Leuk Lymphoma.* 1995;17:155-161.
37. Watanabe K, Shinbo T, Kojima M, et al. B-cell lymphoma associated with eosinophilia. *Cancer.* 1989;64:1682-1685.
38. Desenne JJ, Acquatella G, Stern R, et al. Blood eosinophilia in Hodgkin's disease: A follow-up of 25 cases in Venezuela. *Cancer.* 1992;69: 1248-1253.
39. Potter MB, Fincher RK, Finger DR. Eosinophilia in Wegener's granulomatosis. *Chest.* 1999;116:1480-1483.
40. Trull A, Steel L, Cornelissen J, et al. Association between blood eosinophil counts and acute cardiac and pulmonary allograft rejection. *J Heart Lung Transplant.* 1998;17:517-524.
41. Gayraud M, Guillevin L, le Toumelin P, et al. Long-term follow-up of polyarteritis nodosa, microscopic polyangiitis, and Churg-Strauss syndrome: analysis of four prospective trials including 278 patients. *Arthritis Rheum.* 2001;44:666-675.
42. Koarada S, Tada Y, Aihara S, et al. Polyangiitis overlap syndrome with eosinophilia associated with an elevated serum level of major basic protein. *Intern Med.* 1999;38:739-743.
43. Lin AY, Nutman TB, Kaslow D, et al. Familial eosinophilia: Clinical and laboratory results on a U.S. kindred. *Am J Med Genet.* 1998;19:229-237.
44. Brito-Babapulle F. Clonal eosinophilic disorders and the hypereosinophilic syndrome. *Blood Rev.* 1997;11:129-145.
45. Tefferi A, Patnaik M, Pardanani A. Eosinophilia: Secondary, clonal and idiopathic. *Br J Haematol.* 2006;133:468-492.
46. Orfanakis NG, Ostlund RE, Bishop CR, et al. Normal leukocyte concentration values. *J Clin Pathol.* 1970;53:641-647.
47. Hayhoe FGJ, Flemens RJ. *Hematological Cytology,* 3rd ed. St. Louis: Mosby Year Book, 1992:104.
48. Kass L, Votaw ML. Eosinophilia and plasmacytosis of the bone marrow in Hodgkin's disease. *Am J Clin Pathol.* 1975:64:248-250.
49. Miranda RN, Esparaza AR, Sambandam S, et al. Systemic mast cell disease presenting with peripheral blood eosinophilia. *Hum Pathol.* 1994;25:727-730.
50. Arnalich F, Lahoz C, Larrocha C, et al. Incidence and clinical significance of peripheral and bone marrow basophilia. *J Med.* 1987;18:293-303.
51. May ME, Waddell CC. Basophils in peripheral blood and bone marrow. A retrospective review. *Am J Med.* 1984;76:509-511.
52. Meisel SR, Pauzner H, Schechter M, et al. Peripheral monocytosis following acute myocardial infarction: incidence and its possible role as a bedside marker of the extent of cardiac injury. *Cardiology.* 1998; 90:52-57.
53. Shoenfeld Y, Tal A, Berliner S, et al. Leukocytosis in non-hematological malignancies—a possible tumor-associated finding. *J Cancer Res Clin Oncol.* 1986;111:54-58.
54. Hoogendoorn M, den Ottolander GJ, Hogewind BL, et al. A 75-year-old woman with fatigue, monocytosis and hypothyroidism. *Ann Hematol.* 1997;75:173-177.
55. Demeter J, Mihalik R, Benezur M et al. Peripheral blood leukocyte subpopulations a long time after posttraumatic splenectomy. *Haematologica (Budap).* 1991;24:139-144.
56. Ranaghan L, Drake M, Humphreys MW, et al. Leukaemoid monocytosis in M4 AML following chemotherapy and G-CSF. *Clin Lab Haematol.* 1998;20:49-51.
57. Kubic VL, Kubic PT, Brunning RD. The morphologic and immunophenotypic assessment of lymphocytosis accompanying *Bordetella pertussis* infection. *Am J Clin Pathol.* 1991;95:809-815.
58. Hubl W, Mostbeck B, Hartleb H, et al. Investigation of the pathogenesis of massive hemolysis in a case of *Clostridium perfringens* septicemia. *Ann Hematol.* 1993;67:145-147.
59. Krober SM, Kaiserling E, Horny HP, et al. Primary diagnosis of Whipple's disease in bone marrow. *Hum Pathol.* 2004;35:522-525.
60. Sood R, Roy S, Kauchik P. Typhoid fever with severe pancytopenia. *Postgrad Med J.* 1997;73:41-42.
61. Udden MM, Banez E, Sears DA. Bone marrow histiocytic hyperplasia and hemophagocytosis with pancytopenia in typhoid fever. *Am J Med Sci.* 1986;291:396-400.
62. Gupta RK. Extensive bone marrow necrosis in typhoid fever. *Indian J Pathol Microbiol.* 1992;35:66-68.
63. Suster S, Cabello-Inchausti B, Robinson MJ. Nongranulomatous involvement of the bone marrow in lepromatous leprosy. *Am J Clin Pathol.* 1989;92:797-801.
64. Sari I, Altunas F, Hacioglue S. A multicenter study defining the clinical and hematological manifestations of brucellosis and pancytopenia in a large series. *Am J Hematol.* 2008;83:334-339.
65. Engstrom PF, Dewey GC, Barrett ON Jr. Disseminated *Mycobacterium kansasii* infection: Successful treatment of a patient with pancytopenia. *Am J Med.* 1972;52:533-537.
66. Maartens G, Willcox PA, Benatar SR. Miliary tuberculosis: Rapid diagnosis, hematologic abnormalities, and outcome in 109 treated adults. *Am J Med.* 1990;89:291-296.
67. Lombard EH, Mansvelt EP. Haematological changes associated with miliary tuberculosis of the bone marrow. *Tuber Lung Dis.* 1993;74:131-135.
68. Cucin RL, Coleman M, Eckardt JJ, et al. The diagnosis of miliary tuberculosis: utility of peripheral blood abnormalities, bone marrow and liver needle biopsy. *J Chron Dis.* 1973;26:355-361.
69. Godwin JH, Stopeck A, Chang VT, et al. Mycobacteria in acquired immunodeficiency syndrome. *Am J Clin Pathol.* 1991;95:369-375.
70. Kilby JM, Marques MB, Jaye DL, et al. The yield of marrow biopsy and culture compared with blood culture in the evaluation of HIV-infected patients for mycobacterial and fungal infections. *Am J Med.* 1998;104:123-128.
71. Keiser P, Rademacher S, Smith J. Utility of bone marrow culture and biopsy in the diagnosis of disseminated infections in AIDS. *Am J Hematol.* 1997;56:1-4.
72. Hussong J, Peterson LR, Warren JR, et al. Detecting disseminated *Mycobacterium avium* complex infections in HIV-positive patients: The usefulness of bone marrow trephine biopsy specimens, aspirate cultures, and blood cultures. *Am J Clin Pathol.* 1998;110:806-809.
73. Akpek G, Lee SM, Gagnon DR. Bone marrow aspiration, biopsy, and culture in the evaluation of patients for invasive mycobacteria and *Histoplasma* infections. *Am J Hematol.* 2001;67:100-106.
74. Srigley JR, Vellend H, Patmer N, et al. Q fever: The liver and bone marrow pathology. *Am J Surg Pathol.* 1985;9:752-758.
75. Travis LB, Travis WD, Li CY, et al. Q fever. A clinicopathologic study of five cases. *Arch Pathol Lab Med.* 1986;110:1017-1020.
76. Young JF, Goulian M. Bone marrow fibrin ring granulomas and cytomegalovirus infection. *Am J Clin Pathol.* 1993;99:65-68.
77. Dumler JS, Madigan JE, Pusterla N, et al. Ehrlichioses in humans: Epidemiology, clinical presentation, diagnosis and treatment. *Clin Infect Dis.* 2007;45(suppl 1):S45-S51.
78. Bakken JS, Aquero-Rosenfeld ME, Tilden RL, et al. Serial measurements of hematologic counts during the active phase of human granulocytic ehrlichiosis. *Clin Infect Dis.* 2001;32:862-870.
79. Dumler JS, Dawson JE, Walker DH. Human ehrlichiosis: Hematopathology and immunohistologic detection of *Ehrlichia chaffeensis*. *Hum Pathol.* 1993;24:391-396.
80. Klein MB, Miller JS, Nelson CM, et al. Primary bone marrow progenitors of both granulocytic and monocytic lineages are susceptible to infection with the agent of human granulocytic ehrlichiosis. *J Infect Dis.* 1997;176:1405-1409.
81. Walker DH, Dumler JS. Human monocytic and granulocytic ehrlichiosis. Discovery and diagnosis of emerging tick-borne infections and the critical role of the pathologist. *Arch Pathol Lab Med.* 1997;121:785-791.
82. Bakken JS, Dumler S. Human granulocytic anaplasmosis. *Infect Dis Clin N Am.* 2008;22:433-448.
83. Lepidi H, Bunnell J, Martin ME, et al. Comparative pathology and immunohistology associated with clinical illness after *Ehrlichia phagocytophila*-group infections. *Am J Trop Med Hyg.* 2000;62:29-37.
84. Doyle CK, Labruna MB, Breitschwerdt EB, et al. Detection of medically important *Ehrlichia* by quantitative multicolor TaqMan real-time polymerase chain reaction of the dsb gene. *J Mol Diagn.* 2005;7:504-510.

85. Brouland JP, Audouin J, Hofman P, et al. Bone marrow involvement by disseminated toxoplasmosis in acquired immunodeficiency syndrome: The value of bone marrow trephine and immunohistochemistry for the diagnosis. *Hum Pathol.* 1996;27:302-306.
86. Berenger J, Gomez-Campdera F, Padilla B, et al. Visceral leishmaniasis (Kala-Azar) in transplant recipients: case report and review. *Transplantation.* 1998;65:1401-1404.
87. Altes J, Salas A, Riera M, et al. Visceral leishmaniasis: another HIV-associated opportunistic infection? Report of eight cases and review of the literature. *AIDS.* 1991;5:201-207.
88. Albrecht H, Sobottka I, Emminger C, et al. Visceral leishmaniasis emerging as an important opportunistic infection in HIV-infected persons living in areas non-endemic for *Leishmania donovani*. *Arch Pathol Lab Med.* 1996;120:189-198.
89. Horwitz CA, Henle W, Henle G, et al. Clinical and laboratory evaluation of cytomegalovirus-induced mononucleosis in previously healthy individuals. Report of 82 cases. *Medicine.* 1986;65:124-134.
90. Pooley RJ, Peterson L, Finn WG, et al. Cytomegalovirus-infected cells in routinely prepared peripheral blood films of immunosuppressed patients. *Am J Clin Pathol.* 1999;112:108-112.
91. Gavazzi G, Leclercq O, Bouchard A, et al. Association between primary cytomegalovirus infection and severe hemolytic anemia in an immunocompetent adult. *Eur J Microbiol Infect Dis.* 1999;18:299-301.
92. Aslam M, Anderson JL, Guglietti D, Cardwell D. CMV-induced neonatal thrombocytopenia: A case report and review of the literature. *Am J Perinatol.* 2007;24:429-434.
93. Almedia-Porada GD, Ascensao JL. Cytomegalovirus as a cause of pancytopenia. *Leuk Lymphoma.* 1996;21:217-223.
94. Young JF, Goulian M. Bone marrow fibrin ring granulomas and cytomegalovirus infection. *Am J Clin Pathol.* 1993;99:65-68.
95. Kirby M, Weitzman S, Freedman M. Juvenile chronic myelogenous leukemia: differentiation from infantile cytomegalovirus infection. *Am J Pediatr Hematol Oncol.* 1990;12:292-296.
96. Pinkel D. Differentiating juvenile myelomonocytic leukemia from infectious disease. *Blood.* 1998;91:365-367.
97. Miyahara M, Shimamoto Y, Yamada H, et al. Cytomegalovirus-associated myelodysplasia and thrombocytopenia in an immunocompetent adult. *Ann Hematol.* 1997;74:99-101.
98. Dominietto A, Raiola AM, Van Lint MT, et al. Factors influencing haematological recovery after allogeneic haemopoietic stem cell transplants: graft-versus-host disease, donor type, cytomegalovirus infections and cell dose. *Br J Haematol.* 2001;112:219-227.
99. Ljungman P, Singh N. Human herpesvirus-6 infection in solid organ and stem cell transplant recipients. *J Clin Virol.* 2006;37:S87-S91.
100. Axelrod P, Finestone AJ. Infectious mononucleosis in older adults. *Am Fam Physician.* 1990;42:1599-1606.
101. Smith TJ, Terada N. Acute infectious mononucleosis stimulates the selective expression/expansion of V beta 6.1-3 and V beta 7 T cells. *Blood.* 1993;81:1521-1526.
102. Fisher MM, Guera CG, Hichman JR, et al. Peripheral blood lymphocyte apoptosis: A clue to the diagnosis of acute infectious mononucleosis. *Arch Pathol Lab Med.* 1996;120:951-955.
103. Herrod HG, Dow LW, Sullivan JL. Persistent Epstein-Barr virus infection mimicking juvenile chronic myelogenous leukemia: Immunologic and hematologic studies. *Blood.* 1983;61:1098-1104.
104. Baranski B, Armstrong G, Truman JT, et al. Epstein-Barr virus in the bone marrow of patients with aplastic anemia. *Ann Intern Med.* 1988;109:695-704.
105. Inoue H, Shinohara K, Nomiyama J, et al. Fatal aplastic anemia caused by Epstein-Barr virus infection after autologous bone marrow transplantation for non-Hodgkin malignant lymphoma. *Intern Med.* 1994;33:303-307.
106. Krause JR, Kaplan SS. Bone marrow findings in infectious mononucleosis and mononucleosis-like diseases in the older adult. *Scand J Haematol.* 1982;28:15-22.
107. Idilman R, Colantoni A, DeMaria N, et al. Lymphoproliferative disorders in chronic hepatitis C. *J Viral Hepat.* 2004;11:302-309.
108. Monteverde A, Ballare MC, Bertoncelli P, et al. Lymphoproliferation in type II mixed cryoglobulemia. *Clin Exp Rheumatol.* 1995;13:S141-S147.
109. Quartucci L, Fabris M, Salvin S, et al. Bone marrow B-cell clonal expansion in type II mixed cryoglobulinemia: association with nephritis. *Rheumatology.* 2007;46:1657-1661.
110. Hallin GW, Simpson SQ, Crowell RE, et al. Cardiopulmonary manifestations of hantavirus pulmonary syndrome. *Crit Care Med.* 1996;24: 252-258.
111. Koster F, Foucar K, Hjelle B, et al. Rapid presumptive diagnosis of hantavirus cardiopulmonary syndrome by peripheral blood smear review. *Am J Clin Pathol.* 2001;116:665-672.
112. Mertz GJ, Hjelle BL, Bryan RT. Hantavirus infection. *Adv Intern Med.* 1997;42:369-421.
113. Nolte KB, Feddersen RM, Foucar K, et al. Hantavirus pulmonary syndrome in the United States: A pathological description of a disease caused by a new agent. *Hum Pathol.* 1995;26:110-120.
114. Assi MA, Sandid MS, Baddour LM, et al. Systemic histoplasmosis: A 15 year retrospective institutional review of 111 patients. *Medicine (Baltimore).* 2007;86:162-169.
115. Bozzette SA, Waskin HA. Cryptococcal disease in AIDS. In: Volberding P, Jacobson MA, eds. *AIDS Clinical Review 1990.* New York: Marcel Dekker; 1990:193-213.
116. Wheat LJ, Connolly-Stringfield PA, Baker RL, et al. Disseminated histoplasmosis in the acquired immune deficiency syndrome: clinical findings, diagnosis and treatment and review of the literature. *Medicine (Baltimore).* 1990;69:361-374.
117. Hansen KE, St Clair EW. Disseminated histoplasmosis in systemic lupus erythematosus: case report and review of the literature. *Semin Arthritis Rheum.* 1998;28:193-199.
118. Sarosi GA, Davies SF. Endemic mycosis complicating human immunodeficiency virus infection. *West J Med.* 1996;164:335-340.
119. Koduri PR, Chundi V, De Marais P et al. Reactive hemophagocytic syndrome: A new presentation of disseminated histoplasmosis in patients with AIDS. *Clin Infect Dis.* 1995;21:1463-1465.
120. Numata K, Tsutsumi H, Wakai S, et al. A childhood case of haemophagocytic syndrome associated with cryptococcal meningoencephalitis. *J Infect.* 1998;36:118-119.
121. Nichols L, Florentine B, Lewis W, et al. Bone marrow examination for the diagnosis of mycobacterial and fungal infections in the acquired immunodeficiency syndrome. *Arch Pathol Lab Med.* 1991;115:1125-1132.
122. Ferry JA, Pettit CK, Rosenberg AE, Harris NL. Fungi in megakaryocytes. An unusual manifestation of fungal infection of the bone marrow. *Am J Clin Pathol.* 1991;96:577-581.
123. Paydas S, Erglin M, Baslamisli F, et al. Bone marrow necrosis: clinicopathologic analysis of 20 cases and review of the literature. *Am J Hematol.* 2002;70:300-305.
124. Janssens AM, Offner FC, Van Hove WZ. Bone marrow necrosis. *Cancer.* 2000;88:1769-1780.
125. Volk EE, Miller ML, Kirkley BA, et al. The diagnostic usefulness of bone marrow cultures in patients with fever of unknown origin. *Am J Clin Pathol.* 1998;110:150-153.
126. Eid A, Carron W, Nystrom JS. Differential diagnosis of bone marrow granulomas. *West J Med.* 1996;164:510-515.
127. Abrams J, Pearl P, Moody M, Schimpff SC. Epithelioid granulomas revisited: long-term follow-up in Hodgkin's disease. *Am J Clin Oncol.* 1988;11:456-460.
128. Choe JK, Hyun BH, Salazar GH, et al. Epithelioid granulomas of the bone marrow in non-Hodgkin's lymphoproliferative malignancies. *Am J Clin Pathol.* 1983;80:19-24.
129. Tefferi A, Li CY. Bone marrow granulomas associated with chronic natural killer cell lymphopoiesis. *Am J Hematol.* 1997;54:258-262.
130. Tangen JM, Naess A, Aasen T, et al. Non-caseating granulomas in patients with hematologic malignancies. *Acta Med Scand.* 1988;223:83-87.
131. Montag TW, Dyer LL, Spirtos NM, et al. Sarcoid-like lesions associated with epithelial ovarian adenocarcinoma. *Obstet Gynecol.* 1991;78:978-980.
132. Kettle P, Allen DC. Bone marrow granulomas in infiltrating lobular breast cancer. *J Clin Pathol.* 1997;50:166-168.
133. Riker J, Baker J, Swanson M. Bone marrow granulomas and neutropenia associated with procainamide. Report of a case. *Arch Intern Med.* 1978;138:1731-1732.
134. Rosenbaum H, Ben-Arie Y, Azzam ZS, et al. Amiodarone-associated granulomas in the bone marrow. *Ann Pharmacother.* 1998;32:60-62.
135. Rigberg LA, Robinson MJ, Espiritu CR. Chlorpropamide-induced granulomas. A probable hypersensitivity reaction in liver and bone marrow. *JAMA.* 1976;235:409-410.
136. Bhargava V, Farhi DC. Bone marrow granulomas: Clinicopathologic findings in 72 cases and review of the literature. *Hematol Pathol.* 1988;2:43-50.
137. Knox TA, Kaplan MM, Gelfand JA, et al. Methotrexate treatment of idiopathic granulomatous hepatitis. *Ann Intern Med.* 1995;122:592-595.
138. van Marion AMW, Thiele J, Kvasnicka HM, et al. Morphology of the bone marrow after stem cell transplantation. *Histopathology.* 2006;48:329-342.
139. Rywlin AM, Ortega RS. Lipid granulomas of the bone marrow. *Am J Clin Pathol.* 1972;57:457-462.
140. Rosenthal NS, Farhi DC. Bone marrow findings in connective tissue disease. *Am J Clin Pathol.* 1989;92:650-654.
141. Pereira RM, Velloso ER, Menezes Y, et al. Bone marrow findings in systemic lupus erythematosus patients with cytopenias. *Clin Rheumatol.* 1998;17:219-222.
142. Kiely PD, McGuckin CP, Collins DA, et al. Erythrocyte aplasia and systemic lupus erythematosus. *Lupus.* 1995;4:407-411.
143. Hartman KR. Anti-neutrophil antibody of the immunoglobulin M class in autoimmune neutropenia. *Am J Med Sci.* 1994;308:102-105.
144. Nesher G, Hanna VE, Moore TL, et al. Thrombotic microangiopathic hemolytic anemia in systemic lupus erythematosus. *Semin Arthritis Rheum.* 1994;24:165-172.
145. Frayha RA, Shulman LE, Stevens MB. Hematological abnormalities in scleroderma. A study of 180 cases. *Acta Haematol.* 1980;64:25-30.
146. Nagasawa T, Sakuri T, Kashiwagi H, et al. Cell-mediated amegakaryocytic thrombocytopenia associated with systemic lupus erythematosus. *Blood.* 1986;67:479-483.
147. Starkebaum G, Loughran TP Jr, Gaur LK, et al. Immunogenetic similarities between Felty's syndrome and those with clonal expansion of large granular lymphocytes in rheumatoid arthritis. *Arthritis Rheum.* 1997;40:624-626.
148. Ozoran K, Aydintug O, Tokgoz G, et al. Serum levels of interleukin-8 in patients with Behcet's disease. *Ann Rheum Dis.* 1995;54:610.
149. Takahashi K, Kumakura S, Ishikura H, et al. Reactive hemophagocytosis in systemic lupus erythematosus. *Intern Med.* 1998;37:550-553.
150. Cortis E, Insalaco A. Macrophage activation syndrome in juvenile idiopathic arthritis *Acta Paediatr Suppl.* 2006;95:38-41.
151. Uthman I, Godeau B, Taher A, et al. The hematologic manifestations of the antiphospholipid antibody syndrome. *Blood Rev.* 2008;22:187-194.
152. Paydas S, Kocak R, Zorludemir S, et al. Bone marrow necrosis in antiphospholipid syndrome. *J Clin Pathol.* 1997;50:261-262.
153. Bass RD, Pullarkat V, Feinstein DI, et al. Pathology of autoimmune myelofibrosis. A report of three cases and a review of the literature. *Am J Clin Pathol.* 2001;116:211-216.
154. Inoue Y, Matsubara A, Okaya S, et al. Myelofibrosis and systemic lupus erythematosus: reversal of fibrosis with high-dose corticosteroid therapy. *Acta Haematol.* 1992;88:32-36.
155. Whisnant JK, Pelkey J. Rheumatoid arthritis: treatment with azathioprine (Imuran[R]). Clinical side-effects and laboratory abnormalities. *Ann Rheum Dis.* 1982;41:s44-47.
156. Gutierrez-Urena S, Molina JF, Garcia CO, et al. Pancytopenia secondary to methotrexate therapy in rheumatoid arthritis. *Arthritis Rheum.* 1996;39:536-539.
157. Rosenthal NS, Farhi DC. Myelodysplasia and acute myeloid leukemia in patients treated for connective tissue disease with single agent chemotherapy. *Am J Clin Pathol.* 1996;106:676-679.
158. Bangerter M, Greisshammer M, Tirpitz C, et al. Myelodysplastic syndrome with monosomy 7 after immunosuppressive therapy in Behcet's disease. *Scand J Rheumatol.*

1999;28:117-119.
159. McCarthy CJ, Sheldon S, Ross CW, et al. Cytogenetic abnormalities and therapy-related myelodysplastic syndromes in rheumatic disease. *Arthritis Rheum.* 1998;41:1493-1496.
160. Lower EE, Smith JT, Martelo OJ, et al. The anemia of sarcoidosis. *Sarcoidosis.* 1988;5:51-55.
161. Renston JP, Goldman ES, Hsu RM, et al. Peripheral blood eosinophilia in association with sarcoidosis. *Mayo Clin Proc.* 2000;75:586-590.
162. Levy TM, Blundell E, Slade R, et al. Diagnosis of sarcoidosis by bone marrow trephine biopsy. *Br J Haematol.* 1993;84:179-181.
163. Taylor HG, Berenberg JL. Bone marrow phagocytosis in sarcoidosis. *Arch Intern Med.* 1982;142:479-480.
164. Conrad ME, Barton JC. Anemia and iron kinetics in alcoholism. *Semin Hematol.* 1980;17:149-163.
165. Juturi JV, Hopkins T, Farhangi M. Severe leukocytosis with neutrophilia (leukemoid reaction) in alcoholic steatohepatitis. *Am J Gastroenterol.* 1998;93:1013.
166. Simon D, Galambos JT. Leukoerythroblastosis with blasts in a patient with alcoholic hepatitis. *J Clin Gastroenterol.* 1987;93:217-218.
167. McCurdy PR, Rath CE. Vacuolated nucleated bone marrow cells in alcoholism. *Semin Hematol.* 1980;17:100-102.
168. Yeung KY, Klug PP, Lessin LS. Alcohol-induced vacuolization in bone marrow cells: ultrastructure and mechanism of formation. *Blood Cells.* 1988;13:487-502.
169. Michot F, Gut J. Alcohol-induced bone marrow damage. A bone marrow study in alcohol-dependent individuals. *Acta Haematol.* 1987;78:252-257.
170. Latvala J, Parkkila S, Niemela O. Excess alcohol consumption is common in patients with cytopenia: Studies in blood and bone marrow cells. *Alcohol Clin Exp Res.* 2004;28:619-624.
171. Hines JD, Cowan DH. Studies on the pathogenesis of alcohol-induced sideroblastic bone-marrow abnormalities. *N Engl J Med.* 1970;283:441-446.
172. Ballard HS. Alcohol-associated pancytopenia with hypocellular bone marrow. *Am J Clin Pathol.* 1980;73:830-834.
173. Boewer C. Bone marrow disturbances of iron utilisation: cytomorphological diagnostic in chronic alcohol abuse. *Acta Haematol.* 1986;76: 141-145.
174. Nakao S, Harala M, Kondo K, et al. Reversible bone marrow hypoplasia induced by alcohol. *Am J Hematol.* 1991;37:120-123.
175. Casagrande G, Michot F. Alcohol-induced bone marrow damage: Status before and after a 4-week period of abstinence from alcohol with and without disulfiram. A randomized study in alcohol-dependent individuals. *Blut.* 1989;59:231-236.
176. Cooper RA. Hemolytic syndromes and red cell membrane abnormalities in liver disease. *Semin Hematol.* 1980;17:103-112.
177. Cattral M, Langas A, Markin R, et al. Aplastic anemia after liver transplantation for fulminant liver failure. *Hepatology.* 1994;20:813-818.
178. Paquette RL, Kuramoto K, Tran L, et al. Hepatitis C infection in acquired aplastic anemia. *Am J Hematol.* 1998;58:122-126.
179. Eschbach JW, Haley NR, Adamson JW. The anemia of chronic renal failure: pathophysiology and effects of recombinant erythropoietin. *Contrib Nephrol.* 1990;78:124-136.
180. Ahn JH, Yoon KS, Lee WI, et al. Bone marrow findings before and after treatment with recombinant human erythropoietin in chronic hemodialyzed patients. *Clin Nephrol.* 1995;43:189-195.
181. Biljanovic-Paunovic L, Djukanovic L, Leziac V, et al. In vivo effects of recombinant human erythropoietin on bone marrow hematopoiesis in patients with chronic renal failure. *Eur J Med Res.* 1998;16:564-570.
182. Pollock C, Johnson DW, Hori WH, et al. Pure red cell aplasia induced by erythropoiesis stimulating agents. *Clin J Am Soc Nephrol.* 2008; 3:193-199.
183. Gallieni M, Corsi C, Brancaccio D. Hyperparathyroidism and anemia in renal failure. *Am J Nephrol.* 2000;20:89-96.
184. Wich JB. Assessing iron status: beyond serum ferritin and transferrin saturation. *Clin J Am Soc Nephrol.* 2006;1;S4-S8.
185. Das KC, Mukherjee M Sakar TK, et al. Erythropoiesis and erythropoietin in hypo- and hyperthyroidism. *J Clin Endocrinol Metab.* 1975;40:211-220.
186. Song SH, McCallum CJ, Campbell IW. Hypoplastic anemia complicating myxoedema coma. *Scott Med J.* 1998;43:149-150.
187. Savage RA, Sipple C. Marrow myxedema. Gelatinous transformation of marrow ground substance in a patient with severe hypothyroidism. *Arch Pathol Lab Med.* 1987;111:375-377.
188. Hall P, Boice JD Jr. Berg G, et al. Leukaemia incidence after iodine 131 exposure. *Lancet.* 1992;340:1-4.

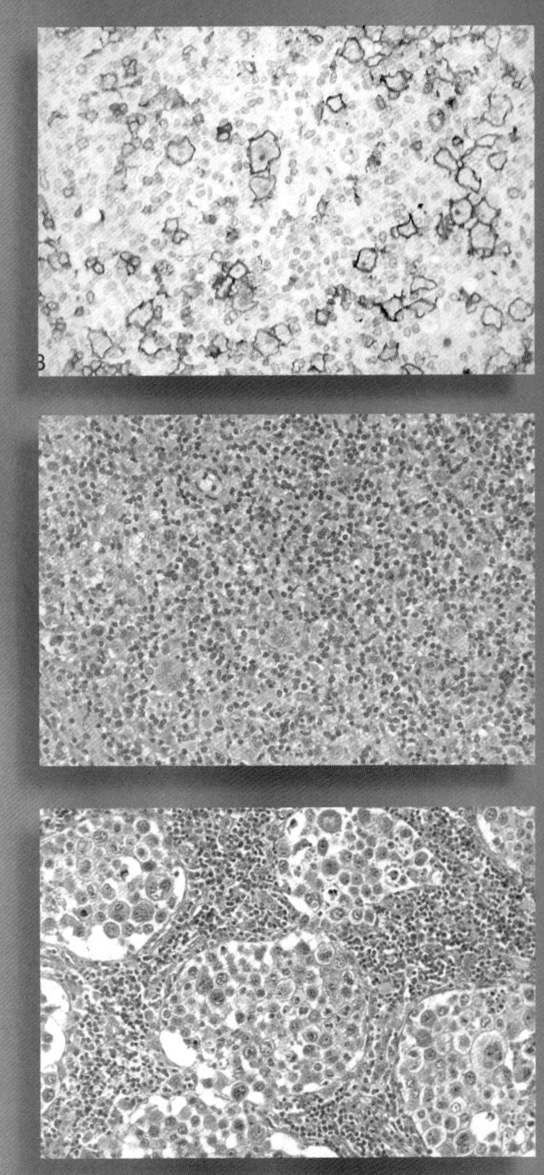

第3篇

淋巴组织肿瘤

第13章

淋巴肿瘤的分类原则

Elaine S. Jaffe, Nancy Lee Harris, Elias Campo

章节目录

13.1 历史背景

本书采纳2008年出版的第4版WHO分类（WHO 2008）[1]，它在第3版（WHO 2001）[2]的成功基础之上定义了新病种，并对有问题的类别提出了解决方案。但是，WHO分类的基本原则从1994年国际淋巴瘤研究组（ILSG）发表REAL分类[3]以来基本上并未改变。REAL分类代表着淋巴肿瘤分类的一种新范例（图13.1），该分类着眼于"真正"疾病的识别而非整体性理论框架的构建（例如生存情况，正如工作方案所注重的那样[4]），也非细胞分化的对应（曾被应用于Kiel[5,6]和Lukes-Collins[7]分类系统）。淋巴瘤分类进展中的关键事件总结如表13.1。

REAL分类使用形态、免疫表型、遗传学特点、临床表现和临床过程等一系列特征来定义不同的病种。每一方面特征都和疾病分类相关并且没有任何一种特征固定不变地比其他特征更为优先、更为重要。对于某些疾病，形态学本身就已显示高度特征性，足以让人不借助辅助检查也能有信心地做出诊断。绝大部分存在于淋巴结的慢性淋巴细胞白血病（CLL）或滤泡性淋巴瘤（FL）病例就属于这一类别。对于其他一些疾病，了解其遗传学改变可能是必要的，例如在诊断ALK$^+$间变性大细胞淋巴瘤（ALCL）时便是如此（图13-2）。每种特征的相对重要性在不同的疾病中有所不同，这取决于当前的知识现状，也没有一个"金标准"可以定义所有疾病。细胞系依旧是定义性特征并构成分类系统的基础，据此识别B细胞、T细胞和自然杀伤（NK）细胞肿瘤。此外，还有一个基本前提就是要区分前体淋巴细胞肿瘤与成熟淋巴细胞肿瘤。

20世纪免疫学领域的进步得以揭示免疫系统功能与免疫表型的复杂性[8]。人们认识到传统的形态学方法不足以辨认淋巴恶性肿瘤中诸多良性以及恶性细胞成分。单克隆抗体技术似乎提供了无尽的免疫表型标志物的阵列，从而能够描述各种细胞类型[9]，且技术进步也很快使得在常规处理的福尔马林固定、石蜡包埋组织切片上免疫组化染色检测大部分相关抗原变为可能[10]。许多淋巴恶性肿瘤都具有特征性免疫表型谱，但即便在某些非常同质的病种之内，免疫表型的变异也见到。例如，并非所有CLL病例都是CD5$^+$和CD23$^+$；也并非所有FL都是BCL2$^+$或CD10$^+$。CD5可表达于其他方面都很典型的FL。ALK的表达是诊断ALK$^+$ALCL所必需，但它在ALK$^+$大B细胞淋巴瘤和一些儿童肌纤维母细胞性肿瘤中也有表达。因此，免疫表型方面的知识是一个高效工具，但一定要结合其他背景使用。

对于淋巴恶性肿瘤遗传学的了解也已取得同样引人注目的进展。一些经常发生的遗传学异常已在诸多淋巴瘤亚型中检出。首先被认识的是FL的t（14；18）（q32；q21）和伯基特淋巴瘤（BL）的t（8；14）（q24；

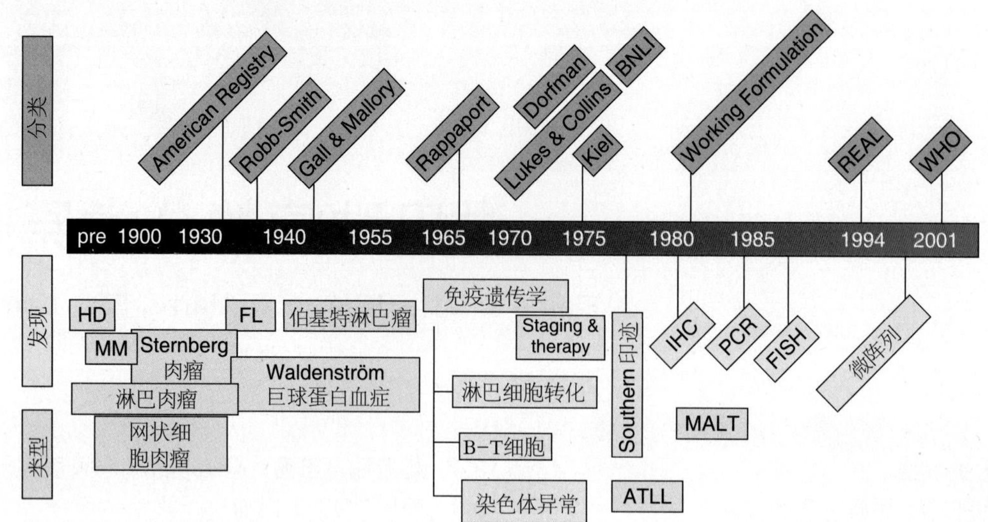

图13.1 淋巴瘤分类进展（时间线上方）以及与淋巴细胞生物学的研究、有意义的临床病理实体的识别和治疗、临床评估进展相对应事件（时间线下方）。20世纪60年代和70年代，通过生物学技术鉴定了淋巴细胞异质性，随后出现发了新分类系统，试图将淋巴瘤与免疫细胞的正常细胞相对应。对淋巴瘤患者的治疗和临床评估方面的进展，促进了临床相关性识别和对患者治疗有重要意义的准确分类。REAL分类和WHO分类从新角度强调疾病实体的认识应整合形态学、免疫表型、分子学和临床信息。这种多参数的分类方法提供了客观的分类标准，提高了可重复性和一致性。BNLI，英国淋巴瘤研究组；FISH，荧光原位杂交；FL，滤泡性淋巴瘤；HD，霍奇金病；IHC，免疫组织化学先用于冰冻切片后用于石蜡切片；MALT，黏膜相关淋巴组织结外边缘区淋巴瘤；MM，多发性骨髓瘤；PCR，多聚酶链反应用于免疫球蛋白和T细胞受体基因的重排

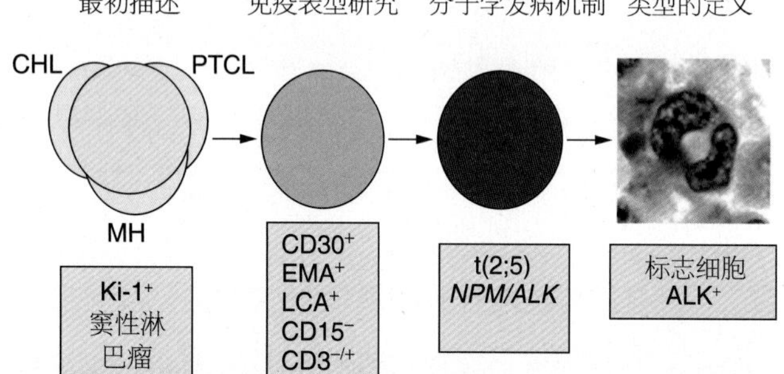

图13.2 ALK⁺间变性大细胞淋巴瘤（ALCL）可代表新疾病实体的识别方面的逐步进展。首先认识到ALCL特有的形态学特征。确定其特征性免疫表型（强表达CD30）后，进一步认识了这一疾病实体，促进了分子学发病机制的检测。鉴定转位*NPM/ALK*（高表达ALK）后，先后研发了福尔马林固定、石蜡包埋组织检测ALK的多克隆和单克隆抗体。这些工具整合到日常工作中，使得ALCL的最初概念既有扩大又有缩小。小细胞亚型被纳入，而高度间变型和霍奇金型大多被排除在本病的谱系之外。CHL，经典型霍奇金淋巴瘤；MH，恶性组织细胞增生症；PTCL，外周T-细胞淋巴瘤

q32）[11-13]。随后的研究导致这些易位所涉及的基因被成功克隆。1982年，Leder和Croce的实验室二者都发现在人类BL中，*MYC*是易位到免疫球蛋白基因旁的基因[14,15]；其他类似的发现很快接踵而来，例如FL中的*BCL2/IgH*[16]和套细胞淋巴瘤中的*CCND1/IgH*[17,18]。最常见的、涉及14q24上的免疫球蛋白重链基因*IgH*的易位模式就是细胞的某种原癌基因被置身于*IgH*的启动子的影响之下。T细胞恶性肿瘤中也有相对少见但是类似的涉及T细胞受体基因的染色体改变。

REAL分类认识到遗传学异常对于定义病种的重要性。但是，人们也已清楚地认识到，仅以单纯的遗传学方法来定义疾病并不可行。尽管*MYC*易位无一例外地存在于BL病例中，涉及免疫球蛋白基因的*MYC*易位，作为继发性遗传异常或者更为少见的原发性遗传异常，在其他淋巴肿瘤中也可见到，后者包括弥漫大B细胞淋巴瘤（DLBCL）、浆母细胞性恶性肿瘤以及一些母细胞性淋巴瘤/白血病病例。类似地，BCL2/IgH仅见于85%~90%的FL，但也存在于高达25%~30%的、之前没有FL证据的从头发生的DLBCL之中。

最后，临床标准的纳入也是ILSG研究方法的新颖之处之一[19]。REAL分类认识到疾病表现的部位也经常

表13.1 淋巴瘤分类进展的里程碑

年份	参考文献	主要贡献者	事件
1806	73	Alibert	蕈样霉菌病的临床描述
1828	113	Carswell	“淋巴腺和脾的脑髓样癌”一首例霍奇金病
1832	113	Hodgkin	“有关淋巴腺和脾的某些异常表现”一霍奇金病和临床描述
1845	114	Virchow	描述白血病和淋巴瘤
1863			
1865	113	Wilks	提出人名术语“霍奇金病”
1898	113	Sternberg	定义霍奇金病的肿瘤细胞的形态学特征，确立了准确的显微镜下描述——组织
1902		Reed	学上定义的第一个淋巴瘤
1914	114	Ewing	描述骨和淋巴器官的“网状细胞肉瘤”
1928		Oberling	
1930		Roulet	
1916	114	Sternberg	描述“白细胞肉瘤”，特征符合母细胞淋巴瘤
1925	115–117	Brill	描述“巨大滤泡增生”和“滤泡性淋巴结病”，特征符合滤泡性淋巴瘤和旺炽型
1927		Symmers	滤泡增生
1934	114	Callender	美国登记（AFIP）分类
1938	114	Robb–Smith	网状组织增生症和网状细胞肉瘤的Robb–Smith分类
1941	118，119	Gall	准确描述滤泡性淋巴瘤，首次提出现代淋巴瘤分类系统
1942		Mallory	
1947	114	Jackson	提出霍奇金病分类
		Parker	
1958	120	Burkitt	描述非洲儿童Burkitt淋巴瘤的临床综合征
1960	121	Nowell	植物血凝素用于“转化”体外培养的淋巴细胞
1961	122	O'Conor	Burkitt淋巴瘤的组织病理学描述
1964	123	Epstein	Burkitt淋巴瘤的肿瘤细胞培养发现EBV病毒颗粒
1956	124，125	Rappaport	提出“非霍奇金”淋巴瘤的替代分类
1966			
1966	126	Lukes, Butler	提出霍奇金淋巴瘤的现代分类
1972	127	Stein	发现“组织细胞性”淋巴瘤的高水平IgM
1973	114	Lennert	Lennert和同事成立欧洲淋巴瘤俱乐部，为欧洲血液病理学会的前身
1974	128	Lennert	提出淋巴瘤Kiel分类
1974	129	Taylor, Mason	在福尔马林固定、石蜡包括切片上免疫组化染色检测细胞的免疫球蛋白
1974	130	Jaffe	发现“淋巴结淋巴瘤”细胞的补体受体，将其与淋巴滤泡相联系
1975	4	NCI	未能达成淋巴瘤分类系统的共识会议，NCI开始研究工作分类
1975	131	Southern	研发Southern印迹技术，用于分离和分析DNA片段
1976	11	Klein	鉴定t（8；14）（q24；q32）为Burkitt淋巴瘤的重现性异位
1979	12	Fukuhara, Rowley	鉴定t（14；18）（q32；q21）为“淋巴细胞淋巴瘤”（滤泡性淋巴瘤）的重现性异位
1979	132	McMichael	发现首个人白细胞分化抗原的单抗，后来定义为CD1a
1980–1982	133–136	Stein, Poppema, Warnke, Mason	免疫组化染色研究冰冻和石蜡切片上淋巴细胞的特征
1982	137	Bernard, Boumsell	人白细胞分化抗原的首个国际工作组
1982	14，15	Leder, Dalla–Favera, Croce	克隆了*MYC*基因；鉴定了*MYC*和*IgH*为t（8；14）的相互配体
1982	13	Yunis	鉴定了滤泡性淋巴瘤、Burkitt淋巴瘤和慢性淋巴细胞白血病的重现性异位
1982	4	Berard, Dorfman, DeVita, Rosenberg	出版了NCI工作组发起的非霍奇金淋巴瘤的临床分类
1985	138	Mullis	研发PCR技术，用于扩增DNA序列
1986	139	Cremer	研发原位杂交技术，用于分析间期核的染色体畸变
1991–1992	140	Isaacson, Stein	奠定了ILSG基础，出版了套细胞淋巴瘤的共识

续表

年份	参考文献	主要贡献者	事件
1994	141	Kuppers, Rajewsky	经典型霍奇金淋巴瘤的组织切片中挑出RS细胞并鉴定了*IgH*基因重排
1994	3	Harris, ILSG	出版了淋巴瘤REAL分类
1997	142	Armitage	通过国际淋巴瘤分类计划确认REAL分类
2000	143	Staudt	将基因表达谱应用于淋巴瘤
2001	2	EAHP&SH	出版WHO专著：造血和淋巴肿瘤的病理学和遗传学（第3版）
2008	1	EAHP&SH	出版造血和淋巴肿瘤WHO分类（第4版）

是其潜在生物学异同的指标，例如在黏膜相关淋巴组织（MALT）的结外淋巴瘤[20]、原发性纵隔大B细胞淋巴瘤以及多种类型的T/NK细胞淋巴瘤中便是如此。ILSG认识到精确的诊断并不能凭空产生，而是需要了解有关的临床病史，这是因为生物学上不同的病种却可以在细胞学上显得相似。结合临床特点无论对于病种的定义抑或日常实践中的精确诊断都是必需的。病理学家必需获知确切、详细的临床信息方能达成正确诊断，在未提供充分临床资料时，坚持索要这些必要信息也是病理学家的职责之一。此书本部分后续章节会强调所述及的各个病种的有关临床特点。

临床特点也显然是重要的预后指标，在许多情形下，治疗方法的选择是基于结合了病理诊断的临床状态。例如，部分FL患者可以接受“观察和等待”的办法，而在另外一部分患者，诊断时较重的瘤负荷则允许立即予以治疗。治疗反应不仅要受临床特点还受到生物学以及预后因素的影响。细胞学级别在许多疾病中也有变化，有关内容将在后续章节中讨论。其他的预后因素则是基于肿瘤细胞生物学（例如ZAP-70在CLL中的表达[21,22]）或者是宿主因素（例如肿瘤微环境[23]）。因此，不可能根据肿瘤的临床侵袭性以线性方式来对淋巴瘤亚型进行分层。病理学家和临床医师均为治疗团队的组成部分，共同决定每一病例的治疗措施。

REAL分类也是基于共识建立的基础之上，该分类认识到一个综合性分类系统必需超越任何个人经验。ILSG的19位成员提出他们各自不同的看法以最终达成统一的观点。此外，ILSG做出决定将其分类仅仅构建于已发表资料的基础之上；因此，一个病种要想被REAL分类包括进去，它就必需在不止一篇的出版物中得到确认。

分类系统的发展应该是协同努力的成果，这一共识在WHO 2001得以延续[2]。该分类代表着首个真正意义上世界范围内达成一致的造血组织恶性肿瘤的分类，也是7名成员组成的指导委员会、11位病理委员会主席、75位撰稿作者以及44位临床医师与会代表在一次临床顾问委员会会议上所达到的成就的顶峰。WHO 2008包括了138位作者和由62位专长于淋巴和髓系疾病的临床专家组成的两个临床顾问委员会共同努力的成果。临床顾问委员会的会议围绕一系列问题予以组织，包括疾病定义、命名、分级以及临床关联等。和第3版一样，该工作也经由欧洲血液病理协会和血液病理学会协调完成，8位编者作为指导委员会全体委员领导这一工作。

疾病定义并非固定不变，新的病种或变型还会源源不断地被认知。一部分新病种已被WHO 2008采纳并在本章讨论。例如，近来已有研究引发人们对经典型霍奇金淋巴瘤（CHL）和DLBCL之间生物学重叠的关注。类似地，对于BL和DLBCL之间的边界也有了更多的了解。处理这些交界性病变的策略也已提出。此外，年龄特异性以及部位特异性因素在定义某些新病种时扮演了重要的角色，这些疾病也具有其生物学基础。WHO 2008还把人们的注意力吸引到淋巴瘤形成过程中的一些早期事件。这些病变有助于阐明肿瘤性转化过程中一些最早的步骤，且总体而言，允许采用保守的治疗措施。WHO 2001很快就被临床试验采用并成功充当了科学家们比较遗传学和功能性数据的共同语言。WHO 2008所做出的修改也是这种病理学家、临床医师以及生物学家之间成功合作关系的结果，不过这一切都还仅仅是通往未来之路的一块基石。

13.2 WHO 2008新出现的概念

淋巴组织恶性肿瘤的分类变化大部分源自临床和实验室研究（为了更好地定义异质或含糊不清的疾病类别）的一些新见解。WHO 2008修订之处涉及几个独立相关的主题：① 更大程度上了解那些让我们在定义肿瘤性转化最早期感到困难的早期或原位病变；② 认识到年龄（包括年轻人和老年人）是某些疾病的定义性特征；③ 进一步理解并认可部位对于疾病定义的特定影响；④ 认识到交界性类别，以当前的形态、免疫表型和遗传学标准尚不能清晰描述这些病变并归入已有的疾病类别。最后，WHO 2008还吸纳、包含了一些暂定性病种，这些疾病尚缺乏充分的临床或生物学资料，从而导致定义性标准还不甚明确。

对几组主要疾病（包括FL和DLBCL）进一步分层和区分亚型的挑战还将持续存在。基因组和遗传学研究业已产生重大新认识并得以识别这些疾病的生物学及临床亚组。尽管如此，这些研究工作的作者也总结道：将这些研究应用于日常临床实践尚不成熟，因为许多相关技术目前在临床实验室尚不具备。对于外周T细胞淋巴瘤（PTCL）分类的主题方法并未改变，部分疾病是基于临床、病理、免疫表型或遗传学参数加以定义，而其他的则暂定为PTCL-NOS。

WHO 2008也包含了术语方面的小变动，这反映了我们对于病种以及疾病与免疫系统关系的更好理解。例如，作者认为B细胞这一修饰语对于淋巴结、结外或脾脏边缘区淋巴瘤（MZL）而言都不再需要，因为并没有T细胞边缘区肿瘤（简表13.1）。修饰语“B细胞”以前也曾从CLL中被除去。此外，前体淋巴肿瘤的名称被简化；例如，B-母细胞或T-淋巴母细胞淋巴瘤（ALL/LBL）不再需要加修饰语“前体”，因为“淋巴母细胞”这一术语本身就带有这层含义。

13.2.1 淋巴肿瘤形成的早期事件：临界恶性

肿瘤形成的多步骤的途径在多数器官系统都有相似的表现，这方面最好的例证就是结肠腺癌的演进过程[24]。组织学进展也是人们熟知的、许多淋巴肿瘤的一种特征，但是淋巴肿瘤形成最早期的事件还难以认知。事实上，淋巴系统历史上就没有被承认的“良性肿瘤”，这可能和淋巴样细胞具有循环流动而不固定于单个解剖部位的倾向有关[25]。WHO 2008提到B细胞（以及较为少见的T细胞）克隆性扩增的问题，这些病变发生组织学进展或临床进展的潜能似乎有限。

在常规检查基础上使用流式细胞分析，发现单克隆性$CD5^+$B细胞群能够在CLL患者的一级亲属（健康、未

简表13.1 WHO 2008：成熟B细胞肿瘤

- 慢性淋巴细胞白血病/小淋巴细胞淋巴瘤（CLL/SLL）
- B细胞幼淋巴细胞白血病（PLL）
- 脾脏边缘区淋巴瘤（SMZL）
- 毛细胞白血病（HCL）
- *脾脏B细胞淋巴瘤/白血病-未分类*
  - *脾脏弥漫红髓小B细胞淋巴瘤**
  - *毛细胞白血病变异型（HCLv）**
- 淋巴浆细胞淋巴瘤（LPL）
  - Waldenström巨球蛋白血症（WM）
- 重链病
  - α重链病
  - γ重链病
  - μ链病
- 浆细胞骨髓瘤（PCM）
- 骨的孤立性浆细胞瘤
- 骨外浆细胞瘤
- 黏膜相关淋巴组织结外边缘区淋巴瘤（MALT淋巴瘤）
- 淋巴结边缘区淋巴瘤（NMZL）
  - *儿童型淋巴结边缘区淋巴瘤*
- 滤泡性淋巴瘤（FL）
  - *儿童型滤泡性淋巴瘤*
- 原发性皮肤滤泡中心淋巴瘤（PCFCL）
- 套细胞淋巴瘤（MCL）
- 弥漫大B细胞淋巴瘤-非特指（DLBCLNOS）
  - T细胞/组织细胞丰富型大B细胞淋巴瘤（THRLBCL）
  - 原发性中枢神经系统DLBCL
  - *原发性皮肤大B细胞淋巴瘤（PCLBCL）-腿型*
  - *老年EBV阳性DLBCL*
- *慢性炎症相关性DLBCL*
- 淋巴瘤样肉芽肿病（LYG）
- 原发性纵隔（胸腺）大B细胞淋巴瘤（PMLBCL）
- 血管内大B细胞淋巴瘤（IVLBCL）
- ALK阳性大B细胞淋巴瘤
- 浆母细胞性淋巴瘤
- *起源于HHV8相关性多中心Castleman病的大B细胞淋巴瘤*
- 原发性渗出性淋巴瘤（PEL）
- Burkitt淋巴瘤（BL）
- *B细胞淋巴瘤，未分类，特征介于DLBCL和BL之间*
- *B细胞淋巴瘤，未分类，特征介于DLBCL和CHL之间*
- 霍奇金淋巴瘤（HL）
- 结节性淋巴细胞为主型霍奇金淋巴瘤（NLPHL）
- 经典型霍奇金淋巴瘤（CHL）
  - 结节硬化型经典型霍奇金淋巴瘤（NSCHL）
  - 淋巴细胞丰富型经典型霍奇金淋巴瘤（LRCHL）
  - 混合细胞性经典型霍奇金淋巴瘤（MCCHL）
  - 淋巴细胞消减型经典型霍奇金淋巴瘤（LDCHL）

注：*其他肿瘤的暂定实体或暂定亚型。

斜体为WHO 2008新增。

受CLL影响）以及在3%的40岁以上成人中检出[26,27]。这些克隆大多具有CLL相关的遗传学异常（包括13q14缺失和12三体），与散发性CLL相似[28]。尽管如此，这些患者中只有很少一部分会进展为有临床意义的CLL，其比例每年不到2%。这种情形称为“单克隆B细胞性淋巴细胞增生症”（MBL），应当与CLL区分。CLL的最低诊断标准已修改为需要外周血有至少5×10^9/L的单克隆B细胞或者有髓外组织受累证据。在此阈值以下的B细胞增多应考虑为MBL。曾有一个研究组建议MBL和CLL之间的分界点应升高到B细胞计数11×10^9/L[29]。有资料表明，大部分最终诊断为CLL的患者都曾经历过一段持久的前驱期，在做出CLL诊断若干年之前就可发现循环性克隆便是这方面的证据[30]。因此，在目前阶段，MBL和CLL之间的区分很大程度上还仅仅是一种实践指南。并没有任何经过验证的生物学参数能够区分MBL和CLL或者能够识别哪些患者会更快进展为有临床意义的疾病。但是，最近一项研究发现MBL病例的免疫球蛋白基因谱在和突变型和非突变型CLL两者比较时存在不同之处，提示这种生物学差异可能存在，且并非所有MBL病例都注定会进展[31]。

对于我们定义“淋巴瘤”构成挑战的另一领域涉及FL的早期事件。高达70%的正常健康成人具有循环克隆性记忆B细胞伴t（14；18）（q32；q21）易位；但是，这些细胞可能缺乏进展为恶性行为所必需的其他遗传学改变[32,33]。有人认为，这种病变对应的组织改变就是原位FL，在WHO分类中也被称作滤泡内瘤变（intrafollicular neoplasia）[34]。这些病变经常是偶然发现，在其他方面均未受累犯的淋巴结中，出现孤立的、散在分布的病变滤泡，病变滤泡被过度表达BCL2和CD10的单克隆性t（14；18）B细胞植入。少见情形下，原位FL病变也可在非克隆相关性病变累犯的淋巴结中发现[35]。进一步评估发现大红半数原位FL患者在其他部位有FL证据，但在近50%的病例中原位FL并不进展为FL，至少目前的随访如此。诊断挑战在于区分真正的原位FL或淋巴结被FL部分累犯，后者系自然发生的疾病播散所致。在被FL部分累犯的病例中，滤泡中的多数或绝大多数受累，但是区分二者的明确标准尚缺乏。

一种可能的相关情形就是发生在十二指肠、表现为小息肉的局限性FL；这类十二指肠FL几乎从不进展为淋巴结或系统性疾病[36,37]。十二指肠FL细胞表达肠道归巢受体，从而能保持克隆性B细胞局限于肠黏膜内[38]。套细胞淋巴瘤的一种原位形式，即在结构保存完好的淋巴结内出现Cyclin D1+细胞局限分布于反应性滤泡的套区，曾有一些个例描述，但这类病变的临床结局还所知甚少[39,40]。其他一些临床侵袭性潜能有限的克隆性增生的情形也可遇到，例如，免疫力改变背景下发生的EBV驱使的B细胞增生，以及缺乏继发性遗传学改变的早期胃MALT淋巴瘤。早期胃MALT淋巴瘤似乎依赖于幽门螺杆菌的持续性抗原激活，仅用抗生素治疗就能消退[41]。在T细胞系统，作为原发性皮肤CD30+T细胞淋巴组织增生性疾病谱系组成部分的淋巴瘤样丘疹病也是具有局限恶性潜能的一种克隆性T细胞增生[42-44]。

WHO 2001包括了一个恶性潜能未定的B细胞或T细胞增生的类别。这一类别包含了诸如淋巴瘤样丘疹病或淋巴瘤样肉芽肿病之类的情形，此类疾病可出现自行消退。但是，WHO 2008决定去除这一名称，因为更广泛纵览淋巴恶性肿瘤表明恶性潜能未定的增生其实可以在许多人们熟知的疾病病种中碰到。这在一些儿童淋巴瘤（下文讨论）更是如此。了解疾病的范围谱系并在考虑生物学和临床因素的前提下合理处置每一个病例是病理学家和临床医师义不容辞的任务。这些淋巴瘤发生的早期事件还能为淋巴细胞归巢和迁移现象提供有教益的模型。

13.2.2 年龄作为疾病定义的特征

WHO 2008在许多新纳入的病种中使用患者年龄作为定义性特点。例如，在FL和淋巴结边缘区淋巴瘤（NMZL）类别中，就有一些独特的变型几乎只在儿童年龄组出现，并且在临床和生物学方面均有别于成人的相应疾病。FL的儿童变型通常表现为局限性疾病并呈组织学高级别。这类淋巴瘤无*BCL2/IgH*易位，也不表达BCL2蛋白。它们可以发生于淋巴结或结外部位（睾丸、胃肠道、Waldeyer环）[45]。儿童FL有较好的预后，但是其最佳处理方式尚无定论[45-47]。诊断的困难之处涉及少数儿童旺炽型反应性滤泡增生的病例，后者被报道含有克隆性CD10+生发中心B细胞群，但并不进展为明显的淋巴瘤[48]。

发生于儿童NMZL，尽管在免疫表型和遗传学水平都是单克隆病变，也似乎具有较低的进展风险[49]。大多数患者表现为Ⅰ期疾病，保守治疗后复发风险较低。儿童NMZL经常伴有显著的滤泡增生以及类似于生发中心进行性转化的改变，与儿童FL区分有时会成问题。由于成人NMZL没有相关分子印记，有关儿童NMZL这一诊断生物学基础的知识目前尚缺乏。有趣的是，儿童NMZL在男性相对多见，这和成人NMZL以女性为主恰好相反。

WHO 2008还确认了两种罕见的EBV相关性T细胞疾病：儿童期系统性EBV⁺T细胞淋巴组织增生性疾病和种痘水疱病样淋巴瘤（HVTCL）（简表13.2）。这些疾病几乎完全发生于儿童且主要是亚裔儿童，但在墨西哥以及中南美洲种族人群也可见到。这两型病变在日本文献中都被包括在“慢性活动性EBV感染”的大类之下[50]，也都是起源于EBV⁺克隆性T细胞[51]。HVTCL具有慢性、迁延性临床经过，常在冬天数月内的消退。该病可在成年后自行消退或进展为更加系统性和侵袭性疾病。系统性EBV⁺T细胞淋巴组织增生性疾病具有高度侵袭性，生存期短到以周或月来衡量，通常与噬血细胞综合征相关[52]。

简表13.2 WHO 2008：成熟T细胞肿瘤

- T细胞幼淋巴细胞白血病（PLL）
- T细胞大颗粒淋巴细胞白血病（LGLL）
- NK细胞性慢性淋巴组织增殖性疾病*
- 侵袭性NK细胞白血病
- *儿童期系统性EBV阳性T细胞性淋巴组织增殖性疾病（伴慢性活动性EBV感染）*
- *种痘水疱病样淋巴瘤（HVTCL）*
- 成人T细胞白血病/淋巴瘤
- 结外NK/T细胞淋巴瘤-鼻型
- *肠病相关T细胞淋巴瘤（EATL）*
- 肝脾T细胞淋巴瘤（HSTCL）
- 皮下脂膜炎样T细胞淋巴瘤（SPTCL）
- 蕈样霉菌病（MF）
- Sézary综合征（SS）
- 原发性皮肤CD30阳性T细胞淋巴组织增殖性疾病
  - 淋巴瘤样丘疹病（LyP）
  - 原发性皮肤间变性大细胞淋巴瘤
- *原发性皮肤γδT细胞淋巴瘤*
- *原发性皮肤侵袭性嗜表皮性CD8阳性细胞毒性T细胞淋巴瘤**
- *原发性皮肤小/中等CD4阳性T细胞淋巴瘤**
- 外周T细胞淋巴瘤-非特指（PTCL-NOS）
- 血管免疫母细胞性T细胞淋巴瘤（AITL）
- 间变性大细胞淋巴瘤-ALK阳性（ALK⁺ALCL）
- *间变性大细胞淋巴瘤-ALK阴性（ALK⁻ALCL）**

注：*其他肿瘤的暂定实体或暂定亚型。
斜体为WHO 2008新增。

相比之下，某些疾病最常发生于高龄患者，例如老年人EBV⁺DLBCL，后者可能是因为免疫监控能力下降而发生[53]。这些淋巴瘤临床上呈侵袭性，结外部位比淋巴结部位更常发生。肿瘤细胞可与HRS细胞相似并呈现显著的多形性，其形态变化范围要比CHL中典型所见者更为广泛。坏死和炎性背景常见。老年人EBV⁺DLBCL应与EBV相关的反应性增生区分，后者也会在老年人中碰到，大多数患者通常有良好结局，疾病可自行消退[54,55]。

虽然本节所提到的病变都聚集到特殊年龄组别——或非常年轻或非常年老——这些病种并不可能完全受年龄限制。一些儿童型FL病例可见于成人，而EBV⁺DLBCL有时也见于60岁以下的个体。但是，年龄对于确认这些相对少见的淋巴瘤形式非常有用。

13.3 侵袭性B细胞淋巴瘤和交界性恶性肿瘤

在过去的20年中，人们对于CHL和某些大B细胞淋巴瘤——通常是原发性纵隔大B细胞淋巴瘤和纵隔结节硬化型CHL——之间形态和免疫表型的重叠有了更深的理解[56,57]。基因表达谱分析的应用进一步证实了这种生物学相关性[58,59]。先前的病例报道曾发现原发性纵隔大B细胞淋巴瘤之后发生CHL的病例或正好相反，或者在另外一些病例，两种淋巴瘤成分组合存在于同一肿瘤的肿块之中[60]。值得注意的是，这两种肿瘤都发生于年轻成人并累犯纵隔。对于大多数活检标本而言，病理学家都可以做出其中一种或者另外一种的诊断，但在某些病例，淋巴瘤显示二者之间的过渡特征，从而不能归入传统的诊断类别；这些肿瘤就被称作“灰区淋巴瘤”。WHO 2008认可了“B细胞淋巴瘤，未分类，特征介于DLBCL和CHL之间”这一暂定类别[60,61]。该类肿瘤主要发生于年轻男性，似乎比原发性纵隔大B细胞淋巴瘤或结节硬化CHL的侵袭性更强[62]。还有其他一些情形下DLBCL和CHL的区分非常困难。例如，一些EBV相关的B细胞淋巴瘤可呈现某些非常接近或类似于CHL的特征[63]。交界性类别应该谨慎、较少使用，但在区分CHL和DLBCL变得不可能时使用无疑是恰当的。

WHO 2008还认识到有一组高级别B细胞淋巴瘤不

能被轻而易举地分类为BL或DLBCL。这一暂定类别被称作“B细胞淋巴瘤，未分类，特征介于DLBCL和BL之间”。该类罕见的淋巴瘤主要发生于成人，具有生发中心表型，从而类似于BL，但又呈现不符合BL的非典型细胞学特征。该类别也包括*MYC*和*BCL2*两者均有易位（“双重打击”）的病例。尽管基因表达谱分析可显示某些与经典型BL的相似之处[65,66]，其他资料，包括侵袭性非常强的临床经过，都支持应该将这类肿瘤和BL分开[67]。

WHO 2008取消了WHO 2001[2]中的非典型BL这一亚型。因此，一个病例如果具有典型的BL表型（$CD20^+$、$BCL6^+$、$CD10^+$、$BCL2^-$）和遗传表型（所谓单纯*MYC*异常，也就是说，有*MYC/Ig*重排而没有其他主要细胞遗传学异常），即使肿瘤细胞在形态上有些细胞学的变异，仍然可以分类为BL。同样地，生长分数非常高但其他方面均符合典型DLBCL的病例也不应该被包括进这一“中间性”组别[68]。应该注意的是，*MYC*易位并不意味就可以做BL或交界性类别的诊断，因为*MYC*易位也可见于一些其他特征均典型的DLBCL病例[65,66]。所以，最终诊断还需依靠形态、免疫表型和分子检测资料的综合分析。

侵袭性B细胞淋巴瘤分类的其他变化还包括认识到部位或临床因素对于定义DLBCL变型的重要性。老年人EBV^+DLBCL这一年龄相关的亚型前面已经提及[69]。慢性炎症相关的DLBCL是发生于特定临床背景的另一种EBV^+DLBCL；该病最经常与长期脓胸相关[70]，但也可在其他一些迁延性慢性炎症（例如，慢性骨髓炎，或者在关节或骨对金属植入物的反应）的背景下发生[71]。其他部位特异性类别包括原发性中枢神经系统DLBCL[72]和原发性皮肤DLBCL，腿型[73]。有趣的是，腿型原发性皮肤DLBCL大部分病例都呈现活化B细胞（ABC）基因表达谱[74]。原发中枢神经系统DLBCL和发生于其他抗原屏蔽部位（例如睾丸）的DLBCL均可显示独特的生物学特征，例如，Ⅰ类和Ⅱ类人类白细胞抗原（HLA）表达的丢失[75-77]。有人可能期待在将来，生物学和遗传学参数而非临床特征将主导DLBCL的亚型分类。但是，临床特征对于患者的临床处置仍然非常重要[72]。此外，原发性中枢神经系统DLBCL具有独特的基因表达谱印迹，从而继续表明将其分为独特病种的合理性[78,79]。

尽管确认了DLBCL的一些新亚型，仍然剩下一大组DLBCL，它们缺乏独特病理特征，我们也无法根据预测预后或者治疗反应对其进一步分层。这些肿瘤在WHO 2008被定名为DLBCLNOS。根据基因表达谱分析将其分层为生发中心B细胞（GCB）及活化B细胞（ABC）的类型已被证明有预后价值[80]。但是，由于基因表达谱分析作为常规诊断性检测并不可行，而免疫组化代替物指标的检测和基因学研究不是完美相关，GCB和ABC亚型区分并未正式纳入分类。再者，这些名称并不指导、影响治疗，尽管近来有研究提示ABC及GCB型淋巴瘤对特定药物显示不同的敏感性[81]。靶向治疗的进一步开发以及其他临床行为标志物的确认将来有可能导致这一类别的进一步修订完善[82,83]。

有几种侵袭性B细胞淋巴瘤具有类似于浆细胞分化阶段的免疫表型。这包括浆母细胞性淋巴瘤、ALK^+大B细胞淋巴瘤、HHV8相关的恶性肿瘤、原发性渗出淋巴瘤以及与多中心Castleman病相关的大B细胞淋巴瘤。大部分浆母细胞性淋巴瘤与EBV相关，发生于免疫缺陷背景之下，通常是继发于HIV感染，但也发生于高龄患者[84]。

13.4 滤泡性淋巴瘤：分级和遗传学异质性

FL的分级在临床顾问委员会的作者和参加者当中都是激烈讨论的话题。FL传统上曾根据中心母细胞的比例分级，被分层为3个级别。但是，大多数研究显示这种方法对于不同观察者和同一观察者的可重复性均较差。此外，将1级和2级分开的临床意义也受到质疑，因为二者的远期结局仅有极小的差别。因此，WHO 2008将具有少数中心母细胞的病例合并为“FL 1–2级（低级别）”，不要求或不建议将二者进一步分开。

FL 3级被分为3A级和3B级，根据是后种类别没有中心母细胞。有些研究已发现这两个亚型之间的生物学差异：大部分FL 3B级病例在遗传学水平与DLBCL更为密切相关[85-88]。但是，在临床实践中，3A级和3B级的区分有时会非常困难，因此也不尽完美。任何3级FL中的弥漫区域都应称作DLBCL（伴有FL）；这些弥漫区域更多在3B级中观察到[87]。深入研究可能有助于更精确地阐明真正属于FL范畴的3级病例以及那些实质为GCB型DLBCL的滤泡内变型的病例。

儿童和肠道FL作为独特的变型已有述及，儿童FL缺乏和t（14；18）的相关性。原发性皮肤滤泡中心淋巴瘤现在是一种独特的疾病病种，而在2001年的版本中被认为是FL的一种变型。值得注意的是，原发性皮肤滤泡中心淋巴瘤可以包含较高比例的大B细胞，包括大的中心细胞和中心母细胞[73]。t（14；18）易位不多见，且大部分病例BCL2$^-$。皮肤以外的疾病播散罕见，预后通常很好。

13.5 外周T细胞淋巴瘤

类似于DLBCLNOS，PTCL－NOS仍保持为一种“废纸篓”类别。大部分病例缺乏独特的遗传学或生物学改变，预后模型也很大程度上依靠临床特点或某些共通因素（例如增殖活性）[89,90]。尽管如此，对于许多PTCL病种的了解也有所进展。血管免疫母细胞性T细胞淋巴瘤（AITL）和生发中心的T_{fh}细胞有着密切的关系，而PTCL－NOS的滤泡变型也具有相似的表型，但有趣的是，遗传学和临床特点并不相同[91－93]。淋巴结PTCL的多数病例似乎与效应器T细胞相关。

WHO 2008对于肠病相关T细胞淋巴瘤（EATL）的诊断应用更为严格的标准，诊断术语从肠病型T细胞淋巴瘤所做的改变就已反映了这些变化。众所周知，有很多PTCL会表现为肠道疾病，但并非所有这些病例均和肠病（乳糜泻）相关。例如，肠道受累可见于结外NK/T细胞淋巴瘤和部分γδT细胞淋巴瘤的起病或进展过程。要做出EATL的诊断，就必需在遗传学水平（具有恰当的HLA表型）或在组织学上（在相邻的、未受累的小肠黏膜部位）有肠病的证据。一种新的变型，被称作EATL的单形性变型或者Ⅱ型，被引入新分类。这些病例具备某些独特的免疫表型和遗传学特点。肿瘤细胞CD8$^+$、CD56$^+$，且一部分病例有MYC扩增[94,95]。单形性变型在肠病基础上发生，但也可以散在发生。

ALK$^+$ ALCL被认为是一种独特的疾病而必需和ALK$^-$ ALCL这一暂定病种作区分。二者临床和生物学方面的不同支持这种区分[96－98]。更为严重的争论是围绕将ALK$^-$ ALCL病例从PTCL－NOS中分离出来的决定。近来的临床研究似乎支持这一解决方案，因为前者具有较好的预后，而且至少一部分患者有稳定期的证据[99]。ALK$^-$ ALCL的诊断需要严格的形态学和免疫表型标准，因为CD30可以在多种PTCL亚型中表达，而CD15也可以在CHL中呈阴性结果。

原发性皮肤PTCL的三种新变型被引入分类：原发性皮肤γδT细胞淋巴瘤以及原发性皮肤CD4$^+$小/中等T细胞淋巴瘤和原发性皮肤侵袭性嗜表皮性CD8$^+$细胞毒性T细胞淋巴瘤这两种暂定病种。皮肤γδT细胞淋巴瘤具有多样化的组织学和临床变化范围，也可显示脂膜炎样模式[100]。但是，该病相比皮下脂膜炎样T细胞淋巴瘤有着更差的预后[101]，后者在WHO 2008中被定义为仅限于αβ表型的淋巴瘤[102]。

13.6 前体淋巴肿瘤

分类系统的一个基本前提就是要区分源自前体细胞或母细胞的肿瘤和源自完全分化性细胞的肿瘤。大部分前体B细胞和T细胞肿瘤表现为白血病，但也有一些病例首先表现为累犯淋巴结或骨髓外其他部位的肿块性病变。因此，分类仍旧保持将前体肿瘤命名为白血病/淋巴瘤的惯例，不管临床表现方式如何，诊断都一样。对于一些临床研究计划，按入组标准需要区分白血病和淋巴瘤，如果是那样的话，对于表现为肿块性病变以及骨髓母细胞增多的患者，使用25%母细胞的阈值来作为白血病的定义特征[103]。

前体淋巴肿瘤的术语已被简化以减少冗赘。在2001年版分类中，使用“前体母细胞”和“前体淋巴母细胞淋巴瘤”的术语。由于淋巴母细胞按照定义就被认为是未成熟或前体细胞，这一术语（在新分类中）略去不必要的修饰语而被简化为B－母细胞和T－淋巴母细胞淋巴瘤。

WHO 2008更加强调定义某些形式的母细胞恶性肿瘤的遗传学特征[103]。一些伴有重现性遗传学异常的类别现已列出（简表13.3）。这些病种之所以被选择，是因为它们与独特的临床和免疫表型特征相关，识别它们具有预后意义。与*BCR－ABL1*相关、费城染色体阳性（pH$^+$）母细胞性白血病就是这样的一个例子。这种疾病成人比儿童更为多见，并且普遍高危而不受其他因素影响[104]。另一具有独特临床表现的变型就是伴有*t（5；15）（q31；q32）（IL3－IgH）*的母细胞性白血病/淋巴瘤。此类患者表现为嗜酸性粒细胞显著增多，后者甚至可以掩盖骨髓中相对少量的母细胞——一个值得注意的诊断陷阱。

简表13.3 前体淋巴肿瘤

- 淋巴母细胞淋巴瘤（B-ALL/LBL）-非特指
- 淋巴母细胞淋巴瘤（B-ALL/LBL）伴重现性遗传学异常
  - 淋巴母细胞淋巴瘤伴t（9：22）(q34：q11.2)；BCR-ABL1
  - 淋巴母细胞淋巴瘤伴t（v：11q23）；MLL重排
  - 淋巴母细胞淋巴瘤伴t（12：21）(p13：q22)；TEL-AML1（ETV6-RUNX1）
  - 淋巴母细胞淋巴瘤伴超二倍体
  - 淋巴母细胞淋巴瘤伴亚二倍体（亚二倍体ALL）
  - 淋巴母细胞淋巴瘤伴t（5：14）(q31：q32)；IL3-IgH
  - 淋巴母细胞淋巴瘤伴t（1：19）(q23：p13.3)；E2A-PBX1（TCF3-PBX1）
- 淋巴母细胞淋巴瘤（T-ALL/LBL）

淋巴母细胞淋巴瘤也有相当多的遗传可变性。最经常受累的基因包括HOX转录因子。不过，尽管我们推荐在疾病检查时作基因分型，在目前阶段它尚未被用作定义不同病种的标准。

13.7 组织细胞和树突细胞肿瘤

在这里简短提及组织细胞和树突细胞肿瘤，尽管准确而言，这类肿瘤并非淋巴系统起源，而且就发生学而言，它们可能与髓样细胞系更为密切，但是，组织细胞或树突细胞肿瘤的诊断任务经常会落到解剖病理学家身上，而且很多侵袭性淋巴瘤的鉴别诊断也会想到这些肿瘤。分类仍保持传统方式，将这些肿瘤分为组织细胞和树突细胞的细胞系（简表13.4）。组织细胞肿瘤被认为是源自功能性巨噬细胞，而树突细胞充当抗原递呈细胞。但两者，特别是在肿瘤形式时，免疫表型可以有相当的重叠[105]。

简表13.4 组织细胞和树突细胞肿瘤

- 组织细胞肉瘤
- Langerhans细胞组织细胞增生症
- Langerhans细胞肉瘤
- 交指状树突状细胞肉瘤
- 滤泡树突细胞肉瘤
- 纤维母细胞性网状细胞肿瘤
- 细胞类型不确定的树突细胞肿瘤
- 播散性幼年性黄色肉芽肿

历史上，许多由大淋巴样细胞构成的淋巴瘤都曾被认为是源自组织细胞或网状细胞。现代免疫学的出现，提供证据表明这些肿瘤的大多数是淋巴系而非组织细胞或巨噬细胞起源。但是，近来已清楚造血淋巴细胞具备相当的细胞系可塑能力，即便是完全分化的形式也是如此。例如，转录因子PAX5的下调就会导致成熟B细胞重新程序化而转变为巨噬细胞甚至是T细胞[106]。此外，组织细胞肉瘤也曾作为多种B细胞淋巴瘤的继发性肿瘤而被报道，至少在部分病例中，它们被表明与最初的B细胞病变呈克隆性相关。所以，组织细胞或树突细胞肿瘤可见于FL、MZL和CLL发生之后[107-110]。至于组织细胞或树突细胞肿瘤在前体淋巴肿瘤之后发生就更为常见了[111,112]。未成熟细胞具有更大的细胞系可塑性应是预料之中的现象。

13.8 结论

WHO 2008是对血液恶性肿瘤感兴趣的病理学家、生物学家和临床医师之间成功性国际合作的一种延续。2001年版分类很快就被临床实验采用并成功充当了科学家们比较遗传学和功能性数据的共同语言。2008版所做出的修改也是这种成功合作关系的结果，但很显然许多领域仍将是集中研究的主题，这包括DLBCLNOS和PTCL-NOS这些被公认的异质性组别。引入交界性类别也仅是中间的一步，这些领域都有待于进一步改进。

（李小秋 译）

参考文献

1. Swerdlow SH, Campo E, Harris NL, et al, eds. *WHO Classification of Tumours of Haematopoietic and Lymphoid Tissues.* 4th ed. Lyon, France: International Agency for Research on Cancer; 2008.
2. Jaffe ES, Harris NL, Stein H, Vardiman J. *Pathology and Genetics of Tumours of Haematopoietic and Lymphoid Tissues.* Lyon, France: IARC Press; 2001.
3. Harris NL, Jaffe ES, Stein H, et al. A revised European-American classification of lymphoid neoplasms: a proposal from the International Lymphoma Study Group. *Blood.* 1994;84:1361-1392.
4. Non-Hodgkin's lymphoma pathologic classification project. National Cancer Institute sponsored study of classifications of non-Hodgkin's lymphomas: summary and description of a working formulation for clinical usage. *Cancer.* 1982;49:2112-2135.
5. Stansfeld A, Diebold J, Kapanci Y, et al. Updated Kiel classification for lymphomas. *Lancet.* 1988;1:292-293.
6. Lennert K, Mohri N, Stein H, Kaiserling E. The histopathology of malignant lymphoma. *Br J Haematol.* 1975;31(suppl):193-203.
7. Lukes R, Collins R. Immunologic characterization of human malignant lymphomas. *Cancer.* 1974;34:1488-1503.
8. Jaffe ES, Harris NL, Stein H, Isaacson PG. Classification of lymphoid neoplasms: the microscope as a tool for disease discovery. *Blood.* 2008;112:4384-4399.
9. Kohler G, Milstein C. Continuous cultures of fused cells secreting antibody of predefined specificity. *Nature.* 1975;256:495-497.
10. Mason D, Cordell J, Brown M, et al. Detection of T cells in paraffin wax embedded tissue using antibodies against a peptide sequence from the CD3 antigen. *J Clin Pathol.* 1989;42:1194-1200.
11. Zech L, Haglund U, Nilsson K, Klein G. Characteristic chromosomal abnormalities in biopsies and lymphoid-cell lines from patients with Burkitt and non-Burkitt lymphomas. *Int J Cancer.* 1976;17:47-56.
12. Fukuhara S, Rowley JD, Variakojis D, Golomb HM. Chromosome abnormalities in

poorly differentiated lymphocytic lymphoma. *Cancer Res.* 1979;39:3119-3128.
13. Yunis JJ, Oken MM, Kaplan ME, et al. Distinctive chromosomal abnormalities in histologic subtypes of non-Hodgkin's lymphoma. *N Engl J Med.* 1982;307:1231-1236.
14. Dalla-Favera R, Bregni M, Erikson J, et al. Human c-myc onc gene is located on the region of chromosome 8 that is translocated in Burkitt lymphoma cells. *Proc Natl Acad Sci U S A.* 1982;79:7824-7827.
15. Taub R, Kirsch I, Morton C, et al. Translocation of the c-myc gene into the immunoglobulin heavy chain locus in human Burkitt lymphoma and murine plasmacytoma cells. *Proc Natl Acad Sci USA.* 1982;79:7837-7841.
16. Tsujimoto Y, Cossman J, Jaffe E, Croce CM. Involvement of the bcl-2 gene in human follicular lymphoma. *Science.* 1985;228:1440-1443.
17. Tsujimoto Y, Yunis J, Onorato-Showe L, et al. Molecular cloning of the chromosomal breakpoint of B-cell lymphomas and leukemias with the t(11;14) chromosome translation. *Science.* 1984;224:1403-1406.
18. Arnold A, Kim HG, Gaz RD, et al. Molecular cloning and chromosomal mapping of DNA rearranged with the parathyroid hormone gene in a parathyroid adenoma. *J Clin Invest.* 1989;83:2034-2040.
19. Jaffe ES. Pathobiology of peripheral T-cell lymphomas. *Hematology Am Soc Hematol Educ Program.* 2006:317-322.
20. Isaacson P, Spencer J. Malignant lymphoma of mucosa-associated lymphoid tissue. *Histopathology.* 1987;11:445-462.
21. Wiestner A, Rosenwald A, Barry TS, et al. ZAP-70 expression identifies a chronic lymphocytic leukemia subtype with unmutated immunoglobulin genes, inferior clinical outcome, and distinct gene expression profile. *Blood.* 2003;101:4944-4951.
22. Rassenti LZ, Huynh L, Toy TL, et al. ZAP-70 compared with immunoglobulin heavy-chain gene mutation status as a predictor of disease progression in chronic lymphocytic leukemia. *N Engl J Med.* 2004;351:893-901.
23. Dave SS, Wright G, Tan B, et al. Prediction of survival in follicular lymphoma based on molecular features of tumor-infiltrating immune cells. *N Engl J Med.* 2004;351:2159-2169.
24. Smith D, Ballal M, Hodder R, et al. The adenoma carcinoma sequence: an indoctrinated model for tumorigenesis, but is it always a clinical reality? *Colorectal Dis.* 2006;8:296-301.
25. Jaffe ES. Follicular lymphomas: possibility that they are benign tumors of the lymphoid system. *J Natl Cancer Inst.* 1983;70:401-403.
26. Marti G, Abbasi F, Raveche E, et al. Overview of monoclonal B-cell lymphocytosis. *Br J Haematol.* 2007;139:701-708.
27. Rawstron AC, Green MJ, Kuzmicki A, et al. Monoclonal B lymphocytes with the characteristics of "indolent" chronic lymphocytic leukemia are present in 3.5% of adults with normal blood counts. *Blood.* 2002;100:635-639.
28. Rawstron AC, Bennett FL, O'Connor SJ, et al. Monoclonal B-cell lymphocytosis and chronic lymphocytic leukemia. *N Engl J Med.* 2008;359:575-583.
29. Shanafelt T, Hanson CA. Monoclonal B-cell lymphocytosis: definitions and natural history. *Leuk Lymphoma.* 2009;50:493-497.
30. Landgren O, Albitar M, Ma W, et al. B-cell clones as early markers for chronic lymphocytic leukemia. *N Engl J Med.* 2009;360:659-667.
31. Dagklis A, Fazi C, Sala C, et al. The immunoglobulin gene repertoire of low-count chronic lymphocytic leukemia (CLL)-like monoclonal B lymphocytosis is different from CLL: diagnostic implications for clinical monitoring. *Blood.* 2009;114:26-32.
32. Limpens J, de Jong D, van Krieken J, et al. BCL2 in benign lymphoid tissue with follicular hyperplasia. *Oncogene.* 1991;6:2271-2276.
33. Roulland S, Navarro JM, Grenot P, et al. Follicular lymphoma-like B cells in healthy individuals: a novel intermediate step in early lymphomagenesis. *J Exp Med.* 2006;203:2425-2431.
34. Cong P, Raffeld M, Teruya-Feldstein J, et al. In situ localization of follicular lymphoma: description and analysis by laser capture microdissection. *Blood.* 2002;99:3376-3382.
35. Fend F, Quintanilla-Martinez L, Kumar S, et al. Composite low grade B-cell lymphomas with two immunophenotypically distinct cell populations are true biclonal lymphomas. A molecular analysis using laser capture microdissection. *Am J Pathol.* 1999;154:1857-1866.
36. Yoshino T, Miyake K, Ichimura K, et al. Increased incidence of follicular lymphoma in the duodenum. *Am J Surg Pathol.* 2000;24:688-693.
37. Poggi MM, Cong PJ, Coleman CN, Jaffe ES. Low-grade follicular lymphoma of the small intestine. *J Clin Gastroenterol.* 2002;34:155-159.
38. Bende RJ, Smit LA, Bossenbroek JG, et al. Primary follicular lymphoma of the small intestine: alpha4beta7 expression and immunoglobulin configuration suggest an origin from local antigen-experienced B cells. *Am J Pathol.* 2003;162:105-113.
39. Richard P, Vassallo J, Valmary S, et al. "In situ-like" mantle cell lymphoma: a report of two cases. *J Clin Pathol.* 2006;59:995-996.
40. Aqel N, Barker F, Patel K, Naresh KN. In-situ mantle cell lymphoma—a report of two cases. *Histopathology.* 2008;52:256-260.
41. Liu H, Ruskon-Fourmestraux A, Lavergne-Slove A, et al. Resistance of t(11;18) positive gastric mucosa-associated lymphoid tissue lymphoma to *Helicobacter pylori* eradication therapy. *Lancet.* 2001;357:39-40.
42. Weiss LM, Wood GS, Trela M, et al. Clonal T-cell populations in lymphomatoid papulosis. Evidence of a lymphoproliferative origin for a clinically benign disease. *N Engl J Med.* 1986;315:475-479.
43. Willemze R, Beljaards RC. Spectrum of primary cutaneous CD30 (Ki-1)-positive lymphoproliferative disorders. A proposal for classification and guidelines for management and treatment. *J Am Acad Dermatol.* 1993;28:973-980.
44. Paulli M, Berti E, Rosso R, et al. CD30/Ki-1-positive lymphoproliferative disorders of the skin—clinicopathologic correlation and statistical analysis of 86 cases: a multicentric study from the European Organization for Research and Treatment of Cancer Cutaneous Lymphoma Project Group. *J Clin Oncol.* 1995;13:1343-1354.
45. Lorsbach RB, Shay-Seymore D, Moore J, et al. Clinicopathologic analysis of follicular lymphoma occurring in children. *Blood.* 2002;99:1959-1964.
46. Finn LS, Viswanatha DS, Belasco JB, et al. Primary follicular lymphoma of the testis in childhood. *Cancer.* 1999;85:1626-1635.
47. Heller KN, Teruya-Feldstein J, La Quaglia MP, Wexler LH. Primary follicular lymphoma of the testis—Excellent outcome following surgical resection without adjuvant chemotherapy. *J Pediatr Hematol Oncol.* 2004;26:104-107.
48. Kussick SJ, Kalnoski M, Braziel RM, Wood BL. Prominent clonal B-cell populations identified by flow cytometry in histologically reactive lymphoid proliferations. *Am J Clin Pathol.* 2004;121:464-472.
49. Taddesse-Heath L, Pittaluga S, Sorbara L, et al. Marginal zone B-cell lymphoma in children and young adults. *Am J Surg Pathol.* 2003;27:522-531.
50. Kimura H. Pathogenesis of chronic active Epstein-Barr virus infection: is this an infectious disease, lymphoproliferative disorder, or immunodeficiency? *Rev Med Virol.* 2006;16:251-261.
51. Cohen JI, Bollard CM, Khanna R, Pittaluga S. Current understanding of the role of Epstein-Barr virus in lymphomagenesis and therapeutic approaches to EBV-associated lymphomas. *Leuk Lymphoma.* 2008;49(suppl 1):27-34.
52. Quintanilla-Martinez L, Kumar S, Fend F, et al. Fulminant EBV+ T-cell lymphoproliferative disorder following acute/chronic EBV infection: a distinct clinicopathologic syndrome. *Blood.* 2000;96:443-451.
53. Oyama T, Ichimura K, Suzuki R, et al. Senile EBV+ B-cell lymphoproliferative disorders: a clinicopathologic study of 22 patients. *Am J Surg Pathol.* 2003;27:16-26.
54. Schrager J, Pittaluga S, Raffeld M, Jaffe ES. EBV reactivation syndromes in adults without known immunodeficiency. *Mod Pathol.* 2009;22(suppl 1):285A.
55. Kojima M, Kashimura M, Itoh H, et al. Epstein-Barr virus-related reactive lymphoproliferative disorders in middle-aged or elderly patients presenting with atypical features. A clinicopathological study of six cases. *Pathol Res Pract.* 2007;203:587-591.
56. Jaffe ES, Wilson WH. Gray zone, synchronous, and metachronous lymphomas: Diseases at the interface of non-Hodgkin's lymphomas and Hodgkin's lymphoma. In: Mauch PM, Armitage JO, Coiffier B, et al, eds. *Non-Hodgkin's Lymphoma.* Philadelphia: Lippincott Williams & Wilkins; 2004:69-80.
57. Jaffe ES, Zarate OA, Medeiros LJ. The interrelationship of Hodgkin's disease and non-Hodgkin's lymphomas—lessons learned from composite and sequential malignancies. *Semin Diagn Pathol.* 1992;9:297-303.
58. Savage KJ, Monti S, Kutok JL, et al. The molecular signature of mediastinal large B-cell lymphoma differs from that of other diffuse large B-cell lymphomas and shares features with classical Hodgkin lymphoma. *Blood.* 2003;102:3871-3879.
59. Rosenwald A, Wright G, Leroy K, et al. Molecular diagnosis of primary mediastinal B cell lymphoma identifies a clinically favorable subgroup of diffuse large B cell lymphoma related to Hodgkin lymphoma. *J Exp Med.* 2003;198:851-862.
60. Traverse-Glehen A, Pittaluga S, Gaulard P, et al. Mediastinal gray zone lymphoma: the missing link between classical Hodgkin's lymphoma and mediastinal large B-cell lymphoma. *Am J Surg Pathol.* 2005;29:1411-1421.
61. Rudiger T, Jaffe ES, Delsol G, et al. Workshop report on Hodgkin's disease and related diseases ("grey zone" lymphoma). *Ann Oncol.* 1998;9(suppl 5):S31-S38.
62. Dunleavy D, Pittaluga S, Grant N, et al. Gray zone lymphomas: clinical and histological characteristics and treatment with dose-adjusted EPOCH-R. *Blood.* 2008;112:1228.
63. Kamel OW, Weiss LM, van de Rijn M, et al. Hodgkin's disease and lymphoproliferations resembling Hodgkin's disease in patients receiving long-term low-dose methotrexate therapy. *Am J Surg Pathol.* 1996;20:1279-1287.
64. Haralambieva E, Boerma EJ, van Imhoff GW, et al. Clinical, immunophenotypic, and genetic analysis of adult lymphomas with morphologic features of Burkitt lymphoma. *Am J Surg Pathol.* 2005;29:1086-1094.
65. Hummel M, Bentink S, Berger H, et al. A biologic definition of Burkitt's lymphoma from transcriptional and genomic profiling. *N Engl J Med.* 2006;354:2419-2430.
66. Dave SS, Fu K, Wright GW, et al. Molecular diagnosis of Burkitt's lymphoma. *N Engl J Med.* 2006;354:2431-2442.
67. Karsan A, Gascoyne RD, Coupland RW, et al. Combination of t(14;18) and a Burkitt's type translocation in B-cell malignancies. *Leuk Lymphoma.* 1993;10:433-441.
68. Chuang SS, Ye H, Du MQ, et al. Histopathology and immunohistochemistry in distinguishing Burkitt lymphoma from diffuse large B-cell lymphoma with very high proliferation index and with or without a starry-sky pattern: a comparative study with EBER and FISH. *Am J Clin Pathol.* 2007;128:558-564.
69. Oyama T, Yamamoto K, Asano N, et al. Age-related EBV-associated B-cell lymphoproliferative disorders constitute a distinct clinicopathologic group: a study of 96 patients. *Clin Cancer Res.* 2007;13:5124-5132.
70. Aozasa K, Takakuwa T, Nakatsuka S. Pyothorax-associated lymphoma: a lymphoma developing in chronic inflammation. *Adv Anat Pathol.* 2005;12:324-331.
71. Cheuk W, Chan ACL, Chan JKC, et al. Metallic implant-associated lymphoma—A distinct subgroup of large B-cell lymphoma related to pyothorax-associated lymphoma? *Am J Surg Pathol.* 2005;29:832-836.
72. Deangelis LM, Hormigo A. Treatment of primary central nervous system lymphoma. *Semin Oncol.* 2004;31:684-692.
73. Willemze R, Jaffe ES, Burg G, et al. WHO-EORTC classification for cutaneous lymphomas. *Blood.* 2005;105:3768-3785.
74. Hoefnagel JJ, Dijkman R, Basso K, et al. Distinct types of primary cutaneous large B-cell lymphoma identified by gene expression profiling. *Blood.* 2005;105:3671-3678.
75. Booman M, Douwes J, Glas AM, et al. Mechanisms and effects of loss of human leukocyte antigen class II expression in immune-privileged site-associated B-cell lymphoma. *Clin Cancer Res.* 2006;12:2698-2705.
76. Riemersma SA, Jordanova ES, Schop RF, et al. Extensive genetic alterations of the HLA region, including homozygous deletions of HLA class II genes in B-cell lymphomas arising in immune-privileged sites. *Blood.* 2000;96:3569-3577.
77. Bosga-Bouwer AG, Kok K, Booman M, et al. Array comparative genomic hybridization reveals a very high frequency of deletions of the long arm of chromosome 6 in testicular lymphoma. *Genes Chromosomes Cancer.* 2006;45:976-981.
78. Tun HW, Personett D, Baskerville KA, et al. Pathway analysis of primary central nervous system lymphoma. *Blood.* 2008;111:3200-3210.
79. Courts C, Montesinos-Rongen M, Martin-Subero JI, et al. Transcriptional profiling of the nuclear factor-kappa B pathway identifies a subgroup of primary lymphoma of the central nervous system with low BCL10 expression. *J Neuropathol Exp Neurol.* 2007;66:230-237.
80. Rosenwald A, Wright G, Chan WC, et al. The use of molecular profiling to predict survival after chemotherapy for diffuse large-B-cell lymphoma. *N Engl J Med.*

2002;346:1937-1947.
81. Dunleavy K, Pittaluga S, Czuczman MS, et al. Differential efficacy of bortezomib plus chemotherapy within molecular subtypes of diffuse large B-cell lymphoma. *Blood.* 2009;113:6069-6076.
82. Lenz G, Wright G, Dave SS, et al. Stromal gene signatures in large-B-cell lymphomas. *N Engl J Med.* 2008;359:2313-2323.
83. Polo JM, Juszczynski P, Monti S, et al. Transcriptional signature with differential expression of BCL6 target genes accurately identifies BCL6-dependent diffuse large B cell lymphomas. *Proc Natl Acad SciU S A.* 2007;104:3207-3212.
84. Colomo L, Loong F, Rives S, et al. Diffuse large B-cell lymphomas with plasmablastic differentiation represent a heterogeneous group of disease entities. *Am J Surg Pathol.* 2004;28:736-747.
85. Ott G, Katzenberger T, Lohr A, et al. Cytomorphologic, immunohistochemical, and cytogenetic profiles of follicular lymphoma: 2 types of follicular lymphoma grade 3. *Blood.* 2002;99:3806-3812.
86. Bosga-Bouwer AG, van Imhoff GW, Boonstra R, et al. Follicular lymphoma grade 3B includes 3 cytogenetically defined subgroups with primary t(14;18), 3q27, or other translocations: t(14;18) and 3q27 are mutually exclusive. *Blood.* 2003;101:1149-1154.
87. Katzenberger T, Ott G, Klein T, et al. Cytogenetic alterations affecting BCL6 are predominantly found in follicular lymphomas grade 3B with a diffuse large B-cell component. *Am J Pathol.* 2004;165:481-490.
88. Karube K, Guo Y, Suzumiya J, et al. CD10-MUM1+ follicular lymphoma lacks BCL2 gene translocation and shows characteristic biologic and clinical features. *Blood.* 2007;109:3076-3079.
89. Gallamini A, Stelitano C, Calvi R, et al. Peripheral T-cell lymphoma unspecified (PTCL-U): a new prognostic model from a retrospective multicentric clinical study. *Blood.* 2004;103:2474-2479.
90. Cuadros M, Dave SS, Jaffe ES, et al. Identification of a proliferation signature related to survival in nodal peripheral T-cell lymphomas. *J Clin Oncol.* 2007;25:3321-3329.
91. de Leval L, Rickman DS, Thielen C, et al. The gene expression profile of nodal peripheral T-cell lymphoma demonstrates a molecular link between angioimmunoblastic T-cell lymphoma (AITL) and follicular helper T (TFH) cells. *Blood.* 2007;109:4952-4963.
92. Streubel B, Vinatzer U, Willheim M, et al. Novel t(5;9)(q33;q22) fuses ITK to SYK in unspecified peripheral T-cell lymphoma. *Leukemia.* 2006;20:313-318.
93. Rodriguez-Pinilla SM, Atienza L, Murillo C, et al. Peripheral T-cell lymphoma with follicular T-cell markers. *Am J Surg Pathol.* 2008;32:1787-1799.
94. Deleeuw RJ, Zettl A, Klinker E, et al. Whole-genome analysis and HLA genotyping of enteropathy-type T-cell lymphoma reveals 2 distinct lymphoma subtypes. *Gastroenterology.* 2007;132:1902-1911.
95. Zettl A, deLeeuw R, Haralambieva E, Mueller-Hermelink HK. Enteropathy-type T-cell lymphoma. *Am J Clin Pathol.* 2007;127:701-706.
96. Salaverria I, Bea S, Lopez-Guillermo A, et al. Genomic profiling reveals different genetic aberrations in systemic ALK-positive and ALK-negative anaplastic large cell lymphomas. *Br J Haematol.* 2008;140:516-526.
97. Zettl A, Rudiger T, Konrad MA, et al. Genomic profiling of peripheral T-cell lymphoma, unspecified, and anaplastic large T-cell lymphoma delineates novel recurrent chromosomal alterations. *Am J Pathol.* 2004;164:1837-1848.
98. International peripheral T-cell and natural killer/T-cell lymphoma study: pathology findings and clinical outcomes. *J Clin Oncol.* 2008;26:4124-4130.
99. Savage KJ, Harris NL, Vose JM, et al. ALK– anaplastic large-cell lymphoma is clinically and immunophenotypically different from both ALK+ ALCL and peripheral T-cell lymphoma, not otherwise specified: report from the International Peripheral T-Cell Lymphoma Project. *Blood.* 2008;111:5496-5504.
100. Toro JR, Beaty M, Sorbara L, et al. Gamma delta T-cell lymphoma of the skin: a clinical, microscopic, and molecular study. *Arch Dermatol.* 2000;136:1024-1032.
101. Kumar S, Krenacs L, Elenitoba-Johnson K, et al. Subcutaneous panniculitic T-cell lymphoma is a tumor of cytotoxic T-lymphocytes. *Hum Pathol.* 1998;29:397-403.
102. Willemze R, Jansen PM, Cerroni L, et al. Subcutaneous panniculitis-like T-cell lymphoma: definition, classification, and prognostic factors: an EORTC Cutaneous Lymphoma Group Study of 83 cases. *Blood.* 2008;111:838-845.
103. Borowitz MJ, Chan JKC. B lymphoblastic leukaemia/lymphoma, not otherwise specified. In: Swerdlow SH, Campo E, Harris NL, et al, eds. *WHO Classification of Tumours of Haematopoietic and Lymphoid Tissues.* 4th ed. Lyon, France: IARC Press; 2008:168-175.
104. Arico M, Valsecchi MG, Camitta B, et al. Outcome of treatment in children with Philadelphia chromosome-positive acute lymphoblastic leukemia. *N Engl J Med.* 2000;342:998-1006.
105. Pileri SA, Grogan TM, Harris NL, et al. Tumours of histiocytes and accessory dendritic cells: an immunohistochemical approach to classification from the International Lymphoma Study Group based on 61 cases. *Histopathology.* 2002;41:1-29.
106. Cobaleda C, Jochum W, Busslinger M. Conversion of mature B cells into T cells by dedifferentiation to uncommitted progenitors. *Nature.* 2007;449:473-477.
107. Feldman AL, Arber DA, Pittaluga S, et al. Clonally related follicular lymphomas and histiocytic/dendritic cell sarcomas: evidence for transdifferentiation of the follicular lymphoma clone. *Blood.* 2008;111:5433-5439.
108. Vasef MA, Zaatari GS, Chan WC, et al. Dendritic cell tumors associated with low-grade B-cell malignancies. Report of three cases. *Am J Clin Pathol.* 1995;104:696-701.
109. Alvaro T, Bosch R, Salvado MT, Piris MA. True histiocytic lymphoma of the stomach associated with low-grade B-cell mucosa-associated lymphoid tissue (MALT)-type lymphoma. *Am J Surg Pathol.* 1996;20:1406-1411.
110. Cossu A, Deiana A, Lissia A, et al. Synchronous interdigitating dendritic cell sarcoma and B-cell small lymphocytic lymphoma in a lymph node. *Arch Pathol Lab Med.* 2006;130:544-547.
111. Feldman AL, Berthold F, Arceci R, et al. Clonal relationship between precursor T-lymphoblastic leukaemia/lymphoma and Langerhans-cell histiocytosis. *Lancet Oncol.* 2005;6:435-437.
112. Feldman AL, Minniti C, Santi M, et al. Histiocytic sarcoma after acute lymphoblastic leukaemia: a common clonal origin. *Lancet Oncol.* 2004;5:248-250.
113. Dawson PJ. The original illustrations of Hodgkin's disease. *Ann Diagn Pathol.* 1999;3:386-393.
114. Trumper LH, Brittinger G, Diehl V, Harris NL. Non-Hodgkin's lymphoma: A history of classification and clinical observations. In: Mauch PM, Armitage JO, Coiffier B, et al, eds. *Non-Hodgkin's Lymphomas.* Philadelphia: Lippincott Williams & Wilkins; 2004:3-19.
115. Brill NE, Baehr G, Rosenthal N. Generalized giant lymph follicle hyperplasia of lymph nodes and spleen. A hitherto undescribed type. *JAMA.* 1925;84:668-671.
116. Symmers D. Follicular lymphadenopathy with splenomegaly. A newly recognized disease of the lymphatic system. *Arch Pathol.* 1927;3:816-820.
117. Symmers D. Giant follicular lymphadenopathy with or without splenomegaly. Its transformation into polymorphous cell sarcoma of the lymph follicles and its association with Hodgkin's disease, lymphatic leukemia and an apparently unique disease of the lymph nodes and spleen—A disease entity believed heretofore undescribed. *Arch Pathol.* 1938;26:603-647.
118. Gall EA, Mallory TB. Malignant lymphoma: a clinico-pathologic survey of 618 cases. *Am J Pathol.* 1942;18:381-429.
119. Gall EA, Morrison HR, Scott AT. The follicular type of malignant lymphoma; a survey of 63 cases. *Ann Intern Med.* 1941;1941:2073-2090.
120. Burkitt D. A sarcoma involving the jaws in African children. *Br J Surg.* 1958;46:218-223.
121. Nowell PC. Phytohemagglutinin: an initiator of mitosis in cultures of normal human leukocytes. *Cancer Res.* 1960;20:462-466.
122. O'Conor GT. Definition of Burkitt's tumor. *Int J Cancer.* 1968;3:411-412.
123. Epstein MA, Achong BG, Barr YM. Virus particles in cultured lymphoblasts from Burkitt's lymphoma. *Lancet.* 1964;1:702-703.
124. Rappaport H, Winter W, Hicks E. Follicular lymphoma. A re-evaluation of its position in the scheme of malignant lymphoma, based on a survey of 253 cases. *Cancer.* 1956;9:792-821.
125. Rappaport H. *Tumors of the hematopoietic system. Atlas of Tumor Pathology. Section III Fascicle 8 (ed Series I).* Washington, DC: Armed Forces Institute of Pathology; 1966.
126. Lukes R, Butler J, Hicks E. Natural history of Hodgkin's disease as related to its pathological picture. *Cancer.* 1966;19:317-344.
127. Stein H, Lennert K, Parwaresch MR. Malignant lymphomas of B-cell type. *Lancet.* 1972;2:855-857.
128. Lennert K, Mohri N. Histologische Klassifizierung and Vorkommen des M. Hodgkin. *Internist.* 1974;15:57-65.
129. Taylor CR, Mason DY. The immunohistological detection of intracellular immunoglobulin in formalin-paraffin sections from multiple myeloma and related conditions using the immunoperoxidase technique. *Clin Exp Immunol.* 1974;18:417-429.
130. Jaffe ES, Shevach EM, Frank MM, et al. Nodular lymphoma—evidence for origin from follicular B lymphocytes. *N Engl J Med.* 1974;290:813-819.
131. Southern EM. Detection of specific sequences among DNA fragments separated by gel electrophoresis. *J Mol Biol.* 1975;98:503-517.
132. McMichael AJ, Pilch JR, Galfre G, et al. A human thymocyte antigen defined by a hybrid myeloma monoclonal antibody. *Eur J Immunol.* 1979;9:205-210.
133. Stein H, Bonk A, Tolksdorf G, et al. Immunohistologic analysis of the organization of normal lymphoid tissue and non-Hodgkin's lymphomas. *J Histochem Cytochem.* 1980;28:746-760.
134. Poppema S, Bhan A, Reinherz E, et al. Distribution of T cell subsets in human lymph nodes. *J Exp Med.* 1981;153:30-41.
135. Poppema S, Bhan A, Reinherz E, et al. In situ immunologic characterization of cellular constituents in lymph nodes and spleens involved by Hodgkin's disease. *Blood.* 1982;59:226-232.
136. Stein H, Gerdes J, Mason DY. The normal and malignant germinal centre. *Clin Haematol.* 1982;11:531-559.
137. Bernard A, Boumsell L. The clusters of differentiation (CD) defined by the First International Workshop on Human Leucocyte Differentiation Antigens. *Hum Immunol.* 1984;11:1-10.
138. Saiki RK, Scharf S, Faloona F, et al. Enzymatic amplification of beta-globin genomic sequences and restriction site analysis for diagnosis of sickle cell anemia. *Science.* 1985;230:1350-1354.
139. Cremer T, Landegent J, Bruckner A, et al. Detection of chromosome aberrations in the human interphase nucleus by visualization of specific target DNAs with radioactive and non-radioactive in situ hybridization techniques: diagnosis of trisomy 18 with probe L1.84. *Hum Genet.* 1986;74:346-352.
140. Banks P, Chan J, Cleary M, et al. Mantle cell lymphoma: a proposal for unification of morphologic, immunologic, and molecular data. *Am J Surg Pathol.* 1992;16:637-640.
141. Kuppers R, Rajewsky K, Zhao M, et al. Hodgkin disease: Hodgkin and Reed-Sternberg cells picked from histological sections show clonal immunoglobulin gene rearrangements and appear to be derived from B cells at various stages of development. *Proc Natl Acad Sci U S A.* 1994;91:10962-10966.
142. A clinical evaluation of the International Lymphoma Study Group classification of non-Hodgkin's lymphoma. The Non-Hodgkin's Lymphoma Classification Project. *Blood.* 1997;89:3909-3918.
143. Alizadeh AA, Eisen MB, Davis RE, et al. Distinct types of diffuse large B-cell lymphoma identified by gene expression profiling. *Nature.* 2000;403:503-511.

第14章

成熟B细胞肿瘤：慢性淋巴细胞白血病/小淋巴细胞淋巴瘤、B细胞幼淋巴细胞白血病和淋巴浆细胞淋巴瘤

David S. Viswanatha, Karen Dyer Montgomery, Kathryn Foucar

章节目录

14.1　B细胞慢性淋巴细胞白血病/小淋巴细胞淋巴瘤（CLL/SLL）

14.1.1　疾病的定义

本章所述的成熟B细胞肿瘤之中，CLL/SLL最为常见（表14.1）。这种克隆性疾病起源于成熟细胞，其特征为小圆形细胞核、核仁不清楚、通常细胞质稀少。在淋巴结内，克隆性大B细胞称为幼淋巴细胞或者副免疫母细胞，常常形成淡染病灶，称为增殖中心。CLL和SLL在诊断用语上的区别在于疾病的主要分布和血液循环中白血病细胞的数量。疾病主要为髓外分布并且血液中白血病细胞稀少（$<5.0\times10^9$/L）者称为SLL，而CLL表现为白血病血象（简表14.1）[1,2]。

CLL的诊断标准包括成熟淋巴细胞绝对计数增多，至少持续3个月并且临床上无法解释[1,2]。诊断所需的淋巴细胞绝对计数增多的程度在研究者之间不尽相同，没有明显的髓外疾病的患者，一般要求其淋巴细胞绝对计数最低为5.0×10^9/L[1,3]。虽然也存在骨髓淋巴细胞增多，

表14.1 成熟B细胞肿瘤：主要疾病实体与变异型

主要实体	变异型
CLL/SLL	非典型（形态学） 非典型CLL（免疫表型） CLL伴浆细胞样分化 CLL伴RS细胞 μ链病
PLL	没有变异型的描述，但与白血病性MCL重叠
LPL/WM	γ重链病 其他B细胞淋巴瘤伴IgM副蛋白（例如MZL）

注：CLL/SLL，慢性淋巴细胞白血病/小淋巴细胞淋巴瘤；LPL/WM，淋巴浆细胞淋巴瘤/Waldenström巨球蛋白血症；MCL，套细胞淋巴瘤；MZL，边缘区淋巴瘤；PLL，B细胞幼淋巴细胞白血病。

诊断CLL通常不需要做骨髓检查。很多CLL病例可以通过血液涂片的形态学检查得以成功诊断，但是建议免疫表型证实。除了证实标准的CLL免疫表型（简表14.1），近年来应用免疫表型描述预后特征被认为更为重要。此外，当淋巴细胞绝对计数仅仅比正常偏高，建立CLL的诊断必需有免疫表型。单克隆细胞增多这一名称可以应用于这些病例，特别是既缺乏显著的淋巴细胞增多也没有任何血球减少者（见鉴别诊断）[1,2]。

14.1.2 流行病学及发病率

在西方国家，CLL是目前最常见的成熟B细胞白血病，在所有白血病中高达30%；CLL也是最为常见的家族性白血病[4-6]。在西方国家，中老年人发病率显著增加，这部分人群中超过20例每10万人。与此相反，亚洲患者CLL的发病率较低[7,8]。

SLL约占所有NHL的7%[1]。CLL与SLL均以男性为主，主要影响中年到老年患者，中位年龄大约为65岁。

简表14.1 慢性淋巴细胞白血病（CLL）和小淋巴细胞淋巴瘤（SLL）的主要诊断特征

CLL
- 成熟淋巴细胞绝对计数≥5×10^9/L，持续至少3个月
- 单克隆B细胞具有成熟表型，共表达CD5和CD23，CD20、表面Ig弱表达、CD22和CD11c均呈弱表达
- 通常不表达的抗原包括CD10、FMC7和CD79b

SLL
- 疾病主要位于髓外
- 小淋巴细胞弥漫浸润，增殖中心
- 单克隆B细胞具有与CLL相似的成熟表型

那些发生于年轻患者的罕见的CLL样疾病，生物学似乎不同于老年人真正的CLL，该疾病不在本章范围之内。

14.1.3 临床特征

目前，很多CLL的老年患者或者无症状（70%病例）或者仅有轻度症状，并且这种疾病常常在全血细胞计数时偶然发现[8]。许多CLL患者保存造血谱系，淋巴细胞绝对计数从轻度增加到显著增加。有些CLL患者临床上表现为明显的贫血，这是继发于免疫介导的红细胞破坏，这种表现具有特征性且为相对常见的并发症，反映了这些患者自身免疫异常发病率高[8,9]。

可影响CLL患者的其他类型的贫血包括慢性病性贫血以及非常罕见的获得性纯红细胞再生障碍[8]。然而在大多数病例，血细胞减少是骨髓浸润的结果。在一些患者，血清研究可以揭示单克隆丙种球蛋白病，这似乎并不影响疾病的预后[10]。低丙球蛋白血病更为常见，超过半数的CLL患者发生这种异常[8]。

其他CLL/SLL患者出现髓外疾病表现和原发性淋巴结肿大，并且一部分患者脾肿大。像CLL一样，这些SLL患者常无症状[11]。少数情况下，在很多部位可检测到CLL/SLL浸润，但是肝脏和皮肤例外，这些部位的浸润在临床实践中不是经常遇到[12-14]。

年龄小于55岁的个体，CLL可能不呈惰性，并且这些患者可有疲劳或系统性脏器肿大[15]。同样，CLL/SLL转化为大细胞淋巴瘤（Richter综合征）在年轻CLL患者更为常见[15]。老年患者与年轻患者的这些差异很可能是因为肿瘤克隆的分子、遗传或者后天的差异（见下文）。

14.1.4 形态学

14.1.4.1 淋巴结

CLL/SLL中淋巴结累及的一般特征是淋巴结结构弥漫破坏，淋巴窦保留不一[1,16]。浸润由小圆形淋巴细胞组成，这些细胞染色质致密，细胞质稀少，低倍镜下颜色深。这些区域缺乏核分裂活性。穿插在这些成片小圆形淋巴瘤细胞之间是增殖中心，产生一个模糊、淡染的结节性模式（图14.1A）。高倍镜下，增殖中心由大淋巴样细胞组成，这些细胞的细胞质更丰富，核仁更显著（图14.1B和图14.1C）。通过对DNA合成的评估，例如Ki67染色，这些增殖中心代表肿瘤克隆的核分裂活性部分。偶尔，增殖中心可能非常大并且相互融合，令人担忧转

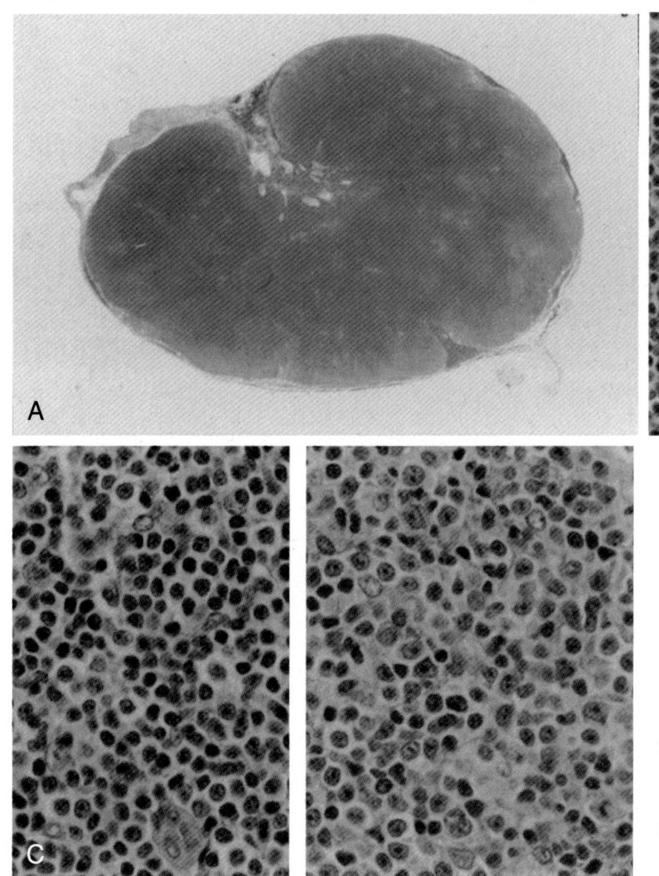
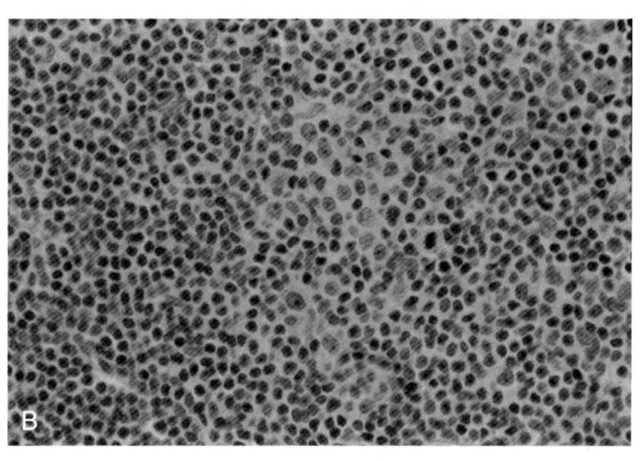

图14.1 慢性淋巴细胞白血病/小淋巴细胞淋巴瘤（CLL/SLL）累及淋巴结。A. 淋巴结低倍图像，显示弥漫结构破坏伴多个淡染的增殖中心。B. 增殖中心的高倍图像，大淋巴样细胞具有丰富的细胞质，细胞核染色质更弥散。C. 并列比较：CLL/SLL的小淋巴细胞（左）与增殖中心的大淋巴样细胞（右）

化为大细胞淋巴瘤（图14.2）。

在少数CLL/SLL病例，淋巴结浸润模式为滤泡内浸润、滤泡周围浸润或边缘区浸润，从而潜在与MCL、MZL或者其他B细胞肿瘤混淆[17]。同样，一些病例小淋巴细胞显示细胞核极不规则，令人想起MCL，甚至是滤泡中心细胞淋巴瘤。但是增殖中心的存在、特征性免疫表型并且缺乏Cyclin D1表达支持CLL/SLL的诊断[18–20]。

14.1.4.2 脾脏

CLL患者脾肿大程度变化很大，一些患者显示症状明显的脾脏累及[21]。CLL/SLL累及脾脏的特点为白髓扩张，从而大体上产生粟粒状微结节外观[21]。白髓浸润由小圆形淋巴细胞组成，这些细胞胞质稀少，与见于淋巴结内的肿瘤细胞相似（图14.3）[22]。尽管偶尔幼淋巴细胞和副免疫母细胞可能存在，典型增殖中心一般不太明显。淋巴样浸润累及小动脉周围淋巴鞘，沿着脾小梁，同时累及红髓和脾窦常见[21,22]。

14.1.4.3 血液

诊断CLL要求成熟淋巴细胞增多，公认的淋巴细胞绝对计数的最小值是5.0×10^9/L（简表14.1）[1,2]。这些淋巴细胞通常单一，相对一致，包括小圆形细胞核，染色质致密，核仁不明显（图14.4）。一些细胞核中染色质凝集明显，从而产生“干裂泥土”样外观。制备涂片时，这些白血病淋巴细胞很容易破坏，产生破碎细胞，数量上可能非常多（图14.5）。细胞核轮廓不规则的大淋巴样细胞或者淋巴细胞可能非常明显，但是这些细胞通常占白血病细胞群比例少于2%（图14.6）[1]。当这些“非典型”淋巴细胞显著时，宜诊断为“非典型CLL”，从而向临床医师传达这些异常的形态特征（见关于形态学变异部分）。建议对这些非典型病例进行细胞遗传学的评估，因为已经提出预后不佳的染色体核型与细胞核形态相关（见遗传学部分）。通常，非颗粒性细胞质稀少，但是一些CLL病例具有中等量的细胞质。偶有明显细胞质空泡或结晶。

应评估幼淋巴细胞、细胞核稍大并有单个明显核仁的克隆细胞的数量（图14.6）。当以幼淋巴细胞为主时，应该重点考虑B细胞幼淋巴细胞白血病（B–PLL）的诊断（见后）。在一些患者，幼淋巴细胞比例的增加可能是一个克隆转化的预兆，而其他稳定的CLL病例始终显

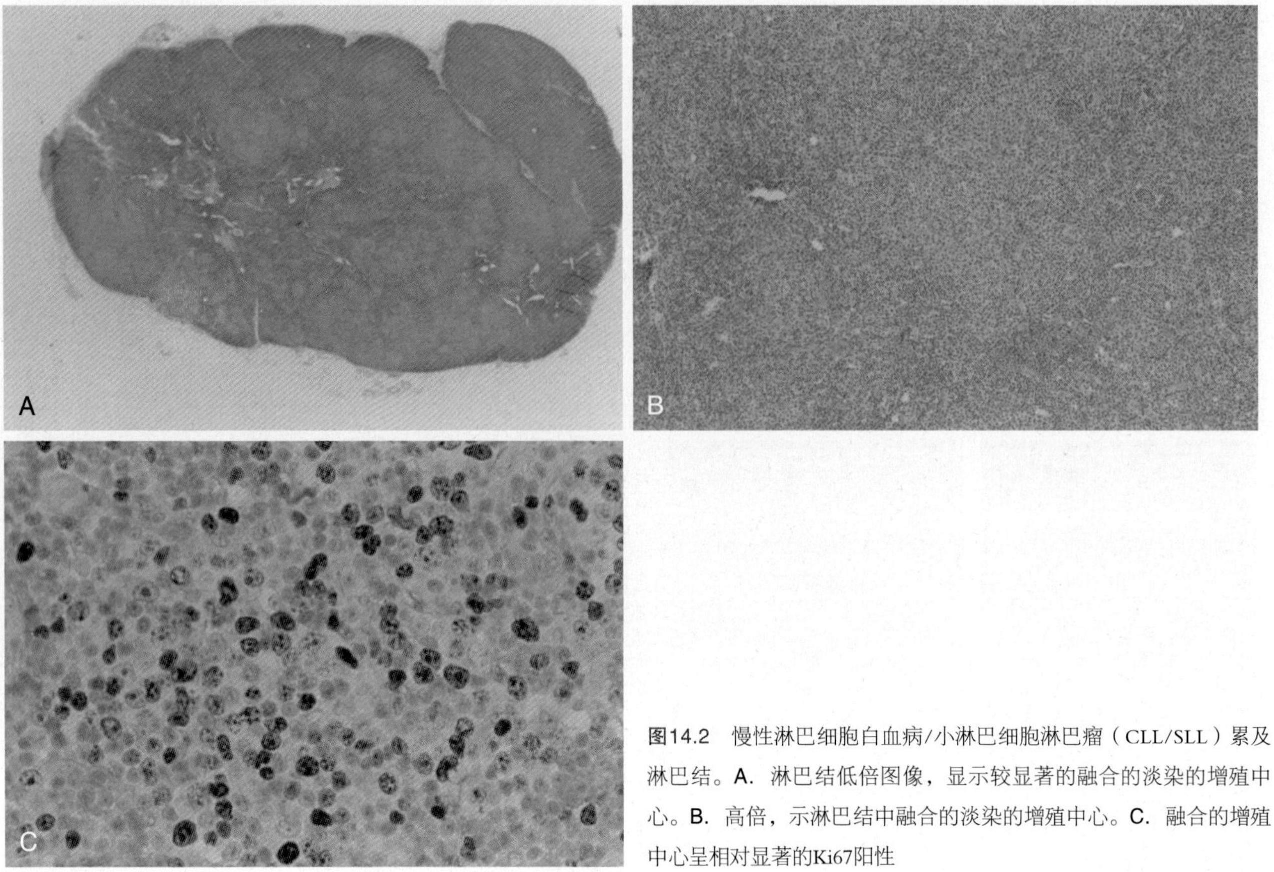

图14.2 慢性淋巴细胞白血病/小淋巴细胞淋巴瘤（CLL/SLL）累及淋巴结。A. 淋巴结低倍图像，显示较显著的融合的淡染的增殖中心。B. 高倍，示淋巴结中融合的淡染的增殖中心。C. 融合的增殖中心呈相对显著的Ki67阳性

示大量幼淋巴细胞[16]。血象中任何显著性改变应及时对患者的疾病状况进行重新评估，进行专门测试（例如流式细胞仪、基因检测）以评估预后因素。

14.1.4.4 骨髓

尽管诊断时CLL不需要做骨髓检查，但它有助于评估残余造血并且确定骨髓破坏的模式与范围。在骨髓穿刺涂片中，CLL细胞表现出与循环的克隆细胞相似的细胞学特点（简表14.2）[1,16,23,24]。

在骨髓穿刺涂片上，这些成熟小淋巴细胞通常丰富，因为肿瘤骨髓浸润的多灶性本质，存在变异也可以预料。然而，在大多数病例，淋巴细胞构成超过细胞总数的30%[1]。骨髓被CLL代替的程度通常平行于细胞分类计数中淋巴细胞的比例，但疾病范围最好通过骨髓活

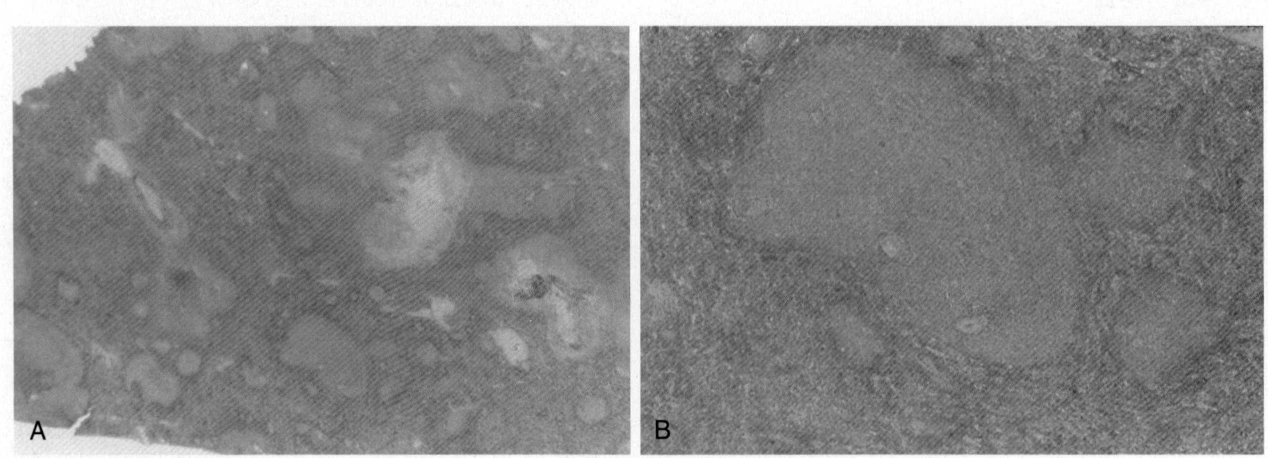

图14.3 慢性淋巴细胞白血病/小淋巴细胞淋巴瘤（CLL/SLL）累及脾脏。这个脾脏中，扩大的、暗染的CLL/SLL白髓浸润在低倍镜（A）和中倍镜（B）下显而易见

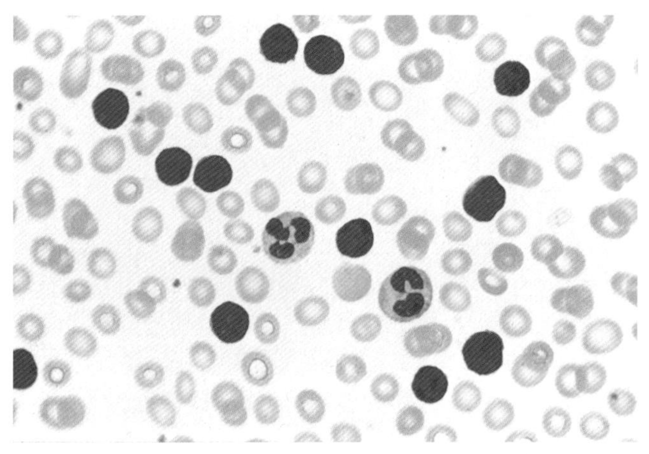

图14.4 该CLL患者血液中显著的成熟淋巴细胞增多，这些细胞的特点是细胞核圆形，染色质高度致密，细胞质稀少

简表14.2 慢性淋巴细胞白血病（CLL）的骨髓检查

形态学

- 小淋巴细胞具有圆形细胞核轮廓，染色质致密，核仁不明显，与血液中的外观类似
- 淋巴细胞构成通常至少占总有核细胞的30%

骨髓活检

- 非骨小梁旁淋巴组织结节伴紧密排列的圆形细胞核，细胞质很少，核分裂很少
- 非小梁旁浸润灶
- 淋巴细胞可能在间质弥漫性增加，与造血成分混杂
- 弥漫性，实性骨髓破坏不常见
- 增殖中心罕见，真正的生发中心更罕见（两例）

检标本进行评估。有一些证据表明，细胞分类计数中淋巴细胞百分比提供更多的预后信息[24]。

在骨髓活检切片中，骨髓浸润的模式可以有效地鉴别CLL或其他病变，并能提供预后信息[25]。CLL中骨髓活检可以显示各种浸润模式，包括非骨小梁旁局灶性结节（随机的浸润灶）、CLL细胞与造血成分混合而成的间质性浸润、弥漫性浸润，以及实性病变（图14.7，14.8）。在单个骨髓标本中可能存在多种浸润模式。典型的CLL浸润灶呈深染病灶，在低倍镜下显而易见，与正常造血细胞成分截然不同。明显深染是因为细胞核密集并且细胞质稀少所致，为本病典型表现（简表14.2）。高倍镜下，密密麻麻的细胞核呈圆形轮廓，核分裂极少。这些非骨小梁旁结节可呈浸润性边缘，伴淋巴细胞弥散至邻近造血组织。同样，整个骨髓中可见CLL呈明显的间质性浸润，从结节性病变广泛分离出来。在这些区域，至少残留部分脂肪细胞和造血成分，在低倍镜下CLL浸润区域较未受累的骨髓颜色更深（图14.7）。最大程度地破坏骨髓的特征是造血细胞和脂肪细胞完全被CLL取代而形成实性区域，CLL填充骨小梁间的整个造血腔隙。出现广泛的弥漫性实性浸润，可以预料血细胞减少，因此有较高的临床分期。近来免疫表型研究显示，弥漫性骨髓浸润和ZAP-70表达相关（见下文）[26,27]。CLL中骨髓破坏的程度最好通过技术上理想的骨髓标本进行评估，理想的骨髓标本至少10mm长，并且不含有大片的无细胞的骨皮质下区域。

增殖中心是淋巴结内CLL/SLL浸润的典型特征，

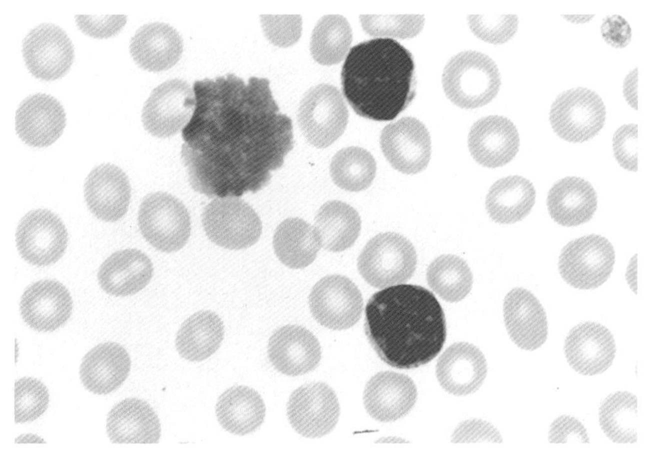

图14.5 一个CLL患者外周血涂片中，破裂的CLL细胞（所谓的破碎细胞）明显。破碎细胞大部分由细胞核物质组成

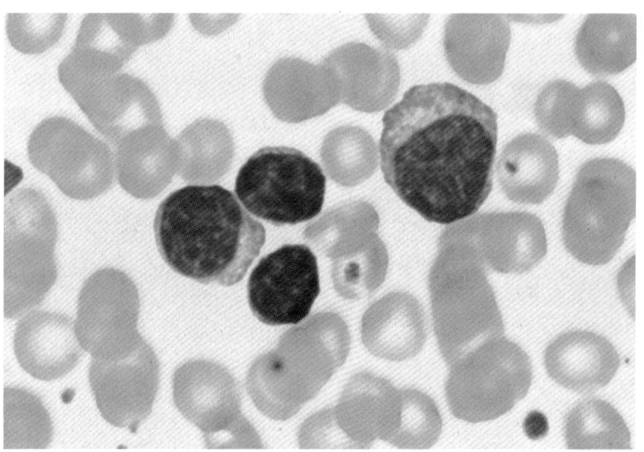

图14.6 稍大的淋巴样细胞，具有更为弥散的染色质及明显的核仁（所谓幼淋巴细胞），在CLL患者外周血通常可以被识别

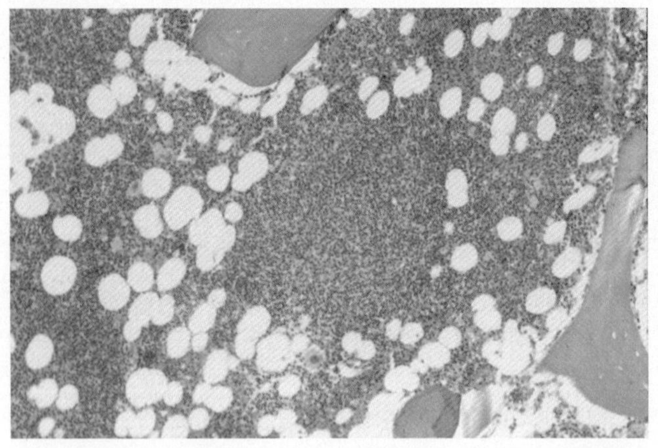

图14.7 慢性淋巴细胞白血病（CLL）骨髓活检。图示白血病呈局灶性非骨小梁旁浸润。注意浸润灶呈深蓝色，因典型CLL浸润灶具有密集细胞核所致

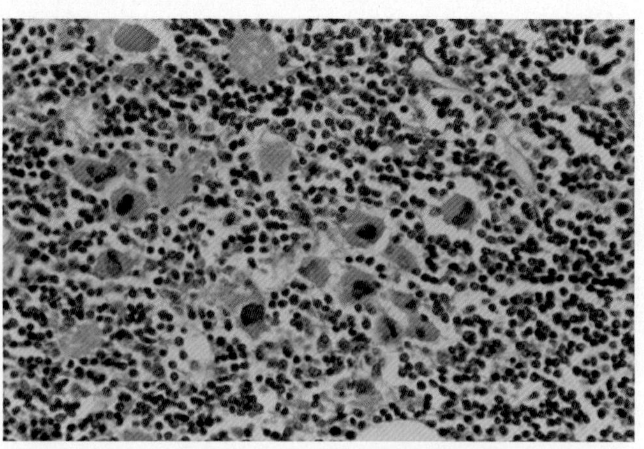

图14.8 慢性淋巴细胞白血病（CLL）骨髓活检。此例说明也可发生弥漫-间质性浸润。明显可见残存的大量巨核细胞

但在骨髓切片中这些大的、转化的幼淋巴细胞病灶通常不明显，可能是由于骨髓标本量相对不足（图14.9）。CLL患者骨髓标本中，明显的真正生发中心非常稀少；如果存在生发中心就要全面排除其他B细胞慢性淋巴组织增殖性疾病[23]。在极少数CLL患者，大细胞淋巴瘤转化病灶首先在骨髓标本发现。因为细胞体积的全面增大并有中等量细胞质，这些大细胞淋巴瘤的浸润灶即使在低倍镜下也非常明显，呈淡粉红色（见下文的“转化”）。

白血病的发病机制可能涉及血管生成增加[28,29]。基于血清中血管内皮生长因子的测定，蛋白印迹分析克隆细胞的血管内皮生长因子，或者评估实际骨髓切片中的小血管密度，研究已经发现CLL可能涉及血管生成增加[28,29]。

14.1.4.5 其他器官

CLL常见肝脏累及，但是只有少数患者出现临床显著的肝功能障碍（图14.10）[12,30]。肿瘤细胞肝门浸润为主，纤维化也可能明显。同样，小部分CLL患者具有皮肤表现，包括全身丘疹或孤立性斑块、结节和孤立肿块[14]。CLL皮肤浸润的范围变化较大，可从血管周或皮肤附属器周围斑片状浸润到实性皮肤肿块。在一些患者，皮肤病变表现为大细胞淋巴瘤转化（Richter综合征），主要为高Ki67增殖指数的大细胞[14]。虽然CLL患者尸检标本常见小淋巴细胞广泛浸润，但临床上CLL/SLL显著浸润器官系统（例如CNS和胃肠道）的情

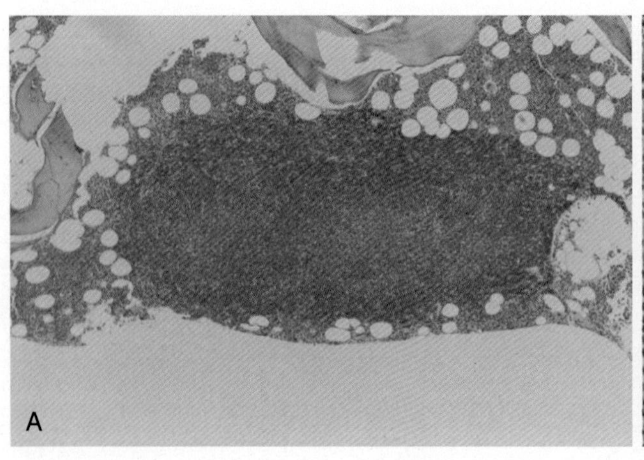

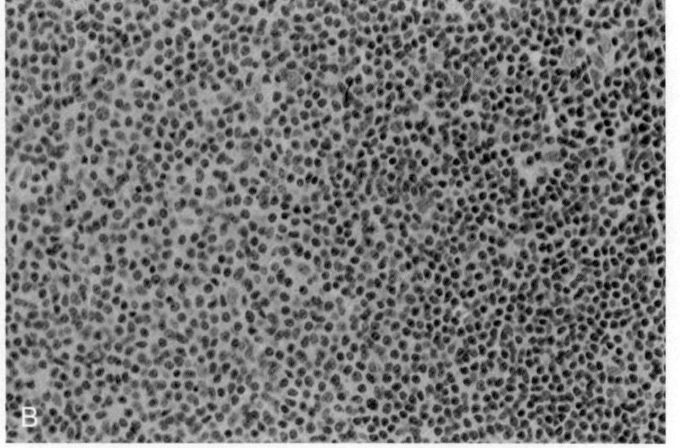

图14.9 慢性淋巴细胞白血病（CLL）骨髓活检。**A.** 低倍，示具有淡染的中央增殖中心的大范围病灶，这在骨髓标本中少见。**B.** 高倍，示大的幼淋巴细胞样细胞（左侧）组成增殖中心，相比之下，典型CLL细胞小而深染，细胞质稀少，染色质致密（右侧）

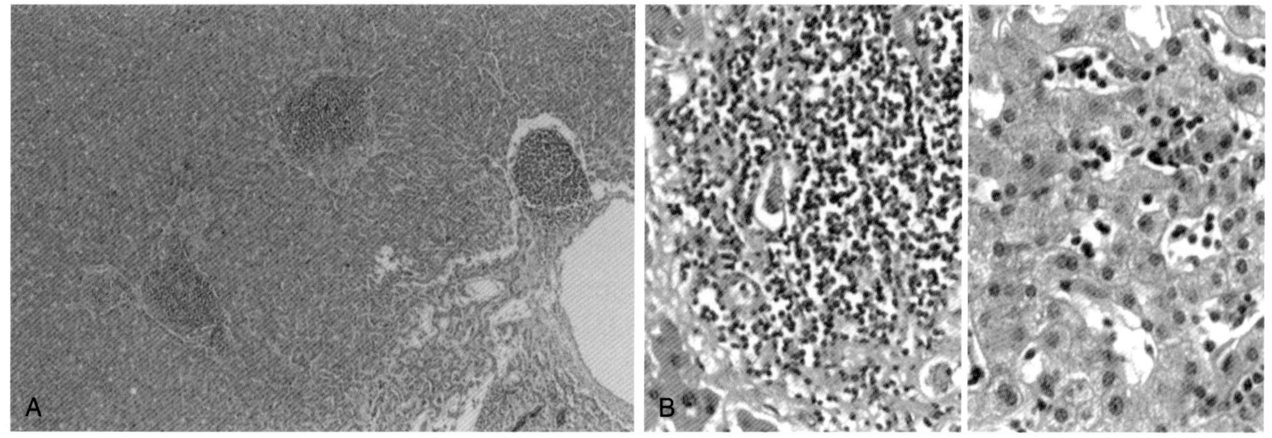

图14.10 慢性淋巴细胞白血病（CLL）累及肝脏。A. CLL患者肝脏的低倍镜图像，显示清楚的肝门浸润。B. 肝门和肝窦同时浸润

形极为罕见，仅有个案报道（图14.11）[31-34]。

14.1.5 形态学变异

14.1.5.1 非典型CLL

有些病例具有原型CLL的部分特征而不是所有特征，特别是在克隆性细胞的细胞学特征方面。此时建议称为非典型CLL。另一些病例的免疫表型特性可能不同于原型CLL（简表14.3）[35-47]。在诊断非典型CLL之前，应当系统地排除其他类型B细胞慢性淋巴组织增殖性疾病。非典型CLL这一术语适用形态学类似CLL但存在肿瘤细胞亚群（通常占10%~15%）的病例，后者细胞较大，细胞核更不规则，幼淋巴细胞具有显著核仁，或者具有浆细胞样特征（图14.12）[16,39,44]。这些具有非典型形态学的病例常常表现出不同于原型CLL的免疫表达谱（见下文）（图14.13）[45]。最近研究发现CLL中非典型形态学和免疫表型还有其他方面的重要相关性，包括各种特异的细胞遗传学异常、白细胞明显增多、血细胞减少更明显、就诊时多为晚期疾病或疾病进展更迅速，并且整体预后比原型CLL/SLL更差[39,44,45,48]。

14.1.5.2 浆细胞样分化

一些其他方面典型的CLL/SLL病例显示浆细胞样特征。这些病例主要由小淋巴细胞组成，≥25%细胞具有浆细胞样形状[10,49]。许多（并非全部）具有浆细胞样特点的CLL/SLL患者，其血清或尿液出现显著的单克隆蛋白，但血清单克隆蛋白极少超过3g/dl[10]。偶有报道发

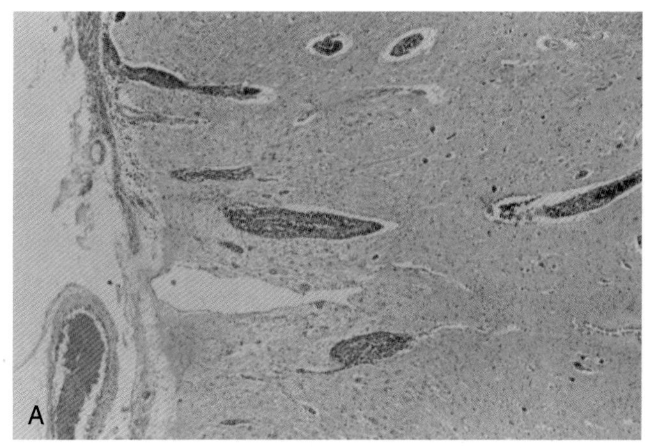

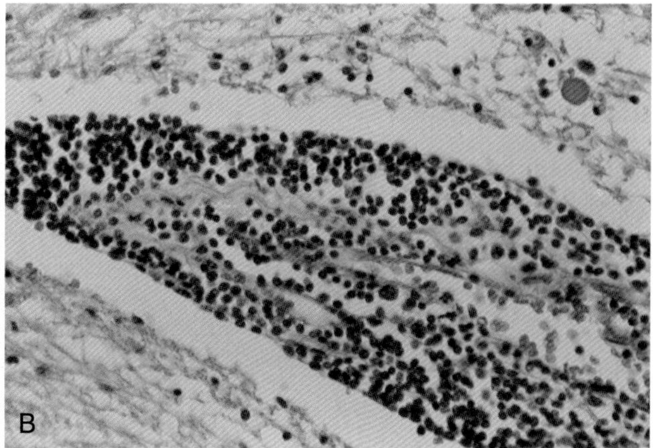

图14.11 慢性淋巴细胞白血病（CLL）累及脑。A. CLL/SLL患者尸检脑的低倍镜图像，显示Virchow-Robin间隙中显著的深色小淋巴细胞浸润。B. 高倍，淋巴样浸润由小圆形成熟淋巴细胞组成，细胞质稀少，为典型的CLL/SLL

简表14.3 形态学变异

非典型CLL
- 这一术语通常适用于：细胞核不规则相当突出，存在明显核仁的淋巴细胞数量增加，或者淋巴浆细胞样细胞显著
- 形态学和免疫表型谱具有典型CLL/SLL的部分但不是全部特征；常常与其他B细胞慢性淋巴细胞增殖性疾病重叠
- 一些非典型CLL的免疫表型可能类似MCL
- 在血液和淋巴结标本中非典型特征均显著
- 可能与独特的基因型亚型相关
- 与晚期疾病、预后不良、迅速进展相关

CLL伴浆细胞样分化
- 与LPL重叠
- 可能与del（7）（q32）相关

CLL伴RS细胞
- 其他方面典型的CLL/SLL夹杂着少量多形性大细胞伴RS细胞的形态学特征，或构成大细胞转化的一种独特类型（例如，HL转化）
- 具有典型HL背景的结构破坏区域仅为稀疏分布，应当称为CLL转化
- 与EBV相关
- 部分病例与背景CLL/SLL存在克隆性关联，但不是所有病例

μ链病
- 肿瘤一般类似CLL/SLL的特征，表现为无相关可变区的缺陷性μ链产物
- 骨髓和其他部位除了成熟淋巴细胞增多之外，出现具有空泡的浆细胞

注：CLL，慢性淋巴细胞白血病；SLL，小淋巴细胞淋巴瘤；HL，霍奇金淋巴瘤；LPL，淋巴浆细胞淋巴瘤；MCL，套细胞淋巴瘤。

现CLL伴浆细胞样分化与细胞遗传学异常del（7）（q32）有关[38]，但是其他遗传学异常也有报道，包括12三体综合征[10]。与LPL的重叠可能产生诊断问题，然而CLL/SLL有幼淋巴细胞与副免疫母细胞，特别是有增殖中心，以及特征性CLL免疫表型，通常可以区分两者[10,49,50]。

14.1.5.3 RS样细胞

CLL/SLL中可见RS样细胞一般有两种情况。一组显示非常稳定的临床和血液学特点的CLL/SLL，偶然发现RS样细胞与成片典型CLL/SLL的小圆形淋巴细胞混合（图14.14）[36,42]。在其他患者，CLL/SLL浸润灶内发现RS样细胞更像Richter综合征那样的明显转化[37,40]。在前组病例中，RS样细胞在广泛浸润的小圆形淋巴细胞内稀疏分布，而在第二组可见更多Hodgkin样转化的散在区域。通过显微切割及分子技术，一些研究者发现这种多形性RS样细胞与背景CLL/SLL存在的克隆性相关[40,42]。

14.1.5.4 μ链病

临床实践中μ链病罕见。患者存在与CLL/SLL基本相似的疾病，但血清中检测到有缺陷的与可变区无关的μ链。骨髓、肝脏及脾脏中器官浸润的特征是成熟淋巴细胞增多，与空泡状浆细胞混合，一般没有临床上明显的淋巴结肿大[35,41,51]。

14.1.6 免疫表型

CLL免疫表型检测不仅仅是重要的诊断手段，也是确定预后和推测正常对应细胞的需要。CLL的典型免疫表型谱最好使用多色流式细胞仪测定，因为需要同时评估抗原表达强度和抗原表达模式（简表14.1）。原型CLL的特征是弱表达单一型表面Ig，CD20和CD22弱阳性，CD11C、CD79b、CD25和FMC7弱阳性或者阴性，CD19、CD5和CD23中等强度阳性（图14.15）[1,2,8,25,52,53]。B细胞受体CD79a、CD79b和表面Ig成分表达减少是由于细胞内缺陷，导致细胞质内CD79a和μ链保留[54,55]。

当病例表现一些但不是全部的经典CLL免疫表型特征时，则会发生诊断困难（图14.13）。在这些病例，其他鉴别诊断考虑需要系统性排除，免疫表型与临床、形态学和遗传参数的相关是必要的。然而，另有一些简单的CLL的病例表现不典型免疫表型谱，以表面Ig强表达，CD20、FMC7强表达，或者罕见情况下缺少CD5表达[45,48]。这部分缺少CD5表达似乎是真实的CLL，所占

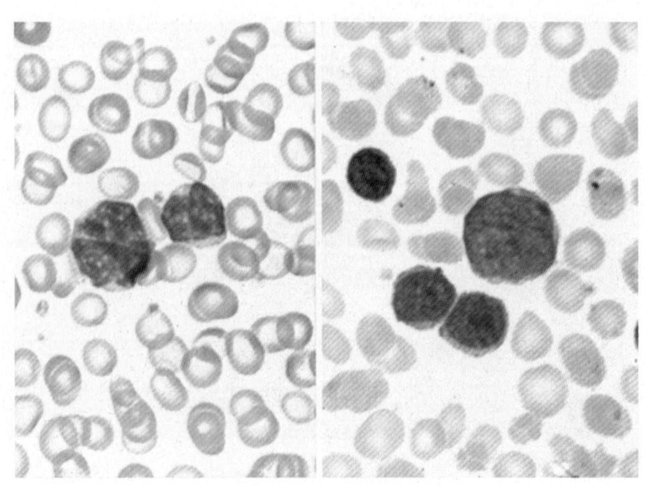

图14.12 结合外周血显示两例混合性非典型CLL中的非典型细胞

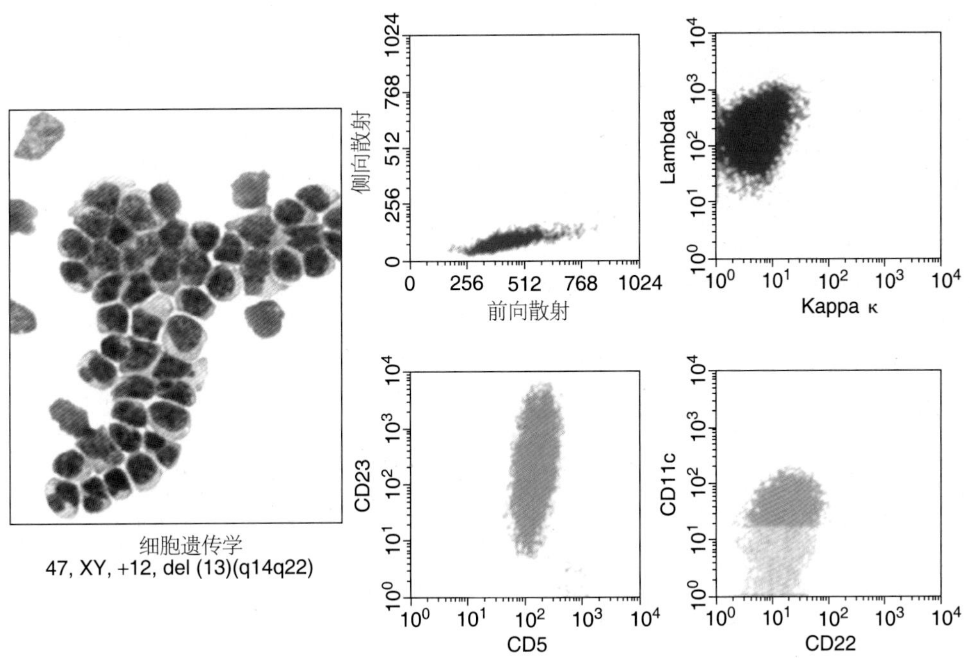

图14.13 非典型CLL，结合细胞离心涂片形态学与流式细胞免疫分型，演示非典型免疫表型谱伴更明亮轻链表达并有细胞遗传学异常（12三体综合征和13q缺失）

比例不一，从2%~7%；大约25%CD5⁻，CD10⁻白血病与典型CLL相似[56-58]。诊断CD5⁻的CLL应该只有在系统性排除其他B细胞慢性淋巴组织增殖性疾病之后。

14.1.7 预后标记：CD38和ZAP-70

CLL免疫表型研究的热点之一是识别具有预测意义的抗原。因为预后重要性，CD38和ZAP-70备受关注。CD38是一种表面二磷酸腺苷-核糖酸环化酶，支持B细胞相互作用与分化[59,60]。ZAP-70是一种细胞质酪氨酸激酶，正常B细胞通常不表达，却是正常T细胞受体信号转导所必需[61]。CLL/SLL患者存在以上一种或者两种蛋白表达通常提示预后差。两种标记均为独立性预后因素，ZAP-70表达与*IgH*可变区（V）基因体细胞突变更明确相关（图14.16）[4,8,62-64]。

基于*IgHV*基因体细胞突变的发生率，将CLL患者分为两个临床亚群。其一，肿瘤细胞来源于生发中心前童贞B细胞，*IgHV*基因未突变，定义为该区域种系序列98％或更高同源性。基于DNA基因表达研究，ZAP-70⁺与未突变*IgHV*有直接关联[61,65,66]。未突变CLL患者，定义为98%序列同源性，与细胞起源为生发中心后记忆B细胞、*IgHV*基因高突变的亚群相比，临床过程往往不佳[4,59,62,67,68]。

CD38高表达（通常>30%；图14.16）的病例，在很多研究中都与治疗反应差、疾病进展或者预后不良相关[59,62,68-74]。尽管许多研究显示CD38表达与*IgHV*基因突变状态相关[67,73,75,76]，但报道多达30%患者结果不一致[8,77,78]。CD38表达仍然被认为是重要的预后因子，独立于与突变状态的相关性[8,70-72,74,78]。其他与CD38相联系的参数包括不典型形态学、血液淋巴细胞增多的程度、11q缺失、*TP53*突变、疾病分期和表面Ig谱[69,73,76]。表面IgM和IgD均阳性CLL病例更可能CD38⁺，并且表现显著淋巴细胞增多伴不典型形态学特征。相反，仅仅只有IgD⁺的病例与*IgHV*基因突变相关，CD38⁻或者低表达，并且具有典型形态学[73]。已经确定CD38表达为预后标记，微环境因素对CD38的调节也有描述[79]。

CLL中各种各样的黏附分子表达谱（例如CD44、CD49d、CD62L、CD11a、CD54）、黏附分子表达与疾病分布、遗传特征及预后之间的关系是相对较新的研究领域[80-82]。CD38和CD49d恒定地共表达已有报道[8]。

ZAP-70可以通过免疫染色、流式细胞术和mRNA表达进行评估，但存在与标准化检测相关的重要问题以及ZAP-70在正常B细胞表达的报道（图14.16）[8,27,61,67,83-85]。

流式细胞术分析*IgHV*基因突变状态与ZAP-70表达一致性为80%~95％，细胞表达率20%作为阳性阈值

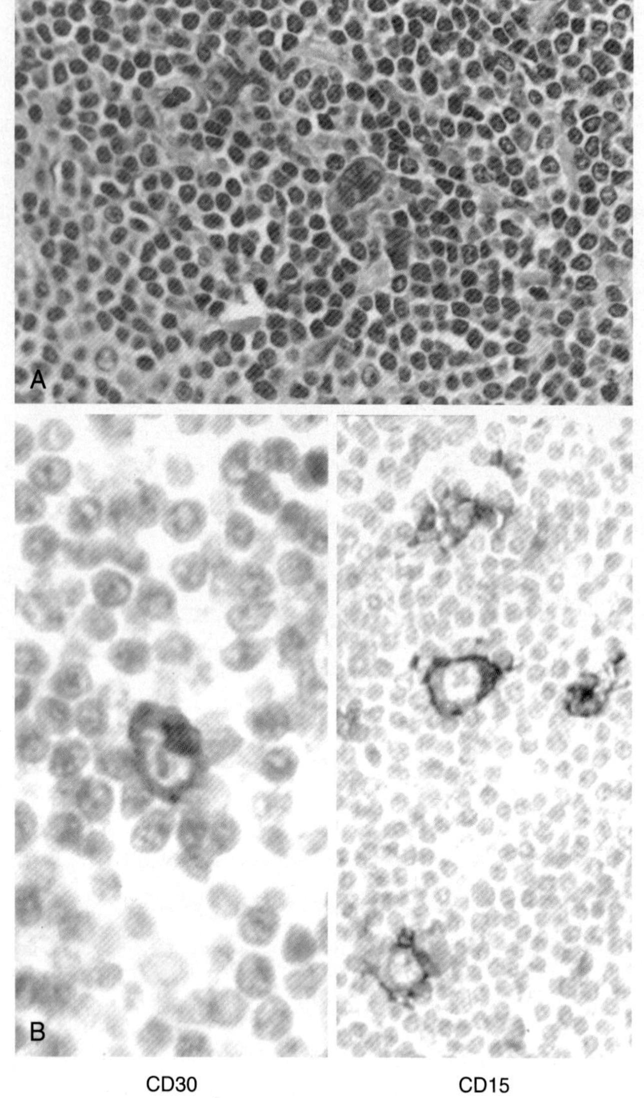

图14.14 A. 长期CLL患者淋巴结的高倍镜图像，示少数的孤立的RS样大细胞。B. CD30（左侧）和CD15（右侧）突出显示RS样细胞

[61,64,77,78,83,86]。通过流式细胞术评估的患者，大约30%~40% ZAP-70和CD38表达不一致。这两种标记的不一致（ZAP-70$^+$/CD38$^-$或者ZAP-70$^-$/CD38$^+$）与临床结果相关联，其临床结果介于一致阳性与一致阴性病例之间[63]。

14.1.8 遗传学与分子学特点

重现性基因组改变与导致CLL的成熟B细胞集聚有关。其发生形式包括细胞遗传不平衡、不同表达特异基因和Ig突变状态的改变。与其他临床参数合用，一些生物标志物可用于剖析其功能，提供诊断和预后信息，从而理解这种疾病的潜在原因[87]。目前由WHO建立的指南以及CLL的国际研讨会显示细胞遗传性异常的评估、*IgHV*突变状态、ZAP-70表达对危险分层和治疗反应有价值[1,2]。CLL分子标记的可用性、稳定性和灵敏度导致它们在临床管理中常规使用[88]。

大于80%病例存在与CLL相关的不平衡细胞遗传学异常，通过FISH分析分裂间期细胞核很容易识别[89,90]。这些异常的一致性已经促使商用FISH套餐的使用，包括检测13q14.3、13q34、17p13.1、11q22.3的缺失和12三体综合征（图14.17）。除了FISH特征，还有一类染色体异常的患者[91]。通过使用CD40配体或CpG寡脱氧核苷酸与IL-2刺激培养的CLL细胞分裂，获得的中期细胞用于分析。这项研究中，1/3患者（33/96）具有易位，其中一些涉及经常缺失的断点，而其他是独一无二的。在一些患者，存在FISH检测到的重现性异常之外的易位，显著改变低风险缺失患者的预后。独立易位的存在与高危险表型相关。第三个分析工具，代表性寡核苷酸微阵列分析（ROMA）具有更高灵敏度，超过FISH和传统染色体分析，提出了全面定义CLL基因组学的可能性[92]。在58例CLL患者的研究中，使用阵列比较基因组杂交技术平台与复杂性降低的基因组DNA杂交，敏感性增加导致遗传性病变重新定义。检测最少重叠的最小区域和新颖的拷贝数变化，使潜在的候选基因能够精细地确定[93,94]。

CLL基因组表达谱与Ig突变状态相关。ZAP-70表达与未突变*IgHV*相关，这两者均与预后差相关。由于确认偏倚和分析判断问题或潜在生物学问题，遗传学数据可能与预后数据相抵触。例如，在一些病例，ZAP-70似乎比*IgHV*突变状态有更强的预后意义[64]。经过氟达拉滨特异治疗的预后，可以通过FISH分析独立的ZAP-70表达和*IgHV*突变状态得到很好的预测[95]；存在高危险遗传因素（特别是11q和17p缺失）导致ZAP-70表达状态的预后价值不一致[96]。

了解这种疾病生物学的其他遗传学方法是研究微小RNA[97]。微小RNA是小的、非编码RNA，调节染色质结构靶点基因组，影响翻译后的基因沉默和翻译抑制，并且在造血作用发生中起重要作用[98-100]。微小RNA常发生于癌症相关的基因组区域，从而形成微小RNA失调与疾病相关的假说[101,102]。比较正常CD5$^+$B细胞和CLL细胞中微小RNA的表达模式，显示明显的差异[99]。使用微小微芯片显影微小RNA信号，这种差异进一步扩大，导致在特异微小RNA、*IgHV*突变状态和ZAP-70表达中显著的预后相关[103]。特异微小RNA基因（*mir*15

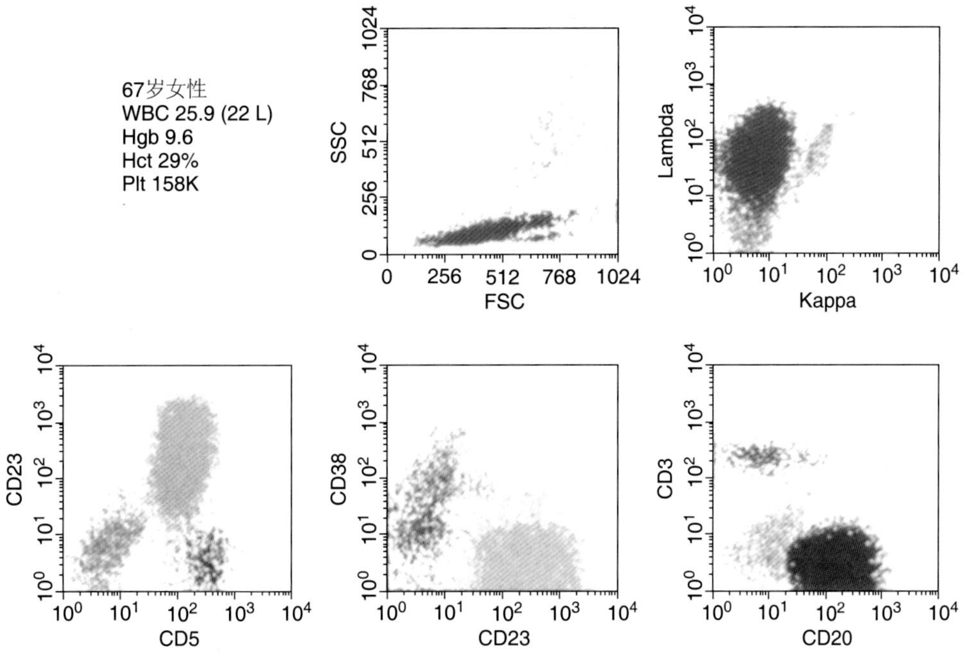

图14.15 流式细胞直方图，示CLL/SLL的典型免疫表型谱。FSC，前向散射；SSC，侧散射

和*mir*16），定位于13q14，在大多数CLL病例下调或者缺失[98]。

使用FISH、*IgHV*突变评估和其他分子学技术，CLL的特异预后类别与相应的形态学可以建立相关性。然后可以基于潜在生物学选择适当的治疗[96,104-107]。

按照致病性增加的顺序，下文将阐述与CLL相关的最常见的细胞遗传性异常。

14.1.8.1 13q14缺失

13q14缺失是与CLL相关的最常见的细胞遗传学异常，超过50%病例具有异常的FISH检测结果（图14.17）[89]。单等位基因的缺失占80%，其余为双等位基因[108]。该部位的序列丢失在其他B细胞肿瘤和实体肿瘤也有报道（包括MCL和骨髓瘤），提示是一种常见的肿瘤抑制基因。在13q14最小缺失区域已经识别大量基因，包括

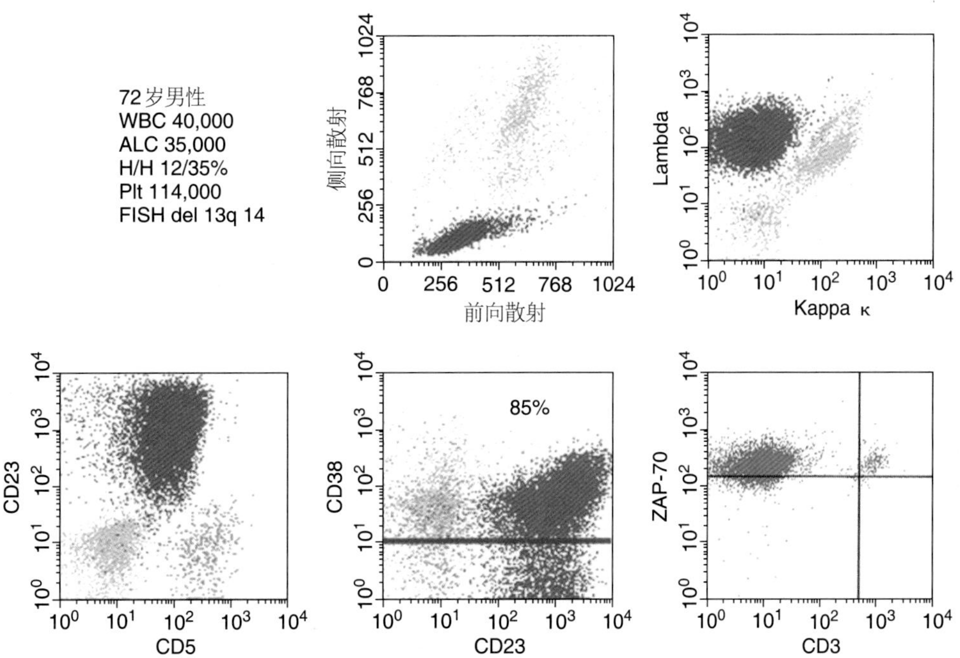

图14.16 CLL患者的流式细胞免疫表型谱，CD38和ZAP-70均明显表达

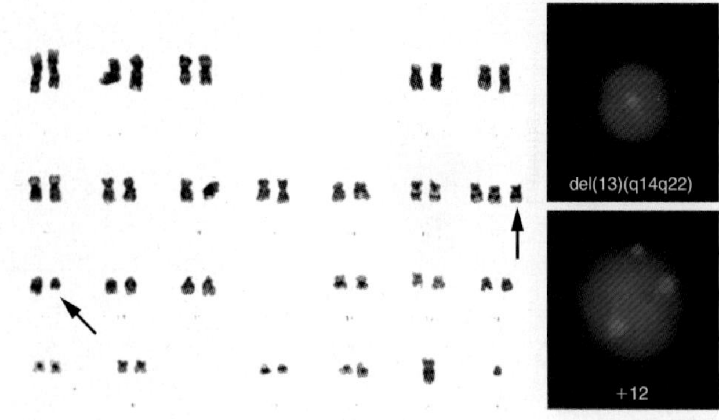

图14.17 这个CLL病例中，FISH检测确定了13q14缺失和12三体综合征

CAR，它编码一个假定的环指蛋白和两个非编码基因：DLEU2（1B4/Leu2）和DLEU1（EST70/Leu1）[108,109]。详细的突变研究、杂合性缺失研究和表达研究都不支持这些基因与CLL的相关性。缺失区域包含两个微小RNA基因：MIR15A和MIR16.1。在大多数CLL病例，这两种基因均缺失或者下调，并且这种基因功能的丢失直接与13q14处等位基因丢失相关[99]。ROMA方法检测到13q14中最少26kb缺失区域重叠，跨越了两个微小RNA；然而，13q14中发现多基因病变，预示复杂的病理生物学[93]。

*IgHV*突变与未突变的患者均发生13q14缺失，但在后一组更明显[110]。具有13q14缺失的患者，其生存情况优于那些表面上正常核型、13q14缺失之外染色体改变或细胞遗传学异常的肿瘤[89]。

14.1.8.2 12三体综合征

在FISH分析具有异常核型的病例中，12三体综合征所占比例少于20%（图14.17）[89]。尽管通过蛋白表达分析检测到多个候选基因的过表达，12三体综合征和CLL相关性分子基础并不清楚[111]。这种异常往往与非典型形态相关，但它仅见于一个肿瘤细胞亚群[112]。报道了很低水平*IgHV*突变[112]。12三体综合征作为唯一的异常似乎对预后的影响有限[89]。

14.1.8.3 11q22-q23缺失

大约20%具有异常FISH模式的CLL患者11号染色体长臂远端缺失[89]。据报道这个区域一个假定肿瘤抑制基因的丢失与特异性黏附分子表达减少相关[82]。该缺失涉及CCG-三核苷酸重复，可能与这种染色体片段的不稳定有关[113]。伴11q23缺失的CLL患者基因表达谱已确定了一组相关的表达基因[114,115]。累及位于11q22.3的共济失调毛细血管扩张症突变（ATM）的缺失似乎与CLL的疾病进展和显著淋巴结肿大的发展相关[116,117]。

14.1.8.4 17p13缺失

5%~10％CLL患者发生17号染色体短臂缺失，这与伴随*TP53*基因突变的等位基因缺失相关[89]。这种肿瘤抑制基因是一种转录因子，在细胞周期控制中活化[118]。

17p缺失是一种显著的独立预后不良因素，在伴细胞遗传学异常的任何CLL亚群中，其与最短的生存时间相关[69,89,119]。这个缺失是与疾病进展相关反复发生的第二种异常[69]。微小RNA在TP53异常的致瘤性也可能起到一定的作用。*mir*34的转录活性需要与TP53结合，TP53的丢失可能显著影响癌症中相关的基因沉默[120]。

14.1.9 推测细胞起源和正常对应细胞

尽管CLL病例分为两种独特的生物学实体，两者均来源于接触过抗原的B细胞，但它们的*IgHV*基因突变水平有所不同[59]。文献中CLL病例分为突变或者未突变类别的比例也不一致，近来的证据表明大多数病例表现出体细胞超突变[1]。

14.1.10 临床过程、预后因素和转化

CLL通常是一种惰性疾病，其特征是白血病细胞的逐渐积累而不是快速增殖。然而，CLL的病程涵盖一个宽广的范围，中位生存时间从不足10年到超过25年不等[121]。通常来说，无论是Ra或者Binet分期系统的疾病分期与流式细胞术CD38和ZAP-70表达、细胞遗传学以及序列分析研究Ig可变链基因的突变状态相结合，可以最好地预测病程[1,61,62,69,83,122]。预后因子（例如CD38、ZAP-70表达）和突变分析一致时，具有特异的预测价值。例如，最短的治疗间隔和最短的总体生存时间发生在CLL细胞CD38$^+$和ZAP-70$^+$并且显示*IgHV*基因未突变的患者[62,64,121]。与其相似，CLL细胞呈现一致有利预后特征的患者，其生存时间最好，而不一致患者其预后中等[62,63,121]。在不一致的病例，文献描绘能够独立预测预后的主要预后因素并不太明确。一些研究者将ZAP-70描述成最强的危险因素，但是其他研究者认为细胞遗传学最能预测预后[63,64,95,121,123]。一些作者报道ZAP-70是优于*IgHV*基因突变状态的治疗所需的预测指标[63,64]。然

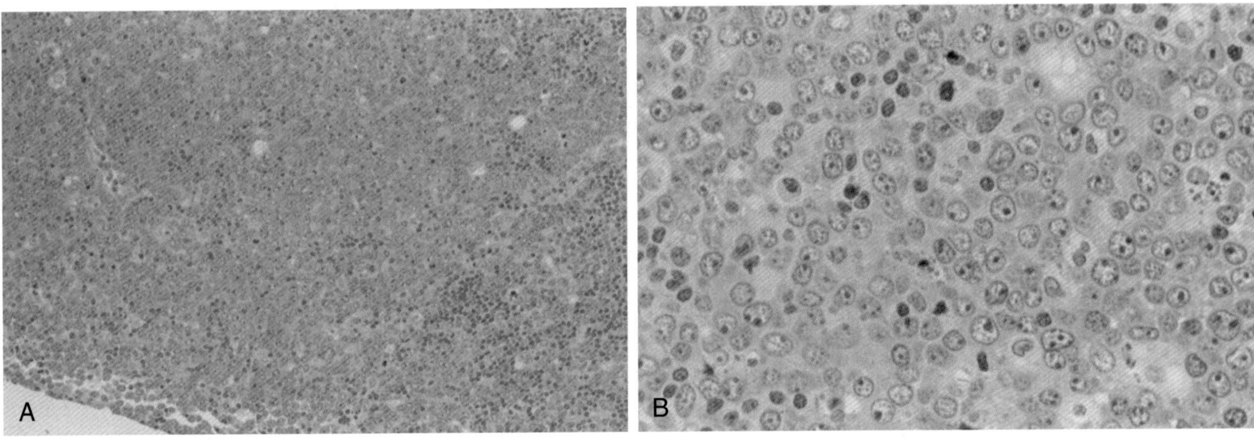

图14.18 A. 淋巴结低倍镜图像，显示大细胞淋巴瘤区域（Richter综合征）。B. 由CLL发生的大细胞淋巴瘤的细胞学特征的高倍镜，这个淋巴结来自于进展为Richter综合征的患者

而，因为技术问题和立即进行突变分析，一些实验室不再提供流式细胞术ZAP-70检测。

其他报道的CLL独立预测因素包括细胞倍增时间、血清乳酸脱氢酶、骨髓浸润模式，以及实验室参数例如血清胸苷激酶、可溶性CD23倍增时间和β_2-微球蛋白的水平[15,68,122,124,125]。这些预后因素中的一部分通过标准评估，在低分期疾病的患者更为有用[125]。最后，年龄可能是一个预后因素，与老年CLL患者相比，年轻患者（小于55岁）更常见转化为大细胞淋巴瘤，更可能死于CLL[15]。

CLL转化为生物学一侵袭性更强的肿瘤是一个众所周知的现象，见于2%~12％患者[1,126-128]。CLL中最为常见的两种克隆性转化类型是幼淋巴细胞样转化和Richter综合征，前者特征为血液和骨髓中幼淋巴细胞的比例进行性增加，后者进展为临床上明显的侵袭性大细胞淋巴瘤[129]。CLL转化的其他所有类型包括HL和有学者提议的母细胞性、浆样以及副免疫母细胞性转化，它们都极其罕见，在临床实践中一般不会见到[128]。

虽然定义略有不同，CLL的幼淋巴细胞样转化与大量幼淋巴细胞、逐渐进行性血细胞减少和无治疗反应相关[16,130-132]。通过遗传学研究，白血病细胞比例增加伴显著核仁可能与克隆性进展相关，肿瘤细胞的免疫表型谱改变常常极小[16,133]。

大多数Richter综合征病例但不是所有病例中，已经建立了明显的大细胞淋巴瘤和先前CLL之间的克隆性相关[126,127]。CLL患者中，与大细胞淋巴瘤发展相关联的因素包括CD38多态性、缺乏13q14缺失和淋巴结大小[127,134]。大细胞淋巴瘤通常表现出多形性、免疫母细胞特征，然而一些病例可能完全符合HL形态学标准（图14.18）[46,126,128]。尽管转化通常以髓外部位为主，大细胞淋巴瘤有时可能最先在骨髓检测到，骨髓内出现弥散的大细胞浸润（图14.19）。已报道CLL患者接受氟达拉滨治疗后，Richter综合征发生率增加，转化发生在治疗的第一年。这些病例与EBV相关并不少见[135,136]。

14.1.11 鉴别诊断

CLL的鉴别诊断从位于疾病谱系一端的非肿瘤性反应性淋巴细胞增多到其他白血病的不同家族和淋巴瘤，后者构成B细胞慢性淋巴细胞增殖性疾病（表14.2~表14.4）。通常可以通过系统性评估细胞学特征来鉴别CLL或这些肿瘤性和非肿瘤性“貌似者”，首先观察形态学，然后恰当地使用多色流式细胞术。在血液标本，细胞一致性是CLL的特征，反之，无论是反应性

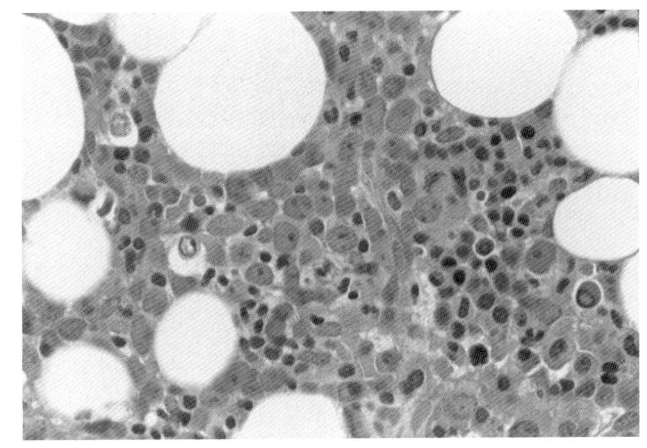

图14.19 一名长期CLL患者首先在骨髓活检标本中检测到大细胞淋巴瘤转化

表14.2 淋巴结和脾脏中B细胞慢性淋巴细胞增殖性疾病的形态学特征比较

特征	CLL/SLL	B-PLL	MCL	FCC	LPL/WM	SMZL	HCL
细胞核	小而圆	中等，圆	小，不规则	小-中等：有裂，有数量不等的大的CB	小而圆：转化细胞亚群大	小，圆形至肾形	小，肾形
细胞质	稀少	稀少到中等	稀少	稀少	稀少到中等	中等至丰富	中等至丰富
核分裂活性	轻微	不等	不等	轻微	轻微	轻微	轻微
淋巴结浸润模式	弥漫伴增殖中心	弥漫或模糊结节：无增殖中心	结节状或弥漫性，不累及生发中心	滤泡	弥漫或模糊结节：可见部分累及，部分病例有淀粉样物	不一，常为结节：可呈边缘区模式，不累及生发中心和套区，或呈窦浸润模式：常有滤泡植入	弥漫
脾浸润模式	主要浸润白髓，继发性累及红髓	弥漫浸润红髓并明显累及白髓	主要浸润白髓，不累及生发中心	主要浸润白髓	主要浸润白髓伴大量斑片状红髓浸润	以各种模式浸润白髓为主，常常包括边缘区模式伴白髓分隔或分区	浸润红髓伴红细胞湖和白髓减少

注：B-PLL，B细胞幼淋巴细胞白血病；CB，中心母细胞；CLL，慢性淋巴细胞白血病；FCC，小核裂滤泡中心细胞淋巴瘤；HCL，毛细胞白血病；LPL/WM，淋巴浆细胞淋巴瘤/Waldenström巨球蛋白血症；SLL，小淋巴细胞淋巴瘤；MCL，套细胞淋巴瘤；SMZL，脾脏边缘区淋巴瘤。

表14.3 B细胞慢性淋巴细胞增殖性疾病中骨髓累及的模式和形态学

疾病	骨髓穿刺涂片形态学	骨髓活检特征
CLL/SLL	单一的小圆细胞，胞质稀少	局灶性非骨小梁旁浸润为主，也有弥漫-间质性浸润或者弥漫性实质浸润
B-PLL	中等淋巴细胞，细胞核圆，染色质相对致密，显著的中央核仁	通常弥漫
MCL	小-中等淋巴细胞，染色质疏密不等，核形不规则；数量不等的细胞可呈幼淋巴细胞或母细胞特征	常为局灶性非骨小梁旁浸润和骨小梁旁浸润，但间质性浸润和弥漫性病变也有描述
FCC	表现不一，通常以小裂淋巴细胞为主	局灶性骨小梁旁病变为主
MZL（含SMZL）	不同程度地混杂浆细胞样形态；有些细胞质的边缘不规则甚至形成双极	不一；窦浸润常见，但常为孤立性病变；可见"裸"生发中心
LPL/WM	淋巴浆细胞样细胞和浆细胞谱系；Dutcher包涵体；可有丰富的肥大细胞	可为局灶性、间质性或弥漫性病变，可有淀粉样沉积
HCL	独特的椭圆形至肾形细胞核，海绵状"棋盘状"染色质，中等至大量轻度嗜碱性胞质呈毛发样突起	弥漫-间质性浸润和窦浸润为特征；可能非常微小，通过免疫染色识别

注：B-PLL，B细胞幼淋巴细胞白血病；CLL，慢性淋巴细胞白血病；FCC，小核裂滤泡中心细胞淋巴瘤；HCL，毛细胞白血病；MCL，套细胞淋巴瘤；MZL，边缘区淋巴瘤；LPL/WM，淋巴浆细胞淋巴瘤/Waldenström巨球蛋白血症；SLL，小淋巴细胞淋巴瘤；SMZL，脾脏边缘区淋巴瘤。

疾病还是其他B细胞慢性淋巴细胞增殖性疾病，细胞学异质性更为典型，特别是外周淋巴瘤。在急性病毒感染，淋巴样细胞形态谱一般与克隆性疾病容易区别，免疫分型不是必需的，特别是年轻患者会出现急性病毒感染的典型临床表现，最著名的是传染性单核细胞增生症（IM）。然而，一种罕见的疾病称为多克隆性淋巴细胞增多，表现出与CLL更多的重叠，通常需要流式细胞术免疫分型以识别这种疾病；其特点是持续的、原因不明的成熟淋巴细胞增多[137,138]。双核和活化淋巴细胞可能存在，但主要的循环细胞是小细胞，细胞质稀少，细胞核圆形且染色质致密[137,138]。具有多克隆性细胞增多的患者往往是年轻到中年妇女，通常是吸烟者。已经建立本病与一个特定的父系人类白细胞抗原单倍体之间的联系，提示其在家族病例中可能是一种潜在的遗传性疾病[137]。

在过去10年中，通过检测各种正常健康受试者的血液样本多色流式细胞免疫表型，已经发现健康个体存在少量（1%~5%）神秘的B细胞克隆[139-142]。单克隆细胞增多的发生率随着患者年龄（>5%个体>60岁）和淋巴细

表14.4 B细胞慢性淋巴细胞增殖性疾病的典型免疫表型谱

疾病	sIg	CD19	CD20	CD22	CD23	CD25	CD5	FMC7	CD11c	CD10	CD79a	CD79b	CD103	Cyclin D1
CLL/SLL	w	+	w	w	+	−	+	−	w	−	w	−	−	−
B-PLL	+	+	+	+	−	+（s）	v	+	+（s）	−	+	+	−	−
MCL	+	+	+	+	−（w）	−	+	+	−	−	+	+	−	+
FL	+	+	+	+	v	−	−	+	−	+	+	+	−	−
SMZL	+	+	+	+	v	−	−/+（s）	+	v	−	+	+	−	−
HCL	+	+	+	+	−	+	−	+	+	+（s）	+	−	+	+（s）
LPL/WM	sIg/cIg+	+	+	+	−	−	−	−	−	−	+	+	−	−

注：B-PLL，B细胞幼淋巴细胞白血病；cIg，细胞质免疫球蛋白；HCL，毛细胞白血病；LPL/WM，淋巴浆细胞淋巴瘤/Waldentröm巨球蛋白血症；s，部分病例；sIg，表面免疫球蛋白；SMZL，脾边缘区B细胞淋巴瘤伴绒毛淋巴细胞；CLL，慢性淋巴细胞白血病；SLL，小淋巴细胞淋巴瘤；MCL，套细胞淋巴瘤；FL，滤泡性淋巴瘤；v，表达不一；w，弱表达。

胞绝对数轻度增多〔>14%个体为（4~4.9）$\times 10^9$/L〕而增加[141]。虽然单克隆细胞增多是明显CLL的一种前驱病变，但其进展率仅为每年1%，具有这些神秘克隆的大多数个体从不出现CLL[4,18,139,141]。事实上，单克隆细胞增多的发生率最少是明显CLL的100倍[18]。然而，全国癌症筛查的临床试验登记在册的健康成年人之中，事实上所有进展为明显CLL的患者，在冷冻库存标本回顾性检测到有一种神秘的B细胞克隆，这些冷冻库存标本取自6.4年前[142]。

在淋巴结切片，结节性淋巴细胞为主型HL可能与CLL有一些形态上的重叠，但是针对大的淋巴细胞为主（LH）型RS细胞的形态学评估和免疫染色通常有助于这两种疾病的鉴别。然而，在临床实践中比较常见并有潜在问题的情况涉及CLL/SLL与其他成熟的克隆B细胞疾病的鉴别。这种鉴别诊断，在血液、骨髓和实体组织（如淋巴结和脾脏）可能具有挑战性（表14.2）[143−149]。在实体组织，必需进行评估的特征包括细胞核的大小和轮廓（圆形或不规则）；细胞质的多少，表现为细胞核间距；核分裂活性；以及浸润灶单一性或异质性。在低倍镜下，重要的是要确定浸润的模式和肿瘤选择性累及淋巴结或脾脏的特异性解剖区域。弥漫性结节性破坏情况下，存在增殖中心是CLL/SLL的显著特征，即使存在一些细胞核不规则也是如此[1,19,150]。在脾脏，首先应该区分是白髓还是红髓受累；如果可能，白髓病变的浸润模式还要进一步细分（生发中心、套区或边缘区）。

在骨髓，浸润模式对于鉴别诊断和真正的CLL病例的预后均有用（表14.3）[1,16,130,150−155]。细胞核和细胞质

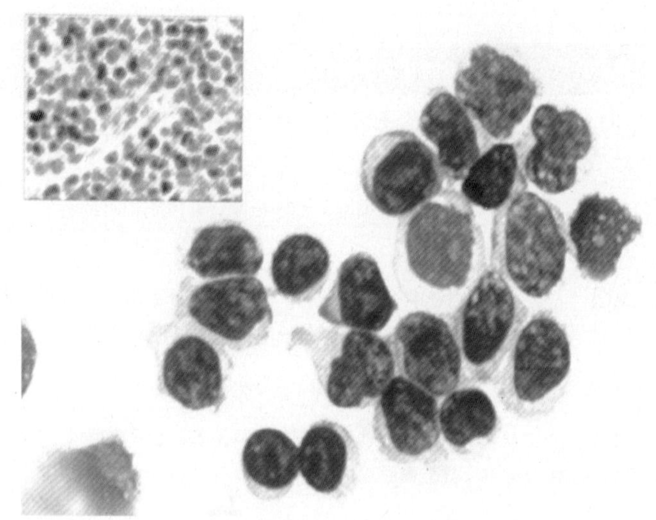

图14.20 血液（细胞离心涂片）中MCL的细胞学特征，插图显示Cyclin D1细胞核表达呈结节状分布

特征的评估与实体器官中的描述相似。需要注意识别局灶性骨小梁旁浸润、局灶性非骨小梁旁浸润、间质性浸润、弥漫性浸润或窦浸润模式，在单个病例中可能会有非常明显的一种以上浸润模式。HE染色切片中窦浸润可能极不明显，免疫染色CD20或者CD79a染色可以清楚显示。

B细胞慢性淋巴细胞增殖性疾病的精确亚分类，免疫表型评估是必需的，最好用流式细胞术检测一组抗体并进行评估，但免疫染色也可以提供肿瘤克隆的重要信息。通过多色流式细胞术免疫分型，可以确定抗原共表达的谱系和强度（表14.4）[1,9,16,19,130,149,150,153,156−165]。

尽管详细的免疫表型谱为慢性淋巴组织增殖性疾病的亚分类提供了重要信息，实际工作中常常遇到免疫表

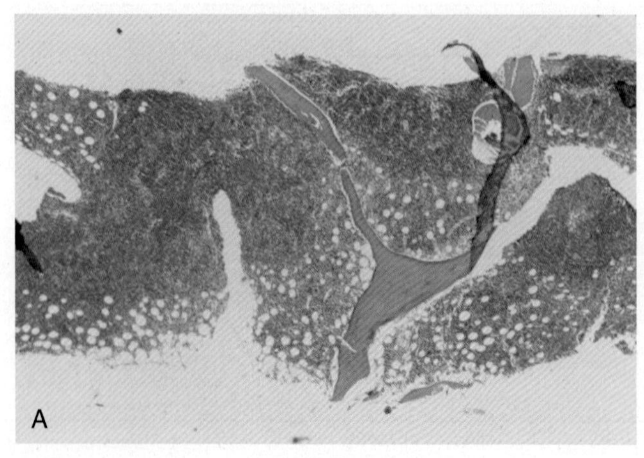

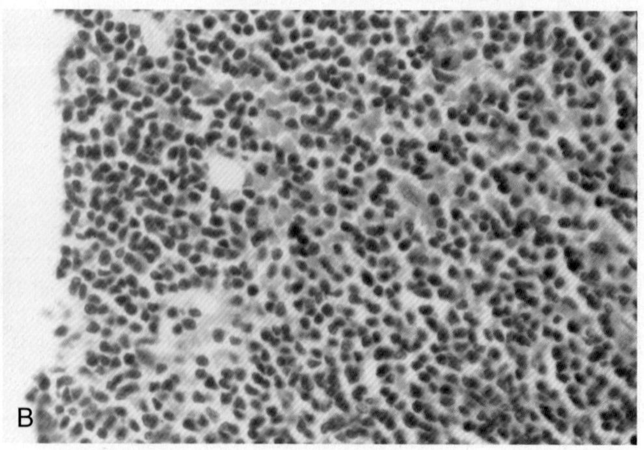

图14.21 A. MCL患者显著骨髓累及的低倍镜图像，示局灶性骨小梁旁和非骨小梁旁浸润。B. 高倍，大多数MCL病例具有很明显的细胞核不规则的特征

型与经典表达谱不同。因此要进行精确分类，必需结合血液学、形态学、临床和遗传特征全面考虑。一个特殊的挑战领域是非典型CLL与MCL的鉴别（图14.20，图14.21）。要做出鉴别诊断，免疫染色评估Cyclin D1表达、细胞遗传学或分子研究*CCND1*（*BCL1*）基因重排或易位是必需的[45]。尽管Cyclin D1$^+$是MCL高度敏感的标记，但在毛细胞白血病（HCL）和其他疾病也有表达[153]。然而，Cyclin D1$^+$排除CLL/SLL。

14.2 B细胞幼淋巴细胞白血病（B-PLL）

14.2.1 定义

B细胞幼淋巴细胞白血病（B-PLL）是一种罕见的恶性血液肿瘤，其特征为主要以血液、骨髓和脾脏被幼淋巴细胞克隆性增生所累及[16,25,166,167]。更具体地说，B-PLL形成原发性慢性B细胞白血病的表现，循环外周血中幼淋巴细胞大于55%[145,156,168,169]。CLL转化或者先前CLL发生幼淋巴细胞增加的患者排除在外。尽管B-PLL的细胞学特征被认为相对独特，在做出B-PLL的明确诊断之前，排除潜在相似疾病（例如MCL的少数病例）是必需的。应用辅助的免疫表型和分子遗传学技术在这方面很有价值。

14.2.2 流行病学及发病率

B-PLL是相对罕见的肿瘤，在淋巴系白血病中≤1%[145]。因此几乎没有大型研究报道，其流行病学资料来自早期报道[166,169]。男性患者略多于女性，诊断时平均年龄为65~70岁。

14.2.3 临床特征

B-PLL患者呈现显著的白细胞增多（常>100×10^9/L），伴淋巴细胞绝对数增多和脾肿大[166,169]。接近半数患者的骨髓受肿瘤性幼淋巴细胞广泛累及而造成贫血和血小板减少，但中性粒细胞绝对数常在正常范围。可有非常显著的脾脏增大伴相应临床症状[166,169]。可以发生肝脏累及，但累及程度较小且发生率较低。典型情况下，缺乏淋巴结肿大或者相对很小；存在显著的外周淋巴结肿大加上异常的外周血淋巴细胞增多时，应与NHL伴白血病成分相鉴别。有些B-PLL患者可以检测到中度血清单克隆丙种球蛋白病，通常为IgG或IgM型。

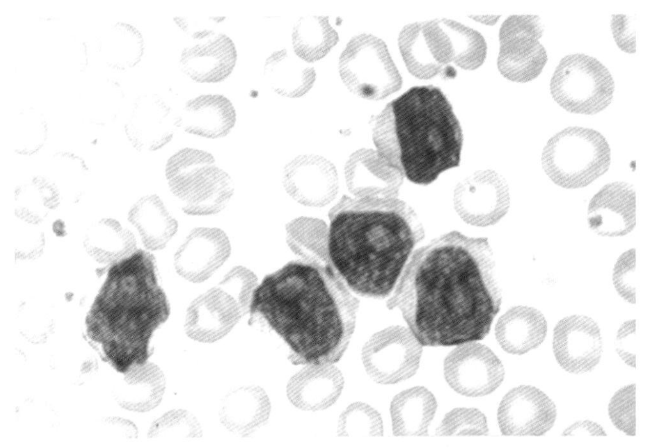

图14.22 老年B-PLL患者，外周血涂片有显著的淋巴细胞增多伴单一的淋巴样细胞群，这些淋巴样细胞有显著的核仁

14.2.4 形态学

表14.2和表14.3。

14.2.4.1 外周血和骨髓

在外周血，绝大多数循环白细胞是幼淋巴细胞，特征为中等细胞核大小，中度浓缩的染色质，以及单个显著的核仁（图14.22）。B-PLL不会出现纤细弥散或“母细胞样”染色质。细胞核圆形，没有显著的核膜不规则，细胞之间的形态差异通常轻微。细胞质稀少到中等量，Wright-Giemsa染色中细胞界限清楚。骨髓穿刺涂片通常显示肿瘤性幼淋巴细胞显著替代造血成分。在固定的骨髓活检切片，存在骨髓腔隙的广泛弥漫性浸润或者间质性浸润，也可有局灶性结节状浸润、非骨小梁旁浸润模式[25]。异常的幼淋巴细胞相对一致，细胞核小-中等，具有显著的中央小核仁，以及嗜双色的细胞质边缘。虽然骨髓中B-PLL的形态学和细胞学特征具有一定特异性，但其他B细胞淋巴瘤或者慢性白血病可以在形态上与之部分重叠；因此，结合免疫表型和分子遗传学评价通常为诊断所必需[130]。

14.2.4.2 脾脏

B-PLL浸润脾脏时，红髓和白髓均累及[16,145,156,166,170]。红髓窦扩张程度不等，肿瘤细胞显示中等大小细胞核，具有显著的中央核仁。白髓常常极度扩张，具有多结节外观；尤其是大病灶可能导致相邻受累的白髓结节相互融合。

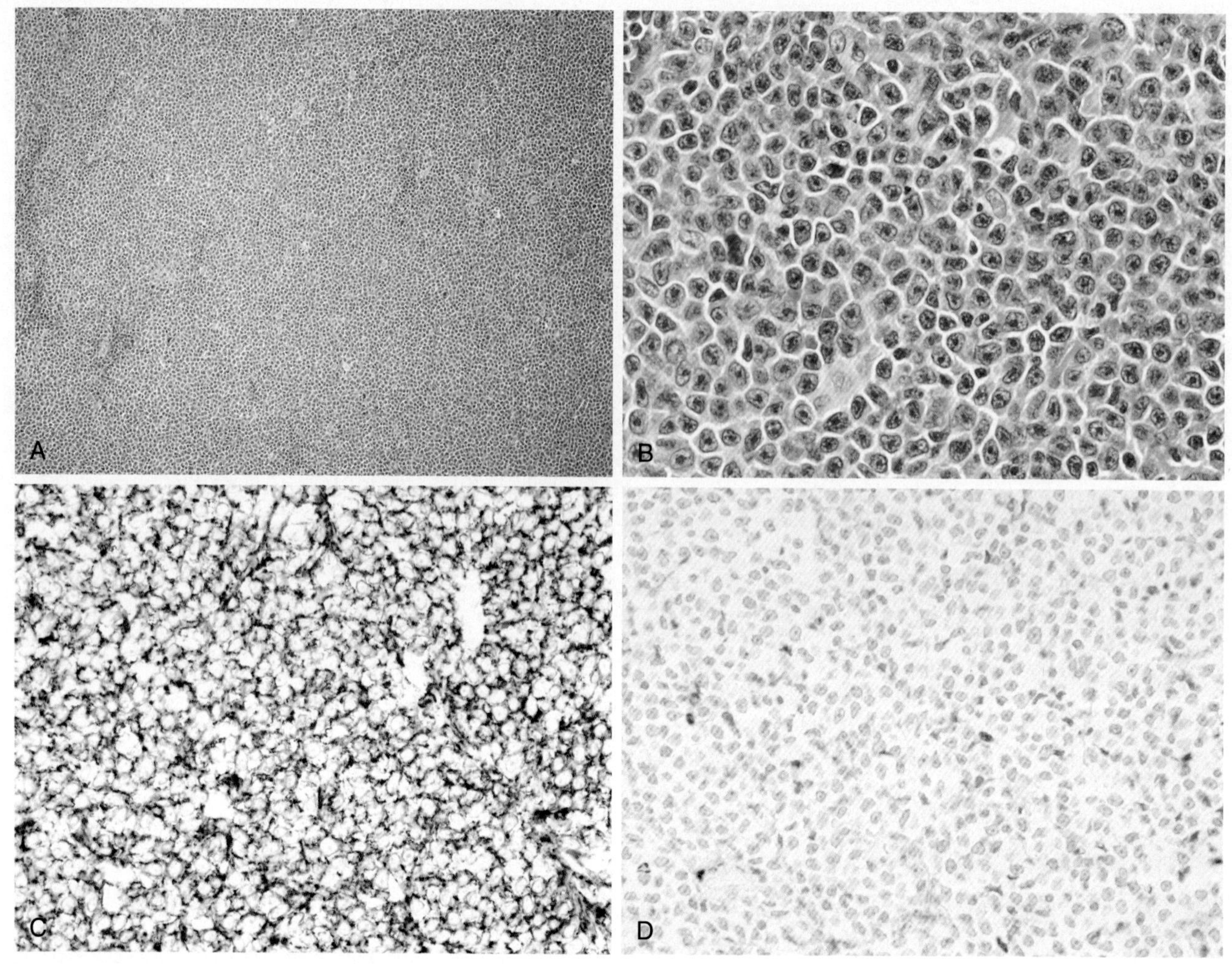

图14.23 患者表现为颈部包块，B-PLL浸润淋巴窦（A和B）。细胞CD20^{+}（C）并且不表达Cyclin D1（D）。当时外周血白细胞计数为80×10^{9}/L，流式细胞检测，80%典型幼淋巴细胞显示B细胞免疫表型伴CD5部分表达（未显示）

14.2.4.3 淋巴结

本病临床上少见淋巴结肿大，受累的淋巴结形态学特征显示弥漫性或者模糊的结节状，破坏性浸润的组成细胞类似上文所述的脾脏或者骨髓切片（图14.23）。B-PLL无CLL/SLL特征性明显增殖中心或者"假滤泡"模式。然而，B-PLL的结节状组织学可能类似具有非常显著的或融合的增殖中心的CLL/SLL病例。部分MCL、MZL和少数DLBCL可能与B-PLL形态学相重叠。

14.2.4.4 其他组织部位

B-PLL中肝脏累及不如脾脏显著。B-PLL浸润肝脏表现为肝窦浸润，与该疾病主要是白血病的本质相一致。B-PLL中其他受累组织部位也有极少报道，例如皮肤和CNS[171,172]。

14.2.5 免疫表型

流式细胞术是重要的诊断方法（图14.24）。B-PLL表达的细胞表面标记包括B细胞抗原CD19、CD20、CD22、CD79a、单一型表面轻链Ig和CD20相关抗原FMC7（表14.4）[145,173]。少于50%病例存在CD5异常表达。B-PLL中CD23表达不常见[157]，但有些研究者报道了阳性病例[130]。表面轻链Ig的表达强度中等。B-PLL中CD38的表达观察者之间不一致。ZAP-70蛋白激酶的表达（>20%细胞）见于近60%病例[174]。

14.2.6 细胞遗传学和分子遗传学特点

由于相对罕见并且其他疾病先前可能被认为是B-PLL，本病特征性遗传特征仍然不完全了解。由于VH3和VH4家族基因片段优先使用，发现了B-PLL的肿瘤细胞显示Ig重链基因（*IgH*）克隆性重排[174,175]。B-PLL中已经描述有特殊基因位点异常包括高频率（约50%）的17p缺失累及*TP53*基因，以及位于8q24的*MYC*癌基因的重排[176-178]。B-PLL的细胞遗传学或者FISH研究也揭示

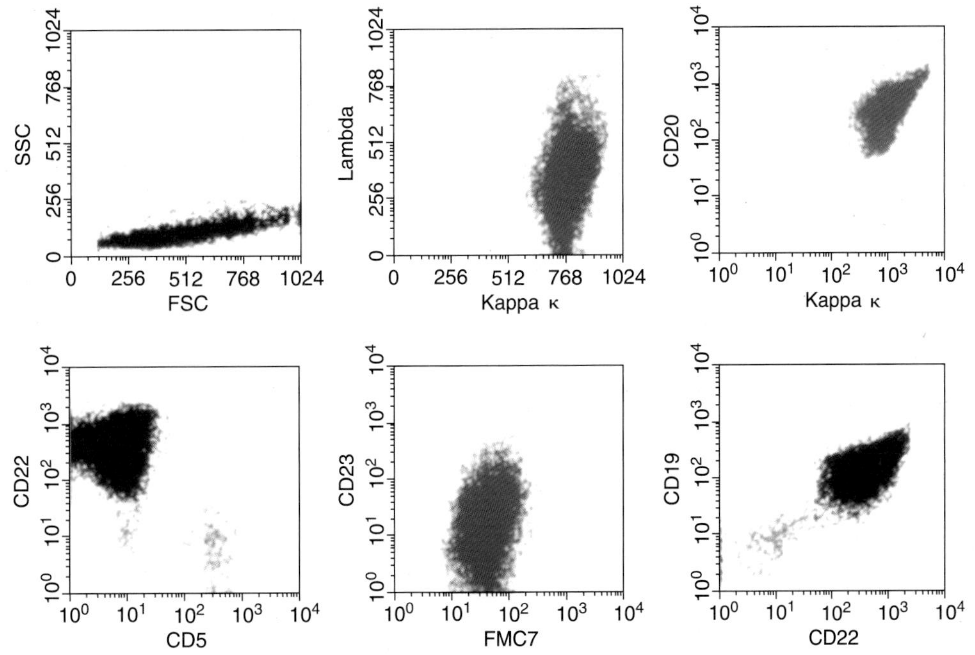

图14.24 流式细胞仪直方图演示B-PLL的免疫表型。注意CD19、CD20、FMC7、CD22和单克隆κ轻链的表达。CD23弱到最低强度表达；CD5不表达。FSC，前向散射；SSC，侧散射

染色体异常，累及染色体7、11q23和13q14，以及更为复杂的核型，但这些均不代表肿瘤特异性标记[179]。最为重要的是，以前报道的当成B-PLL的病例，几乎20%发生t（11；14）（q13；q32）*CCND1/IgH*遗传病变[180]。然而，当前这种病例的评估表明这些“幼淋巴细胞样”B细胞白血病代表MCL的白血病表现[130,181-187]。

14.2.7 细胞起源

B-PLL对应的正常成熟B细胞仍然不清楚。体细胞突变状态的分子遗传研究已经显示B-PLL病例几乎相等地分为两类，*IgHV*区未突变（<2%）和突变（>2%）（与种系序列相比较）[174]。突变状态的明显异质性与CLL的情况极为相似，提示这种疾病的发病机制中存在生发中心前和生发中心后两种不同通路的可能性。B-PLL肿瘤发育的更准确定义需要进一步研究。

14.2.8 病程

早期临床病理研究证明B-PLL患者病程迅速，预后差，中位生存时间为4个月~3年[166,188]。一项包括35例患者的研究记录了更为异质性群体，具有相应的不一致临床和生物学行为。[189]。该研究能够确定三个患者组的病例数几乎相同，主要区别是脾脏增大的程度、外周淋巴细胞增多的水平和进展。B-PLL中不利的临床和实验室预后因素包括高龄患者、显著的脾肿大、幼淋巴细胞绝对计数高和贫血（血红蛋白<11g/dl）[173,188,189]。很显然，B-PLL早期研究有一个潜在的缺点：研究对象包括了其他B细胞淋巴组织增殖性疾病伴幼淋巴细胞样形态特点的病例，这是由于这种疾病缺乏精确的定义。最近的一项对19例B-PLL患者的分析中，没有确定*IgH*突变状态、CD38或者17p缺失为预后因素[174]；矛盾的是，这个研究提示ZAP-70$^+$较ZAP-70$^-$状态有更长的总体生存期。其他小标本的个案研究提示B-PLL中17p和8q24基因组缺失与预后差相关。

B-PLL的治疗方法没有标准化。典型的烷化剂化疗相对无效。多药方案（例如CHOP化疗）显示提高反应率[189]。在这方面，嘌呤核苷类似物的使用，特别是联合使用治疗性抗体（例如，利妥昔单抗，抗CD20）可能更有前景[189-193]。

14.2.9 鉴别诊断

如上所述，除了组织病理学观察，B-PLL的诊断还需要通过适当的免疫分型和分子遗传学研究排除其他几种淋巴肿瘤（表14.2~表14.4）。从形态学的角度来看，幼淋巴细胞样细胞学特征可见于CLL伴幼淋巴细胞增加、MCL白血病阶段、脾脏边缘区淋巴瘤（SMZL）、大B细胞淋巴瘤、所谓的毛细胞白血病变异型（HCLv；注意WHO 2008

中HCLv归入“脾脏B细胞淋巴瘤/白血病-未分类”[194])的罕见病例和T细胞幼淋巴细胞白血病(T-PLL)。

因为存在大量密集的、经典CLL样特点的小淋巴细胞，并且幼淋巴细胞少于55%，幼淋巴细胞转化中的CLL很容易识别。大B细胞淋巴瘤累及外周血很少出现显著淋巴细胞增多，此外，异常的淋巴瘤细胞通常比B-PLL细胞大并且多形性更明显。T-PLL通常表现为具有大块淋巴结疾病，并且由于具有成熟的CD4T细胞免疫表型和80%病例存在TCL1A基因易位而易于识别。

其余的鉴别考虑，包括MCL、SMZL和HCLv均可与真性B-PLL相似，从而提出了更大挑战。

目前公认B细胞肿瘤伴幼淋巴细胞特征和t(11;14)易位事实上是MCL白血病表现，常常具有显著脾肿大[130,182,183,187]。因此，要排除MCL，必需进行核型或者FISH技术评估t(11;14) *CCND1/IgH*异常，或者免疫染色检测Cyclin D1过表达。

SMZL是一种不常见的B细胞白血病/淋巴瘤，其特征为血液循环中非典型淋巴细胞、脾肿大和骨髓累及。SMZL可能包含部分PLL样细胞，然而细胞学变异经常存在，一些病例显示更为不同的形态，例如浆样分化或者“绒毛状”循环淋巴细胞。在骨髓，SMZL表现为单核样细胞结节状聚集或微小的窦内浸润，而B-PLL表现为更明显的白血病间质模式[195]。临床上SMZL行为相对惰性。

HCLv这一实体是有争议的，描绘成一种B细胞肿瘤伴与经典HCL、B-PLL和SMZL重叠的特征[196,197]。这种肿瘤目前归入“脾脏B细胞淋巴瘤/白血病-未分类”这一类别中[194]。HCLv患者表现为显著脾肿大和外周血白细胞计数增高。HCLv细胞学与B-PLL有些相似，包括存在单个显著的核仁(图14.25)。在大多数病例，HCLv细胞保留精致的纤维细丝样细胞膜边界，并可能有一个海绵状染色质模式，类似典型的HCL，或者更不寻常的母细胞样，或者细胞核扭曲。在脾脏，HCLv和B-PLL可以通过形态学予以鉴别，HCLv脾脏累及显示纯粹的红髓模式。在骨髓活检,HCLv也产生间质性浸润或者有时呈弥漫性浸润模式，但是通常具有HCL特征性表现(例如“煎鸡蛋”细胞形态)。通过免疫表型研究，HCLv与B-PLL也易于鉴别，CD103⁺同时强表达CD11c和CD22(图14.26)[197]。

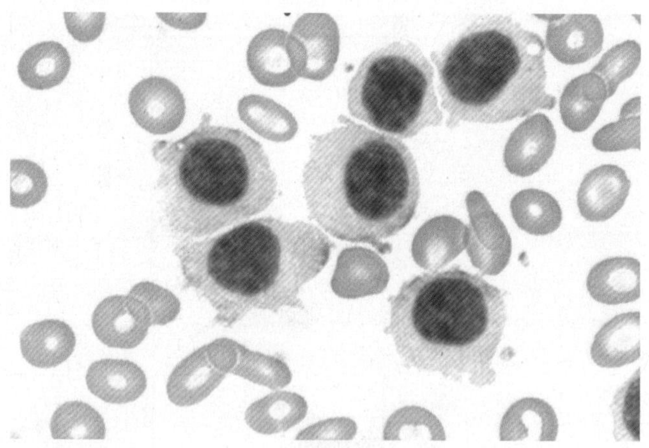

图14.25 一例所谓的HCLv(脾脏B细胞淋巴瘤/白血病-未分类)外周血细胞学特征

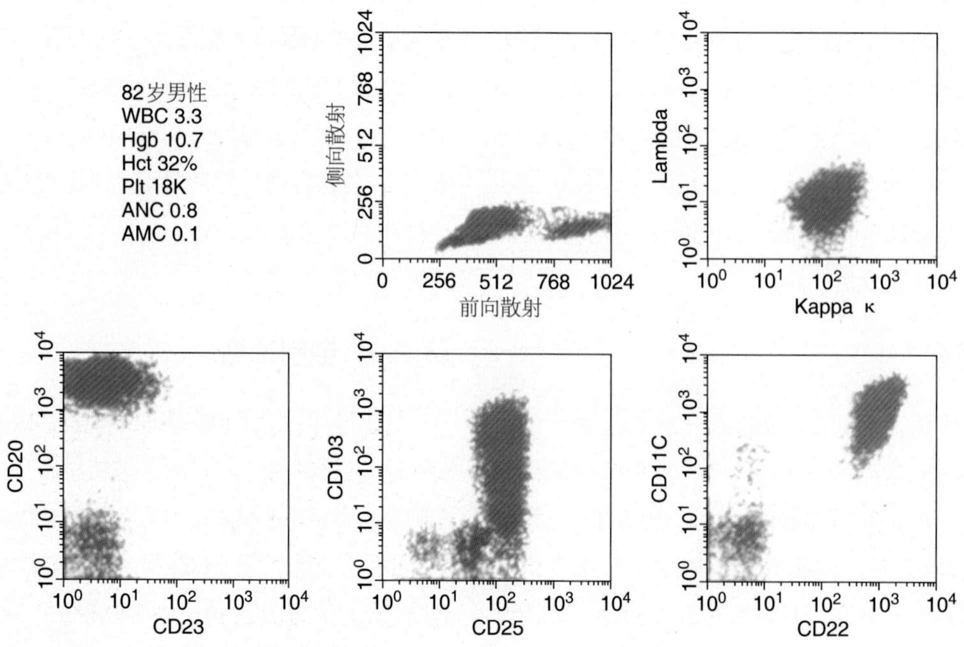

图14.26 流式细胞仪免疫分型演示HCL典型的免疫表型谱。注意CD22强表达，其他的B细胞标记CD103、CD25和CD11c也强表达

14.3 淋巴浆细胞淋巴瘤和Waldenström巨球蛋白血症（LPL/WM）

14.3.1 疾病的定义

淋巴浆细胞淋巴瘤（LPL）是一种弥散性B细胞淋巴组织增殖性疾病，其特征为小B细胞、浆样淋巴细胞和浆细胞形成一个谱系。尽管脾脏、淋巴结疾病和其他部位的累及可以见到，该肿瘤主要累及骨髓。LPL通常与IgM丙种球蛋白病相关，但并非总是如此。Waldenström巨球蛋白血症（WM）临床综合征目前定义为LPL伴任何水平的相关单克隆IgM蛋白[160,198-200]。在IgM丙种球蛋白病谱系中，LPL/WM是主要的疾病实体，这个谱系包括意义未定的IgM单克隆丙种球蛋白病（MGUS）和IgM骨髓瘤极为罕见的表现（见鉴别诊断）。同样重要的是要注意，其他的B细胞肿瘤经常具有浆细胞样分化特征（例如MZL），偶尔也会与IgM副蛋白产生相关，反映该疾病分类学方面仍然不正确[50]。相反，伴B细胞淋巴增生和WM样特征症状的极少患者与非IgM（例如IgG或者IgA）丙种球蛋白病相关。血液病理学实践中罕见以淋巴结病变为主的LPL，然而这一实体并未完全理解，不一定与有症状的WM相关，表现出的临床行为介于其他惰性和侵袭性淋巴结B细胞淋巴瘤之间。

14.3.2 流行病学及发病率

LPL是一种少见的淋巴组织肿瘤，约占B细胞淋巴组织增殖性疾病的5%。男性稍多，中位发病年龄60~65岁。在LPL/WM，家族性风险分析提示在一些病例具有遗传易感性[201-204]。

基于人口学的研究确认，自身免疫性疾病和感染性疾病是另外的风险因素[205,206]。丙型肝炎病毒（HCV）在LPL发病中的作用仍存在争议。至少在某些地理区域，已经注意到HCV感染、Ⅱ型（混合性）冷球蛋白血病和LPL之间的联系，尽管其他的研究显示无明显相关（见下文“细胞起源”）。

14.3.3 临床特征

LPL/WM的临床表现可分为两种主要类型：血液学和丙种球蛋白病相关异常[160,198,207-209]。存在疾病严重程度的谱系，包括患者相对无症状、复发、缓解或进展等多种不同表现。骨髓始终受累，LPL广泛取代正常造血细胞可以导致外周血细胞减少。可伴淋巴结病变，但大块的淋巴结肿大少见。一些个体存在轻-中度脾肿大。肝脏及其他部位（例如皮肤、胃肠道和肺）的累及多为晚期病例。无溶骨性病变，罕见高钙血症。大部分LPL/WM患者有IgM副蛋白血病，而IgG或者IgM-IgG产物的稀有情形也可以遇到。IgM水平越高，与之相关的高黏血症症状（包括疲劳、精神状态变化以及视觉障碍）的风险越大[210]。异常的IgM蛋白也导致止血功能障碍，表现为出血、溶血性贫血（冷凝集素或自身免疫介导）和冷球蛋白血症[211]。另外，IgM副蛋白沉积可能引起周围神经病变和肾功能损害[212,213]。罕见患者中淀粉样变性可以成为疾病过程中严重的并发症[214,215]。

14.3.4 形态学

14.3.4.1 外周血和骨髓

可有淋巴细胞增多，但许多LPL患者淋巴细胞计数没有显著升高。循环淋巴细胞小，细胞核浓缩，核仁不明显。淋巴细胞亚群可以显示浆细胞样细胞质特点，其特征为细胞核偏位，稍微丰富的嗜碱性细胞质（图14.27）。浆细胞罕见。由于异常的血清IgM副蛋白，通常可见显著的红细胞缗钱状排列。在骨髓穿刺涂片，肿瘤性淋巴细胞显示一组形态学谱系，包括小圆形淋巴细胞、浆样淋巴细胞和浆细胞（图14.28）。浆细胞显示轻微到轻度细胞学异型性。骨髓活检标本能通过主要小淋巴细胞和浆细胞表现出几种浸润模式。也可能存在散在

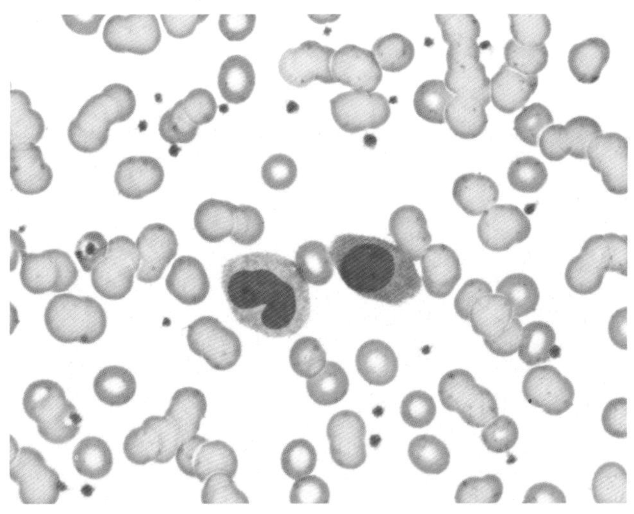

图14.27 WM患者外周血涂片显示显著的红细胞缗钱状排列以及循环淋巴浆细胞样细胞

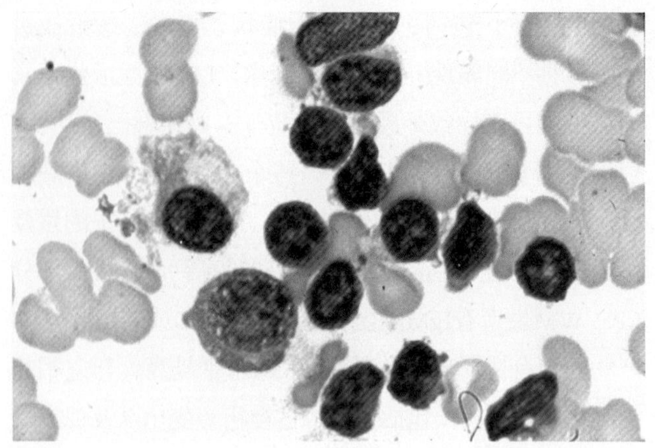

图14.28 WM患者骨髓穿刺涂片突出显示了浆细胞、浆细胞样淋巴细胞和淋巴细胞谱系，为本病特征

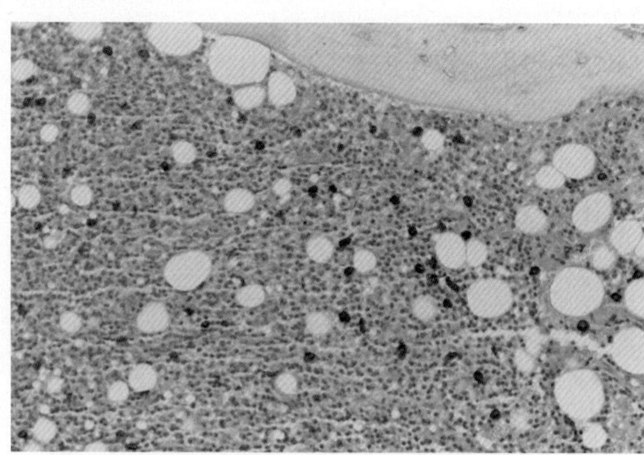

图14.30 LPL中肥大细胞增加，通过免疫染色tryptase突出显示

大中心母细胞或者免疫母细胞。LPL组织活检中，小淋巴细胞、浆样淋巴细胞、浆细胞和大淋巴细胞组成不一，从而形成历史上描述的淋巴浆细胞样、淋巴浆细胞性和多形态的亚型。多形态细胞学的特点是明显存在混杂的中心母细胞或者免疫母细胞（例如5%~10%），而其他亚型大细胞罕见或缺乏。肿瘤可能会形成界限不清的斑片状间质聚集灶、结节状聚集灶或者疏松的骨小梁旁浸润灶（图14.29）[25,161,216]。在一些病例，可以观察到显著的间质性甚至弥漫性大片浸润破坏并取代骨髓造血组织。浆细胞和淋巴细胞内经常发现Dutcher小体（细胞核内Ig假包涵体），但是可能散在分布（图14.29B）。

LPL常见的伴随特征是骨髓中肥大细胞增多；它在Wright-Giemsa染色的骨髓穿刺标本中位于骨髓小粒内或其周围，或使用骨髓活检检测tryptase或CD117（c-Kit）免疫染色容易识别（图14.30）[151]。

在罕见的病例可观察到Ig或者淀粉样物沉积；后者可以通过刚果红染色证实（图14.31）。LPL/WM中，其他有用的标记包括CD20、CD138和MUM-1（图14.32）。对于局灶转化为DLBCL的病例，活检标本应该仔细评估[217]。

14.3.4.2 淋巴结

LPL常常累及淋巴结副皮质区和边缘窦，呈斑点状或小灶分布，保留完整的淋巴结结构，小梁窦明显。在其他的病例，淋巴结正常结构可能被模糊的结节性或更弥漫的破坏模式所取代。CLL/SLL常见的“假滤泡”或者增殖中心灶不见于LPL。细胞学方面，肿瘤细胞由小淋巴细胞和数量不等的浆细胞组成。浆细胞分布可能是清楚的小簇状或与小淋巴细胞相混杂。Dutcher小体往往很容易找到。重要的是，缺乏“单核样”或者边缘区细胞学特征，见不到MZL其他相关的表现（例如滤泡植入）。常常混杂肥大细胞，极少数情况下上皮样组织细胞可能数量众多，形成一种非坏死性肉芽肿模式[218]。

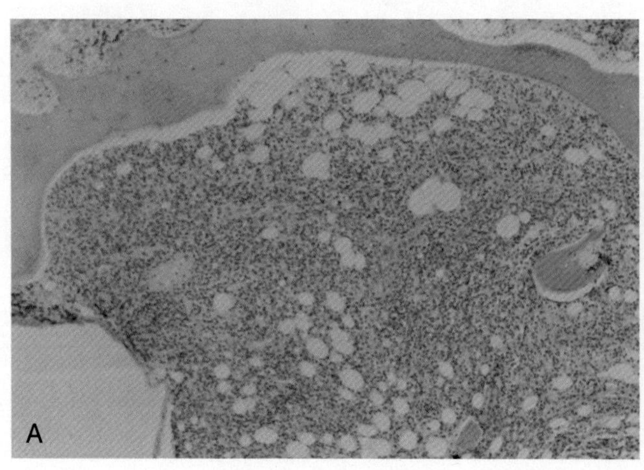

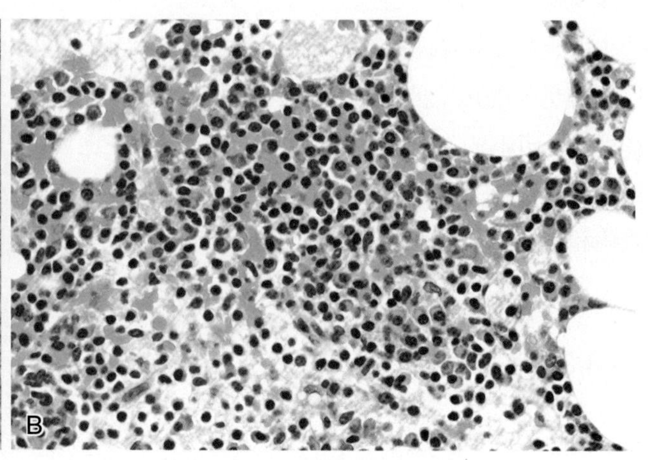

图14.29 骨髓活检切片WM形态学的低倍（A）和高倍（B）特征。注意图B中的Dutcher小体

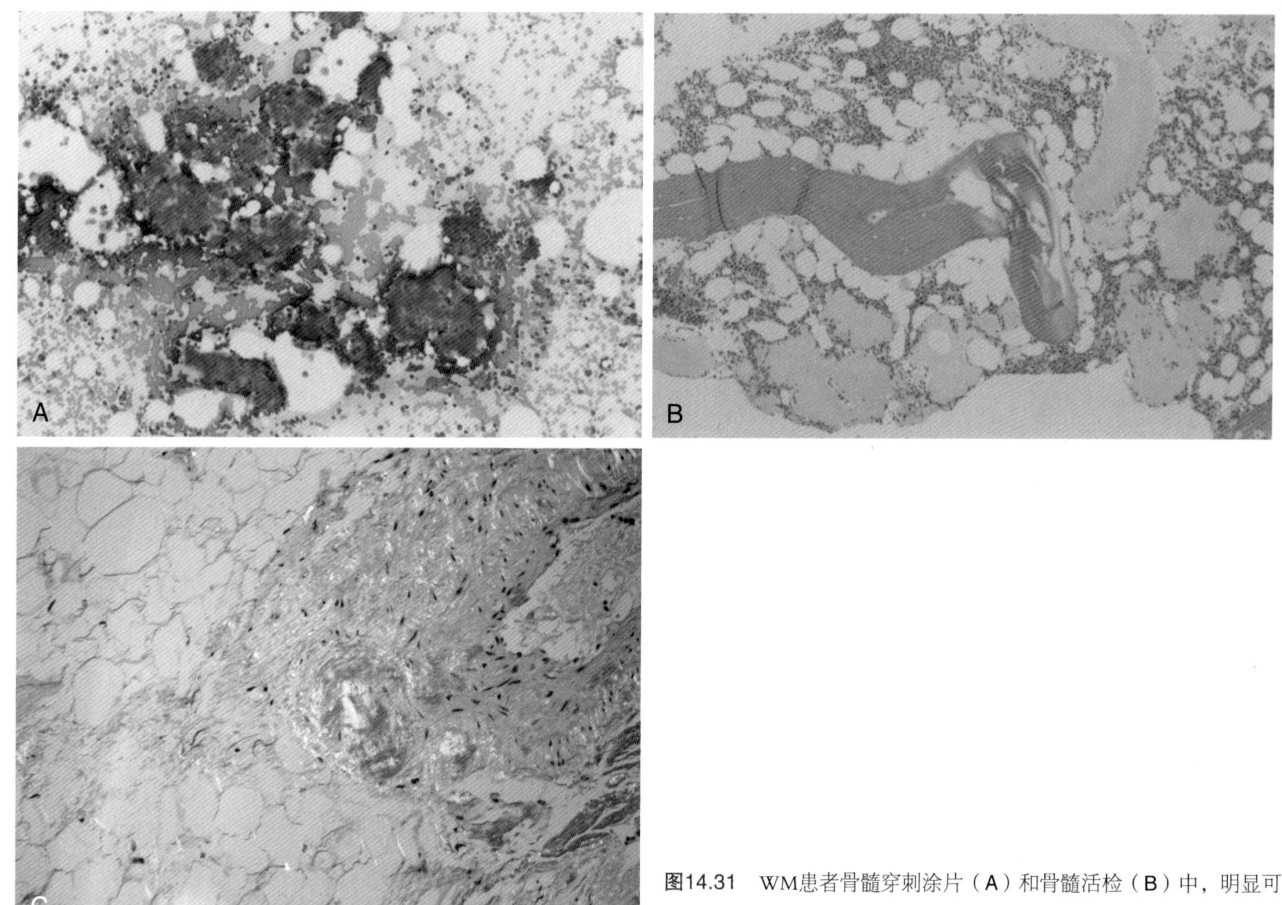

图14.31 WM患者骨髓穿刺涂片（A）和骨髓活检（B）中，明显可见显著的淀粉样物沉积。注意刚果红染色显示的双折光性（C）

含铁血黄素沉积通常存在。很少情况下，可见细胞外Ig或淀粉样物沉积。LPL的淋巴结活检中核分裂率普遍较低。中心母细胞性或者免疫母细胞性大淋巴细胞在肿瘤细胞中通常只占极少数，它们在大多数病例中与无处不在的小淋巴细胞和浆细胞相混杂。然而在一些肿瘤，大细胞更明显（占5%~10%），代表多形态亚型。LPL中出现大量大淋巴细胞时，应该仔细评估是否形成孤立性病灶或聚集灶，后者提示大B细胞淋巴瘤转化的可能性。

14.3.4.3 脾脏、肝脏与其他组织部位

LPL的脾脏浸润主要位于白髓，常并存红髓斑驳的淋巴样组织聚集。肿瘤细胞显示与淋巴结和骨髓相似的细胞学谱系。肿瘤细胞的分布和细胞学形态可能导致与LPL和SMZL难以鉴别，特别是组织固定不佳时。再次强调，清楚的单核样特征和边缘区生长模式提示SMZL的可能性。可能不宜仅根据脾脏病理改变而诊断LPL，应该结合骨髓或淋巴结活检结果、血清蛋白电泳结果和临床情况。LPL很少进行肝脏活检，但是当肝脏被累及时，异常的淋巴浆细胞群主要位于肝门部。LPL的皮肤累及只有零星报道[219,220]。因为LPL细胞弥漫网状真皮浸润，皮肤疾病可能表现为斑块样病变，较少见病变表现为含有IgM副蛋白的嗜酸性蛋白样物质的丘疹病变。髓外其他部位累及也有描述，最常见的特点是形态学典型的LPL浸润，但有些病例与B细胞MZL难以鉴别[221]。

14.3.5 免疫表型

LPL中小细胞表达全B细胞抗原（CD19、CD20、CD22、CD79a、PAX5）伴单一型表面轻链限制性。不像其他B细胞淋巴瘤亚型，本病很多病例没有特征性表型标志物表达谱（表14.4）[160-162,222]。一个重要的病例亚类可能共表达CD5或者CD23，或者两者均共表达，但其表达模式明显不同于典型CLL/SLL。在免疫染色CD5或CD23共同阳性情况下，LPL的诊断不应该因此而排除。也认识到罕见LPL病例CD10共表达[224]。在组织切片，通过免疫染色，小淋巴细胞和相关浆细胞轻链限制性通常容易证明。浆细胞成分也可以通过抗体识别CD138或者MUM-1（IRF4）蛋白而突出显示出来（图14.32B和C）。重链免疫染色不常用于诊断，但是绝大多数LPL呈清晰

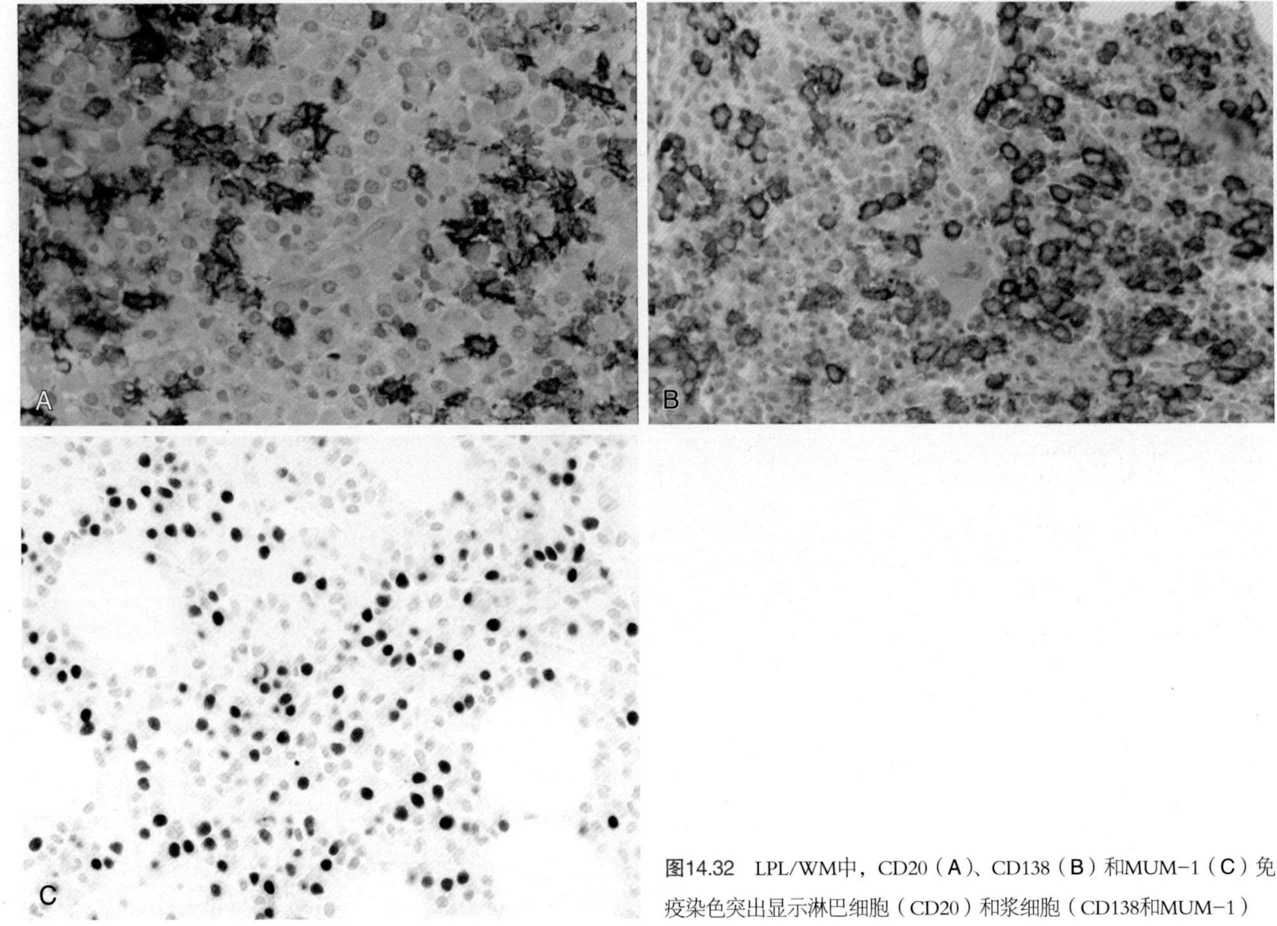

图14.32 LPL/WM中，CD20（A）、CD138（B）和MUM-1（C）免疫染色突出显示淋巴细胞（CD20）和浆细胞（CD138和MUM-1）

的IgM⁺。近来的流式细胞仪研究注意到LPL相关的浆细胞CD19⁺，这与多发性骨髓瘤的浆细胞截然相反[225]。

14.3.6 细胞遗传学和分子遗传学特点

早期的遗传相关报道50%具有浆细胞样分化特点的低级别B细胞淋巴瘤存在t（9；14）（p13；q32）异常[226]。以后的断点克隆揭示9（p13）至*IgH*位点*PAX5*基因融合[227]。最近的研究显示LPL病例不存在t（9；14），并且一些研究提示t（9；14）与大B细胞淋巴瘤相关[228-234]。这种不一致最可能反应现在LPL的定义更为精确，并且使用了更全面的实验室方法进行基因异常的评估。事实上，随着FISH技术的应用，*IgH*位点的重排在LPL非常罕见[235]。6号染色体长臂的缺失（6q-）已成为LPL中最常见的异常（40%~60％病例），但是作为肿瘤标志物，这一结果特异性差[231,233,234,236]。在少数LPL患者，4号染色体三体也有报道[237]。在一项研究中，LPL病例伴大细胞增加（例如细胞学多形性）与复杂或非整倍体核型相关性更强[231]。与CLL明显相关的细胞遗传学异常（例如+12或13q-）在LPL偶尔发现[231,238-240]。新的方法，也许采用基于芯片的基因组分析，可能更好地定义LPL的遗传特征[241]。如上所述，一项基于淋巴结LPL病例的系列特别研究揭示缺乏6q-和PAX5基因重排，以及缺乏MZL相关的许多典型遗传学改变；这项研究强调我们对罕见的以淋巴结为主要表现的LPL不完全理解[242]。

14.3.7 细胞起源

LPL的淋巴细胞是具有分化为浆细胞能力的成熟B细胞[50,222,243]。LPL中*IgH*基因突变分析显示存在广泛的体细胞突变，符合生发中心后细胞起源[244]；然而，这些细胞没有经过重链类别转换，可能是这种能力发生生理障碍[245-247]。大多数这方面报道还没有发现大量克隆性变异的证据[248-251]。最近的基因表达谱和蛋白质组学研究进一步证明，在LPL的发病机制中，晚期B细胞转变和浆细胞分化通路的管理基因失调发挥了作用[252-257]。

有几项研究发现，HCV感染与极少NHL之间具有相关性，这种现象主要发生于意大利患者[258-260]。HCV感染与Ⅱ型或混合型冷球蛋白血病强烈相关，在这种背景下，HCV感染被认为导致过量B细胞淋巴组织增殖及随后的克隆产物[261]。一些流行病学调查发现MZL和LPL在HCV⁺患者所占比例过高[262]。而其他系列研究提示成熟B细胞肿瘤的风险整体增加[263]。

HCV感染和低级别B细胞LPL或MZL发生的明显关联暗示慢性抗原刺激参与肿瘤性克隆的发生；HCV患者干扰素-α治疗后脾脏淋巴瘤发生部分消退，一定程度上支持这一假说[264]。尽管如此，HCV感染和LPL/WM的关系仍然不清楚，因为在其他地理人群没有观察到相似的结果[265]。

关注越来越多集中在伴随LPL的细胞和间质背景。肥大细胞，长期被视为一个旁观细胞群，已经成为研究的焦点，这是因为在强大炎症和免疫细胞因子作用下，这些细胞可以在微环境中产生。

一些研究者已经假定肥大细胞和其他非肿瘤成分在支撑LPL生长中起姑息作用[266,267]。尽管与LPL的细胞学起源无严格相关，淋巴瘤微环境可能是LPL重要的发病机制，并且可能作为一种新的治疗靶点。

14.3.8 临床过程

LPL/WM患者表现出大多数低级别B细胞淋巴瘤的一般特征：消长病程，最终进展并且治疗无效。本病可无症状，具有相对长的生存时间；然而许多患者在疾病初始就具有晚期症状，并且他们的中位整体生存时间接近5年。在LPL/WM患者，血细胞减少、高黏滞血症和出血的并发症增加死亡率，并且可能对生存具有不利的影响。具有高黏滞血症症状表现的患者可行血浆去除术。LPL的治疗方案从等待（无症状或者症状非常轻的患者）到免疫化学治疗方案及干细胞移植[198,207,268-275]。烷化剂或者嘌呤核苷类似物，常常联合利妥昔单抗（抗CD20治疗性抗体），通常认为是一线的治疗方案[276-281]。这些联合方案对于LPL已经显示很好的治疗效果，但不能实现完全、持久的缓解。此外，使用这些治疗方案具有各种早期和晚期并发症，包括过敏反应（利妥昔单抗）、深度骨髓抑制以及发生第二种造血肿瘤的危险性（例如侵袭性淋巴瘤、急性髓细胞性白血病、骨髓增生异常）[282]。LPL背景发生的大B细胞淋巴瘤预后差，可能反映了转化具有更为复杂的肿瘤遗传学[217,231,283,284]。

预后因素包括临床症状、实验室指标和病理结果，已在LPL/WM中描述[208,209,285-294]。高龄、体力状况不佳、高黏血症、冷球蛋白血病、进行性神经病变、淀粉样变性、大量的器官或淋巴结肿大以及存在“B”症状都与预后差相关。一些研究已经描绘了在更具有侵袭性LPL/WM中特殊的实验室结果，包括高血清β$_2$-微球蛋白水平、外周血血细胞减少以及血清白蛋白降低[208,209,285,287-296]。这些临床和实验室检查结果使一些研究者提出了“简化的”预后评分系统，以指导治疗干预的时间和性质。近来一个对WM症状和以前未经治疗患者评估的国际预后评分系统具有先进性。它定义了五个高风险变量：年龄（65岁以上）、血红蛋白（<11.5g/dl）、血小板计数（$<100\times10^9$/L）、血清β$_2$-微球蛋白水平（>3mg/L）和血清IgM副蛋白（>7g/dl）[297]。这五个参数已经用于为确定初始治疗干预而建立的低、中和高风险类别[298,299]。一些报道提示LPL伴6q-细胞遗传学异常预后差[300]；然而其他的研究者没有发现这种相关[236,301]。LPL/WM中血清游离轻链水平与临床预后相关[302,303]。LPL中，形态学的多形性，伴大转化细胞增加，与复杂的核型异常及更差临床预后相关[231]。LPL/WM中新型微小RNA研究已经揭示患者肿瘤性B细胞特异性表达模式，这与预后和国际预后评分系统相关[257]。

14.3.9 鉴别诊断

按照LPL的细胞组成，组织活检结果可以与反应性病变相重叠（表14.2~表14.4）。自身免疫性疾病或感染过程可能导致淋巴结及骨髓内显著浆细胞增多，但是这些从临床病史上容易区别，并且缺乏单克隆B细胞和浆细胞群。IgG4相关硬化性疾病不常见，通常累及外分泌腺体，常见于自身免疫性胰腺炎[304]。近来已经出现对这种疾病淋巴结累及的描述，包括一些可能与LPL浸润相似的特征[305]。缺乏克隆性B细胞和浆细胞群，存在血清IgG4增高，免疫染色IgG4/IgG浆细胞比例增加有助于建立该诊断。在淋巴结，Castleman病（特别是浆细胞型）可以表现出类似LPL的一些特点，特别是存在显著的滤泡间浆细胞增多。Castleman病可能与单克隆浆细胞相关，几乎总是IgG-或者IgA-λ型。临床表现与单克隆B细胞成分缺乏有助于Castleman病和LPL的鉴别诊断。

在LPL的鉴别诊断中，常常需要考虑其他低级别B细胞淋巴瘤。MZL是最大鉴别诊断挑战，特别是在小组织活检标本中。MZL常常表现出浆细胞样分化，与LPL一样具有相对非特异的B细胞免疫表型。但是，MZL很少与WM和IgM副蛋白产生的临床特征相关。再者，MZL

的组织分布（例如脾脏、淋巴结外或者广泛的淋巴结内）经常提供有用的信息。MZL的“单核样”特征也很有特色，即使存在浆细胞性分化也是如此。在淋巴结或者结外，滤泡植入及淋巴上皮病变是有帮助的病理发现。骨髓活检往往表现出单核样细胞呈非骨小梁旁结节状病灶，有些SMZL病例呈孤立性窦内浸润模式。分子遗传研究BIRC3（API2）、BCL10和MALT1易位有助于识别小部分发生于胃和肺的结外MZL病例[306,307]。

偶尔CLL/SLL从形态学上也需要与LPL鉴别。组织活检中存在增殖中心以及CLL的特征性免疫表型可以帮助解决这一不常见的问题。尽管如此，已经认识到IgM丙种球蛋白病可以与其他类型的低级别B细胞淋巴瘤相伴发[50,308,309]。尽管WM的诊断标准首先被定义为存在骨髓淋巴浆细胞性肿瘤及IgM副蛋白血病，具有变异或者重叠病理特征的一些肿瘤有时难以分类。在这些病例，“低级别B细胞淋巴瘤伴浆细胞性分化”这一名称是可以接受的，因为对于临床上有症状的WM、LPL和MZL之间精确的形态区分可能没有什么意义[222]。

γ重链病（GHCD）是一种非常罕见的造血肿瘤，其特征为LPL样浸润累及淋巴结、脾脏、肝脏、骨髓和血液，伴由此产生的淋巴结肿大和肝脾肿大[41,310]。自身免疫性血细胞减少常见，可以发生外周嗜酸性粒细胞增多。GHCD中肿瘤细胞分泌Igγ重链而没有轻链，这是因为γ重链基因缺失，废除轻链Ig的组装。淋巴结和骨髓显示小淋巴细胞、中心母细胞、浆细胞和嗜酸性粒细胞等各种细胞浸润，这也会引发经典型HL或者外周T细胞淋巴瘤的考虑。GHCD被认为比典型LPL/WM更具有侵袭性，但随着治疗的改进，最近的资料提示惰性过程。GHCD与LPL的区别在于肿瘤性B细胞缺乏表面和细胞质轻链，但是它已经被认为是LPL的一种变异型，这是因为组织病理学特征和临床表现相重叠。

LPL的鉴别诊断也必须包括IgM丙种球蛋白病谱系[243]。IgM亚型只占发展成为MGUS患者的一小部分。IgM MGUS已经定义为如下：IgM单克隆蛋白小于3g/dl，淋巴或浆细胞性肿瘤缺乏组织病理学的骨髓受累（<10%），并且缺乏WM症状。（然而，一些伴IgM MGUS的患者临床上可能罹患IgM副蛋白血症。鉴于LPL的形态学和免疫表型证据没有表现出来，这些个体视为患有所谓的IgM相关疾病）长期评估显示随着时间的推移，IgM MGUS患者进展为B细胞恶性疾病的风险显著增高，特别是LPL/WM，其次为CLL/SLL[311-315]。考虑到这一疾病的自然史，任何具有明显的IgM MGUS的患者必须彻底评估以排除LPL，并且应该密切随访。IgM类型的多发性骨髓瘤极其罕见，占原发病例的1%。虽然血液病理医生始终应该仔细考虑这一诊断，但IgM多发性骨髓瘤与非IgM浆细胞肿瘤表现相似，具有溶骨性病变和高钙血症[316]。真正的IgM多发性骨髓瘤病例中应该没有淋巴组织骨髓浸润的特征，同时表现有单克隆B细胞群、外周淋巴结肿大或者脾肿大。顺便提及原发AL-型淀粉样变性并发IgM单克隆蛋白产物的极罕见现象，这些患者似乎具有相对独特的临床病理特征[317]。

最后，LPL患者治疗后随访的骨髓活检可能发生形态学改变，在缺乏完整临床信息时可能造成混淆。可能会遇到显著终末浆细胞分化的病例，类似骨髓中骨髓瘤病灶[318,319]。血清蛋白电泳研究、流式细胞术检测单克隆B细胞和了解相关病史可以帮助解决这个问题。同样，罕见LPL/WM伴残留的细胞外轻链或者淀粉样沉积，如果在LPL/WM治疗干预后发生或持续存在这些表现，则可能产生鉴别诊断问题。此时使用新的诊断技术（例如，固定后活检组织中蛋白质沉积物的光谱分析法）作为免疫染色的辅助手段，有助于评估这些细胞外物质的性质[320]。

14.4 精华和陷阱：CLL/SLL

精华

- 成功诊断CLL/SLL需要结合形态学和免疫表型特性（尤其是多色流式细胞免疫分型）。
- Cyclin D1表达对MCL具有高度敏感性和合理的高度特异性；Cyclin D1$^+$排除CLL/SLL。
- 淋巴结切片中增殖中心是CLL/SLL合理的特异性特征，即使有些细胞核明显不规则的病例也是如此；骨髓标本中一般见不到增殖中心。
- CLL/SLL的综合评估需要整合诊断及预后信息。
- CLL/SLL的预后因素包括标准临床分期、流式细胞仪CD38和ZAP-70的表达、细胞遗传学的评估和*IgHV*突变状态的测定。
- 新的潜在预后因素（例如微小RNA）可能会与临床相关。

陷阱

- 在血液、骨髓和淋巴结中，区分CD5$^+$CLL/SLL和CD5$^+$MCL非常重要。
- 在临床实践中发现，非CLL B细胞淋巴增殖性疾病中有相当大比例表达CD23。
- 只有少数真正的CLL病例不表达CD5。
- 罕见的混杂RS细胞的CLL病例，必需与明显的HL鉴别。

（潘华雄　译）

参考文献

1. Muller-Hermelink H, Montserrat E, Catovsky D, et al. Chronic lymphocytic leukaemia/small lymphocytic lymphoma. In: Swerdlow S, Campo E, Harris N, et al, eds. *WHO Classification of Tumours of Haematopoietic and Lymphoid Tissues*. 4th ed. Lyon, France: IARC Press; 2008:180-182.
2. Hallek M, Cheson BD, Catovsky D, et al. Guidelines for the diagnosis and treatment of chronic lymphocytic leukemia: a report from the International Workshop on Chronic Lymphocytic Leukemia updating the National Cancer Institute-Working Group 1996 guidelines. *Blood*. 2008;111:5446-5456.
3. Hallek M, Stahel RA, Greil R. ESMO minimum clinical recommendations for diagnosis, treatment and follow-up of chronic lymphocytic leukemia. *Ann Oncol*. 2005;16(suppl 1):i50-i51.
4. Linet MS, Schubauer-Berigan MK, Weisenburger DD, et al. Chronic lymphocytic leukaemia: an overview of aetiology in light of recent developments in classification and pathogenesis. *Br J Haematol*. 2007;139:672-686.
5. Ng D, Toure O, Wei MH, et al. Identification of a novel chromosome region, 13q21.33-q22.2, for susceptibility genes in familial chronic lymphocytic leukemia. *Blood*. 2007;109:916-925.
6. Sellick GS, Goldin LR, Wild RW, et al. A high-density SNP genome-wide linkage search of 206 families identifies susceptibility loci for chronic lymphocytic leukemia. *Blood*. 2007;110:3326-3333.
7. Chan LC, Lam CK, Yeung TC, et al. The spectrum of chronic lymphoproliferative disorders in Hong Kong. A prospective study. *Leukemia*. 1997;11:1964-1972.
8. Montserrat E, Moreno C. Chronic lymphocytic leukaemia: a short overview. *Ann Oncol*. 2008;19(suppl 7):vii320-vii325.
9. Kroft SH, Finn WG, Peterson LC. The pathology of the chronic lymphoid leukaemias. *Blood Rev*. 1995;9:234-250.
10. Yin CC, Lin P, Carney DA, et al. Chronic lymphocytic leukemia/small lymphocytic lymphoma associated with IgM paraprotein. *Am J Clin Pathol*. 2005;123:594-602.
11. Weir EG, Epstein JI. Incidental small lymphocytic lymphoma/chronic lymphocytic leukemia in pelvic lymph nodes excised at radical prostatectomy. *Arch Pathol Lab Med*. 2003;127:567-572.
12. Schwartz JB, Shamsuddin AM. The effects of leukemic infiltrates in various organs in chronic lymphocytic leukemia. *Hum Pathol*. 1981;12:432-440.
13. Baumhoer D, Tzankov A, Dirnhofer S, et al. Patterns of liver infiltration in lymphoproliferative disease. *Histopathology*. 2008;53:81-90.
14. Cerroni L, Zenahlik P, Hofler G, et al. Specific cutaneous infiltrates of B-cell chronic lymphocytic leukemia: a clinicopathologic and prognostic study of 42 patients. *Am J Surg Pathol*. 1996;20:1000-1010.
15. Mauro FR, Foa R, Giannarelli D, et al. Clinical characteristics and outcome of young chronic lymphocytic leukemia patients: a single institution study of 204 cases. *Blood*. 1999;94:448-454.
16. Foucar K. B-cell chronic lymphocytic leukemia and prolymphocytic leukemia. In: Knowles D, ed. *Neoplastic hematopathology*. 2nd ed. Philadelphia: Lippincott Williams & Wilkins; 2001:1505-1529.
17. Gupta D, Lim MS, Medeiros LJ, et al. Small lymphocytic lymphoma with perifollicular, marginal zone, or interfollicular distribution. *Mod Pathol*. 2000;13:1161-1166.
18. Caligaris-Cappio F, Ghia P. Novel insights in chronic lymphocytic leukemia: are we getting closer to understanding the pathogenesis of the disease? *J Clin Oncol*. 2008;26:4497-4503.
19. Swerdlow S, Campo E, Seto M, et al. Mantle cell lymphoma. In: Swerdlow S, Campo E, Harris N, et al, eds. *WHO Classification of Tumours of Haematopoietic and Lymphoid Tissues*. 4th ed. Lyon, France: IARC Press; 2008:229-232.
20. Meyerson HJ, MacLennan G, Husel W, et al. D cyclins in CD5+ B-cell lymphoproliferative disorders: cyclin D1 and cyclin D2 identify diagnostic groups and cyclin D1 correlates with ZAP-70 expression in chronic lymphocytic leukemia. *Am J Clin Pathol*. 2006;125:241-250.
21. Edelman M, Evans L, Zee S, et al. Splenic micro-anatomical localization of small lymphocytic lymphoma/chronic lymphocytic leukemia using a novel combined silver nitrate and immunoperoxidase technique. *Am J Surg Pathol*. 1997;21:445-452.
22. Arber DA, Rappaport H, Weiss LM. Non-Hodgkin's lymphoproliferative disorders involving the spleen. *Mod Pathol*. 1997;10:18-32.
23. Kim YS, Ford R, Faber J, et al. B-cell chronic lymphocytic leukemia/small lymphocytic lymphoma involving bone marrow with an interfollicular pattern. *Am J Clin Pathol*. 2000;114:41-46.
24. Montserrat E, Villamor N, Reverter JC, et al. Bone marrow assessment in B-cell chronic lymphocytic leukaemia: aspirate or biopsy? A comparative study in 258 patients. *Br J Haematol*. 1996;93:111-116.
25. Foucar K. *Chronic Lymphoproliferative Disorders*. Chicago: ASCP Press; 2001:366-405.
26. Schade U, Bock O, Vornhusen S, et al. Bone marrow infiltration pattern in B-cell chronic lymphocytic leukemia is related to immunoglobulin heavy-chain variable region mutation status and expression of 70-kd zeta-associated protein (ZAP-70). *Hum Pathol*. 2006;37:1153-1161.
27. Zanotti R, Ambrosetti A, Lestani M, et al. ZAP-70 expression, as detected by immunohistochemistry on bone marrow biopsies from early-phase CLL patients, is a strong adverse prognostic factor. *Leukemia*. 2007;21:102-109.
28. Kini A, Kay N, Peterson L. Increased bone marrow angiogenesis in B cell chronic lymphocytic leukemia. *Leukemia*. 2000;14:1414-1418.
29. Li WW, Hutnik M, Gehr G. Antiangiogenesis in haematological malignancies. *Br J Haematol*. 2008;143:622-631.
30. Jandl J. Chronic lymphatic leukemia. In: Jandl J, ed. *Blood: textbook of hematology*. 2nd ed. Boston: Little, Brown; 1996:991-1018.
31. Garicochea B, Cliquet MG, Melo N, et al. Leptomeningeal involvement in chronic lymphocytic leukemia identified by polymerase chain reaction in stored slides: a case report. *Mod Pathol*. 1997;10:500-503.
32. Miller K, Budke H, Orazi A. Leukemic meningitis complicating early stage chronic lymphocytic leukemia. *Arch Pathol Lab Med*. 1997;121:524-527.
33. Kuse R, Lueb H. Gastrointestinal involvement in patients with chronic lymphocytic leukemia. *Leukemia*. 1997;11(suppl 2):S50-S51.
34. Elliott MA, Letendre L, Li C-Y, et al. Chronic lymphocytic leukaemia with symptomatic diffuse central nervous system infiltration responding to therapy with systemic fludarabine. *Br J Haematol*. 1999;104:689-694.
35. Frangione B, Franklin E, Prelli F. Mu heavy-chain disease—a defect in immunoglobulin assembly. Structural studies of the kappa chain. *Scand J Immunol*. 1976;5:623-627.
36. Williams J, Schned A, Cotelingam JD, et al. Chronic lymphocytic leukemia with coexistent Hodgkin's disease. Implications for the origin of the Reed-Sternberg cell. *Am J Surg Pathol*. 1991;15:33-42.
37. Momose H, Jaffe ES, Shin SS, et al. Chronic lymphocytic leukemia/small lymphocytic lymphoma with Reed-Sternberg-like cells and possible transformation to Hodgkin's disease. Mediation by Epstein-Barr virus [see comments]. *Am J Surg Pathol*. 1992;16:859-867.
38. Offit K, Louie DC, Parsa NZ, et al. Del(7)(q32) is associated with a subset of small lymphocytic lymphoma with plasmacytoid features. *Blood*. 1995;86:2365-2370.
39. Oscier DG, Matutes E, Copplestone A, et al. Atypical lymphocyte morphology: an adverse prognostic factor for disease progression in stage A CLL independent of trisomy 12. *Br J Haematol*. 1997;98:934-939.
40. Ohno T, Smir BN, Weisenburger DD, et al. Origin of the Hodgkin/Reed-Sternberg cells in chronic lymphocytic leukemia with "Hodgkin's transformation." *Blood*. 1998;91:1757-1761.
41. Fermand J, Brouet J. Heavy-chain diseases. *Hematol Oncol Clin North Am*. 1999;13: 1281-1294.
42. Kanzler H, Kuppers R, Helmes S, et al. Hodgkin and Reed-Sternberg-like cells in B-cell chronic lymphocytic leukemia represent the outgrowth of single germinal-center B-cell–derived clones: potential precursors of Hodgkin and Reed-Sternberg cells in Hodgkin's disease. *Blood*. 2000;95:1023-1031.
43. Deneys V, Michaux I, Leveugle P, et al. Atypical lymphocytic leukemia and mantle cell lymphoma immunologically very close: flow cytometric distinction by the use of CD20 and CD54 expression. *Leukemia*. 2001;15:1458-1465.
44. Frater JL, McCarron KF, Hammel JP, et al. Typical and atypical chronic lymphocytic leukemia differ clinically and immunophenotypically. *Am J Clin Pathol*. 2001;116:655-664.
45. Ho AK, Hill S, Preobrazhensky SN, et al. Small B-cell neoplasms with typical mantle cell lymphoma immunophenotypes often include chronic lymphocytic leukemias. *Am J Clin Pathol*. 2009;131:27-32.
46. Mao Z, Quintanilla-Martinez L, Raffeld M, et al. IgVH mutational status and clonality analysis of Richter's transformation: diffuse large B-cell lymphoma and Hodgkin lymphoma in association with B-cell chronic lymphocytic leukemia (B-CLL) represent 2 different pathways of disease evolution. *Am J Surg Pathol*. 2007;31:1605-1614.
47. Harris N, Isaacson P, Grogan T, et al. Heavy chain diseases. In: Swerdlow S, Campo E, Harris N, et al, eds. *WHO Classification of Tumours of Haematopoietic and Lymphoid Tissues*. 4th ed. Lyon, France: IARC Press; 2008:196-199.
48. Tam CS, Otero-Palacios J, Abruzzo LV, et al. Chronic lymphocytic leukaemia CD20 expression is dependent on the genetic subtype: a study of quantitative flow cytometry and fluorescent in-situ hybridization in 510 patients. *Br J Haematol*. 2008;141:36-40.
49. Muller-Hermelink H, Catovsky D, Montserrat E, et al. Mature B-cell neoplasms: chronic lymphocytic leukaemia/small lymphocytic lymphoma. In: Jaffe E, Harris N, Stein H, et al, eds. *WHO Classification of Tumours of Haematopoietic and Lymphoid Tissues*. Lyon, France: IARC Press; 2001:127-130.
50. Lin P, Hao S, Handy BC, et al. Lymphoid neoplasms associated with IgM paraprotein: a study of 382 patients. *Am J Clin Pathol*. 2005;123:200-205.
51. Wahner-Roedler DL, Kyle RA. Heavy chain diseases. *Best Pract Res Clin Haematol*. 2005;18:729-746.
52. Huh YO, Keating MJ, Saffer HL, et al. Higher levels of surface CD20 expression on circulating lymphocytes compared with bone marrow and lymph nodes in B-cell chronic lymphocytic leukemia. *Am J Clin Pathol*. 2001;116:437-443.
53. McCarron KF, Hammel JP, Hsi ED. Usefulness of CD79b expression in the diagnosis of B-cell chronic lymphoproliferative disorders. *Am J Clin Pathol*. 2000;113:805-813.
54. Vuillier F, Dumas G, Magnac C, et al. Lower levels of surface B-cell-receptor expression in chronic lymphocytic leukemia are associated with glycosylation and folding defects of the mu and CD79a chains. *Blood*. 2005;105:2933-2940.
55. Minuzzo S, Indraccolo S, Tosello V, et al. Heterogeneous intracellular expression of B-cell receptor components in B-cell chronic lymphocytic leukaemia (B-CLL) cells and effects of CD79b gene transfer on surface immunoglobulin levels in a B-CLL-derived cell line. *Br J Haematol*. 2005;130:878-889.
56. Huang JC, Finn WG, Goolsby CL, et al. CD5– small B-cell leukemias are rarely classifiable as chronic lymphocytic leukemia. *Am J Clin Pathol*. 1999;111:123-130.
57. Shapiro JL, Miller ML, Pohlman B, et al. CD5– B-cell lymphoproliferative disorders presenting in blood and bone marrow. A clinicopathologic study of 40 patients. *Am J Clin Pathol*. 1999;111:477-487.
58. Goldaniga M, Ferrario A, Cortelazzo S, et al. A multicenter retrospective clinical study of CD5/CD10-negative chronic B cell leukemias. *Am J Hematol*. 2008;83:349-354.
59. Chiorazzi N, Rai KR, Ferrarini M. Chronic lymphocytic leukemia. *N Engl J Med*. 2005;352:804-815.
60. Lund FE, Yu N, Kim KM, et al. Signaling through CD38 augments B cell antigen receptor (BCR) responses and is dependent on BCR expression. *J Immunol*. 1996;157:1455-1467.
61. Crespo M, Bosch F, Villamor N, et al. ZAP-70 expression as a surrogate for immunoglobulin-variable-region mutations in chronic lymphocytic leukemia. *N Engl J Med*. 2003;348:1764-1775.
62. D'Arena G, Tarnani M, Rumi C, et al. Prognostic significance of combined analysis of ZAP-70 and CD38 in chronic lymphocytic leukemia. *Am J Hematol*. 2007;82:787-791.
63. Del Principe MI, Del Poeta G, Buccisano F, et al. Clinical significance of ZAP-70 protein expression in B-cell chronic lymphocytic leukemia. *Blood*. 2006;108:853-861.
64. Rassenti LZ, Jain S, Keating MJ, et al. Relative value of ZAP-70, CD38, and

immunoglobulin mutation status in predicting aggressive disease in chronic lymphocytic leukemia. *Blood*. 2008;112:1923-1930.
65. Rosenwald A, Alizadeh AA, Widhopf G, et al. Relation of gene expression phenotype to immunoglobulin mutation genotype in B cell chronic lymphocytic leukemia. *J Exp Med*. 2001;194:1639-1647.
66. Wiestner A, Rosenwald A, Barry TS, et al. ZAP-70 expression identifies a chronic lymphocytic leukemia subtype with unmutated immunoglobulin genes, inferior clinical outcome, and distinct gene expression profile. *Blood*. 2003;101:4944-4951.
67. Chen YH, Peterson LC, Dittmann D, et al. Comparative analysis of flow cytometric techniques in assessment of ZAP-70 expression in relation to IgVH mutational status in chronic lymphocytic leukemia. *Am J Clin Pathol*. 2007;127:182-191.
68. Hamblin T, Orchard J, Ibbotson R, et al. CD38 expression and immunoglobulin variable region mutations are independent prognostic variables in chronic lymphocytic leukemia, but CD38 expression may vary during the course of the disease. *Blood*. 2002;99:1023-1029.
69. Chevallier P, Penther D, Avet-Loiseau H, et al. CD38 expression and secondary 17p deletion are important prognostic factors in chronic lymphocytic leukaemia. *Br J Haematol*. 2002;116:142-150.
70. Del Poeta G, Maurillo L, Venditti A, et al. Clinical significance of CD38 expression in chronic lymphocytic leukemia. *Blood*. 2001;98:2633-2639.
71. Durig J, Naschar M, Schmucker U, et al. CD38 expression is an important prognostic marker in chronic lymphocytic leukaemia. *Leukemia*. 2002;16:30-35.
72. Ibrahim S, Keating M, Do K-A, et al. CD38 expression as an important prognostic factor in B-cell chronic lymphocytic leukemia. *Blood*. 2001;98:181-186.
73. Shen PUF, Fuller SG, Rezuke WN, et al. Laboratory, morphologic, and immunophenotypic correlates of surface immunoglobulin heavy chain isotype expression in B-cell chronic lymphocytic leukemia. *Am J Clin Pathol*. 2001;116:905-912.
74. Ghia P, Guida G, Stella S, et al. The pattern of CD38 expression defines a distinct subset of chronic lymphocytic leukemia (CLL) patients at risk of disease progression. *Blood*. 2003;101:1262-1269.
75. Jelinek D, Tschumper R, Geyer S, et al. Analysis of clonal B-cell CD38 and immunoglobulin variable region sequence status in relation to clinical outcome for B-chronic lymphocytic leukaemia. *Br J Haematol*. 2001;115:854-861.
76. Lin K, Sherrington PD, Dennis M, et al. Relationship between p53 dysfunction, CD38 expression, and IgV(H) mutation in chronic lymphocytic leukemia. *Blood* 2002;100:1404-1409.
77. Hamblin TJ. Predicting progression—ZAP-70 in CLL. *N Engl J Med*. 2004;351:856-857.
78. Schroers R, Griesinger F, Trumper L, et al. Combined analysis of ZAP-70 and CD38 expression as a predictor of disease progression in B-cell chronic lymphocytic leukemia. *Leukemia*. 2005;19:750-758.
79. Patten PE, Buggins AG, Richards J, et al. CD38 expression in chronic lymphocytic leukemia is regulated by the tumor microenvironment. *Blood*. 2008;111:5173-5181.
80. Behr SI, Korinth D, Schriever F. Differential adhesion pattern of B cell chronic lymphocytic leukemia cells. *Leukemia*. 1998;12:71-77.
81. Csanaky G, Matutes E, Vass JA, et al. Adhesion receptors on peripheral blood leukemic B cells. A comparative study on B cell chronic lymphocytic leukemia and related lymphoma/leukemias. *Leukemia*. 1997;11:408-415.
82. Sembries S, Pahl H, Stilgenbauer S, et al. Reduced expression of adhesion molecules and cell signaling receptors by chronic lymphocytic leukemia cells with 11q deletion. *Blood*. 1999;93:624-631.
83. Durig J, Nuckel H, Cremer M, et al. ZAP-70 expression is a prognostic factor in chronic lymphocytic leukemia. *Leukemia*. 2003;17:2426-2434.
84. Scielzo C, Camporeale A, Geuna M, et al. ZAP-70 is expressed by normal and malignant human B-cell subsets of different maturational stage. *Leukemia* 2006;20:689-695.
85. Wilhelm C, Neubauer A, Brendel C. Discordant results of flow cytometric ZAP-70 expression status in B-CLL samples if different gating strategies are applied. *Cytometry B Clin Cytom*. 2006;70:242-250.
86. Orchard JA, Ibbotson RE, Davis Z, et al. ZAP-70 expression and prognosis in chronic lymphocytic leukaemia. *Lancet*. 2004;363:105-111.
87. Gribben JG. Molecular profiling in CLL. *Hematology Am Soc Hematol Educ Program*. 2008;2008:444-449.
88. Hauswirth AW, Jager U. Impact of cytogenetic and molecular prognostic markers on the clinical management of chronic lymphocytic leukemia. *Haematologica*. 2008;93:14-19.
89. Dohner H, Stilgenbauer S, Benner A, et al. Genomic aberrations and survival in chronic lymphocytic leukemia. *N Engl J Med*. 2000;343:1910-1916.
90. Dohner H, Stilgenbauer S, Dohner K, et al. Chromosome aberrations in B-cell chronic lymphocytic leukemia: reassessment based on molecular cytogenetic analysis. *J Mol Med*. 1999;77:266-281.
91. Mayr C, Speicher MR, Kofler DM, et al. Chromosomal translocations are associated with poor prognosis in chronic lymphocytic leukemia. *Blood*. 2006;107:742-751.
92. Caligaris-Cappio F. ROMA illuminates CLL genomic lesions. *Blood*. 2009;113:1209-1210.
93. Grubor V, Krasnitz A, Troge JE, et al. Novel genomic alterations and clonal evolution in chronic lymphocytic leukemia revealed by representational oligonucleotide microarray analysis (ROMA). *Blood*. 2009;113:1294-1303.
94. Stratowa C, Loffler G, Lichter P, et al. CDNA microarray gene expression analysis of B-cell chronic lymphocytic leukemia proposes potential new prognostic markers involved in lymphocyte trafficking. *Int J Cancer* 2001;91:474-480.
95. Grever MR, Lucas DM, Dewald GW, et al. Comprehensive assessment of genetic and molecular features predicting outcome in patients with chronic lymphocytic leukemia: results from the US intergroup phase III trial E2997. *J Clin Oncol*. 2007;25:799-804.
96. Krober A, Bloehdorn J, Hafner S, et al. Additional genetic high-risk features such as 11q deletion, 17p deletion, and V3-21 usage characterize discordance of ZAP-70 and VH mutation status in chronic lymphocytic leukemia. *J Clin Oncol*. 2006;24:969-975.
97. Zhang C. MicroRNomics: a newly emerging approach for disease biology. *Physiol Genomics*. 2008;33:139-147.
98. Calin GA, Dumitru CD, Shimizu M, et al. Frequent deletions and down-regulation of micro-RNA genes miR15 and miR16 at 13q14 in chronic lymphocytic leukemia. *Proc Natl Acad Sci U S A*. 2002;99:15524-15529.
99. Calin GA, Liu CG, Sevignani C, et al. MicroRNA profiling reveals distinct signatures in B cell chronic lymphocytic leukemias. *Proc Natl Acad Sci U S A*. 2004;101:11755-11760.
100. Chen CZ, Lodish HF. MicroRNAs as regulators of mammalian hematopoiesis. *Semin Immunol*. 2005;17:155-165.
101. Calin GA, Croce CM. MicroRNA-cancer connection: the beginning of a new tale. *Cancer Res*. 2006;66:7390-7394.
102. Hutvagner G. MicroRNAs and cancer: issue summary. *Oncogene*. 2006;25:6154-6155.
103. Calin GA, Ferracin M, Cimmino A, et al. A MicroRNA signature associated with prognosis and progression in chronic lymphocytic leukemia. *N Engl J Med*. 2005;353:1793-1801.
104. Dewald GW, Brockman SR, Paternoster SF, et al. Chromosome anomalies detected by interphase fluorescence in situ hybridization: correlation with significant biological features of B-cell chronic lymphocytic leukaemia. *Br J Haematol*. 2003;121:287-295.
105. Haferlach C, Dicker F, Schnittger S, et al. Comprehensive genetic characterization of CLL: a study on 506 cases analysed with chromosome banding analysis, interphase FISH, IgV(H) status and immunophenotyping. *Leukemia*. 2007;21:2442-2451.
106. Hulkkonen J, Vilpo L, Hurme M, et al. Surface antigen expression in chronic lymphocytic leukemia: clustering analysis, interrelationships and effects of chromosomal abnormalities. *Leukemia*. 2002;16:178-185.
107. Oscier DG, Gardiner AC, Mould SJ, et al. Multivariate analysis of prognostic factors in CLL: clinical stage, IGVH gene mutational status, and loss or mutation of the p53 gene are independent prognostic factors. *Blood*. 2002;100:1177-1184.
108. Migliazza A, Bosch F, Komatsu H, et al. Nucleotide sequence, transcription map, and mutation analysis of the 13q14 chromosomal region deleted in B-cell chronic lymphocytic leukemia. *Blood*. 2001;97:2098-2104.
109. Wolf S, Mertens D, Schaffner C, et al. B-cell neoplasia associated gene with multiple splicing (BCMS): the candidate B-CLL gene on 13q14 comprises more than 560kb covering all critical regions. *Hum Mol Genet*. 2001;10:1275-1285.
110. Krober A, Seiler T, Benner A, et al. V(H) mutation status, CD38 expression level, genomic aberrations, and survival in chronic lymphocytic leukemia. *Blood*. 2002;100:1410-1416.
111. Winkler D, Schneider C, Krober A, et al. Protein expression analysis of chromosome 12 candidate genes in chronic lymphocytic leukemia (CLL). *Leukemia*. 2005;19:1211-1215.
112. Que TH, Marco JG, Ellis J, et al. Trisomy 12 in chronic lymphocytic leukemia detected by fluorescence in situ hybridization: analysis by stage, immunophenotype, and morphology. *Blood*. 1993;82:571-575.
113. Auer R, Jones C, Mullenbach R, et al. Role for CCG-trinucleotide repeats in the pathogenesis of chronic lymphocytic leukemia. *Blood*. 2001;97:509-515.
114. Aalto Y, El-Rifa W, Vilpo L, et al. Distinct gene expression profiling in chronic lymphocytic leukemia with 11q23 deletion. *Leukemia*. 2001;15:1721-1728.
115. Dickinson JD, Smith LM, Sanger WG, et al. Unique gene expression and clinical characteristics are associated with the 11q23 deletion in chronic lymphocytic leukaemia. *Br J Haematol*. 2005;128:460-471.
116. Cuneo A, Bigoni R, Rigolin GM, et al. Late appearance of the 11q22.3-23.1 deletion involving the ATM locus in B-cell chronic lymphocytic leukemia and related disorders. Clinico-biological significance. *Haematologica*. 2002;87:44-51.
117. Neilson JR, Auer R, White D, et al. Deletions at 11q identify a subset of patients with typical CLL who show consistent disease progression and reduced survival. *Leukemia*. 1997;11:1929-1932.
118. Levine AJ, Momand J, Finlay CA. The p53 tumour suppressor gene. *Nature*. 1991;351:453-456.
119. Geisler CH, Philip P, Christensen BE, et al. In B-cell chronic lymphocytic leukaemia chromosome 17 abnormalities and not trisomy 12 are the single most important cytogenetic abnormalities for the prognosis: a cytogenetic and immunophenotypic study of 480 unselected newly diagnosed patients. *Leuk Res*. 1997;21:1011-1023.
120. He L, He X, Lowe SW, et al. MicroRNAs join the p53 network—another piece in the tumour-suppression puzzle. *Nat Rev Cancer*. 2007;7:819-822.
121. Shanafelt TD, Geyer SM, Kay NE. Prognosis at diagnosis: integrating molecular biologic insights into clinical practice for patients with CLL, *Blood*. 2004;103:1202-1210.
122. Moreno C, Montserrat E. New prognostic markers in chronic lymphocytic leukemia. *Blood Rev*. 2008;22:211-219.
123. Van Den Neste E, Robin V, Francart J, et al. Chromosomal translocations independently predict treatment failure, treatment-free survival and overall survival in B-cell chronic lymphocytic leukemia patients treated with cladribine. *Leukemia*. 2007;21:1715-1722.
124. Oscier D. Chronic lymphocytic leukaemia. *Br J Haematol*. 1999;105(suppl 1):1-3.
125. Meuleman N, Stamatopoulos B, Dejeneffe M, et al. Doubling time of soluble CD23: a powerful prognostic factor for newly diagnosed and untreated stage A chronic lymphocytic leukemia patients. *Leukemia*. 2008;22:1882-1890.
126. Omoti CE, Omoti AE. Richter syndrome: a review of clinical, ocular, neurological and other manifestations. *Br J Haematol*. 2008;142:709-716.
127. Rossi D, Cerri M, Capello D, et al. Biological and clinical risk factors of chronic lymphocytic leukaemia transformation to Richter syndrome. *Br J Haematol*. 2008;142:202-215.
128. Swords R, Bruzzi J, Giles F. Recent advances in the diagnosis and therapy of Richter's syndrome. *Med Oncol*. 2007;24:17-32.
129. Richter MN. Generalized reticular cell sarcoma of lymph nodes associated with lymphatic leukemia. *Am J Pathol*. 1928;4:285-292.
130. Schlette E, Bueso-Ramos C, Giles F, et al. Mature B-cell leukemias with more than 55% prolymphocytes: a heterogeneous group that includes an unusual variant of mantle cell lymphoma. *Am J Clin Pathol*. 2001;115:571-581.
131. O'Brien S, del Giglio A, Keating M. Advances in the biology and treatment of B-cell

chronic lymphocytic leukemia. *Blood.* 1995;85:307-318.

132. Reiniger L, Bodor C, Bognar A, et al. Richter's and prolymphocytic transformation of chronic lymphocytic leukemia are associated with high mRNA expression of activation-induced cytidine deaminase and aberrant somatic hypermutation. *Leukemia.* 2006;20:1089-1095.

133. Kroft SH, Dawson DB, McKenna RW. Large cell lymphoma transformation of chronic lymphocytic leukemia/small lymphocytic lymphoma: a flow cytometric analysis of seven cases. *Am J Clin Pathol.* 2001;115:385-395.

134. Aydin S, Rossi D, Bergui L, et al. CD38 gene polymorphism and chronic lymphocytic leukemia: a role in transformation to Richter syndrome? *Blood.* 2008;111:5646-5653.

135. Fong D, Kaiser A, Spizzo G, et al. Hodgkin's disease variant of Richter's syndrome in chronic lymphocytic leukaemia patients previously treated with fludarabine. *Br J Haematol.* 2005;129:199-205.

136. Thornton PD, Bellas C, Santon A, et al. Richter's transformation of chronic lymphocytic leukemia. The possible role of fludarabine and the Epstein-Barr virus in its pathogenesis. *Leuk Res.* 2005;29:389-395.

137. Delage R, Jacques L, Massinga-Loembe M, et al. Persistent polyclonal B-cell lymphocytosis: further evidence for a genetic disorder associated with B-cell abnormalities. *Br J Haematol.* 2001;114:666-670.

138. Himmelmann A, Gautschi O, Nawrath M, et al. Persistent polyclonal B-cell lymphocytosis is an expansion of functional IgD+CD27+ memory B cells. *Br J Haematol.* 2001;114:400-405.

139. Marti G, Abbasi F, Raveche E, et al. Overview of monoclonal B-cell lymphocytosis. *Br J Haematol.* 2007;139:701-708.

140. Rachel JM, Zucker ML, Fox CM, et al. Monoclonal B-cell lymphocytosis in blood donors. *Br J Haematol.* 2007;139:832-836.

141. Rawstron AC, Bennett FL, O'Connor SJ, et al. Monoclonal B-cell lymphocytosis and chronic lymphocytic leukemia. *N Engl J Med.* 2008;359:575-583.

142. Landgren O, Albitar M, Ma W, et al. B-cell clones as early markers for chronic lymphocytic leukemia. *N Engl J Med.* 2009;360:659-667.

143. Majlis A, Pugh WC, Rodriguez MA, et al. Mantle cell lymphoma: correlation of clinical outcome and biologic features with three histologic variants. *J Clin Oncol.* 1997;15:1664-1671.

144. Mollejo M, Lloret E, Menarguez J, et al. Lymph node involvement by splenic marginal zone lymphoma: morphological and immunohistochemical features. *Am J Surg Pathol.* 1997;21:772-780.

145. Campo E, Catovsky D, Montserrat E, et al. B-cell prolylmphocytic leukaemia. In: Swerdlow S, Campo E, Harris N, et al, eds. *WHO Classification of Tumours of Haematopoietic and Lymphoid Tissues.* 4th ed. Lyon, France: IARC Press; 2008:183-184.

146. Campo E, Raffeld M, Jaffe ES. Mantle-cell lymphoma. *Semin Hematol.* 1999;36:115-127.

147. Campo E, Miquel R, Krenacs L, et al. Primary nodal marginal zone lymphomas of splenic and MALT type. *Am J Surg Pathol.* 1999;23:59-68.

148. Nathwani BN, Drachenberg MR, Hernandez AM, et al. Nodal monocytoid B-cell lymphoma (nodal marginal-zone B-cell lymphoma). *Semin Hematol.* 1999;36:128-138.

149. Isaacson P, Piris M, Berger F, et al. Splenic marginal zone lymphoma. In: Swerdlow S, Campo E, Harris N, et al, eds. *WHO Classification of Tumours of Haematopoietic and Lymphoid Tissues.* 4th ed. Lyon, France: IARC Press; 2008:185-187.

150. Campo E, Pileri S, Jaffe E, et al. Nodal marginal zone lymphoma. In: Swerdlow S, Campo E, Harris N, et al, eds. *WHO Classification of Tumours of Haematopoietic and Lymphoid Tissues.* 4th ed. Lyon, France: IARC Press; 2008:218-219.

151. Wilkins BS, Buchan SL, Webster J, et al. Tryptase positive mast cells accompany lymphocytic as well as lymphoplasmacytic lymphoma infiltrates in bone marrow trephine biopsies. *Histopathology.* 2001;39:150.

152. Cohen PL, Kurtin PJ, Donovan KA, et al. Bone marrow and peripheral blood involvement in mantle cell lymphoma. *Br J Haematol.* 1998;101:302-310.

153. Foucar K, Falini B, Catovsky D, et al. Hairy cell leukaemia. In Swerdlow S, Campo E, Harris N, et al, eds. *WHO Classification of Tumours of Haematopoietic and Lymphoid Tissues.* 4th ed. Lyon, France: IARC Press; 2008:188-190.

154. Viswanatha D, Foucar K. Hodgkin and non-Hodgkin lymphoma involving bone marrow. *Semin Diagn Pathol.* 2003;20:196-210.

155. Zhang Q-Z, Foucar K. Bone marrow involvement by Hodgkin and non-Hodgkin lymphomas. *Hematol Oncol Clin North Am* 2009;23:873-902.

156. Catovsky D, Montserrat E, Muller-Hermelink HK, et al. Mature B-cell neoplasms. In: Jaffe E, Harris N, Stein H, et al, eds. *WHO Classification of Tumours of Haematopoietic and Lymphoid Tissues.* Lyon, France: IARC Press; 2001:119-187.

157. Matutes E, Owusu-Ankomah K, Morilla R, et al. The immunological profile of B-cell disorders and proposal of a scoring system for the diagnosis of CLL. *Leukemia.* 1994;8:1640-1645.

158. Berger F, Isaacson PG, Piris MA, et al. Mature B-cell neoplasms: lymphoplasmacytic lymphoma/Waldenstrom macroglobulinemia. In: Jaffe E, Harris N, Stein H, et al, eds. *WHO Classification of Tumours of Haematopoietic and Lymphoid Tissues.* Lyon, France: IARC Press; 2001:132-134.

159. Andriko JW, Swerdlow SH, Aguilera NI, et al. Is lymphoplasmacytic lymphoma/immunocytoma a distinct entity? *Am J Surg Pathol.* 2001;25:742-751.

160. Owen RG, Treon SP, Al-Katib A, et al. Clinicopathological definition of Waldenstrom's macroglobulinemia: consensus panel recommendations from the Second International Workshop on Waldenstrom's Macroglobulinemia. *Semin Oncol.* 2003;30:110-115.

161. Remstein ED, Hanson CA, Kyle RA, et al. Despite apparent morphologic and immunophenotypic heterogeneity, Waldenstrom's macroglobulinemia is consistently composed of cells along a morphologic continuum of small lymphocytes, plasmacytoid lymphocytes, and plasma cells. *Semin Oncol.* 2003;30:182-186.

162. San Miguel JF, Vidriales MB, Ocio E, et al. Immunophenotypic analysis of Waldenstrom's macroglobulinemia. *Semin Oncol.* 2003;30:187-195.

163. Moreau EJ, Matutes E, A'Hern RP, et al. Improvement of the chronic lymphocytic leukemia scoring system with the monoclonal antibody SN8 (CD79b). *Am J Clin Pathol.* 1997;108:378-382.

164. Gong JZ, Lagoo AS, Peters D, et al. Value of CD23 determination by flow cytometry in differentiating mantle cell lymphoma from chronic lymphocytic leukemia/small lymphocytic lymphoma. *Am J Clin Pathol.* 2001;116:893-897.

165. Matutes E. Immunophenotyping and differential diagnosis of hairy cell leukemia. *Hematol Oncol Clin North Am.* 2006;20:1051-1063.

166. Galton DA, Goldman JM, Wiltshaw E, et al. Prolymphocytic leukaemia. *Br J Haematol.* 1974;27:7-23.

167. Stone RM. Prolymphocytic leukemia. *Hematol Oncol Clin North Am.* 1990;4:457-471.

168. Bennett JM, Catovsky D, Daniel MT, et al. Proposals for the classification of chronic (mature) B and T lymphoid leukaemias. French-American-British (FAB) Cooperative Group. *J Clin Pathol.* 1989;42:567-584.

169. Melo JV, Catovsky D, Galton DA. The relationship between chronic lymphocytic leukaemia and prolymphocytic leukaemia. I. Clinical and laboratory features of 300 patients and characterization of an intermediate group. *Br J Haematol.* 1986;63:377-387.

170. Lampert I, Catovsky D, Marsh GW, et al. The histopathology of prolymphocytic leukaemia with particular reference to the spleen: a comparison with chronic lymphocytic leukaemia. *Histopathology.* 1980;4:3-19.

171. Logan RA, Smith NP. Cutaneous presentation of prolymphocytic leukaemia. *Br J Dermatol.* 1988;118:553-558.

172. Pamuk GE, Puyan FO, Unlu E, et al. The first case of de novo B-cell prolymphocytic leukemia with central nervous system involvement: description of an unreported complication. *Leuk Res* 2009;33:864-867.

173. Hercher C, Robain M, Davi F, et al. A multicentric study of 41 cases of B-prolymphocytic leukemia: two evolutive forms. *Leuk Lymphoma.* 2001;42:981-987.

174. Del Giudice I, Davis Z, Matutes E, et al. IgVH genes mutation and usage, ZAP-70 and CD38 expression provide new insights on B-cell prolymphocytic leukemia (B-PLL). *Leukemia.* 2006;20:1231-1237.

175. Davi F, Maloum K, Michel A, et al. High frequency of somatic mutations in the VH genes expressed in prolymphocytic leukemia. *Blood.* 1996;88:3953-3961.

176. Lens D, De Schouwer PJ, Hamoudi RA, et al. p53 Abnormalities in B-cell prolymphocytic leukemia. *Blood.* 1997;89:2015-2023.

177. Lens D, Coignet LJ, Brito-Babapulle V, et al. B cell prolymphocytic leukaemia (B-PLL) with complex karyotype and concurrent abnormalities of the p53 and c-MYC gene. *Leukemia.* 1999;13:873-876.

178. Merchant S, Schlette E, Sanger W, et al. Mature B-cell leukemias with more than 55% prolymphocytes: report of 2 cases with Burkitt lymphoma-type chromosomal translocations involving c-myc. *Arch Pathol Lab Med.* 2003;127:305-309.

179. Lens D, Matutes E, Catovsky D, et al. Frequent deletions at 11q23 and 13q14 in B-cell prolymphocytic leukemia (B-PLL). *Leukemia.* 2000;14:427-430.

180. Brito-Babapulle V, Pittman S, Melo JV, et al. Cytogenetic studies on prolymphocytic leukemia. 1. B-cell prolymphocytic leukemia. *Hematol Pathol.* 1987;1:27-33.

181. Dunphy CH, Hancock JC, Rodriguez JJ, et al. Blastic mantle cell leukemia: a previously undescribed form. *J Clin Lab Anal.* 1999;13:112-115.

182. Dunphy CH, Perkins SL. Mantle cell leukemia, prolymphocytoid type: a rarely described form. *Leuk Lymphoma.* 2001;41:683-687.

183. Ruchlemer R, Parry-Jones N, Brito-Babapulle V, et al. B-prolymphocytic leukaemia with t(11;14) revisited: a splenomegalic form of mantle cell lymphoma evolving with leukaemia. *Br J Haematol.* 2004;125:330-336.

184. Singleton TP, Anderson MM, Ross CW, et al. Leukemic phase of mantle cell lymphoma, blastoid variant. *Am J Clin Pathol.* 1999;111:495-500.

185. Viswanatha DS, Foucar K, Berry BR, et al. Blastic mantle cell leukemia: an unusual presentation of blastic mantle cell lymphoma. *Mod Pathol.* 2000;13:825-833.

186. Weisenburger DD, Armitage JO. Mantle cell lymphoma—an entity comes of age. *Blood.* 1996;87:4483-4494.

187. Wong KF, So CC, Chan JKC. Nucleolated variant of mantle cell lymphoma with leukemic manifestations mimicking prolymphocytic leukemia. *Am J Clin Pathol.* 2002;117:246-251.

188. Melo JV, Hegde U, Parreira A, et al. Splenic B cell lymphoma with circulating villous lymphocytes: differential diagnosis of B cell leukaemias with large spleens. *J Clin Pathol.* 1987;40:642-651.

189. Shivdel L, Shtalrid M, Bassous L, et al. B-cell prolymphocytic leukemia: a survey of 35 patients emphasizing heterogeneity, prognostic factors and evidence for a group with an indolent course. *Leuk Lymphoma.* 1999;33:169-179.

190. Delannoy A: 2-Chloro-2′-deoxyadenosine: clinical applications in hematology. *Blood Rev.* 1996;10:148-166.

191. Dungarwalla M, Matutes E, Dearden CE. Prolymphocytic leukaemia of B- and T-cell subtype: a state-of-the-art paper. *Eur J Haematol.* 2008;80:469-476.

192. Kantarjian HM, Childs C, O'Brien S, et al. Efficacy of fludarabine, a new adenine nucleoside analogue, in patients with prolymphocytic leukemia and the prolymphocytoid variant of chronic lymphocytic leukemia. *Am J Med.* 1991;90:223-228.

193. Mourad YA, Taher A, Chehal A, et al. Successful treatment of B-cell prolymphocytic leukemia with monoclonal anti-CD20 antibody. *Ann Hematol.* 2004;83:319-321.

194. Piris M, Foucar K, Mollejo M, et al. Splenic B-cell lymphoma/leukaemia, unclassifiable. In: Swerdlow S, Campo E, Harris N, et al, eds. *WHO classification of Tumours of Haematopoietic and Lymphoid Tissues.* 4th ed. Lyon, France: IARC Press; 2008:191-193.

195. Franco V, Florena AM, Campesi G. Intrasinusoidal bone marrow infiltration: a possible hallmark of splenic lymphoma. *Histopathology.* 1996;29:571-575.

196. Cessna MH, Hartung L, Tripp S, et al. Hairy cell leukemia variant: fact or fiction. *Am J Clin Pathol.* 2005;123:132-138.

197. Matutes E, Wotherspoon A, Catovsky D. The variant form of hairy-cell leukaemia. *Best Pract Res Clin Haematol.* 2003;16:41-56.

198. Fonseca R, Hayman S. Waldenstrom macroglobulinaemia. *Br J Haematol.* 2007;138:700-720.

199. Owen RG. Developing diagnostic criteria in Waldenstrom's macroglobulinemia. *Semin Oncol.* 2003;30:196-200.

200. Swerdlow S, Berger F, Pileri S, et al. Lymphoplasmacytic lymphoma. In: Swerdlow S, Campo E, Harris N, et al, eds. *WHO Classification of Tumours of Haematopoietic and Lymphoid Tissues.* 4th ed. Lyon, France: IARC Press; 2008:194-195.

201. Kristinsson SY, Bjorkholm M, Goldin LR, et al. Risk of lymphoproliferative disorders among first-degree relatives of lymphoplasmacytic lymphoma/Waldenstrom macroglobulinemia patients: a population-based study in Sweden. *Blood.* 2008;112:3052-3056.

202. Landgren O, Kristinsson SY, Goldin LR, et al. Risk of plasma-cell and lymphoproliferative disorders among 14621 first-degree relatives of 4458 patients with monoclonal gammopathy of undetermined significance in Sweden. *Blood* 2009;114:791-795.

203. McMaster ML. Familial Waldenstrom's macroglobulinemia. *Semin Oncol.* 2003;30:146-152.

204. McMaster ML, Kristinsson SY, Turesson I, et al. Novel aspects pertaining to the relationship of Waldenstrom's macroglobulinemia, IgM monoclonal gammopathy of undetermined significance, polyclonal gammopathy, and hypoglobulinemia. *Clin Lymphoma Myeloma.* 2009;9:19-22.

205. Koshiol J, Gridley G, Engels EA, et al. Chronic immune stimulation and subsequent Waldenstrom macroglobulinemia. *Arch Intern Med.* 2008;168:1903-1909.

206. Kristinsson SY, Koshiol J, Goldin LR, et al. Genetics- and immune-related factors in the pathogenesis of lymphoplasmacytic lymphoma/ Waldenstrom's macroglobulinemia. *Clin Lymphoma Myeloma.* 2009;9:23-26.

207. Dimopoulos MA, Kyle RA, Anagnostopoulos A, et al. Diagnosis and management of Waldenstrom's macroglobulinemia. *J Clin Oncol.* 2005;23:1564-1577.

208. Garcia-Sanz R, Montoto S, Torrequebrada A, et al. Waldenstrom macroglobulinemia: presenting features and outcome in a series with 217 cases. *Br J Haematol.* 2001;115:575-582.

209. Ghobrial IM, Gertz MA, Fonseca R. Waldenstrom macroglobulinaemia. *Lancet Oncol.* 2003;4:679-685.

210. Stone MJ. Waldenstrom's macroglobulinemia: hyperviscosity syndrome and cryoglobulinemia. *Clin Lymphoma Myeloma.* 2009;9:97-99.

211. Berentsen S. Cold agglutinin-mediated autoimmune hemolytic anemia in Waldenstrom's macroglobulinemia. *Clin Lymphoma Myeloma.* 2009;9:110-112.

212. Dispenzieri A, Kyle RA. Neurological aspects of multiple myeloma and related disorders. *Best Pract Res Clin Haematol.* 2005;18:673-688.

213. Nobile-Orazio E. Antigenic determinants in IgM paraprotein-related neuropathies. *Clin Lymphoma Myeloma.* 2009;9:107-109.

214. Gertz MA, Kyle RA, Noel P. Primary systemic amyloidosis: a rare complication of immunoglobulin M monoclonal gammopathies and Waldenstrom's macroglobulinemia. *J Clin Oncol.* 1993;11:914-920.

215. Gertz MA, Merlini G, Treon SP. Amyloidosis and Waldenstrom's macroglobulinemia. *Hematology Am Soc Hematol Educ Program* 2004;2004:257-282.

216. Arber DA, George TI. Bone marrow biopsy involvement by non-Hodgkin's lymphoma: frequency of lymphoma types, patterns, blood involvement, and discordance with other sites in 450 specimens. *Am J Surg Pathol.* 2005;29:1549-1557.

217. Lin P, Mansoor A, Bueso-Ramos C, et al. Diffuse large B-cell lymphoma occurring in patients with lymphoplasmacytic lymphoma/Waldenstrom macroglobulinemia. Clinicopathologic features of 12 cases. *Am J Clin Pathol.* 2003;120:246-253.

218. Patsouris E, Noel H, Lennert K. Lymphoplasmacytic/lymphoplasmacytoid immunocytoma with a high content of epithelioid cells. Histologic and immunohistochemical findings. *Am J Surg Pathol.* 1990;14:660-670.

219. Appenzeller P, Leith C, Foucar K, et al. Cutaneous Waldenstrom macroglobulinemia in transformation. *Am J Dermatopathol.* 1999;21:151-155.

220. Colvin JH, Lamerson CL, Cualing H, et al. Cutaneous lymphoplasmacytoid lymphoma (immunocytoma) with Waldenstrom's macroglobulinemia mimicking rosacea. *J Am Acad Dermatol.* 2003;49:1159-1162.

221. Lin P, Bueso-Ramos C, Wilson CS, et al. Waldenstrom macroglobulinemia involving extramedullary sites: morphologic and immunophenotypic findings in 44 patients. *Am J Surg Pathol.* 2003;27:1104-1113.

222. Lin P, Medeiros LJ. Lymphoplasmacytic lymphoma/Waldenstrom macroglobulinemia: an evolving concept. *Adv Anat Pathol.* 2005;12:246-255.

223. Hunter ZR, Branagan AR, Manning R, et al. CD5, CD10, and CD23 expression in Waldenstrom's macroglobulinemia. *Clin Lymphoma.* 2005;5:246-249.

224. Konoplev S, Medeiros LJ, Bueso-Ramos CE, et al. Immunophenotypic profile of lymphoplasmacytic lymphoma/Waldenstrom macroglobulinemia. *Am J Clin Pathol.* 2005;124:414-420.

225. Morice WG, Chen D, Kurtin PJ, et al. Novel immunophenotypic features of marrow lymphoplasmacytic lymphoma and correlation with Waldenstrom's macroglobulinemia. *Mod Pathol* 2009;22:807-816.

226. Offit K, Parso NA, Fillipa D, et al. Translocation (9;14)(p13;q32) denotes a subset of low grade non-Hodgkin's lymphoma with plasmacytoid differentiation. *Blood.* 1992;80:2594-2599.

227. Iida S, Rao PH, Nallasivam P, et al. The t(9;14)(p13;q32) chromosomal translocation associated with lymphoplasmacytoid lymphoma involves the PAX-5 gene. *Blood.* 1996;88:4110-4117.

228. Andrieux J, Fert-Ferrer S, Copin MC, et al. Three new cases of non-Hodgkin lymphoma with t(9;14)(p13;q32). *Cancer Genet Cytogenet.* 2003;145:65-69.

229. Cook JR, Aguilera NI, Reshmi-Skarja S, et al. Lack of PAX5 rearrangements in lymphoplasmacytic lymphomas: reassessing the reported association with t(9;14). *Hum Pathol.* 2004;35:447-454.

230. George TI, Wrede JE, Bangs CD, et al. Low-grade B-cell lymphomas with plasmacytic differentiation lack PAX5 gene rearrangements. *J Mol Diagn.* 2005;7:346-351.

231. Mansoor A, Medeiros LJ, Weber DM, et al. Cytogenetic findings in lymphoplasmatic lymphoma/Waldenstrom's macroglobulinemia. *Am J Clin Pathol.* 2001;116:543-549.

232. Poppe B, De Paepe P, Michaux L, et al. PAX5/IGH rearrangement is a recurrent finding in a subset of aggressive B-NHL with complex chromosomal rearrangements. *Genes Chromosomes Cancer.* 2005;44:218-223.

233. Schop RF, Fonseca R. Genetics and cytogenetics of Waldenstrom's macroglobulinemia. *Semin Oncol.* 2003;30:142-145.

234. Schop RF, Kuehl WM, Van Wier SA, et al. Waldenstrom macroglobulinemia neoplastic cells lack immunoglobulin heavy chain locus translocations but have frequent 6q deletions. *Blood.* 2002;100:2996-3001.

235. Ackroyd S, O'Connor SJ, Owen RG. Rarity of IgH translocations in Waldenstrom macroglobulinemia. *Cancer Genet Cytogenet.* 2005;163:77-80.

236. Chang H, Qi X, Xu W, et al. Analysis of 6q deletion in Waldenstrom macroglobulinemia. *Eur J Haematol.* 2007;79:244-247.

237. Terre C, Nguyen-Khac F, Barin C, et al. Trisomy 4, a new chromosomal abnormality in Waldenstrom's macroglobulinemia: a study of 39 cases. *Leukemia.* 2006;20:1634-1636.

238. Chang H, Samiee S, Li D, et al. Analysis of IgH translocations, chromosome 13q14 and 17p13.1 (p53) deletions by fluorescence in situ hybridization in Waldenstrom's macroglobulinemia: a single center study of 22 cases. *Leukemia.* 2004;18:1160-1162.

239. Palka G, Spadano A, Geraci L, et al. Chromosome changes in 19 patients with Waldenstrom's macroglobulinemia. *Cancer Genet Cytogenet.* 1987;29:261-269.

240. Carbone P, Caradonna F, Granata G, et al. Chromosomal abnormalities in Waldenstrom's macroglobulinemia. *Cancer Genet Cytogenet.* 1992;61:147-151.

241. Braggio E, Keats JJ, Leleu X, et al. High-resolution genomic analysis in Waldenstrom's macroglobulinemia identifies disease-specific and common abnormalities with marginal zone lymphomas. *Clin Lymphoma Myeloma.* 2009;9:39-42.

242. Sargent RL, Cook JR, Aguilera NI, et al. Fluorescence immunophenotypic and interphase cytogenetic characterization of nodal lymphoplasmacytic lymphoma. *Am J Surg Pathol.* 2008;32:1643-1653.

243. McMaster ML, Caporaso N. Waldenstrom macroglobulinaemia and IgM monoclonal gammopathy of undetermined significance: emerging understanding of a potential precursor condition. *Br J Haematol.* 2007;139:663-671.

244. Martin-Jimenez P, Garcia-Sanz R, Balanzategui A, et al. Molecular characterization of heavy chain immunoglobulin gene rearrangements in Waldenstrom's macroglobulinemia and IgM monoclonal gammopathy of undetermined significance. *Haematologica.* 2007;92:635-642.

245. Kriangkum J, Taylor BJ, Reiman T, et al. Origins of Waldenstrom's macroglobulinemia: does it arise from an unusual B-cell precursor? *Clin Lymphoma.* 2005;5:217-219.

246. Kriangkum J, Taylor BJ, Strachan E, et al. Impaired class switch recombination (CSR) in Waldenstrom macroglobulinemia (WM) despite apparently normal CSR machinery. *Blood.* 2006;107:2920-2927.

247. Sahota SS, Forconi F, Ottensmeier CH, et al. Typical Waldenstrom macroglobulinemia is derived from a B-cell arrested after cessation of somatic mutation but prior to isotype switch events. *Blood.* 2002;100:1505-1507.

248. Rollett RA, Wilkinson EJ, Gonzalez D, et al. Immunoglobulin heavy chain sequence analysis in Waldenstrom's macroglobulinemia and immunoglobulin M monoclonal gammopathy of undetermined significance. *Clin Lymphoma Myeloma.* 2006;7:70-72.

249. Sahota SS, Forconi F, Ottensmeier CH, et al. Origins of the malignant clone in typical Waldenstrom's macroglobulinemia. *Semin Oncol.* 2003;30:136-141.

250. Walsh SH, Laurell A, Sundstrom G, et al. Lymphoplasmacytic lymphoma/ Waldenstrom's macroglobulinemia derives from an extensively hypermutated B cell that lacks ongoing somatic hypermutation. *Leuk Res.* 2005;29:729-734.

251. Walsh SH, Rosenquist R. Immunoglobulin gene analysis of mature B-cell malignancies: reconsideration of cellular origin and potential antigen involvement in pathogenesis. *Med Oncol.* 2005;22:327-341.

252. Chng WJ, Schop RF, Price-Troska T, et al. Gene-expression profiling of Waldenstrom macroglobulinemia reveals a phenotype more similar to chronic lymphocytic leukemia than multiple myeloma. *Blood.* 2006;108:2755-2763.

253. Gutierrez NC, Ocio EM, de Las Rivas J, et al. Gene expression profiling of B lymphocytes and plasma cells from Waldenstrom's macroglobulinemia: comparison with expression patterns of the same cell counterparts from chronic lymphocytic leukemia, multiple myeloma and normal individuals. *Leukemia.* 2007;21:541-549.

254. Hatjiharissi E, Ngo H, Leontovich AA, et al. Proteomic analysis of Waldenstrom macroglobulinemia. *Cancer Res.* 2007;67:3777-3784.

255. Henry T, Fonseca R. Genomics and proteomics in multiple myeloma and Waldenstrom macroglobulinemia. *Curr Opin Hematol.* 2007;14:369-374.

256. Leleu X, Hunter ZR, Xu L, et al. Expression of regulatory genes for lymphoplasmacytic cell differentiation in Waldenstrom macroglobulinemia. *Br J Haematol.* 2009;145:59-63.

257. Roccaro AM, Sacco A, Chen C, et al. MicroRNA expression in the biology, prognosis and therapy of Waldenstrom macroglobulinemia. *Blood.* 2009;113:4391-4402.

258. Ascoli V, Lo Coco F, Artini M, et al. Extranodal lymphomas associated with hepatitis C virus infection. *Am J Clin Pathol.* 1998;109:600-609.

259. De Vita S, Sacco C, Sansonno D, et al. Characterization of overt B-cell lymphomas in patients with hepatitis C virus infection. *Blood.* 1997;90:776-782.

260. Silvestri F, Sperotto A, Fanin R. Hepatitis C and lymphoma. *Curr Oncol Rep.* 2000;2:172-175.

261. Viswanatha DS, Dogan A. Hepatitis C virus and lymphoma. *J Clin Pathol.* 2007;60:1378-1383.

262. Nieters A, Kallinowski B, Brennan P, et al. Hepatitis C and risk of lymphoma: results of the European multicenter case-control study EPILYMPH. *Gastroenterology.* 2006;131:1879-1886.

263. Dal Maso L, Franceschi S. Hepatitis C virus and risk of lymphoma and other lymphoid neoplasms: a meta-analysis of epidemiologic studies 10.1158/1055-9965.EPI-06-0308, *Cancer Epidemiol Biomarkers Prev.* 2006;15:2078-2085.

264. Hermine O, Lefrere F, Bronowicki JP, et al. Regression of splenic lymphoma with villous lymphocytes after treatment of hepatitis C virus infection. *N Engl J Med.* 2002;347:89-94.

265. Leleu X, O'Connor K, Ho AW, et al. Hepatitis C viral infection is not associated with Waldenstrom's macroglobulinemia. *Am J Hematol.* 2007;82:83-84.

266. Santos DD, Hatjiharissi E, Tournilhac O, et al. CD52 is expressed on human mast cells and is a potential therapeutic target in Waldenstrom's macroglobulinemia and mast cell disorders. *Clin Lymphoma Myeloma.* 2006;6:478-483.

267. Tournilhac O, Santos DD, Xu L, et al. Mast cells in Waldenstrom's macroglobulinemia support lymphoplasmacytic cell growth through CD154/CD40 signaling. *Ann Oncol.* 2006;17:1275-1282.

268. Anagnostopoulos A, Hari PN, Perez WS, et al. Autologous or allogeneic stem cell transplantation in patients with Waldenstrom's macroglobulinemia. *Biol Blood Marrow Transplant.* 2006;12:845-854.

269. Dimopoulos MA, Anagnostopoulos A. Waldenstrom's macroglobulinemia. *Best Pract Res Clin Haematol.* 2005;18:747-765.
270. Dimopoulos MA, Anagnostopoulos A. Treatment of Waldenstrom's macroglobulinemia. *Curr Treat Options Oncol.* 2007;8:144-153.
271. Dimopoulos MA, Anagnostopoulos A, Kyrtsonis MC, et al. Primary treatment of Waldenstrom macroglobulinemia with dexamethasone, rituximab, and cyclophosphamide. *J Clin Oncol.* 2007;25:3344-3349.
272. Gilleece MH, Pearce R, Linch DC, et al. The outcome of haemopoietic stem cell transplantation in the treatment of lymphoplasmacytic lymphoma in the UK: a British Society Bone Marrow Transplantation study. *Hematology.* 2008;13:119-127.
273. Johnson SA. Advances in the treatment of Waldenstrom's macroglobulinemia. *Expert Rev Anticancer Ther.* 2006;6:329-334.
274. Vijay A, Gertz MA. Waldenstrom macroglobulinemia. *Blood.* 2007;109:5096-5103.
275. Vijay A, Gertz MA. Current treatment options for Waldenstrom macroglobulinemia. *Clin Lymphoma Myeloma.* 2008;8:219-229.
276. Buske C, Hoster E, Dreyling M, et al. The addition of rituximab to front-line therapy with CHOP (R-CHOP) results in a higher response rate and longer time to treatment failure in patients with lymphoplasmacytic lymphoma: results of a randomized trial of the German Low-Grade Lymphoma Study Group (GLSG). *Leukemia.* 2009;23:153-161.
277. Dimopoulos MA, Kastritis E, Roussou M, et al. Rituximab-based treatments in Waldenstrom's macroglobulinemia. *Clin Lymphoma Myeloma.* 2009;9:59-61.
278. Ioakimidis L, Patterson CJ, Hunter ZR, et al. Comparative outcomes following CP-R, CVP-R, and CHOP-R in Waldenstrom's macroglobulinemia. *Clin Lymphoma Myeloma.* 2009;9:62-66.
279. Leleu X, Gay J, Roccaro AM, et al. Update on therapeutic options in Waldenstrom macroglobulinemia. *Eur J Haematol.* 2009;82:1-12.
280. Leleu X, Tamburini J, Roccaro A, et al. Balancing risk versus benefit in the treatment of Waldenstrom's macroglobulinemia patients with nucleoside analogue–based therapy. *Clin Lymphoma Myeloma.* 2009;9:71-73.
281. Tedeschi A, Alamos SM, Ricci F, et al. Fludarabine-based combination therapies for Waldenstrom's macroglobulinemia. *Clin Lymphoma Myeloma.* 2009;9:67-70.
282. Leleu X, Soumerai J, Roccaro A, et al. Increased incidence of transformation and myelodysplasia/acute leukemia in patients with Waldenstrom macroglobulinemia treated with nucleoside analogs. *J Clin Oncol.* 2009;27:250-255.
283. Andriko JA, Aguilera NS, Chu WS, et al. Waldenstrom's macroglobulinemia: a clinicopathologic study of 22 cases. *Cancer.* 1997;80:1926-1935.
284. Garcia R, Hernandez JM, Caballero MD, et al. Immunoblastic lymphoma and associated non-lymphoid malignancies following two cases of Waldenstrom's macroglobulinemia. A review of the literature. *Eur J Haematol.* 1993;50:299-301.
285. Bjorkholm M, Johansson E, Papamichael D, et al. Patterns of clinical presentation, treatment, and outcome in patients with Waldenstrom's macroglobulinemia: a two–institution study. *Semin Oncol.* 2003;30:226-230.
286. Dhodapkar MV, Jacobson JL, Gertz MA, et al. Prognostic factors and response to fludarabine therapy in Waldenstrom's macroglobulinemia: an update of a US intergroup trial (SW0G S9003). *Semin Oncol.* 2003;30:220-225.
287. Dimopoulos MA, Hamilos G, Zervas K, et al. Survival and prognostic factors after initiation of treatment in Waldenstrom's macroglobulinemia. *Ann Oncol.* 2003;14:1299-1305.
288. Facon T, Brouillard M, Duhamel A, et al. Prognostic factors in Waldenstrom's macroglobulinemia: a report of 167 cases. *J Clin Oncol.* 1993;11:1553-1558.
289. Gobbi PG, Bettini R, Montecucco C, et al. Study of prognosis in Waldenstrom's macroglobulinemia: a proposal for a simple binary classification with clinical and investigational utility. *Blood.* 1994;83:2939-2945.
290. Johnson SA. Waldenstrom's macroglobulinemia. *Rev Clin Exp Hematol.* 2002;6:421-434; discussion 449-450.
291. Kyle RA, Treon SP, Alexanian R, et al. Prognostic markers and criteria to initiate therapy in Waldenstrom's macroglobulinemia: consensus panel recommendations from the Second International Workshop on Waldenstrom's Macroglobulinemia. *Semin Oncol.* 2003;30:116-120.
292. Merlini G, Baldini L, Broglia C, et al. Prognostic factors in symptomatic Waldenstrom's macroglobulinemia. *Semin Oncol.* 2003;30:211-215.
293. Morel P, Monconduit M, Jacomy D, et al. Prognostic factors in Waldenstrom macroglobulinemia: a report on 232 patients with the description of a new scoring system and its validation on 253 other patients. *Blood.* 2000;96:852.
294. Owen RG, Barrans SL, Richards SJ, et al. Waldenstrom macroglobulinemia. Development of diagnostic criteria and identification of prognostic factors. *Am J Clin Pathol.* 2001;116:420-428.
295. Anagnostopoulos A, Zervas K, Kyrtsonis M, et al. Prognostic value of serum beta2-microglobulin in patients with Waldenstrom's macroglobulinemia requiring treatment. *Clin Lymphoma Myeloma.* 2006;7:205-209.
296. Dhodapkar MV, Jacobson JL, Gertz MA, et al. Prognostic factors and response to fludarabine therapy in patients with Waldenstrom macroglobulinemia: results of United States intergroup trial (Southwest Oncology Group S9003). *Blood.* 2001;98:41-48.
297. Dimopoulos MA, Gertz MA, Kastritis E, et al. Update on treatment recommendations from the Fourth International Workshop on Waldenstrom's macroglobulinemia. *J Clin Oncol.* 2009;27:120-126.
298. Kastritis E, Zervas K, Repoussis P, et al. Prognostication in young and old patients with Waldenstrom's macroglobulinemia: importance of the International Prognostic Scoring System and of serum lactate dehydrogenase. *Clin Lymphoma Myeloma.* 2009;9:50-52.
299. Morel P, Duhamel A, Gobbi P, et al. International Prognostic Scoring System for Waldenstrom's macroglobulinemia. *Blood.* 2009;113:4163-4170.
300. Ocio EM, Schop RF, Gonzalez B, et al. 6q Deletion in Waldenstrom macroglobulinemia is associated with features of adverse prognosis. *Br J Haematol.* 2007;136:80-86.
301. Chang H, Qi C, Trieu Y, et al. Prognostic relevance of 6q deletion in Waldenstrom's macroglobulinemia: a multicenter study. *Clin Lymphoma Myeloma.* 2009;9:36-38.
302. Itzykson R, Le Garff-Tavernier M, Katsahian S, et al. Serum-free light chain elevation is associated with a shorter time to treatment in Waldenstrom's macroglobulinemia. *Haematologica.* 2008;93:793-794.
303. Leleu X, Moreau AS, Weller E, et al. Serum immunoglobulin free light chain correlates with tumor burden markers in Waldenstrom macroglobulinemia. *Leuk Lymphoma.* 2008;49:1104-1107.
304. Kamisawa T, Okamoto A. IgG4-related sclerosing disease. *World J Gastroenterol.* 2008;14:3948-3955.
305. Cheuk W, Yuen HK, Chu SY, et al. Lymphadenopathy of IgG4-related sclerosing disease. *Am J Surg Pathol.* 2008;32:671-681.
306. Gomyo H, Kajimoto K, Maeda A, et al. t(14;18)(q32;q21)-Bearing pleural MALT lymphoma with IgM paraproteinemia: value of detection of specific cytogenetic abnormalities in the differential diagnosis of MALT lymphoma and lymphoplasmacytic lymphoma. *Hematology.* 2007;12:315-318.
307. Ye H, Chuang SS, Dogan A, et al. t(1;14) and t(11;18) in the differential diagnosis of Waldenstrom's macroglobulinemia. *Mod Pathol.* 2004;17:1150-1154.
308. Diebold J, Molina T, Tissier F, et al. Waldenstrom's macroglobulinemia is a biological syndrome which may occur during the evolution of different types of low grade B-cell lymphoma. *Leukemia.* 1999;13:1637-1638.
309. Valdez R, Finn WG, Ross CW, et al. Waldenstrom macroglobulinemia caused by extranodal marginal zone B-cell lymphoma. *Am J Clin Pathol.* 2001;116:683-690.
310. Fermand JP, Brouet JC, Danon F, et al. Gamma heavy chain "disease": heterogeneity of the clinicopathologic features. Report of 16 cases and review of the literature. *Medicine.* 1989;68:321-335.
311. Kyle RA, Therneau TM, Rajkumar SV, et al. Long-term follow-up of IgM monoclonal gammopathy of undetermined significance. *Semin Oncol.* 2003;30:169-171.
312. Kyle RA, Therneau TM, Rajkumar SV, et al. Long-term follow-up of IgM monoclonal gammopathy of undetermined significance. *Blood.* 2003;102:3759-3764.
313. Kyle RA, Benson J, Larson D, et al. IgM monoclonal gammopathy of undetermined significance and smoldering Waldenstrom's macroglobulinemia. *Clin Lymphoma Myeloma.* 2009;9:17-18.
314. Montoto S, Rozman M, Rosinol L, et al. Malignant transformation in IgM monoclonal gammopathy of undetermined significance. *Semin Oncol.* 2003;30:178-181.
315. Morra E, Cesana C, Klersy C, et al. Predictive variables for malignant transformation in 452 patients with asymptomatic IgM monoclonal gammopathy. *Semin Oncol.* 2003;30:172-177.
316. Annibali O, Petrucci MT, Del Bianco P, et al. IgM multiple myeloma: report of four cases and review of the literature. *Leuk Lymphoma.* 2006;47:1565-1569.
317. Palladini G, Russo P, Bosoni T, et al. AL amyloidosis associated with IgM monoclonal protein: a distinct clinical entity. *Clin Lymphoma Myeloma.* 2009;9:80-83.
318. Goteri G, Olivieri A, Ranaldi R, et al. Bone marrow histopathological and molecular changes of small B-cell lymphomas after rituximab therapy: comparison with clinical response and patients outcome. *Int J Immunopathol Pharmacol.* 2006;19:421-431.
319. Varghese AM, Rawstron AC, Ashcroft AJ, et al. Assessment of bone marrow response in Waldenstrom's macroglobulinemia. *Clin Lymphoma Myeloma.* 2009;9:53-55.
320. Rodriguez FJ, Gamez JD, Vrana JA, et al. Immunoglobulin derived depositions in the nervous system: novel mass spectrometry application for protein characterization in formalin-fixed tissues. *Lab Invest.* 2008;88:1024-1037.

第15章

毛细胞白血病

Robert P. Hasserjian

章节目录

15.1　疾病的定义及命名

毛细胞白血病（HCL）是一类成熟B细胞肿瘤，主要累及外周血、骨髓和脾脏红髓。肿瘤细胞表面有“毛样”突起，表达B细胞相关抗原CD19、CD20和CD22；并特征性表达CD103、CD25和CD11c。本病于1958年被首次描述，并命名为白血病性网状内皮增殖症[1]。最初因电镜观察涂片发现细胞表面有细长突起而命名为HCL[2,3]。

15.2　流行病学

HCL较罕见，美国每年约有600例新发病例，仅占全部白血病的2%[4]。HCL主要发生于中年男性，尚无儿童发病报道。已发表的大样本HCL病例研究结果显示，其平均发病年龄为54岁（23~85岁），男女比例4 : 1[5]。

15.3　病因学

尚未发现HCL的发生与EBV感染或其他感染相关[6]。既往几个关于HCL家族性发病的研究报告提示HCL可能存在遗传易感性[7–9]。据报道，A1–B7单倍型与HCL的家族性发病相关[8,9]。当然，绝大部分HCL为散发病例。

15.4　临床特点

15.4.1　症状和体征

HCL最常见的症状是血细胞减少。一项大样本研究报道，其最常见的首发症状是感染（29%）和虚弱或乏力（27%）。无HCL相关症状却在血常规检查时偶然发现的HCL病例也不少见（26%）[10]。

HCL常见的体检或实验室检查异常见表15.1[5,11–13]。HCL通常表现为白细胞减少或全血细胞减少，而非典型的白血病改变。仅10%~15% HCL病例出现白细胞计数升高（>10000 × 10^9/L）[5]；HCL极少出现显著的白细胞增多伴外周血大量肿瘤细胞，如果存在，可能为所谓的HCL变异型（HCLv，见下文）或其他一类疾病。值得注意的是，几乎所有HCL病例均存在单核细胞减少，成为提示HCL的最敏感指标。骨髓最常见改变为网状纤维化，但通常不伴幼白成红细胞增多[14]。72%~90%病例可触及脾肿大，但通常无外周淋巴结肿大[5,10,15]。22%病例可出现多克隆性丙种球蛋白增多血症，不到2%病例会出现单克隆性副蛋白血症[10]。

15.4.2 影像学检查

CT检查，约15%病例存在腹膜后淋巴结肿大，高达56%病例因疾病进展而发现[12,16]。出现巨大的腹腔淋巴结肿大与治疗反应不佳相关，因此有人提出腹腔CT扫描结果可用于HCL分期；然而实际工作中并未将CT扫描作为常用的分期指标，对其意义尚存在争议[16,17]。

15.4.3 诊断步骤

尽管HCL的诊断可基于外周血涂片形态学及免疫表型检测，但推荐对所有新发病例行骨髓检查以评估骨髓累及程度，后者可作为评估治疗反应的基准。HCL的诊断要点见表15.2。必需有良好的骨髓活检样本，因为骨髓穿刺涂片常常细胞稀少或无法获取[18]。若无法获取骨髓涂片，通常采用外周血样本来进行HCL免疫表型分析；几乎所有病例的外周血均可检出肿瘤细胞，即便在涂片上难以确定时也是如此[19]。罕见情况下，HCL患者仅表现为脾肿大，但无骨髓或外周血累及[20,21]。此时则需行脾切除术来进行诊断。

表15.1 毛细胞白血病（HCL）临床和实验室检查

表现	检出率（%）	评价
脾大	86	25%病例出现巨脾
肝大	73	就诊时如行肝脏活检，则几乎所有的病例均可发现肝脏受累
淋巴结大	13	多为腹腔或腹膜后淋巴结肿大；外周淋巴结肿大并不常见
贫血（血红蛋白≤12.0 g/dl）	77	
中性粒细胞减少（≤1500×10⁹/L）	79	
单核细胞减少（<500×10⁹/L）	98	90%病例存在明显的单核细胞减少症（<150×10⁹/L）
血小板减少（<100000×10⁹/L）	73	
外周血涂片检查见毛细胞	85	通常仅能见很少数的毛细胞，需要有经验的检验师仔细观察确认

表15.2 毛细胞白血病（HCL）的主要诊断要点

研究项目	结果
毛细胞的形态学特点	卵圆形或锯齿状核，胞质丰富、淡蓝染 无或仅有不明显的核仁 “皱褶样”突起环绕细胞表面
骨髓活检形态学特点	骨髓内肿瘤细胞呈弥漫性或间质性浸润，无明显的结节样聚集灶形成 呈“煎蛋样”或梭形细胞样的透明细胞 网织纤维化
流式细胞术	克隆性B细胞表达CD103、CD25和CD11c，不表达CD5
免疫组化染色	DBA.44、TRAP和ANXA1均阳性

注：TRAP，耐酒石酸盐酸性磷酸酶。

15.4.4 分期

Jansen和Hermans[22]1982年提出的临床分期系统是根据血红蛋白水平和脾脏的大小来进行分期、预测肿瘤进展及脾切除术后的缓解情况；但现在较少行脾脏切除术来治疗此类疾病，进而也减低了此分期系统的实用性。“毛细胞指数”是指髓腔内毛细胞所占的比例，已被发现与脾切除术后的血小板反应相关[23]，且仍被用于治疗前后骨髓样本的比较。

15.5 形态学

15.5.1 涂片细胞形态学

好的外周血涂片能很好的观察HCL形态学。毛细胞体积是小淋巴细胞的1.5~2倍，核通常为卵圆形或咖啡豆形，核染色质均匀分布，特征介于成熟淋巴细胞与母细胞之间，无核仁或有不明显的小核仁。毛细胞胞质中等丰富，淡蓝染，细胞胞界不清，常呈绒毛状、或呈皱褶样，表面有“小束状”突起（图15.1A~图15.1C）[24,25]。偶可见明显的胞质内颗粒或小杆状结构，这些就是电子显微镜观察毛细胞时常看见的核糖体-板层复合物[26]。涂片薄处最好观察毛样突起，当制片良好时，细胞膜一周都可见到突起。若涂片制作欠佳或较厚（特别是骨髓穿刺涂片），则其他类型的细胞亦可出现人工假象所致的毛样突起或表面皱褶，与毛细胞相似。此外，骨髓穿刺制作过程中所造成的细胞损伤会导致即便是仔细制作骨髓穿刺涂片，观察毛细胞的细胞形态学特点较外周血涂片更加困难[14]。

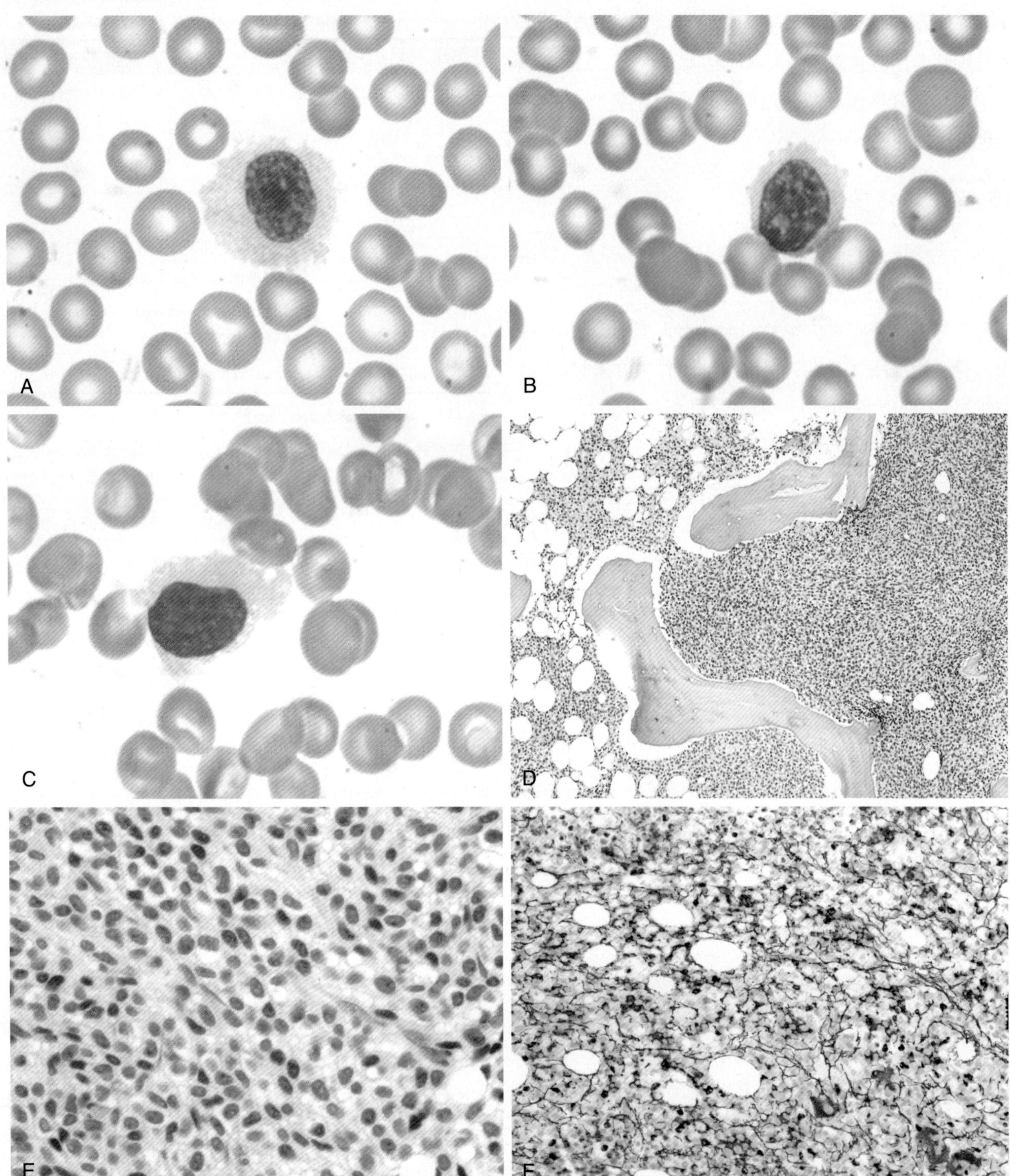

图15.1 A. 外周血涂片观察毛细胞。细胞核卵圆形，染色质弥散，胞质淡蓝染、界限不清或边界有皱褶。B. 外周血涂片观察毛细胞。在涂片或骨髓穿刺较厚的区域，细胞质似乎更少。部分毛细胞可见到小的核仁。C. 骨髓穿刺观察毛细胞。穿刺涂片通常难以很好的保存毛细胞的形态学特点，胞质呈条带状或凹凸不平。D. HCL骨髓活检切片（低倍镜）显示特征性弥漫性间质内浸润模式。E. HCL骨髓活检切片（高倍镜）显示折叠的、咖啡豆样的细胞核。不同的固定剂及处理方法可使胞质呈透明或淡粉染。F. HCL骨髓活检（网织银染）。几乎所有的HCL病例网状纤维均有增生，常导致穿刺标本不合格或干抽

15.5.2 骨髓切片细胞形态学

低倍镜下，HCL骨髓浸润主要表现为间质或弥漫性浸润，而不形成界限清楚的细胞聚集灶，后者是其他类型小B细胞淋巴瘤常见的特征性改变（图15.1D）。就诊时，大部分病例的髓腔内细胞成分增多，毛细胞呈弥漫性片状增生浸润[25]。然而，在肿瘤早期，骨髓内细胞可减少或间质浸润并不明显，后者在常规染色的切片上不容易被发现[27]。高倍镜下，毛细胞形态单一、圆形，胞质丰富、透明，核位于中央，卵圆形或有裂，有时核有折叠，呈现特征性“荷包蛋”外观，几乎无大细胞[14,28]。与所用固定剂及处理方法有关，HE染色切片胞质可为透明、淡粉染或绒毛状（图15.1E）。常规染色观察毛状突起通常不明显，但可通过DBA.44免疫组化染色显示[29]。高达70%病例可通过免疫组化CD20或DBA.44染色显示窦内浸润的肿瘤细胞[30,31]。部分病例特别是出现广泛累及的病例，肿瘤细胞可呈条索样浸润[28]。

残存造血组织的量不等，但正常造血细胞常减少，特别是髓系成分[32,33]。造血成分可表现为形态学上增生不良，与MDS相似[32,34]；部分病例骨髓显示为细胞增生减低，与再生障碍性贫血相似[27]。这些改变提示HCL会影响和抑制正常造血，而非单纯的增生占据骨髓髓腔，可能通过影响骨髓微环境或释放如TGF-β等细胞因子[35,36]。少数情况下，可出现浆细胞和肥大细胞的中度增生[37]。

几乎所有病例均有因细胞外纤维连接素沉积所致的显著的网织纤维纤维化，这也可能会引起骨髓穿刺涂片质量欠佳或无法穿刺（图15.1F）[38]。胶原纤维化不常见[39]。有效的治疗可改善骨髓纤维化[40]。

15.5.3 脾脏及其他脏器

HCL几乎无一例外的会累及脾脏。与大部分其他类型的B细胞淋巴瘤（包括脾脏边缘区淋巴瘤[SMZL]）相比，HCL更常累及脾脏红髓而不是白髓。脾脏大体表现为弥漫性增大（脾脏重量的中位值为1300g），白髓不明显（图15.2A）[23]。显微镜下观察，脾脏内浸润的毛细胞形态与骨髓切片中的细胞相似[28,41]。脾脏内见到微小的出血灶（即所谓的假血窦或血湖）也是HCL的一个特征性但不是特异性改变，这是由于毛细胞与窦内皮细胞粘连并损害窦内皮细胞[28,42]。髓外造血不常见[14]。随着近来对HCL诊断及治疗的进展，病理医生现在已很少遇到HCL病例的脾脏切除样本。

HCL病例在就诊时几乎无一例外会累及肝脏，并常会引起肝脏中度肿大，但通常未行肝脏活检检查。在肝脏活检样本中，毛细胞在肝窦及门脉系统内呈小簇状聚集。与肿瘤累及脾脏时一致，肝脏内也常见到出血，但与紫癜的改变类似[11]。

HCL累及淋巴结时肿瘤细胞主要分布在副皮质区，可围绕生发中心，形成与结内边缘区淋巴瘤相似的浸润方式（图15.2B）[41]。外周血及骨髓检查（包括免疫表型检测）有助于边缘区淋巴瘤和HCL淋巴结累及的鉴别。HCL累及腹腔和腹膜后淋巴结并不少见，特别是对于行脾脏切除术后或病史很长的患者。这部分HCL病例的肿瘤细胞体积较大，且治疗困难，提示其高恶转化的生物学行为[17,43]。但是，转化为真正的DLBCL的病例罕见[41]。

15.6 变异型

据报道约10%HCL在形态学、免疫表型及临床特点方面均与经典型的HCL显著不同，这部分病例在WHO 2008被归入尚未界定清楚的、不明确的、暂定的一类淋巴瘤：即HCLv [44]。HCLv病例的发病年龄较经典型HCL要大（中位发病年龄是71岁）。与经典型HCL患者相比，HCLv患者常有巨脾、显著的白细胞增生症（白细胞计数的中位值是116×10^9/L），外周血中可见大量的肿瘤细胞[45,46]。肿瘤细胞与毛细胞相似，但有显著的中位核仁，这在经典型的HCL中并不常见（图15.2C）[46]。与经典型的HCL不同，其通常不存在单核细胞减少症，通常无或仅有轻微的骨髓抑制，骨髓纤维化也相对较轻[46]。骨髓和脾脏红髓的浸润方式与经典型HCL类似。HCLv的免疫表型与HCL相似，但通常CD25阴性，此外，耐酒石酸酸性磷酸酶（TRAP）、CD123及annexin A1也阴性[45]。超过半数的病例表达IgG重链，且常同时表达其他类型的Ig重链，这点是其与经典型HCL的一个共同特点[46]。临床进展较经典型的HCL稍具侵袭性，约半数的患者对嘌呤类耐药[45,46]。有些权威人士认为HCLv并非仅仅是HCL的一个变异型，而是代表了一类独特的B细胞增殖异常性疾病，肿瘤可能来源于脾脏红髓内的淋巴样细胞[30,47]。

在日本，约75%HCL患者有一些不同于经典HCL的

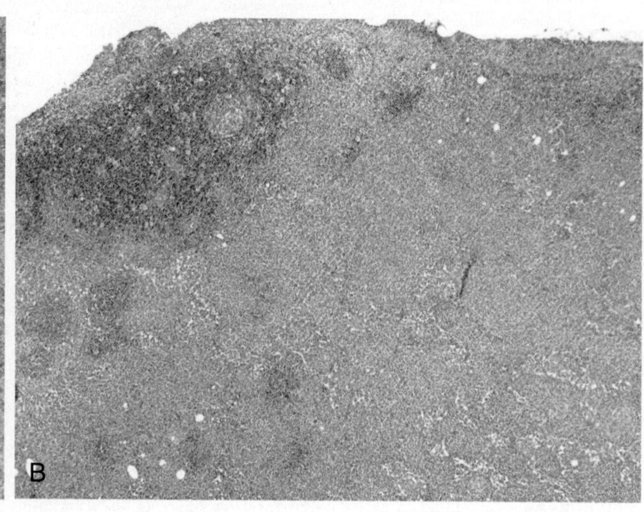

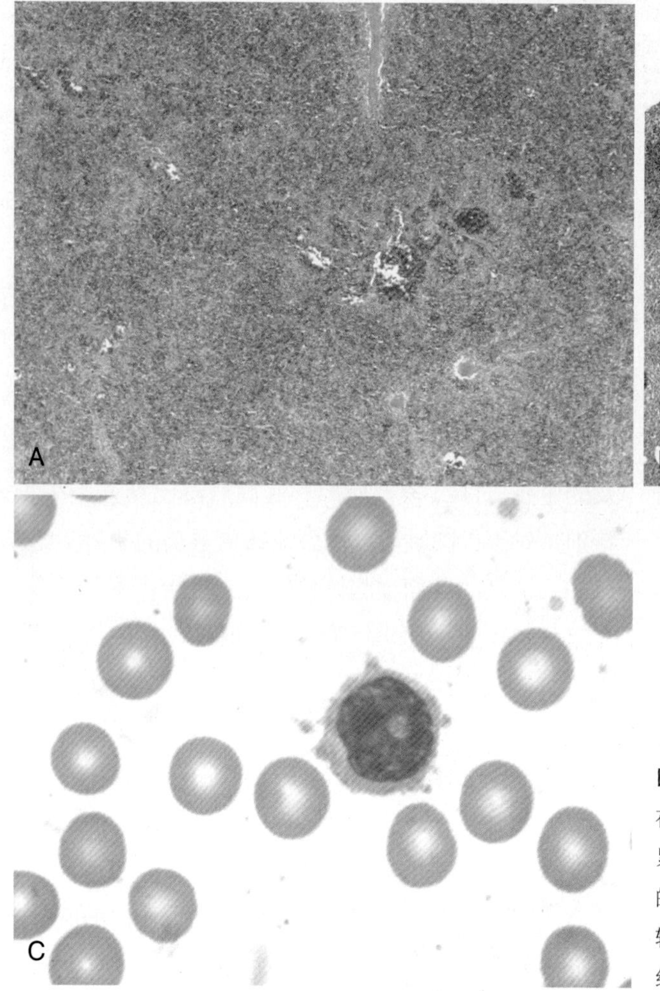

图15.2 HCL累及脾脏。A. 肿瘤细胞弥漫性浸润红髓，并可见散在分布的假窦样结构（小的血液湖，内衬肿瘤性毛细胞）。B. HCL累及腹腔内淋巴结。毛细胞充满淋巴窦及副皮质区，仅见数个残留的淋巴滤泡。C. HCLv的外周血涂片。HCLv肿瘤细胞的核浆比值较经典型HCL为高，且常可见明显的核仁。细胞胞界呈皱褶样，与经典型HCL一致，但与幼淋巴细胞白血病肿瘤细胞不一致

独特表现，这部分病例被命名为HCL的日本变异型[48]。这个变异型的临床病理学特点介于HCL与HCLv之间[48]。母细胞型HCL可为原发性HCL，也可为经典型HCL转化而来[49,50]。由于病例量小，仍不确定其是否代表了一类有独特临床病理学特点的HCLv。

15.7 表型

15.7.1 流式细胞术

流式细胞术检测显示肿瘤细胞为典型的毛细胞免疫表型，同时结合细胞形态学特点是诊断HCL的基石。HCL表达CD45（强阳）、B细胞标记物CD19和CD20（强阳）、FMC-7、CD22和CD79a，不表达CD5、CD10和CD79b[51,52]。尽管CD10通常是阴性，但仍有10%~26%经典型HCL可为阳性，而17%病例表达CD23，不到5%病例表达CD5[51,53–55]。HCL肿瘤细胞高强度表达单型性表面Ig。HCL特征性表达CD11c、CD25和CD103[51]，因此对于疑似HCL的病例行流式细胞术检测时应加上此三项免疫标记物的检测。此外，细胞表面抗原CD123识别IL-3受体α链，在95%HCL病例中均有表达，但在HCLv、SMZL或其他B细胞淋巴瘤中无表达[56]；因此，CD123可用于鉴别HCL与其他伴“毛样”或“绒毛样”形态学特点的肿瘤。如果外周血涂片难以明确观察到特征性毛细胞，流式细胞术检测见到毛细胞特征性向前和两侧的光散射特点对诊断有提示（图15.3A）。行流式细胞术检测时须注意到毛细胞常常位于单核细胞中淋巴细胞聚集的区域之外[57]。

HCL无绝对特异的免疫标记物，病理学家应在形态学及临床表现的基础之上综合评判免疫表型。绝大部分HCL病例表达4种HCL特异性标记物（CD11c、CD103、CD25和CD123或较少用的HC2）中的3种，而其他B细胞增殖性疾病极少如此[56,58–60]。出现某些异常免疫表型特点的病例，如表达CD5或CD10，或不表达CD103或CD25，如临床特点、骨髓浸润方式以及细胞形态典型，仍可诊断为HCL[55]。

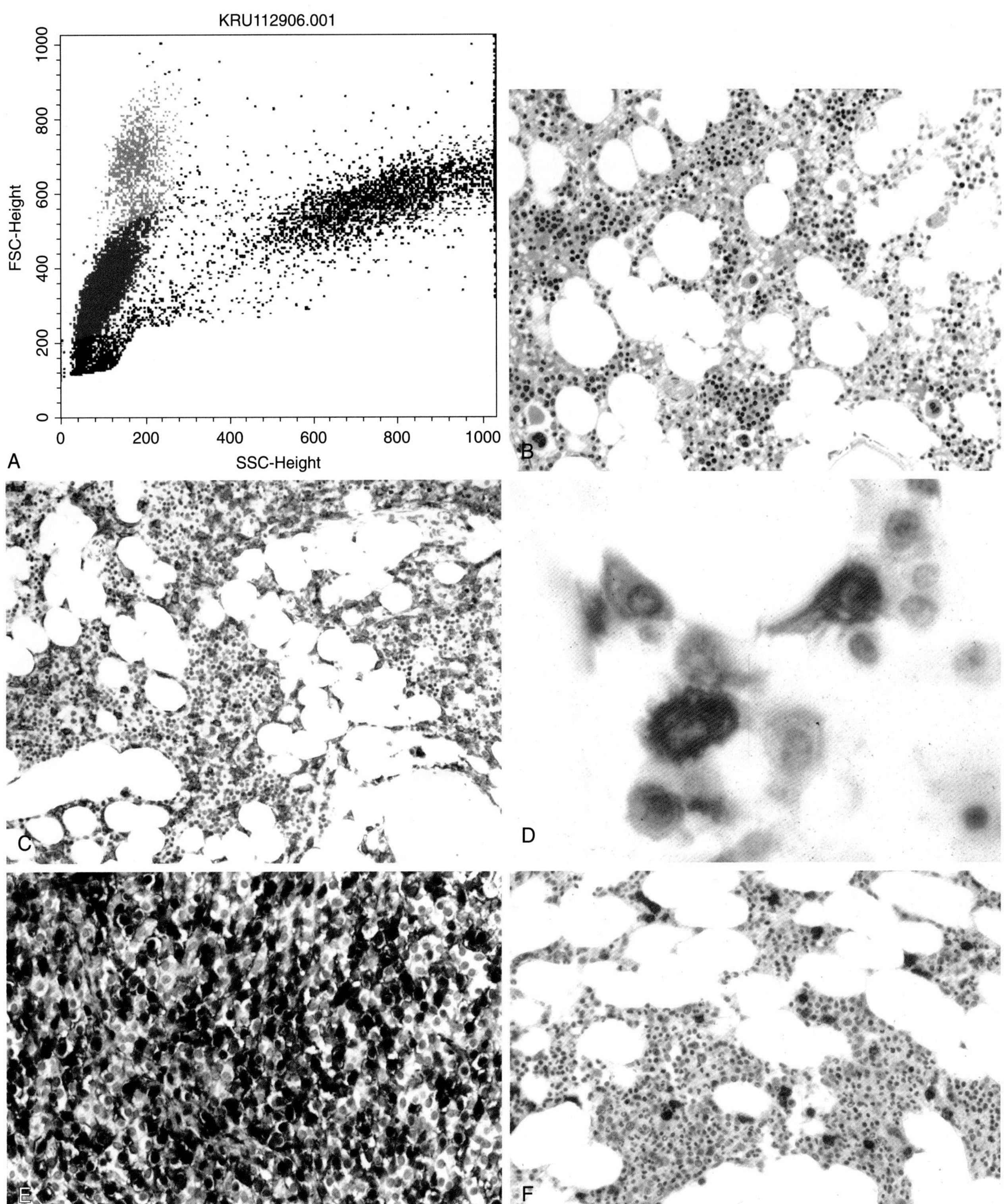

图15.3 HCL肿瘤细胞在外周血中散在分布（流式细胞术）。A. 毛细胞（绿色）与正常淋巴细胞相比，有较强的向前的光散射（FSC，纵轴）以及略强的两侧光散射（SSC，水平轴）同时需注意到无单核细胞，后者应位于红色的淋巴细胞与黑色的粒细胞之间。B. 一例57岁男性HCL患者，肿瘤骨髓累及不明显，在体检筛查时发现白细胞减少及贫血。骨髓活检常规HE染色切片观察毛细胞并不明显。C. 此例的CD20免疫组化染色显示具毛细胞特征的肿瘤细胞呈明显的间质性浸润方式。D. HCL骨髓活检样本，DBA.44免疫组化染色显示毛细胞胞界皱褶、不规则，这在H&E染色切片上并不明显。E. HCL累及淋巴结的annexin A1染色。F. 治疗后微小残留的HCL病灶，通过DBA.44染色显示散在分布的胞界不规则的阳性毛细胞

15.7.2 细胞化学

酸性磷酸酶存在于大部分的白细胞中，但毛细胞例外，这个酶只有在加入耐酒石酸酸性磷酸酶（TRAP）方可维持其功能。这一特点在自然风干的涂片或冰冻切片经TRAP细胞化学染色后更为特异，可用于检测HCL；HCL细胞内可见到颗粒样红色的胞质TRAP着色，而大部分的其他白细胞或白血病细胞（个别例外）不着色[61]。TRAP染色应在切片准备好后尽快进行，因其活性在自然风干的涂片上并不稳定[14]。随着近来流式细胞术的广泛应用于各类淋巴组织增殖性疾病，以及开发出可靠的抗体检测TRAP，TRAP细胞化学染色的使用率已经下降。

15.7.3 免疫组织化学

如外周血或骨髓穿刺可检测到HCL特征性免疫表型，通常就不再需要用活检样本的石蜡切片行免疫组化染色检测，后者可有助于确定形态学上不明显或已行治疗后的病例。常规B细胞标记物如CD20和CD79a很容易就能显示出肿瘤性毛细胞，且标记出的细胞较常规染色切片中观察到的要多（图15.3B，图15.3C）。DBA.44是HCL相对特异和敏感的标记物（图15.3D），但并非所有的肿瘤细胞均阳性，且其在其他类型的肿瘤中也有表达[62]。TRAP免疫组化检测取代了大部分的TRAP细胞化学染色，特别是当无法获取自然风干的涂片时[63]；然而，其他类型B细胞淋巴瘤也表达TRAP，特异性远不如TRAP细胞化学染色[64]。近来，一个新开发的、识别耐固定的CD11c（5D11）表位抗体对HCL石蜡包埋的骨髓活检样本非常特异和敏感[65]。HCL肿瘤细胞常过表达Cyclin D1，可通过石蜡切片免疫组化染色检测，但表达强度与MCL相比，通常较弱或呈灶状[66]。HCL的基因表达谱研究发现annexin A1（ANXA1）基因表达显著上调[67]。ANXA1蛋白特异性单克隆抗体似乎也是HCL一个非常敏感和特异的标记物（图15.3E）[68]。表15.3总结了HCL诊断常用的关键的免疫表型、流式细胞术以及细胞化学特点[29,46,54,59,61,63,69–72]。

表15.3 毛细胞白血病（HCL）有用的标记物

标记物	条件	敏感度（%）	其他亦可阳性的肿瘤
TRAP（CC）	自然风干的涂片冰冻切片	99	SMZL（罕见）、PLL、其他类型的淋巴瘤、肥大细胞疾病
TRAP（IHC）	石蜡切片	90–100	各种其他类型的B细胞淋巴瘤（21%）、AML（罕见）
CD103	FC	92–100	SMZL（15%）、HCLv（约50%）、T细胞淋巴瘤
CD25	FC	97–99	SMZL（25%）、CLL（弱表达）
CD11c	FC	69–100	SMZL（47%）、HCLv、其他B细胞淋巴瘤
HC2	FC	67	SMZL（9%）
CD123	FC	95	HCLv（9%）、SMZL（3%）
DBA.44	石蜡切片	99–100	各类型的其他B细胞淋巴瘤（15%）
annexin A1	石蜡切片	100	造血细胞；尚未发现在其他类型B细胞淋巴瘤中有表达
T-bet	石蜡切片	100	CLL（20%）、边缘区淋巴瘤（50%）

注：AML，急性髓系白血病；CC，细胞化学染色；CLL，慢性淋巴细胞白血病；FC，流式细胞术；HCLv，毛细胞白血病变异型；IHC，免疫组织化学染色；PLL，B细胞幼淋巴细胞白血病；SMZL，脾脏边缘区淋巴瘤；TRAP，耐酒石酸盐酸性磷酸酶。

15.8 分子遗传学研究

通常不会对HCL行常规细胞遗传学分析，这是因为：HCL增殖指数低致使染色体组型分析困难；诊断可基于形态学和免疫表型结果；尚无明确的、与预后相关的遗传学标记[73]。通过分裂原或细胞因子刺激获取的染色体组型显示高达67%病例存在克隆性异常[73]。包括有5号染色体3体、累及5q13的转置或间期缺失（这在其他B细胞淋巴瘤中非常的罕见）以及7号和14号染色体结构和数目异常。然而，尚未发现恒定的细胞遗传学异常[73–75]。值得注意的是，尽管HCL细胞表达活化诱导胞嘧啶核苷脱氨酶，后者已被发现参与了B细胞淋巴瘤发生相关的染色体转位，但在HCL中尚未发现反复的Ig基因相关的染色转位[47,76]。也未发现HCL特异的原癌基因异常。尽管免疫组化染色显示Cyclin D1在相当一部分的HCL中过表达[66]，但在HCL或HCLv中通常未能检测到涉及CCND1位点的染色体转位[77,78]。FISH检测显示相当一部分的HCL和HCLv存在p53基因缺失。

近来的研究数据显示一致性基因表达谱印迹，证实HCL是一个独立的疾病实体[68]。HCL细胞增殖和凋亡调节基因表达基本正常，但显示淋巴结回流相关基因（CCR7和CXCR5）表达缺失，而与actin（Gas7和EPB4.1L2）相互作用以及促进B细胞与纤维黏结素（IL3Rα和FLT3）黏附的蛋白编码基因常过表达，ANXA1表达也显著上调。这些结果可在一定程度上解释了HCL的肿瘤分布、细胞形态学改变及骨髓纤维化等特点[68]。

15.9 可能的细胞起源及对应的正常细胞

HCL的*Ig*基因突变分析显示HCL肿瘤细胞存在体细胞高突变，但不持续突变，这些特点提示肿瘤与生发中心后细胞相关[79]。近来的研究数据显示HCL肿瘤细胞存在非缺失性同型转换，与大部分生发中心及生发中心后B细胞的缺失性同型转换不同[76]。这或许也解释了在HCL单个肿瘤细胞中检测到多个重链亚型这一独特表现，这一改变可见于约40%病例[80]，这也提示HCL肿瘤细胞可能经历了生发中心独立的体细胞突变和同型转换[76]。HCL肿瘤细胞与边缘区细胞和单核细胞的形态学及免疫表型均存有相似之处，且表达浆细胞相关抗原PCA-1[81]。HCL肿瘤细胞也更常累及某些Ig可变区，最常表达IgG3亚型，这一特点与边缘区内T细胞独立的抗原反应有关[47]。尽管HCL肿瘤对应的正常细胞尚不确定，但应该是终末分化的生发中心后B细胞。近来的数据显示其基因表达谱与记忆B细胞相似也支持这一论点[68]。此外，HCL肿瘤细胞（以及边缘区B细胞淋巴瘤）表达连接黏附分子-C蛋白，后者见于生发中心后外周血的记忆B细胞[82]。除了以上的相似之处，HCL肿瘤细胞的细胞因子、趋化因子受体以及粘附分子的表达谱与正常的记忆B细胞显著不同；此外，与大部分的记忆B细胞不同，HCL肿瘤细胞不表达CD27[47]。

15.10 临床进展和治疗

过去的几十年中随着治疗的进展，HCL的临床进展发生了显著的变化。在这些治疗发展之前，HCL进行性逐渐播散累及整个造血系统，临床预后差[83]。感染是HCL患者恶化和死亡的主要原因[84,85]。其他不常见的临床表现有溶骨性破坏；肺、胃及食管的累及以及腹腔内巨大淋巴结肿大[17,20,86]。约90%HCL病例因反复的感染、脾肿大或进行性血细胞减少需行相应的治疗[87]。嘌呤类似物2-氯脱氧腺苷（2-CdA）和脱氧助间型霉素（喷司他丁，DCF）对HCL患者非常有效，并已经取代了采用α干扰素和脾切除术的治疗方式[88,89]。采用2-CdA治疗的HCL患者的长期生存非常好（96%生存13年），现在因HCL死亡的病例并不常见[90]。尽管出现晚期复发较常见（5年复发率24%，10年复发率48%），但复发的病例通常对嘌呤类药物治疗有效[91]。

近来，单克隆抗体如利妥昔单抗、抗CD22以及抗CD25已被证实对嘌呤类药物治疗耐药的HCL患者有效[92,93]。HCLv患者通常对嘌呤类药物和α干扰素治疗耐药[45,48,94,95]，但对常规化疗药或单克隆抗体治疗有效[46,96,97]。而用于治疗其他B细胞淋巴瘤的常规化疗药治疗HCL效果不明显。脾切除术可用于治疗SMZL，可减轻和缓解HCL的症状，但对疾病的进展无影响[87,98]。因此，准确诊断HCL并与其他类型的B细胞淋巴瘤（特别是SMZL）区别开来是确保患者得到合适治疗的关键。

15.11 预后和预测因子

目前尚无与HCL生物学行为相关的形态学、免疫表型或遗传学标记物。一部分HCL病例肿瘤细胞可表现出异常免疫表型如表达CD23或CD10，但此部分病例的预后也并无特殊[55]。一部分病例经治疗后仍检测到微小残留病灶（MRD），但这部分病例的骨髓免疫表型分析显示明显的临床完全缓解。最初的研究单纯基于DBA.44染色结果[29,69,84]，但是，联合DBA.44和TRAP免疫组化染色或行T细胞相关转录因子T-bet（HCL肿瘤细胞一致性表达）染色可提高MRD检出的敏感性（图15.3D~图15.3F）[64,99]。流式细胞术[100]和分子遗传学方法[101]（IgHPCR）也能用于检测HCL患者的MRD情况。流式细胞术似乎是以上这些方法中最敏感的[102]。尽管有研究显示MRD与行嘌呤类药物治疗的HCL疾病复发相关[84,91,103]，但也有研究未能发现此相关性[100]。此外，可检测出MRD的病例可在接下来的数年内仍为临床完全缓解[69]。因此，监测MRD对于评估HCL患者临床完全缓解无治疗指导意义。

15.12 鉴别诊断

临床上须与其鉴别的疾病有全血细胞减少症、脾大

表15.4 经典型毛细胞白血病（HCL）的鉴别诊断

特点	HCL	SMZL	HCLv	CLL	LGLL
涂片中的细胞					
核	卵圆形、锯齿状	圆形	圆到卵圆形	圆形	圆到卵圆形
染色质	细微斑点状	聚集成块状	不定	聚集成块状	聚集成块状
核仁	无	小或无	有	小或无	无
细胞质	丰富、淡蓝染	中等、嗜碱性，可有浆样分化	丰富	少、淡染	丰富、蓝灰色、颗粒状
细胞表面	环绕细胞表面的突起	偏心性突起	突起	光滑	光滑
髓内浸润方式	弥漫性或间质性	结节性或窦内浸润	弥漫性或间质性	结节性、间质性或弥漫性	间质性，罕见结节性
脾脏内浸润	红髓	白髓	红髓	白髓	红髓
流式细胞术					
标记物	CD20强$^+$，CD5$^-$，CD10$^-$，CD23$^-$，CD103$^+$，CD25$^+$，CD11c$^+$，CD123$^+$	CD20强$^+$，CD5$^-$，CD10$^-$，CD23$^-$，CD103$^-$，CD25$^{-/+}$，CD11c$^{+/-}$，CD123$^-$	CD20强$^+$，CD5$^-$，CD10$^-$，CD23$^-$，CD103$^+$，CD25$^-$，CD11c$^+$，CD123$^-$	CD20弱$^+$，CD5$^+$，CD10$^-$，CD23$^+$，CD103$^-$，CD25$^-$，CD11c$^{-/+}$，CD123$^-$	CD20$^-$，CD3$^+$

以及骨髓纤维化所致的穿刺抽吸困难或干抽，包括髓系异常性疾病如骨髓增生异常综合征（MDS）、髓系增殖性肿瘤、原发性骨髓纤维化（PMF）、急性髓系白血病以及系统性肥大细胞疾病。HCL肿瘤细胞可呈梭形，与肉瘤累及骨髓相似。仔细观察涂片来确定毛样细胞有助于排除这些疾病，进而能确定合适的免疫表型检测来确定HCL的诊断；此外，在这种情况下如存在单核细胞减少症也提示HCL的诊断。HCL累及骨髓较轻时，造血系统可出现红系相对增生或反应性增生不良，这种情况下，可能会误诊为MDS或增生减低异常的疾病如再生障碍性贫血[27]。对于考虑HCL但同时需除外MDS或再生障碍性贫血的病例，可对骨髓活检样本行免疫表型检测B细胞标记物如CD20。肥大细胞疾病（特别是肥大细胞白血病，参见第46章）、单核细胞白血病（活检）和大颗粒性白血病（涂片）形态学与HCL相似，但这些疾病均表达各自的特异性标记物，而不表达B细胞标记物。

一旦在骨髓或外周血中确定了存在克隆性B细胞，HCL唯一的治疗方式要求对此类疾病的正确诊断和分类：诊断“低级别的B细胞淋巴瘤”尽管在一些情况也适用，但如果能确定为HCL，则不应使用该诊断。SMZL是最常见的需要鉴别的疾病。结节性或窦内（而非间质性或弥漫性）髓内浸润方式是诊断SMZL有力的形态学提示。在外周血中SMZL肿瘤细胞的毛样突起较不明显、也较钝，常呈偏心性，即仅在某个层面的细胞表面可观察到，与HCL肿瘤细胞的毛样突起不同，后者分布于整个细胞膜表面。SMZL肿瘤细胞不表达CD5和CD10，但典型不表达CD103、CD25和CD11c，后者也是HCL的典型的免疫表型特点。此外，两者均不表达CD123和ANXA1及Cyclin D1。脾脏弥漫红髓小B细胞淋巴瘤可能代表了2008版WHO分类所提出的一类肿瘤，其在脾脏内的浸润方式类似于HCL，而在骨髓内的浸润方式与SMZL相似。免疫表型特点与SMZL更为相似，但少数病例肿瘤细胞表达CD123或CD103[44,105]；此疾病实体与HCLv的免疫表型亦有重叠，两者肿瘤细胞均不表达CD25[30]。HCL与其他淋巴组织增生性病变的鉴别要点见表15.4[51,106-108]。

15.13 精华和陷阱

- 对骨髓活检异常出现骨髓增生异常综合征（MDS）样改变或再生障碍性贫血的病例，应考虑行CD20和DBA.44免疫组化染色来评估是否存在HCL。
- 在涂片较薄的区域仔细寻找是否存在HCL特征性形态学改变，以避免遗漏毛细胞或由于涂片的人工假象而误认毛细胞。
- 如果患者出现以下几种情况，应考虑增加CD103、CD25和CD11c（HC2或许也有帮助）的流式细胞术检测。
  - 单核细胞减少症；
  - 脾大（这在单纯的MDS中不常见）；
  - 重新观察涂片时发现可疑HCL肿瘤细胞（特别是出现大量前向和侧向散射细胞）；
  - 如仍需除外HCL时，应避免“低级别B细胞淋巴瘤”的诊断。

（黄 欣 译）

参考文献

1. Bouroncle BA, Wiseman BK, Doan CA. Leukemic reticuloendotheliosis. *Blood.* 1958;13(7):609-630.
2. Schrek R, Donnelly WJ. "Hairy" cells in blood in lymphoreticular neoplastic disease and "flagellated" cells of normal lymph nodes. *Blood.* 1966;27(2):199-211.
3. Golomb HM, Braylan R, Polliack A. "Hairy" cell leukaemia (leukaemic reticuloendotheliosis): a scanning electron microscopic study of eight cases. *Br J Haematol.* 1975;29(3):455-460.
4. Bernstein L, Newton P, Ross RK. Epidemiology of hairy cell leukemia in Los Angeles County. *Cancer Res.* 1990;50(12):3605-3609.
5. Frassoldati A, Lamparelli T, Federico M, et al. Hairy cell leukemia: a clinical review based on 725 cases of the Italian Cooperative Group (ICGHCL). Italian Cooperative Group for Hairy Cell Leukemia. *Leuk Lymphoma.* 1994;13(3-4):307-316.
6. Chang KL, Chen YY, Weiss LM. Lack of evidence of Epstein-Barr virus in hairy cell leukemia and monocytoid B-cell lymphoma. *Hum Pathol.* 1993;24(1):58-61.
7. Gramatovici M, Bennett JM, Hiscock JG, Grewal KS. Three cases of familial hairy cell leukemia. *Am J Hematol.* 1993;42(4):337-339.
8. Ward FT, Baker J, Krishnan J, et al. Hairy cell leukemia in two siblings. A human leukocyte antigen-linked disease? *Cancer.* 1990;65(2):319-321.
9. Wylin RF, Greene MH, Palutke M, et al. Hairy cell leukemia in three siblings: an apparent HLA-linked disease. *Cancer.* 1982;49(3):538-542.
10. Flandrin G, Sigaux F, Sebahoun G, Bouffette P. Hairy cell leukemia: clinical presentation and follow-up of 211 patients. *Semin Oncol.* 1984;11(4 suppl 2):458-471.
11. Yam LT, Janckila AJ, Chan CH, Li CY. Hepatic involvement in hairy cell leukemia. *Cancer.* 1983;51(8):1497-1504.
12. Mercieca J, Puga M, Matutes E, et al. Incidence and significance of abdominal lymphadenopathy in hairy cell leukaemia. *Leuk Lymphoma.* 1994;14(suppl 1):79-83.
13. Flandrin G, Daniel MT, Fourcade M, Chelloul N. [Hairy cell leukemia (tricholeukocyte leukemia). Clinical and cytological]. *Nouv Rev Fr Hematol.* 1973;13(5):609-640.
14. Sharpe RW, Bethel KJ. Hairy cell leukemia: diagnostic pathology. *Hematol Oncol Clin North Am.* 2006;20(5):1023-1049.
15. Golomb HM. Hairy cell leukemia: an unusual lymphoproliferative disease: a study of 24 patients. *Cancer.* 1978;42(2 suppl):946-956.
16. Hakimian D, Tallman MS, Hogan DK, et al. Prospective evaluation of internal adenopathy in a cohort of 43 patients with hairy cell leukemia. *J Clin Oncol.* 1994;12(2):268-272.
17. Mercieca J, Matutes E, Moskovic E, et al. Massive abdominal lymphadenopathy in hairy cell leukaemia: a report of 12 cases. *Br J Haematol.* 1992;82(3):547-554.
18. Humphries JE. Dry tap bone marrow aspiration: clinical significance. *Am J Hematol.* 1990;35(4):247-250.
19. Polliack A. Hairy cell leukemia: biology, clinical diagnosis, unusual manifestations and associated disorders. *Rev Clin Exp Hematol.* 2002;6(4):366-388; discussion 449-450.
20. Bouroncle BA. Unusual presentations and complications of hairy cell leukemia. *Leukemia.* 1987;1(4):288-293.
21. Ng JP, Hogg RB, Cumming RL, et al. Primary splenic hairy cell leukaemia: a case report and review of the literature. *Eur J Haematol.* 1987;39(4):349-352.
22. Jansen J, Hermans J. Clinical staging system for hairy-cell leukemia. *Blood.* 1982;60(3):571-577.
23. Golomb HM, Vardiman JW. Response to splenectomy in 65 patients with hairy cell leukemia: an evaluation of spleen weight and bone marrow involvement. *Blood.* 1983;61(2):349-352.
24. Burke JS, Byrne GE Jr, Rappaport H. Hairy cell leukemia (leukemic reticuloendotheliosis). I. A clinical pathologic study of 21 patients. *Cancer.* 1974;33(5):1399-1410.
25. Bouroncle BA. Thirty-five years in the progress of hairy cell leukemia. *Leuk Lymphoma.* 1994;14(suppl 1):1-12.
26. Daniel MT, Flandrin G. Fine structure of abnormal cells in hairy cell (tricholeukocytic) leukemia, with special reference to their in vitro phagocytic capacity. *Lab Invest.* 1974;30(1):1-8.
27. Lee WM, Beckstead JH. Hairy cell leukemia with bone marrow hypoplasia. *Cancer.* 1982;50(10):2207-2210.
28. Burke JS, Rappaport H. The diagnosis and differential diagnosis of hairy cell leukemia in bone marrow and spleen. *Semin Oncol.* 1984;11(4):334-346.
29. Hasserjian RP, Pinkus GS. DBA.44: an effective marker for detection of hairy cell leukemia in bone marrow biopsies. *Appl Immunohistochem.* 1994;2(3):197-204.
30. Cessna MH, Hartung L, Tripp S, et al. Hairy cell leukemia variant: fact or fiction. *Am J Clin Pathol.* 2005;123(1):132-138.
31. Kent SA, Variakojis D, Peterson LC. Comparative study of marginal zone lymphoma involving bone marrow. *Am J Clin Pathol.* 2002;117(5):698-708.
32. Pittaluga S, Verhoef G, Maes A, et al. Bone marrow trephines. Findings in patients with hairy cell leukaemia before and after treatment. *Histopathology.* 1994;25(2):129-135.
33. Bardawil RG, Groves C, Ratain MJ, et al. Changes in peripheral blood and bone marrow specimens following therapy with recombinant alpha 2 interferon for hairy cell leukemia. *Am J Clin Pathol.* 1986;85(2):194-201.
34. Zak P, Chrobak L, Podzimek K, et al. Dyserythropoietic changes and sideroblastic anemia in patients with hairy cell leukemia before and after therapy with 2-chlorodeoxyadenosine. *Neoplasma.* 1998;45(4):261-265.
35. Janckila AJ, Gentile PS, Yam LT. Hemopoietic inhibition in hairy cell leukemia. *Am J Hematol.* 1991;38(1):30-39.
36. Cawley JC. The pathophysiology of the hairy cell. *Hematol Oncol Clin North Am.* 2006;20(5):1011-1021.
37. Macon WR, Kinney MC, Glick AD, Collins RD. Marrow mast cell hyperplasia in hairy cell leukemia. *Mod Pathol.* 1993;6(6):695-698.
38. Burthem J, Cawley JC. The bone marrow fibrosis of hairy-cell leukemia is caused by the synthesis and assembly of a fibronectin matrix by the hairy cells. *Blood.* 1994;83(2):497-504.
39. Naeim F, Smith GS. Leukemic reticuloendotheliosis. *Cancer.* 1974;34(5):1813-1821.
40. Laughlin M, Islam A, Barcos M, et al. Effect of alpha-interferon therapy on bone marrow fibrosis in hairy cell leukemia. *Blood.* 1988;72(3):936-939.
41. Vardiman JW, Golomb HM. Autopsy findings in hairy cell leukemia. *Semin Oncol.* 1984;11(4):370-380.
42. Pilon VA, Davey FR, Gordon GB, Jones DB. Splenic alterations in hairy-cell leukemia: II. An electron microscopic study. *Cancer.* 1982;49(8):1617-1623.
43. Kluin-Nelemans HC, Krouwels MM, Jansen JH, et al. Hairy cell leukemia preferentially expresses the IgG3-subclass. *Blood.* 1990;75(4):972-975.
44. Piris MFK, Mollejo M, Campo E, Falini B. Splenic B-cell lymphoma/leukemia, unclassifiable. In: Swerdlow SH, Campo E, Harris NL, et al, *eds. WHO Classification of Tumours of Haematopoietic and Lymphoid Tissues.* Lyon, France: IARC; 2008:191-193.
45. Sainati L, Matutes E, Mulligan S, et al. A variant form of hairy cell leukemia resistant to alpha-interferon: clinical and phenotypic characteristics of 17 patients. *Blood.* 1990;76(1):157-162.
46. Matutes E, Wotherspoon A, Catovsky D. The variant form of hairy-cell leukaemia. *Best Pract Res Clin Haematol.* 2003;16(1):41-56.
47. Tiacci E, Liso A, Piris M, Falini B. Evolving concepts in the pathogenesis of hairy-cell leukaemia. *Nat Rev Cancer.* 2006;6(6):437-448.
48. Machii T, Tokumine Y, Inoue R, Kitani T. Predominance of a distinct subtype of hairy cell leukemia in Japan. *Leukemia.* 1993;7(2):181-186.
49. Diez Martin JL, Li CY, Banks PM. Blastic variant of hairy-cell leukemia. *Am J Clin Pathol.* 1987;87(5):576-583.
50. Nazeer T, Burkart P, Dunn H, et al. Blastic transformation of hairy cell leukemia. *Arch Pathol Lab Med.* 1997;121(7):707-713.
51. Foucar K. Chronic lymphoid leukemias and lymphoproliferative disorders. *Mod Pathol.* 1999;12(2):141-150.
52. Carulli G, Cannizzo E, Zucca A, et al. CD45 expression in low-grade B-cell non-Hodgkin's lymphomas. *Leuk Res.* 2008;32(2):263-267.
53. Jasionowski TM, Hartung L, Greenwood JH, et al. Analysis of CD10+ hairy cell leukemia. *Am J Clin Pathol.* 2003;120(2):228-235.
54. Robbins BA, Ellison DJ, Spinosa JC, et al. Diagnostic application of two-color flow cytometry in 161 cases of hairy cell leukemia. *Blood.* 1993;82(4):1277-1287.
55. Chen YH, Tallman MS, Goolsby C, Peterson L. Immunophenotypic variations in hairy cell leukemia. *Am J Clin Pathol.* 2006;125(2):251-259.
56. Del Giudice I, Matutes E, Morilla R, et al. The diagnostic value of CD123 in B-cell disorders with hairy or villous lymphocytes. *Haematologica.* 2004;89(3):303-308.
57. van Bockstaele DR, Berneman ZN, Peetermans ME. Flow cytometric analysis of hairy cell leukemia using right-angle light scatter. *Cytometry.* 1986;7(2):217-220.
58. Matutes E. Contribution of immunophenotype in the diagnosis and classification of haemopoietic malignancies. *J Clin Pathol.* 1995;48(3):194-197.
59. Matutes E, Morilla R, Owusu-Ankomah K, et al. The immunophenotype of hairy cell leukemia (HCL). Proposal for a scoring system to distinguish HCL from B-cell disorders with hairy or villous lymphocytes. *Leuk Lymphoma.* 1994;14(suppl 1):57-61.
60. Matutes E. Immunophenotyping and differential diagnosis of hairy cell leukemia. *Hematol Oncol Clin North Am.* 2006;20(5):1051-1063.
61. Yam LT, Janckila AJ, Li CY, Lam WK. Cytochemistry of tartrate-resistant acid phosphatase: 15 years' experience. *Leukemia.* 1987;1(4):285-288.
62. Hounieu H, Chittal SM, al Saati T, et al. Hairy cell leukemia. Diagnosis of bone marrow involvement in paraffin-embedded sections with monoclonal antibody DBA.44. *Am J Clin Pathol.* 1992;98(1):26-33.
63. Janckila AJ, Cardwell EM, Yam LT, Li CY. Hairy cell identification by immunohistochemistry of tartrate-resistant acid phosphatase. *Blood.* 1995;85(10):2839-2844.
64. Went PT, Zimpfer A, Pehrs AC, et al. High specificity of combined TRAP and DBA.44 expression for hairy cell leukemia. *Am J Surg Pathol.* 2005;29(4):474-478.
65. Johrens K, Happerfield LC, Brown JP, et al. A novel CD11c monoclonal antibody effective in formalin-fixed tissue for the diagnosis of hairy cell leukemia. *Pathobiology.* 2008;75(4):252-256.
66. Miranda RN, Briggs RC, Kinney MC, et al. Immunohistochemical detection of cyclin D1 using optimized conditions is highly specific for mantle cell lymphoma and hairy cell leukemia. *Mod Pathol.* 2000;13(12):1308-1314.
67. Falini B, Tiacci E, Liso A, et al. Simple diagnostic assay for hairy cell leukaemia by immunocytochemical detection of annexin A1 (ANXA1). *Lancet.* 2004;363(9424):1869-1870.
68. Basso K, Liso A, Tiacci E, et al. Gene expression profiling of hairy cell leukemia reveals a phenotype related to memory B cells with altered expression of chemokine and adhesion receptors. *J Exp Med.* 2004;199(1):59-68.
69. Ellison DJ, Sharpe RW, Robbins BA, et al. Immunomorphologic analysis of bone marrow biopsies after treatment with 2-chlorodeoxyadenosine for hairy cell leukemia. *Blood.* 1994;84(12):4310-4315.
70. Mulligan SP, Travade P, Matutes E, et al. B-ly-7, a monoclonal antibody reactive with hairy cell leukemia, also defines an activation antigen on normal CD8+ T cells. *Blood.* 1990;76(5):959-964.
71. Yam LT, Yam CF, Li CY. Eosinophilia in systemic mastocytosis. *Am J Clin Pathol.* 1980;73(1):48-54.
72. Berman E, Posnett DN. Diagnosis and monitoring in patients with hairy cell leukemia using the monoclonal antibody anti-HC2. *Leukemia.* 1987;1(4):305-307.
73. Kluin-Nelemans HC, Beverstock GC, Mollevanger P, et al. Proliferation and cytogenetic analysis of hairy cell leukemia upon stimulation via the CD40 antigen. *Blood.* 1994;84(9):3134-3141.
74. Brito-Babapulle V, Pittman S, Melo JV, et al. The 14q+ marker in hairy cell leukaemia. A cytogenetic study of 15 cases. *Leuk Res.* 1986;10(2):131-138.
75. Haglund U, Juliusson G, Stellan B, Gahrton G. Hairy cell leukemia is characterized by clonal chromosome abnormalities clustered to specific regions. *Blood.* 1994;83(9):2637-2645.
76. Forconi F, Sahota SS, Raspadori D, et al. Hairy cell leukemia: at the crossroad of somatic mutation and isotype switch. *Blood.* 2004;104(10):3312-3317.

77. Brito-Babapulle V, Matutes E, Oscier D, et al. Chromosome abnormalities in hairy cell leukaemia variant. *Genes Chromosomes Cancer.* 1994;10(3):197-202.
78. Brito-Babapulle V, Ellis J, Matutes E, et al. Translocation t(11;14)(q13;q32) in chronic lymphoid disorders. *Genes Chromosomes Cancer.* 1992;5(2):158-165.
79. Maloum K, Magnac C, Azgui Z, et al. VH gene expression in hairy cell leukaemia. *Br J Haematol.* 1998;101(1):171-178.
80. Goodman GR, Bethel KJ, Saven A. Hairy cell leukemia: an update. *Curr Opin Hematol.* 2003;10(4):258-266.
81. Anderson KC, Boyd AW, Fisher DC, et al. Hairy cell leukemia: a tumor of pre-plasma cells. *Blood.* 1985;65(3):620-629.
82. Ody C, Jungblut-Ruault S, Cossali D, et al. Junctional adhesion molecule C (JAM-C) distinguishes CD27+ germinal center B lymphocytes from non-germinal center cells and constitutes a new diagnostic tool for B-cell malignancies. *Leukemia.* 2007;21(6):1285-1293.
83. Gidron A, Tallman MS. 2-CdA in the treatment of hairy cell leukemia: a review of long-term follow-up. *Leuk Lymphoma.* 2006;47(11):2301-2307.
84. Bastie JN, Cazals-Hatem D, Daniel MT, et al. Five years follow-up after 2-chlorodeoxyadenosine treatment in thirty patients with hairy cell leukemia: evaluation of minimal residual disease and CD4+ lymphocytopenia after treatment. *Leuk Lymphoma.* 1999;35(5-6):555-565.
85. Golomb HM, Hadad LJ. Infectious complications in 127 patients with hairy cell leukemia. *Am J Hematol.* 1984;16(4):393-401.
86. Lembersky BC, Ratain MJ, Golomb HM. Skeletal complications in hairy cell leukemia: diagnosis and therapy. *J Clin Oncol.* 1988;6(8):1280-1284.
87. Cheson BD. The Chronic Lymphocytic Leukemias. In: DeVita VT, Hellman S, Rosenberg SA, eds. *Cancer: Principles and Practice of Oncology.* 6th ed. Philadelphia: Lippincott Williams & Wilkins; 2001:2447-2465.
88. Grever M, Kopecky K, Foucar MK, et al. Randomized comparison of pentostatin versus interferon alfa-2a in previously untreated patients with hairy cell leukemia: an intergroup study. *J Clin Oncol.* 1995;13(4):974-982.
89. Piro LD, Carrera CJ, Carson DA, Beutler E. Lasting remissions in hairy-cell leukemia induced by a single infusion of 2-chlorodeoxyadenosine. *N Engl J Med.* 1990;322(16):1117-1121.
90. Zinzani PL, Tani M, Marchi E, et al. Long-term follow-up of front-line treatment of hairy cell leukemia with 2-chlorodeoxyadenosine. *Haematologica.* 2004;89(3):309-313.
91. Else M, Ruchlemer R, Osuji N, et al. Long remissions in hairy cell leukemia with purine analogs: a report of 219 patients with a median follow-up of 12.5 years. *Cancer.* 2005;104(11):2442-2448.
92. Thomas DA, O'Brien S, Bueso-Ramos C, et al. Rituximab in relapsed or refractory hairy cell leukemia. *Blood.* 2003;102(12):3906-3911.
93. Kreitman RJ, Pastan I. Immunobiological treatments of hairy-cell leukaemia. *Best Pract Res Clin Haematol.* 2003;16(1):117-133.
94. Wu ML, Kwaan HC, Goolsby CL. Atypical hairy cell leukemia. *Arch Pathol Lab Med.* 2000;124(11):1710-1713.
95. Katayama I, Mochino T, Honma T, Fukuda M. Hairy cell leukemia: a comparative study of Japanese and non-Japanese patients. *Semin Oncol.* 1984;11(4 suppl 2):486-492.
96. Imamura T, Ohtsuka E, Ogata M, et al. Successful induction of long-term remission using rituximab in a patient with refractory hairy cell leukemia-Japanese variant. *Int J Hematol.* 2004;80(5):432-434.
97. Goldaniga M, Guffanti A, Gianelli U, et al. Clinical and molecular complete remission in a case of variant hairy cell leukemia treated with DHAP followed by high-dose chemotherapy plus rituximab. *Haematologica.* 2004;89(11):ECR41.
98. Zakarija A, Peterson LC, Tallman MS. Splenectomy and treatments of historical interest. *Best Pract Res Clin Haematol.* 2003;16(1):57-68.
99. Johrens K, Stein H, Anagnostopoulos I. T-bet transcription factor detection facilitates the diagnosis of minimal hairy cell leukemia infiltrates in bone marrow trephines. *Am J Surg Pathol.* 2007;31(8):1181-1185.
100. Matutes E, Meeus P, McLennan K, Catovsky D. The significance of minimal residual disease in hairy cell leukaemia treated with deoxycoformycin: a long-term follow-up study. *Br J Haematol.* 1997;98(2):375-383.
101. Filleul B, Delannoy A, Ferrant A, et al. A single course of 2-chloro-deoxyadenosine does not eradicate leukemic cells in hairy cell leukemia patients in complete remission. *Leukemia.* 1994;8(7):1153-1156.
102. Sausville JE, Salloum RG, Sorbara L, et al. Minimal residual disease detection in hairy cell leukemia. Comparison of flow cytometric immunophenotyping with clonal analysis using consensus primer polymerase chain reaction for the heavy chain gene. *Am J Clin Pathol.* 2003;119(2):213-217.
103. Wheaton S, Tallman MS, Hakimian D, Peterson L. Minimal residual disease may predict bone marrow relapse in patients with hairy cell leukemia treated with 2-chlorodeoxyadenosine. *Blood.* 1996;87(4):1556-1560.
104. Melo JV, Robinson DS, Gregory C, Catovsky D. Splenic B cell lymphoma with "villous" lymphocytes in the peripheral blood: a disorder distinct from hairy cell leukemia. *Leukemia.* 1987;1(4):294-298.
105. Traverse-Glehen A, Baseggio L, Bauchu EC, et al. Splenic red pulp lymphoma with numerous basophilic villous lymphocytes: a distinct clinicopathologic and molecular entity? *Blood.* 2008;111(4):2253-2260.
106. Jaffe ES, Harris NL, Stein H, Vardiman JW, eds. *World Health Organization Classification of Tumours Pathology and Genetics: Tumours of Haematopoietic and Lymphoid Tissues.* Lyon, France: IARC Press; 2001.
107. Foucar K. *Bone Marrow Pathology.* 2nd ed. Chicago: ASCP Press; 2001.
108. Agnarsson BA, Loughran TP Jr, Starkebaum G, Kadin ME. The pathology of large granular lymphocyte leukemia. *Hum Pathol.* 1989;20(7):643-651.

第16章

脾脏边缘区淋巴瘤

Miguel A, Piris, Manuela Mollejo, Ignacio Chacón, Juan F, Garcia, Francisca I, Camacho, Miguel Ángel de la Cruz Mora

章节目录

16.1　定义

1992年Schmid等[1]发现一例累及脾脏和骨髓的B细胞淋巴瘤，首次提出并命名为脾脏边缘区淋巴瘤（SMZL），肿瘤细胞特征性表现为微小结节状浸润，取代正常淋巴滤泡并呈现出边缘区分化特点。WHO分类将脾脏边缘区淋巴瘤定义为B细胞淋巴瘤的一个亚型，表现为小淋巴细胞围绕并取代脾脏白髓生发中心，滤泡套区消失并与外周（边缘区）较大的细胞包括散在转化的母细胞相融合，红髓内可见到上述的大小细胞的浸润[1,2]。

临床上常见的典型表现为显著的脾肿大、骨髓及外周血内见肿瘤细胞浸润。外周血肿瘤细胞常表现出绒毛细胞形态特点，此点与其他的一些研究结果证实脾脏边缘区淋巴瘤与伴毛细胞的脾脏淋巴瘤为同一疾病实体[3-6]。

边缘区淋巴瘤（MZL）这个术语在一定程度上会影响对此疾病实体的本质和定义的理解，这似乎提示了与其他边缘区来源肿瘤如黏膜相关淋巴组织淋巴瘤和结内的边缘区淋巴瘤之间的密切关系。然而，脾脏边缘区淋巴瘤的临床特点、免疫表型以及遗传学特点均与其他类型的边缘区B细胞不同，提示其可能为具独特临床病理学特点，并且与MALT或淋巴结边缘区淋巴瘤（NMZL）无关联的一类疾病实体。

16.2　流行病学

脾脏边缘区淋巴瘤的发病率可能被低估了，主要是因为迄今为止，其诊断通常基于脾切除样本；大部分的低度恶性淋巴瘤通常不会行脾切除，因此难以比较其与其他B细胞淋巴瘤的发病率。然而，脾脏边缘区淋巴瘤约占全部淋巴瘤的1%~2%[2,5,7]。

脾脏边缘区淋巴瘤的发病年龄为30~90岁，中位发病年龄为65岁。Chacon等[8]的研究显示男性患者明显多于女性（63%与37%），但此结果在Berger等[9]的研究中并未得到证实，后者的研究发现约44%患者为男性。

16.3　病因学

在SMZL中，Ig重链基因分析显示VH1基因（VH1.2）

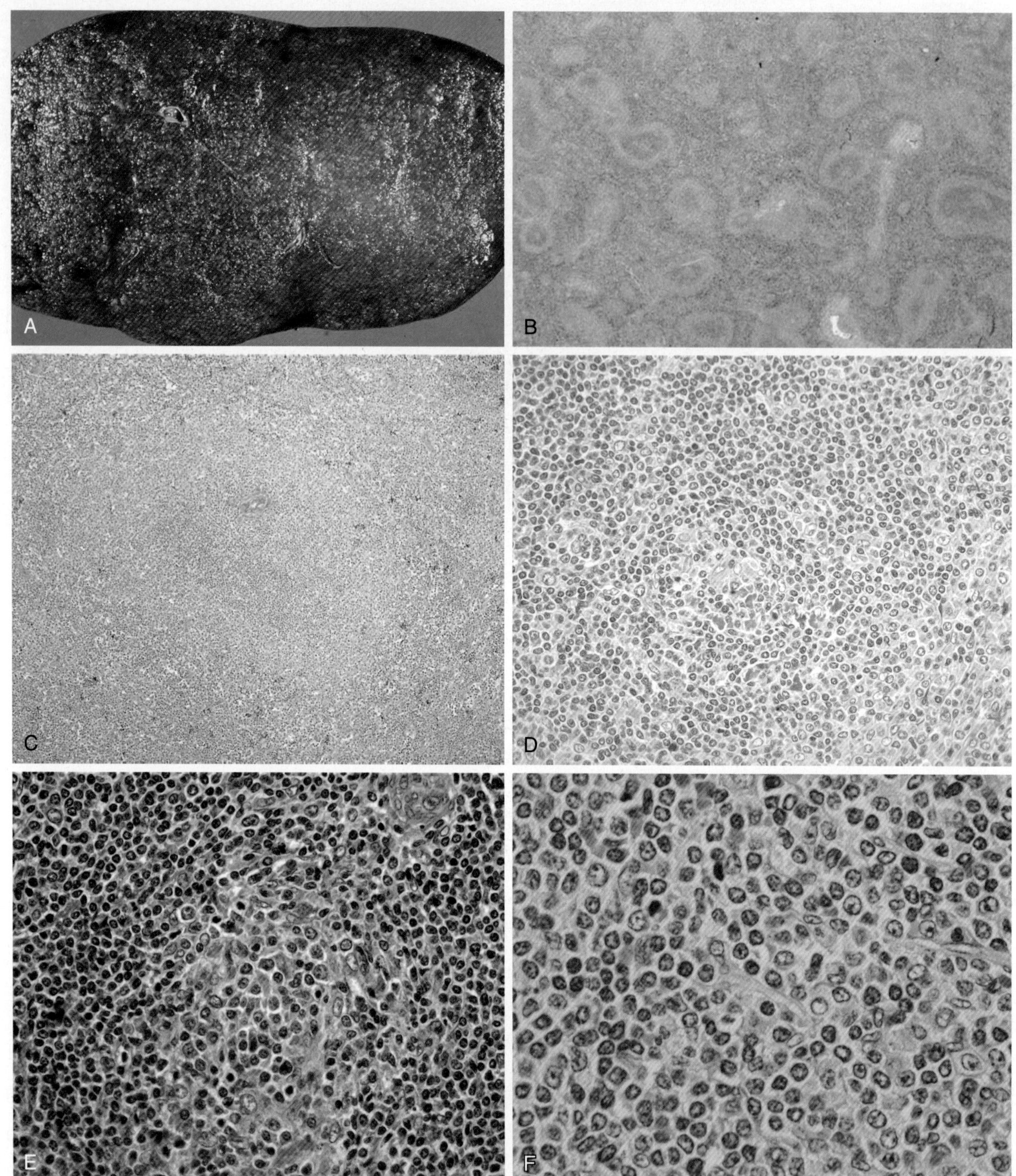

图16.1 脾脏边缘区淋巴瘤（SMZL）。A. 大体表现为一致性微小结节样结构。B. 低倍镜下见细胞呈边缘区分化特点并表现出双相细胞学特点，即边缘为浅染的细胞，中央为深染细胞，偶见淡染的中央区，提示为残存的反应性生发中心。C和D. 淋巴滤泡为肿瘤细胞取代（Giemsa染色）E. 高倍镜下见肿瘤细胞浸润生发中心；此例显示生发中心内肿瘤细胞呈浆细胞分化。F. 细胞学特点。与结节中心内小的肿瘤细胞相比，边缘区的细胞核略增大，胞质丰富、淡染（Giemsa染色）

异常，提示存在某种未知的抗原促进肿瘤生长[10]。有趣的是，少部分SMZL患者携带丙型肝炎病毒（HCV），而针对HCV的治疗似乎会影响对这部分患者肿瘤负荷的控制，提示感染因素可能参与了SMZL的发病机制[11]。此外，SMZL与所谓的疟疾相关超反应脾大之间的相似性也支持了感染因素可能参与了SMZL的发病机制[12]。

16.4 临床特点

最常见的症状有发热、体重减轻或夜间盗汗，见于25%~58%的病例。最常见的阳性体征是脾大，见于75%病例；25%病例有贫血、血小板减低或白细胞减少。10%~15%的病例存在自身免疫性溶血性贫血，而10%的病例伴感染[7,9]。SMZL很少在常规检查中被诊断。

SMZL几乎无一例外会伴骨髓累及，约1/3的病例同时还存在肝脏的累及。Chacon和Berger的研究分别报道了68%和57%病例肿瘤累及外周血（界定标准：绝对性淋巴细胞增多或外周血肿瘤性淋巴细胞>5%）[9]。25%病例存在腹腔淋巴结肿大，外周淋巴结肿大相对少见，见于17%病例。由于常累及骨髓或肝脏，大部分患者在就诊时Ann Arbor分期为Ⅳ期。10%~28%病例存在血清副蛋白血症（通常是IgM）[7,9]。

尽管最初的诊断标准是基于脾脏的形态学，但联合临床表现、免疫表型和形态学特点可明显提高骨髓活检样本诊断的可靠率。

16.5 形态学

SMZL脾脏累及特征性表现为淋巴细胞微结节样浸润，白髓内淋巴滤泡数目增加、体积增大，常伴不同程度的红髓累及（图16.1）。滤泡通常表现为双相结构，由中央的小细胞和外周的边缘区细胞成分构成。滤泡中心的细胞为小细胞，细胞核圆形，胞质少；而边缘区的细胞核不规则，胞质量中等、淡染。此外，大部分病例常可见到散在分布的中心母细胞或免疫母细胞样细胞；这些大细胞常见于脾脏边缘区和红髓，亦可见于骨髓和淋巴结内[13]。部分结节内可见到反应性或退化的生发中心，但一般并不存在。生发中心内可见到肿瘤性浆细胞，罕见情况下可成簇分布于红髓内。肿瘤滤泡的细胞成分反映了边缘区B细胞通过传递免疫复合物给滤泡树突细胞进而诱导生发中心转化的能力[14]。

肿瘤细胞在白髓内呈器官样排列，形成与正常脾脏淋巴滤泡相似的结构，而在红髓内更常表现为弥漫性浸润于脾索和脾窦内。红髓内有时可见到淋巴样细胞的聚集。红髓内的细胞成分既有小淋巴细胞，也有体积较大的生发中心母细胞或免疫母细胞。部分病例内可见到上皮样组织细胞。

脾门淋巴结常有累及（图16.2），但通常不累及其他部位的淋巴结。累及淋巴结时，边缘区的结构常不明显。肿瘤主要呈微结节分布，结节内细胞以小细胞为主，脾窦可有扩张[15]。不同部位肿瘤细胞成分不一提示肿瘤微环境与其生长方式相关[1,2]。

脾脏边缘区淋巴瘤常有骨髓累及，尽管在常规切片中常常难以明确（图16.3）。借助CD20染色可显示小梁间的淋巴样细胞聚集灶以及窦内小的肿瘤细胞。小梁间结节的结构及细胞成分与脾脏内的肿瘤结节一致，偶见肿瘤细胞围绕生发中心。CD20染色可显示窦内B细胞特征性线性排列[16,17]。但以上这些表现并不仅见于SMZL，但联合起来还是比较特异的。

外周血累及较骨髓累及少见。然而，外周血检出少量的肿瘤细胞相对常见，且部分细胞可表现为绒毛细胞的形态学特点。通常以在胞质较丰富的一侧内出现小的突起（图16.4）。

亦有出现巨脾和大细胞数目增多的病例报道[13,18,19]。与经典的SMZL不同，这些病例在边缘区内见到明显的、体积较大的细胞成分，后者有时亦可见于小细胞成分的中央区和红髓。SMZL病例的骨髓和外周淋巴结呈现与其他部位相似的组织学特点。这些病例无特殊的分子遗传学特点，而常可检测到如t（14；18）和t（11；14）此类亦常见于其他类型淋巴瘤的遗传学异常。此外，5例中有3例存在7号染色体长臂的缺失，6例中2例检出P53基因失活，6例中2例肿瘤细胞散在表达Cyclin D1，而4例中有2例检出存在1q32有关的染色体转位。

16.6 免疫表型

免疫表型特点见简表16.1和图16.5。最常见的免疫表达谱是CD20$^+$，CD3$^-$，CD23$^-$，CD43$^-$，CD38$^-$，CD5$^-$，CD10$^-$，BCL6$^-$，BCL2$^+$，Cyclin D1$^-$，IgD$^+$，p27$^+$，annexin A1$^-$。少部分病例肿瘤细胞表达DBA.44[20]。MIB-1染色显示阳性细胞独特的环状分布模式，提示生发中心和边缘区内细胞增殖指数均较高。

P53表达通常不常见，但少部分病例可检出P53表达升高，后者通常与P53基因突变相关。

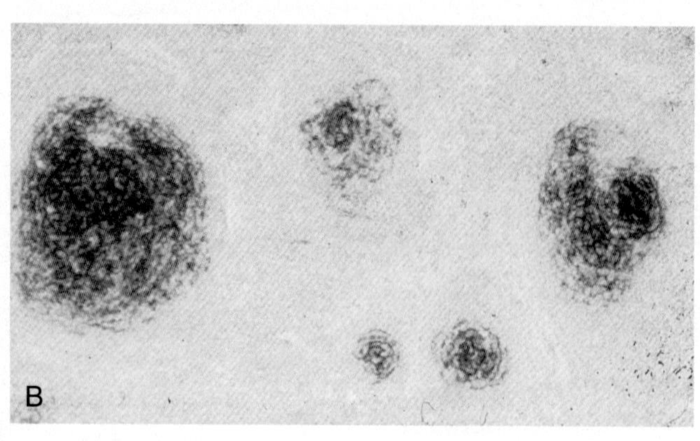

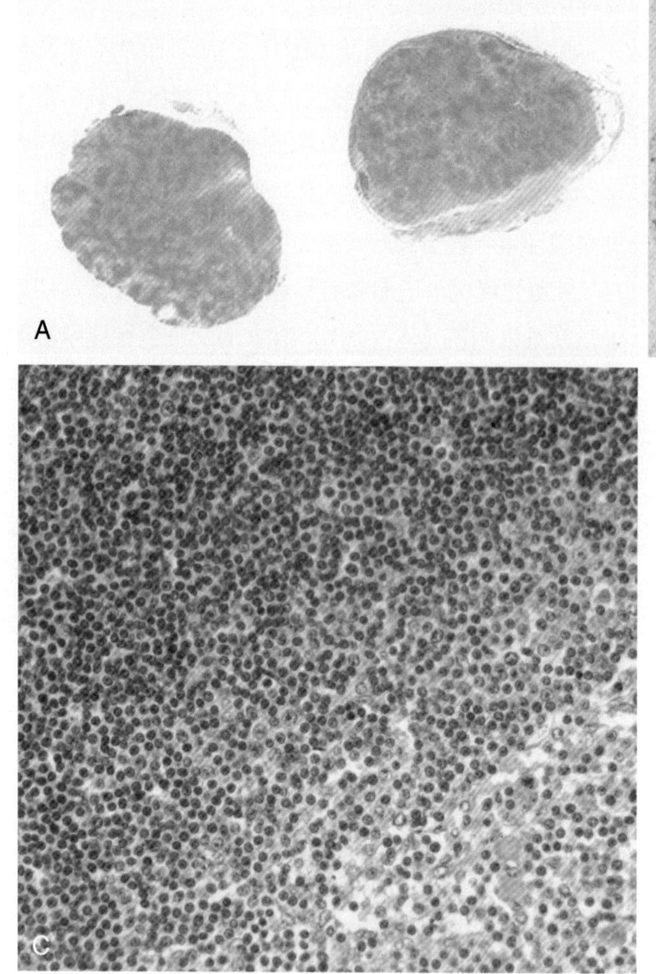

图16.2　脾脏边缘区淋巴瘤（SMZL）累及淋巴结。 **A.** 低倍镜下见脾门淋巴结内肿瘤细胞呈微结节分布，髓窦明显增宽。**B.** 肿瘤细胞位于淋巴滤泡的中央，通过染色标记滤泡树突细胞更为明显（免疫过氧化物酶染色法CD23染色）。**C.** 高倍镜显示淋巴结内肿瘤细胞。细胞体积小，胞质少，核染色质呈块状，无边缘区分化特点

16.7　遗传学

16.7.1　遗传学异常

迄今尚未发现SMZL特征性遗传学改变，这也使得有些情况下难以明确SMZL的诊断。关于7q22-36区域内的杂合缺失和表型检测分析结果显示40%病例为等位基因丢失，这较在其他B细胞淋巴瘤中检出率（8%）要高[21-23]。最常见的微卫星缺失是D7S487。在D7S685和D7S514之间确定了围绕此微卫星标记物的一个小的、通常为5cM的缺失区域。这些结果可能成为此肿瘤的分子遗传学标记，可联合其他形态学、表型特点及临床特点一起应用。伴7q缺失的SMZL更具侵袭性，肿瘤进展较快。在这个区域发现了具调节TCL1a潜能的一群微小RNA，包括MiR29a1和MiR29b[24]。

SMZL中已检测到的其他染色体的克隆性异常包括3q增加（10%~20%病例）以及与1、8和14号染色体相关的异常。尚未检测到t（11；14）（q13；q32）或t（14；18）（q21；q32）。细胞遗传学异常有时也涉及14q32，如t（6；14）（p12；q32）和t（10；14）（q24；q32）[25]或7q21（导致细胞周期依赖激酶6失调）也有报道[26]。在3%~17%病例中可检测到17p13（p53）的缺失[20,25,27]。

16.7.2　抗原受体基因

既往有研究检测了SMZL中Ig重链基因可变区体细胞突变的比率。35例SMZL分析结果显示SMZL分子学特点的异质性，49%病例可变区基因无突变（体细胞突变检出率<2%）；这部分病例的7q31缺失检出率较存在IgVH突变的病例为高，且生存期也较短。此外，发现相当一部分病例存在选择性使用V（H）1~2基因片段，提示肿瘤可能起源于一群高度选择性B细胞[10,28]。存在IgVH突变的病例常同时也存在BCL6编码基因的5′端非编码区的体细胞突变，后者的检出率较IgVH突变为低[29]。

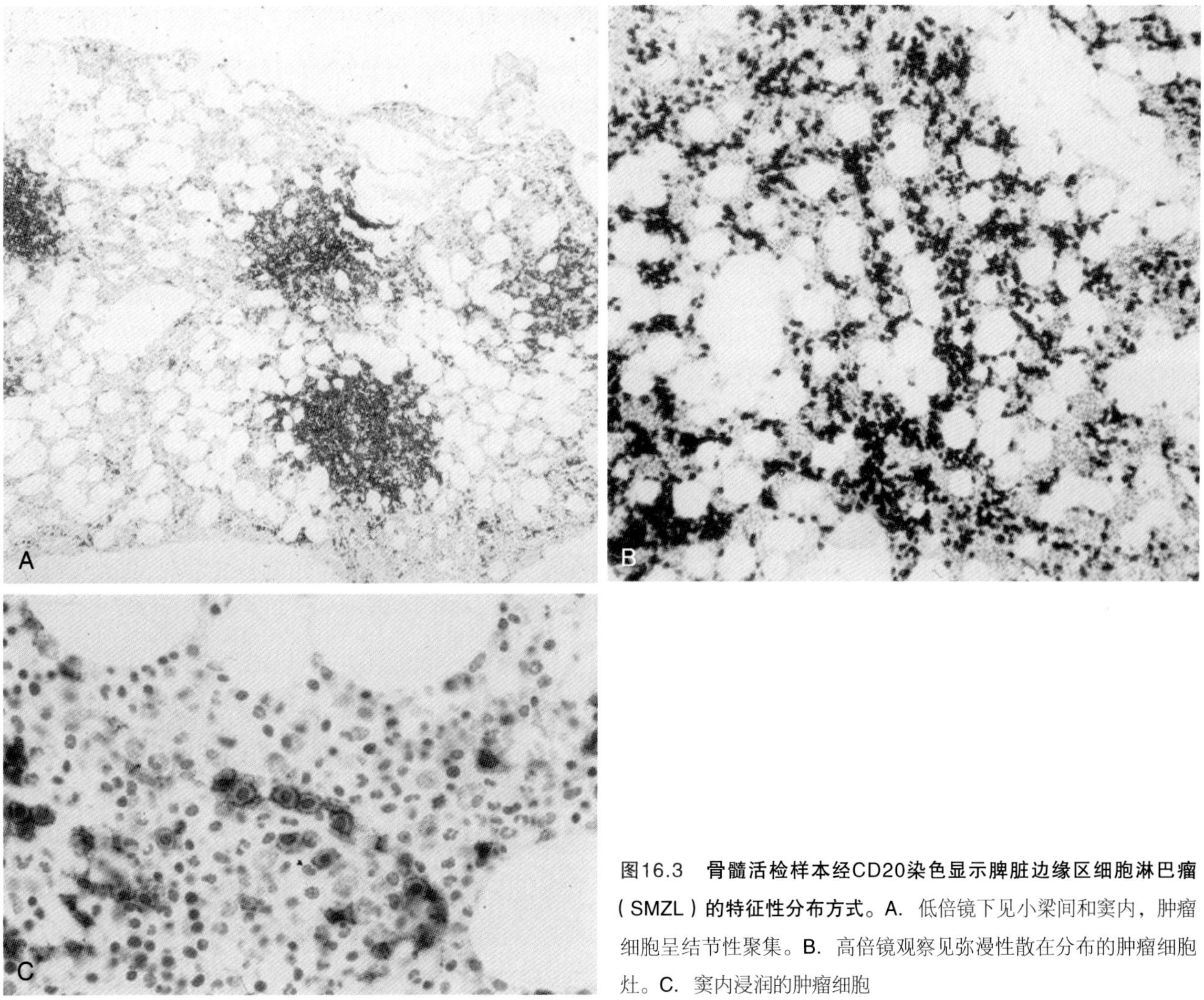

图16.3 骨髓活检样本经CD20染色显示脾脏边缘区细胞淋巴瘤（SMZL）的特征性分布方式。A. 低倍镜下见小梁间和窦内，肿瘤细胞呈结节性聚集。B. 高倍镜观察见弥漫性散在分布的肿瘤细胞灶。C. 窦内浸润的肿瘤细胞

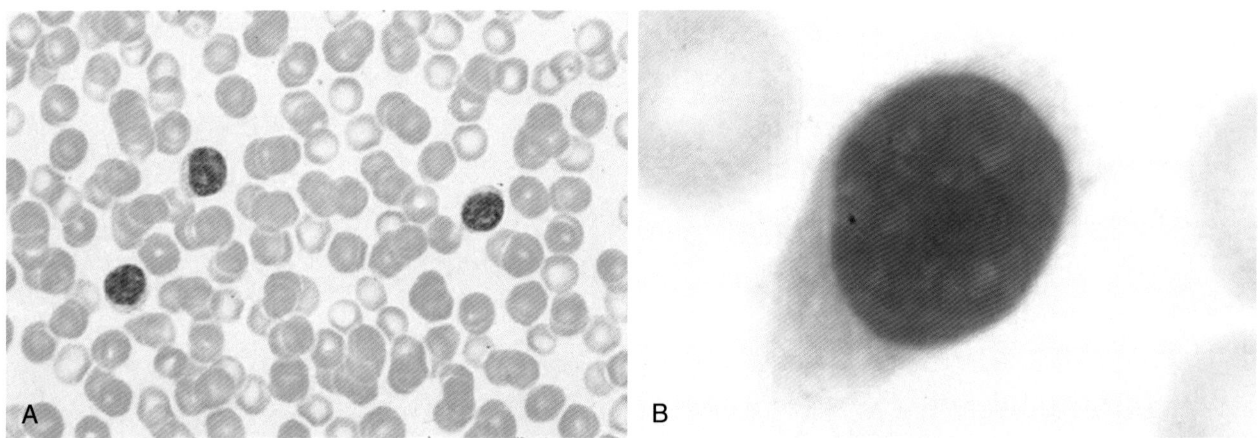

图16.4 脾脏边缘区细胞淋巴瘤（SMZL）。A和B. 外周血形态学观察显示绒毛淋巴细胞。绒毛通常短并有极向，即常聚集在一侧胞质，与毛细胞白血病（HCL）肿瘤细胞胞质内较长且分布于细胞表面全周的绒毛状突起不同。通常仅一部分细胞可观察到绒毛

简表16.1 脾脏边缘区淋巴瘤（SMZL）的主要诊断特点

临床特点
- 脾大
- 骨髓累及
- 淋巴细胞增生症伴或不伴绒毛细胞

形态学特点
- 脾脏：微结节生长方式；双相细胞；滤泡为肿瘤细胞取代；边缘区分化特点；红髓内肿瘤细胞呈弥漫性微结节样浸润
- 外周血：绒毛细胞，小淋巴细胞
- 骨髓：窦内浸润；小梁间结节，偶尔可出现边缘区结构特点
- 淋巴结：微结节浸润方式，小淋巴细胞，散在母细胞，罕见边缘区分化

免疫表型
- $CD20^+$，IgD^+，$BCL2^+$，$CD3^-$，$CD23^-$，$CD43^-$，$CD5^-$，$CD10^-$，Cyclin $D1^-$，$BCL6^-$，annexin $A1^-$
- Ki-67（MIB-1）表达率低（靶环样模式，生发中心和边缘区高增殖活性）；残存生发中心细胞$BCL2^-$、$CD10^+$和$BCL6^+$。

遗传学特点
- 7q缺失：40%
- p53基因异常：0~20%[20，45]。
- p16基因异常：罕见
- BCL6基因体细胞突变：13%[29]。
- IgVH基因体细胞突变：51%[10]。

16.7.3 基因表达谱

基因表达谱的研究发现了可能的诊断标记以及与肿瘤生长相关的致病途径。因此，不同研究所发现的印迹与不同基因族的上调一致。

- 与凋亡调节、BCR和TNF信号通路以及NF-κB活化相关的基因，如SYK，BTK，BIRC3，TRAF3，TRAF5，CD40和LTB基因。
- 与脾脏微环境相关的基因，如SELL和LPXN。
- 淋巴瘤发生相关的癌基因，如ARHH和TCL1[30]。Thieblemont等提出SMZL肿瘤细胞TCL1的表达上调与AKT1的活化相关[31]。
- AP-1和Notch 2转录因子[32]。

与既往的细胞遗传学研究结果一致，发现位于7q31-7q32区域的基因如CAV1，CAV2和GNG11的表达下调[30]。

16.8 细胞起源

形态学观察与分子检测结果的不一致进一步激化了关于SMZL的肿瘤细胞起源的争论。SMZL的大部分肿瘤细胞为IgD^+的小淋巴细胞，而边缘区分化特点仅在脾脏边缘区出现。约半数SMZL病例无IgVH基因体细胞突变，此点不能用于明确肿瘤细胞与正常边缘区B细胞的关系，因为后者常可检测到提示其通过生发中心转换的体细胞突变[33]。提出一个假设来解释这个相互矛盾的结果，即可能在脾初级淋巴滤泡内存在一群仍不甚清楚的小B细胞亚群，后者在合适的环境中能分化成边缘区B细胞，并在生发中心经抗原刺激后发生了体细胞突变。

16.9 临床进展

SMZL是一种低度恶性肿瘤，5年生存率65%（行脾切除的病例）至78%（伴外周血绒毛淋巴细胞的脾脏淋巴瘤）。

少数几个较大样本的研究发现高肿瘤负荷以及体力不佳状态为临床预后不良指标。与不良预后相关的生物学指标有P53突变或过表达、7q缺失以及无IgVH基因体细胞突变。因此，SMZL的生物学行为与慢性淋巴细胞白血病（CLL）相似，不良的临床进展与p53基因失活以及无突变（原始）的IgVH基因相关。

尽管目前关于SMZL的临床试验信息非常少，但仍有一些较确切的观点正逐渐形成。如提出了SMZL对二氯脱氧腺苷治疗耐药[34]，行脾切除治疗的患者预后相对较好[7]，以及脾切除后复发的或对苯丁酸氮芥治疗耐药的患者可能对福达拉滨治疗有效[35]。对HCV^+的病例，抗病毒治疗似乎有助于肿瘤的治疗[11]。最近出版了特别推荐的分期及治疗标准[6]。

SMZL患者发生大B细胞淋巴瘤转化的概率（充分随访的结果显示13%病例发生了大细胞转化）较CLL（1%~10%）为高，但是较FL（25%~60%）为低。迄今为止的少数的病例研究结果发现SMZL的肿瘤进展似乎与p53和p16INK4a的失活无关，而主要与高增殖指数以及7q的缺失率高有关[27]。

16.10 鉴别诊断

SMZL与其他小B细胞类淋巴瘤的鉴别诊断需要联合临床、形态学、免疫表型以及遗传学信息（表16.1）。脾脏内肿瘤细胞呈微结节生长以及在外周血中出现绒毛细胞亦可见于其他疾病，如FL和MCL（图16.6）。免疫表型以

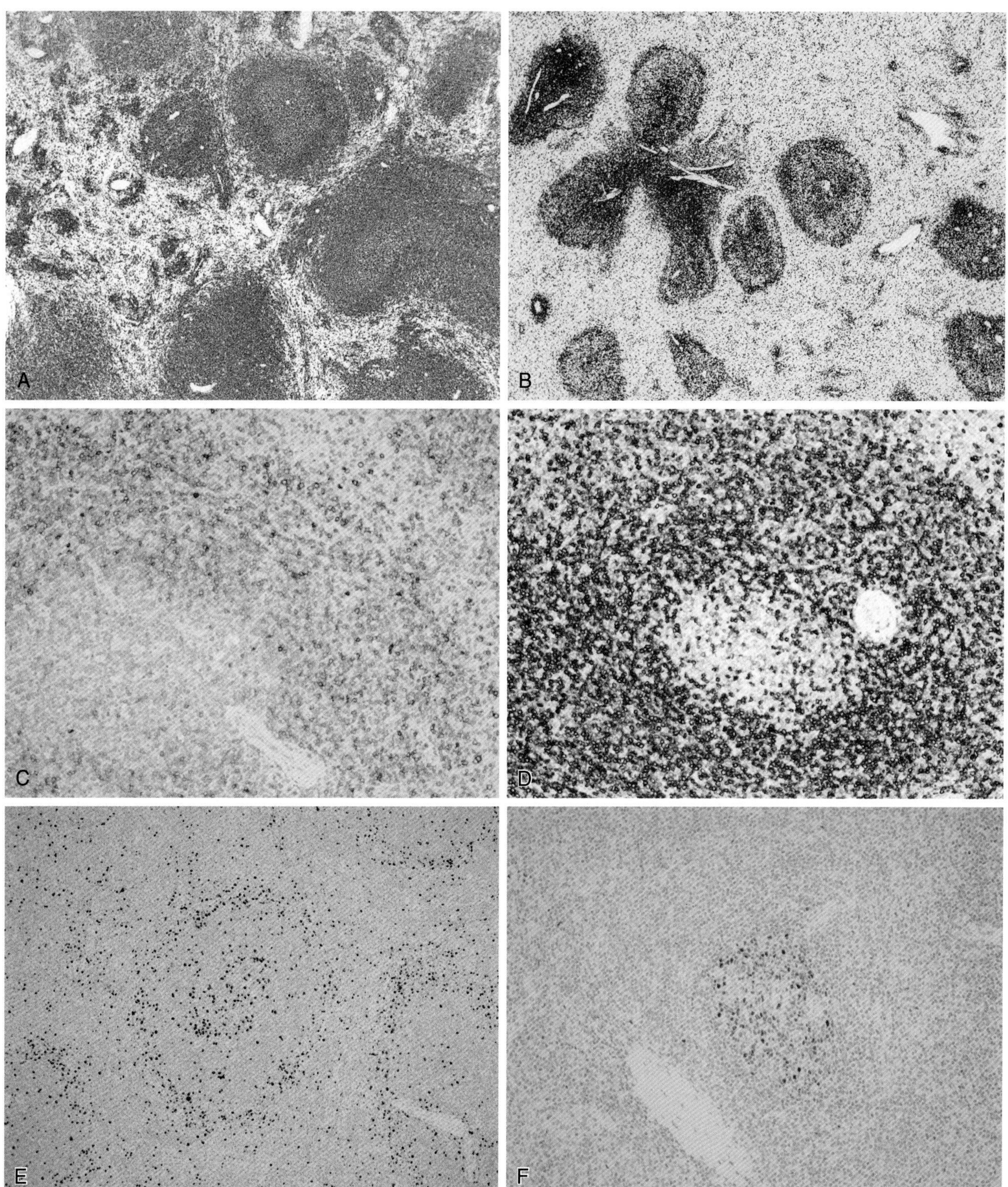

图16.5　脾脏边缘区淋巴瘤（SMZL）累及脾脏的免疫表型特点。A. CD20染色显示明显的红髓内浸润。B. 滤泡中心区和红髓内$CD3^+$的T细胞，凸显微结节的结构特点。C. 肿瘤细胞表达IgD。D. BCL2染色显示生发中心内细胞阴性，而阳性肿瘤细胞围绕并取代了部分生发中心细胞。E. MIB-1（Ki-67）染色显示靶环样模式，生发中心和外周边缘区内有增生活跃的细胞。F. BCL6染色勾画出反应性生发中心细胞

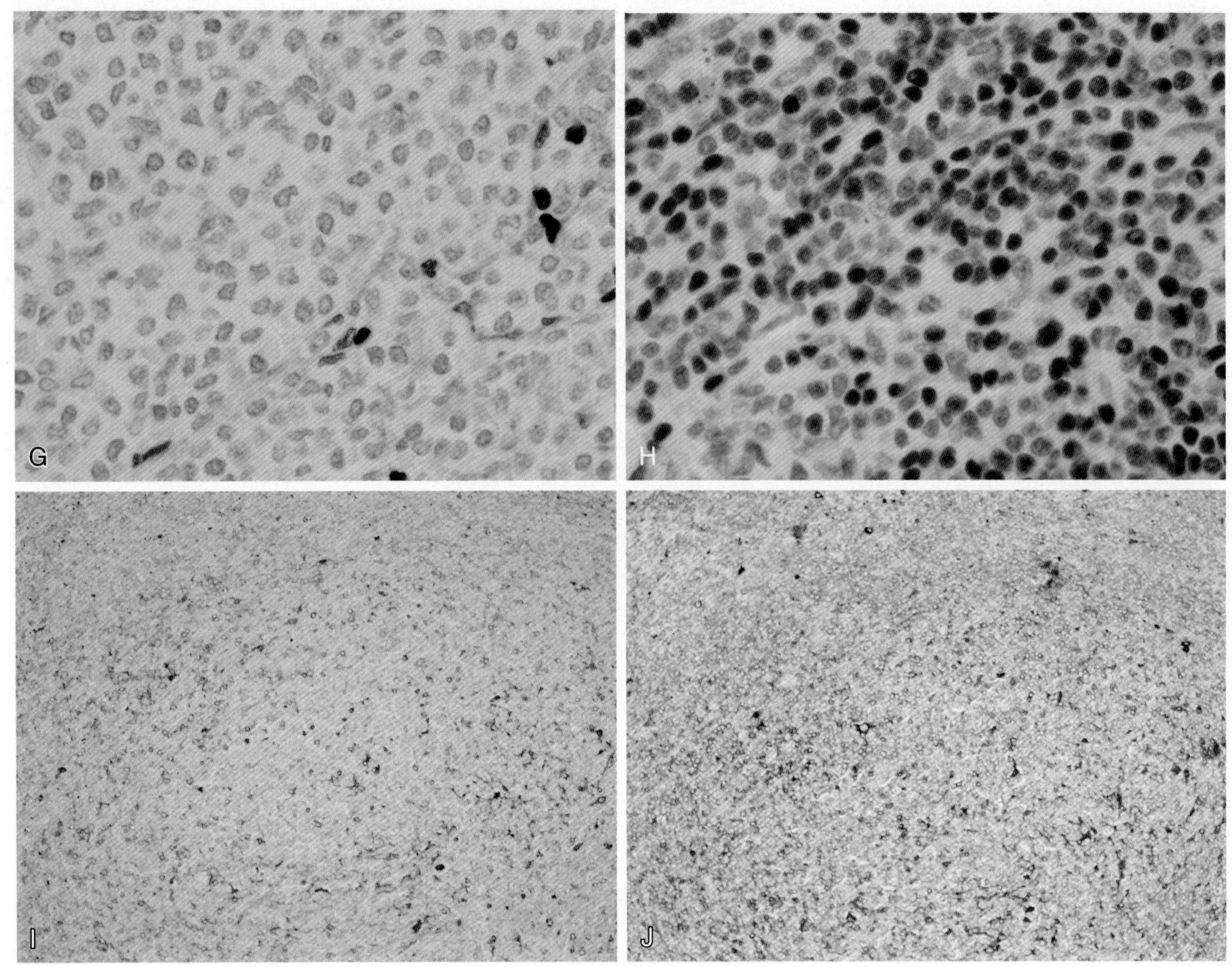

图16.5　脾脏边缘区淋巴瘤（SMZL）累及脾脏的免疫表型特点（续）。G. Cyclin D1$^-$。H. 罕见情况下，SMZL肿瘤细胞可强表达P53。I和J，κ（I）和λ（J）轻链染色显示肿瘤细胞轻链表达限制性，缺乏λ表达

及遗传学特点通常具有诊断性；FL通常CD10$^+$，而MCL通常CD5和Cyclin D1$^+$。无t（11；14）和t（14；18）也有助于除外以上两型淋巴瘤[36-39]。特别有帮助的鉴别点是骨髓内肿瘤细胞呈窦内浸润方式[16,17]以及表达IgD[1,2]。

鉴别淋巴浆细胞淋巴瘤（LPL）可能比较困难，因为一些研究发现高达28%SMZL可出现不同程度的浆细胞分化并在血清内出现单克隆的副球蛋白血症[2,7,9]。也无特殊的免疫表型标记来鉴别此两者，然而检测到特征性7q异常则支持SMZL。SMZL患者很少因血清IgM高浓度而出现高黏滞综合征。骨髓穿刺检查或许有帮助，因为LPL通常表现为不明显的、弥漫性淋巴浆细胞浸润，如出现淋巴样细胞聚集灶并形成边缘区样结构，则应考虑SMZL。最后，切除的脾脏样本中，LPL肿瘤细胞常弥漫浸润于红髓内，与SMZL在白髓及红髓内呈结节性浸润的方式不同[40]。

在极少数情况下，MALT淋巴瘤亦可在脾脏内呈微结节浸润方式，且特征性累及脾脏边缘区，而导致诊断有难度。SMZL无t（11；18）[41]。而存在7q异常可用于此两者的鉴别诊断。此外，SMZL肿瘤细胞常特征性表达IgD，而在MALT淋巴瘤中极为罕见。此外，MALT淋巴瘤存在特征性染色体转位，而此点尚未在SMZL中检测到。

16.11　其他脾脏B细胞淋巴瘤

16.11.1　脾脏弥漫红髓小B细胞淋巴瘤

既往亦有报道脾脏B细胞淋巴瘤主要表现为红髓的累及，而不累及滤泡，且单一性肿瘤细胞形态与边缘区B细胞相似，散在分布有核仁的母细胞[42,43]。有些病例白髓内可见到呈高度反应性增生的滤泡，与中央区域内弥漫性浸润的肿瘤细胞区结构显著不同。在脾脏和骨髓内，这些病例特征性表现为窦内浸润模式。且此部分病例IgG和DBA.44表达较SMZL中更为常见。

表16.1 脾脏边缘区淋巴瘤鉴别诊断

特点	SMZL	CLL	MCL	FL	LPL	MALT-MZL
			形态学			
细胞成分	小淋巴细胞 大B细胞 边缘区细胞	小淋巴细胞 前淋巴细胞 副免疫母细胞	单形性（生发中心细胞）	中心细胞 中心母细胞	小细胞 浆样细胞 浆细胞	小淋巴细胞 母细胞 边缘区细胞
脾脏内边缘区生长方式	+（不包括淋巴结）	–	±	±	–	+所有部位
			免疫表型			
IgD	+	+	+	–	±	–
CD43	–	+	+	–	±	±
CD5	–	+	+	–	–	–
CD23	–	+	–	–	–	–
CD10	–	–	–	+	–	–
Cyclin D1	–	–	+	–	–	–
BCL6	–	–	–	+	–	–
MIB-1	靶环样模式	低	低至少中度	低	低	低
			遗传学特点			
3号染色体3体（%）	17	3	–	–	–	50~85
12号染色体3体（%）	10~50	20	5~15	–	–	5~15
7q-（%）	40	–	–	–	–	–
t（11；14）(%)	–	–	100	–	–	–
t（14；18）(%)	–	–	–	90	–	–
t（11；18）(%)	–	–	–	–	–	40~60
IgVH体细胞突变（%）	51	54	25	90	100	100
			临床表现			
脾肿大	+	+	+	+	+	–
BM累及	+	+	25%	+	+	20%
PB累及	+	+	20%~58%	9%	+	–
M-蛋白	10%~30%	–	–	–	+	罕见
外周LN	罕见	罕见	+	+	+	罕见
结外非造血部位	罕见	+	GI Waldeyer环	GI	罕见	+

注：BM，骨髓；CLL，慢性淋巴细胞白血病；FL，滤泡性淋巴瘤；GI，胃肠道；LN，淋巴结；LPL，淋巴浆细胞淋巴瘤；MALT-MZL，黏膜相关淋巴组织结外边缘区淋巴瘤；MCL，套细胞淋巴瘤；PB，外周血；SMZL，脾脏边缘区淋巴瘤。

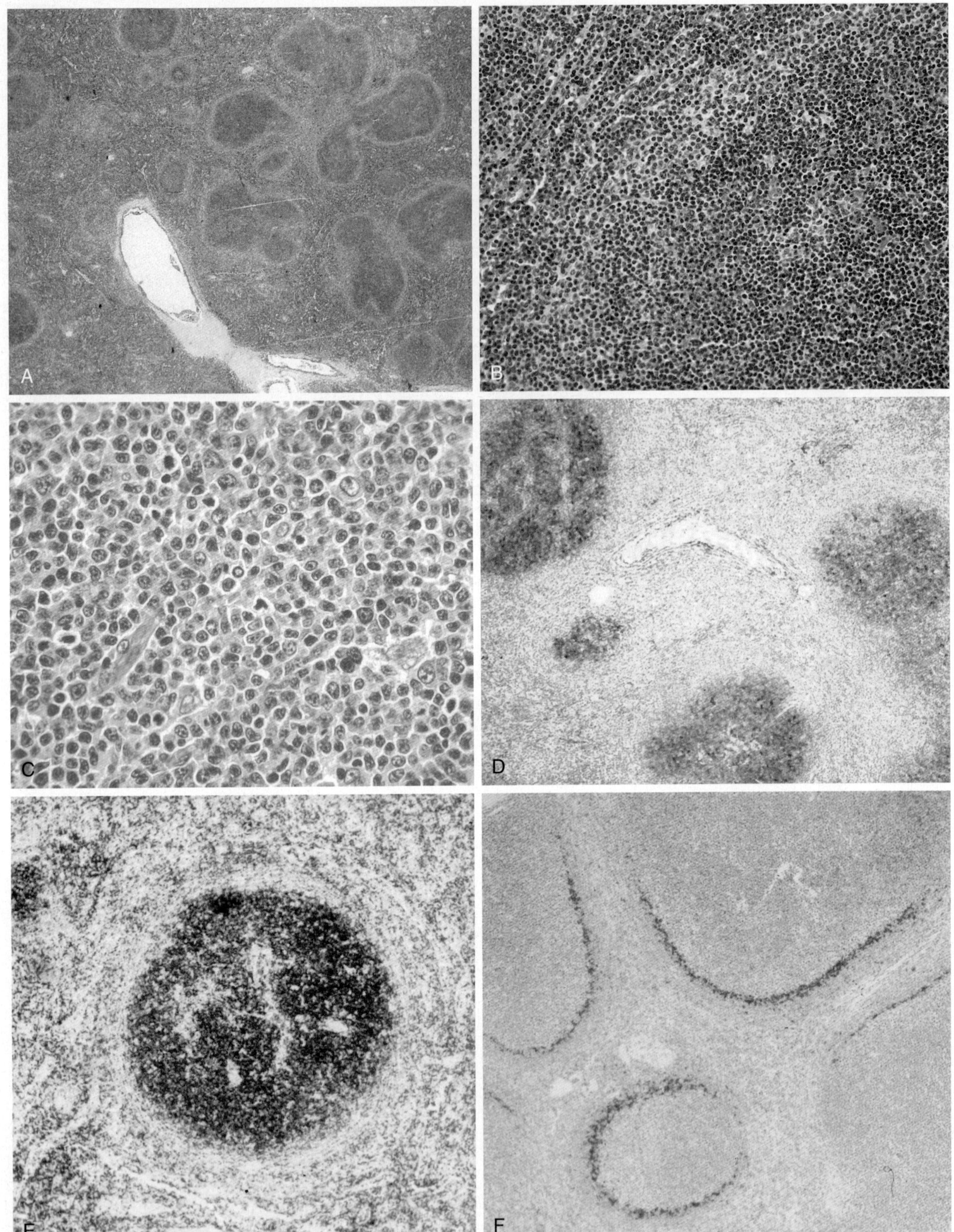

图16.6 滤泡性淋巴瘤（FL）累及脾脏，与脾脏边缘区淋巴瘤（SMZL）相似。A和B. 边缘区分化特点的肿瘤细胞呈微结节样浸润。C. 高倍镜下，滤泡内细胞由中心细胞及中心母细胞混合组成，为典型的生发中心细胞结构（Giemsa染色）。D. CD10染色显示完整的滤泡，而非残存的生发中心，这些可见于SMZL。E. 滤泡内细胞BCL2的表达呈一致性。F. 残留套细胞表达IgD，而肿瘤细胞不表达

16.11.2 毛细胞白血病变异型（HCLv）

除了名字上的相似之外，此类非常罕见的低级别的B细胞淋巴瘤与HCL在形态学、免疫表型或治疗反应方面均无相关性。此部分病例肿瘤细胞体积大、核仁明显，呈前淋巴细胞样细胞；且不表达annexin A1、CD25以及CD123，且对传统HCL治疗无反应[44]。

16.12 精华和陷阱

特点	评论
滤泡取代（MIB-1和BCL2染色）	MIB-1染色显示靶环样模式，而BCL2+的肿瘤细胞与残存的BCL2-的生发中心细胞混杂存在，共同显示出被取代的滤泡结构。这与FL中肿瘤性滤泡内瘤细胞一致性表达BCL2且MIB-1标记细胞均匀分布不同。
IgD染色	大部分SMZL肿瘤细胞表达IgD，但无残存的套细胞。在FL及MALT-MZL中，常可见到残存的IgD+的套细胞。
骨髓浸润	骨髓活检显示小梁间见小淋巴细胞及散在分布的母细胞构成的肿瘤结节，侵占残留的生发中心。窦内浸润方式（通过CD20染色显示）是此类淋巴瘤的较特异的改变。
脾门淋巴结形态学	SMZL淋巴结累及有着独特的形态学及免疫表型特点，通常无边缘区分化特点。
7q缺失	7q31-32缺失是SMZL相对常见的遗传学标记，见于40%病例。
*IgVH*基因体细胞突变	*IgVH*基因体细胞突变分析显示49%病例无突变。这组病例的生存期较短，且与7q缺失相关。
边缘区生长方式	其他类型的小B细胞淋巴瘤脾脏累及也可观察到边缘区增生。SMZL累及骨髓和淋巴结肿瘤常无边缘区分化特点。
外周血绒毛细胞	尽管SMZL与SLVL存在很多的重叠，但并非全部SMZL病例的外周血内均可检见绒毛细胞。绒毛淋巴细胞亦可见于MCL、FL、CLL和LPL。
Cyclin D1$^+$细胞	少数SMZL病例可见到散在Cyclin D1$^+$细胞，但无t（11；14）转位。

注：CLL，慢性淋巴细胞白血病；FL，滤泡性淋巴瘤；LPL，淋巴浆细胞淋巴瘤；MCL，套细胞淋巴瘤；SLVL，伴绒毛淋巴细胞的脾脏淋巴瘤；SMZL，脾脏边缘区淋巴瘤。

（黄 欣 译）

参考文献

1. Schmid C, Kirkham N, Diss T, Isaacson PG. Splenic marginal zone cell lymphoma. *Am J Surg Pathol.* 1992;16:455-466.
2. Mollejo M, Menarguez J, Lloret E, et al. Splenic marginal zone lymphoma: a distinctive type of low-grade B-cell lymphoma. A clinicopathological study of 13 cases. *Am J Surg Pathol.* 1995;19:1146-1157.
3. Matutes E, Morilla R, Owusu-Ankomah K, et al. The immunophenotype of splenic lymphoma with villous lymphocytes and its relevance to the differential diagnosis with other B-cell disorders. *Blood.* 1994;83:1558-1562.
4. Catovsky D, Matutes E. Splenic lymphoma with circulating villous lymphocytes/splenic marginal- zone lymphoma. *Semin Hematol.* 1999;36:148-154.
5. Melo JV, Robinson DS, Gregory C, Catovsky D. Splenic B cell lymphoma with "villous" lymphocytes in the peripheral blood: a disorder distinct from hairy cell leukemia. *Leukemia.* 1987;1:294-298.
6. Matutes E, Oscier D, Montalban C, et al. Splenic marginal zone lymphoma proposals for a revision of diagnostic, staging and therapeutic criteria. *Leukemia.* 2008;22:487-495.
7. Troussard X, Valensi F, Duchayne E, et al. Splenic lymphoma with villous lymphocytes: clinical presentation, biology and prognostic factors in a series of 100 patients. Groupe Francais d'Hematologie Cellulaire (GFHC). *Br J Haematol.* 1996;93:731-736.
8. Chacon JI, Mollejo M, Munoz E, et al. Splenic marginal zone lymphoma: clinical characteristics and prognostic factors in a series of 60 patients. *Blood.* 2002;100:1648-1654.
9. Berger F, Felman P, Thieblemont C, et al. Non-MALT marginal zone B-cell lymphomas: a description of clinical presentation and outcome in 124 patients. *Blood.* 2000;95:1950-1956.
10. Algara P, Mateo MS, Sanchez-Beato M, et al. Analysis of the IgV(H) somatic mutations in splenic marginal zone lymphoma defines a group of unmutated cases with frequent 7q deletion and adverse clinical course. *Blood.* 2002;99:1299-1304.
11. Hermine O, Lefrere F, Bronowicki JP, et al. Regression of splenic lymphoma with villous lymphocytes after treatment of hepatitis C virus infection. *N Engl J Med.* 2002;347:89-94.
12. Bates I, Bedu-Addo G, Rutherford TR, Bevan DH Circulating villous lymphocytes—a link between hyperreactive malarial splenomegaly and splenic lymphoma. *Trans R Soc Trop Med Hyg.* 1997;91:171-174.
13. Lloret E, Mollejo M, Mateo MS, et al. Splenic marginal zone lymphoma with increased number of blasts: an aggressive variant? *Hum Pathol.* 1999;30:1153-1160.
14. Lopes-Carvalho T, Foote J, Kearney JF. Marginal zone B cells in lymphocyte activation and regulation. *Curr Opin Immunol.* 2005;17:244-250.
15. Mollejo M, Lloret E, Menarguez J, et al. Lymph node involvement by splenic marginal zone lymphoma: morphological and immunohistochemical features. *Am J Surg Pathol.* 1997;21:772-780.
16. Labouyrie E, Marit G, Vial JP, et al. Intrasinusoidal bone marrow involvement by splenic lymphoma with villous lymphocytes: a helpful immunohistologic feature. *Mod Pathol.* 1997;10:1015-1020.
17. Franco V, Florena AM, Campesi G. Intrasinusoidal bone marrow infiltration: a possible hallmark of splenic lymphoma. *Histopathology.* 1996;29:571-575.
18. Kakinoki Y, Kubota H, Sakurai H, et al. Blastic transformation after splenectomy in a patient with nonvillous splenic marginal zone lymphoma with p53 overexpression: a case report. *Int J Hematol.* 2005;81:417-420.
19. Viaggi S, Abbondandolo A, Carbone M, et al. Uncommon cytogenetic findings in a case of splenic marginal zone lymphoma with aggressive clinical course. *Cancer Genet Cytogenet.* 2004;148:133-136.
20. Gruszka-Westwood AM, Hamoudi RA, Matutes E, et al. p53 Abnormalities in splenic lymphoma with villous lymphocytes. *Blood.* 2001;97:3552-3558.
21. Mateo M, Mollejo M, Villuendas R, et al. 7q31-32 Allelic loss is a frequent finding in splenic marginal zone lymphoma. *Am J Pathol.* 1999;154:1583-1589.
22. Sole F, Woessner S, Florensa L, et al. Frequent involvement of chromosomes 1, 3, 7

and 8 in splenic marginal zone B-cell lymphoma. *Br J Haematol.* 1997;98:446-449.
23. Oscier DG, Gardiner A, Mould S. Structural abnormalities of chromosome 7q in chronic lymphoproliferative disorders. *Cancer Genet Cytogenet.* 1996;92:24-27.
24. Ruiz-Ballesteros E, Mollejo M, Mateo M, et al. MicroRNA losses in the frequently deleted region of 7q in SMZL. *Leukemia.* 2007;21:2547-2549.
25. Sole F, Salido M, Espinet B, et al. Splenic marginal zone B-cell lymphomas: two cytogenetic subtypes, one with gain of 3q and the other with loss of 7q. *Haematologica.* 2001;86:71-77.
26. Corcoran MM, Mould SJ, Orchard JA, et al. Dysregulation of cyclin dependent kinase 6 expression in splenic marginal zone lymphoma through chromosome 7q translocations. *Oncogene.* 1999;18:6271-6277.
27. Camacho FI, Mollejo M, Mateo MS, et al. Progression to large B-cell lymphoma in splenic marginal zone lymphoma: a description of a series of 12 cases. *Am J Surg Pathol.* 2001;25:1268-1276.
28. Traverse-Glehen A, Davi F, Ben Simon E, et al. Analysis of VH genes in marginal zone lymphoma reveals marked heterogeneity between splenic and nodal tumors and suggests the existence of clonal selection. *Haematologica.* 2005;90:470-478.
29. Mateo MS, Mollejo M, Villuendas R, et al. Molecular heterogeneity of splenic marginal zone lymphomas: analysis of mutations in the 5′ non-coding region of the bcl-6 gene. *Leukemia.* 2001;15:628-634.
30. Ruiz-Ballesteros E, Mollejo M, Rodriguez A, et al. Splenic marginal zone lymphoma: proposal of new diagnostic and prognostic markers identified after tissue and cDNA microarray analysis. *Blood.* 2005;106:1831-1838.
31. Thieblemont C, Nasser V, Felman P, et al. Small lymphocytic lymphoma, marginal zone B-cell lymphoma, and mantle cell lymphoma exhibit distinct gene-expression profiles allowing molecular diagnosis. *Blood.* 2004;103:2727-2737.
32. Troen G, Nygaard V, Jenssen TK, et al. Constitutive expression of the AP-1 transcription factors c-jun, junD, junB, and c-fos and the marginal zone B-cell transcription factor Notch2 in splenic marginal zone lymphoma. *J Mol Diagn.* 2004;6:297-307.
33. Tierens A, Delabie J, Michiels L, et al. Marginal-zone B cells in the human lymph node and spleen show somatic hypermutations and display clonal expansion. *Blood.* 1999;93:226-234.
34. Lefrere F, Hermine O, Francois S, et al. Lack of efficacy of 2-chlorodeoxyadenoside in the treatment of splenic lymphoma with villous lymphocytes. *Leuk Lymphoma.* 2000;40:113-117.
35. Lefrere F, Hermine O, Belanger C, et al. Fludarabine: an effective treatment in patients with splenic lymphoma with villous lymphocytes. *Leukemia.* 2000;14:573-575.
36. Mollejo M, Lloret E, Solares J, et al. Splenic involvement by blastic mantle cell lymphoma (large cell/anaplastic variant) mimicking splenic marginal zone lymphoma. *Am J Hematol.* 1999;62:242-246.
37. Savilo E, Campo E, Mollejo M, et al. Absence of cyclin D1 protein expression in splenic marginal zone lymphoma. *Mod Pathol.* 1998;11:601-606.
38. Piris MA, Mollejo M, Campo E, et al. A marginal zone pattern may be found in different varieties of non-Hodgkin's lymphoma: the morphology and immunohistology of splenic involvement by B-cell lymphomas simulating splenic marginal zone lymphoma. *Histopathology.* 1998;33:230-239.
39. Schmid U, Cogliatti SB, Diss TC, Isaacson PG. Monocytoid/marginal zone B-cell differentiation in follicle centre cell lymphoma. *Histopathology.* 1996;29:201-208.
40. Van Huyen JP, Molina T, Delmer A, et al. Splenic marginal zone lymphoma with or without plasmacytic differentiation. *Am J Surg Pathol.* 2000;24:1581-1592.
41. Remstein ED, James CD, Kurtin PJ. Incidence and subtype specificity of API2-MALT1 fusion translocations in extranodal, nodal, and splenic marginal zone lymphomas. *Am J Pathol.* 2000;156:1183-1188.
42. Papadaki T, Stamatopoulos K, Belessi C, et al. Splenic marginal-zone lymphoma: one or more entities? A histologic, immunohistochemical, and molecular study of 42 cases. *Am J Surg Pathol.* 2007;31:438-446.
43. Mollejo M, Algara P, Mateo MS, et al. Splenic small B-cell lymphoma with predominant red pulp involvement: a diffuse variant of splenic marginal zone lymphoma? *Histopathology.* 2002;40:22-30.
44. Matutes E, Wotherspoon A, Catovsky D. The variant form of hairy-cell leukaemia. *Best Pract Res Clin Haematol.* 2003;16:41-56.
45. Sol Mateo M, Mollejo M, Villuendas R, et al. Analysis of the frequency of microsatellite instability and p53 gene mutation in splenic marginal zone and MALT lymphomas. *Mol Pathol.* 1998;51:262-267.

第17章

滤泡性淋巴瘤

Nancy Lee Harris, Laurence de Leval, Judith A. Ferry

章节目录

17.1　定义

WHO 2008中，滤泡性淋巴瘤（FL）定义为由滤泡中心（生发中心）B细胞（通常包括中心细胞和中心母细胞）发生的肿瘤，通常至少部分区域呈滤泡性结构[1]。任何1例FL中如果出现大部分或完全由母细胞构成的弥漫区域，无论范围大小，也诊断为弥漫大B细胞淋巴瘤（DLBCL）。标本组织中由中心细胞和中心母细胞构成的淋巴瘤伴完全弥漫性生长方式可归入FL。由生发中心细胞发生的原发性皮肤淋巴瘤应独立归类，即原发性皮肤滤泡中心淋巴瘤（PCFCL）。FL主要特点见表17.1。FL几个变异型具有独特的临床病理特点，在WHO分类中均有阐述（简表17.1）。

尽管广泛认同FL和淋巴滤泡之间的关系，但不同分类中关于FL的定义和作为一种独立疾病实体的认识各有不同（表17.2）。现在称为FL的肿瘤是一种独立疾病，最早由Brill等[2]和Symmers提出[3]。虽然早期研究对该病变是反应性还是肿瘤性存在困惑，最后他们都认为这是一种淋巴瘤[4,5]。1941年马萨诸塞总医院的Gall等[6]首次完整描述了该病变的形态学和临床特点，并提议命名为FL。此后Rappaport等[7,8]用“结节性”一词取代“滤泡性”。这引起了病理和临床工作者的关注，他们开始认为滤泡增生是FL的前驱病变，并希望将淋巴瘤与增殖性病变区分开来。Rappaport等[7,8]认为，很多类型淋巴瘤可呈结节性生长。他们的临床资料显示，伴有结节性结构淋巴瘤的预后好于细胞组成类似但弥漫性生长的病例。Kiel分类将FL视为一种独立疾病实体，根据细胞组成而不是生长方式定义疾病，即由中心细胞和中心母细

表17.1 滤泡性淋巴瘤（FL）主要特点

特点	描述
定义	由生发中心B细胞（中心细胞和中心母细胞）发生的肿瘤，通常至少部分区域呈滤泡性结构
发病率	占美国成人淋巴瘤的40%，占全世界20%
年龄	中位60岁
性别	男=女
临床表现特点	广泛淋巴结大，脾大常见，无症状；40%骨髓阳性；临床Ⅰ期或结外病变（儿童，胃肠道）罕见
形态学	生长方式：滤泡性伴有或不伴有弥漫区域，或滤泡间区受累、被膜外扩散、纤维化，血管侵犯 细胞学：中心母细胞和中心细胞，滤泡树突细胞，反应性T细胞 分级：见表17.3
免疫表型	Ig$^+$，CD19$^+$，CD20$^+$，CD22$^+$，CD79a$^+$，PAX5$^+$，CD10$^+$，BCL2$^+$，BCL6$^+$，CD43$^-$，CD5$^-$；滤泡树突细胞网状结构CD21$^+$，CD23$^+$
遗传学特点	Ig基因重排，突变，克隆内部异质性 t（14；18）（q23；q32）和*BCL2/IgH*重排
假定的细胞起源	生发中心B细胞
临床过程	惰性，不能治愈：中位生存期8~10年；预后取决于组织学分级（1~2级惰性，3级侵袭性）、FL国际预后指数
治疗	2级姑息性治疗，3级攻击性治疗

胞组成的淋巴瘤[9]。因此，中心母细胞/中心细胞性淋巴瘤可为典型的滤泡性，但也可完全弥漫性。然而，淋巴瘤呈滤泡性结构但中心母细胞融合成片分布时称为中心母细胞性，与弥漫性中心母细胞性淋巴瘤一同归入高级别恶性肿瘤。Lukes–Collins[10]系统也主要根据细胞类型（小裂、大裂、小无裂和大无裂滤泡中心细胞）而分类，认为生长方式（滤泡性或弥漫性）对生物学和临床并无意义。非霍奇金淋巴瘤（NHL）病理分类方案提出修订的工作分类，采用Rappaport组织学类型与Lukes–Collins术语缩写版本相结合方法，认识到不是所有淋巴瘤都是FL[11]。Rappaport分类根据大细胞的比例定义组织学类型，认为大细胞比例对预测FL预后具有重要意义。

简表17.1 滤泡性淋巴瘤（FL）的变异型

- 儿童FL
- 原发性小肠FL
- 其他结外FL
- 滤泡内瘤变（原位FL）

REAL分类提议用术语“滤泡中心淋巴瘤，滤泡性”，是指由中心细胞和中心母细胞组成的独立疾病实体，至少部分区域呈滤泡性结构。组织学分级和临床侵袭性取决于中心母细胞的比例[12]。该疾病实体涵盖了上述工作分类中归入FL的绝大多数肿瘤、Lukes–Collins分类中归入滤泡中心细胞淋巴瘤伴有滤泡性结构的绝大多数肿瘤以及kiel分类中所有伴任何滤泡性结构的中心母细胞/中心细胞性淋巴瘤和伴完全滤泡性结构的中心母细胞性淋巴瘤。REAL分类也包括“滤泡中心淋巴瘤，弥漫性”类型，指活检组织内中心母细胞和中心细胞（相当于1级或2级）完全弥漫分布的病例。用三个等级（1、2和3级）代替工作分类的组织学类型。2001年WHO分类采用了REAL分类的定义，但名称改回FL[13,14]。将“滤泡中心淋巴瘤，弥漫性”类型独立出来，作为FL的变异型。WHO 2008中，FL类型包括滤泡性和完全弥漫性病例（FL）。因此，术语“滤泡性”现在是指细胞起源和分化阶段，不是指生长方式[1]。

17.2 流行病学

FL主要发生于成人，中位年龄55~59岁（表17.1）[6,7,11,15]。与大多数其他血液系统恶性肿瘤相比，男女发病率相同。美国白人的发病率比黑人高2~3倍[16]。偶见于20岁以下。儿童病例多为男性，FL 3级多见，好发于头颈，包括扁桃体（见“17.10 FL的变异型”）[17,18]。FL全世界发病率仅次于DLBCL，位居第二，占所有NHL的20%[15]。在美国，FL约占NHL的40%，在“低级别”淋巴瘤中的比例高达70%[15,19]。欧洲东部和南部、亚洲及不发达国家的发病率相对较低[20]。Anderson等[20]研究表明，FL发病率在美国、加拿大、伦敦和南非为28%~33%，而德国和法国仅17%~18%，瑞士11%，香港8%。

过去的20年里，美国白人每十万人有2.7~3.0人患病，黑人每十万人有0.9~1.3人患病[16]。来自监测、流行病学和最终结果方案的报告指出，美国1978~1995年白人FL发病率与同期弥漫性大细胞淋巴瘤相比只是略有增

表17.2　滤泡性淋巴瘤（FL）分类不同术语和类型的比较

分类	生长方式	细胞学类型				
Rappaport分类	结节性（任何程度结节）	高分化淋巴细胞性	低分化淋巴细胞性	淋巴细胞/组织细胞混合性	组织细胞性	
Kiel分类	滤泡性，滤泡和弥漫性，弥漫性	中心母细胞/中心细胞性			中心母细胞性	
Lukes-Collins分类	不包含生长方式		小裂滤泡中心细胞 大裂滤泡中心细胞		大无裂滤泡中心细胞	
工作组分类	滤泡性，滤泡和弥漫性		小裂细胞	小裂的大细胞混合性	大细胞	
REAL分类	滤泡性，滤泡和弥漫性，弥漫性*		1级	2级	3级	
2001年WHO分类	滤泡性±弥漫性*		1级	2级	3A级	3B级
WHO 2008	滤泡性，滤泡和弥漫性，弥漫性*		1~2 级（低级别）		3A级	3B级

注：* FL的弥漫区域和弥漫性FL归入1~2级；弥漫区域满足3级FL（A或B）诊断标准归入弥漫大B细胞淋巴瘤（DLBCL）。

加，前者从16%上升至22%，后者从50%上升至90%[16]。黑人男性发病率增加明显（77%），黑人女性则保持稳定[16]。有趣的是，1942年Gall和Mallory[21]报道了某一美国机构收集的超过600例的淋巴瘤病例，其中FL仅占9%，提示美国的相对频率在20世纪中间三十余年里增加了。亚洲国家估计每年每十万人有0.15~0.38人患病，比西方发达国家的10%还低[22]。

尚无研究对种族易感性进行广泛评估，且很难从社会经济因素方面进行剖析。马来西亚的一篇报道指出，158例成人NHL中FL仅占12%，其中印度（31%）比马来西亚（16%）或中国（6%）患者更容易发生FL[23]。针对定居美国的中国人和日本人的一项研究中，亚洲出生人群患病的相对风险低（相对风险0.11~0.15，与美国白人相比），而美国出生人群患病的相对风险较高（相对风险0.36~0.84）[24]，提示环境因素可能比种族更加重要。

17.3　临床特点

17.3.1　部位

多数FL患者诊断时已有广泛淋巴结增大，但他们可能感觉相对较好[11,15]。绝大多数研究显示2/3患者临床表现为Ⅲ期或Ⅳ期。系统性“B”症状不常见（28%）；根据国际预后指数，44%患者归为低危组（0/1类），48%患者归为中低危组（2/3类）。

外周、纵隔和腹膜后淋巴结常受累。纵隔巨大肿物罕见，但腹膜后和肠系膜巨大肿物常见，可引起输尿管梗阻。FL很少单纯表现为结外病变（一项调查为9%）[16]，然而20%病例可侵犯骨髓以外其他结外部位[15]。Ⅳ期病变最常见的累及部位是骨髓和肝，42%病例侵犯骨髓[15]。多数FL患者可能存在循环肿瘤细胞，10%病例为白血病。与DLBCL白血病不同，这一发现不会使FL预后更差[25]。

非淋巴结部位常见于脾、Waldeyer环、皮肤和胃肠道。胃肠道以小肠，尤其十二指肠最常受累（见“17.10 FL的变异型”）[26,27]。已有报道，罕见FL病例表现为肠道淋巴瘤性息肉病[28]。PCFCL是皮肤B细胞淋巴瘤的重要类型，见第57章[29–33]。

17.3.2　临床评价及分期

诊断FL最理想的方法是淋巴结切除活检，以便对分级和生长方式进行充分评估。伴有外周淋巴结大的患者易于活检而诊断。对于不易活检的深部淋巴结，FL的诊断可通过细针穿刺或粗针穿刺获取足够组织进行免疫表型研究（流式细胞仪或免疫组织化学）以证实其克隆性（恶性）及适当的免疫分型（分类）[34]。穿刺标本可能无法区分1或2级FL和3级FL，可考虑切除活检。另外，3B级病例与DLBCL无法区分，但两者的区分可能没有临床意义。

根据FL国际预后指数（FLIPI），患者需腹部和盆腔CT扫描及骨髓活检进行临床分期，并通过检测血清乳酸脱氢酶分层[35,36]。

17.4　形态学特点

17.4.1　细胞组成

绝大多数FL的中心细胞和中心母细胞与正常生发中心的两种细胞相同（图17.1A~图17.1E）。中心细胞核通常小于小淋巴细胞核的2倍（图17.1A，图17.1B），也可与组织细胞或中心母细胞核一般大小。切片中核

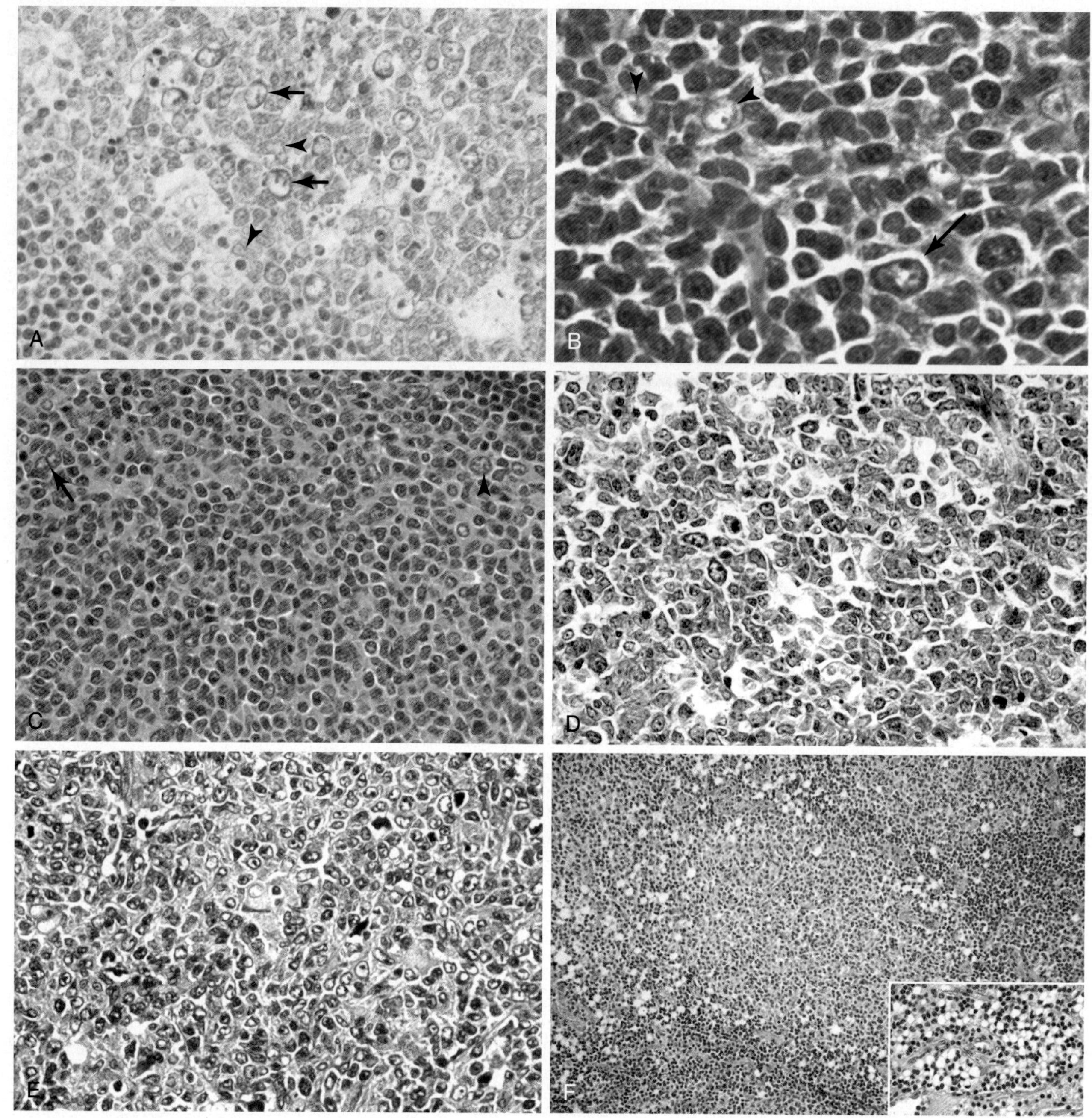

图17.1 FL的细胞组成和分级。 A. 反应性生发中心含正常的中心细胞（箭头）和中心母细胞（箭）(Giemsa染色)。B. 低级别FL的肿瘤性滤泡含中心母细胞（箭头）和中心细胞，类似反应性生发中心，但由于滤泡以中心细胞为主，形态更单一。箭头所示为滤泡树突细胞（Giemsa染色）。C. 滤泡树突细胞通常存在（箭），核大小近似中心母细胞的核（箭头），但可见单个小核仁，且常为双核。D. FL，3A级。中心母细胞数量较多，但仍可见中心细胞（Giemsa染色）。E. FL，3B级。中心母细胞成实性片状（Giemsa染色）。F. 此例FL出现印戒细胞。许多异型的淋巴样细胞含有大而清晰的胞质空泡（插图），似印戒型癌细胞

形不规则或成角，虽然也称为有裂滤泡中心细胞，但明显的核裂少见。染色质较小淋巴细胞淡，且分散，使核呈灰蓝色。可有一个或多个小核仁。胞质少而淡染，在HE或Giemsa染色切片中不易辨认。与正常滤泡相比，多数病例中心细胞形态较单一，细胞大小几乎一致。中心母细胞核大小多为小淋巴细胞核的3~4倍（图17.1A，图17.1B），近似或大于组织细胞核。核圆形或卵圆形，也可不规则或锯齿状，甚至出现核分裂。核呈空泡状，染色质凝聚于中央，部分位于周边，可见1~3个嗜碱性核仁，多靠近核膜。中心母细胞胞质少，Giemsa染色强嗜碱性。

大多数FL中心细胞体积相对较小，使数量较少

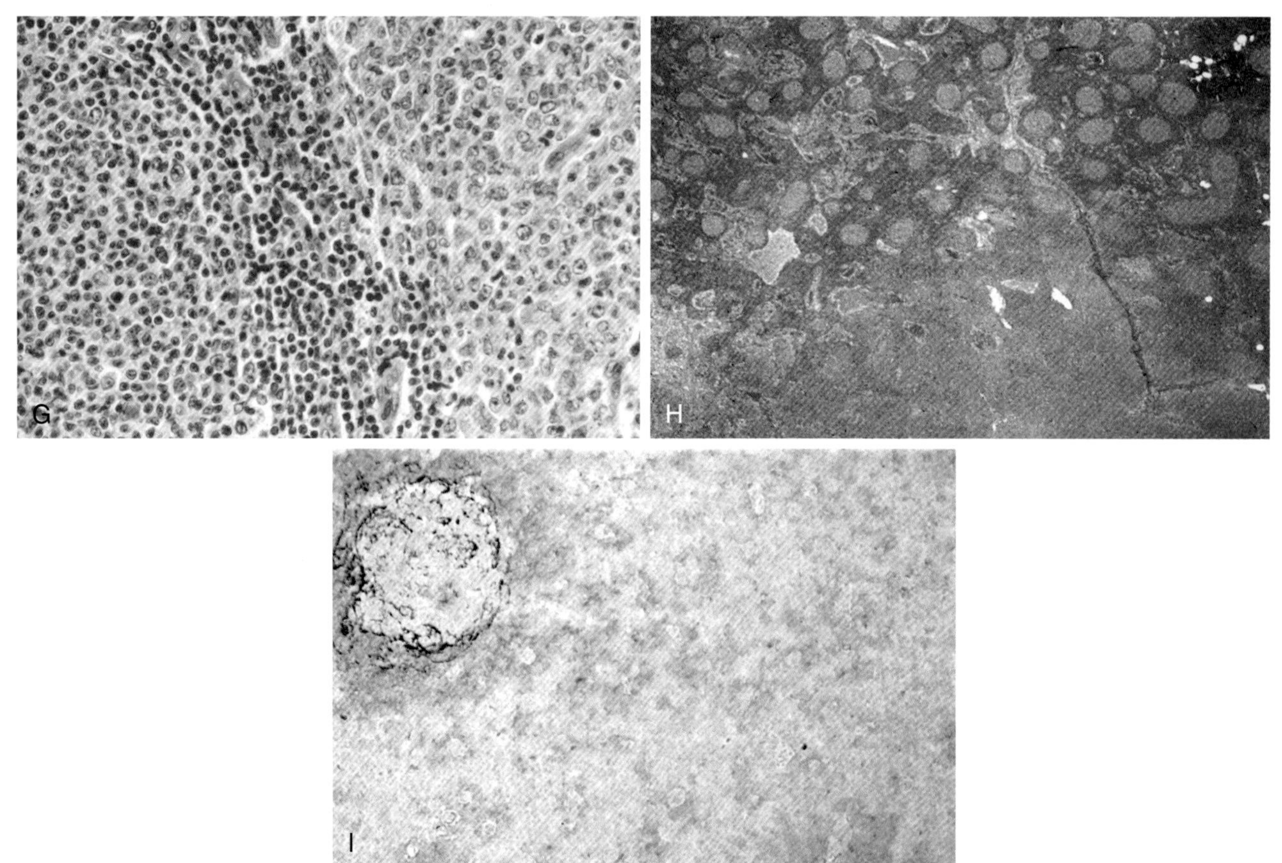

图17.1 FL的细胞组成和分级（续）。 G. 极少数病例大部分表现为低级别FL，偶见中心母细胞数量增多的滤泡，符合3级FL。此时适当的诊断是FL1~2级，伴有局灶性3级（A或B）区域。H. 任何级别FL均可出现DLBCL区域。I. 某些情况下，CD21或CD23染色可见滤泡树突细胞，有助于显示弥漫区域（CD21免疫染色）

的中心母细胞从形态一致的中心细胞背景中脱颖而出。然而，一些病例中心细胞体积较大，近似中心母细胞。在这些病例中，中心细胞更加多形性，核锯齿更深或出现多叶核；中心母细胞也表现为非典型性，核大小形状不一，异染色质增加，可见双核或多核细胞。

多数FL核增殖活性较低，缺乏组织细胞吞噬的“星空”现象。然而，中心母细胞数量增多的病例中，核分裂更多见，极少数情况下可见吞噬核碎屑现象。FL很少出现反应性滤泡中所见的极性。有时滤泡某一区域中心母细胞数量多于另一区域，产生有极性的假象。

FL极少含有较多浆细胞，可与反应性增生鉴别；但罕见的病例报道中FL可见肿瘤性浆细胞[37]。肿瘤性浆细胞在滤泡和滤泡间区均可出现，含单一类别Ig。现在认为，这些病例中许多是MZL，包括MALT淋巴瘤、NMZL或SMZL[38,39]。

少数FL肿瘤性中心细胞可见大的透明或嗜酸性胞质空泡，呈印戒细胞形态（图17.1F）[40]。多数病例可证实印戒细胞胞质存在Ig。胞质透明病例表达胞质IgG，以λ轻链为主；胞质或胞核中含PAS阳性嗜酸性小球的病例，通常表达IgM[40,41]。超微结构检查，透明包涵体表现为大的有膜空泡，其内含有多个小的被膜小泡。嗜酸性包涵体为扩张的粗面内质网，充满电子致密物，推测为Ig[42]。临床上，伴有印戒细胞的FL与典型FL无差别。多数病例归入1级或2级。

除了肿瘤细胞，肿瘤性滤泡还包含FDC。FDC核大小近似中心母细胞，核膜不明显，有中位嗜酸性小核仁。FDC多为双核，两个细胞核通常相互靠近，相邻的核膜变平（图17.1C）。与中心母细胞不同，Giemsa染色FDC胞质不显示蓝色。肿瘤性滤泡也可出现小T细胞，数量一般比反应性生发中心少，偶尔数量非常多。

17.4.2 分级

FL中心母细胞数量不等，其临床侵袭性随中心母细胞数量增多而增强[43]。已经反复证实，病理工作者根据大细胞比例进行分级能有效预测FL预后，但分级方法在不同病理工作者间很难具有可重复性[44,45]。一些研究表明，Mann和Berard的“细胞计数”方法在预测临床预后方面重复性高于其他FL分级方法[44~46]。在这一方法中，计数每个40倍视野中心母细胞（有细胞核的大细胞）的数量（在高倍视野下随机选择10~20个不同滤泡）。1级：0~5个/HP；2级：6~15个/HP；3级：>15个/HP（图17.1B，图17.1D，图17.1E）[43]。采用0.159mm^2 HP标准，REAL分类的国际研究发现，中心母细胞临界值15个/HP对预测FL总体和无病生存率有重要意义[47]。约80%FL为1级（40%~60%）或2级（25%~35%）。由于1级和2级之间临床行为无明显差异，WHO分类将两者合并为“低级别”（表17.3）。

根据以上临界值，FL 3级包括16个大细胞/hpf至滤泡中以中心母细胞为主之间的病例[48]。研究显示，中心母细胞呈实性片状的病例，其生物学行为不同于中心细胞和中心母细胞混合存在的病例[49]。因此，WHO分类建议将3级FL进一步分为3A和3B。3A：中心母细胞>15个/HP，但仍可见中心细胞；3B：中心母细胞实性片状（图17.1D，图17.1E）。3B级病例常见DLBCL区域。遗传学特点和临床行为的不同，提示3A级FL可能更惰性，遗传学方面更接近低级别FL，而3B级FL则更接近DLBCL。然而这些研究通常包含3B级FL伴有DLBCL的病例[49~53]。最近一项研究表明，虽然3B级FL有独特的基因表达谱，但比DLBCL更接近1~3A级FL[54]。因此，目前所有分级仍归入FL。

Ki-67免疫组织化学染色检测核增殖指数多数可反映分级，1~2级增殖指数小于20%，3级大于30%。一项研究认为，Ki-67指数预测临床预后的作用不如组织学分级[55]。最近两项研究发现，部分组织学为低级别的病例具有高增殖指数[56,57]。其中一项研究显示，高增殖指数（>40%）患者的生存率比典型1~2级FL更类似于3级FL[57]。因此，WHO建议（但未作要求）使用Ki-67染色辅助分级。出现高Ki-67指数不应改变组织学分级；这些病例被报告为“1~2级伴有高增殖指数”，使人们注意其临床过程可能比分级所提示的侵袭性更强（表17.3）。

表17.3 WHO分类中滤泡性淋巴瘤（FL）分级

分级	定义
1~2级（低级别）*	中心母细胞0~15个/HP
1级	中心母细胞0~5个/HP†
2级	中心母细胞6~15个/HP†
3级	中心母细胞>15个/HP†
3A级	可见中心细胞
3B级	中心母细胞实性片状
病理报告方式	**滤泡比例（%）**
滤泡性	>75
滤泡性和弥漫性	25~75
局灶滤泡性	<25
弥漫性	0§
弥漫区域含有中心母细胞>15个/HP被认为是DLBCL伴有FL（1~2级、3A级或3B级）	

注：*，1~2级FL增殖指数>40%可报告为“FL 1~2级伴高增殖指数”。
HP为0.159mm^{2}高倍视野（40倍物镜）。如果用18mm目镜，数10个高倍视野并除以10；如果用20mm目镜，数8个高倍视野；如果用22mm目镜，数7个高倍视野并除以10，即为0.159mm^{2}高倍视野的中心母细胞数量。
在病理报告中提供大约百分比。
§，如果活检标本很小，应当在备注中说明：未见滤泡可能由于取样误差所致。

某一病例中，中心细胞和中心母细胞的相对比例在不同滤泡之间可能有差异。应观察多个切片，根据具有代表性的滤泡评估大细胞的比例。罕见情况下，个别滤泡或淋巴结部分区域可能出现以中心细胞为主（1~2级）向中心母细胞为主（3级）的突然转化（图17.1G）。此时恰当的报告方式是将主要级别（1~2级）和3级（A或B）分开诊断，并评估各成分的相对比例。

FL淋巴结中也可出现DLBCL区域（图17.1H），以3B级病例最多见，但也可发生于其他级别病例中。应将DLBCL作为主要诊断（表17.3），FL作为次要诊断，并评估各成分所占的比例。偶有FL患者同时取不同部位淋巴结活检，镜检组织学特点不同，显示级别差异或进展为DLBCL[58]。

17.4.3 生长方式

通常表现为淋巴结增大，淋巴结结构破坏，由肿瘤性滤泡组成。滤泡常常大小一致，排列紧密，缺乏套区、“星空”现象或极性，在淋巴结中分布均匀，淋巴窦消失，并扩散至被膜外（图17.2A）。肿瘤性滤泡的大小可从小于原有滤泡至远大于平均反应性滤泡不等，多为圆形，也可不规则或匐行性（图17.2B），类似反应性

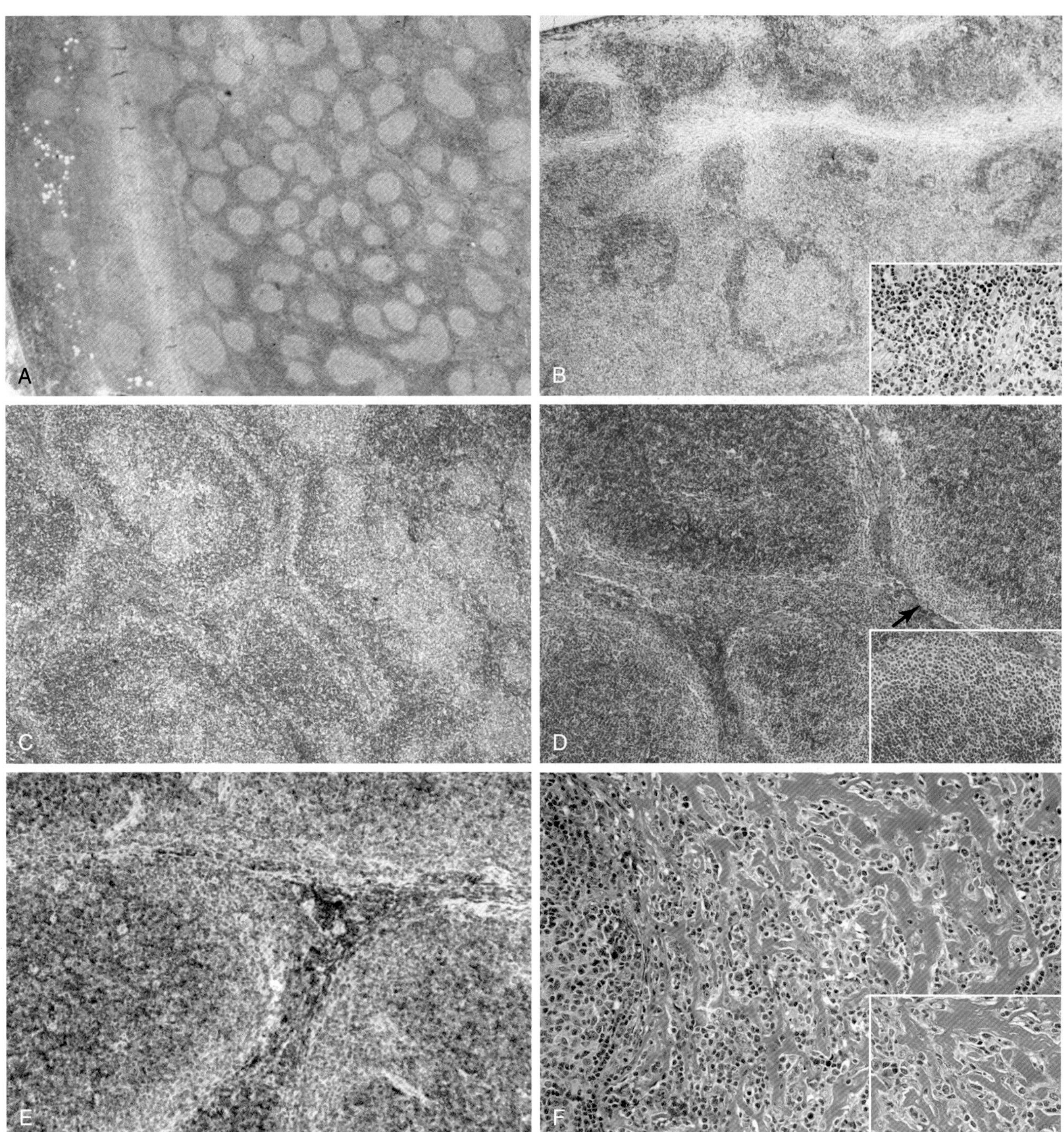

图17.2　滤泡性淋巴瘤（FL）生长方式的形态学表现。A. 典型病例，滤泡相对一致，比反应性滤泡略大。注意肿瘤性滤泡向被膜外扩散（左），伴有向心性纤维束。B. 一些FL病例由不规则滤泡组成，局灶套区明显。此例明显累及滤泡间区，纤维化扩展至被膜外。滤泡间区（插图）以小中心细胞为主，可见较多高内皮微静脉。C. FL花型显示破碎滤泡位于小淋巴细胞套区之内，类似PTGC或NLPHL。D. FL伴边缘区分化，套区外出现淡染带，形成边缘区（箭号）。边缘区细胞具有中心细胞样核，但胞质更丰富（插图）。E. 边缘区细胞通常CD10和BCL6阴性，而滤泡和滤泡间区细胞均为阳性（CD10免疫染色）。F. 低级别FL中弥漫区域明显纤维化；滤泡位于左侧。插图显示中心细胞为主，核扭曲、伸长

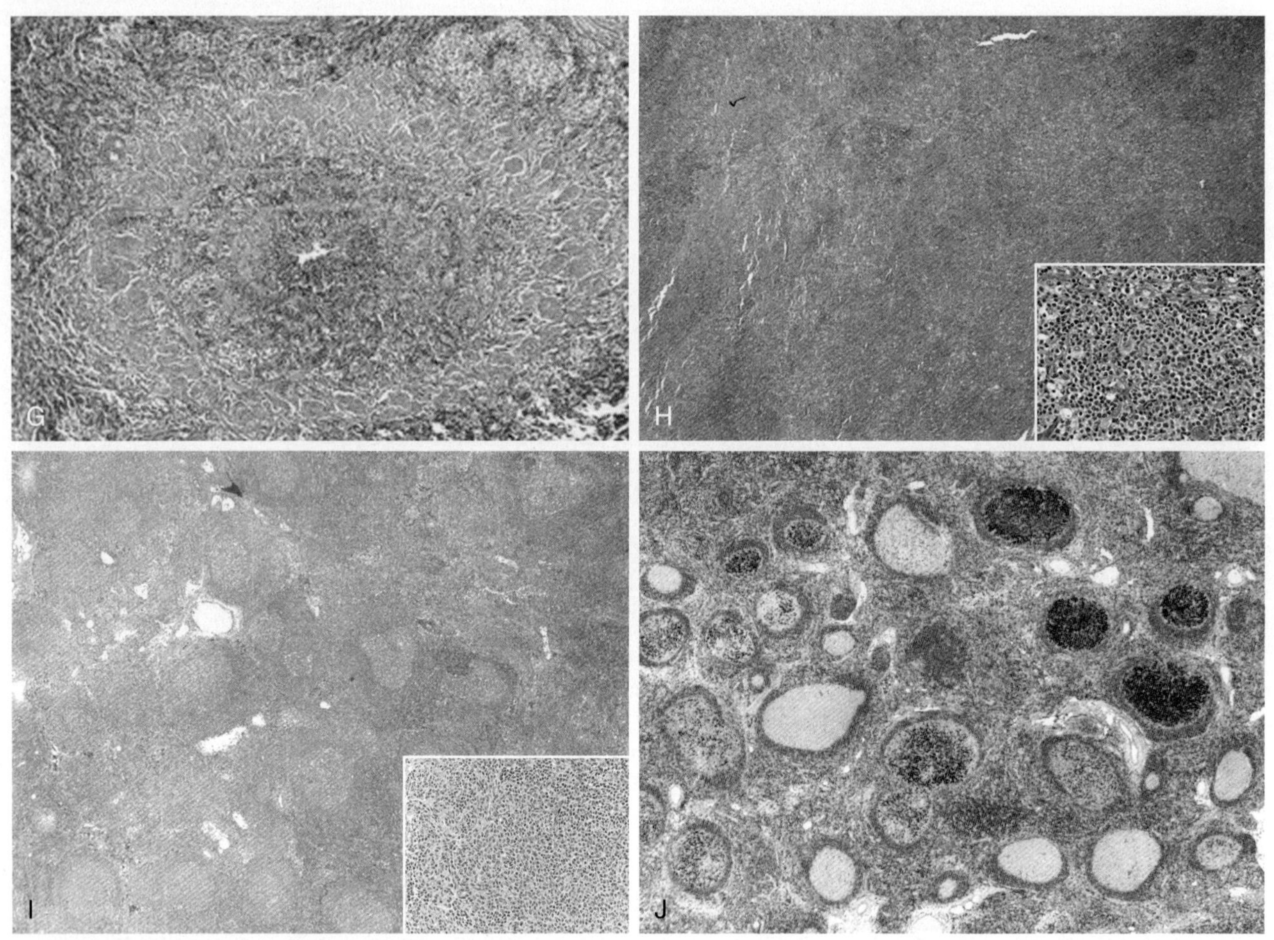

图17.2 滤泡性淋巴瘤（FL）生长方式的形态学表现（续）。G. 肿瘤性淋巴细胞浸润小静脉壁，使血管腔缩小。H. 弥漫性FL显示无滤泡形成。插图显示中心细胞和中心母细胞混合。I. 淋巴结部分受累，典型的反应性滤泡套区存在，其间可见形态一致的滤泡散在分布。插图高倍镜显示肿瘤性滤泡。J. 部分滤泡BCL2染色强阳性

增生的滤泡。特定肿瘤中，滤泡很可能相对一致，形态单一。但某些情况下，滤泡大小可明显变化。其他情况下，滤泡可呈不规则斑驳状，类似进行性转化的生发中心，多见于大细胞增多的病例，称为FL花样变异型或花型（图17.2C）[59,60]。

肿瘤性滤泡常缺乏套区，但某些病例部分或全部滤泡可出现完整或不完整套区（图17.2B）[61]。一些FL滤泡外可出现类似边缘区或单核样B细胞，核呈中心细胞样，但胞质更丰富，淡染（图17.2D，图17.2E）。有时这些细胞在部分或多数滤泡周围形成完整或不完整“边缘区”，也可分布于滤泡间区和淋巴窦周围，与黏膜相关淋巴组织结外MZL累及淋巴结或NMZL类似。该现象不能像某些学者[62,63]那样视为由滤泡和单核样B细胞淋巴瘤组合的“复合性淋巴瘤”，而应认为是肿瘤分化的证据[64]。伴边缘区分化的FL病例中，边缘区B细胞和肿瘤性滤泡遗传学异常相同[65]。一项研究指出，出现明显边缘区或单核样B细胞区域的FL预后明显差于缺乏该特征的病例[66]。

被膜下淋巴窦和髓窦通常消失，也可部分或完全保留。被膜外扩散常见，但不是普遍现象。发生被膜外扩散时，可能将被膜误认为肿瘤内的纤维条带。连续的被膜外扩散可使结外组织出现向心性平行的纤维条带（图17.2A，图17.2B）。多数情况滤泡排列紧密，缺乏正常T区。滤泡间区可出现较多高内皮微静脉（HEV），少见转化的淋巴细胞和浆细胞，通常可见肿瘤性中心细胞[61,67]。偶然情况下，肿瘤向滤泡间区扩散明显，使滤泡之间的间隔大大增宽（图17.2B）。不能将滤泡间区扩散看成弥漫区域，弥漫区域是指完全缺乏滤泡的区域。

纤维化常见，可出现于滤泡周围，弥漫区域或少见，局限于滤泡内[68]。肿瘤浸润形成弥漫区域时纤维化更加明显，可用于鉴别FL和滤泡性或弥漫性淋巴组织增生。弥漫区域伴纤维化时，肿瘤性中心细胞可呈梭形，

类似纤维母细胞（图17.2F）。纤维化区域内中心细胞数量常较其他区域多。因此疑难病例中，仔细观察纤维化区域内的细胞有助于确立诊断。

偶有FL滤泡中心见细胞外不规则无定形嗜酸性PAS阳性沉积物[69,70]。其本质尚不清楚。Chittal等[70]发现，该物质超微结构含胞膜片段，免疫组织化学显示多种抗原位于肿瘤细胞内及其表面（CD45、CD22、Ig）。有人推测其可能是沉积于FDC突起的抗原–抗体复合物，类似反应性滤泡中常见的沉积物[69]。然而反应性滤泡中细胞外Ig沉积极少呈块状，光镜下难以觉察，而少数淋巴瘤中出现此现象让人印象深刻。因此，滤泡内大块的细胞外无定形沉积物虽然少见也不具有诊断意义，但其出现需怀疑淋巴瘤。

令人惊讶的是，无论受累淋巴结内还是被膜周围静脉，血管侵犯均很常见[9]。中心细胞穿透小静脉甚至更大静脉壁，聚集于内膜（图17.2G）。血管侵犯对鉴别FL和增生有帮助。或许正是由于血管侵犯，可能使淋巴结发生完全梗死[9]。对于完全梗死的淋巴结，仔细观察淋巴结外残存细胞结合网状纤维染色可明确诊断，网状纤维染色证实滤泡性结构遍布梗死区域。分子遗传学分析偶尔证实梗死组织Ig基因重排。免疫组织化学可用于显示细胞CD45$^+$和CD20$^+$，但坏死组织的非特异性染色可能成为问题[71–73]。

17.4.3.1 滤泡性淋巴瘤（FL）的弥漫区域

FL弥漫区域指缺乏肿瘤性滤泡的区域，细胞成分与肿瘤性滤泡相似（图17.2H）。肿瘤细胞扩散至滤泡间区不能看成弥漫区域。尽管弥漫区域的预后意义存在争议，WHO临床咨询委员会仍建议在报告中注明其含量。因此WHO分类将1~2级FL分为三类，涵盖了临床上最重要的分组：滤泡性（滤泡＞75%），滤泡性和弥漫性（滤泡25%~75%），弥漫性为主（滤泡＜25%）和弥漫性（滤泡0%）（表17.3）。弥漫区域对低级别（1~2级）FL预后无重要意义，而弥漫区域以中心母细胞成分为主（3级）时诊断为DLBCL（表17.3）。

17.4.3.2 弥漫性FL

罕见病例，中心细胞和中心母细胞完全弥漫分布，等同于Kiel分类的弥漫性中心母细胞/中心细胞淋巴瘤（图17.2H）。一些病例很可能存在局灶滤泡区域，由于取材原因仅观察到完全弥漫性区域。这些病例的发生率难以确定，因为Rappaport分类和工作分类的弥漫性“混合性”类型中，兼有其他多种淋巴瘤。据Lennert[9]报道，Kiel记录的中心母细胞/中心细胞淋巴瘤仅4%完全呈弥漫性生长，并认为滤泡性结构常常位于其他淋巴结中。有研究采用Kiel分类显示，中心母细胞/中心细胞淋巴瘤完全弥漫性病例预后明显比滤泡性或滤泡和弥漫性病例差[74]。

在WHO分类中，弥漫性FL定义为由中心细胞和中心母细胞构成的弥漫性淋巴瘤，并以中心细胞为主（1~2级，低级别）。以大滤泡中心细胞为主（中心母细胞＞15个/HP，3级）的弥漫性淋巴瘤应归为DLBCL。

诊断弥漫性FL要慎重，须排除其他类型弥漫性淋巴瘤，并获取足够标本排除FL。免疫表型分析证实小和大细胞均为B细胞（排除富于T细胞的大B细胞淋巴瘤）是必要的，且免疫表型与FL一致（CD10$^+$、BCL6$^+$、BCL2$^+$、CD5$^-$、CD43$^-$、Cyclin D1$^-$）。如有条件，分子遗传学分析证实存在BCL2基因重排可确诊。然而有报道部分以弥漫性FL为主的病例缺乏BCL2基因重排，常伴有1p36缺失，病变早期即出现腹股沟巨大肿瘤[75]。

17.4.3.3 淋巴结部分受累

某些FL病例，淋巴结结构大部分或部分保存，可见残存的反应性生发中心，这与疾病在病变早期阶段即被诊断有关[76]。其他情况下，彼此间隔、形态一致的滤泡周围围绕相对正常的滤泡间区，滤泡外无肿瘤细胞（图17.2I）。这种生长方式似乎反映了肿瘤细胞归巢至原有反应性滤泡，滤泡被肿瘤细胞植入[77]。该现象可见于其他区域有明显FL的淋巴结，也可见于有明显FL淋巴结相邻部位的淋巴结，或罕见情况下可见于没有明显淋巴瘤证据的患者〔见“17.10.3 滤泡内瘤变（原位FL）”〕[78,79]。

17.4.4 淋巴结外部位

17.4.4.1 脾

FL累及脾导致白髓均匀增大，肉眼和低倍镜观察与反应性增生类似[58]。据推测该现象反映了肿瘤细胞向正常B细胞区域“归巢”的能力（图17.3A）。FL中白髓滤泡数量增多，体积增大，中心细胞和中心母细胞呈单形性浸润，与淋巴结病变类似。边缘区可保留，使FL与脾脏边缘区淋巴瘤（SMZL）难以鉴别（图17.3B）。红髓常见较多小滤泡，但弥漫性红髓受累少见。

17.4.4.2 骨髓

FL累及骨髓常表现为大的局限性结节，位于骨小梁旁（图17.3C）[58]。这一特点可用于鉴别淋巴瘤结节和良性淋巴细胞聚集，后者多位于骨髓中央，而不是小梁旁。然而正常人偶见小梁旁淋巴细胞聚集[58]。骨小梁周围出现环抱或包绕式浸润时应高度怀疑FL，与简单的接触小梁不同。FL侵犯骨髓的细胞多由小中心细胞组成（图17.3D），仅伴有极少量中心母细胞。其细胞组成并不能反映淋巴结病变中的细胞组成，淋巴结中心细胞体积可能更大，中心母细胞数量可能更多。弥漫性大细胞淋巴瘤侵犯骨髓时可表现为同一形态细胞浸润，即所谓的骨髓组织学的不一致性[80]。正是由于骨髓形态不能反映淋巴结肿瘤形态，因此不能根据骨髓形态学对淋巴瘤进行准确分类。

17.4.4.3 外周血

多数FL患者存在少量循环肿瘤细胞，淋巴细胞计数不增高，可通过流式细胞仪检测或分子遗传学分析检测t（14；18）[81–83]。约10%FL患者淋巴细胞计数增高，循环中心细胞略大于小淋巴细胞，可见核分裂（图17.3F）[25,84]。循环细胞形态学与FL和MCL类似，伴有CLL患者偶见有裂细胞。通常正确分类必需行免疫表型分析和淋巴结活检。

17.4.5 组织学转化

FL患者在疾病过程中可进展为更具侵袭性B细胞淋巴瘤。其风险大小无法评估，因为不是所有患者每次治疗前都进行反复活检。Gall等[6]发现，8例尸检病例中有6例一定程度上从较低级别向更高级别进展，尽管仅1例进展为弥漫性高级别淋巴瘤。Rappaport等[7]对104例FL连续活检或尸检进行了分析。37%病例细胞学和生长方式均未改变；30%病例发展为弥漫性生长，细胞学无改变；44%病例大细胞数量增加，有或无弥漫区域。“混合性”类型病变发生转化的几率最高，49%转化为大细胞型，多数病例伴有弥漫性结构。此外，86%“结节性网状细胞型”病例可发展为弥漫性生长。最近更多研究显示，8年发生转化的保险统计的风险约20%[85–87]。FL多转化为DLBCL（图17.4A），以类似中心母细胞的细胞居多，偶尔可见CD30⁺的间变性细胞[88]。

也有报道转化为类似Burkitt淋巴瘤的高级别淋巴瘤（介于Burkitt淋巴瘤和DLBCL之间的未分类的高级别B细胞淋巴瘤）（图17.4B）或前体B细胞淋巴淋巴母细胞淋巴瘤[89–94]，多为8号染色体*Myc*基因发生易位（“二次打击”）[91–93]。通常高级别肿瘤的克隆性与原有FL相关[94–97]。FL转化与*p53*突变和*Myc*基因重排均有关[89,90,98,99]。

FL可以先于霍奇金淋巴瘤（HL）发生，也可以在HL之后发生，或者同时发生[100–104]。同一组织同时发生HL和FL相对罕见，但可以出现（图17.4 E~图17.4G）[100]。有两项研究，对复合性或相继发生的淋巴瘤中HL成分和FL成分的肿瘤细胞进行单个细胞分析，证实两种肿瘤具有相同Ig重链基因重排；都显示了体细胞突变，符合起源于共同生发中心前体细胞[105,106]。

体细胞突变的差异模式提示两种肿瘤源自共同前体细胞，但在生发中心中心母细胞阶段发生变化，FL继续获得新的体细胞突变。

最近报道了几例有FL病史患者发生组织细胞-树突细胞肿瘤的病例，发现两种肿瘤存在相同IgH和BCL2基因重排[107]。动物模型显示该现象是由于PAX5缺失导致B细胞去分化成前体细胞，进而分化成T细胞或髓系细胞[108–110]。成熟B细胞肿瘤的这一发现表明，肿瘤性B细胞可表现出谱系的可塑性，引起继发性非淋巴细胞性肿瘤。

17.5 免疫表型

FL中B细胞表达全B细胞抗原（CD19、CD20、CD22、CD79a、PAX5）和表面Ig，伴轻链限制性（表17.4；图17.5A）。超过50%病例表达IgM，少数表达IgD，极少数表达IgG，偶尔表达IgA[111]。FL中Ig重链类型转换的频率高于其他低级别淋巴瘤，与观察发现的生发中心可正常发生Ig重链类型转换一致。多数病例表达生发中心相关蛋白CD10（图17.5B），CD10在肿瘤性滤泡中的表达常比反应性生发中心强[67,111,112]。通常情况下，FL至少一定比例肿瘤细胞表达核蛋白BCL6[113]。正常生发中心几乎所有细胞均为BCL6⁺，而FL仅不同比例细胞BCL6⁺（图17.5C）。CD10和BCL6可在滤泡间区肿瘤细胞和边缘区分化区域表达下调[67,111,112]。GCET-1（又称

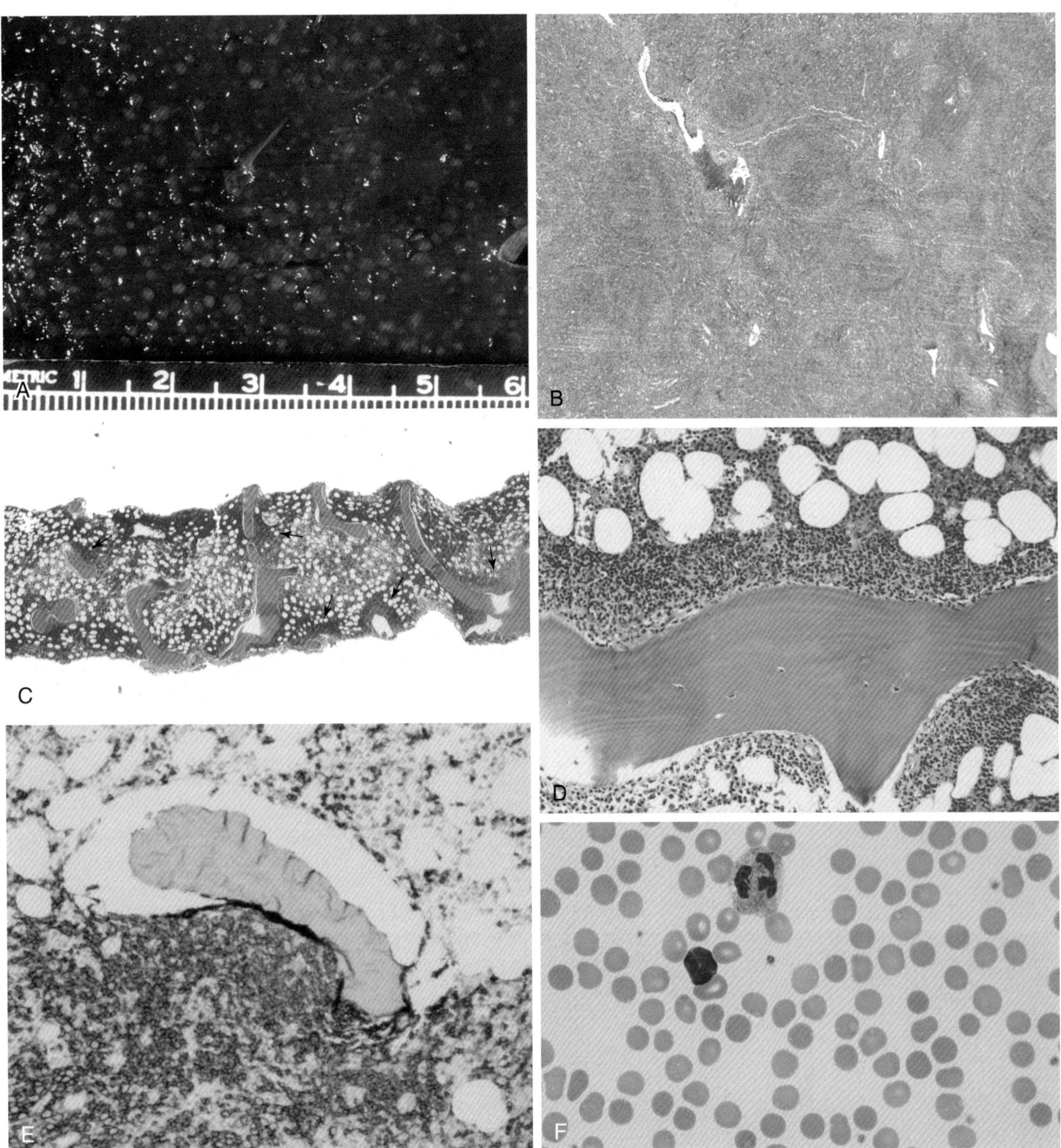

图17.3 脾和骨髓滤泡性淋巴瘤（FL）的形态学表现。A. FL累及脾的大体图片。白髓滤泡体积增大，数量增多，多数较圆。B. 脾FL低倍显微图像。白髓滤泡增大，数量增多，部分肿瘤性滤泡周围保留边缘区。C. 环钻骨髓活检。肿瘤性淋巴样细胞围绕许多骨小梁周围袖套样排列（箭头）。远离骨小梁处残存正常造血组织，可根据正常分布的脂肪组织识别。D. 高倍镜，以中心细胞为主。E. CD20免疫组织化学染色证实为B细胞。F. FL患者外周血涂片显示循环中心细胞，核裂沟明显（Wright-Giemsa染色）

表17.4 小B细胞肿瘤：免疫表型和遗传学特点

肿瘤	sIg：cIg	CD5	CD10	CD23	CD43	Cyclin D1	BCL6	IgV基因	遗传学异常
FL	+；−	−	+/−	−/+	−	−	+	突变，IH	t（14:18）；*BCL2R*
MCL	+；−	+	−	−	+	+	−	70%不突变，30%突变	t（11:14）；*CCND1R*
EMZL和NMZL	+；+/−	−	−	−/+	−/+	−	−	突变，IH?	3号染色体三体性；t（11:18）（结外）
CLL/SLL	+；−/+	+	−	+	+		−	50%不突变，50%突变	12号染色体三体性；13q缺失
LPL	+；+	−	−	−	−/+	−	−	突变	
SMZL	+；−/+	−	−	−	−	−	−	50%突变，50%不突变	7q31−32 缺失

注：cIg，胞质免疫球蛋白；CLL/SLL，慢性淋巴细胞白血病/小淋巴细胞淋巴瘤；FL，滤泡性淋巴瘤；MCL，套细胞淋巴瘤；EMZL，结外边缘区淋巴瘤；NMZL，淋巴结边缘区淋巴瘤；LPL，淋巴浆细胞淋巴瘤；SMZL，脾脏边缘区淋巴瘤；IgV，免疫球蛋白可变区；IH，克隆内部异质性；R，重排；sIg，表面免疫球蛋白。

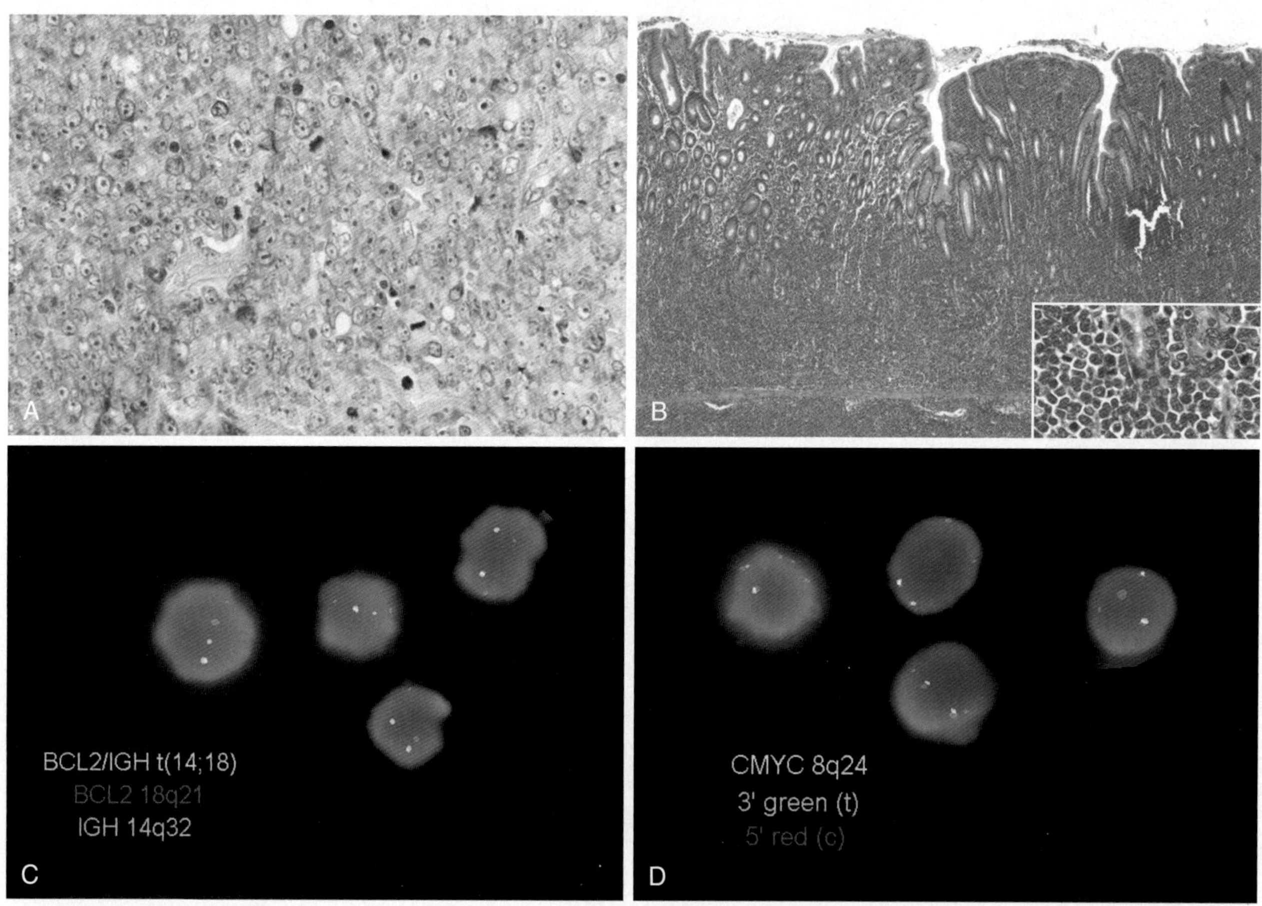

图17.4 转化的滤泡性淋巴瘤（FL）。A. FL多转化为DLBCL。此例肿瘤细胞类似中心母细胞和免疫母细胞（Giemsa染色）。B. 偶有FL转化为介于DLBCL和Burkitt淋巴瘤之间的高级别B细胞淋巴瘤。该患者有FL 1~2级病史，胃部肿物切除显示弥漫性淋巴瘤由固有层扩散至浆膜。高倍镜（插图），细胞形态单一，中等大小，类似Burkitt淋巴瘤。C和D. 这些病例多与Myc和BCL2染色体易位有关

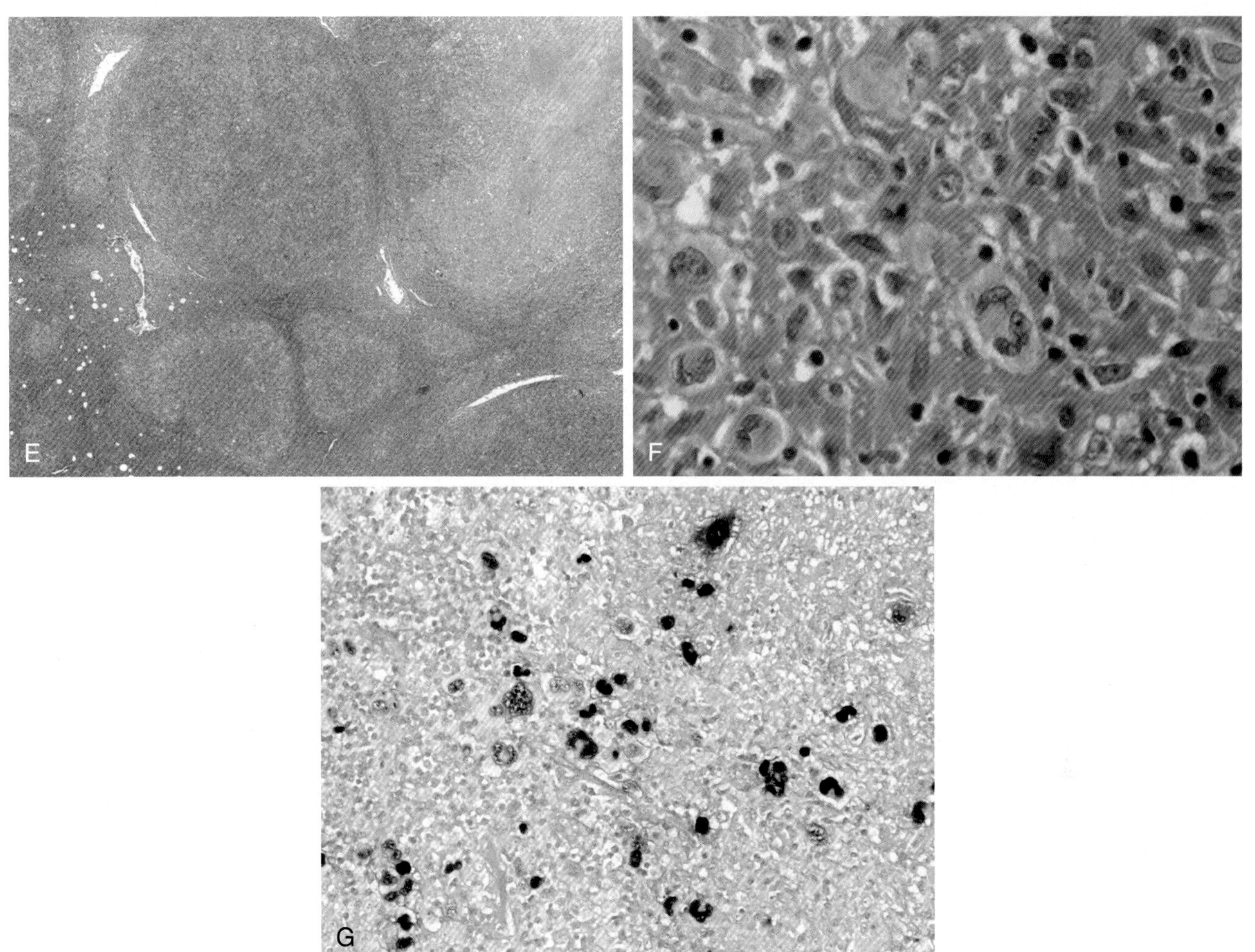

图17.4 转化的滤泡性淋巴瘤（FL）（续）。E. FL中出现CHL。左侧为FL，右上角为组织细胞和坏死形成的苍白区域。F. 高倍镜可见RS细胞。G. RS细胞CD15和CD30阳性（图片未显示），EBER阳性

centerin）是基因表达分析发现的生发中心细胞新的标志物，在FL和生发中心B细胞起源的其他淋巴瘤中均能检测到[114]。

FL通常CD5和CD43阴性[115-117]。已有报道，偶见CD5+病例[118]。多数CD43+病例为FL3级伴弥漫区域[117]。MUM1/IRF4一般不表达。有报道，偶尔3级FL不表达CD10和BCL2，可表达MUM1/IRF4[119,120]。FL常表达CD95/Fas蛋白[121]。也可表达共刺激分子CD80、CD86和CD40[67,122]，但表达较正常生发中心B细胞弱[122]。

约75%病例表达BCL2蛋白（图17.5D）[123]，1~2级病例表达率最高（85%~97%），3级病例表达率降低至50%~75%[124,125]。表达BCL2蛋白高度提示存在BCL2染色体易位。部分发生BCL2基因重排的病例，由于BCL2基因突变，影响常用抗体对BCL2蛋白的识别，导致假阴性结果[126]。

肿瘤性滤泡含有生发中心微环境的多种成分[127]。FDC轮廓结节状聚集于肿瘤性滤泡内，可通过单克隆抗体CD21或CD23检测证实（图17.5E，图17.5F）。CD21和CD23表达程度不一，某些FL可能只表达其中一种，因此可能需要同时检测两种标记。FL弥漫区域缺乏FDC（图17.1I），可用于鉴别弥漫性FL和MCL及MZL。在MCL和MZL中，即使常规染色呈弥漫性区域也可出现FDC大的不规则聚集[30,111]。肿瘤性滤泡内还含有滤泡型T细胞（CD3、CD4、CD57、PD1和CXCL13阳性），数量通常少于反应性滤泡（图17.5G），并随意分布。反应性滤泡的特征性则不同，T细胞呈新月体样聚集于滤泡与套区交界处[128,129]。可出现数目不等的FoxP3+调节性T细胞和CD68+组织细胞。部分研究[130-139]但不是所有研究[140]显示，肿瘤浸润的调节性T细胞、PD1+滤泡辅助性T细胞和CD68+巨噬细胞的数量可预测临床预后。

绝大多数低级别FL的Ki-67指数＜15%；罕见病例

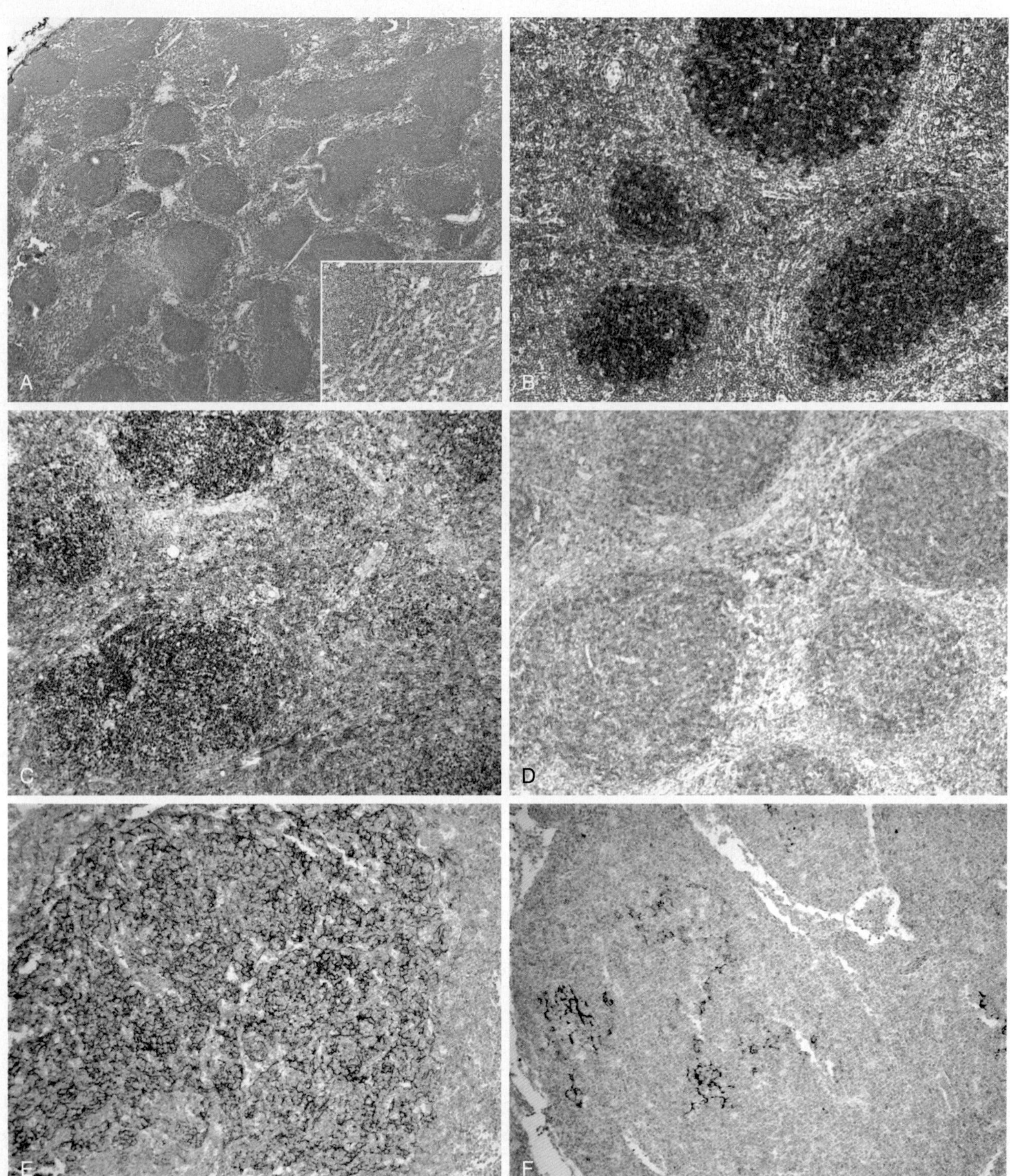

图17.5　滤泡性淋巴瘤（FL）石蜡切片免疫组织化学染色。 A. FL CD20染色显示滤泡内和滤泡间（插图）$CD20^+$B细胞。B. FL CD10免疫染色显示阳性细胞主要局限于滤泡内，滤泡间区肿瘤细胞表达下调。C. FL BCL6染色滤泡内和滤泡间细胞均阳性。D. FL BCL2免疫染色滤泡呈一致强阳性。E. CD21染色显示肿瘤性滤泡内的滤泡树突细胞。F. 此例CD23染色突显极少量滤泡树突细胞

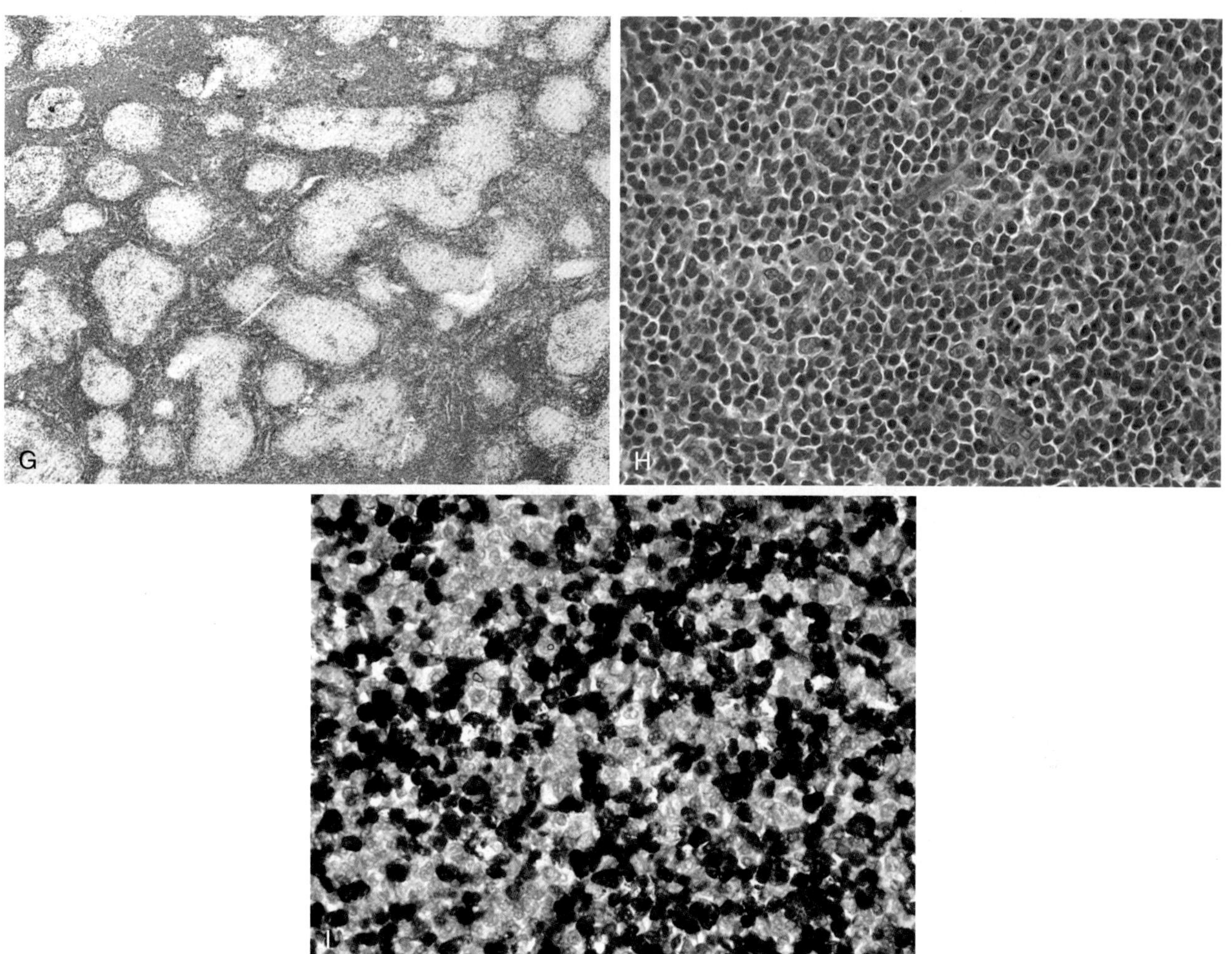

图17.5 滤泡性淋巴瘤（FL）石蜡切片免疫组织化学染色（续）。G. FL CD3免疫染色显示肿瘤性滤泡内含少量T细胞，滤泡间区存在大量T细胞。H和I. 罕见低级别FL病例伴有高Ki-67增殖指数（＞40%）

伴有高增殖指数（＞40%）（图17.5H，图17.5I），其临床行为与3级FL更相似[57]。

17.6 遗传学特点

17.6.1 抗原受体基因

Ig重链和轻链基因均发生克隆性重排（表17.4）；与正常生发中心B细胞一样，可变区发生体细胞高频突变[97,141-143]。多数研究的病例显示体细胞高频突变模式存在克隆内部差异，意味着这些细胞的突变过程仍在进行，再次与正常生发中心B细胞类似[144,145]。在骨架区和互补决定区替代静默突变的频率的研究中，显示了其抗原选择的作用[97]。从正常生发中心细胞可预计约40%病例发生Ig重链类型转换[146]。某些病例中同一肿瘤均存在IgM和类型转换的IgG克隆，推测认为与体细胞突变机制一样，淋巴瘤的类型转换机制仍处于活动状态[96]。然而，同一患者随后的活检研究显示，相同的克隆性持续了数年，某些克隆逐渐占优，其他克隆减少，而体细胞突变负荷没有增加，与克隆性演变相比，这与克隆性选择更为一致[147,148]。另外，对单个病例中来自多个滤泡显微切割细胞的评估显示，单个滤泡存在多种亚克隆，而单个克隆可能存在于多个相距较远的滤泡中[149]。这些研究表明，高频突变和类型转换机制在淋巴瘤发展早期可能很活跃，导致多种亚克隆，但淋巴瘤形成时，不发生额外突变和类型转换。

转化为大B细胞淋巴瘤的FL，Ig基因显示相同的VDJ重排。据报道，转化的淋巴瘤为单个克隆，不存在克隆内部多样性[96,150]。

17.6.2 细胞遗传学异常及癌基因

细胞遗传学异常

几乎100%FL都存在细胞遗传学异常（表17.5）[151]。

75%~90%存在14号和18号染色体长臂相互易位t（14；18，q32；q21），将位于18号染色体的*BCL2*基因易位至14号染色体IgH基因启动子下游[152,153]。罕见病例存在t（2 : 18）（p12 : q21），*BCL2*基因易位至2号染色体轻链基因附近。t（14 : 18）易位病例中仅10%病例只带有一种遗传学异常，其余病例伴有其他染色体断裂（中位数为6个），最常见为1、2、4、5、13、17号染色体，也可见X染色体、7、12、18号染色体[151,154]。一项研究显示，存在6个以上染色体断裂与预后不良有关。此外，染色体断裂发生在6q23−26或17p提示预后较差，且较短时间内发生转化[151,155]。另有研究发现，男性患者出现X染色体异常预后更差[154]。17p异常可表现为17p13上的p53基因异常，该基因与预后差和FL的转化有关[99,156]。所有类型B细胞淋巴瘤中，10%~40%病例存在6q23−36异常，是t（14；18）易位病例中第二个最常见的异常。有3种独特的基因缺失发生在6q21、6q23和6q25−27，提示存在3种独特的肿瘤抑制基因[157]。已经发现，FL转化为DLBCL的病例中存在9p染色体基因缺失和其他异常，涉及*p15*和*p16*基因位点[158,159]。微阵列比较基因组杂交研究证实存在多种染色体增添和缺失，其中一些反复出现并具有预后意义，包括增加转化的风险，尤其是1p36和6q21异常[160]。

已经对不同分级FL遗传学异常进行研究，并相互之间以及与DLBCL进行了比较。有研究认为，3B级FL遗传学特点比1~3A级FL更接近DLBCL，然而研究的3B级病例多数伴有DLBCL区域[49−53]。与纯滤泡性结构的病例比较时发现，3B级FL遗传学特点比DLBCL更类似1~3A级FL[54]。

表17.5 滤泡性淋巴瘤（FL）的遗传学异常

异常	阳性近似 %
细胞遗传学异常	100
+7	20
+18	20
t（14；18）（q32；q21）	80
3q27−28	15
6q23−26*	15
17p*	15
癌基因异常	
BCL2 重排	80
BCL6 重排	15
BCL6 5′ 端突变	40

注：*与预后较差有关[151]17.6.2.2癌基因。

BCL2

分析t（14；18）断裂点发现，绝大多数FL存在克隆性重排的DNA片段，肿瘤DNA的Southern印迹中与重排的Ig基因一起迁移[161,162]。该片段编码基因被命名为*BCL2*。静止的B和T细胞表达*BCL2*蛋白，但正常生发中心细胞、胸腺皮质细胞（阴性选择和凋亡的细胞类型是免疫系统发育的重要调控机制）或单核样B细胞不表达[125]。体外实验表明，*BCL2*蛋白过表达有利于B细胞存活，使其在无生长因子情况下免于凋亡[164]。表达*BCL2*的转基因小鼠可发生滤泡性淋巴组织增生性肿物，伴有成熟B细胞[165]，但不发展成FL。很多小鼠可进一步发展成大细胞淋巴瘤，常伴有继发性*Myc*基因重排。用聚合酶链反应（PCR）可检测到很多正常人扁桃体和外周血淋巴细胞存在*BCL2*基因重排[166,167]。由此看来，单纯*BCL2*基因重排不足以导致恶性转化。发展成淋巴瘤还需要其他遗传学异常或可能的增生性刺激，如攻击抗原受体。

BCL6

*BCL6*基因属于锌指转录抑制基因，在DLBCL亚型中因3q27染色体易位而得以克隆[168,169]。正常情况下表达于生发中心B细胞[170,171]和少数滤泡内及滤泡间区$CD4^+$T细胞，为生发中心的形成所必需[172]。*BCL6*染色体易位存在多种形式，常与5′端非编码区被伙伴基因启动子替代有关。据推测，染色体易位可防止BCL6表达下调，抑制生发中心细胞周期，从而促使恶性转化[170]。*BCL6*基因5′端非编码区突变见于正常生发中心B细胞[173−175]，与Ig基因突变之间的关系已有说明。研究发现，近50%B细胞CLL患者可发生*BCL6*突变，但与出现Ig基因突变无关[176]。约15%FL存在3q27或*BCL6*基因重排，约40%病例存在*BCL6*基因5′端突变[175]。

Myc

罕见FL病例诊断时同时存在*BCL2*和*Myc*基因重排（"二次打击"），其他MYC基因重排见于FL向高级别淋巴瘤转化病例[177]。

17.6.3 基因表达谱

通过DNA微阵列分析发现FL基因表达谱与正常生发中心细胞有许多相似之处[178,179]。FL表达上调的基因包括*BCL2*；与调节细胞周期相关的基因包括CDK10、 p21CIP1和p16INK4A；B细胞分化转录因子如PAX5以及调控细胞间相互作用的基因如IL4R。其他的为表达下调的基因，包括*MRP8*和*MRp14*，参与抑制细胞迁移，以及CD40，在与T细胞相互作用过程中发挥重要作用[178,179]。FL还表达与生发中心微环境（T细胞、树突细胞、巨噬细胞）相关的基因，这些基因的表达随着临床侵袭性不同而有所差别[130–139]。

17.7 假定的正常对应细胞

FL是起源于生发中心B细胞的肿瘤。t（14：18）基因易位使抗凋亡基因BCL2活化，抑制了中心细胞的凋亡[123,163]。这些细胞保留与T细胞和FDC相互作用的能力形成肿瘤性滤泡。

17.8 病因学

FL病因不明。一些病例对照研究发现，接触杀虫剂或染发剂个体、肉类包装和吸烟者患FL风险略高，但风险小而且不一致[16]。与可疑的淋巴瘤相关病毒或免疫缺陷之间的关系尚不清楚，如人类疱疹病毒8、EBV和丙型肝炎病毒。

用PCR或FISH可检测发现，很多甚至绝大多数正常人外周血、扁桃体、骨髓或淋巴结的记忆B细胞具有重排的*BCL2*基因[167,180]。染色体易位的频率并不因人群FL发病率不同而不同。然而研究显示，老年人和吸烟者这些细胞发生易位的频率增加[22]。据推测，BCL2染色体易位的细胞在经受第二次遗传学“打击”或甚至单纯接触抗原均可能导致淋巴瘤发生，因为一旦细胞对抗原刺激增生，就对一般的凋亡刺激没有反应。

FL细胞Ig基因可变区存在体细胞高频突变，多数肿瘤显示克隆内部差异，与正常生发中心B细胞类似。以上特点提示抗原对发病机制或肿瘤性克隆的维持具有重要意义[145]。

17.9 临床过程

17.9.1 自然史

FL通常表现为弥散性和惰性淋巴瘤，接受姑息治疗患者的中位生存期超过10年[86]。1~2级FL患者采用攻击性治疗不会影响总体生存率（图17.6）。3级FL与低级别FL相比临床上更像DLBCL，中位生存期更短，但攻击性治疗后可延长生存期，部分患者可能治愈。尚不清楚单纯滤泡性结构的3A级和3B级病例的自然史是否不同[53]。

17.9.2 治疗

1~2级FL的治疗多为缓解症状，而不是治愈。局限性病变患者（Ⅰ期）行肿瘤切除或局部放射治疗可延长无病生存率[181]。更高分期患者可临床随访，出现症状时再对症治疗[86]。FL初期几乎对所有治疗反应良好，后期则治疗困难并导致死亡。研究指出，患者给予攻击性联合化疗能获得长期无病生存时间[182]。已尝试采用高剂量治疗联合自体或异体干细胞移植，成功率报道不一。某些研究显示可提高生存率[183,184]。采用单克隆抗CD20抗体（利妥昔单抗）治疗反应率更好，可能提高总体生存率。

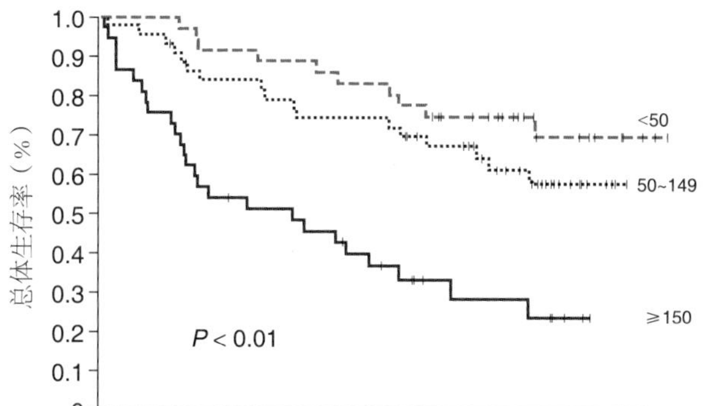

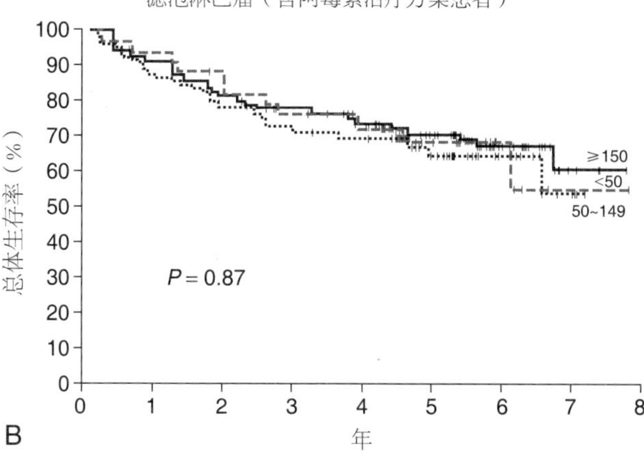

图17.6 滤泡性淋巴瘤（FL）患者的生存曲线，根据组织学分级[47]。 A. 不含阿霉素治疗方案患者的总体生存率。3级FL（中心母细胞≥150个/HP）生存率显著低于1级或2级FL。B. 含阿霉素治疗方案患者的总体生存率。1级或2级FL生存率无明显改善，而3级可改善生存率

17.9.3 预后及预测因素

17.9.3.1 临床因素

临床分期表现为进展期。根据FLIPI，存在临床预后不利因素患者（年龄大于60岁，Ⅲ期或Ⅳ期，肿大淋巴结部位多于四个，血清乳酸脱氢酶浓度升高，血红蛋白＜12）生存期可能比没有以上因素患者短[15,35]。

17.9.3.2 组织学分级

关于FL分级的预后价值已经讨论了很多年。大细胞数量与临床侵袭性直接相关，但很难设计一种可重复分级方案并预测治疗反应，且存在争议。多项研究采用预测占优势细胞的方法，显示小裂细胞型和混合大小细胞型（1级和2级）没有明显差别[185]。而大多数研究表明归入大细胞为主的病例（3级）临床过程更具侵袭性。早期一些报道采用细胞计数方法，显示混合大小细胞型与小裂细胞型在治疗的反应性和生存率方面存在差异[182,186]。随后的研究未能显示治愈的可能性，但证实小裂和混合细胞型的生存率有显著差异[187]。

多数研究显示大细胞病例（3级）具有显著的临床侵袭过程[48,55,186,188]。采用类似治疗DLBCL的联合化疗，预后似乎略好于DLBCL，但复发的可能性亦增加。REAL分类研究中，3级FL患者采用非阿霉素治疗总体生存率显著降低；采用阿霉素治疗生存率与1级和2级相同。1级和2级患者采用更具攻击性治疗则不影响生存率（图17.6）[47]。

17.9.3.3 弥漫区域

1~2级FL存在弥漫区域对生存率的影响仍有争议。有研究指出，1级或2级FL（小裂细胞型或混合大小细胞型）即使存在大片弥漫区域也不会明显改变预后[189]；其他研究认为，滤泡性结构所占的比例确实对生存率有影响[190,191]。3级FL较1级和2级更常出现弥漫区域。多数人认为这一现象具有临床意义[48,53,189]，提示预后较差。然而也有人认为3级FL中，生长方式不是重要的预后因素[46,192]。

WHO临床咨询委员会建议，病理报告中应对滤泡和弥漫区域所占的比例做出评估，但并不影响1~2级FL患者的治疗。弥漫区域伴有15个中心母细胞/HP（即足以诊断FL 3级）归为DLBCL。

17.9.3.4 组织学转化

向DLBCL、Burkitt淋巴瘤或急性B细胞淋巴母细胞白血病进展病例，临床过程多呈快速进行性，因难以治疗死于肿瘤[86,87,91,193−195]。

17.10 FL的变异型

17.10.1 儿童FL

发生于儿童的FL具有独特的临床和病理学特点。男性儿童多见，典型病例为早期疾病，侵犯颈部淋巴结、Waldeyer环或睾丸[17,18,196−200]。儿童FL的特点是大的扩张性滤泡伴大量中心母细胞，多表现为3A级病变（图17.7）。表达生发中心标记（BCL6和CD10），但不表达BCL2蛋白，缺乏t（14：18），常常共表达CD43。

儿童FL预后似乎较好，多数病例最终随访为无病生存[17,18,199,201]。表达BCL2蛋白患者可能与临床分期较高有关，预后较差[18]。

罕见旺炽型滤泡增生病例，尤其发生于男性儿童，通过流式细胞仪和分子遗传学分析可检测到$CD10^+$的单克隆B细胞群。因此，在缺乏恶性肿瘤形态学特点的情况下不应诊断为淋巴瘤[202]。

17.10.2 原发性小肠FL

胃肠道是FL最常发生的结外部位之一，尤其十二指肠（图17.8）[26,27,203−205]。FL呈淋巴瘤性息肉病也有报道[28]。十二指肠FL表现为多发性小息肉，多因其他原因行内镜检查时偶然发现。主要发生于十二指肠第二段，可伴有胆道梗阻[206]。曾经报道1例同时患有与幽门螺杆菌感染有关的胃MALT淋巴瘤和十二指肠FL病例，两者具有不同克隆性[207]。

该肿瘤形态学、免疫表型和遗传学特点与淋巴结FL相同，可表达BCL6、CD20和BCL2，存在*BCL2*基因重排及*IgH*基因高水平体细胞高频突变。表达IgA病例所占比例高。一项研究指出，肿瘤细胞可表达α4β7整合素，类似肠MALT，与淋巴结FL不同[208]。除了表达IgA和病变位于肠道外，这一事实提示肿瘤起源于MALT生发中心内接触抗原的细胞。

多数十二指肠FL患者表现为局限性疾病（ⅠE期或ⅡE期），即使不治疗预后也很好。在同时患有胃MALT淋巴瘤和十二指肠FL病例中，胃MALT淋巴瘤对抗生素治疗效果好，十二指肠FL则持续存在[207]。

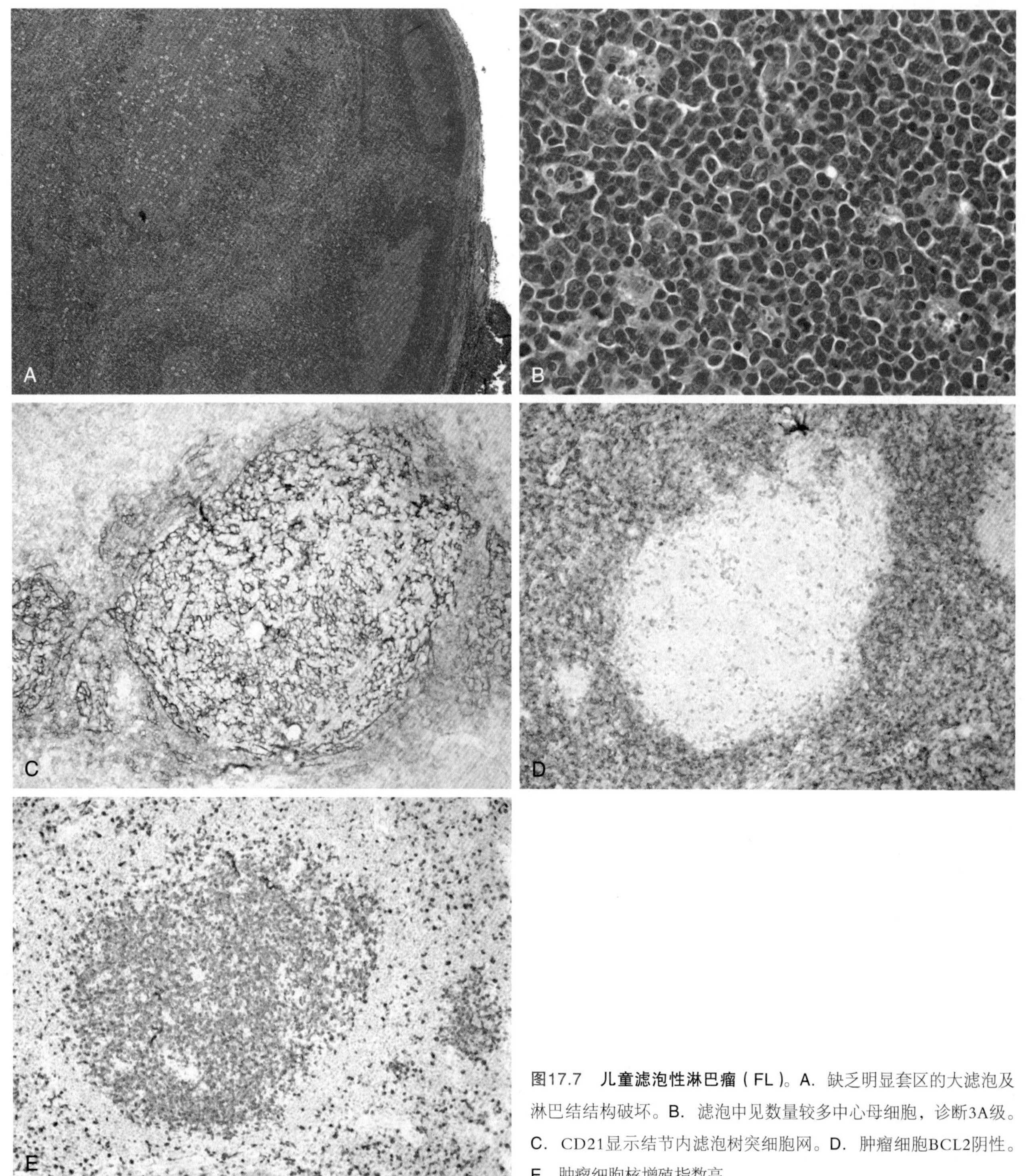

图17.7 **儿童滤泡性淋巴瘤（FL）**。A. 缺乏明显套区的大滤泡及淋巴结结构破坏。B. 滤泡中见数量较多中心母细胞，诊断3A级。C. CD21显示结节内滤泡树突细胞网。D. 肿瘤细胞BCL2阴性。E. 肿瘤细胞核增殖指数高

17.10.3 滤泡内瘤变（原位FL）

极少数看似反应性的淋巴结，BCL2蛋白染色显示滤泡内B细胞强表达BCL2（图17.9）[78,79]。有时仔细观察这些滤泡可以发现其细胞组成略显单一。该现象称为原位FL[78]。在报道的23例病例中，40%其他淋巴结同时或之后发生FL，60%随访期间未发现明显淋巴瘤。因此，部分病例是由于肿瘤性滤泡中心细胞植入原有滤泡所致。其他病例可能是循环中伴有*BCL2*基因重排的克隆性B细胞进入组织所致，这是一种发生染色体易位的单克隆细胞群，但不存在其他遗传学异常导致明显的侵袭性恶性肿瘤。少数病例可能是真正FL发生的最早期证据，可进展为明显淋巴瘤。当“原位”一词被用于具有迁移能力的细胞时看似自相矛盾，其实“原位”是指细胞植入原有滤泡，并非形成真正的肿瘤性滤泡。由于冒然诊断淋巴瘤存在风险，WHO分类建议使用“滤泡内瘤变”一词，类似最近通用

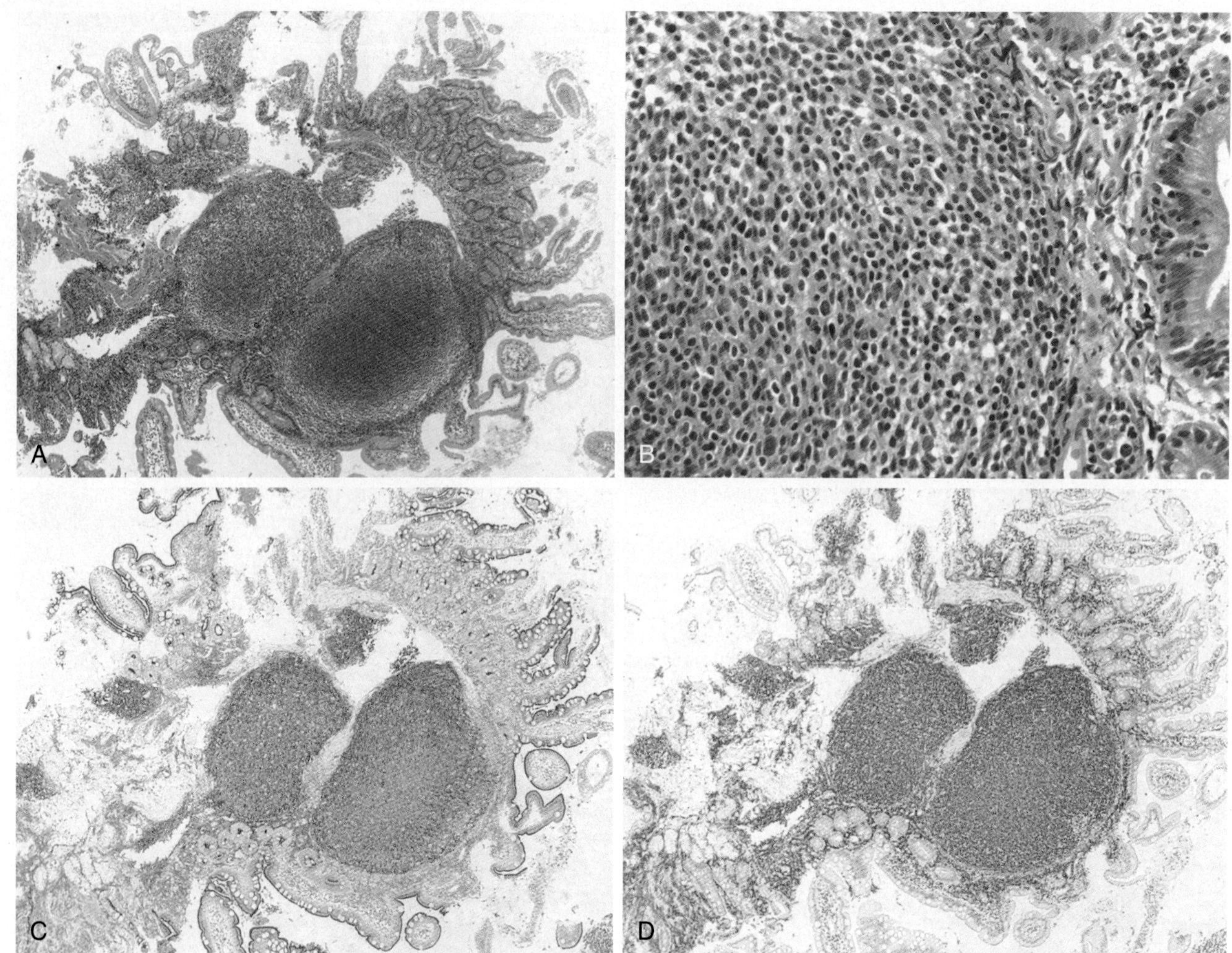

图17.8 十二指肠滤泡性淋巴瘤（FL）。A. 低倍镜固有层中见形态单一滤泡，缺乏套区。B. 高倍镜见形态一致的中心细胞。C和D. CD10（C）和BCL2（D）阳性

的上皮肿瘤的标准（上皮内瘤变）[1]。这种病例不应诊断为FL，病理报告中应说明该现象的临床意义尚不清楚，并建议对其他部位是否存在FL进行临床评估。

17.11 鉴别诊断

见简表 17.2。

17.11.1 滤泡增生

FL主要与反应性滤泡增生鉴别。绝大部分病例，仅根据形态学标准看到典型结构和细胞学特点即可诊断FL[7,209]。诊断困难时，免疫表型分析和偶尔使用分子遗传学分析有助于确立诊断。

17.11.1.1 生长方式

淋巴结正常结构破坏，由排列紧密、相对一致的缺乏套区的滤泡所取代，而且滤泡扩散至被膜外，即可诊断FL（表17.6）。滤泡排列紧密，即使局灶性也高度提示淋巴瘤；尤其是该区域滤泡小而一致时。如果滤泡间隔增宽，须高倍镜观察滤泡间区是否存在中心细胞。虽

简表17.2 滤泡性淋巴瘤（FL）鉴别诊断

- 滤泡增生
- PTGC
- 其他小B细胞淋巴瘤
  - SLL
  - MCL
  - MZL
- HL
  - NLPHL
  - NSCHL

注：PTGC，生发中心进行性转化；SLL，慢性淋巴细胞白血病；MCL，套细胞淋巴瘤；MZL，边缘区淋巴瘤；NLPHL，结节性淋巴细胞为主型霍奇金淋巴瘤；NSCHL，结节硬化型经典型霍奇金淋巴瘤；HL，霍奇金淋巴瘤。

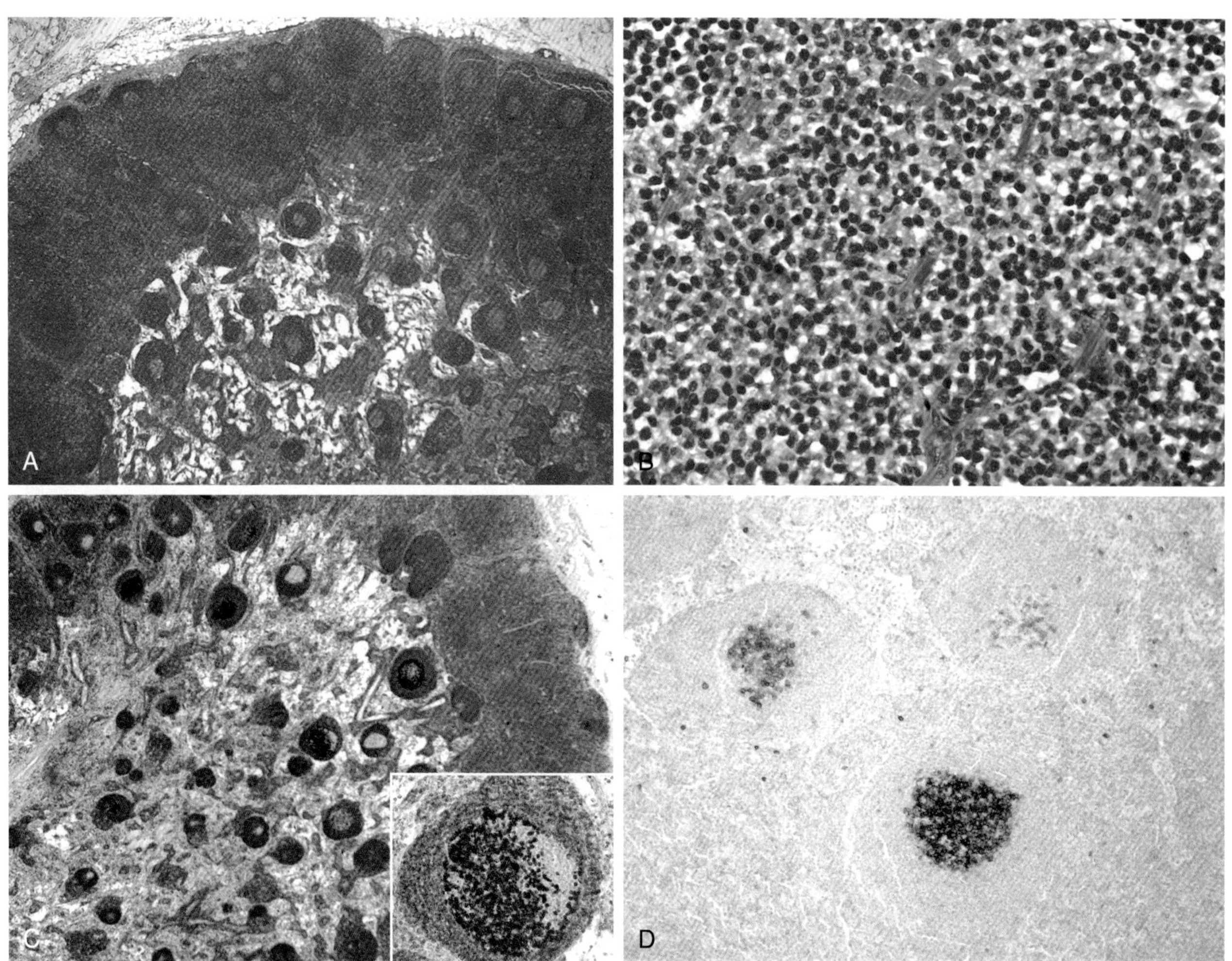

图17.9 滤泡内瘤变（原位滤泡性淋巴瘤）。淋巴结结构保存（A），似有反应性滤泡（B）。BCL2免疫组织化学（C）示少数滤泡含有强阳性细胞。插图显示部分滤泡仅局部受累。与普通的反应性滤泡相比，BCL2滤泡倾向于CD10表达更强（D）

表17.6 有助于鉴别滤泡性淋巴瘤（FL）和滤泡增生的组织学特点

特点	诊断FL特异性	FL中的频率
滤泡内中心细胞占优势	诊断性	高
滤泡间出现中心细胞	诊断性	高
中心细胞侵犯血管	诊断性	中等
滤泡排列紧密	高度提示	高
弥漫区域或纤维化	高度提示	中等
滤泡扩散至淋巴结被膜外	高度提示	高
套区缺乏	提示	高
滤泡内缺乏“星空”细胞	提示	高
套区存在	无帮助	低
存在部分反应性滤泡	无帮助	低
滤泡大小、形状一致	无帮助	–
人为“裂隙”或网状纤维挤压	无帮助	–

然反应性淋巴结滤泡间区可见转化的细胞（免疫母细胞，偶尔中心母细胞），但正常淋巴结生发中心外几乎从未发现中心细胞。滤泡扩散至被膜外伴向心性纤维束是很有用的特点（图17.2A）。淋巴结炎常发生被膜纤维化，淋巴结周围脂肪组织中可见小淋巴细胞和浆细胞，但被膜外罕见含有生发中心的滤泡。淋巴结内（尤其弥漫区域）硬化也提示淋巴瘤。硬化区域必须用高倍镜仔细观察是否存在中心细胞。最后，淋巴结内或淋巴结周围组织见中心细胞穿透小至中等静脉壁高度提示淋巴瘤（图17.2G）。

17.11.1.2 细胞学

典型3级病例诊断困难，中心母细胞数量增加，使之更像正常生发中心。这些病例中，缺乏可染小体巨噬细胞、核分裂活性低、极性消失、滤泡排列拥挤及缺乏套区均可帮助诊断。部分FL中心母细胞或大中心细胞细胞学形态不典型，表现为核深染或核形状异常。这些病例要确立诊断，滤泡间区、淋巴结外和弥漫区域的细胞学观察必不可少。

17.11.1.3　免疫表型

鉴别良恶性淋巴样浸润最可靠的标准是Ig轻链限制性，最佳评估方法是冷冻切片行免疫组织化学检查或流式细胞仪检测细胞悬液。滤泡内存在轻链限制性（κ或λ）的证据通常诊断淋巴瘤。然而，曾有报道反应性增生滤泡中存在克隆性B细胞群[210]，儿童旺炽型滤泡增生病例通过流式细胞仪可检测到CD10⁺的单克隆B细胞群[202]。因此必须结合形态学表现进行综合分析。

BCL2蛋白免疫组织化学染色是石蜡切片鉴别FL和滤泡增生最有用的方法。需结合CD20和CD3染色切片一同观察，因为反应性和肿瘤性滤泡均可出现较多BCL2⁺T细胞，不应误认为肿瘤细胞表达BCL2。很多情况下，肿瘤性滤泡中心的细胞表达BCL2比周围套区或滤泡间区细胞强。某些情况下FL细胞BCL2染色可能比较弱，并局限于一类细胞——多为中心细胞。解释BCL2染色需结合 BCL6、CD10或FDC染色，因为非生发中心B细胞表达BCL2 并不提示淋巴瘤。不幸的是，3级FL中BCL2阳性较少见，使之与反应性增生鉴别困难，因此BCL2表达缺失不能排除淋巴瘤[124]。

滤泡表达CD10或BCL6不是恶性标准，因为正常生发中心细胞也可表达[111]。通常CD10在肿瘤性滤泡中的表达强于反应性滤泡，而BCL6在FL中表达细胞的数量可能少于滤泡增生。滤泡间区查见CD10⁺或BCL6⁺细胞提示FL。然而，罕见正常滤泡间区细胞BCL6⁺，滤泡间区肿瘤细胞可能不表达CD10，或CD10表达比滤泡内肿瘤细胞弱[67,111]。Ki-67增殖指数可能有所帮助，反应性滤泡绝大多数阳性细胞处于细胞周期，然而即使3级FL核增殖指数却很少超过60%。

17.11.1.4　分子遗传学分析

检测少量单克隆细胞Ig或*BCL2*基因重排，Southern印迹或PCR分析较传统免疫表型分析敏感，而且可检验Ig阴性或BCL2阴性肿瘤的克隆性。Southern印迹分析需要新鲜组织，能检测出绝大多数FL *Ig*基因重排[153]。PCR分析敏感性稍差，只显示约65%FL存在IgH克隆性重排。缺乏敏感性是由于FL *Ig*基因广泛体细胞突变，导致共有引物结合失败。一项研究指出，细胞遗传学分析显示89%FL病例存在t（14 : 18）易位，Southern印迹显示75%病例存在*BCL2*基因重排，而PCR显示65%病例存在*BCL2*基因重排[153]。因此，PCR检测Ig和*BCL2*基因重排具有显著假阴性率。另外，某些正常扁桃体和淋巴结可检测出*BCL2*基因重排，因此，利用该技术查见少量单克隆细胞不能诊断恶性[211]。

17.11.2　其他淋巴瘤

伴有结节或滤泡性结构的其他淋巴瘤可与FL混淆。包括MCL、MZL，偶尔有SLL，罕见HL。

17.11.2.1　小B细胞淋巴瘤

形态学

小B细胞淋巴瘤的形态学特点归纳表17.7。CLL/SLL淋巴结典型表现为假滤泡性生长方式，可误认为真

表17.7　小B细胞肿瘤：有助于鉴别诊断的组织学特点

肿瘤	生长方式	小细胞	转化细胞
FL	滤泡性 ± 弥漫区域，罕见弥漫性	中心细胞（有裂）	中心母细胞
MCL	弥漫性，模糊结节，套区，滤泡罕见	类似中心细胞（有裂，罕见圆形或卵圆形，可为大细胞）	无
MZL	弥漫性，滤泡内，边缘区，滤泡植入	不同种类组成：圆形（小淋巴细胞），有裂（中心细胞样，边缘区，单核样B细胞），浆细胞	中心母细胞 免疫母细胞
CLL/SLL	弥漫性，伴有假滤泡	圆形（偶尔有裂）	幼淋巴细胞 副免疫母细胞
LPL	弥漫性；无假滤泡	圆形（可能有裂） 浆细胞	中心母细胞 免疫母细胞

注：CLL/SLL，慢性淋巴细胞白血病/小淋巴细胞淋巴瘤；FL，滤泡性淋巴瘤；MCL，套细胞淋巴瘤；LPL，淋巴浆细胞淋巴瘤；MZL，边缘区淋巴瘤。

性滤泡结构，与FL混淆。总体而言，假滤泡的大小和形状一致，在淋巴结内均匀分布，形似培养皿中细菌菌落，呈“多云天空”模式。假滤泡与周围浸润境界模糊，随着放大倍数的增加逐渐“消失”。组成细胞以核圆形细胞为主，显示了从小淋巴细胞到幼淋巴细胞到副免疫母细胞的渐变过程，与FL中心细胞和中心母细胞的急剧转变不同。纤维化和淋巴结外扩散在CLL/SLL中少见。

MCL可表现为模糊结节，或罕见的真性滤泡结构。大多数情况下，滤泡性生长方式仅为局灶性，伴有大的弥漫区域。与FL肿瘤性中心母细胞和中心细胞混合存在不同，MCL由形态一致的小细胞组成，类似中心细胞，几乎不存在母细胞。滤泡局部受侵区域偶见中心母细胞。许多MCL可见保存的生发中心周围的套区中异型细胞聚集，这种现象在FL中极少见。许多MCL病例存在单个非吞噬性上皮样组织细胞。核分裂活性常常高于FL。血管特征也可提供诊断线索。MCL的小血管一般不是高内皮微静脉型，内衬扁平内皮细胞，血管壁常发生透明变性。相反，FL弥漫区域小血管多为高内皮微静脉型，不发生明显纤维化。弥漫性FL常见或至少灶性可见纤维分隔，而MCL极少见。最后，FL弥漫区域常含有大量反应性小T细胞，而MCL的反应性细胞数量明显较少。

MZL可部分呈滤泡性结构，原因是存在被肿瘤性边缘区细胞“植入”的滤泡。通常这些滤泡间隔增宽，背景为滤泡间区边缘区细胞。但偶尔情况下滤泡数量可增加，类似FL。此外，FL可出现边缘区分化，类似MZL。边缘区B细胞核呈中心细胞样，但胞质更丰富。然而，FL偶尔可能出现胞质相对丰富的细胞。MZL须与弥漫性FL鉴别，因为两者均由核不规则的小细胞和大中心母细胞或免疫母细胞混合组成。当活检标本较小，中心细胞样或中心母细胞样细胞混合存在而生长方式不明显时，问题也随之产生。支持MZL的特点包括：以滤泡间区浸润为主、不规则滤泡、反应性滤泡聚集、丰富的胞质和浆细胞分化。支持FL的特点包括：形态单一；圆形、形态一致、紧密排列的滤泡；纤维化和血管侵犯。

免疫表型

小B细胞淋巴瘤免疫表型和遗传学特点归纳表17.4。MCL和CLL/SLL特征性表达IgM、IgD、CD5和CD43；多数CD10$^-$。相反，FL通常IgD$^-$、IgG$^+$或IgM$^+$、CD5$^-$；50%~80%病例CD10$^+$[115]。FDC抗体标记，FL滤泡区域显示FDC向心性聚集，弥漫区域FDC很少（如果有FDC）；相反，MCL和许多MZL显示整个肿瘤FDC大量不规则聚集，即使包括常规切片的弥漫区域。BCL2阴性可显示MCL和MZL中残存的反应性滤泡，而FL滤泡中心通常阳性。请注意，滤泡外肿瘤细胞BCL2染色在小B细胞淋巴瘤的鉴别诊断中毫无帮助，因为均为阳性。最后，几乎所有MCL显示Cyclin D1染色核阳性，而FL阴性[213]。这在CD5$^-$的极少数MCL病例中尤其有用[214]。

免疫表型分析对鉴别FL和伴有滤泡植入的MZL有用，但由于肿瘤结构复杂，需仔细判读。最有用的抗原为CD10、BCL6和BCL2；所有病例必须检测CD21或CD23评估FDC聚集，界定滤泡区域。FL中FDC网状结构内的多数细胞表达BCL2、CD10和BCL6，MZL则表达多样。非植入性滤泡BCL2$^-$、CD10$^+$和BCL6$^+$；部分植入性滤泡肿瘤细胞BCL2$^+$、CD10$^-$和BCL6$^-$，滤泡中心细胞BCL2$^-$、CD10$^+$和BCL6$^+$；完全植入性滤泡BCL2$^+$、CD10$^-$和BCL6$^-$。滤泡外B细胞（远离FDC聚集）表达CD10或BCL6支持滤泡中心淋巴瘤，而滤泡外细胞不表达CD10和BCL6则支持MZL[113,212,215]。如果MUM1/IRF4阳性将有所帮助，大多数FL MUM1/IRF4阴性，部分MZL阳性。出现浆细胞轻链限制性也支持MZL的诊断。

遗传学分析

*BCL2*基因重排是FL的特点，不见于MCL、SLL和MZL。采用PCR方法可检测出大约40%MCL存在*CCND1*基因重排，FL缺乏（表17.4）。

17.11.2.2 霍奇金淋巴瘤（HL）

罕见情况下，FL伴滤泡间区纤维化可类似结节硬化型经典型霍奇金淋巴瘤（NSCHL）。有的病例伴有异型明显的大中心细胞和中心母细胞，可与单核或特征性RS细胞类似，发生混淆。这些病例中，双核中心母细胞不具有丰富胞质和典型陷窝细胞的多叶核，背景为中心细胞，不是NSCHL的淋巴细胞、嗜酸性粒细胞和浆细胞。尽管如此，一些病例仍需要通过免疫组织化学分析加以鉴别：霍奇金淋巴瘤CD15$^+$、CD30$^+$、CD45$^{-/+}$、CD20$^{-/+}$；FL则CD15$^-$、CD30$^{-/+}$、CD45$^+$、CD20$^+$、CD10$^+$、BCL6$^+$，以及Ig$^+$。

偶尔FL和NLPHL彼此相似。这种现象在所谓的FL花型中最常见。这是3级（大细胞）FL的形态学变异型，在大的肿瘤性滤泡中心B细胞形成的结节周围和结节内分布大量多克隆性小B细胞（图17.2C）。形态学检查时，观察滤泡的大小和形状有帮助：FL滤泡往往更小、更一致；NLPHL滤泡大，形状不定。另外，FL结节内中心细胞的数量比霍奇金淋巴瘤多得多。两种病变结节均为真性滤泡，存在CD21$^+$FDC且B细胞占多数。NLPHL中小B细胞主要为套区细胞，因此表达BCL2，但不表达CD10和BCL6。大细胞BCL2阳性可帮助诊断，因为霍奇金淋巴瘤肿瘤细胞BCL2通常阴性。此时，Southern印迹或PCR证实存在*IgH*或*BCL2*基因重排强烈支持FL的诊断。

17.12 结论

FL是一种独特的肿瘤，再现了淋巴生发中心形态学、免疫表型和遗传学的大多数特点。生物学行为由染色体易位决定。染色体易位激活*BCL2*基因，有利于非增殖性肿瘤细胞的存活，使其免于像多数正常生发中心细胞那样迅速死亡。与正常生发中心细胞不同，肿瘤细胞并不局限于生发中心，而是迁移至其他滤泡、外周血和骨髓；它们归巢至滤泡区域，使肿瘤表现为淋巴组织广泛受累。多数FL诊断相对简单，形态学上，中心细胞不受控制的积聚，伴罕见自我复制的中心母细胞。临床上，FL属于惰性恶性肿瘤，中位生存期长，多数不受治疗影响；根据肿瘤性滤泡内中心母细胞的数量一定程度上可以预测疾病的发展速度。当达到＞15个中心母细胞/HP临界值时，攻击性联合化疗可改善生存率。当发生其他染色体易位或突变导致癌基因活化或抑制基因失活时，可能转化为侵袭性淋巴瘤，进而促进扩散。儿童和十二指肠FL是新近认识的变异型，临床表现为局限性和惰性。FL通常诊断简单，疑难病例可结合形态学线索、免疫表型和遗传学研究帮助诊断。

17.13 精华和陷阱

- 鉴别滤泡性淋巴瘤（FL）和反应性滤泡增生，淋巴结被膜外出现滤泡、尤其伴有向中心纤维条带时倾向FL。滤泡间出现中心细胞，中心细胞侵犯血管，以及弥漫区域纤维化也是诊断FL的线索。疑难病例时，观察滤泡间区形态学须比观察滤泡更为仔细。
- 鉴别FL和套细胞淋巴瘤（MCL）：FL滤泡始终可见中心母细胞；MCL可呈滤泡性生长，但通常缺乏中心母细胞。
- 鉴别FL（伴有或不伴有边缘区分化）和边缘区淋巴瘤（MZL）：免疫表型分析是必需的。要注意FDC网状结构和滤泡间细胞的免疫表型（特别是CD10，BCL6和BCL2）。记住FL可累及淋巴结外部位。
- 偶见FL病例中心母细胞不规则分布，类似极性；套区可能存在，类似反应性滤泡。
- 现在FL分类包括完全弥漫性病例，因此可能诊断为“FL 1~2级，弥漫性”。
- FL中心母细胞数量足够诊断3级（A或B）的病例，存在任何弥漫区域应独立诊断弥漫大B细胞淋巴瘤（DLBCL），没有“FL 3级（A或B），弥漫性”的诊断。
- FL可转化为类似Burkitt淋巴瘤（BL）的高级别淋巴瘤，这种病例通常存在*BCL2*和*Myc* 基因重排，应归入介于BL和DLBCL之间的B细胞淋巴瘤（不是BL）。
- 一些FL病例可能BCL2免疫组织化学阴性，但仍存在*BCL2-IgH* 基因重排，因此BCL2- FL应考虑行PCR分析。
- 儿童型FL（BCL2$^-$）生物学行为通常惰性，诊断需谨慎，过诊断可能比不诊断更具伤害性。一些滤泡增生的儿童病例流式细胞仪可检测到CD10$^+$的单克隆B细胞群，尚不清楚这些病例属于早期FL还是单纯的反应性克隆。
- 看似反应性淋巴结BCL2染色可显示滤泡局部存在BCL2强阳性单克隆细胞群（滤泡内瘤变或原位FL），其临床行为不可预测，一般不诊断淋巴瘤。
- 一些FL 1~2级病例可能伴有高增殖指数（＞40%）；这些病例报告为“FL 1~2级伴有高增殖指数”，不能将分级提高为FL 3级（分级仍然根据形态学）。

（黄榕芳　译）

参考文献

1. Swerdlow SH, Campo E, Harris NL, et al, *eds. WHO Classification of Tumours of Haematopoietic and Lymphoid Systems.* 4th ed. Lyon, France: IARC; 2008.
2. Brill N, Baehr G, Rosenthal N. Generalized giant lymph follicle hyperplasia of the lymph nodes and spleen. A hitherto undescribed type. *JAMA.* 1925;84:668-671.
3. Symmers D. Follicular lymphadenopathy with splenomegaly. A newly recognized disease of the lymphatic system. *Arch Pathol.* 1927;3:816-820.
4. Baehr G. The clinical and pathological picture of follicular lymphoblastoma. *Trans Assoc Am Physicians.* 1932;47:330-338.
5. Symmers D. Giant follicular lymphadenopathy with or without splenomegaly. *Arch Pathol.* 1938;26:603-647.
6. Gall EA, Morrison HR, Scott AT. The follicular type of malignant lymphoma: A survey of 63 cases. *Ann Intern Med.* 1941;14:2073-2090.
7. Rappaport H, Winter W, Hicks E. Follicular lymphoma. A re-evaluation of its position in the scheme of malignant lymphoma, based on a survey of 253 cases. *Cancer.* 1956;9:792-821.
8. Rappaport H. Tumors of the hematopoietic system. In: *Atlas of Tumor Pathology*. Series I, ed. Washington, DC: Armed Forces Institute of Pathology; 1966.
9. Lennert K. *Malignant lymphomas other than Hodgkin's disease.* New York: Springer-Verlag; 1978.
10. Lukes R, Collins R. Immunologic characterization of human malignant lymphomas. *Cancer.* 1974;34:1488-1503.
11. Non-Hodgkin's lymphoma pathologic classification project. National Cancer Institute sponsored study of classifications of non-Hodgkin's lymphomas: summary and description of a working formulation for clinical usage. *Cancer.* 1982;49:2112-2135.
12. Harris NL, Jaffe ES, Stein H, et al. A revised European-American classification of lymphoid neoplasms: A proposal from the International Lymphoma Study Group. *Blood.* 1994;84:1361-1392.
13. Harris NL, Jaffe ES, Diebold J, et al. World Health Organization classification of neoplastic diseases of the hematopoietic and lymphoid tissues: Report of the Clinical Advisory Committee meeting—Airlie House, Virginia, November 1997. *J Clin Oncol.* 1999;17(12):3835-3849.
14. Jaffe ES, Harris NL, Stein H, Vardiman JW, eds. *Pathology and Genetics of Tumors of Hematopoietic and Lymphoid Tissues.* Lyon, France: IARC Press; 2001.
15. A clinical evaluation of the International Lymphoma Study Group classification of non-Hodgkin's lymphoma. The Non-Hodgkin's Lymphoma Classification Project. *Blood.* 1997;89(11):3909-3918.
16. Groves FD, Linet MS, Travis LB, Devesa SS. Cancer surveillance series: non-Hodgkin's lymphoma incidence by histologic subtype in the United States from 1978 through 1995. *J Natl Cancer Inst.* 2000;92(15):1240-1251.
17. Finn LS, Viswanatha DS, Belasco JB, et al. Primary follicular lymphoma of the testis in childhood. *Cancer.* 1999;85(7):1626-1635.
18. Lorsbach RB, Shay-Seymore D, Moore J, et al. Clinicopathologic analysis of follicular lymphoma occurring in children. *Blood.* 2002;99(6):1959-1964.
19. Glass A, Karnell L, Menck H. The National Cancer Data Base report on non-Hodgkin's lymphoma. *Cancer.* 1997;80:2311-2320.
20. Anderson JR, Armitage JO, Weisenburger DD. Epidemiology of the non-Hodgkin's lymphomas: distributions of the major subtypes differ by geographic locations. Non-Hodgkin's Lymphoma Classification Project. *Ann Oncol.* 1998;9(7):717-720.
21. Gall EA, Mallory TB. Malignant lymphoma. A clinicopathologic survey of 618 cases. *Am J Pathol.* 1942;18:381-395.
22. Biagi JJ, Seymour JF. Insights into the molecular pathogenesis of follicular lymphoma arising from analysis of geographic variation. *Blood.* 2002;99(12):4265-4275.
23. Peh SC. Host ethnicity influences non-Hodgkin's lymphoma subtype frequency and Epstein-Barr virus association rate: the experience of a multi-ethnic patient population in Malaysia. *Histopathology.* 2001;38(5):458-465.
24. Herrinton LJ, Goldoft M, Schwartz SM, Weiss NS. The incidence of non-Hodgkin's lymphoma and its histologic subtypes in Asian migrants to the United States and their descendants. *Cancer Causes Control.* 1996;7(2):224-230.
25. Come S, Jaffe E, Andersen J, et al. Non-Hodgkin's lymphomas in leukemic phase: clinicopathologic correlations. *Am J Med.* 1980;69:667-674.
26. Yoshino T, Miyake K, Ichimura K, et al. Increased incidence of follicular lymphoma in the duodenum. *Am J Surg Pathol.* 2000;24(5):688-693.
27. Shia J, Teruya-Feldstein J, Pan D, et al. Primary follicular lymphoma of the gastrointestinal tract: a clinical and pathologic study of 26 cases. *Am J Surg Pathol.* 2002;26(2):216-224.
28. Hashimoto Y, Nakamura N, Kuze T, et al. Multiple lymphomatous polyposis of the gastrointestinal tract is a heterogenous group that includes mantle cell lymphoma and follicular lymphoma: analysis of somatic mutation of immunoglobulin heavy chain gene variable region. *Hum Pathol.* 1999;30(5):581-587.
29. Goodlad JR, Krajewski AS, Batstone PJ, et al. Primary cutaneous follicular lymphoma: a clinicopathologic and molecular study of 16 cases in support of a distinct entity. *Am J Surg Pathol.* 2002;26(6):733-741.
30. de Leval L, Harris NL, Longtine J, et al. Cutaneous B-cell lymphomas of follicular and marginal zone types: Use of BCL6, CD10, BCL2, and CD21 in differential diagnosis and classification. *Am J Surg Pathol.* 2001;25(6):732-741.
31. Aguilera NS, Tomaszewski MM, Moad JC, et al. Cutaneous follicle center lymphoma: a clinicopathologic study of 19 cases. *Mod Pathol.* 2001;14(9):828-835.
32. Franco R, Fernandez-Vazquez A, Mollejo M, et al. Cutaneous presentation of follicular lymphomas. *Mod Pathol.* 2001;14(9):913-919.
33. Cerroni L, Volkenandt M, Rieger E, et al. BCL2 protein expression and correlation with the interchromosomal 14;18 translocation in cutaneous lymphomas and pseudolymphomas. *J Invest Dermatol.* 1994;102:231-235.
34. Dong HY, Harris NL, Preffer FI, et al. Fine-needle aspiration biopsy in the diagnosis and classification of primary and recurrent lymphoma: a retrospective analysis of the utility of cytomorphology and flow cytometry. *Mod Pathol.* 2001;14(5):472-481.
35. Solal-Celigny P, Roy P, Colombat P, et al. Follicular lymphoma international prognostic index. *Blood.* 2004;104(5):1258-1265.
36. A predictive model for aggressive non-Hodgkin's lymphoma. The International Non-Hodgkin's Lymphoma Project. *N Engl J Med.* 1993;329: 987-994.
37. Frizzera G, Anaya J, Banks P. Neoplastic plasma cells in follicular lymphomas. Clinical and pathological findings in six cases. *Virchows Arch Pathol Anat.* 1986;409:149-162.
38. Campo E, Miquel R, Krenacs L, et al. Primary nodal marginal zone lymphomas of splenic and MALT type. *Am J Surg Pathol.* 1999;23(1):59-68.
39. Mollejo M, Lloret E, Menárguez J, et al. Lymph node involvement by splenic marginal zone lymphoma: morphological and immunohistochemical features. *Am J Surg Pathol.* 1997;21(7):772-780.
40. Kim H, Dorfman RF, Rappaport H. Signet ring cell lymphoma. A rare morphologic and functional expression of nodular (follicular) lymphoma. *Am J Surg Pathol.* 1978;2(2):119-132.
41. Spagnolo D, Papadimitriou J, Matz L, Walters M. Nodular lymphomas with intracellular immunoglobulin inclusions: Report of three cases and a review. *Pathology.* 1982;14:415-427.
42. Eyden B, Cross P, Harris M. The ultrastructure of signet-ring cell non-Hodgkin's lymphoma. *Virchows Arch A Pathol Anat.* 1990;417:395-404.
43. Mann R, Berard C. Criteria for the cytologic subclassification of follicular lymphomas: A proposed alternative method. *Hematol Oncol.* 1982;1:187-192.
44. Metter G, Nathwani B, Burke J, et al. Morphological subclassification of follicular lymphoma: variability of diagnosis among hematopathologists, a collaborative study between the Repository Center and Pathology Panel for Lymphoma Clinical Studies. *J Clin Oncol.* 1985;3:25-38.
45. Nathwani B, Metter G, Miller T, et al. What should be the morphologic criteria for the subdivision of follicular lymphomas? *Blood.* 1986;68:837-845.
46. Anderson JR, Vose JM, Bierman PJ, et al. Clinical features and prognosis of follicular large-cell lymphoma: A report from the Nebraska Lymphoma Study Group. *J Clin Oncol.* 1993;11:218-224.
47. Weisenburger D, Anderson J, Armitage J, et al. Grading of follicular lymphoma: diagnostic accuracy, reproducibility, and clinical relevance. *Mod Pathol.* 1998;11:142A.
48. Bartlett NL, Rizeq M, Dorfman RF, et al. Follicular large-cell lymphoma: intermediate or low grade? *J Clin Oncol.* 1994;12:1349-1357.
49. Ott G, Katzenberger T, Lohr A, et al. Cytomorphologic, immunohistochemical, and cytogenetic profiles of follicular lymphoma: 2 types of follicular lymphoma grade 3. *Blood.* 2002;99(10):3806-3812.
50. Bosga-Bouwer AG, van den Berg A, Haralambieva E, et al. Molecular, cytogenetic, and immunophenotypic characterization of follicular lymphoma grade 3B; a separate entity or part of the spectrum of diffuse large B-cell lymphoma or follicular lymphoma? *Hum Pathol.* 2006;37(5):528-533.
51. Bosga-Bouwer AG, van Imhoff GW, Boonstra R, et al. Follicular lymphoma grade 3B includes 3 cytogenetically defined subgroups with primary t(14;18), 3q27, or other translocations: t(14;18) and 3q27 are mutually exclusive. *Blood.* 2003;101(3):1149-1154.
52. Katzenberger T, Ott G, Klein T, et al. Cytogenetic alterations affecting BCL6 are predominantly found in follicular lymphomas grade 3B with a diffuse large B-cell component. *Am J Pathol.* 2004;165(2):481-490.
53. Hans CP, Weisenburger DD, Vose JM, et al. A significant diffuse component predicts for inferior survival in grade 3 follicular lymphoma, but cytologic subtypes do not predict survival. *Blood.* 2003;101(6):2363-2367.
54. Piccaluga PP, Califano A, Klein U, et al. Gene expression analysis provides a potential rationale for revising the histological grading of follicular lymphomas. *Haematologica.* 2008;93(7):1033-1038.
55. Martin AR, Weisenburger DD, Chan WC, et al. Prognostic value of cellular proliferation and histologic grade in follicular lymphoma. *Blood.* 1995;85(12):3671-3678.
56. Koster A, Tromp HA, Raemaekers JM, et al. The prognostic significance of the intra-follicular tumor cell proliferative rate in follicular lymphoma. *Haematologica.* 2007;92(2):184-190.
57. Wang SA, Wang L, Hochberg EP, et al. Low histologic grade follicular lymphoma with high proliferation index: morphologic and clinical features. *Am J Surg Pathol.* 2005;29(11):1490-1496.
58. Kim H, Dorfman R. Morphological studies of 84 untreated patients subjected to laparotomy for the staging of non-Hodgkin's lymphomas. *Cancer.* 1974;33:657-674.
59. Osborne BM, Butler JJ. Follicular lymphoma mimicking progressive transformation of germinal centers. *Am J Clin Pathol.* 1987;88(3):264-269.
60. Goates JJ, Kamel OW, LeBrun DP, et al. Floral variant of follicular lymphoma. Immunological and molecular studies support a neoplastic process. *Am J Surg Pathol.* 1994;18(1):37-47.
61. Harris N, Data R. The distribution of neoplastic and normal B-lymphoid cells in nodular lymphomas: use of an immunoperoxidase technique on frozen sections. *Hum Pathol.* 1982;13:610-617.
62. Ngan B-Y, Warnke R, Wilson M, et al. Monocytoid B-cell lymphoma: a study of 36 cases. *Hum Pathol.* 1991;22:409-421.
63. Fisher RI, Dahlberg S, Nathwani BN, et al. A clinical analysis of two indolent lymphoma entities: mantle cell lymphoma and marginal zone lymphoma (including the mucosa-associated lymphoid tissue and monocytoid B-cell subcategories): A Southwest Oncology Group study. *Blood.* 1995;85(4):1075-1082.
64. Schmid U, Cogliatti SB, Diss TC, et al. Monocytoid/marginal zone B-cell differentiation in follicle centre cell lymphoma. *Histopathology.* 1996;29(3):201-208.
65. Goodlad JR, Batstone PJ, Hamilton D, et al. Follicular lymphoma with marginal zone differentiation: Cytogenetic findings in support of a high-risk variant of follicular lymphoma. *Histopathology.* 2003;42(3):292-298.
66. Nathwani BN, Anderson JR, Armitage JO, et al. Clinical significance of follicular lymphoma with monocytoid B cells. Non-Hodgkin's Lymphoma Classification Project. *Hum Pathol.* 1999;30(3):263-268.
67. Dogan A, Du MQ, Aiello A, et al. Follicular lymphomas contain a clonally linked but phenotypically distinct neoplastic B-cell population in the interfollicular zone. *Blood.*

1998;91(12):4708-4714.

68. Bennett M, Millett Y. Nodular sclerotic lymphosarcoma. A possible new clinico-pathological entity. *Clin Radiol.* 1969;20:339-343.
69. Rosas-Uribe A, Variakojis D, Rappaport H. Proteinaceous precipitate in nodular (follicular) lymphomas. *Cancer.* 1973;534-542.
70. Chittal SM, Caveriviere P, Voigt JJ, et al. Follicular lymphoma with abundant PAS-positive extracellular material. Immunohistochemical and ultrastructural observations. *Am J Surg Pathol.* 1987;11(8):618-624.
71. Maurer R, Schmid U, Davies JD, et al. Lymph-node infarction and malignant lymphoma: a multicentre survey of European, English and American cases. *Histopathology.* 1986;10(6):571-588.
72. Norton AJ, Ramsay AD, Isaacson PG. Antigen preservation in infarcted lymphoid tissue. A novel approach to the infarcted lymph node using monoclonal antibodies effective in routinely processed tissues. *Am J Surg Pathol.* 1988;12(10):759-767.
73. Laszewski MJ, Belding PJ, Feddersen RM, et al. Clonal immunoglobulin gene rearrangement in the infarcted lymph node syndrome. *Am J Clin Pathol.* 1991;96(1):116-120.
74. Brittinger G, Bartels H, Common H, et al. Clinical and prognostic relevance of the Kiel classification of non-Hodgkin lymphomas: Results of a prospective multicenter study by the Kiel lymphoma study group. *Hematol Oncol.* 1984;2:269-306.
75. Katzenberger T, Kalla J, Leich E, et al. A distinctive subtype of t(14;18)-negative nodal follicular non-Hodgkin lymphoma characterized by a predominantly diffuse growth pattern and deletions in the chromosomal region 1p36. *Blood.* 2009;113(5):1053-1061.
76. Adam P, Katzenberger T, Eifert M, et al. Presence of preserved reactive germinal centers in follicular lymphoma is a strong histopathologic indicator of limited disease stage. *Am J Surg Pathol.* 2005;29(12):1661-1664.
77. Oeschger S, Brauninger A, Kuppers R, et al. Tumor cell dissemination in follicular lymphoma. *Blood.* 2002;99(6):2192-2198.
78. Cong P, Raffeld M, Teruya-Feldstein J, et al. In situ localization of follicular lymphoma: Description and analysis by laser capture microdissection. *Blood.* 2002;99(9):3376-3382.
79. Pruneri G, Mazzarol G, Manzotti M, et al. Monoclonal proliferation of germinal center cells (incipient follicular lymphoma) in an axillary lymph node of a melanoma patient. *Hum Pathol.* 2001;32(12):1410-1413.
80. Fisher D, Jacobson J, Ault K, et al. Diffuse large cell lymphoma with discordant bone marrow histology: Clinical features and biological implications. *Cancer.* 1989;64:1879-1887.
81. Ault K. Detection of small numbers of monoclonal B lymphocytes in the blood of patients with lymphoma. *N Engl J Med.* 1979;300:1401-1405.
82. Berliner N, Ault K, Martin P, et al. Detection of clonal excess in lymphoproliferative disease by kappa/gamma analysis: Correlation with immunoglobulin gene DNA rearrangement. *Blood.* 1986;67:80-85.
83. Gribben J, Freedman A, Woo S, et al. All advanced stage non-Hodgkin's lymphomas with a polymerase chain reaction amplifiable breakpoint of bcl-2 have residual cells containing the bcl-2 rearrangement at evaluation and after treatment. *Blood.* 1991;78:3275.
84. Spiro S, Galton D, Wiltshaw E, et al. Follicular lymphoma: A survey of 75 cases with special reference to the syndrome resembling chronic lymphocytic leukaemia. *Br J Haematol.* 1975;31(suppl II):60-88.
85. Acker B, Hoppe RT, Colby TV, et al. Histologic conversion in the non-Hodgkin's lymphomas. *J Clin Oncol.* 1983;1(1):11-16.
86. Horning SJ, Rosenberg SA. The natural history of initially untreated low-grade non-Hodgkin's lymphomas. *N Engl J Med.* 1984;311(23):1471-1475.
87. Gallagher CJ, Gregory WM, Jones AE, et al. Follicular lymphoma: Prognostic factors for response and survival. *J Clin Oncol.* 1986;4(10):1470-1480.
88. Alsabeh R, Medeiros LJ, Glackin C, et al. Transformation of follicular lymphoma into CD30-large cell lymphoma with anaplastic cytologic features. *Am J Surg Pathol.* 1997;21(5):528-536.
89. Lee JT, Innes DJ Jr, Williams ME. Sequential bcl-2 and c-myc oncogene rearrangements associated with the clinical transformation of non-Hodgkin's lymphoma. *J Clin Invest.* 1989;84(5):1454-1459.
90. Yano T, Jaffe ES, Longo DL, et al. MYC rearrangements in histologically progressed follicular lymphomas. *Blood.* 1992;80:758-767.
91. de Jong D, Voetdijk B, Beverstock G, et al. Activation of the c-myc oncogene in a precursor B-cell blast crisis of follicular lymphoma, presenting as composite lymphoma. *N Engl J Med.* 1988;318:1373-1378.
92. Gauwerky C, Hoxie J, Nowell P. Pre-B-cell leukemia with a t(8;14) and a t(14;18) translocation is preceded by follicular lymphoma. *Oncogene.* 1988;2:431-435.
93. Fiedler W, Weh H, Zeller W. Translocation (14;18) and (8;22) in three patients with acute leukemia/lymphoma following centrocytic/centroblastic non-Hodgkin's lymphoma. *Ann Hematol.* 1991;63:282-287.
94. Kroft S, Domiati-Saad R, Finn W, et al. Precursor B-lymphoblastic transformation of grade 1 follicle center lymphoma. *Am J Clin Pathol.* 2000;113:411-418.
95. Raffeld M, Wright JJ, Lipford E, et al. Clonal evolution of t(14;18) follicular lymphomas demonstrated by immunoglobulin genes and the 18q21 major breakpoint region. *Cancer Res.* 1987;47(10):2537-2542.
96. Zelenetz AD, Chen TT, Levy R. Histologic transformation of follicular lymphoma to diffuse lymphoma represents tumor progression by a single malignant B cell. *J Exp Med.* 1991;173(1):197-207.
97. Ottensmeier CH, Thompsett AR, Zhu D, et al. Analysis of VH genes in follicular and diffuse lymphoma shows ongoing somatic mutation and multiple isotype transcripts in early disease with changes during disease progression. *Blood.* 1998;91(11):4292-4299.
98. Lo Coco F, Gaidano G, Louie DC, et al. p53 Mutations are associated with histologic transformation of follicular lymphoma. *Blood.* 1993;82(8):2289-2295.
99. Sander CA, Yano T, Clark HM, et al. p53 Mutation is associated with progression in follicular lymphomas. *Blood.* 1993;82:1994-2004.
100. Gonzalez C, Medeiros L, Jaffe E. Composite lymphoma. A clinicopathologic analysis of nine patients with Hodgkin's disease and B-cell non-Hodgkin's lymphoma. *Am J Clin Pathol.* 1991;96:81-89.
101. Bennett M, MacLennan K, Hudson G, et al. Non-Hodgkin's lymphoma arising in patients treated for Hodgkin's disease in the BNLI: A 20-year experience. *Ann Oncol.* 1991;2(suppl 2):83-92.
102. Travis LB, Gonzalez CL, Hankey BF, et al. Hodgkin's disease following non-Hodgkin's lymphoma. *Cancer.* 1992;69(9):2337-2342.
103. Jaffe E, Zarate-Osorno A, Medeiros L. The interrelationship of Hodgkin's disease and non-Hodgkin's lymphomas—lessons learned from composite and sequential malignancies. *Semin Diagn Pathol.* 1992;9:297-303.
104. Harris N. The relationship between Hodgkin's disease and non-Hodgkin's lymphoma. *Semin Diag Pathol.* 1992;9:304-310.
105. Brauninger A, Hansmann ML, Strickler JG, et al. Identification of common germinal-center B-cell precursors in two patients with both Hodgkin's disease and non-Hodgkin's lymphoma [see comments]. *N Engl J Med.* 1999;340(16):1239-1247.
106. Marafioti T, Hummel M, Anagnostopoulos I, et al. Classical Hodgkin's disease and follicular lymphoma originating from the same germinal center B cell. *J Clin Oncol.* 1999;17:3804-3809.
107. Feldman AL, Arber DA, Pittaluga S, et al. Clonally related follicular lymphomas and histiocytic/dendritic cell sarcomas: Evidence for transdifferentiation of the follicular lymphoma clone. *Blood.* 2008;111(12):5433-5439.
108. Cobaleda C, Jochum W, Busslinger M. Conversion of mature B cells into T cells by dedifferentiation to uncommitted progenitors. *Nature.* 2007;449(7161):473-477.
109. Heavey B, Charalambous C, Cobaleda C, et al. Myeloid lineage switch of Pax5 mutant but not wild-type B cell progenitors by C/EBPalpha and GATA factors. *EMBO J.* 2003;22(15):3887-3897.
110. Mikkola I, Heavey B, Horcher M, et al. Reversion of B cell commitment upon loss of Pax5 expression. *Science.* 2002;297(5578):110-113.
111. Harris N, Nadler L, Bhan A. Immunohistologic characterization of two malignant lymphomas of germinal center type (centroblastic/centrocytic and centrocytic) with monoclonal antibodies: follicular and diffuse lymphomas of small cleaved cell types are related but distinct entities. *Am J Pathol.* 1984;117:262-272.
112. Hollema H, Poppema S. Immunophenotypes of malignant lymphoma centroblastic-centrocytic and malignant lymphoma centrocytic: An immunohistologic study indicating a derivation from different stages of B cell differentiation. *Hum Pathol.* 1988;19:1053-1059.
113. Raible MD, Hsi ED, Alkan S. BCL6 protein expression by follicle center lymphomas. A marker for differentiating follicle center lymphomas from other low-grade lymphoproliferative disorders. *Am J Clin Pathol.* 1999;112(1):101-107.
114. Montes-Moreno S, Roncador G, Maestre L, et al. Gcet1 (centerin), a highly restricted marker for a subset of germinal center-derived lymphomas. *Blood.* 2008;111(1):351-358.
115. Zukerberg L, Medeiros L, Ferry J, et al. Diffuse low-grade B-cell lymphomas: four clinically distinct subtypes defined by a combination of morphologic and immunophenotypic features. *Am J Clin Pathol.* 1993;100:373-385.
116. de Leon ED, Alkan S, Huang JC, et al. Usefulness of an immunohistochemical panel in paraffin-embedded tissues for the differentiation of B-cell non-Hodgkin's lymphomas of small lymphocytes. *Mod Pathol.* 1998;11(11):1046-1051.
117. Lai R, Weiss LM, Chang KL, et al. Frequency of CD43 expression in non-Hodgkin lymphoma. A survey of 742 cases and further characterization of rare CD43+ follicular lymphomas. *Am J Clin Pathol.* 1999;111(4):488-494.
118. Tiesinga JJ, Wu CD, Inghirami G. CD5+ follicle center lymphoma. Immunophenotyping detects a unique subset of "floral" follicular lymphoma. *Am J Clin Pathol.* 2000;114(6):912-921.
119. Karube K, Guo Y, Suzumiya J, et al. CD10-MUM1+ follicular lymphoma lacks BCL2 gene translocation and shows characteristic biologic and clinical features. *Blood.* 2007;109(7):3076-3079.
120. Naresh KN. MUM1 expression dichotomises follicular lymphoma into predominantly, MUM1-negative low-grade and MUM1-positive high-grade subtypes. *Haematologica.* 2007;92(2):267-268.
121. Nguyen PL, Harris NL, Ritz J, et al. Expression of CD95 antigen and BCL2 protein in non-Hodgkin's lymphomas and Hodgkin's disease. *Am J Pathol.* 1996;148(3):847-853 [published erratum in *Am J Pathol* 1996;149:346].
122. Dorfman DM, Schultze JL, Shahsafaei A, et al. In vivo expression of B7-1 and B7-2 by follicular lymphoma cells can prevent induction of T-cell anergy but is insufficient to induce significant T-cell proliferation. *Blood.* 1997;90(11):4297-4306.
123. Pezzella F, Tse A, Cordell J, et al. Expression of the BCL2 oncogene protein is not specific for the 14-18 chromosomal translocation. *Am J Pathol.* 1990;137:225-232.
124. Nguyen PL, Zukerberg LR, Benedict WF, et al. Immunohistochemical detection of p53, bcl-2, and retinoblastoma proteins in follicular lymphoma. *Am J Clin Pathol.* 1996;105(5):538-543.
125. Lai R, Arber DA, Chang KL, et al. Frequency of bcl-2 expression in non-Hodgkin's lymphoma: a study of 778 cases with comparison of marginal zone lymphoma and monocytoid B-cell hyperplasia. *Mod Pathol.* 1998;11(9):864-869.
126. Schraders M, de Jong D, Kluin P, et al. Lack of BCL2 expression in follicular lymphoma may be caused by mutations in the BCL2 gene or by absence of the t(14;18) translocation. *J Pathol.* 2005;205(3):329-335.
127. Gloghini A, Carbone A. The nonlymphoid microenvironment of reactive follicles and lymphomas of follicular origin as defined by immunohistology on paraffin-embedded tissues. *Hum Pathol.* 1993;24(1):67-76.
128. Poppema S, Bhan A, Reinherz E, et al. Distribution of T cell subsets in human lymph nodes. *J Exp Med.* 1981;153:30-41.
129. Harris N, Bhan A. Distribution of T cell subsets in follicular and diffuse lymphomas of B cell type. *Am J Pathol.* 1983;113:172-180.
130. Dave SS, Wright G, Tan B, et al. Prediction of survival in follicular lymphoma based on molecular features of tumor-infiltrating immune cells. *N Engl J Med.* 2004;351(21):2159-2169.
131. Carreras J, Lopez-Guillermo A, Fox BC, et al. High numbers of tumor-infiltrating FOXP3-positive regulatory T cells are associated with improved overall survival in

follicular lymphoma. *Blood.* 2006;108(9):2957-2964.
132. Harjunpaa A, Taskinen M, Nykter M, et al. Differential gene expression in non-malignant tumour microenvironment is associated with outcome in follicular lymphoma patients treated with rituximab and CHOP. *Br J Haematol.* 2006;135(1):33-42.
133. Lee AM, Clear AJ, Calaminici M, et al. Number of CD4+ cells and location of forkhead box protein P3-positive cells in diagnostic follicular lymphoma tissue microarrays correlates with outcome. *J Clin Oncol.* 2006;24(31):5052-5059.
134. Alvaro T, Lejeune M, Salvado MT, et al. Immunohistochemical patterns of reactive microenvironment are associated with clinicobiologic behavior in follicular lymphoma patients. *J Clin Oncol.* 2006;24(34):5350-5357.
135. Glas AM, Knoops L, Delahaye L, et al. Gene-expression and immunohistochemical study of specific T-cell subsets and accessory cell types in the transformation and prognosis of follicular lymphoma. *J Clin Oncol.* 2007;25(4):390-398.
136. Carreras J, Lopez-Guillermo A, Roncador G, et al. High numbers of tumor-infiltrating programmed cell death 1-positive regulatory lymphocytes are associated with improved overall survival in follicular lymphoma. *J Clin Oncol.* 2009;27(9):1470-1476.
137. Canioni D, Salles G, Mounier N, et al. High numbers of tumor-associated macrophages have an adverse prognostic value that can be circumvented by rituximab in patients with follicular lymphoma enrolled onto the GELA-GOELAMS FL-2000 trial. *J Clin Oncol.* 2008;26(3):440-446.
138. Farinha P, Masoudi H, Skinnider BF, et al. Analysis of multiple biomarkers shows that lymphoma-associated macrophage (LAM) content is an independent predictor of survival in follicular lymphoma (FL). *Blood.* 2005;106(6):2169-2174.
139. Alvaro T, Lejeune M, Camacho FI, et al. The presence of STAT1-positive tumor-associated macrophages and their relation to outcome in patients with follicular lymphoma. *Haematologica.* 2006;91(12):1605-1612.
140. Klapper W, Hoster E, Rolver L, et al. Tumor sclerosis but not cell proliferation or malignancy grade is a prognostic marker in advanced-stage follicular lymphoma: the German Low Grade Lymphoma Study Group. *J Clin Oncol.* 2007;25(22):3330-3336.
141. Cleary M, Mecker T, Levy S, et al. Clustering of extensive somatic mutations in the variable region of an immunoglobulin heavy chain gene from a human B cell lymphoma. *Cell.* 1986;44:97-106.
142. Levy S, Mendel E, Kon S, et al. Mutational hot spots in Ig V region genes of human follicular lymphomas. *J Exp Med.* 1988;168:475.
143. Zelenetz AD, Chen TT, Levy R. Clonal expansion in follicular lymphoma occurs subsequent to antigenic selection. *J Exp Med.* 1992;176:1137-1148.
144. Jacob J, Kelsoe G, Rajewsky K, et al. Intraclonal generation of antibody mutants in germinal centres. *Nature.* 1991;354:389-392.
145. Bahler DW, Levy R. Clonal evolution of a follicular lymphoma: evidence for antigen selection. *Proc Natl Acad Sci U S A.* 1992;89(15):6770-6774.
146. Vaandrager JW, Schuuring E, Kluin-Nelemans HC, et al. DNA fiber fluorescence in situ hybridization analysis of immunoglobulin class switching in B-cell neoplasia: aberrant CH gene rearrangements in follicle center-cell lymphoma. *Blood.* 1998;92(8):2871-2878.
147. Aarts WM, Bende RJ, Steenbergen EJ, et al. Variable heavy chain gene analysis of follicular lymphomas: Correlation between heavy chain isotype expression and somatic mutation load. *Blood.* 2000;95(9):2922-2929.
148. Aarts WM, Bende RJ, Bossenbroek JG, et al. Variable heavy-chain gene analysis of follicular lymphomas: subclone selection rather than clonal evolution over time. *Blood.* 2001;98(1):238-240.
149. Aarts WM, Bende RJ, Vaandrager JW, et al. In situ analysis of the variable heavy chain gene of an IgM/IgG-expressing follicular lymphoma: evidence for interfollicular trafficking of tumor cells. *Am J Pathol.* 2002;160(3):883-891.
150. Zhu D, Hawkins RE, Hamblin TJ, Stevenson FK. Clonal history of a human follicular lymphoma as revealed in the immunoglobulin variable region genes. *Br J Haematol.* 1994;86(3):505-512.
151. Tilly H, Rossi A, Stamatoullas A, et al. Prognostic value of chromosomal abnormalities in follicular lymphoma. *Blood.* 1994;84(4):1043-1049.
152. Rowley J. Chromosome studies in the non-Hodgkin's lymphomas: the role of the 14;18 translocation. *J Clin Oncol.* 1988;6:919-925.
153. Horsman DE, Gascoyne RD, Coupland RW, et al. Comparison of cytogenetic analysis, Southern analysis, and polymerase chain reaction for the detection of t(14; 18) in follicular lymphoma. *Am J Clin Pathol.* 1995;103(4):472-478.
154. Johnson NA, Al-Tourah A, Brown CJ, et al. Prognostic significance of secondary cytogenetic alterations in follicular lymphomas. *Genes Chromosomes Cancer.* 2008;47(12):1038-1048.
155. Levine EG, Arthur DC, Frizzera G, et al. Cytogenetic abnormalities predict clinical outcome in non-Hodgkin lymphoma. *Ann Intern Med.* 1988;108(1):14-20.
156. O'Shea D, O'Riain C, Taylor C, et al. The presence of TP53 mutation at diagnosis of follicular lymphoma identifies a high-risk group of patients with shortened time to disease progression and poorer overall survival. *Blood.* 2008;112(8):3126-3129.
157. Offit K, Parsa NZ, Gaidano G, et al. 6q Deletions define distinct clinico-pathologic subsets of non-Hodgkin's lymphoma. *Blood.* 1993;82(7):2157-2162.
158. Pinyol M, Cobo F, Bea S, et al. $p16^{Ink4a}$ Gene inactivation by deletions, mutations, and hypermethylation is associated with transformed and aggressive variants of non-Hodgkin's lymphomas. *Blood.* 1998;91(8):2977-2984.
159. Elenitoba-Johnson KS, Gascoyne RD, Lim MS, et al. Homozygous deletions at chromosome 9p21 involving p16 and p15 are associated with histologic progression in follicle center lymphoma. *Blood.* 1998;91(12):4677-4685.
160. Cheung KJ, Shah SP, Steidl C, et al. Genome-wide profiling of follicular lymphoma by array comparative genomic hybridization reveals prognostically significant DNA copy number imbalances. *Blood.* 2009;113(1):137-148.
161. Tsujimoto T, Cossman J, Jaffe E, Croce C. Involvement of the bcl-2 gene in human follicular lymphoma. *Science.* 1985;288:1440-1443.
162. Yunis J, Mayer M, Arnesen M, et al. BCL2 and other genomic alterations in the prognosis of large-cell lymphoma. *N Engl J Med.* 1989;320:1047-1054.
163. Hockenbery D, Zutter M, Hickey W, et al. BCL2 protein is topographically restricted in tissues characterized by apoptotic cell death. *Proc Natl Acad Sci U S A.* 1991;88:6961-6965.
164. Nunez G, London L, Hockenbery D, et al. Deregulated bcl-2 gene expression selectively prolongs survival of growth factor-deprived hemopoietic cell lines. *J Immunol.* 1990;144:3602-3610.
165. McDonnell T, Deane N, Platt F, et al. BCL2-immunoglobulin transgenic mice demonstrate extended B cell survival and follicular lymphoproliferation. *Cell.* 1989;57:79-88.
166. Roulland S, Lebailly P, Roussel G, et al. BCL2/JH translocation in peripheral blood lymphocytes of unexposed individuals: Lack of seasonal variations in frequency and molecular features. *Int J Cancer.* 2003;104(6):695-698.
167. Roulland S, Navarro JM, Grenot P, et al. Follicular lymphoma-like B cells in healthy individuals: a novel intermediate step in early lymphomagenesis. *J Exp Med.* 2006;203(11):2425-2431.
168. Ye BH, Lista F, Lo Coco F, et al. Alterations of a zinc finger-encoding gene, BCL6, in diffuse large-cell lymphoma. *Science.* 1993;262:747-750.
169. Chang CC, Ye BH, Chaganti RS, et al. BCL6, a POZ/zinc-finger protein, is a sequence-specific transcriptional repressor. *Proc Natl Acad Sci U S A.* 1996;93(14):6947-6952.
170. Cattoretti G, Chang CC, Cechova K, et al. BCL6 protein is expressed in germinal-center B cells. *Blood.* 1995;86(1):45-53.
171. Allman D, Jain A, Dent A, et al. BCL6 expression during B-cell activation. *Blood.* 1996;87(12):5257-5268.
172. Ye BH, Cattoretti G, Shen Q, et al. The BCL6 proto-oncogene controls germinal-centre formation and Th2-type inflammation. *Nat Genet.* 1997;16(2):161-170.
173. Shen HM, Peters A, Baron B, et al. Mutation of BCL6 gene in normal B cells by the process of somatic hypermutation of Ig genes. *Science.* 1998;280(5370):1750-1752.
174. Pasqualucci L, Migliazza A, Fracchiolla N, et al. BCL6 mutations in normal germinal center B cells: evidence of somatic hypermutation acting outside Ig loci. *Proc Natl Acad Sci U S A.* 1998;95(20):11816-11821.
175. Peng HZ, Du MQ, Koulis A, et al. Nonimmunoglobulin gene hypermutation in germinal center B cells. *Blood.* 1999;93(7):2167-2172.
176. Sahota S, Davis Z, Hamblin T, et al. Discordant somatic mutation of immunoglobulin variable region genes and BCL6 genes in chronic lymphocytic leukemia. *Blood.* 1999;94(10 suppl 1):662a.
177. Au WY, Horsman DE, Gascoyne RD, et al. The spectrum of lymphoma with 8q24 aberrations: a clinical, pathological and cytogenetic study of 87 consecutive cases. *Leuk Lymphoma.* 2004;45(3):519-528.
178. Alizadeh AA, Staudt LM. Genomic-scale gene expression profiling of normal and malignant immune cells. *Curr Opin Immunol.* 2000;12(2):219-225.
179. Husson H, Carideo EG, Neuberg D, et al. Gene expression profiling of follicular lymphoma and normal germinal center B cells using cDNA arrays. *Blood.* 2002;99(1):282-289.
180. Limpens J, Stad R, Vos C, et al. Lymphoma-associated translocation t(14;18) in blood B cells of normal individuals. *Blood.* 1995;85(9):2528-2536.
181. Mauch P. Follicular non-Hodgkin's lymphoma: The role of radiation therapy. *Ann Hematol.* 2001;80(suppl 3):B63-B65.
182. Longo DL, Young RC, Hubbard SM, et al. Prolonged initial remission in patients with nodular mixed lymphoma. *Ann Intern Med.* 1984;100(5):651-656.
183. Freedman AS, Gribben JG, Neuberg D, et al. High-dose therapy and autologous bone marrow transplantation in patients with follicular lymphoma during first remission. *Blood.* 1996;88(7):2780-2786.
184. Freedman AS, Neuberg D, Mauch P, et al. Long-term follow-up of autologous bone marrow transplantation in patients with relapsed follicular lymphoma. *Blood.* 1999;94(10):3325-3333.
185. Jones S, Fuks Z, Bull M, et al. Non-Hodgkin's lymphomas IV. Clinicopathologic correlation in 405 cases. *Cancer.* 1973;31:806-823.
186. Anderson T, Bender R, Fisher R, et al. Combination chemotherapy in non-Hodgkin's lymphoma: results of long-term follow-up. *Cancer Treat Rep.* 1977;61:1057-1066.
187. Glick JH, Barnes JM, Ezdinli EZ, et al. Nodular mixed lymphoma: results of a randomized trial failing to confirm prolonged disease-free survival with COPP chemotherapy. *Blood.* 1981;58(5):920-925.
188. McLaughlin P, Fuller LM, Velasquez WS, et al. Stage III follicular lymphoma: durable remissions with a combined chemotherapy-radiotherapy regimen. *J Clin Oncol.* 1987;5(6):867-874.
189. Warnke R, Kim H, Fuks Z, et al. The co-existence of nodular and diffuse patterns in nodular non-Hodgkin's lymphomas. *Cancer.* 1977;40:1229-1233.
190. Ezdinli E, Costello W, Kucuk O, et al. Effect of the degree of nodularity on the survival of patients with nodular lymphomas. *J Clin Oncol.* 1987;5:413-418.
191. Hu E, Weiss L, Hoppe R, et al. Follicular and diffuse mixed small cleaved and large cell lymphoma—a clinicopathologic study. *J Clin Oncol.* 1985;3:1183-1187.
192. Vose JM, Bierman PJ, Lynch JC, et al. Effect of follicularity on autologous transplantation for large-cell non-Hodgkin's lymphoma. *J Clin Oncol.* 1998;16(3):844-849.
193. Armitage JO, Dick FR, Corder MP. Diffuse histiocytic lymphoma after histologic conversion: a poor prognostic variant. *Cancer Treat Rep.* 1981;65(5-6):413-418.
194. Gine E, Montoto S, Bosch F, et al. The Follicular Lymphoma International Prognostic Index (FLIPI) and the histological subtype are the most important factors to predict histological transformation in follicular lymphoma. *Ann Oncol.* 2006;17(10):1539-1545.
195. Montoto S, Davies AJ, Matthews J, et al. Risk and clinical implications of transformation of follicular lymphoma to diffuse large B-cell lymphoma. *J Clin Oncol.* 2007;25(17):2426-2433.
196. Frizzera G, Murphy SB. Follicular (nodular) lymphoma in childhood: a rare clinical-pathological entity. Report of eight cases from four cancer centers. *Cancer.* 1979;44(6):2218-2235.
197. Winberg CD, Nathwani BN, Bearman RM, et al. Follicular (nodular) lymphoma during the first two decades of life: A clinicopathologic study of 12 patients. *Cancer.* 1981;48(10):2223-2235.
198. Pinto A, Hutchison R, Grant L, et al. Follicular lymphomas in pediatric patients. *Mod Pathol.* 1990;3:308-313.

199. Swerdlow SH. Pediatric follicular lymphomas, marginal zone lymphomas, and marginal zone hyperplasia. *Am J Clin Pathol.* 2004;122(suppl):S98-S109.
200. Bacon CM, Ye H, Diss TC, et al. Primary follicular lymphoma of the testis and epididymis in adults. *Am J Surg Pathol.* 2007;31(7):1050-1058.
201. Heller KN, Teruya-Feldstein J, La Quaglia MP, Wexler LH. Primary follicular lymphoma of the testis: excellent outcome following surgical resection without adjuvant chemotherapy. *J Pediatr Hematol Oncol.* 2004;26(2):104-107.
202. Kussick SJ, Kalnoski M, Braziel RM, et al. Prominent clonal B-cell populations identified by flow cytometry in histologically reactive lymphoid proliferations. *Am J Clin Pathol.* 2004;121(4):464-472.
203. Nadal E, Martinez A, Jimenez M, et al. Primary follicular lymphoma arising in the ampulla of Vater. *Ann Hematol.* 2002;81(4):228-231.
204. Poggi MM, Cong PJ, Coleman CN, et al. Low-grade follicular lymphoma of the small intestine. *J Clin Gastroenterol.* 2002;34(2):155-159.
205. Huang WT, Hsu YH, Yang SF, et al. Primary gastrointestinal follicular lymphoma: a clinicopathologic study of 13 cases from Taiwan. *J Clin Gastroenterol.* 2008;42(9):997-1002.
206. Misdraji J, Fernandez del Castillo C, et al. Follicle center lymphoma of the ampulla of Vater presenting with jaundice: Report of a case. *Am J Surg Pathol.* 1997;21(4):484-488.
207. Tang Z, Jing W, Lindeman N, et al. One patient, two lymphomas. Simultaneous primary gastric marginal zone lymphoma and primary duodenal follicular lymphoma. *Arch Pathol Lab Med.* 2004;128(9):1035-1038.
208. Bende RJ, Smit LA, Bossenbroek JG, et al. Primary follicular lymphoma of the small intestine: Alpha4beta7 expression and immunoglobulin configuration suggest an origin from local antigen-experienced B cells. *Am J Pathol.* 2003;162(1):105-113.
209. Nathwani BN, Winberg CD, Diamond LW, et al. Morphologic criteria for the differentiation of follicular lymphoma from florid reactive follicular hyperplasia: a study of 80 cases. *Cancer.* 1981;48:1794-1806.
210. Nam-Cha SH, San-Millan B, Mollejo M, et al. Light-chain-restricted germinal centres in reactive lymphadenitis: Report of eight cases. *Histopathology.* 2008;52(4):436-444.
211. Limpens J, de Jong D, van Krieken J, et al. BCL2 in benign lymphoid tissue with follicular hyperplasia. *Oncogene.* 1991;6:2271-2276.
212. de Leval L, Harris NL, Longtine J, et al. BCL6, CD10, and CD21 expression in cutaneous B-cell lymphomas. *Mod Pathol.* 2000;13:62A.
213. Zukerberg LR, Yang W-I, Arnold A, et al. Cyclin D1 expression in non-Hodgkin's lymphomas: detection by immunohistochemistry. *Am J Clin Pathol.* 1995;102(6):756-760.
214. Liu Z, Dong HY, Gorczyca W, et al. CD5⁻ mantle cell lymphoma. *Am J Clin Pathol.* 2002;118:216-224.
215. Naresh KN. Nodal marginal zone B-cell lymphoma with prominent follicular colonization—difficulties in diagnosis: A study of 15 cases. *Histopathology.* 2008;52(3): 331-339.

第18章

结外边缘区淋巴瘤：MALT淋巴瘤

Peter G. Isaacson

章节目录

非霍奇金淋巴瘤（NHL）的分类主要侧重于不同类型淋巴瘤和正常淋巴组织之间在结构、细胞形态和功能方面的相似性，以外周淋巴结最为典型。然而，结外淋巴瘤（尤其是胃肠道淋巴瘤，占大多数）的研究表明它们的临床病理特点与淋巴结没有明显关联，却与黏膜相关淋巴组织的结构和功能密切相关[1,2]。

淋巴结的解剖学分布和结构特点适应处理从不同部位通过输入淋巴管引流至淋巴结的抗原。具有渗透性黏膜部位（例如胃肠道）由于直接接触外部环境，因而对各种病原体和抗原特别敏感，而特化淋巴组织——黏膜相关淋巴组织（MALT）——演变成为具有保护功能的特殊组织。MALT包括肠道相关淋巴组织、鼻咽淋巴组织（扁桃体）和其他尚未完全了解的与黏膜相关的淋巴组织聚集灶。肠道相关淋巴组织是最典型的MALT。

18.1　黏膜相关淋巴组织的组织学和免疫学

以回肠末端为例，胃肠道MALT包括四种组织结构：淋巴组织聚集形成的Peyer小结；固有层淋巴细胞、浆细胞和辅助细胞；上皮内淋巴细胞；以及肠系膜淋巴结。MALT淋巴瘤本质上重演了Peyer小结的特征。

淋巴小结分布于整个小肠、阑尾和结直肠。在回肠末端，淋巴小结聚集形成Peyer小结，这一通用术语也适用于部分MALT。Peyer小结是无包膜的淋巴细胞聚集，与淋巴结具有某种相似之处（图18.1A）。每个Peyer小结由B细胞区、T细胞区和相关的辅助细胞组成。B细胞区含有生发中心，生发中心之外围绕着由小B细胞组成的套区，套区在黏膜方向最宽。套区外围是宽大的边缘区，其中大部分细胞为小-中等大B细胞，胞质中等量、淡染，核形略不规则，似中心细胞。边缘区向黏膜面延伸，部分边缘区B细胞进入圆顶状的表面被覆上皮，形成淋巴上皮，是MALT的关键特征（图18.1B）。免疫染色显示Peyer小结的滤泡与淋巴结滤泡相同。与IgM^+和IgD^+套区相比，边缘区细胞呈IgM^+但IgD^-（图18.1C）。滤泡旁及深部是T细胞区，高内皮小静脉非常显著，相当于淋巴结T区。

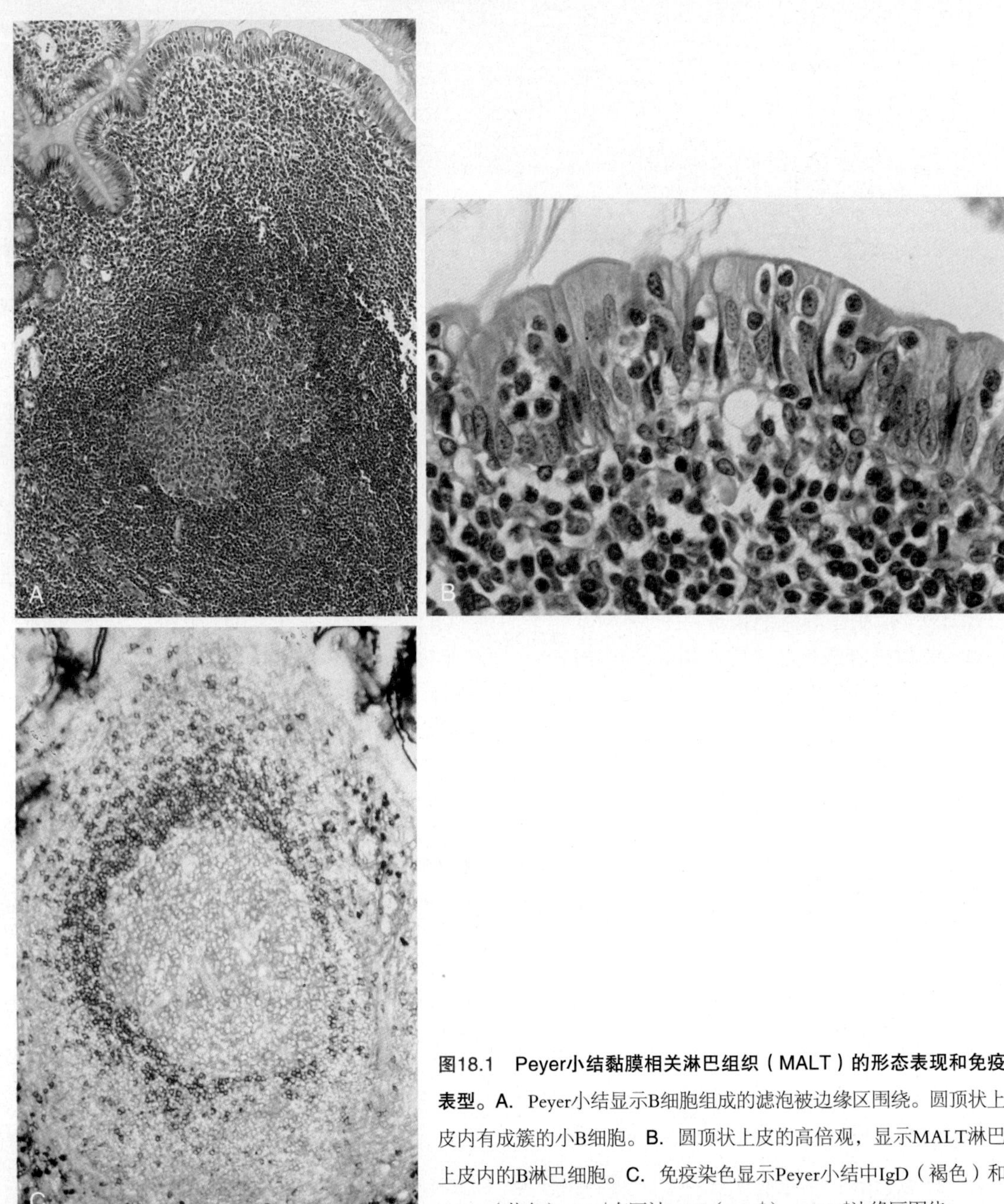

图18.1 Peyer小结黏膜相关淋巴组织（MALT）的形态表现和免疫表型。A. Peyer小结显示B细胞组成的滤泡被边缘区围绕。圆顶状上皮内有成簇的小B细胞。B. 圆顶状上皮的高倍观，显示MALT淋巴上皮内的B淋巴细胞。C. 免疫染色显示Peyer小结中IgD（褐色）和CD20（蓝色）。IgD^+套区被IgM^-（IgM^+）、$CD20^+$边缘区围绕

18.2 MALT淋巴瘤的定义

MALT淋巴瘤（黏膜相关淋巴组织结外边缘区淋巴瘤）是一种由形态各异的小B细胞组成的结外淋巴瘤，包括边缘区（中心细胞样）细胞、单核样细胞、小淋巴细胞和散在的免疫母细胞和中心母细胞样细胞。部分病例有浆细胞分化。病变位于B细胞性反应性滤泡的边缘区，并扩展到滤泡间区。在上皮组织，肿瘤细胞常常浸润上皮形成淋巴上皮病变[6]。

MALT淋巴瘤发生在结外各种不同部位（简表18.1），但奇怪的是，上述大多数部位正常情况下并没有MALT，例如回肠末端和扁桃体。有人可能会对*MALT*用于淋巴瘤命名是否恰当产生疑问，例如那些发生在眼眶，而不是原发于黏膜或上皮组织的病变；然而这些病变与黏膜组织关系密切，而且其组织学、免疫表型、遗传学和临床特点都倾向于支持将它们归为MALT淋巴瘤。

18.3 流行病学

MALT淋巴瘤占所有B细胞淋巴瘤的7%~8%，至少占原发性胃淋巴瘤的50%[7,8]。大多数病例发生在成

人，中位年龄61岁，女性略多见（尤其是腮腺和甲状腺发生者）。在意大利东北部，胃MALT淋巴瘤发生率较高，可能与当地幽门螺杆菌相关胃炎高发有关[9]。小肠MALT淋巴瘤的一种特殊亚型——小肠免疫增殖性疾病（IPSID），主要发生在中东、部分印度次大陆地区和南非开普地区[10]。

18.4 病因学

MALT淋巴瘤很少起源于固有MALT，多见于正常情况下没有MALT、慢性炎症后形成的获得性MALT的部位（见下文），例如胃、唾腺、肺、甲状腺和眼附属器。涎腺正常情况下没有淋巴组织，通常在淋巴上皮（肌上皮）性涎腺炎（LESA）的基础上发生MALT淋巴瘤[11-13]，常与Sjögren综合征有关；而甲状腺MALT淋巴瘤通常与淋巴细胞性甲状腺炎有关。研究这两种病变中高度增生的淋巴组织的组织学和免疫组织化学，发现其特点与Peyer小结异常相似。以LESA为例，淋巴组织聚集在扩张的唾腺导管周围，相当于小的Peyer小结，由生发中心、套区、小的边缘区以及上皮内B细胞聚集形成的淋巴上皮共同组成（图18.2A）。这种淋巴组织称为获得性MALT，也是淋巴细胞性甲状腺炎的特征，并且可见于胎儿和新生儿不明原因感染的肺组织[14]。另外，获得性MALT可见于滤泡性支气管炎，后者和Sjögren综合征都与各种自身免疫性疾病有关[15]。注意，正常肺不存在"支气管相关淋巴组织"这样的固有MALT。同样，淋巴组织也不存在于正常胃，而胃是MALT淋巴瘤最常见部位。胃的MALT一般为获得性，几乎总是在幽门螺杆菌感染后出现，大多数胃MALT淋巴瘤发生前都有幽门螺杆菌感染[16]。其他感染性微生物也可能涉及MALT淋巴瘤的发生（见下文）。

简表18.1 MALT淋巴瘤的部位

- 胃肠道
  - 胃
  - 肠（包括免疫增生性小肠疾病）
- 涎腺
- 呼吸道
  - 肺、咽、气管
- 眼附属器
  - 结膜，泪腺，眼眶*
- 皮肤
- 甲状腺
- 肝脏
- 泌尿生殖道
  - 膀胱、前列腺、肾脏
- 乳腺
- 胸腺
- 罕见部位

注：*，没有黏膜。

MALT淋巴瘤，黏膜相关淋巴组织结外边缘区淋巴瘤。

某些与MALT形成相关的常见因素可能和在这些部位发展演变成MALT淋巴瘤关系密切。在多数情况下，自身免疫似乎具有潜在发病作用。MALT在柱状上皮部位的形成可能受到或来自上皮本身、或来自生理性MALT的抗原刺激，抗原可能通过上皮而不是通过输入淋巴管。获得性MALT的功能特点及其与正常MALT的相似性已有研究。少部分病例中，导致反应性MALT转化成为淋巴瘤并保留大部分形态和功能的因素仍需探讨。

18.4.1 感染因素

18.4.1.1 幽门螺杆菌和胃MALT淋巴瘤

一系列迹象表明胃MALT淋巴瘤起源于幽门螺杆菌（HP）感染后获得性MALT。最初研究发现[17]，大多数胃MALT淋巴瘤的黏膜可发现HP，阳性率超过90%。后续研究显示阳性率并非如此之高[18]，而且密度和检出率随着从慢性胃炎演变为淋巴瘤而下降[19]。随后的对照研究发现先前的HP感染和原发性胃淋巴瘤的发生相关[20]。更有说服力证明HP是胃淋巴瘤致病原的证据来自一研究，它发现在淋巴瘤之前发生的慢性胃炎中存在肿瘤性B细胞克隆[19]，除此之外也来自于一系列体外实验的研究结果，当初始淋巴瘤培养细胞暴露于生物体，并受HP菌株特异性T细胞刺激时，可促进淋巴瘤生长[21]。最后，延续Wotherspoon及其同事的最初研究[22]，数个小组证实运用抗生素根除HP可以使75%胃MALT淋巴瘤消退（见下文）[23]。

18.4.1.2 空肠弯曲菌和免疫增生性小肠疾病

不同于胃MALT淋巴瘤，相对极少的IPSID（罕见）对广谱抗生素有确凿反应[24]。而且，与IPSID有关联的生物体尚未明确。在2004年，Lecuit等[25]基于一个例报道提出空肠弯曲菌可能在IPSID中发挥了类似HP在胃

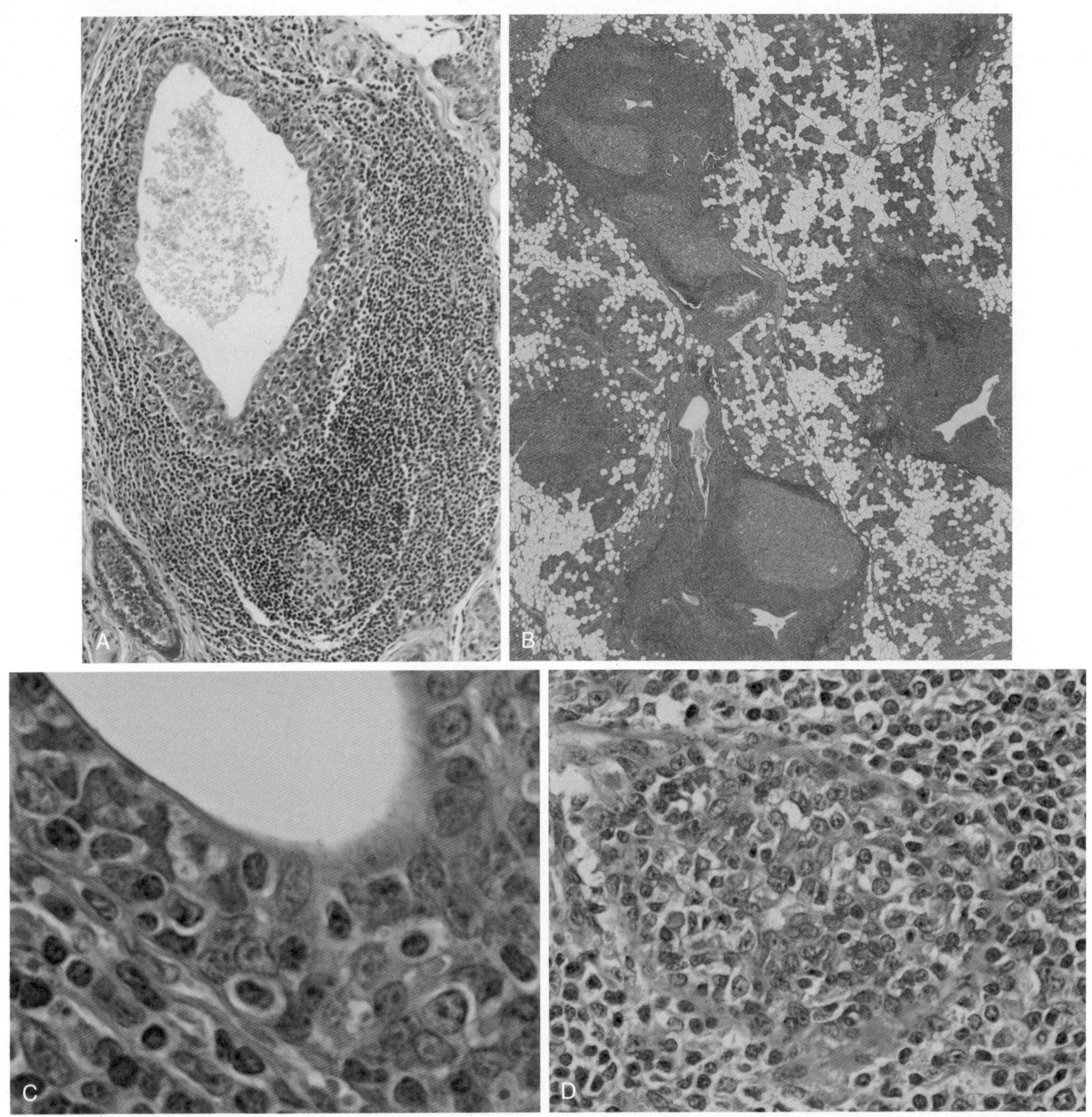

图18.2　淋巴上皮性涎腺炎（LESA）–获得性MALT。A. Peyer小结–LESA中的淋巴细胞浸润。**B.** 腮腺LESA，多个Peyer斑样淋巴细胞浸润灶围绕导管。**C.** 高倍镜下LESA中的淋巴上皮。淋巴细胞胞质淡染，核略不规则。**D.** LESA中充分形成的淋巴上皮

MALT淋巴瘤中的作用。Isaacson等在一未发表的聚合酶链反应（PCR）研究中证实空肠弯曲菌和IPSID有关，但在其他小肠淋巴瘤中也检测到此生物体。至今，尚无关于空肠弯曲菌在IPSID细胞中作用的研究报道，进一步关于根除空肠弯曲菌的研究值得期待。

18.4.1.3　包柔螺旋体和皮肤MALT淋巴瘤

1991年Garbe等[26]第一次报告了4例皮肤淋巴瘤，之后发现具有皮肤MALT淋巴瘤的特点，与包柔螺旋体感染有关。1997年Kutting等[27]报告了用头孢噻肟根除包柔螺旋体治愈两例皮肤MALT淋巴瘤。但之后来自欧洲的数个报告没有获得类似美国的成功病例[28]。

18.4.1.4　鹦鹉热衣原体和眼附属器MALT淋巴瘤

Yeung等[29]在2004年报告了一例结膜MALT淋巴瘤与衣原体微生物有关。次年Ferreri等[30]在PCR研究中发现鹦鹉热衣原体和80%眼附属器MALT淋巴瘤相关，并进一步证实用强力霉素根除鹦鹉热衣原体治疗4例淋巴

瘤获得满意效果[31]。其他类似研究大多呈阴性结果，但Ferreri研究小组在其他病例中重复研究后得到了相同的结果（个人信息），有趣的是，即使那些没有检测到鹦鹉热衣原体的病例同样有效。他们解释其他研究不能重复其结果的原因是流行病学方面的差异。这一观点得到来自Chanudet等的大规模研究结果的支持[32]，他们对来自6个不同国家的142例眼附属器MALT淋巴瘤进行了鹦鹉热衣原体的检测，总体检出率22%，英国最低（12%），德国最高（47%）。

18.4.2 病因学联系的建立

为了证实某一微生物导致某一疾病，必须满足Koch假设。Koch假设与人类淋巴瘤的关联略作修改，可归纳为以下几点：

1. 在每个病例中证实有该微生物（包括组织学和PCR方法）。
2. 在单纯培养中可以分离该微生物。
3. 感染健康宿主后可以重新发生该疾病。
4. 清除该微生物可以治愈疾病。

显然，针对胃MALT淋巴瘤，在不同方面仅有HP能够满足上述假设。尽管空肠弯曲菌、包柔螺杆菌和鹦鹉热衣原体是很有吸引力的目标，但在满足Koch假设前尚需进行大量生物学研究和临床研究。

18.5 获得性黏膜相关淋巴组织的组织病理学

发生MALT淋巴瘤的组织似乎对某些已知和未知的因素产生千篇一律的反应，表现为淋巴组织聚集形成Peyer小结样结构。能证明此观点的两个最佳部位是涎腺和胃。

18.5.1 涎腺获得性黏膜相关淋巴组织（淋巴上皮性涎腺炎）

除了涎腺内淋巴结外，正常涎腺尤其腮腺缺乏结构分明的淋巴组织。不同原因引起的涎腺慢性炎症可导致涎腺内淋巴组织的聚集。以源于长期涎石病的慢性炎症为例，众多淋巴滤泡围绕在含脓性分泌物的扩张导管周围，它与Sjögren综合征相关慢性炎症的表现完全不同。在病变早期，个别涎腺导管扩张，被含有滤泡的淋巴组织围绕，同Peyer小结的结构（图18.2B）。导管上皮内有特征性小灶B细胞聚集，就像Peyer小结表面圆顶状上皮。这些B细胞比典型的套区小淋巴细胞略大，含丰富的淡染的胞质，核轮廓不规则（图18.2C）。细胞形态和免疫表型（见下文）提示这些细胞为边缘区细胞。浆细胞也可见，主要集中在导管周围。随着病变进展，导管凝集，管腔部分或完全消失，导管上皮聚集融合、不等量的边缘区B细胞浸润，形成淋巴上皮病变（图18.2D）[11,33]，常合并腺泡萎缩，偶尔伴脂肪替代腺泡组织。这些Peyer小结样病变可以融合形成大的淋巴组织岛，有些淋巴上皮岛可以发展成为囊状结构，使腺体呈多囊状。不是所有涎腺呈现这种淋巴浸润模式的患者都必须罹患Sjögren综合征。相同的改变也见于患有各种自身免疫性疾病的患者，甚至有时发生在那些无类似疾病的患者[34]。因此，良性淋巴上皮病变和肌上皮涎腺炎这些通用术语更趋向于被淋巴上皮性涎腺炎所取代[13]。LESA和淋巴瘤的组织学界限不清，两者的鉴别诊断非常困难（见下文）。无论在何种情况下诊断LESA，都必须将淋巴瘤的怀疑提升到一定程度。

免疫染色显示Peyer小结和淋巴结生发中心的免疫表型相同。它们被CD20$^+$、IgM$^+$、IgD$^+$套区围绕，呈轻链多型性（图18.3）。滤泡间浸润的小淋巴细胞主要由CD3$^+$T细胞组成，往往集中在B细胞滤泡周围，常伴有多型性浆细胞。有些病例中出现大量T细胞，甚至超过B细胞数量。Ig基因重排检测显示B细胞群为多克隆性。

18.5.2 幽门螺杆菌性胃炎

因为能承受低pH环境，幽门螺杆菌（HP）是一种除了其他少见螺杆菌外能够在胃黏膜存活的生物体。HP性胃炎的发生率在不同人群从20%到100%不等，取决于地区和年龄组成。除了一些特例外，胃MALT淋巴瘤的发生率和HP性胃炎相关。典型病变表现为炎症导致伴有B细胞滤泡形成的活动性慢性胃炎，并由B细胞浸润紧邻滤泡的腺体形成淋巴上皮（图18.4A）[35]–获得性MALT的特征。滤泡之间的胃黏膜被T细胞、浆细胞、吞噬细胞和偶尔出现的嗜酸细胞团浸润。淋巴细胞浸润可以非常显著，有时和MALT淋巴瘤难以鉴别，尤其当活检组织中出现大片融合的套区细胞时。

免疫组织化学对勾勒B细胞滤泡非常有用，并能用

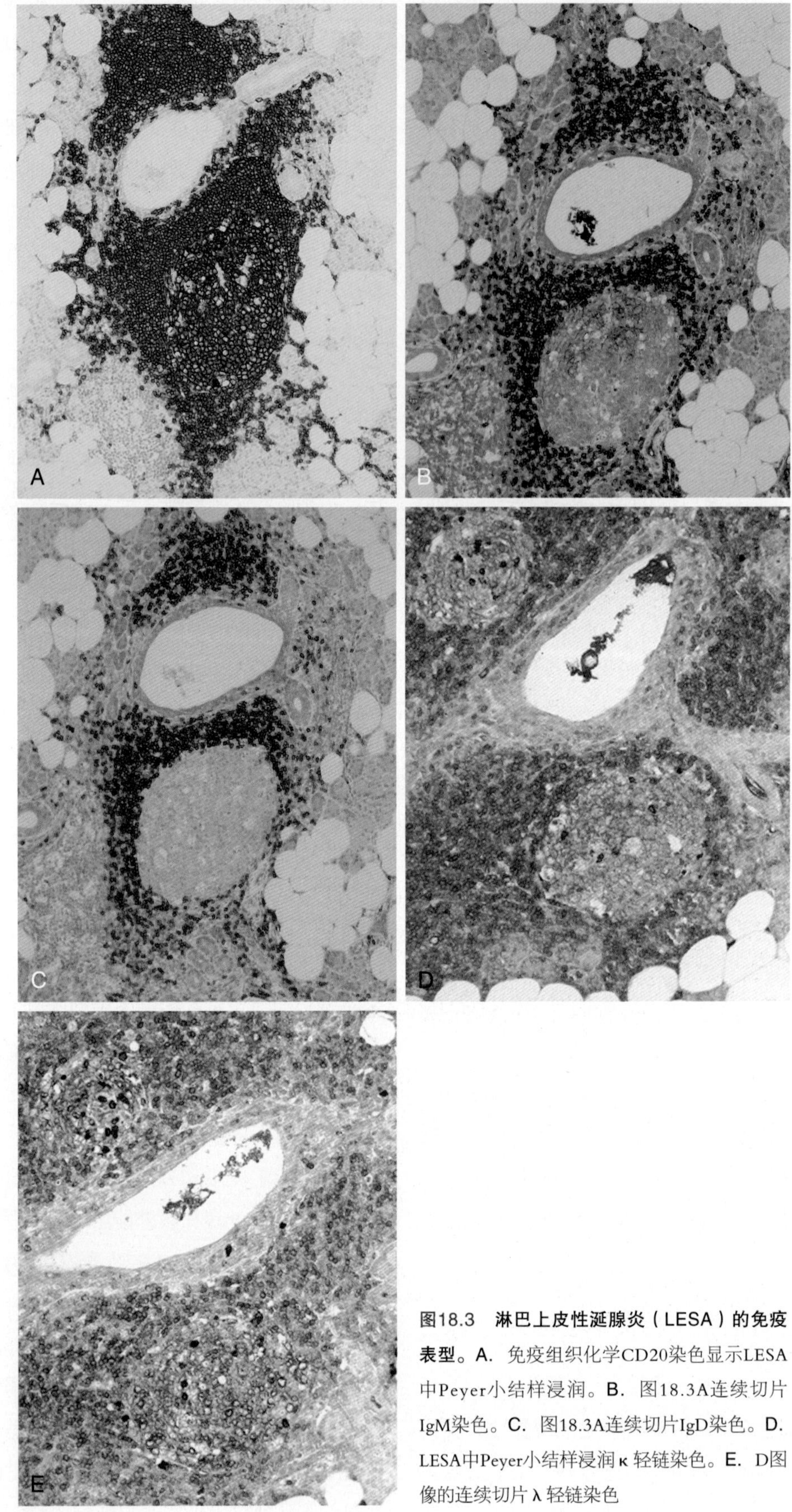

图18.3 淋巴上皮性涎腺炎（LESA）的免疫表型。A. 免疫组织化学CD20染色显示LESA中Peyer小结样浸润。B. 图18.3A连续切片IgM染色。C. 图18.3A连续切片IgD染色。D. LESA中Peyer小结样浸润κ轻链染色。E. D图像的连续切片λ轻链染色

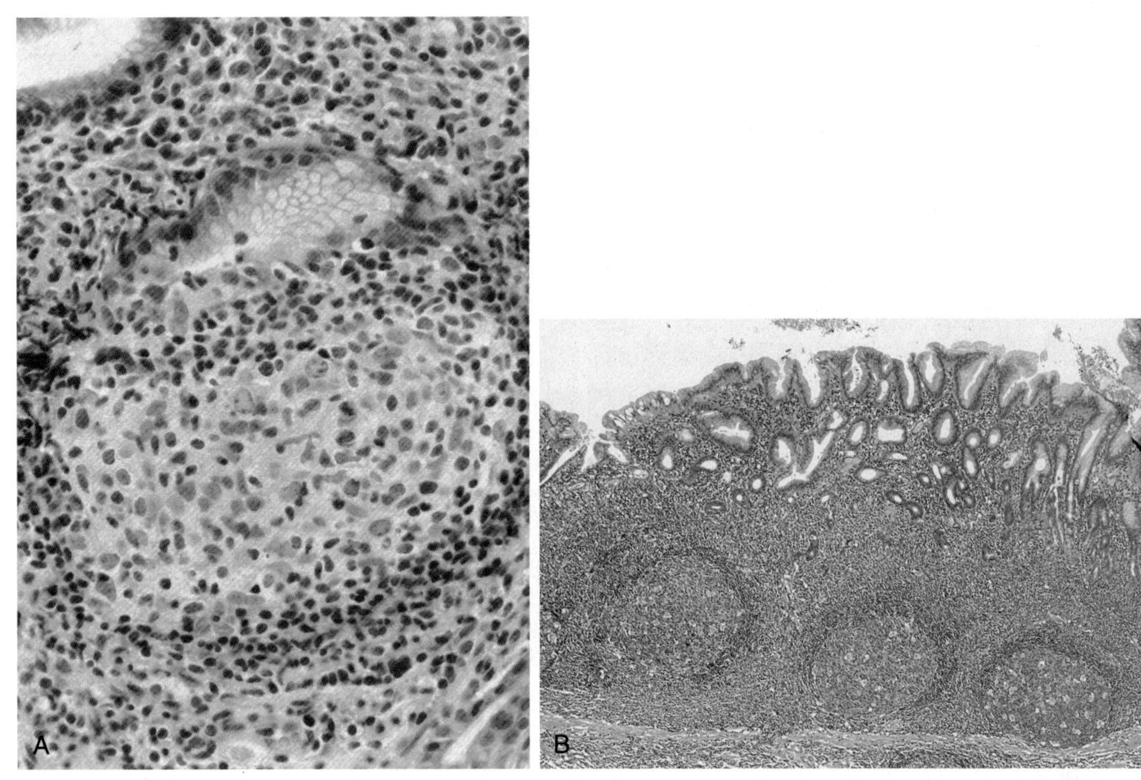

图18.4 获得性和肿瘤性MALT的结构特点。A. 一例HP性胃炎中的胃获得性MALT。注意邻近B细胞滤泡的淋巴上皮。B. 胃MALT淋巴瘤。淋巴瘤浸润黏膜固有层和围绕在反应性滤泡周围的边缘区

于区别IgM^+、IgD^+套区和IgM^+、IgD^-的MALT淋巴瘤细胞。Ig轻链的染色有助于在某些MALT淋巴瘤病例中发现单克隆性B细胞和浆细胞；然而，存在多克隆性浆细胞并不能排除诊断。PCR分析在正常情况下能够检测到胃炎中多克隆性B细胞群，但是有报道表明HP性胃炎的胃活检组织可以出现假的单克隆结果[36]。当检测方法恰当、结果解释合理时，这种情况极少发生[37]。但值得注意的是后来发展为胃MALT淋巴瘤的胃炎患者中，相同的单克隆细胞群在炎症和肿瘤病变中均能检测到[19]。

18.6 MALT淋巴瘤的病理学

18.6.1 大体表现

大体上，虽然一些胃MALT淋巴瘤会形成明显的肿块，大多数肿瘤与导致肿瘤发生的炎症病变没有显著区别。胃MALT淋巴瘤可以形成单个突起的肿块，但仅略微高出充血的黏膜，表面黏膜被磨损，在内镜下与慢性胃炎不能区分。典型的胃MALT淋巴瘤为多灶性，病灶小，甚至仅能在显微镜下见到受累器官中散在的淋巴瘤病灶。每个病灶的克隆性相同[38]。

18.6.2 组织病理学

尽管因原发部位不同可能存在差异，MALT淋巴瘤的组织学形态基本上比较单一，类似获得性MALT，尤其在病变早期延续了Peyer小结的组织学改变[39]。肿瘤性B细胞在滤泡周围浸润性生长，从外至保留的套区，形成边缘区分布；它们向外播散形成大的融合区域，最终部分或完全侵蚀滤泡（图18.4B）。类似边缘区B细胞，肿瘤细胞胞质淡染，核小到中等、不规则，染色质稍稀疏，核仁不明显。这些细胞因与生发中心的中心细胞相似被称为中心细胞样细胞。如果胞质更丰富、淡染，则成为单核样淋巴瘤细胞。多数病例中瘤细胞更类似小淋巴细胞（图18.5A~图18.5C）。一般可见到散在的中心母细胞或免疫母细胞样的大细胞，但它们数量较少，也不融合成簇或成片。1/3以上的病例可出现浆细胞分化（图18.5D），胃淋巴瘤中表面黏膜上皮下浆细胞比较丰富。

大多数情况下腺上皮被互不相连的淋巴瘤细胞团

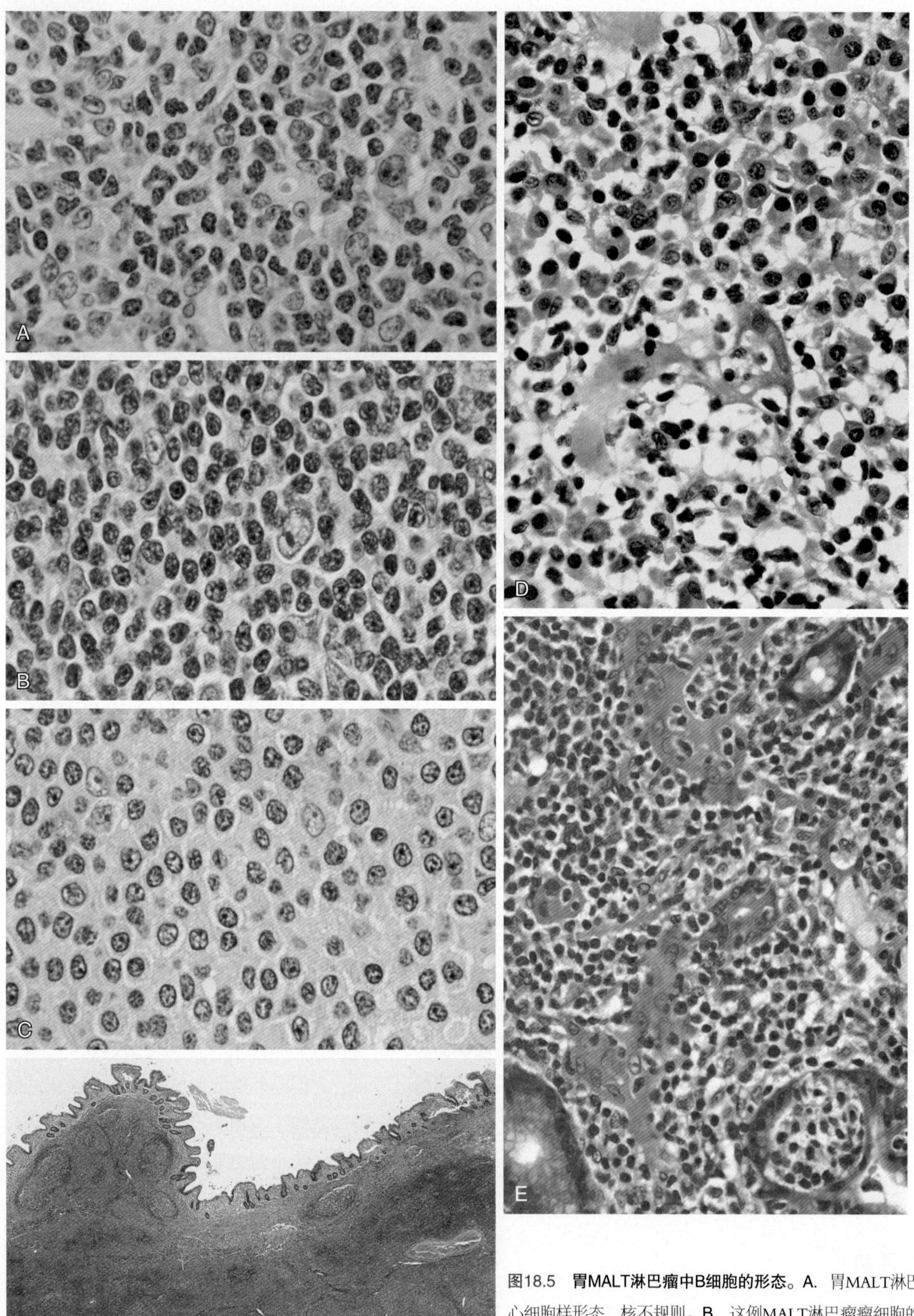

图18.5 胃MALT淋巴瘤中B细胞的形态。A. 胃MALT淋巴瘤的细胞呈中心细胞样形态，核不规则。B. 这例MALT淋巴瘤瘤细胞的形态更类似小淋巴细胞，注意偶见的转化细胞。C. 这例MALT淋巴瘤的瘤细胞胞质更丰富、淡染，呈单核细胞样形态。D. 一例胃MALT淋巴瘤中的浆细胞分化，下方可见淋巴上皮病变。E. 胃MALT淋巴瘤形成显著的淋巴上皮病变，腺上皮明显变形和嗜酸性变。F. 这例MALT淋巴瘤的瘤细胞围绕B细胞滤泡（上方左侧），滤泡被肿瘤取代，形成下方结节状改变

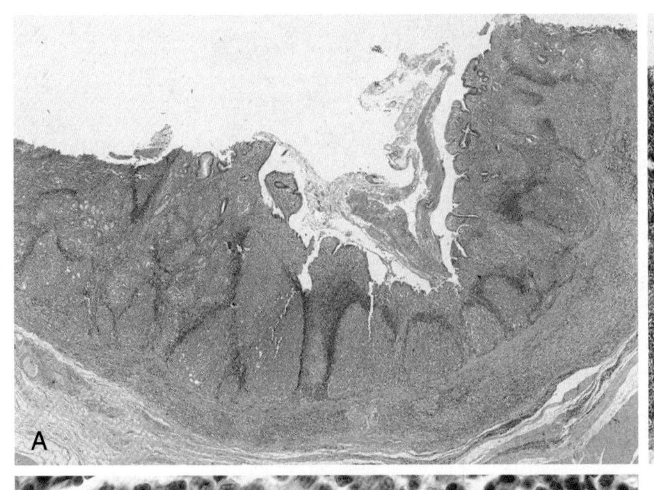

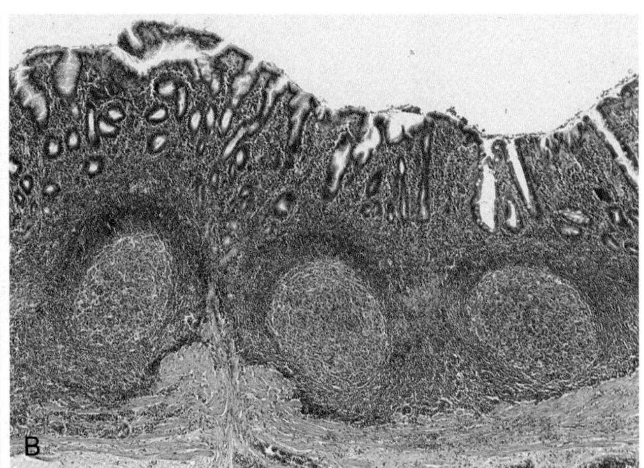

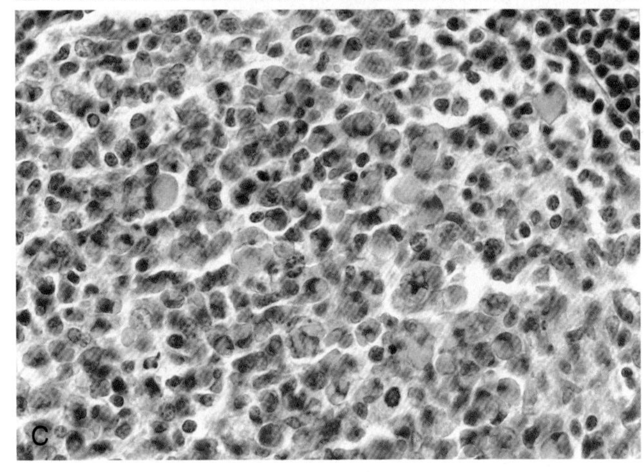

图18.6 MALT淋巴瘤：和B细胞滤泡的关系。A. 反应性B细胞滤泡被转化的MALT淋巴瘤细胞取代，形成类似FL的表现。B. 被MALT淋巴瘤侵吞的反应性滤泡经历了浆细胞分化。C. 高倍镜显示生发中心充满了嗜酸性免疫球蛋白

侵蚀并破坏，形成所谓的淋巴上皮病变（图18.5D，图18.5E）。它们被定义为三个或三个以上的肿瘤性边缘区细胞在腺体内聚集成团，最终导致上皮变形和坏死。在胃MALT淋巴瘤中，这种病变常伴上皮的嗜酸变性。淋巴上皮病变，尽管是MALT淋巴瘤高度特征性改变，尤其胃MALT淋巴瘤，但不具备诊断的特异性。在部分MALT淋巴瘤，例如小肠和大肠的MALT淋巴瘤，很难找到淋巴上皮病变。

淋巴瘤细胞有时仅局限在反应性滤泡中（图18.5F）[40]，形成模糊的结节状或滤泡状图像。部分病例的淋巴瘤细胞特异性针对生发中心，在那里经历母细胞转化（图18.6A）和浆细胞分化（图18.6B，图18.6C）。仅在之前存在的生发中心内出现转化母细胞不是向大B细胞淋巴瘤转化的依据。

同其他低级别B细胞淋巴瘤一样，MALT淋巴瘤可以向弥漫大B细胞性淋巴瘤转化[41]。表现为在MALT淋巴瘤中出现不等量的转化的中心母细胞和免疫母细胞（图18.7A），一些研究表明按照转化细胞的数量将MALT淋巴瘤分级具有细微的临床意义[42]。然而，只有当转化细胞成片或实性团状出现时，才能认为MALT淋巴瘤向弥漫大B细胞淋巴瘤（DLBCL）转化（图18.7B）。这种转化可以或者不引起原先存在的MALT淋巴瘤的过度生长。目前的建议是最好将这种淋巴瘤诊断为弥漫大B细胞性淋巴瘤，在报告中注明有无MALT淋巴瘤同时存在，若有还需注明相对比例[43]。

18.6.3 胃MALT淋巴瘤经根除幽门螺杆菌后的形态学

大约75%胃MALT淋巴瘤对根除幽门螺杆菌（HP）治疗有反应，肿瘤消退长达18个月以上[22]。必须重复内镜并活检检查以确定是否对治疗有效（图18.8）。内镜下的表现在根除HP治疗6个月内可以恢复，也有病例长达2年。通常在几周内从活检组织中可以看到明显的组织学变化，在接下去的几个月内可以见到淋巴瘤逐渐被清除。最初，淋巴瘤合并的炎症消失，剩下空荡荡的嗜酸性黏膜固有层，也可出现淋巴细胞的聚集（图18.9）。这些聚集的淋巴细胞由小B细胞组成，没有转化母细胞，并随着时间的推移逐渐变小。免疫染色显示它们还

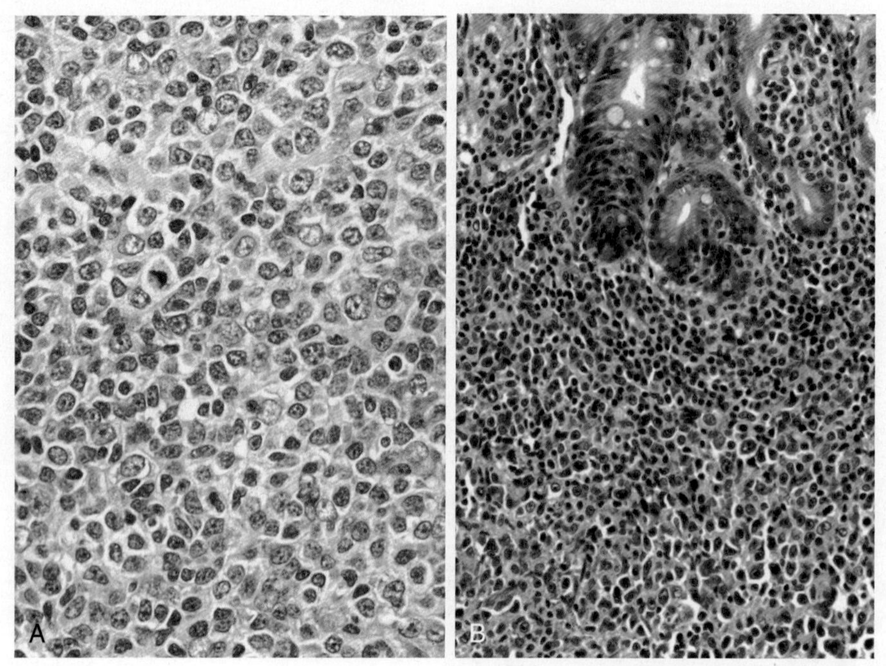

图18.7 MALT淋巴瘤的转化。A. 尽管MALT淋巴瘤中有很多转化细胞，但它们不融合成片，因此不考虑发生了转化。B. 胃MALT淋巴瘤（上方）转化为弥漫大B细胞性淋巴瘤（下方）

包括一些T细胞，增殖指数与原病灶相比明显下降。这种淋巴细胞聚集可以不完全消失而在黏膜基底部或黏膜下层持续存在较长一段时间。59%以上的病变用PCR方法仍然可以检测到B细胞的单克隆性[44]，提示根除细胞抑制但没有彻底清除淋巴瘤的克隆，它仍然存在于淋巴细胞团中。这些小淋巴细胞团的最终“命运”目前不完全了解，但有人假设它们最后会消失。即使形态上肿瘤细胞完全消失，PCR检测仍可发现持续存在的肿瘤性克隆；然而，这些发现的临床意义并不明了。重要的是，如果没有充分的组织学依据，不能仅凭分子检测结果诊断淋巴瘤持续存在。

18.6.4 播散

MALT淋巴瘤发生播散的几率和方式根据部位不同而不同。大多数胃MALT淋巴瘤发病时多为Ⅰ期，但4%至17%病例发生区域性淋巴结播散，大约10%在确诊时已有骨髓播散[45]。90%以上涎腺MALT淋巴瘤为Ⅰ期，44%肺MALT淋巴瘤在确诊时已累及纵隔淋巴结[46]，约20%眼附属器淋巴瘤诊断时超过Ⅰ期[47]。在一个汇总了各种MALT淋巴瘤、不考虑发生部位的研究中发现，34%病变发生了原发部位以外的播散[48]，MALT淋巴瘤具有向原发部位以外播散的倾向，以胃MALT淋巴瘤为

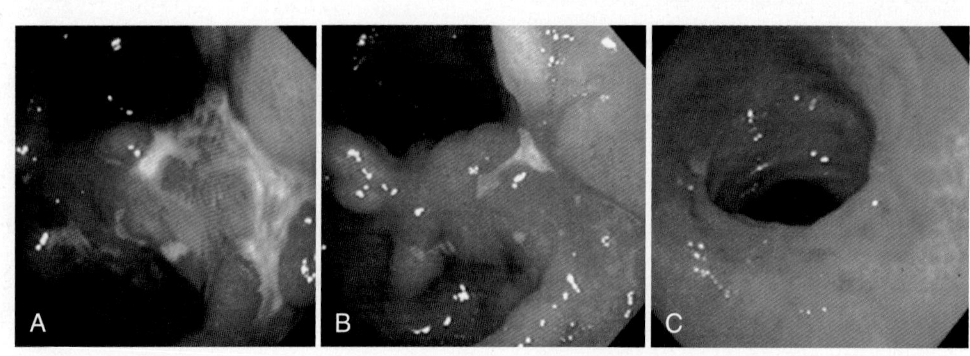

图18.8 胃MALT淋巴瘤连续的内镜下图像。之前（A），2周后（B），抗生素根除HP后10个月（C）。10个月后淋巴瘤完全消退

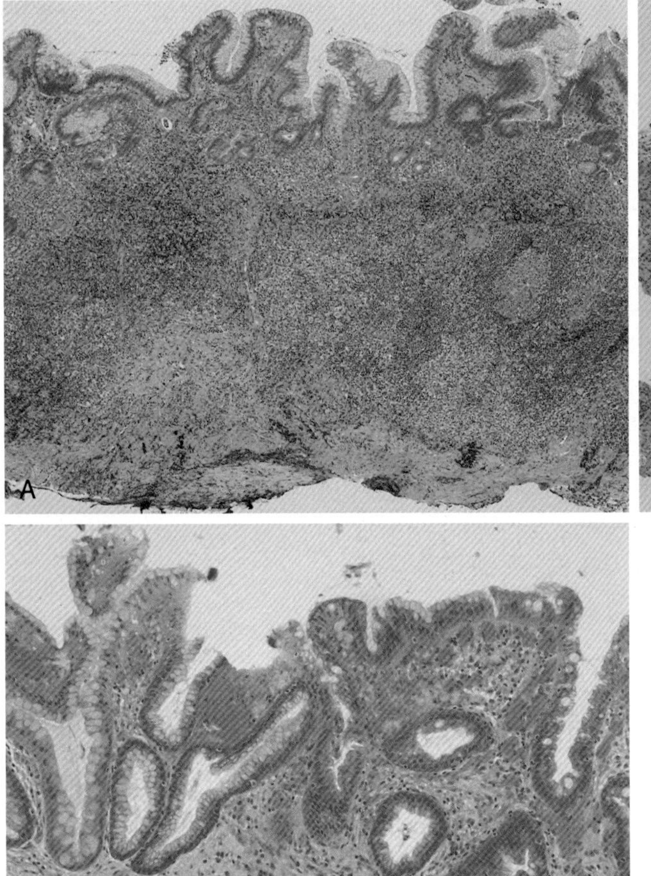

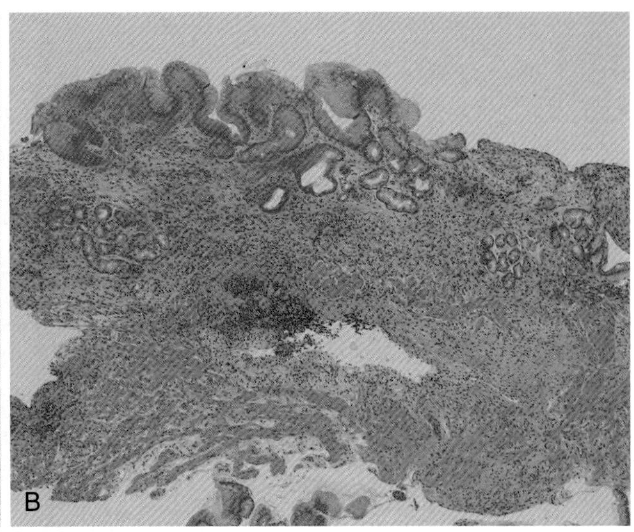

图18.9 A. 胃MALT淋巴瘤的活检组织。B. 根除HP治疗后7个月再次活检，淋巴瘤已经消退，只剩下小淋巴细胞团。C. 高倍镜显示空旷的黏膜固有层中散在的小淋巴细胞

例，有向小肠、涎腺和肺播散的倾向。

当MALT淋巴瘤向淋巴组织如淋巴结和脾脏播散时，它们针对性地侵入边缘区（图18.10），产生良性或反应性改变的假象，尤其是正常情况下边缘区也非常明显的系膜淋巴结。免疫染色显示Ig轻链有助于鉴别正常边缘区和MALT淋巴瘤的播散。之后，位于边缘区的淋巴瘤向外扩张在滤泡间成片生长。偶尔，受累淋巴结滤泡内侵犯可形成与滤泡性淋巴瘤（FL）相似的形态表现（图18.11）。

18.7 免疫组织化学

MALT淋巴瘤的免疫表型基本上同边缘区细胞，显示CD20、CD79a、CD21和CD35阳性，而CD5、CD23和CD10阴性。CD43，提示为一种肿瘤性表型，在大约50%病例中有表达，而CD11c表达不一。肿瘤细胞表达IgM，偶尔表达IgA或IgG，不表达IgD，显示Ig轻链限制性。肿瘤内有一定数量的CD3$^+$T细胞，主要为CD4$^+$T细胞。扩大的滤泡树突细胞网可以通过CD21和CD23染色显示，与由克隆性淋巴细胞或过度增殖的淋巴细胞组成的滤泡表现一致。肿瘤区域也可见到不同数量的BCL6$^+$、CD10$^+$滤泡中心细胞，但肿瘤细胞不表达这些抗原。

18.8 MALT淋巴瘤的遗传学特征

18.8.1 抗原受体基因

MALT淋巴瘤中B细胞Ig重链和轻链基因均发生重排，在不同区域发生体细胞突变，与生发中心后记忆B细胞的起源相同[49]，大多数病例不断发生突变[50]。由于区分获得性MALT和MALT淋巴瘤非常困难，尤其当活

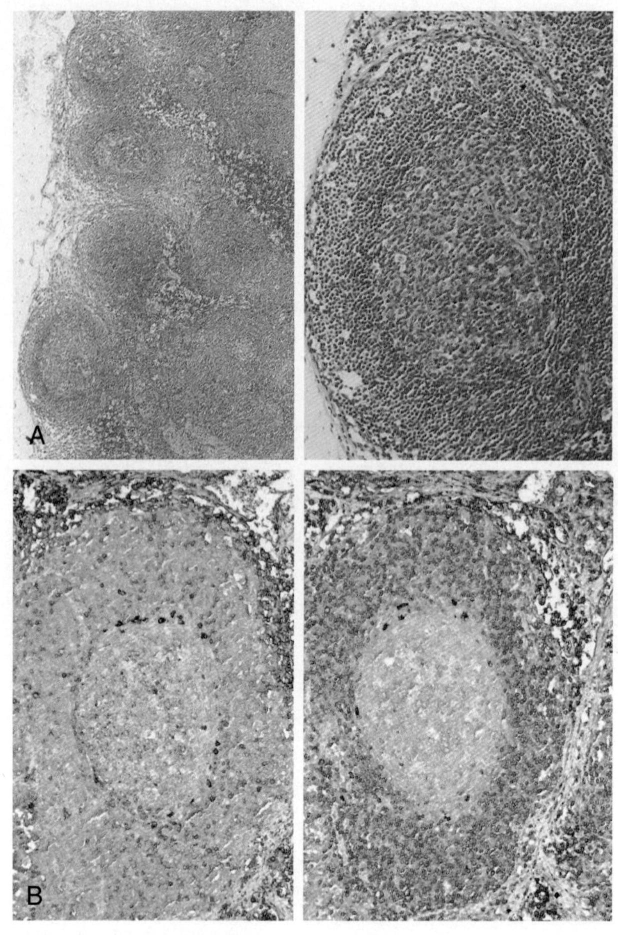

图18.10 A. 取自一例胃MALT淋巴瘤的淋巴结，显示明显的边缘区（左），高倍镜下的单个滤泡（右）。B. 免疫染色显示单个滤泡内Ig轻链κ（左）和λ（右）；边缘区淋巴细胞显示λ轻链限制性，提示为淋巴瘤累及

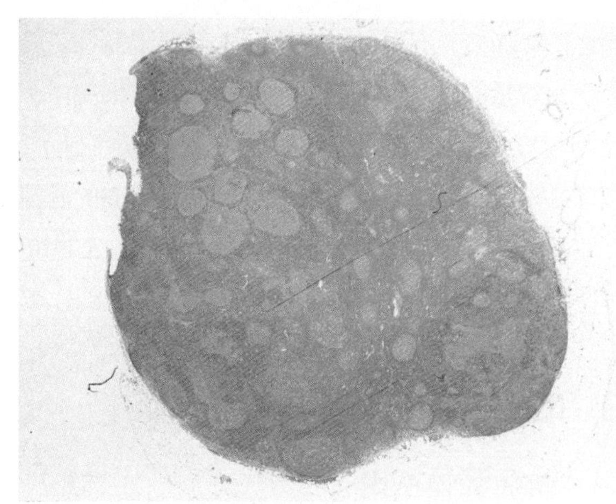

图18.11 胃MALT淋巴瘤播散至淋巴结，呈滤泡状生长

检组织很小时（见后），曾希望通过PCR方法检测分子单克隆性来诊断淋巴瘤。但这种方法可能在15%以上的淋巴瘤中不能检测到单克隆性，从而造成假阴性[51]。同时有报道在获得性MALT例如仅显示慢性胃炎的活检组织中，即便恶性证据也可能检测到假的单克隆性[36,52,53]。不同的实验室出现这种假单克隆性几率各不相同[37]，提示检测手段可能是其主要原因。这一发现强调了在没有明确的组织学依据时不能轻易诊断MALT淋巴瘤（表18.1），这一观点在清除HP治疗MALT淋巴瘤后，发现持续存在的、小灶性残留的、无临床意义的淋巴细胞聚集的诊断时尤为重要。

18.8.2 遗传学异常

MALT淋巴瘤内发现了若干遗传学异常，包括染色体3，12和18三体以及特异性染色体易位t（11；18）（q21；q21）、t（1；14）（p22；q32）和t（14；18）（q32；q21）（表18.2）。

t（11；18）染色体易位，涉及*API2*和*MALT1*基因，形成功能性API2−MALT1融合产物[54−56]。其他，如t（1；14）和t（14；18），分别造成*BCL10*和*MALT1*基因和位于14q32的*Ig*基因融合，导致癌基因表达失调[57−60]。这三种染色体易位激活的癌基因通过*BCL10*和*MALT1*的作用与抗原受体介导的核因子−κB（NF−κB）通路相连[61]。这三种染色体易位在不同部位的MALT淋巴瘤中发生频率明显不同[62,63]，但它们一般均有排它性[61]。在三种易位中，t（11；18）最常见，发生在大部分肺（40%）和胃（30%）MALT淋巴瘤，一定数量的眼附属器MALT淋巴瘤（15%），很少发生于涎腺、甲状腺和皮肤MALT淋巴瘤[64−66]。

表18.1 运用组织学评分鉴别胃MALT淋巴瘤和慢性胃炎

评分	说明	组织学
0	正常	偶见浆细胞
1	慢性活动性胃炎	淋巴细胞簇，没有滤泡
2	滤泡性胃炎	明显的滤泡，淋巴上皮
3	可疑，可能为反应性	滤泡，偶见邻近的淋巴上皮病变，没有弥漫浸润
4	可疑，可能为淋巴瘤	滤泡，弥漫的边缘区细胞浸润，没有淋巴上皮病变
5	MALT淋巴瘤	滤泡，弥漫的边缘区细胞浸润，有淋巴上皮病变

注：MALT淋巴瘤，黏膜相关淋巴组织结外边缘区淋巴瘤。

表18.2 不同部位MALT淋巴瘤发生细胞遗传学改变的频率（%）

部位	t（11；18）(q21；q21)	t（14；18）(p14；q32)	t（3；14）(p22；q32)	t（1；14）(p22；q32)	+3	+18
胃	6~26	0	0	0~5	11	6
肠	12~56	0	0	0~13	75	25
眼附属器	0~10	0~25	0~20	0	38	13
涎腺	0~5	0~16	0	0~2	55	19
肺	31~53	6~10	0	2~7	20	7
皮肤	0~8	0~14	0~10	0	20	4
甲状腺	0~17	0	0~50	0	17	4

注：MALT淋巴瘤，黏膜相关淋巴组织结外边缘区淋巴瘤。

不断有迹象表明，t（11；18）阳性病例与其他MALT淋巴瘤明显不同，包括那些伴t（1；14）或t（14；18）的病例。t（11；18）阳性MALT淋巴瘤极少发生向高级别淋巴瘤转化[67,68]，尽管异位的病变往往临床分期高、对清除HP治疗无反应[69,70]。细胞遗传学方面，t（11；18）阳性肿瘤通常不伴随其他染色体异常，例如染色体3和18三体一般只见于t（11；18）阴性肿瘤，或者t（1；14）和t（14；18）阳性肿瘤[71]。其次，t（11；18）易位的MALT淋巴瘤与无此染色体易位的肿瘤相比，没有微卫星改变，极少有明显的染色体获得和缺失[70]。

最近在甲状腺、眼附属器和皮肤MALT淋巴瘤中发现第四种染色体易位t（3；14）(p14；q32)，涉及*IgH*和*FOXP1*基因[72]。目前还不清楚这种易位是否同之前发现的易位一样影响NF-κB通路。

运用RT-PCR方法可以在石蜡包埋的组织中检测t（11；18），FISH可以用来检测所有四种染色体易位。t（11；18）阳性病例和20%无易位的病例中，核内BCL10蛋白表达上调，呈弱阳性。在极少数t（1；14）阳性病例中，BCL10在细胞核和细胞质内均呈强表达，其意义不明。

18.9 假定的细胞起源

MALT淋巴瘤，尤其早期病变的结构特征清晰地显示肿瘤细胞浸润围绕B细胞滤泡的边缘区。在非肿瘤性淋巴组织中，脾脏、Peyer小结和系膜淋巴结都有明显的边缘区，使得我们可以比较正常边缘区的细胞和MALT淋巴瘤细胞的细胞形态和免疫表型（图18.12）。细胞学方面，MALT淋巴瘤细胞具有同边缘区细胞相似的形态，比小淋巴细胞略大，核外形略不规则，中等量淡染的胞质。有趣的是，在Peyer小结和LESA中，各自的圆顶状上皮和导管上皮内均有边缘区细胞的聚集。边缘区细胞和MALT淋巴瘤细胞的免疫表型也相同，都表达CD20和其他B细胞抗原、CD21、CD35和IgM，不表达IgD。

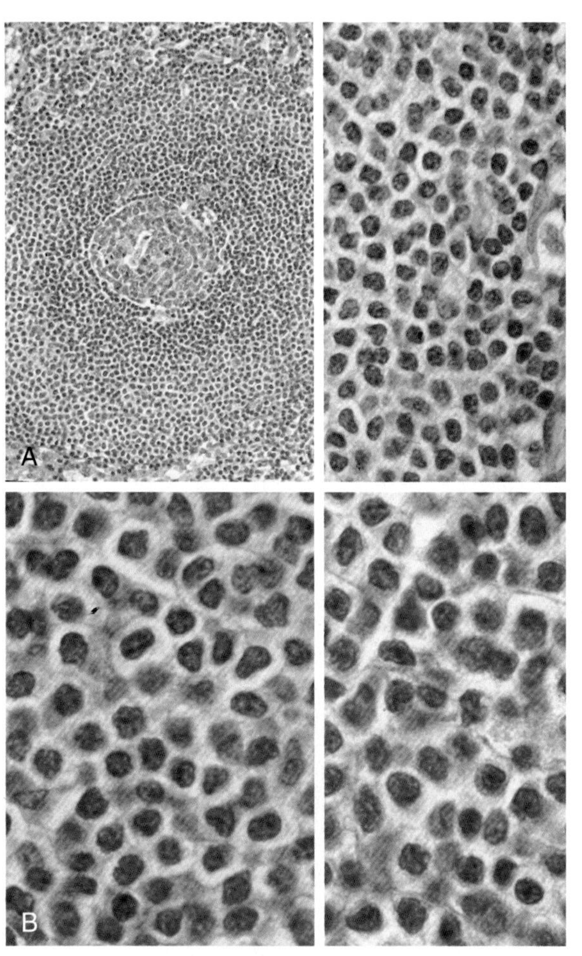

图18.12 MALT淋巴瘤细胞的细胞形态。 A. 显示反应性系膜淋巴结内明显的边缘区（左）及其高倍镜下表现（右）。B. 系膜淋巴结内边缘区细胞（左）及胃MALT淋巴瘤的肿瘤细胞（右）

18.10 临床过程

MALT淋巴瘤是所有淋巴瘤中起病最隐匿者之一，无论临床分期如何，其预后均较好。5年和10年总生存率超过80%，尽管在一定程度上无进展生存率较低[48]。向DLBCL的转化会导致5年生存率明显下降至50%[73]。首选的治疗方式根据部位不同而不同，大多数涎腺MALT淋巴瘤采取“观望和等待”，而其他部位的则要进行放疗或化疗。

自从抗生素根除HP可以使淋巴瘤消退的首个报道以来，胃MALT淋巴瘤的治疗已引起相当重视。根除HP后MALT淋巴瘤患者的预后情况相当复杂，需要多次胃镜活检。此外，能够尽早识别约25％的根除HP无反应的胃MALT淋巴瘤极其重要。使用超声内镜的研究表明，如果肿瘤的侵入已经超过黏膜下层，它不太可能对抗生素治疗有效[74,75]。同样，已经转化为大B细胞淋巴瘤的病例，虽然有报道称能够彻底消退，一般对这种治疗也没有反应[76,77]。

最近，随着克隆性t（1；14）和t（11；18）的发现，研究表明这种易位可以耐受根除HP的治疗。在40%以上的病例中，t（11；18）（q21；q21）与根除HP治疗失败密切相关。有趣的是t（1；14）和t（11；18），尤其是t（1；14）阳性病例，与BCL10蛋白的核表达密切相关。此外，t（11；18）（q21；q21）和BCL10核表达在那些具有胃以外侵犯和播散的肿瘤中的频率（分别为78%和93%）比局限于胃的肿瘤的频率更高（10%和38%）[78]。这些发现解释了部分超声胃镜所见并提示t（11；18）（q21；q21）和BCL10蛋白表达与清除HP治疗反应不佳以及MALT淋巴瘤分级增高有关。因此，在确定施行HP治疗之前，应先进行相关基因表型分析。

18.11 鉴别诊断

18.11.1 反应性和肿瘤性MALT

获得性MALT、MALT淋巴瘤前病变和早期MALT淋巴瘤的鉴别非常困难，尤其在胃和唾液腺。胃HP感染后继发的MALT由反应性、无明显边缘区的B细胞滤泡组成，围绕滤泡的固有层内有混杂的炎症细胞浸润，包括浆细胞和T细胞。邻近滤泡处可见与MALT淋巴瘤特征性淋巴上皮病变（图18.13）相似的淋巴上皮（图18.4A）。上皮内B细胞直接与滤泡相邻，IgD^+、IgM^+套区细胞外缺乏IgM^+B细胞有助于与MALT淋巴瘤区别。Sjögren综合征和LESA均可出现Peyer小结样淋巴组织浸润，以腮腺更常见。这里显示导管上皮内浸润的B细胞（图18.2A~图18.2C）。淋巴瘤的早期征象是上皮内的B细胞并围绕扩张的导管，部分管腔被上皮填塞，形成导管周围空晕样浸润（图18.14）[79]。空晕内淋巴细胞显示IgM^+且Ig轻链为限制性。

在区分获得性MALT和MALT淋巴瘤时，无论用免疫组织化学（冷冻或石蜡切片）还是用流式细胞分析都能显示轻链限制性从而证实克隆性增生，均具有诊断意义。B细胞同时表达CD43也是提示B细胞为肿瘤性线索。运用PCR方法检测Ig重链基因来区分反应性淋巴细胞和MALT淋巴瘤存在争议。但毋庸置疑的是，如果方法得当，阳性PCR结果是提示淋巴瘤的有力证据。

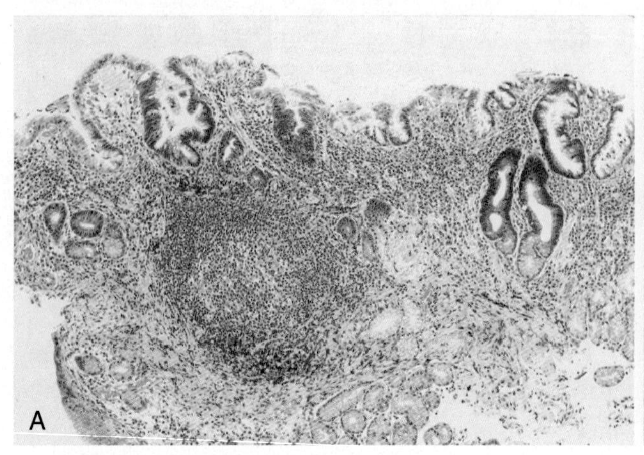

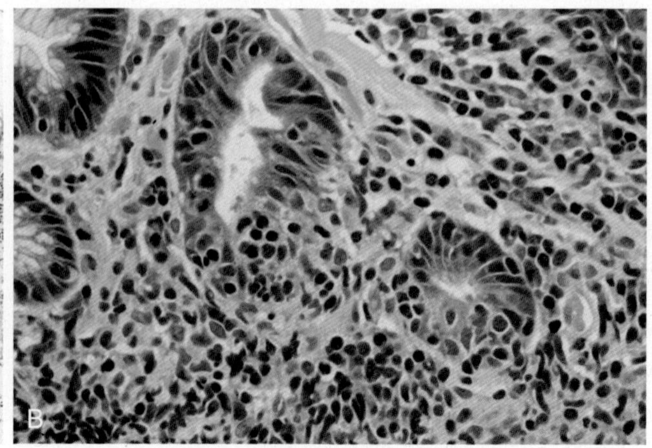

图18.13 HP性胃炎。A. 腺体旁有个明显的滤泡。B. 高倍镜显示胃腺体旁的滤泡，小淋巴细胞浸润腺上皮，与淋巴上皮病变相似

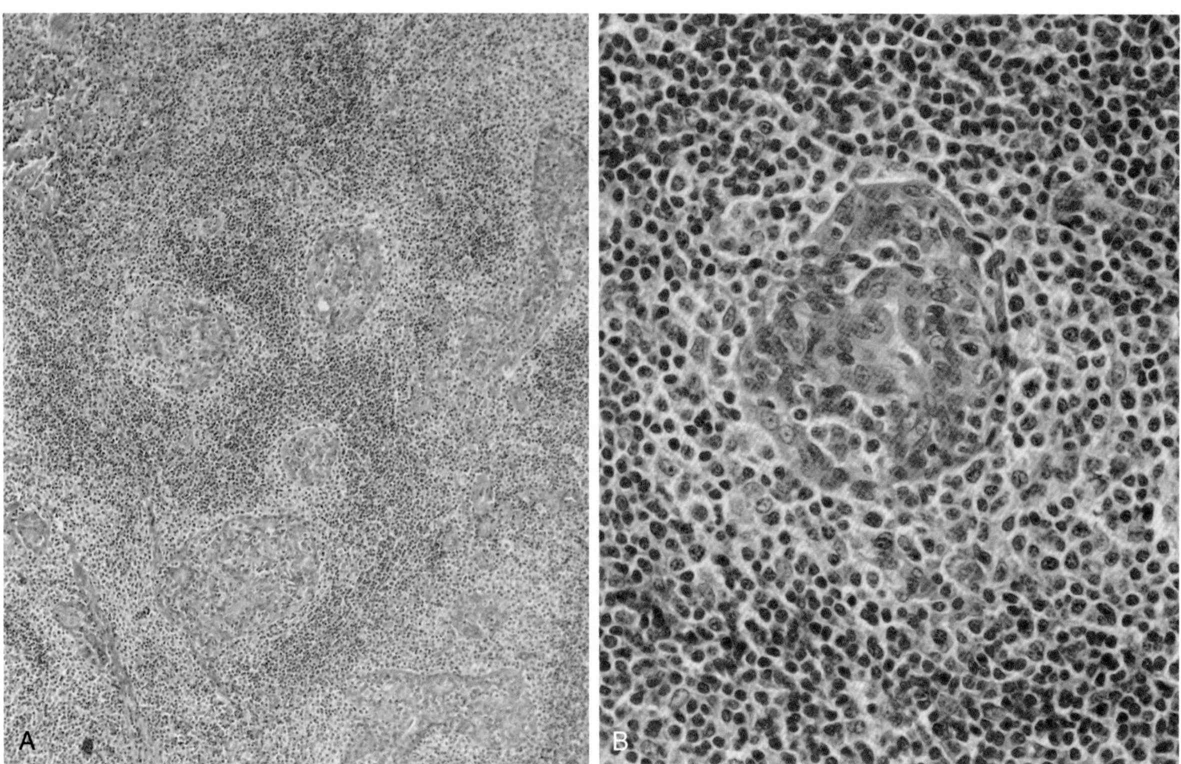

图18.14 由腮腺淋巴上皮性涎腺炎演变而成的早期MALT淋巴瘤。A. 淋巴细胞在淋巴上皮病变周围形成“空晕”。B. 高倍镜显示组成空晕的淋巴细胞

18.11.2 MALT淋巴瘤和其他小B细胞淋巴瘤

因为临床过程和处理方式不同，区分MALT淋巴瘤与原发于或累及结外部位的其他小B细胞淋巴瘤非常重要（表18.4）。这些淋巴瘤包括套细胞淋巴瘤（MCL）、慢性淋巴细胞白血病/小淋巴细胞淋巴瘤（CLL/SLL）和FL。此外也需要对MALT淋巴瘤与累及结外部位的淋巴浆细胞淋巴瘤（LPL）进行鉴别。

表18.3 MALT淋巴瘤和其他淋巴瘤的鉴别诊断

	MALT淋巴瘤	MCL	FL	CLL
滤泡	+	+	+	±
LEL	+	±	±	±
细胞学	CCL	CCL	CC	偶见CCL
Ig	M^+，D^-	M^+，D^+	$M^\pm$，$D^\pm$	M^+，D^+
CD20	+	+	+	+
CD5	−	+	−	+
CD10	−	−	+	−
Cyclin D1	−	+	−	−

注：CC，中心细胞；CCL，中心细胞样；FL，滤泡性淋巴瘤；CLL，慢性淋巴细胞白血病；LEL，淋巴上皮病变；MCL，套细胞淋巴瘤；MALT淋巴瘤，黏膜相关淋巴组织结外边缘区淋巴瘤。

MCL的细胞形态特点可以与MALT淋巴瘤很相似，也可偶尔见到淋巴上皮病变。然而，MCL一般没有转化的母细胞，瘤细胞表达CD5、IgD，尤其重要的是因为t（11；14），瘤细胞核表达Cyclin D1。CLL/SLL的瘤细胞特点为小而圆，常形成假滤泡，通常外周血淋巴细胞增多，尽管这些特点在结外部位可能不显著，表达CD5、CD23和IgD，核不表达Cyclin D1可以进一步和MALT淋巴瘤鉴别。FL也可能发生于结外，有时与呈滤泡状结构的MALT淋巴瘤鉴别困难。MALT淋巴瘤滤泡内的转化细胞与中心细胞可能非常相似，但它们不表达CD10和BCL6（核）；而FL正相反，在滤泡和滤泡间同时表达这两种抗原。这些抗原的表达，同时进行针对滤泡树突细胞的染色如CD21或CD23，可利于诊断。细胞遗传学和分子遗传学检测t（11；18）和t（14；18）或BCL2重排也有助于诊断。如果肿瘤形态特点典型，可见边缘区B细胞，MALT淋巴瘤伴浆化可以和LPL鉴别；如果这些形态特征不明显，可借助于临床表现——骨髓累及或副蛋白进行诊断。

18.12 精华和陷阱

- MALT淋巴瘤（黏膜相关淋巴组织结外边缘区淋巴瘤）一般发生于获得性MALT而非固有淋巴组织。
- 抗原驱动在大多数MALT淋巴瘤中起了主要作用，虽然部分病例的启动抗原尚未发现。
- IgH重排的PCR检测一般用于鉴别反应性增生和MALT淋巴瘤；然而，假阳性和假阴性都可能发生。
- MALT病变中检测轻链限制性可用于区别获得性MALT和MALT淋巴瘤；CD43共表达敏感性稍低。
- 伴t（1；14）或t（11；18）的胃MALT淋巴瘤对单纯抗生素治疗无效。
- MALT淋巴瘤可能在后期播散至淋巴结，多数病例难以区分淋巴结是原发性还是继发性边缘区淋巴瘤（MZL）。仔细询问临床病史是解决之道。

（盛伟琪　译）

参考文献

1. Isaacson P, Wright DH. Malignant lymphoma of mucosa-associated lymphoid tissue. A distinctive type of B-cell lymphoma. *Cancer.* 1983;52:1410-1416.
2. Isaacson P, Wright DH. Extranodal malignant lymphoma arising from mucosa-associated lymphoid tissue. *Cancer.* 1984;53:2515-2524.
3. Spencer J, Finn T, Isaacson PG. Human Peyer's patches: An immunohistochemical study. *Gut.* 1986;27:405-410.
4. Spencer J, Finn T, Isaacson PG. Gut associated lymphoid tissue: A morphological and immunocytochemical study of the human appendix. *Gut.* 1985;26:672-679.
5. Spencer J, Finn T, Pulford KAF, et al. The human gut contains a novel population of B lymphocytes which resemble marginal zone cells. *Clin Exp Immunol.* 1985;62:607-610.
6. Jaffe ES, Harris NL, Stein H, et al. *World Health Organization Classification of Tumors. Pathology and Genetics of Tumors of Haematopoietic and Lymphoid Tissues.* Lyon, France: IARC Press; 2001.
7. Ranaldi R, Goteri G, Baccarini MG, et al. A clinicopathological study of 152 surgically treated primary gastric lymphomas with survival analysis of 109 high grade tumours. *J Clin Pathol.* 2002;55:346-351.
8. Lymphoma Classification Project. A clinical evaluation of the International Lymphoma Study Group classification of non-Hodgkin's lymphoma. *Blood.* 1997;89:3909-3918.
9. Dogloni C, Wotherspoon AC, Moschini A, et al. High incidence of primary gastric lymphoma in northeastern Italy. *Lancet.* 1992;339:834-835.
10. Isaacson PG, Dogan A, Price SK, et al. Immunoproliferative small intestinal disease: an immunohistochemical study. *Am J Surg Pathol.* 1989;13:1023-1033.
11. Hyjek E, Smith WJ, Isaacson PG. Primary B-cell lymphoma of salivary glands and its relationship to myoepithelial sialadenitis. *Hum Pathol.* 1988;19:766-776.
12. Hyjek E, Isaacson PG. Primary B cell lymphoma of the thyroid and its relationship to Hashimoto's thyroiditis. *Hum Pathol.* 1988;19:1315-1326.
13. Harris NL, Isaacson PG. What are the criteria for distinguishing MALT from non-MALT lymphoma at extranodal sites? *Am J Clin Pathol.* 1999;111(1 suppl 1):S126-S132.
14. Gould SJ, Isaacson PG. Bronchus-associated lymphoid tissue (BALT) in human fetal and infant lung. *J Pathol.* 1993;169:229-234.
15. Tashiro K, Ohshima K, Suzumiya J, et al. Clonality of primary pulmonary lymphoproliferative disorders; using in situ hybridization and polymerase chain reaction for immunoglobulin. *Leuk Lymphoma.* 1999;36:157-167.
16. Wyatt JL, Rathbone BJ. Immune response of the gastric mucosa to *Campylobacter pylori*. *Scand J Gastroenterol Suppl.* 1988;142:44-49.
17. Wotherspoon AC, Ortiz-Hidalgo C, Falzon MR, et al. *Helicobacter pylori*–associated gastritis and primary B-cell gastric lymphoma. *Lancet.* 1991;338:1175-1176.
18. Nakamura S, Yao T, Aoyagi K, et al. *Helicobacter pylori* and primary gastric lymphoma. A histopathologic and immunohistochemical analysis of 237 patients. *Cancer.* 1997;79:3-11.
19. Nakamura S, Aoyagi K, Fruruse M, et al. B-cell monoclonality precedes the development of gastric MALT lymphoma in *Helicobacter pylori*-associated chronic gastritis. *Am J Pathol.* 1998;152:1271-1279.
20. Parsonnet J, Hansen S, Rodriguez L, et al. *Helicobacter pylori* infection and gastric lymphoma. *N Engl J Med.* 1994;330:1267-1271.
21. Hussell T, Isaacson PG, Crabtree JE, et al. The response of cells from low-grade B-cell gastric lymphomas of mucosa-associated lymphoid tissue to *Helicobacter pylori*. *Lancet.* 1993;342:571-574.
22. Wotherspoon AC, Doglioni C, Diss TC, et al. Regression of primary low-grade B-cell gastric lymphoma of mucosa-associated lymphoid tissue type after eradication of *Helicobacter pylori*. *Lancet.* 1993;342:575-577.
23. Stolte M, Bayerdorffer E, Morgner A. *Helicobacter* and gastric MALT lymphoma. *Gut.* 2002;50(suppl 3):III19-III24.
24. Ben-Ayed F, Halpen M, Najjar T, et al. Treatment of alpha chain disease—results of a prospective study in 21 Tunisian patients by the Tunisian-French intestinal lymphoma study group. *Cancer.* 1989;63:1251-1256.
25. Lecuit M, Aberchin E, Martin A, et al. Immunoproliferative small intestinal disease associated with *Campylobacter jejuni*. *N Engl J Med.*. 2004;350:239-248.
26. Garbe C, Stein H, Dienemann D, et al. *Borrelia burgdorferi*–associated cutaneous B-cell lymphoma: clinical and immunohistological characterization of four cases. *J Am Acad Dermatol.* 1991;24:584-590.
27. Kutting B, Bonsmann G, Metze D, et al. *Borrelia burgdorferi*–associated primary cutaneous B cell lymphoma: complete clearing of skin lesions after antibiotic pulse therapy or intralesional injection of interferon alfa-2a. *J Am Acad Dermatol.* 1997;36:311-314.
28. Roggero E, Zucca E, Mainetti C, et al. Eradication of *Borrelia burgdorferi* infection in primary marginal zone B-cell lymphoma of the skin. *Hum Pathol.* 2000;31:263-268.
29. Yeung L, Tsao Y-P, Chen Y-F, et al. Combination of adult inclusion conjunctivitis and mucosa-associated lymphoid tissue (MALT) lymphoma in a young adult. *Cornea.* 2004;23:71-75.
30. Ferreri AJM, Guidoboni M, Ponzoni M, et al. Evidence for an association between *Chlamydia psittaci* and ocular adnexal lymphomas. *J Natl Cancer Inst.* 2004;96:586-594.
31. Ferreri AJM, Ponzoni M, Guidoboni M, et al. Regression of ocular adnexal MALT lymphoma after *Chlamydia psittaci*–eradicating antibiotic therapy. *J Clin Oncol.* 2005;23:5067-5073.
32. Chanudet E, Zhou Y, Bacon CM, et al. *Chlamydia psittaci* is variably associated with ocular adnexal MALT lymphoma in different geographical regions. *J Pathol.* 2006;209:344-351.
33. Harris NL. Lymphoid proliferations of salivary glands. *Am J Clin Pathol.* 1999;111(suppl 1):s94-s103.
34. Joshi VV, Gagnon GA, Chadwick EG, et al. The spectrum of mucosa-associated lymphoid tissue lesions in pediatric patients infected with HIV: a clinicopathologic study of six cases. *Am J Clin Pathol.* 1997;107:592-600.
35. Isaacson PG. Gastrointestinal lymphoma and lymphoid hyperplasias. In: Knowles DM, ed. *Neoplastic Hematopathology.* 2nd ed. Philadelphia: Lippincott Williams & Wilkins; 2001.
36. Hsi ED, Greenson JK, Singleton TP, et al. Detection of immunoglobulin heavy chain gene rearrangement by polymerase chain reaction in chronic active gastritis associated with *Helicobacter pylori*. *Hum Pathol.* 1996;27:290-296.
37. De Mascarel A, Dubus P, Belleannee G, et al. Low prevalence of monoclonal B-cells in *Helicobacter pylori* gastritis patients with duodenal ulcer. *Hum Pathol.* 1998;29:784-790.
38. Du MQ, Diss TC, Dogan A, et al. Clone-specific PCR reveals wide dissemination of gastric MALT lymphoma to the gastric mucosa. *J Pathol.* 2000;192:488-493.
39. Isaacson PG, Spencer J. Malignant lymphoma of mucosa-associated lymphoid tissue. *Histopathology.* 1987;11:445-462.
40. Isaacson PG, Wotherspoon AC, Diss T, et al. Follicular colonization in B-cell lymphoma of mucosa-associated lymphoid tissue. *Am J Surg Pathol.* 1991;15:819-828.
41. Chan JK, Ng CS, Isaacson PG. Relationship between high-grade lymphoma and low-grade-B-cell mucosa-associated lymphoid tissue lymphoma (MALToma) of the stomach. *Am J Pathol.* 1990;136:1153-1164.
42. De Jong D, Boot H, Van Heerde P, et al. Histological grading in gastric lymphoma: pre-treatment criteria and clinical relevance. *Gastroenterology.* 1997;112:1466-1474.
43. Harris NL, Jaffe ES, Diebold J, et al. The World Health Organization classification of neoplasms of the hematopoietic and lymphoid tissues: report of the Clinical Advisory Committee meeting—Airlie House, Virginia, November, 1997. *Hematol J.* 2000;1:53-66.
44. Thiede C, Wundisch T, Alpen B, et al. Long-term persistence of monoclonal B cells after cure of *Helicobacter pylori* infection and complete histologic remission in gastric mucosa-associated lymphoid tissue B-cell lymphoma. *J Clin Oncol.* 2001;19:1600-1609.
45. Montalbaan C, Castrillo JM, Abraira V, et al. Gastric B-cell mucosa-associated lymphoid tissue (MALT) lymphoma. Clinicopathological study and evaluation of the prognostic factors in 143 patients. *Ann Oncol.* 1995;6:355-362.
46. Kurtin PJ, Myers JL, Adlakha H, et al. Pathologic and clinical features of primary pulmonary extranodal marginal zone B-cell lymphoma of MALT type. *Am J Surg Pathol.* 2001;25:997-1008.
47. White WL, Ferry JA, Harris NL, et al. Ocular adnexal lymphoma. A clinicopathologic study with identification of lymphomas or mucosa-associated lymphoid tissue type. *Ophthalmology.* 1995;102:1994-2006.
48. Thieblemont C, Berger F, Dumontet C, et al. Mucosa-associated lymphoid tissue lymphoma is a disseminated disease in one third of 158 patients analyzed. *Blood.* 2000;95:802-806.

49. Qin Y, Greiner A, Trunk MJF, et al. Somatic hypermutation in low-grade mucosa-associated lymphoid tissue-type B-cell lymphoma. *Blood.* 1995;86:3528-3534.
50. Du M, Diss TC, Xu C, et al. Ongoing mutation in MALT lymphoma immunoglobulin gene suggests that antigen stimulation plays a role in the clonal expansion. *Leukemia.* 1996;10:1190-1197.
51. Diss TC, Pan L. Polymerase chain reaction in the assessment of lymphomas. *Cancer Surv.* 1997;30:21-44.
52. Sorrentino D, Ferraccili G, DeVita S, et al. B-cell clonality and infection with *Helicobacter pylori*: implications for development of gastric lymphoma. *Gut.* 1996;38:837-840.
53. Soni M, Shabbab I, Fitzgerald M, et al. Detection of clonality in B-cell proliferation in *Helicobacter pylori* induced chronic gastritis in pediatric patients. *Mod Pathol.* 1997;10:65A.
54. Akagi T, Motegi M, Tamura A, et al. A novel gene, MALT1 at 18q21, is involved in t(11;18) (q21;q21) found in low-grade B-cell lymphoma of mucosa-associated lymphoid tissue. *Oncogene.* 1999;18:5785-5794.
55. Dierlamm J, Baens M, Wlodarska I, et al. The apoptosis inhibitor gene *API2* and a novel 18q gene, *MLT*, are recurrently rearranged in the t(11;18)(q21;q21) associated with mucosa-associated lymphoid tissue lymphomas. *Blood.* 1999;93:3601-3609.
56. Morgan JA, Yin Y, Borowsky AD, et al. Breakpoints of the t(11;18)(q21;q21) in mucosa-associated lymphoid tissue (MALT) lymphoma lie within or near the previously undescribed gene *MALT1* in chromosome 18. *Cancer Res.* 1999;59:6205-6213.
57. Willis TG. Bcl10 is involved in t(1;14)(p22;q32) of MALT B cell lymphoma and mutated in multiple tumor types. *Cell.* 1999;96:35-45.
58. Zhang Q, Siebert R, Yan M, et al. Inactivating mutations and overexpression of *BCL10*, a caspase recruitment domain-containing gene, in MALT lymphoma with t(1;14) (p22;q32). *Nat Genet.* 1999;22:63-68.
59. Sanchez-Izquierdo D, Buchonnet G, Siebert R, et al. *MALT1* is deregulated by both chromosomal translocation and amplification in B-cell non-Hodgkin lymphoma. *Blood.* 2003;101:4539-4546.
60. Streubel B, Lamprecht A, Dierlamm J, et al. T(14;18)(q32;q21) involving IGH and MALT1 is a frequent chromosomal aberration in MALT lymphoma. *Blood.* 2003;101: 2335-2339.
61. Isaacson PG, Du MQ. MALT lymphoma: from morphology to molecules. *Nat Rev Cancer.* 2004;4:644-653.
62. Streubel B, Huber D, Wohrer S, et al. Frequency of chromosomal aberrations involving MALT1 in mucosa-associated lymphoid tissue lymphoma in patients with Sjogren's syndrome. *Clin Cancer Res.* 2004;10:476-480.
63. Remstein ED, Dogan A, Einerson RR, et al. The incidence and anatomic site specificity of chromosomal translocations in primary extranodal marginal zone B-cell lymphoma of mucosa-associated lymphoid tissue (MALT lymphoma) in North America. *Am J Surg Pathol.* 2006;30:1546-1553.
64. Ye H, Liu H, Attygalle A, et al. Variable frequencies of t(11;18)(q21;q21) in MALT lymphomas of different sites: significant association with CagA strains of *H. pylori* in gastric MALT lymphoma. *Blood.* 2003;102:1012-1018.
65. Streubel B, Simonitsch-Klupp I, Mullauer L, et al. Variable frequencies of MALT lymphoma-associated genetic aberrations in MALT lymphomas of different sites. *Leukemia.* 2004;18:1722-1726.
66. Ye H, Gong L, Liu H, et al. MALT lymphoma with t(14;18)(q32;q21)/*IGH-MALT1* is characterized by strong cytoplasmic MALT1 and BCL10 expression. *J Pathol.* 2005;205:293-301.
67. Remstein ED, Kurtin PJ, James CD, et al. Mucosa-associated lymphoid tissue lymphomas with t(11;18)(q21;q21) and mucosa-associated lymphoid tissue lymphomas with aneuploidy develop along different pathogenetic pathways. *Am J Pathol.* 2002;161:63-71.
68. Chuang SS, Lee C, Hamoudi RA, et al. High frequency of t(11;18) in gastric mucosa-associated lymphoid tissue lymphomas in Taiwan, including one patient with high-grade transformation. *Br J Haematol.* 2003;120:97-100.
69. Liu H, Ruskon-Fourmestraux A, Lavergne-Slove A, et al. Resistance of t(11;18) positive gastric mucosa-associated lymphoid tissue lymphoma to *Helicobacter pylori* eradication therapy. *Lancet.* 2001;357:39-40.
70. Ott G, Katzenberger T, Greiner A, et al. The t(11;18)(q21;q21) chromosome translocation is a frequent and specific aberration in low-grade but not high-grade malignant non-Hodgkin's lymphomas of the mucosa-associated lymphoid tissue (MALT-) type. *Cancer Res.* 1997;57:3944-3948.
71. Zhou Y, Ye H, Martin-Subero JI, et al. Distinct comparative genomic hybridisation profiles in gastric mucosa-associated lymphoid tissue lymphomas with and without t(11;18)(q21;q21). *Br J Haematol.* 2006;133:35-42.
72. Streubel B, Vinatzer U. Lamprecht A, et al. T(3;14)(p14.1;q32) involving IGH and FOXP1 is a novel recurrent chromosomal aberration in MALT lymphoma. *Leukemia.* 2005;19:652-658.
73. Cogliatti SB, Schmid U, Schumacher U, et al. Primary B-cell gastric lymphoma: a clinicopathological study of 145 patients. *Gastroenterology.* 1991;101:1159-1170.
74. Sackman M, Morgner A, Rudolph B, et al. Regression of gastric MALT lymphoma after eradication of *Helicobacter pylori* is predicted by endosonographic staging. MALT Lymphoma Study Group. *Gastroenterology.* 1997;113:1087-1090.
75. Nakamura S, Matsumoto T, Suekane H, et al. Predictive value of endoscopic ultrasonography for regression of gastric low grade and high grade MALT lymphomas after eradication of *Helicobacter pylori*. *Gut.* 2001;48:454-460.
76. Chen LT, Lin JT, Shyu RY, et al. Prospective study of *Helicobacter pylori* eradication therapy in stage I(E) high-grade mucosa-associated lymphoid tissue lymphoma of the stomach. *J Clin Oncol.* 2001;19:4245-4251.
77. Alpen B, Robbecke J, Wundisch T, et al. *Helicobacter pylori* eradication therapy in gastric high grade non Hodgkin's lymphoma (NHL). *Ann Haematol.* 2001;80(suppl 3):B106-B107.
78. Liu H, Ye H, Dogan A, et al. T(11;18)(q21:q21) is associated with advanced MALT lymphoma that expresses nuclear BCL10. *Blood.* 2001;98:1182-1187.
79. Diss TC, Wotherspoon AC, Speight P, et al. B-cell monoclonality, Epstein Barr virus, and t(14;18) in myoepithelial sialadenitis and low-grade B-cell MALT lymphoma of the parotid gland. *Am J Surg Pathol.* 1995;5:531-536.

第一部分　成熟B细胞肿瘤

第19章

原发性皮肤B细胞淋巴瘤

Lyn McDivitt Duncan

章节目录

皮肤B细胞淋巴瘤约占皮肤淋巴瘤的25%，其余的均为T细胞源性。与相应的结内淋巴瘤相比，总体而言，皮肤的B细胞淋巴瘤侵袭性较低，原发性皮肤边缘区淋巴瘤（PCMZL）和原发性皮肤滤泡中心淋巴瘤（PCFCL）的5年疾病特异性生存率接近100%。原发性皮肤大B细胞淋巴瘤（PCLBL）的5年生存率约为50%。这三种原发性皮肤B细胞淋巴瘤占皮肤B细胞淋巴瘤的90%以上。本章的重点是原发性皮肤B细胞淋巴瘤，其起源于皮肤，同时尚没有出现皮肤外病变（表19.1）。以前需要患者6个月无皮肤以外病变，但现在这一要求已被去除。因为实际上，只有在出现症状的时候才可以确定诊断[1]。各种B细胞淋巴瘤都可能累及皮肤，在此对于较常见的继发性淋巴瘤的临床表现进行简要讨论。

虽然一些原发性皮肤B细胞淋巴瘤在形态上甚至免疫表型上与淋巴结原发的B细胞淋巴瘤相似，但临床表现及预后存在显著差别，藉此可初步将它们区分开[2]。随后的研究提供了更多的证据，支持一些原发性皮肤B细胞淋巴瘤是独立疾病。

PCFCL就是最好的例子。与结内FL不同，PCFCL缺乏BCL2/IgH基因重排。相比之下，虽然PCMZL具有一些独特的临床特征，但它在免疫表型和基因型上与其他结外MALT淋巴瘤相似。同样，PCLBL–腿型与ABC型DLBCL相比，两者在许多免疫表型和基因组学特点方面存在共性。

毫不奇怪，这些区别引起了关于皮肤淋巴瘤是否应该有独立的分类系统的争论[2]。一方面，重要的是，所有淋巴瘤诊断和治疗方面的专家都讲同一种语言；同一种疾病发生在不同的解剖部位不应该使用不同的术语[3]。另一方面，许多皮肤淋巴瘤独特的临床行为需要去认识，以提供适当的临床治疗[2,4]。幸运的是，这一点与WHO欧洲癌症研究和治疗组织（WHO–EORTC）取得了共识，即出版了皮肤淋巴瘤的分类[1,5]。这一分类为皮肤淋巴瘤提供了一个统一的诊断、分类和治疗的依据。

19.1　临床特点和临床表现

虽然原发性皮肤T细胞淋巴瘤具有特殊的临床表现，

表19.1 皮肤常见的B细胞淋巴瘤

- PCMZL
- PCFCL
- PCLBL–腿型
- PCLBL–其他型
- 富于T细胞的大B细胞淋巴瘤
- IVLBCL
- 浆细胞瘤（见第25章）
- 浆母细胞性淋巴瘤（见第22章）
- 淋巴母细胞淋巴瘤（见第41章）

注：PCMZL，原发性皮肤边缘区淋巴瘤；PCFCL，原发性皮肤滤泡中心淋巴瘤；PCLBL，原发性皮肤大B细胞淋巴瘤；IVLBCL，血管内大B细胞淋巴瘤。

但是相对而言，大多数原发性皮肤B细胞淋巴瘤彼此类似（表19.2）[1,6]。皮肤B细胞淋巴瘤很少溃烂，一般表现为一个或多个红色丘疹或结节，丘疹或结节可相互融合形成斑块。不同亚型的淋巴瘤可好发于不同的部位：PCFCL多出现在头皮或上背部，PCMZL通常发生在四肢，而侵袭性较强的PCLBCL腿型通常发生在小腿。

表19.2 原发性皮肤淋巴瘤诊断和治疗的一般原则

	T细胞肿瘤	B细胞肿瘤
临床	独特的临床表现往往有助于诊断	不同的亚型临床表现相似 部位比病变表现更有助于诊断
组织学	常常存在向表皮性 grenz区往往缺乏 通常弥漫性和（或）血管周生长	缺乏向表皮性 表皮变化非常小 存在grenz区 结节性生长更常见
免疫表型	免疫表型对于疾病的确定很重要	免疫表型有助于疾病的确定
基因重排	大多数肿瘤可检测到TCR重排 可出现假阳性	仅有50%皮肤B细胞淋巴瘤可检测到Ig的基因重排 假阳性相当罕见
治疗	治疗取决于肿瘤类型和分期	治疗取决于亚型和病变的数量

19.2 流行病学

原发性皮肤B细胞淋巴瘤主要发生在成年人，尽管PCMZL也可发生在儿童（见后）。

皮肤T细胞淋巴瘤较常见于黑人，与其相反，皮肤B细胞淋巴瘤在非西班牙裔白人发生率最高[7]。对于大多数亚型而言，在黑人中的发病率仅为非西班牙裔白人中发病率的一半。在亚洲国家，原发性皮肤B细胞淋巴瘤比较少见；在美国，太平洋岛民和西班牙裔白人中的发病率有所降低[7,8]。值得注意的是，皮肤B细胞淋巴瘤在太平洋岛民中的发病率总体偏低，但这并不意味着包括DLBCL在内的侵袭性B细胞淋巴瘤的发病率也低[7]。这些结果提示皮肤B细胞淋巴瘤的不同亚型在发病机制上可能存在着差异。

19.3 组织病理学

细胞的恶性肿瘤常常显示亲表皮现象，而相比之下，B细胞淋巴瘤的肿瘤细胞通常不累及表皮，而且通常与表皮间存在一个境界带。

19.4 免疫表型

一些学者提出，皮肤淋巴瘤是由持久性炎症反应或免疫反应失调引起的[9–11]。这一假说已被用来解释结缔组织病、慢性光化性皮炎（光化性类网状细胞增多）和淋巴瘤样药疹中的T细胞增生；同时也被用来解释在包柔螺旋体感染和文身基础上发展而来的皮肤B细胞淋巴瘤[12,13]。和T细胞淋巴瘤一样，异常B细胞免疫表型的出现支持淋巴瘤的诊断，如可见轻链限制性或共表达CD43和CD20。

由于在皮肤炎症过程中反应细胞通常为T细胞，所以多数非肿瘤性皮肤病变中浸润的细胞几乎全部是T细胞。因此，当表皮浸润的细胞中75%以上为B细胞时，即可诊断为皮肤B细胞淋巴瘤[14]。然而，在皮肤淋巴瘤中常常出现密集的反应性T细胞增生浸润；而在一些B细胞淋巴瘤病例中，肿瘤性B细胞可能仅占浸润真皮的淋巴细胞的一小部分。

19.5 基因重排

如果肿瘤细胞只占整个样本的5%以下，用Southern杂交的方法检测Ig的基因重排可能会产生阴性结果[15]。即使是应用一些以聚合酶链反应（PCR）技术为基础的方法进行检测，皮肤B细胞淋巴瘤的阳性率也仅为50%。如同任何诊断工具一样，基因检测结果的解释应该是结合临床、组织学以及免疫表型的改变而作出的[13,16–18]。

19.6 治疗和预后

大多数皮肤B细胞淋巴瘤采用相似的治疗方法。对于单发或肿瘤局限的患者，通常行手术切除和（或）放射治疗；单发低度恶性肿瘤也可采用高剂量的类固醇激素注射，病灶内干扰素α注射或利妥昔单抗治疗。多灶性或弥漫性皮肤淋巴瘤患者可采用化疗；对于惰性肿瘤患者，给以单药化疗，而对于具有侵袭性生物学行为的淋巴瘤病例，则偶尔给以多药联合化疗[19,20]。一般而言，与发生在结内的对应类型的淋巴瘤相比，皮肤淋巴瘤较为惰性。

PCMZL和PCFCL通常局限于皮肤，而且往往局部治疗即可痊愈[21,22]。晚期PCLBCL腿型常常伴发皮肤以外的淋巴瘤病变，单纯局部放射治疗后有较高的复发率。因此，目前建议所有这些患者均应接受全身系统性多药联合化疗，同时可以联合使用也可以不用利妥昔单抗[22]。但是即使如此，与结内DLBCL相比，PCLBCL-腿型仍然有较高的无病生存率[23]。这可能与其发病时通常表现为国际预后指数较低有关[24]。

19.7 原发性皮肤淋巴瘤的分类

现在人们已普遍认识到，原发性皮肤肿瘤中包括多种不同类型的B细胞淋巴瘤和T细胞淋巴瘤。1994年，修改的欧洲美国淋巴瘤（REAL）分类出版[25]。不久EORTC皮肤淋巴瘤计划项目组发表了一份针对原发性皮肤淋巴瘤的分类计划[2]。EORTC报告的目的之一是定义原发性皮肤肿瘤，并提请注意，如果使用结内淋巴瘤的分类方案，将不能预测其生物学行为（表19.3）[2,6]。此后出版的WHO 2008采纳了EORTC的一些建议，例如将PCFCL与结内FL分开[26]。然而，即使在2001年的WHO分类中，PCFCL还没有作为一种独特的疾病单独列出来，并且对由大的中心细胞和中心母细胞组成的原发性皮肤B细胞淋巴瘤的命名未达成共识。结合WHO皮肤肿瘤的病理学和遗传学的进展[27]，一组病理学家和皮肤科医生2004年在苏黎世作为WHO和EORTC分类委员会的代表就皮肤的FL和大B细胞淋巴瘤分类进行了回顾性讨论。两组专家就这些淋巴瘤的分类达成了协议，并发表了一份共识文件[1]。WHO 2008正式采纳了其结论[28]。

关于如何理解并使用原发性皮肤和继发性淋巴瘤这两个术语是认识这一分类的关键。大多数学者应用继发性皮肤淋巴瘤这个词来形容那些原发于皮肤以外的部位进而累及皮肤并引起相应的临床表现的淋巴瘤。现在，对于原发性皮肤淋巴瘤，最广为接受的定义是一种起源于皮肤的淋巴瘤，同时在其发病和进展过程中没有出现皮肤外淋巴瘤的证据[29,30]。

表19.3 原发性皮肤成熟B细胞淋巴瘤的分类：术语的更改

REAL分类（1994）	EORTC分类（1997）	WHO 分类（2008）
MALT淋巴瘤	MZL（免疫细胞瘤）	PCMZL
FL	滤泡中心细胞淋巴瘤（头和躯干）	PCFCL
DLBCL（亚型）	滤泡中心淋巴瘤	PCFCL
DLBCL（亚型）	腿的大B细胞淋巴瘤	PCLBL-腿型
DLBCL（亚型）	IVLBCL	IVLBCL
MALT淋巴瘤	浆细胞瘤	PCMZL

注：MALT淋巴瘤，黏膜相关淋巴组织结外边缘区淋巴瘤；PCMZL，原发性皮肤边缘区淋巴瘤；PCFCL，原发性皮肤滤泡中心淋巴瘤；DLBCL，弥漫大B细胞淋巴瘤；FL，滤泡性淋巴瘤；IVLBCL，血管内大B细胞淋巴瘤。

19.8 皮肤B细胞淋巴瘤

在所有的皮肤淋巴瘤中，约25%是B细胞源性[31-33]。在欧洲，估计原发性皮肤B细胞淋巴瘤的发病率为每年0.2/10[33]。这些患者绝大多数都是PCFCL和PCMZL，而仅有一小部分是大B细胞性淋巴瘤。其他类型的皮肤B细胞淋巴瘤虽然罕见，但都是独特的临床疾病。

19.8.1 原发性皮肤边缘区淋巴瘤（PCMZL）

19.8.1.1 定义

所有结外边缘区淋巴瘤（EMZL）都具有一些共同的特点，即小B细胞的肿瘤性增生，包括边缘区（中心细胞样）细胞、单核样B细胞、淋巴细胞质细胞样细胞和浆细胞。PCMZL具有与结外MALT淋巴瘤相似的特征。在文献中，其他术语包括单核样B细胞淋巴瘤和皮肤相关淋巴组织淋巴瘤，均作为同义词出现[34-40]。原发性皮肤免疫细胞瘤和皮肤的淋巴组织增生伴有单形性浆细胞被认为是PCMZL的变异型[2,6,13,41-43]。

19.8.1.2 流行病学

PCMZL可累及男性和女性，发病年龄在24~77岁，中位发病年龄为50岁[44]。最近美国的一项以人口为基础的研究表明，白人和非西班牙裔白人的发病率明显高于黑人和亚裔/太平洋岛民[7]。由于皮肤T细胞淋巴瘤多见，PCMZL在所有皮肤淋巴瘤中相当少见。据估计，PCMZL约占原发性皮肤B细胞淋巴瘤的25%，仅次于FL[29,34,39,45]。早先的报告中，被归为免疫细胞瘤[41,42,46,47]或低度恶性B细胞淋巴瘤[6]的病例很可能是PCMZL。由于使用术语的不同，一些作者估计，PCMZL的发病率远远超过原发性皮肤B细胞淋巴瘤的25%[48]，而其他人，采用更严格的诊断标准，发现PCMZL是一种很少见的肿瘤[2]。在某些情况下，原发于其他部位的EMZL患者，其皮肤可继发受累[49]。据报道，PCMZL可发生于儿童[50]。

19.8.1.3 病因学

多数PCMZL的病因不清。一些作者提出，持续性抗原刺激引起皮肤相关淋巴组织的增生，可进一步导致边缘区B细胞的肿瘤性增生[51,52]。与胃MALT淋巴瘤的幽门螺杆菌（HP）学说类似，在欧洲，包柔螺旋体被认为是引起PCMZL的病原体[30,53-57]。甚至有少数抗生素治疗后病灶消退的病例报道。有趣的是，从美国和亚洲的报道却没有发现包柔螺旋体和PCMZL间有关联[58-60]。其他报道的与PCMZL相关的状况包括文身、疫苗接种点，以及昆虫叮咬（不涉及蜱传播的疾病）。

19.8.1.4 临床特征

EMZL可发生于很多部位，包括皮肤、肺、眼眶、唾液腺、甲状腺、乳腺、气管、前列腺、肾、胆囊和宫颈[29,34,39]。PCMZL好发于躯干和上肢[29,34,60-66]。它通常表现为深红色或紫红色，浸润性丘疹、斑块或结节（图19.1）。肿瘤可多发，也可表现为红色丘疹或融合性斑块。PCMZL患者没有B症状，而且血清乳酸脱氢酶和β_2微球蛋白水平正常[67]。Waldenström巨球蛋白血症（WM）是一种罕见的与EMZL相关的疾病，可引起皮肤的EMZL，临床出现高黏滞综合征。所以，有人认为，血清蛋白电泳可作为EMZL患者实验室评估的一个合理部分[68]。

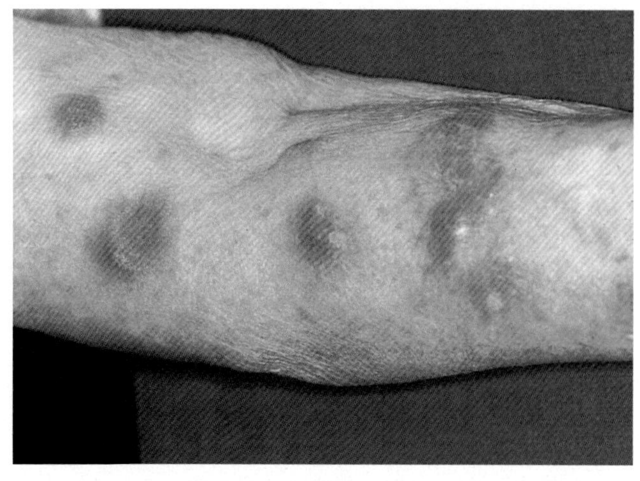

图19.1 原发性皮肤边缘区淋巴瘤（PCMZL）的临床表现。患者前臂出现红色或紫红色结节

19.8.1.5 组织病理学

同发生在其他部位的MZL一样，PCMZL组织学上常常表现为反应性生发中心，周围围绕增生的边缘区细胞、浆细胞，以及混杂有反应性细胞[14,34,35,37]。浸润细胞主要集中在真皮中层，并常常可延伸到皮下组织。肿瘤性B细胞呈中心细胞样，具有小的有裂的细胞核，胞质淡染。浆细胞分化局灶区域可见含有Ig的核内假包涵体的浆细胞，这种核内假包涵体称为Dutcher小体。在进行过多次连续活检的病例，随着时间的推移，可看到浆细胞的分化程度越来越高[69]。此外，可出现滤泡植入——增生的反应性淋巴滤泡被肿瘤性B细胞浸润[60]。肿瘤性B细胞之间总是混杂有反应性T细胞的增生浸润。T细胞的浸润可以是稀疏的，也可以是极其致密的；在某些病例中，T细胞的数量甚至可超过肿瘤性B细胞的数量[42,70]。

胃EMZL特征性表现是出现腺上皮的肿瘤细胞浸润，称为淋巴上皮病变。这一病变在PCMZL并不常见，有时可见于毛囊上皮细胞。表皮通常没有淋巴细胞的浸润，而且通常由没有受累的真皮乳头的grenz区与其下方的真皮肿瘤分隔开（图19.2）。

19.8.1.6 免疫表型

肿瘤性边缘区细胞通常CD20和CD22阳性，而CD5、CD10、CD23和BCL6阴性[51,59,71,72]。单形性浆细胞常常表达CD138、CD19a和MUM-1/IRF4，但不表达CD20。近70%病例有浆细胞的分化，而且应用免疫组化标记或原位杂交可显示胞质的轻链限制性[14,34,44]。

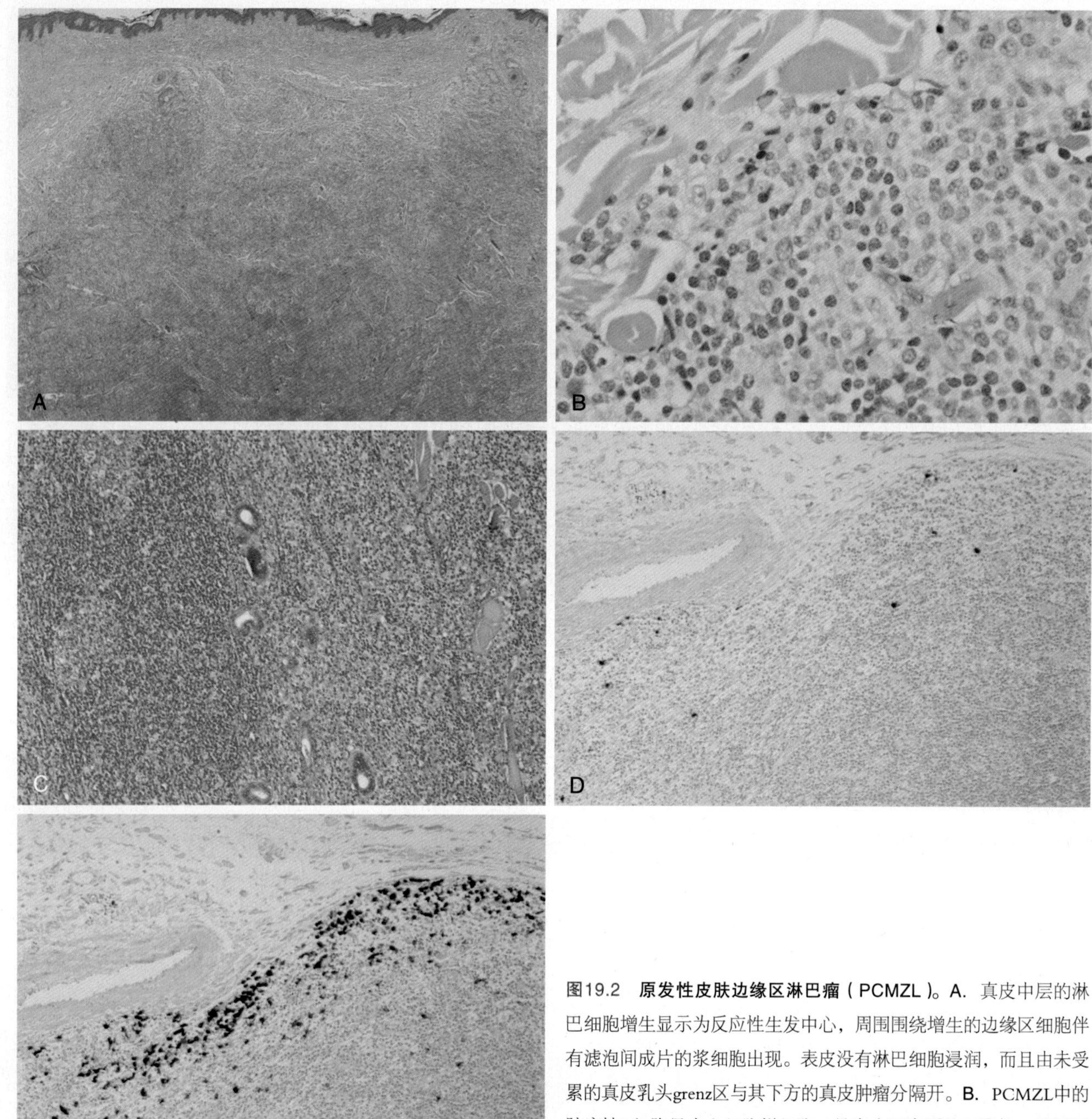

图19.2 **原发性皮肤边缘区淋巴瘤（PCMZL）**。A. 真皮中层的淋巴细胞增生显示为反应性生发中心，周围围绕增生的边缘区细胞伴有滤泡间成片的浆细胞出现。表皮没有淋巴细胞浸润，而且由未受累的真皮乳头grenz区与其下方的真皮肿瘤分隔开。B. PCMZL中的肿瘤性B细胞呈中心细胞样细胞，具有小而有裂的细胞核，胞质呈嗜双色性。C. 附属器周围见边缘区细胞伴有散在的浆细胞。D和E. 罕见的κ轻链阳性浆细胞（D）与λ轻链（E）相比

单形性浆细胞往往是在紧贴表皮下方的表浅真皮层最明显，其他部位如胃或结膜的EMZL具有类似的上皮下分布的特点。也可出现散在的大的CD30阳性细胞[44]。与大多数的EMZL不同，表达μ链的PCMZL病例常常显示重链种类转换，伴有IgG、IgA或IgE的表达[73]。此外，炎症环境亦与其他EMZL不同，炎症细胞不表达CXCR3，而且以BCL细胞为主。这些发现提示可能存在不同的发病机制。

B细胞和T细胞的染色模式类似于良性病变，B细胞位于中心区，周围围绕T细胞。在具有滤泡植入病变的病例，BCL6⁻、BCL2⁺、CD10⁻的肿瘤细胞与BCL6⁺、BCL2⁻、CD10⁺的滤泡中心细胞混合存在，并常常伴有CD21⁺和CD23⁺的滤泡树突细胞网的破坏[71]。

19.8.1.7 遗传学

应用PCR相关技术，70%PCMZL病例中可检测到Ig重链基因的克隆性重排。PCMZL常有BCL2蛋白的表达，但与FL中涉及t（14；18）（q32；q21）染色体易位

和BCL2/IgH基因重排无关[74]。Streubel等[51]研究表明，抗原刺激情况下的滤泡后分化可能导致遗传的不稳定性和由此产生的异常基因表型，包括13号染色体三体、18号染色体三体，p16缺失、t（1；14）（p22；q32）和t（11；18）（q21；21）。一小组PCMZL[44,51]病例的研究发现，存在t（14；18）（q32；q21）染色体易位，导致位于18q21的*MALT1*基因与位于14q32的*IgH*基因并排。亚洲24例EMZL的研究显示，在皮肤病例中未发现有凋亡抑制剂2（*API2*）基因与MALT淋巴瘤相关转位基因（*MALT1*）的融合以及t（11；18）（q21；q21）染色体易位的存在，*BCL10*基因突变仅见于一个病例[59]。有趣的是，24例中有10例显示BCL10蛋白的核染色，这与正常边缘区B细胞的特征性BCL10胞质着色不同。在其他部位的MZL中，BCL10的核表达与t（1；14）（p22；q32）染色体易位相关[75-79]。进一步的工作正在进行中，目的是确定PCMZL中抗原性转换与特定的基因重排之间的关系[80]。在PCMZL以及PCFCL和PCLBCL中均可见到*p15*和*p16*基因的失活，大多数的失活通常是由启动子高甲基化造成的[81]。

19.8.1.8 假定的正常对应细胞

MZL被认为是生发中心后记忆B细胞的重现[25]，伴有体细胞高频突变和滤泡后的分化[51,82,83]。

19.8.1.9 临床过程

PCMZL通常临床表现惰性；然而，多达30%诊断为PCMZL的病例伴有皮肤外的病变[34,44,45,63,84]，最常见于其他的结外部位，如乳腺、唾液腺和眼眶。临床表现与其他部位的EMZL类似，预后仍然很好[29,34,35,37-39,84]。虽然罕见，但有转化为大细胞淋巴瘤的报道[44,63]。

采用外照射、放射治疗、病灶内干扰素以及局部类固醇激素注射，PCMZL患者可得到有效的治疗[44,51,60]。有关抗生素治疗PCMZL的作用还未见报道[85]。弥漫性播散的病例可采用较为积极的治疗，包括利妥昔单抗和化疗药物的使用[51]。5年疾病特异性生存率接近100%。

19.8.1.10 鉴别诊断

PCMZL的鉴别诊断包括皮肤淋巴组织增生（CLH）和PCFCL。CLH是皮肤的良性反应性增生，可能继发于持续的抗原刺激（例如节肢动物叮咬、自身免疫性疾病、药物、文身、感染源）。CLH的同义词包括假性淋巴瘤、皮肤淋巴细胞瘤、皮肤良性淋巴组织增生、Spiegler-Fendt假性淋巴瘤和颗粒性淋巴腺瘤。由于在临床表现和组织学特征上有重叠，过去一些皮肤的低度恶性B细胞淋巴瘤可能被诊断为CLH[12,86]。伴有单形性浆细胞的CLH值得怀疑[61]。由于与PCFCL在形态上和免疫表型特征上有共同点，最近这些病变被认为PCMZL。然而，典型的临床过程表现为惰性，而且常常为单发病灶。PCR未检测到克隆性。因此，保守治疗可能更为合适，如手术切除，术后随访观察。

CLH和PCMZL的发病常为女性多于男性，表现为面部、手臂或躯干部位的单发或多发的缓慢生长的皮肤结节。两者均表现为真皮层淋巴细胞增生浸润、grenz区的存在、反应性滤泡的形成，以及混杂有炎症细胞（表19.4）。滤泡间区以及浅表血管从周围出现边缘区细胞和单形性浆细胞融合成片或形成分布带，支持PCMZL的诊断[14]。与此相反，一般认为，表皮萎缩或增生，胞外分泌，海绵形成以及角化过度等病变见于大多数CLH病例，而少见于PCMZL。CLH病例中，引起表皮改变的较常见的原因可能是对于外界刺激的

表19.4 皮肤淋巴组织增生和原发性皮肤B细胞淋巴瘤的组织学和免疫表型特征

	皮肤淋巴组织增生	PCMZL	PCFCL
表皮改变	+/−	−	−
嗜酸性粒细胞和中性粒细胞	+/−	−/+	−
浆细胞（带）	−	+/−	−
边缘区细胞（成片）	−	+	−
Dutcher 小体	−	+	−
轻链限制性浆细胞	−	+	−
轻链限制性滤泡	−	−	+
淋巴滤泡	−/+	+/−	+/−
grenz区	+	+	+
免疫表型	T细胞和B细胞混合不显示克隆性	$CD20^+$，$CD79a^+$，$CD10^-$，$BCL6^-$，$BCL2^{+/-}$	$CD20^+$，$CD79a^+$，$CD10^{+/-}$，$BCL6^+$，$BCL2^{-/+}$

注：PCMZL，原发性皮肤边缘区淋巴瘤；PCFCL，原发性皮肤滤泡中心淋巴瘤。

持续性局部炎症反应。过去一直认为淋巴滤泡的存在支持良性病变的诊断，但对于PCMZL的认识以及发现反应性淋巴滤泡较常见于PCMZL而非CLH，促使这一陈旧观念得以修正[87]。对于HE染色中滤泡不明显的病例，BCL2和CD21的染色有助于分别显示局灶非染色区和滤泡树突细胞的聚集[71]。对于自下而上的浸润方式，虽然传统上认为支持淋巴瘤的诊断，但事实上不具有诊断意义。表浅真皮层或者自上而下的浸润方式可见于皮肤的B细胞淋巴瘤，而抗原注射引起的超敏反应和淋巴瘤样药物反应均可表现为真皮深层的自下而上的淋巴组织增生浸润。虽然grenz区和嗜酸性粒细胞或中性粒细胞的存在不具有统计学意义，但如果出现嗜酸性粒细胞的聚集或大量中性粒细胞伴有核尘，则诊断时不应考虑PCMZL。

PCR检测显示，只有30%~50%B细胞淋巴瘤存在Ig重链的克隆性重排[88]。免疫组化检测PCMZL病例内浆细胞Ig轻链单形性胞质内表达更为常见[34]。浸润细胞至少75%为B细胞，以及共表达CD43和CD20，也支持B细胞淋巴瘤的诊断[14,89]。

在PCMZL病例中，边缘区B细胞的增生可能微乎其微，难以察觉。报道中反应性淋巴组织增生伴有单形性浆细胞的病例可能是皮肤的MZL伴有不明显的边缘区B细胞[13,43]。

PCFCL和PCMZL间在组织学表现上也存在相当大的交叉。以结节性或滤泡性为主的增生方式可见于大多数的PCFCL病例。然而，PCFCL可完全显示为弥漫性增生，多数的PCMZL具有一些滤泡，当发生滤泡植入时，可酷似PCFCL。两种肿瘤均以小而不规则的细胞增生为主，细胞可出现一些核裂。而且，CD21抗体的免疫染色可突出显示滤泡树突细胞网，表明在PCFCL和PCMZL都存在真正的滤泡结构。

联合应用BCL6、CD10和BCL2进行免疫染色，PCFCL和PCMZL病例中的滤泡和滤泡外区域显示了不同的染色模式（表19.5）。区分PCFCL中的肿瘤性滤泡与PCMZL中的反应性滤泡或植入的滤泡，可能很困难，因为反应性滤泡和肿瘤性滤泡都可表达BCL6和CD10，而且PCFCL常常BCL2阴性[71,90]。在伴有植入滤泡的PCMZL病例，联合应用BCL6、CD10、BCL2和CD21染色可将植入滤泡（BCL6和CD10阴性）和反应性滤泡（BCL6和CD10阳性）区分开。植入滤泡在HE染色切片中通常对应于结节区。与肿瘤性滤泡或反应性生发中心类似，植入滤泡表现为CD21⁺的滤泡树突细胞的紧密的结节性聚集，但它们除了含有BCL6⁺而BCL2⁻的生发中心细胞簇之外，还含有截然不同的BCL6⁻而BCL2⁺的肿瘤性B细胞簇。在PCMZL中观察到的其他扩大的、植入的滤泡树突细胞网，在常规切片中对应于弥漫性增生区或模糊的结节，仅见散在的BCL6⁺细胞，而大多数细胞BCL6⁻。目前尚不清楚PCMZL中的散在分布于树突细胞网中的BCL6⁺细胞是代表着残存的滤泡中心还是母细胞转化。相反，PCFCL的肿瘤性滤泡含有一致性肿瘤性BCL6阳性细胞，而且在表达BCL2的那些病例，滤泡内的细胞一致性表达BCL2。与PCFCL相反，PCMZL病例中滤泡间区从未出现BCL6和CD10双阳性细胞，而且弥漫性增生的区域亦缺乏CD21阳性细胞。

19.8.2 原发性皮肤滤泡中心淋巴瘤（PCFCL）

19.8.2.1 定义

PCFCL的特点是中心细胞和中心母细胞混合性增生，增生方式可以是滤泡性、滤泡和弥漫性、或弥漫性三种。完全由中心母细胞构成的具有弥漫性增生方式的肿瘤应该排除在外。

19.8.2.2 流行病学

PCFCL是最常见的原发性皮肤B细胞淋巴瘤[2,69]。PCFCL好发于成年人，中位年龄65岁，男性发病略多于女性[66]。最近美国的一项以人口为基础的研究表明，白人（西班牙裔或非西班牙裔）的发病率最高，黑人和亚裔/太平洋岛民发病率最低[7]。

表19.5 原发性皮肤滤泡中心淋巴瘤（PCFCL）和原发性皮肤边缘区淋巴瘤（PCMZL）的免疫染色

标记物	PCFCL		PCMZL		
	肿瘤性滤泡	滤泡间区	反应性滤泡	植入的滤泡	滤泡间区
CD21	+滤泡	−	+滤泡	+滤泡，不连续的	−
BCL6	+	+/−	+	−/+	−
CD10	+	−/+	+（弱）	−	−
BCL2	−/+	−/+	−	+/−	+
IgD	套区缺乏或不连续		可有套区		

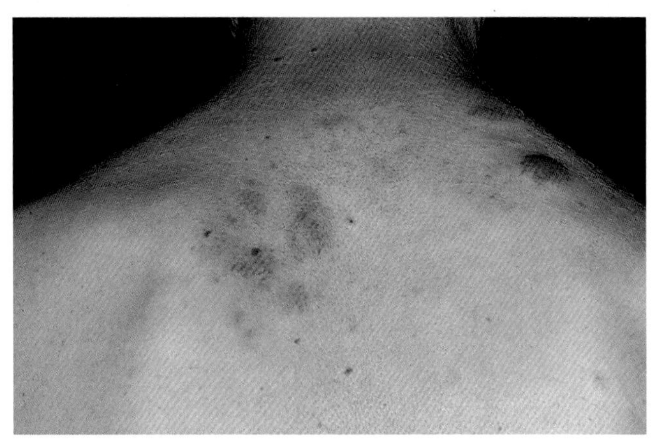

图19.3 原发性皮肤滤泡中心淋巴瘤（PCFCL）的临床表现。上背部见一大而固定的结节，周围多个小的卫星结节围绕

19.8.2.3 病因学

PCFCL的病因不清。不同人群之间的结内FL存在着显著的地域和种族差异[91]，而且如前所述，其中部分种族和民族差异也确实适用于PCFCL[7]。

19.8.2.4 临床特征

PCFCL 最常见于头颈部，往往累及头皮。躯干，特别是上背部（图19.3），也常常受累。但事实上，几乎所有的皮肤部位均可发生[61−63]。PCFCL表现为多发或单发的红斑状皮肤丘疹、结节或斑块[62,66,92−94]。临床上常常表现为在同一解剖部位，出现一个较大的中心结节，周围见较小的卫星结节围绕。

19.8.2.5 组织病理学

PCFCL的特点是在真皮中层和皮下组织中，中心细胞和中心母细胞混合性增生，增生方式可以是滤泡性、滤泡和弥漫性，或弥漫性三种。通常中心细胞比中心母细胞更丰富，并且混杂有不同程度的良性T细胞浸润。中心细胞细胞核小、中等大小或大、有裂或不规则形，染色质散在分布，核仁不明显，胞质较少。弥漫性PCFCL中通常大的中心细胞较为丰富。中心母细胞细胞核大而圆，核膜下见嗜碱性核仁，核周见一圈嗜碱性胞质。根据定义，虽然在PCFCL中，中心母细胞是典型的表现，但它们并不成片分布。

常常在真皮层浸润，表现为扩大的不规则形的淋巴滤泡形成。偶尔在滤泡结构之外可出现肿瘤细胞，周围见良性小淋巴细胞聚集环绕，一些学者称之为内外颠倒的滤泡（图19.4）。硬化常见，并且在胶原束之间可见到异型细胞。往往混杂存在许多小淋巴细胞，但通常没有浆细胞。其他炎症细胞，包括嗜酸性粒细胞和粒细胞，稀疏分布，同时可混杂有组织细胞。

19.8.2.6 分级

PCFCL根据中心母细胞的数量进行分级，与结内FL类似，但未证实具有临床意义。生长方式包括滤泡性、滤泡和弥漫性，或弥漫性三种，在诊断时可以选择性指出。

19.8.2.7 免疫表型

在石蜡切片中，κ 和 λ 轻链的免疫组化染色和原位杂交通常不能显示肿瘤性中心细胞和中心母细胞的轻链限制性，因为没有浆细胞的分化。特征性免疫表型是$CD20^+$、$BCL6^+$、$BCL2^-$或弱$^+$；CD10可表达，也可以不表达；细胞$CD5^-$、$CD43^-$、MUM−1/$IRF4^-$[71]。以滤泡性增生的病例更有可能表达CD10，而弥漫性增生的PCFCL通常$CD10^-$。结内FL几乎所有的病例均为$BCL2^+$，与之不同，只有不足30%PCFCL病例表达BCL2蛋白[95,96]。尽管在一些病例中，BCL2染色示弱阳性或部分阳性，通常其染色强度比浸润的正常T细胞要弱；BCL2强阳性需要考虑PCLBCL腿型，或结内FL的继发累及。因为在正常情况下，大多数的T细胞和B细胞表达BCL2（反应性滤泡中心的B细胞除外），而且PCFCL的肿瘤细胞常常$BCL2^-$，所以滤泡BCL2染色阴性，而其他淋巴细胞BCL2阳性，并不能区分皮肤的反应性和肿瘤性病变。在滤泡区域，$CD21^+$、$CD23^+$、$CD35^+$的滤泡树突细胞可形成结节性滤泡树突细胞网[97]。

19.8.2.8 遗传学

结内FL常出现t（14；18）[61,95,98,99]，而PCFCL通常缺乏t（14；18）；然而，一些研究发现，应用FISH技术在PCFCL可检测到染色体易位[61,65,95,96]。染色体易位的发现应作为皮肤外FL的分期依据，但不能排除PCFCL。在约50%病例中，PCR可检测到Ig基因的克隆性重排。应用比较基因组杂交技术，罕见染色体失衡[100]。

19.8.2.9 假定的正常对应细胞

假定的正常对应细胞是滤泡中心B细胞，多为大的和小的中心细胞。

19.8.2.10　临床过程

与大多数的结内FL不同，PCFCL很少扩散到淋巴结、脾或骨髓[6,61,93]。据估计，PCFCL患者的5年生存率大于97%[2,69]。对于局限性病变，手术切除和放射治疗有效。如果同一区域内出现多个病灶或病灶更广泛分散，可采用多病灶放射治疗。如果患者出现大范围皮肤病变，首选利妥昔单抗系统性治疗。也可采用病灶内利妥昔单抗治疗。一般情况下并不推荐使用联合化疗，除非出现了异常的临床状况，提示肿瘤具有侵袭性生物学行为[85]。一项EORTC的研究表明，与发生在头部、颈部或躯干的PCFCL相比，发生在小腿上的PCFCL临床生物学行为更具有侵袭性[19]。

19.8.2.11　鉴别诊断

当PCFCL形成明显的滤泡结构时，需要与PCMZL、CLH以及FL的继发累及相鉴别。当PCFCL以弥漫性方式增生时，需要与PCLBCL腿型相鉴别（见下文）。

PCMZL和PCFCL两者都主要发生在头部、躯干或上肢[6,29,34,62,64,84,93,101]。诊断时两者病变都往往局限于皮肤，而且播散到淋巴结或骨髓的概率较低[29,34,101]。两者形态学上具有一些共同特点。PCFCL可形成部分滤泡结构[62]，而PCMZL通常含有反应性或植入的滤泡；因此，在这两种淋巴瘤中均可见到B细胞滤泡。区分PCFCL的肿瘤性滤泡和PCMZL的反应性滤泡很困难，因为大多数的PCFCL病例缺乏BCL2蛋白的表达和BCL2基因重排[61,95]，同时PCMZL偶尔可出现滤泡植入[102]。

结内FL可继发累及皮肤，偶尔皮肤可作为首次活检部位。在结内FL中，其滤泡结构通常较明显，而且肿瘤性滤泡强表达CD10和BCL2。大多数病例（>75%）FISH检测BCL2/IgH阳性[103]。在大多数继发性FL中可见到中心细胞和中心母细胞混合性增生（1级或2级）。

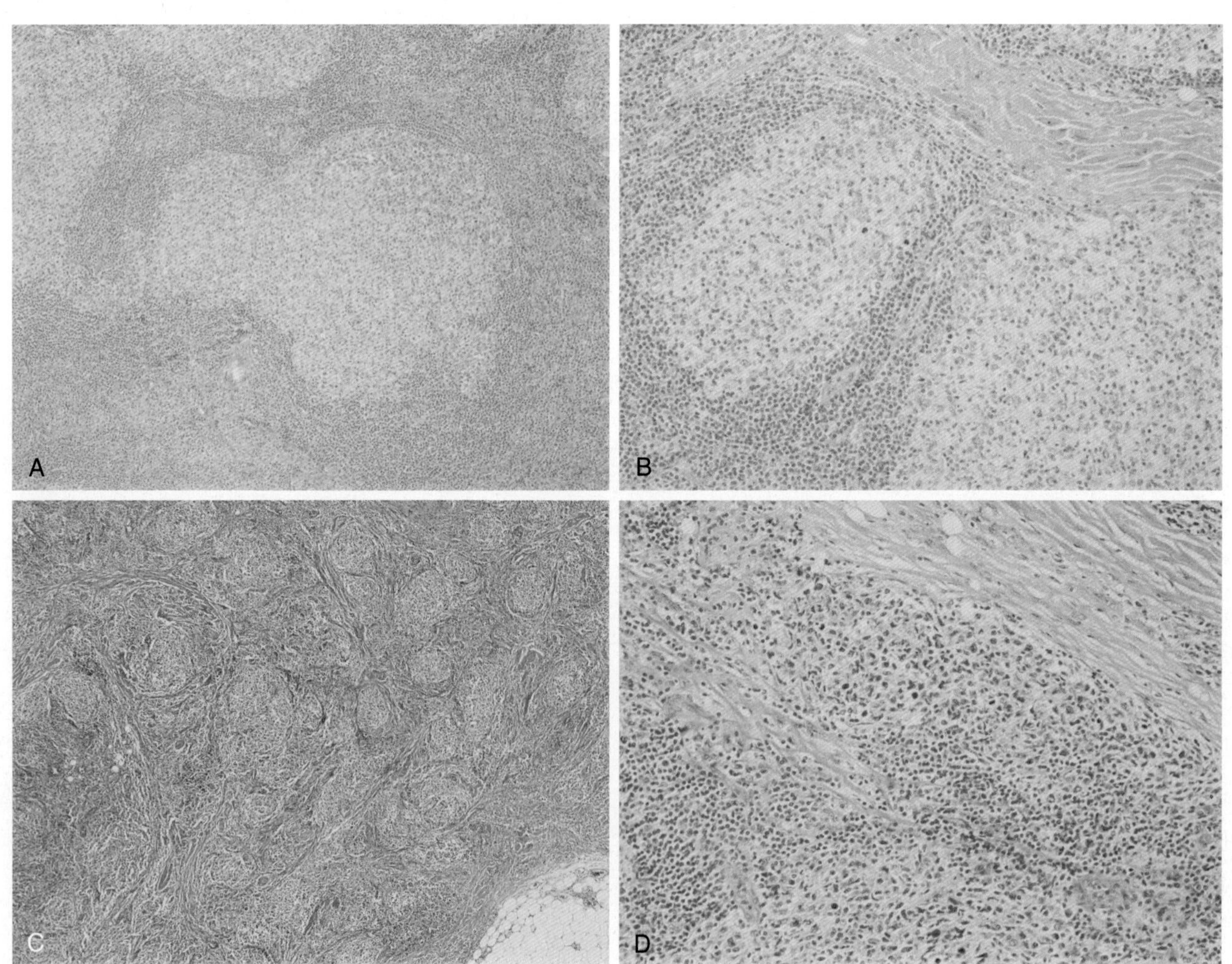

图19.4　原发性皮肤滤泡中心淋巴瘤（PCFCL）。A. 扩大的不规则形的淋巴滤泡。B. 肿瘤细胞出现在滤泡结构之外，周围见良性小淋巴细胞聚集环绕，被称为内外颠倒的滤泡。C. 整个真皮层和皮下组织中见中心细胞和中心母细胞混合性增生，以滤泡和弥漫性方式增生。D. 中心细胞和中心母细胞聚集在网状真皮层，与小淋巴细胞之间无分隔区

19.8.3 原发性皮肤大B细胞淋巴瘤（PCLBL）-腿型

19.8.3.1 定义

PCLBCL腿型是指形态一致的大的转化B细胞的弥漫性增生，最常见于小腿（表19.6）。免疫表型有助于作出准确的诊断，因为绝大多数病例表达BCL2和MUM-1/IRF4，显示为ABC表型。

19.8.3.2 流行病学

PCLBCL腿型通常发生在老年人，超过80%以上的肿瘤患者年龄超过70岁。与其他大多数原发性皮肤淋巴瘤不同，女性比男性多见[7]。由于诊断的标准不同，不同报道显示PCLBCL腿型占原发性皮肤B细胞淋巴瘤的比例有所不同[85]。最近的一项研究，采用WHO-EORTC的诊断标准，显示这一亚型约占原发性皮肤B细胞淋巴瘤的20%。而另一项流行病学研究中，采用较宽松的标准，显示腿型DLBCL不如其他类型的皮肤DLBCL常见[7]。然而，该研究也承认，许多以大细胞为主要成分的PCFCL病例，可能亦被归入皮肤DLBCL中。

19.8.3.3 临床特征

PCLBCL腿型表现为单侧下肢或双下肢的红斑或紫红色结节，常伴有溃疡形成（图19.5）[104]。尽管最常见于下肢，但PCLBCL可发生于任何部位的皮肤。约20%病例就诊时表现为多发性皮肤病变[85]。

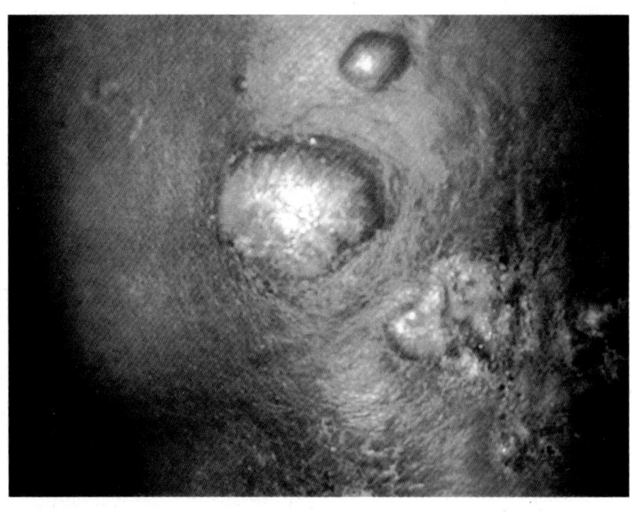

图19.5 原发性皮肤大B细胞淋巴瘤（PCLBL）-腿型的临床表现。图示大的肿瘤结节，部分伴有溃疡形成

19.8.3.4 组织病理学

真皮层弥漫性细胞增生浸润，浸润细胞大多数为圆形，形态一致，为大的转化B细胞，可见明显的核仁和泡状核，类似于免疫母细胞和中心母细胞。缺乏亲表皮现象；但在伴有溃疡形成的病例，肿瘤细胞可浸润到真皮与表皮的交界处（图19.6）。尽管肿瘤细胞弥漫性增生，但扫描放大时，一些病例整体上显示出多结节外观[104]，可能与纤维组织的分隔有关。一个重要

表19.6 WHO-EORTC关于PCFCL和PCLBCL腿型的诊断标准

	PCFCL	PCLBCL腿型
组织病理学	以生发中心细胞为主，生发中心细胞通常体积较大，尤其是在弥漫性病变中	以大到中等大小的B细胞为主，细胞核圆形、泡状；核仁明显；同时胞质嗜碱性
	可存在生发中心母细胞，但并不融合成片	细胞形态类似于生发中心母细胞或免疫母细胞
	增生方式可以是滤泡性、滤泡和弥漫性，或弥漫性	很少间质反应；融合的破坏性生长方式
	病变具连续性，无不同的类别或分级	相当少的T细胞
	可出现硬化	
	多量T细胞	
表型	$BCL2^{-/+}$；BCL2阳性时染色较弱	$BCL2^{+}$；大多数肿瘤细胞阳性，而且染色较强
	$BCL6^{+/-}$	$BCL6^{-/+}$
	$CD10^{+/-}$	$CD10^{-}$
	$MUM-1^{-}$	$MUM-1^{+}$
临床特点	中年人，男性多见	常为老年人，女性多见
	在大多数病例中，病变局限在头和躯干上部	病变局限在腿部，大多数发生在膝盖以下
	肿瘤形成结节，有时可见卫星病灶	可为多灶性或双侧发生
	多灶性病变少见	

注：EORTC，欧洲癌症研究和治疗组织；PCFCL，原发性皮肤滤泡中心淋巴瘤；PCLBCL，原发性皮肤大B细胞淋巴瘤。

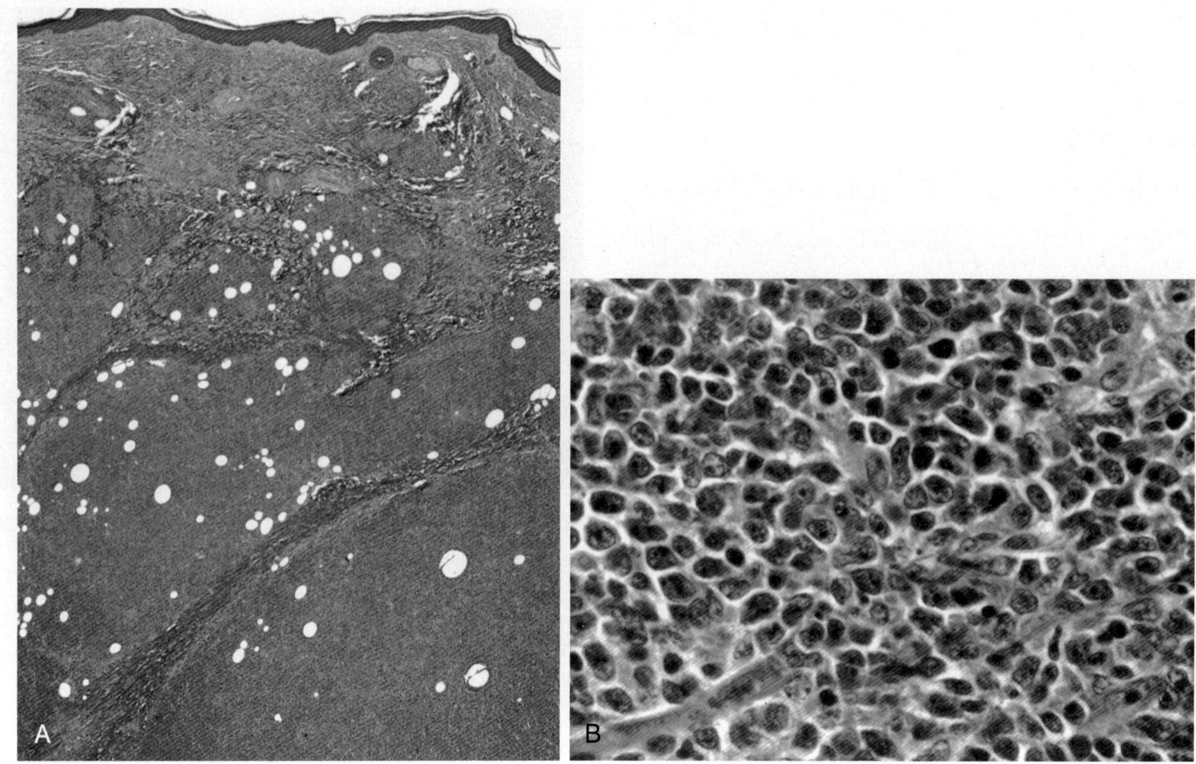

图19.6 原发性皮肤大B细胞淋巴瘤（PCLBL）–腿型。A. 缺乏亲表皮现象；尽管肿瘤细胞弥漫性增生，但扫描放大时，一些病例整体上显示出多结节外观。B. 真皮层弥漫性细胞增生浸润，浸润细胞大多数为圆形，形态一致，大的转化B细胞，可见明显的核仁，染色质团块状，类似于免疫母细胞和中心母细胞

的特点是单形性细胞的浸润，而且缺乏炎症细胞的背景[19,105,106]。当采用WHO–EORTC的诊断标准时，大多数的PCLBCL病例为腿型。

19.8.3.5 免疫表型

细胞表达单形性表面Ig，同时CD19⁺、CD20⁺、CD22⁺、CD79a⁺、BCL2⁺、MUM–1/IRF4⁺、FOXP1⁺[85,104,107]。BCL2的染色比非肿瘤性T细胞要强，而且是一个重要的预后因子[105,108]。BCL6的表达不定，而CD10应该是阴性。与大多数PCFCL不同，通常不见CD21⁺的滤泡树突细胞。CD138阴性。MIB–1/Ki–67⁺阳性率较高，为60%~95%。这些免疫表型特点与结内或其他结外部位的ABC型DLBCL相同[109,110]。

19.8.3.6 遗传学和假定的正常对应细胞

可检测到Ig基因克隆性重排。但尚未发现特异性细胞遗传学异常，而且通常缺乏BCL2/IgH染色体易位[95,108,111]。基因表达研究显示，PCLBCL腿型与ABC型DLBCL类似。这一点与组成PCFCL的大细胞不同，那些大细胞通常具有中心B细胞的特点[112]。PCLBCL腿型也高表达与细胞增殖有关的基因，包括PIM–1、PIM–2和*Myc*。在极少数病例中，可检测到染色体易位或*Myc*基因拷贝数增加[100,113]。采用比较基因组杂交技术，发现最常检测到的基因不平衡是18q（8/22）、1q（6/22）、7（6/22）、12q（6/22）和Xq（4/2）拷贝数的增加，以及6q缺失（4/22）[100]。

19.8.3.7 临床过程

100例或更多病例的大宗病例研究报道，与发生于其他皮肤部位的DLBCL相比，累及下肢的DLBCL预后较差[19,107,108]，但有少数研究并不支持这一观点[104]。总体而言，所有由大B细胞构成的原发性皮肤淋巴瘤，其中一些现在被归为PCFCL，其复发风险的增加和生存率的减低与下列因素有关：出现多发肿瘤、[19]发生在腿部，以及表达BCL2[105]。PCBCL腿型是预后最差的一类皮肤B细胞淋巴瘤，5年疾病特异性生存率为50%[85,114]。这很可能是生物参数而非解剖部位决定了临床行为；然而，最近的一项研究发现，与累及其他部位的PCFCL相比，累及腿部的PCFCL预后明显差[85]。

19.8.3.8 鉴别诊断

PCLBCL的鉴别诊断包括完全弥漫性增生的PCFCL病例。虽然PCFCL被定义为大的和小的中心细胞和中心母细胞的肿瘤性增生，但仅由中心母细胞组成的病例应当除外。PCFCL通常BCL6$^+$、CD10$^+$、BCL2阴性或弱阳性、MUM−1/IRF4$^-$，而且可通过CD21$^+$的滤泡树突细胞网得以支持诊断。弥漫性增生的病例中，BCL2$^-$和MUM−1$^-$的免疫表型支持PCFCL的诊断，而BCL2和MUM−1 强表达支持为PCLBCL腿型。

19.8.4 原发性皮肤大B细胞淋巴瘤（PCLBL）-其他类型

“PCLBCL其他类型”是一种排除性诊断，应该很少诊断这一类型。这些病例既缺乏PCFCL的特征，又缺乏PCLBCL腿型的特点。它们一般由单一性中心母细胞增生构成，但又不具有PCLBCL腿型的免疫表型特点。它们在生物学行为上可能比弥漫性增生的PCFCL病例更具有侵袭性[105]。很少情况下，PCLBCL 显示显著的梭形细胞形态；但免疫表型支持PCLBCL的诊断，并可排除其他梭形细胞的皮肤肿瘤[115−117]。

尽管少见，富于T细胞的大B细胞淋巴瘤在形态上与大B细胞淋巴瘤不同，其鉴别诊断包括CLH，因为肿瘤性B细胞相对稀少，而伴有非常致密的T细胞增生浸润[118−122]。在这些肿瘤中，反应性增生浸润的T细胞为主要成分，而大的肿瘤性B细胞仅占浸润细胞的15%以下[123,124]。Ig基因重排和具有轻链限制性B细胞群的检测有助于诊断[125,126]。一项研究显示，这些肿瘤可能提示其组织学上已进展为PCMZL，因为它们含有较高比例的单形性浆细胞[118]。这些淋巴瘤的预后可能为中等。

一种罕见但很独特的DLBCL变异型是血管内大B细胞淋巴瘤（IVLBCL，见第22章）。这种淋巴瘤可发生在皮肤，但即使其他部位尚未出现明显的病变，也应该作为一种系统性疾病进行治疗[127]。这种肿瘤的特点是在真皮毛细血管内见大的肿瘤性B细胞在血管内增生聚集（图19.7）。肿瘤细胞表达单形性Ig和全B抗原（CD19$^+$，CD20$^+$，CD22$^+$，CD79a$^+$）[128−130]。这种肿瘤主要发生在老年女性（中位年龄70岁）。皮肤和中枢神经系统是最常受累的部位，皮肤受累时表现为躯干和下肢的紫红色斑块。肿瘤总是会发生播散，累及骨髓（32%）、肝（26%）、脾（26%）、肾（16%）、内分泌腺（16%）、肺

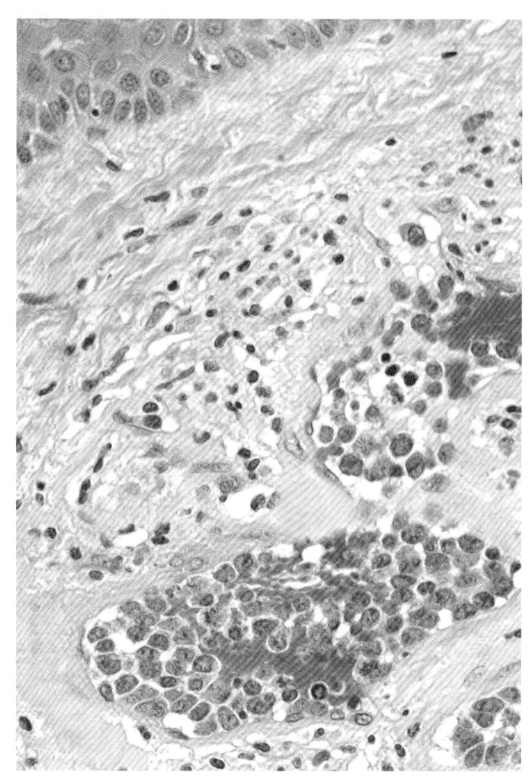

图19.7 皮肤的血管内大B细胞淋巴瘤（IVLBCL）。皮肤毛细血管扩张，内充满增生的形态一致的大B细胞

（16%），较少累及淋巴结（11%）。大多数患者预后较差，5年生存率不足50%。近期的一项38例回顾性研究，提示一部分患者预后较好。这些患者，大多数为女性，病变局限于皮肤，同时血小板计数正常[131]。

19.8.4.1 浆细胞瘤

皮肤髓外浆细胞瘤是一种浆细胞的肿瘤性增生，不伴有骨髓瘤。据报道，这些肿瘤可进展为骨髓瘤[132−135]。很多以前诊断为原发性皮肤浆细胞瘤的病例，现在被归为伴有明显浆细胞增生的PCMZL。皮肤的浆细胞瘤可表现为单发的或多发的紫红色结节，可行手术切除，同时对放射治疗有效。形态特征上表现为真皮层弥漫性结节性增生，增生细胞为成熟浆细胞、多核浆细胞，有时浆细胞具有突出的嗜酸性巨大核仁和间变性核。仅见散在稀疏的小成熟T细胞的浸润。通常见不到没有浆细胞分化的B细胞、组织细胞和其他的炎症细胞。可见Ig轻链的单形性表达；浆细胞的免疫表型通常表现为CD79a$^+$、CD38$^+$、CD43$^+$、CD19$^-$、CD20$^-$、CD22$^-$。

19.8.4.2 浆母细胞性淋巴瘤

浆母细胞性淋巴瘤常常发生在免疫抑制或免疫缺陷

的基础上。这些大B细胞淋巴瘤EBV^{+}，通常发生在结外和黏膜相关部位，而且可累及皮肤。它们由分化终末阶段的细胞构成，CD20表达缺失，但通常表达CD138、MUM-1/IRF4和CD38（见第22章）[136,137]。

19.8.4.3 淋巴母细胞淋巴瘤

30%淋巴母细胞性淋巴瘤患者伴有皮肤累及；但皮肤不是其常见的发病部位[138–141]。75%以上的病例发生在18岁以下的儿童[142]。肿瘤表现为头颈部、上背部、胸部和腹部皮肤单发的红色或紫红色结节或多发的红色丘疹（见第41章）。

组织学上，单一性小到中等大小的淋巴样母细胞增生，弥漫性浸润网状真皮层胶原纤维，形成真皮结节。细胞核内染色质分散，并见多个核仁。核分裂象易见。上覆表皮可能变薄，但没有肿瘤细胞的浸润。病变早期，肿瘤细胞可能出现在真皮血管周围[143]。

淋巴母细胞淋巴瘤的鉴别诊断包括淋巴母细胞淋巴瘤、母细胞性浆细胞样树突细胞肿瘤、AML/髓细胞肉瘤、母细胞样MCL的皮肤累及，以及分化较差的神经内分泌癌。末端脱氧核苷酸转移酶（TdT）的存在提示淋巴母细胞的分化阶段，但TdT在母细胞性浆细胞样树突细胞肿瘤也常常是阳性。由于淋巴母细胞淋巴瘤CD20常为阴性，所以常首选CD79a和PAX5染色以证实其B细胞源性。TdT阴性情况下，CD68、MPO、氯乙酸酯酶和溶菌酶阳性，支持髓细胞增生的诊断。神经内分泌癌，如Merkel细胞癌，需证明存在上皮细胞和神经标记物后方可诊断。然而，神经内分泌肿瘤也可表达PAX5[144]。

19.9 类似淋巴瘤的反应性淋巴组织浸润

CLH是最常见的容易与PCMZL和PCFCL混淆的疾病。其他可能与低度恶性B细胞淋巴瘤相混淆的疾病包括血管淋巴样增生伴嗜酸性粒细胞增多（ALHE）以及特殊病因引起的CLH。

ALHE在临床上表现为青壮年头颈部单发或多发的丘疹或结节。与CLH和PCMZL类似，ALHE可含有生发中心，并伴有浆细胞和嗜酸性粒细胞浸润，但不引起上覆表皮的改变。鉴别ALHE和皮肤B细胞淋巴瘤及CLH最有用的组织学表现是分支血管的增生，血管大小不一，内皮细胞明显肥胖，胞质内常见空泡。

CLH可特发，也可以是对已知抗原的一种反应，如可见于持续性节肢动物叮咬反应、淋巴瘤样药疹、纹身反应，以及对感染源如包柔螺旋体或真菌病原体的反应。

CLH临床上表现为持续存在的结节或斑块，可单发或多发。

表皮的改变包括角化不良、表皮内的朗格汉斯细胞聚集，以及海绵形成。所有改变均支持过敏反应，而不支持肿瘤（表19.7）。当有生发中心结构时，其鉴别诊断包括MZL（低度恶性MALT淋巴瘤）和滤泡中心淋巴瘤。MZL可见多量的浆细胞和单核样B细胞或中心细胞样细胞，是一群单形性轻链限制性B细胞和（或）浆细胞。FL显示中心细胞和中心母细胞的明显增生，滤泡不规则扩大，同时伴有内外颠倒的滤泡形成。应用一组免疫组化标记物，包括CD3、CD10、CD21、CD43、κ、λ、BCL2和BCL6可能有助于显示这些真皮层致密增生浸润的淋巴细胞的结构特点（图19.8）。在某些病例，Ig基因重排的分析可能有用。Ig基因的克隆性重排不支持反应性淋巴组织增生的诊断。

表19.7 特殊原因引起的皮肤淋巴组织增生的组织学特点

节肢动物咬伤反应的表现
- 表皮棘层肥厚、角化过度，伴有真皮乳头纤维化（慢性单纯性苔藓）
- 多量嗜酸性粒细胞（皮肤的B细胞淋巴瘤可出现散在的嗜酸性粒细胞）
- 蜱口器或疥螨的极化片段

过敏反应，如药物的过敏反应的表现
- 角化不良和空泡性交界性皮炎
- 表皮内 Langerhans细胞聚集
- 无轻链限制性
- 应用CD21、CD20、BCL6、BCL2和CD10染色显示不存在滤泡植入
- 无不规则形的、BCL6^{+}和BCL2$^{+/-}$的淋巴滤泡（见于滤泡中心淋巴瘤）

皮肤真菌感染的表现
- 表皮假上皮瘤样增生
- 真皮内中性粒细胞微脓肿形成
- 肉芽肿性炎
- 特殊染色可显示病原体的存在

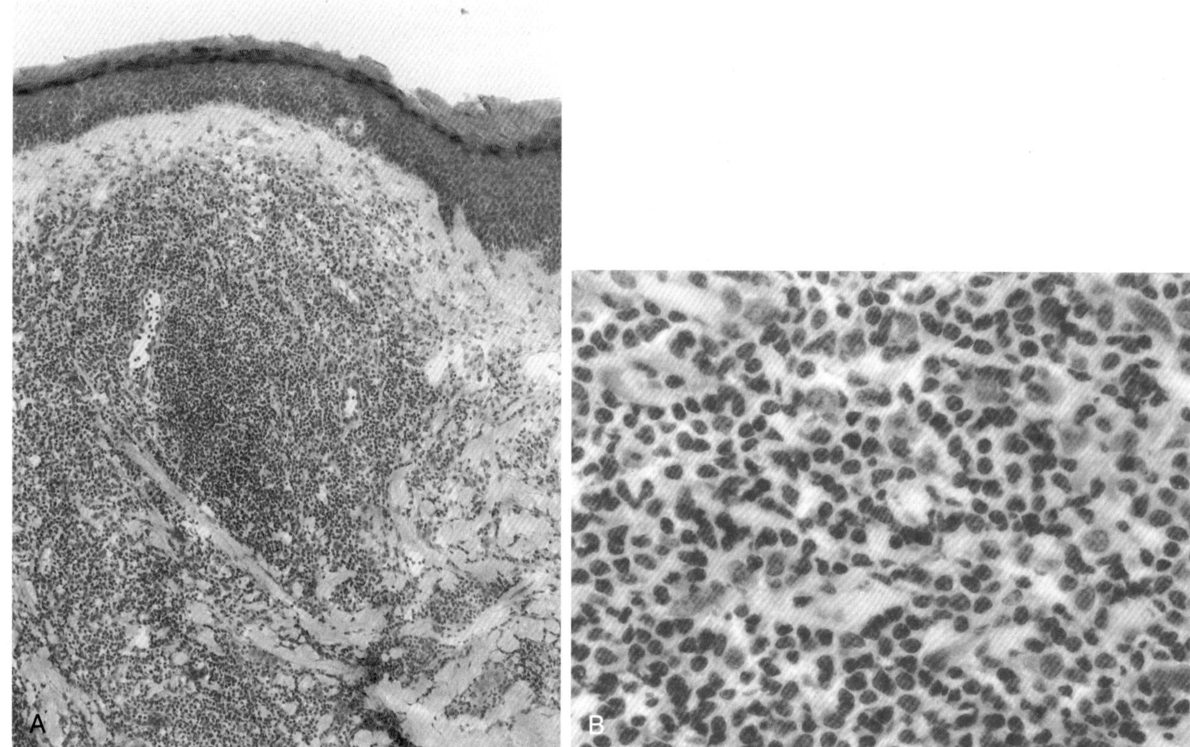

图19.8 **皮肤淋巴组织增生（CLH）**。A. CLH显示表皮萎缩、角化过度，伴有真皮层致密淋巴细胞浸润。B. CLH浸润的淋巴细胞为非肿瘤性小淋巴细胞

19.10 精华和陷阱

- 当皮肤浸润的细胞中75%以上为B细胞时，即可诊断B细胞淋巴瘤。
- 当原发性皮肤边缘区淋巴瘤（PCMZL）出现植入滤泡时，显示为BCL6⁻、BCL2⁺的肿瘤细胞和BCL6⁺、BCL2⁻的滤泡中心细胞混杂存在，并可见CD21⁺滤泡树突细胞网。
- 在PCMZL，近70%病例可检测到轻链限制性，同时伴有明显的浆细胞分化。
- 表皮的改变在皮肤淋巴组织增生（CLH）常见，但在PCMZL很少见。
- 在原发性皮肤滤泡中心淋巴瘤（PCFCL），增生的生发中心细胞和生发中心母细胞形成不规则形的、扩大的、内外颠倒的滤泡。
- BCL6⁺的滤泡中心细胞浸润网状真皮层，边缘没有小的圆形的B细胞和T细胞的出现，支持原发性皮肤滤泡中心淋巴瘤（PCFCL）的诊断。
- 弥漫性原发性皮肤滤泡中心淋巴瘤（PCFCL）通常BCL2⁻、MUM-1⁻、BCL6⁺，而原发性皮肤大B细胞淋巴瘤（PCLBCL）的免疫表型是BCL2⁺、MUM-1⁺、BCL6⁺。
- 在皮肤淋巴瘤中，常常出现致密的反应性T细胞浸润；肿瘤性B细胞可仅占一小部分。
- 应用PCR技术为基础的方法进行检测，皮肤B细胞淋巴瘤的阳性率仅为50%。

（刘翠苓 译）

参考文献

1. Willemze R, Jaffe ES, Burg G, et al. WHO-EORTC classification for cutaneous lymphomas. *Blood*. 2005;105:3768-3785.
2. Willemze R, Kerl H, Sterry W, et al. EORTC classification for primary cutaneous lymphomas: a proposal from the Cutaneous Lymphoma Study Group of the European Organization for Research and Treatment of Cancer. *Blood*. 1997;90:354-371.
3. Sander CA, Kind P, Kaudewitz P, et al. The Revised European-American Classification of Lymphoid Neoplasms (REAL): A new perspective for the classification of cutaneous lymphomas. *J Cutan Pathol*. 1997;24: 329-341.
4. Sander CA, Flaig MJ, Jaffe ES. Cutaneous manifestations of lymphoma: A clinical guide based on the WHO classification. *Clin Lymphoma*. 2001;2:86-100.
5. Slater DN. The new World Health Organization–European Organization for Research and Treatment of Cancer classification for cutaneous lymphomas: A practical marriage of two giants. *Br J Dermatol*. 2005;153:874-880.
6. Santucci M, Pimpinelli N, Arganini L. Primary cutaneous B-cell lymphoma: a unique type of low-grade lymphoma. Clinicopathologic and immunologic study of 83 cases. *Cancer*. 1991;67:2311-2326.
7. Bradford PT, Devesa SS, Anderson WF, et al. Cutaneous lymphoma incidence patterns in the United States: A population-based study of 3884 cases. *Blood*. 2009;113:5064-5073.
8. Yasukawa K, Kato N, Kodama K, et al. The spectrum of cutaneous lymphomas in Japan: a study of 62 cases based on the World Health Organization Classification. *J Cutan Pathol*. 2006;33:487-491.
9. Crowson AN, Magro CM. Antidepressant therapy. A possible cause of atypical cutaneous lymphoid hyperplasia. *Arch Dermatol*. 1995;131: 925-929.
10. Magro CM, Crowson AN. Drug-induced immune dysregulation as a cause of atypical cutaneous lymphoid infiltrates: A hypothesis. *Hum Pathol*. 1996;27:125-132.
11. Slater DN. MALT and SALT: The clue to cutaneous B-cell lymphoproliferative disease. *Br J Dermatol*. 1994;131:557-561.
12. Sangueza OP, Yadav S, White C, et al. Evolution of B-cell lymphoma from pseudolymphoma: A multidisciplinary approach using histology, immunohistochemistry, and Southern blot analysis. *Am J Dermatopathol*. 1992;14:408-415;
13. Wood G, Ngan B-Y, Tung R, et al. Clonal rearrangements of immunoglobulin genes and progression to B-cell lymphoma in cutaneous lymphoid hyperplasia. *Am J Pathol*. 1989;135:13-19.
14. Baldassano MF, Bailey EM, Ferry JA, et al. Cutaneous lymphoid hyperplasia and cutaneous marginal zone lymphoma: Comparison of morphologic and immunophenotypic features. *Am J Surg Pathol*. 1999;23:88-96.
15. Bottaro M, Berti E, Biondi A, et al. Heteroduplex analysis of T-cell receptor gamma

gene rearrangements for diagnosis and monitoring of cutaneous T-cell lymphomas. *Blood.* 1994;83:3271-3278.

16. Wood GS, Tung RM, Haeffner AC, et al. Detection of clonal T-cell receptor gamma gene rearrangements in early mycosis fungoides/Sezary syndrome by polymerase chain reaction and denaturing gradient gel electrophoresis (PCR/DGGE). *J Invest Dermatol.* 1994;103: 34-41.
17. Wood GS, Haeffner A, Dummer R et al. Molecular biology techniques for the diagnosis of cutaneous T-cell lymphoma. *Dermatol Clin.* 1994;12:231-241.
18. Theriault C, Galoin S, Valmary S, et al. PCR analysis of immunoglobulin heavy chain (IgH) and TcR-gamma chain gene rearrangements in the diagnosis of lymphoproliferative disorders: Results of a study of 525 cases. *Mod Pathol.* 2000;13:1269-1279.
19. Grange F, Bekkenk MW, Wechsler J, et al. Prognostic factors in primary cutaneous large B-cell lymphomas: a European multicenter study. *J Clin Oncol.* 2001;19:3602-3610.
20. Brice P, Cazals D, Mounier N, et al. Primary cutaneous large-cell lymphoma: analysis of 49 patients included in the LNH87 prospective trial of polychemotherapy for high grade lymphomas. Groupe d'Etude des Lymphomes de L'Adulte. *Leukemia.* 1998;12:213-219.
21. Demierre M, Kerl H, Willemze R. Primary cutaneous B-cell lymphomas: a practical approach. *Hematol Oncol Clin North Am.* 2003;17:1333-1350.
22. Senff NJ, Noordijk EM, Kim YH, et al. European Organization for Research and Treatment of Cancer and International Society for Cutaneous Lymphoma consensus recommendations for the management of cutaneous B-cell lymphomas. *Blood.* 2008;112:1600-1609.
23. Smith BD, Glusac EJ, McNiff JM, et al. Primary cutaneous B-cell lymphoma treated with radiotherapy: A comparison of the European Organization for Research and Treatment of Cancer and the WHO classification systems. *J Clin Oncol.* 2004;22:634-639.
24. Shipp MA. Prognostic factors in aggressive non-Hodgkin's lymphoma: Who has "high risk" disease? *Blood.* 1994;83:1165-1173.
25. Harris NL, Jaffe ES, Stein H, et al. A revised European-American classification of lymphoid neoplasms: A proposal from the International Lymphoma Study Group. *Blood.* 1994;84:1361-1392.
26. Jaffe E, Harris N, Stein H et al. *World Health Organization: Pathology and Genetics of Tumors of Hematopoetic and Lymphoid Tissues.* Lyon, France: IARC Press; 2001.
27. LeBoit PE, Burg G, Weedon D et al, eds. *Pathology and Genetics of Skin Tumours.* Lyon, France: IARC Press; 2006.
28. Swerdlow SH, Campo E, Harris NL, et al, *eds. WHO Classification of Tumours of Haematopoietic and Lymphoid Tissues.* Lyon, France: IARC; 2008.
29. Cerroni L, Signoretti S, Hofler G, et al. Primary cutaneous marginal zone B-cell lymphoma: A recently described entity of low-grade malignant cutaneous B-cell lymphoma. *Am J Surg Pathol.* 1997;21:1307-1315.
30. Cerroni L, Zochling N, Putz B et al. Infection by *Borrelia burgdorferi* and cutaneous B-cell lymphoma. *J Cutan Pathol.* 1997;24:457-461.
31. Willemze R, Beljaards RC, Meijer CJLM et al. Classification of primary cutaneous lymphomas. *Dermatologica.* 1994;189:8-15.
32. Fink-Puches R, Zenahlik P, Back B, et al. Primary cutaneous lymphomas: applicability of current classification schemes (European Organization for Research and Treatment of Cancer, World Health Organization) based on clinicopathologic features observed in a large group of patients. *Blood.* 2002;99:800-805.
33. Burg G, Kempf W, Haeffner A. Cutaneous lymphomas. *Curr Probl Dermatol.* 1997;9:144-171.
34. Bailey EM, Ferry JA, Harris NL, et al. Marginal zone lymphoma (low-grade B-cell lymphoma of mucosa-associated lymphoid tissue type) of skin and subcutaneous tissue. *Am J Surg Pathol.* 1996;8:1011-1023.
35. Harris NL. Extranodal lymphoid infiltrates and mucosa-associated lymphoid tissue (MALT). A unifying concept. *Am J Surg Pathol.* 1991;15:879-884.
36. Harris NL. Low-grade B-cell lymphoma of mucosa-associated lymphoid tissue and monocytoid B-cell lymphoma. Related entities that are distinct from other low-grade B-cell lymphomas. *Arch Pathol Lab Med.* 1993;117:771-775.
37. Isaacson P, Wright DH. Malignant lymphoma of mucosa-associated lymphoid tissue. A distinctive type of B-cell lymphoma. *Cancer.* 1983;52:1410-1416.
38. Mattia AR, Ferry JA, Harris NL. Breast lymphoma. A B-cell spectrum including the low grade B-cell lymphoma of mucosa associated lymphoid tissue. *Am J Surg Pathol.* 1993;17:574-587.
39. Pelstring RJ, Essel JH, Kurtin PJ, et al. Diversity of organ site involvement among malignant lymphomas of mucosa-associated tissues. *Am J Clin Pathol.* 1991;96:738-745.
40. Gianotti B, Santucci M. Skin-associated lymphoid tissue (SALT)-related B-cell lymphoma (primary cutaneous B-cell lymphoma). A concept and a clinicopathologic entity. *Arch Dermatol.* 1993;129:353-355.
41. Duncan L, LeBoit P. Are primary cutaneous immunocytoma and marginal zone lymphoma the same disease? *Am J Surg Pathol.* 1997;21: 1368-1372.
42. LeBoit PE, McNutt NS, Reed JA, et al. Primary cutaneous immunocytoma: a B-cell lymphoma that can easily be mistaken for cutaneous lymphoid hyperplasia. *Am J Surg Pathol.* 1994;18:969-978.
43. Schmid U, Eckert F, Griesser H, et al. Cutaneous follicular lymphoid hyperplasia with monotypic plasma cells. A clinicopathologic study of 18 patients. *Am J Surg Pathol.* 1995;19:12-20.
44. Servitje O, Gallardo F, Estrach T, et al. Primary cutaneous marginal zone B-cell lymphoma: a clinical, histopathological, immunophenotypic and molecular genetic study of 22 cases. *Br J Dermatol.* 2002;147:1147-1158.
45. Bailey EM, Harris NL, Ferry JA et al. Cutaneous B-cell lymphoma at the Massachusetts General Hospital, 1972-1994. *Lab Invest.* 1996;74:39A.
46. Rijlaarsdam JU, van der Putte SC, Berti E, et al. Cutaneous immunocytomas: a clinicopathologic study of 26 cases. *Histopathology.* 1993;23:117-125.
47. Sander CA, Kaudewitz P, Schirren CG, et al. Immunocytoma and marginal zone B-cell lymphoma (MALT lymphoma) presenting in skin—different entities or a spectrum of disease? *J Cutan Pathol.* 1996;23:59.
48. Slater D. Diagnostic difficulties in "non-mycotic" cutaneous lymphoproliferative diseases. *Histopathology.* 1992;21:203-213.
49. Sundeen J, Longo D, Jaffe E. CD5 expression in B-cell small lymphocytic malignancies: correlations with clinical presentation and sites of disease. *Am J Surg Pathol.* 1992;16:130-137.
50. Taddesse-Heath L, Pittaluga S, Sorbara L, et al. Marginal zone B-cell lymphoma in children and young adults. *Am J Surg Pathol.* 2003;27: 522-531.
51. Streubel B, Lamprecht A, Dierlamm J, et al. t(14;18)(q32;q21) involving IGH and MALT1 is a frequent chromosomal aberration in MALT lymphoma. *Blood.* 2003;101:2335-2339.
52. Mori M, Manuelli C, Pimpinelli N, et al. BCA-1, a B-cell chemoattractant signal, is constantly expressed in cutaneous lymphoproliferative B-cell disorders. *Eur J Cancer.* 2003;39:1625-1631.
53. Garbe C, Stein H, Dienemann D et al. *Borrelia burgdorferi*–associated cutaneous B cell lymphoma: Clinical and immunohistologic characterization of four cases. *J Am Acad Dermatol.* 1991;24:584-590.
54. Goodlad JR, Davidson MM, Hollowood K, et al. Primary cutaneous B-cell lymphoma and *Borrelia burgdorferi* infection in patients from the Highlands of Scotland. *Am J Surg Pathol.* 2000;24:1279-1285.
55. Kutting B, Bonsmann G, Metze D, et al. *Borrelia burgdorferi*–associated primary cutaneous B cell lymphoma: Complete clearing of skin lesions after antibiotic pulse therapy or intralesional injection of interferon alfa-2a. *J Am Acad Dermatol.* 1997;36:311-314.
56. Roggero E, Zucca E, Mainetti C, et al. Eradication of *Borrelia burgdorferi* infection in primary marginal zone B-cell lymphoma of the skin. *Hum Pathol.* 2000;31:263-268.
57. Slater DN. *Borrelia burgdorferi*–associated primary cutaneous B-cell lymphoma. *Histopathology.* 2001;38:73-77.
58. Wood GS, Kamath NV, Guitart J, et al. Absence of *Borrelia burgdorferi* DNA in cutaneous B-cell lymphomas from the United States. *J Cutan Pathol.* 2001;28:502-507.
59. Li C, Inagaki H, Kuo TT, et al. Primary cutaneous marginal zone B-cell lymphoma: a molecular and clinicopathologic study of 24 Asian cases. *Am J Surg Pathol.* 2003;27:1061-1069.
60. Kiyohara T, Kumakiri M, Kobayashi H, et al. Cutaneous marginal zone B-cell lymphoma: a case accompanied by massive plasmacytoid cells. *J Am Acad Dermatol.* 2003;48:S82-S85.
61. Cerroni L, Arzberger E, Putz B, et al. Primary cutaneous follicle center cell lymphoma with follicular growth pattern. *Blood.* 2000;95:3922-3928.
62. Garcia CF, Weiss LM, Warnke RA et al. Cutaneous follicular lymphoma. *Am J Surg Pathol.* 1986;10:454-463.
63. Gronbaek K, Moller PH, Nedergaard T, et al. Primary cutaneous B-cell lymphoma: a clinical, histological, phenotypic and genotypic study of 21 cases. *Br J Dermatol.* 2000;142:913-923.
64. Tomaszewski MM, Abbondanzo SL, Lupton GP. Extranodal marginal zone B-cell lymphoma of the skin: a morphologic and immunophenotypic study of 11 cases. *Am J Dermatopathol.* 2000;22: 205-211.
65. Yang B. Clinicopathologic reassessment of primary cutaneous B-cell lymphomas with immunophenotypic and molecular genetic characterization [comment]. *Am J Surg Pathol.* 2000;24:694-702.
66. Storz MN. Gene expression profiles of cutaneous B cell lymphoma [comment]. *J Invest Dermatol.* 2003;120:865-870.
67. Servitje O, Marti RM, Estrach T, et al. Occurrence of Hodgkin's disease and cutaneous B-cell lymphoma in the same patient: A report of two cases. *Eur J Dermatol.* 2000;10:43-46.
68. Valdez R, Schnitzer B, Finn WG, et al. Waldenstrom macroglobulinemia caused by extranodal marginal zone B-cell lymphoma: A report of six cases. *Am J Clin Pathol.* 2001;116:683-690.
69. Sander CA, Kind P, Kaudewitz P, et al. The revised European-American classification of lymphoid neoplasms (REAL): A new perspective for the classification of cutaneous lymphomas. *J Cutan Pathol.* 1997;24:329-341.
70. Sander C, Kaudewitz P, Schirren C, et al. Immunocytoma and marginal zone B-cell lymphoma (MALT lymphoma) presenting in skin—different entities or a spectrum of disease. *J Cutan Pathol.* 1996;23:59a.
71. de Leval L, Harris NL, Longtine J et al. Cutaneous B-cell lymphomas of follicular and marginal zone types: Use of BCL6, CD10 and CD21 in differential diagnosis and classification. *Am J Surg Pathol.* 2001;25:732-741.
72. Salama S. Primary cutaneous B-cell lymphoma and lymphoproliferative disorders of skin: Current status of pathology and classification. *Am J Clin Pathol.* 2000;114(suppl):S104-S128.
73. van Maldegem F, van Dijk R, Wormhoudt TA, et al. The majority of cutaneous marginal zone B-cell lymphomas expresses class-switched immunoglobulins and develops in a T-helper type 2 inflammatory environment. *Blood.* 2008;112:3355-3361.
74. Child FJ, Russell-Jones R, Woolford AJ, et al. Absence of the t(14;18) chromosomal translocation in primary cutaneous B-cell lymphoma. *Br J Dermatol.* 2001;144:735-744.
75. Ye H, Dogan A, Karran L, et al. BCL10 expression in normal and neoplastic lymphoid tissue. Nuclear localization in MALT lymphoma. *Am J Pathol.* 2000;157:1147-1154.
76. Zhang Q, Siebert R, Yan M, et al. Inactivating mutations and overexpression of BCL10, a caspase recruitment domain-containing gene, in MALT lymphoma with t(1;14)(p22;q32). *Nat Genet.* 1999;22:63-68.
77. Willis TG, Jadayel DM, Du MQ, et al. Bcl10 is involved in t(1;14)(p22;q32) of MALT B cell lymphoma and mutated in multiple tumor types [see comment]. *Cell.* 1999;96:35-45.
78. Liu H, Ye H, Dogan A, et al. T(11;18)(q21;q21) is associated with advanced mucosa-associated lymphoid tissue lymphoma that expresses nuclear BCL10. *Blood.* 2001;98:1182-1187.
79. Lucas PC, Yonezumi M, Inohara N, et al. Bcl10 and MALT1, independent targets of chromosomal translocation in malt lymphoma, cooperate in a novel NF-kappa B signaling pathway. *J Biol Chem.* 2001;276:19012-19019.
80. Uren AG, O'Rourke K, Aravind LA, et al. Identification of paracaspases and

metacaspases: two ancient families of caspase-like proteins, one of which plays a key role in MALT lymphoma. *Mol Cell.* 2000;6:961-967.
81. Child FJ, Scarisbrick JJ, Calonje E, et al. Inactivation of tumor suppressor genes p15(INK4b) and p16(INK4a) in primary cutaneous B cell lymphoma. *J Invest Dermatol.* 2002;118:941-948.
82. Qin Y, Greiner A, Trunk MJ, et al. Somatic hypermutation in low-grade mucosa-associated lymphoid tissue-type B-cell lymphoma. *Blood.* 1995;86:3528-3534.
83. Klein U, Hansmann ML, Rajewsky K, Kuppers R. Cellular origin of human B-cell lymphomas. *N Engl J Med.* 1999;341:1520-1529.
84. de la Fouchardiere A, Balme B, Chouvet B, et al. Primary cutaneous marginal zone B-cell lymphoma: a report of 9 cases. *J Am Acad Dermatol.* 1999;41:181-188.
85. Senff NJ, Hoefnagel JJ, Jansen PM, et al. Reclassification of 300 primary cutaneous B-cell lymphomas according to the new WHO-EORTC classification for cutaneous lymphomas: comparison with previous classifications and identification of prognostic markers. *J Clin Oncol.* 2007;25:1581-1587.
86. Rijlaarsdam J, Meijer C, Willemze R. Differentiation between lymphadenosis benigna cutis and primary cutaneous follicular center cell lymphomas. A comparative clinicopatholgic study of 57 patients. *Cancer.* 1990;65:2301-2306.
87. Caro W, Helwig E. Cutaneous lymphoid hyperplasia. *Cancer.* 1969;24: 487-502.
88. Ritter J, Wick M, Adesokan P, et al. Assessment of clonality in cutaneous lymphoid infiltrate by polymerase chain reaction analysis of immunogloblin heavy chain gene rearrangement. *Am J Clin Pathol.* 1997;108:60-68.
89. Ritter J, Adesokan P, Fitzgibbon J et al. Paraffin section immunohistochemistry as an adjunct to morphologic analysis in the diagnosis of cutaneous lymphoid infiltrates. *J Cutan Pathol.* 1994;21:481-493.
90. Leinweber B, Colli C, Chott A, et al. Differential diagnosis of cutaneous infiltrates of B lymphocytes with follicular growth pattern. *Am J Dermatopathol.* 2004;26:4-13.
91. Biagi JJ, Seymour JF. Insights into the molecular pathogenesis of follicular lymphoma arising from analysis of geographic variation. *Blood.* 2002;99:4265-4275.
92. Nagatani T, Miyazawa M, Matsuzaki T, et al. Cutaneous B-cell lymphoma—a clinical, pathological and immunohistochemical study. *Clin Exp Dermatol.* 1993;18:530-536.
93. Willemze R, Meijer CJLM, Sentis HJ, et al. Primary cutaneous large cell lymphomas of follicular center cell origin. *J Am Acad Dermatol.* 1987;16:518-526.
94. Willemze R, Kruyswijk MR, De Bruin CD, et al. Angiotropic (intravascular) large cell lymphoma of the skin previously classified as malignant angioendotheliomatosis. *Br J Dermatol.* 1987;116:393-399.
95. Cerroni L, Volkenandt M, Rieger E, et al. BCL2 protein expression and correlation with the interchromosomal 14;18 translocation in cutaneous lymphomas and pseudolymphomas. *J Invest Dermatol.* 1994;102:231-235.
96. Triscott JA, Ritter JH, Swanson PE et al. Immunoreactivity for bcl-2 protein in cutaneous lymphomas and pseudolymphomas. *J Cutan Pathol.* 1995;22:2.
97. Liu YJ, Grouard G, de Bouteiller O et al J. Follicular dendritic cells and germinal centers. *Int Rev Cytol.* 1996;166:139-179.
98. Vergier B, Belaud-Rotureau M-A, Benassy M-N, et al. Neoplastic cells do not carry bcl2-JH rearrangements detected in a subset of primary cutaneous follicle center B-cell lymphomas. *Am J Surg Pathol.* 2004;28:748-755.
99. Nguyen PL, Harris NL, Ritz J et al. Expression of CD95 antigen and BCL2 protein in non-Hodgkin's lymphomas and Hodgkin's disease. *Am J Pathol.* 1996;148:847-853.
100. Hallermann C, Kaune KM, Siebert R, et al. Chromosomal aberration patterns differ in subtypes of primary cutaneous B cell lymphomas. *J Invest Dermatol.* 2004;122:1495-1502.
101. Pandolfino TL, Siegel RS, Kuzel TM, et al. Primary cutaneous B-cell lymphoma: review and current concepts. *J Clin Oncol.* 2000;18:2152-2168.
102. Isaacson PG, Wotherspoon AC, Diss T et al. Follicular colonization in B-cell lymphoma of mucosa-associated lymphoid tissue. *Am J Surg Pathol.* 1991;15:819-828.
103. Kim BK, Surti U, Pandya A, et al. Clinicopathologic, immunophenotypic, and molecular cytogenetic fluorescence in situ hybridization analysis of primary and secondary cutaneous follicular lymphomas. *Am J Surg Pathol.* 2005;29:69-82.
104. Paulli M, Viglio A, Vivenza D, et al. Primary cutaneous large B-cell lymphoma of the leg: histogenetic analysis of a controversial clinicopathologic entity. *Hum Pathol.* 2002;33:937-943.
105. Grange F, Petrella T, Beylot-Barry M, et al. BCL2 protein expression is the strongest independent prognostic factor of survival in primary cutaneous large B-cell lymphoma. *Blood.* 2004;103:3662-3668.
106. Lair G, Parant E, Tessier MH, et al. Primary cutaneous B-cell lymphomas of the lower limbs: A study of integrin expression in 11 cases. *Acta Derm Venereol.* 2000;80:367-369.
107. Vermeer MH, Geelen FA, van Haselen C, et al. Primary cutaneous large B-cell lymphomas of the legs. A distinct type of cutaneous B-cell lymphoma with an intermediate prognosis. Dutch Cutaneous Lymphoma Working Group. *Arch Dermatol.* 1996;132:1304-1308.
108. Geelen FA, Vermeer MH, Meijer CJ, et al. BCL2 protein expression in primary cutaneous large B-cell lymphoma is site-related. *J Clin Oncol.* 1998;16:2080-2085.
109. Hans CP, Weisenburger DD, Greiner TC, et al. Confirmation of the molecular classification of diffuse large B-cell lymphoma by immunohistochemistry using a tissue microarray. *Blood.* 2004;103:275-282.
110. Barrans SL, Fenton JAL, Banham A, et al. Strong expression of FOXP1 identifies a distinct subset of diffuse large B-cell lymphoma (DLBCL) patients with poor outcome. *Blood.* 2004;104:2933-2935.
111. Delia D, Borrello MG, Berti E, et al. Clonal immunoglobulin rearrangements and normal T-cell receptor, bcl-2 and c-myc in primary cutaneous B-cell lymphomas. *Cancer Res.* 1989;49:4901-4905.
112. Hoefnagel JJ, Dijkman R, Basso K, et al. Distinct types of primary cutaneous large B-cell lymphoma identified by gene expression profiling. *Blood.* 2005;105:3671-3678.
113. Mao X, Lillington D, Scarisbrick JJ, et al. Molecular cytogenetic analysis of cutaneous T-cell lymphomas: identification of common genetic alterations in Sezary syndrome and mycosis fungoides. *Br J Dermatol.* 2002;147:464-475.
114. Goodlad JR, Krajewski AS, Batstone PJ, et al. Primary cutaneous diffuse large B-cell lymphoma: Prognostic significance of clinicopathological subtypes. *Am J Surg Pathol.* 2003;27:1538-1545.
115. Ferrara G, Bevilacqua M, Argenziano G. Cutaneous spindle B-cell lymphoma: a reappraisal. *Am J Dermatopathol.* 2002;24:526-527.
116. Cerroni L, El-Shabrawi-Caelen L, Fink-Puches R, et al. Cutaneous spindle-cell B-cell lymphoma: A morphologic variant of cutaneous large B-cell lymphoma. *Am J Dermatopathol.* 2000;22:299-304.
117. Goodlad JR. Spindle-cell B-cell lymphoma presenting in the skin. *Br J Dermatol.* 2001;145:313-317.
118. Sander CA, Kaudewitz P, Kutzner H, et al. T-cell-rich B-cell lymphoma presenting in skin. A clinicopathologic analysis of six cases. *J Cutan Pathol.* 1996;23:101-108.
119. Take H, Kubota K, Fukuda T, et al. An indolent type of Epstein-Barr virus-associated T-cell-rich B-cell lymphoma of the skin: Report of a case. *Am J Hematol.* 1996;52:221-223.
120. Dommann SN, Dommann-Scherrer CC, Zimmerman D, et al. Primary cutaneous T-cell-rich B-cell lymphoma. A case report with a 13-year follow-up. *Am J Dermatopathol.* 1995;17:618-624.
121. Krishnan J. T-cell-rich large B-cell lymphoma. A study of 30 cases, supporting its histologic heterogeneity and lack of clinical distinctiveness. *Am J Surg Pathol.* 1994;18:455-465.
122. Wollina U. Complete response of a primary cutaneous T-cell-rich B cell lymphoma treated with interferon alpha2a. *J Cancer Res Clin Oncol.* 1998;124:127-129.
123. Li S, Griffin CA, Mann RB, Borowitz MJ. Primary cutaneous T-cell-rich B-cell lymphoma: clinically distinct from its nodal counterpart? *Mod Pathol.* 2001;14:10-13.
124. Ramsay AD, Smith WJ, Isaacson PG. T-cell-rich B-cell lymphoma. *Am J Surg Pathol.* 1988;12:433-443.
125. Osborne BM. The value of immunophenotyping on paraffin sections in the identification of T-cell rich B-cell large-cell lymphomas: Lineage confirmed by JH rearrangement. *Am J Surg Pathol.* 1990;14:933-938.
126. Dunphy CH, Nahass GT. Primary cutaneous T-cell-rich B-cell lymphomas with flow cytometric immunophenotypic findings. Report of 3 cases and review of the literature. *Arch Pathol Lab Med.* 1999;123:1236-1240.
127. Rubin MA, Cossman J, Freter CE et al. Intravascular large cell lymphoma coexisting within hemangiomas of the skin. *Am J Surg Pathol.* 1997;21:860-864.
128. Chang A, Zic JA, Boyd AS. Intravascular large cell lymphoma: A patient with asymptomatic purpuric patches and a chronic clinical course. *J Am Acad Dermatol.* 1998;39:318-321.
129. DiGiuseppe JA, Nelson WG, Seifter EJ, et al. Intravascular lymphomatosis: a clinicopathologic study of 10 cases and assessment of response to chemotherapy. *J Clin Oncol.* 1994;12:2573-2579.
130. Ferry JA, Harris NL, Picker LJ, et al. Intravascular lymphomatosis (malignant angioendotheliomatosis). A B-cell neoplasm expressing surface homing receptors. *Mod Pathol.* 1988;1:444-452.
131. Ferreri AJ, Campo E, Seymour JF, et al. Intravascular lymphoma: clinical presentation, natural history, management and prognostic factors in a series of 38 cases, with special emphasis on the "cutaneous variant." *Br J Haematol.* 2004;127:173-183.
132. Chang YT, Wong CK. Primary cutaneous plasmacytomas. *Clin Exp Dermatol.* 1994;19:177-180.
133. Llamas-Martin R, Postigo-Llorente C, Vanaclocha-Sebastian F, et al. Primary cutaneous extramedullary plasmacytoma secreting lambda IgG. *Clin Exp Dermatol.* 1993;18:351-355.
134. Tuting T, Bork K. Primary plasmacytoma of the skin. *J Am Acad Dermatol.* 1996;34:386-390.
135. Wong KF, Chan JK, Li LP, et al. Primary cutaneous plasmacytoma—report of two cases and review of the literature. *Am J Dermatopathol.* 1994;16:392-397.
136. Colomo L, Loong F, Rives S, et al. Diffuse large B-cell lymphomas with plasmablastic differentiation represent a heterogeneous group of disease entities. *Am J Surg Pathol.* 2004;28:736-747.
137. Hausermann P, Khanna N, Buess M, et al. Cutaneous plasmablastic lymphoma in an HIV-positive male: an unrecognized cutaneous manifestation. *Dermatology.* 2004;208:287-290.
138. Maitra A, McKenna RW, Weinberg AG, et al. Precursor B-cell lymphoblastic lymphoma. A study of nine cases lacking blood and bone marrow involvement and review of the literature. *Am J Clin Pathol.* 2001;115:868-875.
139. Sander CA, Medeiros LJ, Abruzzo LV, et al. Lymphoblastic lymphoma presenting in cutaneous sites. A clinicopathologic analysis of six cases. *J Am Acad Dermatol.* 1991;25:1023-1031.
140. Chimenti S, Fink-Puches R, Peris K, et al. Cutaneous involvement in lymphoblastic lymphoma. *J Cutan Pathol.* 1999;26:379-385.
141. Fink-Puches R, Chott A, Ardigo M, et al. The spectrum of cutaneous lymphomas in patients less than 20 years of age. *Pediatr Dermatol.* 2004;21:525-533.
142. Schmitt IM, Manente L, Di Matteo A, et al. Lymphoblastic lymphoma of the pre-B phenotype with cutaneous presentation. *Dermatology.* 1997;195:289-292.
143. Mori N, Oka K, Yoda Y, et al. Predominant expression of lambda light chain in adult cases with non-T-cell acute lymphocytic and chronic myelogenous leukemia in lymphoid blast crisis. *Cancer.* 1991;68:776-780.
144. Torlakovic E, Slipicevic A, Robinson C, et al. Pax-5 expression in nonhematopoietic tissues. *Am J Clin Pathol.* 2006;126:798-804.

第20章

淋巴结边缘区淋巴瘤

Elaine S.Jaffe

章节目录

20.1　定义

淋巴结边缘区淋巴瘤（NMZL）是一种来自生发中心后B细胞的原发性B细胞肿瘤。这种淋巴瘤与其他边缘区淋巴瘤在形态学和免疫表型方面具有相似性，特别是结外边缘区淋巴瘤的MALT型（黏膜相关淋巴组织结外边缘区淋巴瘤，MALT淋巴瘤）和脾脏边缘区淋巴瘤（SMZL）。因此，在确诊NMZL前必须排除结外边缘区淋巴瘤（EMZL）和SMZL的继发性累及淋巴结。NMZL可能会出现一些浆细胞分化的证据，但一般情况下，其浆细胞数量少于需要与之鉴别的淋巴浆细胞淋巴瘤（LPL）。

20.2　流行病学、病因学和辅助因子

NMZL是一种相对少见的淋巴瘤，仅占所有淋巴肿瘤的1.5%~1.8%[1,2]。它主要是一种成人淋巴瘤，但也存在儿童型，具有一些独特的形态学和临床特点。患者的中位年龄介于50和60岁之间，在一些但非全部研究中显示女性多见[3–6]，部分研究发现与丙型肝炎病毒感染相关[6,7]，但其他研究没有相同发现[3]，这些结果的差异可能和一部分B细胞淋巴瘤之间的重叠以及鉴别诊断标准不同有关。NMZL、EMZL和SMZL之间的区别可能比较困难，包括和丙型肝炎之间的关联[8–11]。另外，这些差异也可能和不同的患者人群或不同的地理区域具有不同的风险因素相关。

各种潜在的自身免疫性疾病曾被认为与一些EMZL相关，包括Sjögren综合征和淋巴细胞性甲状腺炎[12]。然而，大多数NMZL患者缺乏自身免疫性疾病的病史。许多涎腺MALT淋巴瘤患者淋巴结受累可能非常突出，尤其以单核样B细胞为主[13]。因此，在诊断这些病例时详细了解临床病史显得尤其重要。曾报道自身免疫性溶血性贫血和冷球蛋白血症都属于NMZL[3,14]。然而，发病率远比LPL少得多。如前所述，LPL和NMZL之间的区别并不总是那么简单，一些报道的NMZL系列似乎包括了一些具有浆细胞特点的肿瘤，其他研究者可能将它们归为LPL[1,3]。

20.3 临床特点

多数患者表现为广泛的外周淋巴结肿大[2,3,6]，虽然在两个系列报道中局部Ⅰ期和Ⅱ期患者占较高比例[4,5,15]。B症状只出现于少数患者，需进行临床评估以排除与淋巴结病变有明显重叠的继发性EMZL或SMZL淋巴结受累可能[15]。大多数研究者认为在没有结外病变（除了骨髓、肝或脾脏）时才能做出诊断[4]。同样，临床表现为明显脾肿大和骨髓受累而淋巴结肿大很轻微的患者也完全可能被诊断为SMZL。这些不精确的诊断标准，使比较它们的临床特点和预后显得较为困难。

在大多数的系列报道中，骨髓受累比较少见，只发生于不到一半的患者[6]。外周血累及一般罕见，若发现循环肿瘤细胞，至少应提高可能是其他类型B细胞肿瘤的怀疑程度，包括SMZL，脾脏绒毛状淋巴细胞淋巴瘤和非典型慢性淋巴细胞白血病（CLL）。根据国际预后指数（IPI）或修订的滤泡性淋巴瘤国际预后指数（FLIPI）标准，大多数患者属于低风险或低-中间风险的群体[6]。可见乳酸脱氢酶升高，但一般不显著。

虽然组织学可以观察到浆细胞分化，但血清中单克隆性丙种球蛋白不常发现[14]。唯一的例外是法国Traverse-Glehen等的系列报道[3]，33%患者血清中有M蛋白或单克隆尖峰。这些差别可能与诊断标准不同以及NMZL和LPL的活检组织存在形态重叠有关。

20.4 形态学

20.4.1 细胞学特点

NMZL特点是滤泡旁和滤泡间肿瘤性B细胞浸润，部分破坏淋巴结结构。肿瘤细胞形态多种多样，呈单核样、中心细胞样和浆细胞样[3,15]。这些较小的细胞通常与不同数量的转化细胞或母细胞混杂。单核样细胞核圆形或不规则，染色质浓聚，核仁不明显，胞质丰富淡染，胞膜清晰。这种细胞类型常见于MALT淋巴瘤合并Sjögren综合征。当单核细胞为主要成分时强烈提示EMZL，无论是现病史还是既往史都应当进行及时临床评价。EMZL的延迟复发已有报道，有时在首次诊断后很多年发生[12,15]。中心细胞样细胞与EMZL中的相同。这些小到中等大小的细胞染色质粗块状，核不规则，胞质稀少。浆细胞样细胞显示了不同程度的浆细胞分化，它们往往比其他类型的细胞稍大，胞质丰富嗜碱性。核染色质通常比成熟的浆细胞较为分散，可见小核仁，也可见到Dutcher小体，但一般比LPL少见。类似中心母细胞的大淋巴样细胞或母细胞多少不等，但不是主要的细胞成分。总体印象是一群中等大小、多种多样的细胞，一般为圆形但不规则，缺乏另一些B细胞淋巴瘤的形态单一性，如CLL或MCL。

可以出现其他炎症细胞，特别是上皮样组织细胞，但一般没有形成完整的肉芽肿。嗜酸性粒细胞可能较多，尤其在伴浆细胞分化的情况下[16]。

20.4.2 结构特点

在淋巴结中，肿瘤细胞在边缘区形成浸润[3,15]。残留的滤泡可扩张、萎缩，或在某些情况下被肿瘤细胞植入。这些不同的生长方式可能在一定程度上与不同亚型的肿瘤细胞特性有一定联系。Campo等[15]描述了一种MALT型NMZL，滤泡一般保存完好，有反应性生发中心和完整的淋巴细胞套（图20.1）。在这种组织学亚型中，单核样B细胞丰富。进一步研究发现大约50%病例的临床病史中有一定程度的EMZL证据（图20.2）。

在Campo等所描述的脾脏型NMZL中[15]，通常残留的淋巴滤泡萎缩，没有结构完好的生发中心。套区可能存在但常常变薄（图20.3）。浸润的细胞非常多样繁杂，包括前面描述的所有类型的细胞。把这种亚型称为脾脏型的原因是因为肿瘤细胞通常呈IgD弱阳性，类似SMZL的表型。此外，淋巴结的表现与SMZL区域淋巴结受累具有部分相似性[17]。然而，大多数这样的病例与SMZL无关。

很多病例不能完全符合任意一种亚型的诊断标准，它们全部由多种形态的细胞组成，称为多形态NMZL（表20.1）。滤泡可能缺如或部分保留，表现出明显萎缩的特点（图20.4）。在这些病例中，滤泡的植入比较常见，常伴滤泡内或滤泡外的浆细胞分化。嗜酸性粒细胞可以很丰富，往往与浆细胞分化相关。

表20.1 NMZL的组织学比较

特点	MALT型NMZL	脾脏型NMZL	多形性NMZL
增生的生发中心	++	+/−	+
显著的套区	++	−	−/+
滤泡间T细胞	−	++	+
IgD表达	−	+	+/−
浆细胞样分化	−	+/−	++
结外部位累及的风险	++	−	−

注：MALT，黏膜相关淋巴组织；NMZL，淋巴结边缘区淋巴瘤。

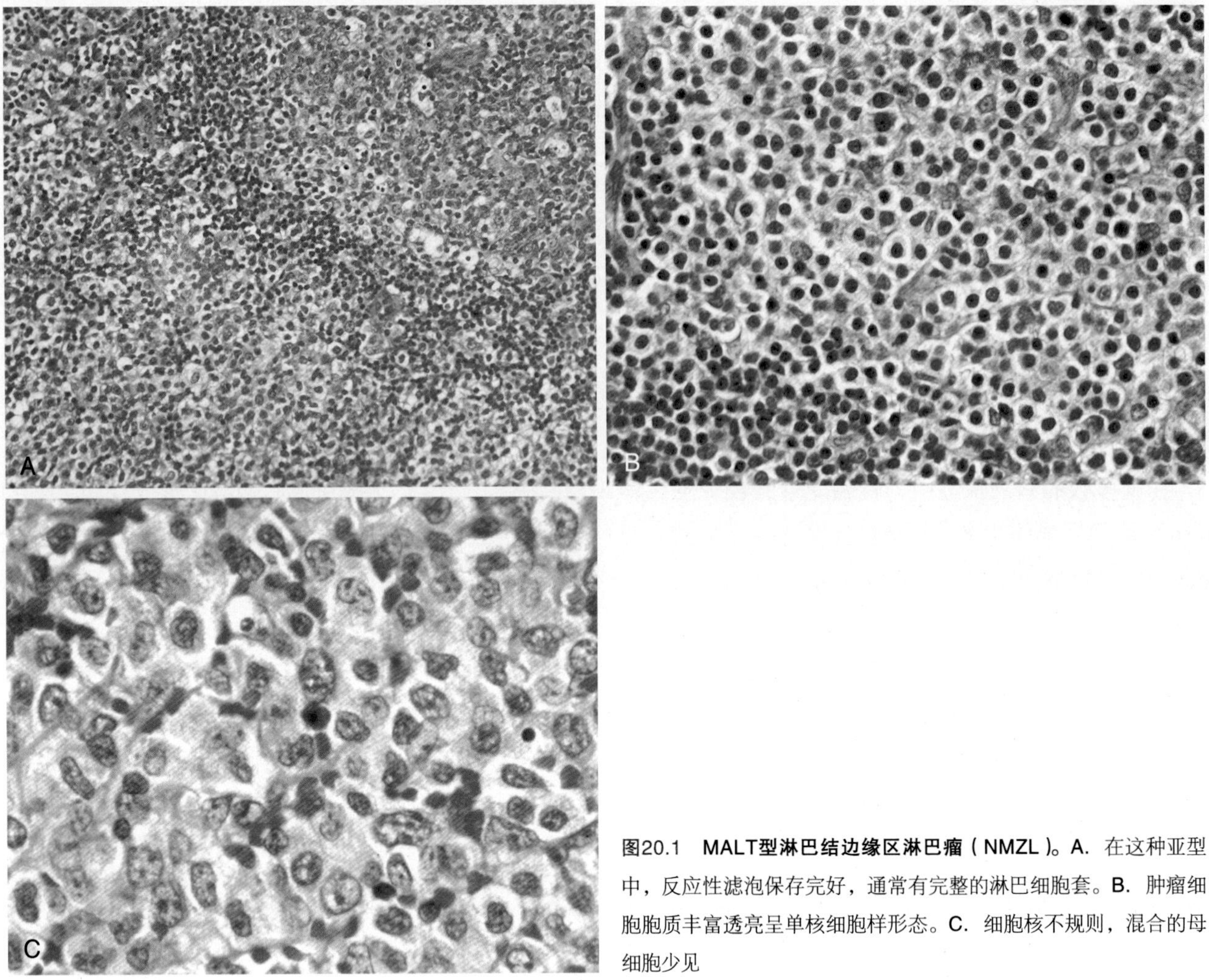

图20.1 MALT型淋巴结边缘区淋巴瘤（NMZL）。A. 在这种亚型中，反应性滤泡保存完好，通常有完整的淋巴细胞套。B. 肿瘤细胞胞质丰富透亮呈单核细胞样形态。C. 细胞核不规则，混合的母细胞少见

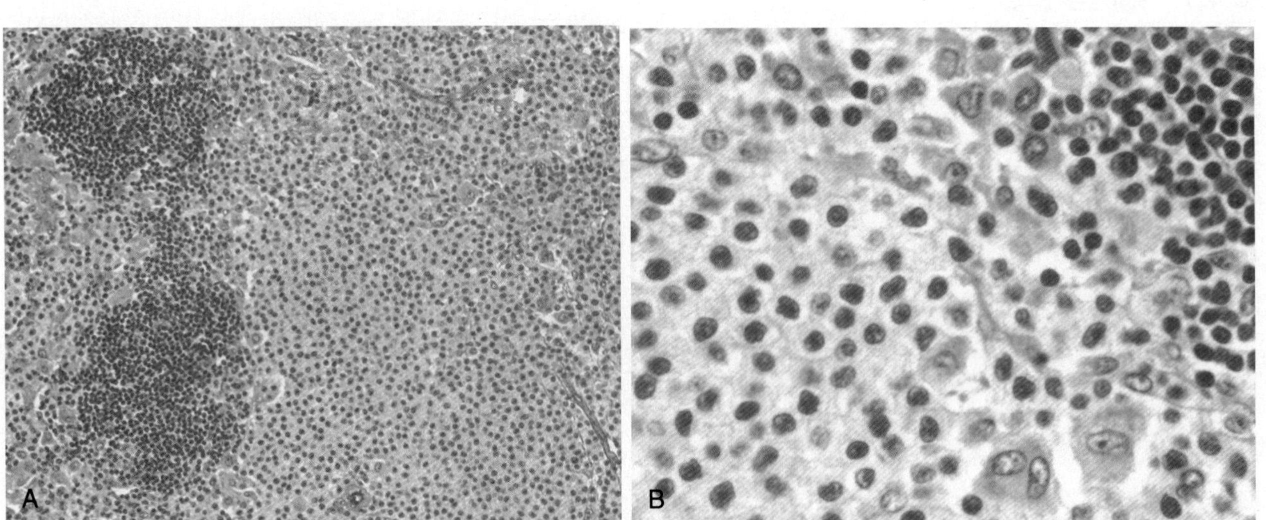

图20.2 一位Sjögren综合征患者的淋巴结内继发的淋巴结边缘区淋巴瘤（NMZL）。A. 组织学特点和MALT型NMZL非常相似。B. 细胞含有丰富透亮的胞质和清晰的细胞膜

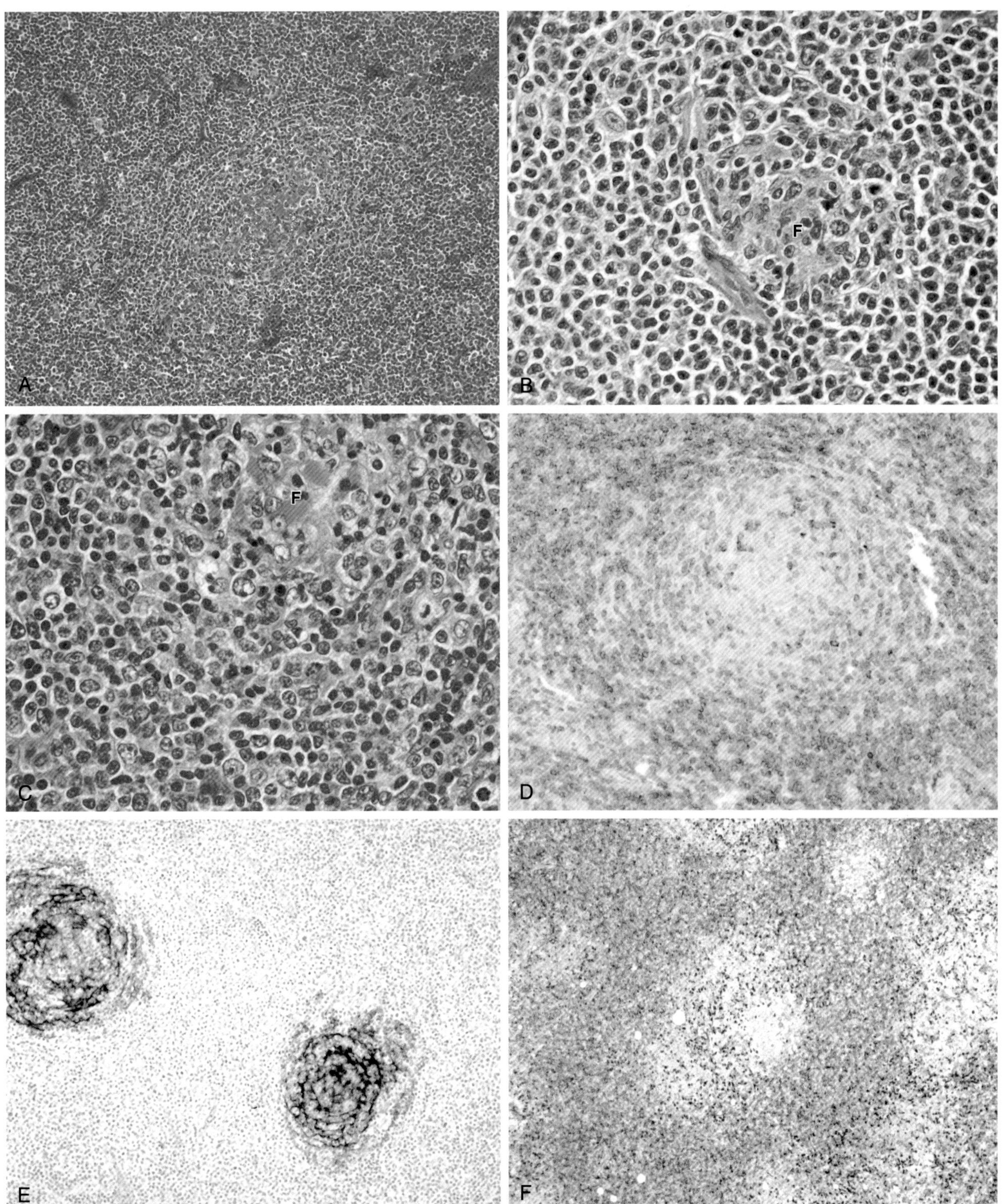

图20.3 **脾脏型淋巴结边缘区淋巴瘤（NMZL）**。A. 非典型的淋巴细胞围绕并取代消退的生发中心。B. 中央有一个小的消退滤泡（F）。周围的细胞略不规则，有薄层淡染的胞质。C. 在这个病例中出现了较多母细胞，并显示了一个消退的滤泡（F）。D. BCL2染色显示肿瘤性边缘区呈弱阳性，消退的滤泡阴性。E. CD21染色突出了消退滤泡中的滤泡树突细胞。F. IgD免疫染色显示肿瘤细胞弱阳性，被打乱的套细胞强阳性

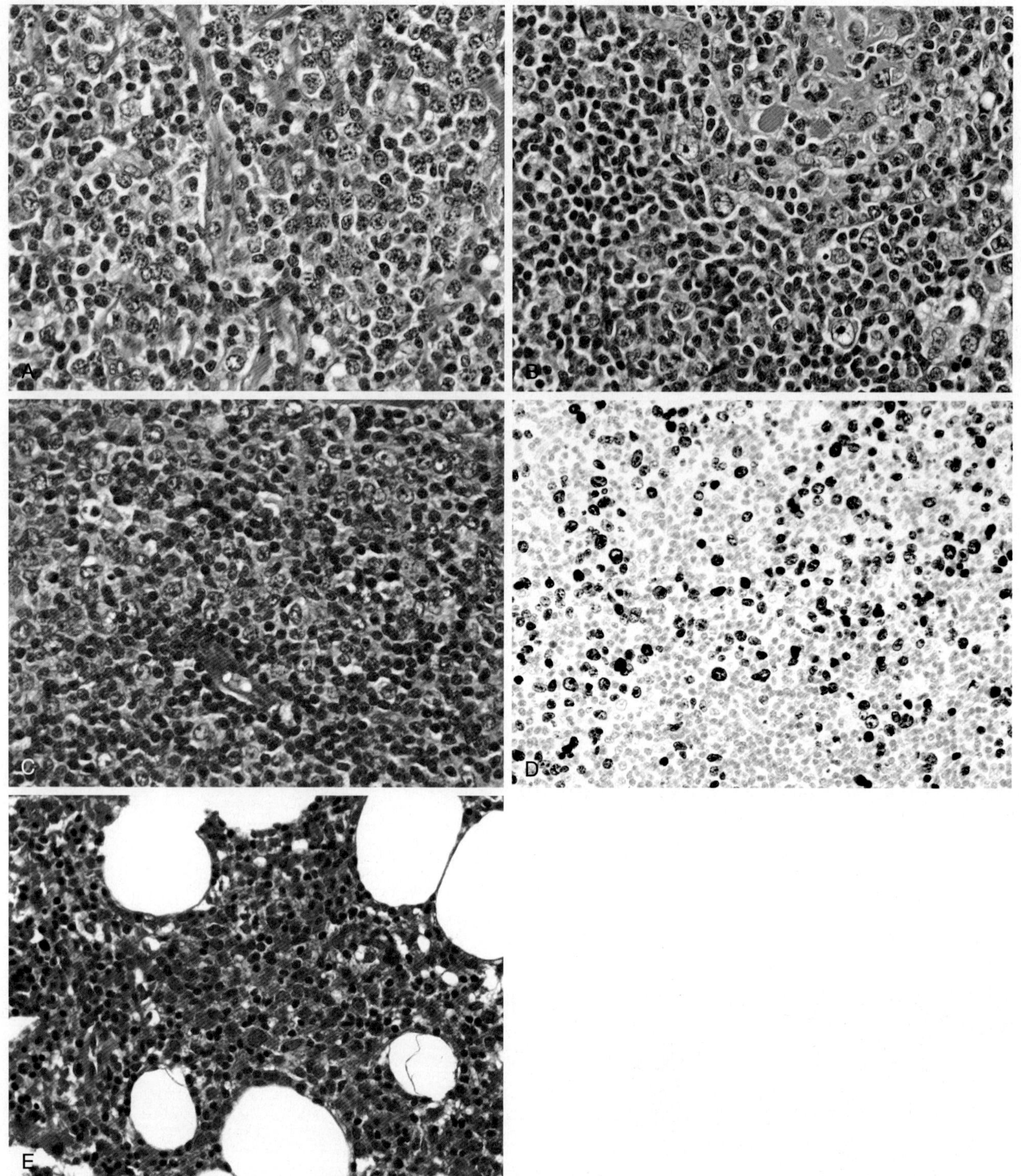

图20.4 淋巴结边缘区淋巴瘤（NMZL）的不同细胞组成。A. NMZL，多形性亚型。在这个区域，浆细胞样细胞很多，嗜酸性粒细胞增加。B. 同一病例，一个消退滤泡被小和大的淋巴细胞围绕，包括一些伴有母细胞特征的细胞。C. 另一病例，可见更多的母细胞，但一些不同大小的细胞仍然可见。D. 与C同一例，增殖指数相对较高，但仍可见到一系列不同大小的细胞（MIB-1染色）。E. NMZL累及骨髓。在非小梁旁的部位可见一大簇淋巴细胞

滤泡植入可以是NMZL突出的特征，残留滤泡的广泛浸润可以形成结节状或滤泡状的生长方式，貌似滤泡性淋巴瘤（FL）[18]。滤泡植入也见于EMZL[19]，在某些病例中，被植入的滤泡内细胞学形态可能和滤泡旁的不同，没有明确的排列方式，但浆细胞样分化往往在这些植入的细胞中比例较高，在部分病例的滤泡内中可发现高比例的母细胞。

在一些病例，特别是在儿童型的NMZL中，可见扩大和不规则增生的生发中心。在儿童型的病例中，这些异常的滤泡类似生发中心进行性转化（PTGC）中被打

乱的滤泡[20]。另有作者描述这些滤泡为“花样”结构，称这些病例为NMZL花样变异型[21]。尽管它们的外观不寻常，但这些滤泡似乎不是肿瘤性，因为它们仍然表达BCL6和CD10，而不表达BCL2。这种NMZL不寻常的形态变异最常见于儿童和年轻人，但也可以发生在老年群体[20,21]。有趣的是，大部分这种病例表现为孤立性淋巴结肿大，为Ⅰ期，单纯切除淋巴结后保守治疗预后良好。

20.4.3 其他解剖部位

NMZL在其他解剖部位的表现形式还没有得到详尽地描述。少数患者出现骨髓受累。骨髓的浸润一般为松散的非小梁旁聚集或在某些病例中呈间质浸润[22]。一项研究也发现了在某些病例中存在小梁旁的聚集[3]。如前所述，外周血累及罕见。若有结外其他部位的累及通常会考虑诊断为EMZL。

20.4.4 分级

没有为NMZL建立分级系统，虽然相当多的亚型可见一定比例的母细胞或增殖细胞（用Ki-67判断）。在一般情况下，母细胞的比例小于细胞总数的20%[14]。有些作者报道了含大细胞转化灶的病例，但未显示其临床意义[1]。Lyon等随后的研究发现一些病例含有20%以上的母细胞，提示这一特点可能是这组病例临床侵袭性较强的原因[3]。然而，研究者无法在预后和母细胞比例以及组织学分级之间建立可靠的联系。在母细胞大于20%的病例组和小于20%的病例组之间，生存率没有明确的差异。Nathwani等[2]报道了一组具有相对较高几率（20%）向弥漫大B细胞淋巴瘤（DLBCL）转化的NMZL，但没有划定转化的标准。此外，那些具有“转化”的患者在生存方面并未显示出差异。来自日本的一项研究发现，NMZL包含DLBCL的病例总体生存较差，但总体而言，四个组织学亚型：脾脏型、花型、MALT型和MALT型加DLBCL之间的生存没有差异[23]。我在实际中的做法是行Ki-67/MIB-1染色，如果增殖指数特别高（>50%）要在报告中注明，但目前并不清楚这部分患者用不同的治疗方法是否获益[14]。

20.5 免疫表型

NMZL是一种成熟B细胞淋巴瘤，表达CD20、CD19和CD79a，大多数情况下，不表达CD5、CD23、CD10和BCL6。高达50%的病例表达CD43[15]，BCL2蛋白一般呈弱阳性。IgD是一个很有用的标记物，能突出显示残余的套区从而表明肿瘤细胞的浸润方式。MALT型NMZL的肿瘤细胞几乎总是呈IgD⁻，但在25%到50%的NMZL中可以观察到弱表达[3,5,15]。虽然既往的研究设想NMZL和正常的单核样B细胞之间有一定联系[24]，但NMZL的免疫表型不同于正常单核样B细胞的事实使这种观点受到质疑[5,25]。

约50%的病例可见浆细胞分化，可能表达MUM-1/IRF4，但通常只有小部分无论是形态上还是免疫表型方面有浆细胞特征的细胞才表达MUM-1/IRF4⁺[5,26]。总体而言，仅25%到50%的病例免疫染色表达这个最初在中心细胞后期显示、提示参与了生发中心后演变的标记物[27]。Traverse-Glehen等[3]报道的运用流式细胞术检测的MUM-1/IRF4阳性率非常高，反映了这种方法的敏感性可能更高。CD38是另外一个与浆细胞分化相关的标记物，在一项研究中其阳性率为41%[5]。

胞质Ig的存在可以通过浆细胞样分化的形态改变显现，尤其是母细胞，表现为薄层嗜碱性胞质。在大多数情况下呈现为IgM⁺，但IgG和IgA不表达，个别报道中已经提及了这种重链类型的转换[3]。与λ轻链相比，肿瘤细胞更强表达κ轻链；相反，在EMZL中κ和λ的比值与正常B细胞的一样[3,5]。淋巴结内浆细胞样细胞的分布变化不一，浆细胞样细胞往往和其他类型的细胞混杂，但在某些病例中，浆细胞样细胞优先植入于生发中心。

CD21和CD23免疫染色肿瘤细胞一般都为阴性。然而，这些标记有助于突出残留的FDC网的分布。与FL中FDC突出了膨胀的滤泡不同，在NMZL中的FDC通常紧密呈簇，显示了那些萎缩的滤泡[15]。在一些滤泡植入明显的特殊病例中，FDC网可以是膨胀的[18]，这些病例可以和FL鉴别，因为这些植入滤泡的细胞不表达生发中心的相关标记物CD10和BCL6（图20.5）。

NMZL其他预后指标的相关数据有限。如前所述，Ki-67/MIB-1只在20%或更少的肿瘤细胞有表达。然而，高增殖指数导致临床预后不同的相关临床资料并不存在[3]。许多低级别B细胞淋巴瘤细胞凋亡通路发生了改变，导致肿瘤细胞的生存期延长。一项研究发现约40%的病例高表达survivin，患者的生存率显著降低[5]。同一

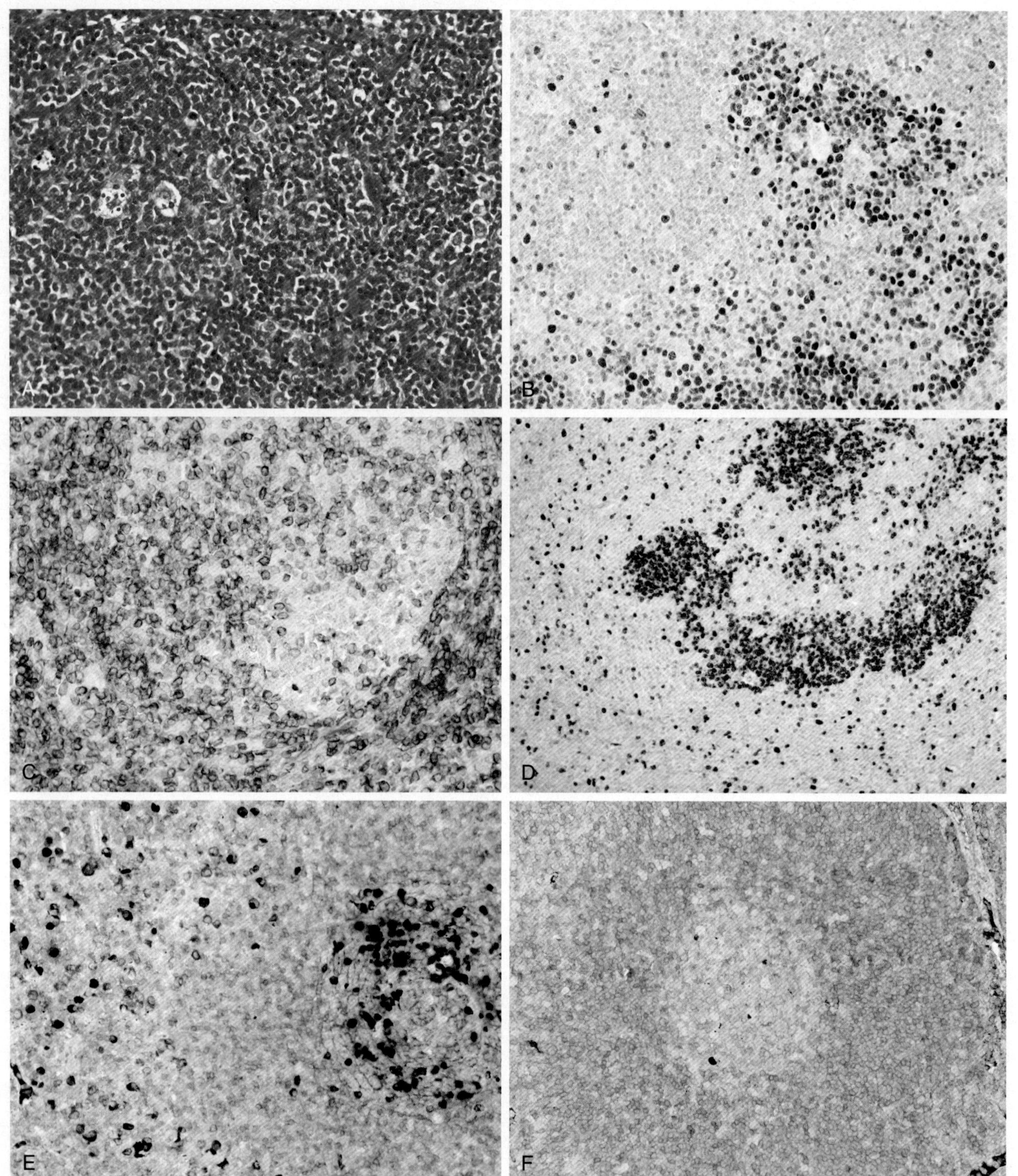

图20.5 NMZL的滤泡植入。A．左侧的生发中心部分被肿瘤细胞浸润和取代。破坏的生发中心仍有“星空现象”，可见吞噬细胞。B．免疫染色显示生发中心细胞呈BCL6⁺，而浸润的NMZL细胞为BCL6⁻。C．免疫染色显示浸润的NMZL细胞BCL2⁺，而正常生发中心细胞为BCL2⁻。D．高MIB-1指数突出了残留的生发中心，而周围肿瘤细胞的指数较低。E．另外一个病例中生发中心内植入的肿瘤细胞显示了浆细胞样分化和λ轻链的限制性。生发中心外的细胞也显示了轻链的限制性。F．相同区域κ⁻

作者发现活化的caspase E缺失和Cyclin E表达上调是不良预后因素。大多数EMZL中核因子-κB（NF-κB）通路呈激活状态[28]，然而，NMZL没有核BCL10表达，NF-κB P65染色呈阴性，缺乏NF-κB活化的依据[5]。

20.6 遗传学和分子改变

NMZL也有发生在所有B细胞肿瘤中的*IgH重链*基因克隆性重排。大多数B细胞在发育过程中，作为高亲和力抗体反应能力成熟过程的一部分，细胞进入生发中心并接受Ig可变区基因的体细胞超突变（SHM）[29]。这些基因突变的检测可以作为通过生发中心转变的证据，而且可以在生发中心来源的肿瘤检测到这些基因的进行性突变。SHM在NMZL中发生的频率高低不一。大多数研究结果显示了SHM迹象[3,5,30-33]，但个别病例没有突变[3,30]。Conconi等[30]推测，NMZL可能来自边缘区B细胞的不同亚群，包括无突变的初始B细胞、具有SHM的记忆B细胞和经历了突变的生发中心B细胞。然而，大多数病例并没有抗原选择性迹象[14]。SHM的存在或缺如可能与免疫表型有关，Conconi研究小组发现只有无突变的病例呈IgD$^+$。虽然病例数量少，但两项研究分别发现选取*VH4*和*VH3*基因作为重排片段的病例较多[3,5]。另一项研究发现合并丙型肝炎的NMZL和不合并此肝炎的NMZL在*VH*基因选择上存在差异，前者优先选择*VH1-69*[31]。值得注意的是，无论正常B细胞还是肿瘤性B细胞在针对E2病毒抗原反应时都优先选择*VH1-69*[34]。在抗原选择性B细胞淋巴瘤中发现B细胞受体与丙型肝炎病毒包膜蛋白相结合，提示病毒参与了淋巴瘤的发病[35]。

在NMZL中没有发现恒定的细胞遗传学异常[14]。染色体数目异常最常见，+3、+7、+12和+18的报告最多见[14,36]。也有报告运用比较基因组杂交发现了3号染色体重复和部分区域的获得[37]。最近运用阵列比较基因组杂交方法研究9例NMZL发现其中2例有3q11-Q29的获得并确认3号染色体三体是经常发生的事件[38]。其他新近发现的NMZL中的染色体失衡包括6p获得和1p36及19q13.2缺失。值得注意的是，NMZL的遗传学和染色体改变不同于EMZL和LPL，提供了区别这些疾病的额外依据[38,39]。最近有一个报道与这些结果不同，在一部分MZL，包括18％EMZL、8％SMZL和33％的NMZL中，发现体细胞突变和NF-κB负调节因子TNFAIP3（A20）缺失。有趣的是，这一发现提供了在各种类型的MZL中NF-κB活化的迹象[40]。

20.7 假定的细胞起源

NMZL是多种多样的，被认为与边缘区或记忆B细胞的不同亚群相关[30]。这些淋巴瘤的形态学、免疫表型和遗传学方面的异质性反映了很可能边缘区不同B细胞亚群参与了肿瘤形成[10]。边缘区B细胞既可以IgD$^+$，也可以阴性；可以表现为低水平SHM，提示为生发中心前成熟阶段；或表现为高水平SHM[41]。在动物模型中，位于边缘区的各种细胞类型，包括可以通过T细胞非依赖性途径扩增的循环初始B细胞和生发中心产生的记忆B细胞。在弓形体淋巴结病中发现的NMZL和窦旁单核样细胞之间的直接关系已经被大多数研究提及[25]。

20.8 临床过程和预后因子

NMZL是一种隐匿性或“低级别”的B细胞淋巴瘤。但5年生存率较FL和CLL这两个最常见的低级别B细胞肿瘤稍低，大多数研究报告5年生存率在55％至75％的范围，最近的系列报告预后较好，可能是因为更多地使用了利妥昔单抗[3,5,14,23]。完全缓解率接近50%，5年无进展或无事件生存率在30％和40％之间[14]。由于大多数患者是低的或低-中等的IPI危险度人群，所以IPI作为预后因子没有意义，而FLIPI似乎更有预测价值[4,6]。

如前所述，生物学标记物显示了一些在NMZL预后预测方面的前景。包括survivin不表达和Cyclin E的活性Caspase3表达增加，它们都和临床过程更具侵袭性相关[5]。但是这些结果都仅来自于单个研究，还没有得到进一步证实。对Ki-67/MIB-1作为一个预测因子的观点存在争议。

20.9 儿童型淋巴结边缘区淋巴瘤（NMZL）

20.9.1 形态和免疫表型

儿童型NMZL具有独特的形态和临床特点，在WHO 2008中，它被限定为一个独立的种类或亚型（表20.2）[42]。病变的淋巴结中非典型的细胞主要呈滤泡间分布，边缘区显著扩大（图20.6）。肿瘤细胞形态多样，由单核样细胞、中心细胞样细胞和浆细胞组成[20,43]。母细胞可见，但一般数量较少，每高倍视野不超过两到三个。大多数儿童型病例（70％）的一个特征是滤泡扩张，部分特点同PTGC。这些非典型滤泡的外观类似NMZL的花型变异[21]。与典型的PTGC不同的是，滤泡的边界不规则，被边缘区不典型增生的细胞破坏或弄模糊。整个滤泡的大小变大，不规则或被分割成片段的套区通过IgD染色可以更好地分辨。部分病例的非典型滤泡有滤泡植入的迹象。

表20.2 成人型和儿童型NMZL的比较

特点	成人型NMZL	儿童型NMZL
男：女	1：1	5：1（＜18岁多见）
中位年龄（岁）	50~60	16
分期	50%以上Ⅲ~Ⅳ期	通常Ⅰ期
累及部位	周围淋巴结	颈部淋巴结
	骨髓-/+	
预后	中等侵袭性	很好
		建议保守治疗
伴PTGC样改变的滤泡增生	-	+

注：NMZL，淋巴结边缘区淋巴瘤；PTGC，生发中心进行性转化。

Ig染色最能说明浆细胞分化，边缘区和植入滤泡中的非典型细胞显示轻链限制性。70％的病例中CD43在肿瘤性B细胞呈双表达[20]。约25％的病例中肿瘤细胞呈IgD弱阳性。

20.9.2 遗传学特点

证实单克隆性最佳方法是克隆性Ig基因重排的聚合酶链反应，可以在80%以上被检病例中发现阳性结果[44]。NMZL的鉴别诊断，尤其发生在儿童，包括可能发生在Waldeyer环或小肠的边缘区不典型增生。Attygalle等[45]报告这些病变都显示λ轻链限制性，但基因水平的聚合酶链反应分析未能发现克隆性*IgH*基因重排的证据。最近的一项研究试图在EMZL和NMZL中寻找边缘区相关的基因异常[44]。约20％的NMZL显示与成人相似的染色体数目异常，最常见的是染色体3和18三体。其中一个病例显示*IgH*易位，但未识别出其遗传性伙伴。

20.9.3 临床特点

儿童型NMZL的中位年龄为16岁，男孩特别多见，20岁以下的男女之比高达20：1，NMZL最常见的临床表现是无症状的淋巴结肿大，累及头和颈部，以颈部淋巴结最多见。大多数病例为局部Ⅰ期，保守治疗后的复发率低。这种临床行为与年轻人的NMZL完全相反。正因如此，对那些仅有单个淋巴结病变的患者推荐采取手

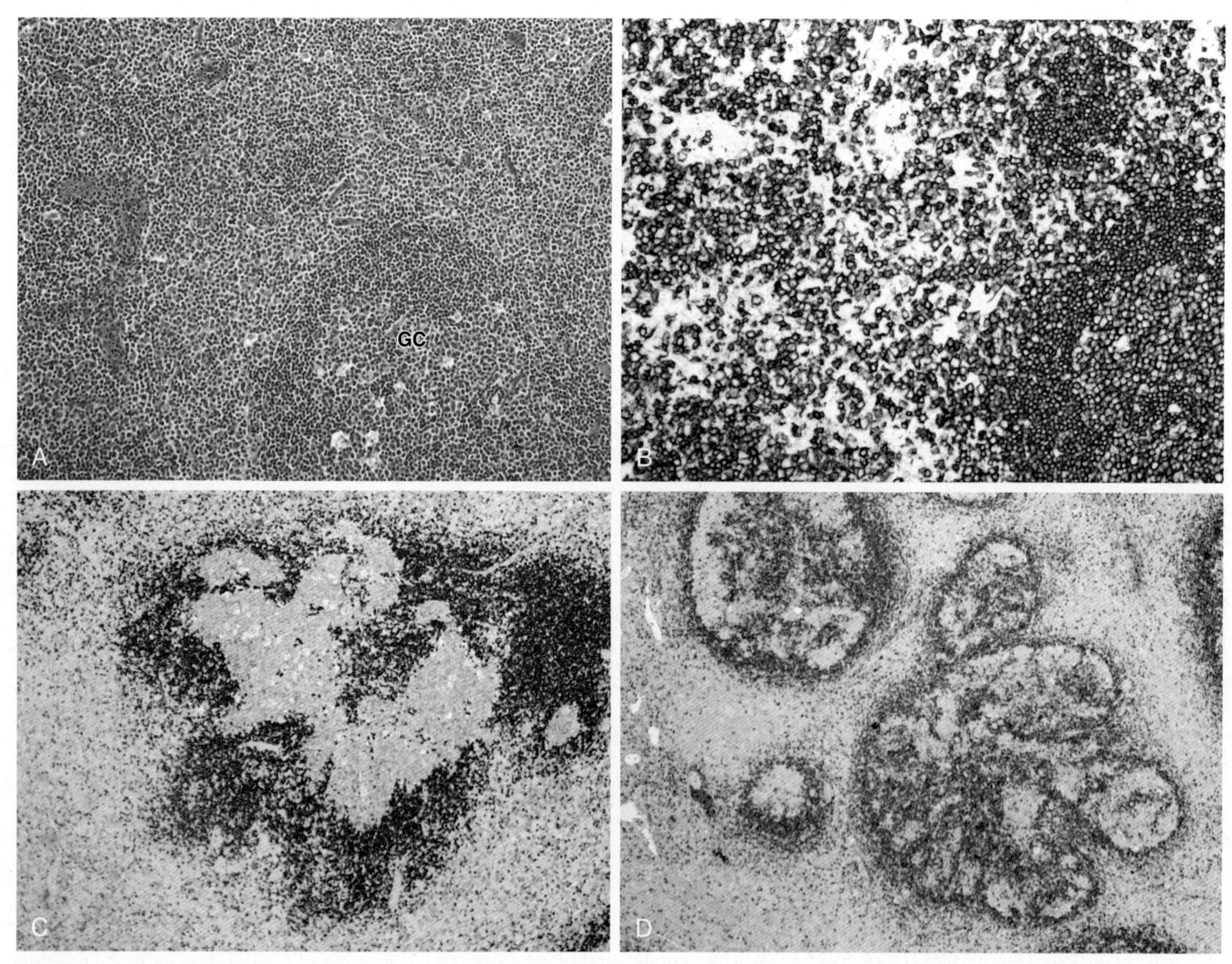

图20.6 发生在11岁女孩颈部淋巴结的儿童型淋巴结边缘区淋巴瘤（NMZL）。A. 非典型细胞在边缘区扩张并灶区浸润滤泡（GC）。**B.** 同一病例CD20染色显示在边缘区有很多B细胞。**C.** IgD染色突出了一些滤泡周围扩张的套区。生发中心部分被破坏并被IgD+套细胞分割成片段，类似PTGC的特征。**D.** 患者术后未进行其他治疗。4年后复发，滤泡的结构改变类似PTGC（IgD染色）

表20.3 淋巴结边缘区细胞淋巴瘤（NMZL）的鉴别诊断

特点	NMZL	LPL	继发性EMZL	FL	CLL/SLL
浆细胞样分化	+	++	+	−/+	−/+
淋巴结窦消失	+	−	+	+	+
副蛋白沉着	−	+	−	−	−*
Dutcher小体	−/+	+	+/−	−	−
单核样细胞	+	−	++	−/+	−/+
CD43	+	+	+	−	+
CD5	−*	−*	−*	−*	+
IgD	+/−	−	−	+/−	+
CD23	−	−	−	−/+	+
BCL6/CD10	−	−	−	+	

注：CLL，慢性淋巴细胞白血病；EMZL，结外边缘区淋巴瘤；FL，滤泡性淋巴瘤；LPL，淋巴浆细胞淋巴瘤；NMZL，淋巴结边缘区淋巴瘤。

*少数病例报告。

术切除后观察的保守处理。

20.10 鉴别诊断

20.10.1 结外边缘区淋巴瘤（EMZL）

EMZL患者疾病进展时可以累及淋巴结，有时发生在首次诊断后许多年（见第18章）。因此，仔细询问临床病史对区别EMZL累及淋巴结或NMZL非常重要（表20.3）。EMZL比较常见的组织学特点包括反应性滤泡保留完好，套区完整，以及显著的单核样B细胞[15]。EMZL几乎不表达IgD，而原发性NMZL可以阳性。

20.10.2 淋巴浆细胞淋巴瘤（LPL）

比较具有挑战性和困难的鉴别诊断之一是LPL和NMZL（见第14章）。LPL中淋巴窦通常保留，而NMZL的结构一般被破坏（图20.7）。LPL中浸润的肿瘤细胞更加单一，一般由形态相对一致伴浆细胞特点的小淋巴细胞组成。浆细胞样细胞在淋巴窦旁更易见到，大多数病

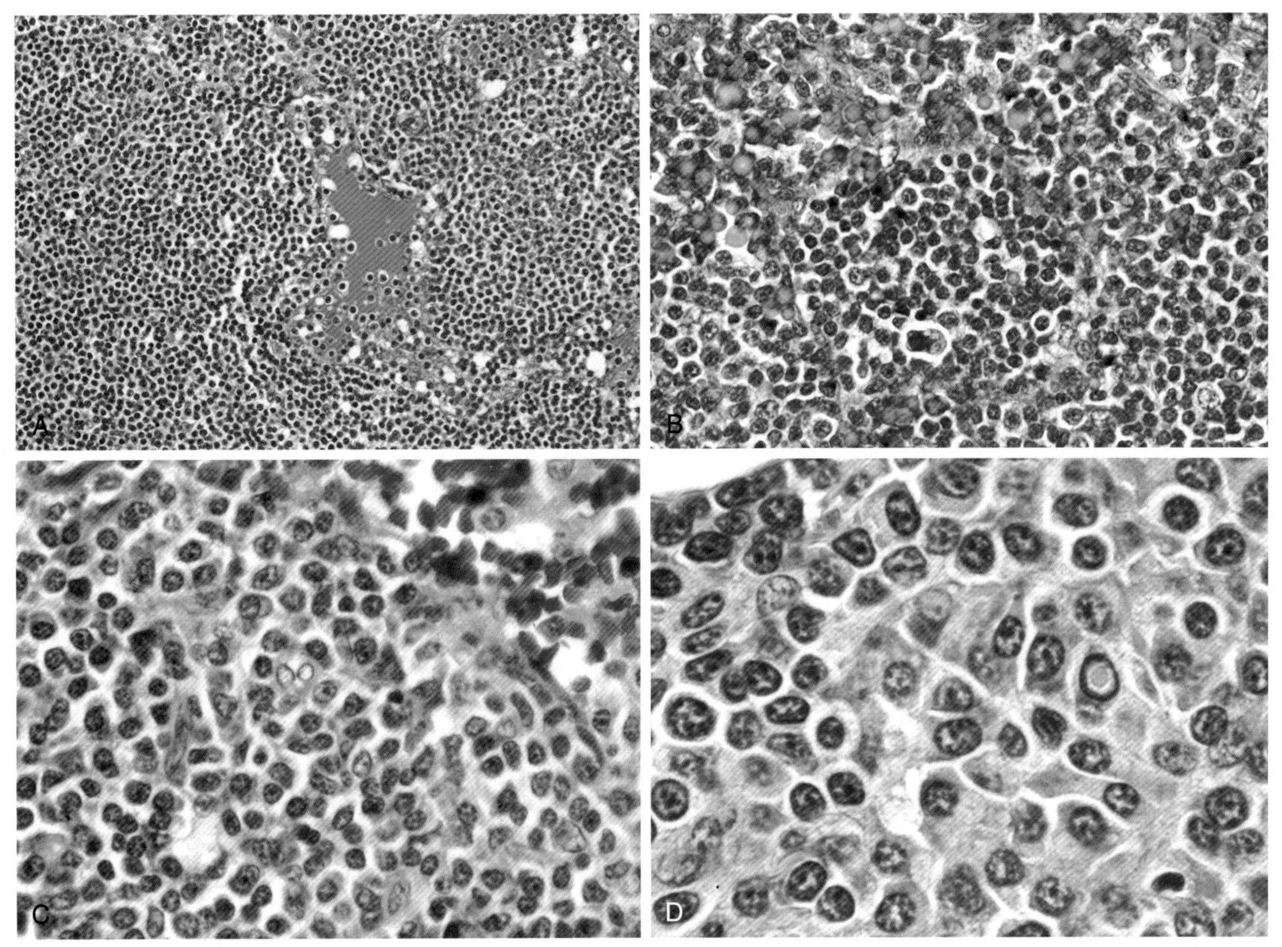

图20.7 淋巴浆细胞淋巴瘤（LPL）。A. LPL中浸润的细胞比NMZL的细胞形态更加单一，窦完整但常扩张。B. 出现很多胞质内有球状包涵体的Mott细胞，周围细胞显示浆细胞特征。C. 浆细胞样淋巴细胞通常在邻近窦的区域比较明显。D. LPL中Dutcher小体比NMZL常见，但也可见于其他病变

例可见到Dutcher小体。遗憾的是，免疫表型对鉴别这两种B细胞淋巴瘤的作用不大，但是与Waldenström巨球蛋白血症（WM）相关的LPL的遗传学异常同NMZL的不同[46]。同时有6p获得和6q缺失比较常见。

20.10.3 边缘区增生和相关反应性疾病

正常淋巴结内的边缘区远比脾脏的小。在普通染色时正常周围淋巴结的边缘区很难发现[47]。系膜淋巴结的边缘区一般比较明显。这一区域可以通过免疫染色IgD显示为阴性同原始滤泡和套区鉴别。正常的边缘区B细胞表达BCL2；因此，BCL2反应对区别良性和恶性边缘区膨胀没有帮助[48]。在某些反应性疾病状态下，边缘区也可以发生扩张，需要和NMZL鉴别[49]。通过免疫组织化学方法或流式细胞术发现轻链限制性倾向诊断NMZL。然而，一些边缘区增生的病例，尤其在儿童，可以显示限制性λ轻链表达[45]。Ig重链或轻链基因重排的分子检测有帮助，因为边缘区增生不应出现克隆性重排。

其他鉴别诊断包括类似一些NMZL中滤泡植入的病变，包括生发中心内出现单形性浆细胞不典型增生[50]。这些病变通常没有在分子水平呈单克隆性迹象，尽管个别病例行微切割后可以表现为单克隆性。这种类型的增生在女性更多见，可能和自身免疫性疾病背景有关。所以从遗传病理的角度，它可能与部分MZL的进展相关。

20.10.4 单核样B细胞增生

边缘区增生需要和单核样B细胞增生鉴别，虽然系历史原因造成人们对这两种细胞类型存在困惑。经典的单核样B细胞增生见于急性获得性弓形虫病，但也可以发生在一系列其他反应性疾病，包括CMV感染后的反应和HIV感染性淋巴结病[51,52]。正常的单核样B细胞在淋巴结内分布于被膜下窦和髓窦附近，可使这些区域明显扩大。它们往往混以分叶核细胞。与正常边缘区细胞相反，单核样B细胞BCL2⁻。

20.10.5 滤泡性淋巴瘤（FL）伴边缘区分化

部分FL可以显示边缘区分化，类似NMZL[53]。在这些病例中，不典型滤泡的淋巴细胞套减小、边缘不清，被形态多样、胞质比生发中心细胞更丰富的细胞浸润（图20.8）。母细胞通常可见，包括呈单核细胞样的细胞。边缘区的免疫表型和滤泡生发中心不同，通常显示CD10表达下调。BCL6可呈弱表达，而滤泡生发中心则显示BCL6$^+$。大多数FL呈BCL2$^+$和CD10$^+$，但一些高级别的FL呈CD10$^-$，而MUM-1/IRF4表达增强[54]。这些病例的诊断具有较大的挑战性，因为MUM-1/IRF4是生发中心后B细胞标记物，可在NMZL中表达。进一步使诊断复杂化的原因是这些FL亚型往往没有BCL2/IgH重链重排[55]。BCL6扩增存在，符合滤泡生发中心来源。

主要的鉴别诊断是NMZL伴滤泡植入，那些植入滤泡的细胞不表达生发中心相关标记物BCL6和CD10，无BCL2/IgH重链重排，但表达BCL2。无论是滤泡内还是滤泡外有浆细胞分化的迹象都倾向NMZL的诊断，但在个别FL也可见到。

20.10.6 慢性淋巴细胞白血病/小淋巴细胞淋巴瘤（CLL/SLL）伴滤泡旁分布

部分CLL/SLL在淋巴结内呈滤泡旁分布，表面上类似NMZL（图20.9）[56]。浸润的细胞一般非常单一，是典型的CLL/SLL细胞，有假滤泡或生发中心。变小的淋巴细胞套尚可见，用IgD染色更加容易发现。免疫染色显示典型的CLL/SLL表型：B细胞CD5$^+$、CD23$^+$、CD20弱阳性。

20.10.7 脾脏边缘区淋巴瘤（SMZL）

SMZL通常表现为明显的脾肿大和骨髓累及，周围淋巴结肿大不明显。脾门淋巴结一般窦完整，伴小淋巴细胞浸润并取代本来的结构，包括滤泡[17,57]。有趣的是，脾门淋巴结的细胞一般不呈单核细胞样或边缘区分化，而胞质相对稀少。然而，在SMZL临床过程中发生的淋巴结累及可以类似NMZL（图20.10）。

20.11 精华和陷阱

- 淋巴结边缘区淋巴瘤（NMZL）通常采取排除性诊断，即排除其他低级别B细胞淋巴瘤后才能诊断。
- 当NMZL伴显著单核样B细胞（MALT型）时，应当考虑继发性结外边缘区淋巴瘤（EMZL），并要求临床上排除。
- NMZL和淋巴浆细胞淋巴瘤（LPL）都可出现浆细胞样分化。
  - NMZL包含许多不同细胞种类-细胞形态多样。
  - LPL含较少细胞种类-细胞形态单一。
- NMZL伴滤泡植入者，可能很像滤泡性淋巴瘤（FL）。
- “母细胞性”或转化细胞的比例变化范围大，但不需要也不建议分级。
- 儿童型NMZL一般表现为局灶性Ⅰ期疾病，手术切除淋巴结肿物后可行保守治疗。

（盛伟琪 译）

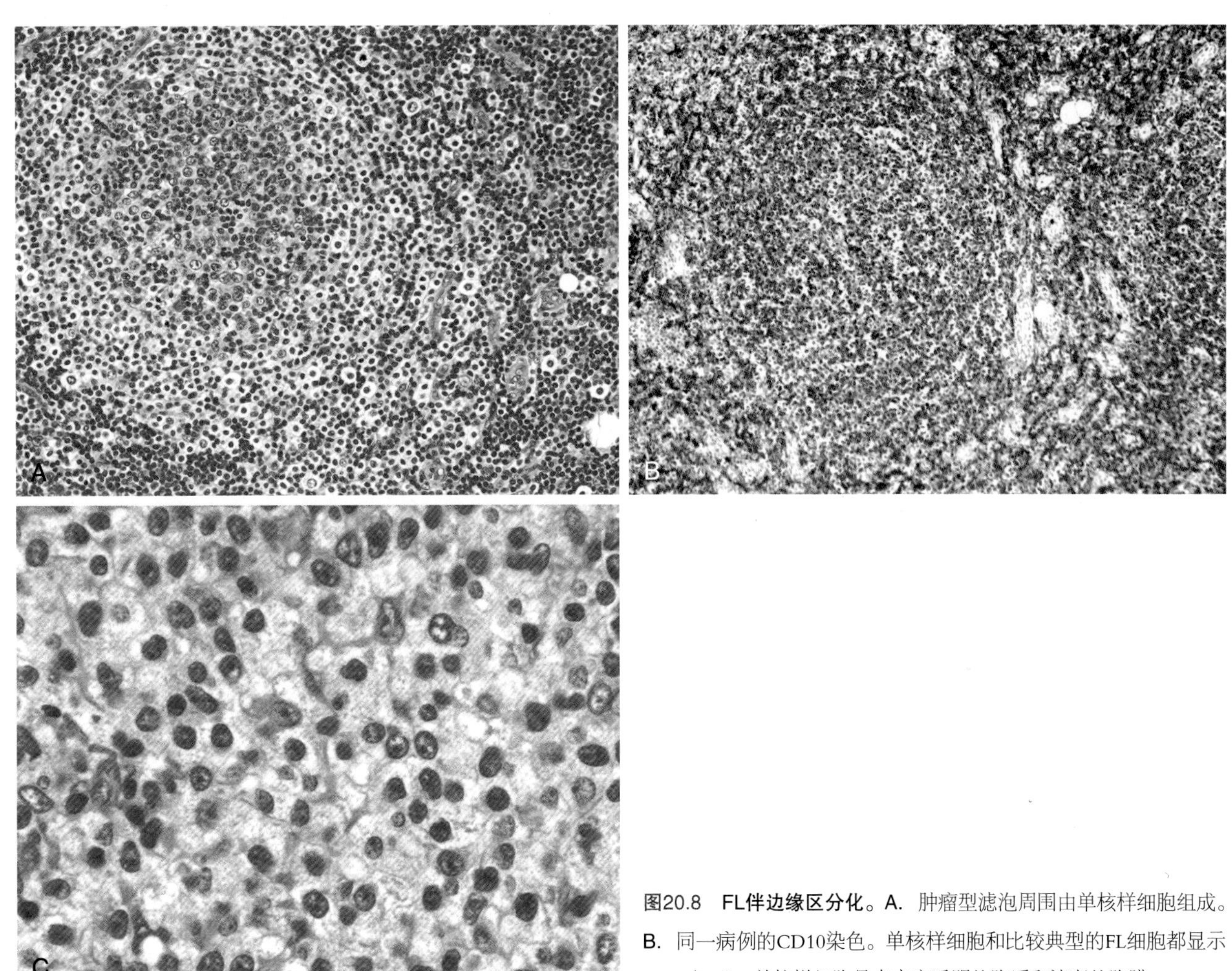

图20.8 **FL伴边缘区分化**。A. 肿瘤型滤泡周围由单核样细胞组成。B. 同一病例的CD10染色。单核样细胞和比较典型的FL细胞都显示CD10^{+}。C. 单核样细胞具有丰富透明的胞质和清晰的胞膜

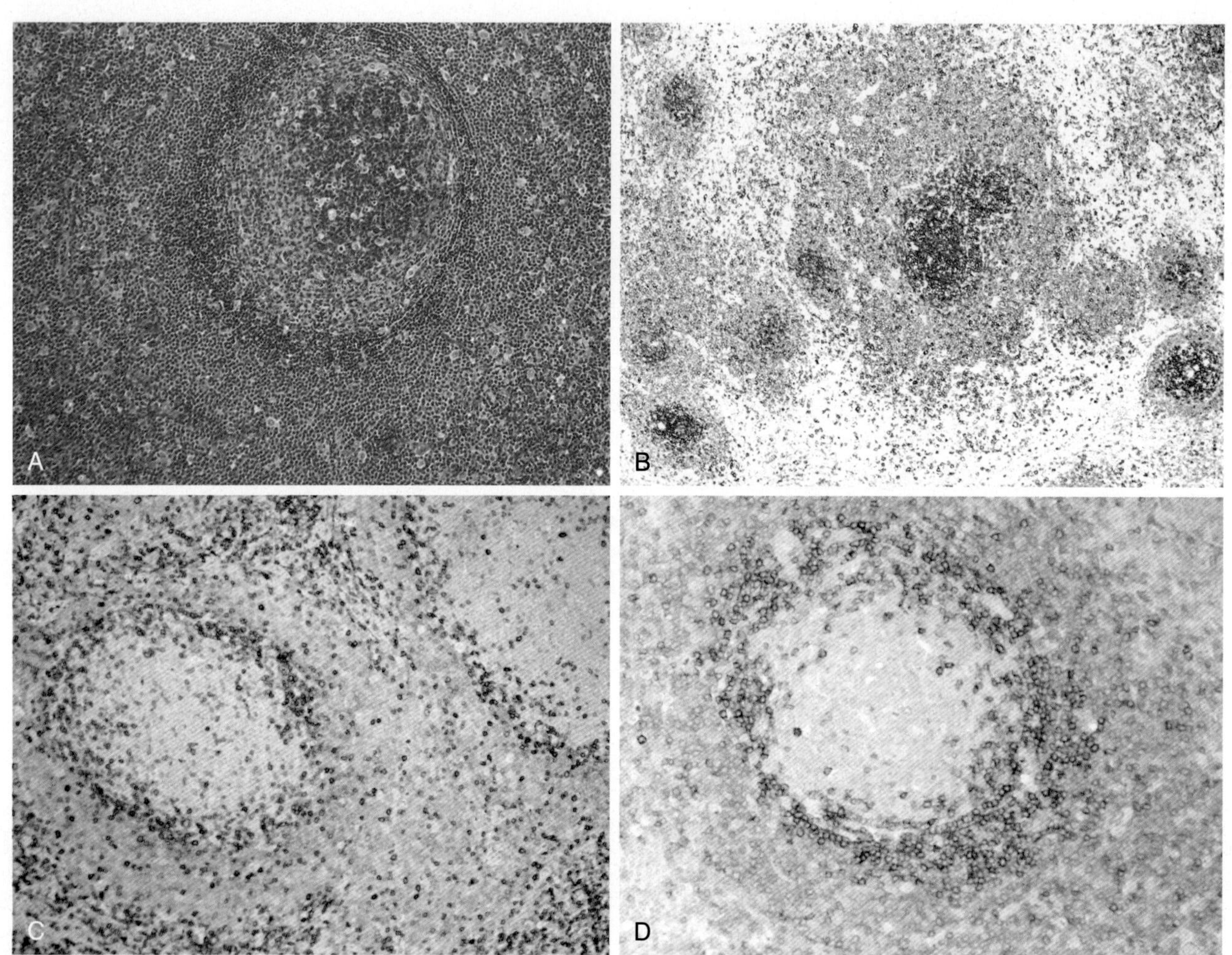

图20.9 慢性淋巴细胞白血病/小淋巴细胞淋巴瘤（CLL/SLL）伴滤泡旁边缘区分布。A. 反应性滤泡被一薄层CLL细胞围绕，类似扩张的边缘区。B. CLL细胞CD20弱表达，与滤泡B细胞的强表达形成对比。C. CLL细胞CD5弱表达，在生发中心周围有薄层$CD5^{+}$T细胞。D. 薄层套区显示IgD强阳性，而CLL细胞显示IgD弱阳性

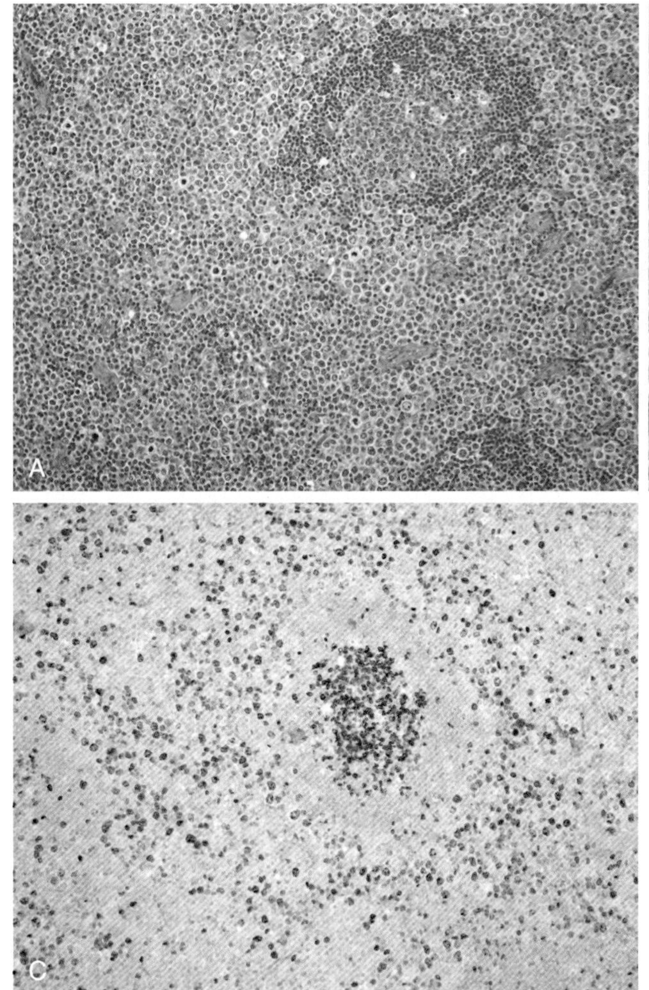
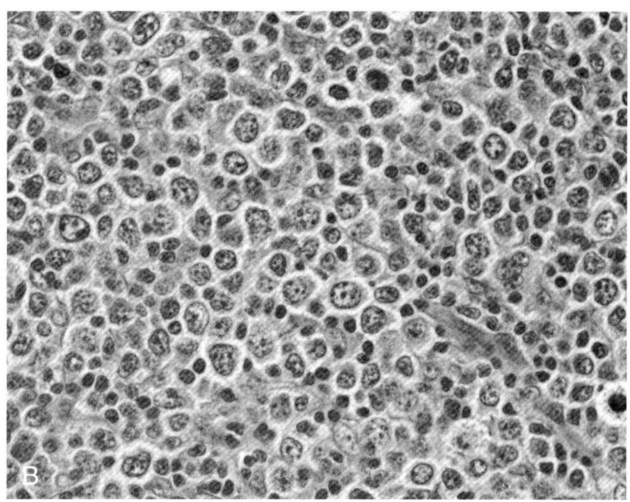

图20.10 脾脏边缘区淋巴瘤（SMZL）复发于淋巴结。A. 中到大的淋巴细胞围绕在残留的滤泡周围。**B.** 高倍镜下，各种大小的细胞都可见到。**C.** 尽管邻近反应性滤泡的区域增殖指数（MIB-1/Ki-67）相对较高，但总体上，淋巴瘤的增殖指数不高

参考文献

1. Berger F, Felman P, Thieblemont C, et al. Non-MALT marginal zone B-cell lymphomas: A description of clinical presentation and outcome in 124 patients. *Blood.* 2000;95(6):1950-1956.
2. Nathwani BN, Anderson JR, Armitage JO, et al. Marginal zone B-cell lymphoma: A clinical comparison of nodal and mucosa-associated lymphoid tissue types. Non-Hodgkin's Lymphoma Classification Project. *J Clin Oncol.* 1999;17(8):2486-2492.
3. Traverse-Glehen A, Felman P, Callet-Bauchu E, et al. A clinicopathological study of nodal marginal zone B-cell lymphoma. A report on 21 cases. *Histopathology.* 2006;48(2):162-173.
4. Oh SY, Ryoo BY, Kim WS, et al. Nodal marginal zone B-cell lymphoma: Analysis of 36 cases. Clinical presentation and treatment outcomes of nodal marginal zone B-cell lymphoma. *Ann Hematol.* 2006;85(11):781-786.
5. Camacho FI, Algara P, Mollejo M, et al. Nodal marginal zone lymphoma: A heterogeneous tumor: a comprehensive analysis of a series of 27 cases. *Am J Surg Pathol.* 2003;27(6):762-771.
6. Arcaini L, Paulli M, Burcheri S, et al. Primary nodal marginal zone B-cell lymphoma: Clinical features and prognostic assessment of a rare disease. *Br J Haematol.* 2007;136(2):301-304.
7. Zuckerman E, Zuckerman T, Levine AM, et al. Hepatitis C virus infection in patients with B-cell non-Hodgkin lymphoma. *Ann Intern Med.* 1997;127(6):423-428.
8. Arcaini L, Burcheri S, Rossi A, et al. Prevalence of HCV infection in nongastric marginal zone B-cell lymphoma of MALT. *Ann Oncol.* 2007;18(2):346-350.
9. Ascoli V, Lo Coco F, Artini M, et al. Extranodal lymphomas associated with hepatitis C virus infection. *Am J Clin Pathol.* 1998;109(5):600-609.
10. Morse HC 3rd, Kearney JF, Isaacson PG, et al. Cells of the marginal zone—origins, function and neoplasia. *Leuk Res.* 2001;25(2):169-178.
11. Hermine O, Lefrere F, Bronowicki JP, et al. Regression of splenic lymphoma with villous lymphocytes after treatment of hepatitis C virus infection. *N Engl J Med.* 2002;347(2):89-94.
12. Isaacson PG. Mucosa-associated lymphoid tissue lymphoma. *Semin Hematol.* 1999;36(2):139-147.
13. Shin S, Sheibani K, Fishleder A, et al. Monocytoid B-cell lymphoma in patients with Sjogren's syndrome: A clinicopathologic study of 13 patients. *Hum Pathol.* 1991;22:422-430.
14. Arcaini L, Lucioni M, Boveri E et al. Nodal marginal zone lymphoma: current knowledge and future directions of an heterogeneous disease. *Eur J Haematol.* 2009;83:165-174.
15. Campo E, Miquel R, Krenacs L, et al. Primary nodal marginal zone lymphomas of splenic and MALT type. *Am J Surg Pathol.* 1999;23(1):59-68.
16. Navarro-Roman L, Medeiros LJ, Kingma DW, et al. Malignant lymphomas of B-cell lineage with marked tissue eosinophilia. A report of five cases. *Am J Surg Pathol.* 1994;18(4):347-356.
17. Mollejo M, Lloret E, Menarguez J, et al. Lymph node involvement by splenic marginal zone lymphoma: Morphological and immunohisto-chemical features. *Am J Surg Pathol.* 1997;21(7):772-780.
18. Naresh KN. Nodal marginal zone B-cell lymphoma with prominent follicular colonization—difficulties in diagnosis: A study of 15 cases. *Histopathology.* 2008;52(3):331-339.
19. Isaacson P, Wotherspoon A, Diss T et al. Follicular colonization in B cell lymphoma of mucosa associated lymphoid tissue. *Am J Surg Pathol.* 1991;15:819-828.
20. Taddesse-Heath L, Pittaluga S, Sorbara L, et al. Marginal zone B-cell lymphoma in children and young adults. *Am J Surg Pathol.* 2003;27(4):522-531.
21. Karube K, Ohshima K, Tsuchiya T, et al. A "floral" variant of nodal marginal zone lymphoma. *Hum Pathol.* 2005;36(2):202-206.
22. Boveri E, Arcaini L, Merli M, et al. Bone marrow histology in marginal zone B-cell lymphomas: Correlation with clinical parameters and flow cytometry in 120 patients. *Ann Oncol.* 2009;20(1):129-136.
23. Kojima M, Inagaki H, Motoori T, et al. Clinical implications of nodal marginal zone B-cell lymphoma among Japanese: study of 65 cases. *Cancer Sci.* 2007;98(1):44-49.
24. Nathwani BN, Mohrmann RL, Brynes RK, et al. Monocytoid B-cell lymphomas: an assessment of diagnostic criteria and a perspective on histogenesis. *Hum Pathol.* 1992;23(9):1061-1071.
25. Stein K, Hummel M, Korbjuhn P, et al. Monocytoid B cells are distinct from splenic marginal zone cells and commonly derive from unmutated naive B cells and less frequently from postgerminal center B cells by polyclonal transformation. *Blood.* 1999;94(8):2800-2808.
26. Martinez A, Pittaluga S, Rudelius M, et al. Expression of the interferon regulatory factor 8/ICSBP-1 in human reactive lymphoid tissues and B-cell lymphomas: A novel germinal center marker. *Am J Surg Pathol.* 2008;32(8):1190-1200.
27. Falini B, Fizzotti M, Pucciarini A, et al. A monoclonal antibody (MUM1p) detects expression of the MUM1/IRF4 protein in a subset of germinal center B cells, plasma cells, and activated T cells. *Blood.* 2000;95(6):2084-2092.
28. Dierlamm J. Genetic abnormalities in marginal zone B-cell lymphoma. *Haematologica.* 2003;88(1):8-12.
29. Klein U, Dalla-Favera R. Germinal centres: Role in B-cell physiology and malignancy.

Nat Rev Immunol. 2008;8(1):22-33.

30. Conconi A, Bertoni F, Pedrinis E, et al. Nodal marginal zone B-cell lymphomas may arise from different subsets of marginal zone B lymphocytes. *Blood.* 2001;98(3):781-786.
31. Marasca R, Vaccari P, Luppi M, et al. Immunoglobulin gene mutations and frequent use of VH1-69 and VH4-34 segments in hepatitis C virus-positive and hepatitis C virus-negative nodal marginal zone B-cell lymphoma. *Am J Pathol.* 2001;159(1):253-261.
32. Tierens A, Delabie J, Pittaluga S, et al. Mutation analysis of the rearranged immunoglobulin heavy chain genes of marginal zone cell lymphomas indicates an origin from different marginal zone B lymphocyte subsets. *Blood.* 1998;91(7):2381-2386.
33. Miranda RN, Cousar JB, Hammer RD, et al. Somatic mutation analysis of IgH variable regions reveals that tumor cells of most parafollicular (monocytoid) B-cell lymphoma, splenic marginal zone B-cell lymphoma, and some hairy cell leukemia are composed of memory B lymphocytes. *Hum Pathol.* 1999;30(3):306-312.
34. Chan CH, Hadlock KG, Foung SK et al. V(H)1-69 gene is preferentially used by hepatitis C virus-associated B cell lymphomas and by normal B cells responding to the E2 viral antigen. *Blood.* 2001;97(4):1023-1026.
35. Quinn ER, Chan CH, Hadlock KG, et al. The B-cell receptor of a hepatitis C virus (HCV)-associated non-Hodgkin lymphoma binds the viral E2 envelope protein, implicating HCV in lymphomagenesis. *Blood.* 2001;98(13):3745-3749.
36. Brynes RK, Almaguer PD, Leathery KE, et al. Numerical cytogenetic abnormalities of chromosomes 3, 7, and 12 in marginal zone B-cell lymphomas. *Mod Pathol.* 1996;9(10):995-1000.
37. Aamot HV, Micci F, Holte H, et al. G-banding and molecular cytogenetic analyses of marginal zone lymphoma. *Br J Haematol.* 2005;130(6):890-901.
38. Ferreira BI, Garcia JF, Suela J, et al. Comparative genome profiling across subtypes of low-grade B-cell lymphoma identifies type-specific and common aberrations that target genes with a role in B-cell neoplasia. *Haematologica.* 2008;93(5):670-679.
39. Kim WS, Honma K, Karnan S, et al. Genome-wide array-based comparative genomic hybridization of ocular marginal zone B cell lymphoma: comparison with pulmonary and nodal marginal zone B cell lymphoma. *Genes Chromosomes Cancer.* 2007;46(8):776-783.
40. Novak U, Rinaldi A, Kwee I, et al. The NF-κB negative regulator TNFAIP3 (A20) is inactivated by somatic mutations and genomic deletions in marginal zone lymphomas. *Blood.* 2009;113(20):4918-4921.
41. Tierens A, Delabie J, Michiels L, et al. Marginal-zone B cells in the human lymph node and spleen show somatic hypermutations and display clonal expansion. *Blood.* 1999;93(1):226-234.
42. Swerdlow SH, Campo E, Harris NL, et al. *WHO Classification of Tumours of Haematopoietic and Lymphoid Tissues.* 4th ed. Lyon, France: International Agency for Research on Cancer; 2008.
43. Elenitoba-Johnson KS, Kumar S, Lim MS, et al. Marginal zone B-cell lymphoma with monocytoid B-cell lymphocytes in pediatric patients without immunodeficiency. A report of two cases. *Am J Clin Pathol.* 1997;107(1):92-98.
44. Rizzo KA, Streubel B, Chott A, et al. Pediatric marginal zone B-cell lymphomas; analysis of histopathology, immunophenotype and genetic aberrations. *Mod Pathol.* 2008;21(suppl):271a.
45. Attygalle AD, Liu H, Shirali S, et al. Atypical marginal zone hyperplasia of mucosa-associated lymphoid tissue: a reactive condition of childhood showing immunoglobulin lambda light-chain restriction. *Blood.* 2004;104(10):3343-3348.
46. Braggio E, Keats JJ, Leleu X, et al. Identification of copy number abnormalities and inactivating mutations in two negative regulators of nuclear factor-kappaB signaling pathways in Waldenstrom's macroglobulinemia. *Cancer Res.* 2009;69(8):3579-3588.
47. van den Oord JJ, de Wolf-Peeters C, Desmet VJ. The marginal zone in the human reactive lymph node. *Am J Clin Pathol.* 1986;86(4):475-479.
48. Meda BA, Frost M, Newell J, et al. BCL2 is consistently expressed in hyperplastic marginal zones of the spleen, abdominal lymph nodes, and ileal lymphoid tissue. *Am J Surg Pathol.* 2003;27(7):888-894.
49. Kojima M, Motoori T, Iijima M, et al. Florid monocytoid B-cell hyperplasia resembling B-cell lymphoma of mucosa-associated lymphoid nodal marginal zone tissue type. A histological and immunohistochemical study of four cases. *Pathol Res Pract.* 2006;202(12):877-882.
50. Nam-Cha SH, San-Millan B, Mollejo M, et al. Light-chain–restricted germinal centres in reactive lymphadenitis: Report of eight cases. *Histopathology.* 2008;52(4):436-444.
51. Dorfman RF, Remington JS. Value of lymph-node biopsy in the diagnosis of acute acquired toxoplasmosis. *N Engl J Med.* 1973;289(17): 878-881.
52. Rushin JM, Riordan GP, Heaton RB, et al. Cytomegalovirus-infected cells express Leu-M1 antigen. A potential source of diagnostic error. *Am J Pathol.* 1990;136(5):989-995.
53. Nathwani BN, Anderson JR, Armitage JO, et al. Clinical significance of follicular lymphoma with monocytoid B cells. Non-Hodgkin's Lymphoma Classification Project. *Hum Pathol.* 1999;30(3):263-268.
54. Karube K, Guo Y, Suzumiya J, et al. CD10$^-$MUM1$^+$ follicular lymphoma lacks BCL2 gene translocation and shows characteristic biologic and clinical features. *Blood.* 2007;109(7):3076-3079.
55. Karube K, Ying G, Tagawa H, et al. BCL6 gene amplification/3q27 gain is associated with unique clinicopathological characteristics among follicular lymphoma without BCL2 gene translocation. *Mod Pathol.* 2008;21(8):973-978.
56. Bahler DW, Aguilera NS, Chen CC, et al. Histological and immunoglobulin VH gene analysis of interfollicular small lymphocytic lymphoma provides evidence for two types. *Am J Pathol.* 2000;157(4): 1063-1070.
57. Matutes E, Oscier D, Montalban C, et al. Splenic marginal zone lymphoma proposals for a revision of diagnostic, staging and therapeutic criteria. *Leukemia.* 2008;22(3):487-495.

第21章

套细胞淋巴瘤

Elias Campo, Pedro Jares, Elaine S. Jaffe

章节目录

21.1　定义

WHO分类中，套细胞淋巴瘤（MCL）定义为一种B细胞肿瘤，由单形性、小到中等淋巴细胞组成，细胞核不规则，形态类似中心细胞，但是其核轮廓比中心细胞稍不规则。缺乏肿瘤性转化细胞（中心母细胞）、副免疫母细胞和增殖中心。肿瘤细胞均为共同表达CD5的B细胞表型[1]。其遗传学特点为11q13易位和BCL1重排，导致Cyclin D1持续过表达，是肿瘤形成的重要发病机制。这些遗传学和分子学异常对认可MCL作为一个独特的疾病实体和制定精确的诊断标准至关重要，进而识别MCL患者广泛的形态学谱系和多种临床表现[2]。

MCL包括Kiel分类先前认识的中心细胞淋巴瘤[3]以及美国文献中一些B细胞淋巴瘤的不同亚型（曾称为中间分化的淋巴细胞淋巴瘤[4]、中间型淋巴细胞淋巴瘤[5]和套区淋巴瘤[6]）。运用包括形态学、免疫表型、遗传学和分子生物学在内的多学科研究方法，加深了对MCL的认识和理解，促进了概念上的演变，成为研究淋巴瘤的范例，从而确定更完善的疾病定义[2,7]。大多数MCL的生物学行为具有明显侵袭性，少数患者通过目前的治疗方案可治愈或获得长期生存。需要研究新的治疗方法以克服常规治疗方法对这种侵袭性淋巴瘤的耐药性。

21.2 流行病学和临床表现

MCL占非霍奇金淋巴瘤（NHL）的2.5%~10%，多见于老年男性〔男女比例（1.6~6.8）：1〕，中位年龄60岁（范围29~85岁）（表21.1）。男性居多的原因不明。平均年发病率估计0.42人/10万（范围0.38~0.49，男性平均0.7，女性平均0.2）[8]。与慢性淋巴细胞白血病（CLL）类似，MCL可有家族性，并发其他淋巴瘤[9]。超过70%患者表现为Ⅳ期病变，伴全身淋巴结肿大和骨髓侵犯，但巨大肿块和B症状不常见（表21.1）[10-20]。肝脾大相对常见，30%~60%病例表现为巨脾。病理性脾破裂可能是MCL最初的临床表现[21]。一些患者有显著的脾大，而浅表淋巴结肿大不明显或缺乏。这种表现通常伴有外周血的累及，并且可能难以与其他淋巴系白血病相鉴别[22,23]。

MCL常见结外受累。30%~50%患者有超过两处结外部位的肿瘤浸润。然而，仅4%~15%病例出现结外表现而没有明显的淋巴结累及。据报道10%~25%患者累及胃肠道，可作为疾病的首发表现，也可能出现在疾病过程中。胃肠道累及的一种独特表现是淋巴瘤样息肉病，呈多发性淋巴瘤样息肉，可发生在小肠和大肠。有些患者可出现腹部疼痛和黑粪症[24]。无胃肠道症状的胃肠道累及很常见，亦无肉眼病变，仅在镜下检测到肿瘤浸润，这种现象很少会改变患者的临床处理[25]。10%~20%患者有中枢神经系统的累及。与其他结外部位相比，中枢神经系统累及通常是晚期病变，并与耐药性疾病或全身复发有关，预后不良[26,27]。临床表现还包括下肢轻瘫、复视和面部麻痹。这些患者常为进展期疾病，常有广泛的结外部位浸润和白血病表现。通常累及的其他结外部位包括Waldeyer环、肺和胸膜（5%~20%）。少见的病变部位包括皮肤、乳房、软组织、甲状腺、唾液腺、外围神经、结膜和眼眶[10,20]。

表21.1 套细胞淋巴瘤（MCL）的临床特点

特征	患者%（范围）
中位年龄：60岁（范围，29~85岁）	—
男女比：3：1〔范围，（1.6~6.8）：1〕	—
累及部位	
全身淋巴结肿大	80（75~87）
骨髓	71（53~82）
脾（脾大）	51（27~59）
肝（肝大）	20（11~35）
胃肠道	16（9~24）
Waldeyer环	9（2~18）
肺/胸膜	9（2~17）
外周血	39（24~53）
巨大肿块（≥10cm）	18（5~25）
一般状况差	24（6~51）
B症状	28（14~50）
乳酸脱氢酶升高	37（16~55）
$β_2$微球蛋白升高	52（50~55）
Ⅲ-Ⅳ期	81（72~89）

不同研究中，诊断时外周血累及率不一，部分原因是疾病的定义不同。20%~70%患者诊断时常规检查可检测到白血病累及。外周血可发现非典型淋巴细胞但无淋巴细胞增多，几乎所有患者可用流式细胞术检测到[28]。一些患者呈现白血病累及，无或很少淋巴结病变。白血病累及可出现在疾病的发展中，并可能代表疾病进展的一种表现[29,30]。一些患者具有侵袭性很强的白血病表现，类似于急性白血病。这些病例具有母细胞样形态；复杂的核型，偶尔有8q24染色体异常；进展非常快，中位生存期仅3个月[31-33]。

10%~40%患者出现贫血和血小板减少，大约50%病例可检测出乳酸脱氢酶和$β_2$微球蛋白水平升高。

有报道称10%~30%患者有低水平的单克隆性血清成分[12,20,34]。然而，一些病例中血清和肿瘤细胞表面Ig类型是不同的。据报道，有12%~21%患者在诊断MCL之前或之后检测到并发第二种肿瘤，其中以泌尿道肿瘤占有一定的优势；提示MCL患者增加了第二种恶性肿瘤的发生率[10,35]。

21.3 假定的细胞起源

MCL的大多数病例来源于生发中心前童贞B细胞亚群，表达CD5。人类$CD5^+$ B细胞存在于胎儿淋巴组织和血液中，并随着年龄增长而减少。在成人，仅有少数$CD5^+$ B细胞循环，并集中在初级滤泡和次级滤泡的套区。由于肿瘤细胞围绕裸中心细胞分布并且碱性磷酸酶阳性，早期研究表明这种肿瘤与初级淋巴滤泡和次级滤泡的套区细胞有关[36]。然而，CD5在MCL的表达非常高，类似于胎儿B细胞的强度，这与成人滤泡套区细胞亚群的低表达相反[37]。MCL也保留了正常情况下童贞B细胞和滤泡套区细胞所表达的不同基因，如TCL-1[38]、酪氨酸磷酸酶SHP1[39]和polycomb成员BMI1[40,41]。

大多数MCL仅有少数或没有Ig易变区重链（*IgHV*）基因的体细胞变异，证实了它起源于生发中心前细胞。然而，15%~40%的MCL可检测出体细胞超突变，提示一些肿瘤起源于已经历了滤泡生发中心突变机制影响的细胞。MCL的突变率低于其他淋巴组织肿瘤，如CLL或滤泡性淋巴瘤（FL），提示较弱的生发中心微环境影响[42]。MCL已检测出IgHV3-21、IgHV3-23和IgHV4-34基因，提示其可能起源于B细胞的特定亚群。然而，与CLL对比，伴有IgHV3-21基因的肿瘤主要发生在未突变的MCL、倾向于时间生存更长[43,44]并且基因组失衡似乎更少[45]。与CLL相反，MCL中*IgVH*基因突变位点与生存期或ζ相关蛋白-70（ZAP-70）的表达无关[44,46]。有趣地是，具有白血病表现而无淋巴结临床表现的MCL患者伴有*IgVH*基因的频繁突变，并与长期生存有关[23]。

21.4 形态学

MCL的组织结构和细胞形态谱系比以前的认识更加宽广。尽管MCL有明确的病理特点，某些形态学变异型与其他NHL具有相似之处，可能需要借助辅助研究进行鉴别诊断（表21.2）。

21.4.1 结构模式

淋巴结MCL通常表现为结构消失，包括3种可能的生长方式：套区生长、结节性生长或弥漫性生长（图21.1）。套区生长方式特征性表现为肿瘤细胞围绕反应性“裸”生发中心使得套区增厚[6,14]。这种生长方式可能保留淋巴结的部分结构，并与滤泡增生或套区增生难以鉴别[47]。常见套区生长方式过渡为结节性和弥漫性生长方式，但极少数病例中结节很显著，导致误诊为FL[29]。然而，一些结节可呈实性，没有残余生发中心的证据，表明这种结节代表初级滤泡的恶性对应成分。另外，结节性生长方式可能是由于肿瘤细胞对原有生发中心的大量浸润和破坏。在一些病例中，Cyclin D1染色有助于鉴别原发性浸润或继发性植入反应性生发中心，后者可能对应结节性生长方式的早期阶段（图21.2）。在弥漫性生长方式更明显的肿瘤中也可能见到残余的生发中心，但是可能仅见于局灶区域。

表21.2 套细胞淋巴瘤（MCL）主要诊断特征

形态学	描述
结构模式	套区生长方式、结节性生长方式或弥漫性生长方式
细胞学变异型	
经典型	单一增殖的小到中等大小的淋巴细胞
	有轻微的核裂，且核仁缺乏
	小细胞性MCL具有圆形核，类似于CLL
	缺乏中心母细胞、前淋巴细胞和副免疫母细胞
母细胞样	中等大小细胞
	核圆形、染色质稀疏
	核仁不显著
	核分裂指数非常高
多形性	中等至大的细胞
	不规则核伴有纤细、弥散的染色质，可见小核仁
	高的核分裂指数
小细胞性	小而圆的淋巴细胞伴有更为集中的染色质
	缺乏前淋巴细胞，副免疫母细胞和增殖生长中心
边缘区样	肿瘤细胞质宽、淡染
	细胞核可是经典型形态或母细胞样形态
其他特征	分散的粉染的组织细胞，无凋亡小体（母细胞样MCL偶有典型的“星空现象”）
	小血管透明变
免疫表型	B细胞标记，共同表达CD5和CD43
	恒定的Cyclin D1^{+}
	CD10、BCL6、CD23和MUM-1通常均为阴性
遗传学	恒定t（11；14）（q13；q32）
	母细胞样MCL有复杂核型
	多形性MCL和母细胞样MCL有四倍体克隆

注：CLL，慢性淋巴细胞白血病；MCL，套细胞淋巴瘤。

21.4.2 细胞学变异型

经典型（常见的或典型的）MCL的细胞学特征包括单一的小至中等淋巴细胞增生，细胞质稀少，不同程度的核不规则，染色质致密、分布均匀，核仁不明显（图21.3）。无或罕见大细胞伴丰富细胞质或显著核仁；一旦出现，它们可能对应于被淋巴瘤细胞掩盖的残余生发中心的反应性中心母细胞。偶尔有些病例显示具有圆形核的小淋巴细胞为主（图21.3）。这种变异型可能与慢性淋巴细胞白血病/小淋巴细胞淋巴瘤（CLL/SLL）鉴别困难。然而，MCL没有增殖中心（生长中心）或孤立的幼淋巴细胞和副免疫母细胞。这种小细胞性MCL与经典型MCL的临床行为没有区别，但是认识这种变异型很重要，可以避免误诊为CLL。经典型和小细胞性MCL的增殖活性因病例不同而各异，但是核分裂象通常少于1~2个/HPF。然而，一些经典型MCL显示较高核

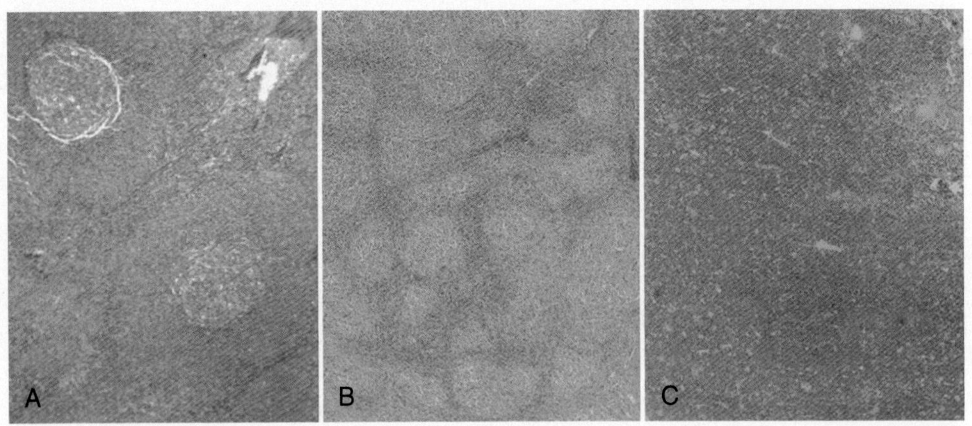

图21.1 套细胞淋巴瘤（MCL）的结构模式。A. 套区生长方式：肿瘤细胞围绕反应性生发中心周围使套区呈袖口状膨胀。B. 结节性生长：结节由肿瘤细胞组成，没有证据表明残存的生发中心。C. 弥漫性生长方式：淋巴结被肿瘤细胞弥漫性浸润

分裂指数，类似于母细胞样MCL，这些患者可能具有侵袭性临床过程[48,49]。较常见散在分布的上皮样组织细胞伴嗜酸性细胞质，但很少形成微小肉芽肿（图21.4）。这些组织细胞一般不含有吞噬的凋亡小体。常见滤泡树突细胞的细胞核，其典型特征是细胞核重叠、核膜纤细和“空”染色质。在一些病例中，肿瘤中散在分布透明变性小血管。

侵袭性较强的MCL可有多种形态学表现，其范围包括淋巴母细胞样单一细胞群（母细胞样MCL），到多形性更明显的大而不规则细胞，类似于弥漫大B细胞淋巴瘤（DLBCL）（图21.3）。这些变异型可能代表形态学谱系的两端，可以观察到经典型与这些变异型之间的过渡区域。某些肿瘤具有非常不一致的细胞学形态，多形性细胞混合在经典型细胞之间[42,50]。正如经典型MCL，这些细胞学变异型都有相同的表型和遗传学改变，包括11q13易位和Cyclin D1过表达，表明它们对应于相同实体[51,52]。

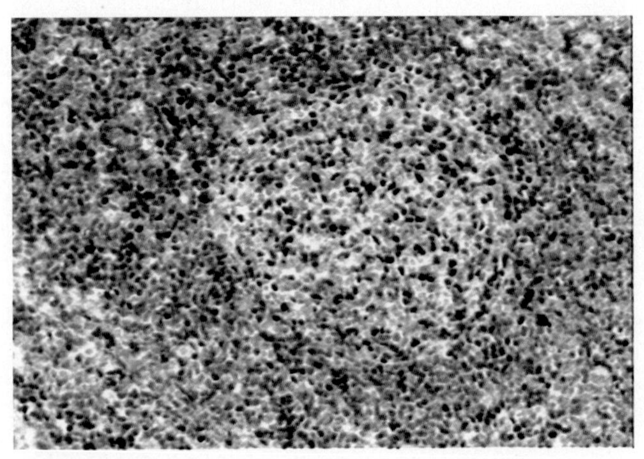

图21.2 Cyclin D1染色，突出显示反应性生发中心被肿瘤细胞植入

母细胞样MCL的特征是中等大小的单一淋巴细胞群，细胞质稀少，核圆形、染色质细腻、弥散，核仁不明显[51]。这些病例可能类似淋巴母细胞淋巴瘤（LBL）或急性髓系白血病（AML）累及淋巴结。母细胞样MCL的核分裂指数非常高，核分裂超过2~3个/HPF。可见组织细胞伴可染小体和“星空现象”。

具有较明显多形性或大细胞形态的MCL最初在Kiel分类中被定义为间变性中心细胞淋巴瘤或中心细胞样亚型的中心母细胞淋巴瘤[53,54]。这些肿瘤由更异质性大细胞组成，核卵圆形或不规则、有核分裂，染色质细腻、弥散，有明显的小核仁（图21.3）。核分裂指数高，但通常比母细胞亚型低。在一些病例中，核分裂象显著深染，染色体数量明显偏高。这种现象与四倍体克隆有关[55]。这种多形性MCL与大细胞淋巴瘤鉴别困难。然而，细胞核具有特征性核分裂、染色质细腻弥散，以及大细胞核和小核仁之间不协调，这些表现提示套细胞起源。这些病例必需通过辅助研究来证实诊断。一些白血病性MCL（又称为幼淋巴细胞性MCL），实际上可能是多形性MCL的白血病形式[56-59]。

部分病例中，可能具有不同数量的、胞质丰富淡染的细胞，类似于单核样B细胞（图21.5）[60]。其细胞核可能具有母细胞样或经典形态，但细胞质特殊，可能想到边缘区淋巴瘤（MZL）和毛细胞白血病（HCL）的可能性。某些病例中，这些单核细胞样细胞甚至可能蔓延到淋巴滤泡的边缘区，到达明显保留的套区之外（边缘区

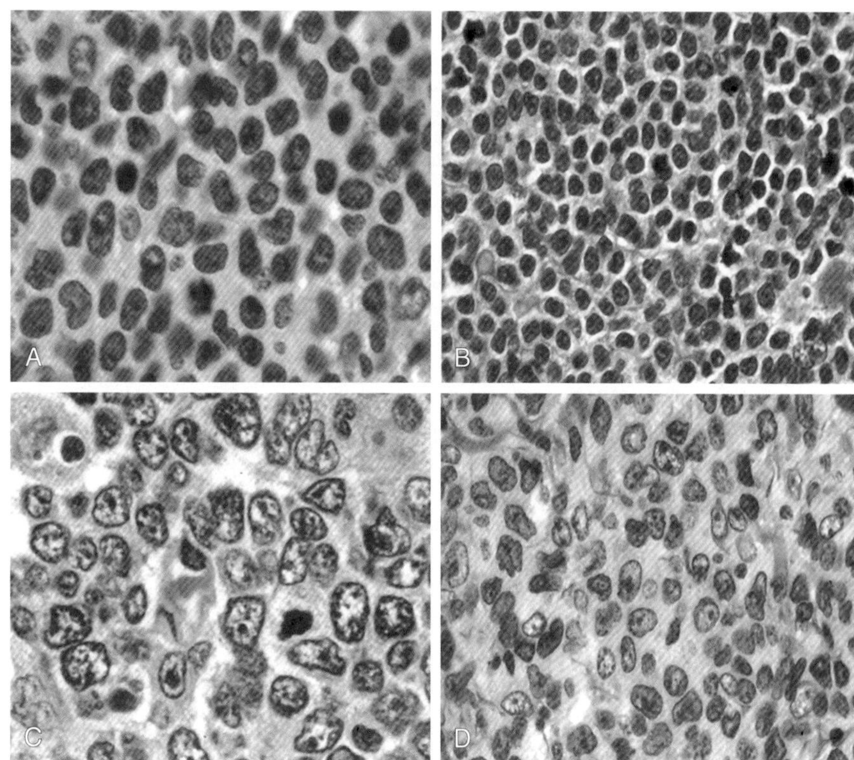

图21.3 套细胞淋巴瘤（MCL）的细胞学变异型。A. 典型或经典型MCL的特征包括小至中等淋巴细胞，核不规则，染色质致密，胞质稀少。B. 小细胞性MCL由小淋巴细胞组成，核圆形，类似于CLL；但无幼淋巴细胞和副免疫母细胞。C. 在母细胞样CML中，肿瘤细胞为中等大小淋巴细胞，核圆形，染色质纤细、弥散，核仁不明显或核仁很小，核分裂指数高。D. 多形性CML由大细胞组成，细胞核非常不规则

样MCL）。CD5^{+}和Cyclin D1^{+}是诊断这种变异型的关键。一些罕见的MCL病例可能有浆细胞分化相关性克隆[61]。

21.4.3 骨髓和外周血

50%~91%患者发生骨髓浸润，不管外周血是否累及，粗针穿刺活检的检出率高于细针穿刺[64]。某些研究中骨髓累及率较高，是采用双侧活检所致[64]。浸润模式可以是结节性浸润、间质性浸润或小梁旁浸润，大多数活检存在这几种模式的组合。罕见孤立性小梁旁聚集灶。在一些病例中可见骨髓弥漫性浸润。浸润程度与MCL淋巴结活检中所证实的组织学变异型、结构模式和患者生存期似乎并不相关[64]。免疫染色，包括Cyclin D1和P27，可用于骨髓活检MCL与其他小细胞淋巴瘤的鉴别诊断[63,65]。

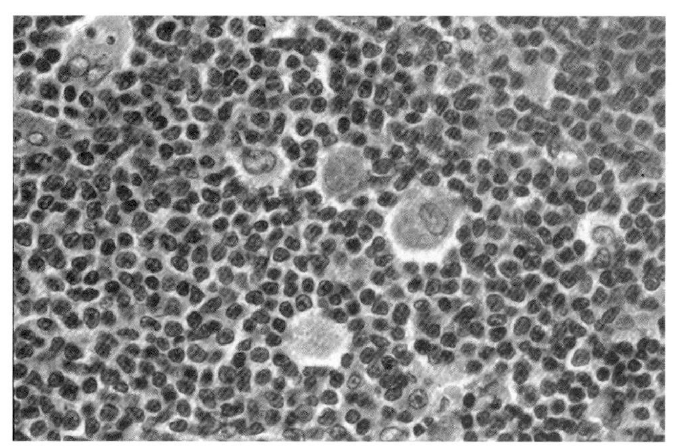

图21.4 经典型套细胞淋巴瘤（MCL）。散在分布的组织细胞伴嗜酸性细胞质

外周血和骨髓穿刺中肿瘤细胞形态类似于组织标本的形态谱系（图21.6）。大多数MCL的循环细胞通常呈现小至中等细胞的混合，胞质稀少，核显著不规则和网状染色质。一些细胞核圆形，但不像CLL的粗块状染色质。白血病性母细胞样MCL可能类似急性白血病，表现为中等至大细胞，核质比高，染色质细腻、弥散，核仁相对小或不明显。据许多研究报道，某些白血病性MCL具有非常大的异型细胞和显著核仁，似乎对应于多形性MCL的白血病期[56-58]。实际上，这些病例中有一部分呈超二倍体核型[56]，并与淋巴结多形性MCL有关[59]。这类病例以前被诊断为B幼淋巴细胞白血病（PLL）伴t（11；14）易位和Cyclin D1过表达，现在认为是白血病性MCL[1]。

21.4.4 脾

肉眼检查，MCL累及的脾显示多发性微小结节，偶尔可伴有血管周围浸润。组织学上，MCL与脾其他小

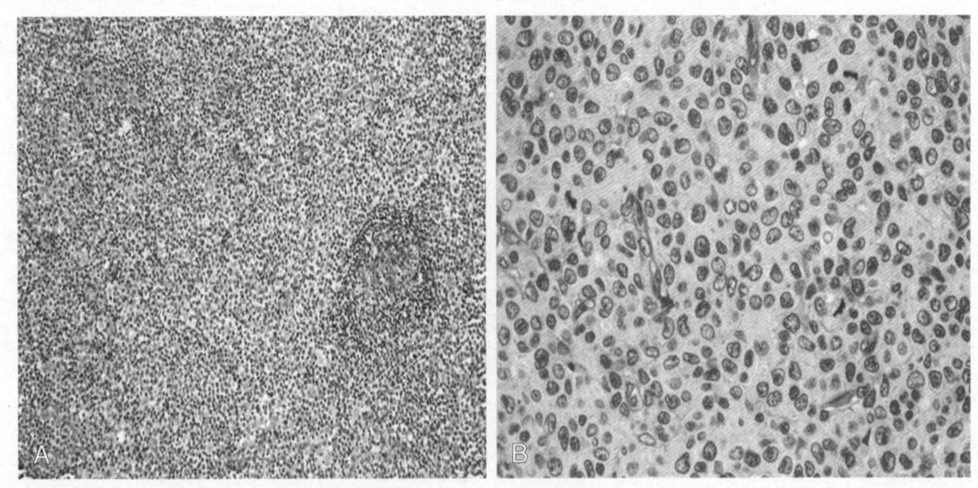

图21.5 套细胞淋巴瘤（MCL）伴边缘区模式（边缘区样MCL）。A. 肿瘤细胞扩大至边缘区，到达明显保留的套区之外。在一些病例中，Cyclin D1染色可以显示套区由这种胞质较少的肿瘤细胞组成。B. 在边缘区的肿瘤细胞具有丰富淡染的细胞质，类似单核样细胞

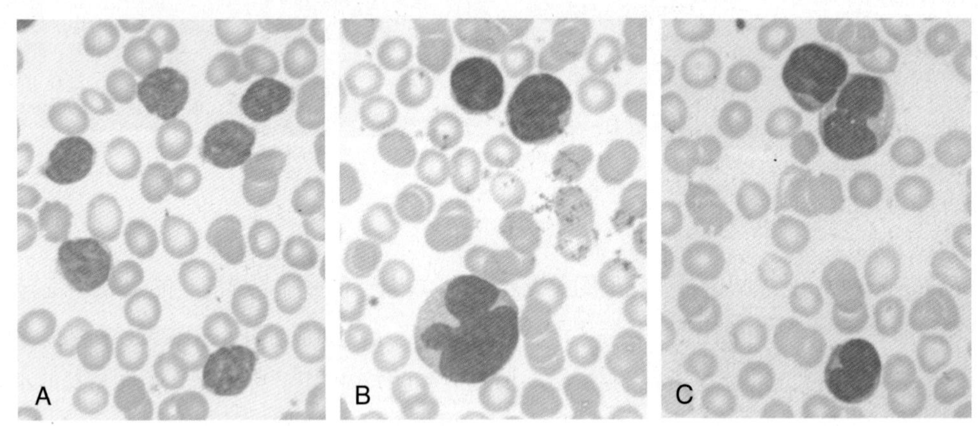

图21.6 白血病性套细胞淋巴瘤（MCL）外周血涂片中肿瘤细胞的细胞形态学谱系。A. 经典型MCL，肿瘤细胞为小淋巴细胞，核有轻微凹痕和核分裂，染色质致密，胞质较少。B. 母细胞样MCL，小的异型细胞混杂着较大多形性肿瘤细胞伴不规则核。C. 在其他病例中，所有异型细胞更像母细胞形态，染色质细腻、弥散，核仁明显（Giemsa染色）

细胞淋巴瘤难以鉴别[22,66,67]。白髓结节扩大，红髓可有程度不一的累及。50%病例中可见残余的裸生发中心。与其他部位一样，肿瘤细胞显示单一的细胞形态。值得注意的是，一些病例结节周边呈现边缘区样区域，其组成细胞具有较丰富的淡染胞质[67]。

21.4.5 胃肠道

MCL在胃肠道发病的一种常见表现是淋巴瘤样息肉病，它在小肠和大肠内发生多发性淋巴瘤样息肉（图21.7）。也可表现为大肿块（通常位于回盲部）和区域淋巴结肿大[24,68,69]。这些临床病理表现虽然具有MCL的相对特异性，但其他类型的NHL也可出现类似表现，尤其是FL和MALT淋巴瘤[69,70]。Cyclin D1表达和BCL1重排对这些肿瘤的鉴别诊断很有价值[68]。有时胃肠道累及也可不出现肉眼可见的息肉[71]，而是常常表现为表浅溃疡、大肿块和黏膜弥散性增厚。MCL的胃肠道镜下有黏膜浸润而无肉眼可见的大体病变也很常见[25]。在一

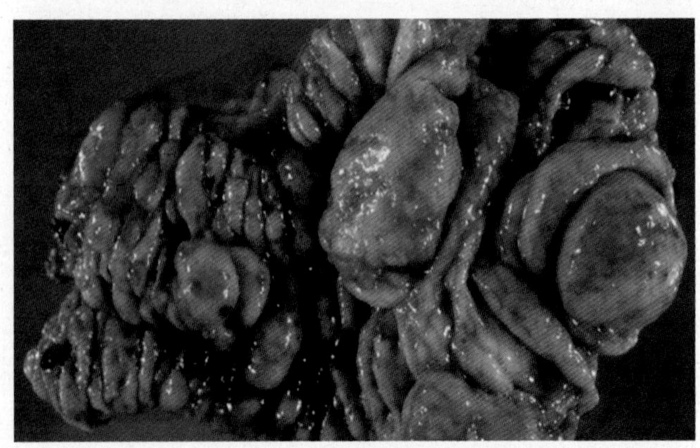

图21.7 套细胞淋巴瘤（MCL）累及肠道伴多发性淋巴瘤样息肉病。小息肉并发大肿块

些病例中，肿瘤细胞浸润腺体可能类似淋巴上皮病变，这使区分MCL或MZL较为困难。较少出现淋巴上皮病变并且呈单一淋巴细胞浸润，这些特点提示MCL的诊断[71]。与其他NHL一样，MCL侵犯胃肠道黏膜时表达α4β7整合素，它是一种归巢受体，通过连接黏膜地址素细胞黏附分子-1（MAdCAM-1），选择性表达在血管内皮细胞中[72]。

21.4.6 组织学进展

连续活检研究显示，MCL的组织学特征相对稳定[10,51,73]。在一些病例中，连续活检可观察到残存生发中心消失，从结节型进展到弥漫性模式[10,73]。某些情况下还可能会出现一个动态的过程，在疾病进展中组织学模式发生改变[15]。20%~25%患者中，母细胞样大细胞的数量和核分裂数均增多。然而，大多数母细胞样MCL可以在诊断时就已经识别，在连续活检中，经典型MCL到纯母细胞样MCL的细胞学进展相当少见，但在尸检中更常见[15]。在经典型进展为母细胞样MCL的偶发病例中，已证实两种变异型之间存在克隆性关系[74]。在一些病例中，肿瘤进展伴随明显的白血病期[29,30]。

21.4.7 套细胞淋巴瘤（MCL）与其他淋巴组织增殖性疾病的复合性病变

曾有报道，少数MCL病例在相同部位并发第二种恶性淋巴瘤。MCL成分可并发FL[75]、CLL/SLL[75]、浆细胞瘤[76]、多发性骨髓瘤（MM）[77]或HL[78,79]。这两种成分可通过两种淋巴瘤不同的形态学和明显不同的表型所识别。分子学研究发现，这些肿瘤具有不相关的克隆性重排，提示它们具有不同的克隆性起源。然而，在MCL并发第二种淋巴瘤中的两个病例中，显示出共同的克隆特异性IgH重排，提示这种单一恶性克隆的少见演进形式导致了形态学、表型和分子学均不相同的两种淋巴瘤[78]。

21.5 免疫表型

MCL是一种成熟B细胞肿瘤，表达B细胞标记CD19、CD20、CD22和CD79a（图21.8；表21.3）。表面Ig通常呈中等至强阳性，常共同表达IgM和IgD。与其他B细胞淋巴瘤相比，MCL有一种特殊倾向：λ轻链比κ轻链表达更常见（表21.3）。在这些肿瘤中，残存的生发中心总是多克隆性。与CLL/SLL一样，MCL具有一种独特表型：几乎所有病例都共同表达T细胞相

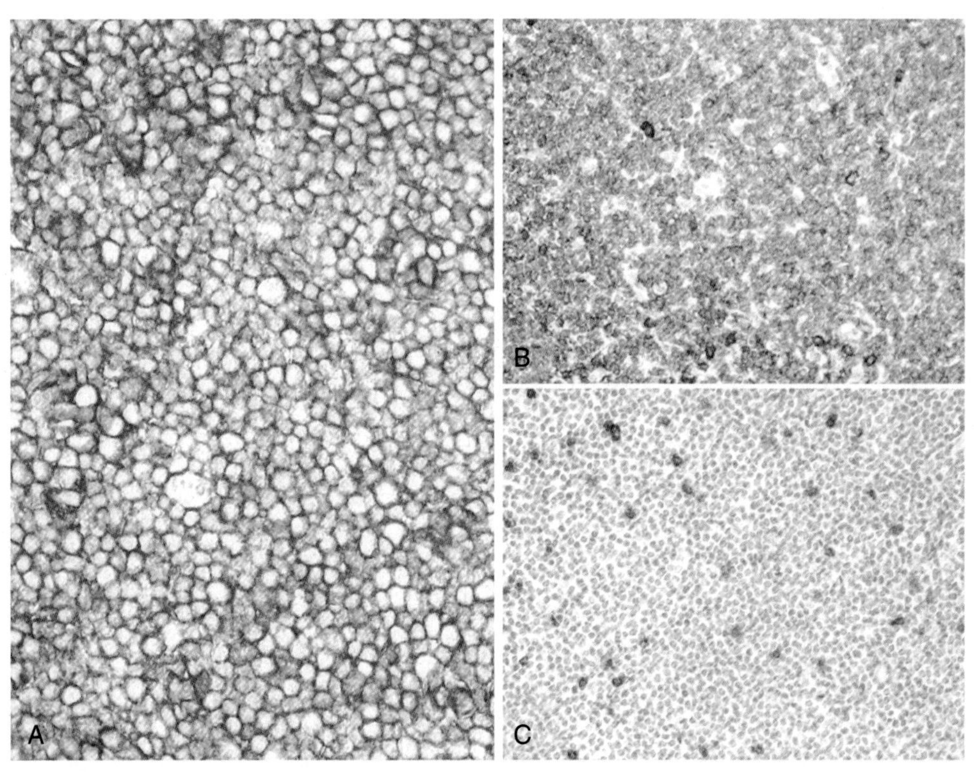

图21.8 **套细胞淋巴瘤（MCL）免疫表型**。A. 肿瘤细胞CD20强阳性。B. 同时表达CD5。C. 散在反应性$CD3^+$T细胞

表21.3 小细胞恶性淋巴瘤的免疫表型

诊断	Ig*	CD20	CD3	CD5	CD43	CD23	CD10	BCL6	Cyclin D1	IRF4/MUM-1	annexin A1
CLL	M/D	+	−	+	+	+	−	−	−	+/−[†]	−
MCL	M/D/ λ	++	−	+	+	−	−	−	+	−	−
FL	M/G	++	−	−	−	−	+	+	−	−	−
LPL	M	++	−	−	+	−	−	−	−	+	−
MALT淋巴瘤	M	++	−	−	−/+	−	−	−	−	+/−[‡]	−
SMZL	M/D	++	−	−	−	−	−	−	−	+/−[‡]	−
HCL	G/ λ	++	−	−	−	−	−	−	−/+	−	+

注：CLL，慢性淋巴细胞白血病；FL，滤泡性淋巴瘤；HCL，毛细胞白血病；LPL，淋巴浆细胞淋巴瘤；MALT，黏膜相关淋巴组织结外边缘区淋巴瘤；MCL，套细胞淋巴瘤；SMZL，脾脏边缘区淋巴瘤。

* κ 表达远多于 λ，除非表中已经注明。

† 偶尔前淋巴细胞和副免疫母细胞阳性。

‡ 浆样分化细胞阳性。

关抗原CD5（图21.8）。偶尔可见CD5⁻ MCL。此外，这两种淋巴瘤经常表达CD43，但其他T细胞抗原通常阴性。个案报道，流式细胞术检测发现MCL呈CD8⁺[80]和CD7⁺[81]。MCL通常不表达CD23，而几乎所有CLL/SLL病例都表达CD23[82,83]。据报道，罕见母细胞样MCL呈CD23⁺，而流式细胞术发现许多MCL CD23弱表达[84]。CD10和BCL6（与滤泡中心细胞和FL相关的标记物）以及MUM-1/IRF4（与B细胞后期分化和浆细胞分化有关的抗原）在MCL中通常呈阴性。偶有病例显示BCL6染色，文献中报道某些病例CD107⁺[85-87]。

MCL恒定地过表达Cyclin D1，具有高度特异性，并有BCL1位点的基因重排（见下文）[52,88,89]。已经研发了几种Cyclin D1单克隆抗体，适用于常规固定、石蜡包埋组织的免疫组织化学检测，非常有助于诊断MCL（图21.9，图21.2）[63,90,91]。然而，这种技术可能存在操作困难，有学者提议采用热修复和过夜孵育的方法[92]。最近研发的Cyclin D1兔单克隆抗体似乎染色结果更一致[93]。骨髓活检的检测可能更需要特别注意[94]。除了免疫组织化学，已研发了检测Cyclin D1过表达的其他技术，包括RT-PCR检测新鲜冰冻组织[95]或石蜡包埋组织以及定量RT-PCR[96]。当常规免疫组织化学不成功或者难以实施时，这些备用方法或许有帮助，例如白血病性淋巴组织增殖性疾病或细针穿刺活检标本。应用这些敏感的方法，几乎所有的MCL都可检测出Cyclin D1的过表达。

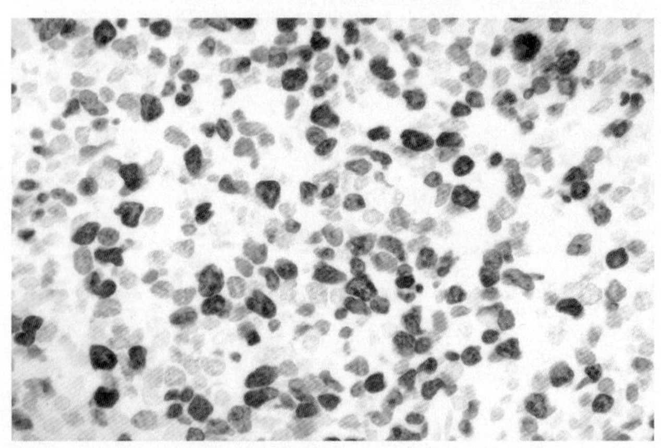

图21.9 套细胞淋巴瘤（MCL）。Cyclin D1表达于细胞核，强度不一（免疫染色）

Cyclin D1总是表达于细胞核，但在不同细胞之间或不同病例之间的表达强度不一，可能受mRNA、蛋白稳定性以及与其他蛋白相互作用等因素的影响（图21.9）。Cyclin D1也可表达于组织细胞、内皮细胞和上皮细胞的细胞核，可作为重要的阳性内对照。除MCL之外，在伴有t（11；14）易位、基因扩增或基因无明显结构改变的MM中，25%病例表达Cyclin D1[97]。HCL[98,99]和CLL中增殖中心的细胞也可检测出Cyclin D1低水平表达，但这种表达与BCL1重排无关[100]。偶有报道SMZL也表达Cyclin D1[60,101]。然而大多数这些肿瘤用Northern印迹或免疫组织化学分析都是阴性[102,103]。

对于MCL的鉴别诊断，免疫组织化学检测细胞周期依赖的激酶（CDK）抑制因子$p27^{Kip1}$也很有用。在NHL中$P27^{Kip1}$的表达总是与细胞增殖活性呈负相关。因此，在CLL、FL和MZL中$P27^{Kip1}$强表达，但在大细胞淋巴瘤中总是呈阴性或弱表达。在MCL中，P27染色与增殖率无关，通常在经典型MCL中呈阴性，但在母细胞样CML中呈阳性[104]。HCL也是阴性或者非常弱阳性表达[65]。在MCL和HCL中，p27^Kip1的这种独特染色机制目前尚不明确（见下文），但这种染色模式在对这些肿瘤鉴别诊断时很有用，尤其是在Cyclin D1染色失败的情况下[65]。

Ki-67（MIB-1）增殖指数对评估这些肿瘤的增殖活性很有用，在MCL中核分裂指数、Ki-67增殖指数和S期之间密切相关[105]。一般在经典型MCL中Ki-67增殖指数低，而在母细胞样MCL中Ki-67增殖指数高[51,105]。然而，某些经典型MCL中Ki-67增殖指数也可能较高[49]。

MCL通常含有明显的滤泡树突细胞（FDC）网，与结节性生长方式相比，弥漫性生长方式中存在FDC网的频率及其分布的变化程度比较高。在结节性病例中，有2种不同的FDC模式。一种为密集和向心性FDC网，可能代表先前存在的滤泡中心被肿瘤细胞植入，而另一种松散和不规则FDC网可能对应于增大的初级滤泡[106]。Cyclin D1染色可识别肿瘤细胞早期浸润生发中心。

21.6 细胞遗传学

MCL中特征性细胞遗传学改变是t（11；14）（q13；q32），但也有报道涉及11q13断裂点的多种变异型易位[107]。高达65%的MCL可检测出常规细胞遗传学的染色体易位。几乎所有MCL采用FISH可检测出这种细胞遗传学改变[108~110]。早期研究报道，其他淋巴组织增殖性疾病也存在t（11；14）易位，但其中大多数可能被误诊并且可能是MCL[7]。然而，在5%多发性骨髓瘤中已证实有t（11；14）易位[7,111]。在认识MCL之前，B-PLL已经定义为一个独立类型，最近回顾性研究发现大多数伴t（11；14）易位的B-PLL可能为MCL[112]。利用分子学技术分析MCL和MM中的染色体易位，发现这些肿瘤中的发生机制可能不同，MCL中有VDJ重组的错误，而MM中则是开关重组过程的错误[113]。此外，在MM中存在Cyclin D1扩增而无易位，但这种情况在MCL中不存在[97]。

包括常规分析、FISH、比较基因组杂交和基因阵列分析在内的细胞遗传学研究已经发现了MCL存在大量继发性染色体改变[114]。已明确或高度提示这些改变的靶基因（表21.4）。大多数常见的继发改变包括染色体1p、6q、8p、9p、10p、11q、13p、17p的丢失、和3q、7p、8q、12q、18q、Xq的获得。一些研究表明[115]，白血病表现与染色体8p丢失有关，而其他表现则不存

表21.4 比较基因组杂交和基因阵列检测套细胞淋巴瘤（MCL）中常见染色体位点改变

染色体区域*	频率（%）	靶基因†	功能过程
获得			
3q25~qter	32~70	*ECT2，SERPINI2，?*	?
4p12~13	57	*?*	?
7p21~22	16~34	*CARD11，GPR30，ETV1*	?
8q21~qter	16~36	*MYC*	细胞生长，增殖，凋亡
9q22	16~31	*SYK，GAS1，FANCC*	细胞信号传导
10p11~12	12~24	*BMI-1*	细胞周期，DNA损伤应答，抗衰老
11q13.3	14	*CCND1*	细胞周期
12q13	3~30	*CDK4*	细胞周期
13q31.3	5~11	*C13orf25*	?
18q11~q23	18~55	*BCL2*	抗凋亡
丢失			
1p13~31	18~52	*GCLM，CDC14A，DPYD，CDKN2C，FAF1*	?
2q13	17	*BCL2L11[‡]*	前细胞凋亡
6q23~q27	18~38	*TNFAIP3，IFNGR1*	
8p21~pter	17~34	*TNFRSF10A，FRSF10B，TNFRSF10C，TNFRSF10D，DLGAP2*	?
9p21~p22	18~41	*CDKN2A，ARF1，MOBKL2B[‡]*	细胞周期，DNA损伤应答
9q21~qter	18~45	*CDC14B，FANCC，GAS1*	?
10p14~p15	18~31	*PRKCQ，KIN*	?
11q22~q23	16~59	*ATM*	DNA损伤应答
13q13.3~q34	25~70	*RFP2，ING1，LIg4，TNFSF13B，DLEU1，DLEU2*	?
17p13~ter	25~70	*TP53*	细胞周期，DNA损伤应答，抗衰老
22q11~q12	17~50	*UCRC，PRAME*	?

在[116−118]。与经典型相比，母细胞样MCL具有更复杂的核型和更高水平的DNA扩增[31,55,119]。另外，母细胞样MCL比经典型有更频繁的染色体失衡如3q、7p、12q的获得和17p的丢失。四倍体在多形性MCL（80%）和母细胞样MCL（36%）中比在经典型MCL中（8%）发生更频繁[55]。在某些具有高度侵袭临床过程的母细胞样MCL中，已证实有染色体8q24改变，包括t（8；14）（q24；q32）易位和变异[33,120]。近来的研究利用单核苷酸多态性技术分析发现在MCL中有频繁的单性畸变，且可能是肿瘤抑制基因突变失活的替代机制，如17p21的p53[118]。

21.7　分子特征

21.7.1　t（11；14）易位

t（11；14）易位将14号染色体Ig的重链连接区并置于11q13的BCL1（B细胞淋巴瘤/白血病1）区域。其他远离最初克隆区域的断裂点也被发现（图21.10）。大多数重排（30%~55%）发生在主要易位簇（MTC），然而高达10%~20%病例可在其他末端区域也有断裂点。MTC断裂点发生在11号染色体上一个相对较小的区域（大约80个碱基对）以及14号染色体IgJH区域5′端，因此，PCR技术有可能检测出这种易位[42]。

根据甲状旁腺腺瘤11号染色体转位——inv（11）（p15；q13）的研究，描述了一种新的基因PRAD−1，这一基因被认为是被t（11；14）易位激活的一个新候选基因[121,122]。它位于最初BCL1所在位置的下游近120kb，在此基因与这些断裂点之间未见其他转录单位。PRAD−1序列分析显示其与其他周期蛋白有高度同源性，被认为是一个G1期调节Cyclin D1家族中的新成员。于是，此基因被重命名为CCDN1或Cyclin D1[122]。

21.7.2　Cyclin D1 mRNA转录及多态性

Cyclin D1在正常淋巴细胞和骨髓细胞并不表达，但恒定表达于MCL，提示其在这种淋巴瘤发病机制中起重要作用[52,88,89]。研究显示mRNA有两个主要转录物，分子量分别为4.5kb和1.5kb。两者都包含Cyclin D1基因的整个编码区，但在3′非翻译区长度不同。一些MCL表达分子量大小改变的异常转录物，而不是4.5kb的转录物（图21.10）。表达异常转录物的肿瘤，其表达水平也高[52,89]。这些病例的分子研究显示3′端AUUUA失稳序列的丢失，导致Cyclin D1截短转录物半衰期延长。这些异常转录物是由于基因3′端的重排所致，通常与同一等位基因有规律的5′端断裂点并存[107,123,124]，或是由于在3′UTR区基因组的微缺失和点突变引起[125]。尽管在MCL中这些短转录物的作用仍不清楚，但其表达与Cyclin D1 mRNA高水平、高增殖活性和低生存率相关[125−127]，提示基因3′端继发事件在疾病的进展中起重要作用。在一些肿瘤中已检测到易位等位基因的获得和扩增，并且与Cyclin D1高水平表达有关[118]。

Cyclin D1基因4号外显子的终末密码子有频繁的多

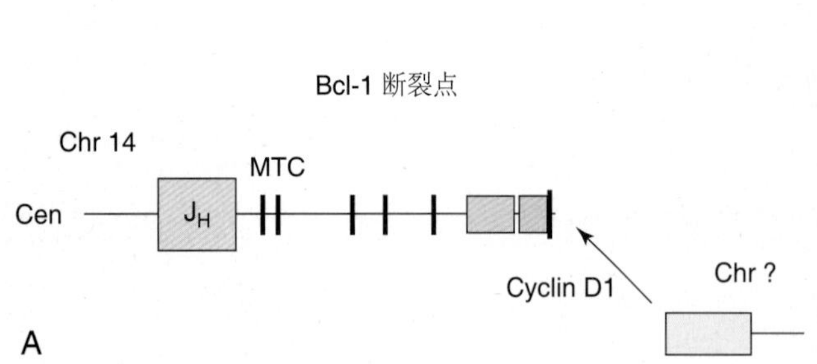

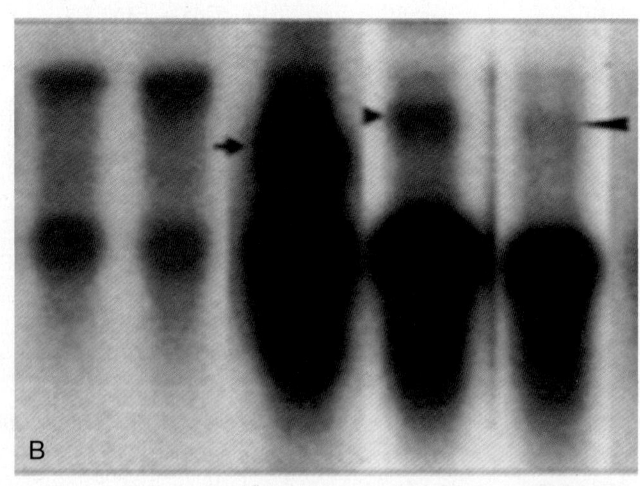

图21.10　t（11；14）易位的示意图。A. 此易位将IgJH区域与染色体11q13的BCL1区域并置。此易位将Cyclin D1基因。大多数的断裂点发生主要易位簇（MTC），但在MTC和Cyclin D1基因之间也有其他断裂点。在一些病例中，第二个断裂点发生在Cyclin D1的3′非翻译区。B. Cyclin D1的Northern印迹显示4.5kb和1.5kb的两个转录产物。肿瘤中Cyclin D1基因的3′非翻译区有第二个重排，产生一个异常的短转录物而不是4.5kb（箭头示）

态性，这可能修改了在外显子和内含子4之间的剪接体，从而产生了一个转录变异体，称为转录b，编码一个缺失整个5号外显子的较短的蛋白。这个替代的转录物和蛋白表达于一些正常和肿瘤组织，包括MCL[128]。尽管这一单核苷酸多态性与其他肿瘤的癌症发生风险增加或不良预后有关，但似乎对MCL无影响[129]。另外，尽管存在Cyclin D1同种型致瘤机制的证据，其在MCL形成中的意义仍不清楚，因为人类MCL细胞表达主要的Cyclin D1a同种型，而Cyclin D1b mRNA仅低水平表达[131]。

21.7.3 Cyclin D1的致瘤机制

Cyclin D1是一种癌基因，它与其他癌基因（一般是MYC和RAS）协同作用而发挥致瘤功能[132]。然而，Cyclin D1的致瘤机制目前尚不明确。Cyclin D1通过连接CDK4和CDK6来参与调节G1期。这种磷酸化视网膜母细胞瘤复合体导致抑制因子的失活，从而影响细胞周期过程[133]。视网膜母细胞瘤蛋白高磷酸化释放重要的转录因子，如E2F，其参与涉及细胞周期过程中其他基因的调控。在MCL，似乎所有新旧病例正常表达视网膜母细胞瘤蛋白，并且其功能域未检测到突变[134]。但是，视网膜母细胞瘤蛋白处于高磷酸化状态，尤其是母细胞样MCL；这与高增殖活性有关[105]。很多MCL检测到与之一致的E2F过表达[135]。这些发现提示Cyclin D1在这些肿瘤中可能通过克服视网膜母细胞瘤蛋白的抑制影响起作用。

MCL也可能损伤了控制G1晚期和G1-S期的转变。这一步是由Cyclin E-CDK2复合物和细胞周期激酶抑制剂$p27^{Kip1}$调节。与MCL不同，NHL中$p27^{Kip1}$蛋白表达与肿瘤增殖活性呈负相关[104]。在经典型MCL中免疫组织化学检测发现$p27^{Kip1}$丢失，相反，在母细胞样MCL中阳性。$p27^{Kip1}$基因未发现结构改变。$p27^{Kip1}$在MCL中独特表达机制目前尚不清楚，可能通过蛋白酶途径增加p27蛋白的降解[136]，以及被Cyclin D1过表达所封闭，导致其抗体无法检测[137]。此外，$p27^{Kip1}$抑制在G1末期CDK2和Cyclin E之间的复合物。$p27^{Kip1}$加速降解或被Cyclin D1所封闭，从而使这些复合物活化，并使得细胞进展到下个细胞周期阶段[104]。所有这些研究均提示Cyclin D1在MCL发展中起重要作用，可能克服视网膜母细胞瘤蛋白和$p27^{Kip1}$的抑制效果（图21.11）。除这些机制之外，Cyclin D1具有重要的致癌潜能，参与多个基因的转录调制，而不依赖于催化功能[138]。

21.7.4 分子途径改变

除了Cyclin D1失调控作为主要致癌事件之外，遗传学和分子生物学研究已证实其他改变也是疾病进展的重要机制。这些机制包括3个主要致病途径：细胞周期机制、DNA损伤细胞应答和细胞生存途径[114,139]。

21.7.4.1 细胞周期

高增殖MCL和临床侵袭性MCL在两个主要调控

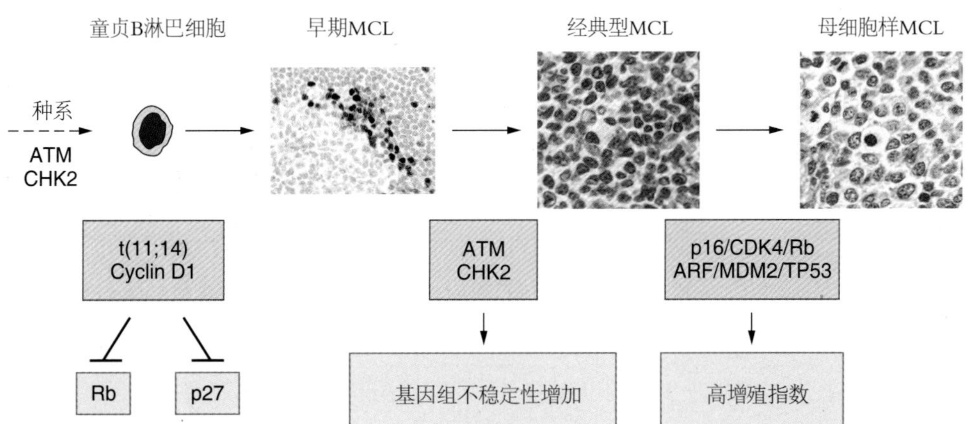

图21.11 套细胞淋巴瘤（MCL）发生发展中分子致病模式。一些患者的种系中，ATM或CHK2表现为失活突变，提示其可能促进肿瘤的发展。t（11；14）易位发生在未成熟B细胞，并导致Cyclin D1的组成性异常，使肿瘤性B细胞在淋巴滤泡的套区早期扩张。DNA损害反应途径的获得性失活，可能促进附加基因改变的发展，并促进经典型MCL细胞扩张。基因组不稳定性增加，可能以细胞周期基因和衰老调控通路为目标，形成侵袭性更强的变异型MCL

途径中携带癌基因改变：NK4a-CDK4-RB1途径和ARF-MDM2-TP53途径，分别涉及细胞周期调控和衰老。20%~30%母细胞样MCL检测出位于9p21 CDKN2A纯合子缺失，而不到5%经典型可检测其缺失[49,140]。在其他淋巴瘤中此位点的失活是由于高甲基化，而这种现象在MCL中不常见且意义不确定[141]。这个位点编码两个关键的调控元素：CDK4抑制因子INK4a和p53调控者ARF。INK4a缺失可能与Cyclin D1失调控协同作用，通过增加Cyclin D1-CDK4复合物活性促进G1-S期转变。另一致病机制可能是BMI-1的扩增和过表达，BMI-1是CDKN2A基因的转录抑制因子[40]。在MCL细胞株和一些MCL病例中，INK4家族其他成员（如CDKN2B和CDKN2C）通过纯合子缺失而失活[118,142,143]。

在一些侵袭性母细胞样MCL中确认了CDK4扩增，提高了MCL进展中G1-S期转变失调控的意义[144]。这些基因的扩增几乎只发生在伴有野生型CDKN2A位点的MCL，提示CDK4扩增是中断RB1-依赖性G1期和S期控制的另一机制。MCL的早期研究并没有发现这种肿瘤抑制基因的改变。然而，在一些高增殖MCL中报道了RB1的失活性微小缺失[145]。与CDK4扩增相似，这些改变发生于具有野生型CDKN2A位点的病例中，支持以下观点：此通路中一个以上成员的致癌改变对该肿瘤无生物学优势。

MCL中CDKN2A位点的纯合性缺失通常涉及ARF，ARF主要通过阻止MDM2介导的降解来稳定*P53*蛋白。这些位点的纯合性缺失决定了细胞周期和p53通路失调控的同步发生。在MCL患者中，TP53基因本身就是遗传学改变经常作用的靶点。*TP53*突变罕见于经典型低增殖MCL，但是大约30%的高增殖母细胞样MCL中可检测到此突变，通常与17p缺失有关[146,147]。*p53*失活的另一机制可能是MDM2过表达，后者已在少数MCL病例中检测到[148]。然而，驱动MDM2上调的机制尚不明确。尽管在伴有野生型CDKN2A位点的肿瘤中*TP53*失活，但*TP53*的失活与CDK4扩增或RB1缺失有关，提示肿瘤细胞在ARF-MDM2-TP53和NK4a-CDK4-RB1途径中同时失活，获得选择性优势。这些途径的同时失活是通过CDKN2A位点纯合子缺失、BMI-1扩增或TP53突变伴随CDK3扩增或RB1缺失而发生[144,145]。

21.7.4.2　DNA损伤反应基因

在MCL中最频繁的继发性染色体畸变之一是11q22-23区域的缺失，包括常见缺失区，即AT突变基因（ATM）所在位点[149]。ATM基因在DNA损伤应答中扮演一个重要角色，将DNA损伤传感器连接在不同的下游效应元件，从而调控细胞周期、细胞死亡和DNA修复。40%~75%的MCL中检测出ATM突变[150-152]。在经典型MCL中ATM失活与大量染色体畸变有关，表明该基因可能参与了这些肿瘤的染色体不稳定性[151]。偶尔MCL患者在种系中携带ATM突变[151,152]。与此相似，CLL患者在种系及淋巴细胞分化之前的细胞中检测出ATM突变，它很可能是一个非常早期的捐资诱发事件（图21.11）。CHK2是ATM下游的假定肿瘤抑制基因，同样也涉及DNA损伤应答途径。已有报道称MCL患者中此基因的失活是通过蛋白下调和偶然种系突变而实现，提示其与ATM类似，该基因的异常改变参与了MCL的发病（图21.11）。

21.7.4.3　细胞生存途径

其他分子事件（如细胞存活和细胞凋亡机制的失调控）似乎影响MCL形成。尤为特别的是，在MCL细胞株和某些原发性肿瘤中可检测出抗细胞凋亡BCL2基因的扩增和过表达[118]。BIM是前凋亡活性唯BH3家族的成员，在一些MCL细胞株中检测出纯合子缺失，但在原发性MCL中这些改变的重要性仍不清楚[156]。MCL1是BCL2基因家族的抗凋亡蛋白，它的过表达和母细胞样MCL有关[157]。NF-κB调节细胞生存和凋亡信号通路中不同基因的表达，在MCL细胞株和原发性肿瘤中可检测到NF-κB活性[158-160]。在MCL（尤其是母细胞样MCL）中AKT生存途径的激活与PTEN表达丢失有关[162]，且下游mTOR途径的激活可能赋予MCL细胞更高的增殖和生存能力[163]。酪氨酸激酶SYK参与B细胞受体信号途径以及B细胞AKT和NF-κB的激活，在一组MCL中其基因组扩增造成SYK过表达[164]。MCL中Wnt通路可能激活，且有助于细胞生存[165]。所有这些基因改变可作为开发新药的潜在靶点。

21.7.5　Cyclin D1阴性套细胞淋巴瘤

MCL表达谱分析已经能识别这种罕见肿瘤，除了Cyclin D1和t（11；14）阴性之外，其形态学、表型和全部表达谱与传统MCL无法区分。这些病例与传统MCL都有类似的临床表现、预后和继发遗传学改变，表明它们对应于同一疾病。然而，目前这些病例报道极少[166−169]。有趣地是，这些病例有Cyclin D2或Cyclin D3的高表达。尽管这些细胞周期蛋白的失调控机制尚不明确，其中的一些病例有t（2；12）(p12；p13）易位从而将Cyclin D2融合至κ轻链基因位置，或有t（6；14）(p21；q32）导致IgH和CCND3融合[168,169]。这些数据表明，在MCL肿瘤发生中，其他细胞周期蛋白的失调控可能是Cyclin D1过表达的另一机制。

认识Cyclin D1阴性MCL在常规诊断中具有挑战性。一些小B细胞淋巴瘤，如MZL、FL和SLL，在形态学和表型上均与MCL相似。区别这些肿瘤和Cyclin D1阴性MCL，可能对患者的治疗有帮助。Cyclin D2或D3免疫组织化学检测可能无帮助，因为这些细胞周期蛋白在其他类型淋巴瘤中也表达。然而，阵列研究显示，与其他淋巴瘤相比，这些细胞周期蛋白在Cyclin D1阴性MCL中明显增多。因此，研发定量分析（定量PCR）技术和寻找其他特异性标记物可能有助于鉴别诊断。最近基因表达谱研究显示，SOX11（一种转录因子）在成熟淋巴细胞中明显不表达，但在几乎所有MCL中高表达。SOX11免疫组织化学检测似乎对MCL有高度特异性，包括Cyclin D1阴性MCL，因此在临床实践中对鉴别这些肿瘤很有帮助[170,171]。

21.8 临床过程

MCL的临床行为相对具有侵袭性，对传统治疗方案反应差。不同系列研究中位生存时间为3~4年（图21.12）。仅有6%~35%病例可达到完全缓解，但在某些研究中高达50%[12,15,17]。然而，无病生存期非常短，只有极少数患者获得长期缓解。复发后，患者可经历几个月的相对缓慢临床过程，伴有淋巴结肿大和对化疗耐药的增加；随后，进入终末加速期，表现为更加迅速和进行性演进[172]。母细胞样MCL最初的临床表现与经典型MCL较相似，但前者临床进展更具侵袭性[12,173]。母细胞样MCL患者对治疗反应差，通常不能完全缓解。无完全缓解的患者与急进性临床过程和死于进展性疾病有关。在完全缓解的患者中，持续时间通常很短，并且几乎所有患者不到一年都复发[173]。一些患者，尤其是那

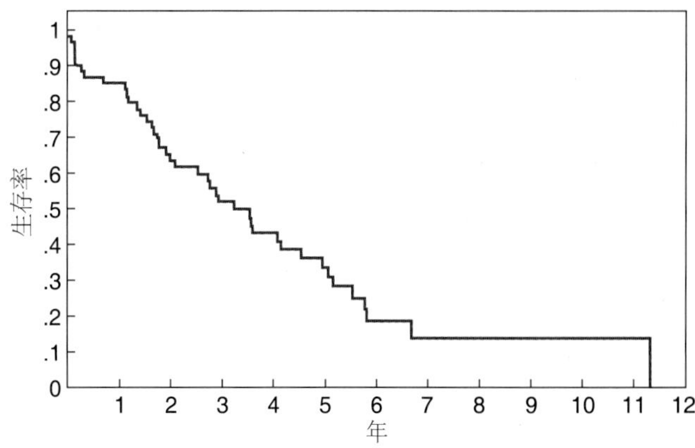

图21.12　85例套细胞淋巴瘤（MCL）患者的总体生存期。MCL患者中位生存期是3年。MCL生存曲线的特征是没有“平台期”

些表现为白血病并且很少或无淋巴结疾病者，即便未化疗，数年内仍可表现为惰性临床经过[23,174]。

21.9 预后参数

回顾性研究分析了病理学、遗传学、分子学和临床等方面不同参数的预后意义[42]。

21.9.1 增殖活性

大多数研究认为，增殖活性是MCL最重要的预后参数，不管其评估方法如何。似乎只有某些特定的遗传改变的预后意义独立于增殖活性，而大多数其他与预后有关的参数似乎都是增殖活性的替代标记[10,12,73,127,167]。因此，早期研究显示核分裂指数增加是重要预后指标。核分裂的精确数目达到多少才有意义，尚无一致标准，但核分裂率高于1.5~2.5/HPF表明侵袭性更强[10,12,73]。Ki−67（MIB−1）高增殖指数也与预后差有关，即使是利妥昔单抗治疗后亦然（图21.13）[175]。尽管高增殖和母细胞形态有关，经典细胞形态的肿瘤也有高增殖活性和急进性临床过程。微阵列分析MCL全面表达谱，已证实增殖标记的定量分析是最好的预后指标，可确定5年以上中位生存期的患者亚组[127]。一个基于5种增殖相关基因mRNA表达的定量分析模型，提供了比Ki−67更佳和更客观的预后指标，并可应用于常规处理的组织[176]。

21.9.2 结构生长模式

套区生长方式通常为局限性疾病，完全缓解率较

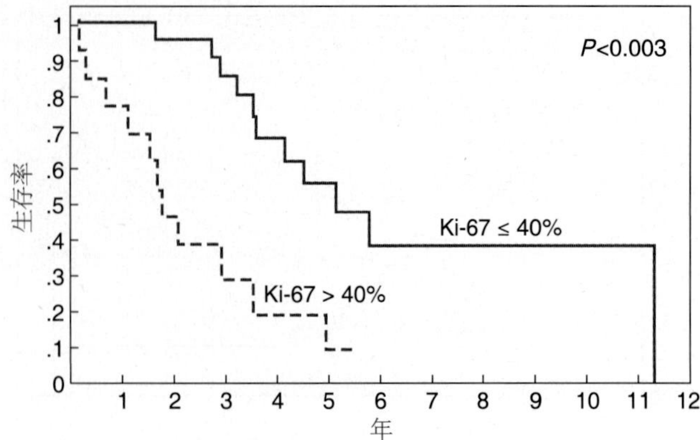

图21.13 套细胞淋巴瘤（MCL）。示Ki-67增殖指数的预后意义。高增殖比低增殖指数预后更差

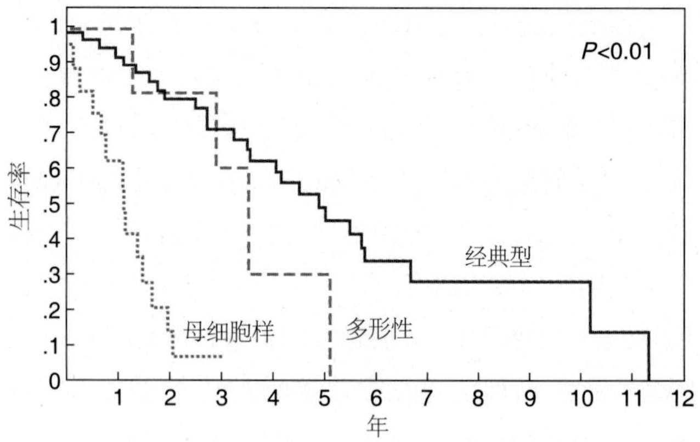

图21.14 套细胞淋巴瘤（MCL）不同细胞学变异型的预后意义。经典型（典型的）MCL患者生存率优于多形性MCL和母细胞样MCL

高，生存较长[13]。然而，大多数研究中具有这种特殊模式的病例很少，影响了结果的可信性[10,12,15]。

21.9.3 细胞学变异型

母细胞样MCL和多形性MCL与预后差有关，中位生存期为14~18个月，明显短于经典型MCL的50个月（图21.14）[10,12,173]。母细胞样MCL和其他预后不良相关参数有关，如高增殖活性、细胞遗传学改变增加以及肿瘤抑制基因的分子改变[48,146,147,177]。

21.9.4 遗传学异常

FISH和比较基因组杂交研究显示复杂核型的患者表现为更强侵袭性的临床过程[119,178]。尤其是染色体数目的获得；染色体3q、12q和Xq的获得；9p、9q和17p的丢失与短的生存期有关[119,167]。其中一些改变与细胞周期调控基因的改变有关，因此是肿瘤增殖的替代标记。最差的预后与3q获得和9q丢失有关，似乎不依赖于增殖活性[167]。

21.9.5 分子改变

TP53突变和INK4a失活与更短生存期有关，但这些改变也与母细胞形态以及高增殖率密切相关[48,140,146,147]。这些基因的改变在一些极少数经典型MCL中也可检测出，但其高增殖活性和短生存期类似于母细胞样MCL。这些基因的失活、高增殖和预后差之间的密切关系显示高增殖活检可能是不同致癌事件的整合[127]。

21.9.6 临床参数

与预后差有关的主要临床参数包括高龄（大于65~70岁）、身体状况差、疾病处于进展期、脾大、乳酸脱氢酶高、血清白蛋白低、巨大肿物和贫血[10,12,13,15,18,20,51,179]。一些报道[16]称诊断时外周血累及和预后差有关，但其他报道则无关[64]。一些患者进入白血病期与进展迅速和生存期差有关，这可能是疾病进展的一种表现[29]。相反，一些无症状患者仅表现为白血病样疾病无淋巴结累及则为相对惰性临床过程[23,174]。一些研究采用多因素分析未证实白血病累及的独立预后价值[173]。一些研究发现国际预后指数有预后价值，但其他研究不然，可能因为大多数患者属于高危险类别。最近，一种特殊的MCL预后指数以四个独立的预后因素〔年龄、东部肿瘤协作组（ECOG）表现、乳酸盐脱氢酶和白细胞计数〕基础，可根据预后明显不同而将MCL患者分成三组[180]。

21.10 治疗

多年来，MCL患者的标准治疗是多药化疗，通常以含阿霉素方案为基础。CHOP〔环磷酰胺、羟基柔红霉素（阿霉素）、安可平（长春新碱）和强的松〕是最通用方案，其完全缓解率20%~50%，中位总体生存期约3年。强化白血病治疗方案hyper-CVAD（大剂量、超分割环磷酰胺-CHOP样联合高剂量甲氨蝶呤和阿糖胞苷类），非随机研究表明提高了CHOP的治疗效果。最近，由于免疫治疗和针对该疾病的分子机制靶点的新药物的使用，MCL患者的治疗策略已经改变[114]。联合化疗如CHOP、hyper-CVAD或FCM（氟达拉滨、环磷酰胺、米托蒽醌）和作为一个单一药物的嵌合型单克隆抗CD20抗体-利妥昔单抗，患者有80%~95%总体治疗反应，并且，以前未治疗患者的完全缓解率高达30%~87%[181-183]。虽然在总体生存方面受益似乎更为有限，但最近的随机对照试验的荟萃分析支持这一观点，即联合利妥昔单抗与化疗可提高MCL患者的总生存率[184]。利妥昔单抗作为维持治疗的免疫治疗在联合美罗华与化疗后可延长治疗反应时间[185]。

在年轻患者、病程早期和首次缓解使用高剂量化疗或利妥昔单抗治疗联合自体干细胞移植，可获得高度的总体治疗反应率和完全缓解率。在一项随机临床试验中，与干扰素维持治疗相比，其无病生存率明显提高[186,187]。须预防其复发，因为这些患者的无病生存曲线没有平台期。最近，长期随访研究已证实年轻患者获益于强化治疗方案[188,189]。大剂量化疗和异体干细胞移植将有更强杀灭肿瘤能力，但由于其治疗相关死亡率高，不适合大多数MCL患者。为了克服这种高毒副作用，已经研发非原粒细胞性异体干细胞移植，可能是复发性MCL患者的选择[190]。最近研究发现，难治性或复发性MCL患者的治疗反应率高，无进展生存率为30%~60%，整体生存率45%~65%，相关死亡率低于30%[191,192]。

尽管上述多种方法可获得高治疗反应率，但多数MCL患者复发表明MCL不能被传统治疗方法治愈。新治疗方法的需求和深入理解MCL细胞生物学促进了以关键生物学途径为靶点的抗肿瘤新药的研发。这些制剂包括细胞周期抑制剂（黄酮类抗肿瘤药、Rroscovitine、UCN-01、styril sulfones）、蛋白酶抑制剂（硼替佐米）、mTOR抑制剂（西罗莫司、temsirolimus、依维莫司）和组蛋白去乙酰化酶抑制剂（SAHA）等。这些新的治疗方法正用于临床前期和Ⅰ期临床试验，在先前使用过强化治疗的患者效果较好[114]。这些新治疗方案和包括标准化疗药物在内的其他药物[193,194]，以及对相应患者的特定生物风险的正确分层，可能会改变MCL患者的治疗方法和治疗效果。最近一项研究表明，一些无症状MCL患者可以延迟初次化疗，等待和观望可能不会影响治疗效果[195]。需要进一步研究证实这种观点，并可能为那些不需要激进治疗的患者提供其他选择标准。

21.11 鉴别诊断

21.11.1 良性病变

许多淋巴组织增生可能类似MCL，特别是淋巴结反应性增生导致的初级淋巴滤泡扩大或Castleman病相关性套区增生均可能提示MCL的结节性生长方式或套区生长方式[47,196]。在这些反应性病变中，淋巴细胞通常缺乏MCL的核不规则，淋巴结结构相对保留，临床表现为年轻患者局部淋巴结肿大。$CD5^-$和Cyclin $D1^-$，以及缺乏单克隆性，都排除了MCL的诊断。

21.11.2 Cyclin D1阴性套细胞淋巴瘤

小B细胞淋巴瘤可有类似MCL的不规则核，但Cyclin $D1^-$，其鉴别诊断很难，可能包括三种情况：①普通MCL，由于免疫组织化学技术问题导致Cyclin $D1^-$；②真正的Cyclin D1阴性MCL；③其他小B细胞淋巴瘤，其形态和表型类似MCL。为了排除第一种情况，重要的是通过FISH检测存在t（11；14），或用其他方法如定量PCR对Cyclin D1的表达进行评估。对Cyclin D1阴性MCL识别非常困难，因为形态和表型与那些Cyclin D1和t（11；14）阴性淋巴瘤相似[197]。这些Cyclin D1阴性MCL的B细胞淋巴瘤甚至可能$CD5^+$和$CD23^-$。Yatabe等[197]的研究表明：这些患者非常年轻，胃肠道较少累及，且预后明显好于与Cyclin D1过表达的真正MCL，提示这些疾病可能为其他不同疾病实体，包括非典型CLL、$CD5^+$MZL或淋巴浆细胞淋巴瘤（LPL）。鉴于诊断MCL具有重要的临床影响，这些Cyclin D1阴性MCL的确诊必需非常谨慎，并且需要进一步研究才能更好地界定这种肿瘤亚型。最近研发的SOX11作为MCL相对特异性标志，其在Cyclin D1阴性MCL中恒定表达可能有助于这类肿瘤的诊断[171]。

21.11.3 非典型白血病样淋巴组织肿瘤

某些MCL病例可有外周血非典型淋巴细胞增多而无提示MCL的形态（圆形细胞）或表型（$CD5^-$，$CD23^+$）。部分患者可有脾大而无外周淋巴结肿大，如果未进行外周血细胞遗传学或分子研究，诊断非常困难[23]。以前定义为B幼淋细胞白血病伴t（11；14）易位的病例，现在认为是MCL，特别是多形性MCL[1,112]。

21.11.4 慢性淋巴细胞白血病/小淋巴细胞淋巴瘤（CLL/SLL）

典型CLL/SLL和MCL都有明确的形态学特征。然而，一些CLL可有大量有核分裂和不规则核的淋巴细胞，与MCL类似。此外，CLL/SLL的淋巴结可表现为围绕次级滤泡以滤泡间区为主的模式。肿瘤细胞甚至可能浸润到套区，形成“裸”生发中心而无明显的袖口状套区，这种形态经常在MCL看到。以伴圆形核的小细胞为主，并且出现幼淋巴细胞和有中央核仁的副免疫母细胞，无论是孤立性出现或小范围聚焦，都有助于诊断CLL/SLL，因为MCL总是缺乏这些特征（表21.5）。不同的表型特征也有助于鉴别诊断（表21.3）。然而，可能存在一些重叠，特别是使用流式细胞仪检测时，因为有些非典型CLL可能CD20和表面Ig强表达，且MCL也可能检测出CD23弱阳性。

21.11.5 滤泡性淋巴瘤（FL）

MCL结节性生长方式与FL鉴别是最常见问题之一（表21.5）。某些MCL病例具有显著的结节性生长方式，可能与FL混淆。单一细胞群、缺乏中心母细胞和稍轻微的核不规则，应考虑MCL的可能性。然而，残留生发中心内的少数中心母细胞可能使MCL诊断困难。CD5、Cyclin D1、CD10和BCL6免疫染色通常有助于诊断（表21.3）。MCL弥漫性生长方式与弥漫性FL可能在组织学上难以区分，通过免疫染色应当能鉴别。弥漫性FL的诊断需要存在少数中心母细胞和典型的滤泡中心细胞表型（表达CD10、BCL2和BCL6）[1]。

21.11.6 边缘区淋巴瘤（MZL）

有些MCL病例可有相对丰富的淡染细胞质并有残留生发中心，可能会提示MZL[60]。识别经典型MCL区域和反应性生发中心周围无套细胞区，提示MCL的诊断（表21.5）。然而，一些母细胞样MCL可有淡染细胞质，生发中心周围的肿瘤细胞可能较小，貌似残留套细胞区。MCL的免疫表型和分子特征、CD5和Cyclin D1的表达，以及BCL1重排，应确诊为MCL。认识这些肿瘤很重要，因为其侵袭性、广泛播散和快速进展的临床过程。一些先前所描述的侵袭性CD5$^+$ MZL可能为这种变异型MCL[198]。

21.11.7 弥漫大B细胞淋巴瘤（DLBCL）

多形性MCL有时与DLBCL混淆（表21.5）。细胞体

表21.5 套细胞淋巴瘤（MCL）的鉴别诊断

类型	易混淆的特征	变异型MCL	提示MCL的特点*
CLL/SLL	滤泡间生长方式 “裸”生发中心 核不规则、有裂	经典型或小圆细胞	缺乏幼淋巴细胞和副免疫母细胞
FL	结节性生长方式 弥漫性FL	结节性生长方式 弥漫性生长方式	单一细胞群 核小、不规则 缺乏中心母细胞
MZL	透明细胞质 边缘区模式	边缘区样MCL	缺乏袖口状套细胞区 单一细胞群 无免疫母细胞或浆细胞 染色质稀疏分散
DLBCL	CD5$^+$	多形性MCL	不规则核 染色质纤细、弥散 小核仁
急性白血病	母细胞样细胞核 急性白血病表现	母细胞样MCL	在某些情况下，免疫表型是唯一的重要鉴别特点

注：CLL，慢性淋巴细胞白血病；DLBCL，弥漫大B细胞淋巴瘤；FL，滤泡性淋巴瘤；MCL，套细胞淋巴瘤；MZL，边缘区淋巴瘤。

* 免疫表型和Cyclin D1表达是最主要的鉴别特点。

积大和偶见单个核仁，可能提示DLBCL。然而，具有多形性MCL的核特征、不规则核分裂、染色质纤细弥散，以及大核和小核仁相对不协调，应该提示为套细胞来源。CD5和Cyclin D1免疫染色有助于诊断MCL。然而，CD5⁺应谨慎评估，因为DLBCL的一种亚型可以表达CD5，但不存在t（11；14）易位且Cyclin D1⁻，但此亚型似乎与侵袭性临床特征有关，且比CD5⁻DLBCL生存时间短[199]。

21.11.8 急性白血病

母细胞样MCL可以表现为侵袭性很强的白血病症候，类似急性髓系白血病或急性淋巴细胞白血病（表21.5）。临床上，这些病例可能表现为先有淋巴结病变然后疾病演进[173]，或一开始就表现为白血病形式[32]。母细胞样套细胞的细胞学特征是核质比高、核圆形、染色质纤细而弥散、核仁小或不明显，可能会被认为是髓系或淋巴系母细胞。这些细胞具有经典型MCL的表型以及B细胞标记、表面Ig、Cyclin D1和CD5的强表达。CD34⁻和TdT⁻。细胞遗传学和分子生物学研究可显示t（11；14）易位或BCL1重排。

21.12 精华和陷阱

- 套细胞淋巴瘤（MCL）的特点包括单一的小到中等淋巴细胞增生、细胞核不规则、共表达CD5的成熟B细胞表型，以及遗传学上t（11；14）易位导致Cyclin D1过表达。
- 某些肿瘤可表现小细胞、母细胞样、多形性、边缘区样形态学变异型，类似于其他相对成熟的B细胞肿瘤，如慢性淋巴细胞白血病（CLL）、急性白血病、弥漫大B细胞淋巴瘤（DLBCL）或边缘区淋巴瘤（MZL）。
- MCL的免疫表型：表达成熟B细胞标志物和CD5、CD23、BCL6，不表达CD10，高度提示该疾病。然而，某些情况下可能有异常的表型：CD5表达缺失，或表达CD23、CD10或BCL6。Cyclin D1过表达和存在t（11；14）易位是诊断的关键要素。
- 已经认识到存在极少数Cyclin D1阴性MCL。这些病例具有类似于普通Cyclin D1阳性MCL的基因表达谱和基因组特征。转录因子SOX11似乎在Cyclin D1+MCL和Cyclin D1−MCL中均高表达，但其他类型的成熟小B细胞淋巴瘤均为阴性。因此，它可能是诊断MCL的有用标记。
- MCL临床行为通常具有侵袭性，复发快和治疗反应期短。肿瘤的增殖活性是预测生物学行为的最重要参数。
- 最近研究已经确定了一些具有相对惰性临床过程的MCL患者，初始治疗延迟不影响预后。这些患者通常无症状，表现为白血病和非淋巴结病变。

（胡　丹　陈　刚　译）

参考文献

1. Swerdlow SH, Campo E, Harris NL, et al. *WHO Classification of Tumours of Hematopoietic and Lymphoid Tissues.* Lyon, France: IARC; 2008.
2. Campo E, Raffeld M, Jaffe ES. Mantle-cell lymphoma. *Semin Hematol.* 1999;36:115-127.
3. Lennert K, Stein H, Kaiserling E. Cytological and functional criteria for the classification of malignant lymphomata. *Br J Cancer.* 1975;31(suppl II):29-43.
4. Berard CW, Dorfman RF. Histopathology of malignant lymphomas. *Clin Haematol.* 1974; 3:39-76.
5. Weisenburger DD, Nathwani BN, Diamond LW, et al. Malignant lymphoma, intermediate lymphocytic type: a clinicopathologic study of 42 cases. *Cancer.* 1981;48:1415-1425.
6. Weisenburger D, Kim H, Rappaport H. Mantle zone lymphoma: a follicular variant of intermediate lymphocytic lymphoma. *Cancer.* 1982;49:1429-1438.
7. Raffeld M, Jaffe ES. BCL1, t(11;14), and mantle cell-derived lymphomas. *Blood.* 1991;78:259-263.
8. Andersen NS, Jensen MK, de Nully Brown P, Geisler CH. A Danish population-based analysis of 105 mantle cell lymphoma patients: incidences, clinical features, response, survival and prognostic factors. *Eur J Cancer.* 2002;38:401-408.
9. Tort F, Camacho E, Bosch F, et al. Familial lymphoid neoplasms in patients with mantle cell lymphoma. *Haematologica.* 2004;89:314-319.
10. Argatoff LH, Connors JM, Klasa RJ, et al. Mantle cell lymphoma: a clinicopathologic study of 80 cases. *Blood.* 1997;89:2067-2078.
11. Berger F, Felman P, Sonet A, et al. Nonfollicular small B-cell lymphomas: a heterogeneous group of patients with distinct clinical features and outcome. *Blood.* 1994;83:2829-2835.
12. Bosch F, Lopez-Guillermo A, Campo E, et al. Mantle cell lymphoma: presenting features, response to therapy, and prognostic factors. *Cancer.* 1998;82:567-575.
13. Fisher RI, Dahlberg S, Nathwani BN, et al. A clinical analysis of two indolent lymphoma entities: mantle cell lymphoma and marginal zone lymphoma (including the mucosa-associated lymphoid tissue and monocytoid B-cell subcategories): a Southwest Oncology Group study. *Blood.* 1995;85:1075-1082.
14. Majlis A, Pugh WC, Rodriguez MA, et al. Mantle cell lymphoma: correlation of clinical outcome and biologic features with three histologic variants. *J Clin Oncol.* 1997;15:1664-1671.
15. Norton AJ, Matthews J, Pappa V, et al. Mantle cell lymphoma: natural history defined in a serially biopsied population over a 20-year period. *Ann Oncol.* 1995;6:249-256.
16. Pittaluga S, Verhoef G, Criel A, et al. Prognostic significance of bone marrow trephine and peripheral blood smears in 55 patients with mantle cell lymphoma. *Leuk Lymphoma.* 1996;21:115-125.
17. Teodorovic I, Pittaluga S, Kluin-Nelemans JC, et al. Efficacy of four different regimens in 64 mantle-cell lymphoma cases: clinicopathologic comparison with 498 other non-Hodgkin's lymphoma subtypes. European Organization for the Research and Treatment of Cancer Lymphoma Cooperative Group. *J Clin Oncol.* 1995;13:2819-2826.
18. Velders GA, Kluin-Nelemans JC, de Boer CJ, et al. Mantle-cell lymphoma: a population-based clinical study. *J Clin Oncol.* 1996;14:1269-1274.
19. Weisenburger DD, Armitage JO. Mantle cell lymphoma—an entity comes of age. *Blood.* 1996;87:4483-4494.
20. Samaha H, Dumontet C, Ketterer N, et al. Mantle cell lymphoma: a retrospective study of 121 cases. *Leukemia.* 1998;12:1281-1287.
21. Oinonen R, Franssila K, Elonen E. Spontaneous splenic rupture in two patients with a blastoid variant of mantle cell lymphoma. *Ann Hematol.* 1997;74:33-35.
22. Molina TJ, Delmer A, Cymbalista F, et al. Mantle cell lymphoma, in leukaemic phase with prominent splenomegaly. A report of eight cases with similar clinical presentation and aggressive outcome. *Virchows Arch.* 2000;437:591-598.
23. Orchard J, Garand R, Davis Z, et al. A subset of t(11;14) lymphoma with mantle cell features displays mutated IgVH genes and includes patients with good prognosis, nonnodal disease. *Blood.* 2003;101:4975-4981.
24. O'Briain DS, Kennedy MJ, Daly PA, et al. Multiple lymphomatous polyposis of the gastrointestinal tract. A clinicopathologically distinctive form of non-Hodgkin's lymphoma of B-cell centrocytic type. *Am J Surg Pathol.* 1989;13:691-699.
25. Romaguera JE, Medeiros LJ, Hagemeister FB, et al. Frequency of gastrointestinal involvement and its clinical significance in mantle cell lymphoma. *Cancer.* 2003;97:586-591.
26. Montserrat E, Bosch F, Lopez-Guillermo A, et al. CNS involvement in mantle-cell lymphoma. *J Clin Oncol.* 1996;14:941-944.
27. Oinonen R, Franssila K, Elonen E. Central nervous system involvement in patients with mantle cell lymphoma. *Ann Hematol.* 1999;78:145-149.
28. Ferrer A, Salaverria I, Bosch F, et al. Leukemic involvement is a common feature in mantle cell lymphoma. *Cancer.* 2007;109:2473-2480.
29. Vadlamudi G, Lionetti KA, Greenberg S, Mehta K. Leukemic phase of mantle cell lymphoma: two case reports and review of the literature. *Arch Pathol Lab Med.* 1996;120:35-40.
30. Singleton TP, Anderson MM, Ross CW, Schnitzer B. Leukemic phase of mantle cell lymphoma, blastoid variant. *Am J Clin Pathol.* 1999;111:495-500.
31. Daniel M-T, Tigaud I, Flexor M-A, et al. Leukaemic non-Hodgkin's lymphomas with hyperdiploid cells and t(11;14)(q13;q32): a subtype of mantle cell lymphoma? *Br J Haematol.* 1995;90:77-84.
32. Viswanatha DS, Foucar K, Berry BR, et al. Blastic mantle cell leukemia: an unusual presentation of blastic mantle cell lymphoma. *Mod Pathol.* 2000;13:825-833.

33. Vaishampayan UN, Mohamed AN, Dugan MC, et al. Blastic mantle cell lymphoma associated with Burkitt-type translocation and hypodiploidy. *Br J Haematol.* 2001;115:66-68.
34. Preudhomme JL, Gombert J, Brizard A, et al. Serum Ig abnormalities in mantle cell lymphoma. *Blood.* 1997;90:894-895.
35. Barista I, Cabanillas F, Romaguera JE, et al. Is there an increased rate of additional malignancies in patients with mantle cell lymphoma? *Ann Oncol.* 2002;13:318-322.
36. Nanba K, Jaffe ES, Braylan RC, et al. Alkaline phosphatase-positive malignant lymphomas. A subset of B-cell lymphomas. *Am J Clin Pathol.* 1977;68:535-542.
37. Su W, Yeong KF, Spencer J. Immunohistochemical analysis of human CD5 positive B cells: mantle cells and mantle cell lymphoma are not equivalent in terms of CD5 expression. *J Clin Pathol.* 2000;53:395-397.
38. Said JW, Hoyer KK, French SW, et al. TCL1 oncogene expression in B cell subsets from lymphoid hyperplasia and distinct classes of B cell lymphoma. *Lab Invest.* 2001;81:555-564.
39. Kossev PM, Raghunath PN, Bagg A, et al. SHP-1 expression by malignant small B-cell lymphomas reflects the maturation stage of their normal B-cell counterparts. *Am J Surg Pathol.* 2001;25:949-955.
40. Bea S, Tort F, Pinyol M, et al. BMI-1 gene amplification and overexpression in hematological malignancies occur mainly in mantle cell lymphomas. *Cancer Res.* 2001;61:2409-2412.
41. van Kemenade FJ, Raaphorst FM, Blokzijl T, et al. Coexpression of BMI-1 and EZH2 polycomb-group proteins is associated with cycling cells and degree of malignancy in B-cell non-Hodgkin lymphoma. *Blood.* 2001;97:3896-3901.
42. Jares P, Campo E. Advances in the understanding of mantle cell lymphoma. *Br J Haematol.* 2008;142:149-165.
43. Camacho FI, Algara P, Rodriguez A, et al. Molecular heterogeneity in MCL defined by the use of specific VH genes and the frequency of somatic mutations. *Blood.* 2003;101:4042-4046.
44. Kienle D, Krober A, Katzenberger T, et al. VH mutation status and VDJ rearrangement structure in mantle cell lymphoma: correlation with genomic aberrations, clinical characteristics, and outcome. *Blood.* 2003;102:3003-3009.
45. Thelander EF, Walsh SH, Thorselius M, et al. Mantle cell lymphomas with clonal immunoglobulin V(H)3-21 gene rearrangements exhibit fewer genomic imbalances than mantle cell lymphomas utilizing other immunoglobulin V(H) genes. *Mod Pathol.* 2005;18:331-339.
46. Carreras J, Villamor N, Colomo L, et al. Immunohistochemical analysis of ZAP-70 expression in B-cell lymphoid neoplasms. *J Pathol.* 2005;205:507-513.
47. Hunt JP, Chan JA, Samoszuk M, et al. Hyperplasia of mantle/marginal zone B cells with clear cytoplasm in peripheral lymph nodes. A clinicopathologic study of 35 cases. *Am J Clin Pathol.* 2001;116:550-559.
48. Pinyol M, Cobo F, Bea S, et al. p16(INK4a) gene inactivation by deletions, mutations, and hypermethylation is associated with transformed and aggressive variants of non-Hodgkin's lymphomas. *Blood.* 1998;91:2977-2984.
49. Dreyling MH, Bullinger L, Ott G, et al. Alterations of the cyclin D1/p16-pRB pathway in mantle cell lymphoma. *Cancer Res.* 1997;57:4608-4614.
50. Tiemann M, Schrader C, Klapper W, et al. Histopathology, cell proliferation indices and clinical outcome in 304 patients with mantle cell lymphoma (MCL): a clinicopathological study from the European MCL Network. *Br J Haematol.* 2005;131:29-38.
51. Lardelli P, Bookman MA, Sundeen J, et al. Lymphocytic lymphoma of intermediate differentiation: morphologic and immunophenotypic spectrum and clinical correlations. *Am J Surg Pathol.* 1990;14:752-763.
52. Bosch F, Jares P, Campo E, et al. PRAD-1/Cyclin D1 gene overexpression in chronic lymphoproliferative disorders: a highly specific marker of mantle cell lymphoma. *Blood.* 1994;84:2726-2732.
53. Lennert K, Feller AC. *Histopathology of Non-Hodgkin's Lymphomas.* New-York: Springer-Verlag; 1992.
54. Ott MM, Ott G, Porowski P, et al. The anaplastic variant of centrocytic lymphoma is marked by frequent rearrangements of the bcl-1 gene and high proliferation indices. *Histopathology.* 1994;24:329-334.
55. Ott G, Kalla J, Ott MM, et al. Blastoid variants of mantle cell lymphoma: frequent bcl-1 rearrangements at the major translocation cluster region and tetraploid chromosome clones. *Blood.* 1997;89:1421-1429.
56. Zoldan MC, Inghirami G, Masuda Y, et al. Large-cell variants of mantle cell lymphoma: cytologic characteristics and p53 anomalies may predict poor outcome. *Br J Haematol.* 1996;93:475-486.
57. Schlette E, Bueso-Ramos C, Giles F, et al. Mature B-cell leukemias with more than 55% prolymphocytes. A heterogeneous group that includes an unusual variant of mantle cell lymphoma. *Am J Clin Pathol.* 2001;115:571-581.
58. Dunphy CH, Perkins SL. Mantle cell leukemia, prolymphocytoid type: a rarely described form. *Leuk Lymphoma.* 2001;41:683-687.
59. Wong KF, So CC, Chan JK. Nucleolated variant of mantle cell lymphoma with leukemic manifestations mimicking prolymphocytic leukemia. *Am J Clin Pathol.* 2002;117:246-251.
60. Swerdlow SH, Zukerberg LR, Yang WI, et al. The morphologic spectrum of non-Hodgkin's lymphomas with BCL1/cyclin D1 gene rearrangements. *Am J Surg Pathol.* 1996;20:627-640.
61. Young KH, Chan WC, Fu K, et al. Mantle cell lymphoma with plasma cell differentiation. *Am J Surg Pathol.* 2006;30:954-961.
62. Wasman J, Rosenthal NS, Farhi DC. Mantle cell lymphoma. Morphologic findings in bone marrow involvement. *Am J Clin Pathol.* 1996;106:196-200.
63. Vasef MA, Medeiros LJ, Koo C, et al. Cyclin D1 immunohistochemical staining is useful in distinguishing mantle cell lymphoma from other low-grade B-cell neoplasms in bone marrow. *Am J Clin Pathol.* 1997;108:302-307.
64. Cohen PL, Kurtin PJ, Donovan KA, Hanson CA. Bone marrow and peripheral blood involvement in mantle cell lymphoma. *Br J Haematol.* 1998;101:302-310.
65. Kremer M, Dirnhofer S, Nickl A, et al. p27(Kip1) immunostaining for the differential diagnosis of small B-cell neoplasms in trephine bone marrow biopsies. *Mod Pathol.* 2001;14:1022-1029.
66. Arber DA, Rappaport H, Weiss LM. Non-Hodgkin's lymphoproliferative disorders involving the spleen. *Mod Pathol.* 1997;10:18-32.
67. Piris MA, Mollejo M, Campo E, et al. A marginal zone pattern may be found in different varieties of non-Hodgkin's lymphoma: the morphology and immunohistology of splenic involvement by B-cell lymphomas simulating splenic marginal zone lymphoma. *Histopathology.* 1998;33:230-239.
68. Kumar S, Krenacs L, Otsuki T, et al. Bc1-1 rearrangement and cyclin D1 protein expression in multiple lymphomatous polyposis. *Am J Clin Pathol.* 1996;105:737-743.
69. Moynihan MJ, Bast MA, Chan WC, et al. Lymphomatous polyposis. A neoplasm of either follicular mantle or germinal center cell origin. *Am J Surg Pathol.* 1996;20:442-452.
70. Hashimoto Y, Nakamura N, Kuze T, et al. Multiple lymphomatous polyposis of the gastrointestinal tract is a heterogenous group that includes mantle cell lymphoma and follicular lymphoma: analysis of somatic mutation of immunoglobulin heavy chain gene variable region. *Hum Pathol.* 1999;30:581-587.
71. Fraga M, Lloret E, Sanchez-Verde L, et al. Mucosal mantle cell (centrocytic) lymphomas. *Histopathology.* 1995;26:413-422.
72. Drillenburg P, van der Voort R, Koopman G, et al. Preferential expression of the mucosal homing receptor integrin alpha 4 beta 7 in gastrointestinal non-Hodgkin's lymphomas. *Am J Pathol.* 1997;150:919-927.
73. Swerdlow SH, Habeshaw JA, Murray LJ, et al. Centrocytic lymphoma: a distinct clinicopathologic and immunologic entity. A multiparameter study of 18 cases at diagnosis and relapse. *Am J Pathol.* 1983;113:181-197.
74. Laszlo T, Matolcsy A. Blastic transformation of mantle cell lymphoma: genetic evidence for a clonal link between the two stages of the tumour. *Histopathology.* 1999;35:355-359.
75. Fend F, Quintanilla-Martinez L, Kumar S, et al. Composite low grade B-cell lymphomas with two immunophenotypically distinct cell populations are true biclonal lymphomas. A molecular analysis using laser capture microdissection. *Am J Pathol.* 1999;154:1857-1866.
76. Cachia AR, Diss TC, Isaacson PG. Composite mantle-cell lymphoma and plasmacytoma. *Hum Pathol.* 1997;28:1291-1295.
77. Yamaguchi M, Ohno T, Miyata E, et al. Analysis of clonal relationship using single-cell polymerase chain reaction in a patient with concomitant mantle cell lymphoma and multiple myeloma. *Int J Hematol.* 2001;73:383-385.
78. Tinguely M, Rosenquist R, Sundstrom C, et al. Analysis of a clonally related mantle cell and Hodgkin lymphoma indicates Epstein-Barr virus infection of a Hodgkin/Reed-Sternberg cell precursor in a germinal center. *Am J Surg Pathol.* 2003;27:1483-1488.
79. Caleo A, Sanchez-Aguilera A, Rodriguez S, et al. Composite Hodgkin lymphoma and mantle cell lymphoma: two clonally unrelated tumors. *Am J Surg Pathol.* 2003;27:1577-1580.
80. Hoffman DG, Tucker SJ, Emmanoulides C, et al. CD8-positive mantle cell lymphoma: a report of two cases. *Am J Clin Pathol.* 1998;109:689-694.
81. Kaleem Z, White G, Zutter MM. Aberrant expression of T-cell-associated antigens on B-cell non-Hodgkin lymphomas. *Am J Clin Pathol.* 2001;115:396-403.
82. Dorfman DM, Pinkus GS. Distinction between small lymphocytic and mantle cell lymphomas by immunoreactivity for CD23. *Mod Pathol.* 1994;7:326-330.
83. Kumar S, Green GA, Teruya-Feldstein J, et al. Use of CD23 (BU38) on paraffin sections in the diagnosis of small lymphocytic lymphoma and mantle cell lymphoma. *Mod Pathol.* 1996;9:925-929.
84. Gong JZ, Lagoo AS, Peters D, et al. Value of CD23 determination by flow cytometry in differentiating mantle cell lymphoma from chronic lymphocytic leukemia/small lymphocytic lymphoma. *Am J Clin Pathol.* 2001;116:893-897.
85. Camacho FI, Garcia JF, Cigudosa JC, et al. Aberrant Bcl6 protein expression in mantle cell lymphoma. *Am J Surg Pathol.* 2004;28:1051-1056.
86. Bangerter M, Hildebrand A, Griesshammer M. Immunophenotypic analysis of simultaneous specimens from different sites from the same patient with malignant lymphoma. *Cytopathology.* 2001;12:168-176.
87. Zanetto U, Dong H, Huang Y, et al. Mantle cell lymphoma with aberrant expression of CD10. *Histopathology.* 2008;53:20-29.
88. Oka K, Ohno T, Kita K, et al. PRAD-1 gene overexpression in mantle cell lymphoma but not in other low grade B-cell lymphomas, including extranodal lymphoma. *Br J Haematol.* 1994;86:786-791.
89. de Boer CJ, van Krieken JHJM, Kluin-Nelemans HC, et al. Cyclin D1 messenger RNA overexpression as a marker for mantle cell lymphoma. *Oncogene.* 1995;10:1833-1840.
90. Ott MM, Helbing A, Ott G, et al. BCL1 rearrangement and cyclin D1 protein expression in mantle cell lymphoma. *J Pathol.* 1996;179:238-242.
91. Zukerberg LA, Yang W-I, Arnold A, Harris NL. Cyclin D1 expression in non-Hodgkin's lymphomas. Detection by immunohistochemistry. *Am J Clin Pathol.* 1995;103:756-760.
92. Chan JK, Miller KD, Munson P, Isaacson PG. Immunostaining for cyclin D1 and the diagnosis of mantle cell lymphoma: is there a reliable method? *Histopathology.* 1999;34:266-270.
93. Cheuk W, Wong KO, Wong CS, Chan JK. Consistent immunostaining for cyclin D1 can be achieved on a routine basis using a newly available rabbit monoclonal antibody. *Am J Surg Pathol.* 2004;28:801-807.
94. Miranda RN, Briggs RC, Kinney MC, et al. Immunohistochemical detection of cyclin D1 using optimized conditions is highly specific for mantle cell lymphoma and hairy

cell leukemia. *Mod Pathol*. 2000;13:1308-1314.

95. Uchimaru K, Taniguchi T, Yoshikawa M, et al. Detection of cyclin D1 (bcl-1, PRAD1) overexpression by a simple competitive reverse transcription-polymerase chain reaction assay in t(11;14)(q13;q32)-bearing B-cell malignancies and/or mantle cell lymphoma. *Blood*. 1997;89:965-974.
96. Suzuki R, Takemura K, Tsutsumi M, et al. Detection of cyclin D1 overexpression by real-time reverse-transcriptase-mediated quantitative polymerase chain reaction for the diagnosis of mantle cell lymphoma. *Am J Pathol*. 2001;159:425-429.
97. Hoechtlen-Vollmar W, Menzel G, Bartl R, et al. Amplification of cyclin D1 gene in multiple myeloma: clinical and prognostic relevance. *Br J Haematol*. 2000;109:30-38.
98. Bosch F, Campo E, Jares P, et al. Increased expression of the PRAD-1/CCND1 gene in hairy cell leukaemia. *Br J Haematol*. 1995;91:1025-1030.
99. de Boer CJ, Kluin-Nelemans JC, Dreef E, et al. Involvement of the CCND1 gene in hairy cell leukemia. *Ann Oncol*. 1996;7:251-256.
100. O'Malley DP, Vance GH, Orazi A. Chronic lymphocytic leukemia/small lymphocytic lymphoma with trisomy 12 and focal cyclin D1 expression: a potential diagnostic pitfall. *Arch Pathol Lab Med*. 2005;129:92-95.
101. Jadayel D, Matutes E, Dyer MJS, et al. Splenic lymphoma with villous lymphocytes: analysis of bcl-1 rearrangements and expression of the cyclin D1 gene. *Blood*. 1994;83:3664-3671.
102. Mollejo M, Menarguez J, Lloret E, et al. Splenic marginal zone lymphoma: a distinctive type of low-grade B-cell lymphoma. A clinicopathological study of 13 cases. *Am J Surg Pathol*. 1995;19:1146-1157.
103. Savilo E, Campo E, Mollejo M, et al. Absence of cyclin D1 protein expression in splenic marginal zone lymphoma. *Mod Pathol*. 1998;11:601-606.
104. Quintanilla-Martinez L, Thieblemont C, Fend F, et al. Mantle cell lymphomas lack expression of p27^{Kip1}, a cyclin-dependent kinase inhibitor. *Am J Pathol*. 1998;153:175-182.
105. Jares P, Campo E, Pinyol M, et al. Expression of retinoblastoma gene product (pRb) in mantle cell lymphomas. Correlation with cyclin D1 (PRAD1/CCND1) mRNA levels and proliferative activity. *Am J Pathol*. 1996;148:1591-1600.
106. Zucca E, Stein H, Coiffier B. European Lymphoma Task Force (ELTF): report of the workshop on mantle cell lymphoma (MCL). *Ann Oncol*. 1994;5:507-511.
107. Komatsu H, Lida S, Yamamoto K, et al. A variant chromosome translocation at 11q13 identifying PRAD1/cyclin D1 as the bcl-1 gene. *Blood*. 1994;84:1226-1231.
108. Bigoni R, Negrini M, Veronese ML, et al. Characterization of t(11;14) translocation in mantle cell lymphoma by fluorescent in situ hybridization. *Oncogene*. 1996;13:797-802.
109. Monteil M, Callanan M, Dascalescu C, et al. Molecular diagnosis of t(11;14) in mantle cell lymphoma using two-colour interphase fluorescence in situ hybridization. *Br J Haematol*. 1996;93:656-660.
110. Vaandrager JW, Schuuring E, Zwikstra E, et al. Direct visualization of dispersed 11q13 chromosomal translocations in mantle cell lymphoma by multicolor DNA fiber fluorescence in situ hybridization. *Blood*. 1996;88:1177-1182.
111. de Boer CJ, van Krieken JH, Schuuring E, Kluin PM. BCL1/cyclin D1 in malignant lymphoma. *Ann Oncol*. 1997;8(suppl 2):109-117.
112. Ruchlemer R, Parry-Jones N, Brito-Babapulle V, et al. B-prolymphocytic leukaemia with t(11;14) revisited: a splenomegalic form of mantle cell lymphoma evolving with leukaemia. *Br J Haematol*. 2004;125:330-336.
113. Chesi M, Bergsagel PL, Brents LA, et al. Dysregulation of cyclin D1 by translocation into an IgH gamma switch region in two multiple myeloma cell lines. *Blood*. 1996;88:674-681.
114. Jares P, Colomer D, Campo E. Genetic and molecular pathogenesis of mantle cell lymphoma: perspectives for new targeted therapeutics. *Nat Rev Cancer*. 2007;7:750-762.
115. Martinez-Climent JA, Vizcarra E, Sanchez D, et al. Loss of a novel tumor suppressor gene locus at chromosome 8p is associated with leukemic mantle cell lymphoma. *Blood*. 2001;98:3479-3482.
116. Levy V, Ugo V, Delmer A, et al. Cyclin D1 overexpression allows identification of an aggressive subset of leukemic lymphoproliferative disorder. *Leukemia*. 1999;13:1343-1351.
117. Onciu M, Schlette E, Medeiros LJ, et al. Cytogenetic findings in mantle cell lymphoma cases with a high level of peripheral blood involvement have a distinct pattern of abnormalities. *Am J Clin Pathol*. 2001;116:886-892.
118. Bea S, Salaverria I, Armengol L, et al. Uniparental disomies, homozygous deletions, amplifications and target genes in mantle cell lymphoma revealed by integrative high-resolution whole genome profiling. *Blood*. 2009;113:3059-3069.
119. Bea S, Ribas M, Hernandez JM, et al. Increased number of chromosomal imbalances and high-level DNA amplifications in mantle cell lymphoma are associated with blastoid variants. *Blood*. 1999;93:4365-4374.
120. Au WY, Horsman DE, Viswanatha DS, et al. 8q24 Translocations in blastic transformation of mantle cell lymphoma. *Haematologica*. 2000;85:1225-1227.
121. Arnold A, Kim HG, Gaz RD, et al. Molecular cloning and chromosomal mapping of DNA rearranged with the parathyroid hormone gene in a parathyroid adenoma. *J Clin Invest*. 1989;83:2034-2040.
122. Motokura T, Bloom T, Kim HG, et al. A novel cyclin encoded by BCL1-linked candidate oncogene. *Nature*. 1991;350:512-515.
123. de Boer CJ, Vaandrager JW, van Krieken JH, et al. Visualization of mono-allelic chromosomal aberrations 3′ and 5′ of the cyclin D1 gene in mantle cell lymphoma using DNA fiber fluorescence in situ hybridization. *Oncogene*. 1997;15:1599-1603.
124. Rimokh R, Berger F, Delsol G, et al. Detection of the chromosomal translocation t(11;14) by polymerase chain reaction in mantle cell lymphomas. *Blood*. 1994;83:1871-1875.
125. Wiestner A, Tehrani M, Chiorazzi M, et al. Point mutations and genomic deletions in CCND1 create stable truncated cyclin D1 mRNAs that are associated with increased proliferation rate and shorter survival. *Blood*. 2007;109:4599-4606.
126. Sander B, Flygare J, Porwit-MacDonald A, et al. Mantle cell lymphomas with low levels of cyclin D1 long mRNA transcripts are highly proliferative and can be discriminated by elevated cyclin A2 and cyclin B1. *Int J Cancer*. 2005;117:418-430.
127. Rosenwald A, Wright G, Wiestner A, et al. The proliferation gene expression signature is a quantitative integrator of oncogenic events that predicts survival in mantle cell lymphoma. *Cancer Cell*. 2003;3:185-197.
128. Knudsen KE, Diehl JA, Haiman CA, Knudsen ES. Cyclin D1: polymorphism, aberrant splicing and cancer risk. *Oncogene*. 2006;25:1620-1628.
129. Carrere N, Belaud-Rotureau MA, Dubus P, et al. The relative levels of cyclin D1a and D1b alternative transcripts in mantle cell lymphoma may depend more on sample origin than on CCND1 polymorphism. *Haematologica*. 2005;90:854-856.
130. Solomon DA, Wang Y, Fox SR, et al. Cyclin D1 splice variants. Differential effects on localization, RB phosphorylation, and cellular transformation. *J Biol Chem*. 2003;278:30339-30347.
131. Marzec M, Kasprzycka M, Lai R, et al. Mantle cell lymphoma cells express predominantly cyclin D1a isoform and are highly sensitive to selective inhibition of CDK4 kinase activity. *Blood*. 2006;108:1744-1750.
132. Hinds PH, Dowdy S, Eaton EN, et al. Function of a human cyclin gene as an oncogene. *Proc Natl Acad Sci U S A*. 1994;91:709-713.
133. Ewen ME, Sluss HK, Sherr CJ, et al. Functional interactions of the retinoblastoma protein with mammalian D-type cyclins. *Cell*. 1993;73:487-497.
134. Zukerberg LR, Benedict WF, Arnold A, et al. Expression of the retinoblastoma protein in low-grade B-cell lymphoma: relationship to cyclin D1. *Blood*. 1996;88:268-276.
135. Lai R, Medeiros LJ, Coupland R, et al. Immunohistochemical detection of E2F-1 in non-Hodgkin's lymphomas: a survey of 124 cases. *Mod Pathol*. 1998;11:457-463.
136. Chiarle R, Budel LM, Skolnik J, et al. Increased proteasome degradation of cyclin-dependent kinase inhibitor p27 is associated with a decreased overall survival in mantle cell lymphoma. *Blood*. 2000;95:619-626.
137. Quintanilla-Martinez L, Davies-Hill T, Fend F, et al. Sequestration of p27^{Kip1} protein by cyclin D1 in typical and blastic variants of mantle cell lymphoma (MCL): implications for pathogenesis. *Blood*. 2003;101:3181-3187.
138. Lamb J, Ramaswamy S, Ford HL, et al. A mechanism of cyclin D1 action encoded in the patterns of gene expression in human cancer. *Cell*. 2003;114:323-334.
139. Fernandez V, Hartmann E, Ott G, et al. Pathogenesis of mantle-cell lymphoma: all oncogenic roads lead to dysregulation of cell cycle and DNA damage response pathways. *J Clin Oncol*. 2005;23:6364-6369.
140. Pinyol M, Hernandez L, Cazorla M, et al. Deletions and loss of expression of p16INK4a and p21Waf1 genes are associated with aggressive variants of mantle cell lymphomas. *Blood*. 1997;89:272-280.
141. Hutter G, Scheubner M, Zimmermann Y, et al. Differential effect of epigenetic alterations and genomic deletions of CDK inhibitors [p16(INK4a), p15(INK4b), p14(ARF)] in mantle cell lymphoma. *Genes Chromosomes Cancer*. 2006;45:203-210.
142. Williams ME, Whitefield M, Swerdlow SH. Analysis of the cyclin-dependent kinase inhibitors p18 and p19 in mantle-cell lymphoma and chronic lymphocytic leukemia. *Ann Oncol*. 1997;8(suppl 2):71-73.
143. Mestre-Escorihuela C, Rubio-Moscardo F, Richter JA, et al. Homozygous deletions localize novel tumor suppressor genes in B-cell lymphomas. *Blood*. 2007;109:271-280.
144. Hernandez L, Bea S, Pinyol M, et al. CDK4 and MDM2 gene alterations mainly occur in highly proliferative and aggressive mantle cell lymphomas with wild-type INK4a/ARF locus. *Cancer Res*. 2005;65:2199-2206.
145. Pinyol M, Bea S, Pla L, et al. Inactivation of RB1 in mantle-cell lymphoma detected by nonsense-mediated mRNA decay pathway inhibition and microarray analysis. *Blood*. 2007;109:5422-5429.
146. Hernandez L, Fest T, Cazorla M, et al. p53 Gene mutations and protein overexpression are associated with aggressive variants of mantle cell lymphomas. *Blood*. 1996;87:3351-3359.
147. Greiner TC, Moynihan MJ, Chan WC, et al. p53 Mutations in mantle cell lymphoma are associated with variant cytology and predict a poor prognosis. *Blood*. 1996;87:4302-4310.
148. Hartmann E, Fernandez V, Stoecklein H, et al. Increased MDM2 expression is associated with inferior survival in mantle cell lymphoma, but not related to the MDM2 SNP309. *Haematologica*. 2007;92:574-575.
149. Stilgenbauer S, Winkler D, Ott G, et al. Molecular characterization of 11q deletions points to a pathogenic role of the ATM gene in mantle cell lymphoma. *Blood*. 1999;94:3262-3264.
150. Schaffner C, Idler I, Stilgenbauer S, et al. Mantle cell lymphoma is characterized by inactivation of the ATM gene. *Proc Natl Acad Sci U S A*. 2000;97:2773-2778.
151. Camacho E, Hernandez L, Hernandez S, et al. ATM gene inactivation in mantle cell lymphoma mainly occurs by truncating mutations and missense mutations involving the phosphatidylinositol-3 kinase domain and is associated with increasing numbers of chromosomal imbalances. *Blood*. 2002;99:238-244.
152. Fang NY, Greiner TC, Weisenburger DD, et al. Oligonucleotide microarrays demonstrate the highest frequency of ATM mutations in the mantle cell subtype of lymphoma. *Proc Natl Acad Sci U S A*. 2003;100:5372-5377.
153. Stankovic T, Weber P, Stewart G, et al. Inactivation of ataxia telangiectasia mutated gene in B-cell chronic lymphocytic leukaemia. *Lancet*. 1999;353:26-29.
154. Tort F, Hernandez S, Bea S, et al. CHK2-decreased protein expression and infrequent genetic alterations mainly occur in aggressive types of non-Hodgkin lymphomas. *Blood*. 2002;100:4602-4608.
155. Hangaishi A, Ogawa S, Qiao Y, et al. Mutations of Chk2 in primary hematopoietic neoplasms. *Blood*. 2002;99:3075-3077.
156. Tagawa H, Karnan S, Suzuki R, et al. Genome-wide array-based CGH for mantle cell

lymphoma: identification of homozygous deletions of the proapoptotic gene BIM. *Oncogene*. 2005;24:1348-1358.

157. Khoury JD, Medeiros LJ, Rassidakis GZ, et al. Expression of Mcl-1 in mantle cell lymphoma is associated with high-grade morphology, a high proliferative state, and p53 overexpression. *J Pathol*. 2003;199:90-97.
158. Pham LV, Tamayo AT, Yoshimura LC, et al. Inhibition of constitutive NF-kappa B activation in mantle cell lymphoma B cells leads to induction of cell cycle arrest and apoptosis. *J Immunol*. 2003;171:88-95.
159. Martinez N, Camacho FI, Algara P, et al. The molecular signature of mantle cell lymphoma reveals multiple signals favoring cell survival. *Cancer Res*. 2003;63:8226-8232.
160. Roue G, Perez-Galan P, Lopez-Guerra M, et al. Selective inhibition of IkappaB kinase sensitizes mantle cell lymphoma B cells to TRAIL by decreasing cellular FLIP level. *J Immunol*. 2007;178:1923-1930.
161. Rizzatti EG, Falcao RP, Panepucci RA, et al. Gene expression profiling of mantle cell lymphoma cells reveals aberrant expression of genes from the PI3K-AKT, WNT and TGFbeta signalling pathways. *Br J Haematol*. 2005;130:516-526.
162. Rudelius M, Pittaluga S, Nishizuka S, et al. Constitutive activation of AKT contributes to the pathogenesis and survival of mantle cell lymphoma. *Blood*. 2006;108:1668-1676.
163. Peponi E, Drakos E, Reyes G, et al. Activation of mammalian target of rapamycin signaling promotes cell cycle progression and protects cells from apoptosis in mantle cell lymphoma. *Am J Pathol*. 2006;169: 2171-2180.
164. Rinaldi A, Kwee I, Taborelli M, et al. Genomic and expression profiling identifies the B-cell associated tyrosine kinase Syk as a possible therapeutic target in mantle cell lymphoma. *Br J Haematol*. 2006;132: 303-316.
165. Gelebart P, Anand M, Armanious H, et al. Constitutive activation of the Wnt canonical pathway in mantle cell lymphoma. *Blood*. 2008;112:5171-5179.
166. Fu K, Weisenburger DD, Greiner TC, et al. Cyclin D1-negative mantle cell lymphoma: a clinicopathologic study based on gene expression profiling. *Blood*. 2005;106:4315-4321.
167. Salaverria I, Zettl A, Bea S, et al. Specific secondary genetic alterations in mantle cell lymphoma provide prognostic information independent of the gene expression-based proliferation signature. *J Clin Oncol*. 2007;25:1216-1222.
168. Gesk S, Klapper W, Martin-Subero JI, et al. A chromosomal translocation in cyclin D1-negative/cyclin D2-positive mantle cell lymphoma fuses the CCND2 gene to the IGK locus. *Blood*. 2006;108:1109-1110.
169. Wlodarska I, Dierickx D, Vanhentenrijk V, et al. Translocations targeting CCND2, CCND3, and MYCN do occur in t(11;14)-negative mantle cell lymphomas. *Blood*. 2008;111:5683-5690.
170. Ek S, Dictor M, Jerkeman M, et al. Nuclear expression of the non B-cell lineage Sox11 transcription factor identifies mantle cell lymphoma. *Blood*. 2008;111:800-805.
171. Mozos A, Royo C, Hartmann E, et al. SOX11 expression is highly specific for mantle cell lymphoma and identifies the cyclin D1 negative subtype. *Haematologica*. 2009;94:1555-1562.
172. Coiffier B. Which treatment for mantle-cell lymphoma patients in 1998? *J Clin Oncol*. 1998;16:3-5.
173. Bernard M, Gressin R, Lefrere F, et al. Blastic variant of mantle cell lymphoma: a rare but highly aggressive subtype. *Leukemia*. 2001;15:1785-1791.
174. Nodit L, Bahler DW, Jacobs SA, et al. Indolent mantle cell lymphoma with nodal involvement and mutated immunoglobulin heavy chain genes. *Hum Pathol*. 2003;34:1030-1034.
175. Determann O, Hoster E, Ott G, et al. Ki-67 predicts outcome in advanced-stage mantle cell lymphoma patients treated with anti-CD20 immunochemotherapy: results from randomized trials of the European MCL Network and the German Low Grade Lymphoma Study Group. *Blood*. 2008;111:2385-2387.
176. Hartmann E, Fernandez V, Moreno V, et al. Five-gene model to predict survival in mantle-cell lymphoma using frozen or formalin-fixed, paraffin-embedded tissue. *J Clin Oncol*. 2008;26:4966-4972.
177. Pinyol M, Hernandez L, Martinez A, et al. INK4a/ARF locus alterations in human non-Hodgkin's lymphomas mainly occur in tumors with wild-type p53 gene. *Am J Pathol*. 2000;156:1987-1996.
178. Cuneo A, Bigoni R, Rigolin GM, et al. Cytogenetic profile of lymphoma of follicle mantle lineage: correlation with clinicobiologic features. *Blood*. 1999;93:1372-1380.
179. Zucca E, Roggero E, Pinotti G, et al. Patterns of survival in mantle cell lymphoma. *Ann Oncol*. 1995;6:257-262.
180. Hoster E, Dreyling M, Klapper W, et al. A new prognostic index (MIPI) for patients with advanced stage mantle cell lymphoma. *Blood*. 2007;111:558-565.
181. Lenz G, Dreyling M, Hoster E, et al. Immunochemotherapy with rituximab and cyclophosphamide, doxorubicin, vincristine, and prednisone significantly improves response and time to treatment failure, but not long-term outcome in patients with previously untreated mantle cell lymphoma: results of a prospective randomized trial of the German Low Grade Lymphoma Study Group (GLSG). *J Clin Oncol*. 2005;23:1984-1992.
182. Romaguera JE, Fayad L, Rodriguez MA, et al. High rate of durable remissions after treatment of newly diagnosed aggressive mantle-cell lymphoma with rituximab plus hyper-CVAD alternating with rituximab plus high-dose methotrexate and cytarabine. *J Clin Oncol*. 2005;23:7013-7023.
183. Forstpointner R, Dreyling M, Repp R, et al. The addition of rituximab to a combination of fludarabine, cyclophosphamide, mitoxantrone (FCM) significantly increases the response rate and prolongs survival as compared with FCM alone in patients with relapsed and refractory follicular and mantle cell lymphomas: results of a prospective randomized study of the German Low-Grade Lymphoma Study Group. *Blood*. 2004;104:3064-3071.
184. Schulz H, Bohlius JF, Trelle S, et al. Immunochemotherapy with rituximab and overall survival in patients with indolent or mantle cell lymphoma: a systematic review and meta-analysis. *J Natl Cancer Inst*. 2007;99:706-714.
185. Forstpointner R, Unterhalt M, Dreyling M, et al. Maintenance therapy with rituximab leads to a significant prolongation of response duration after salvage therapy with a combination of rituximab, fludarabine, cyclophosphamide, and mitoxantrone (R-FCM) in patients with recurring and refractory follicular and mantle cell lymphomas: results of a prospective randomized study of the German Low Grade Lymphoma Study Group (GLSG). *Blood*. 2006;108:4003-4008.
186. Dreyling M, Lenz G, Hoster E, et al. Early consolidation by myeloablative radiochemotherapy followed by autologous stem cell transplantation in first remission significantly prolongs progression-free survival in mantle-cell lymphoma: results of a prospective randomized trial of the European MCL Network. *Blood*. 2005;105:2677-2684.
187. Gianni AM, Magni M, Martelli M, et al. Long-term remission in mantle cell lymphoma following high-dose sequential chemotherapy and in vivo rituximab-purged stem cell autografting (R-HDS regimen). *Blood*. 2003;102:749-755.
188. Magni M, Di Nicola M, Carlo-Stella C, et al. High-dose sequential chemotherapy and in vivo rituximab-purged stem cell autografting in mantle cell lymphoma: a 10-year update of the R-HDS regimen. *Bone Marrow Transplant*. 2009;43:509-511.
189. Geisler CH, Kolstad A, Laurell A, et al. Long-term progression-free survival of mantle cell lymphoma after intensive front-line immunochemotherapy with in vivo-purged stem cell rescue: a nonrandomized phase 2 multicenter study by the Nordic Lymphoma Group. *Blood*. 2008;112:2687-2693.
190. Khouri IF, Lee MS, Saliba RM, et al. Nonablative allogeneic stem-cell transplantation for advanced/recurrent mantle-cell lymphoma. *J Clin Oncol*. 2003;21:4407-4412.
191. Maris MB, Sandmaier BM, Storer BE, et al. Allogeneic hematopoietic cell transplantation after fludarabine and 2 Gy total body irradiation for relapsed and refractory mantle cell lymphoma. *Blood*. 2004;104:3535-3542.
192. Corradini P, Dodero A, Farina L, et al. Allogeneic stem cell transplantation following reduced-intensity conditioning can induce durable clinical and molecular remissions in relapsed lymphomas: pre-transplant disease status and histotype heavily influence outcome. *Leukemia*. 2007;21:2316-2323.
193. Weigert O, Pastore A, Rieken M, et al. Sequence-dependent synergy of the proteasome inhibitor bortezomib and cytarabine in mantle cell lymphoma. *Leukemia*. 2007;21:524-528.
194. Haritunians T, Mori A, O'Kelly J, et al. Antiproliferative activity of RAD001 (everolimus) as a single agent and combined with other agents in mantle cell lymphoma. *Leukemia*. 2007;21:333-339.
195. Martin P, Chadburn A, Christos P, et al. Outcome of deferred initial therapy in mantle-cell lymphoma. *J Clin Oncol*. 2009;27:1209-1213.
196. Menke DM, Tiemann M, Camoriano JK, et al. Diagnosis of Castleman's disease by identification of an immunophenotypically aberrant population of mantle zone B lymphocytes in paraffin-embedded lymph node biopsies. *Am J Clin Pathol*. 1996;105:268-276.
197. Yatabe Y, Suzuki R, Tobinai K, et al. Significance of cyclin D1 overexpression for the diagnosis of mantle cell lymphoma: a clinicopathologic comparison of cyclin D1-positive MCL and cyclin D1-negative MCL-like B-cell lymphoma. *Blood*. 2000;95:2253-2261.
198. Traweek ST, Sheibani K, Winberg CD, et al. Monocytoid B-cell lymphoma: its evolution and relationship to other low-grade B-cell neoplasms. *Blood*. 1989;73:573-578.
199. Yamaguchi M, Seto M, Okamoto M, et al. De novo CD5+ diffuse large B-cell lymphoma: a clinicopathologic study of 109 patients. *Blood*. 2002;99:815-821.
200. Bentz M, Plesch A, Bullinger L, et al. t(11;14)-Positive mantle cell lymphomas exhibit complex karyotypes and share similarities with B-cell chronic lymphocytic leukemia. *Genes Chromosomes Cancer*. 2000;27:285-294.
201. Kohlhammer H, Schwaenen C, Wessendorf S, et al. Genomic DNA-chip hybridization in t(11;14)-positive mantle cell lymphomas shows a high frequency of aberrations and allows a refined characterization of consensus regions. *Blood*. 2004;104:795-801.
202. Rubio-Moscardo F, Climent J, Siebert R, et al. Mantle-cell lymphoma genotypes identified with CGH to BAC microarrays define a leukemic subgroup of disease and predict patient outcome. *Blood*. 2005;105:4445-4454.
203. Schraders M, Pfundt R, Straatman HM, et al. Novel chromosomal imbalances in mantle cell lymphoma detected by genome-wide array-based comparative genomic hybridization. *Blood*. 2005;105:1686-1693.
204. Flordal TE, Ichimura K, Collins VP, et al. Detailed assessment of copy number alterations revealing homozygous deletions in 1p and 13q in mantle cell lymphoma. *Leuk Res*. 2007;31:1227-1238.

第22章

弥漫大B细胞淋巴瘤

Alexander C.L. Chan, John K.C. Chan

章节目录

弥漫大B细胞淋巴瘤（DLBCL）是一种侵袭性淋巴瘤。与惰性（低级别）淋巴瘤相比，其典型生存曲线开始为下降斜线，随后出现平台期，提示相当一部分患者治疗后可以缓解并有可能治愈（图22.1）。

以往分类（如Kiel分类和工作分类[1,2]）认同DLBCL有两种主要类型：中心母细胞（大无裂细胞）淋巴瘤和免疫母细胞淋巴瘤。病理医生在实践中区分这两种类型时较困难，并且工作分类中认为大无裂细胞淋巴瘤属于中级别淋巴瘤而免疫母细胞淋巴瘤属于高级别淋巴瘤，使这一问题更加复杂化。

鉴别中心母细胞（大无裂细胞）淋巴瘤和免疫母细胞淋巴瘤时，在同一观察者自身和不同观察者之间的可重复性较低，因此，在REAL分类和2001年WHO分类中，将DLBCL命名为一种独立类型，涵盖了上述两种淋巴瘤[3,4]。然而，已经认识到DLBCL是一组异质性疾病，并已描述了多种临床相关性疾病实体或亚型[4,5]。目前，已经认可了许多临床病理变异型、不同亚型及不同疾病实体（简表22.1），但它们仅占所有DLBCL的一小部分。其余病例在WHO 2008中统称为弥漫大B细胞淋巴瘤-非特指（DLBCLNOS）[5]。

22.1 定义

DLBCL是一种大或中等大小肿瘤性B细胞弥漫增殖性疾病，细胞核大于或等于组织细胞核，或者大于小淋巴细胞核的2倍（图22.2）[5]。不能明确归入某种亚型和疾病实体的病例统称为DLBCLNOS。

22.2 流行病学

DLBCL是最常见的非霍奇金淋巴瘤（NHL），根据一项国际多中心研究，DLBCL占所有NHL病例的

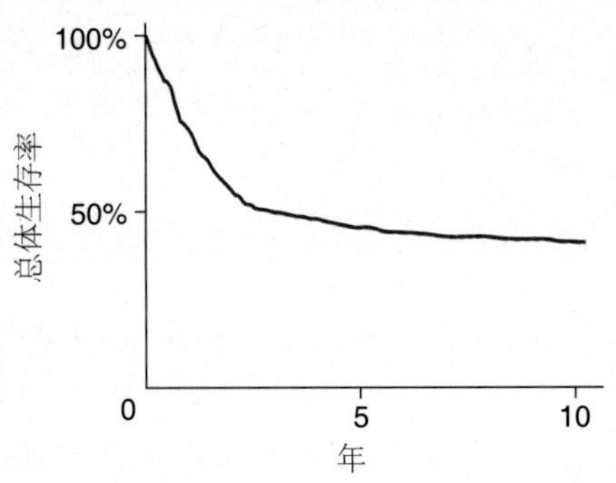

图22.1 弥漫大B细胞淋巴瘤（DLBCL）理想的生存曲线。开始为下降的斜线，随后为平台期，表明部分患者有可能治愈

31%[6]。除了某些特殊亚型（见下文）之外，DLBCL的发病率在不同民族和种族之间没有明显不同[7]。与美国人和西欧人相比，一些人群中（例如亚洲人）DLBCL在所有NHL中占有较高的比例（>40%），但这可能是由于这些人群中滤泡性淋巴瘤（FL）发病率较低[8,9]。

患者中位年龄64岁[6]，但是任何年龄都可发病[10,11]。男性发病略占优势（男女比例1.2：1）[6]。

22.3 病因学

大多数DLBCL患者没有已知的潜在风险因素。少数病例有先天性免疫缺陷或者获得性免疫缺陷的临床背景，如HIV感染、移植、风湿性关节炎患者使用氨甲蝶呤治疗后、低级别B细胞淋巴瘤患者使用氟达拉滨治疗后[12,13]。这些病例通常与EBV感染有关。EBV$^+$DLBCL可以继发于血管免疫母细胞性T细胞淋巴瘤（AITL），这是一种肿瘤导致免疫功能缺陷进而继发另一肿瘤的结果[14,15]。EBV$^+$DLBCL老年患者没有明显的免疫缺陷，可能是由于免疫功能衰退，这是衰老过程的部分表现[16,17]。

少数发生在结外的DLBCL与慢性炎症或慢性刺激物有关，例如：乳腺切除术后的淋巴水肿[18]、骨和皮肤的慢性化脓性炎症[19]、外科手术史和金属植入物[20,21]、长期风湿性关节炎患者近关节旁的软组织[22]和长期脓胸[23]。这些病例中有一部分与EBV有关[19,21,23]，WHO 2008认为它们是一种独特的疾病实体（慢性炎症相关性DLBCL）[24]。

大多数DLBCL是原发病例，但有一部分病例来自低级别淋巴瘤的组织学转化，例如：FL、慢性淋巴细胞白血病/小淋巴细胞淋巴瘤（CLL/SLL）、淋巴浆细胞淋巴瘤（LPL）、边缘区淋巴瘤（MZL），或结节性淋巴细胞为主型霍奇金淋巴瘤（NLPHL）。部分DLBCL可与经典型霍奇金淋巴瘤（CHL）同时或先后并发[25]。

22.4 临床特征

患者表现为淋巴结迅速增大或结外部位形成肿物。大约30%病例出现在结外部位，71%病例在发病过程中累及结外部位[26]。常见结外原发部位包括胃肠道（尤其是胃）和Waldeyer环，但是实际上任何器官都可受累，包括皮肤、中枢神经系统、纵隔和骨[27]。结外特殊部位的淋巴瘤，尤其是皮肤和中枢神经系统，具有不同的临床和生物学特征（见第19章、第61章和第62章）。

简表22.1 弥漫大B细胞淋巴瘤（DLBCL）变异型、亚型和其他疾病实体

DLBCLNOS
- 常见形态学变异型
  - 中心母细胞变异型
  - 免疫母细胞变异型
  - 间变变异型
  - 少见形态变异型
- 分子亚型
  - 生发中心B细胞样
  - 活化B细胞样
- 免疫组织化学亚型
  - CD5$^+$DLBCL
  - 生发中心B细胞样
  - 非生发中心B细胞样

DLBCL亚型
- T细胞/组织细胞丰富型大B细胞淋巴瘤（THRLBCL）
- 原发性中枢神经系统DLBCL（见第62章）
- 原发性皮肤DLBCL，腿型（见第19章）
- 老年EBV$^+$DLBCL

其他大B细胞淋巴瘤
- PMLBCL
- IVLBCL
- 慢性炎症相关性DLBCL
- 淋巴瘤样肉芽肿病（见第23章）
- ALK$^+$大B细胞淋巴瘤
- 浆细胞性淋巴瘤
- 起源于HHV8相关性多中心Castleman病的大B细胞淋巴瘤（见第56章）
- 原发性渗出性淋巴瘤（见56章）
- HHV8和EBV相关嗜生发中心性淋巴组织增殖性疾病（WHO分类未列出）

交界性病变
- 特征介于DLBCL和BL之间的未分类B细胞淋巴瘤（未分类DLBCLBL）（见第24章）
- 特征介于DLBCL和CHL之间的未分类的B细胞淋巴瘤（未分类DLBCLCHL）

注：BL，Burkitt淋巴瘤；CHL，经典型霍奇金淋巴瘤；DLBCLNOS，弥漫大B细胞淋巴瘤-非特指；THRLBCL，T细胞/组织细胞丰富型大B细胞淋巴瘤；PMLBCL，原发性纵隔（胸腺）大B细胞淋巴瘤；IVLBCL，血管内大B细胞淋巴瘤。

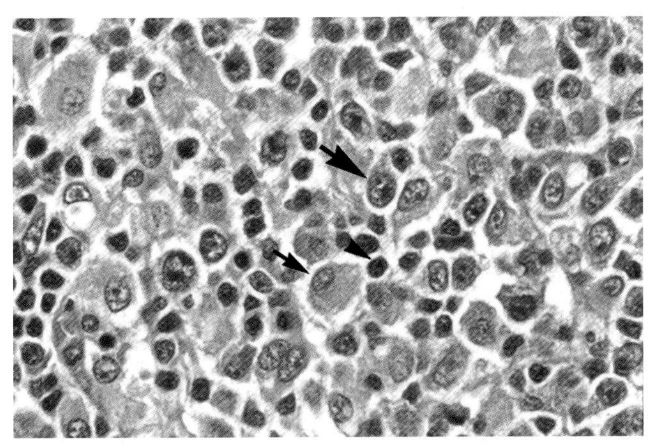

图22.2 弥漫大B细胞淋巴瘤（DLBCL）：细胞核大小评估。本例混有大量组织细胞和淋巴细胞，散在的组织细胞（具有丰富的嗜酸性胞质）可以作为"尺子"用来方便地测量淋巴瘤细胞大小。淋巴瘤细胞（大箭头）为大细胞，因为其细胞核稍大于组织细胞（小箭头）核。肿瘤细胞大于小淋巴细胞的2倍（箭头）

大约一半患者为早期疾病（Ⅰ～Ⅱ期），1/3患者有B症状[26]。16%病例出现骨髓受累[26]，可以表现为相同或不同组织学形态。

22.5 形态学

受累淋巴结或组织的正常结构被弥漫浸润的淋巴瘤细胞完全或部分破坏，常伴凝固性坏死并浸润周围组织（图22.3，22.4）。少数情况下，淋巴瘤表现为淋巴结滤泡间或者窦内受累模式（图22.3B，简表22.2）；极少数情况下，肿瘤细胞具有假黏附性，并形成类似癌的结节（图22.4B）。吞噬细胞碎片的散在组织细胞可形成"星空"现象（图22.5）。可出现硬化，尤其是发生在纵隔和腹膜后的肿瘤（图22.6）[28]。淋巴结可有共存的低级别淋巴瘤，如FL、CLL或NLPHL（图22.7）。

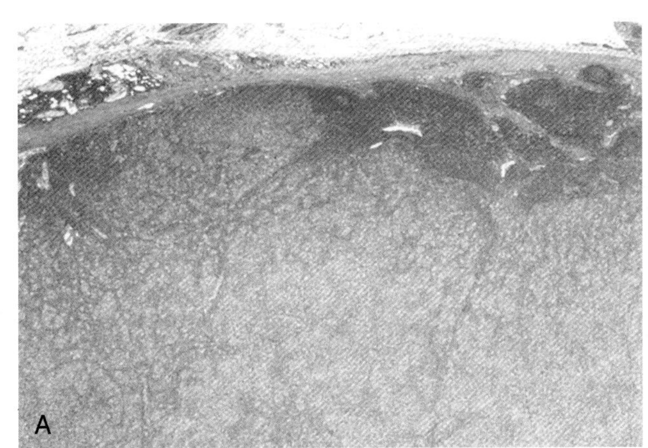

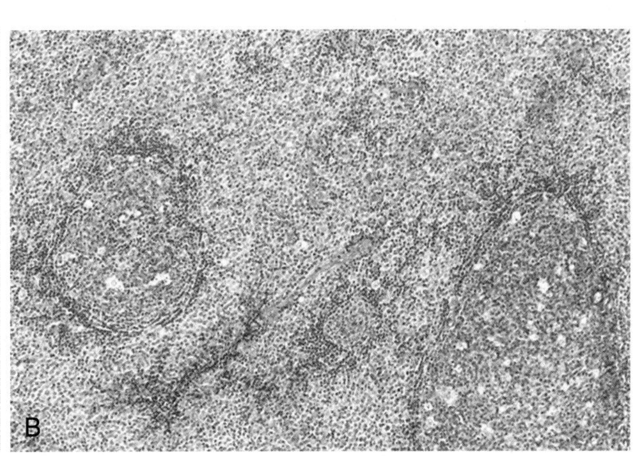

图22.3 淋巴结弥漫大B细胞淋巴瘤（DLBCL）。A. 淋巴结结构被淋巴瘤细胞弥漫性浸润，并侵犯淋巴结周围组织（左上视野）。可见残留的淋巴结组织（右上视野）。B. 这个病例中，淋巴瘤选择性累及滤泡间区，似反应性淋巴组织增生。支持淋巴瘤的诊断特征包括：反应性滤泡的套区被侵蚀，以及滤泡间单一形态细胞浸润

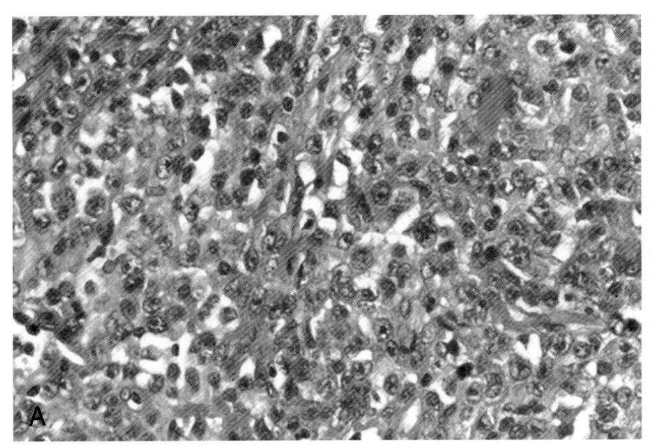

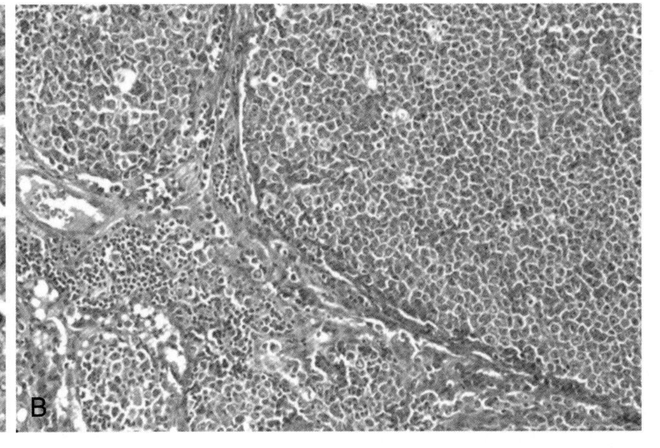

图22.4 淋巴结弥漫大B细胞淋巴瘤（DLBCL）。A. 大多数病例由非黏附性肿瘤细胞形成弥漫性浸润。B. 有时淋巴瘤细胞形成结节或岛状结构，与间质有明显分界，假黏附性生长方式使其形态上类似癌

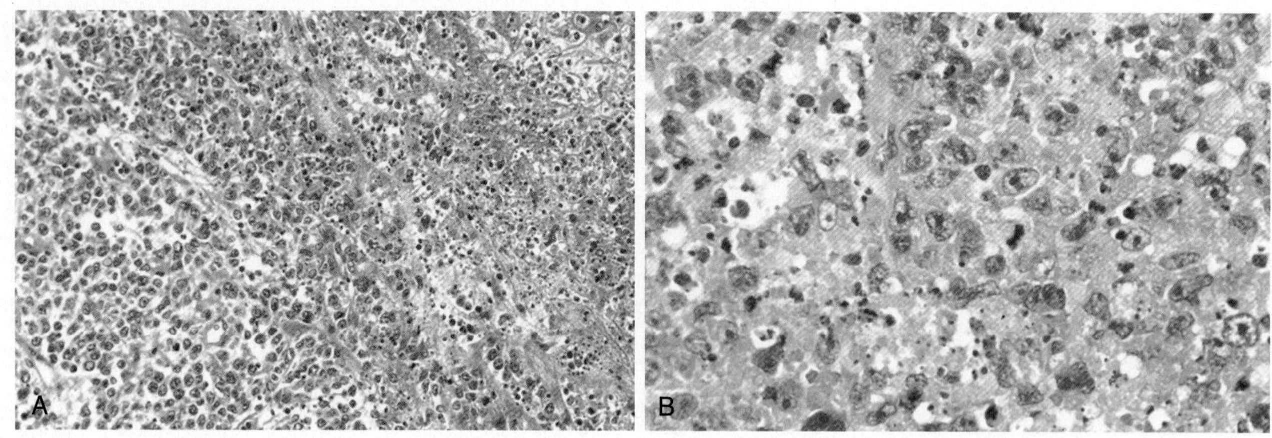

图22.5 弥漫大B细胞淋巴瘤（DLBCL）。A. 凝固性坏死相当常见（右侧视野）。B. 淋巴瘤细胞间可见大量核碎片，似Kikuchi病（组织细胞坏死性淋巴结炎）

简表22.2 淋巴结窦内生长模式的大细胞肿瘤的鉴别诊断

- DLBCL
- 窦内DLBCL，CD30$^+$
- 微绒毛DLBCL
- ALK$^+$大B细胞淋巴瘤
- DLBCLNOS（少见）
- ALCL，ALK$^+$
- ALCL，ALK$^-$
- 组织细胞肿瘤或瘤样病变
- Langerhans细胞组织细胞增生症
- Rosai-Dorfman病
- 组织细胞肉瘤（少见）
- 转移性非淋巴造血组织恶性肿瘤（如恶性黑色素瘤、癌和生殖细胞肿瘤）

注：ALCL，间变性大细胞淋巴瘤；DLBCL，弥漫大B细胞淋巴瘤；NOS，非特指。

在结外部位，淋巴瘤细胞除了形成肿块，还常常浸润组织间隙，导致正常特化结构（如胃腺体、涎腺腺泡、曲细精管和甲状腺滤泡）的间隔明显增宽，正常结构消失（图22.8）。肿瘤可浸润至上皮内，常见黏膜溃疡。原有的黏膜相关淋巴组织结外边缘区淋巴瘤（MALT淋巴瘤）也可以存在。

细胞学上，DLBCL含有大-中等大小的淋巴样细胞，表现为中心母细胞（大无裂细胞）、免疫母细胞或者介于两者之间的形态学特征。中心母细胞具有圆形或卵圆形泡状核，多个靠近核膜的小核仁，少量嗜双色性胞质（图22.9A）；也可有多裂或成角的细胞核（图22.9B，22.9C）[29]。免疫母细胞有圆形或卵圆形泡状核，并有单个中位大核仁及较宽的嗜碱性胞质（图22.10）。免疫

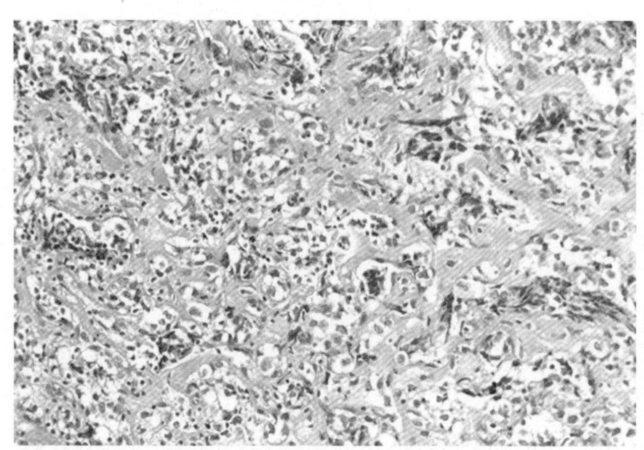

图22.6 弥漫大B细胞淋巴瘤（DLBCL）伴硬化。薄层硬化带将肿瘤细胞勾勒成不规则团片状。陷入硬化区内的淋巴瘤细胞形成胞质收缩或挤压假象

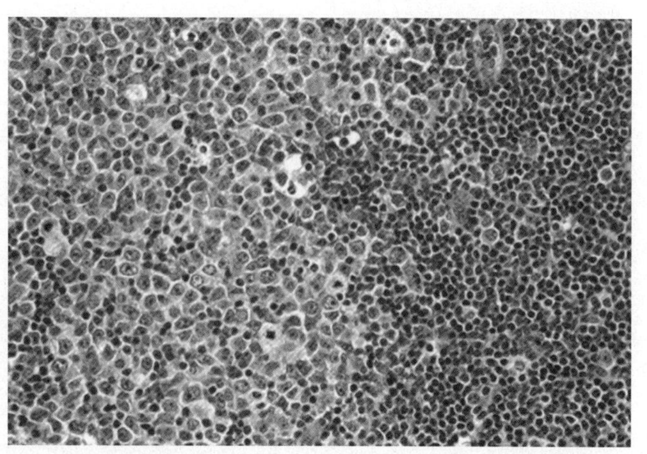

图22.7 起源于慢性淋巴细胞白血病（CLL）的弥漫大B细胞淋巴瘤（Richter综合征）。左侧视野显示弥漫成片大淋巴瘤细胞。右侧视野显示先前存在的CLL，由形态单一的小淋巴细胞组成；这些细胞的肿瘤性质由CD20$^+$、CD5$^+$、CD23$^+$免疫表型（未显示）而证实

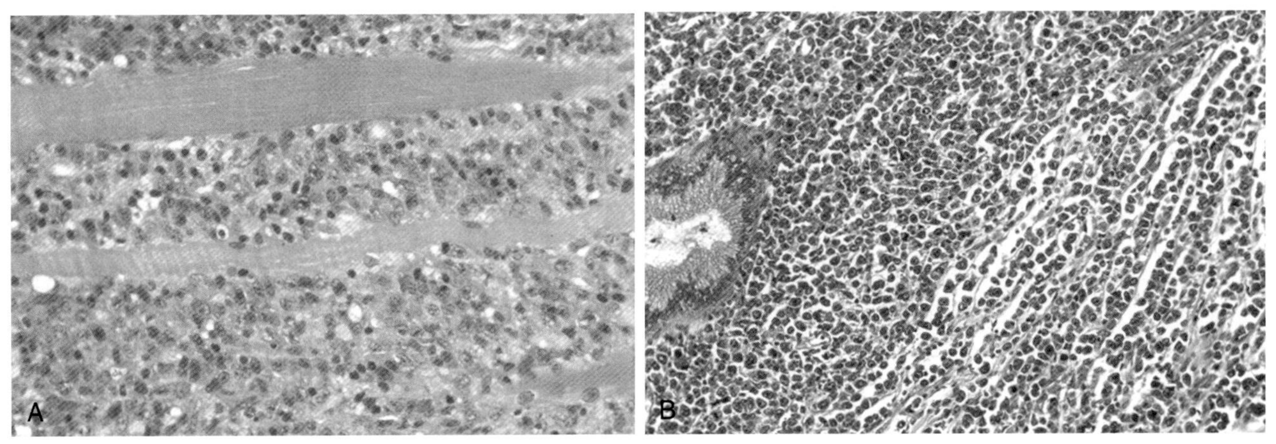

图22.8 结外弥漫大B细胞淋巴瘤（DLBCL）。 A. 组织间隙浸润，将骨骼肌纤维分离破坏。B. 纤维间质（本例为子宫颈）内可见单排细胞浸润

母细胞有时可呈浆样细胞特征，具有偏位细胞核和核周空晕。然而，淋巴瘤细胞也可能不符合这两种典型的细胞形态，而是表现为中心母细胞和免疫母细胞的混合特征、巨细胞、以中等大小细胞为主、不规则核皱褶、细胞核拉长、具有中心母细胞胞核特征但胞质丰富或为透明胞质（图22.11，图22.12）。

在实际工作中，可根据细胞学形态进一步区分数种DLBCL变异型，这属于可选项目。免疫母细胞超过90%者称为免疫母细胞变异型，而免疫母细胞不足90%者称为中心母细胞（大无裂细胞）变异型（图22.13）[5]。然而，很难界定淋巴瘤细胞是中心母细胞还是免疫母细胞，大多数DLBCL由这两种类型细胞混合构成或者细胞学特征介于两者之间。DLBCL的间变变异型的细胞具有奇异型多形性细胞核，常有多核和丰富胞质（图22.14）[30,31]。不能把这种变异型与间变性大细胞淋巴瘤相混淆，后者是T/裸细胞肿瘤[32]。由于具有细

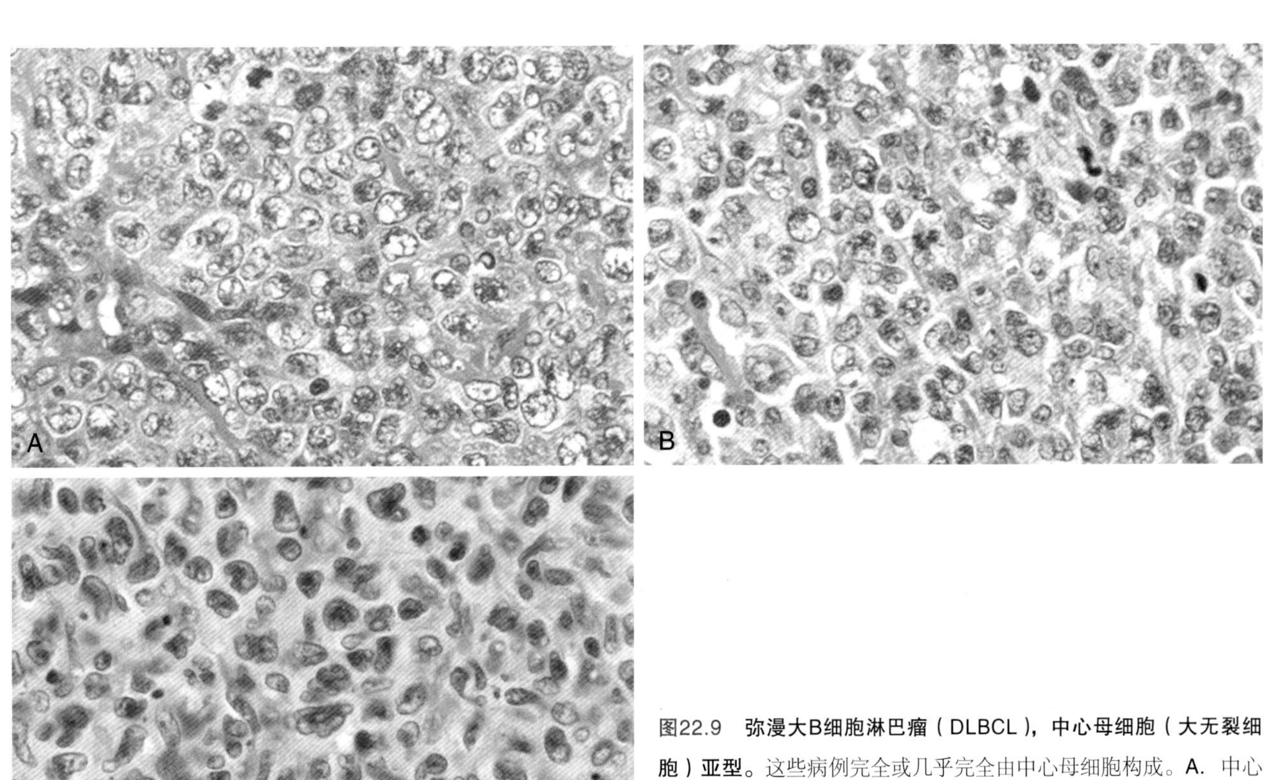

图22.9 弥漫大B细胞淋巴瘤（DLBCL），中心母细胞（大无裂细胞）亚型。 这些病例完全或几乎完全由中心母细胞构成。A. 中心母细胞有圆形胞核、空泡状染色质、多个靠近核膜的小核仁以及薄层胞质。B. 很多细胞有多裂核，似多个花瓣。C. 大淋巴瘤细胞表现为有角或有裂的核。小核仁被核皱褶掩盖

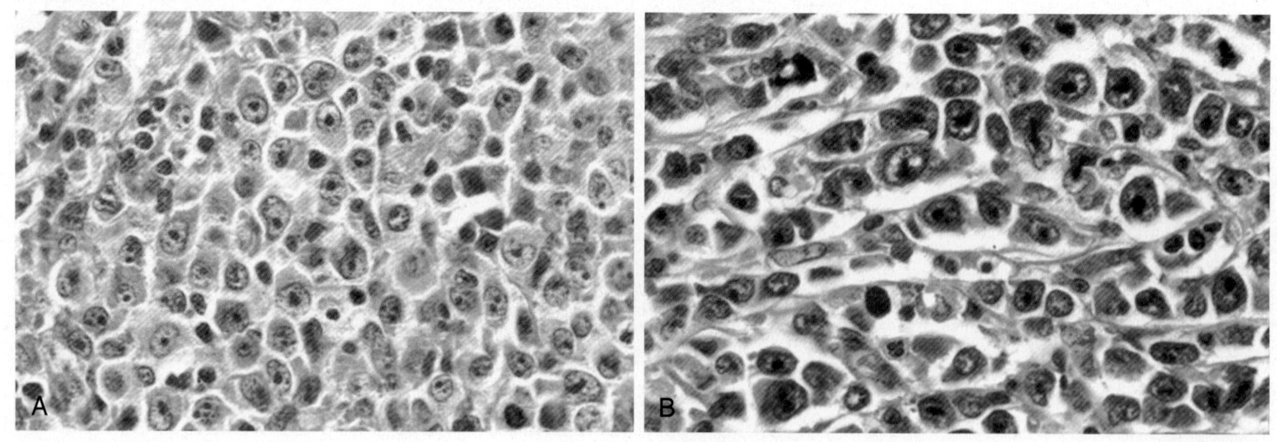

图22.10　弥漫大B细胞淋巴瘤，免疫母细胞亚型。A和B. 实际上所有大淋巴瘤细胞核均呈圆形或卵圆形，有明显的中位核仁，较宽的嗜双色性胞质

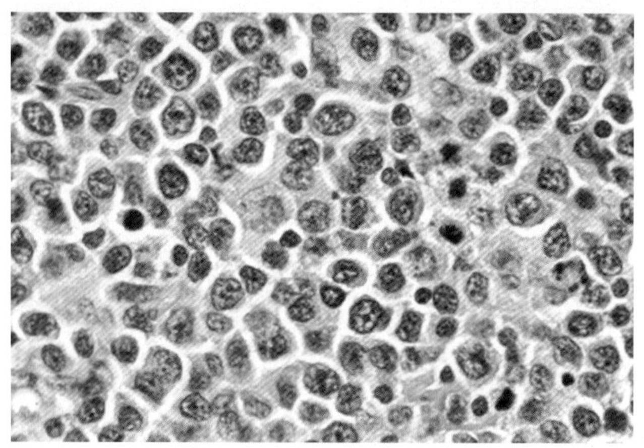

图22.11　中等大小细胞构成的弥漫大B细胞淋巴瘤。过去，这种病例可能归入小无裂细胞淋巴瘤，但是它不符合Burkitt淋巴瘤（BL）或非典型BL的现行诊断标准

胞多形性、黏附性生长或窦内浸润等表现，这种变异型也可能类似转移癌。这种变异型的生物学行为与传统DLBCL没有不同[32]。个别DLBCL例呈浆样细胞分化，淋巴瘤细胞混有数量不等的成熟浆细胞样肿瘤细胞（图22.15）。

DLBCL背景中可见数量不等的反应性细胞，如小淋巴细胞（大多是T细胞）、浆细胞、组织细胞和多形性细胞。少数病例可出现融合成小簇的上皮样组织细胞，类似淋巴上皮样T细胞淋巴瘤（Lennert淋巴瘤）（图22.16）[33]。个别病例最初可表现为淋巴结梗死（图22.17）[34,35]。

表22.1列举了少见或容易引起误诊的形态学变异型（图22.18~图22.21）[36-49]。简表22.3总结了DLBCL的临床、形态、免疫表型和遗传学特征。

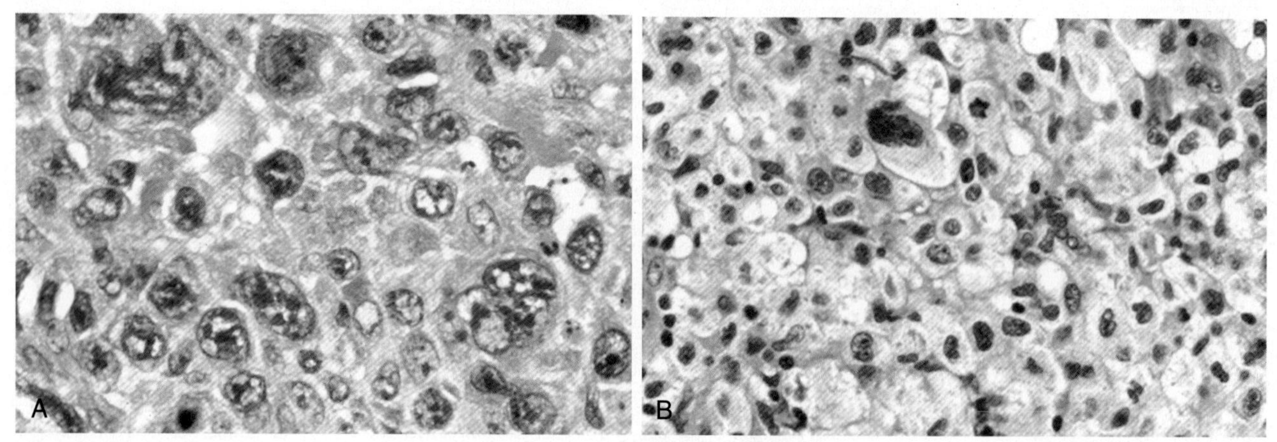

图22.12　由难以分类细胞构成的弥漫大B细胞淋巴瘤。A. 所有细胞较普通免疫母细胞或中心母细胞大，一些细胞为巨细胞及奇异型细胞。B. 本例淋巴瘤细胞具有丰富的透亮胞质

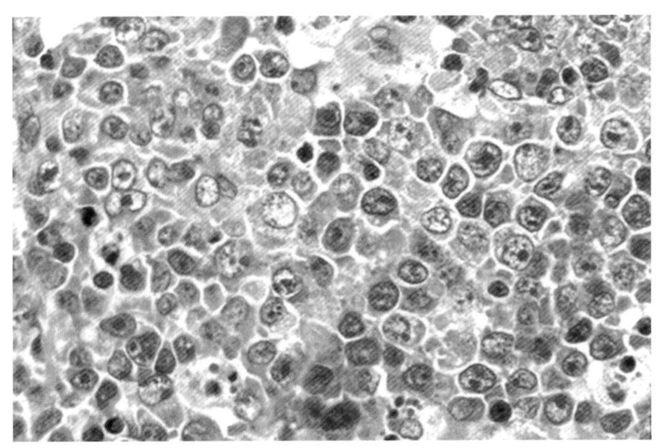

图22.13 弥漫大B细胞淋巴瘤，中心母细胞亚型。除了中心母细胞外还有免疫母细胞，也有很多细胞的形态介于这两者之间

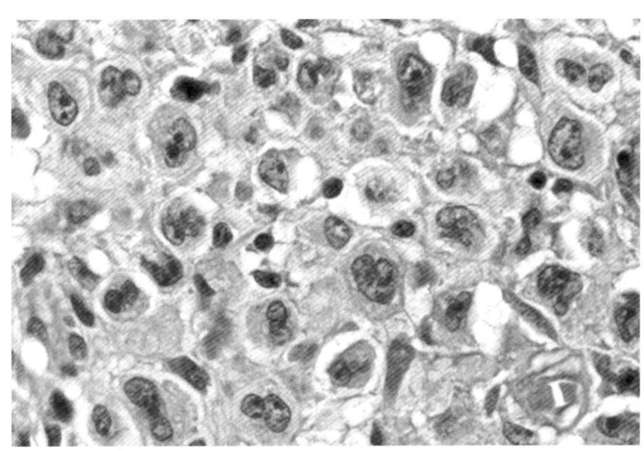

图22.14 弥漫大B细胞淋巴瘤，间变亚型。淋巴瘤细胞非常大，胞核有切迹或不规则皱褶，胞质丰富，与T/裸细胞ALCL中所见到的细胞相似

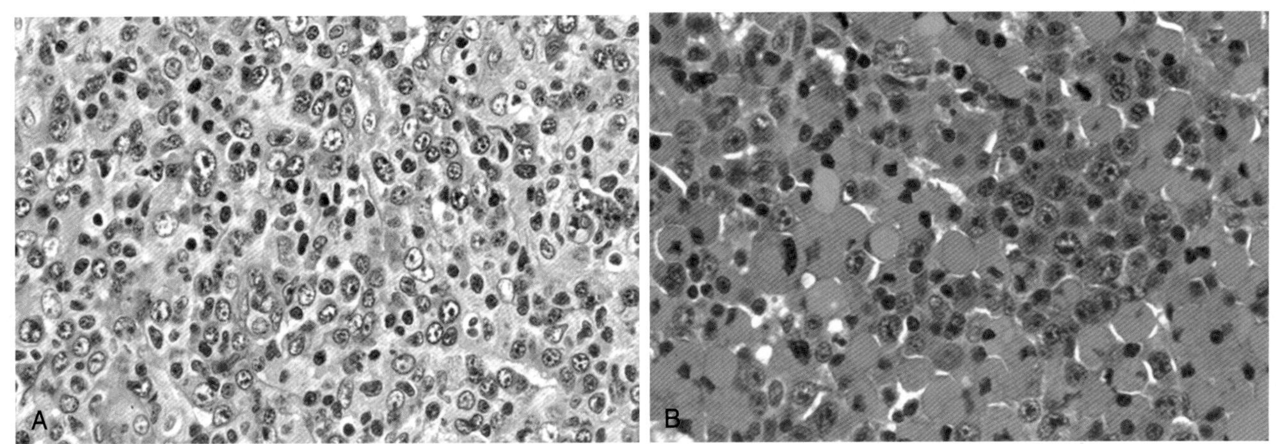

图22.15 弥漫大B细胞淋巴瘤伴浆细胞分化。A. 本例大淋巴瘤细胞呈向浆母细胞和异型浆细胞逐渐转化。这种表现类似于移植后淋巴组织增殖性疾病（PTLD）中所见到的细胞形态多样性。B. 本例大淋巴瘤细胞突然转化为浆细胞，后者具有充满Ig的嗜酸性小球

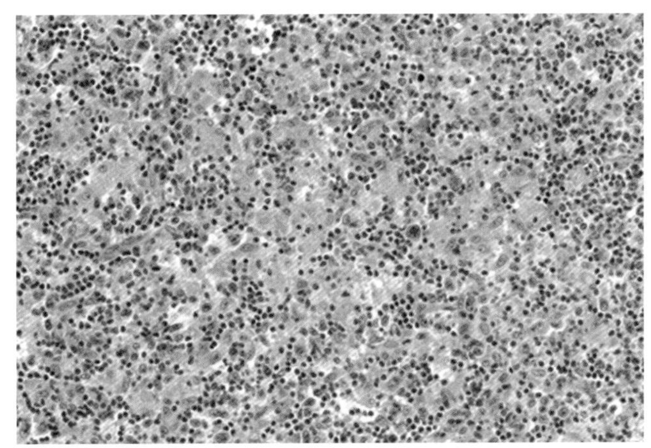

图22.16 弥漫大B细胞淋巴瘤伴较多散在小簇状上皮样组织细胞，类似Lennert（淋巴上皮样）T细胞淋巴瘤。

22.6 免疫表型

DLBCL表达CD45和多种全B细胞标记物，包括CD20、CD22、CD79a和PAX5（图22.22）。然而，使用美罗华（抗CD20嵌合抗体）治疗后的复发肿瘤中，有60%丢失CD20表达[50]。常可证实单一类型的表面或胞质Ig（IgM＞IgG＞IgA），有时也可以证实胞质Ig的存在。不表达全T细胞标记，但极少数情况下可表达CD3[51]。

20%~40% DLBCL病例表达CD10[52–61]。CD10表达有助于确定生发中心（GC）B细胞表达谱系的DLBCL亚型，它通常表达于携带t（14；18）的病例[62]。据报道的BCL6蛋白阳性率变化很大，因为不同研究采用的

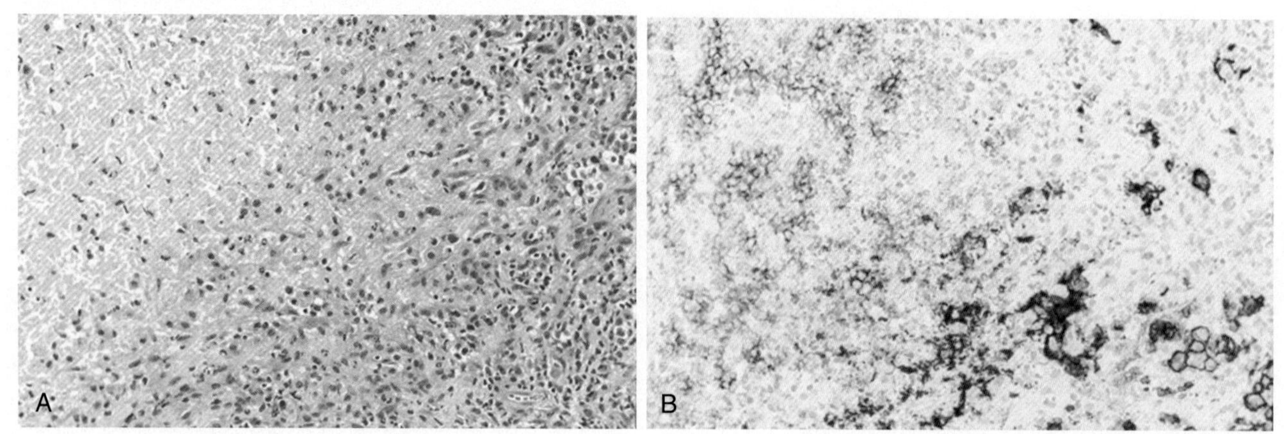

图22.17 弥漫大B细胞淋巴瘤表现为淋巴结梗死。A. 整个淋巴结由周边围绕纤维肉芽组织的坏死物质构成。B. 免疫标记显示坏死细胞仍然保留CD20抗原（左侧视野）。坏死组织的CD20免疫染色可能为非特异性着色，因此存活细胞必需明确染色以证明其特异性。在纤维肉芽组织中也突出显示少量存活细胞（染色较强）

阳性判断标准明显不同[52,54,59,63–67]。如果只有大片肿瘤细胞着色时才判断为阳性[67]，那么总体上大约60%病例呈BCL6^{+}。大约50%病例表达BCL2蛋白[59–61,68–74]，并且淋巴结肿瘤表达率高于结外肿瘤[75]。

少数DLBCL表达活化标记物CD30，通常为异质性染色模式（即染色强度深浅不一），部分或大多数肿瘤细胞着色[30]。大约10%病例表达CD5（简表22.4；另见"22.12.1原发性CD5^{+}DLBCL"）[76]。一些病例表达生发中心后或浆细胞相关标记，如CD38、VS38和IRF4/MUM–1，但是CD138几乎无一例外地表达于形态上呈浆细胞分化的病例，如浆母细胞性淋巴瘤[59,77]。Ki–67染色通常呈高增殖指数（＞20%，通常＜80%，但部分

表22.1 弥漫大B细胞淋巴瘤形态学变异型

形态学变异型	主要病理特征	可能混淆的肿瘤
黏液样间质[37,38]	片状、条索状或单个淋巴瘤细胞漂浮于丰富的黏液样间质中	各种类型的黏液样肉瘤，如骨外黏液样软骨肉瘤、黏液纤维肉瘤
梭形细胞形态[39,40]	淋巴瘤细胞呈梭形，细胞自发改变或胶原塑形所致；好发于皮肤	各种类型梭形细胞肉瘤、梭形细胞癌、促结缔组织增生性恶性黑色素瘤
印戒细胞形态[41,42]	淋巴瘤细胞有胞质空泡，可能因Ig聚积或异常质膜循环而成	印戒细胞癌，脂肪肉瘤
原纤维性基质或菊形团形成[43,44]	淋巴瘤细胞伴明显的原纤维性基质或菊形团形成；原纤维性物质由指状突细胞质突起形成（因此富含细胞膜物质），白细胞标记通常呈强阳性	神经源性肿瘤，如神经母细胞瘤、原始神经外胚层肿瘤
富含结晶的组织细胞[45]	淋巴瘤细胞混有摄入Ig结晶的组织细胞	横纹肌瘤
组织中有明显嗜酸性粒细胞[46]	淋巴瘤细胞混有大量嗜酸性粒细胞	HL，PTCL
微绒毛DLBCL[47,48]	电镜发现大量微绒毛状突起；可呈明显的窦内生长模式（见简表22.2）；CD20^{+}、CD30^{-}、EMA^{-}、CD56$^{+/-}$	ALCL（CD20^{-}、CD3$^{+/-}$、CD30^{+}、EMA$^{+/-}$、ALK$^{+/-}$、CD56$^{-/+}$）
窦内CD30^{+}DLBCL^{-}[49]	窦内生长模式（见简表22.2）；CD20^{+}、CD30^{+}、EMA$^{-/+}$、ALK^{-}	ALCL（CD20^{-}、CD3$^{+/-}$、EMA$^{+/-}$、ALK$^{+/-}$）；微绒毛DLBCL（CD30^{-}）；ALK^{+} DLBCL（CD30^{-}，ALK^{+}）；转移癌（CK^{+}）；转移性恶性黑色素瘤（S–100^{+}）

注：DLBCL，弥漫大B细胞淋巴瘤；HL，霍奇金淋巴瘤；PTCL，外周T细胞淋巴瘤；ALCL，间变性大细胞淋巴瘤。

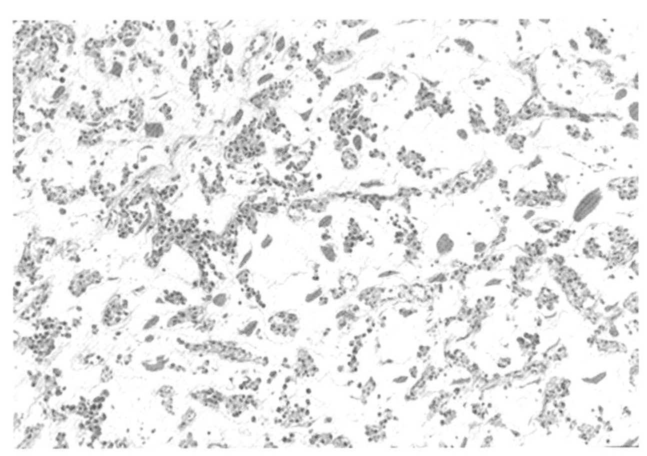

图22.18 弥漫大B细胞淋巴瘤伴丰富黏液样基质，似骨外黏液软骨肉瘤。

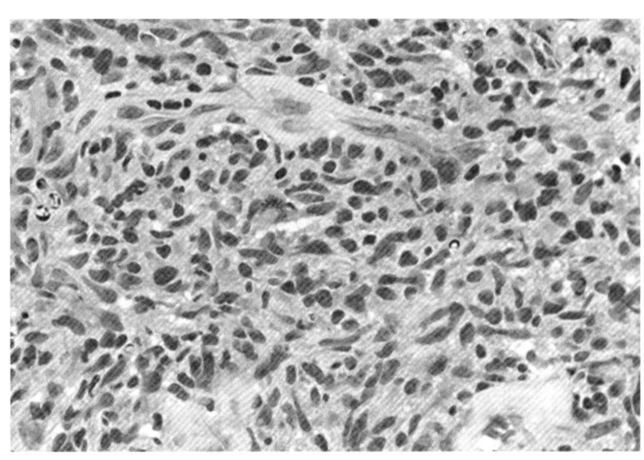

图22.19 弥漫大B细胞淋巴瘤伴梭形淋巴瘤细胞。核仁通常不明显，除非在高倍镜下观察

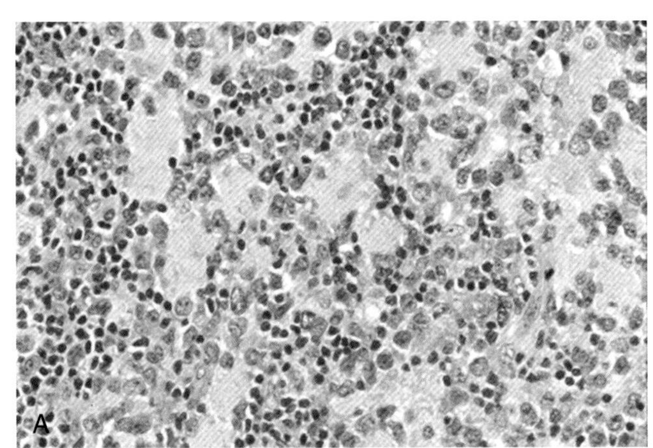

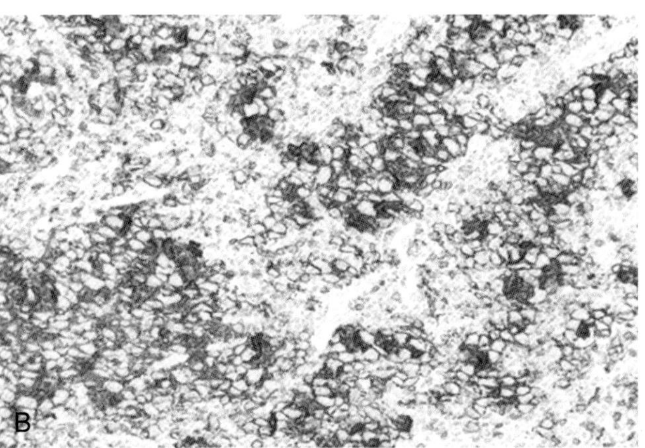

图22.20 弥漫大B细胞淋巴瘤伴原纤维性基质。A. 大淋巴细胞伴大量嗜酸性原纤维性基质。B. 基质实际上由淋巴瘤细胞的胞膜物质形成，可以通过CD20免疫染色阳性得到证实

简表22.3 弥漫大B细胞淋巴瘤主要诊断特征

临床特征

- 中位年龄：64岁
- 男性略占优势
- 出现迅速增大的淋巴结（70%）或结外肿瘤（30%）
- 1/3病例出现B症状
- 分期分布：Ⅰ，25%；Ⅱ，29%；Ⅲ，13%；Ⅳ，33%
- 潜在治愈的可能性：采取标准化疗，2/3患者完全缓解，其中2/3长期随访无复发；总体生存率46%，近年采取化疗加美罗华，生存率约提高20%

形态学

- 大-中等大小的淋巴细胞弥漫增殖，这些细胞可能与正常中心母细胞或免疫母细胞难以区别，或者表现为明显的异型性特征，如不规则核皱褶、染色质粗糙、巨核或奇异型核。
- 可以伴随原有的低级别淋巴瘤
- 根据细胞学进一步分型（可选项）
- 中心母细胞亚型（圆形泡状核伴多个周围小核仁；可有多个核分裂）
- 免疫母细胞亚型（>90%免疫母细胞，单个明显中位核仁和丰富胞质）
- 间变性（肿瘤细胞明显多形性，常表达CD30）
- 少数情况下，呈多种欺骗性生长方式（如黏液样改变、原纤维性基质、梭形细胞）；表22.1

免疫表型

- 全B细胞标记阳性（如CD20、CD22、CD79a、PAX5）
- 表面或胞质Ig阳性
- 约60%病例$BCL6^+$
- 约40%病例$CD10^+$
- 约10%病例$CD5^+$
- 约10%病例$CD30^+$
- 约50%病例$BCL2^+$
- Ki-67指数>20%（平均55%）

分子特征

- Ig基因克隆性重排
- 约20%病例BCL2重排
- 约30%病例BCL6重排
- 约70%病例BCL6突变
- 不到10%病例MYC重排
- EBV常阴性，除非免疫缺陷

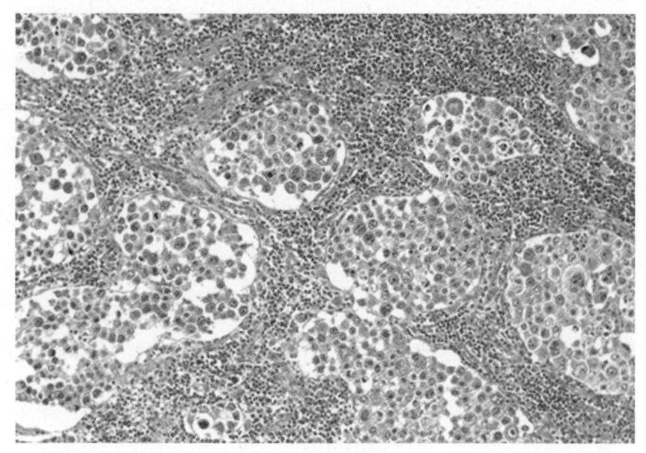

图22.21　窦内CD30+弥漫大B细胞淋巴瘤。淋巴瘤细胞局限于淋巴结的扩张淋巴窦内

病例可接近100%[78−82]）。

区别生发中心B细胞亚型（GCB）和非生发中心B细胞亚型（非GCB）的一个简化免疫分型方法（Hans法则）目前已被广泛接受（表22.2）[83]。然而，免疫分型和基因表达结果之间的关系尚未明确[83]。

简表22.4　$CD5^+$弥漫大B细胞淋巴瘤的主要鉴别诊断

- 母细胞样MCL或多形性MCL
- CLL，副免疫母细胞变异型
- 起源于CLL的DLBCL（Richter综合征）
- IVLBCL
- 脾型DLBCL
- 原发性$CD5^+$ DLBCL

注：CLL，慢性淋巴细胞白血病；MCL，套细胞淋巴瘤；DLBCL，弥漫大B细胞淋巴瘤；IVLBCL，血管内大B细胞淋巴瘤。

表22.2　免疫分型方法（Hans法则）[83]将弥漫大B细胞淋巴瘤分成生发中心B细胞亚型和非生发中心B细胞亚型

$CD10^+$	$CD10^-$		
	BCL6+IRF4/MUM-1^-	BCL6+IRF4/MUM-1^+	$BCL6^-$
生发中心细胞亚型（GCB）		非生发中心细胞亚型（非GCB）	

注：+，＞30%肿瘤细胞表达

22.7　遗传学

DLBCL有Ig重链和轻链基因（IgH重链、IgK重链和GL重链）以及干细胞T细胞受体（TCR）基因重排。Ig

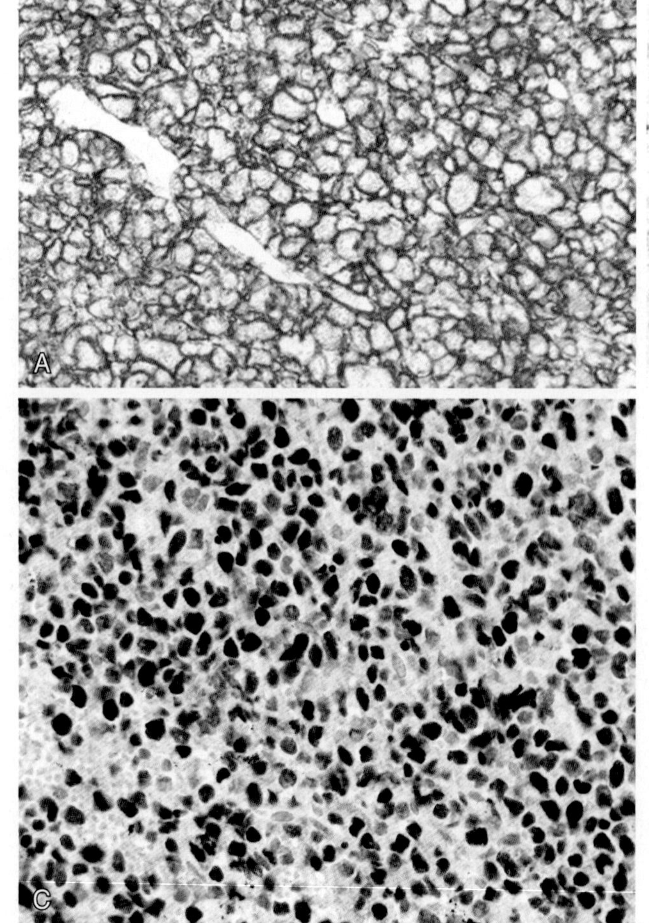

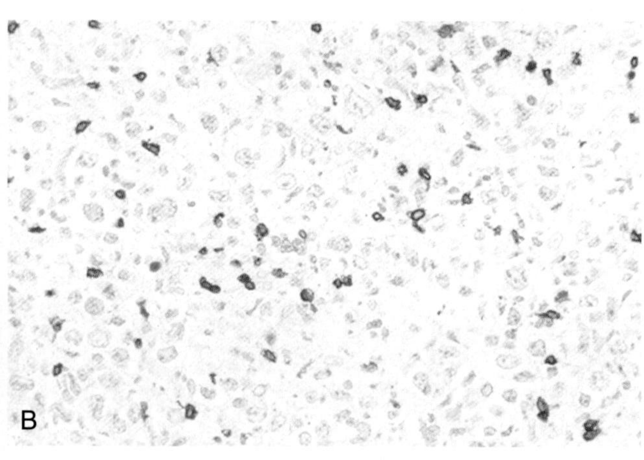

图22.22　弥漫大B细胞淋巴瘤的免疫组织化学。A. 大肿瘤细胞显示CD20呈胞膜强阳性着色。B. 淋巴瘤细胞不表达CD3，但是免疫染色可以突出显示散在的反应性小T细胞。C. 本例大多数淋巴瘤细胞呈BCL6核着色。不同学者采用不同界值（从10%~60%）以判断某一病例是否为阳性

重链可变区（IgHV重链）呈超突变，部分病例呈渐进性体细胞突变[84,85]。

DLBCL发病机制复杂，至少涉及两种不同路径：转化路径和原发路径。大约20%的DLBCL因t（14；18）（q32；q21）而表现为BCL2重排，后者是FL的标志[86]。这些病例可以从已知的或隐匿的FL转化而来，或者不经过FL这一前驱阶段而直接进展为DLBCL。DLBCL的转化需要有其他遗传学改变，如TP53突变。BCL6基因（可能还有其他尚未明确的基因）在原发路径中起重要作用。部分FL中发现BCL6（3q27）重排，大约30%的DLBCL中也有这种遗传学异常[87-89]。易位的配体可能是Ig基因或者其他基因，最常见的形式是t（3；14）（q27；q32）。DLBCL常见BCL6体细胞突变（73%病例），并且与是否出现BCL6基因重排无关[90,91]。它是一种标记，表明细胞经过生发中心，因此常见于各种与生发中心或生发中心后分化阶段相关的B细胞淋巴瘤，这与早些研究认为它只局限于DLBCL和FL中形成对比[90,92-94]。BCL6易位或突变造成BCL6蛋白持续表达，进而抑制分化和凋亡，导致细胞增殖[95]。最近一项亚洲研究显示，在DLBCL中BCL6基因重排和突变的频率较低（分别为16.9%和13.6%）[96]。如果这项结果得到证实，那么提示在DLBCL的发病机制方面，BCL6基因改变的重要性可能存在地区差异。

已经报道了10%以上DLBCL出现MYC（8q24）重排，这是Burkitt淋巴瘤（BL）的分子标志，它更常见于HIV-感染患者和结外淋巴瘤[97-103]。它常常是复合基因改变中的一部分，配体基因通常是非Ig基因，而不是Ig基因[104]。

*TP53*突变和P53蛋白表达分别出现在22%和40%的DLBCL中，两者之间没有严格的关系[86,105]。TP53在DLBCL发生中的作用还不清楚，但是，部分病例来自低级别淋巴瘤组织学转化，可能与TP53有关[106-108]。有时涉及其他基因，例如与结外边缘区淋巴瘤（EMZL）转化相关的Cyclin D3伴t（6；14）（p21；q32）[109]。在DLBCL中也证实了一些原癌基因超突变，如PIM1、MYC、RhoH/TTF（ARHH）和PAX5，它们的出现可能提示基因组不稳定性，后者促进淋巴瘤发展[110]。

比较基因组杂交研究结果显示，常见的获得涉及染色体1q、2p、3、6p、7、8q、9q、11、12、13p、16p、18、22q和X，常见的丢失是染色体1p、6q、8p和X[111,112]。光谱核型分析也发现新的断裂点和易位，如der（14）t（3；14）（q21；q32）、t（1；13）（p32；q14）、t（1；7）（q21；q22）和der（6）t（6；8）（q11；q11）[113]。需要进一步研究以识别涉及的基因以及它们的意义。

EBV相关性不常见（＜10%免疫活性宿主），这更常见于间变性和浆母细胞性或者老年患者[114,115]。然而，免疫低下患者与EBV有较强的相关性。

采用DNA微阵列研究基因表达谱，可以识别两组DLBCL，它们对应于B细胞不同分化阶段[116]。一组表达生发中心B细胞的基因特征，即GCB-DLBCL；另一组表达外周血活化B细胞体外培养时正常诱导而产生的基因，即活化B细胞样DLBCL（ABC-DLBCL）。GCB-DLBCL经常获得12q12，而ABC-DLBCL常是三倍体、获得3q和18q21-q22、丢失6q21-q22[117,118]。GCB组毫无例外地检测到BCL2易位和REL扩增（或者至少更频繁发生）[62,119,120]。尽管免疫母细胞亚型和多种中心细胞亚型（中心母细胞亚型伴免疫母细胞数量增多但＜90%）更常见于ABC组，但是它们也可见于GCB组；因此GCB和ABC组与组织学亚型并不密切相关[119]。

22.8 假定的细胞起源

DLBCL起源于生发中心或生发中心后分化阶段的外周成熟B细胞。部分病例同时表达CD10和BCL6提示生发中心分化，这进一步被BCL6和IgHV重链基因超突变所支持，也被一些病例中出现IgHV重链基因渐进性体细胞突变所支持[84,85,90]。如上所述，基因表达谱已经显示了处于不同B细胞分化阶段的两组DLBCL：GCB-DLBCL和ABC-DLBCL[116]。GCB病例有IgHV重链基因渐进性体细胞突变，然而大多数ABC病例没有渐进性突变，提示后者处于生发中心后阶段[121]。

22.9 临床过程

虽然DLBCL是一种侵袭性肿瘤，未经治疗者通常在1~2年内死亡，但是它仍然是一种有可能治愈的疾病。生存曲线在3年后倾向水平，提示大部分患者有治愈的可能性（图22.1）[26]。以往DLBCL采用联合化疗方案，其标准化疗方案为CHOP方案，包括环磷酰胺、羟基柔红霉素（阿霉素）、安可平（长春新碱）和强的松，或者在标准化疗方案基础上适当变化。巨大肿瘤或局限性肿瘤加用放疗。2/3患者可完全缓解，但是1/3患者治疗成功后最终会复发。没有完全缓解或仅部分缓解的患者最终死于该病。据报道5年总体生存率和无失败生存率分别是46%和41%[6]。虽然尚未证实比CHOP更优的化疗方案[122]，但是不断有研究显示，通过优化给药方案或加用药物（如依托泊苷或美罗华）以改良CHOP方案，可明显地改善疗效[123,124]。尤其是加入美罗华使总体生存率大约提高20%，特别是老年患者和BCL2+DLBCL患者[125−129]。

22.10 预后因素

DLBCL不良预后因素见简表22.5。

22.10.1 临床因素

国际预后指数（IPI）是可靠的预测因子（表22.3）[130]。高IPI评分与预后不佳有关：高风险患者5年总体生存率为22%，而低风险患者高达73%[6]。有报道显示，以单个IPI因子为基础的改良IPI评分能为CHOP联合美罗华治疗的患者提供更好的预测结果[131]。

22.10.2 形态学因素

部分研究结果显示，免疫母细胞变异型DLBCL较中心母细胞变异型DLBCL的预后稍差[132−135]，但是其他研究没有发现任何明显差异[136−138]。大多数研究中的最大问题是不能解决亚型分类的可重复性。浆母细胞变异型预后差（见下文）。

骨髓中存在不一致形态学表现的DLBCL（骨髓被FL累及而不是DLBCL），其生存率比一致形态学表现者（骨髓被DLBCL累及）高。事实上，前一组肿瘤的生存率与骨髓阴性患者相似[139−142]，但晚期复发的风险较高[143]。

22.10.3 免疫组织化学因素

CD5表达[52,144]、缺乏HLA−DR表达[145−147]、T细胞对肿瘤浸润的反应差[148,149]，以及对肿瘤浸润的起反应的T细胞高表达粒酶B[150]，都与不良预后有关。很多研

简表22.5 弥漫大B细胞淋巴瘤（DLBCL）的不良预后因素

临床因素
- 高IPI评分*

形态学因素
- 免疫母细胞性或浆母细胞性

免疫组化因素
- BCL2蛋白表达*
- 缺乏生发中心细胞表型（CD10⁻、BCL6⁻或符合Hans法则）*
- CD5表达
- 高增殖指数（Ki−67）（存在争论）
- IRF4/MUM−1表达
- P53免疫活性
- CD44s表达
- 缺乏HLA−DR表达
- P14（ARF）核过表达
- ≥50%淋巴瘤细胞表达Cyclin D3
- Cyclin D2表达
- 蛋白激酶C−β表达
- 肿瘤内T细胞浸润不明显
- 肿瘤内浸润的T细胞高表达粒酶B
- 肺耐药蛋白表达
- survivin表达
- 胞质ALK表达
- 半光天冬酶9抑制

分子因素
- 活化B细胞样基因表达谱*
- *BCL2*基因重排
- 缺乏*BCL6*基因重排
- 缺乏*BCL6*基因突变
- 低水平*BCL6*mRNA转录产物
- 非Ig/*BCL6*基因融合
- *TP53*突变
- 缺乏O^6−甲基鸟嘌呤DNA甲基转移酶启动子的超甲基化
- DNA微阵列所选基因表达谱
- 低*HGAL*表达
- 氧化还原特征性标记评分
- 涉及染色体3p11−p12区域的获得

注：*，最重要因素。

表22.3 国际预后指数评分系统

预后因素（每项一分）			
年龄＞60岁			
血清乳酸脱氢酶升高			
身体状况差			
高分期（Ⅲ~Ⅳ）			
＞1个结外部位			
风险评分			
0～1	2	3	4～5
低	低−中间	高−中间	高

究提示表达P53蛋白、BCL2蛋白和CD44s以及不表达CD10/BCL6都是不良预后因子[55,57,58,60,68-73,86,151-153]。大多数大型研究一致表明BCL2蛋白阳性和缺乏生发中心免疫表型（CD10/BCL6或Hans法则）是高度相关的预后不良因子[60,61,83,123,154]。两项研究结果显示表达IRF4/MUM-1者预后不良[83,155]，但另一项研究没有证实这种相关性[154]。肺耐药蛋白、survivin和ALK表达与临床结局不佳有关，但是这些结果需要进一步证实[156-158]。据报道P14（ARF）核表达与侵袭性较强的临床过程相关；这种现象更常见于伴有抑制基因*TP*53、CDKN2A和CDKN1B累积突变的肿瘤[159]。高表达Cyclin D3、表达Cyclin D2和蛋白激酶C-β都与不良预后相关[160,161]。据报道免疫组织化学检测半胱天冬酶9抑制谱与化疗反应不佳有关[162]。

增殖指数（Ki-67免疫染色或其他方法检测）的预后意义有争议。西南肿瘤研究组和另两个研究组报道，高增殖指数（＞60%~80%）与不良预后相关[82,145,163-165]，然而，至少两项研究报道了相反结果[80,123]。可能是因为灌注给药比推注给药对快速分裂的肿瘤更加有效，因此去除了不良预后的影响[123]。

CHOP化疗方案中加入美罗华能够消除BCL2表达和缺乏BCL6表达的不良效应[125,166]。这也改善了GCB和非GCB免疫表型组的临床结局，但是，非GCB免疫表型仍然是一个不良预后因子[167]。

22.10.4 分子学因素

大多数研究表明，BCL2重排对DLBCL中没有预后意义[71,73,98,99,168-170]，但是部分研究报道，其无病生存期较短或治疗反应不佳[69,171-173]。Offit等[174]首先报道了BCL6重排的病例有较长的生存期，但是这个结果未被其他研究所证实[87,98,99,175]。事实上，一项研究结果甚至显示，伴BCL6重排的DLBCL，其生存期更短[61]。据报道，与Ig/BCL6融合的病例相比，无Ig/BCL6融合者预后更差[176]。出现BCL6基因突变提示可能是有利的预后因子[177]。BCL6mRNA高水平转录者与较好预后相关（中位总体生存期171个月，而BCL6基因低水平转录者为24个月）[178]。多因素分析显示*TP*53突变与不良预后相关；其完全缓解率为27%，而无此突变者为76%[105]。DNA修复基因O6-甲基鸟嘌呤DNA甲基转移酶启动子区超甲基化与较好预后有关[179]。MYC重排与不良预后相关[98-100,104]。

基因表达谱研究表明，GCB组的5年总体生存率比ABC组高（分别为76%与16%）[116]。GCB组的生存优势已被大宗（240例）随访研究所证实（5年总体生存率分别为60%与35%），但两组间差异不如最初研究那么显著[119]。同一研究中，17个基因的表达谱可以独立于IPI而单独预测生存期。随后的研究结果显示，仅用6个基因表达（LMO2、BCL6、FN1、CCND2、SCYA3和BCL2）足以预测生存期；所用标本用福尔马林固定、石蜡包埋组织，预后价值在美罗华时代仍有意义[180,181]。使用监管机器研究方法，一些有预后意义的表达基因能区分出两组患者，其5年总体生存率明显不同（分别为70%与12%），涉及到的基因包括调节B细胞受体信号应答、关键的丝氨酸-苏氨酸磷酸化作用路径和凋亡的基因[182]。定量核酸酶保护分析最近已成功用于福尔马林固定、石蜡包埋组织，以研究从先前基因表达谱研究中筛选出来的一组36个预后基因[183,184]。

随着基因谱研究不断深入，已发现高HGAL表达与较好的总体生存率有关[185]，从而发现了抗HGAL蛋白的单克隆抗体，可作为生发中心B细胞分化的新的标记物[186]。进一步分析基因谱研究数据显示，氧化还原特征性标记评分[1]出现在临床结局较差的患者[187]。比较基因组杂交研究表明，涉及染色体区域3p11-p12的获得与不良预后有关[117]。

22.11 鉴别诊断

DLBCL一般不难诊断，相似疾病容易通过免疫组织化学鉴别（表22.4）。最严重的问题是将传染性单核细胞增生症（IM）误诊为DLBCL。

非淋巴造血组织恶性肿瘤（如癌、恶性黑色素瘤和精原细胞瘤）由于弥漫性生长方式可能与DLBCL混淆；反之亦然，因为淋巴瘤可以表现为假黏附性或巢状生长方式。提示淋巴瘤的组织学特征包括高度渗透性生长方式、双嗜性或嗜碱性胞质及明显的核膜皱褶。上述问题可以通过免疫组织化学轻易地解决，因为非淋巴造血组织肿瘤总是CD45⁻,而表达它们各自特异的标记物。然而，由于少数DLBCL病例表达上皮标记CK和EMA，因

1 译者注：redox signature score，即抗氧化防御系统酶表达减少，硫氧还蛋白系统功能增强。

表22.4 弥漫大B细胞淋巴瘤（DLBCL）的鉴别诊断

疾病	支持该疾病的诊断特征	支持DLBCL的诊断特征
非淋巴造血组织恶性肿瘤	通常黏附性生长，但恶性黑色素瘤常表现为细胞簇内细胞不黏附；胞质常嗜酸性；CD45⁻；表达特异免疫组化标记（如癌表达CK，恶性黑色素瘤表达S-100和HMB45，精原细胞瘤表达Oct-3/4和CD117）	通常非黏附性和渗透性生长；胞质常嗜双色性-嗜碱性；核明显分叶支持淋巴瘤诊断而不是非淋巴造血组织肿瘤；CD45⁺，CD20⁺
T/NK淋巴瘤	CD3⁺，CD20⁻；NK淋巴瘤呈CD56⁺；ALCL呈CD30⁺，ALK⁺/⁻	CD20⁺，CD3⁻
BL	儿童和年轻人更常见；“星空”现象；淋巴瘤细胞中等大小，单一，核和细胞边界略呈“方框状”；CD10⁺（普遍），BCL2⁻（通常）；Ki-67指数≈100%；MYC基因重排；BCL2和BCL6基因没有重排	成人更常见；“星空”现象少见；淋巴瘤细胞大或中等，通常核大小不等及较多胞质；≈40%病例CD10⁺；≈50%病例BCL2⁺；Ki-67指数常＜80%（但少数病例可能≈100%）；MYC基因重排少见；部分病例BCL2和BCL6基因重排
多形性MCL	核仁通常不明显，但部分细胞可有明显核仁；通常染色质丰富；胞质常较少；常出现经典型MCL区域；CyclinD1⁺	核仁常明显；染色质常呈空泡状；CyclinD1⁻
CLL副免疫母细胞变异型	副免疫母细胞中等大小，细胞比DLBCL小，多形性比DLBCL轻；常混有前体B细胞和小淋巴细胞；通常CD5⁺	淋巴瘤细胞通常较大并且多形性更明显
间变性浆细胞瘤	可能存在MM病史；常混有较小的肿瘤性浆细胞；CD20⁻，CD138⁺	几乎总是CD20⁺
髓系肉瘤	肿瘤细胞中等大，呈母细胞样核特征；胞质常为嗜酸性；可有嗜酸性颗粒；可混有嗜酸性中幼粒细胞；MPO⁺，CD20⁻	胞质通常嗜双色性或嗜碱性而不是嗜酸性；CD20⁺，MPO⁻
组织细胞肉瘤	肿瘤细胞常较大伴丰富嗜酸性胞质；CD68⁺，CD163⁺，CD20⁻，CD3⁻	淋巴瘤细胞嗜双色性或嗜碱性胞质；CD20⁺，CD68⁻，CD163⁻
CHL，NS的合胞体型或LD	明显嗜酸性粒细胞，如果出现；CD30⁺，CD15⁺/⁻；CD20⁻或CD20⁺异质性表达；Oct-2⁻，BOB.1⁻；＞35%病例EBV⁻LMP1⁺	CD20⁺，Ig⁺，CD30⁻/⁺，CD15⁻；Oct-2⁺，BOB.1⁺；除免疫抑制情况很少呈EBV⁺
旺炽型反应性免疫母细胞增生（包括IM）	组织结构至少部分保留；多种细胞成分：从免疫母细胞到浆母细胞和浆细胞分化的细胞谱系；大细胞不表现明显的核异型性；大细胞常包括CD20⁺B细胞和CD3⁺T细胞；由于细胞处于不同成熟阶段，CD20⁺细胞染色强度常呈一个范围；大淋巴细胞呈多态性Ig	大细胞常为单形性，没有向浆细胞成熟分化；大细胞常表现一定程度的异型性（如细胞巨大，不规则核皱褶，颗粒状染色质）；大细胞CD20通常一致性强阳性；可出现Ig轻链限制性
Kikuchi病	淋巴结小(＜2cm)；片状碎屑区含新月形组织细胞；浸润细胞有CD68⁺组织细胞，浆样树突细胞，CD8⁺T细胞；但是CD20⁺B细胞很少	大细胞CD20⁺
髓外造血肿瘤	大细胞仅仅是巨核细胞而不是肿瘤细胞；出现成簇的正常红细胞	大细胞CD20⁺

注：ALCL，间变性大细胞淋巴瘤；BL，Burkitt淋巴瘤；CHL，经典型霍奇金淋巴瘤；DLBCL，弥漫大B细胞淋巴瘤；IM，传染性单核细胞增生症；LD，淋巴细胞消减型；MCL，套细胞淋巴瘤；MM，多发性骨髓瘤；NS，结节硬化型。

此，重要的是根据临床背景综合分析，合理解释这些结果[188]。

由肿瘤性大淋巴瘤细胞构成的T细胞（包括间变性大细胞）或者NK淋巴瘤，在形态上可能与DLBCL不易鉴别，但是可以采用适当的谱系相关性标记来鉴别。

由中等大小细胞组成的DLBCL病例，尤其是那些伴有很多凋亡小体及“星空”现象的病例，很难与BL鉴别。BL的肿瘤细胞通常更单一，常表现为胞核拥挤密集并呈镶嵌式排列（核铸型），并有胞质边界。出现大量胞质、CD10⁻或者BCL2⁺，提示不大可能是BL。BL

呈极高的增殖指数（Ki-67），接近100%[189]；总体上比DLBCL高得多，但个别DLBCL病例的增殖指数也可以在这个范围内。MYC重排是BL的特征，罕见于DLBCL（5%~10%）并且通常是复合基因异常的一部分[104]。重要的是，伴MYC重排的DLBCL没有BL的基因表达谱；相反，它们类似于没有MYC重排的DLBCL[104,190]。难以分类的交界性病变可称为"特征介于DLBCL和BL之间的未分类B细胞淋巴瘤（未分类DLBCLBL）"（见第24章）[191]。

套细胞淋巴瘤（MCL）的多形性变异型由具有不规则核皱褶的多形性大细胞构成，很难与DLBCL鉴别（图22.23）[192-196]。然而，其局灶区域常常有经典型MCL的特征，核仁通常不明显，但并非一成不变，核染色质通常丰富，胞质通常淡染稀少，Cyclin D1总是阳性。有报道，DLBCL有罕见病例呈Cyclin D1$^+$，这些病例可能与t（11；14）或CCND1额外拷贝有关或无关[197,198]。

副免疫母细胞型CLL是一种侵袭性变异型，特征是副免疫母细胞弥漫浸润，这种细胞类型常见于增殖中心[199]。副免疫母细胞呈中等大小，比DLBCL淋巴瘤细胞略小。它们具有泡状核，单个中位核仁，以及中等量弱嗜酸性胞质，而不是嗜双色性或嗜碱性胞质（图22.24）。此外，常混有前淋巴细胞和小淋巴细胞，淋巴结被膜保留，并且CD5$^+$[199]。

一些浆细胞瘤可以有浆母细胞样或间变形态，类似DLBCL。有多发性骨髓瘤（MM）既往史，支持浆细胞瘤的诊断。肿瘤细胞通常是CD20$^-$，然而DLBCL几乎总

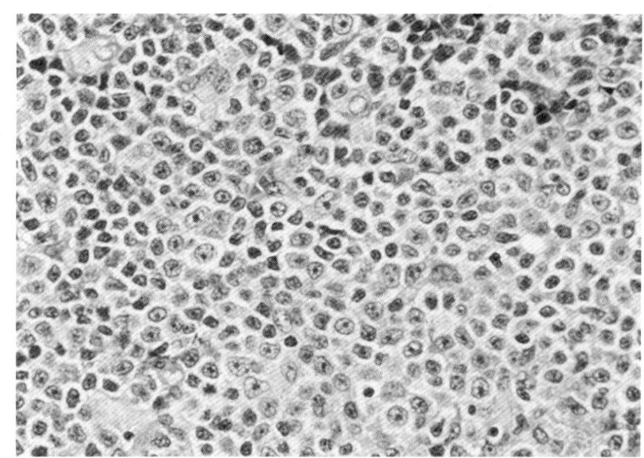

图22.24　**慢性淋巴细胞白血病（CLL）的副免疫母细胞变异型。**副免疫母细胞与免疫母细胞不同之处：体积更小，胞质更淡。此外，常混有小淋巴细胞和前淋巴细胞，均为CLL的特征所见

是CD20$^+$，除了浆母细胞变异型和ALK$^+$变异型（见下文）。

如果胞质内出现嗜酸性颗粒或者浸润区混有嗜酸性中幼粒细胞，应怀疑髓系肉瘤的可能性（图22.25），可以通过MPO、溶菌酶、CD34和CD117免疫染色证实此诊断。

组织细胞肉瘤的细胞通常较DLBCL的细胞大；最重要的是，胞质呈嗜酸性而不是嗜双色性或嗜碱性。诊断组织细胞肉瘤需要表达组织细胞标记（如CD68、CD163），不表达全B细胞标记、全T细胞标记和树突细胞标记。

NSCHL的合胞体变异型或LDCHL可能与DLBCL难以鉴别。出现嗜酸性粒细胞支持CHL的诊断，合胞体型

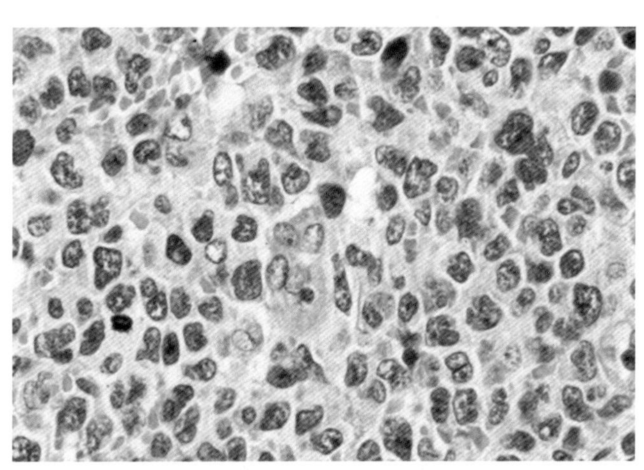

图22.23　**多形性MCL或母细胞样MCL。**中至大淋巴瘤细胞可导致误诊为DLBCL。这样的病例必需进行Cyclin D1染色

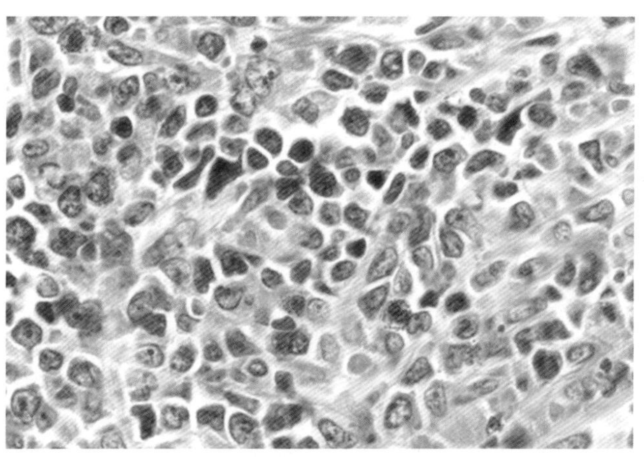

图22.25　**髓系肉瘤是弥漫大B细胞淋巴瘤（DLBCL）的重要鉴别诊断。**正确诊断的线索包括出现散在的嗜酸性中幼粒细胞、嗜酸性胞质而不是嗜双色性胞质（可出现可识别的颗粒）

NSCHL几乎总会出现明显的凝固性坏死。CD20一致强阳性和表达Ig支持DLBCL的诊断，而$CD20^-$或异质性表达以及EBV-$LMP1^+$则支持HL的诊断。B细胞转录因子Oct-2和BOB.1免疫染色可能有助于鉴别；CHL常只表达其中一个，即使表达CD20，而DLBCL通常是两者均有表达。

旺炽型反应性免疫母细胞增生时，淋巴结结构部分消失，大量大淋巴样细胞浸润，很像DLBCL（图22.26），如IM、其他病毒感染（包括CMV感染）、药物反应以及接种疫苗后反应[200-202]。此时，坏死常见，偶尔可见Reed-Sternberg（RS）样细胞，尤其是在坏死灶周围。与DLBCL不同，反应性大细胞明显地向浆母细胞和浆细胞过渡成熟，它们通常没有明显的核异型性，如核形不规则或核扭曲。免疫组织化学，IM中的大细胞是B细胞和T细胞的混合，B细胞为多克隆性[200,203]。B细胞处于向浆细胞分化成熟过程中的不同阶段，因此CD20染色呈异质性（浆母细胞晚期和浆细胞不表达CD20）（图22.27）。很多细胞表达EBV-LMP1。结合临床资料和血清学检查结果有助于正确诊断。

在Kikuchi病（组织细胞坏死性淋巴结炎）中，淋巴结通常较小（<2cm）。淋巴结可见片状非膨胀性碎屑坏死区，常伴较多淋巴样大细胞。与DLBCL相比，Kikuchi病的增殖细胞包括组织细胞（$CD68^+$、MPO^+）、浆细胞样树突细胞（$CD68^+$、$CD123^+$、MPO^-）和细胞毒性$CD8^+$T细胞，伴极少$CD20^+$B细胞[204,205]。部分组织细胞典型地充满吞噬物质，将细胞核挤压成薄的新月形（新月形组织细胞）[206]。

伴巨核细胞、不成熟红系细胞及髓系前体细胞聚集的髓外造血组织肿瘤可误诊为DLBCL。正确诊断的线索包括识别巨核细胞及晚幼红细胞（图22.28）。

22.12 亚型和不同疾病实体

WHO 2008中认同4个DLBCL亚型和8个不同疾病实体（简表22.1）[5]。本章讨论其中一部分，其余内容见其他章节。

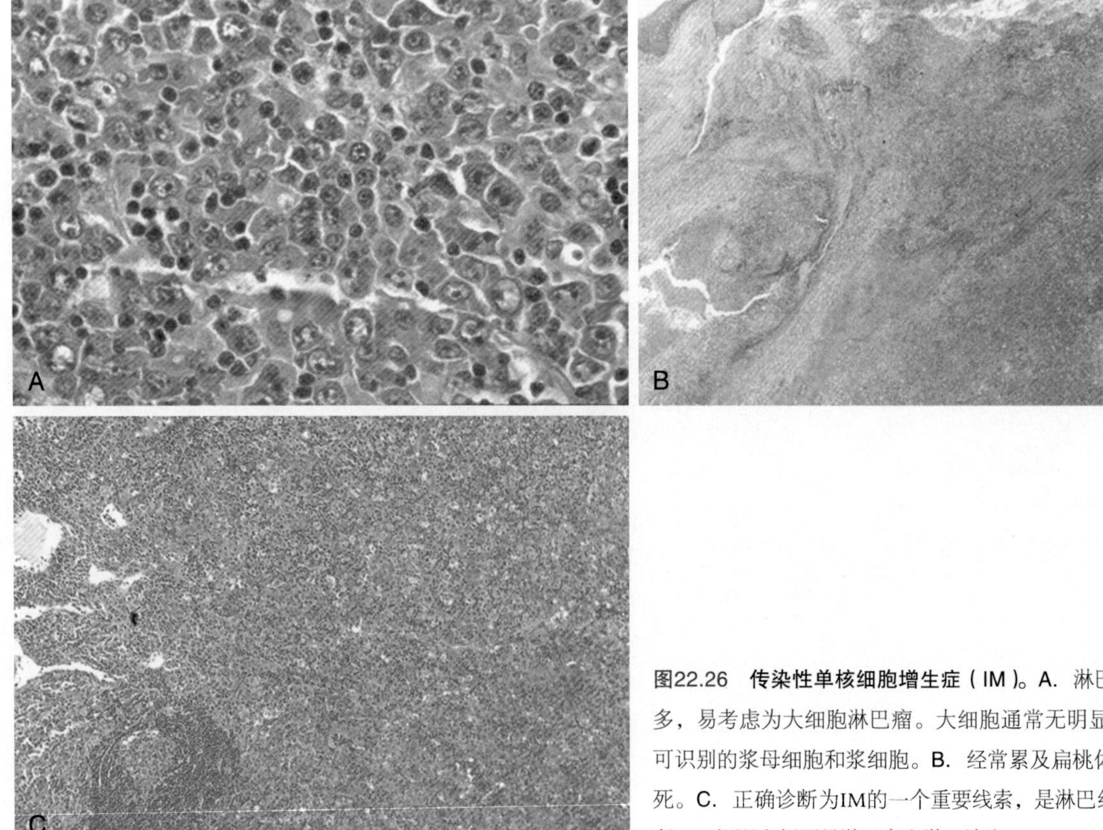

图22.26 传染性单核细胞增生症（IM）。A. 淋巴样大细胞数量极多，易考虑为大细胞淋巴瘤。大细胞通常无明显异型性，过渡为可识别的浆母细胞和浆细胞。B. 经常累及扁桃体，常有溃疡和坏死。C. 正确诊断为IM的一个重要线索，是淋巴结正常结构部分保留——视野左侧可见淋巴窦和淋巴滤泡

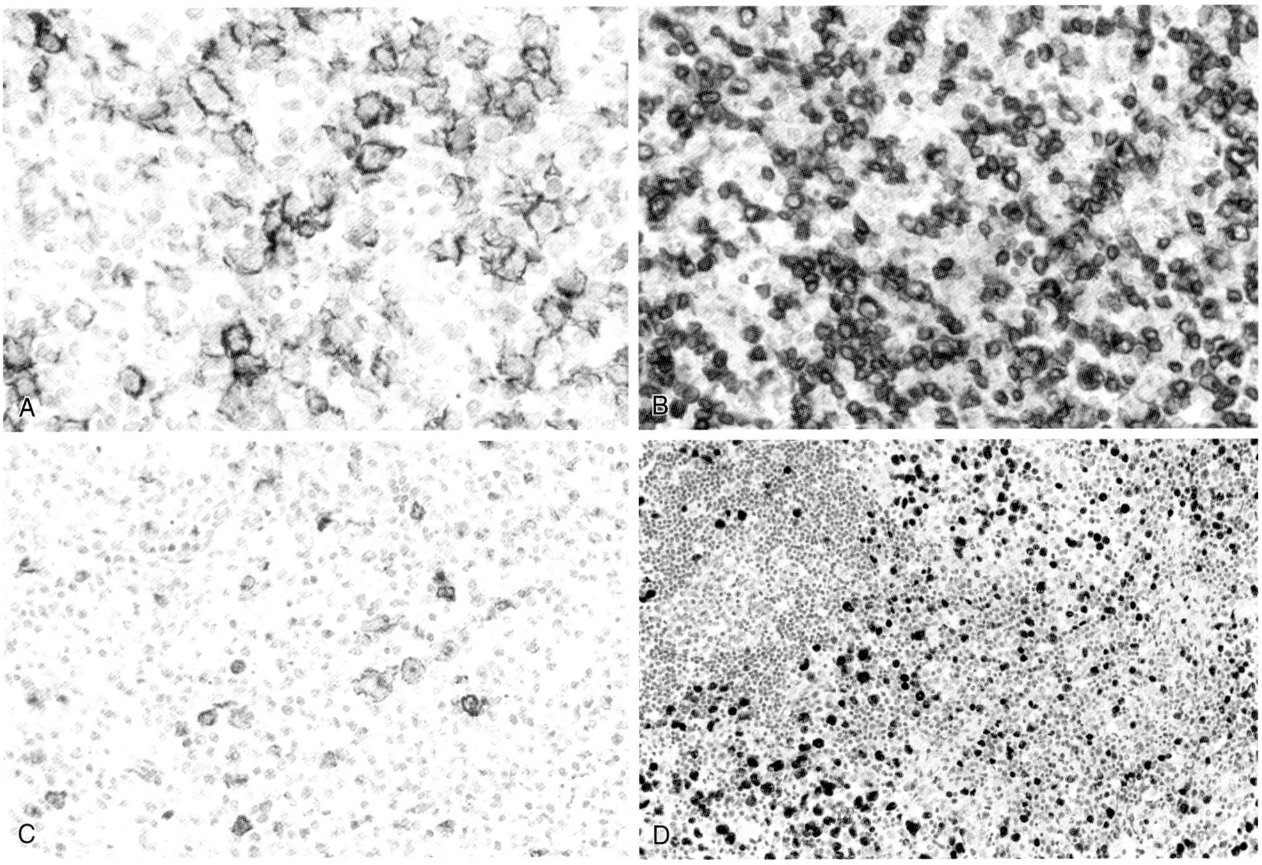

图22.27　传染性单核细胞增生症（IM）的免疫组织化学。A. 常常出现很多$CD20^+$细胞，但是大细胞的染色强度通常呈异质性，提示部分大细胞是浆母细胞（CD20弱阳性或阴性）。B细胞Ig的染色示多克隆性（未显示）。B. 常有很多$CD3^+$细胞，包括一些大细胞。C. 部分细胞EBV^- $LMP1^+$。D. 原位杂交，较多细胞核呈$EBER^+$

22.12.1　原发性CD5阳性弥漫大B细胞淋巴瘤（$CD5^+$ DLBCL）

22.12.1.1　定义

原发性$CD5^+$ DLBCL是表达CD5的DLBCL亚型。至今仍不清楚它代表一种独特的临床疾病实体，还是仅仅为伴不良预后特征的DLBCL免疫表型方面的变异型。

22.12.1.2　流行病学

所有原发性DLBCL中约10%表达CD5[52,76,144,207,208]。患者中位年龄70岁。女性略占优势（男女比例1：1.2），而$CD5^-$ DLBCL男性略占优势（男女比例1.4：1）[76]。

22.12.1.3　临床特征

原发性$CD5^+$ DLBCL可累及淋巴结和结外部位，伴侵袭性临床特征[76]。很大一部分患者有高IPI评分，超过60%患者处于Ⅲ期或Ⅳ期，75%患者累及结外部位。最常受累的结外部位是骨髓。一部分患者有血管内大细

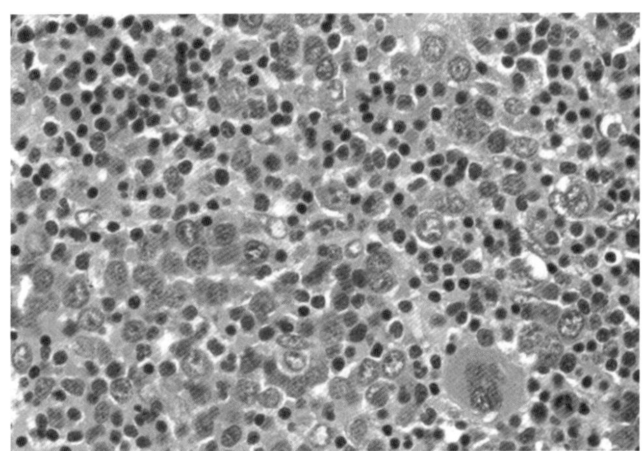

图22.28　髓外造血组织肿瘤。组织学表现可导致误诊为DLBCL。正确诊断的线索包括发现巨核细胞（右下视野）和有核红细胞岛，后者貌似淋巴细胞（左上视野）。大细胞实际上是不成熟的髓系细胞和红系细胞

胞淋巴瘤或脾表现[207,209,210]。

22.12.1.4 形态学

原发性CD5⁺ DLBCL在形态上与DLBCLNOS不易区别（图22.29）。大多数病例有中心母细胞形态，19%病例有血管内或窦内生长模式（因此本组病例包括IVLBCL亚型）[76]。少数病例可见滤泡间区选择性受累。常浸润脾红髓[207]。现已描述过四种形态学变异型：普通-单形性型、巨细胞丰富型、多形性型、免疫母细胞型[211]。

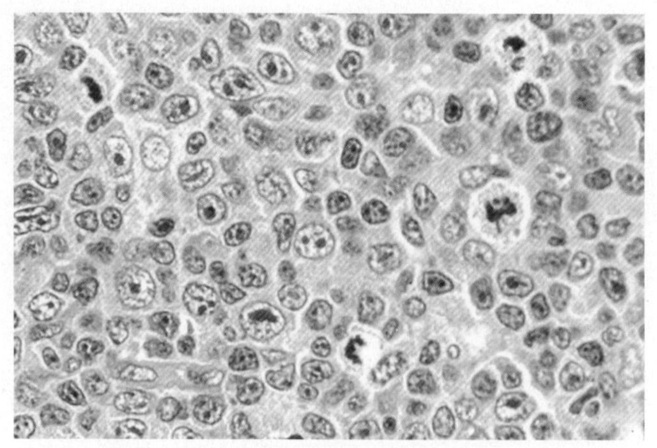

图22.29 原发性CD5阳性弥漫大B细胞淋巴瘤（CD5⁺DLBCL）。形态学与传统DLBCL无法区分

22.12.1.5 免疫表型

淋巴瘤细胞表达全B细胞标记物和CD5（见简表22.4）[76]，通常呈CD10⁻ [76]。超过80%病例表达BCL2和BCL6[52]。它们与CLL或MCL无关，因为它们常为CD23⁻ 和Cyclin D1⁻ [76,207,212,213]。

22.12.1.6 遗传学

Ig重链和轻链基因呈克隆性重排[212]，伴IgHV重链基因体细胞超突变[213,214]。与CD5⁻ DLBCL相比，IgHV重链基因的渐进性体细胞突变率较低[208]。无BCL2重排，但是大约40%病例有BCL6重排[212]。与CD5⁻ DLBCL相比，细胞遗传学及比较基因组杂交研究显示CD5⁺ DLBCL畸变优先发生在8p21和11q13；获得10p14-15、19q13、11q21-24和16p；丢失1q43-44和8p23[215-217]。在原发性CD5⁺和CD5⁻的DLBCL中可见不同的基因表达谱；前者过表达β_1-integrin（CD29）或CD36黏附分子，CD29在肿瘤细胞中过表达而CD36在血管内皮中过表达[218]。CD5的特征性基因表达谱（基因标签）已经确定[219]。

22.12.1.7 假定的细胞起源

出现IgHV重链体细胞超突变，并有低频率渐进性体细胞超突变及缺乏CD10表达，都提示为生发中心后B细胞分化[76,208,213,214,220]。然而，少数病例（20%）无Ig基因突变，提示生发中心前B细胞分化[221]。根据Hans法则，总体上有82%病例的免疫表型属于非GCB型DLBCL[211]。

22.12.1.8 临床过程

原发性CD5⁺ DLBCL的临床结局比CD5⁻DLBCL差（5年生存率分别为34%和38%）[52,76,211]，并且前者倾向于中枢神经系统复发[211]。对美罗华加CHOP方案治疗的患者，CD5表达仍是一个明显预后不良因子[222]。虽然CD5表达不是一个独立的预后指标，但是它提示侵袭性生物学行为，并且与其他不良临床指标有关。最近一组研究显示，普通型（单形性型）是CD5⁺ DLBCL中预后较好的变异型[211]。

22.12.1.9 鉴别诊断

最重要的鉴别诊断是多形性MCL，后者由中等大小或具有不规则核皱褶的多形性大细胞组成。然而，常出现经典型MCL的形态特征；胞质稀少，即使是在大细胞中；核仁常不明显；Cyclin D1⁺。

对于DLBCL合并CLL的病例（Richter综合征），已知有CLL病史或活检组织中有CLL浸润的证据，即单形性小淋巴细胞混有前体B细胞和副免疫母细胞，同时免疫表型为表达全B细胞标记、CD5⁺和CD23⁺。

CLL的副免疫母细胞变异型类似于原发性CD5⁺ DLBCL，但是肿瘤细胞是中等大小，而不是大细胞，并混有前体B细胞和肿瘤性小淋巴细胞。

22.12.2 T细胞/组织细胞丰富型大B细胞淋巴瘤（THRLBCL）

22.12.2.1 定义

T细胞/组织细胞丰富型大B细胞淋巴瘤（THRLBCL）

是DLBCL亚型之一，伴有明显的反应性T细胞并且常有组织细胞成分[223-230]。THRLBCL代表独特的临床病理亚型还是仅仅为DLBCL的形态学变异型，目前还存在争议[231,232]。淋巴瘤样肉芽肿病与THRLBCL有相似的形态学表现和免疫表型，但是前者是一个独立的疾病实体。

22.12.2.2 流行病学

与传统DLBCL相似，THRLBCL的中位年龄是60~70岁，但是儿童也可以患病[233]。男性略占优势（男女比例为1.7：1）[227,234]。

22.12.2.3 病因学

未发现明确的致病因素。丰富的T细胞浸润可能与淋巴瘤细胞和组织细胞产生的IL-4有关[235]。细胞毒性$CD8^+$ T细胞介导的肿瘤细胞凋亡或许是肿瘤细胞相对较少的部分原因[236]。有报道，少数病例呈EBV^+[232,237-241]，可能对应于其他疾病实体[223]。

有学者认为，至少一部分病例的发病机制与NLPHL相关[242,243]。部分患者先前有NLPHL病史，但是这些病例经常解释为NLPHL的弥漫生长模式，而不是THRLBCL，尽管它们在形态学上很难区分。

22.12.2.4 临床特征

THRLBCL主要发生于淋巴结，但是结外部位也可以受累[234]。与普通型DLBCL相比，THRLBCL多为晚期疾病（大约2/3处于Ⅲ~Ⅳ期）[227,228,234]，骨髓受累较常见（32%~36%，普通DLBCL16%）（简表22.6）[26,234,244]。脾大较常见（25%）[234]。

22.12.2.5 形态学

淋巴结结构通常被弥漫浸润的多形性细胞完全破坏。肿瘤性大细胞数量不足10%，单个散在于小淋巴细胞之间，不形成松散的聚集，也不成片浸润。形态或免疫表型方面出现局灶NLPHL成分可排除THRLBCL的诊断。

大细胞可以表现为中心母细胞、免疫母细胞、介于中心母细胞和免疫母细胞之间的大细胞、伴不规则核皱褶的多形性大细胞、LP（或L&H）细胞或RS细胞的形态（图22.30）。背景中的小淋巴细胞（反应性T细胞）可以形态正常也可以轻度异型，体积略增大或轻度核皱褶（图22.30）。此外，可以出现数量不等的组织细胞、上皮样组织细胞、嗜酸性粒细胞和浆细胞。背景中可出现纤细的小梁状纤维化[232]。组织细胞丰富,出现大量非上皮样组织细胞，而浆细胞和嗜酸性粒细胞通常少见[229,245]。

尽管大多数病例的不同受累部位表现为相似的组织学特征，但是部分病例在发病过程中可以出现普通型DLBCL的组织学特征[246]。脾受累特征性表现为微结节模式，微结节细胞成分与其他受累部位相似,并且缺乏滤泡树突细胞网[247]。THRLBCL的要点见简表22.6。

22.12.2.6 免疫表型

散在肿瘤性大细胞表达全B细胞标记，部分病例可证实轻链限制性（图22.31A）[225,227,248]。CD15和CD30常阴性[224,225,227,240,246,248,249]。一项新近研究报道CD30具有较高的阳性率（高达40%），可能与使用更敏感的抗原修复方法有关[245]。CD5和CD10常阴性[225,245]。40%病例表达BCL2，40%~60%病例表达BCL6[242,245]。EMA表达变化不定，可出现在3%~100%病例，总体比例约30%[224,227,230,240,245,246,248]。

背景中小细胞几乎全是T细胞（$CD3^+$），主要是$CD8^+$细胞毒性T细胞（图22.31B）[236]。与NLPHL不同，该病没有滤泡T细胞（$CD57^+$，$PD-1^+$）围绕肿瘤性大细胞而形成花环[250]。报道病例中有很多$CD57^+$小淋巴细胞可能是NLPHL的弥漫亚型[242,245]。反应性小B细胞很少[245]。

22.12.2.7 遗传学

THRLBCL有Ig基因和干细胞TCR基因克隆性重排[238,248,251-253]。一些病例有IgHV重链基因超突变和渐进性体细胞突变[254,255]。大约1/4的病例出现BCL2重排[224,227]。按基因表达谱定义，很多病例符合DLBCL的“宿主反应”亚型[256]。

22.12.2.8 假定的细胞起源

一部分病例证实了Ig基因超突变伴渐进性体细胞突变和BCL2重排，支持生发中心分化阶段[254,255]。比较基因组杂交显示，THRLBCL和NLPHL具有相似而独特的细胞遗传学特征，提示两种疾病可能存在某种联系[257]。

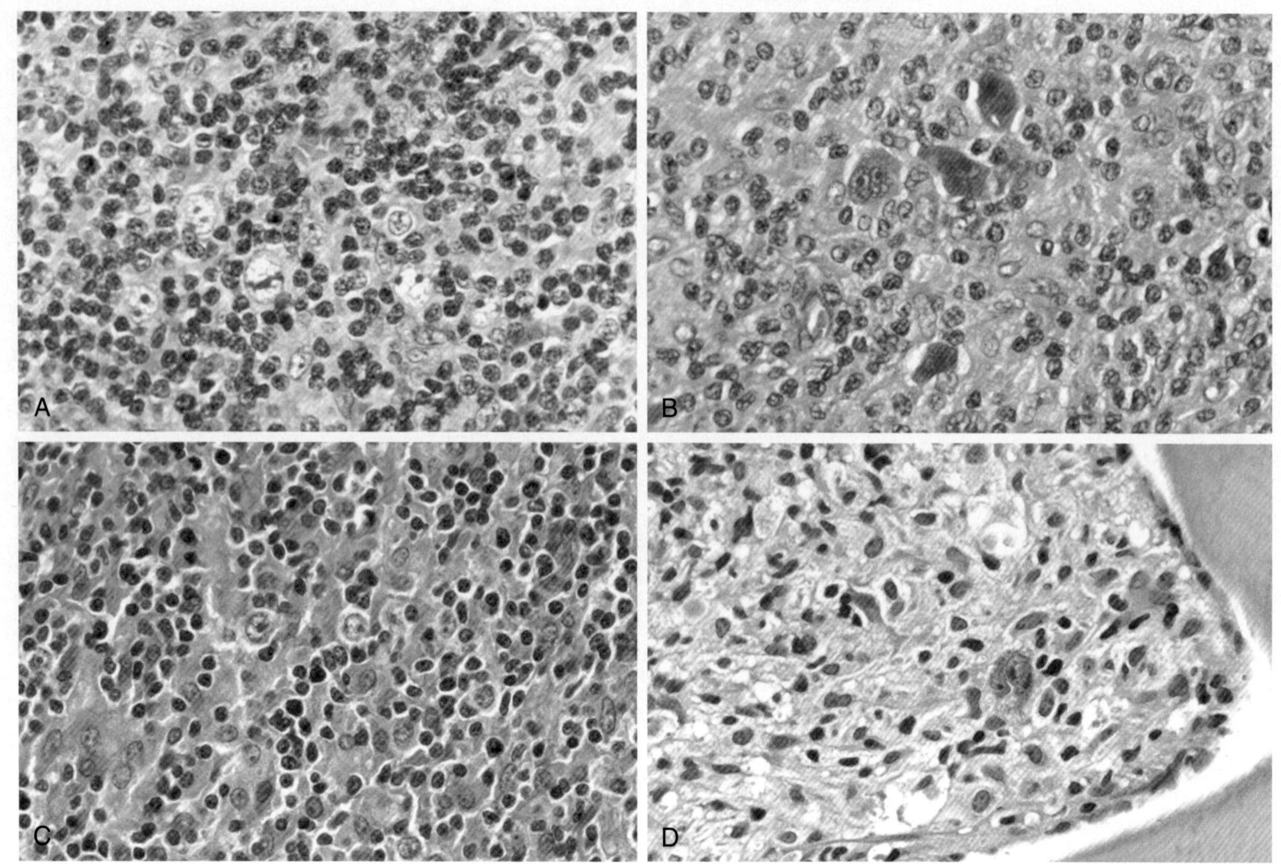

图22.30 T细胞/组织细胞丰富型大B细胞淋巴瘤（THRLBBL）。A. 淋巴样大细胞单个散在于小淋巴细胞中。B. 大细胞（一部分似RS细胞）出现在轻度活化的小淋巴细胞背景中。C. 本例背景中小T细胞和组织细胞丰富。D. THRLBCL伴骨髓累及。注意小淋巴细胞和组织细胞背景中散在的异型大细胞

22.12.2.9 临床过程

THRLBCL是一种侵袭性淋巴瘤，3年总体生存率46%[234]。不良预后可能与该疾病诊断时常常已是晚期有关。然而，用IPI配对比较，THRLBCL和普通DLBCL化疗后两者的预后相似[258]。据报道，一例皮肤原发病例有较好的预后[259]。

22.12.2.10 鉴别诊断

主要鉴别诊断及其鉴别特征见表22.5。一些THRLBCL病例，很多大细胞类似反应性免疫母细胞，这与反应性淋巴组织增生难以鉴别。在THRLBCL中，仔细阅片后，至少有少数大细胞通常可见明确的异型性（如核增大，不规则核皱褶）；孤立的大细胞均匀一致地散在分布于小淋巴细胞背景中，这种生长方式不同于反应性病变。此外，在反应性淋巴组织增生中，淋巴样大细胞通常成片聚集，向浆母细胞和浆细胞转化过渡。由于B细胞处于不同分化成熟阶段，淋巴样大细胞CD20染色呈异质性。Ig轻链染色示多克隆性。

LRCHL和MCCHL可能类似THRLBCL[230,260,261]。RS细胞不表达全B细胞标记或呈异质性阳性着色。它们常呈$CD30^+$和$CD15^+$，更容易伴EBV感染。

在NLPHL伴广泛弥漫成分时，B细胞表型的大LP（L&H）细胞散在分布于小T细胞背景中，实际上很难与THRLBCL鉴别[240]。NLPHL患者更年轻（30~50岁），大多数患者（80%~95%）为早期（Ⅰ~Ⅱ）病变[262]。组织学上，至少局灶出现结节状模式，滤泡T细胞围绕肿瘤细胞形成花环，可通过CD57或PD−1显示[250]。结节内小淋巴细胞主要是B细胞，但是弥漫区域的细胞主要是T细胞。这些T细胞很少表达细胞毒性标记TIA−1[240]。

THRLBCL也可能与PTCL混淆，因为THRLBCL背景中活化T细胞可有轻度异型性。在PTCL中，T细胞异型性更明显，并且不同大小的淋巴细胞都有异型性。浸润的较大细胞不像在THRLBCL中那样显著并形成单独的细胞群，它们与较小的异型细胞相移行过渡。从免疫

简表22.6 **T细胞/组织细胞丰富型大B细胞淋巴瘤（THRLBCL）主要诊断特征**

定义
- 肿瘤性大B细胞单个散在，不形成松散的聚集，也不成片浸润
- 背景含丰富的反应性T细胞并且常有组织细胞
- 无已知的或可识别的NLPHL成分（可局灶或不明显）

临床特征
- 年龄：老年人（60~70岁）
- 男女比例1.7：1
- 累及淋巴结或结外部位
- 常为晚期疾病（2/3为Ⅲ和Ⅳ期）
- 骨髓受累很常见（60%）
- 预后：存在争议；一些研究认为预后差，其他研究显示与同分期传统DLBCL相比无差异

形态学
- 散在肿瘤性大B细胞弥漫浸润，可类似中心母细胞、免疫母细胞、LP（L&H）细胞或RS细胞
- 背景细胞包括小T细胞（可轻度异型），常伴组织细胞、浆细胞和嗜酸性粒细胞

免疫表型
- 大细胞：全B细胞标记阳性、CD30⁻、CD15⁻、EMA$^{+/-}$、BCL6$^{+/-}$
- 背景小细胞：CD3⁺，TIA-1⁺
- 小B细胞构成的结节内无大B细胞，否则提示为NLPHL

分子特征
- Ig基因克隆性重排
- 干细胞TCR基因克隆性重排
- 通常EBV⁻

注：THRLBCL，T细胞/组织细胞丰富型大B细胞淋巴瘤；NLPHL，结节性淋巴细胞为主型霍奇金淋巴瘤；DLBCL，弥漫大B细胞淋巴瘤；RS，Reed-Sternberg。

表型来看，异型大细胞表达全T细胞标记而不是全B细胞标记。尽管如此，仍然可能相混淆，因为一些PTCL，尤其是AITL，可以伴有反应性大B细胞增生，这些细胞常伴EBV感染[263-266]。结合免疫标记和形态学，并仔细观察，可发现尽管一部分异型大细胞CD20⁺，但是大多数中-大异型细胞呈CD20⁻和CD3⁺。一些疑难病例可以通过基因分型证实，因为THRLBCL是Ig基因重排[238,248,251-253]，而PTCL是TCR基因重排。

淋巴瘤样肉芽肿病也有在反应性T细胞背景中出现异型大B细胞的特征，但是它总是出现在结外部位（最常见于肺和皮肤），并且EBV总是阳性（见第23章）。

22.12.3 老年EBV阳性弥漫大B细胞淋巴瘤（EBV⁺ DLBCL）

22.12.3.1 定义

老年EBV⁺ DLBCL最初称为老年EBV相关B细胞淋巴组织增殖性疾病，是一种EBV相关克隆性B细胞增生，发生在50岁以上老年患者，无任何已知的免疫缺陷或者淋巴瘤病史[16,17]，由老化过程相关的免疫退化所致[267]。少数病例可发生在较年轻患者，但是，必须要排除潜在的而没有诊断的免疫缺陷可能性。本型不包括其他EBV相关疾病（如传染性单核细胞增生症、淋巴瘤样肉芽肿病、原发性渗出性淋巴瘤、浆母细胞性淋巴瘤和慢性炎症相关性DLBCL）。

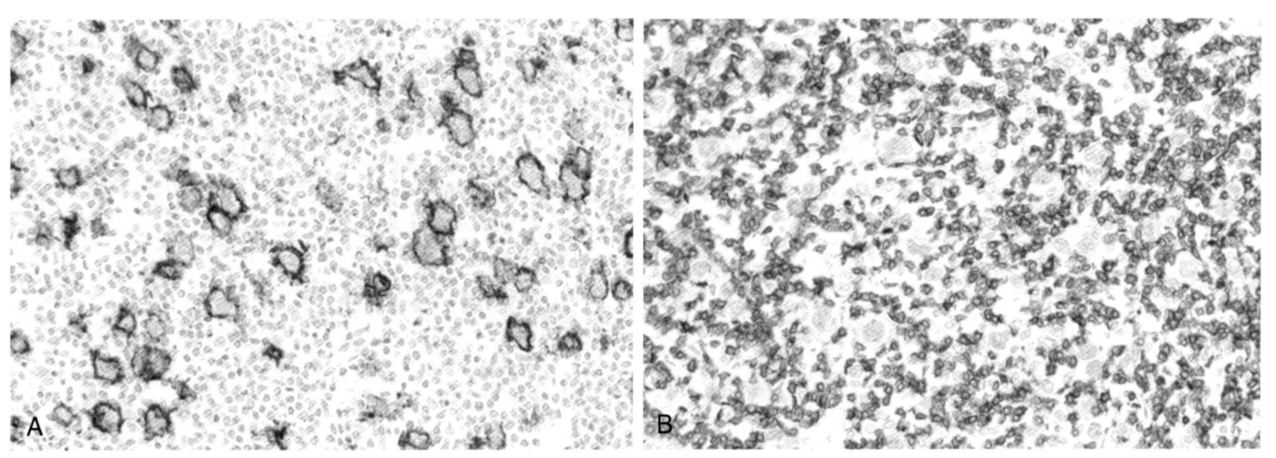

图22.31 T细胞/组织细胞丰富型大B细胞淋巴瘤（THRLBCL）的免疫组织化学。A. CD20免疫染色选择性地突显出散在的大细胞。B. 背景中出现大量小CD3⁺T细胞

表22.5 THRLBCL、PTCL、CHL、NLPHL的比较

特征	THRLBCL	PTCL	CHL	NLPHL
常见年龄组	60~70岁	70岁	双峰分布：20~30岁和60岁以上	40~50岁
病变部位	淋巴结或结外	淋巴结或结外；常见结外受累	主要位于淋巴结	主要位于淋巴结
分期	67%为晚期（Ⅲ~Ⅳ）	80%为晚期（Ⅲ~Ⅳ）	50%为晚期（Ⅲ~Ⅳ）	10%为晚期（Ⅲ~Ⅳ）
大细胞形态	表现不一	表现不一；常有不规则核皱褶	RS细胞及变异形	LP（L&H）细胞伴爆米花样核，常位于小淋巴细胞结节内
小细胞形态	反应性T细胞呈小淋巴细胞或轻度活化细胞	常为异型淋巴细胞，常向中-大细胞过渡	大多数为非活化小淋巴细胞	大多数是非活化小淋巴细胞
免疫表型	大细胞：$CD20^+$，$CD30^{-/+}$，$CD15^-$，Oct-2^+，BOB.1^+小细胞：$CD3^+$（很多TIA-1^+）	大细胞和较小细胞：$CD3^+$，散在一些EBV^+大B细胞	大细胞：$CD30^+$，$CD15^{+/-}$，$CD20^{-/+}$（阳性细胞呈异质性着色），Oct-2^-、BOB.1^-小细胞：$CD3^+$	大细胞：$CD20^+$，$CD30^-$，$CD15^-$，Oct-2^+，BOB.1^+小细胞：结节内$CD20^+$，并有$CD57^+$ $PD1^+$ $CD3^+$细胞形成花环围绕LP（L&H）细胞；弥漫区有很多$CD3^+$小细胞，有时位于结节内，通常TIA-1^-
基因型	Ig基因重排；干细胞TCR基因重排	干细胞TCR基因重排；常有Ig基因重排	常有Ig基因和干细胞TCR基因重排（全组织DNA）	常有Ig基因和干细胞TCR基因重排（全组织DNA）
EBV相关性	非常罕见	少见，但EBV^+B细胞可见于部分病例，尤其是AITL	常见（≈40%；非白种人较高）	非常罕见

注：THRLBCL，T细胞/组织细胞丰富型大B细胞淋巴瘤；PTCL，外周T细胞淋巴瘤；CHL，经典型霍奇金淋巴瘤；NLPHL，结节性淋巴细胞为主型霍奇金淋巴瘤；AITL，血管免疫母细胞性T细胞淋巴瘤；RS，Reed-Sternberg。

22.12.3.2 流行病学和病因学

尽管曾经有报道本病患者几乎全是亚洲人[16,115,268,269]，但能肯定本病也可发生在其他人种；该淋巴瘤是否在亚洲人中发病更普遍，需要进一步研究。它占所有DLBCL的8%~10%，无免疫缺陷病史[267]。EBV在DLBCL中的阳性率随着年龄而增加，峰值（20%~30%）出现于90岁以上患者[267]。

22.12.3.3 临床特征

患者中位年龄71岁，男女比例1.4：1。常表现为结外病变（70%），伴或不伴淋巴结疾病，常累及皮肤、肺、扁桃体和胃[17]。临床预后差，中位生存期2年，5年总体生存率大约25%[115,268]。不良预后因子包括症状和年龄大于70岁[268]。

22.12.3.4 病理学

组织学上，淋巴结或结外部位的正常结构被弥漫浸润的异常淋巴组织所破坏，常伴明显的凝固性坏死。很多大细胞浸润，可呈中心母细胞、免疫母细胞、RS样细胞和高度多形性细胞形态。认可的两种形态学亚型是大细胞淋巴瘤亚型和多形态亚型，前者特征是单一的成片大细胞，后者特征是混有很多反应性细胞，如小淋巴细胞、浆细胞、组织细胞和上皮样组织细胞；这两种形态学亚型没有临床意义[17,267]。

免疫表型，肿瘤细胞通常表达全B细胞标记，但是少数病例可能不表达CD20。CD10和BCL6常阴性，IRF4/MUM-1常阳性。CD30不同程度表达，$CD15^-$[17]。由定义得知，肿瘤细胞包含EBV，多数肿瘤细胞证实$EBER^+$。LMP1和EBNA2表达于94%和28%病例[267]。可证实存在Ig克隆性重排。

多形态亚型中出现RS样细胞和反应性细胞成分提示可能为CHL。与后者相比，老年性EBV^+ DLBCL更常累及结外部位（如皮肤、胃肠道、肺），常见地图样坏死，$CD20^+$，CD15总是阴性[267,268,270]。

22.12.4 原发性纵隔（胸腺）大B细胞淋巴瘤（PMLBCL）

22.12.4.1 定义

原发性纵隔（胸腺）大B细胞淋巴瘤（PMLBCL）是一种独特的DLBCL亚型，推测起源于胸腺B细胞。由定义得知，主瘤体出现在前纵隔[3,271]。

22.12.4.2 流行病学

PMLBCL占所有NHL的2.4%[6,7]。大多数患者为30~40岁（中位年龄37岁）[6,272–274]，但也可见儿童[275]。女性占优势，女男比例2∶1。

22.12.4.3 病因学

无明确的致病因素。本型淋巴瘤不表现为起源于MALT的胸腺结外边缘区淋巴瘤（EMZL）。

22.12.4.4 临床特征

症状与前纵隔巨大肿块有关，如上腔静脉阻塞、呼吸困难和胸部不适[28,276–278]。少数病例无症状。肿瘤细胞可以侵及胸壁、胸骨、心包、胸膜和肺[277,279–282]。

大多数患者为早期病变（66%处于Ⅰ期和Ⅱ期）[6]。骨髓受累不常见（2%）[282]。与其他DLBCL不同，PMLBCL尽管出现巨大肿块，但患者血清β_2微球蛋白水平不升高[283]；这可能与PMLBCL患者缺乏表达HLA Ⅰ类分子有关[284]。血清乳酸脱氢酶水平常升高（76%病例）[282]。

22.12.4.5 形态学

肿瘤表现为大细胞或中等大淋巴瘤细胞弥漫浸润，形态学变化很大。淋巴瘤细胞可呈中心母细胞、免疫母细胞、间变、未分类或者RS细胞样表现。细胞核呈卵圆形或为多裂核。细胞质常丰富，透明胞质也不少见（40%病例）（图22.32，图22.33A）[28,277,280,282,285–289]。有时淋巴瘤细胞呈梭形（图22.33B）。少数病例表现为对先前存在的生发中心有明显趋向性[290]。

常见不同程度的硬化，可呈纤细的胶原纤维围绕单个或成团淋巴瘤细胞（分隔现象），也可由致密胶原形成宽阔的间隔[28,279,282]。偶尔可见残余的胸腺上皮，它

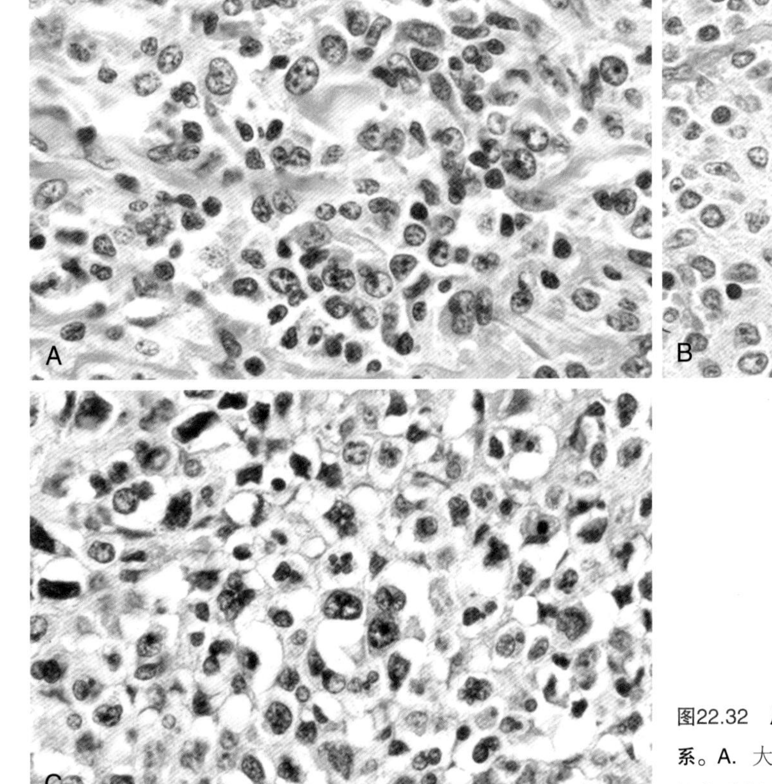

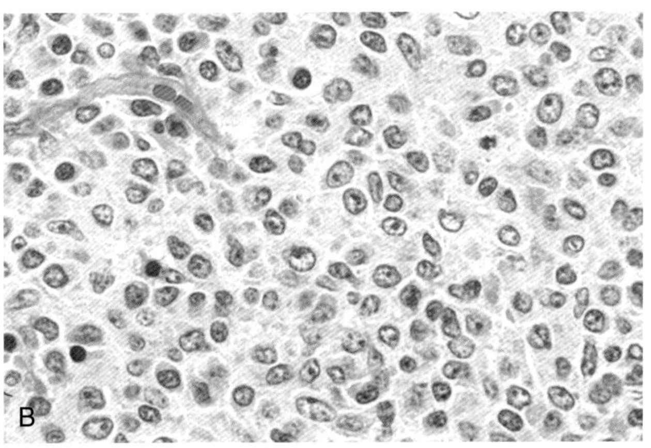

图22.32 原发性纵隔（胸腺）大B细胞淋巴瘤（PMLBCL）：细胞谱系。A. 大细胞类似淋巴结DLBCL中的中心母细胞。B. 淋巴瘤细胞的胞质含量可观，这种现象并不少见。C. 常见多裂核和透明胞质

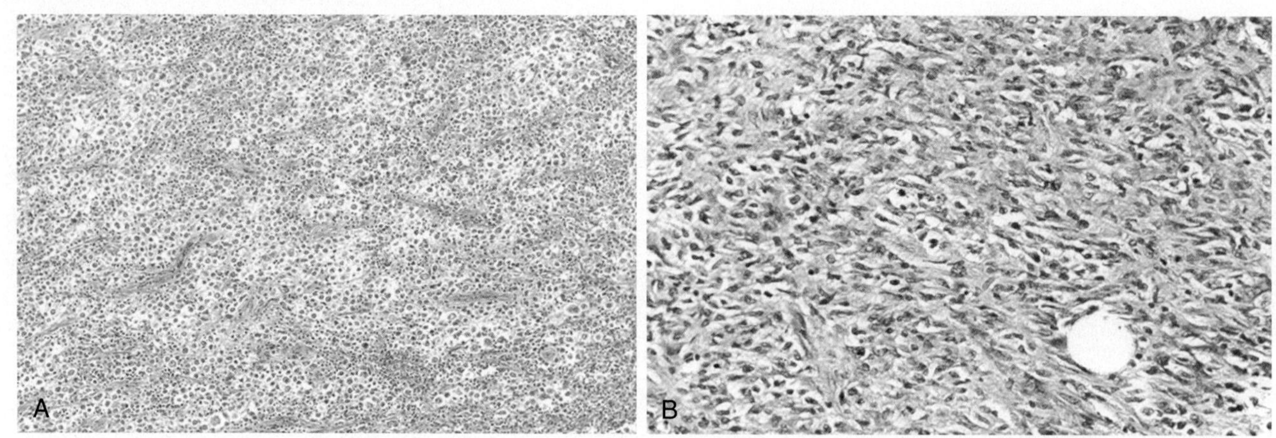

图22.33 原发性纵隔（胸腺）大B细胞淋巴瘤（PMLBCL）：少见形态。A. 纤维血管分隔透亮细胞，形态类似生殖细胞瘤。B. 梭形淋巴瘤细胞有时很明显

们可表现为萎缩、增生或者囊性变（图22.35）[280,291]。PMLBCL的要点见简表22.7。

22.12.4.6 免疫表型

PMLBCL表达全B标记[279,286,289,292,293]。然而，大多数病例不表达表面或胞质Ig，但表达CD79a（与表面Ig相关的异二聚体成分之一）和Ig转录活化因子Oct-2和BOB.1[286,288,293–296]。由于在PMLBCL中可以检测到转换Ig重链的mRNA转录产物[297]，因此仍然不能解释Ig免疫表型阴性的原因。

PMLBCL呈CD21⁻，常表达CD23（70%病例），这与胸腺髓质中正常的星状B细胞相似（图22.36）[292–294,298–301]。肿瘤表达缺陷性主要组织相容性复合体（MHC）抗原[302]。尽管以前研究显示CD10和CD30很少

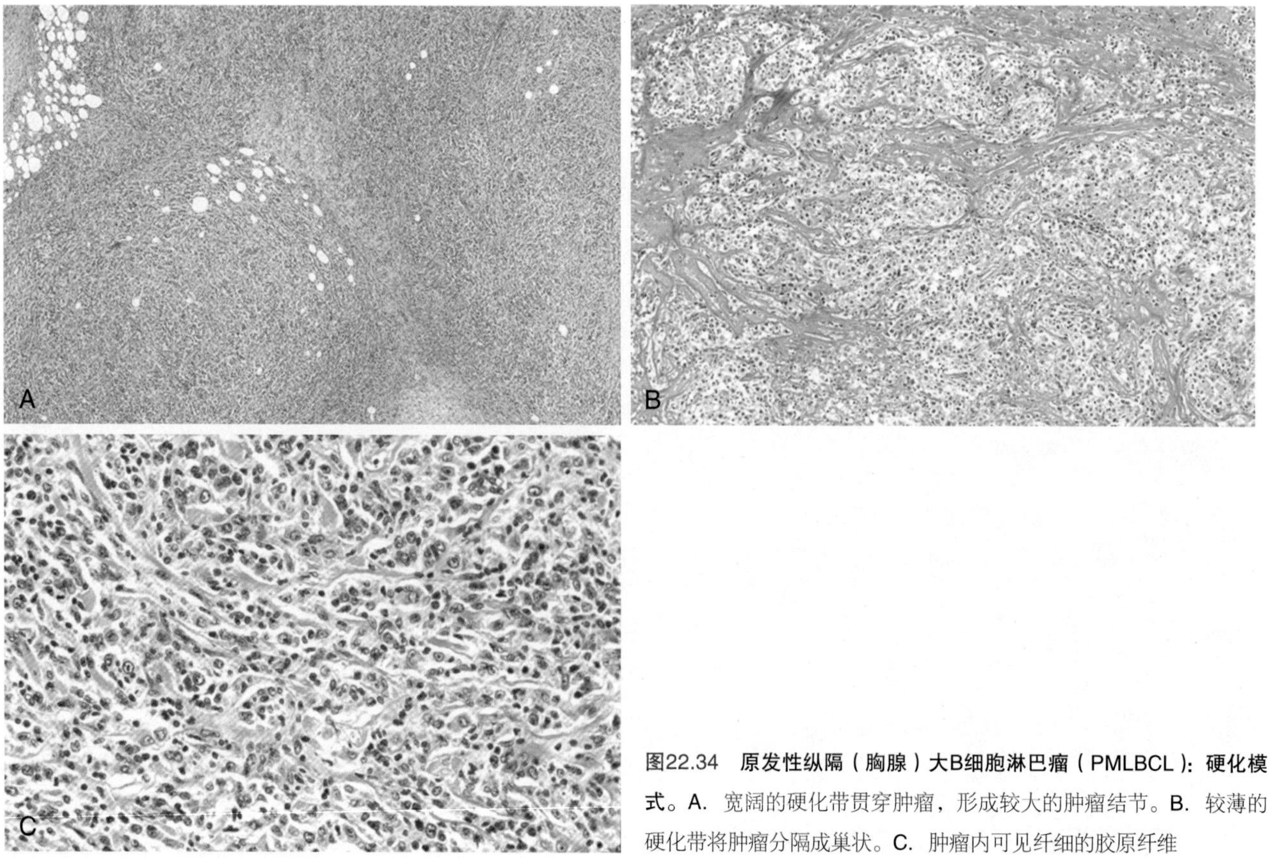

图22.34 原发性纵隔（胸腺）大B细胞淋巴瘤（PMLBCL）：硬化模式。A. 宽阔的硬化带贯穿肿瘤，形成较大的肿瘤结节。B. 较薄的硬化带将肿瘤分隔成巢状。C. 肿瘤内可见纤细的胶原纤维

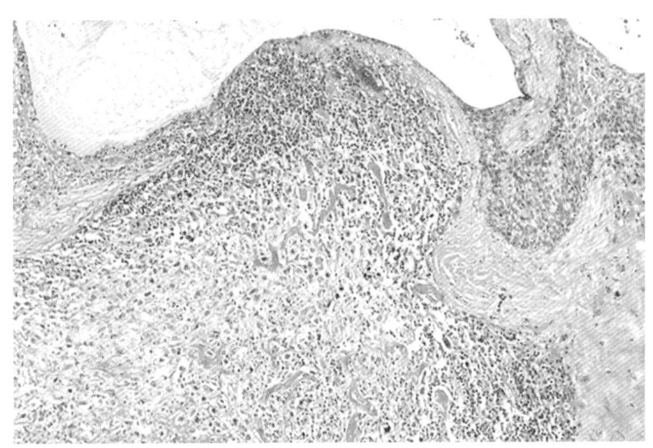

图22.35　原发性纵隔（胸腺）大B细胞淋巴瘤（PMLBCL）。本病例中，残余胸腺上皮增生，形成衬覆胸腺上皮的囊腔

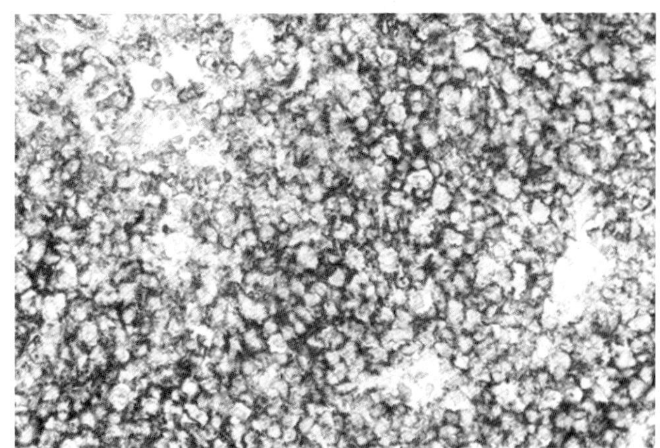

图22.36　原发性纵隔（胸腺）大B细胞淋巴瘤（PMLBCL）。肿瘤细胞胞膜CD23强阳性，最近研究发现它常表达于本型淋巴瘤

简表22.7　**原发性纵隔（胸腺）大B细胞淋巴瘤（PMLBCL）主要诊断特征**

独特的临床特征（与DLBCLNOS比较）

- 年轻人：中位年龄37岁（对64岁）
- 女性占优势：男女比例1：2（对1.2：1）
- 症状与纵隔肿物相关（如上腔静脉阻塞、呼吸困难）
- 出现巨大肿块（>10cm）的病例52%（对30%）
- 早期（Ⅰ和Ⅱ）病例66%（对54%）
- 骨髓受累很少见（3%）（对17%）
- 乳酸脱氢酶常升高（75%），但是β2微球蛋白水平不升高
- 化疗±放疗生存情况没有本质差异
- 倾向于结外部位复发（如胃肠道、肾、肾上腺、卵巢、中枢神经系统）

形态

- 大或中等大小淋巴瘤细胞
- 透明细胞改变、明显硬化更常见于PMLBCL而不是DLBCLNOS，但无特异性，也不恒定出现

免疫表型

- 全B标记阳性，$CD3^-$
- Ig常阴性
- ≈60%病例$BCL6^+$
- ≈25%病例$CD10^+$
- ≈70%病例$CD23^+$
- ≈70%病例$CD30^+$
- MHC分子表达缺陷

分子特征

- Ig基因克隆性重排
- BCL2和BCL6基因常不重排
- ≈70%病例BCL6基因突变
- MAL基因常表达（70%）
- EBV^-

注：PMLBCL，原发性纵隔（胸腺）大B细胞淋巴瘤（PMLBCL）；DLBCLNOS，弥漫大B细胞淋巴瘤-非特指。

表达[293,294]，但是较近研究发现CD10、BCL6和CD30分别表达于21%~32%、55%~100%和69%~86%病例[296,303-305]。据报道，两个少见病例表达人类绒毛膜促性腺激素[306]。

分子学或者免疫组织化学可以证实70%病例表达MAL基因（位于染色体2q上），而其他DLBCL中很少表达，支持本型淋巴瘤具有不同本质[307,308]。尽管目前还不清楚PMLBCL中表达MAL基因的内在分子机制，但是这一特征有可能作为这一疾病实体的特异性标记。

22.12.4.7　遗传学

PMLBCL表现为Ig重链和轻链基因及干细胞TCR基因的克隆性重排[309]。无BCL1或者BCL2重排。BCL6重排仅发生在6%病例，然而BCL6突变发生在10%~70%病例[91,296,310,311]。少数病例检测到MYC基因的重排或者点突变[311,312]。EBV几乎总是阴性[282,311,312]。

比较基因组杂交常显示涉及9p、12q和Xp染色质的获得[313,314]。微阵列比较基因组杂交发现还有其他区域染色质的获得和丢失：2p、7q、9q的获得和1p的丢失[315,316]。染色体9p上最常见的获得可能与JAK2、PDL1、PDL2和SMARCA2基因有关[317]。IL-4诱导的基因1（FIg1）和STAT6的激活可出现在大多数病例并且可能起一定作用，该激活可以通过或不通过JAK2的过表达来调节[318,319]。

部分病例显示2p上涉及REL原癌基因的高水平扩增[304,313,320,321]。PMLBCL中常见REL蛋白在核内累积，这可能与REL的获得或扩增有关或无关[321]。同时出现核表达REL和胞质表达TRAF1，提示核因子-κB信号路径激活，可能有助于鉴别PMLBCL与其他DLBCL[322]。少数病例检测到*TP*53和CDKN2A基因异常[310,311]。

有趣的是，PMLBCL显示的基因表达谱更接近于CHL，而不是传统DLBCL[317,323]。

22.12.4.8 假定的细胞起源

Addis和Isaacson[279]根据肿瘤发生部位、常无淋巴结累及、某些病例出现残余胸腺组织，首先提出PMLBCL起源于胸腺B细胞。随后，在正常胸腺组织中识别出特殊的CD21-胸腺B细胞，这些细胞（尤其是具有星状形态的细胞群）被认为是PMLBCL的正常对应物[298,299,301]。

早期研究报道了低频率的BCL2和BCL6的重排（分别是0和4%~6%，而传统DLBCL分别是20%~30%和35%），这提示PMLBCL是独特的疾病实体，与生发中心分化无关，是传统DLBCL的一部分[310,311]。然而，最近研究显示，PMLBCL中常有BCL6表达、BCL6突变和偶尔表达CD10，提出了生发中心或生发中心后分化阶段的可能性[296,303,304]。PMLBCL中Ig基因高负荷的体细胞突变也支持生发中心晚期或生发中心后分化阶段，但是无渐进性突变支持后者[297]。

纳入PMLBCL这一类型的有关报道可能代表了异质性疾病实体，包括真正胸腺起源的淋巴瘤和纵隔淋巴结起源的淋巴瘤[324]。推测后者与累及外周淋巴结的DLBCL相似。这可以解释并非所有病例都同样出现特殊免疫表型和MAL基因表达。同样，基因表达谱显示少数PMLBCL临床病例缺乏PMLBCL的特征性分子标签[317]。

22.12.4.9 临床过程

标准治疗是多药联合化疗加美罗华，伴或不伴放疗，治愈率为50%~80%[325-331]。较早文献显示PMLBCL的预后比传统DLBCL差，但是近年研究显示临床结局相似甚至更好[6,282,331-333]。生存率改善可能归因于更强的化疗方案、辅助放疗或者美罗华[274,278,328,330,333,334]。

不良预后因素包括胸膜渗出、心包渗出、结外受累部位的数量增加、治疗后镓扫描阳性、高水平血清乳酸脱氢酶、身体状态差和高IPI评分[281,329,332,335]。形态学表现没有预后意义[280]，但是不表达MHCⅡ类基因和蛋白是不良预后因子[336]。与DLBCL的GCB和ABC亚型相比，伴PMLBCL特征性分子标签的病例与较好的临床结局相关[317]。

复发时，PMLBCL倾向播散至不常见的结外部位，如肾、中枢神经系统、肾上腺、肝、胰腺、胃肠道和卵巢[272,274,337,338]。

22.12.4.10 鉴别诊断

由定义得知，PMLBCL的肿瘤主体位于前纵隔，因此要排除淋巴结或结外DLBCL继发累及纵隔。主要的鉴别诊断见表22.6（参见本章最后的“精华和陷阱”）。

PMLBCL最重要的鉴别诊断是NSCHL。相似点包括发生在年轻人、主要位于前纵隔、大肿瘤细胞和硬化。由于部分PMLBCL表达CD30，并且部分NSCHL表达B细胞标记，使得鉴别更为困难。NSCHL伴随炎症性背景，最常见的是嗜酸性粒细胞，肿瘤细胞表达CD30和CD15，但是不表达CD45。尽管RS细胞表达B细胞标记，但是通常呈异质性着色，与PMLBCL中一致强阳性着色形成对比。RS细胞Ig转化因子Oct-2和BOB.1常阴性，而PMLBCL中恒定表达[296,339]。表达EBV强烈支持NSCHL的诊断，而不是PMLBCL[261]。文献报道PMLBCL和NSCHL可同时或者先后发生[25,272,340,341]，至少在部分病例中证实了两种不同成分具有相同的克隆[341]。两者具有相似的基因表达谱[317,323]，并且NSCHL的个别病例表达MAL[308,342]，进一步支持它们之间具有某种联系。

介于中间特征的病例（如纵隔灰区淋巴瘤）[341,343]，在WHO 2008中归类为“特征介于DLBCL和CHL之间的未分类的B细胞淋巴瘤（未分类DLBCLCHL）”[344]。这些交界性病变包括：具有重叠的组织学特征和过渡的免疫表型的肿瘤；形态上类似PMLBCL但是表达CD15或与EBV相关，不表达CD20的病例；具有NSCHL的表现但是一致强表达CD20和其他B细胞标记，不表达CD15[344]。最常见的组织学表现是不同区域显微镜下表现不同，弥漫性纤维间质中有成片肿瘤细胞，其形态从中心母细胞样到陷窝细胞样或霍奇金细胞样。炎症性背景通常少见，凝固性坏死常见。这些交界性病变除了表达HL标记CD30和CD15之外，还常表达D45、CD20、CD79a、Oct-2和BOB.1。这些病例中的相当一部分病例表达MAL[341]。与PMLBCL或者CHL相比，这些交界性病变的侵袭性更强[344]。最佳治疗方案仍然存在争议。

ALCL与PMLBCL具有相似性，包括出现许多大

表22.6 原发性纵隔（胸腺）大B细胞淋巴瘤（PMLBCL）的鉴别诊断

鉴别疾病	支持该疾病诊断的特征	支持PMLBCL诊断的特征
DLBCLNOS	除前纵隔之外伴随其他部位病变	前纵隔出现明显肿物 CD23或MAL表达 Ig常不表达
NSCHL，合胞体变异型	背景中很多嗜酸性粒细胞 坏死常出现在肿瘤性大细胞密集区 CD45⁻、CD30⁺、CD15⁺/⁻、全B细胞标记⁻/⁺（阳性者呈异质性着色）、Oct-2⁻、BOB.1⁻ ＞35%病例EBV⁺	透亮细胞相当常见 CD45⁺、B细胞标记⁺、CD30⁺/⁻、CD15⁻、Oct-2⁺、BOB.1⁺ EBV非常少见
ALCL	特征细胞 全B细胞标记⁻、全T细胞标记⁺/⁻ EMA⁺/⁻，ALK⁺/⁻ 细胞毒分子⁺/⁻	硬化更常见 全B细胞标记⁺、全T细胞标记⁻ EMA⁻
纵隔精原细胞瘤	几乎均为男性 常为圆形细胞核 糖原阳性 CD45⁻、Oct-3/4⁺、胎盘碱性磷酸酶⁺、CD117⁺	尽管可有透亮胞质，但是胞核常分叶或皱褶 糖原⁻ CD45⁺、B细胞标记⁺、CD117⁻
胸腺癌	黏附性生长；与促纤维组织增生性间质的界限截然 可出现鳞状分化或鳞样特征 CK⁺	尽管肿瘤细胞可以巢状生长，但是至少部分区域弥漫性渗透生长 CK⁻、CD20⁺
胸腺类癌	肿瘤细胞被丰富的血管分割成巢 可形成菊形团 CK⁺、神经内分泌标记⁺	尽管肿瘤细胞可呈巢状生长，但是硬化间隔中血管相当少 CK⁻、CD45⁺、神经内分泌标记⁻

注：PMLBCL，原发性纵隔（胸腺）大B细胞淋巴瘤；DLBCLNOS，弥漫大B细胞淋巴瘤-非特指；NSCHL，结节硬化型经典型霍奇金淋巴瘤；ALCL，间变性大细胞淋巴瘤。

淋巴细胞和表达CD30。然而，前者是T细胞或裸细胞表型（PAX5⁻），常表达细胞毒分子，也可以表达ALK[345]。

当肿瘤成巢或者出现透明细胞时，PMLBCL可疑似纵隔的精原细胞瘤。然而，精原细胞瘤几乎全为男性，细胞核呈圆形而不是多裂核，表达胎盘碱性磷酸酶、CD117、Oct-3/4，不表达CD45和B细胞标记。

如果活检样本小或者挤压，也可能需要鉴别胸腺癌和神经内分泌肿瘤。两者都表达CK，而CD45和全B细胞标记阴性。

22.12.5 血管内大B细胞淋巴瘤（IVLBCL）

22.12.5.1 定义

血管内大B细胞淋巴瘤（IVLBCL）也称为血管内淋巴瘤病或嗜血管性淋巴瘤，是DLBCL的一种少见亚型，淋巴瘤细胞主要或者全部位于血管腔内，血液循环中的肿瘤细胞极少或没有[346,347]。过去认为它是内皮起源（因此曾称为恶性血管内皮瘤病，*malignantangioendotheliomatosis*），但是现在已明确为淋巴组织肿瘤[348-351]。

22.12.5.2 流行病学

IVLBCL是一种少见淋巴瘤，主要发生在60~80岁的老年人[348,352]。伴随嗜血细胞综合征变异型已有报道，主要发生在亚洲人（见下文）。

22.12.5.3 病因学

病因不明。淋巴瘤细胞倾向于局限在血管腔内，不表达CD29（β_1-integrin）和CD54（ICAM-1）可解释部分原因，两者对于淋巴细胞跨血管壁迁移很重要[353]。

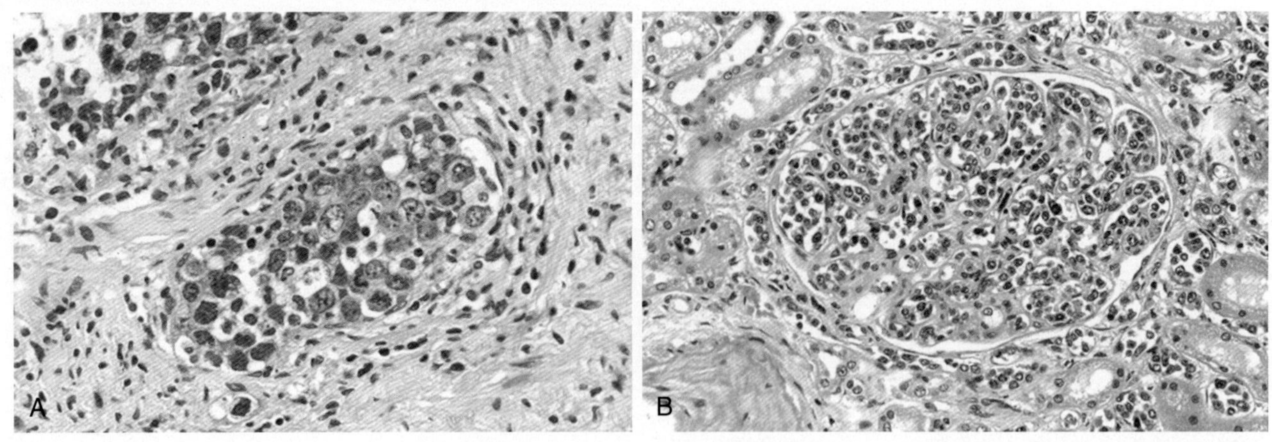

图22.37 血管内大B细胞淋巴瘤（IVLBCL）。A. 非黏附性淋巴瘤细胞局限于中等大小血管内。**B.** 淋巴瘤细胞扩散至肾小球毛细血管和肾实质内

22.12.5.4 临床特征

IVLBCL可以累及任何器官，但是最常见部位是中枢神经系统、皮肤、肾、肺、肾上腺和肝[348,352,354]。患者常表现为发热；非特异性、无法定位的神经系统症状；或者皮肤病变。由于多个部位出现血管闭塞导致梗塞，神经系统症状通常很奇异。患者可以出现四种神经症状中的一种或多种：多灶性脑血管病变、脊髓和神经根病变、亚急性脑病，以及外周神经疾病或脑神经疾病[355]。皮肤表现无特异性，最常表现包括皮下结节状实性肿块或斑块，伴或不伴出血[356]。表面可有明显的毛细血管扩张，也可以出现溃疡。躯干和四肢是常累及部位。一些患者可以出现局限于皮肤的病变（皮肤变异型），预后似乎较好[354]。

不常见的表现包括：肺间质疾病[357]、肺小血管病[358]、肾上腺功能减退[359,360]、轻微改变型肾病[361]、血栓性微血管病[362]和附睾肿块[363]。IVLBCL可以通过肾活检[364,365]、睾丸活检[366]、骨髓穿刺活检[210]或者神经肌肉活检诊断，也可能是前列腺中的偶然发现[368,369]。部分患者与自身免疫性疾病有关[352]，也有部分病例明确存在AIDS[370,371]。IVLBCL可以累及先前存在的肿瘤，如血管瘤[372]、淋巴管瘤[373]、肾细胞癌[374]、血管脂肪瘤[375]和Kaposi肉瘤（KS）[371]。

组织学上，骨髓受累少见[352]，外周血受累也很少见[376]。然而，骨髓组织学阴性标本中聚合酶链反应频繁证实了Ig基因的重排，提示骨髓微小受累实际上很常见[377]。与嗜血细胞综合征相关的亚洲变异型（也称恶性组织细胞增生症样B细胞淋巴瘤，*malignanthistiocytosis-likeB-celllymphoma*）已有报道，大多数来自日本[378-383]。西方报道的病例也是亚洲人或者来自加勒比海[384]。患者是老年人，表现为发热、肝脾大、嗜血细胞综合征伴贫血、血小板减少、骨髓受累和弥散性血管内凝血。它们常无淋巴结肿大、肿块性病变、神经系统异常或皮肤病变。与EBV或人类T细胞白血病病毒1型（HTLV-1）无关[378,382]。

22.12.5.5 形态学

组织学上，在小或中等大小血管内出现大或中等大小异常淋巴样细胞（图22.37）[350,352]。它们可呈中心母细胞样、免疫母细胞样或未分类细胞表现。它们有时沿血管壁呈栅栏状排列，似血管肉瘤（图22.38）。它们可表现为假黏附性生长，似癌巢（图22.39）。淋巴瘤细胞可以陷入机化血栓内，可以并存旺炽型内皮增生。血管

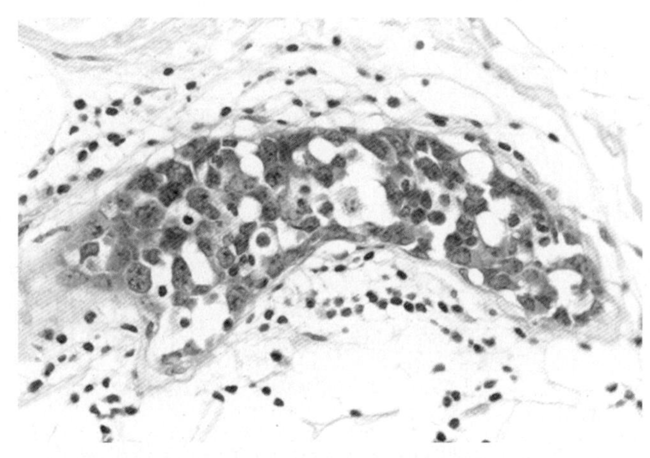

图22.38 血管内大B细胞淋巴瘤（IVLBCL）累及皮下组织。 肿瘤细胞沿血管壁呈栅栏状排列，形成血管肉瘤样表现

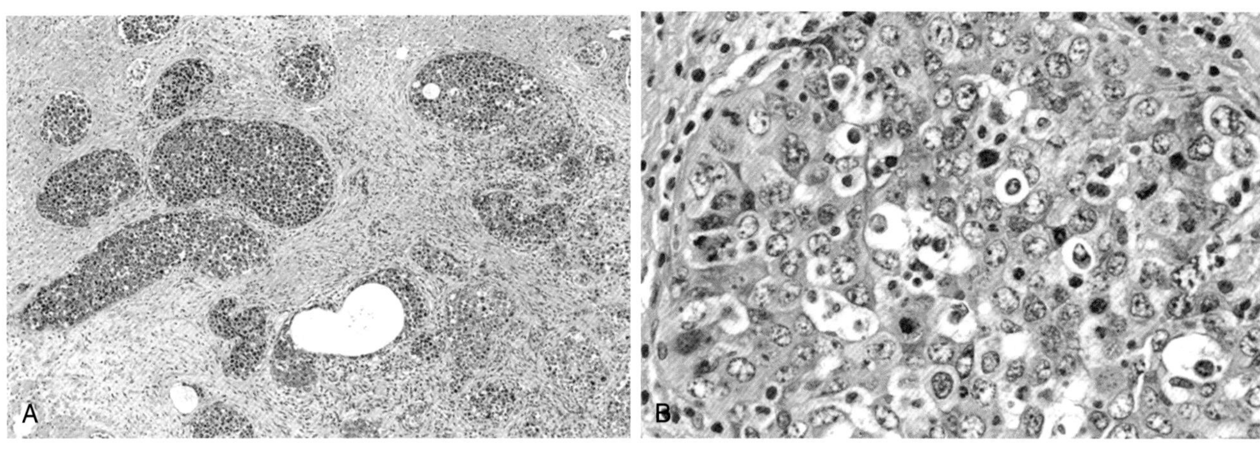

图22.39 **血管内大B细胞淋巴瘤（IVLBCL）类似癌。**A. 在前列腺，肿瘤细胞堵塞血管，貌似癌巢。B. 由于明显黏附性生长和出现腺样腔隙，使得这一病灶极似高级别癌

闭塞可能导致组织梗死和出血（图22.40）。一些病例可以有血管外成分[348,350,352]。

淋巴瘤累及在组织学上通常很明显，但是也可能为局灶的病变或者细微病变并需要免疫染色以突出显示淋巴瘤细胞。

22.12.5.6 免疫表型

淋巴瘤细胞表达CD45和全B细胞标记（图22.41）[348,350]。少部分病例表达CD5、CD10和BCL6（均为22%）[209,210,348,373]。CD5$^+$病例呈CD23$^-$和Cyclin D1$^-$[373]。表达CD5者无任何特殊临床表现。可以明显表达Ⅷ因子-相关抗原，这是由于肿瘤细胞被动吸收所致[385]。表达前列腺酸性磷酸酶的病例报道，需要进一步证实[386]。一个少见病例同时表达MPO[387]。与嗜血细胞综合征相关的亚洲变异型的免疫表型与普通IVLBCL相似[380]。

血管内淋巴瘤的少数病例来源于T细胞[363,388-390]、NK细胞或者真性组织细胞谱系[393,394]，常与EBV相关[363,390-392,395]，这些病例不应归类为IVLBCL。

22.12.5.7 遗传学

IVLBCL显示Ig基因重排[351,396]，BCL2基因无易位[348]。据报道，与嗜血细胞综合征相关的亚洲变异型的细胞遗传学异常涉及到8p21、19q13、14q32和18号染色体[380,381]。EBV相关不常见[348]，但是有报道可出现在AIDS患者中[371]。

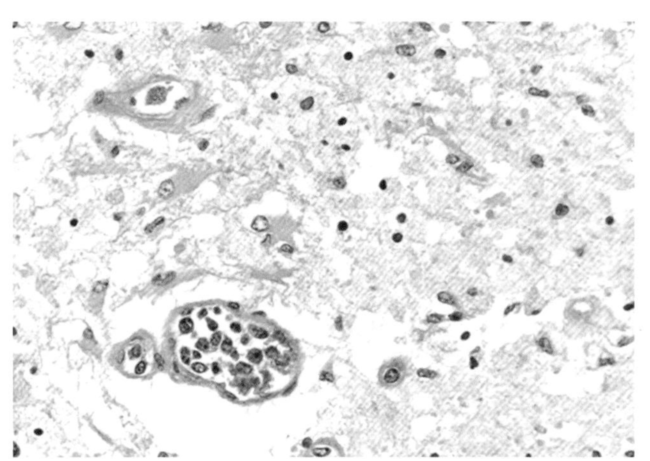

图22.40 **血管内大B细胞淋巴瘤（IVLBCL）累及大脑。**血管内充满大淋巴瘤细胞。由于血管闭塞引起局部缺血，导致周围脑实质变得稀疏

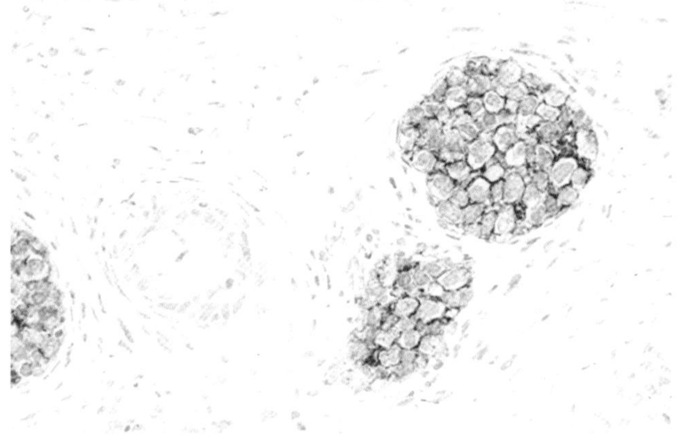

图22.41 **血管内大B细胞淋巴瘤（IVLBCL）的免疫组织化学。**血管内肿瘤细胞被CD20选择性地突出显示出来

22.12.5.8 假定的细胞起源

IVLBCL起源于外周B细胞，大多数（83%）根据Hans法则为非生发中心免疫表型[397]。

22.12.5.9 临床过程

较早文献中IVLBCL的预后差，部分原因是直到患者死亡都没有正确诊断[352]。采用强联合化疗的患者可以完全缓解和长期存活[354,398]。也有报道，少数发生于皮肤的病例具有一个相当长的临床过程[354,399]。伴嗜血细胞综合征的亚洲变异型的临床行为具有侵袭性，中位生存期仅有7个月[380,397]。近年西方和亚洲的研究都显示，加入美罗华明显改善了临床结局[400,401]。

22.12.5.10 鉴别诊断

在急性白血病，血管内可见母细胞聚集。母细胞常有纤细的染色质，髓细胞型可出现胞质颗粒。免疫组织化学，急性髓系白血病（AML）的母细胞常表达MPO，但是不表达全B或全T细胞标记，而淋巴母细胞白血病（ALL）的母细胞表达TdT以及全B或全T细胞标记。IVLBCL总是TdT$^-$。

邻近炎性组织（如急性阑尾炎）的淋巴管腔内有时充满反应性活化淋巴细胞。然而，这些淋巴细胞体积较小，并且没有IVLBCL中的异型核特征。

在转移癌患者，成簇的癌细胞位于小淋巴管血管内。肿瘤细胞一般具有黏附性，它们呈CK$^+$并且CD45$^-$。

22.12.6 慢性炎症相关性弥漫大B细胞淋巴瘤

22.12.6.1 定义

慢性炎症相关性DLBCL发生在长期慢性炎症的临床背景中，并与EBV有关。它常累及体腔或者狭窄空间。脓胸相关性淋巴瘤是本型DLBCL的原型[24]。

22.12.6.2 脓胸相关性淋巴瘤

流行病学 脓胸相关性淋巴瘤是一种位于胸膜、形成肿物、EBV相关的DLBCL，发生在因治疗肺结核或结核性胸膜炎而形成人工气胸并导致慢性脓胸的患者[23,402,403]。这是一种少见的淋巴瘤，常发生于日本，但是也有发生在西方的报道[403−407]。日本的高发生率可能归因于过去较为普遍地采用人工气胸来治疗肺结核[23]。患者发病年龄常在70~80岁，男性占明显优势（男女比例12.3：1）[403]。

病因学 脓胸相关性淋巴瘤总是与EBV相关[23,402,403,406,408−411]。EBV呈Ⅲ型潜在模式，表达EBNA2和LMP1[407,410,412−414]。推测慢性脓胸形成局部免疫缺陷环境，使得EBV感染的B细胞增殖并且经历恶性转化[409]。本病与HHV8无关[407,408]。

临床特征 患者有长期慢性脓胸病史，可表现为胸痛、咳嗽、呼吸困难或者胸壁肿瘤。从发生脓胸到淋巴瘤形成的中位时间间隔是37年（范围20～64年）[403]。影像学显示胸膜肿块或肺肿块，可累及肋骨。临床结局差，5年总体生存率仅20% ～35%[403,415]。完全缓解的患者5年生存率可达到50%[403]。

形态学 脓胸相关性淋巴瘤特征性表现为大淋巴瘤细胞弥漫性破坏性浸润，组织学上不能与普通DLBCL区分（图22.42）[402]。细胞质呈浆细胞样特征[407]。

免疫表型 淋巴瘤细胞表达CD45和全B细胞标记[402]。它们的免疫表型常呈CD10$^-$、BCL6$^-$、RF4/MUM−1$^+$和CD138$^+$，提示生发中心晚期或生发中心后阶段分化[407]。少数病例除表达全B细胞标记外，还异常表达T细胞标记，如CD2、CD3或CD4[407,416,417]。T细胞表型的脓胸相关性淋巴瘤也有少数病例报道[403]。

遗传学 脓胸相关性淋巴瘤表现Ig基因重排。超突变的IgHV重链基因未显示渐进性体细胞突变[409,418]。*TP53*突变最常发生在双嘧啶位点，见于71%病例[23,402]，80%病例发现MYC扩增[413]。基因表达谱不同于淋巴结DLBCL，诱导性干扰素（IFI27）是最具有鉴别意义的

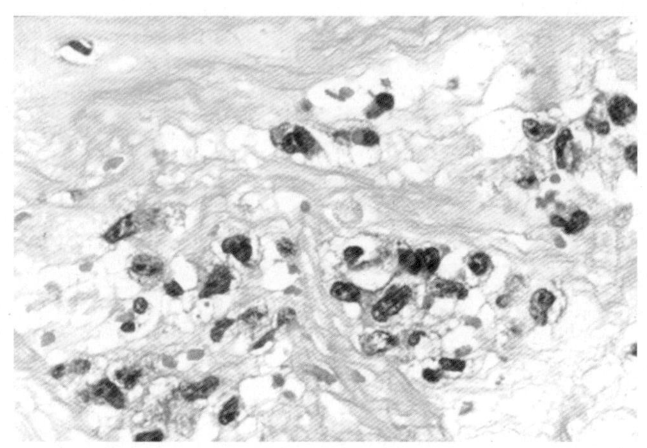

图22.42 脓胸相关性淋巴瘤（慢性炎症相关性DLBCL）。这个病例中，纤维素和硬化性间质中网罗着大淋巴瘤细胞

表达基因[419]。

鉴别诊断 原发性渗出性淋巴瘤是发生在HIV感染患者的一型DLBCL（见第56章）。它总是与HHV8相关，常同时伴EBV感染[420,421]。与脓胸相关性淋巴瘤相比，该淋巴瘤细胞悬浮于渗出液中，而不形成实性肿块。肿瘤细胞通常更大，多形性或间变更明显。原发性渗出性淋巴瘤表现为浆母细胞免疫表型，传统B细胞标记常阴性，但是表达CD138和CD30。它表现限制性EBV潜伏模式，所有病例表达EBNA1，但是LMP1和LMP2A水平低[422]。

发生于肋骨或椎骨的浆细胞瘤可以继发累及胸膜或肺。间变性浆细胞瘤可能类似脓胸相关性淋巴瘤，支持浆细胞瘤的诊断特征包括：MM病史、背景中肿瘤性浆细胞体积较小，以及免疫表型呈CD20⁻、CD138⁺和IRF4/MUM-1⁺。

非淋巴造血组织恶性肿瘤（如癌、肉瘤和恶性间皮瘤）可以弥漫性生长，类似脓胸相关性淋巴瘤，但是它们CD45⁻并表达各自特异性标记。

22.12.6.3 其他炎症相关性淋巴瘤

并发EBV相关DLBCL其他慢性炎症性或化脓性病变包括：慢性骨髓炎、慢性皮肤溃疡、金属植入物和钛质外科网放置部位[19,21,423]。从慢性炎症或外源性物质植入到发生恶性淋巴瘤的时间间隔通常超过10年，但也可以更短。发生在慢性炎症性关节部位周围的EBV-DLBCL病例，发病机制与本型淋巴瘤无关[22]。

本型淋巴瘤发生于慢性炎症部位，通常是皮肤、骨、关节或软组织。临床症状常常是疼痛或者肿块病变。形态和免疫表型特征与脓胸相关性淋巴瘤相同。

22.12.7 ALK⁺大B细胞淋巴瘤

22.12.7.1 定义

这是伴ALK表达的一种侵袭性DLBCL的变异型。1997年由Delsol等[157]首次报道，因此也称为Delsol肿瘤[424]。

22.12.7.2 临床特征

患者中位年龄是36岁（30%发生在儿童），男性占优势（男女比例3：1）[425]。通常表现为晚期淋巴结疾病。与免疫抑制无关。尽管采用多种药物联合化疗，大多数患者仍然死于肿瘤，晚期（Ⅲ~Ⅳ期）患者总体中位生存期仅有11个月[425]。

22.12.7.3 病理学

肿瘤细胞呈免疫母细胞和浆母细胞表现，常见窦内浸润（图22.43，简表22.2）。它们可呈假黏附性生长，因此可能误认为癌细胞。各种免疫标记的表达率列举如下：CD45，71%；CD20，3%（局灶弱阳性）；CD79a，16%；EMA，100%；CD30，6%（局灶弱阳性）；κ或λ轻链，90%（最常为IgA）；CD138，100%；CD4，64%；CD57，40%[425]。由定义得知，淋巴瘤表达ALK，染色常局限于胞质，常为颗粒状模式。极少病例表达CK，与转移癌混淆的可能性进一步加大，尤其是伴EMA⁺[425]。

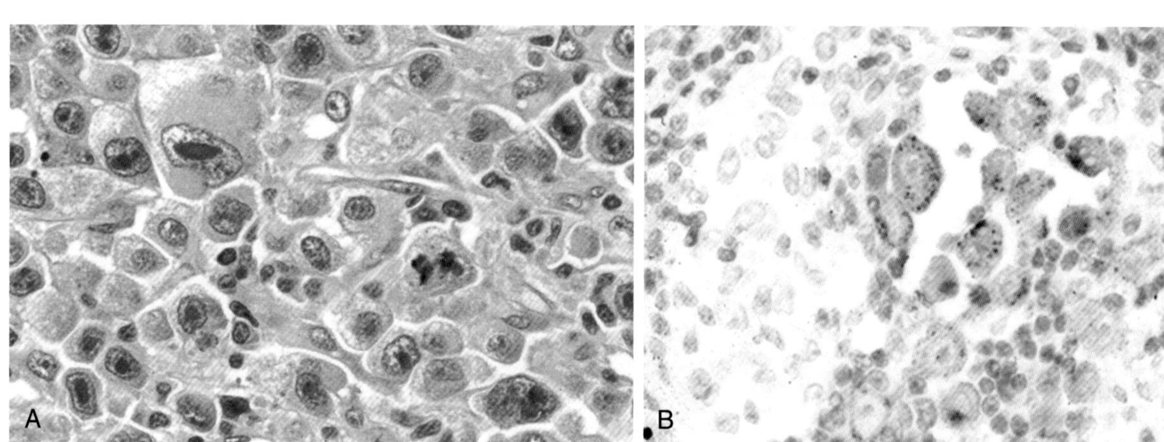

图22.43 **ALK⁺大B细胞淋巴瘤**。A. 典型病例中，细胞非常大，伴泡状核、包涵体样核仁和大量胞质。B. 免疫组化，ALK蛋白呈胞质颗粒状着色。注意肿瘤细胞位于窦内

ALK基因表达上调主要归因于出现t（2；17）（p23；q23），导致CLTC（clathrin）基因和ALK基因融合[426,427]。据报道，少数病例有t（2；5）（p23；q35）（NPM-ALK）易位，并且胞核和胞质都表达ALK[428,429]。所有病例EBV$^-$。ALK$^+$大B细胞淋巴瘤需要与ALK$^+$ ALCL（T/裸细胞表型）、浆母细胞性淋巴瘤以及具有窦内生长模式的DLBCL鉴别。

22.12.8 浆母细胞性淋巴瘤

22.12.8.1 定义

浆母细胞性淋巴瘤是具有浆母细胞形态和免疫表型的DLBCL[430]。本型不包括具有浆母细胞免疫表型的DLBCL特殊亚型，如：原发性渗出性淋巴瘤、ALK$^+$大B细胞淋巴瘤，以及HHV8$^+$嗜生发中心性淋巴组织增殖性疾病。

22.12.8.2 临床特征

本型淋巴瘤主要发生在免疫缺陷情况下，HIV感染最常见，但也可以是医源性免疫抑制，如接受器官移植的患者以及自身免疫性疾病患者[431-434]。浆母细胞性淋巴瘤好发于口腔，但也可累及其他部位，如鼻腔、胃肠道（包括肛门）、皮肤、骨、软组织和肺[433,435-439]。本型淋巴瘤也可发生于无免疫缺陷的患者，表现为淋巴结或结外部位疾病。

男性发病明显占优势，大多数患者40~60岁。最初研究数据显示，大约70%患者表现为Ⅰ期疾病，但是在临床过程中可以播散至其他部位（如腹部、腹膜后和骨）[431]。随后研究显示，较多患者为较晚期疾病[433]。预后一般较差，超过3/4患者死于该病，中位间隔时间为6~7个月[431,433,435]。

22.12.8.3 病理学

组织学上，大淋巴瘤细胞弥漫浸润伴“星空”现象。细胞呈黏附性生长，略带方角的外形，细胞核偏位，明显的单个中位核仁或多个周围核仁，丰富的嗜碱性胞质，以及核周空晕（图22.44）。有时可见成熟浆细胞。核分裂活跃，有大量凋亡小体。

免疫表型与浆细胞相似：CD45$^-$、CD20$^-$、CD79a$^{+/-}$和PAX5$^-$（图22.45）。肿瘤细胞表达浆细胞相关性标记，如CD38、CD138、IRF4/MUM-1和VS38c，并且不同程度表达Ig。它们具有高增殖（Ki-67）指数（＞90%）。大多数病例呈BCL6$^-$或仅局灶阳性[431,433,435,436]。具有克隆性Ig基因重排。75%病例EBV$^+$，HHV8$^-$ [431-433,435,436]。

22.12.8.4 鉴别诊断

最重要的鉴别诊断是间变性（浆母细胞性）浆细胞瘤，因为两者具有相似的组织学和免疫表型。尽管缺少具有向浆细胞分化的较小肿瘤细胞最初认为是鉴别浆母细胞性淋巴瘤和浆细胞瘤的特征[431]，但是现在已经认识到某些病例可以出现这些细胞[433,435]。表达CD56是否可以用来支持浆细胞瘤的诊断还存在争议[433,436]。临床描述（免疫缺陷、口腔受累和缺乏MM）、高增殖指数、频繁EBV感染等特征都支持诊断为浆母细胞性淋巴瘤而

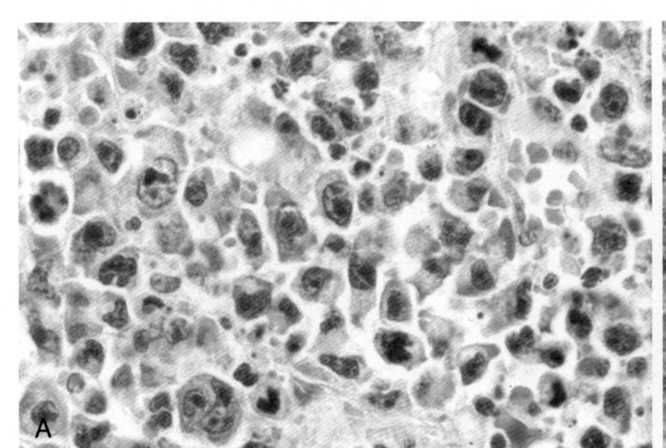

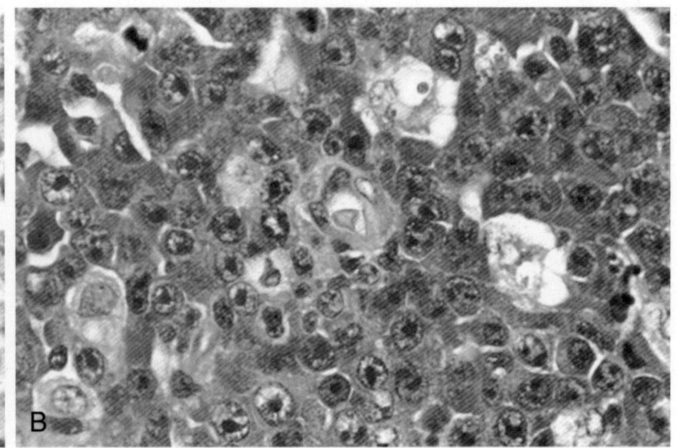

图22.44 浆母细胞性淋巴瘤。A. 发生在HIV+患者结肠的浆母细胞性淋巴瘤。淋巴瘤细胞具有明显核仁和丰富的浆细胞样胞质。B. 累及免疫活性患者淋巴结的浆母细胞性淋巴瘤。肿瘤细胞显然“冻结”在浆母细胞阶段，而不进一步成熟

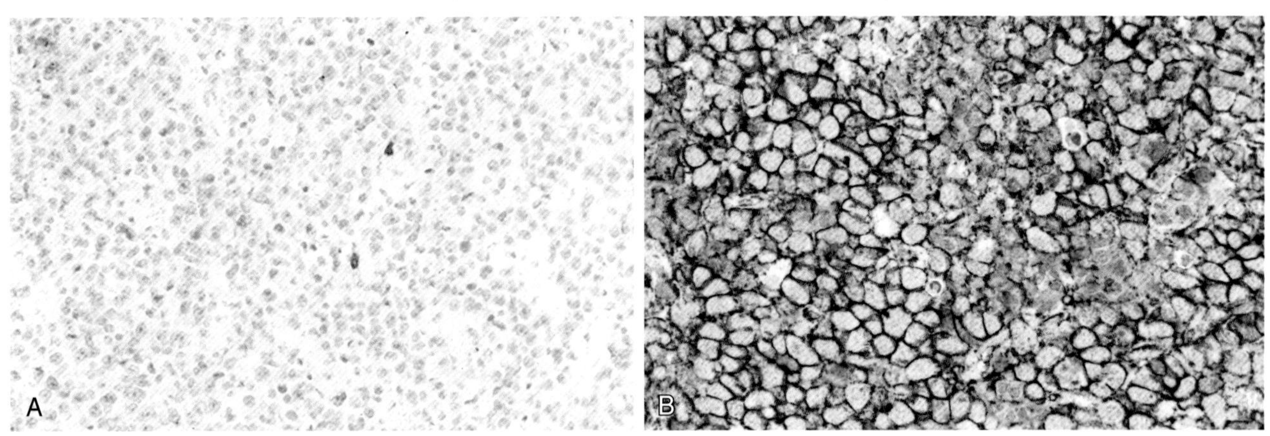

图22.45 浆母细胞性淋巴瘤的免疫组织化学。A. 淋巴瘤细胞典型地缺乏CD20免疫活性。背景中散在个别小B细胞。B. 肿瘤细胞呈胞膜CD138^{+}

不是间变性浆细胞瘤。某些病例不能明确诊断，可以做描述性诊断，如“浆母细胞性肿瘤，介于浆母细胞性淋巴瘤和间变性浆细胞瘤之间”。进一步检查（如血清副蛋白分析和骨髓检测）或许有助于解决诊断难题。

“星空”现象、肿瘤细胞略带方角的外形及高增殖指数提示可能为BL。与浆母细胞性淋巴瘤相比，BL的细胞是中等大小，通常不表现为向浆细胞分化；CD45、CD20和BCL6阳性，CD138和VS38c阴性。

在DLBCLNOS中，肿瘤细胞不表现为如此明显的嗜碱性胞质，并且通常CD45^{+}和CD20^{+}。虽然少数病例的增殖指数接近浆母细胞性淋巴瘤的范围，但是指数一般较低。

最常发生于HIV^{+}患者的起源于HHV8相关性多中心Castleman病的大B细胞淋巴瘤，文献中也曾经称为浆母细胞性淋巴瘤（*plasmablastic lymphoma*）[440–442]。然而，这是一种不同的疾病，不应与结外浆母细胞性淋巴瘤混淆。它主要累及为淋巴结和脾，总是与HHV8有关但与EBV无关，不同程度表达CD20和伴λ轻链的IgM，以及Ig可变区基因未突变（见第56章）。

原发性渗出性淋巴瘤、ALK^{+}大B细胞淋巴瘤，以及HHV8和EBV相关嗜生发中心性淋巴组织增殖性疾病不归类为浆母细胞性淋巴瘤，尽管出现浆母细胞的免疫表型。

22.12.9 HHV8和EBV相关嗜生发中心性淋巴组织增殖性疾病

HHV8和EBV相关嗜生发中心性淋巴组织增殖性疾病是一种少见疾病，发生于免疫活性正常的成人，表现为淋巴结增大[443,444]。患者对化疗或放疗反应较好。一名患者切除了仅有的一枚受累淋巴结，2年没有复发[444]。

组织学上，整个淋巴结结构保留，但是生发中心由于部分或全部被大片浆母细胞取代而膨胀，这些细胞具有奇异形细胞核特征（图22.46）。无Castleman病的组织学特征。浆母细胞典型地呈CD20、CD79a、BCL2、CD10和BCL6阴性，但是IRF4/MUM-1^{+}（图22.46）。具有轻链限制性。肿瘤细胞包含HHV8和EBV（图22.46D）。聚合酶链反应显示Ig基因呈寡克隆或多克隆模式，因此本病命名为淋巴组织增殖性疾病而不是淋巴瘤，尽管出现明显的细胞异型性和单一类型Ig[443,444]。

一个主要的鉴别诊断是起源于HHV8相关性多中心Castleman病的大B细胞淋巴瘤，该病也是HHV8^{+}；然而，患者通常是HIV^{+}，浆母细胞首先出现在套区并且表达IgM和单形性轻链，CD20染色不定，EBV通常阴性（见第56章）。然而，最近报道了一例发生于HIV^{+}患者的EBV^{+}病例，提示这两种疾病具有某种关联[445]。

FL3B级也与HHV8和EBV相关嗜生发中心淋巴组织增殖性疾病相似，这是由于滤泡内出现异常的大细胞。前者几乎总是CD20和BCL6阳性，并且不表达HHV8和EBV。

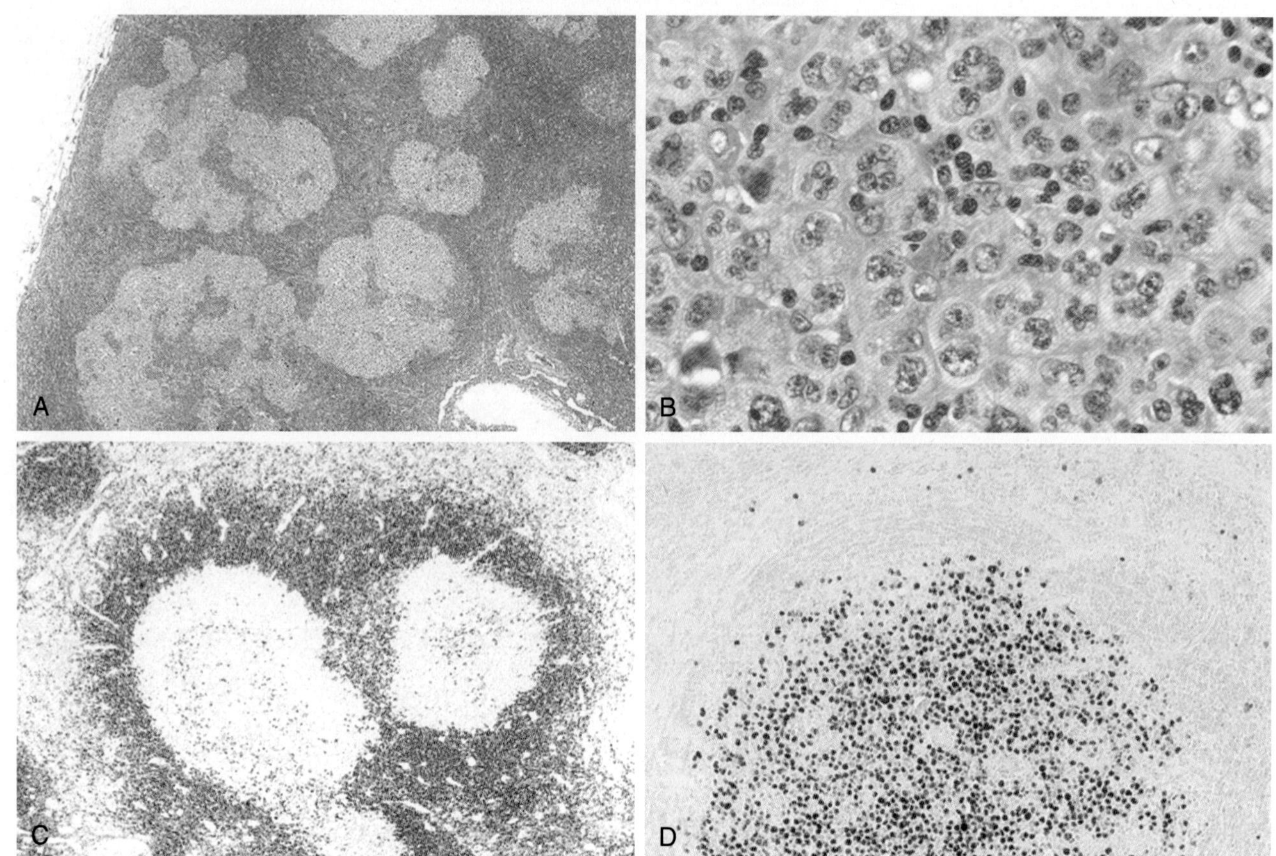

图22.46 HHV8和EBV相关嗜生发中心的淋巴组织增殖性疾病。A. 淋巴结表现为生发中心增大，呈地图样，生发中心内充满增生的大细胞。B. 肿瘤细胞具有圆形分叶核，呈现相当显著的多形性。C. 套区细胞CD20$^+$，但是生发中心细胞内的大细胞阴性。D. EBER原位杂交选择性地标记出生发中心内的大淋巴细胞

22.13 精华和陷阱

DLBCL

- 虽然形态学怀疑弥漫大B细胞淋巴瘤（DLBCL），但是必须用免疫组化证实，因为很多类型淋巴瘤、白血病和非淋巴造血组织肿瘤与DLBCL相似。大多数情况下，联合使用CD20和CD3足以确定谱系。
- 对年轻患者，鉴别诊断时必需慎重考虑反应性病变（如传染性单核细胞增生症、Kikuchi病）。对20岁以下年轻患者诊断DLBCL之前要三思而后行。发生在Waldeyer环、大细胞异质性表达CD20、混有很多大T细胞时，要特别怀疑传染性单核细胞增生症。
- 在年轻患者，霍奇金淋巴瘤(HL)、间变性大细胞淋巴瘤（ALCL）和Burkitt淋巴瘤（BL）也要作为重要的鉴别诊断。
- 当骨髓受累时，重要的是区别大B细胞淋巴瘤、小细胞淋巴瘤或滤泡性淋巴瘤（FL）累及。前者预后很差。
- 如果DLBCL呈EBV$^+$，要考虑潜在的免疫抑制〔如移植后淋巴组织增殖性疾病（PTLD）、HIV相关淋巴瘤、可逆的甲氨蝶呤相关性淋巴组织增殖性疾病〕和老年EBV$^+$DLBCL。
- 如果怀疑DLBCL但是CD20$^-$，要考虑到美罗华治疗史、ALK$^+$大B细胞淋巴瘤、浆母细胞性淋巴瘤和间变性浆细胞瘤。加做其他B细胞标记，如CD79a、PAX5、Oct-2和BOB.1。

PMLBCL

- 过去，原发性纵隔（胸腺）大B细胞淋巴瘤(PMLBCL)常误诊为胸腺癌。
- 年轻女性前上纵隔肿物，由PMLBCL或结节硬化型经典型霍奇金淋巴瘤（NSCHL）引起者最常见。年轻男性也应考虑纵隔生殖细胞肿瘤和T-淋巴母细胞淋巴瘤（T-LBL）。
- 表达CD30无助于鉴别NSCHL和PMLBCL。要结合形态特征和免疫表型进行鉴别。如果表现为中间状态或交界性（如CD30$^+$、CD15$^-$、CD20$^+$）、不表达Oct-2和BOB.1而EBV-LMP1染色阳性，支持NSCHL的诊断。

（陈　刚　译）

参考文献

1. Lennert K, Feller AC. *High Grade Malignant Lymphoma of B-Cell Type. Histopathology of Non-Hodgkin's Lymphoma.* 2nd ed. Berlin: Springer-Verlag; 1990:115-164.
2. The Non-Hodgkin's Lymphoma Pathologic Classification Project Writing Committee. National Cancer Institute sponsored study of classifications of non-Hodgkin's lymphomas: summary and description of a working formulation for clinical usage. The Non-Hodgkin's Lymphoma Pathologic Classification Project. *Cancer.* 1982;49:2112-2135.
3. Harris NL, Jaffe ES, Stein H, et al. A revised European-American classification of lymphoid neoplasms: a proposal from the International Lymphoma Study Group. *Blood.* 1994;84:1361-1392.
4. Gatter KC, Warnke RA. Diffuse large B-cell lymphoma. In: Jaffe ES, Harris NL, Stein H, Vardiman JW, eds. *Pathology and Genetics: Tumours of Haematopoietic and Lymphoid Tissues. World Health Organization Classification of Tumours.* Lyon, France: IARC Press; 2001:171-174.
5. Stein H, Warnke RA, Chan WC, et al. Diffuse large B-cell lymphoma, not otherwise specified. In: Swerdlow SH, Campo E, Harris NL, et al, eds. *WHO Classification of Tumours of Haematopoietic and Lymphoid Tissues.* 4th ed. Lyon, France: IARC; 2008:233-237.
6. The Non-Hodgkin's Lymphoma Classification Project. A clinical evaluation of the International Lymphoma Study Group classification of non-Hodgkin's lymphoma. *Blood.* 1997;89:3909-3918.
7. Anderson JR, Armitage JO, Weisenburger DD. Epidemiology of the non-Hodgkin's lymphomas: distributions of the major subtypes differ by geographic locations. Non-Hodgkin's Lymphoma Classification Project. *Ann Oncol.* 1998;9:717-720.
8. Ko YH, Kim CW, Park CS, et al. REAL classification of malignant lymphomas in the Republic of Korea: incidence of recently recognized entities and changes in clinicopathologic features. Hematolymphoreticular Study Group of the Korean Society of Pathologists. Revised European-American lymphoma. *Cancer.* 1998;83:806-812.
9. Chuang SS, Lin CN, Li CY. Malignant lymphoma in southern Taiwan according to the revised European-American classification of lymphoid neoplasms. *Cancer.* 2000;89:1586-1592.
10. Hutchison RE, Berard CW, Shuster JJ, et al. B-cell lineage confers a favorable outcome among children and adolescents with large-cell lymphoma: a Pediatric Oncology G roup study. *J Clin Oncol.* 1995;13:2023-2032.
11. Mora J, Filippa DA, Thaler HT, et al. Large cell non-Hodgkin lymphoma of childhood: analysis of 78 consecutive patients enrolled in 2 consecutive protocols at the Memorial Sloan-Kettering Cancer Center. *Cancer.* 2000;88:186-197.
12. Kamel OW. Iatrogenic lymphoproliferative disorders in nontransplantation settings. *Semin Diagn Pathol.* 1997;14:27-34.
13. Abruzzo LV, Rosales CM, Medeiros LJ, et al. Epstein-Barr virus-positive B-cell lymphoproliferative disorders arising in immunodeficient patients previously treated with fludarabine for low-grade B-cell neoplasms. *Am J Surg Pathol.* 2002;26:630-636.
14. Abruzzo LV, Schmidt K, Weiss LM, et al. B-cell lymphoma after angioimmunoblastic lymphadenopathy: a case with oligoclonal gene rearrangements associated with Epstein-Barr virus. *Blood.* 1993;82:241-246.
15. Attygalle AD, Kyriakou C, Dupuis J, et al. Histologic evolution of angioimmunoblastic T-cell lymphoma in consecutive biopsies: clinical correlation and insights into natural history and disease progression. *Am J Surg Pathol.* 2007;31:1077-1088.
16. Oyama T, Ichimura K, Suzuki R, et al. Senile EBV+ B-cell lymphoproliferative disorders: a clinicopathologic study of 22 patients. *Am J Surg Pathol.* 2003;27:16-26.
17. Nakamura S, Jaffe ES, Swerdlow SH. EBV positive diffuse large B-cell lymphoma of the elderly. In: Swerdlow SH, Campo E, Harris NL, et al, eds. *WHO Classification of Tumours of Haematopoietic and Lymphoid Tissues.* 4th ed. Lyon, France: IARC; 2008:243-244.
18. d'Amore ES, Wick MR, Geisinger KR, Frizzera G. Primary malignant lymphoma arising in postmastectomy lymphedema. Another facet of the Stewart-Treves syndrome. *Am J Surg Pathol.* 1990;14:456-463.
19. Copie-Bergman C, Niedobitek G, Mangham DC, et al. Epstein-Barr virus in B-cell lymphomas associated with chronic suppurative inflammation. *J Pathol.* 1997;183:287-292.
20. Radhi JM, Ibrahiem K, al-Tweigeri T. Soft tissue malignant lymphoma at sites of previous surgery. *J Clin Pathol.* 1998;51:629-632.
21. Cheuk W, Chan AC, Chan JK, et al. Metallic implant-associated lymphoma: a distinct subgroup of large B-cell lymphoma related to pyothorax-associated lymphoma? *Am J Surg Pathol.* 2005;29:832-836.
22. Goodlad JR, Hollowood K, Smith MA, et al. Primary juxtaarticular soft tissue lymphoma arising in the vicinity of inflamed joints in patients with rheumatoid arthritis. *Histopathology.* 1999;34:199-204.
23. Aozasa K. Pyothorax-associated lymphoma. *Int J Hematol.* 1996;65:9-16.
24. Chan JKC, Aozasa K, Gaulard P. DLBCL associated with chronic inflammation. In: Swerdlow SH, Campo E, Harris NL, et al, eds. *WHO Classification of Tumours of Haematopoietic and Lymphoid Tissues.* 4th ed. Lyon, France: IARC; 2008:245-246.
25. Casey TT, Cousar JB, Mangum M, et al. Monomorphic lymphomas arising in patients with Hodgkin's disease. Correlation of morphologic, immunophenotypic, and molecular genetic findings in 12 cases. *Am J Pathol.* 1990;136:81-94.
26. Armitage JO, Weisenburger DD. New approach to classifying non-Hodgkin's lymphomas: clinical features of the major histologic subtypes. Non-Hodgkin's Lymphoma Classification Project. *J Clin Oncol.* 1998;16:2780-2795.
27. Freeman C, Berg JW, Cutler SJ. Occurrence and prognosis of extranodal lymphomas. *Cancer.* 1972;29:252-260.
28. Miller JB, Variakojis D, Bitran JD, et al. Diffuse histiocytic lymphoma with sclerosis: a clinicopathologic entity frequently causing superior venacaval obstruction. *Cancer.* 1981;47:748-756.
29. Hui PK, Feller AC, Lennert K. High-grade non-Hodgkin's lymphoma of B-cell type. I. Histopathology. *Histopathology.* 1988;12:127-143.
30. Stein H, Mason DY, Gerdes J, et al. The expression of the Hodgkin's disease associated antigen Ki-1 in reactive and neoplastic lymphoid tissue: evidence that Reed-Sternberg cells and histiocytic malignancies are derived from activated lymphoid cells. *Blood.* 1985;66:848-858.
31. Chan JK, Ng CS, Hui PK, et al. Anaplastic large cell Ki-1 lymphoma. Delineation of two morphological types. *Histopathology.* 1989;15:11-34.
32. Haralambieva E, Pulford KA, Lamant L, et al. Anaplastic large-cell lymphomas of B-cell phenotype are anaplastic lymphoma kinase (ALK) negative and belong to the spectrum of diffuse large B-cell lymphomas. *Br J Haematol.* 2000;109:584-591.
33. Kojima M, Nakamura S, Motoori T, et al. Centroblastic and centroblastic-centrocytic lymphomas associated with prominent epithelioid granulomatous response without plasma cell differentiation: a clinicopathologic study of 12 cases. *Hum Pathol.* 1996;27:660-667.
34. Maurer R, Schmid U, Davies JD, et al. Lymph-node infarction and malignant lymphoma: a multicentre survey of European, English and American cases. *Histopathology.* 1986;10:571-588.
35. Cleary KR, Osborne BM, Butler JJ. Lymph node infarction foreshadowing malignant lymphoma. *Am J Surg Pathol.* 1982;6:435-442.
36. Warnke RA, Weiss LM, Chan JK, et al. *Tumors of the Lymph Nodes and Spleen, Atlas of Tumor Pathology, 3rd series, Fascicle 14.* Washington D.C.: Armed Forces Institute of Pathology; 1995.
37. Tse CC, Chan JK, Yuen RW, Ng CS. Malignant lymphoma with myxoid stroma: a new pattern in need of recognition. *Histopathology.* 1991;18:31-35.
38. Fung DT, Chan JK, Tse CC, Sze WM. Myxoid change in malignant lymphoma. Pathogenetic considerations. *Arch Pathol Lab Med.* 1992;116:103-105.
39. Cerroni L, El-Shabrawi-Caelen L, Fink-Puches R, et al. Cutaneous spindle-cell B-cell lymphoma: a morphologic variant of cutaneous large B-cell lymphoma. *Am J Dermatopathol.* 2000;22:299-304.
40. Nozawa Y, Wang J, Weiss LM, et al. Diffuse large B-cell lymphoma with spindle cell features. *Histopathology.* 2001;38:177-178.
41. McCluggage WG, Bharucha H, el-Agnaf M, Toner PG. B cell signet-ring cell lymphoma of bone marrow. *J Clin Pathol.* 1995;48:275-278.
42. Talbot DC, Davies JH, Maclennan KA, Smith IE. Signet-ring cell lymphoma of bone marrow. *J Clin Pathol.* 1994;47:184-186.
43. Tsang WY, Chan JK, Tang SK, et al. Large cell lymphoma with fibrillary matrix. *Histopathology.* 1992;20:80-82.
44. Koo CH, Shin SS, Bracho F, et al. Rosette-forming non-Hodgkin's lymphomas. *Histopathology.* 1996;29:557-563.
45. Thorson P, Hess JL. Transformation of monocytoid B-cell lymphoma to large cell lymphoma associated with crystal-storing histiocytes. *Arch Pathol Lab Med.* 2000;124:460-462.
46. Navarro-Roman L, Medeiros LJ, Kingma DW, et al. Malignant lymphomas of B-cell lineage with marked tissue eosinophilia. A report of five cases. *Am J Surg Pathol.* 1994;18:347-356.
47. Kinney MC, Glick AD, Stein H, Collins RD. Comparison of anaplastic large cell Ki-1 lymphomas and microvillous lymphomas in their immunologic and ultrastructural features. *Am J Surg Pathol.* 1990;14:1047-1060.
48. Hammer RD, Vnencak-Jones CL, Manning SS, et al. Microvillous lymphomas are B-cell neoplasms that frequently express CD56. *Mod Pathol.* 1998;11:239-246.
49. Lai R, Medeiros LJ, Dabbagh L, et al. Sinusoidal CD30-positive large B-cell lymphoma: a morphologic mimic of anaplastic large cell lymphoma. *Mod Pathol.* 2000;13:223-228.
50. Kennedy GA, Tey SK, Cobcroft R, et al. Incidence and nature of CD20-negative relapses following rituximab therapy in aggressive B-cell non-Hodgkin's lymphoma: a retrospective review. *Br J Haematol.* 2002;119:412-416.
51. Wang J, Chen C, Lau S, et al. CD3-positive large B-cell lymphoma. *Am J Surg Pathol.* 2009;33:505-512.
52. Harada S, Suzuki R, Uehira K, et al. Molecular and immunological dissection of diffuse large B cell lymphoma: CD5^{+}, and CD5– with CD10+ groups may constitute clinically relevant subtypes. *Leukemia.* 1999;13:1441-1447.
53. Almasri NM, Iturraspe JA, Braylan RC. CD10 expression in follicular lymphoma and large cell lymphoma is different from that of reactive lymph node follicles. *Arch Pathol Lab Med.* 1998;122:539-544.
54. Dogan A, Bagdi E, Munson P, Isaacson PG. CD10 and BCL6 expression in paraffin sections of normal lymphoid tissue and B-cell lymphomas. *Am J Surg Pathol.* 2000;24:846-852.
55. Ohshima K, Kawasaki C, Muta H, et al. CD10 and Bcl10 expression in diffuse large B-cell lymphoma: CD10 is a marker of improved prognosis. *Histopathology.* 2001;39:156-162.
56. Fang JM, Finn WG, Hussong JW, et al. CD10 antigen expression correlates with the t(14;18)(q32;q21) major breakpoint region in diffuse large B-cell lymphoma. *Mod Pathol.* 1999;12:295-300.
57. Xu Y, McKenna RW, Molberg KH, Kroft SH. Clinicopathologic analysis of CD10+ and CD10– diffuse large B-cell lymphoma. Identification of a high-risk subset with coexpression of CD10 and bcl-2. *Am J Clin Pathol.* 2001;116:183-190.
58. Uherova P, Ross CW, Schnitzer B, et al. The clinical significance of CD10 antigen expression in diffuse large B-cell lymphoma. *Am J Clin Pathol.* 2001;115:582-588.
59. King BE, Chen C, Locker J, et al. Immunophenotypic and genotypic markers of

follicular center cell neoplasia in diffuse large B-cell lymphomas. *Mod Pathol.* 2000;13:1219-1231.

60. Barrans SL, Carter I, Owen RG, et al. Germinal center phenotype and bcl-2 expression combined with the International Prognostic Index improves patient risk stratification in diffuse large B-cell lymphoma. *Blood.* 2002;99:1136-1143.
61. Barrans SL, O'Connor SJ, Evans PA, et al. Rearrangement of the BCL6 locus at 3q27 is an independent poor prognostic factor in nodal diffuse large B-cell lymphoma. *Br J Haematol.* 2002;117:322-332.
62. Huang JZ, Sanger WG, Greiner TC, et al. The t(14;18) defines a unique subset of diffuse large B-cell lymphoma with a germinal center B-cell gene expression profile. *Blood.* 2002;99:2285-2290.
63. Onizuka T, Moriyama M, Yamochi T, et al. BCL6 gene product, a 92- to 98-kD nuclear phosphoprotein, is highly expressed in germinal center B cells and their neoplastic counterparts. *Blood.* 1995;86:28-37.
64. Pittaluga S, Ayoubi TA, Wlodarska I, et al. BCL6 expression in reactive lymphoid tissue and in B-cell non-Hodgkin's lymphomas. *J Pathol.* 1996;179:145-150.
65. Flenghi L, Bigerna B, Fizzotti M, et al. Monoclonal antibodies PG-B6a and PG-B6p recognize, respectively, a highly conserved and a formol-resistant epitope on the human BCL6 protein amino-terminal region. *Am J Pathol.* 1996;148:1543-1555.
66. Skinnider BF, Horsman DE, Dupuis B, Gascoyne RD. BCL6 and BCL2 protein expression in diffuse large B-cell lymphoma and follicular lymphoma: correlation with 3q27 and 18q21 chromosomal abnormalities. *Hum Pathol.* 1999;30:803-808.
67. Ree HJ, Yang WI, Kim CW, et al. Coexpression of BCL6 and CD10 in diffuse large B-cell lymphomas: significance of BCL6 expression patterns in identifying germinal center B-cell lymphoma. *Hum Pathol.* 2001;32:954-962.
68. Piris MA, Pezzella F, Martinez-Montero JC, et al. p53 and bcl-2 expression in high-grade B-cell lymphomas: correlation with survival time. *Br J Cancer.* 1994;69:337-341.
69. Tang SC, Visser L, Hepperle B, et al. Clinical significance of bcl-2-MBR gene rearrangement and protein expression in diffuse large-cell non-Hodgkin's lymphoma: an analysis of 83 cases. *J Clin Oncol.* 1994;12:149-154.
70. Hermine O, Haioun C, Lepage E, et al. Prognostic significance of bcl-2 protein expression in aggressive non-Hodgkin's lymphoma. Groupe d'Etude des Lymphomes de l'Adulte (GELA). *Blood.* 1996;87:265-272.
71. Hill ME, MacLennan KA, Cunningham DC, et al. Prognostic significance of BCL2 expression and bcl-2 major breakpoint region rearrangement in diffuse large cell non-Hodgkin's lymphoma: a British National Lymphoma Investigation Study. *Blood.* 1996;88:1046-1051.
72. Kramer MH, Hermans J, Parker J, et al. Clinical significance of bcl2 and p53 protein expression in diffuse large B-cell lymphoma: a population-based study. *J Clin Oncol.* 1996;14:2131-2138.
73. Gascoyne RD, Adomat SA, Krajewski S, et al. Prognostic significance of BCL2 protein expression and BCL2 gene rearrangement in diffuse aggressive non-Hodgkin's lymphoma. *Blood.* 1997;90:244-251.
74. Rantanen S, Monni O, Joensuu H, et al. Causes and consequences of BCL2 overexpression in diffuse large B-cell lymphoma. *Leuk Lymphoma.* 2001;42:1089-1098.
75. Villuendas R, Piris MA, Orradre JL, et al. Different bcl-2 protein expression in high-grade B-cell lymphomas derived from lymph node or mucosa-associated lymphoid tissue. *Am J Pathol.* 1991;139:989-993.
76. Yamaguchi M, Seto M, Okamoto M, et al. De novo CD5+ diffuse large B-cell lymphoma: a clinicopathologic study of 109 patients. *Blood.* 2002;99:815-821.
77. Falini B, Fizzotti M, Pucciarini A, et al. A monoclonal antibody (MUM1p) detects expression of the MUM1/IRF4 protein in a subset of germinal center B cells, plasma cells, and activated T cells. *Blood.* 2000;95:2084-2092.
78. Weiss LM, Strickler JG, Medeiros LJ, et al. Proliferative rates of non-Hodgkin's lymphomas as assessed by Ki-67 antibody. *Hum Pathol.* 1987;18:1155-1159.
79. Gerdes J, Dallenbach F, Lennert K, et al. Growth fractions in malignant non-Hodgkin's lymphomas (NHL) as determined in situ with the monoclonal antibody Ki-67. *Hematol Oncol.* 1984;2:365-371.
80. Hall PA, Richards MA, Gregory WM, et al. The prognostic value of Ki67 immunostaining in non-Hodgkin's lymphoma. *J Pathol.* 1988;154:223-235.
81. Kreipe H, Wacker HH, Heidebrecht HJ, et al. Determination of the growth fraction in non-Hodgkin's lymphomas by monoclonal antibody Ki-S5 directed against a formalin-resistant epitope of the Ki-67 antigen. *Am J Pathol.* 1993;142:1689-1694.
82. Miller TP, Grogan TM, Dahlberg S, et al. Prognostic significance of the Ki-67-associated proliferative antigen in aggressive non-Hodgkin's lymphomas: a prospective Southwest Oncology Group trial. *Blood.* 1994;83:1460-1466.
83. Hans CP, Weisenburger DD, Greiner TC, et al. Confirmation of the molecular classification of diffuse large B-cell lymphoma by immunohistochemistry using a tissue microarray. *Blood.* 2004;103:275-282.
84. Kuppers R, Rajewsky K, Hansmann ML. Diffuse large cell lymphomas are derived from mature B cells carrying V region genes with a high load of somatic mutation and evidence of selection for antibody expression. *Eur J Immunol.* 1997;27:1398-1405.
85. Lossos IS, Okada CY, Tibshirani R, et al. Molecular analysis of immunoglobulin genes in diffuse large B-cell lymphomas. *Blood.* 2000;95:1797-1803.
86. Gascoyne RD. Pathologic prognostic factors in diffuse aggressive non-Hodgkin's lymphoma. *Hematol Oncol Clin North Am.* 1997;11:847-862.
87. Bastard C, Deweindt C, Kerckaert JP, et al. LAZ3 rearrangements in non-Hodgkin's lymphoma: correlation with histology, immunophenotype, karyotype, and clinical outcome in 217 patients. *Blood.* 1994;83:2423-2427.
88. Lo Coco F, Ye BH, Lista F, et al. Rearrangements of the BCL6 gene in diffuse large cell non-Hodgkin's lymphoma. *Blood.* 1994;83:1757-1759.
89. Otsuki T, Yano T, Clark HM, et al. Analysis of LAZ3 (BCL6) status in B-cell non-Hodgkin's lymphomas: results of rearrangement and gene expression studies and a mutational analysis of coding region sequences. *Blood.* 1995;85:2877-2884.
90. Migliazza A, Martinotti S, Chen W, et al. Frequent somatic hypermutation of the 5' noncoding region of the BCL6 gene in B-cell lymphoma. *Proc Natl Acad Sci U S A.* 1995;92:12520-12524.
91. Capello D, Vitolo U, Pasqualucci L, et al. Distribution and pattern of BCL6 mutations throughout the spectrum of B-cell neoplasia. *Blood.* 2000;95:651-659.
92. Pasqualucci L, Migliazza A, Fracchiolla N, et al. BCL6 mutations in normal germinal center B cells: evidence of somatic hypermutation acting outside Ig loci. *Proc Natl Acad Sci U S A.* 1998;95:11816-11821.
93. Shen HM, Peters A, Baron B, et al. Mutation of BCL6 gene in normal B cells by the process of somatic hypermutation of Ig genes. *Science.* 1998;280:1750-1752.
94. Lossos IS, Levy R. Higher-grade transformation of follicle center lymphoma is associated with somatic mutation of the 5' noncoding regulatory region of the BCL6 gene. *Blood.* 2000;96:635-639.
95. Dalla-Favera R. Molecular pathogenesis of human B cell lymphoma. *J Clin Pathol.* 2002;55:A24.
96. Chen PM, Yang MH, Yu IT, et al. Low incidence of BCL6 gene alterations for diffuse large B-cell lymphomas in Taiwan Chinese. *Cancer.* 2002;94:2635-2644.
97. Ladanyi M, Offit K, Jhanwar SC, et al. MYC rearrangement and translocations involving band 8q24 in diffuse large cell lymphomas. *Blood.* 1991;77:1057-1063.
98. Kramer MH, Hermans J, Wijburg E, et al. Clinical relevance of BCL2, BCL6, and MYC rearrangements in diffuse large B-cell lymphoma. *Blood.* 1998;92:3152-3162.
99. Vitolo U, Gaidano G, Botto B, et al. Rearrangements of bcl-6, bcl-2, c-myc and 6q deletion in B-diffuse large-cell lymphoma: clinical relevance in 71 patients. *Ann Oncol.* 1998;9:55-61.
100. Akasaka T, Akasaka H, Ueda C, et al. Molecular and clinical features of non-Burkitt's, diffuse large-cell lymphoma of B-cell type associated with the c-MYC/immunoglobulin heavy-chain fusion gene. *J Clin Oncol.* 2000;18:510-518.
101. Kawasaki C, Ohshim K, Suzumiya J, et al. Rearrangements of bcl-1, bcl-2, bcl-6, and c-myc in diffuse large B-cell lymphomas. *Leuk Lymphoma.* 2001;42:1099-1106.
102. Cigudosa JC, Parsa NZ, Louie DC, et al. Cytogenetic analysis of 363 consecutively ascertained diffuse large B-cell lymphomas. *Genes Chromosomes Cancer.* 1999;25:123-133.
103. van Krieken JH, Raffeld M, Raghoebier S, et al. Molecular genetics of gastrointestinal non-Hodgkin's lymphomas: unusual prevalence and pattern of c-myc rearrangements in aggressive lymphomas. *Blood.* 1990;76:797-800.
104. Hummel M, Bentink S, Berger H, et al. A biologic definition of Burkitt's lymphoma from transcriptional and genomic profiling. *N Engl J Med.* 2006;354:2419-2430.
105. Ichikawa A, Kinoshita T, Watanabe T, et al. Mutations of the p53 gene as a prognostic factor in aggressive B-cell lymphoma. *N Engl J Med.* 1997;337:529-534.
106. Lo Coco F, Gaidano G, Louie DC, et al. p53 Mutations are associated with histologic transformation of follicular lymphoma. *Blood.* 1993;82:2289-2295.
107. Sander CA, Yano T, Clark HM, et al. p53 Mutation is associated with progression in follicular lymphomas. *Blood.* 1993;82:1994-2004.
108. Du M, Peng H, Singh N, et al. The accumulation of p53 abnormalities is associated with progression of mucosa-associated lymphoid tissue lymphoma. *Blood.* 1995;86:4587-4593.
109. Sonoki T, Harder L, Horsman DE, et al. Cyclin D3 is a target gene of t(6;14)(p21.1;q32.3) of mature B-cell malignancies. *Blood.* 2001;98:2837-2844.
110. Pasqualucci L, Neumeister P, Goossens T, et al. Hypermutation of multiple proto-oncogenes in B-cell diffuse large-cell lymphomas. *Nature.* 2001;412:341-346.
111. Monni O, Joensuu H, Franssila K, Knuutila S. DNA copy number changes in diffuse large B-cell lymphoma—comparative genomic hybridization study. *Blood.* 1996;87:5269-5278.
112. Rao PH, Houldsworth J, Dyomina K, et al. Chromosomal and gene amplification in diffuse large B-cell lymphoma. *Blood.* 1998;92:234-240.
113. Nanjangud G, Rao PH, Hegde A, et al. Spectral karyotyping identifies new rearrangements, translocations, and clinical associations in diffuse large B-cell lymphoma. *Blood.* 2002;99:2554-2561.
114. Hummel M, Anagnostopoulos I, Korbjuhn P, Stein H. Epstein-Barr virus in B-cell non-Hodgkin's lymphomas: unexpected infection patterns and different infection incidence in low- and high-grade types. *J Pathol.* 1995;175:263-271.
115. Park S, Lee J, Ko YH, et al. The impact of Epstein-Barr virus status on clinical outcome in diffuse large B-cell lymphoma. *Blood.* 2007;110:972-978.
116. Alizadeh AA, Eisen MB, Davis RE, et al. Distinct types of diffuse large B-cell lymphoma identified by gene expression profiling. *Nature.* 2000;403:503-511.
117. Bea S, Zettl A, Wright G, et al. Diffuse large B-cell lymphoma subgroups have distinct genetic profiles that influence tumor biology and improve gene-expression-based survival prediction. *Blood.* 2005;106:3183-3190.
118. Tagawa H, Suguro M, Tsuzuki S, et al. Comparison of genome profiles for identification of distinct subgroups of diffuse large B-cell lymphoma. *Blood.* 2005;106:1770-1777.
119. Rosenwald A, Wright G, Chan WC, et al. The use of molecular profiling to predict survival after chemotherapy for diffuse large-B-cell lymphoma. *N Engl J Med.* 2002;346:1937-1947.
120. Houldsworth J, Olshen AB, Cattoretti G, et al. Relationship between REL amplification, REL function, and clinical and biologic features in diffuse large B-cell lymphomas. *Blood.* 2004;103:1862-1868.
121. Lossos IS, Alizadeh AA, Eisen MB, et al. Ongoing immunoglobulin somatic mutation in germinal center B cell-like but not in activated B cell-like diffuse large cell lymphomas. *Proc Natl Acad Sci U S A.* 2000;97:10209-10213.
122. Fisher RI, Gaynor ER, Dahlberg S, et al. Comparison of a standard regimen (CHOP) with three intensive chemotherapy regimens for advanced non-Hodgkin's lymphoma. *N Engl J Med.* 1993;328:1002-1006.
123. Wilson WH, Grossbard ML, Pittaluga S, et al. Dose-adjusted EPOCH chemotherapy

for untreated large B-cell lymphomas: a pharmacodynamic approach with high efficacy. *Blood*. 2002;99:2685-2693.

124. Salles G. Rituximab in the treatment of diffuse large B-cell lymphoma [abstr]. *J Clin Pathol*. 2002;55:A11.
125. Mounier N, Briere J, Gisselbrecht C, et al. Rituximab plus CHOP (R-CHOP) overcomes bcl-2-associated resistance to chemotherapy in elderly patients with diffuse large B-cell lymphoma (DLBCL). *Blood*. 2003;101:4279-4284.
126. Coiffier B. Rituximab therapy in malignant lymphoma. *Oncogene*. 2007;26:3603-3613.
127. Coiffier B, Lepage E, Briere J, et al. CHOP chemotherapy plus rituximab compared with CHOP alone in elderly patients with diffuse large-B-cell lymphoma. *N Engl J Med*. 2002;346:235-242.
128. Feugier P, Van Hoof A, Sebban C, et al. Long-term results of the R-CHOP study in the treatment of elderly patients with diffuse large B-cell lymphoma: a study by the Groupe d'Etude des Lymphomes de l'Adulte. *J Clin Oncol*. 2005;23:4117-4126.
129. Sehn LH, Donaldson J, Chhanabhai M, et al. Introduction of combined CHOP plus rituximab therapy dramatically improved outcome of diffuse large B-cell lymphoma in British Columbia. *J Clin Oncol*. 2005;23:5027-5033.
130. The International Non-Hodgkin's Lymphoma Prognostic Factors Project. A predictive model for aggressive non-Hodgkin's lymphoma. *N Engl J Med*. 1993;329:987-994.
131. Sehn LH, Berry B, Chhanabhai M, et al. The revised International Prognostic Index (R-IPI) is a better predictor of outcome than the standard IPI for patients with diffuse large B-cell lymphoma treated with R-CHOP. *Blood*. 2007;109:1857-1861.
132. Engelhard M, Brittinger G, Huhn D, et al. Subclassification of diffuse large B-cell lymphomas according to the Kiel classification: distinction of centroblastic and immunoblastic lymphomas is a significant prognostic risk factor. *Blood*. 1997;89:2291-2297.
133. Baars JW, de Jong D, Willemse EM, et al. Diffuse large B-cell non-Hodgkin lymphomas: the clinical relevance of histological subclassification. *Br J Cancer*. 1999;79:1770-1776.
134. Villela L, Lopez-Guillermo A, Montoto S, et al. Prognostic features and outcome in patients with diffuse large B-cell lymphoma who do not achieve a complete response to first-line regimens. *Cancer*. 2001;91:1557-1562.
135. Diebold J, Anderson JR, Armitage JO, et al. Diffuse large B-cell lymphoma: a clinicopathologic analysis of 444 cases classified according to the updated Kiel classification. *Leuk Lymphoma*. 2002;43:97-104.
136. Nakamine H, Bagin RG, Vose JM, et al. Prognostic significance of clinical and pathologic features in diffuse large B-cell lymphoma. *Cancer*. 1993;71:3130-3137.
137. Salar A, Fernandez de Sevilla A, Romagosa V, et al. Diffuse large B-cell lymphoma: is morphologic subdivision useful in clinical management? *Eur J Haematol*. 1998;60:202-208.
138. Kwak LW, Wilson M, Weiss LM, et al. Clinical significance of morphologic subdivision in diffuse large cell lymphoma. *Cancer*. 1991;68:1988-1993.
139. Fisher DE, Jacobson JO, Ault KA, Harris NL. Diffuse large cell lymphoma with discordant bone marrow histology. Clinical features and biological implications *Cancer*. 1989;64:1879-1887; erratum in *Cancer*. 1990;65:64.
140. Conlan MG, Bast M, Armitage JO, Weisenburger DD. Bone marrow involvement by non-Hodgkin's lymphoma: the clinical significance of morphologic discordance between the lymph node and bone marrow. Nebraska Lymphoma Study Group. *J Clin Oncol*. 1990;8:1163-1172.
141. Hodges GF, Lenhardt TM, Cotelingam JD. Bone marrow involvement in large-cell lymphoma. Prognostic implications of discordant disease. *Am J Clin Pathol*. 1994;101:305-311.
142. Chung R, Lai R, Wei P, et al. Concordant but not discordant bone marrow involvement in diffuse large B-cell lymphoma predicts a poor clinical outcome independent of the International Prognostic Index. *Blood*. 2007;110:1278-1282.
143. Robertson LE, Redman JR, Butler JJ, et al. Discordant bone marrow involvement in diffuse large-cell lymphoma: a distinct clinical-pathologic entity associated with a continuous risk of relapse. *J Clin Oncol*. 1991;9:236-242.
144. Yamaguchi M, Ohno T, Oka K, et al. De novo CD5-positive diffuse large B-cell lymphoma: clinical characteristics and therapeutic outcome. *Br J Haematol*. 1999;105:1133-1139.
145. Slymen DJ, Miller TP, Lippman SM, et al. Immunobiologic factors predictive of clinical outcome in diffuse large-cell lymphoma. *J Clin Oncol*. 1990;8:986-993.
146. Miller TP, Lippman SM, Spier CM, et al. HLA-DR (Ia) immune phenotype predicts outcome for patients with diffuse large cell lymphoma. *J Clin Invest*. 1988;82:370-372.
147. Rimsza LM, Roberts RA, Miller TP, et al. Loss of MHC class II gene and protein expression in diffuse large B-cell lymphoma is related to decreased tumor immunosurveillance and poor patient survival regardless of other prognostic factors: a follow-up study from the Leukemia and Lymphoma Molecular Profiling Project. *Blood*. 2004;103:4251-4258.
148. Lippman SM, Spier CM, Miller TP, et al. Tumor-infiltrating T-lymphocytes in B-cell diffuse large cell lymphoma related to disease course. *Mod Pathol*. 1990;3:361-367.
149. Xu Y, Kroft SH, McKenna RW, Aquino DB. Prognostic significance of tumour-infiltrating T lymphocytes and T-cell subsets in de novo diffuse large B-cell lymphoma: a multiparameter flow cytometry study. *Br J Haematol*. 2001;112:945-949.
150. Muris JJ, Meijer CJ, Cillessen SA, et al. Prognostic significance of activated cytotoxic T-lymphocytes in primary nodal diffuse large B-cell lymphomas. *Leukemia*. 2004;18:589-596.
151. Drillenburg P, Wielenga VJ, Kramer MH, et al. CD44 expression predicts disease outcome in localized large B cell lymphoma. *Leukemia*. 1999;13:1448-1455.
152. Inagaki H, Banno S, Wakita A, et al. Prognostic significance of CD44v6 in diffuse large B-cell lymphoma. *Mod Pathol*. 1999;12:546-552.
153. Colomo L, Lopez-Guillermo A, Perales M, et al. Clinical impact of the differentiation profile assessed by immunophenotyping in patients with diffuse large B-cell lymphoma. *Blood*. 2003;101:78-84.
154. Berglund M, Thunberg U, Amini RM, et al. Evaluation of immunophenotype in diffuse large B-cell lymphoma and its impact on prognosis. *Mod Pathol*. 2005;18:1113-1120.
155. Chang CC, McClintock S, Cleveland RP, et al. Immunohistochemical expression patterns of germinal center and activation B-cell markers correlate with prognosis in diffuse large B-cell lymphoma. *Am J Surg Pathol*. 2004;28:464-470.
156. Filipits M, Jaeger U, Simonitsch I, et al. Clinical relevance of the lung resistance protein in diffuse large B-cell lymphomas. *Clin Cancer Res*. 2000;6:3417-3423.
157. Delsol G, Lamant L, Mariame B, et al. A new subtype of large B-cell lymphoma expressing the ALK kinase and lacking the 2;5 translocation. *Blood*. 1997;89:1483-1490.
158. Adida C, Haioun C, Gaulard P, et al. Prognostic significance of survivin expression in diffuse large B-cell lymphomas. *Blood*. 2000;96:1921-1925.
159. Sanchez-Aguilera A, Sanchez-Beato M, Garcia JF, et al. P14(ARF) nuclear overexpression in aggressive B-cell lymphomas is a sensor of malfunction of the common tumor suppressor pathways. *Blood*. 2002;99:1411-1418.
160. Filipits M, Jaeger U, Pohl G, et al. Cyclin D3 is a predictive and prognostic factor in diffuse large B-cell lymphoma. *Clin Cancer Res*. 2002;8:729-733.
161. Hans CP, Weisenburger DD, Greiner TC, et al. Expression of PKC-beta or cyclin D2 predicts for inferior survival in diffuse large B-cell lymphoma. *Mod Pathol*. 2005;18:1377-1384.
162. Muris JJ, Cillessen SA, Vos W, et al. Immunohistochemical profiling of caspase signaling pathways predicts clinical response to chemotherapy in primary nodal diffuse large B-cell lymphomas. *Blood*. 2005;105:2916-2923.
163. Grogan TM, Lippman SM, Spier CM, et al. Independent prognostic significance of a nuclear proliferation antigen in diffuse large cell lymphomas as determined by the monoclonal antibody Ki-67. *Blood*. 1988;71:1157-1160.
164. Bauer KD, Merkel DE, Winter JN, et al. Prognostic implications of ploidy and proliferative activity in diffuse large cell lymphomas. *Cancer Res*. 1986;46:3173-3178.
165. Silvestrini R, Costa A, Boracchi P, et al. Cell proliferation as a long-term prognostic factor in diffuse large-cell lymphomas. *Int J Cancer*. 1993;54:231-236.
166. Winter JN, Weller EA, Horning SJ, et al. Prognostic significance of BCL6 protein expression in DLBCL treated with CHOP or R-CHOP: a prospective correlative study. *Blood*. 2006;107:4207-4213.
167. Fu K, Weisenburger DD, Choi WW, et al. Addition of rituximab to standard chemotherapy improves the survival of both the germinal center B-cell-like and non-germinal center B-cell-like subtypes of diffuse large B-cell lymphoma. *J Clin Oncol*. 2008;26:4587-4594.
168. Levine EG, Arthur DC, Frizzera G, et al. Cytogenetic abnormalities predict clinical outcome in non-Hodgkin lymphoma. *Ann Intern Med*. 1988;108:14-20.
169. Romaguera JE, Pugh W, Luthra R, et al. The clinical relevance of t(14;18)/BCL2 rearrangement and del 6q in diffuse large cell lymphoma and immunoblastic lymphoma. *Ann Oncol*. 1993;4:51-54.
170. Iqbal J, Sanger WG, Horsman DE, et al. BCL2 translocation defines a unique tumor subset within the germinal center B-cell-like diffuse large B-cell lymphoma. *Am J Pathol*. 2004;165:159-166.
171. Yunis JJ, Mayer MG, Arnesen MA, et al. BCL2 and other genomic alterations in the prognosis of large-cell lymphoma. *N Engl J Med*. 1989;320:1047-1054.
172. Offit K, Koduru PR, Hollis R, et al. 18q21 Rearrangement in diffuse large cell lymphoma: incidence and clinical significance. *Br J Haematol*. 1989;72:178-183.
173. Jacobson JO, Wilkes BM, Kwaiatkowski DJ, et al. BCL2 rearrangements in de novo diffuse large cell lymphoma. Association with distinctive clinical features. *Cancer*. 1993;72:231-236.
174. Offit K, Lo Coco F, Louie DC, et al. Rearrangement of the bcl-6 gene as a prognostic marker in diffuse large-cell lymphoma. *N Engl J Med*. 1994;331:74-80.
175. Pescarmona E, De Sanctis V, Pistilli A, et al. Pathogenetic and clinical implications of BCL6 and BCL2 gene configuration in nodal diffuse large B-cell lymphomas. *J Pathol*. 1997;183:281-286.
176. Akasaka T, Ueda C, Kurata M, et al. Nonimmunoglobulin (non-Ig)/BCL6 gene fusion in diffuse large B-cell lymphoma results in worse prognosis than Ig/BCL6. *Blood*. 2000;96:2907-2909.
177. Vitolo U, Botto B, Capello D, et al. Point mutations of the BCL6 gene: clinical and prognostic correlation in B-diffuse large cell lymphoma. *Leukemia*. 2002;16:268-275.
178. Lossos IS, Jones CD, Warnke R, et al. Expression of a single gene, BCL6, strongly predicts survival in patients with diffuse large B-cell lymphoma. *Blood*. 2001;98:945-951.
179. Esteller M, Gaidano G, Goodman SN, et al. Hypermethylation of the DNA repair gene O(6)-methylguanine DNA methyltransferase and survival of patients with diffuse large B-cell lymphoma. *J Natl Cancer Inst*. 2002;94:26-32.
180. Lossos IS, Czerwinski DK, Alizadeh AA, et al. Prediction of survival in diffuse large-B-cell lymphoma based on the expression of six genes. *N Engl J Med*. 2004;350:1828-1837.
181. Malumbres R, Chen J, Tibshirani R, et al. Paraffin-based 6-gene model predicts outcome in diffuse large B-cell lymphoma patients treated with R-CHOP. *Blood*. 2008;111:5509-5514.
182. Shipp MA, Ross KN, Tamayo P, et al. Diffuse large B-cell lymphoma outcome prediction by gene-expression profiling and supervised machine learning. *Nat Med*. 2002;8:68-74.
183. Rimsza LM, Leblanc ML, Unger JM, et al. Gene expression predicts overall survival in paraffin-embedded tissues of diffuse large B-cell lymphoma treated with R-CHOP. *Blood*. 2008;112:3425-3433.
184. Roberts RA, Sabalos CM, LeBlanc ML, et al. Quantitative nuclease protection assay in paraffin-embedded tissue replicates prognostic microarray gene expression in diffuse

large-B-cell lymphoma. *Lab Invest.* 2007;87:979-997.

185. Lossos IS, Alizadeh AA, Rajapaksa R, et al. HGAL is a novel interleukin-4-inducible gene that strongly predicts survival in diffuse large B-cell lymphoma. *Blood.* 2003;101:433-440.
186. Natkunam Y, Lossos IS, Taidi B, et al. Expression of the human germinal center-associated lymphoma (HGAL) protein, a new marker of germinal center B-cell derivation. *Blood.* 2005;105:3979-3986.
187. Tome ME, Johnson DB, Rimsza LM, et al. A redox signature score identifies diffuse large B-cell lymphoma patients with a poor prognosis. *Blood.* 2005;106:3594-3601.
188. Lasota J, Hyjek E, Koo CH, et al. Cytokeratin-positive large-cell lymphomas of B-cell lineage. A study of five phenotypically unusual cases verified by polymerase chain reaction. *Am J Surg Pathol.* 1996;20:346-354.
189. Leoncini L, Raphael M, Stein H, et al. Burkitt lymphoma. In: Swerdlow SH, Campo E, Harris NL, et al, eds. *WHO Classification of Tumours of Haematopoietic and Lymphoid Tissues.* 4th ed. Lyon, France: IARC; 2008:262-264.
190. Dave SS, Fu K, Wright GW, et al. Molecular diagnosis of Burkitt's lymphoma. *N Engl J Med.* 2006;354:2431-2442.
191. Kluin PM, Harris NL, Stein H, et al. B-cell lymphoma, unclassifiable, with features intermediate between diffuse large B-cell lymphoma and Burkitt lymphoma. In: Swerdlow SH, Campo E, Harris NL, et al, eds. *WHO Classification of Tumours of Haematopoietic and Lymphoid Tissues.* 4th ed. Lyon, France: IARC; 2008:265-266.
192. Bernard M, Gressin R, Lefrere F, et al. Blastic variant of mantle cell lymphoma: a rare but highly aggressive subtype. *Leukemia.* 2001;15:1785-1791.
193. Ott G, Kalla J, Hanke A, et al. The cytomorphological spectrum of mantle cell lymphoma is reflected by distinct biological features. *Leuk Lymphoma.* 1998;32:55-63.
194. Ott G, Kalla J, Ott MM, et al. Blastoid variants of mantle cell lymphoma: frequent bcl-1 rearrangements at the major translocation cluster region and tetraploid chromosome clones. *Blood.* 1997;89:1421-1429.
195. Argatoff LH, Connors JM, Klasa RJ, et al. Mantle cell lymphoma: a clinicopathologic study of 80 cases. *Blood.* 1997;89:2067-2078.
196. Zoldan MC, Inghirami G, Masuda Y, et al. Large-cell variants of mantle cell lymphoma: cytologic characteristics and p53 anomalies may predict poor outcome. *Br J Haematol.* 1996;93:475-486.
197. Ehinger M, Linderoth J, Christensson B, et al. A subset of CD5- diffuse large B-cell lymphomas expresses nuclear cyclin D1 with aberrations at the CCND1 locus. *Am J Clin Pathol.* 2008;129:630-638.
198. Rodriguez-Justo M, Huang Y, Ye H, et al. Cyclin D1-positive diffuse large B-cell lymphoma. *Histopathology.* 2008;52:900-903.
199. Pugh WC, Manning JT, Butler JJ. Paraimmunoblastic variant of small lymphocytic lymphoma/leukemia. *Am J Surg Pathol.* 1988;12:907-917.
200. Segal GH, Kjeldsberg CR, Smith GP, Perkins SL. CD30 antigen expression in florid immunoblastic proliferations. A clinicopathologic study of 14 cases. *Am J Clin Pathol.* 1994;102:292-298.
201. Childs CC, Parham DM, Berard CW. Infectious mononucleosis. The spectrum of morphologic changes simulating lymphoma in lymph nodes and tonsils. *Am J Surg Pathol.* 1987;11:122-132.
202. Strickler JG, Fedeli F, Horwitz CA, et al. Infectious mononucleosis in lymphoid tissue. Histopathology, in situ hybridization, and differential diagnosis. *Arch Pathol Lab Med.* 1993;117:269-278.
203. Anagnostopoulos I, Hummel M, Kreschel C, Stein H. Morphology, immunophenotype, and distribution of latently and/or productively Epstein-Barr virus-infected cells in acute infectious mononucleosis: implications for the interindividual infection route of Epstein-Barr virus. *Blood.* 1995;85:744-750.
204. Kuo TT. Kikuchi's disease (histiocytic necrotizing lymphadenitis). A clinicopathologic study of 79 cases with an analysis of histologic subtypes, immunohistology, and DNA ploidy. *Am J Surg Pathol.* 1995;19:798-809.
205. Sumiyoshi Y, Kikuchi M, Takeshita M, et al. Immunohistologic studies of Kikuchi's disease. *Hum Pathol.* 1993;24:1114-1119.
206. Tsang WY, Chan JK, Ng CS. Kikuchi's lymphadenitis. A morphologic analysis of 75 cases with special reference to unusual features. *Am J Surg Pathol.* 1994;18:219-231.
207. Kroft SH, Howard MS, Picker LJ, et al. De novo CD5+ diffuse large B-cell lymphomas. A heterogeneous group containing an unusual form of splenic lymphoma. *Am J Clin Pathol.* 2000;114:523-533.
208. Nakamura N, Kuze T, Hashimoto Y, et al. Analysis of the immunoglobulin heavy chain gene variable region of CD5-positive and -negative diffuse large B cell lymphoma. *Leukemia.* 2001;15:452-457.
209. Kanda M, Suzumiya J, Ohshima K, et al. Intravascular large cell lymphoma: clinicopathological, immuno-histochemical and molecular genetic studies. *Leuk Lymphoma.* 1999;34:569-580.
210. Estalilla OC, Koo CH, Brynes RK, Medeiros LJ. Intravascular large B-cell lymphoma. A report of five cases initially diagnosed by bone marrow biopsy. *Am J Clin Pathol.* 1999;112:248-255.
211. Yamaguchi M, Nakamura N, Suzuki R, et al. De novo CD5+ diffuse large B-cell lymphoma: results of a detailed clinicopathological review in 120 patients. *Haematologica.* 2008;93:1195-1202.
212. Matolcsy A, Chadburn A, Knowles DM. De novo CD5-positive and Richter's syndrome-associated diffuse large B cell lymphomas are genotypically distinct. *Am J Pathol.* 1995;147:207-216.
213. Taniguchi M, Oka K, Hiasa A, et al. De novo CD5+ diffuse large B-cell lymphomas express VH genes with somatic mutation. *Blood.* 1998;91:1145-1151.
214. Kume M, Suzuki R, Yatabe Y, et al. Somatic hypermutations in the VH segment of immunoglobulin genes of CD5-positive diffuse large B-cell lymphomas. *Jpn J Cancer Res.* 1997;88:1087-1093.
215. Yoshioka T, Miura I, Kume M, et al. Cytogenetic features of de novo CD5-positive diffuse large B-cell lymphoma: chromosome aberrations affecting 8p21 and 11q13 constitute major subgroups with different overall survival. *Genes Chromosomes Cancer.* 2005;42:149-157.
216. Tagawa H, Tsuzuki S, Suzuki R, et al. Genome-wide array-based comparative genomic hybridization of diffuse large B-cell lymphoma: comparison between CD5-positive and CD5-negative cases. *Cancer Res.* 2004;64:5948-5955.
217. Karnan S, Tagawa H, Suzuki R, et al. Analysis of chromosomal imbalances in de novo CD5-positive diffuse large-B-cell lymphoma detected by comparative genomic hybridization. *Genes Chromosomes Cancer.* 2004;39:77-81.
218. Kobayashi T, Yamaguchi M, Kim S, et al. Microarray reveals differences in both tumors and vascular specific gene expression in de novo CD5+ and CD5– diffuse large B-cell lymphomas. *Cancer Res.* 2003;63:60-66.
219. Suguro M, Tagawa H, Kagami Y, et al. Expression profiling analysis of the CD5+ diffuse large B-cell lymphoma subgroup: development of a CD5 signature. *Cancer Sci.* 2006;97:868-874.
220. Nakamura N, Hashimoto Y, Kuze T, et al. Analysis of the immunoglobulin heavy chain gene variable region of CD5-positive diffuse large B-cell lymphoma. *Lab Invest.* 1999;79:925-933.
221. Nakamura N, Nakamura S, Yamaguchi M, et al. CD5+ diffuse large B-cell lymphoma consists of germline cases and hypermutated cases in the immunoglobulin heavy chain gene variable region. *Int J Hematol.* 2005;81:58-61.
222. Ennishi D, Takeuchi K, Yokoyama M, et al. CD5 expression is potentially predictive of poor outcome among biomarkers in patients with diffuse large B-cell lymphoma receiving rituximab plus CHOP therapy. *Ann Oncol.* 2008. 19:1921-1926.
223. De Wolf-Peeters C, Delabie J, Campo E, et al. T-cell/histiocyte-rich large B-cell lymphoma. In: Swerdlow SH, Campo E, Harris NL, et al, eds. *WHO Classification of Tumours of Haematopoietic and Lymphoid Tissues.* 4th ed. Lyon, France: IARC; 2008:238-239.
224. De Jong D, Van Gorp J, Sie-Go D, Van Heerde P. T-cell rich B-cell non-Hodgkin's lymphoma: a progressed form of follicle centre cell lymphoma and lymphocyte predominance Hodgkin's disease. *Histopathology.* 1996;28:15-24.
225. Ng CS, Chan JK, Hui PK, Lau WH. Large B-cell lymphomas with a high content of reactive T cells. *Hum Pathol.* 1989;20:1145-1154.
226. Ramsay AD, Smith WJ, Isaacson PG. T-cell-rich B-cell lymphoma. *Am J Surg Pathol.* 1988;12:433-443.
227. Krishnan J, Wallberg K, Frizzera G. T-cell-rich large B-cell lymphoma. A study of 30 cases, supporting its histologic heterogeneity and lack of clinical distinctiveness. *Am J Surg Pathol.* 1994;18:455-465.
228. Rodriguez J, Pugh WC, Cabanillas F. T-cell-rich B-cell lymphoma. *Blood.* 1993;82:1586-1589.
229. Delabie J, Vandenberghe E, Kennes C, et al. Histiocyte-rich B-cell lymphoma. A distinct clinicopathologic entity possibly related to lymphocyte predominant Hodgkin's disease, paragranuloma subtype. *Am J Surg Pathol.* 1992;16:37-48.
230. Chittal SM, Brousset P, Voigt JJ, Delsol G. Large B-cell lymphoma rich in T-cells and simulating Hodgkin's disease. *Histopathology.* 1991;19:211-220.
231. Achten R, Verhoef G, Vanuytsel L, De Wolf-Peeters C. T-cell/histiocyte-rich large B-cell lymphoma: a distinct clinicopathologic entity. *J Clin Oncol.* 2002;20:1269-1277.
232. Lim MS, Beaty M, Sorbara L, et al. T-cell/histiocyte-rich large B-cell lymphoma: a heterogeneous entity with derivation from germinal center B cells. *Am J Surg Pathol.* 2002;26:1458-1466.
233. Lones MA, Cairo MS, Perkins SL. T-cell-rich large B-cell lymphoma in children and adolescents: a clinicopathologic report of six cases from the Children's Cancer Group Study CCG-5961. *Cancer.* 2000;88:2378-2386.
234. Greer JP, Macon WR, Lamar RE, et al. T-cell-rich B-cell lymphomas: diagnosis and response to therapy of 44 patients. *J Clin Oncol.* 1995;13:1742-1750.
235. Macon WR, Cousar JB, Waldron JA Jr, Hsu SM. Interleukin-4 may contribute to the abundant T-cell reaction and paucity of neoplastic B cells in T-cell-rich B-cell lymphomas. *Am J Pathol.* 1992;141:1031-1036.
236. Felgar RE, Steward KR, Cousar JB, Macon WR. T-cell-rich large-B-cell lymphomas contain non-activated CD8+ cytolytic T cells, show increased tumor cell apoptosis, and have lower BCL2 expression than diffuse large-B-cell lymphomas. *Am J Pathol.* 1998;153:1707-1715.
237. Loke SL, Ho F, Srivastava G, et al. Clonal Epstein-Barr virus genome in T-cell-rich lymphomas of B or probable B lineage. *Am J Pathol.* 1992;140:981-989.
238. Baddoura FK, Chan WC, Masih AS, et al. T-cell-rich B-cell lymphoma. A clinicopathologic study of eight cases. *Am J Clin Pathol.* 1995;103:65-75.
239. Mitterer M, Pescosta N, McQuain C, et al. Epstein-Barr virus related hemophagocytic syndrome in a T-cell rich B-cell lymphoma. *Ann Oncol.* 1999;10:231-234.
240. Rudiger T, Ott G, Ott MM, et al. Differential diagnosis between classical Hodgkin's lymphoma, T-cell-rich B-cell lymphoma, and paragranuloma by paraffin immunohistochemistry. *Am J Surg Pathol.* 1998;22:1184-1191.
241. Chan JK, Tsang WY, Ng CS, et al. A study of the association of Epstein-Barr virus with Burkitt's lymphoma occurring in a Chinese population. *Histopathology.* 1995;26:239-245.
242. Kraus MD, Haley J. Lymphocyte predominance Hodgkin's disease: the use of bcl-6 and CD57 in diagnosis and differential diagnosis. *Am J Surg Pathol.* 2000;24:1068-1078.
243. Boudova L, Torlakovic E, Delabie J, et al. Nodular lymphocyte-predominant Hodgkin lymphoma with nodules resembling T-cell/histiocyte-rich B-cell lymphoma: differential diagnosis between nodular lymphocyte-predominant Hodgkin lymphoma and T-cell/histiocyte-rich B-cell lymphoma. *Blood.* 2003;102:3753-3758.
244. Skinnider BF, Connors JM, Gascoyne RD. Bone marrow involvement in T-cell-rich B-cell lymphoma. *Am J Clin Pathol.* 1997;108:570-578.
245. Achten R, Verhoef G, Vanuytsel L, De Wolf-Peeters C. Histiocyte-rich, T-cell-rich B-cell

lymphoma: a distinct diffuse large B-cell lymphoma subtype showing characteristic morphologic and immunophenotypic features. *Histopathology.* 2002;40:31-45.
246. Camilleri-Broet S, Molina T, Audouin J, et al. Morphological variability of tumour cells in T-cell-rich B-cell lymphoma. A histopathological study of 14 cases. *Virchows Arch.* 1996;429:243-248.
247. Dogan A, Burke JS, Goteri G, et al. Micronodular T-cell/histiocyte-rich large B-cell lymphoma of the spleen: histology, immunophenotype, and differential diagnosis. *Am J Surg Pathol.* 2003;27:903-911.
248. Macon WR, Williams ME, Greer JP, et al. T-cell-rich B-cell lymphomas. A clinicopathologic study of 19 cases . *Am J Surg Pathol.* 1992;16:351-363.
249. Fraga M, Sanchez-Verde L, Forteza J, et al. T-cell/histiocyte-rich large B-cell lymphoma is a disseminated aggressive neoplasm: differential diagnosis from Hodgkin's lymphoma. *Histopathology.* 2002;41:216-229.
250. Nam-Cha SH, Roncador G, Sanchez-Verde L, et al. PD-1, a follicular T-cell marker useful for recognizing nodular lymphocyte-predominant Hodgkin lymphoma. *Am J Surg Pathol.* 2008;32:1252-1257.
251. Katzin WE, Linden MD, Fishleder AJ, Tubbs RR. Immunophenotypic and genotypic characterization of diffuse mixed non-Hodgkin's lymphomas. *Am J Pathol.* 1989;135:615-621.
252. Medeiros LJ, Lardelli P, Stetler-Stevenson M, et al. Genotypic analysis of diffuse, mixed cell lymphomas. Comparison with morphologic and immunophenotypic findings. *Am J Clin Pathol.* 1991;95:547-555.
253. Osborne BM, Butler JJ, Pugh WC. The value of immunophenotyping on paraffin sections in the identification of T-cell rich B-cell large-cell lymphomas: lineage confirmed by JH rearrangement. *Am J Surg Pathol.* 1990;14:933-938.
254. Hodges E, Hamid Y, Quin CT, et al. Molecular analysis reveals somatically mutated and unmutated clonal and oligoclonal B cells in T-cell-rich B-cell lymphoma. *J Pathol.* 2000;192:479-487.
255. Brauninger A, Kuppers R, Spieker T, et al. Molecular analysis of single B cells from T-cell-rich B-cell lymphoma shows the derivation of the tumor cells from mutating germinal center B cells and exemplifies means by which immunoglobulin genes are modified in germinal center B cells. *Blood.* 1999;93:2679-2687.
256. Monti S, Savage KJ, Kutok JL, et al. Molecular profiling of diffuse large B-cell lymphoma identifies robust subtypes including one characterized by host inflammatory response. *Blood.* 2005;105:1851-1861.
257. Franke S, Wlodarska I, Maes B, et al. Comparative genomic hybridization pattern distinguishes T-cell/histiocyte-rich B-cell lymphoma from nodular lymphocyte predominance Hodgkin's lymphoma. *Am J Pathol.* 2002;161:1861-1867.
258. Bouabdallah R, Mounier N, Guettier C, et al. T-cell/histiocyte-rich large B-cell lymphomas and classical diffuse large B-cell lymphomas have similar outcome after chemotherapy: a matched-control analysis. *J Clin Oncol.* 2003;21:1271-1277.
259. Li S, Griffin CA, Mann RB, Borowitz MJ. Primary cutaneous T-cell-rich B-cell lymphoma: clinically distinct from its nodal counterpart? *Mod Pathol.* 2001;14:10-13.
260. McBride JA, Rodriguez J, Luthra R, et al. T-cell-rich B large-cell lymphoma simulating lymphocyte-rich Hodgkin's disease. *Am J Surg Pathol.* 1996;20:193-201.
261. Stein H, Delsol G, Pileri S, et al. Classical Hodgkin lymphoma. In: Jaffe ES, Harris NL, Stein H, Vardiman JW, eds. *Pathology and Genetics:Tumours of Haematopoietic and Lymphoid Tissues. World Health Organization Classification of Tumours.* Lyon, France: IARC Press; 2001:244-253.
262. Stein H, Delsol G, Pileri S, et al. Nodular lymphocyte predominant Hodgkin lymphoma. In: Jaffe ES, Harris NL, Stein H, Vardiman JW, eds. *Pathology and genetics: Tumours of haematopoietic and lymphoid tissues.* Lyon, France: IARC Press; 2001:240-243.
263. Higgins JP, van de Rijn M, Jones CD, et al. Peripheral T-cell lymphoma complicated by a proliferation of large B cells. *Am J Clin Pathol.* 2000;114:236-247.
264. Zettl A, Lee SS, Rudiger T, et al. Epstein-Barr virus-associated B-cell lymphoproliferative disorders in angloimmunoblastic T-cell lymphoma and peripheral T-cell lymphoma, unspecified. *Am J Clin Pathol.* 2002;117:368-379.
265. Quintanilla-Martinez L, Fend F, Moguel LR, et al. Peripheral T-cell lymphoma with Reed-Sternberg-like cells of B-cell phenotype and genotype associated with Epstein-Barr virus infection. *Am J Surg Pathol.* 1999;23:1233-1240.
266. Ho JW, Ho FC, Chan AC, et al. Frequent detection of Epstein-Barr virus–infected B cells in peripheral T-cell lymphomas. *J Pathol.* 1998;185:79-85.
267. Shimoyama Y, Yamamoto K, Asano N, et al. Age-related Epstein-Barr virus–associated B-cell lymphoproliferative disorders: special references to lymphomas surrounding this newly recognized clinicopathologic disease. *Cancer Sci.* 2008;99:1085-1091.
268. Oyama T, Yamamoto K, Asano N, et al. Age-related EBV-associated B-cell lymphoproliferative disorders constitute a distinct clinicopathologic group: a study of 96 patients. *Clin Cancer Res.* 2007;13:5124-5132.
269. Kuze T, Nakamura N, Hashimoto Y, et al. The characteristics of Epstein-Barr virus (EBV)-positive diffuse large B-cell lymphoma: comparison between EBV(+) and EBV(–) cases in Japanese population. *Jpn J Cancer Res.* 2000;91:1233-1240.
270. Asano N, Yamamoto K, Tamaru JI, et al. Age-related Epstein-Barr virus (EBV)-associated B-cell lymphoproliferative disorders: comparison with EBV-positive classic Hodgkin lymphoma in elderly patients. *Blood.* 2009;113:2629-2636.
271. Gaulard P, Harris NL, Pileri SA, et al. Primary mediastinal (thymic) large B-cell lymphoma. In: Swerdlow SH, Campo E, Harris NL, et al, eds. *WHO Classification of Tumours of Haematopoietic and Lymphoid Tissues.* 4th ed. Lyon, France: IARC; 2008:250-251.
272. Perrone T, Frizzera G, Rosai J. Mediastinal diffuse large-cell lymphoma with sclerosis. A clinicopathologic study of 60 cases. *Am J Surg Pathol.* 1986;10:176-191.
273. Jacobson JO, Aisenberg AC, Lamarre L, et al. Mediastinal large cell lymphoma. An uncommon subset of adult lymphoma curable with combined modality therapy. *Cancer.* 1988;62:1893-1898.
274. Todeschini G, Ambrosetti A, Meneghini V, et al. Mediastinal large-B-cell lymphoma with sclerosis: a clinical study of 21 patients. *J Clin Oncol.* 1990;8:804-808.
275. Lones MA, Perkins SL, Sposto R, et al. Large-cell lymphoma arising in the mediastinum in children and adolescents is associated with an excellent outcome: a Children's Cancer Group report. *J Clin Oncol.* 2000;18:3845-3853.
276. Chim CS, Liang R, Chan AC, et al. Primary B cell lymphoma of the mediastinum. *Hematol Oncol.* 1996;14:173-179.
277. Levitt LJ, Aisenberg AC, Harris NL, et al. Primary non-Hodgkin's lymphoma of the mediastinum. *Cancer.* 1982;50:2486-2492.
278. Lazzarino M, Orlandi E, Paulli M, et al. Primary mediastinal B-cell lymphoma with sclerosis: an aggressive tumor with distinctive clinical and pathologic features. *J Clin Oncol.* 1993;11:2306-2313.
279. Addis BJ, Isaacson PG. Large cell lymphoma of the mediastinum: a B-cell tumour of probable thymic origin. *Histopathology.* 1986;10:379-390.
280. Paulli M, Strater J, Gianelli U, et al. Mediastinal B-cell lymphoma: a study of its histomorphologic spectrum based on 109 cases. *Hum Pathol.* 1999;30:178-187.
281. Lazzarino M, Orlandi E, Paulli M, et al. Treatment outcome and prognostic factors for primary mediastinal (thymic) B-cell lymphoma: a multicenter study of 106 patients. *J Clin Oncol.* 1997;15:1646-1653.
282. Cazals-Hatem D, Lepage E, Brice P, et al. Primary mediastinal large B-cell lymphoma. A clinicopathologic study of 141 cases compared with 916 nonmediastinal large B-cell lymphomas, a GELA (Groupe d'Etude des Lymphomes de l'Adulte) study. *Am J Surg Pathol.* 1996;20:877-888.
283. Rodriguez J, Pugh WC, Romaguera JE, et al. Primary mediastinal large cell lymphoma is characterized by an inverted pattern of large tumoral mass and low beta 2 microglobulin levels in serum and frequently elevated levels of serum lactate dehydrogenase. *Ann Oncol.* 1994;5:847-849.
284. Lazzarino M, Orlandi E, Astori C, et al. A low serum beta 2-microglobulin level despite bulky tumor is a characteristic feature of primary mediastinal (thymic) large B-cell lymphoma: implications for serologic staging. *Eur J Haematol.* 1996;57:331-333.
285. Trump DL, Mann RB. Diffuse large cell and undifferentiated lymphomas with prominent mediastinal involvement. *Cancer.* 1982;50:277-282.
286. Yousem SA, Weiss LM, Warnke RA. Primary mediastinal non-Hodgkin's lymphomas: a morphologic and immunologic study of 19 cases. *Am J Clin Pathol.* 1985;83:676-680.
287. Lavabre-Bertrand T, Donadio D, Fegueux N, et al. A study of 15 cases of primary mediastinal lymphoma of B-cell type. *Cancer.* 1992;69:2561-2566.
288. Moller P, Lammler B, Eberlein-Gonska M, et al. Primary mediastinal clear cell lymphoma of B-cell type. *Virchows Arch A Pathol Anat Histopathol.* 1986;409:79-92.
289. Davis RE, Dorfman RF, Warnke RA. Primary large-cell lymphoma of the thymus: a diffuse B-cell neoplasm presenting as primary mediastinal lymphoma. *Hum Pathol.* 1990;21:1262-1268.
290. Suster S. Large cell lymphoma of the mediastinum with marked tropism for germinal centers. *Cancer.* 1992;69:2910-2916.
291. Chan JK. Mediastinal large B-cell lymphoma: new evidence in support of its distinctive identity. *Adv Anat Pathol.* 2000;7:201-209.
292. Moller P, Moldenhauer G, Momburg F, et al. Mediastinal lymphoma of clear cell type is a tumor corresponding to terminal steps of B cell differentiation. *Blood.* 1987;69:1087-1095.
293. al-Sharabati M, Chittal S, Duga-Neulat I, et al. Primary anterior mediastinal B-cell lymphoma. A clinicopathologic and immunohistochemical study of 16 cases. *Cancer.* 1991;67:2579-2587.
294. Kanavaros P, Gaulard P, Charlotte F, et al. Discordant expression of immunoglobulin and its associated molecule mb-1/CD79a is frequently found in mediastinal large B cell lymphomas. *Am J Pathol.* 1995;146:735-741.
295. Lamarre L, Jacobson JO, Aisenberg AC, Harris NL. Primary large cell lymphoma of the mediastinum. A histologic and immunophenotypic study of 29 cases. *Am J Surg Pathol.* 1989;13:730-739.
296. Pileri SA, Gaidano G, Zinzani PL, et al. Primary mediastinal B-cell lymphoma: high frequency of BCL6 mutations and consistent expression of the transcription factors OCT-2, BOB.1, and PU.1 in the absence of immunoglobulins. *Am J Pathol.* 2003;162:243-253.
297. Leithauser F, Bauerle M, Huynh MQ, Moller P. Isotype-switched immunoglobulin genes with a high load of somatic hypermutation and lack of ongoing mutational activity are prevalent in mediastinal B-cell lymphoma. *Blood.* 2001;98:2762-2770.
298. Isaacson PG, Norton AJ, Addis BJ. The human thymus contains a novel population of B lymphocytes. *Lancet.* 1987;2:1488-1491.
299. Hofmann WJ, Momburg F, Moller P, Otto HF. Intra- and extrathymic B cells in physiologic and pathologic conditions. Immunohistochemical study on normal thymus and lymphofollicular hyperplasia of the thymus. *Virchows Arch A Pathol Anat Histopathol.* 1988;412:431-442.
300. Moller P, Matthaei-Maurer DU, Hofmann WJ, et al. Immunophenotypic similarities of mediastinal clear-cell lymphoma and sinusoidal (monocytoid) B cells. *Int J Cancer.* 1989;43:10-16.
301. Calaminici M, Piper K, Lee AM, Norton AJ. CD23 expression in mediastinal large B-cell lymphomas. *Histopathology.* 2004;45:619-624.
302. Moller P, Lammler B, Herrmann B, et al. The primary mediastinal clear cell lymphoma of B-cell type has variable defects in MHC antigen expression. *Immunology.* 1986;59:411-417.
303. de Leval L, Ferry JA, Falini B, et al. Expression of bcl-6 and CD10 in primary mediastinal large B-cell lymphoma: evidence for derivation from germinal center B cells? *Am J Surg Pathol.* 2001;25:1277-1282.
304. Palanisamy N, Abou-Elella AA, Chaganti SR, et al. Similar patterns of genomic alterations characterize primary mediastinal large-B-cell lymphoma and diffuse large-

B-cell lymphoma. *Genes Chromosomes Cancer.* 2002;33:114-122.
305. Higgins JP, Warnke RA. CD30 expression is common in mediastinal large B-cell lymphoma. *Am J Clin Pathol.* 1999;112:241-247.
306. Fraternali-Orcioni G, Falini B, Quaini F, et al. Beta-HCG aberrant expression in primary mediastinal large B-cell lymphoma. *Am J Surg Pathol.* 1999;23:717-721.
307. Copie-Bergman C, Gaulard P, Maouche-Chretien L, et al. The MAL gene is expressed in primary mediastinal large B-cell lymphoma. *Blood.* 1999;94:3567-3575.
308. Copie-Bergman C, Plonquet A, Alonso MA, et al. MAL expression in lymphoid cells: further evidence for MAL as a distinct molecular marker of primary mediastinal large B-cell lymphomas. *Mod Pathol.* 2002;15:1172-1180.
309. Scarpa A, Bonetti F, Menestrina F, et al. Mediastinal large-cell lymphoma with sclerosis. Genotypic analysis establishes its B nature. *Virchows Arch A Pathol Anat Histopathol.* 1987;412:17-21.
310. Scarpa A, Moore PS, Rigaud G, et al. Molecular features of primary mediastinal B-cell lymphoma: involvement of p16INK4A, p53 and c-myc. *Br J Haematol.* 1999;107:106-113.
311. Tsang P, Cesarman E, Chadburn A, et al. Molecular characterization of primary mediastinal B cell lymphoma. *Am J Pathol.* 1996;148:2017-2025.
312. Scarpa A, Borgato L, Chilosi M, et al. Evidence of c-myc gene abnormalities in mediastinal large B-cell lymphoma of young adult age. *Blood.* 1991;78:780-788.
313. Joos S, Otano-Joos MI, Ziegler S, et al. Primary mediastinal (thymic) B-cell lymphoma is characterized by gains of chromosomal material including 9p and amplification of the REL gene. *Blood.* 1996;87:1571-1578.
314. Bentz M, Barth TF, Bruderlein S, et al. Gain of chromosome arm 9p is characteristic of primary mediastinal B-cell lymphoma (MBL): comprehensive molecular cytogenetic analysis and presentation of a novel MBL cell line. *Genes Chromosomes Cancer.* 2001;30:393-401.
315. Kimm LR, deLeeuw RJ, Savage KJ, et al. Frequent occurrence of deletions in primary mediastinal B-cell lymphoma. *Genes Chromosomes Cancer.* 2007;46:1090-1097.
316. Wessendorf S, Barth TF, Viardot A, et al. Further delineation of chromosomal consensus regions in primary mediastinal B-cell lymphomas: an analysis of 37 tumor samples using high-resolution genomic profiling (array-CGH). *Leukemia.* 2007;21:2463-2469.
317. Rosenwald A, Wright G, Leroy K, et al. Molecular diagnosis of primary mediastinal B cell lymphoma identifies a clinically favorable subgroup of diffuse large B cell lymphoma related to Hodgkin lymphoma. *J Exp Med.* 2003;198:851-862.
318. Copie-Bergman C, Boulland ML, Dehoulle C, et al. Interleukin 4-induced gene 1 is activated in primary mediastinal large B-cell lymphoma. *Blood.* 2003;101:2756-2761.
319. Guiter C, Dusanter-Fourt I, Copie-Bergman C, et al. Constitutive STAT6 activation in primary mediastinal large B-cell lymphoma. *Blood.* 2004;104:543-549.
320. Moller P. Aggressive B-cell lymphomas of the mediastinum [abstr]. *J Clin Pathol.* 2002;55:A15.
321. Weniger MA, Gesk S, Ehrlich S, et al. Gains of REL in primary mediastinal B-cell lymphoma coincide with nuclear accumulation of REL protein. *Genes Chromosomes Cancer.* 2007;46:406-415.
322. Rodig SJ, Savage KJ, LaCasce AS, et al. Expression of TRAF1 and nuclear c-Rel distinguishes primary mediastinal large cell lymphoma from other types of diffuse large B-cell lymphoma. *Am J Surg Pathol.* 2007;31:106-112.
323. Savage KJ, Monti S, Kutok JL, et al. The molecular signature of mediastinal large B-cell lymphoma differs from that of other diffuse large B-cell lymphomas and shares features with classical Hodgkin lymphoma. *Blood.* 2003;102:3871-3879.
324. Chadburn A, Frizzera G. Mediastinal large B-cell lymphoma vs classic Hodgkin lymphoma. *Am J Clin Pathol.* 1999;112:155-158.
325. Sehn LH, Antin JH, Shulman LN, et al. Primary diffuse large B-cell lymphoma of the mediastinum: outcome following high-dose chemotherapy and autologous hematopoietic cell transplantation. *Blood.* 1998;91:717-723.
326. Zinzani PL, Martelli M, Bendandi M, et al. Primary mediastinal large B-cell lymphoma with sclerosis: a clinical study of 89 patients treated with MACOP-B chemotherapy and radiation therapy. *Haematologica.* 2001;86:187-191.
327. van Besien K, Kelta M, Bahaguna P. Primary mediastinal B-cell lymphoma: a review of pathology and management. *J Clin Oncol.* 2001;19:1855-1864.
328. Fietz T, Knauf WU, Hanel M, et al. Treatment of primary mediastinal large B cell lymphoma with an alternating chemotherapy regimen based on high-dose methotrexate. *Ann Hematol.* 2009;88:433-439.
329. Martelli M, Ferreri AJ, Johnson P. Primary mediastinal large B-cell lymphoma. *Crit Rev Oncol Hematol.* 2008;68:256-263.
330. De Sanctis V, Finolezzi E, Osti MF, et al. MACOP-B and involved-field radiotherapy is an effective and safe therapy for primary mediastinal large B cell lymphoma. *Int J Radiat Oncol Biol Phys.* 2008;72:1154-1160.
331. Savage KJ, Al-Rajhi N, Voss N, et al. Favorable outcome of primary mediastinal large B-cell lymphoma in a single institution: the British Columbia experience. *Ann Oncol.* 2006;17:123-130.
332. Abou-Elella AA, Weisenburger DD, Vose JM, et al. Primary mediastinal large B-cell lymphoma: a clinicopathologic study of 43 patients from the Nebraska Lymphoma Study Group. *J Clin Oncol.* 1999;17:784-790.
333. Zinzani PL, Martelli M, Bertini M, et al. Induction chemotherapy strategies for primary mediastinal large B-cell lymphoma with sclerosis: a retrospective multinational study on 426 previously untreated patients. *Haematologica.* 2002;87:1258-1264.
334. Bieri S, Roggero E, Zucca E, et al. Primary mediastinal large B-cell lymphoma (PMLCL): the need for prospective controlled clinical trials. *Leuk Lymphoma.* 1999;35:139-146.
335. Kirn D, Mauch P, Shaffer K, et al. Large-cell and immunoblastic lymphoma of the mediastinum: prognostic features and treatment outcome in 57 patients. *J Clin Oncol.* 1993;11:1336-1343.
336. Roberts RA, Wright G, Rosenwald AR, et al. Loss of major histocompatibility class II gene and protein expression in primary mediastinal large B cell lymphoma is highly coordinated and related to poor patient survival. *Blood.* 2006; 108:311-318.
337. Menestrina F, Chilosi M, Bonetti F, et al. Mediastinal large-cell lymphoma of B-type, with sclerosis: histopathological and immunohistochemical study of eight cases. *Histopathology.* 1986;10:589-600.
338. Bishop PC, Wilson WH, Pearson D, et al. CNS involvement in primary mediastinal large B-cell lymphoma. *J Clin Oncol.* 1999;17:2479-2485.
339. Re D, Muschen M, Ahmadi T, et al. Oct-2 and Bob-1 deficiency in Hodgkin and Reed Sternberg cells. *Cancer Res.* 2001;61:2080-2084.
340. Rudiger T, Jaffe ES, Delsol G, et al. Workshop report on Hodgkin's disease and related diseases ("grey zone" lymphoma). *Ann Oncol.* 1998;9(suppl 5):S31-S38.
341. Traverse-Glehen A, Pittaluga S, Gaulard P, et al. Mediastinal gray zone lymphoma: the missing link between classical Hodgkin's lymphoma and mediastinal large B-cell lymphoma. *Am J Surg Pathol.* 2005;29:1411-1421.
342. Hsi ED, Sup SJ, Alemany C, et al. MAL is expressed in a subset of Hodgkin lymphoma and identifies a population of patients with poor prognosis. *Am J Clin Pathol.* 2006;125:776-782.
343. Garcia JF, Mollejo M, Fraga M, et al. Large B-cell lymphoma with Hodgkin's features. *Histopathology.* 2005;47:101-110.
344. Jaffe ES, Stein H, Swerdlow SH, et al. B-cell lymphoma, unclassifiable, with features intermediate between diffuse large B-cell lymphoma and classical Hodgkin lymphoma. In: Swerdlow SH, Campo E, Harris NL, et al, eds. *WHO Classification of Tumours of Haematopoietic and Lymphoid Tissues.* 4th ed. Lyon, France: IARC; 2008:87-88.
345. Gonin J, Kadiri H, Bensaci S, et al. Primary mediastinal anaplastic ALK-1-positive large-cell lymphoma of T/NK-cell type expressing CD20. *Virchows Arch.* 2007;450:355-358.
346. Nakamura S, Ponzoni M, Campo E. Intravascular large B-cell lymphoma. In: Swerdlow SH, Campo E, Harris NL, et al, eds. *WHO Classification of Tumours of Haematopoietic and Lymphoid Tissues.* 4th ed. Lyon, France: IARC; 2008:252-253.
347. Ponzoni M, Ferreri AJ, Campo E, et al. Definition, diagnosis, and management of intravascular large B-cell lymphoma: proposals and perspectives from an international consensus meeting. *J Clin Oncol.* 2007;25:3168-3173.
348. Yegappan S, Coupland R, Arber DA, et al. Angiotropic lymphoma: an immunophenotypically and clinically heterogeneous lymphoma. *Mod Pathol.* 2001;14:1147-1156.
349. Mori S, Itoyama S, Mohri N, et al. Cellular characteristics of neoplastic angioendotheliosis. An immunohistological marker study of 6 cases. *Virchows Arch A Pathol Anat Histopathol.* 1985;407:167-175.
350. Ferry JA, Harris NL, Picker LJ, et al. Intravascular lymphomatosis (malignant angioendotheliomatosis). A B-cell neoplasm expressing surface homing receptors. *Mod Pathol.* 1988;1:444-452.
351. Otrakji CL, Voigt W, Amador A, et al. Malignant angioendotheliomatosis—a true lymphoma: a case of intravascular malignant lymphomatosis studied by Southern blot hybridization analysis. *Hum Pathol.* 1988;19:475-478.
352. Wick MR, Mills SE, Scheithauer BW, et al. Reassessment of malignant "angioendotheliomatosis." Evidence in favor of its reclassification as "intravascular lymphomatosis." *Am J Surg Pathol.* 1986;10:112-123.
353. Ponzoni M, Arrigoni G, Gould VE, et al. Lack of CD 29 (beta1 integrin) and CD 54 (ICAM-1) adhesion molecules in intravascular lymphomatosis. *Hum Pathol.* 2000;31:220-226.
354. Ferreri AJ, Campo E, Seymour JF, et al. Intravascular lymphoma: clinical presentation, natural history, management and prognostic factors in a series of 38 cases, with special emphasis on the "cutaneous variant." *Br J Haematol.* 2004;127:173-183.
355. Glass J, Hochberg FH, Miller DC. Intravascular lymphomatosis. A systemic disease with neurologic manifestations. *Cancer.* 1993;71:3156-3164.
356. Bhawan J. Angioendotheliomatosis proliferans systemisata: an angiotropic neoplasm of lymphoid origin. *Semin Diagn Pathol.* 1987;4:18-27.
357. Yousem SA, Colby TV. Intravascular lymphomatosis presenting in the lung. *Cancer.* 1990;65:349-353.
358. Evert M, Lehringer-Polzin M, Mobius W, Pfeifer U. Angiotropic large-cell lymphoma presenting as pulmonary small vessel occlusive disease. *Hum Pathol.* 2000;31:879-882.
359. Prayson RA, Segal GH, Stoler MH, et al. Angiotropic large-cell lymphoma in a patient with adrenal insufficiency. *Arch Pathol Lab Med.* 1991;115:1039-1041.
360. Chu P, Costa J, Lachman MF. Angiotropic large cell lymphoma presenting as primary adrenal insufficiency. *Hum Pathol.* 1996;27:209-211.
361. D'Agati V, Sablay LB, Knowles DM, Walter L. Angiotropic large cell lymphoma (intravascular malignant lymphomatosis) of the kidney: presentation as minimal change disease. *Hum Pathol.* 1989;20:263-268.
362. Sill H, Hofler G, Kaufmann P, et al. Angiotropic large cell lymphoma presenting as thrombotic microangiopathy (thrombotic thrombocytopenic purpura). *Cancer.* 1995;75:1167-1170.
363. Au WY, Shek WH, Nicholls J, et al. T-cell intravascular lymphomatosis (angiotropic large cell lymphoma): association with Epstein-Barr viral infection. *Histopathology.* 1997;31:563-567.
364. Axelsen RA, Laird PP, Horn M. Intravascular large cell lymphoma: diagnosis on renal biopsy. *Pathology.* 1991;23:241-243.
365. Agar JW, Gates PC, Vaughan SL, Machet D. Renal biopsy in angiotropic large cell lymphoma. *Am J Kidney Dis.* 1994;24:92-96.
366. Van Droogenbroeck J, Altintas S, Pollefliet C, et al. Intravascular large B-cell lymphoma or intravascular lymphomatosis: report of a case diagnosed by testicle biopsy. *Ann Hematol.* 2001;80:316-318.

367. Prayson RA. Angiotropic large cell lymphoma: simultaneous peripheral nerve and skeletal muscle involvement. *Pathology.* 1996;28:25-27.
368. Ben-Ezra J, Sheibani K, Kendrick FE, et al. Angiotropic large cell lymphoma of the prostate gland: an immunohistochemical study. *Hum Pathol.* 1986;17:964-967.
369. Banerjee SS, Harris M. Angiotropic lymphoma presenting in the prostate. *Histopathology.* 1988;12:667-670.
370. Dunphy CH. Primary cutaneous angiotropic large-cell lymphoma in a patient with acquired immunodeficiency syndrome. *Arch Pathol Lab Med.* 1995;119:757-759.
371. Hsiao CH, Su IJ, Hsieh SW, et al. Epstein-Barr virus–associated intravascular lymphomatosis within Kaposi's sarcoma in an AIDS patient. *Am J Surg Pathol.* 1999;23:482-487.
372. Rubin MA, Cossman J, Freter CE, Azumi N. Intravascular large cell lymphoma coexisting within hemangiomas of the skin. *Am J Surg Pathol.* 1997;21:860-864.
373. Khalidi HS, Brynes RK, Browne P, et al. Intravascular large B-cell lymphoma: the CD5 antigen is expressed by a subset of cases. *Mod Pathol.* 1998;11:983-988.
374. Wang BY, Strauchen JA, Rabinowitz D, et al. Renal cell carcinoma with intravascular lymphomatosis: a case report of unusual collision tumors with review of the literature. *Arch Pathol Lab Med.* 2001;125:1239-1241.
375. Smith ME, Stamatakos MD, Neuhauser TS. Intravascular lymphomatosis presenting within angiolipomas. *Ann Diagn Pathol.* 2001;5:103-106.
376. Emura I, Naito M, Wakabayashi M, et al. Detection of circulating tumor cells in a patient with intravascular lymphomatosis: a case study examined by the cytology method. *Pathol Int.* 1998;48:63-66.
377. DiGiuseppe JA, Hartmann DP, Freter C, et al. Molecular detection of bone marrow involvement in intravascular lymphomatosis. *Mod Pathol.* 1997;10:33-37.
378. Murase T, Nakamura S, Tashiro K, et al. Malignant histiocytosis-like B-cell lymphoma, a distinct pathologic variant of intravascular lymphomatosis: a report of five cases and review of the literature. *Br J Haematol.* 1997;99:656-664.
379. Murase T, Nakamura S. An Asian variant of intravascular lymphomatosis: an updated review of malignant histiocytosis-like B-cell lymphoma. *Leuk Lymphoma.* 1999;33:459-473.
380. Murase T, Nakamura S, Kawauchi K, et al. An Asian variant of intravascular large B-cell lymphoma: clinical, pathological and cytogenetic approaches to diffuse large B-cell lymphoma associated with haemophagocytic syndrome. *Br J Haematol.* 2000;111:826-834.
381. Shimazaki C, Inaba T, Shimura K, et al. B-cell lymphoma associated with haemophagocytic syndrome: a clinical, immunological and cytogenetic study. *Br J Haematol.* 1999;104:672-679.
382. Ohno T, Miyake N, Hada S, et al. Hemophagocytic syndrome in five patients with Epstein-Barr virus negative B-cell lymphoma. *Cancer.* 1998;82:1963-1972.
383. Cheng FY, Tsui WM, Yeung WT, et al. Intravascular lymphomatosis: a case presenting with encephalomyelitis and reactive haemophagocytic syndrome diagnosed by renal biopsy. *Histopathology.* 1997;31:552-554.
384. Dufau JP, Le Tourneau A, Molina T, et al. Intravascular large B-cell lymphoma with bone marrow involvement at presentation and haemophagocytic syndrome: two Western cases in favour of a specific variant. *Histopathology.* 2000;37:509-512.
385. Wrotnowski U, Mills SE, Cooper PH. Malignant angioendotheliomatosis. An angiotropic lymphoma? *Am J Clin Pathol.* 1985;83:244-248.
386. Seki K, Miyakoshi S, Lee GH, et al. Prostatic acid phosphatase is a possible tumor marker for intravascular large B-cell lymphoma. *Am J Surg Pathol.* 2004;28:1384-1388.
387. Conlin PA, Orden MB, Hough TR, Morgan DL. Myeloperoxidase-positive intravascular large B-cell lymphoma. *Arch Pathol Lab Med.* 2001;125:948-950.
388. Sepp N, Schuler G, Romani N, et al. "Intravascular lymphomatosis" (angioendotheliomatosis): evidence for a T-cell origin in two cases. *Hum Pathol.* 1990;21:1051-1058.
389. Sheibani K, Battifora H, Winberg CD, et al. Further evidence that "malignant angioendotheliomatosis" is an angiotropic large-cell lymphoma. *N Engl J Med.* 1986;314:943-948.
390. Cerroni L, Massone C, Kutzner H, et al. Intravascular large T-cell or NK-cell lymphoma: a rare variant of intravascular large cell lymphoma with frequent cytotoxic phenotype and association with Epstein-Barr virus infection. *Am J Surg Pathol.* 2008;32:891-898.
391. Wu H, Said JW, Ames ED, et al. First reported cases of intravascular large cell lymphoma of the NK cell type: clinical, histologic, immunophenotypic, and molecular features. *Am J Clin Pathol.* 2005;123:603-611.
392. Kuo TT, Chen MJ, Kuo MC. Cutaneous intravascular NK-cell lymphoma: report of a rare variant associated with Epstein-Barr virus. *Am J Surg Pathol.* 2006;30:1197-1201.
393. Snowden JA, Angel CA, Winfield DA, et al. Angiotropic lymphoma: report of a case with histiocytic features. *J Clin Pathol.* 1997;50:67-70.
394. O'Grady JT, Shahidullah H, Doherty VR, al-Nafussi A. Intravascular histiocytosis. *Histopathology.* 1994;24:265-268.
395. Au WY, Shek TW, Kwong YL. Epstein-Barr virus–related intravascular lymphomatosis. *Am J Surg Pathol.* 2000;24:309-310.
396. Sleater JP, Segal GH, Scott MD, Masih AS. Intravascular (angiotropic) large cell lymphoma: determination of monoclonality by polymerase chain reaction on paraffin-embedded tissues. *Mod Pathol.* 1994;7:593-598.
397. Murase T, Yamaguchi M, Suzuki R, et al. Intravascular large B-cell lymphoma (IVLBCL): a clinicopathologic study of 96 cases with special reference to the immunophenotypic heterogeneity of CD5. *Blood.* 2007;109:478-485.
398. DiGiuseppe JA, Nelson WG, Seifter EJ, et al. Intravascular lymphomatosis: a clinicopathologic study of 10 cases and assessment of response to chemotherapy. *J Clin Oncol.* 1994;12:2573-2579.
399. Chang A, Zic JA, Boyd AS. Intravascular large cell lymphoma: a patient with asymptomatic purpuric patches and a chronic clinical course. *J Am Acad Dermatol.* 1998;39:318-321.
400. Ferreri AJ, Dognini GP, Bairey O, et al. The addition of rituximab to anthracycline-based chemotherapy significantly improves outcome in "Western" patients with intravascular large B-cell lymphoma. *Br J Haematol.* 2008; 143:253-257.
401. Shimada K, Matsue K, Yamamoto K, et al. Retrospective analysis of intravascular large B-cell lymphoma treated with rituximab-containing chemotherapy as reported by the IVL study group in Japan. *J Clin Oncol.* 2008;26:3189-3195.
402. Aozasa K, Ohsawa M, Kanno H. Pyothorax-associated lymphoma: a distinctive type of lymphoma strongly associated with Epstein-Barr virus. *Adv Anat Pathol.* 1997;4:58-63.
403. Nakatsuka S, Yao M, Hoshida Y, et al. Pyothorax-associated lymphoma: a review of 106 cases. *J Clin Oncol.* 2002;20:4255-4260.
404. Iuchi K, Ichimiya A, Akashi A, et al. Non-Hodgkin's lymphoma of the pleural cavity developing from long-standing pyothorax. *Cancer.* 1987;60:1771-1775.
405. Iuchi K, Aozasa K, Yamamoto S, et al. Non-Hodgkin's lymphoma of the pleural cavity developing from long-standing pyothorax. Summary of clinical and pathological findings in thirty-seven cases. *Jpn J Clin Oncol.* 1989;19:249-257.
406. Martin A, Capron F, Liguory-Brunaud MD, et al. Epstein-Barr virus–associated primary malignant lymphomas of the pleural cavity occurring in longstanding pleural chronic inflammation. *Hum Pathol.* 1994;25:1314-1318.
407. Petitjean B, Jardin F, Joly B, et al. Pyothorax-associated lymphoma: a peculiar clinicopathologic entity derived from B cells at late stage of differentiation and with occasional aberrant dual B- and T-cell phenotype. *Am J Surg Pathol.* 2002;26:724-732.
408. Cesarman E, Nador RG, Aozasa K, et al. Kaposi's sarcoma–associated herpesvirus in non-AIDS related lymphomas occurring in body cavities. *Am J Pathol.* 1996;149:53-57.
409. Fukayama M, Ibuka T, Hayashi Y, et al. Epstein-Barr virus in pyothorax-associated pleural lymphoma. *Am J Pathol.* 1993;143:1044-1049.
410. Sasajima Y, Yamabe H, Kobashi Y, et al. High expression of the Epstein-Barr virus latent protein EB nuclear antigen-2 on pyothorax-associated lymphomas. *Am J Pathol.* 1993;143:1280-1285.
411. Molinie V, Pouchot J, Navratil E, et al. Primary Epstein-Barr virus–related non-Hodgkin's lymphoma of the pleural cavity following long-standing tuberculous empyema. *Arch Pathol Lab Med.* 1996;120:288-291.
412. Fukayama M, Hayashi Y, Ooba T, et al. Pyothorax-associated lymphoma: development of Epstein-Barr virus–associated lymphoma within the inflammatory cavity. *Pathol Int.* 1995;45:825-831.
413. Yamato H, Ohshima K, Suzumiya J, Kikuchi M. Evidence for local immunosuppression and demonstration of c-myc amplification in pyothorax-associated lymphoma. *Histopathology.* 2001;39:163-171.
414. Taniere P, Manai A, Charpentier R, et al. Pyothorax-associated lymphoma: relationship with Epstein-Barr virus, human herpes virus-8 and body cavity–based high grade lymphomas. *Eur Respir J.* 1998;11:779-783.
415. Narimatsu H, Ota Y, Kami M, et al. Clinicopathological features of pyothorax-associated lymphoma; a retrospective survey involving 98 patients. *Ann Oncol.* 2007;18:122-128.
416. Mori N, Yatabe Y, Narita M, et al. Pyothorax-associated lymphoma. An unusual case with biphenotypic character of T and B cells. *Am J Surg Pathol.* 1996;20:760-766.
417. Daibata M, Taguchi T, Nemoto Y, et al. Epstein-Barr virus (EBV)-positive pyothorax-associated lymphoma (PAL): chromosomal integration of EBV in a novel CD2-positive PAL B-cell line. *Br J Haematol.* 2002;117:546-557.
418. Takakuwa T, Tresnasari K, Rahadiani N, et al. Cell origin of pyothorax-associated lymphoma: a lymphoma strongly associated with Epstein-Barr virus infection. *Leukemia.* 2008;22:620-627.
419. Nishiu M, Tomita Y, Nakatsuka S, et al. Distinct pattern of gene expression in pyothorax-associated lymphoma (PAL), a lymphoma developing in long-standing inflammation. *Cancer Sci.* 2004;95:828-834.
420. Cesarman E, Chang Y, Moore PS, et al. Kaposi's sarcoma-associated herpesvirus-like DNA sequences in AIDS-related body-cavity–based lymphomas. *N Engl J Med.* 1995;332:1186-1191.
421. Nador RG, Cesarman E, Chadburn A, et al. Primary effusion lymphoma: a distinct clinicopathologic entity associated with the Kaposi's sarcoma–associated herpes virus. *Blood.* 1996;88:645-656.
422. Horenstein MG, Nador RG, Chadburn A, et al. Epstein-Barr virus latent gene expression in primary effusion lymphomas containing Kaposi's sarcoma–associated herpesvirus/human herpesvirus-8. *Blood.* 1997;90:1186-1191.
423. Fujimoto M, Haga H, Okamoto M, et al. EBV-associated diffuse large B-cell lymphoma arising in the chest wall with surgical mesh implant. *Pathol Int.* 2008;58:668-671.
424. Delsol G, Campo E, Gascoyne R. ALK-positive large B-cell lymphoma. In: Swerdlow SH, Campo E, Harris NL, et al, eds. *WHO Classification of Tumours of Haematopoietic and Lymphoid Tissues.* 4th ed. Lyon, France: IARC; 2008:254-255.
425. Reichard KK, McKenna RW, Kroft SH. ALK-positive diffuse large B-cell lymphoma: report of four cases and review of the literature. *Mod Pathol.* 2007;20:310-319.
426. Gascoyne RD, Lamant L, Martin-Subero JI, et al. ALK-positive diffuse large B-cell lymphoma is associated with Clathrin-ALK rearrangements: report of 6 cases. *Blood.* 2003;102:2568-2573.
427. De Paepe P, Baens M, van Krieken H, et al. ALK activation by the CLTC-ALK fusion is a recurrent event in large B-cell lymphoma. *Blood.* 2003;102:2638-2641.
428. Adam P, Katzenberger T, Seeberger H, et al. A case of a diffuse large B-cell lymphoma of plasmablastic type associated with the t(2;5)(p23;q35) chromosome translocation. *Am J Surg Pathol.* 2003;27:1473-1476.
429. Onciu M, Behm FG, Downing JR, et al. ALK-positive plasmablastic B-cell lymphoma with expression of the NPM-ALK fusion transcript: report of 2 cases. *Blood.* 2003;102:2642-2644.

430. Stein H, Harris NL, Campo E. Plasmablastic lymphoma. In: Swerdlow SH, Campo E, Harris NL, et al, eds. *WHO Classification of Tumours of Haematopoietic and Lymphoid Tissues*. 4th ed. Lyon, France: IARC; 2008:256-257.
431. Delecluse HJ, Anagnostopoulos I, Dallenbach F, et al. Plasmablastic lymphomas of the oral cavity: a new entity associated with the human immunodeficiency virus infection. *Blood.* 1997;89:1413-1420.
432. Carbone A, Gloghini A, Canzonieri V, et al. AIDS-related extranodal non-Hodgkin's lymphomas with plasma cell differentiation. *Blood.* 1997;90:1337-1338.
433. Colomo L, Loong F, Rives S, et al. Diffuse large B-cell lymphomas with plasmablastic differentiation represent a heterogeneous group of disease entities. *Am J Surg Pathol.* 2004;28:736-747.
434. Borenstein J, Pezzella F, Gatter KC. Plasmablastic lymphomas may occur as post-transplant lymphoproliferative disorders. *Histopathology.* 2007;51:774-777.
435. Dong HY, Scadden DT, de Leval L, et al. Plasmablastic lymphoma in HIV-positive patients: an aggressive Epstein-Barr virus–associated extramedullary plasmacytic neoplasm. *Am J Surg Pathol.* 2005;29:1633-1641.
436. Vega F, Chang CC, Medeiros LJ, et al. Plasmablastic lymphomas and plasmablastic plasma cell myelomas have nearly identical immunophenotypic profiles. *Mod Pathol.* 2005;18:806-815.
437. Chetty R, Hlatswayo N, Muc R, et al. Plasmablastic lymphoma in HIV+ patients: an expanding spectrum. *Histopathology.* 2003;42:605-609.
438. Hausermann P, Khanna N, Buess M, et al. Cutaneous plasmablastic lymphoma in an HIV-positive male: an unrecognized cutaneous manifestation. *Dermatology.* 2004;208:287-290.
439. Lin Y, Rodrigues GD, Turner JF, Vasef MA. Plasmablastic lymphoma of the lung: report of a unique case and review of the literature. *Arch Pathol Lab Med.* 2001;125:282-285.
440. Dupin N, Diss TL, Kellam P, et al. HHV-8 is associated with a plasmablastic variant of Castleman disease that is linked to HHV-8-positive plasmablastic lymphoma. *Blood.* 2000;95:1406-1412.
441. Oksenhendler E, Boulanger E, Galicier L, et al. High incidence of Kaposi sarcoma–associated herpesvirus-related non-Hodgkin lymphoma in patients with HIV infection and multicentric Castleman disease. *Blood.* 2002;99:2331-2336.
442. Du MQ, Liu H, Diss TC, et al. Kaposi sarcoma–associated herpesvirus infects monotypic (IgM lambda) but polyclonal naive B cells in Castleman disease and associated lymphoproliferative disorders. *Blood.* 2001;97:2130-2136.
443. Du MQ, Diss TC, Liu H, et al. KSHV- and EBV-associated germinotropic lymphoproliferative disorder. *Blood.* 2002;100:3415-3418.
444. D'Antonio A, Boscaino A, Addesso M, et al. KSHV- and EBV-associated germinotropic lymphoproliferative disorder: a rare lymphoproliferative disease of HIV patient with plasmablastic morphology, indolent course and favourable response to therapy. *Leuk Lymphoma.* 2007;48:1444-1447.
445. Seliem RM, Griffith RC, Harris NL, et al. HHV-8+, EBV+ multicentric plasmablastic microlymphoma in an HIV+ man: the spectrum of HHV-8+ lymphoproliferative disorders expands. *Am J Surg Pathol.* 2007;31:1439-1445.

第23章

淋巴瘤样肉芽肿病

Elaine S. Jaffe, Stefania Pittaluga

章节目录

23.1　定义和背景

淋巴瘤样肉芽肿病（LYG），最初由Liebow等[1]描述为一种罕见的结外EBV相关的B细胞淋巴组织增殖性疾病，与移植后淋巴组织增殖性疾病（PTLD）具有相似之处。病理学上，LYG的特征为多种形态的淋巴样细胞呈血管中心性和血管破坏性浸润，细胞类型包括淋巴细胞、浆细胞和一些非典型大淋巴样细胞，后者类似免疫母细胞，少数情况下类似Hodgkin–Reed–Sternberg（HRS）细胞。通常不形成典型的肉芽肿，LYG有些名不副实。Liebow等用这个术语与Wegener肉芽肿（WG）相区别，在肺发生的WG与本病具有相似的临床特征与放射学特点。他们认为LYG是主要以淋巴网状细胞构成的血管破坏性疾病，并可发展为淋巴瘤[1]。

典型的浸润细胞是在T细胞为主的背景下散在分布EBV⁺非典型B细胞[2]。常见血管改变，伴淋巴细胞浸润血管壁及不同程度的坏死。疾病的分级取决于EBV⁺ B细胞的比例和坏死范围（表23.1）[3,4]。

自从35年前初次描述本病，LYG就一直是个研究热点。由于该病变以T细胞为主并且常有细胞学异型性，最初认为它是T细胞淋巴瘤[5]。其他学者试图统一LYG（可能还有其他相关疾病）的临床和组织学表现，认为LYG不是一个独立的临床病理学实体，而是一种组织学反应，可见于包括淋巴瘤在内的多种疾病过程中[6]。它与结外NK/T细胞淋巴瘤，鼻型的临床和组织病理学特征有部分相似之处，曾称为血管中心性淋巴瘤[7]，而且一度被认为是常见的血管中心性免疫增生性病变的一部分[8]。与结外NK/T细胞淋巴瘤的重叠可能与EBV相关，在许多EBV⁺淋巴细胞增殖性疾病常见EBV介导的血管破坏[9]。

Liebow等首先推测LYG与EBV相关，并注意到LYG常有某些免疫缺陷疾病的特征。Katzenstein和Peiper使用PCR技术首先指出EBV存在于LYG病变中[10]。Guinee等[2,11]应用原位杂交技术，显示出EBV定位于细胞，但一些病例中EBV⁺细胞数量很少。而且，EBV⁺ B细胞可能不出现于所有的部位，而且一些血管损伤可能是由EBV表达的趋化因子上调作用所介导[9]。肺和其他部位的病变，大部分浸润的淋巴样细胞为反应性淋巴细胞，可能因EBV感染所致，这些细胞主要是T细胞。LYG的组织学分级依据EBV感染的B细胞和反应性成分比例，前者可能为单克隆和寡克隆[4]。相关的免疫缺陷似乎是LYG的一个固有成分，因为临床和实验室证据表明大多数病例发现T细胞功能缺陷[3,12]。另外，观察到宿主反应在消除EBV感染的克隆时无效。

LYG血管破坏原因有多种，包括浸润细胞（主要是反应性细胞）的血管侵袭作用和趋化因子介导的血管损

表23.1 淋巴瘤样肉芽肿病（LYG）的主要诊断特征

增殖的细胞
- EBV⁺细胞，EBER⁺
- LMP-1⁺仅见于一部分大细胞
- CD20⁺，CD79a⁺，PAX5⁺，CD30⁺/⁻，CD15⁻
- 细胞大小不等
- IgH基因克隆见于在高级别病例

反应性背景细胞
- CD3⁺T细胞，CD4>CD8
- 浆细胞，组织细胞

基因型
- 在2~3级病例中常可通过Ig的扩增得到B细胞克隆
- 在1级病例中克隆性不确定
- 通过末端重复序列分析EBV克隆
- T细胞为多克隆性

发生部位
- 肺、皮肤、肾、肝、CNS
- 罕见部位：肾上腺、心脏、外周神经
- 不发生的部位：淋巴结、脾、骨髓

风险因素
- 免疫缺陷，但在多数患者中不太明显
- Wiskott-Aldrich综合征、HIV缺陷、接受过化学治疗、医源性免疫抑制

伤作用。趋化因子由EBV诱导产生。因此，EBV是LYG的关键，与其发病机制和病理生理的各个方面都有内在联系。

23.2 流行病学

多数大LYG发生于其他方面健康的患者，偶尔发生于原发和继发的免疫缺陷的患者。已经报道LYG与Wiskott-Aldrich综合征、HIV感染和AIDS、人类T细胞白血病病毒感染以及化疗和器官移植后相关的继发性免疫缺陷有关[13-20]。这些研究表明，所有LYG患者都有某种程度的免疫缺陷，对没有免疫缺陷病史的患者需要进行免疫功能的评估。一项研究报道了6例患者存在明显的免疫异常：5名患者中有4名无变应性，4名患者检测了常见抗原和非特异性丝裂原刺激的体外反应，其中3名有显著损害[12]。随后研究发现了对EBV体液免疫和细胞免疫均受损的证据，表明LYG患者因为全身免疫缺陷或EBV相关的特异性免疫缺陷，不能有效控制EBV诱导B细胞增殖[14,15]。外周血淋巴细胞的研究示，T细胞总数下降，CD8⁺细胞减少更严重[3]。

LYG通常发生于成人，但有极少数发生于儿童的报道[21]。大多数情况下发生于40~60岁。男女之比为2：1[4,22]。无种族倾向，但是LYG主要发生于西方国家；在亚洲相对于EBV⁺ T/NK细胞淋巴增殖性疾病来说没有增加[23]。

23.3 临床特征

肺是最易受累的器官，大部分患者都有相应症状（图23.1）。患病初期多表现为咳嗽、呼吸困难或胸部疼痛[23]。偶尔，无症状患者发现胸片异常。常见发热、全身乏力、体重减轻等全身表现，见于35%~60%患者[24,25]。其次最常见受累器官是皮肤（25%~50%），表现出皮肤结节、斑丘疹、斑疹性红斑甚至溃疡[26-28]。皮肤受累有时是疾病的最初表现形式，也可能是复发的迹象。大约30%患者临床病程后期才出现皮肤损害。肝、肾及CNS也经常累及（大约各占25%）。肾和肝的累及通常无症状，而CT也通常检查不到[29]。在尸检中，肾和肝有很高累及率（40%以上）。淋巴结肿大和脾大不常见，因为本病不累及淋巴组织。淋巴结受累则诊断可疑。

放射学检查，肺部病变以多结节为特征，结节大小不一，从数毫米至数厘米不等，偶尔伴空腔（图23.2）。有时可见肺炎样或肿块样改变。病变大多呈双侧，而且都发生在肺的中叶和下叶。小结节病变在胸部放射检查中，肺纹理增多或浸润可能是唯一发现，CT扫描则在检查结节方面更优。在少部分病例中，结节中央可出现

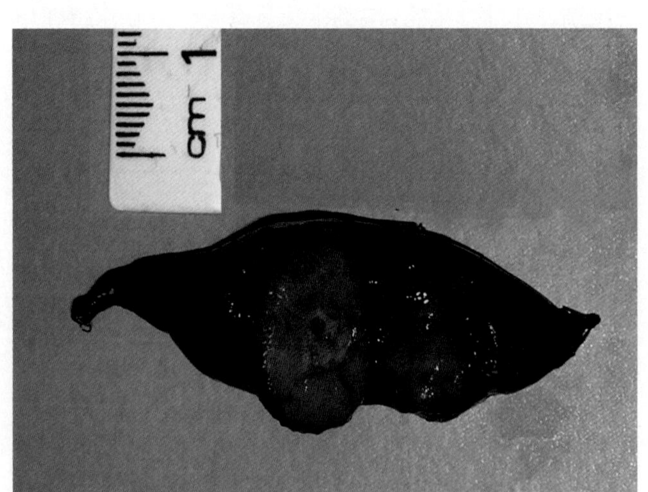

图23.1 一例淋巴瘤样肉芽肿病（LYG）的肺活检。病变中央坏死，周围有一圈实性黄褐色浸润带，形成一个孤立的结节

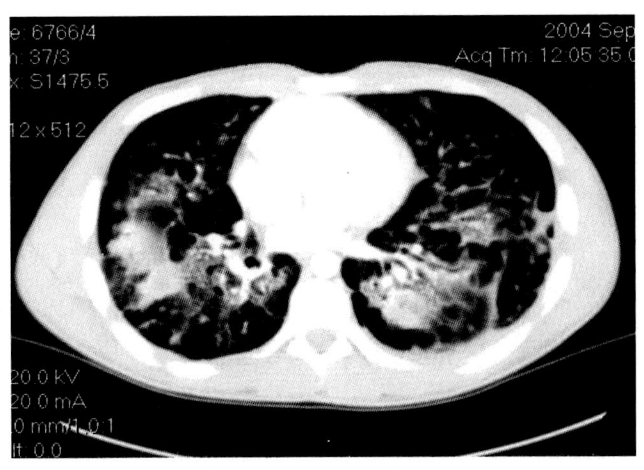

图23.2 淋巴瘤样肉芽肿病（LYG）的肺部MRI图像。肺结节有时伴中央坏死，最常见于下肺野

空洞，一些患者可能发展成胸腔小积液。肺部疾病进展会导致呼吸困难，可能会引起身体虚弱。偶尔会发生大咯血。

脑部受累的患者可能最初无症状，所以意识混乱、痴呆、共济失调、偏瘫和癫痫发作或者神经症状如复视、短暂失明、Bell麻痹、耳聋或眩晕等症状的进展需要一段时间。具有CNS临床症状的患者，最初的脑部CT扫描可能显示异常，如肿块或多个皮质梗死；也可能正常[30]。脑脊液检查通常有蛋白质和葡萄糖含量的异常，细胞学常有小细胞的增加，与反应性疾病一致。LYG的细胞学难以诊断。在极少数情况下，脑脊液含有单克隆B细胞。PCR检测EBV序列是检测CNS受累更敏感的方法[31]。需要注意的是，因为有些CNS患者最初没有迹象或症状，可进行脑部CT或磁共振成像扫描和腰穿。

早期，全血细胞计数通常正常或仅轻度异常；偶尔出现轻度贫血，30%患者白细胞计数升高[22]。大约20%患者白细胞减少和（或）淋巴细胞减少；极少有淋巴细胞增多。血清Ig的非特异性异常是常见的。在一项对32例患者的研究中，47%患者血清Ig有轻微升高，通常为IgG或IgM，然而在另一项研究中，6例患者有5例出现异常Ig浓度[12,22]。虽然LYG以血管破坏为特征，它不是传统意义上的炎症性血管炎，而且自身免疫性疾病的检查，如抗核抗体和类风湿因子通常阴性。在判断肾是否受累时检查肾功能，如尿液、血清肌酐、尿素氮，通常是正常的[25]。血清学发现前EBV，但是EBV血清或血浆病毒载量低[32]。

LYG一个突出的临床特点是不累及淋巴组织。但是，高达25%的患者会进展成EBV阳性弥漫大B细胞淋巴瘤（EBV^+ DLBCL），组织学进展可伴淋巴结受累。LYG患者骨髓通常未受累，但可以观察到非特异性变化，如骨小梁间多种形态的淋巴样细胞聚集。

23.4 形态学

在大多数受累器官，LYG形成结节性肿块，最常见累及的器官是肺、肾、肝和脑[1,22]。结节留有多种形态的细胞，以淋巴细胞为主，此外还有浆细胞、免疫母细胞和散在的组织细胞。中性粒细胞、嗜酸性粒细胞或明显肉芽肿通常少见或未见。一般无反应性淋巴滤泡。EBV^+ B细胞是LYG的特征，细胞大小不一，形似淋巴细胞或免疫母细胞，偶尔出现HRS细胞（图23.3）[4]。它们可能具有强嗜碱性细胞质和浆细胞样外观。可见木乃伊细胞伴强嗜碱性核。

LYG通常可见坏死，而坏死的程度大致与分级有关（图23.4）。坏死可呈梗死样和凝固性坏死，往往集中在受累血管周围，血管呈纤维素样改变、淋巴组织浸润，有时形成纤维素血栓。坏死区有核碎片，但无中性粒细胞，这是与WG鉴别最显著的特点[33]。周围淋巴样细胞浸润呈结节状，而且通常肺的基本结构消失。周围肺实质可能显示更加非特异的炎性改变，伴血管周围淋巴细胞聚集。但是，诊断不应仅仅依据血管周围或间质中淋

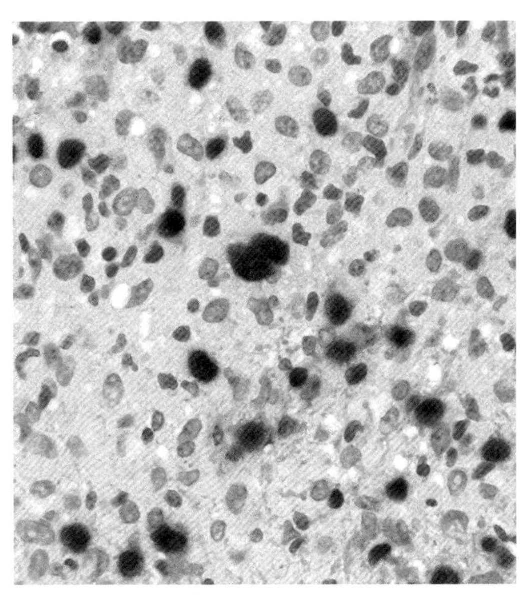

图23.3 EBER原位杂交，肺活检。$EBER^+$细胞大小不一，有些较大的细胞呈分叶核，似Hodgkin细胞

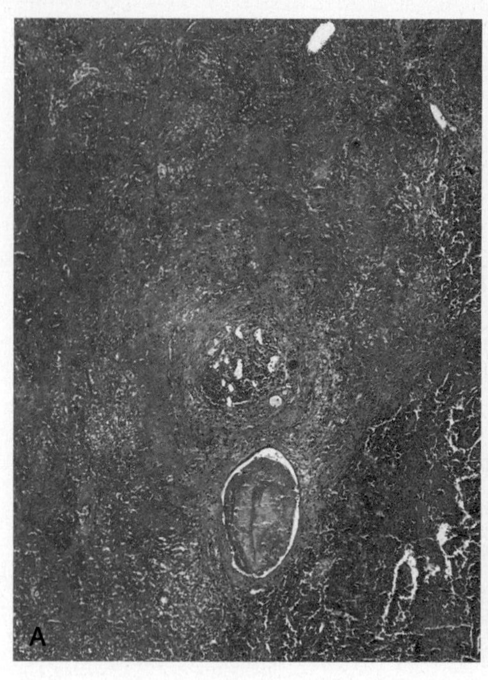

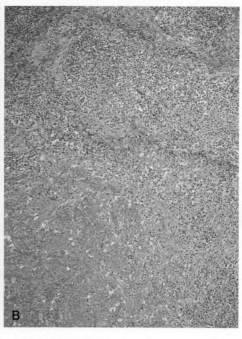

图23.4　淋巴瘤样肉芽肿病的血管累及。A. 坏死性结节通常有闭合的或被破坏的血管，周围见致密淋巴细胞浸润。B. 淋巴细胞浸润血管的中层和内膜。相邻的肺实质坏死

巴样细胞的浸润。机化性肺炎改变有时出现，但并非普遍的特征。

如果肾、肝和脑部受累，会显示出与肺部相似的结节状浸润。然而，皮肤病变（大约见于50%患者）并非如此[22,26]。患者多表现为皮下或真皮结节（图23.5）。15%患者具有特异性更差的斑块样病变，呈真皮浅层皮肤附属器周围和血管周围淋巴样细胞浸润，类似萎缩性硬化性苔藓。特征性病变为皮下组织有淋巴组织细胞浸润，有或无多核巨细胞（图23.6）。未见明显的结节病样肉芽肿或坏死性肉芽肿。在一些病例中，尤其是在较大的病变中，可见明显的血管炎，与肺内病变相似。在这种病例中，坏死可延伸至表皮，并形成溃疡。真皮层浸润可能在皮肤附属器周围或血管周围，血管中心性分布。可出现中等量淋巴细胞渗入表皮。皮肤的病变EBV$^+$细胞较肺部病变少，它们通常见于较大的结节状病变[26,34]。

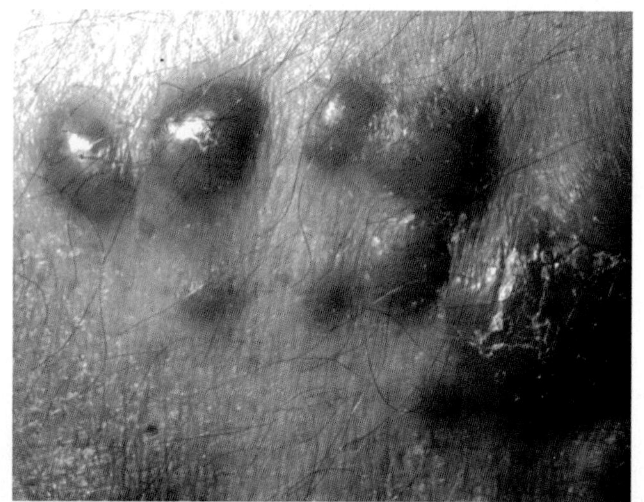

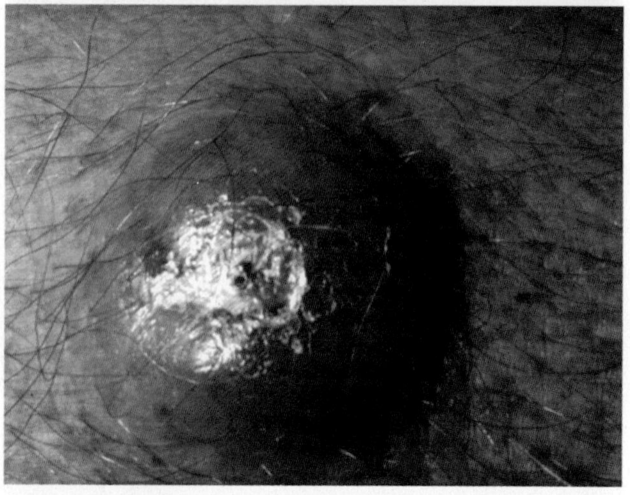

图23.5　淋巴瘤样肉芽肿病的皮肤表现。丘疹结节病变常见；较大的结节可出现溃疡

23.5　分级

LYG的分级取决于EBV$^+$ B细胞与反应性淋巴细胞背景的比例[4,11]。早期研究就已经发现分级与预后的相关性[8,22]。1级病变包括多种形态的淋巴细胞浸润，无细胞学异型性。转化的大淋巴细胞罕见或没有，最好用免疫

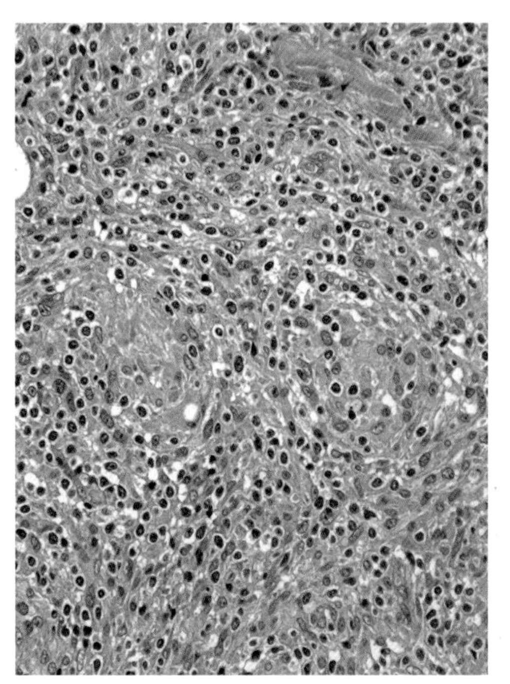

图23.6 淋巴瘤样肉芽肿病的皮下组织淋巴浸润。皮肤病变通常以皮下淋巴组织细胞浸润为特点，肉芽肿形态未充分形成

染色协助识别（图23.7）。如果出现坏死，通常为局灶性。通过EBER探针原位杂交，EBV$^+$细胞<5/HPF。某些病例可能无EBV$^+$细胞，但此时诊断应慎重，应排除其他炎症或肿瘤。

2级病变：在多种形态的淋巴细胞背景中偶尔可见大淋巴细胞或免疫母细胞。可以看到小簇细胞，尤其在CD20染色中。坏死比1级病变更多见。EBER原位杂交较容易辨认EBV$^+$细胞，通常为5~20/HPF。从EBV$^+$细胞的数量和分布变化可以看出，在一个结节或结节之间，EBV$^+$细胞偶尔可达50/HPF。

3级病变仍为炎症背景，但可见CD20$^+$非典型大B细胞，并且可形成更大的聚集灶（图23.8）。显著多形性细胞和Hodgkin样细胞常见，坏死通常广泛（图23.9）。原位杂交检测EBV$^+$细胞极多（>50/HPF），局部可融合成片。重要的是，当大面积坏死存在时，应考虑到EBV原位杂交不太可靠，因为RNA不易保存；另外，EBV分子研究有帮助。一致的非典型EBV$^+$大B细胞群、无多种形态的细胞背景出现应归入弥漫大B细胞淋巴瘤（DLBCL），超出了LYG当前的定义范围。

应根据皮肤之外的主要肿块来分级。此外，组织学分级可能会随时间而变化，随部位不同而改变。总体而言，在复发性疾病患者病理分级增加。CNS病变往往组织学分级高。

23.6 免疫学

虽然LYG的标志是炎症背景中存在EBV$^+$B细胞（图23.10）[2,35]，但是大多数淋巴细胞是T细胞，导致最初推测LYG属于T细胞淋巴瘤[5,8]。CD4$^+$细胞多于CD8$^+$细胞，但两者都存在。较小的淋巴细胞可能表现出轻度

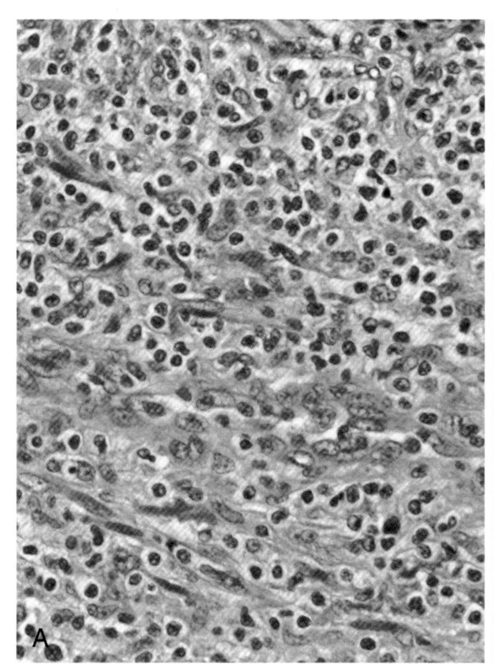

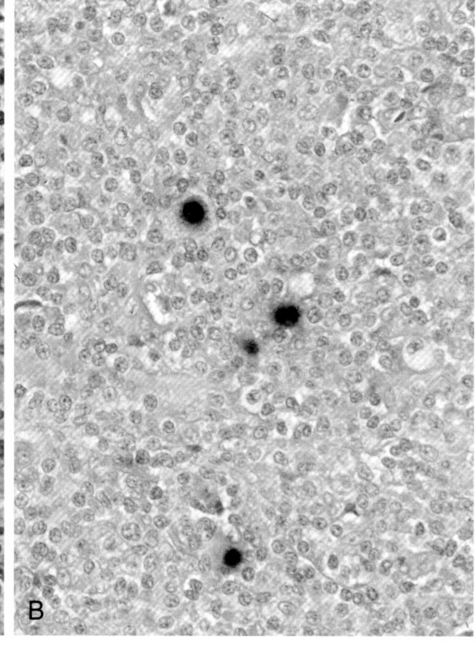

图23.7 1级淋巴瘤样肉芽肿病。A. 以小淋巴细胞和组织细胞浸润为主，无显著异型性。在视野中央，浸润灶几乎看不出血管腔。B. EBER探针原位杂交，1级病变只有散在的阳性细胞

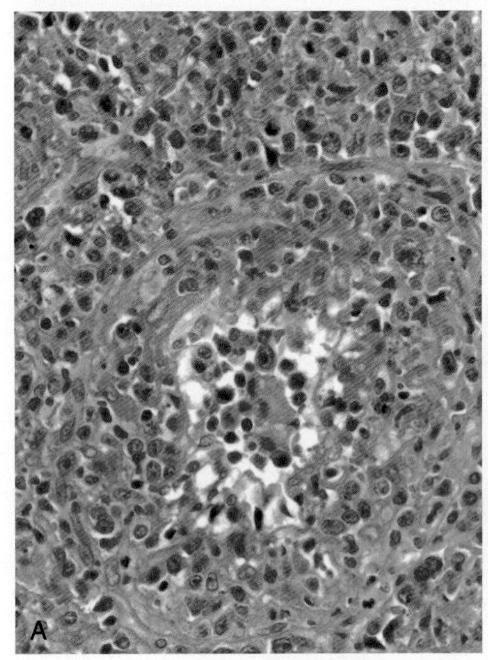

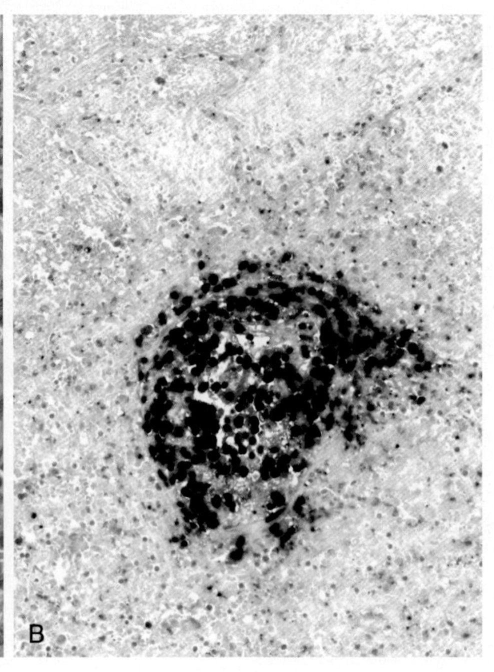

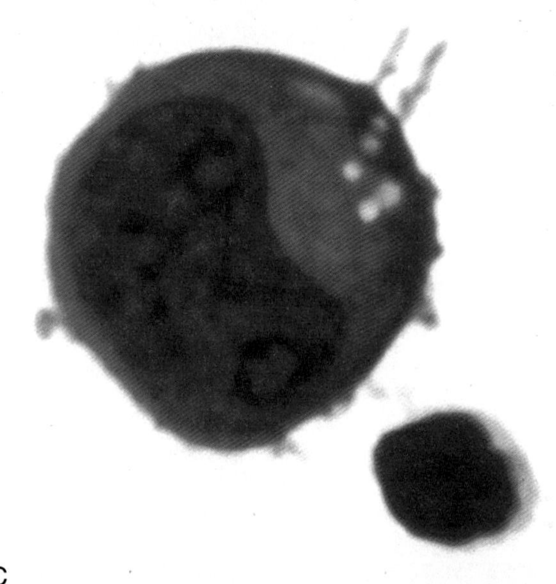

图23.8　淋巴瘤样肉芽肿病的3级病变。A．出现淋巴样大细胞并且浸润至血管。B．同一病例的EBER原位杂交。不同的肿瘤细胞均EBER⁺，大面积坏死的肿瘤无反应是由于的RNA较难保存。仅在活的细胞中检测到。C．LYG3级病变累及脑脊液，异型细胞表现出强嗜碱性细胞质

不规则或异型性，但是缺乏有说服力的恶性细胞学特征。T细胞可能在血管病变中丰富存在，可能发挥介导血管损伤的作用[9]。较大的EBV$^+$免疫母细胞或多形性大细胞通常表达B细胞标志物，如CD20、PAX5、CD79a，可在石蜡切片中检测到。LMP-1通常不表达。浆细胞可能丰富，可为多克隆性，少数情况下呈单一型轻链表达[36]。由于浸润细胞具有多种形态（多克隆性）和坏死常见，流式细胞术对轻链表达通常无价值。分子生物学技术对检测克隆性是最有用的[2,34,35]。异型大细胞可能CD30$^+$；EBV已被证明在B细胞和B细胞系中上调CD30表达[37]。但是，CD15$^-$，是排除经典型霍奇金淋巴瘤（CHL）的有价值发现。浆细胞数量不一致。

23.7　遗传学和分子生物学检测

EBER原位杂交在查找LYG的病因中非常有用，而且EBV$^+$细胞几乎存在于所有病例[2,35]。此外，可联合应用EBER原位杂交和免疫染色检测T细胞或B细胞相关抗原，在大部分研究病例中，EBV$^+$细胞是B细胞

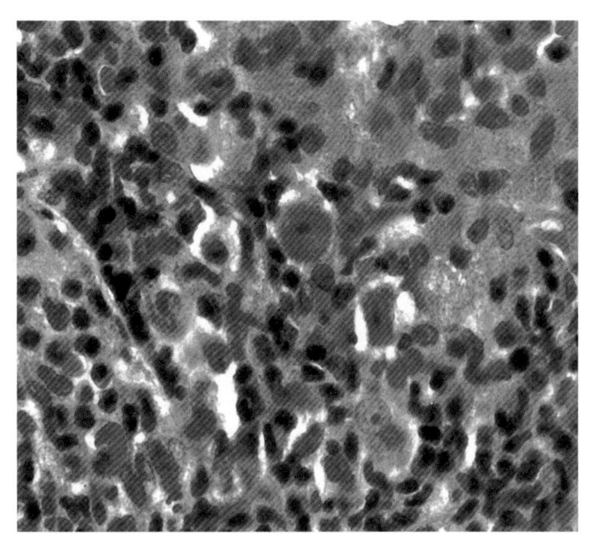

图23.9 淋巴瘤样肉芽肿病3级病变细胞改变。可见Hodgkin样细胞，并多见于高级别病变

（CD20⁺）。EBER⁺细胞大小和分布不同，与分级有关。极少数LYG 1级病变中缺乏EBV⁺淋巴细胞。此发现可能表明LYG病因的多样性，或者与技术的敏感性有关。如果EBER原位杂交结果阴性，诊断LYG应慎重。应该排除感染或过敏反应的干扰，并且要做分子研究以排除T细胞淋巴瘤。

在大多数2级或3级病变中，可以用分子遗传学技术证明Ig的克隆性[2,13,38,39]。在某些情况下，不同克隆种群发生在不同的解剖部位[16,36]。1级病变的克隆性更不一致，在这些病例中相对较少的EBV⁺细胞有关。或者，在一些情况下，LYG可能是多克隆性。T细胞受体基因分析通常无表明其单克隆性证据[40]。癌基因的改变并未被确定。

23.8 临床过程和治疗

LYG的自然史变化很大，呈惰性“良性”过程至具有侵袭性大细胞淋巴瘤的临床行为[22,24]。某些患者可自愈，而其他患者呈病情消长。常见临床特点是全身症状和多器官受累。据大宗病例报道，63.5%患者死亡，大多死于确诊后一年，总的中位生存期为14个月[22]。最常见的死亡原因是肺实质的广泛破坏，虽然有其他死亡原因报道，如感染、CNS疾病、淋巴瘤及少见的继发性噬血细胞综合征[8,24,25,41]。已经确定了几个预后特征，与不良预后相关的因素包括CNS累及和高组织学分级。

由于缺少临床试验，以及LYG临床过程的复杂性，很难得出关于这种疾病的最有效的治疗。事实上，LYG两个最大的回顾性研究结果表明几个治疗方法没有差异性。在Katzenstein等的研究中，在皮质类固醇、化疗和观察组中分别有24%、34%和27%患者存活，在每一分组中都有大约60%患者死亡。另一项对42例患者的研究

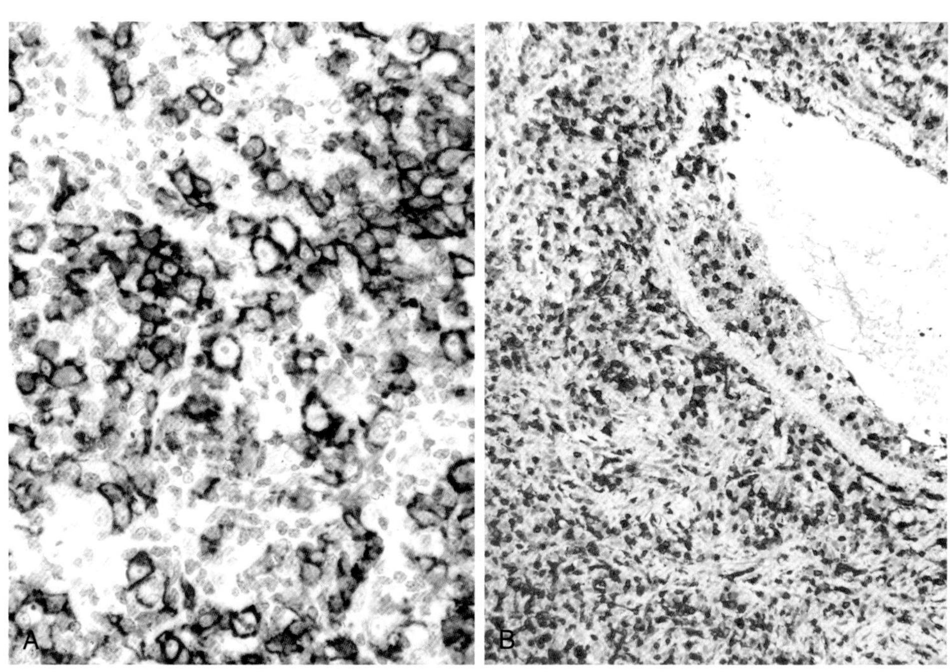

图23.10 肺部病变的免疫染色。A. CD20突出显著大小不等的淋巴细胞和异型大细胞。B. 用CD3显示T细胞，其中许多浸润血管，形成淋巴细胞性血管炎

中没有发现糖皮质激素、化疗和放疗在治疗结果上有显著差异[25]。但是，因为患者的临床病程可能受治疗选择的影响，所以这些结果并不预示所有的治疗方法是相同的。

皮质类固醇或/或化疗仍然是LYG最常用的治疗。虽然类固醇短期反应有效，但是几乎所有病例都有复发。同样在一项研究中，环磷酰胺和泼尼松的细胞毒性治疗有效，平均生存期5.2年[24]。可是，47%患者尽管后来进行了攻击性联合化疗，但还是没有达到缓解，死于恶性淋巴瘤。此发现表明早期保守化疗使患者达到完全缓解的能力降低，而对攻击的治疗缺乏持久的反应[8]。

LYG属于EBV相关的淋巴组织增殖性疾病的范围，曾有调查小组检测干扰素α 2b（IFN）抗病毒、抗增殖和免疫调节作用的疗效[3]。初步调查结果表明，IFN在LYG1级和2级病变有效，其他研究正在进行中[32]。也使用过利妥昔单抗，伴或不伴相关的化疗[42–45]。3级病变的患者推荐使用全身联合化疗，增加对$CD20^+$的非典型细胞有效的利妥昔单抗。

23.9 鉴别诊断

LYG的鉴别诊断包括肺的其他淋巴瘤、炎症及传染性疾病（表23.2）。可能最难鉴别的是移植后淋巴组织增殖性疾病（PTLD），因为PTLD和LYG都是EBV导致的B细胞增殖性疾病。PTLD可表现为肺内多结节。心肺移植的患者最常见肺累及[46]，临床病史对诊断起关键作用。另外，PTLD的反应性T细胞比LYG少。坏死常见，但是明确的血管累及不太明显（图23.11）。

CHL可能出现肺累及[47]。可是，肺门或纵隔淋巴结几乎总是累及；孤立性肺疾病罕见。CHL炎症细胞浸润包括大量T细胞，但是与LYG的浸润相比，CHL常有嗜酸性粒细胞和中性粒细胞。HRS细胞可能EBV^+或EBV^-。LYG的EBV^+细胞通常细胞大小和核特征具有一个范围，而EBV^+的CHL只有HRS细胞表现出EBV^+。在EBV^+的CHL中，许多HRS细胞也表现出$LMP\text{-}1^+$，而在LYG中，$EBER^+$但是通常$LMP\text{-}1^-$。

另一种EBV^+淋巴瘤为与慢性炎症有关的DLBCL累及肺，最初称为脓胸相关淋巴瘤[48–50]。这一淋巴瘤通常仅限于胸膜腔，与肺实质无关。这些细胞类似于在稀疏的炎症背景中出现的中心细胞或免疫母细胞。EBV感染

表23.2 淋巴瘤样肉芽肿（LYG）的鉴别诊断

移植后淋巴增殖性疾病（PTLD）
- 富于B细胞，而不是B细胞少见
- T细胞相对减少
- 凝固性坏死模式很可能相似
- 医源性免疫抑制治疗病史

经典型霍奇金淋巴瘤（CHL）
- Hodgkin–Reed–Sternberg（HRS）细胞出现于以淋巴细胞、组织细胞、浆细胞和嗜酸性粒细胞所形成的背景中
- HRS细胞可能$EBER^+$或$EBER^-$
- HRS细胞$CD30^+$、$CD15^+$、$CD20^+$、$PAX5^+$、$CD79a^-$

弥慢性大B细胞淋巴瘤伴慢性炎症（脓胸相关的淋巴瘤）
- 胸膜病变，无原发性肺的病变
- EBV^+大B细胞伴随少量炎症背景
- 肺结核或其他慢性感染致纤维化的病史

结外NK/T细胞淋巴瘤
- 淋巴细胞样浸润伴明显坏死可能与LYG相似
- EBV^+，但缺乏B细胞标记
- 细胞表达CD3、CD56和细胞毒标记

外周T细胞淋巴瘤–非特指（PTCL–NOS）
- 异型成熟T细胞浸润，$CD4^+$或者$CD8^+$
- T细胞显示细胞学异型性
- 克隆性T细胞受体基因重排阳性
- $EBER^+$细胞缺乏或者罕见
- 常存在淋巴结累及或出现其他系统性疾病的证据

肺的炎性假瘤
- 常为单发肺病变
- 混合性炎症细胞浸润，无细胞学异型性
- 多克隆性浆细胞
- 纤维化常见，但坏死罕见

Wegener肉芽肿
- 地图样坏死区域被栅栏状肉芽肿围绕
- 炎性浸润含丰富的中性粒细胞，包括中性粒细胞性微脓肿
- 纤维素样的血管坏死不常见
- 毛细血管炎是一个有用的诊断特征

过敏性脉管炎和肉芽肿（Churg–Strauss综合征）
- 坏死性血管炎伴嗜酸性粒细胞性肺炎
- 肉芽肿性炎伴巨细胞
- 淋巴细胞相对稀疏
- 慢性支气管哮喘

间质性肺炎
- 肺结构完整，无结节性病变
- 间质淋巴细胞、组织细胞、成纤维细胞浸润，与原发病变类型相符

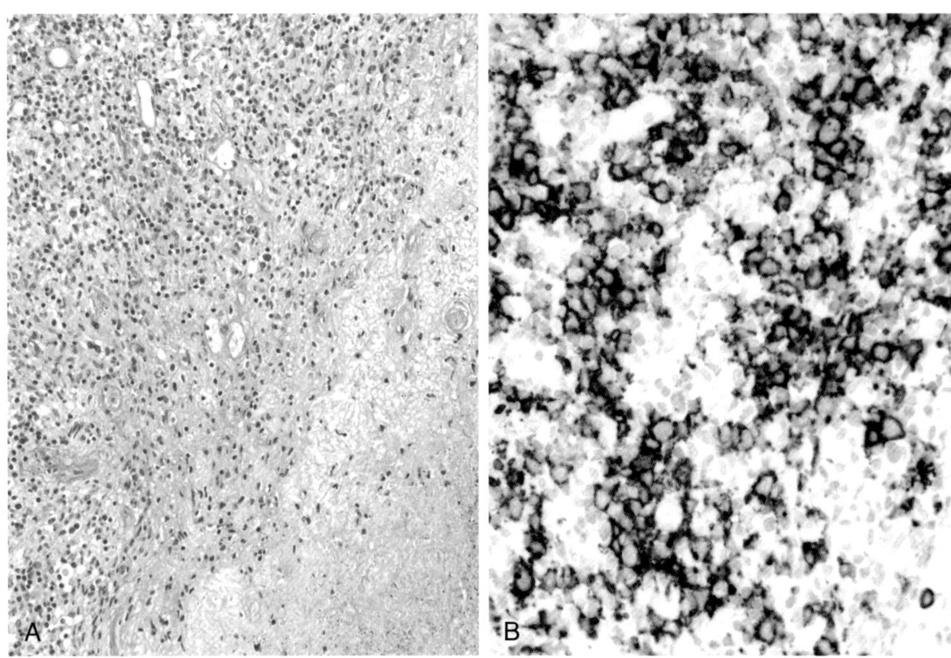

图23.11 淋巴瘤样肉芽肿病的鉴别诊断包括移植后淋巴组织增殖性疾病（PTLD）。A. 浸润可能含有广泛坏死，但很少直接累及血管。**B.** PTLD累及脑，CD20突出显示淋巴样大细胞

的细胞呈Ⅱ型潜伏感染LMP-1表达；呈Ⅲ型潜伏感染表达EBNA-2。

结外NK/T细胞淋巴瘤，鼻型是EBV^+淋巴瘤，与LYG有一些相似的组织学[23]。肺累及罕见，如果发生，则常发生在疾病的晚期，表现出广泛的肺浸润而不是孤立性结节。大多数患者累及上呼吸道，包括鼻、硬腭和牙龈。炎症背景通常很少。组织学上，肿瘤由EBV^+细胞组成，表达NK细胞和T细胞的标记（通常$CD3^+$、$CD56^+$、$TIA-1^+$、粒酶B^+、$CD8^{+/-}$）。肿瘤细胞的大小差别很大，但同一病例中通常是一致的；多数细胞中等大小，染色质致密和核仁小而不明显。坏死和血管浸润常见；血管可能显示出纤维素样变。

非特异性外周T细胞淋巴瘤，可伴肺疾病。原发性肺累及罕见。有助于鉴别诊断的特征包括：浸润的淋巴细胞的细胞异型性，克隆性T细胞受体基因重排[50]。

肺炎性假瘤，也称为浆细胞肉芽肿，通常表现为单个的结节状病灶。组织学上区别LYG较容易，因其没有坏死，浸润的多种形态的炎症细胞缺乏异型性。EBV的EBER探针原位杂交是阴性。

Wegener肉芽肿有时与LYG相似，其临床表现如肺结节，有时伴皮肤血管炎有关。肺的WG与LYG肺病变实质不同。通常富于中性粒细胞，地图状坏死的结节周围见栅栏状排列的组织细胞和多核巨细胞[51]。WG比LYG更多见于上呼吸道，后者很少见[52]。血管炎是特征性表现，但是通常无纤维素样坏死。血管炎症可以是急性或慢性，侵犯包括毛细血管在内的所有类型的血管[51]。虽然肾小球肾炎是WG的一个特征，但是未发现肾脏结节性病灶。

Churg-Strauss综合征或肺过敏性血管炎，是一种多系统疾病，几乎见于所有哮喘或过敏性病史的患者。常见完好的肉芽肿[53]。血管可能显示纤维素样变。然而，较LYG有更为明显的嗜酸性粒细胞浸润[54]。

23.10 精华和陷阱

- 淋巴瘤样肉芽肿病是一种T细胞丰富的EBV^+ B细胞增殖性疾病，具有不同的组织学级别。
- LYG 3级视为弥漫大B细胞淋巴瘤（DLBCL）的亚型，而LYG 1~2级变化较大并且临床过程难以预测。
- 除皮肤病变中可见肉芽肿性脂膜炎之外，LYG少见肉芽肿性改变。
- LYG在已知免疫缺陷病者发病增加，但是大多数患者可有轻微免疫缺陷。
- EBER原位杂交是有用的诊断工具，在缺乏$EBER^+$细胞的情况下，诊断LYG要慎重。
- 皮肤病变中$EBER^+$细胞通常罕见或无。

（刘　勇　译）

参考文献

1. Liebow AA, Carrington CRB, Friedman PJ. Lymphomatoid granulomatosis. *Hum Pathol.* 1972;3:457-558.
2. Guinee DJ, Jaffe E, Kingma D, et al. Pulmonary lymphomatoid granulomatosis. Evidence for a proliferation of Epstein-Barr virus infected B-lymphocytes with a prominent T-cell component and vasculitis. *Am J Surg Pathol.* 1994;18:753-764.
3. Wilson WH, Kingma DW, Jaffe ES, et al. Association of lymphomatoid granulomatosis with Epstein-Barr viral infection of B lymphocytes and response to interferon-α 2b. *Blood.* 1996;87:4531-4537.
4. Pittaluga S, Wilson WH, Jaffe ES. Lymphomatoid granulomatosis. In: Swerdlow SH, Campo E, Harris NL, et al, eds. *WHO Classification of Tumours of Haematopoietic and Lymphoid Tissues.* Lyon, France: IARC; 2008:247-249.
5. Nichols PW, Koss M, Levine AM, Lukes RJ. Lymphomatoid granulomatosis: a T-cell disorder. *Am J Med.* 1982;72:467-471.
6. Pisani RJ, DeRemee RA. Clinical implications of the histopathologic diagnosis of pulmonary lymphomatoid granulomatosis. *Mayo Clin Proc.* 1990;65:151-163.
7. Harris NL, Jaffe ES, Stein H, et al. A revised European-American classification of lymphoid neoplasms: a proposal from the International Lymphoma Study Group. *Blood.* 1994;84:1361-1392.
8. Lipford EH, Margolick JB, Longo DL, et al. Angiocentric immunoproliferative lesions: a clinicopathologic spectrum of post-thymic T cell proliferations. *Blood.* 1988;5:1674-1681.
9. Teruya-Feldstein J, Jaffe ES, Burd PR, et al. The role of Mig, the monokine induced by interferon-gamma, and IP-10, the interferon-gamma-inducible protein-10, in tissue necrosis and vascular damage associated with Epstein-Barr virus–positive lymphoproliferative disease. *Blood.* 1997;90:4099-5105.
10. Katzenstein A-L, Peiper S. Detection of Epstein-Barr virus genomes in lymphomatoid granulomatosis: analysis of 29 cases by the polymerase chain reaction. *Mod Pathol.* 1990;3:435-441.
11. Guinee DG Jr, Perkins SL, Travis WD, et al. Proliferation and cellular phenotype in lymphomatoid granulomatosis: implications of a higher proliferation index in B cells. *Am J Surg Pathol.* 1998;22:1093-1100.
12. Sordillo PP, Epremian B, Koziner B, et al. Lymphomatoid granulomatosis: an analysis of clinical and immunologic characteristics. *Cancer.* 1982;49:2070-2076.
13. Michaud J, Banerjee D, Kaufmann JC. Lymphomatoid granulomatosis involving the central nervous system: complication of a renal transplant with terminal monoclonal B-cell proliferation. *Acta Neuropathol (Berl).* 1983;61:141-147.
14. Ilowite NT, Fligner CL, Ochs HD, et al. Pulmonary angiitis with atypical lymphoreticular infiltrates in Wiskott-Aldrich syndrome: possible relationship of lymphomatoid granulomatosis and EBV infection. *Clin Immunol Immunopathol.* 1986;41:479-484.
15. Parkhurst JB, Kuhls TL, Jaffe ES, et al. Lymphomatoid granulomatosis in a child with familial chronic active Epstein-Barr virus infection. *Int J Pediatr Hematol Oncol.* 1994;1:299-304.
16. Mittal K, Neri A, Feiner H, et al. Lymphomatoid granulomatosis in the acquired immunodeficiency syndrome. Evidence of Epstein-Barr virus infection and B-cell clonal selection without myc rearrangement. *Cancer.* 1990;65:1345-1349.
17. Bekassy AN, Cameron R, Garwicz S, et al. Lymphomatoid granulomatosis during treatment of acute lymphoblastic leukemia in a 6-year old girl. *Am J Pediatr Hematol Oncol.* 1985;7:377-380.
18. Anders KH, Latta H, Chang BS, et al. Lymphomatoid granulomatosis and malignant lymphoma of the central nervous system in the acquired immunodeficiency syndrome. *Hum Pathol.* 1989;20:326-334.
19. Troussard X, Galateau F, Gaulard P, et al. Lymphomatoid granulomatosis in a patient with acute myeloblastic leukemia in remission. *Cancer.* 1990;65:107-111.
20. Sebire NJ, Haselden S, Malone M, et al. Isolated EBV lymphoproliferative disease in a child with Wiskott-Aldrich syndrome manifesting as cutaneous lymphomatoid granulomatosis and responsive to anti-CD20 immunotherapy. *J Clin Pathol.* 2003;56:555-557.
21. Mazzie JP, Price AP, Khullar P, et al. Lymphomatoid granulomatosis in a pediatric patient. *Clin Imaging.* 2004;28:209-213.
22. Katzenstein AA, Carrington CB, Liebow AA. Lymphomatoid granulomatosis: a clinicopathologic study of 152 cases. *Cancer.* 1979;43:360-373.
23. Jaffe ES, Chan JKC, Su IJ, et al. Report of the workshop on nasal and related extranodal angiocentric T/NK cell lymphomas: definitions, differential diagnosis, and epidemiology. *Am J Surg Pathol.* 1996;20:103-111.
24. Fauci AS, Haynes BF, Costa J, et al. Lymphomatoid granulomatosis: prospective clinical and therapeutic experience over 10 years. *N Engl J Med.* 1982;306:68-74.
25. Koss MN, Hochholzer L, Langloss JM, et al. Lymphomatoid granulomatosis: a clinicopathologic study of 42 patients. *Pathology.* 1986;18:283-288.
26. Beaty MW, Pittaluga S, Jaffe ES, et al. Cutaneous lymphomatoid granulomatosis: correlation of clinical and biologic features. *Am J Surg Pathol.* 2001;25:1111-1120.
27. Carlson KC, Gibson LE. Cutaneous signs of lymphomatoid granulomatosis. *Arch Dermatol.* 1991;127:1693-1698.
28. James WD, Odom RB, Katzenstein AA. Cutaneous manifestations of lymphomatoid granulomatosis. *Arch Dermatol.* 1981;117:196-202.
29. Jaffe ES, Wilson WH. Lymphomatoid granulomatosis: pathogenesis, pathology, and clinical implications. *Cancer Surv.* 1997;30:233-248.
30. Patsalides AD, Atac G, Jaffe ES, et al. Lymphomatoid granulomatosis: abnormalities of the brain at MR imaging. *Radiology.* 2005;237:265-273.
31. Mattu R, Sorbara L, Filie AC, et al. Utilization of polymerase chain reaction on archival cytologic material: a comparison with fresh material with special emphasis on cerebrospinal fluids. *Mod Pathol.* 2004;17:1295-1301.
32. Dunleavy K, Janik J, Jaffe E, et al. Study of the treatment and biology of lymphomatoid granulomatosis (LYG): a rare EBV lymphoproliferative disorder. *Ann Oncol.* 2005;16:59.
33. Hoffman GS, Kerr GS, Leavitt RY, et al. Wegener granulomatosis: an analysis of 158 patients. *Ann Intern Med.* 1992;116:488-498.
34. McNiff JM, Cooper D, Howe G, et al. Lymphomatoid granulomatosis of the skin and lung. An angiocentric T-cell-rich B-cell lymphoproliferative disorder. *Arch Dermatol.* 1996;132:1464-1470.
35. Myers JL, Kurtin PJ, Katzenstein AL, et al. Lymphomatoid granulomatosis. Evidence of immunophenotypic diversity and relationship to Epstein-Barr virus infection. *Am J Surg Pathol.* 1995;19:1300-1312.
36. Wilson W, Raffeld M, Jaffe E. Lymphomatoid granulomatosis: phase 2 study of dose-adjusted interferon-alfa or EPOCH chemotherapy. *Blood.* 1999;94:599a.
37. Froese P, Lemke H, Gerdes J, et al. Biochemical characterization and biosynthesis of the Ki-1 antigen in Hodgkin-derived and virus-transformed human B and T lymphoid cell lines. *J Immunol.* 1987;139:2081-2087.
38. Capron F, Audouin J, Diebold J, et al. Pulmonary polymorphic centroblastic type malignant lymphoma in a patient with lymphomatoid granulomatosis, Sjogren syndrome and other manifestations of a dysimmune state. *Pathol Res Pract.* 1985;179:656-665.
39. Reddick RL, Fauci AS, Valsamis MP, Mann RB. Immunoblastic sarcoma of the central nervous system in a patient with lymphomatoid granulomatosis. *Cancer.* 1978;42:652-659.
40. Medeiros LJ, Peiper SC, Jaffe ES. Angiocentric immunoproliferative lesions: a molecular analysis of eight cases. *Hum Pathol.* 1991;22:1150-1157.
41. Jaffe ES, Costa J, Fauci AS, et al. Malignant lymphoma and erythrophagocytosis simulating malignant histiocytosis. *Am J Med.* 1983;75:741-749.
42. Moudir-Thomas C, Foulet-Roge A, Plat M, et al. Efficacy of rituximab in lymphomatoid granulomatosis. *Rev Mal Respir.* 2004;21:1157-1161.
43. Polizzotto MN, Dawson MA, Opat SS. Failure of rituximab monotherapy in lymphomatoid granulomatosis. *Eur J Haematol.* 2005;75:172-173.
44. Hu YH, Liu CY, Chiu CH, Hsiao LT. Successful treatment of elderly advanced lymphomatoid granulomatosis with rituximab-CVP combination therapy. *Eur J Haematol.* 2007;78:176-177.
45. Jordan K, Grothey A, Grothe W, et al. Successful treatment of mediastinal lymphomatoid granulomatosis with rituximab monotherapy. *Eur J Haematol.* 2005;74:263-266.
46. Randhawa PS, Yousem SA, Paradis IL, et al. The clinical spectrum, pathology, and clonal analysis of Epstein-Barr virus-associated lymphoproliferative disorders in heart-lung transplant recipients. *Am J Clin Pathol.* 1989;92:177-185.
47. Weiss L, Yousem S, Warnke R. Non-Hodgkin's lymphomas of the lung. A study of 19 cases emphasizing the utility of frozen section immunologic studies in differential diagnosis. *Am J Surg Pathol.* 1985;9:480-490.
48. Nakatsuka S, Yao M, Hoshida Y, et al. Pyothorax-associated lymphoma: a review of 106 cases. *J Clin Oncol.* 2002;20:4255-4260.
49. Petitjean B, Jardin F, Joly B, et al. Pyothorax-associated lymphoma: a peculiar clinicopathologic entity derived from B cells at late stage of differentiation and with occasional aberrant dual B- and T-cell phenotype. *Am J Surg Pathol.* 2002;26:724-732.
50. Swerdlow SH, Campo E, Jaffe ES, et al, eds. *WHO Classification of Tumours of Haematopoietic and Lymphoid Tissues.* Lyon, France: International Agency for Research on Cancer; 2008.
51. Travis WD, Hoffman GS, Leavitt RY, et al. Surgical pathology of the lung in Wegener's granulomatosis. Review of 87 open lung biopsies from 67 patients. *Am J Surg Pathol.* 1991;15:315-333.
52. Shanti RM, Torres-Cabala CA, Jaffe ES, et al. Lymphomatoid granulomatosis with involvement of the hard palate: a case report. *J Oral Maxillofac Surg.* 2008;66:2161-2163.
53. Churg A. Recent advances in the diagnosis of Churg-Strauss syndrome. *Mod Pathol.* 2001;14:1284-1293.
54. Katzenstein AL. Diagnostic features and differential diagnosis of Churg-Strauss syndrome in the lung—a review. *Am J Clin Pathol.* 2000;114:767-772.

第24章

Burkitt淋巴瘤

Randy D, Gascoyne, Reiner Siebert, Joseph M. Connors

章节目录

1958年，Denis Burkitt首先描述Burkitt淋巴瘤的特征和地理分布，并介绍采用化疗的新治疗方案[1,2]。因为他的巨大贡献，本病被命名为Burkitt淋巴瘤（BL）。BL最初描述为发生在赤道非洲疟疾流行地区的儿童下颌快速生长的肿瘤[3-6]。此型BL通常与EBV有关，而在世界上其他地方，与EBV相关性不一。应用BL细胞系体外研究推动了血液病理学的巨大进展，研究成果包括首次描述了EBV，首次描述了B细胞永生化需要病毒，及8号染色体上MYC基因谱[7-9]。

多年来，此淋巴瘤的名称不断更改。在Rappaport分类中称之为未分化淋巴瘤，Burkitt型[10]。Lukes和Collins将其归类为小无裂滤泡中心细胞淋巴瘤[11]。工作分类主要考虑临床应用，根据生存特点把BL命名为小无裂细胞型临床高级别淋巴瘤[12]。Rappaport分类和工作分类将未分化或小无裂细胞淋巴瘤划分为Burkitt型或非Burkitt型。修订的Kiel分类将BL视为一种独立实体[13]。REAL分类也同样认为BL是独立淋巴瘤亚型，但是REAL分类方案中BL还包括Burkitt样高级别B细胞淋巴瘤或Burkitt样淋巴瘤的临时分类[14]。后一个分类认识到存在少数挑战性病例，难以区分BL或弥漫大B细胞淋巴瘤（DLBCL）。在WHO 2008新增的暂时分类中包括了这些灰区或交界病例〔特征介于DLBCL和BL之间的未分类B细胞淋巴瘤（未分类DLBCLBL）〕，将在下文讨论[15-17]。急性白血病的FAB分类包括B淋巴母细胞白血病（B-ALL），也称为L3-ALL[18]。在大多数情况下，L3-ALL是BL的白血病阶段。

WHO 2008中[16]，BL被认为是一种独特的淋巴肿瘤，并有三种临床或流行病学类型。已经认识到其经典形态学表现可有所变化，但不同的形态学变异型尚未描述。

24.1 定义

WHO定义BL是一种高度侵袭性淋巴瘤，常发生在结外或表现为急性白血病形式[14,16,19,20]。肿瘤由单形性、中等大小的B细胞组成，胞质嗜碱性，核分裂指数高。8号染色体上8q24位点的MYC原癌基因易位是其恒定特征。根据BL流行病学的不同亚型，EBV感染的频率不同（见下文，表24.1）。

24.2 流行病学

BL有三种临床变异型，它们的临床表现和原发肿瘤的解剖部位存在根本差异，形态学有细微的差别，分子遗传学和生物学不同[16]。

24.2.1 地方性Burkitt淋巴瘤

BL在赤道非洲多发生在疟疾流行区域，横跨西北部的塞内加尔和毛里塔尼亚，到东南部的坦桑尼亚和莫桑比亚和巴布亚新几内亚。撒哈拉以南非洲地区最易发生，是因为该地区年降雨量高及高温，与疟疾流行带分布一致[6]。生活在城市的居民很少患BL。地方性BL主要发生于少年儿童，发病高峰年龄为4~10岁，男女发病比

表24.1 Burkitt淋巴瘤（BL）和弥漫大B细胞淋巴瘤（DLBCL）的主要诊断要点

特征	经典型BL	介于BL和DLBCL之间	DLBCL
结构	弥漫	弥漫，罕见结节状	弥漫
星空现象	通常可见	可以无	通常无
核分裂	很多	很多	不一
细胞形态	单一	轻微多形性	不一
核形状	圆形或卵圆形	部分细胞轻度不规则	主要为中心母细胞
核大小	中等	中等，部分病例掺杂较大细胞	大细胞
核仁	多个（2~5），嗜碱性	可以单个、居中、更明显	不一；中心母细胞常有2~3个核仁邻近核膜
细胞质	嗜碱性，常可见空泡；可见镶嵌现象	嗜碱性；可以无空泡或不镶嵌	嗜碱性至双染，常无空泡
CD19、CD20、CD22、CD79a的表达	+	+	大部分病例+
CD10表达	+	+	+不一；定义DLBCL GCB亚型
BCL6表达	+	+	大部分病例+
BCL2表达	−	可变；二次打击病例通常+*	60%~70%阳性，大部分属于ABC亚型
亮CD38	+	+（不一）	CD38可能+，但通常弱
EBV-EBER	+（15%~30%）†	−	一般−
细胞遗传学	t（8；14）或变异型t（2；8）或t（8；22），多为简单核型	t（8；14）及其他的t（qq24），复杂的染色体组型	
DNA含量	近二倍体	几乎为二倍体，可能更复杂	通见复杂核型
分子生物学	MYC重排到Ig伙伴基因	MYC重排到Ig和非Ig伙伴基因，常有BCL2或BCL6基因重排	MYC易位占原发DLBCL的5%~8%

注：ABC，活化B细胞亚型；GCB，生发中心B细胞亚型。

*，某些病例Dako抗体（克隆号124）染色可能阴性，但是针对不同抗原表位的另一种克隆号E17的抗体染色阳性。

†，百分比适用于散发性BL。

例为2：1[21]。肿瘤最常发生在结外，尤其是下颌骨、面部骨和眼眶。大部分地方性BL呈EBV$^+$，Ig重链（IgH）和MYC位点都有独特的分子MYC改变（表24.3）。

24.2.2 散发性Burkitt淋巴瘤

此型见于世界各地，主要发生于儿童和年轻成人[22,23]。成年人少见，在西欧和北美淋巴瘤只占1%~2%[24]。大约占儿童淋巴瘤的30%~50%。散发性BL少见于2岁以下儿童。成人患者中位年龄约30岁，男女之比为2：1~3：1。少数发生于老年人。散发性BL常累及胃肠，不常累及颌骨或眼眶[25]。EBV感染率不到30%，多数西方国家为10%~20%[8]。散发性BL可发生于流行区，可能是某些病例呈非典型表现或缺乏EBV感染的原因。IgH及MYC基因位点的断裂点与地方性BL不同（见下文"遗传学"，表24.3，图24.16）。

与散发性BL相比，灰区和交界性病例通常发生于老年，而且更常见于淋巴结[15,17,26-28]。除了免疫缺陷相关疾病（特别是HIV感染）患者之外，通常不感染EBV。

24.2.3 免疫缺陷相关性Burkitt淋巴瘤

这种BL变异型主要见于HIV感染者，约占所有AIDS相关淋巴瘤病例的30%~40%[29]。在这些病例中，25%~40%有EBV感染[30]。很多病例中表现出轻微非典型细胞学特征，常表现出浆样分化[31,32]。此型也可能发生于其他免疫缺陷情况下，包括先天性疾病和医源性疾病如器官移植后免疫抑制[33]。但是，这种情况下的BL不常见。

24.3 病因学和发病机制

BL的发病原因不明。疟疾持续感染后，慢性抗原刺激和相关的免疫抑制可能是致病因素[8,34]。HIV感染的致病原因与此相似[35,36]。另外注意到成人和儿童有农药接触史[37]。

BL发病机制最恒定的因素是MYC原癌基因易位[38]。几乎在所有BL中，由于易位或突变而导致此基因功能失调[39]。文献表明，MYC至少起两个重要作用：促进细胞增殖和下调HLA Ⅰ类分子的表达，从而使肿瘤细胞逃避宿主免疫控制[36]。对MYC过表达的正常反应不仅促进细胞增殖，也促进细胞凋亡。BL病例中有多种基因改变共同参与破坏MYC相关凋亡信号，包括其他基因位点的改变（p53-MDM2-ARF通路的突变或其他畸变）、导致凋亡信号消除的MYC基因突变，EBV感染可能也参与其中[40,41]。MYC基因过表达虽然是BL的恒定发现，但本身不足以诱发淋巴瘤[42,43]。转基因小鼠的MYC基因过表达导致前体B细胞多克隆增生，但持续6~9个月后仍未形成单克隆肿瘤，几乎可以肯定其他基因的参与。这些数据表明，虽然MYC基因在BL的发展中起重要作用，但它可能只是一个辅助因子或触发因子，需要额外的遗传改变，以表达完整的恶性表型[42]。最近有数据表明，在DLBCL中，MYC基因易位或突变可能由体细胞超突变机制的异常活动导致，因而可以解释不能用多态性连接（VDJ）或抗体种类转换重组的错误来解释的易位[44]。抗体种类转换重组和体细胞超突变都需要活化诱导的胞苷脱氨酶（AID）。最近发现，AID既促进MYC基因启动子区域的双链DNA断裂又促进IgH断点的产生，从而促进肿瘤性B细胞的IgH-MYC基因易位[45]。细胞核内这两个位点的空间位置靠近，也有助于促进易位的产生[46]。MYC在BL中的具体机制无法解释，但是，MYC基因易位在DLBCL中也可检测到，罕见于淋巴母细胞淋巴瘤（LBL）和滤泡性淋巴瘤（FL）[47-53]。极少数BL缺乏明确的MYC基因易位。最近有研究表明微小RNA的异常表达可能是一个致病因素[54]。

EBV感染是BL第二个最常见的发病因素。重要的是，这两种致病因素中没有任何一种具有特异性，也不能单独致病[35,55-57]。EBV是一种几乎无处不在的人类疱疹病毒，潜伏期可在这些细胞中起B细胞转化作用或持续存在。EBV潜伏感染特点是三个不同的基因表达模式[58,59]。Ⅰ型潜伏模式是BL的特征，所表达的病毒相关基因包括EBER-1、EBER-2和EBNA-1。Ⅱ型潜伏模式是霍奇金淋巴瘤（HL）、外周T细胞淋巴瘤（PTCL）和HIV感染原发性渗出性淋巴瘤（PEL）的特征，病毒基因表达包括EBER-1、EBER-2、EBNA-1、LMP-1、LMP-2A和LMP-2B。Ⅲ型潜伏模式见于移植后淋巴增殖性疾病和淋巴母细胞样细胞系，表达潜伏病毒的全基因谱，包括EBER-1、EBER-2、EBNA-1、2、3A、3B、3C以及LMP-1、2A、2B。

EBV感染潜伏模式Ⅰ型与绝大多数地方性BL有关，但并非所有病例都存在[58]。这些数据表明EBV可能不是其发病机制的关键或者存在其他未明确病毒。而且，EBV感染在散发性BL中不到30%，虽然它们的形态学和免疫表型特点与地方性BL一样[8,60,61]。

大多数的研究表明存在单克隆感染事件，支持EBV是BL的一个重要致病因子作用[62,63]。使用EBV末端重复序列探针，在Southern印迹分析中肿瘤细胞以游离体DNA的形式隐藏潜伏病毒，其模式与克隆性扩增之前的恶性B细胞感染一致。与最近的连续临床标本体外研究结果和相应的细胞系相比，EBV感染是后续事件[65]。

关于BL发病机制中EBV作用，主要有两种理论。MYC癌基因易位与EBV感染时间之间的关系仍需研究[66]。有一个假设机制认为，EBV感染导致B细胞多克隆增生，以“淋巴母细胞样”潜伏EBV基因表达模式。细胞群的核分裂活动增加会引起MYC基因重排异常的可能性。在这种情况下，EBV可能通过刺激细胞增殖、减少凋亡信号或增加遗传不稳定性来促进肿瘤发展。在“打了就跑”的模式中，病毒先损伤组织然后就消失，这可解释一些地方性BL表现为潜伏EBV基因组阴性的原因。

EBV相关的第二个假设认为MYC基因发生易位后受病毒感染。这一理论在BL中更容易解释潜伏EBV基因表达模式仅仅包括EBER-1、EBER-2和EBNA-1（潜伏模式Ⅰ型）[59,63,65]。这种基因表达模式可能更有生存优势，可逃避免疫监视，因为EBNA-1不会诱发一种有效的细胞毒性T细胞反应[67]。可是，只有当MYC基因易位的细胞没有增殖优势或当EBV感染后只有一个细胞时才致BL的形成。

也许更可能是一个综合模型，EBV感染呈“淋巴母细胞样”的基因表达模式（Ⅲ型）产生多克隆B细胞增生[66]。在这样的背景下，因为EBV增加了中度遗传不稳定性，可使MYC基因发生易位，导致细胞生长的优势，然后EBV潜伏基因表达下调，并在形态出现从免疫母细胞形态至一个类似BL的变化。虽然这似乎是一个合理的理论，但近来有资料表明在淋巴细胞系中MYC基因被迫表达不会诱发Ⅰ型转变为Ⅲ型的EBV潜伏感染模式[68]。相比之下，其他的资料表明MYC和EBNA-1可以共同促进淋巴瘤的发展[67,69]。关于EBV的作用和在BL发病机制中的作用目前仍不明确。在BL中E2F1的过表达可能在细胞周期异常中起作用[70]。地方性疟疾和HIV感染的易感因素的确切作用尚不明确。

24.4 临床特征

几乎在所有的BL中，均发现与肿瘤细胞快速增殖有关的表现。严重的肿瘤学突发事件可能发生，包括肠穿孔、输尿管梗阻或脊髓压迫导致的继发性截瘫。三种类型BL都可能有CNS受累的危险[71]。某些独特的临床特征与不同的流行病学亚型有关。

24.4.1 地方性Burkitt淋巴瘤

地方性BL大约50%发生在淋巴结外，尤其是在下颌和眼眶。5岁以下儿童大约70%发生下颌和面部骨受累，只有25%发生于14岁以上儿童（图24.1）[21,72]。眼眶发生地方性BL与北美的眼眶淋巴瘤截然不同，在北美大部分累及眼附属器的淋巴瘤是惰性B细胞淋巴瘤[21,72]。其他受累部位有末端回肠、盲肠、卵巢、肾和乳房。

淋巴瘤面部受累时可充满鼻窦或造成牙齿松动。眼眶异常常见，因为有颅神经受累[71]。地方性BL累及骨髓或表现为急性白血病的病例非常少见[21,72]。患者可主诉腹部疼痛、腹胀或大便习惯改变。

24.4.2 散发性Burkitt淋巴瘤

散发性BL很少累及面部结构，尤其是下颌骨[25]。80%~90%患者表现为腹部受累[25]。最常累及回盲部，也可累及阑尾、升结肠和腹膜[25]。腹部以外部位包括卵巢、肾和乳房。值得注意的是，双侧乳房受累是BL的一个特征性发现，多发生在青春期、妊娠期或哺乳期。

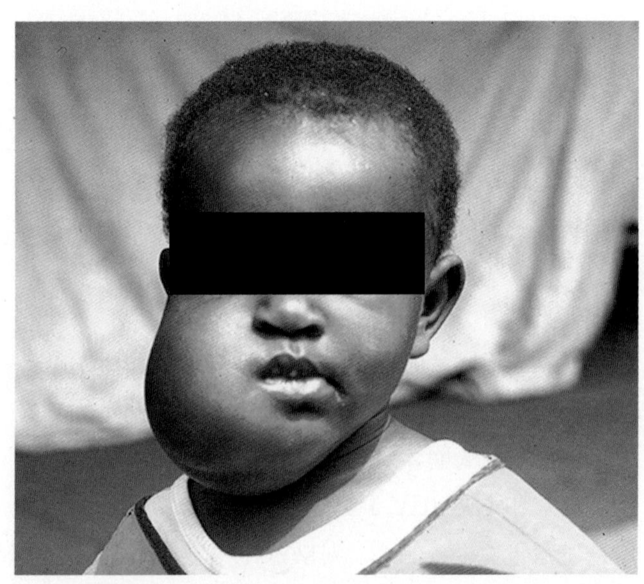

图24.1 南美洲儿童下颌骨发生的典型地方性BL。

患者可出现胸腔积液。骨髓受累较地方性BL更常见，在某种程度上，几乎可见于每一个死亡病例[25,73]。虽然CNS受累在诊断时少见，但是大部分散发性BL最终出现CNS受累，除非给予有效的全身化疗加CNS化疗[74]。只有10%~15%出现外周淋巴结受累，而且成人比儿童多见[25]。Waldeyer环或纵隔受累少见。进展期或者巨大肿瘤的患者可能在外周血涂片中发现肿瘤细胞。超过25%骨髓受累时诊断为Burkitt白血病或L3-ALL。

24.4.3 免疫缺陷相关性Burkitt淋巴瘤

AIDS相关性淋巴瘤大约1/3是BL[29]。HIV感染者出现BL属于AIDS的界定范畴[29]。免疫缺陷相关性BL的诱发因素包括：CD4$^+$细胞少于0.2×10^9/L；持续HIV感染，尤其未接受高活性抗逆转录病毒治疗（HAART）的患者；与其他HIV感染相关性淋巴瘤相比，年龄较小（10~19岁）[29]。AIDS相关性BL在诊断时往往为进展期，伴B症状且70%身体状态差。结外累及常见，通常累及胃肠道、骨髓或CNS。预后与淋巴瘤的范围和原有免疫缺陷有关。重要的不良预后因素包括：CD4计数低、BL发生之前的AIDS、身体状态差，Ⅳ期疾病，尤其是CNS或骨髓受累。包括BL在内的所有AIDS相关性淋巴瘤的发病率自HAART广泛使用后已大幅下降，表明潜在免疫缺陷和AIDS相关性BL有关[75]。最近的一些研究强调，区分AIDS相关性BL和AIDS相关性DLBCL具有重要的治疗意义。CHOP（环磷酰胺、阿霉素、长春新碱、泼尼松）方案对AIDS相关性DLBCL合适并有效，对AIDS相关性BL疗效不如专门为后者设计的化疗方案[76-79]。静脉滴注化疗方案，如EpoCH（依托泊苷、泼尼松、长春碱、环磷酰胺、氟甲睾酮）联合利妥昔单抗，对所有HIV相关性侵袭性B细胞淋巴瘤都有很好疗效[80,81]。

24.5 分期

在儿童患者中地方性和散发性BL根据St. Jude系统进行分期[82]。成人常用传统的Ann Arbor方法来分期[82]。儿童患者中30%为局限性疾病，70%肿瘤呈广泛播散。巨块型或外周血受累的患者，可见血清乳酸脱氢酸或β2微球蛋白升高。这些是肿瘤负荷的替代标记，在具有高增殖指数肿瘤中特征性升高。同样尿酸水平可能会很高，是治疗后引起肿瘤溶解综合征的先兆。适当的预处理，通常可以防止这种代谢后果的发生。

24.6 形态学

24.6.1 经典型Burkitt淋巴瘤

几乎所有地方性BL、大多数散发性BL以及许多AIDS相关性BL具有相同的形态学特征，称为经典型BL[14,16]。其结构特征性地弥漫浸润，在低倍镜下可见独特的“星空”现象（图24.2~图24.4）。此特征呈“虫噬”样，是由于BL细胞凋亡导致许多良性组织细胞吞噬核碎片[83]。虽然核分裂多和高增殖率很早就被认识，但肿瘤也有很多细胞发生凋亡。由此产生的倍增时间比仅基于增殖指数而计算的时间长。极少数病例可能会看到滤泡模式，但在大多数情况下不可能区分它是真正的滤泡

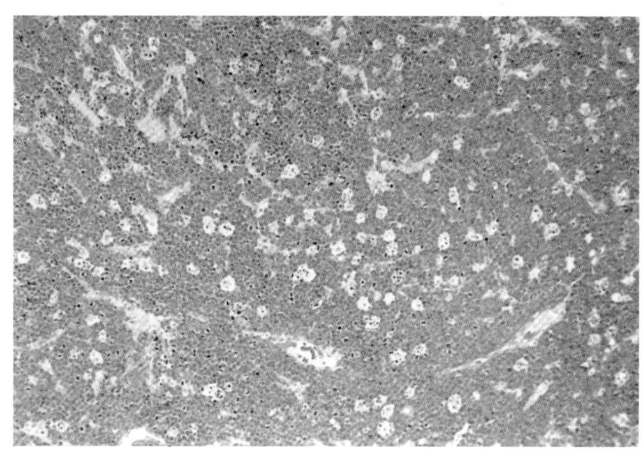

图24.2 经典型Burkitt淋巴瘤。典型的“星空”结构，因为存在大量吞噬核碎片的组织细胞

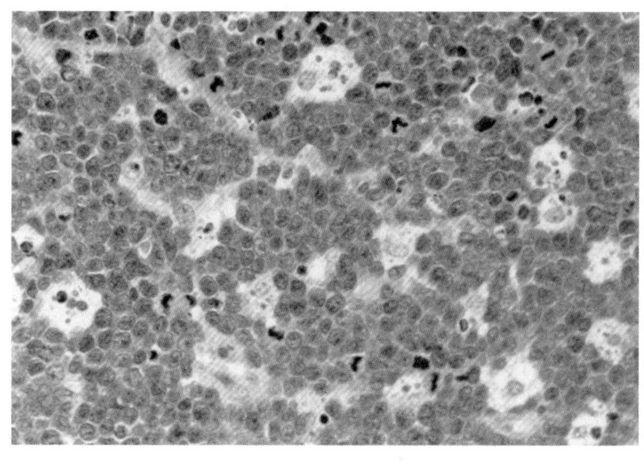

图24.3 经典型BL中的核分裂。同图24.2为同一病例，显示大量核分裂象

生长方式还是残留良性淋巴滤泡的植入[12,83]。

细胞中等大小，单一，近乎一致。细胞大小与同一切片中巨噬细胞的核大小相近。重要的是，巨噬细胞的大小也有不同程度改变，因此应检查数个区域以尽可能准确地判断细胞大小。细胞常表现为黏附性。因细胞质紧密相连而可能形成镶嵌现象（图24.5）[83]。这种特征在福尔马林固定标本中尤其明显。同样地，超薄切片（2~3 μm）通常可表现出更一致的外观，并可能使铺路石样效果更明显[83]。细胞核是一致的圆形或椭圆形。染色质呈粗块状，副染色质相对清晰，2~5个居中嗜碱性小核仁[14,84]。B5固定可能会改变核的外观，使细胞倾向于单个居中的明显核仁[83]。细胞质中等量，强嗜碱性，常含有脂质空泡（图24.6）。此特征在淋巴结印片或骨髓穿刺印片中最易见，虽然常见但不恒定[85]。多核细胞不常见。BL的典型诊断特征列于表24.1，并与“未分类DLBCLBL”比较。

24.6.2 变异型Burkitt淋巴瘤伴浆细胞样外观

在HIV感染的情况下，BL变异型可能同时具有经典型BL和DLBCL的形态学特征（图24.7）[31,32]。细胞大小和形状有轻微的不同，造成切片之间轻微的异质性。细胞核略偏位，核仁多为单个、居中，类似小的浆细胞样免疫母细胞。在极少数情况下，可能存在多核细胞。

24.6.3 其他形态学变异型

WHO 2008[16]不再像2001版那样把非典型BL作为形态学变异型[86]。大多数曾称为非典型BL病例，其生物学行为和临床表现与经典型BL无法区分。BL的形态学范围较曾经认为的要广泛，因此，诊断BL时允许一定程度的核不规则或细胞大小和形态不同。非典型形态在

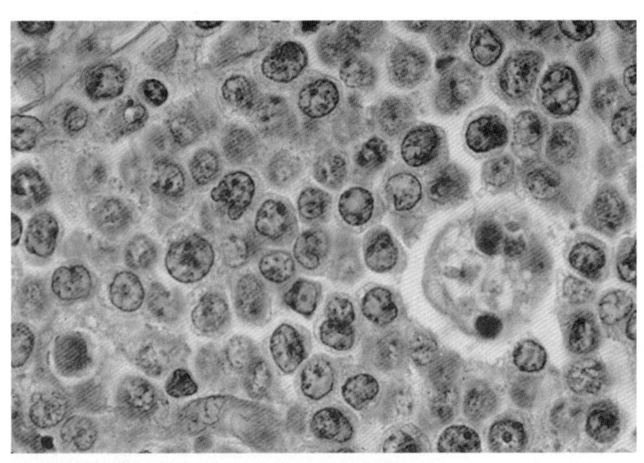

图24.4 经典型Burkitt淋巴瘤的细胞学特征。相对一致的圆形或椭圆形细胞核，多个小核仁，一圈较薄的细胞质

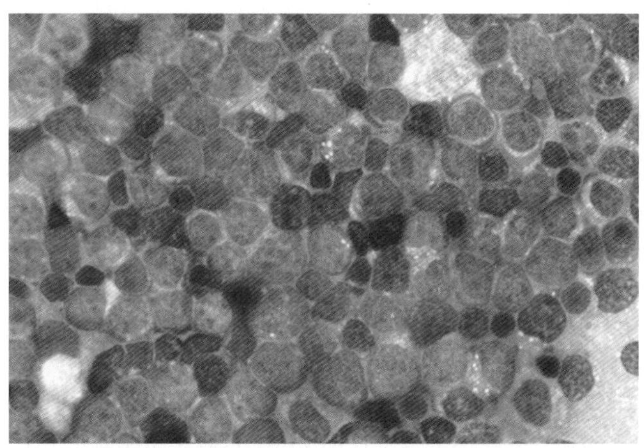

图24.6 经典型Burkitt淋巴瘤印片，Wright-Giemsa染色。注意大多数BL细胞的嗜碱性细胞质和空泡

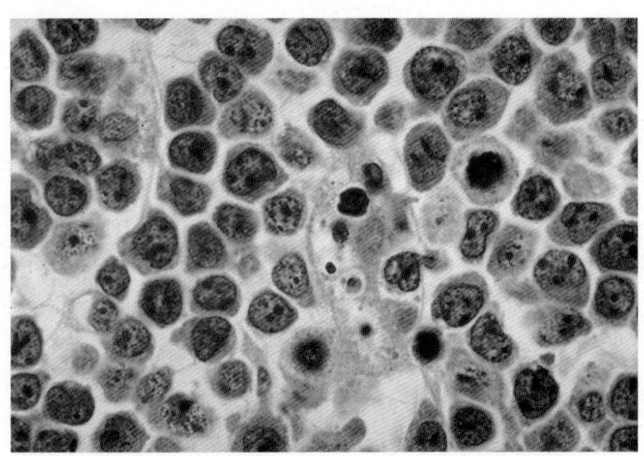

图24.5 高倍镜下示经典型Burkitt淋巴瘤“铺路石”样结构。此特征最易见于福尔马林固定的薄切片。另外注意轻微的核不规则

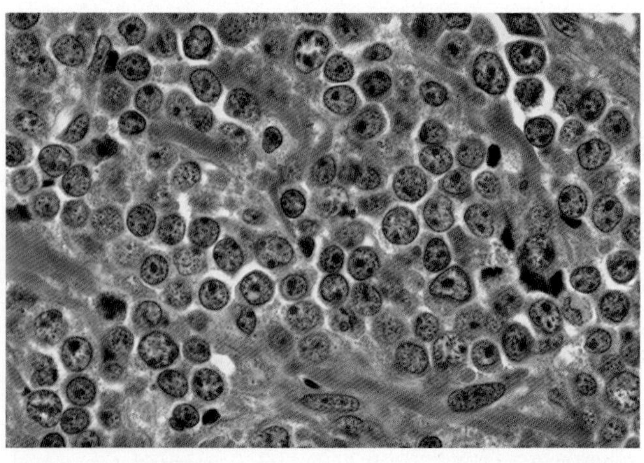

图24.7 HIV相关性BL。HIV相关性Burkitt淋巴瘤伴轻微浆细胞分化，较多细胞有单个居中的核仁

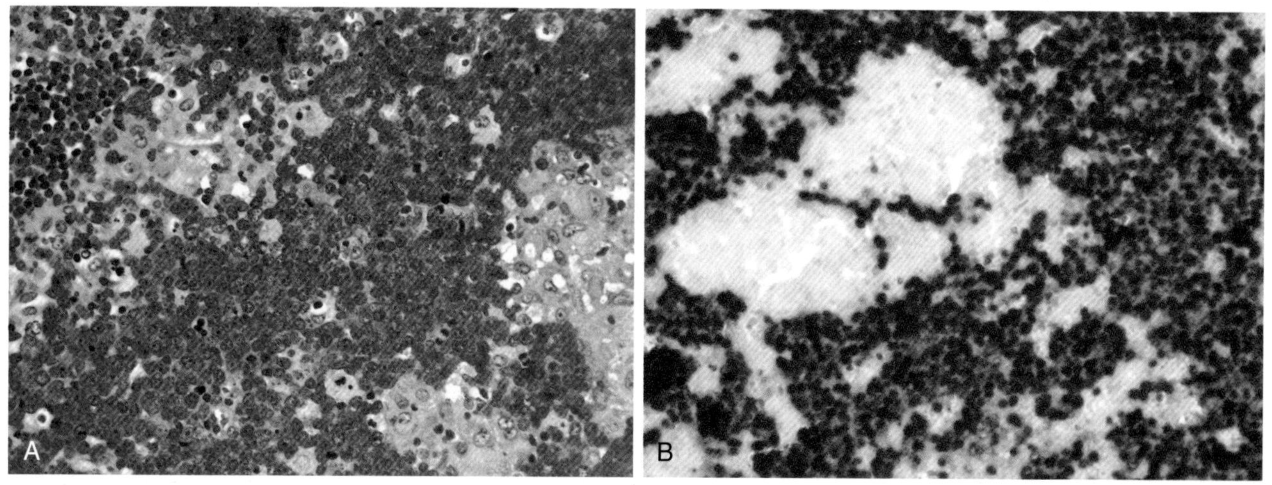

图24.8 Burkitt淋巴瘤典型的肉芽肿反应。A. 充分形成的上皮样肉芽肿与BL浸润相混合。在邻近区域，融合的肉芽肿围绕肿瘤。B. EBER原位杂交显示在肿瘤细胞呈阳性，但肉芽肿阴性

成人较儿童更常见，而且更多见于淋巴结病变。出现非典型形态，诊断时应确保免疫表型和遗传特性支持BL的诊断。这些诊断特征包括增殖指数>99%、BCL2⁻或微弱表达、FISH或细胞遗传学研究证实MYC基因易位。肿瘤内浸润的淋巴细胞（T细胞）极少。很难对更早的文献进行评估，因为其中包括形态学与DLBCL交界的病例，并且缺乏充分的信息来确定它是BL还是DLBCL[34,47,52,87–90]。

少数经典型BL伴有明显的上皮样组织细胞反应[91]。肉芽肿反应通常位于肿瘤周围而且可能部分掩盖肿瘤（图24.8）。两份研究中，这种反应类型的病例都与EBV⁺有关[92,93]。值得注意的是，大多数病例为局部发生，常位于淋巴结，并且预后非常好。据推测，肉芽肿反应表示一个异常的宿主反应，可能与EBV相关抗原有关。

24.6.4 特征介于DLBCL和BL之间的未分类B细胞淋巴瘤（未分类DLBCL–BL）

WHO 2008[16]引入了B细胞淋巴瘤的一个新类别“特征介于DLBCL和BL之间的未分类B细胞淋巴瘤（未分类DLBCL–BL）”[94]。这种新类别几乎肯定包括一种以上肿瘤实体，但是重要的是，它认可其中一部分是原发淋巴瘤，也许更多病例为FL的转化，其特征介于典型DLBCL和经典型BL之间。形态学上，这些灰区或交界病例的特征性表现为类似BL的中等大小细胞，混杂DLBCL典型所见的一些大细胞。这些病例往往有“星空”现象和高增殖率，而且许多免疫表型符合BL（图24.9，表24.1）。但是，不能诊断为BL，因为这些病例具有不符合经典型BL的非典型形态学、免疫表型或遗传学特征。重要的是，这种B细胞淋巴瘤的新类别不适用于偶尔发生MYC基因重排（大约占DLBCL的5%~8%）的其他典型的DLBCL。同样，不能证实MYC基因易位的其他典型的BL病例仍然应该归类为BL。表24.1列出一些有助于鉴别BL、DLBCL和新的未分类DLBCL–BL的特征。

相当多的未分类DLBCL–BL病例为转化的低级别淋巴瘤，最常见的是FL伴t（14；18）。这些所谓的双重易位或二次打击病例发生于两种临床情况：50%为原发侵袭性淋巴瘤，其MYC基因易位是恶性肿瘤克隆的早期遗传学演化；另外50%病例先前患有FL，随后活检发现复发或发生进展[89,95–104]。这两种情况，肿瘤细胞均有t（14；18）和MYC易位，常为典型的侵袭性极强的淋巴瘤[28,105–107]。图24.10演示发生于成年人的双重易位淋巴瘤的完整谱系。

24.7 免疫表型

经典型BL及其变异型的肿瘤细胞为成熟B细胞，因此表达CD19、CD20、CD22和CD79a[14,19,108]。细胞表达限制性轻链膜IgM以及CD10和BCL6；这些有助于界定BL是生发中心细胞淋巴瘤（图24.11）[109,110]。BL细胞不表达CD5、CD23、Cyclin D1和TdT。BCL2阴性是其

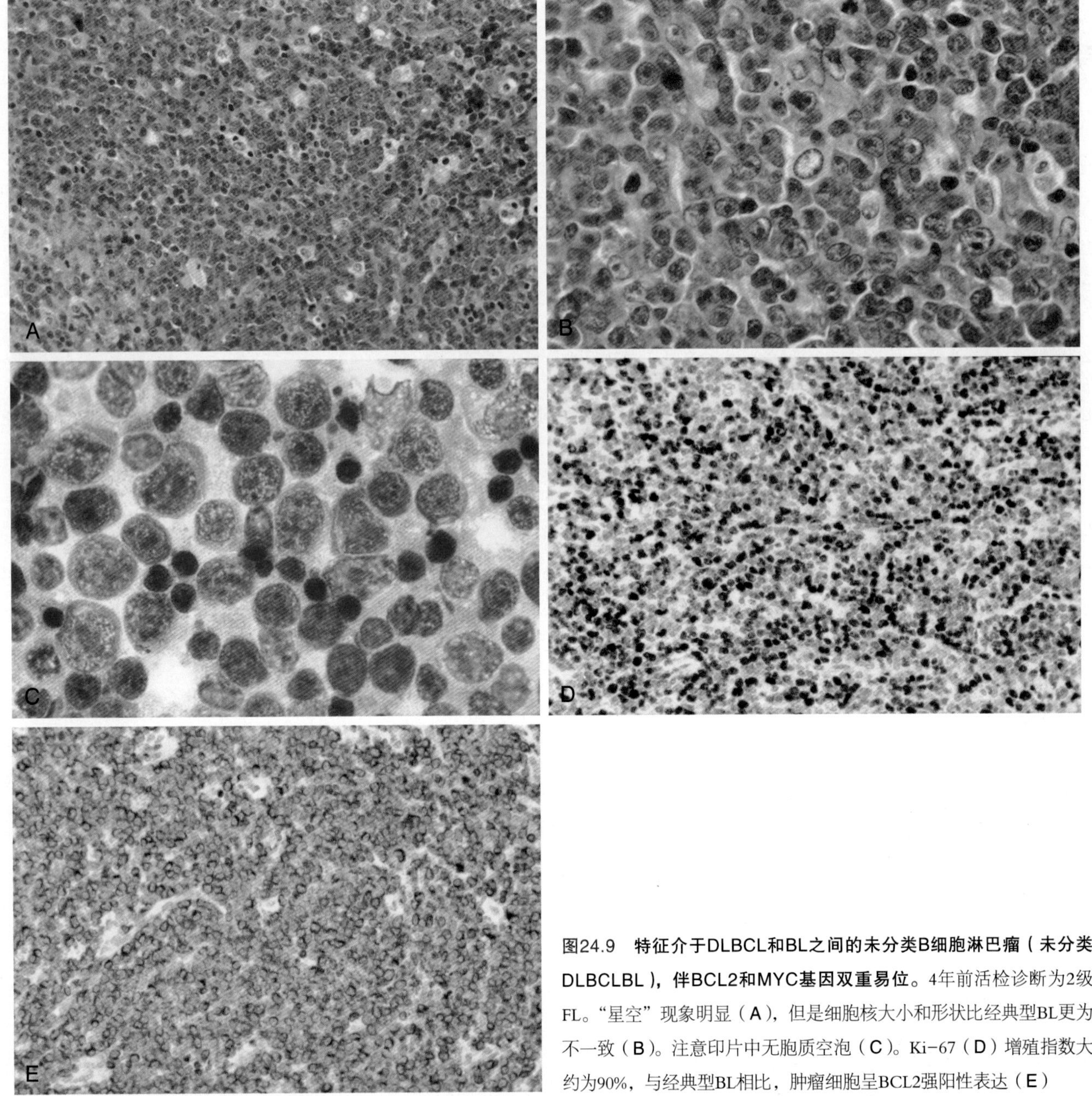

图24.9 特征介于DLBCL和BL之间的未分类B细胞淋巴瘤（未分类DLBCLBL），伴BCL2和MYC基因双重易位。4年前活检诊断为2级FL。"星空"现象明显（A），但是细胞核大小和形状比经典型BL更为不一致（B）。注意印片中无胞质空泡（C）。Ki-67（D）增殖指数大约为90%，与经典型BL相比，肿瘤细胞呈BCL2强阳性表达（E）

特征，但有极少见的弱阳性病例[111]。CD21是人类补体的C3d组分和EBV的受体，通常表达于地方性BL的细胞表面[112]。散发性BL通常CD21⁻，符合其EBV潜伏感染的低发生率。HIV相关BL伴浆细胞样分化的病例可能表达单一型胞质内Ig[113]。与AIDS相关性中心母和免疫母细胞淋巴瘤相比，HIV相关BL病例BCL6⁺并且不表达MUM-1/IRF4和CD138（syndecan）[114,115]。虽然它们都不表达LMP-1，但是在大约30%病例中EBER原位杂交证隐匿性EBV潜伏感染（图24.12，表24.2）[114,116,117]。

当BL表现为白血病形式时（L3-ALL），母细胞与其他部位BL具有相同的成熟B细胞免疫表型；这点有别于前体B细胞ALL（图24.13）。偶有病例异常表达MUM1和FOXP1，正常生发中心B细胞不表达这两种基因[118,119]。大多数BL的典型特征是缺少宿主免疫反应，大多数活检中几乎见不到CD3⁺T细胞证实这一点。BL的分子生物学研究发现了一系列新基因的表达差异[120,121]。它显示出BL细胞特征性地表达TCL-1和CD38，但不表达CD44[122,123]。最近发现流式细胞术中CD38强阳性表达与MYC基因重排有关，尤其是在CD23⁻和FMC-7⁺病例中[124]。一些变异型DLBCL病例表现出与BL相似的免疫表型（图24.14），并且与MYC基因易位无关。

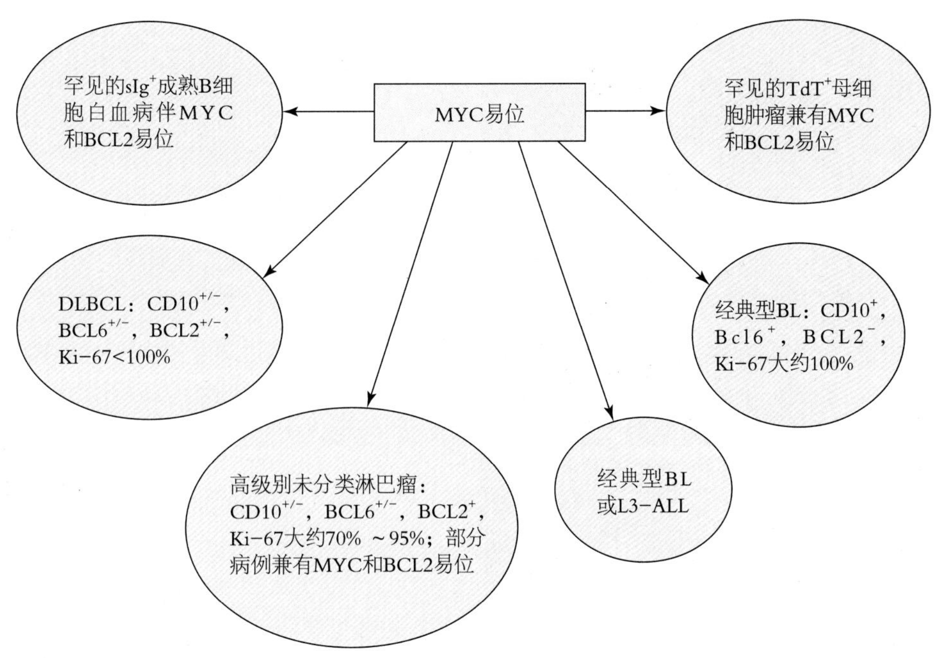

图24.10 MYC基因易位的形态学和免疫表型示意图。本图描述MYC易位作为原发的细胞遗传学改变的疾病或原发淋巴瘤核型的其他改变符合MYC易位。MYC基因可导致一些不同的组织学表现，包括经典型BL、未分类DLBCLBL、罕见的TdT⁺淋巴母细胞淋巴瘤（LBL）、B细胞急性淋巴细胞白血病（L3-ALL）和所谓的成熟B细胞白血病。MYC基因易位也可以是继发性事件（本图未显示），通常发生于组织学转化时；形成高级别组织学，包括未分类DLBCLBL。这种类型的继发性MYC改变见于FL、套细胞淋巴瘤（MCL）、浆细胞骨髓瘤（PCM）和伴绒毛淋巴细胞的脾淋巴瘤。较长箭头表示MYC基因易位的结果，在儿童发生BL，在成人发生DLBCL。在初期活检组织中，经典型BL可能只占有MYC基因重排的成人的1/3。具有LBL特征（包括细胞核TdT⁺）最好划分为LBL。虽然本图未显示，极少DLBCL病例可能类似经典型BL的免疫表型（图24.14）。因缺乏对MYC基因的认识，难以预测这些肿瘤的临床行为。SIg为表面免疫球蛋白

24.8 遗传学

24.8.1 Burkitt易位导致IgH-MYC并排及其轻链变异

BL是首次发现重现性染色体异常的淋巴瘤。在1972年，Manolov和Manolova在BL中发现14号染色体标记[9]，后来Zech等[125]发现这是由8号和14号染色体长臂（q-）上发生相互易位所致。经典型BL中t（8；14）（q24；q32）易位见于大约75%~80%病例，然而它的变异型t（8；22）（q24；q11）和t（2；8）（p12；q24）却很少见（图24.15）[38,63,121]。

在分子水平，t（8；14）及其变异型和MYC基因并排，位于染色体8q24区，邻近Ig基因（Ig）位点之一，也就是14q32位点的IgH、2p12位点的IgK或22q11位点的IgL（图24.15）。由于这些Ig位点易位，正常MYC基因表达控制丢失，导致整个细胞周期内蛋白的组成性表达。MYC基因编码一种转录因子，既可以作为一种转录激活因子和转录抑制酶，也可以诱导细胞凋亡及增殖[38,63,126]。MYC基因意味着DNA损伤发生时，双链DNA修复导致染色体易位增加，而且增加了活性氧的产生[127-129]。新技术（如全球启动子区域的微阵列）发现了受MYC基因上调影响的大量下游基因[130]。MYC基因的组成性表达也能增加血管生成和淋巴管生成[131]。

MYC基因内的分子断点位于8q24，取决于易位伙伴基因，并显示相当大的个体差异[132-134]。在经典型t（8；14）病例，8q24断点通常位于MYC基因位点着丝粒（5′）部分。根据与MYC基因相对位置的染色体断点位置进行分类；MYC易位的第一个（5′）外显子或内含子的断点为Ⅰ类，断点紧邻MYC基因上游者为Ⅱ类，远处断点为Ⅲ类。散发性和免疫缺陷相关性BL，Ⅰ类（和Ⅱ类）易位明显，而地方性非洲病例最常见Ⅲ类易位，分布在基因数百个kb上游（图24.16，表24.3）[38,63,135]。t（8；14）导致包含完整编码基因的der（14）染色体上的MYC激活。位于14q32的GH断点通常导致地方性BL发生5′J段或D段的内含增强子，或导致散发性和HIV相关性BL发生3′转换μ区的内含增

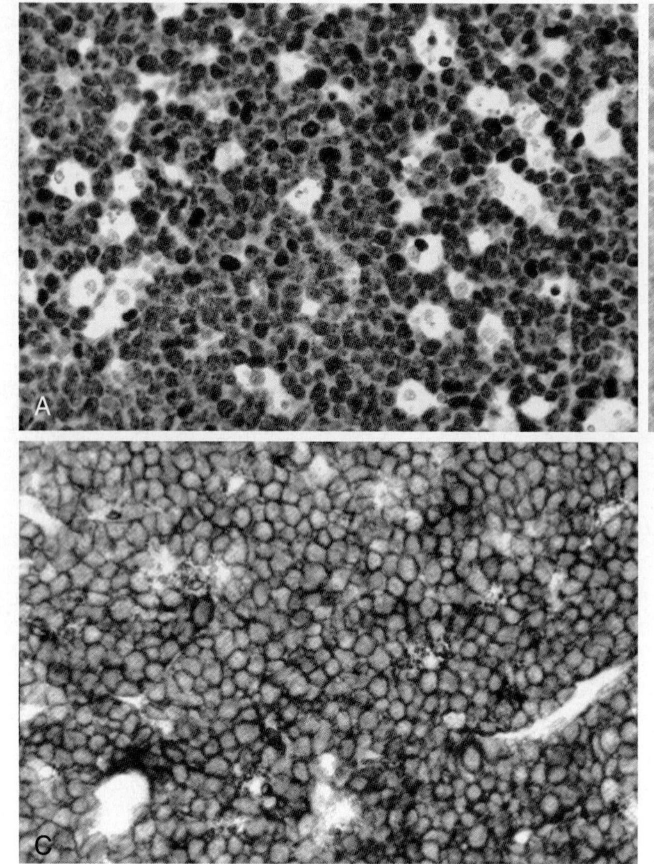

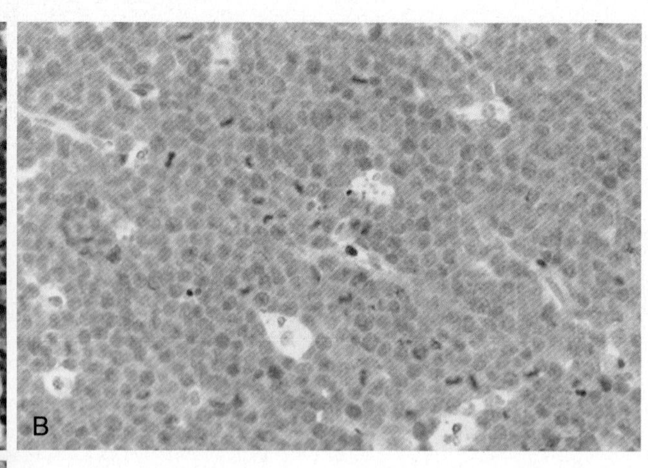

图24.11 一例经典型Burkitt淋巴瘤（BL）的Ki-67（A）、BCL2（B）和CD10（C）免疫染色。注意Ki-67染色示所有细胞均增殖，除了组织细胞。肿瘤细胞CD10强阳性表达，BCL2⁻。注意有一些小的反应性淋巴细胞BCL2⁺

强子，提示这些易位分别发生于变异的VDJ或类转换-重组过程中[38,63,135]。也有证据表明，Burkitt易位可能是一个误导的体细胞突变的结果[136]。体细胞和部分VH突变体可见于一些BL病例中。同样地，MYC基因突变非常频繁，尤其是在伴t（8；14）易位的地方性BL中，其原因大概是Ig序列与衍生的14号染色体上的MYC基因位点并列导致体细胞超突变[44,136]。这种基因突变可以改变MYC基因的转录或影响其磷酸化、稳定性及蛋白质活性[38,63,126]。

与经典型Burkitt易位t（8；14）相比，包括变异的t（2；8）和t（8；22）导致衍生的8号染色体上的MYC基因失控，分别由IgK和IgL基因旁的并列导致（图24.17）。这些变异体的8号染色体断点位于*MYC*基因3′端，并可散在分布于高达2Mb MYC基因端粒区（图24.18）[132]。

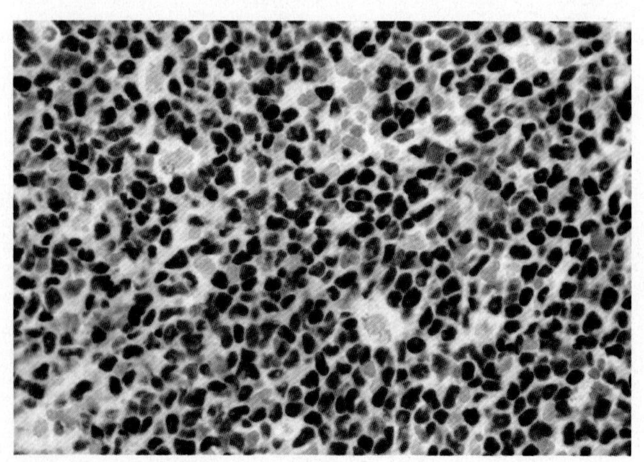

图24.12 HIV相关性Burkitt淋巴瘤（BL）伴EBV潜伏感染。使用EBER探针原位杂交（棕色）

表24.2 AIDS相关淋巴瘤的免疫表型和分子生物学特征

特征	AIDS BL	AIDS LBCL	AIDS IBL
EBV感染（EBER⁺）	30%	40%	90%
LMP-1情况	−	−	+
BCL6表达	+	+	−
MUM-1/IRF4	−	−	+
CD138	−	−	+
*MYC*基因重排	100%	部分	部分
*BCL6*基因重排	−	20%	−
*p53*突变	60%	罕见	罕见

注：AIDS，获得性免疫缺陷综合征；BL，Burkitt淋巴瘤；DLBCL，弥漫大B细胞淋巴瘤；IBL，免疫母细胞淋巴瘤。

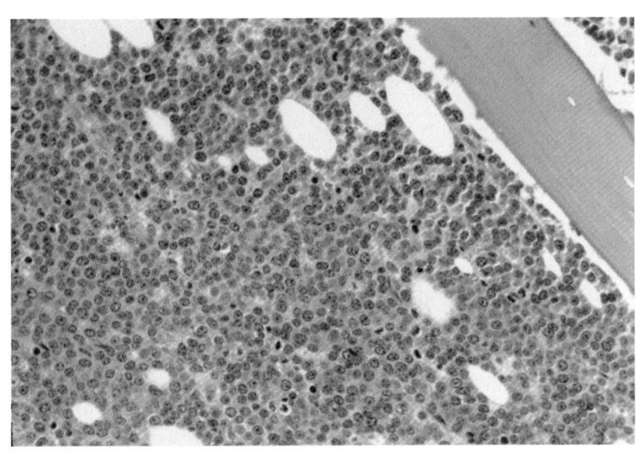

图24.13 Burkitt淋巴瘤（BL）骨髓活检显示BL重度浸润。骨髓弥漫浸润，诊断B细胞急性淋巴母细胞白血病（L3-ALL）

2号和22号染色体断裂通常分别发生于*IgK*和*IgL*基因的5′恒定区域[38,63]。

重要的是，*MYC*基因易位不仅限于BL。不同B细胞肿瘤，使用新的分子细胞遗传学方法识别一系列与各种染色体为目标的8q24改变。例如，在多发性骨髓瘤（MM）中，在15%~50%病例中已经描述了8q24改变所造成的影响[137-139]。

24.8.2 非Ig-MYC易位

利用FISH筛查具有BL特征的淋巴瘤，发现非Ig基因位点的MYC基因易位的数量持续增多。这些易位称为非Ig-MYC易位，大多数为t（8；9）（q24；p13）和t（3；8）（q27；q24）[28,105-107,140-142]。t（8；9）与MYC基因并列邻近9p13紧邻*PAX5*基因，而且t（3；8）与3q27 BCL6基因位点并列。在这些非Ig-MYC易位的MYC基因位点的断裂中大多数发生于MYC端粒基因，与Burkitt易位轻链的变异相似。对MYC基因表达失调的确切机制仍然不明确，但是调控或促进因素作用和染色质结构局部变化的作用都是假设。值得注意的是，发生在经典型BL中非Ig易位很少见，但是占中间或灰色地带淋巴瘤MYC基因易位的一半[94,121]。此外，t（8;9）（q24;p13）与t（14；18）（q32；q21）出现、IgH-BCL2并列的密切相关。*MYC*的断点与其他典型淋巴瘤癌基因断点同时出现，如BCL2、BCL6或CCND1，称为二次打

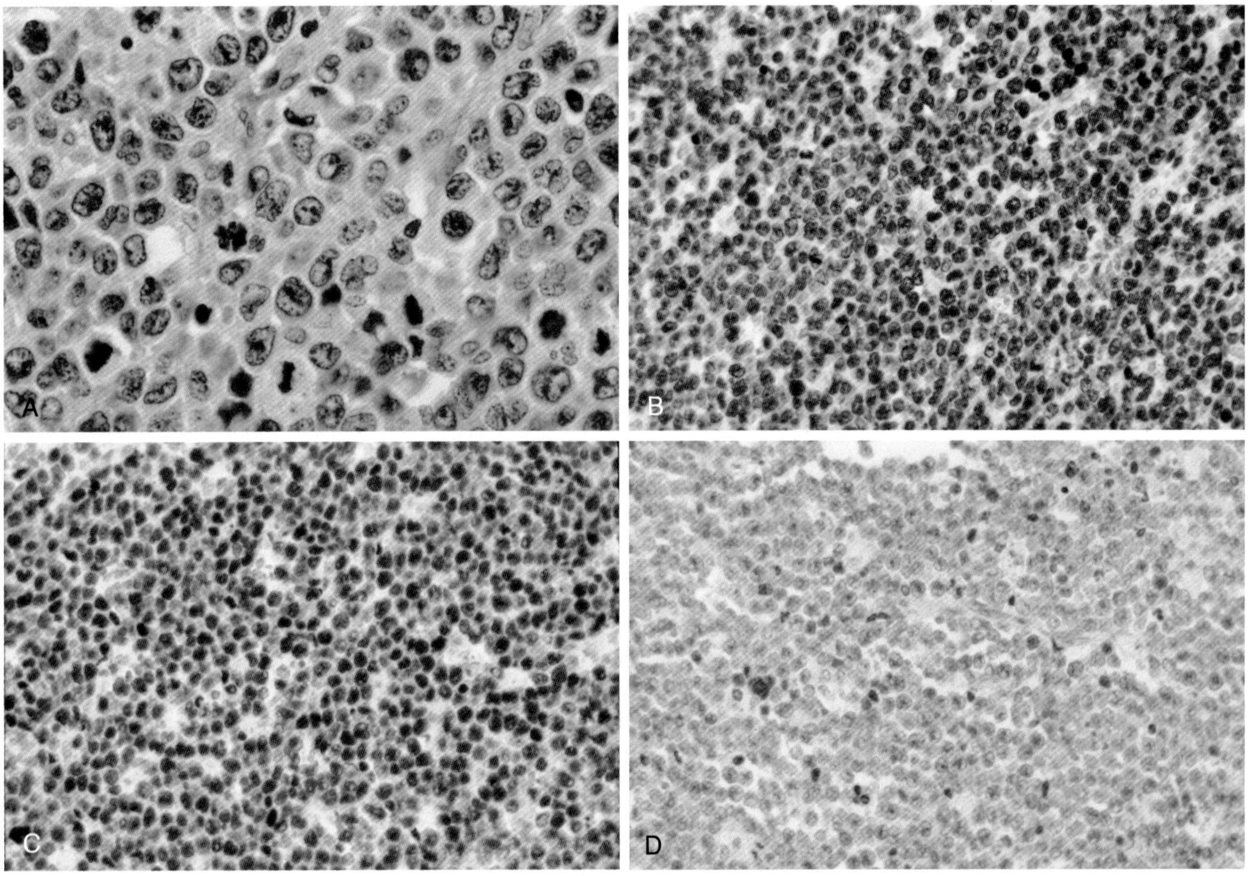

图24.14 变异型DLBCL。DLBCL可见分叶核，具有经典型BL的典型免疫表型，HE染色（A）。细胞显示Ki-67呈100%阳性（B），BCL6核强阳性（C），BCL2蛋白不表达（D）。注意小淋巴细胞的内对照。此病例的细胞同样也表达CD10和CD43（未显示）。未评估MYC癌基因状态

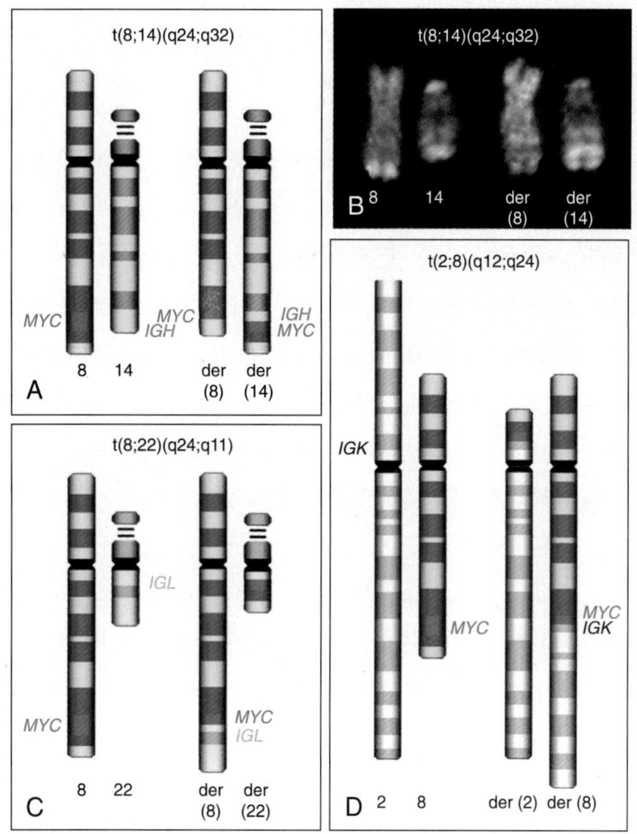

图24.15 经典型Burkitt淋巴瘤（BL）的t（8；14）易位（A和B）及其变异型t（8；22）（C）和t（2；8）（D）。所涉及的染色体用不同的颜色显示。红色表示8q24 *MYC*基因。*MYC*基因邻近Ig位点，导致*MYC*基因激活。部分核型（荧光R绑定）显示正常和经典型Burkitt易位衍生的8号和14号染色体

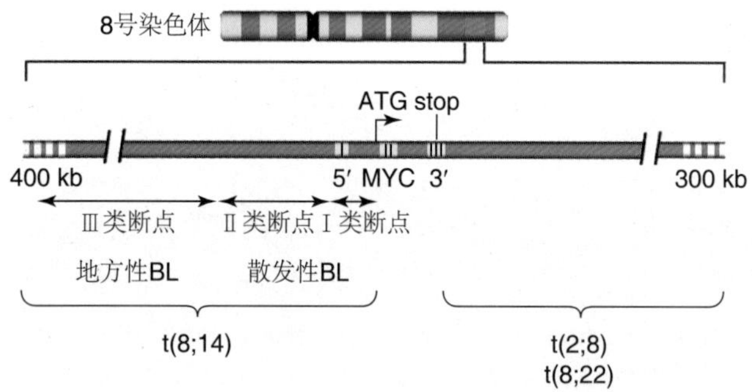

图24.16 染色体8q24上的MYC基因位点（并非按比例绘制）。MYC基因3个外显子用黄色表示。图下方显示了各种断点区域的分布

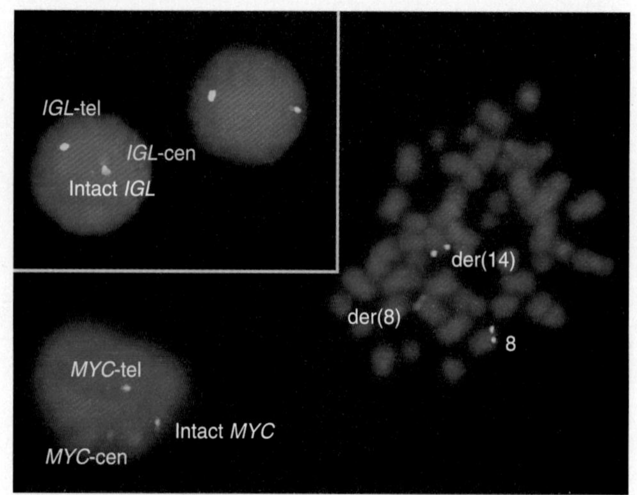

图24.17 MYC基因位点上断点的检测（主图）及IgL位点（插图）使用不同探针标记这些位点。MYC断裂-分开探针由采用5′探针，它起始为5′小于140kb的上游的MYC基因的5′端的上游，以MYC结束而且朝向着丝粒延伸260kb（红色）。3′探针开始于3′端1Mb MYC基因向端粒延伸大约400kb（LSI MYC双色，断裂-分开重排探针）。IgL断裂-分开探针由不同标记的BAC克隆检测22q11 IgL的位点[163]。红色和绿色信号同表达，分别定位于完整的MYC和IgL位点。BL的MYC和IgL基因位点的断点分别为t（8；14）（主图）和t（8；22）（插图），分别用红色和绿色信号所标识

击[89,143]。然而，这个术语的定义不明确，例如，二次打击也可能是BCL2和BCL6易位的共存。同样，这些二次打击淋巴瘤已经属于MYC复合体淋巴瘤，后者也包含伴有许多继发性遗传畸变的Ig-MYC阳性淋巴瘤[121]。因此，可能应当精确命名，例如可以称之为共存BCL2⁻/MYC断裂阳性淋巴瘤。细胞遗传学和分子细胞遗传学研究已经获得良好证据，在B细胞淋巴瘤中*MYC*基因可相当混杂，将来会更好地阐述非*Ig-MYC*基因易位的特征。

24.8.3 经典型Burkitt淋巴瘤（BL）的遗传学改变

除外稍后讨论一些例外的病例，经典型BL（包括

表24.3 Burkitt淋巴瘤（BL）的特征性遗传学表现

特征	地方性BL	散发性BL	AIDS相关性BL
主要的MYC基因断裂点在t（8；14）（q24；q32）	MYC基因5′远端（着丝粒）（Ⅲ级）	外显子和内显子1（Ⅰ级）和MYC基因（Ⅱ级）5′端（着丝粒）	外显子和内显子1（Ⅰ级）
主要IgH断裂点在t（8；14）（q24；q32）	VDJ区域	转换区域	转换区域
体细胞IgH基因突变	是	是	是
EBV阳性率	>90%	5%~30%	25%~40%

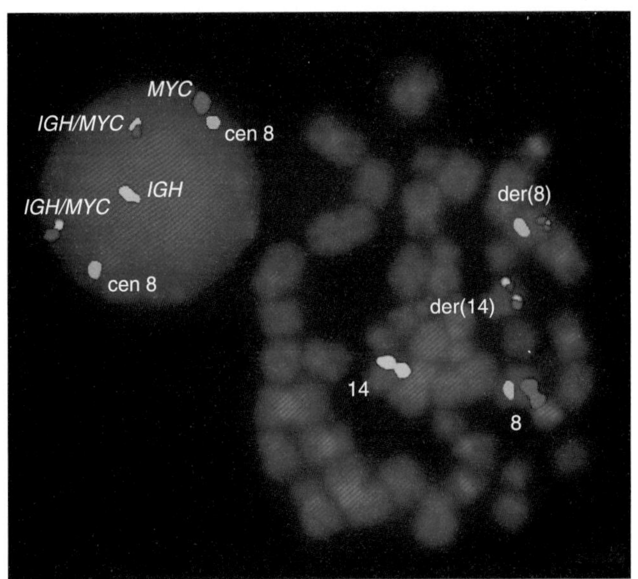

图24.18 在一例Burkitt淋巴瘤（BL）中利用IgH-MYC双融合探针来检测t（8；14）。这种探针是含有基本上与IgH所有的基因位点同源的序列、超出IgH基因位点3′末端延伸约300kb的1.5Mb IgH探针（绿色）和一个750kb大的MYC探针（红色）在*MYC*上游延长约400kb以及超过*MYC* 3′端约350kb的序列的混合物。T（8；14）导致der（8）和der（14）染色体信号融合，而且分别在完整的8号和14号染色体上为孤立的绿色和红色信号。8号染色体的多个拷贝可以检测到这种染色体着丝粒区域的α-卫星探针（粉红色的假色）

地方性和散发性）总是带有导致*Ig-MYC*融合的三个易位中的一个：t（8；14）（q24；q32）、t（2；8）（p12；q24）或t（8；22）（q24；q11），其中t（8；14）最为常见。Burkitt易位被认为是BL中的主要事件。它们通常会形成一个非常简单的核型的一部分；也就是说，没有或很少有额外的染色体畸变可检测到。最近有两篇综述表明，超过一半的经典型BL，在细胞遗传学水平未发现二次畸变[143,144]。在这个核心子集（发生在44%病例）中最常见的二次畸变是获得1q、7和12，丢失6q、13q32-34和17p。值得注意的是，似乎1q的获得与缺乏其他重复性异常，其他病例中大多为随机的异常。有一些证据表明，染色体复杂性增加与经典型BL的不良预后有关[143,144]。传统的细胞遗传学研究识别的染色体不平衡的模式与使用比较基因组杂交（CGH）和一系列CGH研究BL相符，后两者到目前为止只在较少病例中进行过研究[145,146]。然而，值得注意的是这些研究不能识别BL中新的细胞遗传学、神秘的染色体失衡，而且表明儿童和成人经典型BL的染色体失衡模式是相同的，但众所周知其发病率有差异[147,148]。

24.8.3.1 *MYC*阴性经典型BL是否存在

目前是否确实存在缺乏MYC基因易位或Ig-MYC基因融合的经典型BL正在讨论中。事实上，Hummer等报道了极少的成熟、侵袭性B细胞淋巴瘤病例，具有BL特征性基因表达，但是不能检测MYC基因畸变。同样地，Leucci等报道了一组MYC阴性经典型BL，提示另外的微小RNA失调的发病机制。从一个角度诊断来看，需要强调的是目前没有任何用来诊断遗传学改变一项技术，也就是说细胞遗传学、FISH、PCR或Southern印迹能够明确排除所有MYC基因易位。尤其是神秘的Ig插入到MYC基因位点，反之亦然，以及5′远端和3′端断裂可能检测不到。然而，值得注意的是，除外BL通过基因表达或形态定义，缺乏MYC或8q24上的畸变的BL显示一个比Ig-MYC阳性经典型BL完全不同的，复杂得多的染色体失衡的模式[121,143]。而且，年龄分布似乎也不同。因此，Ig-MYC阴性BL的诊断需要特别注意，尽管只有在缺乏Ig-MYC而其他特征都支持才得出诊断。

24.8.3.2 *MYC*基因易位是否为BL所特有

*MYC*基因的易位，虽然是BL的一个特征，但不是特有的（图24.10），*MYC*基因重排可见于许多新的淋巴瘤。而且，*MYC*基因易位作为一个继发性细胞遗传学的事件，在许多造血肿瘤中都有描述。*MYC*基因易位占新诊断原发DLBCL的5%~8%，使用CHOP方案治疗，与低生存率有关[47-49,51-53,90,143,149,150]。替代标记物，如增殖率超过95%，可能无法准确地定义这些病例。而且，经典型BL免疫表型（CD10$^+$、BCL6$^+$、BCL2$^-$）与DLBCL存在MYC基因易位有不完美的关系。

24.8.4 特征介于DLBCL和BL之间的未分类B细胞淋巴瘤（未分类DLBCL-BL）的遗传学改变

WHO 2008根据最近的基因表达（见下文）和遗传数据，引入了“未分类DLBCLBL”[94]。形态学特征已在上文描述。从遗传学观点来看，可能出现继发性MYC基因易位的成熟的、侵袭性B细胞淋巴瘤，诊断困难时这些病例是一个“废纸篓”。因为这个类别的目的是作为初次诊断，不是复发淋巴瘤的诊断，这个克隆的进展发生，顾名思义，是在临床前阶段。可是，其他B

细胞淋巴瘤复发时可发现遗传方面相似的肿瘤。

在儿童和青年人中，相比于老年群体，这些中间病例很少见；可以推测，它们可能代表开始为BL的淋巴瘤但呈现与伴染色体复合物继发的DLBCL交叠的特征[121,148]。或者，在老年群体中，出现这些特征的病例大多发生于先前存在DLBCL或FL获得了MYC易位及其他继发性遗传学事件。相对应的，后一组遗传畸变的模式表现为FL和DLBCL的模式，很多病例伴BCL6或BCL2断点。交界性淋巴瘤MYC易位丰富，出现于大约一半的病例，非Ig-MYC融合是导致大约一半这些断点的原因。在这一组有许多具有二次打击淋巴瘤。表型常常描述为MYC复合物，以二次打击、非Ig易位和Ig-MYC融合和多种继发性改变为基础。这样的话，需要注意的是定义的复杂性依赖于所应用技术的分辨率，且取舍点不能固定[121]。

24.8.5 BL与中间淋巴瘤的遗传学改变的诊断和临床意义

虽然MYC基因易位和对应的分子学改变为诊断BL的“金标准”，但是仅有这些改变不足以确诊[17,120,121,151]。这些改变以及其他影响8q24上*MYC*基因的变化，也可见于其他肿瘤，包括FL、MCL、MM和DLBCL等[137,152,153]。在这些恶性肿瘤中，t（8；14）及其变异型常常是继发性改变，可能与侵袭性形态学和临床特点有关。

确诊BL应找到一个Burkitt易位。使用染色体显带技术的常规细胞遗传学分析被认为是分析BL的金标准。除了检测诊断性易位，细胞遗传学分析还能够识别变异型MYC易位累及非Ig基因位点和可能预示着各种低级别NHL的侵袭性转变的其他特征性主要染色体畸变。此外，染色体显带分析是唯一提供了一个平衡和不平衡的继发性改变的完整的基因组概况的技术（表24.4）[39]。

然而，在常规情况下，活细胞往往无法进行细胞遗传学分析，部分原因是由于核分裂指数低或中期分裂象质量差。分子生物学技术如Southern杂交或PCR为基础的方法可检测Burkitt相关的MYC基因改变，但是这些方法需要新鲜或冰冻组织。另外，因为可能在MYC和Ig基因位点的数百个的碱基中散在分布一些断点，而且必须应用多个探针或序列特异性引物，使得Southern杂交和PCR分析费时和昂贵。然而，使用各种类型引物长

表24.4 伴t（8；14）淋巴瘤的继发性细胞遗传学改变

畸变	发生率（%）
dup（1q）	17
+7	13
+12	7
del（6）（q）	7
+3	6

距离PCR技术可以可靠地检测经典型和变异型Burkitt易位的Ig-MYC连接处，使得它们可能用于定量PCR检测的发展，后者使用克隆特异性引物用于监测微小残留病灶[83,154-156]。

目前最有效的检测Burkitt易位的技术是间期FISH，它可以适用于几乎所有类型的组织[157,158]。原则上，两个不同种类的FISH分析已经在BL中应用：断裂-分离分析和融合分析。断裂-分离分析采用不同标记的探针针对MYC、IgH、IgK或IgL基因位点典型的断点区域两侧[159-165]。在一个完整的位点情况下，这两个信号共同定位。位于基因位点的断裂导致双色信号对解离（图24.17）。用于诊断，要保证探针针对典型断点的位置正确。为了检测基因位点所有的断点，不同的探针被物理分隔为1Mb或更多[121]。这可能会造成来自两个探针的信号之间位置很远，甚至可出现在无断裂的细胞中。信号之间的距离取决于核的凝集和探针的大小。如果对照实验考虑到这些特点，分离FISH对活细胞的细胞悬液可以可靠地检测到最小为5%克隆细胞包含的染色体断点[158]。

使用融合技术识别一个Burkitt易位并排除其他影响MYC或Ig基因位点的畸变，使用不同标记的探针来跨越各自的位点[166]。最可靠的检测是使用探针跨越两个受影响基因位点的断点（图24.18）。通过这些探针，可以分别产生der（8）和der（14）的双融合，至少是在骨髓和外周血标本中，假阳性率低于1%。

从诊断的角度来看，如果考虑BL或中间淋巴瘤的诊断时应尽可能最好使用传统的细胞遗传学研究。间期FISH可以补充传统细胞遗传学以解决染色体畸变的问题。FISH应仅限用于尽管采取了适当的努力却无法获得细胞遗传学研究的组织。考虑到MYC基因插入Ig的问题（反之亦然）和广泛延伸的断点，可以排除Ig-MYC基因融合，只有精心设计IgH-MYC、IgL-MYC的IgK-MYC融合探针可以应用。如果这些易位已经排

除，非Ig-MYC断裂可以使用一个或多个（取决于断裂范围）MYC分离探针检测到。而且，IgH-BCL2融合和BCL6断裂需排除，尤其在老年人伴MYC断裂阳性淋巴瘤中，把真正的BL从中间淋巴瘤中区别出来。考虑到在成年患者中MYC⁺DLBCL不好的预后，它可能在非儿童患者适当分离出伴MYC断点的所有成熟、侵袭性B细胞淋巴瘤[118,150,167]。

24.8.6 基因表达谱

已有研究探讨了基因表达谱分析对BL及其密切相关的疾病实体的诊断作用[120,121]。尤其在成年人中，BL和DLBCL难以区分[15,17,157]。基因表达谱分析可以确定是BL的分子生物学特征，并可以区分DLBCL[120,121]。这些研究表明临床上区别BL和DLBCL的重要性，因为与使用普通的治疗方案的DLBCL相比，使用加强型的化疗方案治疗BL的患者生存期可得到改善。

基因表达研究得出几个主要结论。首先，所有研究使用不同的生物信息学方法，包括从核心组延伸到通路的激活模式，或不同的基因表达信号，在确定一个分子生物学的BL病例表现出显著的一致性[120,121,148,168]。于是，基因表达分类似乎在各种诊断依据中最为稳定，可能因为在儿童和成人BL具有同质性。值得注意的是，基于基因表达谱分析，儿童和成年人BL没有发现不同[148]。

其次，核心组扩展方法和通路激活模式方法可识别成熟、侵袭性B细胞淋巴瘤，但不能明确地分配到BL分子生物学组或非BL分子生物学组，它主要由DLBCL组成。德国对这种未分类的病例进行了大量研究，它称为分子生物学交界病例，使用通路激活模式方法发现它与所谓mind-L（分子生物学特异的淋巴瘤）广泛重叠[121,168]。这些病例的统一特点是他们的基因表型“混乱”，不能分至任何一组。因此，这些病例不能形成一个独立或统一的实体。不幸的是，WHO 2008提出了“中间型”，即同时具有DLBCL和BL形态学和遗传学特征的淋巴瘤，但是因生物学和临床方面的原因，不应该归为这两类中。需要强调在德国的基因表达研究中使用的分子中间型淋巴瘤的定义，不能作为定义此暂时命名实体的基础，中间淋巴瘤以基因表达为基础，以WHO分类为基础的淋巴瘤应明确介定[94,121,148,168]。然而，一些名为分子学中间型病例具有一些共同特征：他们某些遗传特性很丰富（之前描述过）且预后不良。但是，儿童病例预后尚好[148]。对此的解释是事实上儿童分子学中间型病例有明显较高的“Burkitt指数”（用基因表达定义的用于衡量“Burkitt”）且较成年人病例Ig-MYC阳性率更高[148]。因此，许多使用表达谱确定的中间型儿童病例可能是真的BL，它可能被定义分子学BL的严格生物信息学方法弄错了。相比之下，中间型成年人患者似乎在克隆增生时增加了MYC基因易位。总之，所有关于BL和中间型淋巴瘤的基因表达的研究表明，MYC基因是继发性事件，它打开了与原发性BL相似的转录程序[120]。

RNA提取物及微阵列分析耗费人力、财力且无重复性。Harris和Horning描述了一种可用于区别BL和DLBCL的诊断方法，包括生发中心B细胞标记物与非生发中心B细胞标记物，这种方法在AIDS和非AIDS的病例中均可行[115]。除此之外，将来可用联合细胞遗传学方法以区别BL与其相似的淋巴瘤。

24.9 临床过程

BL的治疗方法在不断地发展。它是人类可治愈的全身恶性肿瘤之一[169]。在过去40年，尤其在儿童，加强型化疗方案联合CNS药物预防有着越来越高的治愈率[72,170-172]。总体上，散发性BL的病例已有很好的预后，但这并不是因为治愈可能性的内在差异；相反，这是因为地方性BL多见于医疗条件差的地方，而且AIDS相关BL发生于严重免疫缺陷患者，就算使用HAART，也只能局部和暂时的缓解。

BL患者应当尽可能使用为散发性BL制定的最有效的治疗方案，并且尽可能少做修改。地方性BL治疗依然受到患者的医疗资源的限制，而且需要尽量减少与AIDS相关性BL的机会性感染的风险。

BL治疗的基石是化疗，不断加强化疗强度和用药时间，以应对越来越大的肿瘤负荷。放疗不能提高治愈的可能性，因此应该取消，以免造成不必要的黏膜炎症或骨髓抑制，影响化疗效果。腹部肿块切除有效，但是只有不会发生并发症时才能进行，后者可能会延迟使用化疗时间[173-178]。大量或广泛的肿瘤负荷与细胞高增殖率有关，诱导代谢异常如增加血钾、血磷酸、血钙或尿酸浓度，造成肾衰竭[179-182]。这些表现称为肿瘤溶解综合征，是一种紧急情况，需要大量液体、钾剂、尿酸降脂药来急救，如果这些方法都失败，就只能用血透。

除了少数发生在腹部疾病，几乎在所有BL中都发生CNS受累，此时应该切除肿块加全身化疗。因此，除了例外情形，所有BL患者都应该给予CNS药物预防。这种情况颅骨或颅部化疗是不足以治疗，高剂量全身使用抗代谢药物如甲氨蝶呤或阿糖胞苷似乎不如鞘内注射，或者使用脑室化疗[170,183]。这些方法，包括切除腹部局部疾病、肿瘤溶解综合征的预防和治疗、CNS药物预防，都是治疗BL高强度的全身化疗的辅助治疗方法。

BL的标准的强化化疗方案的核心包括：环磷酰胺、长春新碱、泼尼松和高剂量的甲氨蝶呤联合使用亚叶酸钙急救[170,184–186]。一些方案也可以包括阿霉素、阿糖胞苷或依托泊苷。所有最成功的方案合用四个核心药物至少加用一种其他药物，强调在化疗周期间隔最短时间内使用足够的剂量[170,185,186]。初步结果表明，加用利妥昔单抗静脉滴注可能有效，并可能减少化疗周期[187]。

化疗的强度、范围和持续时间应根据BL的程度。对体积较小、病变局限、特别是可完整切除的患者，短而强的方案可以产生极好的效果[172,186,188–190]。淋巴结内弥漫浸润或其他软组织结构破坏需要同样强但更长时间的治疗。体积非常巨大的疾病和累及骨髓、外周血或CNS的疾病，作为BL最难治疗的形式来处理，需要使用最强方案。本组预后最差，是否能依靠高剂量方案配合自体造血干细胞移植来改善预后仍存在争议[191]。总之，按照如下治疗方案可治愈大部分儿童和青少年BL：尽可能切除局部病变、适当采用强化疗、恰当处理肿瘤溶解综合征以及CNS药物预防[118,192–195]。这种治疗方案适用于散发性BL并取得高成功率，该方案经适当修改后，亦可应用于地方性和AIDS相关BL，治愈率稍低但仍有治愈可能[76–79]。

24.10 鉴别诊断

BL的鉴别诊断包括一系列细胞核中等大小的肿瘤。大多数非造血肿瘤（小蓝细胞肿瘤）经过仔细组织学检查和基本的免疫染色组合很容易排除。如果表达CD45、不表达上皮或与肉瘤相关的标志物，则可能是造血肿瘤[83]。它们包括经典型BL、未分类DLBCLBL、髓系肉瘤、淋巴母细胞淋巴瘤（LBL）、原发外周T细胞淋巴瘤、母细胞样MCL、DLBCL的少见病例（特别是中等大小细胞或浆细胞样分化）[196,197]。

区别这些疾病的特点见表24.5。经典型BL表现出典型的形态学和成熟B系肿瘤的特征，它缺少BCL2和核TdT的表达；表达CD10、BCL6、CD38和TCL1，大部分不表达CD44。分子学证据包括具有MYC基因易位，不伴随BCL2或BCL6易位。介于BL和DLBCL之间的病例显示了混合的细胞学形态，但表现出经典型BL的部分特征（图24.9）。免疫表型资料显示CD10在某些病例中缺失。

24.10.1 髓系肉瘤

髓系肉瘤经常难以诊断[83]。细胞可能类似BL但染色质往往更细腻弥散，细胞质呈细颗粒状。通常没有“星空”现象。窦浸润或白血病浸润模式（单行模式）可能会遇到。掺杂不成熟嗜酸性粒细胞是一个诊断线索，但并不总是出现。使用Romanowsky染色印片发现细胞质嗜天青颗粒或甚至部分粒细胞肉瘤病例中的Auer小体都有助于诊断。细胞化学染色如氯乙酸酯酶（CAE）可能出现于75%粒细胞肉瘤中。免疫染色有助于鉴别诊断，包括溶菌酶、CD43、MPO、CD15、CD68、Mac-387、CD34，在粒细胞肉瘤中这些可能全部阳性，但是在BL中大部分不表达[16,198]。BL细胞大约35%可能表达CD43，虽然有很多研究发现$CD43^{+}$表达率更高的病例[199]。如果进行细胞遗传学研究，在髓系肉瘤中没有MYC基因易位但能证实其白血病特异性改变。

24.10.2 淋巴母细胞淋巴瘤（LBL）

LBL与BL可能很难鉴别。与经典型BL相似，细胞一致，细胞核中等大小，但它们通常表现出明显不同的特点[83,84]。低倍镜下，LBL通常表现出白血病浸润模式和挤压假象。这些特征在BL中不常见。LBL细胞倾向于大小一致，但呈不成熟的染色质模式，无核仁，细胞质稀少，与BL明显不同。这两种疾病往往核分裂很活跃，但是LBL少见“星空”现象[84]。免疫染色有助于鉴别BL和LBL；大部分LBL细胞表达T细胞标记物和核TdT。大约80%~85%的LBL成年病例都是T细胞型。在余下的15%~20%病例为未成熟B细胞系。大约90%的T-LBL肿瘤细胞表达CD1、CD2、cCD3、CD7或CD43。肿瘤细胞缺乏B细胞标记物。重要的是，LBL细胞核表达TdT。大约1/3的LBL病例表达CD10，但不表达BL的其他标记

表24.5 鉴别诊断特征

疾病类型	形态学	免疫表型	分子生物学和细胞遗传学
BL	中等细胞，单形性核，嗜碱性细胞质伴空泡 非典型BL：形态学或免疫表型的变异	CD19⁺，CD20⁺，CD22⁺，CD79a⁺，CD10⁺，BCL6⁺，CD5⁻，BCL2⁻，TdT⁻，MPO⁻，CD43⁺/⁻，Cyclin D1⁻	*Ig-MYC*基因融合；无*BCL2*或*CCND1*基因易位；轻微克隆性演化（接近二倍体）
髓系肉瘤	中等细胞，可能单形性；掺杂非成熟性髓系细胞	CD19⁻，CD20⁻/⁺，CD22⁻，CD79a⁻，CD10⁻，BCL6⁻，CD5⁻，BCL2⁻，TdT⁻/⁺，MPO⁺，CD43⁺，Cyclin D1⁻，CD15⁺/⁻，CD68⁻/⁺，CAE⁺/⁻，溶菌酶+/−，CD34⁻/⁺	无*MYC*缺失、*BCL2*、和*CCND1*基因重排；通常无*IgH*克隆性；可能有白血病特异性易位
T-LBL	中等细胞，核仁不清楚，挤压现象，白血病浸润模式，“星空”现象少见	CD19⁻，CD20⁻，CD22⁻，CD79a⁻/⁺，CD10⁺/⁻，BCL6⁺/⁻，CD5⁺，TdT+MPO⁻，CD43⁺/⁻，Cyclin D1⁻，CD1⁺，CD2⁺，CD7⁺，cCD3⁺，CD13⁺/⁻，CD33⁺/⁻	少见MYC基因重排伴TCR基因；有T-ALL易位；可为超二倍体
B-LBL	中等细胞，核仁不清楚，挤压现象，白血病浸润模式，“星空”现象少见	CD19⁺，CD20⁺/⁻，CD22⁺，CD79a⁺，CD10⁺/⁻，BCL6⁻，CD5⁻，TdT⁺，MPO⁻，CD43⁺/⁻，Cyclin D1⁻，CD1⁻，CD2⁻，CD7⁻，cCD3⁻，CD13⁻/⁺，CD33⁻/⁺	前体B-ALL易位；无*MYC*、*BCL2*、和*CCND1*基因易位；可为超二倍体
母细胞样MCL	中等细胞，核仁常不明显，“星空”现象和白血病浸润模式均少见	CD19⁺，CD20⁺，CD22⁺，CD79a⁺，CD10⁻，BCL6⁻，CD5⁺，BCL2⁺，TdT⁻，MPO⁻，CD43⁺，Cyclin D1⁺	无BCL，罕见*MYC*基因重排；有t（11；14）/*CCND1*易位；通常接近四倍体核型

物，几乎所病例均容易区分[86]。50%的T-LBL表达BCL6，这是与BL重叠的特征[200]。

15%~20%的LBL为未成熟B细胞表型。细胞通常表达CD19、CD20、CD10和CD79a，与BL的表达相似。LBL可能出现CD20的缺失，极少数情况下不表达CD45。重要的是，B-LBL表达TdT，可区别于BL。在B-LBL通常BCL6⁻，而BL呈核阳性。

24.10.3 外周T细胞淋巴瘤，非特殊型（PTCL-NOS）

有些PTCL-NOS病例表现为中等大小细胞弥漫浸润，类似BL[196]。通常无“星空”现象。这些病例不表达B细胞标记、TdT和粒细胞分化标记物。表达T细胞抗原，某些病例也表达细胞毒或EBV潜伏感染的标记物[86]。

24.10.4 套细胞淋巴瘤（MCL）

可用于石蜡包埋标本的可靠抗体Cyclin D1和CD5的应用，不断地扩大MCL的组织学谱系。目前可识别多形性亚型或所谓的间变亚型，细胞有多个明显的核仁[201]。细胞表达Cyclin D1和CD5，通常不表达CD10，可以区分母细胞样MCL或BL。而且，绝大多数MCL病例不表达BCL6[202]。细胞遗传学或分子学研究发现MCL存在t（11；14），但BL从未见到。在极少数情况下，MCL的侵袭性转化可伴发MYC基因易位，后者为继发性细胞遗传学事件，但是它与CCND1断点同时存在，可与BL区别[152]。

24.10.5 弥漫大B细胞淋巴瘤（DLBCL）

WHO 2008引入了暂定交界性类别，以识别介于典型DLBCL和经典型BL之间的具有重叠的形态学和遗传学特征的灰区病例。某些较典型的DLBCL病例在形态学上与BL重叠。这些病例可出现轻微的浆细胞样特征，细胞核较小。石蜡切片证实胞质Ig符合分泌成分，较倾向于DLBCL。细胞遗传学或分子学研究证实MYC基因重排支持BL的诊断。DLBCL的其他病例显示高增殖指数，与BL相似（图24.9D）。这些病例可表达CD10。可能难以可靠地区分BL，但BCL2强阳性、BCL6⁻、无MYC基因重排倾向于排除BL诊断。MYC和BCL2双重易位的原发病例可能与BL混淆，但是细胞核更不规则并且细胞更大[28,89]。这些病例中的大部分归入新的中间类别[94]。另外，这些病例呈BCL2强阳性表达，倾向于排除BL（图24.9E）。某些DLBCL的原发病例可有MYC基因易位，更难与BL鉴别[52]。最近发现这些病例增殖指数低，很少表达CD10，常常表达BCL2[52]。这些特征少见于经典型BL。如前所述，分子学研究表明伴MYC基因易位的DLBCL病例可能具有IgH位点更高频率的体细胞突变，可能不像经典型BL那样通常为二倍体。极少数DLBCL病例可能与经典型BL病例有相同的免疫表型（图24.14）。建议对这些病例进行分子细胞遗传学研究，以便准确分类以及制定适当的治疗方案。BL的诊断特征和鉴别特征见表24.1和表24.5。

24.10.6 诊断BL的实用方法

血液病理学家面临的最重要的诊断难点可能是如何及时地诊断BL并鉴别其他相似病例，尤其是成人患者。在儿童病例，这种区别与临床无关，因为治疗决策取决于临床危险因素。那就是说，与成人相比，儿童经典型BL和DLBCL的分子生物学重叠更明显，这是这两种组织学相似疾病具有相似预后的部分原因。而且，这个年龄组不发生双重易位的病例。伴典型形态学和特征性免疫表型的儿童病例可能不需要FISH研究，因为几乎所有病例会发生Ig-MYC基因易位和低水平复杂的细胞遗传复合物。这些发现强调一个事实：儿童BL的大部分病例是“真正”BL的原型（图24.19）。

成人病例的诊断问题更复杂，准确区分BL和DLBCL具有重大的治疗意义[15,118,157,203,204]。即使是经典形态和典型免疫表型（CD20⁺、CD79a⁺、CD10⁺、BCL6⁺、CD43⁺、P53⁺/⁻、BCL2⁻），也应做FISH研究以确认MYC基因易位。通常包括MYC断裂的分析和MYC伙伴基因的检测，因为有一种观点认为，与非Ig-MYC伙伴基因相比，具有Ig-MYC基因易位的病例生存率更低[28]。在这种情况下，BCL2⁻，并且双重易位淋巴瘤的可能性非常小，不需要BCL2 FISH检测。经典细胞遗传学研究也有帮助，因为经典型BL的特点是很少有其他的继发性核型异常。非典型形态学或免疫表型、尤其是BCL2的强阳性表达的病例，必需进行BCL2 FISH研

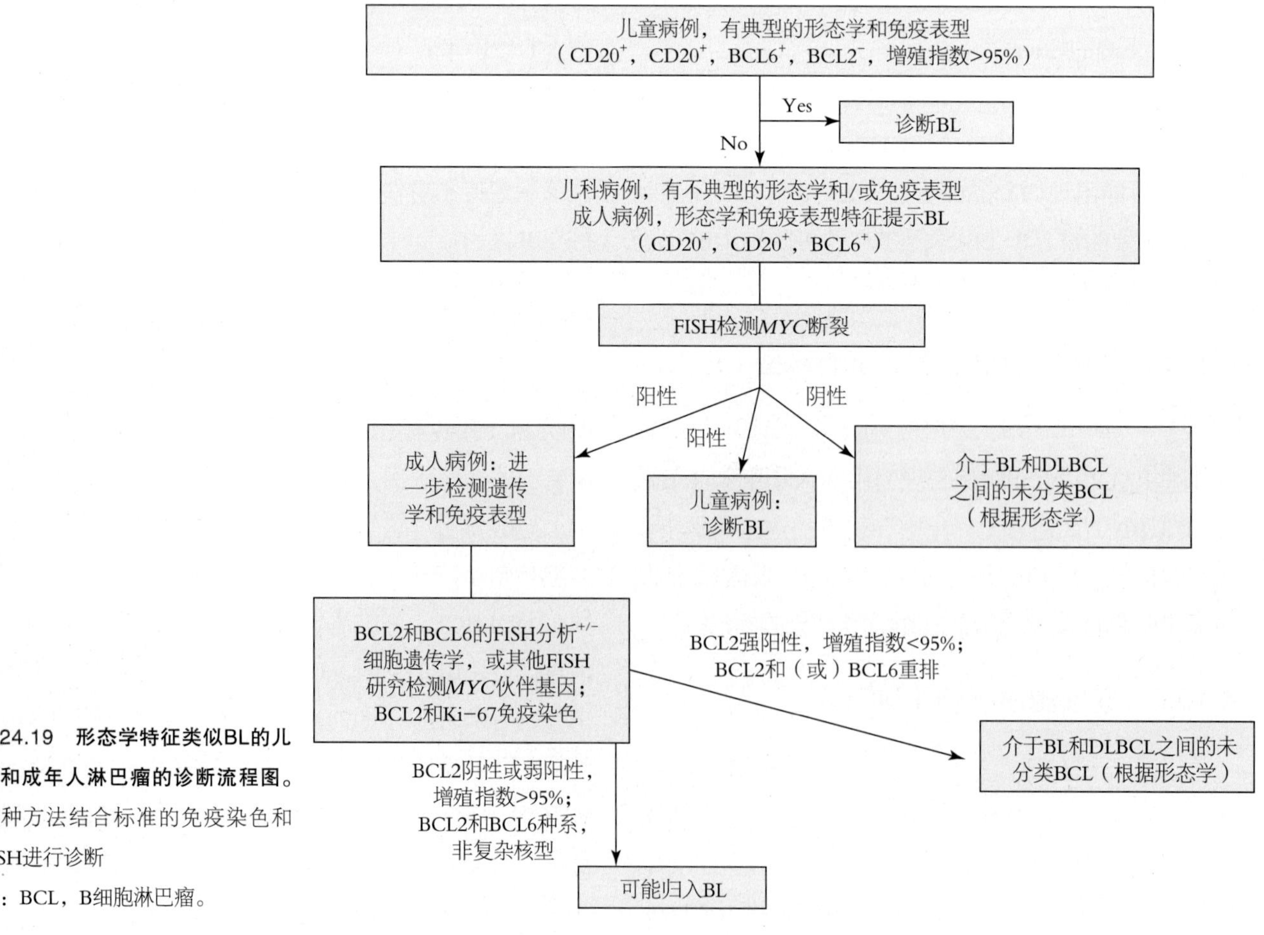

图24.19 形态学特征类似BL的儿童和成年人淋巴瘤的诊断流程图。 这种方法结合标准的免疫染色和FISH进行诊断

注：BCL，B细胞淋巴瘤。

究。MYC和BCL2基因易位都出现，即所谓的二次打击淋巴瘤，可排除真正BL的诊断；因而双重易位的病例最好诊断为“未分类DLBCLBL”[94]。如何最佳处理这类病例是值得商榷的问题，回顾性资料表明R（利妥昔单抗）-CHOP方案不能治愈大部分这类病例[28,122,203,205]。MYC基因易位也可伴发BCL6易位；这种病例视为双重易位淋巴瘤，但是这种分子学发现的临床意义在很大程度上仍然未知[121]。最具挑战性的淋巴瘤是那些基因表达谱矛盾的分子学BL；这些病例的组织学表现明确地倾向DLBCL，但是分子学分析是BL。最近的研究显示，这些患者当使用R-CHOP方案治疗时生存情况不佳[167]。它们使用强化BL样治疗方案很可能更有效，但是需要进行前瞻性临床试验以进一步研究。

24.11 精华和陷阱

- 如果注意到细胞核的轻微不规则和细胞大小和形状的轻微差异可能是由于固定或标本处理的人工假象所致致，那么不除外Burkitt淋巴瘤（BL）的诊断。B5固定液倾向于使细胞显得较小，更容易导致单个、中位的核仁。
- 经典型BL极少情况下可有局灶性BCL2弱阳性表达。
- 与经典型BL相比，大多数双重易位的病例具有较低增殖指数（Ki-67）。
- 尽可能做MYC FISH研究。
- 记住Southern印迹或PCR可能无法检测变异型MYC基因易位；标准的细胞遗传学分析或位点特异性FISH研究是必需的。
- 最常见的伴MYC基因易位的原发淋巴瘤（除外地方性BL）是弥漫大B细胞淋巴瘤（DLBCL）。
- 如果考虑BL的诊断并做了细胞遗传学研究，它们应该表现出明确的经典型MYC基因易位t（8；14）或变异型易位。谨防三重易位或神秘的易位。如果经典型BL的其他条件满足，但MYC FISH阴性，这类病例仍可能归类为BL。
- 反之则不然：MYC基因易位对于BL的诊断不具有特异性，而且可见于许多淋巴瘤亚型。应注意MYC和BCL2基因同时易位的病例，它更可能发生变异型易位，包括非Ig伙伴基因，以及在大多数病例中BCL2蛋白强阳性表达。
- 大部分双重易位淋巴瘤被默认为特征介于DLBCL和BL之间的未分类B细胞淋巴瘤（未分类DLBCLBL）。
- MYC基因易位见于5%~8%原发DLBCL，而且R-CHOP方案可能疗效不佳。

（刘　勇　译）

参考文献

1. Coakley D. Denis Burkitt and his contribution to haematology/oncology. *Br J Haematol.* 2006;135:17-25.
2. Burkitt D. A sarcoma involving the jaws in African children. *Br J Surg.* 1958;46:218-223.
3. Burkitt D. Determining the climatic limitations of a children's cancer common in Africa. *BMJ.* 1962;5311:1019-1023.
4. Burkitt D. A children's cancer dependent on climatic factors. *Nauchni Tr Vissh Med Inst Sofiia.* 1962;194:232-234.
5. Burkitt D. A lymphoma syndrome in African children. *Ann R Coll Surg Engl.* 1962;30:211-219.
6. Burkitt D. A tumour syndrome affecting children in tropical Africa. *Postgrad Med J.* 1962;38:71-79.
7. Epstein MA, Achong BG, Barr YM. Virus particles in cultured lymphoblasts from Burkitt's lymphoma. *Lancet.* 1964;15:702-703.
8. Facer CA, Playfair JH. Malaria, Epstein-Barr virus, and the genesis of lymphomas. *Adv Cancer Res.* 1989;53:33-72.
9. Manolov G, Manolova Y. Marker band in one chromosome 14 from Burkitt lymphomas. *Nature.* 1972;237(5349):33-34.
10. Hicks EB, Rappaport H, Winter WJ. Follicular lymphoma; a re-evaluation of its position in the scheme of malignant lymphoma, based on a survey of 253 cases. *Cancer.* 1956;9(4):792-821.
11. Lukes RJ, Collins RD. Immunologic characterization of human malignant lymphomas. *Cancer.* 1974;34(4 suppl):1488-1503.
12. National Cancer Institute sponsored study of classifications of non-Hodgkin's lymphomas: summary and description of a working formulation for clinical usage. The Non-Hodgkin's Lymphoma Pathologic Classification Project. *Cancer.* 1982;49(10):2112-2135.
13. Lennert K, Stein H, Kaiserling E. Cytological and functional criteria for the classification of malignant lymphomata. *Br J Cancer Suppl.* 1975;2:29-43.
14. Harris NL, Jaffe ES, Stein H, et al. A revised European-American classification of lymphoid neoplasms: a proposal from the International Lymphoma Study Group. *Blood.* 1994;84(5):1361-1392.
15. McClure RF, Remstein ED, Macon WR, et al. Adult B-cell lymphomas with Burkitt-like morphology are phenotypically and genotypically heterogeneous with aggressive clinical behavior. *Am J Surg Pathol.* 2005;29:1652-1660.
16. Swerdlow SH, Campo E, Harris NL, et al, eds. *WHO Classification of Tumours of Hematopoietic and Lymphoid Tissues.* 4th ed. Bosman FT, Jaffe ES, Lakhani SR, Ohgaki H, editors. Lyon, France: IARC Press; 2008.
17. Haralambieva E, Boerma EJ, van Imhoff GW, et al. Clinical, immunophenotypic, and genetic analysis of adult lymphomas with morphologic features of Burkitt lymphoma. *Am J Surg Pathol.* 2005;29:1086-1094.
18. Bennett JM, Catovsky D, Daniel MT, et al. Proposals for the classification of the acute leukaemias. French-American-British (FAB) co-operative group. *Br J Haematol.* 1976;33:451-458.
19. Harris NL, Jaffe ES, Diebold J, et al. World Health Organization classification of neoplastic diseases of the hematopoietic and lymphoid tissues: report of the Clinical Advisory Committee meeting—Airlie House, Virginia, November 1997. *J Clin Oncol.* 1999;17(12):3835-3849.
20. Histopathological definition of Burkitt's tumour. *Bull World Health Organ.* 1969;40:601-607.
21. Burkitt DP. General features and facial tumors. In: Burkitt DP, Wright DH, eds. *Burkitt's Lymphoma.* Edinburgh: Livingstone; 1970:6-15.
22. O'Conor GT, Rappaport H, Smith EB. Childhood lymphoma resembling "Burkitt Tumor" in the United States. *Cancer.* 1965;18:411-417.
23. Wright DH. Burkitt's tumour in England. A comparison with childhood lymphosarcoma. *Int J Cancer.* 1966;1:503-514.
24. A clinical evaluation of the International Lymphoma Study Group classification of non-Hodgkin's lymphoma. *Blood.* 1997;89(11):3909-3918.
25. Magrath IT, Sariban E. Clinical features of Burkitt's lymphoma in the USA. *IARC Sci Publ.* 1985;60:119-127.
26. Divine M, Lepage E, Briere J, et al. Is the small non-cleaved-cell lymphoma histologic subtype a poor prognostic factor in adult patients? A case-controlled analysis. The Groupe d'Etude des Lymphomes de l'Adulte. *J Clin Oncol.* 1996;14(1):240-248.
27. Macpherson N, Klasa R, Connors J, et al. Clinical outcome and cytogenetic heterogeneity of small noncleaved non-Burkitt's lymphoma [meeting abstract]. *Proc Annu Meet Am Assoc Cancer Res.* 1996;37:A1288.
28. Johnson NA, Savage KJ, Ludkovski O, et al. Lymphomas with concurrent BCL2 and MYC translocations: the critical factors associated with survival. *Blood.* 2009;14:2273-2279.
29. Levine AM. Acquired immunodeficiency syndrome–related lymphoma [see comments]. *Blood.* 1992;80(1):8-20.
30. Carbone A, Gloghini A, Zanette I, et al. Demonstration of Epstein-Barr viral genomes by in situ hybridization in acquired immune deficiency syndrome–related high grade and anaplastic large cell CD30+ lymphomas. *Am J Clin Pathol.* 1993;99(3):289-297.
31. Carbone A, Gaidano G, Gloghini A, et al. Morphologic patterns and molecular pathways of AIDS-related head and neck and other systemic lymphomas [clinical conference]. *Ann Otol Rhinol Laryngol.* 1996;105(6):495-499.
32. Carbone A, Gloghini A, Gaidano G, et al. AIDS-related Burkitt's lymphoma. Morphologic and immunophenotypic study of biopsy specimens. *Am J Clin Pathol.* 1995;103(5):561-567.
33. Kaplan MA, Ferry JA, Harris NL, Jacobson JO. Clonal analysis of posttransplant lymphoproliferative disorders, using both episomal Epstein-Barr virus and immunoglobulin genes as markers. *Am J Clin Pathol.* 1994;101(5):590-596.
34. Wright DH. What is Burkitt's lymphoma? *J Pathol.* 1997;182:125-127.

35. Bornkamm GW. Epstein-Barr virus and the pathogenesis of Burkitt's lymphoma: more questions than answers. *Int J Cancer.* 2009;124:1745-1755.
36. Kelly GL, Rickinson AB. Burkitt lymphoma: revisiting the pathogenesis of a virus-associated malignancy. *Hematology Am Soc Hematol Educ Program.* 2007:277-284.
37. Buckley JD, Meadows AT, Kadin ME, et al. Pesticide exposures in children with non-Hodgkin lymphoma. *Cancer.* 2000;89:2315-2321.
38. Boxer LM, Dang CV. Translocations involving c-myc and c-myc function. *Oncogene.* 2001;20:5595-5610.
39. Schlegelberger B, Metzke B, Harder S, et al. Classical and molecular cytogenetics of tumor cells. In: Wegner RD, ed. *Diagnostic Cytogenetics.* Berlin: Springer-Verlag; 1999:151-185.
40. Lindstrom MS, Wiman KG. Role of genetic and epigenetic changes in Burkitt lymphoma. *Semin Cancer Biol.* 2002;12:381-387.
41. Hemann MT, Bric A, Teruya-Feldstein J, et al. Evasion of the p53 tumour surveillance network by tumour-derived MYC mutants. *Nature.* 2005;436:807-811.
42. Adams JM, Harris AW, Pinkert CA, et al. The c-myc oncogene driven by immunoglobulin enhancers induces lymphoid malignancy in transgenic mice. *Nature.* 1985;318:533-538.
43. Schmidt EV, Pattengale PK, Weir L, Leder P. Transgenic mice bearing the human c-myc gene activated by an immunoglobulin enhancer: a pre-B-cell lymphoma model. *Proc Natl Acad Sci U S A.* 1988;85:6047-6051.
44. Pasqualucci L, Neumeister P, Goossens T, et al. Hypermutation of multiple proto-oncogenes in B-cell diffuse large-cell lymphomas. *Nature.* 2001;412:341-346.
45. Robbiani DF, Bothmer A, Callen E, et al. AID is required for the chromosomal breaks in c-myc that lead to c-myc/IgH translocations. *Cell.* 2008;135:1028-1038.
46. Gostissa M, Ranganath S, Bianco JM, Alt FW. Chromosomal location targets different MYC family gene members for oncogenic translocations. *Proc Natl Acad Sci U S A.* 2009;106:2265-2270.
47. Sigaux F, Berger R, Bernheim A, et al. Malignant lymphomas with band 8q24 chromosome abnormality: a morphologic continuum extending from Burkitt's to immunoblastic lymphoma. *Br J Haematol.* 1984;57:393-405.
48. Vitolo U, Gaidano G, Botto B, et al. Rearrangements of bcl-6, bcl-2, c-myc and 6q deletion in B-diffuse large-cell lymphoma: clinical relevance in 71 patients. *Ann Oncol.* 1998;9(1):55-61.
49. Ladanyi M, Offit K, Jhanwar SC, et al. MYC rearrangement and translocations involving band 8q24 in diffuse large cell lymphomas. *Blood.* 1991;77(5):1057-1063.
50. Ladanyi M, Offit K, Parsa NZ, et al. Follicular lymphoma with t(8;14)(q24;q32): a distinct clinical and molecular subset of t(8;14)-bearing lymphomas. *Blood.* 1992;79(8):2124-2130.
51. Kramer MH, Hermans J, Wijburg E, et al. Clinical relevance of BCL2, BCL6, and MYC rearrangements in diffuse large B-cell lymphoma. *Blood.* 1998;92(9):3152-3162.
52. Nakamura N, Nakamine H, Tamaru J, et al. The distinction between Burkitt lymphoma and diffuse large B-Cell lymphoma with c-myc rearrangement. *Mod Pathol.* 2002;15:771-776.
53. Cigudosa JC, Parsa NZ, Louie DC, et al. Cytogenetic analysis of 363 consecutively ascertained diffuse large B-cell lymphomas. *Genes Chromosomes Cancer.* 1999;25:123-133.
54. Leucci E, Cocco M, Onnis A, et al. MYC translocation-negative classical Burkitt lymphoma cases: an alternative pathogenetic mechanism involving miRNA deregulation. *J Pathol.* 2008;216:440-450.
55. Carbone A. AIDS-related non-Hodgkin's lymphomas: from pathology and molecular pathogenesis to treatment. *Hum Pathol.* 2002;33:392-404.
56. Dudley JP, Mertz JA, Rajan L, et al. What retroviruses teach us about the involvement of c-Myc in leukemias and lymphomas. *Leukemia.* 2002;16:1086-1098.
57. Griffin BE. Epstein-Barr virus (EBV) and human disease: facts, opinions and problems. *Mutat Res.* 2000;462:395-405.
58. Knecht H, Berger C, Rothenberger S, et al. The role of Epstein-Barr virus in neoplastic transformation. *Oncology.* 2001;60(4):289-302.
59. Young LS, Murray PG. Epstein-Barr virus and oncogenesis: from latent genes to tumours. *Oncogene.* 2003;22:5108-5121.
60. Anwar N, Kingma DW, Bloch AR, et al. The investigation of Epstein-Barr viral sequences in 41 cases of Burkitt's lymphoma from Egypt: epidemiologic correlations. *Cancer.* 1995;76:1245-1252.
61. Gutierrez MI, Bhatia K, Barriga F, et al. Molecular epidemiology of Burkitt's lymphoma from South America: differences in breakpoint location and Epstein-Barr virus association from tumors in other world regions. *Blood.* 1992;79:3261-3266.
62. Prevot S, Hamilton-Dutoit S, Audouin J, et al. Analysis of African Burkitt's and high-grade B cell non-Burkitt's lymphoma for Epstein-Barr virus genomes using in situ hybridization. *Br J Haematol.* 1992;80:27-32.
63. Hecht JL, Aster JC. Molecular biology of Burkitt's lymphoma. *J Clin Oncol.* 2000;18:3707-3721.
64. Tao Q, Robertson KD, Manns A, et al. Epstein-Barr virus (EBV) in endemic Burkitt's lymphoma: molecular analysis of primary tumor tissue. *Blood.* 1998;91:1373-1381.
65. Gutierrez MI, Bhatia K, Cherney B, et al. Intraclonal molecular heterogeneity suggests a hierarchy of pathogenetic events in Burkitt's lymphoma. *Ann Oncol.* 1997;8:987-994.
66. Magrath I, ed. *The non-Hodgkin's lymphomas.* 2nd ed. London: Arnold; 1997.
67. Drotar ME, Silva S, Barone E, et al. Epstein-Barr virus nuclear antigen-1 and Myc cooperate in lymphomagenesis. *Int J Cancer.* 2003;106:388-395.
68. Pajic A, Polack A, Staege MS, et al. Elevated expression of c-myc in lymphoblastoid cells does not support an Epstein-Barr virus latency III-to-I switch. *J Gen Virol.* 2001;82(pt 12):3051-3055.
69. Kennedy G, Komano J, Sugden B. Epstein-Barr virus provides a survival factor to Burkitt's lymphomas. *Proc Natl Acad Sci U S A.* 2003;100:14269-14274.
70. Molina-Privado I, Rodriguez-Martinez M, Rebollo P, et al. E2F1 expression is deregulated and plays an oncogenic role in sporadic Burkitt's lymphoma. *Cancer Res.* 2009;69:4052-4058.
71. Ziegler JL, Bluming AZ, Morrow RH, et al. Central nervous system involvement in Burkitt's lymphoma. *Blood.* 1970;36:718-728.
72. Magrath IT. African Burkitt's lymphoma. History, biology, clinical features, and treatment. *Am J Pediatr Hematol Oncol.* 1991;13:222-246.
73. Mangan KF, Rauch AE, Bishop M, et al. Acute lymphoblastic leukemia of Burkitt's type (L-3 ALL) lacking surface immunoglobulin and the 8;14 translocation. *Am J Clin Pathol.* 1985;83:121-126.
74. Sariban E, Edwards B, Janus C, Magrath I. Central nervous system involvement in American Burkitt's lymphoma. *J Clin Oncol.* 1983;1:677-681.
75. Kirk O, Pedersen C, Cozzi-Lepri A, et al. Non-Hodgkin lymphoma in HIV-infected patients in the era of highly active antiretroviral therapy. *Blood.* 2001;98:3406-3412.
76. Mounier N, Spina M, Gisselbrecht C. Modern management of non-Hodgkin lymphoma in HIV-infected patients. *Br J Haematol.* 2007;136:685-698.
77. Oriol A, Ribera JM, Bergua J, et al. High-dose chemotherapy and immunotherapy in adult Burkitt lymphoma: comparison of results in human immunodeficiency virus–infected and noninfected patients. *Cancer.* 2008;111:117-125.
78. Blinder VS, Chadburn A, Furman RR, et al. Improving outcomes for patients with Burkitt lymphoma and HIV. *AIDS Patient Care STDS.* 2008;22:175-187.
79. Danilov AV, Pilichowska M, Danilova OV, Sprague KA. AIDS-related Burkitt lymphoma–a heterogeneous disease? *Leuk Res.* 2008;32:1939-1941.
80. Dunleavy KS, Pittaluga J, Janik, et al. Novel treatment of Burkitt lymphoma with dose-adjusted EPOCHR-rituximab: preliminary results showing excellent outcome. *Blood.* 2006; 108:774A.
81. Little RF, Pittaluga S, Grant N, et al. Highly effective treatment of acquired immunodeficiency syndrome–related lymphoma with dose-adjusted EPOCH: impact of antiretroviral therapy suspension and tumor biology. *Blood.* 2003;101:4653-4659.
82. Murphy SB. Classification, staging and end results of treatment of childhood non-Hodgkin's lymphomas: dissimilarities from lymphomas in adults. *Semin Oncol.* 1980;7:332-339.
83. Warnke RA, Weiss LM, Chan JKC, et al. Tumors of the lymph nodes and spleen. 3rd ed. In: Rosai J, ed. *Atlas of Tumor Pathology.* Washington, D. C.: Armed Forces Institute of Pathology; 1994.
84. Jaffe ES. Surgical pathology of the lymph nodes and related organs. 2nd ed. In: Livolsi VA, ed. *Major Problems in Pathology.* Philadelphia: W. B. Saunders Company; 1995.
85. Koo CH, Rappaport H, Sheibani K, et al. Imprint cytology of non-Hodgkin's lymphomas based on a study of 212 immunologically characterized cases: correlation of touch imprints with tissue sections. *Hum Pathol.* 1989;20(12 suppl 1):1-137.
86. Jaffe ES, Harris NL, Stein H, Vardiman JW. Pathology & genetics : tumours of haematopoietic and lymphoid tissues. In: Kleihues P, Sobin LH, eds. *World Health Organization Classification of Tumours.* Lyon, France: IARC Press; 2001.
87. Braziel RM, Arber DA, Slovak ML, et al. The Burkitt-like lymphomas: a Southwest Oncology Group study delineating phenotypic, genotypic, and clinical features. *Blood.* 2001;97(12):3713-3720.
88. Grogan TM, Warnke RA, Kaplan HS. A comparative study of Burkitt's and non-Burkitt's "undifferentiated" malignant lymphoma: immunologic, cytochemical, ultrastructural, cytologic, histopathologic, clinical and cell culture features. *Cancer.* 1982;49:1817-1828.
89. Macpherson N, Lesack D, Klasa R, et al. Small noncleaved, non-Burkitt's (Burkitt-like) lymphoma: cytogenetics predict outcome and reflect clinical presentation. *J Clin Oncol.* 1999;17(5):1558-1567.
90. Akasaka T, Akasaka H, Ueda C, et al. Molecular and clinical features of non-Burkitt's, diffuse large-cell lymphoma of B-cell type associated with the c-MYC/immunoglobulin heavy- chain fusion gene. *J Clin Oncol.* 2000;18(3):510-518.
91. Hollingsworth HC, Longo DL, Jaffe ES. Small noncleaved cell lymphoma associated with florid epithelioid granulomatous response. A clinicopathologic study of seven patients. *Am J Surg Pathol.* 1993;17(1):51-59.
92. Haralambieva E, Rosati S, van Noesel C, et al. Florid granulomatous reaction in Epstein-Barr virus–positive nonendemic Burkitt lymphomas—report of four cases. *Am J Surg Pathol.* 2004;28(3):379-383.
93. Schrager JA, Pittaluga S, Raffeld M, Jaffe ES. Granulomatous Reaction in Burkitt lymphoma: correlation with EBV positivity and clinical outcome. *Am J Surg Pathol.* 2005;29(8):1115-1116.
94. Kluin PM, Harris NL, Stein H, et al. B-cell lymphoma, unclassifiable, with features intermediate between large B-cell lymphoma and Burkitt lymphoma. In: Swerdlow SH, Campo E, Harris NL, et al, eds. *WHO Classification of Tumours of Haematopoietic and Lymphoid Tissues.* 4th ed. Lyon, France: IARC; 2008:265-266.
95. Thangavelu M, Olopade O, Beckman E, et al. Clinical, morphologic, and cytogenetic characteristics of patients with lymphoid malignancies characterized by both t(14;18)(q32;q21) and t(8;14)(q24;q32) or t(8;22)(q24;q11). *Genes Chromosomes Cancer.* 1990;2:147-158.
96. Kroft SH, Domiati-Saad R, Finn WG, et al. Precursor B-lymphoblastic transformation of grade I follicle center lymphoma. *Am J Clin Pathol.* 2000;113:411-418.
97. de Jong D, Voetdijk BM, Beverstock GC, et al. Activation of the c-myc oncogene in a precursor-B-cell blast crisis of follicular lymphoma, presenting as composite lymphoma. *N Engl J Med.* 1988;318:1373-1378.
98. Donti E, Falini B, Giuseppe Pelicci P, et al. Immunological and molecular studies in a case of follicular lymphoma with an extra chromosome 12 and t(2;8) translocation. *Leukemia.* 1988;2:41-44.
99. Lee JT, Innes DJ Jr, Williams ME. Sequential bcl-2 and c-myc oncogene rearrangements associated with the clinical transformation of non-Hodgkin's lymphoma. *J Clin Invest.* 1989;84:1454-1459.
100. Wlodarska I, Mecucci C, De Wolf-Peeters C, et al. Two translocations: a follicular variant 2;18 and a Burkitt 8;14 in a small non cleaved non Hodgkin's lymphoma. *Leuk Lymphoma.* 1991;5:65-69.
101. Aventin A, Mecucci C, Guanyabens C, et al. Variant t(2;18) translocation in a Burkitt conversion of follicular lymphoma. *Br J Haematol.* 1990;74:367-369.
102. Carli MG, Cuneo A, Piva N, et al. Lymphoblastic lymphoma with primary splenic involvement and the classic 14;18 translocation. *Cancer Genet Cytogenet.* 1991;57:47-51.
103. Gauwerky CE, Haluska FG, Tsujimoto Y, et al. Evolution of B-cell malignancy: pre-B-cell leukemia resulting from MYC activation in a B-cell neoplasm with a rearranged BCL2 gene. *Proc Natl Acad Sci U S A.* 1988;85:8548-8552.
104. Gauwerky CE, Hoxie J, Nowell PC, Croce CM. Pre-B-cell leukemia with a t(8; 14)

and a t(14; 18) translocation is preceded by follicular lymphoma. *Oncogene.* 1988;2:431-435.

105. Kanungo A, Medeiros LJ, Abruzzo LV, Lin P. Lymphoid neoplasms associated with concurrent t(14;18) and 8q24/c-MYC translocation generally have a poor prognosis. *Mod Pathol.* 2006;19:25-33.

106. Le Gouill S, Talmant P, Touzeau C, et al. The clinical presentation and prognosis of diffuse large B-cell lymphoma with t(14;18) and 8q24/c-MYC rearrangement. *Haematologica.* 2007;10:1335-1342.

107. Tomita N, Tokunaka M, Nakamura N, et al. Clinicopathological features of lymphoma/leukemia patients carrying both BCL2 and MYC translocations. *Haematologica.* 2009;94935-943.

108. Klein U, Klein G, Ehlin-Henriksson B, et al. Burkitt's lymphoma is a malignancy of mature B cells expressing somatically mutated V region genes. *Mol Med.* 1995;1:495-505.

109. Dogan A, Bagdi E, Munson P, Isaacson PG. CD10 and BCL6 expression in paraffin sections of normal lymphoid tissue and B-cell lymphomas. *Am J Surg Pathol.* 2000;24:846-852.

110. Capello D, Vitolo U, Pasqualucci L, et al. Distribution and pattern of BCL6 mutations throughout the spectrum of B-cell neoplasia. *Blood.* 2000;95:651-659.

111. Lai R, Arber DA, Chang KL, et al. Frequency of bcl-2 expression in non-Hodgkin's lymphoma: a study of 778 cases with comparison of marginal zone lymphoma and monocytoid B-cell hyperplasia. *Mod Pathol.* 1998;11:864-869.

112. Magrath IT, Janus C, Edwards BK, et al. An effective therapy for both undifferentiated (including Burkitt's) lymphomas and lymphoblastic lymphomas in children and young adults. *Blood.* 1984;63:1102-1111.

113. Carbone A, Dolcetti R, Gloghini A, et al. Immunophenotypic and molecular analyses of acquired immune deficiency syndrome-related and Epstein-Barr virus-associated lymphomas: a comparative study. *Hum Pathol.* 1996;27:133-146.

114. Carbone A, Gaidano G, Gloghini A, et al. BCL6 protein expression in AIDS-related non-Hodgkin's lymphomas: inverse relationship with Epstein-Barr virus-encoded latent membrane protein-1 expression. *Am J Pathol.* 1997;150:155-165.

115. Gormley RP, Madan R, Dulau AE, et al. Germinal center and activated B-cell profiles separate Burkitt lymphoma and diffuse large B-cell lymphoma in AIDS and non-AIDS cases. *Am J Clin Pathol.* 2005;124:790-798.

116. Carbone A, Gaidano G, Gloghini A, et al. Differential expression of BCL6, CD138/syndecan-1, and Epstein-Barr virus-encoded latent membrane protein-1 identifies distinct histogenetic subsets of acquired immunodeficiency syndrome-related non-Hodgkin's lymphomas. *Blood.* 1998;91:747-755.

117. Gaidano G, Carbone A, Dalla-Favera R. Pathogenesis of AIDS-related lymphomas: molecular and histogenetic heterogeneity. *Am J Pathol.* 1998;152:623-630.

118. Mead GM, Barrans SL, Qian W, et al. A prospective clinicopathologic study of dose-modified CODOX-M/IVAC in patients with sporadic Burkitt lymphoma defined using cytogenetic and immunophenotypic criteria (MRC/NCRI LY10 trial). *Blood.* 2008;112:2248-2260.

119. Gualco G, Queiroga EM, Weiss LM, et al. Frequent expression of multiple myeloma 1/interferon regulatory factor 4 in Burkitt lymphoma. *Hum Pathol.* 2009;40:565-571.

120. Dave SS, Fu K, Wright GW, et al. Molecular diagnosis of Burkitt's lymphoma. *N Engl J Med.* 2006;354:2431-2442.

121. Hummel M, Bentink S, Berger H, et al. A biologic definition of Burkitt's lymphoma from transcriptional and genomic profiling. *N Engl J Med.* 2006;354:2419-2430.

122. Harris NL, Horning SJ. Burkitt's lymphoma—the message from microarrays. *N Engl J Med.* 2006;354:2495-2498.

123. Rodig SJ, Vergilio JA, Shahsafaei A, Dorfman DM. Characteristic expression patterns of TCL1, CD38, and CD44 identify aggressive lymphomas harboring a MYC translocation. *Am J Surg Pathol.* 2008;32:113-122.

124. Maleki A, Seegmiller AC, Uddin N, et al. Bright CD38 expression is an indicator of MYC rearrangement. *Leuk Lymphoma.* 2009;50:1054-1057.

125. Zech L, Haglund U, Nilsson K, Klein G. Characteristic chromosomal abnormalities in biopsies and lymphoid-cell lines from patients with Burkitt and non-Burkitt lymphomas. *Int J Cancer.* 1976;17:47-56.

126. Willis TG, Dyer MJ. The role of immunoglobulin translocations in the pathogenesis of B-cell malignancies. *Blood.* 2000;96:808-822.

127. Vafa O, Wade M, Kern S, et al. c-Myc can induce DNA damage, increase reactive oxygen species, and mitigate p53 function: a mechanism for oncogene-induced genetic instability. *Mol Cell.* 2002;9:1031-1044.

128. Karlsson A, Deb-Basu D, Cherry A, et al. Defective double-strand DNA break repair and chromosomal translocations by MYC overexpression. *Proc Natl Acad Sci U S A.* 2003;100:9974-9979.

129. Karlsson A, Giuriato S, Tang F, et al. Genomically complex lymphomas undergo sustained tumor regression upon MYC inactivation unless they acquire novel chromosomal translocations. *Blood.* 2003;101:2797-2803.

130. Li Z, Van Calcar S, Qu C, et al. A global transcriptional regulatory role for c-Myc in Burkitt's lymphoma cells. *Proc Natl Acad Sci U S A.* 2003;100:8164-8169.

131. Ruddell A, Mezquita P, Brandvold KA, et al. B lymphocyte-specific c-Myc expression stimulates early and functional expansion of the vasculature and lymphatics during lymphomagenesis. *Am J Pathol.* 2003;163:2233-2245.

132. Zeidler R, Joos S, Delecluse HJ, et al. Breakpoints of Burkitt's lymphoma t(8;22) translocations map within a distance of 300 kb downstream of MYC. *Genes Chromosomes Cancer.* 1994;9:282-287.

133. Joos S, Haluska FG, Falk MH, et al. Mapping chromosomal breakpoints of Burkitt's t(8;14) translocations far upstream of c-myc. *Cancer Res.* 1992;52:6547-6552.

134. Joos S, Falk MH, Lichter P, et al. Variable breakpoints in Burkitt lymphoma cells with chromosomal t(8;14) translocation separate c-myc and the IgH locus up to several hundred kb. *Hum Mol Genet.* 1992;1:625-632.

135. Bower M. Acquired immunodeficiency syndrome-related systemic non-Hodgkin's lymphoma. *Br J Haematol.* 2001;112:863-873.

136. Kuppers R, Dalla-Favera R. Mechanisms of chromosomal translocations in B cell lymphomas. *Oncogene.* 2001;20:5580-5594.

137. Avet-Loiseau H, Gerson F, Magrangeas F, et al. Rearrangements of the c-myc oncogene are present in 15% of primary human multiple myeloma tumors. *Blood.* 2001;98:3082-3086.

138. Shou Y, Martelli ML, Gabrea A, et al. Diverse karyotypic abnormalities of the c-myc locus associated with c-myc dysregulation and tumor progression in multiple myeloma. *Proc Natl Acad Sci U S A.* 2000;97:228-233.

139. Saez B, Martin-Subero JI, Largo C, et al. Identification of recurrent chromosomal breakpoints in multiple myeloma with complex karyotypes by combined G-banding, spectral karyotyping, and fluorescence in situ hybridization analyses. *Cancer Genet Cytogenet.* 2006;169:143-149.

140. Bertrand P, Bastard C, Maingonnat C, et al. Mapping of MYC breakpoints in 8q24 rearrangements involving non-immunoglobulin partners in B-cell lymphomas. *Leukemia.* 2007;21:515-523.

141. Bertrand P, Maingonnat C, Picquenot JM, et al. Characterization of three t(3;8)(q27;q24) translocations from diffuse large B-cell lymphomas. *Leukemia.* 2008;22:1064-1067.

142. Sonoki T, Tatetsu H, Nagasaki A, Hata H. Molecular cloning of translocation breakpoint from der(8)t(3;8)(q27;q24) defines juxtaposition of downstream of C-MYC and upstream of BCL6. *Int J Hematol.* 2007;86:196-198.

143. Boerma EG, Siebert R, Kluin PM, Baudis M. Translocations involving 8q24 in Burkitt lymphoma and other malignant lymphomas: a historical review of cytogenetics in the light of today's knowledge. *Leukemia.* 2009;23:225-234.

144. Poirel HA, Cairo MS, Heerema NA, et al. Specific cytogenetic abnormalities are associated with a significantly inferior outcome in children and adolescents with mature B-cell non-Hodgkin's lymphoma: results of the FAB/LMB 96 international study. *Leukemia.* 2009;23:323-331.

145. Garcia JL, Hernandez JM, Gutierrez NC, et al. Abnormalities on 1q and 7q are associated with poor outcome in sporadic Burkitt's lymphoma. A cytogenetic and comparative genomic hybridization study. *Leukemia.* 2003;17:2016-2024.

146. Barth TF, Muller S, Pawlita M, et al. Homogeneous immunophenotype and paucity of secondary genomic aberrations are distinctive features of endemic but not of sporadic Burkitt's lymphoma and diffuse large B-cell lymphoma with MYC rearrangement. *J Pathol.* 2004;203:940-945.

147. Salaverria I, Zettl A, Bea S, et al. Chromosomal alterations detected by comparative genomic hybridization in subgroups of gene expression-defined Burkitt's lymphoma. *Haematologica.* 2008;93:1327-1334.

148. Klapper W, Szczepanowski M, Burkhardt B, et al. Molecular profiling of pediatric mature B-cell lymphoma treated in population-based prospective clinical trials. *Blood.* 2008;112:1374-1381.

149. Niitsu N, Okamoto M, Miura I, Hirano M. Clinical features and prognosis of de novo diffuse large B-cell lymphoma with t(14;18) and 8q24/c-MYC translocations. *Leukemia.* 2009;23:777-783.

150. Klapper W, Stoecklein H, Zeynalova S, et al. Structural aberrations affecting the MYC locus indicate a poor prognosis independent of clinical risk factors in diffuse large B-cell lymphomas treated within randomized trials of the German High-Grade Non-Hodgkin's Lymphoma Study Group (DSHNHL). *Leukemia.* 2008;22:2226-2229.

151. Harris NL, Jaffe ES, Diebold J, et al. The World Health Organization classification of hematological malignancies report of the Clinical Advisory Committee Meeting, Airlie House, Virginia, November 1997. *Mod Pathol.* 2000;13:193-207.

152. Au WY, Horsman DE, Viswanatha DS, et al. 8q24 Translocations in blastic transformation of mantle cell lymphoma. *Haematologica.* 2000;85:1225-1227.

153. Mohamed AN, Palutke M, Eisenberg L, Al-Katib A. Chromosomal analyses of 52 cases of follicular lymphoma with t(14;18), including blastic/blastoid variant. *Cancer Genet Cytogenet.* 2001;126:45-51.

154. Basso K, Frascella E, Zanesco L, Rosolen A. Improved long-distance polymerase chain reaction for the detection of t(8;14)(q24;q32) in Burkitt's lymphomas. *Am J Pathol.* 1999;155:1479-1485.

155. Cario G, Stadt UZ, Reiter A, et al. Variant translocations in sporadic Burkitt's lymphoma detected in fresh tumour material: analysis of three cases. *Br J Haematol.* 2000;110:537-546.

156. Wilda M, Busch K, Klose I, et al. Level of MYC overexpression in pediatric Burkitt's lymphoma is strongly dependent on genomic breakpoint location within the MYC locus. *Genes Chromosomes Cancer.* 2004;41:178-182.

157. Cogliatti SB, Novak U, Henz S,et al. Diagnosis of Burkitt lymphoma in due time: a practical approach. *Br J Haematol.* 2006;134:294-301.

158. Ventura RA, Martin-Subero JI, Jones M, et al. FISH analysis for the detection of lymphoma-associated chromosomal abnormalities in routine paraffin-embedded tissue. *J Mol Diagnostics.* 2006;8:141-151.

159. Taniwaki M, Matsuda F, Jauch A, et al. Detection of 14q32 translocations in B-cell malignancies by in situ hybridization with yeast artificial chromosome clones containing the human IgH gene locus. *Blood.* 1994;83:2962-2969.

160. Veronese ML, Ohta M, Finan J, et al. Detection of myc translocations in lymphoma cells by fluorescence in situ hybridization with yeast artificial chromosomes. *Blood.* 1995;85:2132-2138.

161. Rack KA, Delabesse E, Radford-Weiss I, et al. Simultaneous detection of MYC, BVR1, and PVT1 translocations in lymphoid malignancies by fluorescence in situ hybridization. *Genes Chromosomes Cancer.* 1998;23:220-226.

162. Tamaru J, Hummel M, Marafioti T, et al. Burkitt's lymphomas express VH genes with a moderate number of antigen-selected somatic mutations. *Am J Pathol.* 1995;147:1398-1407.

163. Martin-Subero JI, Chudoba I, Harder L, et al. Multicolor-FICTION: Expanding the possibilities of combined morphologic, immunophenotypic, and genetic single cell analyses. *Am J Pathol.* 2002;161:413-420.

164. Martin-Subero JI, Chudoba I, Harder L, et al. Multi-color-fluorescence immunophenotyping and interphase cytogenetics as a tool for the investigation of neoplasms; expanding possibilities of combined morphologic, immunophenotypic and genetic single cell analyses. *Am J Pathol.* 2002;161:413-420.

165. Martin-Subero JI, Harder L, Gesk S, et al. Interphase FISH assays for the detection of translocations with breakpoints in immunoglobulin light chain loci. *Int J Cancer.*

2002;98:470-474.

166. Siebert R, Matthiesen P, Harder S, et al. Application of interphase fluorescence in situ hybridization for the detection of the Burkitt translocation t(8;14)(q24;q32) in B-cell lymphomas. *Blood*. 1998;91:984-990.

167. Savage KJ, Johnson NA, Ben-Neriah S, et al. MYC gene rearrangements are associated with a poor prognosis in diffuse large B-cell lymphoma patients treated with R-CHOP chemotherapy. *Blood*. 2009;114:3533-3537.

168. Bentink S, Wessendorf S, Schwaenen C, et al. Pathway activation patterns in diffuse large B-cell lymphomas. *Leukemia*. 2008;22:1746-1754.

169. Burkitt D. Long-term remissions following one and two-dose chemotherapy for African lymphoma. *Cancer*. 1967;20:756-759.

170. Sullivan MP, Ramirez I. Curability of Burkitt's lymphoma with high-dose cyclophosphamide-high-dose methotrexate therapy and intrathecal chemoprophylaxis. *J Clin Oncol*. 1985;3:627-636.

171. McMaster ML, Greer JP, Greco FA, et al. Effective treatment of small-noncleaved-cell lymphoma with high-intensity, brief-duration chemotherapy. *J Clin Oncol*. 1991;9:941-946.

172. Magrath I, Adde M, Shad A, et al. Adults and children with small non-cleaved-cell lymphoma have a similar excellent outcome when treated with the same chemotherapy regimen. *J Clin Oncol*. 1996;14:925-934.

173. Janus C, Edwards BK, Sariban E, Magrath IT. Surgical resection and limited chemotherapy for abdominal undifferentiated lymphomas. *Cancer Treat Rep*. 1984;68:599-605.

174. Magrath IT, Lwanga S, Carswell W, Harrison N. Surgical reduction of tumour bulk in management of abdominal Burkitt's lymphoma. *BMJ*. 1974;2:308-312.

175. Kemeny MM, Magrath IT, Brennan MF. The role of surgery in the management of American Burkitt's lymphoma and its treatment. *Ann Surg*. 1982;196:82-86.

176. Fleming ID, Turk PS, Murphy SB, et al. Surgical implications of primary gastrointestinal lymphoma of childhood. *Arch Surg*. 1990;125:252-256.

177. Stovroff MC, Coran AG, Hutchinson RJ. The role of surgery in American Burkitt's lymphoma in children. *J Pediatr Surg*. 1991;26:1235-1238.

178. LaQuaglia MP, Stolar CJ, Krailo M, et al. The role of surgery in abdominal non-Hodgkin's lymphoma: experience from the Children's Cancer Study Group. *J Pediatr Surg*. 1992;27:230-235.

179. Stapleton FB, Strother DR, Roy S 3rd, et al. Acute renal failure at onset of therapy for advanced stage Burkitt lymphoma and B cell acute lymphoblastic lymphoma. *Pediatrics*. 1988;82:863-869.

180. Cohen LF, Balow JE, Magrath IT, et al. Acute tumor lysis syndrome. A review of 37 patients with Burkitt's lymphoma. *Am J Med*. 1980;68:486-491.

181. Tsokos GC, Balow JE, Spiegel RJ, Magrath IT. Renal and metabolic complications of undifferentiated and lymphoblastic lymphomas. *Medicine (Baltimore)*. 1981;60:218-229.

182. Arseneau JC, Bagley CM, Anderson T, Canellos GP. Hyperkalaemia, a sequel to chemotherapy of Burkitt's lymphoma. *Lancet*. 1973;6:10-14.

183. Olweny CL, Atine I, Kaddu-Mukasa A, et al. Cerebrospinal irradiation of Burkitt's lymphoma. Failure in preventing central nervous system relapse. *Acta Radiol Ther Phys Biol*. 1977;16:225-231.

184. Philip T, Pinkerton R, Biron P, et al. Effective multiagent chemotherapy in children with advanced B-cell lymphoma: who remains the high risk patient? *Br J Haematol*. 1987;65:159-164.

185. Patte C, Philip T, Rodary C, et al. High survival rate in advanced-stage B-cell lymphomas and leukemias without CNS involvement with a short intensive polychemotherapy: results from the French Pediatric Oncology Society of a randomized trial of 216 children. *J Clin Oncol*. 1991;9:123-132.

186. Patte C, Auperin A, Michon J, et al. The Societe Francaise d'Oncologie Pediatrique LMB89 protocol: highly effective multiagent chemotherapy tailored to the tumor burden and initial response in 561 unselected children with B-cell lymphomas and L3 leukemia. *Blood*. 2001;97:3370-3379.

187. Dunleavy K, Pittaluga S, Janik J, et al. Novel treatment of Burkitt lymphoma with dose-adjusted EPOCHR-rituximab: Preliminary results showing excellent outcome. *Blood*. 2006;108:774A.

188. Link MP, Donaldson SS, Berard CW, et al. Results of treatment of childhood localized non-Hodgkin's lymphoma with combination chemotherapy with or without radiotherapy. *N Engl J Med*. 1990;322:1169-1174.

189. Reiter A, Schrappe M, Parwaresch R, et al. Non-Hodgkin's lymphomas of childhood and adolescence: results of a treatment stratified for biologic subtypes and stage—a report of the Berlin-Frankfurt-Munster Group. *J Clin Oncol*. 1995;13:359-372.

190. Meadows AT, Sposto R, Jenkin RD, et al. Similar efficacy of 6 and 18 months of therapy with four drugs (COMP) for localized non-Hodgkin's lymphoma of children: a report from the Children's Cancer Study Group. *J Clin Oncol*. 1989;7:92-99.

191. Sweetenham JW, Pearce R, Taghipour G, et al. Adult Burkitt's and Burkitt-like non-Hodgkin's lymphoma—outcome for patients treated with high-dose therapy and autologous stem-cell transplantation in first remission or at relapse: results from the European Group for Blood and Marrow Transplantation. *J Clin Oncol*. 1996;14:2465-2472.

192. Song KW, Barnett MJ, Gascoyne RD, et al. Haematopoietic stem cell transplantation as primary therapy of sporadic adult Burkitt lymphoma. *Br J Haematol*. 2006;133:634-637.

193. van Imhoff GW, van der Holt B, MacKenzie MA, et al. Short intensive sequential therapy followed by autologous stem cell transplantation in adult Burkitt, Burkitt-like and lymphoblastic lymphoma. *Leukemia*. 2005;19:945-952.

194. Rizzieri DA, Johnson JL, Niedzwiecki D, et al. Intensive chemotherapy with and without cranial radiation for Burkitt leukemia and lymphoma: final results of Cancer and Leukemia Group B Study 9251. *Cancer*. 2004;100:1438-1448.

195. Thomas DA, Faderl S, O'Brien S, et al. Chemoimmunotherapy with hyper-CVAD plus rituximab for the treatment of adult Burkitt and Burkitt-type lymphoma or acute lymphoblastic leukemia. *Cancer*. 2006;106:1569-1580.

196. Suchi T, Lennert K, Tu LY, et al. Histopathology and immunohistochemistry of peripheral T cell lymphomas: a proposal for their classification. *J Clin Pathol*. 1987;40:995-1015.

197. Pileri SA, Went P, Ascani S, et al. Diffuse large B-cell lymphoma: one or more entities? Present controversies and possible tools for its subclassification. *Histopathology*. 2002;41:482-509.

198. Hutchison RE, Finch C, Kepner J, et al. Burkitt lymphoma is immunophenotypically different from Burkitt-like lymphoma in young persons. *Ann Oncol*. 2000;11(suppl 1):35-38.

199. Lai R, Weiss LM, Chang KL, Arber DA. Frequency of CD43 expression in non-Hodgkin lymphoma. A survey of 742 cases and further characterization of rare CD43+ follicular lymphomas. *Am J Clin Pathol*. 1999;111:488-494.

200. Hyjek E, Chadburn A, Liu YF, et al. BCL6 protein is expressed in precursor T-cell lymphoblastic lymphoma and in prenatal and postnatal thymus. *Blood*. 2001;97:270-276.

201. Ott G, Kalla J, Ott MM, et al. Blastoid variants of mantle cell lymphoma: frequent bcl-1 rearrangements at the major translocation cluster region and tetraploid chromosome clones. *Blood*. 1997;89:1421-1429.

202. Flenghi L, Bigerna B, Fizzotti M, et al. Monoclonal antibodies PG-B6a and PG-B6p recognize, respectively, a highly conserved and a formol-resistant epitope on the human BCL6 protein amino-terminal region. *Am J Pathol*. 1996;148:1543-1555.

203. Sevilla DW, Gong JZ, Goodman BK, et al. Clinicopathologic findings in high-grade B-cell lymphomas with typical Burkitt morphologic features but lacking the MYC translocation. *Am J Clin Pathol*. 2007 Dec;128:981-991.

204. Nomura Y, Karube K, Suzuki R, et al. High-grade mature B-cell lymphoma with Burkitt-like morphology: results of a clinicopathological study of 72 Japanese patients. *Cancer Sci*. 2008;99:246-252.

205. Lin P, Medeiros LJ. High-grade B-cell lymphoma/leukemia associated with t(14;18) and 8q24/MYC rearrangement: a neoplasm of germinal center immunophenotype with poor prognosis. *Haematologica*. 2007;92:1297-1301.

第25章

浆细胞肿瘤

Robert W.McKenna, Steven H. Kroft

章节目录

25.1　定义

浆细胞肿瘤及其相关疾病，有时指一类免疫分泌异常性疾病，由生成免疫球蛋白（Ig）的浆细胞或淋巴细胞克隆性增殖、合成和分泌一种Ig或多肽亚单位，通常能在血清或尿蛋白电泳中检测到单克隆蛋白（M蛋白）。肿瘤可全部由浆细胞组成（浆细胞肿瘤）或浆细胞和淋巴细胞混合组成（通常归为淋巴瘤）。大多数浆细胞肿瘤最初表现为骨髓肿瘤，但偶尔可发生于髓外。

25.2　分类

表25.1为浆细胞肿瘤的WHO分类[1]。

25.3　浆细胞骨髓瘤（PCM）

25.3.1　定义

浆细胞骨髓瘤（PCM）又名多发性骨髓瘤（MM），是基于骨髓的多灶性浆细胞肿瘤，伴血清和尿中检出M蛋白[1]。几乎所有PCM都起源于骨髓，大多数

表25.1 浆细胞肿瘤WHO分类

- 意义不明的单克隆γ球蛋白血症（MGUS）
- 浆细胞骨髓瘤（PCM）
  - 无症状性PCM（焖燃型PCM）
  - 无分泌性PCM
  - 浆细胞白血病（PCL）
- 浆细胞瘤
  - 骨孤立性浆细胞瘤
  - 骨外（髓外）浆细胞瘤
- Ig沉积病
  - 原发性淀粉样物质沉积症（AL）
  - 系统轻链和重链沉积病
- 骨硬化性骨髓瘤（POEMS综合征）

病例具有播散性骨髓病变。其他器官可继发受累。诊断PCM需结合临床、形态学、免疫学以及影像学。该疾病的临床表现形成宽广谱系，其范围从无症状到高度侵袭性。某些PCM的主要临床表现由异常Ig链沉积于组织中所致[1]。

25.3.2 诊断标准

PCM通常表现为骨髓异常浆细胞增多或浆细胞瘤，伴血清或尿液M蛋白。常出现为溶骨性病变。诊断PCM所需的浆细胞最少百分率及M蛋白量有所变化，某种程度上取决于不同的诊断系统[1-4]。WHO采纳的症状性PCM的诊断标准见表25.2[1,5]。

表25.2 症状性浆细胞骨髓瘤（PCM）的诊断标准

- 血清或尿M蛋白*
- 骨髓克隆性浆细胞或浆细胞瘤[†]
- 相关的器官或组织损害[‡]

注：*这一标准未包括M蛋白水平，大多数病例IgG＞30g/L、IgA＞25g/L或尿轻链＞1g/24小时。但某些症状性PCM患者M蛋白水平较低。

†单克隆性浆细胞通常大于骨髓有核细胞的10%，但未规定最低值，因为大约5%的症状性PCM患者的骨髓浆细胞＜10%。

‡相关终末器官损害最重要的证据包括以下一个或多个表现：高钙血症、肾功能不全、贫血和骨病变（这四种表现缩写为CRAB）。

25.3.3 流行病学

PCM（及其变异型）是恶性免疫分泌异常性疾病的最常见类型。在美国其发病率大约每年4/10万[6]。PCM大约占恶性肿瘤1%及造血系统肿瘤的10%~15%[7,8]。男性比女性多见（1.4：1），非洲裔美国人是白人的2倍[6]。PCM一级亲属的发病风险可增高3.7倍[9]。儿童不发生PCM，罕见于35岁以下成人，35岁以上发病率增高，大约90%以上病例发生于50岁以上。诊断时中位年龄大约为68岁[10]。在过去半世纪以来PCM发病率显著增高[10]，原因不明，但老年人口比例增多、对该疾病的认识提高和病例报道增多，可能是发病率增高的原因。

25.3.4 临床特征

大多数病例因溶骨性病变或骨质疏松而导致后背或四肢骨骼疼痛。进展期病例，椎骨塌陷可致身高变矮。患者常诉虚弱或无力，常与贫血有关。某些患者常表现为感染、出血或与肾功能衰竭或高钙血症相关的症状。极少数情况下可表现为神经症状，是由于脊髓受压或外周神经疾病所致。无症状患者由于蛋白电泳偶然发现血清M蛋白而诊断PCM。体格检查常无特异性或未发现异常。面色苍白最常见，其次是器官肿大。罕见可触及的浆细胞瘤，但病理性骨折或浆细胞瘤的上方部位可发现柔软及肿胀。少数患者由于浆细胞浸润或淀粉样物质沉积而导致组织肿块及器官肿大。罕见浆细胞浸润导致皮肤病变或紫癜。

25.3.4.1 实验室检查

表25.3列举了国际骨髓瘤工作组对评估疑似PCM患者的诊断研究[5]。这些研究数据形成了临床病理诊断标准的基础，并提供重要的预后信息[1-5]。

表25.3 浆细胞骨髓瘤（PCM）的诊断分析

- 病史及体格检查
- 全血细胞计数及白细胞分类计数
- 外周血涂片检查
- 化学筛查，包括钙及肌酸酐
- 血清蛋白电泳及免疫固定
- Ig浊度测定法定量
- 尿液分析
- 24小时尿收集电泳及免疫固定
- 骨髓穿刺及环钻活检
  - 细胞遗传学
  - 免疫表型
  - 浆细胞标记指数
- X线骨扫描（椎骨、盆骨、颅骨、肱骨、股骨）
- $β_2$微球蛋白，C反应蛋白，乳酸脱氢酶
- 游离轻链测定

对疑似PCM患者检测血清及尿液M蛋白是一基本项目。琼脂糖凝胶电泳是常用的M蛋白检测方法[5]。大多数PCM患者血清蛋白电泳可发现M蛋白（图25.1）。由于存在M蛋白，总Ig通常升高，但正常多克隆Ig通常减少。在单克隆Ig水平低的病例，如IgD、IgE及轻链PCM，通过血清蛋白电泳可能检测不出M蛋白。由于正常多克隆Ig减少，低γIg血症可能是唯一异常表现。所有疑似PCM病例必需用浓缩尿样本进行尿蛋白电泳及收集24小时尿进行Ig定量（图25.2）。一些患者无血清M蛋白，但可检测到单克隆轻链（本周蛋白）。血清及尿液免疫固定电泳是对特征性重链和轻链及检测少量M蛋白的“金标准”，如轻链淀粉样物质沉积、浆细胞瘤、重链病、轻链沉积病和PCM治疗后患者（图25.1和图25.2）。免疫固定能检测到血清0.02g/dl及尿液0.04g/dl的M蛋白水平[5]。通过免疫固定电泳，大约97% PCM在血清或尿液中可检出M蛋白[5,8]。大约75%病例尿液中检出单克隆轻链，其中约2/3为κ轻链。患者尿液电泳可能为阴性，但用浓缩尿液标本免疫固定电泳则可发现单克隆轻链[5]。轻链可被肾近曲小管重吸收，因此，尿液中能否检测出轻链取决于肾功能。血清自由轻链分析对检测及监控轻链病和非分泌性PCM以及淀粉样物质沉积症、孤立性浆细胞瘤的许多病例提供了一个更为敏感的方法[5,11,12]。

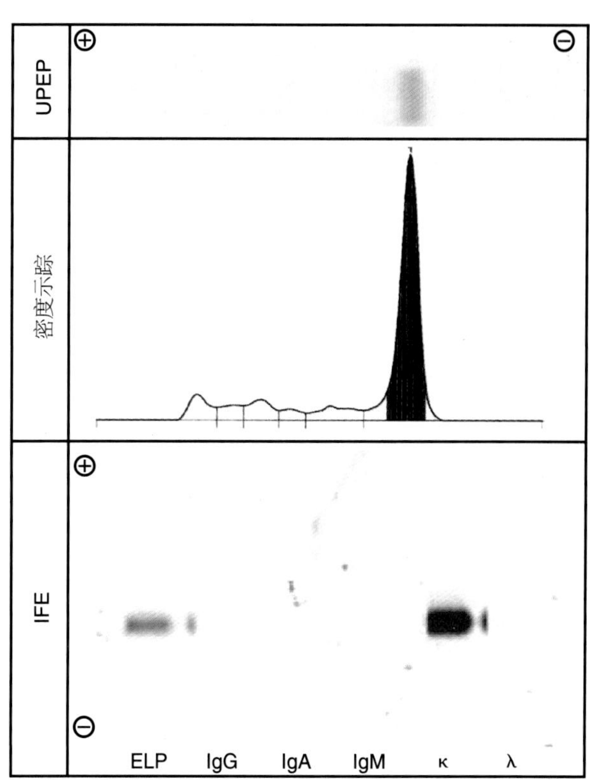

图25.2 54岁男性轻链浆细胞骨髓瘤（PCM）患者的尿电泳。患者右侧臀部疼痛，既往患有肺浆细胞瘤。影像学表现为右侧耻骨分支骨折及溶骨性病变。血清蛋白电泳未发现M蛋白。患者采用24小时尿样本（浓缩100倍，总蛋白217mg/24小时）尿蛋白电泳（UPEP）发现在光密度计扫描图（阴影区，中间幅面 ）上位于凝胶的γ区存在单个M蛋白峰（140mg/24小时）。通过免疫固定电泳（IFE）发现M蛋白为游离κ轻链

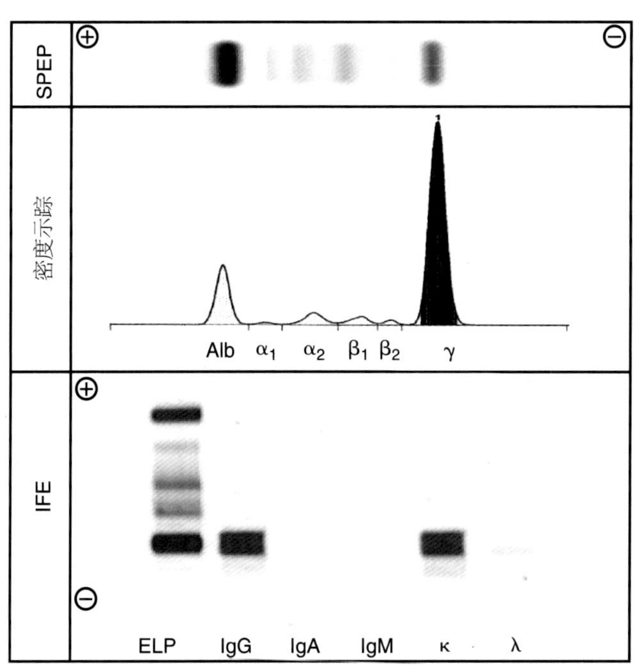

图25.1 65岁男性浆细胞骨髓瘤（PCM）患者的血清电泳。血清蛋白电泳（SPEP），在光密度计扫描图（阴影区，中间幅面 ）上出现单个大M蛋白峰（8.1g/dl）。通过免疫固定电泳（IFE）可发现M蛋白为IgGκ，在电泳图（ELP）上位于位于γ区。骨髓穿刺仅有5%浆细胞，但有溶骨性表现。患者有高黏滞性综合征，为难治性骨髓瘤

略超过一半以上PCM患者存在IgG型M蛋白，大约20%患者为IgA型，20%患者只有单克隆轻链[5]。IgD型、IgE型、IgM型和双克隆型PCM罕见，少于3%患者表现为无分泌性PCM。表25.4示数个大宗PCM患者病例出现各种M蛋白的平均频率[13-15]。除IgD型外，κ轻链比λ轻链更常见。血清M蛋白数量从低于检测水平至超过10g/dl不等。IgG型PCM中位值大约5g/dl，IgA型为3.5g/dl。大约40%症状性PCM患者M蛋白＜3g/dl[5]。除了轻链PCM，血清M蛋白非常低或检测不到，24小时尿蛋白可轻度至显著升高。

大约2/3患者诊断时表现为贫血[5,13]。红细胞指数通常为正细胞和正色素性。少于20%患者表现为白细胞减少和血小板减少，但常常随着病变的进展而演进[13]。患者偶尔表现为白细胞增多及血小板增多。红细胞沉降率

表25.4 浆细胞骨髓瘤（PCM）单克隆免疫球蛋白（Ig）

单克隆Ig	大约病例数（%）
IgG	55
IgA	22
只有轻链	18
IgD	2
双克隆	2
无分泌	2
IgE	1
IgM	1

不同程度增高，而且可能与M蛋白水平相关。

近1/5患者表现为高钙血症，1/5~1/3患者肌酸酐升高[5,16]。超过一半以上患者表现为高尿酸血症[13]。进展期患者可表现为低白蛋白血症[2]。

25.3.4.2 影像学表现

70%~85% PCM患者就诊时影像学表现为溶骨性破坏、骨质疏松或骨折[5,13,16,17]。某些患者可观察到以上所有改变。椎骨、盆骨、颅骨、肋骨、股骨和肱骨近端是最常见的累及部位。对检测小的骨病变及髓外浆细胞浸润，CT扫描、尤其是MRI比X线平片更敏感[16,18]。MRI检查对PCM患者有预后意义，胸腰段脊柱MRI显示正常或仅有局灶性异常的患者，具有较好的治疗反应及生存率[19]。

25.3.4.3 血涂片和骨髓检查

血涂片中发现缗钱状红细胞通常是最显著的特征，而且与M蛋白量及类型有关（图25.3）。当M蛋白水平显著升高时，血涂片可显示暗紫色背景。某些病例可发现循环血中有核红细胞或幼白幼红细胞反应。大约15%病例血涂片可发现浆细胞，通常其数量较少。浆细胞更常见于病变进展期。浆细胞白血病（PCL）表现为浆细胞显著增多，这在后面PCM的变异型讨论。

骨髓检查是诊断PCM最重要的一环。即使已经发现有价值的临床表现、实验室和影像学等方面证据，也需要骨髓检查以证实PCM的诊断。骨髓检查还能提供预后信息，以及对追踪患者治疗反应和发现病变复发非常有用。骨髓是特殊研究（如：免疫表型、细胞遗传学及胸腺嘧啶脱氧核苷标记指数）的主要组织来源。许多病例仅靠骨髓检查即可做出诊断[20]。PCM的形态学诊断标准见表25.5。

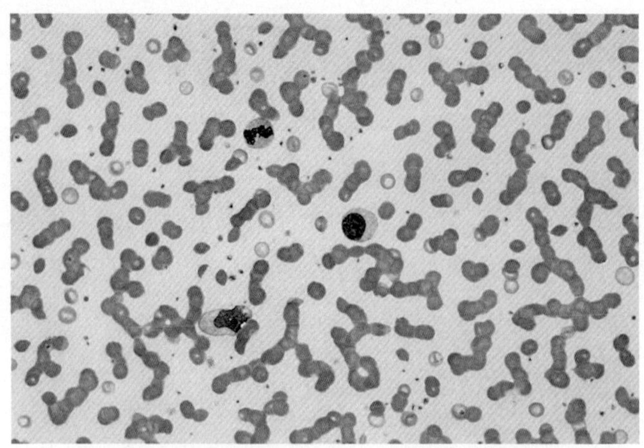

图25.3 伴有大M蛋白的患者的血涂片。可见缗钱状红细胞增多。显著的缗钱状红细胞增多常常是浆细胞肿瘤的诊断线索，但也可见于其他疾病（Wright–Giemsa染色）

表25.5 浆细胞骨髓瘤（PCM）形态学诊断标准

随机骨髓活检中的表现
• 非典型浆细胞，形态学表现超出反应性病变的程度
• 切片中浆细胞浸润成片
• 骨髓穿刺或切片中细胞细胞，几乎100%为浆细胞
• 不太有用的标准包括多核浆细胞，并且缺乏亲血管性

为做出最佳评估，骨髓穿刺涂片及环钻活检切片均为必需。大多数病例仅需以上一项方法即可作出诊断，但某些病例需结合骨髓穿刺涂片及环钻活检切片才能作出诊断。穿刺涂片浆细胞平均数量为20%~36%（图25.4）[13,15]。大约5%症状性PCM浆细胞数量＜10%[5,15]。这或许归因于骨髓穿刺标本量不足或骨髓病变常为局灶性以及分布不均。肿瘤性浆细胞形态学多样，从正常成熟的浆细胞特点至难以辨认的浆母细胞样。许多PCM病例的非典型特征兼有细胞核与胞质的改变。PCM细胞常常大于正常浆细胞，但也可正常大小或小于正常。通常含有中等至丰富的嗜碱性胞质。可见多种胞质改变，包括胞质边缘破损及脱落、胞质空泡和颗粒以及胞质内包涵体。大多数病例中，核大于正常，染色质不太致密，核仁可明显或不明显。

PCM细胞可见不同类型的胞质内及核内包涵体，以致瘤细胞质变形。PCM偶尔可见胞质内晶体，常见于成人Fanconi综合征（图25.5和25.6）。除成人Fanconi综合征轻链类型为κ轻链外，胞质内晶体与PCM的免疫类型无明显关系。

PCM的罕见病例可见多个深染的胞质内包涵体

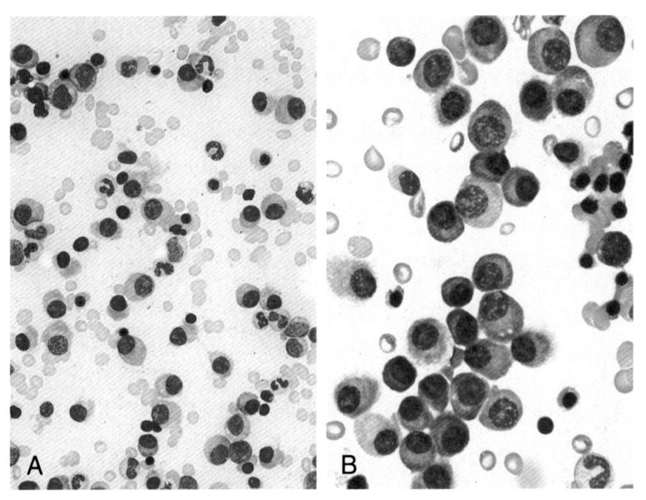

图25.4 2例浆细胞骨髓瘤（PCM）患者的骨髓穿刺涂片，可见大量中度异型浆细胞浸润。1例骨髓涂片浆细胞占30%（A），另一例则大于50%（B）。这两例均可根据骨髓广泛的浆细胞增多而诊断PCM。两名患者IgGk型血清M蛋白均＞3.5g/dl（Wright-Giemsa染色）

（图25.7），通常伴有大而多形性浆细胞。胞质内及核内有多个透明的、Russell小体型包涵体相对常见（图25.8）。与透明的核内包涵体不同，Dutcher型核内包涵体为染色淡、单个、通常较大（图25.9）。某些病例胞质内包涵体与黏多糖病患者的Buhot浆细胞结构相似。少数PCM病例可见吞噬性浆细胞，罕见显著的噬红细胞现象[22]。

大约2%的PCM可见明显核分叶和核扭曲[15,23]。一些病例中，这些细胞与其他易辨认的浆细胞混杂，但在其他病例中，它们形成相对一致的细胞群并且难以辨认为PCM细胞（图25.10）。一些PCM以小浆细胞为主，大约5%病例具有明显的淋巴细胞形态（图25.11）。一项研究中，淋巴细胞样形态病例的20%为IgD型PCM[15]。总

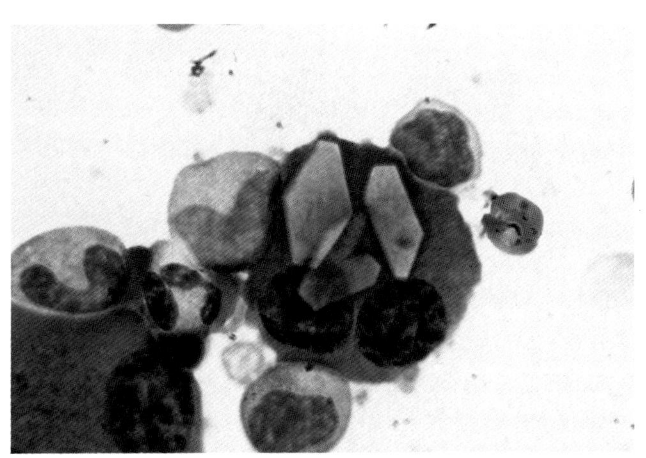

图25.5 68岁男性IgG型浆细胞骨髓瘤（PCM）患者的骨髓穿刺涂片。显示一个大、双核浆细胞，含有胞质内晶体（Wright-Giemsa染色）

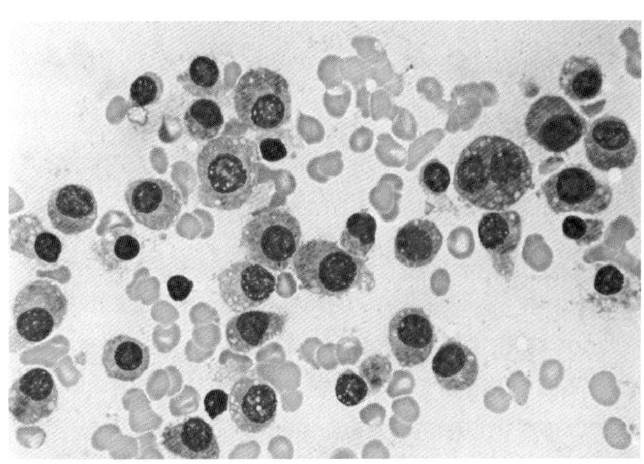

图25.7 肿瘤性浆细胞质内见大量不规则的、不同的嗜酸性包涵体（Wright-Giemsa染色）。

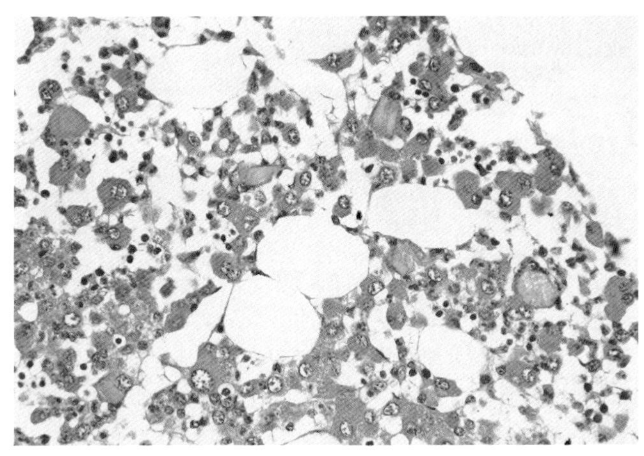

图25.6 浆细胞骨髓瘤（PCM）患者的骨髓活检切片。许多浆细胞含有胞质内晶体包涵体

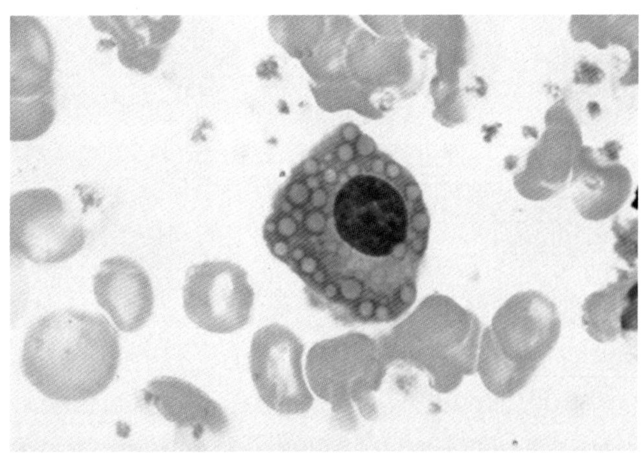

图25.8 浆细胞骨髓瘤（PCM）患者的骨髓穿刺涂片。浆细胞质见多个透明包涵体（Russell小体）（Wright-Giemsa染色）

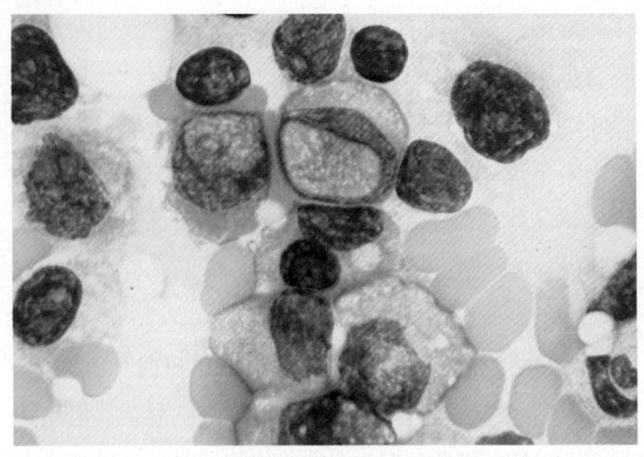

图25.9 IgA型浆细胞骨髓瘤（PCM）患者的骨髓涂片。其中2个浆细胞内见大的核内包涵体（Dutcher小体）（Wright-Giemsa染色）

之，试图通过特征性形态学来区分单克隆Ig类型是不可能的，但少数IgA型PCM病例表现为显著多形性、大而多核浆细胞；火焰状浆细胞；淡染、破损及碎片状胞质（图25.12）。大约20%的IgA型PCM可见核内包涵体，比其他Ig类型PCM更为常见（图25.9）[15]。

根据细胞学特征，PCM可分为成熟性、中间性、未成熟性及浆母细胞性（图25.13~图25.16）[24]。浆母细胞性PCM患者中位生存期10个月，而其他类型则为35个月。其他3个类型的中位生存期似乎无明显差异。其他分型方法包括3~6种细胞学类型[25,26]。

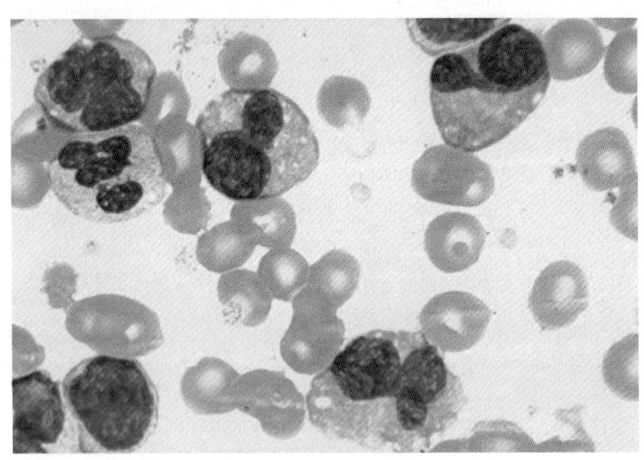

图25.10 轻链型浆细胞骨髓瘤（PCM）患者的骨髓涂片。浆细胞核显著不规则以及扭曲。大多数浆细胞表现为核分叶或单核细胞样核。此型PCM的肿瘤细胞难以辨认为浆细胞（Wright-Giemsa染色）

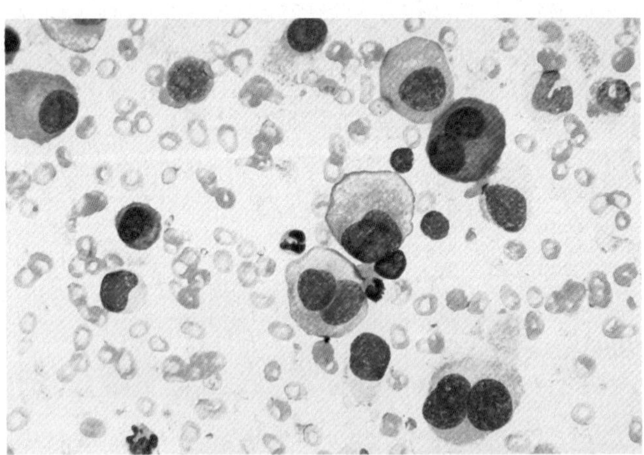

图25.12 IgA型浆细胞骨髓瘤（PCM）骨髓穿刺涂片被大量大而多形性浆细胞取代。大多数细胞核浆比例相对较低以及丰富淡蓝色胞质。可见数个大双核浆细胞。一个浆细胞有红色胞质边界，另一个则有淡粉红色胞质。该患者存在大的IgA型血清M蛋白（Wright-Giemsa染色）

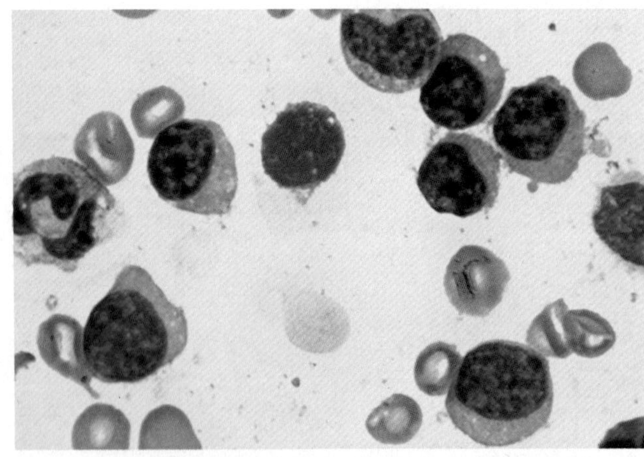

图25.11 淋巴细胞样浆细胞骨髓瘤（PCM）。72岁男性患者的骨髓穿刺涂片，患者表现为溶骨性破坏，血清IgG λ 型M蛋白3.2g/dl。PCM浆细胞的细胞学特点为浆细胞样淋巴细胞（Wright-Giemsa染色）。这种形态类型的PCM通常表达CD20和CyclinD1，具有t（11；14）（q13；q32）遗传学特点

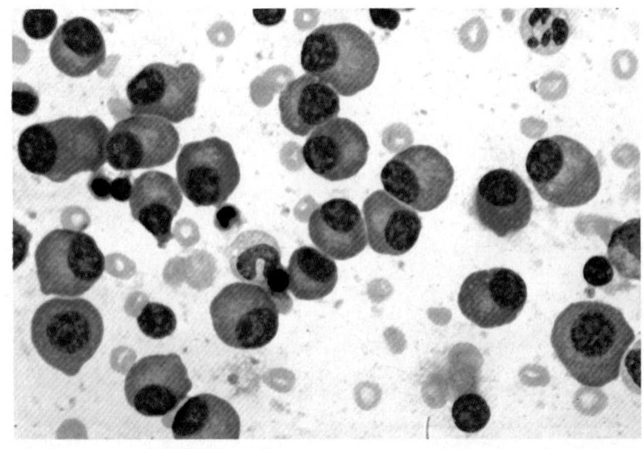

图25.13 成熟型浆细胞骨髓瘤（PCM）。58岁女性骨髓穿刺涂片，整个骨髓被PCM取代。浆细胞的细胞学形态类似成熟浆细胞（Wright-Giemsa染色）

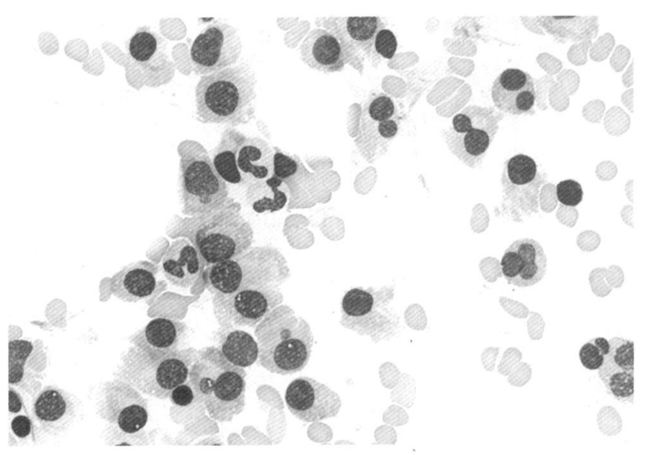

图25.14 中间型浆细胞骨髓瘤（PCM）。取自PCM广泛浸润患者的骨髓涂片。浆细胞形态介于成熟性与未成熟性骨髓瘤之间。细胞有中等量分散的染色质，偶见小核仁，少数有核分裂，两个细胞有双核（Wright–Giemsa染色）

25.3.4.4 组织学

骨髓环钻活检的诊断率往往与标本大小和数量直接相关。局灶性病变可能不规则分布并且广泛占位。骨髓环钻活检偶尔只有一两个小灶性PCM病变，其余切片或髂后上棘标本未发现浆细胞浸润。浆细胞浸润方式可以表现为间质性、局灶性或弥漫性浸润（图25.17~图25.19）[15,25]。骨髓浸润程度不一，从浆细胞数量不明显增多至完全取代骨髓。浸润方式与病变程度直接相关。以间质性及局灶性浸润者，通常可见较多骨髓组织并保留正常造血功能。以弥漫性浸润者，骨髓组织被广泛取代，造血功能可明显抑制。常有从早期PCM的间质性和局灶性浸润向晚期PCM的弥漫性浸润性浸润的发展

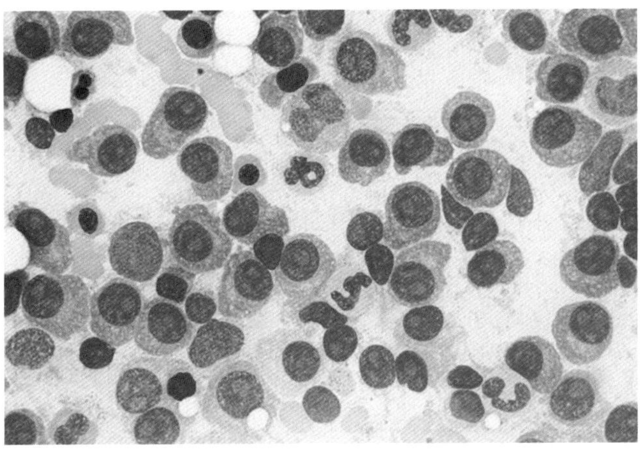

图25.15 未成熟性浆细胞骨髓瘤（PCM）骨髓涂片，示浆细胞的未成熟形态。与图25.13相比，细胞有显著的核仁及稀疏的染色质。骨髓被PCM组织广泛取代。该患者骨髓切片如图25.20所示（Wright–Giemsa染色）

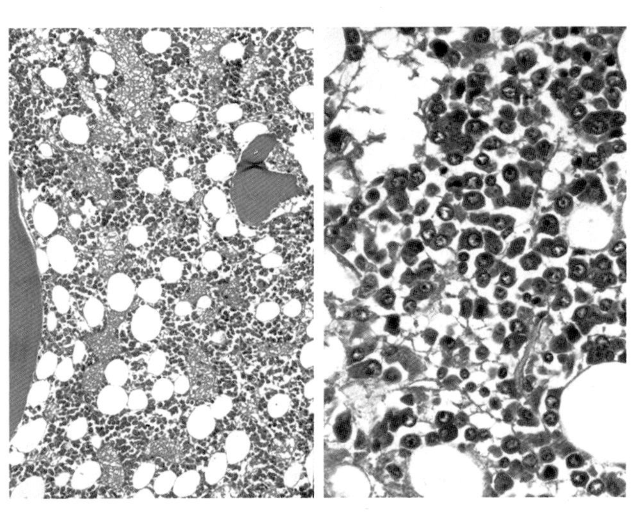

图25.17 老年男性浆细胞骨髓瘤（PCM）患者的骨髓活检切片，示间质性浸润。总体上骨髓结构得以保存，但正常造血功能减低。高倍放大（右侧）示浆细胞成簇

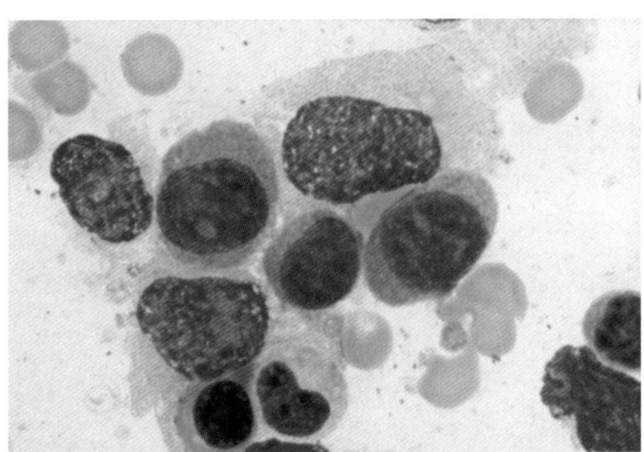

图25.16 浆母细胞性浆细胞骨髓瘤（PCM）。PCM患者的骨髓穿刺涂片，示非典型浆细胞伴有核浆比明显升高。核染色质分散，有小核仁。浆细胞显示不成熟型至浆母细胞性PCM的特征。该患者的骨髓切片如图25.21所示（Wright–Giemsa染色）

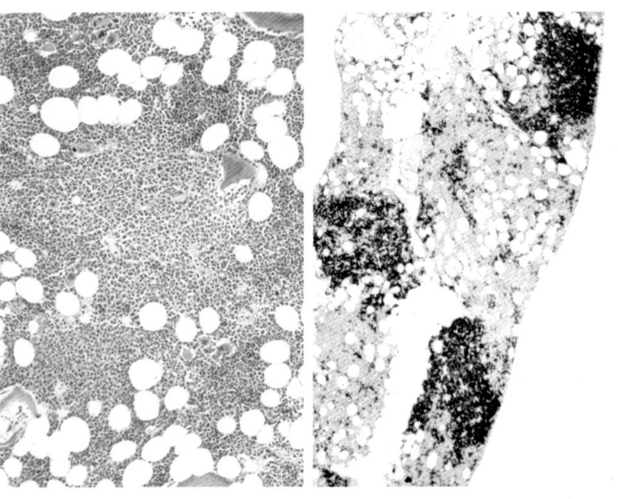

图25.18 局灶性浆细胞骨髓瘤（PCM）病变散在分布于整个骨髓。病变之间为正常造血组织（左侧，HE染色）。λ轻链免疫染色更清楚显示局灶性浸润方式（右侧）

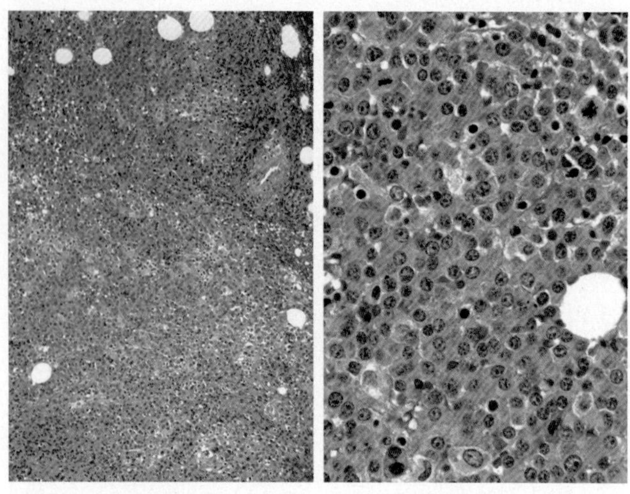

图25.19 进展期浆细胞骨髓瘤（PCM）患者的骨髓活检。切片中瘤细胞弥漫而广泛浸润，未见正常造血现象。肿瘤细胞具有成熟型至中间型细胞学特征

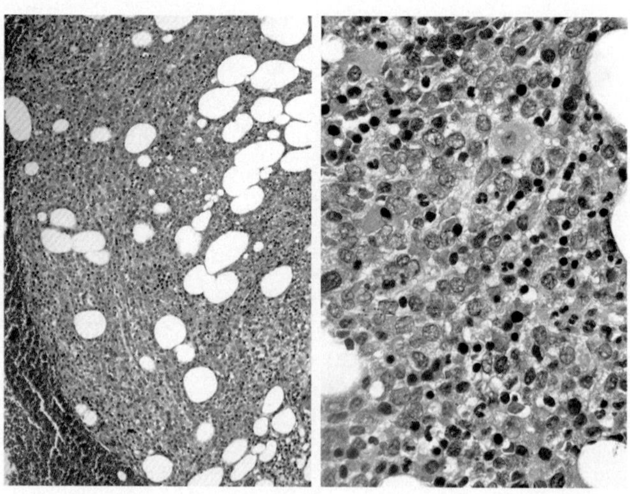

图25.21 浆母细胞性浆细胞骨髓瘤（PCM）。PCM呈广泛的间质性浸润。肿瘤性浆细胞分化差，核浆比高，染色质稀疏，有些可见小核仁。细胞学特征与母细胞或小蓝细胞肿瘤类似（其骨髓穿刺涂片见图25.16）

过程[25]。

根据骨髓环钻活检中骨髓组织被PCM细胞取代的百分比而制定了分期系统[25,27]。Ⅰ期：骨髓组织被取代＜20%；Ⅱ期为20%~50%；Ⅲ期＞50%。活检切片中受累程度通常能反映总体肿瘤负荷。在组织学分期、临床分期和预后之间似乎有较好的相关性[25]。

伴非典型浆细胞形态的PCM在环钻活检组织可能难以辨认（图25.20~图25.22）。浆母细胞性PCM以及淋巴细胞样浆细胞、浆细胞伴分叶核或显著多形性浆细胞的病例，诊断特别困难。对于这些形态类型的PCM，骨髓穿刺涂片的细胞学检查尤其重要。偶尔，在骨髓活检切片中PCM细胞质内包涵体成为最显著的特征。包涵体常见于体积大的浆细胞，这些细胞因存在晶体或球状物而变形。球状包涵体PAS染色可能强阳性。

大约9%的PCM中，骨髓病变显示网状纤维化或胶原化[15,28]。其中多数病例表现为广泛纤维化。不成比例的纤维化PCM只产生单克隆性轻链[28]。粗大的纤维组织增生与弥漫性骨髓浸润及侵袭性病变相关[25]。

25.3.5 临床变异型

WHO分类中有三种PCM变异型，其临床特点或生物学特点与经典型PCM不同。包括无分泌性PCM、无症状性PCM（焖燃型PCM）及浆细胞白血病（PCL）。

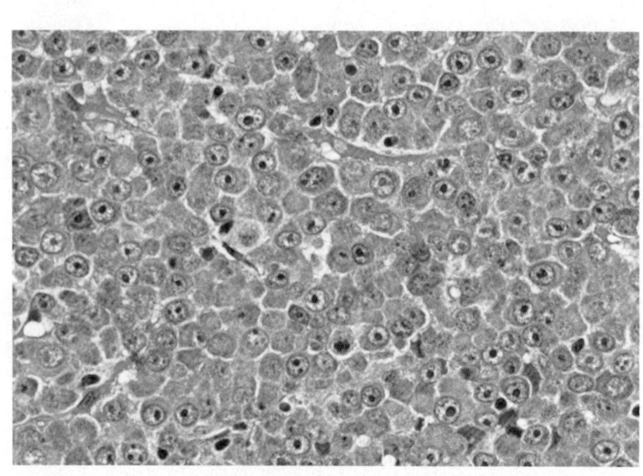

图25.20 未成熟性浆细胞骨髓瘤（PCM）。PCM患者骨髓切片，高倍示大空泡状核、大嗜酸性核仁及中等量嗜酸性胞质（其骨髓穿刺涂片见图25.15）

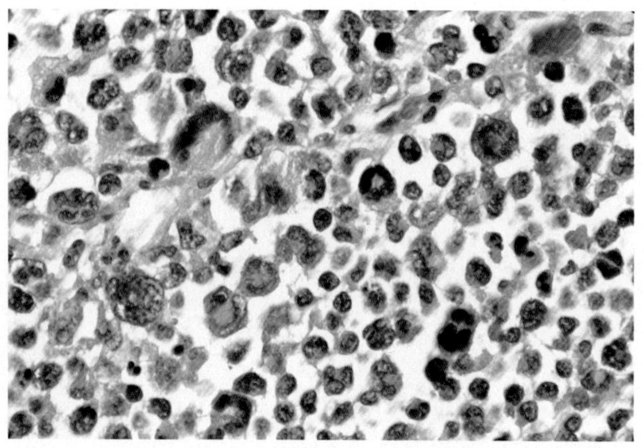

图25.22 低分化多形性（间变性）浆细胞骨髓瘤（PCM）的骨髓活检切片。这一区域有少量PCM细胞学证据。肿瘤细胞免疫组化染色CD138阳性，κ轻链限制性表达。IgG型血清M蛋白6.5g/dl。这型PCM必须与多形性淋巴瘤及转移瘤如间变性癌及恶性黑色素瘤鉴别

25.3.5.1 无分泌性PCM

无分泌性PCM约占PCM的3%[1,5]。这些罕见病例中，肿瘤性浆细胞似乎缺乏分泌Ig能力，免疫固定分析无血清或尿M蛋白[29-31]。然而大约2/3患者可检测到血清游离轻链水平升高或异常游离轻链比例[11]。免疫组化染色证实，大约85%的PCM病例中，肿瘤细胞质内存在单克隆轻链。仅15%病例无染色，提示不能分泌Ig（无分泌性PCM）[5]。无分泌性PCM的细胞学和组织学特征、免疫表型和遗传学特点与其他类型PCM类似。除了较少发生肾功能不全和高钙血症以及正常多克隆Ig较少受抑之外，无分泌性PCM的临床特征通常也与其他PCM相似。治疗、化疗反应和生存率也与其他PCM相似[5]。

25.3.5.2 无症状性PCM（焖燃型PCM）

无症状性PCM符合PCM的诊断标准，但无相关的终末器官损害或组织损害（表25.6）[1,5]。患者即便不治疗，病变通常较长时间内无进展[1,32-35]。此型PCM包括Durie-Salmon Ⅰ期患者；某些研究中，此型也包括无症状性骨孤立性浆细胞瘤，后者只是MRI发现异常[1,2,5,35]。大约8%的PCM患者最初无症状，最近几年无症状性PCM发病率似乎在上升[32,35]。无症状性PCM患者必须密切随访，因为大多数病例最终转变为症状性PCM。

表25.6 无症状性PCM（焖燃型PCM）诊断标准

• 血清M蛋白水平达到PCM标准（≥30g/L） 和（或）
• 骨髓内单克隆浆细胞≥10%
• 无相关器官或组织损害（终末器官损害或骨病变）或PCM相关症状

无症状性PCM患者血清M蛋白中位值大约为30g/dl；大多数病例中，骨髓浆细胞介于10%~20%。大约50%患者存在尿单克隆轻链，超过80%患者多克隆Ig减少[32]。骨髓穿刺涂片示浆细胞具有细胞异型性，骨髓环钻活检切片示浆细胞呈局灶性聚集和（或）间质性浸润[33]。免疫表型和遗传学类似于其他PCM。

无症状性PCM临床行为类似于意义不明的单克隆γ球蛋白病（MGUS），但更易进展为症状性PCM[7,32,35]。15年中，进展为症状性PCM或淀粉样物质沉积症的累积可能性为73%，进展的中位时间为4.8年[32]。浆细胞＞10%和M蛋白＞30g/dl的患者进展为症状性PCM的比例最高[1,32]。形成症状性PCM后，中位生存时间大约为3.5年。在进展为症状性PCM之前对无症状患者采取治疗未发现反应率或生存率方面的获益[35]。

25.3.5.3 浆细胞白血病（PCL）

浆细胞白血病（PCL）是一种骨髓瘤，其外周血中肿瘤性浆细胞数目超过白细胞总数的20%，或浆细胞绝对计数＞2.0×10^9/L[1,36-39]。首次诊断时可表现为PCL（原发性），或先前诊断为PCM随后演进为PCL（继发性）。大约60%病例为原发性[37-40]，PCM病例中2%~5%为原发性PCL[1,36-39,41]。

PCL在临床和实验室异常方面具有大多数PCM的共同特征，也一些不同特征。诊断时PCL中位年龄更年轻，淋巴结肿大、器官肿大和肾功能衰竭更常见，而溶骨性病变和骨痛少见[37]。80%的PCL病例表现为贫血，50%为血小板减少[38,39]。血涂片常见有核红细胞。白细胞总数可以在正常范围，但通常升高，可高达100×10^9/L。

白血病性浆细胞的细胞学特点囊括其他PCM形态学谱系的大多数表现，但大而多形的浆细胞少见。白血病性浆细胞形态多样，从正常形态至难以辨认其为浆细胞。许多浆细胞往往小于正常，胞质相对少，类似浆细胞样淋巴细胞（图25.23）[15]。伴有这些形态特点的病例在血涂片检查时难以与淋巴浆细胞淋巴瘤（LPL）鉴别。大多数PCL病例肿瘤细胞的免疫表型与其他PCM不同：PCL不表达CD56（图25.24；见“25.3.8免疫表型”）。有报道PCL存在所有类型的单克隆Ig。然而，与IgG或IgA型PCM相比，仅有轻链型、IgE型和IgD型PCM占据较高比例；PCL大约见于少见的IgE型PCM病例的20%[36,38,42]。与其他PCM相比，PCL中异常染色体核型更常见，预后不良的细胞遗传学改变也更多[41]。

PCL的治疗与其他进展期PCM相似。与经典型PCM相比，PCL侵袭性更强，化疗反应更差，生存期更短[37-39,41]。

25.3.6 病因和发病机制

接触毒性物质及放射线增加了PCM的发生率[43,44]。来自慢性感染或其他疾病的慢性抗原刺激也是一种易患因素[44]。然而大多数PCM患者无明确的毒物接触史或

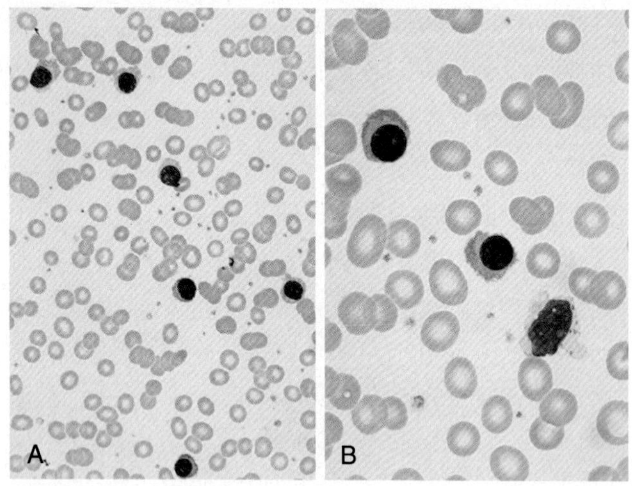

图25.23 A. 68岁男性浆细胞白血病（PCL），血涂片。外周血白细胞总数轻度升高。大约50%浆细胞体积小，与浆细胞样淋巴细胞难以区分。骨髓组织被瘤细胞弥漫性取代。这例M蛋白是κ限制性轻链。B. 同一张血涂片高倍放大，可见2个体积小的浆细胞和大颗粒淋巴细胞（Wright-Giemsa染色）

已知的慢性抗原刺激。

有令人信服的证据表明，PCM是一种起源于早期造血细胞向成熟阶段B细胞发育的疾病[27,45]。支持这一观点的部分证据是，几乎所有PCM病例的单克隆性血淋巴细胞在免疫表型和遗传学方面与肿瘤性骨髓浆细胞相关[45]。

最近在PCM分子遗传方面的信息极大地增强了对其发病机制理解（详见“25.3.9遗传学”）。骨髓微环境在PCM发生、发展方面也非常重要[14,46]。细胞因子、生长因子和骨髓间质细胞与肿瘤性浆细胞直接相互作用的功能性结局是影响PCM病理生理的主要因素[46]。一些证据指出，IL-6参与了PCM的发病过程。IL-6似乎通过刺激细胞分裂和阻止凋亡而支持PCM细胞的存活及增殖。IL-6与IL-1b、TNF-α及其他细胞因子具有破骨活性，通过复杂机制参与RANKL通路而导致溶骨性病变[47]。这些细胞因子也可影响造血功能。

25.3.7 意义不明的单克隆γ球蛋白血症（MGUS）：浆细胞骨髓瘤（PCM）的前驱病变

25.3.7.1 定义

意义不明的单克隆γ球蛋白血症（MGUS）指患者血清或尿中存在单克隆性Ig，无PCM、淀粉样物质沉积症、Waldenström巨球蛋白血症（WM）及其他淋巴组织增殖性病变的证据，或无其他明确产生单克隆性Ig的疾病。大多数患者在其生存期间不会发展为恶性浆细胞肿瘤，但少数病例最终可演变为恶性免疫分泌异常性疾病。IgM型MGUS通常与淋巴浆细胞增殖有关，而且可发展为淋巴瘤。非IgM型MGUS具有浆细胞特征，可发展为恶性浆细胞肿瘤。MGUS的诊断标准见表25.7[1,5]。

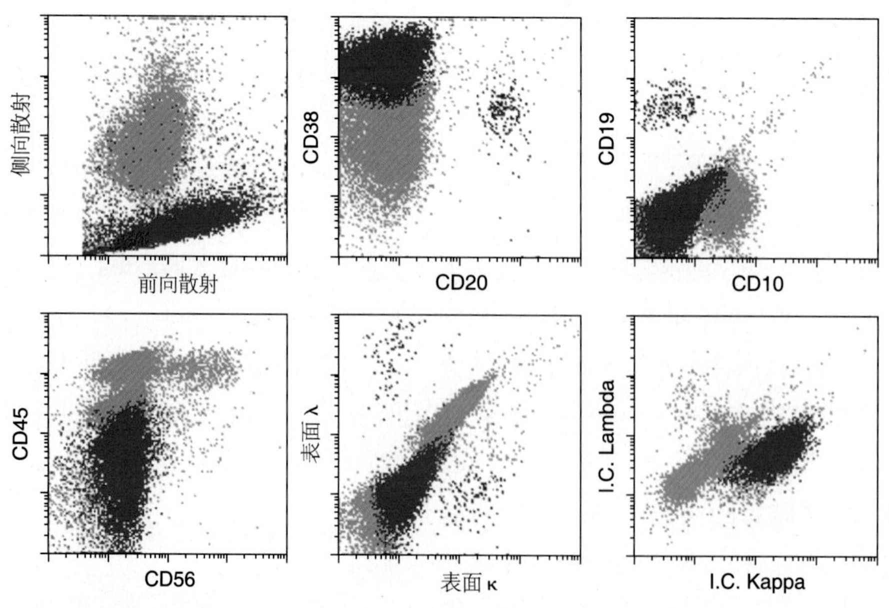

图25.24 浆细胞白血病（PCL）的流式细胞直方图。白血病性浆细胞（红色）显示CD38强表达，CD20、CD19、CD10阴性，CD45部分弱表达。浆细胞缺乏表面轻链但有胞质内轻链（I.C.），呈κ轻链限制性。浆细胞呈CD56⁻，这与大多数PCM不同，却是PCL的典型特征。正常细胞为蓝色

表25.7 意义不明的单克隆γ球蛋白血症（MGUS）的诊断标准

- M蛋白水平低于PCM标准
- 骨髓浆细胞增多<10%
- 无溶骨性病变
- 无PCM相关症状

25.3.7.2 流行病学

MGUS是最常见的单克隆γ球蛋白血症，大约见于50岁以上人群的3%，70岁以上人群的5%[1,14,48–55]。非洲裔美国人MGUS发病率是美国白人的2倍，大致与浆细胞瘤的发病率平行[55,56]。至少60%的MGUS患者为男性[14,54–56]。

25.3.7.3 病因学

尚未发现MGUS特异的致病因素[55]。然而，由于多数患者发病时为年长者，健康问题相对常见。MGUS患者存在心血管疾病、癌症、结缔组织病、皮肤病、内分泌疾病、肝脏疾病以及神经疾病[54]。评估以上某一种疾病时常可检测出M蛋白[49]。有报道年轻患者在接受了肾移植以及异体骨髓移植后存在一过性寡克隆及单克隆γ球蛋白血症。说明该疾病与接受骨髓移植后移植物抗宿主病相关[15,57]。

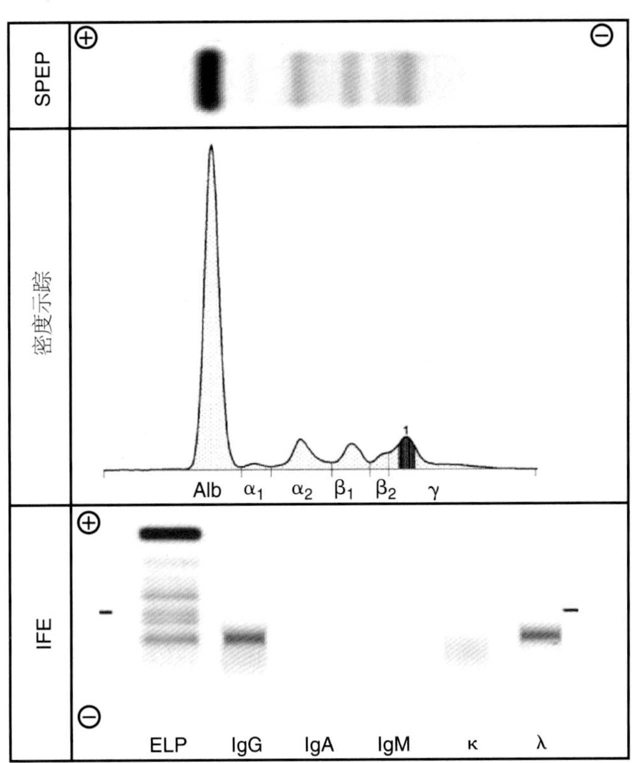

图25.25 73岁男性MGUS患者的血清电泳。除了血清蛋白电泳密度扫描图（SPEP）（阴影区，中间幅面 ）上出现恒定、中等量（0.4g/dl）单个M蛋白峰值之外，该患者无临床、血液或影像学上浆细胞恶液质的证据。免疫固定电泳（IFE）发现M蛋白如IgG λ，在电泳图（ELP）上位于β 2区

25.3.7.4 临床和实验室特点

患者无单克隆γ球蛋白血症相关症状。除M蛋白和骨髓内浆细胞轻度增多外，无其他特殊临床表现。有实验室检查异常的MGUS患者通常是其他共存疾病的表现。MGUS未发现与恶性浆细胞肿瘤相关的典型实验室以及影像学方面异常。大多数病例血清蛋白电泳存在M蛋白（图25.25）。M蛋白的量少于3g/dl，中位值大约为1.7g/dl[15,49]。M蛋白量非常低的患者需要通过免疫固定电泳来检测（图25.25）。大约40%病例的正常血清多克隆Ig减少[15,49,50]。超过28%病例在尿液中可检出轻链（本周蛋白）；大多数病例尿蛋白量少于1g/24h[15,49,50]。除了IgM不成比例地升高之外，单克隆重链及轻链型Ig的分布通常反映Ig生成细胞的正常数量的分布。67%~75%病例单克隆性重链为IgG。大约15%病例为IgM，10%~14%为IgA，2%~3%为双克隆γ球蛋白血症，54%~63%轻链为κ[5,15,49,54]。有报道极少数病例为IgD型以及限制性轻链型MGUS[58]。然而，一些研究提示仅通过血清自由轻链检测方法，20%以上的MGUS病例为限制性轻链型[14,52]。

25.3.7.5 血液和骨髓检查

未发现与MGUS相关的特异性血液学表现。伴M蛋白水平较高的患者缗钱状红细胞增多。血涂片上当发现血细胞计数异常或其他改变时，通常提示与其他共存疾病。

大约半数MGUS患者骨髓穿刺涂片有轻度浆细胞增高，但克隆性浆细胞少于10%（中位值为3%）[5,15]。浆细胞形态为典型正常形态，但有轻度变化，包括可见胞质内包涵体及核仁。在骨髓环钻活检切片上，骨髓有核细胞数量一般正常。活检切片中浆细胞浸润较少。浆细胞平均分布于整个骨髓内或成小簇分布。在浆细胞比例增多的病例，浆细胞成簇分布最常见。骨髓活检切片CD138免疫组化染色方便了评估浆细胞的数量及分布。骨髓活检切片检测限制性轻链κ和λ染色较困难，因为克隆性浆细胞数量少以及背景中存在正常浆细胞。少部分病例有明确的单克隆模式，表现为κ或λ着色的浆细胞过多；轻链限制性浆细胞的比例低于PCM[59,60]。

MGUS通过流式细胞仪可检测出两类浆细胞，一

类为多克隆伴正常免疫表型（CD38强阳性、$CD19^+$、$CD5^-$），另一类为异常单克隆，CD19通常阴性，CD56阳性或阴性[53,61]。单克隆也可表现为其他异常抗原表达[53,61,62]。

MGUS遗传学改变见“25.3.9 遗传学”。

25.3.7.6 临床过程

大部分MGUS患者临床过程较稳定，M蛋白不升高，无发展为恶性浆细胞病的其他证据。然而少数病例最终发展为PCM、淀粉样物质沉积、WM或其他恶性淋巴组织增殖性疾病。一项大型研究随访了22~39年，57%患者死于无关原因，无进展为单克隆γ球蛋白血症；另有6%存活，无M蛋白升高，10%病例血清M蛋白升至3g/dl或更多，但患者无需治疗并且临床上也无其他改变；27%发展为恶性浆细胞病变或淋巴组织增殖性病变[63]。从诊断MGUS到诊断恶性免疫分泌异常性疾病的时间间隔为1~32年（中位值，10.4年）[63]。经统计分析，从MGUS转变为恶性浆细胞病变的时间17%为10年，33%为20年。另一项大型研究中，MGUS恶性转化的可能性5年为6%，10年为15%，20年为31%[64]。MGUS患者中位生存期只比美国可比较的人群稍短，但其进展风险不确定并且可持续30年以上[63,65]。

进展期患者，66%~79%病例为PCM，8%~12%为WM，4%~14%为淀粉样物质沉积症，6%~8%进展为慢性淋巴细胞白血病（CLL）或其他淋巴瘤[50,63,64]。M蛋白的类型和大小以及血清游离轻链比例是重要的临床风险因素[5,50,64]。IgM型或IgA型MGUS患者比IgG型发展恶性疾病的风险更大，其风险分别为37%、32%和21%[49,65]。M蛋白水平较高的患者进展风险更高，血清M蛋白升高似乎是一项可靠的预测疾病进展的指标[49,64,66]。此外，检测到DNA非整倍体、异常免疫表型的骨髓浆细胞占据较比例以及多克隆Ig水平减少都是重要的临床风险因素[53]。由于具有明确的进展证据，MGUS必须视为肿瘤前期状态，MGUS患者必须随访[49,64,66]。

25.3.8 免疫表型

25.3.8.1 流式细胞仪

通过流式细胞仪检测细胞免疫表型对PCM的诊断、识别对特异细胞膜靶点药物有反应的病例以及检测微小残留病变都非常有用；一些病例免疫表型可提供预后信息[67]。正常浆细胞群和反应性浆细胞增生表达胞质型Ig（cIg）、CD19、CD38和CD138（syndecal-1），呈多克隆模式。肿瘤性浆细胞通常也强表达CD38和CD138，但与正常细胞相比，它们表达单克隆性cIg，并且几乎总是$CD19^-$；此外，67%~79%的PCM异常表达CD56[68-70]。这种异常抗原表达谱实为浆细胞恶液质的诊断特征（图25.26）。

几乎所有PCM病例均可发现异常抗原表达[68,71-74]。

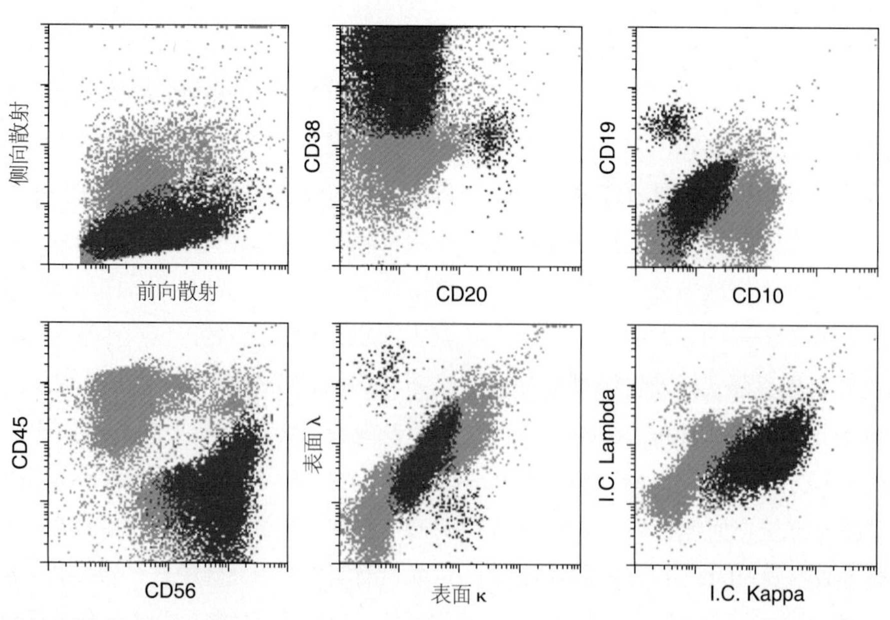

图25.26 浆细胞骨髓瘤（PCM）的流式细胞直方图。肿瘤性浆细胞（红色）具有典型PCM的免疫表型。肿瘤性浆细胞强表达CD38，而CD20、CD19及CD10阴性，CD56弱阳性，CD45部分阳性。浆细胞缺乏膜轻链，但有胞质内（I.C.）λ限制性轻链。正常多克隆性细胞为蓝色

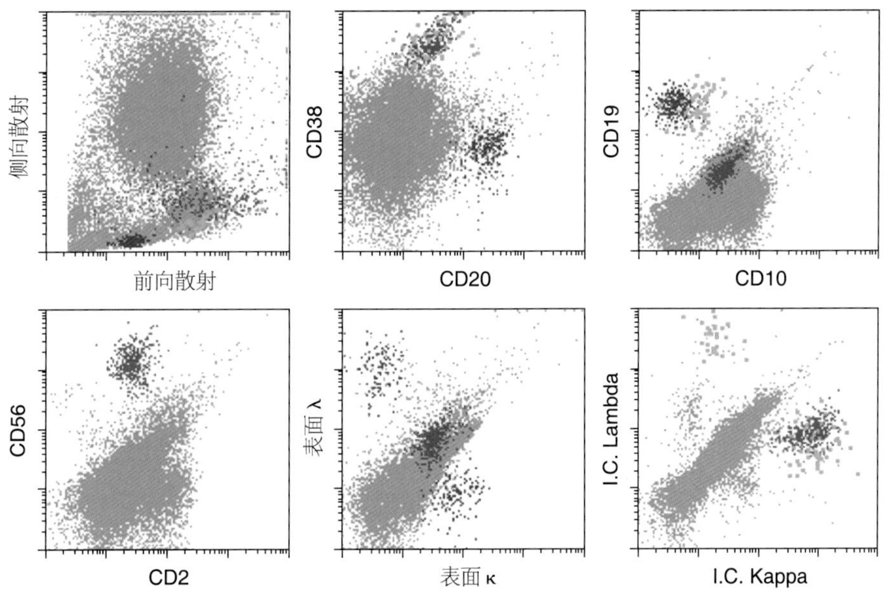

图25.27 骨髓流式细胞仪直方图显示经过自体干细胞移植治疗后微小残留PCM。一部分PCM细胞（红色）强表达CD38，而CD20、CD19、CD10及CD2阴性。肿瘤性浆细胞呈$CD56^+$，膜轻链阴性，但显示胞质内（I.C.）κ限制性轻链。相反，正常多克隆浆细胞（绿色）$CD19^+$、$CD56^-$以及显示多克隆性胞质内轻链表达方式。正常多克隆性细胞为蓝色

肿瘤性浆细胞可表达CD56、CD117、CD20、CD52或CD10，其表达依次减弱，偶尔可表达髓系细胞和单核系细胞抗原[27,68,71,73-77]。通过骨髓标本流式细胞仪检测异常抗原表达，可提供随访患者微小残留病变的依据（图25.27）[67,68,78]。少数患者PCM细胞表达CD20或CD52，这或许是用利妥单抗（抗CD20）及阿妥单抗（抗CD52）的潜在特异性靶点治疗基础[68,71]。

$CD56^-$亚型PCM（21%~33%）浸润骨髓更广泛、溶骨性破坏更低、β_2微球蛋白水平更高、肾功能不全更多、浆母细胞形态更常见以及循环血中恶性浆细胞更多见[69,70,79]。大约80%的PCL病例呈$CD56^-$（图25.24）。而且，与$CD56^+$ PCM相比，不表现为PCL的$CD56^-$ PCM更易进展为继发性PCL[69]。$CD56^-$ PCM患者生存期明显缩短[79]。

25.3.8.2 免疫组化

免疫组化可作为流式细胞仪的补充，或在未获取用于流式细胞分析的标本或标本量不足时提供对浆细胞恶液质主要的免疫表型的评估。以下是骨髓活检或其他组织免疫组化染色评估浆细胞恶液质的指标：

- 评估骨髓活检浆细胞数量
- 识别单克隆性浆细胞增生
- 区分PCM与其他肿瘤

当骨髓标本制备欠佳并且浆细胞在骨髓内以间质性浸润为主时，浆细胞可能难以识别及定量。在活检切片上进行浆细胞相关抗原的免疫组化染色（如CD138、CD38、CD79a、κ、λ），通常能清楚显示浆细胞，容易定量。κ和λ轻链免疫组化染色对识别恶性浆细胞增生的特征和区分浆细胞增多的反应性疾病（如结缔组织疾病、慢性肝脏疾病、慢性感染及转移性肿瘤）非常有价值[5]。正常或反应性浆细胞以及PCM浆细胞均有丰富的cIg，通常对κ和λ轻链反应强。就PCM而言，浆细胞呈单克隆表达模式[59,80]。正常骨髓和反应性浆细胞增生，κ和λ浆细胞染色为多克隆模式，通常为以少量至中等量κ为主（图25.28）。一些MGUS病例κ与λ比例正常，另一些病例则不正常，但通常少于PCM的κ与λ比例。一项大型研究中，骨髓活检κ：λ=16：1或更高，几乎在所有情况下均能将PCM与MGUS区分，其他研究发现κ：λ=8：1即可有效区分PCM和MGUS[59,60]。骨髓浆细胞数量或M蛋白量均与轻链比例不相关[60]。κ和λ染色对骨髓浆细胞百分率相对低的病例尤其有用。

免疫组化染色对区分间变性或浆母细胞PCM与其他造血肿瘤和转移瘤通常有帮助。除κ和λ外，CD138（syndecan-1）及浆细胞反应性全B细胞抗原（如CD79a）在鉴别诊断中特别有价值。CD138表达于正常浆细胞和60%~100%的PCM[68,81,82]。PCM通常70%~100%

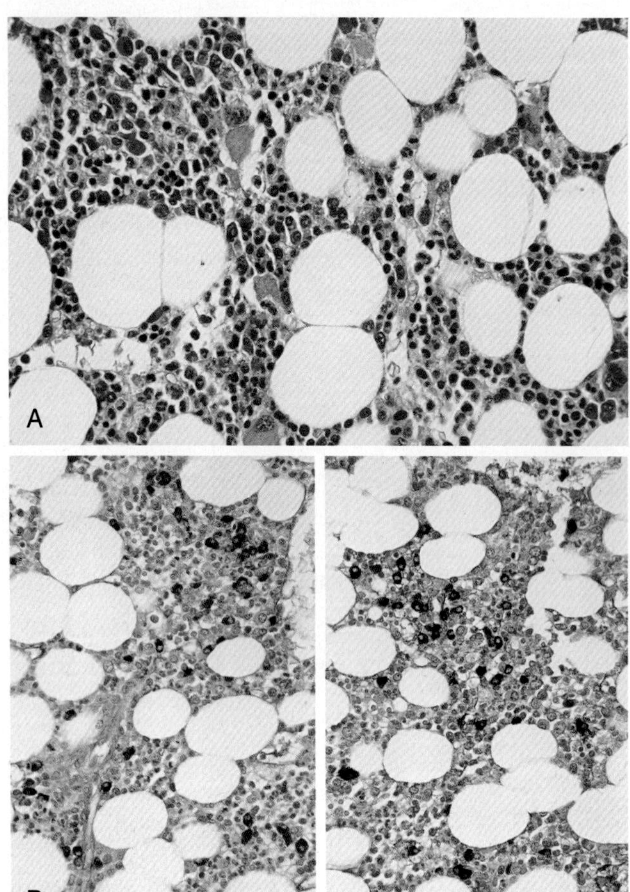

图25.28 骨髓浆细胞反应性增生。A. 59岁男性胃肠道淋巴瘤患者，骨髓活检切片。骨髓穿刺涂片中有10%浆细胞。在这一切片中，浆细胞似乎增多，但大部分散在分布于间质内，只有很少聚集成小簇。**B.** κ和λ轻链免疫组化染色，显示多克隆表达方式，符合浆细胞反应性增生

肿瘤细胞阳性表达。在正常骨髓造血细胞中，CD138似乎对浆细胞较为特异，然而，其他B细胞性疾病也可能对CD138抗体有反应[83]。大多数PCM病例中的浆细胞CD79a阳性，但CD79a是一全B细胞抗原，可见于大多数B细胞肿瘤。CD79a对区分PCM与其他非B细胞造血系统肿瘤和转移瘤非常有价值。大约25%的PCM病例表达Cyclin D1[84,85]。核强阳性表达通常与淋巴细胞样PCM和伴t（11；14）（q13；q32）遗传学异常（见下文）相关。然而，弱表达可见于其他遗传学异常[84]。

25.3.9 遗传学

大约1/3的PCM病例发现常见的细胞遗传学异常[86,87]。利用FISH方法进行分子细胞遗传学分析将遗传学异常检出率提高至90%以上[86,88-90]。染色体数目与结构异常均可发生。有报道几乎每条染色体均可发生异常。染色体三体、整条或部分染色缺失以及易位都非常常见，复杂的细胞遗传学异常也很常见[87]。55%~70%的PCM染色体易位涉及染色体14q32的重链基因位点（IgH@）[89,91]。大约40%病例中，5种重现性癌基因的1种涉及这些易位。在这5种癌基因中，15%~18%为Cyclin D1（11q13）、5%为C-MAF（16q23）、15%为FGFR3/MMSET（4p16.3）、3%为Cyclin D3（6p21），以及2%为MAFB（20q11）[88,92-94]。其余PCM大多数为超二倍体，伴三倍体，通常发生在编号为奇数的染色体。仅少数具有5种重现性易位中的一种涉及IgH@[89,90,95,96]。重现性IgH@易位和超二倍体似乎是PCM发病的早期事件。这两类事件通过Cyclin D（D1、D2、D3）基因中的一种失调和过表达而相互关联[93,96,97]。

基因表达谱可明确Cyclin D1、D2和D3的表达水平以及通过5种重现性IgH@易位导致癌基因失调的过表达。根据易位和Cyclin D表达模式（TC组），PCM可分为8组（表25.8）。这8组主要是根据首发或早期致病事件而区分[94]。其中一些代表PCM明确的生物学类型，需要不同的治疗方法[94]。另一分子分型是基于基因表达谱对肿瘤无监视状态下的基因簇分析，可区分7组别PCM[98]。这些组别相似，但不同于TC组别。其中一组的分组依据是促进细胞增生的病情进展事件。

染色体13（13q14）单体或部分缺失也是PCM的致病早期事件，而且是经典细胞遗传学分析的单一最常见的结构异常[88,89]。通过FISH分析，40%以上PCM及70%的PCL存在染色体13缺失。30%~40%的PCM存在KRAS或NRAS的活化突变，这或许代表疾病进展的早期事件。一些患者KRAS或NRAS的活化突变可能介导MGUS向PCM转化[89,99]。有些其他重现性遗传学改变与疾病进展相关，包括1q染色体获得及1p染色体丢失、p53（17p13）缺失或突变、涉及C-MYC或N-MYC的易位、继发IgH@或IgL易位、p18INK4c或RB1的失活，导致NF-κB途径活化的基因突变，以及伴有t（4；14）肿瘤中的FGFR3突变[1,88,92,94,96,100-103]。

罕见MGUS核型异常的报道。然而，通过FISH分子细胞遗传学分析证实多数患者存在染色体数目和结构异常[89-91,104-107]。非IgM型MGUS中存在的异常与PCM相似，但是发生频率不同。60%以上的MGUS病例通过Feulgen染色图像分析证实存在异倍体，FISH分析多数存在数目异常，超二倍体最常见[105]。14q32异常和

表25.8 易位及Cyclin D分组

分组	原发性易位	基因	CyclinD	倍体	F频率（%）	预后
6p21	6p21	*CCND3*	D3	NH	3	好
11q13	11q13	*CCND1*	D1	D，NH	16	好
D1	无	无	D1	H	34	好
D1+D2	无	无	D1+D2	H	6	?差
D2	无	无	D2	H，NH	17	?
无	无	无	无	NH	2	?好
4p16	4p16	*FGFR3/MMSET*	D2	NH＞H	15	差
maf	16q23	*c-maf*	D2	NH	5	差
	20q11	*mafB*			2	

注：D，二倍体；H，超二倍体；NH，非超二倍体。

del（13）是最常发生于PCM的结构异常，二者也见于MGUS的部分病例[91,104,108]。在两组大宗病例研究中，47%的MGUS及46%的闷燃型PCM存在14q32重排，23%的MGUS和50%闷燃型PCM存在del（13）。15%~25%的MGUS存在t（11；14）（q23；q32），2%~9%存在t（4；14）（p16.3；q32），以及1%~5%存在t（14；16）（q34q23）[91,107]。与PCM类似，大约40%的MGUS病例存在超二倍体伴染色体三体[90]。与PCM相比，MGUS中活化的KRAS和NRAS突变比较少见，在PCM中占30%~40%，而MGUS为5%[99]。目前未发现MGUS中细胞遗传学异常与明显的临床或生物学相关性[104,107]。

遗传学改变被证实为PCM预后的一个重要指标（见“25.3.12预后特征”）。

25.3.10 鉴别诊断

浆细胞肿瘤最常见的鉴别诊断是早期PCM与MGUS或骨髓浆细胞反应性增生的鉴别。大多数病例鉴别诊断并不困难，因为MGUS和反应性浆细胞增生都缺乏诊断PCM所需的临床和病理改变。

MGUS患者血清M蛋白IgG＜3g/dL，或IgA＜2g/dl，尿蛋白少或无，骨髓浆细胞＜10%，以及无贫血、高钙血症、肾功能衰竭或溶骨性病变。只有当M蛋白水平或浆细胞百分率达到MGUS时，与无症状性PCM区分才会成为问题。多数病例骨髓活检κ和λ轻链免疫组化染色有帮助。大多数PCM浆细胞轻链过多，通常超过16：1，而90%以上MGUS其比例小于16：1[59]。一些患者初次检查时无法区分早期PCM与MGUS，必需连续密切观察及监控疾病发展为恶性证据。

骨髓浆细胞反应性增生≥10%可发生于几种疾病，包括病毒感染、药物免疫反应、自身免疫性疾病（如：风湿性关节炎、红斑狼疮）和AIDS。多数情况下缺乏血清或尿M蛋白可区分浆细胞反应性增生与PCM。反应性增生的浆细胞通常为成熟形态，骨髓切片κ和λ轻链染色显示浆细胞为多克隆染色模式（图25.28）。在形态学上与PCM最难区分的浆细胞反应性增生是系统性多克隆免疫母细胞增殖性疾病。这一疾病不常见，通常表现为急性系统性疾病伴发热、淋巴结肿大、肝脾肿大；多数患者表现为贫血及血小板减少。通常存在自身免疫性表现。白细胞计数通常升高，多数为浆细胞、免疫母细胞和反应性淋巴细胞，有些病例可见嗜酸性粒细胞和中性粒细胞（图25.29）。骨髓内见大量免疫母细胞、浆细胞和反应性淋巴细胞浸润（图25.29）。淋巴结和其他器官也可受累。通常存在显著的多克隆性高γ球蛋白血症，但无M蛋白或骨病变。患者通常对单独使用激素治疗或化疗有效，多克隆免疫母细胞增殖性疾病可完全缓解。

偶尔，PCM必须与浆细胞分化极其明显的淋巴瘤区分，如淋巴浆细胞淋巴瘤（LPL）、边缘区淋巴瘤（MZL）、免疫母细胞性大细胞淋巴瘤或浆母细胞淋巴瘤（图25.30和图25.31）。它们的形态学与PCM相似并且可有M蛋白。伴浆细胞分化的淋巴瘤的多数病例伴有髓外病变，至少缺乏诊断PCM的某些标准。仔细分析形态学通常能识别淋巴瘤的特征区域；通过免疫表型可识别克隆性淋巴细胞群[109-111]。通过表达CD19和不表达CD56可将多数淋巴瘤病例中的浆细胞与PCM区分[109,110]。PCL中的浆细胞具有浆细胞样淋巴细胞特征，与LPL区分非常困难。结合临床表现、骨髓检查、免疫表型和M蛋白类型通常可以做出正确诊断。

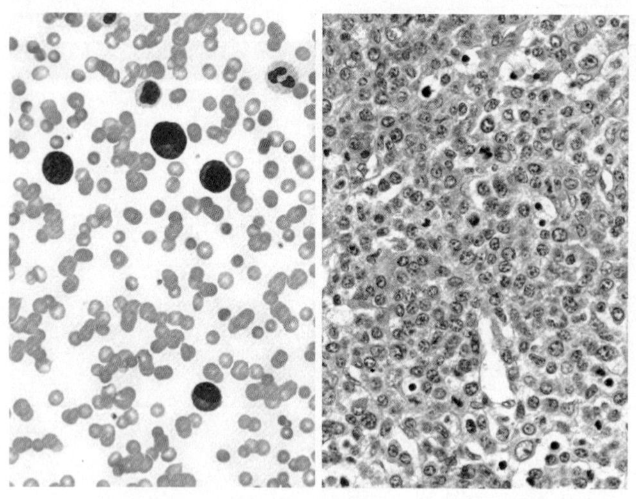

图25.29 系统性多克隆性免疫母细胞反应。伴有肾功能衰竭和高γ球蛋白血症的中年妇女的血涂片（左）及骨髓切片（右）。血涂片含有大量浆细胞、免疫母细胞、反应性淋巴细胞。骨髓有核细胞增多，未成熟浆细胞及免疫母细胞成簇分布。高γ球蛋白血症为多克隆性。骨髓切片免疫组化染色显示多克隆性浆细胞及免疫母细胞增生。该患者诊断为红斑狼疮。多克隆性免疫母细胞反应很快被皮质激素治疗控制

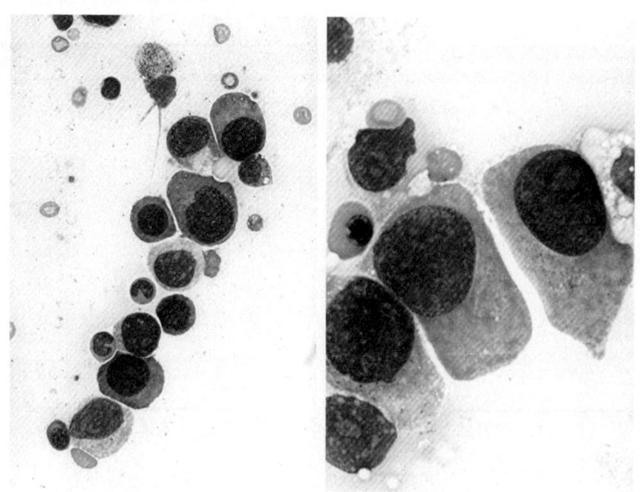

图25.31 浆母细胞淋巴瘤累及骨髓。AIDS患者骨髓穿刺涂片，显示大量体积大的肿瘤性浆母细胞。这些细胞表现为浆母细胞性或未成熟性PCM特征。当诊断时骨髓受累，必需结合临床信息和免疫表型与PCM区分。本例原发病灶在直肠（Wright–Giemsa染色）

有些转移瘤可表现溶骨性病变，形态学类似PCM。选择一组合适的抗体进行免疫组化染色通常能解决这一问题。

25.3.11 治疗和预后

PCM治疗效果的最重要标准是器官或组织损害的证据，包括贫血、高钙血症、溶骨性病变、肾功能衰竭、高黏滞血症、淀粉样物质沉积症或复发性感染[5]。MGUS、无症状性PCM或其他无症状性浆细胞恶液质患者通常随访而无需治疗，直至发现症状。出现肾功能衰竭、血细胞计数降低或血清M蛋白显示病变明显进展。症状性PCM的传统首次治疗为化疗。美法伦为最常用药物，可单独或联合激素使用，或作为多药联合化疗的主药。使用常规剂量的美法伦对50%~60%患者有效，很少患者可完全缓解。使用标准的化疗方案，从诊断时开始计算中位生存期，可提高至30~36个月[14,112]。在维持化疗阶段，大剂量强的松治疗可提高无病生存率及总生存率[113]。

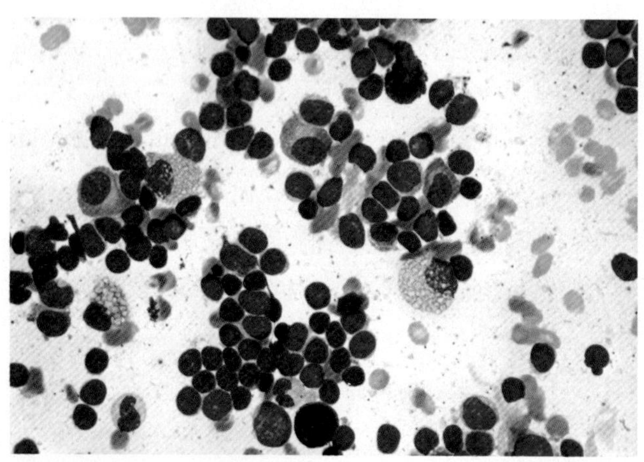

图25.30 淋巴浆细胞淋巴瘤/Waldenström巨球蛋白血症（LPL/WM）骨髓穿刺涂片。涂片混有淋巴细胞、浆细胞、组织细胞和肥大细胞，以淋巴细胞为主。偶尔，LPL/WM在骨髓和外周血以浆细胞和浆细胞样淋巴细胞为主，使得形态学上与PCM难以区分。在疑难病例，可通过肿瘤细胞的M蛋白类型、肿瘤细胞的免疫表型和临床特征来区分（Wright–Giemsa染色）

引入α干扰素加烷化剂或联合化疗药物后，治疗有效率、完全缓解率和复发间隔时间都得以提高[114]。在维持化疗阶段使用α干扰素可明显延长缓解期和生存期[115]。联合使用VAD〔长春新碱、多柔比星（阿霉素）和地塞米松〕对烷化剂耐药的PCM有效，也可用于以前未治疗的患者[27,116]。基于美法伦的大剂量化疗联合自体外周干细胞移植可将缓解率提高至50%，而且提高生存率[117]。

自体和异体干细胞和骨髓移植成为PCM患者的标准治疗方案[114,116,118,119]。异体移植可延长生存率，部分病例可治愈。但年龄为一个限制因素，因为老年患者移

植相关并发症、死亡率和发病率相对较高。最近，非清髓性调节药物减少了死亡率，维持移植物抗PCM的效果[120]。自体移植治疗PCM的长期无病生存率时间少于异体移植，但年龄和供体不受限制，而且移植相关死亡率低[114,116,119]。一些研究表明基于美法伦的大剂量化疗后自体外周血干细胞移植极大地提高了生存率、减少了并发症[117]。

免疫调节剂如萨立多胺、CC-5013和蛋白酶体抑制剂PS341不仅作用于PCM的肿瘤细胞，而且还影响骨髓微环境与肿瘤性浆细胞的相互作用。单独使用萨立多胺对难治性PCM患者治疗有效。联合萨立多胺和地塞米松治疗，治疗反应率提高至50%~60%，联合萨立多胺、地塞米松和化疗药物则可达80%[121]。治疗PCM的骨病变，通过使用二磷酸盐抑制破骨活性而得到极大改善。通过使用二磷酸盐骨病变发病率下降了50%[18]。

实验方法获得了PCM生物学方面的新信息，提供了拓展治疗选择的潜在可能。抗体介导的免疫治疗和疫苗治疗已经对选择性患者进行试验，PCM患者的基因治疗正在研发[122]。

大多数PCM病例是进展性疾病，很少完全缓解，除非经过骨髓移植治疗。然而，由于采取上文所述的新疗法，完全缓解率和总生存率已明显提高。一些预后差的PCM类型，患者生存期仍然少于1年[123]。

连续监测β_2微球蛋白水平、定期定量监测血清和尿M蛋白、骨髓流式细胞检测对治疗效果、疾病进展和复发的监控非常有价值。骨髓浆细胞比例和影像学改变的准确性小。

25.3.12 预后特征

已证实一些临床和实验室特征可作为PCM的重要预后因素。生存率与诊断时疾病临床分期密切相关。Salmon-Duriel临床分期系统的依据是实验室和影像学研究的结果，包括血红蛋白、血清钙、血清和尿M蛋白水平以及骨影像学表现。根据这些标准可分三期（Ⅰ、Ⅱ和Ⅲ期），根据肾功能、血清肌酸酐水平分为A和B两个亚组[2,124]。生存率和治疗反应与诊断时疾病分期直接相关，Ⅲ期预后最差[2]。

通过氚化胸腺嘧啶或免疫荧光标记来检测S期浆细胞百分率，从而直接检测浆细胞增殖活性，称为浆细胞标记指数，可以准确地预测肿瘤进展。浆细胞标记指数在症状性PCM中明显升高，MGUS和浆细胞反应性增生通常正常[125,126]。浆细胞标记指数显著升高提示预后不良。Ki-67（MIB-1）免疫组化染色也能提示浆细胞增殖率。

PCM血清β_2微球蛋白水平不同程度地升高，其水平升高反映浆细胞肿瘤肿块增大或肾功能恶化[125]。PCM国际分期系统联合血清β_2微球蛋白和白蛋白水平分为3期，该分期系统具有较高的预后意义（表25.9）[123]。预测高风险的其他因素包括乳酸脱氢酶水平升高、C反应蛋白升高、骨髓取代程度高、浆母细胞形态、多克隆血清Ig低、IgA型和轻链型PCM以及某些遗传学改变[2,25,91,123,127]。传统细胞遗传学分析核型异常的患者比无核型异常者预后更差[123]。与PCM预后相关的特异性遗传改变见表25.10[88,96,100,128–134]。除血清β_2微球蛋白升高外，17p/p53缺失、t（4；14）、MAF易位性t（14；16）和t（14；20）似乎是最重要的独立不良预后指标。最后，依据17个或70个基因表达的高风险分子表达谱证实为最强的独立预后指标[135]。

表25.9 浆细胞骨髓瘤（PCM）国际分期系统

分期	标准	中位生存期（个月）
Ⅰ	血清β_2微球蛋白＜3.5mg/L 血清白蛋白＞3.5g	62
Ⅱ	非Ⅰ或Ⅲ期*	44
Ⅲ	血清β_2微球蛋白＞5.5mg/L	29

注：*Ⅱ期有两种类型，血清β_2微球蛋白＜3.5mg/L，但血清白蛋白＜3.5g/dL；或血清β_2微球蛋白介于3.5~5.5mg/L之间，不论血清白蛋白水平如何。

表25.10 与遗传学相关的预后分组

预后不良

- 13号染色体缺失或传统（核型）细胞遗传学分析为非整倍体
- t（4；14）、t（14；16）或t（14；20）
- FISH分析17p13缺失
- 超二倍体

预后良好

- 缺乏预后不良的遗传学改变
- 超二倍体
- FISH分析t（11；14）或t（6；14）

感染是PCM最常见的致死原因，可由多种因素引起，包括正常Ig显著减少、肿瘤取代骨髓导致粒细胞减少以及化疗药物导致免疫抑制。多数病例中肾功能衰竭是导致死亡的又一促进因素。

25.4 浆细胞瘤

25.4.1 骨孤立性浆细胞瘤

25.4.1.1 定义和诊断标准

骨孤立性浆细胞瘤是由克隆性浆细胞构成的局限性肿瘤，其细胞学、免疫表型和遗传学都类似PCM（图25.32）[1,5,136]。无证据表明其他部位骨髓受累，并且缺乏PCM的临床特征。任何骨均可受累，最常见于椎骨（40%~50%），胸椎比腰椎或颈椎更常见[1,5]。其他较常见部位包括颅骨、肋骨、骨盆、锁骨、肩胛骨和股骨。孤立性浆细胞瘤的诊断标准见表25.11[1,5,35,136]。明显的孤立性浆细胞瘤患者中，大约5%实际上是多发性浆细胞瘤，可复发，但缺乏症状性PCM的其他特征[5]。

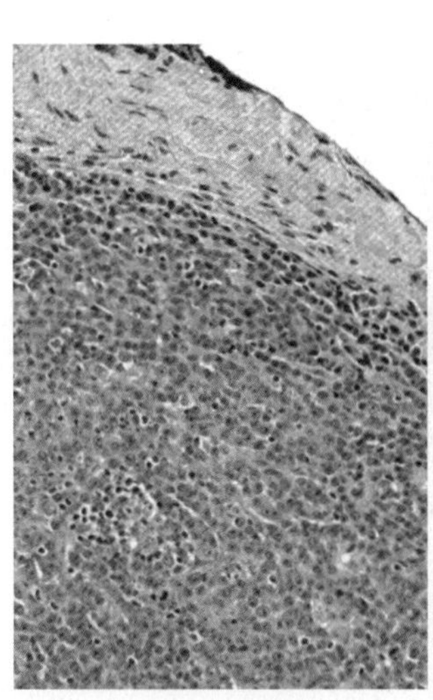
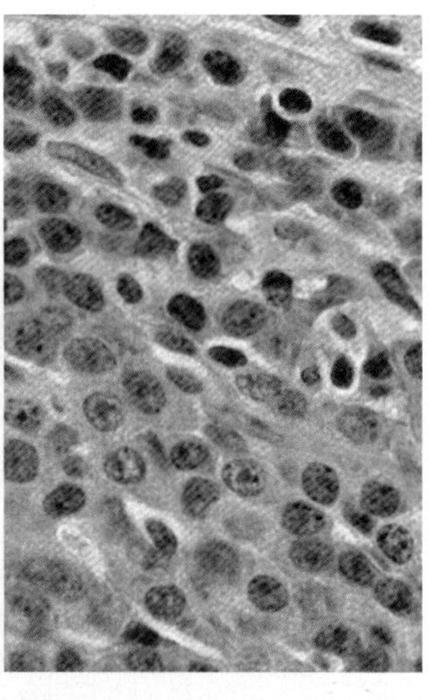

图25.32 骨孤立性浆细胞瘤。79岁女性患者颅骨溶骨性病变的活检。骨影像学未发现其他病变。髂后上棘骨髓穿刺及活检显示无浆细胞恶液质证据。通过血清免疫固定电泳发现少量血清IgG λ 型M蛋白。病变为浆细胞瘤伴纤维性边界。肿瘤细胞不成熟，比正常浆细胞染色质少，有些浆细胞可见核仁

表25.11 骨孤立性浆细胞瘤的诊断标准

- 由单克隆浆细胞组成的单个骨病变
- 随机骨髓活检缺乏浆细胞浸润
- 影像学（包括MRI*）检查无其他骨病变的证据。
- 缺乏PCM的肾功能衰竭、高钙血症及贫血
- 血清或尿M蛋白缺乏或低水平
- 多克隆Ig水平正常

注：*骨孤立性浆细胞瘤患者，MRI可发现伴未曾怀疑的其他骨髓部位被累及。

25.4.1.2 流行病学

少于5%浆细胞肿瘤患者表现为孤立性浆细胞瘤[1,5,137]。65%~70%患者为男性，中位年龄为50~55岁，大约比PCM年轻10岁[35,138]。

25.4.1.3 临床特征

少数浆细胞瘤患者在其他疾病影像学检查时偶然发现，但大多数患者表现为单个骨骼疼痛或病理性骨折。骨平片显示溶骨性改变，类似PCM。软组织扩散可形成肿块[5]。患者椎骨侵犯通常表现为脊髓或神经根压迫。大约一半患者的血清或尿可检测出M蛋白[5,136]。M蛋白水平比PCM患者低得多，反映肿瘤细胞负荷小。由于M蛋白水平低，常规电泳可能检测不出，因此必须运用免疫固定检测血清及尿微量M蛋白。大多数病例未累及Ig，定量检测Ig水平正常[35,136]。血细胞计数、肾功能及血钙正常[5]。

25.4.1.4 形态学、免疫表型和细胞遗传学

骨孤立性浆细胞瘤的形态学特征、免疫表型和细胞遗传学几乎与PCM相同。

25.4.1.5 鉴别诊断

骨孤立性浆细胞瘤必须与其他局限性溶骨性病变相区分，包括多种类型转移瘤、少数淋巴瘤、造血组织起源的其他病变（如：朗格汉斯细胞组织细胞增生症或嗜酸性肉芽肿）以及罕见的原发性骨病变。病变活检通常为诊断所必需。浆细胞瘤在组织切片上容易识别，除非浆细胞分化差（如浆母细胞性或间变性），免疫组化可帮助诊断。通常可用κ和λ轻链免疫组化染色证实克隆性浆细胞病变。

25.4.1.6 治疗、临床过程和预后

孤立性浆细胞瘤的治疗选择为局部放疗。超过90%以上的病例通过适量放疗可获得长期控制[139]。几乎所有病例局部症状可缓解。成功根除肿瘤后M蛋白水平通常明显减低，而且少数患者完全消失。初次诊断时M蛋白水平低的患者更可能消失[140]。

至少2/3患者最终演进为另外的孤立性浆细胞瘤或多发性浆细胞瘤，或全身性PCM[1,5,136,138,141−143]。复发通常与M蛋白出现或升高相关，而且更常见于初次诊断

时就存在M蛋白的患者[143]。进展的中位时间为2~3年，但有些患者15年后才出现进展[5,138,141–143]。大约1/3患者可维持病情缓解长达10年以上[1,5]。即使发展为普通型PCM，疾病仍然呈相对惰性，对化疗治疗反应好，生存期较长[140,142,144]。孤立性浆细胞瘤患者中位生存期为大约10年。

一些研究认为骨质减少和未涉及的低Ig水平均提示存在隐匿性PCM，也是预后不良的因素[35,145,146]。年龄大、孤立性浆细胞瘤直径＞5cm、局部放疗后M蛋白持续存在与进展率较高有关[35,140,147–150]。检测血清游离轻链比例对预测病情进展有价值[151]。

25.4.2 骨外浆细胞瘤

25.4.2.1 定义

骨外或髓外浆细胞瘤是起源于骨髓以外组织的局限性浆细胞肿瘤，其生物学有别于骨孤立性浆细胞瘤和PCM。尽管起源不明，有证据提示髓外浆细胞瘤和MZL之间存在共性[152]。

25.4.2.2 流行病学

骨外浆细胞瘤不到浆细胞肿瘤的5%[153]。诊断时中位年龄55岁，2/3患者为男性[1]。

25.4.2.3 临床特征

骨外浆细胞瘤表现为局限性肿块。大约75%发生于上呼吸道，包括鼻腔、鼻窦、口咽及喉。然而，也可发生于其他部位，包括淋巴结、腮腺、甲状腺、乳腺、胃肠道、中枢神经系统及其他器官[136,153]。大约15%上呼吸道浆细胞瘤病例可扩散至颈部淋巴结[154]。影像学及形态学显示无骨髓侵犯的证据。大约20%患者可检测出少量M蛋白，以IgA最常见[5,136]。其他实验室检查正常。

25.4.2.4 形态学、免疫表型和细胞遗传学

组织学特征与骨孤立性浆细胞瘤相似（图25.33）。浆细胞为克隆性，免疫组化染色κ和λ轻链显示轻链限制性（图25.34）。骨外浆细胞瘤的免疫表型和遗传学尚无广泛研究[1]。

25.4.2.5 鉴别诊断

鉴别诊断包括浆细胞丰富的反应性病变和淋巴瘤伴显著浆细胞分化。通过κ和λ轻链多克隆性染色模式可区分反应性病变。可能难以区分淋巴瘤伴非常明显的浆细胞分化[155]。LPL、免疫母细胞性或浆母细胞性大细胞淋巴瘤、特别是MALT淋巴瘤，都可能误诊为浆细胞瘤[152,155]。在一些病例的活检切片中，可以辨认出更明确的淋巴瘤特征性区域，流式细胞仪检测可分辨出伴淋巴瘤特征的克隆相关性淋巴细胞群[109,110,152]。偶尔可发现典型的MZL细胞遗传学或分子改变。然而，在某些情况下，伴明显浆细胞分化的MZL与骨外浆细胞瘤不能明确区分。

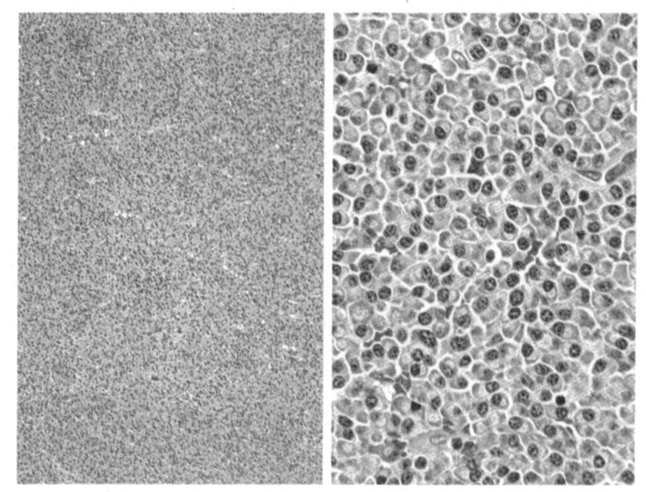

图25.33 骨外（髓外）浆细胞瘤的颈部淋巴结活检切片。14岁女孩患有红斑狼疮，左侧颈部发现数个肿大淋巴结。示浆细胞增殖性疾病，弥漫性破坏淋巴结结构。浆细胞形态成熟

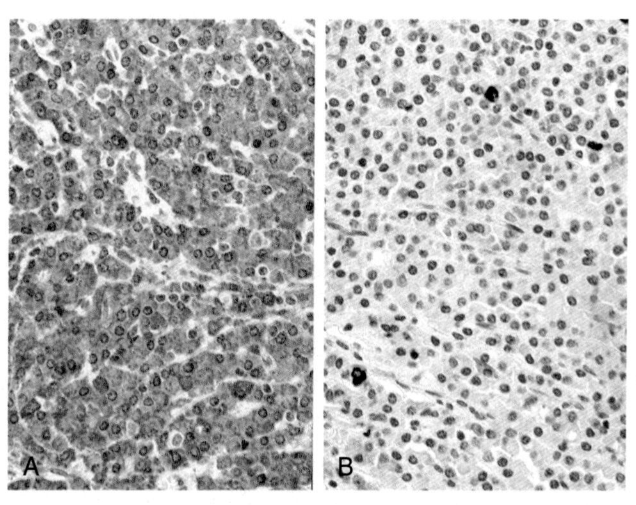

图25.34 骨外（髓外）浆细胞瘤。与图25.33为同一患者，κ和λ免疫染色显示λ轻链限制性，几乎所有浆细胞都表达λ，仅个别散在细胞表达κ

25.4.2.6 治疗、临床过程和预后

经典治疗为局部切除，通常加用局部放疗。大约1/4患者局部复发或扩散至区域淋巴结[5]。偶尔，髓外浆细胞瘤转移至远处髓外部位，大约15%发展为症状性PCM[136,138,153]。10年无病生存率大约70%[136,138,153]。

25.5 免疫球蛋白沉积病

免疫球蛋白沉积病主要有两型：原发性淀粉样物质沉积病；轻链或重链沉积病。这些疾病与单克隆性Ig沉积在不同组织和器官有关，最终导致器官功能障碍。这些疾病的本质是常有潜在的侵袭性疾病，即使较少克隆性浆细胞负荷也能致病。

系统性淀粉样物质沉积症包括三大类：原发性（AL）淀粉样物质沉积症或轻链淀粉样物质沉积症、继发性（AA）淀粉样物质沉积症和家族性（AF）淀粉样物质沉积症。继发性和家族性淀粉样物质沉积症均有几种变异型，均与浆细胞恶液质或Ig轻链无关。在这不做进一步讨论，也不讨论与年龄、内分泌性淀粉样物质沉积症或血液透析患者 β_2微球蛋白淀粉样物质沉积症相关的局限性淀粉样物质沉积症。

25.5.1 原发性淀粉样物质沉积症

25.5.1.1 定义

原发性淀粉样物质沉积症是一种浆细胞恶液质，由单克隆性浆细胞产生的原纤维性淀粉样蛋白（AL淀粉）所致。AL淀粉由完整的Ig轻链组成，或由氨基末端（V）区和部分轻链恒定区的轻链片段组成[157]。某些病例同时存在完整轻链和片段。大多数轻链V区亚群具有潜在致淀粉样蛋白的能力，然而，AL原纤维蛋白内最常见的是Vλ Ⅵ[157]。淀粉样物可沉积不同组织，蓄积，最终导致器官功能障碍。证实淀粉样物质沉积的常用诊断方法是采用活检切片。刚果红染色是证实淀粉样物质最简单及最实用方法。

原发性（AL）淀粉样物质沉积症应当视为一种独特疾病，它总是并存浆细胞克隆性增生有关，但只有少数病例（大约20%）发生于PCM背景之下。然而，大多数原发性淀粉样物质沉积症患者存在与淀粉样物质沉积相关的终末器官损害，不论骨髓浆细胞负荷多少。如果存在淀粉样物质沉积相对特异性CRAB特征，并且缺乏PCM的其他常见表现（如PCM浆细胞≥10%、IgG型血清M蛋白＞3g等），必须诊断原发性（AL）淀粉样物质沉积症，而不是PCM。虽然大多数原发性淀粉样物质沉积症患者具有MGUS范围内的浆细胞数量和M蛋白水平，但是一旦出现淀粉样物质沉积就能除外MGUS的诊断。

25.5.1.2 流行病学

原发性淀粉样物质沉积症是一种罕见疾病，在美国，有关其发病率或流行情况的出版文献很少。有报道，在1970~1988年期间，美国某一地区发病率大约1/10万[158]。这一发病率在过去半个世纪内相对稳定[158]。原发性淀粉样物质沉积症大约发生于PCM患者的10%，但是大约仅有20%的原发性淀粉样物质沉积症病例与PCM相关[5,13,16,158,159]。其余病例则缺乏PCM的诊断标准，但通常存在少量M蛋白，伴骨髓中等量单克隆性浆细胞升高。诊断时中位年龄为64岁，超过95%的患者年龄大于40岁[159]。65%~70%为男性患者[158,160,161]。

25.5.1.3 临床特征

最常见症状为乏力和体重减轻[159]。一些病例最初症状表现为紫癜（15%，尤其是眶周或面部）、骨骼疼痛（5%）、外周神经疾病（17%）和腕管综合征（21%）。大约1/5病例表现为出血症状。与充血性心力衰竭相关的症状（17%）、肾病综合征（28%）或吸收不良综合征（5%）均较常见[161]。

体格检查发现25%~30%患者出现肝大，大约10%病例发生巨舌症[16,159,161]。皮肤紫癜相对常见。脾大及淋巴结大少见。伴充血性心力衰竭或肾病综合征患者通常表现为水肿[159]。

实验室检查 大约50%患者采用血清蛋白电泳可检测出M蛋白，采用免疫固定方法超过80%患者可检测出M蛋白，联合使用免疫固定及血清游离轻链比例分析则检出率可达99%[162,163]。IgG最常见，其次是限制性轻链、IgA、IgM和IgD。大约70%病例的轻链为λ[159,161]。血清M蛋白的中位值为1.4g/dl。大约30%患者的正常多克隆血清Ig降低[159]。伴PCM的淀粉样物质沉积症M蛋白（100%）比不伴PCM者（≈75%）更常见[159]。诊断时超过80%的患者通过标准尿液分析方法能检测出蛋白尿（中位值为1.2g/24小时），约75%的病例

尿中检测出M蛋白[161]。大约35%的病例表现为肾病综合征。大约20%患者的血清肌酸酐超过2mg/dl[159,161]。偶尔发现高钙血症，大多见于伴PCM的患者。少数病例肝功能异常。

淀粉样物质沉积症患者检测凝血功能非常重要，因为患者常有出血问题。出血是由于X因子与淀粉样蛋白结合导致X因子缺乏。出血也可能是由于维生素K依赖的凝血因子缺乏、纤维蛋白溶解、弥漫性血管内凝血以及由于淀粉样物质沉积导致血管完整性缺失引起[159]。大多数淀粉样物质沉积症病例骨影像学表现正常。溶骨性病变仅限于伴有PCM的患者。

外周血和骨髓检查 诊断时血细胞计数一般正常。大约10%患者表现为血红蛋白＜10g/dl。诊断时白细胞减少和血小板减少罕见；大约10%患者存在血小板增多[161]。血细胞计数异常更多见于淀粉样物质沉积症及PCM患者。血涂片通常无特殊发现，大M蛋白的病例可见缗钱状红细胞增多。极少数病例可见循环浆细胞，但较多浆细胞仅见于PCL并发淀粉样物质沉积症的罕见病例。

骨髓检查对淀粉样物质沉积症伴PCM的患者通常有诊断价值，但非PCM病例骨髓检查的诊断率不到一半。多数病例骨髓淀粉样物质沉积比较轻微，浆细胞的百分率较低。与其他检测技术相比，骨髓检查对淀粉样物质沉积症的诊断率较低，但对可疑病例必须常规做骨髓活检。其操作方法简便，多数病例可做出诊断，而且必须辨别伴PCM的患者。

大多数病例中，骨髓穿刺涂片浆细胞少于10%，中位值约8%[159]。浆细胞超过20%时，大多数患者存在明显的PCM。浆细胞或许为正常形态，或具有PCM的任何一种形态变化。一些病例存在类似μ链病的空泡状浆细胞[15]。当淀粉样物质广泛沉积于骨髓时，骨髓涂片中可见散在分布的不同大小的团块状强嗜酸性至嗜碱性蛋白样物质（图25.35）。

骨髓活检切片的表现变化很大，从无法辨认病变到淀粉样物质广泛取代骨髓造血组织或浆细胞明显增多的PCM改变。最常见的表现为浆细胞轻度增多。若活检包括较大血管，增厚的血管壁可见淀粉样物质。淀粉样物质沉积于血管壁以外的病例，其沉积可位于血管周或与血管无关（图25.36和图25.37）。偶尔整个骨髓活检组织被淀粉样物质完全取代（图25.38）。

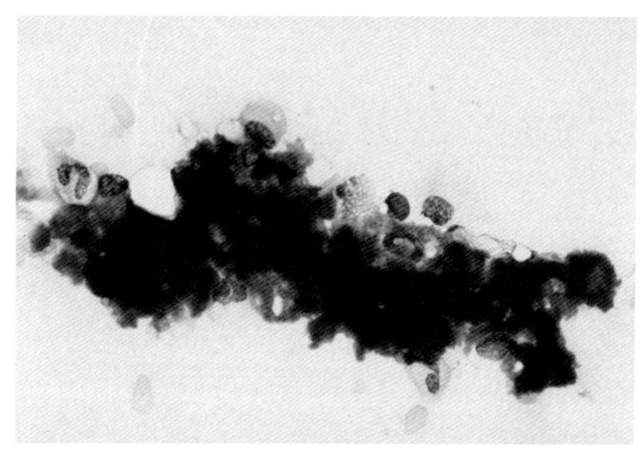

图25.35 淀粉样物质沉积症患者的骨髓穿刺涂片。淀粉样物质弥漫取代骨髓，骨髓涂片中表现为大块状物（Wright-Giemsa染色）

其他组织 淀粉样物质可见于其他组织及器官，包括皮下脂肪组织、肾脏、心脏、肝脏、胃肠道和外周神经。血管壁和基底膜最常受累。当疾病进展时器官实质可被淀粉样物质广泛取代。皮下脂肪组织穿刺和直肠活检获得足够组织时，两种方法的诊断率大约均为80%[157,164,165]。大约一半病例皮肤活检可做出诊断，但活检阳性率较低[157,165,166]。超过90%病例肾活检可明确诊断，但风险较大并且通常非必需。与此相似，大多数病例肝活检可明确诊断，但可能有出血并发症应，应避免使用。大多数病例心脏受累可通过心肌内膜活检得到证实[166]。

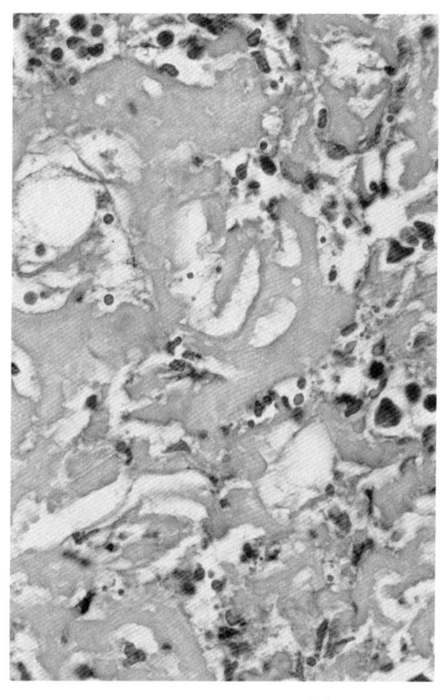

图25.36 原发性淀粉样物质沉积症患者患者的骨髓活检切片。淀粉样物质广泛沉积于整个骨髓间质

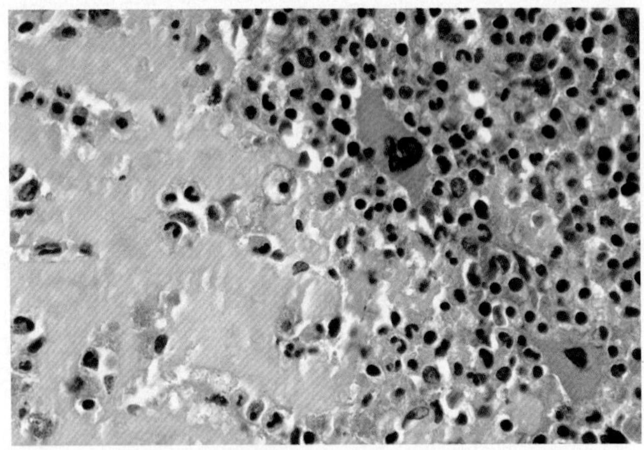

图25.37 淀粉样物质沉积症患者患者的骨髓活检切片。正常造血细胞附近有大量的淀粉样沉积物并与正常造血细胞融合。这例淀粉样物质广泛取代一部分骨髓

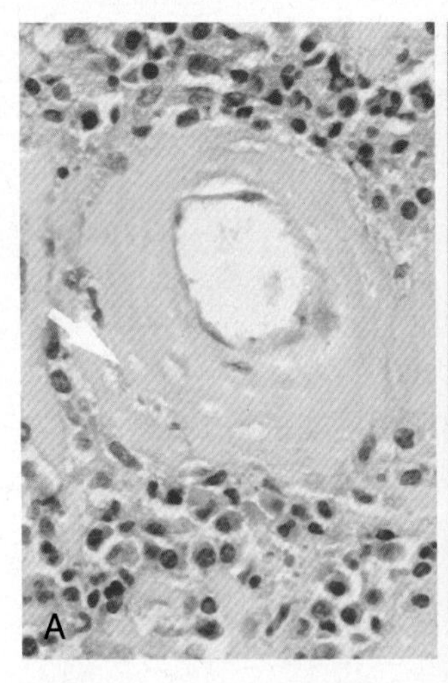

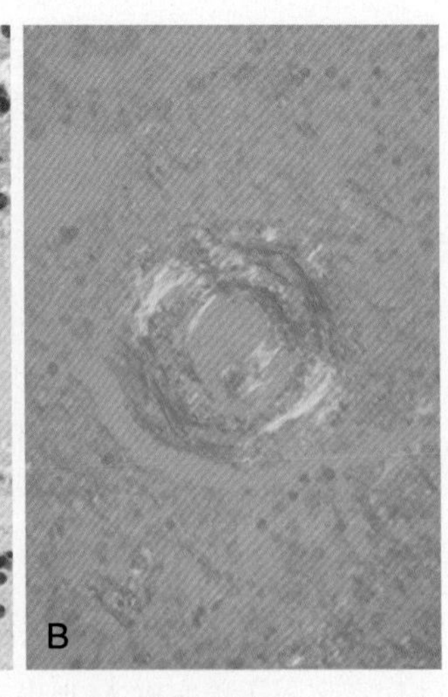

图25.39 原发性淀粉样物质沉积症患者的骨髓活检切片。A. 视野中央的血管壁因淀粉样物质沉积而增厚。血管旁骨髓组织内也也可见淀粉样物质沉积和大量浆细胞（HE染色）。B. 刚果红染色，偏振光显示血管壁淀粉样物质呈典型的双折光性

诊断及随访淀粉样物质沉积症患者的其他方法是用碘标记的血清淀粉P物质闪烁扫描术（SAP）[167]。SAP特异性结合淀粉样纤维。碘标记的SAP可快速定位于体内淀粉样物质沉积部位，对淀粉样物质的识别及定量非常有帮助[167]。

25.5.1.4 组织化学、免疫组化和免疫表型

淀粉样物质PAS中等程度阳性，甲基紫染色阳性，硫磺素T荧光显示阳性[159,168]。诊断淀粉样物质沉积症最有用的特殊染色方法是刚果红染色，在偏振光下显示特征性苹果绿双折光性（图25.39）。AL淀粉和AA淀粉可通过高锰酸钾处理的活检切片刚果红染色区分，AL淀粉保留苹果绿双折光性，但AA淀粉不然[168]。然而此方法需谨慎解释，因为一些AL淀粉病例高锰酸盐处理后刚果红染色减弱[159]。

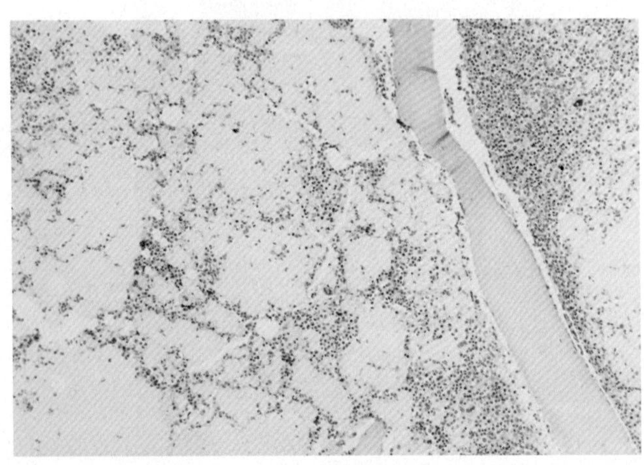

图25.38 晚期淀粉样物质沉积症患者的骨髓活检切片。显示淀粉样沉积物质广泛取代骨髓

骨髓浆细胞可为单克隆性，如果克隆数量少并被正常浆细胞所遮盖，则抗 κ 和抗 λ 轻链抗体会显示多克隆性染色模式[168~170]。大多数病例显示单克隆染色模式，不管是否存在PCM[168~170]。单克隆性 λ 染色最常见。其他免疫表型类似PCM。

使用抗淀粉样原纤维抗体或抗AL κ 和 λ 抗体进行免疫组化染色仅可明确区分少于一半的AL和AA病例。这是由于背景存在正常Ig或通过血清封闭轻链片段丢失的缘故[159,168,171]。几乎所有病例可通过免疫组化染色识别AA淀粉[162]。

25.5.1.5 细胞遗传学

有报道原发性淀粉样物质沉积症存在类似PCM的细胞遗传学重排，但淀粉样物质沉积症t（11；14）发生率（40%）比PCM（15%~20%）更高 [89,172,173]。

25.5.1.6 鉴别诊断

淀粉样物质沉积症的鉴别诊断非常有限。某些系统性非原发性淀粉样物质沉积症必需与原发性淀粉样物质沉积症区分，包括遗传性淀粉样物质沉积症、继发性淀粉样物质沉积症以及轻链或重链沉积病。临床表现和病史对原发性淀粉样物质沉积症与其他疾病区分非常关键。使用抗不同淀粉样原纤维蛋白的抗体进行免疫组化染色，尤其对识别AA淀粉特别有效[162]。刚果红染色或

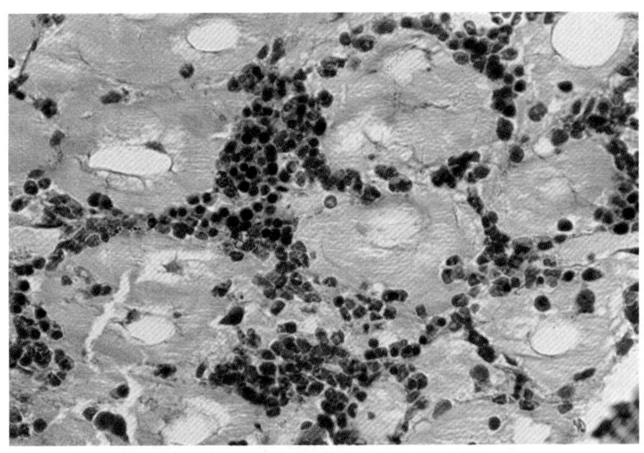

图25.40 伴晚期癌症和严重恶液质的老年男性患者的活检标本。广泛的脂肪浆液性萎缩，貌似淀粉样物质

电镜观察可区分AL淀粉和轻链或重链沉积病。

在骨髓内，广泛的血管外淀粉样物质沉积在组织学上类似脂肪浆液性萎缩（图25.40）。必须结合刚果红染色、临床病史和实验室检查进行区分。

25.5.1.7 治疗、临床过程和预后

治疗原发性淀粉样物质沉积症主要是通过抑制克隆性浆细胞来控制淀粉样物质的产生及其在组织内沉积。可采用类似PCM的化疗药物来治疗淀粉样物质沉积症。一些患者可改善临床症状，并且在近年提高了生存率[161]。无直接作用于淀粉样物质沉积的治疗方法。秋水仙素可抑制淀粉样物质沉积。秋水仙素对伴家族性地中海热的淀粉样物质沉积症的患者有效，对原发性淀粉样物质沉积症有一定的疗效[174,175]。对充血性心力衰竭、肾功能衰竭及其他有关淀粉样物质沉积表现的患者采用支持和对症治疗是治疗的重要方面[159,160]。

原发性淀粉样物质沉积症患者从诊断时中位生存期为2年。伴充血性心力衰竭的患者生存期通常较短（≈6个月）。临床上仅表现为外周神经疾病的患者，其中位生存期大约为5年[160]。伴PCM的淀粉样物质沉积症患者比不伴PCM的患者生存期短[159,161]。最常见的致死原因是心脏淀粉样物质沉积病（≈40%）[160]。其他少见的致死原因包括肾功能衰竭、感染、出血、小肠梗阻、肝功能衰竭和呼吸衰竭。

不利预后因素包括尿肌酐升高、肝肿大、体重明显减轻、尿λ轻链（反之，κ轻链或无M蛋白）、β_2微球蛋白水平＞2.7μg/ml、SAP闪烁扫描术可见大块状淀粉样物质[160,162,176]。

25.5.2 系统性轻链和重链沉积病

系统性轻链和重链沉积病有三种主要类型：轻链沉积病、轻链和重链沉积病以及重链沉积病[177−180]。这些疾病非常罕见，与原发性淀粉样物质沉积症存在以下不同之处：无定形物质为非原纤维性、无β－折叠构象、刚果红染色阴性并且无P成分[175]。此外，最常见的轻链沉积为κ（80%），伴VκⅣ过表达。许多器官可受累，以肾脏最为常见。肝脏、心脏和血管也常受累。肾功能不全、心脏病和肝脏疾病比原发性淀粉样物质沉积更为常见[175]。肾活检可见单克隆沉积呈折光性嗜酸性物质沉积于肾小球和肾小管基底膜。大约85%病例存在M成分，骨髓内浆细胞升高至50%~60%。大多数病例（≈55%）与PCM相关。治疗类似淀粉样物质沉积症，疗效有限。轻链沉积病中位总生存率大约4年。预后与年龄、是否存在PCM及轻链沉积在肾以外部位有关[1,181]。

25.6 骨硬化性骨髓瘤（POEMS综合征）

25.6.1 定义

骨硬化性骨髓瘤通常伴随POEMS综合征（多发性神经疾病、器官肿大、内分泌疾病、单克隆γ球蛋白血症、皮肤病变）[1,182−186]以及不属于POEMS综合征的其他表现：Castleman病、视乳头水肿、水肿、浆膜腔积液及血小板增多[184,186,187]。大多数患者并不表现以上所有症状，并且，需要以上哪几项特征才能诊断也不明确。POEMS综合征的发生机制与促炎细胞因子失衡有关，血管内皮细胞生长因子是该疾病的重要致病因素[188−192]。一些POEMS综合征以及多中心性Castleman病患者与感染HHV8有关[183,193]。然而，POEMS综合征、Castleman病和骨硬化性骨髓瘤之间的病理生理学联系仍然不明。

25.6.2 流行病学

骨硬化性骨髓瘤非常罕见，占浆细胞恶液质的1%~2%[183]。伴有骨髓瘤和外周神经疾病的患者中，一半存在骨硬化性病变[194]。诊断时中位年龄大约51岁，但1/3患者≤45岁；60%患者为男性[184]。

25.6.3 临床特征

大多数骨硬化性骨髓瘤患者的显著特征是外周神经

疾病，也是POEMS综合征的一项明确特征。这是典型的初始症状，但偶尔患者最初表现为浆细胞恶液质，以后发展为外周神经疾病[184]。至少一半患者表现为器官肿大。肝、脾及淋巴结肿大同样常见。内分泌疾病是POEMS综合征的另一特征，可见于2/3病例。性功能减低最常见，其次是肾上腺及甲状腺功能异常。大约2/3患者也有皮肤病变，色素沉着最为常见[184]。

75%~85%骨硬化性骨髓瘤患者伴或不伴其他POEMS综合征的特征性表现，通过免疫固定电泳可检测到M蛋白。M蛋白量较低（中位值为1.1g/dL）[184]。所有病例轻链为λ，IgA和IgG重链大约平均分布。少于半数患者通过免疫固定电泳可检测到尿M蛋白。

POEMS综合征的其他重现性及相对常见临床表现包括Castleman病、水肿、浆膜腔积液、视神经乳头水肿、血小板增多、体重减轻、乏力、杵状指、骨骼痛和关节痛。患者偶尔发展为肺动脉高压、充血性心力衰竭、血小板增多和肾功能衰竭。

几乎所有病例影像学发现骨骼异常。大约一半病例为单一硬化性病变，1/3病例为三处以上病变[184]。多数患者混有硬化性和溶骨性病变，单纯的溶骨性病变非常罕见。

25.6.3.1 血液和骨髓表现

POEMS综合征患者可有不同的血细胞计数异常，包括54%~88%患者血小板增多，12%~19%红细胞增多[184,186,187]。一些患者血细胞计数正常。血涂片无特异性或重现性形态学改变。

直接骨髓活检显示浆细胞瘤特征，但骨小梁显著骨硬化。常有骨小梁旁纤维化伴陷入的浆细胞（图25.41~图25.45）[1]。由于小条状结缔组织扭曲变形而使得浆细胞可被拉长。远离骨硬化性浆细胞瘤的骨髓通常表现正常，浆细胞＜5%[183]。少数病变较广泛的骨硬化性骨髓瘤患者，随机骨髓穿刺和环钻活检可见浆细胞＞10%[186]。

25.6.3.2 其他组织

伴淋巴结肿大的患者中，2/3具有符合浆细胞型Castleman病的病理改变[184]。

25.6.4 免疫表型和遗传学

免疫组化染色显示含有IgA或IgG型胞质Ig。几乎所有病例均为λ链限制性表达[184,186]。POEMS综合征的遗传学资料极少。

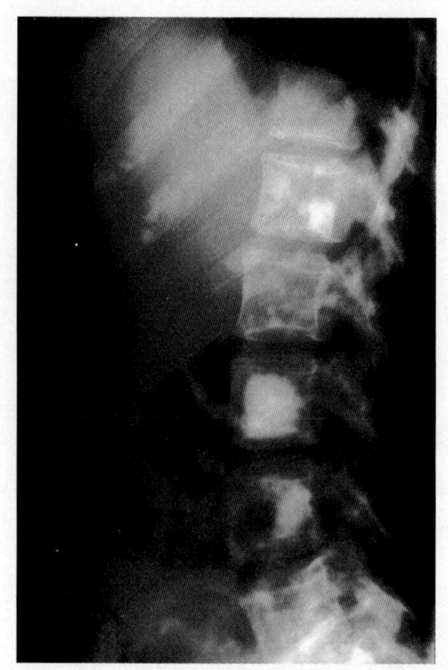

图25.41 POEMS综合征患者脊柱影像学表现。脊椎和肋骨有大量成骨性病变。也可见溶骨性改变

25.6.5 治疗、临床过程和预后

单独使用放疗或结合手术是局限性溶骨性病变最常见的治疗手段。对多数普通型骨硬化性骨髓瘤而言，采用类似其他骨髓瘤的化疗方案。大多数患者至少某些对治疗有效。当浆细胞肿瘤对治疗有效时，

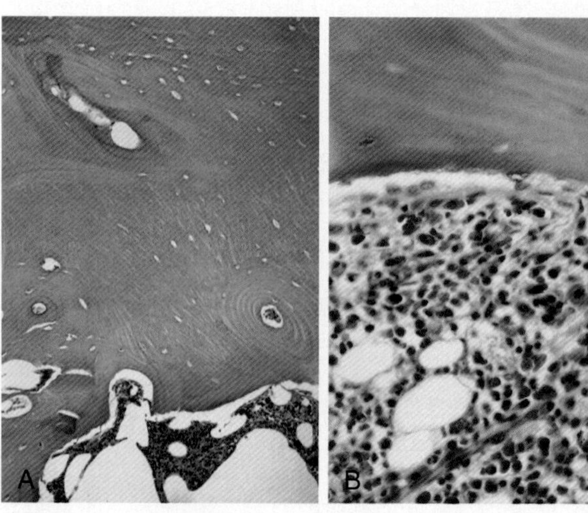

图25.42 POEMS综合征患者骨硬化性病变。伴有多发性外周神经疾病和血清IgA型M蛋白的患者，脊柱硬化性病变的活检标本。A. 低倍，示骨明显增厚。B. 高倍，示骨旁浆细胞增殖，以及骨表面成骨线

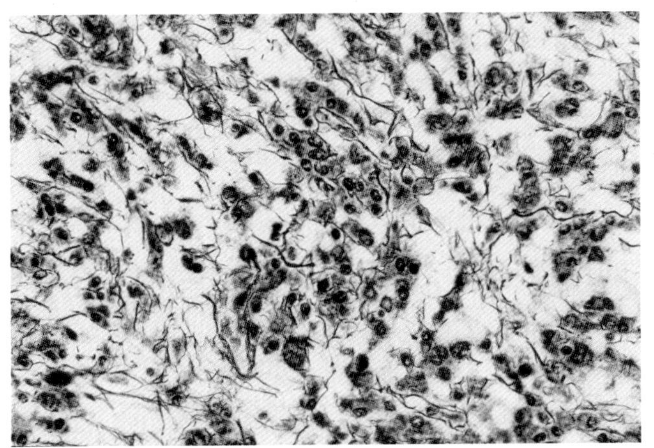

图25.43 网状纤维染色显示POEMS综合征的浆细胞病变。网状纤维中度增多，伴成簇浆细胞周围纤维网（Wilder网状纤维染色）

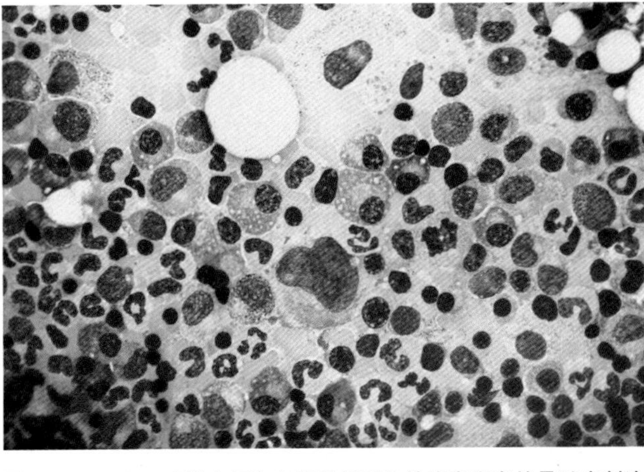

图25.45 POEMS综合征和多发性骨硬化性病变患者的骨髓穿刺涂片。浆细胞增多。其形态相对成熟，可见胞质内空泡

POEMS综合征的其他方面的症状经过数周可改善甚至消失[184,186]。

骨硬化性骨髓瘤是比典型PCM更为惰性的一种疾病。总之，中位生存期为165个月，患者5年生存率达60%[183,184]。随着时间推移，患者可进展POEMS综合征以外的其他特征。其预后比孤立性病变好。对治疗反应好的患者，其中位生存期较长，而伴水肿、渗出 以及杵状指的患者预后较差。存在POEMS综合征主要特征的数目似乎不影响其生存[184]。大多数致死原因为心力衰竭、呼吸衰竭及感染。

25.7 重链病

重链病是克隆性免疫分泌异常性疾病，可表现为淋巴瘤或慢性淋巴组织增殖性疾病。相应的肿瘤在其他章节具体讨论。重链病的主要特征简介如下。

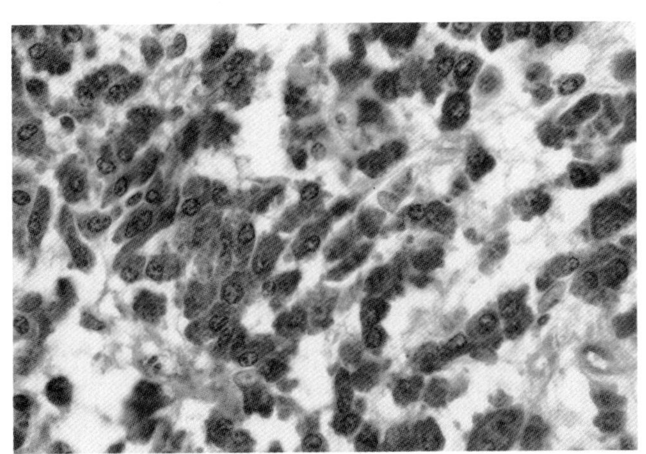

图25.44 POEMS综合征患者的浆细胞病变，λ轻链染色。λ轻链染色显示大量的浆细胞

25.7.1 定义

重链病是一组综合征，其特征为产生M蛋白。M蛋白由结构不完整IgG型、IgA型或IgM型重链组成，无轻链。蛋白质异常通常并存淋巴瘤或CLL[195-197]。

25.7.2 流行病学

发病率无可靠数据，但总体而言重链病罕见。α链病是最常见类型，至少是γ链病的3~4倍和μ链病的10倍。可能有一部分重链病被漏诊。

25.7.3 γ链病

γ链病就诊时中位年龄为60岁；男女发病均等[197-199]。最常见的临床表现为虚弱、乏力和发热；常见自身免疫性疾病表现（占26%病例）[200,201]。60%患者存在肝、脾和淋巴结肿大[198,201]。常规血清蛋白电泳可显示低γ球蛋白血症，但未发现M蛋白。免疫固定电泳对诊断是必需的，可检测到一条不完整的γ链而无轻链[198]。尿蛋白通常＜1g/24h[198]。半数以上患者表现为贫血和白细胞减少，血小板减少也相对常见。血涂片可见异型淋巴细胞和浆细胞。2/3患者中，淋巴组织增殖性疾病侵犯骨髓[198,201]。

受累组织具有不一致的组织病理学模式。大部分γ链病患者有类似LPL/WM的恶性病变。大约15%病例以浆细胞为主。偶尔γ链病与CLL或大细胞淋巴瘤有关。一些病例无明显淋巴组织增殖性疾病证据[198,201]。临床

过程表现不一，可无症状并且病情稳定，也可表现为侵袭性恶性过程。中位生存期大约1年[196,201]。

25.7.4 μ链病

μ链病是一种非常少见的克隆性B细胞肿瘤，因肿瘤细胞缺乏可变区而导致μ链产生[196,197]。半数以上μ链病患者中，增殖细胞产生的克隆性轻链与重链不组装[202]。该轻链即尿液中分泌的本周蛋白。

μ链病诊断时中位年龄为48岁[203,204]。大多数患者有较长的CLL病史（或CLL样淋巴组织增殖性疾病）。与大多数CLL的病例不同，μ链病常常肝脾肿大但很少淋巴结肿大。偶尔，患者表现为淋巴瘤、CLL免疫母细胞转化、骨髓瘤或淀粉样物质沉积症。2/3的μ链病患者骨髓内有特征性空泡状浆细胞（图25.46）。浆细胞与具有CLL特点的小淋巴细胞混杂。μ链病临床过程为惰性，并且缓慢进展。

25.7.5 α链病

α链病是MALT淋巴瘤的一种变异型[197,205]，其特征为分泌有缺陷的α链。主要发生于年轻人，发病高峰为20~30岁。其显著一致性临床表现为严重的吸收不良、慢性腹泻、腹部疼痛和腹胀[195,205-207]。常可触及肿大的肠系膜淋巴结。肝脾肿大和淋巴结肿大少见。与淋巴组织增殖性疾病相关的α链病累及胃肠道，主要累及小肠和肠系膜淋巴结，显示MALT淋巴瘤的特点。黏膜固有层大量淋巴细胞浸润，主要为浆细胞期淋巴细胞。骨髓通常正常，但可以检测到分泌α链的浆细胞。该疾病早期对抗生素治疗有效，但如果不能治愈，大多数可进展为侵袭性淋巴瘤。

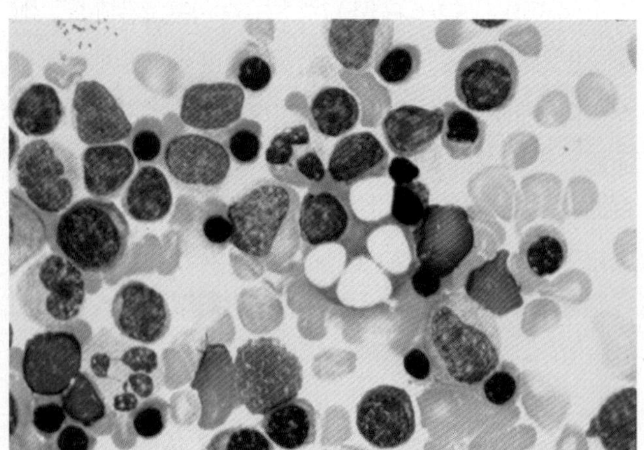

图25.46 μ链病的浆细胞。示一个浆细胞含有数个胞质内透明大空泡。这种浆细胞具有特征性，但对μ链病无诊断特异性（Wright-Giemsa染色）

25.7.6 Waldenström巨球蛋白血症（WM）

WM是一种免疫分泌性疾病，通常与LPL相关，产生IgM型M蛋白。WM在第14章慢性淋巴组织增殖性疾病中讨论。

25.8 精华和陷阱

精华

- 诊断浆细胞肿瘤需结合临床、形态学、影像学和实验室检查（尤其是血清和尿蛋白分析）。
- 血清和尿免疫固定电泳对单克隆Ig的特征性重链和轻链以及检测少量M蛋白是“金标准”。
- 免疫组化染色对评估骨髓活检浆细胞的量、识别单克隆性浆细胞增殖、区分骨髓瘤或其他肿瘤非常有价值。
- 意义不明的单克隆γ球蛋白血症（MGUS）患者必须终身随访，因为可演变为恶性浆细胞病变，血清M蛋白增加是预测病变进展的最可靠指标。
- 细胞遗传学异常在浆细胞骨髓瘤（PCM）中具有重要的预后意义，必须对所有病例进行评估。
- 在诊断骨孤立性浆细胞瘤之前必须仔细检查，包括MRI。

陷阱

- 低水平M蛋白的单克隆Ig病例用血清蛋白电泳方法或许检测不出M蛋白，正如IgD型、IgE型和轻链型骨髓瘤所常见。
- 骨髓中局灶性骨髓瘤病变在随机骨髓活检中可能漏诊，诊断性率与标本大小和数量直接相关。
- 髓外浆细胞瘤通常必需与淋巴浆细胞淋巴瘤（LPL）及边缘区淋巴瘤（MZL）伴浆细胞分化区别。
- 骨髓检查诊断淀粉样物质沉积症或许有困难。淀粉样物质沉积通常轻微或缺乏，浆细胞比例低，细胞学特点为正常。

（梅开勇　译）

参考文献

1. McKenna RW, Kyle RA, Kuehl WM, et al. Plasma cell neoplasms. In: Swerdlow SH, Campo E, Harris NL, et al, eds. *WHO Classification of Tumours of Haematopoietic and Lymphoid Tissues*. Lyon, France: IARC; 2008:200-213.
2. Durie BG. Staging and kinetics of multiple myeloma. *Semin Oncol*. 1986;13:300-309.
3. Durie BG, Salmon SE. Multiple myeloma, macroglobulinemia and monoclonal gammopathies. In: Hoffbrand AV, Brain MC, Hirsh J, eds. *Recent Advances in Haematology*. New York: Churchill Livingstone; 1977.
4. Kyle RA. Monoclonal gammopathy of undetermined significance (MGUS): a review. *Clin Haematol*. 1982;11:123-150.
5. International Myeloma Working Group. Criteria for the classification of monoclonal gammopathies, multiple myeloma and related disorders: a report of the International Myeloma Working Group. *Br J Haematol*. 2003;121:749-757.
6. Ries LAG, Hankey BF, Miller BA, et al. Cancer statistics review 1973-88: National Cancer Institute; 1991.
7. Greenlee RT, Murray T, Bolden S, Wingo PA. Cancer statistics, 2000. *CA Cancer J Clin*. 2000;50:7-33.
8. Kyle RA. Diagnostic criteria of multiple myeloma. *Hematol Oncol Clin North Am*. 1992;6:347-358.

9. Brown LM, Linet MS, Greenberg RS, et al. Multiple myeloma and family history of cancer among blacks and whites in the US. *Cancer.* 1999;85:2385-2390.
10. Devesa SS, Silverman DT, Young JL Jr, et al. Cancer incidence and mortality trends among whites in the United States, 1947-84. *J Natl Cancer Inst.* 1987;79:701-770.
11. Drayson M, Tang LX, Drew R, et al. Serum free light-chain measurements for identifying and monitoring patients with nonsecretory multiple myeloma. *Blood.* 2001;97:2900-2902.
12. Katzmann JA, Clark RJ, Abraham RS, et al. Serum reference intervals and diagnostic ranges for free kappa and free lambda immunoglobulin light chains: relative sensitivity for detection of monoclonal light chains. *Clin Chem.* 2002;48:1437-1444.
13. Kyle RA, Gertz MA, Witzig TE, et al. Review of 1027 patients with newly diagnosed multiple myeloma. *Mayo Clin Proc.* 2003;78:21-33.
14. Malpas J, Bergsagel D, Kyle R, Anderson K. *Myeloma: Biology and Management.* 3rd ed. Philadelphia: Saunders; 2004.
15. Reed M, McKenna RW, Bridges R, et al. Morphologic manifestations of monoclonal gammopathies. *Am J Clin Pathol.* 1981;76:8-23.
16. Kyle RA, Greipp PR. Mutiple myeloma and other plasma cell disorders. In: Conn R, ed. *Current Diagnosis 8.* Philadelphia: Saunders; 1991:593-597.
17. Riccardi A, Gobbi PG, Ucci G, et al. Changing clinical presentation of multiple myeloma. *Eur J Cancer.* 1991;27:1401-1405.
18. Callander NS, Roodman GD. Myeloma bone disease. *Semin Hematol.* 2001;38:276-285.
19. Lecouvet FE, Vande Berg BC, Michaux L, et al. Stage III multiple myeloma: clinical and prognostic value of spinal bone marrow MR imaging. *Radiology.* 1998;209:653-660.
20. Dick FR. Plasma cell myeloma and related disorders with monoclonal gammopathy. In: Koepke JA, ed. *Laboratory Hematology.* New York: Churchill-Livingstone; 1984:445-481.
21. Maldonado JE, Velosa JA, Kyle RA, et al. Fanconi syndrome in adults. A manifestation of a latent form of myeloma. *Am J Med.* 1975;58:354-364.
22. Fitchen JH, Lee S. Phagocytic myeloma cells. *Am J Clin Pathol.* 1979;71:722-723.
23. Zukerberg LR, Ferry JA, Conlon M, Harris NL. Plasma cell myeloma with cleaved, multilobated, and monocytoid nuclei. *Am J Clin Pathol.* 1990;93:657-661.
24. Greipp PR, Raymond NM, Kyle RA, O'Fallon WM. Multiple myeloma: significance of plasmablastic subtype in morphological classification. *Blood.* 1985;65:305-310.
25. Bartl R, Frisch B, Fateh-Moghadam A, et al. Histologic classification and staging of multiple myeloma. A retrospective and prospective study of 674 cases. *Am J Clin Pathol.* 1987;87:342-355.
26. Carter A, Hocherman I, Linn S, et al. Prognostic significance of plasma cell morphology in multiple myeloma. *Cancer.* 1987;60:1060-1065.
27. Barlogie B, Epstein J, Selvanayagam P, Alexanian R. Plasma cell myeloma—new biological insights and advances in therapy. *Blood.* 1989;73:865-879.
28. Krzyzaniak RL, Buss DH, Cooper MR, Wells HB. Marrow fibrosis and multiple myeloma. *Am J Clin Pathol.* 1988;89:63-68.
29. Bosman C, Fusilli S, Bisceglia M, et al. Oncocytic nonsecretory multiple myeloma. A clinicopathologic study of a case and review of the literature. *Acta Haematol.* 1996;96:50-56.
30. Bourantas K. Nonsecretory multiple myeloma. *Eur J Haematol.* 1996;56:109-111.
31. Cavo M, Galieni P, Gobbi M, et al. Nonsecretory multiple myeloma. Presenting findings, clinical course and prognosis. *Acta Haematol.* 1985;74:27-30.
32. Kyle RA, Remstein ED, Therneau TM, et al. Clinical course and prognosis of smoldering (asymptomatic) multiple myeloma. *N Engl J Med.* 2007;356:2582-2590.
33. Kyle RA, Greipp PR. Smoldering multiple myeloma. *N Engl J Med.* 1980;302:1347-1349.
34. Alexanian R. Localized and indolent myeloma. *Blood.* 1980;56:521-525.
35. Dimopoulos MA, Moulopoulos LA, Maniatis A, Alexanian R. Solitary plasmacytoma of bone and asymptomatic multiple myeloma. *Blood.* 2000;96:2037-2044.
36. Dimopoulos MA, Palumbo A, Delasalle KB, Alexanian R. Primary plasma cell leukaemia. *Br J Haematol.* 1994;88(4):754-759.
37. Garcia-Sanz R, Orfao A, Gonzalez M, et al. Primary plasma cell leukemia: clinical, immunophenotypic, DNA ploidy, and cytogenetic characteristics. *Blood.* 1999;93(3):1032-1037.
38. Kosmo MA, Gale RP. Plasma cell leukemia. *Semin Hematol.* 1987;24:202-208.
39. Noel P, Kyle RA. Plasma cell leukemia: an evaluation of response to therapy. *Am J Med.* 1987;83:1062-1068.
40. Woodruff RK, Malpas JS, Paxton AM, Lister TA. Plasma cell leukemia (PCL): A report on 15 patients. *Blood.* 1978;52:839-845.
41. Avet-Loiseau H, Daviet A, Brigaudeau C, et al. Cytogenetic, interphase, and multicolor fluorescence in situ hybridization analyses in primary plasma cell leukemia: a study of 40 patients at diagnosis, on behalf of the Intergroupe Francophone du Myélome and the GroupeFrançais de Cytogénétique Hématologique. *Blood.* 2001;97:822-825.
42. Hegewisch S, Mainzer K, Braumann D. IgE myelomatosis. Presentation of a new case and summary of literature. *Blut.* 1987;55:55-60.
43. Lewis EB. Leukemia, multiple myeloma, and aplastic anemia in American radiologists. *Science.* 1963;142:1492-1494.
44. Linet MS, Harlow SD, McLaughlin JK. A case-control study of multiple myeloma in whites: chronic antigenic stimulation, occupation, and drug use. *Cancer Res.* 1987;47:2978-2981.
45. Pilarski LM, Jensen GS. Monoclonal circulating B cells in multiple myeloma. A continuously differentiating, possibly invasive, population as defined by expression of CD45 isoforms and adhesion molecules. *Hematol Oncol Clin North Am.* 1992;6:297-322.
46. Mitsiades CS, McMillin DW, Klippel S, et al. The role of the bone marrow microenvironment in the pathophysiology of myeloma and its significance in the development of more effective therapies. *Hematol Oncol Clin North Am.* 2007;21:1007-1034.
47. Terpos E, Szydlo R, Apperley JF, et al. Soluble receptor activator of nuclear factor kappaB ligand-osteoprotegerin ratio predicts survival in multiple myeloma: proposal for a novel prognostic index. *Blood.* 2003; 102:1064-1069.
48. Kyle RA, Therneau TM, Rajkumar SV, et al. Prevalence of monoclonal gammopathy of undetermined significance. *N Engl J Med.* 2006;354:1362-1369.
49. Kyle RA. 'Benign' monoclonal gammopathy. A misnomer? *JAMA.* 1984; 251:1849-1854.
50. Kyle RA, Therneau TM, Rajkumar SV, et al. A long-term study of prognosis in monoclonal gammopathy of undetermined significance. *N Engl J Med.* 2002;346:564-569.
51. Axelsson U, Bachmann R, Hallen J. Frequency of pathological proteins (M-components) in 6995 sera from an adult population. *Acta Med Scand.* 1966;179:235-247.
52. Katzmann JA, Clark RJ, Rajkumar VS, Kyle RS. Monoclonal free light chains in sera from healthy individuals: FLC MGUS. *Clin Chem.* 2003;49:A24.
53. Pérez-Persona E, Vidriales MB, Mateo G, et al. New criteria to identify risk of progression in monoclonal gammopathy of uncertain significance and smoldering multiple myeloma based on multiparameter flow cytometry analysis of bone marrow plasma cells. *Blood.* 2007;110:2586-2592.
54. Kyle RA, Rajkumar SV. Monoclonal gammopathy of undetermined significance. *Br J Haematol.* 2006;134:573-589.
55. Cohen HJ, Crawford J, Rao MK, et al. Racial differences in the prevalence of monoclonal gammopathy in a community-based sample of the elderly. *Am J Med.* 1998;104:439-444.
56. Singh J, Dudley Jr AW, Kulig KA. Increased incidence of monoclonal gammopathy of undetermined significance in blacks and its age-related differences with whites on the basis of a study of 397 men and one woman in a hospital setting. *J Lab Clin Med.* 1990;116:785-789.
57. Mitus AJ, Stein R, Rappeport JM, et al. Monoclonal and oligoclonal gammopathy after bone marrow transplantation. *Blood.* 1989;74:2764-2768.
58. O'Connor ML, Rice DT, Buss DH, Muss HB. Immunoglobulin D benign monoclonal gammopathy. A case report. *Cancer.* 1991;68:611-616.
59. Peterson LC, Brown BA, Crosson JT, Mladenovic J. Application of the immunoperoxidase technic to bone marrow trephine biopsies in the classification of patients with monoclonal gammopathies. *Am J Clin Pathol.* 1986;85:688-693.
60. Majumdar G, Grace RJ, Singh AK, Slater NG. The value of the bone marrow plasma cell cytoplasmic light chain ratio in differentiating between multiple myeloma and monoclonal gammopathy of undetermined significance. *Leuk Lymphoma.* 1992;8:491-493.
61. Olteanu H, Wang H-Y, Chen W, et al. Immunophenotypic studies of monoclonal gammopathy of undetermined significance. *BMC Clin Pathol.* 2008;8:13.
62. Ocqueteau M, Orfao A, Almeida J, et al. Immunophenotypic characterization of plasma cells from monoclonal gammopathy of undetermined significance patients. Implications for the differential diagnosis between MGUS and multiple myeloma. *Am J Pathol.* 1998;152:1655-1665.
63. Kyle RA, Therneau TM, Rajkumar SV, et al. Long-term follow-up of 241 patients with monoclonal gammopathy of undetermined significance: the original Mayo Clinic series 25 years later. *Mayo Clin Proc.* 2004;79:859-866.
64. Pasqualetti P, Festuccia V, Collacciani A, Casale R. The natural history of monoclonal gammopathy of undetermined significance. A 5- to 20-year follow-up of 263 cases. *Acta Haematol.* 1997;97:174-179.
65. Kyle RA, Rajkumar SV. Monoclonal gammopathies of undetermined significance: a review. *Immunol Rev.* 2003;194:112-139.
66. Blade J. On the "significance" of monoclonal gammopathy of undetermined significance. *Mayo Clin Proc.* 2004;79:855-856.
67. Paiva B, Vidriales M-B, Cervero J, et al. Multiparameter flow cytometric remission is the most relevant prognostic factor for multiple myeloma patients who undergo autologous stem cell transplantation. *Blood.* 2008;12:4017-4023.
68. Lin P, Owens R, Tricot G, Wilson CS. Flow cytometric immunophenotypic analysis of 306 cases of multiple myeloma. *Am J Clin Pathol.* 2004; 121:482-488.
69. Pellat-Deceunynck C, Barille S, Jego G, et al. The absence of CD56 (NCAM) on malignant plasma cells is a hallmark of plasma cell leukemia and of a special subset of multiple myeloma. *Leukemia.* 1998;12:1977-1982.
70. Rawstron A, Barrans S, Blythe D, et al. Distribution of myeloma plasma cells in peripheral blood and bone marrow correlates with CD56 expression. *Br J Haematol.* 1999;104:138-143.
71. Almeida J, Orfao A, Ocqueteau M, et al. High-sensitive immunophenotyping and DNA ploidy studies for the investigation of minimal residual disease in multiple myeloma. *Br J Haematol.* 1999;107:121-131.
72. Lima M, Teixeira Mdos A, Fonseca S, et al. Immunophenotypic aberrations, DNA content, and cell cycle analysis of plasma cells in patients with myeloma and monoclonal gammopathies. *Blood Cells Mol Dis.* 2000;26:634-645.
73. Ocqueteau M, Orfao A, Garcia-Sanz R, et al. Expression of the CD117 antigen (c-Kit) on normal and myelomatous plasma cells. *Br J Haematol.* 1996;95:489-493.
74. Rawstron AC, Owen RG, Davies FE, et al. Circulating plasma cells in multiple myeloma: characterization and correlation with disease stage. *Br J Haematol.* 1997;97:46-55.
75. Anderson KC, Park EK, Bates MP, et al. Antigens on human plasma cells identified by monoclonal antibodies. *J Immunol.* 1983;130:1132-1138.
76. Durie BG, Grogan TM. CALLA-positive myeloma: an aggressive subtype with poor survival. *Blood.* 1985;66:229-232.
77. Epstein J, Xiao HQ, He XY. Markers of multiple hematopoietic-cell lineages in multiple myeloma. *N Engl J Med.* 1990;322:664-668.
78. Rawstron AC, Davies FE, DasGupta R, et al. Flow cytometric disease monitoring in multiple myeloma: the relationship between normal and neoplastic plasma cells predicts outcome after transplantation. *Blood.* 2002;100:3095-3100.
79. Sahara N, Takeshita A, Shigeno K, et al. Clinicopathological and prognostic characteristics of CD56-negative multiple myeloma. *Br J Haematol.* 2002;117:882-885.
80. Wolf BC, Brady K, O'Murchadha MT, Neiman RS. An evaluation of immunohistologic stains for immunoglobulin light chains in bone marrow biopsies in benign and malignant plasma cell proliferations. *Am J Clin Pathol.* 1990;94:742-746.
81. Horvathova M, Gaillard JP, Liautard J, et al. Identification of novel and specific

antigens of human plasma cells by mAb. In: Schlossman SF, Boumsell L, Gilks WR, et al, eds. *Leukocyte typing V: white cell differentiation antigens*. New York: Oxford University Press; 1995:714-715.
82. Wijdenes J, Vooijs WC, Clement C, et al. A plasmocyte selective monoclonal antibody (B-B4) recognizes syndecan-1. *Br J Haematol*. 1996; 94:318-323.
83. Knowles DM. Immunophenotypic markers useful in the diagnosis and classification of hematopoietic neoplasms. In: Knowles DM, ed. *Neoplastic Hematopathology*. 2nd ed. Philadelphia: Lippincott Williams & Wilkins; 2001.
84. Cook JR, His ED, Worley S, et al. Immunohistochemical analysis identifies two cyclin D1+ subsets of plasma cell myeloma, each associated with favorable survival. *Am J Clin Pathol*. 2006;125:615-624.
85. Pruneri G, Fabris S, Baldini L, et al. Immunohistochemical analysis of cyclin D1 shows deregulated expression in multiple myeloma with the t(11;14). *Am J Pathol*. 2000;156:1505-1515.
86. Sawyer JR, Waldron JA, Jagannath S, Barlogie B. Cytogenetic findings in 200 patients with multiple myeloma. *Cancer Genet Cytogenet*. 1995;82:41-49.
87. Dewald GW, Kyle RA, Hicks GA, Greipp PR. The clinical significance of cytogenetic studies in 100 patients with multiple myeloma, plasma cell leukemia, or amyloidosis. *Blood*. 1985;66:380-390.
88. Avet-Loiseau H, Attal M, Moreau P, et al. Genetic abnormalities and survival in multiple myeloma: the experience of the Intergroupe Francophone du Myélome. *Blood*. 2007;109:3489-3495.
89. Fonseca R, Barlogie B, Bataille R, et al. Genetics and cytogenetics of multiple myeloma: a workshop report. *Cancer Res*. 2004;64:1546-1558.
90. Chng WJ, Van Wier SA, Ahmann GJ, et al. A validated FISH trisomy index demonstrates the hyperdiploid and nonhyperdiploid dichotomy in MGUS. *Blood*. 2005;106:2156-2161.
91. Avet-Loiseau H, Facon T, Grosbois B, et al. Oncogenesis of multiple myeloma: 14q32 and 13q chromosomal abnormalities are not randomly distributed, but correlate with natural history, immunological features, and clinical presentation. *Blood*. 2002;99:2185-2191.
92. Kuehl WM, Bergsagel PL. Multiple myeloma: evolving genetic events and host interactions. *Nat Rev Cancer*. 2002;2:175-187.
93. Bergsagel PL, Kuehl WM. Chromosome translocations in multiple myeloma. *Oncogene*. 2001;20(40):5611-5622.
94. Bergsagel PL, Kuehl WM. Molecular pathogenesis and a consequent classification of multiple myeloma. *J Clin Oncol*. 2005;23:6333-6338.
95. Chng WJ, Winkler JM, Greipp PR, et al. Ploidy status rarely changes in myeloma patients at disease progression. *Leuk Res*. 2006;30:266-271.
96. Stewart AK, Bergsagel PL, Greipp PR, et al. A practical guide to defining high-risk myeloma for clinical trials, patient counseling and choice of therapy. *Leukemia*. 2007;21:529-534.
97. Bergsagel PL, Kuehl WM, Zhan F, et al. Cyclin D dysregulation: an early and unifying pathogenic event in multiple myeloma. *Blood*. 2005;106: 296-303.
98. Zhan F, Huang Y, Colla S, et al. The molecular classification of multiple myeloma. *Blood*. 2006;108:2020-2028.
99. Rasmussen T, Kuehl M, Lodahl M, et al. Possible roles for activating RAS mutations in the MGUS to MM transition and in the intramedullary to extramedullary transition in some plasma cell tumors. *Blood*. 2005;105:317-323.
100. Hanamura I, Stewart JP, Huang Y, et al. Frequent gain of chromosome band 1q21 in plasma-cell dyscrasias detected by fluorescence in situ hybridization: incidence increases from MGUS to relapsed myeloma and is related to prognosis and disease progression following tandem stem-cell transplantation. *Blood*. 2006;108:1724-1732.
101. Shou Y, Martelli ML, Gabrea A, et al. Diverse karyotypic abnormalities of the c-myc locus associated with c-myc dysregulation and tumor progression in multiple myeloma. *Proc Natl Acad Sci U S A*. 2000;97:228-233.
102. Dib A, Peterson TR, Raducha-Grace L, et al. Paradoxical expression of INK4c in proliferative multiple myeloma tumors: bi-allelic deletion vs increased expression. *Cell Div*. 2006;1:23.
103. Annunziata CM, Davis RE, Demchenko Y, et al. Frequent engagement of the classical and alternative NF-kappaB pathways by diverse genetic abnormalities in multiple myeloma. *Cancer Cell*. 2007;12:115-130.
104. Fonseca R, Blood EA, Oken MM, et al. Myeloma and the t(11;14)(q13;q32); evidence for a biologically defined unique subset of patients. *Blood*. 2002;99:3735-3741.
105. Zandecki M, Obein V, Bernardi F, et al. Monoclonal gammopathy of undetermined significance: chromosome changes are a common finding within bone marrow plasma cells. *Br J Haematol*. 1995;90:693-696.
106. Zandecki M, Lai JL, Genevieve F, et al. Several cytogenetic subclones may be identified within plasma cells from patients with monoclonal gammopathy of undetermined significance, both at diagnosis and during the indolent course of this condition. *Blood*. 1997;90:3682-3690.
107. Fonseca R, Bailey RJ, Ahmann GJ, et al. Genomic abnormalities in monoclonal gammopathy of undetermined significance. *Blood*. 2002;100:1417-1424.
108. Königsberg R, Ackermann J, Kaufmann H, et al. Deletions of chromosome 13q in monoclonal gammopathy of undetermined significance. *Leukemia*. 2000;14:1975-1979.
109. Morice WG, Chen D, Kurtin PJ, et al. Novel immunophenotypic features of marrow lymphoplasmacytic lymphoma and correlation with Waldenstrom's macroglobulinemia. *Mod Pathol*. 2009;22:807-816.
110. Seegmiller AC, Xu Y, McKenna RW, Karandikar NJ. Immunophenotypic differentiation between neoplastic plasma cells in mature B-cell lymphoma vs. plasma cell myeloma. *Am J Clin Pathol*. 2007;127:176-181.
111. Harris NL, Bhan AK. B-cell neoplasms of the lymphocytic, lymphoplasmacytoid, and plasma cell types: immunohistologic analysis and clinical correlation. *Hum Pathol*. 1985;16:829-837.
112. Durie BG, Salmon SE. The current status and future prospects of treatment for multiple myeloma. *Clin Haematol*. 1982;11:181-210.
113. Boccadoro M, Marmont F, Tribalto M, et al. Multiple myeloma: VMCP/VBAP alternating combination chemotherapy is not superior to melphalan and prednisone even in high-risk patients. *J Clin Oncol*. 1991;9:444-448.
114. Kyle RA. Newer approaches to the therapy of multiple myeloma. *Blood*. 1990;76:1678-1679.
115. Mandelli F, Avvisati G, Amadori S, et al. Maintenance treatment with recombinant interferon alfa-2b in patients with multiple myeloma responding to conventional induction chemotherapy. *N Engl J Med*. 1990;322:1430-1434.
116. Barlogie B. Toward a cure for multiple myeloma? *N Engl J Med*. 1991;325:1304-1306.
117. Sirohi B, Kulkarni S, Powles R. Some early phase II trials in previously untreated multiple myeloma: The Royal Marsden experience. *Semin Hematol*. 2001;38:209-218.
118. Gahrton G, Tura S, Ljungman P, et al. Allogeneic bone marrow transplantation in multiple myeloma. European Group for Bone Marrow Transplantation. *N Engl J Med*. 1991;325:1267-1273.
119. Jagannath S, Barlogie B, Dicke K, et al. Autologous bone marrow transplantation in multiple myeloma: identification of prognostic factors. *Blood*. 1990;76:1860-1866.
120. Barlogie B, Shaughnessy J, Tricot G, et al. Treatment of multiple myeloma. *Blood*. 2004;103:20-32.
121. Barlogie B, Zangari M, Spencer T, et al. Thalidomide in the management of multiple myeloma. *Semin Hematol*. 2001;38:250-259.
122. Ruffini PA, Kwak LW. Immunotherapy of multiple myeloma. *Semin Hematol*. 2001;38:260-267.
123. Greipp PR, San Miguel J, Durie BG, et al. International staging system for multiple myeloma. *J Clin Oncol*. 2005;23:3412-3420.
124. Durie BG, Salmon SE. A clinical staging system for multiple myeloma. Correlation of measured myeloma cell mass with presenting clinical features, response to treatment, and survival. *Cancer*. 1975;36:842-854.
125. Greipp PR, Lust JA, O'Fallon WM, et al. Plasma cell labeling index and beta 2-microglobulin predict survival independent of thymidine kinase and C-reactive protein in multiple myeloma. *Blood*. 1993;82:3507-3508.
126. Greipp PR, Witzig TE, Gonchoroff NJ, et al. Immunofluorescence labeling indices in myeloma and related monoclonal gammopathies. *Mayo Clin Proc*. 1987;62:969-977.
127. Zojer N, Konigsberg R, Ackermann J, et al. Deletion of 13q14 remains an independent adverse prognostic variable in multiple myeloma despite its frequent detection by interphase fluorescence in situ hybridization. *Blood*. 2000;95:1925-1930.
128. Keats JJ, Reiman T, Maxwell CA, et al. In multiple myeloma, t(4;14)(p16;q32)is an adverse prognostic factor irrespective of FGFR3 expression. *Blood*. 2003;101:1520-1529.
129. Gertz MA, Lacy MQ, Dispenzieri A, et al. Clinical implications of t(11;14)(q13;q32), t(4;14)(p16.3;q32), and -17p13 in myeloma patients treated with high-dose therapy. *Blood*. 2005;106:2837-2840.
130. Hayman SR, Bailey RJ, Jalal SM, et al. Translocations involving the immunoglobulin heavy-chain locus are possible early genetic events in patients with primary systemic amyloidosis. *Blood*. 2001;98(7):2266-2268.
131. Chng WJ, Santana-Dávila R, Van Wier SA, et al. Prognostic factors for hyperdiploid-myeloma: effects of chromosome 13 deletions and IGH translocations. *Leukemia*. 2006;20:807-813.
132. Shaughnessy J, Jacobson J, Sawyer J, et al. Continuous absence of metaphase-defined cytogenetic abnormalities, especially of chromosome 13 and hypodiploidy, ensures long-term survival in multiple myeloma treated with Total Therapy I: interpretation in the context of global gene expression. *Blood*. 2003;101:3849-3856.
133. Chiecchio L, Protheroe RK, Ibrahim AH, et al. Deletion of chromosome 13 detected by conventional cytogenetics is a critical prognostic factor in myeloma. *Leukemia*. 2006;20:1610-1617.
134. Smadja NV, Bastard C, Brigaudeau C, et al. Hypodiploidy is a major prognostic factor in multiple myeloma. *Blood*. 2001;98:2229-2238.
135. Shaughnessy JD Jr, Zhan F, Burington BE, et al. A validated gene expression model of high-risk multiple myeloma is defined by deregulated expression of genes mapping to chromosome 1. *Blood*. 2007; 109:2276-2284.
136. Soutar R, Lucraft H, Jackson G, et al. Guidelines on the diagnosis and management of solitary plasmacytoma of bone and solitary extramedullary plasmacytoma. *Br J Haematol*. 2004;124:717-726.
137. Shih LY, Dunn P, Leung WM, et al. Localised plasmacytomas in Taiwan: comparison between extramedullary plasmacytoma and solitary plasmacytoma of bone. *Br J Cancer*. 1995;71:128-133.
138. Bataille R. Localized plasmacytomas. *Clin Haematol*. 1982;11:113-122.
139. Moulopoulos LA, Dimopoulos MA, Weber D, et al. Magnetic resonance imaging in the staging of solitary plasmacytoma of bone. *J Clin Oncol*. 1993;11:1311-1315.
140. Liebross RH, Ha CS, Cox JD, et al. Solitary bone plasmacytoma: outcome and prognostic factors following radiotherapy. *Int J Radiat Oncol Biol Phys*. 1998;41:1063-1067.
141. Holland J, Trenkner DA, Wasserman TH, Fineberg B. Plasmacytoma. Treatment results and conversion to myeloma. *Cancer*. 1992;69:1513-1517.
142. Frassica DA, Frassica FJ, Schray MF, et al. Solitary plasmacytoma of bone: Mayo Clinic experience. *Int J Radiat Oncol Biol Phys*. 1989;16:43-48.
143. Delauche-Cavallier MC, Laredo JD, Wybier M, et al. Solitary plasmacytoma of the spine. Long-term clinical course. *Cancer*. 1988;61:1707-1714.
144. Chak LY, Cox RS, Bostwick DG, Hoppe RT. Solitary plasmacytoma of bone: treatment, progression, and survival. *J Clin Oncol*. 1987;5:1811-1815.
145. Jackson A, Scarffe JH. Prognostic significance of osteopenia and immunoparesis at presentation in patients with solitary myeloma of bone. *Eur J Cancer*. 1990;26:363-371.
146. Mendenhall CM, Thar TL, Million RR. Solitary plasmacytoma of bone and soft tissue. *Int J Radiat Oncol Biol Phys*. 1980;6:1497-1501.
147. Galieni P, Cavo M, Avvisati G, et al. Solitary plasmacytoma of bone and extramedullary plasmacytoma: two different entities? *Ann Oncol*. 1995;6:687-691.
148. Ellis PA, Colls BM. Solitary plasmacytoma of bone: clinical features, treatment and survival. *Hematol Oncol*. 1992;10:207-211.
149. Wilder RB, Ha CS, Cox JD, et al. Persistence of myeloma protein for more than one year after radiotherapy is an adverse prognostic factor in solitary plasmacytoma of bone. *Cancer*. 2002;94:1532-1537.

150. Tsang RW, Gospodarowicz MK, Pintilie M, et al. Solitary plasmacytoma treated with radiotherapy: impact of tumor size on outcome. *Int J Radiat Oncol Biol Phys.* 2001;50:113-120.
151. Dingli D, Kyle RA, Rajkumar SV, et al. Immunoglobulin free light chains and solitary plasmacytoma of bone. *Blood.* 2006;108:1979-1983.
152. Hussong JW, Perkins SL, Schnitzer B, et al. Extramedullary plasmacytoma. A form of marginal zone cell lymphoma? *Am J Clin Pathol.* 1999; 111:111-116.
153. Alexiou C, Kau RJ, Dietzfelbinger H, et al. Extramedullary plasmacytoma: tumor occurrence and therapeutic concepts. *Cancer.* 1999; 85:2305-2314.
154. Menke DM, Horny HP, Griesser H, et al. Primary lymph node plasmacytomas (plasmacytic lymphomas). *Am J Clin Pathol.* 2001;115:119-126.
155. Dimopoulos MA, Kiamouris C, Moulopoulos LA. Solitary plasmacytoma of bone and extramedullary plasmacytoma. *Hematol Oncol Clin North Am.* 1999;13(6):1249-1257.
156. Dimopoulos MA, Hamilos G. Solitary bone plasmacytoma and extramedullary plasmacytoma. *Curr Treat Options Oncol.* 2002;3:255-259.
157. Buxbaum J. Mechanisms of disease: monoclonal immunoglobulin deposition. Amyloidosis, light chain deposition disease, and light and heavy chain deposition disease. *Hematol Oncol Clin North Am.* 1992;6:323-346.
158. Kyle RA, Linos A, Beard CM, et al. Incidence and natural history of primary systemic amyloidosis in Olmsted County, Minnesota, 1950 through 1989. *Blood.* 1992;79:1817-1822.
159. Kyle RA, Greipp PR. Amyloidosis (AL). Clinical and laboratory features in 229 cases. *Mayo Clin Proc.* 1983;58:665-683.
160. Kyle RA, Greipp PR, O'Fallon WM. Primary systemic amyloidosis: multivariate analysis for prognostic factors in 168 cases. *Blood.* 1986;68:220-224.
161. Kyle RA, Gertz MA. Primary systemic amyloidosis: clinical and laboratory features in 474 cases. *Semin Hematol.* 1995;32:45-59.
162. Guidelines on the diagnosis and management of AL amyloidosis. *Br J Haematol.* 2004;125:681-700.
163. Katzmann JA, Abraham RS, Dispenzieri A, et al. Diagnostic performance of quantitative kappa and lambda free light chain assays in clinical practice. *Clin Chem.* 2005;51:878-881.
164. Orfila C, Giraud P, Modesto A, Suc JM. Abdominal fat tissue aspirate in human amyloidosis: light, electron, and immunofluorescence microscopic studies. *Hum Pathol.* 1986;17:366-369.
165. Kyle RA. Clinical aspects of multiple myeloma and related disorders including amyloidosis. *Pathol Biol (Paris).* 1999;47:148-157.
166. Pellikka PA, Holmes DR Jr, Edwards WD, et al. Endomyocardial biopsy in 30 patients with primary amyloidosis and suspected cardiac involvement. *Arch Intern Med.* 1988;148:662-666.
167. Hawkins PN, Lavender JP, Pepys MB. Evaluation of systemic amyloidosis by scintigraphy with 123I-labeled serum amyloid P component. *N Engl J Med.* 1990;323:508-513.
168. Feiner HD. Pathology of dysproteinemia: light chain amyloidosis, non-amyloid immunoglobulin deposition disease, cryoglobulinemia syndromes, and macroglobulinemia of Waldenstrom. *Hum Pathol.* 1988; 19:1255-1272.
169. Wolf BC, Kumar A, Vera JC, Neiman RS. Bone marrow morphology and immunology in systemic amyloidosis. *Am J Clin Pathol.* 1986;86:84-88.
170. Wu SS, Brady K, Anderson JJ, et al. The predictive value of bone marrow morphologic characteristics and immunostaining in primary (AL) amyloidosis. *Am J Clin Pathol.* 1991;96:95-99.
171. Linke RP, Nathrath WBJ, Eulitz M. Classification of amyloid syndromes from tissue sections using antibodies against various amyloid fibril proteins: report of 142 cases. In: Glenner GG, Osserman EF, Benditt SP, et al. eds. *Amyloidosis.* New York: Plenum; 1986.
172. Durie BG. Cellular and molecular genetic features of myeloma and related disorders. *Hematol Oncol Clin North Am.* 1992;6:463-477.
173. Hayman SR, Bailey RJ, Jalal SM, et al. Translocations involving the immunoglobulin heavy-chain locus are possible early genetic events in patients with primary systemic amyloidosis. *Blood.* 2001;98:2266-2268.
174. Cohen AS, Rubinow A, Anderson JJ, et al. Survival of patients with primary (AL) amyloidosis. Colchicine-treated cases from 1976 to 1983 compared with cases seen in previous years (1961 to 1973). *Am J Med.* 1987;82:1182-1190.
175. Dhodapkar MV, Merlini G, Solomon A. Biology and therapy of immunoglobulin deposition diseases. *Hematol Oncol Clin North Am.* 1997; 11:89-110.
176. Gertz MA, Kyle RA. Prognostic value of urinary protein in primary systemic amyloidosis (AL). *Am J Clin Pathol.* 1990;94:313-317.
177. Randall RE, Williamson WC Jr, Mullinax F, et al. Manifestations of systemic light chain deposition. *Am J Med.* 1976;60:293-299.
178. Kambham N, Markowitz GS, Appel GB, et al. Heavy chain deposition disease: the disease spectrum. *Am J Kidney Dis.* 1999;33:954-962.
179. Buxbaum JN, Chuba JV, Hellman GC, et al. Monoclonal immunoglobulin deposition disease: light chain and light and heavy chain deposition diseases and their relation to light chain amyloidosis. Clinical features, immunopathology, and molecular analysis. *Ann Intern Med.* 1990;112:455-464.
180. Buxbaum J, Gallo G. Nonamyloidotic monoclonal immunoglobulin deposition disease. Light-chain, heavy-chain, and light-and heavy-chain deposition diseases. *Hematol Oncol Clin North Am.* 1999;13:1235-1248.
181. Pozzi C, D'Amico M, Fogazzi GB, et al. Light chain deposition disease with renal involvement: clinical characteristics and prognostic factors. *Am J Kidney Dis.* 2003;4:1154-1163.
182. Bardwick PA, Zvaifler NJ, Gill GN, et al. Plasma cell dyscrasia with polyneuropathy, organomegaly, endocrinopathy, M protein, and skin changes: the POEMS syndrome. Report on two cases and a review of the literature. *Medicine (Baltimore).* 1980;59:311-322.
183. Miralles GD, O'Fallon JR, Talley NJ. Plasma-cell dyscrasia with polyneuropathy. The spectrum of POEMS syndrome. *N Engl J Med.* 1992; 327:1919-1923.
184. Dispenzieri A, Kyle RA, Lacy MQ, et al. POEMS syndrome: definitions and long-term outcome. *Blood.* 2003;101:2496-2506.
185. Schey S. Osteosclerotic myeloma and 'POEMS' syndrome. *Blood Rev.* 1996;10:75-80.
186. Soubrier MJ, Dubost JJ, Sauvezie BJ. POEMS syndrome: a study of 25 cases and a review of the literature. French Study Group on POEMS Syndrome. *Am J Med.* 1994;97:543-553.
187. Nakanishi T, Sobue I, Toyokura Y, et al. The Crow-Fukase syndrome: a study of 102 cases in Japan. *Neurology.* 1984;34:712-720.
188. Soubrier M, Guillon R, Dubost JJ, et al. Arterial obliteration in POEMS syndrome: possible role of vascular endothelial growth factor. *J Rheumatol.* 1998;25:813-815.
189. Watanabe O, Maruyama I, Arimura K, et al. Overproduction of vascular endothelial growth factor/vascular permeability factor is causative in Crow-Fukase (POEMS) syndrome. *Muscle Nerve.* 1998;21:1390-1397.
190. Dyck PJ, Engelstad J, Dispenzieri A. Vascular endothelial growth factor and POEMS. *Neurology.* 2006;66:105-107.
191. Soubrier M, Dubost JJ, Serre AF, et al. Growth factors in POEMS syndrome: evidence for a marked increase in circulating vascular endothelial growth factor. *Arthritis Rheum.* 1997;40:786-787.
192. Soubrier M, Sauron C, Souweine B, et al. Growth factors and proinflammatory cytokines in the renal involvement of POEMS syndrome. *Am J Kidney Dis.* 1999;34:633-638.
193. Belec L, Mohamed AS, Authier FJ, et al. Human herpesvirus 8 infection in patients with POEMS syndrome–associated multicentric Castleman's disease. *Blood.* 1999;93: 3643-3653.
194. Kelly JJ Jr, Kyle RA, Miles JM, Dyck PJ. Osteosclerotic myeloma and peripheral neuropathy. *Neurology.* 1983;33:202-210.
195. Seligmann M, Mihaesco E, Preud'homme JL, et al. Heavy chain diseases: current findings and concepts. *Immunol Rev.* 1979;48:145-167.
196. Fermand JP, Brouet JC. Heavy-chain diseases. *Hematol Oncol Clin North Am.* 1999;13:1281-1294.
197. Harris NL, Isaacson PG, Grogan TM, Jaffe ES. Heavy chain diseases. In: Swerdlow SH, Campo E, Harris NL, et al, eds. *WHO Classification of Tumours of Haematopoietic and Lymphoid Tissues.* Lyon, France: IARC; 2008:196-199.
198. Kyle RA, Greipp PR, Banks PM. The diverse picture of gamma heavy-chain disease. Report of seven cases and review of literature. *Mayo Clin Proc.* 1981;56:439-451.
199. Wahner-Roedler DL, Witzig TE, Loehrer LL, Kyle RA. Gamma-heavy chain disease: review of 23 cases. *Medicine (Baltimore).* 2003;82:236-250.
200. Husby G, Blichfeldt P, Brinch L, et al. Chronic arthritis and gamma heavy chain disease: coincidence or pathogenic link? *Scand J Rheumatol.* 1998;27:257-264.
201. Fermand JP, Brouet JC, Danon F, Seligmann M. Gamma heavy chain "disease": heterogeneity of the clinicopathologic features. Report of 16 cases and review of the literature. *Medicine (Baltimore).* 1989;68:321-335.
202. Wahner-Roedler DL, Kyle RA. Mu-heavy chain disease: presentation as a benign monoclonal gammopathy. *Am J Hematol.* 1992;40:56-60.
203. Brouet JC, Seligmann M, Danon F, et al. Mu-chain disease. Report of two new cases. *Arch Intern Med.* 1979;139:672-674.
204. Franklin EC. Mu-chain disease. *Arch Intern Med.* 1975;135:71-72.
205. Galian A, Lecestre MJ, Scotto J, et al. Pathological study of alpha-chain disease, with special emphasis on evolution. *Cancer.* 1977;39:2081-2101.
206. Isaacson PG, Dogan A, Price SK, Spencer J. Immunoproliferative small-intestinal disease. An immunohistochemical study. *Am J Surg Pathol.* 1989;13:1023-1033.
207. Price SK. Immunoproliferative small intestinal disease: a study of 13 cases with alpha heavy-chain disease. *Histopathology.* 1990;17:7-17.

第26章

结节性淋巴细胞为主型霍奇金淋巴瘤

Çiğdem Atayar, Sibrand Poppema

章节目录

26.1　定义

WHO分类认可结节性淋巴细胞为主型霍奇金淋巴瘤（NLPHL）为一种独立的疾病类型。这反映了NLPHL与经典型霍奇金淋巴瘤（CHL）之间在组织学、流行病学、免疫学和遗传学方面存在明显差异。NLPHL是一种来源于生发中心B细胞的惰性淋巴瘤，表现为结节状增殖性疾病，结节中含有少量肿瘤性中心母细胞，肿瘤细胞体积大，有多叶核，即爆米花细胞或淋巴细胞为主型细胞（LP细胞，以前称为L&H细胞，全称为淋巴细胞性和（或）组织细胞性变异型RS细胞）。结节中还有大量反应性淋巴细胞和组织细胞。

26.2　历史背景

自1947年以来，霍奇金淋巴瘤（HL）的分类方法有很多种[1]。Jackson和Parker[1]将这类疾病分为霍奇金副肉芽肿、霍奇金肉芽肿和霍奇金肉瘤三种类型。霍奇金副肉芽肿以淋巴结正常结构消失、单个或少量Hodgkin-Reed-Sternberg细胞（HRS细胞）散在分布于大量小淋巴细胞中为特征。Hicks等[2]在一项滤泡性淋巴瘤（FL）的研究中，描述了霍奇金副肉芽肿的结节性变异型。

Lukes和Butler在1966年提议将HL分为6个亚型[3]。随后，在HL分期的Rye会议上[4]将该6个亚型减少为4个亚型，即，将结节性和弥漫性淋巴组织细胞型合并为淋巴细胞为主型霍奇金淋巴瘤。在90年代之前Rye分类一直被广泛应用。

Poppema等[5-7]在1979年发表了3篇文章，研究了淋巴细胞为主型结节性和弥漫性霍奇金淋巴瘤的组织学、免疫表型和流行病学特点，表明NLPHL是一种独立的疾病类型。这些文章研究了NLPHL和生发中心进行性转化（PTGC）之间的关系，并第一次证实了向DLBCL转化。同时认为NLPHL和弥漫性变异型（结节性副肉芽肿和弥漫性副肉芽肿）不向其他亚型转化。80年代的临床研究发现NLPHL的免疫表型和临床经过与CHL存在差异。

后来国际淋巴瘤研究组修订的REAL分类进一步确定NLPHL和CHL之间的差异[8]。WHO分类采用了REAL分类[9]，并强调NLPHL在生物学行为上不同于CHL。虽然REAL分类中的淋巴细胞丰富型经典型霍奇金淋巴瘤（LRCHL）与Rye分类中的淋巴细胞为主型霍奇金淋巴瘤类似，都有大量的正常淋巴细胞，但是LRCHL的生物学行为和临床表现都更接近CHL。Ashton-Key等[10]描述了结节性LRCHL，将其称为滤泡性霍奇金淋巴瘤。WHO分类中包括结节性和弥漫性LRCHL，将在第27章详细讨论。

26.3 流行病学

在西方国家NLPHL占HL的3%~8%[11,12]。事实上在部分研究中，其中一半NLPHL是LRCHL。NLPHL可发生在各个年龄组，发病高峰是40岁，而结节硬化型经典型霍奇金淋巴瘤（NSCHL）的发病高峰为30岁（图26.1）[7,13]。NLPHL在男性发病率略高，男女之比为2.4：1，而NSCHL女性发病率高。单纯结节性病例与弥漫性区域主为的病例之间没有显著差异。

有研究表明HL与感染有关[14,15]，EBV与CHL的大多数亚型有关[16,17]，但EBV与NLPHL之间关系结论不一。虽然有些学者报道了EBV阳性病例[18-21]，尤其在发展中国家，但是其他大多数报道均为阴性[22,23]。在一篇NLPHL的回顾性研究中，所有病例EBV均阴性，对这种差异的合理解释是有些研究可能包括了EBV$^+$LRCHL[24]。在疾病早期有EBV感染，可解释一些发展中国家偶尔报道的EBV$^+$NLPHL[20]。也研究了包括HHV6在内的其他病毒[25]，但未发现其与NLPHL之间的联系。

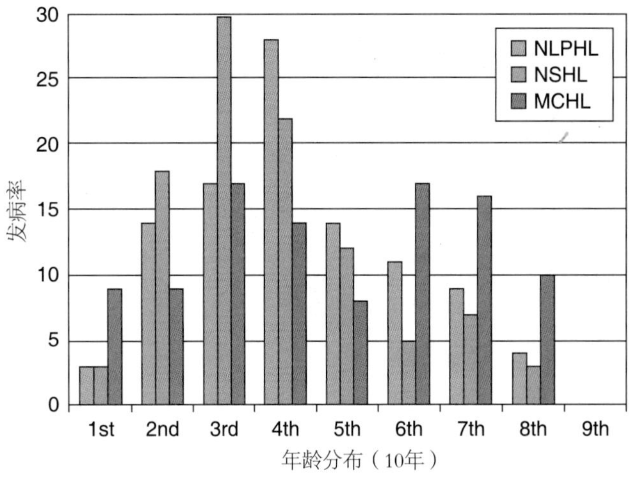

图26.1 霍奇金淋巴瘤（HL）的年龄分布。结节性淋巴细胞为主型霍奇金淋巴瘤（NLPHL；*n*=206），结节硬化性经典型霍奇金淋巴瘤（NSCHL；*n*=398）和混合细胞型经典型霍奇金淋巴瘤（MCCHL；*n*=293），德国Kiel淋巴瘤研究中心，1978年。显示NLPHL的发病高峰为40岁，而NSCHL的发病高峰为30岁

不同个体之间遗传变异可影响宿主对HL的免疫反应。有大量研究提示HLA Ⅱ型，特别是位于HLA-DPB1的等位基因（DPB1*0301与易感性相关，DPB1*0201与抗药性相关）与HL有关[26,27]，但这些等位基因相对危险度比较小。Taylor等[28]也发现DPB1*2001等位基因与NLPHL易感性有关。目前，仅有少数家族性NLPHL病例报道[29]。位于IL-6启动子174位点的C等位基因拷贝数增加可降低年轻人发生HL的风险[30]。而年轻成年NLPHL患者这一位点G等位基因拷贝数显著增加[31]。虽然发现HIV感染患者的CHL发生率增高，但并未发现其发生NLPHL的危险度增高[32]。

26.4 临床特征

患者常表现为长期的孤立性淋巴结肿大。以颈部淋巴结和腋窝淋巴结受累最多见，其次为腹股沟淋巴结。纵隔NLPHL不常见（7%）[13,33]。结外最常见受累部位包括扁桃体、腮腺和软组织。晚期淋巴结病变常累及肝和脾。B症状不常见，仅10%患者出现B症状[33]。NLPHL罕见累及骨髓（2.5%），并且与侵袭性临床过程和预后差有关。

NLPHL通常表现为分期早、进展缓慢且标准化治疗效果良好。约20%患者在就诊时表现为进展期[13]。复发率较高（约21%），且与最初的临床分期无关，多灶性复发并不少见（27%）[13]。65%复发病例为局灶性，

23%在不同部位复发，12%为系统性。

NLPHL不向其他类型HL转化[5]，3%~10%病例转为DLBCL[5,34]。少数情况下，NLPHL和DLBCL在同一部位同时存在而形成复合性淋巴瘤[35,36]。向DLBCL转化的问题以及与T细胞/组织细胞丰富型大B细胞淋巴瘤（THRLBCL）之间的关系将在下文进一步讨论。

26.5 形态学

在低倍镜下，淋巴结结构常完全破坏。在部分病例，淋巴结的外周残存一圈挤压的含有反应性滤泡的正常淋巴组织，通常与肿瘤组织界限清楚。Fan等描述了NLPHL的六种免疫结构模式[37]：经典的富于B细胞结节、匐行结节、结节外含大量LP细胞的结节、富于T细胞的结节、弥漫性THRLBCL样结构和弥漫性富于B细胞的模式。在同一活检标本中更常见混合性结构模式，

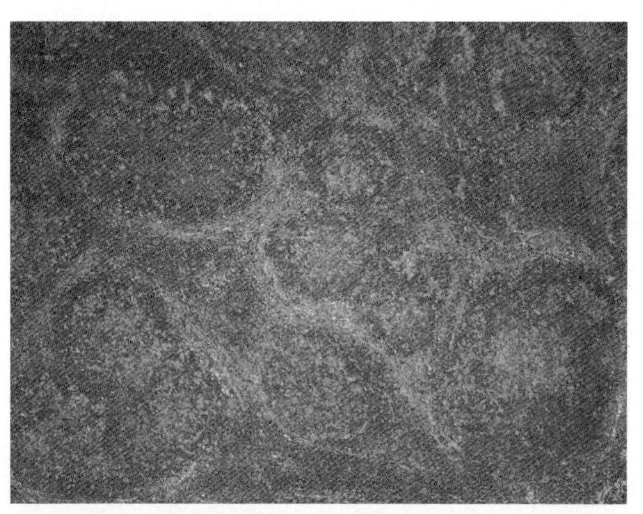

图26.2 NLPHL的混合结构。淋巴结的正常结构被小淋巴细胞为主的结节代替

而不是单一结构模式。在大结节内和结节外均可出现肿瘤细胞（图26.2）[5,6]。在常规HE染色切片中通常易见滤泡树突细胞（FDC）构成的疏松结节，免疫组织化学能更清晰地显示这些结节。结节大小不一，但通常较大。在局部可为弥漫性，罕见的情况下，以弥漫性结构为主。

小淋巴细胞为构成结节的主要细胞成分，组织细胞和LP细胞的出现使其呈虫蚀状表现（图26.3）。上皮样组织细胞的数量多少不一，一些病例以组织细胞为主。由于这一特点，最初将其命名为淋巴组织细胞型霍奇金病。在一些病例，上皮样组织细胞呈簇状环绕在结节周围（图26.4）。

可观察到散在的FDC细胞核；在一些病例可见多核的Warthin−Finkeldey型巨细胞。它们很可能是FDC的多核巨细胞变异型（图26.5）。在同一淋巴结内结节的细胞构成可变化：淋巴细胞为主的结节可与上皮样组织细胞为主的结节同时存在。

偶尔，仅有少量LP细胞，多数情况下，LP细胞不难见到。在罕见的情况下，LP细胞形成大的簇状分布，并且是一些结节的最主要细胞成分。这种变异型的临床意义不清。经典型HRS细胞对于诊断NLPHL不是必需的，但是类似经典型HRS细胞的肿瘤细胞并不像以前文献报道的那样少见[5,24]。若发现经典型HRS细胞，一定要仔细判断免疫组化结果排除结节型LRCHL。然而，也要注意到在一些NLPHL病例中，LP细胞可似经典型HRS细胞，但保留LP细胞的免疫表型。

受压的结节间组织含有小淋巴细胞和高内皮静脉。浆细胞和嗜酸性粒细胞稀少或缺乏是特征表现。在一些NLPHL病例中，特别是大的淋巴结肿物，有结节硬化

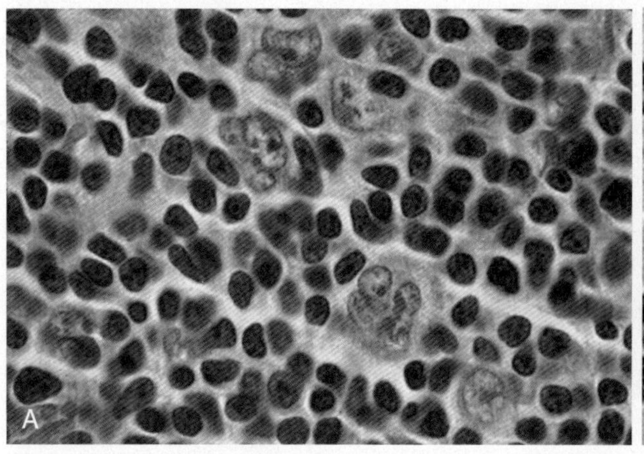

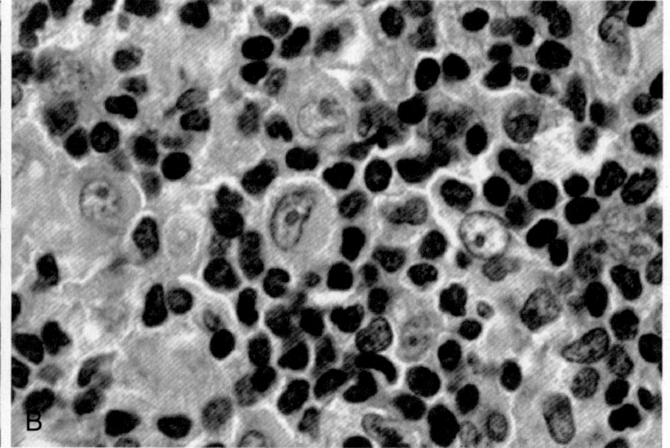

图26.3 NLPHL LP型HRS细胞。A. 显示几个LP型HRS细胞，核呈分叶状，边缘可见少量胞质。B. 可见数个胞质丰富的组织细胞。两种细胞周围都有小淋巴细胞围绕

图26.4 **NLPHL上皮样组织细胞**。有时NLPHL的结节周围有成簇的上皮样组织细胞

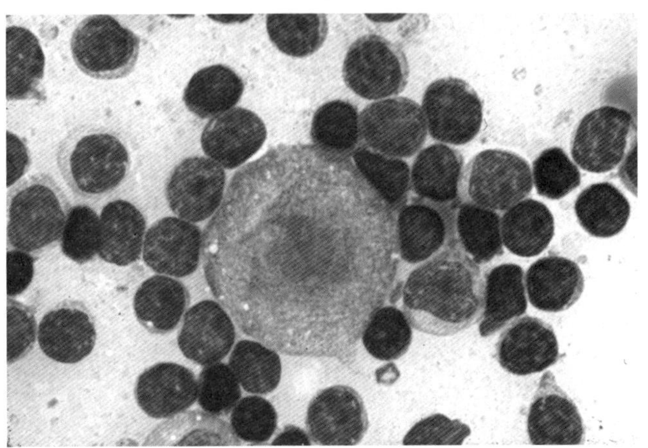

图26.5 **NLPHL淋巴结印片**。LP周围由活化淋巴细胞围绕，构成花环结构

性间质反应。因为部分病例有长期淋巴结肿大的病史，这可能代表NLPHL慢性组织反应。

26.5.1 淋巴细胞为主型细胞（LP细胞）

LP细胞体积大，细胞核比正常中心母细胞胞核大（图26.5）。由于核呈复杂的分叶状，又称为爆米花细胞。核仁中等大小、嗜碱性，比经典型HRS细胞的核仁小。LP细胞质相对稀少。在Giemsa染色组织切片和Wright染色印片或涂片中，LP细胞含中等量嗜碱性胞质。

26.5.2 弥漫型结节性淋巴细胞为主型霍奇金淋巴瘤（D-LPHL）

由于D-LPHL与THRLBCL之间的鉴别缺乏诊断标准和有效方法，学者们怀疑实际上是否真正存在D-NLPHL[38]。但很多NLPHL病例有弥漫性区域，且部分病例转化为弥漫性形态，这些支持D-LPHL的存在。因此原发性D-LPHL也可能存在[39]。结节外出现大量LP细胞提示向弥漫性THRLBCL样模式转化[37]。也有报道NLPHL之后发生D-LPHL[40]。

文献中没有D-LPHL的精确定义，可简单地定义为具有NLPHL的细胞学特征或免疫表型，但无结节状生长模式。欧洲淋巴瘤工作组的一项大量NLPHL病例研究表明，只有2%病例没有结节状区域[41]。在NLPHL最大宗研究中，219例中只有7例（3%）类似于THRLBCL，肿瘤细胞稀疏地分布于淋巴细胞背景中，而不形成结节状生长方式[24]。

由于现在能用免疫组织化学的证实FDC网，旧文献中大多数弥漫性病例可能纳入现在的结节性病例中。其他病例可能是LRCHL，尤其是那些没有免疫染色支持的病例。

NLPHL的主要诊断特征总结于表26.1。

26.6 免疫表型

26.6.1 淋巴细胞为主型细胞（LP细胞）

26.6.1.1 淋巴细胞信号分子

与大多数HRS细胞不同，LP细胞呈白细胞共同抗原（LCA/CD45）、CD45RA（KiB3）、CD45RB和CD45RC染色阳性，但CD45Ro（UCHL1）染色阴性（表26.2）[42,92]。在冰冻和石蜡组织中NLPHL稳定表达全B细胞标记如CD20（L26，图26.6A）、CD22、

表26.1 结节性淋巴细胞为主型霍奇金淋巴瘤（NLPHL）的主要诊断特征

特征	LP细胞	背景细胞
形态	细胞核比中心母细胞大，多叶核，中等大小核仁，少量嗜碱性细胞质	滤泡以小淋巴细胞为主，有组织细胞和LP细胞；呈虫蚀状
免疫表型特征	$CD45^+$，$CD20^+$，$CD15^-$，$CD30^-$，$BCL6^+$，AID^+，$BSAP^+$，Oct-2^+，BOB.1^+，PU.$1^{+/-}$，MUM-$1^{+/-}$，T-$bet^{+/-}$，$HGAL^+$，$BCL2^-$，$P53^-$，$CD10^-$，$CD138^-$，EBV^-	主要为$CD4^+$T细胞；$CD4^+$，c-Maf^+，$CD57^+$，PD-1^+T细胞围绕在LP细胞周围形成菊形团；TIA-1^+/$CD57^+$T细胞比例低
细胞遗传学和分子表现	Ig基因克隆；基因突变；一半的病例有*BCL6*重排；未检测到*BCL2*易位	多克隆性B和T细胞

注：AID，活化诱导的胞嘧啶核苷脱氨酶；HGAL，人生发中心相关淋巴瘤蛋白；NLPHL，结节性淋巴细胞为主型霍奇金淋巴瘤。

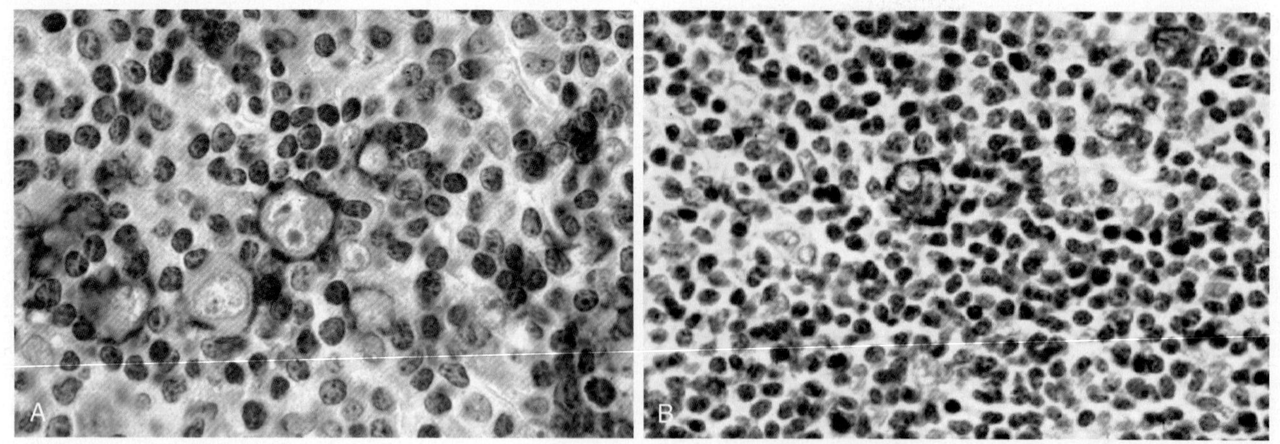

图26.6 LP型HRS细胞免疫染色。显示几个LP型HRS细胞呈CD20（L26）膜阳性（A），LP型HRS细胞J链染色胞质阳性（B）

MB2、CDw75（LN1）和CD79a[44-48,93]。其免疫表型不同于CHL中的HRS细胞，CHL的仅有部分瘤细胞表达CD20[94,95]。L26可识别CD20分子的细胞质部分，并且其表达量比表面CD20多。CD79a常阳性但其表达强度不一[24]。LP细胞常不表达CD19[49]。LP细胞也表达CD40、CD70、CD80、CD86、2型HLA和CD74（2型HLA分子的恒定链）[50,96]。除CD27的受体CD70外，所有的这些免疫标记都表达于正常生发中心母细胞。在正常生发中心，CD70仅在表达IgD的中心母细胞表达，散在分布于扁桃体的生发中心。

CD30（Ki-1，Ber-H2）染色通常阴性[58,97,98]。在少数病例，可见LP细胞呈弱的、胞质着色。NLPHL来源的细胞系DEV也表达CD30，但表达强度较CHL来源的细胞系要弱[99]。因此，表达CD30不能完全排除NLPHL的诊断[100]。相反，位于B细胞结节外滤泡旁的CD30强阳性很可能是一个诊断陷阱[58]。典型的LP细胞CD15（Leu M1）阴性，但是其他方面典型的病例中一部分肿瘤细胞可表达CD15[24]。

与其他类型HRS细胞不同，LP细胞可产生J链。J链是一种15kD的多肽，其重要作用是连接多聚体Ig分子的尾端（图26.6B）[51,52]。因为血清中没有J链，LP细胞中的J链不可能是细胞吞噬作用或内吞作用的结果，而是LP细胞的产物，这为证明LP细胞是来源于B细胞提供了首个确切证据。在石蜡切片中，LP细胞很少表达胞质IgG、IgM和IgA。然而，在部分病例，特别是发生在年轻男性颈部淋巴结的病例可强表达IgD[101]。B细胞表达的Fc受体同源物（FREB）是IgG Fc受体家族成员。主要表达于正常生发中心B细胞、套区细胞和大部分NLPHL病例[53]。活化诱导胞嘧啶核苷脱氨酶（AID）是Ig基因类开关重组和超突变不可缺少的。LP细胞恒定表达AID，这与LP细胞代表转化的生发中心B细胞并有高突变率相一致[54]。绝大多数NLPHL表达新的生发中心来源细胞的免疫标记，如生发中心B细胞表达的转录因子1（GCET1）[55]、人类生发中心相关性淋巴瘤蛋白（HGAL-GCET2）[56]和开关相关蛋白-70（SWAP70）[57]。然而，不表达生发中心B细胞另一种标记CD10[59]。

表26.2 淋巴细胞为主型细胞（LP细胞）表达的抗原

抗原	意义	结果
淋巴细胞信号分子		
CD45（LCA）	所有白细胞 酪氨酸磷酸酶活性	阳性[43]
CD45RA（KIB3）	B细胞，T细胞亚型，单核细胞	阳性[43]
CD45RB	胸腺细胞，T细胞	阳性
CD45RC	B细胞，$CD8^{+}$T细胞	阳性
CD45RO（UCHL1）	胸腺细胞，单核细胞，巨噬细胞，颗粒细胞	阴性
CD20（L26）	B细胞（不是浆细胞）	约100%阳性[44-48]
MB2	B细胞（不是浆细胞）	阳性[44-48]
CDw75（LN1）	生发中心细胞	阳性[44-48]
CD79a（mb-1）	全B细胞	阳性，但比CD20低[24]
CD19	B细胞（不是浆细胞）	阴性[49]
CD40	B细胞，树突细胞，巨噬细胞	阳性[50]

续表

抗原	意义	结果
CD70	活化的B和T细胞，CD27的受体	阳性[50]
CD80	中心母细胞和APC细胞，CD28和CTLA-4的受体	阳性[50]
CD86	中心母细胞和APC细胞，CD28和CTLA-4的受体	阳性[50]
MHC Ⅱ（TAL1B5）	通过向T细胞递呈多肽抗原而调控免疫反应	阳性
CD74（LN2）	B细胞，MHC Ⅱ类分子的不变链	阳性
CD30（Ki-1/Ber-H2）	活化T和B细胞	一般阴性[24]
CD15（Leu M1）	髓系细胞	阴性[24]
J链	B细胞	约60%阳性[51,52]
IgG，IgM，IgA，IgD	B细胞	不同程度阳性
Igκ，Igλ	B细胞	不同程度阳性
FREB	白细胞Fc受体家族，生发中心B细胞	阳性[53]
AID	对生发中心B细胞SHM和CSR是必需的	阳性[54]
GCET1	生发中心B细胞	阳性[55]
HGAL（GCET2）	生发中心B细胞	阳性[56]
SWAP70	B细胞，对Ig基因稳定区上游区域特异	阳性[57]
CD10	生发中心B细胞	阴性[58,59]
中间信号分子		
NTAL	接头蛋白，B细胞活化的接头	阳性[60]
CD138（SDC1）	生发中心后细胞，上皮细胞	阴性[61]
LYN激酶	B细胞内的信号分子	通常阴性[62]
JAK2	B细胞内的非受体性酪氨酸激酶	阳性[63]
转录因子和调控因子		
Oct-1	Ig基因的转录因子	阳性[64]
Oct-2	Ig基因的转录因子	阳性[64]
BOB.1	B细胞对抗原的反应并形成生发中心	阳性[64]
BSAP/PAX5	B细胞发育和分化	阳性[64]
ID2	E2A和PAX5的负调控因子	阳性[65]
PU.1	Ig基因的转录因子	不同程度阳性[66,67]
MUM-1	部分生发中心B细胞，浆细胞	不一致性阳性[68]
BCL6	生发中心细胞表达的转录因子	阳性[69]
BLIMP1	生发中心显示浆细胞分化的B细胞，浆细胞	阴性[70]
FOXP1	套区细胞，部分生发中心B细胞	阴性[71]
T-bet	Th2细胞的发育，Ig分子种类开关	一半病例阳性[72]
GATA3	Th2细胞发育	阴性[72]
GATA2	红细胞发育	阴性[73]
c-Maf	Th2细胞，组织特异性IL-4的表达	阴性[72]
NFATc1	自身稳定和分化	通常细胞质阳性[74]
REL（c-Rel）	NF-κB家族成员，抗凋亡活性，淋巴组织生成	阴性>>阳性[75]
RELA	NF-κB家族成员，抗凋亡活性，淋巴组织生成	阳性[76]
BAFF-R（TNFRSF13C）	套区B细胞，部分生发中心B细胞	弱阳性或阴性[77]
JUNB	AP1转录因子复合体的成分参与细胞增殖和凋亡	阴性[78]
细胞周期蛋白		
Ki-67（MKI67）	增殖标记	阳性
PCNA	增殖细胞	阳性[79]
TOP2A	细胞增殖标记	阳性[80]
肿瘤抑制和凋亡相关蛋白		
CASP3	参与CD95介导的细胞凋亡	阴性[81,82]
c-FLIP	诱导的细胞死亡竞争性负调控因子	阴性>>阳性[83]
P53	凋亡相关蛋白	阴性[84]
TP73L（p63）	部分生发中心B细胞	阴性[85]
BCL2	抑制细胞凋亡	阴性[22]
BAX	促进细胞凋亡	阳性[86]
A20	诱导TNF而抑制细胞凋亡	不同程度阳性[87]
TRAF1	CD30信号途径的下游分子	阴性[75]
结构蛋白和黏附分子		
Vimentin	中间丝	阴性[88]
Fascin	肌动蛋白结合蛋白，树突细胞标记	阴性[89]
CD44H	介导白细胞的黏附	阴性[90]
EMA	上皮细胞，浆细胞	不同程度阳性[91,92]

注：AID，活化诱导的胞苷嘧啶脱氨酶；APC，抗原递呈细胞；AP1，活化蛋白1；BAFF-R，B细胞激活因子受体；CSR，种类开关重组；FREB，表达于B细胞的Fc受体同源物；GC，生发中心；GCET，生发中心B细胞表达的转录因子；HGAL，人类生发中心相关淋巴瘤蛋白；NFAT，活化T核因子；NF-κB，核转录因子-κB；NTAL，非T细胞活化接头；SHM，体细胞突变；SWAP70，开关相关蛋白70；TF，转录因子；TOP2A，拓扑异构酶Ⅱa。

26.6.1.2 信号转导中间分子

最近研究发现，一组被称为跨膜接头蛋白新的信号分子在免疫细胞中起作用[60]。目前已知的跨膜接头蛋白有7种，与其他大多数B细胞及B细胞肿瘤类似，LP细胞仅表达非T细胞激活连接分子[60]。这些连接分子在早期B细胞受体信号转导中起负调控作用。配体蛋白聚糖（SDC）是跨膜蛋白多糖，在细胞与细胞外基质及细胞与细胞之间的相关作用中起重要作用，它也调控受体的激活[102]。在造血细胞中，仅前体B细胞和浆细胞分化阶段表达SDC1[103]。LP细胞SDC1阴性，与其来源于生发中心B细胞相一致[59,61]。

大多数CHL表达酪氨酸激酶受体，而在50%的NLPHL检测不到其表达。事实上在一项研究中发现只有30%的NLPHL表达酪氨酸激酶受体A，后者对记忆B细胞的存活是必需的[104]。JAK2是一种细胞内非受体型酪氨酸激酶，它通过JAK2/STAT途径转导细胞因子介导的信号，大多数NLPHL表达JAK2[63]。

26.6.1.3 转录因子和调节因子

转录因子可调控Ig基因和B细胞发育其他相关基因（如BSAP/PAX5、Oct-1、Oct-2、BOB.1）的表达，LP细胞稳定表达这些转录因子[64]。ID2一致性地表达于CHL的HRS细胞，它使E2A（可能还有PAX5）失活，LP细胞异常表达ID2并且可能与一些B细胞基因表达降低有关[65]。NLPHL不同程度地表达PU.1，但CHL和THRLBCL不表达PU.1[66,67]。PU.1在反应性巨噬细胞和髓系细胞的表达比LP细胞更强，而且PU.1$^+$组织细胞可能与LP细胞混淆。MUM-1-IRF4和PU.1协同作用作为淋巴细胞的转录调控因子[105]。与LP细胞不同程度地表达PU.1类似，它表达MUM-1的程度也不一[68]。淋巴结反应性改变中MUM-1$^+$主要为浆细胞和生发中心亮区的一小部分B细胞[106]。生发中心来源B细胞BCL6$^+$，正常生发中心B细胞MUM-1的功能被BCL6阻断[107]。因此，正常生发中心B细胞MUM-1和BCL6的表达是互相排斥的。与正常生发中心B细胞不同，LP细胞稳定表达BCL6，并不同程度地表达MUM-1[59,61]。BLIMP1（PRDM1）是一种转录抑制因子，它可影响B细胞向浆细胞分化的多个关键基因[108]。然而，CHL和NLPHL均不表达BLIMP1[70]。

基因组表达谱研究发现正常活化B细胞表达FOXP1[109,110]。FOXP1在淋巴细胞中的生理作用目前尚不清楚，其在活化B细胞型DLBCL中表达，但CHL和NLPHL均阴性[71]。T-bet（TBX21）表达于CD4$^+$T细胞，调控辅助性T细胞（BCL）的发育[112]并在部分非霍奇金T细胞淋巴瘤中表达。T-bet在B细胞发育中的作用目前尚不清楚，它可能参与了Ig类别转化[113]。在反应性淋巴组织中，绝大多数B细胞不表达T-bet[114]，而NLPHL和CHL的肿瘤细胞表达[72]。然而，LP细胞不表达T细胞其他转录因子，如GATA3、MAF（c-Maf）和GATA2[72]。LP细胞缺乏GATA转录因子并不奇怪，因为PU.1的表达抑制了编码GATA因子的基因的表达[115]。活化T细胞核因子（NFAT）调控T细胞分化，而在B细胞，NFAT调控正常的内环境稳定和分化[116]。在正常情况下NFATc1位于细胞质中，当其去磷酸化而活化时转位到细胞核。在大多数病例，LP细胞显示细胞质NFATc1$^+$，而部分病例可有细胞核染色，仅有少数病例经典的HRS细胞表达NFATc1[74]。

核转录因子（NF-κB）在炎症反应和免疫反应中起重要的调控作用，它可抑制细胞凋亡并在不同类型细胞的恶性转化中起作用[117]。根据细胞受到刺激的类型、刺激持续的时间和细胞周围环境的不同，NF-κB家族成员P50、P2、P65（RELA）、RELB和REL（c-Rel）聚合形成不同类型的同源或异源二聚体。NF-κB组成性活化参与了CHL中HRS细胞的增殖和存活[118]。LP细胞通常不表达REL（c-Rel）[75]，但所有的NLPHL病例均有NF-κB P65亚单位RELA的表达[76]。目前LP细胞表达细胞核RELA的生理意义和临床意义尚不清楚。B细胞激活因子受体（BAFF-R）对于NF-κB选择性激活途径的活化是必须的[119]。虽然大多数B细胞增殖性疾病（78%）BAFF-R$^+$，但NLPHL不表达或仅有弱的BAFF-R表达[77]，提示NF-κB选择性激活途径可能在LP细胞不发挥作用。激活蛋白（AP1）家族的转录因子在调控细胞增殖、凋亡和恶性转化方面发挥作用。JUNB是属于AP1家族的转录因子并与CD30启动子结合。经典的HRS细胞中CD30过表达而有助于JUNB的组成性表达[120]。LP细胞JUNB-，与其CD30$^-$免疫表型相一致[78]。

26.6.1.4 细胞周期蛋白

免疫染色显示LP细胞表达细胞增殖相关的核蛋白

如Ki-67和细胞增殖核抗原，表明这些细胞处于细胞周期中[121]。拓扑异构酶Ⅱa（TOP2A）在转录过程中调控DNA的拓扑状态，是数种化疗药物的靶点，免疫组织化学显示其在LP细胞中高水平表达[80]。LP细胞中高水平表达TOP2A的NLPHL患者，用TOP2A的抑制剂如阿霉素或表阿霉素治疗预后较好。

26.6.1.5 肿瘤抑制基因和凋亡相关蛋白

与低级别的NHL类似，在NLPHL中不能检测到Caspase 3（CASP3），它在CD95/Fas介导的细胞凋亡中起重要作用[81,82]。C-FLIP是Fas诱导的细胞凋亡竞争性负调控因子，其在NLPHL中表达率为32%，低于CHL（81%）或DLBCL（93%）[83]。与CHL相反，NLPHL不表达P53[84]。P73样肿瘤蛋白（TP73L）或P63是最近新发现的肿瘤抑制基因p53家族成员[122]。p63基因敲除小鼠出现严重的发育异常，但与p53基因敲除小鼠不同，其肿瘤易感性并未增高[123]。生发中心部分B细胞和NLPHL表达P63，但CHL不表达P63[85]。

BCL2和BAX之间的平衡对调控程序化细胞凋亡非常重要，当BCL2起主要作用时，细胞凋亡受抑制；而当BAX水平增高时，则启动细胞凋亡程序[124]。LP细胞没有BCL2过表达[22]，但所有NLPHL的LP细胞表达Bax[86]。

A20和TRAF1是肿瘤坏死因子受体家族（TNFR）的两个细胞内抗凋亡成分。CD30刺激可诱导A20和TRAF1的表达[87]。虽然LP细胞的阳性率不同，NLPHL表达A20而不表达TRAF1[75,87]。因为大多数NLPHL不表达CD30，提示TNFR家族的另一个成员如CD40可调控LP细胞A20的表达[125]。

26.6.1.6 结构蛋白和黏附分子

Vimentin[88]和fascin[89]通常在经典HRS细胞中表达，但在LP细胞中不表达。所有CHL的肿瘤细胞显示强弱不等的细胞膜和高尔基复合体CD44H染色，而NLPHL为阴性[90]。但也有几个研究报道LP表达EMA[91,92]。然而，仅少部分肿瘤细胞阳性，而绝大多数病例为阴性。因此，它不是一个有用的诊断标记。

26.6.2 背景细胞

LP细胞常分布于小B细胞背景中，这些小B细胞来源于淋巴滤泡套区，IgM和IgD阳性[126,127]。这些淋巴细胞CD20、CD21、CD22和CD45RA（KiB3）也阳性，而CD45RB（MT3）阴性（图26.7；表26.3）[5,44,46,48,69,114,127-131]。CD23的表达相对较强，这种现象也出现于PTGC。随着时间的推移，背景小B细胞减少，在反复多次复发的病例中背景小B细胞很少。

免疫组织化学研究显示NLPHL结节中T细胞的数量变化很大，从很少发展为非常多[44]。一项流式细胞术分析显示，5例NLPHL中T细胞平均数量占61%[132]。即使T细胞数量很少，它也是围绕LP细胞形成花环。随着疾病的进展，结节中T细胞的比例增高，特别是复发病例T细胞比例很高。这些T细胞特征性免疫表型为c-Maf$^+$、CD2$^+$、CD3$^+$、CD4$^+$、PD1$^+$、CD57$^+$[44,114,127,129,133,134]。T细胞围绕在LP细胞形成特征性花环或围巾状（图26.8）[48]。CD57的染色强度不一，可能代表是生发中心活化T细胞。需要重点指出的是CD57单克隆抗体是小鼠IgM亚型，当用针对小鼠IgG二抗时，其免疫染色结果可能不理想。

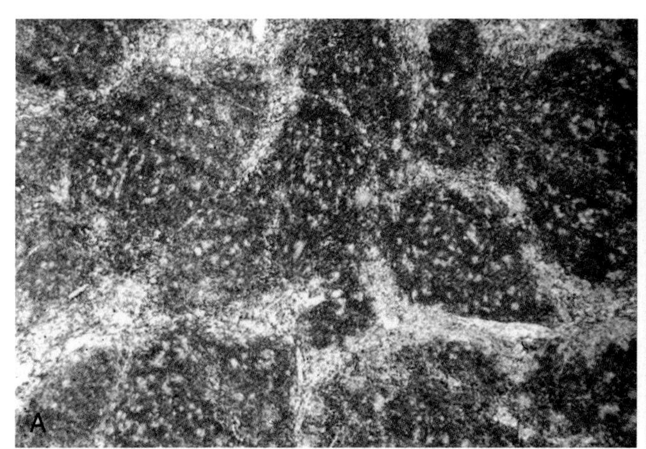

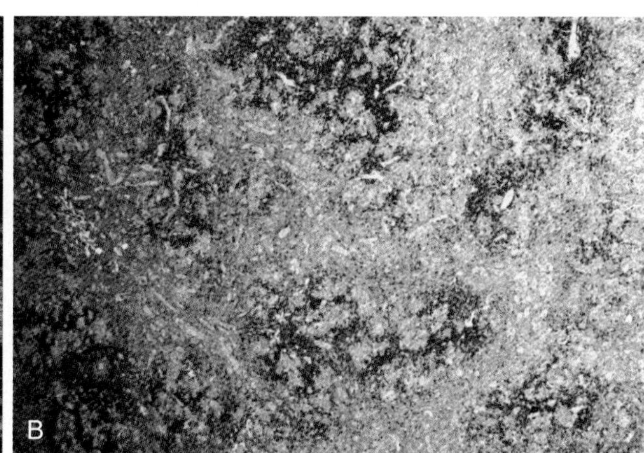

图26.7 LP细胞免疫染色。显示结节中大量小B细胞CD20（L26）阳性（A）另一病例中仅少量细胞阳性（B）

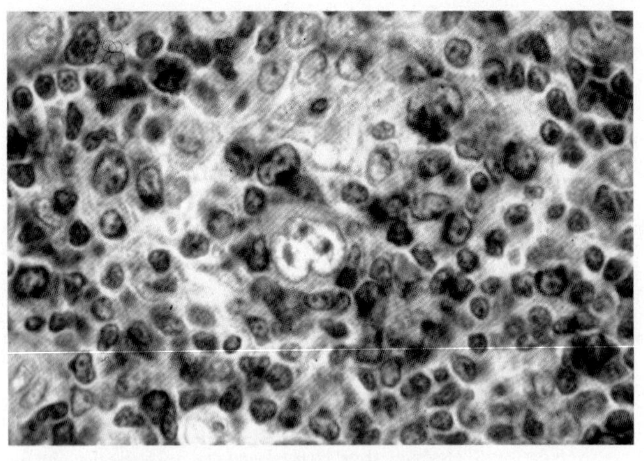

图26.8 T细胞围绕LP细胞形成特征性花环。 LP细胞被几乎CD57⁺T细胞围绕形成完整的花环，这一区域还有几个其他CD57⁺T细胞。注意CD57⁺淋巴细胞为细胞质中点状阳性

在正常情况下CD4⁺、CD57⁺T细胞仅位于生发中心，并局限于中心细胞和浆细胞分化为主的亮区（图26.9）[135]。早期生发中心反应以小中心母细胞为主时，没有CD4⁺CD57⁺T细胞。而且生发中心的边缘和套区也没有CD4⁺T细胞。这些“边缘细胞”CD40L⁺，并且不存在于NLPHL和PTGC结节中。与小B细胞类似，反应性生发中心的CD4⁺CD57⁺T细胞表达趋化因子受体CXCR5，并且受FDC产生的趋化因子CXCL13的作用。与滤泡外T细胞不同，CD4⁺CD57⁺T细胞在活化时也产生大量的CXCL13[136]。其mRNA基因表达谱与调控性T细胞-1（Tr1）相一致[132]。大多数NLPHL含有数量不等的双表达CD4和CD8（CD4⁺CD8⁺）T细胞，占T细胞10%~38%；这些细胞代表活化的或反应性T细胞，不应误认为T细胞淋巴瘤[137]。具有上述特点的NLPHL临床、组织学及免疫组化特征与其他NLPHL没有差异。

在以FDC为主的巨结节中CD21⁺和CD35⁺，而CD23⁻，类似套区的FDC而非生发中心（图26.10）。它们也不表达Ig复合体。FDC和B细胞之间的相互作用主要由CD11a/CD18（LFA1）和CD54（ICAM-1）信号路径介导[138]。

表26.3 结节性淋巴细胞为主型霍奇金淋巴瘤（NLPHL）背景细胞的抗原表达

抗原	意义	结果
背景T细胞		
CD2	T细胞，胸腺细胞，NK细胞	阳性[44,127]
CD3	T细胞，胸腺细胞	阳性[44,127]
CD4	Th和Tr细胞	阳性[48]
CD45RA	B细胞，初始T细胞，单核细胞	阴性[48]
CD45RO	B细胞亚型，T细胞亚型	阳性[48]
CD57	NK细胞，GC Th细胞	阳性[48]
PD1	生发中心T细胞	阳性[129]
CD69	早期活化标记	阳性[44,48]
CD134	早期活化标记	阳性
CD38	持续性活化标记	阴性
MHC Ⅱ	通过向T细胞呈递多肽抗原而调控免疫反应	阴性[48]
CD25	活化T、B细胞和单核细胞IL-2R	阴性[48]
CD71	活化的白细胞，其功能为传递蛋白的受体	阴性[48]
CD40L	活化T细胞亚型CD40的配体	阴性[69]
TIA-1	细胞毒性T细胞和NK细胞	阴性或少数细胞阳性[130]
BCL6	生发中心Th细胞	阳性[131]
c-Maf	Th2细胞，负责组织特异性IL-4的表达	阳性[114]
T-bet	Th2细胞发育，Ig种类开关中起作用	主要为阴性[114]
GATA3	Th2细胞发育	主要为阴性[114]
MUM-1	生发中心B细胞亚型，浆细胞	阳性
背景B细胞		
CD20（L26）	B细胞（不是浆细胞）	阳性[44]
CD21	成熟B细胞，FDC	阳性
CD22	B细胞（不是浆细胞）	阳性
CD23	套区B细胞，T细胞，巨噬细胞，血小板，嗜酸粒细胞	阳性
CD45RA（KIB3）	B细胞，T细胞亚型，单核细胞	阳性[128]
CD45RB（MT3）	胸腺细胞，T细胞	阴性[128]
IgM	套区和边缘区B细胞	阳性[5,44,46]
滤泡树突细胞网		
IgD	套区B细胞	阳性[5,44,46]
CD21	成熟B细胞，FDC	阳性[5,44]
CD35	FDC标记，C3b受体	阳性[5,44]
FDC	FDC标记	阳性[5,44]
CD23	套区B细胞，T细胞，巨噬细胞，血小板，嗜酸粒细胞	阴性[5,44]
CD21L（R4/23）	FDC标记	阳性[5,44]

注：FDC，滤泡树突细胞；GC，生发中心。

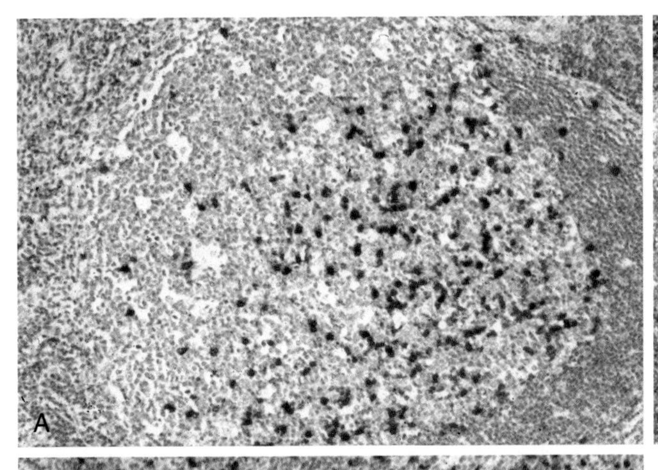
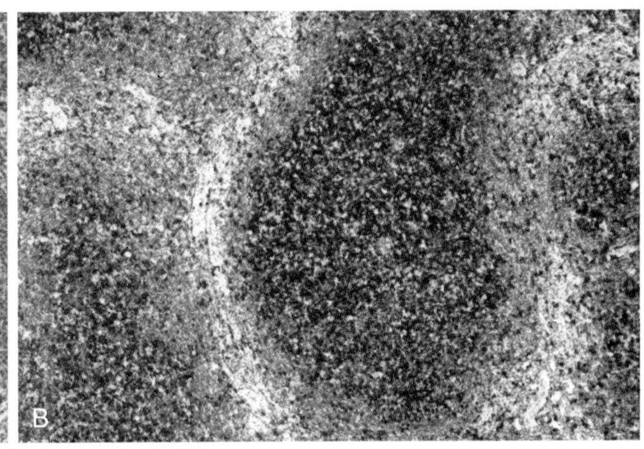
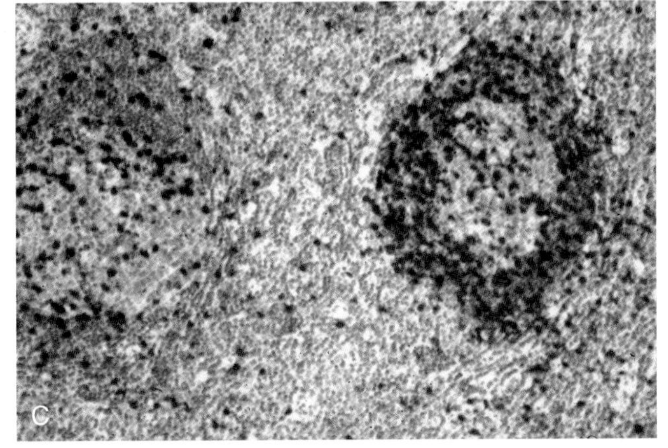

图26.9 次级淋巴滤泡生发中心亮区免疫染色。显示正常的次级淋巴滤泡生发中心亮区CD57$^+$（A），生发中心进行性转化的淋巴滤泡阳性细胞数量增多（B），在生发中心进行性转化病例中形态正常的次级淋巴滤泡套区阳性细胞数量增加（C）

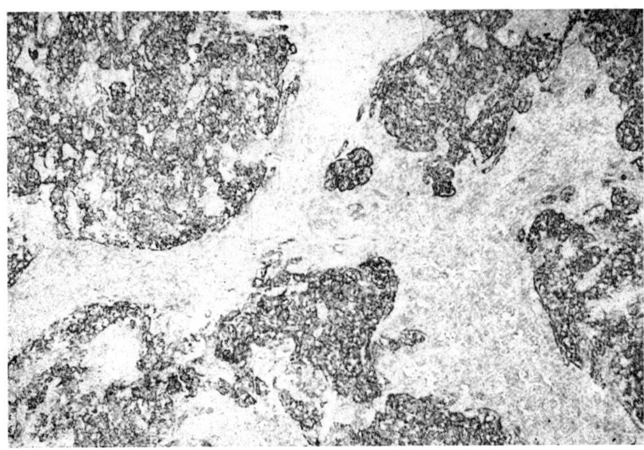

图26.10 CD21免疫染色。显示NLPHL中疏松的滤泡树突细胞网

26.6.3 弥漫型结节性淋巴细胞为主型霍奇金淋巴瘤（D-LPHL）

与具有结节的典型NLPHL类似，D-LPHL含有大量LP细胞，且与全B细胞免疫标记反应。然而，与典型NLPHL不同，D-LPHL的小B细胞很少。主要细胞为CD4$^+$小T细胞，其中相当一部分为CD57$^+$T细胞围绕在LP细胞周围形成花环。当缺乏CD57$^+$细胞时，应考虑THRLBCL的诊断。与缺乏结节状模式一致，CD21染色未显示FDC。

26.7 遗传学和分子学改变

26.7.1 细胞遗传学表现

关于NLPHL的细胞遗传学资料很少。所有研究表明其具有复杂的染色体核型，有三个以上核型异常或结构异常，最常见的是二倍体（46到49染色体），但是在CHL常见的四倍体较少发生[139,140]。通过常规细胞遗传学方法发现，最有意义的是涉及1、4、7、9和13号染色体的不平衡[140]。相反，比较基因组杂交发现高水平的基因组不平衡性（平均每例10.8），涉及除19、22和Y染色体外的所有染色体，提示其变化的复杂性[141]。研究发现36.8%~68.4%病例有1、2q、3、4q、5q，6、8q、11q、12q和X染色体获得性变化，17号染色体有缺失。尤其是6q染色体拷倍数增加，而这一区域在DLBCL常缺失。细胞遗传学研究显示NLPHL来源细胞系DEV显示48、XY、+X、t（3；7）（q13；p21）、der（3）t（3；14）（p14；q32）t（3；22）（q27；q11.2）、+12、der（14）t（3；14）（p14；q32）、der（22）t（3；22）（q27；q11.2）染色体核型[95]。比较基因组杂交技术发现在17q24染色体区发现3-Mb纯合性缺失[99]。然而，用免疫荧光染色CD20和FISH（FICTION）相结合的方法，未能在NLPHL中证实17q24染色体缺失。尽管Franke等[141]研究发现NLPHL也存在17号染色体缺失，但尚不清楚17q24染色体缺失是否是NLPHL发病的重要原因。

26.7.2 免疫球蛋白基因重排研究

与其他HL类似，NLPHL的LP细胞数量稀少使得其生物学研究困难。运用原位杂交技术检测Ig κ 或Ig λ mRNA结果不一[142-144]。虽然部分报道有高比例的轻链限制性[143,144]，而另外一些研究未能证实轻链mRNA的存在[142,145]。由于敏感度相对低，且肿瘤组织中能检测到的LP细胞稀少，Southern印迹法在Ig基因重排方面的应用很有限[146,147]。聚合酶链反应（PCR）研究结果很矛盾[148-150]。这种差异可能由于NLPHL组织中有大量反应性B细胞。最近所有用显微切割的方法从患者肿瘤组织中切除LP细胞，都证实了Ig基因重排[151-153]，从同一患者的多个淋巴结、多个瘤结节及多个蜡块中均显示其单克隆性。NLPHL显示克隆性重排的基因片段内的持续突变，大部分病例有克隆内的多样性。持续性突变在正常情况下局限于生发中心B细胞。这与Ig基因翻译成功能性膜Ig，并接受抗原选择相一致。

26.7.3 癌基因重排研究

间期FISH的方法[154]和FICTION方法[155]分析结果显示，约一半的NLPHL检测到BCL6基因重排[155]。与DLBCL类似，NLPHL中BCL6基因异常靶向作用于Ig和非Ig位点[155,156]。NLPHL来源的细胞系DEV显示BCL6基因重排，在BCL6选择性断裂点区域断裂[99]。FICTION分析表明12例NLPHL的BCL6基因选择性断裂区域没有断裂，提示这些断裂点可能在原发性NLPHL不常见[99]。在少数病例中检测到BCL2基因重排[147,157]。目前尚不清楚这些重排出现在LP细胞，或更可能出现在背景B细胞。因为LP细胞一般不表达BCL2蛋白，BCL2的易位可能在NLPHL的发生中并不起作用。原癌基因BIC（B细胞整合簇）或前miR-155及成熟miR-155，后者现被认为是原癌基因微小RNA[158]，在NLPHL和CHL中高表达[159,160]。与DLBCL和CHL类似，以下四个参与B细胞发育和分化的原癌基因编码信号转导和转录因子中PIM1、PAX5、RhoH/TTF和c-Myc，至少有一个在LP细胞中发生体细胞突变，它们可能与B细胞淋巴瘤发生有关[161]。细胞因子信号抑制剂（SOCS）通过细胞因子诱导的JAK/STAT信号路径调控细胞增殖、存活和凋亡，且在几种造血系统恶性肿瘤存在JAK/STAT信号途径的异常激活。50%的NLPHL存在体细胞或生殖细胞SOCS突变，然而并未观察到在骨髓增殖性疾病中常出现的JAK2基因外显子12的突变[63]。SOCS1突变可能使JAK2高表达并激活JAK2/STAT6信号路径。

26.7.4 T细胞受体基因重排研究

有学者研究了2例NLPHL中围绕瘤细胞形成花环的T细胞的T细胞受体（TCR）V-β链[162]。结果未发现V-β受体基因表达的克隆限制性或选择性。Trumper等用单个细胞分析法研究了一例NLPHL形成花环T细胞的TCR-γ基因。他们在2次不同的实验中分析了7个和10个不同的花环，结果发现TCR-γ基因克隆性重排。虽然以前曾经指出，少数病例NLPHL可伴发T细胞淋巴瘤，但上述研究尚未被其他研究证实[36]。

26.8 与生发中心进行性转化（PTGC）之间的关系

PTGC是一种不明原因的良性滤泡增殖性病变。最常发生于20岁左右的男性。患者常表现为无症状的、孤立性颈部淋巴结肿大[164]。组织学上，PTGC滤泡比正常的滤泡大很多，且套区增生并陷入生发中心。PTGC滤泡散在分布于增生性滤泡的背景中（图26.11A）。其与NLPHL类似之处在于都形成结节，破坏生发中心，小B细胞数量增加、中心母细胞散在分布；PTGC在细胞学上和出现大量T细胞两方面都类似NLPHL，包括$CD4^+CD57^+$T细胞。然而，PTGC中T细胞是散在分布的，而在NLPHL T细胞成簇围绕着LP细胞[92]。PTGC也可观察到显著的滤泡树突细胞和多核Warthin-Finkeldey型巨细胞。有关PTGC的免疫表型研究显示多克隆性IgM^+IgD^+淋巴细胞；滤泡树突细胞；且$CD4^+CD57^+$、c-Maf^{+114}和$CD4^+CD8^{+137}$ T细胞数目增加。事实上，PTGC和NLPHL的结节唯一的区别在于前者没有LP细胞（图26.11B）。

早期研究显示PTGC和NLPHL之间存在着联系[5]。可能会遇到两者联合发生的情况：PTGC先发生随后发生NLPHL，或者两者同时发生于不同的淋巴结。随后

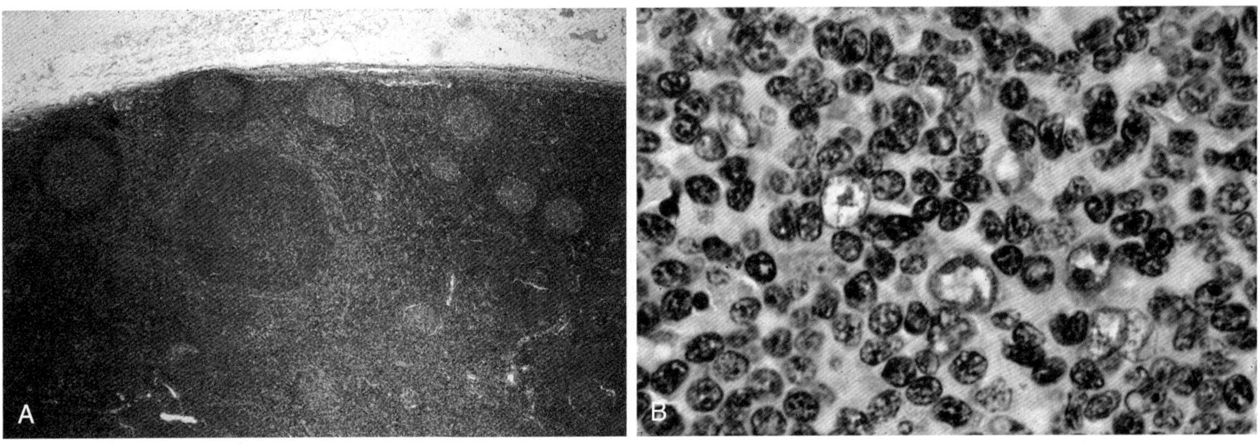

图26.11 PTGC增生性滤泡。A. 伴有滤泡增生和生发中心进行性转化的淋巴结。B. 高倍镜下，可见大量的小淋巴细胞和少量中心母细胞

很多研究都证实了上述联系[165,166]。这种联系及两者在结构上的相似性提示PTGC可能是NLPHL的前期病变，或者PTGC和NLPHL是B细胞或T细胞缺陷而导致的滤泡中心异常反应。已有PTGC和不同类型免疫缺陷同时发生的报道[167]。重要的是目前尚无研究足以证明一个反应性滤泡增生中出现少量PTGC使NLPHL的发生危险增高。此外，生发中心进行性转化也不是一个克隆性增生的过程[168]。然而，需要重点指出的是有些病例由于缺乏LP细胞而排除了NLPHL的诊断，但在后续检查中检出NLPHL的几率比较高。在PTGC出现融合性区域时，一定要仔细检查整个淋巴结排除局部区域NLPHL。

26.8.1 鉴别诊断

PTGC与NLPHL最根本的区别在于前者缺乏LP细胞及其变异型。扩张的淋巴滤泡中缺乏上皮样组织细胞，但可在滤泡周围形成项链样的反应性增生，有时在NLPHL可见到这种现象。NLPHL时淋巴结的结构完全破坏，仅在淋巴结周围残留少量正常组织，与此相反PTGC不完全破坏淋巴结结构。事实上，几乎总是与旺炽型淋巴滤泡增生相关。综合应用全B和T细胞抗原，再结合形态学有助于将NLPHL与PTGC区别开[92]。CD20、BOB.1特别是Oct-2免疫染色有助于显示LP细胞。CD3和CD57免疫染色可显示LP细胞周围花环，而PTGC则没有。

26.8.2 与自身免疫性淋巴组织增殖综合征之间的联系

自身免疫性淋巴组织增殖综合征（ALPS）是凋亡相关基因如FAS、FASL、CASP8和CASP10突变所引起的。结果T细胞和B细胞的内环境稳态被打破而发生多克隆性T细胞增生。TCR α β 和（或）TCR γ δ 阳性T细胞增生，缺乏CD4和CD8，因此被称为双阴性T细胞。伴有FAS基因种系突变的个体发生非霍奇金（14倍）和HL（51倍）的风险增高，特别是NLPHL[169]。有两个ALPS家族发生NLPHL的报道。此外，ALPS患者反应性淋巴结中可出现PTGC[167]。CD57$^+$T细胞可能是它们之间一个联系者，在NLPHL和PTGC的结节中其数量增加，而且在ALPS其数量也增加。

26.9 向弥漫性大B细胞淋巴瘤的转化

大量的研究结果显示，3%~10%的NLPHL可发展为DLBCL，提示确实有异常的B细胞克隆，很可能是LP细胞，可进一步转化为DLBCL（图26.12）[5,35]。在部分经典的NLPHL病例中可见到几乎全部由LP细胞构成的结节，提示这可能是NLPHL转化的中间阶段。Hansmann等[170]在537例NLPHL中发现14例向DLBCL转化（大约3%）。用RNA原位杂交的方法显示LP细胞和DLBCL肿瘤细胞表达相同类型的Ig轻链mRNA[171]。已经建立了PCR的方法研究发生于NLPHL的DLBCL与初始肿瘤之间的克隆关系[171,172]。Ohno等[173]通过分析两例伴有DLBCL的NLPHL单个细胞IgH CDRⅢ序列，提供了LP细胞与DLBCL克隆性相关的最直接的证据。在绝大部分NLPHL或NLPHL相关性DLBCL中未发现EBV基因组或EBV相关抗原。

关于发生于NLPHL的DLBCL预后目前存在争议。

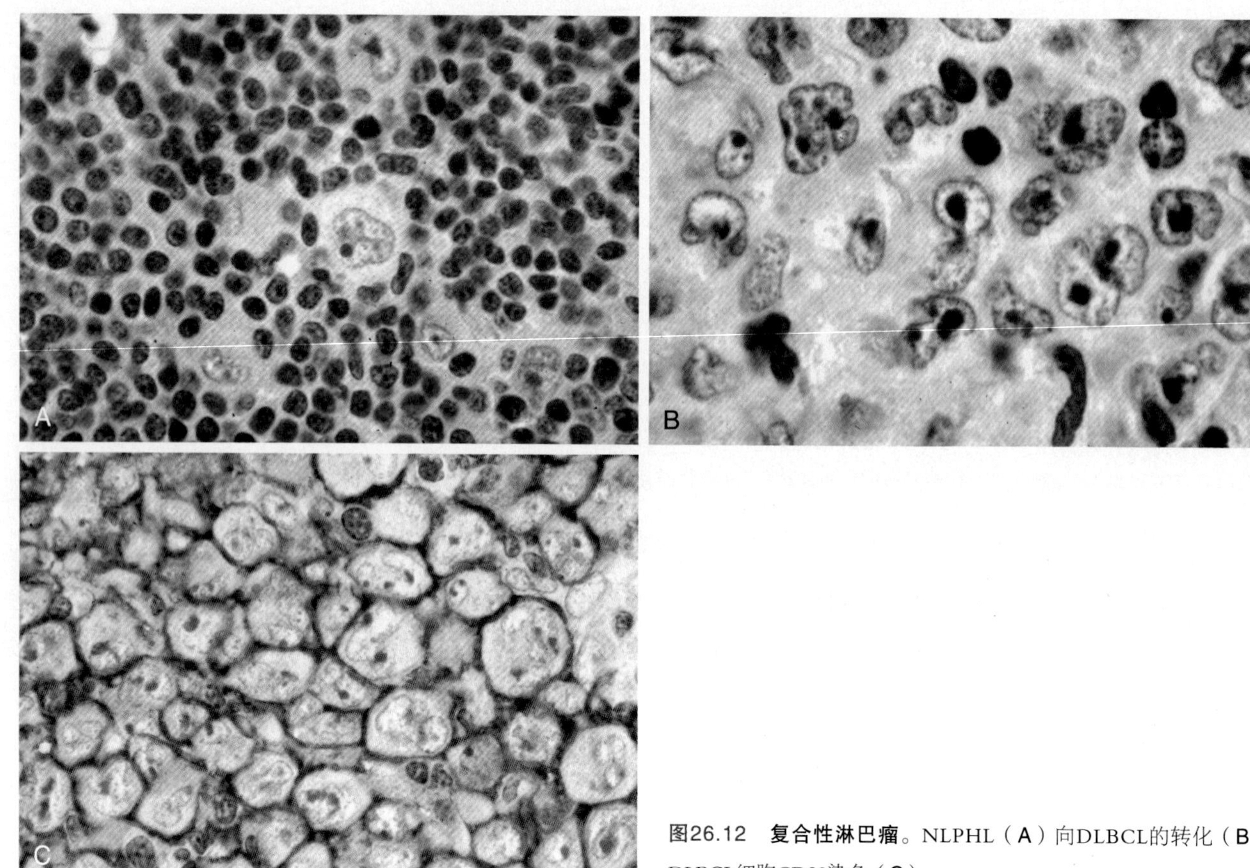

图26.12 复合性淋巴瘤。NLPHL（A）向DLBCL的转化（B）。DLBCL细胞CD20染色（C）

文献中报道的病例少、且随访时间有限，而难以得出明确的结论。在Ohno等的研究中，两例发生于NLPHL的DLBCL具有侵袭性行为[173]；这不同于部分研究报道的结果：发生于NLPHL的DLBCL预后较好，其总生存率和无病生存率与原发性NLPHL类似[35,174]。最近研究发现发生于NLPHL的DLBCL预后与原发性DLBCL相似，应该用更强的治疗方案[173,175]。尽管已明确NLPHL可向DLBCL进展，但也有报道显示少数病例在NLPHL之前首先出现DLBCL[37,176]。尚不清楚这些病例中的DLBCL和NLPHL是否存在克隆性相关。这些DLBCL呈惰性过程，且随后在同一部位发生NLPHL，这支持DLBCL和NLPHL具有相关性。也有罕见的NLPHL和非治疗相关性T细胞淋巴瘤同时发生的报道[36]。不管怎样，这两种疾病不可能有克隆相关性，但T细胞淋巴瘤的发生可能与NLPHL生发中心T细胞增殖紊乱有关。

26.10 与T细胞/组织细胞丰富型大B细胞淋巴瘤（THRLBCL）之间的关系

THRLBCL是发生于NLPHL之后的最常见的NHL[176]。THRLBCL以肿瘤性大B细胞散在分布于反应性T细胞和组织细胞背景为特点[177]。在WHO分类中，THRLBCL是DLBCL的一种亚型，并且可能代表不只是单一的疾病类型（见第22章）。然而，THRLBCL的形态与NLPHL的弥漫型非常相似。这样的病例中，NLPHL和THRLBCL可能是一种疾病谱系的两个极端病变，或者THRLBCL是NLPHL恶性转化形式。目前尚不能区分原发性和继发性THRLBCL。

早期研究结果显示伴有LP细胞的THRLBCL可能与NLPHL相关（即副肉芽肿样THRLB CL）（图26.13）[176,178,179]。此外，有研究者报道NLPHL和THRLBCL可为复合性淋巴瘤或同一家族的多个成员[176]。然而，一些发生于NLPHL之后的THRLCL缺乏LP细胞。尽管THRLBCL的一些形态学特征与NLPHL一致，但是临床上大多数THRLBCL患者表现为进展期疾病[177,179]。

单细胞研究显示THRLBCL的基因突变与NLPHL类似[180]。BCL6在正常情况下表达于生发中心细胞，LP细胞和THRLBCL肿瘤细胞也表达BCL6。有学者提出在鉴别诊断困难的情况下，IgH2和Ig轻链的克隆性分析有助于鉴别诊断[181]。然而，由于NLPHL可进展为弥漫性

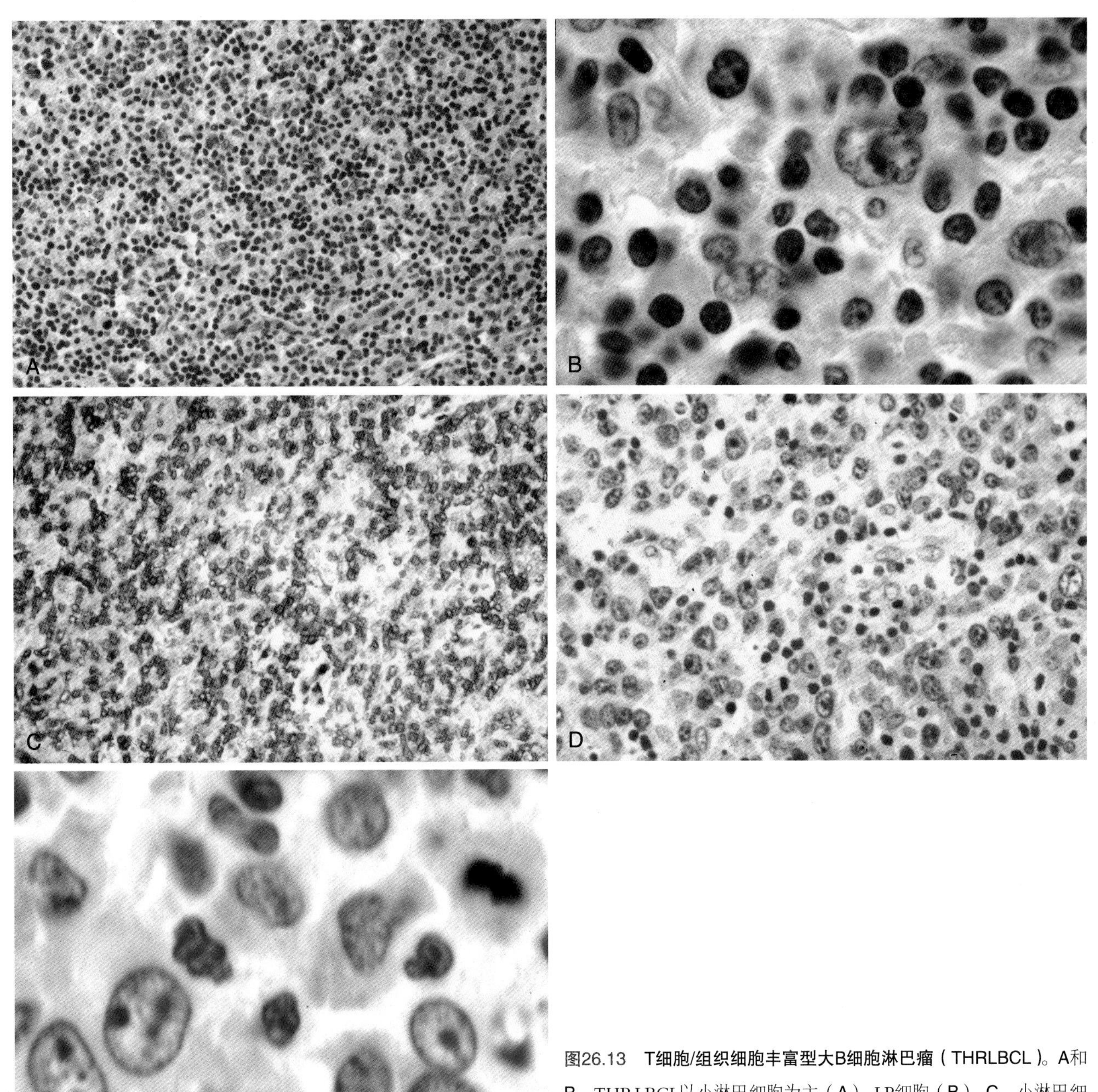

图26.13 T细胞/组织细胞丰富型大B细胞淋巴瘤（THRLBCL）。A和B. THRLBCL以小淋巴细胞为主（A），LP细胞（B）。C. 小淋巴细胞CD8染色。D和E. 3个月后复发的淋巴瘤为DLBCL

NLPHL或转化为DLBCL，这使得两者的鉴别诊断很不明确。CD79a和BCL2的表达在THRLBCL中比NLPHL更常见[22,182]。THRLBCL的肿瘤细胞通常白细胞特异性磷酸蛋白（LSP1）阳性，通常PU.1^{-}[66,67,178]，某些个别病例例外[183]；相反，LP大多LSP1^{-}，而PU.1表达不定[67]，绝大多数NLPHL表达FREB，而THRLBCL不表达，这也有助于鉴别诊断[53]。NLPHL可形成典型的T细胞花环，而THRLBCL则不形成（图26.14）[114,129]。有研究提出NLPHL扩张的FDC网是有用的鉴别特点，但NLPHL弥漫区域缺乏FDC网。TIA-1^{+}T细胞或粒酶B^{+}T细胞与CD57^{+}PD1^{+}T细胞的比例有助于鉴别诊断；TIA-1^{+}T细胞或粒酶B^{+}T细胞/CD57^{+}T细胞比例增高，支持THRLBCL的诊断，而两者的比例低则支持NLPHL的诊断[130,178]。然而，两种细胞比例在实际工作中的应用受到限制，因为目前尚未确定绝对数值。

NLPHL是否可转化为THRLBCL，这一问题仍未解决。失去结节状生长方式和CD57^{+}T细胞仅是一种现象，而肿瘤性B细胞的恶性转化可能具有重要意义。理论上存在两种可能性，第一种可能性是LP细胞可进一步转化；第二种可能性是LP细胞和THRLBCL的肿瘤细胞可

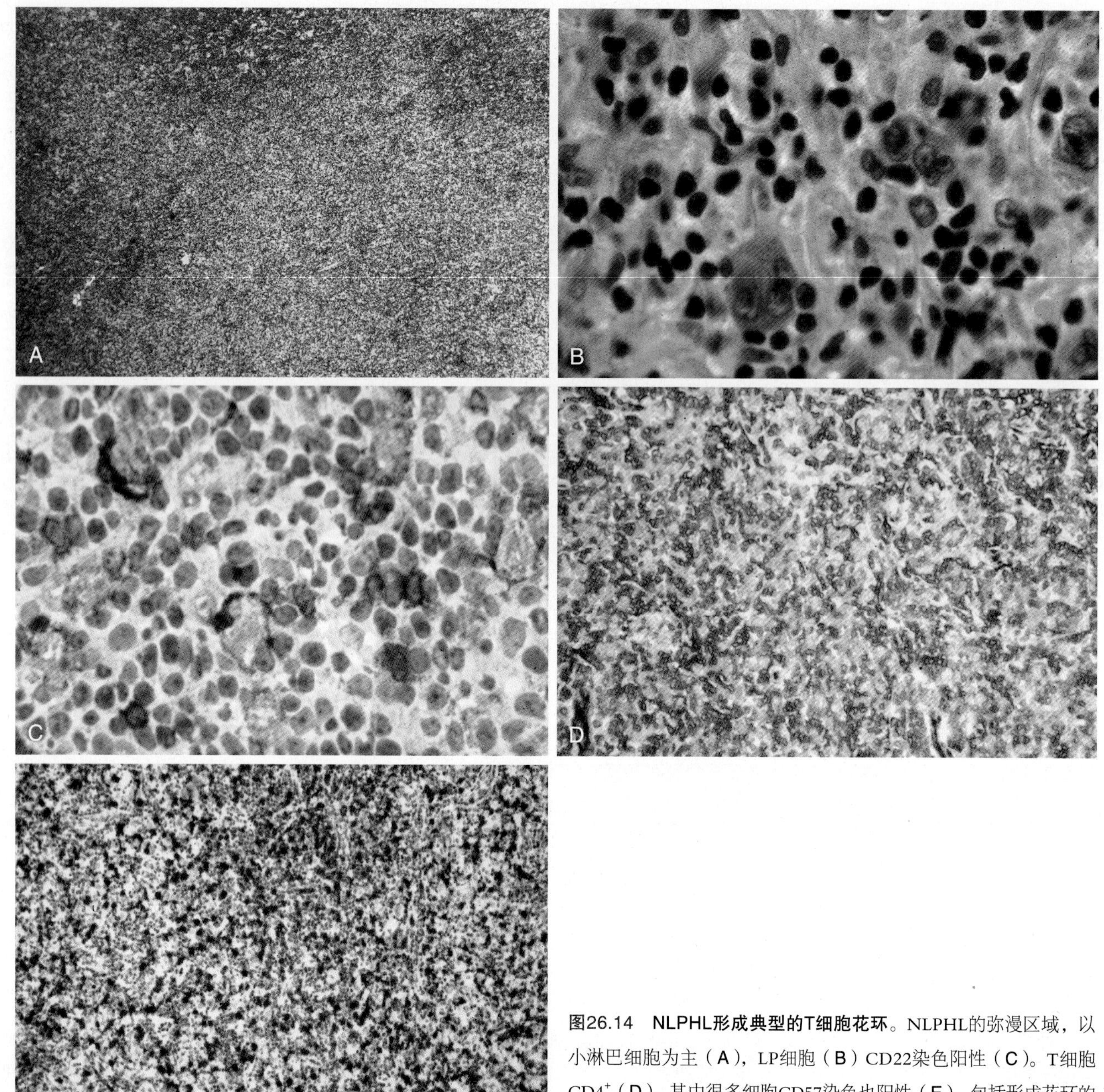

图26.14 NLPHL形成典型的T细胞花环。NLPHL的弥漫区域，以小淋巴细胞为主（A），LP细胞（B）CD22染色阳性（C）。T细胞CD4$^+$（D），其中很多细胞CD57染色也阳性（E），包括形成花环的细胞

能具有共同的前体细胞，THRLBCL可能是二次转化的结果。通过显微切割单细胞并进行比较基因组杂交技术研究发现[141]，在THRLBCL能检测到的基因组不稳定性（5.6每个肿瘤）比NLPHL明显减少（11.6每个肿瘤）[184]。在两种淋巴瘤几乎一半的病例可观察到4q染色体的获得和19/19p染色体缺失。然而，基因组的其他变化常出现在NLPHL，而在THRLBCL中仅仅是偶尔发生。考虑到二者有共同的染色体不平衡性，一些目前尚未明确的位于染色体4q或染色体19上的基因可能受两种疾病共同的前体细胞的影响。根据目前对这两种淋巴瘤细胞遗传学研究，认为不可能直接从NLPHL转化为THRLBCL。因此，须明确LP细胞和THRLBCL肿瘤细胞之间基因表达的不同，以确定这两种形态类似的肿瘤生物学行为完全不同的原因。

26.11 其他鉴别诊断

26.11.1 滤泡性淋巴瘤（FL）

结构和细胞形态两方面的特征增加了NLPHL和花型FL鉴别的困难，后者也出现大结节。低级别FL中心

表26.4 结节性淋巴细胞为主型霍奇金淋巴瘤（NLPHL）的鉴别诊断

疾病	形态学特征		免疫表型和分子特征	
	肿瘤细胞	背景细胞	肿瘤细胞	背景细胞
PTGC	无LP型HRS细胞，但有中心母细胞	套区和生发中心的界面被破坏；淋巴结的结构通常未被完全破坏，伴旺炽型滤泡增生	EMA无反应	CD20⁺或CD30⁺免疫母细胞，不规则的CD20⁺结节；CD57⁺，PD1⁺，c-Maf⁺T细胞，但没有显著的T细胞菊形团
LRCHL	经典的HRS细胞	弥漫性或结节性变异型	CD15⁺，CD30⁺，CD45⁻，CD20⁺/⁻，EMA⁻，EBV⁺（约50%）	CD57⁻，PD1⁺，疏松的CD21⁺FDC网
FL	小核分裂细胞伴大中心母细胞	结节一般较小，结节中的淋巴细胞有异型性	CD20⁺，CD10⁺（60%），BCL2⁺	通常有BCL2基因重排
THRLBCL	中心母细胞或免疫母细胞或爆米花细胞	不同的形态	CD20⁺，EMA⁺，CD15⁻，CD30⁻，LSP⁺，FREB⁻	背景中少数B细胞；无CD57⁺，PD1⁺，c-Maf⁺T细胞菊形团；TIA-1⁺/CD57⁺T细胞比例高

注：GC，生发中心；FL，滤泡性淋巴瘤；LRCHL，淋巴细胞丰富型经典型霍奇金淋巴瘤；LSP，白细胞特异性磷酸蛋白；PTGC，生发中心进行性转化；THRLBCL，T细胞/组织细胞丰富型大B细胞淋巴瘤。

细胞和数量不等的中心母细胞混合组成，中心母细胞CD45⁺和CD20⁺，某些病例中与LP细胞类似。然而，LP特征性形态有助于NLPHL与FL的鉴别，LP细胞为多叶细胞核、核膜纤细、核仁不明显。1级FL中，所有肿瘤细胞都是细胞核轮廓不规则的有裂细胞、核染色质浓缩，而NLPHL的背景细胞的细胞核大多为圆形，但有时也可以有不规则细胞核。如果形态学诊断困难，可采用辅助检查。FL小细胞有其特殊的免疫表型，CD10⁺单克隆性B细胞，很容易与NLPHL的B细胞区别。

26.11.2 淋巴细胞丰富型经典型霍奇金淋巴瘤（LRCHL）

在没有免疫染色结果的情况下，LRCHL与NLPHL形态非常形似[38]。在一项426例的研究中，115例根据形态学诊断为NLPHL的病例，重新分类后诊断为LRCHL（27%）[13,185,186]。在HE染色的组织切片中，LRCHL特征为存在萎缩的生发中心，不同于NLPHL扩张的巨滤泡。NLPHL和LRCHL患者有相似的临床特征[186]，但是LRCHL患者年龄更大一些[187]。现在认为免疫染色对鉴别LRCHL和NLPHL很必要（表26.4）。最重要的鉴别点在于HRS细胞的性质（图26.15）。LRCHL细胞有典型表型，稳定表达CD30，常表达CD15，40%病例表达EBER；只有少数病例的HRS表达CD20[186]，总是仅仅出现在HRS细胞的一个亚型中。

26.12 治疗

NLPHL患者对HL的标准治疗方案反应良好，但认为对大多数NLPHL患者，特别是早期患者，HL的标准治疗方案可能是过度治疗。因此，NLPHL最理想的治疗方案尚有争议。对ⅠA期NLPHL患者不同治疗方案曾做过分析，30%患者在单纯切除淋巴结后完全缓解。联合治疗无瘤生存率为90%，而仅随访者为42%[188]。因此，不建议对ⅠA期NLPHL患者只进行观察。肿瘤累及区域的放疗有效，而且被认为是ⅠA期NLPHL患者的标准化治疗。利妥昔单抗（抗CD20抗体）对于未经治疗或复发的NLPHL具有良好疗效[189]。利妥昔单抗对CD20⁻肿瘤细胞疗效不佳，可导致CD20⁻淋巴瘤复发[190]。用抗CD79a作为B细胞标记和PCR对IgH不同区域进行克隆性分析可解决复发病例的诊断问题。对于进展期NLPHL，目前用于B细胞NHL治疗方案有R-CVP（利妥昔单抗、环磷酰胺、长春新碱、强的松），R-CHOP〔利妥昔单抗、环磷酰胺、羟基柔红霉素（阿霉素）、长春新碱、强的松〕，或单独应用利妥昔单抗，这些都是合理的选择。ABVD（阿霉素、争光霉素、长春碱、氮烯唑胺）方案对于CHL很有效，但对于进展期NLPHL效果欠佳。因此，从治疗目的看，认为NLPHL更接近B细胞淋巴瘤。

26.13 预后

由于NLPHL病理分期低，且有标准治疗方案，

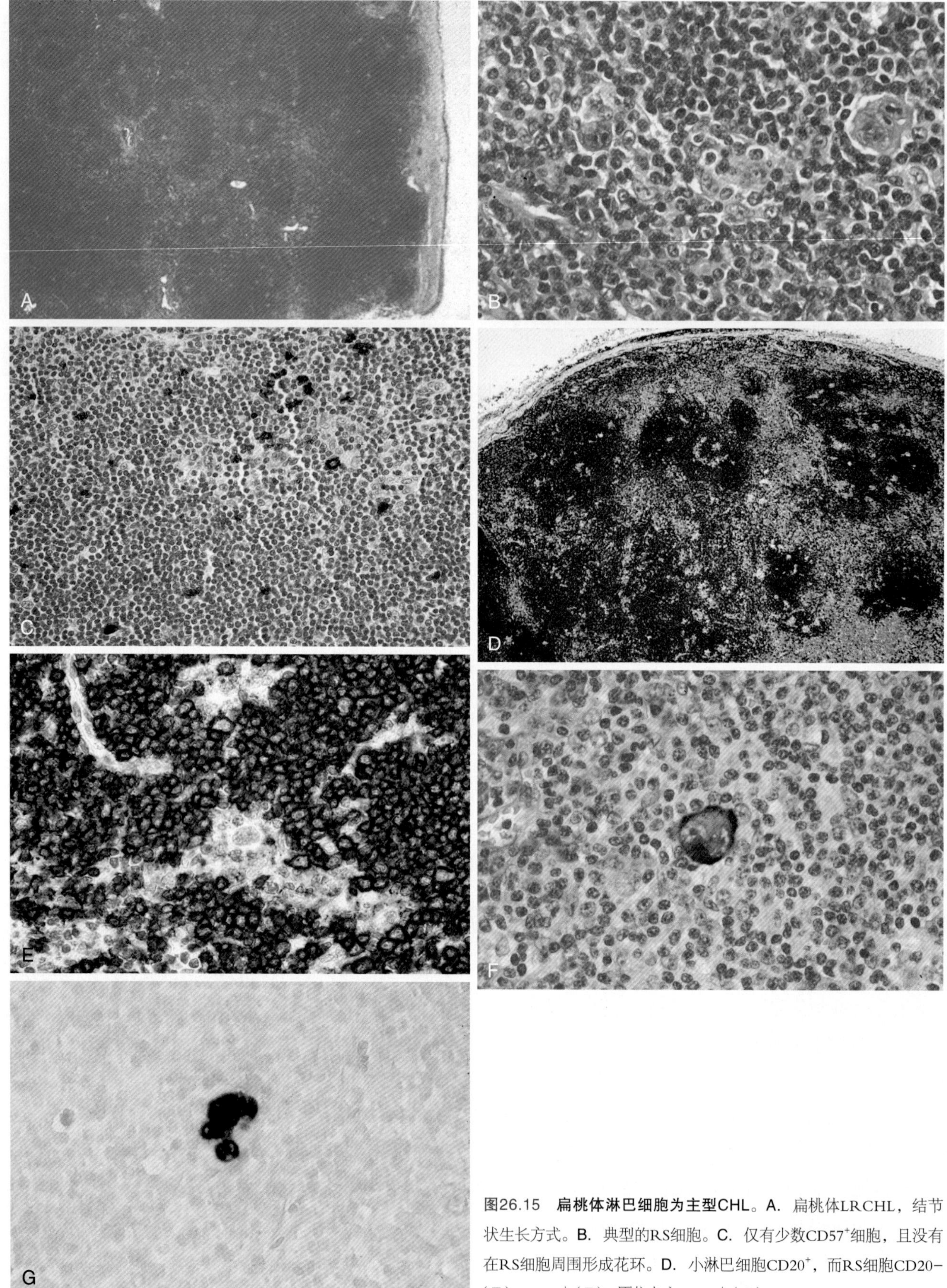

图26.15 **扁桃体淋巴细胞为主型CHL**。A. 扁桃体LRCHL，结节状生长方式。B. 典型的RS细胞。C. 仅有少数CD57^{+}细胞，且没有在RS细胞周围形成花环。D. 小淋巴细胞CD20^{+}，而RS细胞CD20−（E），CD30^{+}（F），原位杂交EBER^{+}（G）

NLPHL患者死亡率低；几乎所有的死亡都与心脏或继发性肿瘤有关[13]。NLPHL的预后与肿瘤的分期、确诊时患者的年龄有关，存活率为40%~99%[176]。Ⅰ期NLPHL患者的存活率几乎与一般人群相同。脾受累（ⅢS期）或Ⅳ期患者采用目前的治疗方案，预后较差。

Regula等[40]比较了73例NLPHL和D-LPHL的临床过程。弥漫型病例的临床过程与其他类型HL类似，只有2例复发死亡于HL。结节型病例的复发率高，且与肿瘤的分期或治疗无关，平均分布，也可于初次治疗后10年复发。这些病例是在认识LRCHL之前诊断的，因此，可能包含了部分CHL而影响其临床结果。Bodis等[191]报道弥漫型的缓解率远较结节型的缓解率高。在Fan等[37]描述的免疫结构中，THRLBCL样弥漫区域的出现是预示肿瘤复发；然而，由于随访时间短，患者无复发，上述结论有局限性。尽管在两例结节型NLPHL发现肿瘤复发间隔时间长，但是其他研究未发现结节性和弥漫性NLPHL复发率的差异[13,192-194,193]组织学上，绝大部分复发的病例仍为NLPHL。重要的是尽管NLPHL在后期可复发，其临床经过仍为惰性临床经过。与较差预后相关的主要风险因子是肿瘤的高分期。

26.14 结论

NLPHL是一种罕见的发生于生发中心B细胞的淋巴瘤，NLPHL的组织学和临床经过均不同于CHL。然而，这两种亚型均具有HL亚型的共同特点：大量反应性淋巴细胞与少数转化淋巴细胞之间相互作用。虽然孤立性PTGC可能不是随后发生NLPHL的真正危险因素，但很多NLPHL病例都都与其相关。NLPHL向DLBCL的转化相对常见；出现LP样HRS细胞增多的结节可能代表转化阶段。在一些NLPHL和DLBCL共存的病例中，通过分析Ig基因证实了它们之间的克隆性关系。临床上，虽然NLPHL经常复发，包括甚至在远隔部位复发，但是其预后仍然较好。然而，一些累及脾和骨髓的病例预后较差。

几个有待解决的问题。CD4$^+$CD57$^+$T细胞在NLPHL和PTGC的发病机制中有怎样的功能意义？向DLBCL转化的机制是什么？THRLBCL是一种有独立生物学特征的疾病还是代表NLPHL的进展？从NLPHL到THRLBCL谱系的分子遗传学改变是什么？仍需要长期的研究来解决这些问题。

26.15 精华和陷阱

- 经典的RS细胞并非诊断必需，但并不像以前报道的那样少见。
- 尽管为LP细胞的形态类似HRS细胞，其免疫表型为LP细胞。
- NLPHL的背景中罕见嗜酸性粒细胞、浆细胞和中性粒细胞。
- NLPHL一般EBV$^-$。
- PTGC与NLPHL鉴别：一定要区分CD20$^+$中心母细胞与LP细胞，中心母细胞周围没有CD57$^+$T细胞花环。
- PU.1$^+$组织细胞的形态可能与LP细胞混淆。
- 石蜡切片中最有用的诊断标记为CD20、Oct-2、IgD、CD3和CD57。
- 存在CD4$^+$CD8$^+$T细胞不应误诊为T细胞淋巴瘤。

（郭双平 译）

参考文献

1. Jackson H, Parker F. *Hodgkin's Disease and Allied Disorders*. New York: Oxford University Press; 1947.
2. Hicks EB, Rappaport H, Winter WJ. Follicular lymphoma; a reevaluation of its position in the scheme of malignant lymphoma, based on a survey of 253 cases. *Cancer.* 1956;9:792-821.
3. Lukes RJ, Butler JJ. The pathology and nomenclature of Hodgkin's disease. *Cancer Res.* 1966;26:1063-1083.
4. Rosenberg SA. Report of the committee on the staging of the Hodgkin's disease. *Cancer Res.* 1966;26:1310.
5. Poppema S, Kaiserling E, Lennert K. Hodgkin's disease with lymphocytic predominance, nodular type (nodular paragranuloma) and progressively transformed germinal centres—a cytohistological study. *Histopathology.* 1979;3:295-308.
6. Poppema S, Kaiserling E, Lennert K. Nodular paragranuloma and progressively transformed germinal centers. Ultrastructural and immunohistologic findings. *Virchows Arch B Cell Pathol Incl Mol Pathol.* 1979;31:211-225.
7. Poppema S, Kaiserling E, Lennert K. Epidemiology of nodular paragranuloma (Hodgkin's disease with lymphocytic predominance, nodular). *J Cancer Res Clin Oncol.* 1979;95:57-63.
8. Harris NL, Jaffe ES, Stein H, et al. A revised European-American classification of lymphoid neoplasms: a proposal from the International Lymphoma Study Group. *Blood.* 1994;84:1361-1392.
9. Jaffe ES, Harris NL, Diebold J, Muller-Hermelink HK. World Health Organization Classification of lymphomas: a work in progress. *Ann Oncol.* 1998;9(suppl 5):S25-S30.
10. Ashton-Key M, Thorpe PA, Allen JP, Isaacson PG. Follicular Hodgkin's disease. *Am J Surg Pathol.* 1995;19:1294-1299.
11. Colby TV, Hoppe RT, Warnke RA. Hodgkin's disease: a clinicopathologic study of 659 cases. *Cancer.* 1982;49:1848-1858.
12. Chan WC. Cellular origin of nodular lymphocyte-predominant Hodgkin's lymphoma: immunophenotypic and molecular studies. *Semin Hematol.* 1999;36:242-252.
13. Diehl V, Sextro M, Franklin J, et al. Clinical presentation, course, and prognostic factors in lymphocyte-predominant Hodgkin's disease and lymphocyte-rich classical Hodgkin's disease: report from the European Task Force on Lymphoma Project on Lymphocyte-Predominant Hodgkin's Disease. *J Clin Oncol.* 1999;17:776-783.
14. Vianna NJ, Greenwald P, Davies JN. Nature of Hodgkin's disease agent. *Lancet.* 1971;1:733-736.
15. Mauch PM, Kalish LA, Kadin M, et al. Patterns of presentation of Hodgkin disease. Implications for etiology and pathogenesis. *Cancer.* 1993;71:2062-2071.
16. Weiss LM, Movahed LA, Warnke RA, Sklar J. Detection of Epstein-Barr viral genomes in Reed-Sternberg cells of Hodgkin's disease. *N Engl J Med.* 1989;320:502-506.
17. Jarrett RF. Viruses and Hodgkin's disease. Leukemia. 1993;7(suppl 2):S78-S82.
18. Hummel M, Anagnostopoulos I, Dallenbach F, et al. EBV infection patterns in Hodgkin's disease and normal lymphoid tissue: expression and cellular localization of EBV gene products. *Br J Haematol.* 1992;82:689-694.
19. Vassallo J, Metze K, Traina F, et al. Expression of Epstein-Barr virus in classical Hodgkin's lymphomas in Brazilian adult patients. *Haematologica.* 2001;86:1227-1228.
20. Chang KC, Khen NT, Jones D, Su IJ. Epstein-Barr virus is associated with all histological subtypes of Hodgkin lymphoma in Vietnamese children with special emphasis on the entity of lymphocyte predominance subtype. *Hum Pathol.* 2005;36:747-755.
21. Murray PG, Young LS, Rowe M, Crocker J. Immunohistochemical demonstration of the Epstein-Barr virus-encoded latent membrane protein in paraffin sections of Hodgkin's disease. *J Pathol.* 1992;166: 1-5.
22. Alkan S, Ross CW, Hanson CA, Schnitzer B. Epstein-Barr virus and bcl-2 protein overexpression are not detected in the neoplastic cells of nodular lymphocyte predominance Hodgkin's disease. *Mod Pathol.* 1995;8:544-547.
23. Weiss LM, Chen YY, Liu XF, Shibata D. Epstein-Barr virus and Hodgkin's disease. A correlative in situ hybridization and polymerase chain reaction study. *Am J Pathol.* 1991;139:1259-1265.

24. Anagnostopoulos I, Hansmann ML, Franssila K, et al. European Task Force on Lymphoma project on lymphocyte predominance Hodgkin disease: histologic and immunohistologic analysis of submitted cases reveals 2 types of Hodgkin disease with a nodular growth pattern and abundant lymphocytes. *Blood.* 2000;96:1889-1899.
25. Shiramizu B, Chang CW, Cairo MS. Absence of human herpesvirus-6 genome by polymerase chain reaction in children with Hodgkin disease: a Children's Cancer Group lymphoma biology study. *J Pediatr Hematol Oncol.* 2001;23:282-285.
26. Bodmer JG, Tonks S, Oza AM, et al. HLA-DP based resistance to Hodgkin's disease. *Lancet.* 1989;1:1455-1456.
27. Taylor GM, Gokhale DA, Crowther D, et al. Increased frequency of HLA-DPB1*0301 in Hodgkin's disease suggests that susceptibility is HVR-sequence and subtype-associated. *Leukemia.* 1996;10:854-859.
28. Taylor GM, Gokhale DA, Crowther D, et al. Further investigation of the role of HLA-DPB1 in adult Hodgkin's disease (HD) suggests an influence on susceptibility to different HD subtypes. *Br J Cancer.* 1999;80:1405-1411.
29. Bauduer F, Vassallo J, Delsol G, Brousset P. Clustering and anticipation for nodular lymphocyte predominance Hodgkin lymphoma within a French Basque kindred. *Br J Haematol.* 2005;130:648-649.
30. Cozen W, Gill PS, Ingles SA, et al. IL-6 levels and genotype are associated with risk of young adult Hodgkin lymphoma. *Blood.* 2004;103:3216-3221.
31. Cordano P, Lake A, Shield L, et al. Effect of IL-6 promoter polymorphism on incidence and outcome in Hodgkin's lymphoma. *Br J Haematol.* 2005;128:493-495.
32. Rapezzi D, Ugolini D, Ferraris AM, et al. Histological subtypes of Hodgkin's disease in the setting of HIV infection. *Ann Hematol.* 2001;80:340-344.
33. Hansmann ML, Zwingers T, Boske A, et al. Clinical features of nodular paragranuloma (Hodgkin's disease, lymphocyte predominance type, nodular). *J Cancer Res Clin Oncol.* 1984;108:321-330.
34. Miettinen M, Franssila KO, Saxen E. Hodgkin's disease, lymphocytic predominance nodular. Increased risk for subsequent non-Hodgkin's lymphomas. *Cancer.* 1983;51:2293-2300.
35. Sundeen JT, Cossman J, Jaffe ES. Lymphocyte predominant Hodgkin's disease nodular subtype with coexistent "large cell lymphoma". Histological progression or composite malignancy? *Am J Surg Pathol.* 1988;12:599-606.
36. Delabie J, Greiner TC, Chan WC, Weisenburger DD. Concurrent lymphocyte predominance Hodgkin's disease and T-cell lymphoma. A report of three cases. *Am J Surg Pathol.* 1996;20:355-362.
37. Fan Z, Natkunam Y, Bair E, et al. Characterization of variant patterns of nodular lymphocyte predominant Hodgkin lymphoma with immunohistologic and clinical correlation. *Am J Surg Pathol.* 2003;27:1346-1356.
38. von Wasielewski R, Werner M, Fischer R, et al. Lymphocytepredominant Hodgkin's disease. An immunohistochemical analysis of 208 reviewed Hodgkin's disease cases from the German Hodgkin Study Group. *Am J Pathol.* 1997;150:793-803.
39. Poppema S. Lymphocyte-predominance Hodgkin's disease. *Semin Diagn Pathol.* 1992;9:257-264.
40. Regula DP Jr, Hoppe RT, Weiss LM. Nodular and diffuse types of lymphocyte predominance Hodgkin's disease. *N Engl J Med.* 1988;318:214-219.
41. Sextro M, Diehl V, Franklin J, et al. Lymphocyte predominant Hodgkin's disease—a workshop report. European Task Force on Lymphoma. *Ann Oncol.* 1996;7(suppl 4):61-65.
42. Agnarsson BA, Kadin ME. The immunophenotype of Reed-Sternberg cells. A study of 50 cases of Hodgkin's disease using fixed frozen tissues. *Cancer.* 1989;63:2083-2087.
43. Dorfman RF, Gatter KC, Pulford KA, Mason DY. An evaluation of the utility of anti-granulocyte and anti-leukocyte monoclonal antibodies in the diagnosis of Hodgkin's disease. *Am J Pathol.* 1986;123:508-519.
44. Timens W, Visser L, Poppema S. Nodular lymphocyte predominance type of Hodgkin's disease is a germinal center lymphoma. *Lab Invest.* 1986;54:457-461.
45. Pinkus GS, Said JW. Hodgkin's disease, lymphocyte predominance type, nodular—a distinct entity? Unique staining profile for L&H variants of Reed-Sternberg cells defined by monoclonal antibodies to leukocyte common antigen, granulocyte-specific antigen, and B-cell-specific antigen. *Am J Pathol.* 1985;118:1-6.
46. Coles FB, Cartun RW, Pastuszak WT. Hodgkin's disease, lymphocyte-predominant type: immunoreactivity with B-cell antibodies. *Mod Pathol.* 1988;1:274-278.
47. Hansmann ML, Wacker HH, Radzun HJ. Paragranuloma is a variant of Hodgkin's disease with predominance of B-cells. *Virchows Arch A Pathol Anat Histopathol.* 1986;409:171-181.
48. Poppema S. The nature of the lymphocytes surrounding ReedSternberg cells in nodular lymphocyte predominance and in other types of Hodgkin's disease. *Am J Pathol.* 1989;135:351-357.
49. Masir N, Marafioti T, Jones M, et al. Loss of CD19 expression in B-cell neoplasms. *Histopathology.* 2006;48:239-246.
50. Sherrod AE, Felder B, Levy N, et al. Immunohistologic identification of phenotypic antigens associated with Hodgkin and Reed-Sternberg cells. A paraffin section study. *Cancer.* 1986;57:2135-2140.
51. Poppema S. The diversity of the immunohistological staining pattern of Sternberg-Reed cells. *J Histochem Cytochem.* 1980;28:788-791.
52. Stein H, Hansmann ML, Lennert K, et al. Reed-Sternberg and Hodgkin cells in lymphocyte-predominant Hodgkin's disease of nodular subtype contain J chain. *Am J Clin Pathol.* 1986;86:292-297.
53. Masir N, Jones M, Pozzobon M, et al. Expression pattern of FCRL (FREB, FcRX) in normal and neoplastic human B cells. *Br J Haematol.* 2004;127:335-343.
54. Greiner A, Tobollik S, Buettner M, et al. Differential expression of activation-induced cytidine deaminase (AID) in nodular lymphocyte-predominant and classical Hodgkin lymphoma. *J Pathol.* 2005;205:541-547.
55. Montes-Moreno S, Roncador G, Maestre L, et al. Gcet1 (centerin), a highly restricted marker for a subset of germinal center-derived lymphomas. *Blood.* 2008;111:351-358.
56. Natkunam Y, Lossos IS, Taidi B, et al. Expression of the human germinal center-associated lymphoma (HGAL) protein, a new marker of germinal center B-cell derivation. *Blood.* 2005;105:3979-3986.
57. Heerema AE, Abbey NW, Weinstein M, Herndier BG. Expression of the diffuse B-cell lymphoma family molecule SWAP-70 in human B-cell neoplasms: immunohistochemical study of 86 cases. *Appl Immunohistochem Mol Morphol.* 2004;12:21-25.
58. Uherova P, Valdez R, Ross CW, et al. Nodular lymphocyte predominant Hodgkin lymphoma. An immunophenotypic reappraisal based on a single-institution experience. *Am J Clin Pathol.* 2003;119:192-198.
59. Dogan A, Bagdi E, Munson P, Isaacson PG. CD10 and BCL6 expression in paraffin sections of normal lymphoid tissue and B-cell lymphomas. *Am J Surg Pathol.* 2000;24:846-852.
60. Tedoldi S, Paterson JC, Hansmann ML, et al. Transmembrane adaptor molecules: a new category of lymphoid-cell markers. *Blood.* 2006; 107:213-221.
61. Carbone A, Gloghini A, Gaidano G, et al. Expression status of BCL6 and syndecan-1 identifies distinct histogenetic subtypes of Hodgkin's disease. *Blood.* 1998;92:2220-2228.
62. Marafioti T, Pozzobon M, Hansmann ML, et al. Expression of intracellular signaling molecules in classical and lymphocyte predominance Hodgkin disease. *Blood.* 2004;103:188-193.
63. Mottok A, Renne C, Willenbrock K, et al. Somatic hypermutation of SOCS1 in lymphocyte-predominant Hodgkin lymphoma is accompanied by high JAK2 expression and activation of STAT6. *Blood.* 2007;110:3387-3390.
64. McCune RC, Syrbu SI, Vasef MA. Expression profiling of transcription factors Pax-5, Oct-1, Oct-2, BOB.1, and PU.1 in Hodgkin's and non-Hodgkin's lymphomas: a comparative study using high throughput tissue microarrays. *Mod Pathol.* 2006;19:1010-1018.
65. Renne C, Martin-Subero JI, Eickernjager M, et al. Aberrant expression of ID2, a suppressor of B-cell-specific gene expression, in Hodgkin's lymphoma. *Am J Pathol.* 2006;169:655-664.
66. Torlakovic E, Tierens A, Dang HD, Delabie J. The transcription factor PU.1, necessary for B-cell development is expressed in lymphocyte predominance, but not classical Hodgkin's disease. *Am J Pathol.* 2001;159:1807-1814.
67. Marafioti T, Mancini C, Ascani S, et al. Leukocyte-specific phosphoprotein-1 and PU.1: two useful markers for distinguishing T-cell-rich B-cell lymphoma from lymphocyte-predominant Hodgkin's disease. *Haematologica.* 2004;89:957-964.
68. Steimle-Grauer SA, Tinguely M, Seada L, et al. Expression patterns of transcription factors in progressively transformed germinal centers and Hodgkin lymphoma. *Virchows Arch.* 2003;442:284-293.
69. Falini B, Bigerna B, Pasqualucci L, et al. Distinctive expression pattern of the BCL6 protein in nodular lymphocyte predominance Hodgkin's disease. *Blood.* 1996;87:465-471.
70. Cattoretti G, Angelin-Duclos C, Shaknovich R, et al. PRDM1/Blimp-1 is expressed in human B-lymphocytes committed to the plasma cell lineage. *J Pathol.* 2005;206:76-86.
71. Brown P, Marafioti T, Kusec R, Banham AH. The FOXP1 transcription factor is expressed in the majority of follicular lymphomas but is rarely expressed in classical and lymphocyte predominant Hodgkin's lymphoma. *J Mol Histol.* 2005;36:249-256.
72. Atayar C, Poppema S, Blokzijl T, et al. Expression of the T-Cell transcription factors, GATA-3 and T-bet, in the neoplastic cells of Hodgkin lymphomas. *Am J Pathol.* 2005;166:127-134.
73. Schneider EM, Torlakovic E, Stuhler A, et al. The early transcription factor GATA-2 is expressed in classical Hodgkin's lymphoma. *J Pathol.* 2004;204:538-545.
74. Marafioti T, Pozzobon M, Hansmann ML, et al. The NFATc1 transcription factor is widely expressed in white cells and translocates from the cytoplasm to the nucleus in a subset of human lymphomas. *Br J Haematol.* 2005;128:333-342.
75. Rodig SJ, Savage KJ, Nguyen V, et al. TRAF1 expression and c-Rel activation are useful adjuncts in distinguishing classical Hodgkin lymphoma from a subset of morphologically or immunophenotypically similar lymphomas. *Am J Surg Pathol.* 2005;29:196-203.
76. Izban KF, Ergin M, Huang Q, et al. Characterization of NF-kappaB expression in Hodgkin's disease: inhibition of constitutively expressed NF-kappaB results in spontaneous caspase-independent apoptosis in Hodgkin and Reed-Sternberg cells. *Mod Pathol.* 2001;14:297-310.
77. Rodig SJ, Shahsafaei A, Li B, et al. BAFF-R, the major B cell-activating factor receptor, is expressed on most mature B cells and B-cell lymphoproliferative disorders. *Hum Pathol.* 2005;36:1113-1119.
78. Rassidakis GZ, Thomaides A, Atwell C, et al. JunB expression is a common feature of CD30+ lymphomas and lymphomatoid papulosis. *Mod Pathol.* 2005;18:1365-1370.
79. Schmid C, Sweeney E, Isaacson PG. Proliferating cell nuclear antigen (PCNA) expression in Hodgkin's disease. *J Pathol.* 1992;168:1-6.
80. Brown MS, Holden JA, Rahn MP, Perkins SL. Immunohistochemical staining for DNA topoisomerase IIa in Hodgkin's disease. *Am J Clin Pathol.* 1998;109:39-44.
81. Izban KF, Wrone-Smith T, Hsi ED, et al. Characterization of the interleukin-1beta-converting enzyme/ced-3-family protease, caspase-3/CPP32, in Hodgkin's disease: lack of caspase-3 expression in nodular lymphocyte predominance Hodgkin's disease. *Am J Pathol.* 1999;154:1439-1447.
82. Chhanabhai M, Krajewski S, Krajewska M, et al. Immunohistochemical analysis of interleukin-1beta-converting enzyme/Ced-3 family protease, CPP32/Yama/Caspase-3, in Hodgkin's disease. *Blood.* 1997;90:2451-2455.
83. Uherova P, Olson S, Thompson MA, et al. Expression of c-FLIP in classic and nodular lymphocyte-predominant Hodgkin lymphoma. *Appl Immunohistochem Mol Morphol.* 2004;12:105-110.
84. Lauritzen AF, Hou-Jensen K, Ralfkiaer E. P53 protein expression in Hodgkin's disease. *APMIS.* 1993;101:689-694.
85. Zamo A, Malpeli G, Scarpa A, et al. Expression of TP73L is a helpful diagnostic marker of primary mediastinal large B-cell lymphomas. *Mod Pathol.* 2005;18:1448-1453.
86. Rassidakis GZ, Medeiros LJ, McDonnell TJ, et al. BAX expression in Hodgkin and Reed-Sternberg cells of Hodgkin's disease: correlation with clinical outcome. *Clin Cancer Res.* 2002;8:488-493.
87. Durkop H, Hirsch B, Hahn C, et al. Differential expression and function of A20 and TRAF1 in Hodgkin lymphoma and anaplastic large cell lymphoma and their induction by CD30 stimulation. *J Pathol.* 2003;200:229-239.
88. Carbone A, Gloghini A, Volpe R, Boiocchi M. Anti-vimentin antibody reactivity with

Reed-Sternberg cells of Hodgkin's disease. *Virchows Arch A Pathol Anat Histopathol.* 1990;417:43-48.
89. Pinkus GS, Pinkus JL, Langhoff E, et al. Fascin, a sensitive new marker for Reed-Sternberg cells of Hodgkin's disease. Evidence for a dendritic or B cell derivation? *Am J Pathol.* 1997;150:543-562.
90. Anwar F, Wood BL. CD44H and CD44V6 expression in different subtypes of Hodgkin lymphoma. *Mod Pathol.* 2000;13:1121-1127.
91. Delsol G, Gatter KC, Stein H, et al. Human lymphoid cells express epithelial membrane antigen. Implications for diagnosis of human neoplasms. *Lancet.* 1984;2:1124-1129.
92. Nguyen PL, Ferry JA, Harris NL. Progressive transformation of germinal centers and nodular lymphocyte predominance Hodgkin's disease: a comparative immunohistochemical study. *Am J Surg Pathol.* 1999; 23:27-33.
93. Torlakovic E, Torlakovic G. B-cell markers in lymphocyte predominance Hodgkin disease. *Arch Pathol Lab Med.* 2002;126:862-863.
94. Dorreen MS, Habeshaw JA, Stansfeld AG, et al. Characteristics of Sternberg-Reed, and related cells in Hodgkin's disease: an immunohistological study. *Br J Cancer.* 1984;49:465-476.
95. Poppema S, De Jong B, Atmosoerodjo J, et al. Morphologic, immunologic, enzyme histochemical and chromosomal analysis of a cell line derived from Hodgkin's disease. Evidence for a B-cell origin of Sternberg-Reed cells. *Cancer.* 1985;55:683-690.
96. Poppema S, Visser L, De Jong B, et al. The typical Reed-Sternberg phenotype and Ig gene rearrangement of Hodgkin's disease derived cell line ZO indicating a B-cell origin. Recent results. *Cancer Res.* 1989;117:67-74.
97. Stein H, Mason DY, Gerdes J, et al. The expression of the Hodgkin's disease associated antigen Ki-1 in reactive and neoplastic lymphoid tissue: evidence that Reed-Sternberg cells and histiocytic malignancies are derived from activated lymphoid cells. *Blood.* 1985;66:848-858.
98. Chittal SM, Caveriviere P, Schwarting R, et al. Monoclonal antibodies in the diagnosis of Hodgkin's disease. The search for a rational panel. *Am J Surg Pathol.* 1988;12:9-21.
99. Atayar C, Kok K, Kluiver J, et al. BCL6 alternative breakpoint region break and homozygous deletion of 17q24 in the nodular lymphocyte predominance type of Hodgkin's lymphoma-derived cell line DEV. *Hum Pathol.* 2006;37:675-683.
100. Ranjan P, Naresh KN. CD30 expression in L&H cells of Hodgkin's disease, nodular lymphocyte predominant type. *Histopathology.* 2003;42:406-407.
101. Prakash S, Fountaine T, Raffeld M, et al. IgD positive L&H cells identify a unique subset of nodular lymphocyte predominant Hodgkin lymphoma. *Am J Surg Pathol.* 2006;30:585-592.
102. Woods A, Couchman JR. Syndecans: synergistic activators of cell adhesion. *Trends Cell Biol.* 1998;8:189-192.
103. Sanderson RD, Lalor P, Bernfield M. B lymphocytes express and lose syndecan at specific stages of differentiation. *Cell Regul.* 1989;1:27-35.
104. Renne C, Willenbrock K, Kuppers R, et al. Autocrine- and paracrine-activated receptor tyrosine kinases in classic Hodgkin lymphoma. *Blood.* 2005;105:4051-4059.
105. Yee AA, Yin P, Siderovski DP, et al. Cooperative interaction between the DNA-binding domains of PU.1 and IRF4. *J Mol Biol.* 1998;279:1075-1083.
106. Tsuboi K, Iida S, Inagaki H, et al. MUM1/IRF4 expression as a frequent event in mature lymphoid malignancies. *Leukemia.* 2000;14:449-456.
107. Gupta S, Anthony A, Pernis AB. Stage-specific modulation of IFN-regulatory factor 4 function by Kruppel-type zinc finger proteins. *J Immunol.* 2001;166:6104-6111.
108. Shaffer AL, Lin KI, Kuo TC, et al. Blimp-1 orchestrates plasma cell differentiation by extinguishing the mature B cell gene expression program. *Immunity.* 2002;17:51-62.
109. Shaffer AL, Rosenwald A, Staudt LM. Lymphoid malignancies: the dark side of B-cell differentiation. *Nat Rev Immunol.* 2002;2:920-932.
110. Banham AH, Beasley N, Campo E, et al. The FOXP1 winged helix transcription factor is a novel candidate tumor suppressor gene on chromosome 3p. *Cancer Res.* 2001;61:8820-8829.
111. Barrans SL, Fenton JA, Banham A, et al. Strong expression of FOXP1 identifies a distinct subset of diffuse large B-cell lymphoma (DLBCL) patients with poor outcome. *Blood.* 2004;104:2933-2935.
112. Szabo SJ, Kim ST, Costa GL, et al. A novel transcription factor, T-bet, directs Th1 lineage commitment. *Cell.* 2000;100:655-669.
113. Peng SL, Szabo SJ, Glimcher LH. T-bet regulates IgG class switching and pathogenic autoantibody production. *Proc Natl Acad Sci U S A.* 2002;99:5545-5550.
114. Atayar C, van den BA, Blokzijl T, et al. Hodgkin's lymphoma associated T-cells exhibit a transcription factor profile consistent with distinct lymphoid compartments. *J Clin Pathol.* 2007;60:1092-1097.
115. Zhang P, Behre G, Pan J, et al. Negative cross-talk between hematopoietic regulators: GATA proteins repress PU.1. *Proc Natl Acad Sci U S A.* 1999;96:8705-8710.
116. Peng SL, Gerth AJ, Ranger AM, Glimcher LH. NFATc1 and NFATc2 together control both T and B cell activation and differentiation. *Immunity.* 2001;14:13-20.
117. Bonizzi G, Karin M. The two NF-kappaB activation pathways and their role in innate and adaptive immunity. *Trends Immunol.* 2004;25:280-288.
118. Poppema S. Immunobiology and pathophysiology of Hodgkin lymphomas. *Hematology Am Soc Hematol Educ Program.* 2005;231-238.
119. Claudio E, Brown K, Park S, et al. BAFF-induced NEMO-independent processing of NF-kappa B2 in maturing B cells. *Nat Immunol.* 2002;3:958-965.
120. Mathas S, Hinz M, Anagnostopoulos I, et al. Aberrantly expressed c-Jun and JunB are a hallmark of Hodgkin lymphoma cells, stimulate proliferation and synergize with NF-kappa B. *EMBO J.* 2002;21:4104-4113.
121. Hell K, Lorenzen J, Hansmann ML, et al. Expression of the proliferating cell nuclear antigen in the different types of Hodgkin's disease. *Am J Clin Pathol.* 1993;99:598-603.
122. Yang A, Kaghad M, Wang Y, et al. p63, a p53 homolog at 3q27-29, encodes multiple products with transactivating, death-inducing, and dominant-negative activities. *Mol Cell.* 1998;2:305-316.
123. Moll UM, Slade N. p63 and p73: roles in development and tumor formation. *Mol Cancer Res.* 2004;2:371-386.
124. Korsmeyer SJ. BCL2 gene family and the regulation of programmed cell death. *Cancer Res.* 1999;59:1693s-1700s.
125. Sarma V, Lin Z, Clark L, et al. Activation of the B-cell surface receptor CD40 induces A20, a novel zinc finger protein that inhibits apoptosis. *J Biol Chem.* 1995;270:12343-12346.
126. Abdulaziz Z, Mason DY, Stein H, et al. An immunohistological study of the cellular constituents of Hodgkin's disease using a monoclonal antibody panel. *Histopathology.* 1984;8:1-25.
127. Poppema S, Timens W, Visser L. Nodular lymphocyte predominance type of Hodgkin's disease is a B cell lymphoma. *Adv Exp Med Biol.* 1985;186:963-969.
128. Lai R, Visser L, Poppema S. Tissue distribution of restricted leukocyte common antigens. A comprehensive study with protein- and carbohydrate-specific CD45R antibodies. *Lab Invest.* 1991;64:844-854.
129. Dorfman DM, Brown JA, Shahsafaei A, Freeman GJ. Programmed death-1 (PD-1) is a marker of germinal center-associated T cells and angioimmunoblastic T-cell lymphoma. *Am J Surg Pathol.* 2006;30:802-810.
130. Rudiger T, Ott G, Ott MM, et al. Differential diagnosis between classic Hodgkin's lymphoma, T-cell-rich B-cell lymphoma, and paragranuloma by paraffin immunohistochemistry. *Am J Surg Pathol.* 1998; 22: 1184-1191.
131. Kraus MD, Haley J. Lymphocyte predominance Hodgkin's disease: the use of bcl-6 and CD57 in diagnosis and differential diagnosis. *Am J Surg Pathol.* 2000;24:1068-1078.
132. Atayar C, Poppema S, Visser L, van den Berg A. Cytokine gene expression profile distinguishes CD4(+)/CD57(+) T cells of the nodular lymphocyte predominance type of Hodgkin's lymphoma from their tonsillar counterparts. *J Pathol.* 2005;208:423-430.
133. Hansmann ML, Fellbaum C, Hui PK, Zwingers T. Correlation of content of B cells and Leu7-positive cells with subtype and stage in lymphocyte predominance type Hodgkin's disease. *J Cancer Res Clin Oncol.* 1988;114:405-410.
134. Kamel OW, Gelb AB, Shibuya RB, Warnke RA. Leu 7 (CD57) reactivity distinguishes nodular lymphocyte predominance Hodgkin's disease from nodular sclerosing Hodgkin's disease, T-cell-rich B-cell lymphoma and follicular lymphoma. *Am J Pathol.* 1993;142:541-546.
135. Bowen MB, Butch AW, Parvin CA, et al. Germinal center T cells are distinct helper-inducer T cells. *Hum Immunol.* 1991;31:67-75.
136. Kim CH, Lim HW, Kim JR, et al. Unique gene expression program of human germinal center T helper cells. *Blood.* 2004;104:1952-1960.
137. Rahemtullah A, Reichard KK, Preffer FI, et al. A double-positive CD4+CD8+ T-cell population is commonly found in nodular lymphocyte predominant Hodgkin lymphoma. *Am J Clin Pathol.* 2006;126:805-814.
138. Koopman G, Parmentier HK, Schuurman HJ, et al. Adhesion of human B cells to follicular dendritic cells involves both the lymphocyte function-associated antigen 1/intercellular adhesion molecule 1 and very late antigen 4/vascular cell adhesion molecule 1 pathways. *J Exp Med.* 1991;173:1297-1304.
139. Haber MM, Liu J, Knowles DM, Inghirami G. Determination of the DNA content of the Reed-Sternberg cell of Hodgkin's disease by image analysis. *Blood.* 1992;80:2851-2857.
140. Stamatoullas A, Picquenot JM, Dumesnil C, et al. Conventional cytogenetics of nodular lymphocyte-predominant Hodgkin's lymphoma. *Leukemia.* 2007;21:2064-2067.
141. Franke S, Wlodarska I, Maes B, et al. Comparative genomic hybridization pattern distinguishes T-cell/histiocyte-rich B-cell lymphoma from nodular lymphocyte predominance Hodgkin's lymphoma. *Am J Pathol.* 2002;161:1861-1867.
142. Momose H, Chen YY, Ben Ezra J, Weiss LM. Nodular lymphocyte-predominant Hodgkin's disease: study of immunoglobulin light chain protein and mRNA expression. *Hum Pathol.* 1992;23:1115-1119.
143. Hell K, Pringle JH, Hansmann ML, et al. Demonstration of light chain mRNA in Hodgkin's disease. *J Pathol.* 1993;171:137-143.
144. Stoler MH, Nichols GE, Symbula M, Weiss LM. Lymphocyte predominance Hodgkin's disease. Evidence for a kappa light chain-restricted monotypic B-cell neoplasm. *Am J Pathol.* 1995;146:812-818.
145. Ruprai AK, Pringle JH, Angel CA, et al. Localization of immunoglobulin light chain mRNA expression in Hodgkin's disease by in situ hybridization. *J Pathol.* 1991;164:37-40.
146. Weiss LM. Gene analysis and Epstein-Barr viral genome studies of Hodgkin's disease. *Int Rev Exp Pathol.* 1992;33:165-184.
147. Said JW, Sassoon AF, Shintaku IP, et al. Absence of bcl-2 major breakpoint region and JH gene rearrangement in lymphocyte predominance Hodgkin's disease. Results of Southern blot analysis and polymerase chain reaction. *Am J Pathol.* 1991;138:261-264.
148. Tamaru J, Hummel M, Zemlin M, et al. Hodgkin's disease with a B-cell phenotype often shows a VDJ rearrangement and somatic mutations in the VH genes. *Blood.* 1994;84:708-715.
149. Pan LX, Diss TC, Peng HZ, et al. Nodular lymphocyte predominance Hodgkin's disease: a monoclonal or polyclonal B-cell disorder? *Blood.* 1996;87:2428-2434.
150. Manzanal A, Santon A, Oliva H, Bellas C. Evaluation of clonal immunoglobulin heavy chain rearrangements in Hodgkin's disease using the polymerase chain reaction (PCR). *Histopathology.* 1995;27:21-25.
151. Ohno T, Stribley JA, Wu G, et al. Clonality in nodular lymphocyte-predominant Hodgkin's disease. *N Engl J Med.* 1997;337:459-465.
152. Marafioti T, Hummel M, Anagnostopoulos I, et al. Origin of nodular lymphocyte-predominant Hodgkin's disease from a clonal expansion of highly mutated germinal-center B cells. *N Engl J Med.* 1997;337:453-458.
153. Braeuninger A, Kuppers R, Strickler JG, et al. Hodgkin and Reed-Sternberg cells in lymphocyte predominant Hodgkin disease represent clonal populations of germinal center-derived tumor B cells. *Proc Natl Acad Sci U S A.* 1997;94:9337-9342.
154. Wlodarska I, Nooyen P, Maes B, et al. Frequent occurrence of BCL6 rearrangements in nodular lymphocyte predominance Hodgkin lymphoma but not in classical Hodgkin lymphoma. *Blood.* 2003;101:706-710.
155. Renne C, Martin-Subero JI, Hansmann ML, Siebert R. Molecular cytogenetic analyses of immunoglobulin loci in nodular lymphocyte predominant Hodgkin's lymphoma reveal a recurrent IgH-BCL6 juxtaposition. *J Mol Diagn.* 2005;7:352-356.
156. Wlodarska I, Stul M, Wolf-Peeters C, Hagemeijer A. Heterogeneity of BCL6

rearrangements in nodular lymphocyte predominant Hodgkin's lymphoma. *Haematologica.* 2004;89:965-972.
157. Algara P, Martinez P, Sanchez L, et al. Lymphocyte predominance Hodgkin's disease (nodular paragranuloma)—a bcl-2 negative germinal centre lymphoma. *Histopathology.* 1991;19:69-75.
158. Tam W, Dahlberg JE. miR-155/BIC as an oncogenic microRNA. *Genes Chromosomes Cancer.* 2006;45:211-212.
159. van den Berg A, Kroesen BJ, Kooistra K, et al. High expression of B-cell receptor inducible gene BIC in all subtypes of Hodgkin lymphoma. *Genes Chromosomes Cancer.* 2003;37:20-28.
160. Kluiver J, Poppema S, de Jong D, et al. BIC and miR-155 are highly expressed in Hodgkin, primary mediastinal and diffuse large B cell lymphomas. *J Pathol.* 2005;207:243-249.
161. Liso A, Capello D, Marafioti T, et al. Aberrant somatic hypermutation in tumor cells of nodular-lymphocyte-predominant and classic Hodgkin lymphoma. *Blood.* 2006;108:1013-1020.
162. Roers A, Montesinos-Rongen M, Hansmann ML, et al. Amplification of TCRbeta gene rearrangements from micromanipulated single cells: T cells rosetting around Hodgkin and Reed-Sternberg cells in Hodgkin's disease are polyclonal. *Eur J Immunol.* 1998;28:2424-2431.
163. Trumper L, Jung W, Daus H, et al. Assessment of clonality of rosetting T lymphocytes in Hodgkin's disease by single-cell polymerase chain reaction: detection of clonality in a polyclonal background in a case of lymphocyte predominance Hodgkin's disease. *Ann Hematol.* 2001; 80:653-661.
164. Ferry JA, Zukerberg LR, Harris NL. Florid progressive transformation of germinal centers. A syndrome affecting young men, without early progression to nodular lymphocyte predominance Hodgkin's disease. *Am J Surg Pathol.* 1992;16:252-258.
165. Burns BF, Colby TV, Dorfman RF. Differential diagnostic features of nodular L&H Hodgkin's disease, including progressive transformation of germinal centers. *Am J Surg Pathol.* 1984;8:253-261.
166. Crossley B, Heryet A, Gatter KC. Does nodular lymphocyte predominant Hodgkin's disease arise from progressively transformed germinal centres? A case report with an unusually prolonged history. *Histopathology.* 1987;11:621-630.
167. Lim MS, Straus SE, Dale JK, et al. Pathological findings in human autoimmune lymphoproliferative syndrome. *Am J Pathol.* 1998;153: 1541-1550.
168. Brauninger A, Yang W, Wacker HH, et al. B-cell development in progressively transformed germinal centers: similarities and differences compared with classical germinal centers and lymphocyte-predominant Hodgkin disease. *Blood.* 2001;97:714-719.
169. Poppema S, Maggio E, van den BA. Development of lymphoma in autoimmune lymphoproliferative syndrome (ALPS) and its relationship to Fas gene mutations. *Leuk Lymphoma.* 2004;45:423-431.
170. Hansmann ML, Stein H, Fellbaum C, et al. Nodular paragranuloma can transform into high-grade malignant lymphoma of B type. *Hum Pathol.* 1989;20:1169-1175.
171. Greiner TC, Gascoyne RD, Anderson ME, et al. Nodular lymphocyte-predominant Hodgkin's disease associated with large-cell lymphoma: analysis of Ig gene rearrangements by V-J polymerase chain reaction. *Blood.* 1996;88:657-666.
172. Wickert RS, Weisenburger DD, Tierens A, et al. Clonal relationship between lymphocytic predominance Hodgkin's disease and concurrent or subsequent large-cell lymphoma of B lineage. *Blood.* 1995;86:2312-2320.
173. Ohno T, Huang JZ, Wu G, et al. The tumor cells in nodular lymphocyte-predominant Hodgkin disease are clonally related to the large cell lymphoma occurring in the same individual. Direct demonstration by single cell analysis. *Am J Clin Pathol.* 2001;116:506-511.
174. Grossman DM, Hanson CA, Schnitzer B. Simultaneous lymphocyte predominant Hodgkin's disease and large-cell lymphoma. *Am J Surg Pathol.* 1991;15:668-676.
175. Huang JZ, Weisenburger DD, Vose JM, et al. Diffuse large B-cell lymphoma arising in nodular lymphocyte predominant Hodgkin lymphoma: a report of 21 cases from the Nebraska Lymphoma Study Group. *Leuk Lymphoma.* 2004;45:1551-1557.
176. Rudiger T, Gascoyne RD, Jaffe ES, et al. Workshop on the relationship between nodular lymphocyte predominant Hodgkin's lymphoma and T cell/histiocyte-rich B cell lymphoma. *Ann Oncol.* 2002;13(suppl 1): 44-51.
177. Macon WR, Williams ME, Greer JP, et al. T-cell-rich B-cell lymphomas. A clinicopathologic study of 19 cases. *Am J Surg Pathol.* 1992;16:351-363.
178. Boudova L, Torlakovic E, Delabie J, et al. Nodular lymphocytepredominant Hodgkin lymphoma with nodules resembling T-cell/histiocyte-rich B-cell lymphoma: differential diagnosis between nodular lymphocyte-predominant Hodgkin lymphoma and T-cell/histiocyte-rich B-cell lymphoma. *Blood.* 2003;102:3753-3758.
179. Delabie J, Vandenberghe E, Kennes C, et al. Histiocyte-rich B-cell lymphoma. A distinct clinicopathologic entity possibly related to lymphocyte predominant Hodgkin's disease, paragranuloma subtype. *Am J Surg Pathol.* 1992;16:37-48.
180. Brauninger A, Kuppers R, Spieker T, et al. Molecular analysis of single B cells from T-cell-rich B-cell lymphoma shows the derivation of the tumor cells from mutating germinal center B cells and exemplifies means by which immunoglobulin genes are modified in germinal center B cells. *Blood.* 1999;93:2679-2687.
181. Osborne BM, Butler JJ, Pugh WC. The value of immunophenotyping on paraffin sections in the identification of T-cell rich B-cell large-cell lymphomas: lineage confirmed by JH rearrangement. *Am J Surg Pathol.* 1990;14:933-938.
182. Wang T, Lasota J, Hanau CA, Miettinen M. BCL2 oncoprotein is widespread in lymphoid tissue and lymphomas but its differential expression in benign versus malignant follicles and monocytoid B-cell proliferations is of diagnostic value. *APMIS.* 1995;103:655-662.
183. Loddenkemper C, Anagnostopoulos I, Hummel M, et al. Differential Emu enhancer activity and expression of BOB.1/OBF.1, Oct2, PU.1, and immunoglobulin in reactive B-cell populations, B-cell nonHodgkin lymphomas, and Hodgkin lymphomas. *J Pathol.* 2004;202: 60-69.
184. Franke S, Wlodarska I, Maes B, et al. Lymphocyte predominance Hodgkin disease is characterized by recurrent genomic imbalances. *Blood.* 2001;97:1845-1853.
185. Jaffe E, Harris NL, Stein H, Vardiman JW. *Tumours of haematopoietic and lymphoid tissues.* World Health Organization Classification of Tumours Pathology and Genetics. Lyon, France: IARC Press; 2001.
186. de Jong D, Bosq J, Maclennan KA, et al. Lymphocyte-rich classical Hodgkin lymphoma (LRCHL): clinico-pathological characteristics and outcome of a rare entity. *Ann Oncol.* 2006;17:141-145.
187. Shimabukuro-Vornhagen A, Haverkamp H, Engert A, et al. Lymphocyte-rich classical Hodgkin's lymphoma: clinical presentation and treatment outcome in 100 patients treated within German Hodgkin's Study Group trials. *J Clin Oncol.* 2005;23:5739-5745.
188. Engert A. Treatment of lymphocyte-predominant Hodgkin lymphoma. *Ann Oncol.* 2008;19(suppl 4):iv45-iv46.
189. Schulz H, Rehwald U, Morschhauser F, et al. Rituximab in relapsed lymphocyte-predominant Hodgkin lymphoma: long-term results of a phase 2 trial by the German Hodgkin Lymphoma Study Group (GHSG). *Blood.* 2008;111:109-111.
190. Pijuan L, Vicioso L, Bellosillo B, et al. CD20-negative T-cell-rich B-cell lymphoma as a progression of a nodular lymphocyte-predominant Hodgkin's lymphoma treated with rituximab: a molecular analysis using laser capture microdissection. *Am J Surg Pathol.* 2005;29:1399-1403.
191. Bodis S, Kraus MD, Pinkus G, et al. Clinical presentation and outcome in lymphocyte-predominant Hodgkin's disease. *J Clin Oncol.* 1997;15: 3060-3066.
192. Borg-Grech A, Radford JA, Crowther D, et al. A comparative study of the nodular and diffuse variants of lymphocyte-predominant Hodgkin's disease. *J Clin Oncol.* 1989;7:1303-1309.
193. Tefferi A, Zellers RA, Banks PM, et al. Clinical correlates of distinct immunophenotypic and histologic subcategories of lymphocyte-predominance Hodgkin's disease. *J Clin Oncol.* 1990;8:1959-1965.
194. Crennan E, D'Costa I, Liew KH, et al. Lymphocyte predominant Hodgkin's disease: a clinicopathologic comparative study of histologic and immunophenotypic subtypes. *Int J Radiat Oncol Biol Phys.* 1995;31:333-337.

第27章

经典型霍奇金淋巴瘤

Falko Fend

章节目录

27.1 定义

经典型霍奇金淋巴瘤（CHL）是一种来源于生发中心B细胞的克隆性恶性淋巴组织增殖疾病[1,2]。与大部分其他类型淋巴瘤相比，恶性肿瘤细胞通常只占全部受累组织细胞成分的一小部分，约0.1%~2%。CHL的组织病理学诊断依据是在一定的炎症背景中识别诊断性Reed–Sternberg（RS）细胞。虽然许多CHL病例基本可以仅根据形态学就可诊断，但当前的诊断标准包括了肿瘤细胞特征性免疫表型。大多数病例RS细胞及其变异型都表达CD30和CD15，不表达白细胞共同抗原CD45，并且谱系特异性淋巴标记物表现为不一致和异质性表达[3,4]。

27.2 分类

与非霍奇金淋巴瘤（NHL）相比，霍奇金淋巴瘤（HL）的分类没有明显变化（简表27.1）。尽管HL肿瘤细胞的抗原表型和起源研究取得了明显的进展，但大多数病例的分类仍然参照30年前的Rye分类[5–7]。这强调了形态学对于正确诊断此类肿瘤的重要性。

简表27.1 霍奇金淋巴瘤（HL）分类

- 结节性淋巴细胞为主型霍奇金淋巴瘤（NLPHL）
- 经典型霍奇金淋巴瘤（CHL）
  - 结节硬化型经典型霍奇金淋巴瘤（NSCHL）
  - 淋巴细胞丰富型经典型霍奇金淋巴瘤（LRCHL）
  - 混合细胞型经典型霍奇金淋巴瘤（MCCHL）
  - 淋巴细胞消减型经典型霍奇金淋巴瘤（LDCHL）

从霍奇金病（HD）到HL，这个术语的变化首次在修订的欧美淋巴瘤（REAL）分类中提出[8]，可更好地理解这种淋巴组织增生的本质和组织发生。HL到底是传染病、免疫性疾病还是肿瘤，这一问题争论数十年之后，放疗和联合化疗成功地用于治疗HL，在实践中证明了其肿瘤本质。最近，单个分离的RS细胞的分子生物学研究进一步证实了HL的克隆性和B细胞起源，结合建立的真正HL细胞系，在其发病机理方面提出了重要的见解[1,2,9−12]。在诊断方面，最近20年已经阐明了NHL与HL的区别，并且明确了结节性淋巴细胞为主型霍奇金淋巴瘤（NLPHL）的定义。现认为NLPHL不同于CHL，被定义为一种独立的肿瘤类型，具体见第26章[13]。这个区别的进一步结果就是，2001年WHO分类将淋巴细胞丰富型（LR）CHL作为CHL的一个新亚型，除此之外CHL还包括结节硬化型（NS）、混合细胞型（MC）和淋巴细胞消减型（LD）[4]。明确CHL的B细胞本质和更广泛的免疫表型，有助于识别具有弥漫大B细胞淋巴瘤（DLBCL）和CHL中间特征的病例；因此WHO 2008增加了一个新的淋巴瘤类型：特征介于DLBCL和CHL之间的未分类的B细胞淋巴瘤（未分类DLBCLCHL）[14]。

27.3 流行病学

27.3.1 发病率

HL约占所有恶性淋巴瘤的15%~30%。按目前的诊断标准，大约90%~95%的HL属于CHL，其余病例为NLPHL。美国HL的每年发病率大约3~4/10万。最近10年，老年人发病率有所下降，可能主要因以前将部分NHL误诊为HL。相比之下，年轻人NSCHL发病率有轻度增加。在发达的工业化国家CHL发病率比发展中国家要高[15,16]。

27.3.2 年龄和性别分布

在工业化国家，CHL发病年龄呈双峰分布：第一个发病高峰发生在青壮年（15~35岁），第二个发病高峰发生在55岁以上的老年人[17]。CHL在儿童较少见，但是在小于3岁的儿童中例外。总体的男女发病比例大约是1.5：1。尽管在儿童和老年人患者中以男性为主，但在青壮年发病高峰中，男女比例基本均衡，甚至女性稍多[16,17]。组织学亚型的分布随年龄而有所不同。NSCHL主要发生在年轻人，尤其是年轻女性，而MCCHL主要发生在儿童和老年人。发展中国家具有不同的流行病学模式：第一个发病高峰发生在儿童，以MCCHL为主，而年轻人没有发病高峰[16]。

发生于年轻人的NSCHL与较高的社会经济状况和较少的家庭成员相关，可能与延迟暴露于儿童常见病毒环境有关[18]。但也有矛盾的地方，青年患者EBV$^+$率最低，EBV是目前已知的唯一与CHL相关的感染性因素。儿童和老年CHL患者经常有EBV感染，并与HIV感染有关[19−21]。

经常有家族性HL病例的报道，HL患者的兄弟姐妹患此病的风险适当增高[16,17]。一项研究报道同卵双生双胞胎患CHL的风险明显增高[22]。在某些HLA类型中，CHL的相对风险持续增高，但是增高幅度较弱[16]。HLA−A*02（参与对抗EBV潜伏蛋白的细胞毒性反应）携带者，在EBV$^+$CHL患者中并不多[23]。

27.3.3 与免疫缺陷疾病的关系

具有某些类型免疫缺陷的患者发生CHL的风险有所增加。HIV感染者发生CHL的风险增加6~20倍。AIDS情况下，CHL主要表现为预后较差的组织学类型（MC和LD）和较高的临床分期，并且总是与EBV相关[24−27]。在高活性抗逆转录病毒治疗情况下，似乎CHL的发病率有所增加[28]。

尽管实体器官异体移植中的受者患CHL的风险似乎没有明显增高，但已有报道异体骨髓移植的受者患CHL的风险增加6.2倍[29]。在以上两种情况下，CHL发生在移植后晚期，且总是EBV$^+$，并且主要是混合细胞亚型。异体移植受者CHL的临床表现和预后类似于非免疫功能低下患者（见后）[29,30]。

27.4 病因学：EBV

CHL的病因仍是一个有争议的问题，但因其独特的流行病学特征和临床表现，长期以来一直怀疑病因与感染有关。在相当大比例的CHL肿瘤细胞中检测到EBV，证实了感染因素的参与。但是也有一些EBV⁻病例，这也证实了EBV不是疾病发生的必需因素，在阳性病例中也可能仅是一种辅助因子。

在发现EBV是传染性单核细胞增生症（IM）和地方性BL的病因之后，几篇论文都提出EBV可能与CHL有关。IM累及的组织常常含有形态学上不易与RS细胞区别的细胞[31]。有IM病史的患者发生CHL的风险增加3倍，已经证实伴CHL的IM患者EBV抗体滴度增加或针对EBV感染的抗体反应模式发生改变[17,21,32]。EBV参与CHL的直接证据由Poppema等首次报道[33]，他们在慢性EBV感染患者淋巴结内用免疫组织化学方法检测到了EBV核抗原（EBNA），该患者淋巴结表现为“CHL样”形态。随后，Southern印迹分析法证实了CHL累及组织中存在单克隆性EBV[34]。DNA原位杂交证实了相当一部分病例的肿瘤细胞中确实存在EBV核酸[35]。目前，免疫组织化学方法检测EBV的LMP-1和非放射性原位杂交方法检测EBER是常规固定石蜡包埋组织中检测EBV的可行方法[36]。尽管LMP-1的免疫组织化学方法几乎也能得到相同的结果，但是EBER原位杂交仍然是最敏感的检测EBV的方法，能检测到小的非编码RNA分子在病毒潜伏期大量表达。不推荐采用聚合酶链反应（PCR）检测CHL中的EBV，因为无法判断哪些细胞有感染。健康病毒携带者中，106个B细胞中大约有1~50个潜伏感染EBV。因此，一部分PCR阳性CHL病例，原位杂交显示EBV仅为潜伏感染，其他的小淋巴细胞非恶性克隆，并不表达LMP-1[37,38]。EBV⁺CHL的病毒基因表达为2型潜伏模式。除了EBER和LMP-1，肿瘤细胞还表达EBNA1、LMP-2A、LMP-2B，但不表达EBNA2[21,39-43]。CHL中EBV的潜伏状态严格受到控制，即使是在免疫抑制患者，通常也没有溶解性感染的证据[44]。EBV在HL肿瘤细胞中呈克隆性，可由EBV基因组末端重复区的Southern印迹分析证实[45]。这表明感染发生在克隆扩增之前，并提示EBV在转化过程中具有直接作用。EBV基因组以附加体（非整合性）的形式出现，并且每个感染的细胞含有多个拷贝[45]。在EBV相关的HL中，多个受累解剖部位的肿瘤细胞都有病毒感染，复发肿瘤的细胞也有EBV感染[46,47]。

27.4.1 感染的结果

HL中的肿瘤细胞LMP-1强表达，LMP-1是唯一已证实的具有致瘤特性EBV病毒蛋白[48]。LMP-1诱导感染细胞发生一系列表型改变，包括上调活化抗原和抗凋亡基因，以及诱导各种细胞因子；也可诱导生发中心内B细胞RS样表型[49,50]。LMP-1的功能是激活肿瘤坏死因子（TNF）受体，并诱导多种信号通路，如参与激活核转录因子-κB[49]。但是，多项研究都没有明确HL组织中LMP-1的表达与体外已知LMP-1上调基因表达的关系，提示体内存在一个更为复杂的基因表达调控系统[20,21,51]。

27.4.2 病毒株及其亚型

广泛存在两种EBV病毒株，A型和B型（或1型和2型）。A型EBV可更高效地转化淋巴细胞，可见于大多数非免疫抑制患者的CHL病例。B型更常见于HIV相关的CHL，但也发现拉丁美洲有更高的发病率，说明病毒株流行的地理性差异可影响EBV相关淋巴瘤的分布[21,52-54]。除了这两种病毒株，一些EBV基因组的变异型也有报道[20,21,53,55]。其中，LMP-1基因羧基端部分缺失已受到极大的关注。尽管最初研究结果显示这种变异型在具有侵袭性形态特征的病例中发生率增加[55]，但是进一步研究显示这种缺失变异型不与任何特殊的组织学特征或预后特征相关；它常发生于EBV相关的CHL，这反映了其在同一地区健康携带者中的流行程度[20,21,53,54,56]。需要注意的是，B型EBV相关的CHL病例很多都含有LMP-1缺失，提示这种缺失对于较低毒性病毒株转化能力来说，可能很必要[21,53,54]。

27.4.2.1 EBV相关性CHL的流行病学

非免疫抑制患者中EBV与CHL相关的几率受组织学亚型、发病年龄、地区性和种族起源的影响，社会经济因素可能也是影响因素[19-21,57-60]。MCCHL大约75%病例EBV⁺，而NSCHL EBV阳性率仅10%~25%。LDCHL和LRCHL所报道的EBV阳性率各不相同，可能缘于诊断标准的差异[37,39-41,60,61]。然而，当采用严格的标准时，LDCHL通常EBV⁺。儿童和老年人更可能出现EBV阳性经典型霍奇金淋巴瘤（EBV⁺CHL），多为男性[21,58]。通常发展中国家EBV相关疾病的发病率较高，儿童病例几乎达到100%[53,56,59,62,63]。有趣的是，尽管有了这些血清学和流行病学资料，但是仍然不能明确病毒滴度、IM病史和CHL患者中肿瘤细胞EBV⁺之间的关系[64]。这些明显的差异突出显示了病毒与CHL宿主之间的相互关系的复杂性，至今学者们对这种复杂性仍知之甚少，EBV在疾病发病机制中的真正作用需要进一步讨论。

27.4.2.2 EBV阴性经典型霍奇金淋巴瘤（EBV⁻CHL）

根据EBV⁺BL细胞系的研究结果，有人提出一旦恶性克隆增殖不再需要病毒参与，病毒可能会在CHL恶性进展中丢失。一项研究显示在EBV-CHL中没有检测到病毒基因组片段，不支持“打了就跑”这一理论[65]；但是一项最近的检查发现一小部分EBER⁻儿童患者中检测到缺陷的、重组的EBV[66]。对其他候选病毒的研究，如人类疱疹病毒6或8，都未获得它们参与CHL发病机制的证据[20,21]。

27.5 临床特征

临床上，大约90%的CHL病例首先出现在淋巴结，通常表现为缓慢生长的无痛性包块。颈部（75%）、腋窝和腹股沟淋巴结是最常受累的部位。无症状患者通常因常规胸片上出现纵隔包块而诊断。特殊器官受累可出现相应的症状，如上腔静脉综合征、骨痛或神经系统症状。常发生腹膜后淋巴结肿大和脾受累，而很少累及中轴外的淋巴结（肠系膜、胃周、肱骨内上髁、耳前、腘窝淋巴结）[5,7,67]。CHL累及骨髓相对罕见，近来大量病例报道，非免疫抑制患者发生率约5%。累及膈肌两侧和出现B症状提示骨髓受累的风险较高[68]。

疾病的部位与组织学亚型有关。NSCHL通常发生在膈肌上方，最常累及下颈部、锁骨上和纵隔淋巴结及其邻近结构。大约50%患者通常表现为肿大的纵隔阴影，出现纵隔巨大肿块（大于胸廓内径的1/3）。脾和骨髓受累的病例分别为10%和3%[3,67,69]。MCCHL通常发现时即Ⅲ期或Ⅳ期，并伴有B症状。它常发生在膈肌下方或膈肌两侧都受累，脾受累占30%，骨髓受累占10%。巨大纵隔病变少见。LRCHL最近才划分为一种独立的亚型，因此临床资料相对较少。在临床症状和疾病分布方面类似于NLPHL。70%的LRCHL患者表现为Ⅰ期或Ⅱ期，巨大的病变和B症状罕见[61,70]。LDCHL较少见，并且诊断标准也发生了变化，其临床特征没有得到很好的描述。有报道，此病主要发生于老年人，并且分期较高，主要累及腹部器官和骨髓[71]。伴有HIV感染的CHL患者常表现为晚期疾病，并常累及不常见的部位[27]。骨髓浸润常见，偶尔表现为该病的首发表现[72]。

大约30%~40%的CHL患者伴有B症状。尽管B症状更常见于疾病的晚期，但也可发生在早期阶段，可能要归因于肿瘤细胞产生的炎性细胞因子。周期性热型罕见。其他症状包括全身皮肤瘙痒，有时受累淋巴结饮酒后出现疼痛。

27.5.1 实验室检查

实验室检查结果大多呈非特异性，包括白细胞增高、红细胞沉降率升高和乳酸脱氢酶增高。大约20%患者可出现嗜酸性粒细胞增多，疾病晚期可出现淋巴细胞减少。然而，大多数CHL患者各期均可出现明显的细胞介导的免疫缺陷[73]。早期阶段可检测到外周血CD4⁺细胞减少。HL患者T细胞表现为对T细胞有丝分裂原反应减弱和刺激作用生成的细胞因子减少。临床上，这种无反应性表现为感染易感性增加及缺乏结核菌素皮肤试验的反应活性。这些免疫异常是预先存在并且参与了疾病的发展，还是由于肿瘤细胞分泌免疫抑制性细胞因子而导致的一种继发现象，目前仍不清楚[51,74,75]。

27.5.2 结外表现

尽管CHL几乎总是表现为淋巴结部位的淋巴瘤，但是实际上身体的任何部位和器官在疾病过程中都可受累，少数情况下，可以表现为原发病变。尽管疾病晚期常可累及脾、骨髓、肝，但这些器官的单独受累仍然少见[5,67,76]。在纵隔病变中胸腺受累常见[77]。少数情况下，如果淋巴结病变不明显，影像学上CHL可类似胸腺的其他肿瘤，导致外科切除胸腺包块[78]。

受累的胸腺常发生囊性变。CHL很少发生在黏膜相关淋巴组织，包括扁桃体和咽淋巴环（Waldeyer环）[79,80]。除了肝，肺可能是最常受累的非淋巴器官，通常是纵隔疾病侵袭所致。原发于肺的CHL罕见[81]。同样原发于胃肠道的CHL也罕见。此外，早期报道的很多病例都可能是NHL，如多形性大B细胞NHL或肠病型T细胞淋巴瘤。有趣的是，胃肠道原发性CHL可有炎症性肠病或免疫抑制病史[82,83]。已有报道显示许多结外部位发生原发性CHL，主要是以个案的形式报道。尤其存在争议的器官就是皮肤，这是由于CHL和皮肤CD30阳性淋巴组织增殖性疾病在形态学和免疫表型方面存在重叠，包括皮肤和淋巴瘤样丘疹病。只有少数具有充分证据的原发于皮肤的CHL病例报道[84,85]。CHL累及中枢神经系统非常少见，但是也可以原发于中枢神经系统[86]。

27.5.3 分期

CHL分期采用Cotswolds会议上修订的Ann Arbor分期标准[87,88]。这个分期包含了重要的预后信息，并为化疗提供了基础。CHL的正确分期依赖于HL以一种高度可预测的方式经淋巴道播散，以逐步累及的方式累及邻近的淋巴结和其他器官[89,90]。

除了详细的临床病史、体格检查和实验室检查之外，HL的分期还需要详细的影像学资料，包括胸片、胸部和腹部CT。随着影像学技术的发展、脾切除的风险、化疗应用于许多早期患者，已经不再采用剖腹探查术取淋巴结进行分期。同样，淋巴管造影术也很大程度上被CT取代。新的影像学技术，如正电子发射断层摄影术，在诊断中起补充作用，随访期间在诊断方面具有更大的敏感性和更高的特异性。尽管无症状的早期患者很少累及骨髓，但是大多数患者仍然要进行环钻骨髓活检，这是因为这组患者中仍然有非常低的比例累及骨髓[88,91]。

27.6 形态学

27.6.1 RS细胞及其变异型

RS细胞是CHL的诊断细胞。经典的RS细胞体积大（可达100μm）、多核、或一个大的分叶核，这使得切片上呈多核表现。细胞核膜清楚，核染色质淡，可见单个嗜酸性病毒包涵体样的大核仁（图27.1A、27.1C和27.1D）。胞质丰富，嗜双色性。单核变异型称为霍奇金细胞（图27.1F）。它们的一些特点不同于免疫母细胞，如细胞体积较大；大而嗜酸的核仁，常有核周空晕；胞质嗜酸性强。很多病例中，经典的诊断性RS细胞仅占肿瘤成分的一小部分，而单核细胞和其他变异型细胞占主要部分。常见退变的RS细胞和霍奇金细胞：胞质浓缩深染，核染色质浓集，即所谓的干尸细胞（图27.1E）。RS样细胞及其变异型也可见于一系列其他疾病，因此不能据此诊断为CHL[3,31,92]。

陷窝型RS细胞是NSCHL的典型细胞。它表现为丰富的透亮至微嗜酸性胞质和圆形细胞边界清楚。胞核常呈分叶状，染色质粗。核仁较经典RS细胞小。由于收缩的人工假象，特别是在福尔马林固定的组织中，胞质常浓集到核周区域，呈蜘蛛网样向细胞膜延伸形成陷窝状空隙，这是这类细胞的特征（图27.1B）。淋巴细胞为主型RS细胞（LP细胞，以前称为L&H细胞，或称爆米花细胞）是NLPHL的特征性细胞，尽管在LRCHL也可见相似的形态学表现[61]。

27.6.2 组织学亚型

根据肿瘤细胞的形态、组织结构和反应性浸润成分的特征，目前CHL可分为4个亚型（表27.1）[4]。两种最常见的亚型——NS和MC，定义明确，通常易于辨认；其他两种亚型——LR和罕见的LD，常需免疫组织化学来确定。

27.6.2.1 结节硬化型经典型霍奇金淋巴瘤（NSCHL）

这是最常见的CHL亚型，在西方国家大多数研究资料中占50%~80%[16,93]。对有明显纤维化的典型病例大体

表27.1 主要诊断特征：组织学

亚型	组织结构	肿瘤细胞	背景细胞
NS	结节状，同心圆状胶原纤维，坏死及微脓肿常见	胞质透亮的陷窝细胞，分叶核，典型的RS细胞少见	嗜酸性粒细胞及中性粒细胞常见，CD4$^+$T细胞，巨噬细胞，纤维母细胞
MC	弥漫性，残留滤泡少见；上皮样肉芽肿常见	经典型双核或多核RS细胞及霍奇金细胞，陷窝细胞	淋巴细胞，嗜酸性粒细胞，浆细胞，组织细胞
LD	弥漫性网状纤维组织增生或肿瘤细胞弥漫成片	数量不等的RS细胞；奇异、间变的肿瘤细胞常成片	背景浸润细胞减少，纤维母细胞
LR	大多数呈结节状，生发中心萎缩；一些病例呈弥漫性滤泡间排列	少数经典型RS细胞及其变异型细胞，可见LP（L&H）细胞	大多数为小淋巴细胞（在结节型模式中见B细胞），上皮样组织细胞

注：LD，淋巴细胞消减型；LP，淋巴细胞为主；LR，淋巴细胞丰富型；MC，混合细胞型；NS，结节硬化型。

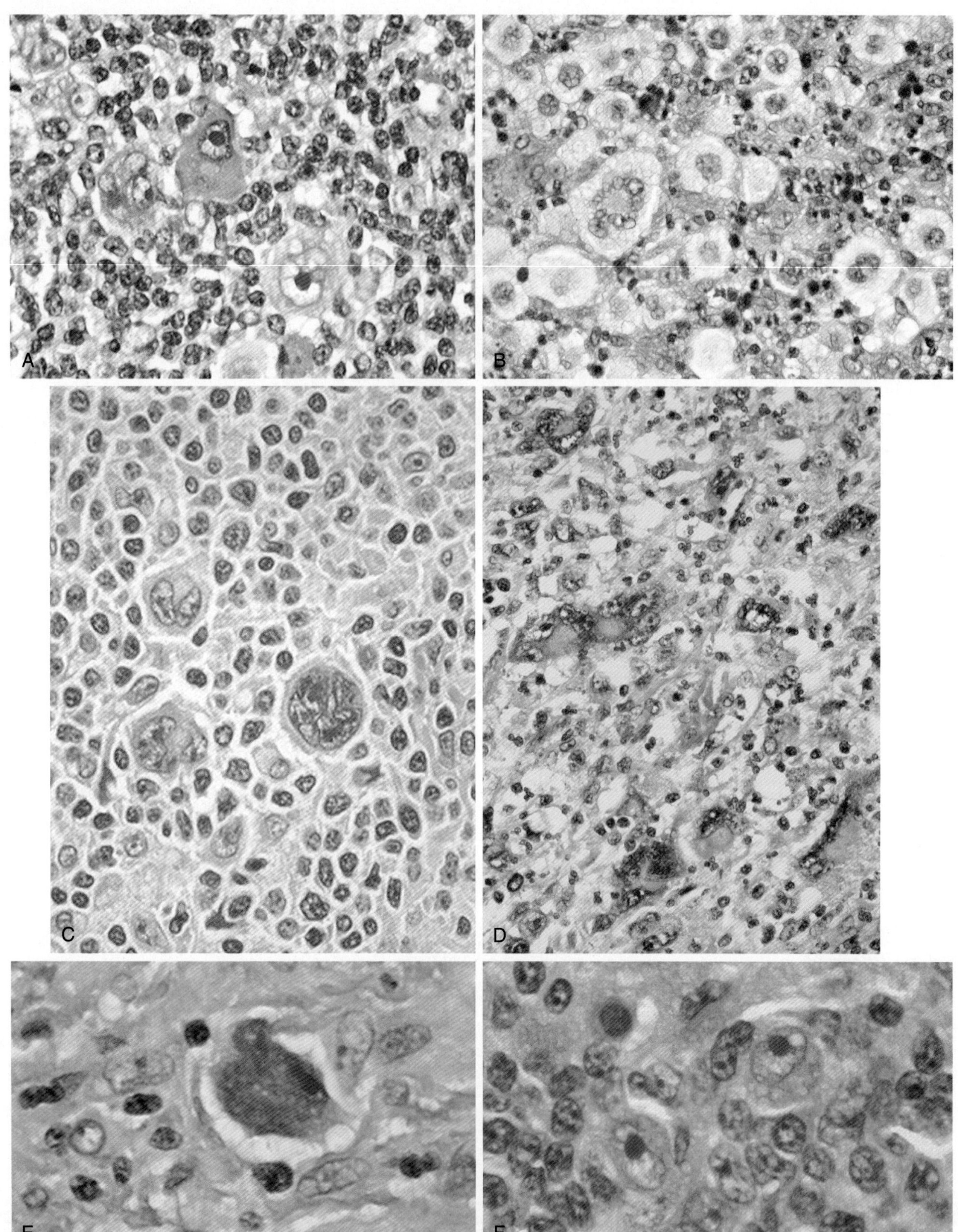

图27.1　RS细胞和霍奇金细胞的细胞学特征。A. MCCHL中的经典RS细胞及其变异型：嗜双色性胞质、核大、核质透亮、核仁巨大，呈病毒包涵体样。B. 一例NSCHL中可见典型的陷窝细胞。注意：纤细而有皱褶的核膜、不明显的核仁，丰富而透亮并具有线样突起的胞质。C. MCCHL中典型的RS细胞，包括双核变异型。D. 2级NSCHL中有时可见大量奇异形多核肿瘤细胞。E. 所谓的干尸RS细胞，胞质浓集，强嗜碱性。F. MCCHL中两个经典的单核霍奇金细胞

上即可考虑NSCHL的诊断。淋巴结质硬，切面由结缔组织束分割呈明显的白色或微黄色结节状。低倍镜下根据胶原束同心圆样围绕形成的细胞结节可考虑此诊断，此胶原束在偏光显微镜下成双折光性（图27.2A）。因许多陷窝细胞的存在，结节常呈不规则的斑驳状表现，并可含有小片坏死和脓肿形成（图27.2B）。

出现纤维化可视为NSCHL的特征，但其数量变化很大。淋巴结被膜和血管外膜结构的不连续增厚可能是胶原合成增加唯一的明确标志。另一极端表现，结节硬化可表现为结节几乎完全呈闭塞性纤维化，仅见少量的肿瘤细胞和反应性炎细胞[5,7,67]。这些病例可能诊断十分困难，尤其是小活检标本，如纵隔包块粗针活检标本，因其含有很多纤维，通常表现为挤压的人工假象。

高倍镜下，易于识别陷窝细胞（图27.2B），这些细胞可散布于整个细胞结节，或呈簇状或呈实性片状；后者尤其多见于2级NSCHL（见后）。经典的RS细胞在NSCHL中少见，可能难于辨认。

每个病例和每个结节的反应性背景细胞成分各不相同。一些病例表现为小淋巴细胞为主，更多情况下是淋巴细胞、中性粒细胞、嗜酸性粒细胞以及浆细胞和巨噬细胞混合存在。纤维母细胞在纤维化型病变中尤其常见。常见嗜酸性粒细胞或中性粒细胞脓肿。坏死灶的边缘常可见成片的肿瘤细胞和组织细胞，有时会产生坏死性肉芽肿病变。

由于其形态学变化很大，有学者根据组织学特征提出NSCHL的亚分类。最著名和最广泛应用的方法是英国国家淋巴瘤调查组（BNLI）提出的二级分类法[94-96]。根据这一标准，NSCHL2级为：①大于25%结节表现为

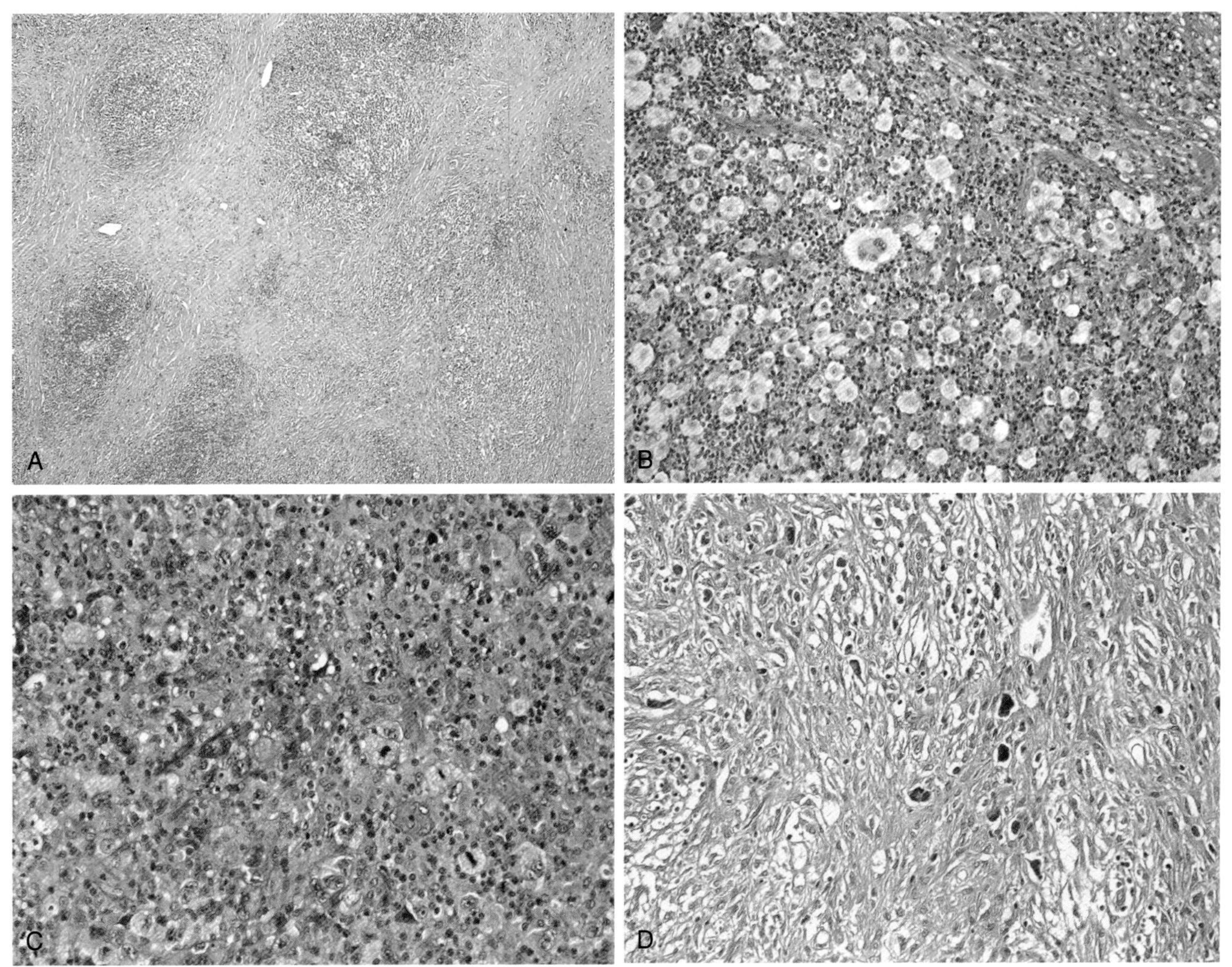

图27.2 CHL的形态。A. NSCHL。细胞结节被同心圆状成熟的胶原束分隔。B. 细胞结节高倍镜下可见许多胞质透亮的陷窝细胞，混有淋巴细胞、中性粒细胞和嗜酸性粒细胞。注意结节边缘的胶原束。C. 2级NSCHL。肿瘤细胞融合呈片状，局部伴有间变特征，混杂有少量炎细胞。其形态与所谓的合体型CHL相符。D. LDCHL，弥漫性纤维化亚型。组织细胞和纤维母细胞稀少的背景中可见肿瘤性RS细胞和霍奇金细胞。此例缺乏结节和有序的胶原束

多形性或网状淋巴细胞减少；②大于80%结节表现为纤维组织细胞型淋巴细胞消减；或者③大于25%结节表现为大量奇异型间变形态的RS细胞，无淋巴细胞消减（图27.1D，图27.2C）。如果按照这一标准，那么大约15%~25%病例可归为2级。以前很多NSCHL2级病例被归为LDCHL。目前，具有NSCHL特征的病例更倾向划分到此亚型，如结节周边纤维化。从临床角度讲，分级不是必需进行的，但是分级应用于许多临床研究。然而，随着治疗的改善，分级的重要性可能会降低，这将消除预后的差异[97]。

一些具有典型陷窝细胞的CHL病例，纤维化很少或缺失，有显著的淋巴细胞为主的结节状结构。这些病例被称为NSCHL的细胞期[5-7]。如今，其中一些病例归为LRCHL中[61,98]。英国国家淋巴瘤研究组（BNLI）的研究发现NSCHL纤维母细胞亚型具有诊断和预后意义[96]。其特征表现为纤维母细胞弥漫性增生，而无常规NSCHL中大量胶原沉积的特征。这些病例可误诊为间叶组织肿瘤，如恶性纤维组织细胞瘤。

合胞体变异型NSCHL，也属于2级范畴，表现为肿瘤细胞成片、常伴坏死、肿瘤细胞多形性增加（图27.2C）[99]。提出此亚型的主要意义在于该型有误诊的可能。

27.6.2.2 混合细胞型经典型霍奇金淋巴瘤（MCCHL）

这是CHL第二常见亚型，在西方国家占20%~30%。淋巴结结构通常弥漫性破坏，虽然早期受累可表现为滤泡间的生长方式或残留部分结构，有时可见萎缩的生发中心。经典的RS细胞及其变异型常见且易于识别，通常均匀分散在整个淋巴结（图27.3A）。陷窝细胞簇状出现应考虑结节硬化型细胞期的可能性。背景细胞包括小淋巴细胞、嗜酸性粒细胞、浆细胞和组织细胞。淋巴细胞有时会出现核多形性但异型性不明显，应立即考虑到与NHL鉴别诊断，尤其是PTCL（见后）。有些病例，有时被称为组织细胞丰富的MCCHL，可出现大量的上皮样组织细胞簇（图27.3B）。这些病例需要与组织细胞丰富的NHL各种亚型区分开[100]。少数CHL病例表现为组织细胞过度增生，从而掩盖了淋巴细胞和肿瘤细胞。这些病例类似于组织细胞贮积病或炎性病变，需要用免疫染色识别肿瘤细胞，这些病例最好归为CHL-U。淋巴结或受累淋巴结周围其他组织内出现非干酪样结节病样肉芽肿，不应与组织细胞丰富的MCCHL混淆[101]。尽管适当的染色可显示网状纤维弥漫性增生，但胶原纤维化的出现可排除MCCHL的诊断。同样，坏死也不是此亚型的特征。

虽然在Rye分类中所有不能归为任何其他类型的病例都分类到MCCHL，但现在认为该病可能是一种真正的疾病类型，因特殊组织学特征不能进行分类的病例应该归为CHL-U[4,8]。

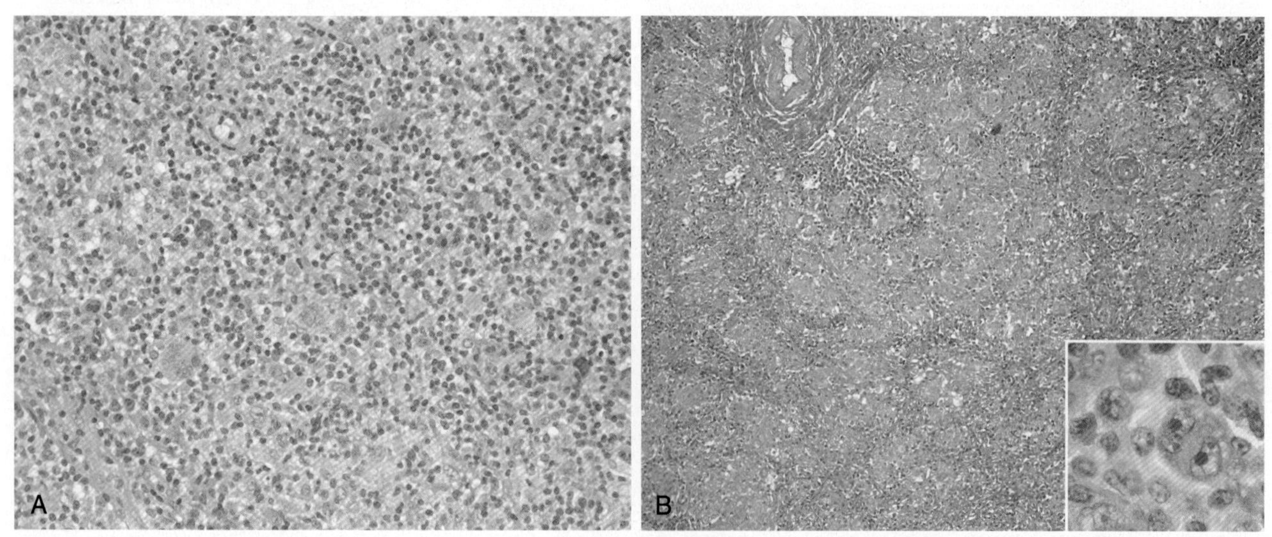

图27.3 **混合细胞型经典型霍奇金淋巴瘤（MCCHL）**。A. 淋巴结包含混合性细胞成分，包括淋巴细胞、浆细胞、嗜酸性粒细胞、组织细胞和易辨认的RS细胞及其变异型。B. 组织细胞丰富的MCCHL，上皮样细胞肉芽肿融合成片，散在少量RS细胞（插图所示）。如果没有找到较为典型的MCCHL区域，还需要考虑伴有上皮样细胞肉芽肿的NHL（即所谓的Lennert淋巴瘤），甚至是反应性疾病

27.6.2.3 淋巴细胞丰富型经典型霍奇金淋巴瘤（LRCHL）

这是一种新近定义的CHL亚型，其特征表现为小淋巴细胞为主的背景中可见少量经典型RS细胞[4,8]。欧洲淋巴瘤研究小组描述有两种生长方式：结节状生长方式（常见）和弥漫性生长方式（少见）[61]。

结节状变异型淋巴细胞丰富型经典型霍奇金淋巴瘤（结节状LRCHL）表现为淋巴结结构部分保留，结节易于辨认，偶尔可见灶性发育良好的结节。结节由B细胞构成，常含有退化的偏心性生发中心，有时类似Castleman病的表现（图27.4A，图27.4B）[102]。生发中心进行性转化并不是LRCHL的特征。上皮样细胞团，有时呈同心形排列，非常类似NLPHL的表现。其他炎细胞（如嗜酸性粒细胞）非常少见。肿瘤细胞散在出现于扩大的套区，很少呈巢状或簇状。肿瘤细胞出现于B细胞滤泡套区的特殊位置使此型又被称为滤泡型霍奇金病[103,104]。经典型RS细胞可出现在大多数病例，但也可很少见（图27.4E）。具有LP细胞典型特征的细胞：核有皱褶或分叶、核仁不明显，这些细胞曾被认为是NLPHL的特征，但是它们也可出现于LRCHL（图27.4C，27.4D）[61]。因此，肿瘤细胞表达CD30和CD15的免疫表型是与NLPHL的鉴别关键（图27.4F）[61,98]。免疫组织化学重要性的一个体现就是：大约30%以前诊断为NLPHL的病例经两个多中心研究被重新归类为LRCHL，主要是根据免疫表型结果[61,98]。反应性背景由IgM^+和IgD^+小B细胞构成，为滤泡套区的特征（图27.4B）。适当的染色显示清晰膨胀的滤泡树突细胞网，并突显出浸润的结节状结构。肿瘤细胞常被$CD3^+$T细胞包绕，这些T细胞不表达CD57和PD1。PD1是滤泡T细胞标记物[3,61,98,103−105]。

LRCHL的第二种变异型表现为滤泡间或弥漫性生长方式（弥漫变异型淋巴细胞丰富型经典型霍奇金淋巴瘤（弥漫LRCHL）），小淋巴细胞背景中可见典型的RS细胞，与结节型变异型相比，小淋巴细胞以T细胞为主，最初REAL分类将该变异型定为一种临时的病变。B细胞滤泡被挤压到一侧，少数情况下甚至缺失。过去，这样的病例描述为滤泡间霍奇金病[106]。

LRCHL是否真正代表了一种生物学行为不同的CHL亚型，还是仅仅某些病例是MCCHL或NSCHL的早期阶段，目前仍不清楚。尽管LRCHL的临床特征似乎完全不同于CHL的其他亚型[70]，但是更多形态学谱系信息使其与其他亚型的区别更明显。

27.6.2.4 淋巴细胞消减型经典型霍奇金淋巴瘤（LDCHL）

这是最不常见的CHL亚型，最近的数据显示仅占CHL病例的1%。早期研究中的许多病例可能为侵袭性NHL，或者是NSCHL2级[107]。最初的Lukes和Butler分类提及两种类型的LDCHL，后来在Rye分类中被整合[6,7]。弥漫纤维化型表现为细胞浸润减少，伴杂乱的弥漫性网状纤维化和非典型细胞，包括RS细胞和稀疏的不同成分的背景细胞（图27.2D）。出现规则的胶原带应诊断为NSCHL。网状变异型的特征表现为片状非典型细胞，其中包括许多奇异的间变性RS细胞。CHL特征性免疫表型在排除大细胞淋巴瘤困难时非常有用，尤其是ALCL[4,8]。

27.6.2.5 未分类经典型霍奇金淋巴瘤（CHL–U）和少见形态学表现

所有不能明确归为这四种类型的CHL被命名为CHL–U。小的活检标本或结外部位的活检、部分淋巴结受累、少见的组织学特征或技术处理较差的标本不能归入CHL–U。常见CHL累及部分淋巴结，尤其是切除的外周较小淋巴结。浸润常位于T细胞背景的滤泡间区，并伴有残留的或萎缩的生发中心。滤泡间浸润方式常见于LRCHL类型[8,61,106]。CHL的RS细胞可出现于单核样B细胞簇中，一小部分病例可伴有单核样B细胞反应[108,109]。少数情况下，RS细胞及其变异型累及淋巴窦，类似ALCL。

复发的CHL通常保留最初的组织学亚型，但可表现出形态学的进展，尤其是在先前治疗的部位，可出现肿瘤细胞数量和多形性增加[110]。这些病例有时被诊断为LDCHL，但确定其组织学亚型应根据最初的治疗前的活检。对怀疑CHL复发的患者，如果形态学及免疫表型都与诊断CHL的标准不符，那么应该考虑继发性肿瘤的可能性。同样，CHL治疗后仍存在持续性包块，可进行再次活检。通常，只能见到透明变性瘢痕组织。只有形态学和免疫表型明确霍奇金细胞，才能做出残余CHL的诊断。

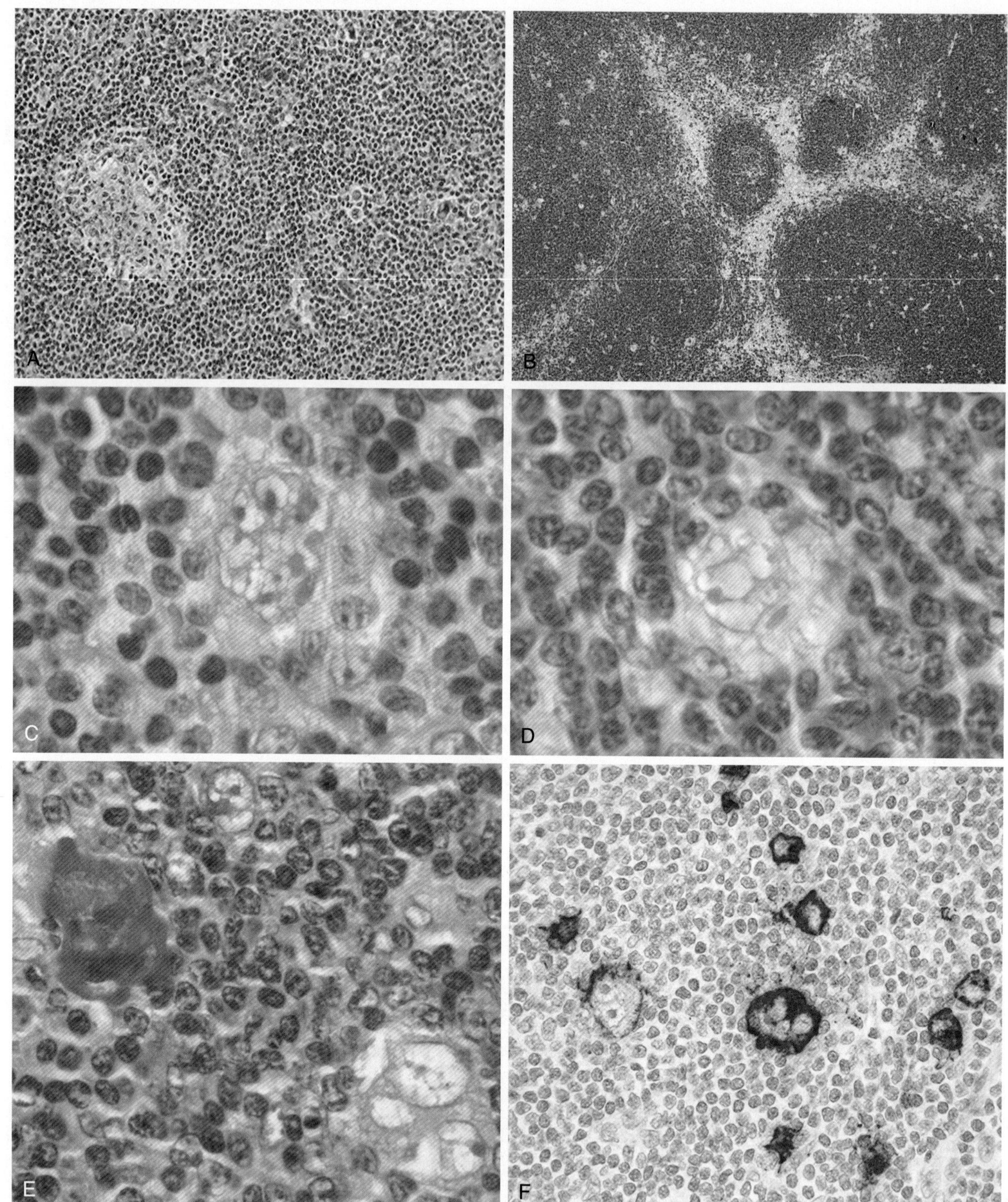

图27.4 淋巴细胞丰富型经典型霍奇金淋巴瘤（LRCHL），结节状变异型。A. 淋巴结以小淋巴细胞为主，呈结节状排列，常伴生发中心萎缩。这些B细胞结节膨胀的套区内可见肿瘤细胞。B. CD20免疫染色显示以B细胞为主的结节状生长方式。C~E. LRCHL肿瘤细胞形态学谱系：从经典的RS细胞（E）至类似NLPHL的LP细胞（C和D）。F. CD15免疫染色显示肿瘤细胞强阳性，包括经典型双核RS细胞

27.6.3 结外部位的诊断标准

结外器官诊断CHL的标准部分取决于患者是否有淋巴结部位已确立的CHL诊断。CHL患者因分期需要而进行的肝和骨髓活检，如果出现混合细胞浸润，偶见非典型单核细胞，那么认为足以诊断CHL累及该部位，因为大多数小肿瘤灶缺乏诊断性RS细胞[111]。证实大细胞

表达CD30和CD15可进一步支持诊断。在肝，浸润通常累及汇管区。在骨髓，网状纤维染色检测到局灶纤维化是骨髓受累的征兆，提示应进一步进行连续切片和免疫组织化学检查。

如前所述，纵隔病变常累及胸腺，而纵隔病变几乎都是NSCHL。胸腺CHL可伴有显著的胸腺上皮反应性增生，其间混杂肿瘤细胞，并可发生上皮囊肿，有时可误诊为胸腺瘤或多房性炎症性胸腺囊肿[77,78]。病变取样标本增大和适当的免疫组织化学检测可避免此类误诊。

相对于已知患有CHL的患者，在结外部位做出原发性CHL的诊断要非常谨慎，分型往往是不可能的。IE期CHL极其少见，很多以前研究中的病例可能是类似HL的结外NHL。因此，原发性结外CHL必须采用免疫组织化学证实，以除外形态学相似病变。

表27.2 主要诊断特点：表型及分子特征

	阳性	阴性
免疫表型	CD30（>90%）	CD45
	CD15（75%~85%）	CD43
	BSAP（PAX5）	EMA
	IRF4/MUM-1	CK
	Fascin	ALK1
	Vimentin	CD79a（少见+）
	CD25	J链
	HLA-DR（Ⅰa）	T细胞标记（少见+）
	CD40	BOB.1
	CD20（-/+）	Oct-2（-/+）
	LMP-1（20-50%）	TIA-1和粒酶B（-/+）
表型	通过单个细胞PCR检测，>95%病例存在Ig基因克隆性重排，但瘤组织分析则不一致。	
	20%~50%病例有克隆性EBV感染（MC>NS）	
	缺乏t（14；18），t（2；5）及其变异，如其他NHL一样特异性移位	
	复杂、多倍体核型	
	通过比较基因组织杂交方法发现2p重现性扩增	

注：MC，混合细胞型；NS，结节硬化型；NHL，非霍奇金淋巴瘤。

27.7 免疫表型

由于CHL独特的特征，肿瘤细胞的表型和反应性背景细胞的抗原类型都具有诊断意义。尽管CHL的四个亚型具有显著的形态学多样性，但是肿瘤细胞的免疫表型却很稳定。诊断相关的最重要抗原见表27.2。RS细胞及其变异型表达多种活化相关抗原，包括CD30[112,113]、CD25（IL-2受体α链）[114]、CD40[115]、CD71（转铁蛋白受体）和HLA-DR，以及存在于正常淋巴细胞、粒细胞和滤泡树突细胞等多种细胞类型中的抗原[3,4,51]。它们特征性地不表达白细胞共同抗原CD45，并表现为不同程度和异质性表达某些B细胞标记，少数情况下为T细胞标记。由于肿瘤性RS细胞浸润于大量反应性背景中，CHL的免疫表型很难评估，尤其是紧邻的非肿瘤细胞也表达的标记物，如CD45或T细胞标记物。另一个潜在易发生混淆的原因是RS细胞质摄入血清蛋白，如Ig[116]。

最可靠和最常用的用于诊断CHL的标记物是CD30和CD15抗原。CD30是细胞因子受体中的TNF-神经生长因子（NGF）受体超家族的成员之一[117]。绝大多数CHL（85%~96%）的RS细胞及其变异型表达CD30[113,118-121]。表现为胞膜和胞质着色，核周区域常见点状浓集，相当于高尔基复合体（图27.5A）。相比之下，NLPHL的LP细胞常缺乏CD30表达[61,98]。CD30可表达于多种NHL，最显著的是ALCL[113,122,123]，但也可表达于一部分非特指的外周T细胞NHL及一些大B细胞淋巴瘤[3,124]。一些非造血系统肿瘤常表达CD30抗原，如胚胎性癌[125,126]。反应性淋巴结滤泡周围免疫母细胞常常$CD30^+$，不应诊断为滤泡间区HL[113]。通常，热抗原修复可获得较高的免疫组织化学敏感性，可明显增加表达“限制性”活性抗原（如CD30）的疾病范围，因此，必需在形态学背景下仔细进行阳性判断。

石蜡切片检测Leu M1或其他抗体，CD15是一种晚期粒细胞生成抗原，可见于75%~85% CHL，尽管染色较CD30弱并局限于一部分肿瘤细胞（图27.4F，图27.5B）[120,127-131]。染色方式不同于CD30。NSCHL病例中RS细胞的反应性有时被大量的粒细胞掩盖（图27.5B）。CD15表达有助于RS细胞与CD30阳性反应性母细胞或RS样细胞鉴别，如在IM时，后者CD15多阴性[132,133]。一个例外是CMV感染的细胞，它们可表达CD15，并具有嗜酸性核内包涵体，类似霍奇金细胞[134]。除CHL外，其他肿瘤性病变很少共同表达CD15和CD30[122,135-137]。

CHL起源于B细胞，因此一定比例的CHL病例可表达全B细胞标记物，主要是CD20，这一点不足为奇[3,61,120,129,138]。据报道CD20阳性RS细胞可见于不足20%~80%病例[138]（差别可能源自技术因素），大多数报道介于20%~40%之间。抗原修复技术的提高是近年

CD20表达明显增加的最可能的原因。与大多数B细胞淋巴瘤（主要是T细胞/组织细胞丰富型大B细胞淋巴瘤和NLPHL）相比，CHL通常表现为弱阳性，染色局限于一部分肿瘤细胞（图27.5C）。CHL中CD79a少见阳性[61,139,140]，J链常缺失，而IRF4/MUM-1常阳性（一种晚期B细胞标记）[61,141-143]。90%的CHL病例的肿瘤细胞可见另外一种B细胞限制性抗原的表达，该抗原是PAX5基因产物B细胞特异性激活蛋白（BSAP），而其他的B细胞转录因子（如Oct-2、BOB.1和PU.1）缺失或部分表达[144-149]。B细胞转录因子和B细胞抗原的表达有助于鉴别诊断[146]。PAX5表达通常比反应性B细胞弱，CHL中BOB.1和Oct-2均强阳性是很少见的，这时要考虑"特征介于DLBCL和CHL之间的未分类的B细胞淋巴瘤（未分类DLBCLCHL）"。

部分病例中RS细胞可表达几种滤泡树突细胞相关抗原，其中包括CD21和中间丝restin和fascin[150-153]。后者在HL肿瘤细胞中恒定强阳性表达，是诊断HL的有用标记物[153]。

几个研究小组采用不同的方法避开周围T细胞的影响，发现少数病例RS细胞表达多种T细胞抗原，如CD3、CD4、CD45RO、CD43和T细胞受体β[114,154-157]。另外，大约10%~20%的CHL病例可见细胞毒分子TIA-1、粒酶B或穿孔素、激活的细胞毒性T细胞和NK细胞表达的抗原及衍生肿瘤表达的抗原胞质着色[11,122,158,159]。染色通常较弱且异质性。真正CHL中的RS细胞通常不表达EMA和ALK-1蛋白[69,122,160-162]。白细胞共同抗原CD45缺失，这是CHL的诊断性标志，有助于CHL与各种NHL相似病变及NLPHL的鉴别[128,131]。与其他类型肿瘤相似，RS细胞常不表达HLA Ⅰ类抗原，后者是一种潜在的免疫逃避机制抗原[163]。

如前所述，大约25%~50%的CHL表达EBV的LMP-1蛋白，这取决于组织学亚型和患者的情况[21,39-41]。胞膜和胞质着色，通常全部或大多数肿瘤细胞阳性（图27.5D）。如果只有RS细胞（不是少数小淋巴细胞）核反应阳性（图27.5E），那么EBER原位杂交与LMP-1免疫组化结果吻合[36]。

RS细胞的表型在疾病过程中通常稳定不变。多个活检部位或同一患者复发组织的主要抗原表达变化很少见，尤其采用热抗原修复方法[164]。

除结节型LRCHL外，CHL背景中的反应性淋巴细胞以T细胞为主。大多表达CD4，属于记忆性T细胞，表现出活化的迹象[165]。然而，其表型和细胞因子方面与免疫抑制调节T细胞较为一致，反映出CHL中的炎症反应是一种不完全的肿瘤反应[74,75]。肿瘤细胞周边的T细胞表达共刺激分子、CD30和CD40配体，可能有助于RS细胞的存活[51,166]。CHL患者CD8阳性细胞毒性T细胞数量很少，除非是在HIV感染患者。与NLPHL相比，CHL（包括结节型LRCHL）中CD57$^+$T细胞很少，这是一个有用的诊断标准[61,167,168]。结节型LRCHL特征性地表现为B细胞滤泡为主伴套区扩大，树突细胞网清晰。相当比例的CHL其他亚型也可见残余的B细胞滤泡和滤泡树突细胞，主要是NSCHL[169]。

27.8 遗传学和分子生物学表现

27.8.1 Ig和T细胞受体基因

随着单细胞提取和分析技术的优化，绝大多数CHL病例已经证实了克隆性Ig重链基因重排，不管B细胞标记物是否表达，如CD20[10,11,170-172]。只有少数CHL病例可表现为T细胞受体基因克隆性重排，恰巧在预先挑选的表达T抗原的病例中，提示其T细胞来源[155,173]。因为有些PTCL形态学和免疫表型都与CHL类似，把T细胞受体基因重排的病例归为CHL仍有争议[137]。原发病例的分子生物学结果发现几乎一半已明确CHL来源的细胞系有T细胞表型和基因型[9]。

尽管出现Ig基因重排，但是同NLPHL相比，CHL在mRNA和蛋白水平缺乏Ig的表达[172,174]。有学者提出Ig转录缺失的几个原因。一些CHL病例进行单细胞PCR分析，结果发现重排的Ig重链基因的致残突变导致了过早终止密码子或者Ig启动区的突变，这些突变已有报道可终止Ig转录[1,175]。大多数致残突变的病例EBV$^+$，提示EBV在这些细胞存活中具有一定的作用[2]。相比之下，CHL缺乏B细胞转录因子Oct-2和PU.1以及共激活因子BOB.1/OBF.1的表达，这些因子都是Ig基因转录不可缺少的[147-149]。不论其原因如何，Ig基因转录的缺乏提示CHL中正常的细胞凋亡调控机制破坏，因为正常情况下Ig表达参与调节B细胞的存活。

尽管有关CHL的组织发生和克隆性有了很多研究进展，分子生物学技术在实际诊断中的作用仍然很小。在大块CHL组织提取物中，仅少数病例经Southern印迹分

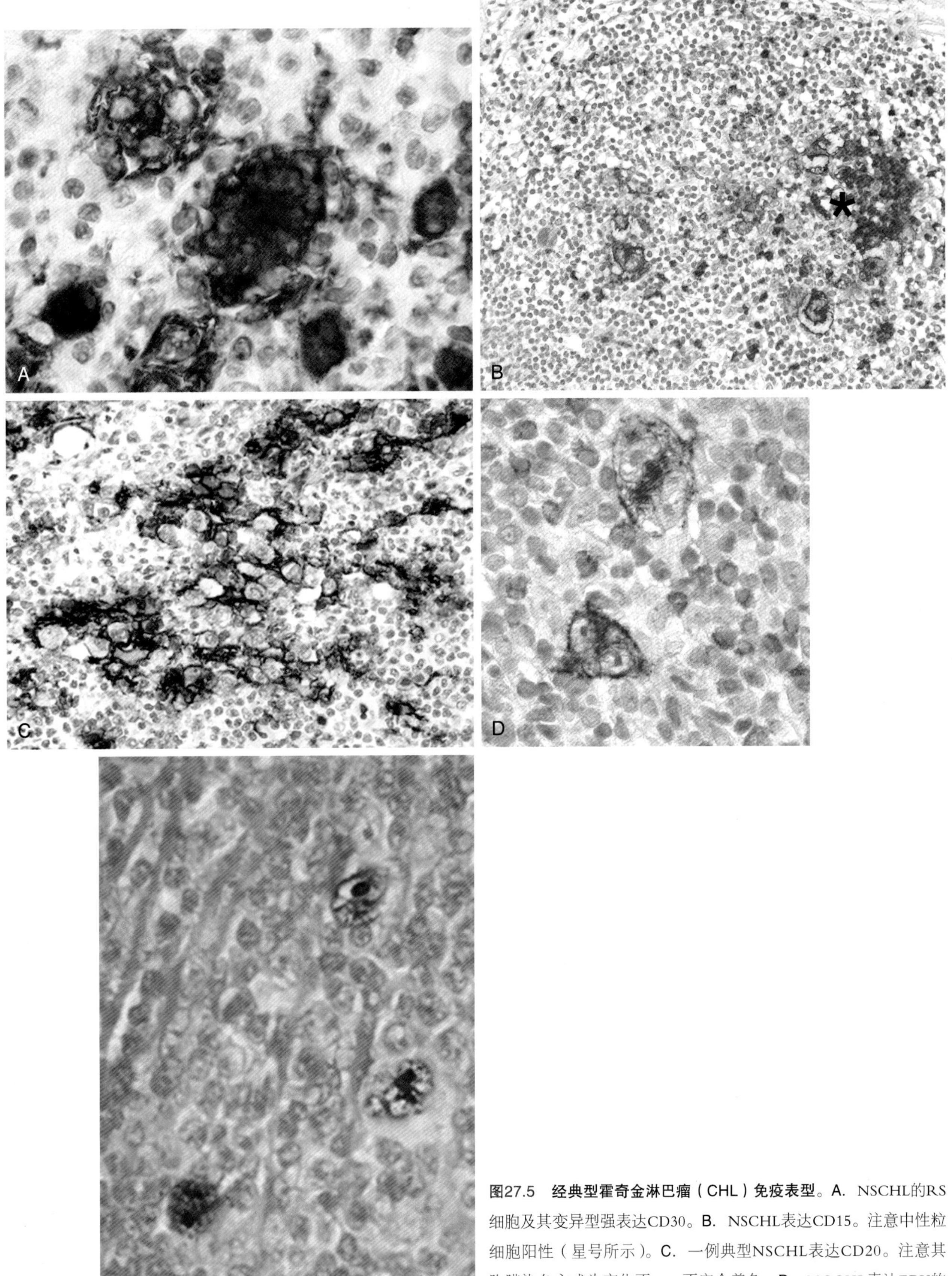

图27.5 经典型霍奇金淋巴瘤（CHL）免疫表型。A. NSCHL的RS细胞及其变异型强表达CD30。B. NSCHL表达CD15。注意中性粒细胞阳性（星号所示）。C. 一例典型NSCHL表达CD20。注意其胞膜染色方式为变化不一、不完全着色。D. MCCHL表达EBV的LMP-1。E. 一例EBV+CHL肿瘤性大细胞胞核呈EBER强阳性

析或使用相同引物的PCR成功地检测到B细胞克隆，通常是微弱的克隆条带，反应的仅是少数肿瘤细胞[11,176]。较新的技术，如BIOMED-2引物组似乎可提高CHL克隆性检出率，但解释结果时需谨慎[177]。然而，经PCR或Southern印迹分析证实的出现克隆性B细胞或T细胞，明确支持NHL的诊断而非CHL，这有助于形态学上类似于CHL的NHL病例的诊断，如某些PTCL，包括ALCL或伴有RS样细胞的低级别B细胞NHL[122,178,179]。

27.8.2 细胞遗传学

由于CHL的肿瘤细胞少，并且培养困难，所以其细胞遗传学检查很困难。一些研究证实了RS细胞的染色体畸变和非整倍体，但经典的细胞遗传学倾向于低估改变的数量[180-182]。尽管CHL中常见14q32上IgH基因易位，但很少见到NHL常发生的典型易位类型[11,176]。结合RS细胞的免疫表型和分子细胞遗传学，100%的CHL病例检测到染色体异常和超二倍体[183]。分离的RS细胞随机基因组扩增后进行比较基因组杂交用于将染色质的获得和缺失进行定量分析，以识别包含REL癌基因的2P13通常扩增区。REL编码Rel-A/NF-κB复合物的一部分，后者在CHL的组成方面是激活的[184-186]。

27.8.3 原癌基因和肿瘤抑制基因的改变

前面提到的分子生物学研究的局限性也影响到癌基因和抑癌基因的分析。尽管最初的PCR研究显示CHL累及的组织发生了BCL2重排[187]，但是随后的研究没有发现肿瘤细胞这一易位的证据[188]。PCR阳性结果可能源于非肿瘤B细胞携带这一易位，此易位可见于正常组织。同样，以前研究中报道的反转录PCR检测到CHL存在t（2；5）易位也没有被随后的研究所证实[189,190]。目前认为t（2；5）或其变异型是ALK$^+$ALCL的特征[122]。尽管RS细胞常表达P53蛋白，但p53基因突变少见[191,192]。除了一部分病例发生NF-κB抑制子IκB的突变外，只有少量关于其他肿瘤相关基因特异性易位的信息[193]。

27.8.4 基因表达谱

最近，大规模的筛查方法已用于研究CHL来源的细胞系或RS细胞的表达谱，如互补DNA文库测序和互补DNA微阵列杂交[194-196]。

尽管CHL可出现克隆性IgH基因重排，大多数B细胞抗原下调并缺乏B细胞特异性基因表达谱，这些可鉴别CHL和B细胞NHL[12,195]。此表型某种程度上是由于B细胞特异性转录因子通过启动子区甲基化的表观遗传学沉默所造成[197]。虽然缺乏功能性B细胞受体和B细胞程序，但是CHL肿瘤细胞的存活说明凋亡通路明显失调，这可以通过抗凋亡蛋白的表达得到证实，如BCL2、BCLxL和c-FLIP[2,198]。因此毫无疑问地，CHL表达谱明显不同于大多数B细胞肿瘤，但纵隔B细胞淋巴瘤例外，此肿瘤的形态学和表型与CHL有重叠。

27.8.5 其他分子改变

CHL一个主要的特征就是NF-κB和AP-1转录因子家族结构上的激活[186,199]。RS细胞表达的TNF-NGF受体超家族成员的信号（如CD30、CD40及LMP-1）激活细胞内信号级联复合体，最终导致NF-κB激活，前者涉及TRAF1和2（其他分子之间）。Rel-A/NF-κB复合物结构上的激活诱导多种基因转录，这些基因在RS细胞逃避凋亡、存活和增殖中发挥重要作用[186,200]。NF-κB抑制剂IκBα基因的缺失和突变以及REL癌基因位点的扩增，可能参与了转录因子的失调[184,185,201]。此外，CHL出现多种酪氨酸激酶受体的异常激活，这参与了几个信号级联结构上的激活，包括Notch 1、PI3K/AKT、MAPK、STAT3和STAT6通路[2,202]。典型CHL中明显的炎症反应表明免疫通路异常参与了疾病的发生[200]。作为处于恒定激活状态的淋巴样细胞，CHL的肿瘤细胞通过分泌的细胞因子和趋化因子影响其周围环境[51,203]。RS细胞或部分反应性细胞所产生的物质有TNF-α、转化生长因子-β（TGF-β）、IL-5、IL-6、IL-8、IL-10、IL-12、IL-13、嗜酸性粒细胞趋化因子、胸腺和激活调节趋化因子（TARC）、巨噬细胞炎性蛋白（MIP1α）及其他[203]。大多数因子吸引和激活Th2细胞，并可能参与了局部抑制细胞毒性T细胞的作用[74,75,204]。IL-5和嗜酸性粒细胞趋化因子可能与嗜酸性粒细胞增多有关[205]。TGF-β主要见于NSCHL，具有免疫抑制作用，并诱导纤维母细胞增生和胶原形成，两者是此亚型的特征[206]。一些细胞因子的表达与疾病的EBV状态相关，如IL-10[207]。分泌的细胞因子除了吸引炎细胞浸润和为肿瘤细胞提供生长和存活刺激因子之外，还可能是出现全身症状的原因之一[51]。

27.9 假定的细胞起源

通过单细胞分析方法研究大多数CHL病例，发现Ig基因出现克隆性重排和体细胞突变，这提示肿瘤来自生发中心，不能诱导Ig转录的B细胞[10,11]。然而，肿瘤细胞缺失B细胞表达谱这一本质强调了肿瘤细胞遗传学改变的总量，而不是肿瘤细胞的起源形成了它的表型和临床行为[195,196,20]。

27.10 临床过程

自从引入多重模式化疗和放射治疗后，CHL的临床病程和预后发生了显著的变化。本病的特征是发展缓慢，但是仍然继续进展并累及其他器官，过去许多患者死于感染并发症。现在，患者总体的治愈率为80%~85%。CHL对放疗极其敏感，大多数早期（Ⅰ和ⅡA）患者经适当剂量放疗即可得到完全缓解[208]。当放疗作为唯一的治疗方法时，通常用于受累区域和邻近的淋巴结（扩大范围）。对于晚期病变，尤其是出现巨大肿块时，放疗需结合化疗[208]。单独放疗后病变复发比经化疗或联合治疗后较为常见。然而，复发病例经放疗后达到的缓解率与原发病变经系统性治疗后达到的缓解率相差不多[91]。

目前，对于早期病变，多种治疗方案联合最小毒性、简短的化疗方案及适当放疗已经部分取代了传统的扩大范围放疗这种治疗方案。这种方法的原理是在不影响良好治愈率的前提下减少放疗后期并发症的发病率[91]。多种药物化学治疗，如ABVD（阿霉素+博莱霉素+长春新碱+氮烯唑胺）或较新的方案都是晚期HL主要的治疗方法。原发进展期患者或早期复发患者采用大剂量化疗联合自体干细胞移植效果良好，这样的患者采用传统化疗预后极差[209]。目前正在一些难治性疾病中进行试验性治疗，如采用免疫毒素或针对CD30及其他抗原的放射性抗体的方法[209]。

如果想获得高治愈率，那么治疗并发症显得尤为重要，尤其是继发性恶性肿瘤。CHL治愈的患者发生继发性肿瘤的风险明显增高，这也是长期存活患者死亡的主要原因[210,211]。尽管普通的实体肿瘤（如结肠癌、乳腺癌、肺癌等）是最常见的继发性恶性肿瘤，但是发病率最高的是急性非淋巴细胞白血病，主要是烷化剂的结果。根据最近一项数据的结果，CHL后继发NHL的累积发病率约1%，低于先前的研究结果[212,213]。多为DLBCL，常位于结外部位[213,214]。通常继发性恶性肿瘤预后差。

分期是CHL最重要的单一预后因素。然而，一半以上伴有播散性病变的患者（Ⅳ期）可以达到完全缓解，并且其中一部分患者能够存活较长时间[209]。其他具有不良预后意义的临床参数有年龄、男性、纵隔巨大病变、肝受累、贫血、白细胞升高、淋巴细胞减少、低蛋白血症和乳酸脱氢酶升高[209,215,216]。骨髓受累本身与其他晚期患者相比并没有更差的预后[68]。较新的疾病活性指标有预后相关性，如可溶性CD30或细胞因子水平升高[51,198,203]。一个重要的新的预后因素是应用正电子发射断层扫描来评估化疗反应[217]。相比之下，NSCHL的组织学亚型及组织学分级的重要性已经减弱。尽管最初BNLI对大量患者的研究发现NSCHL2级提示治疗反应不佳、复发的风险增加、总体生存率低[95,96]，但后来的研究出现不同的结果[218-220]。最近比较数据显示，更新、更有效的治疗倾向于消除预后的差异[97]。

除了形态学，也分析了一些其他可能与预后相关的特征。组织嗜酸性粒细胞增多、不表达CD15和CD30、表达BCL2、激活的细胞毒性T细胞数量增多都与不良预后有关[120,198,219,221]，然而，出现滤泡树突细胞提示预后较好[222]。EBV$^+$和CD20表达对预后的影响仍有争议，可能要根据发病年龄来判断[198,223-226]。

27.11 鉴别诊断

尽管大多数的CHL可根据形态学及免疫组织化学特征明确分类，但有时与各种亚型的NHL、反应性病变，甚至是非造血系统肿瘤的鉴别可能有些困难。一些淋巴组织肿瘤的形态学和表型与CHL存在重叠，有时不可能完全区别开。尽管其中一些病变可能表现为介于CHL和NHL之间的交界性病变，即灰区淋巴瘤[227]，但是其他病变仅仅表现为形态学和表型的相似。大多数的NHL可含有RS样细胞，并可表现出类似CHL反应性炎症背景的生长方式。然而，免疫染色常可使这些病例背景中的肿瘤特征轻易地显现出来。此外，RS样细胞也可出现在反应性病变中，甚至非淋巴细胞来源的肿瘤，这会导致诊断困难，尤其是小的活检标本。

27.11.1 结节性淋巴细胞为主型霍奇金淋巴瘤（结节性副肉芽肿）

德国HL研究小组和欧洲淋巴瘤专责小组的研究已经细化了CHL和NLPHL鉴别的标准[13,61,98]。仅根据形态学，很多结节型LRCHL会误诊为NLPHL。NLPHL的特征性表现为结节状结构，这种结节类似生发中心进行性转化，而LRCHL的结节由膨胀的滤泡套区构成，伴有残留的或萎缩的生发中心[61,103]。肿瘤细胞的形态在诊断中作用有限，因为两者均可出现LP细胞，因此免疫表型对鉴别诊断极为重要。CD20、CD79a、J链和B细胞转录因子强而均一的表达以及EMA和CD45的表达支持NLPHL的诊断，而LRCHL肿瘤细胞通常CD30和CD15阳性，并可有EBV感染[146]。NLPHL中常可见少量CD30阳性母细胞，这些细胞为非肿瘤性滤泡旁的免疫母细胞而非LP细胞[61]。两种疾病的背景细胞都是以B细胞为主并可见滤泡树突细胞网。然而，$CD57^{+}$T细胞数量增多是NLPHL的特征，而CHL很少出现（表27.3）[61,98,167,168]。

27.11.2 DLBCL及其变异型

CHL与DLBCL的鉴别通常较为简单，形态即可鉴别，通过免疫组化也很容易得到证实，即使是常见免疫母细胞或中心母细胞的背景中偶见RS样巨细胞的病例。但是，有些DLBCL的变异型在组织学、表型和生物学方面与CHL有重叠。这些变异型包括PMLBCL〔原发性纵隔（胸腺）大B细胞淋巴瘤〕、THRLBCL（T细胞/组织细胞丰富型大B细胞淋巴瘤）和老年EBV^{+}DLBCL。对于具有过渡形态特征和模棱两可免疫表型的病例，WHO 2008将其归为一种新的类型“未分类DLBCLCHL”。需要指出的是，这一类型不是“废纸篓”，那些偶尔异常表达表型标记物的典型DLBCL或CHL病例不能归入此型,只有那些真正处于两种肿瘤之间的病例才能归入这一类型[14,179,227,228a]。

PMLBCL在临床和表型方面是NHL的一个不同类型。它表现为巨大的纵隔病变，以中等-大的母细胞弥漫性增生为特征，细胞常胞质透亮，有时类似陷窝细胞。很多病例可出现致密的网状胶原纤维，而非同心状纤维化[229]。尽管根据PMLBCL浸润的结构和形态，以及CD20和其他B细胞标记强而均一的染色，通常可与CHL区分开，但也有一些病例表达CD30抗原，可能会与CHL混淆[124]。此外，某些肿瘤表现出未分类DLBCLCHL的特征：结节状浸润；优势细胞呈陷窝细胞样；可见RS样细胞伴少量炎细胞；常表达CD20、CD79a及CD30，有时还表达CD15；不表达CD45。转录因子BOB.1、Oct-2和PAX-5通常阳性，BCL6表达不定[228]。这些病例更常见于青年男性，可能是真正的灰区淋巴瘤，这提示两种肿瘤之间可能存在生物学联系[228]。纵隔灰区淋巴瘤占未分类DLBCLCHL的大多数。CHL和PMLBCL均常有REL癌基因的扩增，MAL蛋白的表达是PMLBCL的特征，但也可见于部分CHL，与普通淋巴结DLBCL相比，两者在基因表达方面有明显相似性，这也支持这一假说[184,196,230,231]。有些患者可能具有复合性淋巴瘤的特征，同一活检中可出现NSCHL和PMLBCL两者典型的形态学和免疫学表现。某些患者在不同时间可能相继得到这两种疾病的诊断[227,232]。这些复合性肿瘤或先后发生的肿瘤诊断时必须标明其两种组

表27.3 CHL、NLPHL与THRLBCL的鉴别诊断

	CHL	NLPHL	THRLBCL
结构	结节（NS及LR） 弥漫（MC）	结节	弥漫
肿瘤细胞	经典型RS细胞 陷窝细胞（NS）	LP（L&H）细胞	异型性大的母细胞，可见RS样细胞
表型	$CD15^{+}$，$CD30^{+}$，$CD20^{-/+}$，$CD45^{-}$，EMA^{-}，$PAX5^{+}$（弱），$CD79a^{-}$，J链$^{-}$，$Oct-2^{-/+}$，$EBV^{+/-}$	$CD20^{+}$，$CD79a^{+}$，$Oct-2^{+}$，J链$^{+}$，$CD45^{+}$，$EMA^{+/-}$，$CD30^{-}$，$CD15^{-}$，$BOB.1^{+}$，EBV^{-}	$CD20^{+}$，$CD79a^{+}$，EMA^{+}，$CD45^{+}$，轻链限制性，$CD30^{-}$，$CD15^{-}$，EBV^{-}
背景	T细胞（NS及MC） 小B细胞（LR结节） $FDC^{+/-}$（LR，一些NS）	B细胞，CD57/PD-1^{+}细胞，FDC^{+}	T细胞，无小B细胞，无FDC，CD57/PD-1^{+}细胞少见
基因型（全组织）	一般为多克隆（B和T细胞），少数为B细胞克隆	多克隆	常常为多克隆（B细胞l）

注：LP，淋巴细胞为主；LR；淋巴细胞丰富；MC，混合细胞；NS，结节硬化；CHL，经典型霍奇金淋巴瘤；NLPHL，结节性淋巴细胞为主型霍奇金淋巴瘤；THRLBCL，T细胞/组织细胞丰富型大B细胞淋巴瘤。

织学成分，不能将其归为未分类DLBCLCHL。交界性病例的治疗仍是一个尚未解决的问题。一项回顾性研究发现CHL患者最初按高级别NHL治疗后有较高的复发率[232]。然而，侵袭性B细胞淋巴瘤的治疗方案已成功应用于纵隔灰区淋巴瘤。

THRLBCL是一种DLBCL，其特征表现为反应性T细胞和组织细胞背景中有少量B细胞源性大的母细胞。THRLBCL通常呈弥漫性生长方式。有些肿瘤细胞可类似经典的RS细胞，但更常见与LP细胞相似的细胞（图27.6A）。THRLBCL的肿瘤细胞CD20和其他B细胞标记常强阳性，也表达BCL6（图27.6B）；并常表达EMA，但一般不表达CD30和CD15（表27.3）[105]。少数具有典型RS细胞和模棱两可表型的病例可能归入前面所述的未分类DLBCLCHL中[14]。德国HL研究小组将一些$CD20^+$、$CD15^-$、$CD30^-$病例归入CHL，这些CHL是否与这些病例相关，还需进一步调查研究[120]。

27.11.3 间变性大细胞淋巴瘤（ALCL）

ALCL与CHL有相似的形态学和表型，最初根据CD30强阳性来识别ALCL[113,233]。ALCL肿瘤细胞可类似于RS细胞或RS细胞的单核变异型，但通常比CHL肿瘤细胞小，并且胞核多呈豆状或马蹄形（标志细胞），而非霍奇金细胞的圆形核。此外，ALCL通常呈片状黏附性生长并常累及淋巴窦，而CHL罕见此特征。免疫表型方面，T细胞抗原、细胞毒分子、EMA、ALK-1蛋白和CD45的表达支持ALCL的诊断，而CD15、CD20和BSAP/PAX5阳性则支持CHL的诊断（表27.4）[122,123,145-147,160,161]。克隆性T细胞重排或t（2；5）的出现通常认为可排除CHL[122,189,190]。以前描述的霍奇金样ALCL是REAL分类的一个暂定类型，它的肿瘤细胞呈片状融合，有时累及淋巴窦，但它们有NSCHL的结构特征，如结节状生长方式和同心胶原束[8,234]。现在这些病例的大多数诊断为2级NSCHL或者LDCHL。仅少数伴有结节状生长方式的ALCL病例类似NSCHL，采用免疫组织化学检查（包括ALK染色）很容易做出诊断[235]。根据近期的资料，霍奇金样ALCL类别已从WHO分类中去除，因为适当的检查很容易将这两种肿瘤区分开[236]。

表27.4　经典型霍奇金淋巴瘤（CHL）与间变性大细胞淋巴瘤（ALCL）的鉴别诊断

	CHL	ALCL
结构	结节或弥漫	弥漫或累及窦内
肿瘤细胞	陷窝细胞；经典型RS细胞	单核细胞为主，“标志性”细胞，一些RS样细胞
表型	$CD30^+$，$CD15^+$，$CD20^{-/+}$，$LMP-1^{+/-}$，$PAX5^+$，T细胞标记阴性，$ALK1^-$，EMA^-	$CD30^+$，$CD15^{-/+}$，$CD20^-$，$CD4^+$，$CD45^{+/-}$，$LMP-1^-$，$PAX5^-$，T细胞标记常阳性，$ALK1^{+/-}$，EMA^+
基因型	通常为多克隆（B和T细胞）	克隆性T细胞重排（80%~90%）

27.11.4 其他NHL亚型和复合性淋巴瘤

RS样细胞可见于多种B细胞和T细胞NHL。B细胞淋巴组织肿瘤中，RS样细胞最常见于慢性淋巴细胞白血病（CLL）。大多数情况下，RS样细胞单个或小簇状出现于形态学和表型（$CD5^+$、$CD20^+$、$CD23^+$）典型的CLL背景中。这些RS样细胞常表达CD30，有时也表达CD15，CD20也可表达，常有EBV感染（$EBER^+$，$LMP-1^+$）[179,237,238]。这些病例可表现为CHL的前驱病变，CHL在CLL患者中的发病率增高，有时表现为一种复合性淋巴瘤[179,237]。事实上，一些病例的单细胞PCR研究显示两种成分之间存在克隆性关系，但并非所有的病例都是如此[239,240]。这些病例（以前称为霍奇金样Richter转化）常起源于伴有Ig基因突变的CLL，并且较普通的Richter综合征预后好[241]。RS样形态转化的B细胞也可见于其他B细胞NHL亚型，最常见的就是FL，这些细胞在CHL和B细胞NHL的真正复合性淋巴瘤中散在分布[179,242-244]。分子研究已经证实了某些病例存在共同的克隆起源[2,245]。

PTCL通常表现为含有嗜酸性粒细胞、中性粒细胞、浆细胞和组织细胞的多形性炎症背景，也可含有RS样巨细胞[178,246-248]。某些肿瘤的RS样细胞联合表达CD30、CD15和T细胞标记，这些细胞可能是转化的恶性克隆细胞，如淋巴结PTCL-NOS和转化性蕈样霉菌病。通常它们形成一个小-中等母细胞的连续谱系[136,137,179]。相反，AITL和成人T细胞淋巴瘤/白血病中的RS样细胞是EBV转化的非克隆性B细胞，可能是其局部免疫失调的结果（图27.6C）[178,248]。由于具有RS样巨细胞的T细胞NHL病例中肿瘤性T细胞的背景细胞有时有轻度细胞异型性，因此有必要进行详细的免疫表型和分子检测[178]。

T细胞NHL患者可发生真正的CHL，其中蕈样霉菌病最常见[179]。虽然最初的病例报告证实了两种淋巴瘤具有共同的克隆性T细胞起源，可能代表了原始T细胞

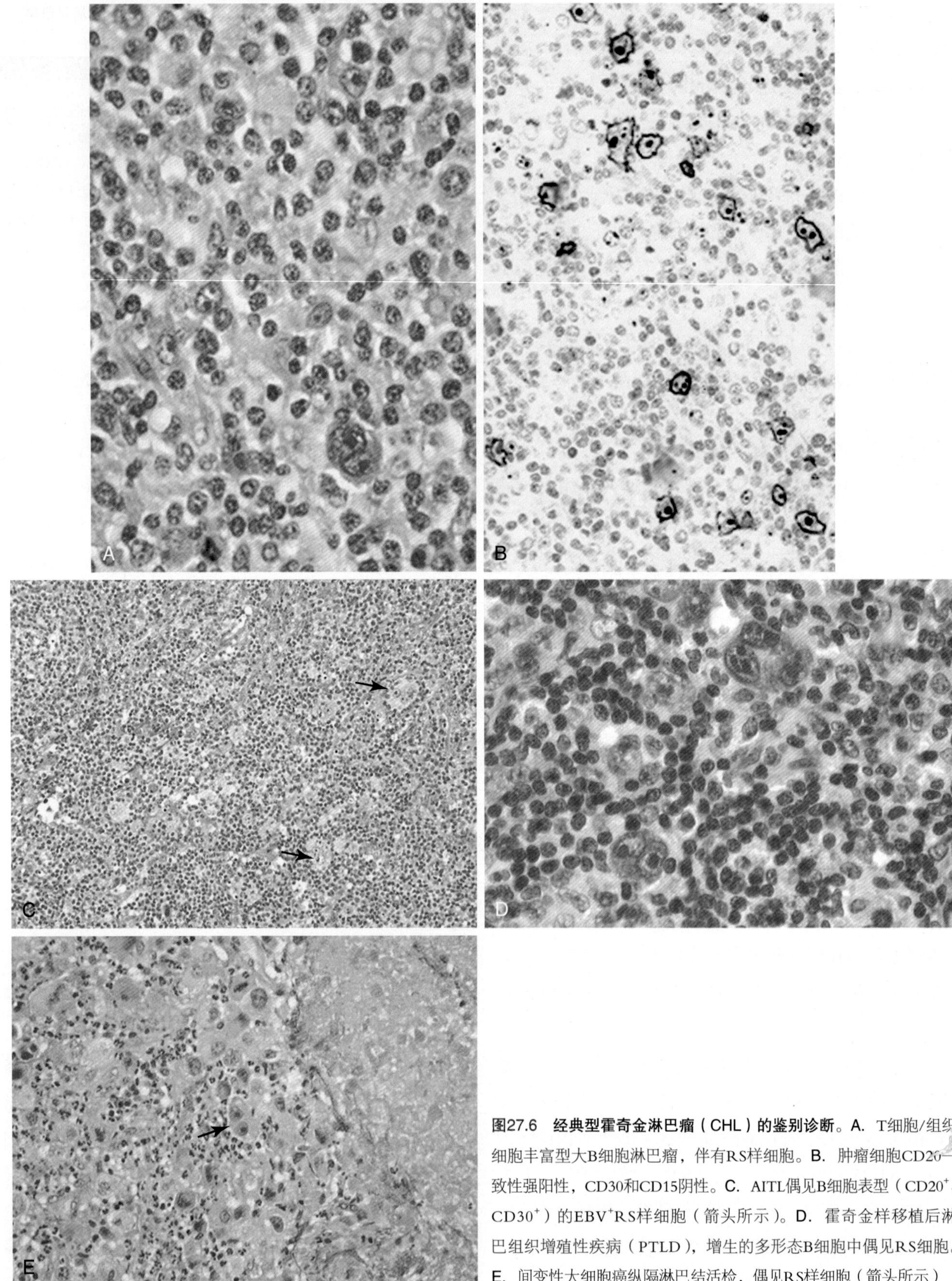

图27.6 经典型霍奇金淋巴瘤（CHL）的鉴别诊断。A. T细胞/组织细胞丰富型大B细胞淋巴瘤，伴有RS样细胞。B. 肿瘤细胞CD20一致性强阳性，CD30和CD15阴性。C. AITL偶见B细胞表型（CD20^{+}、CD30^{+}）的EBV^{+}RS样细胞（箭头所示）。D. 霍奇金样移植后淋巴组织增殖性疾病（PTLD），增生的多形态B细胞中偶见RS细胞。E. 间变性大细胞癌纵隔淋巴结活检，偶见RS样细胞（箭头所示）

克隆的大细胞转化形式，但是大多数随后的研究证明了这是两种克隆不同的肿瘤[179,249,250]。

27.11.5 EBV相关的免疫抑制性宿主淋巴组织增生

实体器官或骨髓移植受者以及因各种结缔组织疾病接受免疫抑制治疗的患者发生EBV引起的淋巴增殖性疾病的风险增大[251,252]。CHL和CHL样淋巴组织增殖性疾病两者均已列入WHO 2008中。后者由增生的多形性小-大淋巴样细胞构成，常伴有RS样细胞。真正的移植后CHL形态学和免疫表型类似于散发性CHL；前者发生在移植之后，通常免疫抑制撤除后并没有变化[30]。形态学上，HL样移植后淋巴组织增殖性疾病（PTLD）中的RS样细胞是各阶段转化淋巴细胞的连续谱的一部分，而非仅仅位于小淋巴细胞的反应背景中（图27.6D）[253]。与CHL相比，它们通常共同表达CD30和CD20，但CD15$^-$，并且3型潜伏期EBV$^+$，即表达EBNA2[21,49,251,252]。老年人EBV$^+$DLBCL已是WHO 2008中的一个类型，它是一种转化大B细胞多形性增生，常见RS样大细胞和地图状坏死区[254]。EBV$^+$DLBCL表达B细胞标记物，CD30常阳性，CD15$^-$，常表达包含LMP-1和EBNA2在内的全系列EBV潜伏期产物，因此类似于PTLD。目前为止，此病仅在亚洲国家有系统的报道，认为是因年龄增长引起的免疫系统退化的结果。与CHL相比，大多数病例发生在淋巴结外，且预后不佳[255,256]。

27.11.6 反应性疾病

感染性和非感染性原因引起的一系列反应性淋巴结病变可出现RS样细胞。IM通常表现为旺炽型滤泡间区异型增生，至少局部保留淋巴结结构。副皮质区的增生以各种大小的免疫母细胞为主，或表现为多种细胞混合存在，伴有小淋巴细胞和散在双核、类似RS细胞的母细胞[31,132]。可出现坏死。对此类病例，临床表现和血清检测结果很关键，可避免误诊为CHL。形态学上，许多母细胞大小不一及它们明显的嗜碱性胞质均提示是反应性疾病。IM中的RS样细胞可表达CD30和LMP-1[257]，CD20也常阳性，但不表达CD15[132,133]。

其他病毒引起的或不明原因的淋巴结病变偶尔可类似于CHL，尤其是具有滤泡间生长方式的病例[258]。坏死性淋巴结病变可类似于NSCHL中的坏死灶，例如猫抓病或Kikuchi病（组织细胞坏死性淋巴结炎）。但是，仔细的形态学观察和免疫染色可证实坏死区边缘的组织细胞中缺乏RS细胞。

27.11.7 非淋巴组织源性肿瘤

大量非淋巴组织肿瘤形态学上可类似于CHL，尤其是在小活检标本中。大多数情况下，免疫组织化学分析可解决此类问题。但要注意有限抗体组合中潜在的陷阱。一系列非造血系统肿瘤也可表达CD15和CD30，仅依靠单一的阳性标记做出诊断是很危险的[126,135]。大细胞未分化癌或黑色素瘤淋巴结转移可类似于合胞体型NSCHL（图27.6E），但通常分别通过适当的细胞角蛋白或S-100蛋白和黑色素抗原免疫染色很容易就能鉴别开来。鼻咽未分化癌形态学和临床上都类似于CHL，因为该肿瘤常出现颈部淋巴结转移，而原发肿瘤临床上常不明显[259]。性腺外生殖细胞肿瘤可类似于NSCHL，前纵隔出现包块。精原细胞瘤的肿瘤细胞可类似于陷窝细胞，并且有时表现为伴有同心纤维化的结节状生长方式，但PLAP（胎盘碱性磷酸酶）阳性可证实此病。肉瘤的炎症变异型可含有RS样细胞，但这通常不会成为主要的诊断问题。

27.12 精华和陷阱

- 诊断经典型霍奇金淋巴瘤（CHL）需在恰当的细胞环境和背景中存在Reed-Sternberg（RS）细胞。
- 虽然CHL表达CD30和CD15具有较高的特异性，但仍可见于其他肿瘤，包括侵袭性B细胞和T细胞淋巴瘤。
- 依据发病年龄和流行病学特点，结节硬化型经典型霍奇金淋巴瘤（NSCHL）与其他类型CHL区别明显，但与混合细胞型经典型霍奇金淋巴瘤（MCCHL）和淋巴细胞消减型经典型霍奇金淋巴瘤（LDCHL）关系密切。
- 淋巴细胞丰富型经典型霍奇金淋巴瘤（LRCHL）常呈结节状生长方式（结节状LRCHL），形态学上易与结节性淋巴细胞为主型霍奇金淋巴瘤（NLPHL）混淆。
- CHL与其他B细胞淋巴瘤并存，包括复合性、同时性及异时性发生，这是提示CHL肿瘤细胞为B细胞起源的最初证据。
- CHL是一种B细胞肿瘤，B细胞程序高度受抑。一些病例具有CHL形态学，但强而一致地表达B细胞标记，应考虑未分类的B细胞淋巴瘤。

（王 哲 译）

参考文献

1. Kanzler H, Küppers R, Hansmann ML, Rajewsky K. Hodgkin and Reed-Sternberg cells in Hodgkin's disease represent the outgrowth of a dominant tumor clone derived from (crippled) germinal center B cells. *J Exp Med.* 1996;184:1495-1505.
2. Bräuninger A, Schmitz R, Bechtel D, et al. Molecular biology of Hodgkin's and Reed/Sternberg cells in Hodgkin's lymphoma. *Int J Cancer.* 2006;118:1853-1861.
3. Harris NL. Hodgkin's disease: classification and differential diagnosis. *Mod Pathol.* 1999;12:159-176.
4. Stein H, Delsol G, Pileri S, et al. Classical Hodgkin lymphoma. In: Swerdlow SH, Campo E, Harris NL, et al. eds. *WHO Classification of Tumours of Hematopoietic and Lymphoid Tissues.* Lyon, France: IARC Press; 2008:326-334.
5. Lukes RJ, Butler JJ, Hicks EB. Natural history of Hodgkin's disease as related to its pathological picture. *Cancer.* 1966;19:317-344.
6. Lukes RJ, Craver L, Hall T, et al. Report of the nomenclature committee. *Cancer Res.* 1966;26:1311.
7. Lukes RJ, Butler JJ. The pathology and nomenclature of Hodgkin's disease. *Cancer Res.* 1966;26:1063-1083.
8. Harris NL, Jaffe ES, Stein H, et al. A revised European-American classification of lymphoid neoplasms: a proposal from the international lymphoma study group. *Blood.* 1994;84:1361-1392.
9. Drexler HG. Recent results on the biology of Hodgkin and Reed-Sternberg cells. II. Continuous cell lines. *Leuk Lymphoma.* 1993;9:1-25.
10. Hansmann M-L, Küppers R. Pathology and "molecular histology" of Hodgkin's disease and the border to non-Hodgkin's lymphomas. *Baillieres Clin Haematol.* 1996;9:459-477.
11. Stein H, Hummel M. Cellular origin and clonality of classical Hodgkin's lymphoma: immunophenotypic and molecular studies. *Semin Hematol.* 1999;36:233-241.
12. Re D, Thomas RK, Behringer K, Diehl V. From Hodgkin disease to Hodgkin lymphoma: biologic insights and therapeutic potential. *Blood.* 2005;105:4553-4560.
13. Mason DY, Banks PM, Chan J, et al. Nodular lymphocyte predominance Hodgkin's disease. A distinct clinicopathological entity. *Am J Surg Pathol.* 1994;18:526-530.
14. Jaffe ES, Stein H, Swerdlow SH, et al. B-cell lymphoma, unclassifiable, with features intermediate between diffuse large B-cell lymphoma and classical Hodgkin lymphoma. In: Swerdlow SH, Campo E, Harris NL, et al, eds. *WHO Classification of Tumours of Hematopoietic and Lymphoid Tissues.* Lyon, France: IARC Press; 2008:267-268.
15. Correa P, O'Conor GT. Epidemiologic patterns of Hodgkin's disease. *Int J Cancer.* 1971;8:192-201.
16. Mueller NE, Grufferman S. The epidemiology of Hodgkin's disease. In: Mauch P, Armitage J, Diehl V, et al, eds. *Hodgkin's Disease.* Philadelphia: Lippincott Williams & Wilkins; 1999:61-77.
17. Gutensohn N, Cole P. Epidemiology of Hodgkin's disease. *Semin Oncol.* 1980;7:92-102.
18. Gutensohn NM, Cole P. Childhood social environment and Hodgkin's disease. *N Engl J Med.* 1981;304:135-140.
19. Jarrett RF, Gallagher A, Jones DB, et al. Detection of Epstein-Barr virus genomes in Hodgkin's disease: relation to age. *J Clin Pathol.* 1991;44:844-848.
20. Flavell KJ, Murray PG. Hodgkin's disease and the Epstein-Barr virus. *Mol Pathol.* 2000;53:262-269.
21. Ambinder RF, Weiss LM. Association of Epstein-Barr virus with Hodgkin's disease. In: Mauch P, Armitage J, Diehl V, et al. eds. *Hodgkin's Disease.* Philadelphia: Lippincott Williams & Wilkins; 1999:79-98.
22. Mack TM, Cozen W, Shibata D, et al. Concordance for Hodgkin's disease in identical twins suggesting genetic susceptibility to the young-adult form of the disease. *N Engl J Med.* 1995;332:413-418.
23. Niens M, Jarrett RF, Hepkema B, et al. HLA-A*02 is associated with a reduced risk and HLA-A*01 with an increased risk of developing EBV+ Hodgkin lymphoma. *Blood.* 2007;110:3310-3315.
24. Audouin J, Diebold J, Pallesen G. Frequent expression of Epstein-Barr virus latent membrane protein-1 in tumour cells of Hodgkin's disease in HIV-positive patients. *J Pathol.* 1992;167:381-384.
25. Herndier BG, Sanches HC, Chang KL, et al. High prevalence of Epstein-Barr virus in the Reed-Sternberg cells of HIV-associated Hodgkin's disease. *Am J Pathol.* 1993;142:1073-1079.
26. Hessol NA, Katz MH, Liu JY, et al. Increased incidence of Hodgkin's disease in homosexual men with HIV infection. *Ann Intern Med.* 1992;117:309-311.
27. Tirelli U, Errante D, Dolcetti R, et al. Hodgkin's disease and human immunodeficiency virus infection: clinicopathologic and virologic features of 114 patients from the Italian Cooperative Group on AIDS and Tumors. *J Clin Oncol.* 1995;13:1758-1767.
28. Biggar RJ, Jaffe ES, Goedert JJ, et al. Hodgkin lymphoma and immunodeficiency in persons with HIV/AIDS. *Blood.* 2006;108:3786-3791.
29. Rowlings PA, Curtis RE, Passweg JR, et al. Increased incidence of Hodgkin's disease after allogeneic bone marrow transplantation. *J Clin Oncol.* 1999;17:3122-3127.
30. Garnier J-L, Lebranchu Y, Dantal J, et al. Hodgkin's disease after transplantation. *Transplantation.* 1996;61:71-76.
31. Lukes RJ, Tindle BH, Parker JW. Reed-Sternberg-like cells in infectious mononucleosis. *Lancet.* 1969;2:1003-1004.
32. Mueller N, Evans A, Harris N, et al. Hodgkin's disease and Epstein-Barr virus. *N Engl J Med.* 1989;320:689-695.
33. Poppema S, van Imhoff G, Torensma R, Smit J. Lymphadenopathy morphologically consistent with Hodgkin's disease associated with Epstein-Barr virus infection. *Am J Clin Pathol.* 1985;84:385-390.
34. Weiss LM, Strickler JG, Warnke RA, et al. Epstein-Barr viral DNA in tissues of Hodgkin's disease. *Am J Pathol.* 1987;129:86-91.
35. Weiss LM, Movahed LA, Warnke RA, Sklar J. Detection of Epstein-Barr viral genomes in Reed-Sternberg cells of Hodgkin's disease. *N Engl J Med.* 1989;320:502-506.
36. Gulley ML, Glaser SL, Craig FE, et al. Guidelines for interpreting EBER in situ hybridization and LMP1 immunohistochemical tests for detecting Epstein-Barr virus in Hodgkin lymphoma. *Am J Clin Pathol.* 2002;117:259-267.
37. Weiss LM, Chen Y-Y, Liu X-F, Shibata D. Epstein-Barr virus and Hodgkin's disease: a correlative in situ hybridization and polymerase chain reaction study. *Am J Pathol.* 1991;139:1259-1265.
38. Spieker T, Kurth J, Kuppers R, et al. Molecular single-cell analysis of the clonal relationship of small Epstein-Barr virus-infected cells and Epstein-Barr virus-harboring Hodgkin and Reed/Sternberg cells in Hodgkin disease. *Blood.* 2000;96:3133-3138.
39. Herbst H, Steinbrecher E, Niedobitek G, et al. Distribution and phenotype of Epstein-Barr virus-harboring cells in Hodgkin's disease. *Blood.* 1992;80:484-491.
40. Herbst H, Dallenbach F, Hummel M, et al. Epstein-Barr virus latent membrane protein expression in Hodgkin and Reed-Sternberg cells. *Proc Natl Acad Sci U S A.* 1991;88:4766-4770.
41. Pallesen G, Hamilton-Dutoit SJ, Rowe M, Young LS. Expression of Epstein-Barr virus latent gene products in tumour cells of Hodgkin's disease. *Lancet.* 1991;337:320-322.
42. Grasser FA, Murray PG, Kremmer E, et al. Monoclonal antibodies directed against the Epstein-Barr virus-encoded nuclear antigen 1 (EBNA1): immunohistologic detection of EBNA1 in the malignant cells of Hodgkin's disease. *Blood.* 1994;84:3792-3798.
43. Niedobitek G, Kremmer E, Herbst H, et al. Immunohistochemical detection of the Epstein-Barr virus-encoded latent membrane protein 2A in Hodgkin's disease and infectious mononucleosis. *Blood.* 1997;90:1664-1672.
44. Siebert JD, Ambinder RF, Napoli VM, et al. Human immunodeficiency virus-associated Hodgkin's disease contains latent, not replicative, Epstein-Barr virus. *Hum Pathol.* 1995;26:1191-1195.
45. Anagnostopoulos I, Herbst H, Niedobitek G, Stein H. Demonstration of monoclonal EBV genomes in Hodgkin's disease and Ki-1 positive anaplastic large cell lymphoma by combined Southern blot and in situ hybridization. *Blood.* 1989;74:810-816.
46. Vasef MA, Kamel OW, Chen Y-Y, et al. Detection of Epstein-Barr virus in multiple sites involved by Hodgkin's disease. *Am J Pathol.* 1995; 47:1408-1415.
47. Boiocchi M, Dolcetti R, De Re V, et al. Demonstration of a unique Epstein-Barr virus-positive cellular clone in metachronous multiple localization of Hodgkin's disease. *Am J Pathol.* 1993;142:33-38.
48. Wang D, Liebowitz D, Kieff E. An EBV membrane protein expressed in immortalized lymphocytes transforms established rodent cells. *Cell.* 1985;37:831-840.
49. Young LS, Dawson CW, Eliopoulos AG. The expression and function of Epstein-Barr virus encoded latent genes. *Mol Pathol.* 2000;53:238-247.
50. Vockerodt M, Morgan SL, Kuo M, et al. The Epstein-Barr virus oncoprotein, latent membrane protein-1, reprograms germinal centre B cells towards a Hodgkin's Reed-Sternberg-like phenotype. *J Pathol.* 2008; 216:83-92.
51. Kadin ME. Hodgkin's disease: cell of origin, immunobiology, and pathogenesis. In: Knowles DM, ed. *Neoplastic Hematopathology.* Philadelphia: Lippincott Williams & Wilkins; 2001:667-690.
52. Boyle MJ, Vasak E, Tschuchnigg M, et al. Subtypes of Epstein-Barr virus (EBV) in Hodgkin's disease: association between B-type EBV and immunocompromise. *Blood.* 1993;81:468-474.
53. Khanim F, Yao QY, Niedobitek G, et al. Analysis of Epstein-Barr virus gene polymorphisms in normal donors and in virus-associated tumors from different geographic locations. *Blood.* 1996;88:3491-3501.
54. Dirnhofer S, Angeles-Angeles A, Ortiz-Hidalgo C, et al. High prevalence of a 30-base pair deletion in the Epstein-Barr virus (EBV) latent membrane protein 1 gene and of strain type B EBV in Mexican classical Hodgkin's disease and reactive lymphoid tissue. *Hum Pathol.* 1999; 30:781-787.
55. Knecht H, Bachmann E, Brousset P, et al. Deletions within the LMP1 oncogene of Epstein-Barr virus are clustered in Hodgkin's disease and identical to those observed in nasopharyngeal carcinoma. *Blood.* 1993;82:2937-2942.
56. Hayashi K, Chen WG, Chen YY, et al. Deletion of Epstein-Barr virus latent membrane protein 1 gene in United States and Brazilian Hodgkin's disease and reactive lymphoid tissue: high frequency of a 30-bp deletion. *Hum Pathol.* 1997;28:1408-1414.
57. Armstrong AA, Alexander FE, Pinto Paes R, et al. Association of Epstein-Barr virus with pediatric Hodgkin's disease. *Am J Pathol.* 1993;142:1683-1688.
58. Flavell KJ, Biddulph JP, Constandinou CM, et al. Variation in the frequency of Epstein-Barr virus-associated Hodgkin's disease with age. *Leukemia.* 2000;14:748-753.
59. Glaser SL, Lin RJ, Stewart SL, et al. Epstein-Barr virus-associated Hodgkin's disease: epidemiologic characteristics in international data. *Int J Cancer.* 1997;70:375-382.
60. Gulley ML, Eagan PA, Quintanilla-Martínez L, et al. Epstein-Barr virus DNA is abundant and monoclonal in the Reed-Sternberg cells of Hodgkin's disease: association with mixed cellularity subtype and Hispanic American ethnicity. *Blood.* 1994;83:1595-1602.
61. Anagnostopoulos I, Hansmann ML, Franssila K, et al. European Task Force on Lymphoma project on lymphocyte predominance Hodgkin disease: histologic and immunohistologic analysis of submitted cases reveals 2 types of Hodgkin disease with a nodular growth pattern and abundant lymphocytes. *Blood.* 2000;96:1889-1899.
62. Ambinder RF, Browning PJ, Lorenzana I, et al. Epstein-Barr virus and childhood Hodgkin's disease in Honduras and the United States. *Blood.* 1993;81:462-467.
63. Chang KL, Albujar PF, Chen Y-Y, et al. High prevalence of Epstein-Barr virus in the Reed-Sternberg cells of Hodgkin's disease occurring in Peru. *Blood.* 1993;81:496-501.
64. Enblad G, Sandvej K, Lennette E, et al. Lack of correlation between EBV serology and presence of EBV in the Hodgkin and Reed-Sternberg cells of patients with Hodgkin's disease. *Int J Cancer.* 1997;72:394-397.
65. Staratschek-Jox A, Kotkowski S, Belge G, et al. Detection of Epstein-Barr virus in Hodgkin-Reed-Sternberg cells. No evidence for the persistence of integrated viral fragments in latent membrane protein-1 negative classical Hodgkin's disease. *Am J Pathol.* 2000;156:209-216.
66. Gan Y-J, Razzouk BI, Su T, Sixbey JW. A defective, rearranged Epstein-Barr virus genome in EBER-negative and EBER-positive Hodgkin's disease. *Am J Pathol.* 2002;160:781-786.
67. Colby TV, Hoppe RT, Warnke RA. Hodgkin's disease: a clinicopathologic study of 659 cases. *Cancer.* 1982;47:351-359.

68. Munker R, Hasenclever D, Brosteanu O, et al. Bone marrow involvement in Hodgkin's disease: an analysis of 135 consecutive cases. German Hodgkin's Lymphoma Study Group. *J Clin Oncol.* 1995;13:403-409.
69. Harris NL. Hodgkin's lymphomas: classification, diagnosis and grading. *Semin Hematol.* 1999;36:220-232.
70. Diehl V, Sextro M, Franklin J, et al. Clinical presentation, course, and prognostic factors in lymphocyte-predominant Hodgkin's disease and lymphocyte-rich classical Hodgkin's disease: report from the European Task Force on Lymphoma Project on lymphocyte-predominant Hodgkin's disease. *J Clin Oncol.* 1999;17:776-783.
71. Greer JP, Kinney MC, Cousar JB, et al. Lymphocyte-depleted Hodgkin's disease. Clinicopathologic review of 25 patients. *Am J Med.* 1986;81:208-214.
72. Karcher DS. Clinically unsuspected Hodgkin disease presenting initially in the bone marrow of patients infected with the human immunodeficiency virus. *Cancer.* 1993;71:1235-1238.
73. Levy RA, Kaplan HS. Impaired lymphocyte function in untreated Hodgkin's disease. *N Engl J Med.* 1974;290:181-186.
74. Poppema S. Immunology of Hodgkin's disease. *Baillieres Clin Hematol.* 1996;9:447-457.
75. Poppema S, Potters M, Emmens R, et al. Immune reactions in classical Hodgkin's lymphoma. *Semin Hematol.* 1999;36:253-259.
75a. Marshall NA, Christie LE, Munro LR, et al. Immunosuppressive regulatory T cells are abundant in the reactive lymphocytes of Hodgkin lymphoma. *Blood.* 2004;103:1755-1762.
76. Lukes RJ. Criteria for the involvement of lymph node, bone marrow, spleen and liver in Hodgkin's disease. *Cancer Res.* 1971;31:1755-1767.
77. Lindfors KK, Meyer JE, Dedrick CG, et al. Thymic cysts in mediastinal Hodgkin's disease. *Radiology.* 1985;156:37-41.
78. Krugmann J, Feichtinger H, Greil R, Fend F. Thymic Hodgkin's disease—a histological and immunohistochemical study of three cases. *Pathol Res Pract.* 1999;195:681-687.
79. Kapadia SB, Roman LN, Kingma DW, et al. Hodgkin's disease of Waldeyer's ring. Clinical and histoimmunophenotypic findings and association with Epstein-Barr virus in 16 cases. *Am J Surg Pathol.* 1995;19:1431-1439.
80. Quinones-Avila Mdel P, Gonzalez-Longoria AA, Admirand JH, Medeiros LJ. Hodgkin lymphoma involving Waldeyer ring: a clinicopathologic study of 22 cases. *Am J Clin Pathol.* 2005;123:651-656.
81. Yousem SA, Weiss LM, Colby TV. Primary pulmonary Hodgkin's disease. A clinicopathologic study of 15 cases. *Cancer.* 1986;57:1217-1224.
82. Devaney K, Jaffe ES. The surgical pathology of gastrointestinal Hodgkin's disease. *Am J Clin Pathol.* 1991;95:794-801.
83. Kumar S, Fend F, Quintanilla-Martinez L, et al. Epstein-Barr virus-positive primary gastrointestinal Hodgkin's disease. Association with inflammatory bowel disease and immunosuppression. *Am J Surg Pathol.* 2000;24:66-73.
84. Siotsos N, Kerl H, Murphy SB, Kadin ME. Primary cutaneous Hodgkin's disease. Unique clinical, morphologic, and immunophenotypic findings. *Am J Dermatopathol.* 1994;16:2-8.
85. Kumar S, Kingma DW, Weiss WB, et al. Primary cutaneous Hodgkin's disease with evolution to systemic disease. Association with the Epstein-Barr virus. *Am J Surg Pathol.* 1996;20:754-759.
86. Gerstner ER, Abrey LE, Schiff D, et al. CNS Hodgkin lymphoma. *Blood.* 2008;112:1658-1661.
87. Carbone PP, Kaplan HS, Musshoff K, et al. Report of the committee on Hodgkin's disease staging classification. *Cancer Res.* 1971;31:1860-1861.
88. Lister TA, Crowther D, Sutcliffe SB, et al. Report of a committee convened to discuss the evaluation and staging of patients with Hodgkin's disease: Cotswolds meeting. *J Clin Oncol.* 1989;7:1630-1636.
89. Kaplan HS. Hodgkin's disease: unfolding concepts concerning its nature, management and prognosis. *Cancer.* 1980;45:2439-2474.
90. Rosenberg SA, Kaplan HS. Evidence for an orderly progression in the spread of Hodgkin's disease. *Cancer Res.* 1966;26:1225-1231.
91. Advani RH, Horning SJ. Treatment of early-stage Hodgkin's disease. *Semin Hematol.* 1999;36:270-281.
92. Strum SB, Park JK, Rappaport H. Observation of cells resembling Sternberg-Reed cells in conditions other than Hodgkin's disease. *Cancer.* 1970;26:176-190.
93. MacMahon B. Epidemiology of Hodgkin's disease. *Cancer Res.* 1966; 26:1189-1200.
94. Bennett MH, MacLennan KA, Easterling MJ, et al. The prognostic significance of cellular subtypes in nodular sclerosing Hodgkin's disease: an analysis of 271 non-laparotomised cases (BNLI report no. 22). *Clin Radiol.* 1983;34:497-501.
95. Haybittle JL, Hayhoe FG, Easterling MJ, et al. Review of British National Lymphoma Investigation studies of Hodgkin's disease and development of prognostic index. *Lancet.* 1985;1:967-972.
96. MacLennan KA, Bennett MH, Tu A, et al. Relationship of histopathologic features to survival and relapse in nodular sclerosing Hodgkin's disease. A study of 1659 patients. *Cancer.* 1989;64:1686-1693.
97. van Spronsen DJ, Vrints LW, Hofstra G, et al. Disappearance of prognostic significance of histopathological grading of nodular sclerosing Hodgkin's disease for unselected patients, 1972-92. *Br J Haematol.* 1997;96:322-327.
98. von Wasielewski R, Werner M, Fischer R, et al. Lymphocyte predominant Hodgkin's disease. An immunohistochemical analysis of 208 reviewed Hodgkin's disease cases from the German Hodgkin study group. *Am J Pathol.* 1997;150:793-803.
99. Strickler JG, Michie SA, Warnke RA, Dorfman RF. The "syncytial variant" of nodular sclerosing Hodgkin's disease. *Am J Surg Pathol.* 1986;10:470-477.
100. Patsouris E, Noel H, Lennert K. Cytohistologic and immunohistochemical findings in Hodgkin's disease, mixed cellularity type, with a high content of epithelioid cells. *Am J Surg Pathol.* 1989;13:1014-1022.
101. Kadin ME, Donaldson SS, Dorfman RF. Isolated granulomas in Hodgkin's disease. *N Engl J Med.* 1970;283:859-861.
102. Zarate-Osorno A, Medeiros LJ, Danon AD, Neiman RS. Hodgkin's disease with coexistent Castleman-like histologic features. A report of three cases. *Arch Pathol Lab Med.* 1994;118:270-274.
103. Ashton-Key M, Thorpe P, Allen JP, Isaacson PG. Follicular Hodgkin's disease. *Am J Surg Pathol.* 1995;19:1294-1299.
104. Kansal R, Singleton TP, Ross CW, et al. Follicular Hodgkin lymphoma. a histopathologic study. *Am J Clin Pathol.* 2002;117:29-35.
105. Rüdiger T, Ott G, Ott MM, et al. Differential diagnosis between classical Hodgkin's lymphoma, T-cell-rich B-cell lymphoma, and paragranuloma by paraffin immunohistochemistry. *Am J Surg Pathol.* 1998; 22:1148-1191.
106. Doggett RS, Colby TV, Dorfman RF. Interfollicular Hodgkin's disease. *Am J Surg Pathol.* 1983;7:145-149.
107. Kant JA, Hubbard SM, Longo DL, et al. The pathologic and clinical heterogeneity of lymphocytic depletion Hodgkin's disease. *J Clin Oncol.* 1986;4:284-294.
108. Mohrmann RL, Nathwani BN, Brynes RK, Sheibani K. Hodgkin's disease occurring in monocytoid B-cell clusters. *Am J Clin Pathol.* 1991;95:802-808.
109. Plank L, Hansmann ML, Fischer R. Monocytoid B-cells occurring in Hodgkin's disease. *Virchows Arch.* 1994;424:321-326.
110. Colby TV, Warnke RA. The histology of the initial relapse of Hodgkin's disease. *Cancer.* 1980;45:289-292.
111. Rappaport H, Berard CW, Butler JJ, et al. Report of the Committee on Histopathological Criteria Contributing to Staging of Hodgkin's disease. *Cancer Res.* 1971;31:1862-1863.
112. Schwab U, Stein H, Gerdes J, et al. Production of a monoclonal antibody specific for Hodgkin and Reed-Sternberg cells of Hodgkin's disease and a subset of normal lymphoid cells. *Nature.* 1982;299:65-67.
113. Stein H, Mason DY, Gerdes J, et al. The expression of the Hodgkin's disease–associated antigen Ki-1 in reactive and neoplastic lymphoid tissue: evidence that Reed-Sternberg cells and histiocytic malignancies are derived from activated lymphoid cells. *Blood.* 1985;66:848-858.
114. Agnarsson BA, Kadin ME. The immunophenotype of Reed-Sternberg cells. A study of 50 cases of Hodgkin's disease using fixed frozen tissues. *Cancer.* 1989;63:2083-2087.
115. Gruss HJ, Hirschstein D, Wright B, et al. Expression and function of CD40 on Hodgkin and Reed-Sternberg cells and the possible relevance for Hodgkin's disease. *Blood.* 1994;84:2305-2314.
116. Kadin ME, Stites DP, Levy R, et al. Exogenous immunoglobulin and the macrophage origin of Reed-Sternberg cells in Hodgkin's disease. *N Engl J Med.* 1978;299:1208-1214.
117. Dürkop H, Latza U, Hummel M, et al. Molecular cloning and expression of a new member of the nerve growth factor receptor family that is characteristic for Hodgkin's disease. *Cell.* 1992;68:421-427.
118. Stein H, Gerdes J, Schwab U, et al. Identification of Hodgkin and Sternberg-Reed cells as a unique cell type derived from a newly-detected small-cell population. *Int J Cancer.* 1982;30:445-459.
119. Schwarting R, Gerdes J, Dürkop H, et al. BER-H2: a new anti-Ki-1(CD30) monoclonal antibody directed at a formol-resistant epitope. *Blood.* 1989;74:1678.
120. von Wasielewski R, Mengel M, Fischer R, et al. Classical Hodgkin's disease: clinical impact of the immunophenotype. *Am J Pathol.* 1997;151:1123-1130.
121. Said JW. The immunohistochemistry of Hodgkin's disease. *Semin Diagn Pathol.* 1992;9:265-271.
122. Stein H, Foss H-D, Durkop H, et al. CD30+ anaplastic large cell lymphoma: a review of its histopathologic, genetic, and clinical features. *Blood.* 2000;96:3681-3695.
123. Delsol G, Al Saati T, Gatter KC, et al. Coexpression of epithelial membrane antigen (EMA), Ki-1 and interleukin-2 receptor by anaplastic large cell lymphomas: diagnostic value in so-called malignant histiocytosis. *Am J Pathol.* 1988;130:59-70.
124. Higgins JP, Warnke RA. CD30 expression is common in mediastinal large B-cell lymphoma. *Am J Clin Pathol.* 1999;112:241-247.
125. Pallesen G, Hamilton-Dutoit SJ. Ki-1 (CD30) antigen is regularly expressed by tumor cells of embryonal carcinoma. *Am J Pathol.* 1988;133:1988.
126. Durkop H, Foss HD, Eitelbach F, et al. Expression of the CD30 antigen in non-lymphoid tissues and cells. *J Pathol.* 2000;190:613-618.
127. Stein H, Uchanska-Ziegler B, Gerdes J, et al. Hodgkin and Sternberg-Reed cells contain antigens specific to late cells of granulopoiesis. *Int J Cancer.* 1982;29:283-290.
128. Dorfman R, Gatter K, Pulford K, Mason D. An evaluation of the utility of anti-granulocyte and anti-leukocyte monoclonal antibodies in the diagnosis of Hodgkin's disease. *Am J Pathol.* 1986;123:508-519.
129. Zukerberg LR, Collins AB, Ferry JA, Harris NL. Coexpression of CD15 and CD20 by Reed-Sternberg cells in Hodgkin's disease. *Am J Pathol.* 1991;139:475-483.
130. Pinkus GS, Thomas P, Said J. Leu-M1—a marker for Reed-Sternberg cells in Hodgkin's disease. An immunoperoxidase study of paraffin-embedded tissues. *Am J Pathol.* 1985;119:244-252.
131. Hsu SM, Jaffe ES. Leu M1 and peanut agglutinin stain the neoplastic cells of Hodgkin's disease. *Am J Clin Pathol.* 1984;82:29-32.
132. Childs CC, Parham DM, Berard CW. Infectious mononucleosis. The spectrum of morphologic changes simulating lymphoma in lymph nodes and tonsils. *Am J Surg Pathol.* 1987;11:122-132.
133. Fellbaum C, Hansmann ML, Parwaresch MR, Lennert K. Monoclonal antibodies Ki-B3 and Leu-M1 discriminate giant cells of infectious mononucleosis and of Hodgkin's disease. *Hum Pathol.* 1988;19:1168-1173.
134. Rushin JM, Riordan GP, Heaton RB, et al. Cytomegalovirus-infected cells express Leu-M1 antigen. A potential source of diagnostic error. *Am J Pathol.* 1990;136:989-995.
135. Sheibani K, Battifora H, Burke JS, et al. Leu-M1 antigen in human neoplasms: an immunohistologic study of 400 cases. *Am J Surg Pathol.* 1986;10:227-236.
136. Wieczorek R, Burke JS, Knowles DM. Leu-M1 antigen expression in T-cell neoplasia. *Am J Pathol.* 1985;121:374-380.
137. Barry TS, Jaffe ES, Sorbara L, et al. Peripheral T-cell lymphomas expressing CD30 and CD15. *Am J Surg Pathol.* 2003;27:1513-1522.
138. Schmid C, Pan L, Diss T, Isaacson PG. Expression of B-cell antigens by Hodgkin's and Reed-Sternberg cells. *Am J Pathol.* 1991;139:701-707.
139. Chu PG, Arber DA. CD79: a review. *Appl Immunohistochem.* 2001;9:97-106.
140. Kuzu I, Delsol G, Jones M, et al. Expression of the Ig-associated heterodimer (mb-1

and B29) in Hodgkin's disease. *Histopathology.* 1993;22:141-144.
141. Poppema S. The diversity of the immunohistological staining pattern of Reed-Sternberg cells. *J Histochem Cytochem.* 1980;28:788-791.
142. Stein H, Hansmann ML, Lennert K, et al. Reed-Sternberg and Hodgkin cells in lymphocyte-predominant Hodgkin's disease of nodular subtype contain J chain. *Am J Clin Pathol.* 1986;86:292-297.
143. Carbone A, Gloghini A, Aldinucci D, et al. Expression pattern of MUM1/IRF4 in the spectrum of pathology of Hodgkin's disease. *Br J Haematol.* 2002;117:366-372.
144. Krenacs L, Himmelmann AW, Quintanilla-Martinez L, et al. Transcription factor B-cell-specific activator protein (BSAP) is differentially expressed in B cells and in subsets of B-cell lymphomas. *Blood.* 1998;92:1308-1316.
145. Foss HD, Reusch R, Demel G, et al. Frequent expression of the B-cell-specific activator protein in Reed-Sternberg cells of classical Hodgkin's disease provides further evidence for its B-cell origin. *Blood.* 1999; 94:3108-3113.
146. Browne P, Petrosyan K, Hernandez A, Chan JA. The B-cell transcription factors BSAP, Oct-2, and BOB.1 and the pan-B-cell markers CD20, CD22, and CD79a are useful in the differential diagnosis of classic Hodgkin lymphoma. *Am J Clin Pathol.* 2003;120:767-777.
147. Torlakovic E, Tierens A, Dang HD, Delabie J. The transcription factor PU.1, necessary for B-cell development is expressed in lymphocyte predominance, but not classical Hodgkin's disease. *Am J Pathol.* 2001;159:1807-1814.
148. Stein H, Marafioti T, Foss H-D, et al. Down-regulation of BOB.1/OBF.1 and Oct 2 in classical Hodgkin disease but not in lymphocyte predominant Hodgkin disease correlates with immunoglobulin transcription. *Blood.* 2001;97:496-501.
149. Re D, Müschen M, Ahmadi T, et al. Oct-2 and Bob-1 deficiency in Hodgkin and Reed-Sternberg cells. *Cancer Res.* 2001;61:2080-2084.
150. Delsol G, Meggetto F, Brousset P, et al. Relation of follicular dendritic reticulum cells to Reed-Sternberg cells of Hodgkin's disease with emphasis on the expression of CD21 antigen. *Am J Pathol.* 1993; 142:1729-1736.
151. Nakamura S, Nagahama M, Kagami Y, et al. Hodgkin's disease expressing follicular dendritic cell marker CD21 without any other B-cell marker: a clinicopathologic study of nine cases. *Am J Surg Pathol.* 1999;23:363-376.
152. Delabie J, Shipman R, Bruggen J, et al. Expression of the novel intermediate filament-associated protein restin in Hodgkin's disease and anaplastic large-cell lymphoma. *Blood.* 1992;80:2891-2896.
153. Pinkus GS, Pinkus JL, Langhoff E, et al. Fascin, a sensitive new marker for Reed-Sternberg cells of Hodgkin's disease. Evidence for a dendritic or B cell derivation? *Am J Pathol.* 1997;150:543-562.
154. Dallenbach FE, Stein H. Expression of T-cell receptor beta chain in Reed-Sternberg cells. *Lancet.* 1989;2:828-830.
155. Seitz V, Hummel M, Marafioti T, et al. Detection of clonal T-cell receptor gamma-chain rearrangements in Reed-Sternberg cells of classic Hodgkin's disease. *Blood.* 2000;95:3020-3024.
156. Kadin M, Muramoto L, Said J. Expression of T-cell antigens on Reed-Sternberg cells in a subset of patients with nodular sclerosing and mixed cellularity Hodgkin's disease. *Am J Pathol.* 1988;130:345-353.
157. Tzankov A, Bourgau C, Kaiser A, et al. Rare expression of T-cell markers in classical Hodgkin's lymphoma. *Mod Pathol.* 2005;18:1542-1549.
158. Krenacs L, Wellmann A, Sorbara L, et al. Cytotoxic cell antigen expression in anaplastic large cell lymphomas of T- and null-cell type and Hodgkin's disease: evidence for distinct cellular origin. *Blood.* 1997;89:980-988.
159. Oudejans JJ, Kummer JA, Jiwa M, et al. Granzyme B expression in Reed-Sternberg cells of Hodgkin's disease. *Am J Pathol.* 1996;148:233-240.
160. Pulford K, Lamant L, Morris SW, et al. Detection of anaplastic lymphoma kinase (ALK) and nucleolar protein nucleophosmin (NPM)-ALK proteins in normal and neoplastic cells with the monoclonal antibody ALK1. *Blood.* 1997;89:1394-1404.
161. Falini B, Bigerna B, Fizzotti M, et al. ALK expression defines a distinct group of T/null lymphomas ("ALK lymphomas") with a wide morphological spectrum. *Am J Pathol.* 1998;153:875-886.
162. Benharroch D, Meguerian-Bedoyan Z, Lamant L, et al. ALK-positive lymphoma: a single disease with a broad spectrum of morphology. *Blood.* 1998;91:2076-2084.
163. Poppema S, Visser L. Absence of HLA class I expression by Reed-Sternberg cells. *Am J Pathol.* 1994;145:37-41.
164. Vasef MA, Alsabeh R, Medeiros LJ, Weiss LM. Immunophenotype of Reed-Sternberg and Hodgkin's cells in sequential biopsy specimens of Hodgkin's disease. A paraffin-section immunohistochemical study using the heat-induced epitope retrieval method. *Am J Clin Pathol.* 1997;108:54-59.
165. Poppema S, Bhan A, Reinherz E, et al. In situ immunologic characterization of cellular constituents in lymph nodes and spleens involved by Hodgkin's disease. *Blood.* 1982;59:226-232.
166. Carbone A, Gloghini A, Gruss HJ, Pinto A. CD40 ligand is constitutively expressed in a subset of T cell lymphomas and on the microenvironmental reactive T cells of follicular lymphomas and Hodgkin's disease. *Am J Pathol.* 1995;147:912-922.
167. Poppema S. The nature of the lymphocytes surrounding Reed-Sternberg cells in nodular lymphocyte predominance and in other types of Hodgkin's disease. *Am J Pathol.* 1989;135:351-357.
168. Kamel OW, Gelb AB, Shibuya RB, et al. Leu 7 (CD57) reactivity distinguishes nodular lymphocyte predominance Hodgkin's disease from nodular sclerosing Hodgkin's disease, T-cell-rich-B-cell lymphoma and follicular lymphoma. *Am J Pathol.* 1993;142:541-546.
169. Alavaikko MJ, Hansmann ML, Nebendahl C, et al. Follicular dendritic cells in Hodgkin's disease. *Am J Clin Pathol.* 1991;95:194-200.
170. Kuppers R, Rajewsky K, Zhao M, et al. Hodgkin disease: Hodgkin and Reed-Sternberg cells picked from histological sections show clonal immunoglobulin gene rearrangements and appear to be derived from B cells at various stages of development. *Proc Natl Acad Sci U S A.* 1994;91:10962-10966.
171. Kanzler H, Hansmann ML, Kapp U, et al. Molecular single cell analysis demonstrates the derivation of a peripheral blood-derived cell line (L1236) from the Hodgkin/Reed-Sternberg cells of a Hodgkin's lymphoma patient. *Blood.* 1996;87:3429-3436.
172. Marafioti T, Hummel M, Foss HD, et al. Hodgkin and Reed-Sternberg cells represent an expansion of a single clone originating from a germinal center B-cell with functional immunoglobulin gene rearrangements but defective immunoglobulin transcription. *Blood.* 2000;95:1443-1450.
173. Müschen M, Rajewski K, Braeuninger A, et al. Rare occurrence of classical Hodgkin's disease as a T-cell lymphoma. *J Exp Med.* 2000;191:387-394.
174. Hell K, Pringle JH, Hansmann ML, et al. Demonstration of light chain mRNA in Hodgkin's disease. *J Pathol.* 1993;171:137-143.
175. Theil J, Laumen H, Marafioti T, et al. Defective octamer-dependent transcription is responsible for silenced immunoglobulin transcription in Reed-Sternberg cells. *Blood.* 2001;97:3191-3196.
176. Weiss LM, Chang KL. Molecular biologic studies of Hodgkin's disease. *Semin Diagn Pathol.* 1992;9:272-278.
177. Chute DJ, Cousar JB, Mahadevan MS, et al. Detection of immunoglobulin heavy chain gene rearrangements in classic Hodgkin lymphoma using commercially available BIOMED-2 primers. *Diagn Mol Pathol.* 2008;17:65-72.
178. Quintanilla-Martinez L, Fend F, Rodriguez Moguel L, et al. Peripheral T-cell lymphoma with Reed-Sternberg-like cells of B-cell phenotype and genotype associated with Epstein-Barr virus infection. *Am J Surg Pathol.* 1999;23:1233-1240.
179. Jaffe ES, Muller-Hermelink HK. Relationship between Hodgkin's disease and non-Hodgkin's lymphomas. In: Mauch P, Armitage J, Diehl V, et al, eds. *Hodgkin's Disease.* Philadelphia: Lippincott Williams & Wilkins; 1999:181-194.
180. Teerenhovi L, Lindholm C, Pakkala A, et al. Unique display of a pathologic karyotype in Hodgkin's disease by Reed-Sternberg cells. *Cancer Genet Cytogenet.* 1988;34:305-311.
181. Cabanillas F, Pathak S, Trujillo J, et al. Cytogenetic features of Hodgkin's disease suggest possible origin from a lymphocyte. *Blood.* 1988;71:1615-1617.
182. Schouten HC, Sanger WG, Duggan M, et al. Chromosomal abnormalities in Hodgkin's disease. *Blood.* 1989;73:2149-2154.
183. Weber Mathiesen K, Deerberg J, Poetsch M, et al. Numerical chromosome aberrations are present within the CD30+ Hodgkin and Reed-Sternberg cells in 100% of analyzed cases of Hodgkin's disease. *Blood.* 1995;86:1464-1468.
184. Joos S, Menz CK, Wrobel G, et al. Classical Hodgkin lymphoma is characterized by recurrent copy number gains of the short arm of chromosome 2. *Blood.* 2002;99:1381-1387.
185. Martin-Subero JI, Gesk S, Harder L, et al. Recurrent involvement of the REL and BCL11A loci in classical Hodgkin lymphoma. *Blood.* 2002;99:1474-1477.
186. Bargou RC, Emmerich F, Krappmann D, et al. Constitutive nuclear factor-kappaB-RelA activation is required for proliferation and survival of Hodgkin's disease tumor cells. *J Clin Invest.* 1997;100:2961-2969.
187. Stetler-Stevenson M, Crush-Stanton S, Cossman J. Involvement of the bcl-2 gene in Hodgkin's disease. *J Natl Cancer Inst.* 1990;82:855-858.
188. Poppema S, Kaleta J, Hepperle B. Chromosomal abnormalities in patients with Hodgkin's disease: evidence for frequent involvement of the 14q chromosomal region but infrequent bcl-2 gene rearrangement in Reed-Sternberg cells. *J Natl Cancer Inst.* 1992;84:1789-1793.
189. Lamant L, Meggetto F, al Saati T, et al. High incidence of the t(2;5)(p23;q35) translocation in anaplastic large cell lymphoma and its lack of detection in Hodgkin's disease. Comparison of cytogenetic analysis, reverse transcriptase-polymerase chain reaction, and P-80 immunostaining. *Blood.* 1996;87:284-291.
190. Wellmann A, Otsuki T, Vogelbruch M, et al. Analysis of the t(2;5)(p23;q35) translocation by reverse transcription-polymerase chain reaction in CD30+ anaplastic large-cell lymphomas, in other non-Hodgkin's lymphomas of T-cell phenotype, and in Hodgkin's disease. *Blood.* 1995;86:2321-2328.
191. Inghirami G, Macri L, Rosati S, et al. The Reed-Sternberg cells of Hodgkin's disease are clonal. *Proc Natl Acad Sci U S A.* 1994;91:9842-9846.
192. Montesinos-Rongen M, Roers A, Kuppers R, et al. Mutation of the p53 gene is not a typical feature of Hodgkin and Reed-Sternberg cells in Hodgkin's disease. *Blood.* 1999;94:1755-1760.
193. Jungnickel B, Staratschek-Jox A, Brauninger A, et al. Clonal deleterious mutations in the I kappa B alpha gene in the malignant cells in Hodgkin's lymphoma. *J Exp Med.* 2000;191:395-402.
194. Cossman J, Annunziata CM, Barash S, et al. Reed-Sternberg cell genome expression supports a B-cell lineage. *Blood.* 1999;94:411-416.
195. Schwering I, Brauninger A, Klein U, et al. Loss of the B-lineage-specific gene expression program in Hodgkin and Reed-Sternberg cells of Hodgkin lymphoma. *Blood.* 2003;101:1505-1512.
196. Savage KJ, Monti S, Kutok JL, et al. The molecular signature of mediastinal large B-cell lymphoma differs from that of other diffuse large B-cell lymphomas and shares features with classical Hodgkin lymphoma. *Blood.* 2003;102:3871-3879.
197. Ushmorov A, Leithauser F, Sakk O, et al. Epigenetic processes play a major role in B-cell-specific gene silencing in classical Hodgkin lymphoma. *Blood.* 2006;107:2493-2500.
198. Hsi ED. Biologic features of Hodgkin lymphoma and the development of biologic prognostic factors in Hodgkin lymphoma: tumor and microenvironment. *Leuk Lymphoma.* 2008;49:1668-1680.
199. Hinz M, Löser P, Mathas S, et al. Constitutive NF-kappaB maintains high expression of a characteristic gene network, including CD40, CD86, and a set of antiapoptotic genes in Hodgkin/Reed-Sternberg cells. *Blood.* 2001;97:2798-2807.
200. Staudt LM. The molecular and cellular origins of Hodgkin's disease. *J Exp Med.* 2000;191:207-212.
201. Emmerich F, Meiser M, Hummel M, et al. Overexpression of I kappa B alpha without inhibition of NF-kappaB activity and mutations in the I kappa B alpha gene in Reed-Sternberg cells. *Blood.* 1999;94:3129-3134.
202. Renne C, Willenbrock K, Kuppers R, et al. Autocrine- and paracrine-activated receptor tyrosine kinases in classic Hodgkin lymphoma. *Blood.* 2005;105:4051-4059.
203. Skinnider BF, Tak MW. The role of cytokines in classical Hodgkin lymphoma. *Blood.* 2002;99:4283-4297.
204. van den Berg A, Visser L, Poppema S. High expression of the CC chemokine TARC

in Reed-Sternberg cells. A possible explanation for the characteristic T-cell infiltrate in Hodgkin's lymphoma. *Am J Pathol.* 1999;154:1685-1691.

205. Teruya-Feldstein J, Jaffe ES, Burd PR, et al. Differential chemokine expression in tissues involved by Hodgkin's disease: direct correlation of eotaxin expression and tissue eosinophilia. *Blood.* 1999;93:2463-2470.

206. Kadin ME, Agnarsson BA, Ellingsworth LR, Newcom SR. Immunohistochemical evidence of a role for transforming growth factor beta in the pathogenesis of nodular sclerosing Hodgkin's disease. *Am J Pathol.* 1990;136:1209-1214.

207. Herbst H, Foss HD, Samol J, et al. Frequent expression of interleukin-10 by Epstein-Barr virus–harboring tumor cells of Hodgkin's disease. *Blood.* 1996;87:2918-2929.

208. Ng AK, Mauch P. Radiation therapy in Hodgkin's disease. *Semin Hematol.* 1999;36:290-302.

209. Engert A, Wolf J, Diehl V. Treatment of advanced Hodgkin's lymphoma: standard and experimental approaches. *Semin Hematol.* 1999;36:282-289.

210. van Leeuwen FE, Klokman WJ, Hagenbeek A, et al. Second cancer risk following Hodgkin's disease: a 20-year follow-up study. *J Clin Oncol.* 1994;12:312-325.

211. Abrahamsen JF, Andersen A, Hannisdal E, et al. Second malignancies after treatment of Hodgkin's disease: the influence of treatment, follow-up time, and age. *J Clin Oncol.* 1993;11:255-261.

212. Bennett MH, MacLennan KA, Vaughan Hudson G, Vaughan Hudson B. Non-Hodgkin's lymphoma arising in patients treated for Hodgkin's disease in the BNLI: a 20-year experience. British National Lymphoma Investigation. *Ann Oncol.* 1991;2:83-92.

213. Rueffer U, Josting A, Franklin J, et al. Non-Hodgkin's lymphoma after primary Hodgkin's disease in the German Hodgkin's Lymphoma Study Group: incidence, treatment, and prognosis. *J Clin Oncol.* 2001;19:2026-2032.

214. Zarate-Osorno A, Medeiros LJ, Longo DL, Jaffe ES. Non-Hodgkin's lymphomas arising in patients successfully treated for Hodgkin's disease. A clinical, histologic, and immunophenotypic study of 14 cases. *Am J Surg Pathol.* 1992;16:885-895.

215. Hasenclever D, Diehl V. A prognostic score for advanced Hodgkin's disease. International Prognostic Factors Project on Advanced Hodgkin's Disease. *N Engl J Med.* 1998;339:1506-1514.

216. Josting A, Franklin J, May M, et al. New prognostic score based on treatment outcome of patients with relapsed Hodgkin's lymphoma registered in the database of the German Hodgkin's Lymphoma Study Group. *J Clin Oncol.* 2002;20:221-230.

217. Juweid ME. Utility of positron emission tomography (PET) scanning in managing patients with Hodgkin lymphoma. *Hematology Am Soc Hematol Educ Program* 2006:259-265.

218. Ferry JA, Linggood RM, Convery KM, et al. Hodgkin's disease, nodular sclerosis subtype. Implications of histologic subclassification. *Cancer.* 1993;71:457-463.

219. von Wasielewski R, Seth S, Franklin J, et al. Tissue eosinophilia correlates strongly with poor prognosis in nodular sclerosing Hodgkin's disease, allowing for known prognostic factors. *Blood.* 2000;95:1207-1213.

220. Hess JL, Bodis S, Pinkus G, et al. Histopathologic grading of nodular sclerosis Hodgkin's disease. Lack of prognostic significance in 254 surgically staged patients. *Cancer.* 1994;74:708-714.

221. Oudejans JJ, Jiwa NM, Kummer JA, et al. Activated cytotoxic T-cells as prognostic marker in Hodgkin's disease. *Blood.* 1997;89:1376-1382.

222. Alavaikko MJ, Blanco G, Aine R, et al. Follicular dendritic cells have prognostic relevance in Hodgkin's disease. *Am J Clin Pathol.* 1994; 101:761-767.

223. Morente MM, Piris MA, Abraira V, et al. Adverse clinical outcome in Hodgkin's disease is associated with loss of retinoblastoma protein expression, high Ki67 proliferation index, and absence of Epstein-Barr virus-latent membrane protein 1 expression. *Blood.* 1997;90:2429-2436.

224. Murray PG, Billingham LJ, Hassan HT, et al. Effect of Epstein-Barr virus infection on response to chemotherapy and survival in Hodgkin's disease. *Blood.* 1999;94:442-447.

225. Jarrett RF, Stark GL, White J, et al. Impact of tumor Epstein-Barr virus status on presenting features and outcome in age-defined subgroups of patients with classic Hodgkin lymphoma: a population-based study. *Blood.* 2005;106:2444-2451.

226. Tzankov A, Krugmann J, Fend F, et al. Prognostic significance of CD20 expression in classical Hodgkin lymphoma: a clinicopathological study of 119 cases. *Clin Cancer Res.* 2003;9:1381-1386.

227. Rüdiger T, Jaffe ES, Delsol G, et al. Workshop report on Hodgkin's disease and related disorders ("grey zone" lymphoma). *Ann Oncol.* 1998;9(suppl 5):31-38.

228. Traverse-Glehen A, Pittaluga S, Gaulard P, et al. Mediastinal gray zone lymphoma: the missing link between classical Hodgkin's lymphoma and mediastinal large B-cell lymphoma. *Am J Surg Pathol.* 2005;29:1411-1421.

228a. Quintanilla-Martinez L, de Jong D, de Mascarel A, et al. Gray zones around diffuse large B-cell lymphoma. Conclusions based on the workshop of the XIV meeting of the European Association of Hematopathology in Bordeaux, France. *J Hematopathol.* 2009;2:211-236.

229. Perrone T, Frizzera G, Rosai J. Mediastinal diffuse large cell lymphoma with sclerosis: a clinicopathologic analysis of 60 cases. *Am J Surg Pathol.* 1986;10:176-191.

230. Hsi ED, Sup SJ, Alemany C, et al. MAL is expressed in a subset of Hodgkin lymphoma and identifies a population of patients with poor prognosis. *Am J Clin Pathol.* 2006;125:776-782.

231. Rosenwald A, Wright G, Leroy K, et al. Molecular diagnosis of primary mediastinal B cell lymphoma identifies a clinically favorable subgroup of diffuse large B cell lymphoma related to Hodgkin lymphoma. *J Exp Med.* 2003;198:851-862.

232. Cazals-Hatem D, André M, Mounier N, et al. Pathologic and clinical features of 77 Hodgkin's lymphoma patients treated in a lymphoma protocol (LNH87). *Am J Surg Pathol.* 2001;25:297-306.

233. Leoncini L, Del Vecchio MT, Kraft R, et al. Hodgkin's disease and CD30-positive anaplastic large cell lymphomas—a continuous spectrum of malignant disorders. A quantitative morphometric and immunohistologic study. *Am J Pathol.* 1990;137:1047-1057.

234. Pileri S, Bocchia M, Baroni CD, et al. Anaplastic large cell lymphoma (CD30 +/Ki-1+): results of a prospective clinico-pathological study of 69 cases. *Br J Haematol.* 1994;86:513-523.

235. Vassallo J, Lamant L, Brugieres L, et al. ALK-positive anaplastic large cell lymphoma mimicking nodular sclerosis Hodgkin's lymphoma: report of 10 cases. *Am J Surg Pathol.* 2006;30:223-229.

236. Harris NL, Jaffe ES, Diebold J, et al. World Health Organization Classification of Neoplastic Diseases of the Hematopoietic and Lymphoid Tissues: Report of the Clinical Advisory Committee Meeting Airlie House, Virginia, November 1997. *J Clin Oncol.* 1999;17:3835-3849.

237. Williams J, Schned A, Cotelingam JD, Jaffe ES. Chronic lymphocytic leukemia with coexistent Hodgkin's disease. Implication for the origin of the Reed-Sternberg cell. *Am J Surg Pathol.* 1991;15:33-42.

238. Momose H, Jaffe ES, Shin SS, et al. Chronic lymphocytic leukemia/small lymphocytic lymphoma with Reed-Sternberg-like cells and possible transformation to Hodgkin's disease. Mediation by Epstein-Barr virus. *Am J Surg Pathol.* 1992;16:859-867.

239. Kanzler H, Küppers R, Helmes S, et al. Hodgkin and Reed-Sternberg-like cells in B-cell chronic lymphocytic leukemia represent the outgrowth of single germinal-center B-cell-derived clones: potential precursors of Hodgkin and Reed-Sternberg cells in Hodgkin's disease. *Blood.* 2000;95:1023-1031.

240. Ohno T, Smir BN, Weisenburger DD, et al. Origin of the Hodgkin/Reed-Sternberg cells in chronic lymphocytic leukemia with "Hodgkin's transformation." *Blood.* 1998;91:1757-1761.

241. Mao ZR, Quintanilla-Martinez L, Raffeld M, et al. IgVH mutational status and clonality analysis of Richter's transformation: diffuse large B-cell lymphoma and Hodgkin lymphoma in association with B-cell chronic lymphocytic leukemia (B-CLL) represent 2 different pathways of disease evolution. *Am J Surg Pathol.* 2007;31:1605-1614.

242. Gonzalez CL, Medeiros LJ, Jaffe ES. Composite lymphoma. A clinicopathologic analysis of nine patients with Hodgkin's disease and B-cell non-Hodgkin's lymphoma. *Am J Clin Pathol.* 1991;96:81-89.

243. Hansmann ML, Fellbaum C, Hui PK, Lennert K. Morphological and immunohistochemical investigation of non-Hodgkin's lymphoma combined with Hodgkin's disease. *Histopathology.* 1989;15:35-48.

244. Jaffe ES, Zarate-Osorno A, Medeiros J. The interrelationship of Hodgkin's disease and non-Hodgkin's lymphomas—lessons learned from composite and sequential malignancies. *Semin Diagn Pathol.* 1992;9:297-303.

245. Bräuninger A, Hansmann M-L, Strickler JG, et al. Identification of common germinal-center B-cell precursors in two patients with both Hodgkin's disease and non-Hodgkin's lymphoma. *N Engl J Med.* 1999;340:1239-1247.

246. Banks PM. The distinction of Hodgkin's disease from T cell lymphoma. *Semin Diagn Pathol.* 1992;9:279-283.

247. Patsouris E, Noel H, Lennert K. Angioimmunoblastic lymphadenopathy–type of T-cell lymphoma with a high content of epithelioid cells. Histopathology and comparison with lymphoepithelioid cell lymphoma. *Am J Surg Pathol.* 1989;13:262-275.

248. Oshima KSJ, Kato A, Tashiro K, Kikuchi M. Clonal HTLV-1-infected CD4+ T-lymphocytes and non-clonal non-HTLV-1-infected giant cells in incipient ATLL with Hodgkin-like histologic features. *Int J Cancer.* 1997;72:592-598.

249. Davis TH, Morton CC, Miller-Cassman R, et al. Hodgkin's disease, lymphomatoid papulosis, and cutaneous T-cell clone. *N Engl J Med.* 1992;326:1115-1122.

250. Kremer M, Sandherr M, Geist B, et al. EBV-negative Hodgkin's lymphoma following mycosis fungoides: evidence for distinct clonal origin. *Mod Pathol.* 2001;14:91-97.

251. Swerdlow SH. Post-transplant lymphoproliferative disorders: a morphologic, phenotypic and genotypic spectrum of disease. *Histopathology.* 1992;20:373-385.

252. Kamel OW, Weiss LM, van de Rijn M, et al. Hodgkin's disease and lymphoproliferations resembling Hodgkin's disease in patients receiving long-term low-dose methotrexate therapy. *Am J Surg Pathol.* 1996;20:1279-1287.

253. Pitman SD, Huang Q, Zuppan CW, et al. Hodgkin lymphoma-like posttransplant lymphoproliferative disorder (HL-like PTLD) simulates monomorphic B-cell PTLD both clinically and pathologically. *Am J Surg Pathol.* 2006;30:470-476.

254. Nakamura S, Jaffe ES, Swerdlow SH. EBV positive diffuse large B-cell lymphoma of the elderly. In: Swerdlow SH, Campo E, Harris NL, et al, eds. *WHO Classification of Tumours of Hematopoietic and Lymphoid Tissues.* Lyon, France: IARC Press; 2008:243-244.

255. Oyama T, Ichimura K, Suzuki R, et al. Senile EBV+ B-cell lymphoproliferative disorders: a clinicopathologic study of 22 patients. *Am J Surg Pathol.* 2003;27:16-26.

256. Oyama T, Yamamoto K, Asano N, et al. Age-related EBV-associated B-cell lymphoproliferative disorders constitute a distinct clinicopathologic group: a study of 96 patients. *Clin Cancer Res.* 2007;13:5124-5132.

257. Isaacson PG, Schmid C, Pan L, et al. Epstein-Barr virus latent membrane protein expression by Hodgkin and Reed-Sternberg-like cells in acute infectious mononucleosis. *J Pathol.* 1992;167:267-271.

258. Fellbaum C, Hansmann ML, Lennert K. Lymphadenitis mimicking Hodgkin's disease. *Histopathology.* 1988;12:253-262.

259. Zarate-Osorno A, Jaffe ES, Medeiros LJ. Metastatic nasopharyngeal carcinoma initially presenting as cervical lymphadenopathy. A report of two cases that resembled Hodgkin's disease. *Arch Pathol Lab Med.* 1992;116:862-865.

第二部分　成熟T细胞和NK细胞肿瘤

第28章

NK细胞肿瘤

Wah Cheuk，John K.C. Chan（陈国璋）

章节目录

28.1　NK细胞

28.1.1　定义

自然杀伤（NK）细胞属于非T非B淋巴细胞，具有自发性、非抗体依赖性、主要组织相容性复合体（MHC）非限制性、由细胞毒分子（例如穿孔素、粒酶B和TIA-1）或FAS-FAS配体介导的细胞毒性[1-3]。与B细胞和T细胞相比，NK细胞缺少由重排基因编码的细胞特异性抗原受体；即NK细胞表面既没有Ig也没有T细胞受体（TCR）。为确保自身耐受和清除病原，人体存在活化NK细胞受体〔如杀伤细胞Ig样受体（KIR）家族和CD94/NKG2C受体〕，识别感染性非自身抗原和应激诱导性自身抗原；也存在抑制性NK细胞受体（如KIR L家族和CD94/NK G2A受体），识别组成性自身抗原[4]。然而NK细胞受体对NK细胞并无完全特异性，也见于某些T细胞亚群，尤其是细胞毒性T细胞（CTL）[5]。静息状态NK细胞表达转录因子GATA3，而活化NK细胞上调T-BET的表达并有细胞因子表达谱的改变[6]。

在外周血中，NK细胞占单个核细胞的4%~15%，表现为“大颗粒淋巴细胞（LGL）”，形态学与抑制性T细胞或CTL相同。细胞质内嗜天青颗粒是组装的细胞毒分子。在脾脏中NK细胞占淋巴细胞的3%~4%，但在非炎症性淋巴结中NK细胞很少见，其形态与小B或T细胞无法区分[7]。

28.1.2 免疫表型和基因型

NK细胞与T细胞在细胞分化发育方面相似，都来自一种具有双分化潜能的NK/T祖细胞[8,9]。这两种细胞在免疫表型方面也存在明显的交叉重叠，NK细胞不同程度地表达T细胞相关标记，如CD2、CD7和CD8，而CTL的某些亚群也表达NK细胞相关标记，如CD16、CD56和CD57（表28.1）[1,10−27]。

NK细胞与T细胞的基本区别是TCR基因的种系构型不同，导致TCR−CD3复合体（包括2条ε链、1条γ链、1条δ链和1个ζ二聚体）不能组装到NK细胞膜表面[28]。NK细胞仅含胞质型CD3ε链和CD3ζ链（见插图：TCR−CD3复合体的结构模式图）。目前，要证实完整的CD3复合体需要新鲜组织或冰冻组织做免疫染色（流式细胞学、冰冻切片免疫组织化学或细胞学涂片的免疫化学），采用的抗体有Leu4、T3、OKT3和UCHT1。通常认为表面CD3是T细胞的特征，尽管Ⅱ期胸腺细胞并没有表面CD3而仅有胞质CD3（完整的CD3分子）[29]。NK细胞质内CD3ε链，常称为胞质CD3ε，可在石蜡或冰冻切片上通过抗CD3ε抗血清

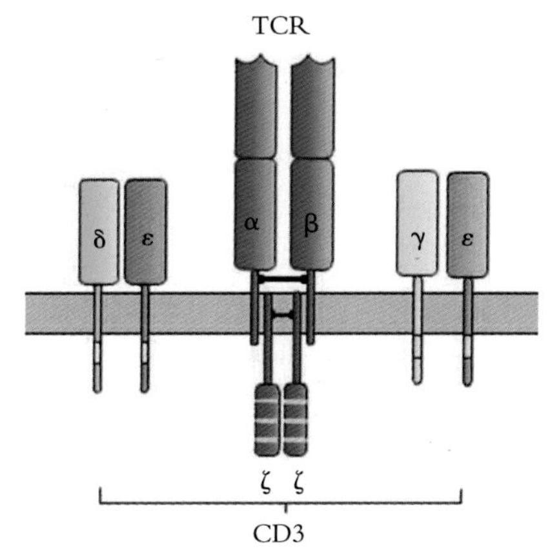

插图：TCR−CD3复合体的结构模式图

或CD3ε单克隆抗体（如PS1和LN10）来证实。因为这些抗体也能标记完整CD3分子的CD3ε成分，所以T细胞也阳性[11,29−33]。总之，NK细胞的免疫表型包括表面TCR/CD3⁻、胞质CD3ε⁺、CD56⁺和种系TCR基因[34,35]。

表28.1 正常NK细胞和NK细胞肿瘤的免疫表型

	NK细胞（阳性细胞%）*	结外NK/T细胞淋巴瘤（阳性例数%）†	侵袭性NK细胞白血病（阳性例数%）‡
T细胞相关标记			
CD2	70~90	80~94	97
表面CD3	0	0	3
胞质CD3ε	>95	71~100	64
CD4	0	0~1	0
CD5	0	0~5	2
CD7	80~90	14	59
CD8	30~40	3~14	15
NK细胞相关标记			
CD16	80~90	7	44
CD56	>90	81~100	98
CD57	50~60	1	6
细胞毒分子标记			
TIA−1，粒酶B，穿孔素	>95	78~100	100
NK细胞受体			
CD94−NKG2	>95	75	100
KIR	>95	25~43	33~100
CD161	>95	0	17

注：*，见参考文献10和11。
†，见参考文献1，12−16和27。
‡，见参考文献13，14和17−26。

目前，CD56是最重要最敏感的NK细胞标记；它是一种神经细胞黏附分子（N−CAM）的异构体，在其他细胞也存在CD56分子的结合位点[28,36]。根据表面CD56表达的密度，从功能上将NK细胞分为两个亚型：大约90%的NK细胞呈低密度CD56表达（暗CD56亚型），而10%呈高密度CD56表达（亮CD56亚型）；前者主要是天然细胞毒性和抗体依赖性细胞毒性介导因子，后者通过细胞因子产物作为免疫调节因子[37,38]。

28.2 NK细胞肿瘤的分类

NK细胞肿瘤是假设来自NK细胞系的增殖细胞形成的恶性淋巴瘤，几乎全部发生在结外部位，原发性淋巴结NK细胞淋巴瘤鲜有报道[39−42]。通常称为NK/T细胞淋巴瘤而不是简单地称为NK细胞淋巴瘤，因为这类肿瘤除了大部分是真正的NK细胞淋巴瘤之外，也包括一些不确定的、介于NK和T细胞系之间的淋巴瘤以及一些细胞毒性T细胞淋巴瘤，它们具有相似的临床病理特征[43,44]。

在2001年WHO分类中，NK细胞肿瘤包括结外NK/T细胞淋巴瘤、侵袭性NK细胞白血病，以及一种命名为“母细胞性NK细胞淋巴瘤”的未明确谱系肿瘤（表

表28.2 NK细胞肿瘤WHO分类

2001年WHO分类	WHO 2008
• 结外NK/T细胞淋巴瘤，鼻型	• 结外NK/T细胞淋巴瘤，鼻型
• 侵袭性NK细胞白血病	• 侵袭性NK细胞白血病
• 母细胞性NK细胞淋巴瘤*	• NK细胞慢性淋巴组织增殖性疾病
	• NK淋巴淋巴母细胞淋巴瘤†

注：*，WHO 2008删除了这个术语；过去归类为此术语的大多数病例目前归入"母细胞性浆细胞样树突细胞肿瘤"（BPDCN）。
†，极为罕见且目前难以定义；WHO 2008暂定为"未明确分类的急性白血病"。

28.2）[43,45]。目前已经明确，最初定义的"母细胞性NK细胞淋巴瘤"是一个异质性类型。诊断为该病的几乎所有病例都不是真正的NK细胞淋巴瘤，而是前体浆细胞样树突细胞肿瘤，其明显特征是累及皮肤，因此也称为$CD4^+CD56^+$血液皮肤肿瘤[46,47]。WHO 2008删除了"母细胞性NK细胞淋巴瘤"，用"母细胞性浆细胞样树突细胞肿瘤"（BPDCN）这一新类型代替，以涵盖过去诊断为"母细胞性NK细胞淋巴瘤"的病例[48,49]。

先前诊断为母细胞性NK细胞淋巴瘤的极少数病例很可能是前体"NK淋巴淋巴母细胞淋巴瘤"，但是采用目前的方法难以界定，尤其是其免疫表型和基因型与急性髓系白血病（AML）伴微小分化和淋巴母细胞淋巴瘤存在明显的重叠[50]。目前暂定的"NK淋巴淋巴母细胞淋巴瘤"诊断标准包括：①母细胞形态；②表达TdT；③表达CD56，同时表达不成熟T细胞相关标记，例如CD7、CD2和胞质CD3ε；④不表达B细胞标记和髓系细胞标记；⑤无Ig和TCR基因重排；⑥排除母细胞性浆细胞样树突细胞肿瘤BPDCN[50]。根据有限的文献报道（某些报道病例也许不可信），NK淋巴淋巴母细胞淋巴瘤可以发生于儿童和成人[51−56]。该病可以主要表现为白血病或淋巴瘤；后者常见纵隔累及和淋巴结肿大，而皮肤受累少见。临床过程呈侵袭性，预后差。肿瘤细胞通常表现为$CD2^{+/-}$、表面$CD3^-$、胞质$CD3\varepsilon^+$、$CD4^-$、$CD7^+$、$CD16^-$、$CD56^+$、$CD123^-$和TdT^+，并且不表达B细胞抗原和髓系抗原。

28.3 结外NK/T细胞淋巴瘤，鼻型

28.3.1 定义

结外NK/T细胞淋巴瘤具有宽广的细胞学谱系，其特征包括常见坏死、血管中心性生长、细胞毒表型以及与EBV强相关（简表28.1）[43,44]。此命名取代了REAL分类中缺乏特异性的"血管中心性淋巴瘤"[57]。曾经广泛采用但缺乏特异性的命名"多形性网状细胞增生症"，建议不再使用[58]。因为鼻腔是最常见累及部位和原发部位，也是该病首要特征，因此诊断此淋巴瘤时常用"鼻型"加以限定[43,44,59]。

简表28.1 结外NK/T细胞淋巴瘤的主要诊断特征

临床特征和生物学行为
- 好发于亚洲和南美
- 年龄：成人（中位年龄53岁）
- 性别：男＞女
- 好发部位：鼻腔、上呼吸消化道其他部位、皮肤、胃肠道、睾丸、软组织
- 表现：坏死、溃疡或肿块形成
- 分期：鼻部病例常为早期（约70%为Ⅰ或Ⅱ期），鼻外病例分期高（约80%为Ⅲ或Ⅳ期）
- 预后：侵袭性，预后差，大多数病例全身播散并且总体上对化疗耐药

形态学
- 溃疡和组织坏死明显
- 血管中心性和血管破坏性生长
- 肿瘤细胞形态多样（小、中、大细胞或混合细胞），常混杂凋亡小体和炎细胞。小细胞为主的病例与反应性淋巴细胞浸润难以区别，通常需要免疫染色（如CD56和TIA-1）和EBER原位杂交协助诊断

免疫表型和基因型
- 大多数病例：$CD3\varepsilon^+$、表面$CD3^-$、$CD56^+$、细胞毒分子$^+$和$EBER^+$
- $CD56^-$亚型：$CD3\varepsilon^+$、表面$CD3^{-/+}$、$CD56^-$、细胞毒分子$^+$和$EBER^+$
- TCR基因常为种系构型

28.3.2 流行病学

结外NK/T细胞淋巴瘤少见，在亚洲人、墨西哥人和南美土著人中发病率较高，在这些人群中约占所有非霍奇金淋巴瘤（NHL）的6%，而西方人发病率不到1.5%[1,60−62]。在成熟T细胞和NK细胞淋巴瘤中，该病约占亚洲病例的22.4%（除去日本后高达44%），而在北美和欧洲仅占4.3%~5.1%[63]。在鼻原发性淋巴瘤中，至少是在亚洲人群中，此病是最常见的组织类型[64−66]。

此病几乎只发生于成人，中位年龄为49~53岁。男女比例为2∶1到3∶1[1,13,27,64]。

28.3.3 病因学

除了上述种族因素，EBV似乎在结外NK/T细胞淋巴瘤的发生中具有重要的病原学作用。如果不考虑患者的种族起源，几乎见于所有鼻NK/T细胞淋巴瘤都与EBV相关（占报道病例的90%~100%）[13,60,67-76]。在亚洲人种，鼻部之外的NK/T细胞淋巴瘤也表现出EBV强相关性，但白种人却是EBV⁻（见“28.3.10 遗传学和分子检测”）[13,77]。

NK/T细胞淋巴瘤在肾移植患者中也有报道，而且这些病例全有类似的EBV相关性，提示医源性免疫抑制可能会促进此型淋巴瘤的发生[78-81]。也有个案报道，鼻外NK/T细胞淋巴瘤可通过胎盘传播[82]。家族性鼻NK/T细胞淋巴瘤可能与杀虫剂暴露有关[83]。

28.3.4 假设前驱疾病

儿童或青年人发生NK/T细胞淋巴瘤之前，可能发生EBV相关淋巴组织增殖性疾病（EBV⁺LPD），如蚊虫叮咬过敏症和NK细胞型慢性活动性EBV感染（见第29章“儿童系统性EBV阳性T细胞淋巴组织增殖性疾病及其相关淋巴组织增殖性疾病”）[84,85]。

28.3.5 临床特征

28.3.5.1 鼻NK/T细胞淋巴瘤

鼻NK/T细胞淋巴瘤发生在鼻腔、鼻咽或上呼吸消化道，导致进行性毁损和溃疡形成（所谓面部中线毁损性疾病）或肿块造成的堵塞症状。肿瘤经常播散至邻近解剖结构，如鼻旁窦、眼眶、口腔、上腭和口咽，并且典型表现为侵蚀骨组织[86]。大多数患者就诊时为早期病变（约70%为Ⅰ期和Ⅱ期）[18,27,64,87]。不足10%患者有骨髓侵犯[88]。

28.3.5.2 鼻外NK/T细胞淋巴瘤

鼻外NK/T细胞淋巴瘤较鼻NK/T细胞淋巴瘤少见[1,27]。常见累及部位包括皮肤、胃肠道、睾丸、肺、眼和软组织；这些部位也是鼻NK/T细胞淋巴瘤疾病过程中易于播散的部位[1,13,27,89-100]。有学者推测这些部位CD56/N-CAM表达丰富，有助于CD56⁺淋巴瘤细胞通过同种抗原结合作用而归巢[101,102]。

多为晚期肿瘤（Ⅲ或Ⅳ期），多个部位受累[13,27,100]。全身症状常见，如发热、不适和体重减轻。血清乳酸脱氢酶常升高，常发生贫血[27]。患者通常体能状态差[27]。皮肤病变表现为多个结节或斑块，常有溃疡形成伴中央坏死。因组织坏死严重，肠道病变常出现穿孔。睾丸或软组织受累常表现为肿块。

28.3.6 形态学

28.3.7 一般特征

受累组织常有溃疡和坏死，但并不总是如此（图28.1）。可见密集的淋巴瘤细胞弥漫性浸润（图28.1B）[1,43]。不同病例的细胞成分有所不同，小、中、大细胞为主或大小细胞混合，但以中等大小细胞为主最为常见。小细胞核常见不规则核皱褶、成角和核扭曲，染色质密集、核仁不明显，胞质淡染，少量至中等，环绕细胞核（图28.2）。有时肿瘤性小细胞与正常小淋巴细胞难以区分（图28.2）[1,103,104]。中等大小细胞核呈圆形或有不规则核皱褶，染色质呈颗粒状，核仁小，胞质含量中等，淡染

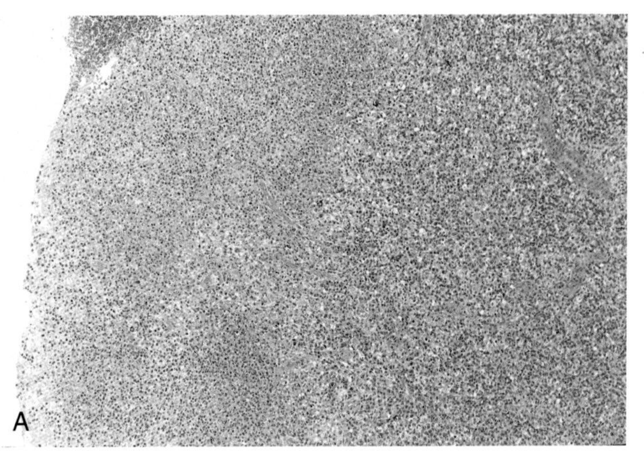

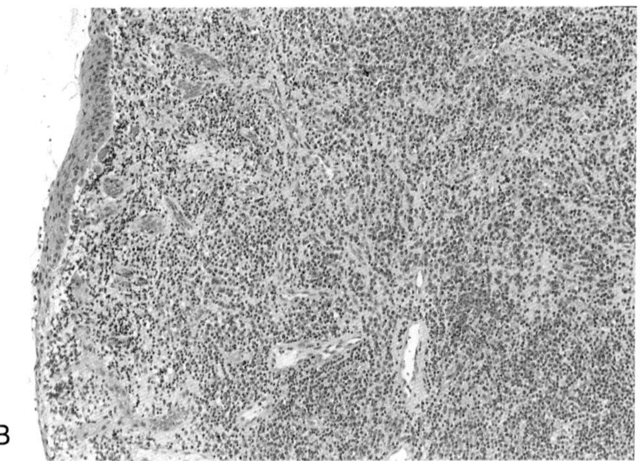

图28.1 **鼻NK/T细胞淋巴瘤**。A. 黏膜大面积溃疡和坏死（左侧视野）。B. 此例病变黏膜完整，淋巴细胞密集浸润

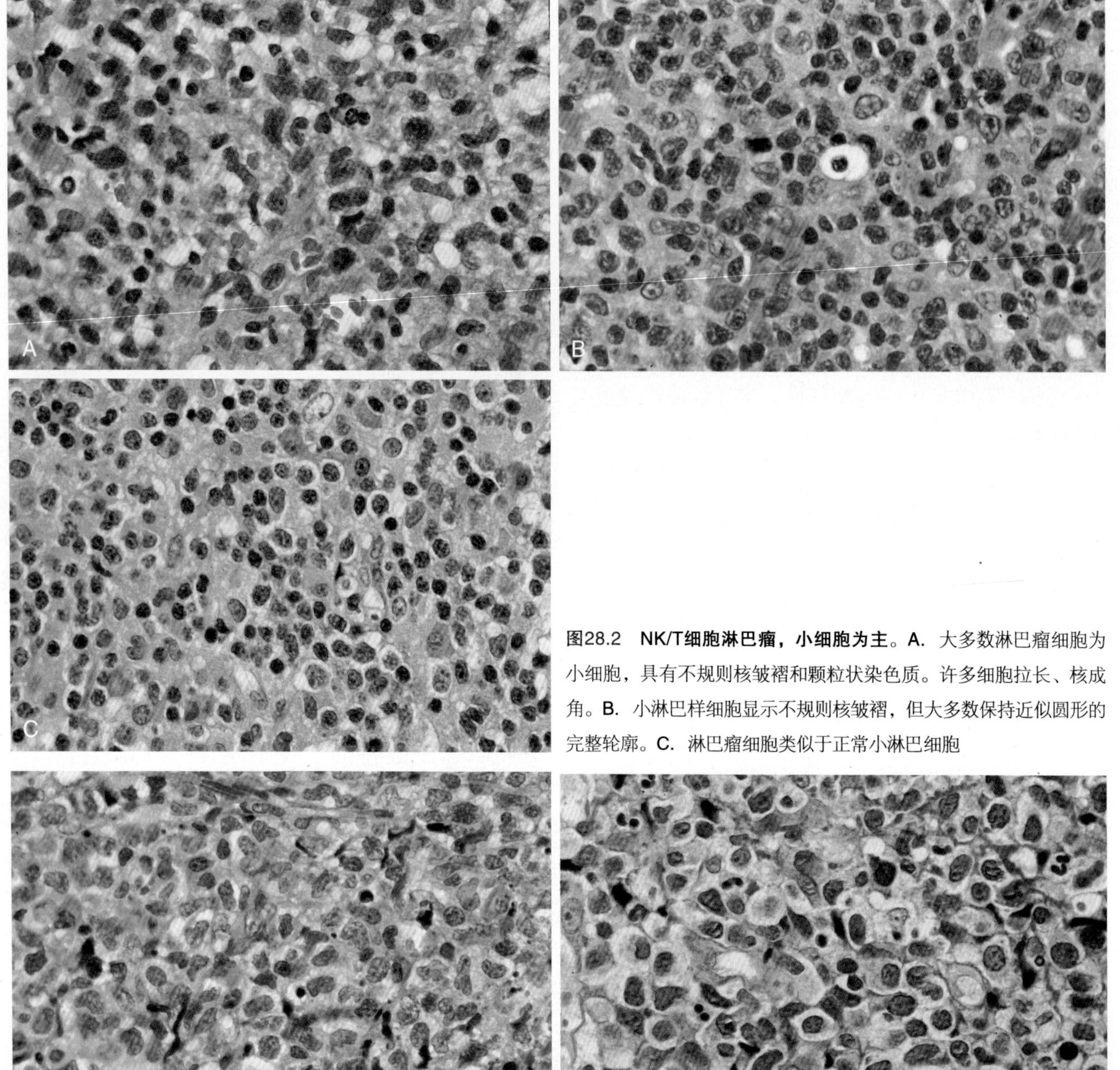

图28.2　NK/T细胞淋巴瘤，小细胞为主。A. 大多数淋巴瘤细胞为小细胞，具有不规则核皱褶和颗粒状染色质。许多细胞拉长、核成角。**B.** 小淋巴样细胞显示不规则核皱褶，但大多数保持近似圆形的完整轮廓。**C.** 淋巴瘤细胞类似于正常小淋巴细胞

图28.3　NK/T细胞淋巴瘤，中等大小细胞为主。A. 中等大小细胞表现为不规则核皱褶，胞质稀少。注意混杂其间的凋亡小体。**B.** 此例中，中等大小淋巴瘤细胞具有中等量透明胞质

至透明（图28.3）。大细胞表现为核圆形或核皱褶，空泡状或颗粒状染色质，有明显核仁（图28.4）。偶尔大细胞表现为间变形态。核分裂象易见，即使是小细胞为主的病变也是如此。Giemsa染色的印片标本中常可检测到嗜天青胞质颗粒（图28.5）。凋亡小体通常散在于淋巴瘤细胞之间，有时被可染小体巨噬细胞吞噬（图28.6A）。常见带状地图样坏死，其中可见坏死细胞残影和核碎屑混合于纤维素性、血性渗出液中（图28.6B）。

据报道25%~100%病例[1]呈现血管中心性生长，即肿瘤细胞围绕血管生长，浸润并破坏血管壁（图28.7）[105]。其发生率较低可能是由于活检标本较小、取材有限所致。即使没有淋巴瘤细胞浸润，血管也常有纤维素性坏死、弹力层断裂和血栓形成（图28.7C）。坏死和血管损害易疑为其他EBV相关淋巴组织增殖性疾病（EBV$^+$LPD），如Burkitt淋巴瘤（BL）和淋巴瘤样肉芽肿病(LYG)；推测这些特征是由EBV诱导的单核因子和趋化因子所介导，例如干扰素-γ诱导的单核因子和干扰素-γ诱导的蛋白-10[106]。

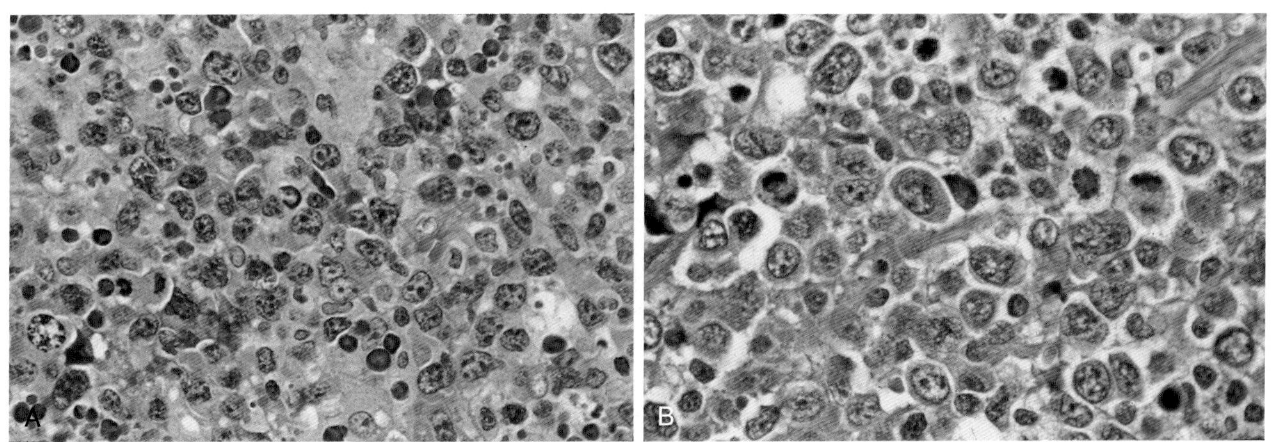

图28.4 NK/T细胞淋巴瘤，大细胞为主。A. 大细胞核仁明显，混有较多凋亡小体。B. 该例细胞更大。单从形态上难以区分弥漫大B细胞淋巴瘤（DLBCL）

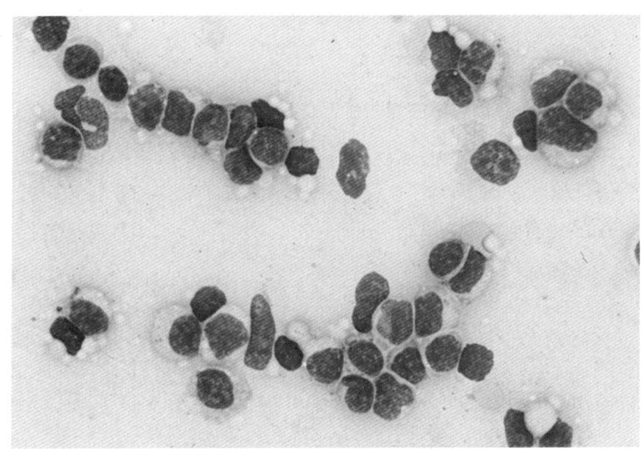

图28.5 鼻NK/T细胞淋巴瘤。Giemsa染色的印片标本显示胞质淡染的中等大小细胞。部分细胞含有少量细小的嗜天青颗粒（含有细胞毒分子）

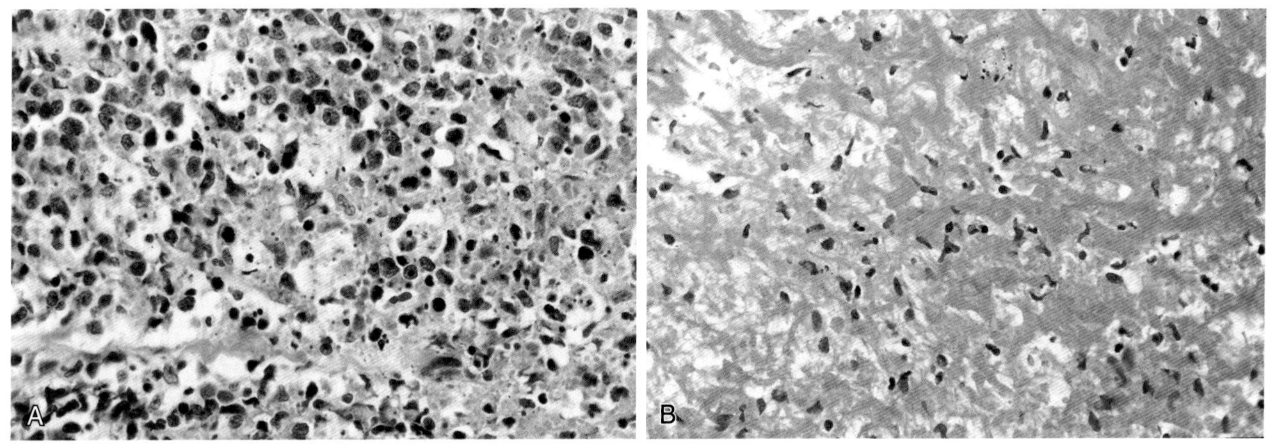

图28.6 NK/T细胞淋巴瘤。A. 淋巴瘤细胞之间见大量凋亡小体（核碎屑）。B. 常见广泛坏死伴纤维素沉积

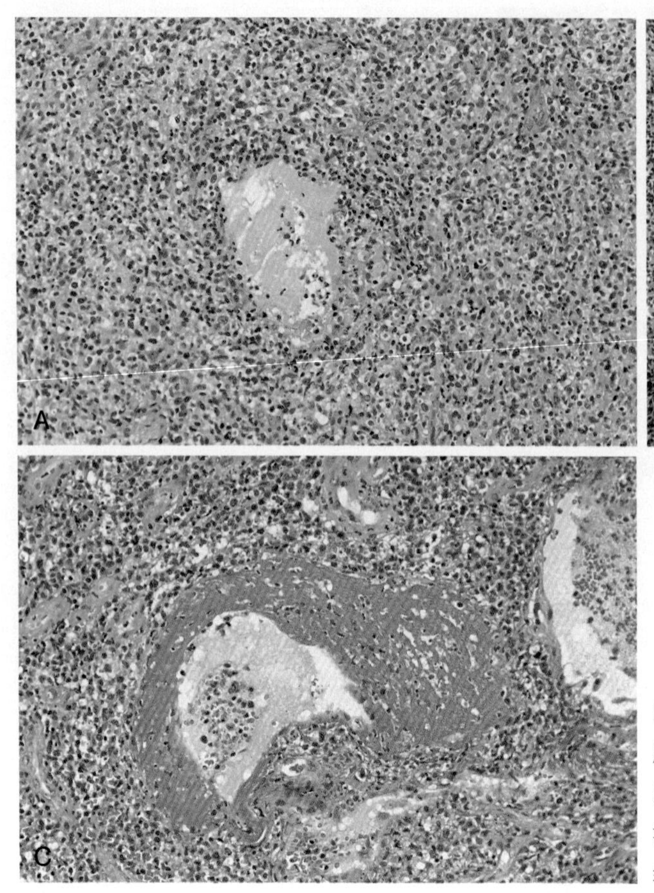

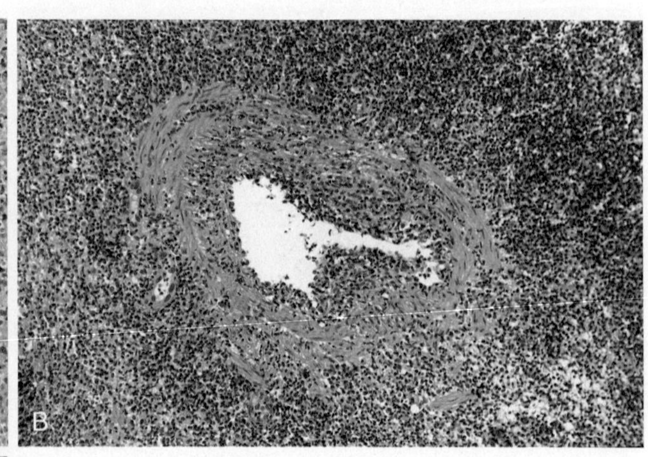

图28.7 鼻NK/T细胞淋巴瘤的血管改变。A. 血管壁布满淋巴瘤细胞。此即血管中心性生长，血管壁内肿瘤细胞密度远远高于周围受累组织。B. 这个血管除了血管周围和血管壁内有密集的淋巴瘤细胞浸润外，还有血管内膜浸润。此即血管中心性生长。C. 血管壁有纤维素样物质沉积

某些病例，背景富于炎细胞，包括小淋巴细胞、浆细胞、组织细胞和中性粒细胞，甚至掩盖淋巴瘤细胞。然而，嗜酸性粒细胞不常见。

特殊部位的特征

在上呼吸道，黏膜腺体常被淋巴瘤细胞推挤、毁坏。一些黏膜腺体表现为胞质空亮，这是细胞损伤的一种表现（图28.9）。表面上皮可被淋巴瘤细胞浸润，偶尔，鳞状上皮化生和假上皮瘤样增生活跃，伴鳞状上皮不规则下延和细胞核轻度异型性，貌似鳞状细胞癌（图28.10）[1,43,58,107]。

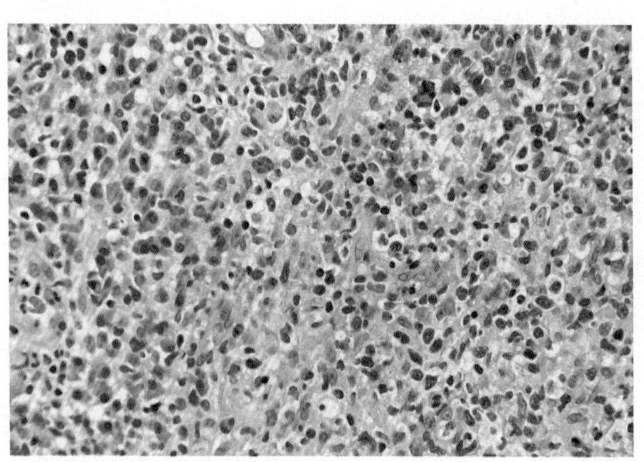

图28.8 鼻NK/T细胞淋巴瘤。浸润细胞常有多种类型，混有许多急性和慢性炎症细胞

在皮肤表现为血管周围和附属器周围淋巴瘤细胞浸润，或在真皮中层和深层弥漫浸润，伴或不伴皮下组织受累（图28.11）。常见凝固性坏死和溃疡。与原发性皮肤NK/T细胞淋巴瘤相比，播散至皮肤的鼻NK/T细胞淋巴瘤更常见侵犯上皮组织[108,109]。在皮下组织，淋巴瘤细胞渗透于脂肪细胞之间，形成脂膜炎样形态（图28.12）。淋巴瘤细胞可围绕脂肪空泡呈栅栏状排列，并且常见脂肪坏死[13,110]。如果没有恰当的背景，这种组织学特征无法区分皮下脂膜炎样T细胞淋巴瘤（SPTCL）。

在胃肠道，浸润性淋巴瘤细胞通常穿透肠壁全层。也常见广泛的凝固性坏死、深溃疡和穿孔（图28.13）[13,99,111]。

在睾丸，致密的淋巴瘤细胞成片浸润间质组织，常伴血管破坏和坏死[64,112,113]。生精小管消失、萎缩，或被淋巴瘤细胞浸润（图28.14）。

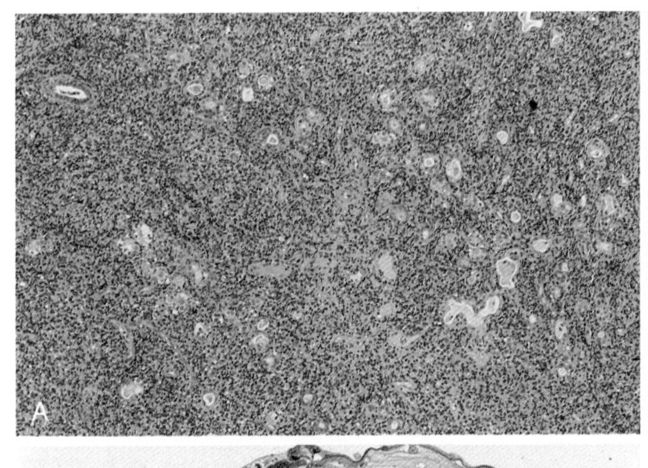

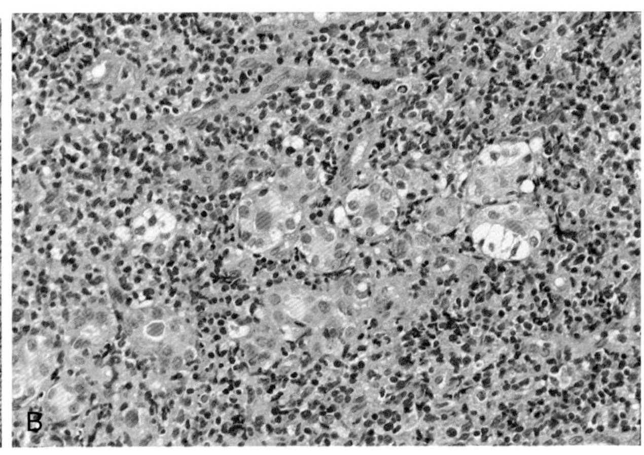

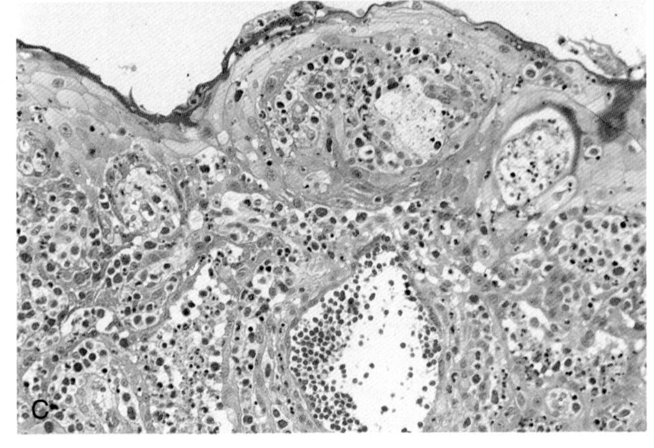

图28.9 鼻NK/T细胞淋巴瘤。 A. 鼻黏膜常常因致密的淋巴样浸润而分隔、膨胀。正常黏膜腺体应为小叶状结构，因淋巴瘤浸润，腺体被推开。B. 淋巴瘤浸润间质，导致黏膜腺体相互分开，腺体呈透明细胞改变，为常见现象（可能是细胞损伤的表现）。C. 此病例表面上皮呈鳞状化生，并有淋巴瘤细胞浸润

在软组织，表现为渗透性浸润、骨骼肌纤维显著破坏以及神经侵犯（图28.15）。有时肌纤维呈凝絮状坏死，淋巴瘤细胞浸润细胞质，或单个细胞脱落而残留空隙[97]。

28.3.8 分级

结外NK/T细胞淋巴瘤的细胞学分级目前有争议[64,112,113]。国际外周T细胞淋巴瘤（PTCL）项目组最

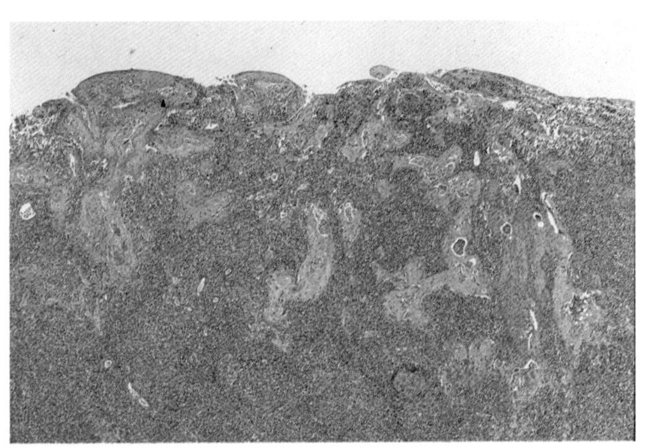

图28.10 鼻NK/T细胞淋巴瘤。 此例伴旺炽型假上皮瘤样增生，貌似鳞状细胞癌

近报道，鼻NK/T细胞淋巴瘤出现40%以上的转化细胞预示整体生存情况较差，但鼻外NK/T细胞淋巴瘤并非如此[27]。

28.3.9 免疫表型

NK/T细胞淋巴瘤的典型免疫表型呈$CD2^{+}$、表面$CD3^{-}$、胞质CD3ε^{+}和$CD56^{+}$，但少数病例可能略有不同，例如不表达胞质CD3ε或CD56（图28.16）[12,27,59,114–116]。CD43和CD45RO通常阳性，偶尔表达CD7。其他T细胞相关抗原通常阴性，例如CD4、CD5、CD8、TCRαβ和TCRγδ（表28.1）[1,12–16,27,117]。少数病例异常表达CD20[118,119]。背景中可出现极少数B细胞。

唯一恒定表达的NK细胞标记是CD56；而CD16和CD57几乎总为阴性（表28.1；图28.16C）。大多数病例，CD56在不同累及部位和复发部位中均能恒定表达。然而，某些$CD56^{+}$病例在复发后呈$CD56^{-}$，反之亦然。CD56在NK/T细胞淋巴瘤中的特异性参见本章最后的“精华和陷阱”。细胞毒分子通常阳性，例如TIA-1、粒酶B和穿孔素[1,70,76,120]。它们通常介导此型淋巴瘤中常见

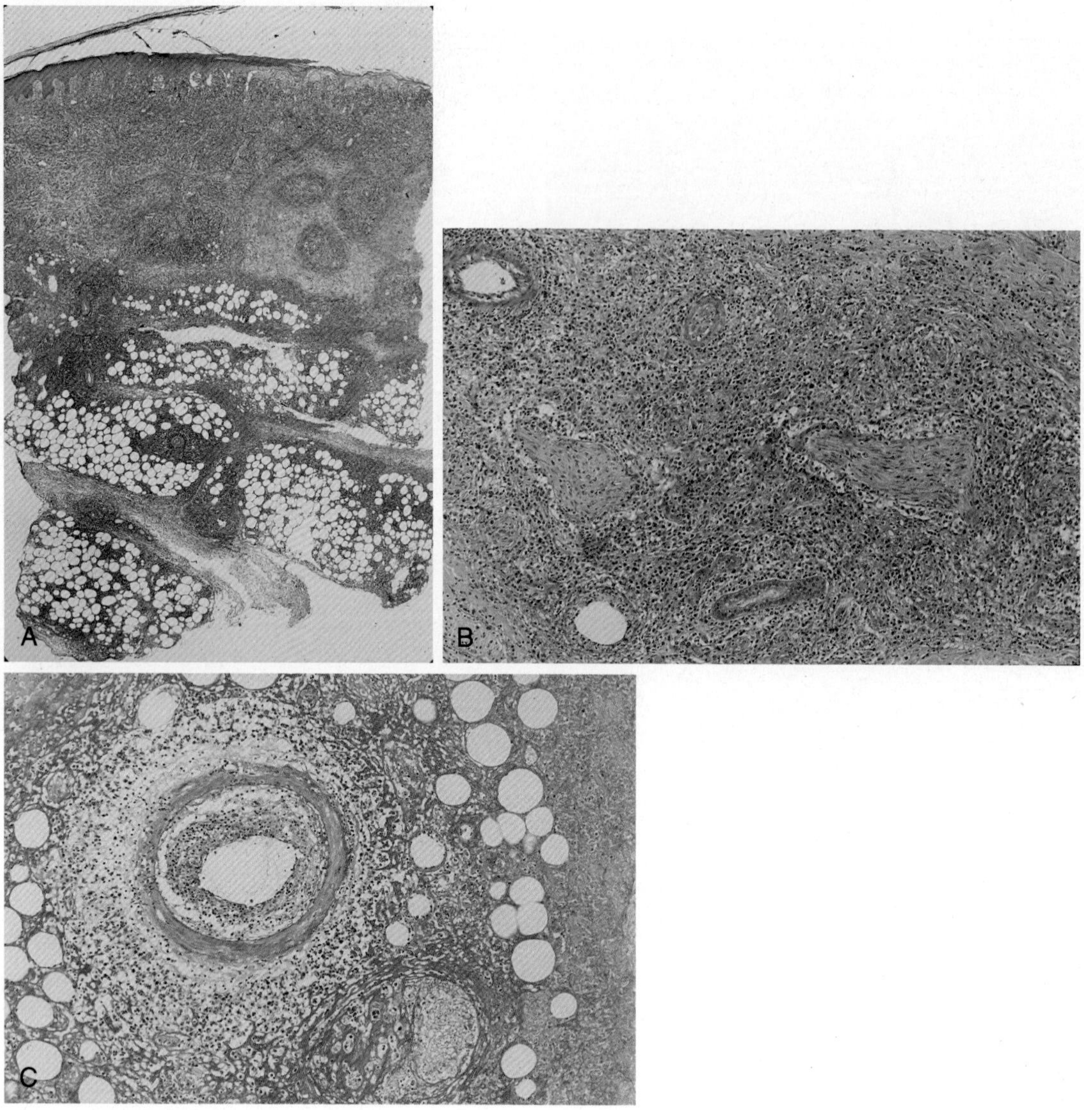

图28.11　皮肤NK/T细胞淋巴瘤。A. 真皮和皮下组织均受累，有特征性坏死灶（右上方）。B. 大量淋巴瘤细胞浸润真皮，并侵犯神经。C. 皮下组织明显坏死，呈血管中心性/血管破坏性生长

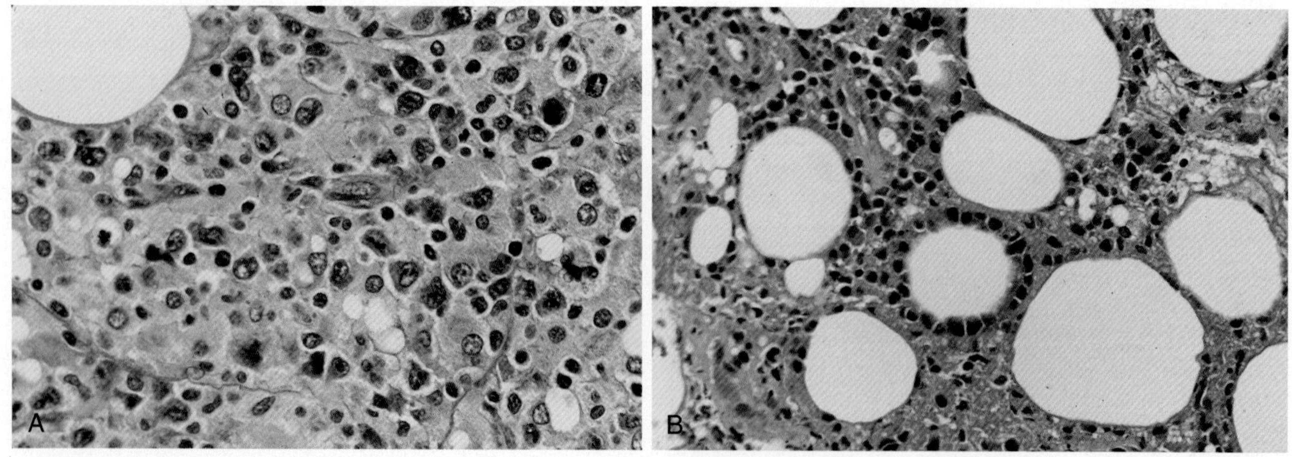

图28.12　皮肤NK/T细胞淋巴瘤累及皮下组织。A. 非典型小、中、大细胞混合性浸润皮下组织。B. 淋巴瘤细胞呈花边样浸润并围绕脂肪空泡，类似SPTCL

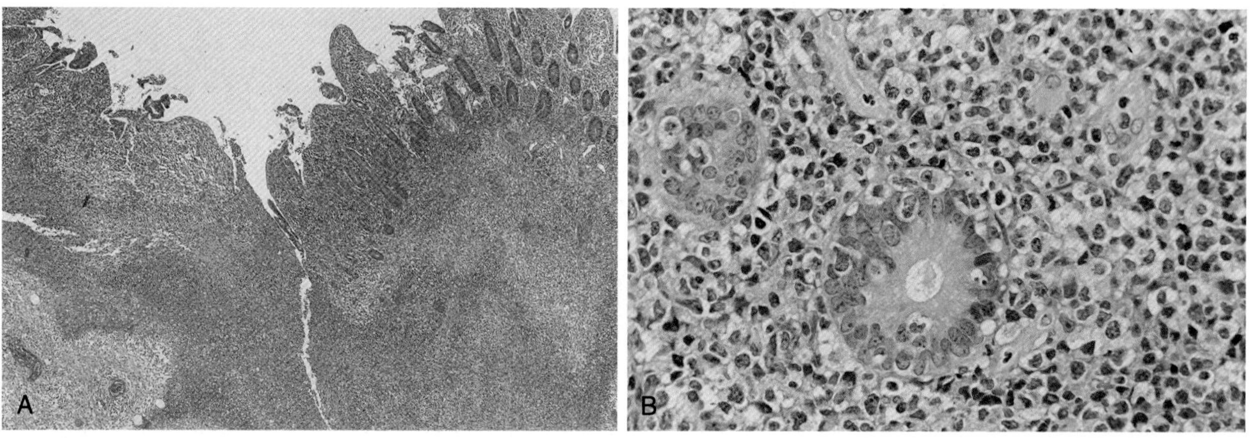

图28.13 **胃肠道原发性NK/T细胞淋巴瘤**。A. 淋巴瘤浸润回肠，可见坏死、溃疡和穿孔。B. 致密的、胞质透明的淋巴瘤细胞浸润直肠黏膜。隐窝上皮也被浸润

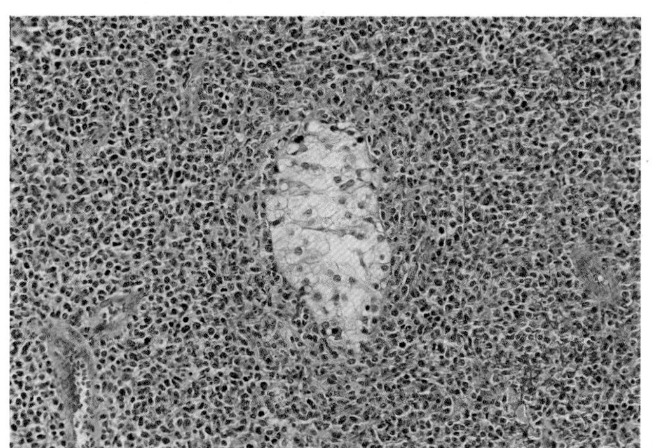

图28.14 **睾丸原发性NK/T细胞淋巴瘤**。密集的淋巴瘤细胞浸润，生精小管明显消失。视野中央可见一小管，由于淋巴瘤细胞浸润，其基底膜呈多层

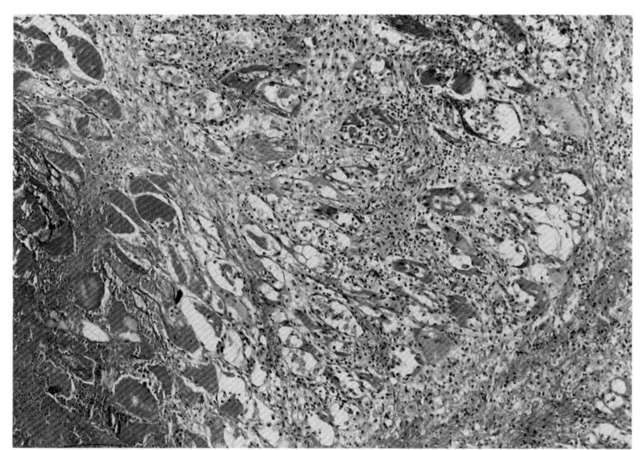

图28.15 **软组织原发性NK/T细胞淋巴瘤**。淋巴瘤浸润间质，伴显著坏死和破坏骨骼肌纤维

的组织损伤和细胞死亡[121,122]。

与正常NK细胞相似，此型淋巴瘤通常也表达Fas（CD95）和Fas配体（CD178）[123,124]。推测Fas–Fas配体系统在肿瘤细胞凋亡和血管受损方面起作用。部分病例表达HLA–DR（约40%）和CD25（约15%）[1,12]。大约半数病例CD30$^+$，尤其在富于大细胞的病例[27,77]。与间变性大细胞淋巴瘤（ALCL）相比，CD30表达常为局灶性弱阳性。也有报道常表达周期素依赖性蛋白激酶6（CDK6）而不表达CD44[125]。

Ki–67增殖指数通常较高（＞50%），即使小细胞为主的病例也是如此[1]。一项研究表明Ki–67高增殖指数（≥65%）与预后较差相关，另有报道显示Ki–67指数大于50%预示鼻NK/T细胞淋巴瘤的整体生存情况差，而鼻外NK/T细胞淋巴瘤则不然[27,126]。“精华和陷阱”（见下文）阐述了仅有石蜡包埋组织时诊断结外NK/T细胞淋巴瘤的实际问题。

大多数NK/T细胞淋巴瘤表达NK细胞受体CD94/NKG2，但只有部分病例表达KIR[14–16]。NK细胞受体对NK/T细胞淋巴瘤并非特异，它们也表达于部分细胞毒性T细胞淋巴瘤和肝脾T细胞淋巴瘤。然而，用流式细胞术检测KIR、CD94和NKG2A抗体，结果偏离NK细胞的所有组成成分，提示单克隆性NK细胞增生[127]。

CD56$^-$但CD3ε$^+$、细胞毒分子$^+$、EBV$^+$表型的鼻淋巴瘤也归入鼻NK/T细胞淋巴瘤[43,128]。其中有些病例可能是CD56表达丢失的NK细胞淋巴瘤，而其他病例可能是细胞毒性T细胞淋巴瘤，因为后者有表面CD3表达的证据。后者有一部分病例表达TCRαβ，也有部分病例表达TCRγδ[124,129,130]。曾有报道提出鼻NK/T细胞淋巴瘤高表达TCRγδ[131]，然而对相同病例重新研究没有得到证实[132]。CD56$^-$与CD56$^+$NK/T细胞淋巴瘤在临床特征和形态学上不能区分[27]。CD3ε$^+$、CD56$^-$、细胞毒分

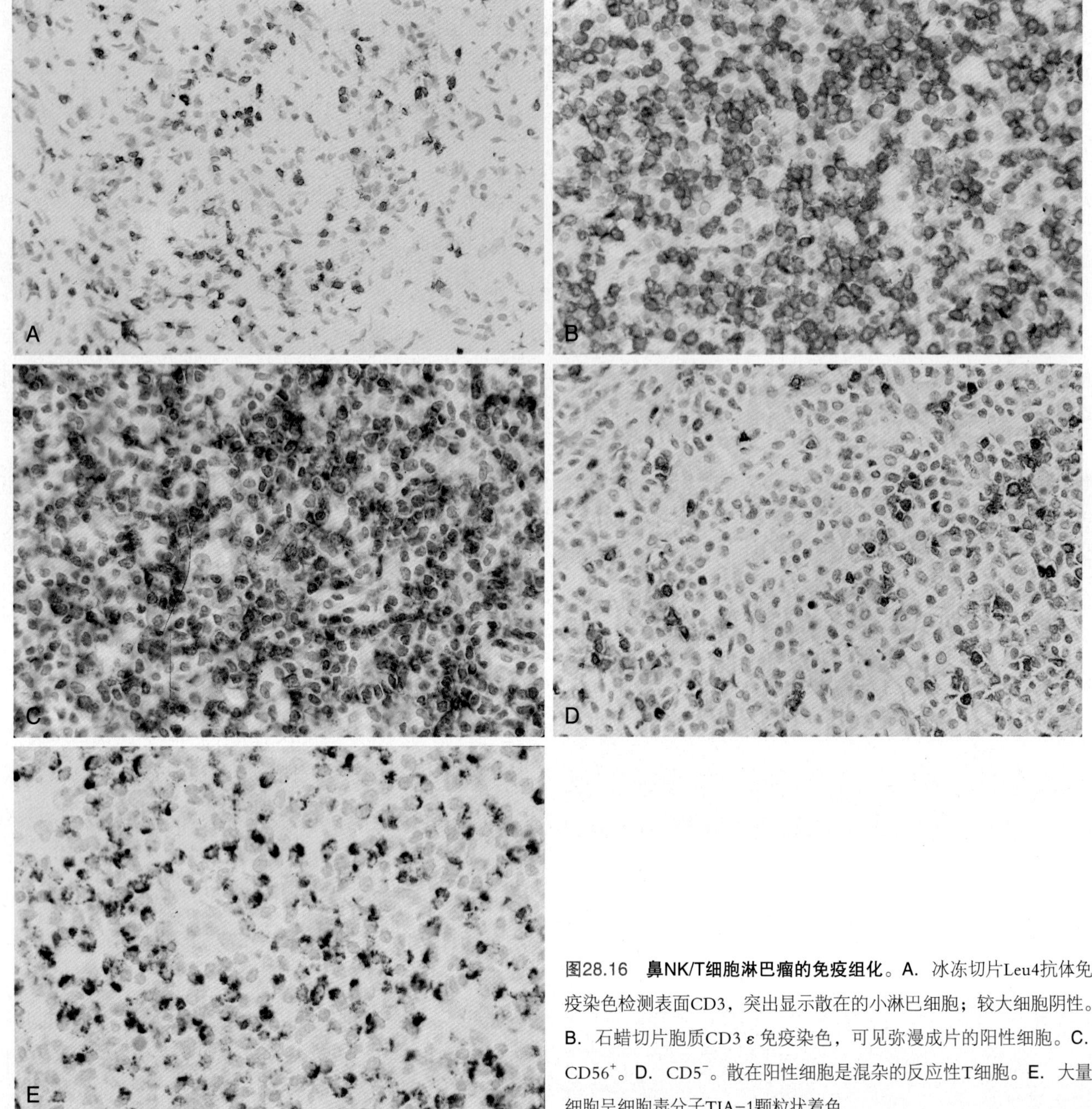

图28.16 **鼻NK/T细胞淋巴瘤的免疫组化**。A. 冰冻切片Leu4抗体免疫染色检测表面CD3，突出显示散在的小淋巴细胞；较大细胞阴性。B. 石蜡切片胞质CD3ε免疫染色，可见弥漫成片的阳性细胞。C. CD56^{+}。D. CD5^{-}。散在阳性细胞是混杂的反应性T细胞。E. 大量细胞呈细胞毒分子TIA-1颗粒状着色

子$^{+}$、EBV^{-}表型的鼻淋巴瘤不属于鼻NK/T细胞淋巴瘤，而应诊断为外周T细胞淋巴瘤-非特指（PTCL-NOS）。

28.3.10 遗传学和分子检测

多数病例中TCR和Ig基因是种系构型。少部分病例表现为TCR基因重排（在一项研究中高达38%）；它们可能是细胞毒性T细胞淋巴瘤而非NK细胞淋巴瘤[1,27,66,71,76,116,117,133,134]。

几乎所有病例均与EBV相关（图28.17）。虽然也有EBV^{-}的病例报道，但这可能与病例纳入标准不同有关[1,135]。例如，最近国际PTCL项目研究中，EBV^{+}是必不可少的诊断标准[27]。为慎重诊断，鼻外病例要求EBV^{+}才能明确诊断，因为许多PTCL与本病在形态和免疫表型上有交叉重叠。EBV在肿瘤细胞中以克隆性游离形式存在，表现为2型潜伏模式[70,136,137]。通常为A亚型EBV，伴高频率的LMP-1基因上30个碱基对缺失[70,136,137]。外周血浆或血清EBV DNA水平通常升高，滴度增高与疾病广泛、治疗反应差和生存期缩短相关[138,139]。

45%~86%的NK/T细胞淋巴瘤存在P53过表达，24%~62%病例发生*p53*基因突变，其发生率在不同人群

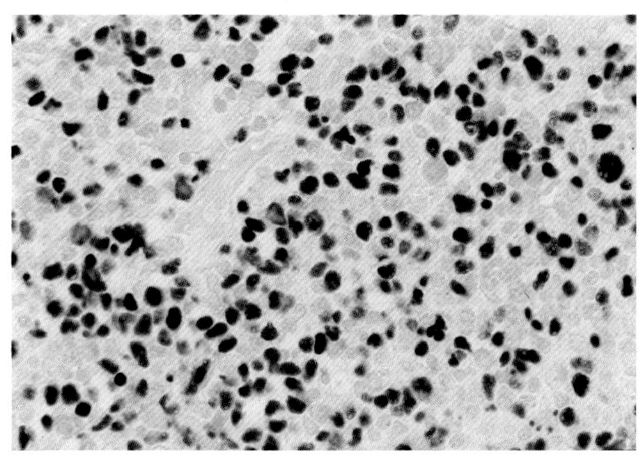

图28.17 鼻NK/T细胞淋巴瘤。原位杂交显示大多数淋巴瘤细胞核呈EBER阳性

之间存在差异[140-142]。已经发现p53突变与大细胞形态以及就诊时处于疾病晚期有关[143]。β-catenin、K-ras和c-Kit基因的突变率分别为22%、14%和6%，但意义不明[142]。

甲基化增强导致基因沉默，影响*p73*、维甲酸受体β和死亡相关蛋白激酶基因。用甲基化特异性PCR方法证实这些基因的异常甲基化，可能有助于监测治疗后残留的少量肿瘤、隐匿性骨髓转移以及早期复发[144,145]。

用逆转录PCR技术证实KIR成分的限制性，可能支持NK/T细胞淋巴瘤的单克隆性。结合种系TCR基因，这些发现进一步证实大多数病例起源于真正的NK细胞系[146]。然而，KIR成分本身并非NK细胞淋巴瘤所特有，也见于一些具有细胞毒表型的T细胞淋巴瘤。

结外NK/T细胞淋巴瘤中发现了复杂的染色体异常[104,147-150]。最常见的改变是6q-、2q+、8p-、11q-、12q-、13q-、15q+、17q+和22q+。尚未确定特异性染色体易位，但许多病例报道涉及8p23断点的易位[151-153]。

28.3.11 假定的细胞起源

Lien等[125]提出瘤细胞恒定表达CDK6（不成熟T细胞和NK/T双分化潜能祖细胞的一种标记），其正常对应细胞是一种具有双分化潜能的早期NK/T祖细胞[133]。然而，表达CD94提示来自成熟NK细胞[14]。部分病例（可呈CD56$^+$或CD56$^-$）对应的正常细胞可能是CTL。

28.3.12 临床过程

尽管鼻NK/T细胞淋巴瘤通常表现为局灶病变，但常常发生多个部位的播散，在疾病的早期和晚期均可发生[64,154]。某些患者并发噬血细胞综合征（HPS）[155,156]。放疗是成功治愈的唯一最重要手段，可以单独放疗或联合化疗[157-161]。治疗总体反应率是60%~83%，5年生存率为40%~78%。虽然初次治疗反应率高，但是常常复发，复发率为17%~77%[162,163]。报道中最常见复发率为50%[154,164]。Ⅲ或Ⅳ期患者选择化疗[165]。传统上采用蒽环类为基础的化疗方案，如CHOP方案（环磷酰胺、表阿霉素、长春新碱和强的松），但疗效差，晚期5年生存率仅约10%[27,64,166]。这可能与肿瘤细胞频繁表达一种多药耐药基因（P-糖蛋白）有关[167]。最近报道应用DeVIC方案（地塞米松、依托泊苷、异磷酰胺和卡铂）以及左旋天冬酰胺酶取得了较好的疗效[168-170]。大剂量化疗加上自体或异体干细胞支持疗法是另一种治疗，但是生存获益情况有待进一步证实[171-175]。CD56$^-$亚型鼻NK/T细胞瘤的预后意义尚不明确；一项研究认为CD56$^-$淋巴瘤较CD56$^+$淋巴瘤预后好，但前者具有异质性，它包含CD56$^-$NK/T细胞淋巴瘤以及PTCL-NOS[64]。

鼻外NK/T细胞淋巴瘤常为晚期疾病，就诊时早期病变的少数患者发生早期播散。化疗是主要治疗手段，但疗效不佳。这种高度侵袭性淋巴瘤的长期生存率小于10%，中位生存期仅4.3个月[13,27,64,100]。然而，少数原发性皮肤NK/T细胞淋巴瘤可能表现为长期或消长的临床过程，但无法识别哪些病例表现为这种低度侵袭性生物学行为[1,109]。

28.3.13 鉴别诊断

主要鉴别诊断见表28.3。主要由大淋巴细胞构成的病变，很容易识别其肿瘤性本质；常常通过免疫组化区分弥漫大B细胞淋巴瘤（DLBCL）和非淋巴造血恶性肿瘤。

主要由小细胞或混合细胞构成的病变，与反应性病变或炎症性病变的鉴别可能非常困难（表28.3）。在结外部位，正常小淋巴细胞常有轻度异型性，表现为核轻度增大和不规则核皱褶，因此与NK/T细胞淋巴瘤中的肿瘤性小细胞在形态上有所重叠（图28.18，图28.19）。出现以下部分或全部形态特征支持淋巴瘤的诊断：①肿瘤细胞密集浸润导致黏膜腺体的分离或破坏；②明显的组织坏死和溃疡；③血管侵犯；④在小细胞为主的淋巴样浸润灶中出现核分裂；⑤透明细胞；以

表28.3 结外NK/T细胞淋巴瘤的鉴别诊断

疾病	支持诊断该病的特征	支持诊断结外NK/T细胞淋巴瘤的特征
反应性淋巴组织增生	混合性淋巴样细胞、非膨胀性、非破坏性浸润 无明确细胞异型性 免疫染色显示CD20$^+$B细胞形成的结节状细胞团被大量CD3$^+$CD56$^-$的T细胞分隔 EBER$^-$	密集、膨胀性浸润导致黏膜腺体扭曲变形或破坏 溃疡和组织坏死 出现非典型细胞：中等大小细胞、透明细胞或细胞核明显不规则 小细胞为主的病变中核分裂象易见 血管中心性和血管破坏性生长 CD3 ε$^+$CD56$^+$或CD3 ε$^+$CD56$^-$TIA−1$^+$EBER$^+$
Wegener肉芽肿	好发于白种人 抗中性粒细胞胞质抗体阳性 累及肾和肺 无明确细胞异型性 伴多核巨细胞的肉芽肿形成 坏死区外有微脓肿或嗜酸性粒细胞 EBV$^-$	好发于亚洲人和拉丁美洲人 出现非典型细胞 通常不形成肉芽肿 急性炎细胞通常局限于溃疡周围 EBV$^+$
大B细胞淋巴瘤	少见血管中心性生长 CD20$^+$，CD3 ε$^-$	常见血管中心性和血管破坏性生长 CD20$^-$，CD3 ε$^+$
淋巴瘤样肉芽肿病(LYG)	主要累及肺；有时累及脑、皮肤和肾 非典型肿瘤性大细胞为CD20$^+$CD3$^-$B细胞；背景富于反应性T细胞	亚洲人和拉丁美洲人好发（LYG极罕见） 最常见于鼻窦区；极少累及肺 CD3 ε$^+$，CD20$^-$
皮下脂膜炎样T细胞淋巴瘤（SPTCL）	通常只有皮下结节，几乎毫无例外地累及皮下组织，极少累及真皮 血管中心性生长少见 表面CD3/Leu4$^+$、CD8$^+$（常见），CD56$^-$（常见） EBV$^-$ TCR基因重排	皮肤结节，常见于多个部位，常伴其他部位病变 除了皮下组织，几乎总有真皮累及 常见血管中心性和血管破坏性生长 表面CD3/Leu4$^-$、CD8$^-$、CD56$^+$（常见） EBV$^+$ TCR基因种系构型
母细胞性浆细胞样树突细胞肿瘤（BPDCN）（旧称母细胞性NK细胞淋巴瘤）	形态单一、中等大小的母细胞浸润，核膜薄，染色质纤细，形态学提示白血病细胞浸润；核通常圆形或卵圆形 血管浸润和坏死少见 CD56$^+$、CD4$^+$、CD123$^+$、TdT$^{+/-}$、CD3 ε$^-$（常见） EBV$^-$	浸润性淋巴瘤细胞形态单一，或为大小不等的混合性细胞；常有不规则核皱褶，染色质较丰富 血管浸润和坏死显著 CD56$^+$（常见）、CD4$^-$、CD123$^-$、TdT$^-$、CD3 ε$^+$（常见） EBV$^+$
鳞状细胞癌	常有深部浸润 表面上皮异型增生或原位癌改变	鳞状上皮增生（假上皮瘤样增生）仅限于黏膜表面区域 无促纤维增生性反应 非典型鳞状上皮角之间出现非典型淋巴样细胞

及⑥具有不规则核的中等大小非典型细胞形成显著的细胞群（图28.20）。免疫组化显示大片细胞群或成片细胞呈CD3 ε$^+$和CD56$^+$可证实诊断。如果浸润细胞呈CD3 ε$^+$、CD56$^-$、TIA−1$^+$以及原位杂交示EBER$^+$也支持该诊断。治疗后活检组织的评估参见“精华和陷阱”（图28.21）。

Wegener肉芽肿是鼻NK/T细胞淋巴瘤的重要鉴别诊断之一。在西方人群，它是上呼吸道更为常见的破坏性疾病。它与鼻NK/T细胞淋巴瘤有许多共同形态学特征，例如混合性炎细胞浸润、溃疡、坏死、血管炎或血管炎样病变。同样，上述区分NK/T细胞淋巴瘤与反应性或炎症性病变的特征也适用于本病的鉴别。

20世纪80年代Jaffe提出了血管中心性免疫增殖性疾病的统一概念[176]。这组病变的特征包括出现血管中心性破坏血管的生长方式、坏死和多种形态的细胞浸润。其疾病包括良性淋巴细胞性血管炎、多形性网状细胞增生症、LYG以及血管中心性淋巴瘤。对冰冻切片进行免疫标记，病变中许多细胞表达T细胞标记，因此当时考

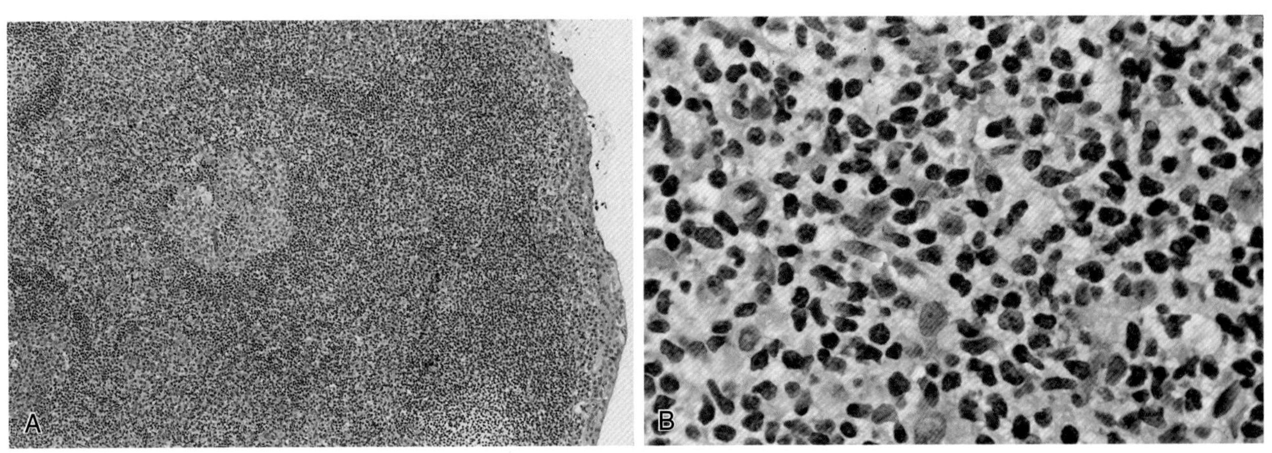

图28.18 **鼻咽黏膜淋巴组织反应性增生**。A. 黏膜富于淋巴细胞，可见反应性淋巴滤泡。B. 仔细检查滤泡间区可见小淋巴样细胞通常比小淋巴细胞轻度增大并出现核皱褶。因此，黏膜反应性淋巴样细胞与NK/T细胞淋巴瘤的肿瘤细胞在细胞形态上有重叠（与图28.2比较）

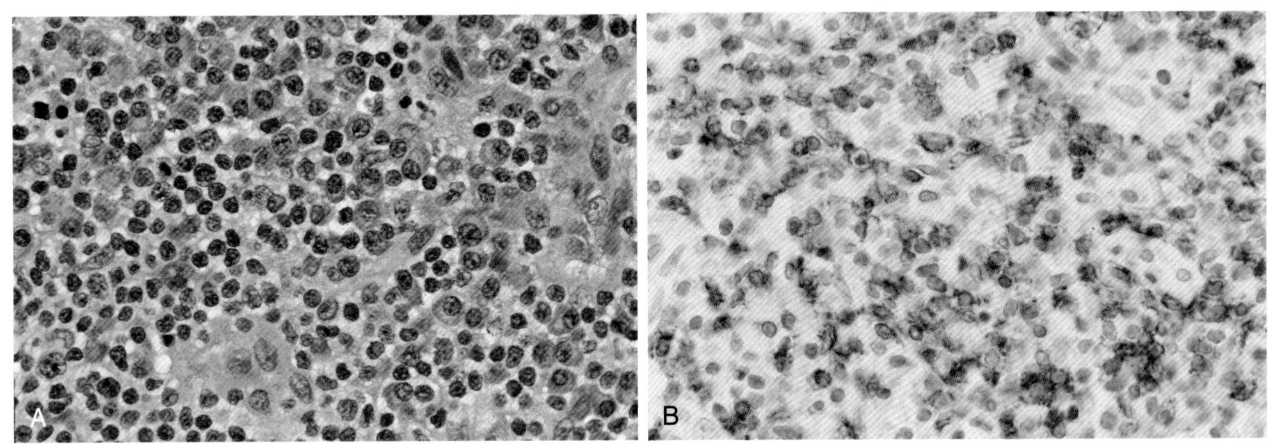

图28.19 **很难诊断的鼻NK/T细胞淋巴瘤**。A. 小淋巴样细胞为主，核圆形，并混有浆细胞，提示良性淋巴样浸润。然而，其他特征则提示为淋巴瘤，如溃疡和黏膜腺体消失（未显示）。B. 免疫组化标记显示出许多$CD56^{+}$（CD3 ε 也阳性）细胞，支持鼻NK/T细胞淋巴瘤的诊断。在正常或反应性黏膜，$CD56^{+}$细胞不会这样大量出现

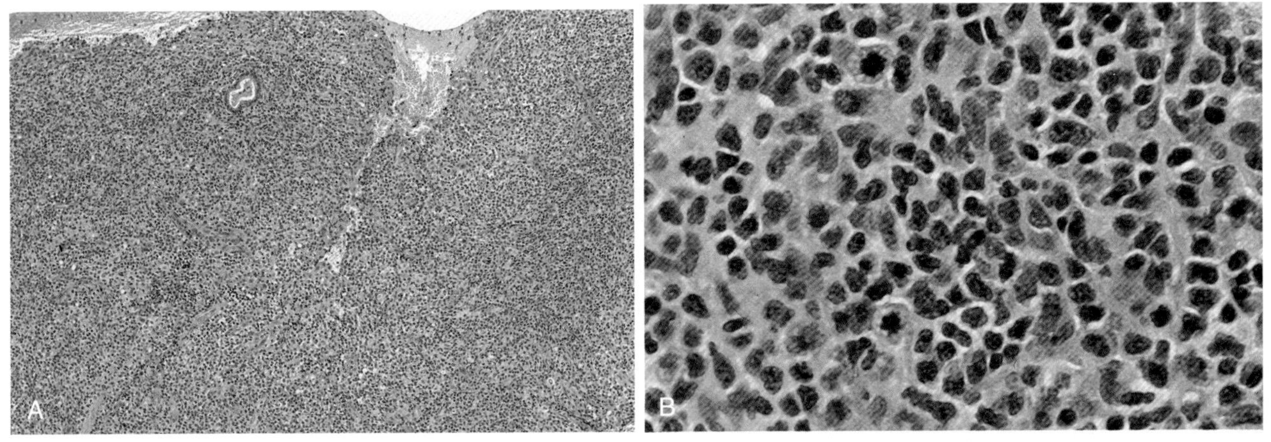

图28.20 **鼻NK/T细胞淋巴瘤的组织学特征支持淋巴瘤的诊断而不是反应性淋巴组织增生**。A. 广泛而密集的淋巴样细胞浸润，黏膜腺体缺失。B. 淋巴样细胞具有明确的细胞异型性支持淋巴瘤诊断。与图28.18相比，细胞略大，有更加不规则的核皱褶。在小淋巴样细胞浸润灶中易见核分裂是支持淋巴瘤诊断的另一特征

虑为T细胞淋巴组织增殖性疾病（LPD）。过去十年对于石蜡切片的免疫组化研究（与细胞形态的关联更好）和分子生物学研究结果显示，大多数多形性网状细胞增生症的病例实际上是NK/T细胞淋巴瘤，而LYG是T细胞丰富的大B细胞LPD的一种特殊类型，它与EBV强相关，干扰素-α 2b疗效好[177-179]。

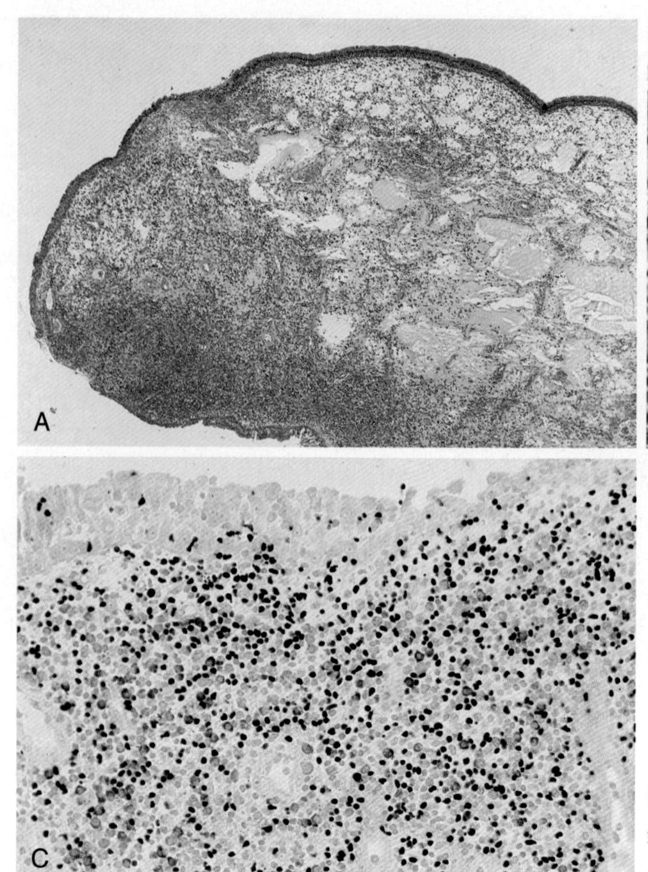

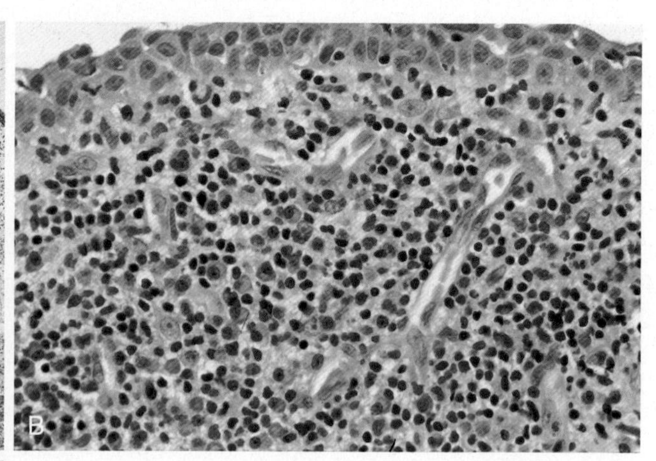

图28.21 **鼻NK/T细胞淋巴瘤，治疗后活检**。A. 鼻黏膜大部分区域内细胞稀少。B. 在细胞较多区域，浆细胞与小淋巴样细胞混合存在，提示良性淋巴浸润。C. 大量EBER$^+$细胞出乎意料，表明肿瘤残留

鼻咽HSV感染可能类似鼻NK/T细胞淋巴瘤，因为该病变表现为肿块形成、致密淋巴样浸润伴坏死以及淋巴样细胞表达CD56[180]。出现散在的疱疹病毒包涵体、无血管浸润、浸润的T细胞表达CD4、无EBV感染以及无TCR基因重排，都支持HSV感染而非NK/T细胞淋巴瘤。

曾经报道一名患者有抗麸蛋白抗体但未充分发展为乳糜泻，其胃肠道表面糜烂、NK细胞非典型增生[181]。病变相对局限、浅表，并且CD56$^+$NK细胞呈EBER$^-$。该病表现为非侵袭性过程，进食不含麸质饮食会改善该病，进一步证实其良性。

28.4 侵袭性NK细胞白血病

28.4.1 定义

侵袭性NK细胞白血病也称为侵袭性NK细胞白血病/淋巴瘤，是一种原发于外周血和骨髓的NK细胞肿瘤，呈爆发性临床过程（简表28.2）[24,182,183]。通常命名为白血病/淋巴瘤，与普通的白血病相比，该病的肿瘤细胞可散在分布于外周血和骨髓。

简表28.2 **侵袭性NK细胞白血病的主要诊断特征**

临床特征和行为

- 好发于亚洲人
- 年龄：青少年至中年（平均39岁）
- 性别：男=女
- 表现：患者表现为发热、全身症状、肝脾大、全身淋巴结肿大，有时有出血倾向
- 呈暴发性病程，伴全血细胞减少、凝血障碍和多脏器衰竭，常在几周内死亡

形态学

- 外周血或骨髓涂片：极少量至大量LGL，其中许多细胞有异型性（如不规则核皱褶，细胞体积非常大）或不成熟（如染色质透亮，核仁明显）
- 受累组织：常为密集的、形态单一的中等大小淋巴样细胞呈渗透性浸润伴明显凋亡；常见血管中心性生长和坏死

免疫表型和基因型

- CD3ε$^+$、表面CD3$^-$、CD56$^+$、CD16$^{+/-}$、CD57$^-$、细胞毒分子$^+$
- EBV$^+$
- TCR基因种系构型

这种肿瘤与结外NK/T细胞淋巴瘤有很多相似之处。例如出现嗜苯胺蓝颗粒、免疫表型（CD2$^+$、表面CD3$^-$、CD56$^+$）、基因型（种系TCR基因）、与EBV相

关，以及好发于亚洲人群。然而，临床特征却大不相同。侵袭性NK细胞白血病主要影响年轻人，预后极差。

28.4.2 流行病学和病因学

此病在亚洲人群发生率远高于白种人[17]。提示种族因素是该病的易感因素，类似于结外NK/T细胞淋巴瘤。它与EBV强相关[11,13,19,21,25,184−186]。少数病例可能由EBV相关淋巴组织增殖性疾病（EBV+LPD）[187,188]，或鼻NK/T细胞淋巴瘤进展而来[189]。少数起源于NK细胞慢性LPD的侵袭性白血病与EBV无关[190]。它们与侵袭性NK细胞白血病的关系目前还不明确。

患者主要是青少年或年轻成人，但也可累及较年长患者。平均年龄39岁[13,14,17−26,191]。无性别倾向。

28.4.3 临床特征

典型表现为发热、肝脾大、淋巴结肿大以及白血病血象[13,14,17−26,191]。皮肤结节不常见，但有些患者可有非特异性皮疹。患者通常病情严重，某些病例可合并HPS[191,192]。血清乳酸脱氢酶和循环Fas配体水平明显升高[193,194]。有学者推测肿瘤细胞大量脱落FAS配体可能导致侵袭性NK细胞白血病中常见的多器官衰竭。Fas配体与Fas结合后启动凋亡，而多种正常细胞表达Fas，结果导致大量正常细胞凋亡。

28.4.4 形态学

外周血中的白血病细胞数量变化较大，可稀少或丰富，占淋巴细胞5%以下到80%以上。某一具体病例中，肿瘤细胞在形态上通常表现为一个谱系，可出现从貌似正常的LGL到不成熟非典型LGL（图28.22）。这些细胞具有圆形核和固缩的染色质，或有轻度核皱褶的较大胞核。某些病例核仁明显。胞质含量中等至丰富，弱嗜碱性，有数量不等的细小嗜苯胺蓝颗粒，偶尔为粗颗粒。骨髓中，大颗粒细胞占全部有核细胞6%~92%[26]。受累模式可以是弥漫浸润于组织间隙，也可呈微小斑片状浸润（图28.23）[26]。

组织切片可见肿瘤细胞弥漫性、破坏性和渗透性浸润，细胞形态单一，细胞核圆形或不规则，染色质相当凝缩，胞质少至中等，环绕细胞核，淡染或嗜双色性。常见散在的凋亡小体和带状细胞死亡（图28.24）。也常见血管浸润或血管破坏[13,25]。

28.4.5 免疫表型和分子检测

免疫表型与结外NK/T细胞淋巴瘤相同，呈CD2+、表面CD3/Leu4−、胞质CD3ε+、CD56+和细胞毒分子阳性，但大约半数病例表达CD16（图28.25）。CD57通常阴性（表28.1）[13,14,17−25,27]。TCR基因为种系构型。

据报道，总体上90%病例EBV+[11,13,19,21,26,184,185,191,195]。因此，如果EBV−，诊断本病须谨慎。

比较基因组杂交研究曾经提示侵袭性NK细胞白血病与结外NK/T细胞淋巴瘤的遗传学改变相似，例如3p+、6q−、11q−和12q+[104,147]。但比较基因组杂交的新近研究发现两种疾病之间存在明显差别[150]。例如，侵袭性NK细胞白血病常见7p−、17p−和1q+，而结外NK/T细胞淋巴瘤则不然。后者常见6q−而前者则无。

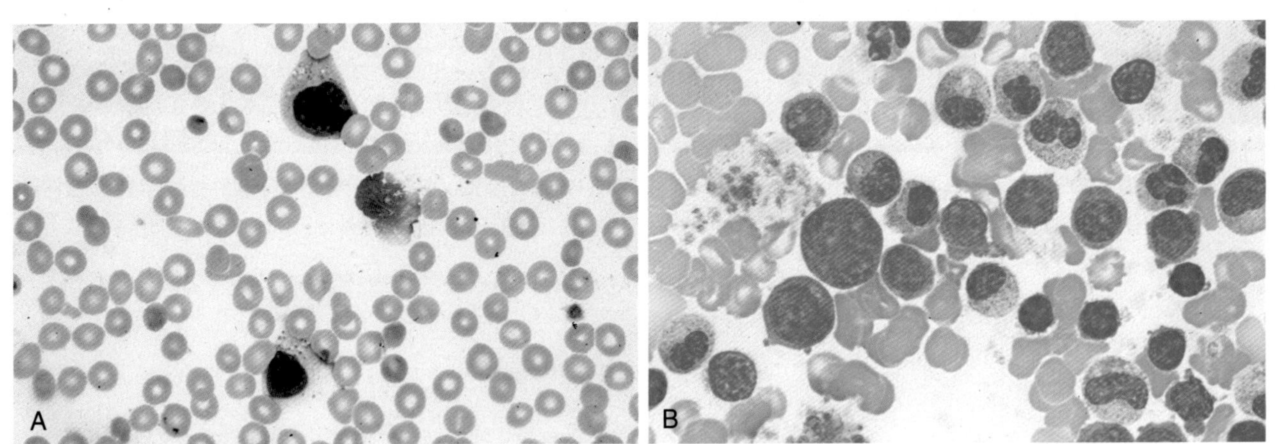

图28.22 侵袭性NK细胞白血病。 A. 外周血涂片，可见具有非典型LGL。视野下方的细胞核仁小，视野上方的细胞核仁大。B. 血沉棕黄层涂片显示大量淋巴样细胞具有不成熟核染色质、明显的核仁和胞质颗粒。混有不成熟的粒系细胞

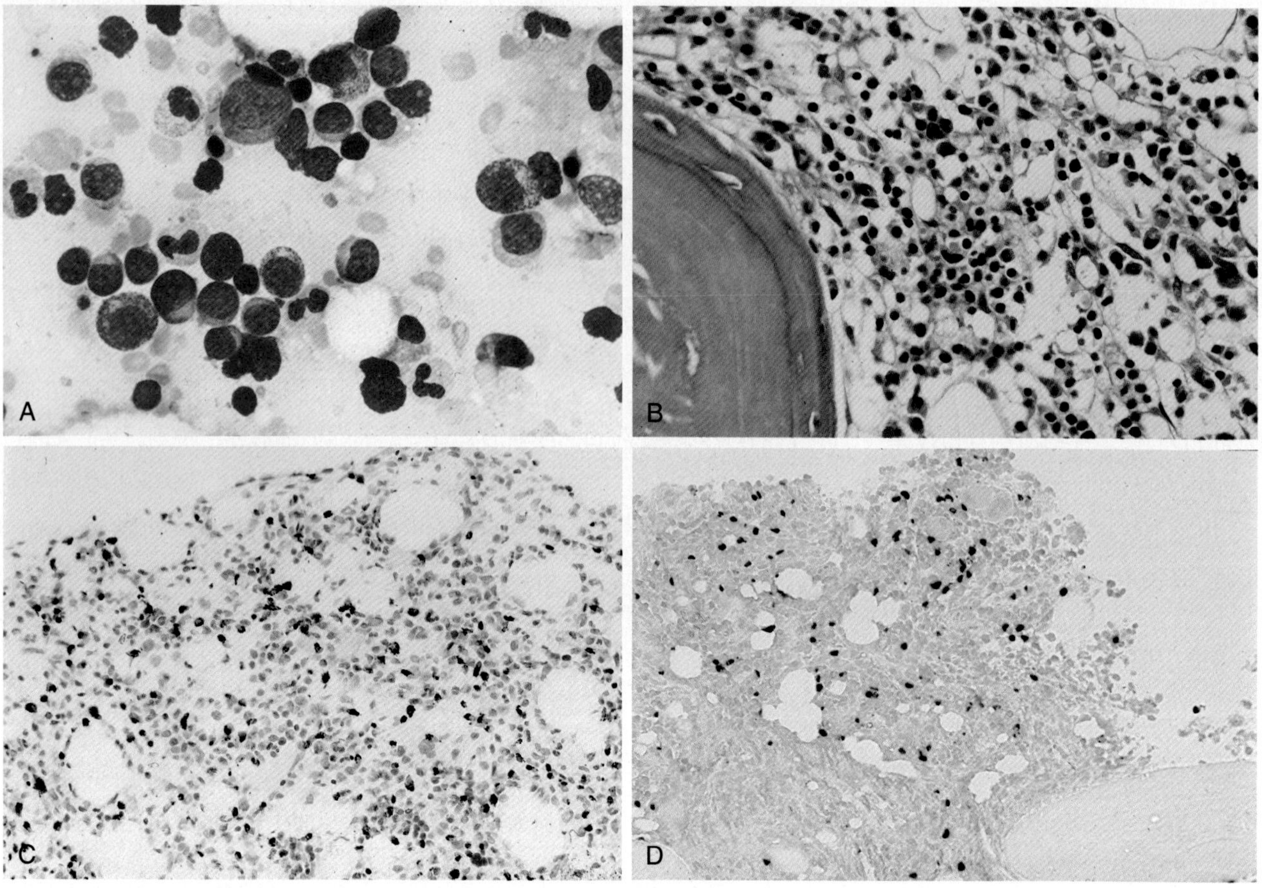

图28.23 侵袭性NK细胞白血病。A. 骨髓涂片，白血病细胞核圆形、胞质轻度嗜碱并有细小嗜苯胺蓝颗粒。它们在髓系细胞之间单个散在分布或形成小团。B. 骨髓活检，很难识别白血病细胞的微小间质浸润。C. 细胞毒分子（如TIA-1）的免疫染色很容易识别散在的白血病细胞。D. 同样，EBER原位杂交也能突出显示白血病细胞

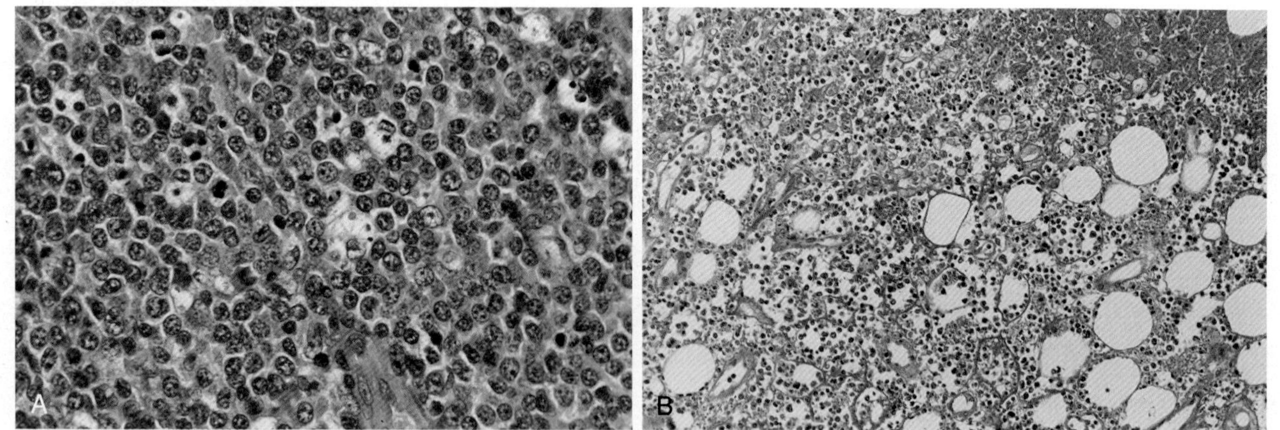

图28.24 侵袭性NK细胞白血病。A. 淋巴结显示形态单一、中等大小、圆形核的细胞浸润。混有很多凋亡小体。因肿瘤细胞与浆细胞样树突细胞在组织学上相似，因此要与Kikuchi病（组织细胞坏死性淋巴结炎）鉴别。B. 心包组织被肿瘤细胞浸润，伴坏死和许多凋亡小体

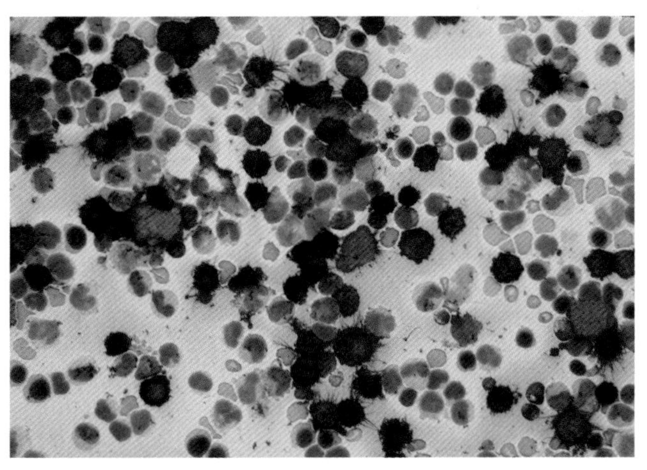

图28.25 侵袭性NK细胞白血病的免疫细胞化学。骨髓涂片，非典型细胞呈CD56膜着色

28.4.6 临床过程

该病几乎全部致死，中位生存期仅58天[26]。大多数患者在发病后的数天至数周内死亡。常表现为并发凝血病、出血和多器官衰竭。化疗效果差[195]。有骨髓移植成功的极少病例，但是该病总会复发[13,17,18,24–26,175,191,196]。

28.4.7 鉴别诊断

侵袭性NK细胞白血病必须与更常见的T细胞大颗粒淋巴细胞白血病（T–LGLL）鉴别，后者EBV$^-$且通常表现为惰性临床过程[23,197]。T–LGLL患者年龄偏大（平均年龄55~65岁），常表现为感染、肝脾大以及纯红细胞再生障碍或中性粒细胞减少，也可以伴发风湿性关节炎。尽管T–LGLL和侵袭性NK细胞白血病都特征性地表现为外周血出现嗜苯胺蓝的淋巴样细胞，但前者的细胞没有异型性或不成熟表现，而后者恰恰相反。T–LGLL呈表面CD3$^+$、CD4$^-$、CD8$^+$表型以及TCR基因重排；CD56通常阴性。

NK细胞慢性LPD在临床和形态学上都类似于T–LGLL，区别在于前者呈表面CD3$^-$、CD56$^{+/-}$表型和种系TCR基因[11,197–200]。它与侵袭性NK细胞白血病区别在于以下特征：惰性临床过程、无肝脾脏肿大、LGL缺乏异型性、常表达CD16和CD57、与EBV无关[11,23]。

在淋巴结，侵袭性NK细胞白血病与Kikuchi病（组织细胞坏死性淋巴结炎）相似，因其肿瘤细胞类似于浆细胞样单核细胞，并有许多凋亡小体[13,201]。不支持Kikuchi病的特征：前者表现为淋巴结弥漫受累而非散在片状受累、单一形态细胞浸润、广泛的结外浸润，以及出现很多CD56$^+$细胞。

因外周血和骨髓中肿瘤细胞数量可能很少，所以侵袭性NK细胞白血病与晚期结外NK/T细胞淋巴瘤可能难以鉴别，但两者可能仅仅是字面上的差异。

有时母细胞性浆细胞样树突细胞肿瘤（BPDCN）的瘤细胞因核染色质丰富并具有不规则核皱褶而不表现为明显的母细胞样形态。这种情况下，与结外NK/T细胞淋巴瘤难以鉴别。与后者相反，前者CD4和TdT通常阳性，细胞毒分子和EBV为阴性。

28.5 NK细胞慢性淋巴组织增殖性疾病

28.5.1 定义

NK细胞慢性LPD，又名慢性NK淋巴细胞增多、慢性NK–LGLL或NK–LGL增多，其特征包括外周血中成熟NK细胞持续增多以及非进展性临床过程[11,197–200,202,203]。诊断标准如下：

- LGL持续增多超过6周
- LGL计数大于2×10^9/L
- LGL具有NK细胞的免疫表型：表面CD3$^-$、CD56$^{+/-}$和CD16$^+$

28.5.2 流行病学和病因学

该病与侵袭性NK细胞白血病不同，无好发于亚洲人群的倾向。患者年龄通常大于40岁（平均60.5岁）。

一项研究对CD3$^-$LGL增生采用X染色体连锁基因标记进行克隆性分子分析，未能提供克隆性证据，提示大多数NK细胞慢性LPD是一种反应性病变[204]。然而，至少有一部分病例在X染色体失活状态下或染色体异常时表现为克隆性，提示为肿瘤性病变[203,205–209]。

28.5.3 临床特征

大多数患者偶然发现外周血中NK细胞持续增多，并且无发热、无淋巴结肿大、无肝脾大或中性粒细胞减少。少数有症状的患者表现为血细胞减少（如纯红细胞再生障碍、循环血中性粒细胞减少）、皮肤血管炎、外周神经病变、肾病综合征或脾大[203,205–209]。

28.5.4 形态学

外周LGL的形态成熟，与对应的正常细胞不能区别（图28.26）。

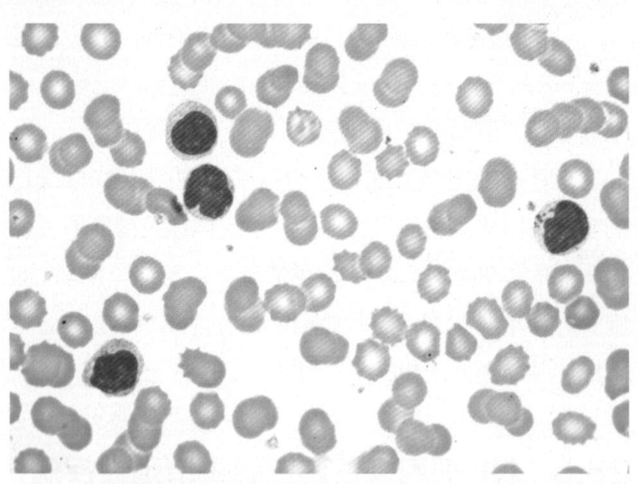

图28.26 **NK细胞慢性淋巴组织增殖性疾病（LPD）。**外周血Giemsa染色涂片，可见成熟的LGL增多，无核异型性

28.5.5 免疫表型和分子检测

LGL通常表现为NK细胞表型：$CD2^+$、表面$CD3^-$、$CD56^+$和$CD16^+$。CD57通常也阳性[11]。但有些病例CD56阴性或弱阳性[209]。尽管CD94常为阳性，但是KIR的表达通常局限于一种类型[212,213]。

TCR基因无重排，EBV−[11,197,202,205,207,214]。

28.5.6 临床过程

该病常表现为慢性和非进展性过程，甚至偶尔自行缓解[23,202,215]。治疗原则是对无症状患者进行观察随访，而出现临床症状的患者采用免疫抑制治疗[216]。

少数情况下可突然转入侵袭性阶段，类似侵袭性NK细胞白血病。与原发性侵袭性NK细胞白血病不同，本病与EBV无关[23,190,217]。

28.5.7 鉴别诊断

NK细胞慢性LPD较易误诊为侵袭性NK细胞白血病（见上文）。外周血NK细胞的一过性增多也应注意与NK细胞慢性LPD相鉴别，前者可发生于病毒感染、自身免疫性疾病、特发性血小板减少性紫癜、恶性肿瘤或实质性器官移植，并且，LGL计数通常低于（3~4）$\times 10^9/L$[218−221]。证实KIR受体表达的限制性模式是支持NK细胞慢性LPD诊断的有用特征[212,213]。

28.6 精华和陷阱

NK/T细胞淋巴瘤中表面CD3和胞质CD3染色不一致

- 结外NK/T细胞淋巴瘤的肿瘤细胞仅有胞质内CD3亚单位，因此胞质CD3 ε^+；但没有完整组装的CD3分子，因此识别表面CD3的抗体（例如：Leu4和T3）不表达。

CD56对NK/T细胞淋巴瘤的特异性

- CD56对NK/T细胞淋巴瘤并无完全特异性。它也表达于一些外周T细胞淋巴瘤（PTCL）（尤其是表达TCR γ δ者）、急性髓系白血病（AML）、骨髓瘤、神经内分泌小细胞癌、横纹肌肉瘤以及其他肿瘤。因而不能仅仅因为$CD56^+$而诊断结外NK/T细胞淋巴瘤，还应结合其他白细胞标记物的阳性免疫染色（例如CD3 ε，CD2）。

石蜡包埋组织诊断结外NK/T细胞淋巴瘤

- 疑为NK/T细胞淋巴瘤的活检标本通常都是石蜡包埋标本。这种情况下，由于无法获得新鲜组织或冰冷组织，因此不能明确CD3/Leu4是否缺失。
- 在鼻腔或鼻咽，根据胞质CD3 ε^+和$CD56^+$并且形态学符合，可考虑诊断为结外NK/T细胞淋巴瘤，因为该部位具有这种免疫表型的淋巴瘤几乎都是结外NK/T细胞淋巴瘤。CD5阴性更支持此诊断。如果$CD56^-$，必须证实细胞毒分子和EBV均为阳性才能诊断鼻NK/T细胞淋巴瘤。
- 在鼻外部位，免疫表型仅有胞质CD3 ε^+和$CD56^+$不足以诊断结外NK/T细胞淋巴瘤，因为多种不同淋巴瘤都可呈类似免疫表型，例如伴TCR γ δ 表达的PTCL、2型肠病相关T细胞淋巴瘤（EATL）以及原发性皮肤γ δ T细胞淋巴瘤。需要进一步研究以支持结外NK/T细胞淋巴瘤的诊断，包括$CD5^-$、β $F1^-$、原位杂交$EBER^+$、PCR检测无TCR基因重排（与Southern印迹相比，假阴性率很高）

结外NK/T细胞淋巴瘤检测EBV的方法

- 结外NK/T细胞淋巴瘤证实EBV：首选最敏感的EBER原位杂交。
- EBV的LMP−1的免疫染色通常为弱阳性或阴性，因而不宜据此确定此型淋巴瘤中的EBV。
- Southern印迹敏感性较差，并且要求新鲜组织或冰冻组织。
- PCR检测EBV高度敏感，但其价值有限，因为极少量非肿瘤性EBV+淋巴细胞也会产生阳性结果。

鼻NK/T细胞淋巴瘤治疗后活检的评估

- 鼻NK/T细胞淋巴瘤治疗后，通常采用活检来判断是否有肿瘤残留。

续表

- 如果淋巴瘤主要由大细胞构成或出现密集成片的非典型淋巴样细胞，那么残留肿瘤易于识别。
- 大多数病例黏膜细胞减少。如果残留肿瘤细胞散在分布于正常小淋巴细胞中或肿瘤主要由小细胞构成，单凭形态学很难诊断。因此，需要常规进行CD56免疫染色和EBER原位杂交来寻找残留肿瘤细胞。阳性细胞至少要成簇出现或具有非典型细胞形态才能提示肿瘤残留。如果仅出现单个散在阳性细胞或3~4个阳性细胞组成的细胞团，应当考虑为“无法明确诊断”，因为正常鼻或鼻咽黏膜可见少量阳性细胞。
- 复发病例可保留原发性淋巴瘤的细胞形态；然而，小或中等大小细胞有时可转变为大细胞，反之亦然。在治疗后或复发病例中，CD56表达偶尔减弱甚至丢失。

（陈 刚 译）

参考文献

1. Chan JK. Natural killer cell neoplasms. *Anat Pathol.* 1998;3:77-145.
2. Liu CC, Young LH, Young JD. Lymphocyte-mediated cytolysis and disease. *N Engl J Med.* 1996;335:1651-1659.
3. Russell JH, Ley TJ. Lymphocyte-mediated cytotoxicity. *Annu Rev Immunol.* 2002;20:323-370.
4. Di Santo J. Natural killer cell development pathways: a question of balance. *Annu Rev Immunol.* 2006;24:257-286.
5. Mingari MC, Ponte M, Cantoni C, et al. HLA-class I-specific inhibitory receptors in human cytolytic T lymphocytes: molecular characterization, distribution in lymphoid tissues and co-expression by individual T cells. *Int Immunol.* 1997;9:485-491.
6. Dybkaer K, Iqbal J, Zhou G, et al. Genome wide transcriptional analysis of resting and IL2 activated human natural killer cells: gene expression signatures indicative of novel molecular signaling pathways. *BMC Genomics.* 2007;8:230.
7. Tsang WY, Chan JK, Ng CS, Pau MY. Utility of a paraffin section-reactive CD56 antibody (123C3) for characterization and diagnosis of lymphomas. *Am J Surg Pathol.* 1996;20:202-210.
8. Spits H, Blom B, Jaleco AC, et al. Early stages in the development of human T, natural killer and thymic dendritic cells. *Immunol Rev.* 1998; 165:75-86.
9. Moretta L, Bottino C, Pende D, et al. Human natural killer cells: their origin, receptors and function. *Eur J Immunol.* 2002;32:1205-1211.
10. Robertson MJ, Ritz J. Biology and clinical relevance of human NK cells. *Blood.* 1990;76:2421-2438.
11. Oshimi K. Lymphoproliferative disorders of natural killer cells. *Int J Hematol.* 1996;63:279-290.
12. Chan JKC, Ng CS, Tsang WY. Nasal/nasopharyngeal lymphomas: an immunohistochemical analysis of 57 cases on frozen tissues (abstract). *Mod Pathol.* 1993;6:87A.
13. Chan JK, Sin VC, Wong KF, et al. Nonnasal lymphoma expressing the natural killer cell marker CD56: a clinicopathologic study of 49 cases of an uncommon aggressive neoplasm. *Blood.* 1997;89:4501-4513.
14. Mori KL, Egashira M, Oshimi K. Differentiation stage of natural killer cell-lineage lymphoproliferative disorders based on phenotypic analysis. *Br J Haematol.* 2001;115:225-228.
15. Haedicke W, Ho FC, Chott A, et al. Expression of CD94/NKG2A and killer immunoglobulin-like receptors in NK cells and a subset of extranodal cytotoxic T-cell lymphomas. *Blood.* 2000;95:3628-3630.
16. Dukers DF, Vermeer MH, Jaspars LH, et al. Expression of killer cell inhibitory receptors is restricted to true NK cell lymphomas and a subset of intestinal enteropathy-type T cell lymphomas with a cytotoxic phenotype. *J Clin Pathol.* 2001;54:224-228.
17. Kwong YL, Wong KF, Chan LC, et al. Large granular lymphocyte leukemia. A study of nine cases in a Chinese population. *Am J Clin Pathol.* 1995;103:76-81.
18. Kwong YL, Chan AC, Liang R, et al. CD56+ NK lymphomas: clinicopathological features and prognosis. *Br J Haematol.* 1997;97:821-829.
19. Hart DN, Baker BW, Inglis MJ, et al. Epstein-Barr viral DNA in acute large granular lymphocyte (natural killer) leukemic cells [see comments]. *Blood.* 1992;79:2116-2123.
20. Chou WC, Chiang IP, Tang JL, et al. Clonal disease of natural killer large granular lymphocytes in Taiwan. *Br J Haematol.* 1998;103:1124-1128.
21. Shimodaira S, Ishida F, Kobayashi H, et al. The detection of clonal proliferation in granular lymphocyte–proliferative disorders of natural killer cell lineage. *Br J Haematol.* 1995;90:578-584.
22. Engellenner W, Golightly M. Large granular lymphocyte leukemia. *Lab Med.* 1991;22:454-456.
23. Oshimi K, Yamada O, Kaneko T, et al. Laboratory findings and clinical courses of 33 patients with granular lymphocyte–proliferative disorders. *Leukemia.* 1993;7:782-788.
24. Imamura N, Kusunoki Y, Kawa-Ha K, et al. Aggressive natural killer cell leukaemia/lymphoma: report of four cases and review of the literature. Possible existence of a new clinical entity originating from the third lineage of lymphoid cells. *Br J Haematol.* 1990;75:49-59.
25. Mori N, Yamashita Y, Tsuzuki T, et al. Lymphomatous features of aggressive NK cell leukaemia/lymphoma with massive necrosis, haemophagocytosis and EB virus infection. *Histopathology.* 2000;37: 363-371.
26. Suzuki R, Suzumiya J, Nakamura S, et al. Aggressive natural killer-cell leukemia revisited: large granular lymphocyte leukemia of cytotoxic NK cells. *Leukemia.* 2004;18:763-770.
27. Au WY, Weisenburger DD, Intragumtornchai T, et al. Clinical differences between nasal and extranasal NK/T-cell lymphoma: a study of 136 cases from the International Peripheral T-Cell Lymphoma Project. *Blood.* 2009;113:3931-3937.
28. Barclay AN, Brown MH, Law SKA, et al. *The Leukocyte Antigen Facts Book, 2nd edition.* San Diego: Academic Press; 1997.
29. Chan JK, Tsang WY, Pau MY. Discordant CD3 expression in lymphomas when studied on frozen and paraffin sections. *Hum Pathol.* 1995; 26:1139-1143.
30. Mason DY, Cordell J, Brown M, et al. Detection of T cells in paraffin wax embedded tissue using antibodies against a peptide sequence from the CD3 antigen. *J Clin Pathol.* 1989;42:1194-1200.
31. Steward M, Bishop R, Piggott NH, et al. Production and characterization of a new monoclonal antibody effective in recognizing the CD3 T-cell associated antigen in formalin-fixed embedded tissue. *Histopathology.* 1997;30:16-22.
32. Lanier LL, Chang C, Spits H, Phillips JH. Expression of cytoplasmic CD3 epsilon proteins in activated human adult natural killer (NK) cells and CD3 gamma, delta, epsilon complexes in fetal NK cells. Implications for the relationship of NK and T lymphocytes. *J Immunol.* 1992; 149:1876-1880.
33. Spits H, Lanier LL, Phillips JH. Development of human T and natural killer cells. *Blood.* 1995;85:2654-2670.
34. Lanier LL, Phillips JH, Hackett J Jr, et al. Natural killer cells: definition of a cell type rather than a function. *J Immunol.* 1986;137:2735-2739.
35. Moretta A, Bottino C, Mingari MC, et al. What is a natural killer cell? *Nat Immunol.* 2002;3:6-8.
36. Poggi A. CD56. *Protein Reviews on the Web.* 1999;http://www.ncbi.nlm.nih.gov/prow/.
37. Nagler A, Lanier L, Cwirla S, Phillips J. Comparative studies of human FcRIII-positive and negative natural killer cells. *J Immunol.* 1989; 143: 3183-3191.
38. Farag S, VanDeusen J, Fehniger T, Caligiuri M. Biology and clinical impact of human natural killer cells. *Int J Hematol.* 2003;78:7-17.
39. Ohshima K, Suzumiya J, Sugihara M, et al. Clinical, immunohistochemical and phenotypic features of aggressive nodal cytotoxic lymphomas, including alpha/beta, gamma/delta T-cell and natural killer cell types. *Virchows Arch.* 1999;435:92-100.
40. Kagami Y, Suzuki R, Taji H, et al. Nodal cytotoxic lymphoma spectrum: a clinicopathologic study of 66 patients. *Am J Surg Pathol.* 1999;23:1184-1200.
41. Chim CS, Ma ES, Loong F, Kwong YL. Diagnostic cues for natural killer cell lymphoma: primary nodal presentation and the role of in situ hybridisation for Epstein-Barr virus encoded early small RNA in detecting occult bone marrow involvement. *J Clin Pathol.* 2005;58:443-445.
42. Takahashi E, Asano N, Li C, et al. Nodal T/NK-cell lymphoma of nasal type: a clinicopathological study of six cases. *Histopathology.* 2008; 52:585-596.
43. Chan JKC, Jaffe ES, Ralfkiaer E. Extranodal NK/T-cell lymphoma, nasal type. In: Jaffe ES, Harris NL, Stein H, Vardiman JW, eds. *Pathology and Genetics, Tumours of Haematopoietic and Lymphoid Tissues. World Health Organization Classification of Tumours.* Lyon, France: IARC Press; 2001: 204-207.
44. Chan JKC, Quintanilla-Martinez L, Ferry JA, Peh SC. Extranodal NK/T-cell lymphoma, nasal-type. In: Swerdlow SH, Campo E, Harris NL, et al., eds. *WHO Classification of Tumours of Haematopoietic and Lymphoid Tissues.* 4th ed. Lyon, France: IARC; 2008:285-288.
45. Chan JKC, Jaffe ES, Ralfkiaer E. Blastic NK-cell lymphoma. In: Jaffe ES, Harris NL, Stein H, Vardiman JW, eds. *Pathology and Genetics, Tumours of Haematopoietic and Lymphoid Tissues. World Health Organization Classification of Tumours.* Lyon, France: IARC Press; 2001:214-215.
46. Petrella T, Comeau MR, Maynadie M, et al. "Agranular CD4+ CD56+ hematodermic neoplasm" (blastic NK-cell lymphoma) originates from a population of CD56+ precursor cells related to plasmacytoid monocytes. *Am J Surg Pathol.* 2002;26:852-862.
47. Petrella T, Bagot M, Willemze R, et al. Blastic NK-cell lymphomas (agranular CD4+CD56+ hematodermic neoplasms): a review. *Am J Clin Pathol.* 2005;123:662-675.
48. Jaffe ES, Harris NL, Stein H, et al. Introduction and overview of the classification of the lymphoid neoplasms. In: Swerdlow SH, Campo E, Harris NL, et al, eds. *WHO Classification of Tumours of Haematopoietic and Lymphoid Tissues.* 4th ed. Lyon, France: IARC; 2008:158-166.
49. Facchetti F, Jones DM, Petrella T. Blastic plasmacytoid dendritic cell neoplasm. In: Swerdlow SH, Campo E, Harris NL, et al, eds. *WHO Classification of Tumours of Haematopoietic and Lymphoid Tissues.* 4th ed. Lyon, France: IARC; 2008:145-147.
50. Borowtiz MJ, Bene MC, Harris NL, et al. Acute leukaemias of ambiguous lineage. In: Swerdlow SH, Campo E, Harris NL, et al., eds. *WHO Classification of Tumours of Haematopoietic and Lymphoid Tissues.* 4th ed. Lyon, France: IARC; 2008:150-155.
51. Nakamura F, Tatsumi E, Kawano S, et al. Acute lymphoblastic leukemia/lymphoblastic lymphoma of natural killer (NK) lineage: quest for another NK-lineage neoplasm [letter; comment]. *Blood.* 1997;89:4665-4666.
52. Ichinohasama R, Endoh K, Ishizawa K, et al. Thymic lymphoblastic lymphoma of committed natural killer cell precursor origin: a case report. *Cancer.* 1996;77:2592-2603.

53. Karube K, Ohshima K, Tsuchiya T, et al. Non-B, non-T neoplasms with lymphoblast morphology. Further characterization and classification. *Am J Surg Pathol.* 2003;27:1366-1374.
54. Koita H, Suzumiya J, Ohshima K, et al. Lymphoblastic lymphoma expressing natural killer cell phenotype with involvement of the mediastinum and nasal cavity. *Am J Surg Pathol.* 1997;21:242-248.
55. Tamura H, Ogata K, Mori S, et al. Lymphoblastic lymphoma of natural killer cell origin, presenting as pancreatic tumour. *Histopathology.* 1998;32:508-511.
56. Suzuki R, Nakamura S, Suzumiya J, et al. Blastic natural killer cell lymphoma/leukemia (CD56-positive blastic tumor): prognostication and categorization according to anatomic sites of involvement. *Cancer.* 2005;104:1022-1031.
57. Chan JK, Banks PM, Cleary ML, et al. A proposal for classification of lymphoid neoplasms (by the International Lymphoma Study Group). *Histopathology.* 1994;25:517-536.
58. Eichel BS, Harrison EG Jr, Devine KD, et al. Primary lymphoma of the nose including a relationship to lethal midline granuloma. *Am J Surg.* 1966;112:597-605.
59. Ng CS, Chan JK, Lo ST. Expression of natural killer cell markers in non-Hodgkin's lymphomas. *Hum Pathol.* 1987;18:1257-1262.
60. Arber DA, Weiss LM, Albujar PF, et al. Nasal lymphomas in Peru. High incidence of T-cell immunophenotype and Epstein-Barr virus infection [see comments]. *Am J Surg Pathol.* 1993;17:392-399.
61. Lymphoma Study Group of Japanese Pathologists. The World Health Organization Classification of malignant lymphomas in Japan: incidence of recently recognized entities. *Pathol Int.* 2000;50:696-702.
62. Au WY, Ma SY, Chim CS, et al. Clinicopathologic features and treatment outcome of mature T-cell and natural killer-cell lymphomas diagnosed according to the World Health Organization classification scheme: a single center experience of 10 years. *Ann Oncol.* 2005;16: 206-214.
63. Armitage J, Vose J, Weisenburger D. International peripheral T-cell and natural killer/T-cell lymphoma study: pathology findings and clinical outcomes. *J Clin Oncol.* 2008;26:4124-4130.
64. Cheung MM, Chan JK, Lau WH, et al. Primary non-Hodgkin's lymphoma of the nose and nasopharynx: clinical features, tumor immunophenotype, and treatment outcome in 113 patients. *J Clin Oncol.* 1998;16:70-77.
65. Ko YH, Ree HJ, Kim WS, et al. Clinicopathologic and genotypic study of extranodal nasal-type natural killer/T-cell lymphoma and natural killer precursor lymphoma among Koreans. *Cancer.* 2000;89:2106-2116.
66. Nakamura S, Katoh E, Koshikawa T, et al. Clinicopathologic study of nasal T/NK-cell lymphoma among the Japanese. *Pathol Int.* 1997;47:38-53.
67. Weiss LM, Chang KL. Association with the Epstein-Barr virus with hematolymphoid neoplasm. *Adv Anat Pathol.* 1996;3:1-15.
68. Jaffe ES. Nasal and nasal-type T/NK cell lymphoma: a unique form of lymphoma associated with the Epstein-Barr virus [comment]. *Histopathology.* 1995;27:581-583.
69. Chan JK, Yip TT, Tsang WY, et al. Detection of Epstein-Barr viral RNA in malignant lymphomas of the upper aerodigestive tract. *Am J Surg Pathol.* 1994;18:938-946.
70. Elenitoba-Johnson KS, Zarate-Osorno A, Meneses A, et al. Cytotoxic granular protein expression, Epstein-Barr virus strain type, and latent membrane protein-1 oncogene deletions in nasal T-lymphocyte/natural killer cell lymphomas from Mexico. *Mod Pathol.* 1998;11:754-761.
71. Ho FC, Srivastava G, Loke SL, et al. Presence of Epstein-Barr virus DNA in nasal lymphomas of B and "T" cell type. *Hematol Oncol.* 1990;8:271-281.
72. Kanavaros P, Briere J, Lescs MC, Gaulard P. Epstein-Barr virus in non-Hodgkin's lymphomas of the upper respiratory tract: association with sinonasal localization and expression of NK and/or T-cell antigens by tumour cells. *J Pathol.* 1996;178:297-302.
73. Tomita Y, Ohsawa M, Qiu K, et al. Epstein-Barr virus in lymphoproliferative diseases in the sino-nasal region: close association with CD56+ immunophenotype and polymorphic-reticulosis morphology. *Int J Cancer.* 1997;70:9-13.
74. Tsang WY, Chan JK, Yip TT, et al. In situ localization of Epstein-Barr virus encoded RNA in non-nasal/nasopharyngeal CD56-positive and CD56-negative T-cell lymphomas. *Hum Pathol.* 1994;25:758-765.
75. van Gorp J, Weiping L, Jacobse K, et al. Epstein-Barr virus in nasal T-cell lymphomas (polymorphic reticulosis/midline malignant reticulosis) in western China. *J Pathol.* 1994;173:81-87.
76. Gaal K, Sun NC, Hernandez AM, Arber DA. Sinonasal NK/T-cell lymphomas in the United States. *Am J Surg Pathol.* 2000;24:1511-1517.
77. Schwartz EJ, Molina-Kirsch H, Zhao S, et al. Immunohistochemical characterization of nasal-type extranodal NK/T-cell lymphoma using a tissue microarray: an analysis of 84 cases. *Am J Clin Pathol.* 2008;130:343-351.
78. Kwong YL, Lam CC, Chan TM. Post-transplantation lymphoproliferative disease of natural killer cell lineage: a clinicopathological and molecular analysis. *Br J Haematol.* 2000;110:197-202.
79. Stadlmann S, Fend F, Moser P, et al. Epstein-Barr virus-associated extranodal NK/T-cell lymphoma, nasal type of the hypopharynx, in a renal allograft recipient: case report and review of literature. *Hum Pathol.* 2001;32:1264-1268.
80. Hoshida Y, Li T, Dong Z, et al. Lymphoproliferative disorders in renal transplant patients in Japan. *Int J Cancer.* 2001;91:869-875.
81. Hoshida Y, Hongyo T, Nakatsuka S, et al. Gene mutations in lymphoproliferative disorders of T and NK/T cell phenotypes developing in renal transplant patients. *Lab Invest.* 2002;82:257-264.
82. Catlin EA, Roberts JD Jr, Erana R, et al. Transplacental transmission of natural-killer-cell lymphoma. *N Engl J Med.* 1999;341:85-91.
83. Kojya S, Matsumura J, Ting L, et al. Familial nasal NK/T-cell lymphoma and pesticide use. *Am J Hematol.* 2001;66:145-147.
84. Nitta Y, Iwatsuki K, Kimura H, et al. Fatal natural killer cell lymphoma arising in a patient with a crop of Epstein-Barr virus-associated disorders. *Eur J Dermatol.* 2005;15:503-506.
85. Ohshima K, Kimura H, Yoshino T, et al. Proposed categorization of pathological states of EBV-associated T/natural killer-cell lymphoproliferative disorder (LPD) in children and young adults: overlap with chronic active EBV infection and infantile fulminant EBV T-LPD. *Pathol Int.* 2008;58:209-217.
86. Liang R. Nasal T/NK-cell lymphoma. In: Canellos GP, Lister TA, Young BD, eds. *The Lymphomas.* 2nd ed. Philadelphia: Saunders Elsevier; 2006:451-455.
87. Liang R, Todd D, Chan TK, et al. Nasal lymphoma. A retrospective analysis of 60 cases. *Cancer.* 1990;66:2205-2209.
88. Wong KF, Chan JK, Cheung MM, So JC. Bone marrow involvement by nasal NK cell lymphoma at diagnosis is uncommon. *Am J Clin Pathol.* 2001;115:266-270.
89. Chan JK, Tsang WY, Lau WH, et al. Aggressive T/natural killer cell lymphoma presenting as testicular tumor. *Cancer.* 1996;77:1198-1205.
90. Chan JK, Tsang WY, Hui PK, et al. T- and T/natural killer-cell lymphomas of the salivary gland: a clinicopathologic, immunohistochemical and molecular study of six cases. *Hum Pathol.* 1997;28:238-245.
91. Wong KF, Chan JK, Ng CS, et al. CD56 (NKH1)-positive hematolymphoid malignancies: an aggressive neoplasm featuring frequent cutaneous/mucosal involvement, cytoplasmic azurophilic granules, and angiocentricity. *Hum Pathol.* 1992;23:798-804.
92. Wong KF, Chan JK, Ng CS. CD56 (NCAM)-positive malignant lymphoma. *Leuk Lymphoma.* 1994;14:29-36.
93. Takeshita M, Kimura N, Suzumiya J, et al. Angiocentric lymphoma with granulomatous panniculitis in the skin expressing natural killer cell and large granular T-cell phenotypes. *Virchows Arch.* 1994;425:499-504.
94. Misago N, Ohshima K, Aiura S, et al. Primary cutaneous T-cell lymphoma with an angiocentric growth pattern: association with Epstein-Barr virus. *Br J Dermatol.* 1996;135:638-643.
95. Katoh A, Ohshima K, Kanda M, et al. Gastrointestinal T cell lymphoma: predominant cytotoxic phenotypes, including alpha/beta, gamma/delta T cell and natural killer cells. *Leuk Lymphoma.* 2000;39:97-111.
96. Abe Y, Muta K, Ohshima K, et al. Subcutaneous panniculitis by Epstein-Barr virus-infected natural killer (NK) cell proliferation terminating in aggressive subcutaneous NK cell lymphoma. *Am J Hematol.* 2000;64:221-225.
97. Goodlad JR, Fletcher CDM, Chan JKC, Suster S. Primary soft tissue lymphoma: an analysis of 37 cases [abstr]. *J Pathol.* 1996;179(suppl):42A.
98. Miyamoto T, Yoshino T, Takehisa T, et al. Cutaneous presentation of nasal/nasal type T/NK cell lymphoma: clinicopathological findings of four cases. *Br J Dermatol.* 1998;139:481-487.
99. Zhang YC, Sha Z, Yu JB, et al. Gastric involvement of extranodal NK/T-cell lymphoma, nasal type: a report of 3 cases with literature review. *Int J Surg Pathol.* 2008;16:450-454.
100. Kim TM, Lee SY, Jeon YK, et al. Clinical heterogeneity of extranodal NK/T-cell lymphoma, nasal type: a national survey of the Korean Cancer Study Group. *Ann Oncol.* 2008;19:1477-1484.
101. Nakamura S, Suchi T, Koshikawa T, et al. Clinicopathologic study of CD56 (NCAM)-positive angiocentric lymphoma occurring in sites other than the upper and lower respiratory tract. *Am J Surg Pathol.* 1995;19: 284-296.
102. Kern WF, Spier CM, Hanneman EH, et al. Neural cell adhesion molecule-positive peripheral T-cell lymphoma: a rare variant with a propensity for unusual sites of involvement. *Blood.* 1992;79:2432-2437.
103. Chinen K, Kaneko Y, Izumo T, et al. Nasal natural killer cell/T-cell lymphoma showing cellular morphology mimicking normal lymphocytes. *Arch Pathol Lab Med.* 2002;126:602-605.
104. Siu LL, Chan JK, Kwong YL. Natural killer cell malignancies: clinicopathologic and molecular features. *Histol Histopathol.* 2002;17:539-554.
105. Jaffe ES, Chan JK, Su IJ, et al. Report of the workshop on nasal and related extranodal angiocentric T/natural killer cell lymphomas: definitions, differential diagnosis, and epidemiology. *Am J Surg Pathol.* 1996; 20:103-111.
106. Teruya-Feldstein J, Jaffe ES, Burd PR, et al. The role of Mig, the monokine induced by interferon-gamma, and IP-10, the interferon-gamma-inducible protein-10, in tissue necrosis and vascular damage associated with Epstein-Barr virus-positive lymphoproliferative disease. *Blood.* 1997;90:4099-4105.
107. Krasne DL, Warnke RA, Weiss LM. Malignant lymphoma presenting as pseudoepitheliomatous hyperplasia. A report of two cases. *Am J Surg Pathol.* 1988;12:835-842.
108. Chan JK, Sin VC, Ng CS, Lau WH. Cutaneous relapse of nasal T-cell lymphoma clinically mimicking erythema multiforme. *Pathology.* 1989;21:164-168.
109. Chang SE, Yoon GS, Huh J, et al. Comparison of primary and secondary cutaneous CD56+ NK/T cell lymphomas. *Appl Immunohistochem Mol Morphol.* 2002;10:163-170.
110. Natkunam Y, Smoller BR, Zehnder JL, et al. Aggressive cutaneous NK and NK-like T-cell lymphomas: clinicopathologic, immunohistochemical, and molecular analyses of 12 cases. *Am J Surg Pathol.* 1999;23:571-581.
111. Chim CS, Au WY, Shek TW, et al. Primary CD56 positive lymphomas of the gastrointestinal tract. *Cancer.* 2001;91:525-533.
112. Ho FC, Choy D, Loke SL, et al. Polymorphic reticulosis and conventional lymphomas of the nose and upper aerodigestive tract: a clinicopathologic study of 70 cases, and immunophenotypic studies of 16 cases. *Hum Pathol.* 1990;21:1041-1050.
113. Barrionuevo C, Zaharia M, Martinez MT, et al. Extranodal NK/T-cell lymphoma, nasal type: study of clinicopathologic and prognosis factors in a series of 78 cases from Peru. *Appl Immunohistochem Mol Morphol.* 2007;15:38-44.
114. Chan JK, Ng CS, Lau WH, Lo ST. Most nasal/nasopharyngeal lymphomas are peripheral T-cell neoplasms. *Am J Surg Pathol.* 1987;11:418-429.
115. Petrella T, Delfau-Larue MH, Caillot D, et al. Nasopharyngeal lymphomas: further evidence for a natural killer cell origin. *Hum Pathol.* 1996; 27:827-833.
116. Ohno T, Yamaguchi M, Oka K, et al. Frequent expression of CD3 epsilon in CD3 (Leu 4)-negative nasal T-cell lymphomas. *Leukemia.* 1995;9:44-52.
117. Emile JF, Boulland ML, Haioun C, et al. CD5–CD56+ T-cell receptor silent peripheral T-cell lymphomas are natural killer cell lymphomas. *Blood.* 1996;87:1466-1473.
118. Ando J, Sugimoto K, Ando M, et al. CD20-positive extranodal NK-cell lymphoma, nasal-type. *Eur J Haematol.* 2008;80:549-550.
119. Hasserjian RP, Harris NL. NK-cell lymphomas and leukemias: a spectrum of tumors with variable manifestations and immunophenotype. *Am J Clin Pathol.* 2007;127:860-868.

120. Mori N, Yatabe Y, Oka K, et al. Expression of perforin in nasal lymphoma. Additional evidence of its natural killer cell derivation. *Am J Pathol.* 1996;149:699-705.
121. Ng CS, Lo ST, Chan JK, Chan WC. CD56+ putative natural killer cell lymphomas: production of cytolytic effectors and related proteins mediating tumor cell apoptosis? *Hum Pathol.* 1997;28:1276-1282.
122. Takeshita M, Yamamoto M, Kikuchi M, et al. Angiodestruction and tissue necrosis of skin-involving CD56+ NK/T-cell lymphoma are influenced by expression of cell adhesion molecules and cytotoxic granule and apoptosis-related proteins. *Am J Clin Pathol.* 2000;113:201-211.
123. Ng CS, Lo ST, Chan JK. Peripheral T and putative natural killer cell lymphomas commonly coexpress CD95 and CD95 ligand. *Hum Pathol.* 1999;30:48-53.
124. Ohshima K, Suzumiya J, Shimazaki K, et al. Nasal T/NK cell lymphomas commonly express perforin and Fas ligand: important mediators of tissue damage. *Histopathology.* 1997;31:444-450.
125. Lien HC, Lin CW, Huang PH, et al. Expression of cyclin-dependent kinase 6 (cdk6) and frequent loss of CD44 in nasal-nasopharyngeal NK/T-cell lymphomas: comparison with CD56-negative peripheral T-cell lymphomas. *Lab Invest.* 2000;80:893-900.
126. Kim SJ, Kim BS, Choi CW, et al. Ki-67 expression is predictive of prognosis in patients with stage I/II extranodal NK/T-cell lymphoma, nasal type. *Ann Oncol.* 2007;18:1382-1387.
127. Sawada A, Sato E, Koyama M, et al. NK-cell repertoire is feasible for diagnosing Epstein-Barr virus-infected NK-cell lymphoproliferative disease and evaluating the treatment effect. *Am J Hematol.* 2006;81:576-581.
128. Cuadra-Garcia I, Proulx GM, Wu CL, et al. Sinonasal lymphoma: a clinicopathologic analysis of 58 cases from the Massachusetts General Hospital. *Am J Surg Pathol.* 1999;23:1356-1369.
129. Kanavaros P, Lescs MC, Briere J, et al. Nasal T-cell lymphoma: a clinicopathologic entity associated with peculiar phenotype and with Epstein-Barr virus. *Blood.* 1993;81:2688-2695.
130. Nagata H, Konno A, Kimura N, et al. Characterization of novel natural killer (NK)-cell and gamma delta T-cell lines established from primary lesions of nasal T/NK-cell lymphomas associated with the Epstein-Barr virus. *Blood.* 2001;97:708-713.
131. Harabuchi Y, Imai S, Wakashima J, et al. Nasal T-cell lymphoma causally associated with Epstein-Barr virus: clinicopathologic, phenotypic, and genotypic studies. *Cancer.* 1996;77:2137-2149.
132. Ohsawa M, Nakatsuka S, Kanno H, et al. Immunophenotypic and genotypic characterization of nasal lymphoma with polymorphic reticulosis morphology. *Int J Cancer.* 1999;81:865-870.
133. Suzumiya J, Takeshita M, Kimura N, et al. Expression of adult and fetal natural killer cell markers in sinonasal lymphomas. *Blood.* 1994;83:2255-2260.
134. Rodriguez J, Romaguera JE, Manning J, et al. Nasal-type T/NK lymphomas: a clinicopathologic study of 13 cases. *Leuk Lymphoma.* 2000;39: 139-144.
135. Martin AR, Chan WC, Perry DA, et al. Aggressive natural killer cell lymphoma of the small intestine. *Mod Pathol.* 1995;8:467-472.
136. Chiang AK, Wong KY, Liang AC, Srivastava G. Comparative analysis of Epstein-Barr virus gene polymorphisms in nasal T/NK-cell lymphomas and normal nasal tissues: implications on virus strain selection in malignancy. *Int J Cancer.* 1999;80:356-364.
137. Suzumiya J, Ohshima K, Takeshita M, et al. Nasal lymphomas in Japan: a high prevalence of Epstein-Barr virus type A and deletion within the latent membrane protein gene. *Leuk Lymphoma.* 1999;35:567-578.
138. Lei KI, Chan LY, Chan WY, et al. Diagnostic and prognostic implications of circulating cell-free Epstein-Barr virus DNA in natural killer/T-cell lymphoma. *Clin Cancer Res.* 2002;8:29-34.
139. Au WY, Pang A, Choy C, et al. Quantification of circulating Epstein-Barr virus (EBV) DNA in the diagnosis and monitoring of natural killer cell and EBV-positive lymphomas in immunocompetent patients. *Blood.* 2004;104:243-249.
140. Li T, Hongyo T, Syaifudin M, et al. Mutations of the p53 gene in nasal NK/T-cell lymphoma. *Lab Invest.* 2000;80:493-499.
141. Quintanilla-Martinez L, Franklin JL, Guerrero I, et al. Histological and immunophenotypic profile of nasal NK/T cell lymphomas from Peru: high prevalence of p53 overexpression. *Hum Pathol.* 1999;30:849-855.
142. Hongyo T, Hoshida Y, Nakatsuka S, et al. p53, K-ras, c-kit and beta-catenin gene mutations in sinonasal NK/T-cell lymphoma in Korea and Japan. *Oncol Rep.* 2005;13:265-271.
143. Quintanilla-Martinez L, Kremer M, Keller G, et al. p53 Mutations in nasal natural killer/T-cell lymphoma from Mexico: association with large cell morphology and advanced disease. *Am J Pathol.* 2001;159:2095-2105.
144. Siu LL, Chan JK, Wong KF, Kwong YL. Specific patterns of gene methylation in natural killer cell lymphomas : p73 is consistently involved. *Am J Pathol.* 2002;160:59-66.
145. Siu LL, Chan JK, Wong KF, et al. Aberrant promoter CpG methylation as a molecular marker for disease monitoring in natural killer cell lymphomas. *Br J Haematol.* 2003;122:70-77.
146. Lin CW, Lee WH, Chang CL, et al. Restricted killer cell immunoglobulin-like receptor repertoire without T-cell receptor gamma rearrangement supports a true natural killer-cell lineage in a subset of sinonasal lymphomas. *Am J Pathol.* 2001;159:1671-1679.
147. Wong KF, Zhang YM, Chan JK. Cytogenetic abnormalities in natural killer cell lymphoma/leukaemia—is there a consistent pattern? *Leuk Lymphoma.* 1999;34:241-250.
148. Tien HF, Su IJ, Tang JL, et al. Clonal chromosomal abnormalities as direct evidence for clonality in nasal T/natural killer cell lymphomas. *Br J Haematol.* 1997;97:621-625.
149. Ko YH, Choi KE, Han JH, et al. Comparative genomic hybridization study of nasal-type NK/T-cell lymphoma. *Cytometry.* 2001;46:85-91.
150. Nakashima Y, Tagawa H, Suzuki R, et al. Genome-wide array-based comparative genomic hybridization of natural killer cell lymphoma/leukemia: different genomic alteration patterns of aggressive NK-cell leukemia and extranodal Nk/T-cell lymphoma, nasal type. *Genes Chromosomes Cancer.* 2005;44:247-255.
151. Wong N, Wong KF, Chan JK, Johnson PJ. Chromosomal translocations are common in natural killer-cell lymphoma/leukemia as shown by spectral karyotyping. *Hum Pathol.* 2000;31:771-774.
152. MacLeod RA, Nagel S, Kaufmann M, et al. Multicolor-FISH analysis of a natural killer cell line (NK-92). *Leuk Res.* 2002;26:1027-1033.
153. Wong KF. Genetic changes in natural killer cell neoplasms [commentary]. *Leuk Res.* 2002;26:977-978.
154. Cheung MM, Chan JK, Lau WH, et al. Early stage nasal NK/T-cell lymphoma: clinical outcome, prognostic factors, and the effect of treatment modality. *Int J Radiat Oncol Biol Phys.* 2002;54:182-190.
155. Ng CS, Chan JK, Cheng PN, Szeto SC. Nasal T-cell lymphoma associated with hemophagocytic syndrome. *Cancer.* 1986;58:67-71.
156. Takahashi N, Miura I, Chubachi A, et al. A clinicopathological study of 20 patients with T/natural killer (NK)-cell lymphoma-associated hemophagocytic syndrome with special reference to nasal and nasal-type NK/T-cell lymphoma. *Int J Hematol.* 2001;74:303-308.
157. Oshimi K. Leukemia and lymphoma of natural killer lineage cells. *Int J Hematol.* 2003;78:18-23.
158. Kwong YL. Natural killer-cell malignancies: diagnosis and treatment. *Leukemia.* 2005;19:2186-2194.
159. Li YX, Yao B, Jin J, et al. Radiotherapy as primary treatment for stage IE and IIE nasal natural killer/T-cell lymphoma. *J Clin Oncol.* 2006; 24: 181-189.
160. Ribrag V, Ell Hajj M, Janot F, et al. Early locoregional high-dose radiotherapy is associated with long-term disease control in localized primary angiocentric lymphoma of the nose and nasopharynx. *Leukemia.* 2001; 15:1123-1126.
161. Huang MJ, Jiang Y, Liu WP, et al. Early or up-front radiotherapy improved survival of localized extranodal NK/T-cell lymphoma, nasal-type in the upper aerodigestive tract. *Int J Radiat Oncol Biol Phys.* 2008;70:166-174.
162. You JY, Chi KH, Yang MH, et al. Radiation therapy versus chemotherapy as initial treatment for localized nasal natural killer (NK)/T-cell lymphoma: a single institute survey in Taiwan. *Ann Oncol.* 2004;15: 618-625.
163. Koom WS, Chung EJ, Yang WI, et al. Angiocentric T-cell and NK/T-cell lymphomas: radiotherapeutic viewpoints. *Int J Radiat Oncol Biol Phys.* 2004;59:1127-1137.
164. Kim GE, Cho JH, Yang WI, et al. Angiocentric lymphoma of the head and neck: patterns of systemic failure after radiation treatment. *J Clin Oncol.* 2000;18:54-63.
165. Cheung MM, Chan JK, Wong KF. Natural killer cell neoplasms: a distinctive group of highly aggressive lymphomas/leukemias. *Semin Hematol.* 2003;40:221-232.
166. Liang R, Todd D, Chan TK, et al. Treatment outcome and prognostic factors for primary nasal lymphoma. *J Clin Oncol.* 1995;13:666-670.
167. Egashira M, Kawamata N, Sugimoto K, et al. P-glycoprotein expression on normal and abnormally expanded natural killer cells and inhibition of P-glycoprotein function by cyclosporin A and its analogue, PSC833. *Blood.* 1999;93:599-606.
168. Yamaguchi M, Shoko O, Yoshihito N. Treatment outcome of nasal NK-cell lymphoma: a report of 12 consecutively diagnosed cases and a review of the literature. *J Clin Exp Hematopathol.* 2001;41:93-99.
169. Nagafuji K, Fujisaki T, Arima F, Ohshima K. L-asparaginase induced durable remission of relapsed nasal NK/T-cell lymphoma after autologous peripheral blood stem cell transplantation. *Int J Hematol.* 2001; 74:447-450.
170. Jaccard A, Petit B, Girault S, et al. L-asparaginase-based treatment of 15 Western patients with extranodal NK/T-cell lymphoma and leukemia and a review of the literature. *Ann Oncol.* 2009;20:110-116.
171. Liang R, Chen F, Lee CK, et al. Autologous bone marrow transplantation for primary nasal T/NK cell lymphoma. *Bone Marrow Transplant.* 1997;19:91-93.
172. Au WY, Lie AK, Liang R, et al. Autologous stem cell transplantation for nasal NK/T-cell lymphoma: a progress report on its value. *Ann Oncol.* 2003;14:1673-1676.
173. Murashige N, Kami M, Kishi Y, et al. Allogeneic haematopoietic stem cell transplantation as a promising treatment for natural killer-cell neoplasms. *Br J Haematol.* 2005;130:561-567.
174. Kim HJ, Bang SM, Lee J, et al. High-dose chemotherapy with autologous stem cell transplantation in extranodal NK/T-cell lymphoma: a retrospective comparison with non-transplantation cases. *Bone Marrow Transplant.* 2006;37:819-824.
175. Suzuki R, Suzumiya J, Nakamura S, et al. Hematopoietic stem cell transplantation for natural killer-cell lineage neoplasms. *Bone Marrow Transplant.* 2006;37:425-431.
176. Jaffe ES. Pathologic and clinical spectrum of post-thymic T-cell malignancies. *Cancer Invest.* 1984;2:413-426.
177. Guinee D, Jaffe E, Kingma D. Pulmonary lymphomatoid granulomatosis: evidence of Epstein-Barr virus infected B-lymphocytes with a predominant T-cell component and vasculitis. *Am J Surg Pathol.* 1994; 18:753-764.
178. Myers JL, Kurtin PJ, Katzenstein AL, et al. Lymphomatoid granulomatosis. Evidence of immunophenotypic diversity and relationship to Epstein-Barr virus infection. *Am J Surg Pathol.* 1995;19: 1300-1312.
179. Wilson WH, Kingma DW, Raffeld M, et al. Association of lymphomatoid granulomatosis with Epstein-Barr viral infection of B lymphocytes and response to interferon-alpha 2b. *Blood.* 1996;87:4531-4537.
180. Taddesse-Heath L, Feldman JI, Fahle GA, et al. Florid CD4+, CD56+ T-cell infiltrate associated with herpes simplex infection simulating nasal NK-/T-cell lymphoma. *Mod Pathol.* 2003;16:166-172.
181. Vega F, Chang CC, Schwartz MR, et al. Atypical NK-cell proliferation of the gastrointestinal tract in a patient with antigliadin antibodies but not celiac disease. *Am J Surg Pathol.* 2006;30:539-544.
182. Chan JKC, Wong KF, Jaffe ES, Ralfkiaer E. Aggressive NK-cell leukemia. In: Jaffe ES, Harris NL, Stein H, Vardiman JW, eds. *Pathology and Genetics, Tumours of Haematopoietic and Lymphoid Tissues. World Health Organization Classification of Tumours.* Lyon, France: IARC Press; 2001: 198-200.
183. Chan JKC, Jaffe ES, Ralfkiaer E, Ko KH. Aggressive NK-cell leukaemia. In: Swerdlow SH, Campo E, Harris NL et al., eds. *WHO Classification of Tumours of Haematopoietic and Lymphoid Tissues.* 4th ed. Lyon, France: IARC; 2008:276-277.
184. Gelb AB, van de Rijn M, Regula DP Jr, et al. Epstein-Barr virus-associated natural killer-large granular lymphocyte leukemia. *Hum Pathol.* 1994;25:953-960.
185. Kawa-Ha K, Ishihara S, Ninomiya T, et al. CD3-negative lymphoproliferative disease of granular lymphocytes containing Epstein-Barr viral DNA. *J Clin Invest.* 1989;84:51-55.

186. Murdock J, Jaffe ES, Wilson WH, et al. Aggressive natural killer cell leukemia/lymphoma: case report, use of telesynergy and review of the literature. *Leuk Lymphoma.* 2004;45:1269-1273.
187. Ishihara S, Ohshima K, Tokura Y, et al. Hypersensitivity to mosquito bites conceals clonal lymphoproliferation of Epstein-Barr viral DNA-positive natural killer cells. *Jpn J Cancer Res.* 1997;88:82-87.
188. Ishihara S, Yabuta R, Tokura Y, et al. Hypersensitivity to mosquito bites is not an allergic disease, but an Epstein-Barr virus-associated lymphoproliferative disease. *Int J Hematol.* 2000;72:223-228.
189. Soler J, Bordes R, Ortuno F, et al. Aggressive natural killer cell leukaemia/lymphoma in two patients with lethal midline granuloma. *Br J Haematol.* 1994;86:659-662.
190. Ohno Y, Amakawa R, Fukuhara S, et al. Acute transformation of chronic large granular lymphocyte leukemia associated with additional chromosome abnormality. *Cancer.* 1989;64:63-67.
191. Song SY, Kim WS, Ko YH, et al. Aggressive natural killer cell leukemia: clinical features and treatment outcome. *Haematologica.* 2002;87:1343-1345.
192. Okuda T, Sakamoto S, Deguchi T, et al. Hemophagocytic syndrome associated with aggressive natural killer cell leukemia. *Am J Hematol.* 1991;38:321-323.
193. Sato K, Kimura F, Nakamura Y, et al. An aggressive nasal lymphoma accompanied by high levels of soluble Fas ligand. *Br J Haematol.* 1996;94:379-382.
194. Tanaka M, Suda T, Haze K, et al. Fas ligand in human serum. *Nat Med.* 1996;2:317-322.
195. Ryder J, Wang X, Bao L, et al. Aggressive natural killer cell leukemia: report of a Chinese series and review of the literature. *Int J Hematol.* 2007;85:18-25.
196. Ito T, Makishima H, Nakazawa H, et al. Promising approach for aggressive NK cell leukaemia with allogeneic haematopoietic cell transplantation. *Eur J Haematol.* 2008;81:107-111.
197. Loughran TP Jr. Clonal diseases of large granular lymphocytes. *Blood.* 1993;82:1-14.
198. Rabbani GR, Phyliky RL, Tefferi A. A long-term study of patients with chronic natural killer cell lymphocytosis. *Br J Haematol.* 1999;106:960-966.
199. Tefferi A, Li CY, Witzig TE, et al. Chronic natural killer cell lymphocytosis: a descriptive clinical study. *Blood.* 1994;84:2721-2725.
200. Tefferi A. Chronic natural killer cell lymphocytosis. *Leuk Lymphoma.* 1996;20:245-248.
201. Tsang WY, Chan JK, Ng CS. Kikuchi's lymphadenitis. A morphologic analysis of 75 cases with special reference to unusual features. *Am J Surg Pathol.* 1994;18:219-231.
202. Chan WC, Link S, Mawle A, et al. Heterogeneity of large granular lymphocyte proliferations: delineation of two major subtypes. *Blood.* 1986;68:1142-1153.
203. Chan WC, Gu LB, Masih A, et al. Large granular lymphocyte proliferation with the natural killer-cell phenotype. *Am J Clin Pathol.* 1992;97: 353-358.
204. Nash R, McSweeney P, Zambello R, et al. Clonal studies of CD3– lymphoproliferative disease of granular lymphocytes. *Blood.* 1993;81: 2363-2368.
205. Cantoni C, de Totero D, Lauria F, et al. Phenotypic, functional and molecular analysis of CD3- LGL expansions indicates a relationship to two different CD3– normal counterparts. *Br J Haematol.* 1994;86: 740-745.
206. Tefferi A, Greipp PR, Leibson PJ, Thibodeau SN. Demonstration of clonality, by X-linked DNA analysis, in chronic natural killer cell lymphocytosis and successful therapy with oral cyclophosphamide. *Leukemia.* 1992;6:477-480.
207. Kelly A, Richards SJ, Sivakumaran M, et al. Clonality of CD3 negative large granular lymphocyte proliferations determined by PCR based X-inactivation studies. *J Clin Pathol.* 1994;47:399-404.
208. Taniwaki M, Tagawa S, Nishigaki H, et al. Chromosomal abnormalities define clonal proliferation in CD3- large granular lymphocyte leukemia. *Am J Hematol.* 1990;33:32-38.
209. Lima M, Almeida J, Montero AG, et al. Clinicobiological, immunophenotypic, and molecular characteristics of monoclonal CD56–/+dim chronic natural killer cell large granular lymphocytosis. *Am J Pathol.* 2004;165:1117-1127.
210. Bassan R, Rambaldi A, Abbate M, et al. Association of NK-cell lymphoproliferative disease and nephrotic syndrome. *Am J Clin Pathol.* 1990; 94:334-338.
211. Lamy T, Loughran TP Jr, Clinical features of large granular lymphocyte leukemia. *Semin Hematol.* 2003;40:185-195.
212. Zambello R, Semenzato G. Natural killer receptors in patients with lymphoproliferative diseases of granular lymphocytes. *Semin Hematol.* 2003;40:201-212.
213. Epling-Burnette PK, Painter JS, Chaurasia P, et al. Dysregulated NK receptor expression in patients with lymphoproliferative disease of granular lymphocytes. *Blood.* 2004;103:3431-3439.
214. Hara J, Yumura-Yagi K, Tagawa S, et al. Molecular analysis of T cell receptor and CD3 genes in CD3– large granular lymphocytes (LGLs): evidence for the existence of CD3– LGLs committed to the T cell lineage. *Leukemia.* 1990;4:580-583.
215. Kingreen D, Siegert W. Chronic lymphatic leukemias of T and NK cell type. *Leukemia.* 1997;11(suppl 2):S46-S49.
216. Sokol L, Loughran TP Jr. Large granular lymphocyte leukemia. *Oncologist.* 2006;11:263-273.
217. Ohno T, Kanoh T, Arita Y, et al. Fulminant clonal expansion of large granular lymphocytes. Characterization of their morphology, phenotype, genotype, and function. *Cancer.* 1988;62:1918-1927.
218. Gorochov G, Debre P, Leblond V, et al. Oligoclonal expansion of CD8+ CD57+ T cells with restricted T-cell receptor beta chain variability after bone marrow transplantation. *Blood.* 1994;83:587-595.
219. Halwani F, Guttmann RD, Ste-Croix H, Prud'homme GJ. Identification of natural suppressor cells in long-term renal allograft recipients. *Transplantation.* 1992;54:973-977.
220. Schwab R, Szabo P, Manavalan JS, et al. Expanded CD4+ and CD8+ T cell clones in elderly humans. *J Immunol.* 1997;158:4493-4499.
221. Smith PR, Cavenagh JD, Milne T, et al. Benign monoclonal expansion of CD8+ lymphocytes in HIV infection. *J Clin Pathol.* 2000;53:177-181.

第29章

儿童系统性EBV阳性T细胞淋巴组织增殖性疾病及其相关淋巴组织增殖性疾病

Young Hyeh Ko，Elaine S.Jaffe

章节目录

初次感染EBV通常无症状。初次感染后，EBV在正常宿主B细胞内潜伏终生。少数情况下，EBV可以感染T细胞或NK细胞，从而引起独特的系统性淋巴组织增殖性疾病（LPD）。T/NK细胞慢性活动性EBV感染（CAEBV-T/NK）一词已用于文献中，用来表示一大类疾病谱系，包括多克隆可能性系统性疾病、克隆性爆发性系统性EBV$^+$T细胞LPD、T细胞起源的种痘样水疱病（HV）和严重的蚊虫叮咬过敏（通常为NK细胞起源）[1-5]。WHO 2008将以下疾病纳入肿瘤：儿童系统性EBV$^+$T细胞LPD和HV样T细胞淋巴瘤（HVTCL）[4]。

本章将详细介绍这些疾病的临床病理特点。

29.1 T/NK细胞慢性活动性EBV感染（CAEBV-T/NK）

29.1.1 定义

慢性活动性EBV感染（CAEBV）最初定义为持续6个月以上的严重疾病，其表现包括：①最早表现为初次EBV感染或与EBV抗体滴度明显异常有关，如抗EBV衣壳抗原（VCA）IgG≥5120，抗EBV早期抗原IgG≥640，或抗EBV核抗原（EBNA）<2；②显示重要器官受累的组织学证据，如间质性肺炎、骨髓增生低下、葡萄膜炎、淋巴结炎、持续性肝炎或脾大；③受感染的组织出现EBV RNA或蛋白质的增加[6,7]。最初描述CAEBV，没有指定感染的细胞系，但CAEBV几乎一直与EBV感染的T细胞或NK细胞的增殖有关。大多数系统性EBV+多克隆或寡克隆性T或NK细胞LPD病例具有以下特征：外周血和组织中病毒高载量以及间歇性或慢性传染性单核细胞增生症（IM）样特征：发热、淋巴结肿大和肝脾大（发生在没有任何已知的免疫缺陷的患者，初次病毒感染后至少3个月）[5,7,8]。很少发生B细胞起源的CAEBV。慢性持续性IM是一种较为常见的疾病，其中EBV+B细胞数量持续超过急性感染期，伴有与IM相关的持续临床症状[9]。由于CAEBV这个术语不能特指EBV感染的细胞系，最近的一项国际报告建议将其加上感染细胞系：T细胞、NK细胞或B细胞（表29.1）[9]。

Kimura等[5]修订了CAEBV的诊断标准，因此，在被感染组织中，患者可能出现EBV RNA和蛋白的增加，或者外周血中EBV水平的增加，以及其他标准。由CAEBV-T/NK疾病发展而来的单克隆T细胞或NK细胞淋巴组织增殖性疾病，应诊断为恶性淋巴瘤，并按照WHO 2008进行分类[4]。

29.1.2 流行病学

CAEBV-T/NK具有明显的种族倾向，大部分病例报道均来自亚洲（包括日本[1,10,11]、韩国[12,13]和中国[14]）和拉丁美洲[15]，很少发生于白种人和黑种人[16-19]。

29.1.3 病理生理学

儿童期发生过首次EBV感染，可能在青春期和青壮年期引起IM。在首次EBV感染阶段，正常情况下是由EBV特异性细胞毒性T细胞（CTL）反应来控制，EBV通过细胞表面受体CD21感染B细胞。

EBV的异常激活和复制是伴随着被感染细胞的增殖和克隆性增生，在CAEBV-T/NK的病理发生方面发挥着关键作用。在这种情况下，不同于典型IM，T或NK细胞是EBV的主要靶目标，并且涉及多器官系统的增殖。T和NK细胞通常缺乏EBV受体CD21，但是，偶尔在IM患者的咽、扁桃体中可以发现EBV感染的T细胞和NK细胞[20]。正常外周T细胞表达低水平的CD21[21]，而且NK细胞可以通过突触传递从B细胞中获得CD21[22]，从而在初次感染阶段让EBV结合到T或者NK细胞上。大多数CAEBV-T/NK的患者没有一致的免疫学异常，但有报道在一些CAEBV-T/NK患者中，NK细胞活性降低[23]和EBV特异性CTL活性受损[24]，其他报道发现有少量的CMV特异性CTL[25]和全部T细胞功能障碍[26]。

表29.1 T/NK细胞慢性活动性EBV感染（CAEBV-T/NK）的术语

文献术语	临床过程	克隆*（细胞系）	最佳诊断术语	WHO 2008
CAEBV/严重型CAEBV	闷燃型或侵袭性	多克隆（T/NK）	CAEBV-T/NK	
CAEBV/严重型CAEBV	慢性或暴发性	单克隆（T细胞）	儿童系统性EBV+T细胞LPD	儿童系统性EBV+T细胞LPD
蚊虫叮咬超敏反应	慢性	通常为多克隆（NK细胞）	蚊虫叮咬超敏反应	
HV				
经典型	自限性	多克隆（T细胞）	HV	
严重型	慢性进行性	多克隆/单克隆（T细胞）	HV	
严重型	慢性进行性/侵袭性	单克隆（T细胞）	HVTCL	HVTCL
HVTCL	侵袭性	单克隆（T细胞）	HVTCL	HVTCL
暴发性HPS或EBV+噬血细胞淋巴组织增生症	暴发性	单克隆/罕见的多克隆（T细胞）	儿童系统性EBV+T细胞LPD	儿童系统性EBV+T细胞LPD

注：CAEBV，慢性活动性EBV感染；HPS，噬血细胞综合征；HV，种痘样水疱病；HVTCL，种痘样水疱病样T细胞淋巴瘤；LPD，淋巴组织增殖性疾病；NK，自然杀伤。

*，EBV末端重复序列的克隆性或T细胞受体基因重排。

CAEBV-T/NK、EBV感染T或NK细胞的患者，表达有限数量的EBV相关抗原，包括EBNA1、LMP-1和LMP-2[27]，但不表达EBNA2、3A、3B或LP。有趣的是，EBNA1和LMP1的抗原性低于其他EBNA蛋白[28]。这些研究结果表明，EBV感染的T细胞和NK细胞通过降低抗原呈递和可能其他的免疫调节因子来逃避免疫系统的攻击。宿主中，有利于CAEBV-T/NK发展的因素还不明确，但是，CAEBV-T/NK及相关疾病中的种族倾向，提示在免疫反应相关基因中的遗传多态性可能在疾病进展方面发挥作用[29]。

29.1.4 临床特点

CAEBV-T/NK是一种儿童疾病，但也可见于青壮年，少数情况下可见于中年和老年人（简表29.1）[5,11,12]。

简表29.1 T/NK细胞慢性活动性EBV感染（CAEBV-T/NK）的主要诊断特点

定义

- CAEBV-T/NK是一种系统性EBV⁺多克隆或寡克隆性T或NK细胞淋巴组织增殖性疾病

诊断标准

- 外周血或组织中的高病毒载量
- 间歇性或持续性IM样症状，至少持续3个月，如发热、淋巴结肿大、肝脾大
- 无已知免疫缺陷

临床特点

- 多见于亚洲和拉丁美洲
- 大多数患者是儿童或年轻成人（平均年龄11.3岁；范围为9个月至53岁）
- 常伴HV或蚊虫叮咬超敏反应
- 抗EBV VCA-IgG和早期抗原IgG的高抗体滴度
- 预后不良因素：迟发性起病（8岁以上起病）、血小板减少、T细胞感染EBV
- 死亡原因：HPS、多器官功能衰竭、T或NK细胞恶性肿瘤

形态学

- 副皮质增生的多变性
- 成分多样的炎症细胞浸润，伴肉芽肿及灶性坏死
- 浸润细胞没有明显异型性
- 浸润肝窦的小淋巴细胞无异型性

免疫表型和遗传学

- EBV主要存在于T细胞和NK细胞
- EBV终端重复：多克隆
- T细胞受体基因重排：多克隆

注：CAEBV，慢性活动性EBV感染；HPS，噬血细胞综合征；HV，种痘样水疱病；VCA，病毒衣壳抗原。

平均发病年龄11.3岁，范围9个月~53岁，男女比例为1：1[5]。症状通常包括长期或间歇性发热（93%）、肝大（79%）、脾大（73%）、血小板减少（45%）、贫血（44%）和淋巴结肿大（40%）。皮肤表现很常见，包括蚊虫叮咬过敏反应（33%）、皮疹（26%）和HV（10%）[5,8,9]。危及生命的并发症包括：噬血细胞综合征（HPS）、间质性肺炎、恶性淋巴瘤、冠状动脉瘤、CNS受累和肠穿孔[5,8]。多数患者有EBV VCA IgG和早期抗原抗体的高抗体滴度，而且往往具有抗VCA和早期抗原的IgA抗体[11]。所有患者中，血液EBV DNA水平升高，与临床的严重程度密切相关[8]。

29.1.5 形态学

一般情况下，CAEBV-T/NK感染组织中没有提示肿瘤性淋巴组织增殖的变化。淋巴结显示多种组织学改变，出现副皮质区增生、多种形态和多克隆性淋巴组织增生，大量的EBER⁺细胞，并伴有其他多种炎症细胞浸润，包括浆细胞和组织细胞（图29.1）。可能出现坏死性肉芽肿。肝、脾和骨髓的门部或窦内，可见无异型小淋巴细胞浸润[11]。在一些伴有HPS的病例，在骨髓、肝和皮肤组织内可以见到组织细胞增生伴吞噬红细胞现象。

29.1.6 免疫表型

浸润组织和外周循环血中的EBV⁺细胞免疫表型存在很大变化，包括αβT细胞、γδT细胞、CD4⁺T细胞、CD8⁺T细胞、NK细胞或者这些细胞的混合。许多细胞表达细胞毒分子，如：TIA-1、穿孔素和粒酶B。少数情况下可以见到EBV感染的B细胞（简表29.2）[11,27]。

简表29.2 用于诊断T/NK细胞慢性活动性EBV感染（CAEBV-T/NK）及相关疾病的推荐检测方法

- EBER原位杂交
- CD3、CD20和CD56的免疫组化，结合EBER原位杂交
- 细胞毒性标记物染色：TIA-1、粒酶B、穿孔素
- 外周血的病毒载量
- EBV抗体滴度
- EBV末端重复序列分析
- T细胞受体基因重排

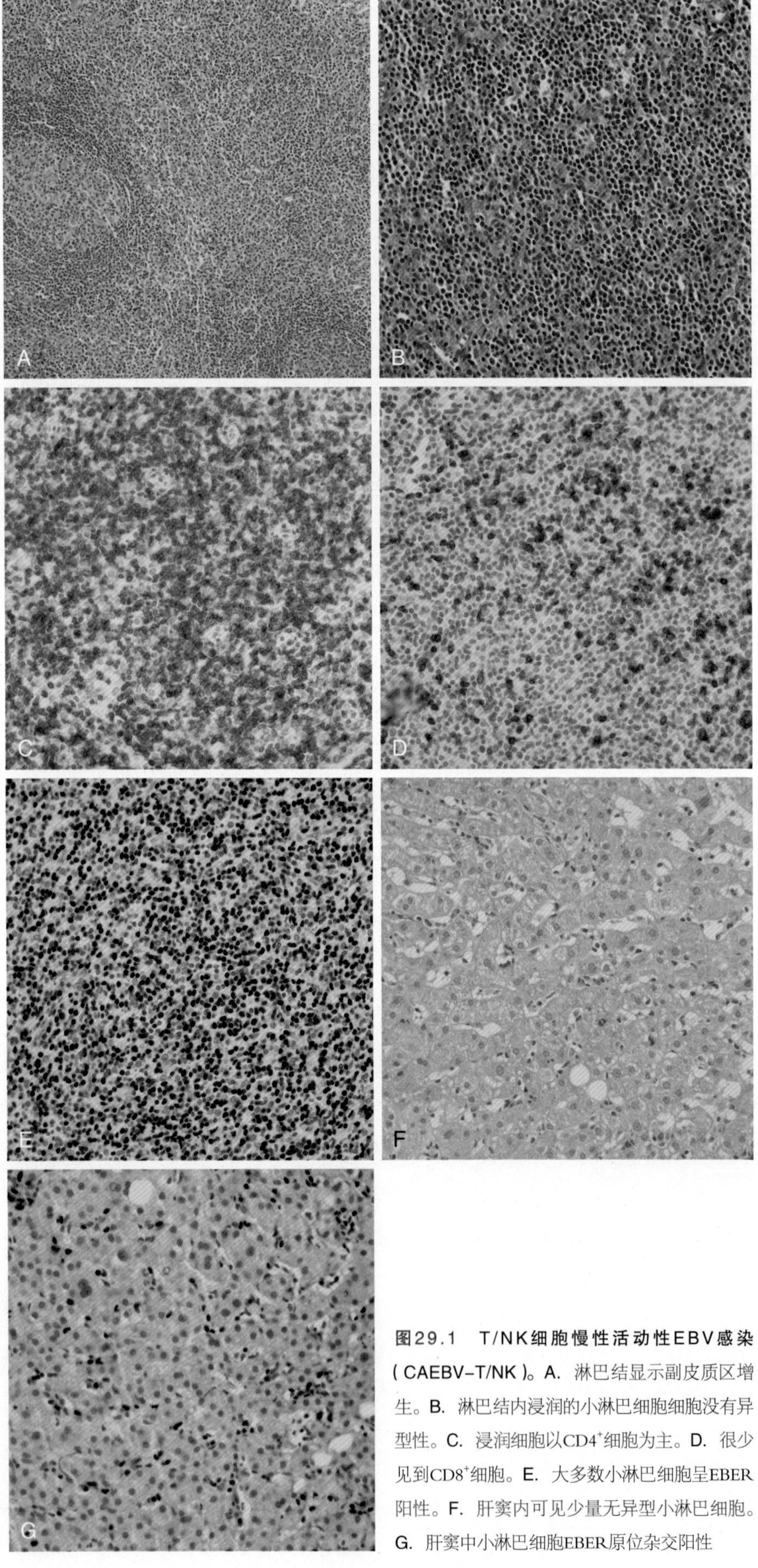

图29.1 T/NK细胞慢性活动性EBV感染（CAEBV-T/NK）。A. 淋巴结显示副皮质区增生。B. 淋巴结内浸润的小淋巴细胞细胞没有异型性。C. 浸润细胞以$CD4^+$细胞为主。D. 很少见到$CD8^+$细胞。E. 大多数小淋巴细胞呈EBER阳性。F. 肝窦内可见少量无异型小淋巴细胞。G. 肝窦中小淋巴细胞EBER原位杂交阳性

29.1.7 遗传学

通过末端重复序列分析证实EBV是多克隆性。T细胞受体基因重排也呈多克隆。至今，在CAEBV-T/NK中未发现特殊的染色体异常，但进展为单克隆T或NK细胞LPD的病例，显示出复杂的染色体异常[8]。一则病例报道有穿孔素基因突变[30]。

29.1.8 假定的细胞起源

可能起源于细胞毒性T或NK细胞。

29.1.9 预后和预测因素

CAEBV-T/NK的预后不定。有些患者表现为惰性临床过程，许多患者死于本病。这个病变过程中，T或NK细胞可能从多克隆演变为单克隆增殖，并最终进展为明显的恶性淋巴瘤[1,31]。主要死亡原因是HPS、多器官功能衰竭和T/NK细胞恶性肿瘤。中位生存期为78个月。年龄较大（8岁以上）才发病的CAEBV-T/NK患者，出现血小板减少和T细胞感染时，患者预后明显较差[5]。CAEBV-T患者常有高热、淋巴结肿大、肝脾大和高滴度的EBV特异性抗体，而且疾病进展特别迅速。相反，CAEBV-NK患者往往有蚊虫叮咬超敏反应、皮疹和高水平的IgE，但不一定有EBV特异性抗体滴度的升高[27]。CAEBV-T患者5年生存率是59%，而CAEBV-NK生存率是87%[5]。很少发生B细胞肿瘤和霍奇金淋巴瘤（HL）[32]。

29.1.10 鉴别诊断

由于CAEBV-T/NK中的浸润细胞并不典型，因此很容易漏诊。由临床表现 EBER原位杂交可较好地诊断本病。

系统性EBV$^+$T细胞LPD或其他明确的克隆增殖性疾病，必需与CAEBV-T/NK区别。在单克隆性病变中，浸润细胞往往有细胞学异型性增加，其中包括EBV$^+$细胞的比例较高。因为根据形态来鉴别非常困难，因此，有必要检测EBV和EBV感染T细胞的克隆性。

29.2 蚊虫叮咬超敏反应

29.2.1 定义

蚊虫叮咬超敏反应是一种慢性EBV感染的皮肤表现，特征是局部皮肤出现剧烈症状，包括蚊虫叮咬后的红斑、大疱、溃疡、瘢痕形成和全身症状，如发热、淋巴结肿大和肝功能不全[33,34]。它与CAEBV-T/NK和儿童侵袭性NK细胞白血病的发生密切相关（简表29.3）。

简表29.3 蚊虫叮咬超敏反应的主要诊断特征

定义
- 蚊虫叮咬激发慢性EBV感染的皮肤表现

诊断标准
- 剧烈的皮肤局部症状，包括红斑、水疱、溃疡、瘢痕形成以及蚊虫叮咬后全身症状，如发热、淋巴结肿大、肝功能不全

临床特点
- 大多数患者为前20岁起病，中位发病年龄为6.7岁
- EBV往往是高载量，伴NK细胞增生
- 临床过程变化多端，部分患者可能发生种痘样水疱病、CAEBV全身症状或NK细胞淋巴瘤/白血病

形态学
- 表皮坏死和溃烂，中性粒细胞和小淋巴细胞浸润，以及小血管纤维素样坏死

免疫表型
- 浸润皮肤的细胞为表达细胞毒分子的CD4$^+$T细胞、CD8$^+$T细胞和NK细胞
- 外周血中NK细胞含有EBV

注：CAEBV，慢性活动性EBV感染。

29.2.2 流行病学

蚊虫叮咬超敏反应非常少见。大多数病例报道来自日本[33,35-38]，少数病例来自台湾[39,40]、韩国[41,42]和墨西哥[43]。

29.2.3 病理生理学

蚊虫叮咬超敏反应不是一种简单的过敏性疾病，而是NK细胞系CAEBV的皮肤表现[44]。CD4$^+$T细胞对蚊子唾液腺提取物具有抗原特异性，对其刺激产生增殖反应[45]。当蚊子抗原特异性CD4$^+$细胞与携带EBV的NK细胞共同培养时，EBV被激活，而且NK细胞表达EBV裂解周期抗原。EBV潜伏感染的NK细胞活化以及随后发生的CTL反应，似乎在蚊虫叮咬过敏患者的皮肤损伤和全身症状的发病机制中发挥关键作用[46,47]。携带EBV的NK细胞可能是前驱肿瘤细胞，通过潜伏EBV基因的致癌影响，可能导致继续发展为NK细胞淋巴瘤/白血病。事实上，通过末端重复序列分析证实EBV感染的NK细胞往往是寡克隆或单克隆[33]。

29.2.4　临床特点

大多数患者在20岁前起病，中位发病年龄6.7岁[48]。蚊虫叮咬部位的皮肤病变典型表现为红斑和大疱，随后溃烂坏死，最终形成瘢痕愈合（图29.2）。最常见的全身症状包括发热和不适。可能会出现血尿、蛋白尿、便血、贫血或低蛋白血症等实验室表现。全身症状恢复后，患者直到下一次蚊虫叮咬才出现症状。部分患者接种疫苗可能会在注射部位引起类似皮肤反应[48]。患者表现出血清IgE高水平，外周血EBV高载量和外周血NK细胞增多（80%患者）[33]。

蚊虫叮咬超敏反应患者的并发症通常包括CAEBV-T/

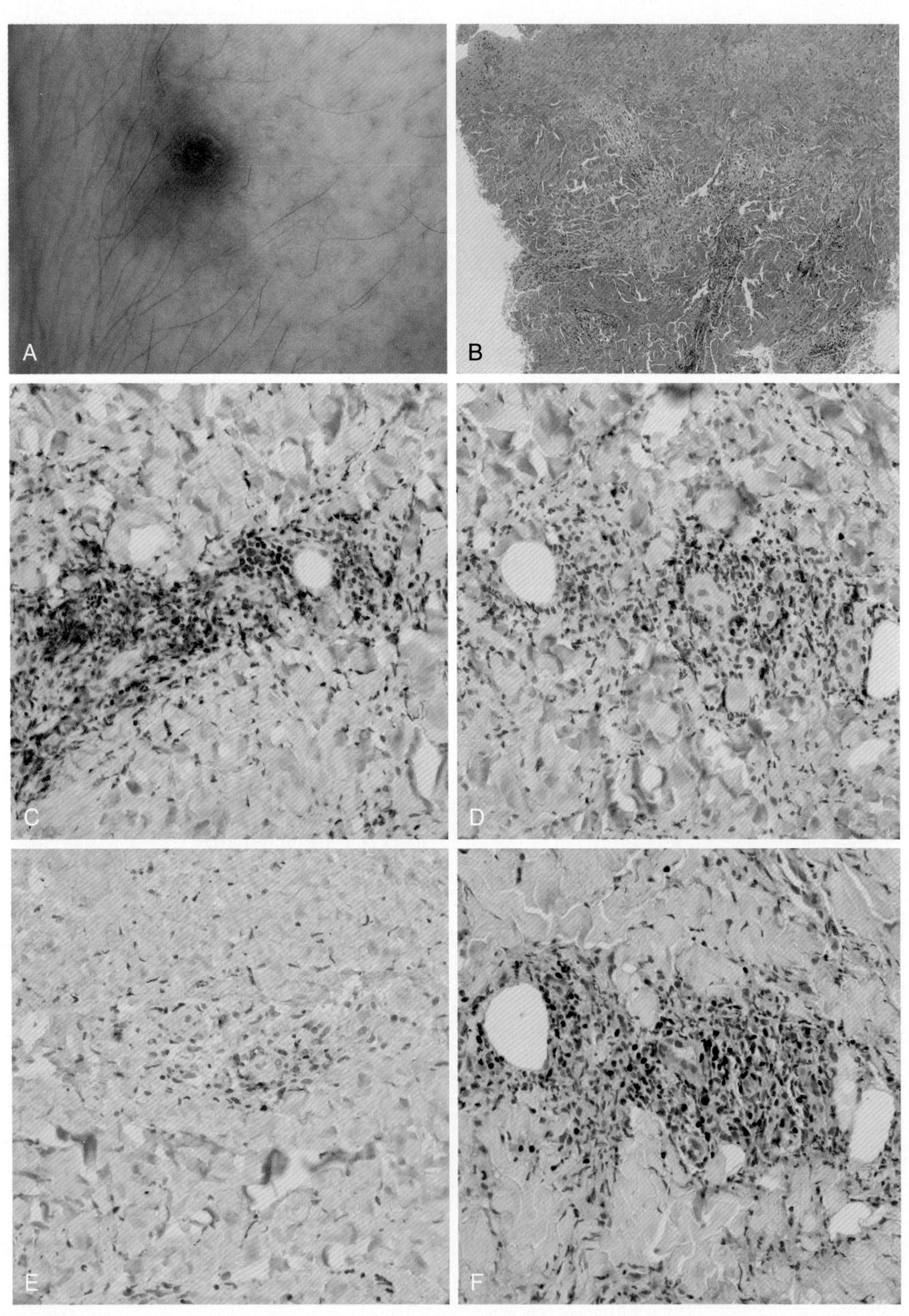

图29.2　蚊虫叮咬超敏反应。A. 蚊子叮咬部位的皮肤表皮坏死和溃疡。B. 皮肤显示表皮坏死。真皮深层的血管表现为血管炎改变，伴纤维素样坏死和纤维素性血栓。C. 真皮层内可见血管周围炎症细胞浸润，主要是$CD3^+$T细胞。D. 部分细胞$CD8^+$。E. 血管周围散在$CD56^+$细胞。F. 许多血管周围细胞$EBER^+$

NK、NK/T细胞淋巴瘤/白血病和HPS[38,48,49]。蚊虫叮咬超敏反应有时是克隆性EBV⁺NK细胞恶性肿瘤的首发表现[33]。

29.2.5 形态学

蚊虫叮咬的皮肤表现为表皮坏死和溃疡。真皮层水肿和中性粒细胞浸润，可见核碎片和红细胞外渗，病灶中心的小血管呈纤维素样坏死。小淋巴细胞以围血管生长模式从真皮蔓延、浸润到皮下组织。

29.2.6 免疫表型和遗传学

浸润的淋巴细胞为$CD4^+$T细胞、$CD8^+$T细胞和表达细胞毒分子的NK细胞。EBV^+细胞占少部分，3%~10%的浸润淋巴细胞。在缺乏NK细胞增多的皮肤组织中可能检测不到EBV^+细胞，但在外周血中检测到病毒高载量[50]。

29.2.7 假定的细胞起源

NK细胞可能是起源细胞。

29.2.8 预后

临床过程变化多端。部分患者为迁延性和惰性疾病进程，可能并发CAEBV-T/NK或HV。半数患者死于HPS或侵袭性NK细胞白血病/淋巴瘤[48]。在极少数情况下，CAEBV患者发展为单克隆B细胞增殖或HL，提示EBV以多系细胞为靶点增殖。

29.3 种痘样水疱病（HV）

29.3.1 定义

种痘样水疱病（HV）是一种罕见的EBV相关多克隆T/NK细胞LPD的皮肤病变，特征表现为幼年期出现发疱性光照性皮肤病，愈合后形成牛痘样瘢痕（表29.2）。根据临床特点分为两种类型。经典型是一种自限性疾病，表现为阳光暴露区域形成水疱，呈良性过程，青春期或成年后缓解[51,52]。严重型往往表现出更广泛的皮损，全身表现包括发热、肝大、血清学异常和外周血NK细胞增多。严重型HV往往进展为EBV相关NK或T细胞恶性肿瘤[52]。

29.3.2 流行病学

经典型HV全球均可发生，与种族无关[51,53]。通常为散发疾病，但也有同卵双胞胎和兄弟姐妹的家族性病例报告[54]。严重型HV主要见于亚洲儿童[2,53,55,56]，西方国家很少见[57]。

29.3.3 病理生理学

经典型HV的病因不明，虽然曾提过可能为一种内

表29.2 HV和HVTCL的主要诊断特点

特点	HV		HVTCL
	经典型	暴发型	
流行病学	全球	亚洲和拉丁美洲	亚洲和拉丁美洲
皮肤病变	阳光显露	阳光显露和少见非暴露	阳光显露和少见非暴露
	水疱丘疹	水疱丘疹和溃疡，面部水肿	水疱丘疹和溃疡，面部水肿
光诱发	一般阳性	一般阳性	可变
组织病理学	表皮水疱	表皮水疱和溃疡	表皮水疱和溃疡
	真皮浅层淋巴细胞浸润	真皮深层淋巴细胞浸润	围绕血管的真皮深层淋巴细胞浸润和脂膜炎
		无细胞学异型性	可有细胞学异型性
表型	细胞毒性$CD4^+$或$CD8^+$T细胞	细胞毒性$CD4^+$或$CD8^+$T细胞	通常为细胞毒性$CD8^+$T细胞
$EBER^+$细胞	5%~50%淋巴细胞	5%~50%淋巴细胞	淋巴细胞为主
T细胞受体	多克隆	多克隆	单克隆
全身症状	一般不存在	常存在	存在
抗EBV抗体表型	通常正常	往往异常	往往异常
外周血EBV DNA载量	略高	高	高
伴随疾病	一般缺乏	CAEBV-T/NK	
		蚊虫叮咬超敏反应	
		HPS（少见）	
预后	防光照可缓解	缓解和复发	2年生存率＜50%
		一些患者进展为HVTCL	

注：HV，种痘样水疱病；HVTCL，种痘样水疱病样T细胞淋巴瘤。

源性皮肤自身抗原对紫外线辐射诱导的迟发型超敏反应[58]。在儿童HV的浸润皮肤内检测到潜伏EBV感染，因而深入理解了HV的发病机制以及经典型与严重型HV之间的关系。在亚洲[53,59]和印度儿童的严重型和经典型HV中，均已检测到EBV[60]。一项日本的研究报告中，与正常健康人相比，经典型HV患者也表现为外周血单个核细胞EBV DNA水平略有升高，但是，严重型HV患者EBV DNA水平明显增加，并有NK淋巴细胞增生和其他并发症[52]。这些临床观察表明，经典型和严重型HV代表CAEBV-T/NK的皮肤表现，临床严重程度的差异取决于宿主免疫。

西方国家并没有很好地研究HV的EBV状态，但一项研究报道了一名经典型HV的法国患者，皮肤出现EBV感染的细胞[52]。其他少见的EBV$^+$病例发生于白种人儿童（作者个人交流）。在亚裔人中，严重型HV的高发病率可能受患者的遗传背景影响，也可能与HLA的类型、环境因素和早期暴露于EBV感染的免疫耐受性有关[61]。

29.3.4 临床特点

29.3.4.1 经典型种痘样水疱病

经典型HV通常发生于10岁以下儿童，也可少见于年轻成年人[51]。季节性爆发，通常发生在春季或夏季[51,62]。皮肤病变特点是在阳光暴露的面部和手臂出现反复发作的水疱和结痂，愈合后通常呈牛痘样瘢痕（图29.3）。日光暴露为诱因，少见诱因为反复接受广谱紫外线A或更为少见的紫外线B照射[63]。

29.3.4.2 严重型种痘样水疱病

不同于经典型HV，严重型HV的皮损可以发生在阳光照射和未照射的部位，穿防晒衣服也很难预防。严重型HV表现为丘疹水疱的坏死、结节或面部肿胀[64]，可以多年复发。

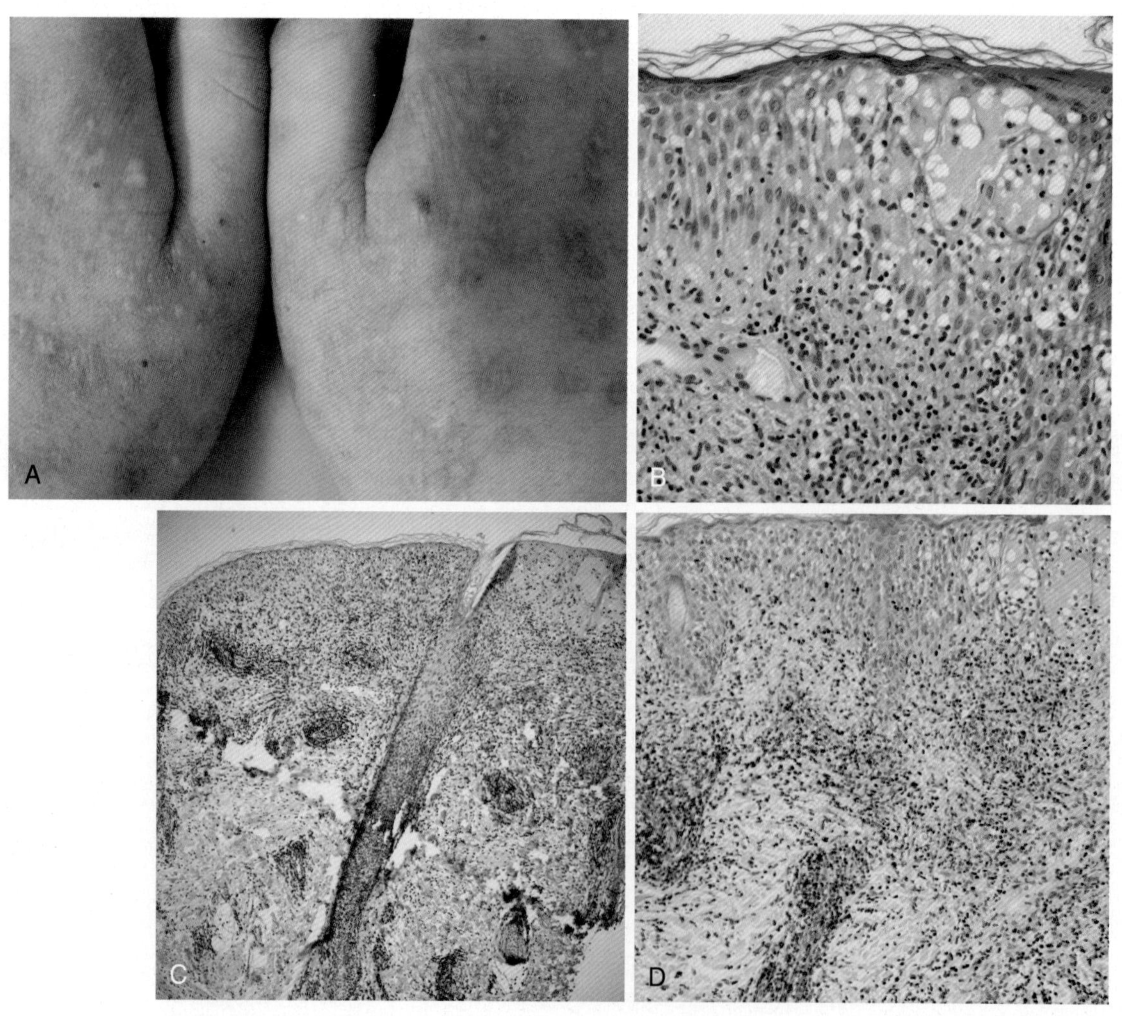

图29.3 种痘样水疱病（HV），经典型。A. 9岁女孩出现皮肤丘疹水疱，手和脸形成牛痘样瘢痕（未显示）。B. 皮肤显示表皮网状变性，导致海绵水肿形成。真皮层可见血管周围和附属器周围淋巴细胞浸润。C. 血管周围CD3$^+$T细胞浸润。D. 大约50%的淋巴细胞呈EBER$^+$

29.3.5 形态学

HV的组织学特征是表皮网状变性，导致海绵水肿形成。真皮层出现血管和附属器周围淋巴细胞浸润。严重型HV的组织学变化类似于经典型HV，但真皮浸润往往更加广而深，达到皮下组织。

29.3.6 免疫表型和遗传学

大多数浸润细胞为CD4⁺或CD8⁺T细胞[65]；NK细胞罕见[66]。大多数细胞表达细胞毒分子，如TIA-1和粒酶B。浸润的EBV⁺淋巴细胞数量变化较大（5%~50%）[53,64]，春夏季数量增加，秋冬季缓解，存在极少数EBV⁺细胞。含有EBV的细胞不表达LMP 1。T细胞受体基因重排呈多克隆[64]。

29.3.7 假定的细胞起源

可能起源于归巢到皮肤的CTL。

29.3.8 预后

多数经典型HV患者可以自然缓解，一些患者通过防晒治愈，但有少数患者防晒后仍然复发[51]。经典型HV很少随着年龄增大进展为严重型，而且很少最后发展到皮肤EBV⁺NK或T细胞淋巴瘤[52,67]。严重型HV往往伴有CAEBV-T/NK[68]、外周血NK细胞增多、蚊虫叮咬超敏反应和病毒相关性HPS[3,52]。大约半数严重型HV患者发病后2~14年，皮肤或其他器官进展为EBV相关NK/T细胞淋巴瘤，采用新的WHO术语，这些病例应该列为HVTCL [2,4,9,69,70]。不良预后因素包括随着年龄增长没有自发缓解、严重的面部和嘴唇肿胀、全身并发症（如高热和肝功能损害）、致密淋巴细胞浸润含有异型细胞、EBV⁺细胞增加、蚊虫叮咬超敏反应和提示CAEBV的异常EBV抗体滴度[52]。

29.4 种痘水疱病样T细胞淋巴瘤（HVTCL）

29.4.1 定义

种痘水疱病样T细胞淋巴瘤（HVTCL）是皮肤发生的EBV相关克隆性T细胞LPD，其特点主要是面部和手臂反复出现丘疹水疱。它可能来自HV的进展[52,67]，也可能从头发生[69,71,72]。本病包括文献中的一部分严重型HV病例[43]。

29.4.2 流行病学

文献中HVTCL有很多命名，包括严重型HV[43]、水肿瘢痕性血管脂膜炎[43]、表现为反复面部丘疹水疱坏死的EBV相关LPD[69]和儿童血管中心性皮肤T细胞淋巴瘤[72]。目前认为本病主要发生在亚洲和拉丁美洲，包括日本[67]、韩国[70]、台湾[73-75]、墨西哥[43,72]、秘鲁[71]和危地马拉[76]。

29.4.3 临床特点

大多数患者为儿童[71,73,75]，某些病例见于年轻成人[70]。患者表现为发热、疲倦，以及累犯面部、上臂、下臂的难治性或复发性皮疹，往往是伴有全身淋巴结肿大、肝脾大、肝酶和乳酸脱氢酶增加[71]，以及外周血出现大颗粒淋巴细胞（LGL）[70]。皮损严重和毁容（图29.4），并在阳光暴露和未暴露部位均出现病变，病变经过水肿、水疱、红斑、溃疡和瘢痕阶段[43,69,71]。具有季节性变化爆发的特点，春夏季加重，秋冬季减轻。部分患者对昆虫或蚊虫叮咬发生超敏反应[43]。

29.4.4 形态学

皮肤病变包括表皮的退变和溃烂，以及中等至大量细胞浸润真皮和皮下组织。浸润细胞包括染色质增粗、核增大的异型淋巴细胞，通常围绕血管和附属器排列，也可见间隔或小叶性脂膜炎。可混有反应性组织细胞。

29.4.5 免疫表型和遗传学

肿瘤细胞主要是CD8⁺CTL[71,73]和少数病例为CD4⁺细胞[75]。极少数病变表达CD56[76]。可见数量不等的CD30⁺细胞[72]。至今仅一篇文献报道EBER⁻，几乎所有病例EBER原位杂交阳性[73]。T细胞受体基因重排呈单克隆。

29.4.6 假定的细胞起源

可能为归巢到皮肤的CTL或少见的NK细胞。

29.4.7 预后

预后通常较差，2年生存率为36%。接受化疗或化疗加放疗的患者，30%可获得部分缓解。败血症和肝衰

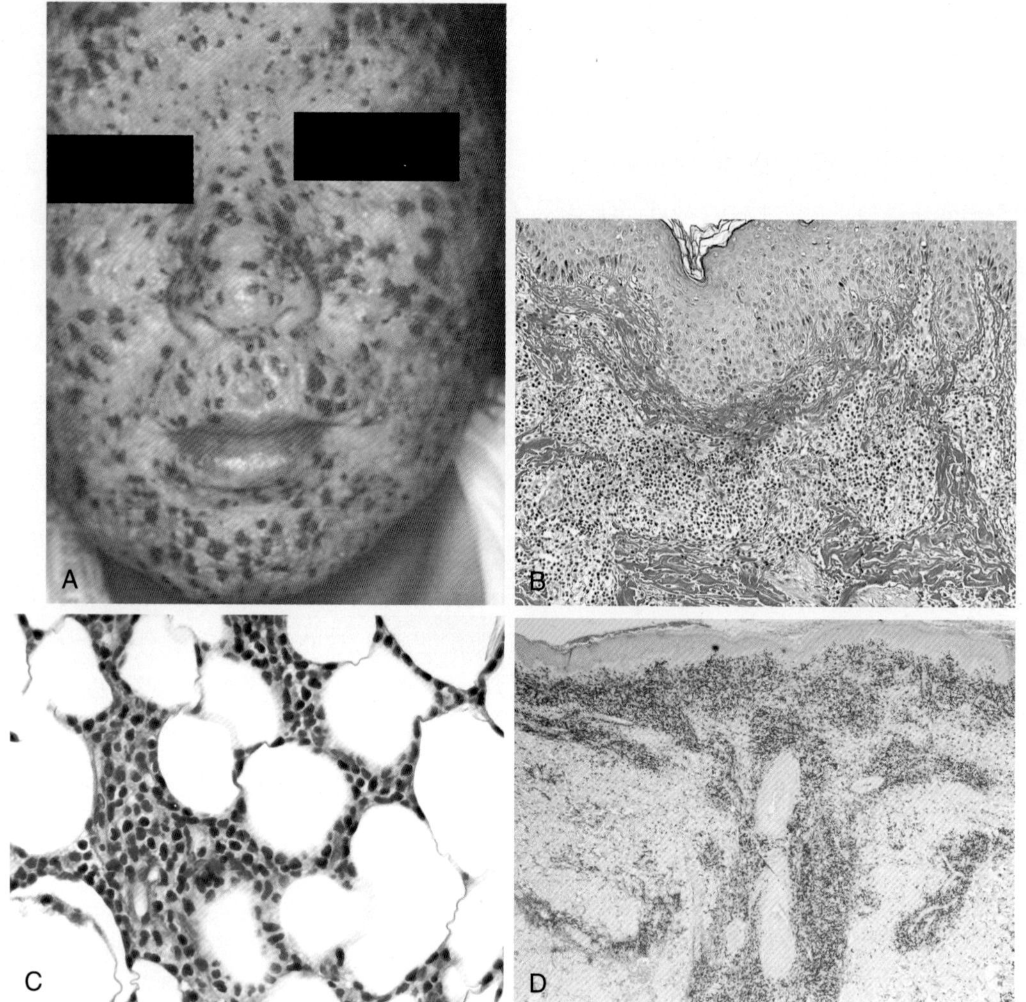

图29.4 **种痘样水疱病样T细胞淋巴瘤（HVTCL）**。A. 24岁男性，连续6年面部反复出现丘疹水疱坏死，最终发展为系统性EBV$^+$T细胞LPD。B. 小–中等淋巴细胞浸润真皮。C. 浸润至皮下组织。D. 几乎所有的淋巴细胞呈EBER$^+$（EBER原位杂交）

竭是主要死亡原因[71]。NK细胞表型的患者，临床过程惰性[76]。

29.4.8 鉴别诊断

HVTCL的主要鉴别诊断是皮肤NK/T细胞淋巴瘤和皮下脂膜炎样T细胞淋巴瘤（SPTCL）。因为某些病例可能是T细胞起源，很难与结外NK/T细胞淋巴瘤鉴别。特征为复发性丘疹水疱样皮损、T细胞受体基因重排和CD56$^-$支持诊断HVTCL，而不是结外鼻型NK/T细胞淋巴瘤。

SPTCL表现为深部皮下结节，而不是丘疹水疱样皮肤病变，而且EBV总是阴性[77,78]。临床表现可能与原发性皮肤γδT细胞淋巴瘤相似，可累及真皮、表皮及皮下；表皮溃烂。原发性皮肤γδT细胞淋巴瘤，EBV也为阴性[79,80]。

29.5 系统性EBV阳性T细胞淋巴组织增殖性疾病

29.5.1 定义

儿童系统性EBV$^+$T细胞LPD是一种暴发性疾病，其特点为活化的EBV$^+$CTL呈系统性克隆性增殖。可发生于原发性急性EBV感染后不久，或由CAEBV–T/NK进展而来。通常临床过程迅速进展，伴多器官衰竭、败血症和死亡。几乎总是出现HPS（简表29.4）。

29.5.2 流行病学

儿童系统性EBV$^+$T细胞LPD主要发生于亚洲，几乎总是伴有暴发性HPS。曾有多种命名，包括致命性EBV相关HPS[81]、暴发性EBV$^+$T细胞的LPD[82]、类似组织细胞髓质网状细胞增生症的儿童暴发性HPS[83]和致命性噬

简表29.4 儿童系统性T细胞LPD的主要诊断特点

定义

- 发生于原发性急性EBV感染后不久，或由CAEBV进展而来，活化的EBV⁺CTL呈系统性克隆性增殖，通常病程进展快，表现为多器官功能衰竭、败血症和死亡

临床特点

- 多见于亚洲和拉丁美洲
- 10岁以下儿童年龄和年轻成年人
- 在伴有急性原发性EBV感染的幼儿病例中，持续1~2个月的暴发性过程
- 发热、贫血、肝功能不全、凝血功能异常、皮疹、CNS症状、肝脾大
- CAEBV患者具有较长生存期，但大多数患者1年内死于本病
- 死亡原因通常是DIC、多器官功能衰竭和败血症

形态学

- 在骨髓和次级淋巴器官中见组织细胞吞噬红细胞现象
- 浸润淋巴细胞具有不同程度异型性

免疫表型和遗传学

- 原发性EBV感染的病例中主要是$CD8^+$CTL
- CAEBV主要是$CD4^+$T细胞或$CD4^+$/$CD8^+$混合或$CD8^+$T细胞
- EBV末端重复序列和T细胞受体基因重排呈单克隆性

血细胞淋巴组织细胞增生症[84]。病例报道主要来自台湾[83,85,86]和日本[81,87]，少数来自韩国[88]和墨西哥[82]。本病常发生于年幼儿童[89]和年轻成人[90]。

在CAEBV-T/NK临床过程中，系统性EBV^+T细胞LPD的进展主要由日本学者描述[1,31]，韩国[91]和西方国家有少数报道[18]。其主要发生于青少年[1,91]、年幼儿童和成人[1]。没有性别差异。

29.5.3 病理生理学

暴发性临床进程的HPS是儿童系统性EBV^+T细胞LPD的特征性临床表现。T细胞因EBV感染而激活，分泌Th1细胞因子，如肿瘤坏死因子-α（TNF-α）和干扰素-γ，这些因子随后激活巨噬细胞[92]。EBV的LMP 1激活转录因子NF-κB和JNK（c Jun氨基末端激酶），不仅提供了LMP 1诱导的细胞增殖和转化的分子机制，而且在HPS的细胞因子环境中通过下调TNF-α受体1，抵抗TNF-α介导的细胞凋亡[93,94]。

29.5.4 临床特点

系统性EBV^+T细胞LPD患者在初次EBV感染之后，表现为暴发性病程，持续1~3周，出现发热、贫血、肝功能不全、凝血功能异常、皮疹、CNS症状和骨髓及次级淋巴器官的组织细胞吞噬红细胞现象[85]。全身淋巴结肿大少见。EBNA抗体的病毒血清学检查阴性和VCA IgG抗体阳性，提示为初次EBV感染[95]。发生于初次EBV感染后的系统性EBV^+T细胞淋巴瘤中，只有1/3呈VCA IgM阳性[96]。

系统性EBV^+T细胞的LPD起源于有CAEBV-T/NK的患者，中位间隔时间为35个月（范围3~264月）。在发展为T细胞LPD之前，患者间断或持续地经历几个月或几年不明原因的高热、全身淋巴结肿大或肝功能异常或HV样皮疹[1,88]。与原发疾病的患者相比，这些患者的临床过程更为多样化，但大多数患者最终死于该病。

29.5.5 形态学

发生于初次EBV感染后的儿童EBV^+T细胞的LPD患者，在骨髓、脾和肝中，最显著的组织学变化是组织细胞增生和明显吞噬红细胞现象，伴小T细胞数量显著增加。肝脏表现为汇管区和窦内大量小淋巴细胞浸润，伴细胞内和毛细胆管内胆汁淤积、脂肪变性及灶性坏死。淋巴结的组织学变化多样，有些病例显示淋巴结结构保存，淋巴窦开放，而其他病例可能正常结构完全破坏，可见相对一致的小-中等或大淋巴细胞浸润，这些淋巴细胞核染色质较粗，核不规则。可见上皮样组织细胞、小肉芽肿或坏死。EBV^+淋巴细胞的细胞学异型程度不一，而且许多病例的细胞学显示细胞特别温和（图29.5）。严重的临床过程通常提示淋巴组织增生的恶性性质。

起源于CAEBV-T/NK的系统性T细胞LPD细胞学异型性多样，取决于EBV感染T细胞的分化阶段[11]。淋巴结结构可部分或全部破坏，伴有多形细胞浸润，包括小-中等淋巴细胞、浆细胞和伴肉芽肿形成的组织细胞。淋巴细胞的异型性可能不明显。异型淋巴细胞通常形态较一致，核圆形，染色质粗，核仁不明显。皮肤活检示真皮浅层血管周围和附属器周围淋巴细胞浸润。

29.5.6 免疫表型和遗传学

原发性系统性EBV^+T细胞LPD的浸润细胞主要是$CD8^+$细胞毒性αβT细胞[82,88]。这些细胞$CD2^+$、$CD3^+$、$TIA\text{-}1^+$、粒酶B^+和$CD56^-$。由CAEBV-T/NK感染后进展的病例，表现为更加异质性表型，大多数$CD4^+$[18,31,82]，或$CD4^+$和$CD8^+$混合，或$CD8^+$[1]。

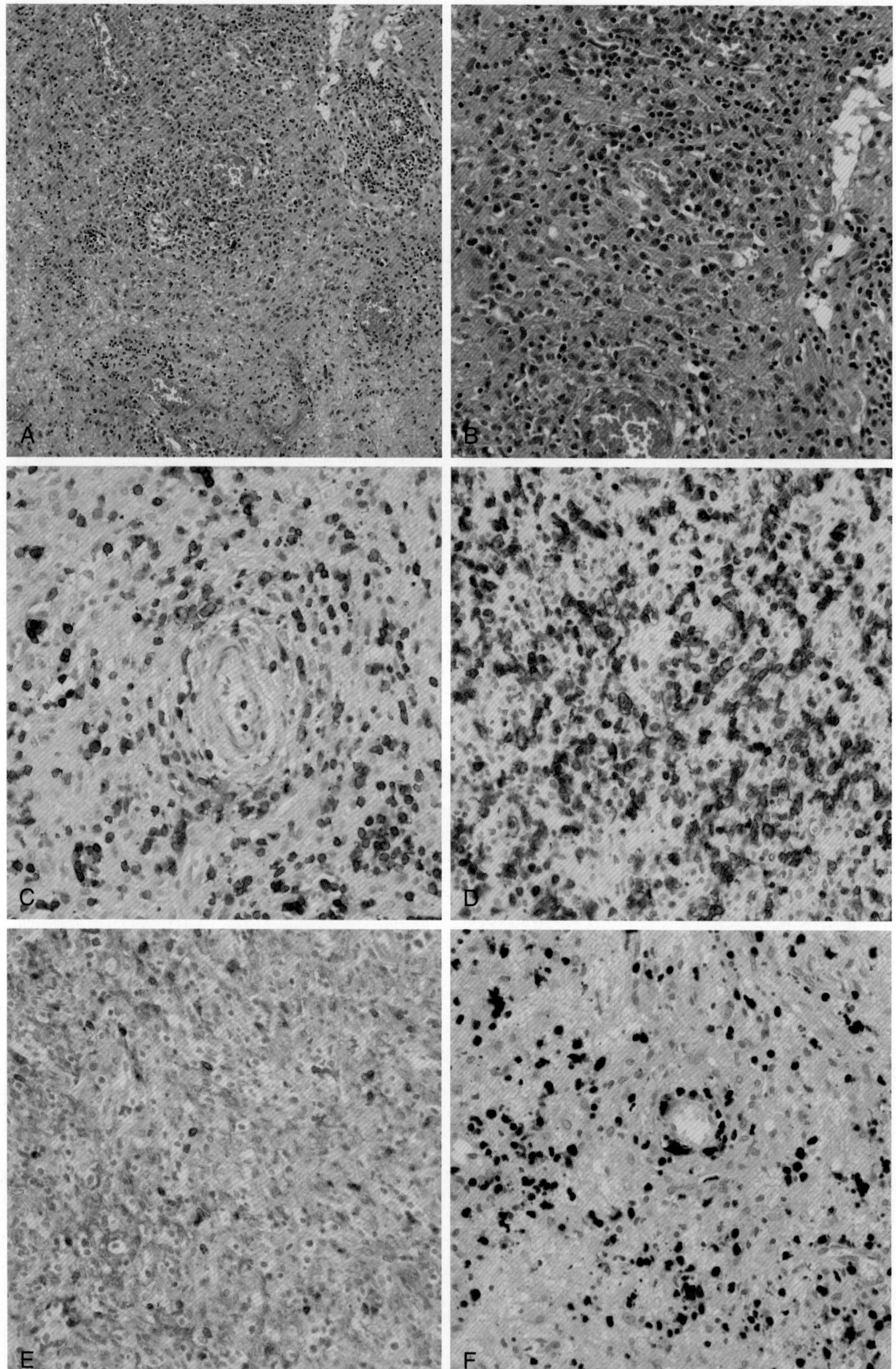

图29.5 儿童系统性EBV$^+$T细胞LPD。6岁女孩表现为发热、肝脾大、淋巴结肿大和全血细胞减少。**A.** 淋巴结弥漫性坏死伴血管周围细胞浸润。**B.** 可见非典型淋巴细胞，并有大量凋亡碎屑。**C~F.** 淋巴结内异型淋巴细胞CD3$^+$、CD8$^+$、CD4$^-$和EBER$^+$。

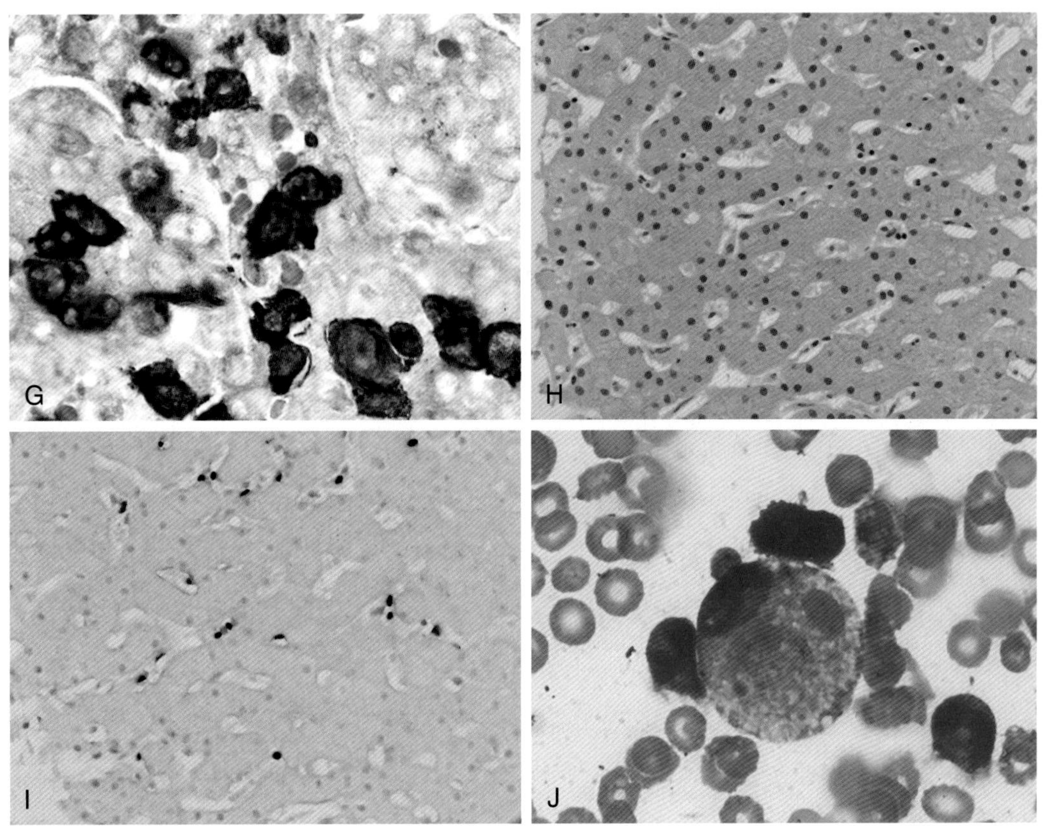

图29.5 **儿童系统性EBV⁺T细胞LPD（续）**。G. 脾脏内异型淋巴细胞呈CD3膜阳性和EBER阳性（双重免疫组织化学和原位杂交反应）。H和I. 肝窦内少数无明显异型的小淋巴细胞EBER⁺（I）。J. 骨髓穿刺见噬血性组织细胞

末端重复序列分析EBV呈克隆性[90]。EBER原位杂交显示多数轻度异型的小淋巴细胞以及明显异型细胞呈强阳性。EBER原位杂交和免疫组化证实EBV感染T细胞。

29.5.7 假定的细胞起源

可能起源于细胞毒性$CD8^+$或$CD4^+$T细胞。

29.5.8 临床过程和预后因素

年幼儿童经初次EBV感染后出现系统性EBV^+T细胞LPD，具有暴发性临床过程，所有患者在诊断几天至几个月内死亡。迅速进展的临床过程类似于侵袭性NK细胞白血病。

起源于CAEBV-T/NK的系统性EBV^+T细胞的LPD患者，可能有更长的临床过程，但大部分患者在1年内死于该疾病。死亡原因通常是DIC、多器官功能衰竭和败血症[1]。

29.5.9 鉴别诊断

从暴发性临床表现来看，侵袭性NK细胞白血病非常类似于幼儿系统性EBV^+T细胞的LPD，增殖细胞中存在EBV和系统性HPS。然而，侵袭性NK细胞白血病更多见于成年人（通常是年轻成人），肿瘤细胞表达NK细胞标志，包括CD56，无克隆性T细胞受体基因重排[97]。

系统性EBV^+T细胞LPD可为原发，也可起源于CAEBV-T/NK，细胞学异型性缺乏或轻微。这种病例诊断较困难，仅从形态学背景可能很难与CAEBV区别。为避免误诊，EBER原位杂交和克隆分析必不可少。

老年人系统性EBV^+T细胞淋巴瘤是一种罕见的、最近描述的疾病，与发生于儿童和年轻成人的疾病有相似的临床和病理表现，但也有一些差异。全身淋巴结肿大更常见，患者没有CAEBV-T/NK病史，最初症状很少有HPS或骨髓受累。患者经常有乙型或丙型肝炎病毒感染史，提示T细胞抗病毒感染的免疫功能有潜在紊乱。

29.6 精华和陷阱

- EBV⁺LPD的正确诊断需要结合临床、免疫表型、遗传学和形态学特征。
- T/NK细胞慢性活动性EBV感染（CAEBV-T/NK）包括侵袭多样性的临床症候群。
- 种痘样水疱病（HV）和蚊虫叮咬超敏反应是皮肤EBV相关的T细胞和NK细胞的增殖，细胞因子和趋化因子有助于EBV感染的细胞向炎症部位归巢，导致典型症状。
- HV和种痘样水疱病样T细胞淋巴瘤（HVTCL）的鉴别缺乏明确标准，但增殖T细胞的克隆性有利于后者的诊断。
- 儿童系统性EBV⁺T细胞LPD，可能会出现欺骗性良性细胞学，却表现为侵袭性的临床过程。

注：LPD，淋巴组织增殖性疾病。

（谢建兰　译）

参考文献

1. Suzuki K, Ohshima K, Karube K, et al. Clinicopathological states of Epstein-Barr virus-associated T/NK-cell lymphoproliferative disorders (severe chronic active EBV infection) of children and young adults. *Int J Oncol.* 2004;24:1165-1174.
2. Iwatsuki K, Ohtsuka M, Akiba H, Kaneko F. Atypical hydroa vacciniforme in childhood: from a smoldering stage to Epstein-Barr virus-associated lymphoid malignancy. *J Am Acad Dermatol.* 1999;40:283-284.
3. Tokura Y, Ishihara S, Ohshima K, et al. Severe mosquito bite hypersensitivity, natural killer cell leukaemia, latent or chronic active Epstein-Barr virus infection and hydroa vacciniforme-like eruption. *Br J Dermatol.* 1998;138:905-906.
4. Quintanilla-Martinez L, Kimura H, Jaffe E. EBV-positive T-cell lymphoproliferative disorders of childhood. In: Swerdlow S, Campo E, Harris N, et al, eds. *WHO Classification of Tumours of Haematopoietic and Lymphoid Tissues.* Geneva: WHO Press; 2008:278-280.
5. Kimura H, Morishima T, Kanegane H, et al. Prognostic factors for chronic active Epstein-Barr virus infection. *J Infect Dis.* 2003;187:527-533.
6. Iwatsuki K, Ohtsuka M, Harada H, et al. Clinicopathologic manifestations of Epstein-Barr virus-associated cutaneous lymphoproliferative disorders. *Arch Dermatol.* 1997;133:1081-1086.
7. Straus SE. The chronic mononucleosis syndrome. *J Infect Dis.* 1988; 157:405-412.
8. Kimura H, Hoshino Y, Kanegane H, et al. Clinical and virologic characteristics of chronic active Epstein-Barr virus infection. *Blood.* 2001;98:280-286.
9. Cohen JI, Kimura H, Nakamura S, et al. *Epstein-Barr Virus Associated Lymphoproliferative Disease in Non-Immunocompromised Hosts.* Status Report and Summary of an International Meeting. Bethesda: NIH; September 8-9, 2008.
10. Okano M, Matsumoto S, Osato T, et al. Severe chronic active Epstein-Barr virus infection syndrome. *Clin Microbiol Rev.* 1991;4:129-135.
11. Ohshima K, Kimura H, Yoshino T, et al. Proposed categorization of pathological states of EBV-associated T/natural killer-cell lymphoproliferative disorder (LPD) in children and young adults: overlap with chronic active EBV infection and infantile fulminant EBV T-LPD. *Pathol Int.* 2008;58:209-217.
12. Ha SY, Chung CW, Ko YH. Severe chronic active EBV infection in an adult patient: case report. *J Korean Med Sci.* 2004;19:453-457.
13. Cho EY, Kim KH, Kim WS, et al. The spectrum of Epstein-Barr virus-associated lymphoproliferative disease in Korea: incidence of disease entities by age groups. *J Korean Med Sci.* 2008;23:185-192.
14. Liu Y, Tang SQ, Liu LZ, et al. [Characteristics of chronic active Epstein-Barr virus infection-associated hematological disorders in children]. *Zhongguo Shi Yan Xue Ye Xue Za Zhi.* 2008;16:574-578.
15. Pacheco SE, Gottschalk SM, Gresik MV, et al. Chronic active Epstein-Barr virus infection of natural killer cells presenting as severe skin reaction to mosquito bites. *J Allergy Clin Immunol.* 2005;116:470-472.
16. Schwarzmann F, von Baehr R, Jager M, et al. A case of severe chronic active infection with Epstein-Barr virus: immunologic deficiencies associated with a lytic virus strain. *Clin Infect Dis.* 1999;29:626-631.
17. Sonke GS, Ludwig I, van Oosten H, et al. Poor outcomes of chronic active Epstein-Barr virus infection and hemophagocytic lymphohistiocytosis in non-Japanese adult patients. *Clin Infect Dis.* 2008;47:105-108.
18. Jones JF, Shurin S, Abramowsky C, et al. T-cell lymphomas containing Epstein-Barr viral DNA in patients with chronic Epstein-Barr virus infections. *N Engl J Med.* 1988;318:733-741.
19. Roth DE, Jones A, Smith L, et al. Severe chronic active Epstein-Barr virus infection mimicking steroid-dependent inflammatory bowel disease. *Pediatr Infect Dis J.* 2005;24:261-264.
20. Hudnall SD, Ge Y, Wei L, et al. Distribution and phenotype of Epstein-Barr virus-infected cells in human pharyngeal tonsils. *Mod Pathol.* 2005; 18:519-527.
21. Fischer E, Delibrias C, Kazatchkine MD. Expression of CR2 (the C3dg/EBV receptor, CD21) on normal human peripheral blood T lymphocytes. *J Immunol.* 1991;146:865-869.
22. Tabiasco J, Vercellone A, Meggetto F, et al. Acquisition of viral receptor by NK cells through immunological synapse. *J Immunol.* 2003;170:5993-5998.
23. Aoukaty A, Lee IF, Wu J, Tan R. Chronic active Epstein-Barr virus infection associated with low expression of leukocyte-associated immunoglobulin-like receptor-1 (LAIR-1) on natural killer cells. *J Clin Immunol.* 2003;23:141-145.
24. Tsuge I, Morishima T, Kimura H, et al. Impaired cytotoxic T lymphocyte response to Epstein-Barr virus-infected NK cells in patients with severe chronic active EBV infection. *J Med Virol.* 2001;64:141-148.
25. Sugaya N, Kimura H, Hara S, et al. Quantitative analysis of Epstein-Barr virus (EBV)-specific CD8+ T cells in patients with chronic active EBV infection. *J Infect Dis.* 2004;190:985-988.
26. Tosato G, Straus S, Henle W, et al. Characteristic T cell dysfunction in patients with chronic active Epstein-Barr virus infection (chronic infectious mononucleosis). *J Immunol.* 1985;134:3082-3088.
27. Kimura H, Hoshino Y, Hara S, et al. Differences between T cell-type and natural killer cell-type chronic active Epstein-Barr virus infection. *J Infect Dis.* 2005;191:531-539.
28. Imai S, Sugiura M, Oikawa O, et al. Epstein-Barr virus (EBV)-carrying and -expressing T-cell lines established from severe chronic active EBV infection. *Blood.* 1996;87:1446-1457.
29. Kimura H. Pathogenesis of chronic active Epstein-Barr virus infection: is this an infectious disease, lymphoproliferative disorder, or immunodeficiency? *Rev Med Virol.* 2006;16:251-261.
30. Katano H, Ali MA, Patera AC, et al. Chronic active Epstein-Barr virus infection associated with mutations in perforin that impair its maturation. *Blood.* 2004;103:1244-1252.
31. Kanegane H, Bhatia K, Gutierrez M, et al. A syndrome of peripheral blood T-cell infection with Epstein-Barr virus (EBV) followed by EBV-positive T-cell lymphoma. *Blood.* 1998;91:2085-2091.
32. Tamayose K, Egashira M, Sugimoto K, et al. Epstein-Barr virus-positive Hodgkin's lymphoma in a patient with chronic active Epstein-Barr virus infection. *Int J Hematol.* 2004;80:199-200.
33. Ishihara S, Ohshima K, Tokura Y, et al. Hypersensitivity to mosquito bites conceals clonal lymphoproliferation of Epstein-Barr viral DNA-positive natural killer cells. *Jpn J Cancer Res.* 1997;88:82-87.
34. Kawa K, Okamura T, Yagi K, et al. Mosquito allergy and Epstein-Barr virus-associated T/natural killer-cell lymphoproliferative disease. *Blood.* 2001;98:3173-3174.
35. Hidano A, Kawakami M, Yago A. Hypersensitivity to mosquito bite and malignant histocytosis. *Jpn J Exp Med.* 1982;52:303-306.
36. Tokura Y, Tamura Y, Takigawa M, et al. Severe hypersensitivity to mosquito bites associated with natural killer cell lymphocytosis. *Arch Dermatol.* 1990;126:362-368.
37. Ohsawa T, Morimura T, Hagari Y, et al. A case of exaggerated mosquito-bite hypersensitivity with Epstein-Barr virus-positive inflammatory cells in the bite lesion. *Acta Derm Venereol.* 2001;81:360-363.
38. Ishihara S, Okada S, Wakiguchi H, et al. Chronic active Epstein-Barr virus infection in children in Japan. *Acta Paediatr.* 1995;84:1271-1275.
39. Tsai WC, Luo SF, Liaw SJ, Kuo TT. [Mosquito bite allergies terminating as hemophagocytic histiocytosis: report of a case]. *Taiwan Yi Xue Hui Za Zhi.* 1989;88:639-642.
40. Fan PC, Chang HN. Hypersensitivity to mosquito bite: a case report. *Gaoxiong Yi Xue Ke Xue Za Zhi.* 1995;11:420-424.
41. Chung JS, Shin HJ, Lee EY, Cho GJ. Hypersensitivity to mosquito bites associated with natural killer cell-derived large granular lymphocyte lymphocytosis: a case report in Korea. *Korean J Intern Med.* 2003;18:50-52.
42. Cho JH, Kim HS, Ko YH, Park CS. Epstein-Barr virus infected natural killer cell lymphoma in a patient with hypersensitivity to mosquito bite. *J Infect.* 2006;52:e173-176.
43. Ruiz-Maldonado R, Parrilla FM, Orozco-Covarrubias ML, et al. Edematous, scarring vasculitic panniculitis: a new multisystemic disease with malignant potential. *J Am Acad Dermatol.* 1995;32:37-44.
44. Ishihara S, Yabuta R, Tokura Y, et al. Hypersensitivity to mosquito bites is not an allergic disease, but an Epstein-Barr virus-associated lymphoproliferative disease. *Int J Hematol.* 2000;72:223-228.
45. Asada H, Saito-Katsuragi M, Niizeki H, et al. Mosquito salivary gland extracts induce EBV-infected NK cell oncogenesis via CD4 T cells in patients with hypersensitivity to mosquito bites. *J Invest Dermatol.* 2005;125:956-961.
46. Asada H. Hypersensitivity to mosquito bites: a unique pathogenic mechanism linking Epstein-Barr virus infection, allergy and oncogenesis. *J Dermatol Sci.* 2007;45:153-160.
47. Tokura Y, Matsuoka H, Koga C, et al. Enhanced T-cell response to mosquito extracts by NK cells in hypersensitivity to mosquito bites associated with EBV infection and NK cell lymphocytosis. *Cancer Sci.* 2005;96:519-526.
48. Tokura Y, Ishihara S, Tagawa S, et al. Hypersensitivity to mosquito bites as the primary clinical manifestation of a juvenile type of Epstein-Barr virus-associated natural killer cell leukemia/lymphoma. *J Am Acad Dermatol.* 2001;45:569-578.

49. Kase S, Adachi H, Osaki M, et al. Epstein-Barr virus-infected malignant T/NK-cell lymphoma in a patient with hypersensitivity to mosquito bites. *Int J Surg Pathol.* 2004;12:265-272.
50. Konuma T, Uchimaru K, Sekine R, et al. Atypical hypersensitivity to mosquito bites without natural killer cell proliferative disease in an adult patient. *Int J Hematol.* 2005;82:441-444.
51. Gupta G, Man I, Kemmett D. Hydroa vacciniforme: a clinical and follow-up study of 17 cases. *J Am Acad Dermatol.* 2000;42:208-213.
52. Iwatsuki K, Satoh M, Yamamoto T, et al. Pathogenic link between hydroa vacciniforme and Epstein-Barr virus-associated hematologic disorders. *Arch Dermatol.* 2006;142:587-595.
53. Iwatsuki K, Xu Z, Takata M, et al. The association of latent Epstein-Barr virus infection with hydroa vacciniforme. *Br J Dermatol.* 1999;140:715-721.
54. Gupta G, Mohamed M, Kemmett D. Familial hydroa vacciniforme. *Br J Dermatol.* 1999;140:124-126.
55. Gu H, Chang B, Qian H, Li G. A clinical study on severe hydroa vacciniforme. *Chin Med J (Engl).* 1996;109:645-647.
56. Hann SK, Im S, Park YK, Lee S. Hydroa vacciniforme with unusually severe scar formation: diagnosis by repetitive UVA phototesting. *J Am Acad Dermatol.* 1991;25:401-403.
57. Steger GG, Dittrich C, Honigsmann H, Moser K. Permanent cure of hydroa vacciniforme after chemotherapy for Hodgkin's disease. *Br J Dermatol.* 1988;119:684-685.
58. Schiff M, Jillson OF. Photoskin tests in hydroa vacciniforme. *Arch Dermatol.* 1960;82:812-816.
59. Ohtsuka T, Okita H, Otsuka S, et al. Hydroa vacciniforme with latent Epstein-Barr virus infection. *Br J Dermatol.* 2001;145:509-510.
60. Jeng BH, Margolis TP, Chandra NS, McCalmont TH. Ocular findings as a presenting sign of hydroa vacciniforme. *Br J Ophthalmol.* 2004;88:1478-1479.
61. Iwatsuki K, Xu Z, Ohtsuka M, Kaneko F. Cutaneous lymphoproliferative disorders associated with Epstein-Barr virus infection: a clinical overview. *J Dermatol Sci.* 2000;22:181-195.
62. Sonnex TS, Hawk JL. Hydroa vacciniforme: a review of ten cases. *Br J Dermatol.* 1988;118:101-108.
63. Leroy D, Dompmartin A, Michel M, et al. Factors influencing the photo-reproduction of hydroa vacciniforme lesions. *Photodermatol Photoimmunol Photomed.* 1997;13:98-102.
64. Cho KH, Lee SH, Kim CW, et al. Epstein-Barr virus-associated lymphoproliferative lesions presenting as a hydroa vacciniforme-like eruption: an analysis of six cases. *Br J Dermatol.* 2004;151:372-380.
65. Morizane S, Suzuki D, Tsuji K, et al. The role of CD4 and CD8 cytotoxic T lymphocytes in the formation of viral vesicles. *Br J Dermatol.* 2005; 153:981-986.
66. Demachi A, Nagata H, Morio T, et al. Characterization of Epstein-Barr virus (EBV)-positive NK cells isolated from hydroa vacciniforme-like eruptions. *Microbiol Immunol.* 2003;47:543-552.
67. Oono T, Arata J, Masuda T, Ohtsuki Y. Coexistence of hydroa vacciniforme and malignant lymphoma. *Arch Dermatol.* 1986;122:1306-1309.
68. Katagiri Y, Mitsuhashi Y, Kondo S, et al. Hydroa vacciniforme-like eruptions in a patient with chronic active EB virus infection. *J Dermatol.* 2003;30:400-404.
69. Cho KH, Kim CW, Lee DY, et al. An Epstein-Barr virus-associated lymphoproliferative lesion of the skin presenting as recurrent necrotic papulovesicles of the face. *Br J Dermatol.* 1996;134:791-796.
70. Cho KH, Kim CW, Heo DS, et al. Epstein-Barr virus-associated peripheral T-cell lymphoma in adults with hydroa vacciniforme-like lesions. *Clin Exp Dermatol.* 2001;26:242-247.
71. Barrionuevo C, Anderson VM, Zevallos-Giampietri E, et al. Hydroa-like cutaneous T-cell lymphoma: a clinicopathologic and molecular genetic study of 16 pediatric cases from Peru. *Appl Immunohistochem Mol Morphol.* 2002;10:7-14.
72. Magana M, Sangueza P, Gil-Beristain J, et al. Angiocentric cutaneous T-cell lymphoma of childhood (hydroa-like lymphoma): a distinctive type of cutaneous T-cell lymphoma. *J Am Acad Dermatol.* 1998;38:574-579.
73. Chen HH, Hsiao CH, Chiu HC. Hydroa vacciniforme-like primary cutaneous CD8-positive T-cell lymphoma. *Br J Dermatol.* 2002;147:587-591.
74. Feng S, Jin P, Zeng X. Hydroa vacciniforme-like primary cutaneous CD8-positive T-cell lymphoma. *Eur J Dermatol.* 2008;18:364-365.
75. Wu YH, Chen HC, Hsiao PF, et al. Hydroa vacciniforme-like Epstein-Barr virus-associated monoclonal T-lymphoproliferative disorder in a child. *Int J Dermatol.* 2007;46:1081-1086.
76. Doeden K, Molina-Kirsch H, Perez E, et al. Hydroa-like lymphoma with CD56 expression. *J Cutan Pathol.* 2008;35:488-494.
77. Kumar S, Krenacs L, Medeiros J, et al. Subcutaneous panniculitic T-cell lymphoma is a tumor of cytotoxic T lymphocytes. *Hum Pathol.* 1998; 29:397-403.
78. Willemze R, Jansen PM, Cerroni L, et al. Subcutaneous panniculitis-like T-cell lymphoma: definition, classification, and prognostic factors: an EORTC Cutaneous Lymphoma Group Study of 83 cases. *Blood.* 2008;111: 838-845.
79. Toro JR, Beaty M, Sorbara L, et al. Gamma delta T-cell lymphoma of the skin: a clinical, microscopic, and molecular study. *Arch Dermatol.* 2000;136:1024-1032.
80. Arnulf B, Copie-Bergman C, Delfau-Larue MH, et al. Nonhepatosplenic gamma delta T-cell lymphoma: a subset of cytotoxic lymphomas with mucosal or skin localization. *Blood.* 1998;91:1723-1731.
81. Kikuta H, Sakiyama Y, Matsumoto S, et al. Fatal Epstein-Barr virus-associated hemophagocytic syndrome. *Blood.* 1993;82:3259-3264.
82. Quintanilla-Martinez L, Kumar S, Fend F, et al. Fulminant EBV+ T-cell lymphoproliferative disorder following acute/chronic EBV infection: a distinct clinicopathologic syndrome. *Blood.* 2000;96:443-451.
83. Chen RL, Su IJ, Lin KH, et al. Fulminant childhood hemophagocytic syndrome mimicking histiocytic medullary reticulosis. An atypical form of Epstein-Barr virus infection. *Am J Clin Pathol.* 1991;96:171-176.
84. Imashuku S, Ueda I, Kusunose S, et al. Fatal hemophagocytic lymphohistiocytosis with clonal and granular T cell proliferation in an infant. *Acta Haematol.* 2003;110:217-219.
85. Su IJ, Lin DT, Hsieh HC, et al. Fatal primary Epstein-Barr virus infection masquerading as histiocytic medullary reticulosis in young children in Taiwan. *Hematol Pathol.* 1990;4:189-195.
86. Lin KH, Su IJ, Chen RL, et al. Peripheral T-cell lymphoma in childhood: a report of five cases in Taiwan. *Med Pediatr Oncol.* 1994;23:26-35.
87. Kitazawa Y, Saito F, Nomura S, et al. A case of hemophagocytic lymphohistiocytosis after the primary Epstein-Barr virus infection. *Clin Appl Thromb Hemost.* 2007;13:323-328.
88. Park S, Kim K, Kim WS, et al. Systemic EBV+ T-cell lymphoma in elderly patients: comparison with children and young adult patients. *Virchows Arch.* 2008;453:155-163.
89. Su IJ, Wang CH, Cheng AL, Chen RL. Hemophagocytic syndrome in Epstein-Barr virus-associated T-lymphoproliferative disorders: disease spectrum, pathogenesis, and management. *Leuk Lymphoma.* 1995;19:401-406.
90. Su IJ, Hsu YH, Lin MT, et al. Epstein-Barr virus-containing T-cell lymphoma presents with hemophagocytic syndrome mimicking malignant histiocytosis. *Cancer.* 1993;72:2019-2027.
91. Cho HS, Kim IS, Park HC, et al. A case of severe chronic active Epstein-Barr virus infection with T-cell lymphoproliferative disorder. *Korean J Intern Med.* 2004;19:124-127.
92. Lay JD, Tsao CJ, Chen JY, et al. Upregulation of tumor necrosis factor-alpha gene by Epstein-Barr virus and activation of macrophages in Epstein-Barr virus-infected T cells in the pathogenesis of hemophagocytic syndrome. *J Clin Invest.* 1997;100:1969-1979.
93. Chuang HC, Lay JD, Chuang SE, et al. Epstein-Barr virus (EBV) latent membrane protein-1 down-regulates tumor necrosis factor-alpha (TNF-alpha) receptor-1 and confers resistance to TNF-alpha-induced apoptosis in T cells: implication for the progression to T-cell lymphoma in EBV-associated hemophagocytic syndrome. *Am J Pathol.* 2007;170:1607-1617.
94. Chuang HC, Lay JD, Hsieh WC, Su IJ. Pathogenesis and mechanism of disease progression from hemophagocytic lymphohistiocytosis to Epstein-Barr virus-associated T-cell lymphoma: nuclear factor-kappa B pathway as a potential therapeutic target. *Cancer Sci.* 2007;98:1281-1287.
95. Kikuta H. Epstein-Barr virus-associated hemophagocytic syndrome. *Leuk Lymphoma.* 1995;16:425-429.
96. Imashuku S. Clinical features and treatment strategies of Epstein-Barr virus-associated hemophagocytic lymphohistiocytosis. *Crit Rev Oncol Hematol.* 2002;44:259-272.
97. Chan J, Jaffe E, Ralfkiaer E, Ko Y. Aggressive NK-cell leukemia. In: Swerdlow S, Campo E, Harris N, et al, eds. *WHO Classification of Tumours of Haematopoietic and Lymphoid Tissues.* Geneva: WHO Press; 2008:276-277.

第30章

T细胞大颗粒淋巴细胞白血病

Fan Zhou, Wing C. (John) Chan

章节目录

30.1 历史和分类

大颗粒淋巴细胞（LGL）呈现清楚的胞质内嗜天青颗粒，可分为两种：T细胞大颗粒淋巴细胞（T-LGL）和自然杀伤细胞大颗粒淋巴细胞（NK-LGL）。T-LGL是表达CD3、CD8和CD57的亚群[1,2]，T细胞大颗粒淋巴细胞白血病（T-LGLL）归入外周T细胞淋巴组织增殖性疾病（成熟T细胞肿瘤）。NK细胞大颗粒淋巴细胞白血病（NK-LGLL）通常表现为$CD3^-$、$CD16^+$和$CD56^+$表型[3,4]，归入NK细胞淋巴组织增殖性疾病（成熟NK细胞肿瘤）。

现在被称为LGL增殖/白血病的病例，最早是Lille等在1973年报道[5]的“T细胞来源的慢性淋巴细胞白血病（CLL）”的11名患者。这些病例的特点是有活性的白血病细胞和T细胞的抗血清。其中6个病例，淋巴细胞具有丰富胞质和大量胞质内嗜天青颗粒，并且这些细胞的细胞化学染色表现出β-葡萄糖醛酸酶和酸性磷酸酶的活性。

4年后，McKenna等[6]报告了4名患者详细的临床病理研究，他们都有淋巴组织增殖性疾病（LPD），由丰富胞质和大量胞质内嗜天青颗粒的淋巴细胞组成。这些细胞被认为是T细胞，因为它们形成了由绵羊红细胞组成的玫瑰花环。这些细胞还表达Fc受体。电子显微镜显示，这种颗粒具有特征性结构，由分界膜包围的束状微管所组成。这些结构被称为平行管阵列。少数正常外周血淋巴细胞（10%~20%）具有与该病的淋巴细胞类似的形态，它们可以使用Percoll梯度离心分离。研究发现，几乎所有的NK细胞和抗体依赖性细胞介导的细胞毒活性均存在于这种细胞群中，这些淋巴细胞被命名为LGL[8,9]。

Bom-van Noorloos等[10]报告了2例LGL增殖性疾病并且检测出LGL的细胞毒性功能。这种细胞不表现NK细胞活性但是具有抗体依赖性细胞介导的细胞毒活性。因为这些细胞表达Fc受体，并与IgG结合，T-γ淋巴组织增殖性疾病也属于这种情况[11]。80年代早期，开始使用单克隆抗体研究LGL增殖，令人惊讶的是，绝大多数病例具有T细胞而非NK细胞表型[12,13]。典型的免疫表型是$CD2^+$、$CD3^+$、$CD8^+$、$CD4^-$、T细胞受体（TCR）$\alpha\beta^+$、$CD16^+$、$CD57^+$和$CD56^-$。这一结果解释了为什么LGL增殖与正常外周血LGL相比，一般不表现NK细胞活性。然而，NK细胞活性在抗CD3单克隆抗体体外治疗中可诱导T-LGL的增殖[14]。后来发现了LGL增殖的第二大类型，它在西方国家约占所有T-LGL增殖性疾病的10%~20%[12]。这种淋巴细胞增生的细胞是NK细胞并且具有NK功能[15]。后来，很多新发现的LGL增生病例被鉴定和报告[15,16]。免疫表型、功能和分子研究揭示这些病例具有显著的异质性，详见下文。

30.2 定义

根据定义，T-LGLL必须具有T细胞系LGL的克隆性增殖。实际工作中，LGLL定义为外周血中LGL计数增加，≥2000/μl。LGL增多应持续超过6个月以上，并且没有任何可能导致反应性LGL增多的病因。然而，LGL计数超过2000/μl的患者仅占克隆性T-LGL增殖性疾病的微弱多数[17]。一些LGL计数低的患者表现出该病的典型临床表现。LGL计数超过600/μl远高于正常上限[18]，建议将其作为诊断T-LGLL的最小值。然而，设置下限值是困难的，因为LGL通常约占外周血淋巴细胞的10%~15%，它们主要是$CD3^-$的NK-LGL[18]。

单纯形态学标准显然不足以用于T-LGLL的诊断，所有LGL增殖都应进行免疫表型研究。免疫表型分析有助于鉴别T-LGL和NK-LGL。T-LGLL免疫表型往往与活化T-LGL难以区分。为了证实T-LGLL的诊断，应证明T细胞的克隆性。在LGL计数少于600/μl的患者中，已经检测到克隆性TCR基因重排。如果这些患者具有恰当的临床病理和免疫学背景，可以诊断为白血病。

建议随访6个月，以排除LGL反应性增多的可能性。如果LGL增多可能是对某种刺激的反应，则在刺激去除后可能会自发消退。然而，在恰当的临床背景下，通过PCR或Southern印迹证实单克隆性增殖，可能不必进行6个月随访。有人可能会质疑两个问题：① T-LGL单克隆性增多足以诊断恶性肿瘤（白血病）？② 对于T-LGL多克隆或寡克隆性增多，应当使用什么诊断术语，它与单克隆性增殖的关系如何？发现克隆性并不能机械地等同于恶性肿瘤或白血病。正常人群可以检测到$CD8^+$T细胞（特别是$CD57^+$亚群）的克隆性增多[19]，特别是老年人[20]、自身免疫性疾病[21]、B细胞淋巴组织增殖性疾病[22-24]、骨髓移植后[25,26]以及HIV感染[27]。在这种情况下，“良性”克隆性细胞往往呈$CD3^+$、$CD8^+$和$CD57^+$，但并非所有病例都有胞质颗粒。相反，也有T-LGL增殖伴有多克隆或寡克隆性TCR基因重排的情况。这些患者与那些存在单克隆性增殖的患者在其他方面可能是无法区别的，并且根据定义，这种情况应称为T-LGL增殖或T-LGL增多而不是白血病。这些增殖可能是某种刺激引起T-LGL增多的一个阶段，它发生在一个优势克隆出现之前。T-LGL增殖过程中，可能发生一个或多个遗传学改变，使一个或多个选择性克隆易于存活并增殖，最终导致单克隆性疾病，这就是我们目前命名的T-LGLL。

30.3 病因和流行病学

T-LGLL少见，不到CLL病例的5%。患者通常50~70岁，据报道可发生于不同族群。40岁以下患者不到10%。男女比例大致相当。

T-LGLL的病因仍不清楚。EBV往往与侵袭性NK-LGLL相关，但在T-LGLL中很少[15,28]。在大部分患者血清中能检测到人类嗜T细胞病毒1（HTLV-1）抗体蛋白p24和p21；然而，PCR检测不到HTLV-1或HTLV-2和相关灵长类和牛科动物白血病病毒的基因组[29,30]。提示某种交叉反应的病毒性或细胞性抗原的抗体和免疫刺激可能为抗原驱动性T-LGL增殖的发生和保持提供条件。在器官移植接受者、AIDS、风湿性关节炎和其他自身免疫性疾病患者中，T-LGLL的发病率升高，提示免疫系统失调在LGLL的发展过程中起作用。

30.4 临床特征

大多T-LGLL患者为中老年人，中位年龄55岁。这种淋巴组织增殖性疾病的特点是惰性和非侵袭性，即使长期随访也是如此；已有描述少见的自发性缓解的病例。大约2/3的T-LGLL患者在诊断时具有临床症状。临床特点总结于表30.1，并可分成两大类：血液性疾病和自身免疫性疾病。

30.4.1 血液学表现

绝大多数普通型T-LGLL患者具有血细胞减少，特别是中性粒细胞减少。中等程度贫血，少数病例具有纯红细胞性再生障碍性贫血。血小板减少最少见，发生率20%[31]；通常比较轻微，很少导致出血。外周血淋

表30.1 T细胞大颗粒淋巴细胞白血病（T-LGLL）的临床表现和实验室检查

发生率	临床	实验室
最常见	中等脾肿大 感染 贫血相关症状	中性粒细胞减少 贫血 高丙种球蛋白血症 自身抗体：ANA、RF β_2-微球蛋白血症 克隆性TCR基因重排 骨髓浸润 LGL淋巴细胞增多
较常见	RA 轻度肝肿大 B症状	淋巴细胞绝对计数增多 血小板减少
少见	皮疹 其他并发疾病，如恶性肿瘤、AIDS、除RA之外的自身免疫性疾病	再生障碍性贫血 PRCA 异常核型 T-LGL和NK-LGL混合性增殖

注：AIDS，获得性免疫缺陷综合征；ANA，抗核抗体；LGL，大颗粒淋巴细胞；NK，自然杀伤；PRCA，纯红细胞再生障碍性；RA，类风湿性关节炎；RF，类风湿因子；TCR，T细胞受体。

巴细胞一般轻至中度增多。很多患者没有淋巴细胞绝对计数的增多，而LGL绝对计数一般升高，超过600/μl。T-LGL累及骨髓一般相当温和，多数患者骨髓中淋巴细胞少于50%。通常骨髓浸润程度与血细胞减少的严重程度并不相关。

发病和死亡的主要原因是相关的血细胞减少。显著的中性粒细胞减少使患者容易发生细菌感染。皮肤感染常见，偶见严重的系统性感染如疾病过程中发生的败血症和肺炎，某些患者甚至致死。患者可能出现直肠周围脓肿或严重的口咽部感染。贫血常见，并且严重贫血如纯红细胞性再生障碍性贫血患者将导致严重的后果。在极少情况下，再生障碍性贫血是T-LGLL患者的首发症状[32]。多数T-LGLL患者不具有骨髓有核细胞减少；超过30%患者骨髓细胞实际上还会增多。偶尔，骨髓增生异常综合征（MDS）患者发生T-LGLL。患者出现的T-LGLL和MDS可能是免疫抑制因子如环孢霉素或抗胸腺细胞球蛋白的反应，但比那些无MDS的患者的反应率显著降低[33]。实际工作中必须小心，不能把T-LGLL患者误诊为MDS。诊断MDS必须具有相应的形态学标准。

大约一半T-LGLL患者具有脾大，少数患者肝大和淋巴结增大。据报道，CD56$^+$T-LGLL患者呈侵袭性临床过程，有B症状，脾脏迅速增大，广泛的淋巴结肿大和LGL计数升高[34]。这些临床上表现为侵袭性病例必须与肝脾T细胞淋巴瘤相鉴别[35]。还有人观察到CD56$^+$T-LGLL表现为惰性临床经过[36]。

30.4.2 自身免疫性表现

高达30%的T-LGLL患者具有类风湿性关节炎（RA）的临床证据。大约1/3的RA患者可出现中性粒细胞减少，高达40%的Felty综合征患者出现T-LGL的克隆性增殖。伴有RA和Felty综合征的T-LGLL患者以及伴有RA的T-LGL增殖患者，人类白细胞抗原（HLA）-DR4水平较高（≈90%）。无RA的T-LGLL患者HLA-DR4发生率大约30%，与普通人群正常发生率相似[37]。也有报道T-LGLL发生在其他自身免疫性疾病如系统性红斑狼疮、特发性血小板减少性紫癜、纯红细胞再生障碍、Sjögren综合征和自身免疫性多内分泌病综合征1型和2型的患者[31,38]。T-LGLL患者常有自身抗体、免疫复合物和高丙种球蛋白血症[39,40]。

30.4.3 非特异症状和其他相关情况

有些患者可能有非特异性红斑或丘疹。少数情况下，LGL可浸润至真皮深层。少数（≈20%）患者可有明显的系统性症状，包括低热、疲乏、夜间盗汗和体重减轻。因为T-LGLL可能与多种其他疾病相关，患者也可出现阵发性夜间血红蛋白尿、CLL、毛细胞白血病（HCL）、意义不明的单克隆丙种球蛋白病或霍奇金淋巴瘤（HL）的临床特点[41,42]。与B细胞白血病并发的

T-LGL增殖患者，其自然史一般为良性经过，不会单独影响临床过程。偶尔，T-LGLL可伴发实体性肿瘤，包括肝细胞癌[43]。很少发现HIV患者具有多克隆或甚至单克隆性$CD8^+$T-LGL增殖[27]。肾、肝和骨髓移植的患者也可出现T-LGLL或T-LGL增殖[44,45]。

30.5 形态学和实验室检查

一般没有形态学特点能鉴别克隆性白血病性LGL与多克隆性LGL反应性增多。典型的LGL具有丰富的淡蓝色胞质，含有细腻或偶尔粗大的嗜天青颗粒（图30.1）。细胞核圆形或轻度扭曲，染色质中等致密。电镜观察，一些嗜天青颗粒由束状微管所组成，这些微管可能是互相垂直的，这种超微结构特征称为平行小管状排列（图30.2A）[12]。然而，这些平行小管状排列不是白血病性LGL所特有，也可见于一些活化的细胞毒细胞（CTL）中，例如一些“非典型淋巴细胞”[46]。相反，不是所有的嗜天青颗粒都是由平行小管状排列所组成；有些是致密核心颗粒（图30.2B）。有个案报道，一例侵袭性LGLL病例具有胞质颗粒。这些颗粒超微结构类似肥大细胞内典型的卷轴状结构[47]。

30.5.1 外周血

仔细检查外周血涂片对于识别T-LGLL患者至关重要。通常，外周血涂片中主要为颗粒性淋巴细胞，常有中性粒细胞减少和贫血。然而，LGL绝对计数变化很大，总淋巴细胞计数可能正常。略超过半数的T-LGLL患者有明显的淋巴细胞增多，T-LGL超过2000/μl。脾切除后T-LGL计数经常增加。

30.5.2 骨髓

多达80%的T-LGLL患者有不同程度的骨髓累及，$CD3^+$T细胞弥漫性增多[31,48]。如果存在淋巴细胞聚集灶，则大多数淋巴细胞聚集灶以$CD20^+$B细胞为主[49]。在骨髓中，T-LGLL呈弥漫性间质浸润，形成小簇状结构，可用免疫染色突出显示。T-LGL和NK-LGL均表达细胞毒颗粒蛋白，如TIA-1、粒酶B和粒酶M。利用这些抗体进行免疫染色使组织学上很细微的间质和髓窦内浸润更易识别[49-51]。根据Morice等对“小簇状结构”的定义[51]，为≥8个$CD8^+$或$TIA\text{-}1^+$细胞融合成群，

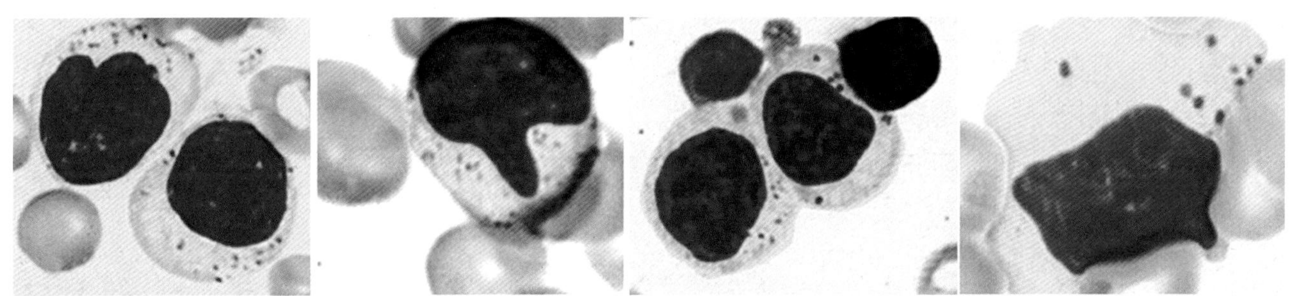

图30.1 不同T-LGLL患者外周血涂片中T-LGL的细胞形态学。

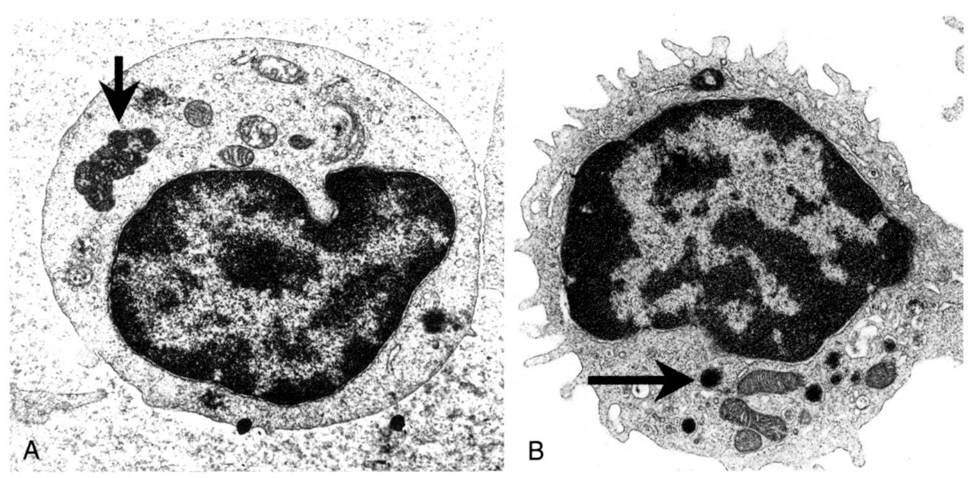

图30.2 T-LGL的细胞形态学特点。A. LGL含有大嗜天青颗粒，呈小管状排列结构（箭头）。B. LGL含有致密核心颗粒（箭头），以及平行管状阵列

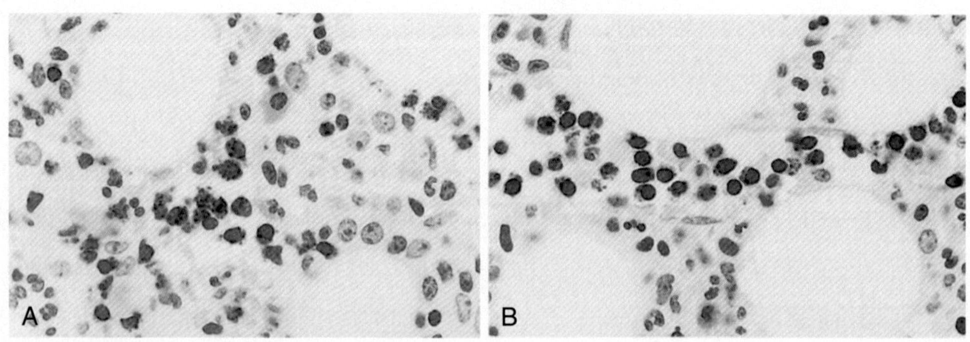

图30.3 T细胞大颗粒淋巴细胞（T-LGL）浸润骨髓，粒酶B免疫染色。A. T-LGL在间质内浸润，形成小簇状结构（粒酶B$^+$）。B. T-LGL在血管内形成小簇状结构（粒酶B$^+$）

或者≥6个粒酶B$^+$细胞融合成群。反应性淋巴细胞增多（<5%）极少见到血管内TIA-1$^+$、粒酶B$^+$T细胞形成小簇状结构，出现此现象则强烈提示为T-LGLL（图30.3）[51]。外周血LGL计数越高，则越可能在骨髓中找到呈小簇状结构的粒酶B$^+$、TIA-1$^+$T细胞。骨髓中常见网状纤维轻度增生，这可能与局部转化生长因子β产生增加有关。即使存在中性粒细胞减少，粒系一般保存完好，但往往能看到中晚幼粒细胞以上阶段减少及核左移。巨核系造血通常不明显。红系一般保存良好，但纯红细胞性再生障碍性贫血患者可出现严重的红系细胞减少或再生障碍。

30.5.3 血清

T-LGLL患者中大约60%能检测到类风湿因子，大约40%能检测到抗核抗体。许多患者存在多克隆高球蛋白血症，偶为单克隆丙种球蛋白血症。免疫复合物增多，β2-微球蛋白常常升高。

大多数T-LGLL患者可发现高水平的FasL（CD178）[52]；血清中FasL含量过高可能有毒性，因为Fas（CD95）的组织分布广泛，包括血细胞，如中性粒细胞。

30.5.4 肝、脾和淋巴结

脾脏和肝脏可发现T-LGLL浸润。罕见累及皮肤、淋巴结、肺和CNS。在HE染色切片中，LGLL细胞往往与其他慢性LPD的细胞无法区别。印片或涂片进行Giemsa染色和免疫染色是确定浸润的关键。大约一半T-LGLL患者可出现脾肿大。脾脏内T-LGL浸润红髓的方式可类似HCL，但往往保留具有活化生发中心的白髓。未见假窦和血湖现象。与肝脾T细胞淋巴瘤相比，T-LGL不首先扩散到脾窦，而是更弥漫地浸润红髓，包括髓索。可能出现浆细胞增多。约20%的T-LGLL患者有明显的肝肿大[33]。T-LGL主要累及肝窦，但汇管区可能会显示轻微的浸润而没有肝细胞改变的证据。

30.6 免疫表型

LGL增殖的诊断和分类必须进行免疫表型分析。如前所述，LGLL可分为普通型T-LGLL和NK-LGLL（简表30.1）。除了这两大类，还有罕见的T-LGLL或T-LGL增殖的病例，伴有少见的表面标志物表达，如CD4$^+$/CD8$^-$、CD4$^+$/CD8$^+$和CD4$^-$/CD8$^-$[53-55]。表达TCRγδ而不是TCRαβ的病例也有报道[54,56]。

白血病性T-LGL几乎总是表达T细胞标记物CD3、

简表30.1 大颗粒淋巴细胞白血病/增殖的分类

T细胞型（85%）*
- 普通型
  - CD3$^+$，TCRαβ$^+$，CD8$^+$和CD4$^-$
- 少见类型
  - **CD3$^+$，TCRαβ$^+$，CD4$^+$和CD8$^-$**
  - **CD3$^+$，TCRαβ$^+$，CD4$^+$和CD8$^+$**
  - **CD3$^+$，TCRαβ$^+$，CD4$^-$和CD8$^-$**
  - **CD3$^+$，TCRγδ$^+$，CD4$^{+/-}$或CD8$^{+/-}$**

NK细胞型（15%）
- **CD3$^-$，TCR$^-$，CD2$^+$**，CD8$^+$，CD16$^+$，和（或）CD56$^+$，CD57$^+$

混合性T/NK细胞型
- 根据上述分类的CD3$^+$成分（T细胞）
- 根据上述分类的CD3$^-$成分（NK细胞）

注：**黑体**字所示标记物为分类所必需。其他标记物的表达不一，表中为常见表达方式。如果选用适当抗体进行免疫表型分析，CD16可能会比文献中所显示的表达更一致。IL-2Rβ是这组疾病的标记物，但对不同亚型间的鉴别无帮助。

*，大多数T-LGLL也表达CD16$^+$、CD57$^+$、CD56$^-$和CD11b$^+$。

CD2、CD5和CD7，但CD5倾向于弱表达[57]。其他表面标志物（如CD11b、CD16和CD57）往往表达程度不一。CD11c可能阳性，但表达变化很大。应当指出，T或NK细胞系的LGL有很多共同标记物。T-LGLL经常能检测到NK标记物CD16，偶尔表达CD56（见第28章）。相反，NK-LGLL细胞中经常能检测到T细胞标记物CD2、CD7和CD8。NK细胞和γδT细胞中的CD8是以CD8α-α二聚体的形式表达的，然而αβT细胞中它是作为CD8αβ表达[58]。胞质CD3ε、CD3γ和CD3δ可以在胎儿和活化NK细胞表达，它们也可在NK细胞增殖性疾病中表达[59]。与Ig轻链κ和λ可用于评估单型B细胞增殖相比，T-LGL没有类似的表面标志物可以达到同样的目的。然而，随着抗TCRβ基因家族抗体应用的日益增加，通过流式细胞术使用TCR抗体组合来评估T细胞的克隆性变得变得越来越可行[60]。

杀伤细胞Ig样受体（KIR）是识别MHCⅠ类分子的NK细胞相关受体，在T-LGL增殖时其表达方式往往异常，评估其表达方式有助于诊断[51]。KIR的异常表达方式包括KIR单一亚型的一致性表达、完全缺乏KIR表达或者少见的KIR多种亚型的一致性表达。

兼有T-LGL和NK-LGL淋巴细胞增多的患者已有报道[21,61]。一些非常罕见而奇特的LGLL病例也有报告，包括侵袭性T-LGLL伴NK细胞毒性作用，并表达两种不同的TCRα和TCRβ链[62]。伴混合性B和T细胞表型以及TCRβ和IgH克隆性基因重排的LGLL也有报道，其细胞群具有独特的细胞遗传学改变，涉及11q23位点的常见转位[63]。由于一些侵袭性T细胞淋巴瘤可有胞质颗粒和白血病累及外周血，重要的是不能只根据T细胞表型和颗粒状淋巴细胞的存在而将这些病例诊断为典型的T-LGLL。外周血涂片中，这些淋巴瘤的细胞一般都比较大，核多形性，胞质更嗜碱性，因而其形态学完全不同于典型的T-LGL[64]。

30.7 基因和分子生物学检测

肿瘤性疾病的标志是克隆性增殖（即所有恶性细胞都是单个前体细胞的后代）。因为T细胞成熟过程中，TCR基因发生了独特的重排，所以它们可以用于T-LGLL克隆性标记物。T-LGLL的克隆性可以通过PCR、Southern 印迹杂交或偶尔通过细胞遗传学分析而证实。因为几乎所有的克隆性T细胞的增殖均显示TCRγ基因重排，所以通过PCR研究这种重排为评估克隆性提供了一个敏感的手段，无论哪种T细胞抗原受体表达[65,66]。超过80%普通型T-LGL增殖具有克隆性。对TCR-Vβ基因全套抗体库的研究没有令人信服地证实任何V基因更有用[60,67,68]，例外的是，对于RA相关的病例而言TCR-Vβ6可能更常用[69]。对几名患者进行vα和vβ重排分析，提示存在抗原选择压力，这对T-LGLL的发展可能起作用[68,70]。

T-LGLL特有的重现性细胞遗传学异常未见报道。文献报道的细胞遗传学异常包括t（2；5）、加（11q23）、t（4；17）、t（8；14）、t（5；6）、inv（10）、inv（14）、inv（7），以及8、14和19三体[71,72]。这些细胞遗传学异常并不常见，并且有些与异常的侵袭性临床过程有关。细胞遗传学数据不足的原因之一是使用标准培养技术难以获得分裂中期的LGL。

30.8 假定的细胞起源和发病机制

有提议将$CD8^+$T细胞亚群作为普通型T-LGLL的起源细胞。从形态学和免疫表型上来看，T-LGL白血病细胞类似于活化的$CD8^+$CTL。T-LGL和活化CTL均表达FasL（CD178）$^+$、$CD8^+$、$CD28^-$和$CD62L^-$（L-选择素）的表型[18,73]。它们含有细胞毒分子，包括穿孔素、粒酶B、TIA-1和calpain。有报告，异常T-LGL中可检测到其他活化的标记物，如CD30、CD40、CD40L（CD154）和CD70。然而，表面CD27和CD30L（CD153）存在于活化CTL中，而在T-LGLL中通常缺乏。经典的抗原特异性CTL以MHCⅠ类限制性形式释放细胞毒素，而T-LGL可以通过CD16介导抗体依赖性细胞介导的细胞毒性机制杀死覆盖抗体的靶目标[74]。因此无论从表型还是功能上看，T-LGL都与传统的活化CTL不同。罕见的TCRγδ型T-LGLL显然是起源于一种TCRγδT细胞的亚群。

最近有报道称，T-LGLL往往是混合性$CD3^+$/$CD8^+$/$CD57^+$和$CD3^+$/$CD8^+$/$CD57^-$细胞群，二者具有相同的克隆性TCR基因重排[75]。CD57存在于大多数活化的$CD8^+$CTL效应细胞，推测$CD57^+$LGL相当于“活化的”效应CTL，并且缺乏增殖能力；而$CD57^-$LGL是“记忆性”T细胞，并且在遭遇特异性抗原后可以增殖[75]。

在存在慢性抗原刺激的情况下，$CD3^+/CD8^+/CD57^+$ T-LGL来自$CD3^+/CD8^+/CD57^+$记忆细胞的再生。这种理论支持T-LGLL是慢性抗原驱动的T细胞增殖所致。

白血病性T-LGL一致性表达中等亲和力IL-2受体（IL-2Rβ/IL-2Rγ），而不表达高亲和力受体（IL-2Rα/IL-2Rβ）[76]。这是与正常活化T淋巴细胞相反，后者往往表达高亲和力IL-2受体。然而，T-LGL可以因高剂量IL-2通过IL-2Rβ（p75，CD122）途径而激活、增多；IL-2Rα于是上调，与IL-2Rβ形成高亲和力IL-2受体。

Fas-FasL信号转导通路的失调和STAT3通路的持续性激活可能部分解释T-LGL增多。CD95/CD178（Fas/FasL）在许多T-LGLL病例中一致性高表达[77]，在正常活化细胞亦然。控制或消除活化性CTL的机制之一是通过CD95/CD178诱导凋亡。显然，多数T-LGL能够耐受CD178诱导的细胞凋亡，但其CD95表达水平很高。然而，多数T-LGL在体外用抗CD3和抗CD28[78]或植物血凝素（pHA）加IL-2[79]进行激活后，再通过抗CD95竞争性作用而耐受凋亡。体外活化后的CD95介导的细胞凋亡耐受逆转可能是正确形成一个活化的死亡介导的信号复合物的结果，这是CD95/CD178介导的细胞死亡所必需[80]。据推测，T-LGLL中死亡诱导信号复合物的形成在IL-2低或没有的情况下是抑制的[80]。T-LGL增多或存活可能还涉及JAK-STAT通路。在几乎所有T-LGLL中都有高水平的STAT1和STAT3活性，而没有STAT5[80]。对T-LGL使用反义STAT3进行处理后，CD95介导的细胞凋亡抑制可被逆转。使用选择性JAK酪氨酸激酶抑制剂AG-490治疗白血病性T-LGL还可以诱导细胞凋亡。显然，STAT3调节MCL-1表达，后者抑制由多种死亡信号介导的细胞凋亡。

T-LGL中释放的游离CD178具有细胞毒性，同时表达CD95的中性粒细胞和其他造血前体细胞可以通过结合CD178而被破坏，最终导致血细胞减少。Liu等[52]所提供的证据表明，CD178在中性粒细胞减少的发病机制中可能确实起作用。游离CD178可与其他组织上的CD95结合，这可能是侵袭性LGLL相关的器官功能障碍的罪魁祸首[52,81]。T-LGLL和中性粒细胞减少的患者，血浆中弹性蛋白酶（由死亡的中性粒细胞释放）增加，提示中性粒细胞破坏增加[82]。然而，T-LGL释放的CD178增加可能并不是外周血细胞减少的唯一机制，因为一些存在血细胞减少的T-LGLL患者，其血清CD178水平并没有升高。骨髓中T-LGL增多可能直接抑制粒细胞形成[83]，并导致中性粒细胞减少；然而骨髓活检一般不会观察到粒系增生低下。

30.9 临床治疗和预后

T-LGLL通常是一种慢性、非进展性淋巴细胞增殖性疾病。发病率和死亡率大多与血细胞减少有关，并且绝大多数患者需要某种形式的治疗。

除了治疗血细胞减少的并发症，如局部和全身感染，尝试过多种治疗方法试图缓解血细胞减少。这些治疗方法包括粒细胞集落刺激因子和免疫抑制因子，如甲氨蝶呤、环孢素和类固醇。粒细胞或粒细胞-巨噬细胞集落刺激因子很少产生持久的改善。据报道，小剂量口服甲氨蝶呤很适合一些T-LGLL患者，尤其是存在自身免疫性疾病（如RA）的情形[31,54,85]。环磷酰胺和强的松对严重贫血及纯红细胞性再生障碍性贫血的患者非常有效[31]。一些患者对喷司他丁治疗有效[86]。罕见的侵袭性T-LGLL可以使用多药联合化疗方案，但疗效往往欠佳[81]。绝大多数T-LGLL表达P-糖蛋白和肺耐药蛋白[81]，已知这种表型与癌症相关化疗耐受有关，这可以解释侵袭性T-LGLL化疗效果差的原因。部分患者进行脾切除术用于诊断和治疗血细胞减少[31]。虽然贫血和血小板减少可能会有所改善，但中性粒细胞减少的改善通常最小。脾切除后患者通常LGL计数会增加。

血清CD178水平可被用作治疗期间监测T-LGLL活动性的指标。疗效好总是与CD178减少相关。随着对导致T-LGL增殖及相关血细胞减少机制理解的深入，将来可能会提供更合理的分子靶向治疗。

据报告，中位生存期是3~10年[31,87]。在一组68例患者的研究中，实际中位生存期为161个月[88]。临床预后主要取决于血细胞减少的严重程度，某些病例涉及其他情形，例如自身免疫性疾病和同时存在的肿瘤。异常细胞遗传学和表达CD56的可能表明预后较差，但其中一些病例实际上可能是PTCL。罕见T-LGLL进展为侵袭性更强的疾病[89]，转化为PTCL也有报道[90,91]。转化的淋巴瘤可有大细胞淋巴瘤形态或免疫母细胞形态。当发生转化时，预后很差。相反，一些T-LGLL病例会自然消退[92,93]。

30.10 鉴别诊断

在诊断T-LGLL前必须排除反应性淋巴细胞增多。多种反应性疾病可出现非典型淋巴细胞和LGL增多。淋巴细胞增多往往是一过性，并且NK-LGL和T-LGL都可出现。反应性淋巴细胞可累及脾脏和肝脏。TCR基因重排研究应当揭示其为多克隆性疾病。T-LGLL显示了T-LGL持续性升高和克隆性TCR基因重排。T-LGLL还需要与NK细胞白血病、T细胞幼淋巴细胞白血病（T-PLL）、偶尔还有累及外周血的淋巴瘤（peripheralized lymphoma）相区别[94]。对这些疾病中的绝大多数病例而言，循环血中白血病细胞或淋巴瘤细胞不含胞质内嗜天青颗粒，外周血涂片检查对准确诊断是至关重要的。NK细胞白血病/淋巴瘤、肝脾γ-δ T细胞淋巴瘤和其他罕见的T细胞淋巴瘤患者的循环血中淋巴细胞内可以有胞质颗粒[53,95,96]。这些疾病中有些可以出现外周血白细胞计数增加和具有嗜天青颗粒的非典型淋巴细胞。这些其他疾病通常是侵袭性临床过程，淋巴细胞一般更具多形性并有较高的增殖指数。它们可以通过形态学，免疫表型和临床评估来与典型的T-LGLL相鉴别[96]。

30.11 精华和陷阱

- T细胞大颗粒淋巴细胞白血病（T-LGLL）的淋巴细胞总数可能正常。
- 对血涂片进行仔细检查是诊断所必需。
- 大颗粒淋巴细胞（LGL）中的颗粒可能非常细小而被忽视。
- T-LGLL包含不同免疫表型和TCR表达的亚型。
- T-LGLL临床过程的特征是惰性和非进展性。
- 致病和死亡的主要原因是并发血细胞减少。
- 表现侵袭性临床过程并具有多形性肿瘤细胞的患者可能具有不同的临床疾病。
- 与其他疾病有关，特别是类风湿关节炎（RA）
- 常常发现血清自身抗体和高丙种球蛋白血症
- 循环FasL可能是与中性细胞减少发病有关的一个因素。

（张 博 译）

参考文献

1. Spits H, Lanier LL, Phillips JH. Development of human T and natural killer cells. *Blood.* 1995;85:2654-2670.
2. Chan WC, Foucar K, Morice WG, Catovksy D. T-cell large granular lymphocytic leukemia. In: Swerdlow SH, Campo E, Harris NL, Jaffe ES, Pileri SA, Stein H, Thiele J, Vardiman JW, eds. *WHO Classification of Tumours of Haematopoietic and Lymphoid Tissues.* Lyon, France: IARC; 2008:272-273.
3. McDaniel HL, MacPherson BR, Tindle BH, Lunde JH. Lymphoproliferative disorder of granular lymphocytes. A heterogeneous disease. *Arch Pathol Lab Med.* 1992;116:242-248.
4. Jaffe ES, Krenacs L, Kumar S, et al. Extranodal peripheral T-cell and NK-cell neoplasms. *Am J Clin Pathol.* 1999;1(suppl 1):S46-S55.
5. Lille I, Desplaces A, Meeus L, et al. Thymus-derived proliferating lymphocytes in chronic lymphocytic leukaemia. *Lancet.* 1973;2:263-264.
6. McKenna RW, Parkin J, Kersey JH, et al. Chronic lymphoproliferative disorder with unusual clinical, morphologic, ultrastructural and membrane surface marker characteristics. *Am J Med.* 1977;62:588-596.
7. Reference deleted in proofs.
8. Timonen T, Ortaldo JR, Herberman RB. Characteristics of human large granular lymphocytes and relationship to natural killer and K cells. *J Exp Med.* 1981;153:569-582.
9. Trinchieri G, O'Brien T, Shade M, Perussia B. Phorbol esters enhance spontaneous cytotoxicity of human lymphocytes, abrogate Fc receptor expression, and inhibit antibody-dependent lymphocyte-mediated cytotoxicity. *J Immunol.* 1984;133:1869-1877.
10. Bom-van Noorloos AA, Pegels HG, van Oers RH, et al. Proliferation of T-γ cells with killer-cell activity in two patients with neutropenia and recurrent infections. *N Engl J Med.* 1980;302:933-937.
11. Reynolds CW, Foon KA. T gamma-lymphoproliferative disease and related disorders in humans and experimental animals: a review of the clinical, cellular, and functional characteristics. *Blood.* 1984;64:1146-1158.
12. Chan WC, Link S, Mawle A, et al. Heterogeneity of large granular lymphocyte proliferations: delineation of two major subtypes. *Blood.* 1986;68:1142-1153.
13. Oshimi K, Yamada O, Kaneko T, et al. Laboratory findings and clinical courses of 33 patients with granular lymphocyte-proliferative disorders. *Leukemia.* 1993;7:782-788.
14. Loughran TP Jr, Draves KE, Starkebaum G, et al. Induction of NK activity in large granular lymphocyte leukemia: activation with anti-CD3 monoclonal antibody and interleukin 2. *Blood.* 1987;69:72-78.
15. Loughran TP Jr. Clonal diseases of large granular lymphocytes. *Blood.* 1993;82:1-14.
16. Loughran TP Jr, Starkebaum G. Clinical features in large granular lymphocytic leukemia. *Blood.* 1987;69:1786.
17. Semenzato G, Zambello R, Starkebaum G, et al. The lymphoproliferative disease of granular lymphocytes: updated criteria for diagnosis. *Blood.* 1997;89:256-260.
18. Greer JP, Kinney MC, Loughran TP Jr. T cell and NK cell lymphoproliferative disorders. *Hematology Am Soc Hematol Educ Program.* 2001;259-281.
19. Morley JK, Batliwalla FM, Hingorani R, Gregersen PK. Oligoclonal CD8+ T cells are preferentially expanded in the CD57+ subset. *J Immunol.* 1995;154:6182-6190.
20. Posnett DN, Sinha R, Kabak S, Russo C. Clonal populations of T cells in normal elderly humans: the T cell equivalent to "benign monoclonal gammapathy." *J Exp Med.* 1994;179:609-618.
21. Scott CS, Richards SJ, Tait T, Jack AS. Large granular lymphocyte expansions in rheumatoid disease. *Br J Rheumatol.* 1994;33:1094-1096.
22. Kluin-Nelemans JC, Kester MG, Melenhorst JJ, et al. Persistent clonal excess and skewed T-cell repertoire in T cells from patients with hairy cell leukemia. *Blood.* 1996;87:3795-3802.
23. Xie XY, Sorbara L, Kreitman RJ, et al. Development of lymphoproliferative disorder of granular lymphocytes in association with hairy cell leukemia. *Leuk Lymphoma.* 2000;37:97-104.
24. Martinez A, Pittaluga S, Villamor N, et al. Clonal T-cell populations and increased risk for cytotoxic T-cell lymphomas in B-CLL patients: clinicopathologic observations and molecular analysis. *Am J Surg Pathol.* 2004;28:849-858.
25. Gorochov G, Debre P, Leblond V, et al. Oligoclonal expansion of CD8+ CD57+ T cells with restricted T-cell receptor beta chain variability after bone marrow transplantation. *Blood.* 1994;83:587-595.
26. Masuko K, Kato S, Hagihara M, et al. Stable clonal expansion of T cells induced by bone marrow transplantation. *Blood.* 1996;87:789-799.
27. Smith PR, Cavenagh JD, Milne T, et al. Benign monoclonal expansion of CD8+ lymphocytes in HIV infection. *J Clin Pathol.* 2000;53:177-181.
28. Ohtsubo H, Arima N, Tei C. Epstein-Barr virus involvement in T-cell malignancy: significance in adult T-cell leukemia. *Leuk Lymphoma.* 1999;33:451-458.
29. Heneine W, Chan WC, Lust JA, et al. HTLV-II infection is rare in patients with large granular lymphocyte leukemia. *J Acquir Immune Defic Syndr.* 1994;7:736-737.
30. Perzova RN, Loughran TP, Dube S, et al. Lack of BLV and PTLV DNA sequences in the majority of patients with large granular lymphocyte leukaemia. *Br J Haematol.* 2000;109:64-70.
31. Lamy T, Loughran TP Jr. Current concepts: large granular lymphocyte leukemia. *Blood Rev.* 1999;13:230-240.
32. Go RS, Tefferi A, Li CY, et al. Lymphoproliferative disease of granular T lymphocytes presenting as aplastic anemia. *Blood.* 2000;96:3644-3646.
33. Gentile TC, Uner AH, Hutchison RE, et al. CD3+, CD56+ aggressive variant of large granular lymphocyte leukemia. *Blood.* 1994;84:2315-2321.
34. Kingma DW, Raffeld M, Jaffe ES. Differential diagnosis of CD3+, CD56+ T-cell leukemias. *Blood.* 1995;85:1675-1676.
35. Kojima H, Komeno T, Shinagawa A, et al. CD3+, CD56+ large granular lymphocyte leukemia. *Blood.* 1995;85:3762.
36. Saunthararajah Y, Molldrem JL, Rivera M, et al. Coincident myelodysplastic syndrome and T-cell large granular lymphocytic disease: clinical and pathophysiological features. *Br J Haematol.* 2001;112:195-200.
37. Starkebaum G, Loughran TP Jr, Gaur LK, et al. Immunogenetic similarities between patients with Felty's syndrome and those with clonal expansions of large granular lymphocytes in rheumatoid arthritis. *Arthritis Rheum.* 1997;40:624-626.
38. Ergas D, Tsimanis A, Shtalrid M, et al. T-gamma large granular lymphocyte leukemia associated with amegakaryocytic thrombocytopenic purpura, Sjögren's syndrome, and polyglandular autoimmune syndrome type II, with subsequent development of pure red cell aplasia. *Am J Hematol.* 2002;69:132-134.

39. Gentile TC, Wener MH, Starkebaum G, Loughran TP Jr. Humoral immune abnormalities in T-cell large granular lymphocyte leukemia. *Leuk Lymphoma.* 1996;23:365-370.
40. Sivakumaran M, Richards S. Immunological abnormalities of chronic large granular lymphocytosis. *Clin Lab Haematol.* 1997;19:57-60.
41. Kingreen D, Dalal BI, Heyman M, et al. Lymphocytosis of large granular lymphocytes in patients with Hodgkin's disease. *Am J Hematol.* 1995;50:234-236.
42. Karadimitris A, Li K, Notaro R, et al. Association of clonal T-cell large granular lymphocyte disease and paroxysmal nocturnal haemoglobinuria (PNH): further evidence for a pathogenetic link between T cells, aplastic anaemia and PNH. *Br J Haematol.* 2001;115:1010-1014.
43. Borgonovo G, Secondo V, Varaldo E, et al. Large granular lymphocyte leukemia associated with hepatocellular carcinoma: a case report. *Haematologica.* 1996;81:172-174.
44. Gentile TC, Hadlock KG, Uner AH, et al. Large granular lymphocyte leukaemia occurring after renal transplantation. *Br J Haematol.* 1998;101:507-512.
45. Feher O, Barilla D, Locker J, et al. T-cell large granular lymphocytic leukemia following orthotopic liver transplantation. *Am J Hematol.* 1995;49:216-220.
46. McKenna RW, Parkin J, Gajl-Peczalska KJ, et al. Ultrastructural, cytochemical, and membrane surface marker characteristics of the atypical lymphocytes in infectious mononucleosis. *Blood.* 1977;50:505-515.
47. Catovsky D, Matutes E. Leukemias of mature T-cells. *Neoplastic Hematopathol.* 2001;43:1589-1602.
48. Evans HL, Burks E, Viswanatha D, Larson RS. Utility of immunohistochemistry in bone marrow evaluation of T-lineage large granular lymphocyte leukemia. *Hum Pathol.* 2000;31:1266-1273.
49. Osuji N, Beiske K, Randen U, et al. Characteristic appearances of the bone marrow in T-cell large granular lymphocyte leukaemia. *Histopathology.* 2007;50:547-554.
50. Morice WG, Jevremovic D, Hanson CA. The expression of the novel cytotoxic protein granzyme M by large granular lymphocytic leukaemias of both T-cell and NK-cell lineage: an unexpected finding with implications regarding the pathobiology of these disorders. *Br J Haematol.* 2007;137:237-239.
51. Morice WG, Kurtin PJ, Tefferi A, Hanson CA. Distinct bone marrow findings in T-cell granular lymphocytic leukemia revealed by paraffin section immunoperoxidase stains for CD8, TIA-1, and granzyme B. *Blood.* 2002;99(1):268-274.
52. Liu JH, Wei S, Lamy T, et al. Chronic neutropenia mediated by Fas ligand. *Blood.* 2000;95:3219-3222.
53. Sun T, Cohen NS, Marino J, et al. CD3+, CD4–, CD8– large granular T-cell lymphoproliferative disorder. *Am J Hematol.* 1991;37:173-178.
54. Claudepierre P, Bergamasco P, Delfau MH, et al. Unusual CD3+, CD4+ large granular lymphocyte expansion associated with a solid tumor. *J Rheumatol.* 1998;25:1434-1436.
55. Lima M, Almeida J, dos Anjos Teixeira M, et al. Utility of flow cytometry immunophenotyping and DNA ploidy studies for diagnosis and characterization of blood involvement in CD4+ Sezary's syndrome. *Haematologica.* 2003;88:874-887.
56. van Oostveen JW, Breit TM, de Wolf JT, et al. Polyclonal expansion of T-cell receptor-gamma-delta+ T lymphocytes associated with neutropenia and thrombocytopenia. *Leukemia.* 1992;6:410-418.
57. Richards SJ, Short M, Scott CS. Clonal CD3+CD8+ large granular lymphocyte (LGL)/NK-associated (NKa) expansions: primary malignancies or secondary reactive phenomena? *Leuk Lymphoma.* 1995;17:303-311.
58. de Totero D, Tazzari PL, DiSanto JP, et al. Heterogeneous immunophenotype of granular lymphocyte expansions: differential expression of the CD8 alpha and CD8 beta chains. *Blood.* 1992;80:1765-1773.
59. Lanier LL, Chang C, Spits H, Phillips JH. Expression of cytoplasmic CD3 epsilon proteins in activated human adult natural killer (NK) cells and CD3 gamma, delta, epsilon complexes in fetal NK cells. Implications for the relationship of NK and T lymphocytes. *J Immunol.* 1992;149:1876-1880.
60. Lima M, Teixeira MA, Queiros ML, et al. Immunophenotypic characterization of normal blood CD56+lo versus CD56+hi NK-cell subsets and its impact on the understanding of their tissue distribution and functional properties. *Blood Cells Mol Dis.* 2001;27:731-743.
61. Kondo H, Watanabe J, Iwasaki H. T-large granular lymphocyte leukemia accompanied by an increase of natural killer cells (CD3–) and associated with ulcerative colitis and autoimmune hepatitis. *Leuk Lymphoma.* 2001;41:207-212.
62. Boehrer S, Hinz T, Schui D, et al. T-large granular lymphocyte leukaemia with natural killer cell-like cytotoxicity and expression of two different alpha- and beta-T-cell receptor chains. *Br J Haematol.* 2001;112:201-203.
63. Akashi K, Shibuya T, Nakamura M, et al. Large granular lymphocytic leukaemia with a mixed T-cell/B-cell phenotype. *Br J Haematol.* 1998;100: 291-294.
64. Brunning RD, McKenna RW. Small lymphocytic leukemias and related disorders. In: Rosal J, ed. *Atlas of Tumor Pathology (Third Series, Fascicle 9): Tumors of Bone Marrow.* Washington, DC: Armed Forces Institute of Pathology; 1993:308-310.
65. Loughran TP Jr, Starkebaum G, Aprile JA. Rearrangement and expression of T-cell receptor genes in large granular lymphocyte leukemia. *Blood.* 1988;71:822-824.
66. Ryan DK, Alexander HD, Morris TC. Routine diagnosis of large granular lymphocytic leukaemia by Southern blot and polymerase chain reaction analysis of clonal T cell receptor gene rearrangement. *Mol Pathol.* 1997;50:77-81.
67. Davey MP, Starkebaum G, Loughran TP Jr. CD3+ leukemic large granular lymphocytes utilize diverse T-cell receptor V beta genes. *Blood.* 1995;85:146-150.
68. Kasten-Sportes C, Zaknoen S, Steis RG, et al. T-cell receptor gene rearrangement in T-cell large granular leukocyte leukemia: preferential V alpha but diverse J alpha usage in one of five patients. *Blood.* 1994;83:767-775.
69. Bowman SJ, Bhavnani M, Geddes GC, et al. Large granular lymphocyte expansions in patients with Felty's syndrome: analysis using anti-T cell receptor V beta-specific monoclonal antibodies. *Clin Exp Immunol.* 1995;101:18-24.
70. Quiros-Roldan E, Sottini A, Gulletta M, et al. The T-cell receptor repertoires expressed by CD4+ and CD4– large granular lymphocytes derived from the same patients suggest the persistent action of an immune-mediated selection process. *Blood.* 1996;88:2133-2143.
71. Woessner S, Feliu E, Villamor N, et al. Granular lymphocyte proliferative disorders: a multicenter study of 20 cases. *Ann Hematol.* 1994;68:285-292.
72. Brito-Babapulle V, Matutes E, Foroni L, et al. A t(8;14)(q24;q32) in a T-lymphoma/leukemia of CD8+ large granular lymphocytes. *Leukemia.* 1987;1:789-794.
73. Zambello R, Trentin L, Facco M, et al. Analysis of TNF-receptor and ligand superfamily molecules in patients with lymphoproliferative disease of granular lymphocytes. *Blood.* 2000;96:647-654.
74. Hoshino S, Oshimi K, Teramura M, Mizoguchi H. Activation via the CD3 and CD16 pathway mediates interleukin-2-dependent autocrine proliferation of granular lymphocytes in patients with granular lymphocyte proliferative disorders. *Blood.* 1991;78:3232-3240.
75. Melenhorst JJ, Sorbara L, Kirby M, et al. Large granular lymphocyte leukaemia is characterized by a clonal T-cell receptor rearrangement in both memory and effector CD8+ lymphocyte populations. *Br J Haematol.* 2001;112:189-194.
76. Tsudo M, Goldman CK, Bongiovanni KF, et al. The p75 peptide is the receptor for interleukin 2 expressed on large granular lymphocytes and is responsible for the interleukin 2 activation of these cells. *Proc Natl Acad Sci U S A.* 1987;84:5394-5398.
77. Melenhorst JJ, Brummendorf TH, Kirby M, et al. CD8+ T cells in large granular lymphocyte leukemia are not defective in activation- and replication-related apoptosis. *Leuk Res.* 2001;25:699-708.
78. Lamy T, Liu JH, Landowski TH, et al. Dysregulation of CD95/CD95 ligand-apoptotic pathway in CD3+ large granular lymphocyte leukemia. *Blood.* 1998;92:4771-4777.
79. Epling-Burnette PK, Liu JH, Catlett-Falcone R, et al. Inhibition of STAT3 signaling leads to apoptosis of leukemic large granular lymphocytes and decreased Mcl-1 expression. *J Clin Invest.* 2001;107:351-362.
80. Kirchhoff S, Muller WW, Krueger A, et al. TCR-mediated up-regulation of c-FLIPshort correlates with resistance toward CD95-mediated apoptosis by blocking death-inducing signaling complex activity. *J Immunol.* 2000;165:6293-6300.
81. Lamy T, Drenou B, Fardel O, et al. Multidrug resistance analysis in lymphoproliferative disease of large granular lymphocytes. *Br J Haematol.* 1998;100:509-515.
82. Seebach J, Schleiffenbaum B, Ruegg R, Fehr J. Epinephrine test and plasma elastase as diagnostic tools in a patient with CD3+ large granular lymphocyte proliferation. *Br J Haematol.* 1995;89:630-632.
83. Coakley G, Iqbal M, Brooks D, et al. CD8+, CD57+ T cells from healthy elderly subjects suppress neutrophil development in vitro: implications for the neutropenia of Felty's and large granular lymphocyte syndromes. *Arthritis Rheum.* 2000;43:834-843.
84. Reference deleted in proofs.
85. Hamidou MA, Sadr FB, Lamy T, et al. Low-dose methotrexate for the treatment of patients with large granular lymphocyte leukemia associated with rheumatoid arthritis. *Am J Med.* 2000;108:730-732.
86. Osuji N, Matutes E, Tjonnfjord G, et al. T-cell large granular lymphocyte leukemia: a report on the treatment of 29 patients and a review of the literature. *Cancer.* 2006;107:570-578.
87. Pandolfi F, Loughran TP Jr, Starkebaum G, et al. Clinical course and prognosis of the lymphoproliferative disease of granular lymphocytes. A multicenter study. *Cancer.* 1990;65:341-348.
88. Dhodapkar MV, Li CY, Lust JA, et al. Clinical spectrum of clonal proliferations of T-large granular lymphocytes: a T-cell clonopathy of undetermined significance? *Blood.* 1994;84:1620-1627.
89. Tagawa S, Mizuki M, Onoi U, et al. Transformation of large granular lymphocytic leukemia during the course of a reactivated human herpesvirus-6 infection. *Leukemia.* 1992;6:465-469.
90. Nowell P, Finan J, Glover D, Guerry D. Cytogenetic evidence for the clonal nature of Richter's syndrome. *Blood.* 1981;58:183-186.
91. Matutes E, Wotherspoon AC, Parker NE, et al. Transformation of T-cell large granular lymphocyte leukaemia into a high-grade large T-cell lymphoma. *Br J Haematol.* 2001;115:801-806.
92. Takeuchi M, Tamaoki A, Soda R, Takahashi K. Spontaneous remission of large granular lymphocyte T cell leukemia. *Leukemia.* 1999;13:313-314.
93. Winton EF, Chan WC, Check I, et al. Spontaneous regression of a monoclonal proliferation of large granular lymphocytes associated with reversal of anemia and neutropenia. *Blood.* 1986;67:1427-1432.
94. Kingreen D, Siegert W. Chronic lymphatic leukemias of T and NK cell type. *Leukemia.* 1997;11(suppl 2):S46-S49.
95. Longacre TA, Listrom MB, Spigel JH, et al. Aggressive jejunal lymphoma of large granular lymphocytes. Immunohistochemical, ultrastructural, molecular, and DNA content analysis. *Am J Clin Pathol.* 1990;93:124-132.
96. Macon WR, Williams ME, Greer JP, et al. Natural killer-like T-cell lymphomas: aggressive lymphomas of T-large granular lymphocytes. *Blood.* 1996;87:1474-1483.

第31章

T细胞幼淋细胞白血病

Anna Porwit, Miroslav Djokic

章节目录

31.1　定义

T细胞幼淋细胞白血病（T-PLL）是一种侵袭性疾病，特点是由具有胸腺后表型的小至中等淋巴细胞增生，常累及血液、骨髓、淋巴结、脾脏和皮肤[1,2]。这种白血病最早由Catovsky等[3]描述，一名患者的细胞学特点类似B细胞幼淋细胞白血病（B-PLL）的细胞学特征，但这些细胞后来被证明是结合绵羊红细胞（E-花环形成试验阳性）。更详细的报道由Matutes等于1986年发表[4]，他们比较了29例T-PLL和33例B-PLL的形态学和临床特点，定义为与成熟T细胞免疫表型相一致。1987年他们又报道了同时具有inv（14）（q11；q32）和8q三体的T-PLL病例[5]。

31.2　流行病学

T-PLL约占所有T细胞疾病的3%[6]。这种白血病主要发生在老年人（中位年龄65岁，范围33~91岁），男性略多（男女比例约为1.4：1）[7-9]。共济失调性毛细血管扩张症患者发病率较高，也可见于更年轻成人（26~43岁）[10]。

31.3　临床表现

大多数T-PLL患者表现为一般症状：出汗、不适、体重减轻或发热[7-9,11,12]。症状在诊断前平均持续2个月。大多数患者会出现白细胞计数升高（72%患者>100×10^9/L）、脾大（79%）、淋巴结大（46%）和肝大（39%）[7-9]。1/4患者诊断时有皮损，主要是斑丘疹、结节或者（更少见）红皮病[7,8,11-14]。15%~30%患者在诊断时主要出现白细胞计数升高和浆膜腔积液。浆膜腔积液也可能在病程的后期出现[7,8,11,12]。CNS受累罕见[7,8]。30%~50%的患者表现为贫血（血红蛋白<10g/dL）或血小板减少（<100×10^9/L），或两者兼而有之[7,8,11,12]。通常没有中性粒细胞减少或单核细胞减少。常见高尿酸血症和乳酸脱氢酶水平升高。其他肝功能检测可轻度升高，而血清Ig和肾生化均正常[7,8]。尽管大多数西方T-PLL患者血清中检测不到人类细胞病毒（HTLV）1型和2型，但在一些日本患者的DNA样本中有HTLV-1 TAX序列[7,8,15]。曾报道过一例EBV相关的T-PLL[16]。

31.4　形态学

外周血中，典型T-PLL细胞是中等大小的淋巴细胞，核浆比例高和强嗜碱性无颗粒胞质，往往有突起（简表31.1；图31.1A）。超微结构研究显示大量核糖体、多聚核糖体和粗面内质网，这是胞质嗜碱性的原因[4,7,8,13]。核往往不规则，有许多小凹陷，有中等浓染的染色质和突出的核仁。α-萘醋酸酯酶细胞化学染色显示特征性点状着色[17]。

简表 31.1 T细胞幼淋细胞白血病的主要特点

形态学

- 外周血细胞形态学
  - 普通型：中等大小的淋巴细胞，核圆形或不规则，染色质中度致密，有明显的中位核仁，胞质丰富、嗜碱性，有胞质突起，无颗粒
  - 小细胞型：小淋巴细胞，核圆形或轻度不规则，粗块状染色质，核仁不明显，胞质稀少、嗜碱性
- 骨髓组织形态学：淋巴细胞弥漫成片，取代正常骨髓结构；少见弥漫间质性浸润或结节状浸润并部分保持原有结构

免疫表型

- $CD2^+$、$CD3^+$、$CD5^+$；通常$CD7$强$^+$；TCRαβ
- $CD4^+/CD8^-$（最常见）；$CD4^+/CD8^+$或$CD4^-/CD8^+$（少见）
- $TCL1^+$、$CD26^+$（经常）
- NK相关标记（CD16、CD56、CD57）阴性
- 细胞毒性颗粒分子（TIA-1、粒酶B）阴性

遗传学

- TCR-β、TCR-γ基因重排
- 在inv（14）（q11；q32.1）或t（14；14）（q11；q32.1）中的TCL1，TCL1β重排
- 在t（X；14）（28；q11）中的MTCP1重排
- 8号染色体三体或iso8q
- 11q23上的ATM突变

大约20%病例中白血病细胞较小，核圆形，虽然电镜检查易见核仁，但光镜下难以察觉（图31.1B）[4,18]。某些文献将这种病例称为T-PLL的“小细胞变异型”。由于临床和细胞遗传学特征相似，这两种T-PLL亚型可能属于同一类别[11,18]。文献中有关T-CLL的绝大多数病例，呈现典型的组织形态学、免疫表型和染色体改变，符合小细胞型T-PLL[19-21]。文献中也提到罕见病例出现多叶核，类似于成人T细胞白血病/淋巴瘤。还有其他病例报道，出现Sézary综合征样的脑回状核，这些病例就是以前所命名的Sézary细胞白血病[13,22]。

骨髓环钻活检切片中，有核细胞数量通常增多，从轻度增生到骨髓“拥塞”。白血病细胞可呈结节状浸润或间质性浸润，前者白血病细胞仅占骨髓细胞的一部分，后者骨髓中绝大多数都是弥漫浸润的白血病细胞（图31.1C）[23]。某些病例外周血和骨髓受累不一致，外周血白细胞显著增多而骨髓受累轻微[24]。常有轻度纤维化，表现为网状纤维密度增加。在骨髓环钻活检切片中，T-PLL细胞小至中等大小，较圆，很难与其他慢性淋巴细胞增殖性疾病相鉴别。骨髓印片或涂片中，细胞学特征更显著，其形态特征与外周血白血病细胞类似[24]。

淋巴结表现为白血病细胞弥漫性浸润。白血病细胞主要位于滤泡间区，但也可能完全取代正常结构（图31.2A）。可能残存生发中心[25]。在石蜡切片中，白血病细胞呈中等大小，形态相当单一。核分裂象易见，Ki-67（MIB-1）染色显示高增殖指数（通常30%~60%）（图31.2B）。典型特征包括核仁显著和胞质丰富，在淋巴结印片或细针穿刺细胞学中更明显（图31.2C）。

Osuji等描述了T-PLL累及脾脏的形态学特点[26]。脾脏增大，T-PLL细胞浸润红髓，包括髓窦和髓索。因白血病细胞浸润滤泡而出现白髓破坏的迹象（图31.2D）。髓索结构不扭曲。可见明显的血管侵犯和纤维小梁浸润。白血病细胞通过脾包膜浸润至脾周脂肪组织[26]。

在肝脏，T-PLL浸润通常仅限于汇管区，伴有程度不一的汇管区扩张和肝窦累及[14]。T-PLL可出现在汇管区血管内。

皮肤浸润通常仅限于真皮（图31.2E），有时可延伸至皮下脂肪组织。罕见病例累及表皮或皮下肿块[14,25]。浸润常围绕毛细血管和皮肤附属器周围[14]。有不同程度的间质血管周围水肿，伴有轻微的内皮损伤和少量红细胞渗出。大多数浸润皮肤的细胞呈圆形核，仅罕见病例可见Sézary样细胞[14]。据报道，可进展为高级别皮肤$CD30^+$大细胞淋巴瘤，染色体改变与血液中T-PLL细胞相同[27]。罕见眼球受累，可出现全葡萄膜炎、视网膜脱垂或结膜血管周围受累[28,29]。

文献中T-PLL累及其他髓外部位的病例极少见[25]。一例T-PLL患者的经支气管活检标本中，支气管黏膜发现白血病细胞形成小簇。另一例T-PLL患者结肠镜检查发现浅表性溃疡，显微镜检查发现固有层内的浸润，但无淋巴上皮病变。

31.5 免疫表型

几乎所有T-PLL病例都呈$CD7^+$，通常为强阳性[7,8,11,30,31]。白血病细胞呈胞质$CD3^+$，但在20%病

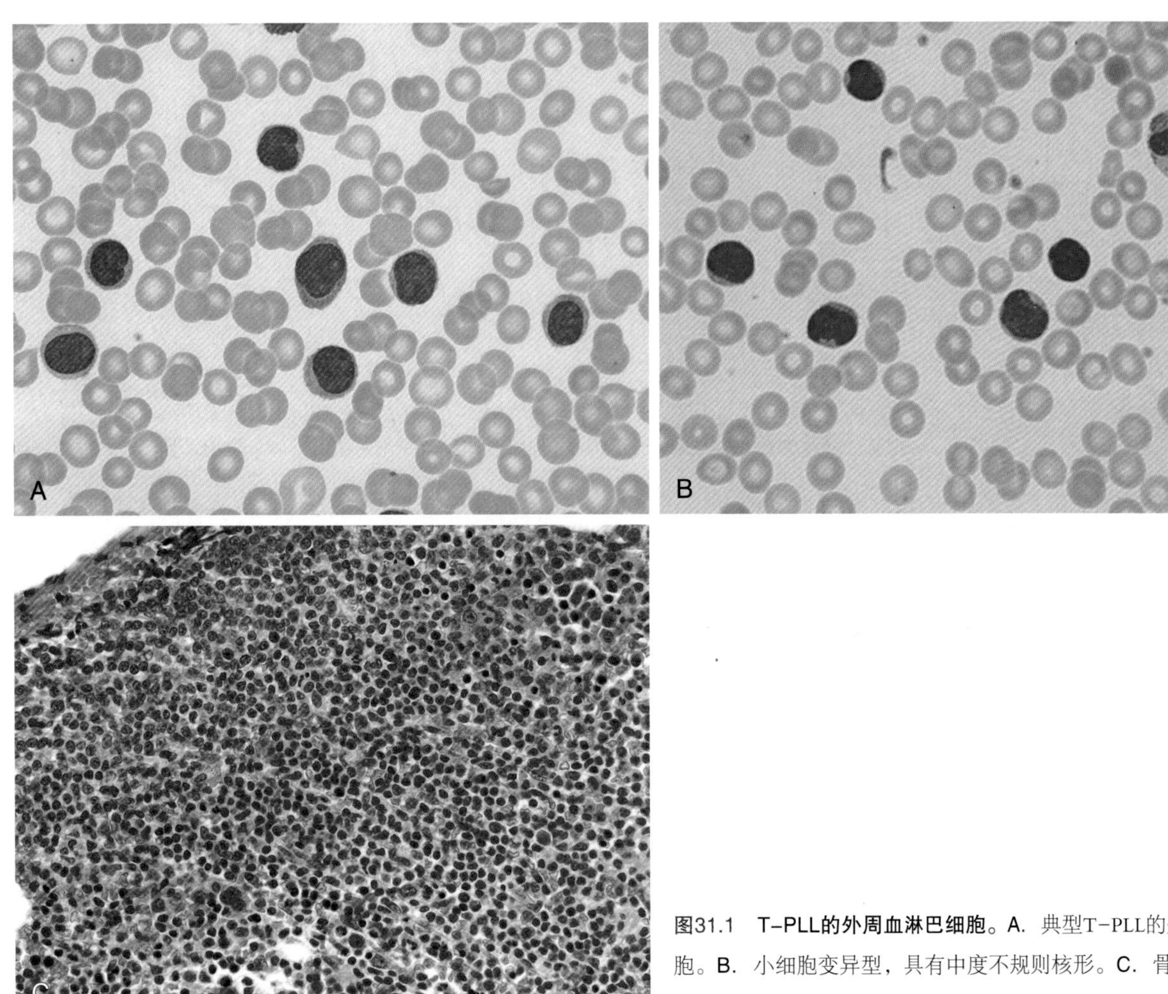

图31.1　T-PLL的外周血淋巴细胞。A. 典型T-PLL的外周血淋巴细胞。B. 小细胞变异型，具有中度不规则核形。C. 骨髓结构破坏，T-PLL弥漫浸润

例呈膜CD3⁻。这些细胞通常CD2、CD5、CD43和CD26均为阳性[7,8,11,12,26]。大多数病例（≈60%）显示$CD4^+/CD8^-$表型，而其他病例显示$CD4^+/CD8^+$表型（15%~25%）或$CD4^-/CD8^+$表型（10%~15%）（图31.3）。不表达NK细胞标记（CD56、CD57、CD16）或细胞毒性标志TIA-1，即使在$CD8^+$病例也是如此。然而注意到某些病例表达穿孔素[26]。T细胞活化标记物，如CD25、CD38和HLA-DR表达不一[7,8,12]。大多数病例存在TCL1蛋白（图31.4）[12]。已报道两例$CD103^+$ T-PLL，但无CD103表达的大宗研究[31]。同样，文献中尚无ZAP-70表达的研究，但某些病例可能呈阳性[32]。TdT、CD1a、CD30、TRAP、ALK-1、BCL6和BCL3均阴性[7,8,12,26,33]。BCL2表达的数据未见报道，但我们发现BCL2呈强阳性（图31.2F）。

Garand等发表的一系列病例中[11]，与侵袭性T-PLL相比，最初表现为惰性病程的T-PLL 通常不表达CD45RO和CD38。与正常B和T细胞或B-CLL相比，T-PLL细胞表达CD52强度更高，这可能是抗CD52治疗有效的原因[34]。

31.6　遗传学及分子表现

T-PLL细胞遗传学研究发现重现性染色体异常。所有病例中90%在Xq28（MTCP1）或14q32.1（TCL1和TCL1b）区出现14q11中TCRA/D易位或倒置[5,35]。然而，这些异常频率可能比日本T-PLL患者低[36]。TCL1和MTCP1存在部分氨基酸或者核苷酸序列的相似性（41%相同，61%相似）[37]。该家族的第三个成员TCL1b也显示出与TCL1在结构和表达上的相似性。TCL1b定位于14q32.1[38]。在T-PLL，所有这三个基因均被激活并过表达，并列位于14q11的α－δ位点。TCL1主要编码胞质内14KD的蛋白，在少量淋巴细胞的细胞核中也有发现[39]。TCL1蛋白可结合D3磷酸肌醇调节激酶AKT1，增强其活性，促进其运输到细胞核[38]。在

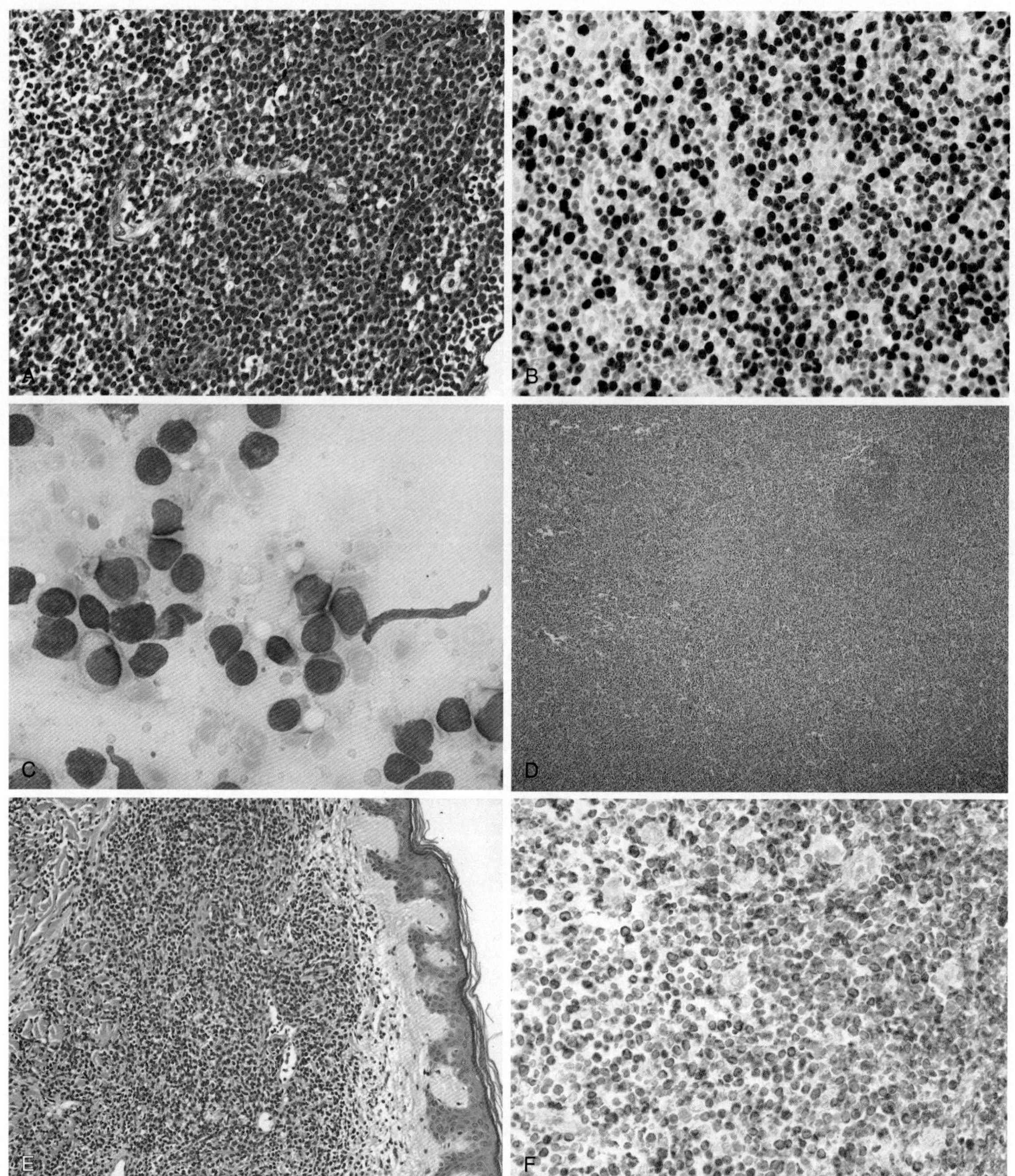

图31.2 淋巴结内的白血病细胞。A. 淋巴结粗针穿刺活检，显示（T-PLL）弥漫浸润。B. Ki-67免疫染色，显示了高增殖指数（大约60%）。C. 淋巴结细针穿刺涂片，可见肿瘤细胞有显著核仁和丰富胞质。D. T-PLL弥漫浸润，破坏并取代脾脏红髓。E. 严重的皮肤浸润，主要累及真皮和皮下软组织，特点是表皮层未受累。F. BCL2免疫染色，显示T-PLL肿瘤细胞一致性强阳性

T-PLL，T细胞受体（TCR）的激活导致TCL1、AKT以及膜相关活性复合物的酪氨酸激酶的迅速募集[40]。这也表明在T-PLL细胞以及TCL1驱动的T细胞白血病细胞株SUP-T11中，TCL1蛋白表达可通过抑制ERK通路，有利于对抗活化诱导的细胞死亡和生长停滞，并可能是PCK θ 活性受损的原因[41]。

免疫组化显示，TCL1蛋白表达通常在早期T细胞祖细胞和B系（包括祖细胞和成熟淋巴细胞，特别是套区细胞）淋巴细胞，但在成熟T细胞中不表达[39,42]。T-PLL呈明显阳性（图31.4），但在其他胸腺后T细胞淋巴瘤（包括皮肤T细胞淋巴组织增殖性疾病）都是阴性[12]。在许多B细胞肿瘤，胞核和胞质均有表达。但是，具有浆细胞分化的淋巴瘤，如边缘区细胞淋巴瘤、黏膜相关淋巴组织（MALT）淋巴瘤和浆细胞瘤，大多是阴性[39,43]。B细胞肿瘤没有发现TCL1重排，但是通过TCL1启动子的TATA盒相邻的NotI位点甲基化缺失可激

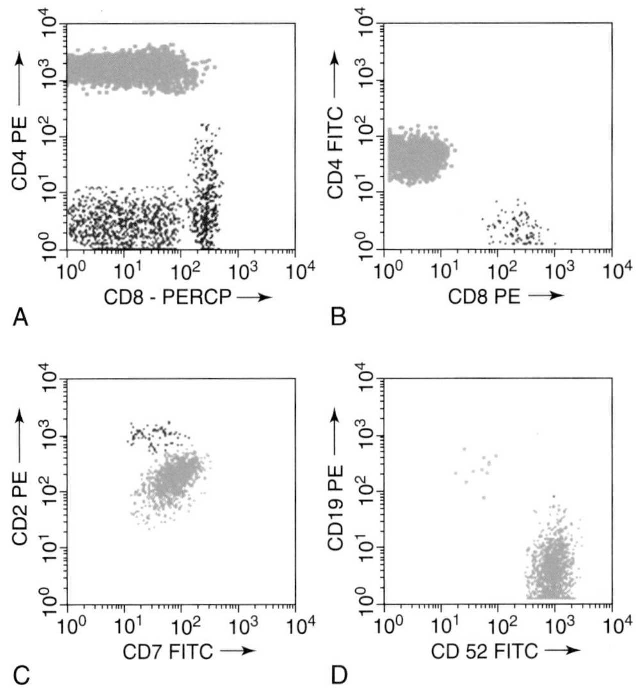

图31.3 T细胞幼淋细胞白血病（T-PLL）的流式细胞术结果。 A. CD3FITC/CD4PE/CD8-PERCP直接免疫荧光。而CD3门控显示白血病细胞群，呈CD4强阳性、CD8弱阳性或阴性（绿点）。B. 另一例T-PLL的相同抗体组合。白血病细胞呈$CD4^+/CD8^-$（绿点）。C. 与图B相同病例，白血病细胞比正常T细胞（红点）表达CD2（绿点）更弱。D. T-PLL病例呈CD52强阳性（绿点）。正常B细胞（蓝点）用于比较

活替代机制[44]。T细胞过表达TCL1或MTCP1基因的转基因小鼠可形成成熟T细胞白血病[45]。在幼年小鼠中已经观察到前体白血病T细胞群，在15个月形成T细胞白血病，主要为$CD4^-/CD8^+$ [46]。

在大多数T-PLL病例，涉及14号染色体的变化都伴随着其他复合性异常。8号染色体不平衡重排已有频繁报道，主要是三体8q；单体8P，例如i（8）(q10)；t（8：8）(p12：q11)；或涉及8p和其他染色体的易位[47]。尽管没有提到过c-MYC基因重排，但对c-MYC蛋白过表达已通过流式细胞仪检测出来[48]。因此，c-MYC的额外拷贝可能是继发性异常，使白血病细胞产生增殖优势。

11号染色体异常，包括11q21-q23区重现性缺失，也可使用FISH或杂合性丢失分析检测到。位于11q21-q23的ATM基因的等位基因失活（错义突变）已在几乎所有的T-PLL散发病例中被证实，提示ATM具有肿瘤抑制基因的功能[49,50]。ATM基因的末端剪切突变是共济失调性毛细血管扩张症的主要原因，该病是一种罕见的家族性隐性遗传疾病，包括进行性神经系统疾病、免疫缺陷综合征和染色体不稳定性[10]。该病包含细胞遗传学改变的小克隆，涉及14q11（AT克隆性增殖），在T-PLL发病数年之前可检测到[10]。具有完整的共济失调性毛细血管扩张症样表型的基因敲除小鼠会一致地产生不成熟（$CD3^-$、$CD4^+$、$CD8^+$）T细胞胸腺淋巴瘤，后者一致性出现V（D）J重组[51]。骨髓移植可以阻止基因敲除小鼠形成上述恶性肿瘤，主要途径是取代ATM缺陷性造血[52]。

文献中杂合性缺失分析、FISH或传统细胞遗传学检测到其他异常，包括12p13缺失；涉及6q、13q14.3或17p的缺失及易位；以及单体22[8,18,53,54]。最近动物模型的研究表明，编码p27KIP1蛋白的CDKN1B基因作为在染色体12p13缺失导致CDKN1B单倍体不足的候选靶基因[55]。

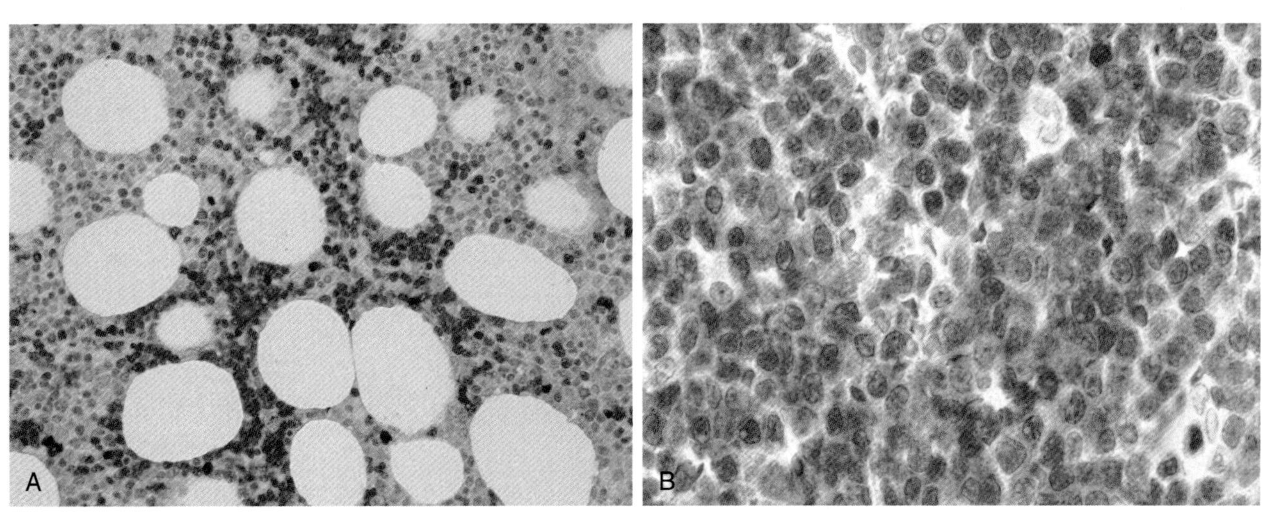

图31.4 T-PLL浸润骨髓（A）和淋巴结（B）。 TCL1免疫染色，核和胞质染色均为强阳性

13q14.3缺失的基因组图谱显示，视网膜母细胞瘤（RB-1）基因的D13S25区端粒是13q14.3最频繁的缺失标记[56]。研究13例T-PLL，其中5例有P53等位基因缺失，但通过直接测序未发现P53基因突变。然而，13例中有7例具有P53蛋白的显著过表达。这提示P53蛋白积累主要通过非突变机制[57]。

这些异常大多可用比较基因组杂交分析证实，几乎所有病例中都存在一种遗传学异常改变，即每例T-PLL都出现多次重现性异常[58,59]。染色体数目的改变与形态学特征或疾病的临床行为无关。结合基于单核苷酸多态性基因组图谱和全基因表达谱分析表明，T-PLL中几个上调的基因与转录调控、核小体组装、翻译和细胞周期控制相关（如：Nijmegen断裂综合征1[NBS1]、TCF7L、CCNB2、CCNB1、CCNG2、PFAS、PAICS、HIST1H2AE、HIST1H2B、HIST1H4G、ELF4EBP1、ELL3）。与此相反，各种促凋亡基因下调，如：FAS、CASP1、CASP4、CASP8、STK17A和TRAIL[60]。

多数情况下同时发生TCR α 和TCR β 基因的重排[11,61]。但是，有些病例只有TCR γ δ 重排[25,62,63]。使用一组广泛的抗体组合和流式细胞术，可检测到病理性限制性β链可变（V）区[64]。

31.7　假定的细胞来源

T-PLL的细胞起源尚不清楚，但免疫表型和TCR基因重排的研究提示其可能为具有胸腺后表型的T细胞。对转基因小鼠的研究表明，其中p13MTCP1表达由CD2调节序列控制，并且p13MTCP1在胸腺和脾脏过表达，表明T-PLL样白血病的发病率很高。在CD2⁻p13MTCP1小鼠发生淋巴细胞增多之前很长时间，脾和肝中都出现了克隆性T细胞群，这表明MTCP1致瘤活性是T细胞特异性，但是尚不明确T细胞的具体分化阶段[46,65]。

31.8　临床过程

T-PLL通常呈侵袭性临床过程，诊断后疾病进展和中位生存期为7~8个月。治疗反应差，或者短暂缓解后早期复发[7,8,11]。法国一项大型研究中和数例个案报道中，大约1/3患者最初表现为惰性临床过程、低而稳定的白细胞增多、无贫血或血小板减少，也没有脾肿大或皮肤改变[11,66,67]。该组病例的形态学和细胞遗传学特征类似于侵袭性病例。稳定期的中位持续时间为33个月（6~103个月），但有7例超过5年，有1例存活15年[11,67]。发生疾病进展后表现为侵袭性临床过程。

31.9　治疗

只有很少的T-PLL患者对烷化剂单药治疗有效。大约30％患者使用联合化疗，可达到短期缓解[7-9]，如CHOP方案〔环磷酰胺、羟基柔红霉素、安可平（长春新碱）、强的松〕。喷司他丁治疗可产生更好的效果，40％总体有效和12％完全缓解，中位时间6个月[68]。目前使用人源化抗CD52单克隆抗体〔阿仑单抗（Campath-1H）〕可获得最好的治疗效果[69-71]。大部分以前未经治疗的患者达到完全缓解[70]，而在以前有治疗史的患者完全缓解率为37.5％[72]。阿仑单抗联合化疗不会改善在Ⅱ期研究的整体治疗效果[70]。在有效的患者中，外周血中白血病细胞迅速清除，大多数患者淋巴结肿大、脾肿大和皮肤浸润得到缓解。在肝肿大、浆膜腔积液或肿块巨大的患者，本病更顽固。即便使用阿仑单抗治疗也不能治愈。多数患者在病情缓解平均2年后复发。这些患者中，使用阿仑单抗或干细胞移植（SCT）有可能获得第二次完全缓解（图31.5）[70,72]。据报道，存在CD52⁻表型是一种抗Campath-1H治疗的机制[73]。因此，所有治疗有效并且有SCT适应证的患者，都应考虑SCT巩固治疗。一项研究显示，自体SCT可提高无病生存期，但1/3患者复发[74]。异体SCT可能难以实现，

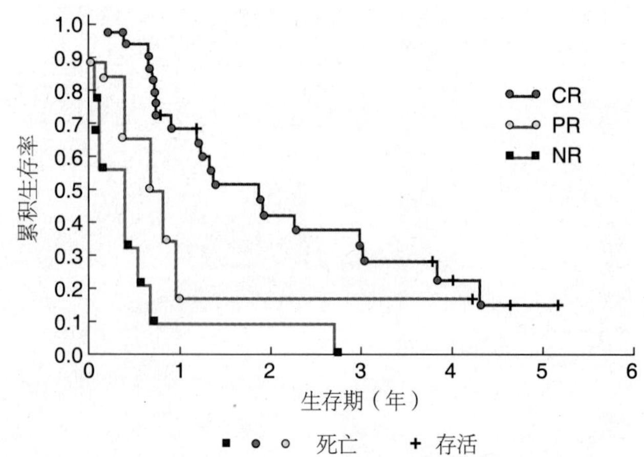

图31.5　T细胞幼淋细胞白血病（T-PLL）使用阿仑单抗治疗的效果。 CR，完全缓解；NR，没有缓解；PR，部分缓解

因为患者在诊断时的年龄通常很大[74]。

31.10 鉴别诊断

利用流式细胞仪免疫表型分析或石蜡切片免疫染色检测，B-PLL和T-PLL的鉴别非常简单，因这它们分别呈单克隆B细胞（流式细胞术CD19及CD20阳性和轻链限制，或免疫组化PAX5、CD20[26]和CD79a表达）或T细胞表型。同样，由于T细胞急性淋巴细胞白血病（T-ALL）表达TdT或CD1a，很容易与T-PLL相鉴别。T-PLL与其他成熟T细胞白血病/淋巴瘤[（如:成人T细胞白血病/淋巴瘤（ATLL）、蕈样霉菌病-Sézary综合征（MF-SS）、大颗粒淋巴细胞白血病（LGLL）以及肝脾T细胞淋巴瘤（HSTCL）]的鉴别诊断更具挑战性，因为存在形态学的高度重叠和免疫表型的部分重叠（特别是在使用有限的抗体组合时）。有助于正确诊断的主要鉴别特征总结于表31.1以及“精华和陷阱”中。T-PLL最特异的免疫标记是CD26和TCL1蛋白的表达，它们在其他成熟T细胞白血病/淋巴瘤中不表达[12]。然而，T-PLL最可靠的诊断标准是上文所述的特异性遗传学异常。

表31.1 T细胞幼淋细胞白血病的鉴别诊断

	T-PLL	ATLL	MF-SS	LGLL	HSTCL
淋巴细胞增多	显著（常 > 100×10^9/L）	显著	轻到中度	轻度（常 < 15×10^9/L）	无*
外周血形态学	幼淋细胞（最常见），小淋巴细胞，脑回状	多形性核，多分叶（“花样细胞”）	脑回状核	嗜天青大颗粒（胞质）	中等大小
骨髓浸润模式	弥漫性（通常），间质性，结节性	斑片状，稀疏（罕见弥漫性）	骨髓中少见；小灶或间质性，嗜酸性粒细胞增多	间质性（小簇），窦内	窦内，间质性
髓外累及					
肝脾肿大	常见	可变	罕见*	常见	常见
淋巴结肿大	可变	常见	常见	罕见	罕见
皮肤	可变（真皮浸润）	常见	常见	-	-
浆膜腔积液	> 30%，常为胸水	罕见	罕见	罕见	罕见
免疫表型	$CD4^+/CD8^-$（通常）；$CD4^+/CD8^+$，$CD4^-/CD8^+$	$CD4^+/CD8^-$	$CD4^+/CD8^-$	$CD4^-/CD8^+$（通常）；$CD4^+/CD8^-$，$CD4^+/CD8^+$	$CD4^-/CD8^-$
	TCR α β	TCR α β	TCR α β	TCR α β	TCR γ δ（通常）；TCR α β（罕见）
	$CD5^+$，$CD7^+$	$CD5^+$，通常$CD7^-$	$CD5^+$，通常$CD7^-$	CD7可变	$CD5^-$，CD7可变
	$CD26^+$	$CD26^-$，$CD25^{++}$	$CD26^-$	$CD26^-$	$CD26^-$
	NK标记阴性，细胞毒标记阴性，$TCL1^+$	细胞毒标记阴性	细胞毒标记阴性	$CD57^+$，细胞毒标记阳性，$CD56^{+/-}$	$CD16^+$，$CD56^+$，TIA^+，穿孔素阴性
临床过程	侵袭性	常呈侵袭性	慢性	惰性	侵袭性
病毒学	-	HTLV-1	-	-	-
遗传学	14q32.1（TCL1，TCL1β）重排，Xq28（MTCP1），8号染色体三体或iso8q，11q23（ATM）	克隆性HTLV-1整合	复杂核型，没有独特异常	没有独特异常	iso7q，8号染色体三体

注：ATLL，成人T细胞白血病/淋巴瘤；HSTCL，肝脾T细胞淋巴瘤；HTLV-1，人类嗜细胞病毒1型；LGLL，大颗粒淋巴细胞白血病；MF-SS，蕈样霉菌病-Sézary综合征；T-PLL，T细胞幼淋细胞白血病。

*，可能发生于疾病进程的晚期。

31.11 精华和陷阱

- 外周血淋巴细胞增多，通常超过100×10^9/L。
- 肿瘤细胞具有不同的细胞形态学特点，但某个具体病例，细胞形态通常高度一致。
- 形态学亚型没有特殊遗传学异常和免疫表型。
- 与肿瘤细胞的细胞形态学特点、骨髓浸润模式或免疫表型相比，TCL1蛋白（或其功能性同源基因）过表达和某些临床特点（如淋巴细胞计数显著升高）可以具有更高的诊断特异性。
- 即使是CD8⁺病例，肿瘤细胞也不表达细胞毒性颗粒分子。
- 脾脏浸润模式是红髓和白髓均受累，破坏并取代正常脾脏结构。

（张　博　译）

参考文献

1. Catovsky D, Ralfkiaer E, Müller-Hermelink HK. T-cell prolymphocytic leukaemia. In: Jaffe E, Harris NL, Stein H, et al, eds. *Pathology and Genetics: Tumors of Haematopoietic System*. Lyon, France: IARC Press; 2001:195-196.
2. Catovsky D, Müller-Hermelink HK, Ralfkiaer E. T-cell prolymphocytic leukaemia. In: Swerdlow SH, Campo E, Harris NL, et al, eds. *WHO Classification of Tumours of Haematopoietic and Lymphoid Tissue*. Lyon, France: IARC Press; 2008:270-271.
3. Catovsky D, Galetto J, Okos A, et al. Prolymphocytic leukaemia of B and T cell type. *Lancet* 1973;2:232-234.
4. Matutes E, Garcia TJ, O'Brien M, et al. The morphological spectrum of T-prolymphocytic leukaemia. *Br J Haematol*. 1986;64:111-124.
5. Brito-Babapulle V, Pomfret M, Matutes E, et al. Cytogenetic studies on prolymphocytic leukemia. II. T cell prolymphocytic leukemia. *Blood*. 1987;70:926-931.
6. Bartlett NL, Longo DL. T-small lymphocyte disorders. *Semin Hematol*. 1999;36:164-170.
7. Matutes E, Brito-Babapulle V, Swansbury J, et al. Clinical and laboratory features of 78 cases of T-prolymphocytic leukemia. *Blood*. 1991;78:3269-3274.
8. Matutes E. T-cell prolymphocytic leukemia. *Cancer Control*. 1998;5:19-24.
9. Krishnan B, Matutes E, Dearden C. Prolymphocytic leukemias. *Semin Oncol*. 2006;33:257-263.
10. Taylor AM, Metcalfe JA, Thick J, Mak YF. Leukemia and lymphoma in ataxia telangiectasia. *Blood*. 1996;87:423-438.
11. Garand R, Goasguen J, Brizard A, et al. Indolent course as a relatively frequent presentation in T-prolymphocytic leukaemia. Groupe Francais d'Hematologie Cellulaire. *Br J Haematol*. 1998;103:488-494.
12. Herling M, Khoury JD, Washington LT, et al. A systematic approach to diagnosis of mature T-cell leukemias reveals heterogeneity among WHO categories. *Blood*. 2004;104:328-335.
13. Pawson R, Matutes E, Brito-Babapulle V, et al. Sézary cell leukaemia: a distinct T cell disorder or a variant form of T prolymphocytic leukaemia? *Leukemia*. 1997;11:1009-1013.
14. Mallett RB, Matutes E, Catovsky D, et al. Cutaneous infiltration in T-cell prolymphocytic leukaemia. *Br J Dermatol*. 1995;132:263-266.
15. Kojima K, Hara M, Sawada T, et al. Human T-lymphotropic virus type I provirus and T-cell prolymphocytic leukemia. *Leuk Lymphoma*. 2000;38:381-386.
16. Lan K, Murakami M, Choudhuri T, et al. Detection of Epstein-Barr virus in T-cell prolymphocytic leukemia cells in vitro. *J Clin Virol*. 2008;43:260-265.
17. Crockard A, Chalmers D, Matutes E, Catovsky D. Cytochemistry of acid hydrolases in chronic B- and T-cell leukemias. *Am J Clin Pathol*. 1982;78:437-444.
18. Matutes E, Catovsky D. Similarities between T-cell chronic lymphocytic leukemia and the small-cell variant of T-prolymphocytic leukemia. *Blood*. 1996;87:3520-3521.
19. Hoyer JD, Ross CW, Li CY, et al. True T-cell chronic lymphocytic leukemia: a morphologic and immunophenotypic study of 25 cases. *Blood*. 1995;86:1163-1169.
20. Wong KF, Chan JK, Sin VC. T-cell form of chronic lymphocytic leukaemia: a reaffirmation of its existence. *Br J Haematol*. 1996;93:157-159.
21. Catovsky D, Matutes E, Brito-Babapulle V. Is T-cell CLL a disease entity? *Br J Haematol*. 1996;94:580.
22. Matutes E, Keeling DM, Newland AC, et al. Sézary cell-like leukemia: a distinct type of mature T cell malignancy. *Leukemia*. 1990;4:262-266.
23. Dogan A, Morice WG. Bone marrow histopathology in peripheral T-cell lymphomas. *Br J Haematol*. 2004;127:140-154.
24. Brunning RD, McKenna RW. *Tumors of the bone marrow*. AFIP Atlas of Tumor Pathology. 1994; 9:447-452.
25. Valbuena JR, Herling M, Admirand JH, et al. T-cell prolymphocytic leukemia involving extramedullary sites. *Am J Clin Pathol*. 2005;123:456-464.
26. Osuji N, Matutes E, Catovsky D, et al. Histopathology of the spleen in T-cell large granular lymphocyte leukemia and T-cell prolymphocytic leukemia: a comparative review. *Am J Surg Pathol*. 2005;29:935-941.
27. Assaf C, Hummel M, Dippel E, et al. Common clonal T-cell origin in a patient with T-prolymphocytic leukaemia and associated cutaneous T-cell lymphomas. *Br J Haematol*. 2003;120:488-491.
28. Dhar-Munshi S, Alton P, Ayliffe WH. Masquerade syndrome: T-cell prolymphocytic leukemia presenting as panuveitis. *Am J Ophthalmol*. 2001;132:275-277.
29. Lee SS, Robinson MR, Morris JC, et al. Conjunctival involvement with T-cell prolymphocytic leukemia: report of a case and review of the literature. *Surv Ophthalmol*. 2004;49:525-536.
30. Ginaldi L, Matutes E, Farahat N, et al. Differential expression of CD3 and CD7 in T-cell malignancies: a quantitative study by flow cytometry. *Br J Haematol*. 1996;93:921-927.
31. Delgado J, Bustos JG, Jimenez MC, et al. Are activation markers (CD25, CD38 and CD103) predictive of sensitivity to purine analogues in patients with T-cell prolymphocytic leukemia and other lymphoproliferative disorders? *Leuk Lymphoma*. 2002;43:2331-2334.
32. Admirand JH, Rassidakis GZ, Abruzzo LV, et al. Immunohistochemical detection of ZAP-70 in 341 cases of non-Hodgkin and Hodgkin lymphoma. *Mod Pathol*. 2004;17:954-961.
33. Canoz O, Rassidakis GZ, Admirand JH, Medeiros LJ. Immunohistochemical detection of BCL3 in lymphoid neoplasms: a survey of 353 cases. *Mod Pathol*. 2004;17:911-917.
34. Ginaldi L, De MM, Matutes E, et al. Levels of expression of CD52 in normal and leukemic B and T cells: correlation with in vivo therapeutic responses to Campath-1H. *Leuk Res*. 1998;22:185-191.
35. Maljaei SH, Brito-Babapulle V, Hiorns LR, Catovsky D. Abnormalities of chromosomes 8, 11, 14, and X in T-prolymphocytic leukemia studied by fluorescence in situ hybridization. *Cancer Genet Cytogenet*. 1998;103:110-116.
36. Kojima K, Kobayashi H, Imoto S, et al. 14q11 Abnormality and trisomy 8q are not common in Japanese T-cell prolymphocytic leukemia. *Int J Hematol*. 1998;68:291-296.
37. Thick J, Metcalfe JA, Mak YF, et al. Expression of either the TCL1 oncogene, or transcripts from its homologue MTCP1/c6.1B, in leukaemic and non-leukaemic T cells from ataxia telangiectasia patients. *Oncogene*. 1996;12:379-386.
38. Pekarsky Y, Koval A, Hallas C, et al. Tcl1 enhances Akt kinase activity and mediates its nuclear translocation. *Proc Natl Acad Sci U S A*. 2000;97:3028-3033.
39. Narducci MG, Pescarmona E, Lazzeri C, et al. Regulation of TCL1 expression in B- and T-cell lymphomas and reactive lymphoid tissues. *Cancer Res*. 2000;60:2095-2100.
40. Herling M, Patel KA, Teitell MA, et al. High TCL1 expression and intact T-cell receptor signaling define a hyperproliferative subset of T-cell prolymphocytic leukemia. *Blood*. 2008;111:328-337.
41. Despouy G, Joiner M, Le TE, et al. The TCL1 oncoprotein inhibits activation-induced cell death by impairing PKCtheta and ERK pathways. *Blood*. 2007;110:4406-4416.
42. Narducci MG, Stoppacciaro A, Imada K, et al. TCL1 is overexpressed in patients affected by adult T-cell leukemias. *Cancer Res*. 1997;57:5452-5456.
43. Roos J, Hennig I, Schwaller J, et al. Expression of TCL1 in hematologic disorders. *Pathobiology*. 2001;69:59-66.
44. Yuille MR, Condie A, Stone EM, et al. TCL1 is activated by chromosomal rearrangement or by hypomethylation. *Genes Chromosomes Cancer*. 2001;30:336-341.
45. Virgilio L, Lazzeri C, Bichi R, et al. Deregulated expression of TCL1 causes T cell leukemia in mice. *Proc Natl Acad Sci U S A*. 1998;95:3885-3889.
46. Stern MH. Transgenic models of T-cell prolymphocytic leukaemia. *Haematologica*. 1999;84(suppl EHA-4):64-66.
47. Mossafa H, Brizard A, Huret JL, et al. Trisomy 8q due to i(8q) or der(8) t(8;8) is a frequent lesion in T-prolymphocytic leukaemia: four new cases and a review of the literature. *Br J Haematol*. 1994;86:780-785.
48. Maljaie SH, Brito-Babapulle V, Matutes E, et al. Expression of c-myc oncoprotein in chronic T cell leukemias. *Leukemia*. 1995;9:1694-1699.
49. Yuille MA, Coignet LJ. The ataxia telangiectasia gene in familial and sporadic cancer. *Recent Results Cancer Res*. 1998;154:156-173.
50. Stoppa-Lyonnet D, Soulier J, Lauge A, et al. Inactivation of the ATM gene in T-cell prolymphocytic leukemias. *Blood*. 1998;91:3920-3926.
51. Liyanage M, Weaver Z, Barlow C, et al. Abnormal rearrangement within the alpha/delta T-cell receptor locus in lymphomas from ATM-deficient mice. *Blood*. 2000;96:1940-1946.
52. Bagley J, Cortes ML, Breakefield XO, Iacomini J. Bone marrow transplantation restores immune system function and prevents lymphoma in ATM-deficient mice. *Blood*. 2004;104:572-578.
53. Rosenwald A, Ott G, Krumdiek AK, et al. A biological role for deletions in chromosomal band 13q14 in mantle cell and peripheral t-cell lymphomas? *Genes Chromosomes Cancer*. 1999;26:210-214.
54. Hetet G, Dastot H, Baens M, et al. Recurrent molecular deletion of the 12p13 region, centromeric to ETV6/TEL, in T-cell prolymphocytic leukemia. *Hematol J*. 2000;1:42-47.
55. Le TE, Despouy G, Pierron G, et al. Haploinsufficiency of CDKN1B contributes to leukemogenesis in T-cell prolymphocytic leukemia. *Blood*. 2008;111:2321-2328.
56. Brito-Babapulle V, Baou M, Matutes E, et al. Deletions of D13S25, D13S319 and RB-1 mapping to 13q14.3 in T-cell prolymphocytic leukaemia. *Br J Haematol*. 2001;114:327-332.
57. Brito-Babapulle V, Hamoudi R, Matutes E, et al. p53 Allele deletion and protein accumulation occurs in the absence of p53 gene mutation in T-prolymphocytic leukaemia and Sézary syndrome. *Br J Haematol*. 2000;110:180-187.
58. Soulier J, Pierron G, Vecchione D, et al. A complex pattern of recurrent chromosomal losses and gains in T-cell prolymphocytic leukemia. *Genes Chromosomes Cancer*. 2001;31:248-254.
59. Costa D, Queralt R, Aymerich M, et al. High levels of chromosomal imbalances in typical and small-cell variants of T-cell prolymphocytic leukemia. *Cancer Genet Cytogenet*. 2003;147:36-43.
60. Durig J, Bug S, Klein-Hitpass L, et al. Combined single nucleotide polymorphism-based genomic mapping and global gene expression profiling identifies novel chromosomal imbalances, mechanisms and candidate genes important in the pathogenesis of T-cell prolymphocytic leukemia with inv(14)(q11q32). *Leukemia*. 2007;21:2153-2163.
61. Foroni L, Foldi J, Matutes E, et al. Alpha, beta and gamma T-cell receptor genes: rearrangements correlate with haematological phenotype in T cell leukaemias. *Br J Haematol*. 1987;67:307-318.
62. Sugimoto T, Imoto S, Matsuo Y, et al. T-cell receptor gamma delta T-cell leukemia with the morphology of T-cell prolymphocytic leukemia and a postthymic immunophenotype.

Ann Hematol. 2001;80:749-751.
63. Toyota S, Nakamura N, Dan K. Small cell variant of T-cell prolymphocytic leukemia with a gamma delta immunophenotype. *Int J Hematol.* 2005;81:66-68.
64. Beck RC, Stahl S, O'Keefe CL, et al. Detection of mature T-cell leukemias by flow cytometry using anti-T-cell receptor V beta antibodies. *Am J Clin Pathol.* 2003;120:785-794.
65. Stern MH. Ataxia telangiectasia: a model for T-cell leukemogenesis. *Nouv Rev Fr Hematol.* 1993;35:29-31.
66. Soma L, Cornfield DB, Prager D, et al. Unusually indolent T-cell prolymphocytic leukemia associated with a complex karyotype: is this T-cell chronic lymphocytic leukemia? *Am J Hematol.* 2002;71:224-226.
67. Cavazzini F, Cuneo A, Bardi A, Castoldi G. Indolent T-cell prolymphocytic leukemia: a case report and a review of the literature. *Am J Hematol.* 2003;74:145-147.
68. Mercieca J, Matutes E, Dearden C, et al. The role of pentostatin in the treatment of T-cell malignancies: analysis of response rate in 145 patients according to disease subtype. *J Clin Oncol.* 1994;12:2588-2593.
69. Pawson R, Dyer MJ, Barge R, et al. Treatment of T-cell prolymphocytic leukemia with human CD52 antibody. *J Clin Oncol.* 1997;15:2667-2672.
70. Dearden C. Alemtuzumab in peripheral T-cell malignancies. *Cancer Biother Radiopharm.* 2004;19:391-398.
71. Cao TM, Coutre SE. T-cell prolymphocytic leukemia: update and focus on alemtuzumab (Campath-1H). *Hematology.* 2003;8:1-6.
72. Keating MJ, Cazin B, Coutre S, et al. Campath-1H treatment of T-cell prolymphocytic leukemia in patients for whom at least one prior chemotherapy regimen has failed. *J Clin Oncol.* 2002;20:205-213.
73. Tuset E, Matutes E, Brito-Babapulle V, et al. Immunophenotype changes and loss of CD52 expression in two patients with relapsed T-cell prolymphocytic leukaemia. *Leuk Lymphoma.* 2001;42:1379-1383.
74. Dungarwalla M, Matutes E, Dearden CE. Prolymphocytic leukaemia of B- and T-cell subtype: a state-of-the-art paper. *Eur J Haematol.* 2008;80:469-476.

第32章

成人T细胞白血病/淋巴瘤

Elaine S. Jaffe

章节目录

32.1 定义

成人T细胞白血病/淋巴瘤（ATLL）是一种成熟T细胞肿瘤，病因与人类亲细胞病毒1（HTLV-1；也称为人类T细胞白血病病毒）有关。这是首次证实逆转录病毒引起人类肿瘤[1-3]。疾病起源于成熟$CD4^+$T细胞，多数患者存在广泛的白血病样或淋巴瘤样分布的播散性疾病[4]。特征之一为肿瘤细胞核显著多形性，称为花样细胞[5,6]。由于具有独特的临床和病理学特征，在确认HTLV-1为致病因子之前，就已经认可ATLL为一种疾病实体[7]。

32.2 流行病学

ATLL是世界上数个地域的一种地方性疾病，尤其在日本、加勒比海地区、部分中非地区和伊朗[8-11]。该病分布与HTLV-1在人群中流行地区密切相关（简表32.1；图32.1）。该病有较长潜伏期，通常发生于幼年接触病毒的人群。与完全分化成熟的淋巴细胞相比，脐带血淋巴细胞更易感染而发生转化[12]。主要的传播途径有三种：母婴传播，主要通过母乳；性传播；以及通过血液和血制品传播。病毒并不能通过新鲜冷冻血浆传播，传播需要存活的HTLV-1感染细胞[13]。在日本首次报道本病，成人发病率从某些地区的0.2%至高发地区的13%[10]。携带者在成年期的累积风险为2.5%，在70岁之前累积风险持续增加。大多数病例为成人（中位年龄55岁），男女发病比例为1.5：1。

在西方，大多数患者来自加勒比海地区，黑人比白人的发病率高[8]。其他流行区域包括中美和南美，尤其是巴西和厄瓜多尔。不同地区或种族与疾病的不同模式有关，西方国家大多数病例表现为淋巴瘤而非白血病[14]。目前还不完全清楚遗传因素如何影响HTLV-1携带者形成ATLL。至少有一项研究提示HLA单一型与ATLL的进展有关[15]。

除ATLL外，该病毒也与其他疾病有关。儿童感染或许与免疫缺陷有关，表现为感染性皮炎[16]。HTLV-1相关性脊髓病（HAM），也称为热带麻痹性瘫痪（TSP），是伴有神经症状和脱髓鞘的系统性疾病[17]。一般认为该病是免疫介导的炎症性疾病，在一定程度上类似于多发性硬化[18]。HAM/TSP患者常通过输血而感染，很少发展为ATLL。除了乏力和肌肉痉挛的神经症状外，HAM/TSP患者可表现为葡萄膜炎、关节炎、多发性肌炎、类似干燥综合征的角膜结膜炎性干燥和肺炎。

简表32.1 成人T细胞白血病/淋巴瘤（ATLL）主要的诊断特点

流行病学
- 与HTLV-1流行区域密切相关
- ATLL风险与围生期或婴幼儿期感染HTLV-1密切相关

临床特点
- 急性型和淋巴瘤样型ATLL是高度侵袭性
- 慢性型和焖燃型ATLL具有迁延性临床病程

形态学
- 肿瘤细胞形态多样，包括分叶状细胞伴核深染、转化细胞或母细胞伴圆形或卵圆形核

免疫表型
- $CD3^+$，$CD4^+$，$CD25^+$，$CD7^-$，αβT细胞，$FOXP3^{+/-}$
- 在ATLL初期，背景中存在EBV+B细胞，类似Hodgkin细胞。

分子及遗传学特点
- 克隆性T细胞受体基因重排
- HTLV-1克隆性整合
- TAX基因在病毒癌基因发生中起主要作用

注：EBV，Epstein-Barr病毒；HTLV-1，人类亲细胞病毒1。

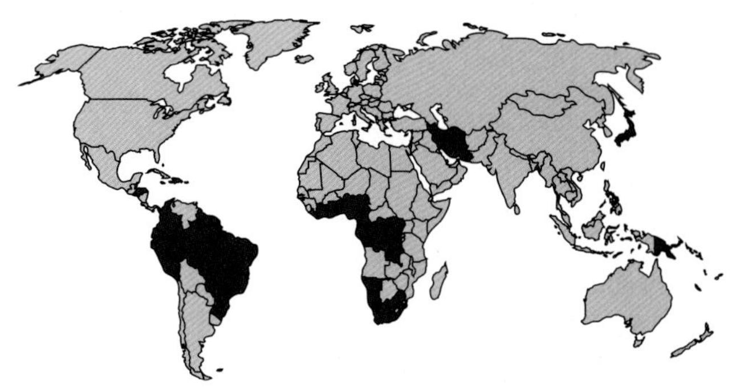

图32.1 人类亲细胞病毒1（HTLV-1）在世界范围流行分布地图。红色区域人群发病率比流行区域高出2%

32.3 临床特征

目前确认了几种临床变异型：急性型、淋巴瘤样型、慢性型和焖燃型（表32.1）[6]。几乎所有患者就诊时都存在进展期疾病（Ⅳ期），Ann Arbor分期对判断预后帮助不大。大多数急性型表现为白血病期特征，常伴白细胞计数显著升高、皮疹和全身淋巴结大。常见高钙血症，伴或不伴溶骨性病变（图32.2）。急性ATLL患者存在系统性疾病伴肝脾大、一般症状和乳酸脱氢酶升高。任何器官系统都可能明显浸润，包括CNS[19]。常见白细胞和嗜酸性粒细胞增多。骨髓表现为增生活跃，伴

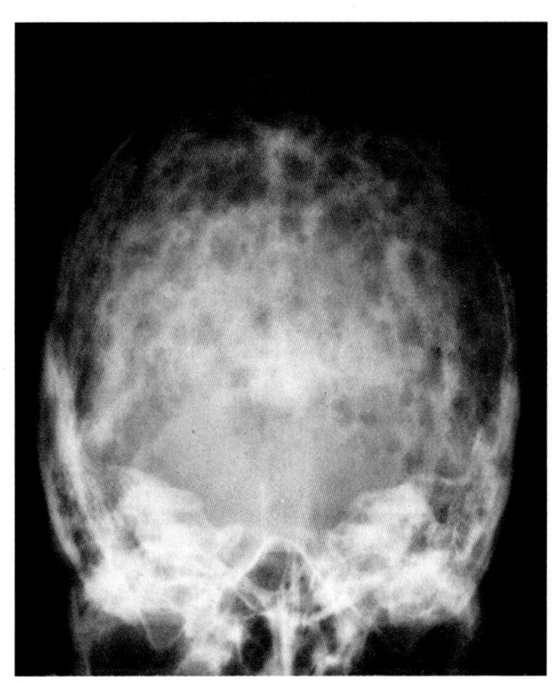

图32.2 急性ATLL患者的颅骨影像学显示多发性溶骨性病变

表32.1 日本淋巴瘤协作组定义的成人T细胞白血病/淋巴瘤（ATLL）临床亚型比较

特点	焖燃型	慢性型	急性型	淋巴瘤样型
淋巴细胞增多	无	轻度增多＞4×10^9/L	增多	无
TCR PCR	有时单克隆	单克隆	单克隆	单克隆
LDH升高	无	轻微	有	有
高钙血症	无	无	有	不定
皮肤病变	红斑样皮疹	皮疹，丘疹	不定，＞50%	不定，＞50%
淋巴结大	无	轻度	通常存在	有
肝脾大	无	轻度	通常存在	常常存在
骨髓浸润	无	无	或许存在	无
中位生存期（年）	＞2	2	＜1	＜1
形态学	小淋巴细胞 轻度异型性	轻度异型性 有时可见花样细胞	明显异型性 分叶状及母细胞型	明显异型性 明显异型性

注：LDH，乳酸脱氢酶；PCR，聚合酶链反应；TCR，T细胞受体。

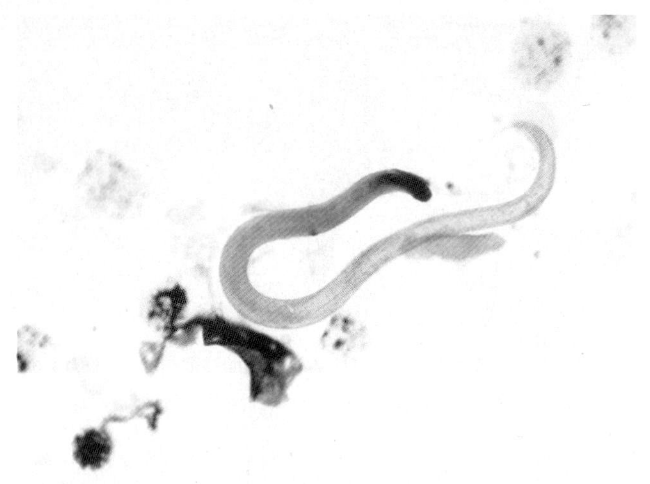

图32.3 急性ATLL和弥漫性类圆线虫病患者支气管肺泡灌洗标本。显示一个幼虫虫体

髓系细胞增生。尽管表现为临床Ⅳ期以及外周血侵犯，但可能缺乏骨髓侵犯。许多患者存在T细胞相关性免疫缺陷，常有机会性感染，大多数为卡氏肺囊虫和粪类圆线虫（图32.3）[20]。也可能增加病毒感染的风险，包括CMV和带状疱疹病毒。

淋巴瘤样ATLL特征是淋巴结肿大明显，外周血不受累。大多数患者存在进展期疾病，类似急性型。然而，高钙血症少见。淋巴瘤样型多见于西方国家。表现为淋巴结大的患者在疾病过程中可发展为外周血侵犯[21]。淋巴瘤样型和急性型具有相似的生存率，通常少于1年。

慢性ATLL与皮肤疾病有关，通常表现为脱屑性皮疹（图32.4）。尽管存在淋巴细胞绝对计数增多，血液内非典型淋巴细胞数量不多。如果存在花样细胞，提示侵袭性临床过程[22,23]。高钙血症缺乏。患者可表现为肝脾大，但临床过程通常为惰性，中位生存期为2年。

焖燃型ATLL白细胞计数正常，少于5%循环肿瘤细胞。患者通常存在皮肤或肺病变，但无高钙血症。应当无淋巴结大。患者可从慢性型或焖燃型进展为急性型危象。

皮肤是外周血以外最常见侵犯部位，超过50%患者存在皮肤疾病[24–26]。皮肤病变临床表现多样，可表现为脱屑性皮疹、斑块或结节，大结节可表现为溃疡（图32.5）[27]。伴斑块和结节的更广泛的皮肤病变，似乎与侵袭性更强有关。循环肿瘤细胞数量并不与骨髓侵犯程度相关，提示循环细胞源自其他器官，例如皮肤。其他部位的临床相关疾病包括胃肠道、肺、肝和CNS，都可引起临床症状[19,28]。心脏也可受累，通常为疾病终末期[29]。

32.4 形态学

ATLL的细胞形态非常多样。然而，某些细胞特点具有高度特征性而且可提示诊断，即使未对HTLV-1进行检测也是如此[30]。这些细胞特点在外周血最明显（图32.6）。大多数患者在临床发病过程中的某个时间点表现为白血病，但发病时可能没有明显的外周血受累。

外周血肿瘤细胞呈明显的多叶状，称为花样细胞，因为核叶呈花瓣样[5,6,21]。染色质致密，染色质通常深染，但花样细胞通常无明显核仁。胞质嗜碱性，可见胞质空泡。嗜碱性胞质和染色质深染有助于区分ATLL与Sézary综合征(SS)。此外，SS细胞核形态的不规则程度更轻微，呈典型脑回样，未分离形成核叶。

细胞学特点在急性型非常明显。慢性型和焖燃型

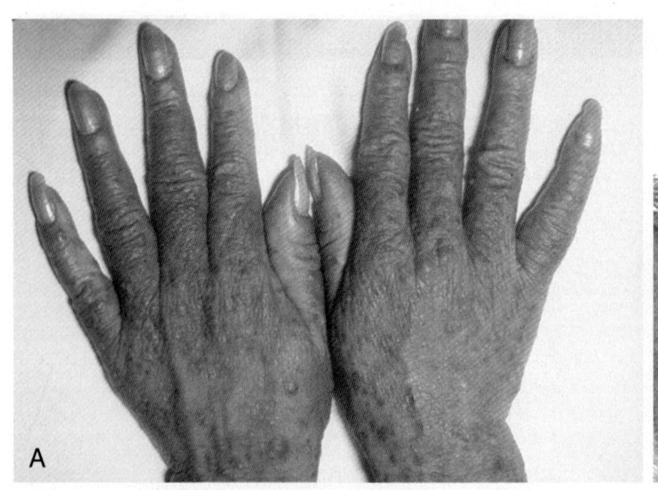

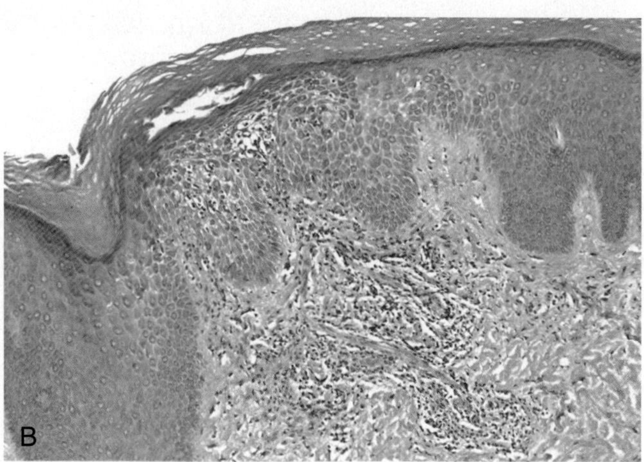

图32.4 慢性成人T细胞白血病/淋巴瘤（ATLL）。A. 皮肤显示鳞屑及角化过度。B. 同一患者的皮肤活检显示真皮由无明显异型性小淋巴细胞组成的淋巴细胞浸润

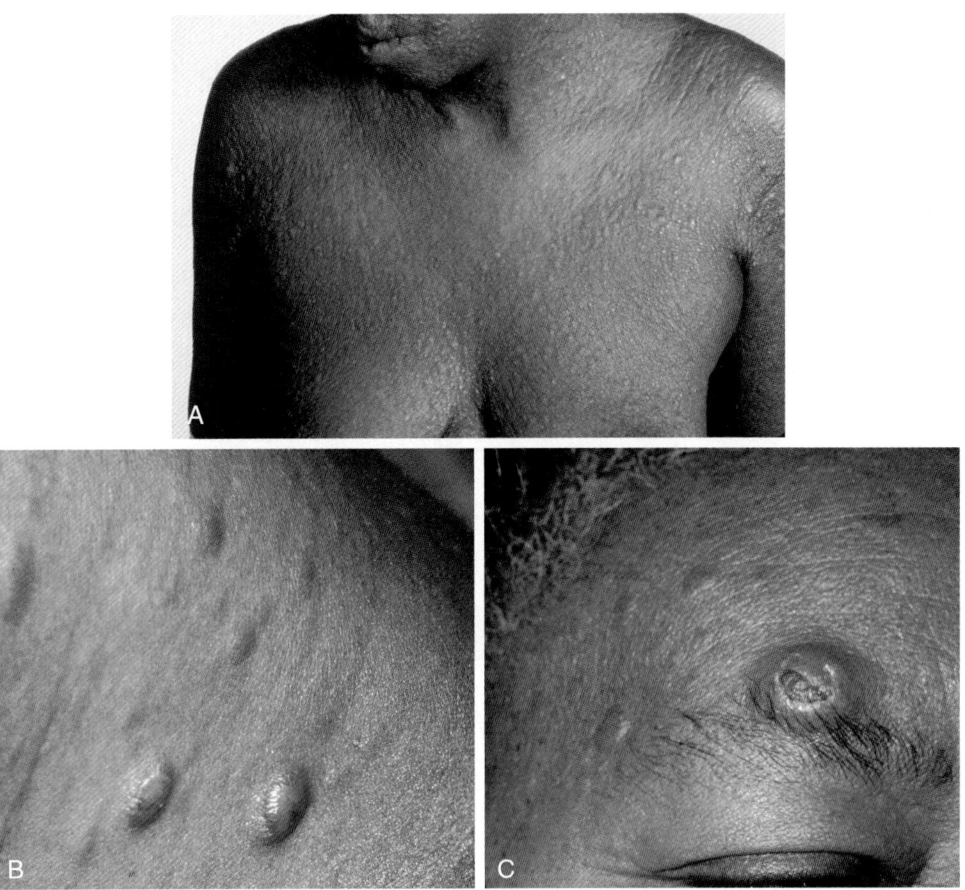

图32.5 ATLL的皮肤表现。包括脱屑性皮疹（A）、斑块（B）或溃疡性大结节（C）

的外周血非典型细胞相对少见，细胞学异型性不太明显[31,32]。

大多数患者表现为淋巴结受累。淋巴结结构通常弥漫性破坏。与白血病浸润方式一致，在某些情况下淋巴窦可保存，含有类似外周血的肿瘤细胞（图32.7）。白血病患者淋巴窦保留更常见。浸润的肿瘤细胞形态学多样。与外周血的花样细胞一样，小的多形性淋巴样细胞可占多数或夹杂大转化细胞（图32.8）。转化细胞有空泡状核，常有多个嗜酸性或嗜碱性核仁。转化细胞可相对单一，核圆形或卵圆形，类似弥漫大B细胞淋巴瘤（DLBCL）（图32.9）。转化细胞也可能具有多形性核特征。可出现伴扭曲或脑回样核的巨细胞。虽然病理学家熟知ATLL细胞学形态的多样性非常重要，但肿瘤细胞的大小或形状通常不影响临床经过[21]。

一些ATLL初期患者，如焖燃型，淋巴结可表现为霍奇金淋巴瘤（HL）样组织学特点（图32.10）[33,34]。WHO分类将这种模式视为形态学变异型，而且与侵袭性较弱有关[36]。受累的淋巴结表现为副皮质区扩张，伴小至中等淋巴细胞弥漫性浸润，细胞核轻度不规则，核仁不明显，胞质稀少。其中可见RS样细胞和伴分叶状核或扭曲核的巨细胞。这些细胞为EBV⁺细胞，表达CD30和CD15。这一变异型通常在数月内进展为明显疾病。早期肿瘤性HTLV-1阳性细胞数量少，而且实际上T细胞增生或许为非克隆性。因此，在某些方面，ATLL的早期形式可能是肿瘤前疾病。或者，HTLV-1感染的T细胞数量还不足以通过PCR检测来判断T细胞受体基因重排。EBV⁺B细胞的增生被认为继发于ATLL患者的免疫缺陷。类似的RS样细胞也见于外周T细胞淋巴瘤（PTCL）的其他类型，以血管免疫母细胞性T细胞淋巴瘤(AITL)最常见[37]。

超过50%患者可见皮肤侵犯。真皮浅层常有非典型淋巴细胞浸润，伴亲表皮现象（图32.11）[24]。常见Pautrier微脓肿[21]。然而，与SS或蕈样霉菌病(MF)相比，肿瘤浸润通常形态一致并且相对聚集，无大量组织细胞或嗜酸性粒细胞。皮肤病变通常以较小的肿瘤细胞为主。焖燃型及慢性型，细胞异型性可能轻微，表皮可表现为不同程度的角化过度、角化不全。皮肤病变的临床表现和组织学形态多样，可能类似炎症性病变[38]。

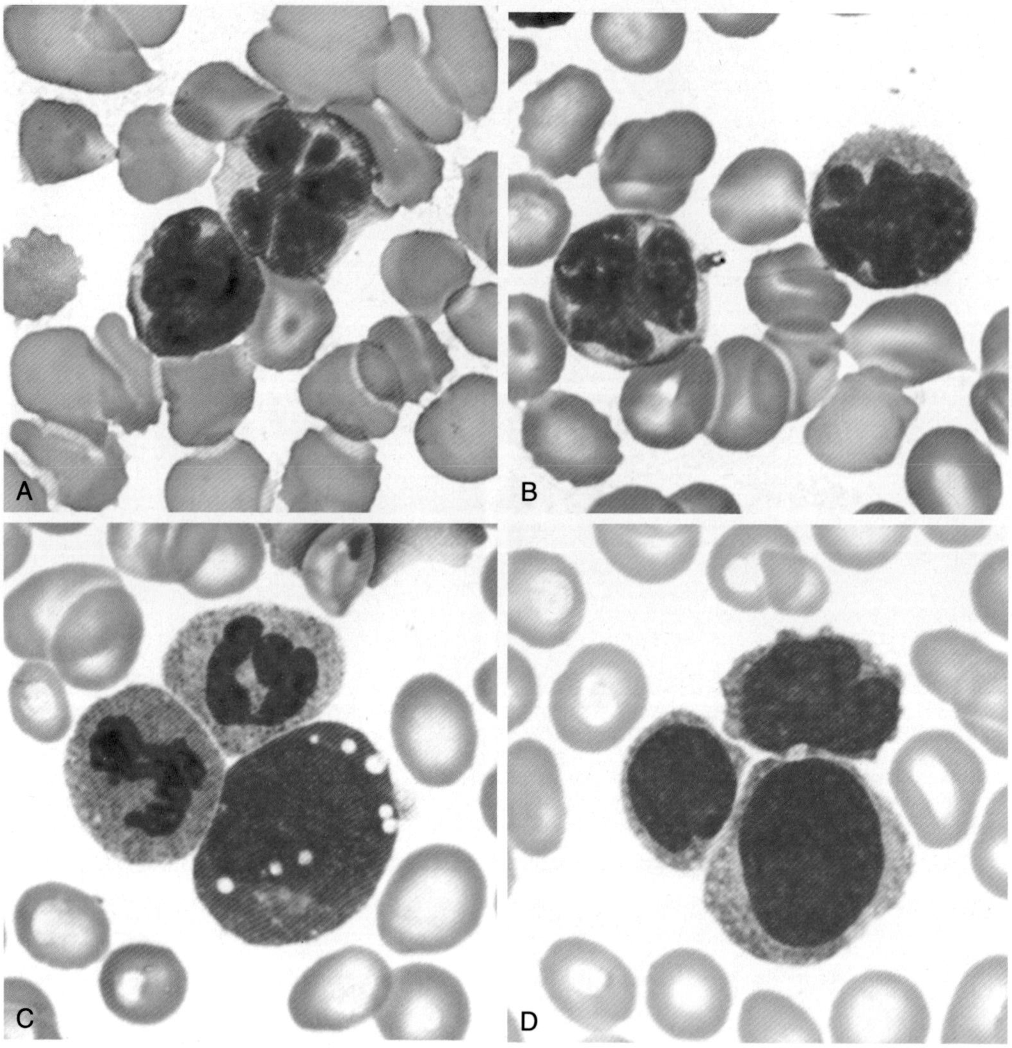

图32.6 **成人T细胞白血病/淋巴瘤的外周血表现。**花样细胞伴显著多叶核（A和B）是最常见形态，但也可见母细胞样细胞（C）或核较圆（D）

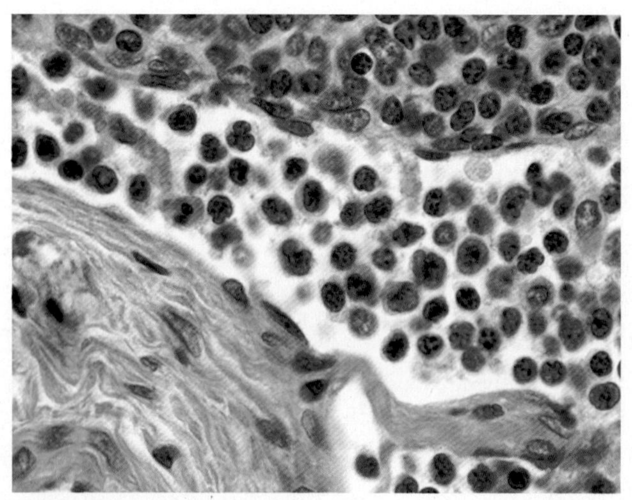

图32.7 **成人T细胞白血病/淋巴瘤（ATLL）的淋巴结。**淋巴结的白血病期，扩张的淋巴窦内可见非典型细胞

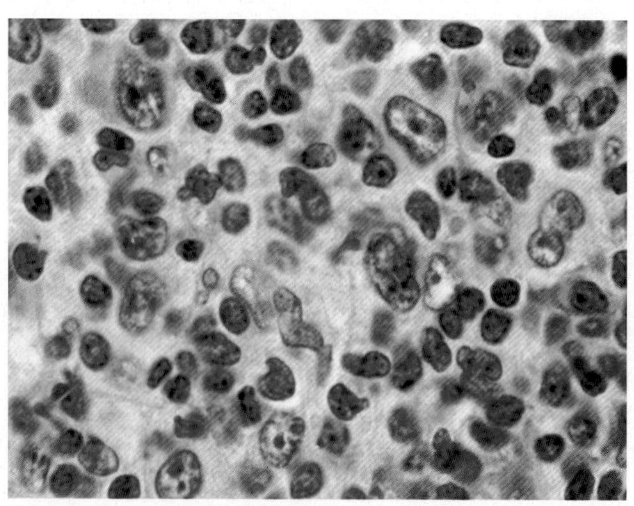

图32.8 **成人T细胞白血病/淋巴瘤（ATLL）的淋巴结。**淋巴结内小的多型性淋巴细胞可以夹杂较大的母细胞样细胞，核呈空泡状，有明显核仁

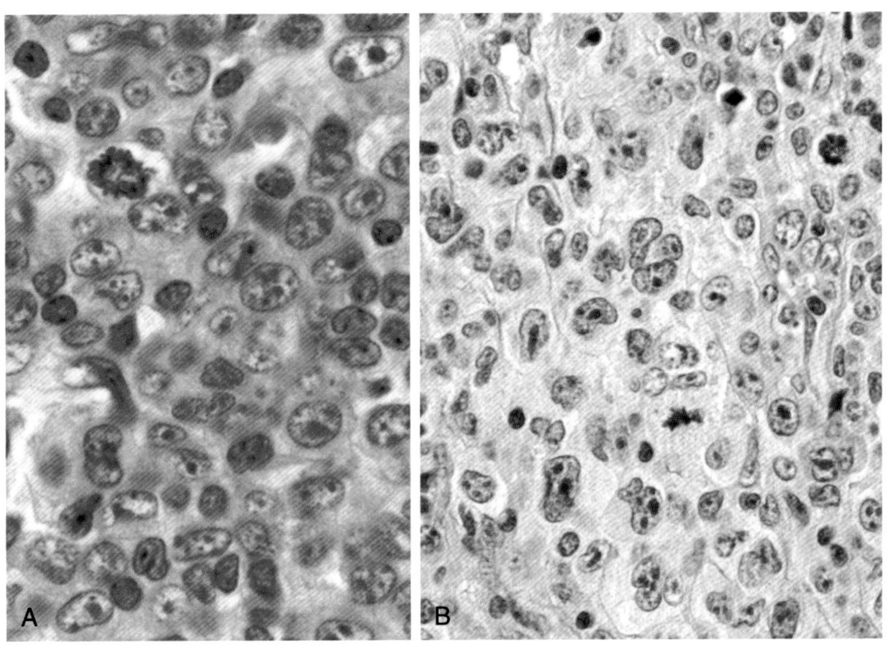

图32.9 成人T细胞白血病/淋巴瘤（ATLL）的淋巴结。A. 这个病例细胞以母细胞样特点为主。如果未做免疫组化，形态类似DLBCL。**B.** 也可见巨细胞伴多形性核

骨髓受累通常不明显。骨髓可含有斑片状非典型淋巴细胞浸润。然而，即便可见明显的淋巴细胞增多，骨髓浸润程度也比预期轻。与高钙血症吻合的表现包括常有骨质吸收和破骨活动（图32.12）[39]。骨小梁显示骨骼重建，一些患者即使缺乏肿瘤浸润骨骼也可见溶骨性病变（图32.13）[19]。

其他经常受累部位包括肺及脑脊液。与白血病期相关的肺浸润通常为斑片状及间质性浸润，无肿瘤结节形成。罕见心脏受累报道，通常伴随肺受累（图32.14）[29]。

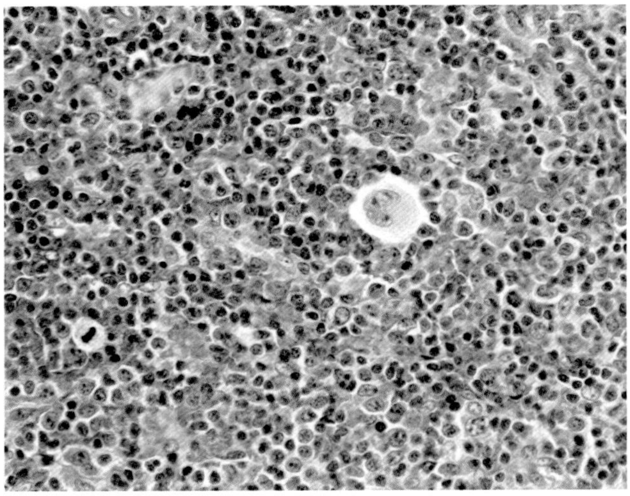

图32.10 成人T细胞白血病/淋巴瘤（ATLL）初期患者的淋巴结。可见类似HRS细胞的细胞，很像经典型霍奇金淋巴瘤（CHL）。霍奇金样细胞是EBV+转化B细胞，背景中含有HTLV-1 T细胞

累及CNS通常表现为脑膜浸润，无结节性实质性病变。脑脊液细胞涂片可检测出肿瘤细胞。然而，有报道形成脑实质肿块的罕见病例[40]。CNS受累几乎总是与播散性系统性病变有关，但也有局限于CNS受累的罕见病例[23]。

尽管ATLL无正式的细胞学分级系统，慢性及焖燃型ATLL的肿瘤细胞通常异型性轻微，或许与更惰性临床过程一致。

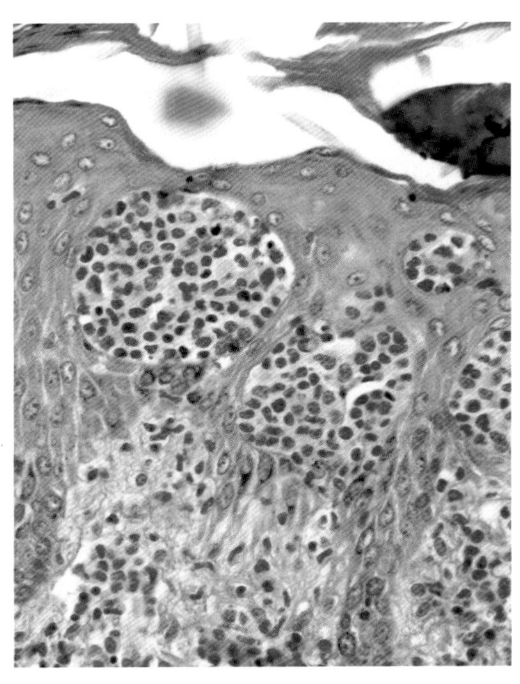

图32.11 成人T细胞白血病/淋巴瘤（ATLL）的皮肤活检标本。有明显的亲表皮性，伴表皮浸润

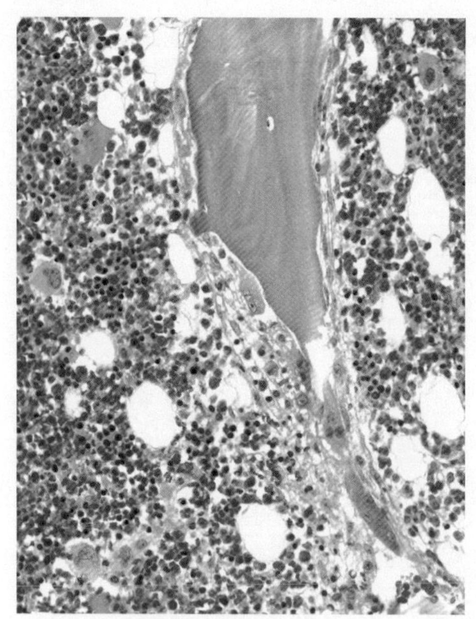

图32.12 成人T细胞白血病/淋巴瘤（ATLL）的骨髓粗针穿刺活检。骨髓腔显示髓系细胞增生，无可辨认的肿瘤细胞。然而，骨小梁显示骨骼重建及破骨细胞增多

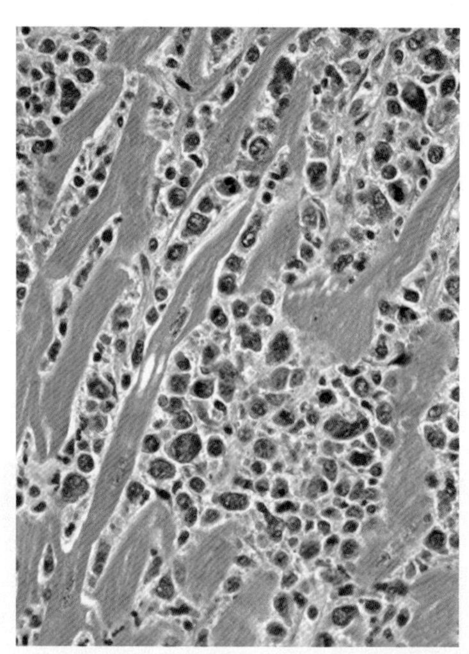

图32.13 成人T细胞白血病/淋巴瘤（ATLL）的溶骨性病变。骨小梁周围见大量破骨细胞

32.5 免疫表型

不管细胞学亚型如何，肿瘤细胞是$CD4^+$ α β T细胞，强阳性表达白细胞介素-2受体（IL-2R，或CD25）的α链（图32.15）[41]。血清内也可检测出高浓度的可溶解性IL-2R，而且与疾病活动有关[42]。CD7几乎总是不表达，但通常表达CD3及其他成熟T细胞抗原（CD2、CD5）。CD52通常阳性，并且抗CD52人源性抗体〔阿妥单抗（Campath）〕已用于临床治疗。大的母细胞样细胞可表达CD30。由于多种PTCL具有$CD3^+$、$CD4^+$、$CD7^-$的免疫表型，ATLL最具特征是CD25强阳性。采用增强抗原修复的技术，可在福尔马林固定、石蜡包埋的组织切片中检测CD25[43]。由于其强阳性表达，CD25已成为免疫治疗的靶点[41]。最近研究表明ATLL细胞或许是调节性T细胞（Treg）[44,45]。一项研究中，68%病例至少某些肿瘤细胞呈FOXP3阳性，但通常只有少数细胞阳性。没有其他T细胞淋巴瘤亚型表达这种Treg特征性转录因子，它与CD25和CD4结合。这一发现帮助解释与ATLL相关的免疫缺陷。FOXP3阳性病例似乎是低级别，存在较少的细胞遗传学改变[46]。

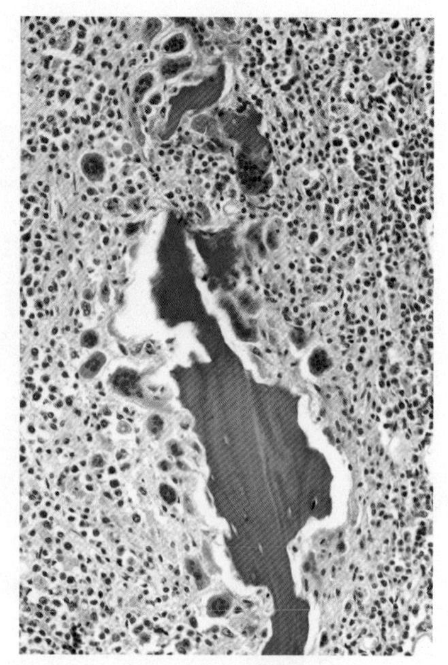

图32.14 成人T细胞白血病/淋巴瘤（ATLL）累及心脏。

32.6 遗传学、分子表现和HTLV-1的作用

ATLL是一种成熟T细胞恶性病变，伴克隆性T细胞受体基因重排。急性型或淋巴瘤样ATLL患者，在其所有侵犯的部位存在优势单克隆的证据。HTLV-1携带者并不显示T细胞克隆占优势，但或许存在寡克隆性T细胞增生。IL-2R的高表达促进这些细胞在体内及体外对细胞因子的反应而促进生长[47]。相似地，焖燃型或慢性ATLL的早期，可存在超过一种以上的T细胞克隆，疾病进展时出现优势克隆[48]。

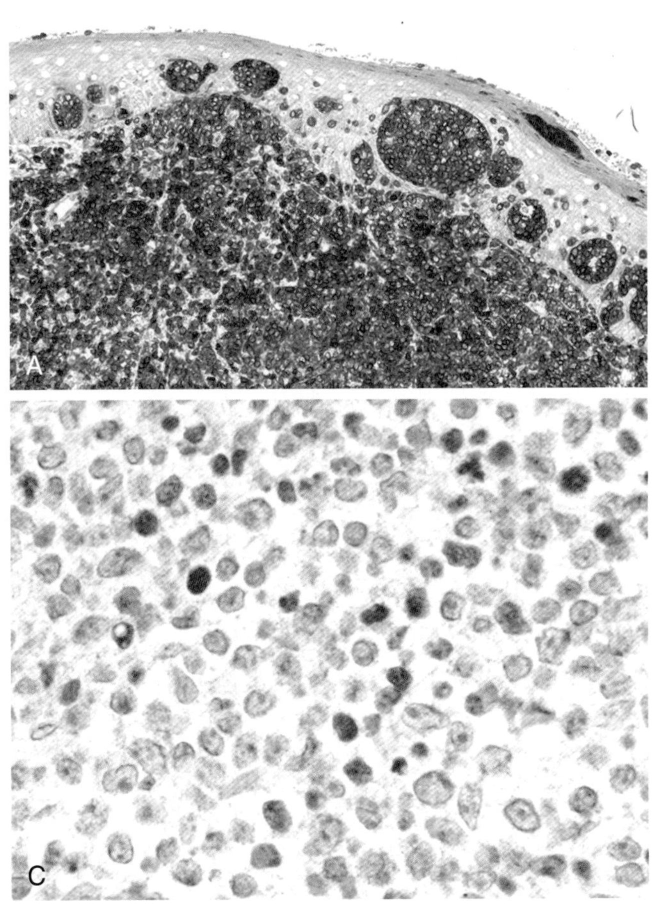

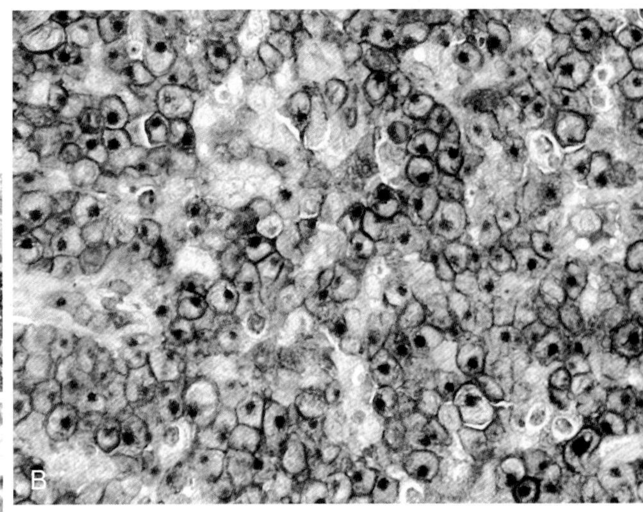

图32.15 成人T细胞白血病/淋巴瘤（ATLL）的免疫组化。A. 皮肤活检显示表皮和真皮层CD3阳性淋巴细胞。B. 肿瘤细胞显示细胞膜和高尔基区CD25强阳性。C. 肿瘤细胞亚群FOXP3阳性，大的非典型细胞阴性

HTLV-1前病毒DNA克隆性整合到肿瘤性T细胞内[33]。ATLL初期或疾病早期的患者可存在缺陷性或部分病毒整合性T细胞克隆[49]。由于唯一整合的部位产生一明显的条带，Southern杂交技术对检测这些克隆非常有帮助[50]。PCR技术检测HTLV-1序列可对外周血内病毒负荷进行量化评估[51,52]。HAM/TSP患者无克隆性HTLV-1病毒整合的循环T细胞。然而，与涉及HAM/TSP对HTLV-1的异常免疫反应一致的是存在克隆性和寡克隆性T细胞群直接对抗病毒[53]。

HTLV-1是最早被证实的一种导致恶性转化的人类逆转录病毒[1]。该病毒包 gag、pol和env结构基因和一个位于3′末端pX区，编码调节蛋白TAX及REX。病毒基因TAX在HTLV-1引起白血病的发病中起关键作用。TAX蛋白是一病毒长末端重复序列的转录激活因子。TAX能通过转录活化下调不同的细胞基因，导致信号传导激活，下调细胞周期，引起基因不稳定，从而导致多种细胞遗传学异常[55,56]。TAX自身是癌基因，可转化为人类T细胞和啮齿动物的纤维母细胞[54]。

TAX通过数个信号传导通路起作用，包括NF-κB、CREB/ATF家族（亮氨酸拉链蛋白）、血清反应因子和AP-1家族[57]。TAX能直接结合数个NF-κB家族成员中的蛋白[58]。TAX也能与抑制NF-κB的蛋白结合，提供NF-κB的激活机制。

此外，TAX能使p53失活。因此，尽管大多数ATLL病例无p53突变或缺失，p53可直接通过TAX而失活[59]。这促使基因组不稳定，进而导致其他基因异常。TAX也可抑制细胞调节因子p16及INK4A，促使HTLV-1感染的细胞持续增殖[58]。

TAX在IL-2及IL-5介导的效应中起作用。IL-2R的α链是第一个通过TAX上调的基因[60]。TAX上调IL-2及IL-15的表达，IL-15是一种与IL-2相对的、提供一个HTLV-1感染细胞自分泌循环的机制[61]。IL-15通过IL-2R的β和γ链来传递信号。TAX也上调 ATLL细胞的IL-15Rα[61]。其他的细胞基因可通过TAX激活，例如IL-6；这一活性或许与ATLL特征性高钙血症有关，是通过促进甲状旁腺素样物质的分泌，导致破骨细胞活化[62,63]。ATLL的高钙血症可在TAX转基因小鼠内得到复制[64]。NF-κB的活性似乎也在破骨细胞活化因子

产生中在起作用[63]。最后，ATLL细胞表达RANK配体，促进前体造血细胞分化为破骨细胞[13,65]。

ATLL细胞存在多数复合结构性细胞遗传学异常，影响每条染色体的配对。无重现性细胞遗传学改变，然而，对做出诊断却有帮助[66,67]。结构性异常最常见于6号染色体。伴6号染色体缺失的6个患者，存在q11q13、q16q23、q21q23、q22q24和q23q24条带的断裂点，6q染色体异常似乎与更具侵袭性临床过程有关[66]。大约10%病例存在易位，涉及T细胞受体位于14q11的α Δ 基因[68]。应用比较基因组杂交研究证实了遗传学改变的多样性及频繁性[69]。不同的遗传学改变见于急性型及淋巴瘤样ATLL，提示这两种变异型发病或许是不同的分子途径。细胞遗传学异常的复杂性可能是通过TAX大规模检测所介导[54,70,71]。TAX损伤DNA修复机制并抑制一种涉及碱基剪除修复的酶（DNA聚合酶β）表达。TAX也抑制核苷剪切修复，这在紫外线放射诱导损伤修复起关键作用。

最近应用基因表达谱研究证实了一种抑制凋亡的基因BIRC5（survivin）的过表达[72]。BIRC5的抗凋亡功能也在ATLL细胞的化疗耐药起作用。

因此，尽管HTLV-1感染并不直接导致T细胞恶性转化，但可通过不同的机制来促进肿瘤性转化的发展，这些机制包括刺激T细胞增生、通过凋亡途径抑制T细胞死亡、下调DNA修复机制、促进染色体的不稳定性以及激活信号传导通路。TAX基因在多数以上这些机制中起作用。

32.7 假定的细胞起源

ATLL细胞是α、β、T细胞，与Treg细胞最相近。Treg细胞在调节免疫应答，尤其是免疫抑制方面起主要作用。Treg细胞在胸腺内功能发育需要转录因子FOXP3，具有$CD3^+$、$CD4^+$、$CD25^+$的表型。虽然FOXP3并非在所有ATLL病例均表达，在某些情况下仍可表达[44,45]。

32.8 临床过程

急性型和淋巴瘤样ATLL具有侵袭性临床过程，中位生存期少于1年，4年生存期仅占5%[74]。若未经任何治疗，大多数患者死于数周至数月内；即便采取治疗，多数患者生存期仍然很短[6,19,75]。如前所述，肿瘤表达survivin在化疗药物耐药中起作用[72]。急性ATLL的主要预后指标包括临床表现状态、乳酸脱氢酶高、年龄（超过40岁）、发病部位超过3个以上和高钙血症[76]。其他影响预后的因素包括血小板减少、嗜酸性粒细胞增多和骨髓侵犯。与更强侵袭性临床过程有关的分子改变包括p16基因缺失[77]和p53突变[78]。

慢性型或焖燃型ATLL患者临床过程更长，但其中位生存期仍然少于5年。评价慢性型ATLL的预后因素包括乳酸脱氢酶高、白蛋白低和血尿素氮水平高[76]。慢性期p16基因缺失也是不良预后因素，通过比较基因组杂交检测基因缺失与预后不良有关[77,79]。分子变化也表明发生了从慢性期发展为急性期改变[80]。

常规的化疗药物（如阿霉素）大部分无效，促使了其他药物的研究，如脱氧考福霉素（喷司他丁），但其疗效有限[81]。更强的大剂量化疗和骨髓移植已经用于有限数量的患者。治疗相关的死亡率非常高，限制了这一方案的使用[82]。由于ATLL是由一逆转录病毒引起，推测药物作用涉及其他逆转录病毒，如HIV。首次使用齐多夫定（AZT）及α-干扰素提示有些疗效，但在随后研究中未得到重复[85]。然而，这一药物对焖燃型或慢性ATLL患者可起作用[76]。另一项研究，联合使用砷剂及α-干扰素，提示可下调TAX[86]。这一方案的疗效尚未在临床试验中得到证实。使用基于单克隆抗体治疗方法直接对抗在ATLL中高表达的IL-2R可取得良好的疗效。不管是未结合或用钇标记90[41,87]的人源性抗tac在慢性型或焖燃型ATLL患者中疗效最好。由于ATLL预后差，临床上采取了大量的措施预防易感人群的感染来控制ATLL。

32.9 鉴别诊断

急性型及淋巴瘤样ATLL的鉴别诊断不同于慢性型或焖燃型（表32.2）。急性ATLL具有特殊临床表现，包括高钙血症和全身性疾病，通常能够提示诊断。而表现为淋巴瘤并且无高钙血症时可能较难诊断。ATLL细胞的免疫表型相对特异，因此，恶性T细胞联合表达CD3、CD4和CD25高度提示为ATLL。CD25可表达于其他B细胞及T细胞恶性病变，包括毛细胞白血病（HCL）、CHL和间变性大细胞淋巴瘤-ALK阳性

表32.2 成人T细胞白血病/淋巴瘤（ATLL）的鉴别诊断

诊断	克隆性TCR	HTLV-1整合	CD25	花样细胞
ATLL	+	+	++	+
MF	+	−	−	−
T-PLL	+	−	−	−
ALCL	+	−	++	−
PTCL-NOS	+	−	−/+	−

注：ALCL，间变性大细胞淋巴瘤；HTLV-1，人嗜细胞病毒1；MF，蕈样霉菌病；PTCL-NOS，外周T细胞淋巴瘤-非特指；TCR，T细胞受体；T-PLL，T细胞幼淋细胞白血病。

(ALK^{+}ALCL)；然而，表达B细胞表型则容易排除前两个诊断。虽然ALCL通常呈CD25阳性，但CD3常常阴性。ALCL呈CD30强阳性，但ATLL通常仅有少数CD30^{+}细胞。血清学检测HTLV-1抗体或PCR检测HTLV-1病毒序列可明确诊断。

为协助ATLL流行病学分析，提出了一个评分系统[30]。以下临床特征每一项计为1分：高钙血病、皮肤疾病以及白血病期。以下实验室标准每项计为2分：T细胞表型、HTLV-1或HTLV-2血清学阳性、肿瘤细胞表达CD25、分子水平检测出HTLV-1或HTLV-2序列。评分为5分或5分以上强烈提示诊断ATLL。必需牢记，来自流行地域的患者血清学HTLV-1阳性，但可发展为其他类型淋巴瘤，不依赖病毒阳性。因此，证实病毒整合至肿瘤细胞内是诊断ATLL的最有力指征。

慢性型或焖燃型ATLL的鉴别诊断更多样化，包括MF、其他皮肤T细胞淋巴瘤、慢性皮炎和T细胞幼淋巴细胞白血病（T-PLL）。ATLL可表现为伴Pautrier微脓肿的亲表皮现象，类似MF。与MF不同，ATLL的皮肤病变通常缺乏炎症背景，而是有丰富的肿瘤细胞。确实，第一例HTLV-1患者呈局限性病变，被认为MF的侵袭性类型[1]。外周血内Sézary细胞核染色较少，核呈脑回样而非多叶状核（图32.16）。一些研究提示，皮肤T细胞淋巴瘤的部分病例中，血液内可检测出HTLV-1序列，使得鉴别诊断更加复杂[90]。随后的研究基本上排除了

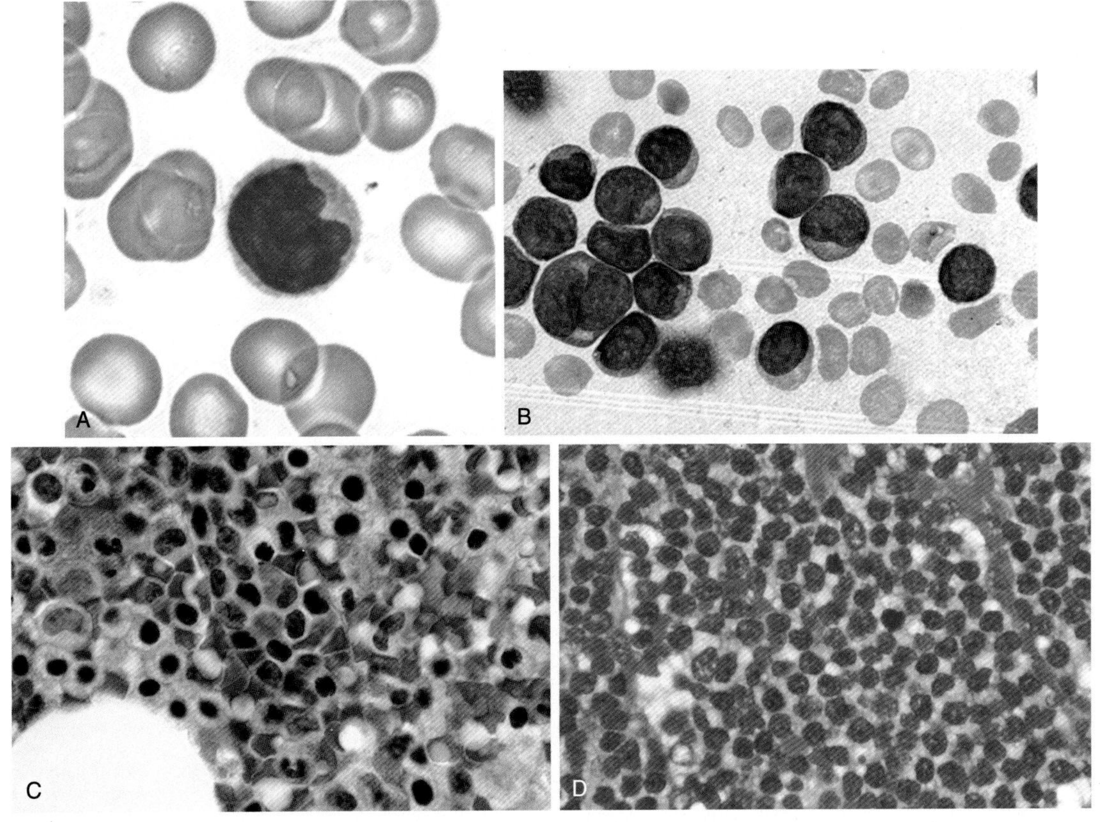

图32.16 成人T细胞白血病/淋巴瘤（ATLL）的鉴别诊断。 A. Sézary细胞，核染色较浅，而核改变较轻微。B. T-PLL，核圆形至卵圆形，核仁明显。C. T-PLL，骨髓弥漫性浸润，而ATLL仅有轻微浸润。D. 淋巴结T-PLL，核圆形至轻度不规则，可见中央小核仁

HTLV-1在MF或SS中的发病作用[91]。

T-PLL呈CD4⁺或CD8⁺，但通常CD25⁻。与ATLL细胞不同，通常CD7⁺，细胞典型形态为核圆形或轻度不规则形，缺乏ATLL细胞的明显核不规则。T-PLL骨髓活检通常显示广泛浸润，然而ATLL的骨髓侵犯程度低于预期并且与淋巴细胞增生的程度不相称。骨髓似乎不是ATLL细胞增殖的部位。

HTLV-2是与HTLV-1相关的逆转录病毒。尚不清楚HTLV-2与任何一种白血病或淋巴瘤相关[92]。分子检测HTLV-1序列也检测HTLV-2，因此有必要排除某些病例HTLV-2感染。HTLV-2最常见于静脉注射用药者。其进展与HAM/TSP临床表现相关。

32.10 精华和陷阱

- 人类亲细胞病毒1（HTLV-1）血清阳性并不能确定诊断成人T细胞白血病/淋巴瘤（ATLL）。来自HTLV-1流行地域的患者可有HTLV-1抗体。
- ATLL具有宽广的细胞形态学谱系。大多数细胞学变异型并无临床意义。
- 霍奇金样ATLL是ATLL的初期形式，形态学类似经典型霍奇金淋巴瘤（CHL）。HTLV-1感染细胞稀少。霍奇金样细胞为EBV阳性B细胞。
- 焖燃型及慢性ATLL与慢性皮炎相似。

（梅开勇　译）

参考文献

1. Poiesz B, Ruscetti F, Gazdar A. Detection and isolation of type C retrovirus particles from fresh and cultured lymphocytes of a patient with cutaneous T-cell lymphoma. *Proc Natl Acad Sci U S A*. 1980;77:7415-7419.
2. Gallo RC, Kalyanaraman VS, Sarngadharan MG, et al. Association of the human type C retrovirus with a subset of adult T-cell cancers. *Cancer Res*. 1983;43(8):3892-3899.
3. Yoshida M. Discovery of HTLV-1, the first human retrovirus, its unique regulatory mechanisms, and insights into pathogenesis. *Oncogene*. 2005;24(39):5931-5937.
4. Takatsuki K. Adult T-cell leukemia. *Intern Med*. 1995;34(10):947-952.
5. Hanaoka M, Sasaki M, Matsumoto H, et al. Adult T cell leukemia. Histological classification and characteristics. *Acta Pathol Jpn*. 1979;29(5):723-738.
6. Shimoyama M. Diagnostic criteria and classification of clinical subtypes of adult T-cell leukaemia-lymphoma. A report from the Lymphoma Study Group (1984-87). *Br J Haematol*. 1991;79(3):428-437.
7. Uchiyama T, Yodoi J, Sagawa K, et al. Adult T-cell leukemia: clinical and hematologic features of 16 cases. *Blood*. 1977;50:481-492.
8. Blattner WA, Kalyanaraman VS, Robert-Guroff M, et al. The human type-C retrovirus, HTLV, in blacks from the Caribbean region, and relationship to adult T-cell leukemia/lymphoma. *Int J Cancer*. 1982;30(3):257-264.
9. Pombo De Oliveira MS, Loureiro P, Bittencourt A, et al. Geographic diversity of adult T-cell leukemia/lymphoma in Brazil. The Brazilian ATLL Study Group. *Int J Cancer*. 1999;83(3):291-298.
10. Tajima K. The 4th nation-wide study of adult T-cell leukemia/lymphoma (ATL) in Japan: estimates of risk of ATL and its geographical and clinical features. The T- and B-cell Malignancy Study Group. *Int J Cancer*. 1990;45(2):237-243.
11. Catovsky D, Greaves MF, Rose M, et al. Adult T-cell lymphoma-leukaemia in blacks from the West Indies. *Lancet*. 1982;1(8273):639-643.
12. Miyoshi I, Kubonishi I, Sumida M, et al. A novel T-cell line derived from adult T-cell leukemia. *Gann*. 1980;71(1):155-156.
13. Taylor GP, Matsuoka M. Natural history of adult T-cell leukemia/lymphoma and approaches to therapy. *Oncogene*. 2005;24(39):6047-6057.
14. Levine PH, Manns A, Jaffe ES, et al. The effect of ethnic differences on the pattern of HTLV-I-associated T-cell leukemia/lymphoma (HATL) in the United States. *Int J Cancer*. 1994;56(2):177-181.
15. Yashiki S, Fujiyoshi T, Arima N, et al. HLA-A*26, HLA-B*4002, HLA-B*4006, and HLA-B*4801 alleles predispose to adult T cell leukemia: the limited recognition of HTLV type 1 tax peptide anchor motifs and epitopes to generate anti-HTLV type 1 tax CD8+ cytotoxic T lymphocytes. *AIDS Res Hum Retroviruses*. 2001;17(11):1047-1061.
16. LaGrenade L, Hanchard B, Fletcher V, et al. Infective dermatitis of Jamaican children: a marker for HTLV-I infection. *Lancet*. 1990;336(8727):1345-1347.
17. Goncalves DU, Proietti FA, Barbosa-Stancioli EF, et al. HTLV-1-associated myelopathy/tropical spastic paraparesis (HAM/TSP) inflammatory network. *Inflamm Allergy Drug Targets*. 2008;7(2):98-107.
18. Takenouchi N, Yao K, Jacobson S. Immunopathogensis of HTLV-I associated neurologic disease: molecular, histopathologic, and immunologic approaches. *Front Biosci*. 2004;9:2527-2539.
19. Bunn PA Jr, Schechter GP, Jaffe E, et al. Clinical course of retrovirus-associated adult T-cell lymphoma in the United States. *N Engl J Med*. 1983;309(5):257-264.
20. Verdonck K, Gonzalez E, Van Dooren S, et al. Human T-lymphotropic virus 1: recent knowledge about an ancient infection. *Lancet Infect Dis*. 2007;7(4):266-281.
21. Jaffe ES, Blattner WA, Blayney DW, et al. The pathologic spectrum of adult T-cell leukemia/lymphoma in the United States. *Am J Surg Pathol*. 1984;8:263-275.
22. Ohshima K. Pathological features of diseases associated with human T-cell leukemia virus type I. *Cancer Sci*. 2007;98(6):772-778.
23. Tsukasaki K, Imaizumi Y, Tawara M, et al. Diversity of leukaemic cell morphology in ATL correlates with prognostic factors, aberrant immunophenotype and defective HTLV-1 genotype. *Br J Haematol*. 1999;105(2):369-375.
24. Whittaker SJ, Ng YL, Rustin M, et al. HTLV-1-associated cutaneous disease: a clinicopathological and molecular study of patients from the UK. *Br J Dermatol*. 1993;128(5):483-492.
25. Fujihara K, Goldman B, Oseroff AR, et al. HTLV-associated diseases: human retroviral infection and cutaneous T-cell lymphomas. *Immunol Invest*. 1997;26(1-2):231-242.
26. Setoyama M, Katahira Y, Kanzaki T. Clinicopathologic analysis of 124 cases of adult T-cell leukemia/lymphoma with cutaneous manifestations: the smouldering type with skin manifestations has a poorer prognosis than previously thought. *J Dermatol*. 1999;26(12):785-790.
27. Yamaguchi T, Ohshima K, Karube K, et al. Clinicopathological features of cutaneous lesions of adult T-cell leukaemia/lymphoma. *Br J Dermatol*. 2005;152(1):76-81.
28. Blayney DW, Jaffe ES, Blattner WA, et al. The human T-cell leukemia/lymphoma virus associated with American adult T-cell leukemia/lymphoma. *Blood*. 1983;62(2):401-405.
29. O'Mahony D, Debnath I, Janik J, et al. Cardiac involvement with human T-cell lymphotrophic virus type-1-associated adult T-cell leukemia/lymphoma: the NIH experience. *Leuk Lymphoma*. 2008;49(3):439-446.
30. Levine PH, Cleghorn F, Manns A, et al. Adult T-cell leukemia/lymphoma: a working point-score classification for epidemiological studies. *Int J Cancer*. 1994;59(4):491-493.
31. Kawano F, Yamaguchi K, Nishimura H, et al. Variation in the clinical courses of adult T-cell leukemia. *Cancer*. 1985;55(4):851-856.
32. Yamaguchi K, Nishimura H, Kohrogi H, et al. A proposal for smoldering adult T-cell leukemia: a clinicopathologic study of five cases. *Blood*. 1983;62(4):758-766.
33. Ohshima K, Suzumiya J, Kato A, et al. Clonal HTLV-I-infected CD4+ T-lymphocytes and non-clonal non-HTLV-I- infected giant cells in incipient ATLL with Hodgkin-like histologic features. *Int J Cancer*. 1997;72(4):592-598.
34. Duggan D, Ehrlich G, Davey F, et al. HTLV-I induced lymphoma mimicking Hodgkin's disease. Diagnosis by polymerase chain reaction amplification of specific HTLV-I sequences in tumor DNA. *Blood*. 1988;71:1027-1032.
35. Swerdlow SH, Campo E, Harris NL, et al. *WHO Classification of Tumours of Haematopoietic and Lymphoid Tissues*. 4th ed. Lyon, France: IARC; 2008.
36. Ohshima K, Suzumiya J, Sato K, et al. Survival of patients with HTLV-I-associated lymph node lesions. *J Pathol*. 1999;189(4):539-545.
37. Quintanilla-Martinez L, Fend F, Moguel LR, et al. Peripheral T-cell lymphoma with Reed-Sternberg-like cells of B-cell phenotype and genotype associated with Epstein-Barr virus infection. *Am J Surg Pathol*. 1999;23(10):1233-1240.
38. Ohtani T, Deguchi M, Aiba S. Erythema multiforme-like lesions associated with lesional infiltration of tumor cells occurring with adult T-cell lymphoma/leukemia. *Int J Dermatol*. 2008;47(4):390-392.
39. Yamaguchi K. Human T-lymphotropic virus type I in Japan. *Lancet*. 1994;343(8891):213-216.
40. Kawasaki C, Ikeda H, Fukumoto T. Cerebral mass lesions associated with adult T-cell leukemia/lymphoma. *Int J Hematol*. 1995;61(2):97-102.
41. Waldmann TA, White JD, Goldman CK, et al. The interleukin-2 receptor: a target for monoclonal antibody treatment of human T-cell lymphotrophic virus I-induced adult T-cell leukemia. *Blood*. 1993;82(6):1701-1712.
42. Marcon L, Rubin LA, Kurman CC, et al. Elevated serum levels of soluble Tac peptide in adult T-cell leukemia: correlation with clinical status during chemotherapy. *Ann Intern Med*. 1988;109(4):274-279.
43. Janik JE, Morris JC, Pittaluga S, et al. Elevated serum-soluble interleukin-2 receptor levels in patients with anaplastic large cell lymphoma. *Blood*. 2004;104(10):3355-3357.
44. Karube K, Ohshima K, Tsuchiya T, et al. Expression of FoxP3, a key molecule in CD4CD25 regulatory T cells, in adult T-cell leukaemia/lymphoma cells. *Br J Haematol*. 2004;126(1):81-84.
45. Roncador G, Garcia JF, Garcia JF, et al. FOXP3, a selective marker for a subset of adult T-cell leukaemia/lymphoma. *Leukemia*. 2005;19(12):2247-2253.
46. Karube K, Aoki R, Sugita Y, et al. The relationship of FOXP3 expression and clinicopathological characteristics in adult T-cell leukemia/lymphoma. *Mod Pathol*. 2008;21(5):617-625.
47. Etoh K, Tamiya S, Yamaguchi K, et al. Persistent clonal proliferation of human T-lymphotropic virus type I-infected cells in vivo. *Cancer Res*. 1997;57(21):4862-4867.
48. Hata T, Fujimoto T, Tsushima H, et al. Multi-clonal expansion of unique human T-lymphotropic virus type-I-infected T cells with high growth potential in response to interleukin-2 in prodromal phase of adult T cell leukemia. *Leukemia*. 1999;13(2):215-

221.
49. Tsukasaki K, Tsushima H, Yamamura M, et al. Integration patterns of HTLV-I provirus in relation to the clinical course of ATL: frequent clonal change at crisis from indolent disease. *Blood.* 1997;89(3):948-956.
50. Kamihira S, Sugahara K, Tsuruda K, et al. Proviral status of HTLV-1 integrated into the host genomic DNA of adult T-cell leukemia cells. *Clin Lab Haematol.* 2005;27(4):235-241.
51. Estes MC, Sevall JS. Multiplex PCR using real time DNA amplification for the rapid detection and quantitation of HTLV I or II. *Mol Cell Probes.* 2003;17(2-3):59-68.
52. Lee TH, Chafets DM, Busch MP, Murphy EL. Quantitation of HTLV-I and II proviral load using real-time quantitative PCR with SYBR Green chemistry. *J Clin Virol.* 2004;31(4):275-282.
53. Muraro PA, Wandinger KP, Bielekova B, et al. Molecular tracking of antigen-specific T cell clones in neurological immune-mediated disorders. *Brain.* 2003;126:20-31.
54. Grassmann R, Aboud M, Jeang KT. Molecular mechanisms of cellular transformation by HTLV-1 Tax. *Oncogene.* 2005;24(39):5976-5985.
55. Lemoine FJ, Marriott SJ. Genomic instability driven by the human T-cell leukemia virus type I (HTLV-I) oncoprotein, Tax. *Oncogene.* 2002;21(47):7230-7234.
56. Marriott SJ, Semmes OJ. Impact of HTLV-I Tax on cell cycle progression and the cellular DNA damage repair response. *Oncogene.* 2005;24(39):5986-5995.
57. Azran I, Schavinsky-Khrapunsky Y, Aboud M. Role of Tax protein in human T-cell leukemia virus type-I leukemogenicity. *Retrovirology.* 2004;1:20.
58. Franchini G. Molecular mechanisms of human T-cell leukemia/lymphotropic virus type I infection. *Blood.* 1995;86(10):3619-3639.
59. Tabakin-Fix Y, Azran I, Schavinky-Khrapunsky Y, et al. Functional inactivation of p53 by human T-cell leukemia virus type 1 Tax protein: mechanisms and clinical implications. *Carcinogenesis.* 2006;27(4):673-681.
60. Ballard DW, Bohnlein E, Lowenthal JW, et al. HTLV-I tax induces cellular proteins that activate the kappa B element in the IL-2 receptor alpha gene. *Science.* 1988;241(4873):1652-1655.
61. Azimi N, Brown K, Bamford RN, et al. Human T cell lymphotropic virus type I Tax protein trans-activates interleukin 15 gene transcription through an NF-kappaB site. *Proc Natl Acad Sci U S A.* 1998;95(5):2452-2457.
62. Kiyokawa T, Yamaguchi K, Takeya M, et al. Hypercalcemia and osteoclast proliferation in adult T-cell leukemia. *Cancer.* 1987;59(6):1187-1191.
63. Nosaka K, Miyamoto T, Sakai T, et al. Mechanism of hypercalcemia in adult T-cell leukemia: overexpression of receptor activator of nuclear factor kappaB ligand on adult T-cell leukemia cells. *Blood.* 2002;99(2):634-640.
64. Gao L, Deng H, Zhao H, et al. HTLV-1 Tax transgenic mice develop spontaneous osteolytic bone metastases prevented by osteoclast inhibition. *Blood.* 2005;106(13):4294-4302.
65. Arai F, Miyamoto T, Ohneda O, et al. Commitment and differentiation of osteoclast precursor cells by the sequential expression of c-Fms and receptor activator of nuclear factor kappaB (RANK) receptors. *J Exp Med.* 1999;190(12):1741-1754.
66. Whang-Peng J, Bunn PA, Knutsen T, et al. Cytogenetic studies in human T-cell lymphoma virus (HTLV)-positive leukemia-lymphoma in the United States. *J Natl Cancer Inst.* 1985;74(2):357-369.
67. Itoyama A, Chaganti RSK, Yamada Y, et al. Cytogenetic analysis and clinical significance in adult T-cell leukemia/lymphoma: a study of 50 cases from the human T-cell leukemia virus type-1 endemic area, Nagasaki. *Blood.* 2001;97(11):3612-3620.
68. Haider S, Hayakawa K, Itoyama T, et al. TCR variable gene involvement in chromosome inversion between 14q11 and 14q24 in adult T-cell leukemia. *J Hum Genet.* 2006;51(4):326-334.
69. Oshiro A, Tagawa H, Ohshima K, et al. Identification of subtype-specific genomic alterations in aggressive adult T-cell leukemia/lymphoma. *Blood.* 2006;107(11):4500-4507.
70. Liang MH, Geisbert T, Yao Y, et al. Human T-lymphotropic virus type 1 oncoprotein tax promotes S-phase entry but blocks mitosis. *J Virol.* 2002;76(8):4022-4033.
71. Liu B, Liang MH, Kuo YL, et al. Human T-lymphotropic virus type 1 oncoprotein tax promotes unscheduled degradation of Pds1p/securin and Clb2p/cyclin B1 and causes chromosomal instability. *Mol Cell Biol.* 2003;23(15):5269-5281.
72. Pise-Masison CA, Radonovich M, Dohoney K, et al. Gene expression profiling of ATL patients: compilation of disease-related genes and evidence for TCF4 involvement in BIRC5 gene expression and cell viability. *Blood.* 2009;113(17):4016-4026.
73. Raimondi G, Turner MS, Thomson AW, Morel PA. Naturally occurring regulatory T cells: recent insights in health and disease. *Crit Rev Immunol.* 2007;27(1):61-95.
74. Hermine O, Wattel E, Gessain A, Bazarbachi A. Adult T cell leukaemia—a review of established and new treatments. *Biodrugs.* 1998;10(6):447-462.
75. International peripheral T-cell and natural killer/T-cell lymphoma study: pathology findings and clinical outcomes. *J Clin Oncol.* 2008;26(25):4124-4130.
76. Tsukasaki K, Hermine O, Bazarbachi A, et al. Definition, prognostic factors, treatment, and response criteria of adult T-cell leukemia-lymphoma: a proposal from an international consensus meeting. *J Clin Oncol.* 2009;27(3):453-459.
77. Yamada Y, Hatta Y, Murata K, et al. Deletions of p15 and/or p16 genes as a poor-prognosis factor in adult T-cell leukemia. *J Clin Oncol.* 1997;15(5):1778-1785.
78. Tawara M, Hogerzeil SJ, Yamada Y, et al. Impact of p53 aberration on the progression of adult T-cell leukemia/lymphoma. *Cancer Lett.* 2006;234(2):249-255.
79. Tsukasaki K, Lohr D, Sugahara K, et al. Comparative genomic hybridization analysis of Japanese B-cell chronic lymphocytic leukemia: correlation with clinical course. *Leuk Lymphoma.* 2006;47(2):261-266.
80. Tsukasaki K, Krebs J, Nagai K, et al. Comparative genomic hybridization analysis in adult T-cell leukemia/lymphoma: correlation with clinical course. *Blood.* 2001;97(12):3875-3881.
81. Tsukasaki K, Tobinai K, Shimoyama M, et al. Deoxycoformycin-containing combination chemotherapy for adult T-cell leukemia-lymphoma: Japan Clinical Oncology Group Study (JCOG9109). *Int J Hematol.* 2003;77(2):164-170.
82. Tsukasaki K, Maeda T, Arimura K, et al. Poor outcome of autologous stem cell transplantation for adult T cell leukemia/lymphoma: a case report and review of the literature. *Bone Marrow Transplant.* 1999;23(1):87-89.
83. Gill PS, Harrington W Jr, Kaplan MH, et al. Treatment of adult T-cell leukemia-lymphoma with a combination of interferon alfa and zidovudine. *N Engl J Med.* 1995;332(26):1744-1748.
84. Hermine O, Bouscary D, Gessain A, et al. Brief report: treatment of adult T-cell leukemia-lymphoma with zidovudine and interferon alfa. *N Engl J Med.* 1995;332(26):1749-1751.
85. White JD, Wharfe G, Stewart DM, et al. The combination of zidovudine and interferon alpha-2B in the treatment of adult T-cell leukemia/lymphoma. *Leuk Lymphoma.* 2001;40(3-4):287-294.
86. El-Sabban ME, Nasr R, Dbaibo G, et al. Arsenic-interferon-alpha-triggered apoptosis in HTLV-I transformed cells is associated with Tax down-regulation and reversal of NF-kappa B activation. *Blood.* 2000;96(8):2849-2855.
87. Waldmann TA, White JD, Carrasquillo JA, et al. Radioimmunotherapy of interleukin-2R alpha-expressing adult T-cell leukemia with yttrium-90-labeled anti-tac. *Blood.* 1995;86(11):4063-4075.
88. Hsu SM, Yank K, Jaffe ES. Hairy cell leukemia: a B cell neoplasm with a unique antigenic phenotype. *Am J Clin Pathol.* 1983;80:421-428.
89. Hsu SM, Tseng CK, Hsu PL. Expression of p55 (Tac) interleukin-2 receptor (IL-2R), but not p75 IL-2R, in cultured H-RS cells and H-RS cells in tissues. *Am J Pathol.* 1990;136(4):735-744.
90. Zucker-Franklin D. The role of human T cell lymphotropic virus type I Tax in the development of cutaneous T cell lymphoma. In: Edelson RL, DeVita VT, eds. *Cutaneous T Cell Lymphoma: Basic and Clinically Relevant Biology.* New York: NYAS;2001:86-96.
91. Burmeister T, Schwartz S, Hummel M, et al. No genetic evidence for involvement of Deltaretroviruses in adult patients with precursor and mature T-cell neoplasms. *Retrovirology.* 2007;4:11.
92. Roucoux DF, Murphy EL. The epidemiology and disease outcomes of human T-lymphotropic virus type II. *AIDS Rev.* 2004;6(3):144-154.

第33章

肝脾T细胞淋巴瘤

Philippe Gaulard

章节目录

33.1　定义

肝脾T细胞淋巴瘤（HSTL）是一种侵袭性结外淋巴瘤，特征包括肝脾发病、无淋巴结大以及预后差。肿瘤因非活化细胞毒性T细胞（CTL）增生所致，细胞形态单一、中等大小，在脾脏、肝脏和骨髓内表现为独特的窦内浸润方式。本病与重现性细胞遗传学等臂染色体7q异常有关。大多数病例起源于γδT细胞亚群，γδT细胞表型曾经是本病定义的一部分，最初在REAL中命名为肝脾γδT细胞淋巴瘤[1]。最近描述了少数αβ表型的相似病例，因此WHO 2008命名为HSTL[2]。

33.2　流行病学

HSTL罕见，占所有外周T细胞淋巴瘤（PTCL）的5%以下，西方和亚洲国家均有报道[3-6]。然而，由于本病可能假冒其他疾病，并且有时难以确定诊断，其发病率或许被低估。常规标本中，评估γδT细胞表型也有困难。HSTL特点是好发于年轻成人，男性为主，中位发病年龄35岁左右[3-7]。青少年或儿童病例也有报道，但老年人较少见。

33.3　病因学

据报道，许多病例发生于以前有免疫学症状或有缺陷病史的患者，尤其是实质器官移植后接受长期免疫抑制治疗的患者[4,16,20,21a]。一般认为这种情形下发生的HSTL是宿主起源的迟发性移植后淋巴组织增殖性疾病（PTLD）[20]。偶见病例继发于急性髓系白血病（AML）或EBV阳性淋巴组织增殖性疾病（EBV⁺LPD）、恶性疟疾[4,21,22]或妊娠期[23]。最近报道，少数病例发生于使用硫唑嘌呤治疗后的Crohn病患者[24]。使用抗肿瘤坏死因子药物英夫利昔单抗和硫唑嘌呤可增加炎症性肠病患者发生HSTL的风险，尤其是儿童患者[25,26]。从上述现象和正常γδT细胞的功能属性来看，可以推测：在免疫缺陷情况下，长期慢性抗原刺激对本病发生可能起一定的作用。例如，肾异体移植患者的外周血内可见γδT细胞增生[27]，体外培养可见人γδT细胞显示对不同的白细胞抗原分子同种异体反应[28]。

迄今为至，未见本病与人类亲细胞病毒（HTLV）-1或HTLV -2、人类免疫缺陷病毒（HIV）、人类疱疹病毒（HHV）8或丙型肝炎病毒（HCV）相关的报道。有一例报道患者HHV6阳性[29]。除了伴有转化的细胞学特点的罕见病例之外，大多数病例未显示EBV相关性[4,30,31]。

33.4 临床特点

本病主要发生于年轻成人，表现为脾脏显著肿大，肝脏通常肿大，但无淋巴结大。大多数患者有B症状，包括乏力、发热以及体重减轻，伴腹部疼痛，可能是继发于显著脾大[3-5,32,33]。

通常表现为血小板减少，大约半数患者伴有贫血或白细胞减少。据报道少数病例表现为特发性血小板减少性紫癜[3,34]，或以Coombs阴性溶血性贫血为首发症状[9]。发病时极少表现为明显的白血病图像，淋巴细胞增多也少见。然而，如果仔细观察血涂片，可发现某些患者具有一小群非典型淋巴细胞[4,35]。偶尔伴有嗜血细胞综合征（HPS）[4,14,31]。发病时并非总是检出肝功能异常。

CT显示纵隔及腹膜后淋巴结不肿大。根据笔者经验，由于骨髓侵犯（见后），所有患者均为Ann Arbor Ⅳ期。血清乳酸脱氢酶常常升高，体能状况评分>1。因此，根据年龄调整的国际预后指数，大多数患者存在2~3个不利的危险因素而成为高危组[4]。

33.5 形态学

33.5.1 大体观察

脾大（重量通常1000~3500g），呈均质状，未见大体病变。切面呈均质状、紫红色。脾门淋巴结不增大。

33.5.2 组织学

HSTL的诊断依据是组织病理学和免疫组化检测。过去通常通过脾脏或肝脏活检而诊断。脾切除时可明确诊断，很少通过骨髓活检诊断。目前认为骨髓组织学表现具有高度特异性，因此，建议采取骨髓活检作为诊断方法，从而避免诊断性脾脏切除术。此外，建议测定γδT细胞受体表达（TCRγδ）和骨髓细胞悬液流式细胞术。或者，可选取冰冻组织用于免疫组化分析。肿瘤细胞为单形性、中等大小。位于肝窦、脾脏红髓的脾索和脾窦以及骨髓窦内。

33.5.2.1 脾脏

脾脏累及方式以弥漫性浸润红髓为特征，保留髓窦和髓索结构，白髓显著减少或完全消失（图33.1A）。红

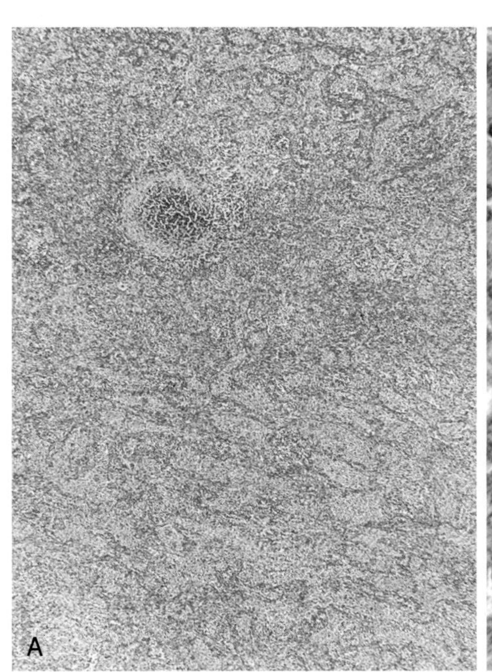

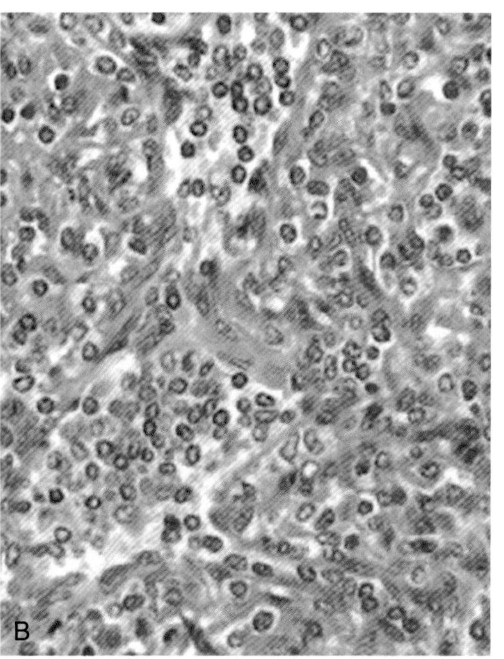

图33.1 肝脾T细胞淋巴瘤（HSTL），脾脏组织病理学。 A. 低倍，示红髓扩张，仅有少量萎缩的白髓结节。B. 高倍，示中等大小的肿瘤性淋巴细胞浸润脾索及脾窦

髓包含或轻或重的致密浸润，通常由形态单一、中等大小的淋巴细胞组成，核圆形至卵圆形，或核轻度不规则，染色质略微稀疏，核仁不明显。胞质淡染、稀少，涂片或印片显示嗜天青大颗粒。核分裂罕见。单个病例中，细胞多形性非常有限。非典型细胞位于脾索内，而红髓的髓窦内非典型细胞的数量在不同病例之间变化较大（图33.1B）。脾窦扩张，其内充满成片的肿瘤细胞。可混有少数小淋巴细胞，但浆细胞罕见。可能存在大量组织细胞。罕见病例发病时或在疾病过程中显示噬血细胞现象。

33.5.2.2 脾门淋巴结

尽管脾门淋巴结通常无明显肿大，但可累及淋巴窦或窦旁区域，而不破坏正常淋巴结结构[4,32,36]。

33.5.2.3 肝

肿瘤常常累及肝脏。发病时半数以上患者可导致肝大而无肿瘤结节。所有病例肝脏浸润均为窦内浸润方式（图33.2），可导致假性紫癜肝病[37]。可见肝门或肝门旁轻度淋巴瘤样浸润，但不明显。

33.5.2.4 骨髓

根据文献报道，大约2/3病例可见骨髓受累。事实上，当结合组织学和免疫组化方法仔细检查骨髓活检组织时，几乎所有病例都存在骨髓累及[4,35,38,39]。肿瘤细胞选择性浸润并扩散至骨髓髓窦，这一特点具有高度特异性，因此也是非常有用的诊断标准。骨髓活检标本最初诊断通常表现为增生活跃伴三系增生，可能误诊为骨髓增生异常综合征（MDS）或骨髓增殖综合征 。骨髓浸润的淋巴瘤细胞是稀疏分散的，病变通常轻微，在常规HE染色切片难以辨认；通常需要免疫组化来证实。小至中等非典型淋巴细胞形成单行排列或细胞团，全部表现为窦内浸润或以窦内浸润为主，髓窦扩张程度或轻或重，这种模式通过CD3免疫组化染色显得非常明显（图33.3）[4,32,35,38,39]。证实CD3^{+}、CD5^{-}、TIA1^{+}表型加上典

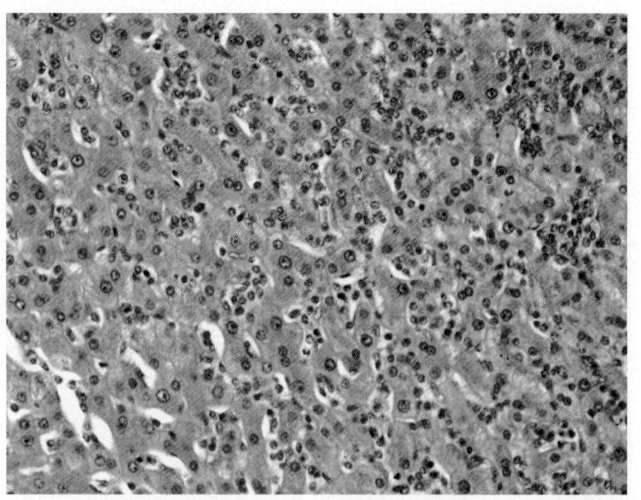

图33.2 肝脾T细胞淋巴瘤（HSTL），肝脏组织病理学。肿瘤细胞浸润主要见于肝窦内

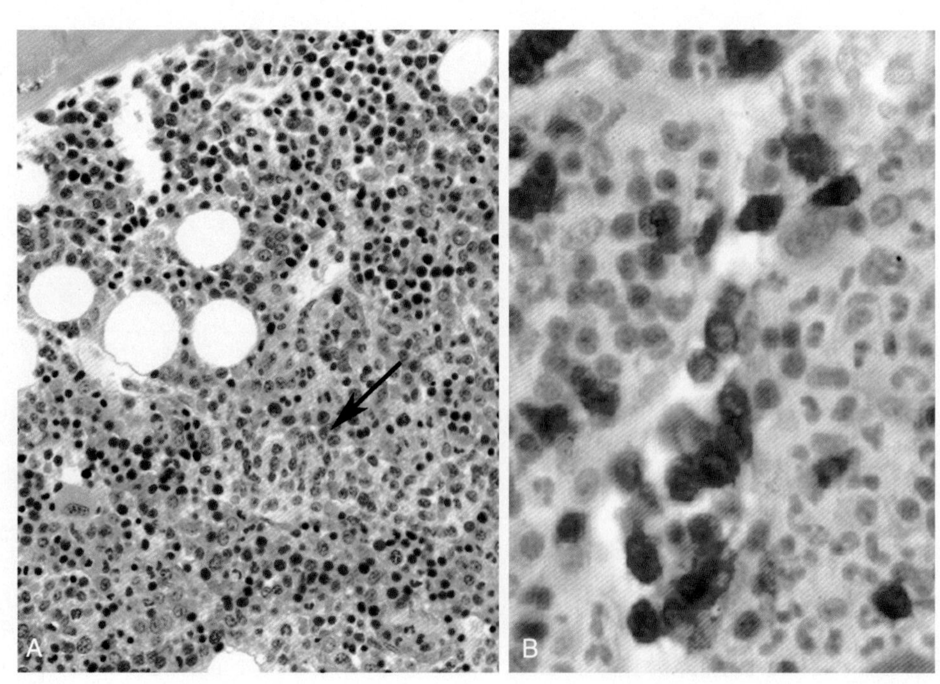

图33.3 肝脾T细胞淋巴瘤（HSTL），骨髓组织病理学。A. 骨髓增殖活跃。箭头示中等淋巴细胞形成窦内浸润。**B.** CD3染色，突出显示窦内浸润

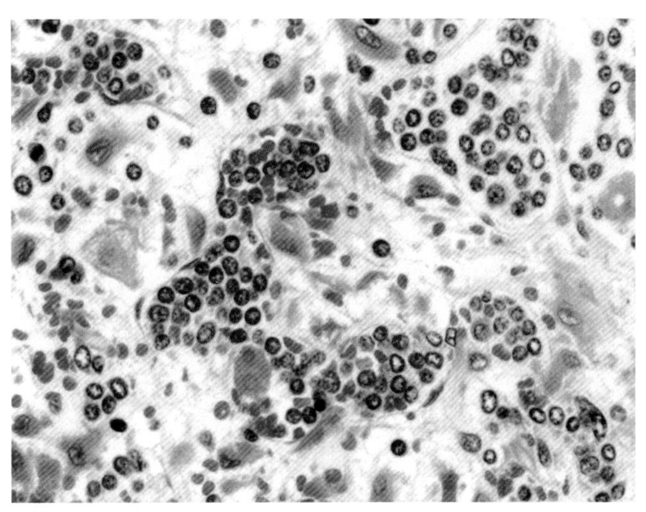

图33.4 肝脾T细胞淋巴瘤的细胞学变异。随着疾病进展，骨髓累及更致密，肿瘤细胞更大，伴母细胞样特征。注意存在少数噬红细胞的组织细胞

型的骨髓窦内分布，对HSTL而言，这种特征即使不算特有也非常具有特异性。

此外，仔细检查骨髓穿刺涂片可能发现少数非典型淋巴细胞群，有时描述为母细胞样细胞，某些情况下可含有细腻的胞质颗粒。通过流式细胞仪检查骨髓穿刺标本可发现大多数病例具有特征性γδ表型。

33.5.2.5 细胞学变异

总体而言，不同患者之间细胞学差异很小。肿瘤细胞通常为形态单一的小至中等淋巴细胞。诊断时偶见细胞学变异（如：母细胞样或多形性中至大细胞），但更常见于疾病进展期[4,17,40,41]。变异者显示类似于经典型病例的组织分布。然而，在疾病晚期，骨髓累及的方式除了窦内浸润还倾向于形成更广泛的弥漫性浸润和间质性浸润并且扩散至窦外；此外，肿瘤细胞变得更大（图33.4）。

33.6 免疫表型

在石蜡切片上，所有病例显示$CD3^+$T细胞表型，B细胞相关标记阴性。通常T细胞抗原表达模式为$CD3^+$、$CD2^+$、$CD5^-$、$CD7^{+/-}$和$CD4^-/CD8^-$，更罕见的是$CD4^-/CD8^+$（图33.5）。大多数病例表达CD56自然杀伤细胞（NK）相关标记，但$CD57^-$。可表达CD16。所有病例具有细胞毒表型（图33.5），如图所示颗粒样胞质呈TIA-1阳性；通常为非活化型，因为绝大多数病例不表达其他细胞毒分子（粒酶B和穿孔素）[32,42]。只有少数病例具有细胞毒活性[21]。HSTL不表达CD25和CD30活化抗原。表达杀伤Ig样受体（KIR），CD94/NKG2A表达程度稍弱，这两者似乎是共同特征（见下文）[43,44]。在冰冻切片上，大多数病例表达TCRγδ，呈$βF1^-$/TCRδ-1^+表型。绝大多数但非所有病例，γδ型HSTL似乎起源于γδT细胞亚群，它们存在Vδ1基因重排，可通过分子检测及δTCS-1抗体染色证实[4,45-48]。γδ型HSTL表达丝氨基蛋白酶粒酶M，这种现象符合天然免疫系统相关淋巴细胞起源[49]。

最近报道了TCRαβ表型HSTL的病例（$βF1^+$/TCRδ-1^-）[9,39,50,51]。根据相似的临床病理学和细胞遗传学特点，这些病例被认为是更常见的γδ型HSTL的一种变异型[2]。然而，最近的观点认为γδ表型在皮肤T细胞淋巴瘤中是一个不良的预后因素，将来需进一步证实αβ型和γδ型HSTL是否代表不同亚型。

值得注意的是，一些病例难以区分αβ或γδT细胞来源，因为常规固定、石蜡包埋组织不能可靠地用单克隆抗体检测TCRγδ表达。在日常工作中，当冰冻标本不足时，推荐使用流式细胞术分析骨髓穿刺涂片。

33.7 细胞遗传学和分子学

33.7.1 分子检测

不管γδ或αβ表型，HSTL通过常规PCR显示TCRγ基因克隆性重排。Southern杂交或PCR分析证实TCRδ链重排[4,46,48]，通常为双等位基因，与γδT细胞表型一致。据报道，部分γδ型病例显示β链的无效重排，这种重排也见于正常γδT细胞[46,47]。除了γ链的克隆性重排，αβ型病例显示TCRβ链基因克隆性重排[9,51]。

最近报道了4例HSTL的基因表达谱，其中3例伴γδ表型。HSTL的特征性遗传学改变有别于其他T细胞淋巴瘤，并且编码KIR分子的基因过表达是HSTL的特征[54]。

33.7.2 细胞遗传学

在已发表的超过40例[55]传统细胞遗传学及FISH分析中，大多数γδ型HSTL存在7q等臂染色体〔i（7,q10）〕（图33.6）[10,11,14,17,33,44,55-59]。这一偶尔存在的唯一核型异常提示在疾病的发生过程中起主要作用。除了8号染色

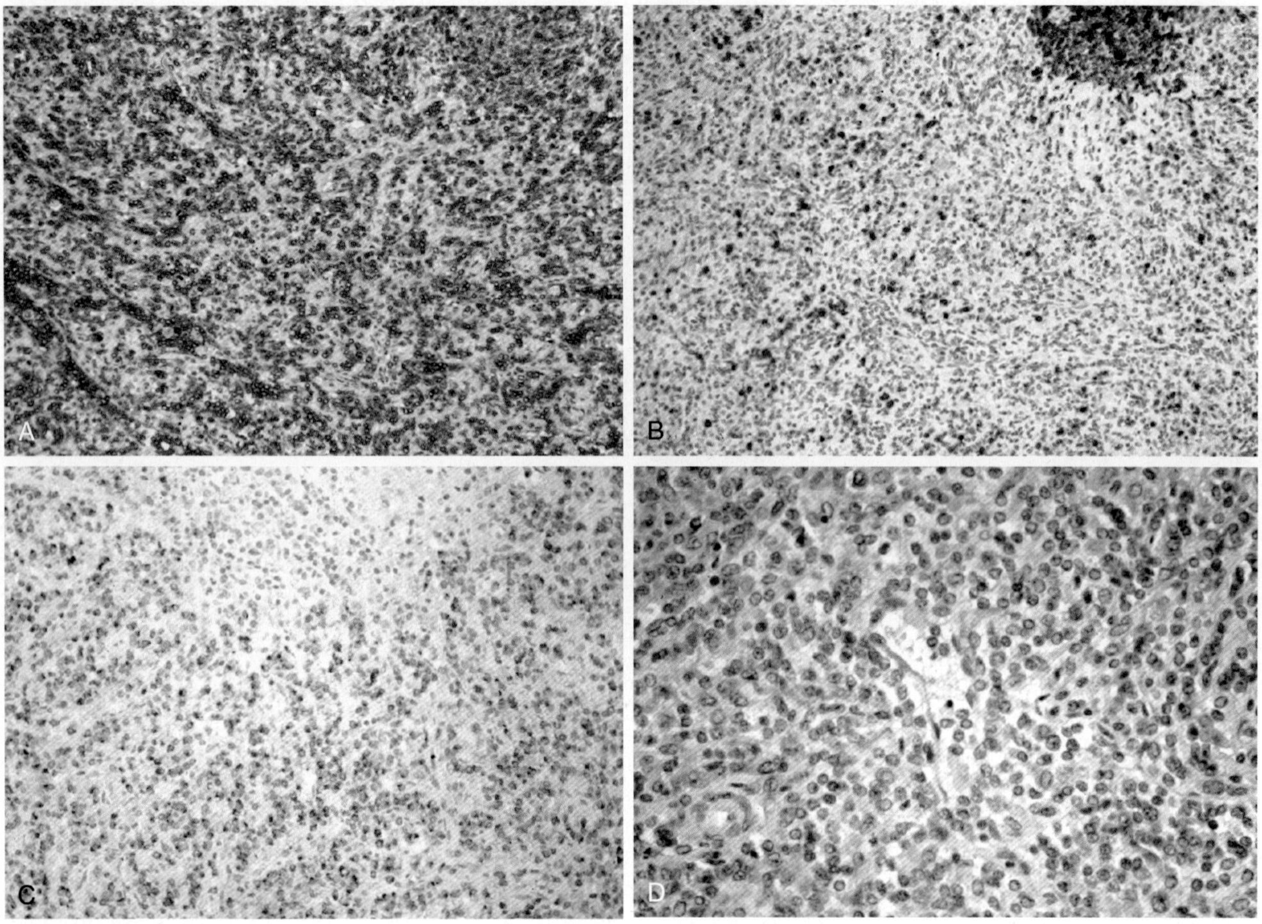

图33.5 肝脾T细胞淋巴瘤的免疫表型。HSTL的免疫表型特点是$CD3^+$（A）和$CD5^-$（B），只有散在分布的反应性$CD5^+$淋巴细胞。肿瘤细胞具有非活化细胞毒表型，表达TIA-1（C），不表达粒酶B（D）

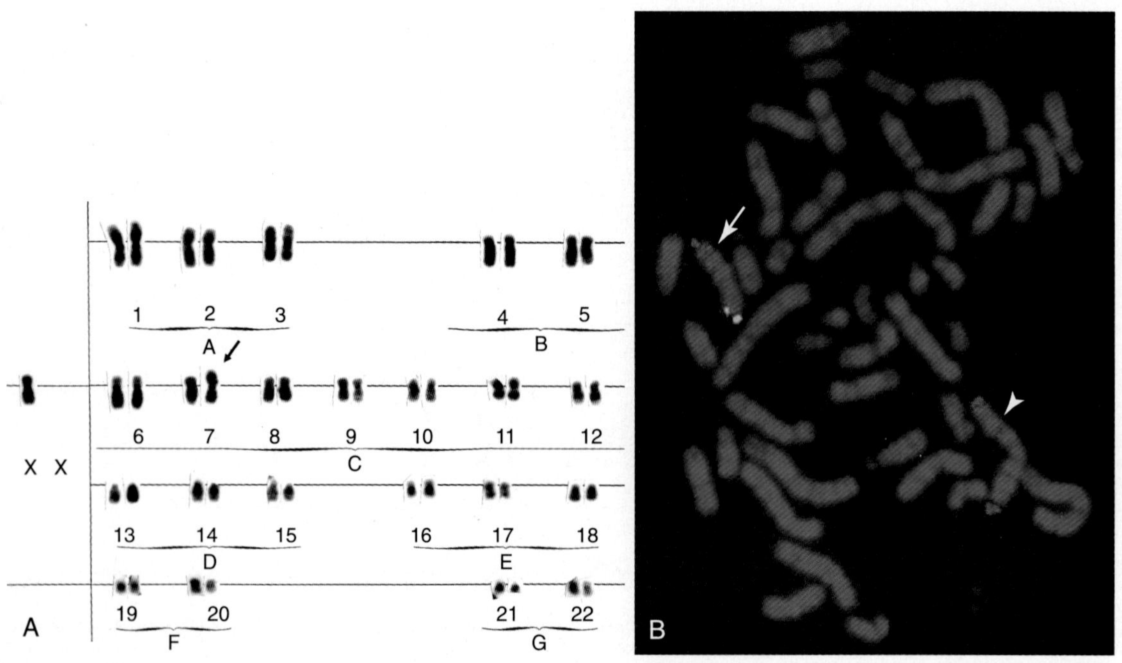

图33.6 肝脾γδT细胞淋巴瘤（HSTL）的细胞遗传学。A. 箭号代表7q〔i（7；q10）〕等臂染色体核型。B. i（7）（q10）FISH探针检测异常中期的例子，7p（绿色），7q（红色）。箭号及箭头各自显示正常7号染色体和i（7）（q10）。显示i（7）（q10）相关的7p信号缺失和7q 信号获得

体三体和Y染色体缺失之外，进展期病例还发现7q信号的数量增多，提示在疾病演进过程中i（7）（q10）染色体成倍增加[55]。最近有报道环状7号染色体伴7q31序列扩增[11]。有趣的是，i（7）（q10）也见于αβ型病例[9,39,44,50,51]，为γδ和αβ型病例代表同一疾病实体的不同变异型提供了进一步的证据。i（7）（q10）的生物学意义尚不明确。尽管i（7）（q10）与HSTL之间存在相关性，这种异常现象并非HSTL所特有，等臂染色体7q见于AML、急性淋巴母细胞白血病（ALL）、骨髓增生异常综合征（MDS）、Wilms瘤，也有报道见于极少数结外鼻型NK/T细胞淋巴瘤和ALCL的病例[60]。

33.7.3 EBV检测

采用EBER探针的原位杂交方法，在伴转化细胞学特点的异常病例中检测出相关的EBV，提示EBV可能为继发性事件[4,30,31]。

33.8 假定的细胞来源

对应的正常细胞尚未明确。HSTL被认为起源于一群未成熟的、非活化CTL，大部分为γδ，倾向于脾脏红髓的归巢细胞[61,62]。与脾脏内正常γδT细胞一致的主要是Vδ1，大多数γδ型HSTL起源于Vδ1亚群[4,45,46,48]。

有人认为αβ和γδ型均起源于NK/T细胞，NK/T细胞与αβ和γδT细胞亚群有相似的细胞特性，包括存在粒酶M和表达KIR分子。这些细胞与NK细胞一起参与天然免疫系统[4,49]。在这一方面，两种HSTL变异型通常都表达多种KIR异构体，后者是不是记忆T细胞的特征（它正常表达单个KIR），CD94低表达也是反常现象[44]。由于长期慢性抗原刺激诱导KIR表达，表达多种KIR异构体或许提示HSTL存在长期慢性抗原刺激，并且可能与本病的发生有关[44]。

33.9 临床过程

正如最近的回顾性研究[3]，治疗方法多种多样，包括激素、烷化剂、包含蒽环类的CHOP样方案（环磷酰胺，羟基柔红霉素，长春新碱，强的松）、嘌呤类化疗方案，以及自体和异体造血干细胞移植（此外还有诊断性

简表33.1 肝脾T细胞淋巴瘤（HSTL）的主要诊断特征

- 脾大（巨大），无结节
- 肝大
- 无淋巴结大
- 血小板减少
- 常常贫血、白细胞减少
- 形态一致，小至中等细胞
- 骨髓、脾和肝受累，呈窦内浸润方式
- $CD3^+$、$CD5^-$、$CD4^-/CD8^-$、$CD56^{+/-}$ 表型
- 非活化细胞毒表型（$TIA\text{-}1^+$、粒酶B^-）
- 缺乏EBV
- 7q等臂染色体

脾切除术）。根据文献报道和个人经验，本病具有高度侵袭性临床过程，长期生存率低。大多数患者（60%~70%）对首次使用CHOP样化疗方案有效。然而，这些患者早期就复发。根据最近21例的结果，中位生存期为16个月，即使许多病例采用巩固或高剂量强化治疗和干细胞移植，仅2名患者分别有42个月和52个月的完全缓解[4]。这与Falchook等[62a]报告的结果类似。因此，能治愈大部分其他侵袭性淋巴瘤（如DLBCL）的治疗策略对HSTL无效，并且尚无有效治疗方法。据报道，上述两个长期生存的患者接受铂-阿糖胞苷诱导化疗，联合化疗被视为对HSTL患者潜在有效[4]。最近，有个案报道，通常随访较短，提示硼替佐米、α-干扰素、阿妥单抗或异体骨髓移植治疗有效[12,15,63–65]。2-脱氧考福霉素也提示为有效药物[66–69]，通过体外选择性对肿瘤性γδT细胞的细胞毒性效应的试验而得到支持[66]。

疾病复发或进展发生于最初累及的部位（如脾脏，如果未切除脾脏；骨髓；肝脏），但不引起淋巴肿大，因此，增强了肿瘤细胞的特殊归巢效应。据报道少数患者以明显白血病期表现为主[4,19]。血细胞减少，尤其是血小板减少，似乎与疾病的活动性一致[4,32]。极少数病例疾病复发时也可累及其他结外部位，如皮肤、黏膜和脑膜。疾病过程中常见细胞学进展，形成细胞较大的淋巴瘤，伴有轻度多形性或母细胞样形态。疾病进展过程中，表型可以发生改变，如TCRγδ丢失，形成“TCR沉默”表型（$\beta F1^-/TCR\delta\text{-}1^-$）[40]。

33.10 鉴别诊断

HSTL的主要诊断特征见简表33.1。鉴别诊断包括

表33.1 肝脾T细胞淋巴瘤（HSTL）的鉴别诊断：主要鉴别特征

淋巴瘤类型	临床特点	细胞学	细胞类型	表型	细胞毒表型	骨髓浸润	脾	肝	遗传学
HSTL	脾大，B症状，细胞减少	中等大小，形态一致	Tγδ（>Tαβ）	$CD3^+$，$CD5^-$，$CD4^-$/$CD8^-$，$CD56^+$	非活化型（$TIA-1^+$，GrB^-）	增生活跃，窦内浸润	红髓（索和窦）	窦内（为主）	7q等臂染色体±三体8
侵袭性NK细胞白血病	B症状，脾大，HPS，白血病，细胞减少	中至大	NK（>Tαβ）	$CD3e^+$，$CD5^-$，$CD56^+$，$CD4^-$/$CD8^-$	活化型（$TIA-1^+$，GrB^+）	组织细胞+噬血现象，间质性，弥漫性	红髓，轻微，血管壁	窦内和汇管区	6q缺失，EBV相关
T-LGLL	惰性，中性粒细胞减少，自身免疫表现	淋巴细胞伴嗜天青大颗粒	Tαβ（>Tγδ）	$CD3^+$，$CD8^+$，$CD57^+$	活化型（$TIA-1^+$，GrB^+）	间质性±窦内，弥漫性±结节性（常轻微），成熟停滞	红髓，轻微	窦内和汇管区	
SMZL	脾大（轻微），轻度淋巴细胞增多	小淋巴细胞有或无微绒毛	B	$CD20^+$，$CD5^-$	–	窦内浸润，常有结节	原发性白髓扩张（边缘区），红髓浸润	窦内和汇管区	7q31 缺失
HCL	脾大，血细胞减少	毛细胞	B	$CD20^+$，$CD25^+$，$CD103^+$	–	致密，弥漫性白血病性纤维化	红髓（窦和索），红细胞湖	窦（为主）	

注：EBV，Epstein-Barr病毒；GrB，粒酶B；HPS，噬血细胞综合征；NK，自然杀伤；SMZL，脾脏边缘区淋巴瘤；T-LGLL，T细胞大颗粒细胞白血病；HCL，毛细胞白血病。

表现为肝脾疾病以及浸润脾脏红髓的其他淋巴瘤。其中主要为T或NK细胞肿瘤，如侵袭性NK细胞淋巴瘤/白血病和T细胞大颗粒淋巴细胞白血病（T-LGLL）。在B细胞肿瘤中，必需排除毛细胞白血病（HCL）和脾脏边缘区淋巴瘤（SMZL）。主要诊断标准总结于表33.1。

33.10.1 侵袭性NK细胞淋巴瘤/白血病

侵袭性NK细胞淋巴瘤/白血病代表HSTL的主要鉴别诊断。两种疾病通常均表现为伴B症状的肝脾疾病，而且呈侵袭性临床经过。主要的区别包括白血病样图像、NK细胞起源（有活化细胞毒表型，粒酶B和穿孔素阳性）以及缺乏TCR表达。侵袭性NK细胞白血病与EBV相关，存在典型和爆发性临床经过[2,7,70]。形态学可有某些重叠特点，二者均可表现为中至大肿瘤细胞浸润脾脏红髓和肝窦。在脾脏，肿瘤细胞密度可能较低，血管壁常见肿瘤细胞浸润[70]。然而，依笔者经验，形态学最大区别是骨髓浸润模式，NK细胞白血病为弥漫性和间质性浸润，通常少见或无窦内浸润。

33.10.2 T细胞大颗粒淋巴细胞白血病（T-LGLL）

T-LGLL是一种慢性、惰性淋巴组织增殖性疾病（LPD），临床表现和实验室检测与HSTL明显不同[71]。事实上，大多数患者无症状或存在不同严重程度的中性粒细胞减少、贫血或血小板减少、自身免疫性疾病相关的症状。T-LGLL也可表现为特征性白血病图像，由于伴嗜天青颗粒的细胞溶解性淋巴细胞克隆性增生，白细胞计数轻至中度升高，具有CD3$^+$、CD8$^+$、CD57$^+$、TCRαβ$^+$表型[2,72]。很少需要组织病理学进行诊断。T-LGLL或许显示与HSTL在肿瘤细胞的分布方式上（局限于脾脏红髓和肝窦内）存在部分重叠的特点。然而，T-LGLL肿瘤细胞具有更成熟的淋巴细胞表现，染色质致密，以及CD8$^+$、CD57$^+$和粒酶B$^+$的表型。骨髓活检，T-LGLL表现为轻微的、弥漫性间质浸润并与造血细胞混杂，窦内浸润轻微（非主要）[72,73]，常伴有淋巴细胞结节和成熟停滞。值得注意的是，据报道存在γδT细胞表型的T-LGLL病例[74]。

33.10.3 其他γδT细胞淋巴瘤

证实γδT细胞表型对诊断HSTL无特异性。事实上，一部分T淋巴母细胞淋巴瘤（T- LBL）、罕见T-LGLL和少数结外细胞毒性T细胞淋巴瘤也是γδT起源[5,33]。已证实γδT细胞淋巴瘤起初可在不同的黏膜组织发病，如鼻咽部、小肠和皮肤[52,53,75,75a]。这一发现与正常γδT细胞常见于一些上皮和黏膜内一致，其功能特性是作为成熟和活化CTL。黏膜和皮肤γδT细胞淋巴瘤被视为具有不同临床病理特点的活化细胞毒性T细胞淋巴瘤的一个亚型。或许一些非HSTL可分为其他类型，如鼻型NK/T细胞淋巴瘤或肠病相关T细胞淋巴瘤（EATL），提示起病部位和功能特性或许比准确的表型更重要。然而，重要的是，γδ表型在皮肤T细胞淋巴瘤具有预后意义。因此，建议原发性皮肤γδT细胞淋巴瘤单独列出[2,76]。虽然一些临床和形态学特点认人想起皮下脂膜炎样T细胞淋巴瘤（SPTCL），但SPTCL必需局限于αβ表型的病例。原发性皮肤γδT细胞淋巴瘤显示常常有真皮浸润，通常CD4$^-$/CD8$^-$和CD56$^+$，预后差，5年平均生存期大约15个月[52,53]。目前尚不清楚皮肤和黏膜γδT细胞淋巴瘤是否为单独疾病实体（如黏膜皮肤γδT细胞淋巴瘤）。

33.10.4 毛细胞白血病（HCL）和脾脏边缘区淋巴瘤（SMZL）

在B细胞淋巴瘤中，根据肝脾表现、类似于脾脏红髓和肝脏内肿瘤细胞的分布方式，只有HCL和一些原发性脾脏B细胞淋巴瘤才纳入HSTL鉴别诊断。然而，除了其在血涂片上特殊的细胞学表现及CD25$^+$、CD103$^+$、CD68$^+$B细胞表型之外，HCL在骨髓内致密的、弥漫性间质内白血病样浸润方式、无窦内浸润及其明显的网状纤维增生方面有明显不同[2]。

脾边缘区（B细胞）淋巴瘤骨髓活检可显示一小部分非典型淋巴细胞窦内浸润；然而，通常也存在淋巴细胞聚集[73]。SMZL的B细胞表型及常见惰性临床表现，与HSTL可明确区分。

总之，肿瘤细胞选择性局限于骨髓髓窦内浸润是HSTL的一个特点，与之相反，大多数其他B、T和NK细胞LPD骨髓累及特点为致密间质性浸润和小梁旁结节形成。常规骨髓活检标本证实浸润细胞呈CD3$^+$、CD5$^-$、CD8$^-$、TIA-1$^+$、粒酶B$^-$表型强烈支持HSTL的诊断。

33.11 精华和陷阱

- 肝脾T细胞淋巴瘤（HSTL）临床表现不像典型的淋巴瘤。它表现为许多系统性疾病的共同症状：
  - 不明原因的乏力、发热和脾大
  - 无明显的肿瘤综合征（包括无淋巴肿大）
  - 血小板减少及贫血，这一表现偶尔误认为特发性血小板减少性紫癜或Coombs阴性溶血性贫血
- 诊断依据是仔细检查骨髓活检（±骨髓穿刺）
  - 寻找特征性、恒定出现的窦内浸润（单行排列，细胞不形成大的聚集灶）。
  - 骨髓通常增生中活跃，此时难以识别特征性窦内浸润（不要误诊为MDS）。
  - CD20和CD3免疫染色能更好地识别窦内浸润，推荐用于不明原因的脾大患者；骨髓窦内浸润是肝脾T细胞淋巴瘤（$CD3^+$）和SMZL（$CD20^+$）的特点。
  - 骨髓穿刺涂片对识别少量非典型淋巴细胞非常有用，总之，通过流式细胞术免疫表型分析。
  - 诊断不再需要脾切除术。
- 推荐证明γδT细胞起源，但不是绝对需要。在脾大时，它对HSTL非常特异。然而，已报道αβ型HSTL罕见病例。因此，必需结合免疫、形态和临床进行诊断。

（梅开勇　译）

参考文献

1. Harris NL, Jaffe ES, Stein H, et al. A revised European-American classification of lymphoid neoplasms: a proposal from the International Lymphoma Study Group. *Blood.* 1994;84:1361-1392.
2. Swerdlow SH, Campo E, Harris NL, et al. eds. *World Health Organization Classification of Tumours of Haematopoietic and Lymphoid Tissues.* IARC: Lyon, France; 2008.
3. Weidmann E. Hepatosplenic T cell lymphoma. A review on 45 cases since the first report describing the disease as a distinct lymphoma entity in 1990. *Leukemia.* 2000;14:991-997.
4. Belhadj K, Reyes F, Farcet JP, et al. Hepatosplenic γδ T-cell lymphoma is a rare clinicopathologic entity with poor outcome: report on a series of 21 patients. *Blood.* 2003;102:4261-4269.
5. Gaulard P, Belhadj K, Reyes F. γδ T-cell lymphomas. *Semin Hematol.* 2003;40:233-243.
6. Wei SZ, Liu TH, Wang DT, et al. Hepatosplenic gammadelta T-cell lymphoma. *World J Gastroenterol.* 2005;11:3729-3734.
7. Jaffe ES, Krenacs L, Raffeld M. Classification of cytotoxic T-cell and natural killer cell lymphomas. *Semin Hematol.* 2003;40:175-184.
8. Garcia-Sanchez F, Menarguez J, Cristobal E. Hepatosplenic gamma-delta T-cell malignant lymphoma. Report of the first case in childhood, including molecular minimal residual disease follow-up. *Br J Haematol.* 1995;90:943-946.
9. Lai R, Larratt LM, Etches W, et al. Hepatosplenic T-cell lymphoma of alpha beta lineage in a 16-year-old boy presenting with hemolytic anemia and thrombocytopenia. *Am J Surg Pathol.* 2000;24:459-463.
10. Rossbach HC, Chamizo W, Dumont DP, et al. Hepatosplenic gamma/delta T-cell lymphoma with isochromosome 7q, translocation t(7;21), and tetrasomy 8 in a 9-year-old girl. *J Pediatr Hematol Oncol.* 2002;24:154-157.
11. Shetty S, Mansoor A, Roland B. Ring chromosome 7 with amplification of 7q sequences in a pediatric case of hepatosplenic T-cell lymphoma. *Cancer Genet Cytogenet.* 2006;167:161-163.
12. Domm JA, Thompson M, Kuttesch JF, et al. Allogeneic bone marrow transplantation for chemotherapy-refractory hepatosplenic gamma delta T-cell lymphoma: case report and review of the literature. *Pediatr Hematol Oncol.* 2005;11:607-610.
13. Thayu M, Markowitz JE, Mamula P, et al. Hepatosplenic T-cell lymphoma in an adolescent patient after immunomodulator and biologic therapy for Crohn disease. *J Pediatr Gastroenterol Nutr.* 2005;40:220-222.
14. Chin M, Mugishima H, Takamura M, et al. Hemophagocytic syndrome and hepatosplenic gamma delta T-cell lymphoma with isochromosome 7q and 8 trisomy. *J Pediatr Hematol Oncol.* 2004;26:375-378.
15. Gassas A, Kirby M, Weitzman S, et al. Hepatosplenic gamma delta T-cell lymphoma in a 10-year-old boy successfully treated with hematopoietic stem cell transplantation. *Am J Hematol.* 2004;75:113-114.
16. Ross CW, Schnitzer B, Sheldon S, et al. Gamma/delta T-cell post-transplantation lymphoproliferative disorder primarily in the spleen. *Am J Clin Pathol.* 1994;102:310-315.
17. François A, Lesesve JF, Stamatoullas A, et al. Hepatosplenic γδ T-cell lymphoma: a report of two cases in immunocompromised patients, associated with isochromosome 7q. *Am J Surg Pathol.* 1997;21:781-790.
18. Kahn WA, Yu L, Eisenbrey AB, et al. Hepatosplenic gamma/delta T-cell lymphoma in immunocompromised patients. Report of two cases and review of the literature. *Am J Clin Pathol.* 2001;116:41-50.
19. Steurer M, Stauder R, Grünewald K, et al. Hepatosplenic γδ -T-cell lymphoma with leukemic course after renal transplantation. *Hum Pathol.* 2002;33:253-258.
20. Wu H, Wasik MA, Przybylski G, et al. Hepatosplenic gamma-delta T-cell lymphoma as a late-onset posttransplant lymphoproliferative disorder in renal transplant recipients. *Am J Clin Pathol.* 2000;113:487-496.
21. Weidmann E, Hinz T, Klein S, et al. Cytotoxic hepatosplenic γ/δ T cell lymphoma following acute myeloid leukemia bearing two distinct gamma chains of the T-cell receptor. Biologic and clinical features. *Haematologica.* 2000;85:1024-1031.
21a. Roelandt PR, Maertens J, et al. Hepatosplenic gammadelta T-cell lymphoma after liver transplantation: report of the first 2 cases and review of the literature. *Liver Transpl.* 2009;15:686-692.
22. Kraus MD, Crawford DF, Kaleem Z, et al. T gamma/delta hepatosplenic lymphoma in a heart transplant patient after an Epstein-Barr virus positive lymphoproliferative disorder: a case report. *Cancer.* 1998;82:983-992.
23. Niitsu N, Kohri M, Togano T, et al. Development of hepatosplenic gamma delta T-cell lymphoma with pancytopenia during early pregnancy: a case report and review of the literature. *Eur J Haematol.* 2004;73:367-371.
24. Navarro JT, Ribera JM, Mate JL, et al. Hepatosplenic T γδ lymphoma in a patient with Crohn's disease treated with azathioprine. *Leuk Lymphoma.* 2003;44:531-533.
25. Mackey AC, Grenn L, Liang L-C, et al. Hepatosplenic T cell lymphoma associated with infliximab in young patients treated for inflammatory bowel disease. *J Pediatr Gastroenterol Nutr.* 2007;44:165-167.
26. Rosh JR, Gross T, Mamula P, et al. Hepatosplenic T-cell lymphoma in adolescents and young adults with Crohn's disease: a cautionary tale? *Inflamm Bowel Dis.* 2007;13(8):1024-1030.
27. Volk HD, Reinke P, Neuhaus K, et al. Expansion of a CD3+ 4– 8– TCR alpha/beta- T lymphocyte population in renal allograft recipients. *Transplantation.* 1989;47: 556-558.
28. Flament C, Benmerah A, Bonneville M, et al. Human TCR-gamma/delta alloreactive response to HLA-DR molecules. Comparison with response of TCR-alpha/beta. *J Immunol.* 1994;153;2890-2904.
29. Lin WC, Moore JO, Mann KP, et al. Post-transplant CD8+ gamma delta T-cell lymphoma associated with human herpes virus-6 infection. *Leuk Lymphoma.* 1999: 33:377-384.
30. Ohshima K, Haraoka S, Kosaka M, et al. Hepatosplenic γδ T-cell lymphoma: relation to Epstein-Barr virus and activated cytotoxic molecules. *Histopathology.* 1998;36:127-135.
31. Allory Y, Challine D, Haioun C, et al. Bone marrow involvement in lymphomas with hemophagocytic syndrome at presentation: a clinicopathologic study of 11 patients in a western institution. *Am J Surg Pathol.* 2001;25:865-874.
32. Cooke CB, Krenacs L, Stetler STE, et al. Hepatosplenic T-cell lymphoma: a distinct clinicopathologic entity of cytotoxic gamma delta T-cell origin. *Blood.* 1996;88:4265-4274.
33. De Wolf-Peters C, Achten R. gd T-cell lymphomas: a homogeneous entity? *Histopathology.* 2000;36:296-305.
34. Garderet L, Aoudjhane M, Bonte H, et al. Immune thrombocytopenic purpura: first symptom of gamma/delta T-cell lymphoma. *Am J Med.* 2001;111:242-243.
35. Vega F, Medeiros LJ, Bueso-Ramos C, et al. Hepatosplenic gamma/delta T-cell lymphoma in bone marrow. A sinusoidal neoplasm with blastic cytologic features. *Am J Clin Pathol.* 2001;116:410-419.
36. Charton-Bain MC, Brousset P, Bouabdallal R, et al. Variation in the histological pattern of nodal involvement by gamma/delta T-cell lymphoma. *Histopathology.* 2000;36:233-239.
37. Gaulard P, Zafrani ES, Mavier P, et al. Peripheral T-cell lymphoma presenting as predominant liver disease. A report of 3 cases. *Hepatology.* 1986;6:864-868.
38. Gaulard P, Kanavaros P, Farcet JP, et al. Bone marrow histologic and immunohistochemical findings in peripheral T-cell lymphomas. A study of 38 cases. *Hum Pathol.* 1991;22:331-338.
39. Vega F, Medeiros LJ, Gaulard P. Hepatosplenic and other gamma delta T-cell lymphomas. *Am J Clin Pathol.* 2007;127:869-880.
40. Farcet JP, Gaulard P, Marolleau JP, et al. Hepatosplenic T-cell lymphoma: sinusoidal-sinusoidal localization of malignant cells expressing the T cell receptor γδ. *Blood.* 1990;75:2213-2219.
41. Mastovich S, Ratech H, Warnke RE, et al. Hepatosplenic T-cell lymphoma: an unusual case of a gamma delta T-cell lymphoma with a blast-like terminal transformation. *Hum Pathol.* 1994;25:102-108.
42. Boulland ML, Kanavaros P, Wechsler J, et al. Cytotoxic protein expression in natural killer cell lymphomas and in αβ and γδ peripheral T-cell lymphomas. *J Pathol.* 1997;183:432-439.
43. Haedicke W, Ho FCS, Chott A, et al. Expression of CD94/NKG2A and killer immunoglobulin-like receptors in NK cells and a subset of extranodal cytotoxic T-cell lymphomas. *Blood.* 2000;95:3628-3630.
44. Morice WG, Macon WR, Dogan A, et al. NK-cell-associated receptor expression in hepatosplenic T-cell lymphoma, insights into pathogenesis. *Leukemia.* 2006;20:883-886.
45. Gaulard P, Bourquelot P, Kanavaros P, et al. Expression of the αβ and γδ T cell receptors in 57 cases of peripheral T cell lymphomas. Identification of a subset of γδ T cell lymphomas. *Am J Pathol.* 1990;137:617-628.
46. Kanavaros P, Farcet JP, Gaulard P, et al. Recombinative events of the T-cell antigen receptor δ gene in peripheral T-cell lymphomas. *J Clin Invest.* 1991;87:666-672.
47. Domman-Scherrer CC, Bauman-Kurer S, Zimmermann DR, et al. Occult hepatosplenic T-γδ lymphoma. Value of genotypic analysis in the differential diagnosis. *Virchows Arch.* 1995;426:629-634.

48. Przybylski G, Wu H, Macon WR, et al. Hepatosplenic and subcutaneous panniculitis-like γ/δ T cell lymphomas are derived from different Vδ subsets of γ/δ T lymphocytes. *J Mol Diagn.* 2000;2:11-19.
49. Krenacs L, Smyth MJ, Bagdi E, et al. The serine protease granzyme M is preferentially expressed in NK-cell, gamma delta T-cell, and intestinal T-cell lymphomas: evidence of origin from lymphocytes involved in innate immunity. *Blood.* 2003;101:3590-3593.
50. Suarez F, Wlodarska I, Rigal-Huguet F, et al. Hepatosplenic αβ T-cell lymphoma: an unusual case with clinical, histologic and cytogenetic features of γδ hepatosplenic T-cell lymphoma. *Am J Surg Pathol.* 2000;24:1027-1032.
51. Macon WR, Levy NB, Kurtin PJ, et al. Hepatosplenic alpha beta T-cell lymphomas: a report of 14 cases and comparison with hepatosplenic gamma delta T-cell lymphomas. *Am J Surg Pathol.* 2001;25:285-296.
52. Toro JR, Liewehr DJ, Pabby N, et al. Gamma-delta T-cell phenotype is associated with significantly decreased survival in cutaneous T-cell lymphoma. *Blood.* 2003;101:3407-3412.
53. Willemze R, Jansen PM, Cerroni L, et al. Subcutaneous panniculitis-like T-cell lymphoma: definition, classification, and prognostic factors: an EORTC Cutaneous Lymphoma Group study of 83 cases. *Blood.* 2008;111:838-845.
54. Miyazaki K, Yamaguchi M, Imai H, et al. Gene expression profiling of peripheral T-cell lymphoma including gamma delta T-cell lymphoma. *Blood.* 2009;113:1071-1074.
55. Wlodarska I, Martin-Garcia N, Achten R, et al. FISH study of chromosome 7 alterations in hepatosplenic T-cell lymphoma: isochromosome 7q is a common abnormality which accumulates in forms with features of cytologic progression. *Genes Chromosomes Cancer.* 2002;33:243-251.
56. Colwill R, Dube I, Scott JG, et al. Isochromosome 7q as the sole abnormality in an unusual case of T-cell lineage malignancy. *Hematol Pathol.* 1990;4:53-58.
57. Wang CC, Tien HF, Lin MT, et al. Consistent presence of isochromosome 7q in hepatosplenic T γ/δ lymphoma: a new cytogenetic clinicopathologic entity. *Genes Chromosomes Cancer.* 1995;12:161-164.
58. Alonsozana EL, Stambert J, Kumar D, et al. Isochromosome 7q: the primary cytogenetic abnormality in hepatosplenic gamma-delta T cell lymphoma. *Leukemia.* 1997;11:1367-1372.
59. Jonveaux P, Daniel MT, Martel V, et al. Isochromosome 7q and trisomy 8 are consistent primary, non-random chromosomal abnormalities associated with hepatosplenic T γ/δ lymphoma. *Leukemia.* 1996;10: 1453-1455.
60. Feldman AL, Law M, Grogg KL, et al. Incidence of TCR and TCL1 gene translocations and isochromosome 7q in peripheral T-cell lymphomas using fluorescence in situ hybridization. *Am J Clin Pathol.* 2008;130:178-185.
61. Groh V, Porcelli S, Fabbi M, et al. Human lymphocytes bearing T cell receptor γ/δ are phenotypically diverse and evenly distributed throughout the lymphoid system. *J Exp Med.* 1989;169:1277-1294.
62. Bordessoule D, Gaulard P, Mason DY. Preferential localisation of human lymphocytes bearing γδ T-cell receptors to the red pulp of the spleen. *J Clin Pathol.* 1990;43:461-464.
62a. Falchook GS, Vega F, et al. Hepatosplenic gamma-delta T-cell lymphoma: clinicopathological features and treatment. *Ann Oncol.* 2009;20:1080-1085.
63. Otrock ZK, Hatoum HA, Salem ZM, et al. Long-term remission in a patient with hepatosplenic gamma delta T cell lymphoma treated with bortezomib and high-dose CHOP-like chemotherapy followed by autologous peripheral stem cell transplantation. *Ann Hematol.* 2008;87:1023-1024.
64. Humphreys MR, Cino M, Quirt I, et al. Long-term survival in two patients with hepatosplenic T cell lymphoma treated with interferon-alpha. *Leuk Lymphoma.* 2008;49:1420-1423.
65. Jaeger G, Bauer F, Brezinschek R, et al. Hepatosplenic gamma delta T-cell lymphoma successfully treated with a combination of alemtuzumab and cladribine. *Ann Oncol.* 2008;19:1025-1026.
66. Aldinucci D, Poletto D, Zagonel V, et al. In vitro and in vivo effects of 2′-deoxycoformycin (pentostatin) on tumour cells from human gammadelta+ T-cell malignancies. *Br J Haematol.* 2000;110:188-196.
67. Grigg AP. 2′-Deoxycoformycin for hepatosplenic γδ T-cell lymphoma. *Leuk Lymphoma.* 2001;42:797-799.
68. Corazzelli G, Capobianco G, Russo F, et al. Pentostatin (2′-deoxycoformycin) for the treatment of hepatosplenic gamma delta T-cell lymphomas. *Haematologica.* 2005;90:ECR14.
69. Gopcsa L, Banyai A, Tamaska J, et al. Hepatosplenic gamma delta T-cell lymphoma with leukemic phase successfully treated with 2-chlorodeoxyadenosine. *Haematologia (Budap).* 2002;32:519-527.
70. Chan JK. Splenic involvement by peripheral T-cell and NK-cell neoplasms. *Semin Diagn Pathol.* 2003;20:105-120.
71. Lamy T, Loughran TP. Clinical features of large granular lymphocyte leukemia. *Semin Hematol.* 2003;40:185-195.
72. Morice WG, Kurtin PJ, Hanson CA. Distinct bone marrow findings in T-cell granular lymphocytic leukemia revealed by paraffin section immunoperoxidase stains for CD8, TIA-1, and granzyme B. *Blood.* 2002;99:268-274.
73. Costes V, Duchayne E, Taib J, et al. Intrasinusoidal bone marrow infiltration: a common growth pattern for different lymphoma subtypes. *Br J Haematol.* 2002;119:916-922.
74. Saito T, Togitani K, Murakami J, et al. Granular lymphocytic leukemia derived from γδ T cells expressing cytotoxic molecules. *Leuk Res.* 2001;25:259-261.
75. Arnulf B, Copie-Bergman C, Delfau-Larue MH, et al. Nonhepatosplenic γδ T-cell lymphoma: a subset of cytotoxic lymphomas with mucosal or skin localization. *Blood.* 1998;91:1723-1731.
75a. Tripodo C, Iannitto E, et al. Gamma-delta T-cell lymphomas. *Nat Rev Clin Oncol.* 2009;6:707-717.
76. Willemze R, Jaffe ES, Burg G, et al. WHO-EORTC classification for cutaneous lymphomas. *Blood.* 2005;105:3768-3785.

第二部分　成熟T细胞和NK细胞淋巴瘤

第34章

外周T细胞淋巴瘤-非特指

Laurence de Leval, Elisabeth Ralfkiaer, Elaine S.Jaffe

章节目录

34.1　定义

1994年修订的REAL分类[1]提出外周T细胞淋巴瘤-非特异性；在WHO 2001分类中被沿用[2]。WHO 2008将其命名为外周T细胞淋巴瘤-非特指（PTCL-NOS）；期望将来有更为规范的表述或者亚分类[3]。它包含了所有成熟T细胞肿瘤，这些肿瘤缺乏特异性特征，但这些特征足以将其划分到WHO分类所描述的胸腺后T细胞淋巴瘤/白血病中更为明确的亚型中[3]。因此，在诊断PTCL-NOS之前必须排除其他类型的T细胞淋巴瘤。这组肿瘤不可能仅构成一种疾病，这一点已得到认可。然而，目前仍未提出可靠的标准以鉴别这组肿瘤中具有特征性的临床病理疾病。

34.2　流行病学和病因学

总体来说，这类肿瘤少见，但在北美和欧洲却是最为常见的PTCL类型，约占所有PTCL的1/3~1/2。相反，亚洲相对少见，而PTCL其他亚型（人类嗜T细胞病毒相关性和EBV相关性NK/T细胞肿瘤）更为普遍[4-6]。

老年人多见，中位发病年龄60岁，但儿童也可发病。大多数已发表的研究结果显示男性略多见[5,6]。

该病（或该类疾病）病因不明。有报道显示，少数病例与其他临床病症相关。如嗜酸性粒细胞增多综合征的淋巴组织增殖变异型与产生IL-5的T细胞克隆性增殖相关，患者具有增高的T细胞淋巴瘤的患病风险[7,8]。个别伴B细胞慢性淋巴细胞白血病（CLL）的亚型含有克隆性增生的循环T细胞，这些T细胞具有大颗粒淋巴细胞（LGL）形态，这种亚型可能是少数患者发展成细胞毒性T细胞淋巴瘤的前驱病变[9]。

34.3　临床特征

大多数患者表现为淋巴结受累，但也可发生于任何部位。常见一个或多个部位的淋巴结和结外联合受累。大多数患者表现为进展性疾病，伴骨髓、肝、脾和结外部位浸润，常浸润皮肤。

40%~60%病例出现系统性症状，身体状况差及乳酸

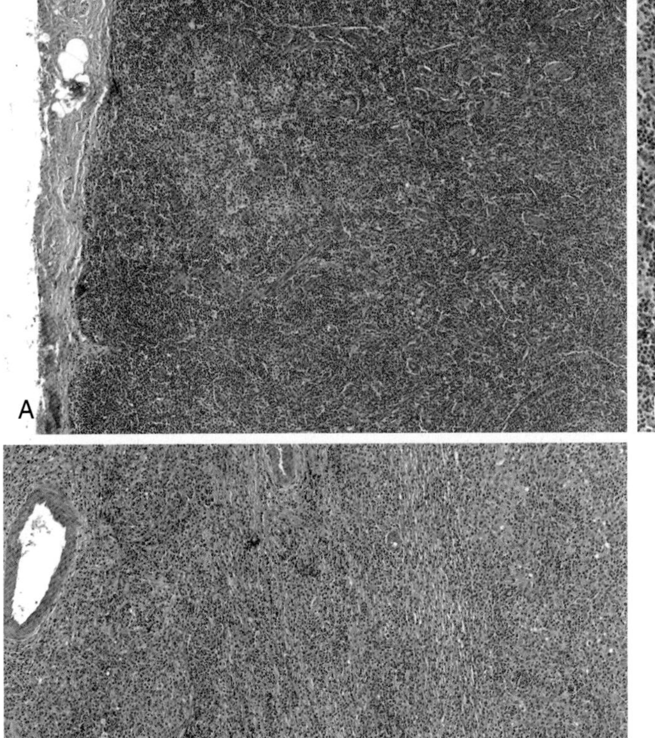
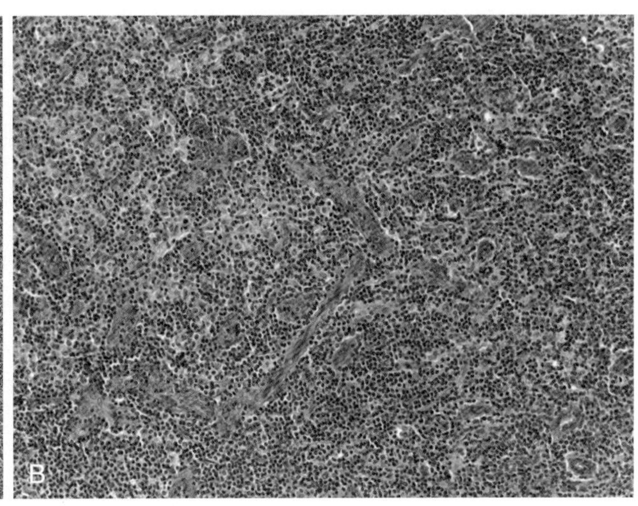

图34.1　外周T细胞淋巴瘤-非特指（PTCL-NOS），淋巴结受累模式。A．该病例以淋巴结弥漫性受累为特征。B．毛细血管后微静脉明显。C．增生的淋巴细胞浸润结外组织，皮质窦消失。这种现象在AITL中罕见

脱氢酶水平升高，约半数患者具有中-高风险的国际预后指数（IPI）。少数患者就诊时出现外周血嗜酸性粒细胞增多、贫血和血小板减少。已报道少数病例可发生噬血细胞综合征（HPS），这常与快速致死的临床过程相关[4,5,10-12]。

34.4 形态学

34.4.1 淋巴结

PTCL形态学谱系极其广泛。最为常见的淋巴结受累模式为弥漫性，但是某些病例表现为滤泡间区或副皮质区浸润（图34.1）。细胞学典型的表现为多形性（肿瘤细胞形态变化多端），大多数病例混杂有小细胞和大细胞（图34.2）。多数病例主要由中等大小或大细胞构成，这些细胞具有不规则的细胞核、明显的核仁和大量核分裂象[1,13,14]。其他病例，如小细胞多形性T细胞淋巴瘤，主要由具有不规则细胞核的异型性小细胞构成。对于主要由小细胞构成的肿瘤，不规则的细胞核轮廓有助于提示浸润细胞的肿瘤性本质。在某些病例中，细胞具有透亮胞质，可出现Hodgkin-Reed-Sternberg（HRS）样细胞。通常高内皮小静脉增生，分枝状血管丰富。多数病例具有多种类型的细胞成分，并混有反应性细胞，包括小淋巴细胞、嗜酸性粒细胞、组织细胞、B细胞和浆细胞。复发肿瘤倾向保持与受累淋巴结相似的形态学特征和模式，但是某些病例以组织学进展为特征，大细胞数量增加[15]。

34.4.2 骨髓和结外受累

PTCL-NOS累及骨髓可呈弥漫性、富于细胞并广泛取代正常造血组织；此外，骨髓受累也可呈局灶性，通常位于非骨小梁旁区。如同淋巴结病变，细胞形态谱系宽；浸润细胞常为多形性并伴随明显血管增生、网状纤维增生，混有反应性炎细胞[16]。

脾浸润的形式有单个或多个分散的病变、微结节模式或弥漫性红髓和白髓实质受累。肿瘤细胞多位于T细胞依赖区，如动脉周围淋巴鞘和边缘区。

PTCL-NOS可以首先表现为皮肤病变，系统性

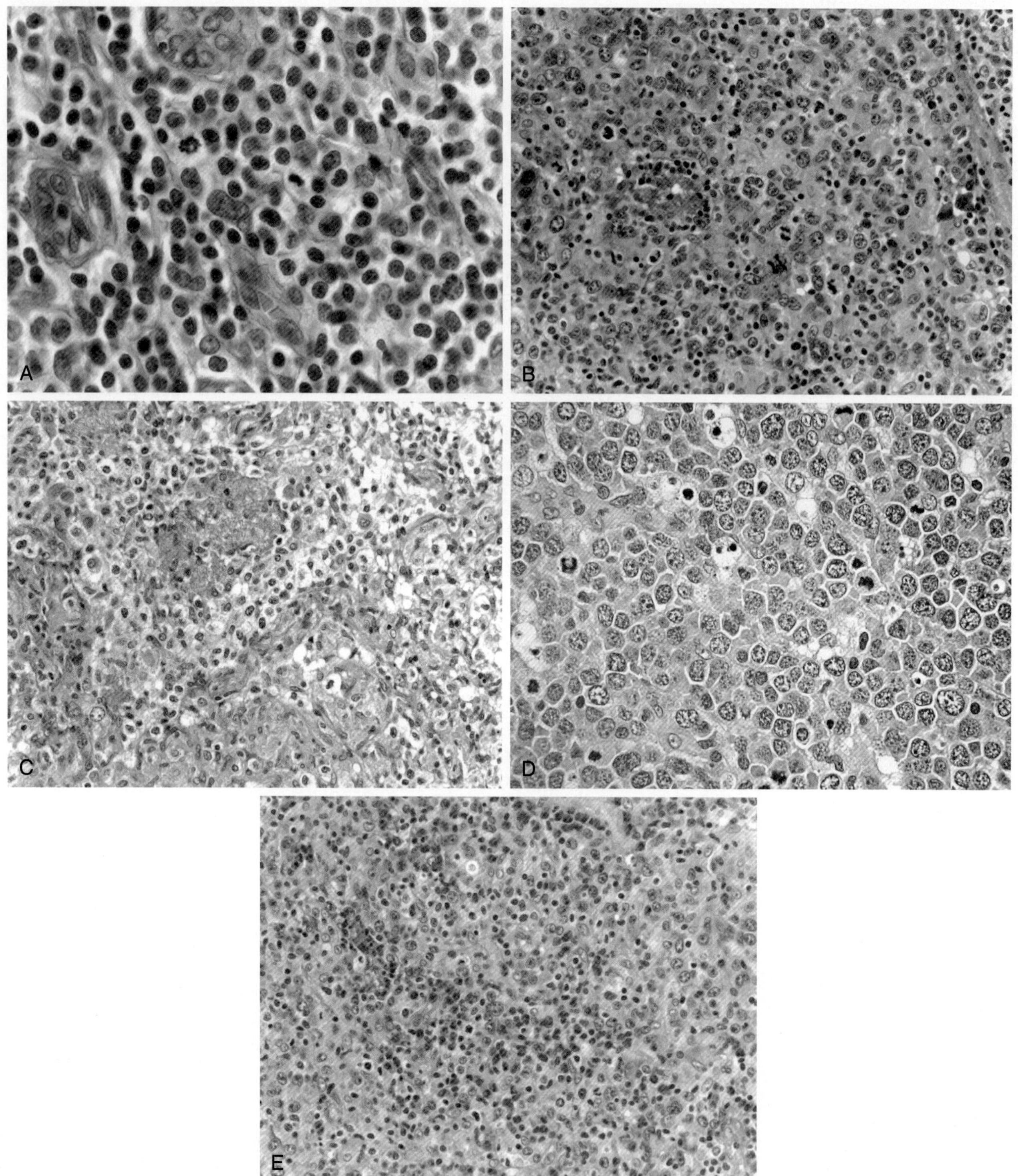

图34.2 外周T细胞淋巴瘤-非特指（PTCL-NOS）的细胞学谱系。A. PTCL-NOS主要由小细胞构成，散在转化的大细胞；注意核分裂象和核形不规则。B. PTCL-NOS由多形性中等到大细胞构成，偶然可见RS样细胞。C. PTCL-NOS累及肺，主要构成细胞具有透亮胞质。D. PTCL-NOS，单形性大细胞型。E. 嗜酸性粒细胞增生是常见特征，可以很明显，正如本例中所见。

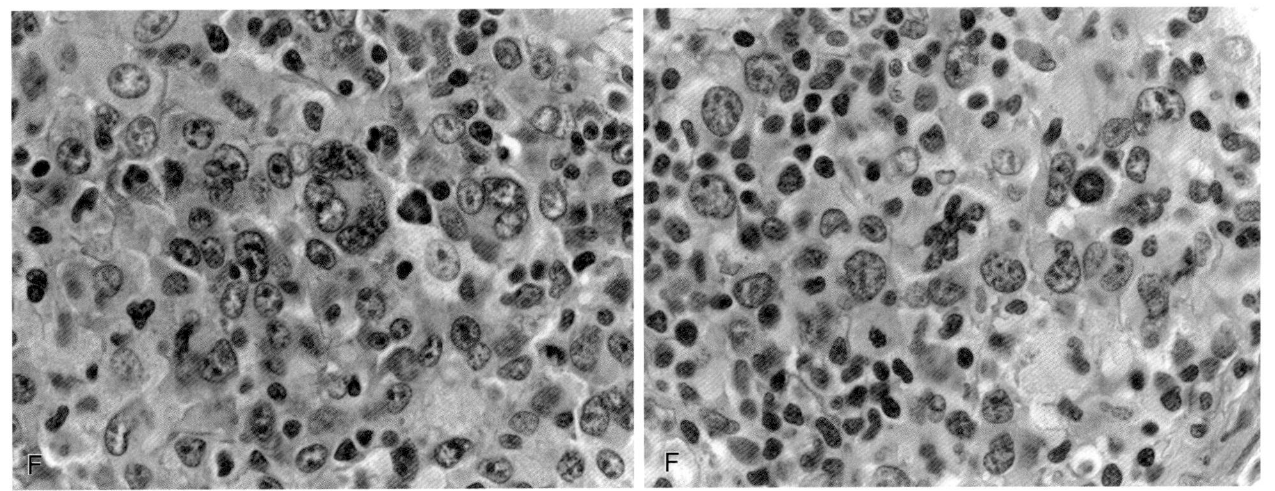

图34.2 外周T细胞淋巴瘤-非特指（PTCL-NOS）的细胞学谱系（续）。F. PTCL-NOS伴RS样巨细胞（左）及明显的不规则胞核（右）

PTCL-NOS也可累及皮肤。几种暂定类型的原发性皮肤T细胞淋巴瘤将在第40章讨论。皮肤浸润模式变化多样，可呈弥漫性、结节状或条带样，并可见血管中心性生长（图34.3）[17]。尽管亲表皮现象是蕈样霉菌病（MF）和Sézary综合征（SS）较为特异的特征，但是也可见于其他类型肿瘤。

34.5 分级

有学者提出根据优势肿瘤细胞群的形态和大小将PTCL-NOS分成具有预后意义的类型。这个方案中，小细胞肿瘤划分为低级别，混有中-大细胞肿瘤及大细胞肿瘤划分为高级别[14]。然而，多数的PTCL-NOS，无论其组织学和细胞学特征如何，均表现为侵袭性过程；因此，这些肿瘤的分级没有得到普遍推广和认可[3,12]。

34.6 诊断陷阱：变异型

三种形态学变异型已经被WHO 2008所采纳。其中，淋巴上皮样变异型和T区变异型在Kiel分类时期就已经提出并被认定为独立的疾病[14]，而滤泡变异型只是最近才被认可[18]。这些变异型非常少见，仅占PTCL的不足5%[5,19]。识别这些变异型的特异性特征及它们不同于其他PTCL-NOS的形态可能很小，它们之间的鉴别可能很难[20]。此外，观察者之间的差异也阻碍了形态学亚分类的可行性，其预后意义和临床关系仍不清楚[14,19-24]。然而，病理医生熟悉这些变异型是有用的，因为这些变异型经常与其他类型淋巴瘤和反应性病变所混淆。

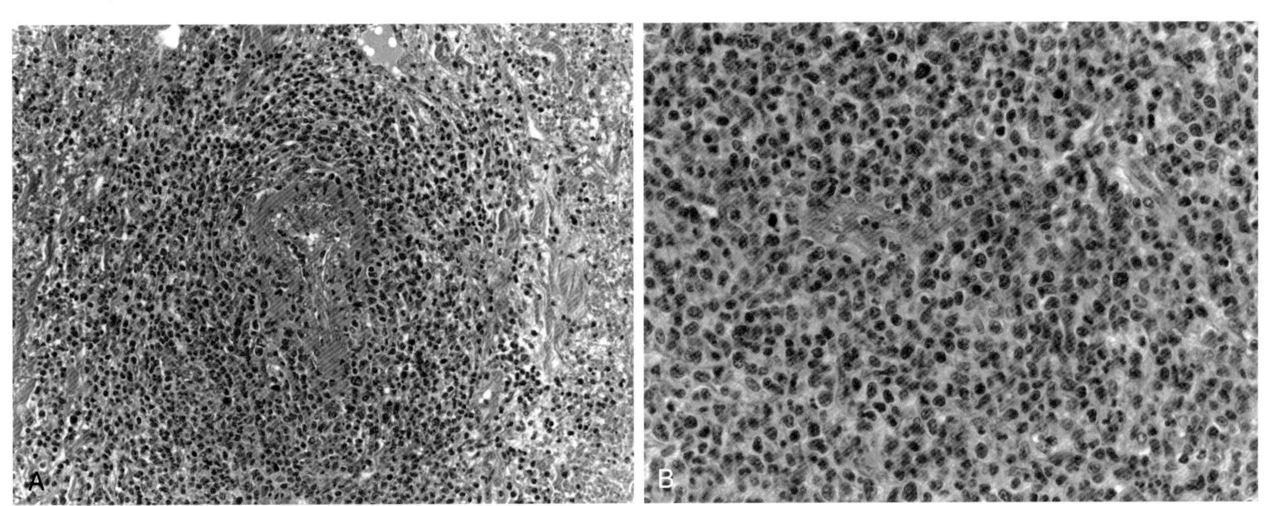

图34.3 外周T细胞淋巴瘤-非特指（PTCL-NOS）累及皮肤。A. 淋巴瘤细胞表现显著的血管中心性生长。B. 该例淋巴瘤主要由中等-大细胞组成，伴有显著的反应性嗜酸性粒细胞和散在的浆细胞浸润

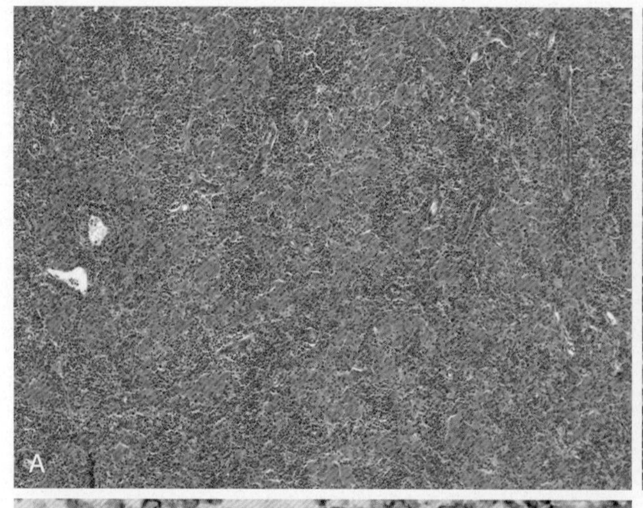

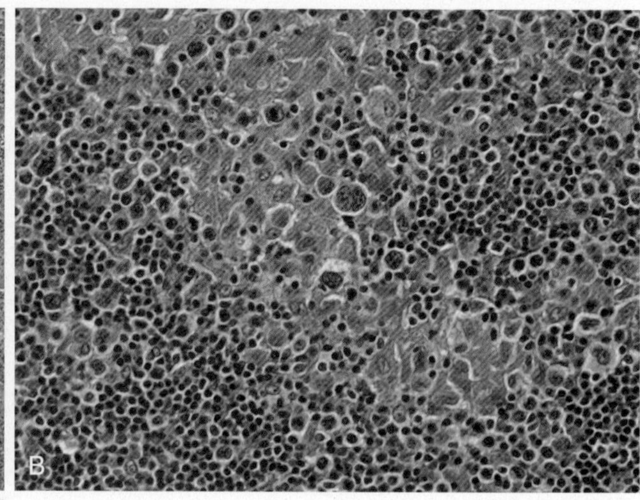

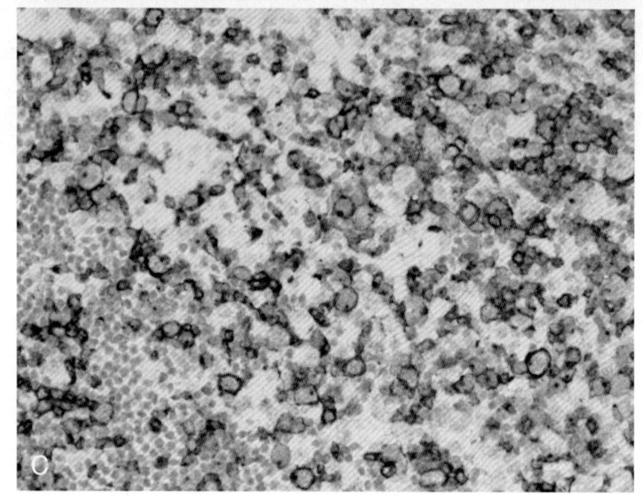

图34.4 外周T细胞淋巴瘤-非特指（PTCL-NOS），淋巴上皮样变异型（Lennert淋巴瘤）。A. 弥漫性结内病变，主要由粉染的上皮样组织细胞浸润，形成模糊结节或肉芽肿样外观。B. 淋巴瘤细胞多为小细胞。少数为较大细胞，有时伴RS细胞样形态。C. CD2免疫染色突显出小细胞和大细胞

34.6.1 淋巴上皮样变异型

淋巴上皮样变异型最初由Lennert于1952年作为霍奇金病的一种变异型描述报道，命名为Lennert淋巴瘤，特征性的表现为明显的反应性上皮样组织细胞散在浸润，更为典型的是形成小簇状（图34.4）[25]。大多数组织细胞是单核的，但偶尔可见多核的组织细胞。这些细胞非常丰富，以致掩盖了肿瘤细胞，肿瘤细胞是小的非典型T细胞，仅表现为轻度核不规则[14]。可以是弥漫性浸润，也可以是滤泡间区生长。除了非典型的小细胞外，还可以出现中等大小细胞或大细胞，也可见一些透亮细胞。也常见HRS样细胞、嗜酸性粒细胞和浆细胞[26]。相对于其他类型的PTCL-NOS，淋巴上皮样变异型更倾向局限于淋巴结，结外受累少见[27]，总体上预后较好。

34.6.2 T区变异型

T区变异型的特征是结构保留，有时可见增生的B细胞滤泡，滤泡间区见淋巴瘤累及（图34.5）[14]。肿瘤细胞由仅有轻度异型的小-中等T细胞构成，混有多种反应性细胞（嗜酸性粒细胞、浆细胞和组织细胞）。可见透明细胞，偶尔也可见母细胞。该病与反应性病变的鉴别非常困难，经常需要进一步分析T细胞受体基因（TCR）。抗原丢失的异常表型有助于诊断。

34.6.3 滤泡变异型

这种特殊形式的PTCL-NOS指的是生长模式与滤泡结构密切相关。最初描述的是具有真正滤泡模式的病例，类似于滤泡性淋巴瘤（FL）[18]。肿瘤细胞形态多样；部分病例由中等大小、具有透亮胞质的细胞组成，而其他病例常由类似于中心细胞和中心母细胞的细胞构成（图34.6）。滤泡变异型也包括副皮质区和滤泡间区结节状生长模式的T细胞淋巴瘤，类似于边缘区淋巴瘤（MZL）[28-30]，T细胞肿瘤表现为细胞聚集在膨胀的套区[31]。

34.7 免疫表型

全T细胞相关抗原（CD3、CD2、CD5、CD7）阳

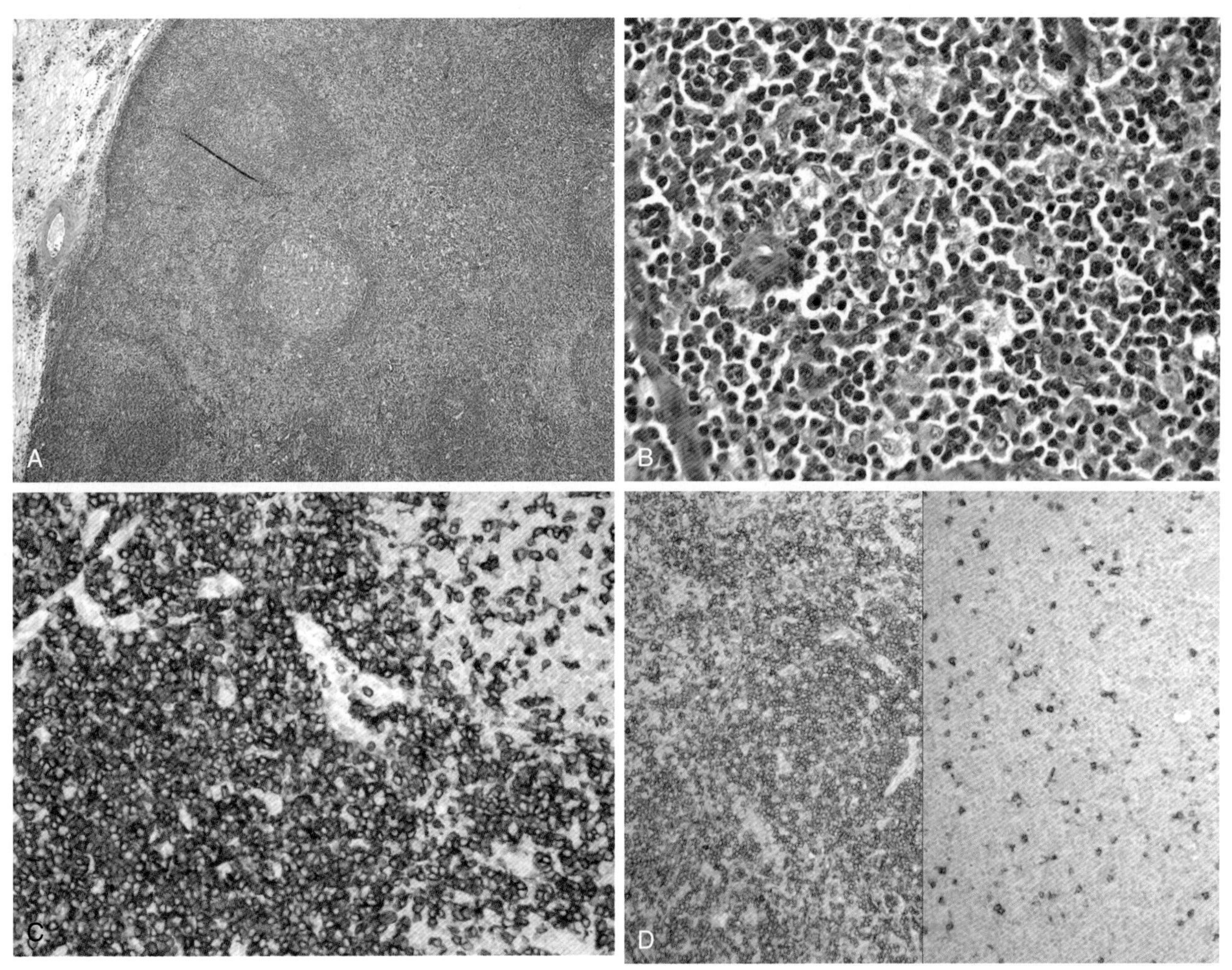

图34.5 外周T细胞淋巴瘤-非特指（PTCL-NOS），T区变异型。A. 非典型淋巴细胞浸润副皮质区，而不累及滤泡。B. 大多数淋巴细胞是小细胞，胞核具有轻度异型性。C. CD3染色突显出淋巴细胞胞核不规则。D. 淋巴细胞CD4$^+$（左），仅混有少量CD8$^+$淋巴细胞（右）

性，但是也经常遇到丢失一种或几种标记（最常见的是CD5或CD7）的异常T细胞表型（图34.7）[32,33]。超过85%的病例肿瘤细胞表达TCR α β（石蜡切片免疫组化TCR β F1$^+$），少数病例起源于 γ δ（冷冻切片免疫组化TCR δ F1$^+$）或两者均阴性（TCR沉默）[33–35]。多数病例单一表达CD4，少数CD8$^+$，但是，有相当一部分肿瘤细胞两者均阴性，罕见情况下出现双阳性[32,33,36]。CD4或CD8的表达是否与预后相关目前仍不清楚，但是，有学者提出CD4$^+$病例倾向预后较好，而双阴免疫表型可能与预后不良有关[33,36]。

PTCL-NOS部分细胞表达细胞毒分子。T细胞内抗原-1（TIA-1）是一种CTL标记，无论T细胞是否处于活化状态，在PTCL-NOS中检出率达30%~40%；然而提示活化CTL表型的其他标记（如穿孔素和粒酶B）很少表达或表达仅局限于少数肿瘤细胞[33,36–39]。细胞毒分子的表达多与CD8$^+$表型相关[36,39]。尤其是淋巴上皮样淋巴瘤，大多数病例起源于CD8$^+$CTL[26,36,38]。一般来说，细胞毒性PTCL-NOS与提示预后较差的几个临床特征相关[39]。一类由大细胞构成的结内CD8$^+$细胞毒性T细胞淋巴瘤，不管有无合并EBV感染，均表现为大片坏死或凋亡，常伴随DIC或HPS，临床呈高度侵袭性或爆发性过程[38,40,41]。这类疾病常与主要发生在亚洲儿童的系统性EBV+T细胞淋巴瘤重叠（见29章）。大多数细胞毒性PTCL-NOS起源于T α β，少数病例起源于T γ δ。CD56罕见表达，而其阳性表达常见于结外病例[36,39,42]。

CD4$^+$PTCL-NOS在分化抗原、趋化因子受体、活化标志物、根据功能特性不同于正常T细胞方面的表达均呈异质性。一类CD4$^+$PTCL-NOS与中枢记忆细胞表型相符合（CD45RA$^-$、CD45RO$^+$、CD27$^-$），提示起源于非效应T细胞[43,44]。有学者提出根据表达不同T细胞分化抗原Th1（CXCR3、CCR5、CD134/OX40、CD69、T-bet）或Th2（CCR4、CXCR4、ST2[L]），将

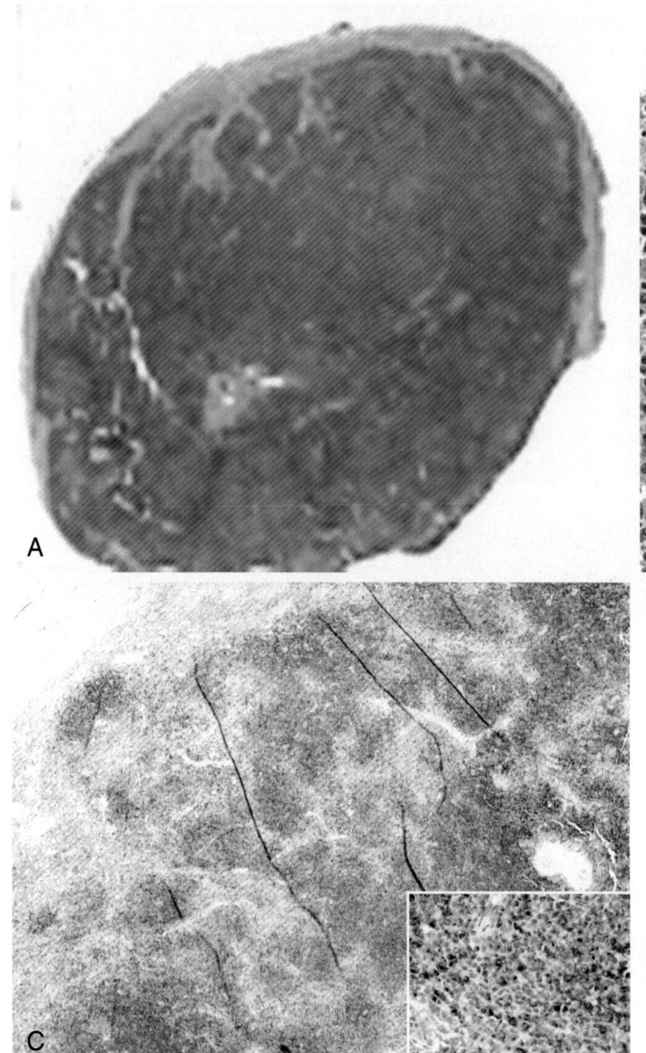

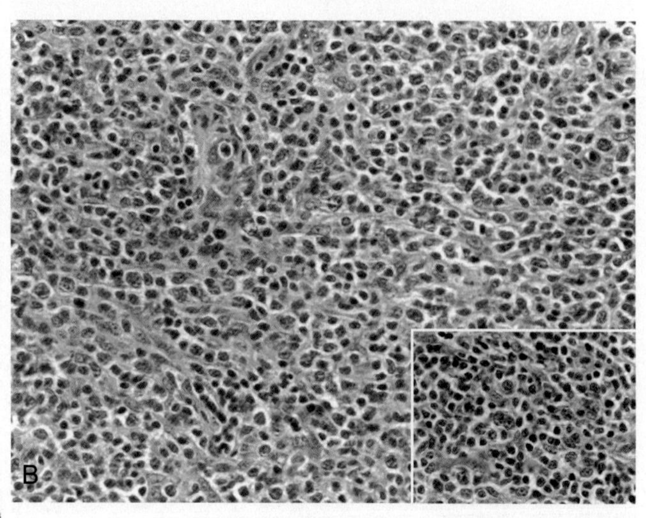

图34.6 外周T细胞淋巴瘤，非特殊型，滤泡变异型。A. 低倍镜下显示出结节状或模糊的结节状生长方式。B. 增生的淋巴组织由核形不规则的小-中等淋巴细胞及大的转化细胞混合构成。C. 肿瘤细胞表达趋化因子CXCL13——一种滤泡辅助T细胞标记物

PTCL-NOS分成亚类[45-48]。一项来自日本的研究表明，表达CXCR3、CCR5或ST2（L）的病例与不表达这些分子的病例相比，预后较好[48,49]。来自同一研究小组的另一项研究表明，CCR4、CCR3和CXCR3的表达可将PTCL-NOS划分为三个互不重叠、预后方面明显不同的亚型[49]。这些结果有待进一步证实；但是，由于这些标记物在常规应用中存在技术上的困难，使得评估这些标记物受到限制。

通常，PTCL-NOS不表达调节T细胞的标志物转录因子FOXP3[50]。PTCL-NOS常不表达CD10和滤泡辅助T细胞标记物（BCL6、CXCL13、PD-1、SAP），这些标记物是血管免疫母细胞性T细胞淋巴瘤（AITL）的典型标记。但也有例外，就是滤泡变异型表达滤泡辅助T细胞表型，提示可能与AITL存在某种关系[18,51,52]。

活化标记物CD30经常表达于少数肿瘤细胞，表达不定；然而，它也可以广泛表达，尤其是在大细胞变异型[36,39,53]。偶尔可见大量肿瘤细胞CD30强表达，但是通过定义得知，ALK不表达。ALK⁻间变性大细胞淋巴瘤（ALCL）和CD30⁺PTCL-NOS的鉴别诊断一直存在争议，目前还没有提出很好的鉴别标准。学者们主张将那些具有ALCL形态及细胞毒性表型、类似于ALK⁺ALCL的病例诊断为ALK⁻ALCL。已经有报道显示部分PTCL-NOS同时表达CD30和CD15〔经典霍奇金淋巴瘤（CHL）的典型表型〕，包括形态上含有RS样细胞的病例，类似于霍奇金淋巴瘤（HL）(图34-8)[54]。CD15的表达提示预后不佳[33,54]。

B细胞标记抗体常能显示出少量反应性B细胞，但是在一些病例，反应性B细胞成分较多，从单个散在或活化B细胞簇状分布到局灶融合成片的转化性B细胞，某种程度上掩盖了肿瘤成分[55,56]。此外，少数PTCL-NOS（≤5%）表达CD20（图34.9），这一点已经通过流式细胞术或免疫染色得到证实。CD20

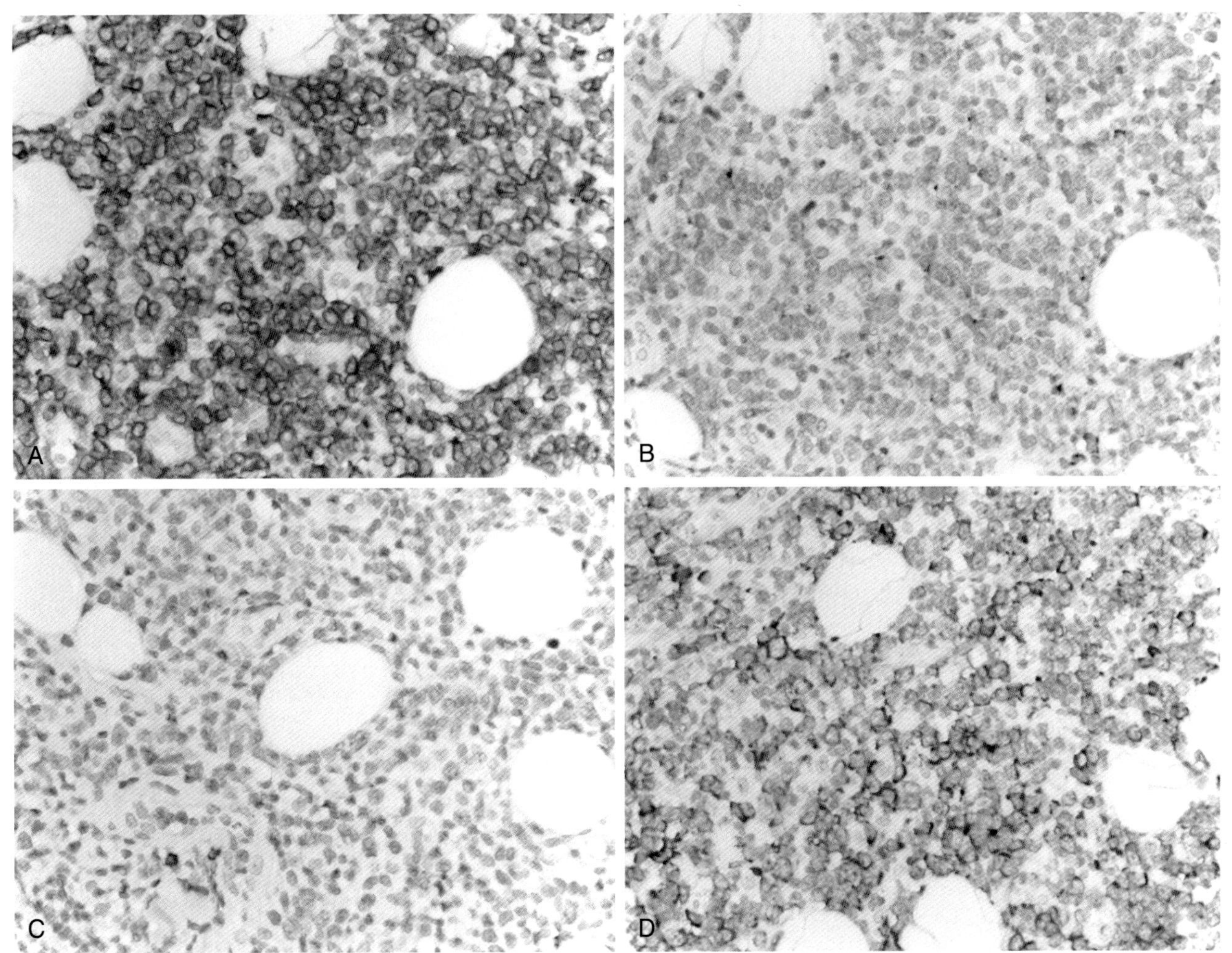

图34.7 外周T细胞淋巴瘤-非特指（PTCL-NOS）。异常表达T细胞抗原。A. 肿瘤细胞CD3阳性。B. 肿瘤细胞CD2表达明显减少。C. 肿瘤细胞CD5⁻。D. 肿瘤细胞异质性表达CD7

的染色强度弱于正常B细胞，并且分布局限于肿瘤细胞亚群，后者同时表达全T细胞抗原。目前尚不清楚PTCL-NOS中CD20的表达是反映了这些细胞起源于发生了转化的CD20弱阳性T细胞亚群，还是CD20的表达仅仅是肿瘤性T细胞增殖活化的一个标记物。这与形态学特征无关，疾病累及部位也不同。$CD20^+$PTCL-NOS多发生在老年男性，多数病例呈侵袭性过程。少数PTCL-NOS病例可表达其他B细胞标记（CD19、CD79a、PAX5），但是很少有病例只检测一种B细胞标记物[57-60]。

超过50%病例可检测到EBV，这与低生存率有关。原位杂交结果发现，多数病例仅少数细胞阳性，并且阳性细胞多是B细胞；少见情况下，可有数量不等的肿瘤细胞含有这种病毒。EBV^+B细胞推测具有RS样细胞特征，类似于HL[61-64]。进展为EBV^+大B细胞淋巴瘤，在AITL中相对常见，但是在PTCL-NOS中偶尔也有报道[55,56]。此外，也报道了PTCL-NOS与发生伴浆细胞分化的EBV^-克隆性或单形性B细胞增殖的关系，从浆细胞瘤到伴浆细胞或浆母细胞分化的B细胞肿瘤[65]。

34.8 遗传学

34.8.1 抗原受体基因

多数病例证实有克隆性TCR基因重排。应用Biomed-2多重方案，针对TCR β 和TCR γ 靶基因的克隆性检出率超过90%，当两者位点均检测时，克隆性检出率甚至达到100%[66]。同时，已有报道显示数量不等的病例检出Ig重链基因克隆性或寡克隆性重排（达到1/3），但是通常这种情况与EBV^+B细胞或形态上有B细胞膨胀性生长的证据无关，提示这种特征对免疫母细胞性T细胞淋巴瘤的鉴别诊断没有帮助[67]。

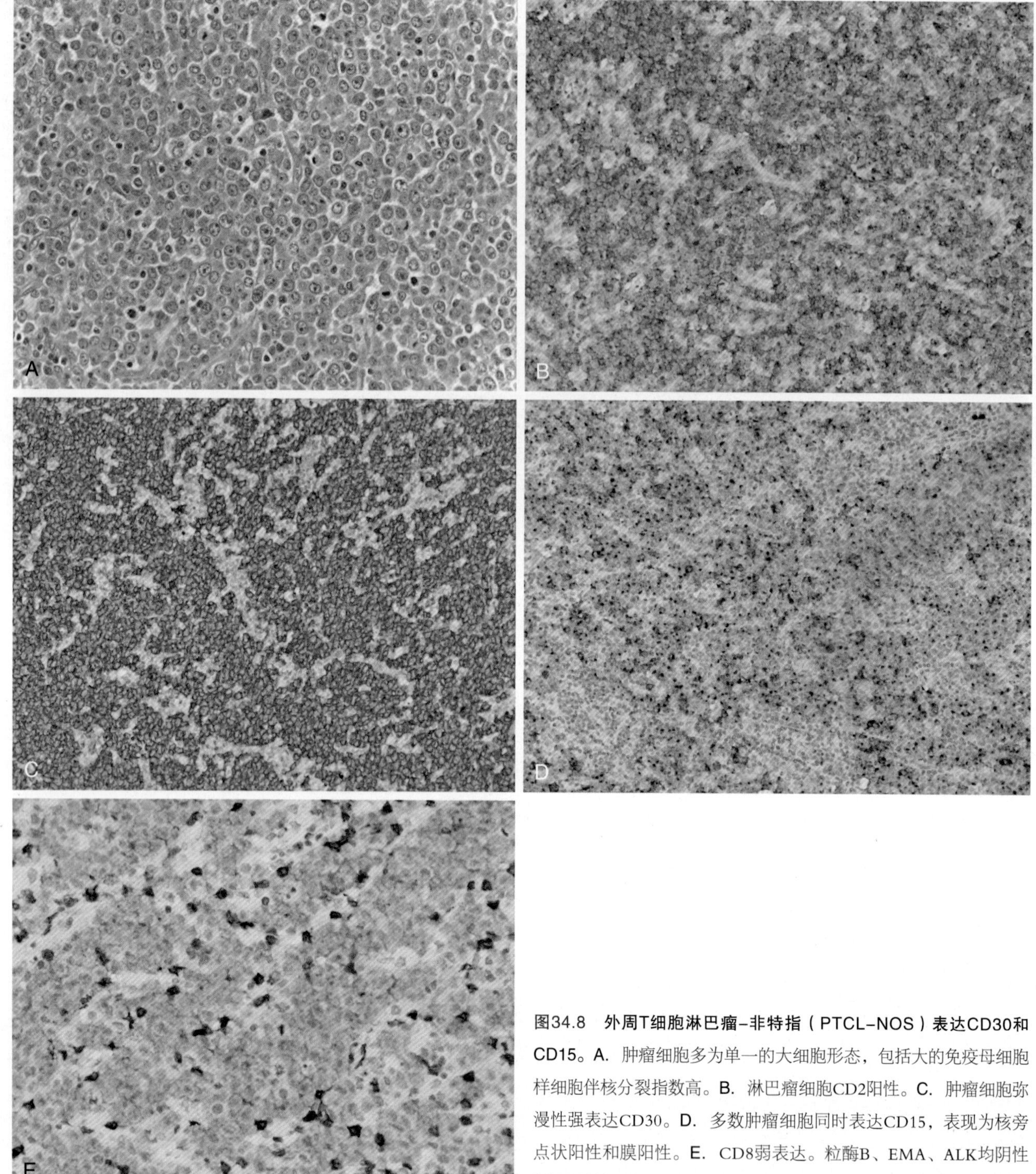

图34.8 外周T细胞淋巴瘤-非特指（PTCL-NOS）表达CD30和CD15。 A. 肿瘤细胞多为单一的大细胞形态，包括大的免疫母细胞样细胞伴核分裂指数高。B. 淋巴瘤细胞CD2阳性。C. 肿瘤细胞弥漫性强表达CD30。D. 多数肿瘤细胞同时表达CD15，表现为核旁点状阳性和膜阳性。E. CD8弱表达。粒酶B、EMA、ALK均阴性（未显示）

34.8.2 遗传学异常

应用传统的细胞遗传学方法，克隆畸变包含了不同数量和结构上的异常[68-70]。染色体3体常见于淋巴上皮样变异型[69]。复合核型与大细胞形态[69]及预后差相关[71]。

实际上所有的病例都存在遗传不平衡，获得数量上超过缺失。应用比较基因组杂交技术[71-73]，获得常见于染色体7q[74]、8q[73]、17q和22q，缺失常见于染色体4q、5q、6q、9p、10q、12q和13q。Zettl等[72]证实一组结内细胞毒性$CD5^{+}$PTCL-NOS与染色体5q、10q，和12q缺失及预后良好相关。已经证实少数基因位点的改变与下调基因表达有关，一些基因已经引起关注。如已经发现7q位点的获得靶向作用于周期依赖激酶6[74]、8q位点的获得参与Myc定位[73]、9p21缺失与周期依赖激酶的两个抑制子表达降低有关、7p22的获得与CARMA1水平升高有关，后者参与核因子-κB的活化[75]。

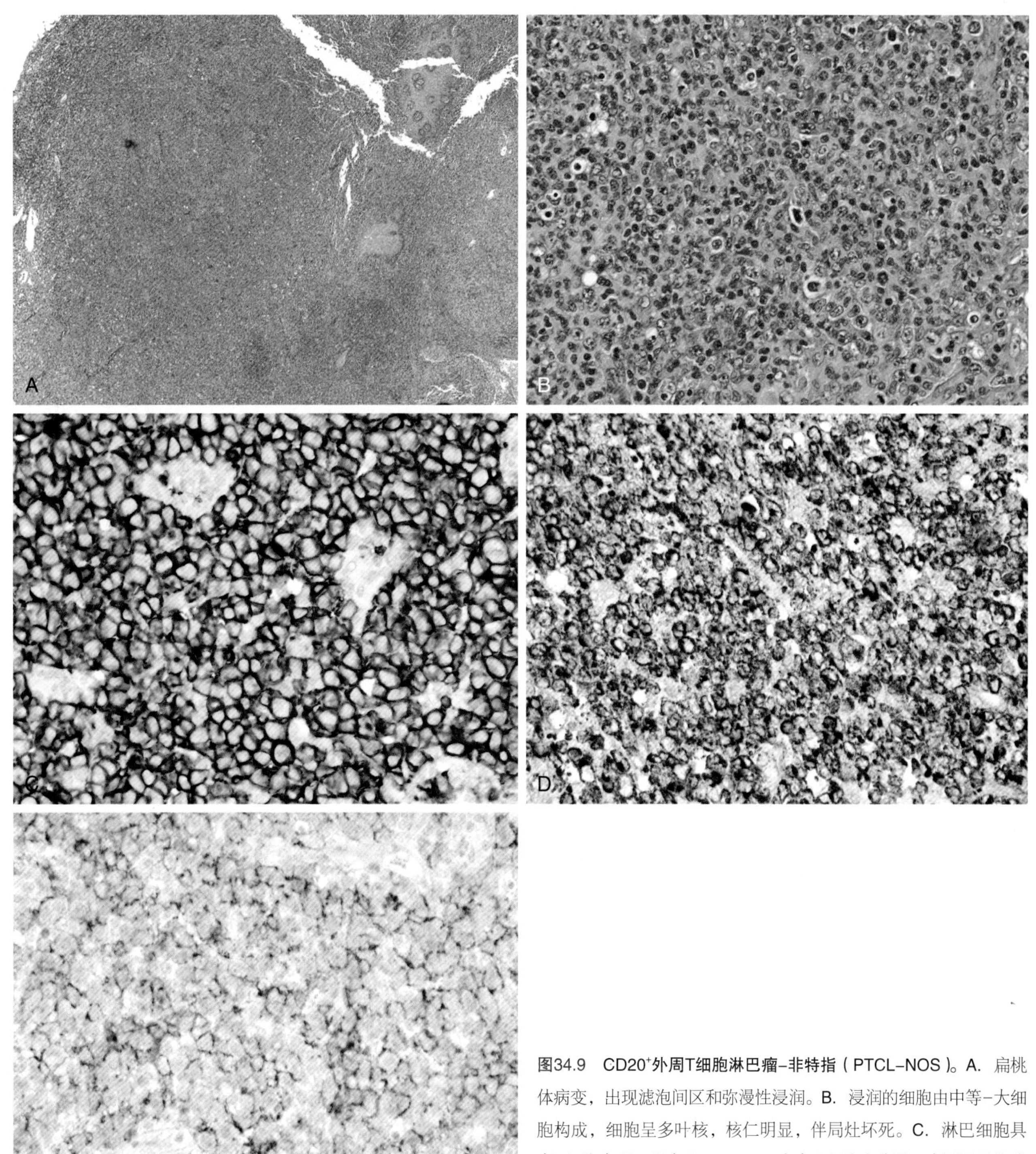

图34.9 CD20⁺外周T细胞淋巴瘤-非特指（PTCL-NOS）。A. 扁桃体病变，出现滤泡间区和弥漫性浸润。B. 浸润的细胞由中等-大细胞构成，细胞呈多叶核，核仁明显，伴局灶坏死。C. 淋巴细胞具有T细胞表型，强表达CD8。D. 也表达细胞毒分子，本图显示粒酶B免疫染色。E. 相当一部分肿瘤细胞同时表达CD20

已经报道了PTCL-NOS少数染色体易位。已经发现ITK的N-末端与SYK酪氨酸激酶区域融合的t（5；9）（q33；q22）的易位主要与PTCL-NOS少数滤泡变异型有关[76]，提示SYK-ITK融合可能用来识别PTCL亚型。已经报道少数PTCL-NOS发生涉及*TCR*基因位点（多数为14q11.2上TCR α / δ 位点）的染色体断裂，但是仅在个别病例中证实了易位配体[71,77-79]。T（14；19）（q11；q13）易位涉及脊髓灰质炎病毒受体相关2基因（*PVRL2*），从而诱导PVRL2和BCL3 mRNA的过表达[80,81]。最近2例PTCL-NOS证实了多发性骨髓瘤原癌基因-1/干扰素调节因子-4（*IRF4*）是涉及*TCR α*基因染色体易位的配体基因，这2例PTCL-NOS具有细胞毒性表型和特殊临床表现：以骨髓和皮肤受累为特征[82]。

34.8.3 基因表达谱

与正常T细胞相比，PTCL–NOS更接近于活化T细胞而不是静止T细胞，其特征为增殖、凋亡、细胞黏附和基质重塑相关基因的下调，这些也见于其他恶性肿瘤[83]。作为一组疾病，PTCL–NOS需要鉴别PTCL的其他特殊亚型（尤其是AITL和ALCL），但有不同程度的重叠[83,84]。PTCL–NOS具有分子学异质性，不同的研究描述了不同的亚型：有学者根据与$CD4^+$或$CD8^+$T细胞相关的基因标记分类，但是这种分类与免疫表型无关；也有学者根据与核因子–κB路径相关基因的表达分类，这种分类可能具有临床价值，因为NF–κB路径的过表达与预后良好相关；还有学者根据增殖指数分类，这与预后不良相关[86]。综合来看，这些数据提示将PTCL–NOS按分子学分类可能与疾病的病理生物学相关，但是基因表达标记的预后影响需要通过更多研究来证实。肿瘤细胞比例的关系也需要关注，但是文献中缺乏这方面的大样本研究数据。

PTCL–NOS持续过表达血小板源性生长因子受体–α信使RNA，似乎提供了有前景的靶向治疗途径[83,87]。活化磷酸化的肿瘤细胞常过表达酪氨酸激酶，早期的体外研究显示它们可能对伊马替尼的抑制作用敏感[83,88]。

34.9 预后和预测因子

这些淋巴瘤大多数表现为侵袭性行为，以治疗反应差和经常复发为特征。根据最新国际调查显示PTCL–NOS 5年总体生存率约为30%，标准化IPI分层分析患者有助于预测结果[6]。意大利研究小组提出了基于4个可变量的新的预后指数：患者年龄、身体状态、乳酸脱氢酶水平和骨髓受累情况，对于PTCL–NOS患者来说，这个新的预后指数可能比IPI更合适[89]。除了临床因素，已经证实了几个病理学和生物学特征具有预后意义（表34.1）。

34.10 鉴别诊断

PTCL–NOS主要的诊断特征总结于简表34.1。正如上文强调，PTCL–NOS是排除性诊断，在排除PTCL的特殊类型之后才能诊断。当遇到淋巴结肿瘤时，与AITL的鉴别诊断可能很困难（见35章）。除此之外，如有特殊情况则应注意更多特殊的鉴别诊断。

表34.1 具有预后意义的外周T细胞淋巴瘤–非特指（PTCL–NOS）的特征

特征	有利	不利
形态学	小细胞	中等–大细胞
	淋巴上皮样变异型	
	T区变异型	
免疫表型	$CD4^+$	$CD8^+$或$CD4^-/CD8^-$
	表达CXCR3，CCR5，或ST2（L）	表达CCR4
		表达细胞毒分子
		同时表达CD20
		表达P53和BCL2家族
EBV	阴性	阳性
细胞遗传学		复杂核型
分子	NF–κB途径活化	增殖指数

注：NF–κB，核因子–κB。

简表34.1 外周T细胞淋巴瘤–非特指（PTCL–NOS）的诊断要点

生长模式
- 弥漫性结内病变
- 高内皮静脉增生
- 变异型：淋巴上皮样，T区，滤泡性

细胞特征
- 多形性或单形性细胞浸润，从小到大细胞均可见
- 淋巴样细胞核不规则，伴有或不伴有透明细胞胞质
- 背景见嗜酸性粒细胞、组织细胞和浆细胞浸润

免疫表型
- 肿瘤性T细胞：$CD3^+$，$CD4^+>CD8^+$，$TCR\alpha\beta^+$
- 异常T细胞免疫表型
- 细胞毒分子，不常见

分子遗传学
- 90%~100%病例出现单克隆TCR基因重排
- 单克隆或寡克隆IgH基因重排也可见

细胞遗传学
- 频繁复杂的克隆性染色体异常
- 少见的重现性易位，如在滤泡变异型中t（5；9）（SYK–ITK）

EBV感染
- 在多数病例中检测到多数为B细胞，肿瘤细胞少见

注：IgH，Ig重链。

34.10.1 反应性淋巴组织增生

主要由小T细胞组成的PTCL–NOS易与反应性病变混淆。这主要涉及到T区淋巴瘤和淋巴上皮样

表34.2 PTCL-NOS伴HRS样细胞的鉴别诊断

	PTCL-NOS伴HRS样细胞		CHL	反应性EBV$^+$淋巴组织增生	THRLBCL	AITL
HRS样细胞	T细胞	B细胞	B细胞	B细胞	B细胞	B细胞
	EBV^-	EBV^+	$EBV^{+/-}$	EBV^+	EBV^-	EBV^+
	$CD30^{+/-}$	$CD30^+$	$CD30^+$	$CD30^+$	$CD30^-$	$CD30^+$
	$CD15^{-/+}$	$CD15^{+/-}$	$CD15^{+/-}$	$CD15^-$	$CD15^-$	$CD15^{-/+}$
	肿瘤性	反应性	肿瘤性	反应性	肿瘤性	反应性
T细胞	多形性，异型性		小细胞，无异型性	小细胞和大细胞，通常无异型性	小细胞，无异型性	异型性，中等大透亮细胞
上皮样组织细胞	数量不等		数量不等	无	丰富	数量不等
嗜酸性粒细胞，浆细胞	数量不等		有	通常少量	缺乏	有
单克隆TCR基因重排	有		缺乏	缺乏	缺乏	有
单克隆*IgH*基因重排	可有		通常缺乏	缺乏	有	可有

注：AITL，血管免疫母细胞性T细胞淋巴瘤；CHL，经典型霍奇金淋巴瘤；THRLBCL，T细胞/组织细胞丰富型大B细胞淋巴瘤；HRS，Hodgkin-Reed-Sternberg；PTCL-NOS，外周T细胞淋巴瘤-非特指。

（Lennert）淋巴瘤。正确诊断是建立在仔细的形态学和免疫组织学的检测基础之上：典型的淋巴瘤病例出现较大程度的结构紊乱、增生的淋巴组织结外侵犯和细胞异型性，及异常T细胞免疫表型。对于鉴别困难的病例，有必要进行分子研究以分析克隆性。

34.10.2 PTCL-NOS伴RS样细胞

PTCL-NOS常见HRS样形态的大淋巴细胞。这些细胞可以部分出现肿瘤性克隆，也可以是EBV$^+$非肿瘤性B细胞；通过免疫染色，它们可以表达CD30，偶尔也可以同时表达CD30和CD15。这些结果都提示以下诊断的可能性：CHL、反应性EBV$^+$淋巴组织增生（传染性单核细胞增多症，IM）、T细胞/组织细胞丰富型大B细胞淋巴瘤（THRLBCL）和AITL（表34.2）。

34.10.3 淋巴上皮样变异型

这种变异型需与有显著的上皮样组织细胞浸润的病变鉴别：反应性肉芽肿病变、混合细胞型霍奇金淋巴瘤（MCCHL）[90]、THRLBCL、伴大量上皮样细胞的淋巴浆细胞淋巴瘤（LPL）和伴大量上皮样细胞的AITL（表34.2）[92]。

34.10.4 滤泡变异型

PTCL-NOS滤泡变异型和滤泡旁变异型形态学上与常见的B细胞源性淋巴瘤有重叠，如B细胞FL、MZL

表34.3 CD30$^+$PTCL-NOS的鉴别诊断

	CD30$^+$PTCL-NOS	ALK-ALCL	CHL
肿瘤细胞	多为大细胞 单型性或多型性 RS样细胞±	标志性细胞	RS细胞
生长模式	弥漫性	窦内，弥漫性	多样
嗜酸性粒细胞，浆细胞	不等	通常缺乏	有
CD30	+	+	+
CD15	−/+	−	+/−
T细胞抗原	+/−	−/+	−
TCR	$\alpha\beta>\gamma\delta$	缺陷	常缺乏
细胞毒分子	−/+	+	−
EMA	−/+	+/−	−
EBV	可有	缺乏	可有
单克隆TCR基因重排	有	有	缺乏
单克隆IgH基因重排	可有	缺乏	通常缺乏

注：ALCL，间变性大细胞淋巴瘤；CHL，经典型霍奇金淋巴瘤；PTCL-NOS，外周T细胞淋巴瘤-非特指。

和结节性淋巴细胞为主型霍奇金淋巴瘤。正确的诊断通常依赖于免疫染色。然而，滤泡性T细胞淋巴瘤肿瘤性T细胞表达CD10和BCL6经常会产生困扰，因为B细胞起源的FL也可以出现许多反应性T细胞，在诊断困难时需借助于克隆性分析。

34.10.5 CD30$^+$PTCL-NOS

PTCL-NOS偶尔可出现CD30强表达和一致性表达于大多数肿瘤细胞；这种情况下，与ALK-ALCL鉴别较为困难。区别这两种疾病有很大的临床意义，因为WHO 2008将ALK-ALCL暂定为独立的疾病，该病可能较PTCL-NOS预后好[93]。"标志性"细胞的出现、窦内生长方式、同时表达EMA、T细胞抗原广泛丢失及细胞毒性表型是ALCL的典型特征而不非PTCL-NOS。另一个容易混淆的诊断是CD30$^+$PTCL-NOS和CHL，因为CD30$^+$PTCL-NOS偶尔同时表达CD15[54]。这些疾病鉴别诊断特征总结在表34.3。

34.11 精华和陷阱

- 由于肿瘤背景有丰富的组织细胞和其他炎症细胞浸润，外周T细胞淋巴瘤-非特指（PTCL-NOS）可能误诊为反应性增生；辨认淋巴细胞异型性是认识恶性本质的线索。
- 异常的T细胞免疫表型通常提示恶性过程，并且大多数PTCL-NOS存在异常T细胞免疫表型。
- PTCL-NOS出现细胞毒表型和EBV$^+$，常与预后不良有关。
- PTCL-NOS当出现CD30强阳性而ALK$^-$时，需与ALK$^-$间变性大细胞淋巴瘤（ALCL）鉴别。
- 自身免疫性淋巴组织增殖综合征是以CD4$^-$/CD8-Tαβ细胞增生为特征。诊断儿童PTCL-NOS需谨慎（见第9章）。

（陈林莺　译）

参考文献

1. Harris NL, Jaffe ES, Stein H, et al. A revised European-American classification of lymphoid neoplasms: a proposal from the International Lymphoma Study Group. *Blood.* 1994;84(5):1361-1392.
2. Jaffe E, Harris N, Stein H, Vardiman J. *Pathology and Genetics. Tumours of Haematopoietic and Lymphoid Tissues.* Lyon, France: IARC Press; 2001.
3. Swerdlow SH, Campo E, Harris NL, eds. *WHO Classification of Tumours of Haematopoietic and Lymphoid Tissues.* Lyon, France: IARC Press; 2008.
4. Lopez-Guillermo A, Cid J, Salar A, et al. Peripheral T-cell lymphomas: initial features, natural history, and prognostic factors in a series of 174 patients diagnosed according to the REAL classification. *Ann Oncol.* 1998;9(8):849-855.
5. Rudiger T, Weisenburger DD, Anderson JR, et al. Peripheral T-cell lymphoma (excluding anaplastic large-cell lymphoma): results from the Non-Hodgkin's Lymphoma Classification Project. *Ann Oncol.* 2002;13(1):140-149.
6. Armitage J, Vose J, Weisenburger D. International peripheral T-cell and natural killer/T-cell lymphoma study: pathology findings and clinical outcomes. *J Clin Oncol.* 2008;26(25):4124-4130.
7. Ravoet M, Sibille C, Roufosse F, et al. 6q– Is an early and persistent chromosomal aberration in CD3–CD4+ T-cell clones associated with the lymphocytic variant of hypereosinophilic syndrome. *Haematologica.* 2005;90(6):753-765.
8. Roufosse F, Cogan E, Goldman M. Lymphocytic variant hypereosinophilic syndromes. *Immunol Allergy Clin North Am.* 2007;27(3):389-413.
9. Martinez A, Pittaluga S, Villamor N, et al. Clonal T-cell populations and increased risk for cytotoxic T-cell lymphomas in B-CLL patients: clinicopathologic observations and molecular analysis. *Am J Surg Pathol.* 2004;28(7):849-858.
10. Ascani S, Zinzani PL, Gherlinzoni F, et al. Peripheral T-cell lymphomas. Clinico-pathologic study of 168 cases diagnosed according to the REAL classification. *Ann Oncol.* 1997;8(6):583-592.
11. Savage KJ, Chhanabhai M, Gascoyne RD, Connors JM. Characterization of peripheral T-cell lymphomas in a single North American institution by the WHO classification. *Ann Oncol.* 2004;15(10):1467-1475.
12. Gisselbrecht C, Gaulard P, Lepage E, et al. Prognostic significance of T-cell phenotype in aggressive non-Hodgkin's lymphomas. Groupe d'Etudes des Lymphomes de l'Adulte (GELA). *Blood.* 1998;92(1):76-82.
13. Ralfkiaer E, Muller-Hermelink H, Jaffe E. Peripheral T-cell lymphoma, unspecified. In: Vardiman J, ed. *Pathology and Genetics: Tumours of Haematopoietic and Lymphoid Tissues.* Lyon, France: IARC; 2001:227-229.
14. Suchi T, Lennert K, Tu L-Y. Histopathology and immunohistochemistry of peripheral T-cell lymphomas: a proposal for their classification. *J Clin Pathol.* 1987;40:995-1015.
15. Jones D, Weissmann DJ, Kraus MD, et al. Recurrences in nodal T-cell lymphoma. Changes in histologic appearance and immunophenotype over the course of disease. *Am J Clin Pathol.* 2000;114(3):438-447.
16. Hanson CA, Brunning RD, Gajl-Peczalska KJ, et al. Bone marrow manifestations of peripheral T-cell lymphoma. A study of 30 cases. *Am J Clin Pathol.* 1986;86(4):449-460.
17. Bekkenk MW, Vermeer MH, Jansen PM, et al. Peripheral T-cell lymphomas unspecified presenting in the skin: analysis of prognostic factors in a group of 82 patients. *Blood.* 2003;102(6):2213-2219.
18. de Leval L, Savilo E, Longtine J, et al. Peripheral T-cell lymphoma with follicular involvement and a CD4+/bcl-6+ phenotype. *Am J Surg Pathol.* 2001;25(3):395-400.
19. Chott A, Augustin I, Wra F, et al. Peripheral T-cell lymphomas—a clinicopathologic study of 75 cases. *Hum Pathol.* 1990;21:1117-1125.
20. Nakamura S, Suchi T. A clinicopathologic study of node-based, low-grade, peripheral T-cell lymphoma. Angioimmunoblastic lymphoma, T-zone lymphoma, and lymphoepithelioid lymphoma. *Cancer.* 1991;67(10):2566-2578.
21. Hastrup N, Hamilton-Dutoit S, Ralfkiaer E, Pallesen G. Peripheral T-cell lymphomas: an evaluation of reproducibility of the updated Kiel classification. *Histopathology.* 1991;18:99-105.
22. Siegert W, Nerl C, Engelhard M, et al. Peripheral T-cell non-Hodgkin's lymphomas of low malignancy: prospective study of 25 patients with pleomorphic small cell lymphoma, lymphoepitheloid cell (Lennert's) lymphoma and T-zone lymphoma. The Kiel Lymphoma Study Group. *Br J Haematol.* 1994;87(3):529-534.
23. Montalban C, Obeso G, Gallego A, et al. Peripheral T-cell lymphoma: a clinicopathological study of 41 cases and evaluation of the prognostic significance of the updated Kiel classification. *Histopathology.* 1993;22(4):303-310.
24. Noorduyn LA, van der Valk P, van Heerde P, et al. Stage is a better prognostic indicator than morphologic subtype in primary noncutaneous T-cell lymphoma. *Am J Clin Pathol.* 1990;93(1):49-57.
25. Patsouris E, Noel H, Lennert K. Histological and immunohistological findings in lymphoepithelioid cell lymphoma (Lennert's lymphoma). *Am J Surg Pathol.* 1988;12(5):341-350.
26. Yamashita Y, Nakamura S, Kagami Y, et al. Lennert's lymphoma: a variant of cytotoxic T-cell lymphoma? *Am J Surg Pathol.* 2000;24(12): 1627-1633.
27. Patsouris E, Engelhard M, Zwingers T, Lennert K. Lymphoepithelioid cell lymphoma (Lennert's lymphoma): clinical features derived from analysis of 108 cases. *Br J Haematol.* 1993;84(2):346-348.
28. Macon WR, Williams ME, Greer JP, Cousar JB. Paracortical nodular T-cell lymphoma. Identification of an unusual variant of peripheral T-cell lymphoma. *Am J Surg Pathol.* 1995;19(3):297-303.
29. Rudiger T, Ichinohasama R, Ott MM, et al. Peripheral T-cell lymphoma with distinct perifollicular growth pattern: a distinct subtype of T-cell lymphoma? *Am J Surg Pathol.* 2000;24(1):117-122.
30. Uherova P, Ross CW, Finn WG, et al. Peripheral T-cell lymphoma mimicking marginal zone B-cell lymphoma. *Mod Pathol.* 2002;15(4):420-425.
31. Ikonomou IM, Tierens A, Troen G, et al. Peripheral T-cell lymphoma with involvement of the expanded mantle zone. *Virchows Arch.* 2006;449(1):78-87.
32. Hastrup N, Ralfkiaer E, Pallesen G. Aberrant phenotypes in peripheral T cell lymphomas. *J Clin Pathol.* 1989;42:398-402.
33. Went P, Agostinelli C, Gallamini A, et al. Marker expression in peripheral T-cell lymphoma: a proposed clinical-pathologic prognostic score. *J Clin Oncol.* 2006;24(16):2472-2479.
34. Gaulard P, Bourquelot P, Kanavaros P, et al. Expression of the alpha/beta and gamma/delta T-cell receptors in 57 cases of peripheral T-cell lymphomas. Identification of a subset of gamma/delta T-cell lymphomas. *Am J Pathol.* 1990;137(3):617-628.
35. Bonzheim I, Geissinger E, Roth S, et al. Anaplastic large cell lymphomas lack the expression of T-cell receptor molecules or molecules of proximal T-cell receptor signaling. *Blood.* 2004;104(10):3358-3360.
36. Geissinger E, Odenwald T, Lee SS, et al. Nodal peripheral T-cell lymphomas and, in particular, their lymphoepithelioid (Lennert's) variant are often derived from CD8+ cytotoxic T-cells. *Virchows Arch.* 2004;445(4):334-343.
37. Boulland ML, Kanavaros P, Wechsler J, et al. Cytotoxic protein expression in natural killer cell lymphomas and in alpha beta and gamma delta peripheral T-cell lymphomas. *J Pathol.* 1997;183(4):432-439.
38. Kagami Y, Suzuki R, Taji H, et al. Nodal cytotoxic lymphoma spectrum: a clinicopathologic study of 66 patients. *Am J Surg Pathol.* 1999;23(10):1184-1200.
39. Asano N, Suzuki R, Kagami Y, et al. Clinicopathologic and prognostic significance of cytotoxic molecule expression in nodal peripheral T-cell lymphoma, unspecified. *Am J Surg Pathol.* 2005;29(10):1284-1293.

40. Kagami Y, Sobue R, Ito N, et al. Cytotoxic large T-cell lymphoma with fulminant clinical course, CD8+ and CD56– phenotype, and its relation to Epstein-Barr virus: a report of two cases. *Int J Hematol.* 1999;70(2):105-111.
41. Mukai HY, Hasegawa Y, Kojima H, et al. Nodal CD8 positive cytotoxic T-cell lymphoma: a distinct clinicopathological entity. *Mod Pathol.* 2002;15(11):1131-1139.
42. Kern WF, Spier CM, Hanneman EH, et al. Neural cell adhesion molecule-positive peripheral T-cell lymphoma: a rare variant with a propensity for unusual sites of involvement. *Blood.* 1992;79(9):2432-2437.
43. Geissinger E, Bonzheim I, Krenacs L, et al. Nodal peripheral T-cell lymphomas correspond to distinct mature T-cell populations. *J Pathol.* 2006;210(2):172-180.
44. Rudiger T, Geissinger E, Muller-Hermelink HK. "Normal counterparts" of nodal peripheral T-cell lymphoma. *Hematol Oncol.* 2006;24(4):175-180.
45. Jones D, O'Hara C, Kraus MD, et al. Expression pattern of T-cell-associated chemokine receptors and their chemokines correlates with specific subtypes of T-cell non-Hodgkin lymphoma. *Blood.* 2000;96(2):685-690.
46. Dorfman DM, Shahsafaei A. CD69 expression correlates with expression of other markers of Th1 T cell differentiation in peripheral T cell lymphomas. *Hum Pathol.* 2002;33(3):330-334.
47. Weng AP, Shahsafaei A, Dorfman DM. CXCR4/CD184 immunoreactivity in T-cell non-Hodgkin lymphomas with an overall Th1– Th2+ immunophenotype. *Am J Clin Pathol.* 2003;119(3):424-430.
48. Tsuchiya T, Ohshima K, Karube K, et al. Th1, Th2, and activated T-cell marker and clinical prognosis in peripheral T-cell lymphoma, unspecified: comparison with AILD, ALCL, lymphoblastic lymphoma, and ATLL. *Blood.* 2004;103(1):236-241.
49. Ohshima K, Karube K, Kawano R, et al. Classification of distinct subtypes of peripheral T-cell lymphoma unspecified, identified by chemokine and chemokine receptor expression: analysis of prognosis. *Int J Oncol.* 2004;25(3):605-613.
50. Bonzheim I, Geissinger E, Tinguely M, et al. Evaluation of FoxP3 expression in peripheral T-cell lymphoma. *Am J Clin Pathol.* 2008;130(4):613-619.
51. Qubaja M, Audouin J, Moulin JC, et al. Nodal follicular helper T-cell lymphoma may present with different patterns. A case report. *Hum Pathol.* 2009;40:264-269.
52. Bacon CM, Paterson JC, Liu H, et al. Peripheral T-cell lymphoma with a follicular growth pattern: derivation from follicular helper T cells and relationship to angioimmunoblastic T-cell lymphoma. *Br J Haematol.* 2008;143:437-441.
53. Jones D, Fletcher CD, Pulford K, et al. The T-cell activation markers CD30 and OX40/CD134 are expressed in nonoverlapping subsets of peripheral T-cell lymphoma. *Blood.* 1999;93(10):3487-3493.
54. Barry TS, Jaffe ES, Sorbara L, et al. Peripheral T-cell lymphomas expressing CD30 and CD15. *Am J Surg Pathol.* 2003;27(12):1513-1522.
55. Higgins JP, van de Rijn M, Jones CD, et al. Peripheral T-cell lymphoma complicated by a proliferation of large B cells. *Am J Clin Pathol.* 2000;114(2):236-247.
56. Zettl A, Lee SS, Rudiger T, et al. Epstein-Barr virus-associated B-cell lymphoproliferative disorders in angloimmunoblastic T-cell lymphoma and peripheral T-cell lymphoma, unspecified. *Am J Clin Pathol.* 2002;117(3):368-379.
57. Yao X, Teruya-Feldstein J, Raffeld M, et al. Peripheral T-cell lymphoma with aberrant expression of CD79a and CD20: a diagnostic pitfall. *Mod Pathol.* 2001;14(2):105-110.
58. Rahemtullah A, Longtine JA, Harris NL, et al. CD20+ T-cell lymphoma: clinicopathologic analysis of 9 cases and a review of the literature. *Am J Surg Pathol.* 2008;32(11):1593-1607.
59. Rizzo K, Stetler-Stevenson M, Wilson W, Yuan CM. Novel CD19 expression in a peripheral T cell lymphoma: a flow cytometry case report with morphologic correlation. *Cytometry B Clin Cytom.* 2009;76:142-149.
60. Tzankov AS, Went PT, Munst S, et al. Rare expression of BSAP (PAX-5) in mature T-cell lymphomas. *Mod Pathol.* 2007;20(6):632-637.
61. Anagnostopoulos I, Hummel M, Tiemann M, et al. Frequent presence of latent Epstein-Barr virus infection in lymphoepithelioid cell lymphoma (Lennert's lymphoma). *Histopathology.* 1994;25(4):331-337.
62. d'Amore F, Johansen P, Houmand A, et al. Epstein-Barr virus genome in non-Hodgkin's lymphomas occurring in immunocompetent patients: highest prevalence in nonlymphoblastic T-cell lymphoma and correlation with a poor prognosis. Danish Lymphoma Study Group, LYFO. *Blood.* 1996;87(3):1045-1055.
63. Quintanilla-Martinez L, Fend F, Moguel LR, et al. Peripheral T-cell lymphoma with Reed-Sternberg-like cells of B-cell phenotype and genotype associated with Epstein-Barr virus infection. *Am J Surg Pathol.* 1999;23(10):1233-1240.
64. Dupuis J, Emile JF, Mounier N, et al. Prognostic significance of Epstein-Barr virus in nodal peripheral T-cell lymphoma, unspecified: a Groupe d'Etude des Lymphomes de l'Adulte (GELA) study. *Blood.* 2006;108(13):4163-4169.
65. Balague O, Martinez A, Colomo L, et al. Epstein-Barr virus negative clonal plasma cell proliferations and lymphomas in peripheral T-cell lymphomas: a phenomenon with distinctive clinicopathologic features. *Am J Surg Pathol.* 2007;31(9):1310-1322.
66. van Krieken JH, Langerak AW, Macintyre EA, et al. Improved reliability of lymphoma diagnostics via PCR-based clonality testing: report of the Biomed-2 Concerted Action BHM4-CT98-3936. *Leukemia.* 2007;21(2):201-206.
67. Tan BT, Warnke RA, Arber DA. The frequency of B- and T-cell gene rearrangements and Epstein-Barr virus in T-cell lymphomas: a comparison between angioimmunoblastic T-cell lymphoma and peripheral T-cell lymphoma, unspecified with and without associated B-cell proliferations. *J Mol Diagn.* 2006;8(4):466-475; quiz 527.
68. Inwards DJ, Habermann TM, Banks PM, et al. Cytogenetic findings in 21 cases of peripheral T-cell lymphoma. *Am J Hematol.* 1990;35(2):88-95.
69. Schlegelberger B, Himmler A, Godde E, et al. Cytogenetic findings in peripheral T-cell lymphomas as a basis for distinguishing low-grade and high-grade lymphomas. *Blood.* 1994;83(2):505-511.
70. Lepretre S, Buchonnet G, Stamatoullas A, et al. Chromosome abnormalities in peripheral T-cell lymphoma. *Cancer Genet Cytogenet.* 2000;117(1):71-79.
71. Nelson M, Horsman DE, Weisenburger DD, et al. Cytogenetic abnormalities and clinical correlations in peripheral T-cell lymphoma. *Br J Haematol.* 2008;141(4):461-469.
72. Zettl A, Rudiger T, Konrad MA, et al. Genomic profiling of peripheral T-cell lymphoma, unspecified, and anaplastic large T-cell lymphoma delineates novel recurrent chromosomal alterations. *Am J Pathol.* 2004;164(5):1837-1848.
73. Thorns C, Bastian B, Pinkel D, et al. Chromosomal aberrations in angioimmunoblastic T-cell lymphoma and peripheral T-cell lymphoma unspecified: a matrix-based CGH approach. *Genes Chromosomes Cancer.* 2007;46(1):37-44.
74. Nagel S, Leich E, Quentmeier H, et al. Amplification at 7q22 targets cyclin-dependent kinase 6 in T-cell lymphoma. *Leukemia.* 2008;22(2):387-392.
75. Fujiwara SI, Yamashita Y, Nakamura N, et al. High-resolution analysis of chromosome copy number alterations in angioimmunoblastic T-cell lymphoma and peripheral T-cell lymphoma, unspecified, with single nucleotide polymorphism-typing microarrays. *Leukemia.* 2008;22:1891-1898.
76. Streubel B, Vinatzer U, Willheim M, et al. Novel t(5;9)(q33;q22) fuses ITK to SYK in unspecified peripheral T-cell lymphoma. *Leukemia.* 2006;20(2):313-318.
77. Gesk S, Martin-Subero JI, Harder L, et al. Molecular cytogenetic detection of chromosomal breakpoints in T-cell receptor gene loci. *Leukemia.* 2003;17(4):738-745.
78. Leich E, Haralambieva E, Zettl A, et al. Tissue microarray-based screening for chromosomal breakpoints affecting the T-cell receptor gene loci in mature T-cell lymphomas. *J Pathol.* 2007;213(1):99-105.
79. Feldman AL, Law M, Grogg KL, et al. Incidence of TCR and TCL1 gene translocations and isochromosome 7q in peripheral T-cell lymphomas using fluorescence in situ hybridization. *Am J Clin Pathol.* 2008;130(2):178-185.
80. Martin-Subero JI, Wlodarska I, Bastard C, et al. Chromosomal rearrangements involving the BCL3 locus are recurrent in classical Hodgkin and peripheral T-cell lymphoma. *Blood.* 2006;108(1):401-402.
81. Almire C, Bertrand P, Ruminy P, et al. PVRL2 is translocated to the TRA@ locus in t(14;19)(q11;q13)-positive peripheral T-cell lymphomas. *Genes Chromosomes Cancer.* 2007;46(11):1011-1018.
82. Feldman AL, Law M, Remstein ED, et al. Recurrent translocations involving the IRF4 oncogene locus in peripheral T-cell lymphomas. *Leukemia.* 2009;23:574-580.
83. Piccaluga PP, Agostinelli C, Califano A, et al. Gene expression analysis of peripheral T cell lymphoma, unspecified, reveals distinct profiles and new potential therapeutic targets. *J Clin Invest.* 2007;117(3):823-834.
84. Ballester B, Ramuz O, Gisselbrecht C, et al. Gene expression profiling identifies molecular subgroups among nodal peripheral T-cell lymphomas. *Oncogene.* 2006;25(10):1560-1570.
85. Martinez-Delgado B, Cuadros M, Honrado E, et al. Differential expression of NF-kappaB pathway genes among peripheral T-cell lymphomas. *Leukemia.* 2005;19(12):2254-2263.
86. Cuadros M, Dave SS, Jaffe ES, et al. Identification of a proliferation signature related to survival in nodal peripheral T-cell lymphomas. *J Clin Oncol.* 2007;25(22):3321-3329.
87. Mahadevan D, Spier C, Della Croce K, et al. Transcript profiling in peripheral T-cell lymphoma, not otherwise specified, and diffuse large B-cell lymphoma identifies distinct tumor profile signatures. *Mol Cancer Ther.* 2005;4(12):1867-1879.
88. Piccaluga PP, Agostinelli C, Zinzani PL, et al. Expression of platelet-derived growth factor receptor alpha in peripheral T-cell lymphoma not otherwise specified. *Lancet Oncol.* 2005;6(6):440.
89. Gallamini A, Stelitano C, Calvi R, et al. Peripheral T-cell lymphoma unspecified (PTCL-U): a new prognostic model from a retrospective multicentric clinical study. *Blood.* 2004;103(7):2474-2479.
90. Patsouris E, Noel H, Lennert K. Cytohistologic and immunohistochemical findings in Hodgkin's disease, mixed cellularity type, with a high content of eptihelioid cells. *Am J Surg Pathol.* 1989;13(12):1014-1022.
91. Patsouris E, Noel H, Lennert K. Lymphoplasmacytic/lymphoplasmacytoid immunocytoma with a high content of epithelioid cells: histologic and immunohistochemical findings. *Am J Surg Pathol.* 1990;14:660-670.
92. Patsouris E, Noel H, Lennert K. Angioimmunoblastic lymphadenopathy-type of T-cell lymphoma with a high content of epithelioid cells. Histopathology and comparison with lymphoepithelioid cell lymphoma. *Am J Surg Pathol.* 1989;13(4):262-275.
93. Savage KJ, Harris NL, Vose JM, et al. ALK– anaplastic large-cell lymphoma (ALCL) is clinically and immunophenotypically different from both ALK+ ALCL and peripheral T-cell lymphoma, not otherwise specified: report from the International Peripheral T-Cell Lymphoma Project. *Blood.* 2008;111:5496-5504.

第35章

血管免疫母细胞性T细胞淋巴瘤

Leticia Quintanilla-Martinez, German Ott

章节目录

35.1　定义

血管免疫母细胞性T细胞淋巴瘤（AITL）是一种系统性淋巴组织增殖性疾病（LPD），以全身淋巴结肿大、肝脾大、出现皮疹、贫血等全身症状，以多克隆性高γ球蛋白血症为特点。组织学表现为淋巴结结构破坏，浸润细胞含有多种类型，淋巴细胞、浆细胞、嗜酸性粒细胞、组织细胞和免疫母细胞。此疾病的特征是高内皮小静脉的分支状增生和滤泡树突细胞弥漫性增生，滤泡和生发中心通常消失[1,2]。最初，认为AITL是一种形态学特点表现为淋巴组织不典型增生的异常免疫反应，伴有进展为淋巴瘤的高危性[3−5]。但是，随后的基因重排研究显示在大多数病例中有T细胞受体基因的克隆性重排[6−8]；因此，现在认为AITL是一种外周T细胞淋巴瘤（PTCL），近年研究显示AITL和生发中心的滤泡辅助性T细胞（T_{FH}）有密切关系。过去用来描述AITL的常用名称包括伴有异常蛋白血症的血管免疫母细胞性淋巴结病（AILD）[4]、免疫母细胞性淋巴结病[3]、淋巴粒细胞性肉芽肿X和AILD型T细胞淋巴瘤[9]。在REAL分类中，此病命名为AITL[10,11]。

35.2　流行病学

AITL约占非霍奇金淋巴瘤(NHL)的1%~2%，约占PTCL的15%~20%，其发病率在PTCL中位居第三[12]。AITL好发于中年和老年人，发病高峰年龄是六七十岁，但偶尔年轻成年人也可发生[13]。发病的男女比例为1∶1，但也有的研究显示男性略占优势[8,14,15]。

35.3　病因学

AITL的病因不明。最初认为药物的应用（抗生素最常见）可引发此病，或在传染病之后可发生此病，这些提示AITL是一种异常免疫反应的表现[16]。后来有学者研究EBV在AITL发生中的机制。通过原位杂交，在AITL累及的淋巴结中，有80%~96%可检查到EBV[15,17,18]。在大多数病例，EBV感染的细胞是转化的B细胞，仅在比较老的文献中报道罕见时T细胞被EBV感染[18]。在AITL患者的淋巴结中，每10~500个B细胞中有一个被感染[19]。相反，在健康的EBV携带者中，每106~107个细胞中有1个细胞携带EBV病毒。尽管EBV在多种淋巴瘤中有明显的致瘤作用，目前认为EBV感染并非是AITL的致病因素。EBV感染很可能只是肿瘤过程中特征性出现免疫缺陷状态的反映，尽管有学者提出EBV可直接驱动T细胞增生[20]。

35.4 临床特征

AITL是具有独特临床表现的淋巴瘤，其临床特征常常提示可疑为此病。大多数患者出现全身浅表淋巴结肿大，肝脾大和显著全身症状，包括发热、体重减轻和常伴有瘙痒的皮疹[13,14]。1/3患者出现水肿，特别是在上肢末端和面部；可出现胸腔积液、关节炎和腹水。多克隆性高γ球蛋白血症和Coombs阳性溶血性贫血也常出现。通常有骨髓累及。大约30%患者出现嗜酸性粒细胞增多，10%患者出现浆细胞增生症。实验室检查显示出现冷凝集素、循环免疫复合物、抗平滑肌和抗核抗体、类风湿因子阳性和冷球蛋白。并发常见的和机会性微生物感染使疾病的发展变得更为复杂。针对AITL患者的最佳治疗方案未达成共识[21]。患者最初对类固醇或温和的细胞毒性化疗可能有反应，但疾病常常发生进展。

表35.1 血管免疫母细胞性T细胞淋巴瘤（AITL）的诊断标准

形态学

- 淋巴结结构通常破坏
- 浸润至淋巴结外，但不破坏淋巴窦
- 多种类型的浸润细胞，包括淋巴细胞、粒细胞、浆细胞和免疫母细胞
- T细胞含有丰富的透明胞质（透明细胞）
- 滤泡树突细胞（FDC）增生
- 树枝状高内皮小静脉增生

免疫表型

- $CD21^+$和$CD23^+$显示FDC网
- 肿瘤性T细胞呈$CXCL13^+$、$PD1^+$、$CD10^+$、$BCL6^+$和$CD4^+$
- $CD3^+$、$CD5^+$、CD4 > CD8，没有T细胞抗原的异常丢失
- EBV^+ B免疫母细胞

分子遗传学

- 75%的病例（范围70%~90%）显示TCR基因克隆性重排
- 12%的病例（范围10%~20%）显示*IgH*基因克隆性重排
- 滤泡辅助T细胞（TFH）分子学标签

细胞遗传学

- 89%病例显示克隆性染色体异常
- 常见（47%）无关染色体克隆
- +3、+5、额外X染色体

EBV阳性

- 50%~97%的病例原位杂交检测阳性
- $EBER^+$ B细胞和极少数T细胞

35.5 形态学

与其他PTCL相比，被AITL累及的淋巴结有独特的形态学特征（简表35.1）[22,23]。在低倍镜下，淋巴结结构通常破坏。副皮质区或滤泡间区有多种类型的浸润细胞，包括小-中等淋巴细胞，混有中性粒细胞、嗜酸性粒细胞、浆细胞、纤维母细胞样树突细胞、组织细胞和上皮样细胞（图35.1）。有时肿瘤性T细胞通过形态学易于辨认。在这些病例中，浸润的不典型细胞特点是核圆形或不规则，胞质宽、透明，细胞膜清晰（透明细胞）（图35.2A）。细胞的不典型性虽然常可观察到，但其不是诊断的首要条件（图35.2B）。不典型T细胞的数量变化很大，可以从小灶性到大的融合片状，有时要与外周T细胞淋巴瘤-非特指（PTCL-NOS）鉴别。可出现中-大的嗜碱性B细胞性母细胞，有时这些细胞类似于霍奇金细胞（图35.3）[4,16,24]。

在绝大多数病例中，残留的滤泡外出现具有滤泡树突细胞表型细胞的显著增生，典型地包绕高内皮小静脉（HEV）。有时残留的滤泡中可见位于中心的洋葱样的FDC网，呈现“燃烬”的外观（图35.4）。在不太明显的病例，只有应用针对CD21、CD23或CD35抗原的抗体，通过免疫染色才能识别FDC的增生。另一个诊断性特征是浸润范围超过淋巴结被膜，扩展至淋巴结周围脂肪，但常常不累及皮质淋巴窦，似乎瘤细胞跨越淋巴窦扩展至结外（图35.5）。出现大量、常呈分支状的毛细

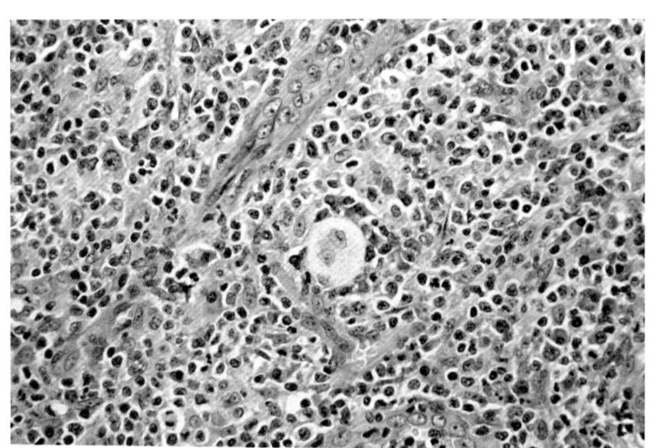

图35.1 血管免疫母细胞性T细胞淋巴瘤（AITL），典型形态学。多种形态的小至中等、胞质透明的淋巴细胞组成的浸润，混有嗜酸性粒细胞、浆细胞、纤维母细胞样树突细胞、组织细胞和上皮样细胞

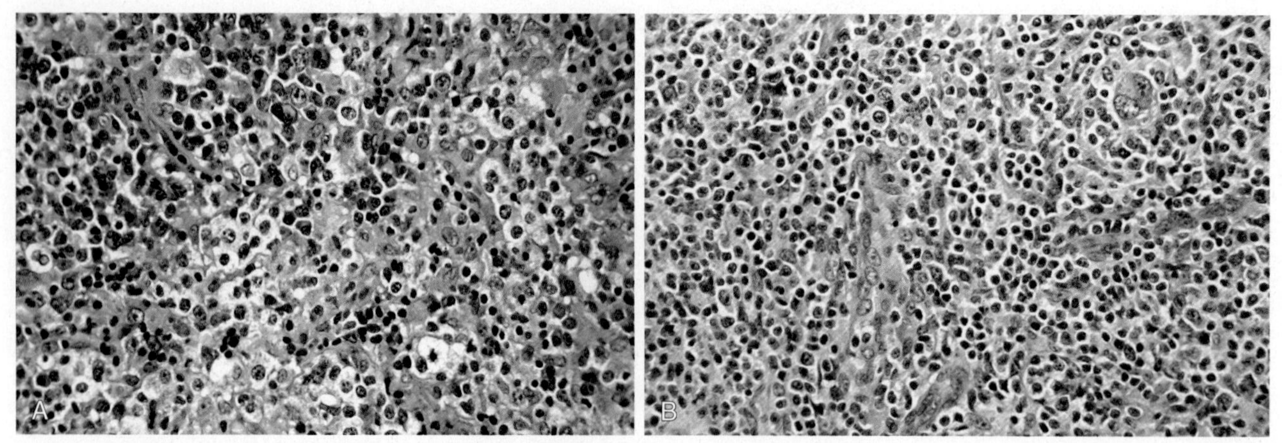

图35.2 血管免疫母细胞性T细胞淋巴瘤（AITL），肿瘤细胞的细胞学谱系。A. 浸润的不典型细胞特点是核不规则，胞质宽、透明，细胞膜清晰（透明细胞）。B. 肿瘤细胞小至中等大，无不典型性和透明胞质

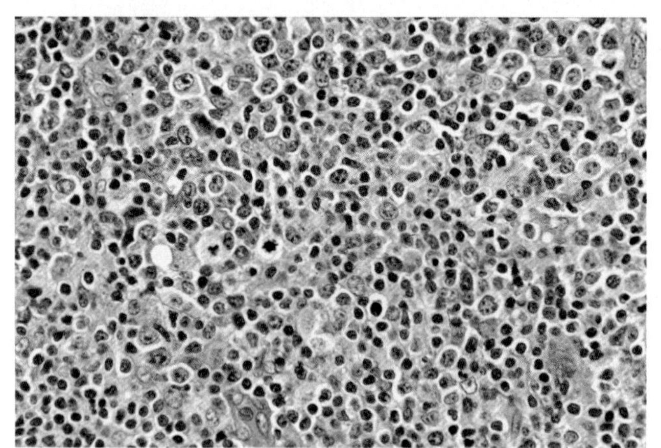

图35.3 大的B细胞性母细胞。在肿瘤性T细胞中混杂有中-大的嗜碱性B细胞性母细胞，一些可与霍奇金细胞相似

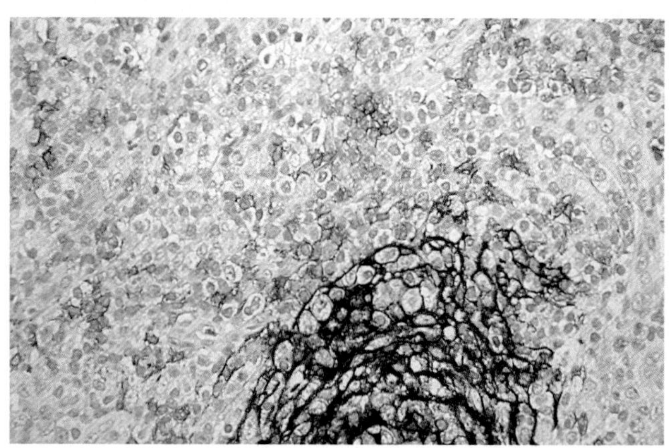

图35.4 CD21染色突显出滤泡树突细胞。显示出一个“燃烬”的生发中心，滤泡树突网呈洋葱样。注意在滤泡外有$CD21^+$树突细胞增生

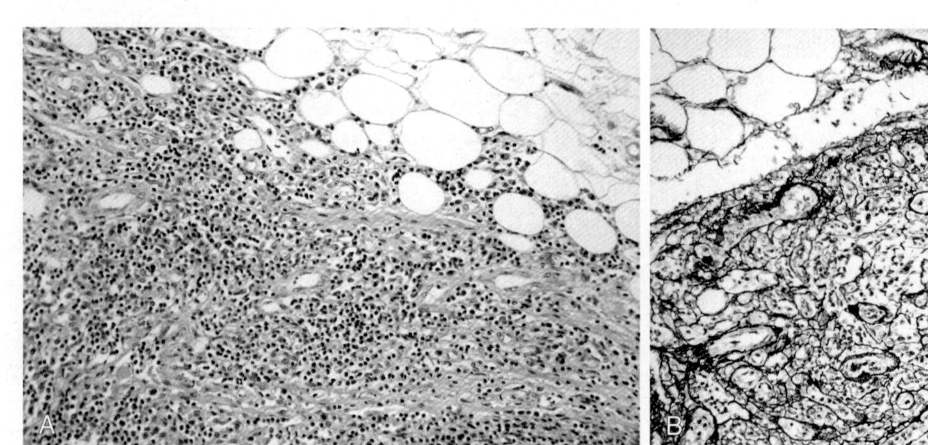

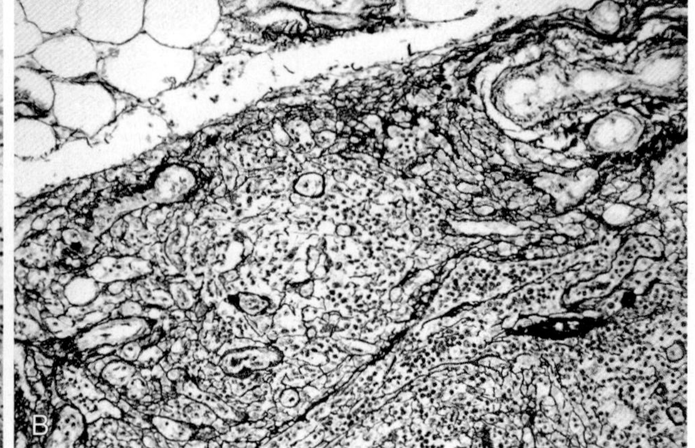

图35.5 浸润扩展至被膜外。A. 脂肪浸润，但似乎瘤细胞越过皮质淋巴窦，使皮质淋巴窦得以保存。B. Gomori染色突显出开放的皮质淋巴窦，这是AITL的一个诊断性特征

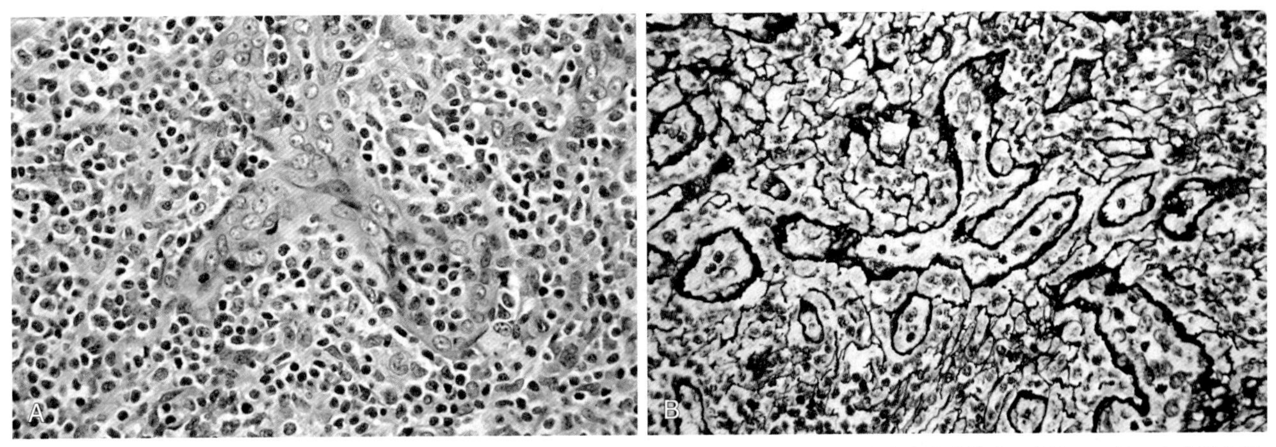

图35.6 高内皮静脉Gomori染色。A. 分支状的高内皮小静脉。B. Gomori染色突显出分支状的高内皮小静脉，这是AITL的一个典型表现

血管后高内皮静脉增生是一个主要特征，在淋巴结周围浸润中也可见到。显示高内皮静脉的最佳方式是银染，如Gomori银浸染，或PAS染色，可显示显著的血管结构和血管壁增厚、玻璃样变性基底膜（图35.6）[9]。在对AITL最初的描述中，缺乏反应性增生的B细胞滤泡是此病的一个典型特征。但是，现在认为AITL有三种主要的结构模式[25-27]。在模式1中（20%病例）的淋巴结结构保存，可见增生的生发中心（图35.7A）。模式2（30%病例）的特点是淋巴结丧失正常结构，可见衰竭的滤泡或"燃烬"的生发中心（图35.7B，35.7C）。在模式3（50%病例）中，淋巴结正常结构完全破坏，没有B细胞滤泡。随着疾病的进展，同一患者的连续活检标本显示了

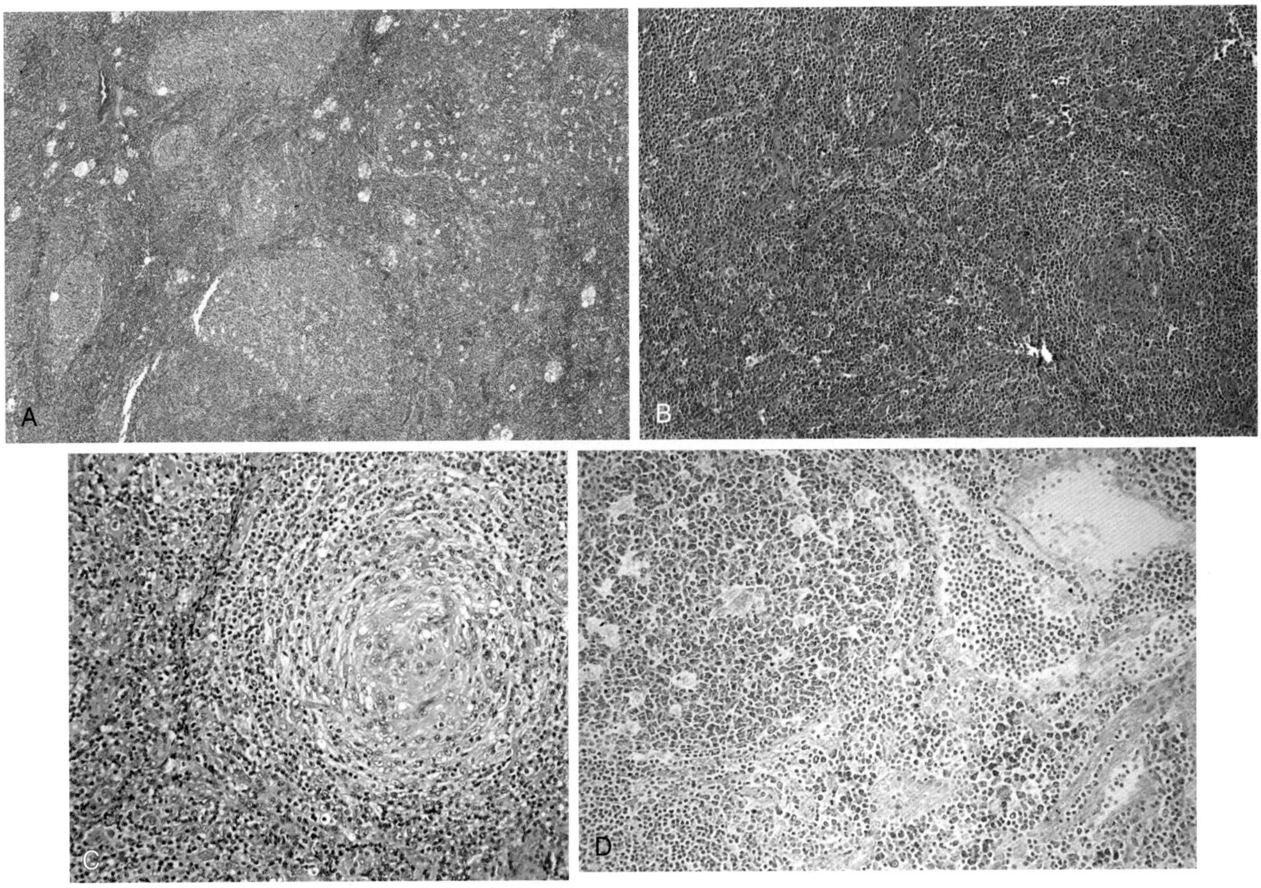

图35.7 血管免疫母细胞性T细胞淋巴瘤（AITL），组织学模式。A. 早期病例可见缺乏套区的增生滤泡和扩张的副皮质区（模式1）。B. 具有"燃烬"的生发中心的病例，这和Castleman病相似，还有副皮质区扩张和分支状高内皮静脉的增生（模式2）。C. 高倍镜下见衰竭萎缩的滤泡伴明显的滤泡树突细胞增生（模式2）。D. Giemsa染色显示缺乏套区的增生滤泡和扩张的副皮质区（模式1）

从模式1向模式3的转化，因此，这些模式似乎代表了疾病不同阶段的形态学[25,26,28]。

35.6 诊断陷阱

35.6.1 增生的生发中心

罕见情况下，可能发生在疾病早期阶段，此时的形态学非常难以诊断，可见淋巴结结构良好（增生）的生发中心，伴有不明显的套区，有时境界不清（图35.7D）[25]。仅在淋巴结的滤泡间区和被膜周围区域可见特异性形态学改变。由于有增生的血管和有时出现不典型的T细胞，这些病例还是很有特征性。CD21$^+$FDC网扩张非常有助于诊断（图35.8A），但此时这个特征完全缺乏或很不明显[26]。在生发中心的外缘和副皮质区存在CD4$^+$（图35.8B）、同时异常表达CD10、BCL6或程序性死亡1（PD1）的T细胞，这认为是一个重要的诊断特征（图35.8C，35.8D）[26]。如果怀疑是处于早期阶段的病例，应该有T细胞的克隆性增生，临床特征也应该和诊断相符合。通过连续活检可观察到一部分病例进展为淋巴结结构破坏的典型AITL[25,29]。

35.6.2 大量上皮样细胞反应

一些AITL病例混杂有大量上皮样细胞，使得诊断性形态学特征不明显（图35.9A）。Patsouris等认为[30]，诊断AITL有赖于出现分支的血管和增生的FDC网，而富于上皮样细胞的经典型霍奇金淋巴瘤（含有典型HRS细胞）和PTCL–NOS的淋巴上皮样变异型（Lennert淋巴瘤）则没有这些特征。

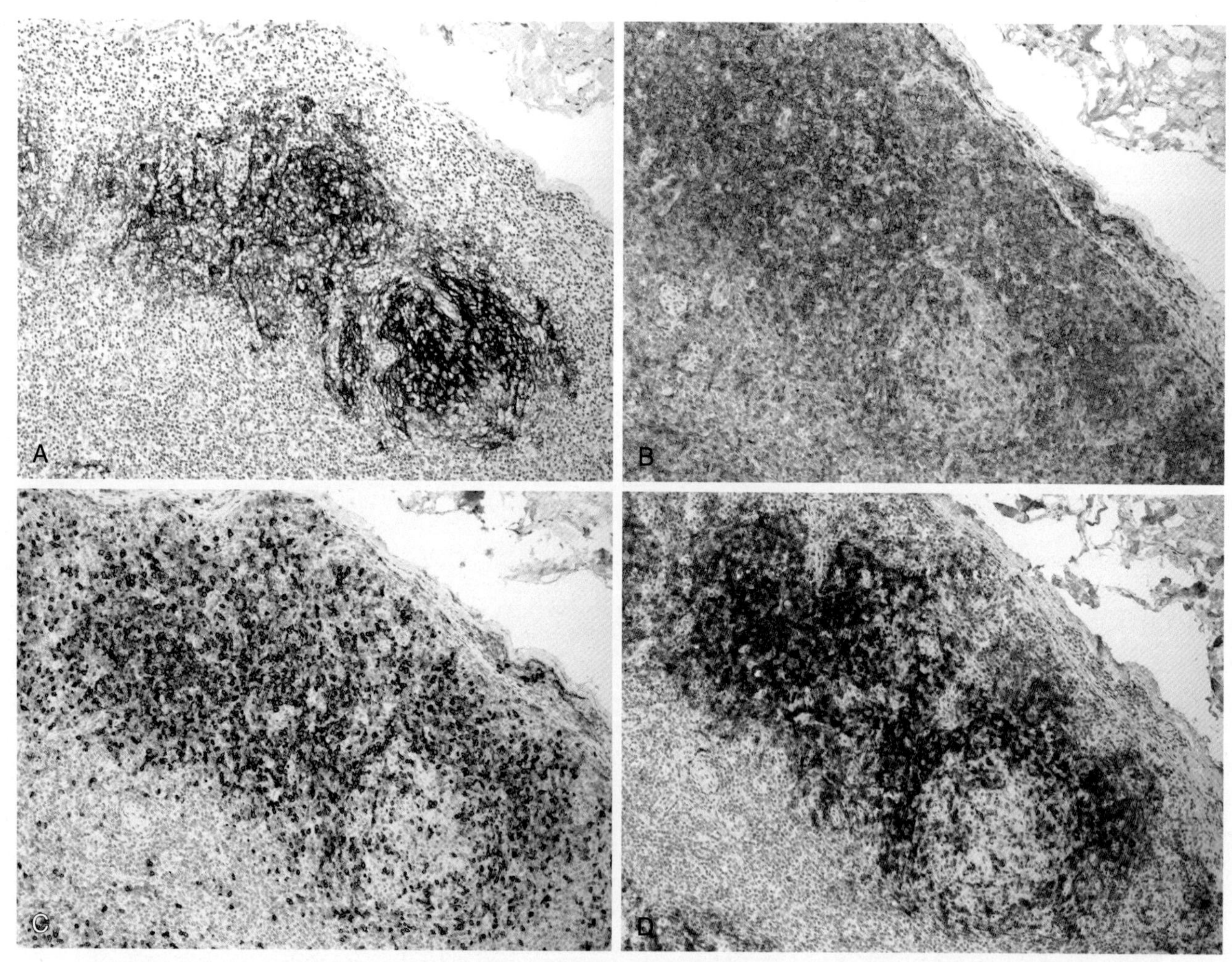

图35.8 具有增生生发中心和衰竭滤泡的血管免疫母细胞性T细胞淋巴瘤（AITL）（模式1~2）。A. 扩张的CD21$^+$FDC网从衰竭、萎缩的滤泡扩展出来。B. CD4$^+$T细胞环绕衰竭的滤泡，并位于CD21$^+$FDC网中。C. CD4$^+$T细胞强表达CD10。注意衰竭的滤泡不表达CD10。D. 同种细胞表达PD1

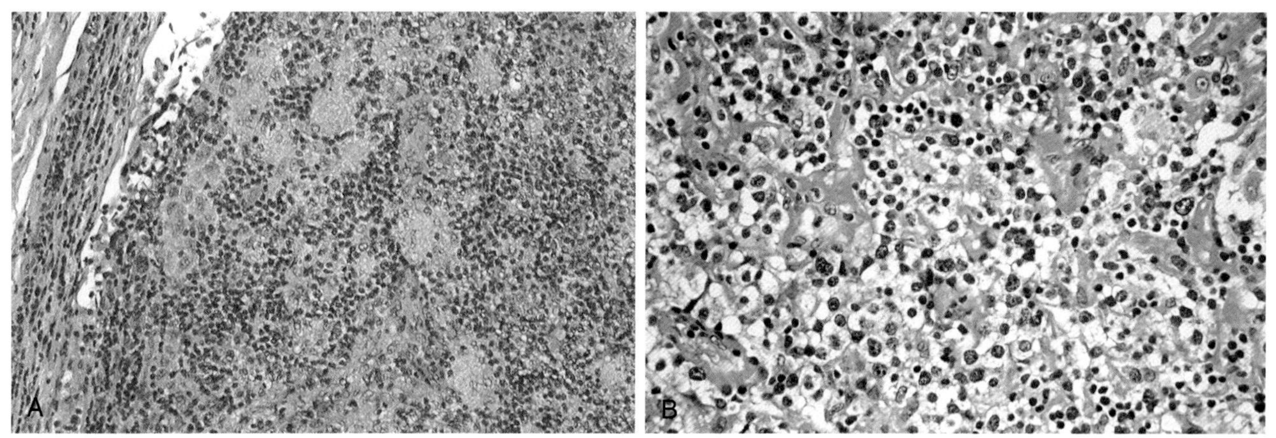

图35.9 **血管免疫母细胞性T细胞淋巴瘤（AITL）的诊断陷阱。A.** 伴大量上皮样细胞反应的AITL。注意开放的皮质淋巴窦这个典型的诊断特征。**B.** 伴大的肿瘤性T细胞片状分布的AITL

35.6.3 大的肿瘤性T细胞片状分布

一些病例中肿瘤性T细胞占显著优势，中-大的细胞呈片状，使得AITL中炎症性背景这个常见特征变得不明显（图35.9B）。尽管还没有确定明确的标准，如果具有诊断性特征（如血管增生、淋巴结周围浸润、FDC增生），则倾向将这类病例归为AITL的高级别变异型。但有时PTCL-NOS和AITL有相似之处，两者之间似乎存在交叉重叠。由于缺乏这方面研究的文献报道，尚不清楚AITL是否能发展为由形态一致的大转化T细胞组成的PTCL-NOS。

35.6.4 B细胞淋巴组织增生或B细胞淋巴瘤

已有明确的证据显示AITL可发生大B细胞淋巴瘤。可在初诊时就存在大B细胞淋巴瘤，或随时间而发展为大B细胞淋巴瘤[31-33]。疾病相关性免疫缺陷和化疗引起的附加免疫抑制可促进EBV感染，而EBV感染似乎可在大多数病例（即使不是全部病例）中引发B细胞淋巴组织增生。近来的文献报道提示AITL中的EBV相关B细胞淋巴组织增生形成一个变化谱系[34-36]。在这些其他方面很典型的AITL中，组织学上的特点是出现大的EBV^+B母细胞（图35.10A）。这些母细胞可表现为免疫母细胞，或和霍奇金细胞相似；它们可以醒目的灶状出现，也可弥漫散在分布，或形成和DLBCL难以区分的融合片状[35]。这些B母细胞通常EBER阳性，$CD20^+$，$CD30^+$，$CD15^-$，LMP-1可以阳性或阴性（图35.10B~图35.10D）。

有报道罕见的AITL病例伴单克隆性浆细胞群[9]。但这些病例是真正的AITL还是多中心Castleman病还存在争议[37]。

35.6.5 RS样细胞

其他方面典型的AITL罕见病例可出现具有经典型表型特征的典型HRS细胞（$CD20^{+/-}$、$CD30^+$、$CD15^+$、EBV^+）（图35.11）[29]。和CHL相比，分子学研究揭示这些病例有TCR γ 链基因的克隆性重排，显微切割的HRS样细胞的Ig重链基因呈寡克隆模式。初步的数据提示这些患者没有进展为CHL的高危险性。

35.7 免疫表型

浸润的淋巴细胞主要是T细胞（$CD3^+$和$CD5^+$），通常为CD4与CD8阳性细胞混合。尽管在一些病例中浸润细胞以$CD8^+$T细胞为主，但在大多数病例中通常是$CD4^+$细胞占优势[8,38,39]。但是，近来的研究显示AITL的瘤细胞与$CD4^+$T细胞对应（图35.12A）[26,40]。与其他类型的T细胞淋巴瘤相比，AITL丢失全T抗原并不常见。可见数量不等的B细胞（$CD20^+$、$CD79a^+$），有时形成滤泡样聚集灶。通常为小细胞，但体积可变大和活化，特别是发生EBV感染时。免疫母细胞可以是裸表型、T细胞表型或更为常见B细胞表型，并常表达CD30。30%~50%病例可表达EBV的LMP，但原位杂交在检测病毒基因组时更为敏感[18]。

FDC的增生是AITL的一个诊断性标记，通过免疫染色可以清楚地显示出来。CD21染色可突显出排列紊乱的、大的扩张FDC网，在大多数病例中通常包绕HEV

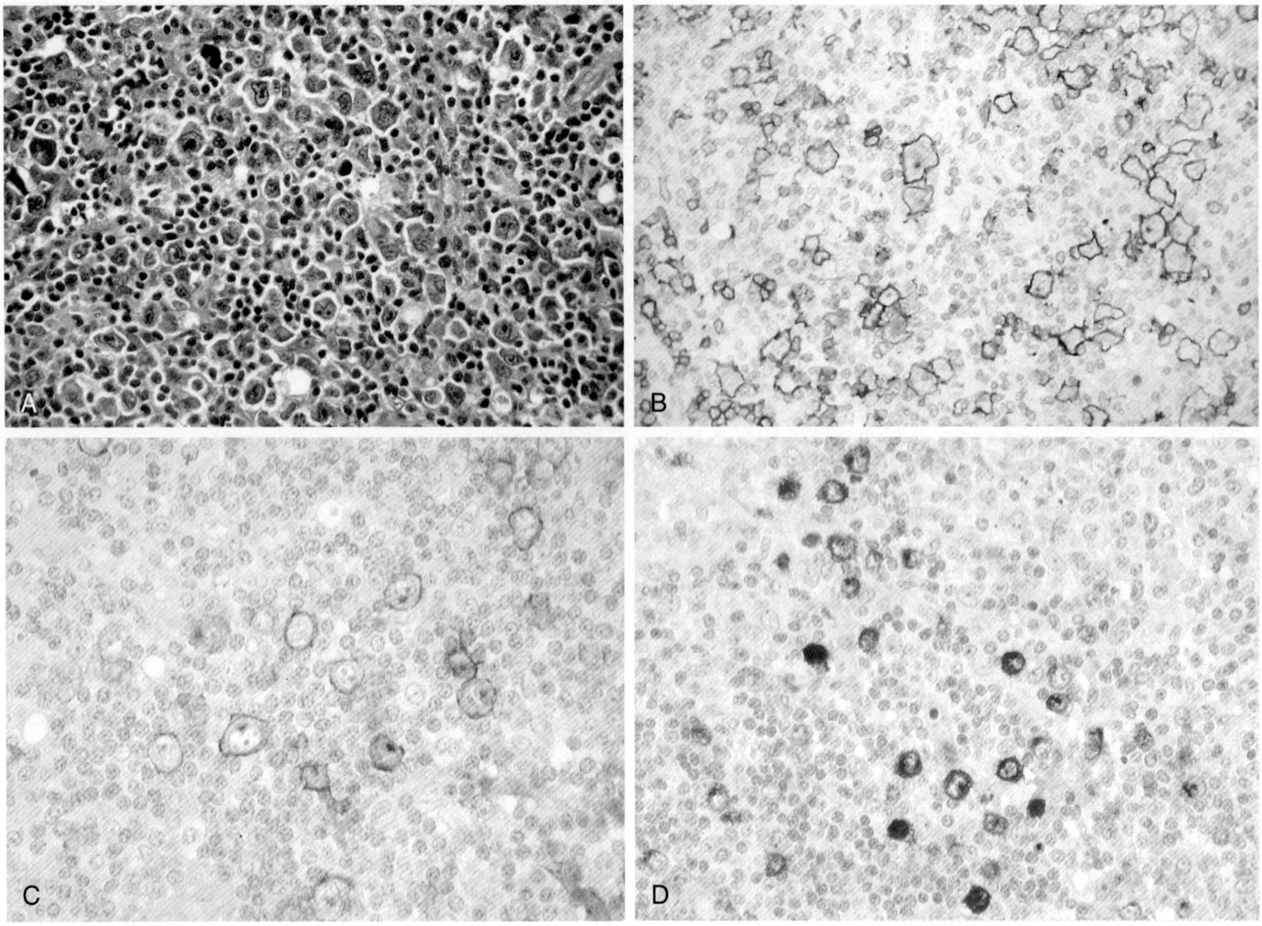

图35.10　**伴B细胞淋巴组织增生的血管免疫母细胞性T细胞淋巴瘤（AITL）**。A. 伴B细胞性母细胞增生，而其他方面典型的AITL病例。B细胞可与中心母细胞、免疫母细胞或霍奇金细胞相似。B. CD20染色显示AITL中的B细胞形态谱系。C. B细胞表达CD30。D. B细胞性母细胞EBV的LMP-1⁺

（图35.12B）。这种具有树突状形态的CD21⁺细胞的本质尚未完全清楚。这种异常的FDC增生以HEV为中心，很少与B细胞滤泡有关。有学者推测这种CD21⁺细胞不是真正的FDC，而是活化的纤维母细胞性网织细胞上调表达CD21抗原[41]。纤维母细胞性网织细胞和FDC均起源于间充质，而不是造血干细胞起源[42,43]。因此，这种特征性和具有诊断意义的CD21⁺细胞的组织发生尚不完全清楚。

最近证明在大多数AITL病例（80%~90%）中，瘤细胞除了表达CD4，还表达CD10和BCL6，这和正常位于反应性生发中心的一个特殊的CD4⁺T细胞亚群-TFH

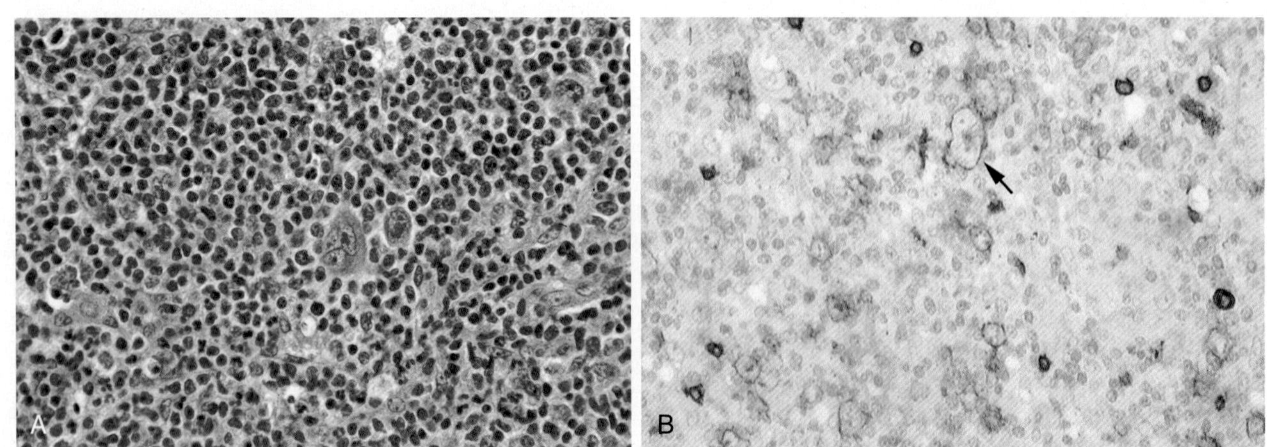

图35.11　**伴RS样细胞的血管免疫母细胞性T细胞淋巴瘤（AITL）**。A. 显示RS样细胞。注意周围的肿瘤性T细胞仅有轻微的不典型性；B. RS样细胞CD20⁺（箭头）

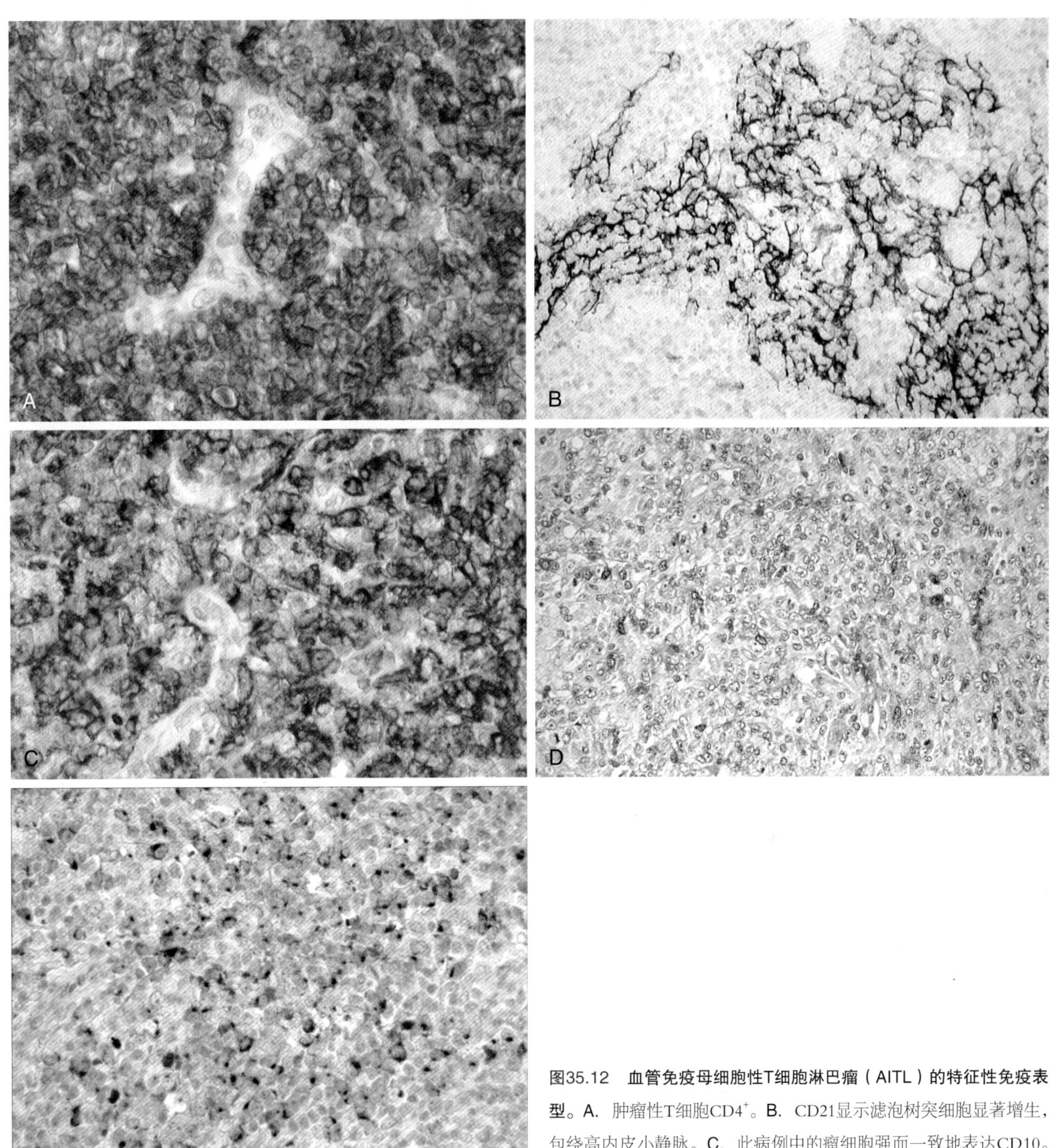

图35.12 血管免疫母细胞性T细胞淋巴瘤（AITL）的特征性免疫表型。A. 肿瘤性T细胞CD4⁺。B. CD21显示滤泡树突细胞显著增生，包绕高内皮小静脉。C. 此病例中的瘤细胞强而一致地表达CD10。D. CD10仅在少数瘤细胞中表达。E. 肿瘤性T细胞强表达CXCL13

细胞相似[26,44]。CD10的异常表达似乎是AITL肿瘤性T细胞的特征，在大多数病例中，CD10⁺细胞与HE染色中所见的透明细胞对应（图35.12C）。而且，仅10%~20% PTCL-NOS中可见CD10⁺细胞，在ALCL及其他PTCL-NOS和淋巴组织反应性增生中没有CD10⁺T细胞[45,46]。尽管CD10在不同病例中的表达有所不同，但常常表达弱，不一致，而且仅限于一小部分肿瘤细胞（图35.12D），大多为透明细胞和环绕在残留滤泡周围的肿瘤细胞。最近，Grogg等[47]报道在大多数AITL病例（86%）及绝大多数肿瘤细胞（＞80%）强表达CXCL13（一种在TFH亚群中上调的趋化因子）（图35.12E）。表达CD10、BCL6和CXCL13是诊断AITL的一个重要辅助手段，并且为AITL起源于TFH提供了更多证据[45,47]。通过免疫组化已经证实，在大多数AITL病例中表达其他正常TFH细胞标记，包括CXCR5、CD154、PD1和SLAM-相关蛋白（SAP）[48,49]。尽管表达TFH标记是AITL的特点，但一组近来的研究显示28%PTCL-NOS表达至少2个TFH标记，并呈现出某些AITL样特征，这提示AITL的形态学谱系可能比以前认为的更为宽广，AITL和PTCL-NOS的鉴别标准可能过于严格[50]。

35.8 遗传学

19世纪70年代对AITL进行了描述，由于分子技术的应用，对AITL生物学的理解已经取得重要进展。应用Southern印迹分析或聚合酶链反应证明75%病例中有T细胞的克隆性增生伴TCR基因重排，因此证明在大多数病例中，AITL是一种PTCL[6-8,22]。需要注意的是，在发病时或随着疾病的进展，25%~30%病例在发生TCR β或TCR γ基因重排的同时，可发生Ig重链（IgH重链）或轻链基因的重排[28]。此外，一小组具有AITL形态的病例（7%）只有IgH重链基因的克隆性重排。IgH重链重排被认为是EBV感染的B细胞克隆性增生的表现，后者在AITL累及的淋巴结中常常出现[17]。EBV主要存在于AITL中的2种B细胞类型：类似记忆B细胞的细胞，其发生克隆性增生的倾向相对较低；类似生发中心B细胞的细胞，受到驱动可发生显著增生，并且可在克隆性增生过程中获得体细胞突变，而无功能性B细胞受体（Ig-缺陷或“禁止”克隆）选择[51]。而且，已有报道由于疾病本身的免疫缺陷或治疗后暂时的免疫系统抑制，EBV永生性B细胞克隆可发生DLBCL[31,35]。

细胞遗传学研究已经发现AITL有明确的染色体异常模式[52]。最常见的细胞遗传学异常是3号染色体三体，5号染色体三体和附加的X染色体。联合经典的中期细胞遗传学和间期细胞遗传学，发现89%的AITL病例具有异常的染色体克隆[53]。AITL显示有大量细胞遗传学上非相关性克隆和核型完全不同的单个细胞。这是一个独特的现象，因为在普通型淋巴瘤中，非相关性染色体克隆或寡克隆是异常的现象（47%AITL ：0.6%普通型淋巴瘤）。细胞遗传学研究显示这些克隆可随时间出现或消失，而出现新的克隆[9,52]。这些发现的意义尚不明确。但是，基于这些结果，以前[54]和更近期的[15]研究认为AITL很可能最初是对抗原刺激的异常免疫反应，涉及T细胞和B细胞并可能引发多个增生性克隆（寡克隆）。其中的一些克隆可自发性消退，一些可进展和转化为恶性克隆。尽管目前的观点认为AITL从一开始就是一种PTCL，但一些AITL病例出现具有连续谱系的不典型性和寡克隆细胞增生，这可能和完全发展为恶性淋巴瘤以前的前驱病变或肿瘤前病变相对应。

报道有11%~25% AITL病例缺乏克隆性TCR或细胞遗传学异常，其本质尚不清楚。近来认为这些病例可能代表了疾病的早期阶段，仅有微量寡克隆T细胞群。一项研究对单个T细胞行淋巴细胞受体基因重排的单靶扩增，证实肿瘤细胞为$CD4^+$T细胞表型[40]。但是，在全组织DNA分析中未探测到克隆性TCR重排的病例，即使通过单细胞分析，作者也未能发现少量的克隆性T细胞群。因此，即使应用单个细胞的分子学分析，也尚不清楚这些病例代表一种淋巴瘤前状态，还是从一开始就是恶性淋巴瘤。基因表达谱研究证实AITL的瘤细胞具有$CD4^+$TFH的特征[55]。而且，在$CD30^-$PTCL-NOS病例中也发现少量TFH的特征，这再次提示AITL的形态学谱系比以前认为得更广泛。

35.9 临床过程及预后

大多数AITL患者的临床过程以快速进展为特征；但是也可发生自发性缓解[13,14]。中位生存期少于3年。死亡的主要原因不是淋巴瘤的进展引起，而是感染并发症，这使得应用化疗治疗AITL格外困难。由于除感染并发症外，还有免疫缺陷和T细胞功能异常，在罕见病例中患者可发生EBV^+克隆性扩增，导致EBV^+DLBCL[17,31]。临床过程似乎与发病时全身症状（皮疹、皮肤瘙痒、浮肿、腹水）的严重程度有关。由于90%AITL患者在发病时处于Ⅲ或Ⅳ期，对大多数患者而言，分期对预测患者的预后没有太大作用。

淋巴结外最常累及的部位是骨髓和皮肤。在许多患者，皮疹是一个常见的特征。在一些皮肤受累的病例可显示AITL的典型表型，异常表达CD10[56]。也可发现和淋巴结病变一致的克隆性T细胞基因重排[57]。但是，不可能仅用皮肤活检来做出AITL的初步诊断。

骨髓累及的特点是出现非小梁旁的淋巴细胞聚集，含有多种类型的细胞成分，类似淋巴结病变。CD10的异常表达有助于诊断[58]。通过流式细胞术可在外周血中检测出循环性$CD10^+$T细胞[44,59-60,58]。

AITL可以出现显著的脾大，但是脾切除没有特征性。因此，通过脾表现通常不能做出诊断。由于AITL通常是一种全身性疾病，在其他受累部位（包括肝和肺），可出现特征性浸润灶。

表35.1 血管免疫母细胞性T细胞淋巴瘤（AITL）的鉴别诊断

特征	AITL	T区不典型增生	PTCL-NOS	CHL
淋巴结结构	通常破坏	保存	通常破坏	通常破坏
透明细胞	有	无	经常有	无
FDC增生	有	无	无	无
HEV	有	无	有时有	无
HRS细胞	很少有，为B细胞表型	无	很少有，为T细胞表型	有，为B细胞表型
免疫表型	$CD4^+$，$CD10^+$，$PD1^+$，$CXCL13^+$，$BCL6^+$ $CD21^+$FDC，EBV^+B母细胞	混合性CD4/CD8 散在$CD20^+$细胞 数量不等的$CD30^+$细胞	CD4＞CD8，抗原丢失（CD7，CD5）	$CD15^+$，$CD30^+$，$CD20^{-/+}$，$LMP-1^{+/-}$
基因型	TCR和*IgH*基因重排 寡克隆模式	无重排	TCR基因重排	多克隆 HRS细胞有*IgH*基因重排

注：+，几乎总是阳性；-/+，可以阳性，但通常为阴性；+/-，可以阴性，但通常为阳性。
HEV，高内皮小静脉；IgH，Ig重链；TCR，T细胞受体；AITL，血管免疫母细胞性T细胞淋巴瘤；CHL，经典型霍奇金淋巴瘤；FDC，滤泡树突细胞；HRS，Hodgkin-Reed-Sternberg；PTCL-NOS，外周T细胞淋巴瘤-非特指。

35.10 鉴别诊断

尽管AITL的组织病理特征已经得以完善的描述，但与不典型T区增生（副皮质区增生）和PTCL-NOS之间有大量形态学交叉（表35.1）[9,23]。不典型T区增生常常和病毒感染或继发于自身免疫疾病的高免疫反应相关。诊断T区不典型增生的一个重要线索是淋巴结结构保存，存在滤泡和生发中心，缺乏异常的FDC增生。副皮质区增生，可见由中等大小及小淋巴细胞组成的混合性浸润，细胞无异型性。可出现大量浆细胞、免疫母细胞和活化的淋巴细胞，与AITL的细胞成分相似，这种情况并不少见。免疫表型分析显示为CD4-CD8混合性群体，有散在的$CD20^+$细胞和数量不等$CD25^+$及$CD30^+$细胞。检测不到TCR重排。而且，$CD10^+$细胞仅局限于滤泡。

鉴别AITL和PTCL-NOS，尤其是T区变异型很困难。这两种疾病的细胞成分可以相似，包括出现轻微异型性或无异型性的小-中等细胞，以及由嗜酸性粒细胞、浆细胞和上皮样组织细胞组成的多种类型的炎症细胞。两种疾病都可出现显著的HEV、灶性透明细胞和散在Hodgkin-Reed-Sternberg（HRS）样细胞。支持诊断AITL的形态学特征为开放的、通常扩张的外周皮质淋巴窦，CD21染色显示出增生的FDC网和显著分支的内皮小静脉。近来认为出现$CD10^+$、$BCL6^+$、$CXCL13^+$、$PD1^+$T细胞是AITL的特异性表现，但在PTCL-NOS中也可出现[26,45,47,49,50]。偶尔出现大量EBV^+B细胞，其中一些具有HRS样特点，可与霍奇金淋巴瘤（HL）相似[29]。这些细胞具有HRS细胞的表型（$CD15^+$、$CD30^+$、$CD20^+$），并且负载EBV（EBER与LMP-1）。由于许多AITL病例的T细胞在细胞学上仅有轻度异型性，与经典型霍奇金淋巴瘤（CHL）的鉴别很困难。但分子学研究显示AITL有TCR γ链基因的克隆性重排，这与CHL不同。最后，由于AITL经常出现随机散在分布的B免疫母细胞，鉴别诊断也应包括T细胞/组织细胞丰富型DLBCL（THRLBCL）。在THRLBCL中多种类型的炎症细胞背景的多形态不如AITL明显，也没有扩张的FDC，B母细胞通常$CD30^-$及EBV^-。分子生物学分析显示有单克隆性Ig重链重排，而检测不到TCR基因重排。

35.11 精华和陷阱

- 血管免疫母细胞性T细胞淋巴瘤（AITL）的临床表现是重要的诊断性特征——极少出现局部淋巴结增大。
- 尽管是一种T细胞淋巴瘤，受累淋巴结中总是出现B细胞或浆细胞增生。
- 在早期阶段，可出现反应性增生的滤泡，和反应性病变相似。
- 非常典型的组织学特征包括如下：
  - 显著的分支状毛细血管后高内皮小静脉。
  - 浸润范围超越淋巴结被膜进入淋巴结周围脂肪，但扩张的皮质淋巴窦常不受累及。
- 最有助于诊断的免疫表型是滤泡外树突细胞和T细胞分别异常表达CD21和CD10。
- EBV^+B细胞几乎总是出现，并可演进为EBV^+弥漫大B细胞淋巴瘤（DLBCL），或与经典型霍奇金型淋巴瘤（CHL）相似。

（郑媛媛 译）

参考文献

1. Jaffe ES, Ralfkiaer E. Angioimmunoblastic T-cell lymphoma. In: Jaffe ES, Harris NL, Stein H, Vardiman JW, eds. *World Health Organization Classification of Tumours. Pathology and Genetics of Tumours of Haematopoietic and Lymphoid Tissues*. Lyon, France: IARC Press; 2001:225-226.
2. Dogan A, Gaulard P, Jaffe ES, et al. Angioimmunoblastic T-cell lymphoma. In: Swerdlow SH, Campo E, Jaffe ES, et al. *World Health Organization Classification of Tumours. Pathology and Genetics of Tumours of Haematopoietic and Lymphoid Tissues*. Lyon, France: IARC Press; 2008:309-311.
3. Lukes RJ, Tindle BH. Immunoblastic lymphadenopathy: a hyperimmune entity resembling Hodgkin's disease. *N Engl J Med*. 1975;292:1-8.
4. Frizzera G, Moran EM, Rappaport H. Angio-immunoblastic lymphadenopathy with dysproteinaemia. *Lancet*. 1974;1:1070-1073.
5. Nathwani BN, Rappaport H, Moran EM, et al. Malignant lymphoma arising in angioimmunoblastic lymphadenopathy. *Cancer*. 1978;41:578-606.
6. Weiss LN, Strickler JG, Dorfman RF, et al. Clonal T-cell populations in angioimmunoblastic lymphadenopathy and angioimmunoblastic lymphadenopathy-like lymphoma. *Am J Pathol*. 1986;122:392-397.
7. O'Connor NTJ, Crick JA, Wainscoat JS, et al. Evidence for monoclonal T lymphocyte proliferation in angioimmunoblastic lymphadenopathy. *J Clin Pathol*. 1986;39:1229-1232.
8. Feller AC, Griesser H, Schilling CV, et al. Clonal gene rearrangement patterns correlate with immunophenotype and clinical paramenters in patients with angioimmunoblastic lymphadenopathy. *Am J Pathol*. 1988;133:549-556.
9. Lennert K, Feller AC. T-cell Lymphoma of AILD-Type (Lymphogranulomatosis X). In: *Histopathologie der Non-Hodgkin-Lymphome*. Berlin, Germany: Springer Verlag; 1990:186-199.
10. Harris NL, Jaffe ES, Stein H, et al. A revised European-American classification of lymphoid neoplasms: a proposal from the International Lymphoma Study Group. *Blood*. 1994;84:1361-1392.
11. Jaffe ES, Krenacs L, Raffeld M. Classification of T-cell and NK-cell neoplasms based on the REAL classification. *Ann Oncol*. 1997;8(suppl 2):S17-S24.
12. A clinical evaluation of the International Lymphoma Study Group classification of non-Hodgkin's lymphoma. By the Non-Hodgkin's Lymphoma Classification Project. *Blood*. 1997;89:3909-3918.
13. Siegert W, Nerl C, Agathe A, et al. Angioimmunoblastic lymphadenopathy (AILD)-type T-cell lymphoma: Prognostic impact of clinical observations and laboratory findings at presentation. The Kiel Lymphoma Study Group. *Ann Oncol*. 1995;6:659-664.
14. Lopez-Guillermo A, Cid J, Salar A, et al. Peripheral T-cell lymphomas: initial features, natural history, and prognostic factors in a series of 174 patients diagnosed according to the REAL classification. *Ann Oncol*. 1998;9:849-855.
15. Smith JL, Hodges E, Quin CT, et al. Frequent T and B cell oligoclones in histologically and immunophenotypically characterized angioimmunoblastic lymphadenopathy. *Am J Pathol*. 2000;156:661-669.
16. Frizzera G, Moran EM, Rappaport H. Angio-immunoblastic lymphadenopathy. Diagnosis and clinical course. *Am J Med*. 1975;59: 803-810.
17. Weiss LM, Jaffe ES, Liu X-F, et al. Detection and localization of Epstein-Barr viral genomes in angioimmunoblastic lymphadenopathy and angioimmunoblastic lymphadenopathy-like lymphoma. *Blood*. 1992; 79:1789-1795.
18. Anagnostopoulos I, Hummel M, Finn T, et al. Heterogeneous Epstein-Barr virus infection patterns in peripheral T-cell lymphoma of angioimmunoblastic lymphadenopathy type. *Blood*. 1992;80:1804-1812.
19. Wagner HJ, Bein G, Bitsch A, Kirchner H. Detection and quantification of latently infected B lymphocytes in Epstein-Barr virus-seropositive, healthy individuals by polymerase chain reaction. *J Clin Microbiol*. 1992;30:2826-2829.
20. Dunleavy K, Wilson WH, Jaffe ES. Angioimmunoblastic T cell lymphoma: pathobiological insights and clinical implications. *Curr Opin Hematol*. 2007;14:348-353.
21. Siegert W, Agthe A, Griesser H, et al. Treatment of angioimmunoblastic lymphadenopathy (AILD)-type T-cell lymphoma using prednisone with or without the COPBLAM/IMVP-16 regimen. A multicenter study. Kiel Lymphoma Study Group. *Ann Intern Med*. 1992;117:364-370.
22. Frizzera G, Kaneko Y, Sakurai M. Angioimmunoblastic lymphadenopathy and related disorders: a retrospective look in search of definitions. *Leukemia*. 1989;3:1-5.
23. Nakamura S, Suchi T. A clinicopathologic study of node-based, low-grade, peripheral T-cell lymphoma. *Cancer*. 1990;67:2565-2578.
24. Knecht H, Schwarze E-W, Lennert K. Histological, immunological and autopsy findings in lymphogranulomatosis X (including angio-immunoblastic lymphadenopathy). *Virchows Arch (A)*. 1985;406:105-124.
25. Ree HJ, Kadin ME, Kikuchi M, et al. Angioimmunoblastic lymphoma (AILD-type T-cell lymphoma) with hyperplastic germinal centers. *Am J Surg Pathol*. 1998;22:643-655.
26. Attygalle A, Al-Jehani R, Diss TC, et al. Neoplastic T-cells in angioimmunoblastic T-cell lymphoma express CD10. *Blood*. 2002;99: 627-633.
27. Dogan A, Attygalle AD, Kyriakou C. Angioimmunoblastic T-cell lymphoma. (Review). *Br J Haematol*. 2003;121:681-691.
28. Attygalle AD, Kyriakou C, Dupuis J, et al. Histologic evolution of angioimmunoblastic T-cell lymphoma in consecutive biopsies: clinical correlation and insights into natural history and disease progression. *Am J Surg Pathol*. 2007;31:1077-1088.
29. Quintanilla-Martinez L, Jaffe ES, et al. Peripheral T-cell lymphoma with Reed-Sternberg-like cells of B-cell phenotype and genotype associated with Epstein-Barr virus infection. *Am J Surg Pathol*. 1999;23:1233-1240.
30. Patsouris E, Noel H, Lennert K. Angioimmunoblastic lymphadenopathy-type of T-cell lymphoma with a high content of epithelioid cells. Histopathology and comparison with lymphoepithelioid cell lymphoma. *Am J Surg Pathol*. 1989;13:262-275.
31. Abruzzo LV, Schmidt K, Jaffe ES, et al. B-cell lymphoma after angioimmunoblastic lymphadenopathy: a case with oligoclonal gene rearrangements associated with Epstein-Barr virus. *Blood*. 1993;82:241-246.
32. Matsue K, Itoh M, Tsukuda K, et al. Development of Epstein-Barr virus-associated B cell lymphoma after intensive treatment of patients with angioimmunoblastic lymphadenopathy with dysproteinemia. *Int J Hematol*. 1998;67:319-329.
33. Knecht H, Martius F, Bachmann E, et al. A deletion mutant of the LMP1 oncogene of Epstein-Barr virus is associated with evolution of angioimmunoblastic lymphadenopathy into B immunoblastic lymphoma. *Leukemia*. 1995;9:458-465.
34. Higgins JP, van de Rijn M, Jones CD, et al. Peripheral T-cell lymphoma complicated by a proliferation of large B cells. *Am J Clin Pathol*. 2000;114:236-247.
35. Zettl AS, Ott M, Ott G, et al. Epstein-Barr virus-associated B-cell lymphoproliferative disorders in angioimmunoblastic T-cell lymphoma and peripheral T-cell lymphoma, unspecified. *Am J Clin Pathol*. 2002;117:368-379.
36. Lome-Maldonado C, Canioni D, Hermine O, et al. Angioimmunoblastic T-cell lymphoma (AILD-TL) rich in large B cells and associated with Epstein-Barr virus infection. A different subtype of AILD-TL? *Leukemia*. 2002;10:2134-2141.
37. Frizzera G. Atypical lymphoproliferative disorders. In: Knowles D, ed. *Neoplastic Hematopathology*. Philadelphia: Lippincott Williams & Wilkins; 2001:569-622.
38. Namikawa R, Suchi T, Ueda R, et al. Phenotyping of proliferating lymphocytes in angioimmunoblastic lymphadenopathy and related lesions by the double immunoenzymatic staining technique. *Am J Pathol*. 1987;127:279-287.
39. Watanabe S, Sato Y, Shimoyama M. Immunoblastic lymphadenopathy, angioimmunoblastic lymphadenopathy, and IBL-like T-cell lymphoma: a spectrum of T-cell neoplasia. *Cancer*. 1986;58:2224-2232.
40. Willenbrock K, Roers A, Seidl C, et al. Analysis of T-cell subpopulations in T-cell non Hodgkin's lymphoma of angioimmunoblastic lymphadenopathy with dysproteinemia type by single target gene amplification of T cell receptor-β gene rearrangements. *Am J Pathol*. 2001;158:1851-1857.
41. Jones D, Jorgensen JL, Shahsafaei A, Dorfman DM. Characteristic proliferations of reticular and dendritic cells in angioimmunoblastic lymphoma. *Am J Surg Pathol*. 1998;22:956-964.
42. Gretz JE, Kaldjian EP, Anderson AO, Shaw S. Sophisticated strategies for information encounter in the lymph node: the reticular network as a conduit of soluble information and a highway for cell traffic. *J Immunol*. 1996;157:495-499.
43. Balogh P, Fisi V, Szakal AK. Fibroblastic reticular cells of the peripheral lymphoid organs: unique features of a ubiquitous cell type. *Mol Immunol*. 2008;46:1-7.
44. Yuan CM, Vergilio JA, Zhao XF, et al. CD10 and BCL6 expression in the diagnosis of angioimmunoblastic T-cell lymphoma: utility of detecting CD10+ T cells by flow cytometry. *Hum Pathol*. 2005;36:784-791.
45. Dupuis J, Boye K, Martin N, et al. Expression of CXCL13 by neoplastic cells in angioimmunoblastic T-cell lymphoma (AITL). A new diagnostic marker providing evidence that AITL derives from follicular helper T cells. *Am J Surg Pathol*. 2006;30:490-494.
46. Reichard KK, Schwartz EJ, Higgins JP, et al. CD10 expression in peripheral T-cell lymphomas complicated by a proliferation of large B-cells. *Mod Pathol*. 2006;19:337-343.
47. Grogg KJ, Attygalle AD, Macon WR, et al. Angioimmunoblastic T-cell lymphoma: a neoplasm of germinal-center T-helper cells? *Blood*. 2005;106:1501-1502.
48. Krenacs L, Schaerli P, Kis G, Bagdi E. Phenotype of neoplastic cells in angioimmunoblastic T-cell lymphoma is consistent with activated follicular B helper T cells. *Blood*. 2006;108:1110-1111.
49. Roncador G, Garcia Verdes-Montenegro JF, Tedoldi S, et al. Expression of two markers of germinal center T-cells (SAP and PD-1) in angioimmunoblastic T-cell lymphoma. *Haematologica*. 2007;92:1059-1066.
50. Rodriguez-Pinilla SM, Atienza L, Murillo C, et al. Peripheral T-cell lymphoma with follicular T-cell markers. *Am J Surg Pathol*. 2008;32: 1787-1799.
51. Bräuninger A, Spieker T, Willenbrock K, et al. Survival and clonal expansion of mutating "forbidden" (immunoglobulin receptor-deficient) Epstein-Barr virus-infected B cells in angioimmunoblastic T cell lymphoma. *J Exp Med*. 2001;194:927-940.
52. Kaneko Y, Maseki N, Sakurai M, et al. Characteristic karyotypic pattern in T-cell lymphoproliferative disorders with reactive "angioimmunoblastic lymphadenopathy with dysproteinemia-type" features. *Blood*. 1988;72:413-421.
53. Schlegelberger B, Zhang Y, Weber-Matthiesen K, Grote W. Detection of aberrant clones in nearly all cases of angioimmunoblastic lymphadenopathy with dysproteinemia-type T-cell lymphoma by combined interphase and metaphase cytogenetics. *Blood*. 1994;84:2640-2648.
54. Lipford EH, Smith HR, Jaffe ES, et al. Clonality of angioimmunoblastic lymphadenopathy and implications for its evolution to malignant lymphoma. *J Clin Invest*. 1987;79:637-642.
55. de Leval L, Rickman DS, Thielen C, et al. The gene expression profile of nodal peripheral T-cell lymphoma demonstrates a molecular link between angiommunoblastic T-cell lymphoma (AILT) and follicular helper T (TFH) cells. *Blood*. 2007;109:4952-4963.
56. Attygalle A, Kyriakou C, Dupuis J, et al. Histologic evolution of angioimmunoblastic T-cell lymphoma in consecutive biopsies: clinical correlation and insights into natural history and disease progression. *Am J Surg Pathol*. 2007;31:1077-1088.
57. Martel P, Laroche L, Courville P, et al. Cutaneous involvement in patients with angioimmunoblastic lymphadenopathy with dysproteinemia: a clinical, immunohistological, and molecular analysis. *Arch Dermatol*. 2000;136:881-886.
58. Attygalle AD, Diss TC, Munson P, et al. CD10 expression in extranodal dissemination of angioimmunoblastic T-cell lymphoma. *Am J Surg Pathol*. 2004;28:54-61.
59. Baseggio L, Berger F, Morel D, et al. Identification of circulating CD10 positive T cells in angioimmunoblastic T-cell lymphoma. *Leukemia*. 2006;20:296-303.
60. Stacchini A, Demurtas A, Aliberti S, et al. The usefulness of flow cytometric CD10 detection in the differential diagnosis of peripheral T-cell lymphomas. *Am J Clin Pathol*. 2007;128:854-864.

第36章

间变性大细胞淋巴瘤，ALK阳性和ALK阴性

Georges Delsolm, Laurence Lamant-Rochaix, Pierre Brousset

章节目录

36.1　定义和背景

在明显由大细胞构成的多种造血组织肿瘤中，Stein等[1]发现其中一类肿瘤表现为具有奇异型大细胞的形态学特征、明显的窦内浸润方式并且表达Ki-1（现指CD30）。因其强表达Ki-1而称为Ki-1淋巴瘤[1]。由于缺乏严格的形态学标准，一些肿瘤仅凭含有CD30阳性大细胞而简单地诊断为Ki-1淋巴瘤，无论是B细胞、T细胞或者是裸细胞表型。后来，Ki-1淋巴瘤这一名词被间变性大细胞淋巴瘤（ALCL）所取代。虽然间变的定义还没有取得明确的共识，并且有些病例由小-中等肿瘤细胞构成，但是大多数分类系统还是采用了ALCL这一名词。后来发现相当一部分ALCL与t（2；5）（p23；q35）易位有关[2]。一个主要的研究进展就是发现克隆了这个易位[3]并且产生了检测这个基因产物的ALK抗体[4]。因此，ALCL被分为两类：ALK+ALCL和ALK-ALCL。在2001年WHO分类中，ALK+ALCL和ALK-ALCL视为一种疾病，定义为一种通常由胞质丰富、常为马蹄形的大而多形性细胞核的肿瘤细胞构成的淋巴瘤[5]。这些细胞CD30+，大多数病例表达细胞毒分子[6,7]和EMA[8]。显然ALCL相对一致性地表达ALK，然而具有相似形态学和免疫表型但不表达ALK的病例具有较大的异质性。ALK-ALCL也不同于外周T细胞淋巴瘤-非特指（PTCL-NOS）。在WHO 2008中，ALK+ALCL是独立的疾病实体，而ALK-ALCL是暂定疾病实体。原发性系统性ALCL无论是否表达ALK，都必需与原发性皮肤ALCL及其他具有间变特征或者表达CD30的T细胞或B细胞淋巴瘤亚型相鉴别[9]。

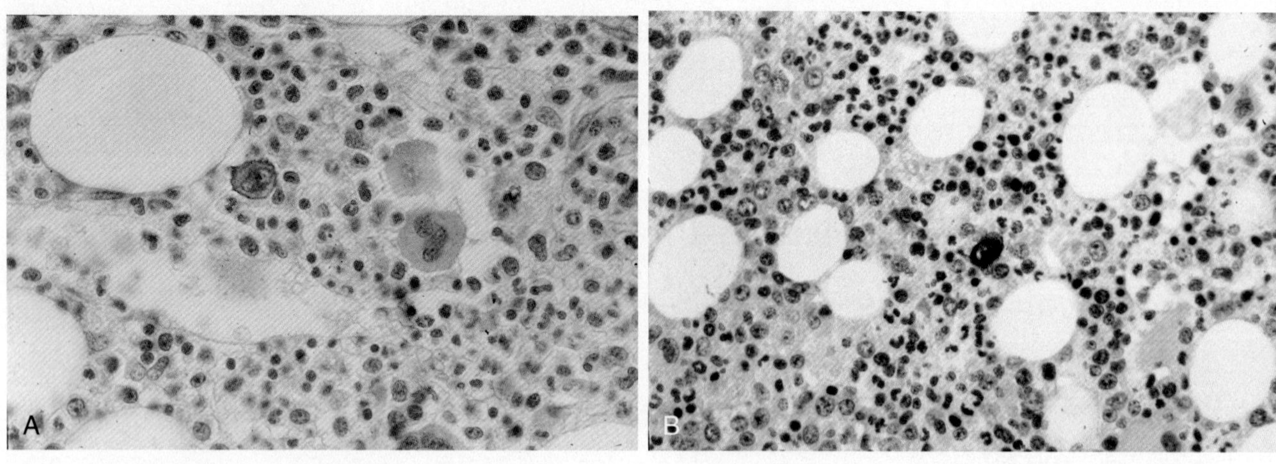

图36.1 **原发性系统性ALK⁺ALCL骨髓受累。**尽管常规组织病理检测手段显示骨髓活检未受累，但是免疫染色显示散在的恶性肿瘤细胞CD30/Ber−H2（A）和ALK1抗体强阳性（B）

36.2 间变性大细胞淋巴瘤-ALK阳性（ALK^+ALCL）

36.2.1 流行病学

ALCL约占非霍奇金淋巴瘤（NHL）的5%，儿童淋巴瘤的10%~30%[10]。ALK^+ALCL大多不超过30岁，男性略占优势[11,12]。

36.2.2 病因学

已经证实了不存在致病因素。然而，有学者提出少数病例和近期蚊虫叮咬有关[13,13a]。个别病例发生在HIV^+患者或者实体器官移植后患者[14]。

36.2.3 临床特征

大多数系统性ALCL（70%）表现为进展期（Ⅲ、Ⅳ期）疾病，伴有外周或腹腔淋巴结肿大，通常伴结外及骨髓受累[10,12]。患者通常表现为B症状（75%），尤其是高热[10,12,15]。已经报道了几个病例表现为白血病症状[16−18]。

原发性系统性ALK^+ALCL常累及淋巴结及结外部位。结外部位通常包括皮肤（26%）、骨（14%）、软组织（15%）、肺（11%）和肝（8%）[10,12,15]。已有报道视网膜浸润而导致失明和胎盘受累[19]。很少累及消化道和CNS。然而，据报道个别ALCL病例原发于胃、膀胱或者CNS[20]（未发表）。纵隔的发生率低于霍奇金淋巴瘤（HL）。骨髓受累的检出率在仅用HE染色时大约为10%，但是当采用免疫染色标记CD30、EMA或者ALK时（图36.1），检出率明显提高（30%）[21]。这是因为骨髓受累通常不明显，仅有少量散在的肿瘤细胞，常规方法很难检测到。大多数患者都有抗核磷蛋白（NPM）−ALK蛋白的循环抗体，并且这些抗体可以在已明显完全缓解的患者中持续存在[22]。

36.2.4 形态学

ALCL的形态学特征谱比最初描述时的更宽[1]，从小细胞肿瘤（很多病理医生可能将其划分到多形性T细胞淋巴瘤中）到大细胞占明显优势的肿瘤[11]。

ALK^+ALCL表现为较宽的形态学谱系[11,23−27]。然而，所有病例都含有数量不等的具有偏位马蹄样或肾形核的大细胞，核周常有嗜酸性区域。这些细胞称为标志性细胞（图36.2A），因为它们出现在所有形态学模式中[11]。尽管典型的标志性细胞是大细胞，但是较小细胞也可出现相似的细胞特征，并且这些细胞也支持该诊断[11]。由于切片的切面原因，一些细胞可出现为胞质包涵体。但是，这些不是真正的包涵体，而是核膜内陷的表现。具有这些特征的细胞被称为面包圈细胞（图36.2A）[28,29]。部分病例细胞核圆形至卵圆形，细胞形态相当单一（图36.7A）。

与其他淋巴瘤相比，肿瘤细胞具有更丰富的胞质。胞质可以呈透明、嗜碱性或者嗜酸性。在淋巴结印片上，这些细胞表现为空泡状胞质（图36.2B）。多个细胞核可形成花环样结构，类似于RS细胞。核染色质通常细块状或散在分布，伴多个小的嗜碱性核仁。明显包涵体样的核仁相对少见，这有助于与HL鉴别[30]。

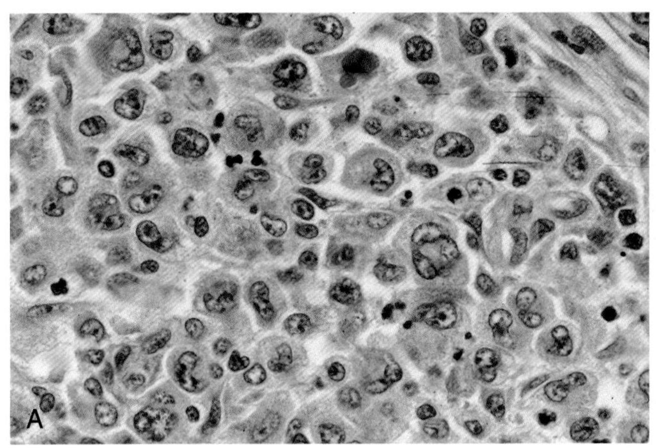
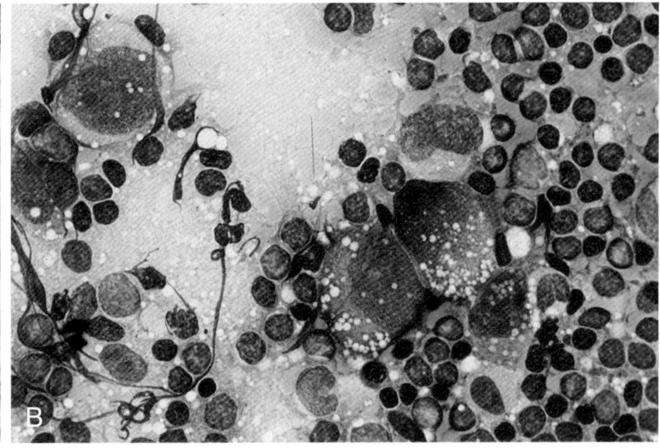

图36.2 **普通型间变性大细胞淋巴瘤（ALCL）**。A. 主要由大细胞组成，伴不规则细胞核。注意大的“标志性”细胞具有偏位肾形核。这个视野可见一个“面包圈”细胞。B. 淋巴结印片显示具有空泡状胞质的淋巴瘤细胞

ALCL具有非常宽的细胞学形态谱[11,30,31]。WHO 2008认同五个形态学模式[32]。

36.2.4.1 普通型ALCL

普通型ALCL（70%）较早的描述是明显由具有标志性细胞特征的多形性大细胞构成。也可出现较单一、卵圆形胞核的肿瘤细胞，这些细胞或作为肿瘤的主要成分，或与多形性较明显的细胞混合存在。少数情况下可见恶性肿瘤细胞吞噬红细胞。当淋巴结结构仅仅是部分破坏的时候，肿瘤特征性地呈窦内生长方式，似转移性肿瘤（图36.3）。肿瘤细胞也可出现在副皮质区，通常呈黏附性生长（图36.4）。

36.2.4.2 淋巴组织细胞型ALCL

淋巴组织细胞型ALCL（10%）的特征是肿瘤细胞混于大量的组织细胞中（图36.5A~图36.5C）[11,25,33,34]。组织细胞可以掩盖肿瘤细胞，肿瘤细胞通常小于普通型的肿瘤细胞（图36.5D）。肿瘤细胞常呈簇状分布于血管周围，这可以通过抗体CD30（图36.5E，图36.5F）、ALK或者细胞毒分子的免疫染色显示出来。偶尔，组织细胞表现为吞噬红细胞。典型的组织细胞具有细颗粒状嗜酸性胞质和小圆形且一致的细胞核。无肉芽肿形成，无成簇的上皮样细胞（可见于PTCL-NOS的淋巴上皮样细胞变异型）。

36.2.4.3 小细胞型ALCL

小细胞型ALCL（10%）主要由小至中等大小的肿瘤细胞构成，细胞核不规则（图36.6A~图36.6C）[11,24,28]。然而，不同病例形态特征不同，具有圆形胞核和透明胞质的细胞（“煎蛋”细胞）可以是主要成分。标志性

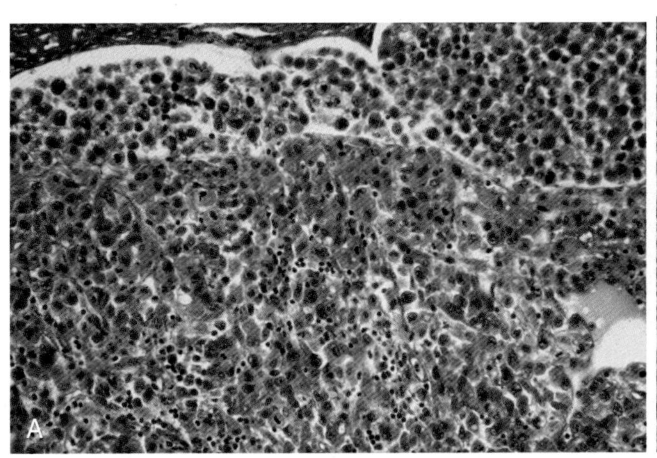
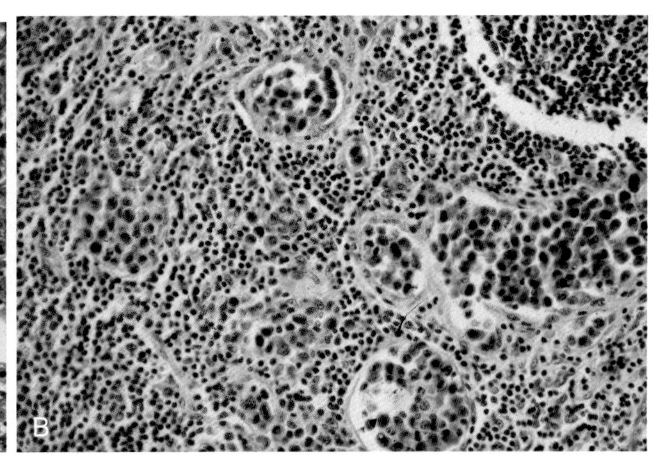

图36.3 **普通型间变性大细胞淋巴瘤（ALCL）的一般特征**。A. 淋巴结结构被肿瘤细胞破坏，窦内可见肿瘤细胞。B. 明显窦内生长方式的一些病例似转移性肿瘤

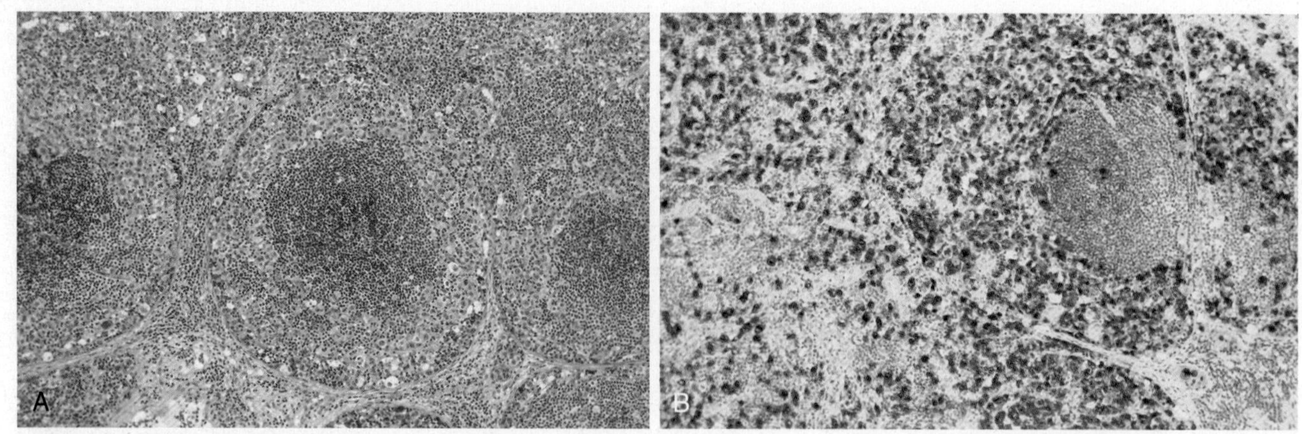

图36.4　普通型间变性大细胞淋巴瘤（ALCL）。A. 典型病例，明显的滤泡周围及副皮质区生长方式，HE染色。B. ALK1染色

细胞总是出现并且通常围绕血管（图36.6D）[11]。常有淋巴结周围结缔组织的广泛浸润。常规检查方法常将ALCL的这个形态学变异型误诊为PTCL-NOS。当累及血管的时候，在涂片标本上可见类似花样细胞的非典型细胞[16,17]。很有可能小细胞型和淋巴组织细胞型密切相关[9,29]。

36.2.4.4　霍奇金样型ALCL

ALCL霍奇金样型（1%~3%）形态学特征与结节硬化性CHL相似[35]。这些病例表现为模糊的结节样纤维化伴被膜增厚、一定数量的肿瘤细胞类似于经典RS细胞、伴标志性细胞（图36.7E）。过去，很多具有类似特征的肿瘤都被认为是霍奇金样ALCL。然而，现在大多数这样的病例都被命名为ALK-ALCL，更可能是经典型霍奇金淋巴瘤（CHL）的霍奇金细胞丰富变异型，或者是所谓的灰区淋巴瘤——特征介于DLBCL和CHL之间的未分类的B细胞淋巴瘤[29,36]。必须强调的是CD30$^+$淋巴瘤，无论伴或不伴窦内生长方式，除非ALK$^+$，否则都不能诊断为霍奇金样型ALCL。在ALK$^-$病例中，其他免疫表型和分子研究常有助于分类，以确定它们是侵袭性B细胞淋巴瘤还是T细胞淋巴瘤，包括WHO 2008中的“特征介于DLBCL和CHL之间的未分类的B细胞淋巴瘤”[37]。

36.2.4.5　复合型ALCL

复合型ALCL约占病例的10%~20%。这些病例在一个淋巴结活检中具有一种以上形态学特征。此外，部分病例复发时再次活检可能表现为不同于最初的形态学特征，提示ALCL的形态学类型仅仅是同一疾病的变异型[11,24]。

36.2.4.6　其他组织学类型

尽管其他组织学模式在WHO分类中没有作为一个独立的类型列举出来，但可存在。这些常常造成诊断困难。包括巨细胞丰富型ALCL（图36.7B）、肉瘤样型ALCL（图36.7C）和“印戒”样型ALCL（图36.7D）。一些ALCL与转移性恶性肿瘤相似，在致密的纤维化中有黏附性肿瘤细胞浸润（图36.7F）。一些ALCL可以表现为明显水肿样或黏液样背景，可为局灶或贯穿整张组织切片（图36.7G）。具有这种形态学表现的肿瘤曾报道为细胞减少型ALCL[38]。可见“星空”样表现，低倍镜下提示Burkitt淋巴瘤（BL）。

36.2.5　免疫表型

通过定义得知，所有的ALCL均为CD30阳性。实际上，大多数病例CD30染色显示肿瘤细胞膜和高尔基复合体强阳性（图36.8A）。在小细胞型中，可见大细胞CD30免疫染色强阳性，较小的肿瘤细胞仅仅是弱阳性甚至是阴性[11]。在淋巴组织细胞型和小细胞型中，CD30强阳性也是出现在较大的肿瘤细胞，常围绕血管呈簇状分布（图36.5F~图36.6D）[11]。大多数ALCL呈EMA阳性[8,11]。EMA的染色模式通常与CD30相似，但在某些病例中仅仅是部分肿瘤细胞阳性（图36.8B）。

大多数ALCL表达一个或多个T细胞或NK抗原[10,11,39]。然而，由于几个全T抗原的丢失，部分病例可以表现为裸细胞表型。因为没有其他特征可以区别T细胞及裸细胞表型的病例，因此T/裸细胞ALCL被认

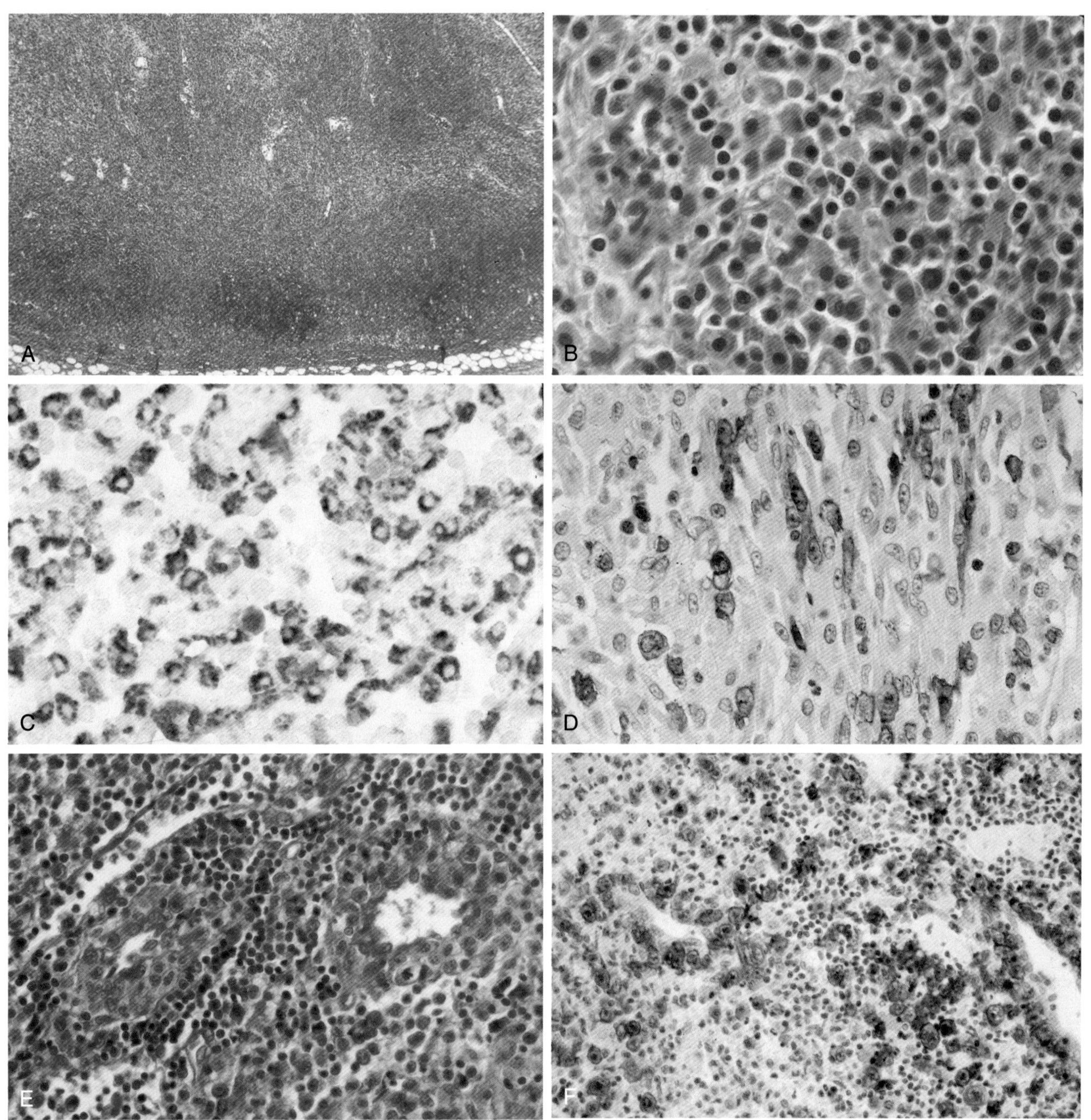

图36.5 淋巴组织细胞型间变性大细胞淋巴瘤（ALCL）。A. 低倍镜下浸润主要位于副皮质区。B. 高倍镜下，肿瘤细胞混有大量的非肿瘤性组织细胞。肿瘤细胞可以极其稀少，HE染色很难发现。C. CD68/KP1（棕色）和ALK1（蓝色）的免疫组化双染，证实片状分布的肿瘤细胞（染色为蓝色细胞核）。D. CD30染色显示恶性细胞大小不同，部分呈纤维母细胞样形态。E和F. 肿瘤细胞特征性地簇状围绕血管，抗体CD30免疫染色可以显示出来。这种围血管的模式也可见于小细胞型ALCL

为是一种疾病[11,40]。应用最广的全T细胞标记物CD3在75%以上病例中失表达[11]。这种丢失CD3的倾向也见于ALK⁻ALCL。CD5和CD7也常呈阴性表达。CD2和CD4相对有用一些，在一些病例中呈阳性表达。CD43在2/3以上的病例中都有表达，但是这个抗原缺乏谱系的特异性（图36.8C）。此外，大多数病例细胞毒性相关性抗原TIA-1、粒酶B和穿孔素阳性（图36.8D~图36.8E）[6,7]。CD8通常阴性，但是也存在少数$CD8^+$病例。少数病例CD68/KP1阳性，但是不表达CD68/PGM1。

肿瘤细胞不同程度地表达CD45和CD45RO，但是CD25强阳性[8]。有报道显示血型抗原H和Y（用抗体BNH检测）出现在50%以上的病例（图36.8F）[41]。CD15很少表达，即使出现，也仅见于少数肿瘤细胞[11]。ALCL始终不表达EBV[42]（例如EBER[EBER]和LMP-

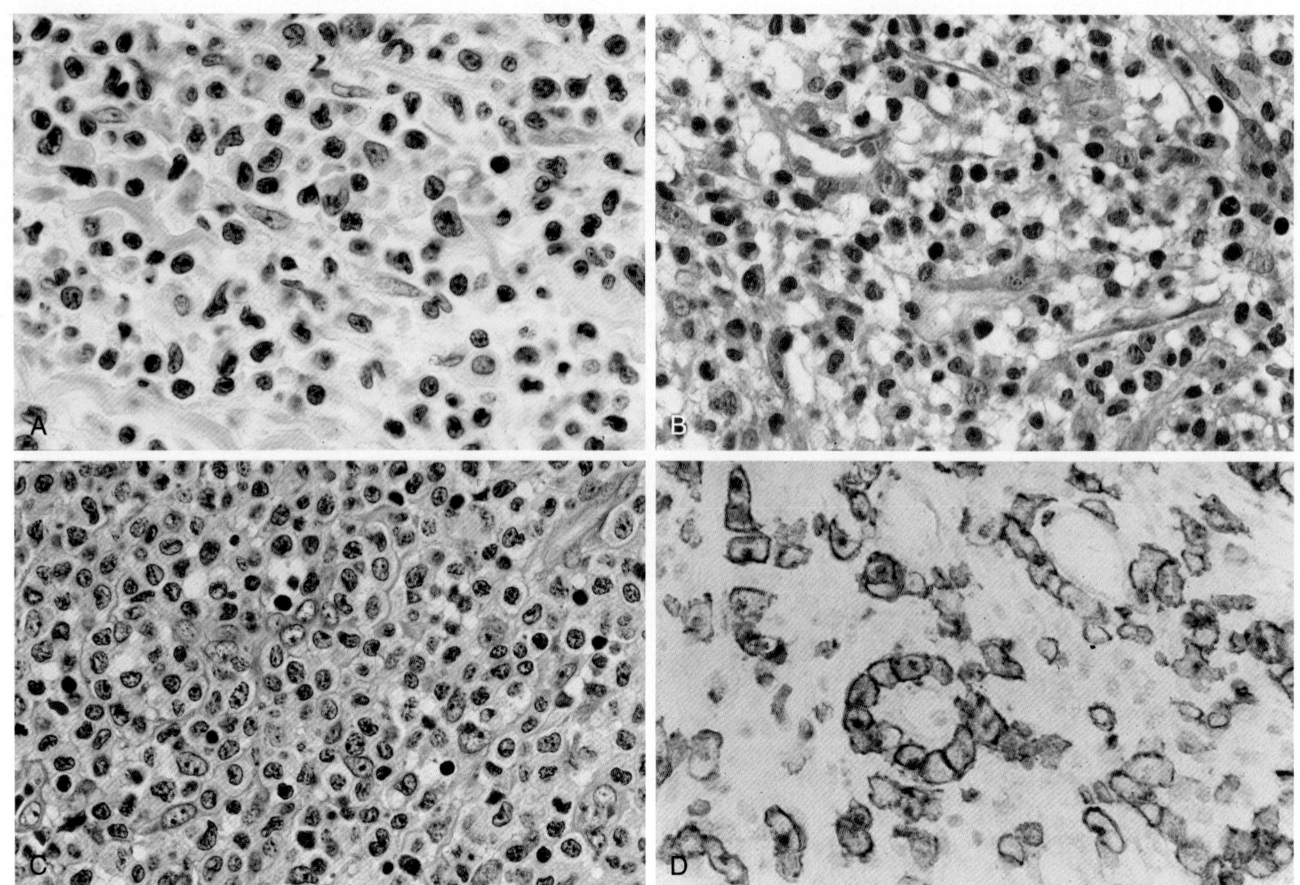

图36.6 小细胞型间变性大细胞淋巴瘤（ALCL）。A和B. 明显由具有不规则细胞核的小细胞构成，伴散在分布的具有肾形核的标志性细胞。C. 这个病例显示具有透亮胞质的小细胞（“煎蛋”细胞）。D. 大多数病例中，肿瘤细胞围绕血管，CD30染色可突显出这种模式。注意大细胞CD30强阳性，而小至中等大小的恶性细胞仅仅是弱阳性

1[LMP-1]）。一项应用微阵列技术检测ALCL中新基因表达情况的研究结果显示clusterin异常表达于所有系统性ALCL病例，但在原发性皮肤ALCL中不表达[43]。大多数ALK$^+$ALCL不表达BCL2（图36.8G）。其他很多抗原在ALCL中都有表达，但是没有诊断价值。包括CD56[45-47]、SHP1磷酸酶[48]、BCL6、C/EBPβ、serpinA1[49,50]、髓系相关抗原CD13和CD33[51]和P63[52]。

ALK着色部位可以是胞质、胞核和核仁，也可以局限在胞质，或者更少见的胞膜（图36.9）。ALK的表达实际上对于ALCL是特异的，因为除了大脑中的少数细胞外，人类出生后所有的正常组织都不表达ALK[53]。除ALCL、ALK$^+$大B细胞淋巴瘤（图36.11）[54]和幼年性ALK$^+$组织细胞增生症外，它不表达于人类其他淋巴组织肿瘤[55]。注意，小细胞型和淋巴组织细胞型的ALK染色在较小程度上局限于散在的大细胞。然而，不进行核复染的ALK染色呈现出大量小细胞核着色。

36.2.6 遗传学和分子改变

大约90%ALCL表现为T细胞受体基因克隆性重排，无论它们是否表达T细胞抗原[6]。大多数ALCL与t（2；5）（p23；q35）的相互易位有关，即位于5q35编码NPM（核相关性磷蛋白）的基因与位于2p23编码ALK（酪氨酸激酶受体）的基因融合[3,56]。识别细胞内ALK蛋白的多克隆和单克隆抗体与NPM-ALK蛋白及全长ALK蛋白相互作用，但是正常淋巴细胞不表达全长ALK。因此，抗ALK的免疫染色可以用来检测携带t（2；5）易位的ALCL病例[3,53,57]。然而，也存在ALK和其他位于1，2，3，17，19，22号染色体上的配体基因的变异易位（表36.1）[37,58-65]。ALK表达上调的所有结果都依赖易位，因此着色的分布存在差别。经典的t（2；5）易位导致ALK阳性部位在核仁、胞核和胞质（图36.9A，图36.9B）[66]。在不同的易位中，通常仅见胞质着色（图36.9C~图36.9E）。在t（2；5）（p23；

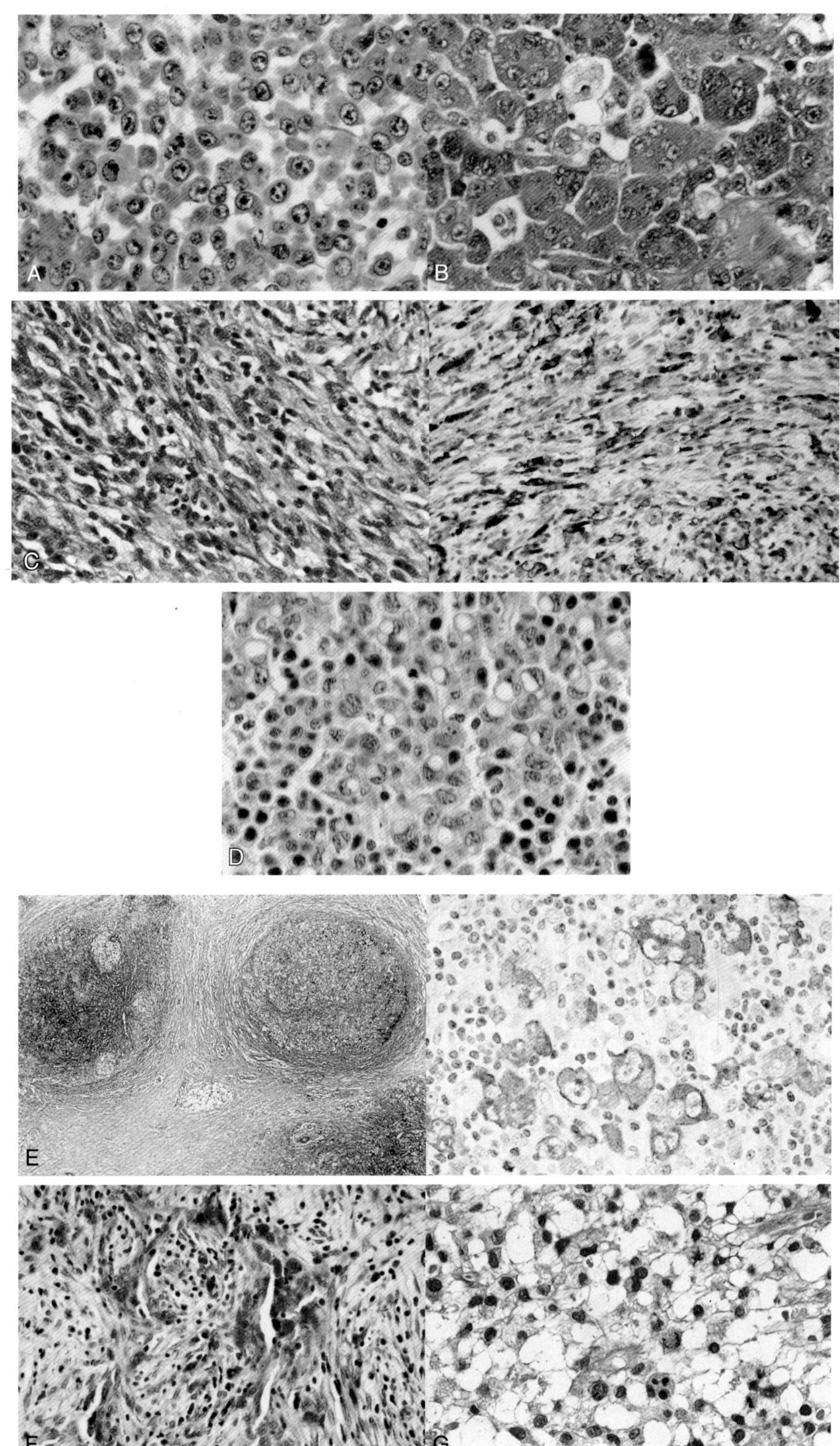

图36.7 间变性大细胞淋巴瘤（ALCL）的其他组织学分型。A. 所有这些病例均为ALK⁺。ALCL表现为具有圆形胞核的单一形态大细胞。B. ALCL由多形性巨细胞构成。C. ALCL，伴肉瘤样特征（左：HE染色；右：CD30染色）D. ALCL，富于“印戒”细胞。E. ALCL，似结节硬化性CHL（左：HE染色；右：ALK染色）。具有这种形态学表现的ALCL病例极其少见。F. ALCL，似转移性恶性肿瘤。G. ALCL伴水肿样间质。这种形态的肿瘤曾作为细胞减少型ALCL报道

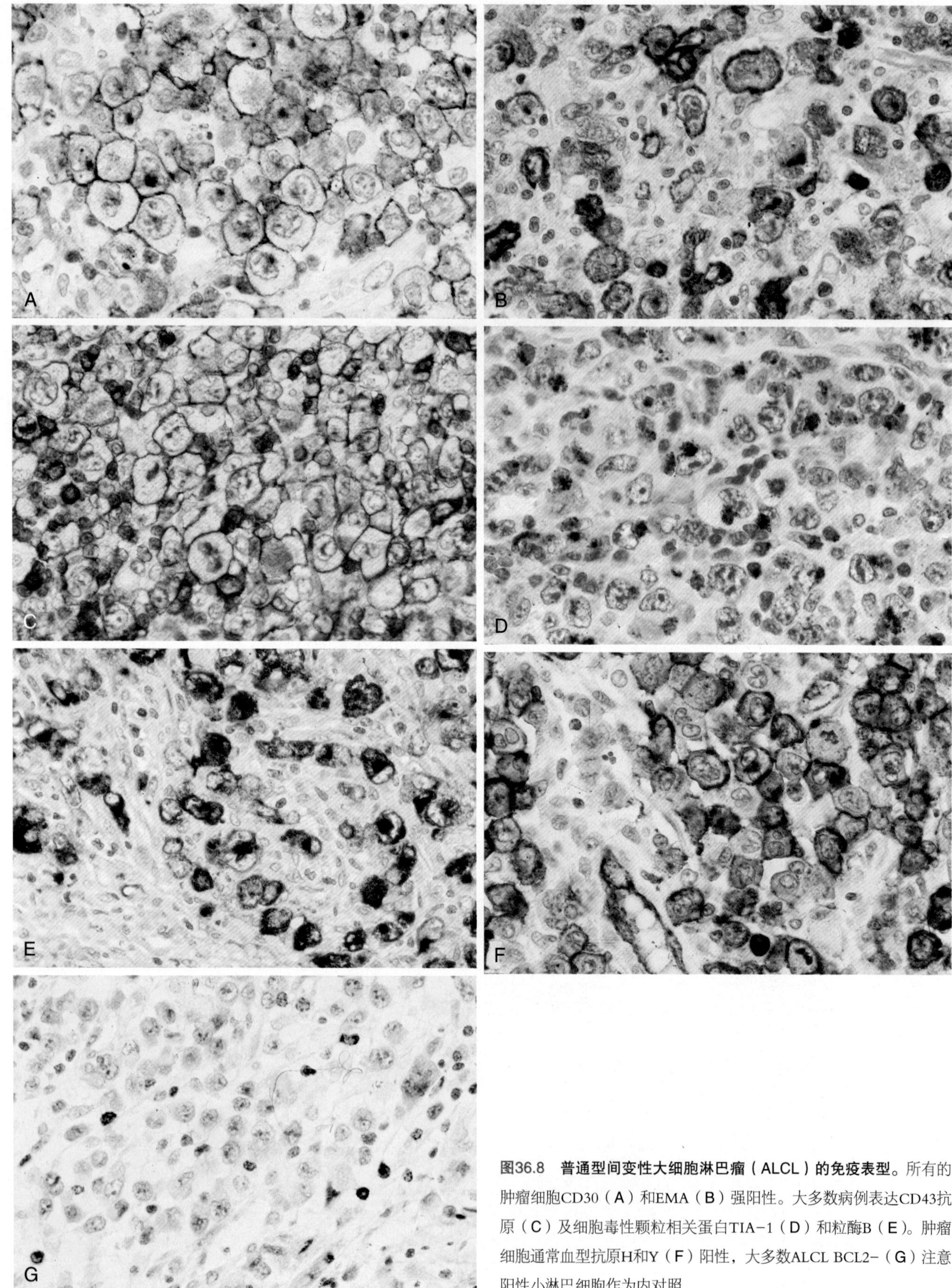

图36.8 普通型间变性大细胞淋巴瘤（ALCL）的免疫表型。所有的肿瘤细胞CD30（A）和EMA（B）强阳性。大多数病例表达CD43抗原（C）及细胞毒性颗粒相关蛋白TIA-1（D）和粒酶B（E）。肿瘤细胞通常血型抗原H和Y（F）阳性，大多数ALCL BCL2-（G）注意阳性小淋巴细胞作为内对照

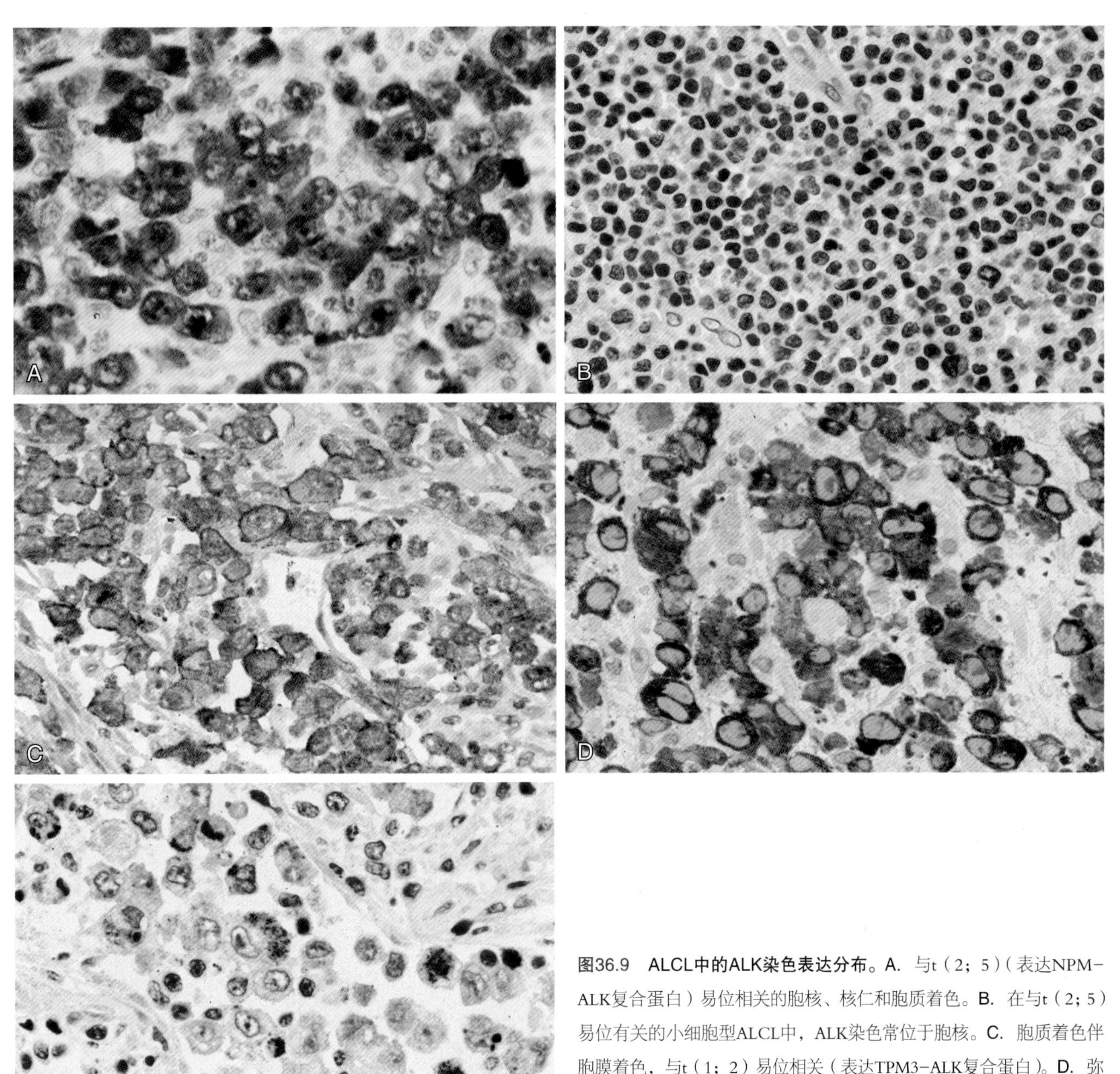

图36.9 ALCL中的ALK染色表达分布。A. 与t（2；5）（表达NPM-ALK复合蛋白）易位相关的胞核、核仁和胞质着色。B. 在与t（2；5）易位有关的小细胞型ALCL中，ALK染色常位于胞核。C. 胞质着色伴胞膜着色，与t（1；2）易位相关（表达TPM3-ALK复合蛋白）。D. 弥漫胞质着色，与inv（2）（p23q35）相关（表达ATIC-ALK）。E. 细颗粒状胞质着色，与t（2；17）易位相关（表达CLTC-ALK复合蛋白）

q35）中，特有的胞质、胞核和核仁着色可以用野生型NPM和NPM-ALK融合蛋白形成二聚体来解释。野生型NPM可提供胞核定位的信号，借此NPM-ALK蛋白可以进入胞核[66,67]。在NPM的N末端二聚体形成位点形成的NPM-ALK同源二聚体模拟配体结合使ALK催化结构域发生激活（如ALK酪氨酸激酶结构域的自身磷酸化作用），这参与了肿瘤的发生。

已经发现除了t（2；5）之外，涉及ALK基因的p23至少有11种不同的易位。ALK基因的所有的易位都是由基因的启动子区域控制的，后者持续表达在淋巴瘤细胞中，因此ALK基因表达。最常见的变异易位是t（1；2）（q25；p23）[59,60]，即1号染色体的TPM3基因（编码非肌球蛋白）[59]在ALK的催化结构域发生融合。然而，在与t（1；2）易位相关且表达TPM3-ALK蛋白（104kD）的病例中，ALK着色位于肿瘤细胞的胞质，并且实际上几乎所有的病例在细胞膜上都有较强的着色（图36.9C）[53,59]。这种染色模式可见于15%~20%ALK$^+$ALCL病例。已知原肌球蛋白形成二聚体的α螺旋结构可以诱导嵌合性TPM3-ALK蛋白二聚体形成和ALK催化结构域的激活（如ALK蛋白的自身磷酸化作用）[59]。发生在t（2；3）（p23；q11）[58,60]及inv（2）（p23q35）[62,63]与ALK基因融合的基因最近已经得

表36.1 形成融合基因的ALK⁺淋巴瘤遗传学的异常

染色体异常	ALK配体	ALK杂合蛋白的分子量	ALK染色模式	百分比*
t（2；5）（p23；q35）	*NPM*	80	胞核，弥漫胞质内	84
t（1；2）（q25；p23）	*TPM3*	104	弥漫胞质内伴周边增强	13
inv（2）（p23q35）	*ATIC*	96	弥漫胞质内	1
t（2；3）（p23；q11）	TFGX长	113	弥漫胞质内	<1
	TFG长	97	弥漫胞质内	
	TFG短	85	弥漫胞质内	
t（2；17）（p23；q23）	*CLTC*	250	胞质内颗粒状	<1
t（2；X）（p23；q11-12）	*MSN*	125	胞膜着色	<1
t（2；19）（p23；p13.1）	*TPM4*	95	弥漫胞质内	<1
t（2；22）（p23；q11.2）	*MYH9*	220	弥漫胞质内	<1
t（2；17）（p23；q25）	*ALO17*	ND	弥漫胞质内	<1
其他	?	?	胞核或胞质	<1

注：ND，未确定。

*，一组未发表的270例ALK⁺ALCL中这些变异体的百分比。

†，未发表的一组270例ALK⁺ALCL病例。

到证实（图36.9D）。分子量分别为85kD和97kD（TFG-ALK短和TFG-ALK长）两种不同融合蛋白与t（2；3）（p23；q11）相关，后者涉及到TFG（TRK融合基因）[58]。Inv（2）（p23；q35）涉及到ATIC基因（以前被称作pur-H），该基因编码5-氨基咪唑-4-氨甲酰-核苷酸转甲酰酶-IMP环水解酶（ATIC），该基因在嘌呤的生物合成路径中起到关键作用[62]。在TFG-ALK⁺和ATIC-ALK⁺ALCL中，ALK的着色弥漫地位于胞质[58,62]。

少数ALCL病例呈现胞质内ALK颗粒状阳性这种独特的模式（图36.9E）[61]。在这些病例中，ALK基因与CLTC基因融合，CLTC基因编码网格蛋白重多肽（CLTC），后者是被覆囊泡的主要结构蛋白。融合基因的序列提示这些肿瘤在17q11-qter和2p23断裂点上存在相互易位。由于CLTC-ALK蛋白参与了囊泡表面网格蛋白衣的形成，因此在CLTC-ALK⁺ALCL病例中，杂合蛋白中的网格蛋白重多肽产生了胞质内颗粒状阳性模式。此外，网格蛋白衣的形成过程类似于配体结合；这使ALK蛋白C-末端结构域发生自磷酸化作用，该作用可能参与了肿瘤的形成[61]。在一个报道中，一例ALCL发现了一个ALK新的融合基因（MSN-ALK融合蛋白）：位于染色体Xq11~12上的膜突蛋白（MSN）基因，该病例ALK表现为独特的膜着色模式[68]。这种独特的膜着色模式可能是由于膜突蛋白N-末端结构域与细胞膜相关性蛋白结合。在这个病例中，ALK的断裂点不同于已描述的其他易位，而是发生在编码ALK蛋白近膜的外显子序列。最近报道了双着丝粒（2;4）（p23;q33）的易位，还未证实是否为ALK的配体[69]。

一个新近研究中，在ALK⁺和ALK⁻ALCL肿瘤之间由等级比较指导的分析结果显示两者具有不同的分子特征[49]。在ALK⁺ALCL病例中，117个基因过表达，其中BCL6、PTPN 12（酪氨酸磷酸酶）、serpinA1和C/EBPβ是P值有意义的四个过表达基因。

36.2.7 临床过程和预后因素

国际预后指数在预示结果方面具有一定价值，尽管与其他类型淋巴瘤相比价值较小[27,70]。总体而言，在多元分析中，三个预后因素仍具有意义：纵隔累及、内脏累及（界定为肺、肝或脾累及）和皮肤病变[15]。最重要的预后因子是ALK⁺，在北美、欧洲和日本的研究中，这都是与良好预后相关的[4,70,71]。在NPM-ALK⁺肿瘤和那些ALK易位但是配体不是NPM的变异易位的肿瘤中，并没有发现它们之间存在差别[71]。ALK⁺ALCL的5年生存率70%~80%不等，而ALK⁻病例小于50%[72]。复发常见（30%病例可复发），但是它们仍然对化疗敏感[73]。就诊时在骨髓和外周血中进行定量聚合酶链反应检测NPM-ALK可以判断患者复发的风险[74]。

36.3 间变性大细胞淋巴瘤，ALK阴性（ALK⁻ALCL）

ALK⁻ALCL与ALK⁺ALCL相比，特征性较小，对于那些形态和表型特征与ALCL相符但是ALK⁻肿瘤是定为系统性ALCL的一个表型变异体还是一个不同疾病，目前还存在争议。还没有一个明确的免疫表型或分子标记物来确切地回答这个问题。ALK$^+$与ALK$^-$ALCL临床过程相比，后者表现为一个不同的、可能是一个异质性疾病。然而，也有临床数据显示ALK$^-$ALCL比PTCL-NOS具有更好的预后[72]。一些有经验的病理医生认为ALK-ALCL仅仅是PTCL-NOS的一个间变型，因为前者预后较差并且免疫表型与后者部分重叠[29,75-77]。

36.3.1 定义

在WHO 2008中，ALK$^-$ALCL是一个暂定类型，定义为"在形态学方面与ALK$^+$ALCL不能区别的肿瘤"[78]。淋巴瘤细胞CD30均一性阳性，表达T或裸细胞表型；相当一部分病例细胞毒性颗粒相关蛋白阳性。

36.3.2 流行病学

与ALK$^+$ALCL不同，ALK$^-$ALCL的发病高峰是成年人（40~65岁）[10,77]，无明显性别优势。有报道称个别发生在女性的病例有硅胶乳腺假体病史[79]。这些肿瘤发生在血肿腔，表现为极好的预后，具有低扩散风险。它们可能构成了一个独特的疾病实体[79a]。

36.3.3 临床特征

患者表现为外周或腹腔淋巴结肿大或者结外肿瘤；

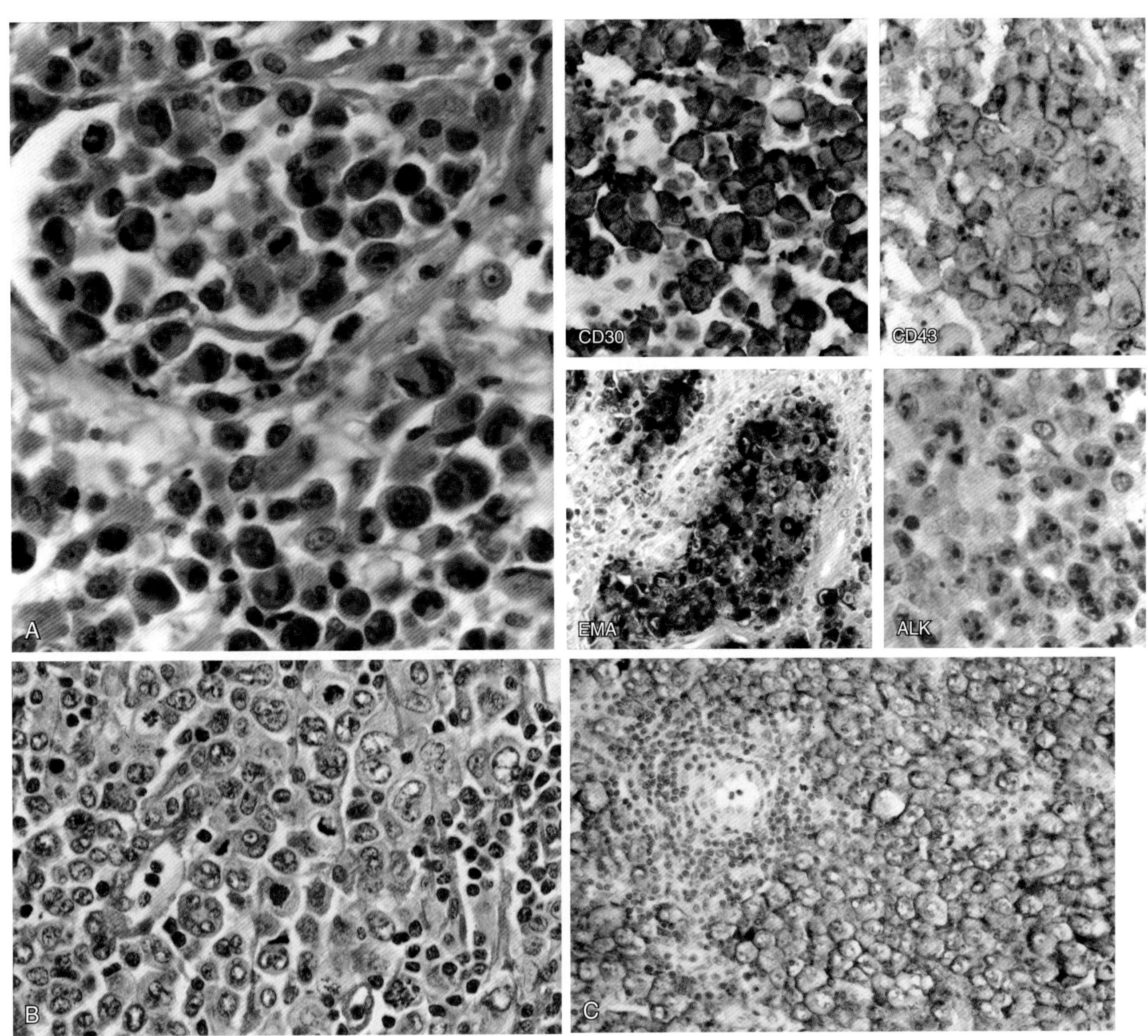

图36.10 **ALK$^-$ALCL形态学和免疫表型特征。A.** ALK$^-$ALCL形态学和免疫表型特征与ALK$^+$ALCL非常接近。ALK染色经重复两次后证实是阴性。大量"标志性"细胞窦内生长。免疫表型大多与ALK$^+$ALCL类似，表达CD30、EMA、穿孔素、CD43和CD2$^+$。**B和C.** ALK$^-$ALCL包含更多核质比高的多形性细胞，CD30强阳性。B中显示病例为T表型（CD3$^+$和CD4$^+$），但是EMA$^-$

然而，与ALK⁺ALCL相比，结外受累少见[10]。累及皮肤的病例必需与原发性皮肤ALCL鉴别；一个仅累及皮肤的病变，很可能的诊断是原发性皮肤ALCL。

36.3.4 形态学

与ALK⁺ALCL相似，ALK⁻ALCL也表现为一个宽的形态学谱系。单就形态学方面而言，一些病例与普通型ALCL极其类似，包括"标志性"细胞典型的窦内生长方式（图36.10A）。其他病例包含较多具有高核质比的多形性细胞（图36.10B，图36.10C）[4,27,30,80]。形态学特征提示是侵袭性CHL（2级结节硬化型经典型或淋巴细胞消减型），但是免疫表型不支持后者。需要指出的是，符合小细胞型ALCL的病例还没有在WHO分类中提出，因为没有免疫表型和分子标记物能将ALK⁻ALCL和表达CD30的PTCL-NOS鉴别开来。

36.3.5 免疫表型

除了CD30均表达外，一半以上的病例表达一种或更多T细胞标记。CD3染色阳性比在ALK⁺ALCL更常见。相当一部分病例CD2和CD4阳性，然而CD8⁺病例少见。与ALK⁺ALCL相同，一种或更多T细胞标记丢失常见。在裸细胞表型病例中，必须排除肿瘤细胞丰富的HL。在这种病例中，PAX5是非常有用的标记物，因为几乎所有的HL和灰区淋巴瘤都表达PAX5。与ALK⁺ALCL不同，EMA表达变化不定。一些病理医师对于仅有典型形态学特征并表达CD30和EMA的病例倾向诊断为ALK-ALCL。一些典型病例可见细胞毒性相关性标记物TIA-1，粒酶B和穿孔素表达。ALK⁻ALCL始终是EBV⁻（如EBER和LMP-1）[42]。

36.3.6 遗传学和分子改变

不管是否表达T细胞抗原，大多数病例T细胞受体基因克隆性重排。未见重现性原发性细胞遗传学异常的报道。然而，一些研究结果显示ALK⁻ALCL在染色体缺失或获得上倾向不同于PTCL-NOS和ALK⁺ALCL[81,82]。近来的研究结果显示ALK⁻ALCL并且复杂的染色体异常的患者整体生存率都明显缩短。ALK⁻ALCL的分子标记还包括CCR7、CNTFR、IL-22和IL-21基因的过表达，但是没有明确它们和这些肿瘤有关的潜在致瘤机制[49]。此外，这些结果没有提供明确的证据以判定ALK⁻ALCL与ALK+ALCL及PTCL-NOS的关系，哪一个更密切[49,84,85]。

36.3.7 临床过程和预后因素

ALK⁻ALCL常规治疗效果较ALK⁺ALCL的差[86]。最近Savage及其团队研究结果显示[72]，ALK⁻ALCL的5年生存率仅仅是49%，而ALK⁺ALCL是70%。此外，伴高表达CD30的PTCL-NOS组织学上很难与ALK⁻ALCL鉴别，并且预后较差，5年生存率19%。

36.4 ALCL的鉴别诊断

即使大多数ALCL的形态特征都支持其诊断，但是如果没有免疫组化检测也不能完全确定诊断。一个主要的进展就是ALK1和ALKc抗体的产品化[26,53]。对于一些形态不典型的ALK⁺ALCL病例，这些抗体具有关键性的诊断价值。ALK⁻ALCL诊断较困难，因为缺乏特异性标记物。因此，所有由大细胞构成并表达CD30的肿瘤都需要与之进行鉴别诊断（表36.2）。

36.4.1 普通型ALCL

普通型ALCL在儿童中容易识别。在成人，主要的鉴别诊断是转移性恶性肿瘤，因为大多数ALCL病例都表现为窦内生长模式。然而，未分化癌通常表达CK和EMA，而CD30⁻。有很少的癌CD30弱阳性。转移性恶性黑色素瘤也可以类似于ALCL，但是这些肿瘤大多是S-100⁺、HMB45⁺、PNL2⁺、EMA⁻/⁺、CD30⁻，然而，也有个别病例报道CD30阳性[87]。胚胎性癌表达CD30，但是形态学上不同于ALCL[88]。鉴别诊断的最大难点是那些明显由大细胞构成，有时浸润淋巴窦的ALK-PTCL-NOS。这些肿瘤的一部分CD30强阳性，EMA也可阳性[89]。与大多数ALCL不同，这些肿瘤通常CD3强阳性，也可以表达BCL2蛋白。然而，PTCL-NOS和ALK⁻ALCL不能完全区别开，血液病理医生对于那些形态和表型接近倾向ALK⁺ALCL的病例倾向于诊断为ALK⁻ALCL[78]。需要指出的是，结外鼻型NK/T细胞淋巴瘤和EATL，部分肿瘤细胞可异常表达CD30[9]。具有间变形态的DLBCL也可以表现为ALCL的形态特征，包括窦内生长模式及表型特征（CD30阳性）。与ALCL不同，这些肿瘤表达几个B细胞抗原，无t（2；5）[90]。然而，少数DLBCL表现为明

表36.2 ALCL的鉴别诊断

疾病	肿瘤细胞表型	注释
普通型ALCL	CD30^{+}，EMA^{+}，ALK^{+}（85%），CD45$^{-/+}$，CD3$^{-/+}$，CD43^{+}，CD2$^{-/+}$，CD4$^{-/+}$，CD5$^{-/+}$，CD7$^{-/+}$，CD8$^{-/+}$，细胞毒分子$^{*+/-}$，BCL2^{-}（大多数病例）	窦内生长模式 “标志性”细胞
转移性恶性肿瘤		
癌	CK^{+}，EMA^{+}，CD30^{-}，CD45^{-}	少数病例CD30^{+}
恶性黑色素瘤	S-100^{+}，EMA$^{-/+}$，HMB45^{+}，PNL2^{+}，CD45^{-}	有报道显示CD30弱着色
PTCL-NOS伴明显大细胞	CD30$^{-/+}$，EMA$^{-/+}$，ALK^{-}，CD3^{+}，CD2$^{-/+}$，CD4$^{-/+}$，CD5$^{-/+}$，CD7$^{-/+}$，CD8$^{-/+}$，细胞毒分子$^{*+/-}$，BCL2^{+}	少数病例伴窦内生长模式和多形性细胞
DLBCL		
ALK^{+}DLBCL	CD30^{-}，EMA^{+}，ALK^{+}，CD20/CD79a^{-}，胞质IgA	窦内生长模式 免疫母细胞或浆母细胞 全长ALK
DLBCL，间变型†	CD30$^{-/+}$，EMA$^{-/+}$，ALK^{-}，CD20/CD79a^{+}	部分病例呈窦内生长模式但是ALK^{-}
组织细胞肉瘤	CD30^{-}，EMA^{-}，ALK^{-}，CD68^{+}，CD163^{+}，溶菌酶$^{+}$	
淋巴组织细胞型ALCL	CD30^{+}，EMA^{+}，ALK^{+}，CD68^{-}，CD45$^{-/+}$，CD3$^{-/+}$，CD43^{+}，CD2$^{-/+}$，CD4$^{-/+}$，CD5$^{-/+}$，CD7$^{-/+}$，CD8$^{-/+}$，细胞毒分子$^{*+/-}$	也可出现窦内生长模式，但是所有病例都可见围血管生长模式 仅是反应性组织细胞CD68^{+}
组织细胞丰富的淋巴结炎	CD30^{-}，EMA^{-}，ALK^{-}	少数免疫母细胞CD30^{+} 无围血管生长模式
小细胞型ALCL	CD30^{+}，EMA^{+}，ALK^{+}，CD45$^{-/+}$，CD3^{+}（大多数病例），CD43^{+}，CD2$^{+/-}$，CD4$^{+/-}$，CD5$^{+/-}$，CD7$^{+/-}$，CD8$^{+/-}$，细胞毒分子$^{*+}$	可无窦内生长模式，但是所有病例都可见围血管生长模式 ALK着色局限于胞核
PTCL-NOS伴小-中等细胞	CD30$^{-/+}$，EMA$^{-/+}$，ALK^{-}，CD45$^{+/-}$，CD3^{+}（大多数病例），CD43^{+}，CD2$^{-/+}$，CD4$^{-/+}$，CD5$^{-/+}$，CD7$^{-/+}$，CD8$^{-/+}$，细胞毒分子$^{*+/-}$	可出现散在CD30^{+}细胞，但是没有围血管生长模式
ALCL，其他[‡]	CD30^{+}，EMA^{+}，ALK^{+}，CD45$^{-/+}$，CD3$^{-/+}$，CD43^{+}，CD2$^{-/+}$，CD4$^{-/+}$，CD5$^{-/+}$，CD7$^{-/+}$，CD8$^{-/+}$，细胞毒分子$^{*+/-}$，BCL2^{-}（大多数病例）	窦内生长模式 “标志性”细胞 少数ALK^{+}ALCL可出现CD15^{+}核旁点着色
HL	CD30^{+}，EMA^{-}，CD15$^{+/-}$，ALK^{-}，CD45^{-}，CD3^{-}，PAX5^{-}，CD43^{-}，CD20$^{-/+}$（异质性着色），EBV/LMP-1$^{+/-}$（60%），BCL2不定	少数窦内生长模式 无周围血管生长模式
炎性肌纤维母细胞瘤	CD30^{-}，EMA^{-}，ALK^{+}（胞质）	ALCL伴肉瘤样形态总是出现CD30^{+}，EMA^{+}，和ALK^{+}
横纹肌肉瘤	CD30^{-}，EMA^{-}，ALK$^{-/+}$（胞质），desmin^{+}	少数横纹肌肉瘤病例可出现少数细胞CD30和EMA阳性

注： ALCL，间变性大细胞淋巴瘤；DLBCL，弥漫大B细胞淋巴瘤；HL，霍奇金淋巴瘤；PTCL-NOS，外周T细胞淋巴瘤-非特指。

显的窦内生长模式，可以类似于ALCL。

主要有两类肿瘤值得注意。第一个就是ALK^{+}大B细胞淋巴瘤，现在认为它是一个独立的疾病[54]。形态学上，这类肿瘤由单形性大的浆母细胞或免疫母细胞样细胞构成，有中位大核仁，倾向浸及淋巴窦（图36.11A，图36.11B）。低倍镜下，这类肿瘤类似于ALCL，但是它们不表达CD30。这些淋巴瘤EMA强表达（图36.11C），这与ALCL相同，但是也有一个轻链型的胞质内Ig（通常为IgA）。通常不表达谱系相关的白血病抗原（CD3、CD20、CD79a），一些病例异常表达CD4和CD57。这些肿瘤弱表达白细胞共同抗原CD45，甚至可以是阴性。个别病例CK阳性，此外，EMA阳性，CD45弱阳性或阴性，这些容易误诊为癌。淋巴瘤细胞特征性地强表达ALK。大多数病例胞质着色并呈颗粒状，提示与CLTC-ALK蛋白相关[32,91]。ALK^{+}DLBCL典型地表现为侵袭性临床过程。其他表现为窦内生长模式的淋巴瘤CD30可阴性，如所谓的微绒毛淋巴瘤，或可阳性[92,93]。然而，这些肿瘤通过免疫组化相对容易识别，因为表达B细胞抗原（CD20和CD79a），并且ALK^{-}。

值得注意的第二种类型肿瘤是极其少见的组织细胞肿瘤。一个报道研究了900多例淋巴瘤，其中仅有4例是真性组织细胞肉瘤[94]。组织细胞肉瘤通常由大细胞构成，伴中等或丰富胞质，多形性细胞核并有明显核仁。形态上表现为恶性细胞CD68（KP1和PGM1）和

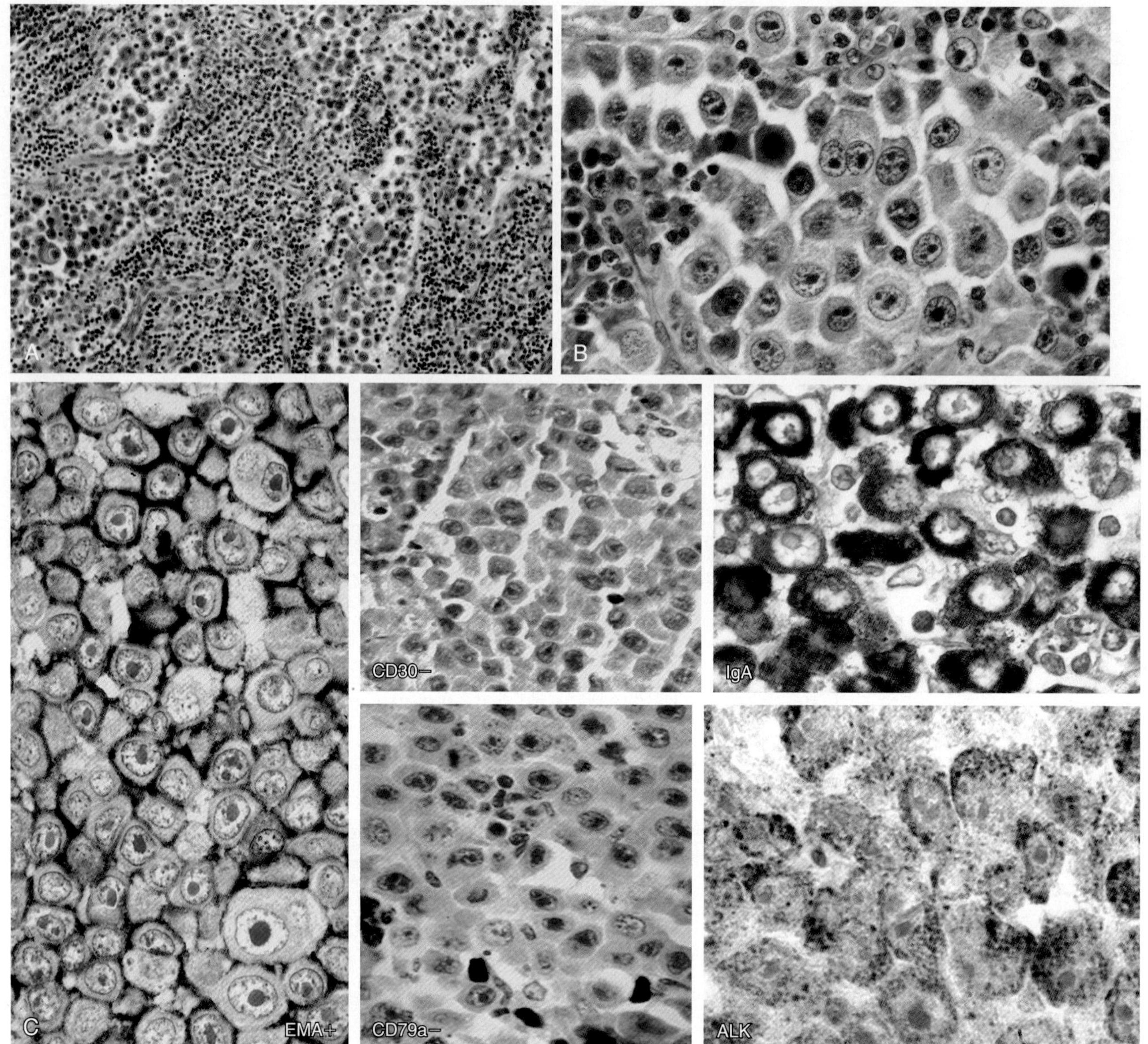

图36.11　ALK⁺DLBCL。ALK⁺DLBCL表现为窦内生长模式（A），伴有大的免疫母细胞或者浆母细胞（B）。复合图（C）显示淋巴瘤细胞EMA强阳性，CD30和B细胞相关抗原（包括CD79a）阴性，通常IgA阳性，胞质内ALK颗粒状阳性

CD163、巨噬细胞相关抗原及溶菌酶阳性。与正常组织细胞和巨噬细胞一样，真性组织细胞肉瘤也表达CD4，但是其他T和B细胞标记物阴性。这些细胞CD1a和S-100阴性。识别出这些肿瘤很重要，因为大多数病例预后较差。类似的形态学和表型特征可见于单核淋巴母细胞淋巴瘤，仅通过临床表现就可与组织细胞肉瘤鉴别（如骨髓受累）。少数侵袭性肥大细胞增生症可由类似于"标志性"细胞的大细胞构成，并表达CD30抗原。它们表达CD117、CD4和CD68抗原。酸性甲苯胺蓝可显示出特征性异染颗粒，但是在恶性病例中，颗粒可稀疏。肥大细胞纤溶酶的免疫染色是较为有用的诊断方法[95]。

36.4.2　淋巴组织细胞型ALCL

淋巴组织细胞型ALCL极难识别，常被误诊为组织细胞丰富的淋巴结炎。需注意这些病变中的淋巴结结构被破坏，这在反应性病变中很少见。肿瘤细胞很难识别，因为它们被大量反应性组织细胞所掩盖，同时伴有数量不等的浆细胞。诊断的关键是应用CD30及ALK抗体进行免疫染色，这可以凸显出散在于组织细胞间的肿瘤细胞，典型地围绕在血管周围[11,96]。

36.4.3　小细胞型ALCL

小细胞型ALCL常被误诊为PTCL-NOS。可见"标

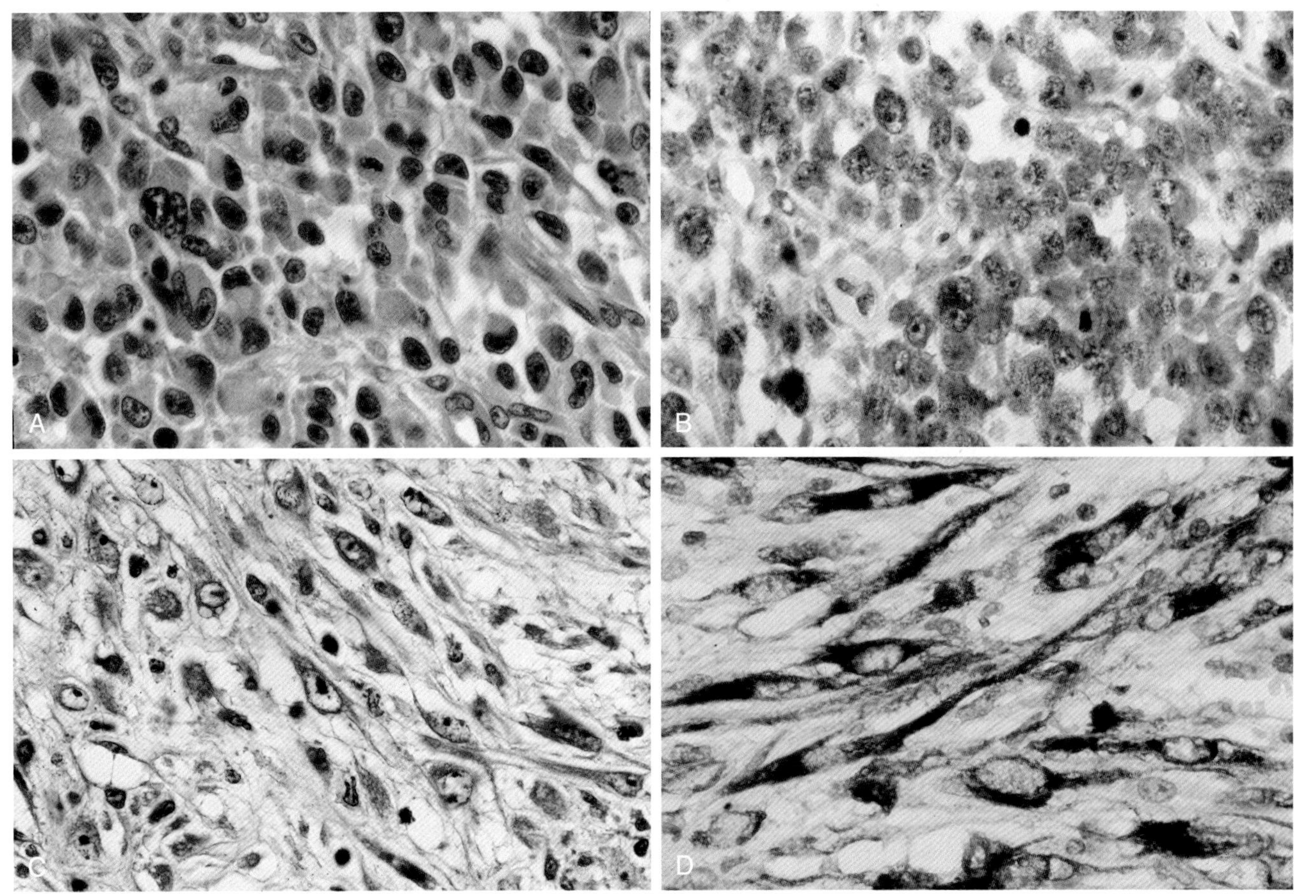

图36.12 少数软组织肿瘤可表达ALK，但是CD30⁻。A和B. 横纹肌肉瘤全长ALK蛋白阳性（A，HE染色；B，ALK染色），肿瘤desmin强阳性。C和D. 炎性肌纤维母细胞瘤ALK蛋白强阳性（C. HE染色；D. ALK染色）。肿瘤常表达TPM4⁻ALK蛋白

志性”细胞，但是在小至中等大小的细胞中很难识别。尽管大多小至中等大小的淋巴瘤细胞是恶性，它们通常弱表达CD30和表达EMA，这使诊断更加困难。大细胞强表达CD30和ALK，并围绕血管。如前所述，WHO分类还没有接受小细胞变异型ALK⁻ALCL这一分型，因此具有这些形态特征的T细胞表型的增殖性疾病必需诊断为PTCL-NOS。

36.4.4 霍奇金样型ALCL

霍奇金样型ALCL病例存在，但是很少见，类似于结节硬化型经典型霍奇金淋巴瘤（NSCHL）。诊断必需具备ALK染色阳性[35]。霍奇金样型ALK-ALCL的诊断必需排除肿瘤细胞丰富的CHL。建议符合这样条件的病例才能诊断为霍奇金样ALK⁻ALCL，即形态学特征与HL符合及具有ALCL的抗原表达特征：CD30、EMA、CD3（或其他T细胞抗原）及CD43阳性，EBV相关标记物（LMP-1和EBER）及B-细胞抗原（PAX5、CD20、CD79a）阴性。在一些CHL病例中可出现异常T细胞抗原表达，这使鉴别诊断更加困难[97]。笔者怀疑Mann等[98]描述的一些中性粒细胞丰富的ALCL事实上是CHL。新近报道显示P63蛋白的表达对于鉴别ALK⁻ALCL和CHL（P63⁻）有诊断价值[52]。

36.4.5 肉瘤样型ALCL

肉瘤样型ALCL可以类似于软组织肿瘤累及淋巴结，甚至是Kaposi肉瘤（KS）。然而，在肉瘤型的ALCL中，至少在一些区域可以见到典型的ALCL特征。因为ALCL可发生在软组织或者骨组织，因此在儿童或者年轻人必需排除软组织肉瘤。鉴别诊断是复杂的，因为ALK蛋白可以表达在横纹肌肉瘤及ALK⁺炎性肌纤维母细胞瘤。

36.4.6 ALK⁺非淋巴组织肿瘤

ALK⁺非淋巴组织肿瘤造成了诊断的困难。总体来说，ALK表达高度提示ALCL。然而，最初Morris等报道了横纹肌肉瘤偶尔表达全长ALK蛋白（200kD）（图36.12A和图36.12B）。一些炎性肌纤维母细胞瘤也与

ALK 2p23的基因重排有关（图36.12C，图36.12D）。最近，Chan等提出了幼儿ALK⁺组织细胞增生症这样一个新的疾病。这个报道中有3个病例，1个初生婴儿和两个3个月女孩，都表现为全身一般状况差及肝脾大。肝活检显示窦内见大的组织细胞浸润，偶尔伴空泡状胞质。这些组织细胞与组织细胞标记物及ALK蛋白发生免疫反应。其中一个病例分子学分析结果显示TPM3−ALK融合。一个患者有皮肤浸润，形态上似幼年性黄色肉芽肿。因此得出结论：ALK⁺组织细胞增生症是一个独特的组织细胞增殖性疾病，典型的表现为进展缓慢，但是在活动期可有生命危险。

一些神经母细胞瘤也表达全长ALK蛋白，但是与ALCL相比，着色较弱[90]。最近，有报道家族性神经母细胞瘤ALK结构域的体细胞和干细胞突变[99]。也有报道显示ALK在非小细胞肺癌的一个亚型中有表达，与EML4⁻ALK融合基因转化相关[100,101]。

36.4.7 原发性皮肤CD30⁺T细胞淋巴组织增殖性疾病

系统性ALCL累及皮肤可造成与其他CD30⁺T细胞淋巴组织增殖性疾病（LPD）诊断上的混淆（见39章）。原发性皮肤CD30⁺T细胞LPD有三种类型[9]：ALCL，原发性皮肤型；淋巴瘤样丘疹病；交界性病变，指的是淋巴瘤样丘疹病，弥漫大细胞型（一些研究中的C型）。这些疾病之间的鉴别有时很困难，要求结合组织学、临床和免疫表型特征。EMA表达不同，但是ALK蛋白在这些LPD中总是不表达。需要指出的是最近报道了原发性皮肤的ALK⁺ALCL病例[102]。

36.5 精华和陷阱

- 注意ALK⁺间变性大细胞淋巴瘤（ALCL）表现为一个宽广的形态特征谱系。需进行ALK染色。
- 抗ALK单克隆抗体是可靠的，典型的表现为鲜明的着色而无任何背景。比较而言，多克隆抗体倾向和多种肿瘤细胞意外地发生交叉反应。因此，当使用后一种抗体时，要仔细观察是肿瘤细胞ALK⁺，而不是背景着色。在这些病例中，内皮细胞和纤维细胞通常显示同样的假阳性着色。
- 当肿瘤的形态学和免疫表型特征高度提示ALK⁺普通型ALCL（如CD30⁺、EMA⁺）而ALK⁻时候，建议在作出ALK⁻ALCL诊断前重复染色（最好采用两种不同的抗ALK抗体）。
- 一些B5固定液固定的活检标本可能很难进行ALK染色。
- 一些肿瘤细胞丰富的霍奇金淋巴瘤（HL）在CD15染色阴性时候常被误诊为ALK−ALCL。要牢记15%~25%经典型霍奇金淋巴瘤（CHL）可以CD15阴性。加染CD20和CD79a（30%病例一部分RS细胞阳性）、PAX5、EBER原位杂交可能有用。ALK⁻ALCL总是EBV⁻。
- 除了CHL之外，可出现CD30强阳性的疾病包括：外周T细胞淋巴瘤−非特指（PTCL-NOS）；一些结外T细胞淋巴瘤，如结外NK/T细胞淋巴瘤−鼻型和肠病相关T细胞淋巴瘤（EATL）；肥大细胞增生症；一些弥漫大B细胞淋巴瘤（DLBCL）；以及一些非淋巴组织肿瘤，如胚胎癌、恶性黑色素瘤和一些未分化癌。

（石　岩　译）

参考文献

1. Stein H, Mason DY, Gerdes J, et al. The expression of the Hodgkin's disease associated antigen Ki-1 in reactive and neoplastic lymphoid tissue: evidence that Reed-Sternberg cells and histiocytic malignancies are derived from activated lymphoid cells. *Blood.* 1985;66:848-858.
2. Mason DY, Bastard C, Rimokh R, et al. CD30-positive large cell lymphomas ("Ki-1 lymphoma") are associated with a chromosomal translocation involving 5q35. *Br J Haematol.* 1990;74:161-168.
3. Morris SW, Kirstein MN, Valentine MB, et al. Fusion of a kinase gene, ALK, to a nucleolar protein gene, NPM, in non-Hodgkin's lymphoma. *Science.* 1994;263:1281-1284.
4. Shiota M, Nakamura S, Ichinohasama R, et al. Anaplastic large cell lymphomas expressing the novel chimeric protein p80NPM/ALK: a distinct clinicopathologic entity. *Blood.* 1995;86:1954-1960.
5. Delsol G, Ralfkiaer E, Stein H, et al. Anaplastic large cell lymphoma. In: Jaffe ES, Harris NL, Stein H, Vardiman JW, eds. *World Health Organization Classification of Tumors. Pathology & Genetics: Tumors of Haematopoietic and Lymphoid Tissues.* Lyon, France: IARC Press; 2001:230-235.
6. Foss HD, Anagnostopoulos I, Araujo I, et al. Anaplastic large-cell lymphomas of T-cell and null-cell phenotype express cytotoxic molecules. *Blood.* 1996;88:4005-4011.
7. Krenacs L, Wellmann A, Sorbara L, et al. Cytotoxic cell antigen expression in anaplastic large cell lymphomas of T- and null-cell type and Hodgkin's disease: evidence for distinct cellular origin. *Blood.* 1997;89:980-989.
8. Delsol G, Al Saati T, Gatter KC, et al. Coexpression of epithelial membrane antigen (EMA), Ki-1, and interleukin-2 receptor by anaplastic large cell lymphomas. Diagnostic value in so-called malignant histiocytosis. *Am J Pathol.* 1988;130:59-70.
9. Jaffe ES, Harris NL, Stein H, Vardiman JW, eds. *World Health Organization Classification of Tumors. Pathology & Genetics: Tumors of Haematopoietic and Lymphoid Tissues.* Lyon, France: IARC Press; 2001.
10. Stein H, Foss HD, Durkop H, et al. CD30+ anaplastic large cell lymphoma: a review of its histopathologic, genetic, and clinical features. *Blood.* 2000;96:3681-3695.
11. Benharroch D, Meguerian-Bedoyan Z, Lamant L, et al. ALK-positive lymphoma: a single disease with a broad spectrum of morphology. *Blood.* 1998;91:2076-2084.
12. Brugieres L, Deley MC, Pacquement H, et al. CD30+ anaplastic large-cell lymphoma in children: analysis of 82 patients enrolled in two consecutive studies of the French Society of Pediatric Oncology. *Blood.* 1998;92:3591-3598.
13. Piccaluga PP, Ascani S, Fraternali Orcioni G, et al. Anaplastic lymphoma kinase expression as a marker of malignancy. Application to a case of anaplastic large cell lymphoma with huge granulomatous reaction. *Haematologica.* 2000;85:978-981.
13a. Lamant L, Pileri S, Sabattini E, Brugieres L, et al. Cutaneous presentation of ALK-positive anaplastic large cell lymphoma following insect bites: evidence for an association in 5 cases. *Haematologica.* 2010;95:449-455.
14. Costes-Martineau V, Delfour C, Obled S, et al. Anaplastic lymphoma kinase (ALK) protein–expressing lymphoma after liver transplantation: case report and literature

review. *J Clin Pathol.* 2002;55:868-871.
15. Le Deley MC, Reiter A, Williams D, et al. Prognostic factors in childhood anaplastic large cell lymphoma: results of a large European intergroup study. *Blood.* 2008;111:1560-1566.
16. Bayle C, Charpentier A, Duchayne E, et al. Leukaemic presentation of small cell variant anaplastic large cell lymphoma: report of four cases. *Br J Haematol.* 1999;104:680-688.
17. Chhanabhai M, Britten C, Klasa R, Gascoyne RD. t(2;5) positive lymphoma with peripheral blood involvement. *Leuk Lymphoma.* 1998;28:415-422.
18. Takahashi D, Nagatoshi Y, Nagayama J, et al. Anaplastic large cell lymphoma in leukemic presentation: a case report and a review of the literature. *J Pediatr Hematol Oncol.* 2008;30:696-700.
19. Meguerian-Bedoyan Z, Lamant L, Hopfner C, et al. Anaplastic large cell lymphoma of maternal origin involving the placenta: case report and literature survey. *Am J Surg Pathol.* 1997;21:1236-1241.
20. Gomez-Roman JJ, Cobo ML, Val-Bernal JF. Anaplastic lymphoma kinase–positive anaplastic large cell lymphoma presenting as a bladder neoplasm. *Pathol Int.* 2008;58:249-252.
21. Fraga M, Brousset P, Schlaifer D, et al. Bone marrow involvement in anaplastic large cell lymphoma. Immunohistochemical detection of minimal disease and its prognostic significance. *Am J Clin Pathol.* 1995;103:82-89.
22. Pulford K, Falini B, Banham AH, et al. Immune response to the ALK oncogenic tyrosine kinase in patients with anaplastic large-cell lymphoma. *Blood.* 2000;96:1605-1607.
23. Chan JK, Buchanan R, Fletcher CD. Sarcomatoid variant of anaplastic large-cell Ki-1 lymphoma. *Am J Surg Pathol.* 1990;14:983-988.
24. Kinney MC, Collins RD, Greer JP, et al. A small-cell-predominant variant of primary Ki-1 (CD30)+ T-cell lymphoma. *Am J Surg Pathol.* 1993;17:859-868.
25. Pileri SA, Pulford K, Mori S, et al. Frequent expression of the NPM-ALK chimeric fusion protein in anaplastic large-cell lymphoma, lympho-histiocytic type. *Am J Pathol.* 1997;150:1207-1211.
26. Falini B, Bigerna B, Fizzotti M, et al. ALK expression defines a distinct group of T/null lymphomas ("ALK lymphomas") with a wide morphological spectrum. *Am J Pathol.* 1998;153:875-886.
27. Falini B, Pileri S, Zinzani PL, et al. ALK+ lymphoma: clinico-pathological findings and outcome. *Blood.* 1999;93:2697-2706.
28. Jaffe ES. *Malignant histiocytosis and true histiocytic lymphomas.* Philadelphia: WB Saunders; 1995.
29. Jaffe ES. Anaplastic large cell lymphoma: the shifting sands of diagnostic hematopathology. *Mod Pathol.* 2001;14:219-228.
30. Nakamura S, Shiota M, Nakagawa A, et al. Anaplastic large cell lymphoma: a distinct molecular pathologic entity: a reappraisal with special reference to p80(NPM/ALK) expression. *Am J Surg Pathol.* 1997;21:1420-1432.
31. Hodges KB, Collins RD, Greer JP, et al. Transformation of the small cell variant Ki-1+ lymphoma to anaplastic large cell lymphoma: pathologic and clinical features. *Am J Surg Pathol.* 1999;23:49-58.
32. Delsol G, Jaffe ES, Falini B, et al. Anaplastic large cell lymphoma (ALCL), ALK-positive. In: Swerdlow SH, Campo E, Harris NL, et al, eds. *World Health Organization Classification of Tumours of Haematopoietic and Lymphoid Tissues.* 4th ed. Lyon, France: IARC; 2008:312-316.
33. Pileri S, Falini B, Delsol G, et al. Lymphohistiocytic T-cell lymphoma (anaplastic large cell lymphoma CD30+/Ki-1+ with a high content of reactive histiocytes). *Histopathology.* 1990;16:383-391.
34. Klapper W, Bohm M, Siebert R, Lennert K. Morphological variability of lymphohistiocytic variant of anaplastic large cell lymphoma (former lymphohistiocytic lymphoma according to the Kiel classification). *Virchows Arch.* 2008;452:599-605.
35. Vassallo J, Lamant L, Brugieres L, et al. ALK-positive anaplastic large cell lymphoma mimicking nodular sclerosis Hodgkin's lymphoma: report of 10 cases. *Am J Surg Pathol.* 2006;30:223-229.
36. Traverse-Glehen A, Pittaluga S, Gaulard P, et al. Mediastinal gray zone lymphoma: the missing link between classic Hodgkin's lymphoma and mediastinal large B-cell lymphoma. *Am J Surg Pathol.* 2005;29:1411-1421.
37. Jaffe ES, Stein H, Swerdlow SH, et al. B-cell lymphoma, unclassifiable, with features intermediate between diffuse large B-cell lymphoma and classical Hodgkin lymphoma. In: Swerdlow SH, Campo E, Harris NL, et al, eds. *WHO Classification of Tumours of Haematopoietic and Lymphoid Tissues.* 4th ed. Lyon, France: IARC; 2008:267-268.
38. Cheuk W, Hill RW, Bacchi C, et al. Hypocellular anaplastic large cell lymphoma mimicking inflammatory lesions of lymph nodes. *Am J Surg Pathol.* 2000;24:1537-1543.
39. Meech SJ, McGavran L, Odom LF, et al. Unusual childhood extramedullary hematologic malignancy with natural killer cell properties that contains tropomyosin 4–anaplastic lymphoma kinase gene fusion. *Blood.* 2001;98:1209-1216.
40. Harris NL, Jaffe ES, Stein H, et al. A revised European-American classification of lymphoid neoplasms: a proposal from the International Lymphoma Study Group. *Blood.* 1994;84:1361-1392.
41. Delsol G, Blancher A, al Saati T, et al. Antibody BNH9 detects red blood cell-related antigens on anaplastic large cell (CD30+) lymphomas. *Br J Cancer.* 1991;64:321-326.
42. Brousset P, Rochaix P, Chittal S, et al. High incidence of Epstein-Barr virus detection in Hodgkin's disease and absence of detection in anaplastic large-cell lymphoma in children. *Histopathology.* 1993;23:189-191.
43. Wellmann A, Thieblemont C, Pittaluga S, et al. Detection of differentially expressed genes in lymphomas using cDNA arrays: identification of clusterin as a new diagnostic marker for anaplastic large-cell lymphomas. *Blood.* 2000;96:398-404.
44. Villalva C, Bougrine F, Delsol G, Brousset P. BCL2 expression in anaplastic large cell lymphoma. *Am J Pathol.* 2001;158:1889-1890.
45. Dunphy CH, DeMello DE, Gale GB. Pediatric CD56+ anaplastic large cell lymphoma: a review of the literature. *Arch Pathol Lab Med.* 2006;130:1859-1864.
46. d'Amore ES, Menin A, Bonoldi E, et al. Anaplastic large cell lymphomas: a study of 75 pediatric patients. *Pediatr Dev Pathol.* 2007;10:181-191.
47. Nasr MR, Laver JH, Chang M, Hutchison RE. Expression of anaplastic lymphoma kinase, tyrosine-phosphorylated STAT3, and associated factors in pediatric anaplastic large cell lymphoma: a report from the Children's Oncology Group. *Am J Clin Pathol.* 2007;127:770-778.
48. Honorat JF, Ragab A, Lamant L, et al. SHP1 tyrosine phosphatase negatively regulates NPM-ALK tyrosine kinase signaling. *Blood.* 2006;107:4130-4138.
49. Lamant L, de Reynies A, Duplantier MM, et al. Gene-expression profiling of systemic anaplastic large-cell lymphoma reveals differences based on ALK status and two distinct morphologic ALK+ subtypes. *Blood.* 2007;109:2156-2164.
50. Duplantier MM, Lamant L, Sabourdy F, et al. Serpin A1 is overexpressed in ALK+ anaplastic large cell lymphoma and its expression correlates with extranodal dissemination. *Leukemia.* 2006;20:1848-1854.
51. Bovio IM, Allan RW. The expression of myeloid antigens CD13 and/or CD33 is a marker of ALK+ anaplastic large cell lymphomas. *Am J Clin Pathol.* 2008;130:628-634.
52. Gualco G, Weiss LM, Bacchi CE. Expression of p63 in anaplastic large cell lymphoma but not in classical Hodgkin's lymphoma. *Hum Pathol.* 2008;39:1505-1510.
53. Pulford K, Lamant L, Morris SW, et al. Detection of anaplastic lymphoma kinase (ALK) and nucleolar protein nucleophosmin (NPM)-ALK proteins in normal and neoplastic cells with the monoclonal antibody ALK1. *Blood.* 1997;89:1394-1404.
54. Delsol G, Lamant L, Mariame B, et al. A new subtype of large B-cell lymphoma expressing the ALK kinase and lacking the 2;5 translocation. *Blood.* 1997;89:1483-1490.
55. Chan JK, Lamant L, Algar E, et al. ALK+ histiocytosis: a novel type of systemic histiocytic proliferative disorder of early infancy. *Blood.* 2008;112:2965-2968.
56. Duyster J, Bai RY, Morris SW. Translocations involving anaplastic lymphoma kinase (ALK). *Oncogene.* 2001;20:5623-5637.
57. Lamant L, Meggetto F, al Saati T, et al. High incidence of the t(2;5)(p23;q35) translocation in anaplastic large cell lymphoma and its lack of detection in Hodgkin's disease. Comparison of cytogenetic analysis, reverse transcriptase-polymerase chain reaction, and P-80 immunostaining. *Blood.* 1996;87:284-291.
58. Hernandez L, Pinyol M, Hernandez S, et al. TRK-fused gene (TFG) is a new partner of ALK in anaplastic large cell lymphoma producing two structurally different TFG-ALK translocations. *Blood.* 1999;94: 3265-3268.
59. Lamant L, Dastugue N, Pulford K, et al. A new fusion gene TPM3-ALK in anaplastic large cell lymphoma created by a (1;2)(q25;p23) translocation. *Blood.* 1999;93:3088-3095.
60. Rosenwald A, Ott G, Pulford K, et al. t(1;2)(q21;p23) and t(2;3)(p23;q21): two novel variant translocations of the t(2;5)(p23;q35) in anaplastic large cell lymphoma. *Blood.* 1999;94:362-364.
61. Touriol C, Greenland C, Lamant L, et al. Further demonstration of the diversity of chromosomal changes involving 2p23 in ALK-positive lymphoma: 2 cases expressing ALK kinase fused to CLTCL (clathrin chain polypeptide-like). *Blood.* 2000;95:3204-3207.
62. Trinei M, Lanfrancone L, Campo E, et al. A new variant anaplastic lymphoma kinase (ALK)-fusion protein (ATIC-ALK) in a case of ALK-positive anaplastic large cell lymphoma. *Cancer Res.* 2000;60:793-798.
63. Wlodarska I, De Wolf-Peeters C, Falini B, et al. The cryptic inv(2)(p23q35) defines a new molecular genetic subtype of ALK-positive anaplastic large-cell lymphoma. *Blood.* 1998;92:2688-2695.
64. Chiarle R, Voena C, Ambrogio C, et al. The anaplastic lymphoma kinase in the pathogenesis of cancer. *Nat Rev Cancer.* 2008;8:11-23.
65. Lamant L, Gascoyne RD, Duplantier MM, et al. Non-muscle myosin heavy chain (MYH9): a new partner fused to ALK in anaplastic large cell lymphoma. *Genes Chromosomes Cancer.* 2003;37:427-432.
66. Mason DY, Pulford KA, Bischof D, et al. Nucleolar localization of the nucleophosmin-anaplastic lymphoma kinase is not required for malignant transformation. *Cancer Res.* 1998;58:1057-1062.
67. Bischof D, Pulford K, Mason DY, Morris SW. Role of the nucleophosmin (NPM) portion of the non-Hodgkin's lymphoma-associated NPM-anaplastic lymphoma kinase fusion protein in oncogenesis. *Mol Cell Biol.* 1997;17:2312-2325.
68. Tort F, Pinyol M, Pulford K, et al. Molecular characterization of a new ALK translocation involving moesin (MSN-ALK) in anaplastic large cell lymphoma. *Lab Invest.* 2001;81:419-426.
69. Niitsu N, Kohri M, Hayama M, et al. ALK-positive anaplastic large cell lymphoma with dic(2;4)(p23;q33). *Leuk Res.* 2009;33:e23-e25.
70. Gascoyne RD, Aoun P, Wu D, et al. Prognostic significance of anaplastic lymphoma kinase (ALK) protein expression in adults with anaplastic large cell lymphoma. *Blood.* 1999;93:3913-3921.
71. Falini B, Pulford K, Pucciarini A, et al. Lymphomas expressing ALK fusion protein(s) other than NPM-ALK. *Blood.* 1999;94:3509-3515.
72. Savage KJ, Harris NL, Vose JM, et al. ALK– anaplastic large-cell lymphoma is clinically and immunophenotypically different from both ALK+ ALCL and peripheral T-cell lymphoma, not otherwise specified: report from the International Peripheral T-Cell Lymphoma Project. *Blood.* 2008;111:5496-5504.
73. Brugieres L, Quartier P, Le Deley MC, et al. Relapses of childhood anaplastic large-cell lymphoma: treatment results in a series of 41 children—a report from the French Society of Pediatric Oncology. *Ann Oncol.* 2000;11:53-58.
74. Damm-Welk C, Busch K, Burkhardt B, et al. Prognostic significance of circulating tumor cells in bone marrow or peripheral blood as detected by qualitative and quantitative PCR in pediatric NPM-ALK-positive anaplastic large-cell lymphoma. *Blood.* 2007;110:670-677.
75. Skinnider BF, Connors JM, Sutcliffe SB, Gascoyne RD. Anaplastic large cell lymphoma: a clinicopathologic analysis. *Hematol Oncol.* 1999;17:137-148.
76. De Wolf-Peeters C, Achten R. Anaplastic large cell lymphoma: what's in a name? *J Clin Pathol.* 2000;53:407-408.
77. Falini B. Anaplastic large cell lymphoma: pathological, molecular and clinical features. *Br J Haematol.* 2001;114:741-760.
78. Mason DY, Campo E, Harris NL, et al. Anaplastic large cell lymphoma (ALCL), ALK-negative. In: Swerdlow SH, Campo E, Harris NL, et al, eds. *World Health Organization Classification of Tumours of Haematopoietic and Lymphoid Tissues.* 4th ed. Lyon, France:

IARC; 2008:317-319.

79. de Jong D, Vasmel WL, de Boer JP, et al. Anaplastic large-cell lymphoma in women with breast implants. *JAMA*. 2008;300:2030-2035.

79a. Roden AC, Macon WR, Keeney GL, et al. Seroma-associated primary anaplastic large-cell lymphoma adjacent to breast implants: an indolent T-cell lymphoproliferative disorder. *Mod Pathol*. 2008;21:455-463.

80. Pittaluga S, Wiodarska I, Pulford K, et al. The monoclonal antibody ALK1 identifies a distinct morphological subtype of anaplastic large cell lymphoma associated with 2p23/ALK rearrangements. *Am J Pathol*. 1997;151:343-351.

81. Zettl A, Rudiger T, Konrad MA, et al. Genomic profiling of peripheral T-cell lymphoma, unspecified, and anaplastic large T-cell lymphoma delineates novel recurrent chromosomal alterations. *Am J Pathol*. 2004;164:1837-1848.

82. Salaverria I, Bea S, Lopez-Guillermo A, et al. Genomic profiling reveals different genetic aberrations in systemic ALK-positive and ALK-negative anaplastic large cell lymphomas. *Br J Haematol*. 2008;140:516-526.

83. Nelson M, Horsman DE, Weisenburger DD, et al. Cytogenetic abnormalities and clinical correlations in peripheral T-cell lymphoma. *Br J Haematol*. 2008;141:461-469.

84. Thompson MA, Stumph J, Henrickson SE, et al. Differential gene expression in anaplastic lymphoma kinase-positive and anaplastic lymphoma kinase-negative anaplastic large cell lymphomas. *Hum Pathol*. 2005;36:494-504.

85. Ballester B, Ramuz O, Gisselbrecht C, et al. Gene expression profiling identifies molecular subgroups among nodal peripheral T-cell lymphomas. *Oncogene*. 2006;25:1560-1570.

86. ten Berge RL, de Bruin PC, Oudejans JJ, et al. ALK-negative anaplastic large-cell lymphoma demonstrates similar poor prognosis to peripheral T-cell lymphoma, unspecified. *Histopathology*. 2003;43:462-469.

87. Polski JM, Janney CG. Ber-H2 (CD30) immunohistochemical staining in malignant melanoma. *Mod Pathol*. 1999;12:903-906.

88. Pallesen G, Hamilton-Dutoit SJ. Ki-1 (CD30) antigen is regularly expressed by tumor cells of embryonal carcinoma. *Am J Pathol*. 1988;133:446-450.

89. Delsol G, Gatter KC, Stein H, et al. Human lymphoid cells express epithelial membrane antigen. Implications for diagnosis of human neoplasms. *Lancet*. 1984;2:1124-1129.

90. Haralambieva E, Pulford KA, Lamant L, et al. Anaplastic large-cell lymphomas of B-cell phenotype are anaplastic lymphoma kinase (ALK) negative and belong to the spectrum of diffuse large B-cell lymphomas. *Br J Haematol*. 2000;109:584-591.

91. Gascoyne RD, Lamant L, Martin-Subero JI, et al. ALK-positive diffuse large B-cell lymphoma is associated with Clathrin-ALK rearrangements: report of 6 cases. *Blood*. 2003;102:2568-2573.

92. Hammer RD, Vnencak-Jones CL, Manning SS, et al. Microvillous lymphomas are B-cell neoplasms that frequently express CD56. *Mod Pathol*. 1998;11:239-246.

93. Lai R, Medeiros LJ, Dabbagh L, et al. Sinusoidal CD30-positive large B-cell lymphoma: a morphologic mimic of anaplastic large cell lymphoma. *Mod Pathol*. 2000;13:223-228.

94. Ralfkiaer E, Delsol G, O'Connor NT, et al. Malignant lymphomas of true histiocytic origin. A clinical, histological, immunophenotypic and genotypic study. *J Pathol*. 1990;160:9-17.

95. Li WV, Kapadia SB, Sonmez-Alpan E, Swerdlow SH. Immunohistochemical characterization of mast cell disease in paraffin sections using tryptase, CD68, myeloperoxidase, lysozyme, and CD20 antibodies. *Mod Pathol*. 1996;9:982-988.

96. Chan JK. The perivascular cuff of large lymphoid cells: a clue to diagnosis of anaplastic large cell lymphoma. *Int J Surg Pathol*. 2000;8:153-156.

97. Tzankov A, Bourgau C, Kaiser A, et al. Rare expression of T-cell markers in classical Hodgkin's lymphoma. *Mod Pathol*. 2005;18:1542-1549.

98. Mann KP, Hall B, Kamino H, et al. Neutrophil-rich, Ki-1-positive anaplastic large-cell malignant lymphoma. *Am J Surg Pathol*. 1995;19: 407-416.

99. Janoueix-Lerosey I, Lequin D, Brugieres L, et al. Somatic and germline activating mutations of the ALK kinase receptor in neuroblastoma. *Nature*. 2008;455:967-970.

100. Soda M, Choi YL, Enomoto M, et al. Identification of the transforming EML4-ALK fusion gene in non-small-cell lung cancer. *Nature*. 2007;448:561-566.

101. Inamura K, Takeuchi K, Togashi Y, et al. EML4-ALK fusion is linked to histological characteristics in a subset of lung cancers. *J Thorac Oncol*. 2008;3:13-17.

102. Kadin ME, Pinkus JL, Pinkus GS, et al. Primary cutaneous ALCL with phosphorylated/activated cytoplasmic ALK and novel phenotype: EMA/MUC1+, cutaneous lymphocyte antigen negative. *Am J Surg Pathol*. 2008;32:1421-1426.

第37章

肠病相关T细胞淋巴瘤和其他肠道原发性T细胞淋巴瘤

Peter G. Isaacson

章节目录

1937年首次报道吸收不良和肠道淋巴瘤之间的关系[1]，认为淋巴瘤在一定程度上造成吸收不良。后来发现事实正好相反，肠道淋巴瘤是一种复杂的乳糜泻或者谷蛋白敏感性肠病[2]。1978年Isaacson和Wright[3]将腹泻相关的淋巴瘤归为一个独立实体，即恶性组织细胞增生症的一种变异型。以后，Isaacson等[4]发现疾病的表型和基因型均是T细胞而不是组织细胞。目前WHO分类把这种类型的淋巴瘤命名为肠病相关T细胞淋巴瘤（EATL）[5]。

37.1 定义

EATL是一种来源于上皮间T细胞的肿瘤，表现为不同程度转化阶段的细胞，但是通常表现为大淋巴细胞组成的肿瘤[5]。

37.2 流行病学

EATL特征性地发生在60岁和70岁，虽然有少数报道发生于年轻人。男性和女性发病率相同。大部分ETAL患者存在乳糜泻相关的HLADiff-QuikA1*0501，Diff-QuikB*0201基因型[6]。EATL最常见于乳糜泻高发的地区，如北欧等；EATL罕见于那些不发生乳糜泻的地区，如远东等。虽然经典型和2型EATL或单形性、变异型EATL可发生于乳糜泻患者，但有证据表明2型EATL也可散发[7]。

37.3 病因学

有确切的证据表明EATL是乳糜泻（谷蛋白敏感性肠病）的并发症[8,9]。淋巴瘤会使长期的乳糜泻变得复杂，有时仅表现为腹泻相关症状如疱疹样皮炎，但更常见的是继发于短期的成年患者发生的乳糜泻或者疱疹样皮炎。这些病例假设患者存在终身、隐匿的谷蛋白敏感症。与这种假设一致的是部分病例没有吸收不良的病史；然而，当肿块切除时，在邻近未受累的小肠黏膜中发现空肠绒毛萎缩和隐窝增生。部分病例乳糜泻仅表现为上皮间T细胞增加；少数情况下，空肠表现为正常或者近似正常。研究显示乳糜泻中空肠黏膜可表现为完全正常，即所谓的潜伏期[10]，这一发现为之前EATL与乳糜泻之间密切相关的争论提供了解释。

进一步研究表明EATL与乳糜泻相关的证据包括乳糜泻患者与EATL患者有相同的HLA类型[6]，以及EATL患者有谷蛋白敏感症，通过无谷蛋白饮食可防止患有乳糜泻的患者发展成淋巴瘤[11,12]。目前对乳糜泻患者发生淋巴瘤的风险的确切的概率存在争议。有研究表明乳糜泻患者发生淋巴瘤的风险是常人的6倍[13]，但该数据指的是所有的淋巴瘤。对发生EATL的具体风险进行计算，是这个数字的很多倍。

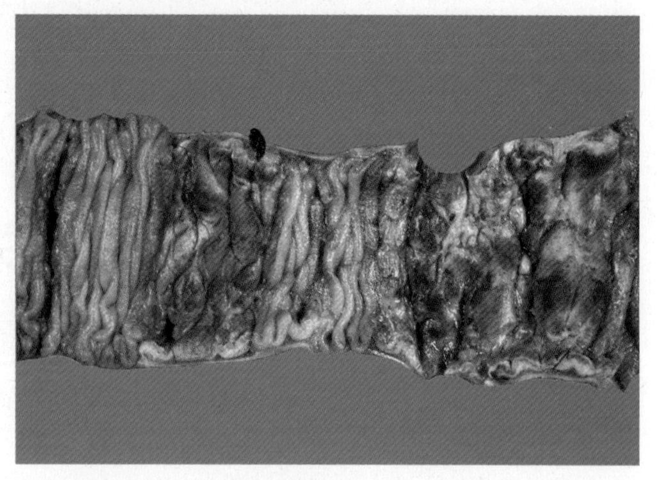

图37.1 EATL患者切除的空肠。表现为多发溃疡性肿瘤

37.4 临床表现

最常见的表现是有长期乳糜泻的成人或儿童反复发生吸收不良以及腹部疼痛，这些患者可因无谷蛋白饮食症状好转。可伴随鱼鳞癣皮疹以及杵状指。其他的表现包括以前健康的个体突发严重的、通常为谷蛋白不敏感的吸收不良，或者是由小肠穿孔或出血引发的急腹症。大多数情况下淋巴瘤累及小肠的多部位，并且在确诊时已经扩散。扩散的部位包括肠系膜淋巴结、肝、脾、骨髓、肺、和皮肤。极少数情况下，淋巴瘤发生在其他部位，肠道受累已是晚期。

37.5 病理学

37.5.1 大体观察

EATL可累及小肠的任何部位，偶尔可累及胃肠道的其他部位，包括结肠和胃；最常发生于空肠。肿瘤通常是多发性，并形成溃疡性肿块、斑块、狭窄，少数可形成良性大肿块，伴良性溃疡和狭窄（图37.1）。肠系膜常被浸润，且肠系膜淋巴结常被累及。有时有明显的小的肉眼可见的证据表明淋巴瘤是位于肠道而不是位于肠系膜淋巴结。

37.5.2 组织病理学

EATL的组织学特征在不同的病例之间以及在同一病例存在明显的差异（图37.2）。最典型的表现是具有大量奇异多核细胞的高度多形性肿瘤。一些病例，肿瘤细胞形态相对单一，有突出的中位核仁，为免疫母细胞形态；其他的一些病例，大量炎症细胞浸润，尤其是嗜酸性粒细胞，几乎掩盖了肿瘤T细胞，尤其是存在广泛坏死，常出现在该变异型中。

曾经认为EATL是一个同质性实体，目前认为至少有两种变异型，它们有共同的特征，但也有许多差异。一组病例[7,14]通常命名为2型EATL（或者称单形性变异型），肿瘤细胞可能仅稍大于正常的小淋巴细胞，通常形成单形性、片状浸润黏膜下层和肌层（图37.3）。在所有的变异型中，上皮内肿瘤细胞通常非常显著（图37.4）。可能存在肉芽肿，易与Crohn病混淆。

远离肿瘤部位小肠黏膜的组织学在诊断EATL时需重视。在大多数情况下，与乳糜泻的病理变化相同，包括伴隐窝增生的绒毛萎缩、固有层的浆细胞增生以及上皮内淋巴细胞增生（图37.5）。乳糜泻的病例中黏膜变化最大的在近端，而远端正常，因此远端空肠和回肠有可能表现为正常形态。当淋巴瘤发生于更远的小肠末端时，必须引起注意。在一些乳糜泻的病例中，黏膜的变化并不严重。绒毛的结构可能是正常的，诊断乳糜泻唯一的线索是免疫染色可见上皮内淋巴细胞增加（图37.6）。

2型EATL上皮内淋巴细胞极度增生，几乎掩盖了上皮细胞（图37.7）。淋巴细胞小，没有恶性特征，但胞质淡染。在这些极端的病例中，淋巴细胞浸润至固有层，与淋巴瘤细胞浸润混合在一起。

延伸至黏膜下层的许多浅表溃疡常发生在远离淋巴瘤的黏膜。这些溃疡包含小淋巴细胞和浆细胞的炎性浸润，表面覆盖一层急性炎性渗出物。溃疡复发将会导致瘢痕形成，伴肠腔狭窄和黏膜结构变形，以及加剧黏

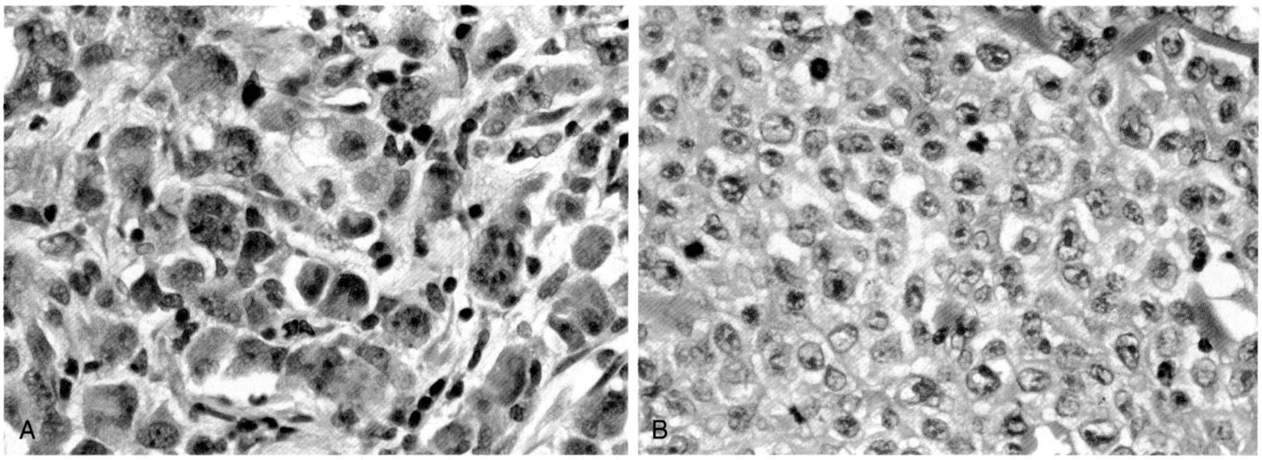

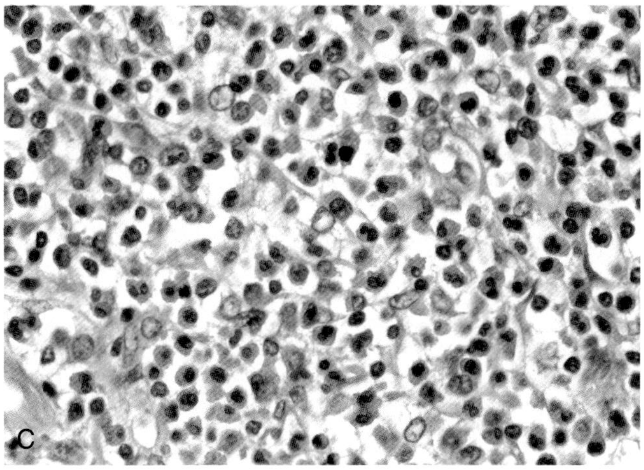

图37.2 **肠病相关T细胞淋巴瘤（EATL）的组织学形态**。A. 多形性大细胞组成的典型病例。B. 肿瘤细胞为免疫母细胞。C. 大量炎症细胞浸润，主要为嗜酸性粒细胞，几乎掩盖了肿瘤细胞

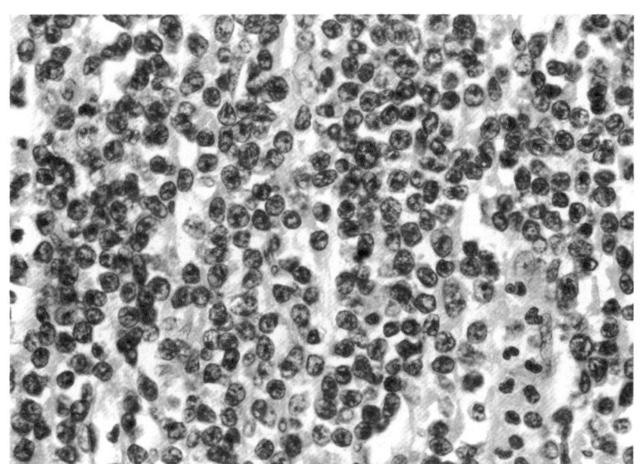

图37.3 **EATL的变异型**。可见由单形性小细胞组成

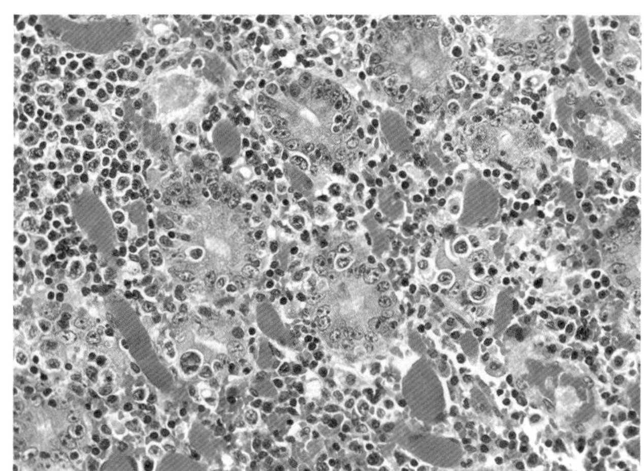

图37.4 **EATL变异型的小肠上皮内肿瘤**。EATL小肠黏膜内大的上皮内的肿瘤细胞

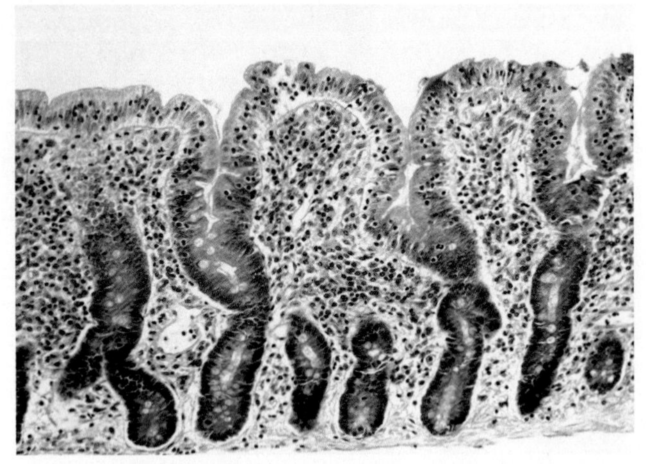

图37.5 小肠EATL。远离淋巴瘤的小肠黏膜表现为绒毛萎缩、隐窝增生以及上皮内淋巴细胞增生

膜肌层的破坏，并产生与溃疡相关的细胞系的腺体增生[15]，以前叫做假幽门腺化生（图37.8）。

37.6 免疫组化

大部分EATL肿瘤细胞表达CD3、CD7、CD103和粒酶B。它们通常不表达CD4和CD8，但尽管如此，也不表达γ δ T细胞受体（TCR）。然而它们的免疫表型不一致，在一些病例中细胞不表达CD3，而通常表达CD8。在那些含有大的、间变细胞的EATL通常是CD30$^+$，类似于ALCL。然而，EATL不表达ALK。未受累的小肠黏膜上皮内T细胞的免疫表型可能正常，但是许多病例中，常伴发淋巴瘤，因此不表达CD8（见后述）。

2型EATL由单形性、片状分布的小至中等大的淋巴细胞组成，其免疫表型独特，肿瘤细胞表达CD3、CD8、CD56和粒酶B（表37.1）。在这些病例中显著增加的上皮内T细胞的免疫表型与肠道肿瘤较一致。

37.7 分子遗传学

经典型EATL的基因型研究显示TCR β 和 γ 链基因的克隆性重排[17]。几乎所有的患者都有HLADiff-QuikA1*0501、Diff-QuikB*0201基因型，这见于90%以上的乳糜泻的患者中[6]。大量病例研究发现，TCR γ 链基因的PCR扩增表明未受累黏膜也具有肿瘤细胞的克隆扩增。超过80%经典型EATL病例存在9q31.3染色体部分扩增或者16q12.1缺失[7,18]。1q32.2-q41和5q34-q35.2的获得也很常见（表37.1）。

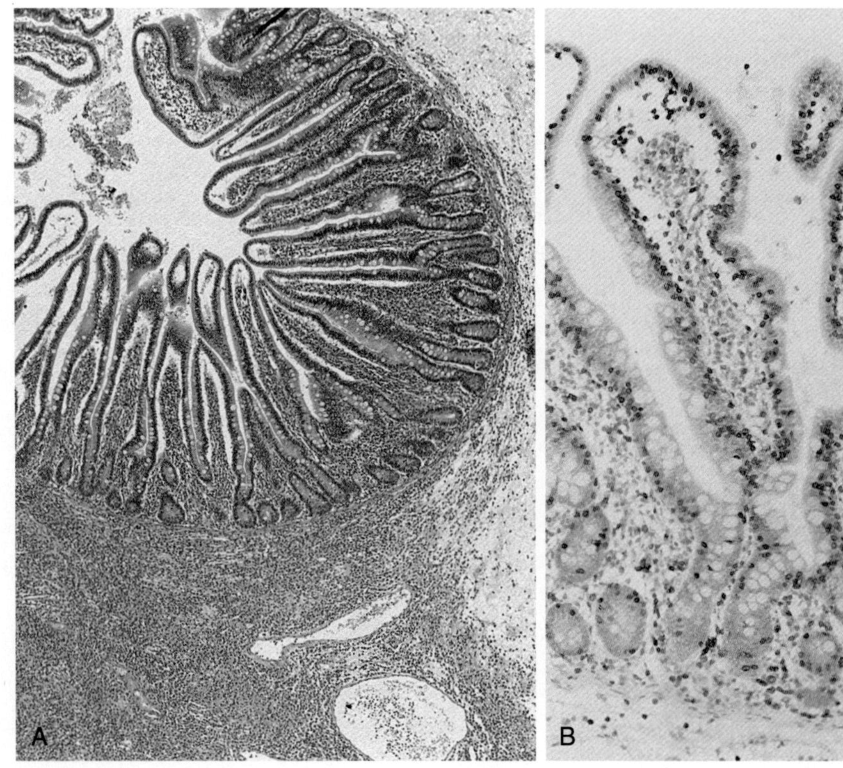

图37.6 乳糜泻患者小肠黏膜变化。A. EATL覆盖的黏膜由完好的绒毛组成。**B.** 高倍镜下，绒毛CD3染色显示增加的上皮内淋巴细胞

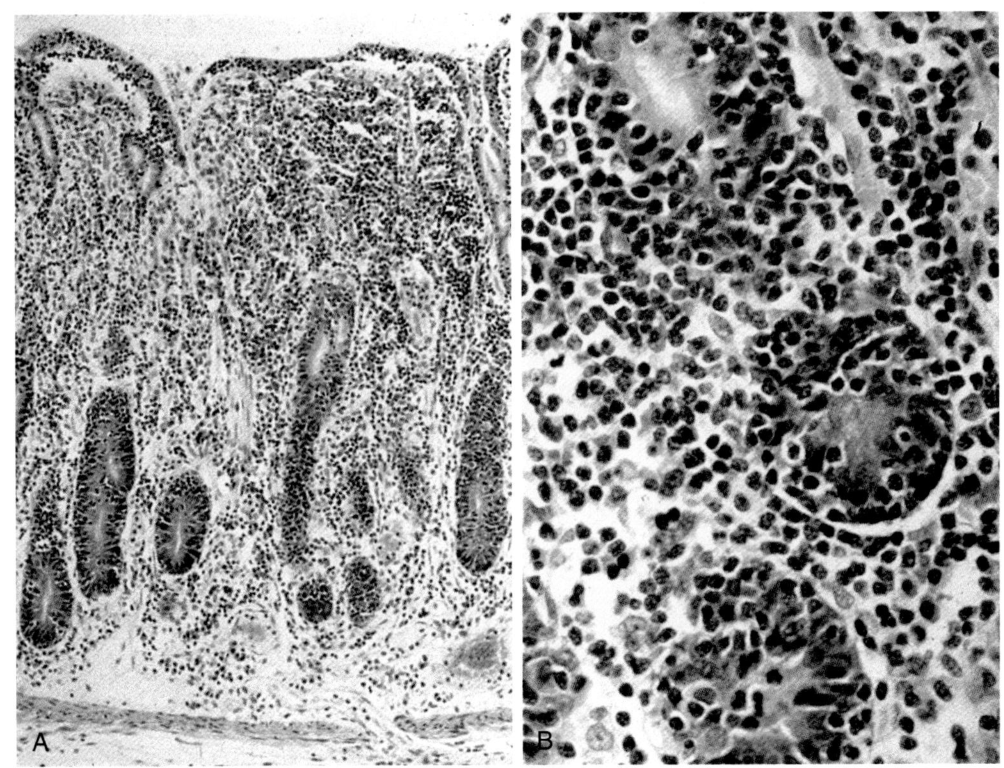

图37.7　肠病相关T细胞淋巴瘤（EATL）。A. 中间非淋巴瘤的小肠黏膜表现为上皮内淋巴细胞显著增生。B. 高倍镜下，显著的上皮内的淋巴细胞增生，且淋巴细胞侵犯固有层

2型EATL的遗传学与经典型不同[7]。与经典EATL相比，仅30%~40%患者具有HLADiff-QuikA1*0501、Diff-QuikB*0201基因型，与白种人的正常发病率一致。2型患者常见9q31.3染色体区域部分扩增或者16q12.1缺失，但未见1q32.2-q41和5q34-q35.2获得；与经典型相比，超过70%病例存在8q24（MYC）的获得。

37.8　假定正常对应细胞

EATL免疫表型的特征与上皮内T细胞类似，这些T细胞被认为是该淋巴瘤的正常对应细胞[19]。然而，这些上皮内淋巴细胞的表型具有异质性[20-22]。大部分是CTL，表达CD3和CD8，有TCR β 链基因重排。少数上皮内淋巴细胞$CD4^-$、$CD8^-$，伴TCR γ δ 基因重排，但TCR β 链基因没有重排。这些 γ δ T细胞占正常黏膜上皮内淋巴细胞的10%~15%；乳糜泻患者 γ δ T细胞可

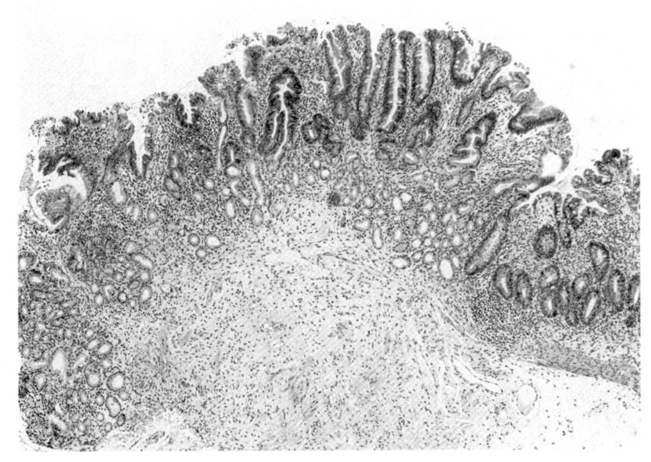

图37.8　EATL中的非淋巴瘤小肠黏膜愈合溃疡。可见黏膜肌层破坏、黏膜层和黏膜下层纤维化、以及溃疡相关的肠隐窝细胞化生

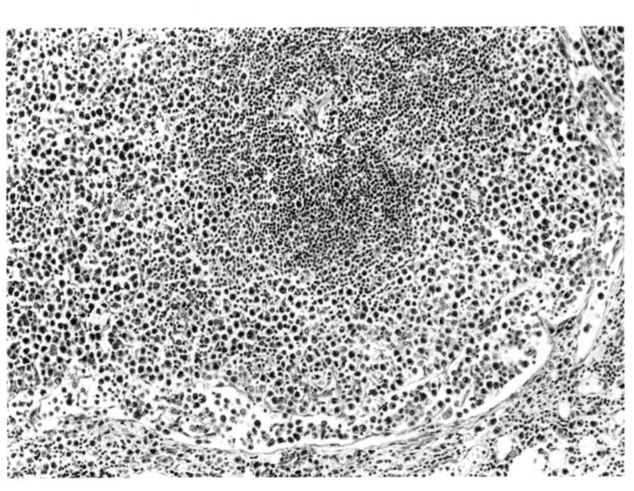

图37.9　EATL淋巴结受累。EATL播散至肠系膜淋巴结

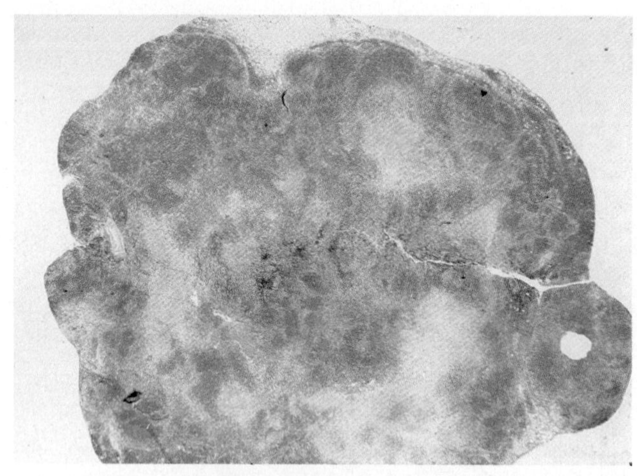

图37.10 **EATL淋巴结坏死**。显示EATL患者的肠系膜淋巴结坏死区域，没有淋巴瘤的证据

表37.1 经典型与2型肠病相关T细胞淋巴瘤（EATL）的特性

	经典EATL	2型EATL
发病率	80%~90%	10%~20%
形态	多变的	单形性小细胞
免疫表型		
CD8	阴性（20%阳性）	阳性
CD56	阴性	阳性
HLA-Diff-Quik2/-Diff-Quik8	90%阳性	30%~40%阳性*
基因		
+9q31.3或-16q12.1	86%	83%
+1q32.2-q41	73%	27%
+5q34-q35.2	80%	20%
+8q24（*MYC*）	27%	73%

增加到30%。CD56⁺细胞，仅占上皮内淋巴细胞的一小部分，石蜡切片的免疫染色几乎无法检测到（观察结果未公开发表过）。

37.9 临床过程

除少数切除局部肿块可获得长期缓解外，大多数的EATL的临床病程对患者不利。多数病例淋巴瘤累及肠道多节段，以致无法切除，或者已扩散到肠系膜淋巴结或腹腔。有时采用骨髓移植和化疗，可以暂时缓解疾病。

37.10 难治性乳糜泻

部分乳糜泻病例对无谷蛋白饮食无效或者一开始就无效。常使用“难治性乳糜泻”或者“难治性腹泻”来描述这类病例[23]。虽然EATL或多或少继发于难治性乳糜泻，但是部分病例难治性乳糜泻可持续多年，都不发生明显的淋巴瘤。小肠黏膜的非特异性炎性溃疡与发生于EATL的溃疡一样，经常表现为难治性乳糜泻，医学术语称溃疡性空肠炎（图37.11）[24]。目前EATL和难治性乳糜泻的TCR基因研究已经阐明了两个疾病之间的关系[25]。

Murray等[17]采用PCR及TCR γ基因的序列分析，发现邻近EATL未受累的肠病性小肠黏膜与淋巴瘤有相同单克隆性TCR γ基因重排。Ashton-Key等[25]证实了这一发现，并且进一步发现伴EATL的非特异性炎性溃疡、以及介于溃疡和难治性腹泻之间的黏膜也存在TCR γ单克隆。在继发淋巴瘤的病例中，通过PCR和序列分析在肿瘤细胞中也可检测到同样的克隆。Cellier等[26]对难治性腹泻的病例研究发现小肠黏膜存在单克隆T细胞，

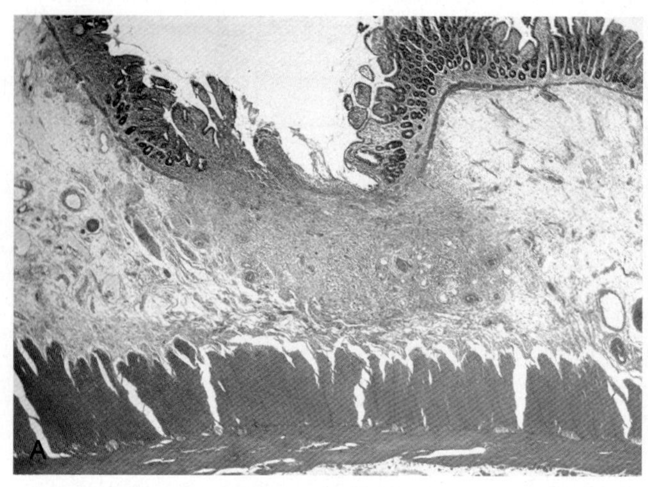

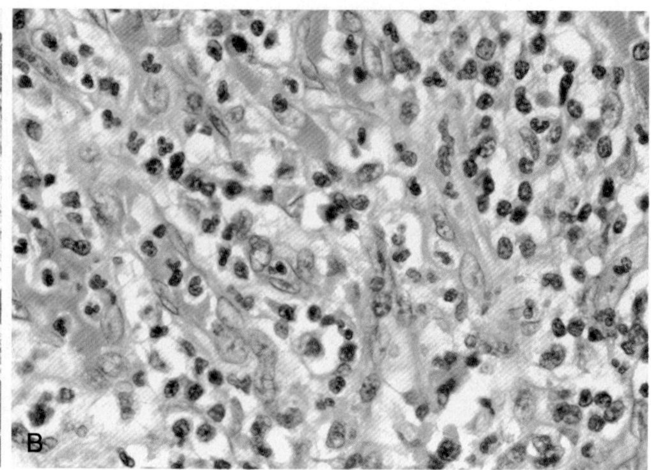

图37.11 **溃疡性结肠炎**。A. EATL浅表黏膜溃疡。B. 高倍镜下，溃疡底部无发生淋巴瘤的证据

这个单克隆性细胞群由CD3⁻（CD3ε⁺）、CD4⁻、CD8⁻表型异常的上皮内淋巴细胞组成。Cellier等后来对难治性腹泻的临床的和实验室特征进行归纳和总结[27]。重要的是，它们通过大部分病例存在乳糜泻特异性抗肌内膜或者抗麦胶抗体，以及其他乳糜泻的特征，包括之前对无谷蛋白饮食的反应或者HLADiff-QuikA1、Diff-QuikB1*0201的表型，阐明乳糜泻和难治性腹泻之间的关系[6]。此外，他们发现所有真正难治性病例，上皮内淋巴细胞为单克隆性或免疫表型异常或两者均有。

这些研究对小肠中存在单克隆性T细胞的重要性提出一些质疑。首先，这些细胞所在的确切位置在哪里以及它们的表型是什么？其次，在肠病黏膜中以单克隆T细胞增生为特征的乳糜泻的不同并发症之间的联系是什么？再次，单克隆是否就意味着肿瘤或者是恶性肿瘤？最后，这群细胞对患者的治疗措施有什么意义？

Bagdi等[28]对难治性乳糜泻患者小肠切片和小肠黏膜的单克隆T细胞双染（CD8和CD3）发现，CD8⁺上皮内淋巴细胞显著减少（图37.12）。此外，EATL的病例中，中间黏膜形态温和的上皮内淋巴细胞具有淋巴瘤的免疫表型和基因型。特别是CD56⁺病例（2型EATL），淋巴细胞表达CD56（图37.13）。这些单克隆和免疫表型异常的上皮内淋巴细胞经常出现在隐窝上皮，相对于不复杂的乳糜泻，它们仅局限在表面上皮。此外，这些细胞广泛地分布于胃肠道，从胃到肛门。

因此可以得出结论，难治性腹泻患者的单克隆上皮内淋巴细胞是肿瘤，即使它们没有细胞学异常，也不形成肿块。表型异常的单克隆上皮内淋巴细胞的累积是EATL发生的第一步。难治性乳糜泻或溃疡性空肠炎患者会发生T细胞肿瘤，可能累及胃肠道的大部分。由于这些患者患有严重的持续的吸收不良，因此其治疗是很困难的。无法确定适合于淋巴瘤的化疗方案是否可给这些病例提供有用的信息，或者是否有必要拟定新的治疗方案。进一步的细胞和分子学的研究表明，尤其是建立肿瘤性上皮内淋巴细胞和细胞完全发展成EATL之间有明确关系。

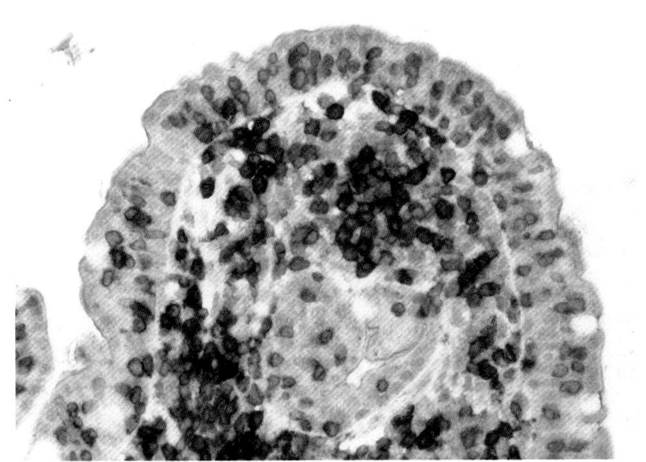

图37.12 难治性乳糜泻患者的小肠黏膜。CD8（棕色）和CD3（蓝色）双染，可见大量的CD3⁺、CD8⁻上皮内淋巴细胞

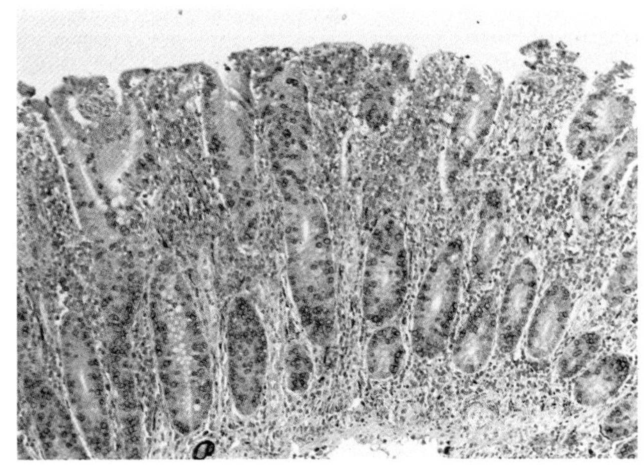

图37.13 CD56⁺EATL患者的非淋巴瘤黏膜。可见CD56⁺上皮内淋巴细胞，CD56⁺细胞扩散到了隐窝上皮

37.11 经典型和2型EATL：是否是同一疾病的变异型？

在免疫表型未发现之前，学者们假定由一致的小圆形细胞组成的罕见的肿瘤反映了以EATL为特征的细胞形态的变异。这些病例与绒毛萎缩、隐窝增生和非受累黏膜的上皮内淋巴细胞增生有关。随后学者们发现变异型（CD3⁺、CD8⁺、CD56⁺）肿瘤细胞的免疫表型与大多数EATL的不同，虽然它们都具有许多相同的临床特征和一些遗传特性，但也存在明显的区别（表37.1）。后来学者们对2型EATL与乳糜泻间的关系提出质疑，因为2型EATL可发生在不确定的乳糜泻的人群中[29,30]。鉴于这些区别，学者们认为2型EATL实际上是一类不同的疾病[7]。

37.12 其他非肠病相关T细胞淋巴瘤

结外鼻型CD56⁺结外NK/T细胞淋巴瘤通常发生于

表37.2 肠病相关T细胞淋巴瘤（EATL）和其他肠道T细胞淋巴瘤的鉴别诊断

	经典EATL	2型EATL	结外NK/T细胞	CD4+	ALCL
形态	多形性大细胞	单形性小细胞	单形性小细胞	单形性小细胞	多形性大细胞
表型	$CD3^+$，$CD4^-/CD8^-$	$CD3^+$，$CD4^-$，$CD8^+$，$CD56^+$	$CD3^{+/-}$，$CD4^-$，$CD8^-$，$CD56^+$	$CD3^+$，$CD4^+$，$CD8^-$	$CD3^{-/+}$，$CD8^-$，$CD4^+$，$CD30^+$
基因	TCR重排	TCR重排	TCR种系	TCR重排	TCR重排
黏膜	绒毛萎缩	绒毛萎缩	受累区域的绒毛萎缩	正常	正常
IEL	CD4/8−增加	CD8+增加	受累区域CD4/CD8−增加	正常	正常
EBV	−	−	+	−	−

注：ALCL，间变性大细胞淋巴瘤；EATL，肠病相关T细胞淋巴瘤；IEL，上皮内T淋巴细胞。

上呼吸道，并可扩散到胃肠道，也可原发于胃肠道（表37.2）[20]。淋巴瘤累及到多个部位，形成肿块。经典的病例，肿瘤也会浸润肠道黏膜的较长部分，与绒毛萎缩有关。然而，与2型EATL不同，NK/T细胞淋巴瘤绒毛萎缩仅见于在淋巴瘤浸润的黏膜，非受累黏膜的绒毛结构是正常的。而且，肿块中的细胞几乎总是含有EBER。另一种密切相关的肿瘤实体是原发性皮肤γδT细胞淋巴瘤，具有皮肤病变典型，而且黏膜受累的频率高；一些病例可能原发于肠道[31-33]。

Carbonnel等[34]和Svrcek等[35]均描述了独特的由$CD4^+$小淋巴细胞组成的肠道T细胞淋巴瘤，其广泛地分布在肠的黏膜固有层。与EATL一样，这就提示其来源于肠道自身的淋巴组织，在这种病例中是来自固有层而不是上皮内T细胞。这些病例以缓慢、惰性病程以及长期的生存率为特征，是T细胞淋巴瘤的不常见的特征。

有许多关于原发于胃肠道的各种类型的T细胞淋巴瘤的个案报道，但是它们不被认为是同一个临床病理的实体。在这些病例中，$CD30^+$ALCL（同时包括ALK阳性和阴性淋巴瘤）可能与EATL类似，其本身也可表现$CD30^+$肿瘤。然而，与ALCL不同，EATL通常不表达EMA，也不表达ALK。ALCL通常是$CD4^+$多于$CD8^+$，且与乳糜泻或者绒毛萎缩无关。

37.13 精华和陷阱

- 肠病相关T细胞淋巴瘤（EATL）是最常见（但不是唯一）肠道T细胞淋巴瘤。
- EATL主要发生于北欧人群。
- EATL可能以乳糜泻为最初的临床表现。
- EATL特征是存在非常宽广的形态学谱系。
- 检查邻近非累及黏膜有助于EATL的诊断。

（陈燕坪 译）

参考文献

1. Fairlie NH, Mackie FP. The clinical and biochemical syndrome of lymphadenoma and allied disease involving the mesenteric lymph nodes. *BMJ*. 1937;1:3792-3980.
2. Gough KR, Read AE, Naish JM. Intestinal reticulosis as a complication of idiopathic steatorrhoea. *Gut*. 1962;3:232-239.
3. Isaacson P, Wright DH. Intestinal lymphoma associated with malabsorption. *Lancet*. 1978;1:67-70.
4. Isaacson PG, O'Connor NTG, Spencer J, et al. Malignant histiocytosis of the intestine: a T-cell lymphoma. *Lancet*. 1985;2:688-700.
5. Swerdlow SH, Campo E, Harris NL, et al, eds. *World Health Organization Classification of Tumors of Haematopoietic and Lymphoid Tissues*. Lyon, France: IARC; 2008.
6. Howell WM, Leung ST, Jones DB, et al. HLA-DRB, -DQA, and -DQB polymorphism in celiac disease and enteropathy-associated T-cell lymphoma. Common features and additional risk factors for malignancy. *Hum Immunol*. 1995;43:29-37.
7. Deleeuw RJ, Zettl A, Klinker E, et al. Whole-genome analysis and HLA genotyping of enteropathy-type T-cell lymphoma reveals 2 distinct lymphoma subtypes. *Gastroenterology*. 2007;132:1902-1911.
8. O'Farrelly C, Feighery C, O'Briain DS, et al. Humoral response to wheat protein in patients with coeliac disease and enteropathy associated T cell lymphoma. *BMJ*. 1986;293:908-910.
9. Swinson CM, Slavin G, Coles EC, Booth CC. Coeliac disease and malignancy. *Lancet*. 1983;1:111-115.
10. O'Mahony S, Vestey JP, Ferguson A. Similarities in intestinal humoral immunity in dermatitis herpetiformis without enteropathy and in coeliac disease. *Lancet*. 1990;335:1487-1490.
11. Holmes GKT, Prior P, Lane MR, et al. Malignancy in coeliac disease—effect of a gluten-free diet. *Gut*. 1989;30:333-338.
12. Silano M, Volta U, Vincenzi AD, et al. Effect of a gluten-free diet on the risk of enteropathy-associated T-cell lymphoma in celiac disease. *Dig Dis Sci*. 2008;53:972-976.
13. Askling J, Linet M, Gridley G, et al. Cancer incidence in a population-based cohort of individuals hospitalized with celiac disease or dermatitis herpetifoirmis. *Gastroenterology*. 2002;123:1428-1435.
14. Chott A, Haedicke W, Mosberger I, et al. Most CD56+ intestinal lymphomas are CD8+ CD5− T-cell lymphomas of monomorphic small to medium size histology. *Am J Pathol*. 1998;153:1483-1499.
15. Wright NA, Pike C, Elia G. Induction of a novel epidermal growth factor-secreting cell lineage by mucosal ulceration in human gastrointestinal stem cells. *Nature*. 1990;343:82-85.
16. Howat AJ, McPhie JL, Smith DA, et al. Cavitation of mesenteric lymph nodes: a rare complication of coeliac disease, associated with a poor outcome. *Histopathology*. 1995;27:349-354.
17. Murray A, Cuevas D, Jones B, Wright DH. Study of the immunohistochemistry and T-cell clonality of enteropathy-associated T-cell lymphoma. *Am J Pathol*. 1995;146:509-519.
18. Zettl A, Ott G, Makulik A, et al. Chromosomal gains at 9q characterize enteropathy-type T-cell lymphoma. *Am J Pathol*. 2002;161:1635-1645.
19. Spencer J, Cerf-Bensussan N, Jarry A, et al. Enteropathy-associated T-cell lymphoma (malignant histiocytosis of the intestine) is recognized by a monoclonal antibody (HML1) that defines a membrane molecule on human mucosal lymphocytes. *Am J Pathol*. 1988;132:1-5.
20. Russell GJ, Winter HS, Fox VL, Bhan AK. Lymphocytes bearing the γδT-cell receptor in normal human intestine and celiac disease. *Hum Pathol*. 1991;22:690-694.
21. Lundqvist C, Vladimir B, Hammarstrom S, et al. Intraepithelial lymphocytes. Evidence for regional specialization and extrathymic T-cell maturation in the human gut epithelium. *Int Immunol*. 1995;7:1473-1487.
22. Spencer J, Isaacson PG, Diss TC, MacDonald TT. Expression of disulfide-linked and non-disulfide-linked forms of the T-cell receptor γ/δ heterodimer in human intestinal intraepithelial lymphocytes. *Eur J Immunol*. 1989;19:1335-1338.
23. Trier JS. Celiac sprue. *N Engl J Med*. 1991;325:1709-1714.
24. Jewell DP. Ulcerative enteritis. *BMJ*. 1983;287:1740.
25. Ashton-Key M, Diss TC, Pan LX, et al. Molecular analysis of T-cell clonality in ulcerative jejunitis and enteropathy-associated T-cell lymphoma. *Am J Pathol*. 1997;151:493-498.
26. Cellier C, Patey N, Mauvieux L, et al. Abnormal intestinal intraepithelial lymphocytes in refractory sprue. *Gastroenterology*. 1998;114:471-481.

27. Cellier C, Delabesse E, Helmer C, et al. Refractory sprue (or cryptic enteropathy-associated T-cell lymphoma): the missing link between coeliac disease and enteropathy-associated T-cell lymphoma? Clinical, pathological, phenotypic and molecular evidence in a national cooperative study. *Lancet*. 2000;356:203-208.
28. Bagdi E, Diss TC, Munson P, Isaacson PG. Mucosal intraepithelial lymphocytes in enteropathy-associated T-cell lymphoma, ulcerative jejunitis, and refractory celiac disease constitute a neoplastic population. *Blood*. 1999;94:260-264.
29. Tung CL, Hsieh PP, Chang JH, et al. Intestinal T-cell and natural killer-cell lymphomas in Taiwan with special emphasis on 2 distinct cellular types: natural killer-like cytotoxic T-cell and true natural killer cell. *Hum Pathol*. 2008;39:1018-1025.
30. Chuang SS, Liao YL, Liu H, et al. The phenotype of intraepithelial lymphocytes in Taiwanese enteropathy-associated T-cell lymphoma is distinct from that in the West. *Histopathology*. 2008;53:234-236.
31. Arnulf B, Copie-Bergman C, Delfau-Larue MH, et al. Nonhepatosplenic gamma delta T-cell lymphoma: a subset of cytotoxic lymphomas with mucosal or skin localization. *Blood*. 1998;91:1723-1731.
32. Akiyama T, Okino T, Konishi H, et al. CD8+, CD56+ (natural killer-like) T-cell lymphoma involving the small intestine with no evidence of enteropathy: clinicopathology and molecular study of five Japanese patients. *Pathol Int*. 2008;58:626-634.
33. Toro JR, Liewehr DJ, Pabby N, et al. Gamma-delta T-cell phenotype is associated with significantly decreased survival in cutaneous T-cell lymphoma. *Blood*. 2003;101:3407-3412.
34. Carbonnel F, d'Almagne H, Lavergne A, et al. The clinicopathological features of extensive small intestinal CD4 T cell infiltration. *Gut*. 1999;45:662-667.
35. Svrcek M, Garderet L, Sebbagh V, et al. Small intestinal CD4+ T-cell lymphoma: a rare distinctive clinicopathological entity associated with prolonged survival. *Virchows Arch*. 2007;451:1091-1093.

第38章

蕈样霉菌病和Sézary综合征

Philip E. LeBoit

章节目录

蕈样霉菌病（MF）和Sézary综合征（SS）是肿瘤性T细胞浸润皮肤和侵入外周血循环的两种密切相关的疾病。两种疾病都属于肿瘤，具有典型的成熟性辅助T细胞表型和亲表皮倾向。对个体患者来说，在某一时间点可能表现为散在的皮肤病变，而在另一时间点则表现为伴有循环肿瘤细胞的红皮病，因此有学者提议将其看作同一疾病并称为皮肤T细胞淋巴瘤[1]。然而，还有一些具有不同临床病理特征的其他类型的皮肤T细胞淋巴瘤[2]，使得这一术语模糊不清而被废弃。例如，皮肤可以是间变性大T细胞淋巴瘤的唯一病变部位。

本章论述MF及其多种变异型和SS，其他原发性皮肤T细胞淋巴组织增殖性病变在另外章节论述。

38.1　蕈样霉菌病（MF）

38.1.1　定义

蕈样霉菌病（MF）是一种T细胞淋巴瘤，在早期阶段淋巴细胞浸润表皮，产生扁平、常伴有少量鳞屑的皮损（斑片）；最终，淋巴细胞获得在真皮内（形成斑块和结节）和内脏器官增殖的能力。大部分MF病例为辅助性T细胞表型，但也可能出现临床和组织病理学完全相同的由抑制性T细胞，或者甚至是B细胞浸润形成的病变。虽然该理论目前尚未被认可，但笔者认为，一个患者的皮肤病变由斑片进展到斑块和肿瘤这样一个临床过程就确定了其是MF，而不是特异性免疫表型。如果患者出现亲表皮性CD8$^+$T细胞形成的惰性皮肤斑片，可将其称为MF。在许多医学中心，免疫表型检测并非常规检测项目，但是患者治疗效果非常好。然而，MF不能用于由逆转录人T细胞病毒1（HTLV-1）感染引起的疾病，尽管在某些病例其具有相似的临床和病理学表现，这种情况应称为成人T细胞白血病/淋巴瘤。MF的主要诊断特征列于简表38.1。

38.1.2　流行病学

MF大多发生于中老年人。然而，随着临床和病理医生对其早期病变的认识更加深入，越来越多的年轻患

简表38.1 蕈样霉菌病（MF）的主要诊断特征

- 临床表现：从皮肤斑片进展至皮肤斑块和肿瘤。
- 组织病理学特征：从血管周围稀疏的淋巴细胞浸润、到带状（苔藓样）浸润、直至真皮淋巴细胞弥漫性浸润，伴有多少不等的表皮浸润和程度不同的细胞异型性。
- 免疫组化特征：最常见的免疫表型是βF1⁺、CD3⁺、CD4⁺和CD8⁻，在典型疾病可发生表型变异但对诊断意义不大。
- 基因型所见：通常为克隆性，但对基于PCR的γ链基因重排检测并非必需。

者甚至是儿童患者被诊断出来。MF在某一人群中的发病率明显受到一些因素的影响，其影响因素包括皮肤病医生的多少、对本病的关注和认识、以及对诊断标准的掌握。一项研究显示，在19世纪80年代早期MF的发病率迅速上升[3]，这与Sanchez和Ackerman对斑片期病变诊断标准的描述相一致[4]。随着其论文的发表，许多病理医生开始根据淋巴细胞浸润诊断MF，而这些病变以前可能被认为是斑块状副银屑病或者是炎性病变如棘细胞层水肿性皮炎。在美国，MF发病率的升高似乎反映了对早期斑片期病变检测和诊断的提高。

38.1.3 病因学

许多研究者试图将MF与环境暴露关联起来，但没有成功。对确定普通炎性皮肤病如特异性皮炎、慢性过敏性接触性皮炎或者银屑病是否引起MF的研究也因几个因素而受到质疑。临床上MF的早期皮肤斑片可能与这些疾病相似，如一位患者在患MF之前有20年“特异性皮炎”病史，但其很可能是MF的斑片病变而没有被认识到。MF的早期斑片期病变在显微镜下可能与多种炎性病变相似，因此即使是“活检证实”的银屑病也可能根本不是此病。

有几项研究对MF细胞内是否存在病毒进行了探究。在20世纪，研究热点集中在应用电子显微镜鉴定MF皮肤活检标本中有无病毒颗粒[5]。近来，研究兴趣已经集中在引起成人T细胞白血病/淋巴瘤的逆转录病毒HTLV-1在MF中的可能作用[6]。一项初步研究似乎确定了在MF细胞内有部分病毒转录物，但进一步的研究在大多数病例中并未证实此点。另一项感染相关理论认为MF是对细菌超抗原的异常反应[7]。

38.1.4 临床特征

MF主要是由其早期临床特征定义的，这个定义的必要条件是以扁平的、鳞屑状病灶或斑片为初始表现，这些初始病变出现在皮肤避光最好的区域——男女两性臀部和腹股沟，以及女性乳房，病变可不同程度地表现为细小皱纹、轻微的红斑、毛细血管扩张以及色素脱失或沉着。皮肤斑片非常轻微，以至于患者常常在某些时间内注意不到，患者及其医生都可能把这些病变误认为是皮肤干燥或特异性皮炎。

斑片一般呈圆形或卵圆形，虽然有时可呈手指状或指突状（图38.1），大小从1cm到10cm以上不等。有些临床医生将MF斑片期较小的斑片病变称为小斑块型副银屑病（小于成人的一个手掌），而较大的病变则称为大斑块型副银屑病。他们认为MF一开始是可以消退的炎性病变，因而常使用副银屑病这个诊断术语，该应用是基于法国皮肤病学家Brocq在19世纪后期和20世纪早期的工作，他设想在银屑病、湿疹、脂溢性皮炎、现在已知的各种急性及慢性苔藓样糠疹和MF之间有一个复杂的关系[8]。而笔者的观点是，副银屑病这个术语在科学上是无意义的，尽管可能有某些功能上的用途，因为它只不过是对“我不确定这是不是MF的早期斑片病变”的速记。无论如何，应该用清楚的语言对这种困难病例做更恰当的表述。如此混杂的使用术语使得一些皮肤病医生习惯于将属于炎性疾病的苔藓样糠疹也称为副银屑病。

MF的指突状或指状斑片病变可以单独存在或与一般病变共同存在。有学者推断以前称为指突状皮肤病的病变实际上是MF的一种类型[9]。因为仅有指突状病变的患者预后极佳，并且组织学所见常不明显，另外一些学者对将患有指突状皮肤病的患者诊断为MF表示质疑[10]。直到最近才有第一篇关于一例患有指突状皮肤病的患者发展为一般MF的报道，提示至少要认识到此类患者具有不同的预后[11]。

有些MF患者的皮肤斑片是早先存在的，而另外一些患者则诉从来没有出现过这样的斑片，其病变区皮肤可能变薄、起皱并形成色素脱失或沉着的斑点而明显，这些表现被称为皮肤异色病或血管性萎缩性皮肤异色病，其似乎是MF斑片期消退的表现。

绝大部分MF患者就诊时皮肤斑片病变仅累及少部分皮肤，已证明其为惰性过程，即使不治疗，大部分也只是影响到美观。其中少部分患者可出现播散性斑片，随着时间的推移，可以形成斑块（隆起、扁平和质硬的

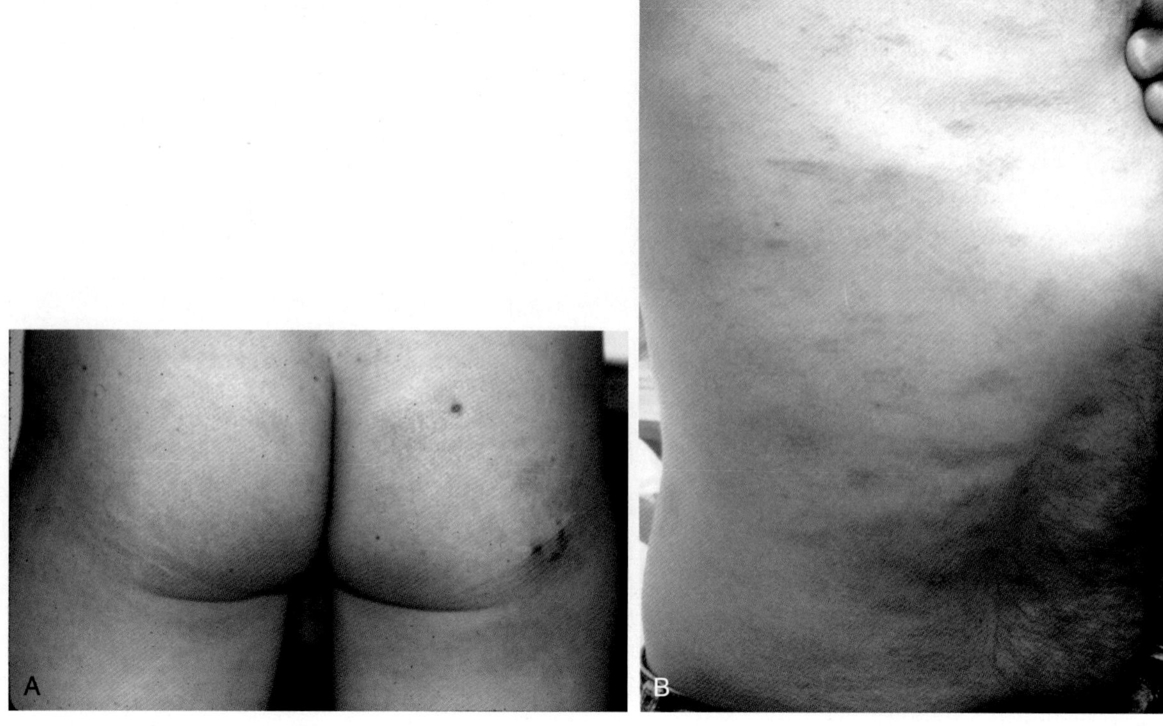

图38.1 蕈样霉菌病（MF）的皮肤斑片常发生于双层衣服遮盖的区域，而且当暴露在光照下病变可能消退。A. 经典的斑片常常是手掌大小或更大。B. 所谓的MF指突状病变是因为其斑片呈指状，常沿皮肤正常张力线伸展

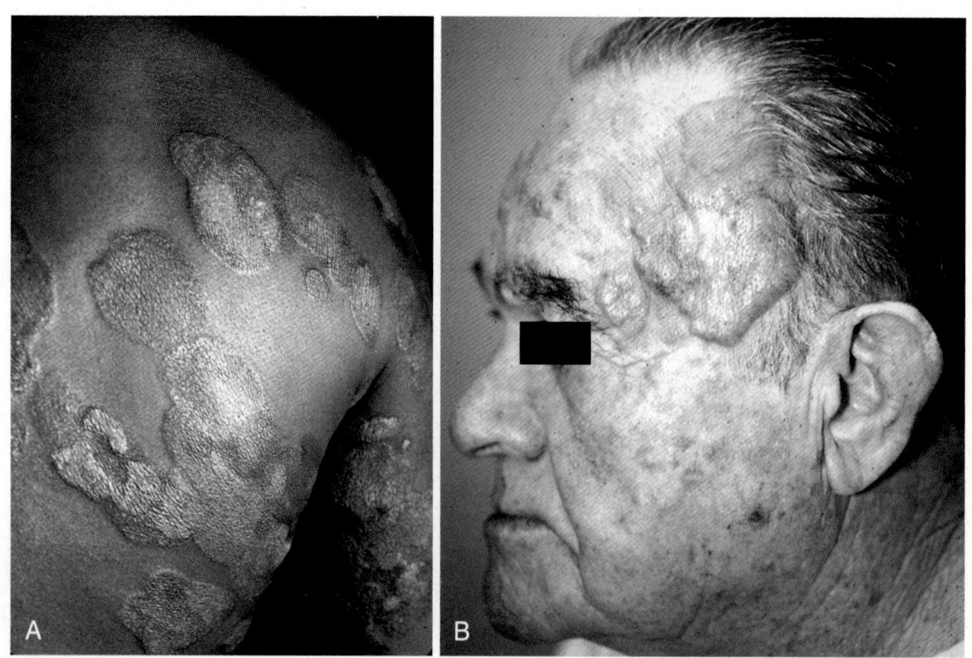

图38.2 蕈样霉菌病的播散性斑块。A. MF的斑块常表现为多环状外观。B. 肿瘤明显凸起于皮肤表面，随着时间推移肿瘤逐渐发展，暴露阳光的皮肤如面部常被累及

病灶），继而形成肿瘤（图38.2）。1980年之前的文献大部分都是针对这些不幸患有斑块和肿瘤的患者，因为在此之前对斑片期病变还没有广泛认识。这些早期研究多数报道MF患者预后不良，而新近死亡率的下降[12]似乎是由于对该病早期阶段的认识而非更有效的治疗。

MF的斑块病变通常高起皮肤、红到棕红色不等、鳞屑状，常为中央干净的多环状（图38.2A），有时形成溃疡，但比结节或肿瘤性病变少。MF的结节或肿瘤性病变常呈紫红色，临床上与其他皮肤淋巴瘤的结节和肿瘤性病变难以区别。只有通过仔细检查寻找斑片性病变才有可能将MF的肿瘤与其他T细胞淋巴瘤鉴别开来。MF的肿瘤性病变凸起皮肤、光滑且常形成溃疡（图38.2B）。正是由于这些病灶呈真菌样生长而被Alibert[13]称为MF。

毛囊黏蛋白病可发生在MF病灶内，常为斑块或肿瘤性病变。在此过程中，黏液由毛囊上皮细胞异常产生并积聚在上皮细胞间隙内，毛囊的毛发丢失，临床上可见皮损呈肿胀或浮肿样外观，如果病变位于生发部位则出现秃发。黏蛋白性秃发开始是指发生在年轻人生发部位皮肤的炎症性秃发性斑块，其病变为黏蛋白聚积在受累的毛囊内。近来有些研究者提出这种区别可能不确实，黏蛋白性秃发可能是MF的一种惰性类型[14,15]。在伴有毛囊黏蛋白病的MF和特发性黏蛋白性秃发的患者中对T细胞受体基因重排的研究发现，两部分患者具有同样数量的克隆性增生。与其他普通型MF不同，黏蛋白性秃发患者的病变常常主要累及面部皮肤。在普通型MF，由于对紫外线敏感，面部皮肤典型的是最后受累部位，因而具有开始阶段先累及所谓双层衣服遮盖区皮肤的倾向。

另外一个累及毛囊的形态学变异型是向毛囊性MF，此类患者可出现播散性丘疹，丘疹集中在毛囊周围，用放大镜可观察清楚。该变异型可能预后较差[16,17]。

38.1.5 形态学

MF的组织学表现变异非常大，尤其是斑片期病变。反映了在早期病变可能有大量非肿瘤细胞成分，通过细胞毒和细胞因子产物发挥作用，但对其作用方式尚不清楚。

与炎症性皮肤病所见不同，MF早期斑片的淋巴细胞形态学特征并无异常。因此，鉴别一张切片是否为或可能为MF，要注意观察其淋巴细胞浸润的组织病理学模式。

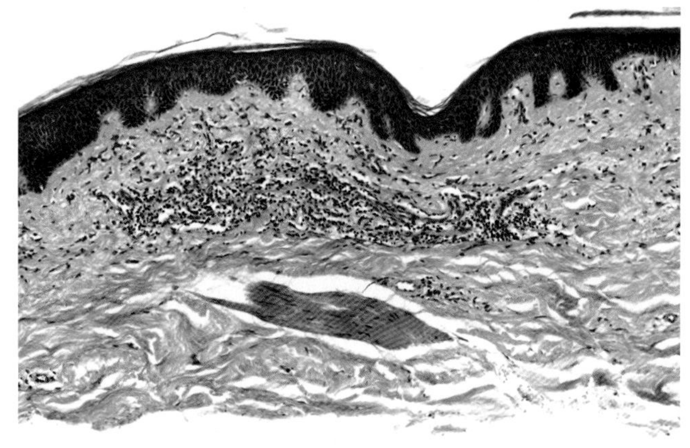

图38.3 蕈样霉菌病的早期斑片特征。MF早期斑片病变的特征呈银屑病样苔藓样模式，小淋巴细胞在真皮乳头内呈带状分布而仅有少量位于表皮内，对该期病变不可能得出一个明确诊断

MF最早期斑片的特征是小淋巴细胞围绕在浅层小静脉周围，有些散在分布于真皮乳头间质，表皮内只有很少的淋巴细胞（图38.3）。当MF的细胞进入表皮，通常引起棘细胞层水肿或角质形成细胞间水肿，棘细胞层水肿的程度一般比在炎性皮肤病时进入表皮同样数量淋巴细胞所见到的水肿轻。MF细胞殖入表皮的这种倾向被称为亲表皮性（epidermotropism），该术语也用于描述表皮内只有轻微棘细胞层水肿伴多量淋巴细胞的病变区域。细胞外渗（exocytosis）描述的是炎细胞向表皮内的迁移，是一个更加中性的术语。亲表皮性这个术语预先假定了最终的诊断，因而最好避免使用。

在早期斑片期，MF通常不能被明确识别。随着斑片的进展，真皮乳头逐渐纤维化。正常真皮乳头的胶原束通常纤细且排列随意，而此时纤维变得粗大，有时就像是"粉红色意大利宽面条"。同时，皮角开始伸长，但通常很轻且很平，其基底部仍保持圆形，与许多界面性皮炎不同。淋巴细胞可能位于表皮的基底层，伴有轻微的空泡变性和少量角质形成细胞的坏死[18]。

真皮乳头的淋巴细胞浸润常变为带状，至少是灶性。基底部呈圆形伸长的表皮突加上带状的淋巴细胞浸润被称为银屑病样苔藓样模式；如果还伴有棘细胞层水肿，则称为棘层水肿性银屑病样苔藓样模式。如果淋巴细胞作为宿主对肿瘤破坏角质形成细胞的反应而占据表皮突，表皮可变薄且基底变扁平，被称为萎缩性苔藓样模式。当遇到这三种病变模式时应引起病理医生的注意，其是不是MF的病变，因为只有少数炎症性皮肤病

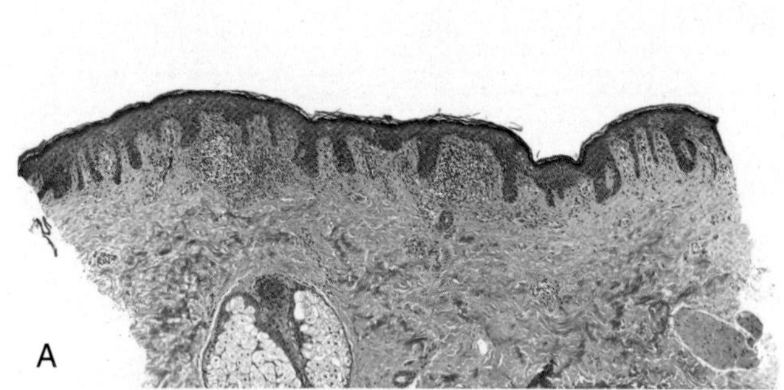

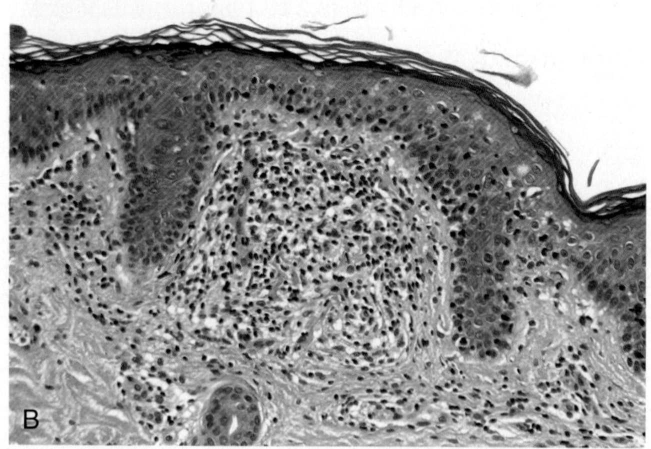

图38.4　蕈样霉菌病的晚期斑片。A．MF晚期斑片性病变，也伴有银屑病样苔藓样模式。B．此病灶内（与图38.3不同）有多量淋巴细胞浸润表皮，仅有轻微的棘细胞层水肿。表皮内淋巴细胞比真皮内的细胞核稍大且深染

具有这些病变模式（简表38.2）。

随着MF在真皮乳头内的浸润变得致密和呈带状，细胞核的异型性也开始显现（图38.4）。斑片期MF的细胞核略大于炎症时的淋巴细胞，核形不规则——即所谓的脑回状淋巴细胞（图38.5）。需要注意的是，如果将核异型作为鉴别MF斑片性病变和炎性病变诊断标准的话，对核异型的识别必需是准确无误的。其实如果在油镜下长时间观察淋巴细胞核，许多病理医生都会确认它们有异型。

简表38.2　斑片期蕈样霉菌病（MF）的常见类型及与其相似的炎性皮肤病

银屑病样苔藓样模式

- MF，斑片期
- 二期梅毒（通常位于深浅部，伴有多量浆细胞和组织细胞）
- 苔藓样紫癜（红细胞外渗及噬铁细胞）
- 条纹状苔藓（儿童和青少年皮肤线状丘疹）
- 硬化萎缩性苔藓早期病变
- 局限性硬皮病某些病灶的表浅病变
- 药物反应（多种模式中的某一种）

棘细胞层水肿性银屑病样苔藓样模式

- MF，斑片期
- 大疱性类天疱疮的荨麻疹期
- 药物反应（多种模式中的某一种）
- 过敏性接触性皮炎（少见，即所谓的苔藓样接触性皮炎）
- 慢性光敏性皮炎（光化性类网状细胞增生症）

萎缩性苔藓样模式

- MF，萎缩性斑片期
- 萎缩性扁平苔藓
- 苔藓样紫癜
- 黑色素瘤、Bowen病、浅表基底细胞癌的退化性改变
- 汗孔角化病的病灶中心（有时）
- 皮肌炎的异色病性病灶

有些MF的斑片性病变以表皮萎缩为特征，与其一致，病灶呈斑片状苔藓样淋巴细胞浸润。真皮乳头常呈明显纤维化并含有扩张的毛细血管和噬黑色素细胞，与血管性萎缩性皮肤异色病临床表现相似。对这些萎缩的斑片期病变，要在表皮内找到足够多的淋巴细胞以排除伴有萎缩性苔藓样模式的炎性疾病可能是很困难的（简表38.2）。

在临床检查时MF的斑块病变高起皮肤且可触及，这与真皮网状层淋巴细胞的存在相关，淋巴细胞不仅出现在血管周围而且也散布于网状的真皮胶原束之间（图38.6）。这些发生在表皮下和真皮乳头的病变显示了前面所描述的MF斑片病变充分发展的结果。虽然早期斑片病变中核异型淋巴细胞很少，但在后期增多，而且在斑块病变异型淋巴细胞浸润细胞中几乎总是占明显比例。同样，被称为Pautrier微脓肿的淋巴细胞在表皮内

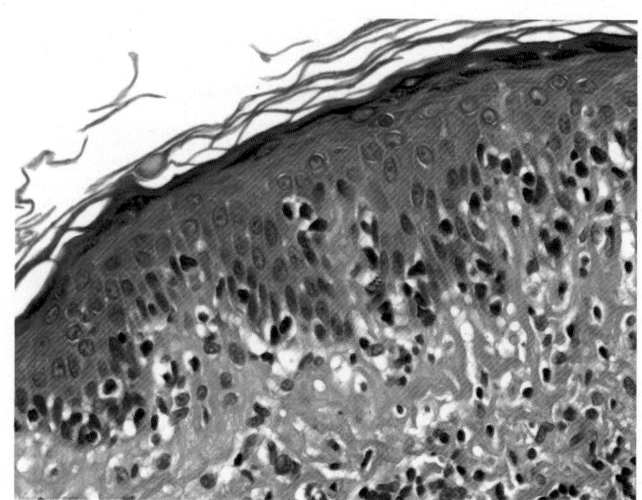

图38.5　蕈样霉菌病斑块期细胞形态。MF斑片性病变表皮内的淋巴细胞胞质稀少、核大深染，细胞周围有小空晕

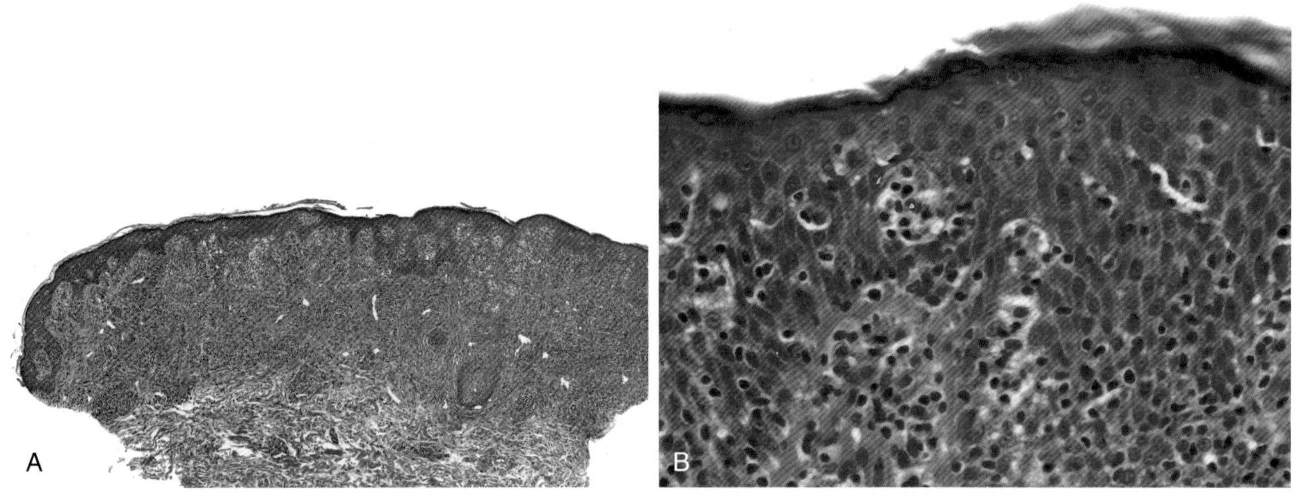

图38.6 蕈样霉菌病淋巴细胞浸润。A. 斑块期MF特征性浸润真皮网状层的浅层。B. 此例中，也可见到表皮内明显的淋巴细胞聚集（Pautrier微脓肿）

的聚集，在斑片性病变中极少见，但在斑块性病变中则为常见现象（对诊断MF有鉴别性的特征并非由Pautrier发现而是Darier发现的[19]）。斑块病变也是细胞发生“转化”的特征（图38.7）。斑片期异型淋巴细胞胞质稀少而不规则，有时呈脑回状淋巴细胞。在斑块（和肿瘤）期，转化淋巴细胞呈大空泡状核、大核仁，胞质明显可见。MF的斑块和肿瘤性病变常见较多嗜酸性粒细胞和浆细胞，此与斑片期病变不同，斑片病灶中缺乏嗜酸性粒细胞和浆细胞。这可能与随着病变从斑片向斑块转变，细胞因子产物从BCL向BCL样产物转变有关。

与斑片期病变相比，毛囊黏蛋白病更多见于MF的斑块和肿瘤性病变（图38.8）。毛囊黏蛋白病是由毛囊的角质形成细胞产生异常的黏多糖类物质，致使外毛根鞘细胞间隙扩大所致。在一张好的HE染色切片中，可以看到黏蛋白呈细小的嗜碱性颗粒。相邻角质形成细胞增宽的间隙常常更加伸展，使连接它们的棘突好像被拉长了。受累毛囊通常在毛囊内及其周围有淋巴细胞浸润。有些病例表皮内没有淋巴细胞浸润，细胞异型也不足以诊断MF，但即使如此，临床上患者可能有明显的MF表现。

MF结节或肿瘤性病变的临床特征是由于淋巴细胞的结节性或弥漫性浸润取代了真皮网状层而产生的（图38.9）。MF的结节性病变可出现转化细胞[20,21]，其形态从具有大而圆或略微椭圆形、空泡状核及极少胞质的细胞，到具有大的椭圆形空泡状核、大核仁及富于胞质、类似于ALCL的细胞。有些病理医师认为，只有当超过正

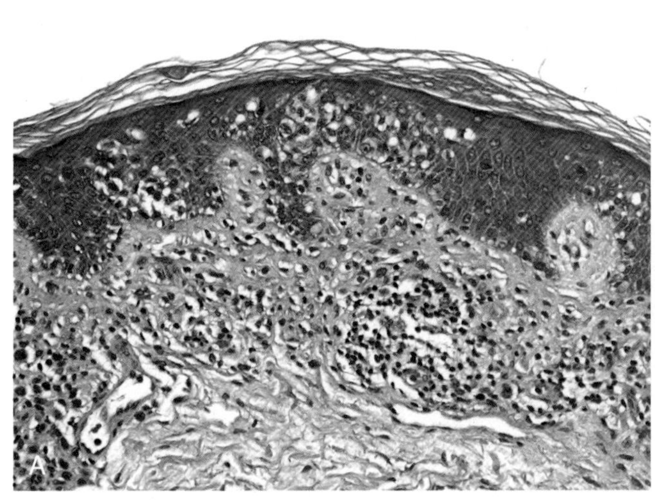

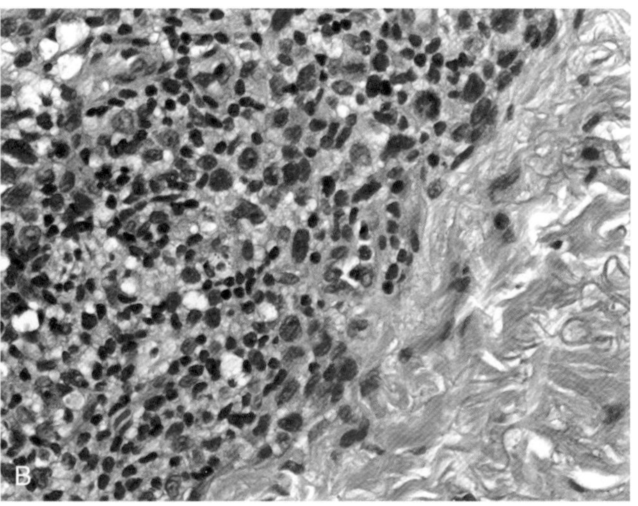

图38.7 蕈样霉菌病的薄斑块。A. MF薄斑块，伴有大细胞转化。B. 虽然浸润细胞较图38.6中的斑块病变少，但很多淋巴细胞仍具有伴突出核仁的大空泡状核，临床上大细胞转化可能预示预后不良

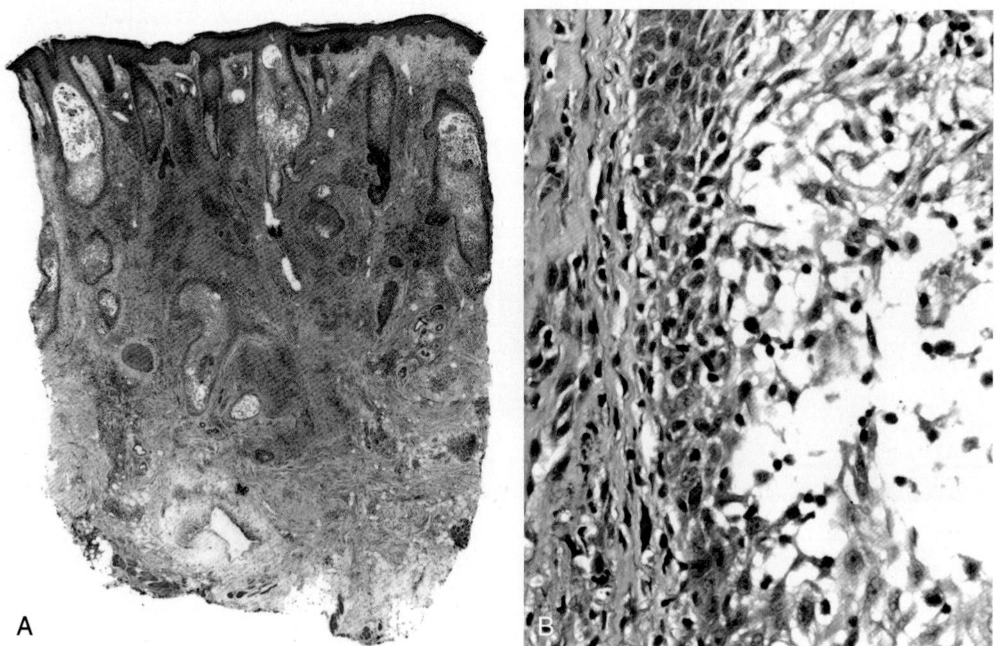

图38.8 **蕈样霉菌病的毛囊黏蛋白病。**A. 注意在毛囊皮脂腺单位周围的浸润，而在表皮和真皮乳头浸润很少。B. 由于黏蛋白的积聚角质形成细胞之间的间隙明显增宽

常淋巴细胞4倍大小的细胞占到浸润或构成结节的淋巴细胞的25%时，才将MF归类为发生了大细胞转化[20]。这种转化通常发生在疾病进展期并可能对预后有不利影响。

间变性大细胞可以成为主要成分，以至于需要临床确定在其他部位是否有斑片或斑块性病变，以此与ALCL进行鉴别。虽然在斑片和斑块期病变淋巴细胞浸润于表皮内，但有些MF的肿瘤性病变表皮内可完全没有淋巴细胞浸润。在MF发展的过程中，淋巴细胞增生对表皮环境失去了依赖，与之相伴的则是获得了对内脏器官的浸润能力。

38.1.6 分级

皮肤活检对于MF的诊断很关键，但从组织学切片中能收集到的预后信息很少。临床检查能确定一个患者是否有斑片、斑块或肿瘤性病变（但诊断存在一些陷阱，例如将粉刺误认为是结节性病变）。有些研究认为在MF斑块和肿瘤性病变中转化淋巴细胞的出现对生存具有不利影响，而另一些研究认为影响很小。一项研究显示毛囊性MF（指淋巴细胞主要浸润毛囊而大部分表皮没有明显浸润，伴有或不伴有毛囊黏蛋白病）与更加常见的MF

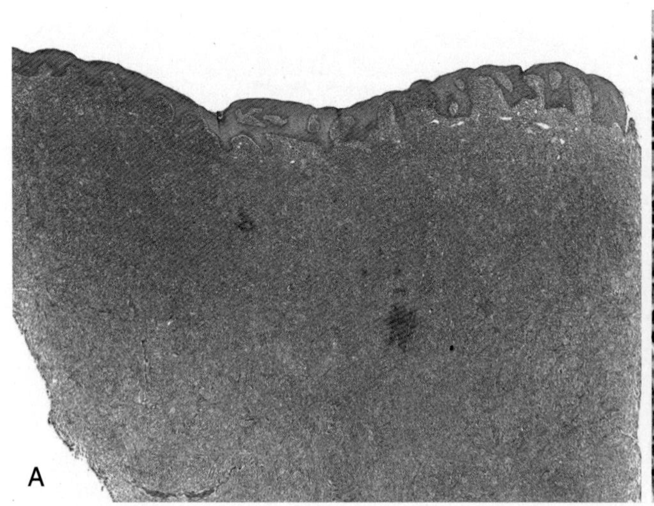

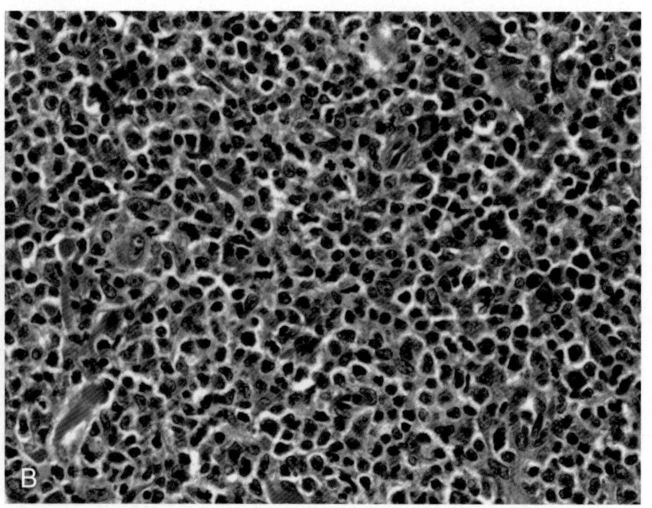

图38.9 **蕈样霉菌病的肿瘤性病变。**A. MF肿瘤性病变呈真皮层弥漫性浸润，肿瘤期病灶内的淋巴细胞可有不同的细胞形态学变异，但大的脑回状细胞或具有大空泡状核的细胞通常多见。B. 与斑片性病变不同，肿瘤性病灶内嗜酸粒细胞和浆细胞常见，而表皮内浸润少见

相比预后较差[16]。嗜毛囊性病变是一些小丘疹，应引起临床医生重视，但应由病理学检查证实。

38.1.7 免疫表型

在大部分病例中，MF的细胞是成熟性辅助T细胞，具有βF1⁺、CD3⁺、CD4⁺、CD8⁻表型。斑片性病变的肿瘤性细胞通常表达全套正常T细胞抗原，如CD2和CD5，但可能不表达CD7[22]。有些文献称为CD7“丢失”，而另一些观点认为MF是正常即存在的（仅占少数）CD7⁻辅助T细胞的肿瘤性扩增。但在皮肤中大量CD3⁺、CD4⁺、CD7⁻细胞浸润对于MF是否具有诊断性还存在争论，因为即使其具有科学依据，但作为诊断标准还有一些实际障碍。对CD7最可靠的染色是冷冻切片，但对观察形态学特征较难。也有针对石蜡包埋切片的商业化CD7抗体[23]，有些研究者已发表的论文结果可能对诊断有帮助。但福尔马林固定时间超过24小时似乎能使CD7染色消失，这使得实验室在接收门诊患者标本时有技术上的困难，此为该项技术的弱点。另外，在MF的很多斑片性病变中肿瘤细胞数量并不多，这使得对细胞表型的评价比较困难。

较早时已注意到，根据临床和常规组织病理学检查似乎确诊的MF患者可能存在免疫表型的变异型，包括CD8⁺甚至是CD56⁺免疫表型。此种情况的多少依赖于对病例使用这些抗体检测的多少。CD8⁺病例通常具有细胞毒免疫表型，CD56⁺病例较少见并可能有几个不同的免疫表型[24]。

MF的斑块和肿瘤性病变常有其他一些变异如CD5、CD2、甚至是CD3表达减少。当这一些现象出现的时候，常规手段即可得出诊断。伴有TIA-1和粒酶B表达的细胞毒表型可能存在于晚期病变[25]。

CD30是在霍奇金淋巴瘤（HL）和间变性大细胞淋巴瘤（ALCL）的肿瘤细胞表达的一种抗原，但其并非是特异性，在感染和炎症情况下受到抗原刺激的淋巴细胞也可以表达。CD30⁺细胞可存在于MF的一些斑块性病变中，但其主要存在于具有间变性大细胞的肿瘤中。在MF斑片性病变中检测到CD30的表达似乎并没有预后意义[26]。

38.1.8 基因型

MF的细胞已发生过T细胞受体基因重排。绝大部分病例显示为αβT细胞受体基因克隆性重排，可以用新鲜或冷冻的标本通过Southern印迹方法检测。γ链基因重排也存在于绝大部分病例并可以通过聚合酶链反应（PCR）进行检测。学者们进行过各种不同的改良以提高PCR方法的特异性。PCR能检测出少至1%克隆性细胞，因此盲目使用此项技术具有明显的风险，可能导致将各种不同的炎性皮肤病错误诊断为MF。重要的是，只对那些临床表现符合且显微镜下疑诊的病例进行PCR检测才是可行的。

最近一项经过改良的PCR技术能检测分析T细胞受体的β链基因，其可能更为特异，但对炎性皮肤病和不同的皮肤淋巴瘤仅有少量应用此项技术的研究[27]。

38.1.9 假定的细胞起源

大多数MF斑片性病变为CD3⁺、CD4⁺、CD8⁻表型，因此细胞起源最可能是外周血中与之相似的淋巴细胞亚群，这些细胞属于活化的成熟性辅助T细胞。近来，已经注意到T调节细胞在几个炎性皮肤病和MF中的作用，这些细胞CD25和FOXP3阳性，可能在MF中发挥作用，但是否由其来源仍有待于进一步研究[28]。

38.1.10 临床过程

MF斑片性病变常常表现为惰性疾病，可以持续好多年。如果病变局限于身体表面的10%以下，患者寿命常不受影响[29]。范围较广的斑片性病变更可能向斑块和肿瘤性病变以及内脏性病变发展，患有播散性斑块、肿瘤或两者都有的患者可发展为内脏病变，表现为淋巴结增大、肝脾大或其他器官的浸润，后者可能只有在活检或尸检时才被发现。然而，影响最严重的是免疫系统，虽然MF患者的外周血辅助性T细胞计数几乎正常或偏高，但伴有进展期病变的患者功能性T辅助细胞的数量常常降低。血液中的这些细胞可能是肿瘤细胞，对感染不能有效反应。在终末期，MF患者死于免疫缺陷[30]。

38.1.11 鉴别诊断

有许多在临床、病理或两者都与MF相似的病变，MF的鉴别诊断知识对识别斑片期病变非常重要，而更加晚期的病变则比较易于识别。

与MF斑片期病变相似的皮肤病表现为伴有轻微炎症的皮肤斑点或斑片、鳞屑状病变，包括棘细胞层水肿性皮炎，如过敏性接触性或钱币状皮炎；玫瑰糠疹；界

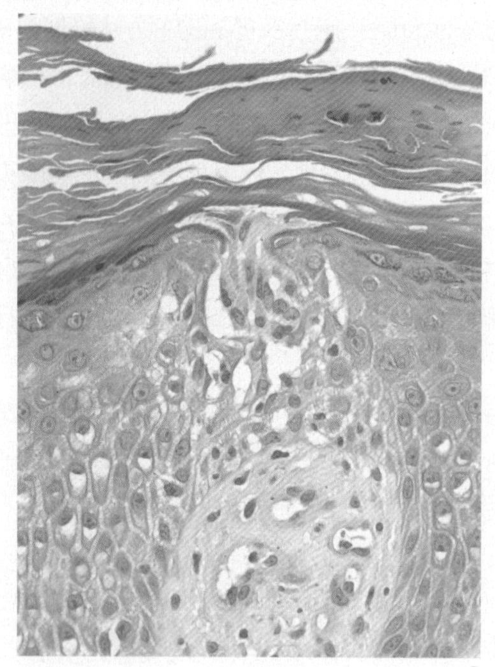

图38.10　蕈样霉菌病斑块期水肿性皮炎。棘细胞层水肿性皮炎的Langerhans细胞花瓶状小结

面性皮炎，如苔藓样药疹。棘细胞层水肿性皮炎通常呈血管周围浸润而不是真皮浅层的带状浸润，以及棘细胞层水肿明显而淋巴细胞不多。一个有帮助的特征是在有些病例嗜酸性粒细胞的出现，MF早期斑片性病变极少有嗜酸性粒细胞，虽然棘细胞层水肿性皮炎可能完全缺乏嗜酸性粒细胞，但很多病例在真皮（如果仔细观察）和表皮都有嗜酸性粒细胞，而MF早期斑片性病变实际上表皮内从不会出现嗜酸性粒细胞。

需注意棘细胞层水肿性皮炎是在表皮内出现浅染的单核细胞小结（图38.10），这些由Langerhans细胞及其前体单核细胞组成的小结具有杂合性成分[31]，其细胞胞质浅染，胞核呈肾形空泡状。真正的MF Pautrier微脓肿或小结是以淋巴细胞为主的密集排列的小体，其细胞胞质稀少，胞核较Langerhans细胞脓疱的细胞核深染。另一个线索是小结的形状，真正的Pautrier微脓肿呈圆形，而棘细胞层水肿性皮炎的小结常呈花瓶状，在表皮表面呈反转的唇状[31]。少数病例需要免疫组化染色对Pautrier微脓肿和Langerhans细胞脓疱进行鉴别，前者大部分细胞CD3染色阳性，后者细胞对CD1a或CD68染色阳性。在每一个Pautrier微脓肿的中心通常会见到一个$CD1a^+$Langerhans细胞。

界面性皮炎是指因淋巴细胞浸润使真皮表皮连接处变模糊，临床上包括一组不同疾病。淋巴细胞浸润造成的病变包括空泡变性、表皮突变形（呈锯齿状或完全退缩）、细胞毒对角质形成细胞的损伤、表皮内可见角化不良细胞以及当其下降进入真皮乳头时形成的胶样小体。MF一般都会存在小灶性此类病变，在单一患者的所有病灶中此类病变很少成为主要特征，尽管有罕见的变异型可发生此类变化（图38.11）[32]。因而，对此不能过分强调，MF患者的一次活检可能显示有界面性形态，如果临床上怀疑为MF就必需进行多次活检[33]。如果病理医生对扁平苔藓、苔藓样药疹、苔藓样角化病、甚至是红斑狼疮的致密浸润病灶不熟悉，就可能因此类病变表皮下部多量淋巴细胞而将其误诊为MF。苔藓样角化病可能在表皮内出现较多淋巴细胞为特征，因此诊断较为困难[34]。

有几个炎性疾病能引起银屑病样苔藓样模式或银屑病样苔藓样棘细胞层水肿模式——MF斑片性病变中最常见的模式。在有些病例淋巴细胞甚至位于表皮的基底细胞层而呈线性排列（“串珠状”），没有像在大多数界面性皮炎中所见到的同样程度的空泡变性或同样数量坏死的角质形成细胞。幸运的是，很多此类疾病在临床上与MF并不相似。例如，条纹状苔藓引起沿Blaschko线呈

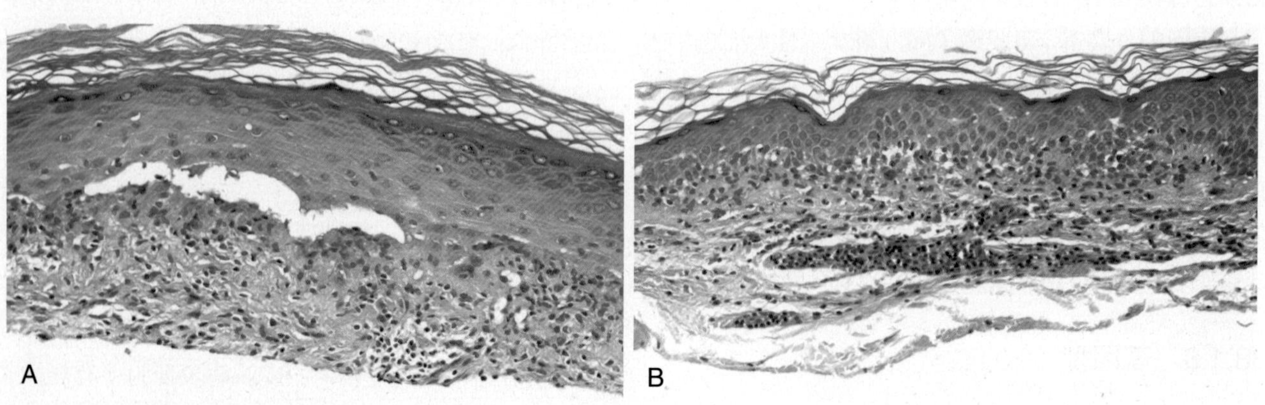

图38.11　蕈样霉菌病的苔藓样变异型。A. MF的苔藓样变异型容易误诊为界面性皮炎。真皮表皮连接处可出现裂缝，并且可见颗粒层增厚的楔形灶，类似于扁平苔藓。B. 更具有特征性另一个病变区域

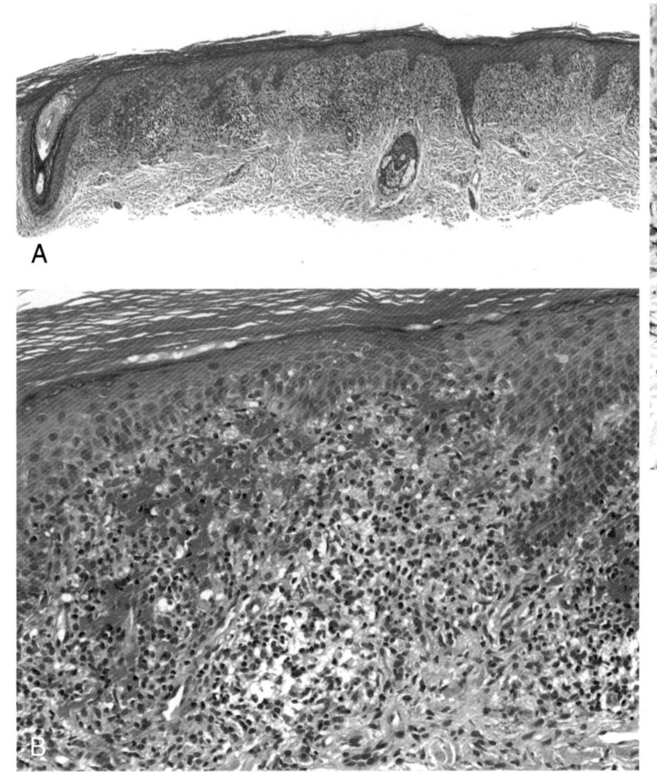
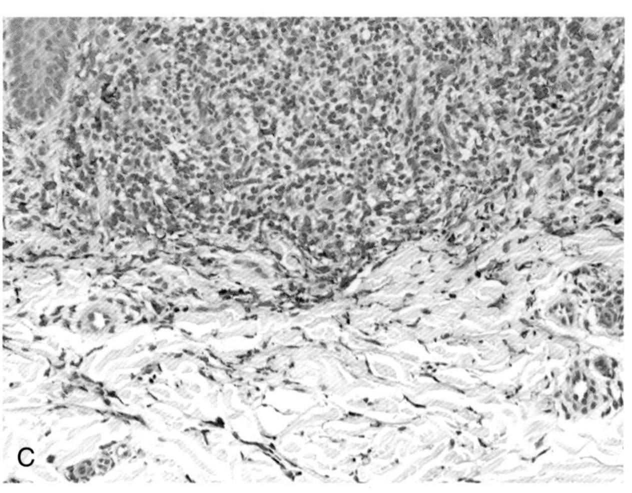

图38.12 苔藓样紫癜病理特征。苔藓样紫癜可能因其银屑病样苔藓样模式而与MF相似（A）。常出现许多外渗的红细胞（B），导致了噬铁细胞的沉积，可用Perls染色显示（C）

线状排列的丘疹，与成人相比，该病更常见于儿童和青少年[35]。硬化萎缩性苔藓有一个炎症期可能与MF相似，但单独的MF病灶基本上不会发生在外阴皮肤。就此点来说，生殖器外的硬化性苔藓可能出现问题，特别是面对一个薄的刮切的活检标本[36]。

伴有银屑病样苔藓样模式的最易混淆的疾病是一组被称为持久性色素性紫癜性皮炎的病变[37,38]。此类疾病通常累及腿部，产生红至铁锈色或金棕色斑点、丘疹，有时为斑块。病变由淋巴细胞浸润所致，并可导致红细胞从小静脉内漏出至真皮。随着时间推移，噬铁细胞积聚。有两种病变类型——Gougerot和Blum苔藓样紫癜及金黄色苔藓——具有致密、带状淋巴细胞浸润，有时在纤维化增厚的真皮乳头内浸润（图38.12）。由于MF病变可呈紫癜样，因此持久性色素性紫癜性皮炎的苔藓样变异型可具有除明显细胞异型以外的所有紫癜性MF的特征。在此情况下，持久性色素性紫癜性皮炎可出现真皮乳头水肿，此点可能具有组织病理学鉴别意义。

MF和持久性色素性紫癜性皮炎两者组织形态的极其相似是否意味着其具有生物学相关性，目前还不明确。北美报道的首批金黄色苔藓病例中有一例被证实为MF[39]。用以PCR为基础的方法检测，可在很多持久性色素性紫癜性皮炎病例中检出克隆性，因此对于两者的区别用处不大。临床观察病灶主要位于腿部还是呈播散性，可能比组织病理和免疫组化染色结果更有帮助。临床显示典型的金黄色苔藓患者没有进展为MF的明显倾向，尽管在大约一半的病例发现有克隆性[40]。

尽管只有很少的儿童患MF，但在诊断该病时有几个陷阱。儿童的MF似乎不成比例的导致色素缺失[41]；所谓的色素减少性MF可能被误诊为白癜风、白色糠疹及慢性苔藓样糠疹，反之亦然。白癜风病灶通常呈对称性分布（与MF病灶的分布不同），具有累及屈侧皮肤的倾向。当活检标本取自病灶边缘时，特别是三色白癜风，可以在基底层的角质形成细胞间特征性地出现较多淋巴细胞。病灶中心的重复活检应该能显示出缺乏淋巴细胞浸润伴黑色素细胞缺失。白色糠疹属于棘细胞层水肿性皮炎，具有苍白、略呈鳞屑状的病灶，淋巴细胞呈表浅浸润伴轻度棘细胞层水肿。浸润的淋巴细胞并不沿着表皮真皮结合部排列，也不比真皮内的淋巴细胞大。真皮乳头应显示水肿而不是纤维化。慢性苔藓样糠疹属于界面性皮炎，应表现为表皮真皮结合部空泡变性伴有单个角质形成细胞的坏死。

青年人的环状苔藓样皮炎是近来描述的一种病变[42]，因其大而环状的病灶和在表皮突基底部淋巴细胞簇状聚集的倾向而可能与MF相似。虽然淋巴细胞簇状聚集灶的范围与MF的相似，但表皮突的形状明显不同。青年型环状苔藓样皮炎的皮角基底部呈方形，并且基底层细胞呈鳞状而不是立方形。对该病研究的唯一数据显示没

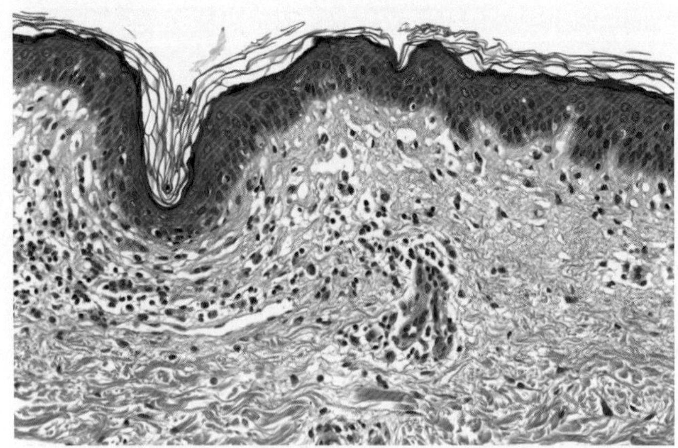

图38.13 蕈样霉菌病的萎缩性斑片期病变。MF的萎缩性斑片期病变，表皮内常常只有非常少的淋巴细胞，从而导致特别的诊断困难，尤其是较小的活检标本

有克隆性T细胞群存在，免疫组化染色通常显示为$CD8^+$和细胞毒性反应[43]。

MF的萎缩性或皮肤异色病性斑片期病变与因界面性皮炎而使表皮变薄的几种病变有相似之处（图38.13），这些病变包括扁平苔藓的萎缩变异型（少见情况下，萎缩的苔藓样药疹）、异色性皮肌炎、汗孔角化病的萎缩中心病灶（一种异常的角质形成细胞克隆离心性迁移，有时遗留萎缩）、以及偶尔持久性色素性紫癜性皮炎的萎缩病灶，另外皮肤异色病的其他少见类型如先天性Rothmund–Thomson综合征[44]。相似的组织病理学变化也可产生于缺乏色素的退化的黑色素瘤和退化的Bowen病、浅表基底细胞癌以及日光性黑子（所谓的扁平苔藓样角化病）。所有这些病变，以及MF的萎缩性斑片，均为宿主淋巴细胞对肿瘤破坏表皮突角质形成细胞的反应，从而导致表皮萎缩。除非表皮的基底层有较多淋巴细胞，要区别萎缩性MF和上述这些病变较为困难，这可能需要更为广泛的活检取材。

另一个与MF相似的重要病变是淋巴瘤样过敏性接触性皮炎[45]。这一罕见的过敏性接触性皮炎可吸引比正常多得多的淋巴细胞到表皮；有时淋巴细胞还有细胞异型性。尽管区别一般的棘细胞层水肿性皮炎和MF不用依赖临床表现，但询问某些淋巴瘤样接触性皮炎临床病史却很必要。

药物性皮炎也可能与MF的斑片性病变相似。苯妥英钠可引起系统性疾病，表现为淋巴结肿大伴有类似MF的皮疹，也可能没有任何系统性症状，详细询问临床病史是诊断的关键。另外一些能引起过敏反应的药物也可能形成与MF斑片性病变相似的病变，甚至是指突状的病变[46]。

对MF的斑块期和肿瘤期病变，与之相似的绝大部分病变是其他类型淋巴瘤而不是炎性病变，但有一个例外是最近描述的间质型MF[47]。与一般的斑块期病变相比，间质型MF表皮和真皮乳头内只有很少的淋巴细胞。其显著特征是在真皮网状层内的胶原束之间发现条索状淋巴细胞浸润。临床上，可能与局限性硬皮病或环形肉芽肿的某些发暗的病灶相似，但其鉴别可能非常困难。

如果不依赖临床检查，要区别MF的肿瘤性病变和其他类型的T细胞淋巴瘤较为困难。外周T细胞淋巴瘤（PTCL）的浸润可局限于皮肤或伴有全身性病变[48]，浸润主要发生在真皮。但由于有些PTCL的淋巴细胞可浸润表皮，如果一个病理医生没有临床知识，就不可能区别MF的斑块或肿瘤性病变与PTCL的结节。只有在患者身体的其他部位出现斑片性病变时才能区别这些病变。当MF的肿瘤性病变内间变性大细胞成为主要成分并且弥漫表达CD30，则与ALCL极为相似，但患者的预后更差。同样的，临床检查是关键。

有一个原发性皮肤淋巴瘤的变异型，称为$CD4^+$小/中T细胞淋巴瘤（以前称为$CD4^+$小/中PTCL），在病理上与MF鉴别非常困难。通常，该淋巴瘤在表皮内只有极少量的淋巴细胞，需要鉴别的是伴有少量表皮浸润和以小细胞为主的MF的肿瘤性病变。在此情况下会出现较多数量的B细胞，这是由于滤泡中心T细胞的增生[49–51]。原发性皮肤的$CD4^+$小/中T细胞淋巴瘤通常表现为单一斑块或结节，虽然也可以出现一个以上。在做出诊断之前必需进行全身皮肤的检查。与MF的肿瘤期相比，其预后良好。

38.1.12 变异型

MF瘤细胞对皮肤不同成分的各种效应、宿主炎细胞对肿瘤细胞的应答效应以及细胞因子、趋化因子对微环境的扰乱等等都说明MF病灶在临床表现和显微镜下会有很大差异。MF的瘤细胞通常具有亲表皮性，但也可能浸润其他部位。

38.1.12.1 毛囊性蕈样霉菌病

毛囊可成为MF细胞的吸附体（图38.14）。该反应通常伴随外毛根鞘角质形成细胞之间的黏多糖积聚。其所产生的组织病理学模式，即毛囊黏蛋白病，对MF并非特异，并且可能是一个偶然所见。黏蛋白性脱发这一术语是指多毛囊的毛囊黏蛋白病，并导致脱发。对于黏蛋白性脱发是一个炎性病变还是MF的惰性类型还在争论中[52]。

伴有黏蛋白性脱发的MF病灶，其特征是毛囊周围不同密度的淋巴细胞浸润，嗜酸性粒细胞的浸润、毛囊上皮内的淋巴细胞浸润、角质形成细胞之间增宽间隙内的黏液、以及被过度角化填塞的毛囊口。毛囊间的上皮通常不被累及，并且大部分淋巴细胞比较小，直接诊断淋巴瘤很难。

少部分伴有毛囊病变的患者很少或没有过多的黏液聚集。毛囊性丘疹临床上可能与毛发角化病或其他毛囊性病变相似。不论是否有黏液出现，这些患者似乎比那些一般的MF患者预后要差一些[16,17,53]。

38.1.12.2 伴有囊肿和粉刺的蕈样霉菌病

有些毛囊性MF患者，伴有或不伴有毛囊黏蛋白病，其病灶形成大的粉刺甚至是毛囊囊肿[54,55]。可能因MF浸润而导致毛囊漏斗部的闭塞，该并发症是破坏性但可能是对治疗的反应。其与毛囊性MF的预后相同。

38.1.12.3 大疱性蕈样霉菌病

在此少见变异型，MF的细胞取代了基底的角质形成细胞，以至于表皮真皮之间的连接被损坏，轻微的受力即可导致临床可见的囊泡。通过检查非囊泡区皮肤通常可以做出诊断[56]。

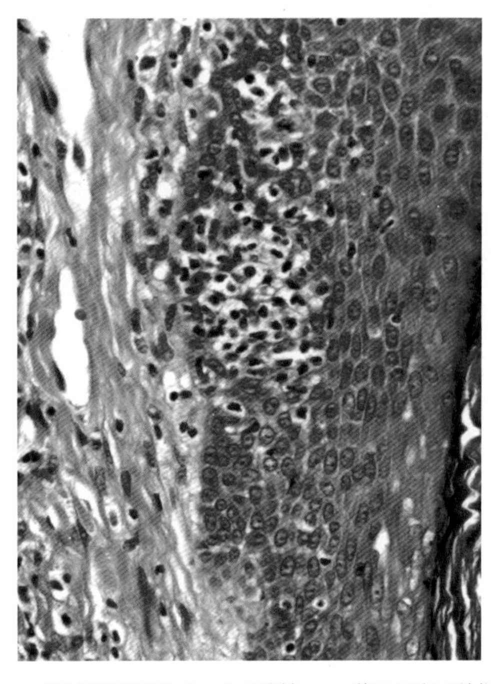

图38.14 毛囊性蕈样霉菌病。在毛囊性MF，淋巴细胞可以位于毛囊上皮而不是表皮

38.1.12.4 亲汗管性蕈样霉菌病

在一些低级别B细胞淋巴瘤，如边缘区淋巴瘤（MZL）（尽管不是发生在皮肤），上皮肌上皮岛的形成是淋巴瘤细胞嗜分泌腺体的一个例子。有些MF患者除了真皮和上皮，在小汗腺分泌腺管周围也有致密的淋巴细胞浸润（图38.15）[57]。亲汗管性变异型MF患者也具有亲毛囊性浸润，最初被描述为伴有秃发的汗管淋巴样增

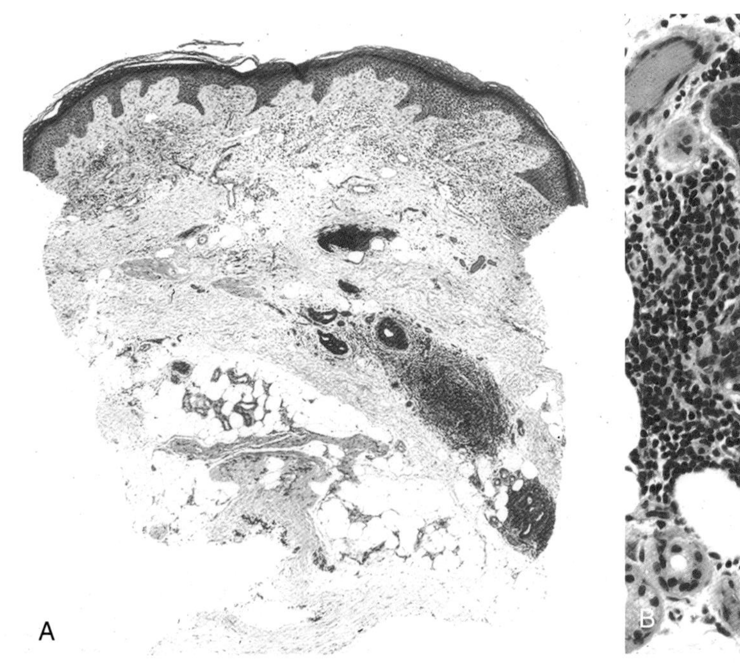

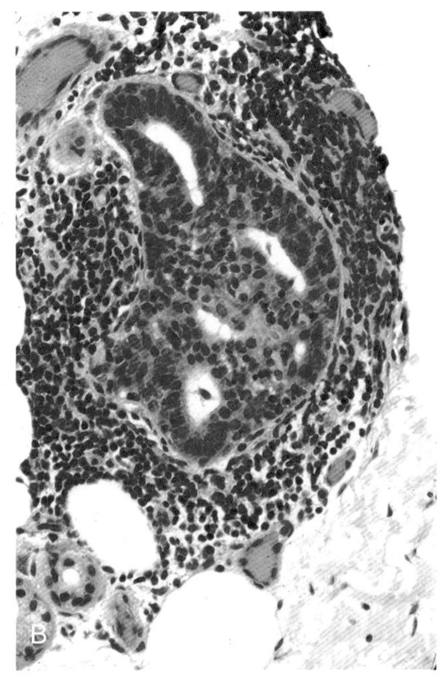

图38.15 亲汗管性蕈样霉菌病。A. 亲汗管性MF的特征是在小汗腺分泌腺管周围致密的淋巴细胞浸润。B. 可能有上皮和肌上皮细胞增生，与上皮肌上皮岛相似

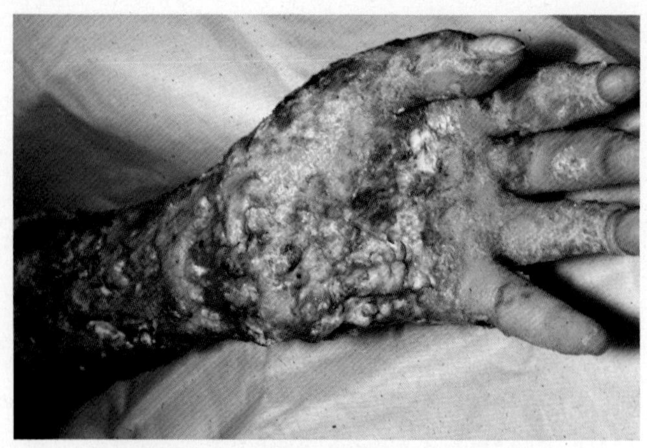

图38.16 Woringer-Kolopp病或Paget样网状细胞增生症。表现为肢端皮肤的疣状斑块

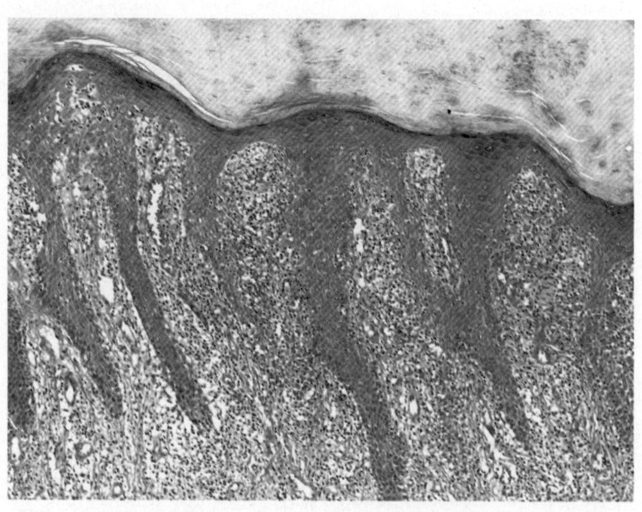

图38.17 Paget样网状细胞增生症的组织病理学特征。包括疣状表皮增生伴有表皮淋巴细胞浸润，与在普通型MF见到的病变相似或更明显

生[58]。皮肤病变常常呈小丘疹样，可能伴有无汗症。大部分学者认为其为MF的一个变异型而不是炎性病变[59]。该变异型非常少见，以至于尚不确定其预后是否与更加常见的类型有所不同，但是在发表于2004年之前的一篇15例的综述认为其生物学行为似乎没有明显不同[60]。

38.1.12.5 Paget样网状细胞增生症

尽管在大疱性和亲汗管性变异型淋巴细胞倾向于浸润皮肤附件上皮而不是表皮，但在Paget样网状细胞增生症淋巴细胞明显被吸引到表皮。受累皮肤通常位于肢端，因而临床上出现位于手或脚部的疣状、过度角化的斑块（图38.16）。Paget样网状细胞增生症最初是由Woringer和Kolopp描述的发生于两个儿童的病例，后来的报道提出与寻常型MF相比Paget样网状细胞增生症更易发生于较年轻的患者，另一个不同是本病绝大多数病例都不发生播散。

组织病理学特征是疣状表皮增生，伴有淋巴细胞浸润，淋巴细胞具有细胞异型性并在表皮内明显增多（图38.17）[61]。免疫表型包括CD4$^+$或CD8$^+$T细胞，并具有CD30$^+$倾向，某些病例不表达CD45（白细胞共同抗原）[62]。其预后比一般的MF要好很多，经过局部治疗，如病灶切除或放疗，很多患者获得了持久性缓解。

MF的Ketron-Goodman变异型是使用Paget样网状细胞增生症这一名称的另一变异型，其具有显著的亲表皮性和播散性病变。有些病例呈CD4$^-$、CD8$^-$（原始T细胞）表型[63]，有些病例可能是CD8$^+$侵袭性嗜表皮淋巴瘤，有时称为Berti淋巴瘤[64]。

38.1.12.6 肉芽肿性蕈样霉菌病

有很多淋巴瘤，包括发生于皮肤的和淋巴结的淋巴瘤，可出现以组织细胞为主的病灶。MF的斑块性和肿瘤性病变在真皮网状层可出现这种病灶，可从排列松散的组织细胞群到散在的巨细胞到形态完好的肉芽肿性小结（图38.18）。但外观上肉芽肿性MF的斑块性和肿瘤性病变通常没有特别之处。

在起初对肉芽肿性MF的描述中，学者们注意到患者比预期的存活期要长。14年后，这些患者仍然活着，并且已患肉芽肿性MF接近30年[65]。但肉芽肿性MF的预后比普通型MF要好的多的结论并没有被另外一些研究证实[66,67]。MF中的肉芽肿样浸润可能有不同的原因：可能是淋巴细胞吸引了组织细胞，巨细胞可能因

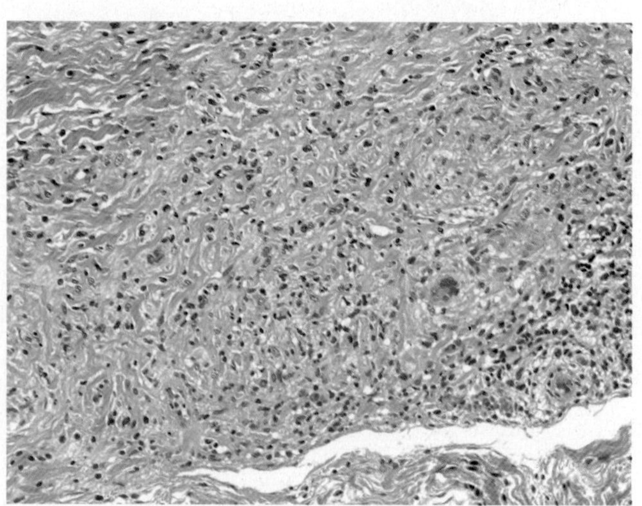

图38.18 肉芽肿性蕈样霉菌病。临床上无特殊性，但组织病理学特征显示有很多组织细胞，有时是多核巨细胞，伴有分散的真皮内淋巴细胞浸润

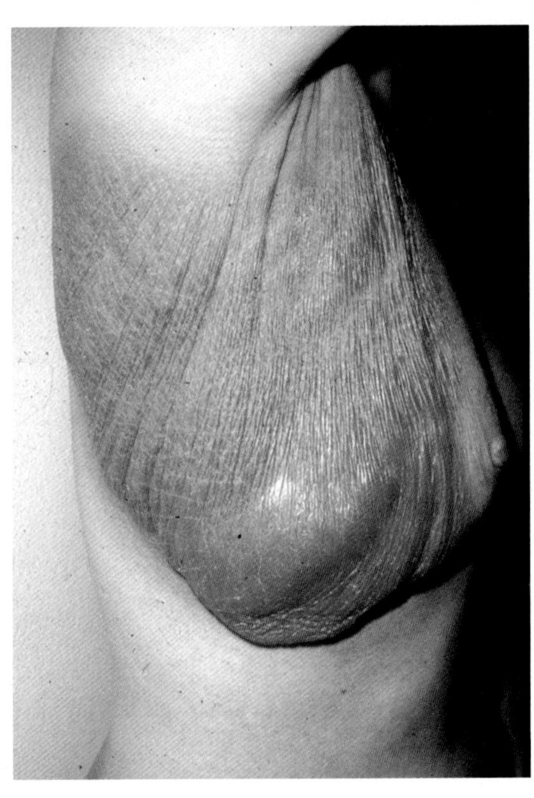

图38.19 **肉芽肿性皮肤松弛症典型的表现。**可见腋窝和腹股沟的下垂性肿块

弹力纤维作为抗原而出现（与日光损伤皮肤引起的许多炎性病变中的光化性肉芽肿相似），或者从毛囊泄露的角蛋白或黏蛋白，都可能引起肉芽肿性反应。在对于此变异型的预后得出肯定的结论之前似乎还需要更谨慎的数据分析。

38.1.12.7 肉芽肿性皮肤松弛症

肉芽肿性皮肤松弛症是一个特殊病变，是由于亲表皮性T细胞淋巴瘤的瘤细胞吸引组织细胞造成弹性组织的消化并导致大囊状皮肤皱褶的形成。受累患者通常较MF患者年轻，大部分病例始发于成年早期，腋窝和腹股沟是常见受累部位（图38.19）。据报道有几例HL患者出现肉芽肿性皮肤松弛症[68,69]。然而，不能确定这些进展为内脏器官病变的伴有肉芽肿性皮肤松弛症的淋巴瘤患者是真正的HL还是大T细胞淋巴瘤，因为按照当前标准当时所报道的病例检查并不彻底。

肉芽肿性皮肤松弛症的最显著的组织病理学特征是真皮和皮下小叶被结核样肉芽肿累及——成群的组织细胞和巨细胞被小淋巴细胞围绕并浸润[70–72]。小结倾向于散在分布，小结间距规则并遍布淋巴细胞浸润（图38.20）。在特殊染色切片有时可看到巨细胞内含有弹力纤维，提示它们与病变中发生的弹性组织消化有关，并可导致独特的皮肤下垂皱褶。

只有对表皮和真皮乳头进行检查，才能判断肉芽肿性皮肤松弛症是否与MF相关。只有活检标本表浅部分的改变才可能具有MF的病变特征。虽然只在少数病例做过免疫表型研究，但其显示为$CD4^+$、$CD7^-$表型的T细胞群，与MF相同。在几乎所有被检测过的病例中，基因重排检测均显示为克隆性。

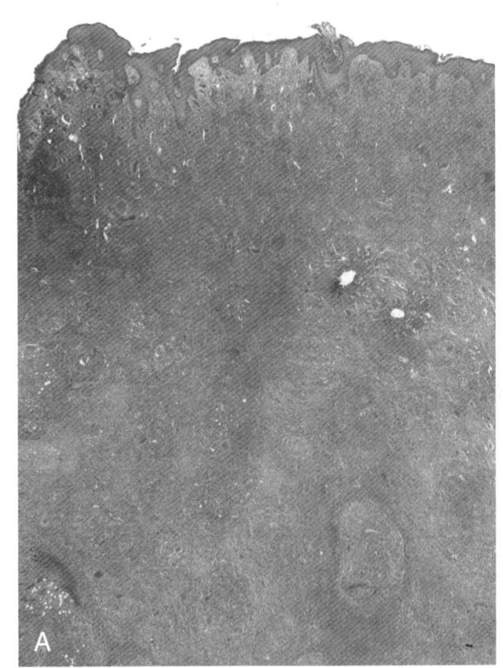

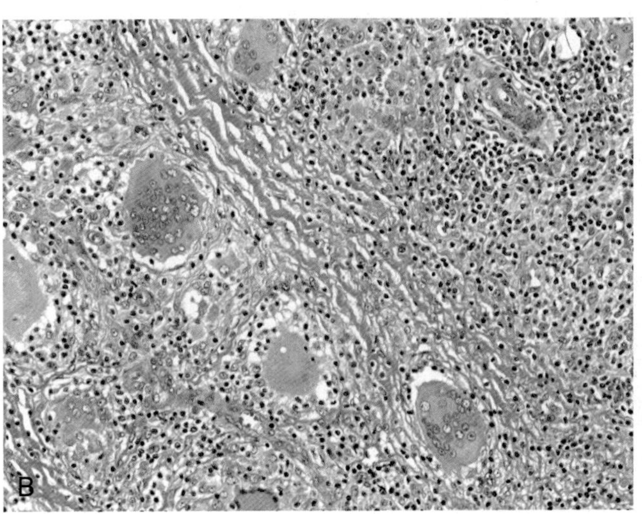

图38.20 **肉芽肿性皮肤松弛症。**通常显示遍布真皮的致密小淋巴细胞弥漫性浸润（A），具有与在MF所见相似的表皮浸润以及大的组织细胞性巨细胞吞噬弹性组织（B）

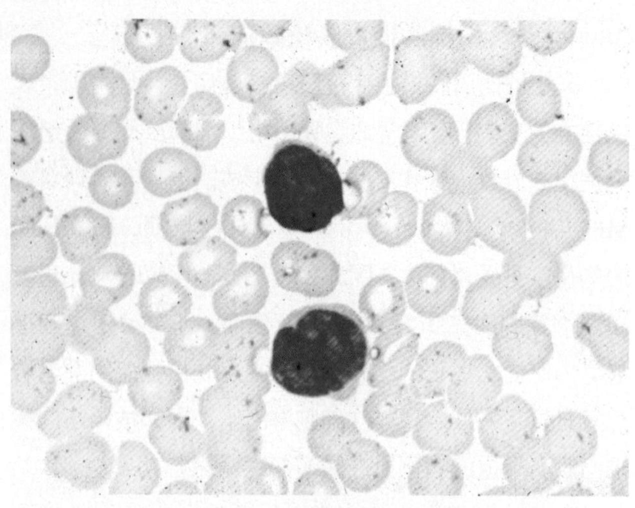

图38.21 Sézary综合征外周血涂片中的Sézary细胞。自从克隆性研究和流式细胞术应用后，识别这些细胞已不再是诊断的关键

38.2 Sézary综合征（SS）

38.2.1 定义

Sézary综合征（SS）是MF对应的白血病表现，经典的特征包括循环的Sézary细胞（具有异常卷曲核的淋巴细胞；图38.21）、红皮病（皮肤弥漫性发红；图38.22）、手掌和足底过度角化及淋巴结肿大。由于这些特征也可并发于MF患者，因此有学者提议使用红皮病性皮肤T细胞淋巴瘤这一术语。SS的诊断标准包括出现外周血淋巴细胞增多、外周血单一T细胞克隆、CD4/CD8比例升高（>10）及免疫表型异常。如果定义严格，SS相当少见。

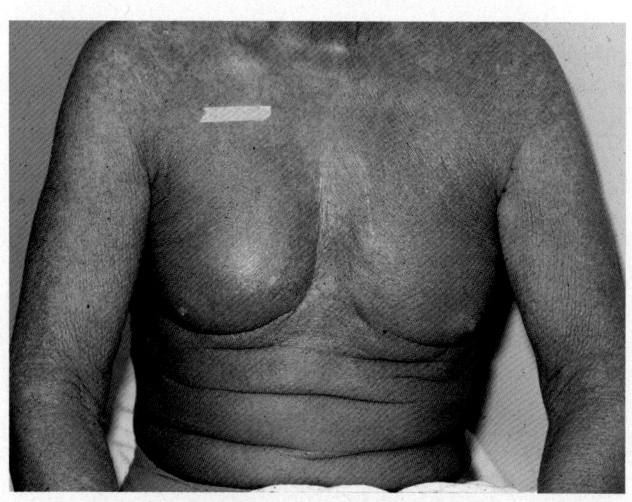

图38.22 Sézary综合征临床表现。SS表现为红皮病-弥漫性皮肤发红。红皮病这一术语常被临床医生过度使用；该术语应该用于融合性红斑而不是广泛性红斑性病灶

38.2.2 流行病学

与MF相同，SS也是一个中老年人疾病。如果定义严格（要求真正的红皮病而不只是分散的病灶），本病远比MF少见。

38.2.3 病因学

SS还没有已知的风险因子（除MF外）。由于是合并MF，与HTLV-1的关系被提出但还远未得到证实。

38.2.4 免疫表型特征

大多数SS病例与MF相似，也是由呈$CD3^+$、$CD4^+$、$CD8^-$、$CD7^-$免疫表型的成熟性辅助T细胞组成的肿瘤。流式细胞术检测外周血发现该优势表型时支持SS诊断，尤其是呈克隆性时。但是须谨记，皮肤活检中CD4/CD8比例提高并不具有特异性[73]。患者的免疫表型非常稳定，因而流式细胞术可用于检测对治疗的反应[74]。

38.2.5 基因型特征

很久以前就已了解到SS是克隆性T细胞增生[75]。MF活检标本可以全部是非肿瘤性细胞，而SS的大部分病例都有足够多的循环肿瘤细胞。SS可检测出染色体异常，但没有哪一个异常是优势改变[76]。比较基因组杂交分析显示在SS和MF之间存在不同[77]。

38.2.6 临床特征

SS突出的临床特征——红皮病、手掌和脚掌的过度角化及淋巴结肿大——是由Sézary和Bouvrain在其原始报道中首先记录的。红皮病是一个临床征象，表现为全身皮肤变红，有时呈鳞屑状，又被称为“红人”。由于是淋巴瘤所致，红皮病的皮肤也可能变成苍白色。除了SS还有许多其他原因引起的红皮病，但如果出现在中老年人应注意包括淋巴瘤在内的鉴别诊断。手掌和脚掌的过度角化导致皮肤发红、鳞屑状，有时呈龟裂状。指甲可能脱落或营养不良。SS患者常出现全身性淋巴结增大。

38.2.7 组织病理学特征

皮肤活检常常是诊断SS的第一步，但也可能是徒劳的（图38.23）。有很多SS患者的皮肤病变与MF相似；

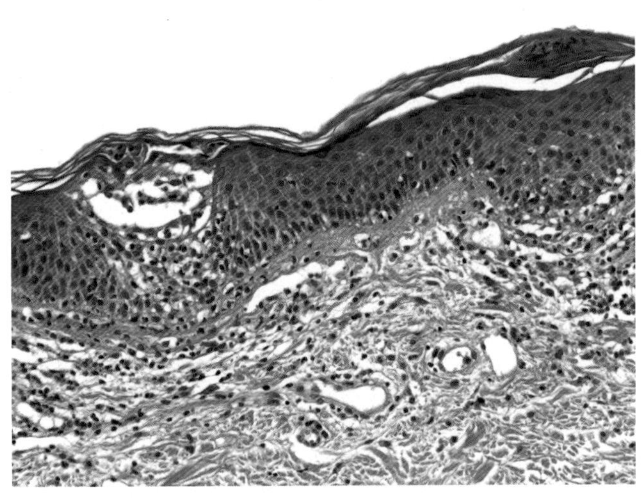

图38.23 SS的组织病理学特征。其所见常常不足以诊断。此例中，如果不知道临床和外周血结果，直接诊断棘细胞层水肿过于严重

然而即使是重复活检，也有大约一半的患者的病变所见不是MF诊断性改变。与诊断MF的标本相比，常常有更明显的棘细胞层水肿，而且浸润的常常是小淋巴细胞。

38.2.8 鉴别诊断

由于很多炎性疾病可以引起红皮病，而且在很多SS患者其活检缺乏诊断性改变，因此在鉴别诊断红皮病时应谨慎。除了SS，红皮病最常见的原因包括银屑病、毛发红糠疹、全身性过敏性接触性皮炎和药物性皮炎。有些患者的红皮病可自然消退，其原因不明。一般来说，炎性皮肤病引起的红皮病的组织病理学特征如下所述。

红皮病性银屑病的表现与银屑病的早期斑片相似而与充分发展的斑块期病变不同。表皮突轻微伸长；角质形成细胞胞质淡染；水肿的真皮乳头内有明显可见的扩张、扭曲的血管，甚至可触及表皮层的底面。可以出现角化不全的小丘，伴有或不伴有中性粒细胞。

毛发红糠疹与银屑病有很多相同特征，但皮肤呈弥漫性橘红色。手掌和脚掌受累的患者常因角化物而增厚，就像是巴西棕榈蜡。毛发红糠疹的活检常显示轻度的银屑病样表皮增生，即表皮表面呈轻微波浪状，并呈含有散在点状角化不全的板层状过度角化。

红皮病性过敏性接触性皮炎表现为对接触性过敏原的全身性反应。其本质特征是一个一般性棘细胞层水肿性皮炎。与一般性过敏性接触性皮炎相比，可能在真皮层乳头会有较多炎细胞浸润直到形成带状模式。

红皮病性药物性皮炎有不同的组织病理学表现，包括那些在棘细胞层水肿性皮炎、界面性皮炎或少见的银屑病性皮炎中所见到的改变。

38.3 精华和陷阱：早期MF的诊断

- 在斑片期诊断是最理想的，但可能对生存没有影响。
- MF的过诊断可对患者产生情绪上的伤害。
- 免疫表型检测通常不是必需的，而且不提供预后信息。
- 只有在临床上和病理上像MF时，遗传学检测对证实诊断才是有益的。
- 炎性皮肤病种类繁多，有很多在临床上和病理上都可能与MF相似。除非病理变化明确，最好与有经验的临床医生合作来确立MF的诊断。

（孟 斌 译）

参考文献

1. Berger CL, Warburton D, Raafat J, et al. Cutaneous T-cell lymphoma: neoplasm of T cells with helper activity. *Blood.* 1979;53(4):642-651.
2. Willemze R, Kerl H, Sterry W, et al. EORTC classification for primary cutaneous lymphomas: a proposal from the Cutaneous Lymphoma Study Group of the European Organization for Research and Treatment of Cancer. *Blood.* 1997;90(1):354-371.
3. Weinstock MA, Horm JW. Mycosis fungoides in the United States. increasing incidence and descriptive epidemiology. *JAMA.* 1988;260(1):42-46.
4. Sanchez JL, Ackerman AB. The patch stage of mycosis fungoides. Criteria for histologic diagnosis. *Am J Dermatopathol.* 1979;1(1):5-26.
5. Fullbrandt U, Meissner K, Löning T, Jännner M. A second look at intraepithelial Langerhans cells in mycosis fungoides and related disorders. Ultrastructural study with special reference to Langerhans granules and virus-like particles. *Virchows Arch A Pathol Anat Histopathol.* 1983;402(1):47-60.
6. Shohat M, Hodack E, Hanning H, et al. Evidence for the cofactor role of human T-cell lymphotropic virus type 1 in mycosis fungoides and Sezary syndrome. *Br J Dermatol.* 1999;141(1):44-49.
7. Jackow CM, Papadopoulos E, Nelson B, et al. Association of erythrodermic cutaneous T-cell lymphoma, superantigen-positive *Staphylococcus aureus*, and oligoclonal T-cell receptor V beta gene expansion. *Blood.* 1997;89(1):32-40.
8. Pautrier LM. The man behind the eponym. Jean Louis Brocq (1856-1928). *Am J Dermatopathol.* 1986;8(1):79-82.
9. King-Ismael D, Ackerman AB. Guttate parapsoriasis/digitate dermatosis (small plaque parapsoriasis) is mycosis fungoides. *Am J Dermatopathol.* 1992;14(6):518-530; discussion 531-535.
10. Burg G, Dummer R. Small plaque (digitate) parapsoriasis is an "abortive cutaneous T-cell lymphoma" and is not mycosis fungoides. *Arch Dermatol.* 1995;131(3):336-338.
11. Belousova IE, Vanacek T, Samtsov AV, et al. A patient with clinicopathologic features of small plaque parapsoriasis presenting later with plaque-stage mycosis fungoides: report of a case and comparative retrospective study of 27 cases of "nonprogressive" small plaque parapsoriasis. *J Am Acad Dermatol.* 2008;59(3):474-482.
12. Weinstock MA, Gardstein B. Twenty-year trends in the reported incidence of mycosis fungoides and associated mortality. *Am J Public Health.* 1999;89(8):1240-1244.
13. Lessin SR. Alibert lymphoma: renaming mycosis fungoides. *Arch Dermatol.* 2009;145(2):209-210.
14. Brown HA, Gibson LE, Pujol, RM, et al. Primary follicular mucinosis: long-term follow-up of patients younger than 40 years with and without clonal T-cell receptor gene rearrangement. *J Am Acad Dermatol.* 2002;47(6):856-862.
15. Cerroni L, Fink-Puches R, Bäck B, Kerl H. Follicular mucinosis: a critical reappraisal of clinicopathologic features and association with mycosis fungoides and Sezary syndrome. *Arch Dermatol.* 2002;138(2): 182-189.
16. van Doorn R, Scheffer E, Willemze R. Follicular mycosis fungoides, a distinct disease entity with or without associated follicular mucinosis: a clinicopathologic and follow-up study of 51 patients. *Arch Dermatol.* 2002;138(2):191-198.
17. Gerami P, Rosen S, Kuzel T, et al. Folliculotropic mycosis fungoides: an aggressive variant of cutaneous T-cell lymphoma. *Arch Dermatol.* 2008;144(6):738-746.
18. Nickoloff BJ. Light-microscopic assessment of 100 patients with patch/plaque-stage mycosis fungoides. *Am J Dermatopathol.* 1988;10(6):469-477.
19. Cribier BJ. The myth of Pautrier's microabscesses. *J Am Acad Dermatol.* 2003;48(5):796-797; author reply 797.
20. Diamandidou E, Colome-Grimmer M, Fayad L, et al. Transformation of mycosis fungoides/Sezary syndrome: clinical characteristics and prognosis. *Blood.* 1998;92(4):1150-1159.
21. Vergier B, de Muret A, Beylot-Barry M, et al. Transformation of mycosis fungoides: clinicopathological and prognostic features of 45 cases. French Study Group of

Cutaneous Lymphomas. *Blood.* 2000;95(7):2212-2218.
22. Wood GS, Abel EA, Hoppe RT, Warnke RA. Leu-8 and Leu-9 antigen phenotypes: immunologic criteria for the distinction of mycosis fungoides from cutaneous inflammation. *J Am Acad Dermatol.* 1986;14(6):1006-1013.
23. Murphy M, Fullen D, Carlson JA. Low CD7 expression in benign and malignant cutaneous lymphocytic infiltrates: experience with an antibody reactive with paraffin-embedded tissue. *Am J Dermatopathol.* 2002;24(1):6-16.
24. Horst BA, Kasper R, LeBoit PE. CD4+, CD56+ mycosis fungoides: case report and review of the literature. *Am J Dermatopathol.* 2009;31(1):74-76.
25. Vermeer MH, Geelen FA, Kummer JA, et al. Expression of cytotoxic proteins by neoplastic T cells in mycosis fungoides increases with progression from plaque stage to tumor stage disease. *Am J Pathol.* 1999;154(4):1203-1210.
26. Wu H, Telang GH, Lessin SR, Vonderheid EC. Mycosis fungoides with CD30-positive cells in the epidermis. *Am J Dermatopathol.* 2000;22(3):212-216.
27. Plaza JA, Morrison C, Magro CM. Assessment of TCR-beta clonality in a diverse group of cutaneous T-cell infiltrates. *J Cutan Pathol.* 2008;35(4):358-365.
28. Fujimura T, Okuyama R, Ito Y, Aiba S. Profiles of Foxp3+ regulatory T cells in eczematous dermatitis, psoriasis vulgaris and mycosis fungoides. *Br J Dermatol.* 2008;158(6):1256-1263.
29. Kim YH, Liu HL, Mraz-Gernhard S, et al. Long-term outcome of 525 patients with mycosis fungoides and Sezary syndrome: clinical prognostic factors and risk for disease progression. *Arch Dermatol.* 2003;139(7):857-866.
30. Yawalkar N, Ferenczi K, Jones DA, et al. Profound loss of T-cell receptor repertoire complexity in cutaneous T-cell lymphoma. *Blood.* 2003;102(12):4059-4066.
31. Candiago E, Marocolo D, Manganoni MA, et al. Nonlymphoid intraepidermal mononuclear cell collections (pseudo-Pautrier abscesses): a morphologic and immunophenotypical characterization. *Am J Dermatopathol.* 2000;22(1):1-6.
32. Guitart J, Peduto M, Caro WA, Roenigk HH. Lichenoid changes in mycosis fungoides. *J Am Acad Dermatol.* 1997;36(3 Pt 1):417-422.
33. Massone C, Kodama K, Kerl H, Cerroni L. Histopathologic features of early (patch) lesions of mycosis fungoides: a morphologic study on 745 biopsy specimens from 427 patients. *Am J Surg Pathol.* 2005;29(4):550-560.
34. Al-Hoqail IA, Crawford RI. Benign lichenoid keratoses with histologic features of mycosis fungoides: clinicopathologic description of a clinically significant histologic pattern. *J Cutan Pathol.* 2002;29(5):291-294.
35. Gianotti R, Restano L, Grimalt R, et al. Lichen striatus—a chameleon: an histopathological and immunohistological study of forty-one cases. *J Cutan Pathol.* 1995;22(1):18-22.
36. Citarella L, Massone C, Kerl H, Cerroni L. Lichen sclerosus with histopathologic features simulating early mycosis fungoides. *Am J Dermatopathol.* 2003;25(6):463-465.
37. Toro JR, Sander CA, LeBoit PE. Persistent pigmented purpuric dermatitis and mycosis fungoides: simulant, precursor, or both? A study by light microscopy and molecular methods. *Am J Dermatopathol.* 1997;19(2):108-118.
38. Crowson AN, Magro CM, Zahorchak R. Atypical pigmentary purpura: a clinical, histopathologic, and genotypic study. *Hum Pathol.* 1999;30(9):1004-1012.
39. Waisman M. Lichen aureus. *Int J Dermatol.* 1985;24(10):645-646.
40. Fink-Puches R, Wolf P, Kerl H, Cerroni L. Lichen aureus: clinicopathologic features, natural history, and relationship to mycosis fungoides. *Arch Dermatol.* 2008;144(9):1169-1173.
41. Ben-Amitai D, Michael D, Feinmesser M, Hodak E. Juvenile mycosis fungoides diagnosed before 18 years of age. *Acta Derm Venereol.* 2003;83(6):451-456.
42. Annessi G, Paradisi M, Angelo C, et al. Annular lichenoid dermatitis of youth. *J Am Acad Dermatol.* 2003;49(6):1029-1036.
43. Kleikamp S, Kutzner H, Frosch PJ. Annular lichenoid dermatitis of youth—a further case in a 12-year-old girl. *J Dtsch Dermatol Ges.* 2008;6(8):653-656.
44. Wang LL, Levy ML, Lewis RA, et al. Clinical manifestations in a cohort of 41 Rothmund-Thomson syndrome patients. *Am J Med Genet.* 2001;102(1):11-17.
45. Evans AV, Banerjee P, McFadden JP, Calonje E. Lymphomatoid contact dermatitis to para-tertyl-butyl phenol resin. *Clin Exp Dermatol.* 2003;28(3):272-273.
46. Mutasim DF. Lymphomatoid drug eruption mimicking digitate dermatosis: cross reactivity between two drugs that suppress angiotensin II function. *Am J Dermatopathol.* 2003;25(4):331-334.
47. Su LD, Kim YH, LeBoit PE, et al. Interstitial mycosis fungoides, a variant of mycosis fungoides resembling granuloma annulare and inflammatory morphea. *J Cutan Pathol.* 2002;29(3):135-141.
48. Bekkenk MW, Vermeer MH, Jansen PM, et al. Peripheral T-cell lymphomas unspecified presenting in the skin: analysis of prognostic factors in a group of 82 patients. *Blood.* 2003;102(6):2213-2219.
49. Rodriguez Pinilla SM, Roncador G, Rodríguez-Peralto JL, et al. Primary cutaneous CD4+ small/medium-sized pleomorphic T-cell lymphoma expresses follicular T-cell markers. *Am J Surg Pathol.* 2009;33(1):81-90.
50. Garcia-Herrera A, Colomo L, Camós M, et al. Primary cutaneous small/medium CD4+ T-cell lymphomas: a heterogeneous group of tumors with different clinicopathologic features and outcome. *J Clin Oncol.* 2008;26:3364-3371.
51. Grogg KL, Jung S, Erickson LA, et al. Primary cutaneous CD4-positive small/medium-sized pleomorphic T-cell lymphoma: a clonal T-cell lymphoproliferative disorder with indolent behavior. *Mod Pathol.* 2008;21(6):708-715.
52. Boer A, Guo Y, Ackerman AB. Alopecia mucinosa is mycosis fungoides. *Am J Dermatopathol.* 2004;26(1):33-52.
53. Gerami P, Guitart J. The spectrum of histopathologic and immunohistochemical findings in folliculotropic mycosis fungoides. *Am J Surg Pathol.* 2007;31(9):1430-1438.
54. Fraser-Andrews E, Ashton R, Russell-Jones R. Pilotropic mycosis fungoides presenting with multiple cysts, comedones and alopecia. *Br J Dermatol.* 1999;140(1):141-144.
55. van de Kerkhof PC. Follicular cysts and hyperkeratoses in early mycosis fungoides. *Int J Dermatol.* 1998;37(9):696-698.
56. Bowman PH, Hogan DJ, Sanusi ID. Mycosis fungoides bullosa: report of a case and review of the literature. *J Am Acad Dermatol.* 2001;45(6):934-939.
57. Hitchcock MG, Burchette JL Jr, Olsen EA, et al. Eccrine gland infiltration by mycosis fungoides. *Am J Dermatopathol.* 1996;18(5):447-453.
58. Vakilzadeh F, Brocker EB. Syringolymphoid hyperplasia with alopecia. *Br J Dermatol.* 1984;110(1):95-101.
59. Burg G, Schmockel C. Syringolymphoid hyperplasia with alopecia—a syringotropic cutaneous T-cell lymphoma? *Dermatology.* 1992;184(4): 306-307.
60. Thein M, Ravat F, Orchard G, et al. Syringotropic cutaneous T-cell lymphoma: an immunophenotypic and genotypic study of five cases. *Br J Dermatol.* 2004;151(1):216-226.
61. Haghighi B, Smoller BR, LeBoit PE, et al. Pagetoid reticulosis (Woringer-Kolopp disease): an immunophenotypic, molecular, and clinicopathologic study. *Mod Pathol.* 2000;13(5):502-510.
62. Sterry W, Hauschild A. Loss of leucocyte common antigen (CD45) on atypical lymphocytes in the localized but not disseminated type of pagetoid reticulosis. *Br J Dermatol.* 1991;125(3):238-242.
63. Nakada T, Sueki H, Iijima M. Disseminated pagetoid reticulosis (Ketron-Goodman disease): six-year follow-up. *J Am Acad Dermatol.* 2002;47(suppl 2):S183-S186.
64. Berti E, Tomasini D, Vermeer MH, et al. Primary cutaneous CD8-positive epidermotropic cytotoxic T cell lymphomas. A distinct clinicopathological entity with an aggressive clinical behavior. *Am J Pathol.* 1999;155(2):483-492.
65. Flaxman BA, Koumans JA, Ackerman AB. Granulomatous mycosis fungoides. A 14-year follow-up of a case. *Am J Dermatopathol.* 1983;5(2):145-151.
66. LeBoit PE, Zackheim HS, White Jr CR. Granulomatous variants of cutaneous T-cell lymphoma. The histopathology of granulomatous mycosis fungoides and granulomatous slack skin. *Am J Surg Pathol.* 1988;12(2):83-95.
67. Kempf W, Ostheeren-Michaelis S, Paulli M, et al. Granulomatous mycosis fungoides and granulomatous slack skin: a multicenter study of the Cutaneous Lymphoma Histopathology Task Force Group of the European Organization for Research and Treatment of Cancer (EORTC). *Arch Dermatol.* 2008;144(12):1609-1617.
68. Convit J, Kerdel F, Goihman M, et al. Progressive, atrophying, chronic granulomatous dermohypodermitis. Autoimmune disease? *Arch Dermatol.* 1973;107(2):271-274.
69. Noto G, Pravatà G, Miceli S, Aricò M. Granulomatous slack skin: report of a case associated with Hodgkin's disease and a review of the literature. *Br J Dermatol.* 1994;131(2):275-279.
70. Ackerman AB, ed. *Granulomatous Slack Skin. Histologic Diagnosis of Inflammatory Skin Diseases.* Philadelphia: Lea and Febiger; 1978:483-485.
71. LeBoit PE, Beckstead JH, Bond B, et al. Granulomatous slack skin: clonal rearrangement of the T-cell receptor beta gene is evidence for the lymphoproliferative nature of a cutaneous elastolytic disorder. *J Invest Dermatol.* 1987;89(2):183-186.
72. van Haselen CW, Toonstra J, van der Putte SJ, et al. Granulomatous slack skin. Report of three patients with an updated review of the literature. *Dermatology.* 1998;196(4):382-391.
73. Balfour EM, Glusac EJ, Heald P, et al. Sezary syndrome: cutaneous immunoperoxidase double-labeling technique demonstrates CD4/CD8 ratio non-specificity. *J Cutan Pathol.* 2003;30(7):437-442.
74. Washington LT, Huh YO, Powers LC, et al. A stable aberrant immunophenotype characterizes nearly all cases of cutaneous T-cell lymphoma in blood and can be used to monitor response to therapy. *BMC Clin Pathol.* 2002;2(1):5.
75. Waldmann TA, Davis MM, Bongiovanni KF, Korsmeyer SJ. Rearrangements of genes for the antigen receptor on T cells as markers of lineage and clonality in human lymphoid neoplasms. *N Engl J Med.* 1985;313(13):776-783.
76. Mao X, Lillington D, Scarisbrick JJ, et al. Molecular cytogenetic analysis of cutaneous T-cell lymphomas: identification of common genetic alterations in Sezary syndrome and mycosis fungoides. *Br J Dermatol.* 2002;147(3):464-475.
77. van Doorn R, van Kester MS, Dijkman R, et al. Oncogenomic analysis of mycosis fungoides reveals major differences with Sezary syndrome. *Blood.* 2009;113(1):127-136.

第39章

原发性皮肤CD30阳性T细胞淋巴组织增殖性疾病

Marshall E. Kadin

章节目录

39.1 定义

WHO 2008认可的原发性皮肤CD30阳性淋巴组织增殖性疾病（$CD30^+$LPD）有三种类型：原发性皮肤间变性大细胞淋巴瘤（C-ALCL）、淋巴瘤样丘疹病（LyP）和交界性病变。这些疾病代表了一个连续的病变谱系，某些情况下在临床表现或组织学形态上没有明显的界线。LyP表现为多次周期性复发，常常有中心性坏死，丘疹结节直径达2cm；病变通常在4~6周自然消退，留下一个色素沉着或脱失性瘢痕。C-ALCL常表现为一至数个直径大于2cm的肿瘤，常常是局限性，但偶尔多中心性。原发性C-ALCL常常形成溃疡。这些肿瘤在诊断或复发时病变部分或完全消退的发生率达42%。交界性病变是指在病变大小、临床表现和组织学上均处于中间型的病变，如果不治疗通常存在数个月（图39.1；表39.1）

原发性皮肤$CD30^+$T细胞LPD存在于皮肤而不伴有结外表现至少6个月[6]。原发性皮肤$CD30^+$LPD必需与系统性ALCL继发的皮肤受累、其他皮肤淋巴瘤例如MF或Sézary综合征（SS）的进展等鉴别。继发性$CD30^+$皮肤病变通常比原发性皮肤$CD30^+$LPD预后差[6,8]。

39.2 流行病学

尽管10岁以下儿童和80岁以上老人可发生LyP，但其发病高峰40~50岁[9,10]。文献中男女比例3：2[6,8,11-19]。C-ALCL的男女比例是2.5：1，可以发生在儿童，因此，并不是所有儿童C-ALCL都被视为系统性ALCL的继发表现[23]。缺乏ALK表达者更倾向于C-ALCL（见后）。

LyP登记数据表明患者诊断年龄呈现有趣的双峰分布。19岁以下患者多为男性，而≥19岁患者多为女性。完成问卷调查的85位LyP患者中10位有免疫性甲状腺炎[10]。所有甲状腺炎患者均为20岁以上女性，且没有一例发展为恶性淋巴瘤。在此队列中甲状腺炎发生率（11%）明显高于比美国一般人群（791.7/10万；

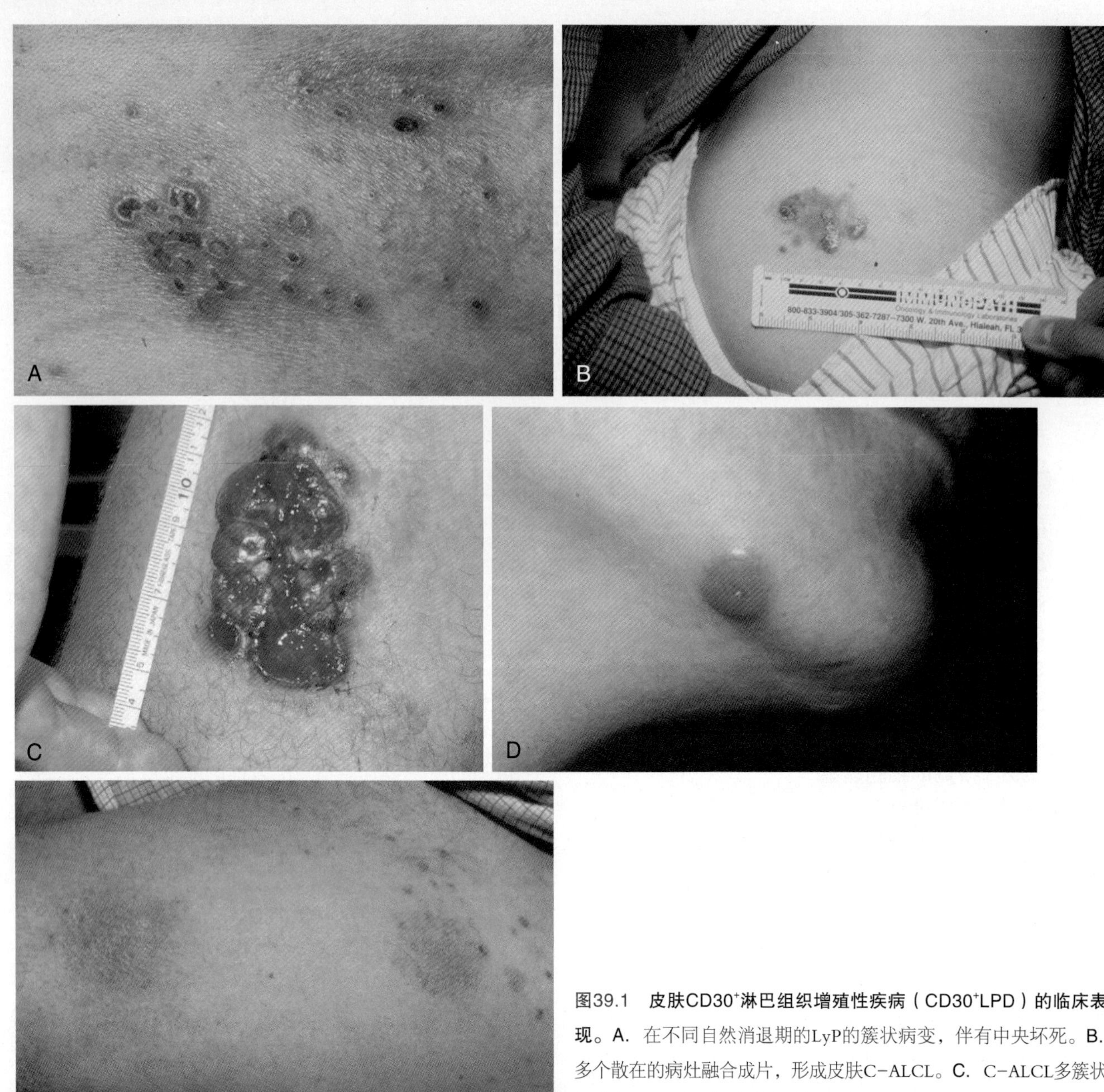

图39.1 皮肤CD30⁺淋巴组织增殖性疾病（CD30⁺LPD）的临床表现。A. 在不同自然消退期的LyP的簇状病变，伴有中央坏死。B. 多个散在的病灶融合成片，形成皮肤C-ALCL。C. C-ALCL多簇状的肿瘤。D. 交界性病变的中间型表现，没有观察到消退。E. 并存的LyP和斑块期MF

$P<0.0001$）。35位在儿童期（18岁以下）发生LyP的患者中2/3有过敏体质，远高于预期的流行程度（相对危险度3.1；95%可信区间2.2~4.3）[9]。Fletcher等[23]报道的4例原发性皮肤CD30⁺LPD（1例LyP，3例C-ALCL）年轻成人患者均在儿童早期就伴有活动性遗传过敏性皮炎。这些来自于不同医学中心的结果显示了原发性皮肤CD30⁺LPD和过敏有关，要确定两者之间是否存在因果关系还需要进一步的研究。

LyP和其他淋巴瘤的显著相关发生于10%至20%患者。最常见的淋巴瘤是蕈样霉菌病(MF)、霍奇金淋巴瘤（HL）和ALCL[6,12,15,21,24-27]。一个病例对照研究显示，57位LyP患者中，3人患HL、3人患非霍奇金淋巴瘤（NHL）、10人患MF，4人患非淋巴系统恶性肿瘤（1人患脑肿瘤、2人患肺癌、1人患乳腺癌）[16]。此外，其中4位患者在罹患LyP之前的8~40年曾接受过放射治疗，而67位年龄和性别匹配的对照者无一曾有放疗史或淋巴系统或非淋巴系统恶性肿瘤。荷兰的一个研究发现，118位LyP患者中23位（19%）患有淋巴瘤（11人患MF，10人患皮肤ALCL，2人患HL）[6]。除了淋巴瘤之外，有研究对LyP病例对照研究中的57名患者前瞻性随访揭示该组患者罹患非淋巴瘤性恶性肿瘤的频率很高（10/57，18%）。进行超过8.5年随访之后，这群患者发生淋巴瘤和非淋巴瘤性恶性肿瘤的相对风险度分别为13（95%可信区间2.2~44）和3.1（95%可信区间

表39.1 CD30⁺原发性皮肤淋巴组织增殖性疾病的主要鉴别特征

	LyP	ALCL	交界性病变
临床	伴有中心性坏死的丘疹丛；自发消退	一至数个溃疡性结节或肿瘤；偶尔部分消退	中等大小的结节（1~2cm）；缓慢消退的趋势
组织学	早期病变伴有真皮浅层围血管浸润； 血管内中性粒细胞； 异型大细胞散在并围血管聚集，周围中性粒细胞围绕； 充分进展的病变呈楔形浸润	密集的真皮内浸润，一般不累及表皮； 部分异型淋巴细胞可能有胞外分泌作用； 病变延伸至皮下并常累及皮下组织； 大的异型细胞融合成片； 炎症细胞局限于周围，但富于中性粒细胞变异型有大量中性粒细胞	簇状或片状的异型大细胞通常局限于真皮，但有时灶性浸润至皮下； 炎症细胞混杂其中； 常常呈系列谱系的脑回状细胞和大的RS样细胞
免疫表型	$CD30^+$，$CD4^+$，LCA^+，$TIA-1^+$	$CD30^+$，$CD4^+$，LCA^+，$TIA-1^+$	$CD30^+$，$CD4^+$，LCA^+，$TIA-1^+$
遗传学	缺乏t（2；5）； 二倍体或非整倍体； TCR基因分析呈多克隆、寡克隆或单克隆	缺乏t（2；5），但极少数儿童原发者例外； 复杂的非整倍体核型； TCR分析呈克隆性	缺乏t（2；5）； 没有细胞遗传学数据； TCR分析呈克隆性

注：LCA，白细胞共同抗原（CD45）；LyP，淋巴瘤样丘疹病；ALCL，间变性大细胞淋巴瘤。

1.206~6.47）[17]。这些患者发生恶性肿瘤的易感因素是未知的。基于少数病例的研究提示可能的危险因素包括LyP的患病年龄或患病年限、男性及组织学亚型。例如，荷兰的研究者发现，C型LyP的患者发展为恶性淋巴瘤的风险增加，而7位纯B型病变的患者没有一例患上或发展为恶性淋巴瘤[29]。MF或HL的临床表现可在LyP之前、之后或同时出现。而几乎所有的病例，LyP病变都在C-ALCL之前发生。

39.3 病因学

LyP和C-ALCL的病因未知。最初认为是病毒起源，但是没有证实[30-33]。原发性皮肤病变或从$CD30^+$皮肤淋巴瘤获得的细胞株中未检测人类T细胞白血病病毒1（HTLV-1）、HHV（6、7和8）或EBV。

一些育龄妇女的LyP可能涉及对胎儿细胞的免疫排斥反应。母婴循环中的细胞可以存在于产后妇女的组织中，即“胎儿微嵌合”的现象。淋巴细胞性甲状腺炎在成年女性LyP患者中常见，与微嵌合有关[37,38]。胎儿嵌合也被视为硬皮病的一种发病机制[39]。

CD30表达是LyP和C-ALCL的标志[40-42]。CD30是一种“后期的”活化抗原，在体外淋巴细胞活化72小时后的表达量最大[43]。CD30与其自然配体CD30L（CD156）结合后能够导致持续的增殖、细胞周期阻滞或凋亡，取决于靶细胞、分化状态以及环境的刺激信号[44-47]。CD30与来自LyP的克隆性ALCL细胞株交联，导致核因子-κB（NF-κB）和ERK/MAP激酶上调，促进细胞存活和增殖[48]。CD30活化还增强了FLICE样抑制蛋白的表达，后者防止淋巴细胞发生由Fas/CD95诱导的细胞凋亡[49]。我们的研究表明CD30转录水平由遗传所决定，导致部分人对$CD30^+$LPD（包括原发性皮肤LPD）更易感或更不易感[50]。这或许可以解释LyP患者进展为HL和ALCL的风险增加。LyP患者同时患淋巴瘤和非淋巴系统恶性肿瘤风险也大大增加，提示有一种尚未明确的、并不局限于淋巴细胞的遗传缺陷[17]。

39.4 临床特征

LyP病变表现为小的自愈性丘疹，经常伴有中心坏死（图39.1A）。患者可能出现瘙痒，少数情况下发热或其他系统性症状。LyP病变通常表现为簇状，且在身体的同一区域复发。有少数患者，组织学为典型的LyP，出现持续爆发的丘疹结节，形成边界清楚的区域，相当于局限性斑块期MF[51]。四肢和躯干、尤其是臀部受累；少见脸、手掌、脚底和生殖器区域受累，罕见发生于黏膜[52-54]。这些临床观察结果增加了从表皮角质形成细胞或者Langerhans细胞释放的细胞因子或趋化因子有助于LyP发展的可能性。

LyP病变呈从状出现，通常有长时间无病变的间隔。许多患者在经历新病变进展的同时其他的病变也在消退，病变可一直持续。LyP病变常常在原先的部位复发。在一些妇女，LyP病变似乎受月经周期调节或在怀孕期间进展[55]。LyP病变可以融合成一个或多个大的病变，与C-ALCL难以鉴别（图39.1B）。其他部分患者在一个或几个病变逐步生长形成C-ALCL之前可以没有LyP病变（图39.1C）。大的病变往往出现中心溃疡，甚

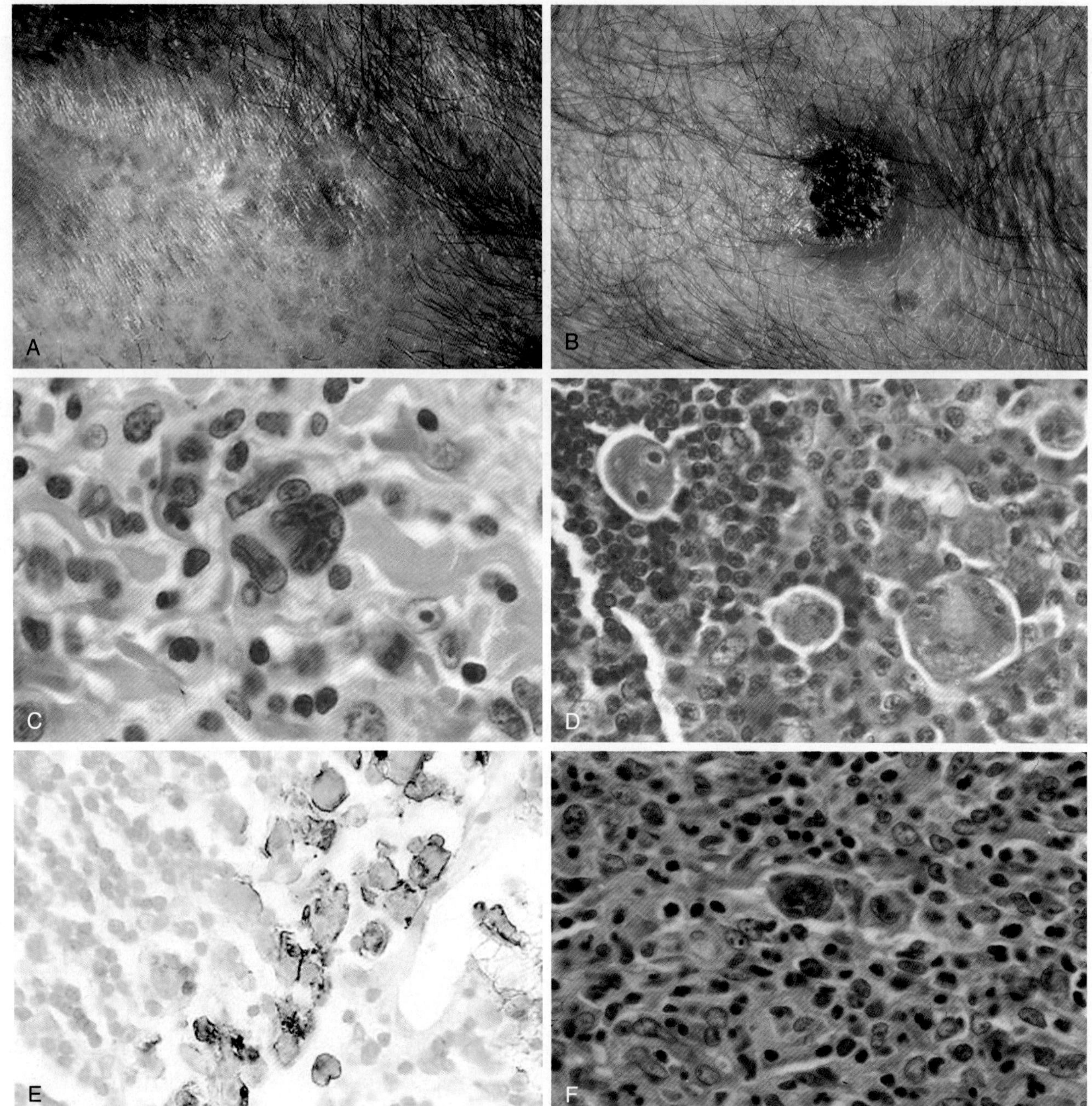

图39.2 CD30⁺T细胞增殖性疾病（CD30⁺LPD）和淋巴结恶性淋巴瘤。 A. LyP的簇状病变。B. 形成溃疡的皮肤ALCL。C. 皮肤的ALCL。D. 同时存在于淋巴结内的RS细胞或RS样细胞。E. 肿瘤细胞CD15染色。F. 另一位LyP患者，淋巴结内怪异的多核细胞被嗜酸性粒细胞包围。这种情况下增加了HL与ALCL的鉴别困难

至在2~3个月后发生某种程度的自发性消退。交界性病变，则无法明确区分C-ALCL和LyP（图39.1D）。但是，大多数患者经过随访可明确病变类型。

可出现区域淋巴结肿大，并可能表示局部肿瘤细胞播散（图39.2）。预后似乎不受区域淋巴结肿大影响[6]。区域淋巴结增大，还可以表示是皮肤病性淋巴结病。原发性皮肤CD30⁺LPD没有建立分期系统，用MF的分期系统是不适合的。

如果疲劳、发热、体重下降、盗汗或骨痛等全身症状加重，提示LyP并发系统性淋巴瘤的可能性增加。对于这些患者，应进行更广泛的胸部和腹部影像学分段检查。腹部或胸内淋巴结肿大应高度怀疑恶性淋巴瘤。作者曾报道几例从LyP进展为系统性CD30⁺ALCL的患者骨病变（图39.3）。

对于无症状的LyP或临床局限的原发性C-ALCL不必要进行广泛的分期检查。由于骨髓累及发生率低，也不推荐骨髓活检。对于不复杂的原发性皮肤CD30⁺LPD患者，外周血Sézary细胞计数或流式细胞术没有提示作

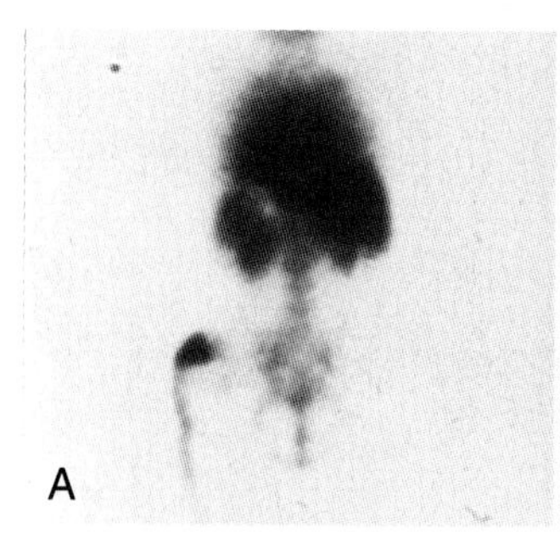
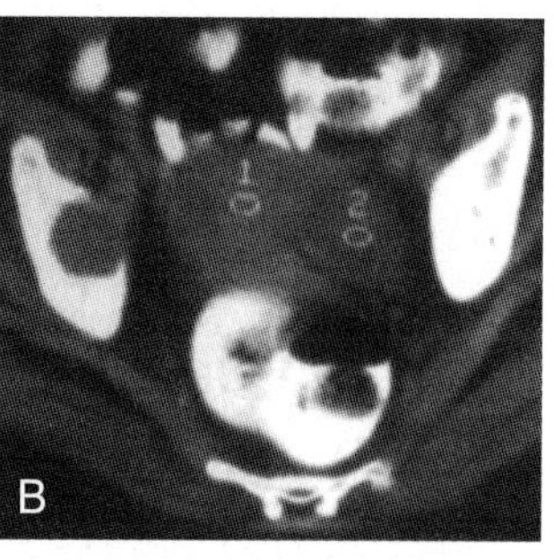

图39.3 两例继发于淋巴瘤样丘疹病的皮肤ALCL患者的骨病变。A. 骨扫描显示右髂骨的活性增加。B. 第二个患者CT扫描显示在髂骨有一个大的、圆形的溶骨性病变

用。推荐进行胸部X线检查以排除无症状的纵隔淋巴结肿大，后者是HL的一个存在特点。荷兰皮肤淋巴瘤组已经制订了针对皮肤CD30⁺LPD患者的处理建议摘要[6]。更新的、建立在经验基础上的处理决策讨论意见已由Sanford大学、波士顿的Beth Israel Deaconess医疗中心和普罗维登斯的Roger Williams医疗中心加以收集[56,56b]。

原有的斑块或鳞片状红斑、脱发或指甲萎缩等病变进展可提示MF并发LyP（图39.1E）。这时将需要使用系统治疗方法〔如补骨脂素与紫外线A或紫外线B、局部氮芥或卡氮芥、蓓萨罗丁（bexarotene）、全身皮肤电子束治疗、体外光免疫治疗等〕，取决于疾病的分期[56,56b]。

39.5 形态学

LyP的形态表现取决于病变活检时的阶段（图39.4）。早期病变表现主要为血管周围和真皮浅层的异型淋巴样细胞聚集，被数量不等的炎症细胞所围绕。血管腔内中性粒细胞聚集几乎是LyP的恒定特征。数量不等的中性粒细胞、嗜酸性粒细胞和小淋巴细胞围绕在大的异型细胞周围（图39.4A）。极少至大量的中性粒细胞常常侵入表皮，形成LyP病变的脓疱。巨噬细胞和浆细胞通常并不突出。充分进展的或者晚期的病变往往呈楔形，有时扩展到真皮深层，很少或没有皮下组织受累。异型细胞可浸润毛囊和汗腺。其他与LyP相关的不常见的病理形态表现，包括毛囊黏蛋白增生症；黏液样间质[57]；表皮囊泡形成[11]；嗜分泌腺性肉芽肿[58]；以血管为中心性[59]；汗腺鳞状上皮化生；以及带状而不是楔形分布的淋巴细胞[11]。异型细胞通常聚集成团，并可在血管腔内找到。

LyP包括三个主要的组织学类型，部分特征有重叠[4,6,60,61]（表39.2；图39.4）。A型可能类似于HL，因为存在大的、具有突出且往往嗜酸性核仁的RS样细胞（图39.4H）。这些细胞周围围绕数量不等的炎症细胞。某些病变中的异型细胞类似于免疫母细胞，具有嗜双色性嗜碱性胞质，核稍偏位，核仁突出但通常不大。当这种细胞聚集或成片局限于真皮层，而炎性细胞相对较少时，该病变被归到C型LyP（图39.4J）。B型病变类似于MF（图39.4I）。主要成分是单个核的细胞，核不规则形，有时脑回状核，没有明显的核仁。核分裂象少见。亲表皮常见。中性粒细胞和其他炎症细胞不多。关于B型LyP是否为MF的其中一个丘疹样变异型仍存在争议[62]。LyP病变中包含从脑回状细胞到大的免疫母细胞或RS样细胞、同时伴有大量的炎症细胞这种情况并不少见，这些病变可归到A/B型，以提示是杂合或混合的组织学形态[4,22,63,64]。

C-ALCL表现为广泛的真皮浸润，通常不累及表皮，几乎完全由间变的大细胞构成（图39.5）。深部病变通常延伸到皮下。炎症细胞少于LyP，往往几乎没有炎细胞，或局限于病变的边缘。而富于中性粒细胞变异型的C-ALCL是一个例外，大量成片的中性粒细胞可能掩盖了大的异型细胞[65,66]。

在LyP、尤其是C-ALCL大的异型细胞中核分裂象是常见的（图39.4，图39.5）。数个研究提示在LyP中凋亡细胞所占比率高。LyP的细胞凋亡指数（12.5%）显著高于CD30⁺大T细胞淋巴瘤（3.1%）[67]，LyP中的凋亡率高可能部分是由于BCL2低表达[68,69]和促凋亡蛋白BAX高表达所致[70]。原发性皮肤CD30⁺LPD中的CD30⁺细胞表达死亡受体凋亡通路介导物FADD和切割蛋白酶片段3（cleaved caspase-3）的比例比系统性ALCL显著增高[71]。

交界性病变包括广泛的浸润或成片的异型细胞，局灶浸润至皮下组织，造成难以区分C型LyP和C-ALCL。

39.6 免疫表型

通常LyP中大的异型细胞表达活化辅助T细胞的免疫表型如表达CD4，以及淋巴细胞活化抗原如CD30，CD25，CD71和HLA-DR[40-42]。其他T细胞抗原（如CD3、CD2、CD5、CD7）常常不表达，形成胸腺后T细胞淋巴瘤特征性异常表型（图39.6）。个别研究中提到大的异型细胞出现NK细胞表型的比例从10接近

50%[11]，但在另一个研究中则18个病例无一表达[72]。一个研究组中1/3的病例呈CD8⁺表型[11]。CD8⁺LyP可与侵袭性亲表皮CD8⁺细胞毒性T细胞淋巴瘤相混淆[73]。

大多数病例中，异型细胞表达细胞毒分子，包括TIA-1、粒酶B和穿孔素[74]（图39.6）。ALK⁻，白细胞共同抗原（CD45）特征性表达，CD15在LyP通常缺乏表达。这一表达谱有助于鉴别LyP、ALCL与HL。C-ALCL也显示活化T细胞表型，常常表达细胞毒分子。CD30在大细胞的表达必需至少75%[29]。相比于系统性ALCL，C-ALCL通常不表达EMA和ALK[76,77]。极少数C-ALCL病例表达胞质型ALK[78]（图39.7）。通常表达同源盒基因HOXC5[79]。

39.7 分子和遗传学结果

DNA细胞光度测定已经表明LyP可以是二倍体、超四倍体或非整倍体。Willemze等研究者发现，非整倍体与A型的组织学有关[12,80,81]。LyP消退期病变的细胞

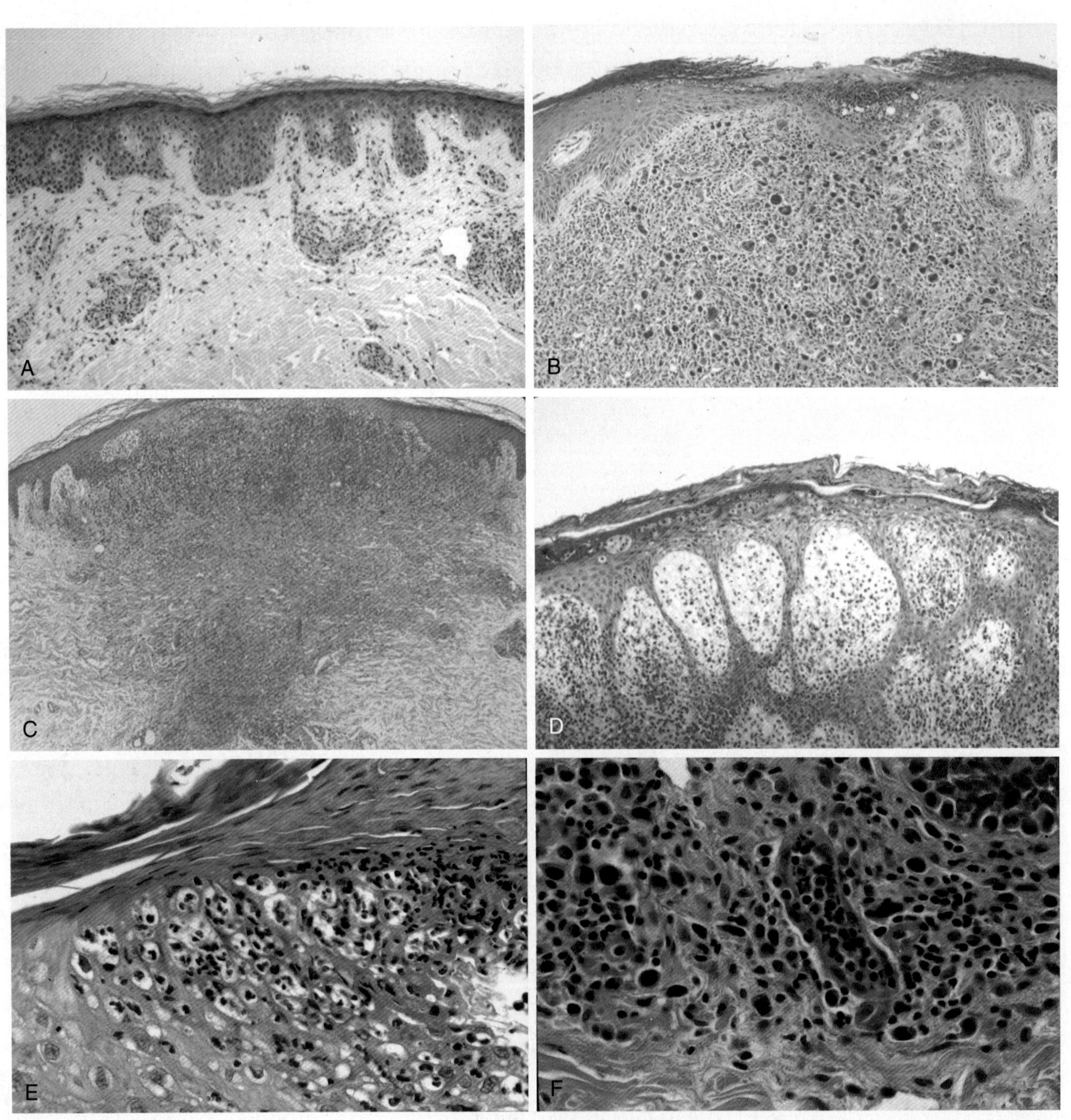

图39.4 淋巴瘤样丘疹病（LyP）组织学。A. 早期病变异型的淋巴细胞在血管周围聚集。B. LyP的表皮侵蚀和散在的间变细胞。C. 病变进展形成的楔形病变。D. 角化不全、棘层肥厚和真皮乳头水肿。E. 表皮内中性粒细胞渗出。F. 中性粒细胞在真皮小静脉聚集，周围围绕间变的细胞，是LyP的特点。

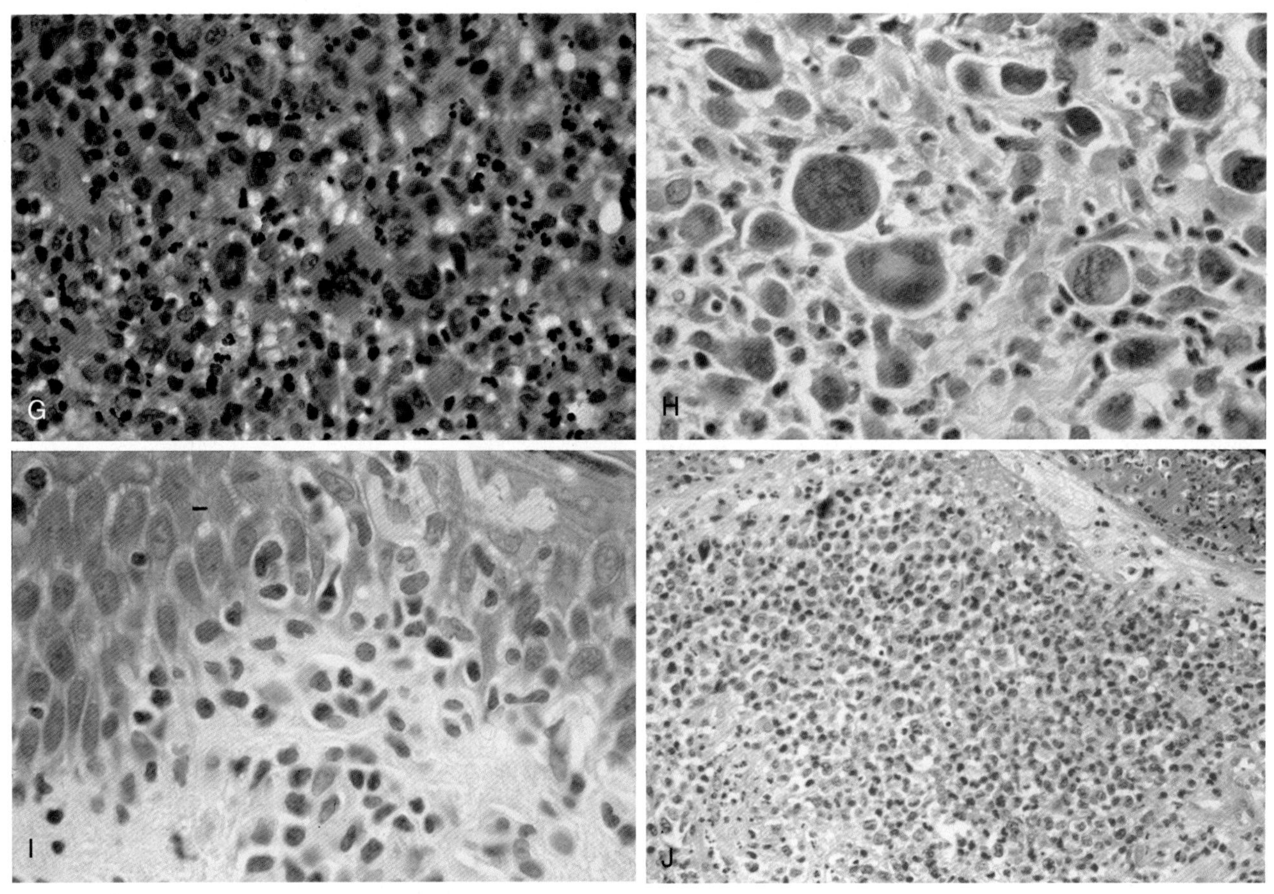

图39.4　淋巴瘤样丘疹病（LyP）组织学，G. LyP中，大量的中性粒细胞和嗜酸性粒细胞围绕着少量大的异型细胞和异常核分裂象。H. A型LyP，RS样细胞被炎症细胞所包绕，可见凋亡小体。I. B型LyP，亲表皮的脑回状细胞。J. C型LyP，真皮内成片的大细胞

经遗传学研究证实，可以是正常核型或者7号、10号和12号染色体存在数量与结构异常。没有发现t（2；5）（p23；q35）易位[82]。已经证实所有的C-ALCL病例均有多种复杂的核型异常[83]。而t（2；5）易位仅发生于极少数的C-ALCL[84]。在一个研究中经巢式聚合酶链反应（PCR）和原位杂交证实有病例存在核磷蛋白-ALK RNA转录[85]，但是在ALK蛋白表达水平没有证据，所以致病意义不明确。

据报道在部分C-ALCL中由于9p21-22等位基因缺失，导致p16肿瘤抑制基因失活[86]。比较基因组杂交证实C-ALCL存在多个染色体不平衡[87]。最常见的原癌基因扩增区域包括CTSB（8p22）、RAF1（3p25）、REL（2p12p12）和JUNB（19p13.2）。在C-ALCL和LyP中已经免疫组化染色证实JUNB扩增[87,88]。

几乎所有的C-ALCL和大多数LyP单个病变都可以检测到T细胞受体（TCR）-β或γ链基因克隆性重排[20-23,89,90]。LyP的克隆性重排发生率从40%~100%不等，取决于所用的方法。Weiss等[89]报道用Southern印迹检测克隆性或寡克隆性T细胞群，同一患者多个部位进行检测，可检测到不同的克隆群。据Whittaker等[63]报道，利用Southern印迹，大多数的B型和混合性A/B型LyP可检测到细胞克隆，而在单纯的A型LyP检测不到。Chott等[20]用不同的特异性片段引物，使用更为敏感的PCR方法发现9/11的患者检测到优势T细胞克隆。有几

表39.2　淋巴瘤样丘疹病（LyP）组织学亚型比较

	A型	B型	C型
细胞学	免疫母细胞，有时RS样细胞	脑回状细胞	免疫母细胞，有时是系列谱系的脑回状细胞和免疫母细胞
炎症细胞	大量	不常见	少到中等量
核分裂	常见	不常见	常见
临床消退	4~6周	8周	缓慢而不完全

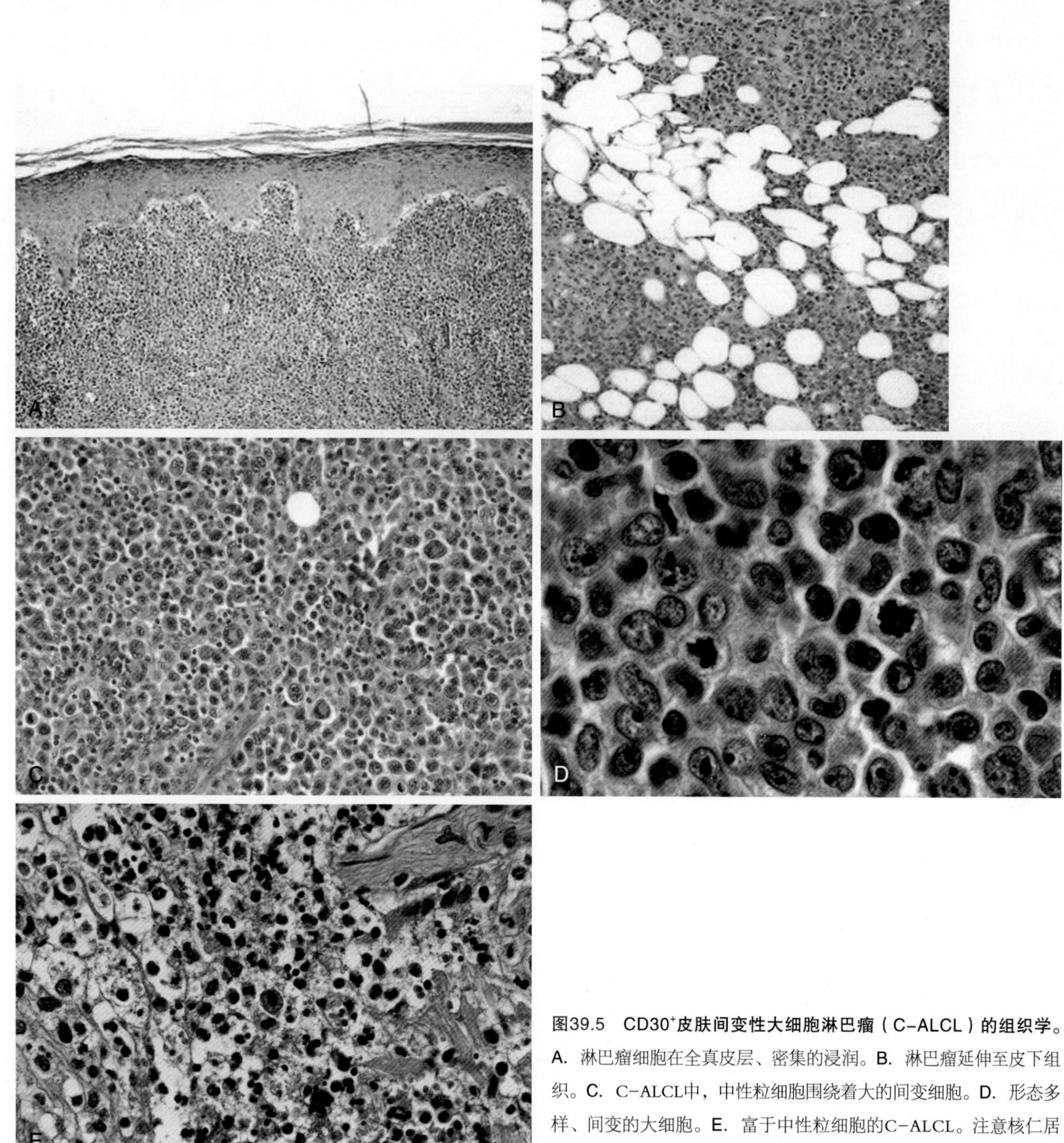

图39.5 CD30⁺皮肤间变性大细胞淋巴瘤（C-ALCL）的组织学。 A. 淋巴瘤细胞在全真皮层、密集的浸润。B. 淋巴瘤延伸至皮下组织。C. C-ALCL中，中性粒细胞围绕着大的间变细胞。D. 形态多样、间变的大细胞。E. 富于中性粒细胞的C-ALCL。注意核仁居中的单个淋巴瘤细胞

个患者不同组织学类型的LyP病变中检测到同一克隆。对LyP的$CD30^+$细胞进行单细胞分析，证实11位受检患者中每个人的都是单克隆性[91]。一个患者从LyP进展到了C-ALCL，其所有病变中都检测到同一优势克隆。但是，另一个研究发现克隆性细胞是其中的$CD30^-$，$CD3^+$小细胞[92]。Humme等[93]利用TCR γ链聚合酶链反应和β链可变区中互补决定区3（CDR3）扫描谱型分析对LyP患者的皮损及血液进行分子遗传分析。学者们在36/43（84%）的皮肤样本和35/83（42%）的血液样本中能够检测到一个克隆性T细胞群。比较皮肤及血液证明是不同的T细胞克隆，提示皮肤及血液中的克隆性T细胞无相关性。此外，CDR3扫描谱型分析显示血液中的是一群抗原限制性T细胞克隆，提示T细胞受未知抗原的刺激。因此，LyP中克隆性细胞的确切性质仍是未定的。由LyP患者发展成相关的T细胞淋巴瘤时经常检测到优势T细胞克隆[20,21,22,94-97]。最后，似乎C-ALCL是由T细胞的增殖随着时间的推移从多克隆到寡克隆、最终变成单克隆演变而来的[98]。

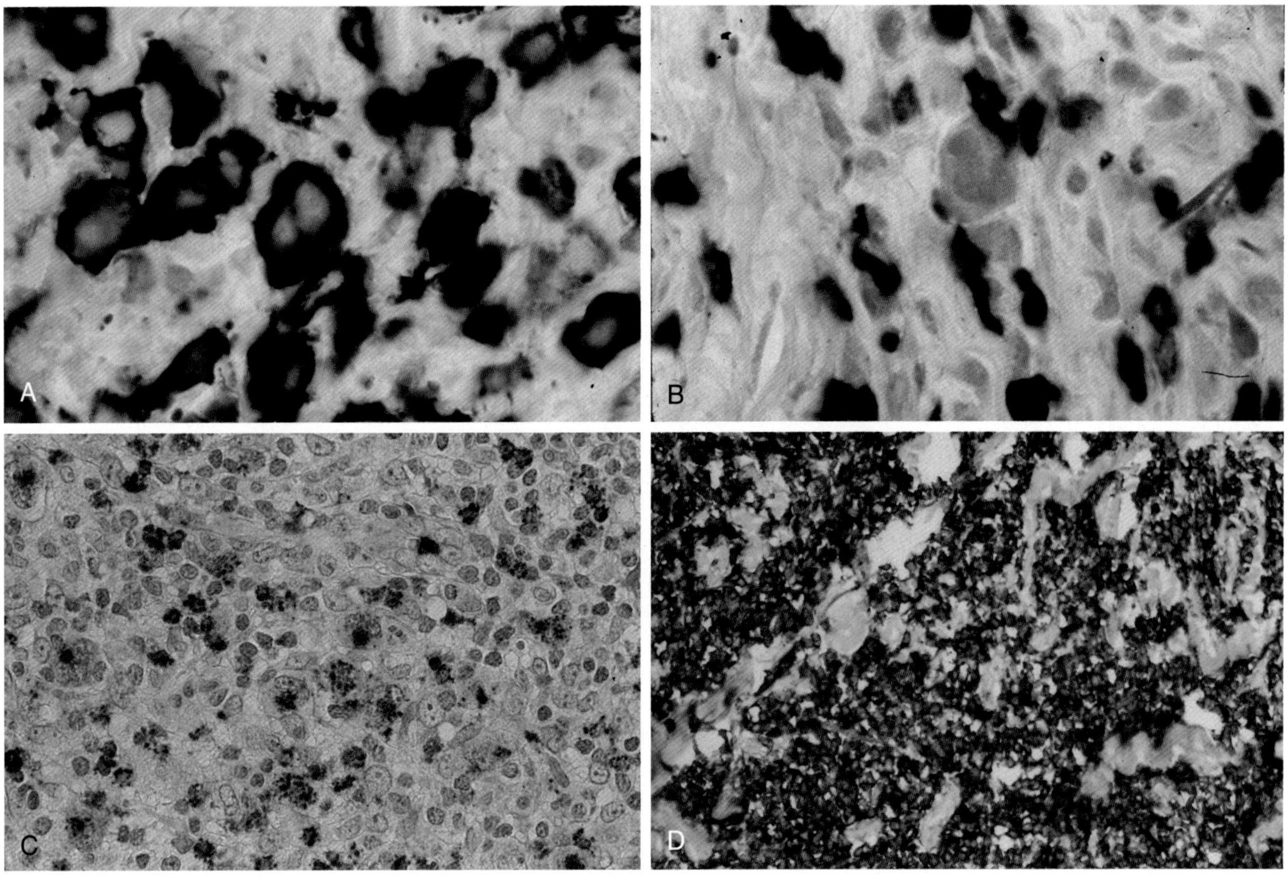

图39.6 CD30$^+$皮肤淋巴细胞增殖性疾病（CD30$^+$LPD）的免疫组化染色。A. 淋巴瘤样丘疹病（LyP），CD30在异型细胞表达。B. LyP中CD3在小T细胞上表达但不在异型细胞表达。在LyP中异常的T细胞抗原表达常见于异型细胞。C. LyP的大的异型细胞TIA-1染色。D. C-ALCL中几乎所有的细胞CD30都着色

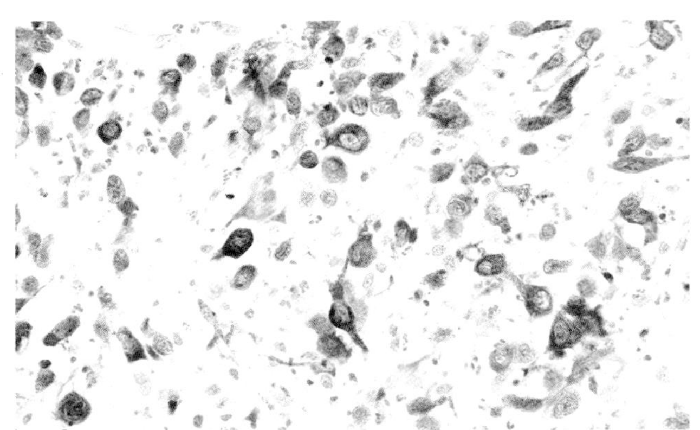

图39.7 胞质型ALK在皮肤间变性大细胞淋巴瘤（ALCL）表达。注意肿瘤细胞核不着色。本病例被证实ALK是活化的（磷酸化）

39.8 推测的细胞起源

LyP和C-ALCL起源于活化的并表达细胞毒分子的辅助性T细胞（CD4$^+$）[42,64,74]。体外研究发现这些细胞的细胞因子谱系明显属于Mosmann分类中的Th2类型[99]。肿瘤细胞分泌白细胞介素（IL）-4、白细胞介素-6和白介素-10而不是干扰素（INF）-γ或白细胞介素-2。这是与CD30$^+$T细胞的常见功能谱相一致的[100]。LyP细胞的Th2谱系证明利用γ-干扰素治疗原发性皮肤CD30$^+$LPD是合理的[101]。另一方面，LyP和C-ALCL中的CD30$^+$细胞可以有一个表型〔CD4$^+$、CD25high、CD45RO$^+$，表面转化生长因子β（TGF-β）$^+$〕与其诱导调节性T细胞的作用相一致，可抑制CD25$^-$T细胞的增殖和产生细胞因子，至少部分地通过抑制性细胞因子TGF-β来起作用[102]。自然调节T细胞的抑制活性[103]需要细胞接触和由粒酶B介导，这是LyP中的CD30$^+$细胞所具备的[74]。与自然调节T细胞相比，LyP中的CD30$^+$细胞缺乏FOXP3基因。

39.9 临床过程

在正确作出LyP的诊断之前常常有较长时间的延误。LyP通常是慢性进程，伴有无病变的间歇期。对于大多数患者而言，LyP是一种终身的疾病。部分患者，尤其是儿童，这种疾病可自发消退[104]。LyP大多数患者不需

要治疗，至少在初期不需要立即治疗。如果病损多，导致有碍美观的瘢痕，或出现在脸上、手上或其他影响美观的部位，用PUVA或低剂量口服甲蝶氨呤（由每周10~25mg开始）治疗是最有效的；90%患者用甲蝶氨呤治疗达到病变大为减少的效果[105]。PUVA加速皮肤的光老化，并增加患皮肤癌的危险[106]。Bexarotene是RXR（X维甲酸受体），口服或凝胶外用选择性维甲酸可减少LyP病变数量或缩短病变持续时间[107]。高效类固醇激素局部应用极少获益。这些疗法可抑制LyP，但病变有可能在停止治疗时再次发生。重要的是，治疗不会防止LyP发展为恶性淋巴瘤，尤其是MF或HL，但可能抑制进展到C-ALCL。目前没有明确的肿瘤进展的危险因素[6]。但是，淋巴细胞生长抑制细胞因子TGF-β受体的突变[108-110]、BCL2基因的高表达[68]、以及细胞骨架蛋白fascin的表达[111]与LyP进展到C-ALCL相关联。

从LyP进展到C-ALCL似乎与对CD30信号的反应改变有关。虽然CD30L在消退的CD30⁺皮损表达量增加[112]，但从LyP进展而来的C-ALCL细胞株中的CD30阻断导致细胞增殖增加，与NF-κB激活有关[48]。CD30阻断所致的细胞周期抑制剂P21上调和非磷酸化状态的Rb（视网膜母细胞瘤）蛋白积累，可导致NPM-ALK细胞株（如Karpas299）生长受限[46,47]。因此CD30信号在LyP和ALCL的生物学中发挥着重要作用。

X线照射对非消退期的复合性LyP或C-ALCL的皮肤病变治疗有效[6]。通常建议在进行照射之前有2~3个月的观察期，因为部分病变可自然消退。联合化疗对LyP或局限性C-ALCL不起作用。不过，环磷酰胺、柔红霉素、新碱（长春新碱）和强的松或泼尼松龙（CHOP）治疗方案对多灶性C-ALCL化疗有效，对扩散至皮肤以外的病例也是必需的[6,8]。

C-ALCL的复发部位是不可预知的，可能是局部或远处的皮肤。皮肤外播散往往是骨骼受累（图39.3）。最常见是累及大块皮损附近的区域淋巴结[110]。C-ALCL或HL患者在最初的系统性治疗之后，可以和LyP一起复发[56,56b]。

医生容易对LyP和C-ALCL进行过过度的治疗。这是由于高级别的组织病理学形态、伴有许多大的异型细胞和核分裂比率高；频繁的临床复发；和大多数临床医生不熟悉这种疾病的自然史。因为诊断了复发性高级别淋巴瘤，许多临床医生使用了系统性、甚至高剂量的过度化疗和外周血干细胞移植或骨髓移植。遗憾的是，这种积极的方法疗效并不佳，且因为可产生不必要的毒性，尤其是如果患者发展为皮肤外淋巴瘤，会有碍将来的治疗，所以应该避免使用。原发性皮肤CD30⁺LPD患者最差的预后因素是皮肤外播散[6,8]。自然消退与良好的预后相关[8]。

39.10 鉴别诊断

数种肿瘤和非肿瘤性病变在临床和组织学上可类似于原发性皮肤CD30⁺LPD（表39.3）。

39.10.1 系统性间变性大细胞淋巴瘤（ALCL）

40%系统性ALCL伴有结外病变，而皮肤是最常见的结外受累部位[113-115]。系统性ALCL的继发性皮肤病变和C-ALCL在组织学上类似。倾向于原发性C-ALCL的

表39.3 原发性皮肤CD30⁺淋巴增殖性疾病（CD30⁺LPD）的鉴别诊断特征

	系统性ALCL	HL	MF	苔藓样糠疹	节肢动物叮咬	疥疮
临床	全身淋巴结肿大；缺乏自然消退	疾病进展期通常有多灶淋巴结肿大，脾大；在原发性皮肤HL为深部肿瘤	鳞屑、红斑或斑块，缺乏中心性坏死；可发生自然消退，引起弓形病变	年纪较轻；中心性出血；与淋巴瘤无关	暴露史	瘙痒，对林丹试剂（Kwell）治疗有反应
组织病理学和免疫表型	缺乏亲表皮和脑回状细胞	经典的RS细胞；CD15⁺，LCA⁻	脑回状细胞，亲表皮现象；缺乏炎症细胞和RS样细胞	角质细胞坏死；红细胞外溢；缺乏RS样细胞	细穿孔，可能找到昆虫部件 多种类型的炎症细胞；可能存在CD30⁺细胞	组织切片中存在螨虫；存在CD30⁺细胞和B细胞
遗传学	t（2；5）经常存在；克隆性TCR	三倍体和四倍体；缺乏t（2；5）；除了极少数病例外，缺乏TCR基因克隆性	缺乏t（2；5）；复杂核型；所有病例TCR克隆性或寡克隆性	二倍体；没有染色体异常；高达50%病例TCR基因克隆性	没有异常	没有异常

注：ALCL，间变性大细胞淋巴瘤；HL，霍奇金淋巴瘤；LCA，白细胞共同抗原（CD45）。

临床特点是病变自然消退，皮肤病变局限，缺乏淋巴结肿大和年龄在30岁以上。倾向于C-ALCL的病理及免疫表型特征是表皮和真皮浅层中脑回状细胞浸润，缺乏t（2；5），ALK^{-}[116]、EMA^{-}[76]和表达皮肤淋巴细胞抗原[76]。结合临床、组织学和免疫表型特征通常可鉴别系统性ALCL和原发性C-ALCL。

39.10.2 系统性霍奇金淋巴瘤（HL）

HL可以累及皮肤成为继发部位。这通常是区域淋巴结直接梗阻的后果，而且只在疾病进展期、HL的诊断是很明确的时候发生[117]。继发性HL的皮肤病变最常出现在躯干。LyP患者发生HL的频率增加，并且可以出现在LyP的临床表现之前或之后[21,29,118]。LyP可以在化疗成功的HL之后存在或复发，但没有已知的不良预后意义；因此，鉴别LyP和皮肤HL具有临床重要性[118]。临床上，LyP病变可消退，但继发性HL则不会。LyP表达CD45和T细胞抗原，缺乏CD15和EBV相关抗原，可以用来区别HL[32,75,119]。

39.10.3 原发性皮肤霍奇金淋巴瘤（HL）

原发性皮肤HL罕见，通常表现为发生于四肢或躯干上的真皮深层肿瘤[75,119]。皮肤病变包含经典的RS细胞，表达CD15^{+}、CD45^{-}免疫表型，并可能是EBV相关抗原阳性（如LMP-1）[119]。原发性皮肤HL的病变不会

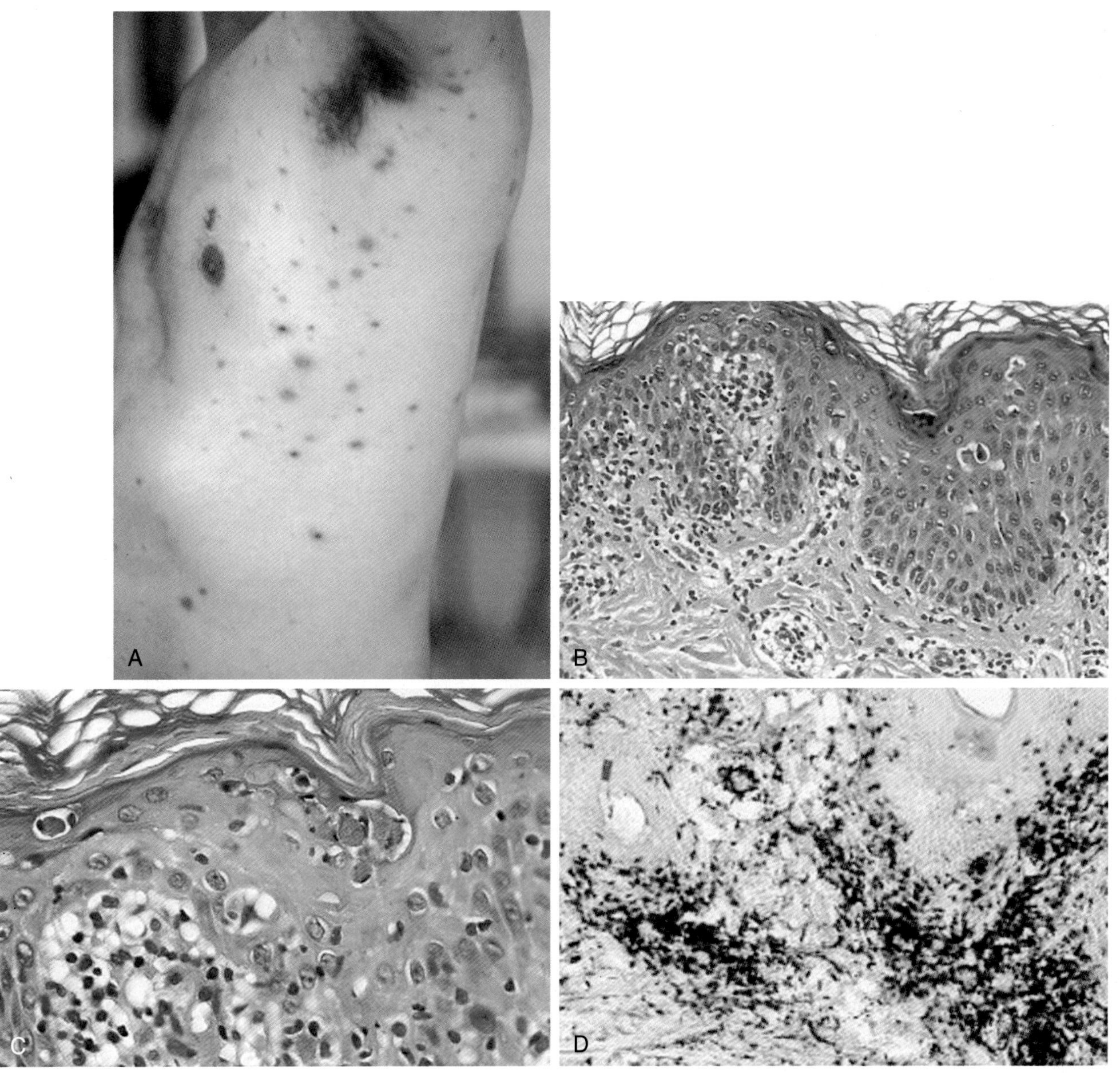

图39.8 **急性痘疮样苔藓样糠疹**。A. 胸部的中央坏死性病变临床照片。B. 组织学上表现为苔藓样淋巴细胞浸润。C. 角化细胞坏死。D. CD8^{+}细胞为主

消退。原发性皮肤HL患者似乎具有显著的发生淋巴结HL的风险[75,119]。

39.10.4 蕈样霉菌病（MF）

MF可以发生在LyP之前、之后，或同时发生[22,29,51,97]。MF病损通常呈鳞片状、红斑或块状，很容易与LyP区别。但是，MF也可以表现为与LyP非常相似的小丘疹性病变[62,120]。如果组织学特征类似MF且外观呈丘疹鳞屑状，无论是持续发病还是自发性消退，宁愿用MF而不是B型LyP来解释[62]。MF形态学上可以很容易与A型LyP鉴别，前者缺乏RS样细胞和中性粒细胞；也容易与C型LyP鉴别，因为缺乏成簇或成片的CD30$^+$大细胞。

39.10.5 苔藓样糠疹

急性痘疮样苔藓样糠疹（PLEVA）无论是从临床上还是组织学（图39.8）上都可以与LyP鉴别。PLEVA往往发生于30岁以下，常不复发，与进展为恶性淋巴瘤的风险增加无关[122]。类似于LyP，多数PLEVA病例可以检测到T细胞克隆。但是，PLEVA缺乏A型LyP中大的、异型的RS样细胞，并且极少中性粒细胞和或嗜酸性粒细胞。PLEVA表现为个别的角化细胞破坏，伴有局灶角化细胞坏死及红细胞外溢。PLEVA缺乏LyP的细胞，且以CD8$^+$细胞为主，而LyP是以CD4$^+$细胞为主。慢性苔藓样糠疹在临床上与LyP的鉴别更加困难。但是，缺乏大的、异型的RS样细胞、中性粒细胞和嗜酸性粒细胞则倾向于慢性苔藓样糠疹。

39.10.6 节肢动物叮咬

在临床和组织学上，LyP可与节肢动物叮咬相混淆。有一个报道发现在节肢动物叮咬缺乏CD30$^+$细胞[125]，但这一发现未得到证实[126]。临床病史和随访对于鉴别诊断原发性皮肤CD30$^+$LPD和节肢动物叮咬是必要的。生殖器区域的结节性疥疮临床上可类似于LyP。疥疮病变通常包含CD30$^+$免疫母细胞，周围围绕着炎症细胞，通常是嗜酸性粒细胞[127]。主要区别是疥疮可找到螨虫（图39.9）。

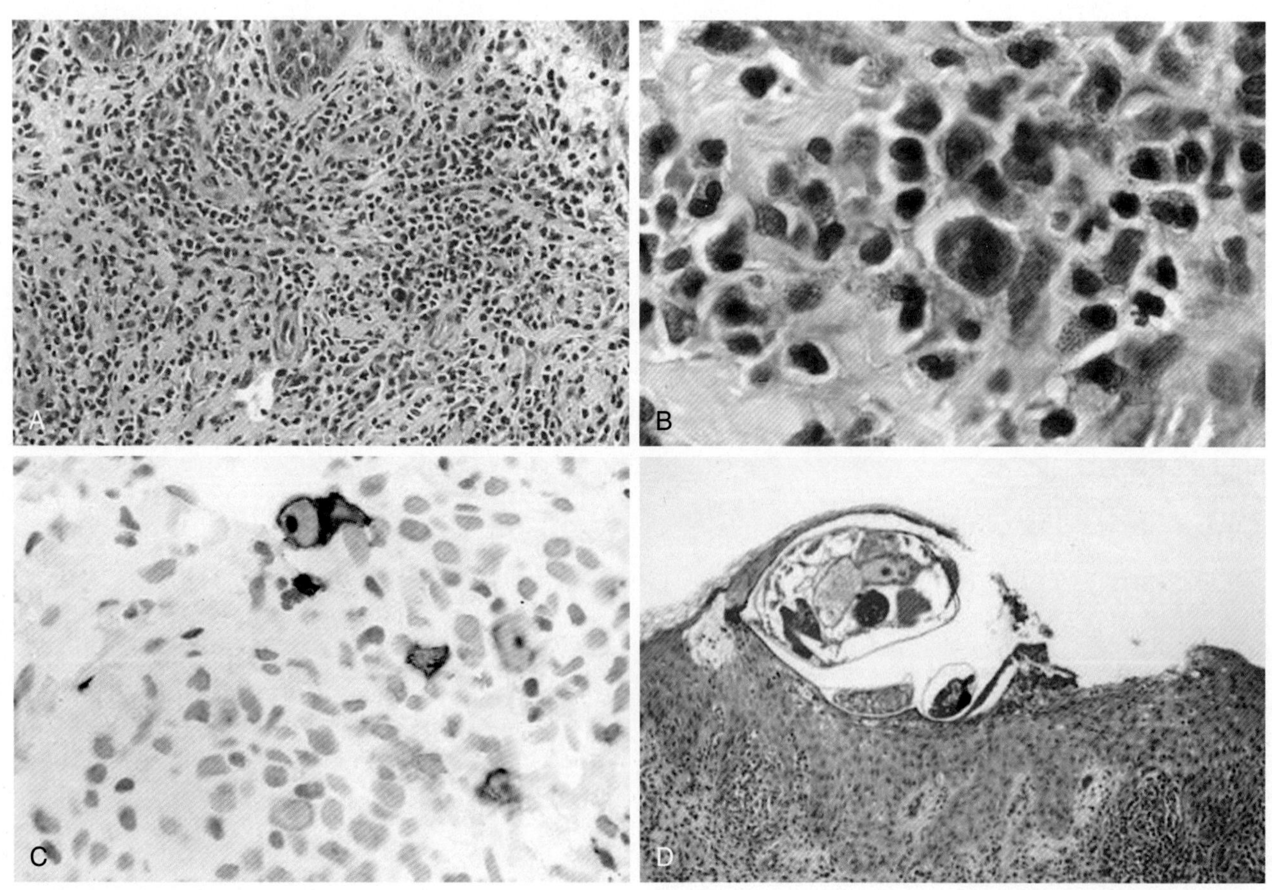

图39.9 结节性疥疮类似淋巴瘤样丘疹病。A. 密集的真皮内和血管周围浸润。B. 嗜酸性粒细胞围绕大的异型细胞。C. 大的异型细胞CD30染色。D. 陷入表皮内的螨虫（人疥螨）

39.10.7 其他伴有CD30⁺大细胞的皮肤病变

其他几种含有大量CD30⁺细胞的皮肤疾病要与皮肤CD30⁺LPD进行鉴别。包括过敏性皮炎、传染性软疣、单纯疱疹感染、水痘-带状疱疹、结核病、挤奶者结节、利什曼病、梅毒、淋巴瘤样型药疹和水疱病样淋巴瘤[128,133]。在大多数情况下，根据临床病史、体格检查和实验室检查可以得到正确的诊断。

39.11 精华和陷阱

- 淋巴瘤样丘疹病（LyP）和原发性皮肤间变性大细胞淋巴瘤（C-ALCL）可共同存在，也可以表现为连续的病变。
- 组织学上鉴别LyP和淋巴瘤可能非常困难，结合临床表现很重要。患者来就诊时常常病变已经很明显。
- 正确诊断LyP对于避免过度治疗是非常重要的。
- 对于尚未进展为淋巴瘤的LyP尚无报道有ALK表达。
- LyP和C-ALCL可以发生在儿童，部分间变性大细胞淋巴瘤-ALK阳性（ALK⁺ALCL）可以表现为孤立性皮肤病变（至少6个月以上没有系统性疾病）。
- 生殖器类似于LyP的病变要考虑到疥疮的诊断。
- 真皮乳头水肿在LyP很明显，可以与急性痘疮样苔藓样糠疹（PLEVA）相鉴别。
- 在缺乏皮肤外病变的情况下，CD30⁺皮肤病变自然消退的时间长达3个月。
- 低剂量甲氨蝶呤治疗耐受性好而且对之前没有肝疾病的LyP患者有效率达90%以上。糖皮质激素的局部应用可能会导致个别病变的消退。
- 抑制LyP通常是暂时的，不能预防其发展为MF或霍奇金淋巴瘤（HL）。
- 组织学上鉴别C-ALCL和系统性ALCL可能很困难。缺乏EMA和ALK表达并表达皮肤淋巴细胞抗原则倾向于C-ALCL。
- 对于原发性皮肤CD30⁺淋巴组织增殖性疾病（CD30⁺LPD）患者而言，区域淋巴结受累常常与侵袭性病变无关。

（罗东兰 译）

参考文献

1. Kadin ME. The spectrum of Ki-1+ cutaneous lymphomas. In: van Vloten WA, Willemze R, Lange-Vejlsgaard G, eds. *Current Problems in Dermatology.* Farmington, CT: Karger; 1990:132-143.
2. Willemze R, Beljaards RC. Spectrum of primary cutaneous CD30 (Ki-1)-positive lymphoproliferative disorders. A proposal for classification and guidelines for management and treatment. *J Am Acad Dermatol.* 1993;28:973-980.
3. Macaulay WL. Lymphomatoid papulosis: a continuing self-healing eruption: clinically benign-histologically malignant. *Arch Dermatol.* 1968;97:23.
4. Drews R, Samel A, Kadin ME. Lymphomatoid papulosis and anaplastic large cell lymphomas of the skin. *Semin Cutan Med Surg.* 2000;19:109-117.
5. Beljaards RC, Meijer CHLM, Scheffer E, et al. Prognostic significance of CD30 (Ki-1/Ber-H2) expression in primary cutaneous large-cell lymphomas of T-cell origin. A clinicopathologic and immunohistochemical study in 20 patients. *Am J Pathol.* 1989;135: 1169-1178.
6. Bekkenk MW, Geelen FA, van Voorst Vader PC, et al. Primary and secondary cutaneous CD30+ lymphoproliferative disorders: a report from the Dutch Cutaneous Lymphoma Group on the long-term follow-up data of 219 patients and guidelines for diagnosis and treatment. *Blood.* 2000;95:3653-3661.
7. Demierre MF, Goldberg LJ, Kadin ME, Koh HK. Is it lymphoma or lymphomatoid papulosis? *J Am Acad Dermatol.* 1997;36:765-772.
8. Paulli M, Berti E, Rosso R, et al. CD30/Ki-1-positive lymphoproliferative disorders of the skin—clinicopathologic correlation and statistical analysis of 86 cases: a multicentric study from the European Organization for Research and Treatment of Cancer Cutaneous Lymphoma Project Group. *J Clin Oncol.* 1995;13:1343-1354.
9. Nijsten T, Curiel-Lewandrowski C, Kadin ME. Lymphomatoid papulosis in children: a retrospective cohort study of 35 cases. *Arch Dermatol.* 2004;140:306-312.
10. Gomez M, Kadin M, Njisten T, et al. Increased prevalence of autoimmune thyroiditis in lymphomatoid papulosis patients. *J Am Acad Dermatol.* 2007;56.
11. El Shabrawi-Caelen L, Kerl H, Cerroni L. Lymphomatoid papulosis: reappraisal of clinicopathologic presentation and classification into subtypes A, B, and C. *Arch Dermatol.* 2004;140:441-447.
12. el-Azhary RA, Gibson LE, Kurtin PJ, et al. Lymphomatoid papulosis: a clinical and histopathologic review of 53 cases with leukocyte immunophenotyping, DNA flow cytometry, and T-cell receptor gene rearrangement studies. *J Am Acad Dermatol.* 1994;30:210-218.
13. Liu HL, Hoppe RT, Kohler S, et al. CD30+ cutaneous lymphoproliferative disorders: the Stanford experience in lymphomatoid papulosis and primary cutaneous anaplastic large cell lymphoma. *J Amer Acad Dermatol.* 2003;49:1049-1058.
14. Christensen HK, Thomsen K, Vejlsgaard GL. Lymphomatoid papulosis: a follow-up study of 41 patients. *Semin Dermatol.* 1994;13:197-201.
15. Sanchez NP, Pittelkow MR, Muller SA, et al. The clinicopathologic spectrum of lymphomatoid papulosis: study of 31 cases. *J Am Acad Dermatol.* 1983;8:81-94.
16. Wang HH, Lach L, Kadin ME. Epidemiology of lymphomatoid papulosis. *Cancer.* 1992;70:2951-2957.
17. Wang HH, Myers T, Kadin ME, et al. Increased risk of lymphoid and nonlymphoid malignancies in patients with lymphomatoid papulosis. *Cancer.* 1999;86:1240-1245.
18. Tomaszewsk MM, Luptoon FP, Krishnan J, May DL. A comparison of clinical, morphological and immunohistochemical features of lymphomatoid papulosis and primary cutaneous CD30 (Ki-1)-positive anaplastic large cell lymphoma. *J Cutan Pathol.* 1995;22:310-318.
19. Vergier B, Beylot-Barry M, Pulford K, et al. Statistical evaluation of diagnostic and prognostic features of CD30+ cutaneous lymphoproliferative disorders: a clinicopathologic study of 65 cases. *Am J Surg Pathol.* 1998;22:1192-1202.
20. Chott A, Vonderheid EC, Kadin ME, et al. The same dominant T cell clone is present in multiple regressing lesions and associated T cell lymphomas of patients with lymphomatoid papulosis. *J Invest Dermatol.* 1996;106:696-700.
21. Davis TH, Moron CC, Kadin ME. Hodgkin's disease, lymphomatoid papulosis, and cutaneous T cell lymphoma derived from a common T-cell clone. *N Engl J Med.* 1992;326:1115-1122.
22. Basarab T, Fraser-Edwards EA, Orchard G, et al. Lymphomatoid papulosis in association with mycosis fungoides: a study of 15 cases. *J Am Acad Dermatol.* 1998;139:630-638.
23. Fletcher CL, Orchard GE, Hubbard V, et al. CD30+ cutaneous lymphoma in association with atopic eczema. *Arch Dermatol.* 2004;140:449-454.
24. Harrington DS, Braddock SW, Blocher KS, et al. Lymphomatoid papulosis and progression to T cell lymphoma: an immunophenotypic and genotypic study. *J Am Acad Dermatol.* 1989;21:951-957.
25. Kadin ME. Common activated T-cell origin of lymphomatoid papulosis, mycosis fungoides, and some types of Hodgkin's disease. *Lancet.* 1985;2:864-865.
26. Kaudewitz P, Stein H, Plewig G, et al. Hodgkin's disease followed by lymphomatoid papulosis: immunophenotypic evidence for a close relationship between Hodgkin's disease and lymphomatoid papulosis. *J Am Acad Dermatol.* 1990;22:999-1006.
27. Kaudewitz P, Herbst H, Anagnostopoulos I, et al. Lymphomatoid papulosis followed by large-cell lymphoma: immunophenotypical and genotypical analysis. *Br J Dermatol.* 1991;124:465-469.
28. Cabanillas F, Armitage J, Pugh WC, et al. Lymphomatoid papulosis: a T-cell dyscrasia with a propensity to transform into malignant lymphoma. *Ann Intern Med.* 1995;122:210-217.
29. Beljaards RC, Willemze R. The prognosis of patients with lymphomatoid papulosis associated with malignant lymphomas. *Br J Dermatol.* 1992;126:596-602.
30. Sangueza OP, Galloway G, Eagan PA, et al. Absence of Epstein-Barr virus in lymphomatoid papulosis: an immunohistochemical and in situ hybridization study. *Arch Dermatol.* 1996;132:279-282.
31. Sandbank M, Feuerman EJ. Lymphomatoid papulosis: an electron microscopic study of the acute and healing stages with demonstration of paramyxovirus-like particles. *Acta Derm Venereol (Stockh).* 1972;52:337-345.
32. Kadin ME, Vonderheid EC, Weiss LM. Absence of Epstein-Barr viral RNA in lymphomatoid papulosis. *J Pathol.* 1993;170:145-148.
33. Kim YC, Yang WI, Lee MG, et al. Epstein-Barr virus in CD30 anaplastic large cell lymphoma involving the skin and lymphomatoid papulosis in South Korea. *Int J Dermatol.* 2006;45:1312-1316.
34. Anagnostopoulos I, Hummel M, Kaudewitz P, et al. Detection of HTLV-I proviral sequences in CD30+ large cell cutaneous T-cell lymphomas. *Am J Pathol.* 1990;137:1317-1322.
35. Kempf W, Kadin ME, Dvorak AM, et al. Endogenous retroviral elements, but not exogenous retroviruses, are detected in CD30-positive lymphoproliferative disorders of the skin. *Carcinogenesis.* 2003;24:301-306.
36. Kempf W, Kadin ME, Kutzner H, et al. Lymphomatoid papulosis and human herpesviruses—a PCR-based evaluation for the presence of human herpesvirus 6, 7 and 8 related herpesviruses. *J Cutan Pathol.* 2001;28:29-33.
37. Klintschar M, Immel UD, Kehlen A, et al. Fetal microchimerism in Hashimoto's thyroiditis: a quantitative approach. *Eur J Endocrinol.* 2006;154:237-241.
38. Renne C, Ramos Lopez E, Steimle-Grauer SA, et al. Thyroid fetal male microchimerisms in mothers with thyroid disorders: presence of Y-chromosomal immunofluorescence in thyroid-infiltrating lymphocytes is more prevalent in Hashimoto's thyroiditis and

Graves' disease than in follicular adenomas. *J Clin Endocrinol Metab.* 2004;89:5810-5814.
39. Sawaya HH, Jimenez SA, Artlett CM. Quantification of fetal microchimeric cells in clinically affected and unaffected skin of patients with systemic sclerosis. *Rheumatology (Oxford).* 2004;43:965-968.
40. Kadin M, Nasu K, Sako D, et al. Lymphomatoid papulosis. A cutaneous proliferation of activated helper T cells expressing Hodgkin's disease-associated antigens. *Am J Pathol.* 1985;119:315-325.
41. Kaudewitz P, Stein H, Burg G, et al. Atypical cells in lymphomatoid papulosis express the Hodgkin cell-associated antigen Ki-1. *J Invest Dermatol.* 1986;86:350-354.
42. Ralfkiaer E, Stein H, Lange-Wantzin G, et al. Lymphomatoid papulosis: characterization of skin infiltrates with monoclonal antibodies. *Am J Clin Pathol.* 1985;84:587-593.
43. Chadburn A, Inghirami G, Knowles DM. T-cell activation-associated antigen expression by neoplastic T-cells. *Hematol Pathol.* 1992;6:131-141.
44. Gruss HJ, Boiani N, Williams DE, et al. Pleiotropic effects of the CD30 ligand on CD30-expressing cells and lymphoma cell lines. *Blood.* 1994;83:2045-2056.
45. Kadin ME. Regulation of CD30 antigen expression and its potential significance for human disease. *Am J Pathol.* 2000;156:1479-1484.
46. Levi E, Pfeifer WM, Kadin ME. CD30-activation-mediated growth inhibition of anaplastic large-cell lymphoma cell lines: apoptosis or cell-cycle arrest? *Blood.* 2001;98:1630-1632.
47. Hubinger G, Muller E, Scheffrahn I, et al. CD30-mediated cell cycle arrest associated with induced expression of p21(CIP1/WAF1) in the anaplastic large cell lymphoma cell line Karpas 299. *Oncogene.* 2001;20:590-598.
48. Levi E, Wang Z, Petrogiannis-Haliotis T, et al. Distinct effects of CD30 and Fas signaling in cutaneous anaplastic lymphomas: a possible mechanism for disease progression. *J Invest Dermatol.* 2000;115:1034-1040.
49. Braun FK, Hirsch B, Al-Yacoub N, et al. Resistance of cutaneous anaplastic large-cell lymphoma cells to apoptosis by death ligands is enhanced by CD30-mediated overexpression of c-FLIP. *J Invest Dermatol.* 2010;130:826-840.
50. Franchina M, Kadin ME, Abraham LJ. Polymorphism of the CD30 promoter microsatellite repressive element is associated with development of primary cutaneous lymphoproliferative disorders. *Cancer Epidemiol Biomarkers Prev.* 2005;14:1322-1325.
51. Heald P, Subtil A, Breneman D, Wilson LD. Persistent agmination of lymphomatoid papulosis: an equivalent of limited plaque mycosis fungoides type of cutaneous T-cell lymphoma. *J Am Acad Dermatol.* 2007;57:1005-1011.
52. Fretzin MH, Fretzin S, Fretzin D. A papulonecrotic eruption in a young man. Lymphomatoid papulosis. *Arch Dermatol.* 1997;133:1453, 1456.
53. Chimenti S, Fargnoli MC, Pacifico A, Peris K. Mucosal involvement in a patient with lymphomatoid papulosis. *J Am Acad Dermatol.* 2001;44:339-341.
54. Kato N, Tomita Y, Yoshida K, Hisai H. Involvement of the tongue by lymphomatoid papulosis. *Am J Dermatopathol.* 1998;20:522-526.
55. Yamamoto O, Tajiri M, Asahi M. Lymphomatoid papulosis associated with pregnancy. *Clin Exp Dermatol.* 1997;22:141-143.
56. Kadin M, Lui H, Kim Y, Hoppe R. CD30+ cutaneous lymphoproliferative disease (ALCL) and lymphomatoid papulosis. In: Mauch PM, Harris NL, Coffier B, Dalla-Favera R, eds. *Non-Hodgkin's Lymphomas.* Philadelphia: Lippincott Williams & Wilkins; 2004:321-343.
56b. Kadin ME. Current management of primary cutaneous CD30+ T-cell lymphoproliferative disorders. *Oncology.* 2009;23:1158-1164.
57. Atkins KA, Dahlem MM, Kohler S. A case of lymphomatoid papulosis with prominent myxoid change resembling a mesenchymal neoplasm. *Am J Dermatopathol.* 2003;25:62-65.
58. Crowson AN, Baschinsky DY, Kovatich A, Magro C. Granulomatous eccrinotropic lymphomatoid papulosis. *Am J Clin Pathol.* 2003;119:731-739.
59. Wu WM, Tsai HJ. Lymphomatoid papulosis histopathologically simulating angiocentric and cytotoxic T-cell lymphoma: a case report. *Am J Dermatopathol.* 2004;26:133-135.
60. Droc C, Cualing HD, Kadin ME. Need for an improved molecular/genetic classification for CD30+ lymphomas involving the skin. *Cancer Control.* 2007;14:124-132.
61. Willemze R, Kerl H, Sterry W, et al. EORTC classification for primary cutaneous lymphomas: a proposal from the Cutaneous Lymphoma Study Group of the European Organization for Research and Treatment of Cancer. *Blood.* 1997;90:354-371.
62. Vonderheid EC, Kadin ME. Papular mycosis fungoides: a variant of mycosis fungoides or lymphomatoid papulosis? *J Am Acad Dermatol.* 2006;55:177-180.
63. Whittaker S, Smith N, Hones RR, Luzzatto L. Analysis of β, γ, and δ T-cell receptor genes in lymphomatoid papulosis: cellular basis of two distinct histologic subsets. *J Invest Dermatol.* 1991;96:786-791.
64. Kadin ME, Nasu K, Sako D, et al. Lymphomatoid papulosis. A cutaneous proliferation of activated helper T cells expressing Hodgkin's disease associated antigens. *Am J Pathol.* 1985;119:315-325.
65. Burg G, Kempf W, Kazakov D, et al. Pyogenic large T-cell lymphoma of the skin, CD30+: clinicopathologic study and review of the literature. *Br J Dermatol.* 2003;148:580-586.
66. Mann KP, Hall B, Kamino H, et al. Neutrophil-rich, Ki-1-positive anaplastic large-cell malignant lymphoma. *Am J Surg Pathol.* 1995;19:407-416.
67. Kikuchi A, Nishikawa T. Apoptotic and proliferating cells in cutaneous lymphoproliferative diseases. *Arch Dermatol.* 1997;133:829-833.
68. Paulli M, Berti E, Boveri E, et al. Cutaneous CD30+ lymphoproliferative disorders: expression of bcl-2 and proteins of the tumor necrosis factor receptor superfamily. *Hum Pathol.* 1998;29:1223-1230.
69. Nevala H, Karenko L, Vakeva L, Ranki A. Proapoptotic and antiapoptotic markers in cutaneous T-cell lymphoma skin infiltrates and lymphomatoid papulosis. *Br J Dermatol.* 2001;145:928-937.
70. Greisser J, Doebbeling U, Roos M, et al. Apoptosis in CD30-positive lymphoproliferative disorders of the skin. *Exp Dermatol.* 2005;14:380-385.
71. Clarke LE, Bayerl MG, Bruggeman RD, et al. Death receptor apoptosis signaling mediated by FADD in CD30-positive lymphoproliferative disorders involving the skin. *Am J Surg Pathol.* 2005;29:452-459.
72. Harvell J, Vaseghi M, Natkunam Y, et al. Large atypical cells of lymphomatoid papulosis are CD56-negative: a study of 18 cases. *J Cutan Pathol.* 2002;29:88-92.
73. Magro CM, Crowson AN, Morrison C, et al. CD8+ lymphomatoid papulosis and its differential diagnosis. *Am J Clin Pathol.* 2006;125:490-501.
74. Kummer JA, Vermeer MH, Dukers D, et al. Most primary cutaneous CD30-positive lymphoproliferative disorders have a CD4-positive cytotoxic T-cell phenotype. *J Invest Dermatol.* 1997;109:636-640.
75. Sioutos N, Kerl H, Murphy SB, Kadin ME. Primary cutaneous Hodgkin's disease. Unique clinical, morphologic, and immunophenotypic findings. *Am J Dermatopathol.* 1994;16:2-8.
76. de Bruin PC, Beljaards RC, van Heerde P, et al. Differences in clinical behaviour and immunophenotype between primary cutaneous and primary nodal anaplastic large cell lymphoma of T-cell or null cell phenotype. *Histopathology.* 1993;23:127-135.
77. ten Berge RL, Snijdewint FG, von Mensdorff-Pouilly S, et al. MUC1 (EMA) is preferentially expressed by ALK positive anaplastic large cell lymphoma, in the normally glycosylated or only partly hypoglycosylated form. *J Clin Pathol.* 2001;54:933-939.
78. Kadin ME, Pinkus JL, Pinkus GS, et al. Primary cutaneous ALCL with phosphorylated/activated cytoplasmic ALK and novel phenotype: EMA/MUC1+, cutaneous lymphocyte antigen negative. *Am J Surg Pathol.* 2008;32:1421-1426.
79. Bijl JJ, Rieger E, van Oostveen JW, et al. HOXC4, HOXC5, and HOXC6 expression in primary cutaneous lymphoid tissues. High expression of HOXC5 in anaplastic large-cell lymphomas. *Am J Pathol.* 1997;151:1067-1074.
80. Espinoza CG, Erkman-Balis B, Fenske NA. Lymphomatoid papulosis: a premalignant disorder. *J Am Acad Dermatol.* 1985;13:736-743.
81. Willemze R, van Vloten WA, Scheffer E. The clinical and histological spectrum of lymphomatoid papulosis. *Br J Dermatol.* 1982;107:131-144.
82. Peters K, Kadin ME. Cytogenetic findings in regressing skin lesions of lymphomatoid papulosis. *Cancer Genet Cytogenet.* 1995;80:13-16.
83. Ott G, Katzenberger T, Siebert R, et al. Chromosomal abnormalities in nodal and extranodal CD30+ anaplastic large cell lymphomas: infrequent detection of the t(2;5) in extranodal lymphomas. *Genes Chromosomes Cancer.* 1998;22:114-121.
84. Gould JW, Eppes RB, Gilliam AC, et al. Solitary primary cutaneous CD30+ large cell lymphoma of natural killer phenotype bearing the t(2;5)(p23;q35) translocation and presenting in a child. *Am J Dermatopathol.* 2000;22:422-428.
85. Beylot-Barry M, Lamant L, Vergier B, et al. Detection of t(2;5)(p23;q35) translocation by reverse transcriptase polymerase chain reaction and in situ hybridization in CD30-positive primary cutaneous lymphoma and lymphomatoid papulosis. *Am J Pathol.* 1996;149:483-492.
86. Boni R, Xin H, Kamarashev J, et al. Allelic deletion at 9p21-22 in primary cutaneous CD30+ large cell lymphoma. *J Invest Dermatol.* 2000;115:1104-1107.
87. Mao X, Orchard G, Lillington DM, et al. Amplification and overexpression of JUNB is associated with primary cutaneous T-cell lymphomas. *Blood.* 2003;101:1513-1519.
88. Rassidakis GZ, Thomaides A, Atwell C, et al. JunB expression is a common feature of CD30+ lymphomas and lymphomatoid papulosis. *Mod Pathol.* 2005;18:1365-1370.
89. Weiss LM, Wood GS, Trela M, et al. Clonal T-cell populations in lymphomatoid papulosis: evidence of a lymphoproliferative origin for a clinically benign disease. *N Engl J Med.* 1986;315:475-479.
90. Kadin ME, Vonderheid EC, Sako D, et al. Clonal composition of T cells in lymphomatoid papulosis. *Am J Pathol.* 1987;126:13-17.
91. Steinhoff M, Hummel M, Anagnostopoulos I, et al. Single cell analysis of CD30+ cells in lymphomatoid papulosis demonstrates a common T-cell origin. *Blood.* 2002;100:578-584.
92. Gellrich S, Wernicke M, Wilks A, et al. The cell infiltrate in lymphomatoid papulosis comprises a mixture of polyclonal large atypical cells (CD30-positive) and smaller monoclonal T cells (CD30-negative). *J Invest Dermatol.* 2004;122:859-861.
93. Humme D, Lukowsky A, Steinhoff M, et al. Dominance of nonmalignant T-cell clones and distortion of the TCR repertoire in the peripheral blood of patients with cutaneous CD30+ lymphoproliferative disorders. *J Invest Dermatol.* 2009;129:89-98.
94. Wood GS, Crooks CF, Uluer AZ. Lymphomatoid papulosis and associated cutaneous lymphoproliferative disorders exhibit a common clonal origin. *J Invest Dermatol.* 1995;105:51-55.
95. Volkenandt M, Bertino JR, Kadin ME, et al. Molecular evidence for a clonal relationship between lymphomatoid papulosis and Ki-1 positive large cell anaplastic lymphoma. *J Dermatol Sci.* 1993;6:121-126.
96. McCarty MJ, Vukelja SJ, Sausville EA, et al. Lymphomatoid papulosis associated with Ki-1-positive anaplastic large cell lymphoma. A report of two cases and a review of the literature. *Cancer.* 1994;74:3051-3058.
97. Zackheim HS, Jones C, Leboit PE, et al. Lymphomatoid papulosis associated with mycosis fungoides: a study of 21 patients including analyses for clonality. *J Am Acad Dermatol.* 2003;49:620-623.
98. Gellrich S, Wilks A, Lukowsky A, et al. T cell receptor-gamma gene analysis of CD30+ large atypical individual cells in CD30+ large primary cutaneous T cell lymphomas. *J Invest Dermatol.* 2003;120:670-675.
99. Mosmann TR, Cherwinski H, Bond MW, et al. Two types of murine helper T cell clone. I. Definition according to profiles of lymphokine activities and secreted proteins. *J Immunol.* 1986;136:2348-2357.
100. Del Prete G, De Carli M, Almerigogna F, et al. Preferential expression of CD30 by human CD4+ T cells producing Th2-type cytokines. *FASEB J.* 1995;9:81-86.
101. Yagi H, Tokura Y, Furukawa F, Takigawa M. Th2 cytokine mRNA expression in primary cutaneous CD30-positive lymphoproliferative disorders: successful treatment with recombinant interferon-gamma. *J Invest Dermatol.* 1996;107:827-832.
102. Beissert S, Schwarz A, Schwarz T. Regulatory T cells. *J Invest Dermatol.* 2006;126:15-24.
103. Gondek DC, Lu LF, Quezada SA, et al. Cutting edge: contact-mediated suppression by CD4+CD25+ regulatory cells involves a granzyme B-dependent, perforin-independent mechanism. *J Immunol.* 2005;174:1783-1786.
104. Zirbel GM, Gellis SE, Kadin ME, Esterly NB. Lymphomatoid papulosis in children. *J Am Acad Dermatol.* 1995;33:741-748.
105. Vonderheid EC, Sajjadian A, Kadin ME. Methotrexate is effective therapy for

lymphomatoid papulosis and other primary cutaneous CD30-positive lymphoproliferative diseases. *J Am Acad Dermatol*. 1996;34:470-481.

106. Wolf P, Cohen PR, Duvic M. Ambivalent response of lymphomatoid papulosis treated with 8-methoxypsoralen and UVA. *J Am Acad Dermatol*. 1994;30:1018-1020.

107. Krathen RA, Ward S, Duvic M. Bexarotene is a new treatment option for lymphomatoid papulosis. *Dermatology*. 2003;206:142-147.

108. Knaus PI, Lindemann D, DeCoteau JF, et al. A dominant inhibitory mutant of the type II transforming growth factor β receptor in the malignant progression of a cutaneous T-cell lymphoma. *Mol Cell Biol*. 1996;16:3480-3489.

109. Kadin ME, Levi E, Kempf W. Progression of lymphomatoid papulosis to systemic lymphoma is associated with escape from growth inhibition by transforming growth factor-beta and CD30 ligand. *Ann N Y Acad Sci*. 2001;941:59-68.

110. Schiemann WP, Pfeifer WM, Kadin ME, et al. A deletion in the gene for transforming growth factor beta type I receptor abolishes growth regulation by transforming growth factor beta in a cutaneous T-cell lymphoma. *Blood*. 1999;94:2854-2861.

111. Kempf W, Levi E, Kamarashev J, et al. Fascin expression in CD30-positive cutaneous lymphoproliferative disorders. *J Cutan Pathol*. 2002;29:295-300.

112. Mori M, Manuelli C, Pimpinelli N, et al. CD30-CD30 ligand interaction in primary cutaneous CD30+ T-cell lymphomas: a clue to the pathophysiology of clinical regression. *Blood*. 1999;94:3077-3083.

113. Kadin M, Sako E, Berliner N, et al. Childhood Ki-1 lymphoma presenting with skin lesions and peripheral lymphadenopathy. *Blood*. 1986;68:1042-1049.

114. Reiter A. Diagnosis and treatment of childhood non-Hodgkin lymphoma. *Hematology Am Soc Hematol Educ Program*. 2007;2007:285-296.

115. Le Deley MC, Reiter A, Williams D, et al. Prognostic factors in childhood anaplastic large cell lymphoma: results of a large European intergroup study. *Blood*. 2008;111:1560-1566.

116. DeCoteau J, Butmarc JR, Kinney MC, Kadin ME. The t(2;5) chromosomal translocation is not a common feature of primary cutnaeous CD30+ lymphoproliferative disorders: comparison with anaplastic large-cell lymphoma of nodal origin. *Blood*. 1996;87:3437.

117. White RM, Patterson JW. Cutaneous involvement in Hodgkin's disease. *Cancer*. 1985;55:1136-1145.

118. Zackheim HS, Le Boit PE, Gordon BL, Glassberg AB. Lymphomatoid papulosis followed by Hodgkin's lymphoma: differential response to therapy. *Arch Dermatol*. 1993;129:86-91.

119. Kumar S, Kingma DW, Weiss WB, et al. Primary cutaneous Hodgkin's disease with evolution to systemic disease. Association with the Epstein-Barr virus. *Am J Surg Pathol*. 1996;20:754-759.

120. Kodama K, Fink-Puches R, Massone C, et al. Papular mycosis fungoides: a new clinical variant of early mycosis fungoides. *J Am Acad Dermatol*. 2005;52:694-698.

121. Wood GS, Strickler J, Abel E, et al. Immunohistology of pityriasis lichenoides et varioliformis acuta and pitryiasis lichenoides chronica. Evidence for their relationship with lymphomatoid papulosis. *J Am Acad Dermatol*. 1987:559-570.

122. Black M. Lymphomatoid papulosis and pityriasis lichenoides: are they related? *Br J Dermatol*. 1982;106:717-721.

123. Dereure O, Levi E, Kadin ME. T cell clonality in pityriasis lichenoides et varioliformis acuta. *Arch Dermatol*. 2000;136:1483-1486.

124. Varga FJ, Vonderheid EC, Olbricht SM, Kadin ME. Immunohistochemical distinction of lymphomatoid papulosis and pityriasis et varioliformis acuta. *Am J Pathol*. 1990;136:979-987.

125. Smoller BR, Longacre TA, Warnke RA. Ki-1 (CD30) expression in differentiation of lymphomatoid papulosis from arthropod bite reactions. *Mod Pathol*. 1992;5:492-496.

126. Cepeda LT, Pieretti M, Chapman SF, Horenstein MG. CD30-positive atypical lymphoid cells in common non-neoplastic cutaneous infiltrates rich in neutrophils and eosinophils. *Am J Surg Pathol*. 2003;27:912-918.

127. Gallardo F, Barranco C, Toll A, Pujol RM. CD30 antigen expression in cutaneous inflammatory infiltrates of scabies: a dynamic immunophenotypic pattern that should be distinguished from lymphomatoid papulosis. *J Cutan Pathol*. 2002;29:368-373.

128. Leinweber B, Kerl H, Cerroni L. Histopathologic features of cutaneous herpes virus infections (herpes simplex, herpes varicella/zoster): a broad spectrum of presentations with common pseudolymphomatous aspects. *Am J Surg Pathol*. 2006;30:50-58.

129. Massi D, Trotta M, Franchi A, et al. Atypical CD30+ cutaneous lymphoid proliferation in a patient with tuberculosis infection. *Am J Dermatopathol*. 2004;26:234-236.

130. Doeden K, Molina-Kirsch H, Perez E, et al. Hydroa-like lymphoma with CD56 expression. *J Cutan Pathol*. 2008;35:488-494.

131. Moreno-Ramirez D, Garcia-Escudero A, Rios-Martin JJ, et al. Cutaneous pseudolymphoma in association with molluscum contagiosum in an elderly patient. *J Cutan Pathol*. 2003;30:473-475.

132. Werner B, Massone C, Kerl H, Cerroni L. Large CD30-positive cells in benign, atypical lymphoid infiltrates of the skin. *J Cutan Pathol*. 2008;35:1100-1107.

133. Oflazoglu E, Simpson EL, Takiguchi R, et al. CD30 expression on CD1a+ and CD8+ cells in atopic dermatitis and correlation with disease severity. *Eur J Dermatol*. 2008;18:41-49.

第40章

原发性皮肤T细胞淋巴瘤：罕见亚型

Lyn McDivitt Duncan, Shimareet Kumar

章节目录

40.1　皮肤T细胞淋巴瘤

皮肤T细胞淋巴瘤（CTCL）约占所有皮肤淋巴瘤的70%（表40.1），绝大部分为蕈样霉菌病（MF）及其变异型（见第38章）。本章主要介绍四种具有独立临床与病理学特征的相对少见的CTCL类型。皮下脂膜炎样T细胞淋巴瘤（SPTCL）与原发皮肤γδT细胞淋巴瘤是主要累及皮下组织的两种不同类型淋巴瘤。虽然起初属于同一种类型，但是它们目前被认为是具有不同临床生物学行为的两种类型[1]。原发皮肤侵袭性亲表皮CD8阳性细胞毒性T细胞淋巴瘤与原发皮肤小/中等CD4阳性T细胞淋巴瘤是在WHO 2008中仍然保留的两种暂定类型；在它们被明确分类之前需要更多的信息[1]。诊断这几种CTCL的罕见类型时需要先排除皮肤MF和其他T细胞淋巴瘤。鉴别诊断应依据这几种淋巴瘤的临床和病理学特征（表40.2）。

40.1.1　临床特征

CTCL具有特征性临床表现[2]。MF表现为惰性临床过程，通常经过多年由皮肤红斑进展为浸润性斑块，最终部分患者可以进一步发展形成瘤块[3–5]。多见于老年人，常发生在避光部位。与MF不同的是，包

表 40.1 皮肤T细胞淋巴瘤和白血病

肿瘤类型	占所有皮肤淋巴瘤的百分比
原发皮肤T/NK细胞淋巴瘤	
蕈样霉菌病（MF）	44
MF的变异型及亚型	6
Sézary综合征（SS）	3
原发皮肤CD30阳性T细胞增殖性疾病	
皮肤间变性大细胞淋巴瘤（C-ALCL）	8
淋巴瘤样丘疹病（LyP）	12
结外NK/T细胞淋巴瘤，鼻型	<1
种痘水疱病样淋巴瘤（HVTCL）	<1
皮下脂膜炎样T细胞淋巴瘤（SPTCL）	1
原发皮肤γδT细胞淋巴瘤	<1
原发皮肤侵袭性亲表皮CD8阳性细胞毒性T细胞淋巴瘤*	<1
原发皮肤小/中等CD4阳性T细胞淋巴瘤*	2
原发皮肤外周T细胞淋巴瘤-非特指（PTCL-NOS）	2
继发性T细胞肿瘤	
成人T细胞白血病/淋巴瘤（ATLL）	–
T细胞幼淋巴细胞白血病（PLL）	–

注：*，暂定类型。

括SPTCL和原发皮肤小/中等CD4阳性T细胞淋巴瘤在内的大多数其他类型皮肤T细胞淋巴瘤通常表现为肿瘤结节，缺乏前驱斑或斑块期。实际上在临床上仅表现为肿瘤结节时，此时的诊断基本不会是MF，而多为CTCL的其他类型。SPTCL好发于下肢，而小/中等CD4阳性T细胞淋巴瘤多发生在面、颈或躯干上部，侵袭性亲表皮CD8阳性细胞毒性T细胞淋巴瘤多为全身泛发性皮损。

40.1.2 组织形态学

T细胞淋巴瘤常常具有亲表皮生长的特性，与之不同的是，B细胞淋巴瘤一般不侵及表皮，并与表皮形成隔离带，在T细胞淋巴瘤中，原发皮肤小/中等CD4阳性T细胞淋巴瘤和SPTCL没有亲表皮生长的特征。各型皮肤T细胞淋巴瘤的细胞学特点差别较大。MF、侵袭性亲表皮CD8阳性细胞毒性T细胞淋巴瘤和小/中等CD4阳性T细胞淋巴瘤主要由小至中等大小的淋巴细胞构成，核扭曲，核染色质浓聚，胞质稀少。SPTCL、结外NK/T细胞淋巴瘤和皮肤γδT细胞淋巴瘤的肿瘤性T细胞通常中等至偏大，核染色质浓聚成块状。免疫表型分析有助于区别以上这些肿瘤的鉴别诊断，尤其是对那些在形态学特征上有重叠的淋巴瘤。

40.1.3 免疫表型

有研究者认为，持续的炎症反应或免疫功能紊乱是皮肤淋巴瘤发生的因素[6-8]。这种因素不仅会导致结缔组织病、慢性光化性皮炎（光化性类网状细胞增生症）和淋巴瘤样药疹中的T细胞增殖，而且是包柔氏螺旋体感染和文身所诱发皮肤B细胞淋巴瘤的原因[9,10]。

在T细胞淋巴瘤中，异常的免疫表型支持诊断淋巴瘤。这一现象最常见于MF，出现一个或多个全T细胞抗原（CD2、CD5、CD7）表达缺失。总体上，CD7表达缺失在T细胞反应性浸润中十分常见，因此仅有CD7的表达缺失对诊断为T细胞淋巴瘤并没有大的帮助。当出现非亲表皮性而是在真皮及皮下组织中的密集的T细胞浸润时，应进行包括CD3、CD4、CD8、CD30及CD56在内的T细胞免疫标记，并进行全B细胞标记CD20来判定B细胞的密度。细胞毒性表型（$CD8^+$、$TIA-1^+$、穿孔素$^+$、粒酶B^+）和$CD56^+$的NK/T细胞淋巴瘤较$CD4^+$、$CD8^-$、$CD56^-$的淋巴瘤具有更强侵袭性临床过程[11,12]。

40.1.4 基因重排

T细胞受体（TCR）基因的克隆性重排是CTCL的遗传学特征。随着高度敏感的聚合酶链反应（PCR）技术的出现，TCR的克隆性重排检测也已经应用到药疹和其他反应性病变中。无论与其他何种诊断工具结合，基因检测结果的解读应结合临床、组织形态和免疫表型结果[10,13-15]。

40.1.5 治疗与预后

CTCL这些罕见类型的治疗包括对局限病灶的手术切除和放疗以及对更强侵袭性临床过程的肿瘤的多药化疗。SPTCL和原发皮肤小/中等CD4阳性T细胞淋巴瘤二者的预后相对较好（5年生存率达80%）；皮肤γδT细胞淋巴瘤和原发皮肤侵袭性亲表皮CD8阳性细胞毒性T细胞淋巴瘤均为侵袭性肿瘤，中位生存期分别为15个月和32个月。

40.2 皮下脂膜炎样T细胞淋巴瘤（SPTCL）

40.2.1 定义

皮下脂膜炎样T细胞淋巴瘤（SPTCL）是一种来源于成熟CTL的淋巴瘤，以脂膜炎方式累及皮下脂肪组

表 40.2 累及皮肤及皮下组织淋巴瘤的鉴别诊断

淋巴瘤	临床表现	组织学特征	免疫表型				分子检测
			T细胞标记	细胞毒性蛋白	EBV		
皮下脂膜炎样T细胞淋巴瘤（SPTCL）	皮下结节，HPS，罕见远处器官扩散，惰性临床过程	肿瘤性淋巴细胞围绕单个脂肪细胞生长，多见核碎裂、组织细胞及血管浸润	CD3⁺，CD8⁺，CD4⁻，βF1⁺	+	−		TCR R
原发皮肤γδT细胞淋巴瘤	皮肤结节，常见溃疡；HPS；常见弥漫性播散，临床侵袭性强	除浸润皮下组织外，真皮及表皮也受累；常见与SPTCL相同的浸润皮下脂肪组织形成花边样结构及易见核碎裂	CD3⁺，CD4⁻，CD8⁻，CD56⁺，TCRδ-1⁺	+	−		TCR R
侵袭性亲表皮CD8阳性细胞毒性T细胞淋巴瘤	局限或多发性丘疹、结节和瘤块；中心性坏死或溃疡；侵袭性临床过程	派杰样亲表皮性浸润，破坏皮肤附属器	CD3⁺，CD8⁺，βF1⁺，CD5⁻，CD56⁻	+	−		TCR R
小/中等CD4阳性T细胞淋巴瘤	头、颈、躯干孤立性或局限性皮损；惰性临床过程	单一性小细胞浸润真皮，无亲表皮性	CD3⁺，CD4⁺，CD8⁻，βF1⁺，PD1⁺	−	−		TCR R
结外NK/T细胞淋巴瘤，鼻型	瘤细胞浸润皮肤，常见弥漫性播散，HPS	瘤细胞弥漫分布，血管中心性生长，易见坏死	sCD3⁻，cCD3⁺，CD4⁻，CD8⁻，CD56⁺	+	+		TCR G
MF	皮肤斑片、斑块、瘤块	浸润真皮和表皮，明显亲表皮性伴Pautrier微脓肿，脑回状核瘤细胞	CD3⁺，CD4⁺，CD8⁻，βF1⁺	−	−		TCR R
ALCL，系统型	结内和结外受累，常累及皮肤和软组织	弥漫性浸润，可见特征性细胞	CD3⁺，CD4⁺，CD8⁻，CD30⁺，EMA⁺，ALK-1⁺	+	−		TCR Rt（2:5）
C-ALCL	皮肤孤立性瘤结节；表皮溃疡形成	弥漫性浸润，多形性细胞，可见多核巨细胞，RS样细胞	CD3⁺，CD4⁺，CD8⁻，CD30⁺，EMA⁻	+	−		TCR R

注：ALCL，间变性大细胞淋巴瘤；c，细胞质染色；C-ALCL，皮肤间变性大细胞淋巴瘤；G，种系；MF，蕈样霉菌病；HPS，噬血细胞综合征；R，重排；RS，Reed-Sternberg；s，细胞膜表面染色；SPTCL，皮下脂膜炎样T细胞淋巴瘤。

织[16-18]。肿瘤由不同大小的非典型淋巴细胞组成，经常伴有脂肪坏死。早期研究虽然认为，αβ和γδ表型均包括在这一类型中[16-18]，但目前已经明确这两种表型在组织学特征和临床生物学行为上均明显差别；因此，SPTCL 现在局限于αβ表型的病例[1]。而累及皮下组织的γδ表型淋巴瘤被认为是另一种不同的疾病；除了累及皮下组织外，经常累及真皮和表皮组织，具有更强的侵袭性临床过程（见后）[1,12,17,19-21]。

这种疾病包含了以前文献描述的大部分组织细胞吞噬性脂膜炎[22,23]和致命性脂膜炎的病例，以及一些报道为恶性组织细胞增生症的病例[25]。

40.2.2 流行病学

SPTCL在男性与女性，成人与儿童均可发病，中位发病年龄为35岁。尽管该肿瘤女性略多而且提示与红斑狼疮相关，但这种肿瘤与自身免疫性疾病的关系仍不明确[18,20,21,26]。

40.2.3 病因学

这种淋巴瘤大多数为散发病例，目前没有明确的病因学证据。在形态学上它与皮下狼疮（深在性狼疮，狼疮性脂膜炎）有重叠，SPTCL可以表现为与自身免疫性疾病相似的发热、多关节炎和心包炎的临床症状[26,27]。也与风湿性关节炎[28]、炎性肠病[20,29]、结核[20]，种族分布[30,31]和移植后相关[32,33]。这些相关性提示该肿瘤的病因与长期的慢性抗原刺激和免疫系统功能紊乱有关[34-36]。虽然免疫功能抑制可能在SPTCL的发病中具有重要作用，但它与EBV或包柔氏螺旋体感染并无关联[17,18,26]。以前所指的EBV⁺的SPTCL病例现已明确为如NK/T 细胞淋巴瘤，鼻型等其他类型的淋巴瘤[37,38]。

40.2.4 临床特征

患者通常表现为下肢的孤立性或多发性结节或者是皮肤斑块。上肢和躯干可同时受累。肿瘤体积可以很小或直径仅有数厘米，但罕表面溃疡形成。外观表现为硬结时可误诊为脓肿，在未明确诊断前进行切开引流。肿瘤可以出现全身症状，包括发热、乏力及体重减轻。是罕见的并发症，多出现在临床进展期，较γδT细胞淋巴瘤出现这种并发症少见[19,26]。

40.2.5 形态学

形态学上以小至中等大小的密集T细胞，主要浸润皮下组织为特点，偶见大淋巴细胞和较多组织细胞（图40.1）。瘤细胞的异型性大小在不同的病例之间不甚一致，可以很小或十分显著。瘤细胞常常会浸润表皮和真皮。核大深染、胞质稀少的肿瘤性淋巴细胞围绕单个脂肪细胞。特征性出现吞噬细胞碎片的巨噬细胞，与脂肪坏死及核碎裂有关。极少病例可以出现组织细胞聚集并形成肉芽肿，但这不是主要改变[16,17,39,40]。皮下浸润的组织细胞吞噬红细胞少见，但偶尔可以出现。血管浸润常见，并可引起局灶性坏死[12,17,18]。

40.2.6 免疫表型

SPTCL的肿瘤细胞具有成熟αβCTL表型，特点为$CD3^+$、$CD8^+$、$CD4^-$和$\beta F1^+$（图40.2）。常常表达细胞毒性蛋白粒酶B、TIA-1和穿孔素。罕表达CD56或CD30。很少表达CD4 和CD8[18]，但CD4和CD8同时缺失提示γδT细胞淋巴瘤[12]。粒酶M对αβ与γδT细胞淋巴瘤的鉴别具有帮助，其常在γδT细胞淋巴瘤阳性表达，而在αβ的SPTCL阴性表达（表 40.2）[39]。

40.2.7 遗传学

大多数病例检测出TCR基因的克隆性重排。EBV检测阴性。

40.2.8 临床过程

肿瘤的5年疾病特异性生存率为80%，很少出现淋巴结和其他器官的播散[16,17,41]。可以出现数年后的局部复发，但大多数仍局限于皮下组织层内。有报道可以通过外周血和骨髓的T细胞PCR的克隆性分析诊断SPTCL，

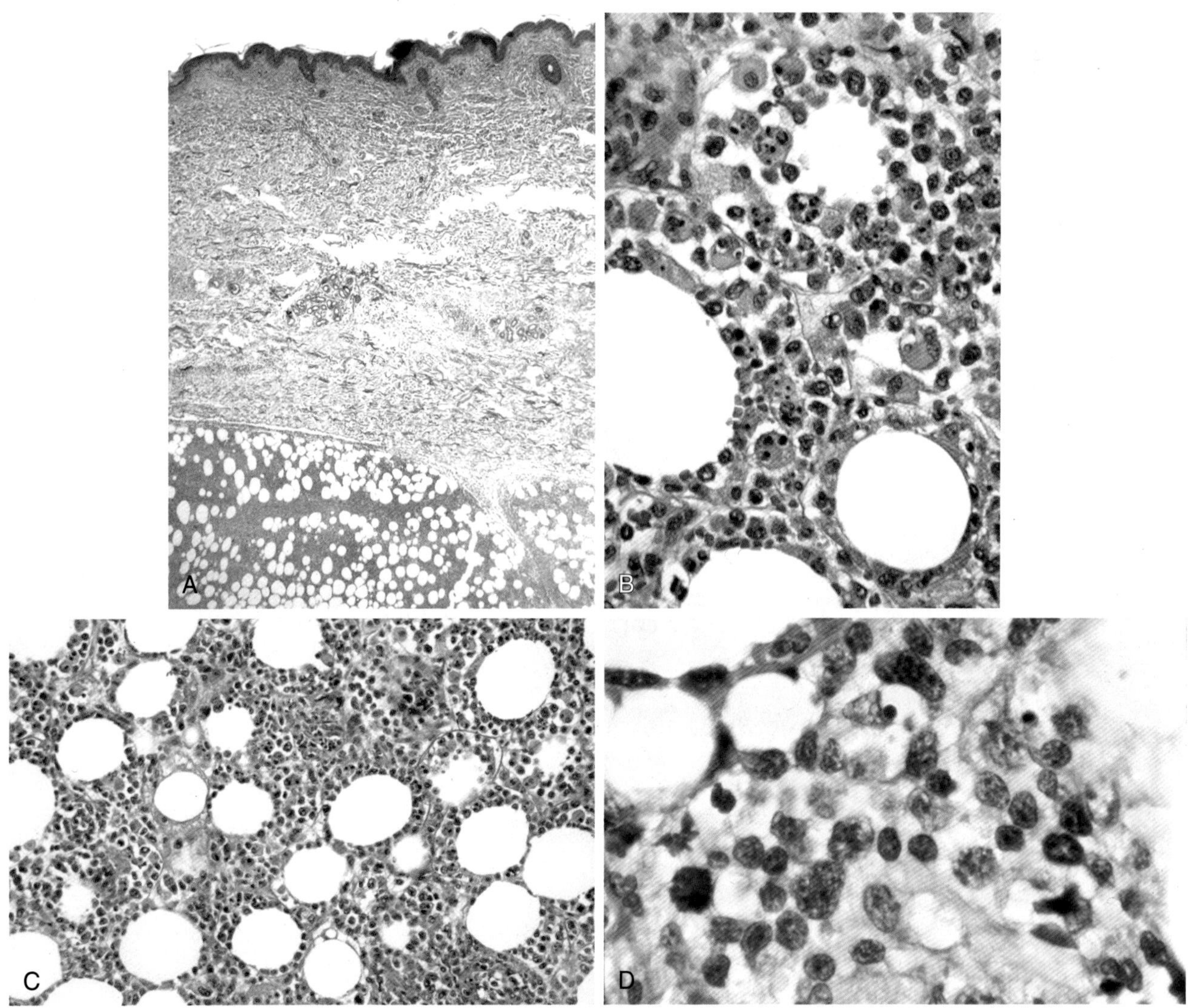

图40.1 **皮下脂膜炎样T细胞淋巴瘤（SPTCL）**。A. 肿瘤性淋巴细胞浸润局限于皮下组织，不累及表皮和真皮。B. 肿瘤性淋巴细胞浸润皮下组织，混有一些良性组织细胞。C. 肿瘤性淋巴细胞如脂膜炎样围绕单个脂肪细胞呈缎带样分布，D. 肿瘤性淋巴细胞体积中等大小，核浓染，偶见明显核仁。可见散在核分裂

表明在非皮肤组织中没有肿瘤的情况下已经在血循环中出现瘤细胞[29,42]。

出现HPS提示预后不良，是多数病例的死亡原因[16,26,43,44]。罕见情况下，HPS对较激进的化疗有反应[16]。虽然皮下组织发生的淋巴瘤很少出现HPS，但在骨髓涂片和淋巴结淋巴窦内组织细胞吞噬红细胞现象可以很明显（图40.3）。

以前报道的缺乏HPS的一种急性致死性SPTCL包含在γδT细胞淋巴肿瘤内，其预后较差[21,45]。多药化疗一直是治疗选择，但最近研究表明环孢霉素、甾类化合物和苯丁酸氮芥可能有效[29,41,46]。

40.2.9 鉴别诊断

SPTCL的鉴别诊断包括累及皮下脂肪组织的其他类型淋巴瘤（表40.2），深部狼疮（表40.3）和药物反应或注射抗原引起的反应性脂膜炎。免疫表型分析有助于与其他类型的淋巴瘤鉴别（见表40.2）。缺乏CD4、CD8和βF1表达支持γδT细胞淋巴瘤的诊断。伴γδ免疫表型预后更差，这时应诊断为皮肤γδT细胞淋巴瘤，而不是SPTCL。γδT细胞淋巴瘤较αβ表型更容易侵犯皮肤附件和表皮组织。除γδT细胞淋巴瘤之外，皮下淋巴瘤表达CD56可能是结外NK/T细胞淋巴瘤，鼻型。这些淋巴瘤不表达膜型CD3，但胞质型CD3为阳性，EBV原位杂交检测（EBER）阳性。而且，血管浸润和脂肪小叶的填塞性浸润而非出现脂肪细胞间隙花边样结构更常见于NK/T细胞淋巴瘤浸润皮下组织。具有$CD30^+$，$CD4^+$，$CD8^-$表型的淋巴瘤也可以浸润皮下脂肪细胞间隙，$CD30^+$ALCL必需包括在内。与SPTCL不同，$CD30^+$ALCL经常会出现皮肤溃疡并弥漫浸润真皮。

SPTCL与深部狼疮之间的鉴别十分困难（见表40.3）[20,47,48]。二者均表现为特征性皮下脂肪小叶内密集的大淋巴细胞增生，伴有周围脂肪小叶间隔浸润和吞噬细胞碎片的巨噬细胞。深部狼疮特征性地出现浆细胞浸润、反应性淋巴滤泡形成、淋巴细胞性血管炎及脂肪嗜酸性透明变性，表现为独有的蜂窝状形态（见图40.4）。狼疮表皮的特征性变化包括表皮萎缩、基底层角朊细胞空泡变性，真皮和皮下结缔组织黏液物质沉积也支持该诊断[49]。然而，这些鉴别诊断的要点可能缺乏（表40.2）。噬红细胞现象和伴核染色质团块状的显著异型中等大小淋巴细胞浸润脂肪间隙形成花边样结构支持淋

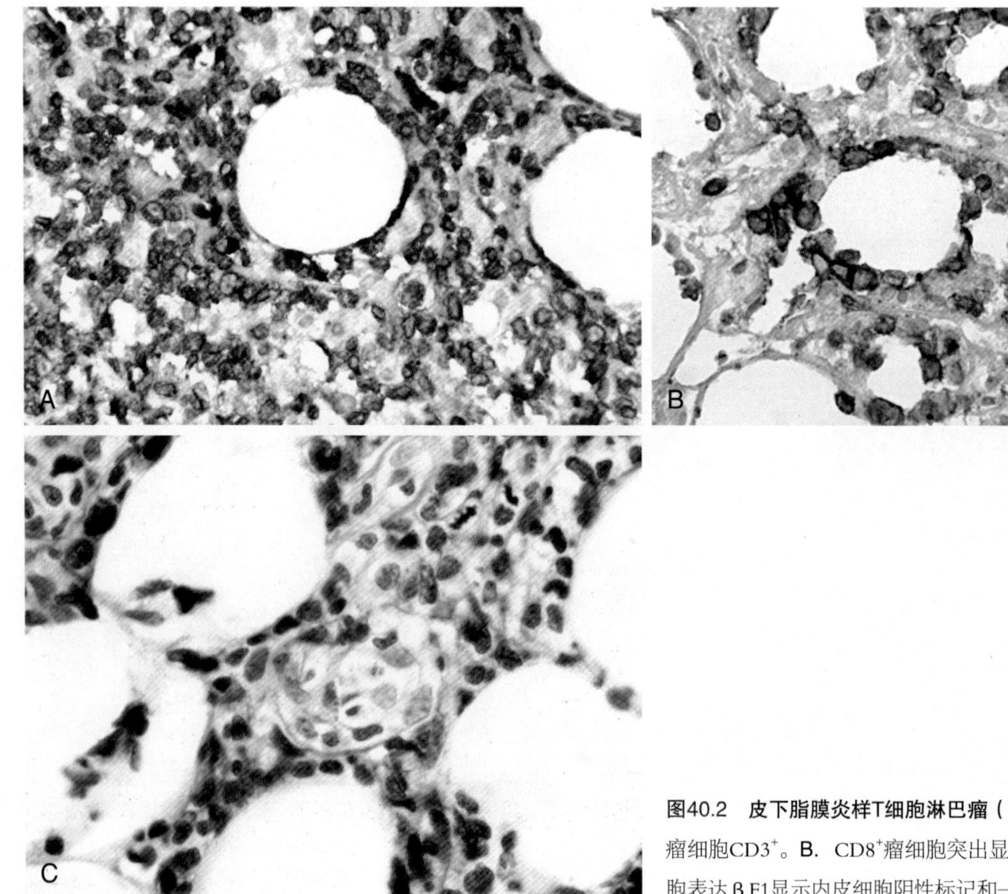

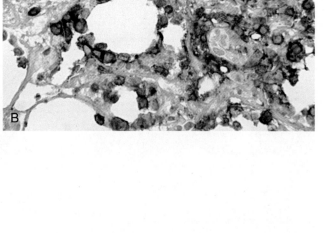

图40.2 皮下脂膜炎样T细胞淋巴瘤（SPTCL）的免疫表型。A. 肿瘤细胞$CD3^+$。B. $CD8^+$瘤细胞突出显示环状脂肪间隙。C. 肿瘤细胞表达βF1显示内皮细胞阴性标记和一个核分裂象

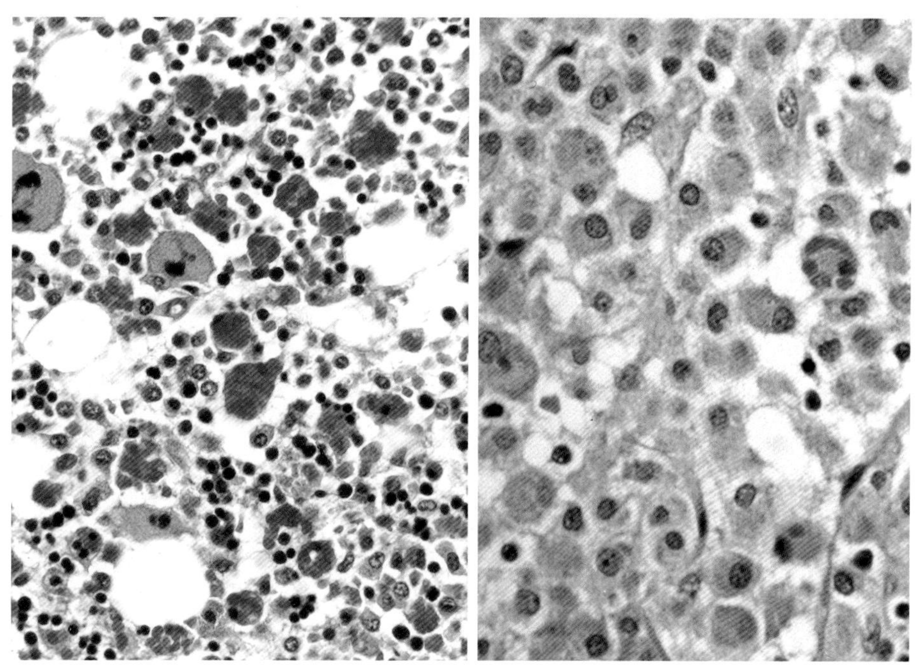

图40.3 皮下脂膜炎样T细胞淋巴瘤（SPTCL）中的噬血细胞综合征(HPS)。骨髓和淋巴结粗针活检的噬血细胞现象

巴瘤的诊断。然而，SPTCL瘤细胞的异型性程度并不完全一致，明确诊断之前多次活检是必要的[16,26,47]。

罕见情况下，鉴别诊断还应包括药物反应。本例瘤细胞大多数较小，中等大小细胞少见，并出现淋巴细胞性血管炎；缺乏狼疮的特征和异型淋巴细胞浸润脂肪间隙形成花边样结构。鉴别诊断也要包括对昆虫叮咬后的反应；然而，当病变发展成为肿瘤样包块时，要记住询问叮咬的病史。这种反应性病变通常有混合性炎症细胞浸润，伴淋巴细胞性脂膜炎、散在中性粒细胞和较多嗜酸性粒细胞浸润。

表 40.3 皮下脂膜炎样T细胞淋巴瘤（SPTCL）与深部狼疮的鉴别

特点	深部狼疮	SPTCL
中等大小异型淋巴细胞弥漫浸润脂肪小叶	+	+
脂肪坏死	+	+
吞噬细胞碎片的组织细胞	+	+
淋巴滤泡	+	−
脂肪嗜酸性透明变性（“蜂窝状”）	+	−
透明质酸沉积（“黏液”）	+	−
表皮病变（萎缩、空泡变性、毛囊角栓）	+	−
噬红细胞现象	−	+
非典型T细胞围绕脂肪细胞生长	−	+
CD8	+	+
CD56	−	−
CD30	−	−

40.3 原发性皮肤γδT细胞淋巴瘤

40.3.1 定义

这是CTCL的一种罕见亚型，以成熟活化的γδ型T细胞增殖伴细胞毒表型为特征。这种肿瘤以前被认为是具有γδ表型的SPTCL。γδ黏膜T细胞淋巴瘤可能与之密切相关，但需要更多的研究来进一步确定二者之间的潜在关系[45,50,51]。

瘤细胞起源于自然免疫系统中的成熟及活化型细胞毒性γδ型T细胞。γδT细胞淋巴瘤的分布主要累及皮肤和黏膜组织，似乎与正常γδT细胞分布一致。

40.3.2 流行病学与临床特征

肿瘤大多数发生于年轻成人，中位年龄为40岁。女性发病率较男性高。总体上，占所有CTCL的不到1%。

γδT细胞淋巴瘤大多数表现为四肢的多发性病损，尤其是大腿和臀部多见，表现为浸润性斑块或伴有皮肤溃疡的皮下结节。常见侵犯黏膜并累及其他结外部位，但淋巴结、脾脏和骨髓一般不受累[34]。伴皮下肿瘤的患者可进展为HPS，与预后较差有关。多数患者有B症状表现。近50%患者进展为肝脏酶谱升高和白细胞减少症，这些也与不良预后有关[52]。

临床上，肿瘤具有侵袭性，中位生存期略多于1年。γδT细胞淋巴瘤对放疗和多药化疗均不敏感。肿瘤浸

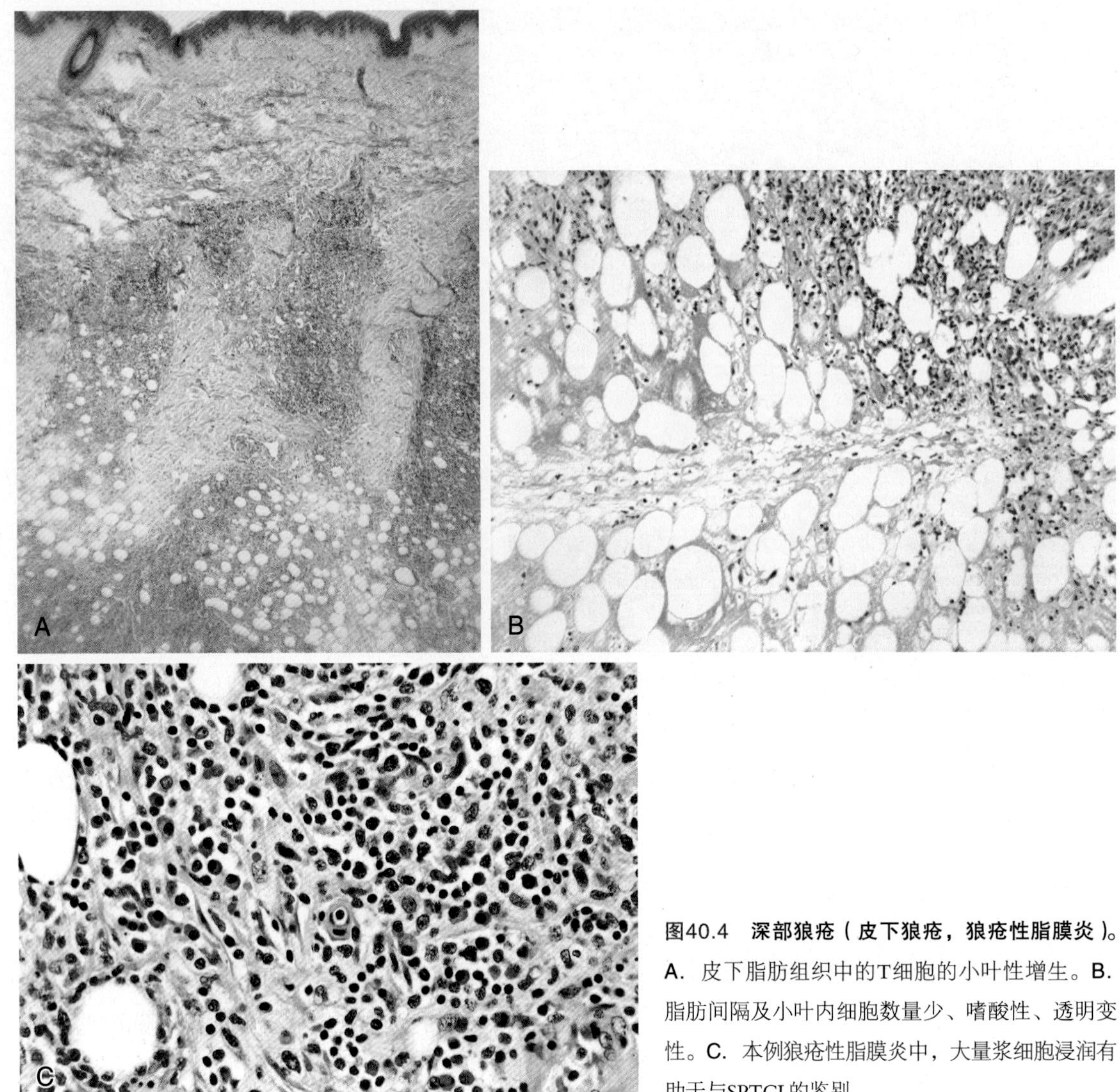

图40.4 深部狼疮（皮下狼疮，狼疮性脂膜炎）。A. 皮下脂肪组织中的T细胞的小叶性增生。B. 脂肪间隔及小叶内细胞数量少、嗜酸性、透明变性。C. 本例狼疮性脂膜炎中，大量浆细胞浸润有助于与SPTCL的鉴别

润至皮下脂肪组织的预后较肿瘤仅局限于表皮和真皮者更差[21,45]。

40.3.3 形态学

皮肤γδT细胞淋巴瘤在组织学上具有异质性，出现亲表皮性、真皮或以皮下组织浸润为主的特征。在一个活检标本中可以出现一种或多种浸润模式。或是在同一患者的活检中表现为不同的浸润性生长方式。肿瘤的亲表皮性可以十分明显以及出现Paget病样分布，或者仅有微小的表皮浸润。在皮下肿瘤中肿瘤性γδT细胞围绕脂肪细胞间隙形成花边样结构与αβ型SPTCL的相似[41]。然而，γδT细胞淋巴瘤同时出现真皮和表皮的浸润。肿瘤细胞体积中等或偏大，核染色质粗凝块；体积大的瘤细胞可有母细胞样泡状核，显著核仁不常见。血管浸润、凋亡及坏死伴细胞碎片常见（图40.5）。

40.3.4 免疫表型

瘤细胞表达T细胞标志物CD3和CD2，不表达βF1，虽然部分病例可以表达CD8，但通常为CD4和CD8同时阴性。CD7可有表达，但CD5阴性。CD56和细胞毒性蛋白（粒酶B、粒酶M、TIA-1、穿孔素）强阳性表达[41]。瘤细胞表达TCR的δ链，但通常只有通过冰冻组织标记或流式细胞术才能检测出。如果缺乏这种检测条件，假若其他诊断标准均符合的话，βF1的表达缺失可作为γδ表型的一个替代标记[53]。

40.3.5 遗传学

肿瘤有TCRγ和TCRδ基因的克隆性重排。虽然TCRβ基因可能有重排或缺失，但并不表达。肿瘤的EBV检测阴性。

40.3.6 鉴别诊断

必需与具有CD56⁺、CD8⁻免疫表型的一种CTCL亚型鉴别，包括CD4⁺、CD56⁺的母细胞性浆细胞样树突细胞肿瘤。这些肿瘤浸润皮肤真皮并扩散至皮下组织中，但通常不累及表皮组织。无血管浸润和坏死。瘤细胞胞核不规则形，染色质细腻，通常表达CD123和TCL1。虽然，MF和SPTCL与γδT细胞淋巴瘤在HE切片的形态相近，免疫表型标记有助于正确诊断；CD56阳性，不表达βF1，表达TCRδ支持皮肤γδT细胞淋巴瘤的诊断。

鉴别诊断也包括狼疮性脂膜炎；二者都可以表现为密集淋巴细胞和组织细胞浸润皮下脂肪小叶，并出现淋巴细胞的非典型性和脂肪坏死（见表40.3）。脂肪小叶透明变性、生发中心形成、浆细胞浸润及真皮和皮下组织黏液物质（透明质酸）沉积在狼疮性脂膜炎中常见，但在皮下脂膜炎T细胞淋巴瘤中不常见（图40.4）。然而，二者存在重叠部分，先前被诊断为狼疮性脂膜炎的病例根据临床进展过程可能被重新诊断为γδT细胞淋巴瘤[54]。

40.4 原发皮肤侵袭性亲表皮CD8阳性细胞毒性T细胞淋巴瘤

40.4.1 定义

这种肿瘤是CTCL的一种少见亚型，以亲表皮性

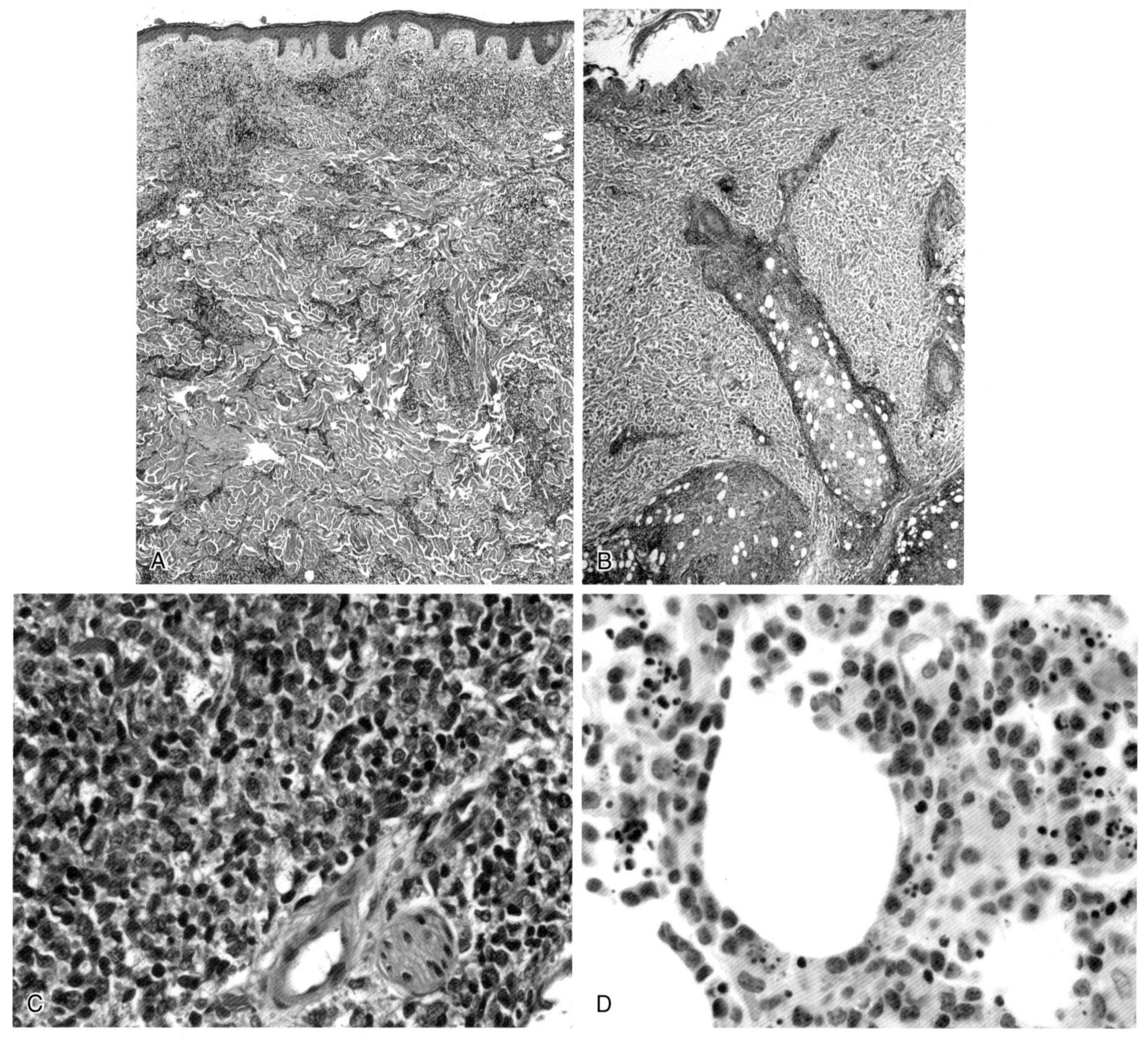

图40.5 **皮肤γδT细胞淋巴瘤显示三种主要的生长方式：亲表皮性、真皮和皮下组织。**A. 本例显示体积中等至偏大的淋巴细胞主要浸润真皮。B. 本例显示瘤细胞浸润真皮和皮下组织，具有围绕皮肤附属器和血管生长的特点。C. 体积中等至偏大的淋巴细胞，部分可见明显的核仁。多数病例显示瘤细胞核染色质粗块状。D. 皮下肿瘤显示围绕脂肪细胞间隙形成花边样结构和吞噬细胞碎片的组织细胞

CD8$^+$CTL增殖和较强临床侵袭性为特征[55,56]。

40.4.2 流行病学与临床特征

肿瘤易发生于成年人，不到CTCL总数的1%。侵袭性亲表皮CD8阳性细胞毒性T细胞淋巴瘤临床上表现为皮肤的丘疹或结节，表面可有溃疡，或形成过度角化的斑片和斑块[56−61]。皮损可以为局限性或是全身泛发性。肿瘤可扩散至皮肤外，如肺、睾丸，口腔黏膜和CNS，但一般不累及淋巴结[56,59]。瘤细胞异型性程度及肿瘤大小似乎不具有判断预后的价值。肿瘤临床侵袭性强，中位生存率小于3年[56]。

40.4.3 形态学

侵袭性亲表皮CD8阳性细胞毒性T细胞淋巴瘤以密集的CD8$^+$异型细胞在表皮内亲表皮性浸润为特征；因其生长方式类似于乳腺派杰病，故被称为派杰样方式。病变可以出现表皮溃疡、角化不良性角化细胞、轻度海绵形成和表皮下水肿，偶有水疱形成。亲表皮性肿瘤细胞可向下蔓延至皮肤附属器。棘层肥厚和角化过度常见[56,60,61]。瘤细胞小至中等大小，多形性明显，可见大的母细胞样核。除浸润皮肤附属器外，瘤细胞可出现血管中心性生长方式，通常伴有血管浸润。

40.4.4 免疫表型

瘤细胞CD8$^+$、CD3$^+$、粒酶B$^+$，TIA−1$^+$、穿孔素$^+$，βF1$^+$、CD45RA$^{+/-}$、CD45RO$^-$、CD7$^{-/+}$、CD2$^{-/+}$、CD4$^-$和CD5$^-$（图40.6）。瘤细胞偶可表达CD15或CD30[62,63]。

40.4.5 遗传学

肿瘤可以检测出TCR基因克隆性重排。EBV检测阴性。

40.4.6 鉴别诊断

侵袭性亲表皮CD8阳性细胞毒性T细胞淋巴瘤的诊断需要结合临床、组织学和免疫表型（表40.2）。必需与其他起源于CD8$^+$CTL的CTCL相鉴别[12]。具有CD8$^+$免疫表型的CTCL包括MF和CD30阳性淋巴组织增殖性疾病（CD30$^+$LPD）的少见类型；这些肿瘤需要通过临床表现、临床行为和亲表皮生长的范围来确定。MF具有长期的皮肤斑片或斑块的临床过程，但这种表现在侵袭性亲表皮CD8阳性细胞毒性T细胞淋巴瘤中并不出现。具有CD30$^+$表型淋巴瘤通常表现为孤立性结节，常常伴有溃疡形成；这种临床表现和CD30阳性表达的特点有助于少见的CD8$^+$CD30$^+$CTCL与侵袭性亲表皮CD8阳性细胞毒性T细胞淋巴瘤之间的鉴别。以往的Ketron−Goodman变异型派杰样网状细胞增生症可能为侵袭性亲表皮CD8阳性细胞毒性T细胞淋巴瘤或γδT细胞淋巴瘤。侵袭性亲表皮CD8阳性细胞毒性T细胞淋巴瘤的临床特征与γδT细胞淋巴瘤相似；免疫表型分析可以将二者加以区分。不同于侵袭性亲表皮CD8阳性细胞毒性T细胞淋巴瘤，γδT细胞淋巴瘤通常为CD56$^+$，不表达CD4，CD8，和βF1。γδT细胞淋巴瘤常常表现为四肢的弥漫性皮肤斑块和溃疡性结节。虽然γδT细胞淋巴瘤可显示亲表皮性浸润，但也可以出现真皮和皮下脂肪组织的浸润。侵袭性亲表皮CD8阳性细胞毒性T细胞淋巴瘤偶尔出现类似SPTCL方式浸润皮下组织。CD8$^+$瘤细胞同时具有βF1$^+$的免疫表型，表达细胞毒性蛋白。亲表皮生长的突出特征有助于诊断侵袭性亲表皮CD8阳性细胞毒性T细胞淋巴瘤；而SPTCL很少浸润表皮组织。

40.5 原发皮肤小/中等CD4阳性T细胞淋巴瘤

40.5.1 定义

肿瘤以小到中等大小的多形性CD4$^+$细胞弥漫浸润真皮，轻微的亲表皮性浸润为特征，临床上不出现皮肤斑片或斑块的病史。这种暂定的肿瘤名称不包括表达CD8的T细胞淋巴瘤[1,11]。

40.5.2 流行病学与临床特征

原发皮肤小/中等CD4阳性T细胞淋巴瘤发生于成年人而且罕见，大约占CTCL的2%。通常表现为面部、颈部或躯干上部的孤立性斑块或结节。肿瘤也可以表现为局限性或多发性病变。下肢病变比较少见，根据定义，不会出现MF特征性斑片状皮损[11,63−66]。

临床预后较好，5年生存率大于80%[11,63−67]。孤立性或局限性病变的预后好于多部位泛发性病变[68,69]。肿瘤生长迅速并且体积较大及出现溃疡与皮肤外播散相关而且预后不良[68]。手术切除或局部放疗是最常用的治疗手段。

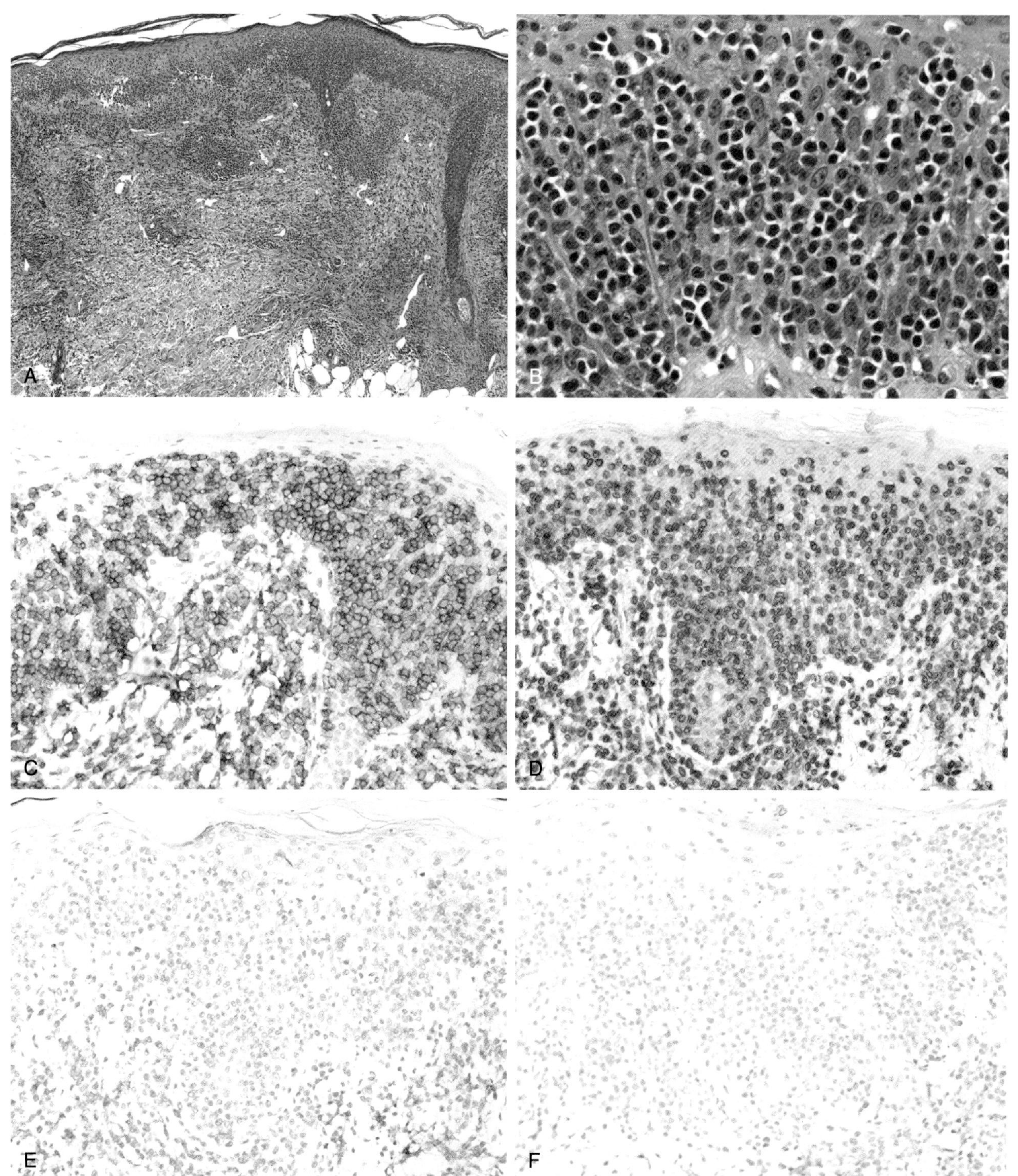

图40.6　原发皮肤侵袭性亲表皮CD8阳性细胞毒性T细胞淋巴瘤。A．肿瘤细胞广泛性亲表皮生长伴有真皮浸润。B．亲表皮性淋巴细胞核浓染，细胞核不规则形；单个细胞浸润方式类似派杰病。C-F，瘤细胞CD8（C）和CD3（D）标记阳性，但不表达CD4（E）和CD56（F）

40.5.3 形态学

肿瘤表现为小到中等大小的多形性淋巴细胞弥漫浸润真皮，偶尔累及皮下组织（图40.7）[11,64-70]。亲表皮性并非其特征，但可出现局灶性浸润表皮。罕见情况下，肿瘤中可出现少于30%肿瘤细胞的散在大的肿瘤性淋巴细胞。常见散在分布的B细胞（有时数量较多）、浆细胞和组织细胞[68-70]。一些病例，特别是多发性病灶的患者常有较多嗜酸性粒细胞浸润[68]。$CD8^+$T细胞浸润的范围和增殖率不同病例各异，并与肿瘤的预后相关[68]。Ki-67标记具有较高增殖率和伴有较少$CD8^+$T细胞浸润的肿瘤生长较快，容易出现皮肤外播散[68]。

40.5.4 免疫表型

瘤细胞具有βF1$^+$、CD3$^+$、CD4$^+$、CD8$^-$、CD30$^-$的免疫表型（图40.7）。肿瘤细胞偶尔会有全T细胞标记的丢失。通常不表达细胞毒性蛋白。体积较大的瘤细胞可以表达滤泡中心辅助性T细胞相关抗原PD1[70]。

40.5.5 遗传学

存在TCR基因的克隆性重排。瘤细胞EBV检测阴性。

40.6 鉴别诊断

鉴别诊断通常包括反应性淋巴组织增生，特别是伴有组织细胞和嗜酸性粒细胞浸润的病例。当瘤细胞的异型程度与药物反应或其他反应性疾病中活化T细胞相近时，鉴别诊断十分困难。另外，小/中等CD4阳性T细胞淋巴瘤罕见出现全T细胞标记的丢失。一些学者认为TCR基因的克隆性重排在诊断中不可或缺，但应用敏感的PCR技术也可以在反应性T细胞浸润的病变中

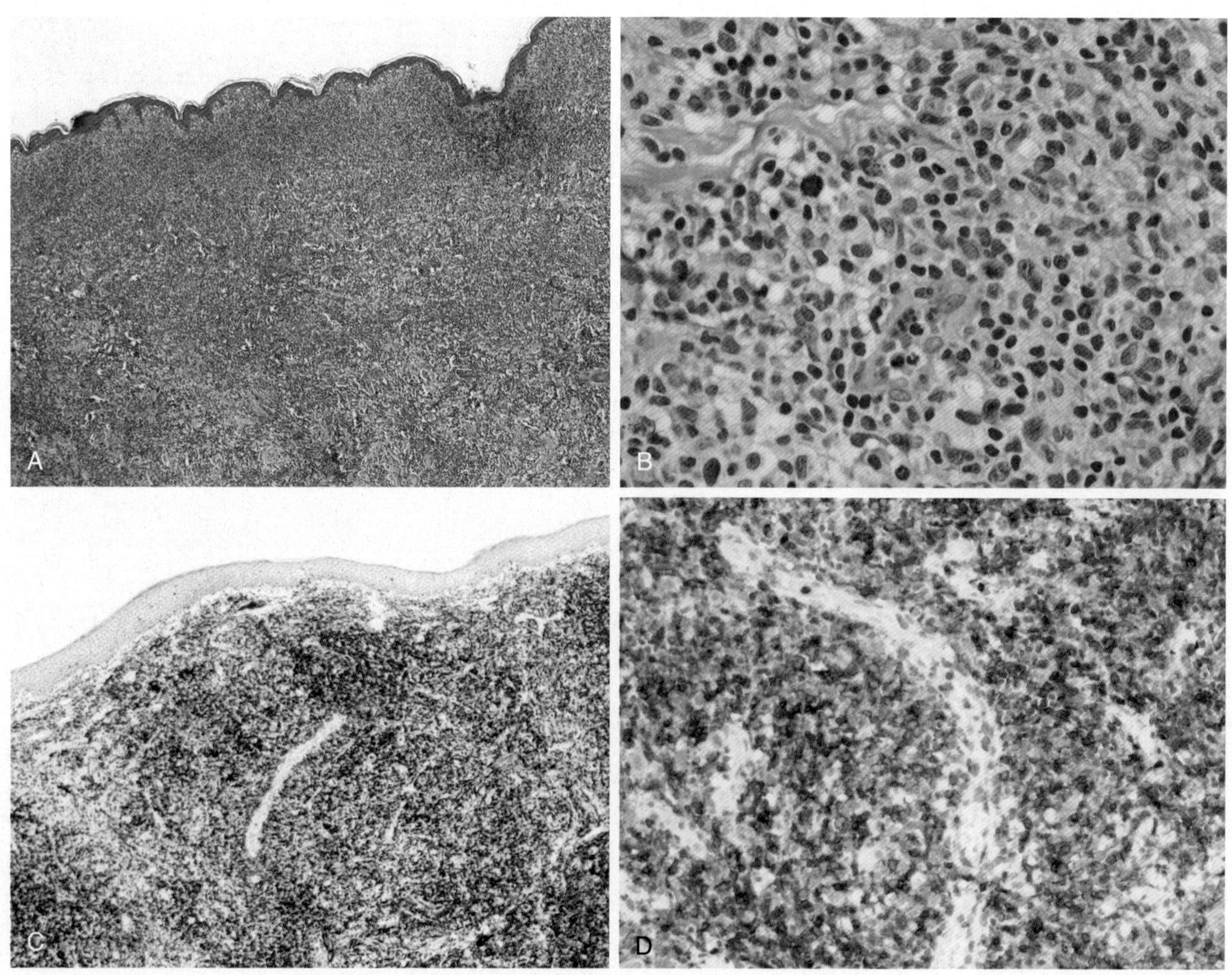

图40.7 原发皮肤小/中等CD4阳性T细胞淋巴瘤。A和B，形状不规则的小到中等大小瘤细胞弥漫浸润真皮，瘤细胞可见病理性核分裂象。C和D，瘤细胞表达CD3（C）和CD4（D）

检测出克隆性重排。如果没有用药史，当出现轻度增大的小到中等大小的CD4[+]非典型T细胞增生，同时发生T细胞标记丢失和TCR基因的克隆性重排支持淋巴瘤的诊断。

由于在临床预后上显著区别，小/中等CD4阳性T细胞淋巴瘤必需与CTCL的其他高度侵袭性类型鉴别（表40.2）。小/中等CD4阳性T细胞淋巴瘤与MF的区别在于出现丘疹和结节性病变，而没有MF的皮肤斑片期。与MF亲表皮性带状浸润不同的是，小/中等CD4阳性T细胞淋巴瘤的瘤细胞主要浸润真皮和皮下组织，很少累及表皮[69]。

鉴别诊断还包括PTCL-NOS。当瘤细胞的30%以上较大并具有多形性特点时，应该确定为PTCL-NOS，此时要考虑继发性淋巴瘤的可能性。这种病例往往具有较强的临床侵袭性[67]。

40.7 精华和陷阱

要点

- 浸润皮下组织的原发皮肤淋巴瘤的鉴别诊断包括NK/T细胞淋巴瘤、皮下脂膜炎样T细胞淋巴瘤（SPTCL）和原发皮肤γδT细胞淋巴瘤。
- CD56[+]皮下淋巴瘤可能为结外NK/T细胞淋巴瘤或原发皮肤γδT细胞淋巴瘤。EBV原位杂交检测有助于二者的鉴别，NK/T细胞淋巴瘤EBV[+]，γδT细胞淋巴瘤EBV阴性。
- 血管浸润和脂肪小叶填塞性浸润多见于NK/T细胞淋巴瘤，而围绕脂肪细胞浸润形成花边样结构更常见于SPTCL。
- 侵袭性亲表皮CD8阳性细胞毒性T细胞淋巴瘤和γδT细胞淋巴瘤可以播散至皮肤以外，但通常不累及淋巴结。
- 与侵袭性亲表皮CD8阳性细胞毒性T细胞淋巴瘤不同的是，γδT细胞淋巴瘤常CD56[+]，而不表达CD4、CD8和βF1。
- 小/中等CD4阳性T细胞淋巴瘤与MF的鉴别要点在于前者表现为皮肤丘疹或结节，而缺乏MF特征性斑片期皮肤病变。
- 小/中等CD4阳性T细胞淋巴瘤浸润真皮和皮下，亲表皮现象不明显，而MF特征性出现亲表皮性带状浸润。
- 具有相似于小/中等CD4阳性T细胞淋巴瘤形态，但超过30%瘤细胞体积较大且多形性明显，此时应该诊断为PTCL-NOS，其临床侵袭性强，而小/中等CD4阳性T细胞淋巴瘤的预后良好。

易混淆点

- 亲表皮现象存在与否对诊断γδT细胞淋巴瘤意义不大。亲表皮现象可以十分显著及显示派杰样方式，如侵袭性亲表皮CD8阳性细胞毒性T细胞淋巴瘤，也可以不明显。
- 在皮下肿瘤中肿瘤性T细胞常围绕脂肪细胞形成花边样结构，但这种生长方式在γδT细胞淋巴瘤或SPTCL中并不具有特征性。
- 一些病例狼疮性脂膜炎与SPTCL可能无法区分。

（王宏伟 译）

参考文献

1. Swerdlow SH, Campo E, Harris NL, et al, eds. *WHO Classification of Tumours of the Hematopoietic and Lymphoid Tissues*. Lyon, France: IARC; 2008.
2. Santucci M, Pimpinelli N, Arganini L. Primary cutaneous B-cell lymphoma: a unique type of low-grade lymphoma. Clinicopathologic and immunologic study of 83 cases. *Cancer.* 1991;67:2311-2326.
3. Kim YH, Liu HL, Mraz-Gernhard S, et al. Long-term outcome of 525 patients with mycosis fungoides and Sézary syndrome: clinical prognostic factors and risk for disease progression. *Arch Dermatol.* 2003;139:857-866.
4. Zackheim HS, Amin S, Kashani-Sabet M, McMillan A. Prognosis in cutaneous T-cell lymphoma by skin stage: long-term survival in 489 patients. *J Am Acad Dermatol.* 1999;40:418-425.
5. van Doorn R, Van Haselen CW, van Voorst Vader PC, et al. Mycosis fungoides: disease evolution and prognosis of 309 Dutch patients. *Arch Dermatol.* 2000;136:504-510.
6. Crowson AN, Magro CM. Antidepressant therapy. A possible cause of atypical cutaneous lymphoid hyperplasia. *Arch Dermatol.* 1995;131:925-929.
7. Magro CM, Crowson AN. Drug-induced immune dysregulation as a cause of atypical cutaneous lymphoid infiltrates: a hypothesis. *Hum Pathol.* 1996;27:125-132.
8. Slater DN. MALT and SALT: the clue to cutaneous B-cell lymphoproliferative disease. *Br J Dermatol.* 1994;131:557-561.
9. Sangueza OP, Yadav S, White C, Braziel R. Evolution of B-cell lymphoma from pseudolymphoma: a multidisciplinary approach using histology, immunohistochemistry, and Southern blot analysis. *Am J Dermatopathol.* 1992;14(5):408-415.
10. Wood G, Ngan B-Y, Tung R, et al. Clonal rearrangements of immunoglobulin genes and progression to B-cell lymphoma in cutaneous lymphoid hyperplasia. *Am J Pathol.* 1989;135:13-19.
11. Bekkenk MW, Vermeer MH, Jansen PM, et al. Peripheral T-cell lymphomas unspecified presenting in the skin: analysis of prognostic factors in a group of 82 patients. *Blood.* 2003;102:2213-2219.
12. Santucci M, Pimpinelli N, Massi D, et al. Cytotoxic/natural killer cell cutaneous lymphomas. Report of EORTC Cutaneous Lymphoma Task Force Workshop. *Cancer.* 2003;97:610-627.
13. Theriault C, Galoin S, Valmary S, et al. PCR analysis of immunoglobulin heavy chain (IgH) and TcR-gamma chain gene rearrangements in the diagnosis of lymphoproliferative disorders: results of a study of 525 cases. *Mod Pathol.* 2000;13:1269-1279.
14. Wood GS, Haeffner A, Dummer R, Crooks CF. Molecular biology techniques for the diagnosis of cutaneous T-cell lymphoma. *Dermatol Clin.* 1994;12:231-241.
15. Wood GS, Tung RM, Haeffner AC, et al. Detection of clonal T-cell receptor gamma gene rearrangements in early mycosis fungoides/Sézary syndrome by polymerase chain reaction and denaturing gradient gel electrophoresis (PCR/DGGE). *J Invest Dermatol.* 1994;103:34-41.
16. Gonzalez CL, Medeiros LJ, Braziel RM, Jaffe ES. T-cell lymphoma involving subcutaneous tissue. A clinicopathologic entity commonly associated with hemophagocytic syndrome. *Am J Surg Pathol.* 1991;15:17-27.
17. Salhany KE, Macon WR, Choi JK, et al. Subcutaneous panniculitis-like T-cell lymphoma: clinicopathologic, immunophenotypic, and genotypic analysis of alpha/beta and gamma/delta subtypes. *Am J Surg Pathol.* 1998;22:881-893.
18. Kumar S, Krenacs L, Medeiros J, et al. Subcutaneous panniculitic T-cell lymphoma is a tumor of cytotoxic T lymphocytes. *Hum Pathol.* 1998;29:397-403.
19. Weenig RH, Ng CS, Perniciaro C. Subcutaneous panniculitis-like T-cell lymphoma: an elusive case presenting as lipomembranous panniculitis and a review of 72 cases in the literature. *Am J Dermatopathol.* 2001;23:206-215.
20. Magro CM, Crowson AN, Kovatich AJ, Burns F. Lupus profundus, indeterminate lymphocytic lobular panniculitis and subcutaneous T-cell lymphoma: a spectrum of subcuticular T-cell lymphoid dyscrasia. *J Cutan Pathol.* 2001;28:235-247.
21. Willemze R, Jansen PM, Cerroni L, et al. Subcutaneous panniculitis-like T-cell lymphoma: definition, classification, and prognostic factors: an EORTC Cutaneous Lymphoma Group Study of 83 cases. *Blood.* 2008;111:838-845.
22. Alegre VA, Winkelmann RK. Histiocytic cytophagic panniculitis [see comment]. *J Am Acad Dermatol.* 1989;20:177-185.
23. Winkelmann RK, Bowie EJ. Hemorrhagic diathesis associated with benign histiocytic, cytophagic panniculitis and systemic histiocytosis. *Arch Intern Med.* 1980;140:1460-1463.
24. Aronson IK, West DP, Variakojis D, et al. Fatal panniculitis. *J Am Acad Dermatol.* 1985;12:535-551.
25. Wick MR, Sanchez NP, Crotty CP, Winkelmann RK. Cutaneous malignant histiocytosis: a clinical and histopathologic study of eight cases, with immunohistochemical analysis. *J Am Acad Dermatol.* 1983;8:50-62.
26. Marzano AV, Berti E, Paulli M, Caputo R. Cytophagic histiocytic panniculitis and subcutaneous panniculitis-like T-cell lymphoma: report of 7 cases [see comment]. *Arch Dermatol.* 2000;136:889-896.
27. von den Driesch P, Staib G, Simon M Jr, Sterry W. Subcutaneous T-cell lymphoma. *J Am Acad Dermatol.* 1997;36:285-289.
28. Levy Y, George J, Abraham A, et al. Subcutaneous T-cell lymphoma in a patient with rheumatoid arthritis not treated with cytotoxic agents. *Clin Rheumatol.* 1997;16:606-608.
29. Hoque SR, Child FJ, Whittaker SJ, et al. Subcutaneous panniculitis-like T-cell lymphoma: a clinicopathological, immunophenotypic and molecular analysis of six patients. *Br J Dermatol.* 2003;148:516-525.
30. Dargent JL, De Wolf-Peeters C. Subcutaneous lymphoid hyperplasia arising at site of ethnic scarifications and mimicking subcutaneous panniculitis-like T-cell lymphoma: a subcuticular T-cell lymphoid dyscrasia. *Virchows Arch.* 2004;444:395-396.
31. Dargent JL, Diedhiou A, Lothaire P, et al. Subcutaneous lymphoid hyperplasia arising at site of ethnic scarifications and mimicking subcutaneous panniculitis-like T-cell lymphoma. *Virchows Arch.* 2001;438:298-301.

32. Bregman SG, Yeaney GA, Greig BW, et al. Subcutaneous panniculitic T-cell lymphoma in a cardiac allograft recipient. *J Cutan Pathol*. 2005;32:366-370.
33. Kaplan MA, Jacobson JO, Ferry JA, Harris NL. T-cell lymphoma of the vulva in a renal allograft recipient with associated hemophagocytosis. *Am J Surg Pathol*. 1993;17:842-849.
34. Arnulf B, Copie-Bergman C, Delfau-Larue MH, et al. Nonhepatosplenic gamma delta T-cell lymphoma: a subset of cytotoxic lymphomas with mucosal or skin localization. *Blood*. 1998;91:1723-1731.
35. Papenfuss JS, Aoun P, Bierman PJ, Armitage JO. Subcutaneous panniculitis-like T-cell lymphoma: presentation of 2 cases and observations [see comment]. *Clin Lymphoma*. 2002;3:175-180.
36. Jacobson J, de Leval L. Case records of the Massachusetts General Hospital. Weekly clinicopathological exercises. Case 34-2001. A 54-year-old woman with multiple sclerosis, prolonged fever, and skin nodules. *N Engl J Med*. 2001;345:1409-1415.
37. Cho KH, Oh JK, Kim CW, et al. Peripheral T-cell lymphoma involving subcutaneous tissue. *Br J Dermatol*. 1995;132:290-295.
38. Iwatsuki K, Harada H, Ohtsuka M, et al. Latent Epstein-Barr virus infection is frequently detected in subcutaneous lymphoma associated with hemophagocytosis but not in nonfatal cytophagic histiocytic panniculitis. *Arch Dermatol*. 1997;133:787-788.
39. Krenacs L, Smyth MJ, Bagdi E, et al. The serine protease granzyme M is preferentially expressed in NK-cell, gamma delta T-cell, and intestinal T-cell lymphomas: evidence of origin from lymphocytes involved in innate immunity. *Blood*. 2003;101:3590-3593.
40. Scarabello A, Leinweber B, Ardigo M, et al. Cutaneous lymphomas with prominent granulomatous reaction: a potential pitfall in the histopathologic diagnosis of cutaneous T- and B-cell lymphomas. *Am J Surg Pathol*. 2002;26:1259-1268.
41. Massone C, Chott A, Metze D, et al. Subcutaneous, blastic natural killer (NK), NK/T-cell, and other cytotoxic lymphomas of the skin: a morphologic, immunophenotypic, and molecular study of 50 patients. *Am J Surg Pathol*. 2004;28:719-735.
42. Nishie W, Yokota K, Sawamura D, et al. Detection of circulating lymphoma cells in subcutaneous panniculitis-like T-cell lymphoma. *Br J Dermatol*. 2003;149:1081-1082.
43. Aronson IK, West DP, Variakojis D, et al. Panniculitis associated with cutaneous T-cell lymphoma and cytophagocytic histiocytosis. *Br J Dermatol*. 1985;112:87-96.
44. Wang CY, Su WP, Kurtin PJ. Subcutaneous panniculitic T-cell lymphoma. *Int J Dermatol*. 1996;35:1-8.
45. Toro JR, Liewehr DJ, Pabby N, et al. Gamma-delta T-cell phenotype is associated with significantly decreased survival in cutaneous T-cell lymphoma. *Blood*. 2003;101:3407-3412.
46. Tsukamoto Y, Katsunobu Y, Omura Y, et al. Subcutaneous panniculitis-like T-cell lymphoma: successful initial treatment with prednisolone and cyclosporin A. *Intern Med*. 2006;45:21-24.
47. Gonzalez EG, Selvi E, Lorenzini S, et al. Subcutaneous panniculitis-like T-cell lymphoma misdiagnosed as lupus erythematosus panniculitis. *Clin Rheumatol*. 2007;26:244-246.
48. Magro CM, Crowson AN, Byrd JC, et al. Atypical lymphocytic lobular panniculitis [see comment]. *J Cutan Pathol*. 2004;31:300-306.
49. Massone C, Kodama K, Salmhofer W, et al. Lupus erythematosus panniculitis (lupus profundus): clinical, histopathological, and molecular analysis of nine cases. *J Cutan Pathol*. 2005;32:396-404.
50. Berti E, Cerri A, Cavicchini S, et al. Primary cutaneous gamma/delta T-cell lymphoma presenting as disseminated pagetoid reticulosis. *J Invest Dermatol*. 1991;96:718-723.
51. de Wolf-Peeters C, Achten R. Gamma delta T-cell lymphomas: a homogeneous entity? *Histopathology*. 2000;36:294-305.
52. Ghobrial IM, Weenig RH, Pittlekow MR, et al. Clinical outcome of patients with subcutaneous panniculitis-like T-cell lymphoma. *Leuk Lymphoma*. 2005;46:703-708.
53. Jones D, Vega F, Sarris AH, Medeiros LJ. CD4– CD8– "double-negative" cutaneous T-cell lymphomas share common histologic features and an aggressive clinical course. *Am J Surg Pathol*. 2002;26:225-231.
54. Aguilera P, Mascaro JM Jr, Martinez A, et al. Cutaneous gamma/delta T-cell lymphoma: a histopathologic mimicker of lupus erythematosus profundus (lupus panniculitis). *J Am Acad Dermatol*. 2007;56:643-647.
55. Agnarsson BA, Vonderheid EC, Kadin ME. Cutaneous T cell lymphoma with suppressor/cytotoxic (CD8) phenotype: identification of rapidly progressive and chronic subtypes. *J Am Acad Dermatol*. 1990;22:569-577.
56. Berti E, Tomasini D, Vermeer MH, et al. Primary cutaneous CD8-positive epidermotropic cytotoxic T cell lymphomas. A distinct clinicopathological entity with an aggressive clinical behavior. *Am J Pathol*. 1999;155:483-492.
57. Csomor J, Bognar A, Benedek S, et al. Rare provisional entity: primary cutaneous aggressive epidermotropic CD8+ cytotoxic T-cell lymphoma in a young woman. *J Clin Pathol*. 2008;61:770-772.
58. Fika Z, Karkos PD, Badran K, Williams RE. Primary cutaneous aggressive epidermotropic CD8 positive cytotoxic T-cell lymphoma of the ear. *J Laryngol Otol*. 2007;121:503-505.
59. Marzano AV, Ghislanzoni M, Gianelli U, et al. Fatal CD8+ epidermotropic cytotoxic primary cutaneous T-cell lymphoma with multiorgan involvement. *Dermatology*. 2005;211:281-285.
60. Liu V, Cutler CS, Young AZ. Case records of the Massachusetts General Hospital. Case 38-2007. A 44-year-old woman with generalized, painful, ulcerated skin lesions. *N Engl J Med*. 2007;357:2496-2505.
61. Yoshizawa N, Yagi H, Horibe T, et al. Primary cutaneous aggressive epidermotropic CD8+ T-cell lymphoma with a CD15+ CD30– phenotype. *Eur J Dermatol*. 2007;17:441-442.
62. Gelfand JM, Wasik MA, Vittorio C, et al. Progressive epidermotropic CD8+/CD4– primary cutaneous CD30+ lymphoproliferative disorder in a patient with sarcoidosis. *J Am Acad Dermatol*. 2004;51:304-308.
63. Beljaards RC, Meijer CJ, Van der Putt SC, et al. Primary cutaneous T-cell lymphoma: clinicopathological features and prognostic parameters of 35 cases other than mycosis fungoides and CD30-positive large cell lymphoma. *J Pathol*. 1994;172:53-60.
64. Friedmann D, Wechsler J, Delfau MH, et al. Primary cutaneous pleomorphic small T-cell lymphoma. A review of 11 cases. The French Study Group on Cutaneous Lymphomas. *Arch Dermatol*. 1995;131:1077-1080.
65. Sterry W, Siebel A, Mielke V. HTLV-1-negative pleomorphic T-cell lymphoma of the skin: the clinicopathological correlations and natural history of 15 patients. *Br J Dermatol*. 1992;126:456-462.
66. von den Driesch P, Coors EA. Localized cutaneous small to medium-sized pleomorphic T-cell lymphoma: a report of 3 cases stable for years. *J Am Acad Dermatol*. 2002;46:531-535.
67. Willemze R, Jaffe ES, Burg G, et al. WHO-EORTC classification for cutaneous lymphomas. *Blood*. 2005;105:3768-3785.
68. Garcia-Herrera A, Colomo L, Camos M, et al. Primary cutaneous small/medium CD4+ T-cell lymphomas: a heterogeneous group of tumors with different clinicopathologic features and outcome. *J Clin Oncol*. 2008;26:3364-3371.
69. Grogg KL, Jung S, Erickson LA, et al. Primary cutaneous CD4-positive small/medium-sized pleomorphic T-cell lymphoma: a clonal T-cell lymphoproliferative disorder with indolent behavior. *Mod Pathol*. 2008;21:708-715.
70. Rodriguez-Pinilla SM, Roncador G, Rodriguez-Peralto JL, et al. Primary cutaneous CD4+ small/medium-sized pleomorphic T-cell lymphoma expresses follicular T-cell markers. *Am J Surg Pathol*. 2009;33:81-90.

第41章

前体T和B细胞肿瘤

Frederick Karl Racke, Michael J. Borowitz

章节目录

41.1　前体淋巴组织肿瘤的分类

前体淋巴组织肿瘤包括B或T细胞淋巴母细胞白血病（ALL）和淋巴母细胞淋巴瘤（LBL）。大多数ALL起源于前体B细胞，而大多数LBL具有T细胞表型。总体而言，前体B细胞ALL和LBL在生物学上应视为等同；前体T细胞ALL和LBL也是如此。淋巴瘤和白血病的区分不明显。如果有明显的外周血或骨髓浸润，称为ALL；如果肿瘤原发于髓外而外周血或骨髓很少或没有被累及，建议诊断为LBL。按照惯例，区分LBL和ALL的阈值是外周血或骨髓中浸润的母细胞≥25%，当然这种区别临床或生物学意义不大。但是，前体B细胞肿瘤在生物学和临床上有别于前体T细胞肿瘤。下面将分别讨论这两种肿瘤。另外，诊断ALL本身就表明肿瘤起源于前体淋巴细胞，因此现在认为在诊断名词前加上“前体细胞”是多余的，应直接诊断为B细胞ALL和T细胞ALL。

41.2　B淋巴母细胞白血病/淋巴瘤（B–ALL/LBL）

41.2.1　定义

B–ALL/LBL是具有早期B细胞分化特征的克隆性造血干细胞肿瘤，其特点在于形态学分化不明显的不成熟母细胞的迅速增生。诊断本病一般需要检测免疫表型以证实B细胞抗原表达。如95%以上病例表达CD19和HLA–DR[1]。而且，几乎所有病例都有Ig重链基因的克隆性重排[2,3]。

41.2.2　流行病学

ALL是儿童最常见的恶性肿瘤。占儿童白血病的80%，仅占成人急性白血病的20%。大多数发生在6岁以下儿童，并且多为B–ALL[4]。2~5岁间的高峰发病率约为4~5/10万，然后随年龄的增加而减少，50岁以后又轻度增加。白种人较黑人多见。B–LBL相对少见，仅占

LBL的10%[5]。B-LBL也是年轻人易患，大多数病例小于20岁[6、7]。

41.2.3 病因学

B（和T）细胞ALL的病因学尚不清楚。近来大量研究提示产前发生的遗传学改变会促进白血病的发生，另外的研究证实至少有一部分宫内起源的儿童ALL存在克隆性特异的抗原受体基因重排[8, 9]。而且，在单卵双胞胎的B-ALL中证实了相同的白血病特异性染色体转位和抗原受体基因重排[10]。虽然易罹患ALL的遗传和环境因素没有完全确定，但是一些因素，如离子射线、某些特定的遗传性疾病（如唐氏综合征、共济失调性毛细血管扩张症）已经证实与ALL的发生有关[11、12]。极少ALL发生在化疗后，这种病例常常发生染色体11q23上MLL基因的重排[13]。

41.2.4 临床特征

典型B-ALL的临床表现（表41.1）与正常骨髓被白血病性母细胞取代所继发的全血细胞减少相关。具体的临床表现包括贫血所致的乏力、面色苍白，血小板减少所致的皮肤瘀斑、青紫，以及粒细胞减少所致的发热。重要的是ALL患者的外周血细胞计数可以降低、可以正常，也可以升高。因此，如果出现不明原因的全血细胞减少，应进行骨髓检查以排除白血病的可能。此外，诊断时也可见肝脾大或淋巴结增大，可能会出现白血病浸润所致的器官功能不全。骨痛或关节痛常见，尤其是儿童患者。其原因在于白血病细胞的髓外生长。典型的B-LBL表现为皮肤或淋巴结受累，伴或不伴外周血或骨髓的累及[6]。与T-LBL相比，B-LBL极少累及纵隔。

表41.1 淋巴母细胞白血病（ALL）的主要临床和诊断特征

- 骨髓或外周血20%或以上的淋巴母细胞*
- 免疫表型证实为早期B细胞（80%）或早期T（20%）细胞分化
- 缺乏髓系分化
- 贫血、血小板减少和粒细胞减少（常见）
- 临床特征：乏力、出血、骨痛、发热、淋巴结增大、器官增大和CNS受累

注：*，诊断ALL而不是LBL的习惯性阈值是外周血或骨髓中母细胞≥25%。这对一些治疗方案的制定来说很重要。

41.2.5 形态学

外周血或骨髓形态学检查是ALL诊断的一个重要部分。B-ALL的母细胞可为异质性。过去的分类系统试图根据细胞学形态（包括核质比、核仁多少、核膜轮廓、细胞大小等）来区分亚型。但是，除了将较为成熟的Burkitt白血病/淋巴瘤（过去视为ALL-L3）从B-ALL中区分出来之外，再单纯根据形态学进行亚分类的预后意义不大，而且不如免疫表型、细胞遗传学和分子亚分类。然而，识别淋巴母细胞仍然是正确诊断的重要开始。在外周血或骨髓涂片上，淋巴母细胞可以是核质比高的小圆细胞，具有致密的染色质和模糊的核仁；也可以是具有不等量灰蓝色或蓝色胞质、核形不规则、染色质分散、核仁模糊或清晰的大细胞。可见胞质空泡，但这一特点并不一定提示Burkitt白血病/淋巴瘤。

B-ALL曾描述过以下数种形态学变异型。第一种，即所谓的手镜形细胞白血病，其独特的形态学特征是不对称的胞质突起（伪足），突起通常位于中央凹陷的细胞核的顶端[14,15]。尽管引起这种不寻常的形态学特征的原因尚不清楚，但研究提示伪足可能由免疫复合物聚集形成[14,15]。手镜形细胞的出现并不一定预示某种ALL的特定亚型，也没有确切的独立预后意义。第二种，较为少见的形态学变异型是颗粒细胞ALL。这种亚型的母细胞具有嗜天青胞质颗粒，颗粒不含MPO，但是含有酸性磷酸酶或酸性酯酶活性，提示其为溶酶体来源[16]。极少数B-ALL可以出现外周血嗜酸性粒细胞增多，以至于掩盖淋巴母细胞，使其难以辨认。尽管嗜酸性粒细胞不是克隆性肿瘤细胞，但是伴有嗜酸性粒细胞增多的ALL患者常常会出现嗜酸性粒细胞脱颗粒的毒性反应，尤其是表现为心脏疾病。这种不寻常的临床表现常常与异常的t（5；14）（q31-33；q32）染色体转位有关，该转位涉及白介素-3（IL-3）基因和14号染色体上的Ig重链（IgH重链）基因[17-19]。

B-ALL和B-LBL的组织病理学改变是难以区分的，两者的区别仅在于受累组织的分布部位不同。ALL的骨髓几乎总是有核细胞增多，由不成熟细胞弥漫浸润，取代正常骨髓组织（图41.1）。高倍镜下观察到的形态学异质性与细胞涂片所看到的相似，可以是染色质细、核仁模糊的小的母细胞，也可以是异质性更明显的核仁不

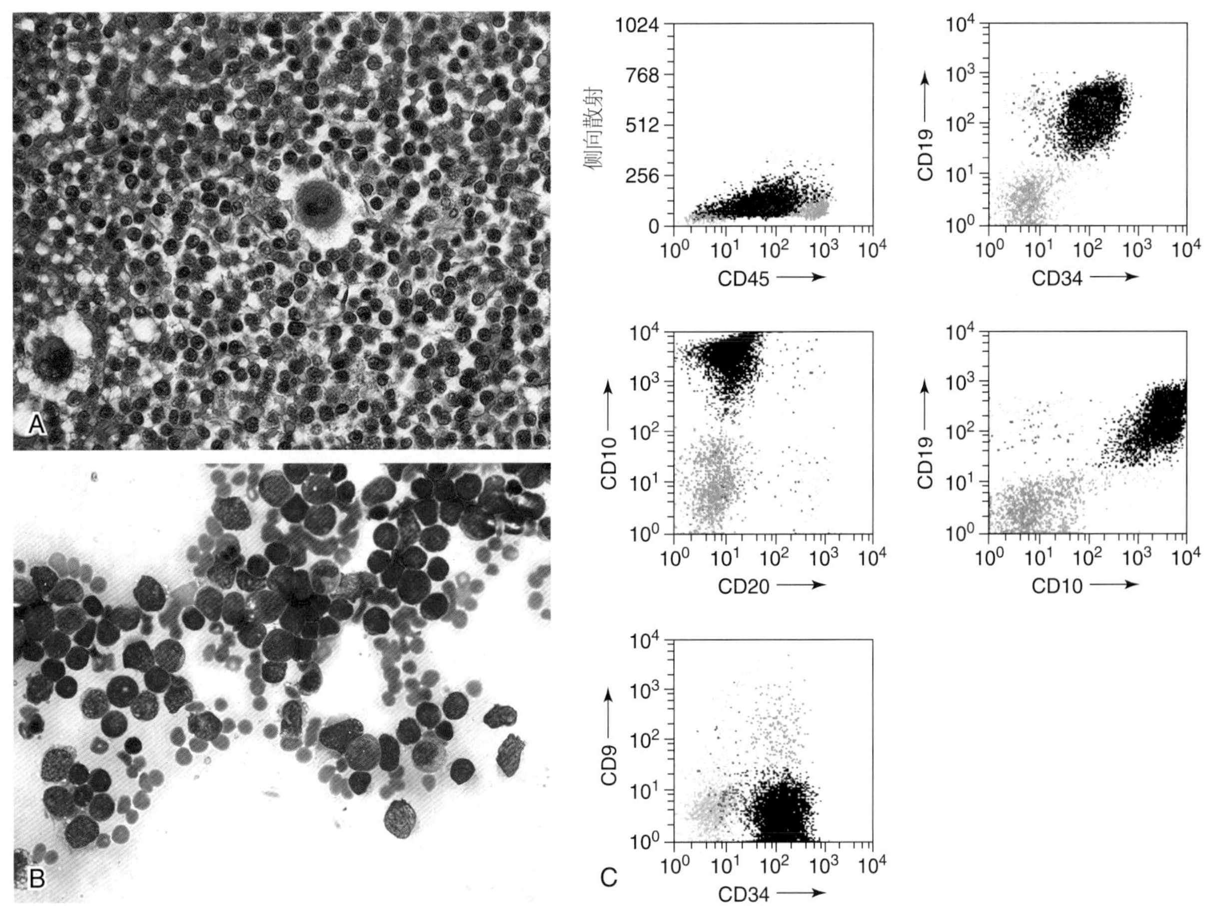

图41.1 B淋巴母细胞白血病（ALL）。A. 不成熟淋巴母细胞间质性浸润骨髓。B. 同时行骨髓穿刺涂片显示不成熟母细胞的增加。C. 多参数流式细胞术证实母细胞CD19⁺、CD34⁺、CD10⁺、CD9⁻和CD20⁻，符合伴有t（12；21）的儿童ALL的免疫表型

规则、胞质更丰富的细胞。偶尔，伴有可染小体巨噬细胞的浸润，形成“星空”现象。但是，与伯基特淋巴瘤不同，其中可染小体巨噬细胞通常并不丰富，可以仅仅为局灶性。B-ALL常累及一些重要脏器，如肝、脾、肾、性腺和CNS。当髓外发生淋巴母细胞肿瘤而外周血或骨髓中母细胞少于25%，可诊断为B-LBL。髓外最常见的发生部位是皮肤或骨，其次是淋巴结，并且常常表现为副皮质区受累、淋巴滤泡保存。在肝通常累及肝窦，而脾则是红髓受累。

41.2.6 免疫表型

B-ALL是基于B细胞分化而定义的。正常情况下，骨髓中存在数量不等的正常前体B细胞。这些前体细胞在向正常B细胞分化过程中，按照正常的模式表达B细胞抗原。相反，B-ALL的抗原表达模式几乎总是与正常B细胞分化相异，这种异常的抗原表达模式是肿瘤性前体B细胞和反应性前体B细胞的区别[20]。几乎所有的B-ALL表达CD19、胞质CD79a、TdT和HLA-DR。大多数（不是所有病例）表达CD10；CD22弱表达于细胞膜表面，但常常表达；CD20的表达不定，约1/4病例完全CD20⁻。胞质CD22是B-ALL的一种非常敏感的标记，但是可以表达于AML，同时可能伴有CD19和TdT的弱表达[21]。CD79a被视为B-ALL敏感且特异的标记，尽管在部分T-ALL/LBL中也可以有表达[22]。PAX5比CD79a特异，但也可以见于一些AML病例[23]。尽管Ig重链基因重排发生于相对较早的B细胞分化阶段，分子检测也能在B-ALL中检出克隆性重排，但是几乎所有病例都不表达表面Ig。另外，绝大多数病例都会表达CD24、CD34和CD9，这有助于确定B-ALL[1,24]。需要注意的是，在B细胞肿瘤中，CD34和TdT特异性地表达于淋巴母细胞肿瘤，因而对该类肿瘤的分类具有特殊的意义。10%~20%病例不表达白细胞共同抗原CD45，其余病例也是不同程度地表达[25,26]。还需注意，Ewing肉瘤可以类似于LBL。CD99的表达不仅见于Ewing肉瘤，也见于

表41.2 淋巴母细胞白血病（ALL）的主要分子和免疫表型特征

亚型	分子改变	免疫表型*
B-ALL伴11q23易位	*MLL*融合蛋白，获得转录活性	CD19⁺，CD22⁺，CD79a⁺，TdT⁺，CD9⁺，**CD10⁻**，**CD24⁻**，**CD15/65⁺**
B-ALL伴t（12；21）	*ETV6-RUNX1*（*TEL-AML1*）融合蛋白，表达*RUNX1*转录子	CD19⁺，CD22⁺，CD79a⁺，CD10⁺，TdT⁺，CD34⁺，CD20⁺/⁻，**CD9⁻**
B-ALL伴t（9；22）	*BCR-ABL1*融合蛋白，导致异常的酪氨酸激酶活性	CD19⁺，CD22⁺，CD79a⁺，CD10⁺，TdT⁺，CD34⁺，CD20⁺/⁻，CD9⁺
前体B-ALL伴t（1；19）	转录因子*TCF3*（*E2A*）和*PBX1*的癌基因融合蛋白	CD19⁺，CD22⁺，CD79a⁺，CD10⁺，TdT⁺，**CD34⁻**，CD20⁺/⁻，CD9⁺
早期前体T-ALL[†]	原癌基因转录因子*LYL1*的异常过表达	**CD4⁻**，**CD8⁻**，CD3⁺，CD34⁺，TdT⁺
早期皮质T-ALL	原癌基因转录因子*TLX1*（*HOX11*）的异常过表达r	CD4⁺，CD8⁺，cCD3⁺，CD1a⁺，CD10⁺，TdT⁺
晚期皮质T-ALL	原癌基因转录因子*TAL1*的异常过表达	CD4⁺，CD8⁺，cCD3高表达，TCRα/β⁺
髓质T-ALL	尚不知	**CD4⁺或CD8⁺**，sCD3⁺，TCRα/β⁺，CD1a⁻

注：c，胞质；s，表面。

*，黑体表示特定分子改变的免疫表型特征。

†，分子和免疫表型的相互关系。

大部分TdT⁺淋巴造血组织肿瘤[27-29]。因此，表达CD99而不表达CD45并不能排除LBL，需要加上TdT等淋巴组织标记才可以排除LBL。最后，除了MPO以外的髓系抗原（包括CD13、CD33和CD15）可以见于10%~15%儿童B-ALL和大约25%成人病例[31,32]。但是，髓系母细胞相关抗原CD117却鲜有表达[33]。

特定的B-ALL临床亚型则具有独特的免疫表型。一些病例与特定的具有临床意义的分子或细胞遗传学改变相关（表41.2）。例如，前体B-ALL与其他B-ALL的不同就在于表达胞质Igμ链而不表达表面Ig[34]。约25%前体B细胞淋巴瘤发生特异的t（1；19）转位，详见下文。过渡性前体B-ALL是另一种独特的免疫学亚型，其分化的特征介于前体B-ALL和Burkitt白细胞/淋巴瘤之间。在过渡性前体B-ALL中，表达表面Igμ链，但不表达Ig轻链[35]。该肿瘤缺乏典型的Burkitt白血病/淋巴瘤L3的形态，而且无*Myc*原癌基因的易位。也可以表达CD34和TdT不成熟的标记，而这两个标记不见于更为成熟的B细胞白血病。这类肿瘤必需与Burkitt白血病/淋巴瘤区分开来，因为它们对ALL型的治疗反应甚好。另外，极少数不具有L3形态学特征的ALL可以同时表达Ig重链和轻链，而缺乏Burkitt白血病/淋巴瘤特征性*Myc*基因易位。虽然对该类罕见病例尚无系统性研究，但在实际工作中，应对这类患者施行与其他B-ALL相似的治疗。

41.2.7 遗传学和分子研究发现

几乎所有的B-ALL都有Ig重链基因重排[3]。但是，Ig重链基因重排也可以发生于T-ALL和AML，从而制约了该检测对细胞系的判定作用。Ig轻链重排也可以发生，且对判定B细胞分化来说更为特异[36,37]。与其他更为成熟的B细胞淋巴增殖性病变不同，B-ALL所发生的活化原癌基因的易位很少涉及Ig基因位点。

B-ALL的定义渐渐由与特异性免疫表型和临床特征相关的特异遗传学改变所决定，这与WHO 2008分类标准一致（表41.3）。风险度分层可以用来确定那些经低强度治疗有望治愈的患者，以避免使用更强的治疗；同时确定需要强化治疗的患者。而且，如同有BCR-ABL1融合基因的ALL一样，一些遗传学异常可以为特异性靶向治疗提供线索。因此，个体化地识别这些常见的、重复性分子和细胞遗传学异常是有用的。

表41.3 淋巴母细胞白血病（ALL）分类

- B-淋巴淋巴母细胞淋巴瘤（B-ALL/LBL）伴重现性遗传学异常
  - t（9；22）（q34；q11.2）；*BCR-ABL1*
  - t（v；11q23）；*MLL*重排
  - t（12；21）（p13；q22）；*ETV6-RUNX1*（*TEL-AML1*）
  - t（5；14）（q31；q32）；*IL3-IgH*重链
  - t（1；19）（q23；p13.3）；*TCF3-PBX1*（*E2A-PBX1*）
  - 超二倍体（>50条染色体）
  - 亚二倍体（<46条染色体）
- B-淋巴淋巴母细胞淋巴瘤，非特指（B-ALL/LBL-NOS）
- T-淋巴淋巴母细胞淋巴瘤，非特指（T-ALL/LBL-NOS）

41.2.7.1 染色体定量异常

长期以来，已经知道儿童ALL中50条染色体以上的超二倍体提示对治疗的持久反应。这类患者占25%儿童ALL，且常常具有其他一些较好的预后指征，包括外周血细胞计数低、年龄介于2~10岁[38,39]。超二倍体是一个独立的正性预后指标，而无论外周血细胞计数是否正常[40]。与超二倍体相关的良好预后源于特异的染色体的增加，如4号、10号和17号染色体三体都提示最好的预后[41,42]。缺乏这些有利的染色体三体的超二倍体患者则预后并非良好。具有47~50条染色体的超二倍体儿童ALL患者占10%~15%，其预后并非良好[38]。也可见亚二倍体，其发生常常是因为一条染色体的丢失、不平衡易位，或者双着丝粒染色体的形成。少于44条染色体的亚二倍体的患者预后尤为不佳[43]。

41.2.7.2 染色体结构异常

已经发现大量与B-ALL相关的特征明确的染色体易位。在儿童患者，最常见的分子异常是t（12；21）（p13；q22）。该染色体改变见于约25%儿童患者，仅见于3%成人患者[44]。这一易位产生Ets家族转录因子*ETV6*（*TEL*）和核心结合因子复合体*RUNX1*（*AML1*）的DNA结合亚单位之间异常融合蛋白。这两种转录因子对造血过程来说是必需的[45,46]。最近报道将*ETV6-RUNX1*融合蛋白转导小鼠造血干细胞可以诱导ALL[47]。重要的是，由于常规的核型分析会遗漏隐性平衡易位，因此检测这种易位需要FISH或RT-PCR等专门技术[48]。发生这种易位的B-ALL常常具有特征性免疫表型：表达CD34、部分表达CD20，特别是很少表达或不表达CD9[49]。几组研究表明t（12；21）易位提示无瘤生存率的提高，但是这种良好预后遭到另外一些学者们的质疑。后者认为这些患者发生晚期复发的风险增高[50]。虽然这一论点目前尚在争议中，但是在先后数年发病的单卵双胞胎白血病患者中检测到不寻常的克隆相同的t（12；21）提示t（12；21）可能是白血病发生过程中的早期事件[8]，同时也提出了一个问题，那就是是否晚期复发是来自于静止白血病前体细胞的新的第二个白血病。

大多数成人患者常常发生的染色体异常是t（9；22）（q34；q11）或费城（Ph）染色体。该转位发生在约25%成人B-ALL和3%~5%儿童患者[44]，涉及9号染色体上的ABL1基因和22染色体上的鸟嘌呤三磷酸核苷结合蛋白BCR。融合蛋白具有异常的酪氨酸激酶活性，导致细胞增生、存活和黏附的失常[51]。尽管BCR-ABL1融合蛋白也见于慢性髓系白血病（CML），但是约70%BCR-ABL1$^+$ALL表达的蛋白只有190 kD，而不是CML中的典型的210 kD，提示融合蛋白中较少BCR基因的参与[52]。不管是儿童还是成人患者，费城染色体阳性都与不良预后相关[53-55]。

在B-ALL中也观察到涉及11q23的重复的染色体异常，且具有预后意义[56]。其中最常见的是t（4；11）（q21；q23）。这类白血病常常包括染色体4q21，也包括染色体11q23与染色体1p32或19p13的易位。引起的分子的改变涉及白血病（*MLL*）基因同源异型调节子的异常调节。伴有t（4；11）的ALL易发生于婴儿，常常表现为白细胞计数增高、器官肿大和CNS受累，预后差。这类淋巴母细胞白血病具有独特的免疫表型，与其他B-ALL不同，特征性地表达CD19，但不表达CD10和CD24[57]。常见同时表达髓系抗原CD15和CD65，提示为混合表型白血病。事实上，近来的基因表达谱研究表明MLL白血病不同于其他的B-ALL和AML，可能暗示其为一种独特的白血病病种[59]。虽然t（4；11）白血病预后差，但是是否不同基因与MLL基因融合均具有同样差的预后尚有争议。

如前所述，t（1；19）（q23；p13）与前体B-ALL相关，而少见于不伴胞质Igμ链表达的B-ALL。染色体异常产生bHLH转录因子*E2A*（又称*TCF3*）与PBX1融合蛋白。与*TCF3-PBX1*易位相关的前体B-ALL特征性表达CD19、CD10、同源性CD9，部分表达CD20，完全不表达CD34[60]。尽管t（1；19）一度被视为预后差的指标，但是目前的强化治疗使这些患儿的预后可与那些相似风险度的病例相比[61,62]。

近来，基于微阵列技术的研究进展能够高通量地检测拷贝数的改变和杂合性缺失。这些方法能够在60%以上的B-ALL中检测出与B细胞分化相关的基因异常[63]。常见的基因包括*PAX5*、*IKZF1*和*EBF1*淋巴转录因子。在B-ALL不同的遗传学亚型之间其基因拷贝数的改变也是明显不同的。如MLL重排的ALL相对较少发生拷贝数的改变，而*ETV6-RUNX1*阳性和*BCR-ABL1*阳性ALL则平均为6个以上的拷贝数。有趣的是，几乎所有的Ph$^+$B-ALL都有*IKZF1*的缺失[63]。此外，*IKZF1*缺失可以发生在*BCR-ABL1*$^-$病例，且预后非常差[64]。

41.2.8 正常对应细胞

B–ALL的正常对应细胞是骨髓内的正常前体B细胞，(原始血细胞，hematogone)，在儿童容易见到，随着年龄的增加而减少。然而，原始血细胞的含量变化很大，尤其是在造血重建的过程中。原始血细胞有明显可重复性的抗原表达模式，从而可与ALL区分。最早期的原始血细胞弱表达CD45、CD19、CD10、CD34、CD38和TdT。这些细胞不表达CD20和表面Ig，弱表达CD22。随着细胞的成熟表达CD20，而CD34和CD10等早期抗原丢失。由于正常前体B细胞抗原表达模式正常，多参数流式细胞术在大多数情况下能够将正常前体B细胞从白血病细胞中可靠地区分出来[65]。

41.2.9 临床进程

总体来说，儿童B–ALL具有高治愈率，而成人的B–ALL预后明显差很多。B–ALL的预后与一些逐渐明确的遗传学和分子异常的出现或缺失相关。具有ETV6–*RUNX1*易位或多于50条染色体的儿童患者的长期无病生存率可达85%或更高；而发生t(4；11)或BCR–ABL1融合者预后差，长期无病生存率不到30%。引起这些亚型不同临床进程的原因目前尚不明确。但是，这些新的分子和细胞生物学的进展有助于个性化的靶向治疗。近来已经发展了直接针对特异性激酶的小分子抑制剂，如针对BCR–ABL1的甲磺酸伊马替尼[66]。最近，又开发了FLT3的抑制剂，FLT3是一种在某些ALL中过度表达的受体激酶，其中部分病例伴有11q23易位[59]，从而有望发展提高治疗预后或降低治疗不良反应的靶向治疗。*ETV6–RUNX1*对正常*RUNX1*（*AML1*）转录的抑制效应也可以通过组蛋白脱乙酰基酶的小分子抑制剂所逆转[68,69]。更好的药物基因组学的理解将有助于揭示某些个体对特定治疗方案的敏感性。编码一些涉及药物代谢和分子转运的酶的基因可能不仅可以指导治疗方案而且可以预测ALL发生的风险度，如在叶酸代谢酶方面，亚甲基四氢叶酸还原酶的多态性与ALL发生风险度的降低相关[70]。*MLL–AFF1*（又称*MLL–AF4*）白血病对大剂量阿糖胞苷的敏感性增加与转运阿糖胞苷进入细胞的hENT1的表达增加有关[71]。对药物代谢性酶的多态性进一步了解将无一例外地帮助了解涉及ALL发生和治疗的因素。

对治疗的早期反应也是重要的预后因素。患者迅速消除组织形态学改变将预示其长期的预后[72]。最近，越来越多的研究表明低于形态学水平检测到的微小残留病灶（MRD）也是强烈的提示预后的因素[73,74]，并且这些检测结果在风险统计中发挥越来越重要的作用。对化疗反应更敏感的准确定量方法已经优于形态学来进行早期很主观的评估。可以用流式细胞术或PCR检测MRD[74]。PCR还能用于在百万个细胞中寻找到一个白血病细胞中独特的融合转录子。但是，这样的技术仅仅用于一个ALL亚型。针对抗原受体基因的PCR较为繁琐和昂贵，因为该技术需要合成患者特异性探针或引物，但该方法能够在90%以上的病例中从10万个细胞中检测到1个细胞的MRD。流式细胞术的敏感性为在95%病例中从1万个细胞中检测到1个细胞。有证据表明，尤其是在儿童ALL，MRD在高治愈率和相当高的复发率之间的差别阈值可以低至0.01%[73]。事实上，第29天骨髓MRD是儿童ALL多因素预后分析中最重要的预后变量。如果将良好预后因素与MRD$^-$相结合，那么可能确定12%患者经过有限治疗后几乎可以痊愈[75]。这样的差别也可以改善提示后续治疗的风险统计。

41.2.10 鉴别诊断

一般来说，鉴别诊断包括一些具有母细胞样形态的造血组织肿瘤，以及少数未分化的或原始非造血组织肿瘤（表41.4）。区别这些肿瘤常常需要免疫表型分析。

表41.4 淋巴母细胞白血病（ALL）的鉴别诊断

肿瘤	区分特征
微分化AML	髓系表型
不明细胞系白血病	共同表达髓系和淋巴样抗原，或者具有髓系和淋巴样分化
CML的淋巴母细胞危象	既往CML病史，Ph$^+$
CLL	致密的核染色质，成熟B细胞表型
幼淋巴细胞白血病（PLL）	核质比低，核仁明显，成熟B细胞表型
母细胞样MCL	成熟B细胞表型，t(11；14)，表达Cyclin D1
大B细胞淋巴瘤	大细胞，成熟B细胞表型
Burkitt淋巴瘤/白血病	核仁更为明显；明显嗜碱性胞质；成熟B细胞表型，t(8；14)
小圆蓝细胞肿瘤（包括Ewing肉瘤、神经母细胞瘤、胚胎性横纹肌肉瘤、髓母细胞瘤）	黏附生长，不表达淋巴样标记
正常前体B细胞的反应性增生（原始血细胞）	核仁不明显或无核仁，B细胞分化过程中正常的抗原获得谱系

注：AML，急性髓系白血病；CLL，慢性淋巴细胞白血病；CML，慢性髓系白血病；MCL，套细胞淋巴瘤。

41.3 T淋巴母细胞白血病淋巴瘤(T-ALL/LBL)

41.3.1 定义

正如前体B细胞肿瘤一样，T细胞淋巴母细胞肿瘤是克隆性造血干细胞肿瘤，但是其特征为不成熟的T细胞表型而不是B细胞表型。实际工作中，诊断T细胞淋巴母细胞肿瘤必需明确其T细胞抗原的表达。形态学上，T-ALL和T-LBL无法区分，均由大小不定、染色质细腻而分散、核仁不清晰的母细胞构成。与B细胞病变相比，T-淋巴母细胞肿瘤的母细胞大小和核形态具有更大异质性，但相当重叠。和前体B细胞肿瘤一样，T-ALL和T-LBL之间的区别更多是根据惯例而不是生物学差异。

41.3.2 流行病学

也许是因为胸腺是正常T细胞发生的主要器官，大多数T-LBL发生于纵隔。T-淋巴母细胞肿瘤仅占儿童ALL的15%，但是大约占所有LBL的90%。LBL较多见于年长的儿童，约占所有儿童NHL的1/3，在成人病例中仅占少数。T-ALL和T-LBL都是多见于男性。

41.3.3 病因学

尽管已知T-淋巴母细胞病变的特异性遗传学改变，但是其潜在的病因学不未知。

41.3.4 临床特征

T-ALL患者表现为典型的高荷瘤状态，包括外周血白血病计数的增高（>50 000/μl）、器官肿大和浅表淋巴结增大。T-ALL患儿较B-ALL年长。在ALL中，出现纵隔肿块高度提示其为T细胞表型。尽管T-ALL患者较少出现白细胞减少，但是与B-ALL患者相似，常常表现为贫血、全血细胞减少、器官增大和骨痛。

T-LBL的进展期或巨大肿块也呈现为高荷瘤状态。在纵隔受累的患者，肿块常常非常大，以至于压迫相邻的解剖器官。因此，临床症状包括气道受压所致的呼吸困难、食管受压所致的吞咽困难，或上腔静脉综合征。胸膜或心包渗出也可以引起肺功能或心功能受损。

41.3.5 形态学

正如前体B细胞肿瘤一样，T-ALL和T-LBL的形态学特征是相同的；而且要单纯从形态学上区分T细胞和B细胞肿瘤也是不可能的。细胞学上，淋巴母细胞可以是核质比高、染色质相对致密、核仁不清晰的、小的、圆的母细胞，也可以是具有中等量灰蓝色到蓝色胞质、核形不规则、染色质分散、核仁清晰且多少不等的大细胞（图41.2）。偶尔可见胞质空泡。典型病例的母细胞具有更异质的细胞学特征和核的扭曲。部分病例核扭曲非常明显，从而可以被分为曲核变异型。但是，由于没有与这种形态学相关的免疫表型、分子或临床上的差异，这一分类没有多大的意义。组织学上，T-LBL呈弥

A

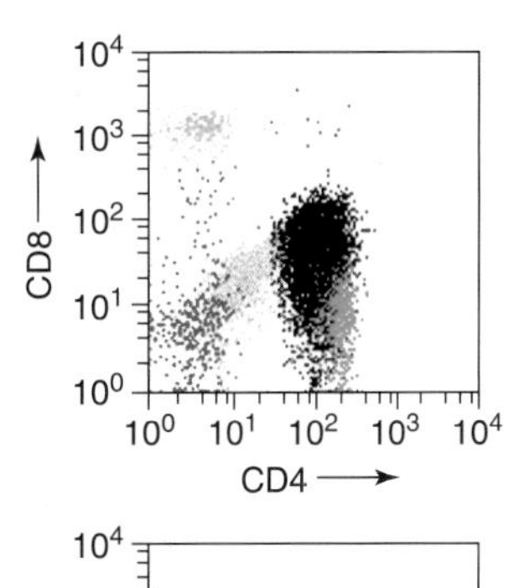

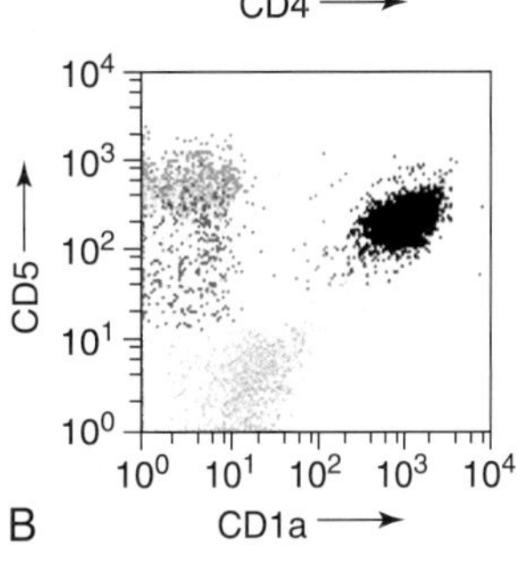

图41.2 T细胞母细胞白血病（T-ALL）。 A. 骨髓穿刺涂片显示大小不一的异质性母细胞为主的肿瘤细胞。B. 多参数流式细胞术显示表达CD4、CD8、CD1a和CD5的异常T细胞（黑色），也可见残存的正常$CD4^+$T细胞（绿色）和$CD8^+$T细胞（黄色）

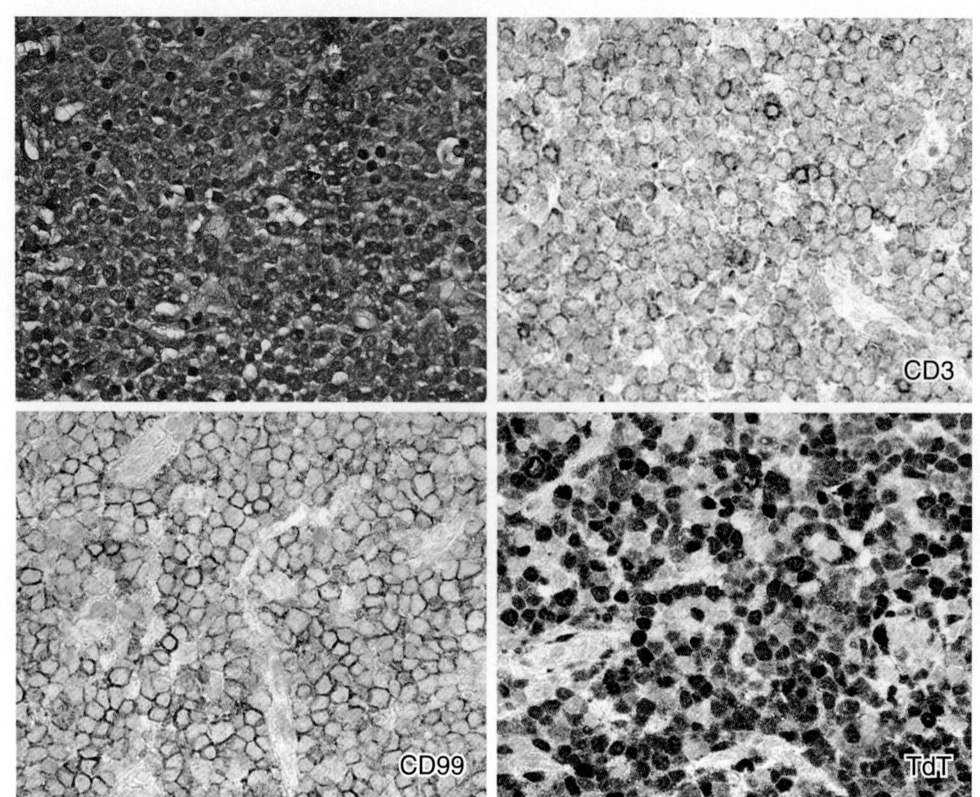

图41.3 T淋巴母细胞淋巴瘤(T-LBL)。纵隔肿块显示染色质分散的肿瘤性淋巴母细胞。肿瘤细胞表达CD3、CD99和TdT

漫性浸润方式，偶尔在淋巴结呈滤泡间浸润模式，但是更多的时候是弥漫性取代淋巴结的结构（图41.3）。肿瘤常常浸润被膜及周围脂肪组织。T-LBL具有高增殖活性伴大量核分裂象。肿瘤细胞的快速生长和可染小体巨噬细胞导致“星空”现象形成，但是这种病变模式并不像Burkitt淋巴瘤（BL）那样成为病变的主体。

41.3.6 免疫表型

虽然对正常T细胞成熟过程的相关表型变化的理解有助于了解肿瘤性前体T细胞的表型，但是前体T细胞肿瘤能够以任何组合形式表达与T细胞分化、成熟相关的标记。常见的淋巴样原始细胞表达TdT、CD34和HLA-DR。其他的早期标记还包括一些髓系前体细胞的CD7[76]、前体树突细胞表达的CD2。一般认为胞质型CD3是T细胞系的第一个特定标记。早期的前体T细胞首先进入胸腺皮髓质交界处，然后到达外层的皮质获得CD5和CD1表型、失去HLA-DR抗原，这些细胞即是所谓的不表达CD4和CD8的双阴胸腺细胞。在这个时期，T细胞受体仍然保持种系构型。继而，发生以δ、γ、β、α链为序的TCR基因重排，从而使功能性TCR形成并通过阳性和阴性选择进行胸腺训育（thymic education）。常见的胸腺细胞即代表大多数的胸腺淋巴细胞。CD4和CD8双阳的胸腺细胞如成功结合MHC-Ⅰ即为CD8+T细胞，而结合MHC-Ⅱ者则为CD4+T细胞。TdT持续表达于整个皮质的胸腺细胞，当胸腺细胞进入髓质成熟期后即丢失。由于前体T细胞肿瘤与其正常胸腺对应细胞相似，认识到胸腺细胞独特的抗原表达的正常模式有助于认识T-ALL。如正常情况下胸腺外的T细胞不会表达TdT和CD1，一旦表达则提示其为异常细胞。

一些T-ALL病例具有较T-LBL更为原始的免疫表型，也许是更早的胸腺细胞，甚至是骨髓的前体细胞。许多这样的病例表达一些常见于AML的抗原，包括T-ALL最敏感的抗原CD7。前面已经提到CD7常常表达于AML，包括一些MPO-AML[78]。尽管TdT可以见于高达20%AML，但是由于其表达的强度不同，仍然可以区分AML和T-ALL。CD117或C-Kit的表达对髓系分化来说相对特异，但是CD117偶尔也可以见于T-ALL[79]，也见于TCR重排之前的非常早期的正常前体T细胞。在后者这个阶段，细胞共表达CD135（FLT3受体）。在AML中最常见的遗传学异常，即FLT3受体的活化突变[81]，也仅见于表达C-Kit的T-ALL[82]。一项最近的临床研究显示早期前体T-ALL的患者预后特别差。在这项研究中，这些病例具有特定的免疫表型（CD1a⁻、CD8⁻、CD5弱阳性，表达干细胞或髓系抗原）[83]。

鉴于髓系抗原的表达如此常见，有时难以明确区分AML和T-ALL。此时HLA-DR可能有用，因其表达几乎见于所有的CD7⁺AML，而仅见于小部分T-ALL。T-ALL中CD2的表达不定，并且CD2表达的降低与无病生存率的减少有关，但这并不是T细胞肿瘤所特异的。CD1、CD3和CD8等T细胞抗原特异性高，但是仅见于不到一半的病例。在所有的标记中，胞质型CD3是最可靠的T细胞标记，而且表达于几乎所有的前体T细胞肿瘤。但是其表达强度很重要，因为胞质型CD3可以弱表达于一些AML，而强表达于T-ALL。

大多数T-LBL具有类似于晚期皮质胸腺细胞的表型，即表达胞质型CD3、TdT、CD4和CD8。重要的是几乎所有的前体T细胞肿瘤都有异常的抗原表达，将其与正常的胸腺细胞区分开。这些改变包括全T细胞标记的丢失和异常的B细胞抗原（CD24、CD9、CD21）和髓系抗原（CD13、CD33）的共表达。极少情况下，会有异位胸腺细胞送流式细胞术检测。此时，前体T细胞肿瘤异常的免疫表型有助于鉴别[85]。

41.3.7 遗传学和分子研究发现

如前所述，在正常T细胞发生过程中，TCR重排是依照这样的顺序依次进行：首先是δ链，接着是γ和β链；最后，如果γ和β链没有发生重排，则发生TCRα重排。前体T细胞肿瘤常常发生相应的TCR基因重排。尽管如此，最原始的T-ALL可能没有任何TCR基因重排或者仅仅是TCRγ重排。除了一些具有最成熟表型的肿瘤之外，TCRα常常为种系构型。尽管TCR重排是T细胞发育过程中至关重要的一步，但对于分子水平确定细胞系来说却不尽然。在B-ALL中常常可以见到TCR重排。前体T细胞肿瘤中较少见到IgH重链重排，几乎从来不见IgL重链重排。

除了证实TCR基因重排之外，大量的非随机的染色体易位在前体T细胞肿瘤中被陆续发现。和前体B细胞肿瘤极少涉及Ig基因位点不同，这些染色体易位常常涉及7号和14号染色体TCR基因位点[86]。大多数的重排都会涉及转录因子，提示中断这些因子或不适当的调节会导致肿瘤的发生，许多这些相同的转录因子能够被非染色体易位的机制所异常调节，尤其是前体T细胞肿瘤中常见的一种靶向因子SCL或TAL1。约60% T-ALL过度表达TAL1，这包括见于约3%病例的1号和14号染色体明显的细胞遗传学易位，以及见于大约25%病例的TAL 15′ UTR（非翻译区）的中间缺失[88]。

很明显的是，对红细胞和巨核细胞发育很重要的TAL1在淋巴细胞的分化中并不表达[89]。其他在T-ALL相关染色体易位中确定的转录因子包括同源异型盒蛋白*TLX1*（（*HOX11*）、潜在转录调节蛋白rhombotin 1和2、C-Myc及其他。除了影响转录因子之外，涉及1p34和7q34的染色体易位还将SRC家族蛋白酪氨酸激酶LCK与TCRβ的增强子区域相结合[90]。LCK对胸腺的发生来说很重要。转基因小鼠过表达LCK会诱发淋巴组织肿瘤，也包括胸腺肿瘤[91]。最后，大约4%~6%成人T细胞淋巴瘤发生NUP214-ABL1融合，进一步导致酪氨酸激酶的持续活化[92]。这些改变发生在附加基因，常常不能用经典的细胞遗传学分析检测出来。

微阵列分析也揭示了一些T细胞淋巴瘤的分子致病因素。Ferrando等用寡核苷酸芯片研究表明5种T细胞原癌基因转录因子常常在T-ALL中异常表达。而且，与正常胸腺发生的特定阶段相关的特有的原癌基因如果过度表达则可能预示临床结局。如与早期皮质胸腺细胞相关的TLX1提示较其他T-ALL临床进程好[93,94]。这与该T细胞发育阶段丢失抗凋亡基因（如*BCL2*）相关。但是，相关联的同源异型盒蛋白*TLX3*（*HOX11L2*）并不提示良好预后，实际上恰恰可能提示预后不太好，这一点目前尚有争议[95,96]。同样地，不良预后与TAL1和LYL1的过度表达有关。TAL1和LYL1分别相似于晚期皮质和早期幼T细胞阶段。表41.1显示一些这样的分子改变与T细胞的成熟阶段和免疫表型的关系。

最近，已经表明T-ALL的一个主要亚群的致病因素包括*NOTCH1*基因的突变[97,98]。虽然先前有报道极少的病例发生涉及*NOTCH1*基因的t（7；9）易位，但是*NOTCH1*的点突变、插入和缺失都可以引起信号传导的增加。这些改变见于一半以上的T-ALL，包括前面提到的所有分子亚型[98]，这也提示这些突变在肿瘤的发生中发挥中心性作用。有趣的是，与这些突变有关的*NOTCH1*信号的增加依赖γ分泌酶活性下调[97]，提示γ分泌酶抑制子可能在T-ALL的治疗中发挥作用。

已经发现了一种罕见且独特的T-LBL的综合征，该综合征与组织中或外周血中嗜酸性粒细胞增多相关，抑或同时伴随或继而发生髓系肿瘤[99]。常常与涉及染色体8p11上的纤维母细胞生长因子受体-1（*FGFR1*）基因相关。更多的时候，发生涉及*ZMYM2*（*ZNF198*）基因的t（8；13）（p11；q12）。ZMYM2是位于13号染色体上的编码具有锌指相关结构域的蛋白[100]。该融合基因可导致FGFR1相关酪氨酸激酶的活化。

41.3.8 正常对应细胞

一般认为，T-ALL/LBL的正常对应细胞是起源于骨髓源性造血干细胞、迁移至胸腺并发育的前体T细胞。如前所述，这些前体细胞具有独特的抗原表达模式，可以清楚地将其与更为成熟的胸腺外T细胞区分开来。

41.3.9 临床进程

总体而言，T-ALL患儿的临床进程比B-ALL更具有侵袭性[101,102]。大部分是因为一些高风险临床特征。T-ALL更易发生于年长的儿童，且外周血白细胞计数高；CNS受侵的发生率高，最近的研究表明MRD的发生率也较高。许多医疗中心认为无论传统的风险因素如何，T-ALL都更具有侵袭性。实际上，成人T-ALL可能较B-ALL的预后好，因为成人B-ALL的Ph1染色体的阳性率相对较高。

大多数LBL患者都呈进展期，表现出B症状和乳酸脱氢酶水平的升高。与T-ALL不同，T-LBL典型病例的外周血常常无异常，推测是由于没有发生骨髓受侵之故。LBL发生骨髓或睾丸浸润与CNS受累密切相关。历史上一直认为LBL是一种对标准的淋巴瘤治疗反应差、生存率低的侵袭性肿瘤。但是，最近由于标准治疗的成功以及逐渐认识到的T-ALL和LBL之间相似的生物学，儿童中心医疗已经试验了在ALL治疗后予以更强化的治疗。采用这样的治疗方案后，预后得到明显改善[103]，尤其是对分期早的LBL。对成人T-LBL的研究也表明患者同样获益于ALL型治疗方案[104]。鉴于未接受ALL型治疗的患者中CNS的高复发率，另外一种重要的治疗策略就是CNS预防。由于局部复发也是一种主要的治疗失败的表现，包括纵隔放疗在内的治疗方案可能在预防复发中发挥作用，尤其是一些成人患者。

虽然强化的ALL型治疗看起来能够改善T-LBL的预后，但是仍然没有明确的预测缓解或生存的预后指标。确定这样的临床或生物学参数对危险程度分层来说是非常重要的，尤其是当决定是否进行造血干细胞移植的时候。诸如正电子CT之类的新的诊断方式在风险统计中可能会有一些作用。

41.3.10 鉴别诊断

T和B-ALL的鉴别诊断相似（表41.4），LBL的鉴别诊断（表41.5）一般包括容易表现为肿块的相似病变。免疫表型分析还是区分这些肿瘤的关键。

表41.5 淋巴母细胞淋巴瘤（LBL）的鉴别诊断

肿瘤	区分特征
髓系肉瘤	胞质较明显，嗜酸性髓细胞，髓系表型
淋巴细胞性胸腺瘤	可见异常的CK^+胸腺上皮细胞
小淋巴细胞淋巴瘤	致密的核染色质，成熟B细胞表型
套细胞淋巴瘤，母细胞变异型	成熟B细胞表型，t（11；14），表达Cyclin D1
大B细胞淋巴瘤	大细胞，更加明显的核仁，成熟B细胞表型
Burkitt淋巴瘤	更加明显的核仁，细胞边界清楚，成熟B细胞表型，t（8；14）
小圆蓝细胞肿瘤（包括Ewing肉瘤，神经母细胞瘤，胚胎性横纹肌肉瘤，髓母细胞瘤）	黏附生长，不表达淋巴标记
异位胸腺	核仁不明显或无核仁，T细胞分化过程中正常的抗原获得谱系，正常上皮

41.4 小结

前体淋巴组织肿瘤是侵袭性肿瘤，需要立即诊断和治疗。然而，经过适当的强化治疗，这类肿瘤可以治愈，尤其是儿童患者。更好地了解淋巴母细胞生物学行为，将有助于风险评估和靶向治疗的开发，以求个性化治疗。

41.5 精华和陷阱：淋巴母细胞白血病（ALL）的诊断

精华

- 前体B细胞肿瘤一般表现为白血病，而前体T细胞肿瘤常常表现为淋巴瘤。后者如果表现为白血病也常常伴有组织的受累。ALL患者的纵隔肿块几乎无一例外是前体T细胞肿瘤。
- 前体淋巴组织肿瘤概括了正常前体淋巴细胞的成熟过程的某些特征。但是，由于正常前体细胞抗原获得的可重复性，实际上所有的肿瘤细胞都能通过多参数流式细胞术分析将其与正常前体细胞区分。
- 对B-ALL而言，儿童患者出现超二倍体或*ETV6-RUNX1*融合提示较好的预后，而发生*BCR-ABL1*融合或*MLL*重排则提示预后差。
- 淋巴母细胞淋巴瘤（LBL）的骨髓和睾丸浸润与CNS受侵相关。

陷阱

- 前体淋巴组织肿瘤可以不表达白细胞共同抗原（CD45）、表达O13（CD99），这样的表型难以与Ewing肉瘤区别。其他的淋巴样标记和TdT有助于区分两者。
- CD79a的表达常常作为B细胞的标记，但偶尔可以见于T细胞肿瘤，包括前体T细胞肿瘤。
- CD13、CD33和CD15等髓系抗原的表达常常可以见于B-ALL，这并不意味着肿瘤具有双相表型（见第42章）。
- 骨髓中出现$CD19^+$、$CD10^+$细胞，甚至可以达到相当的数量，并不足以诊断B-ALL，因为这样的细胞需要与正常前体B细胞相区分。
- *ETV6-RUNX1*易位这一遗传学异常几乎总是不明显，因而需要FISH、RT-PCR来检测隐形易位。

（张文燕　译）

参考文献

1. Borowitz MJ. Immunologic markers in childhood acute lymphoblastic leukemia. *Hematol Oncol Clin North Am.* 1990;4:743-765.
2. Korsmeyer SJ, Hieter PA, Ravetch JV, et al. Developmental hierarchy of immunoglobulin gene rearrangements in human leukemic pre-B-cells. *Proc Natl Acad Sci U S A.* 1981; 78:7096-7100.
3. Korsmeyer SJ, Arnold A, Bakhshi A, et al. Immunoglobulin gene rearrangement and cell surface antigen expression in acute lymphocytic leukemias of T cell and B cell precursor origins. *J Clin Invest.* 1983;71:301-313.
4. Sandler DP, Ross JA. Epidemiology of acute leukemia in children and adults. *Semin Oncol.* 1997;24:3-16.
5. Borowitz MJ, Croker BP, Metzgar RS. Lymphoblastic lymphoma with the phenotype of common acute lymphoblastic leukemia. *Am J Clin Pathol.* 1983;79:387-391.
6. Lin P, Jones D, Dorfman DM, Medeiros LJ. Precursor B-cell lymphoblastic lymphoma: a predominantly extranodal tumor with low propensity for leukemic involvement. *Am J Surg Pathol.* 2000; 24:1480-1490.
7. Maitra A, McKenna RW, Weinberg AG, et al. Precursor B-cell lymphoblastic lymphoma. A study of nine cases lacking blood and bone marrow involvement and review of the literature. *Am J Clin Pathol.* 2001;115:868-875.
8. Gale KB, Ford AM, Repp R, et al. Backtracking leukemia to birth: identification of clonotypic gene fusion sequences in neonatal blood spots. *Proc Natl Acad Sci U S A.* 1997;94:13950-13954.
9. Yagi T, Hibi S, Tabata Y, et al. Detection of clonotypic IGH and TCR rearrangements in the neonatal blood spots of infants and children with B-cell precursor acute lymphoblastic leukemia. *Blood.* 2000;96: 264-268.
10. Ford AM, Bennett CA, Price CM, et al. Fetal origins of the TEL-AML1 fusion gene in identical twins with leukemia. *Proc Natl Acad Sci U S A.* 1998;95:4584-4588.
11. Pui CH, Raimondi SC, Borowitz MJ, et al. Immunophenotypes and karyotypes of leukemic cells in children with Down syndrome and acute lymphoblastic leukemia. *J Clin Oncol.* 1993;11:1361-1367.
12. Peterson RD, Funkhouser JD, Tuck-Muller CM, Gatti RA. Cancer susceptibility in ataxia-telangiectasia. *Leukemia.* 1992;6(suppl 1):8-13.
13. Andersen MK, Christiansen DH, Jensen BA, et al. Therapy-related acute lymphoblastic leukaemia with MLL rearrangements following DNA topoisomerase II inhibitors, an increasing problem: report on two new cases and review of the literature since 1992. *Br J Haematol.* 2001;114:539-543.
14. Glassy EF, Sun NC, Okun DB. Hand-mirror cell leukemia. Report of nine cases and a review of the literature. *Am J Clin Pathol.* 1980;74:651-656.
15. Schumacher HR, Perlin E, Klos JR, et al. Hand-mirror cell leukemia, a new clinical and morphological variant. *Am J Clin Pathol.* 1977;68: 531-534.
16. Cerezo L, Shuster JJ, Pullen DJ, et al. Laboratory correlates and prognostic significance of granular acute lymphoblastic leukemia in children. A Pediatric Oncology Group study. *Am J Clin Pathol.* 1991;95:526-531.
17. Hogan TF, Koss W, Murgo AJ, et al. Acute lymphoblastic leukemia with chromosomal 5;14 translocation and hypereosinophilia: case report and literature review. *J Clin Oncol.* 1987;5:382-390.
18. Grimaldi JC, Meeker TC. The t(5;14) chromosomal translocation in a case of acute lymphocytic leukemia joins the interleukin-3 gene to the immunoglobulin heavy chain gene. *Blood.* 1989;73:2081-2085.
19. Wilson F, Tefferi A. Acute lymphocytic leukemia with eosinophilia: two case reports and a literature review. *Leuk Lymphoma.* 2005;46:1045-1050.
20. Weir EG, Cowan K, LeBeau P, Borowitz MJ. A limited antibody panel can distinguish B-precursor acute lymphoblastic leukemia from normal B precursors with four color flow cytometry: implications for residual disease detection. *Leukemia.* 1999;13:558-567.
21. Boue DR, LeBien TW. Expression and structure of CD22 in acute leukemia. *Blood.* 1988;71:1480-1486.
22. Pilozzi E, Muller-Hermelink HK, Falini B, et al. Gene rearrangements in T-cell lymphoblastic lymphoma. *J Pathol.* 1999;188:267-270.
23. Tiacci E, Pileri S, Orleth A, et al. PAX5 expression in acute leukemias: higher B-lineage specificity than CD79a and selective association with t(8;21)-acute myelogenous leukemia. *Cancer Res.* 2004;64:7399-7404.
24. Borowitz MJ, Shuster JJ, Civin CI, et al. Prognostic significance of CD34 expression in childhood B-precursor acute lymphocytic leukemia: a Pediatric Oncology Group study. *J Clin Oncol.* 1990;8:1389-1398.
25. Behm FG, Raimondi SC, Schell MJ, et al. Lack of CD45 antigen on blast cells in childhood acute lymphoblastic leukemia is associated with chromosomal hyperdiploidy and other favorable prognostic features. *Blood.* 1992;79:1011-1016.
26. Borowitz MJ, Shuster J, Carroll AJ, et al. Prognostic significance of fluorescence intensity of surface marker expression in childhood B-precursor acute lymphoblastic leukemia. A Pediatric Oncology Group study. *Blood.* 1997;89:3960-3966.
27. Ozdemirli M, Fanburg-Smith JC, Hartmann DP, et al. Differentiating lymphoblastic lymphoma and Ewing's sarcoma: lymphocyte markers and gene rearrangement. *Mod Pathol.* 2001;14:1175-1182.
28. Lucas DR, Bentley G, Dan ME, et al. Ewing sarcoma vs lymphoblastic lymphoma. A comparative immunohistochemical study. *Am J Clin Pathol.* 2001;115:11-17.
29. Robertson PB, Neiman RS, Worapongpaiboon S, et al. 013 (CD99) Positivity in hematologic proliferations correlates with TdT positivity. *Mod Pathol.* 1997;10:277-282.
30. Hurwitz CA, Loken MR, Graham ML, et al. Asynchronous antigen expression in B lineage acute lymphoblastic leukemia. *Blood.* 1988;72:299-307.
31. Sobol RE, Mick R, Royston I, et al. Clinical importance of myeloid antigen expression in adult acute lymphoblastic leukemia. *N Engl J Med.* 1987;316:1111-1117.
32. Boldt DH, Kopecky KJ, Head D, et al. Expression of myeloid antigens by blast cells in acute lymphoblastic leukemia of adults. The Southwest Oncology Group experience. *Leukemia.* 1994;8:2118-2126.
33. Bene MC, Bernier M, Casasnovas RO, et al. The reliability and specificity of c-kit for the diagnosis of acute myeloid leukemias and undifferentiated leukemias. The European Group for the Immunological Classification of Leukemias (EGIL). *Blood.* 1998;92:596-599.
34. Vogler LB, Crist WM, Bockman DE, et al. Pre-B-cell leukemia. A new phenotype of childhood lymphoblastic leukemia. *N Engl J Med.* 1978;298:872-878.
35. Koehler M, Behm FG, Shuster J, et al. Transitional pre-B-cell acute lymphoblastic leukemia of childhood is associated with favorable prognostic clinical features and an excellent outcome: a Pediatric Oncology Group study. *Leukemia.* 1993;7:2064-2068.
36. Arnold A, Cossman J, Bakhshi A, et al. Immunoglobulin-gene rearrangements as unique clonal markers in human lymphoid neoplasms. *N Engl J Med.* 1983;309:1593-1599.
37. Cleary ML, Chao J, Warnke R, Sklar J. Immunoglobulin gene rearrangement as a diagnostic criterion of B-cell lymphoma. *Proc Natl Acad Sci U S A.* 1984;81:593-597.
38. Raimondi SC. Current status of cytogenetic research in childhood acute lymphoblastic leukemia. *Blood.* 1993;81:2237-2251.
39. Williams DL, Tsiatis A, Brodeur GM, et al. Prognostic importance of chromosome number in 136 untreated children with acute lymphoblastic leukemia. *Blood.* 1982;60:864-871.
40. Kalwinsky DK, Roberson P, Dahl G, et al. Clinical relevance of lymphoblast biological features in children with acute lymphoblastic leukemia. *J Clin Oncol.* 1985;3:477-484.
41. Harris MB, Shuster JJ, Carroll A, et al. Trisomy of leukemic cell chromosomes 4 and 10 identifies children with B-progenitor cell acute lymphoblastic leukemia with a very low risk of treatment failure: a Pediatric Oncology Group study. *Blood.* 1992;79:3316-3324.
42. Heerema NA, Sather HN, Sensel MG, et al. Prognostic impact of trisomies of chromosomes 10, 17, and 5 among children with acute lymphoblastic leukemia and high hyperdiploidy (>50 chromosomes). *J Clin Oncol.* 2000;18:1876-1887.
43. Heerema NA, Nachman JB, Sather HN, et al. Hypodiploidy with less than 45 chromosomes confers adverse risk in childhood acute lymphoblastic leukemia: a report from the Children's Cancer Group. *Blood.* 1999;94:4036-4045.
44. Faderl S, Kantarjian HM, Talpaz M, Estrov Z. Clinical significance of cytogenetic abnormalities in adult acute lymphoblastic leukemia. *Blood.* 1998;91:3995-4019.

45. Okuda T, van Deursen J, Hiebert SW, et al. AML1, the target of multiple chromosomal translocations in human leukemia, is essential for normal fetal liver hematopoiesis. *Cell.* 1996;84:321-330.
46. Wang LC, Swat W, Fujiwara Y, et al. The TEL/ETV6 gene is required specifically for hematopoiesis in the bone marrow. *Genes Dev.* 1998;12:2392-2402.
47. Bernardin F, Yang Y, Cleaves R, et al. TEL-AML1, expressed from t(12;21) in human acute lymphocytic leukemia, induces acute leukemia in mice. *Cancer Res.* 2002;62:3904-3908.
48. Douet-Guilbert N, Morel F, Le Bris MJ, et al. A fluorescence in situ hybridization study of TEL-AML1 fusion gene in B-cell acute lymphoblastic leukemia (1984-2001). *Cancer Genet Cytogenet.* 2003;144:143-147.
49. Borowitz MJ, Rubnitz J, Nash M, et al. Surface antigen phenotype can predict TEL-AML1 rearrangement in childhood B-precursor ALL: a Pediatric Oncology Group study. *Leukemia.* 1998;12:1764-1770.
50. Loh ML, Rubnitz JE. TEL/AML1-positive pediatric leukemia: prognostic significance and therapeutic approaches. *Curr Opin Hematol.* 2002;9:345-352.
51. Wertheim JA, Miller JP, Xu L, et al. The biology of chronic myelogenous leukemia: mouse models and cell adhesion. *Oncogene.* 2002;21:8612-8628.
52. Melo JV. The molecular biology of chronic myeloid leukaemia. *Leukemia.* 1996;10:751-756.
53. Uckun FM, Nachman JB, Sather HN, et al. Clinical significance of Philadelphia chromosome positive pediatric acute lymphoblastic leukemia in the context of contemporary intensive therapies: a report from the Children's Cancer Group. *Cancer.* 1998;83:2030-2039.
54. Arico M, Valsecchi MG, Camitta B, et al. Outcome of treatment in children with Philadelphia chromosome-positive acute lymphoblastic leukemia. *N Engl J Med.* 2000;342:998-1006.
55. Wetzler M, Dodge RK, Mrozek K, et al. Prospective karyotype analysis in adult acute lymphoblastic leukemia: the Cancer and Leukemia Group B experience. *Blood.* 1999;93:3983-3993.
56. Behm FG, Raimondi SC, Frestedt JL, et al. Rearrangement of the MLL gene confers a poor prognosis in childhood acute lymphoblastic leukemia, regardless of presenting age. *Blood.* 1996;87:2870-2877.
57. Parkin JL, Arthur DC, Abramson CS, et al. Acute leukemia associated with the t(4;11) chromosome rearrangement: ultrastructural and immunologic characteristics. *Blood.* 1982;60:1321-1331.
58. Pui CH, Rubnitz JE, Hancock ML, et al. Reappraisal of the clinical and biologic significance of myeloid-associated antigen expression in childhood acute lymphoblastic leukemia. *J Clin Oncol.* 1998;16:3768-3773.
59. Armstrong SA, Staunton JE, Silverman LB, et al. MLL translocations specify a distinct gene expression profile that distinguishes a unique leukemia. *Nat Genet.* 2002;30:41-47.
60. Borowitz MJ, Hunger SP, Carroll AJ, et al. Predictability of the t(1;19)(q23;p13) from surface antigen phenotype: implications for screening cases of childhood acute lymphoblastic leukemia for molecular analysis: a Pediatric Oncology Group study. *Blood.* 1993;82:1086-1091.
61. Rivera GK, Raimondi SC, Hancock ML, et al. Improved outcome in childhood acute lymphoblastic leukaemia with reinforced early treatment and rotational combination chemotherapy. *Lancet.* 1991;337:61-66.
62. Pui CH, Raimondi SC, Hancock ML, et al. Immunologic, cytogenetic, and clinical characterization of childhood acute lymphoblastic leukemia with the t(1;19) (q23; p13) or its derivative. *J Clin Oncol.* 1994;12:2601-2606.
63. Mullighan CG, Miller CB, Radtke I, et al. BCR-ABL1 lymphoblastic leukaemia is characterized by the deletion of Ikaros. *Nature.* 2008;453:110-114.
64. Mullighan CG, Su X, Zhang J, et al. Deletion of IKZF1 and prognosis in acute lymphoblastic leukemia. *N Engl J Med.* 2009;360:470-480.
65. McKenna RW, Washington LT, Aquino DB, et al. Immunophenotypic analysis of hematogones (B-lymphocyte precursors) in 662 consecutive bone marrow specimens by 4-color flow cytometry. *Blood.* 2001;98:2498-2507.
66. Druker BJ. Imatinib mesylate in the treatment of chronic myeloid leukaemia. *Expert Opin Pharmacother.* 2003;4:963-971.
67. Levis M, Small D. Novel FLT3 tyrosine kinase inhibitors. *Expert Opin Investig Drugs.* 2003;12:1951-1962.
68. Zelent A, Greaves M, Enver T. Role of the TEL-AML1 fusion gene in the molecular pathogenesis of childhood acute lymphoblastic leukaemia. *Oncogene.* 2004;23:4275-4283.
69. Fenrick R, Amann JM, Lutterbach B, et al. Both TEL and AML-1 contribute repression domains to the t(12;21) fusion protein. *Mol Cell Biol.* 1999;19:6566-6574.
70. Wiemels JL, Smith RN, Taylor GM, et al. Methylenetetrahydrofolate reductase (MTHFR) polymorphisms and risk of molecularly defined subtypes of childhood acute leukemia. *Proc Natl Acad Sci U S A.* 2001;98:4004-4009.
71. Stam RW, den Boer ML, Meijerink JP, et al. Differential mRNA expression of Ara-C-metabolizing enzymes explains Ara-C sensitivity in MLL gene-rearranged infant acute lymphoblastic leukemia. *Blood.* 2003;101:1270-1276.
72. Gaynon PS, Desai AA, Bostrom BC, et al. Early response to therapy and outcome in childhood acute lymphoblastic leukemia: a review. *Cancer.* 1997;80:1717-1726.
73. Coustan-Smith E, Sancho J, Behm FG, et al. Prognostic importance of measuring early clearance of leukemic cells by flow cytometry in childhood acute lymphoblastic leukemia. *Blood.* 2002;100:52-58.
74. van Dongen JJ, Seriu T, Panzer-Grumayer ER, et al. Prognostic value of minimal residual disease in acute lymphoblastic leukaemia in childhood. *Lancet.* 1998;352:1731-1738.
75. Borowitz MJ, Devidas M, Hunger SP, et al. Clinical significance of minimal residual disease in childhood acute lymphoblastic leukemia and its relationship to other prognostic factors: a Children's Oncology Group study. *Blood.* 2008;111:5477-5485.
76. Sempowski GD, Lee DM, Kaufman RE, Haynes BF. Structure and function of the CD7 molecule. *Crit Rev Immunol.* 1999;19:331-348.
77. Di Pucchio T, Lapenta C, Santini SM, et al. CD2+/CD14+ monocytes rapidly differentiate into CD83+ dendritic cells. *Eur J Immunol.* 2003;33:358-367.
78. Kotylo PK, Seo IS, Smith FO, et al. Flow cytometric immunophenotypic characterization of pediatric and adult minimally differentiated acute myeloid leukemia (AML-M0). *Am J Clin Pathol.* 2000;113:193-200.
79. Sperling C, Schwartz S, Buchner T, et al. Expression of the stem cell factor receptor C-KIT (CD117) in acute leukemias. *Haematologica.* 1997;82:617-621.
80. Bertho JM, Chapel A, Loilleux S, et al. CD135 (Flk2/Flt3) expression by human thymocytes delineates a possible role of FLT3-ligand in T-cell precursor proliferation and differentiation. *Scand J Immunol.* 2000;52:53-61.
81. Gilliland DG, Griffin JD. Role of FLT3 in leukemia. *Curr Opin Hematol.* 2002;9:274-281.
82. Paietta E, Ferrando AA, Neuberg D, et al. Activating FLT3 mutations in CD117/KIT+ T-cell acute lymphoblastic leukemias. *Blood.* 2004;104:558-560.
83. Coustan-Smith E, Mullighan CG, Onciu M, et al. Early T-cell precursor leukaemia: a subtype of very high-risk acute lymphoblastic leukaemia. *Lancet Oncol.* 2009;10:147-156.
84. Uckun FM, Steinherz PG, Sather H, et al. CD2 antigen expression on leukemic cells as a predictor of event-free survival after chemotherapy for T-lineage acute lymphoblastic leukemia: a Children's Cancer Group study. *Blood.* 1996;88:4288-4295.
85. Tunkel DE, Erozan YS, Weir EG. Ectopic cervical thymic tissue: diagnosis by fine needle aspiration. *Arch Pathol Lab Med.* 2001;125:278-281.
86. Raimondi SC, Behm FG, Roberson PK, et al. Cytogenetics of childhood T-cell leukemia. *Blood.* 1988;72:1560-1566.
87. Carroll AJ, Crist WM, Link MP, et al. The t(1;14)(p34;q11) is nonrandom and restricted to T-cell acute lymphoblastic leukemia: a Pediatric Oncology Group study. *Blood.* 1990;76:1220-1224.
88. Bash RO, Crist WM, Shuster JJ, et al. Clinical features and outcome of T-cell acute lymphoblastic leukemia in childhood with respect to alterations at the TAL1 locus: a Pediatric Oncology Group study. *Blood.* 1993;81:2110-2117.
89. Hall MA, Curtis DJ, Metcalf D, et al. The critical regulator of embryonic hematopoiesis, SCL, is vital in the adult for megakaryopoiesis, erythropoiesis, and lineage choice in CFU-S12. *Proc Natl Acad Sci U S A.* 2003;100:992-997.
90. Tycko B, Smith SD, Sklar J. Chromosomal translocations joining LCK and TCRB loci in human T cell leukemia. *J Exp Med.* 1991;174:867-873.
91. Abraham KM, Levin SD, Marth JD, et al. Thymic tumorigenesis induced by overexpression of p56lck. *Proc Natl Acad Sci U S A.* 1991;88:3977-3981.
92. Burmeister T, Gokbuget N, Reinhardt R, et al. NUP214-ABL1 in adult T-ALL: the GMALL study group experience. *Blood.* 2006;108:3556-3559.
93. Ferrando AA, Neuberg DS, Staunton J, et al. Gene expression signatures define novel oncogenic pathways in T cell acute lymphoblastic leukemia. *Cancer Cell.* 2002;1:75-87.
94. Ferrando AA, Neuberg DS, Dodge RK, et al. Prognostic importance of TLX1 (HOX11) oncogene expression in adults with T-cell acute lymphoblastic leukaemia. *Lancet.* 2004;363:535-536.
95. Ballerini P, Blaise A, Busson-Le Coniat M, et al. HOX11L2 expression defines a clinical subtype of pediatric T-ALL associated with poor prognosis. *Blood.* 2002;100:991-997.
96. Cave H, Suciu S, Preudhomme C, et al. Clinical significance of HOX11L2 expression linked to t(5;14)(q35;q32), of HOX11 expression, and of SIL-TAL fusion in childhood T-cell malignancies: results of EORTC studies 58881 and 58951. *Blood.* 2004;103:442-450.
97. Weng AP, Ferrando AA, Lee W, et al. Activating mutations of NOTCH1 in human T cell acute lymphoblastic leukemia. *Science.* 2004;306:269-271.
98. Pear WS, Aster JC. T cell acute lymphoblastic leukemia/lymphoma: a human cancer commonly associated with aberrant NOTCH1 signaling. *Curr Opin Hematol.* 2004;11:426-433.
99. Abruzzo LV, Jaffe ES, Cotelingam JD, et al. T-cell lymphoblastic lymphoma with eosinophilia associated with subsequent myeloid malignancy. *Am J Surg Pathol.* 1992;16:236-245.
100. Reiter A, Sohal J, Kulkarni S, et al. Consistent fusion of ZNF198 to the fibroblast growth factor receptor-1 in the t(8;13)(p11;q12) myeloproliferative syndrome. *Blood.* 1998;92:1735-1742.
101. Shuster JJ, Falletta JM, Pullen DJ, et al. Prognostic factors in childhood T-cell acute lymphoblastic leukemia: a Pediatric Oncology Group study. *Blood.* 1990;75:166-173.
102. Dowell BL, Borowitz MJ, Boyett JM, et al. Immunologic and clinicopathologic features of common acute lymphoblastic leukemia antigen-positive childhood T-cell leukemia. A Pediatric Oncology Group study. *Cancer.* 1987;59:2020-2026.
103. Patte C, Kalifa C, Flamant F, et al. Results of the LMT81 protocol, a modified LSA2L2 protocol with high dose methotrexate, on 84 children with non-B-cell (lymphoblastic) lymphoma. *Med Pediatr Oncol.* 1992;20:105-113.
104. Slater DE, Mertelsmann R, Koziner B, et al. Lymphoblastic lymphoma in adults. *J Clin Oncol.* 1986;4:57-67.

第42章

不明细胞系急性白血病

Edward G. Weir, Michael J. Borowitz

章节目录

急性白血病的分类标准依据包括骨髓样本的形态学、细胞化学和免疫表型，可依此确定适当的治疗方案和判断预后[1-4]。基于这些分类标准，大多数急性白血病病例都能明确地归入髓系或B细胞系，少数为T细胞系。但是，有一小部分异质性白血病亚型根据细胞起源不能清楚地确定其为髓系抑或淋巴系。尽管现在免疫表型分析的技术手段很精确，但是仍然缺乏统一的识别和定义这类白血病的标准，因而也制约了学者们对其生物学行为的认识和标准治疗方案的制定。

这类白血病包括未分化白血病、双表型白血病、混合细胞系白血病和杂合白血病等等。按照惯例，目前最常用的是WHO 2008分类标准所推荐的不明细胞系急性白血病（ALAL）这一名称[5]。本章将讨论不同类型ALAL的诊断要点和临床特征，重点集中在其免疫表型上。

42.1 定义

多数ALAL肿瘤由具有原始的或造血潜能的“干细胞”表型的母细胞组成，其表型特征为不表达任何细胞系分化。这些具有原始表型的急性白血病被称为急性未分化白血病（AUL）。另外一些ALAL表达多样的、不同两系或罕见的三系的表型，因而可以称为混合表型急性白血病（MPAL）。

MPAL这一命名一直是混乱的，被用来命名混合细胞系或双表型白血病、杂合白血病、双相白血病和双系白血病。大多数MPAL可以清楚地分为下述两种变异型。一些病例拥有一种占优势的母细胞细胞群，表达的抗原可以排除特定的某种细胞系，这些病例被称为双相白血病。另外一些病例拥有不止一种母细胞细胞群，每一种母细胞群呈现明确的、特异的某种细胞系分化。后者传统上称为双系白血病，提示其两种不同的母细胞成分。但是，许多MPAL具有重叠的双重表型和双系白血病特征。也就是说，它们拥有两种母细胞，其中一种（罕见情况下两种）具有复杂的缺乏细胞系特异性抗原表达模式。而且，不管是双重表型的还是双系的病例，复发时可以表现为另外一种细胞系。由于表型不明确并且这种变异缺乏重要的临床意义，所以合理的分类是把它们合并为MPAL。表42.1为WHO 2008分类标准建议的ALAL分类。

表42.1 不明细胞系急性白血病（ALAL）分类

- 急性未分化白血病（AUL）——同义词：不伴分化的ALAL，原始急性白血病，干细胞白血病
- 混合表型急性白血病（MPAL）——同义词：双表型白血病，双系白血病，混合细胞系白血病，双系白血病，杂合白血病
  - 伴有t（9；22）(q34；q11.2)；*BCR-ABL1*的MPAL
  - 伴有t（v；11q23）；*MLL*重排的MPAL
  - B/髓系MPAL，非特指
  - T/髓系MPAL，非特指
  - MPAL，非特指，罕见型（B/T，三重表型）

42.2 流行病学和病因学

统计学表明，这种异质性不明细胞系白血病亚型在所有急性白血病中所占的比例不到3%[6,7]。可以发生于任何年龄，伴有t（9；22）者多见于成人而非儿童，伴有MLL重排者则大多数发生于婴儿。引起ALAL的原因大多不明确，但是和大多数白血病一样，环境毒素和放射性暴露都是推测的病因。

42.3 临床特征

和其他类型的白血病一样，ALAL的临床症状常常是骨髓衰竭的表现，也包括贫血、白细胞减少和血小板减少引起的乏力、感染和出血。白细胞计数常常升高，所报道的病例都有多少不一的循环母细胞[8-11]。

42.4 急性未分化白血病（AUL）

现在已经越来越少诊断不伴分化的ALAL或AUL。早期的研究中，从髓系和淋巴细胞白血病中区分出来的AUL占所有白血病的4%~5%[9,12,13]，而最近报道其相对发生率不足1%[4,6-8,14]。这种AUL变化大多归因于采用了在综合性免疫表型分析的基础上所建立的更为严格的分类标准。

AUL以一种显著且一致的母细胞为特征。母细胞缺乏任何与特异性分化模式相关的形态学特点。细胞小到中等大小，核圆形、核仁突出、胞质少，不同程度地缺乏髓系特异的Auer小体或粗糙的胞质颗粒。分别与单核细胞或淋巴母细胞相关的核折叠或手镜形细胞在AUL中也确实罕见。而且，从定义上讲，不足3%或更少的母细胞MPO或苏丹黑B阳性，而非特异性酯酶、PAS和酸性磷酸酶染色均阴性。免疫表型没有特异性，可以表达干细胞标记CD34、不同程度表达其他前体造血细胞抗原（如CD38、HLA-DR和CD45）、不表达下述的淋巴或髓系标记：CD79a、胞质型CD22、CD19、胞质型或表面CD3和MPO（图42.1）。该类白血病可以表达一种单一的、非特异性、髓系或淋巴相关标记（如CD13，CD33，CD15，CD14，CD64，CD20，CD2，CD5，CD10），但是不会共同表达第二种相同细胞系的抗原。CD7和TdT常常有表达，虽然这

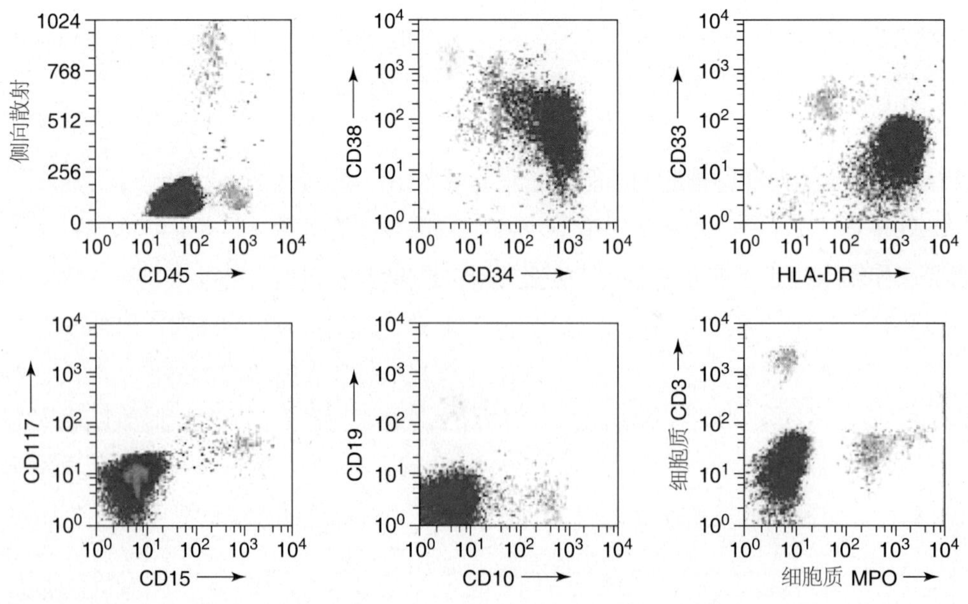

图42.1 急性未分化白血病。骨髓穿刺多参数流式细胞术检测，右下角散点示占优势的低密度表达CD45的母细胞群（红色），母细胞都一致表达HLA-DR、CD34和CD38，弱表达或不表达CD33，不表达CD19、CD10、CD117、CD15、MPO和胞质型CD3。残存的正常粒细胞（蓝色）表达CD33、CD15、CD10和MPO，一些正常T细胞（绿色）和B细胞（黄色）分别表达CD3和CD19

些标记与支持淋巴细胞的发生相关，但是它们更代表原始血细胞标记而不是细胞系。同样，CD19弱阳性表达在髓系肿瘤中并非不常见，因此也不是特异性B细胞系标记。所以，CD19弱阳性表达而无其他B细胞标记阳性并不能排除AUL的诊断。

在诊断上常见的挑战是区分AUL和微分化AML，尽管区分这两种亚型的临床意义不大，因为两者对传统化疗的反应都很差[9,15]。和AUL一样，微分化AML缺乏对SBB和MPO的细胞化学或免疫反应。但是，伴随着前体造血细胞的抗原表达，联合表达髓系相关抗原，特别是共同表达CD13、CD33和CD117，则提示髓系[15]。虽然几组研究已经证实C-Kit（CD117）表达有助于证实髓系细胞源性，但是必须有MPO或其他髓系相关抗原的表达[6.15-17]。在MPO⁻急性白血病中，C-kit表达对确定细胞属性的作用并不明确，因为急性T细胞白血病的一个亚群表达CD117[14,18,19]。这些发现提示C-kit是一种类似于CD7和TdT的早期淋巴造血组织的标记，其表达与诊断AUL并不矛盾[14]。

偶尔会有这样的疑似AUL的病例，最终其分化特征表明为纯型红系白血病、原巨核细胞白血病或具有红系和巨核系分化特征的急性白血病。从定义上讲，这些白血病亚型呈SBB⁻和MPO⁻，表达血型糖蛋白、血红蛋白和（或）血小板糖蛋白CD41和CD61。这些标记的表达能够排除AUL的诊断。

未分化白血病的生物学意义目前知之甚少。虽然尚未发现与AUL相关的特异的细胞遗传学改变，但是大多数这类病例具有异质性混合性克隆性染色体异常，一些病例具有复杂的核型[8,9,20]。而且，已经证明这类白血病亚型具有克隆性非特异性Ig重链基因重排[21]。AUL的治疗常常是采用髓系白血病的治疗方案，一组短期的研究报道其中位生存率低、预后差[9]，而另外的报道则显示清髓性治疗后可获得较高的长期缓解率[8,21]。

42.5 混合表型急性白血病（MPAL）

MPAL的诊断用于这样的ALAL病例：母细胞的免疫表型分化特征不同于AUL，但是所表达的非特异的抗原组合明确表明其不可能是一个细胞系。该亚型的诊断是基于充分全面的免疫表型分析，而且实际上大多数是建立在流式细胞术分析的基础上。几项大的急性白血病的研究报道MPAL的相对发生率介于0.5%~8%之间[6,7,11,22,23]，但是，由于该亚型的定义本身所存在的问题，真正的发生率难以确定。

42.5.1 诊断标准

实际上，所有的MPAL表达CD45和早期的造血组织标记（CD34、CD38和HLA-DR）。TdT的表达不常见，可以有不同程度的表达。最常见的表达模式是母细胞同时表达髓系和B细胞抗原，或者是髓系和T细胞抗原[10,11,22-24]。这样的病例分别视为B/髓系白血病和T/髓系白血病。罕见同时表达B细胞和T细胞抗原，以及三系分化抗原者[11,22,23]。

由于许多淋巴组织和髓系抗原相对缺乏特异性，所以髓系抗原阳性淋巴母细胞白血病(ALL)和淋巴组织抗原阳性急性髓系白血病（AML）并不少见。过去也认识到了过度诊断双系白血病这一问题。很清楚的是，这一诊断最好用于与不止一个细胞系相关的多重抗原的表达且细胞系不明确的病例。鉴于这种含糊的诊断困境，可以采用评分系统以量化不同细胞系特异程度的抗原表达[2,25]。2个或2个以上的细胞系单独评分超过2分，则可以诊断双表型白血病。尽管这个评分系统由白血病免疫分类欧洲小组（EGIL）首先提出并用于帮助标准化该分类方法，但是仍有一些局限性。首先，它不能预计逐渐发展的越来越多的用于评分的抗体，而且有时仍然是主观任意的区分。其次，一些抗原的相对权重也是一个问题。例如，在EGIL分类中被视为B-ALL高度特异性胞质型CD79a实际上在相当比例的T-ALL中阳性[26]。最后，该评分系统不能反映抗原表达的强度，而这又是决定细胞系特异性一个重要因素[27]。

由于这些原因，WHO 2008分类标准建议用一种诊断性算法来取代该评分系统，这种算法是基于较少的、更为特异的定义MPAL的标记来进行[5]。采用这样一个新的观念，那么T细胞性定义为基于表面或胞质CD3的表达，继以正常T细胞标记的强表达以确保其特异性，髓系则大多数定义为表达MPO，少数为MPO-单核细胞分化。虽然没有强行要求MPO阳性特异性阈值，但是有必要明确MPO的表达是白血病细胞而不仅仅是残存的正常母细胞，也要明确有时候有限的MPO的表达并非是因为非特异性染色。B细胞性不能如此简单地定义，但要求CD19和一个其他的B细胞相关抗原的强表达，或者CD19弱阳性表达加上两个B细胞抗原的强表达。表42.2显示定义MPAL细胞属性的WHO 2008标准。

表42.2 混合表型急性白血病（MPAL）单个母细胞群细胞系的定义要求

细胞系	要求
髓系	流式细胞术、免疫组织化学或细胞化学证实MPO或者单核细胞分化——至少下述两项：非特异性酯酶、CD11c、CD14、CD64、溶酶体酶
T细胞	胞质型CD3或表面CD3（后者罕见于MPAL）
B细胞	要求多种抗原表达 强表达CD19以及下述至少任意一种强表达：CD79a、胞质CD22、CD10或者表达CD19弱阳性以及至少下述任意两种强表达CD79a、胞质型CD22、CD10

MPAL的WHO 2008标准较EGIL系统严格，也较诊断单一细胞系急性白血病的标准严格。例如，MPO⁻AML已广为人知，而且常常在其他髓系相关抗原表达的情况下容易诊断；但是表达同样髓系相关抗原的白血病，同时又表达特异性淋巴标记的时候则应视为伴有髓系抗原性ALL，除非MPO也表达。同样可以理解，一个病例组合表达的标记难以归属于单一细胞系，但是又不符合MPAL或AUL的标准。那么这样的病例最好归为未分类的急性白血病。最近的一项儿童混合细胞白血病的临床研究采用的即是类似于WHO 2008的严格定义[28]。

MPAL的定义也被用于这样的病例：确定的两个不同的母细胞群，每一个母细胞群都有明确的细胞系分化模式[29-31]。应当注意的是，虽然一个（或罕见的时候两个）细胞系的母细胞数可能不到20%骨髓或外周血细胞，但是两个细胞系的母细胞总数不得少于20%骨髓或外周血细胞，这样才能满足急性白血病的诊断。这些病例既往被称为双系白血病，其不同的母细胞群可以表现为两种形态，通过流式细胞术得到肯定。

这种双系病例的免疫表型特征相对较为明晰，因而应用流式细胞术抗体组合足够识别不止一种的白血病分化途径。对于这样的病例，目前尚未应用更为严格的同时抗原表达的定义。例如，不同母细胞群和MPO−髓系母细胞被归为MPAL。虽然典型地表达了多种抗原，但是具有相应分化免疫表型模式的淋巴和髓系母细胞足以明了不同细胞系的不同母细胞群（图42.2）。因此，对这样的病例来说，在强大的抗原特异性面前要明确每个母细胞群的细胞系已不再具有挑战性。当然，仍有一些其他的病例不仅具有不同的母细胞群，而且其中一种或者两种母细胞群表达模棱两可的抗原。

最后，MPAL的诊断仅限用于新发的急性白血病。这一点尤其重要，因为许多慢性髓系白血病（CML）可以转化成伴有髓性和淋巴细胞性成分的混合的母细胞

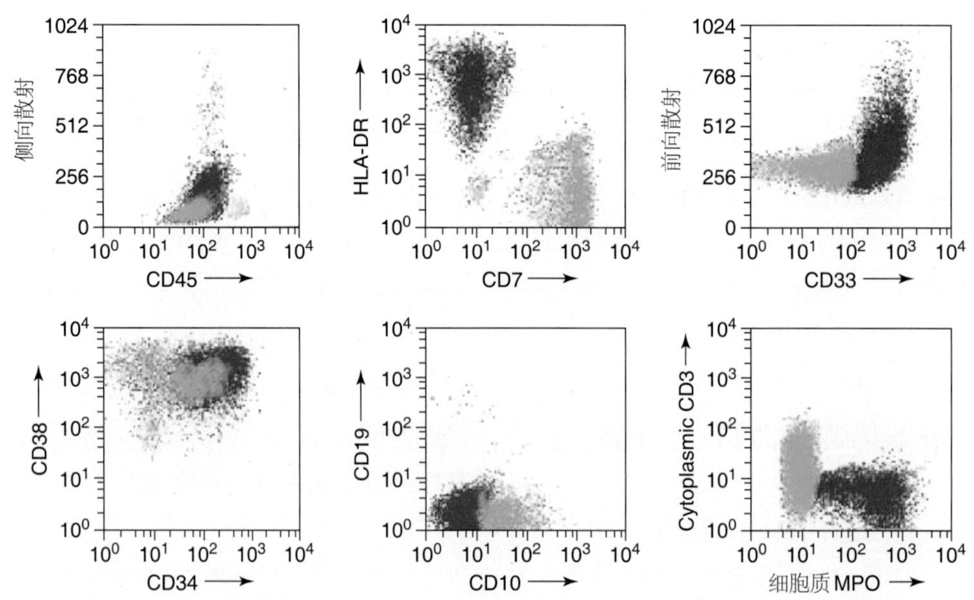

图42.2 急性双系T细胞和髓系混合表型急性白血病。骨髓穿刺多参数流式细胞术分析显示两种截然不同的白血病细胞群，每一种都具有低密度表达CD45的母细胞特征。在每个双参数分析中，白血病的T细胞群是绿色的，白血病的髓细胞群是红色的。T细胞成分表达CD34、CD38、CD7、CD10和胞质CD3，是相对较下方的右角的散点。髓细胞成分是较上方的右角的散点，表达HLA-DR、CD34、CD38和MPO

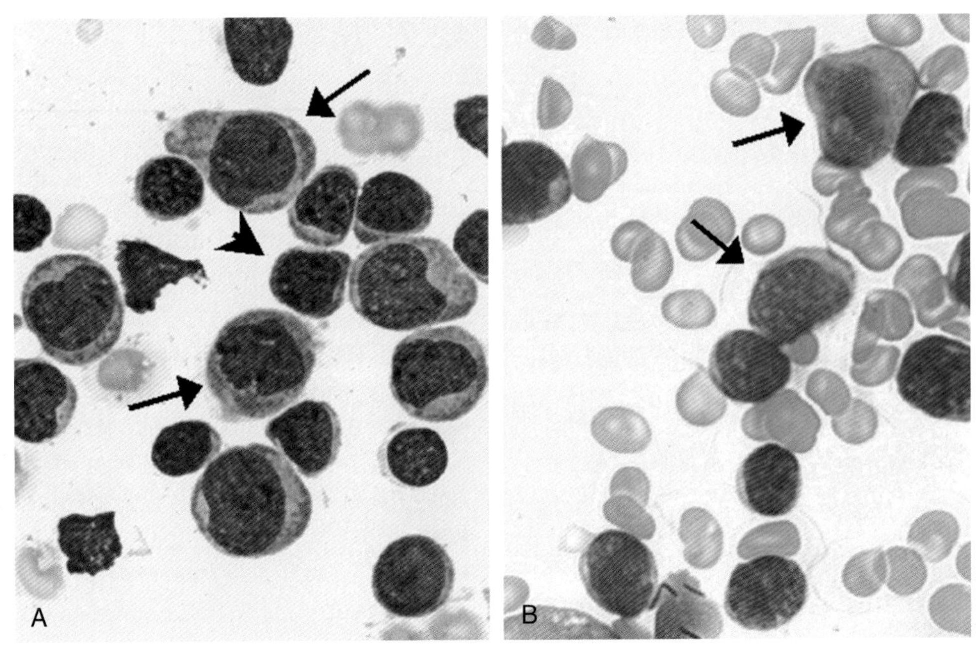

图42.3 双系混合表型急性白血病的形态学。A. 骨髓涂片高倍放大显示母细胞群的二重形态。许多母细胞细胞大、胞质丰富、核折叠，染色质呈纤细网状、核仁突出（箭头所示）；另外一些母细胞较小、核质比高、染色质更为粗糙呈颗粒状（箭头所示）。B. 骨髓涂片的MPO染色显示大的髓性母细胞的胞质阳性（箭头所示）和小的淋巴母细胞阴性。小的母细胞的淋巴样表型经流式细胞术证实

危象。这样的病例不应诊断为MPAL，而应为具有混合表型的继发白血病，因为其临床表现为潜在的骨髓异常的进展。此外，AML的某些遗传学亚型可以表现为类似于淋巴性和髓性混合表型的免疫表型特征。但是，这里所定义的MPAL排除了这类白血病，尤其是具有重复的AML相关易位t（8；21）、t（15；17）和inv（16）的白血病。同样，伴有*FGFR1*突变的白血病也不能归为MPAL，尽管其常常同时表达T细胞抗原和包括嗜酸性粒细胞增多的髓性分化。

42.5.2 形态学

MPAL常常表现为双重形态的母细胞（图42.3），大多数病例常常通过免疫表型分析将其分为不同的细胞群。肿瘤细胞特征性地表现为明确的大的髓性母细胞，混以第二种小的淋巴母细胞。典型的髓性母细胞胞质丰富且含颗粒，常常具有明显的单核细胞的特征，如蓝灰色的胞质和深的核皱褶。相应地，髓性母细胞在细胞化学上呈MPO、SBB和非特异性酯酶阳性。淋巴母细胞特征性地具有高核质比和手镜形形态。这些母细胞缺乏髓样特异性细胞化学反应，而表达酸性磷酸酶。

与AUL相似，其他一些MPAL病例特征性表现为一种单一的突出的母细胞群，这种母细胞典型地形态一致而缺乏成熟的特点。还有另外的病例从形态学和细胞化学上都证实粒细胞或单核细胞的分化，即母细胞具有多少不等的胞质，胞质颗粒可有可无，MPO、SBB和非特异性酯酶的表达不定。这些病例类似于伴或不伴成熟特征的AML或者伴有单核细胞特征的AML，常常都不见前髓细胞、巨核细胞和红细胞分化。这些呈髓样表现的病例只有当表型分析证明部分母细胞或全部母细胞的淋巴抗原表达的时候才诊断MPAL。

42.5.3 细胞遗传学研究发现

没有发现单一的MPAL相关的独特的染色体异常。许多病例核型正常。但是，WHO 2008将某些常常发生的克隆性异常归入其中。这些异常包括t（9；22）（q34；q11）*BCR-ABL1*易位和涉及*MLL*基因的11q23变异型易位，后者以t（4；11）（q21；q23）*MLL-AF4*（又称*MLL-AFF1*）易位最常见[11,22,23,29,31,32]。这两种易位无一例外地在B/髓性MPAL中最常见[31]。而且，其中的样成分在发生t（9；22）的病例中表达CD10，在发生t（4；11）的病例中则不表达CD10；髓性成分在发生t（4；11）的病例中典型地呈单核细胞分化模式[29]。虽然在该类白血病中没有其他的染色体异常能这样经常地发生，但是，也常常可以见到复杂的核型[11,22,23,31]。此外，在相

当部分的MPAL病例中，可见Ig重链或T细胞受体基因的重排或缺失[24]。

42.5.4 预后

MPAL患者的预后不容乐观，且与形态和免疫表型不相关。多因素分析表明临床预后与患者年龄和细胞遗传学特征强烈相关。11号染色体结果异常，尤其是t（9；22），与差的总体生存率相关，儿童的缓解率高于成人[11,23]。一项研究报道，如果不考虑年龄的话，伴有t（9；22）的MPAL没有无病生存者且临床预后差于无t（9；22）者[23]。目前尚无MPAL的标准治疗方案。虽然患者常常接受对淋巴和髓系白血病均有效的联合化疗，但是尚不清楚是否这样的治疗会优于单独的ALL或AML治疗。最近的一项研究发现许多儿童MPAL患者，尤其是T/髓系白血病患者，经AML治疗失败后会对ALL治疗有反应[28]。同样也有这样类似的报道：接受ALL治疗的患者会保留髓系肿瘤成分；反之亦然[33,34]。一些经历“谱系转换”的急性白血病实际上可能代表的是双系MPAL，其小部分母细胞是另一种在诊断的时候不能检测到的细胞系。大多数MPAL的治疗都辅以干细胞移植。

42.6 小结

总之，不明细胞系的白血病并不常见，常常表现为侵袭性临床进程，平均生存率低于AML和ALL。AUL在形态上和免疫表型上均类似于微分化AML，需要复杂、细致的流式细胞术进行评估以准确诊断。虽然大多数的这类病例具有特征性染色体异常，但是其细胞遗传学改变多样、缺乏具有预后意义的染色体核型。MPAL可能发生于具有髓系和淋巴系分化潜能的多能祖细胞。伴有t（9；22）（q13；q32）和累及11q23易位的细胞系不明的白血病可见重复的细胞遗传学异常。ALAL的不良预后需要强力化疗以求获得长期完全缓解率。可能这种疗效只有大剂量的化疗继以干细胞移植方能达到。但是，最佳的治疗策略的制订受到一些因素的制约，这些制约因素包括病例罕见、规范的标准分类不足以及缺乏系统性治疗方法。

42.7 精华和陷阱

精华

- 不明细胞系急性白血病（ALAL）的诊断需建立在内容丰富的免疫表型分析（实际上大多数是流式细胞术分析）的基础上。
- 未分化ALAL（如急性未分化白血病，AUL）表达原始的或全淋巴细胞抗原，如CD34、CD38、CD45和HLA-DR，但不表达任何淋巴或髓系的特异抗原。
- 微分化（MPO⁻）急性髓系白血病（AML）与AUL的不同在于组合表达髓系相关抗原（如CD13、CD15、CD33、CD64）。
- 混合表型急性白血病（MPAL）的诊断是基于两种独立的母细胞群的存在，每种母细胞有明确的不同的特异性细胞系表型，或者单个的母细胞群表达特异的一个以上细胞系的标记。

陷阱

- 双重形态的母细胞并不是MPAL所特异的。具有粒细胞和单核细胞特征的AML可以出现双重形态的母细胞，同样也偶见于急性淋巴母细胞白血病（ALL）。
- 髓系抗原阳性ALL和淋巴样抗原阳性AML并不少见，且不能等同于MPAL。
- TdT和CD7代表原始血细胞抗原，而不是淋巴样细胞系。
- Ig重链基因和T细胞受体基因重排没有细胞系特异性。

（张文燕　译）

参考文献

1. Bennett JM, Catovsky D, Daniel MT, et al. Proposed revised criteria for the classification of acute myeloid leukemia: a report of the French-American-British Cooperative group. *Ann Intern Med.* 1985;103:620-625.
2. Cheson BD, Cassileth PA, Head DR, et al. Report of the National Cancer Institute-sponsored workshop on definitions of diagnosis and response in acute myeloid leukemia. *J Clin Oncol.* 1990;8:813-819.
3. Weir EG, Borowitz MJ. Flow cytometry in the diagnosis of acute leukemia. *Semin Hematol.* 2001;38:124-138.
4. Bene MC, Castoldi G, Knapp W, et al. Proposals for the immunologic classification of acute leukemias. European Group for the Immunologic Characterization of Leukemias (EGIL). *Leukemia.* 1995;9:1783-1786.
5. Borowitz MJ, Bene MC, Harris NL, et al. Acute leukemias of ambiguous lineage. In: Jaffe ES, Harris NL, Stein H, Vardiman JW, eds. *World Health Organization Classification of Tumours. Pathology and Genetics of Tumours of Haematopoietic and Lymphoid Tissues.* Lyon, France: IARC Press; 2009:150-155.
6. Thalhammer-Scherrer R, Mitterbauer G, Simonitsch I, et al. The immunophenotype of 325 adult acute leukemias. *Am J Clin Pathol.* 2002;117:380-389.
7. Kaleem Z, Crawford E, Pathan MH, et al. Flow cytometric analysis of acute leukemias. Diagnostic utility and critical analysis of data. *Arch Pathol Lab Med.* 2003;127:42-48.
8. Cuneo A, Ferrant A, Michaux JL, et al. Cytogenetic and clinicobiologic features of acute leukemia with stem cell phenotype: study of nine cases. *Cancer Genet Cytogenet.* 1996;92:31-36.
9. Brito-Babapulle F, Pullon H, Layton DM, et al. Clinicopathologic features of acute undifferentiated leukemia with a stem cell phenotype. *Br J Haematol.* 1990;76:210-214.
10. Zomas A, Modak S, Pinkerton R, et al. Childhood biphenotypic leukemia: six-year experience from a single centre [abstract]. *Br J Haematol.* 1995;90:67.
11. LeGrand O, Perrot JY, Simonin G, et al. Adult biphenotypic acute leukemia: an entity with poor prognosis which is related to unfavourable cytogenetics and P-glycoprotein over-expression. *Br J Haematol.* 1998;100:147-155.
12. Van't Veer MB. The diagnosis of acute leukemia with undifferentiated or minimally differentiated blasts. *Ann Haematol.* 1992;64:161-165.
13. Matutes E, Pombo de Oliveira M, Foroni L, et al. The role of ultrastructural cytochemistry and monoclonal antibodies in clarifying the nature of undifferentiated cells in acute leukemia. *Br J Haematol.* 1988;69:205-211.
14. Bene MC, Bernier M, Casasnovas RO, et al. The reliability and specificity of c-kit for the diagnosis of acute myeloid leukemias and undifferentiated leukemias. *Blood.* 1998;92:596-599.
15. Bene MC, Bernier M, Casasnovas RO, et al. Acute myeloid leukemia M0: haematologic, immunophenotypic and cytogenetic characteristics and their prognostic significance: an analysis in 241 patients. *Br J Haematol.* 2001;113:737-745.

16. Muroi K, Amemiya Y, Miura Y. Specificity of CD117 expression in the diagnosis of acute myeloid leukemia. *Leukemia*. 1996;10:1048.
17. Reuss-Borst MA, Buhring HJ, Schmidt H, Muller CA. AML: Immunophenotypic heterogeneity and prognostic significance of c-kit expression. *Leukemia*. 1994;8:258-263.
18. Nishii K, Kita K, Miwa H, et al. c-kit Gene expression in CD7-positive acute lymphoblastic leukemia: close correlation with myeloid-associated antigens. *Leukemia*. 1992;6:662-668.
19. Knapp W, Strobl H, Majdic O. Flow cytometric analysis of cell surface and intracellular antigens in leukemia diagnosis. *Cytometry*. 1994; 18:187-198.
20. LeMaistre A, Childs CA, Hirsch-Ginsberg C, et al. Heterogeneity in acute undifferentiated leukemia. *Hematol Pathol*. 1988;2:79-80.
21. Campana D, Hansen-Hagge TE, Matutes E, et al. Phenotypic, genotypic, cytochemical and ultrastructural characterization of acute undifferentiated leukemia. *Leukemia*. 1990;4:620-624.
22. Carbonell F, Swansbury J, Min T, et al. Cytogenetic findings in acute biphenotypic leukaemia. *Leukemia*. 1996;10:1283-1287.
23. Killick S, Matutes E, Powles RL, et al. Outcome of biphenotypic acute leukemia. *Haematologica*. 1999;84:699-706.
24. Buccheri V, Matutes E, Dyer MJS, Catovsky D. Lineage commitment in biphenotypic acute leukemia. *Leukemia*. 1993;7:919-927.
25. Matutes E, Morilla R, Farahat N, et al. Definition of acute biphenotypic leukemia. *Haematologica*. 1997;82:64-66.
26. Hashimoto M, Yamashita Y, Mori N. Immunohistochemical detection of CD79a expression in precursor T cell lymphoblastic lymphoma/leukemias. *J Pathol*. 2002;197: 341-347.
27. Paietta E, Racevskis J, Bennett JM, Wiernik PH. Differential expression of terminal transferase (TdT) in acute lymphocytic leukaemia expressing myeloid antigens and TdT-positive acute myeloid leukaemia as compared to myeloid antigen-negative acute lymphocytic leukaemia. *Br J Haematol*. 1993;84:416-422.
28. Rubnitz JE, Onciu M, Pounds S, et al. Acute mixed lineage leukemia in children: the experience of St. Jude Children's Research Hospital. *Blood*. 2009;113:5083-5089.
29. Hayashi Y, Sugita K, Nakazawa S, et al. Karyotypic patterns in acute mixed lineage leukemia. *Leukemia*. 1990;4:121-126.
30. Mirro J, Kitchingman GR, Williams DL, et al. Mixed lineage leukemia: the implications for hematopoietic differentiation. *Blood*. 1986;68:597-599.
31. Weir EG, Ansari-Lari MA, Batista DAS, et al. Acute bilineal leukemia: a rare disease with poor outcome. *Leukemia*. 2007;21:2264-2270.
32. Cuneo A, Ferrant A, Michaux JL, et al. Philadelphia chromosome-positive acute myeloid leukemia: cytoimmunologic and cytogenetic features. *Haematologica*. 1996;81:423-427.
33. Bellido M, Martino R, Aventin A, et al. Leukemic relapse as T-cell acute lymphoblastic leukemia in a patient with acute myeloid leukemia and a minor T-cell clone at diagnosis. *Haematologica*. 2000;85:1083-2086.
34. Miura M, Yachie A, Hashimoto I, et al. Coexistence of lymphoblastic and monoblastic populations with identical mixed lineage leukemia gene rearrangements and shared immunoglobulin heavy chain rearrangements in leukemia developed in utero. *J Pediatr Hematol Oncol*. 2000;22:81-85.

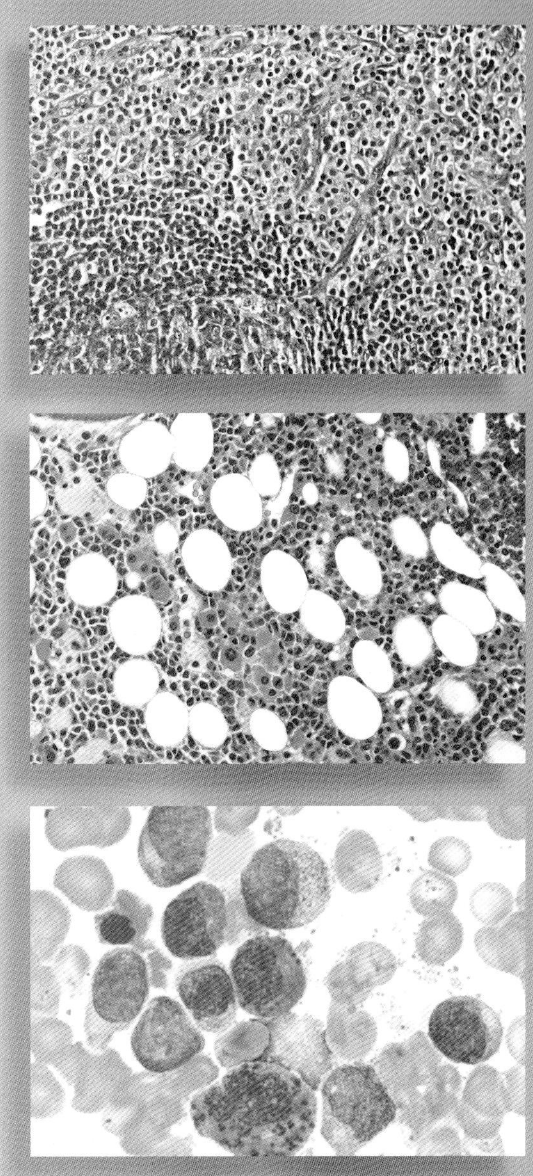

第4篇

髓系肿瘤

第43章

髓系肿瘤的分类原则

Daniel A. Arber, James W. Vardiman

章节目录

本书使用WHO 2008[1]。WHO分类标准已在其他章节中阐述[2,3]，达成这一分类共识的过程见第13章。该分类是基于临床、形态学、免疫学、遗传学和其他的生物学特性相结合来界定特异性疾病实体——类似于一个由临床医生和病理医生合作来诊断可疑髓系肿瘤患者的逻辑思维过程。上述每个学科门类的诊断各不相同，取决于某一具体病例。只有熟悉分类体系和每个疾病实体的诊断标准，才能选择适当的研究方法，从而快速地得出准确的诊断。以慢性髓系白血病（CML）的分类为例，阐述WHO分类方法。CML具有其独特的临床和形态学特征，并有特定的遗传基因缺陷——*BCR-ABL1*融合基因。后者导致酪氨酸蛋白激酶的活性增强，通过与不同的细胞途径相互作用而影响肿瘤细胞的增殖、存活和分化。这种异常蛋白导致了白血病的产生，但同时它也是治疗的靶点，从而能让无数患者的生命得到延长[4]。不能根据任何单一诊断指标来诊断CML。其他髓系白血病的临床表现及形态学特征类似于CML；*BCR-ABL1*融合基因不仅见于CML，也见于某些淋巴母细胞白血病（ALL）和混合表型急性白血病。因此，CML的诊断是通过整合各种相关信息来完成的。此外，CML的发病机制仍有未明之处，有待于进一步研究（见第46章）。

目前对肿瘤细胞的遗传学特征和寻找药物治疗靶点的分子学研究与日俱增，因此越来越多的遗传学和分子学数据被纳入到诊断方法或命名分类之中。WHO 2001诊断标准首次包括了各种广泛使用的分类系统，CML和某些急性髓系白血病（AML）亚型都将遗传学信息作为诊断标准[5]。距第3版发行已经将近8年，学者们发现在髓系肿瘤的亚类或亚类中某些特定疾病中发现一些重要的遗传学异常。在某些情况下，如涉及*PDGFRA*或*PDGFRB*基因重排的恶性嗜酸性粒细胞增生症，这种遗传缺陷（包括形态学和临床表现）是命名疾病和选择具体靶向治疗的主要标准（见第49章）。在其他情况下，如*BCR-ABL1*阴性骨髓增殖性肿瘤（MPN）通常与*JAK2* V617F突变相关，这种遗传缺陷的存在是将髓系增殖性疾病诊断作为肿瘤的一个客观标准。另外，还需要其他标准来定义与*JAK2*突变相关的特异性疾病，并且将这些特异性疾病与具有相同突变的其他MPN分开（见第46章）。因此，尽管WHO 2008标准引入了遗传学异常方面的信息，但对髓系肿瘤的分类来说，采用多学科的分类方法仍然是必要的。这种多学科的分类方法成功地确定了许多不同的疾病。仅仅依靠形态学或临床特征来确定这些疾病的分类是不够的，特别是髓系肿瘤的诊断和分类。在许多情况下，完整的诊断往往需要结合所有的研究结果，补充修改初始的病理报告后才能够做出正确的诊断。

WHO分类标准中确认的新的疾病实体和对旧的疾病实体制定的新诊断标准主要是基于已发表的并且已被

广泛引用和证实的临床和基础科学研究。然而，为了收集最近发表的尚未“成熟”的资料，有些疾病则被定义为“暂定类型”。这些新近被描述或有某些特征的疾病在临床或科研上具有重要意义，应该被纳入到分类标准中，但需要进一步研究以阐明其意义。这些疾病将有可能被纳入新版本的分类标准中，其存在提示了肿瘤的分类不是一成不变的。

43.1 髓系肿瘤的评估

髓系肿瘤是一种严重的、易危及生命的疾病，其诊断需要临床医生和病理医生一起仔细评估临床表现、形态学、免疫表型和遗传学结果。但是在日常工作中，往往会在没有充分的临床资料和实验室检查，特别是在标本量不充足的情况下做出诊断。正确的血液和骨髓标本的收集和处理方法在第3章中有详尽的叙述，表43.1强调了在评估怀疑有髓系肿瘤患者的标本时需要注意的事项。可遵循的经验法则是，形态学仍然是所有髓系肿瘤诊断的关键，即使对那些有特定遗传缺陷或免疫表型特征的髓系肿瘤诊断也是一样。如果没有足够的标本做形态学检查，应该重新取材。

WHO诊断标准适用于疑为血液系统肿瘤在最终治疗（包括生长因子治疗）之前的外周血或骨髓标本。形态学、细胞化学和免疫表型的特征可用来确定肿瘤细胞的分化谱系和评估其成熟程度。评估原始细胞的百分比对髓系肿瘤分类和判断其进展仍然有用。髓系肿瘤的血液或骨髓中原始细胞≥20%时，如果原发则考虑AML；如果发生于先前诊断的骨髓增生异常综合征（MDS）或骨髓增生异常/骨髓增殖性肿瘤（MDS/MPN）则考虑进展为AML；或先前诊断的MPN发生母细胞转化。此外，任何数量的原始细胞持续增加通常都与疾病的进展相关。尽可能计数原始细胞的百分比，采用Wright-Giemsa染色或类似染色，从外周血涂片白细胞分类计数（200个细胞），从细胞丰富的骨髓穿刺涂片对所有有核骨髓细胞分类计数（500个细胞）。原始细胞的定义见表43.1中描述的国际MDS形态工作组最近提出的标准[6]。在日常工作中，不应该用流式细胞仪检测CD34$^+$原始细胞的百分比来代替光镜检查，因为并非所有的白血病原始细胞都表达CD34，而且血液稀释和标本处理过程会产生假象，导致错误结果。但是，如果流式细胞仪检测

表43.1 髓系肿瘤的评估

标本的要求

- 疑为髓系肿瘤，在任何最终治疗前获取的外周血和骨髓标本。
- Wright-Giemsa染色或类似染色的外周血和细胞量充足的骨髓穿刺涂片或印片。
- 如果可行的话，所有病例行骨髓活检，获取骨皮质组织条至少长1.5cm，并且穿刺角度正确。
- 要有细胞遗传学分析所需的骨髓标本，如果有指征还要做流式细胞学检测，以及冻存标本用于分子遗传学研究。分子遗传学研究应该基于最初的染色体分型研究、临床表现、形态学和免疫分型的结果。

外周血和骨髓标本中原始细胞的评估

- 光镜检测外周血涂片和细胞量充足的骨髓穿刺涂片中原始细胞的百分比。
- 在诊断急性髓系白血病（AML）或原始细胞转化时，原粒细胞、原单核细胞、幼单核细胞、原巨核细胞（不包含发育异常的巨核细胞）都应作为原始细胞进行计数。在急性早幼粒细胞白血病（APL）中，异常的早幼粒细胞视为“等同于原始细胞”。
- 原始红细胞不计为原始细胞，除非在罕见的“纯型”急性红系白血病中。
- 不建议用流式细胞仪评估CD34阳性细胞来代替光镜检查，因为并非所有的原始细胞都表达CD34。标本的处理过程中也可能造成人为误差，这些都可能导致对原始细胞百分比的错误评估。
- 如果骨髓穿刺不满意，或存在骨髓纤维化，如果原始细胞CD34阳性，用免疫组化方法在骨髓活检标本中检测CD34也有帮助。

原始细胞的系列评估

- 建议使用多参数流式细胞仪（至少三种颜色），所选用的抗体组合应足以确定谱系和肿瘤异常抗原的表达。
- 细胞化学，特别是髓过氧化物酶和非特异性酯酶染色可能会有帮助，如对急性髓系白血病-非特指（AML-NOS）。但并非对所有病例都重要。
- 骨髓活检的免疫组化可能会有帮助，现在有很多抗体可用于识别髓系和淋巴系抗原。

遗传学特征的评估

- 首次诊断时，骨髓活检应进行全面的细胞遗传学分析。
- 其他研究方法，如荧光原位杂交（FISH）或逆转录聚合酶链反应，应当根据临床表现、实验室检查和形态学发现而确定是否需要。
- 建议对所有细胞遗传学正常的急性髓系白血病（AML）检测*NPM1*、*CEBPA*和*FLT3*基因突变；在*BCR-ABL1*基因突变阴性的骨髓增殖性肿瘤（MPN）应检测*JAK2*基因突变；如果临床上需要，也可检测*KIT*、*NRAS*、*PTNP11*等基因的突变。

资料的相关性分析和报告

- 所有资料都应当整合到一份符合WHO诊断分类的报告中。

到的CD34$^+$细胞数量比形态学评估检测高，那就需要重新评估这两种检测样本来解决这一矛盾。重新评估偶尔会发现被误认为淋巴细胞的小原始细胞；或可能发现红系增生，由于流式标本裂解红细胞而导致CD34$^+$细胞计

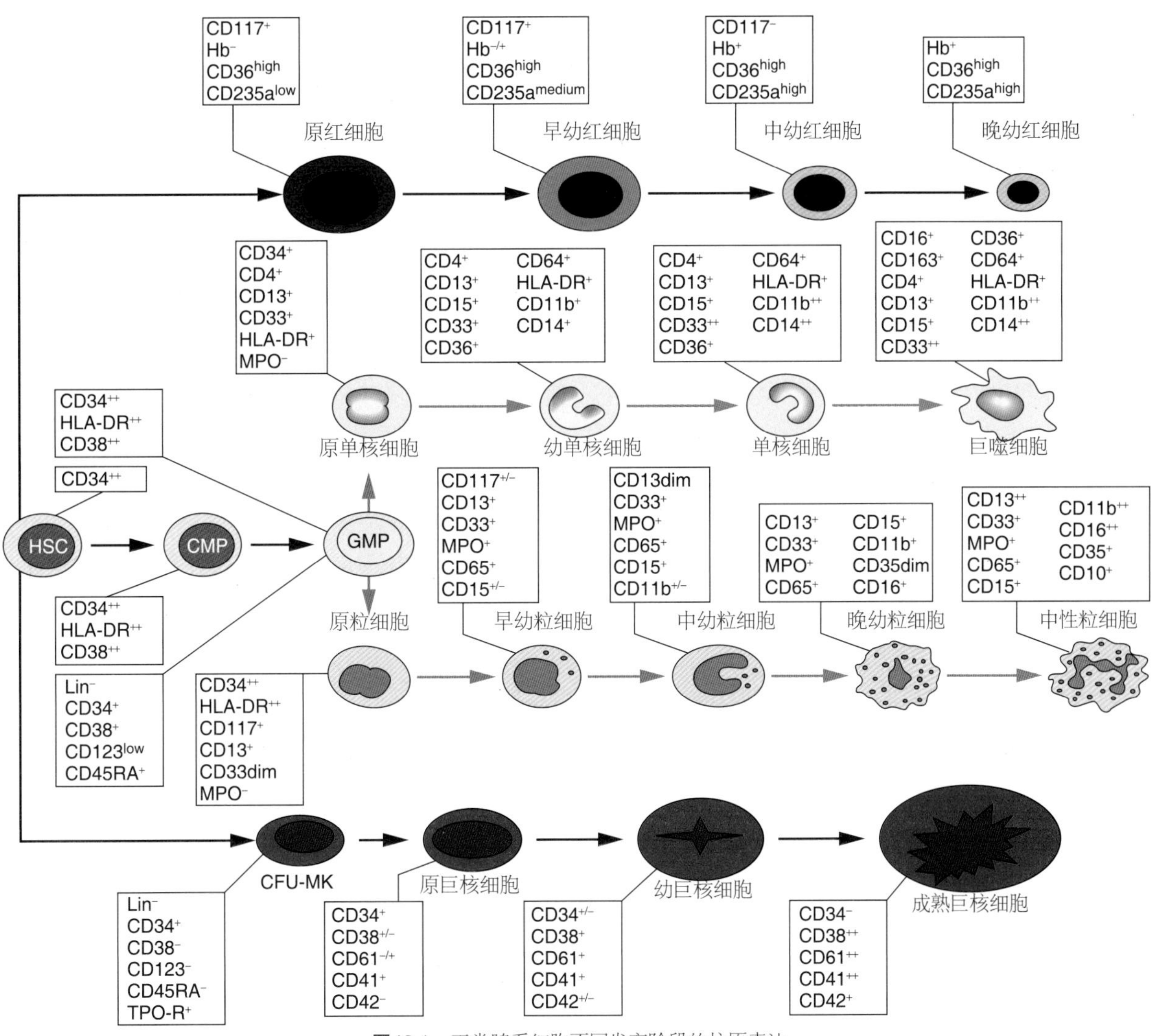

图43.1 正常髓系细胞不同发育阶段的抗原表达

数错误地增高。对于急性白血病来说，多参数流式细胞仪（三种或更多颜色）的CD45与侧向散射检测是确定原始细胞谱系的可选方法，并且能检测异常抗原表达和监测疾病。图43.1显示正常髓系细胞分化的不同阶段的抗原表达。这些抗原可以用流式细胞仪检测，也可以用骨髓活检标本的免疫组化检测。然而，肿瘤性髓系细胞中成熟相关抗原的不同步表达的情形并不少见，这种情况下最好用流式细胞仪分析来确定[7]。

并非每个髓系肿瘤患者（特别是体质异常虚弱或者可选治疗方案极少的患者）都需要骨髓环钻活检诊断，但是充足的骨髓活检标本确实能够对骨髓细胞数量、细胞分布、间质改变、各个细胞系成熟模式以及治疗后残留疾病提供最准确的评估。此外，骨髓活检可用免疫组化检测抗原，尤其是当骨髓穿刺涂片的细胞较少时[8]。这些发现对疾病的诊断和预后都很有帮助。

全面的骨髓细胞遗传学分析在最初诊断时必不可少，它可以确定一个基线核型。检测后建议重复分析，以便评估治疗效果和检测新的遗传学变异。根据最初的核型结果以及临床表现、形态学和免疫表型的结果来确定是否需要其他遗传学检测。在某些情况下，逆转录聚合酶链反应或荧光原位杂交（FISH）可检测到常规细胞遗传学的异常或者一些不能被常规染色体检测方法检测到的亚微观异常，如在与嗜酸性粒细胞相关的一些髓系肿瘤中检测到*FIP1L1-PDGFRA*的重排[9]，或者在5%~10%费城染色体阴性（常规细胞遗传学检查）的CML病例中检测*BCR-ABL1*的融合。在紧急情况下，如急性早幼粒细胞白血病（APL）中，在等待常规细胞遗传学检测结果的同时，分子研究检测*PML-RARA*融合基因在临床上也非常重要。此外，基因突变越来越多地被认为是髓系肿瘤的诊断及预后的重要标志（后面的章节中会有详述）。这些突变包括MPN中的*JAK2*、*MPL*和*KIT*[10-15]基因突变，MDS/MPN

中的*NRAS*、*KRAS*、*NF1*、*RUNX1*和*PTPN11*基因突变[6-21]，*NPM1*、*CEBPA*、*FLT3*、*RUNX1*、*KIT*、*WT1*基因，白血病*MLL*基因[22-26]，以及GATA1在唐氏综合征相关骨髓增殖症中的突变[27]。如果怀疑某类特定的肿瘤，在诊断时应该做基因突变分析。如怀疑*BCR-ABL1*阴性的MPN时，检测到*JAK2* V617F突变可以证实骨髓细胞克隆性增生。在有些情况下，可以冷冻保存一部分血液或骨髓标本。根据形态学发现、临床表现和细胞遗传学结果可以决定是否用这些冷冻标本做进一步检测。虽然基因的过度表达和低表达可能会影响一些髓系肿瘤的预后[23]，但是用定量逆转录聚合酶链反应（除在监测CML患者中定量评估分析*BCR-ABL1*融合基因的转录产物）来检测疾病的预后，在目前工作中并不实际。同样，基因表达芯片目前也没有常规使用。

43.2　WHO分类

髓系肿瘤的WHO分类见表43.2。髓系的定义包括所有属于粒细胞的细胞（中性粒细胞、嗜酸性粒细胞、嗜碱性粒细胞）、单核细胞/巨噬细胞、红细胞、巨核细胞和肥大细胞系。

总体上，这类疾病被分为前体细胞（原始细胞）肿瘤伴微小分化成熟（如果有），如AML；和成熟的髓系肿瘤（有效或者无效的成熟分化）。每组都包括临床和疾病分类学方面相关的数种疾病实体，根据WHO分类原则进行界定。表43.3列出了髓系肿瘤的主要分类及其诊断特点。每种疾病在后续章节中详细介绍，本章简述一些有关分类的理念，以及与以往分类有所不同的主要变化。

表43.2　髓系肿瘤的WHO分类

骨髓增殖性肿瘤（MPN）	**急性髓系白血病（AML）和相关肿瘤**
• BCR-ABL1阳性慢性髓系白血病（BCR-ABL1+CML）	• AML伴重现性遗传学异常
• 慢性中性粒细胞白血病（CNL）	• AML伴t（8；21）（q22；q22）；RUNX1-RUNX1T1
• 真性红细胞增生症（PV）	• AML伴inv（16）（p13.1q22）或t（16；16）（p13.1；q22）；CBFB-MYH11
• 原发性骨髓纤维化(PMF)	• 急性早幼粒细胞白血病（APL）伴t（15；17）（q22；q12）；PML-RARA
• 原发性血小板增生症（ET）	• AML伴t（9；11）（p22；q23）；MLLT3-MLL
• 慢性嗜酸性粒细胞白血病-非特指（CEL-NOS）	• AML伴t（6；9）（p23；q34）；DEK-NUP214
• 肥大细胞增生症（MCD）*	• AML伴inv（3）（q21q26.2）或t（3；3）（q21；q26.2）；RPN1-EVI1
• 骨髓增殖性肿瘤-未分类（MPN-U）	• AML（原巨核细胞）伴t（1；22）（p13；q13）；RBM15-MKL1
髓系和淋系肿瘤伴嗜酸性粒细胞增多和*PDGFRA*、*PDGFRB*或*FGFR1*异常	• 暂定类型：AML伴NPM1突变
• 髓系和淋系肿瘤伴*PDGFRA*重排	• 暂定类型：AML伴CEBPA突变
• 髓系肿瘤伴*PDGFRB*重排	• AML伴骨髓增生异常相关改变（AML-MRC)
• 髓系和淋系肿瘤伴*FGFR1*异常	• 治疗相关的髓系肿瘤
骨髓增生异常/骨髓增殖性肿瘤（MDS/MPN）	• 急性髓系白血病-非特指（AML-NOS）
• 慢性粒-单核细胞白血病（CMML）	• AML伴微分化
• BCR-ABL1阴性不典型慢性髓系白血病（（BCR-ABL1- aCML）	• AML不伴成熟现象
• 幼年性粒-单核细胞白血病（JMML）	• AML伴成熟迹象现象
• 骨髓增生异常/骨髓增殖性肿瘤-未分类（MDS/MPN-U）	• 急性粒-单核细胞白血病（AMML）
• 暂定类型：难治性贫血伴环形铁粒幼细胞和血小板增生症（RARS-T）	• 急性原单核细胞/单核细胞白血病
骨髓增生异常综合征（MDS）	• 急性红系白血病
• 难治性血细胞减少伴单系发育异常（RCUD）	- 纯型红系白血病
• 难治性贫血（RA）	- 红/髓型红系白血病
• 难治性中性粒细胞减少（RN）	• 急性原巨核细胞白血病
• 难治性血小板减少（RT）	• 急性嗜碱性粒细胞白血病
• 难治性贫血伴环形铁粒幼细胞（RARS）	• 急性全髓增殖症伴骨髓纤维化（APMF）
• 难治性血细胞减少伴多系发育异常（RCMD）	• 髓系肉瘤
• 难治性贫血伴原始细胞增多（RAEB）	• 唐氏综合征相关的髓系增殖性疾病
• 骨髓增生异常综合征伴孤立性5q缺失	• 一过性髓系异常造血
• 骨髓增生异常综合征-未分类（MDS-U）	• 唐氏综合征相关的髓系白血病
• 儿童骨髓增生异常综合征	• 母细胞性浆细胞样树突细胞肿瘤（BPDCN）
• 暂定类型：儿童难治性血细胞减少（RCC）	

表43.3 髓系肿瘤：主要分类和诊断特征

疾病	基本发病机制	血细胞计数	BM细胞量	BM原始细胞 (%)	成熟细胞	细胞形态/发育异常	造血作用	器官增大
MPN	PTK相关的信号传导通路激活，导致增生过度，凋亡减少	不定，通常一个或多个髓系增生	通常增加，但ET多为正常	慢性期 <10	存在	粒细胞和红细胞前体相对正常，巨核细胞异常（从CML较小到PMF多形性和奇异核直至ET非常大）	有效	常见
髓系和淋系肿瘤伴Eo和*PDGFRA*、*PDGFRB*或*FGFR1*异常	酪氨酸激酶表面受体激活导致了转导通路激活和过度增生	嗜酸性粒细胞≥1.5× 10^9/L	增加	<20*	存在	在疾病慢性期首次出现嗜酸性粒细胞增多的患者中相对正常	有效造血	常见
MDS	遗传学、表遗传学和免疫学异常，导致增生伴异常成熟和早期凋亡	一个或多个髓系细胞减少	增加，偶尔正常，罕见减低	<20	存在	一系或多系发育异常	无效造血	少见
MDS/MPN	信号通路激活(常为RAS)伴其他合并病变，导致MDS样特点	不定，WBC计数常增多，通常有贫血，血小板计数不定	增加	<20	存在	通常是一个或多个谱系的发育异常；JMML通常仅有轻微发育异常	依谱系而不同	常见
AML	遗传学异常导致成熟受损兼有其他合并异常，导致肿瘤性克隆增殖和存活	WBC计数不定，常有贫血和血小板减少	通常增加	≥20，除外某些特殊细胞遗传学异常和某些红系白血病	不定，但通常轻微	原始细胞可有各种髓系特征，并可能与一个或多个谱系发育异常相关	有效或无效	少见

注：*，有*FGFR1*重排的患者，大约50%最初表现为T或少见的B淋巴淋巴母细胞淋巴瘤（ALL/LBL）。极少数*PDGFRA*基因重排的患者可能最初表现为ALL/LBL。

AML，急性髓系白血病；BM，骨髓；CML，BCR-ABL1阳性慢性髓系白血病；Eo，嗜酸性粒细胞增多；ET，原发性血小板增生症；JMML，幼年性粒-单核细胞白血病；MDS，骨髓增生异常综合征；MPN，骨髓增殖性肿瘤；PMF，原发性骨髓纤维化；PTK，酪氨酸蛋白激酶；WBC，白细胞

43.2.1 骨髓增殖性肿瘤

在MPN旧分类中[5]，检测到费城染色体或*BCR-ABL1*融合基因就可以证实CML的诊断。*BCR-ABL1*阴性的其他MPN亚型包括真性红细胞增生症（PV）、原发性骨髓纤维化(PMF)和原发性血小板增生症(ET)，使用比较复杂的分类方法（包括非特异性临床及实验室特征）进行诊断并相互区分，以及与反应性骨髓增生相鉴别[28]。然而，在2005年发现几乎所有的PV患者都有*JAK2* V617F及类似的基因突变，50%的PMF和ET患者中也可存在，这一发现革命性地改变并且简化了这些肿瘤的诊断标准[10,11,29,31]。虽然这些活化的突变对MPN并无诊断特异性，但是通过检测可以将疑难病例确诊为克隆性病变，并且可以简化用于区别MPN和骨髓反应性增生的诊断步骤。但是，50%的PMF和ET的患者并没有基因突变，区分肿瘤性和反应性增生仍然困难，因为没有*JAK2* V617F或类似突变并不能排除MPN的可能性。此外，即使存在基因突变，也不能区分MPN的亚型，所以还需要其他诊断标准。旧分类中，组织病理学和形态学特征在MPN的诊断和各种亚型的区分中作用不明显，而血液学数据或临床信息则更为重要。但是最近十年中，MPN亚型相关的组织学特征得到了更深入更广泛的认识，因此，这些组织学特性在WHO 2008中也成为诊断指标。因此，目前MPN的诊断策略包括临床表现、血液学检测、遗传学和组织学检测，从而准确地诊断和分类各种亚型。毫无疑问，随着对MPN发病机制的进一步了解，这些标准在将来还会修订。

43.2.2 髓系和淋系肿瘤伴嗜酸性粒细胞增多和*PDGFRA*、*PDGFRB*或*FGFR1*异常

某些髓系肿瘤伴有嗜酸性粒细胞增多，包括过去分类里的慢性嗜酸性粒细胞白血病（CEL）或高嗜酸性粒细胞综合征，是由于血小板衍生生长因子受体（PDGFR）的α或β亚单位的异常编码导致其激活而发生。*PDGFRB*的重排最先在诊断为慢性粒-单核细胞白血病（CMML）伴嗜酸性粒细胞增多或CEL的患者中被发现[32-35]，而*PDGFRA*基因重排也是最先在CEL或者是在以前被认为是高嗜酸性粒细胞综合征的患者中发现的[9]。在骨髓增殖性疾病伴嗜酸性粒细胞显著增多，如8p11.2相关的骨髓增殖综合征中，还发现*FGFR1*基因的重排[36]。然而，携带*FGFR1*基因重排的患者最初可有T或B淋巴淋巴母细胞淋巴瘤（ALL/LBL）伴显著嗜酸性粒细胞浸润组织，然后发展为髓系肿瘤伴嗜酸性粒细胞增多，或反之亦然[36,37]。极少数携带*PDGFRA*基因重排的患者早期可有淋巴母细胞肿瘤伴嗜酸性粒细胞增多[38]。这组临床和形态学表现均不相同的疾病，如CMML伴嗜酸性粒细胞增多、CEL、ALL/LBL伴嗜酸性粒细胞增多，需要根据遗传学异常进行单独分类，而不是分散在多个不同的类别中。“髓系和淋系肿瘤伴嗜酸性粒细胞增多和*PDGFRA*、*PDGFRB*或*FGFR1*重排”这一新亚型似乎能强调携带*PDGFRA*和*PDGFRB*（不是*FGFR1*）基因重排的患者在临床上可以用酪氨酸激酶抑制剂伊马替尼来治疗（见第49章）。

43.2.3 骨髓增生异常/骨髓增殖性肿瘤（MDS/MPN）

WHO 2001中首次引入了骨髓增生异常/骨髓增殖性肿瘤（MDS/MPN）的分类，包括在临床表现、实验室检查和形态学上都与MDS和MPN重叠的髓系肿瘤。这个类别中的大多数疾病有白细胞增多、贫血或血小板减少症，以及程度不等的形态学异常。这组疾病包括慢性粒-单核细胞白血病（CMML）、不典型慢性髓系白血病（aCML）、幼年性粒-单核细胞白血病（JMML）和MDS/MPN中不能被进一步分类的暂定疾病：如难治性贫血伴环形铁粒幼细胞和血小板增多。有少数CMML和aCML的病例报导显示有*JAK2* V617F突变[30,31,39]，但大多数情况下，细胞的增殖与RAS/MAPK信号转导途径异常相关。JMML患者中，近75%患者表现出有独特的*PTPN11*、*NRAS*或*KRAS*基因或基因*NF1*突变，所有这些相互排斥的突变基因编码依赖RAS的信号传导途径中的信号蛋白质[16,18]。大约30%~40%的CMML和aCML的患者也出现*NRAS*或*KRAS*基因的突变[19-21,40]。目前还没有确切的证据表明应重新将MDS/MPN归类为MDS或MPN。在新分类中仍然保留混合性MDS/MPN肿瘤这一分类。

43.2.4 骨髓增生异常综合征(MDS)

骨髓增生异常综合征(MDS)在大多数情况下很容易诊断：患者一般年龄较大，血细胞减少，外周血和骨髓

具有形态学方面的发育异常（dysplasia[1]）表现，伴或不伴血液或骨髓中原始细胞数量的增加。近50%病例在诊断时都有典型的细胞遗传学改变，通常包括染色体的丢失或表观遗传学异常导致的遗传物质丢失。在大多数情况下，MDS的分类很容易通过评估发育异常的细胞谱系和准确计数血液和骨髓中原始细胞的百分比来完成。这在本质上是一种分级系统。尽管如此，对诊断医师来说，MDS仍然是髓系肿瘤中最具有挑战性的诊断之一。特别是临床表现和实验室检查表明有MDS而形态学上无法确定的病例；或者由于营养缺乏、药物、毒素、生长因子治疗、炎症或感染引起的类似于MDS的继发性或短暂性发育异常，或由于骨髓细胞减少和骨髓纤维化而掩盖了潜在的疾病[8,41-44]。WHO 2008试图通过强调诊断MDS的最低形态学标准，以提供更清晰的指导；将某些分类的范围扩大（如MDS单系细胞发育异常），从而纳入那些不能用以前的诊断标准轻易分类的MDS；对于细胞少和有纤维化的骨髓标本的病例，提供可行的解决方案进行诊断和分类（见第44章）。一些小儿血液科医生曾批评WHO 2001未能区分儿童和成年人MDS的不同临床表现和病理特点[45]。新分类法阐明了小儿MDS的问题，把它作为一个暂定的分类，即儿童难治性血细胞减少，包括血细胞减少、多种细胞系发育异常、血液中原始细胞少于2%，骨髓中原始细胞少于5%。小儿其他所有MDS的分类和成人相同。

43.2.5 急性髓系白血病（AML）

WHO 2001正式将遗传学异常纳入AML诊断标准。遗传学上的缺陷，主要涉及转录因子相关的染色体易位以及具有特征性形态学和临床特点，是临床、病理学和遗传学分类的主要依据。在许多AML病例中存在多基因遗传病变——不仅包括显微镜下检测到的染色体重排或染色体数目异常，而且还包括亚微观的基因突变——它们协同作用形成白血病，并且影响白血病的形态学和临床特点。那些通常编码影响髓细胞分化和成熟的重要转录因子的基因重排或突变，如*RUNX1*、*RARA*或*NPM1*，可能导致白血病细胞的成熟受损，而参与信号转导通路基因的突变，如*FLT3*、*JAK2*、*RAS*和*KIT*，可能是肿瘤的克隆增生和存活所必需[46]。这些异常组合通常导致独特临床表现、形态学以及患者生存特征的白血病。在AML中发现基因突变是十分重要的，因为大部分AML患者有正常的染色体核型，这对于重新认识和进一步分类这些疾病很重要[22]。

AML的分类方法演示了在一组疾病中如何通过不同特点来界定某一疾病实体。如有复发性遗传学异常的AML，形态学和遗传学的特点是分类的关键；在急性髓系白血病伴骨髓增生异常相关改变（AML-MRC）中，形态学、临床病史和细胞遗传学的特点在疾病的诊断中同等重要；在治疗相关的AML中，化疗药物治疗的病史是定义该疾病的最终决定因素。急性髓系白血病-非特指（AML-NOS）主要由形态学来确定，没有明显的临床、免疫学或遗传性疾病的特性。与弥漫大B细胞淋巴瘤-非特指（DLBCLNOS）和外周T细胞淋巴瘤-非特指（PTCL-NOS）相似，“AML-NOS”代表具有不同特征的一组疾病。随着对这一疾病不断深入地认识，这种亚型的疾病种类将继续减少，而其他新的和特定的AML亚型会逐步产生。

43.2.6 系别不明的急性白血病（ALAL）

系别不明的急性白血病（ALAL）虽然不是真正的髓系肿瘤，但诊断方法类似髓系肿瘤，也需要把形态学特征与细胞遗传学、分子遗传学和免疫表型的特征相结合。特别是WHO 2008定义了混合表型急性白血病的诊断标准，现在被称为混合表型急性白血病（MPAL）。现在混合表型急性白血病的遗传类别的定义强调*BCR-ABL1*和*MLL*基因易位的生物学和临床的重要性，用这些特点来诊断这类临床疾病优于仅用免疫分型表型（见第42章）。

43.3 结论

从本书出版到读者阅读的这段时间，可能会发表很多关于髓系肿瘤的新文章，甚至会产生新的疾病实体。在临床试验和实验室调查数据的评估中，任何分类法必须不断检讨和更新才能够保持实用性。同样，新信息需要通过众多研究才能被广泛接受，并融入日常实践而“成熟”。因此，尽管我们热切期待着髓系肿瘤的新数据和新疾病的诞生，但是我们希望在本书中使用的WHO分类标准能够经受时间的考验。

（侯　军、聂兴草　译）

1　dysplasia 在血液科，国内传统称为发育异常、增生异常或病态造血。而病理教科书一般称为异型增生。

参考文献

1. Swerdlow SH, Campo E, Harris NL, et al, eds. *WHO Classification of Tumours of Haematopoietic and Lymphoid Tissues*. Lyon, France: IARC; 2008.
2. Harris NL, Jaffe ES, Stein H, et al. A revised European-American classification of lymphoid neoplasms: a proposal from the International Lymphoma Study Group. *Blood*. 1994;84:1361-1392.
3. Vardiman JW, Thiele J, Arber DA, et al. The 2008 revision of the World Health Organization (WHO) classification of myeloid neoplasms and acute leukemia: rationale and important changes. *Blood*. 2009;114:937-951.
4. Hochhaus A, O'Brien SG, Guilhot F, et al. Six-year follow-up of patients receiving imatinib for the first-line treatment of chronic myeloid leukemia. *Leukemia*. 2009;23:1054-1061.
5. Jaffe ES, Harris NL, Stein H, Vardiman JW, eds. *World Health Organization Classification of Tumours. Pathology and Genetics of Tumours of Haematopoietic and Lymphoid Tissues*. Lyon, France: IARC; 2001.
6. Mufti GJ, Bennett JM, Goasguen J, et al. Diagnosis and classification of myelodysplastic syndrome: International Working Group on Morphology of Myelodysplastic Syndrome (IWGM-MDS) consensus proposals for the definition and enumeration of myeloblasts and ring sideroblasts. *Haematologica*. 2008;93:1712-1717.
7. Stetler-Stevenson M, Arthur DC, Jabbour N, et al. Diagnostic utility of flow cytometric immunophenotyping in myelodysplastic syndrome. *Blood*. 2001;98:979-987.
8. Orazi A, Albitar M, Heerema NA, et al. Hypoplastic myelodysplastic syndromes can be distinguished from acquired aplastic anemia by CD34 and PCNA immunostaining of bone marrow biopsy specimens. *Am J Clin Pathol*. 1997;107:268-274.
9. Cools J, DeAngelo DJ, Gotlib J, et al. A tyrosine kinase created by fusion of the PDGFRA and FIP1L1 genes as a therapeutic target of imatinib in idiopathic hypereosinophilic syndrome. *N Engl J Med*. 2003;348:1201-1214.
10. James C, Ugo V, Le Couedic JP, et al. A unique clonal JAK2 mutation leading to constitutive signalling causes polycythaemia vera. *Nature*. 2005;434:1144-1148.
11. Kralovics R, Passamonti F, Buser AS, et al. A gain-of-function mutation of JAK2 in myeloproliferative disorders. *N Engl J Med*. 2005;352:1779-1790.
12. Levine RL, Wadleigh M, Cools J, et al. Activating mutation in the tyrosine kinase JAK2 in polycythemia vera, essential thrombocythemia, and myeloid metaplasia with myelofibrosis. *Cancer Cell*. 2005;7:387-397.
13. Tefferi A, Lasho TL, Gilliland G. JAK2 mutations in myeloproliferative disorders. *N Engl J Med*. 2005;353:1416-1417.
14. Pardanani AD, Levine RL, Lasho T, et al. MPL515 mutations in myeloproliferative and other myeloid disorders: a study of 1182 patients. *Blood*. 2006;108:3472-3476.
15. Pardanani A, Akin C, Valent P. Pathogenesis, clinical features, and treatment advances in mastocytosis. *Best Pract Res Clin Haematol*. 2006;19:595-615.
16. Loh ML, Vattikuti S, Schubbert S, et al. Mutations in PTPN11 implicate the SHP-2 phosphatase in leukemogenesis. *Blood*. 2004;103:2325-2331.
17. Stephens K, Weaver M, Leppig KA, et al. Interstitial uniparental isodisomy at clustered breakpoint intervals is a frequent mechanism of NF1 inactivation in myeloid malignancies. *Blood*. 2006;108:1684-1689.
18. Tartaglia M, Niemeyer CM, Fragale A, et al. Somatic mutations in PTPN11 in juvenile myelomonocytic leukemia, myelodysplastic syndromes and acute myeloid leukemia. *Nat Genet*. 2003;34:148-150.
19. Willman CL. Molecular genetic features of myelodysplastic syndromes (MDS). *Leukemia*. 1998;12(suppl 1):S2-S6.
20. Hirsch-Ginsberg C, LeMaistre AC, Kantarjian H, et al. RAS mutations are rare events in Philadelphia chromosome-negative/bcr gene rearrangement-negative chronic myelogenous leukemia, but are prevalent in chronic myelomonocytic leukemia. *Blood*. 1990;76:1214-1219.
21. Padua RA, Carter G, Hughes D, et al. RAS mutations in myelodysplasia detected by amplification, oligonucleotide hybridization, and transformation. *Leukemia*. 1988;2:503-510.
22. Mrozek K, Bloomfield CD. Chromosome aberrations, gene mutations and expression changes, and prognosis in adult acute myeloid leukemia. *Hematology Am Soc Hematol Educ Program*. 2006:169-177.
23. Mrozek K, Marcucci G, Paschka P, et al. Clinical relevance of mutations and gene-expression changes in adult acute myeloid leukemia with normal cytogenetics: are we ready for a prognostically prioritized molecular classification? *Blood*. 2007;109:431-448.
24. Paschka P, Marcucci G, Ruppert AS, et al. Adverse prognostic significance of KIT mutations in adult acute myeloid leukemia with inv(16) and t(8;21): a Cancer and Leukemia Group B study. *J Clin Oncol*. 2006;24:3904-3911.
25. Falini B, Mecucci C, Tiacci E, et al. Cytoplasmic nucleophosmin in acute myelogenous leukemia with a normal karyotype. *N Engl J Med*. 2005;352:254-266.
26. Dohner K, Schlenk RF, Habdank M, et al. Mutant nucleophosmin (NPM1) predicts favorable prognosis in younger adults with acute myeloid leukemia and normal cytogenetics: interaction with other gene mutations. *Blood*. 2005;106:3740-3746.
27. Greene ME, Mundschau G, Wechsler J, et al. Mutations in GATA1 in both transient myeloproliferative disorder and acute megakaryoblastic leukemia of Down syndrome. *Blood Cells Mol Dis*. 2003;31:351-356.
28. Berlin NI. Diagnosis and classification of the polycythemias. *Semin Hematol*. 1975;12:339-351.
29. Baxter EJ, Scott LM, Campbell PJ, et al. Acquired mutation of the tyrosine kinase JAK2 in human myeloproliferative disorders. *Lancet*. 2005;365:1054-1061.
30. Levine RL, Loriaux M, Huntly BJ, et al. The JAK2V617F activating mutation occurs in chronic myelomonocytic leukemia and acute myeloid leukemia, but not in acute lymphoblastic leukemia or chronic lymphocytic leukemia. *Blood*. 2005;106:3377-3379.
31. Jones AV, Kreil S, Zoi K, et al. Widespread occurrence of the JAK2 V617F mutation in chronic myeloproliferative disorders. *Blood*. 2005;106:2162-2168.
32. Golub TR, Barker GF, Lovett M, Gilliland DG. Fusion of PDGF receptor beta to a novel ets-like gene, tel, in chronic myelomonocytic leukemia with t(5;12) chromosomal translocation. *Cell*. 1994;77:307-316.
33. Keene P, Mendelow B, Pinto MR, et al. Abnormalities of chromosome 12p13 and malignant proliferation of eosinophils: a nonrandom association. *Br J Haematol*. 1987;67:25-31.
34. Bain BJ, Fletcher SH. Chronic eosinophilic leukemias and the myeloproliferative variant of the hypereosinophilic syndrome. *Immunol Allergy Clin North Am*. 2007;27:377-388.
35. Steer EJ, Cross NC. Myeloproliferative disorders with translocations of chromosome 5q31-35: role of the platelet-derived growth factor receptor beta. *Acta Haematol*. 2002;107:113-122.
36. Macdonald D, Reiter A, Cross NC. The 8p11 myeloproliferative syndrome: a distinct clinical entity caused by constitutive activation of FGFR1. *Acta Haematol*. 2002;107:101-107.
37. Abruzzo LV, Jaffe ES, Cotelingam JD, et al. T-cell lymphoblastic lymphoma with eosinophilia associated with subsequent myeloid malignancy. *Am J Surg Pathol*. 1992;16:236-245.
38. Metzgeroth G, Walz C, Score J, et al. Recurrent finding of the FIP1L1-PDGFRA fusion gene in eosinophilia-associated acute myeloid leukemia and lymphoblastic T-cell lymphoma. *Leukemia*. 2007;21:1183-1188.
39. Steensma DP, Dewald GW, Lasho TL, et al. The JAK2 V617F activating tyrosine kinase mutation is an infrequent event in both "atypical" myeloproliferative disorders and myelodysplastic syndromes. *Blood*. 2005;106:1207-1209.
40. Sugimoto K, Hirano N, Toyoshima H, et al. Mutations of the p53 gene in myelodysplastic syndrome (MDS) and MDS-derived leukemia. *Blood*. 1993;81:3022-3026.
41. Vardiman JW. Hematopathological concepts and controversies in the diagnosis and classification of myelodysplastic syndromes. *Hematology Am Soc Hematol Educ Program*. 2006:199-204.
42. Bowen D, Culligan D, Jowitt S, et al. Guidelines for the diagnosis and therapy of adult myelodysplastic syndromes. *Br J Haematol*. 2003;120:187-200.
43. Kennedy GA, Kay TD, Johnson DW, et al. Neutrophil dysplasia characterised by a pseudo-Pelger-Huet anomaly occurring with the use of mycophenolate mofetil and ganciclovir following renal transplantation: a report of five cases. *Pathology*. 2002;34:263-266.
44. Brunning R, Mckenna R, eds. *Tumors of the Bone Marrow. Atlas of Tumor Pathology*. Washington DC: Armed Forces Institute of Pathology; 1994.
45. Hasle H, Niemeyer CM, Chessells JM, et al. A pediatric approach to the WHO classification of myelodysplastic and myeloproliferative diseases. *Leukemia*. 2003;17:277-282.
46. Kelly LM, Gilliland DG. Genetics of myeloid leukemias. *Annu Rev Genomics Hum Genet*. 2002;3:179-198.

第44章

骨髓增生异常综合征

David R. Head, Katherine S. Hamilton

章节目录

20世纪初学者们首次认识到骨髓增生异常综合征（MDS）是一组复杂的疾病，主要表现为骨髓衰竭、外周血细胞减少和骨髓细胞的发育异常，并且目前的医学知识无法解释。MDS主要影响老年人，但可发生在任何年龄；MDS相关疾病在儿童髓系肿瘤中高达15%[1]。MDS是一种综合征，它几乎包括多种特异性多样化疾病。然而，即使在21世纪，这种特殊疾病仍然很难解释，并且有时难以区分。MDS取决于继发性疾病的特征，由于对其发病机制缺乏了解，限制了对这一疾病的诊断、分类、预后、预测和制定最佳的个体治疗方案。一些MDS亚型的特点是遗传不稳定性（突变表型），并表现出随着时间而逐渐恶化的遗传学改变和临床疾病，最终成为急性髓系白血病（AML），称为MDS相关的AML（MDR-AML）[1-10]。这些病例一般纳入WHO 2008中的急性髓系白血病伴骨髓增生异常相关改变（AML-MRC）中（见第45章）。伴有突变表型的MDS亚型过去称为白血病前期。一些低级别MDS亚型似乎没有突变表型，其特征是随着时间的推移疾病相对稳定，很少或根本不会进展为MDR-AML。区分这些MDS亚型显然非常重要，因为它们具有不同的临床行为和治疗方案，并且可以加深我们对这些疾病的生物学特征的理解；但是，因为缺乏明确诊断的检测方法，区分这些疾病非常困难。

44.1 发病率

MDS的发病率随着年龄的增长而显著增加，一般在40岁后开始明显上升（图44.1）[1,11-19]。有些MDS（特别是低级别亚型）变化轻微，即使经验丰富的医生也难以诊断。旧文献中，MDS曾经与其他疾病相混淆，如原发性AML伴少量原始细胞，或MDS伴预后良好的细胞遗传学[20]。一些具有发育异常的血细胞减少性疾病是否归类于MDS一直存在分歧（如Pearson综合征和AIDS中的造血细胞增生异常）。在这些情况下，误诊的可能性很大。需要与MDS鉴别的疾病很多（见下文），可能难以确诊。许多老年患者在接受MDS保守支持治疗时并没有得到明确的诊断。学者们对MDS的基本生物学特征在很大程度上仍然不清楚，这导致许多学者

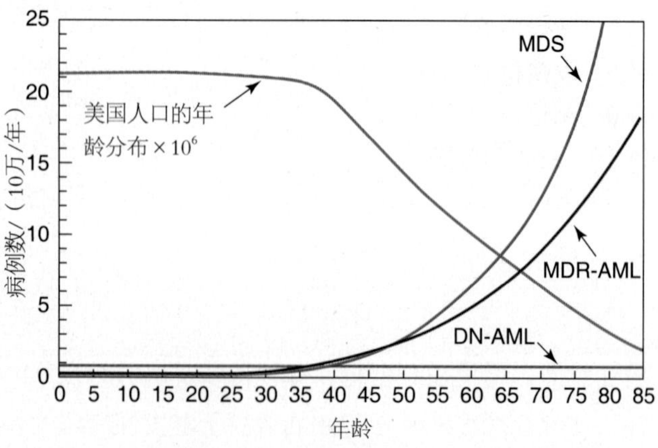

图44.1 高危人群骨髓增生异常综合征（MDS）发病年龄。这些曲线是近似估计。基于人口发病率的数据不足以描述MDS和MDR-AML曲线之间的确切关系。原发性急性髓系白血病（DN-AML）曲线斜率的精确度不确定；一些数据表明，轻微上升的曲线斜率与年龄的增加有关

怀疑MDS是否是真正的肿瘤性疾病。许多国家的癌症流行病学中心没有把MDS记录在案。尽管存在以上因素，MDS的总体发病率明显超过AML[15-19,21]。大约一半AML（包括绝大部分老年AML患者）中，MDS似乎是AML的前体疾病或者是病理遗传学上相关的疾病。对MDS患者的人口学研究表明，10%~40%（估计平均约20%）的MDS患者实际上最终进展为AML[1]。在一些特定区域和国家的研究中，儿童MDS的发病率在每年每10万人中有0.05~0.2例[22-24]。在青少年中，MDS的确切发病率还不肯定，但是很低，接近MDS儿童的发病率。MDS的发病率在70岁时超过每年每10万人中25例或者更高[15-19,22-24]。这些数据表明，MDS发病中位年龄估计在65~70岁。由于老年人口的增加，无论患者的绝对例数还是中位年龄都将上升。MDS常见于男性，男女发病率的比例接近2：1。但MDS的一个亚型（5q-综合征）则多见于老年女性。

44.2 临床特点

MDS的症状和体征通常与单系或多系外周血细胞减少有关：贫血（虚弱、脸色苍白），血小板减少（瘀斑、出血）和中性粒细胞减少（反复感染）[25-28]。偶有患者在例行的外周血检查时发现无症状的血细胞减少，或因为其他原因检查外周血或骨髓时发现原始细胞增多、增生异常的形态学变化或克隆性细胞遗传学异常。

44.3 实验室检查特点

44.3.1 外周血检查参数

MDS患者通常存在贫血，多为正细胞性至轻度大细胞性贫血，偶为小细胞性贫血，还可能显示两种不同的红细胞群：一种是正细胞或小细胞低色素红细胞，另一种是大细胞性红细胞[25,27,28]。评估这些结果时需要查明患者是否有输血史。贫血可能单独存在，或者与中性粒细胞减少或血小板减少并存。少数患者仅有中性粒细胞减少或血小板减少。血细胞减少的严重程度会有所不同。在MDS中网织红细胞计数通常低下，但有时也可能假性升高，这是由于部分患者红细胞碎片保留在血液循环中，而不是红细胞产生增加[29,30]。这种现象可能会导致与溶血性贫血相混淆。

表44.1 骨髓增生异常综合征（MDS）的增生异常形态学特征

	外周血	骨髓
红细胞和红系前体细胞	红细胞大小不等* 双红细胞群 嗜碱点彩 铁粒幼细胞	四叶草核和变型 巨幼细胞改变 多核细胞改变 空泡状前体红细胞 核间桥 核固缩 红系前体细胞的血红蛋白不均匀 Howell-Jolly 小体 PAS阳性前体红细胞 环形铁粒幼细胞，或含大或多个铁颗粒的异常铁粒幼细胞
粒细胞和前体细胞	获得性（假性）Pelger-Huët异常 颗粒减少 过度分叶 环状核	巨幼细胞改变 颗粒减少 MPO缺乏 幼稚前体细胞异常定位[†]核浆发育不平衡 假性Chédiak-Higashi 颗粒
血小板和巨核细胞	大，空泡状，或低颗粒性血小板	小单核的巨核细胞 含多个小核的大巨核细胞 分叶少的巨核细胞 核深染的大巨核细胞

注：*，可能会出现许多异常的形式，包括卵形红细胞、椭圆形红细胞、泪滴状红细胞、靶形红细胞和红细胞碎片。

[†]，在正常骨髓中，不成熟的髓系前体细胞均位于骨小梁旁和血管旁。在MDS，它们可能会异常定位于骨髓腔的中央，因此称为“未成熟前体细胞异常定位”。这种现象没有完全特异性，如在再生障碍性贫血后的骨髓增生中也可以见到。

44.3.2 外周血和骨髓的镜下特点

在MDS中，虽然外周血细胞减少，但骨髓通常是增生活跃甚至完全被细胞所充填[31-34]。在较少见的病例中，骨髓增生正常，极少部分病例也可增生低下。MDS的名称来自一组少见的骨髓和外周血中造血细胞的增生异常形态学特征（表44.1，图44.2~44.4）。在外周血成熟细胞中最容易观察到有些MDS的特征，如大的或有异常颗粒的血小板、嗜碱点彩红细胞和畸形红细胞。MDS的其他特征见于前体细胞，在骨髓标本最明显；但是不成熟的造血前体细胞（有核红细胞、幼稚粒细胞、巨核细胞核、单个核的巨核细胞）也常见于外周血并且可有同样的异常形态。MDS的形态学异常非常特殊，但大多数都不是MDS所特有，也没有诊断特异性，不是诊断MDS的必需条件，因为在一些明确诊断的MDS病例中并没有异型形态学特征。不过，形态学异型通常有助于确诊MDS。MDS中常见红系过度增生。在高级别MDS中，骨髓原始细胞增多，在外周循环中常有原始细胞。原始细胞通常是粒细胞系，但也可以是其他细胞系，包括单核原始细胞和巨核原始细胞。同样，从MDS转化为AML时，也可有多种类型的骨髓原始细胞出现。有些MDS和MDR-AML病例中会有混合类型的原始细胞。较轻微的异型特征也可见于非MDS患者。学者们曾经试图将MDS中异型特征进行量化研究；然而，经验丰富的专家都认为，在骨髓样本存在显著异型性时，对异型特征的量化研究必然存在观察者之间的差异，主要有以下几个原因：有些异型增生的变化非常细微，观察者的经验和人体变量等因素造成对特定异型增生特征的不同解释和主观加权（如前体红细胞的嗜碱点彩和核间桥的意义），以及采样的变异。WHO分类标准建议，如果在某一细胞系中10%细胞具有异型特征就被认为有意义[2,9]。这一指导原则应结合上文所述的原因进行评价。

Auer小体也在MDS患者中有过描述[2,9,35,36]。鉴于历

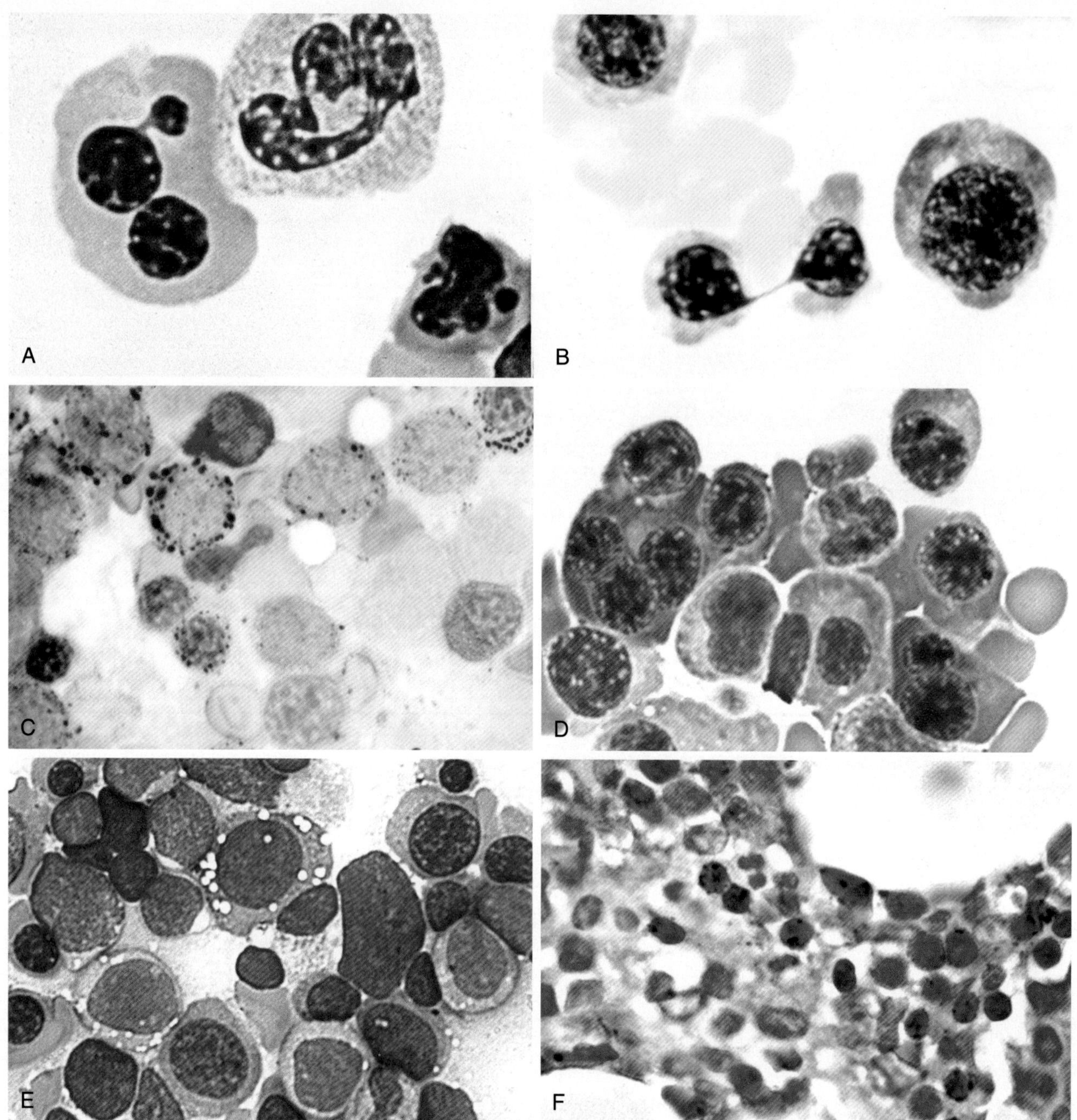

图44.2 骨髓增生异常综合征（MDS）骨髓穿刺涂片中前体红细胞的发育异常特征。A. 前体红细胞的异常核分叶。B. 红细胞前体的核间桥（注意到桥基的尖核）。C. PAS染色阳性红系原始细胞（注意到在未成熟前体细胞中的粗颗粒阳性和较成熟前体细胞中较细小颗粒阳性）。D. 红细胞前体的多核化和巨幼细胞变化。E. 原红细胞的胞质空泡。F. 环形铁粒幼细胞（普鲁士蓝染色）

史上有对MDS和低原始细胞计数AML的混淆〔后者往往有t（8；21），通常还有Auer小体〕，并且很难准确区分MDS和MDR-AML，在阅读文献时必须认真[20]。Auer小体在MDS中少见。在法国-美国-英国（FAB）MDS分类法中，Auer小体曾被作为将MDS病例升级为难治性贫血伴原始细胞过多（RAEB-T）白血病转化的一个特征。WHO的MDS分类中删去了RAEB-T，但有Auer小体的MDS病例升级为RAEB-2的标准（见下文）[29,37]。Auer小体在分类中的作用受到质疑[38]。

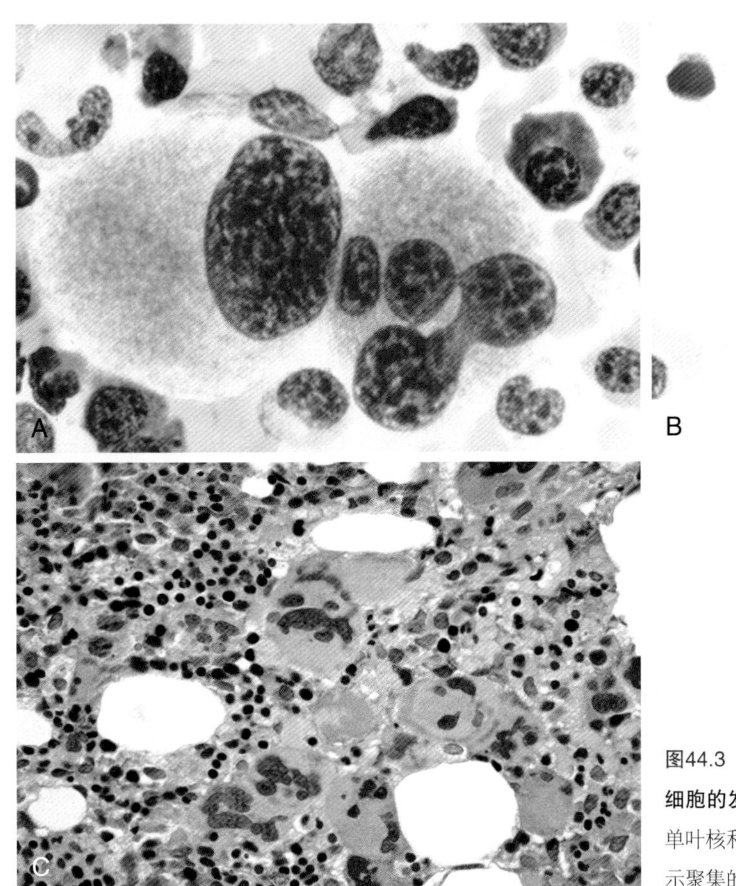

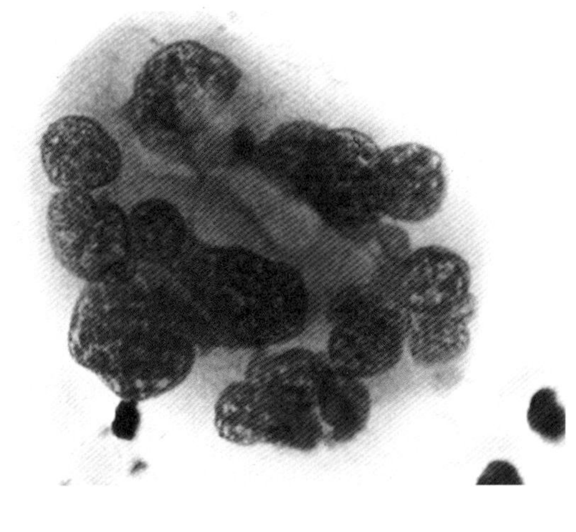

图44.3 骨髓增生异常综合征（MDS）骨髓穿刺涂片和活检中巨核细胞的发育异常特征。 A. 骨髓穿刺涂片显示细胞核异常特征包括单叶核和多个独立的小核。B. 多分叶巨核细胞核。C. 骨髓活检显示聚集的发育异常巨核细胞

表44.2 **骨髓增生异常综合征（MDS）的细胞遗传学异常**

- 染色体的获得或缺失
  - −7，7q−
  - 5q−，−5
  - +8
  - +21，−21
  - 17p−，−17
  - −20，20q−
  - 11q−，+11
  - −Y
  - 9q−
  - +6
  - 12p−
  - 13q−
- 不常见的易位和倒置
  - t（3；3）（q21；q26），inv（3）（q21q26），t（3；21）（q26；q22）和其他3q21 和3q26 转位
  - t（1；7）（p11；p11）
  - t（2；11）（p21；q23）
  - t（11；16）（q23；p13）
  - i（17）q，17p不平衡和双中心性转位
- 造血干细胞的任何获得性克隆性细胞遗传学异常，不包括原发性急性髓系白血病（DN-AML）特有的易位*
- 复杂的细胞遗传学异常（多个细胞遗传学异常，不包括DN-AML特有的异常）

注：*，DN-AML的常见易位：t（15；17），t（8；21），inv（16）或t（16；16），t（9；11），t（11；19），t（11；17），t（8；16），t（1；22）。

44.3.3 髓外表现

粒细胞肉瘤（绿色瘤）在MDS患者中偶有报道。由于区别MDS和AML较为困难，一些病例的报道值得商榷。器官增大和皮肤浸润（包括Sweet综合征）在MDS中也有过描述[39,40]。鉴于目前在旧文献中有些MDS现已被归类为骨髓增生异常/骨髓增殖性肿瘤（MDS/MPN）和低原始细胞计数的AML，而组织浸润和器官增大也常常出现在这些情况下，所以对上述报道都必须谨慎做出评价[20]。然而，在少数明确的MDS病例中确实存在组织的髓系细胞浸润。在这种情况下，如果组织的髓系细胞浸润主要由原始细胞组成，则应诊断为进展到MDR-AML。

44.3.4 细胞遗传学异常

MDS具有重复性克隆性细胞遗传学异常、非重复性克隆性细胞遗传学异常以及多个复杂的细胞遗传学异常（表44.2）[9,41–43]。在MDS明确的遗传学异常中，大部分是大段染色体的缺失或获得，以−7、5q−或−5和+8为常见。这些缺失可能代表了一部分隐匿的不平衡易

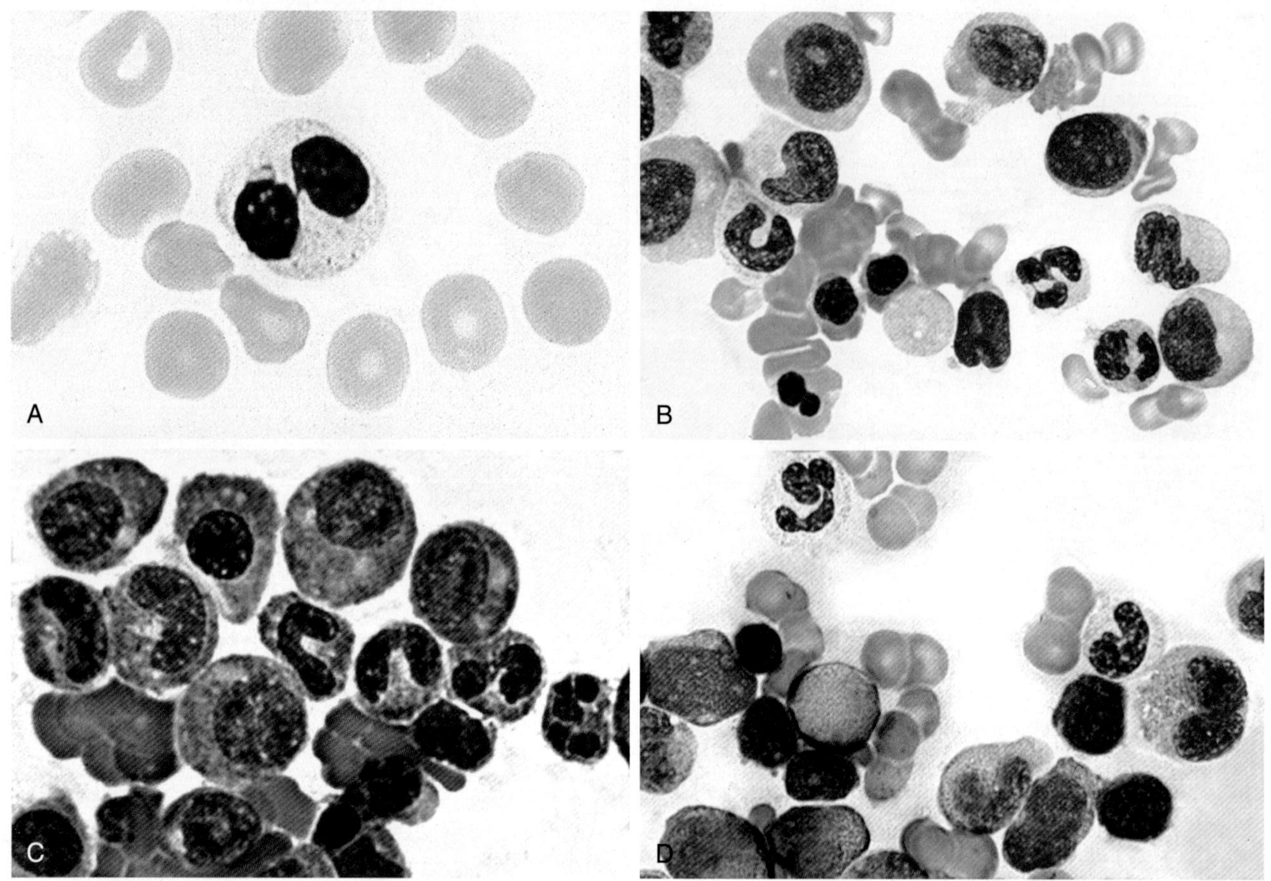

图44.4 骨髓增生异常综合征（MDS）外周血和骨髓穿刺涂片中粒细胞的发育异常特征。A. 在外周血涂片中颗粒减少和假Pelger–Huët细胞伴双叶核。B和C. 粒细胞发育不平衡（B）和巨幼细胞改变，包括在骨髓穿刺涂片中的少分叶核（C）。D. 骨髓穿刺涂片中MPO阴性粒细胞（黄色为阳性）（MPO染色，Giemsa复染）

位[44]。可以推测，这些细胞遗传学异常会引起相关基因功能的缺失或获得，但所涉及基因的功能大多数不明。其他少见的染色体易位在MDS中也有发现但少见。需要强调的是，所有这些细胞遗传学异常似乎都是继发的，60%的患者在最初诊断时细胞遗传学正常，这些细胞遗传学异常可随着时间的推移和疾病的进展消失或出现[4,5]。MDS与MDR–AML有着共同的细胞遗传学异常。重要的是，如果有DN–AML特有的细胞遗传学异常（见表44.2的第一个脚注）应诊断为AML而不是MDS；如果患者有临床症状，无论骨髓或外周血液中原始细胞计数是多少，这些病例都应该诊断为DN–AML[20]。

44.3.5 其他生物学异常和评估

44.3.5.1 克隆性

克隆性造血是MDS的一个标志[41–43,45,46]。在进展为AML的MDS亚型中，克隆性造血涉及所有三系的髓系前体细胞（红系、粒系、巨核系）。包括Lyon假说和数字信息化细胞遗传学异常的细胞遗传学FISH检测在内的研究证实了上述现象。Lyon假说即碱基测试（based test），对女性使用葡萄糖–6–磷酸脱氢酶和女性雄性激素受体进行基因分析。

44.3.5.2 造血细胞功能丧失

有报道发现MDS患者丧失造血干细胞的多种功能（或功能异常）。有些特征，如在前体中性粒细胞中MPO功能的丧失或者红系前体细胞中铁在线粒体中的累积（环形铁粒幼细胞）可能有一定的诊断价值[32]。其他特征如中性粒细胞杀菌能力的丧失[47-49]、红细胞获得性丙酮酸激酶缺乏[50,51]、获得性血红蛋白H病[52]或血小板止血功能的丧失[53]，都有一定的临床意义。还有些变化如阵发性睡眠性血红蛋白尿、Ham试验阳性[54]、假性网织红细胞增多[29,30]、血红蛋白F增加[55]或血型抗原表达的变化[56]，这些特征造成临床表现的混乱，并可能导致错误诊断（见44.6"鉴别诊断"）。有些实验室检查的异常可能是临床上非常重要的发现，如溶血。造成这些持续性功能丢失的原因目前尚不清楚，它们可能是随机的突变表型或原因不明的转录时表基因沉默的结果。对于大多数异常发现，很难确定它们在MDS疾病进展过程中的作用。

44.3.5.3 流式细胞学分析

流式细胞学在MDS诊断中的潜在用途一直是学者们研究的重点（见第5章）[57-63]。用多种抗体组合分析造血细胞时，常可在MDS患者骨髓标本发现髓系、单核系和红系前体细胞的异常成熟。这种方法需要使用多种抗体以确保高灵敏度，也能提供MDS发育异常的形态学变化与异常表型之间的相关性。MDS中造血前体细胞也可表现出谱系异常抗原的表达。应该指出，目前只有有限的资料证明流式细胞学在MDS鉴别诊断中的作用。同样的异常细胞表型变化可以在一些患者化疗后骨髓恢复时期或应用生长因子刺激后出现，而许多疑有MDS的患者都做这种治疗。如果使用更多抗体和更先进的多色流式细胞仪，在诊断MDS时的优势是显而易见的。基于这些原因，流式细胞学在MDS的诊断中可以作为辅助资料而不具有诊断性。今后随着更多经验的获得和更先进仪器的广泛使用，流式细胞学分析的价值可能会有所改变。

最后，流式细胞学可以有效地定量和定性MDS中的原始造血细胞，但有几个注意事项。第一，低颗粒中性粒细胞可能会被置于一个典型的原始细胞显示区域，这是因为侧向散射光的降低（低颗粒），从而导致了对原始细胞计数的错误高估。第二，临床样本的制备过程中通常包括溶解红细胞（去除成熟的红细胞）；但是，这一步骤也去除了大部分有核红细胞，从而使原始细胞计数时因为分母（基数细胞）的降低而使原始细胞计数增加。第三，流式细胞学分析的样品可能会被外周血稀释，从而导致对骨髓原始细胞计数的低估。基于这些原因，结合流式细胞学分析结果与形态学的发现对定量原始细胞是至关重要的。

44.3.5.4 细胞凋亡和细胞周期分析

许多报道描述，与骨髓对照样本相比，使用各种检测方法可以检测到MDS患者体外细胞凋亡的增加，如MDS骨髓中DNA的变性可以比对照组提前几个小时[64-66]。这些观察结果的意义是不确定的。细胞凋亡也许会影响骨髓的大部分细胞（＞50%），但尿酸水平（体内细胞死亡和退化的一种产物）在MDS中并没有增加。在体外研究中明显的DNA梯状带表明骨髓中实际的细胞死亡可能是骨髓细胞被从它的正常环境中除去而不是死在其中。但奇怪的是，在一些MDS患者中，抗凋亡蛋白质BCL2是过度表达的[67]。细胞周期分析，主要是基于DNA含量的体外研究发现在一些MDS患者中S期和G_2期的细胞增加[64,66,68,69]。这些研究结果对发病机制的影响将在下文讨论。其在目前的研究中并没有得到一致的认可，也未用于MDS诊断。

44.3.5.5 分子生物学异常

如何启动MDS的遗传变化目前尚不为人所知。然而，学者们已经确定了一些在MDS开始后可能有助于从MDS进展为MDR-AML的获得性突变。这些突变包括*NRAS*、*CSF1R*（C-FMS）和*FLT3*基因激活突变和KIT的过度表达（这些突变均能驱动造血祖细胞增殖），以及EVI1失调（竞争性阻止GATA1 DNA的结合，从而干扰造血祖细胞的分化）[70-76]。学者们已经发现在MDS早期发生的分子生物学变化，但目前还不清楚这些变化在MDS进展方面的作用。*TP53*可能存在突变，尤其是在治疗相关的MDS中。在17P-MDS中丢失一个*TP53*等位基因可能会导致病情恶化[77,78]。CSF3（G-CSF受体）的受体突变与Kostmann综合征（严重的先天性中性白细胞减少症）进展为MDS或AML相关[79]。*BCL2*基因在一些MDS的病例中过度表达，但没有突变[67]。膜泵MDR1在许多MDS患者中过度表达并具有功能性，尤其在那些与治疗相关的MDS和MDR-AML中，它可能促使这些患者对化疗产生耐药性[80]。*CDKN2B*（*p15*）基因甲基化引起基因表达沉默，而且可能导致病情恶化[81]。在某些MDS患者中可见端粒缩短，这种变化可能导致其进展为AML[82-84]。

44.4 诊断

因为发病机制不明和没有特异性诊断方法，使得MDS的诊断变得复杂。通常只是观察疾病过程中发生的继发于潜在疾病的一些特点，这些特点既不敏感，也不具特异性。由于这些限制以及许多临床疾病都与MDS相似，临床表现和病理发现的相互关系对准确诊断至关重要。鉴于有这些不明确之处，有时治疗方面的考虑也可能会影响疾病的诊断。由于MDS的唯一根治性治疗是异体造血干细胞移植，治疗的目标（和诊断意义）因年龄而异。在老年人中无法耐受异体移植的病例，治疗的目标往往是支持或有限的非治愈性干预治疗（如低甲基化的药物、细胞毒性化疗）；如果患者仅需要接受支持治疗，不一定需要MDS的特异性诊断。如果患者年龄小于60岁并考虑异体骨髓移植作为一种治疗选择，准确诊断和分类是非常关键和必要的。推荐的MDS诊断基本标准见表44.3[85]。

应用这些诊断标准时必须结合患者的临床背景，因为许多这些异常表现也可出现在其他疾病中。这些异常的临床症状应至少存在几个星期。由各种原因引起的骨髓再障的恢复可能会使骨髓原始细胞计数一过性超过5%。骨髓中克隆性细胞遗传学异常在很多疾病中可能是暂时的，如某些先天性骨髓衰竭综合征、再生障碍性贫血和营养缺乏（叶酸，维生素B_{12}）[86-89]。低原始细胞的AML可能与MDS相似，原始细胞计数可能在5%~20%之间，但具有DN-AML的细胞遗传学异常特征（见表44.2的第一个脚注）[20]。近期接受化疗可能会导致巨幼细胞变或其他异型细胞，这种情况下临床意义不大。

表44.3 骨髓增生异常综合征（MDS）的最低诊断标准

- 缺乏DN-AML的遗传学异常*
- 至少有以下两项：
  - 持续不明原因的贫血、中性粒白细胞减少症或血小板减少症
  - 红系、粒系、巨核系或血小板系具有异型形态学（至少有两个细胞系，但RCUD、RARS的5q-综合征除外）†
  - 造血细胞获得性持续性克隆性细胞遗传学异常
  - 原始细胞计数增加（≥5%骨髓细胞）

注：*，t（15；17），t（8；21），inv（16）或t（16；16），t（9；11），t（11；19），t（11；17），t（8；16），t（1；22）。

†，根据定义，难治性血细胞减少伴单系发育异常（RCUD）和难治性贫血伴环状铁粒幼红细胞（RARS）存在单系发育异常，5q-综合征可能有单系发育异常。

在评价可疑MDS病例时，最基本的检查是全血细胞计数和分类计数以及外周血涂片检查、Wright-Giemsa染色的骨髓穿刺涂片、HE染色的骨髓活检切片、骨髓穿刺涂片或骨髓小粒切片的铁染色、流式细胞仪的评估（如果形态学检查发现原始细胞增多，用流式细胞仪进一步鉴定原始细胞）和细胞遗传学分析（包括MDS常见的异常核型分析和FISH分析）。在骨髓活检标本中不应该进行铁染色，因为脱钙会导致标本中铁的流失；环形铁粒幼细胞检测最好用骨髓穿刺涂片。其他的检查也可能有助于诊断。骨髓穿刺涂片PAS染色可显示红细胞前体的异常。MPO染色可发现MPO阴性成熟粒细胞。网状纤维染色可显示骨髓穿刺无法抽吸到骨髓的网状纤维化。在某些特定临床情况下，其他的检查如维生素B_{12}、叶酸、维生素B_6水平和铜含量也对诊断有帮助。

前面提到的其他检查在MDS诊断中的作用，但这些检查不是找不到接收标本的实验室就是无法得到临床验证，或检出的一些异常表现在MDS中并不常见，因此限制了这些检查在MDS诊断中的应用。如用其他有别于细胞遗传学的方法证明骨髓细胞的克隆性增殖可以帮助评估潜在的MDS患者，但一般临床实验室中没有条件设立这样的实验。阵发性睡眠性血红蛋白尿样的异常、中性粒细胞杀伤能力不足、血小板功能异常以及其他获得性造血细胞功能异常都可出现在MDS中，但大部分都比较罕见。这些较新的支持MDS诊断的检查通常只有少数实验室可以进行或在有特定的临床结果后才进行。

44.5 分类

44.5.1 骨髓增生异常综合征（MDS）相关疾病与原发性急性髓系白血病（DN-AML）

在临床实践中，急性骨髓增殖性疾病中最关键的鉴别诊断可能令人惊奇，它不是MDS与AML的区分，而

是区分骨髓增生异常相关疾病（MDS和MDR-AML）与原发性急性髓系白血病（DN-AML，WHO分类称为“AML伴重现性遗传学异常”）[129]。目前，高级别MDS和MDR-AML的治疗常常是相似的，治疗方法包括低甲基化剂和化疗，而造血干细胞移植是唯一有治愈可能的选择。对MDS和MDR-AML采取强化疗可导致长期危及生命的血细胞减少和后续并发症，而对总生存率的影响一般不大。相比之下，采取细胞毒性强化疗可以使DN-AML得到长期完全缓解，而且DN-AML患者往往比MDS相关疾病患者更能耐受化疗。目前DN-AML与MDS、MDR-AML的区分是基于病史和临床表现、细胞遗传学和分子遗传学、形态学（发育异常背景）；如果这些表现还是不能区分，则取决于患者的年龄（图44.1）。希望我们能深入理解这些疾病，总结出更客观的方法来区别这些疾病。

44.5.2 骨髓增生异常综合征（MDS）的不同阶段

低级别MDS在临床表现和遗传学方面都相对稳定，没有或极少进展为高级别 MDS或者AML[90]。而其他MDS病例似乎有突变表型，特点是具有进展性和复杂的遗传学异常，倾向于进展为更高级别MDS和MDR-AML[4,5]。因此，MDS相关疾病可分为三期：低级别MDS（非进展亚型）、高级别MDS和MDR-AML。这些阶段表现出不同的生物学特性并有不同的临床结局。

44.5.2.1 低级别与高级别骨髓增生异常综合征（MDS）的区别

低级别和高级别MDS的不同点包括中位生存期（分别为6~8年或更长久和6~30个月）、MDR-AML的进展率（分别为0~10%和25%~60%）、异型形态的细胞系（低级别MDS为单系发育异常）、外周血髓系原始细胞计数（低级别MDS中＜1%）和骨髓中原始细胞计数（低级别MDS＜5%）[2,7-10,26,37,91-94]。很明显，这些差异体现了疾病的生物学过程不同，但这些差异的原因还不了解。因此，低级别和高级别MDS的区分依据是骨髓和外周血中原始细胞计数以及异型增生累及的细胞系。MDS的进一步分类标准将随着我们对MDS生物学认识的提高而不断修订。

44.5.2.2 高级别骨髓增生异常综合征（MDS）与MDS相关的急性髓系白血病（MDR-AML）的区别

如前所述，高级别MDS和MDR-AML之间的区别通常不像区分MDS相关的疾病和DN-AML那么重要。区分后两者可以确定综合治疗方向。但是，高级别MDS和MDR-AML间也存在生物学差异并且治疗方案也有所不同。从历史上看，高级别MDS和MDR-AML之间的区别是基于骨髓原始细胞计数；如果超过30%阈值就诊断为AML。这个阈值也被FAB分类接受，如果MDS的骨髓原始细胞计数是20%~30%就诊断为RAEB-T[37]。在WHO 2001中，区分MDS与MDR-AML的骨髓原始细胞计数下调为20%，RAEB-T的诊断类别被淘汰[2]；WHO 2008保留了这种修订[9,10]。这个标准变化在文献描述中的讨论和分歧主要是因为仅用原始细胞计数这个单一指标来区分MDR-AML与MDS[3,95,96,97]。

另一种区别方法根据MDS与AML的疾病特点不同。MDS是一种骨髓衰竭综合征，可有无效造血，而AML的特点是原始细胞增殖失控。原始细胞核形态本身并不表明细胞增殖；相反，它只是提示DNA从组蛋白解离（分散染色质），也可以发生在DNA复制之外的情况下。在转基因小鼠模型中敲除组蛋白脱乙酰基酶会产生原始细胞核形态但没有细胞增殖[98,99]。MDS中分散的（“原始细胞样的”）染色质常伴有成熟细胞质（核浆不同步），这种现象不符合细胞增殖。在这些背景下，某些MDS患者的原始细胞计数达20%~30%，但生物学行为依然类似MDS，以骨髓衰竭和血细胞减少为主；而其他患者的生物学行为却类似AML，原始细胞迅速增殖。这种区分方法有一定的临床用途，因为AML的主要治疗方法仍然是使用阻止细胞增殖的细胞毒性化疗药物。以骨髓衰竭为特征的疾病（如MDS）不可能对细胞毒化疗有良好效果，但对AML却可能有效。单独一次骨髓检查或许不能可靠地区别骨髓增殖或骨髓衰竭，但连续骨髓检查却可能有效地区别它们（图44.5）。如果骨髓原始细胞计数保持稳定或随着时间缓慢上升以至于超过阈值（无论20%或30%），但原有的疾病过程并没有改变，这表明疾病是一种持续性MDS，即使原始细胞计数最终超过30%也是如此。如果原始细胞计数突然增加，疾病进程就转化为增殖状态——MDR-AML。单独一次在外周血或骨髓中观测到较多原始细胞就能可

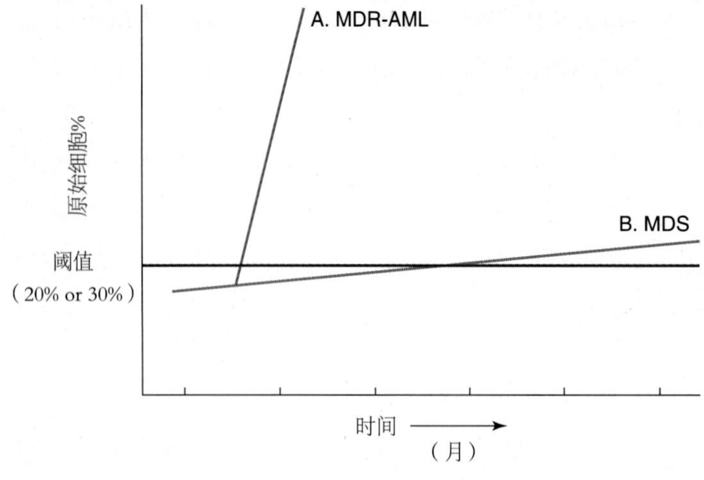

图44.5 骨髓增生异常综合征（MDS）中原始细胞随着时间而进展。如果在骨髓原始细胞计数迅速上升（A），疾病已经转化为MDR-AML。相反，如果原始细胞计数在数月中缓慢上升（B）超过人为规定的阈值（无论20%或30%），应考虑为持续性MDS。如果单独一次观察到原始细胞计数很高，则应该判断为MDR-AML转化

靠地判定疾病向AML进展，尽管患者有MDS的特征或MDS病史。

44.5.3 WHO分类

1976年和1982年，FAB工作组提议将以前混乱的MDS命名予以标准化[3,37,97,100]，并将MDS分为五大类：难治性贫血（RA）、难治性贫血伴环形铁粒幼红细胞（RARS）、难治性贫血伴原始细胞增多（RAEB）、难治性贫血伴原始细胞增多的转化型（RAEB-T）和慢性粒-单核细胞白血病（CMML）。FAB分类用标准化报告来整合这些疾病的相关信息，从而可以采取标准化方法比较患者的治疗方案。FAB分类的后续修订被纳入WHO 2001中[2]。上述改变经过适当修改，保留在WHO 2008中（表44.4）。在WHO 2008中[7-10,91-94,101]CMML仍然属于骨髓增生异常/骨髓增殖性肿瘤（MDS/MPN）组。（在临床实践中，这组疾病经常被进一步分类，外周血白细胞计数低的病例按MDS亚类进行治疗，而不是按增殖性疾病来治疗。）5q-综合征仍然是一个独特的疾病实体。用于区分MDS与MDR-AML的原始细胞计数阈值仍为20%（见上文讨论）。FAB分类法中不合逻辑的部分是将红系原始细胞排除在原始细胞计数之外，只有当红系原始细胞在骨髓中超过50%时才被作为区分MDS与MDR-AML的条件。目前MDS的分类中已不使用这一规则。使用这条规则可以导致一些骨髓原始细胞计数<5%患者被误诊为AML。强烈建议不要使用规则。MDS和低原始细胞计数的DN-AML之间的区别被保留下来。单一红系发育异常和单系血细胞减少的RARS也予以保留。WHO 2001分类标准中难治性贫血已经被归

表44.4 WHO分类中骨髓增生异常综合征（MDS）分类

分类	特征
难治性血细胞减少伴单系发育异常（RCUD）	单系或两系血细胞减少，单系发育异常，骨髓原始细胞<5%，外周原始细胞<1%
难治性贫血伴环形铁粒幼细胞（RARS）	贫血，仅红系发育异常，骨髓原始细胞<5%，骨髓环形铁粒幼细胞≥15%，无外周原始细胞
难治性血细胞减少伴多系发育异常（RCMD）	血细胞减少，多系发育异常，外周原始细胞<1%，骨髓原始细胞<5%，无Auer小体，无外周单核细胞增多（<1000/μl）*
难治性贫血伴原始细胞增多（RAEB-1，RAEB-2）	血细胞减少，无外周单核细胞增多（<1000/μL）*，单系或多系发育异常 RAEB-1：外周原始细胞<5%，骨髓原始细胞5%~9%，无Auer小体 RAEB-2：外周原始细胞5%~19%，骨髓原始细胞10%~19%，有或无Auer小体
MDS伴孤立del（5q）染色体异常（5q-综合征）	贫血，血小板通常正常或增高，骨髓原始细胞<5%，外周原始细胞<1%，巨核细胞呈分叶核减少或单核并且数量正常或增多，细胞遗传学异常仅有del（5q），无Auer小体
MDS-未分类（MDS-U）	血细胞减少，无Auer小体，外周原始细胞≤1%，任何系发育异常<10%，骨髓原始细胞<5%，有MDS特征性细胞遗传学异常
儿童的难治性血细胞减少（RCC；暂定分类）	血细胞减少，多系细胞发育异常，骨髓原始细胞<5%，外周原始细胞<2%
治疗相关的MDS†	导致交联的DNA损伤（烷化剂、铂类衍生物、亚硝基脲类）或放射治疗造成的MDS的任何亚型

注：*，≥1000单核细胞/μl，提示慢性髓系白血病（CML）的诊断，其中可能有类似的特征。

†，WHO分类中纳入急性髓系白血病（AML）而不是MDS，并与治疗相关的AML合并。

入一个新的类别：难治性血细胞减少伴单系发育异常（RCUD）。RCUD包括单系贫血、粒细胞减少或血小板减少症或任何两系细胞减少的组合但只有单一细胞系发育异常。WHO 2001建立的难治性血细胞减少伴多系发育异常（RCMD）得以保留。最后，WHO 2008的主要变动是引入一个单独类别，原始细胞计数不足以诊断RAEB的儿童MDS；这个新增类别称为儿童难治性血细胞减少（RCC）。

44.5.3.1 难治性血细胞减少伴单系发育异常

在WHO 2008中难治性贫血（RA）与难治性中性粒细胞减少（RN）及难治性血小板减少（RT）一起被归入难治性血细胞减少伴单系发育异常（RCUD）[91]，在旧分类中属于骨髓增生异常综合征-未分类（MDS-U）组[2]。RCUD的定义为单系或双系血细胞减少伴单系发育异常。多系发育异常属于RCMD。全血细胞减少伴单系发育异常属于MDS-U组。RA的定义基本上与FAB分类中的最初定义相同[37]，但是在临床实践中多年来一直没有严格遵循这些标准，常常将多系发育异常和全血细胞减少归入RA。此外，临床上通常将单系的白细胞减少和血小板减少包括在RA中。在WHO 2008中重申了单系发育异常的重要性，并用RCMD和MDS-U来应对那些骨髓原始细胞计数较低的疾病。如果严格遵循这些诊断标准，RA具有惰性临床过程，平均生存期5.5~6年，≤1%病例进展为白血病，在一些研究中生存率接近年龄匹配对照组[26,90,102,103]。RN和RT的生存资料目前不太清楚[104]。高达50%的RCUD患者往往只有简单的细胞遗传学异常，如孤立的-7、5q-或+8。但这些都不是RCUD特有的细胞遗传学异常。由于MDS形态学发育异常及血细胞减少的多样性（见“44.4 诊断”），这些特点提示RA与突变表型MDS无关。这种低级别（非突变表型）疾病似乎表现为非侵袭性，与RARS和5q-综合征类似（下文讨论）[103]；然而，少数患者的疾病自然进程类似RCMD（只是由于发育异常的表现多样以及最初表现似乎是单系疾病）。这种模式可以解释少数RA病例其他方面似乎是低级别、非进展性过程，但逐步进展为RAEB和MDR-AML。可惜目前除了随访之外我们无法区分和发现那些有进展倾向的病例。RCUD一般采用支持治疗，但是如果能够区分并发现那些有进展性倾向的隐匿性亚型，则应该采取更强的治疗方案。

44.5.3.2 难治性贫血伴环形铁粒幼红细胞

难治性贫血伴环形铁粒幼红细胞（RARS）除了有≥15%环形铁粒幼细胞之外，RARS与RA的RCUD亚型相似[2,92]。在RARS患者中，外周血中经常有双峰红细胞分布，即正细胞或小细胞低色素群和大细胞群[37]。在FAB分类、WHO 2001和WHO 2008中，都强调RARS的单纯贫血和红细胞单系发育异常。这些单系标准限定了RARS的特征：其预后类似RA的RCUD亚型，包括生存率接近年龄匹配对照组和AML进展率非常低（1%~2%）[8,90,102,103]。与RA相同，大多数RARS病例没有突变表型，符合隐匿性RCMD伴环形铁粒幼细胞（少数病例会随着时间而进展）。与RA一样，我们无法从非突变表型的低级别病例中区分出具有潜在进展能力的RARS病例。

44.5.3.3 难治性血细胞减少伴多系发育异常

WHO 2001中增加了难治性血细胞减少伴多系发育异常（RCMD），并在WHO 2008继续保留[2,8]，以适用于具有外周血或骨髓原始细胞计数低、类似RA或RARS的MDS病例但同时却有多系发育异常伴单系或多系细胞减少。在FAB分类中通常将这类病例归类为RA，但是这类病变具有多系增生异常却没有制定合适的诊断类别[37,100]；然而，这类病例的预后比单系增生异常的RA差得多[90,105]。增加RCMD后，可以证实RA和RARS这样的单纯贫血和单系发育异常的疾病具有良好的预后[90,102,103,106-108]。因此，在单纯贫血中若有巨核细胞系发育异常或者伴粒细胞系发育异常时应诊断为RCMD，而不是RA。RCMD预后处于中间，平均生存期2.5~3年，10%~11%进展为MDR-AML[90,102,103]。细胞遗传学异常（约50%患者）往往比RA或RARS更复杂[102,109]。这些异常的细胞遗传学并非是RCMD特有。环形铁粒幼细胞可见于RCMD中。WHO 2008中删除了RCMD伴环形铁粒幼细胞这一诊断。

44.5.3.4 难治性贫血伴原始细胞增多

难治性贫血伴原始细胞增多（RAEB）的定义在WHO 2001和WHO 2008中相同，也与FAB分类相似[2,10]。RAEB表现为血细胞减少、形态学发育异常、程度不等的细胞遗传学异常以及骨髓原始细胞计数

5%~19%[372]。采用国际预后评分系统（IPSS）（见下文）对MDS生存率的分析表明，骨髓原始细胞计数对生存率存在着显著影响，因此，WHO 2001中根据骨髓原始细胞计数将RAEB分为RAEB-1（5%~9%）和RAEB-2（10%~19%）[90,105,106,109]。外周血原始细胞5%~19%或存在Auer小体也可诊断为RAEB-2[2,10]。像RCMD一样，RAEB中克隆性细胞遗传学异常要比RA和RARS更多见，而且往往更复杂，但均非RAEB特有。

44.5.3.5 MDS伴单纯5q-综合征

单纯5q-相关的MDS是一个预后良好的独立MDS亚型[2,93,102,103,107,110]。这一疾病在WHO 2001和WHO 2008中相同。患者多有大细胞性贫血伴巨幼红细胞样变、血小板正常或增加、单个核或小单核或多核巨核细胞、正常外周血粒细胞及血细胞计数。还可能存在环形铁粒幼细胞。通常骨髓中原始细胞计数小于5%。不同于多数的MDS，大多数5q-综合征患者是老年女性，男女比例为1∶2，女性占多数。

这类MDS的生存率很高，与正常同龄人很接近，进展为高级别疾病的概率非常低[90,102,103]。与RA和RARS相似，大多5q-综合征患者没有突变表型，仅有少数病例的临床表现类似于RCMD。这些病例只有长期随访才会发现。需应用严格的标准来定义5q-综合征；粒细胞形态应该是正常的，除了5q-以外的不能有任何克隆性细胞遗传学异常。

44.5.3.6 骨髓增生异常综合征-未分类（MDS-U）

WHO 2001已有骨髓增生异常综合征-未分类（MDS-U），用于诊断那些不能包括在特定类别的疾病，尤其是RA和RARS[9,94]。WHO 2008对MDS-U进行了全面修订，适用于不能满足特定类别诊断标准的以下三个特定情况[94]：①其他方面能归入RCUD但外周血中原始细胞≥1%；②其他方面能归入RCUD但全血细胞减少；③具有典型MDS的血细胞减少和细胞遗传学异常但缺乏至少一系发育异常的证据。很明显MDS-U包括多种不同亚型，只是由于缺乏敏感而特异的MDS诊断方法而将其合并。

44.5.3.7 儿童骨髓增生异常综合征（MDS）

在成人中发现的一些MDS亚型在儿童却很少见[85]。大多数儿童MDS有多系增生异常，类似RCMD或RAEB，但唐氏综合征相关病例除外。儿童罕见RCUD和RARS，如果考虑儿童RARS必须排除Pearson综合征[111]。儿童不存在5q-综合征，也很少有这种细胞遗传学异常；如果有，则与其他细胞遗传学异常同时存在[112]。20%原始细胞计数阈值作为区分MDS和AML的标准并没有在儿科临床实践中被广泛接受。原始细胞计数在20%~39%范围内的小儿患者，其临床过程往往类似MDS而不是AML，而且常常以血细胞减少为主，而不是以原始细胞增生为主[85]。与成人相比，儿童MDS往往先有其他异常，这些复杂的前驱异常包括化疗或放射治疗、再生障碍性贫血和一些先天性综合征：Fanconi贫血、唐氏综合征、严重的先天性中性粒细胞减少症（Kostmann综合征）、Shwachman-Diamond综合征、先天性角化不良、无巨核细胞性血小板减少症、家族性7号染色单体综合征或5q-、其他家族性MDS和Bloom综合征[113]。从一些先天性综合征演变而来的继发性MDS的临床表现与原发MDS大不相同。如唐氏综合征相关的MDS对细胞毒性化疗有良好的反应，与唐氏综合征相关的AML相似（这两种情况都被归入WHO分类中AML的一个亚型下）[114-116]。Fanconi贫血相关的患者对异体移植前的化疗尤其敏感。由于这些原因，FAB分类和WHO 2001中的MDS分类在儿科临床实践中是不理想的，然而，进展到MDS的各种儿科综合征可以为研究MDS的发病机制提供一些线索，而且儿童MDS的分类也需要与成人MDS的分类相关联。为了达到这些目标，一个工作组提出了儿童MDS的修订分类[85]。这些建议被纳入WHO 2008中的MDS分类，建立了一个新的暂定类别：儿童难治性贫血（RCC）[7,116]。RCC与RCMD相似，但有以下不同：外周血原始细胞＜2%（阈值从1%增加到2%，是由于在儿童中可以有许多原因使原始细胞释放到外周血中），RCC常见骨髓有核细胞减少，常有显著的三系发育异常。除RCC外，儿童MDS的分类与成人相似。像成人MDS一样，重要的是要排除非MDS的反应性疾病。由于在儿童MDS中常常有骨髓有核细胞减少，可能难以区分再生障碍性贫血，需要延长观察时间。诊断儿童MDS时要说明MDS是原发性还是继发于前驱疾病，因为前驱疾病往往会影响治疗决策和临床结局。

44.5.3.8 治疗相关的骨髓增生异常综合征（MDS）

在WHO 2001和WHO 2008中，本病与治疗相关的AML放在一起[6,117]。治疗相关的MDS主要是在接触导致DNA交联的化疗剂（烷化剂、铂类衍生物、亚硝基尿类）或暴露于电离辐射之后产生[118-122]。引起这些疾病的机制尚未明了。最早在治疗后1年左右出现临床发病，多在治疗后2年以上发病，高峰发病期出现在治疗后5~6年。患者通常表现为血细胞减少和发育异常，骨髓可以表现为增生低下，常有环形铁粒幼细胞。细胞发育异常的特征类似那些在其他情况下产生的MDS。普通和复杂的细胞遗传学异常在治疗相关MDS中更加常见，特别是涉及5号和7号染色体。纤维化的发生率也很高。患者可表现出与大多数原发性MDS（RCUD、RARS、RCMD、RAEB-1或-2）或MDR-AML相似的表现。无论临床表现如何，其预后不良，血细胞减少，病情快速恶化，很快进展为AML，生存期短暂。

44.5.4 其他考虑因素

44.5.4.1 低增生性骨髓增生异常综合征（MDS）

大多数MDS病例骨髓是有核细胞增多，少数增生正常。然而，临床上有10%~15%的成人MDS病例（儿童的比例更高）具有其他方面典型的MDS特征（如发育异常的形态、克隆性细胞遗传学异常、血细胞减少伴或不伴原始细胞增多）但骨髓有核细胞减少[123,124]。低增生性（hypocellular）MDS病例的临床行为往往取决于原始细胞计数，这与其他MDS相似。由于再生障碍性贫血可有轻度骨髓发育异常和与MDS相似的一过性克隆性细胞遗传学异常，有时难以区分这两种疾病[86-88,125]。MDS和再生障碍性贫血的相互关系非常复杂，仍未完全了解。长期随访发现，重症再生障碍性贫血患者发展为MDS和AML的风险明显增加[126]，一些MDS（尤其是低增生MDS）和再生障碍性贫血相似，对免疫抑制药物反应良好，因而更难区分。与再生障碍性贫血相比，MDS患者的骨髓和外周血中细胞发育异常的特点往往更明显，并且血细胞减少程度与骨髓有核细胞减少程度不成比例。存在克隆性细胞遗传学异常支持MDS的诊断。在某些病例，除了临床随访外不可能明确区分两者。

44.5.4.2 骨髓增生异常综合征（MDS）伴3q26异常

伴有t（3；3）（q21；q26），inv（3）（q21q26）和其他3q26细胞遗传学异常的MDS往往有巨核细胞发育异常和外周血小板数量增加，并且很快进展为AML（预后较差）[76,129-131]。这些细胞遗传学异常可以使VI1的表达异常，这个基因位于3q26，是GATA1的拮抗剂。它的功能是阻止GATA1的表达，从而影响造血细胞的分化，可能是从MDS进展为MDR-AML的一个步骤。多数患者还有-7的异常。

44.5.4.3 骨髓增生异常综合征伴17P异常

伴有17P细胞遗传学异常的MDS患者通常表现出获得性（假性）Pelger-Huët异常，预后较差[77,78]。细胞遗传学异常是多种多样的，包括17p-，i（17）q和不平衡或双中心点，涉及到17P的易位（常常涉及到第5号染色体）。目前公认的分子遗传学异常可能是先有一个缺失或失活的*TP53*基因，然后是等位基因的失活。患者常常对治疗耐受，生存期短。

44.5.4.4 骨髓纤维化

MDS常见轻-中度网状纤维化[132,133]。纤维化会影响骨髓检查的取样从而导致诊断困难。纤维化的分类标准与其他情况下的纤维化相同，在诊断名称后加上“F”（如RAEB-F）。大多数纤维化病例都有原始细胞增多，因此属于RAEB-F。这时的原始细胞计数（骨髓涂片和流式细胞仪）可能由于血液稀释的原因而产生误差，需要仔细分析骨髓活检切片，并做CD34、CD117和CD61免疫染色。纤维化的MDS容易与原发性骨髓纤维化(PMF)、慢性骨髓增殖性肿瘤伴纤维化和急性原巨核细胞白血病混淆。这些鉴别诊断将在稍后章节讨论。

44.5.4.5 预后评分系统

为了提高预测疾病预后的能力，由治疗MDS的临床专家组成的国际MDS研究小组提出了MDS预后的IPSS评分标准。该评分系统采用一些评估预后因素产生一个数值来预测MDS患者的临床过程[109]。评估预后的因素表44.5，IPSS评出的高风险组见表44.6。虽然IPSS鉴别出来的高风险组不是疾病的又一分类，但已经证明这些因素在临床实践中对预测MDS患者的病程是有用的。IPSS

表44.5 国际预后评分系统：MDS的预后因素

预后因素	分数				
	0	0.5	1	1.5	2
骨髓原始细胞计数（%）	<5	5~10		11~20	21~30
核型	好	中等	差		
血细胞减少	0~1	2~3			

注：*，好 = 正常，−Y，del（5q），del（20q）；差 = 7号染色体异常，复杂的（≥3）染色体异常；中等 = 其他细胞遗传学异常。

的一些评分标准已被纳入WHO分类〔如骨髓原始细胞计数；单系或多系血细胞减少，低级别MDS（RA和RARS）只有单系血细胞减少或贫血〕[2]。另一种评分系统以WHO分类标准为基础，根据染色体核型和是否需要输血而建立了五个风险组[134]。虽然这种评分系统并没有在临床实践中广泛应用，但根据初步分析表明，以WHO分类标准为基础的评分系统可能会比IPSS评分系统更好地区分预后。目前这个WHO分类系统尚未随着WHO 2008的标准而改变。

表44.6 国际预后评分系统的MDS高危组

- 低危组 = 0
- 中危组−1 = 0.5~1
- 中危组−2 = 1.5~2
- 高危组 = ≥2.5

44.6 鉴别诊断

44.6.1 巨幼细胞性贫血

重度巨幼细胞性贫血可能有发育异常特征，很像MDS[32,33]。因此，这些容易治疗疾病必须排除在MDS的诊断评估之外。在巨幼细胞性贫血中，以巨幼细胞改变为主，并且比细胞发育异常更明显；相反，MDS中很少见到明显的巨幼细胞形态，通常是一些不太明显的巨幼细胞样形态。巨幼细胞性贫血的鉴别诊断可能会因为有一过性克隆性细胞遗传学变化（如7q−）而变得复杂[89]。当一个病例的鉴别诊断包括巨幼细胞性贫血时，应该检查血清维生素B_{12}以及血清和红细胞的叶酸水平以排除这些营养缺乏性疾病。

44.6.2 化疗引起的发育异常及血细胞减少与治疗相关的MDS的鉴别

许多化疗药物可以引起发育异常、巨幼细胞样改变或明显的巨幼细胞形态，以及外周血细胞减少。这些改变可能貌似MDS，甚至类似AML，特别是G-CSF辅助治疗后。非常显著的巨幼细胞改变见于叶酸拮抗剂（如甲氨蝶呤）和直接干扰DNA合成的药物（如抗代谢药物羟基脲和氟尿嘧啶）治疗后。化疗后的早期恢复期可以产生一过性再生性原始细胞突然增多，更像高级别MDS，偶尔类似MDR−AML。不同个体之间对于特定化疗药物的反应变化很大，部分原因取决于细胞防御基因多态性〔如解毒性蛋白如GST（谷胱甘肽S转移酶）和转运蛋白如MDR1，见下文〕。至少是上述原因的部分作用，部分患者中恶性疾病对标准剂量的化疗具有耐受性，而类似剂量的药物对其他患者则导致长期血细胞减少、骨髓有核细胞减少以及药物长期抑制骨髓而导致的形态学变化[135−138]。特别重要的是，化疗抑制作用直接造成的这些变化可能类似早期治疗相关的MDS，后者也可以表现为化疗后长期血细胞减少。根据单独一次骨髓检查可能无法区别长期化疗效应或治疗相关的MDS。如果发现新的克隆性细胞遗传学异常（例如−7或5q−）可能有助于诊断，但是更多情况下只能通过临床观察，监测外周血细胞计数以及重复骨髓检查来诊断。

44.6.3 骨髓增生异常综合征相关的急性髓系白血病（MDR−AML）化疗后的骨髓反应

MDR−AML化疗后往往表现为克隆性骨髓造血并伴有持久性血细胞减少和发育异常形态学。克隆性细胞遗传学异常可能会持续存在。这些表现似乎表明MDR−AML向MDS逆转，而不像DN−AML治疗成功后恢复正常的造血功能。这种情况下，识别MDS的逆转现象对于患者治疗和评估白血病治疗方案都很重要，因为虽然未达到完全治疗反应却也是潜在的治疗获益。MDR−AML在治疗向RAEB逆转与持续性或复发性MDR−AML的区分同样存在类似问题。鉴别诊断极其困难，因为这两类疾病都可能有细胞形态发育异常，并且骨髓原始细胞计数都可能在5%~20%之间；可能需要临床随访观察才能明确诊断。细胞遗传学检查的作用有限，因为MDS和MDR-AML（图44.5）有共同的细胞遗传学异常。

44.6.4 干细胞移植（或其他再生障碍性疾病）后的骨髓再生

造血干细胞移植后，骨髓的恢复类似于其他再生性障碍疾病，涂片中可能有短期原始细胞增多。此外，还可见到一些原因不明的轻度巨幼细胞样改变，特别是红系前体细胞，并可能持续数月或数年。这种现象会使骨髓移植后细胞形态学的评估变得复杂，但不应作为新发生MDS或MDS持续存在的证据。相似改变也可见于一些再生障碍性疾病（如中毒、化疗或特发性）的恢复期，但巨幼细胞样改变不如干细胞移植后那样明显。应该指出的是，在自体干细胞移植后MDS的形成可能需要数月到数年。据推测，MDS的发病可能是由于患者原发恶性肿瘤的化疗或移植前预处理所致，这两种治疗往往都包括辐射和烷化剂[139,140]。

44.6.5 原始细胞计数低的原发性急性髓系白血病（DN-AML）

细胞遗传学和分子遗传学检查对MDS和AML的评估至关重要。主要通过经典的染色体核型分析，但随着技术和相关基因知识的完善，分子遗传检测将越来越多地辅助染色体核型分析。其中一个典型的例子就是原始细胞计数低的AML，过去文献中经常称为MDS伴预后良好的遗传学[20]。应该强调，这类疾病在遗传病理上完全与MDS无关，因为只依靠骨髓原始细胞计数而误诊。MDS和MDR-AML的年龄与发病率曲线提示它们是随机的多步骤发病机制（图44.1）[1,14]。相比之下，包括原始细胞计数低的AML在内的DN-AML的发病率在一生中相对恒定，不符合随机的多步骤发病机制或MDS相关的发病机制。正确诊断DN-AML至关重要，如果误诊为MDS就可能会延误有治愈可能的化疗。

44.6.6 AIDS的骨髓发育异常

AIDS患者可能会有外周血细胞减少，骨髓检查有时会发现与MDS形态学特征相似的细胞发育异常[32,33]。这些特点不应该被误诊为MDS。尽管有这些形态学特征，但AIDS患者没有MDS突变表型的渐进过程，也没有MDS的细胞遗传学异常。AIDS患者骨髓细胞发育异常的原因不太清楚。一些抗病毒药物也可能引起这些变化，但这些变化也可能在抗病毒治疗前就存在。

44.6.7 先天性红细胞生成障碍性贫血

MDS也与先天性红细胞发育异常性贫血（CDA）类似，它可以出现核间桥，巨幼细胞样造血，多核的红系原始细胞[141-145]。MDS偶尔还会有酸溶血试验阳性（Ham test），酸溶血试验阳性是一个典型的2型CDA的表现[54]。MDS和CDA的鉴别诊断很重要，两者的治疗和预后大不相同。在临床上最有帮助的鉴别诊断即MDS较常见而CDA罕见。1型和2型CDA常见于童年或青春期患者。即使婴儿和儿童MDS也比CDA常见得多。在诊断CDA之前一定要仔细排除MDS。对老年患者更需要注意这两者的区分，因为CDA随着年龄的增长发病率逐步减少。在CDA中，细胞增生异常的形态学变化和细胞减少仅限于红系。如果同时存在中性粒细胞减少、血小板减少或存在任何单系的发育异常，则应诊断为MDS。细胞遗传学检查和顺序观察有助于诊断；如果疾病随着时间而进展则提示MDS。

44.6.8 非骨髓增生异常综合征（MDS）相关的铁粒幼细胞性贫血

骨髓中形成环形铁粒幼细胞的最常见原因是MDS，但其他各种不同的疾病也与环形铁粒幼细胞有关。最常见的是酗酒，当然这种情况下很少做骨髓检查。酗酒可以抑制血红素合成的多个步骤，从而导致线粒体铁的积累而成为环形铁粒幼细胞。由酗酒导致的营养不良可产生巨细胞样造血，急性酒精中毒也可导致红系前体细胞的空泡样改变[146,147]。因此，酗酒可能对疾病的诊断有影响。但通过了解临床病史很容易解决这一诊断问题。其他可以造成环形铁粒幼细胞的可逆性原因包括抗结核药物（特别是异烟肼）[148]、严重的铜缺乏（长期肠外高营养、早产儿或铜螯合疗法）[149-151]、锌中毒（导致铜缺乏）[152]、氯霉素[153]和青霉胺治疗[154]。铜缺乏和氯霉素也造成红系前体细胞空泡的形成，铜缺乏可能会导致粒细胞前体空泡的形成和中性粒细胞减少。

造成先天性铁粒幼细胞贫血的原因很多，包括X连锁（最常见）、常染色体和线粒体遗传的方式[155,156]。贫血表现为小细胞低色素性，严重程度有所不同（可能严重），吡哆醇治疗可能有效；患者可有铁负荷增多。Pearson综合征是一种难治性铁粒幼细胞性贫血，它表现为骨髓前体细胞含有空泡、胰腺外分泌功能障碍、线粒体遗传模式和婴儿期发病。其他类型的铁粒幼细胞相关的线粒体疾病也有报道。环形铁粒幼红细胞还可以在红细胞原卟啉病中出现。所有这些先天性疾病都是罕见的。在大部分疾病中，数量和形态学异常仅限于红系。

44.6.9 铜缺乏和锌中毒

铜缺乏，包括由锌中毒造成的铜缺乏，值得单独讨论。它可以呈现出与MDS非常相似的全血细胞减少和骨髓发育异常的形态学变化[101,157]。前体细胞的空泡化现象可能很突出。患者通常是依靠全肠外或肠内营养，或是胃大部切除术后，或营养不良。但个别例外的病例也有描述。如果不纠正这些金属元素的异常，患者可能会出现渐进性不可逆转的颈椎和胸椎脊髓束的Waller变性[101]。外周血RBC计数可能会随着叶酸和维生素B_{12}的治疗而改善，但是神经系统异常的进展并不会因此而停止。因此准确的诊断和早期治疗对防止不可逆的神经损伤是非常必要的。

44.6.10 慢性病毒感染

EBV、疱疹病毒和CMV感染可引起骨髓有核细胞增多和骨髓发育异常的形态学变化[158,159]。然而，由于白细胞增多，临床鉴别诊断通常包括混合性骨髓增生异常/骨髓增殖性疾病而不是MDS。慢性微小病毒B19感染也常有类似MDS的表现[160]。但微小病毒感染所引起的异常只限于红系。

44.6.11 与骨髓增生异常综合征（MDS）相似的细胞遗传学异常

MDS的细胞遗传学异常似乎不是疾病的原因。细胞遗传学异常可能标志着疾病的进展，但可能与MDS的发病机制无关。这些细胞遗传学异常也不是MDS所特有，可以在其他疾病中出现。如+8在DN-AML的亚型（APL）伴t（15；17）中常见。MDS相关的细胞遗传学异常可能会出现然后消失，这种情况可见于再生障碍性贫血、某些先天性骨髓衰竭综合征以及可逆的巨幼细胞疾病[86-89]。家族性-7综合征是一种具有临床异质性的疾病，患者可以无任何MDS的症状[161]。同样，罕见的-7儿童患者，细胞遗传学异常可以自发地成为正常核型，而后来也没有MDS或其他血液病的表现[162]。

44.6.12 骨髓增生异常综合征（MDS）中的网状纤维化与原发性骨髓纤维化的区分

骨髓轻度网状纤维化在MDS中很常见，可能是发育异常的前体细胞释放结缔组织生长因子所致，其发病机制类似于原发性骨髓纤维化（PMF）[132,133]。MDS的纤维化可能会导致与原发性PMF的混淆，因为两者都没有非常明确的诊断标准。两者都是克隆性疾病，都涉及一个多能骨髓祖细胞的获得性基因异常，区分两者很重要。高级别MDS是一种渐进性、伴有突变表型的疾病，进展为MDR-AML的概率很高，生存期相对较短。而原发性PMF有一个相当长的中位生存期（4~5年），甚至更长，发展为AML的概率较低。器官增大（如脾大）在MDS中少见。如有明显的髓外造血则支持PMF的诊断。另外，如果在外周血涂片中有明显的幼红、幼粒细胞增多也支持PMF的诊断。泪滴状红细胞可以在MDS或PMF中出现，但PMF更常见。典型的PMF骨髓中出现增生异常的巨核细胞群；这些巨核细胞类似MDS中有时出现的核深染巨核细胞，但没有MDS中更具特色的单个核或分叶少的巨核细胞。同时有其他系发育异常是典型的MDS表现，但这种情况有时在PMF中也可以见到。中度或明显骨髓网状纤维化、成熟的胶原纤维化（三化染色阳性）和骨硬化都明显支持PMF的诊断。PMF经常有克隆性细胞遗传学异常（13q-、20q-、+8以及1、5、7、9和21号染色体异常），这些细胞遗传学异常可能有助于诊断，但经常与MDS重叠。50%的PMF患者可有JAK2激酶*V617F*突变，证实这种突变的存在可能有助于PMF的诊断[165,166]。然而，这种突变在MDS伴纤维化的一个亚型中也有报道[167]。因此MDS的纤维化和原发性PMF的鉴别有时不能依靠单独一次骨髓检查来诊断，可能需要临床随访和复查骨髓。纤维化在继发性MDS中更常见[120-122]。晚期真性红细胞增生症（PV）和一些CML也可能有PMF，但病史和常规检查通常可以与MDS区分。

44.6.13 骨髓增生异常综合征（MDS）中的网状纤维化与急性原巨核细胞白血病的区分

无论细胞遗传学异常或先前病史如何，也无论归类为MDR-AML或DN-AML，急性原巨核细胞白血病都有骨髓网状纤维化并且常有发育异常的巨核细胞和中间阶段前体细胞[6,31-33]。在成人中，它经常从MDS演变而来或有造血细胞发育异常的背景。因此，急性原巨核细胞白血病可能非常类似MDS伴网状纤维化。每种疾病中网状纤维化可能继发于增生异常的巨核细胞和原巨核细胞。两者的区分原则同MDR-AML和MDS的区分原则，即原始细胞计数，并且最重要的是原始细胞进展率（见上文讨论）。

44.6.14 低级别骨髓增生异常综合征（MDS）中的类白血病反应与慢性粒-单核细胞白血病的区分

MDS患者发生感染可能会导致类白血病反应，并且可能出现单核细胞增多因而类似慢性粒-单核细胞白血病（CMML）[168]。重要的是认识到这种可能性，因为MDS患者容易并发感染（中性粒细胞减少、中性粒细胞功能障碍），低级别MDS中类白血病反应的治疗和预后显著不同于CMML。

44.6.15 再生障碍性贫血与低增生性骨髓增生异常综合征（MDS）

再生障碍性贫血可能会有造血祖细胞发育形态异常，并可能有类似MDS的一过性细胞遗传学异常。一些再生障碍性贫血病例可进展为MDS，并且一些MDS病例的骨髓活检也显示增生低下[86,88,123,124,126]。鉴别诊断已在低增生性MDS一节中讨论过。

44.6.16 阵发性睡眠性血红蛋白尿

阵发性睡眠性血红蛋白尿（PNH）和MDS之间的相互关系目前尚不清楚。MDS患者可能会出现Ham试验（酸溶血）阳性，与典型的PNH病例相似[54,123,124]。MDS患者也可有类似PNH的骨髓有核细胞减少[123,124]。少数PNH患者可以进展为MDS（5%左右）或MDR-AML（1%）[169-171]。这可能是因为有突变表型的MDS患者获得多种似乎随机的DNA损伤后（上文已讨论过），再获得*PIgA*功能的纯合性缺失。*PIgA*基因是造血干细胞的细胞膜上糖基磷脂锚定蛋白结合所必需的基因（PNH的分子异常）[172]。另一种解释是，PNH中的异常克隆首先通过骨髓损伤而出现，随着时间的推移而演变为MDS。如果其他诊断标准符合MDS，即使临床上存在明显的PNH的表现（Ham试验阳性或已诊断PNH）都不排除MDS。如果一个PNH患者有显著的骨髓发育异常或出现MDS相关的克隆性细胞遗传学异常，则应考虑患者已从阵发性睡眠性血红蛋白尿演变为MDS。

44.6.17 砷中毒

三氧化二砷现用于治疗急性早幼粒细胞白血病（APL），对MDS等其他疾病的治疗作用也在研究中。三氧化二砷可以引起显著的骨髓发育形态异常，特别是红系祖细胞，因此类似MDS中红细胞系发育异常[32,173]。

44.7 致病因素

很多因素和疾病与MDS的发病率增加有关。遗传性异常可能是其发病机制，通常包括Fanconi贫血、严重的先天性嗜中性白细胞减少症（Kostmann综合征）、Shwachman-Diamond综合征、先天性角化不良、无巨核细胞性血小板减少、家族性-7或5q-、其他家族性MDS和Bloom综合征[113]。虽然这些疾病可能最终提供发现MDS发病机制的线索，但是这些线索尚未被破译。在唐氏综合征中，MDS和相关白血病的发病率也明显增加。但是，与其他临床背景下的MDS相比，唐氏综合征中MDS的临床行为根本不同，因此MDS与唐氏综合征的关系仍然未知。在MDS中发现的细胞遗传学异常似乎都是继发的，它们可能为疾病的逐步进展提供线索，但不能用其解释MDS的发病机制。事实上，家族性-7和家族性5q-的染色体异常似乎都不是定位于各自染色体上的致病缺陷[174,175]。再生障碍性贫血和MDS之间的联系不明，但大部分再生障碍性贫血患者以后会进展为MDS或MDR-AML，并且免疫抑制治疗对再生障碍性贫血和MDS均有效，表明这两种疾病的发病机制互相关联。暴露于各种有害物质（电离辐射、导致DNA交联损伤的物质、苯、其他溶剂和石油化工产品、农业或畜牧化学品、吸烟、染发剂）与MDS和MDR-AML的发病率增加有关。有些有害物质（辐射、烷化剂、苯）与疾病的关联非常强；与其他物质的关联性不太明确。在所有病例中，除了随机DNA损伤以外，其他特异性发病机制仍不清楚。值得注意的是，有些物质也与再生障碍性贫血有关。MDS中已知的突变基因，如*NRAS*或*CSF1R*（*C-FMS*）突变，可能促进疾病进展而不是潜在致病。

44.8 发病机制

了解MDS的发病机制是完善MDS分类系统和提高治疗效果的关键。然而，其发病机制尚不清楚。许多研究表明，MDS患者的前体造血细胞凋亡和细胞周期明显增加，表明MDS是一种骨髓细胞过度增殖性疾病，成熟过程中的细胞从骨髓向外周血释放之前又发生了凋亡损伤[64-66]。多种体外方法证实了凋亡的存在，死亡细胞可能会超过50%有核细胞。许多现象包括DNA消化阶梯的快速出现表明大量骨髓细胞的同步化死亡，然而这可能是由于提取骨髓标本所引起而不是体内骨髓前体细胞的死亡。值得注意的是，虽然体内细胞死亡必然产生尿酸，但是高尿酸血症在MDS中并不常见。流式细胞仪分析发现的S期和G_2期DNA含量的增加以及体内DNA标记核苷酸的掺入都表明MDS过度增生的证据不足，因为流式细胞仪数据可能表明细胞周期阻滞而非细胞周期增生。DNA合成的数据则因为没有对照组因而更难解释。最后，这种疾病的发病机制模式不能解释这些现象以及如何同步发生的原因，也不能解释遗传不稳定性和白血病进展的原因，更不能解释MDS的各种临床表现和不同形态。这些发现目前还没有用于MDS的诊断。另一种假想模型是MDS组合了未修复的DNA损伤（细胞周期阻滞类似于过度增生和产生的突变表型）、诱导体内细胞凋亡功能丧失（由于克隆性细胞周期阻滞而引起的细胞积累）以及由于脱离骨髓细胞生长环境而引起的细胞凋亡。

44.9 结论

MDS是一组发病机制不明的难以理解的疾病。我们目前需要一些继发性疾病特征来诊断，大部分特征没有完全特异性因而没有特异性诊断价值。然而，MDS的诊断和准确分类对于疾病的预后和治疗是非常重要的。MDS的鉴别诊断较广泛并且有难度，其中一些鉴别诊断只能通过临床随访来确定或排除。希望今后能发现MDS的发病机制，从而改进MDS的诊断能力，澄清MDS各个亚组的临床和生物学特征。

44.10 精华和陷阱

- 良好的骨髓标本（骨髓活检穿刺涂片或骨髓印片、活检切片，涂片或印片的铁染色）和全面的相关检测（外周血涂片、完整的血细胞计数和分类、原始细胞流式细胞学检测，细胞遗传学和荧光原位杂交）对骨髓增生异常综合征（MDS）的正确诊断和分类十分重要。
- MDS特征（形态学、细胞遗传学、血细胞减少、原始细胞增多）都没有诊断特异性。建议至少要有两个特征来支持诊断。
- 低级别MDS亚型一般不进展，生存率接近年龄匹配对照组。
- 高级别MDS亚型，无论转化为急性髓系白血病（AML）与否，如果没有干细胞移植治疗，病程通常进展并致死。只有10%~40%病例实际进展为AML。
- MDS的鉴别诊断广泛。由于缺乏明确诊断的检测方法以及正确诊断的重要性，排除其他可能的疾病是至关重要的。
- 骨髓增生异常综合征相关的急性髓系白血病（MDR-AML）的化疗往往使疾病逆转为高级别MDS，而不是真正完全缓解并恢复正常造血功能。
- 无论从临床还是生物学角度，重要的是将原发性急性髓系白血病（DN-AML）与MDS相关疾病区分出来，而不是MDR-AML与高级别MDS的区分。

（侯　军、聂兴草　译）

参考文献

1. Head DR. Revised classification of acute myeloid leukemia. *Leukemia*. 1996;10:1826-1831.
2. Brunning RD, Bennett JM, Flandrin G, et al. Myelodysplastic syndromes. In: Jaffe EJ, Harris N, Stein H, Vardiman JW, eds. *World Health Organization Classification of Tumours: Pathology and Genetics of Tumours of Haematopoietic and Lymphoid Tissues*. Lyon, France: IARC Press; 2001:61-73.
3. Head D. Reply: Problematic WHO reclassification of myelodysplastic syndrome. *J Clin Oncol*. 2000;18:3451-3452.
4. Raskind WH, Tirumali N, Jacobson R, et al. Evidence for a multistep pathogenesis of a myelodysplastic syndrome. *Blood*. 1984;63:1318-1323.
5. Tomonaga M, Tomonaga Y, Kusano M, Ichimaru M. Sequential karyotypic evolutions and bone marrow aplasia preceding acute myelomonocytic transformation from myelodysplastic syndrome. *Br J Haematol*. 1984;58:53-60.
6. Brunning RD, Matutes E, Harris NL, et al. Acute myeloid leukemias. In: Jaffe EJ, Harris N, Stein H, Vardiman JW, eds. *World Health Organization Classification of Tumours: Pathology and Genetics of Tumours of Haematopoietic and Lymphoid Tissues*. Lyon, France: IARC Press; 2001:75-105.
7. Baumann I, Niemeyer CM, Bennett JM, Shannon K. Childhood myelodysplastic syndrome. In: Swerdlow SH, Campo E, Harris NL, et al, eds. *WHO Classification of Tumours of Haematopoietic and Lymphoid Tissues*. Lyon, France: IARC Press; 2008:104-107.
8. Brunning RD, Bennett JM, Matutes E, Orazi A, et al. Refractory cytopenia with multilineage dysplasia. In: Swerdlow SH, Campo E, Harris NL, et al, eds. *WHO Classification of Tumours of Haematopoietic and Lymphoid Tissues*. Lyon, France: IARC Press; 2008:98-99.
9. Brunning RD, Orazi A, Germing U, Le Beau MM, et al. Myelodysplastic syndromes/neoplasms, overview. In: Swerdlow SH, Campo E, Harris NL, et al, eds. *WHO Classification of Tumours of Haematopoietic and Lymphoid Tissues*. Lyon, France: IARC Press; 2008:88-93.
10. Orazi A, Brunning RD, Hasserjian RP, Germing U, Thiele J. Refractory anaemia with excess blasts. In: Swerdlow SH, Campo E, Harris NL, et al, eds. *WHO Classification of Tumours of Haematopoietic and Lymphoid Tissues*. Lyon, France: IARC Press; 2008:100-101.
11. Stevens RG. Age and risk of acute leukemia. *J Natl Cancer Inst*. 1986;76:845-848.
12. Forty-five Years of Cancer Incidence in Connecticut, 1935-79. Washington, DC: US Government Printing Office; 1986.
13. Surveillance and Mortality Data 1973 to 1977. Washington, DC: US Department of

Health and Human Services; US Government Printing Office.

14. Aul C, Gattermann N, Schneider W. Age-related incidence and other epidemiological aspects of myelodysplastic syndromes. *Br J Haematol.* 1992;82:358-367.
15. Cartwright RA, McNally RJQ, Rowland DJ, Thomas J. *The Descriptive Epidemiology of Leukaemia and Related Conditions in Parts of the United Kingdom, 1984-1993.* London: Leukemia Research Fund; 1997.
16. Radlund A, Thiede T, Hansen S, et al. Incidence of myelodysplastic syndromes in a Swedish population. *Eur J Haematol.* 1995;54:153-156.
17. Schoch C, Schnittger S, Kern W, et al. Acute myeloid leukemia with recurring chromosome abnormalities as defined by the WHO-classification: incidence of subgroups, additional genetic abnormalities, FAB subtypes and age distribution in an unselected series of 1897 patients with acute myeloid leukemia. *Haematologica.* 2003;88:351-352.
18. Smith MT, Linet MS, Morgan GJ. Causative agents in the etiology of myelodysplastic syndromes and the acute myeloid leukemias. In: Bennett JM, ed. *The Myelodysplastic Syndromes, Pathobiology and Clinical Management.* New York: Marcel Dekker; 2002:29-63.
19. Germing U, Strupp C, Kundgen A, et al. No increase in age-specific incidence of myelodysplastic syndromes. *Haematologica.* 2004;89:905-910.
20. Chan GC, Wang WC, Raimondi SC, et al. Myelodysplastic syndrome in children: differentiation from acute myeloid leukemia with a low blast count. *Leukemia.* 1997;11:206-211.
21. Williamson PJ, Kruger AR, Reynolds PJ, et al. Establishing the incidence of myelodysplastic syndrome. *Br J Haematol.* 1994;87:743-745.
22. Passmore SJ, Chessells JM, Kempski H, et al. Paediatric myelodysplastic syndromes and juvenile myelomonocytic leukaemia in the UK: a population-based study of incidence and survival. *Br J Haematol.* 2003;121:758-767.
23. Hasle H, Kerndrup G, Jacobsen BB. Childhood myelodysplastic syndrome in Denmark: incidence and predisposing conditions. *Leukemia.* 1995;9:1569-1572.
24. Hasle H, Wadsworth LD, Massing BG, et al. A population-based study of childhood myelodysplastic syndrome in British Columbia, Canada. *Br J Haematol.* 1999;106:1027-1032.
25. Beris P. Primary clonal myelodysplastic syndromes. *Semin Hematol.* 1989;26:216-233.
26. Foucar K, Langdon RM 2nd, Armitage JO, et al. Myelodysplastic syndromes. A clinical and pathologic analysis of 109 cases. *Cancer.* 1985;56:553-561.
27. Koeffler HP. Myelodysplastic syndromes (preleukemia). *Semin Hematol.* 1986;23:284-299.
28. Layton DM, Mufti GJ. Myelodysplastic syndromes: their history, evolution and relation to acute myeloid leukaemia. *Blut.* 1986;53:423-436.
29. Hertenstein B, Kurrle E, Redenbacher M, et al. Pseudoreticulocytosis in a patient with myelodysplasia. *Ann Hematol.* 1993;67:127-128.
30. Tulliez M, Testa U, Rochant H, et al. Reticulocytosis, hypochromia, and microcytosis: an unusual presentation of the preleukemic syndrome. *Blood.* 1982;59:293-299.
31. Brunning RD, McKenna RW. *Atlas of Tumor Pathology: Tumors of the Bone Marrow.* Washington, DC: Armed Forces Institute of Pathology; 1994.
32. Foucar K. *Bone Marrow Pathology.* 2nd ed. Chicago: ASCP; 2001.
33. Naeim F. *Atlas of Bone Marrow and Blood Pathology.* Philadelphia: WB Saunders; 2001.
34. Kouides PA, Bennett JM. Morphology and classification of myelodysplastic syndromes. *Hematol Oncol Clin North Am.* 1992;6:485-499.
35. Seymour JF, Estey EH. The prognostic significance of Auer rods in myelodysplasia. *Br J Haematol.* 1993;85:67-76.
36. Seymour JF, Estey EH. The contribution of Auer rods to the classification and prognosis of myelodysplastic syndromes. *Leuk Lymphoma.* 1995;17:79-85.
37. Bennett JM, Catovsky D, Daniel MT, et al. Proposals for the classification of the myelodysplastic syndromes. *Br J Haematol.* 1982; 51:189-199.
38. Strupp C, Gattermann N, Giagounidis A, et al. Refractory anemia with excess of blasts in transformation: analysis of reclassification according to the WHO proposals. *Leuk Res.* 2003;27:397-404.
39. Cohen PR, Talpaz M, Kurzrock R. Malignancy-associated Sweet's syndrome: review of the world literature. *J Clin Oncol.* 1988;6:1887-1897.
40. da Silva MA, Moriarty A, Schultz S, Tricot G. Extramedullary disease in myelodysplastic syndromes. *Am J Med.* 1988;85:589-590.
41. Olney HJ, Le Beau MM. The cytogenetics and molecular biology of myelodysplastic syndromes. In: Bennett JM, ed. *The Myelodysplastic Syndromes, Pathobiology and Clinical Management.* New York: Marcel Dekker; 2002:89-119.
42. Raimondi SC. Cytogenetics in MDS. In: Lopes LF, Hasle H, ed. *Myelodysplastic and Myeloproliferative Disorders in Children.* Sao Paulo: Le Mar; 2003:119-161.
43. Vallespi T, Imbert M, Mecucci C, et al. Diagnosis, classification, and cytogenetics of myelodysplastic syndromes. *Haematologica.* 1998;83:258-275.
44. Pedersen-Bjergaard J, Philip P. Cytogenetic characteristics of therapy-related acute nonlymphocytic leukaemia, preleukaemia and acute myeloproliferative syndrome: correlation with clinical data for 61 consecutive cases. *Br J Haematol.* 1987;66:199-207.
45. Janssen JW, Buschle M, Layton M, et al. Clonal analysis of myelodysplastic syndromes: evidence of multipotent stem cell origin. *Blood.* 1989;73:248-254.
46. Bernell P, Jacobsson B, Nordgren A, Hast R. Clonal cell lineage involvement in myelodysplastic syndromes studied by fluorescence in situ hybridization and morphology. *Leukemia.* 1996;10:662-668.
47. Boogaerts MA, Nelissen V, Roelant C, Goossens W. Blood neutrophil function in primary myelodysplastic syndromes. *Br J Haematol.* 1983; 55:217-227.
48. Ruutu P, Ruutu T, Repo H, et al. Defective neutrophil migration in monosomy-7. *Blood.* 1981;58:739-745.
49. Ruutu P, Ruutu T, Vuopio P, et al. Function of neutrophils in preleukaemia. *Scand J Haematol.* 1977;18:317-325.
50. Kornberg A, Goldfarb A. Preleukemia manifested by hemolytic anemia with pyruvate-kinase deficiency. *Arch Intern Med.* 1986;146:785-786.
51. Lintula R. Red cell enzymes in myelodysplastic syndromes: a review. *Scand J Haematol Suppl.* 1986;45:56-59.
52. Anagnou NP, Ley TJ, Chesbro B, et al. Acquired alpha-thalassemia in preleukemia is due to decreased expression of all four alpha-globin genes. *Proc Natl Acad Sci U S A.* 1983;80:6051-6055.
53. Rasi V, Lintula R. Platelet function in the myelodysplastic syndromes. *Scand J Haematol Suppl.* 1986;45:71-73.
54. Hauptmann G, Sondag D, Lang JM, Oberling F. "False positive" acidified serum test in a preleukemic dyserythropoiesis. *Acta Haematol.* 1978;59:73-79.
55. Craig JE, Sampietro M, Oscier DG, et al. Myelodysplastic syndrome with karyotype abnormality is associated with elevated F-cell production. *Br J Haematol.* 1996;93:601-605.
56. Lopez M, Bonnet-Gajdos M, Reviron M, et al. An acute leukaemia augured before clinical signs by blood group antigen abnormalities and low levels of A and H blood group transferase activities in erythrocytes. *Br J Haematol.* 1986;63:535-539.
57. Karmon Y, Manaster J, Chezar J. Immunophenotypic characterization of myelopoiesis in early and late myelodysplastic syndromes: use of CD44 as an aid in early diagnosis. *Cytometry.* 2002;50:225-230.
58. Miller DT, Stelzer GT. Contributions of flow cytometry to the analysis of the myelodysplastic syndrome. *Clin Lab Med.* 2001;21:811-828.
59. Stetler-Stevenson M, Arthur DC, Jabbour N, et al. Diagnostic utility of flow cytometric immunophenotyping in myelodysplastic syndrome. *Blood.* 2001;98:979-987.
60. Wells DA, Benesch M, Loken MR, et al. Myeloid and monocytic dyspoiesis as determined by flow cytometric scoring in myelodysplastic syndrome correlates with the IPSS and with outcome after hematopoietic stem cell transplantation. *Blood.* 2003;102:394-403.
61. Xu D, Schultz C, Akker Y, et al. Evidence for expression of early myeloid antigens in mature, non-blast myeloid cells in myelodysplasia. *Am J Hematol.* 2003;74:9-16.
62. Della Porta MG, Malcovati L, Invernizzi R, et al. Flow cytometry evaluation of erythroid dysplasia in patients with myelodysplastic syndrome. *Leukemia.* 2006;20:549-555.
63. Kussick SJ, Wood BL. Four-color flow cytometry identifies virtually all cytogenetically abnormal bone marrow samples in the workup of non-CML myeloproliferative disorders. *Am J Clin Pathol.* 2003;120:854-865.
64. Parker JE, Mufti GJ, Rasool F, et al. The role of apoptosis, proliferation, and the BCL2-related proteins in the myelodysplastic syndromes and acute myeloid leukemia secondary to MDS. *Blood.* 2000;96:3932-3938.
65. Raza A, Gezer S, Mundle S, et al. Apoptosis in bone marrow biopsy samples involving stromal and hematopoietic cells in 50 patients with myelodysplastic syndromes. *Blood.* 1995;86:268-276.
66. Raza A, Mundle S, Iftikhar A, et al. Simultaneous assessment of cell kinetics and programmed cell death in bone marrow biopsies of myelodysplastics reveals extensive apoptosis as the probable basis for ineffective hematopoiesis. *Am J Hematol.* 1995;48:143-154.
67. Lepelley P, Soenen V, Preudhomme C, et al. BCL2 expression in myelodysplastic syndromes and its correlation with hematological features, p53 mutations and prognosis. *Leukemia.* 1995;9:726-730.
68. Peters SW, Clark RE, Hoy TG, Jacobs A. DNA content and cell cycle analysis of bone marrow cells in myelodysplastic syndromes (MDS). *Br J Haematol.* 1986;62:239-245.
69. Montecucco C, Riccardi A, Traversi E, et al. Proliferative activity of bone marrow cells in primary dysmyelopoietic (preleukemic) syndromes. *Cancer.* 1983;52:1190-1195.
70. Ridge SA, Worwood M, Oscier D, et al. FMS mutations in myelodysplastic, leukemic, and normal subjects. *Proc Natl Acad Sci U S A.* 1990;87:1377-1380.
71. Horiike S, Yokota S, Nakao M, et al. Tandem duplications of the FLT3 receptor gene are associated with leukemic transformation of myelodysplasia. *Leukemia.* 1997;11:1442-1446.
72. Arland M, Fiedler W, Samalecos A, Hossfeld DK. Absence of point mutations in a functionally important part of the extracellular domain of the c-kit proto-oncogene in a series of patients with acute myeloid leukemia (AML). *Leukemia.* 1994;8:498-501.
73. Siitonen T, Savolainen ER, Koistinen P. Expression of the c-kit proto-oncogene in myeloproliferative disorders and myelodysplastic syndromes. *Leukemia.* 1994;8:631-637.
74. Padua RA, West RR. Oncogene mutation and prognosis in the myelodysplastic syndromes. *Br J Haematol.* 2000;111:873-874.
75. Bowen DT, Padua RA, Burnett AK, et al. Two new polymorphisms but no mutations of the KIT gene in patients with myelodysplasia at positions corresponding to human FMS and murine W locus mutational hot spots. *Leukemia.* 1993;7:1883-1885.
76. Morishita K, Parganas E, William CL, et al. Activation of EVI1 gene expression in human acute myelogenous leukemias by translocations spanning 300-400 kilobases on chromosome band 3q26. *Proc Natl Acad Sci U S A.* 1992;89:3937-3941.
77. Misawa S, Horiike S. TP53 mutations in myelodysplastic syndrome. *Leuk Lymphoma.* 1996;23:417-422.
78. Padua RA, Guinn BA, Al-Sabah AI, et al. RAS, FMS and p53 mutations and poor clinical outcome in myelodysplasias: a 10-year follow-up. *Leukemia.* 1998;12:887-892.
79. Dong F, Brynes RK, Tidow N, et al. Mutations in the gene for the granulocyte colony-stimulating-factor receptor in patients with acute myeloid leukemia preceded by severe congenital neutropenia. *N Engl J Med.* 1995;333:487-493.
80. List AF, Spier CM, Cline A, et al. Expression of the multidrug resistance gene product (P-glycoprotein) in myelodysplasia is associated with a stem cell phenotype. *Br J Haematol.* 1991;78:28-34.
81. Quesnel B, Guillerm G, Vereecque R, et al. Methylation of the p15(INK4b) gene in myelodysplastic syndromes is frequent and acquired during disease progression. *Blood.* 1998;91:2985-2990.
82. Boultwood J, Fidler C, Kusec R, et al. Telomere length in myelodysplastic syndromes. *Am J Hematol.* 1997;56:266-271.
83. Ohyashiki JH, Iwama H, Yahata N, et al. Telomere stability is frequently impaired in high-risk groups of patients with myelodysplastic syndromes. *Clin Cancer Res.* 1999;5:1155-1160.
84. Ohyashiki K, Iwama H, Yahata N, et al. Telomere dynamics in myelodysplastic syndromes and acute leukemic transformation. *Leuk Lymphoma.* 2001;42:291-299.
85. Hasle H, Niemeyer CM, Chessells JM, et al. A pediatric approach to the WHO classification of myelodysplastic and myeloproliferative diseases. *Leukemia.*

2003;17:277-282.

86. Appelbaum FR, Barrall J, Storb R, et al. Clonal cytogenetic abnormalities in patients with otherwise typical aplastic anemia. *Exp Hematol.* 1987;15:1134-1139.
87. Alter BP, Scalise A, McCombs J, Najfeld V. Clonal chromosomal abnormalities in Fanconi's anaemia: what do they really mean? *Br J Haematol.* 1993;85:627-630.
88. Mikhailova N, Sessarego M, Fugazza G, et al. Cytogenetic abnormalities in patients with severe aplastic anemia. *Haematologica.* 1996;81:418-422.
89. Wollman MR, Penchansky L, Shekhter-Levin S. Transient 7q- in association with megaloblastic anemia due to dietary folate and vitamin B_{12} deficiency. *J Pediatr Hematol Oncol.* 1996;18:162-165.
90. Germing U, Gattermann N, Strupp C, et al. Validation of the WHO proposals for a new classification of primary myelodysplastic syndromes: a retrospective analysis of 1600 patients. *Leuk Res.* 2000;24:983-992.
91. Brunning RD, Hasserjian RP, Porwit A, et al. Refractory cytopenia with unilineage dysplasia. In: Swerdlow SH, Campo E, Harris NL, et al, eds. *WHO Classification of Tumours of Haematopoietic and Lymphoid Tissues.* Lyon, France: IARC Press; 2008:94-95.
92. Hasserjian RP, Gattermann N, Bennett JM, et al. Refractory anaemia with ring sideroblasts. In: Swerdlow SH, Campo E, Harris NL, et al, eds. *WHO Classification of Tumours of Haematopoietic and Lymphoid Tissues.* Lyon, France: IARC Press; 2008:96-97.
93. Hasserjian RP, Le Beau MM, List AF, et al. Myelodysplastic syndrome with isolated del(5q). In: Swerdlow SH, Campo E, Harris NL, et al, eds. *WHO Classification of Tumours of Haematopoietic and Lymphoid Tissues.* Lyon, France: IARC Press; 2008:102.
94. Orazi A, Brunning RD, Baumann I, Hasserjian RP. Myelodysplastic syndrome, unclassifiable. In: Swerdlow SH, Campo E, Harris NL, et al, eds. *WHO Classification of Tumours of Haematopoietic and Lymphoid Tissues.* Lyon, France: IARC Press; 2008:103.
95. Bennett JM, Bloomfield CD, Brunning RD, et al. Reply: Problematic WHO reclassification of myelodysplastic syndrome. *J Clin Oncol.* 2000;18:3449-3451.
96. Greenberg P, Anderson J, de Witte T, et al. Problematic WHO reclassification of myelodysplastic syndromes. Members of the International MDS Study Group. *J Clin Oncol.* 2000;18:3447-3452.
97. Head DR. Proposed changes in the definitions of acute myeloid leukemia and myelodysplastic syndrome: are they helpful? *Curr Opin Oncol.* 2002;14:19-23.
98. Bhaskara S, Chyla BJ, Amann JM, et al. Deletion of histone deacetylase 3 reveals critical roles in S phase progression and DNA damage control. *Mol Cell.* 2008;30:61-72.
99. Knutson SK, Chyla BJ, Amann JM, et al. Liver-specific deletion of histone deacetylase 3 disrupts metabolic transcriptional networks. *EMBO J.* 2008;27:1017-1028.
100. Bennett JM, Catovsky D, Daniel MT, et al. Proposals for the classification of the acute leukaemias. French-American-British (FAB) co-operative group. *Br J Haematol.* 1976;33:451-458.
101. Prodan CI, Holland NR, Wisdom PJ, et al. CNS demyelination associated with copper deficiency and hyperzincemia. *Neurology.* 2002;59:1453-1456.
102. Germing U, Strupp C, Kuendgen A, et al. Prospective validation of the WHO proposals for the classification of myelodysplastic syndromes. *Haematologica.* 2006;91:1596-1604.
103. Malcovati L, Porta MG, Pascutto C, et al. Prognostic factors and life expectancy in myelodysplastic syndromes classified according to WHO criteria: a basis for clinical decision making. *J Clin Oncol.* 2005;23:7594-7603.
104. Sashida G, Takaku TI, Shoji N, et al. Clinico-hematologic features of myelodysplastic syndrome presenting as isolated thrombocytopenia: an entity with a relatively favorable prognosis. *Leuk Lymphoma.* 2003;44:653-658.
105. Cermak J, Michalova K, Brezinova J, Zemanova Z. A prognostic impact of separation of refractory cytopenia with multilineage dysplasia and 5q- syndrome from refractory anemia in primary myelodysplastic syndrome. *Leuk Res.* 2003;27:221-229.
106. Howe RB, Porwit-MacDonald A, Wanat R, et al. The WHO classification of MDS does make a difference. *Blood.* 2004;103:3265-3270.
107. Germing U, Gattermann N, Aivado M, et al. Two types of acquired idiopathic sideroblastic anaemia (AISA): a time-tested distinction. *Br J Haematol.* 2000;108:724-728.
108. Lee JH, Shin YR, Lee JS, et al. Application of different prognostic scoring systems and comparison of the FAB and WHO classifications in Korean patients with myelodysplastic syndrome. *Leukemia.* 2003;17:305-313.
109. Greenberg P, Cox C, LeBeau MM, et al. International scoring system for evaluating prognosis in myelodysplastic syndromes. *Blood.* 1997;89:2079-2088.
110. Nimer SD, Golde DW. The 5q- abnormality. *Blood.* 1987;70:1705-1712.
111. Chan GC, Head DR, Wang WC. Refractory anemia with ringed sideroblasts in children: two diseases with a similar phenotype? *J Pediatr Hematol Oncol.* 1999;21:418-423.
112. Antillon F, Raimondi SC, Fairman J, et al. 5q- in a child with refractory anemia with excess blasts: similarities to 5q- syndrome in adults. *Cancer Genet Cytogenet.* 1998;105:119-122.
113. Freedman MH. Congenital marrow failure syndromes and malignant hematopoietic transformation. *Oncologist.* 1996;1:354-360.
114. Creutzig U, Ritter J, Vormoor J, et al. Myelodysplasia and acute myelogenous leukemia in Down's syndrome. A report of 40 children of the AML-BFM Study Group. *Leukemia.* 1996;10:1677-1686.
115. Ravindranath Y, Abella E, Krischer JP, et al. Acute myeloid leukemia (AML) in Down's syndrome is highly responsive to chemotherapy: experience on Pediatric Oncology Group AML Study 8498. *Blood.* 1992;80:2210-2214.
116. Baumann I, Niemeyer CM, Brunning RD, Arber DA, Prowit A. Myeloid proliferations related to Down syndrome. In: Swerdlow SH, Campo E, Harris NL, et al, eds. *WHO Classification of Tumours of Haematopoietic and Lymphoid Tissues.* Lyon, France: IARC Press; 2008:142-144.
117. Vardiman JW, Arber DA, Brunning RD, Larson RA, et al. Therapy-related myeloid neoplasms. In: Swerdlow SH, Campo E, Harris NL, et al, eds. *WHO Classification of Tumours of Haematopoietic and Lymphoid Tissues.* Lyon, France: IARC Press; 2008:127-129.
118. Kantarjian HM, Keating MJ, Walters RS, et al. Therapy-related leukemia and myelodysplastic syndrome: clinical, cytogenetic, and prognostic features. *J Clin Oncol.* 1986;4:1748-1757.
119. Dann EJ, Rowe JM. Biology and therapy of secondary leukaemias. *Best Pract Res Clin Haematol.* 2001;14:119-137.
120. Le Beau MM, Albain KS, Larson RA, et al. Clinical and cytogenetic correlations in 63 patients with therapy-related myelodysplastic syndromes and acute nonlymphocytic leukemia: further evidence for characteristic abnormalities of chromosomes no. 5 and 7. *J Clin Oncol.* 1986;4:325-345.
121. Michels SD, McKenna RW, Arthur DC, Brunning RD. Therapy-related acute myeloid leukemia and myelodysplastic syndrome: a clinical and morphologic study of 65 cases. *Blood.* 1985;65:1364-1372.
122. Smith SM, Le Beau MM, Huo D, et al. Clinical-cytogenetic associations in 306 patients with therapy-related myelodysplasia and myeloid leukemia: the University of Chicago series. *Blood.* 2003;102:43-52.
123. Nand S, Godwin JE. Hypoplastic myelodysplastic syndrome. *Cancer.* 1988;62:958-964.
124. Yoshida Y, Oguma S, Uchino H, Maekawa T. Refractory myelodysplastic anaemias with hypocellular bone marrow. *J Clin Pathol.* 1988;41:763-767.
125. Orazi A, Albitar M, Heerema NA, et al. Hypoplastic myelodysplastic syndromes can be distinguished from acquired aplastic anemia by CD34 and PCNA immunostaining of bone marrow biopsy specimens. *Am J Clin Pathol.* 1997;107:268-274.
126. de Planque MM, Kluin-Nelemans HC, van Krieken HJ, et al. Evolution of acquired severe aplastic anaemia to myelodysplasia and subsequent leukaemia in adults. *Br J Haematol.* 1988;70:55-62.
127. Molldrem JJ, Caples M, Mavroudis D, et al. Antithymocyte globulin for patients with myelodysplastic syndrome. *Br J Haematol.* 1997;99:699-705.
128. Biesma DH, van den Tweel JG, Verdonck LF. Immunosuppressive therapy for hypoplastic myelodysplastic syndrome. *Cancer.* 1997;79:1548-1551.
129. Magenis RE, Yoshitomi M, Smith L, Bagby GC Jr. Cytogenetic studies on marrow cells from patients with the preleukemic syndrome. In: Bagby GC Jr, ed. *The Preleukemic Syndrome (Hemopoietic Dysplasia).* Boca Raton, FL: CRC Press; 1985:103-126.
130. Knapp RH, Dewald GW, Pierre RV. Cytogenetic studies in 174 consecutive patients with preleukemic or myelodysplastic syndromes. *Mayo Clin Proc.* 1985;60:507-516.
131. Heim S, Mittelman F. *Acute Nonlymphocytic Leukemia, and Myelodysplastic Syndromes. Cancer Cytogenetics.* New York: Alan R. Liss; 1989:65-140.
132. Imbert M, Nguyen D, Sultan C. Myelodysplastic syndromes (MDS) and acute myeloid leukemias (AML) with myelofibrosis. *Leuk Res.* 1992;16:51-54.
133. Lambertenghi-Deliliers G, Orazi A, Luksch R, et al. Myelodysplastic syndrome with increased marrow fibrosis: a distinct clinico-pathological entity. *Br J Haematol.* 1991;78:161-166.
134. Malcovati L, Germing U, Kuendgen A, et al. Time-dependent prognostic scoring system for predicting survival and leukemic evolution in myelodysplastic syndromes. *J Clin Oncol.* 2007;25:3503-3510.
135. Pui CH, Relling MV, Evans WE. Role of pharmacogenomics and pharmacodynamics in the treatment of acute lymphoblastic leukaemia. *Best Pract Res Clin Haematol.* 2002;15:741-756.
136. Larson RA, Wang Y, Banerjee M, et al. Prevalence of the inactivating 609C→T polymorphism in the NAD(P)H:quinone oxidoreductase (NQO1) gene in patients with primary and therapy-related myeloid leukemia. *Blood.* 1999;94:803-807.
137. Kishi S, Yang W, Boureau B, et al. Effects of prednisone and genetic polymorphisms on etoposide disposition in children with acute lymphoblastic leukemia. *Blood.* 2004;103:67-72.
138. Davies SM, Robison LL, Buckley JD, et al. Glutathione S-transferase polymorphisms in children with myeloid leukemia: a Children's Cancer Group study. *Cancer Epidemiol Biomarkers Prev.* 2000;9:563-566.
139. Krishnan A, Bhatia S, Slovak ML, et al. Predictors of therapy-related leukemia and myelodysplasia following autologous transplantation for lymphoma: an assessment of risk factors. *Blood.* 2000;95:1588-1593.
140. Pedersen-Bjergaard J, Andersen MK, Christiansen DH. Therapy-related acute myeloid leukemia and myelodysplasia after high-dose chemotherapy and autologous stem cell transplantation. *Blood.* 2000;95:3273-3279.
141. Wolff JA, Von Hofe FH. Familial erythroid multinuclearity. *Blood.* 1951;6:1274-1283.
142. Marks PW, Mitus AJ. Congenital dyserythropoietic anemias. *Am J Hematol.* 1996;51:55-63.
143. Maeda K, Saeed SM, Rebuck JW, Monto RW. Type I dyserythropoietic anemia. A 30-year follow-up. *Am J Clin Pathol.* 1980;73:433-438.
144. Lewis SM, Nelson DA, Pitcher CS. Clinical and ultrastructural aspects of congenital dyserythropoietic anaemia type I. *Br J Haematol.* 1972;23:113-119.
145. Crookston JH, Crookston MC, Burnie KL, et al. Hereditary erythroblastic multinuclearity associated with a positive acidified-serum test: a type of congenital dyserythropoietic anaemia. *Br J Haematol.* 1969;17:11-26.
146. Hines JD. Reversible megaloblastic and sideroblastic marrow abnormalities in alcoholic patients. *Br J Haematol.* 1969;16:87-101.
147. Hines JD, Cowan DH. Studies on the pathogenesis of alcohol-induced sideroblastic bone-marrow abnormalities. *N Engl J Med.* 1970;283:441-446.
148. Sharp RA, Lowe JG, Johnston RN. Anti-tuberculous drugs and sideroblastic anaemia. *Br J Clin Pract.* 1990;44:706-707.
149. Ashkenazi A, Levin S, Djaldetti M, et al. The syndrome of neonatal copper deficiency. *Pediatrics.* 1973;52:525-533.
150. Dunlap WM, James GW 3rd, Hume DM. Anemia and neutropenia caused by copper deficiency. *Ann Intern Med.* 1974;80:470-476.
151. Condamine L, Hermine O, Alvin P, et al. Acquired sideroblastic anaemia during treatment of Wilson's disease with triethylene tetramine dihydrochloride. *Br J Haematol.* 1993;83:166-168.
152. Ramadurai J, Shapiro C, Kozloff M, Telfer M. Zinc abuse and sideroblastic anemia. *Am J Hematol.* 1993;42:227-228.
153. Beck EA, Ziegler G, Schmid R, Ludin H. Reversible sideroblastic anemia caused by chloramphenicol. *Acta Haematol.* 1967;38:1-10.
154. Kandola L, Swannell AJ, Hunter A. Acquired sideroblastic anaemia associated with penicillamine therapy for rheumatoid arthritis. *Ann Rheum Dis.* 1995;54:529-530.

155. Nusbaum NJ. Concise review: genetic bases for sideroblastic anemia. *Am J Hematol.* 1991;37:41-44.
156. Pearson HA, Lobel JS, Kocoshis SA, et al. A new syndrome of refractory sideroblastic anemia with vacuolization of marrow precursors and exocrine pancreatic dysfunction. *J Pediatr.* 1979;95:976-984.
157. Gregg XT, Reddy V, Prchal JT. Copper deficiency masquerading as myelodysplastic syndrome. *Blood.* 2002;100:1493-1495.
158. Kirby MA, Weitzman S, Freedman MH. Juvenile chronic myelogenous leukemia: differentiation from infantile cytomegalovirus infection. *Am J Pediatr Hematol Oncol.* 1990;12:292-296.
159. Herrod HG, Dow LW, Sullivan JL. Persistent Epstein-Barr virus infection mimicking juvenile chronic myelogenous leukemia: immunologic and hematologic studies. *Blood.* 1983;61:1098-1104.
160. Hasle H, Kerndrup G, Jacobsen BB, et al. Chronic parvovirus infection mimicking myelodysplastic syndrome in a child with subclinical immunodeficiency. *Am J Pediatr Hematol Oncol.* 1994;16:329-333.
161. Chitambar CR, Robinson WA, Glode LM. Familial leukemia and aplastic anemia associated with monosomy 7. *Am J Med.* 1983;75:756-762.
162. Benaim E, Hvizdala EV, Papenhausen P, Moscinski LC. Spontaneous remission in monosomy 7 myelodysplastic syndrome. *Br J Haematol.* 1995;89:947-948.
163. Demory JL, Dupriez B, Fenaux P, et al. Cytogenetic studies and their prognostic significance in agnogenic myeloid metaplasia: a report on 47 cases. *Blood.* 1988;72:855-859.
164. Reilly JT, Snowden JA, Spearing RL, et al. Cytogenetic abnormalities and their prognostic significance in idiopathic myelofibrosis: a study of 106 cases. *Br J Haematol.* 1997;98:96-102.
165. Levine RL, Wadleigh M, Cools J, et al. Activating mutation in the tyrosine kinase JAK2 in polycythemia vera, essential thrombocythemia, and myeloid metaplasia with myelofibrosis. *Cancer Cell.* 2005;7:387-397.
166. Nelson ME, Steensma DP. JAK2 V617F in myeloid disorders: what do we know now, and where are we headed? *Leuk Lymphoma.* 2006; 47:177-194.
167. Ohyashiki K, Aota Y, Akahane D, et al. The JAK2 V617F tyrosine kinase mutation in myelodysplastic syndromes (MDS) developing myelofibrosis indicates the myeloproliferative nature in a subset of MDS patients. *Leukemia.* 2005;19:2359-2360.
168. Head DR, DiFiore KC. Leukemoid myelomonocytosis, a reactive pattern in myelodysplastic syndrome. *Blood.* 1985;66:17a.
169. Hillmen P, Lewis SM, Bessler M, et al. Natural history of paroxysmal nocturnal hemoglobinuria. *N Engl J Med.* 1995;333:1253-1258.
170. Jenkins DE Jr, Hartmann RC. Paroxysmal nocturnal hemoglobinuria terminating in acute myeloblastic leukemia. *Blood.* 1969;33:274-282.
171. Socie G, Mary JY, de Gramont A, et al. Paroxysmal nocturnal haemoglobinuria: long-term follow-up and prognostic factors. French Society of Haematology. *Lancet.* 1996;348:573-577.
172. Takeda J, Miyata T, Kawagoe K, et al. Deficiency of the GPI anchor caused by a somatic mutation of the PIG-A gene in paroxysmal nocturnal hemoglobinuria. *Cell.* 1993;73:703-711.
173. Rezuke WN, Anderson C, Pastuszak WT, et al. Arsenic intoxication presenting as a myelodysplastic syndrome: a case report. *Am J Hematol.* 1991;36:291-293.
174. Gao Q, Horwitz M, Roulston D, et al. Susceptibility gene for familial acute myeloid leukemia associated with loss of 5q and/or 7q is not localized on the commonly deleted portion of 5q. *Genes Chromosomes Cancer.* 2000;28:164-172.
175. Minelli A, Maserati E, Giudici G, et al. Familial partial monosomy 7 and myelodysplasia: different parental origin of the monosomy 7 suggests action of a mutator gene. *Cancer Genet Cytogenet.* 2001;124: 147-151.

第45章

急性髓系白血病

Daniel A. Arber, Amy Heerema-McKenney

章节目录

急性髓系白血病（AML）是一组异质性疾病，它代表骨髓起源的不成熟非淋巴细胞的克隆性增殖，常累及骨髓和外周血，也可出现在骨髓外组织。如果不治疗，AML呈现侵袭性临床过程。传统上根据外周血和骨髓中原始细胞的最小数值来区分其他髓系肿瘤。虽然大多数AML都是这样诊断，但是目前有几种特殊类型的AML可以不依据原始细胞的计数来诊断。

FAB最初根据形态学和细胞化学特征确定了一些白

表45.1 WHO分类中急性髓系白血病（AML）分类

- AML伴重现性遗传学异常
  - AML伴t（8；21）（q22；q22）；（*RUNX1-RUNX1T1*）
  - AML伴inv（16）（p13.1q22）或t（16；16）（p13.1；q22）；（CBFB-MYH11）
  - APL伴t（15；17）（q22；q12）；（*PML-RARA*）
  - AML伴t（9；11）（p22；q23）；（*MLLT3-MLL*）
  - AML伴t(6；9)（p23；q34）；（*DEK-NUP214*）
  - AML伴inv（3）（q21q26.2）或t（3；3）（q21；q26.2）；（*RPN1-EVI1*）
  - AML（原巨核细胞）伴有t（1；22）（p13；q13）（*RBM15-MKL1*）
  - 暂定类型：AML伴NPM1突变
  - 暂定类型：AML伴CEBPA突变
- AML伴骨髓增生异常改变（AML-MRC）
- 治疗相关的髓系肿瘤
- AML-非特指（AML-NOS）
  - AML伴微分化
  - AML不伴成熟
  - AML伴成熟迹象
  - 急性粒-单核细胞白血病（AMML）
  - 急性原单核细胞/急性单核细胞白血病
  - 急性红系白血病
    - 纯型红系白血病
    - 红/髓型红系白血病
  - 急性原巨核细胞白血病
  - 急性嗜碱性粒细胞白血病
  - 急性全髓增殖症伴骨髓纤维化（APMF）
- 唐氏综合征相关的髓系增殖性疾病
  - 一过性髓系异常造血
  - 唐氏综合征相关的AML

血病亚型，包括免疫表型和电子显微镜在内的其他研究结果更加细化了某些亚型的特征[1-4]。FAB分类将AML定义为：在所有骨髓细胞或所有非红系前体细胞中，原始细胞计数≥30%。虽然随后提出的其他分类系统结合了综合性免疫表型分析和（或）细胞遗传学分析[5-8]，但FAB分类仍然是主要分类系统，并被很多病理医生和血液病医生沿用多年。FAB分类的命名仍然有用，但目前已经过时，因其无法准确地识别许多预后不同的疾病类型。

WHO 2001中的AML分类比FAB分类新增了一些研究发现，如治疗相关性疾病的意义、重复性细胞遗传学异常的意义以及AML中非原始细胞多系增生异常的意义[9]，这些改变体现了Head[10]提出的DN-AML和MDR-AML的概念（见第44章）。WHO 2008中的AML分类（表45.1）扩展和完善了2001版首次引入的分类[11]。WHO 2008分类是目前最新的AML分类，鼓励血液病医师和病理医师使用这个新分类，避免使用特异性较差的FAB分类命名系统或其他分类系统。

45.1 流行病学

AML年发病率大约为3.5/10万，诊断时中位年龄67岁，男性略多。AML的发病率随着年龄而增加，约6%发生在儿童和20岁以下成人，50%以上病例≥65岁[12]。

45.2 病因学

AML的病因不明，尤其是儿童和青年人的发病。AML的一些亚型起源于先前存在MDS或继发于先前其他非白血病疾病治疗后。白血病较常见于有潜在遗传异常的患者，包括Fanconi贫血和唐氏综合征[12]。

45.3 临床特征

AML患者通常表现为贫血和血小板减少的相关症状，包括疲劳或出血；以及白细胞功能障碍相关的表现，如感染。也可出现髓外肿瘤，在儿童白血病中更常见。

45.4 形态学

大多数AML病例骨髓原始粒细胞明显增多，这些原始细胞也可出现在外周血中[13-17]。可出现多种原始细胞的形态学改变，某些改变可提示AML的特殊类型，然而大多数AML类型都有一些共同特征，如原始细胞呈不成熟的核染色质，其特征为缺乏染色质的凝集并出现核仁。原始粒细胞的细胞核可呈圆形或有核凹陷。原始粒细胞中，胞质颗粒多少不一。在Wright染色的涂片中可以识别胞质颗粒，并没有系别特异性。出现融合的颗粒并形成杆状的胞质内小体（Auer小体）被认为是髓系特异性标志。原单核细胞呈现一个形态学范围，从圆形细胞核、中等量嗜碱胞质伴或不伴空泡的细胞到相似的不成熟染色质、核折叠更明显类似成熟单核细胞的中间细胞（幼单核细胞）。骨髓和外周血中非原始细胞的形态学特征也很重要，将在特异性疾病类型的章节中详细讨论。

45.5 细胞化学

过去广泛使用细胞化学染色方法来鉴别FAB分类中AML的亚型，这些方法现在已经大部分被免疫表型分析所替代，不再是诊断多数AML所必需的方法。然而，部分细胞化学染色，包括MPO（或older smears苏丹黑B染色）和非特异性酯酶染色，有助于一些特定病例的鉴别。非常强的MPO反应对于鉴别急性早幼粒细胞白血病（APL）或单核细胞白血病很有帮助，细胞化学染色有助对AML-NOS（见下文）的进一步分型。

45.6 免疫表型

目前所有急性白血病病例都要进行免疫表型分析，以鉴别髓系或淋巴系。最好使用多参数流式细胞仪分析，可以快速检测大量抗原[18,19]。免疫表型分析通常有助于AML各种亚型的进一步分类[20]，其具体特征见下文和第5章。另外，流式细胞免疫表型分析在诊断时能辨别白血病细胞上抗原缺失的模式，可用于寻找治疗后标本中的微小残留病灶。

45.7 遗传学

核型分析对所有AML病例都很重要，其结果在目前白血病的分类中起主要作用[21–23]。多种基因的突变分析对于确定许多白血病亚型的预后也是必需的。大多数病例应进行*FLT3*和*NPM1*基因突变的评估，尤其是AML伴有正常核型的病例[24]。尽管尚未普遍应用，伴有正常核型的AML也应做*CEBPA*基因突变的分析。评估*KIT*基因突变在AML伴t（8；21）（q22；q22）（*RUNX1-RUNX1T1*）和AML伴inv（16）（p13.1q22）或t（16；16）（p13.1；q22）（*CBFB-MYH11*）的病例中也有价值[25]。

45.8 预后

AML的5年生存率介于20%~25%之间，但不同类型有差异[12]。

45.9 急性髓系白血病伴重现性遗传学异常

在WHO 2008中AML伴重现性遗传学异常是一个广泛的大类，目前包括七种具有特定平衡遗传学异常的疾病和两个涉及特定基因突变的暂定类型[14]。许多伴有特定的重现性遗传学异常的白血病除了具有特定的细胞遗传学和分子遗传学表现外，都有其独特形态学、临床和预后特征[20,23]。最常见的平衡异常是t（8；21）（q22；q22）、inv（16）（p13.1q22）、t（16；16）（p13.1；q22）、t（15；17）（q22；q12）和t（9；11）（p22；q23），在WHO 2001中就已经包括了这些异常，WHO 2008中增加了三个代表独立临床病理类型的平衡遗传学异常：即t(6；9)(p23；q34)、inv（3）（q21q26.2）或t（3；3）（q21；q26.2）和t（1；22）（p13；q13）。前两个常伴有多系增生异常现象，而且临床进展快，过去归类为AML伴多系增生异常。AML伴t（1；22）（p13；q13）的病例较罕见，多为急性原巨核细胞白血病，常发生在婴儿。

45.9.1 急性髓系白血病（AML）伴t（8；21）（q22；q22）（*RUNX1-RUNX1T1*）

本病具有与其特定细胞遗传学异常相对应的独特的形态学和免疫表型（表45.2）[26–28]，本病在成人和儿童均常见，约占AML的8%。虽然在外周血和骨髓中均可见到原始细胞，但形态学特征在骨髓中更加特异。骨髓原始细胞有胞质空晕，偶尔可见Auer小体，或较大的橙红色颗粒（图45.1）。丰富的胞质颗粒提示可能是早幼粒细胞增生，但这些有颗粒的细胞是肿瘤细胞，属于原始细胞。成熟过程的中性粒细胞常有发育异常特征，细胞核异性明显；背景中常见嗜酸性粒细胞增多，但嗜酸性粒细胞没有形态异常。骨髓活检常常显示有核细胞增多，有成片出现的未成熟细胞。骨髓切片中，细胞中丰富的胞质及颗粒可能呈现核左移，而无明确的原始细胞增加的表现。明确的原始细胞特征在骨髓穿刺涂片中最明显，原始细胞体积较大，可见成熟的髓系细胞，符合FAB分类中M2 AML的标准。然而，与仅仅表现为异质性成熟型FAB M2 AML相比，本病特征更加独特。有些病例可出现髓外疾病（髓系肉瘤），特别是儿童。

表45.2 伴有t（8；21）（q22；q22）；（*RUNX1-RUNX1T1*）的AML的主要特征

• 原始细胞核周有空晕，颗粒丰富，粉红色大颗粒或橙红色颗粒
• 髓系原始细胞表达CD34和CD19
• 白细胞计数小于20×10^9/L并且没有KIT突变时，预后较好

免疫表型：原始细胞表达CD34，不同程度地表达髓系相关抗原CD13和CD33，细胞化学或流式细胞学技术很容易检测到MPO。细胞相关抗原CD19

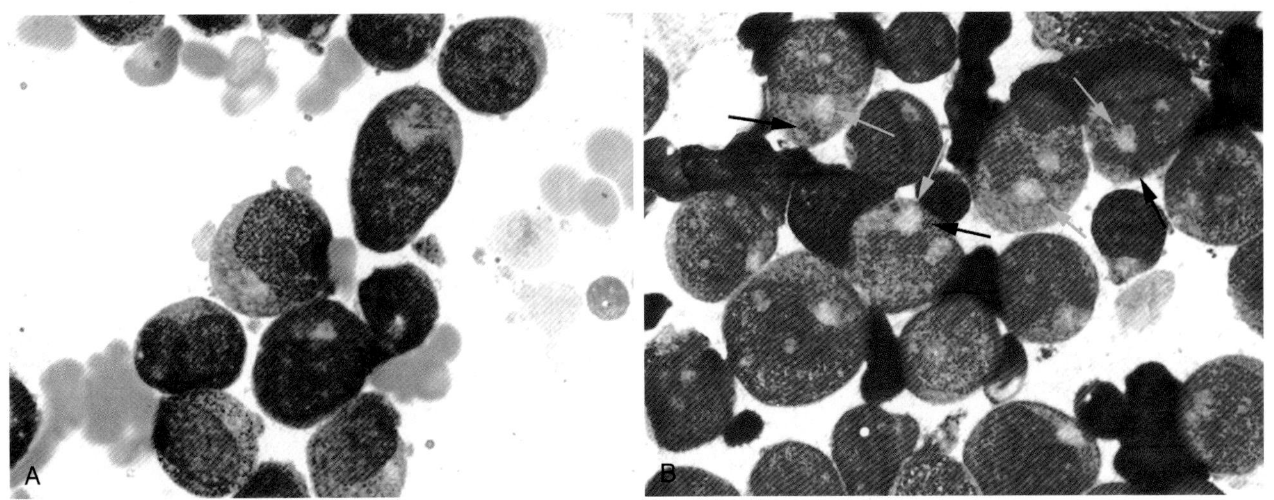

图45.1 急性髓系白血病（AML）伴t（8；21）（q22；q22），*RUNX1-RUNX1T1*。 A. 原始细胞包含数量不等的颗粒，表明细胞较成熟。一个原始细胞内可见Auer小体。B. 核周空晕（绿色箭头）和粉红色大颗粒（黑色箭头）是此型AML的特征性表现

（弱）在大多数病例中可有异常表达，许多病例还表达CD56[26,27,29]。免疫组化检测时，PAX5也常有表达，部分还表达CD79a[30]。

核型分析很容易检测到t（8；21）（q22；q22）易位，易位导致21号染色体q22上的*RUNX1*（也称核心结合因子α或AML1）和8号染色体q22上的*RUNX1T1*（也称ETO）相互融合。基因融合损害了核心结合因子（它有α和β两个亚单位）的调节正常造血的功能[31]；伴inv（16）（p13.1q22）或t（16；16）（p13.1；q22）（*CBFB-MYH11*）的AML损害了核心结合因子中的β亚单位，所以这两类白血病通常称为"核心结合因子白血病"。核心结合因子白血病在儿童和成人预后都较好，特别是病情缓解后经过几个周期的大剂量阿糖胞苷（HiDAC）治疗的患者。伴t（8；21）的AML，如果诊断时外周血白细胞计数大于20×10^9/L，临床过程可能呈中度危险，此种患者如在首次缓解后进行异基因干细胞移植，效果较好。*KIT*突变在核心结合因子白血病中很常见（20%~25%）[25]。在成人，*KIT*基因的突变如果发生在第8和17外显子则预后较差。在儿童，目前还不清楚是否也有类似的预后，也不清楚发生*KIT*基因突变的t（8；21）AML是否获益于首次缓解后进行的异基因干细胞移植。核心结合因子白血病中FLT3基因突变非常罕见。目前大多数t（8；21）AML可伴有其他一些细胞遗传学异常，最常见的是性染色体缺失和9号染色体长臂的部分缺失（del[9q]）。一般来说，这种病例出现其他细胞遗传学异常与预后无关。治疗后用RT-PCR技术可以检测到没有临床疾病时的*RUNX1-RUNX1T1*转录产物。缓解期，在一些干细胞、成熟的单核细胞和造血祖细胞内也可检测到转录产物的mRNA。检测到低水平的融合基因转录产物，其意义并不明确。使用定量RT-PCR方法，检测*RUNX1-RUNX1T1*的转录产物，在微小残留病的监测中更有意义[32]。

本病的鉴别诊断包括急性早幼粒细胞白血病（APL）、混合表型的急性白血病、MDS以及使用生长因子所引起的再生性改变。APL的原始细胞核更加折叠，胞质颗粒更纤细。免疫表型可鉴别这两类白血病，APL常缺乏CD34、HLA-DR和CD19，而本病通常表达这些标志物。尽管本病表达B细胞相关抗原，但不能认为是混合表型的急性白血病，如果本病的形态学特征明确，并且免疫表型表达髓系抗原、CD34及CD19，在考虑诊断为混合细胞表型白血病之前，一定要明确是否有t（8；21）易位。少数情况下，本病的原始细胞比例在诊断时不足20%，这些病例虽然符合难治性贫血伴原始细胞增多（RAEB）的诊断标准，如果治疗得当，其临床行为仍与本病相似，所以这类疾病应归入本病，而不是MDS。如果患者正处于化疗后恢复期，或使用了粒细胞或粒-单核细胞集落刺激因子治疗，骨髓可呈现早幼粒细胞增殖，出现类似本病中伴有核周空晕的早幼粒细胞。这些反应性增生不含Auer小体，通常也不会表现出明确的橙红色或粉红色的大颗粒。外周血中，中性粒细胞内常有毒性颗粒并伴有反应性早幼粒细胞增生，而AML中通常没有这些现象。最后，反应性早幼粒细胞通常CD34$^-$，不表达CD19，这些特征均有助于鉴别诊断。对于曾诊断为本病且治疗后正在接受生长因子治疗

的患者，这种鉴别诊断尤其困难。在这种情况下，细胞遗传学的相关检测很有帮助。此外，停止使用生长因子2周后，应重复骨髓活检，以明确这种细胞的增殖是再生的早幼粒细胞（随着时间的推移变成熟）增生还是白血病细胞增生（持续不变）。

45.9.2 急性髓系白血病（AML）伴inv（16）（p13；q22）或t（16；16）（p13；q22）；（*CBFB-MYH11*）

本病占成人白血病的10%，约占儿童白血病的6%。inv（16）（p13q22）是16号染色体臂间倒置所致，基因的断裂连接点在16q22和16p13之间[33]，16q22编码核心结合因子（*CBFB*）的β亚单位，16p13编码平滑肌肌球蛋白重链基因（*MYH11*）。存在这种基因异常即可诊断为AML，不论原始细胞计数为多少。AML伴inv（16）的骨髓形态特征为急性粒-单细胞白血病伴异常嗜酸性粒细胞（FAB分类中的AML M4EO）（表45.3）[34]。外周血和骨髓中可见到典型的原始粒细胞、原单核细胞、幼单核细胞和成熟单核细胞，并且伴有骨髓中病态或异常嗜酸性粒细胞增多（图45.2）。异常嗜酸性粒细胞内含有丰富的、体积较大、形状不规则的嗜碱性颗粒。流式细胞分析显示多群细胞，包括表达CD34和（或）CD117的不成熟原始细胞群，以及粒细胞分化群（表达CD13、CD33、CD15和MPO）或单核细胞分化群（表达CD4、CD11b、CD11c、CD14、CD64、CD36和溶菌酶）。原始细胞群中CD2的异常表达可见于一部分病例[35,36]，但不是此型AML的特异表现。

表45.3 伴有inv（16）（p13q22）或t（16；16）（p13；q22）（*CBFB-MYH11*）的AML的主要特征

- 原始细胞具有粒-单核细胞的特征
- 异常的嗜酸性粒细胞含有嗜碱大颗粒
- 缺乏*KIT*基因突变的患者预后好

据报道，本病髓外疾病的发生率比其他类型的白血病高50%之多，淋巴结增大和肝大尤其常见。髓细胞肉瘤可能在骨髓受累之前就存在，或同时与白血病出现。一些研究者曾报道，这种白血病中枢神经系统复发率高并伴有脑内的髓细胞增殖。此型AML与伴t（8；21）AML一样，预后一般良好（见上文）[37,38]。KIT基因突变见于约30%病例，在成人的病例中与预后呈负相关[25]。目前还不清楚本病伴KIT基因突变的患者，异基因干细胞移植或酪氨酸激酶抑制剂治疗是否有效。

使用RT-PCR检测*CBFB-MYH11*转录水平在治疗后呈缓慢下降，在完全缓解早期转录水平检测仍可能会持续阳性[39]。分子遗传学缓解是有可能，并与长期缓解呈正相关。

本病的鉴别诊断包括AML-NOS中的急性粒-单核细胞白血病（AMML）、MDS以及反应性单核细胞增多。少数病例异常的嗜酸性细胞非常少甚至缺乏，只有当染色体核型分析明确时，才可诊断。疑难病例的inv（16）（p13q22）或t（16；16）（p13；q22）常常很不明显，常规的染色体核型分析可能漏诊。因此，如果发现异常

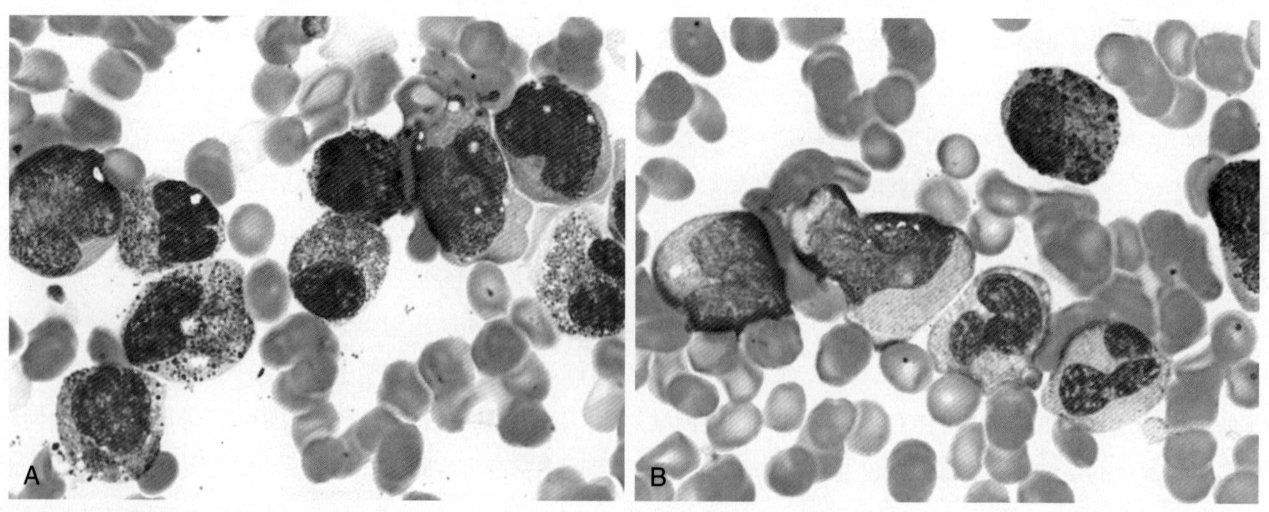

图45.2 急性髓系白血病（AML）伴inv（16）（p13q22）或t（16；16）（p13；q22）*CBFB-MYH11*。A和B. 两个病例都显示原始细胞具有单核细胞的特征，折叠的核和丰富的胞质。一个患者（A）显示大量的前体嗜酸性粒细胞，这些细胞中含有一些特征性嗜碱性大颗粒。另一个患者（B）仅显示一个异常的嗜酸性粒细胞

的嗜酸性粒细胞并怀疑本病时，应做染色体核型分析，实验室在报告染色体核型inv（16）（p13q22）或t（16；16）（p13；q22）呈阴性之前，应加做其他检查如FISH。AML伴有形态正常的嗜酸性粒细胞增多是一种非特异性发现，不足以诊断本病。本病有些患者可伴有大量嗜酸性粒细胞，其中至少有一些是异常的；也可见大量的单核细胞，致使骨髓原始细胞计数低于20%，这种情况不应被视为MDS或慢性粒-单核细胞白血病（CMML），如果检测到inv（16）（p13q22）或t（16；16）（p13；q22），应诊断为AML。最后，反应性单核细胞增多不会出现原始细胞、幼单核细胞和异常嗜酸性粒细胞增多，染色体核型异常是AML的最有用的鉴别诊断指标。

45.9.3 急性早幼粒细胞白血病（APL）伴t（15；17）（q22；q12）（*PML-RARA*）

急性早幼粒细胞白血病（APL）约占AML的5%~8%，通常起病急，最常见于青壮年，很少发生在10岁之前的儿童，60岁以后发病率逐渐减少，器官增大很罕见。因为本病常发生危及生命的DIC，故及时诊断非常重要。t（15；17）（q22；q12）易位导致15号染色体上的早幼粒细胞（*PML*）基因和17号染色体上的维A酸受体（*RARA*）基因相互融合。原始细胞对蒽环类为主的化疗方案高度敏感，对全反式维A酸（ATRA）和三氧化二砷的治疗有不同程度的分化反应[40]。

有两种较常见的形态学亚型。多颗粒型或典型APL占本病的60%~70%，常伴有白细胞计数减少（表45.4）。少颗粒型或小颗粒型常伴有白细胞增多，循环血中可见大量的异常早幼粒细胞[41,42]。这两种类型的细胞均有异常肾形核或双叶核，这些核特征是诊断要点。在多颗粒型APL中，异常早幼粒细胞可见多量红色或紫色的胞质颗粒（图45.3A），颗粒往往较粗大，比正常中性粒细胞的颗粒染色深，由于胞质颗粒密集，致使核浆分界不清。在某些病例中，很大比例的白血病细胞可出现多颗粒的嗜碱性胞质。有报道高达90%多颗粒型患者可见到Auer小体，Auer小体数量很多并且相互交织，个别细胞的胞质内可见由Auer小体样的物质组成的体积较大的球形包涵体。在大多数病例中，典型的原始粒细胞数量较少，很少达到20%，异常早幼粒细胞可视为诊断APL的原始细胞。在APL小颗粒型中，白血病细胞质内颗粒稀疏纤细，细胞核明显不规则（图45.3B）。出现双叶核或蝴蝶形核，应高度怀疑小颗粒型。与典型的多颗粒型APL相比，小颗粒型含很多Auer小体的细胞不多。两种亚型中MPO和苏丹黑B均呈强阳性。

多颗粒型APL流式细胞分析表明，此群细胞侧向角散射增加，不表达HLA-DR和CD34，强表达CD33

表45.4 急性早幼粒细胞白血病（APL）伴t（15；17）（q22；q12）（*PML-RARA*）的主要特征

- 多颗粒型显示丰富的胞质颗粒和成束的Auer小体
- 典型髓系免疫表型，并且不表达CD34，弱表达或不表达HLA-DR
- 少颗粒型显示不明显的颗粒，细胞核扭曲折叠，常表达CD34
- 通常有DIC的临床表现
- FLT3阴性病例预后好，采用包括全反式维A酸的联合化疗

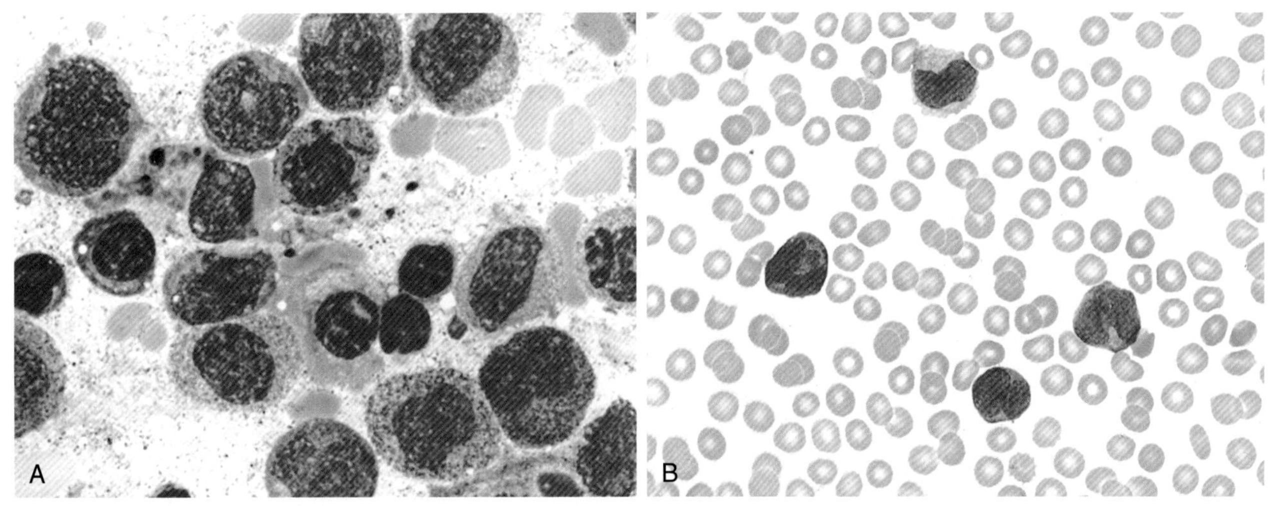

图45.3 急性早幼粒细胞白血病（APL）伴t（15；17）（q22；q12），*PML-RARA*。A. 骨髓穿刺涂片显示早幼粒细胞增多，可见核折叠，含有丰富胞质颗粒，这是多颗粒型APL的特点。注意图上部中心显示一个原始细胞内的Auer小体。B. 另一患者的外周血中，显示原始细胞呈双叶核，不太明显的胞质颗粒，这是少颗粒型APL的特点

和胞质MPO，不同程度表达CD13[43,44]。小颗粒型同样表达CD13、CD33和MPO，但HLA-DR和CD34表达很弱。HLA-DR和CD34阴性免疫表型不是APL的特异表现[45]；也可见于一些细胞遗传学正常的未分化的AML。APL一般不表达CD15，两个亚型均表达CD117，多数病例还表达CD64，所以要避免将小颗粒型APL误诊为有单核细胞分化的AML。在小颗粒型APL中异常表达CD2很常见[46]，15%~20%的APL可表达CD56。表达CD56的病例，完全缓解期短，整体生存率也差[47]。

15号染色体q22带上的PML基因有三个断裂区域，其中两个产生长转录片段，第三个产生短转录片段，短转录片段在小颗粒型更常见[48]。细胞遗传学、FISH、RT-PCR都是检测*PML-RARA*融合基因的可靠方法。FISH、RT-PCR和免疫荧光检测PML蛋白核微斑点的分布是方便快捷的诊断方法[49]。RT-PCR可以识别*PML-RARA*的异构体，所以它是监测微小残留病变唯一的方法[50]。PML-RARA融合蛋白阻断了髓系细胞的分化，采用全反式维A酸（ATRA）或三氧化二砷治疗可以克服这些阻断。ATRA作用于融合蛋白中的RARA，而三氧化二砷作用于PML，这些药物促使细胞成熟和凋亡。大多数病例单独使用ATRA就可缓解，但多数复发。因此，使用ATRA后或ATRA治疗的同时，应给予标准诱导化疗和高剂量的蒽环类抗生素。完全缓解的成人患者，预后也优于其他任何类型的AML。对于APL，快速诊断和早期治疗是关键。由于高风险的早期死亡率和较高的治愈率，所以如果临床资料、形态学、流式细胞术以及快速的分子病理学检测结果都提示APL的诊断，不必等待遗传学的结果，应马上开始治疗。

*FLT3*基因突变在APL中很常见[51-53]，约见于40%患者，大部分是内部串联重复（ITD）突变。APL中的*FLT3*基因突变与小颗粒型、外周血中高白细胞计数，以及*PML*基因中第三断裂点（短转录片段）有非常密切的关系。在一项回顾性研究中，有*FLT3*基因突变的患者在诱导化疗期间有较高的死亡率，但复发率和五年整体生存率并没有明显差别。

在诱导化疗之后的几周内，异常早幼粒细胞仍可在骨髓中持续存在，FISH、RT-PCR或核型分析也都可检测到*PML-RARA*融合基因。这些并不意味着疾病耐药，诱导后通过RT-PCR检测*PML-RARA*融合基因并不影响随后的临床结果，然而，在完全缓解后检测到*PML-RARA*融合基因高度提示有复发的危险。

APL多颗粒型的鉴别诊断包括早幼粒阶段成熟停滞的粒细胞缺乏症，仔细观察，通常可以迅速发现不同。在粒细胞缺乏症的患者，血小板计数和血红蛋白均正常，骨髓增生并不活跃，早幼粒细胞的细胞核没有肿瘤性特征，无Auer小体。免疫表型的鉴别诊断包括HLA-DR⁻、CD34⁻的AML，通常是AML不分化型。APL有异常的“蝴蝶”样细胞核和异常胞质颗粒，而HLA-DR⁻、CD34⁻不分化型AML，一般细胞核呈“鱼口”样畸形或呈口杯状核包涵体（图45.4）。小颗粒型APL与伴有单核细胞分化的AML很相似，细胞核都呈折叠状，但APL细胞化学染色MPO强阳性，流式细胞分析也可区别。对难以鉴别的病例，需要使用快速的FISH和RT-PCR检测*PML-RARA*融合基因，但大多数病例治疗不能延缓，不需等待分子遗传学证实。

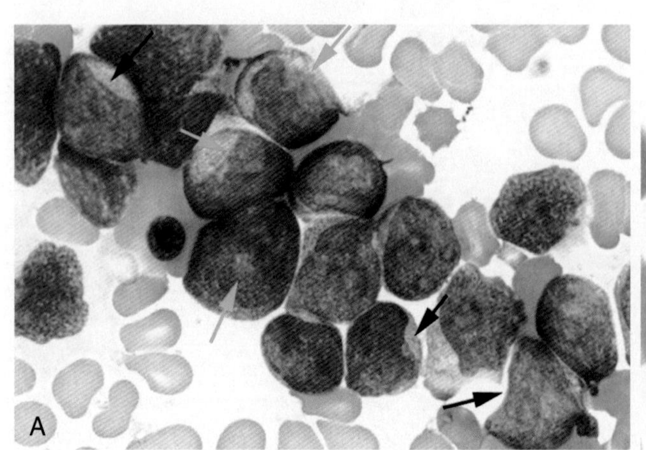

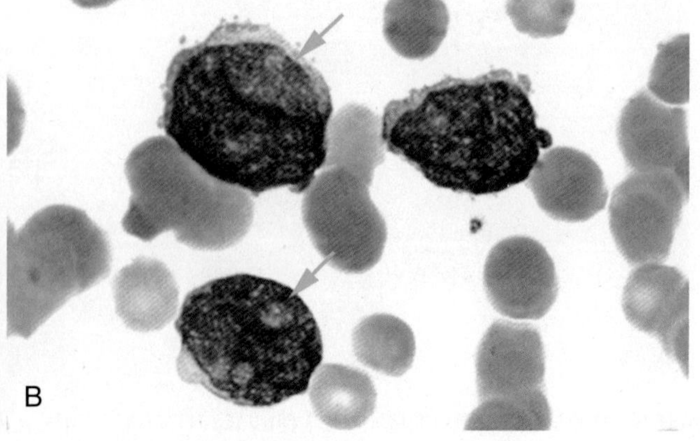

图45.4 急性早幼粒细胞白血病（APL）显示杯状核内包涵体。A和B. 一侧的核凹陷非常明显（黑色箭头）；另可见淡染的大核仁（绿色箭头）。据报道，这些特征都与*FLT3*基因或*NPM1*基因突变有关

45.9.4 急性早幼粒细胞白血病（APL）伴变异性*RARA*易位

少见情况下，虽有许多早幼粒细胞白血病的临床、形态学和免疫表型的特征，但遗传学易位发生变异，只涉及17号染色体上*RARA*基因，不涉及15号染色体的*PML*基因[54-56]。表45.5显示了最常见的伙伴基因。t（11；17）（q23；q12）（*ZBTB16-RARA*融合基因；曾被称为*PLZF-RARA*融合基因）是研究最完善的易位。形态学上，与多颗粒型和少颗粒型APL不同的是，大多数原始细胞的核呈圆形或椭圆形（图45.5），通常无Auer小体，可见双叶中性粒细胞。有变异型易位的患者往往有DIC病史，识别这些病例很重要，因为尽管这些病例有许多典型APL的特征，但其中一些变型，包括伴有*ZBTB16-RARA*融合基因的病例，对ATRA治疗无效。

表45.5 急性早幼粒细胞白血病（APL）伴变异型RARA易位的常见伙伴基因

染色体区域	累及的基因（曾用名）	预期ATRA的效果
11q23	ZBTB16（PLZF）	耐药
11q13	NUMA1	可能有效
5q35	NPM1	可能有效
17q11.2	STAT5B	耐药

注：ATRA，全反式维A酸。

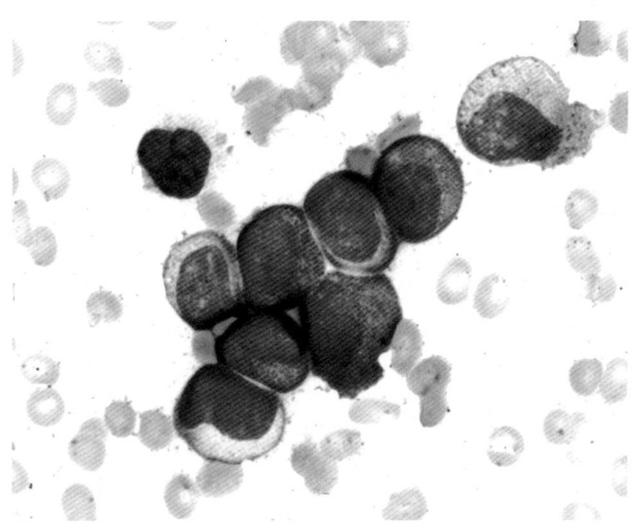

图45.5 APL伴t（11；17）（q23；q12），*ZBTB16-RARA*融合基因。这种罕见APL有丰富的胞质颗粒，类似较常见的APL伴t（15；17）（q22；q12）。然而，本病的原始细胞核多为圆形或椭圆型，而不是APL伴t（15；17）（q22；q12）APL的双叶核

45.9.5 急性髓系白血病（AML）伴t（9；11）（p22；q23）（*MLLT3-MLL*）

涉及11q23上MLL基因易位的白血病约占AML的6%，与70多个不同的伙伴基因有关[57-59]。除原发AML外，*MLL*基因的重排在治疗相关的髓系细胞增殖性疾病、ALL和ALAL较常见。在WHO 2008中仅涉及11q23易位的伴有重现性遗传学异常的AML特指t（9；11）（p22；q23）。本病常发生于儿童，预后尚可（表45.6）[60]。这类患者可出现DIC，或浸润牙龈和皮肤的髓外疾病。原始细胞常有单核细胞或粒-单核细胞的形态特征，但这些细胞偶尔也会缺乏分化（图45.6）。形态学表现由大多数原单核细胞和幼单核细胞组成，细胞化学染色MPO通常是阴性。在儿童，本病表达CD33、CD4、CD65和HLA-DR，很少表达或不表达CD13、CD14和CD34[61]。在成人，本病常显示为单核细胞的形态分化，可表达多个单核细胞相关抗原，包括CD14、CD64、CD11b、表面CD11c和CD4。CD34往往是阴性，CD117和CD56不同程度表达[62]。

表45.6 急性髓系白血病（AML）伴t（9；11）（p22；q23）（*MLLT3-MLL*融合基因）的主要特征

- 通常发生在儿童
- 单核细胞样的原始细胞多见
- 中等预后

伴有除t（9；11）（p22；q23）之外的11q23平衡易位的AML应诊断为AML-NOS，并且诊断报告要注明这种易位。例外的病例有：发生在细胞毒治疗后的病例，应诊断为治疗相关的白血病；伴有与MDS有关的遗传异常如t（11；16）（q23；p13.3）和t（2；11）（p21；q23）的病例，应诊断为伴有MDS相关改变的AML。在DN-AML中，*MLL*基因的另一个常见易位是t（11；19）（q23；p13）（*MLL-ELL*融合基因）。表45.7列出了AML中较常见的*MLL*基因易位，以及它们出现的相对频率和常见的形态学特征。t（4；11）易位最常见于ALL和系别不明的急性白血病（ALAL）中。*KIT*基因突变或*FLT3*基因的ITD突变在伴有11q23易位的AML中非常罕见。本病大约20%有*FLT3*基因活化环状区域的点突变，但这些突变没有明确的预后意义。本病儿童患者预后尚可，但11q23易位涉及其他伙伴染色体的儿童白血病一

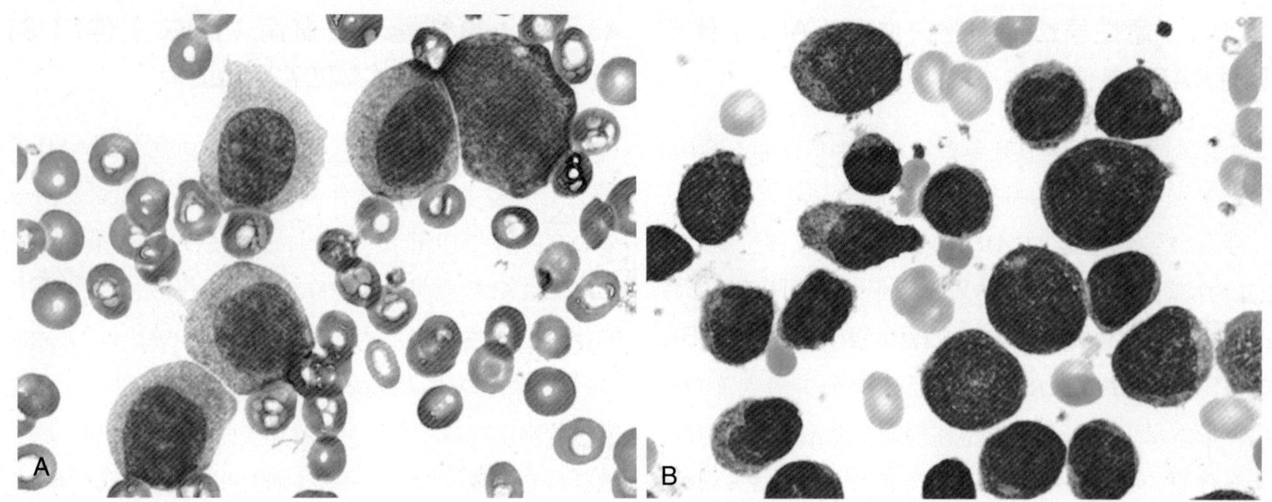

图45.6 急性髓系白血病（AML）伴t（9；11）(p22；q23)（*MLLT3-MLL*融合基因）。形态学表现变化不一。A. 这个病例显示丰富的嗜碱性胞质，提示有单核细胞分化。B. 这个病例显示原始细胞具有原粒细胞的形态，包括部分细胞中可见颗粒成分。虽然粒-单核细胞或单核细胞的特征在此类白血病中最常见，但并不是这种易位所特有的形态学特征

般预后差。据报道，EVI-1（表位病毒整合素-1）过表达见于多个11q23易位异型，这种病例预后很差[63]。

表45.7 急性髓系白血病（AML）中*MLL*基因的常见易位

染色体区域	累及的基因（曾用名）	MLL易位AML中的频率（%）
9p22	*MLLT3*（*AF9*）	27~34
10p12	*MLLT10*（*AF10*）	13~18
19p13.1	*ELL*	11~18
6q27	*MLLT4*（*AF6*）	10~16
19p13.3	*MLLT1*（*ENL*）	5~8

本病的鉴别诊断包括各种AML-NOS、治疗相关AML以及混合表型急性白血病。用形态学和免疫表型等特征不能鉴别出AML-NOS或治疗相关AML。确切的诊断必须依靠细胞遗传学的检查结果和先前临床治疗的病史。伴MLL重排且符合混合表型急性白血病的免疫表型标准的病例应称为伴MLL的混合表型AML，但是出现t（9；11）(p22；q23）必须清楚说明，因为这种遗传学异常要比混合表型有更重要的预后意义。

45.9.6 急性髓系白血病伴t(6；9)(p23；q34)(*DEK-NUP214*)

本病是罕见类型白血病，约占儿童和成人白血病的1%[64-67]。成人中位年龄35岁。据报道，这种易位可见于DN-AML和起源于MDS的AML，少见于治疗相关的AML。大多数病例曾经归类为2001版分类中的AML伴有多系增生异常，符合FAB分类中非M3的多种AML的诊断标准（表45.8）。与其他类型的白血病相比，本病成人患者的白细胞计数较低，儿童患者的贫血较严重。本病的原始细胞显示单核细胞的特征，偶尔可见Auer小体。外周血涂片中成熟红细胞大小不一，可见有核红细胞，中性粒细胞胞质颗粒减少，也可见到颗粒减少的血小板。骨髓中常存在残留的成熟粒细胞，这些粒细胞呈现成熟的发育形态异常。红系增生伴异常红系造血也常见，有些病例可见环形铁粒幼细胞。体积小、分叶少的巨核细胞也可见到（图45.7）。这些发育异常的特征常见于t（6；9）疾病，这时应诊断为t(6；9)(p23；q34)，一种独特的疾病实体，而不应诊断为特异性较低的急性髓系白血病伴骨髓增生异常相关改变（AML-MRC）。本病患者大约有一半出现嗜碱性粒细胞增多（骨髓或外周血＞2%），是本病独特的特征。流式细胞分析表明，典型的原始细胞表达CD45、CD13、CD33、HLA-DR和胞质内MPO，不同程度地表达CD34、CD15和CD11c。用流式细胞分析或免疫组化染色，部分患者TdT可呈阳性。本病常见*FLT3*基因ITD突变，据报道突变率为70%。虽然大多数t（6；9）AML的患者可获得完全缓解，但常规化疗的生存率很差。与其他高危型AML一样，患者可获益于异基因干细胞移植。目前还不清楚伴t（6；9）AML的预后差是否与*FLT3*状态有关。一些研究表明，检测治疗中患者*DEK-NUP214*分子状态有一定意义[68]。具有t(6；9)(p23；q34)的患者，其血液或骨髓中原始细胞比例可能不到20%；目前还没有足

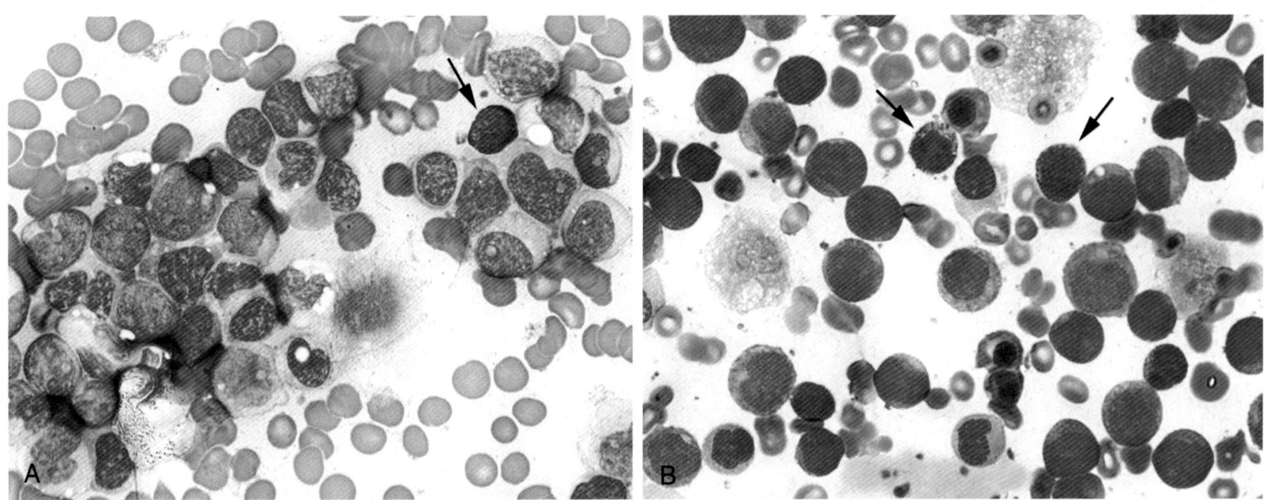

图45.7 急性髓系白血病（AML）伴t（6；9）（p23；q34）（*DEK-NUP214*）。原始细胞的形态学有所变化，但往往混有嗜碱性粒细胞（箭头）。A. 原始细胞具有单核细胞的特征。B. 显示幼稚的原始粒细胞和红系前体细胞

够的证据表明这种情况可以诊断为AML并且这些病例应诊断为骨髓增生异常，但是应当密切随访这类患者是否进展成明显的急性白血病。

表45.8 急性髓系白血病（AML）伴t（6；9）（p23；q34）（*DEK-NUP214*）的主要特征

- 原始细胞的形态无特异性
- 常有红系增生和造血异常
- 常见嗜碱性粒细胞增多
- 常与*FLT3*基因突变有关
- 一般预后差

本病的鉴别诊断包括MDR-AML、CML急变以及罕见的AML伴t（9；22）（q34；q11.2），但是后者未被WHO 2008正式认可。正如前面所述，发现t(6；9)(p23；q34)就不诊断MDR-AML，因为AML伴t(6；9)(p23；q34)是更特异的诊断。虽然AML很少出现嗜碱性粒细胞增多并且是诊断本病的一条线索，但嗜碱性粒细胞增多常见于CML急变，先前有CML病史则提示急变，而不是本病。嗜碱性粒细胞增多也可见于罕见的DN-AML伴t（9；22）（q34；q11.2），在t（9；22）（q34；q11.2）AML中多系增生异常似乎并不常见，但一般只有依赖细胞遗传学检查才能鉴别诊断。

45.9.7 急性髓系白血病（AML）伴inv（3）（q21；q26.2）或t（3；3）（q21；q26.2）（*RPN1-EVI1*）

本病最常见于成人，儿童罕见，只有个别病例报道，常与7号染色体单体有关。本病诊断时中位年龄56岁，比成人普通白血病的平均年龄63岁年轻一些。本病占成人白血病的1%~2%，可以是原发也可以继发于MDS[69-71]。若按WHO 2001标准，大多数病例可归入AML伴多系增生异常，并符合FAB分类中非M3 AML的多种类型。通常表现为贫血、血小板正常或升高，这与其他AML类型中血小板通常减低形成对比（表45.9）。有些患者还可出现肝脾大。除原始细胞外，外周血可出现增生异常的特征，包括粒细胞核呈现粒细胞胞质内颗粒减少伴假Pelger-Huët样改变，出现颗粒减少的大血小板。裸核的巨核细胞在外周血中也可见到。骨髓中的原始细胞可呈现多种形态，包括未分化的粒系原始细胞、具有粒系和单核系混合形态特征的原始细胞或有巨核细胞样分化的原始细胞。MPO的活性常减低。巨核细胞的数量往往正常或增多，常有小的单叶或双叶核，以及其他一些发育异常的特征。常见异常红系造血和髓系异常造血（图45.8）。骨髓活检显示骨髓增生减低，少数伴有骨髓纤维化。流式细胞分析在这种AML中作用有限，通常表达CD34、CD13、CD33和HLA-DR，部分病例异常表达CD7[72]，有巨核细胞分化的病例可表达CD41和CD61。

表45.9 急性髓系白血病（AML）伴inv（3）（q21q26.2）或t（3；3）（q21；q26.2）（*RPN1-EVI1*）的主要特征

- 原始细胞与单叶或双叶巨核细胞混合存在
- 血小板计数往往正常或升高
- 常见多系增生异常
- 一般预后差

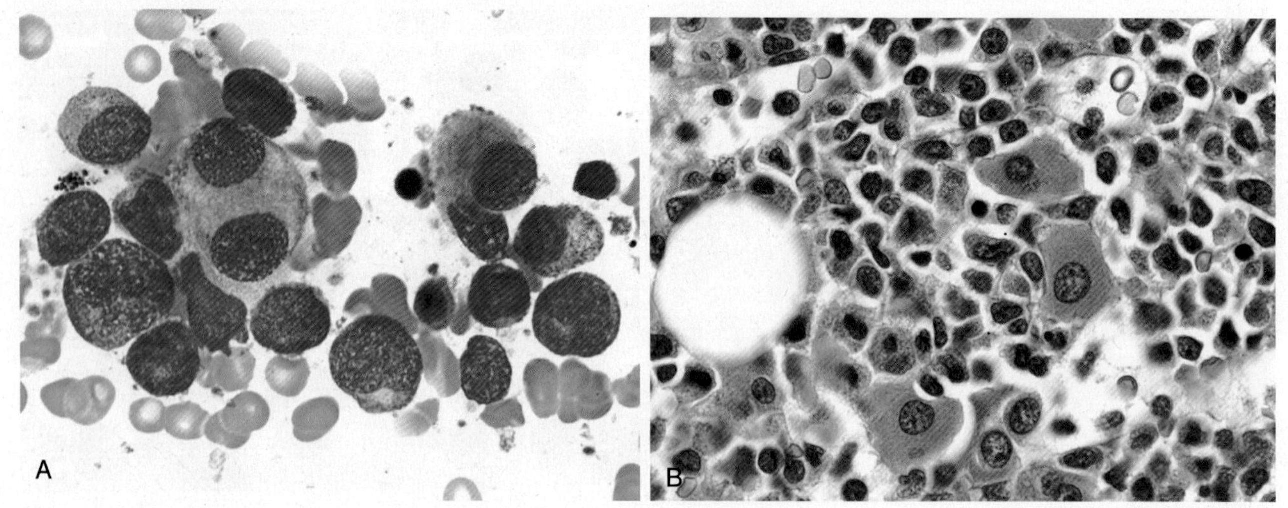

图45.8　急性髓系白血病（AML）伴inv（3）(q21q26.2）或t（3；3）(q21；q26.2）(*RPN1-EVI1*）。A. 本病常见原始细胞增多伴单叶和双叶巨核细胞。**B.** 在骨髓活检切片中，明显可见巨核细胞的核分叶明显减少

本病可有*EVI1*的异常表达，高表达*EVI1*是独立于3q26重排的预后差的指标[73]。染色体3q26重排较隐匿，常规细胞遗传学检测不易发现，但可用FISH检测。据报道本病有75%出现继发性异常核型[70]，与骨髓增生异常相关的异常核型最常见，包括-7、-5q以及复杂的核型异常。少数患者发现*FLT3*基因的ITD突变。AML伴inv（3）或t（3；3）的患者预后差，一般生存期短，但预后差的结局似乎不受其他附加异常核型或*FLT3*基因ITD突变状态的影响，但由于此型白血病很罕见，因而数据可靠性有限。年龄在60岁以上似乎是总体生存率差的一个独立危险因素。能够耐受异基因造血干细胞移植的患者可能获益，但其他研究没有生存优势[70,74]。如某些AML伴t(6；9)(p23；q34)的患者，本病部分患者的骨髓原始细胞计数不到20%，这些病例应诊断为相应的MDS类型，密切随访其AML的演变（原始细胞≥20%）。

本病的鉴别诊断包括MDR-AML、原巨核细胞AML-NOS、AML伴t（1；22）(p13；q13）和唐氏综合征的髓细胞增殖。缺乏唐氏综合征显然排除了最后一种可能性。如有inv（3）(q21q26.2）或t（3；3）(q21；q26.2），要优先诊断为AML伴inv（3）(q21q26.2）或t（3；3）(q21；q26.2），不诊断为MDR-AML或AML-NOS，所以核型分析是主要鉴别方法。患者年龄和染色体核型也有助于鉴别诊断，伴AMLt（1；22）(p13；q13）通常发生于儿童，而AML伴inv（3）(q21q26.2）或t（3；3）(q21；q26.2）则主要见于成人。

45.9.8　急性髓系白血病（原巨核细胞）伴t（1；22）(p13；q13）(*RBM15-MKL1*）

本病是一种罕见类型的白血病，几乎只发生于婴儿（表45.10）[75,76]，发病中位年龄为4个月，80%病例在一岁内确诊。本病约占儿童髓系白血病的1%，女孩居多，临床表现类似实体肿瘤，有肝脾大或骨骼病变（双侧对称的骨膜炎和溶骨性病变）。一些病例表现为髓细胞肉瘤，没有累及骨髓的证据。全血细胞计数显示贫血和血小板减少，外周血和骨髓的原始细胞表现为典型的原巨核细胞，中等量胞质，无颗粒，可见泡样胞质突起或血小板出芽。核染色质比原始粒系细胞更浓染，核分叶少见（图45.9）。骨髓穿刺常因纤维化而呈骨髓稀释或无骨髓小粒。常见微小巨核细胞，但无多系增生异常。骨髓活检或者髓外实体瘤活检显示，在纤维化的背景中有成簇的巨核细胞。只有很少病例有流式免疫表型的报道。与AML伴巨核细胞形态的其他病例相似，CD45和CD34呈阴性，髓系抗原CD13、CD33和HLA-DR的表达不一致，常表达巨核细胞相关抗原CD41和CD61，部分病例可表达CD56。免疫组化发现，巨核细胞不表达CD45，通常表达CD43。巨核细胞分化的标志物血管性血友病因子（Ⅷ因子相关抗原）可呈阳性。额外的复杂核型异常常见于年龄超过6个月的患者。由于本病很罕见，目前还不清楚*FLT3*基因突变的频率。在一项儿童白血病的研究中（不包括唐氏综合征患者），形态上为M7的病例，只有一个患者有*FLT3*基因活化环形区域的

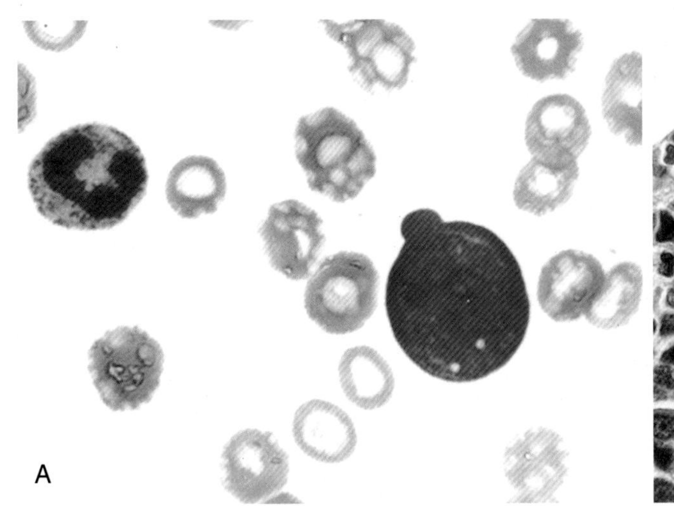

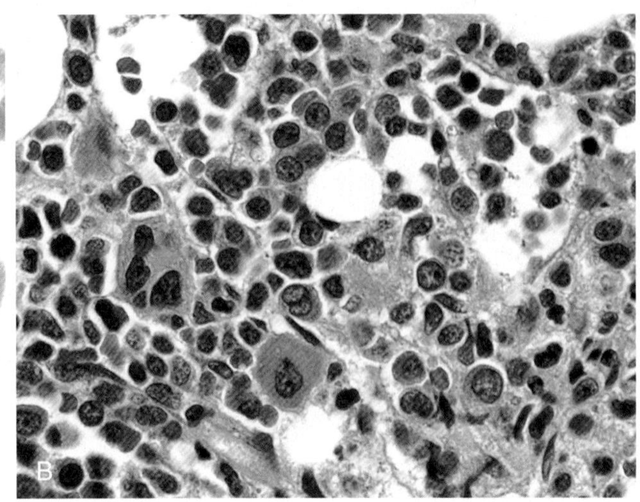

图45.9 急性髓系白血病（巨核细胞）伴t（1；22）（p13；q13）。A. 骨髓穿刺混血，原始细胞很少，显示嗜碱性胞质及胞质出芽。B. 活检显示原始细胞和atypical异型巨核细胞

点突变。虽然*RBM15-MKL1*在白血病中的作用目前仍不清楚，但这种融合基因可调节染色质的重组、HOX诱导的分化和细胞外信号传导通路以及赋予抗增殖作用[77,78]。

表45.10 急性髓系白血病（原巨核细胞）伴t（1；22）（p13；q13）的主要特征

• 主要发生在无唐氏综合征的婴儿
• 可表现为软组织肿块，貌似其他小蓝圆细胞肿瘤
• 现代治疗后预后通常好

由于上述诊断的困难，这些患者的诊断可能会延误。早期的研究表明，本病生存率差，但最近的研究表明，患者对AML强化治疗反应良好[79]。外周血或骨髓中原始细胞计数通常＞20%。在原始细胞计数较低的情况下，应进行详细的临床检查，以发现可以诊断AML的髓外疾病。在缺乏髓外疾病的情况下，应进行密切的临床随访，以确定AML的演进。本病的鉴别诊断包括一些有巨核细胞特征的其他AML，包括唐氏综合征有髓系细胞增生，只能通过临床病史和染色体核型分析进行辨别。然而，多系增生异常通常在其他类型的原巨核细胞白血病中存在，但本病不存在。鉴别诊断还包括其他的儿童小蓝圆细胞肿瘤，本病的骨髓活检或髓外病变都可表现为有黏附性巢状小圆细胞，提示儿童的实体瘤，有些病例会误诊为神经母细胞瘤或肝母细胞瘤。特别是髓系肉瘤的病例，在细胞遗传学检测揭示其存在t（1；22）（p13；q13）之前，诊断可能不明。

45.9.9 伴重现性遗传学异常的其他急性髓系白血病（AML）

WHO 2008增加了细胞遗传学疾病的类别，但是还有许多发生于AML的重现性遗传学异常没有包括在内。有几种情形值得进一步讨论。

大多数伴t（9；22）（q34；q11.2）的原始细胞增殖性疾病代表CML急变、ALL或混合表型急性白血病，但是极少情况下会发生明显的DN-AML伴t（9；22）（q34；q11.2）（*BCR-ABL1*），在所有AML中＜1%[80,81]。这种病例是很难或根本无法与CML急变相区别，也不能排除诊断AML之前的隐匿性慢性期CML。尽管存在鉴别诊断困难，但是仍有明显的DN-AML伴t（9；22）（q34；q11.2）的病例报道。这些病例与CML的原始细胞危象不同，它们很少有脾大和嗜碱性粒细胞增多，仅有轻度的骨髓有核细胞减少。这些病例符合各种AML-NOS或FAB分类中的非M3亚型。这种疾病预后差，类似CML急变期。

AML伴t（3；5）（q25；q35）（*MLF1-NPM1*）也是一种罕见亚型，可能不到AML的1%[82,83]。具有这种细胞遗传学异常的髓细胞增殖性疾病，可表现为MDS，或表现为FAB分类中的多种AML形态亚型。在目前的WHO分类中，这种AML属于AML-MRC（图45.10）。与伴骨髓增生异常相关改变的其他AML相比，这种AML在年轻男性中更常见，患者可获益于早期造血干细胞移植。传统化疗预后不良。

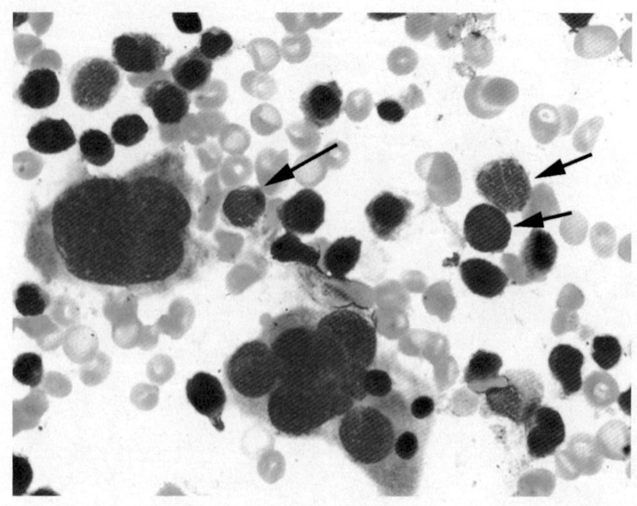

图45.10　急性髓系白血病（AML）伴t（3；5）(q25；q35)，*MLF1-NPM1*。本病以多系增生异常为特征。此例显示旺炽型红系增生，超过有核细胞的50%，伴有发育异常的巨核细胞和散在的原始粒细胞（箭头）。它符合红系白血病（红/髓型）的标准，超过20%非红系细胞为原始粒细胞

AML伴t（8;16）(p11.2;p13.3)（*MYST3-CREBB*）与DN-AML或是治疗相关AML均有关，常有嗜红细胞现象，原始细胞表现为粒-单核细胞或单核细胞的特征（图45.11）[84,85]。这种AML在成人和儿童均可发生，可以是先天性、原发性或治疗相关的AML。先天性病例通常病变局限在皮肤，几天后可自发缓解[86]。治疗相关的AML伴t（8；16）可发生于烷化剂或拓扑异构酶Ⅱ抑制剂治疗后，通常潜伏期短。AML伴t（8；16）的总体预后不一致，但治疗后发生的AML预后差，应归在治疗相关的AML。

45.10　急性髓系白血病（AML）伴基因突变

基因突变在AML中的作用已有广泛的专题研究，尤其是正常核型的AML[14,17,24,87,88]。这种突变可分为两种类型。1型（Ⅰ类）突变影响了增生或生存优势但不会影响分化[89]。这往往是白血病进展过程中的晚期事件，一般被视为预后指标。受体酪氨酸激酶的突变是AML常见的1型突变。*FLT3*基因和*KIT*基因的突变是最常见的临床相关的异常，用于AML的分层。*FLT3*基因表达于造血祖细胞，通过与配体结合而活化，或者由于*FLT3*突变发生内在组成性激活，导致细胞增殖和存活。

*FLT3*基因和*KIT*基因突变不能界定独特的AML分类，因为这些突变可见于许多先前所讨论的诊断类别中。*FLT3*基因的异常包括ITD突变、酪氨酸激酶结构域的点突变以及罕见的近膜域突变[90]。*FLT3*基因的ITD突变与缓解期短和总生存期较短相关。突变的*FLT3*基因和野生型位点的比例能确定出预后差的患者。*FLT3*基因突变，特别是ITD突变，一般预后较差。但在某些类型的AML，如AML伴t（6；9）或inv（3），还不清楚*FLT3*基因的异常是否具有不依赖于遗传学异常的独立预后意义。*KIT*基因突变似乎与核心结合因子白血病的临床最相关[25]，尤其是成年患者。相比之下，*FLT3*基因ITD在核心结合因子白血病和伴11q23易位的AML中罕见。

虽然在白血病的诊断中，染色体易位提供最重要的

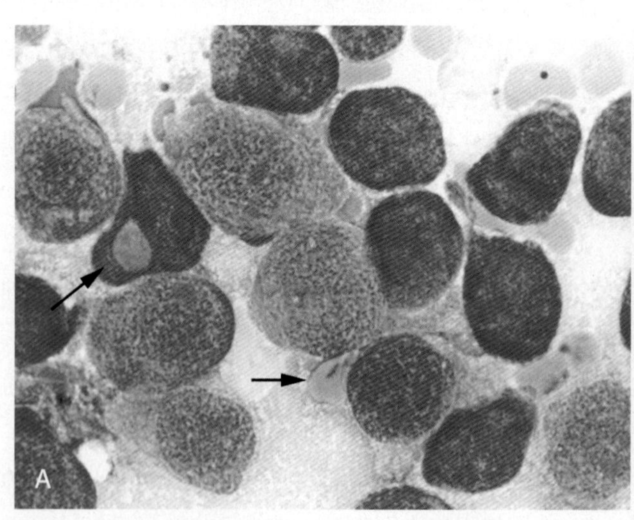

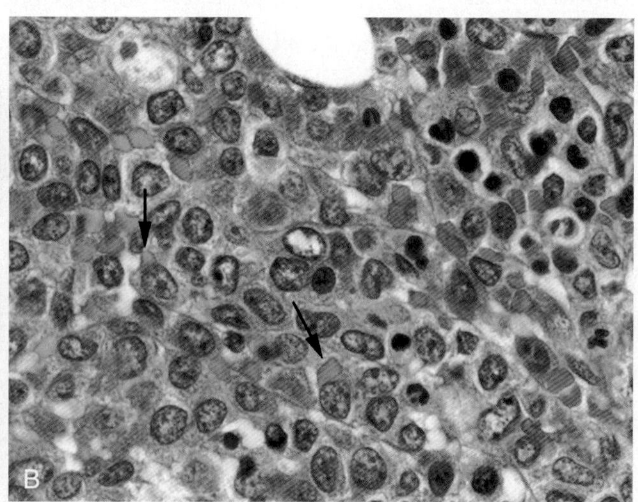

图45.11　急性髓系白血病（AML）伴t（8；16）(p11.2；p13.3)，*MYST3-CREBB*。本病特点是原始细胞显示嗜红细胞现象，可见于骨髓穿刺涂片（A）及活检切片（B）

预后信息，但仍有40%~50%成人白血病为正常核型。在这些细胞遗传学正常的AML中，大约1/3患者可以出现*FLT3*基因突变，各种FAB亚型均可见到，最常见的是AML不分化型。这种AML的原始粒细胞常表达CD7，具有杯状的核凹陷，缺乏CD34和HLA-DR的表达，但强表达CD123（图45.4）[91,92]。一些研究者认为，杯状核凹陷的AML是一个独立的疾病实体，但需要更多研究的支持，以明确这些特征是否为一组独特的临床病理实体。

细胞遗传学正常的AML并有*FLT3*基因突变的患者，最佳治疗方法还不清楚。一些研究表明，在首次缓解后行异基因干细胞移植可以获益，但也有研究不能证实移植可提高生存率。用小分子*FLT3*抑制剂联合化疗目前正在研究中[93]。

所谓2型（或Ⅱ类）突变损害了造血细胞的分化和随后的程序性细胞死亡（凋亡）[89]。这些突变被认为是AML发生过程中初始的遗传学事件，是疾病病变的实质所在，不能看作是简单的预后影响因素。前面讨论的、许多伴有重复性细胞遗传学异常的AML中有关的融合基因就属于这一类突变。此外，CCAAT/增强子结合蛋白α（CEBPA）和核磷素基因（NPM1）突变属于2型突变。因此，*NPM1*和*CEBPA*基因突变往往发生在正常核型的AML中，这种白血病有独特的临床生物学特点，在没有*FLT3*基因异常的情况下预后良好。WHO 2008将它们作为暂定类别。

45.10.1 急性髓系白血病（AML）伴*NPM1*基因突变

这种AML在正常核型的成人和儿童AML中分别占50%和20%[94-98]。PCR是检测外显子*12NPM1*基因突变的最好方法。但是，用免疫组化辨别*NPM1*基因胞质内易位可以替代这种基因突变的检测。大约有40%的*NPM1*基因突变的患者有*FLT3*基因ITD突变。有*NPM1*基因突变的AML患者，如果细胞遗传学正常，并且没有*FLT3*基因ITD突变，一般预后良好，类似于核心结合因子白血病。*FLT3*基因ITD突变的存在似乎抵消了这种作用，因此，必须同时检测这两个基因的突变。*NPM1*基因突变很少与11q23异常相关，也很少与其他伴重复性细胞遗传学异常的AML有关。

大多数伴*NPM1*基因突变的成人AML病例显示有单核细胞样分化。*NPM1*基因突变的儿童病例，大多表现为粒系原始细胞分化或不分化，或显示粒-单核细胞样分化。*NPM1*基因突变的红系白血病很少见于儿童。成人*NPM1*基因突变的AML多数不表达CD34。目前研究仍不清楚这是不是单核细胞表型的主要功能，因为单核细胞分化的AML是常常CD34阴性，也不清楚这是否是所有细胞形态的共同特点。非单核细胞形态的病例一般呈现杯状核内陷，且缺乏CD34和HLA-DR表达（图45.4）[91,92]。这种AML不分化型通常有*FLT3*基因ITD突变。目前尚不清楚这两个基因的突变是否总是发生在这个形态学亚型的AML中。

*NPM1*基因位于染色体5q35，编码分子伴侣蛋白，穿梭于细胞核和细胞质之间；此外，它还有许多功能，包括生物合成核糖体、中心体复制和调节ARF-TP53的肿瘤抑制通路[99,100]。*NPM1*基因第12外显子的突变影响了核仁磷酸蛋白C-末端的氨基酸组成，产生一个出核转动的模式，使核仁磷酸蛋白进入细胞质。*NPM1*基因是各种类型的白血病和淋巴瘤染色体易位的伙伴基因，这些易位基因产物的异常调节似乎具有致肿瘤性。原本正常的基因产物具有致癌和抑癌两种功能。*NPM1*通常位于核仁。*NPM1*基因突变使得核仁磷酸蛋白定位异常出现在细胞胞质中，通过免疫组化方法可以识别这种胞质蛋白。然而，应该强调对*NPM1*基因和*FLT3*基因突变状态一起进行评估，目前还没有用免疫表型检测*FLT3*基因突变的方法。因此，许多实验室进行多重PCR检测，以评估初发AML中两个基因的突变状态，不一定需要免疫组化染色评估[101,102]。

在MDR-AML中，*NPM1*基因突变的频率和预后意义还不清楚，尽管这些突变在MDS中并不常见。由于这种不确定性，如果符合AML-MRC，并且伴有*NPM1*基因突变，应标明突变结果和相应的诊断结果〔如AML-MRC（多系病态）和*NPM1*基因突变〕[15]。

45.10.2 急性髓系白血病（AML）伴*CEBPA*基因突变

*CEBPA*是一个肿瘤抑制基因，位于染色体19q31.1，编码诱导分化的转录因子，从而影响粒细胞分化以及多种生物程序，如肺的发育、脂肪细胞形成和糖代谢[103]。*CEBPA*基因可通过多种机制失活，包括t（8；21）AML易位后形成融合蛋白*RUNX1-RUNX1T1*导致转录抑

制和表观遗传学修饰。细胞遗传学正常的成人AML患者中，约13%可检测到*CEBPA*基因点突变，细胞遗传学正常的儿童AML患者中，约17%~20%患者可检测到*CEBPA*基因点突变[104-106]。已报道有超过100种不同的非静默突变。这种突变位置的范围很广泛，使用常规方法检测这种突变很复杂，所以目前检测还没有广泛使用[107]。突变通常会导致合成一个较小的显性负异构体，这种异构体会抑制野生型蛋白的功能。与*NPM1*基因和*FLT3*基因ITD突变之间的相互关联不同，*FLT3*基因的异常在AML伴*CEBPA*基因突变的病例比较少见。最近的研究表明，在AML中，*CEBPA*基因突变的预后意义与双突变基因的存在有关，也与缺乏*FLT3*基因突变和预后不良的细胞遗传学改变有关[108-111]。在没有这些不良预后因素的情况下，AML伴*CEBPA*基因突变预后良好，异基因造血干细胞移植对这种患者获益不大，然而，由于研究病例数太少，不能说明问题，需要进一步研究来阐明缓解后的最佳治疗方案。

AML伴*CEBPA*基因突变的病例中，原始髓细胞的形态学亚型最常见的是AML分化或不分化型，AML伴粒-单核细胞或单核细胞分化的病例不太常见，红系白血病或原巨核细胞白血病还没有报道过。*CEBPA*基因突变很少见于治疗相关的AML，一旦出现，应诊断和治疗相关的AML，并加注释“可检测到*CEBPA*基因突变”。AML伴*CEBPA*基因突变的病例中大约70%为正常染色体核型，约10%病例有单一的染色体核型异常，只有极少病例有复杂的染色体核型。AML伴*CEBPA*基因突变的病例没有特异的免疫表型。

45.11 急性髓系白血病伴骨髓增生异常相关改变（AML-MRC）

2001版分类中AML伴多系增生异常在WHO 2008被修订，以更准确地定义这个临床疾病实体[15,112]。AML伴多系增生异常往往与预后不良的细胞遗传学异常有关，而对于不依赖于细胞遗传学结果的形态学改变的意义还有争论[23,113-118]。WHO 2008修订和扩大了AML-MRC；（表45.11），目前的分类包含任何以下内容：①起源于先前的MDS或骨髓增生异常/骨髓增殖性肿瘤（MDS/MPN）的AML；②AML伴特定MDS相关的细胞遗传学异常；③AML伴多系增生异常（表45.12，45.13）。

表45.11 急性髓系白血病伴骨髓增生异常相关改变（AML-MRC）的主要特征

- 多见于老年患者
- 可以继发于骨髓增生异常，也可以原发
- 骨髓增生异常改变常见于≥50%两系细胞中
- 一般预后差

表45.12 急性髓系白血病（AML）伴骨髓增生异常相关改变的诊断标准

- 外周血或骨髓出现≥20%原始细胞

  并且
- 具有以下任何一条
  - 既往有MDS病史
  - MDS相关的细胞遗传学异常（表45.3）
  - 多系增生异常

  并且
- 缺乏下列两者
  - 先前细胞毒治疗过非相关疾病
  - AML伴重现性遗传学异常中描述的重复性细胞遗传学异常

表45.13 当外周血或骨髓中原始细胞≥20%时，细胞遗传学异常足以诊断AML伴骨髓增生异常相关改变（AML-MRC）

复杂核型* 不平衡异常	平衡异常
	t（11；16）（q23；p13.3）[†]
−7/del（7q）	t（3；21）（q26.2；q22.1）[†]
−5/del（5q）	t（1；3）（p26.3；q21.1）
i（17q）/t（17p）	t（2；11）（p21；q23）
−13/del（13q）	t（5；12）（q33；p12）
del（11q）	t（5；7）（q33；q11.2）
del（12p）/t（12p）	t（5；17）（q33；p13）
del（9q）	t（5；10）（q33；q21）
idic（X）（q13）	t（3；5）（q25；q34）

注：*，三个或更多不相关的异常，这些异常中不包括AML伴重现性遗传学异常的各个亚组（这些病例应归入适当的细胞遗传学亚组）。

†，这些异常通常发生在治疗相关的疾病，但在参照这些异常来诊断AML-MRC之前必须排除治疗相关的AML。

AML-MRC常见于老年患者，旧文献中报道，其发病率占所有AML的25%~30%。然而，以新的诊断标准，AML-MRC诊断率占所有成人AML的50%。虽然文献中报道儿童罕见，如果结合细胞遗传学结果，更多儿童可能诊断为AML-MRC。

该型患者原始细胞计数不一，但在骨髓或外周血中原始细胞计数必须≥20%。为满足AML-MRC的形态学标准，必须有证据表明两系以上具有明显增生异常的发育中细胞≥50%（图45.12）。AML-MRC的病例常有AML伴成熟迹象的特征，或者有急性粒-单细胞白血病的特征，尽管那些具有不成熟型AML特征的病例和红系白血病的病例也可能有多系增生异常。许多少见的低增生性AML有多系增生异常，可能是由低增生性MDS演进而来。低增生性AML和MDS骨髓增生程度应低于30%（60岁以上患者的骨髓增生＜20%），但它们在WHO分类中不是独立的疾病实体。

AML-MRC没有特异的免疫表型[15,118]。一般来说，原始细胞CD34$^+$和CD117$^+$并表达髓细胞标记CD13和CD33。可能会出现异常表达CD7、CD10和CD56。至于提示单核细胞分化的类似形态的AML，往往表达CD4和CD14。5号和7号染色体异常的病例在表达CD34的同时可能出现TdT和CD7的“异常”表达。

MDS相关的染色体异常通常是高危改变。7号染色体单体的儿童ANL预后特别差[119]。虽然8号染色体三体、20号染色体长臂缺失〔del（20q）〕和Y染色体的缺失在MDS中常见，但单有这一条还不足以诊断AML-MRC。复杂核型是指出现3种或更多不相关的克隆性异常，一般认为是预后不良的因素[120]。不平衡的结构异常导致的遗传物质缺失是最常见的致病原因[121]。最常见的复杂核型的组成是（频率递减的顺序）5q缺失、7q缺失、17p缺失、18q缺失和12P缺失。染色体的获得要少得多，常涉及8q、21q或11q染色体。

诊断AML-MRC时，MDS相关的细胞遗传学改变包括9种平衡易位。几乎所有这些重排均可见于治疗相关的髓系增殖性疾病。如果患者因其他肿瘤有过细胞毒治疗的病史，那么应诊断为治疗相关AML，而不能诊断为AML-MRC。9种重排中有4个涉及5q33，该位点是血小板源性生长因子受体-β（*PDGFRB*）活化的位点。伊马替尼（Imatinib）可以用来治疗MDS和涉及5q33易位的MDS和慢性粒-单细胞白血病（CMML），但伊马替尼在有这种重排的AML-MRC中的疗效还不清楚。另外两个重排涉及3q26（*EVI1*位点）和3q21（*RPN1*和*GATA2*位点），这两个重排均与重现性遗传学异常的AML伴inv（3）（q21q26.2）或t（3；3）（q21；q26.2）相关（见前述）。另两种重排涉及11q23位点上的*MLL*基因，它们应该被诊断为AML-MRC（MDS相关的细胞遗传学异常），不能诊断为AML伴11q23重排〔这种AML目前仅限于t（9；11）〕。最后一种重排t（3；5）（q25；q35）可能代表AML中一种独特的遗传异常，上文已讨论。以多系增生异常和正常细胞遗传学为特征的AML-MRC患者可有*NPM1*基因和（或）*FLT3*基因突变，两者的突变均可影响预后；然而，这些组合因素的预后意义现在还不清楚。因此，诊断报告中，除诊断AML-MRC（多系增生异常）外，还应反映出这些突变的存在。*CEBPA*基因突变，一般不会在这种白血病中检测到。

AML-MRC通常预后不良，但某种程度上取决于个体因素。原始细胞计数较低和多系增生异常的患者

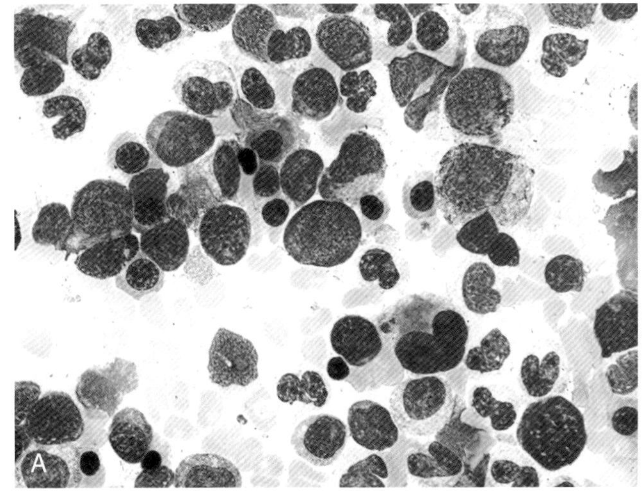

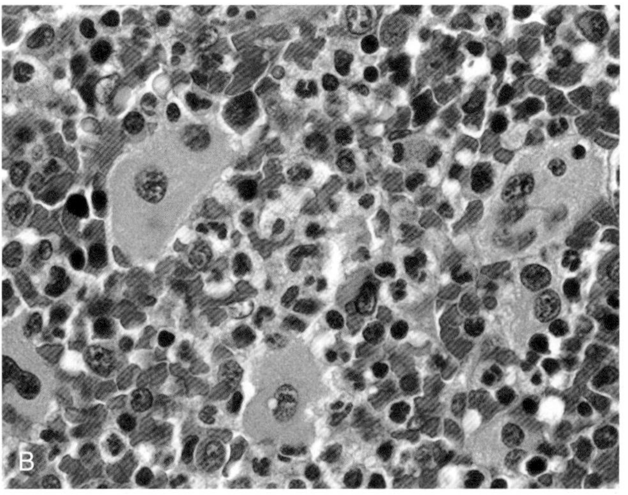

图45.12　急性髓系白血病（AML）伴骨髓增生异常相关改变。本病要求骨髓或外周血中原始细胞≥20%而且至少有两系≥50%细胞增生异常才符合形态学诊断标准。增生异常改变在穿刺涂片中易于观察（A），但巨核细胞的增生异常往往在活检切片中很明显（B）。在穿刺涂片中（A），可见少颗粒中性粒细胞伴异常核分叶，核轮廓不规则的红系前体细胞，以及体积小、分叶少的巨核细胞与原始细胞混杂在一起

（原始细胞为20%~29%），其临床行为更类似于MDS，特别是儿童，疾病进展较慢。伴有MDS相关细胞遗传学异常的患者预后均较差。伴MDS相关细胞遗传学异常的病例中大约一半以上检测不到多系增生异常。据观察，伴MDS相关细胞遗传学异常的患者比那些伴有多系增生异常但缺乏细胞遗传学异常的患者预后更差[115,117]。但是，形态学特征似乎在临床上有用，因为具有正常核型或中等危险染色体核型并伴有多系增生异常的患者，其预后要比那些AML-NOS的患者更差[118]。另外，出现单体核型或过度表达*EVI1*基因可能是预后特别差的指征[122,123]。

AML-MRC分类的依据应在诊断中描述〔如AML-MRC（多系增生异常和MDS相关的细胞遗传学异常）〕，也应注明*NPM1*、*CEBPA*或*FLT3*基因突变的存在以及原始细胞计数。对那些原始细胞计数较低的患者应密切随访。

AML-MRC的鉴别诊断包括MDS、各种类型AML伴重现性遗传学异常以及AML-NOS。AML-MRC与MDS的鉴别主要依赖骨髓穿刺涂片中原始细胞的计数结果，出现≥20%原始细胞，则诊断为AML；＜20%则诊断为MDS。不应根据流式细胞免疫表型来进行原始细胞计数，因为流式细胞分析的设门（gating）、细胞溶解和细胞保存都存在潜在的问题，与人工计数所获得的结果会有所不同。AML伴重现性遗传学异常，特别是inv（3）（q21q26.2）或t（3；3）（q21；q26.2），以及t(6；9)(p23；q34)，常常会符合AML-MRC的诊断标准，但必须诊断为更加特异的细胞遗传学疾病类型。相反，AML-MRC伴*NPM1*基因突变的病例，以及少见得多的AML-MRC伴*CEBPA*基因突变的病例，应诊断为AML-MRC伴特异的突变，并注明突变类型。只要骨髓中的原始细胞计数≥20%，AML-MRC的诊断应优先于其他所有类型的AML-NOS。

最近的资料提示，当核型中出现两个常染色体单体或一个常染色体单体伴有一个或多个结构性染色体异常时（不包括核心结合因子异常），与复杂的细胞遗传学相比，常染色体单体预后差的更好指标。虽然7号染色体单体似乎最常见，但是不良预后似乎不取决于哪个特定的常染色体单体。AML-MRC诊断标准包括了许多涉及7号或5号染色体单体的病例，但这一类型并没有包括具有这种预后不良指标的全部病例。

45.12 治疗相关髓系肿瘤

治疗相关髓系肿瘤包括细胞毒治疗和放疗后所发生的AML、MDS和MDS/MPN（表45.14）[16,124]。它们约占AML的10%和MDS的20%，属于化疗引起的晚期致命并发症。尽管各种疾病可以根据骨髓和外周血中原始细胞计数进一步分型，但由于他们具有类似的临床行为，被认为是同一类疾病实体，这似乎不受原始细胞计数的影响。对于治疗相关髓系肿瘤的认识起源于20世纪70年代末，这时化疗后癌症患者的实际存活时间首次可以长到发生本病。烷化剂首先受到怀疑，潜伏期为5~7年，具有与化疗周期相关的剂量依赖性。放疗可单独使用或与化疗相结合，同时也增加了治疗相关髓系肿瘤发病的风险。在明确的治疗相关AML出现之前，可存在从几个月到几年的骨髓增生异常阶段。使用拓扑异构酶Ⅱ抑制剂会呈现不同的综合征，治疗后的1~3年，患者会进展为明确的治疗相关AML，一般不经过增生异常阶段。现在公认的可以引起与治疗相关髓系肿瘤的其他治疗方法包括自体骨髓移植和氟达拉滨（Fludarabin）化疗。恶性血液肿瘤是最常见的原发性肿瘤，大约占一半病例。乳腺癌和卵巢癌也是常见原发性肿瘤。少数患者是由于非肿瘤疾病接受细胞毒化疗制剂的治疗。为什么有些患者易于发生治疗相关的肿瘤，而另外一些患者接受类似的化疗方案却不发病，这是目前要研究的问题。

表45.14 治疗相关的急性髓系白血病（AML）的主要特征

- 短潜伏期的病例通常与拓扑异构酶Ⅱ抑制剂治疗相关，可有*MLL*或*RUNX1*基因的异常，也可能不会出现发育异常的改变
- 潜伏期较长的病例多与烷化剂的化疗、5号和第7号染色体的缺失、复杂核型和骨髓增生异常期有关
- 这两种类型预后一般都较差

有较长潜伏期的病例，通常会出现全血细胞减少和多系增生异常（图45.13）。常出现典型的MDS相关的形态学改变，如红细胞大小不一和巨幼样变，伴有异常分叶的无颗粒的中性粒细胞。骨髓可以增生活跃、正常或增生减低，也可伴有纤维化；三系增生异常很常见并且很明显，红细胞可显示巨幼样变、多核或异常核轮廓；易见环形铁粒幼细胞。巨核细胞往往体积小、核分叶少或出现多个断裂核的异常巨核细胞。原始细胞计

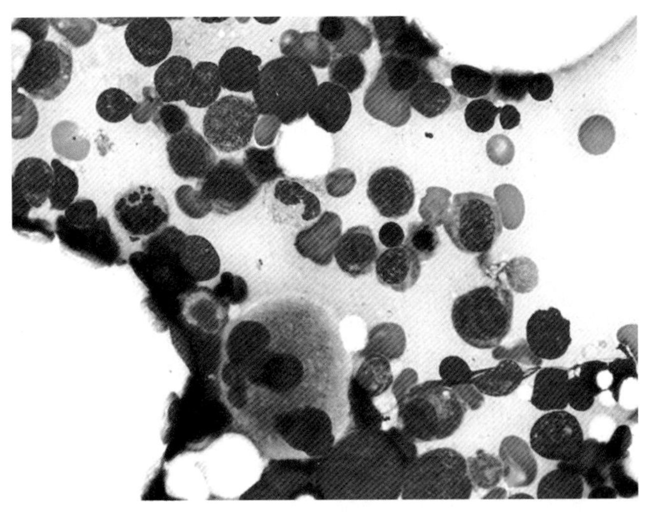

图45.13　烷化剂化疗后引发的治疗相关的急性髓系白血病（AML）。出现多系增生异常是其特征，类似AML-MRC。然而，先前有治疗病史，使这种病例归在治疗相关髓系肿瘤

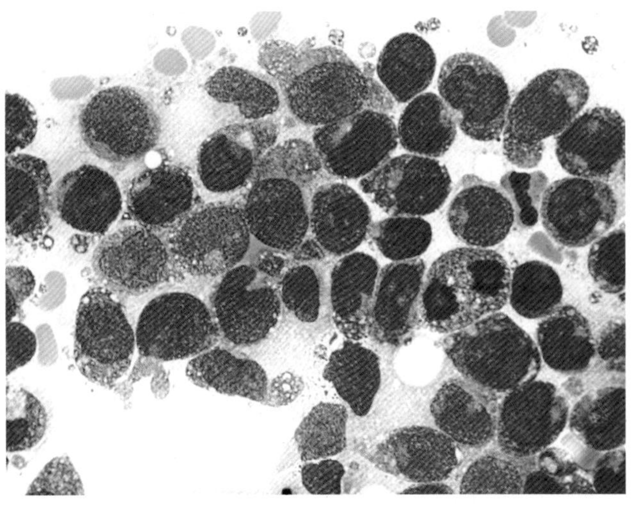

图45.14　拓扑异构酶Ⅱ抑制剂治疗后发生的治疗相关的急性髓系白血病（AML）。这个病例有涉及*MLL*基因的11q23易位，原始细胞显示单核细胞的特征，没有增生异常的背景，典型的治疗相关疾病伴有这种细胞遗传学异常

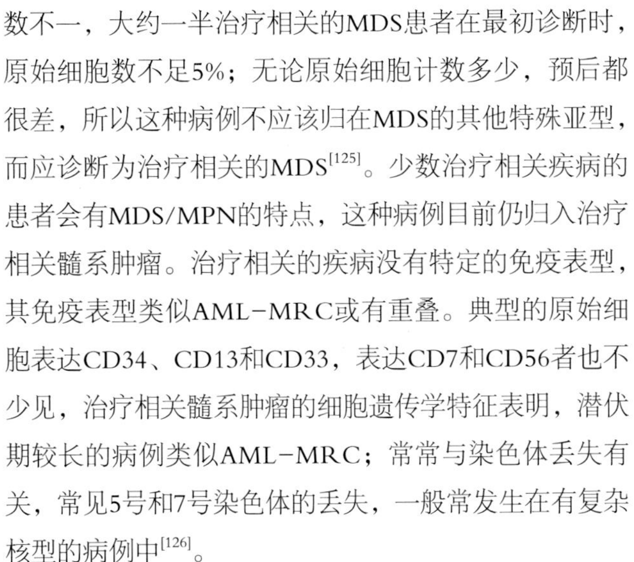

数不一，大约一半治疗相关的MDS患者在最初诊断时，原始细胞数不足5%；无论原始细胞计数多少，预后都很差，所以这种病例不应该归在MDS的其他特殊亚型，而应诊断为治疗相关的MDS[125]。少数治疗相关疾病的患者会有MDS/MPN的特点，这种病例目前仍归入治疗相关髓系肿瘤。治疗相关的疾病没有特定的免疫表型，其免疫表型类似AML-MRC或有重叠。典型的原始细胞表达CD34、CD13和CD33，表达CD7和CD56者也不少见，治疗相关髓系肿瘤的细胞遗传学特征表明，潜伏期较长的病例类似AML-MRC；常常与染色体丢失有关，常见5号和7号染色体的丢失，一般常发生在有复杂核型的病例中[126]。

潜伏期较短的病例占治疗相关髓系肿瘤的20%~30%。潜伏期较短的病例常有11q23位点的*MLL*或21q22位点的*RUNX1*的染色体平衡易位[126-128]，形态学特征类似无增生异常的DN-AML（图45.14）[129]。它们通常显示的形态特征为AML伴成熟迹象、急性粒-单细胞白血病和急性单核细胞白血病。部分短潜伏期的治疗相关AML的染色体核型与DN-AML完全相同，包括一些预后很好的类别，类似核心结合因子白血病或APL[127,130]。与多数治疗相关AML（预后不良）的情况相反，一些研究表明伴t（15；17）或inv（16）的病例可能与初发的有此核型的AML预后类似，然而，最近的一项研究表明治疗相关的核心结合因子AML与原发的核心结合因子AML相比，存活率明显下降[131]。

治疗相关髓系肿瘤的预后一般较差，文献报道整体存活率不到10%[124]。由于前期化疗药物剂量限制性毒性，以及肿瘤细胞耐药机制的活化，使治疗出现困难。5号或7号染色体单体核型的患者预后尤其差，无论原始细胞计数如何，中位生存期都不到1年。有报道称*FLT3*基因突变可见于治疗相关的AML，但其对预后的影响还不清楚。这种疾病中很少有*NPM1*基因或*CEBPA*基因突变的报道[126,132,133]。但最近的一项研究发现，51例治疗相关AML患者中，7例患者发现有*NPM1*基因突变，这些病例均与*FLT3*基因突变有关，多数为正常染色体核型，与典型的*NPM1*突变的AML更类似。这些突变在治疗相关的AML中的预后意义尚不清楚。相关髓系肿瘤患者的治疗是有限的，因为这类患者治疗的死亡率高、失败率高，以及有治疗反应者易早期复发。

治疗相关髓系肿瘤的鉴别诊断主要是相应的原发性疾病，包括各种类型的AML-NOS和MDS/MPN，以及各种非治疗相关的MDS和AML-MRC。先前因肿瘤或非肿瘤疾病，有接受细胞毒性治疗或放疗病史的患者，如发生AML，要优先考虑本病。所有这种病例应考虑为治疗相关的肿瘤，尽管形态学或细胞遗传学特征与其他疾病的种类有相似之处。如前所述，当作为治疗相关肿瘤的疾病发生时，归类较传统的MDS的具体亚型是不恰当的。

45.13 急性髓系白血病-非特指（AML-NOS）

不符合AML伴重现性遗传学异常、AML-MRC、治疗相关髓系肿瘤或唐氏综合征伴髓系肿瘤的AML都应该归类为AML-NOS[13]。在WHO 2008中有许多AML-NOS的亚型，但大多数病例缺乏特异的细胞遗传学或特征性的临床表现，不能将他们称为某种特殊类型，只能称为形态学亚型。由于这些形态学上的亚型缺乏临床或生物学意义[23,134]，进一步将AML-NOS分类没有必要。但红系白血病和急性全髓增生症伴骨髓纤维化例外，这是由于它们的定义标准不同。大多数AML-NOS的形态学亚型是根据以前FAB标准定义的[2]。唯一不同的是骨髓原始细胞计数，现在认为骨髓中出现20%原始细胞就足以诊断为急性白血病（与FAB 30%标准不同）。由于流式细胞免疫表型分析已成为常规的检测手段，细胞化学研究在AML-NOS分型中已非必需诊断标准，但细胞化学对一些特定的病例可能会提供一些有用的信息。

有关AML-NOS亚型的临床和细胞遗传学的研究数据很少。以前的流行病学研究和FAB亚型临床相关性研究是没有帮助的，因为很多FAB类型包含了许多其他的AML亚型，这些亚型现已被视为独立的疾病实体。AML-NOS约占成人AML的40%，发病年龄比AML-MRC年轻，预后中等[118]。这一类别包括许多正常核型的AML，突变分析可能是最具有预后意义的预测标记。伴*NPM1*基因或*CEBPA*基因突变的病例应归在AML伴*NPM1*基因突变或AML伴*CEBPA*基因突变的暂定疾病类型，而不应该诊断为AML-NOS。

45.13.1 急性髓系白血病（AML）伴微分化

微分化的AML是指骨髓中原始细胞≥20%，这类原始细胞缺乏向髓系分化的细胞学和细胞化学证据，但有髓系免疫表型的证据。这类原始细胞缺乏颗粒，没有Auer小体，可能同原始淋巴细胞相混淆。细胞化学染色，MPO、苏丹黑B（阳性率＜3%）和非特异性酯酶（＜20%）均为阴性，但有MPO表达的免疫表型证据。流式细胞分析表明，原始细胞表达CD34、CD38和HLA-DR，一般还表达CD13、CD33或CD117。但通常缺乏单核细胞或一些髓系抗原的表达，如CD15、CD11b、CD14或CD64。可表达CD7、CD19和TdT，但原始细胞不表达明确的B或细胞相关的抗原，如CD79a、CD22和CD3。根据旧诊断标准，有文献报道部分病例有*RUNX1*基因（AML1）的突变和*ETV6*基因的突变或缺失[135,136]。

45.13.2 急性髓系白血病（AML）不伴成熟

无成熟型AML是指骨髓中原始细胞≥20%，这类原始细胞细胞化学染色、MPO或苏丹黑B阳性，非特异性酯酶阴性（＜20%）。另外，除红系之外的骨髓细胞中，原始细胞必须≥90%。原始细胞一般颗粒稀疏，Auer小体少见，但有这些特征也不排除此诊断。在没有免疫表型分析和细胞化学染色的情况下，可能被误诊为淋巴母细胞增殖性疾病。原始细胞表达髓系相关抗原，但没有特异的免疫表型。

45.13.3 急性髓系白血病（AML）伴成熟

成熟型AML可能是AML-NOS中最常见的形态学类型，它的细胞化学特征与无成熟型AML相同，骨髓的原始细胞≥20%；然而不同的是，在骨髓非红系细胞中＞10%向早幼粒细胞或更成熟粒细胞分化。原始细胞一般显示胞质内颗粒或Auer小体，但没有特异的细胞遗传学异常或特异的免疫表型。

45.13.4 急性粒-单核细胞白血病（AMML）

AMML是指骨髓中原始粒细胞、原单核细胞和幼单核细胞的总数≥20%。骨髓中20%~79%细胞为单核细胞系，通常非特异性酯酶染色阳性。然而，当细胞形态学明显为单核细胞分化时，从诊断角度来讲，没必要做细胞化学染色。外周血中可出现大量单核细胞，可能类似MDS/MPN，特殊是CMML。骨髓的原始细胞由不同比例的粒系和单核细胞样分化的细胞组成。区分AMML与AML伴成熟迹象的主要标准是伴有单核细胞特征的肿瘤细胞的比例，一般必须≥20%。AMML的免疫表型通常反映白血病细胞双向分化的模式。一些原始细胞表达典型的粒系抗原标记，而另一些表达单核细胞抗原，包括CD14和CD64。

仔细辨别骨髓中幼稚单核细胞和异常单核细胞是区别AMML和CMML的关键[17]。在AMML中，幼稚单核细胞染色质纤细，核仁不明显，细胞核有轻微的折叠，这些形态反映了这类细胞不成熟。相反，在CMML中，不成熟形态的异常单核细胞有深染的染色质，细胞核的折叠明显，细胞核轮廓凹凸不平。对于一个新诊断病例，用外周血涂片区分CMML和AMML几乎是不可能的。诊断必须结合骨髓检查结果，AMML中不成熟细胞更容易在骨髓中见到。因为幼稚单核细胞通常缺乏CD34的表达，目前尚无可靠的、有鉴别意义的免疫表型。

45.13.5 急性原单核细胞白血病和急性单核细胞白血病

急性原单核细胞白血病和急性单核细胞白血病是指骨髓中不成熟细胞（原始细胞或幼稚单核细胞）≥20%，并且骨髓中在形态学（图45.15）、细胞化学或免疫表型方面具有单核细胞特征的细胞≥80%。这些病例可通过单核细胞的成熟程度进一步分型，如果≥80%细胞是不成熟原始细胞（原单核细胞），这些病例就考虑为急性原单核细胞白血病；如果有单核细胞成熟的证据，而且其中原单核细胞不超过80%，就认为是急性单核细胞白血病。原单核细胞体积大，胞质丰富，呈不同程度的嗜碱性，常常含有纤细的、过氧化物酶阴性嗜天青颗粒或空泡。无Auer小体。核呈圆形，染色质呈网状，有一个或多个明显的核仁。原单核细胞非特异性酯酶染色阳性而MPO染色为阴性。急性单核细胞白血病中的白血病细胞有较为明显的单核细胞分化和成熟的细胞学证据，核染色质纤细，呈特征的折叠或脑回状的外观。幼稚单核细胞的胞质嗜碱性比原单核细胞弱，胞质内含有数目不等的嗜天青颗粒，幼稚单核细胞通常非特异性酯酶反应呈阳性；部分病例MPO弱表达。

急性原单核细胞白血病和急性单核细胞白血病的免疫表型特征为表达单核细胞分化抗原，但表达模式不一，两种亚型通常都不表达CD34但表达CD117。两型白血病一般表达HLA-DR、CD13、CD33（强阳性）、CD15和CD65。典型病例至少表达两个单核细胞分化的抗原标记，包括CD14、CD4、CD11b、CD11c、CD64、CD68、CD36、溶菌酶和CD163。异常表达CD7和CD56也很常见。MPO在急性单核细胞白血病中表达弱，免疫组化可表达CD68和溶菌酶，但相对特异性差。CD163似乎是单核细胞系最特异的标记，但其敏感性差。

急性原单核细胞和急性单核细胞白血病常伴有器官增大、淋巴结增大以及髓外组织的浸润。相当多的病例首发表现为髓外组织浸润。尽管这些临床特点看似独特，但诊断为急性单核或急性原单核细胞白血病并没有特殊的预后意义[134]。

45.13.6 急性红系白血病

急性红系白血病（红系白血病）主要由红系细胞组成，使用的诊断标准与大多数AML标准有明显不同（表45.15）。WHO 2008分为两个亚型，主要区别是有无原始粒细胞成分（红/髓型红系白血病或纯型红系白血病）。

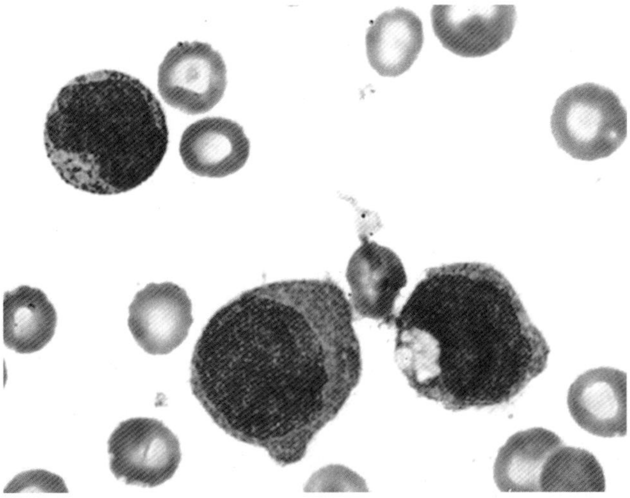

图45.15 急性单核细胞白血病。原始细胞核呈圆形，或呈单核细胞样折叠，有胞质空泡。图45.14的白血病也有单核细胞的特征，但之前的治疗史使其不能归入AML-NOS

表45.15 急性红系白血病的主要特征

- 骨髓红系前体细胞中红系/粒系必须＞50%，非红系骨髓细胞中原始粒细胞≥20%
- 纯型红系白血病中原始粒细胞并没有增多，但≥80%是原始红细胞或早幼红细胞
- 必须鉴别治疗相关髓系肿瘤和AML伴骨髓增生异常相关改变（AML-MRC）
- 两个亚型都是侵袭性临床过程，总体预后差

急性红系白血病是较常见亚型，骨髓全部有核细胞中≥50%是红系前体细胞，≥20%其余细胞（非红系细胞）是原始粒细胞（图45.16，图45.10）。多数急性红系白血病患者可出现全血细胞减少，外周血中可见有核红细胞。骨髓中主要的白血病细胞是红系原始细胞。红系

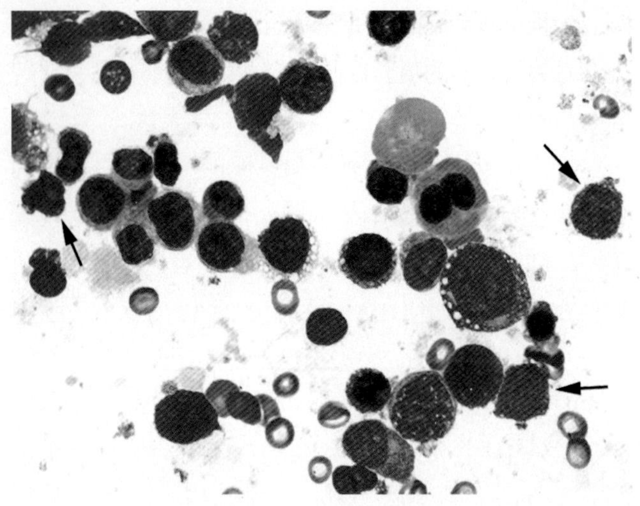

图45.16 急性红系白血病（红/髓型）。多数细胞是发育异常的红细胞前体细胞，伴有散在的粒系原始细胞（箭头）。粒系原始细胞在全部有核细胞中＜20%，但在非红系细胞中≥20%，因此，符合急性红系白血病的红/髓型

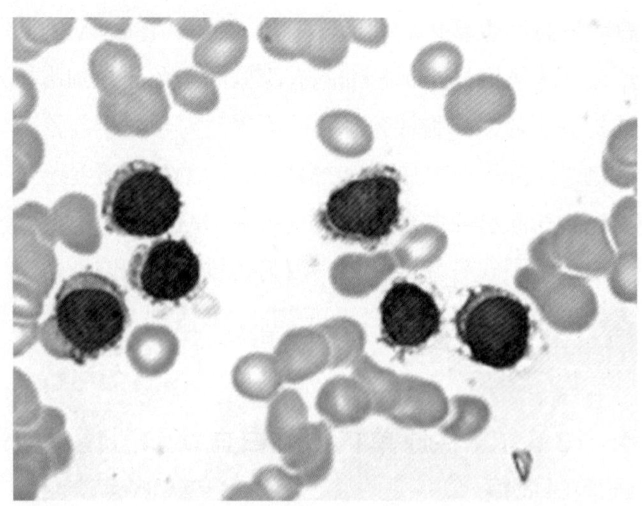

图45.17 纯型红系白血病。这种罕见的白血病由一群纯的不成熟的红系细胞组成，有胞质空泡，无原始粒细胞的增殖。这些细胞在外周血和骨髓细胞中＞80%，并表达红系细胞相关标志物血红蛋白和糖蛋白

细胞增生和异常红系造血很明显，特征性改变是出现红系核发育异常，包括巨幼样改变和核碎裂。原始红系细胞可有胞质空泡，PAS染色呈阳性。有些病例常伴有明显的全骨髓增殖，并伴有明显的巨核细胞和血小板的异常。当两系或多系超过50%细胞出现增生异常，并且骨髓全部有核细胞中粒系原始细胞≥20%时，这种病例应根据多系增生异常的原因而归入AML-MRC。流式细胞分析表明，红系原始细胞通常CD45⁻，也不表达髓系抗原。可以表达血红蛋白A或糖蛋白，CD71呈异常弱阳性表达。髓系原始细胞类似AML不伴成熟或AML伴微分化中的细胞，可见Auer小体。这种疾病进展的标志是粒系原始细胞增多和红系原始细胞减少。

纯型红系白血病罕见，红系细胞是这种急性白血病的唯一成分；原始粒细胞成分不明显。肿瘤细胞主要或全部由原始红细胞和早幼红细胞组成（图45.17）。这些细胞在骨髓成分中必须≥80%，流式细胞分析表明，原始红细胞通常CD34⁻、HLA⁻DR⁻，不表达髓系相关抗原，稍成熟的红系前体细胞表达血红蛋白A和糖蛋白，较不成熟的红系前体细胞可表达CD36，一些病例也可表达巨核细胞的标记，如CD41和CD61，有些原始细胞几乎无法区别是红系还是巨核细胞系起源[137]。

红系白血病、AML-MRC和MDS常有明显的重叠。这些疾病常见增生异常相关的细胞遗传学异常和多系增生异常，如果满足其他疾病的诊断标准，特别是AML-MRC，应诊断为该疾病。有学者提出红系白血病的第三种类型，即骨髓包含≥30%原始粒细胞和≥30%红系前体细胞[138]，但这类疾病最好归入其他类型，如AML-MRC。红系白血病必须与其他几种有明显异常红系造血的非肿瘤性疾病相鉴别，这些疾病包括由于叶酸或维生素B_{12}缺乏所致的巨幼细胞贫血、砷等重金属中毒、药物反应以及先天性异常红系造血。

45.13.7 急性原巨核细胞白血病

急性原巨核细胞白血病是指骨髓原始细胞≥20%，其中至少50%是原巨核细胞，并且这类患者不符合以下这些疾病的诊断标准：唐氏综合征的髓系肿瘤、AML伴t（1；22）（p13；q13）、AML伴t（3；3）（q21；q26）、AML伴inv（3）（q21；q6）以及AML-MRC[13,79,139]。这个标准使AML-NOS的急性原巨核细胞白血病非常罕见。在外周血和骨髓涂片中，原巨核细胞体积中等偏大，核浆比例增大，核染色质致密、均匀，核仁明显程度不一，胞质稀少或中等，可有胞质空泡。胞质边界通常不规则，偶有类似于血小板出芽的突起。有时可见原巨核细胞向微小巨核细胞过渡的巨核细胞形态。有些病例，大部分白血病细胞由小淋巴样原始细胞组成。由于常有骨髓纤维化，骨髓穿刺涂片可能很难获得。环钻活检切片可显示穿刺涂片未见的巨核细胞分化的形态学证据。

确定巨核细胞系来源不能只根据形态学特征，必须应用免疫表型分析、电镜和超微组化研究来支持诊

断。较分化的原巨核细胞可通过存在清晰的细胞膜和电镜下“牛眼”样颗粒而识别。超微结构下，过氧化物酶反应见于原巨核细胞的核膜和内质网，而颗粒和高尔基复合体无反应。超微结构下过氧化物酶反应的这种定位模式，使原巨核细胞可区别于原始粒细胞，是最早出现的可识别的原巨核细胞的特征性改变。流式细胞分析表明，原巨核细胞不表达MPO，可呈CD45⁻、CD34⁻和HLA-DR⁻，CD13和CD33的表达不一，可异常表达CD7。流式细胞或免疫组化通常使用巨核细胞起源的特异性抗体，如CD41和CD61抗体进行诊断。由于存在骨髓纤维化，细胞遗传学结果可能难以获得。

45.13.8 急性嗜碱性粒细胞白血病

急性嗜碱性粒细胞白血病是一种极为罕见的AML，骨髓幼稚细胞≥20%并有嗜碱性粒细胞分化的证据。文献中一般依据嗜碱性原始细胞颗粒的形态学特征（图45.18）或仅根据电镜检测到嗜碱性细胞的超微结构特征而诊断[140-142]。电镜诊断标准存在问题，因为电镜检查并非急性白血病的常规诊断手段。原始细胞可类似于AML不分化型，MPO和苏丹黑B染色阴性。流式细胞分析表明，它们不表达CD117（肥大细胞白血病除外），不同程度地表达CD34和HLA-DR，常表达CD13和CD33，原始细胞通常呈CD123和CD11b阳性[143,144]。表达CD203c但不表达CD117对嗜碱性粒细胞系很有特异性[143]。其他伴有嗜碱性细胞增多的AML必须除外，包括AML伴t（6；9）（p23；q34）和CML急变。

45.13.9 急性全髓增殖症伴骨髓纤维化（APMF）

APMF是一种罕见疾病，也是AML-NOS的亚型之一，这种疾病常发生于全血细胞少、没有脾大的成人（表45.16）[145-147]。骨髓纤维化伴全骨髓增殖，通常累及不成熟粒系细胞、巨核细胞和红系细胞（图45.19）。由于穿刺涂片困难和全骨髓增殖，骨髓原始粒细胞通常难以计数，但大多数病例骨髓原始细胞≥20%。APMF的鉴别诊断包括原发性骨髓纤维化(PMF)和其他晚期阶段的骨髓增殖性肿瘤（MPN）、急性原巨核细胞白血病、AML-MRC，MDS伴骨髓纤维化以及伴骨髓纤维化的其他肿瘤，后者包括各种转移性肿瘤。无脾大可以排除许多MPN。AML-MRC可能难以排除，因为很难获取合格骨髓涂片用于形态学和细胞遗传学研究，但AML-MRC的诊断应优先于APMF。APMF与急性原巨核细胞白血病的区别要点为APMF中的原始细胞常表达CD34，并且所有三系不成熟的细胞增殖，而不仅仅是原巨核细胞。APMF临床过程呈侵袭性，与MDS伴幼稚细胞增多和骨髓纤维化相比，APMF临床起病较突然，伴发热和骨痛。但是，有些病例无法与骨髓增生异常伴骨髓纤维化区分[148]。

表45.16 急性全髓增殖症伴骨髓纤维化（APMF）的主要特征

- 发生于全血细胞减少症的成人，不伴有脾大
- 骨髓纤维化，不成熟的髓系细胞（原始细胞）、红系前体细胞和不成熟巨核细胞均增多（全骨髓增殖）
- 临床进展迅速

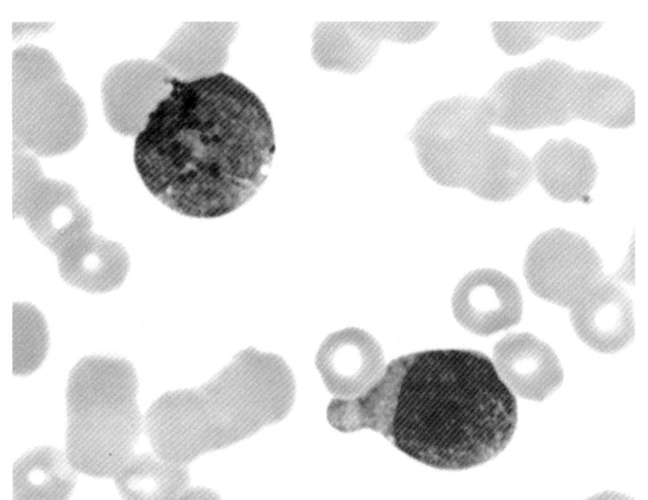

图45.18 急性嗜碱性粒细胞白血病。增生的原始细胞中，很多含有嗜碱性颗粒。患者没有CML的病史，也不符合其他类型AML的诊断标准，因此诊断为急性嗜碱性粒细胞白血病

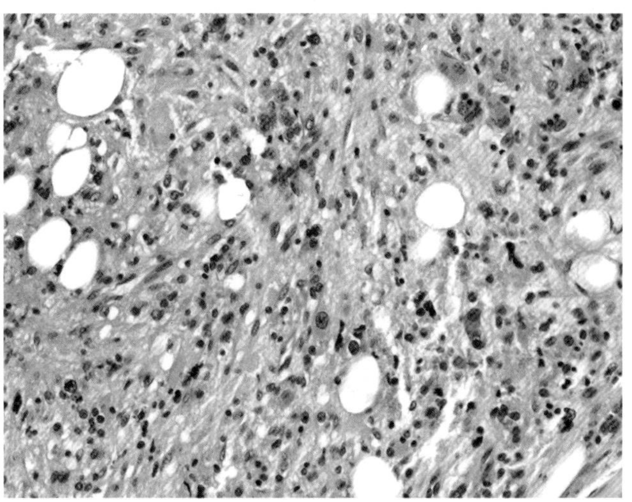

图45.19 急性全髓增殖症伴骨髓纤维化（APMF）。骨髓明显纤维化，掺杂不成熟细胞，包括原始粒细胞，增生异常且不成熟的巨核细胞，红系前体细胞。患者缺乏脾大和其他一些骨髓增殖性肿瘤的特征

45.14 唐氏综合征相关的髓系增殖性疾病

唐氏综合征患者发生ALL和AML的风险均增大。唐氏综合征婴儿和儿童的骨髓和外周血中常有髓系细胞增生，其中一些病例符合AML的诊断标准[149]。由于这些髓系细胞增殖的独特性，WHO 2008将其独立分类[150]。唐氏综合征新生儿大约有10%患者有一过性骨髓增殖性疾病，与急性白血病无法区别，称为一过性髓系异常造血（TAM）。大多数病例可自发缓解。在出生后的前4年，唐氏综合征患儿具有高度发生急性原巨核细胞白血病的风险。这种AML常继发于TAM，并且在许多方面，如免疫表型、细胞遗传学等都与TAM的原始细胞相同。5岁后，ALL与AML的比例恢复到正常儿童的水平，但唐氏综合征儿童仍有较高发展为急性白血病的风险。TAM和唐氏综合征相关的髓系白血病均与胚胎期发生的巨核细胞转录因子*GATA1*的基因突变有关[151]。

45.14.1 一过性髓系异常造血

TAM发生于新生儿时期，在一项研究中，中位发病年龄为出生后5天[152]。大多数患儿外周血出现白细胞增多和原始细胞增多[153]。原始细胞的形态学特征类似其他疾病中的原巨核细胞，包括出现嗜碱胞质伴或不伴粗糙嗜碱颗粒，胞质可见突起（图45.20）。红细胞和血小板的指标变化不一，接近正常值的中间水平。可见骨髓成分的发育异常改变。流式细胞分析表明，TAM的原始细胞通常表达中等程度的CD45和HLA-DR，表达髓系抗原CD33伴或不伴CD13，以及表达CD38、CD117和CD34[154,155]，往往异常表达CD7、CD56，并有巨核细胞分化的证据，如表达CD41、CD61及CD71。克隆性细胞遗传学异常主要是染色体21-三体，然而非克隆性异常也常见。*GATA1*和*JAK3*的基因突变在TAM中均常见[156-158]。

肝功能异常是TAM预后差的指标，患者常显示肝大。临床上严重的肝疾病表现为高胆红素血症伴或不伴转氨酶升高。活检可显示胆汁淤积、肝纤维化（汇管区和肝窦周边）、胆管萎缩、不同程度的肝细胞坏死以及多少不等的髓外造血。一些病例显示很多幼稚巨核细胞,而其他病例可能只有很少单个核细胞。这取决于骨髓增生状态和活检时TAM的发展状况（在TAM原始细胞计数增高时还是于TAM缓解之后）。严重围生期疾病的患者可能有其他器官（包括胰腺和肾）的纤维化。纤维化的确切原因尚不清楚，但与循环血中的炎性细胞因子有关，如白细胞介素-1β、肿瘤坏死因子-α、干扰素-γ或血小板衍生生长因子[159,160]。

只有一部分患者因高黏滞血症、原始细胞计数大于10万/μl、器官增大影响呼吸、肾功能不全、DIC等原因必须进行干预。根据危险程度分为三组：低危组，没有可触及的肝大或肝功能障碍（占38%，总生存期92%±8%）；中危组，有肝大和非危及生命的肝功能障碍（占40%，总生存期82%±11%）；高危组，白细胞计数大于10万/μl或有因TAM所致的危及生命的心肺功能的代偿（占21%，总生存期49%±20%）。据报道，TAM

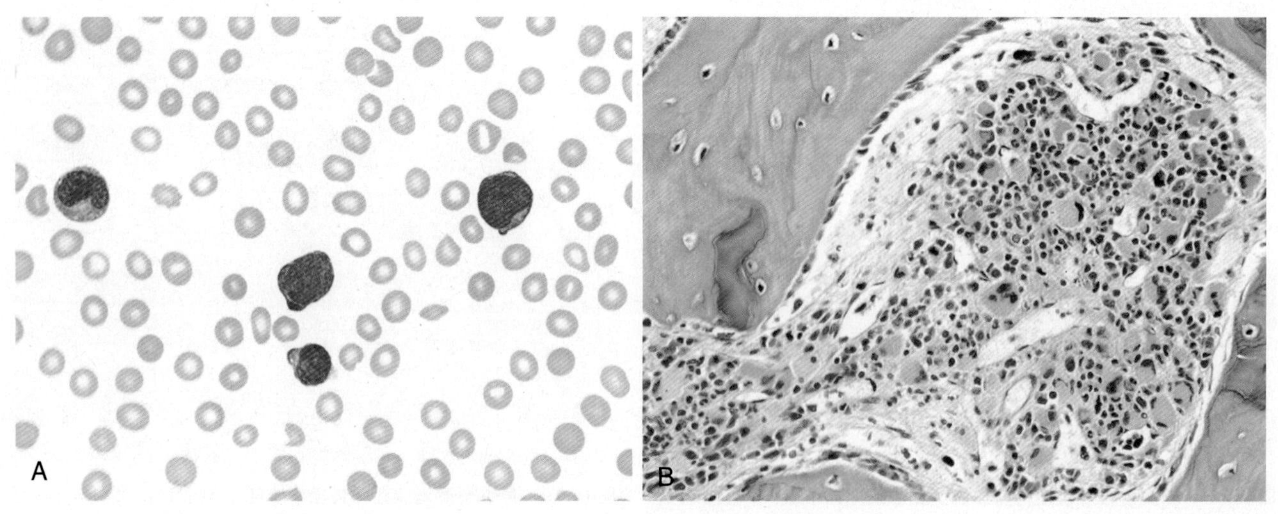

图45.20 唐氏综合征患儿发生的一过性髓系异常造血。A. 唐氏综合征患儿外周血的原始细胞，原始细胞显示嗜碱胞质和胞质空泡，表达CD41和CD61，符合原巨核细胞。B. 骨髓活检显示未成熟细胞和巨核细胞为主

中位缓解时间为46天。10%~12%患者后期出现髓系细胞增殖，包括一些用低剂量化疗的患者[152]。

45.14.2 唐氏综合征相关的髓系白血病

唐氏综合征相关的AML一般出现在3岁以内，一般经过了迁延的MDS样阶段[161]。原始细胞占5%~20%病例和有典型AML的病例，其临床和生物学行为相似，因此他们往往采用类似的治疗方案。急性原巨核细胞白血病是其最常见亚型，研究表明，几乎所有4岁以下唐氏综合征相关AML都是急性原巨核细胞白血病。

唐氏综合征相关AML中的原始细胞常常聚积在外周血、骨髓、肝和脾中，一般呈原巨核细胞的特征，见上文所述（图45.21）。异常红系造血往往很明显，在外周血中表现为红细胞大小不等，在骨髓中表现为巨幼样改变、核轮廓异常和多叶核。流式细胞分析，原始细胞的免疫表型与TAM相似，只有少数可能的不同[154,155]。AML的原始细胞较一致地表达CD13和CD11b，较少表达CD34（TAM中93%，AML中50%）并且可能较少表达HLA-DR。另外，AML常常有除21-三体以外的克隆性核型异常，包括1号和8号染色体完全或部分的三体，这些克隆性异常多见于MDS相关的非唐氏综合征的患者。唐氏综合征相关AML的预后比非唐氏综合征AML的预后要好得多，尤其是使用了大剂量阿糖胞苷治疗后。但是，5岁以上患者的预后与非唐氏综合征患者相似[162]。年龄是一个重要的预后指标，即使在更年幼的儿童都是如此。0~2岁儿童的无病生存率为86%；2~4岁为70%；4岁以上为28%[162]。年龄较大儿童，7号染色体单体的检出率较高，但不清楚对预后是否有影响。酪氨酸激酶激活突变率未知，少数文献报道有不同频率的*JAK2*、*JAK3*以及*FLT*基因的突变[163,164]。

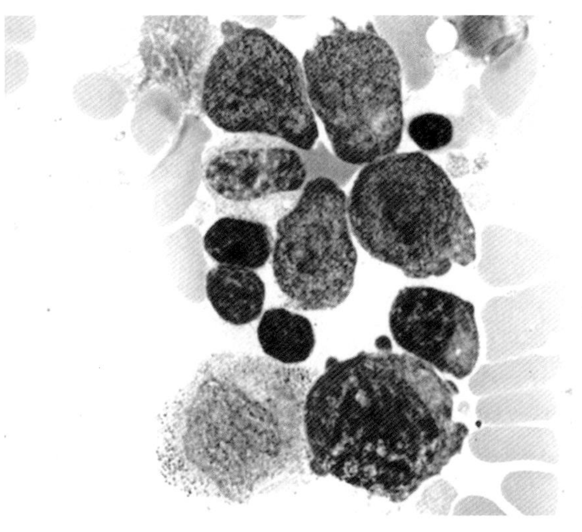

图45.21 唐氏综合征相关的AML（原巨核细胞）。骨髓显示异常红系前体细胞和具有原巨核细胞系特征的原始细胞。虽然这些特征类似图45.20，但根据患儿的年龄和临床特征，诊断为急性白血病而不是一过性髓系异常造血

45.15 髓系肉瘤

髓系肉瘤是指髓系原始细胞在髓外增殖，可同时发生骨髓的髓系肿瘤，但也可单独发生[165-169]。有些病例，髓系肉瘤可能预示着疾病治疗后的复发，而其他病例可能是发生急性白血病的最初迹象。在成人中，大约1/3髓系肉瘤与骨髓疾病（包括AML、MDS、MPN或MDS/MPN）同时发生，1/3患者先前有髓细胞肿瘤的病史。髓系肉瘤定义为，髓系原始细胞浸润并破坏原有的组织结构。包括绿色瘤、粒细胞肉瘤和髓外髓系肿瘤。无论骨髓或外周血的状态如何，出现髓系肉瘤必须诊断为AML。最常见发病部位是皮肤、黏膜组织、眼眶、中枢神经系统、淋巴结、骨骼、性腺和其他内脏器官。髓系肉瘤常见于小儿白血病，大约占病例的10%[170]，但成人的真正发病率未知。儿童的发病频率可能与t（8；21）、inv（16）和11q23易位的亚型有关，因为这些AML在年轻患者中相对较为常见。

过去，髓系肉瘤根据原始细胞的成熟程度分为三个亚型：原始细胞型、不成熟型和分化型[169,171]。现在认为区分亚型没有意义，但它对识别粒系原始细胞的形态学变化很有帮助。髓系肉瘤不是白血病的一种类型，而是AML的一种表现。就像骨髓AML一样，应尽一切努力对髓系肉瘤细胞遗传学和免疫表型进行分析。并发骨髓或外周血累及的患者，很容易分类。但原发疾病局限于髓细胞肉瘤的患者，精确分类可能有困难。这种情况下，需要重复活检或细针穿刺，以便获得穿刺涂片和新鲜组织以进行流式细胞学免疫表型分析和细胞遗传学的研究，从而得出AML的适当分型。

髓系肉瘤的原始细胞常表现为成片的单个核细胞，在淋巴结则出现在滤泡间区（图45.22）。原始细胞可混杂有成熟粒细胞、红系前体细胞或巨核细胞，这些都提示不成熟细胞群属于髓系（图45.22A）。嗜酸性中幼粒细胞在成熟细胞群中最容易识别。虽然它们只出现在少数髓系肉瘤中，但其出现与原始粒细胞群高度

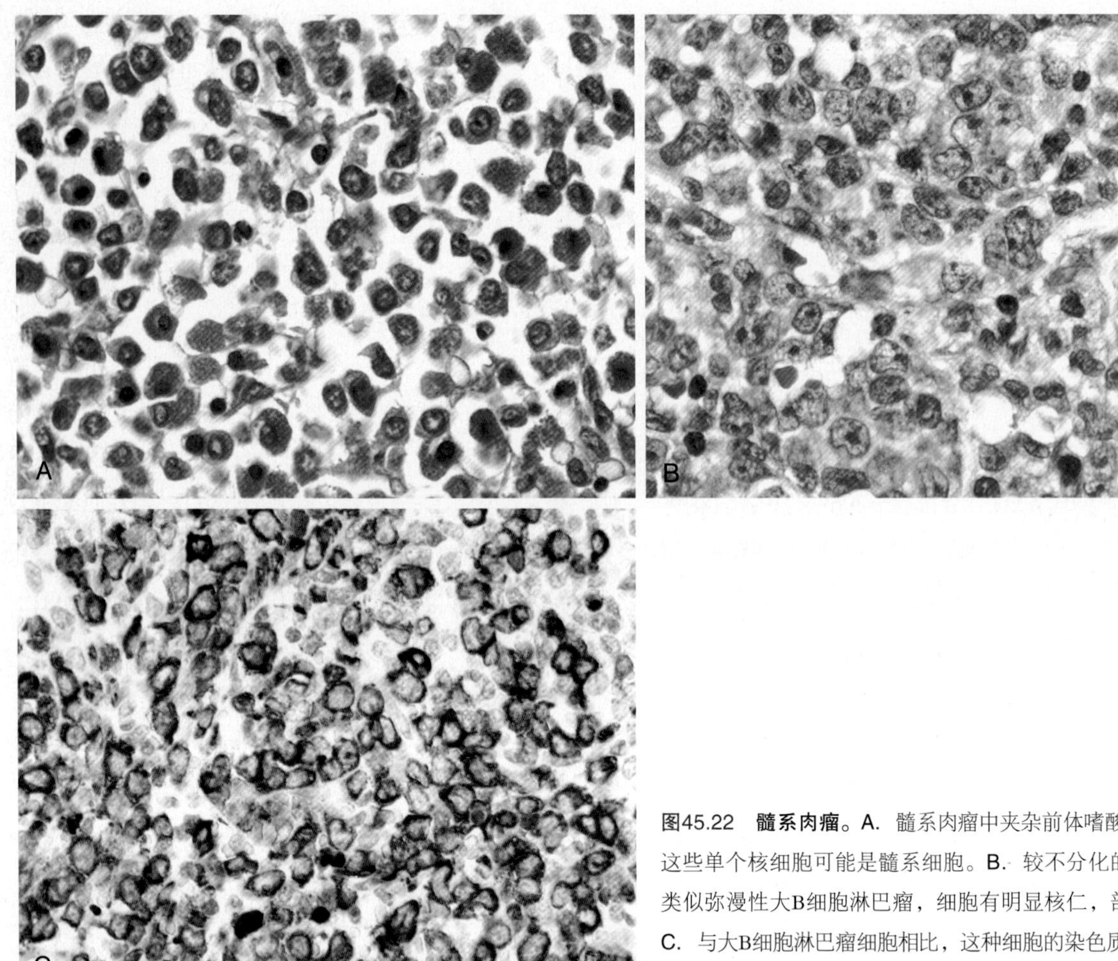

图45.22 髓系肉瘤。A. 髓系肉瘤中夹杂前体嗜酸性粒细胞，提示这些单个核细胞可能是髓系细胞。B. 较不分化的肿瘤细胞增殖，类似弥漫性大B细胞淋巴瘤，细胞有明显核仁，部分染色质透亮。C. 与大B细胞淋巴瘤细胞相比，这种细胞的染色质更纤细，更重要的是MPO免疫染色阳性

相关。原始细胞核呈圆形至折叠核，染色质纤细，点彩状染色质的特征通常比大B细胞淋巴瘤更明显。流式细胞免疫表型分析表明，髓细胞肉瘤不表达T系或B系淋巴细胞的特异性标记，表达粒系或粒-单核细胞的标记，如CD13、CD33、MPO、CD14或CD64。与其他部位的AML一样，异常表达淋巴系别的抗原也很常见，使用相当多的一组抗体对精确辨别系别来源很有帮助。石蜡切片种类较少，然而，不表达特异性B系或T系的标记但表达MPO或单核细胞特异性标志物CD163等，对诊断髓系肉瘤是很特异的。其他常表达的标记有CD43、溶菌酶和CD68，但系别特异性差。只有大约一半病例表达CD34，而CD117的表达更常见。最近研发了针对石蜡标本的CD33抗体，将有助于髓系肉瘤的诊断[172]。巨核细胞系来源的病例，特别是婴儿AML伴t（1；22）（p13；q13）的髓外肿瘤，非常罕见。因为MPO呈阴性，石蜡切片中CD41和CD61的表达有助于确定诊断。血管性血友病因子和LAT（T细胞的活化连接物因子）是较不特异的巨核细胞系的标志物。除了B和T细胞标志物的异常表达之外，极少数病例可能表达CD30甚至角蛋白。

髓系肉瘤的表现可以有所变化，近1/4儿童AML伴t（8；21）（q22；q22）可出现髓系肉瘤[173,174]。头颈部、眼眶、颅骨和中枢神经系统的髓系肉瘤是这型白血病最常见的发病部位。少量（约10%）成人AML伴t（8；21）可出现髓系肉瘤[173]，但不局限于头颈部发病。在儿童患者中，皮肤浸润（皮肤白血病）往往倾向于年龄较小的患者（中位年龄2.6岁）。皮肤病变最常与11q23易位和16号染色体异常有关，此时最常见粒-单核细胞形态。一种独特和罕见皮肤肿瘤似乎代表着一种先天白血病，髓系肉瘤出现在出生后第一周，呈多发的皮肤病变（“蓝莓松饼”样的婴儿）。有些婴儿病变只是局限于皮肤，这种病例倾向于自发缓解，有时在几天内缓解。这种病例最常见的细胞遗传学异常是t（8；16）（p11；q13）（*MYST3/CREBBP*）[86]，与噬血细胞综合

征和治疗相关的疾病有关，在成人预后较差（见上文）。由于化疗对新生儿的毒性太大，有些报道建议，对局限于皮肤的先天性髓系肉瘤、没有全身表现和全血细胞减少并且没有淋巴结受累的患者应进行仔细观察。一些伴t（8；16）的自发缓解的病例可以复发。在自发缓解后复发的病例，保留化疗可能是适当的[175]，以免婴儿过度使用不必要的毒性药物。与婴儿t（8；16）AML相比，出现11q23易位者往往预后较差。

髓系肉瘤的临床重要意义仍不清楚。除了自限性先天性髓系肉瘤，在这个大剂量阿糖胞苷治疗的时代，髓系肉瘤是否有特别的预后意义还不明确，特别在这些病例按现有的危险度分组之后[173,176]。低剂量放疗对危及生命或危及器官（如眼眶）髓系肉瘤的紧急治疗是有益的。但是在常规治疗中，放疗的使用并没有明显的指征。

髓系肉瘤的鉴别诊断主要针对淋巴瘤，尤其是DLBCL、淋巴母细胞淋巴瘤(LBL)、母细胞样MCL和Burkitt淋巴瘤，仅靠形态学来鉴别是很困难的。纤细的核染色质和大量核分裂象有助于区分大B细胞淋巴瘤，后者常有明显核仁和透亮染色质。如前所述，夹杂有核红细胞、巨核细胞和嗜酸性中幼粒细胞提示髓系肉瘤的可能性。免疫表型对于诊断髓系肉瘤是必不可少的，被怀疑是淋巴瘤但缺乏B或细胞标记者，尤其是只表达CD43的肿瘤，必须进一步寻找髓细胞肉瘤的证据。异常B系标记表达，特别是CD19和PAX5，在AML伴t（8；21）（q22;q22）中可能会将髓系肉瘤误诊断为B细胞淋巴瘤。一部分APL和伴inv（16）（p13.1q22）或AML伴t（16；16）（p13.1；q22）的病例会异常表达T细胞相关抗原CD2，可能误诊为T细胞淋巴瘤。在髓系肉瘤中，CD7和CD56异常表达也很常见，但这两个标记，没有一个可以单独诊断T细胞或NK细胞起源的恶性肿瘤。婴儿AML（巨核细胞）伴t（1；22）（p13；q13）的髓外肿瘤常表现为成簇的细胞，易与婴儿的小蓝圆细胞肿瘤相混淆。如果不知道这种肿瘤的特点并且未检测巨核细胞标志物，很可能漏诊。

其他鉴别诊断包括髓外部位散在的不成熟髓系细胞的浸润。髓系肉瘤的诊断应只限于形成占位性病变的肿瘤。AML的患者可能在多个部位有白血病细胞的浸润，但并没有形成肿块，没有破坏正常组织的结构，这种情况下不应被视为髓系肉瘤。接受生长因子治疗的患者，可能在各个组织中有左移的粒细胞浸润，但未形成肿块，这种情况也不应诊断为髓系肉瘤。同样，皮肤的成熟粒细胞浸润必须与真皮的髓系肉瘤区别开。Sweet综合征[177]，也称为急性发热性中性粒细胞皮肤病，可发生在AML患者，但这并不代表髓外白血病细胞的浸润。Sweet综合征表现为明显的成熟中性粒细胞浸润和真皮水肿，与皮肤不成熟髓系细胞浸润所致的髓系肉瘤不同。Sweet综合征常随着AML的治疗缓解，应用系统性皮质类固醇治疗对局部病变也有效。

45.16 急性髓系白血病（AML）的综合诊断方法

AML的正确诊断和分类需要综合各种检查方法，包括形态学、免疫表型、细胞遗传学和分子遗传学。这些综合的诊断结果最好完整地呈现在单独一份最终病理报告中。这份报告还需包括细胞遗传学研究的结果，并根据其结果做出必要的修正。虽然形态学和免疫表型可以提供特定细胞遗传学异常的线索，细胞遗传学或分子遗传学的证实是必不可少的。单独根据上述任何一种方法而诊断AML，都非常困难并且可能是错误的。骨髓原始细胞计数没有达到20%的一些病例，如果有重复性细胞遗传学异常，现在认为是急性白血病。如果诊断医师无法获得细胞遗传学研究结果，这种病例很可能漏诊。同样，骨髓中含有大量红系前体细胞的样本，流式细胞分析时可能会导致错误的原始细胞计数，这些病例很可能会被过度诊断为AML。具有重现性遗传学异常的AML，如t（8；21）（q22；q22）AML，如果仅根据流式细胞分析做出诊断，可能被误诊为混合表型急性白血病。

虽然诊断AML所需的各种研究在不同的实验室进行，但病理医师必须斟酌所有诊断数据，将它们整合在一份最终诊断报告中，并解释不同研究的诊断价值。图45.23演示了综合诊断方法的流程图。这种综合方法额外增加了病理诊断报告的复杂性，但它提供了最有临床价值的诊断。根据这种诊断，可以选择恰当的治疗，并可找到监测微小残留疾病的标记，从而使患者得到更合理的治疗。

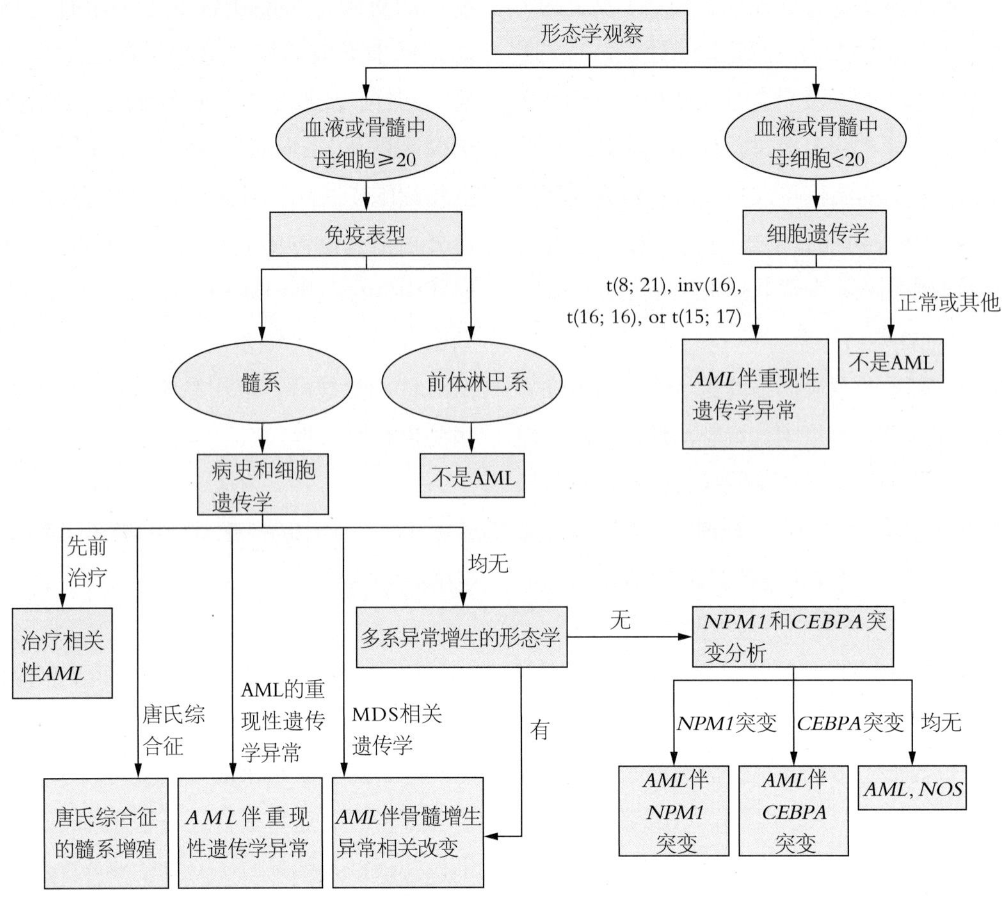

图45.23 诊断AML流程图

45.17 精华和陷阱

- 对穿刺涂片仍需手工计数原始细胞，这种方法优于流式细胞仪或其他原始细胞计数的方法。
- 在纤维化的骨髓中，免疫组化计数原始细胞是有用的
- 由于多种因素（例如原始细胞缺乏CD34表达），流式细胞仪和免疫组化的方法可能低估骨髓原始细胞的数量。
- 外周血中，急性髓系白血病（AML）伴单核细胞特征可能类似慢性粒-单核细胞白血病（CMML），所以骨髓检查是诊断所必需的。
- 与细胞遗传学实验室密切沟通必不可少，以提醒工作人员可能出现的微小异常，如inv（16）(p13.1q22）或t（16；16）(p13.1；q22）。
- 折叠、扭曲的原始细胞核并且没有其他单核细胞分化的特征时，应想到少颗粒急性早幼粒细胞白血病（APL）。
- 少颗粒APL通常呈CD34弱表达。
- 髓外单个核细胞增殖混杂嗜酸性中幼粒细胞、红系前体细胞或巨核细胞，应注意髓系肉瘤的可能性。
- 免疫表型和遗传学研究完成后才可做出最后诊断。如有变化，应修正报告。

（张培红 译）

参考文献

1. Bennett JM, Catovsky D, Daniel M-T, et al. Proposal for the recognition of minimally differentiated acute myeloid leukaemia (AML-M0). *Br J Haematol.* 1991;78:325-329.
2. Bennett JM, Catovsky D, Daniel MT, et al. Proposed revised criteria for the classification of acute myeloid leukemia. A report of the French-American-British Cooperative Group. *Ann Intern Med.* 1985;103:626-629.
3. Bennett JM, Catovsky D, Daniel M-T, et al. Criteria for the diagnosis of acute leukemia of megakaryocytic lineage (M7). A report of the French-American-British cooperative group. *Ann Intern Med.* 1985;103:460-462.
4. Bennett JM, Catovsky D, Daniel M-T, et al. Proposals for the classification of the acute leukemias. *Br J Haematol.* 1976;33:451-458.
5. Second MIC Cooperative Study Group. Morphologic, immunologic, and cytogenetic (MIC) working classification of the acute myeloid leukemias. Report of the workshop held in Leuven, Belgium, September 15-17, 1986. *Cancer Genet Cytogenet.* 1988;30:1-15.
6. First MIC Cooperative Study Group. Morphologic, immunologic and cytogenetic (MIC) working classification of acute lymphoblastic leukemias. Report of the workshop held in Leuven, Belguim, April 22-23, 1985. *Cancer Genet Cytogenet.* 1986; 23:189-197.
7. Bene MC, Castoldi G, Knapp W, et al. Proposal for the immunologic classification of acute leukemias. *Leukemia.* 1995;9:1783-1786.
8. European Group for the Immunological Classification of Leukaemias. The value of c-kit in the diagnosis of biphenotypic acute leukemia. *Leukemia.* 1998;12:2038.
9. Jaffe ES, Harris NL, Stein H, Vardiman JW, eds. *Tumors of Haematopoietic and Lymphoid Tissues.* Lyon, France: IARC; 2001.
10. Head DR. Revised classification of acute myeloid leukemia. *Leukemia.* 1996;10:1826-1831.
11. Swerdlow SH, Campo E, Harris NL, et al, eds. *WHO Classification of Tumours of Haematopoietic and Lymphoid Tissues.* Lyon, France: IARC; 2008.
12. Horner MJ, Ries LAG, Krapcho M, et al. *SEER Cancer Statistics Review, 1975-2006, Acute Myeloid Leukemia Section.* Bethesda, MD: National Cancer Institute; 2009.
13. Arber DA, Brunning RD, Orazi A, et al. Acute myeloid leukaemia, not otherwise specified. In: Swerdlow SH, Campo E, Harris NL, et al, eds. *WHO Classification of Tumours of Haematopoietic and Lymphoid Tissues.* Lyon, France: IARC; 2008:130-139.
14. Arber DA, Brunning RD, Le Beau MM, et al. Acute myeloid leukaemia with recurrent genetic abnormalities. In: Swerdlow SH, Campo E, Harris NL, et al, eds. *WHO*

Classification of Tumours of Haematopoietic and Lymphoid Tissues. Lyon, France: IARC; 2008:110-123.

15. Arber DA, Brunning RD, Orazi A, et al. Acute myeloid leukemia with myelodysplasia-related changes. In: Swerdlow SH, Campo E, Harris NL, et al, eds. *Who Classification of Tumours of Haematopoietic and Lymphoid Tissues*. Lyon, France: IARC; 2008:124-126.
16. Vardiman JW, Arber DA, Brunning RD, et al. Therapy-related myeloid neoplasms. In: Swerdlow SH, Campo E, Harris NL, et al, eds. *WHO Classification of Tumours of Haematopoietic and Lymphoid Tissues*. Lyon, France: IARC; 2008:127-129.
17. Vardiman JW, Brunning RD, Arber DA, et al. Introduction and overview of the classification of the myeloid neoplasms. In: Swerdlow SH, Campo E, Harris NL, et al, eds. *WHO Classification of Tumours of Haematopoietic and Lymphoid Tissues*. Lyon, France: IARC; 2008:18-30.
18. Craig FE, Foon KA. Flow cytometric immunophenotyping for hematologic neoplasms. *Blood*. 2008;111:3941-3967.
19. Khalidi HS, Medeiros LJ, Chang KL, et al. The immunophenotype of adult acute myeloid leukemia: high frequency of lymphoid antigen expression and comparison of immunophenotype, French-American-British classification, and karyotypic abnormalities. *Am J Clin Pathol*. 1998;109:211-220.
20. Arber DA, Carter NH, Ikle D, Slovak ML. Value of combined morphologic, cytochemical, and immunophenotypic features in predicting recurrent cytogenetic abnormalities in acute myeloid leukemia. *Hum Pathol*. 2003;34:479-483.
21. Mrozek K, Bloomfield CD. Clinical significance of the most common chromosome translocations in adult acute myeloid leukemia. *J Natl Cancer Inst Monogr*. 2008;52-57.
22. Mrozek K, Heerema NA, Bloomfield CD. Cytogenetics in acute leukemia. *Blood Rev*. 2004;18:115-136.
23. Arber DA, Stein AS, Carter NH, et al. Prognostic impact of acute myeloid leukemia classification. Importance of detection of recurring cytogenetic abnormalities and multilineage dysplasia on survival. *Am J Clin Pathol*. 2003;119:672-680.
24. Baldus CD, Mrozek K, Marcucci G, Bloomfield CD. Clinical outcome of de novo acute myeloid leukaemia patients with normal cytogenetics is affected by molecular genetic alterations: a concise review. *Br J Haematol*. 2007;137:387-400.
25. Paschka P, Marcucci G, Ruppert AS, et al. Adverse prognostic significance of KIT mutations in adult acute myeloid leukemia with inv(16) and t(8;21): a Cancer and Leukemia Group B study. *J Clin Oncol*. 2006;24:3904-3911.
26. Kita K, Nakase K, Miwa H, et al. Phenotypical characteristics of acute myelocytic leukemia associated with the t(8;21)(q22;q22) chromosomal abnormality: frequent expression of immature B-cell antigen CD19 together with stem cell antigen CD34. *Blood*. 1992;80:470-477.
27. Hurwitz CA, Raimondi SC, Head D, et al. Distinctive immunophenotypic features of t(8;21)(q22;q22) acute myeloblastic leukemia in children. *Blood*. 1992;80:3182-3188.
28. Byrd JC, Dodge RK, Carroll A, et al. Patients with t(8;21)(q22;q22) and acute myeloid leukemia have superior failure-free and overall survival when repetitive cycles of high-dose cytarabine are administered. *J Clin Oncol*. 1999;17:3767-3775.
29. Baer MR, Stewart CC, Lawrence D, et al. Expression of the neural cell adhesion molecule CD56 is associated with short remission duration and survival in acute myeloid leukemia with t(8;21)(q22;q22). *Blood*. 1997;90:1643-1648.
30. Tiacci E, Pileri S, Orleth A, et al. PAX5 expression in acute leukemias: higher B-lineage specificity than CD79a and selective association with t(8;21)-acute myelogenous leukemia. *Cancer Res*. 2004;64:7399-7404.
31. Peterson LF, Zhang DE. The 8;21 translocation in leukemogenesis. *Oncogene*. 2004;23:4255-4262.
32. Tobal K, Newton J, Macheta M, et al. Molecular quantitation of minimal residual disease in acute myeloid leukemia with t(8;21) can identify patients in durable remission and predict clinical relapse. *Blood*. 2000;95:815-819.
33. Shigesada K, van de SB, Liu PP. Mechanism of leukemogenesis by the inv(16) chimeric gene CBFB/PEBP2B-MHY11. *Oncogene*. 2004;23: 4297-4307.
34. LeBeau MM, Larson RA, Bitter MA, et al. Association of an inversion of chromosome 16 and abnormal marrow eosinophils in acute myelomonocytic leukemia. *N Engl J Med*. 1983;309:630-636.
35. Adriaansen HJ, te Boekhorst PAW, Hagemeijer AM, et al. Acute myeloid leukemia M4 with bone marrow eosinophilia (M4Eo) and inv(16)(p13q22) exhibits a specific immunophenotype with CD2 expression. *Blood*. 1993;81:3043-3051.
36. Paietta E, Wiernik PH, Andersen J, et al. Acute myeloid leukemia M4 with inv(16) (p13q22) exhibits a specific immunophenotype with CD2 expression. *Blood*. 1993;82:2595.
37. Delaunay J, Vey N, Leblanc T, et al. Prognosis of inv(16)/t(16;16) acute myeloid leukemia (AML): a survey of 110 cases from the French AML Intergroup. *Blood*. 2003;102:462-469.
38. Larson RA, Williams SF, Le Beau MM, et al. Acute myelomonocytic leukemia with abnormal eosinophils and inv(16) or t(16;16) has a favorable prognosis. *Blood*. 1986;68:1242-1249.
39. Buonamici S, Ottaviani E, Testoni N, et al. Real-time quantitation of minimal residual disease in inv(16)-positive acute myeloid leukemia may indicate risk for clinical relapse and may identify patients in a curable state. *Blood*. 2002;99:443-449.
40. Wang ZY, Chen Z. Acute promyelocytic leukemia: from highly fatal to highly curable. *Blood*. 2008;111:2505-2515.
41. Golomb HM, Rowley JD, Vardiman JW, et al. "Microgranular" acute promyelocytic leukemia: a distinct clinical, ultrastructural, and cytogenetic entity. *Blood*. 1980;55:253-259.
42. McKenna RW, Parkin J, Bloomfield CD. Acute promyelocytic leukaemia: a study of 39 cases with identification of a hyperbasophilic microgranular variant. *Br J Haematol*. 1982;50:201-214.
43. Orfao A, Chillon MC, Bortoluci AM, et al. The flow cytometric pattern of CD34, CD15 and CD13 expression in acute myeloblastic leukemia is highly characteristic of the presence of PML-RARalpha gene rearrangements. *Haematologica*. 1999;84:405-412.
44. Paietta E, Goloubeva O, Neuberg D, et al. A surrogate marker profile for PML/RAR alpha expressing acute promyelocytic leukemia and the association of immunophenotypic markers with morphologic and molecular subtypes. *Cytometry B Clin Cytom*. 2004;59:1-9.
45. Wetzler M, McElwain BK, Stewart CC, et al. HLA-DR antigen-negative acute myeloid leukemia. *Leukemia*. 2003;17:707-715.
46. Lin P, Hao S, Medeiros LJ, et al. Expression of CD2 in acute promyelocytic leukemia correlates with short form of PML-RAR alpha transcripts and poorer prognosis. *Am J Clin Pathol*. 2004;121:402-407.
47. Ferrara F, Morabito F, Martino B, et al. CD56 expression is an indicator of poor clinical outcome in patients with acute promyelocytic leukemia treated with simultaneous all-trans-retinoic acid and chemotherapy. *J Clin Oncol*. 2000;18:1295-1300.
48. Lo-Coco F, Ammatuna E. The biology of acute promyelocytic leukemia and its impact on diagnosis and treatment. *Hematology Am Soc Hematol Educ Program*. 2006;514:156-161.
49. Villamor N, Costa D, Aymerich M, et al. Rapid diagnosis of acute promyelocytic leukemia by analyzing the immunocytochemical pattern of the PML protein with the monoclonal antibody PG-M3. *Am J Clin Pathol*. 2000;114:786-792.
50. Grimwade D, Jovanovic JV, Hills RK, et al. Prospective minimal residual disease monitoring to predict relapse of acute promyelocytic leukemia and to direct pre-emptive arsenic trioxide therapy. *J Clin Oncol*. 2009;27:3650-3658.
51. Gale RE, Hills R, Pizzey AR, et al. Relationship between FLT3 mutation status, biologic characteristics, and response to targeted therapy in acute promyelocytic leukemia. *Blood*. 2005;106:3768-3776.
52. Callens C, Chevret S, Cayuela JM, et al. Prognostic implication of FLT3 and Ras gene mutations in patients with acute promyelocytic leukemia (APL): a retrospective study from the European APL Group. *Leukemia*. 2005;19:1153-1160.
53. Kuchenbauer F, Schoch C, Kern W, et al. Impact of FLT3 mutations and promyelocytic leukaemia-breakpoint on clinical characteristics and prognosis in acute promyelocytic leukaemia. *Br J Haematol*. 2005;130:196-202.
54. Zelent A, Guidez F, Melnick A, et al. Translocations of the RAR alpha gene in acute promyelocytic leukemia. *Oncogene*. 2001;20:7186-7203.
55. Sirulnik A, Melnick A, Zelent A, Licht JD. Molecular pathogenesis of acute promyelocytic leukaemia and APL variants. *Best Pract Res Clin Haematol*. 2003;16:387-408.
56. Sainty D, Liso V, Cantù-Rajnoldi A, et al. A new morphologic classification system for acute promyelocytic leukemia distinguishes cases with underlying PLZF/RARA gene rearrangements. *Blood*. 2000;96:1287-1296.
57. Forestier E, Heim S, Blennow E, et al. Cytogenetic abnormalities in childhood acute myeloid leukaemia: a Nordic series comprising all children enrolled in the NOPHO-93-AML trial between 1993 and 2001. *Br J Haematol*. 2003;121:566-577.
58. Byrd JC, Mrozek K, Dodge RK, et al. Pretreatment cytogenetic abnormalities are predictive of induction success, cumulative incidence of relapse, and overall survival in adult patients with de novo acute myeloid leukemia: results from Cancer and Leukemia Group B (CALGB 8461). *Blood*. 2002;100:4325-4336.
59. Meyer C, Kowarz E, Hofmann J, et al. New insights to the MLL recombinome of acute leukemias. *Leukemia*. 2009;23:1490-1499.
60. Rubnitz JE, Raimondi SC, Tong X, et al. Favorable impact of the t(9;11) in childhood acute myeloid leukemia. *J Clin Oncol*. 2002;20:2302-2309.
61. Creutzig U, Harbott J, Sperling C, et al. Clinical significance of surface antigen expression in children with acute myeloid leukemia: results of study AML-BFM-87. *Blood*. 1995;86:3097-3108.
62. Munoz L, Nomdedeu JF, Villamor N, et al. Acute myeloid leukemia with MLL rearrangements: clinicobiological features, prognostic impact and value of flow cytometry in the detection of residual leukemic cells. *Leukemia*. 2003;17:76-82.
63. Barjesteh van Waalwijk van Doorn-Khosrovani S, Erpelinck C, van Putten WL, et al. High EVI1 expression predicts poor survival in acute myeloid leukemia: a study of 319 de novo AML patients. *Blood*. 2003;101:837-845.
64. Slovak ML, Gundacker H, Bloomfield CD, et al. A retrospective study of 69 patients with t(6;9)(p23;q34) AML emphasizes the need for a prospective, multicenter initiative for rare "poor prognosis" myeloid malignancies. *Leukemia*. 2006;20:1295-1297.
65. Oyarzo MP, Lin P, Glassman A, et al. Acute myeloid leukemia with t(6;9)(p23;q34) is associated with dysplasia and a high frequency of flt3 gene mutations. *Am J Clin Pathol*. 2004;122:348-358.
66. Alsabeh R, Brynes RK, Slovak ML, Arber DA. Acute myeloid leukemia with t(6;9) (p23;q34). Association with myelodysplasia, basophilia, and initial CD34 negative immunophenotype. *Am J Clin Pathol*. 1997;107:430-437.
67. Chi Y, Lindgren V, Quigley S, Gaitonde S. Acute myelogenous leukemia with t(6;9) (p23;q34) and marrow basophilia: an overview. *Arch Pathol Lab Med*. 2008;132:1835-1837.
68. Garcon L, Libura M, Delabesse E, et al. DEK-CAN molecular monitoring of myeloid malignancies could aid therapeutic stratification. *Leukemia*. 2005;19:1338-1344.
69. Sweet DL, Golomb HM, Rowley JD, Vardiman JW. Acute myelogenous leukemia and thrombocythemia associated with an abnormality of chromosome no. 3. *Cancer Genet Cytogenet*. 1979;1:33-37.
70. Secker-Walker LM, Mehta A, Bain B. Abnormalities of 3q21 and 3q26 in myeloid malignancy: a United Kingdom Cancer Cytogenetic Group study. *Br J Haematol*. 1995;91:490-501.
71. Grigg AP, Gascoyne RD, Phillips GL, Horsman DE. Clinical, haematological and cytogenetic features in 24 patients with structural rearrangements of the Q arm of chromosome 3. *Br J Haematol*. 1993;83:158-165.
72. Shi G, Weh HJ, Duhrsen U, et al. Chromosomal abnormality inv(3)(q21q26) associated with multilineage hematopoietic progenitor cells in hematopoietic malignancies. *Cancer Genet Cytogenet*. 1997;96:58-63.
73. Nucifora G, Laricchia-Robbio L, Senyuk V. EVI1 and hematopoietic disorders: history and perspectives. *Gene*. 2006;368:1-11.
74. Reiter E, Greinix H, Rabitsch W, et al. Low curative potential of bone marrow transplantation for highly aggressive acute myelogenous leukemia with inversion inv(3)(q21q26) or homologous translocation t(3;3) (q21;q26). *Ann Hematol*. 2000;79:374-377.
75. Bernstein J, Dastugue N, Haas OA, et al. Nineteen cases of the t(1;22)(p13;q13) acute megakaryoblastic leukaemia of infants/children and a review of 39 cases: report from

a t(1;22) study group. *Leukemia.* 2000;14:216-218.

76. Carroll A, Civin C, Schneider N, et al. The t(1;22) (p13;q13) is nonrandom and restricted to infants with acute megakaryoblastic leukemia: a Pediatric Oncology Group study. *Blood.* 1991;78:748-752.
77. Mercher T, Coniat MB, Monni R, et al. Involvement of a human gene related to the Drosophila spen gene in the recurrent t(1;22) translocation of acute megakaryocytic leukemia. *Proc Natl Acad Sci U S A.* 2001;98:5776-5779.
78. Descot A, Rex-Haffner M, Courtois G, et al. OTT-MAL is a deregulated activator of serum response factor-dependent gene expression. *Mol Cell Biol.* 2008;28:6171-6181.
79. Duchayne E, Fenneteau O, Pages MP, et al. Acute megakaryoblastic leukaemia: a national clinical and biological study of 53 adult and childhood cases by the Groupe Francais d'Hematologie Cellulaire (GFHC). *Leuk Lymphoma.* 2003;44:49-58.
80. Soupir CP, Vergilio JA, Dal Cin P, et al. Philadelphia chromosome-positive acute myeloid leukemia: a rare aggressive leukemia with clinicopathologic features distinct from chronic myeloid leukemia in myeloid blast crisis. *Am J Clin Pathol.* 2007;127:642-650.
81. Keung YK, Beaty M, Powell BL, et al. Philadelphia chromosome-positive myelodysplastic syndrome and acute myeloid leukemia-retrospective study and review of literature. *Leuk Res.* 2004;28:579-586.
82. Arber DA, Chang KL, Lyda MH, et al. Detection of NPM/MLF1 fusion in t(3;5)-positive acute myeloid leukemia and myelodysplasia. *Hum Pathol.* 2003;34:809-813.
83. Raimondi SC, Dube ID, Valentine MB, et al. Clinicopathologic manifestations and breakpoints of the t(3;5) in patients with acute nonlymphocytic leukemia. *Leukemia.* 1989;3:42-47.
84. Haferlach T, Kohlmann A, Klein HU, et al. AML with translocation t(8;16)(p11;p13) demonstrates unique cytomorphological, cytogenetic, molecular and prognostic features. *Leukemia.* 2009;23:934-943.
85. Stark B, Resnitzky P, Jeison M, et al. A distinct subtype of M4/M5 acute myeloblastic leukemia (AML) associated with t(8:16)(p11:p13), in a patient with the variant t(8:19) (p11:q13)—case report and review of the literature. *Leuk Res.* 1995;19:367-379.
86. Wong KF, Yuen HL, Siu LL, et al. t(8;16)(p11;p13) Predisposes to a transient but potentially recurring neonatal leukemia. *Hum Pathol.* 2008;39:1702-1707.
87. Vardiman JW, Thiele J, Arber DA, et al. The 2008 revision of the World Health Organization (WHO) classification of myeloid neoplasms and acute leukemia: rationale and important changes. *Blood.* 2009;114:937-951.
88. Schlenk RF, Dohner K. Impact of new prognostic markers in treatment decisions in acute myeloid leukemia. *Curr Opin Hematol.* 2009;16:98-104.
89. Kelly LM, Gilliland DG. Genetics of myeloid leukemias. *Annu Rev Genomics Hum Genet.* 2002;3:179-198.
90. Panagiotis DK, Gale RE, David CL. Flt3 mutations and leukaemia. *Br J Haematol.* 2003;122:523-538.
91. Kussick SJ, Stirewalt DL, Yi HS, et al. A distinctive nuclear morphology in acute myeloid leukemia is strongly associated with loss of HLA-DR expression and FLT3 internal tandem duplication. *Leukemia.* 2004;18:1591-1598.
92. Chen W, Rassidakis GZ, Li J, et al. High frequency of NPM1 gene mutations in acute myeloid leukemia with prominent nuclear invaginations ("cuplike" nuclei). *Blood.* 2006;108:1783-1784.
93. Tam WF, Gary GD. Can FLT3 inhibitors overcome resistance in AML? *Best Pract Res Clin Haematol.* 2008;21:13-20.
94. Falini B, Nicoletti I, Martelli MF, Mecucci C. Acute myeloid leukemia carrying cytoplasmic/mutated nucleophosmin (NPMc+ AML): biologic and clinical features. *Blood.* 2007;109:874-885.
95. Thiede C, Koch S, Creutzig E, et al. Prevalence and prognostic impact of NPM1 mutations in 1485 adult patients with acute myeloid leukemia (AML). *Blood.* 2006;107:4011-4020.
96. Dohner K, Schlenk RF, Habdank M, et al. Mutant nucleophosmin (NPM1) predicts favorable prognosis in younger adults with acute myeloid leukemia and normal cytogenetics: interaction with other gene mutations. *Blood.* 2005;106:3740-3746.
97. Suzuki T, Kiyoi H, Ozeki K, et al. Clinical characteristics and prognostic implications of NPM1 mutations in acute myeloid leukemia. *Blood.* 2005;106:2854-2861.
98. Hollink IH, Zwaan CM, Zimmermann M, et al. Favorable prognostic impact of NPM1 gene mutations in childhood acute myeloid leukemia, with emphasis on cytogenetically normal AML. *Leukemia.* 2009;23:262-270.
99. Okuwaki M. The structure and functions of NPM1/nucleophosmin/B23, a multifunctional nucleolar acidic protein. *J Biochem.* 2008;143:441-448.
100. Bolli N, Nicoletti I, De Marco MF, et al. Born to be exported: COOH-terminal nuclear export signals of different strength ensure cytoplasmic accumulation of nucleophosmin leukemic mutants. *Cancer Res.* 2007;67:6230-6237.
101. Noguera NI, Ammatuna E, Zangrilli D, et al. Simultaneous detection of NPM1 and FLT3-ITD mutations by capillary electrophoresis in acute myeloid leukemia. *Leukemia.* 2005;19:1479-1482.
102. Huang Q, Chen W, Gaal KK, et al. A rapid, one step assay for simultaneous detection of FLT3/ITD and NPM1 mutations in AML with normal cytogenetics. *Br J Haematol.* 2008;142:489-492.
103. Koschmieder S, Halmos B, Levantini E, Tenen DG. Dysregulation of the C/EBP alpha differentiation pathway in human cancer. *J Clin Oncol.* 2009;27:619-628.
104. Ho PA, Alonzo TA, Gerbing RB, et al. Prevalence and prognostic implications of CEBPA mutations in pediatric acute myeloid leukemia (AML): a report from the Children's Oncology Group. *Blood.* 2009;113:6558-6566.
105. Preudhomme C, Sagot C, Boissel N, et al. Favorable prognostic significance of CEBPA mutations in patients with de novo acute myeloid leukemia: a study from the Acute Leukemia French Association (ALFA). *Blood.* 2002;100:2717-2723.
106. Pabst T, Mueller BU, Zhang P, et al. Dominant-negative mutations of CEBPA, encoding CCAAT/enhancer binding protein-alpha (C/EBP alpha), in acute myeloid leukemia. *Nat Genet.* 2001;27:263-270.
107. Ahn JY, Seo K, Weinberg O, et al. A comparison of two methods for screening CEBPA mutations in patients with acute myeloid leukemia. *J Mol Diagn.* 2009;11:319-323.
108. Renneville A, Boissel N, Gachard N, et al. The favorable impact of CEBPA mutations in patients with acute myeloid leukemia is only observed in the absence of associated cytogenetic abnormalities and FLT3 internal duplication. *Blood.* 2009;113:5090-5093.
109. Pabst T, Eyholzer M, Fos J, Mueller BU. Heterogeneity within AML with CEBPA mutations; only CEBPA double mutations, but not single CEBPA mutations are associated with favourable prognosis. *Br J Cancer.* 2009;100:1343-1346.
110. Wouters BJ, Lowenberg B, Erpelinck-Verschueren CA, et al. Double CEBPA mutations, but not single CEBPA mutations, define a subgroup of acute myeloid leukemia with a distinctive gene expression profile that is uniquely associated with a favorable outcome. *Blood.* 2009;113:3088-3091.
111. Barjesteh van Waalwijk van Doorn-Khosrovani S, Erpelinck C, Meijer J, et al. Biallelic mutations in the CEBPA gene and low CEBPA expression levels as prognostic markers in intermediate-risk AML. *Hematol J.* 2003;4:31-40.
112. Brunning RD, Bennett J, Matutes E, et al. Acute myeloid leukemias. In: Jaffe ES, Harris NL, Stein H, Vardiman JW, eds. *Tumors of Haematopoietic and Lymphoid Tissues.* Lyon, France: IARC; 2001:75-107.
113. Wakui M, Kuriyama K, Miyazaki Y, et al. Diagnosis of acute myeloid leukemia according to the WHO classification in the Japan Adult Leukemia Study Group AML-97 protocol. *Int J Hematol.* 2008;87:144-151.
114. Miyazaki Y, Kuriyama K, Miyawaki S, et al. Cytogenetic heterogeneity of acute myeloid leukaemia (AML) with trilineage dysplasia: Japan Adult Leukaemia Study Group-AML 92 study. *Br J Haematol.* 2003;120:56-62.
115. Haferlach T, Schoch C, Loffler H, et al. Morphologic dysplasia in de novo acute myeloid leukemia (AML) is related to unfavorable cytogenetics but has no independent prognostic relevance under the conditions of intensive induction therapy: results of a multiparameter analysis from the German AML Cooperative Group studies. *J Clin Oncol.* 2003;21:256-265.
116. Yanada M, Suzuki M, Kawashima K, et al. Long-term outcomes for unselected patients with acute myeloid leukemia categorized according to the World Health Organization classification: a single-center experience. *Eur J Haematol.* 2005;74:418-423.
117. Wandt H, Schakel U, Kroschinsky F, et al. MLD according to the WHO classification in AML has no correlation with age and no independent prognostic relevance as analyzed in 1766 patients. *Blood.* 2008;111:1855-1861.
118. Weinberg OK, Seetharam M, Ren L, et al. Clinical characterization of acute myeloid leukemia with myelodysplasia-related changes as defined by the 2008 WHO classification system. *Blood.* 2009;113:1906-1908.
119. Hasle H, Alonzo TA, Auvrignon A, et al. Monosomy 7 and deletion 7q in children and adolescents with acute myeloid leukemia: an international retrospective study. *Blood.* 2007;109:4641-4647.
120. Schoch C, Kern W, Kohlmann A, et al. Acute myeloid leukemia with a complex aberrant karyotype is a distinct biological entity characterized by genomic imbalances and a specific gene expression profile. *Genes Chromosomes Cancer.* 2005;43:227-238.
121. Schoch C, Haferlach T, Bursch S, et al. Loss of genetic material is more common than gain in acute myeloid leukemia with complex aberrant karyotype: a detailed analysis of 125 cases using conventional chromosome analysis and fluorescence in situ hybridization including 24-color FISH. *Genes Chromosomes Cancer.* 2002;35:20-29.
122. Breems DA, van Putten WL, De Greef GE, et al. Monosomal karyotype in acute myeloid leukemia: a better indicator of poor prognosis than a complex karyotype. *J Clin Oncol.* 2008;26:4791-4797.
123. Lugthart S, van Drunen E, van Norden Y, et al. High EVI1 levels predict adverse outcome in acute myeloid leukemia: prevalence of EVI1 overexpression and chromosome 3q26 abnormalities underestimated. *Blood.* 2008;111:4329-4337.
124. Mauritzson N, Albin M, Rylander L, et al. Pooled analysis of clinical and cytogenetic features in treatment-related and de novo adult acute myeloid leukemia and myelodysplastic syndromes based on a consecutive series of 761 patients analyzed 1976-1993 and on 5098 unselected cases reported in the literature 1974-2001. *Leukemia.* 2002;16:2366-2378.
125. Singh ZN, Huo D, Anastasi J, et al. Therapy-related myelodysplastic syndrome: morphologic subclassification may not be clinically relevant. *Am J Clin Pathol.* 2007;127:197-205.
126. Pedersen-Bjergaard J, Andersen MK, Andersen MT, Christiansen DH. Genetics of therapy-related myelodysplasia and acute myeloid leukemia. *Leukemia.* 2008;22:240-248.
127. Rowley JD, Olney HJ. International workshop on the relationship of prior therapy to balanced chromosome aberrations in therapy-related myelodysplastic syndromes and acute leukemia: overview report. *Genes Chromosomes Cancer.* 2002;33:331-345.
128. Bloomfield CD, Archer KJ, Mrozek K, et al. 11q23 Balanced chromosome aberrations in treatment-related myelodysplastic syndromes and acute leukemia: report from an international workshop. *Genes Chromosomes Cancer.* 2002;33:362-378.
129. Arber DA, Slovak ML, Popplewell L, et al. Therapy-related acute myeloid leukemia/myelodysplasia with balanced 21q22 translocations. *Am J Clin Pathol.* 2002;117:306-313.
130. Andersen MK, Larson RA, Mauritzson N, et al. Balanced chromosome abnormalities inv(16) and t(15;17) in therapy-related myelodysplastic syndromes and acute leukemia: report from an international workshop. *Genes Chromosomes Cancer.* 2002;33:395-400.
131. Borthakur G, Lin E, Jain N, et al. Survival is poorer in patients with secondary core-binding factor acute myelogenous leukemia compared with de novo core-binding factor leukemia. *Cancer.* 2009;115:3217-3221.
132. Pedersen-Bjergaard J, Christiansen DH, Desta F, Andersen MK. Alternative genetic pathways and cooperating genetic abnormalities in the pathogenesis of therapy-related myelodysplasia and acute myeloid leukemia. *Leukemia.* 2006;20:1943-1949.
133. Andersen MT, Andersen MK, Christiansen DH, Pedersen-Bjergaard J. NPM1 mutations in therapy-related acute myeloid leukemia with uncharacteristic features. *Leukemia.* 2008;22:951-955.
134. Tallman MS, Kim HT, Paietta E, et al. Acute monocytic leukemia (French-American-British classification M5) does not have a worse prognosis than other subtypes of acute myeloid leukemia: a report from the Eastern Cooperative Oncology Group. *J Clin Oncol.* 2004;22:1276-1286.
135. Roumier C, Eclache V, Imbert M, et al. M0 AML, clinical and biologic features of the disease, including AML1 gene mutations: a report of 59 cases by the Groupe Francais

d'Hematologie Cellulaire (GFHC) and the Groupe Francais de Cytogenetique Hematologique (GFCH). *Blood.* 2003;101:1277-1283.

136. Silva FP, Morolli B, Storlazzi CT, et al. ETV6 mutations and loss in AML-M0. *Leukemia.* 2008;22:1639-1643.
137. Linari S, Vannucchi AM, Ciolli S, et al. Coexpression of erythroid and megakaryocytic genes in acute erythroblastic (FAB M6) and megakaryoblastic (FAB M7) leukaemias. *Br J Haematol.* 1998;102:1335-1337.
138. Kowal-Vern A, Mazzella FM, Cotelingam JD, et al. Diagnosis and characterization of acute erythroleukemia subsets by determining the percentages of myeloblasts and proerythroblasts in 69 cases. *Am J Hematol.* 2000;65:5-13.
139. Pagano L, Pulsoni A, Vignetti M, et al. Acute megakaryoblastic leukemia: experience of GIMEMA trials. *Leukemia.* 2002;16:1622-1626.
140. Shvidel L, Shaft D, Stark B, et al. Acute basophilic leukaemia: eight unsuspected new cases diagnosed by electron microscopy. *Br J Haematol.* 2003;120:774-781.
141. Peterson LC, Parkin JL, Arthur DC, Brunning RD. Acute basophilic leukemia. A clinical, morphologic, and cytogenetic study of eight cases. *Am J Clin Pathol.* 1991;96:160-170.
142. Wick MR, Li C-Y, Pierre RV. Acute nonlymphocytic leukemia with basophilic differentiation. *Blood.* 1982;60:38-45.
143. Staal-Viliare A, Latger-Cannard V, Didion J, et al. CD203c/CD117−, a useful phenotype profile for acute basophilic leukaemia diagnosis in cases of undifferentiated blasts. *Leuk Lymphoma.* 2007;48:439-441.
144. Lichtman MA, Segel GB. Uncommon phenotypes of acute myelogenous leukemia: basophilic, mast cell, eosinophilic, and myeloid dendritic cell subtypes: a review. *Blood Cells Mol Dis.* 2005;35:370-383.
145. Orazi A, O'Malley DP, Jiang J, et al. Acute panmyelosis with myelofibrosis: an entity distinct from acute megakaryoblastic leukemia. *Mod Pathol.* 2005;18:603-614.
146. Hruban RH, Kuhajda FP, Mann RB. Acute myelofibrosis. Immunohistochemical study of four cases and comparison with acute megakaryocytic leukemia. *Am J Clin Pathol.* 1987;88:578-588.
147. Bearman RM, Pangalis GA, Rappaport H. Acute ("malignant") myelosclerosis. *Cancer.* 1979;43:279-293.
148. Sultan C, Sigaux F, Imbert M, Reyes F. Acute myelodysplasia with myelofibrosis: a report of eight cases. *Br J Haematol.* 1981;49:11-16.
149. Creutzig U, Ritter J, Vormoor J, et al. Myelodysplasia and acute myelogenous leukemia in Down's syndrome. A report of 40 children of the AML-BFM Study Group. *Leukemia.* 1996;10:1677-1686.
150. Baumann I, Niemeyer CM, Brunning RD, et al. Myeloid proliferations related to Down syndrome. In: Swerdlow SH, Campo E, Harris NL, et al, *eds. WHO Classification of Tumors of Haematopoietic and Lymphoid Tissues.* Lyon, France: IARC; 2008:142-144.
151. Chou ST, Opalinska JB, Yao Y, et al. Trisomy 21 enhances human fetal erythro-megakaryocytic development. *Blood.* 2008;112:4503-4506.
152. Sharma M, Alonzo TA, Sorrell A et al. Uniform approach better defines natural history of transient myeloproliferative disorder (TMD) in Down syndrome (DS) neonates: outcomes from Children' Oncology Group (COG) Study A2971 [abstract]. *Blood.* 2006;108.
153. Massey GV, Zipursky A, Chang MN, et al. A prospective study of the natural history of transient leukemia (TL) in neonates with Down syndrome (DS): Children's Oncology Group (COG) study POG-9481. *Blood.* 2006;107:4606-4613.
154. Karandikar NJ, Aquino DB, McKenna RW, Kroft SH. Transient myeloproliferative disorder and acute myeloid leukemia in Down syndrome. An immunophenotypic analysis. *Am J Clin Pathol.* 2001;116:204-210.
155. Langebrake C, Creutzig U, Reinhardt D. Immunophenotype of Down syndrome acute myeloid leukemia and transient myeloproliferative disease differs significantly from other diseases with morphologically identical or similar blasts. *Klin Padiatr.* 2005;217:126-134.
156. De Vita S, Mulligan C, McElwaine S, et al. Loss-of-function JAK3 mutations in TMD and AMKL of Down syndrome. *Br J Haematol.* 2007;137:337-341.
157. Tunstall-Pedoe O, Roy A, Karadimitris A, et al. Abnormalities in the myeloid progenitor compartment in Down syndrome fetal liver precede acquisition of GATA1 mutations. *Blood.* 2008;112:4507-4511.
158. Pine SR, Guo Q, Yin C, et al. Incidence and clinical implications of GATA1 mutations in newborns with Down syndrome. *Blood.* 2007;110:2128-2131.
159. Ogawa J, Kanegane H, Tsuneyama K, et al. Platelet-derived growth factor may be associated with fibrosis in a Down syndrome patient with transient myeloproliferative disorder. *Eur J Haematol.* 2008;81:58-64.
160. Shimada A, Hayashi Y, Ogasawara M, et al. Pro-inflammatory cytokinemia is frequently found in Down syndrome patients with hematological disorders. *Leuk Res.* 2007;31:1199-1203.
161. Lange BJ, Kobrinsky N, Barnard DR, et al. Distinctive demography, biology, and outcome of acute myeloid leukemia and myelodysplastic syndrome in children with Down syndrome: Children's Cancer Group Studies 2861 and 2891. *Blood.* 1998;91:608-615.
162. Gamis AS, Woods WG, Alonzo TA, et al. Increased age at diagnosis has a significantly negative effect on outcome in children with Down syndrome and acute myeloid leukemia: a report from the Children's Cancer Group Study 2891. *J Clin Oncol.* 2003;21:3415-3422.
163. Norton A, Fisher C, Liu H, et al. Analysis of JAK3, JAK2, and C-MPL mutations in transient myeloproliferative disorder and myeloid leukemia of Down syndrome blasts in children with Down syndrome. *Blood.* 2007;110:1077-1079.
164. Sato T, Toki T, Kanezaki R, et al. Functional analysis of JAK3 mutations in transient myeloproliferative disorder and acute megakaryoblastic leukaemia accompanying Down syndrome. *Br J Haematol.* 2008;141:681-688.
165. Pileri SA, Orazi A, Falini B. Myeloid sarcoma. In: Swerdlow SH, Campo E, Harris NL, et al, eds. *WHO Classification of Tumours of Hematopoietic and Lymphoid Tissues.* Lyon, France: IARC; 2008:140-141.
166. Neiman RS, Barcos M, Berard C, et al. Granulocytic sarcoma: a clinicopathologic study of 61 biopsied cases. *Cancer.* 1981;48:1426-1437.
167. Pileri SA, Ascani S, Cox MC, et al. Myeloid sarcoma: clinico-pathologic, phenotypic and cytogenetic analysis of 92 adult patients. *Leukemia.* 2007;21:340-350.
168. Meis JM, Butler JJ, Osborne BM, Manning JT. Granulocytic sarcoma in nonleukemic patients. *Cancer.* 1986;58:2697-2709.
169. Traweek ST, Arber DA, Rappaport H, Brynes RK. Extramedullary myeloid cell tumors. An immunohistochemical and morphologic study of 28 cases. *Am J Surg Pathol.* 1993;17:1011-1019.
170. Dusenbery KE, Howells WB, Arthur DC, et al. Extramedullary leukemia in children with newly diagnosed acute myeloid leukemia: a report from the Children's Cancer Group. *J Pediatr Hematol Oncol.* 2003;25:760-768.
171. Brunning RD, Matutes E, Flandrin G, et al. Acute myeloid leukaemia not othewise categorized. In: Jaffe ES, Harris NL, Stein H, Vardiman JW, eds. *World Health Organization Classification of Tumours. Pathology and Genetics of Tumours of Haematopoietic and Lymphoid Tissues.* Lyon, France: IARC; 2001:91-105.
172. Hoyer JD, Grogg KL, Hanson CA, et al. CD33 detection by immunohistochemistry in paraffin-embedded tissues: a new antibody shows excellent specificity and sensitivity for cells of myelomonocytic lineage. *Am J Clin Pathol.* 2008;129:316-323.
173. Byrd JC, Weiss RB, Arthur DC, et al. Extramedullary leukemia adversely affects hematologic complete remission rate and overall survival in patients with t(8;21)(q22;q22): results from Cancer and Leukemia Group B 8461. *J Clin Oncol.* 1997;15:466-475.
174. Rubnitz JE, Raimondi SC, Halbert AR, et al. Characteristics and outcome of t(8;21)-positive childhood acute myeloid leukemia: a single institution's experience. *Leukemia.* 2002;16:2072-2077.
175. D'Orazio JA, Pulliam JF, Moscow JA. Spontaneous resolution of a single lesion of myeloid leukemia cutis in an infant: case report and discussion. *Pediatr Hematol Oncol.* 2008;25:457-468.
176. Tsimberidou AM, Kantarjian HM, Wen S, et al. Myeloid sarcoma is associated with superior event-free survival and overall survival compared with acute myeloid leukemia. *Cancer.* 2008;113:1370-1378.
177. Cohen PR, Kurzrock R. Sweet's syndrome revisited: a review of disease concepts. *Int J Dermatol.* 2003;42:761-778.

第46章

骨髓增殖性肿瘤

James W. Vardiman

章节目录

46.1 定义

骨髓增殖性肿瘤（MPN）是克隆性造血系统疾病，它以髓系（红系、粒系、巨核系和肥大细胞系）中的一系或多系增殖为特征。在发病时，骨髓呈有效增殖，肿瘤细胞分化成熟，导致外周血中成熟粒细胞、红细胞和（或）血小板数量增加。由于血细胞在肝脾内过度淤积和（或）肝脾发生髓外造血（EMH），常导致脾大和肝大。虽然起病隐匿，但MPN中的每个类别均可进展为骨髓衰竭，其原因包括骨髓纤维化、骨髓无效造血、急性期转化（外周血或骨髓中原始细胞≥20%），或以上事件的任意组合。细胞遗传学异常往往随疾病形态学的进展而逐渐增多。简表46.1为WHO分类中 MPN分类[1]。

1951年，William Dameshek[2]首次提出这组疾病是相互关联的。他在经典杂志*Blood*的评论中指出：某些髓系疾病，如慢性髓系白血病（CML）、真性红细胞增生症（PV）或原发性骨髓纤维化（PMF），虽然比例不一，但其红系细胞、粒系细胞和巨核系细胞常同时出现大量增殖。这可能是对一些未知“髓系刺激因子”的反应。由于这些疾病常常在临床和实验室特征上有重叠，如发病隐袭、骨髓有核细胞增多、肝脾大、晚期出现骨髓纤维化或急变，他认为有充分的理由将这些疾病实体纳入一类。自他的文章发表近60年来，许多科学和临床研究进一步证实了Dameshek的理论。虽然这些疾病的命名和定义略有改变，但目前已经证明MPN是一类起源于骨髓造血干细胞或多能干细胞的克隆性疾病[3-7]。

简表46.1 WHO分类中骨髓增殖性肿瘤（MPN）分类

- 慢性髓系白血病（CML），BCR-ABL1⁺
- 慢性中性粒细胞白血病（CNL）
- 真性红细胞增生症（PV）
- 原发性骨髓纤维化（PMF）
- 原发性血小板增生症（ET）
- 慢性嗜酸性粒细胞白血病-非特指（CEL-NOS）*
- 肥大细胞疾病（MCD）**
- 骨髓增殖性肿瘤-未分类（MPN-U）

注：*，见49章。

**，见48章。肥大细胞疾病（MCD）在WHO分类原书中称为肥大细胞增生症，本书将两者不加区分地通用（译者注）。

最近证据也表明Dameshek提出的“未知的髓系刺激因子”在大多数病例中涉及信号转导通路上的酪氨酸激酶或相关蛋白。由于这些蛋白的基因发生重排或突变而导致这些蛋白的活性增强[8,9]。

46.2 病因和发病机制

大多数MPN的发病原因不清楚，据报道暴露于电离辐射或毒素可导致CML、PV和PMF，但病例数太少[10~14]。越来越多的证据表明MPN具有遗传易感性，许多家庭有多个成员发病。在一些家庭中，其遗传方式为常染色体不完全显性遗传，但遗传方式在另一些病例中还不清楚[15,16]。即使在所谓散发性病例中，也有遗传易感性证据。在一项有11 000多名MPN患者参与的研究中，与对照组相比，PV、PMF或ET患者的一级亲属发生MPN的风险为对照的5~7倍；CML患者的一级亲属患病风险增加一倍[17]。虽然MPN易感性可能与多种基因异常有关，但初步研究表明生殖细胞中特定基因的单核苷酸多态性及其所致的体细胞突变易感性对肿瘤发病非常重要[18,19]。

虽然目前对MPN的发病机制尚未明了，但与发病机制有关的细胞和基因异常的报道却不少。回顾这些有关MPN发病机制的关键发现可以帮助我们更好地理解这些研究结果。如前所述，Dameshek最初指出，尽管特定的MPN主要涉及一系，如CML中的中性粒细胞，但也累及其他多个系别。这一概念在十年后被Fialkow及其同事证实[3]。Fialkow研究女性CML患者中的粒细胞和红细胞。定位在X-连锁位点上的葡萄糖-6-磷酸脱氢酶（G6PD）在这些女性CML患者中呈同工酶A和B杂合状态。由于X染色体的随机失活，这些妇女的纤维母细胞培养液中同时混有同工酶A和B。但是，这些妇女的粒细胞和红细胞却都产生一个而不是两个完全相同的同工酶，说明粒细胞和红细胞是单克隆性，起源于单一的造血干细胞。随后使用类似的方法和较新的分子生物学技术，研究证明所有髓系（粒细胞、嗜酸性粒细胞、嗜碱性粒细胞、红细胞、巨核细胞、单核细胞、巨噬细胞、肥大细胞），以及一些B细胞和NK细胞均为单克隆性，都源自CML中的异常干细胞。在PV、ET和PMF患者的骨髓或外周血中也证实了相似的发现[4~6,20]。相反，这些肿瘤的纤维母细胞却是多克隆的，不是来源于肿瘤克隆。因此，MPN常伴有的纤维化是继发于骨髓肿瘤和非肿瘤细胞所释放的细胞因子，这些细胞因子可刺激纤维母细胞增殖和结缔组织沉积[21]。

另一个重要的发现是当采用血浆凝块法培养时，在没有外源促红细胞生成素（EPO）的作用下，PV患者骨髓的单个核细胞可产生红系集落，而正常志愿者的骨髓细胞却不能产生红系集落[22]。另外，如果加入EPO，PV患者的细胞比正常志愿者骨髓细胞对EPO敏感[23]。更重要的是，所谓的内源性红系集落形成细胞（EEC）不仅可从PV患者的骨髓标本中培养获得，也可从多数ET、PMF患者的骨髓标本中获得[24]。这些结果预示了PV、ET和PMF患者的自发细胞增殖异常即使不完全相同也很类似。生长因子信号通路上的缺陷在这类疾病发病机制中的作用也很重要。

1960年，Nowell和Hungerfor[25]发现CML患者的白血病细胞存在相同的染色体异常，即费城（Philadelphia，Ph）染色体。这个重大突破揭开了MPN分子学发病的机制（图46.1）。起初认为这个染色体异常是由于22号

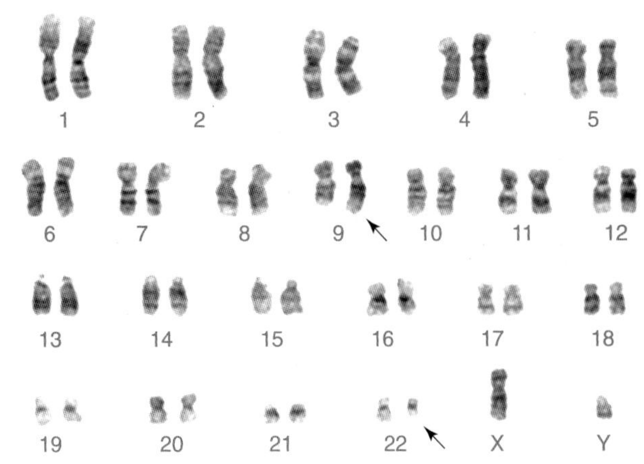

图46.1 核型分析。9q34和22q11.2（箭头）之间的遗传物质易位产生Ph染色体der（22q）

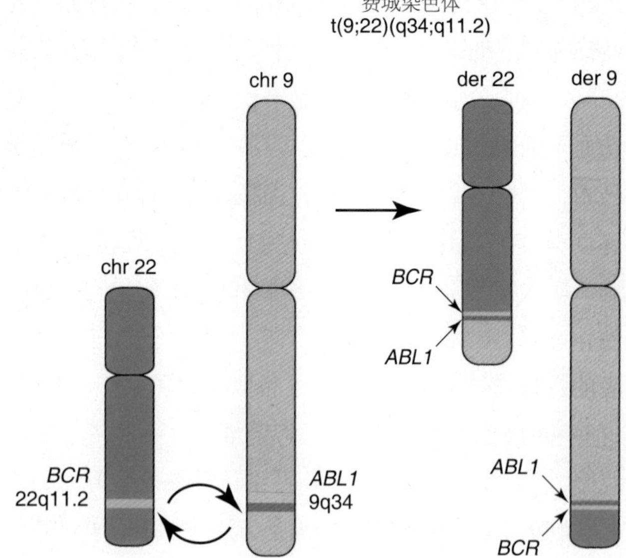

图46.2　费城染色体der（22q）。是由9号染色体q34区的一部分*ABL1*基因和22号染色体q11.2区的*BCR*基因相互易位。也有一部分*BCR*交换易位到9号染色体上*ABL1*区。在5%~10%慢性髓系白血病（CML）患者，虽然常规细胞遗传学检测不到Ph染色体，但隐蔽或复杂重排仍产生*BCR-ABL1*融合基因

染色体长臂遗传物质丢失所致。后来Rowley[26]发现Ph染色体实际上是由于9号染色体长臂和22染色体长臂的遗传物质相互易位而成，即t（9；22）（q34；q11.2）。易位使22号染色体上的*BCR*基因和9号染色体上的*ABL1*基因发生融合（图46.2）[27-30]。*BCR-ABL1*融合基因产生BCR-ABL1融合蛋白，导致激活的酪氨酸激酶[31]。识别这个易位的基因，以及发展以分子学检测为基础的诊断方法，如逆转录聚合酶链反应（RT-PCR）和探针荧光原位杂交（FISH）（图46.3），大大提高了检测*BCR-ABL1*融合基因的敏感性。在5%的CML患者中，这种细胞遗传易位是隐蔽的。因此这类CML患者常规细胞遗传学检测不到Ph染色体，只能用分子学诊断方法检测。所有CML患者都应有*BCR-ABL1*融合基因。如果常规细胞遗传学方法检测不到Ph染色体，应做分子学检测。如果分子学检测也阴性，那CML诊断就不成立。动物实验已证实异常BCR-ABL1蛋白是触发CML的充分必要条件[32-34]。BCR-ABL1蛋白导致CML的确切机制仍不完全清楚，但组成激活的酪氨酸激酶可导致肿瘤蛋白的自身磷酸化，后者可激活下游的信号通路，如RAS、RAF、ERK、JNK、MYC、JAK/STAT、PI3激酶-AKT和NF-κB，这些活化的基因在细胞增殖、分化、生存及黏附中有很重要的作用（图46.4）[35-39]。针对异常BCR-ABL1酪氨酸激酶的靶向药物发展，使大多数患者的疾病获得缓解，进一步证实了活化的酪氨酸激酶在CML发病机制中的中心作用[40]。因此，CML不仅是第一个被发现与遗传异常相关的一个特定疾病，也是第一个被发现的由易位导致Ph染色体异常，第一个疾病特定基因被鉴定和第一个使用靶向抑制酪氨酸激酶活性特殊治疗的疾病。

以肥大细胞和嗜酸性粒细胞为特征的骨髓增殖的

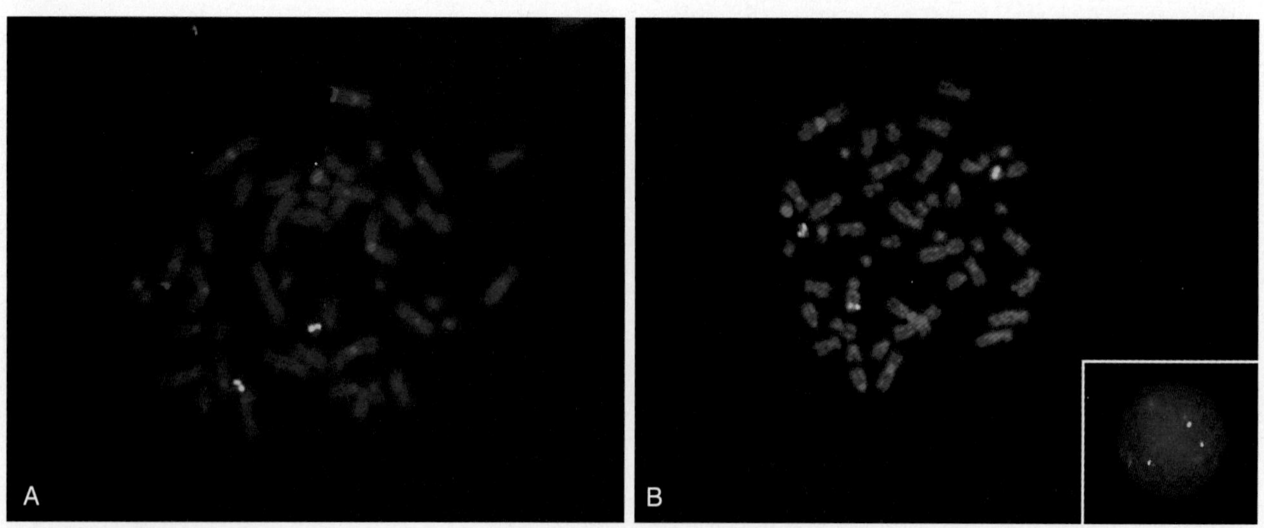

图46.3　双色双融合探针荧光原位杂交检测t（9；22）（q34；q11.2）易位。A. 正常细胞分裂中期，CML患者分裂中期细胞（B）和分裂间期细胞（插图）。ABL1和BCR探针分别标有橙色和绿色荧光。在正常细胞中（A），两个橙色信号代表在9q34上的ABL1基因，两个绿色信号代表在22q11.2上的BCR基因；B. 而在白血病细胞中，一个橙色信号代表正常9q34，一个绿色信号代表正常22q11.2，两个橙色-绿色（黄色）融合信号代表der（9q）和der（22q）

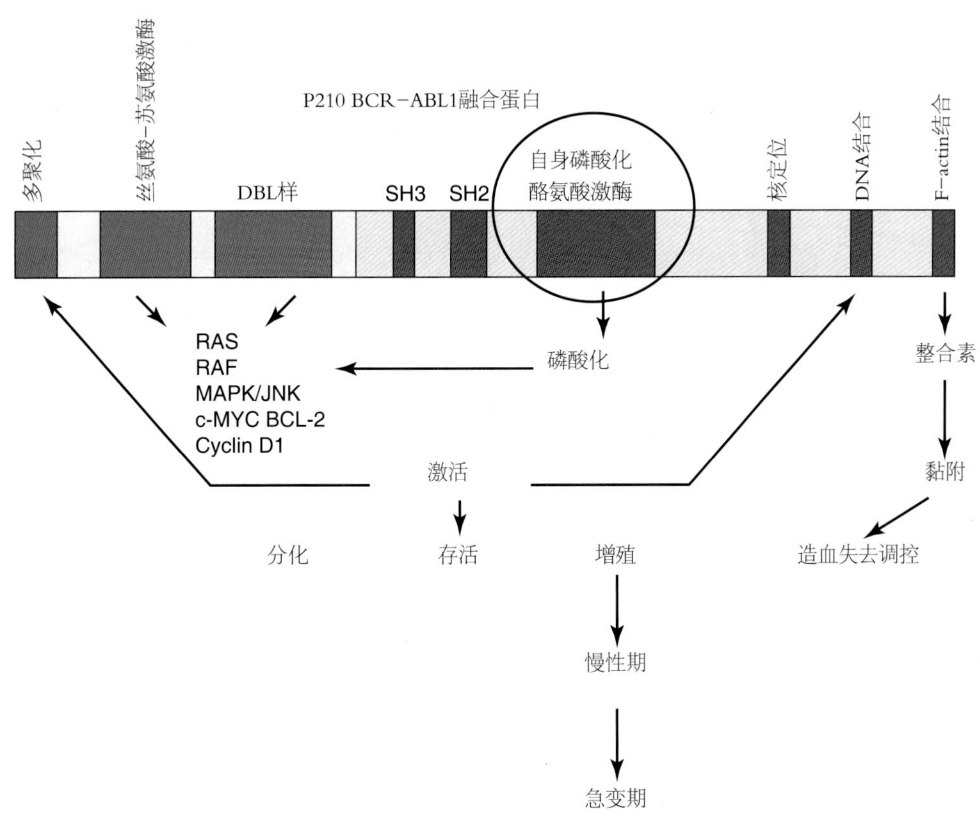

图46.4 22号染色体的*BCR-ABL1*融合基因产生BCR-ABL1融合蛋白，后者拥有组成性激活的由*ABL1*编码的酪氨酸激酶。组成性激活的酪氨酸激酶在慢性髓系白血病（CML）发病中起关键作用，导致癌蛋白其他位点自身磷酸化，成为参与细胞分化、存活、增殖、细胞黏附和调节造血功能的细胞蛋白的磷酸化位点

研究进一步证实了激活的信号蛋白在MPN发病机制中所发挥的关键作用。位于染色体4q12的*PDGFRA*基因编码酪氨酸激酶受体家族的血小板衍生生长因子受体-α（PDGFRA），位于5q33的*PDGFRB*基因编码血小板衍生生长因子受体-β（PDGFRB）。这两个基因的重排常见于伴有明显的嗜酸性粒细胞增多的骨髓增殖患者。在这些病例中，重排分别导致激活的PDGFRA或PDGFRB，最终产生增殖[41-47]。尽管这种疾病与其他MPN有很多相似之处，但伴有这种异常的肿瘤有其独特的特征，现已归类为一个单独的疾病实体（见第49章）。这也说明了激活的信号蛋白在MPN及其他密切相关的疾病中的作用。此外，几乎所有的肥大细胞增生症都与*KIT*基因活化突变有关。*KIT*基因编码表面酪氨酸激酶受体KIT。*KIT*基因在560（V560G）和816（D816V）密码子发生的突变，会导致不依赖配体的KIT活化，后者在肥大细胞疾病发生机制中起重要作用（见48章）[48-51]。

回顾有关CML、肥大细胞增生症（MCD）和一些嗜酸性粒细胞白血病所积累的数据，激活的信号蛋白出现在PV、ET和PMF中。令人惊讶的是这三种疾病虽有不同的临床症状、实验室检查结果和形态学特征，但却有同样的遗传缺陷。2005年，在多数PV患者和大约50%的ET、PMF患者中，四个不同的工作研究小组同时各自独立地检测到编码Janus激酶2基因的突变（JAK2是Janus胞质非受体型酪氨酸激酶家族的成员之一）[52-55]。这种*JAK2* V617F突变，是由于鸟嘌呤被胸腺嘧啶替换导致编码JAK2蛋白617位的缬氨酸变为苯丙氨酸。这是一个后天获得性体细胞突变，发生于患者的所有髓系造血细胞，也可见于某些B细胞和T细胞[56,57]。

JAK激酶对于缺乏内在激酶活性Ⅰ型同型二聚体细胞因子受体的信号和转导是必不可少的（图46.5）。JAK2蛋白是唯一与EPO受体（EPOR）相关的JAK激酶，但它也与促血小板生成素（TPO）受体（MPL）和粒细胞集落刺激因子受体（GCSFR）等相关联[55,58,59]。通常，细胞因子受体与其配体结合，导致受体二聚体形成，随后发生受体和JAK2自身磷酸化和反磷酸化。被激活的JAK2受体复合物招募和磷酸化包括信号转导及转录激活因子（STAT）蛋白在内的底物分子，引发目

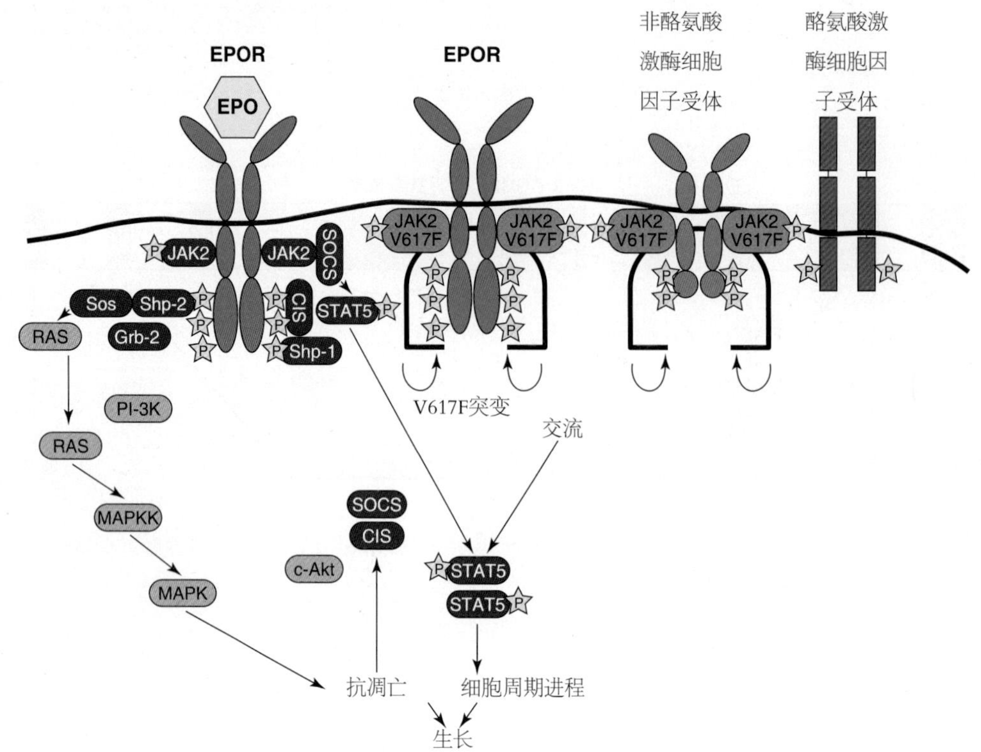

图46.5 JAK2与细胞因子受体之间的相互作用是骨髓增殖性肿瘤（MPN）发病机制的关键。图示同源二聚体红细胞生成素受体EPOR（绿色）；另一与JAK2相关的同源二聚体非酪氨酸激酶细胞因子受体，如MPL或粒细胞集落刺激因子受体（蓝色）；及酪氨酸激酶细胞因子受体，如血小板衍生生长因子受体（橙色）。在正常红系前体细胞中，如图左侧所示，当EPO与EPOR相结合形成活化的受体二聚体时，JAK2被激活。活化的JAK2招募各种磷酸化信号蛋白，包括STAT5，依次磷酸化和活化的蛋白又激活一系列蛋白，最终导致细胞增殖和抑制凋亡。抑制蛋白，如细胞因子信号抑制剂（SOCS），也被活化的受体招募，以调节活化程度。在有JAK2 V617F突变的疾病中，JAK2被激活（右侧第二个绿色的受体，活化的JAK2为橘红色），即使在没有EPO时，也可引起EPOR磷酸化和下游蛋白活化。同样地，其他用JAK2作活化激酶的细胞因子受体，如MPL，也可发生同样的病变。虽然不同活化受体之间可能相互交流，但JAK2不会激活酪氨酸激酶细胞因子受体蛋白如PDGFR

标基因在细胞核内转录[9,59]。

JAK2蛋白具有数个结构域，包括催化域（JH1）和假激酶域（JH2）[60,61]。通常情况下，JH2有抑制催化作用。*JAK2* V617F突变影响JH2结构域，从而失去抑制功能，使JAK2激活[55,62]。出现*JAK2* V617F突变意味着造血细胞对生长因子高度敏感以及造血细胞增殖不再依赖于细胞因子。这就解释了早先研究发现的骨髓内源性红系克隆（EEC）。异常JAK2可与多种生长因子和细胞因子受体，特别是EPOR、GCSFR和MPL相关，也是造成MPN中常见的多系增殖的原因。动物模型已证实了这种突变在PV发病机制中的作用。将携带*JAK2* V617F突变的病毒逆转录到小鼠造血干细胞株中，可导致PV，有时也会发生骨髓纤维化[63-65]。

JAK2的突变，彻底改变了BCR-ABL1⁻MPN的诊断策略，尤其是对PV、ET和PMF的诊断。然而，必须注意这种突变也可见于其他髓系肿瘤（但是少见），包括个别罕见的AML、骨髓增生异常综合征/骨髓增殖性肿瘤（MDS/MPN）以及骨髓增生异常综合征（MDS）[66-68]。*JAK2* V617F突变可见于有不同临床表现、实验室检查结果和形态学特点的多种疾病。那么，同一个突变是如何影响不同的MPN疾病实体的呢？是否还有未发现的、更重要的因素参与影响疾病的特征？因为所有髓系以及某些B和T细胞都带有这种突变，用突变在不同造血细胞系别上的分布不同而引发不同疾病似乎无法解释。相反，有数据表明宿主个体的遗传背景、等位基因突变的数量以及前期获得的未知的基因异常，或任意这些因素，再加上*JAK2* V617F突变，可能最终决定疾病的特征[18,69-71]。

另一个问题是缺乏*JAK2* V617F突变的PV、ET和PMF患者的发病机制。进一步研究显示，PV的另一个常见的突变发生在JAK2基因外显子12。这个突变出现在大多数缺乏*JAK2* V617F突变的PV患者。此外，大约5%的PMF和1%的ET患者有MPL（基因编码TPO受体）功能性激活突变[73,74]。然而，40%~50%的PMF和ET患者和大多数慢性中性粒细胞白血病(CNL)以及大多数缺乏PDGFRA、PDGFRB或FGFR1异常的慢性嗜酸性粒细胞白血病的分子学发病机制仍不清楚。

46.3 BCR-ABL1阳性慢性髓系白血病(BCR-ABL1$^+$ CML)

慢性髓系白血病(CML)是罕见疾病，年发病率每10万人中仅有1~2例[75]，但它也许是研究最多的造血系统肿瘤。这种白血病起源于异常的多能干细胞，总是与Ph染色体和(或)*BCR-ABL1*融合基因相关(图46.1)。融合基因编码异常肿瘤蛋白，导致激活的酪氨酸激酶。虽然CML主要表现为骨髓或外周血中的中性粒细胞及其前体细胞的显著增殖，但所有髓系细胞以及B、T和NK淋巴细胞和内皮细胞都可发现*BCR-ABL1*。未经治疗的CML自然病程可分为两或三个阶段：最初的惰性慢性期(CP)，随后的加速期(AP)和(或)急变期(BP)。抑制异常BCR-ABL1蛋白酪氨酸激酶活性的靶向药物可明显改善病程，提高大多数患者的生存率[76]。

46.3.1 诊断

NCCN指南推荐，对可疑CML患者的初步评估应包括完整的临床病史和体格检查、全血细胞计数和血小板计数及白细胞分类、骨髓穿刺涂片和骨髓活检、全面的染色体核型分析和*BCR-ABL1*融合基因FISH检测以及定量RT-PCR确定BCR-ABL1的转录产物[77]。简表46.2中列出了CML慢性期的主要特征。

46.3.2 临床表现

虽然CML可发生于任何年龄，但诊断时中位年龄为65岁，男性稍多[38,75,78,79]。BCR-ABL$^+$儿童病例非常少见，不应与幼年型慢粒-单核细胞白血病(JMML)相混淆[80]。后者缺乏*BCR-ABL1*融合基因，在旧文献中被称为幼年性CML(见第47章)。

大多数CML患者诊断时处于慢性期，起病隐匿。近20%~40%患者初诊时没有症状，但常规外周血检查发现异常[81,82]。早期症状包括贫血和(或)脾大引发的症状，如疲乏、嗜睡、左上腹痛或饱胀感。也可有代谢旺盛的相关症状，包括发热、盗汗和体重减轻。偶尔患者也会有出血现象。脾大见于30%~50%患者，有些患者还出现肝大。少数患者有明显的淋巴结增大，但如果发现其他支持CML的诊断，应作淋巴结活检以排除CML急变(髓系肉瘤)[38,81,82]。不典型慢性髓系白血病(aCML)也可见到，这种患者初诊时就处于转化阶段，没有明确的慢性期。

简表46.2 慢性期BCR-ABL1阳性慢性髓系白血病(BCR-ABL1$^+$CML)的常见特征

年发病率
- 每10万人中1~2例

年龄
- 任何年龄，儿童罕见；中位年龄65岁

临床表现
- 疲乏
- 体重减轻
- 发热
- 脾大
- 20%~40%患者初诊时无症状

外周血
- 白细胞增多
- 血小板正常或增多
- 常伴贫血
- 可见粒细胞成熟谱系，形成“髓系肿胀”
- 外周血原始细胞通常<2%
- 嗜碱性粒细胞绝对数增多
- 无明显发育异常

骨髓
- 骨髓有核细胞增多
- 粒红比例增大
- 原始细胞计数一般<5%，总是<10%
- 巨核细胞数目正常或增多，出现“侏儒型”巨核细胞
- 网状纤维正常至中度增多

细胞遗传学
- 100%患者有Ph染色体或*BCR-ABL1*融合基因

46.3.3 实验室检查

46.3.3.1 外周血

外周血最主要的发现是白细胞增多，外周血白细胞计数中位值大约为100×10^9/L。然而，文献报道中从正常计数至罕见病例超过500×10^9/L[38,79,82]。白细胞增多的原因为不同成熟阶段的中性粒细胞增多，以中幼粒细胞和分叶核粒细胞增多为主(图46.6)[81,83]。中性粒细胞形态正常，没有明显的发育异常[84]。典型患者在初诊时，粒系原始细胞<2%。嗜碱性粒细胞绝对数总是增多[83,85,86]。准确测量嗜碱性粒细胞计数非常重要，因为其百分比常用于判断疾病进展[81,85]。嗜酸性粒细胞数量也

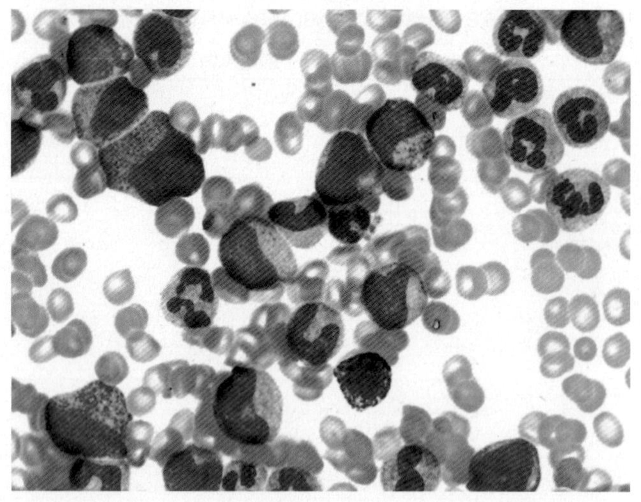

图46.6 慢性髓系白血病（CML）。患者外周血涂片显示明显的白细胞增多，伴有成熟分化谱系，以中幼粒细胞和分叶核粒细胞为主。嗜碱性粒细胞绝对数增多

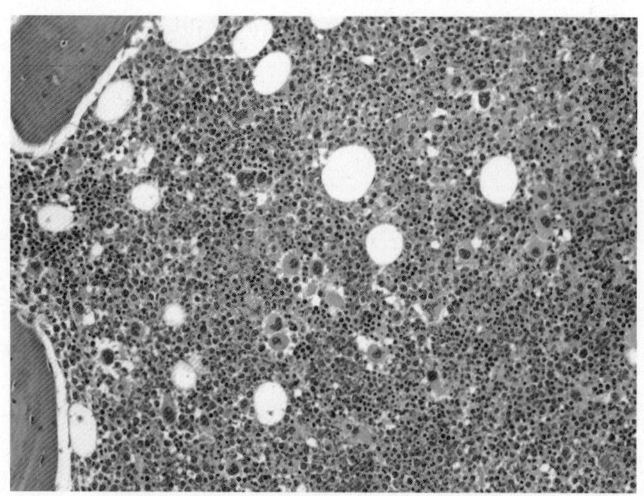

图46.7 慢性髓系白血病（CML）慢性期。骨髓有核细胞增多。图示粒系增殖，伴有小的红细胞岛散在分布，巨核细胞数目增多，许多巨核细胞呈"侏儒型"

可增多。由于白细胞计数非常高，单核细胞绝对数也常增多，但其比例通常≤3%[86]。患者的血小板计数一般为正常或升高，10%~15%患者在诊断时血小板计数可超过$1000 \times 10^9/L$[82]。血小板减少不常见，如果明显，需要考虑疾病已处于晚期阶段或者其他原因所致。血小板形态通常没有明显异常，但偶尔可见巨大血小板。常见血小板功能异常，有时可造成出血[38]。虽然贫血常见，但初诊时，只有25%~30%患者的血红蛋白低于10g/dL[82]。

46.3.3.2 骨髓

虽然可能有学者会认为外周血白细胞计数、白细胞分类以及FISH检测外周血*BCR-ABL1*融合基因已经足够诊断CML，但骨髓活检和骨髓穿刺涂片检查也必不可少。骨髓穿刺可为染色体核型分析提供了较好的标本。初诊时，每一个病例都应检测Ph染色体以及其他异常染色体。这项初诊检查十分重要，因为此后检测到额外的染色体异常，预示着疾病进展[87,88]。此外，骨髓穿刺和骨髓活检为后续的疾病改变（如骨髓网状纤维）提供了形态学依据，可用于不同阶段疾病的对照。

在CML慢性期，骨髓穿刺涂片和活检显示骨髓有核细胞增多（图46.7），由于粒细胞系增殖使脂肪细胞几乎看不到。与外周血相同，粒细胞呈成熟谱系，中幼粒细胞和分叶核粒细胞明显增多（myelocyte bulge，髓系肿胀）。骨髓活检中，不成熟粒细胞沿着骨小梁旁呈袖套状分布，其厚度从正常2~3层增加到4~5层以上，在骨小梁之间深部区域内可见大量分叶核粒细胞（图46.8）[81,85,89]。骨髓涂片显示中性粒细胞没有明显的发育异常[84]，原始细胞在所有有核细胞中一般＜5%，散在分布。如果在骨髓活检中原始细胞≥10%或原始细胞呈大片成簇分布，提示疾病处于进展期[85]。粒红比例通常增大，有时可达20∶1[38]。活检切片中，红细胞岛的体积减小，数量减少，但分化成熟，无明显病态造血[89]。巨核细胞的数量变化很大，将近一半患者的巨核细胞数量正常或轻度增多。而另一半患者，巨核细胞中-重度增多，在活检切片中最明显（图46.9，图46.10）。在慢性期，骨髓巨核细胞通常散在分布。巨核细胞形成较

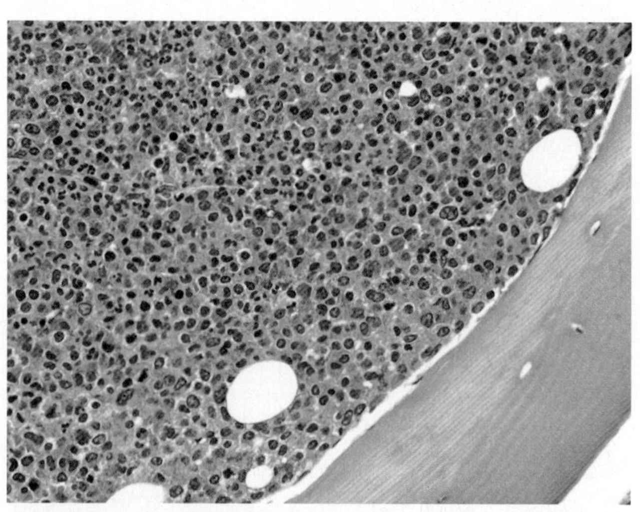

图46.8 慢性髓系白血病（CML）。环绕骨小梁旁的未成熟粒细胞层增厚，从正常的2~3层增加到5层以上，成熟的细胞远离骨小梁深入到小梁之间的区域

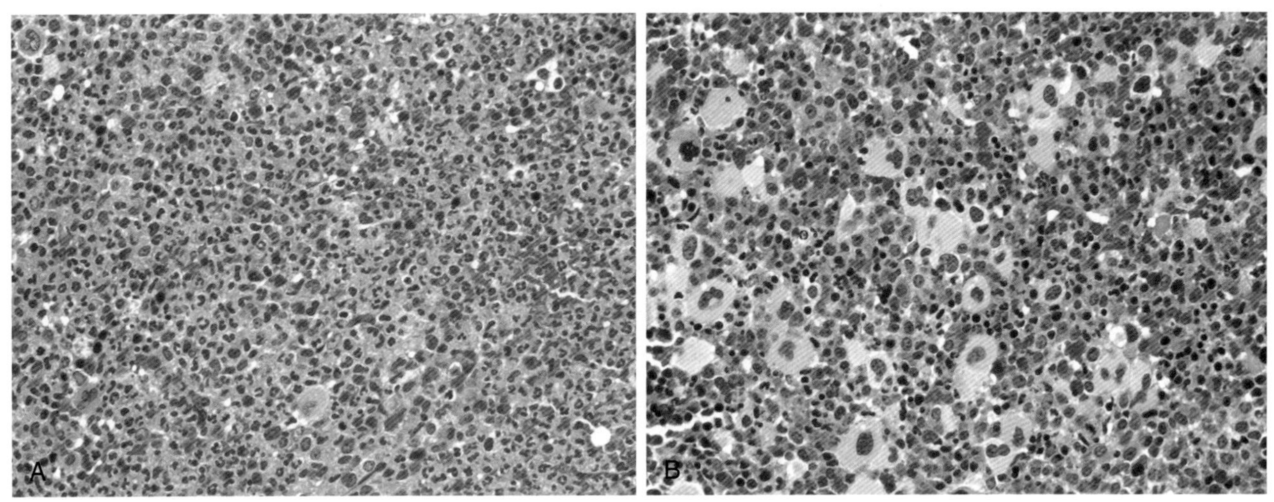

图46.9　慢性髓系白血病（CML）中巨核细胞。其数量变化不一，从主要以粒系增殖为主伴有很少巨核细胞（A）到巨核细胞明显增多（B）。先前有些分类系统根据巨核细胞的数量将CML进一步分成亚类，但在伊马替尼治疗时代没有明确意义

大的簇状分布预示着疾病进展[89]。CML的巨核细胞通常体积小（“侏儒型”），核分叶少（图46.9，图46.10）。总之，CML中的巨核细胞比MDS中的特征性微小巨核细胞要大，但却明显地比正常骨髓及其他MPN（如ET和PMF）中所见的巨核细胞要小得多[89]。多达40%的CML患者在初诊时可有中-重度网状纤维增生。有些学者认为网状纤维增生和巨核细胞数目增多与预后差有关[90-93]。中性粒细胞增殖和翻转导致磷脂释放过多，形成戈谢（Gaucher）细胞样组织细胞或“海蓝”细胞样组织细胞增生（图46.11），这种组织细胞起源于BCR-ABL1$^+$克隆[94]。大多数CML患者骨髓穿刺涂片的可染储存铁减少或缺乏[95]。

偶尔，有些患者在初诊时，外周血和骨髓的检查结果并不符合经典的CML。有少数CML的白细胞计数可能正常或轻度升高，但血小板增多非常明显，血小板可以超过1000×10^9/L。临床上易误诊为ET[82]。另一些患者单核细胞显著增多，考虑诊断为CMML[96]。还有一些患者外周血中以分叶核粒细胞为主，未成熟的粒细胞很少见，与CNL类似[97]。这些表现可能与BCR-ABL1融合蛋白的大小有关（见细胞遗传学）[98]。

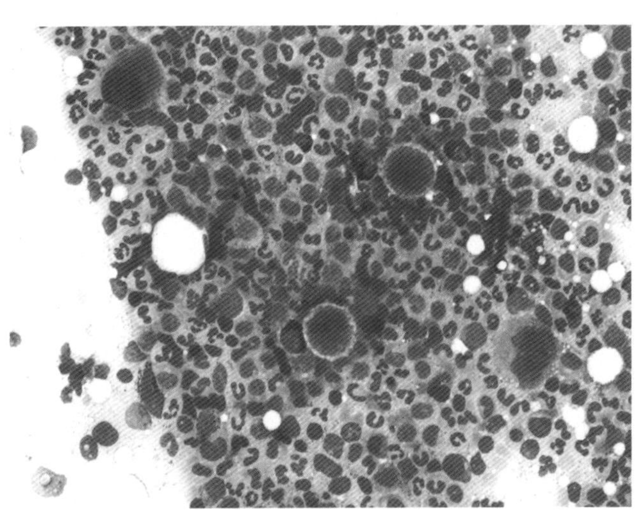

图46.10　慢性髓系白血病（CML）慢性期。图为骨髓穿刺涂片

46.3.3.3　髓外组织

CML慢性期的脾大是由于不同成熟阶段粒细胞浸润红髓脾索所致。相似浸润可见于肝窦，偶见于淋巴结。在慢性期，浸润的粒细胞显示分化成熟，出现任何明显的核左移、原始细胞百分比增多（≥10%），都提示疾病的进展和转化。

46.3.3.4　细胞遗传学和遗传学

所有CML患者均有t（9；22）（q34；q11.2）染色体异常。t（9；22）（q34；q11.2）易位导致*BCR-ABL1*融合基因。大约90%~95%患者，常规染色体核型分析就可识别这种易位所致的Ph染色体（图46.1）。其余患者的染色体的重排较复杂或者细胞遗传学上较隐蔽，只有通过FISH或RT-PCR才能检测到这种易位。然而，t（9；22）（q34；q11.2）并不是CML所特有，它还可见于15%~30%成人B-ALL和5%儿童B-ALL，也可见于一些混合表型的急性白血病。

*BCR*和*ABL1*之间的融合发生在每个基因的特定区

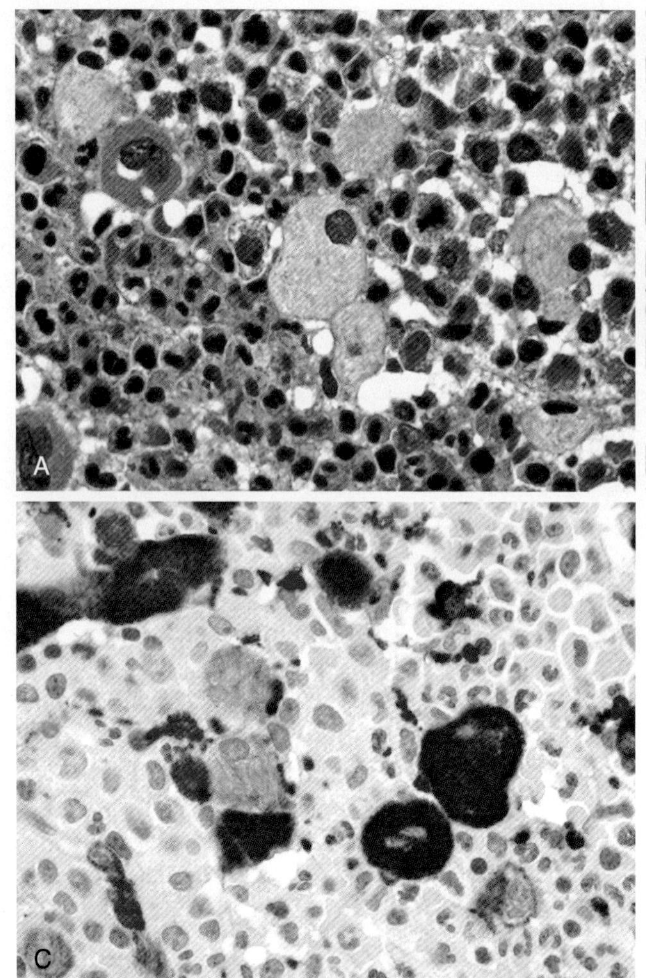

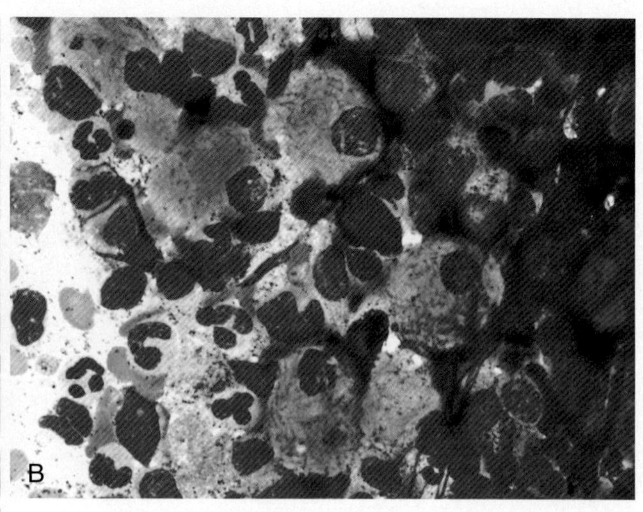

图46.11 慢性髓系白血病（CML）的戈谢样细胞。A. 这类细胞在骨髓活检切片中呈泡沫样，有胞质条纹。B. 骨髓穿刺涂片中的“海蓝”细胞样组织细胞，胞质含有蓝色色素。C. 免疫组化双标，CD68（粉红色）和CD61（棕色）突出显示戈谢细胞样组织细胞和小巨核细胞

域。包括CML在内的BCR-ABL1$^+$疾病，其临床表现特征取决于*BCR*基因的断裂点位置[99]。*ABL1*基因的断裂点几乎总在外显子a2的上游，所以大部分*ABL1*基因与*BCR*基因融合（图46.12）。95%的CML病例和大约30%的Ph$^+$ ALL病例，*BCR*基因的断裂点位于跨越12~16号外显子的主要断裂点簇集区。多数断裂点出现在紧随13或14外显子下游的内含子中，因而杂合mRNA转录e13a2或e14a2；但由于特性剪接，大约20%患者可以检测到这两种转录产物[39,99]。无论哪种转录产物，mRNA均编码210kD的融合蛋白，即P210。P210有一个结构域含有激活的酪氨酸激酶。在大约70%的Ph$^+$ ALL病例和少数CML患者中，断裂点出现在次要断裂点簇集区，介于e1和e2之间，形成一个较短的融合蛋白，即P190。极少数CML患者携带P190蛋白，其独特表现是单核细胞增多因而类似CMML[96,99]。然而，它们仍有CML的其他特性，如嗜碱性粒细胞增多和出现“侏儒型”巨核细胞，因此应诊断为CML。罕见情况下，*BCR*断裂点位于μ-断裂点簇集区，跨越17~20号外显子，编码较大蛋白质，即P230。携带P230的患者，外周血中常主要以分叶核粒细胞为主，未成熟粒细胞极少见，类似CNL；或者显著的血小板增多，类似ET。但是，一旦在骨髓增殖性疾病中检测到Ph染色体或*BCR-ABL1*融合基因，都应诊断为CML[97,99]。

虽然Ph染色体常常是初诊时唯一的遗传学异常，但是同一克隆中也可以出现其他染色体异常，如+8、+Ph和等臂染色体（17）（q10），也可出现在同一克隆中。这些额外染色体异常在初诊时的意义具有争议，但大多数研究表明这些异常并不提示预后差[87,88]。然而，在最初的核型分析之后，又出现其他染色体异常，包括上文提到的任何一种染色体异常，提示疾病进展。因此，初诊时骨髓穿刺标本的核型全面分析很重要，而且在整个治疗期间都应重复进行骨髓穿刺和全面的核型分析。

对于Ph染色体是否继发于先前已经存在但其遗传异常还没有被检测到的克隆，目前尚无定论。有些研究支持这种观点[100,101]。患者在初诊时，除了有Ph染色体外，还有其他染色体异常。用RT-PCR分析，BCR-

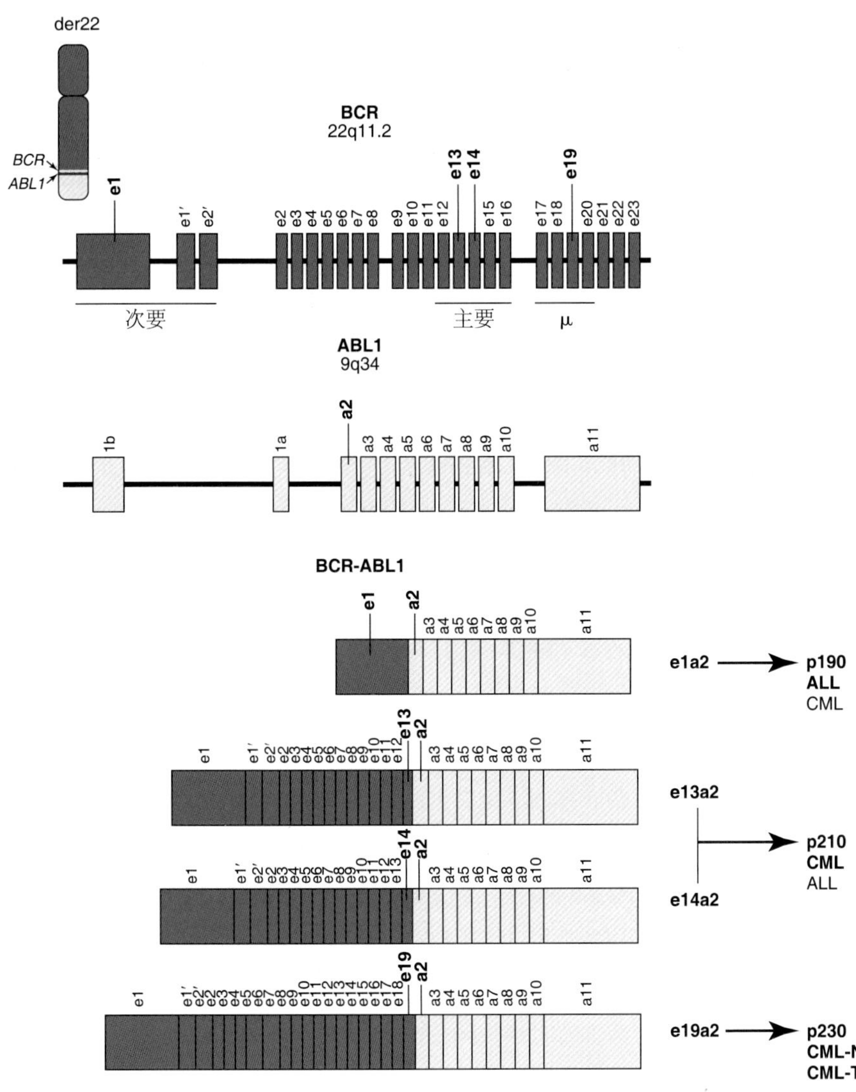

图46.12　*BCR*基因（蓝色）和*ABL1*基因（粉红色）及其在t（9；22）（q34；q11.2）中的断裂点。*ABL1*基因断裂点一般位于外显子2a的上游，介于1a与1b之间或1a和2a之间。*BCR*基因的断裂点不固定，可发生在次要断裂点簇集区，产生e1a2融合基因；或在主要断裂点簇集区，产生e13a2或e14a2融合基因；或在μ断裂点簇集区，产生e19a2融合基因。这些不同断裂点产生与疾病表型相关的大小不同的融合蛋白。几乎所有CML的断裂点出现在主要断裂点簇集区，产生P210蛋白；P210也可见于少数Ph⁺ ALL。次要断裂点产生e1a2融合基因和P190蛋白，见于50%的Ph⁺ ALL及罕见CML，通常伴有单核细胞增多，类似CMML。μ断裂点产生P230蛋白，这种CML常表现为中性粒细胞增多（CML-N）或血小板增多（CML-T）

ABL1⁺克隆被酪氨酸激酶抑制剂（TKI）治疗消除后，其他额外染色体异常依然存在。这表明它们存在在先，而Ph染色体的获得是第二次事件[102]。同样地，也有记录证明有些Ph⁺CML，经治疗后却发展成Ph⁻骨髓增殖性疾病，提示新的遗传异常是继发于尚不稳定的Ph⁻ 克隆[103-105]。与增殖关系密切的染色体异常有+8、7号染色体单体和del（20q）。但其他各种异常，包括平衡易位都有报道。有时这些*BCR-ABL1*⁻克隆是一过性，但有时它们与骨髓异常增殖或急性白血病的临床和形态学特征有关[105,106]。此外，极少数CML患者同时有*JAK2* V617F突变和*BCR-ABL1*易位，其形态特征更接近BCR-ABL1⁻MPN，如出现骨髓纤维化，以及体积较大的异型巨核细胞（图46.13）[107]。在一些病例中，*JAK2*突变是在CML治疗后检测到的[108]。而另一些病例，Ph⁺CML病理形态特征却出现在确诊的*JAK2* V617F⁺MPN患者，如PMF[109]。但大多数证据表明，无论哪种临床疾病证实在先，*JAK2*突变可能先于*BCR-ABL1*融合基因。这些数据进一步证实，至少在部分CML患者，Ph⁺染色体继发于遗传异常的克隆[110]。这些病例提示CML的许多遗传学异常还需要进一步研究。同时也表明，当出现不寻常的临床或形态特征时，应该考虑与*BCR-ABL1*无关的新的基因异常。

46.3.4　疾病进展和预后

由于缺乏根治性治疗，CML患者最终将从慢性期进展为转化期，以各种血液学参数和身体状况恶化为特征。出血、反复感染、脾大或急变期出现髓外原始细胞浸润均预示着疾病进展。虽然+8、i（17q）、+19以及额外Ph染色体是常见的细胞遗传学异常，进展为AP或BP的遗传学原理目前还很不清楚[38,81]。转化期常见的基因突变或异常包括*Tp53*、*RB*、*MYC*、*EVI1*和*p16INK4a*等[37,38]。

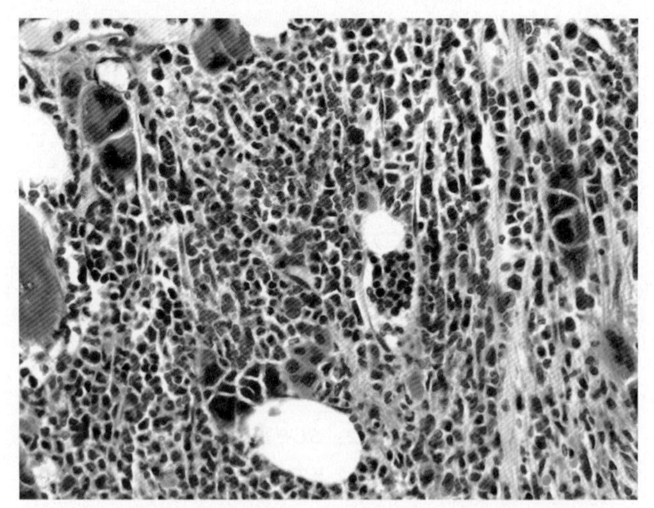

图46.13 JAK2 V617F⁺骨髓增殖性肿瘤（MPN）出现在一个*BCR-ABL1⁺*慢性髓系白血病（CML）患者。患者一年前被诊断为CML慢性期，经过伊马替尼治疗，获得血液学和细胞遗传学完全缓解。但是，虽然患者的细胞遗传学转为正常，其造血状态却恶化；骨髓活检显示BCR-ABL1⁻MPN特征，如成簇的异型巨核细胞、窦内造血和骨髓纤维化。这个患者证实有*JAK2* V617F突变

确定疾病的进程对于治疗和预后非常重要，但AP和BP的临床表现和形态学特征存在重叠[77,85,111]。对于诊断CML的两个不同阶段的参数标准，目前还没有达成一致意见。此外，由于TKI治疗已成为CML标准的一线治疗，部分病例出现疾病反复可能是由于耐药。原因可以是出现白血病细胞的亚克隆，进而影响BCR-ABL1蛋白中酪氨酸激酶的结构域与TKI结合；少数情况下，亚克隆可能表现为*BCR-ABL1*基因的扩增。通常情况下，这种疾病的复发或明显的CML进展，可通过增加抑制剂的剂量或更换新一代的TKI而抑制或逆转[112]。因此，虽然本章所提出的识别AP和BP的参数为WHO分类所推荐[85]，应该指出，用近期治疗方案的数据来界定AP是不完善的，还处在研究之中。然而，当前的数据证明，TKI治疗极大改善了CML患者的预后，延长了大多数患者的寿命[40,76]。

46.3.4.1 加速期

简表46.3列出了最新WHO分类推荐的AP期或疾病进展期的特征[85]。考虑到目前治疗策略的功效，还不清楚这些参数或其他参数（如耐药）是否一定预示着生存期缩短。在AP期，外周血常显示明显的嗜碱性粒细胞增多、原始细胞增多、有时出现粒细胞的发育异常。少数病例，外周血中单核细胞的百分比增大；如果同时伴有发育异常的中性粒细胞，很像CMML[84,113]。骨髓细胞量可变化不一。AP期骨髓活检免疫组化CD34染色很容易识别原始细胞增多（图46.14）[114]。常见异常的小巨核细胞呈大簇状或片状分布并伴有明显网状纤维或胶原纤维增生，这些均为AP期的证据，但这些改变几乎总是与一个或几个其他诊断标准有关（图46.15）[85]。外周血和骨髓中出现原始淋巴细胞非常少见，如果发现，应考虑转化为ALL。

46.3.4.2 急变期

CML急变期在临床和形态学上与急性白血病类似，出现下列情况即可诊断：①外周血白细胞或骨髓有核细胞中原始细胞≥20%；或②出现髓外原始细胞增殖（髓系肉瘤）并且破坏了正常组织结构。如果骨髓活检标本显示原始细胞在局部聚集但占据了骨髓很大区域（例如整个小梁间区域），即使其余骨髓区域呈慢性期改变，此时急变期诊断也成立。最好根据外周血或骨髓标本的多参数流式细胞分析来确定原始细胞的系别特征，但免疫组化方法也有用。在CML急变期，大多数原始细胞属于髓系细胞，可能是粒细胞、嗜酸性粒细胞、嗜碱性粒细胞、单核细胞、巨核细胞、红系细胞或任意组合[115-117]。髓系急变期的部分病例类似DN-AML伴重现性细胞遗传学异常，其中特异性染色体重排常与AML并存，如inv（16）（p13.1q22）或t（16；16）（p13.2；q22），并与Ph存在于同一细胞中（图46.16）[118,119]。然而，在AML中通常预后好的染色体异常，如果与Ph⁺CML急变期并存，却不利于预后[119]。髓系急变期，原始细胞表达髓系相关抗原，如CD117、

简表46.3 WHO推荐的BCR-ABL1⁺慢性髓系白血病（CML）加速期的诊断标准

- 当出现下列一项或多项时，可诊断为加速期
  - 持续性或进行性白血细胞增多（$>10\times10^9$/L），或持续性或进行性脾大，治疗无效
  - 持续性血小板增多（$>1000\times10^9$/L），治疗无效
  - 持续性血小板减少（$<100\times10^9$/L），与治疗无关
  - 最初核型分析后发生克隆性细胞遗传学演变
  - 外周血中嗜碱性粒细胞≥20%
  - 外周血或骨髓中原始粒细胞占10%~19%
- 巨核细胞成片或呈明显的大簇状增殖并伴有明显的网状纤维或胶原纤维增生；或粒细胞重度发育异常，应考虑为加速期的可疑证据

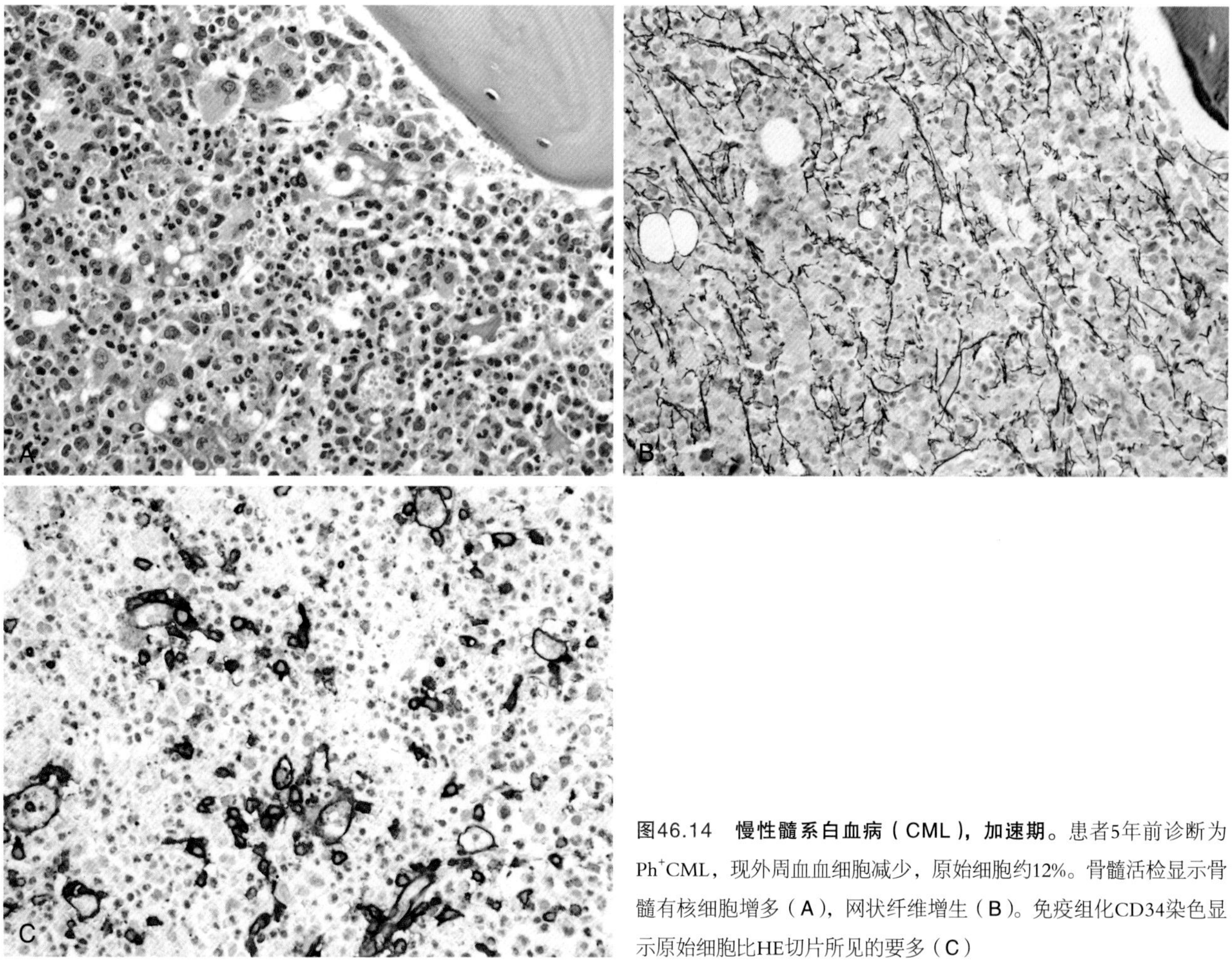

图46.14 慢性髓系白血病（CML），加速期。患者5年前诊断为Ph^+CML，现外周血血细胞减少，原始细胞约12%。骨髓活检显示骨髓有核细胞增多（A），网状纤维增生（B）。免疫组化CD34染色显示原始细胞比HE切片所见的要多（C）

CD33、CD13、CD61或MPO。这些原始细胞还可同时表达一个或多个淋巴系抗原。20%~30%急变期患者，原始细胞为原始淋巴细胞，最常见的是前体B细胞表型（图46.17），表达TdT、CD19、CD10和PAX5；据报道极少数病例为前体T细胞起源[115,117]。混合表型的原始细胞也可见到，表现为同一原始细胞同时表达髓系抗原和淋巴抗原，或同时或先后出现原始髓系细胞和原始淋巴细胞[117,120]。髓外原始细胞增殖可以出现在骨髓BP期之

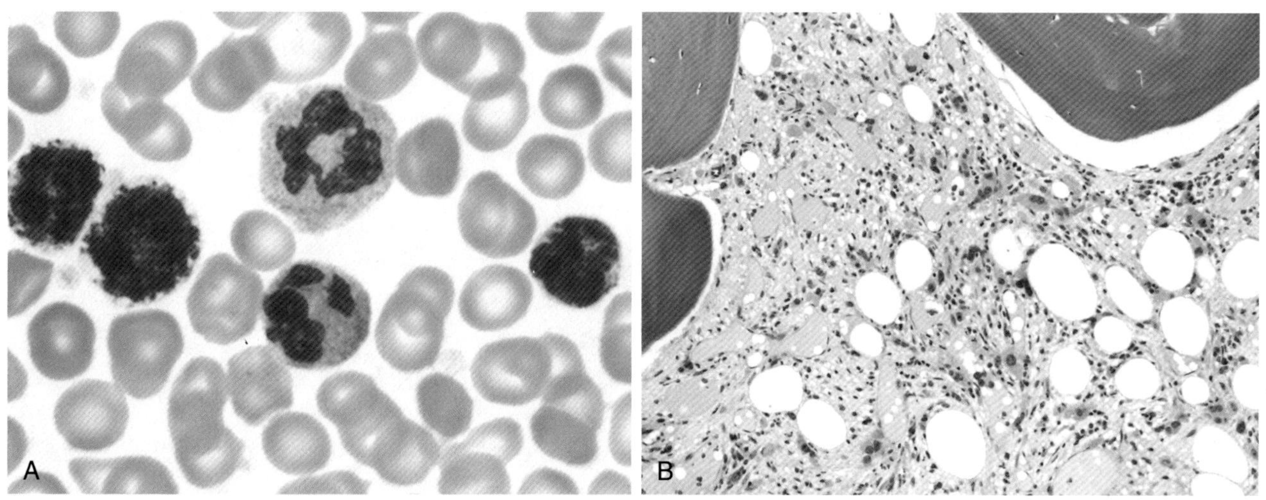

图46.15 慢性髓系白血病（CML），加速期小巨核细胞。A. 这名CML患者外周血中嗜碱性粒细胞增多，超过20%。B. 骨髓活检显示明显的纤维化和异型巨核细胞增殖

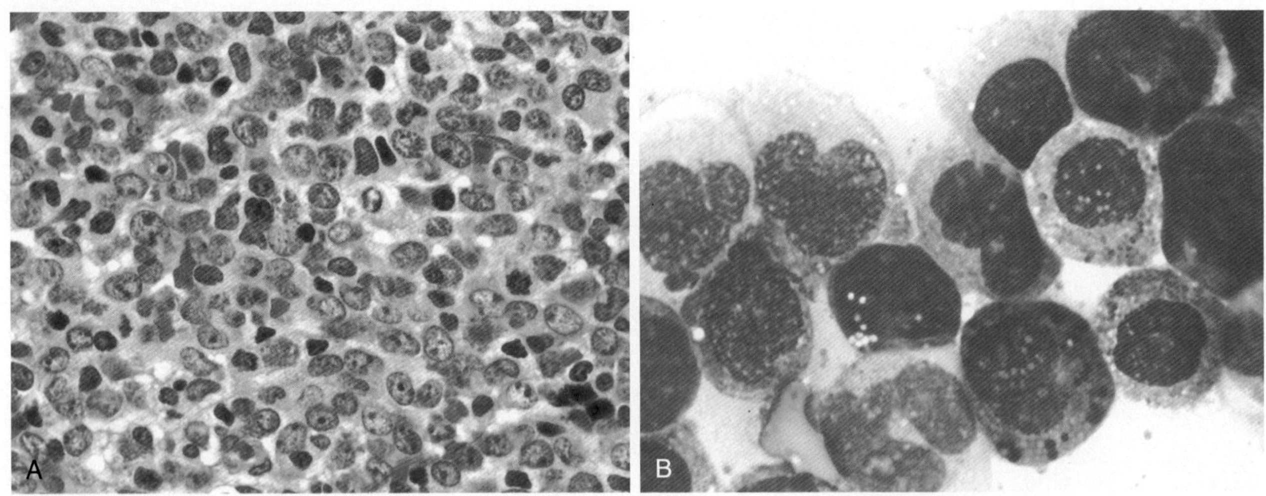

图46.16 慢性髓系白血病（CML）髓系急变期。A. 骨髓活检显示成片的原始细胞掺杂着一些嗜酸性粒细胞。B. 骨髓穿刺涂片包含异常的嗜酸性粒细胞和单核细胞。这个患者的白血病细胞有t（9；22）（q34；q11.2）和inv（16）（p13；1q22）

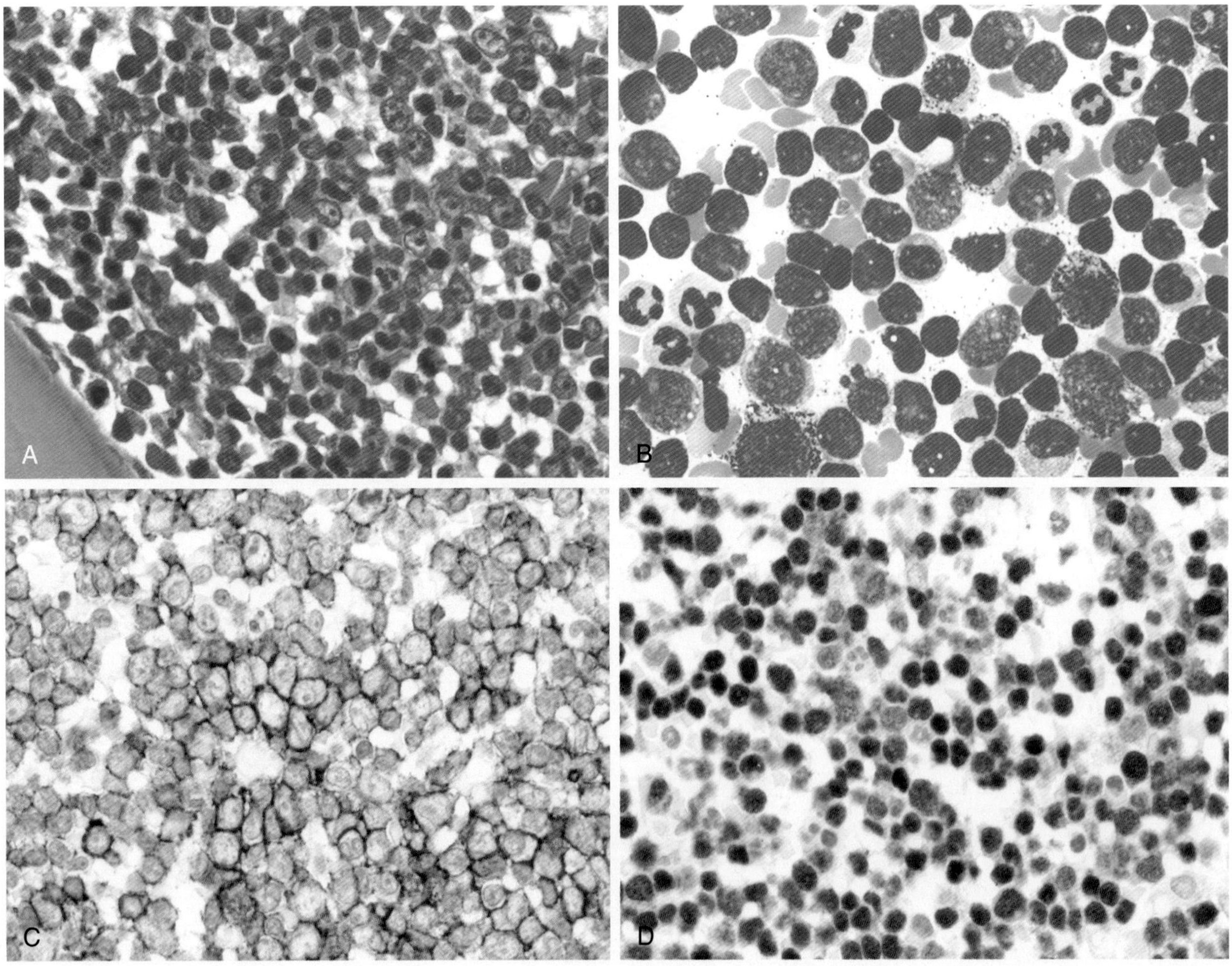

图46.17 慢性髓系白血病（CML）淋系急变期。骨髓活检（A）和涂片（B）显示在粒细胞背景中，原始细胞增多伴淋巴样形态。原始细胞表达CD19（C）和TdT（D），这例患者8年前诊断为BCR-ABL1^{+}CML

前、同时或之后。可发生在任何部位，但常见于皮肤、淋巴结、脾或中枢神经系统[121]。可以是原始髓系细胞或原始淋巴细胞，或混合表型。不管骨髓状况如何，髓外原始细胞增殖等于CML急变期。

46.3.4.3 BCR-ABL1⁻克隆性髓系增殖

正如前述，少数CML患者在治疗获得性细胞遗传学或分子遗传学缓解后，出现*BCR-ABL1*融合基因消失或Ph⁻髓系细胞克隆。最常见的髓系克隆表现为克隆性染色体异常，如+8或del（20q）。有些病例的克隆是一过性，但另一些可有MDS或急性白血病的临床和形态学特征[105,106]。这种克隆性异常可能是治疗诱导的新疾病，或可能是先于Ph染色体的克隆发生演进。在多数病例中，新克隆与CML初始克隆之间的关系 至今还不清楚[76]。

46.3.5 治疗和疾病监测

对CML分子学发病机制的了解和对分子缺陷靶向治疗研究进展，显著改善了患者的生存期和生活质量。但在有效疗法之前，CML患者的中位生存期仅2~3年。常规化疗（例如白消安）把中位生存期提高到4年，但并不延迟AP或BP的发生。接受这种化疗的患者，10年存活率不到10%[122]。目前的一线治疗药物为抑制BCR-ABL1融合蛋白异常酪氨酸激酶活性TKI抑制剂。由500多名患者参加的连续使用伊马替尼治疗的研究显示，在随访6年后，97%患者获完全持续的血液学缓解；82%患者在随访期间Ph染色体消失，达到了完全的细胞遗传学缓解；63%患者在随访结束时，仍显示为完全的细胞遗传学缓解[76]。在开始治疗48个月后，定量RT-PCR检测显示80%患者的BCR-ABL1转录水平下降[123]。获得完全细胞遗传学缓解的患者，每年的AP或BP演进率在整个观察期间持续下降，从2年的2.8%降到6年的0%[76]。伊马替尼对转化期CML治疗也有效，但反应率不如慢性期好，有效期也短。

虽然有效，伊马替尼不能完全根治CML。多数患者的BCR-ABL1转录水平依然可用定量RT-PCR检测到。此外，一些机制可引致耐药，如*BCR-ABL1*基因扩增、酪氨酸激酶结构域点突变干扰了与TKI的绑定、额外的遗传学演进以及一些药代动力学有关因素的影响[124]。因此，CML患者需要不断地监测和检查外周血或骨髓中BCR-ABL1的转录水平，同时还要监测细胞遗传学缓解或细胞遗传学演进。关于TKI治疗的评估方法，现已经有许多提议。大多数包括初诊时的常规细胞遗传学检查，随后定期监测直至达到完全缓解；初诊时定量RT-PCR确定BCR-ABL1转录水平的基础值及随后定期监测。当达到完全细胞遗传学缓解时，应该定期（通常每3个月）使用定量RT-PCR检测外周血中BCR-ABL1的转录水平[79,124,125]。如转录水平升高或者临床状况发生改变，应进行骨髓细胞常规核型分析。治疗过程中出现耐药时，应查明耐药机制，包括分析是否有酪氨酸激酶结构域发生突变。

伊马替尼及其他TKI对患者的外周血和骨髓细胞形态学的作用是可预测的。最显著的是使外周血白细胞计数和骨髓细胞量恢复正常（图46.18）。有些患者甚至可见骨髓有核细胞减少。然而，如果有骨髓纤维化，可能需要几个月才见效。在伊马替尼治疗过程中，活检切片常可见淋巴细胞聚集灶。治疗失败的指征包括骨髓有核细胞持续性增多、外周血白细胞计数持续异常、嗜碱性粒细胞或原始细胞计数增加或其百分比持续升高，以及骨髓纤维化加重。然而，对这些发现的评估应与BCR-ABL1转录水平以及细胞遗传学结果相结合。目前认为，最重要的预后指标是患者在血液学、细胞遗传学和分子水平上是否对治疗有反应[126]。

46.3.6 鉴别诊断

46.3.6.1 慢性期

CML慢性期的鉴别诊断包括反应性白细胞增多；其他MPN，特别是CNL；慢性嗜酸性粒细胞白血病，非特殊型（CEL-NOS）；与*PDGFRA*、*PDGFRB*、*FGFR1*重排相关的髓系肿瘤；MDS/MPN亚型CMML；*BCR-ABL1*⁻aCML；以及儿科疾病JMML。这些疾病都没有Ph染色体或*BCR-ABL1*融合基因。如果一个原以为是CML的病例，用FISH或RT-PCR没有检测到Ph染色体或*BCR-ABL1*融合基因，都要与上述疾病鉴别。极少数病例类似CML但没有Ph染色体或*BCR-ABL1*融合基因，也不符合任何其他髓系肿瘤的诊断定义，这种病例最好诊断为未分类MPN（MPN-U），除非疾病进展，出现典型的某种疾病特征。在本书中，每种疾病相关的鉴别诊断都有详细描述，表46.1简要描述了CML及其他疾病的主要特征和鉴别要点。

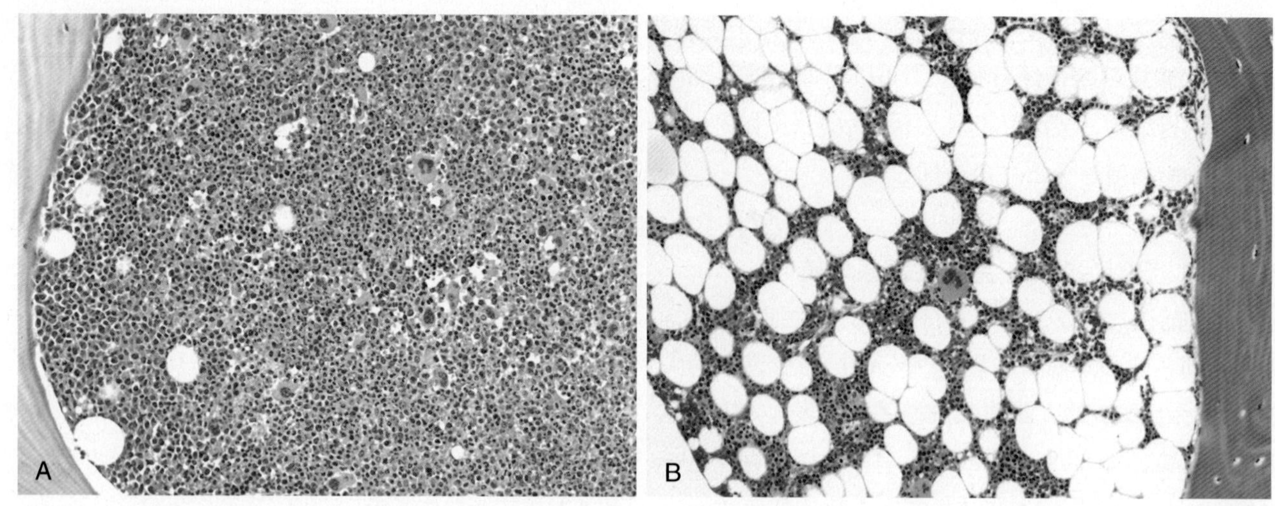

图46.18 Ph+慢性髓系白血病（CML）患者初诊时的骨髓活检（A），使用伊马替尼治疗后12个月后重复活检（B），患者此时血液学和细胞遗传学已经获得完全缓解。注意初诊时骨髓中的小巨核细胞和缓解后恢复正常大小的巨核细胞

反应性白细胞增多或类白反应通常可通过临床病史与CML鉴别，应彻底检查潜在的感染、炎症以及可疑肿瘤。在外周血中，大多数反应性白细胞增多不伴嗜碱性粒细胞增多，而且没有CML特征性髓系肿胀。对于可疑病例，如果没有发现白细胞持续增多的原因，外周血的分子学或FISH检测是必要和可取的。反应性白细胞增多和CML的鉴别通常不需要骨髓活检，但骨髓标本偶尔可提供白细胞增多的原因，如转移性肿瘤或感染。

CNL是一罕见BCR-ABL1$^-$克隆性髓系白血病，以持续中性粒细胞增多、肝脾增大、骨髓有核细胞增多为特征（详见本章后面部分）[127-130]。简言之，CNL的外周血涂片缺乏CML中未成熟和成熟中性粒细胞谱系，而以分叶核粒细胞为主，常伴有毒性颗粒；嗜碱性粒细胞缺乏或很少。骨髓中以粒细胞增殖为主，伴有核右移；重要的是，它没有CML中见到的“侏儒型”巨核细胞。P230 BCR-ABL1$^+$CML，外周血以分叶核粒细胞为主，与CNL类似；在这些病例中，检测细胞遗传学或必要时检测分子遗传学是排除CML的重要手段[97]。

嗜酸性粒细胞疾病包括髓系肿瘤伴*PDGFRA*、*PDGFRB*、*FGFR1*异常；CEL-NOS；以及嗜酸性粒细胞增多综合征。它们以持续嗜酸性粒细胞增多为特征，嗜酸性粒细胞计数至少1.5×10^9/L。偶尔CMLPh嗜酸性粒细胞也会明显增多至这个标准。不论什么原因，持续的嗜酸性粒细胞增多可导致嗜酸性粒细胞阳离子蛋白释放，引起组织损伤，使患者遭受心脏、肺、神经系统等组织不可修复的损害。因此，有必要查清嗜酸性粒细胞增多的原因。CEL-NOS和嗜酸性粒细胞增多伴

表46.1 慢性髓系白血病（CML）及其鉴别诊断疾病的主要特征比较

特征	BCR-ABL1+CML CP	CNL	CMML-1，-2	BCR-ABL1- aCML
Ph染色体	≈95%	0	0	0
*BCR-ABL1*融合基因	100%	0	0	0
主要增殖细胞成分	粒系，巨核系	粒系	单核，粒系	粒系
单核细胞	常＜3%	＜1×10^9/L	＞1×10^9/L；＞10%	＜1×10^9/L；＜10%
嗜碱性粒细胞	＞2%	＜2%	＜2%	＜2%
发育异常	无或轻微	无，“毒性”改变常见	常见于一系或多系	总是有粒系发育异常，常有三系发育异常
原始细胞（外周血）	＜10%	＜1%	＜20%	＜20%
不成熟粒系细胞（外周血）	常＞20%	＜10%	常＜20%	10%~20%
巨核细胞	正常或增多，“侏儒型”，偶尔轻度减少	正常或增多，形态正常	减少、正常或偶尔增多，形态变化不一但常有发育异常	正常、减少或偶尔增多，常有发育异常

注：aCML，不典型慢性髓系白血病；CMML，慢性粒-单核细胞白血病；CNL，慢性中性粒细胞白血病。

PDGFRA、*PDGFRB*或*FGFR1*重排相关的诸多疾病是由于嗜酸性粒细胞前体细胞克隆性自我增殖所致；相反地，嗜酸性粒细胞增多综合征既没有任何潜在的嗜酸性粒细胞增多的原因（如过敏性肺炎、寄生虫感染、T细胞淋巴瘤或HL），也没有任何嗜酸性粒细胞的克隆性证据[131,132]。并发嗜酸性粒细胞增多的许多疾病同时也具有粒细胞增殖，所以可能与CML相混淆。尽管所有这些疾病的骨髓都可有明显的嗜酸性粒细胞、嗜酸性粒细胞前体和Charcot-Leyden晶体，但CEL-NOS、与*PDGFRA*、*PDGFRB*、*FGFR1*相关的疾病和嗜酸性粒细胞增多综合征缺乏CML中典型的"侏儒型"巨核细胞。嗜酸性粒细胞增多的患者若无潜在的炎症或非髓系肿瘤，应该进行Ph染色体、*BCR-ABL1*融合基因以及*PDGFRA*、*PDGFRB*和*FGFR1*重排的检测，以正确分类。如果患者不属于任何一种类别，但有髓系相关的克隆异常，或骨髓及外周血中原始细胞增多，可诊断为CEL-NOS。如果没有明确的克隆证据或原始细胞增多，也没有其他嗜酸性粒细胞增多的原因，诊断为嗜酸性粒细胞增多综合征[133]。

CMML的特点是外周血中单核细胞增多≥1000/μl，单核细胞百分比≥10%，骨髓或外周血髓系中的一系或多系出现增生异常，但是原始细胞计数＜20%[134]。患者没有Ph染色体或*BCR-ABL1*融合基因。实践证明，单核细胞百分比≥10%很重要，因为如果CML患者白细胞计数为100×10⁹/L，在白细胞计数中1%单核细胞就会导致单核细胞绝对数增多。然而，CML慢性期，很少有患者外周血中单核细胞的百分比超过10%。骨髓和外周血标本有明显粒细胞成分的CMML患者并不罕见，而且也可出现小的、病态的巨核细胞，而且脾大也较常见，所以在临床和形态学方面可能将CMML和CML相混淆。此外，少数CML携带短BCR-ABL1融合蛋白（P190），这类患者常伴有单核细胞增多，初诊时易误诊为CMML[96]。因此，所有怀疑CMML的患者都应该常规进行白血病细胞的染色体核型分析，如果没有Ph染色体，应做FISH或RT-PCR检测以排除CML。CMML的详细描述见第47章。

不典型慢性髓系白血病（aCML）并非CML的不典型类型（见第47章）。aCML没有*BCR-ABL1*融合基因。此外，与BCR-ABL1$^+$CML不同，它的粒系细胞显示明显的发育异常，没有明显的嗜碱性粒细胞增多，并且常见血小板减少[86,135]。骨髓中红系和巨核细胞系常显示发育异常，同时粒系细胞也有病态。虽然研究的病例相对较少，但其中位生存期不到2年[136]。

JMML是一种儿童疾病；90%以上病例在4岁之前确诊。患者没有Ph染色体或*BCR-ABL1*融合基因，但近80%儿童显示*NRAS*、*KRAS*、*NF1*或*PTNP11*基因突变，7号染色体单体可见于20%~30%病例。外周血检查表现为白细胞和单核细胞增多，一般≥1000×10⁹/L，伴有数量不一的未成熟粒细胞和有核红细胞。

46.3.6.2 转化阶段

如果患者有CML病史，CML AP期或BP期的鉴别诊断并不难。但是，少数CML患者初诊时即为BP期，这使其与原发Ph$^+$ALL、Ph$^+$混合表型急性白血病或者Ph$^+$AML之间的鉴别几乎不可能。如果外周血中显示粒系细胞增殖的背景，并出现核左移、髓系肿胀、嗜碱性粒细胞绝对数增多、骨髓中出现"侏儒型"巨核细胞，CML CP的可能性大。但是，如果缺乏这些特征，并且外周血和骨髓中以原始细胞为主要，诊断较为困难。如果BCR基因的断裂点在次要断裂点簇集区，生产P190融合蛋白，则支持原发性急性白血病的诊断但不能确诊。即使断裂点在主要断裂点簇集区也不能完全确定；因为少数（特别是成人）原发Ph$^+$ALL可有P210蛋白。Ph$^+$AML是否是一个独立疾病实体还没有定论。虽然有Ph$^+$AML的报道[137-139]，但与CML急变期的区别标准并不完全可信。因此，目前WHO分类没有列入Ph$^+$AML。但是，如果可排除CML急变期，还是可以诊断Ph$^+$混合表型AML[120]。

46.4 慢性中性粒细胞白血病（CNL）

CNL是一种克隆性MPN，以骨髓中成熟中性粒细胞持续性增殖为特征，可累及外周血和肝脾，没有Ph染色体或*BCR-ABL1*融合基因，也没有*PDGFRA*、*PDGFRB*及*FGFR1*基因重排。虽然有一部分数据显示这种克隆性疾病起源于多能干细胞并累及淋巴系及髓系[140]，但其他数据表明CNL累及的系别有限制，可能只涉及粒系[141]。CNL中粒细胞-巨噬细胞集落刺激因子和粒细胞集落刺激因子的水平很低[142]，据报道从外周血和骨髓分离出的单个核细胞在无外加生长因子的条件下可以长出成熟或正在成熟的粒细胞集落[141]。尽管少数病例拥有*JAK2 V617F*突变，但导致内源性集落的异常信号转导通路还不清楚[143-145]。CNL非常罕见，研究的病例有限，不足以可靠地评估其细胞起源、生物学基础及其发病率。文献报道的病例总共不到150例，而这些病例中可能不到40%病例符合WHO分类中CNL的诊断标准[129]。

46.4.1 诊断

诊断CNL的主要的挑战是排除潜在感染、炎症性疾病、非造血系统或造血系统肿瘤，包括其他髓系肿瘤所引发的反应性中性粒细胞增多。临床病史和体格检查非常重要。患者往往需要观察一段时间，以确定中性粒细胞是否持续增高。必须结合相关的血液学检查、外周血和骨髓的形态学特点、细胞遗传学和分子遗传学的结果，包括*JAK2 V617F*突变和*BCR-ABL1*融合基因，才能确诊CNL。虽然研究X-连锁基因（如人类雄激素受体基因）的失活方式以证实克隆性有助于CNL诊断，但对其结果应谨慎分析，目前很少用于临床诊断[146]。WHO分类有关CNL的诊断标准列于简表46.4。

简表46.4 WHO分类中慢性中性粒细胞白血病（CNL）的诊断标准

- 外周血白细胞增多，白细胞计数≥25×10^9/L
  - 中性分叶核粒细胞和杆状核粒细胞>80%
  - 不成熟的粒系细胞（早幼粒、中幼粒和晚幼粒）<10%
  - 原始粒细胞<1%
- 骨髓活检示骨髓有核细胞增多
  - 中性粒细胞百分比增大
  - 在骨髓有核细胞中原始粒细胞<5%
  - 中性粒细胞成熟正常，或核左移
  - 巨核细胞正常
- 肝脾大
- 排除生理性中性粒细胞增多；否则要有髓系细胞的克隆性证据
  - 无感染或炎症
  - 无潜在肿瘤
- 无Ph染色体或*BCR-ABL1*融合基因
- 无*PDGFRA*、*PDGFRB*或*FGFR1*基因重排
- 无PV、ET、PMF的证据
- 无MDS或MDS/MPN肿瘤的证据
  - 没有粒细胞发育异常
  - 其他髓系细胞没有发育异常改变
  - 单核细胞<1×10^9/L

注：PV，真性红细胞增生症；ET，原发性血小板增生症；PMF，原发性骨髓纤维化；MDS，骨髓增生异常综合征；MDS/MPN，骨髓增生异常/骨髓增殖性肿瘤。

46.4.2 临床表现

CNL常见于60岁左右成人，也可见于青少年。两性发病率几乎相等。很多患者发病时没有症状，但常规体检外周血白细胞计数增高。有一些患者有疲劳、痛风或皮肤瘙痒[127,129]。最常见的体格检查异常为脾大，可伴有症状[127,129,147]。也可出现肝大或淋巴结增大，但少见。约25%~30%的CNL患者有黏膜表面出血倾向[127,148]。

46.4.3 实验室检查

46.4.3.1 外周血

白细胞计数≥25×10^9/L（中位数50×10^9/L），杆状核粒细胞和分叶核粒细胞占白细胞总数≥80%，不成熟粒细胞（早幼粒、中幼粒和晚幼粒细胞）通常少于白细胞总数的5%，一定不超过10%（图46.19）。在诊断时外周血几乎无原始细胞[130]。中性粒细胞一般可见毒性

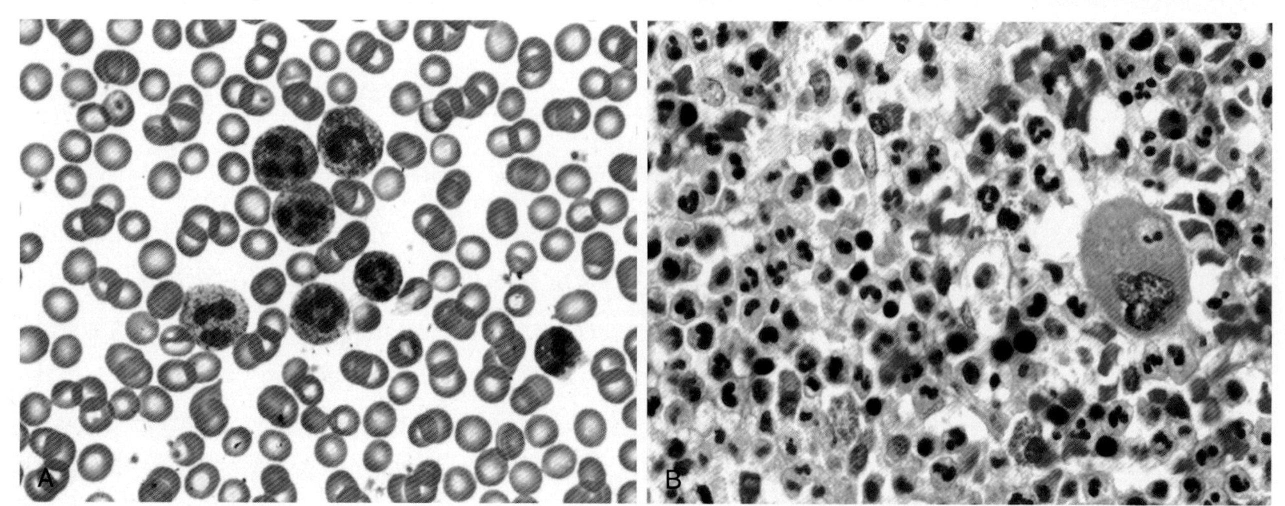

图46.19 慢性中性粒细胞白血病(CNL)。A. 外周血以分叶核粒细胞为主，胞质可见毒性颗粒。B. 活检显示相似的核左移。此患者中性粒细胞增多，无潜在疾病可以解释，而且出现脾大

颗粒，但没有明显的发育异常[127,128,147]。中性粒细胞的碱性磷酸酶常常升高[127,130,147]，无特异性。单核细胞绝对值不增多（$<1\times10^9/L$），无嗜酸性粒细胞增多和嗜碱性粒细胞增多。红细胞一般形态正常[128,130]，但往往可见轻-中度贫血。血小板计数多在正常范围或轻度较少，严重的血小板减少或严重的血小板增多均罕见[129]。少数患者可有血小板功能异常，但文献中多数患者没有评估血小板功能[148]。

46.4.3.2 骨髓

CNL骨髓活检显示因中性粒细胞增殖导致骨髓有核细胞显著增多，粒红比例≥20：1（图46.19）。初诊时，原始细胞和早幼粒细胞的百分比并不增加，但中幼粒、晚幼粒、杆状核和分叶核粒细胞的百分比增加[127,129,130]。与外周血象相似，中性粒细胞显示明显的反应性改变，出现胞质毒性颗粒；但没有明显的发育异常改变；嗜酸性粒细胞和嗜碱性粒细胞也不增多。红系前体细胞的百分比减低，但形态正常。巨核细胞的形态正常，部分病例可有轻度的巨核细胞增殖[129,147]。网状纤维增生不常见。

旧文献中，约30%的CNL与浆细胞骨髓瘤或其他浆细胞发育异常有关[149-152]，但这些病例并无中性粒细胞克隆性证据。这种伴有浆细胞异常增生的中性粒细胞增多很可能是反应性，由浆细胞或其他辅助细胞释放的细胞因子所导致。WHO分类特别建议，如果存在其他肿瘤（如骨髓瘤），除非有中性粒细胞克隆性明确证据，否则不诊断CNL[130]。由于中性粒细胞和浆细胞骨髓瘤之间的密切关系，在考虑CNL时，应当使用形态学和免疫组化方法专门检查骨髓中出现的浆细胞过多的证据。

46.4.3.3 髓外组织

由于中性粒细胞浸润导致肝脾增大。在脾中浸润方式似白血病，即肿瘤细胞浸润脾红髓的髓索和窦。在肝中浸润肝窦和（或）汇管区[127,130,147]。

46.4.3.4 遗传学

20%~25%患者在诊断时有细胞遗传学异常，有助于证明克隆性但无特异性[129,130]。这些异常包括+8、+9、+21、del（20q）以及del（11q）。随着疾病进展还可出现其他异常。根据定义，CNL没有Ph染色体或*BCR-ABL1*融合基因，也没有*PDGFRA*、*PDGFRB*或*FGFR*重排。尽管有报道称*JAK2 V617F*突变可见于CNL，由于病例数有限，其发生率还不清楚[143-145]。

46.4.4 疾病的进展和预后

CNL呈进展性病程，疾病的加速进展常与中性粒细胞进行性增多、贫血加重以及血小板减少有关。据报道10%~15%病例可发生急变转化[129]。颅内出血是部分患者的死亡原因之一。这可能是潜在的血液凝固异常或血小板异常的表现，也可能与疾病进展所致的血小板减少或针对进展期的治疗有关[148]。

46.4.5 鉴别诊断

CNL的鉴别诊断包括反应性中性粒细胞增多及其他MPN。慢性感染、炎症、非髓系造血系统疾病或非造血系统恶性肿瘤均可导致持续性反应性中性粒细胞增多，类似CNL。毒性颗粒常见于反应性中性粒细胞增多或CNL，所以外周血形态学不是区分这两种疾病的可靠方法。完整的临床病史和深入的临床和实验室研究通常可以明确白细胞增多的潜在原因。应仔细检查骨髓，以排除浆细胞异常增生或其他潜在的肿瘤。有些上皮性肿瘤和肉瘤可以分泌细胞因子刺激中性粒细胞产生，所以也必须排除非造血系统肿瘤[129,153,154]。在有浆细胞异常增生或者其他肿瘤的情况下不要诊断CNL，除非中性粒细胞及其前体细胞克隆性增殖证据充分；或者有确切证据潜在的肿瘤不会引起中性粒细胞增多，而且也没有发现其他引起中性粒细胞增多的原因。CNL的其他鉴别诊断包括BCR-ABL1$^+$CML（特别是CML伴变异型P230 BCR-ABL1融合蛋白）、CMML以及BCR-ABL1$^-$ aCML。这些疾病的鉴别要点见表46.1。儿童患者还要鉴别JMML，但如果外周血发现JMML必出现的单核细胞增多，可以排除CNL。

46.5 真性红细胞增生症（PV）

红细胞生成的调节精密，以产生足量红细胞为组织供氧。组织缺氧可导致EPO生成增加。EPO是红细胞生成的主要调节因子。当EPO与红细胞前体细胞上的EPO受体（EPOR）结合时，EPOR形成二聚体，JAK2激酶发生自身磷酸化，然后激活下游的效应子，促使红系前体细胞增殖，减少凋亡（表46.6）[155]。蛋白质酪氨酸

简表46.5 红细胞增生症的原因

原发性"真正的"红细胞增生症

- 先天性：原发性家族性先天性红细胞增生症
- 获得性：真性红细胞增生症（PV）

继发性"真正的"红细胞增生症

- 先天性：
  - VHL突变，包括Chuvash红细胞增生症
  - 2，3-二磷酸甘油变位酶缺乏
  - 高氧亲和血红蛋白
  - 先天性高铁血红蛋白血症
  - 低氧诱导因子-2α基因突变
  - 脯氨酰羟化酶区域-2突变
- 获得性
  - 适当的生理性低氧反应：心、肺、肾和肝疾病；一氧化碳中毒；睡眠呼吸暂停；肾动脉狭窄；吸烟引起的真性红细胞增生症；肾移植后*
  - 不恰当的促红细胞生成素生成：小脑血管母细胞瘤、子宫肌瘤、嗜铬细胞瘤、肾细胞癌、肝癌、脑膜瘤、甲状旁腺腺瘤

反应性、"相对的"或"假的"红细胞增生症

- 由于脱水或其他原因引起的急性或一过性血液浓缩，红细胞总量并没有增加，所以不是真正的红细胞增生症

注：*，引起肾移植后的真性红细胞增生症的原因还不清楚，在某些情况下，很可能是由于患者原有的肾长期慢性缺血引起内源性促红细胞生成素增多，加上红细胞前体对EPO的高度敏感所致。

磷酸酶（如SHP-1）或细胞因子信号抑制因子或其他下游通路抑制因子可下调EPOR和JAK2信号[156]。EPO合成于肾小管周围细胞，由缺氧时产生的转录因子家族（HIF）调节[157,158]。当HIF、氧、包含脯氨酰羟化酶结构域（PHD）的酶以及vonHippel-Lindau肿瘤抑制蛋白（VHL）之间的相互作用使氧水平达到正常时，HIF就被降解。在低氧条件下，HIF的降解速度减慢，促进EPO合成[159]。干扰EPOR信号转导通路中任何位点或干扰EPO的产生，都会导致红细胞产生过多或过少。

红细胞增生症指每单位体积血液中红细胞数量增多，通常定义为血红蛋白（Hb）、血细胞比容或红细胞容量超过正常年龄、性别和种族标准的两个标准差以上[160,161]。红细胞增生症有很多原因（简表46.5）。红细胞增生症通常是红细胞总量"真正的"增加。但偶尔由于血浆量减少导致血液浓缩也可引起"相对的"或"假的"红细胞增生症。真正的红细胞增生症可以是原发的，由于红细胞前体细胞内在异常而对正常增殖调节因子高度敏感（或不依赖）；也可以是继发的，由于组织缺氧引起适当的生理性EPO增加或由于各种肿瘤导致不恰当的EPO分泌。原发和继发的红细胞增生症可以是先天性或获得性。

PV是原发性获得性真性红细胞增多。较为罕见，西方的年发病率约1~3/10万人；亚洲人发病率更低。本病不仅引起骨髓红系前体细胞克隆性增殖，粒系和巨核细胞系也出现克隆性增殖（全髓细胞增殖）。所以除了红细胞增多外，外周血中也会出现白细胞和血小板增多。临床表现通常与PV继发的血管病变有关，主要包括血栓形成和出血。PV可分为三个阶段：①前驱期或多血前期，表现为临界或轻度红细胞增多，常伴有明显的血小板增多；②明确的多血期；③多血后期，以全血细胞减少（包括贫血）和骨髓纤维化以及EMH为特点（多血期后骨髓纤维化期，post-PVMF）[161]。PV的自然病程也包括BP演变，但发病率低（1%~2%）；此外，部分PV患者由于骨髓抑制而进展为治疗相关性骨髓增生异常或BP。

90%以上PV患者拥有获得性*JAK2 V617F*体细胞突变，其余患者多有类似的*JAK2*基因外显子12的活化突变。包括PV在内的高发MPN家族已有详细报道，这类患者的*JAK2 V617F*体细胞突变是后天获得性[16]。最近对PV患者单核苷酸多态性研究表明，包括*JAK2*在内的种系基因变异使造血干细胞易发生*JAK2*体细胞突变[19]。

46.5.1 诊断

过去，主要的诊断挑战在于区分PV和继发性红细胞增生症。在缺乏具体的生物学指标情况下，以前的PV诊断标准，如PV研究组所建议的标准[162]，主要包括用于排除继发性红细胞增生症和支持原发性MPN的非特异性临床和实验室参数。在这些标准中，组织病理无任何作用。目前已知几乎所有的PV都与*JAK2* V617F或*JAK2*基因外显子12突变有关，使区分PV与继发性红细胞增生症非常简单。然而，由于*JAK2* V617F异常也见于ET和PMF，区分这些MPN与PV还需要其他实验室和组织病理学参数。简表46.6列出了WHO分类PV诊断标准。图46.20提供了评价可疑PV患者的简单流程图。

46.5.2 多血期的临床表现

PV确诊时通常处于多血期。患者发病年龄一般为60岁左右；20岁以下患者罕见报道[163,164]。男性比女性多。PV的主要症状是血栓形成和出血，这也是导致发病和死亡的主要原因[165,166]。最常见的初发症状包括头痛、头晕、感觉异常、出现视觉盲点以及下肢红痛病

简表46.6 WHO分类中真性红细胞增生症（PV）诊断标准

诊断需要两个主要标准加一个次要标准，或主要标准中的第一条加两个次要标准：
主要标准
• 血红蛋白＞18.5 g/dl（男性）或＞16.5 g/dl（女性），或者红细胞容量增多的其他证据*
• 存在*JAK2* V617F或者功能相似的突变，如*JAK2*基因外显子12突变
次要标准
• 骨髓活检显示与年龄不符的骨髓有核细胞增多伴三系增殖（全髓增殖），以及红系、粒系和巨核细胞系显著增殖
• 血清促红细胞生成素水平低于正常参考范围
• 体外内源性红系集落形成

注：*，其他证据包括血红蛋白或红细胞压积大于正常标准的第百分位数（正常标准是根据年龄、性别和居住的海拔高度等制定的方法特异性参考范围）；或者男性血红蛋白＞17g/dl、女性血红蛋白＞15g/dl，如果有记录证明血红蛋白持续增高超过本人基准值2g/dl，并且不是纠正缺铁所致；或者红细胞容量增多，超过平均正常预测值的25%。

（皮温升高、烧灼感、下肢发红），这些均与微血管血栓病变有关[165-169]。血栓形成也可涉及大动脉或大静脉。有些患者一开始就发生威胁生命的事件，如心肌梗死或中风[165,166]。在10%~15%患者中，这些症状比血液学特征早出现两年[165]。如患者有罕见的脾静脉血栓形成或Budd-Chiari综合征，必须考虑包括PV在内的MPN。这些病例高达35%~40%可能有*JAK2* V617F，即使没有血液病的实验室证据也是如此[164,170]。总之，血栓事件多发

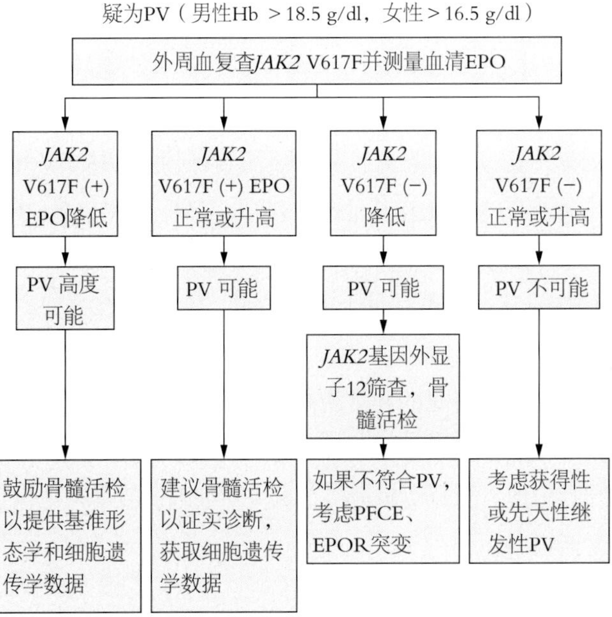

图46.20 红细胞增生症的简化诊断方案。EPO，促红细胞生成素；EPOR，促红细胞生成素受体；Hb，血红蛋白；PFCE，原发性家族先天性红细胞增生症；PV，真性红细胞增生症

于65岁以上患者[168]。其他症状包括疲劳、水源性瘙痒、痛风以及与溃疡和出血有关的胃肠道症状[165,166]。多血期最突出的体征包括多血质（多达80%病例）、脾大（70%病例）和肝大（40%~50%病例）[166]。

有些患者最初的临床表现似PV，但血红蛋白和血细胞比容没有达到诊断标准。这种“潜在的”或“多血前期”病例，如果有*JAK2* V617F突变或类似的活化突变、血清EPO水平降低以及骨髓标本见典型的PV组织学特征，则可以明确诊断。

46.5.3 多血期，实验室结果

46.5.3.1 外周血

外周血主要表现为Hb升高、红细胞压积增大和红细胞计数增加（简表46.6）。诊断所需的血红蛋白水平为：男性＞18.5g/dl，女性＞16.5g/dl；或者男性＞17g/dl，女性＞15g/dl，如果Hb比本人基础值至少增加2g/dl并且不是纠正缺铁所致。红细胞指数一般正常，除非患者缺铁。PV患者缺铁相对常见[167]，这种患者平均红细胞体积和平均红细胞血红蛋白浓度可降低。超过60%患者有中性粒细胞计数增多，50%患者有血小板增多[166,167]。

外周血涂片显示红细胞拥挤，通常为正色素、正细胞性。如果患者同时有胃肠出血或静脉切开所致的缺铁，也可能呈小细胞、低色素性（图46.21）。中性粒细胞轻度核左移，偶尔可见不成熟粒细胞，原始细胞少见。嗜碱性粒细胞中度增多，嗜酸性粒细胞有时轻度增多。可能有明显的血小板增多。

46.5.3.2 骨髓

虽然有学者认为诊断PV不需要骨髓检查[171]，但骨髓检查可以帮助证实诊断，提供细胞遗传学研究最好的标本，建立将来用于进一步评估疾病进展和对治疗反应的基准值[167,172]。PV患者的骨髓病变以骨髓活检最为明显[89,161,173]，潜伏期或早期PV的组织病理学特征与明显多血期相似，以粒系细胞、红系细胞和巨核细胞增殖为特点（图46.21）。骨髓有核细胞比例范围为30%~100%（中位百分数80%）[173]，相对于年龄呈有核细胞增多。这在皮质骨下的骨髓腔内最为明显，此处正常情况下有核细胞减少[161]。虽然粒系可显示中等程度的核左移，但原始细胞百分比并没有增加。骨髓中的红系常表现为红细胞岛扩大；红系形态一般正常，除非缺铁导致红细胞生成

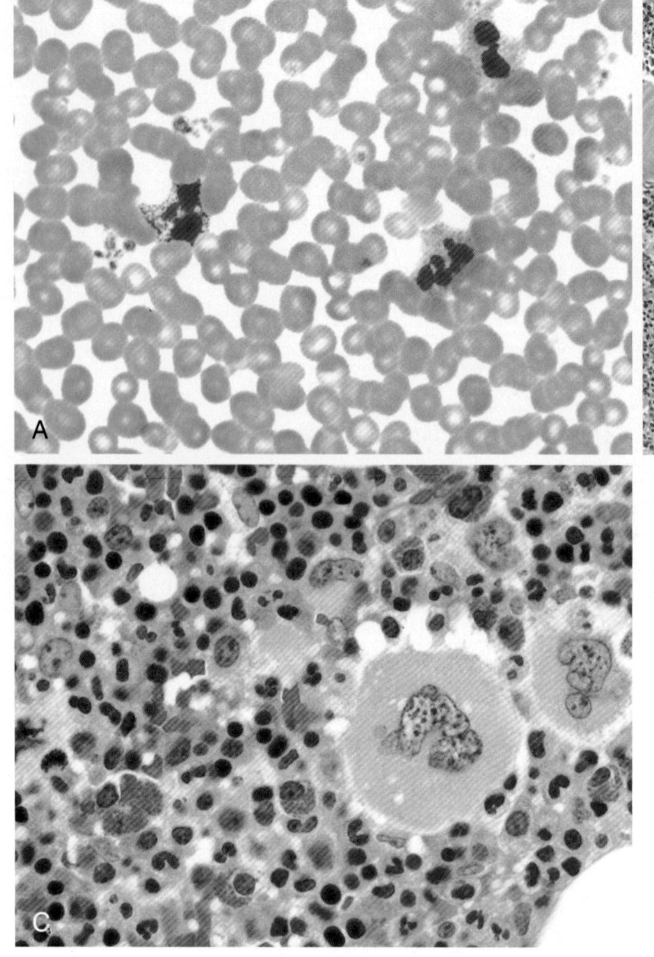

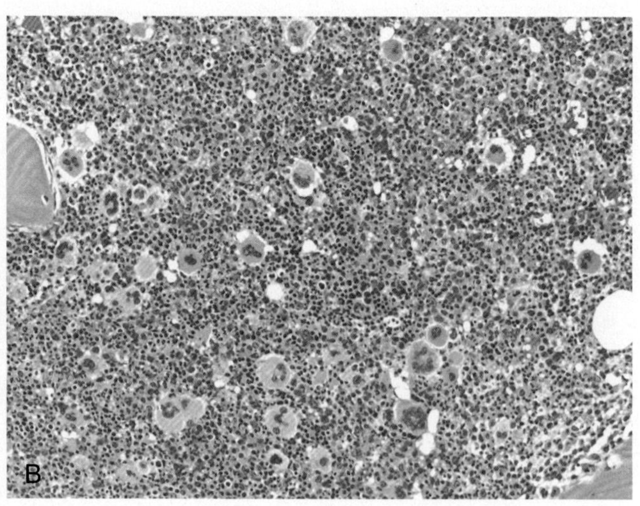

图46.21 真性红细胞增生症（PV）。A. 外周血以中性粒细胞轻度增多和嗜碱性粒细胞偶尔增多为特征。B. 骨髓活检显示骨髓有核细胞过多。C. 仔细检查显示全髓增殖。请注意巨核细胞大小不一，但总体而言，缺乏高度异型性或怪异形

障碍[89,161]。巨核细胞数量可增多，大、中、小巨核细胞或散在分布或疏松聚积，常异常位于骨小梁附近。虽然可见一些异型巨核细胞，但一般缺乏PMF中特征性的显著的细胞异型性[89]。90%病例涂片缺乏铁染色[173]。多数患者网状纤维染色正常，但20%左右患者诊断时可见网状纤维增生，甚至出现胶原纤维[161,173]。偶见淋巴细胞小结（lymphoid nodule）。

携带*JAK2*基因外显子12突变的患者与携带*JAK2* V617F突变的患者，临床特征相似。不同的是前者在骨髓中主要以红系增殖为主，粒系和巨核细胞增殖较轻[174]。

46.5.3.3 髓外组织

PV患者多血期出现脾大，是由于脾窦和脾索中红细胞淤留。髓外造血（EMH）即使有也很少[175]。类似的病变可见于肝窦。

46.5.3.4 遗传学

超过95%的PV患者携带*JAK2* V617F突变，其余患者多携带*JAK2*基因外显子12突变。*JAK2* V617F突变并非PV所特有，还可见于几乎50%的ET和PMF，偶见于MDS/MPN和极少数AML[66,67]。是什么决定携带这种突变患者的疾病表型还不清楚，但是宿主的遗传学背景和等位基因的突变剂量可能是重要的影响因素（见上文有关发病机制的论述）。分裂重组产生的*JAK2* V617F纯合子在PV中比在其他MPN常见[66,167]。*JAK2* V617F纯合子细胞集落形成可见于几乎所有PV患者，而从不见于ET患者，也不常见于PMF患者。除了*JAK2*突变，大约有10%~20%患者在诊断时还伴有其他细胞遗传学异常[167,177]。最常见的异常为+8、9、del（20q）、del（13q）和del（9p）；有时，8号染色体三体和9号染色体三体可同时出现。随着疾病进展，相关的细胞遗传学异常也会逐渐增多。

46.5.3.5 其他实验室检查结果

继发性红细胞增生症血清中EPO水平升高。相反，PV患者血清EPO水平通常减低。因此，EPO水平

测量是一项重要指标，是诊断PV必需的检查项目（图46.20）。然而，正常EPO水平并不排除PV或继发性红细胞增多[171]。如做体外半固态基质培养，在没有外加EPO的情况下，PV患者的骨髓细胞可形成内源性红系克隆（EEC）[22]；相反，正常人和继发性红细胞增生症患者的骨髓红系前体细胞在体外培养需要加入EPO才能有集落形成和存活。然而，EEC并非PV所特有，它还可见于ET和PMF[24]。虽然EEC可以帮助PV诊断，多数临床实验室很少做这项实验。

异常血小板功能，如血小板对肾上腺素或二磷酸腺苷诱导的原发或继发性聚集反应减弱，常见于PV患者。但是这种异常与出血或血栓形成之间的关系并不明显[178-180]。获得性血小板贮存缺乏也较常见，这可能是由于血小板激活的结果，虽然激活的机制还不清楚[180]。如血小板计数≥1000×10^9/L，患者可发生获得性以vonWillebrand因子功能活性降低为特征的vonWillebrand综合征。vonWillebrand因子活性可通过胶原结合活性和瑞斯托霉素（ristocetin）辅助因子活性检测[179]。vonWillebrand因子活性缺陷者易发出血事件，这就解释了为什么血小板计数高的患者反而比血小板计数低的患者更易发生出血倾向。然而血小板计数和血栓形成之间并没有直接关系[180]。通常，凝血酶原时间和部分促凝血酶原激酶时间正常。

大多数PV患者血尿酸及组胺水平升高，血清铁蛋白低，但这并不特异，也可见于继发性红细胞增生症。虽然在典型的PV患者中，增殖的粒细胞可产生和释放钴胺传递蛋白，使维生素B_{12}水平升高，但其实用意义不大。PV患者的动脉血氧饱和度和P50值（50%血红蛋白氧饱和时的外周血氧分压）正常[159]。

46.5.4 疾病进展和预后

如不治疗，PV患者通常在1~2年内死于血栓形成或出血[165]。积极的放血术以保持血细胞比容低于45%是目前最常见的治疗方法。如果患者有血栓形成的风险，也可用减少细胞的羟基脲或类似的药物治疗。如果治疗得当，部分患者通常可存活15年以上，尤其70岁以下患者[165]。

除血栓形成或出血外，其他可能的并发症包括贫血、post-PVMF和急性白血病。这些并发症是自然病程的进展，还是与先前的治疗有关，目前还不清楚。此外，用来描述这些事件的术语使用混乱。有学者用“消耗期”表示多血期和全髓增殖期进入了伴有贫血的骨髓衰竭阶段。然而，贫血在PV患者中并不等同于骨髓衰竭，它可能源于胃肠道出血或放血而致的铁缺乏或者是由于脾大常伴的血容量增加，即使脾EMH并不明显[171]。但是，所有研究者都认为post-PVMF和AML是疾病进展的两个指征。

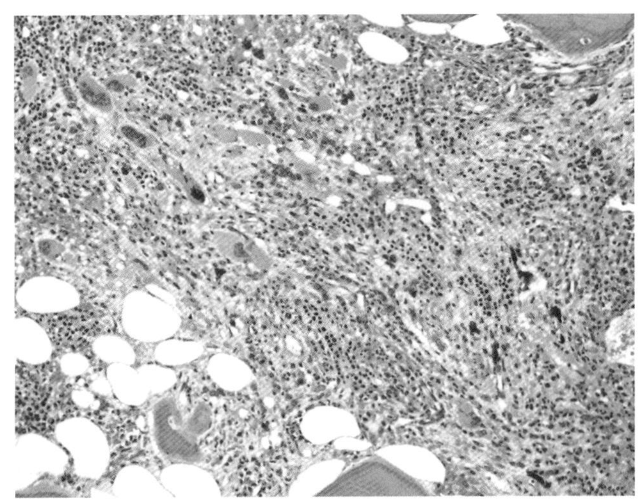

图46.22 **真性红细胞增生症后骨髓纤维化（post-PVMF）**。患者大约有15年PV病史，最近发现贫血，外周血有幼稚粒红系细胞，脾进行性增大。骨髓活检标本显示骨髓衰竭和网状纤维增生以及异常巨核细胞

46.5.4.1 多血期后髓样化生

为进展性、常为终末期并发症，可见于初诊10~15年后患者的15%~20%或存活20年以上患者的50%[166,181]。post-PVMF特征包括贫血、血片中出现幼稚粒红系细胞、异形红细胞伴泪滴样红细胞、骨髓纤维化以及EMH导致的脾大[161]。骨髓有核细胞多少不一，但网状纤维增生明显，常伴有胶原纤维化（图46.22），也可出现骨硬化。骨髓中粒系造血和红系造血减少，特别是红系细胞。骨髓中常常出现成簇的、大小不一的、核深染怪异的巨核细胞。髓窦常常扩张，含有各种造血前体和巨核细胞[89,166]。脾窦和脾索有EMH，这也是外周血幼稚粒红系细胞增多的原因。肝亦可见类似的EMH。总之，这些病变与PMF纤维化期非常相似，如果没有临床病史根本无法区分。大约80%~90%的post-PVMF患者显示异常核型[182]。

46.5.4.2 急性白血病/骨髓增生异常阶段

PV患者很少发生AML和MDS，通常为晚期事

件。单用放血术治疗的PV患者，AML和MDS发病率为1%~2%[182,183]，估计也是PV自然病程中AML和MDS的发病率。然而，在一些随访10年或以上的研究中，AML和MDS的发病率范围为5%~15%[182,184]。发生MDS或AML风险似乎与患者的年龄（老年患者风险高）和某些现在已经很少使用的细胞毒制剂如烷化剂和P32治疗有关[182−184]。几乎所有的AML病例都来自髓系，而且通常由MDS阶段进展而来。有时，AML转化发生在post−PVMF背景下。纤维化使涂片取材困难，骨髓原始细胞可以通过CD34染色确定。出现≥10%原始细胞一般预示转化为加速期或MDS阶段；如原始细胞≥20%，则可诊断为急性白血病。ALL虽然罕见但也有报告，可能为原发白血病[185]。

几乎所有发展为MDS或AML的患者都显示染色体核型的进展，常出现复杂的染色体异常。染色体核型包括5号和7号染色体部分或全部丢失。这种异常常见于与治疗相关的髓系肿瘤[184]。进展为急性白血病时，原始细胞并不携带*JAK2* V617F突变，其转化可能是发生于*JAK2*突变之前的克隆[185]。

46.5.5 鉴别诊断

简表46.6列有引起红细胞增生症的各种原因。大多数病例为原发或继发的获得性PV。血清EPO水平和*JAK2* V617F基因检测，是诊断PV及其鉴别诊断的关键。

46.5.5.1 原发红细胞增生症，获得性和先天性

PV是唯一的获得性原发性红细胞增生症。研究比较全面的唯一原发性先天性红细胞增生症是原发家族性先天性红细胞增生症。它是由于EPOR突变引起的罕见疾病，是一种常染色体显性遗传性疾病[164,186]。到目前为止，16个不同的突变可导致EPOR在细胞质中部分被截断，从而失去了SHP−1结合位点。正常情况下SHP−1抑制EPO介导的JAK2/STAT5通路活性[159,186]。所以这个结构域的丢失，本质上是活化性突变，从而导致红系前体细胞对EPO高度敏感，致使血清EPO水平正常或减低。患者红细胞增多，但粒细胞和血小板并不增多。患者通常没有症状，但有报道易发生心血管疾病[186]。EPOR突变只占原发性家族性先天性红细胞增生症的一小部分，大多数患者的病因还不清楚[15,16]。

有些家族，由于有获得*JAK2*体细胞突变的遗传易感，患者易发PV或其他MPN。这种患者不应被视为先天性红细胞增生症，而应归类于家族原发获得性PV。

46.5.5.2 继发性红细胞增生症，获得性和先天性

大多数继发性红细胞增生症是获得性，由于缺氧所致（简表46.5）。最常见的几种原因有慢性阻塞性肺疾病、右到左心肺分流、睡眠呼吸暂停和影响肾血流量的肾疾病[159,187,188]。生活在高海拔地区的个体，组织缺氧可通过增加血红蛋白含量来补偿大气氧含量。吸烟者引起的PV，部分原因是慢性一氧化碳中毒导致组织缺氧引起血红蛋白反应所致，另一部分是由于尼古丁通过其利尿作用降低血浆量所致。

异常EPO产生是很重要的继发性红细胞增生症的原因之一，但经常被忽视。有些肿瘤可产生EPO，包括小脑血管母细胞瘤、子宫肌瘤、嗜铬细胞瘤、肝细胞腺瘤和脑膜瘤。为提高运动竞技能力而服用外源性EPO，也可导致红细胞增多；雄激素治疗具有同样的作用。肾移植后红细胞增多的发病机制是多方面的，10%~15%肾移植患者在术后6~24个月可发生红细胞增多，可能与保留的自身肾异常EPO合成和红系前体细胞对EPO敏感有关[187]。

年轻患者和伴有正常或升高的血清EPO水平的终生红细胞增生症患者，应首先考虑先天性继发性红细胞增生症。此类病例多属两类病变：异常血氧亲和力或涉及氧感应EPO合成途径中的基因突变。

据报道具有异常血红蛋白氧解离曲线的Hb变异超过90种，氧亲和力高的Hb（高氧亲和力血红蛋白）不能迅速释放氧到组织中，使氧解离曲线左移，P50降低，导致组织缺氧，进而使EPO水平升高，继发红细胞增多。虽然有些高氧亲和力的Hb变异可通过电泳技术检测，但大部分还不能。因此，当怀疑存在Hb变异时，可以进行P50检测[159,187]。与此类似但非常罕见的一种继发红细胞增多疾病，是由于2，3−二酸变位酶（2，3−BPG）缺乏所致。变位酶缺乏使1，3−BPG不能转换为2，3−BPG，后者是Hb转换成低氧亲和状态，释放氧到组织中所必须的。因此，变位酶缺乏导致氧解离曲线左移，P50降低，继发红细胞增多[189]。

编码氧传感通路蛋白的基因和调节EPO生产的基因如发生突变，不会导致氧解离曲线异常，此类患者具有正常P50。Chuvash PV是这类疾病中最常见的疾病。它属于遗传性红细胞增多性疾病，常见于俄罗斯的

Chuvash地区，起源于*vonHippel-Lindau*（*VHL*）基因突变。具体来说，HIF（HIF-α）的α亚单位，是EPO合成的转录因子；它通过氧、VHL以及包含PHD的酶间协同效应而被降解。*VHL*突变产生的VHL蛋白，不能与HIF-α绑定，从而干扰了转录因子的降解，引起EPO生成增加。对HIF-α（PHD2）降解有很重要作用的PHD酶基因突变和编码HIFα异构体（*HIF-2α*）的基因突变也会导致类似的结果。携带这些基因突变的患者可能出现红细胞增生症和高血清EPO[159]。

46.6 原发性骨髓纤维化（PMF）

骨髓纤维化是指骨髓中纤细的网状纤维数量和密度增多，形成不连续的线条状网络结构。正常情况下，骨髓纤维为造血细胞提供了支架结构。网状纤维增多可以表现为局灶、松散、不连续，或弥漫且密集增厚并伴有胶原纤维化和骨硬化的纤维网。骨髓纤维化是对涉及骨髓及骨髓造血细胞的各种损害和疾病的非特异性反应。由骨髓造血细胞，尤其是巨核细胞和单核-巨噬细胞系起源的细胞和骨髓基质细胞释放的多种因子介导[13,191,192]。骨髓纤维化可见于骨髓感染和炎症，也常见于其他肿瘤，如癌或淋巴瘤累及骨髓时。但是，约一半的骨髓纤维化与髓系肿瘤，特别是MPN有关[193]。虽然任何一种MPN都可以引起骨髓纤维化，通常为疾病进展的表现；但骨髓纤维化在PMF中最明显，因为骨髓纤维化在在PMF发展过程中起关键的作用。

PMF是一个克隆性髓系肿瘤，主要以巨核细胞和粒系细胞肿瘤性增殖为特征，常伴骨髓结缔组织增生和EMH。该疾病可分为两个阶段：①纤维化前期或早期阶段，这一阶段骨髓有核细胞增多，网状纤维缺乏或轻度增生，很少有EMH，外周血往往表现为血小板增多；②纤维化期，其特点为骨髓有核细胞减少，网状纤维或胶原纤维增生明显，骨质硬化，外周血涂片可见幼稚粒红系细胞（有核红细胞和不成熟粒细胞）。因有EMH，患者脾明显增大。从纤维化前期到纤维化期循序渐进逐步进展[194]。

在PMF患者，巨核细胞和粒系细胞的增殖最明显，并且有生存优势；但与其他MPN相似，增殖可见于所有来源于异常骨髓干细胞的髓系细胞以及部分B和T细胞[195]。相反，纤维母细胞并非源自肿瘤克隆；纤维细胞增生和结缔组织在骨髓中沉积是对一些异常产生和释放的细胞因子的反应[13,196,197]。与纤维化有关的因子包括血小板衍生生长因子和转化生长因子-β。这些因子是由肿瘤巨核细胞和血小板合成、组装并释放的。除了纤维化，在脾和骨髓还有明显的新血管生成。PMF患者的血清血管内皮生长因子增多。骨髓微血管密度增加程度与骨髓纤维化及脾EMH程度相关[198,199]。除了产生促进血管增殖和结缔组织沉积的细胞因子外，PMF还产生巨噬细胞炎性蛋白1-β、金属蛋白酶组织抑制剂、胰岛素样生长结合因子-2和肿瘤坏死因子1。因此，PMF病变可能涉及骨髓肿瘤性增殖以及只有PMF独有的细胞因子“风暴”对造血系统的影响[13,196,197]。

大约50%的PMF患者携带有肿瘤性增殖标记的*JAK2* V617F突变。动物模型研究表明*JAK2* V617F在一些种系的小鼠中可导致包括骨髓纤维化的疾病表型，从而确定了它在PMF发病中的重要作用[63,65,71]。大约5%的PMF有编码TPO受体的*MPL*基因突变。与*JAK2* V617F相似，*MPL*基因W515L/K突变可以导致的细胞不依赖于细胞因子而生长或对TPO高度敏感。在动物模型中，有*MPL*基因突变者疾病表现比有*JAK2* V617F突变者更像PMF[73]。

46.6.1 诊断

简表46.7为PMF的诊断标准。与其他MPN一样，PMF也是一种进展性疾病，诊断时的表现取决于疾病的发展阶段。与其他MPN不同，大多数MPN患者都确诊于早期增殖阶段，而将近70%的PMF患者在纤维化阶段才就诊，表现为外周血幼稚粒红系细胞增多、骨髓纤维化、脾大[89,194,200]。约20%~25%患者诊断于纤维化前期，此时常有明显的血小板增多，易误诊为ET[200]。因此，仔细联系临床表现和实验室结果、仔细检查外周血和骨髓活检是早期阶段正确诊断的关键。

46.6.2 临床表现

据报道PMF的年发病率范围为0.5~1.5/10万人[201,202]。诊断时中位年龄70岁，不到10%的患者小于40岁。虽有报道PMF可发生于儿童但少见，儿童患者应尽力排除类似PMF的疾病[203,204]。

PMF通常起病隐匿，25%患者没有明显症状。常由常规血细胞计数发现，血象显示贫血或血小板明显增多[205]。非特异性症状，如疲劳，可见于一半以上有症

简表46.7 WHO分类中原发性骨髓纤维化(PMF)诊断标准

（诊断需符合所有3条主要标准和2条次要标准）

主要标准

- 巨核细胞增殖及异型性[*]，通常伴有网状纤维增多或胶原纤维增多；或者，虽没有明显的网状纤维增多，巨核细胞改变必须伴有以粒系细胞增殖为特点的骨髓有核细胞增多，并且红系造血常减少（即纤维化前多细胞阶段）
- 不符合真性红细胞增生症（PV）[†]、BCR-ABL1阳性慢性髓系白血病（*BCR-ABL1*$^+$CML）[‡]、骨髓增生异常综合征（MDS）[§]或其他髓系疾病的WHO诊断标准
- 有*JAK2* V617F突变或其他克隆性标记（如*MPL* W515K/L）；或者，虽缺乏克隆标记，但也没有证据表明骨髓纤维化是继发于感染、自身免疫性疾病或其他慢性炎症性疾病、毛细胞白血病（HCL）或其他淋巴肿瘤、转移性恶性肿瘤或中毒性（慢性）骨髓疾病[‖]

次要标准

- 外周血幼稚粒红系细胞（幼稚粒细胞和有核红细胞）增多[¶]
- 血清乳酸脱氢酶升高[¶]
- 贫血[¶]
- 可触及的脾大[¶]

注：*，巨核细胞小大不一，核/质比例异常，细胞核深染，呈球形或不规则折叠，密集成簇。

†，在血清铁蛋白降低时，铁替代治疗不能使血红蛋白增加到PV的水平。根据血红蛋白及红细胞压积水平排除PV，不需要检测红细胞容量。

‡，要求无BCR-ABL1。

§，要求无红系和粒系的异常造血。

‖，具有反应性骨髓纤维化并不排除PMF；如果符合其他标准应考虑PMF。

¶，异常程度可以为临界到明显。

状的患者。分解代谢加速的症状，包括体重减轻、盗汗和低热很常见。与高尿酸血症相关的症状，如痛风性关节炎或肾结石也常见[202]。

在纤维化前期，常见症状有疲劳、皮肤易发瘀斑和体重减轻，但没有可触及的或只有轻至中等程度的肝脾大[194]。这一阶段的患者可出现出血或血栓形成。由于血小板计数明显升高，临床表现与ET有重叠。

在PMF纤维化期，贫血有关的症状常见，可以很严重。脾大可非常明显，常导致患者出现早饱感、腹部不适或由脾梗死导致的急性腹痛[202]。EMH是引起脾大的原因。纤维化期，50%以上患者可有肝大，部分由EMH引起，部分因门静脉高压所致。腹水和静脉曲张破裂出血是常见并发症。PMF纤维化期的临床表现与PV后期（post-PVMF）和ET后期骨髓纤维化（post-ETMF）类似；目前只有结合疾病初发阶段的记录数据才能区分这些疾病实体。

从纤维化前期到纤维化期是逐渐进展的，患者在不同时期会出现一些变化范围很广的症状和体征，介于疾病的两个阶段之间[194]。

46.6.3 实验室检查

46.6.3.1 外周血

仅有极少研究检测了PMF纤维化前期和纤维化期的血液学参数。其中一项研究中，纤维化前期的特点为：中等程度贫血（Hb中位数13g/dl；范围7.0~15.5g/dl），轻度白细胞增多〔中性白细胞计数14×10^9/L；范围（5.6~32.7）$\times10^9$/L〕，中度到明显的血小板增多〔中位血小板计数962×10^9/L；范围（104~3215）$\times10^9$/L〕[194]。早期外周血涂片血小板增多最明显，初步诊断常为ET（图46.23）。中性粒细胞中度

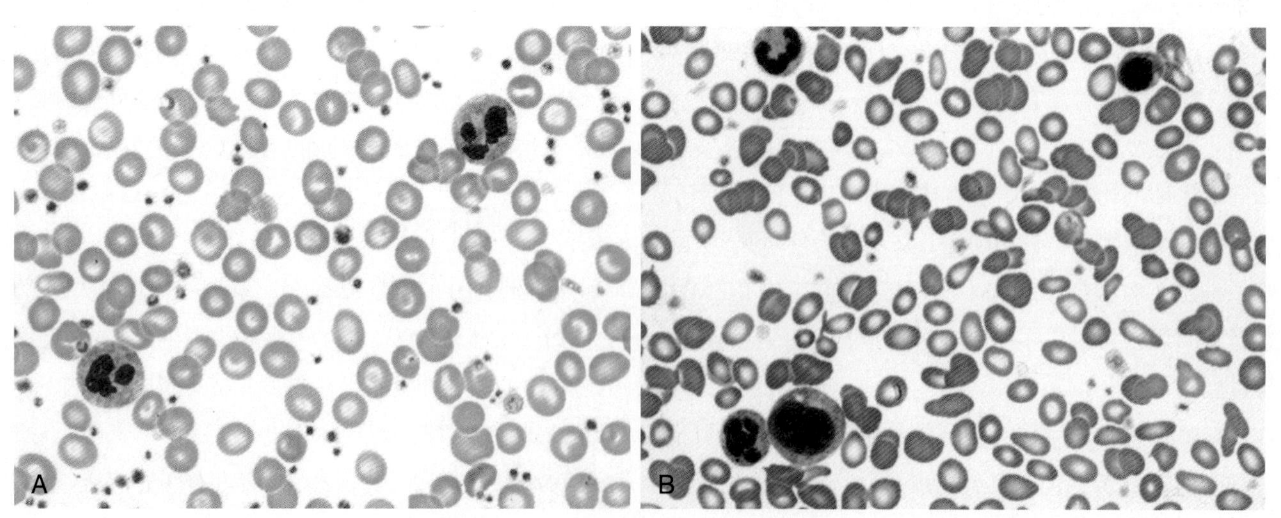

图46.23 原发性骨髓纤维化(PMF)，纤维化前期和纤维化期外周血涂片。A. 纤维化前期血涂片显示中性粒细胞增多、血小板增多，但是红细胞改变轻微（其骨髓改变图46.25）。**B.** 纤维化期血涂片显示幼稚细胞增多、红细胞明显异常、包括许多泪滴样红细胞（其骨髓改变见图46.27）

增多，并有核左移，偶尔可见中幼粒细胞，但原始粒细胞、有核红细胞以及泪滴样红细胞非常罕见。

随着疾病的进展，血液学参数逐渐恶化，患者在纤维化期贫血加重（Hb中位数11.5 g/dL；范围4.2~14g/dL），血小板数量比纤维化前期减低〔中位血小板计数520×10⁹/L；范围（190~2496）×10⁹/L〕。虽然纤维化期白细胞通常轻度增多；但由于骨髓纤维化加重而出现较明显的骨髓衰竭时，可发生严重的白细胞减少〔中位白细胞计数约为14.0×10⁹/L；范围（1.0~62.2）×10⁹/L〕[192]。

PMF患者血涂片的经典病变为幼稚粒红系细胞增多、大量泪滴样红细胞以及大而异常的血小板。这些表现在纤维化期较明显，主要由于EMH释放的不成熟细胞和异常细胞所致（图46.23）。外周血中易见巨核细胞核及其碎片。在纤维化期，外周血涂片中可见到原始细胞，偶尔可占白细胞计数的5%~9%。在这种情况下，应仔细监测，以确定是否进展至加速期疾病或急性白血病。然而，许多患者原始细胞百分比可长期稳定于5%~9%而无进展表现。相反，外周血原始细胞占10%~19%应高度关注是否已进展为加速期或转化为AML，需做骨髓检查以进一步评估。如果外周血原始细胞≥20%，应诊断为急性白血病/急性转化[206]。

46.6.3.2 骨髓

骨髓活检对诊断PMF非常重要。活检可以精确评价骨髓细胞量、不同髓系细胞的相对数量及其成熟程度、纤维化程度和数量、巨核细胞形态的细致评估；它们对诊断和疾病进展都很关键。骨髓活检标本应进行网状纤维染色，尽量使用标准化统一检测方法以避免技术性误差。骨髓网状纤维含量评估应使用重现性好的半定量分级系统（表46.2；图46.24）[207]。CD34、CD105或其他内皮细胞标记免疫染色可以提供血管新生的补充信息，CD34染色切片比常规切片更容易显示原始细胞。骨髓穿刺涂片有助于评估原始细胞百分比和肿瘤细胞成熟程度。

在纤维化前期，骨髓有核细胞增多，中性粒细胞增多，但红细胞生成通常减少并出现核左移（图46.25）。虽然粒系也可出现核左移，但常以杆状核和分叶核细胞增多为主[161]。原始细胞百分比不增多，免疫组化CD34染色可以证实。巨核细胞的形态和空间分布均明显异常，其特征有助于区分PMF与其他MPN（特别是

表46.2 骨髓纤维化半定量分级标准

分级	特征
MF-0	散在的线条状网状纤维，不相互交叉，符合正常骨髓
MF-1	网状纤维形成疏松的网格，有许多交叉，在血管周围特别明显
MF-2	网状纤维增多、密集、弥漫性分布，广泛交叉，局灶出现胶原纤维束或局灶骨硬化
MF-3	网状纤维增多、密集、弥漫性分布，广泛交叉，出现粗大胶原纤维束，常伴骨硬化

ET）。巨核细胞表现为形态杂乱、大小不一、核/质比例异常，并出现圆胖的、“云朵样”或“气球样”核分叶。巨核细胞核深染，可见较多的裸核细胞。总之，PMF中的巨核细胞即使在早期阶段就有多形性和奇异形，结合背景中出现旺盛的中性粒细胞增殖，可以区分纤维化前期PMF与ET，这两种疾病易于混淆（图46.26）。网状纤维的数量和厚度变化不一，但除了血管周围的局灶性区域，一般并不增加。CD34染色可以证实血管增多，但无成簇的或明显增多的原始细胞。淋巴细胞小结可见于25%的PMF患者，多见于纤维化前期[208]。在有些病例，B和T细胞起源于肿瘤性克隆[209]。

随着PMF进展为纤维化阶段，骨髓有核细胞逐渐减少，骨髓中的网状纤维，甚至胶原纤维明显增多。造血细胞岛有时被疏松结缔组织或脂肪分割；骨髓血窦扩张明显，其中含有巨核细胞或不成熟造血细胞。纤维化期，异型巨核细胞是骨髓中最常见的细胞，可成簇或成片分布。可见新骨生成和骨硬化（图46.27）。仅根据形态学，不能区别PMF的纤维化期、post-PVMF或post-ETMF。

如骨髓或外周血中的原始细胞百分比为10%~19%，应诊断为PMF加速期；如≥20%，应诊断为AML转化[161,206]。偶尔，患者初诊时就出现明确的AML，并有纤维化背景和类似PMF的异型巨核细胞。这种情况最好诊断为AML，并注明可能起源于PMF或其他MPN。

46.6.3.3 髓外组织

许多在外周血观察到的异常病变，如泪滴样红细胞和幼稚粒红系细胞增多，是由EMH异常释放的造血细胞所致。PMF最常见EMH部位为脾和肝[210]，但任何器官都可以有EMH，包括肾、乳腺、肾上腺、淋巴结和硬脑膜。在脾中，脾小梁因红髓扩大而分隔增宽，

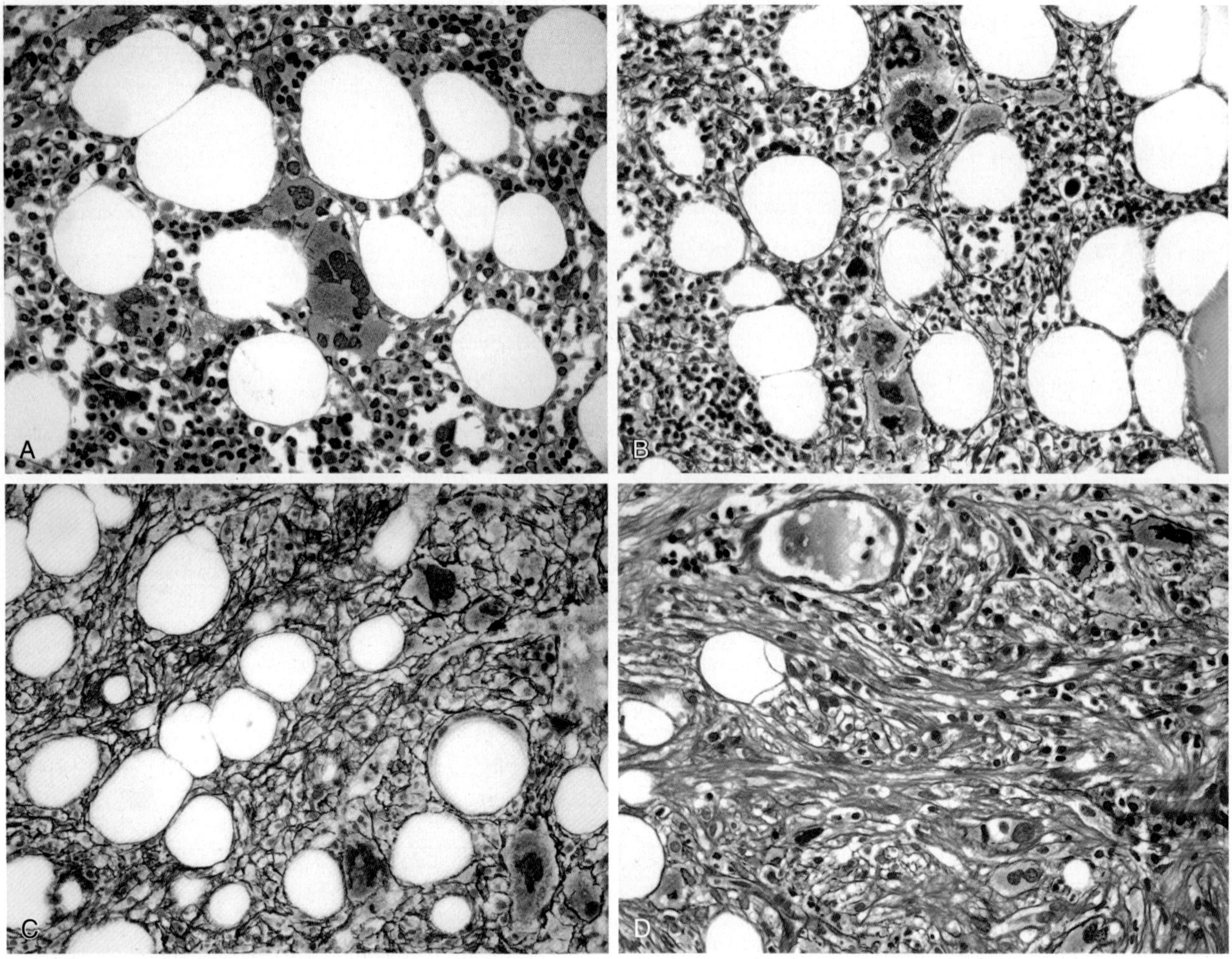

图46.24 **骨髓纤维化半定量分级**。A. MF-0级。B. MF-1级。C. MF-2级。D. MF-3级。分级描述见表46.9

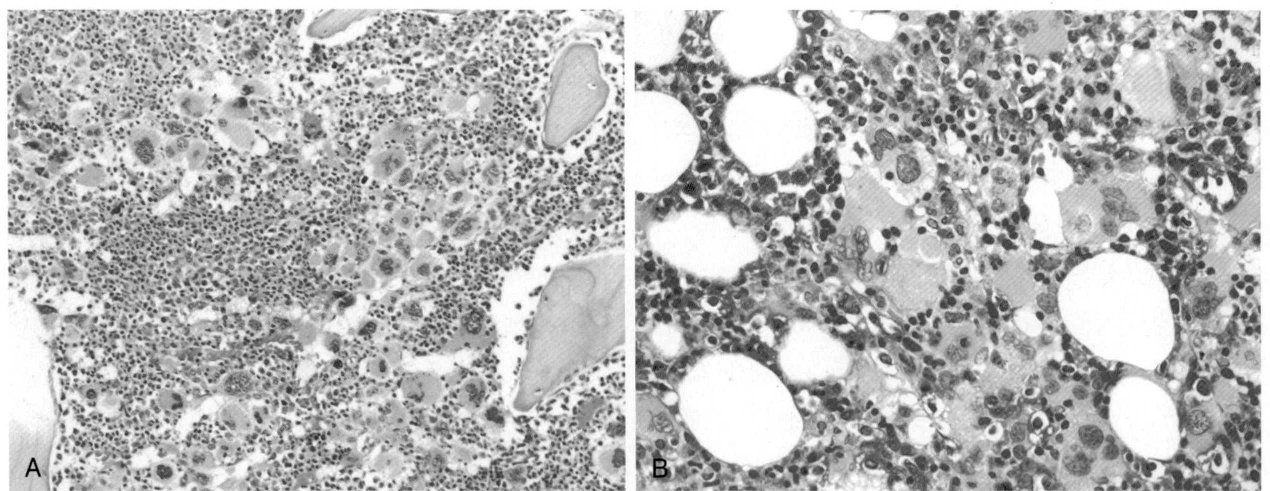

图46.25 **原发性骨髓纤维化(PMF)，纤维化前期**。A. 在中性粒细胞背景中，可见成簇的异常巨核细胞。其外周血表现见图46.23A。B. PMF纤维化前期，骨髓中大量的中性粒细胞，用萘酚-ASD-CAE染色，更易观察

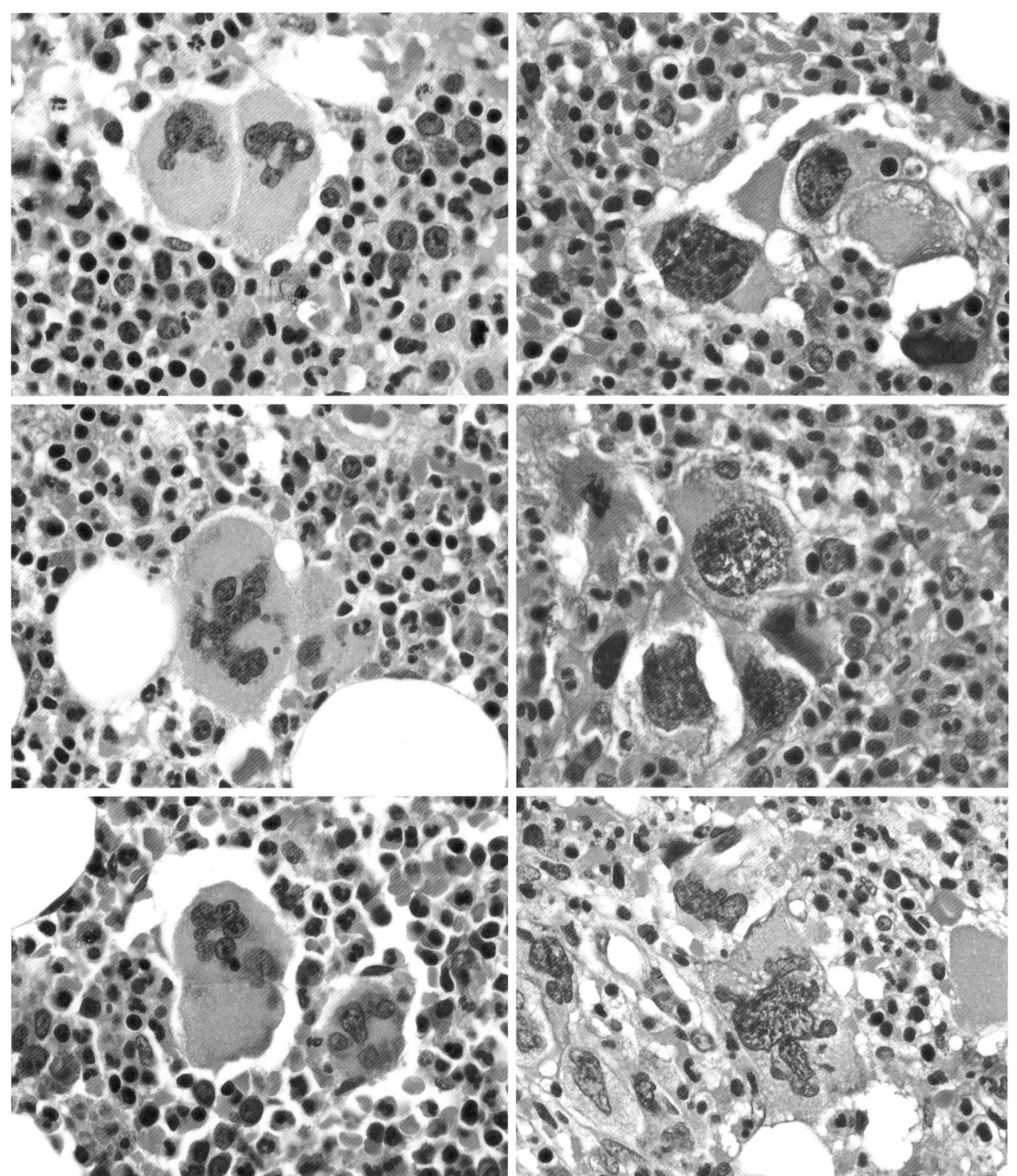

图46.26 原发性骨髓纤维化(PMF)，纤维化前期（纤维化前期–PMF）和原发性血小板增生症（ET）中的巨核细胞。ET和纤维化前期–PMF在临床和实验室特征上有重叠。虽然巨核细胞形态不能作为单一的诊断标准，但两者的巨核细胞具有完全不同的形态。左侧图为ET的巨核细胞，大部分（但不是全部）巨核细胞显示胞质丰富，核分叶增多。右侧图为PMF纤维化前期巨核细胞，大多数巨核细胞显示异常的核/质比例以及粗大的"云朵样"，总体形态怪异

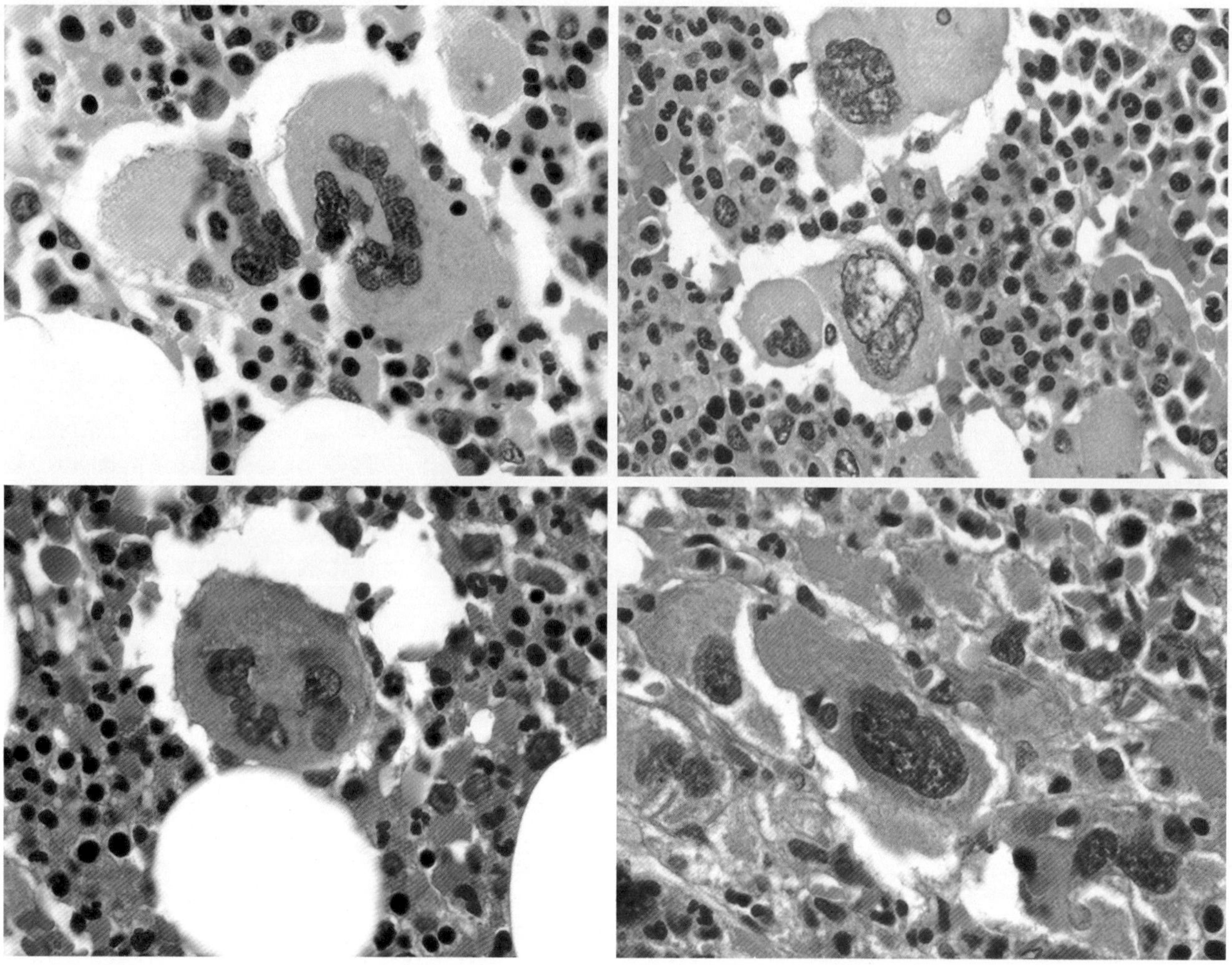

图46.26 原发性骨髓纤维化(PMF)，纤维化前期（纤维化前期–PMF）和原发性血小板增生症（ET）中的巨核细胞（续）

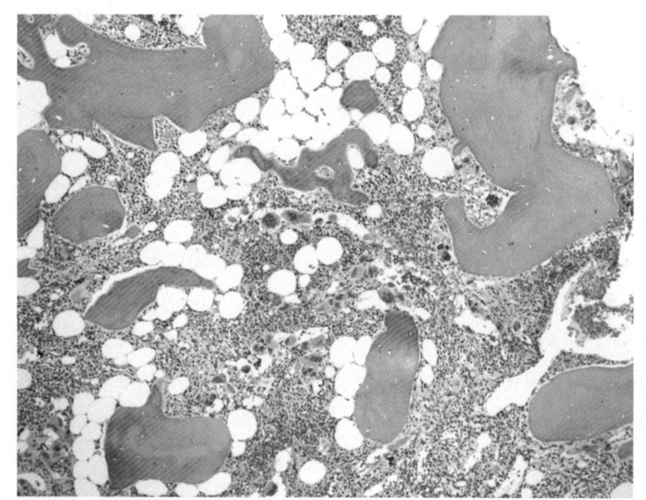

图46.27 原发性骨髓纤维，纤维化期。活检显示成簇的异型巨核细胞，其中一些出现在扩张的血窦内，并有骨硬化。其外周血表现见图46.23B

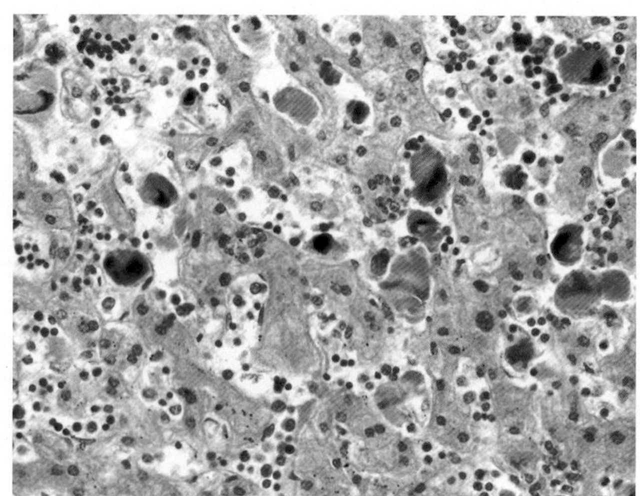

图46.28 原发性骨髓纤维化(PMF)患者，肝显示髓外造血。请注意肝窦充满造血细胞、巨核细胞尤为突出

脾窦内有三系造血细胞增殖（图45.28）。巨核细胞明显且有细胞学异型性[205]。红髓索可出现纤维化，或含有一些发育过程中的粒细胞。肝窦也显示EMH，肝纤维化和硬化常见，它们在门静脉高压的发病机制中起重要作用。

髓外组织也可能是转化为BP的部位。PMF患者的任何髓外病变，都应考虑与髓系肉瘤的鉴别诊断。免疫组化CD34染色对于排除这种可能性很有帮助。

PMF中EMH是肿瘤细胞所组成，很可能来源于骨髓的造血干细胞或其前体细胞。骨髓中血窦结构破坏，周围结缔组织增多，骨髓中不成熟的细胞很容易进入血窦，因此出现于患者的外周血中[175]。不管什么机制，与其他MPN和正常对照组相比，$CD34^+$细胞在PMF患者外周血中明显增多，特别是在纤维化期。$CD34^+$细胞也出现在脾。

46.6.3.4 遗传学

大约50%的PMF患者可携带*JAK2* V617F突变；另外5%患者携带*MPL*突变，如*MPL* W515L/K[73]。但这些突变不是PMF所特有的。据报道，克隆性染色体异常见于30%~50%初诊患者，并随时间而逐渐增多[211,212]。PMF没有特定染色体异常，最常见异常为del（13q）、del（20q）、+8、+9和1q染色体异常，但−7/del（7q）、−5/del（5q）、del（12p）也有报道。如为唯一的异常，del（20q）和del（13q）是预后良好的标志；其他所有异常，尤其是+8，是预后差的标志[212]。超过90%转化为MDS或AML的患者有细胞遗传学异常，往往为复杂核型，包括5或7号染色体异常。PMF没有Ph染色体或*BCR−ABL1*融合基因。

46.6.3.5 其他实验室结果

大多数PMF患者血清乳酸脱氢酶升高，并与骨髓微血管密度直接相关[213]。近一半PMF患者的免疫系统发生紊乱。有些患者有循环免疫复合物、抗核抗体以及自身免疫性溶血。有些学者认为，自身免疫异常更常见于那些骨髓中有淋巴细胞小结的患者[208]。

46.6.4 疾病进展和预后

PMF的自然病程是进行性骨髓纤维化及骨髓衰竭。除了严重贫血、白细胞减少和血小板减少，还可出现其他严重的并发症。脾越来越大，不仅导致疼痛和不适，也会加重全血细胞减少、门静脉高压和分解代谢加快[13]。偶尔脾切除术可以使病情缓解，但大多数患者会出现明显的肝大。在初诊PMF 3年（中位数）后，5%~20%病例可发生髓系原始细胞转化，这种患者往往对治疗反应差。转化几乎总伴有染色体核型的进展[202]。

一些研究表明，在诊断时最重要的不良预后指标包括贫血（Hb＜10g/dL）、高龄（64岁以上）、循环血中出现原始细胞（≥1%）、白细胞减少（$<4.0\times10^9/L$）、白细胞增多（大于$30\times10^9/L$），以及各种细胞遗传学异常现象，如+8[12,202,212]。患者生存期的长短取决于诊断时疾病的分期。确诊为纤维化期的患者整体中位生存期大约为5年；诊断为纤维化前期的患者，10年和15年相对存活率分别为72%和59%[202,214]。

46.6.5 鉴别诊断

PMF纤维化期的鉴别诊断包括post−PVMF和post−ETMF；然而，先前如果没有PV或ET病史，基本上不可能区别这些疾病实体。与其他髓系肿瘤、转移癌甚至炎症性疾病的鉴别也存在问题（表46.3，表46.4）。

PMF纤维化前期和ET之间棘手的鉴别诊断直到最近才清楚[194,215]。PMF纤维化前期血小板增多并不罕见，有时血小板可以$>1000\times10^9/L$，误诊为ET。因为PMF和ET的总体生存期不同，区分两者很重要（表46.3）[205,214]。

表46.3 原发性骨髓纤维化(PMF)，纤维化前期和原发性血小板增生症（ET）的比较

特征	PMF纤维化前期	原发性血小板增生症
白细胞计数	不定，往往升高	多为正常，偶尔轻度升高
血小板计数	一般$\geq450\times10^9/L$，有时正常或降低	总是$\geq450\times10^9/L$
骨髓细胞量	增多	正常或增多，罕见减少
主要增殖细胞	巨核细胞，粒细胞	巨核细胞
巨核细胞形态	≥3个巨核细胞形成疏松或紧密的簇，细胞大小不一，核/质比例异常，呈“云朵样”粗大核、裸核；常常很怪异	散在分布或疏松的簇，体积大或巨大，胞质丰富，核分叶增多；怪异形巨核细胞罕见
遗传学结果	约50%患者携带*JAK2* V617F；约5%患者携带MPLW515L/K	约50%患者携带*JAK2* V617F；约1%患者携带MPLW515L/K

表46.4 与骨髓纤维化有关的髓系肿瘤

特征	*BCR-ABL1*⁺CML	PMF纤维化期	MDS-纤维化期	APMF
*BCR-ABL1*融合基因	100%	0%	0%	0%
白细胞计数	升高	升高；正常；或降低	降低；罕见正常	降低
骨髓原始细胞	CP：＜9% AP：10%~19% BP：≥20%	＜20%	＜20%	≥20%
巨核细胞形态	小"侏儒型"	大小不一，从小到大，异型性；怪异形；核/质比例异常；成簇分布	体积小，发育异常的巨核细胞，散在、成簇或成片	小而异常的巨核细胞为主，也有大而异常形态，巨核原始细胞常见
异常粒系造血	CP：轻微 AP/BP：可有	很少；当疾病转化时可以出现	通常明显	通常明显
异常红系造血	CP：轻微 AP/BP：可有	很少	通常明显	通常明显

外周血涂片可能无助于两者的区分，但中性粒细胞增多、偶尔出现不成熟粒细胞、嗜碱性粒细胞增多以及出现罕见的泪滴状红细胞倾向于PMF诊断。在骨髓活检标本中，与PMF中成簇分布、高度异型性、大小不等的巨核细胞不同，ET的巨核细胞往往散在分布、体积均匀增大或巨大、胞质丰富且成熟、核分叶明显（"鹿角状"）（图46.26）。ET也没有在PMF纤维化前期中常见的中性粒细胞增殖。如果检测到任何程度的骨髓纤维化，更有助于PMF诊断。

急性全髓增殖伴骨髓纤维化是少见的AML-NOS亚型。外周血以全血细胞减少为特点，伴有轻微的红细胞大小不等，缺乏泪滴样红细胞。粒细胞可见发育异常，循环血中常可见少量的原始细胞。即使有肝脾大也非常轻微（表46.4）。骨髓细胞量变化不一，红系、粒系前体细胞和巨核细胞的增殖比例不定。虽然计数不非常高，骨髓中原始细胞≥20%[216]。多数病例巨核细胞特别显著，但与PMF的巨核细胞不同，一般小而发育异常。偶尔可见大而发育异常的巨核细胞，也可见不成熟巨核细胞和原巨核细胞。在大多数病例中，区分急性全髓增殖伴骨髓纤维化、高级别MDS或急性原巨核细胞白血病和PMF是困难的，而与PMFAP或BP区分可能更困难[216]。

MDS伴骨髓纤维化不是一个独立的疾病实体。明显的骨髓纤维化可见于5%~10%的MDS患者，尤其是有原始细胞增高的患者；统称为MDS伴纤维化[217]。与PMF不同，MDS伴纤维化的患者缺乏明显的肝脾大，外周血和骨髓中显示明显的涉及多系的发育异常特征。骨髓中的巨核细胞一般小而发育异常，与PMF中相对多形、怪异、体积庞大的巨核细胞不同。通常不易获取骨髓穿刺标本，但骨髓活检免疫组化CD34染色显示原始细胞比例增高[217]。

自身免疫性疾病如系统性红斑狼疮患者可进展为自身免疫性骨髓纤维化。最近，我们已注意到一些骨髓纤维化患者无红斑狼疮或其他自身免疫性疾病，但却总有自身抗体和骨髓网状纤维中度增多。这类患者外周血往往显示全血细胞减少，尤其是贫血，可有轻度红细胞大小不等和罕见的泪滴样红细胞。骨髓细胞量变化不一，从数量减少到明显增多接近100%。骨髓中巨核细胞增多，散在分布，但形态正常。红系细胞往往增殖活跃，有时可出现核左移；淋巴细胞可呈间质浸润或聚合成灶，通常为T和B细胞混杂。浆细胞中度增多，常围绕血管分布。缺乏明显的脾大[218,219]。

46.7 原发性血小板增生症（ET）

血小板增多是常见的血液学体征，颇具诊断挑战。血小板增多可见于许多造血系统和非造血系统恶性肿瘤，也可见于缺铁性贫血、感染和炎症（简表46.8）。大多数患者的血小板增多是因反应性巨核细胞增殖所致。即使其血小板计数＞1000×10^9/L，当潜在的疾病得到恰当治疗后，血小板即可恢复正常[220]。但少数患者的血小板增多是不依赖于正常血小板生产调控的克隆性巨核细胞增殖所致，常与MPN中的一种疾病有关，但也可见于MDS、MDS/MPN及罕见的AML亚型。在许多临床医师和病理医师的印象中，ET是以血小板计数明显升高为特征的MPN。然而，任何MPN，包括CML、PV和PMF，都可以有明显的血小板增多（血小板计数＞1000×10^9/L）。

原发性血小板增生症（ET）是一种主要累及巨核细胞系的MPN，其特点为外周血持续性血小板增多

简表46.8 血小板增多的原因*

继发性（反应性）血小板增多

- 感染
- 炎症疾病
- 胶原血管病
- 慢性炎症性肠病
- 失血，出血
- 慢性铁缺乏
- 脾切除术后
- 脾功能减退
- 创伤（特别是脑创伤）
- 术后
- 肿瘤（造血系统和非造血系统）
- 再生，化疗后反弹

髓系肿瘤相关的血小板增多

- 骨髓增殖性肿瘤（MPN）
  - BCR-ABL1阳性慢性髓系白血病（BCR-ABL1$^+$CML）
  - 真性红细胞增生症（PV）
  - 原发性骨髓纤维化(PMF)
  - 原发性血小板增生症（ET）
- 急性髓系白血病（AML）伴t（3；3）（q21；q26）或inv（3）（q21；q26）
- 骨髓增生异常综合征（MDS）伴孤立性del（5q）异常
- 骨髓增生异常/骨髓增殖性肿瘤（MDS/MPN）
- 暂定实体：难治性贫血伴环形铁粒幼细胞和血小板增生症（RARS-T）

注：*，血小板≥450×10^9/L。

（≥450×10^9/L）[200,221]，骨髓中大量出现大而成熟的巨核细胞，可伴血栓形成或出血。约50%的ET患者携带*JAK2* V617F突变，1%~2%患者有*MPL* W515K/L突变。这些突变导致刺激巨核细胞增殖和血小板生产的通路发生激活。但是，其他患者中巨核细胞增殖的原因还不清楚。出现*BCR-ABL1*融合基因排除ET。

巨核细胞起源于早期骨髓造血祖细胞产生的造血干细胞。红系和巨核细胞系来源于一个共同的巨-红祖细胞，在转录因子GATA1的驱动下，进一步分化为巨核系和红系。下调转录因子PU.1可促进巨-红祖细胞向巨核细胞发育，抑制红系成熟[222,223]。巨核细胞的增殖和成熟非常复杂，以DNA的核内复制、胞质成熟和扩殖，以及释放巨核细胞的胞质碎片（血小板）进入血液循环为特点。促血小板生成素（TPO）在巨核细胞的成熟、存活和增殖中起重要作用。在肝中产生的TPO，可与巨核细胞和血小板表面受体MPL相结合。循环血中TPO的水平，受TPO-MPL复合物水平的调节[222,223]。当巨核细胞和血小板总量增加时，由于TPO与MPL结合，血中TPO水平下降。随着血小板离开循环，MPL-TPO复合物被破坏，TPO水平增加以刺激产生更多血小板。正常情况下，TPO和巨核细胞上的MPL结合，导致MPL构象改变，激活绑定在MPL胞质结构域中的JAK激酶，启动STAT5、PI3K和MAPK信号通路，进而刺激巨核细胞增殖、核内复制及其总量增多。

携带*JAK2* V617F突变或*MPL* W515K/L突变的ET患者，TPO正常刺激通路由于突变被激活，使巨核细胞的增殖和血小板的产生不依赖TPO或是对TPO高度敏感。其余ET患者也可能存在类似的未知缺陷。虽然ET患者比PV或PMF患者拥有比较低的*JAK2*突变等位基因负荷，为什么*JAK2* V617F突变在一些情况下导致ET，而在另一些情况下导致PV或PMF，现在还不清楚[9,70]。

46.7.1 诊断

ET没有特定的遗传学或生物学标记，所以诊断前必须排除可引起血小板增多的其他所有原因。虽然约一半ET患者携带*JAK2* V617F突变，1%~2%的ET患者有*MPL* W515K/L突变，但它们并不特异，两者均可见于其他MPN；然而，出现任一突变时，疾病的克隆性就得到了证实，也排除了反应性血小板增多的可能性。这一点很重要，因为反应性血小板增多和克隆性血小板增多之间的区别具有临床意义，非常关键。反应性血小板增多的患者少见出血或血栓形成，但克隆性巨核细胞增殖伴血小板增多的患者出血或血栓形成的风险增加。如果血小板增多缺乏突变或克隆性染色体标记，必须进行进一步检查以排除其他反应性和肿瘤引起的血小板增多。简表46.9列出了ET的诊断标准。

46.7.2 临床表现

ET是一种罕见疾病，估计年发病率为0.6~2.5/10万人[224]。本病可发生于任何年龄，包括儿童，但大多数病例发生在60多岁；第二个高峰，发生在30多岁，特别是妇女[224-226]。

30%~50%的ET患者在诊断时没有症状。常规体检或对其他疾病检查时，发现血细胞计数异常。有些患者可有微血管栓塞相关症状（头痛、短暂性脑缺血、头晕、视觉障碍、肢痛、癫痫），大血管栓塞性事件（中风、心肌梗死、深静脉血栓形成、Budd-Chiari综合征）或比较少见的黏膜表面出血（鼻出血、胃肠道出血）[227-229]。

简表46.9 WHO分类中原发性血小板增生症（ET）诊断标准

诊断需要符合下列所有条件
• 血小板计数持续≥450×10^9/L*
• 骨髓活检标本显示巨核细胞系增殖为主，巨核细胞体积大而成熟；粒系和红系没有明显增多或核左移现象
• 不符合WHO分类中有关真性红细胞增生症（PV）[†]、原发性骨髓纤维化(PMF)[‡]、BCR–ABL1阳性慢性髓系白血病（BCR–ABL1⁺CML）[§]、骨髓增生异常综合征（MDS）[‖]以及其他髓系肿瘤的诊断标准
• 存在JAK2 V617F或其他克隆性标记；或者虽然缺乏JAK2 V617F但也没有反应性血小板增多的证据[¶]

注：*，检查期间持续增多。

†，在血清铁蛋白降低时，铁替代治疗不能使血红蛋白增加到PV的水平。根据血红蛋白及红细胞压积水平来排除PV；不需要测量红细胞容量。

‡，无相关的网状纤维增生、胶原纤维增生、外周血幼稚粒红系细胞增多，也没有骨髓有核细胞显著增多伴有PMF典型的巨核细胞形态（从小到大的巨核细胞、异常的核/质比例、深染的球形核或不规则折叠的核，并且密集成簇。

§，无*BCR–ABL1*融合基因。

‖，无异常红系造血和异常粒系造血。

¶，反应性血小板增多的原因可包括缺铁、脾切除、手术、感染、炎症、结缔组织疾病、转移癌及淋巴细胞增殖性疾病。但是，如果符合前3项诊断标准，存在反应性血小板增多相关的疾病并不排除ET。

只有少数患者出现脾或肝大，通常不明显[214,221]。

46.7.3 实验室检查

46.7.3.1 外周血

遗憾的是，符合WHO诊断标准的ET患者的实验室检查数据有限。下列数据来自少数研究。无论诊断标准如何，血象中是最明显的异常是血小板增多，范围从$(450\sim2000)\times10^9$/L以上[200,229]。外周血涂片中，血小板大小不等，可以非常小或非常大。尽管可见一些高度异型的血小板，包括巨大血小板、怪异血小板和无颗粒的血小板，但少见（图46.29）。一些有出血的患者，白细胞计数可以升高；但多数患者即使有白细胞增多也很轻微，白细胞计数范围常在$(8\sim15)\times10^9$/L[200]。ET的白细胞分类一般正常，嗜碱性粒细胞和幼稚粒细胞也不常见。可有轻度贫血，但红细胞一般缺乏明显的大小不均或异型，无泪滴样红细胞。有出血史者可有小细胞低色素性贫血。

46.7.3.2 骨髓

ET与其他MPN（包括PMF纤维化前期）和反应性血小板增多的区分，骨髓活检是必不可少的。ET患者骨髓细胞量变化不一，但一般正常或轻微增多（图46.29）。最明显的异常是巨核细胞体积增大和数量增多，在骨髓中疏松成簇或单个散在分布；巨核细胞体积可以从大到巨大，胞质丰富、成熟，核分叶明显，有时核分叶增多类似“鹿角”（图46.26）[89,221]。ET中没有明显怪异、高度异型、异常核/质比例或多形性巨核细胞。如果出现这类巨核细胞，应考虑PMF。多数病例中粒红比例正常，但如果患者有出血，可能会有某种程序的红系增殖。粒系增殖少见，如果出现，应怀疑ET的诊断[89,200,221]。原始细胞数量不增多，也没有髓系

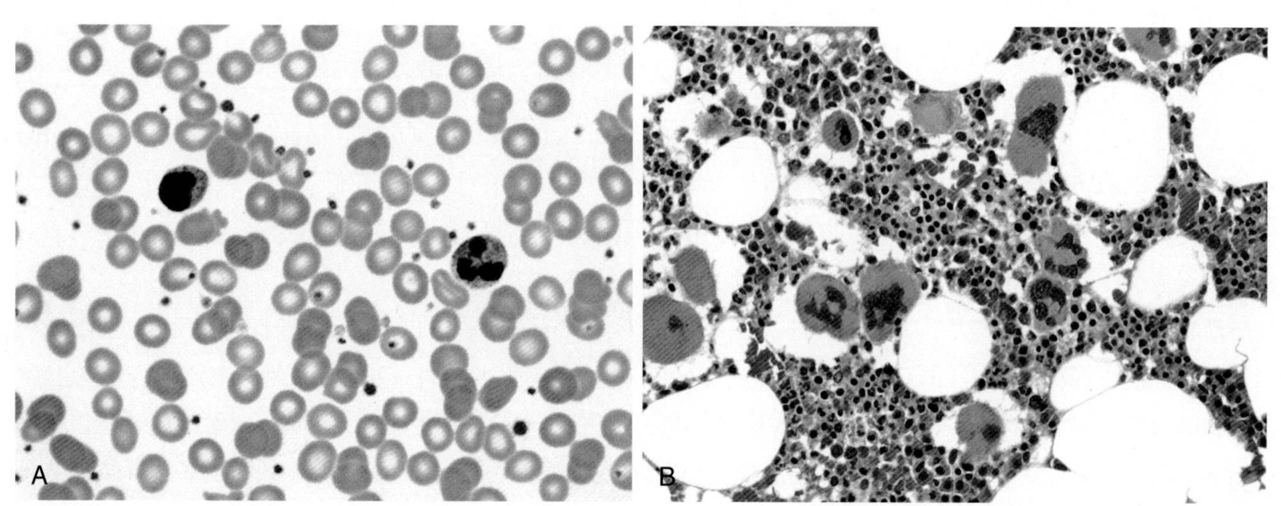

图46.29 原发性血小板增生症（ET），42岁女性。A. 外周血中除血小板增多（800×10^9/L）外，基础上无明显异常。**B.** 骨髓活检显示细胞量正常，但体积大、分叶多的巨核细胞数量增多

发育异常。网状纤维一般正常或轻度增多[221]。在骨髓穿刺涂片中，巨核细胞通常巨大，伴有大量血小板。有时可见骨髓细胞的穿过现象（emperipolesis），但这种现象并不特异，也可见于正常骨髓的正常巨核细胞。

46.7.3.3 髓外组织

初诊时脾大不常见；如果出现，多数是由于血小板在脾内的聚集和扣押（sequestration）所致。无或很少有EMH[221]。

46.7.3.4 遗传学

近50%的ET患者携带*JAK2* V617突变，1%~2%患者携带*MPL*突变[66,73]。这些突变证实了疾病的克隆性，但是对ET诊断并不特异，缺乏这些突变也不能排除ET。不到10%的ET患者在诊断时有细胞遗传学异常[230,231]。最常见的异常为del（20q）和8号染色体三体；但不特异，这些异常可见于任何髓系肿瘤；但它们证实了巨核细胞增殖的克隆性。当ET进展为急性白血病时，细胞遗传学异常常见，这或许是细胞毒治疗的结果。在有些患者，细胞遗传学研究有助于排除ET。如果仅有del（5q）异常，应诊断为MDS相关的血小板增多而不是ET；如果有t（3；3）（q21；q26.2）或inv（3）（q21q26.2）提示MDS或AML，而不是ET；检测到Ph染色体或*BCR-ABL1*融合基因提示CML，而不是ET。上述每一种异常都与特征性巨核细胞形态有关，都不同于ET中胞体大、分叶多的巨核细胞。

46.7.3.5 其他实验室结果

ET患者常有血小板功能异常，并有异常血小板活化的证据，但机制不明[179,180]。异常血小板功能与出血或血栓事件预测之间的关联性并不好。然而，血小板计数越高，出血的可能性越大。这最可能是由于获得性vonWillebrand综合征，因缺乏大的vonWillebrand因子多聚体而丧失了vonWillebrand因子的功能所致[178,180]。25%~30%的ET患者血清尿酸水平升高，也可出现假性血钾过多。血清铁蛋白一般在正常范围，大多数患者诊断时骨髓有可染铁[221]。

46.7.4 疾病进展和预后

ET的自然病程呈惰性，经过长期无症状的间隔期之后发生出血和血栓事件。少数患者在多年随访后发展为ET后骨髓纤维化[200,232]。很少患者（<5%）转化为急性白血病，其中多数患者有细胞毒药物治疗史[226,228]。总体上，ET患者的中位生存期为10~15年，大多数患者的寿命接近正常对照组[214]。

46.7.5 鉴别诊断

如患者血小板显著增高，首先应确定患者的血小板增多是由于其他潜在疾病导致的反应性增多还是由于髓系克隆性肿瘤所致。临床病史、体征和一些辅助的实验室检查常常足以辨别反应性或肿瘤性血小板增多。慢性血小板增多伴有出血、血栓事件或脾大，支持ET；缺乏这些表现但有潜在的炎症性疾病，如C-反应蛋白升高，支持反应性血小板增多。如果找不到潜在的血小板增多的原因，应检测*JAK2* V617突变，检查骨髓标本是否有ET或其他髓系肿瘤的疾病特征，明确骨髓是否被其他疾病累及而导致反应性血小板增多（简表46.6）。

与ET容易混淆的伴有血小板增多的最常见髓系肿瘤有PV 多血期、PMF纤维化前期和CML。每种疾病的特点参见本章前面内容。鉴别ET和PMF纤维化前期的形态特点图46.26。值得注意的是有些CML（特别是CML伴P230癌蛋白）发病初期常表现为血小板明显增多和白细胞轻微增多，所以必须做细胞遗传学和分子遗传学检查以排除*BCR-ABL1*融合基因和CML引起的血小板增多。

一种暂定的疾病实体，难治性贫血伴环形铁粒幼细胞和血小板增生症（RARS-T），是另一鉴别诊断。它与ET类似，以血小板≥450×10^9/L为特征，骨髓中巨核细胞增殖，形态上与ET或PMF类似。然而，RARS-T具有无效红系增殖伴异常红系造血，环形铁粒幼计数在红系前体细胞中≥15%。贫血明显，近一半RARS-T患者携带*JAK2* V617突变。但是这类疾病是独立的疾病实体，或是MPN演进而获得环形铁粒幼细胞，还是MDS继发性获得与MPN相关的遗传学异常？目前有争议[234-236]。

46.7.6 其他髓系肿瘤伴血小板增多

血小板增多在AML或MDS中少见。但在某些特殊情况下，血小板计数可以明显升高。MDS伴单一del

（5q）以及MDS或AML伴t（3；3）（q21；q26.2）或inv（3）（q21q26.2）常有血小板增多。与ET中多分叶核的巨核细胞相比，MDS伴del（5q）的巨核细胞核分叶少。MDS或AML伴t（3；3）或inv（3）的巨核细胞以微小巨核细胞为特征。

46.8 骨髓增殖性肿瘤，未分类（MPN-U）

未分类MPN（MPN-U）的命名只适用于有明确MPN的临床病史、实验室检查结果和形态学特征，但又不满足任何一种MPN具体类型的诊断标准。多数病例属以下三种情况之一：①PV、PMF或ET的早期阶段，这时患者的临床、实验室检查和形态学特征还没充分表现出来；②任何先前诊断不明或从未有明确诊断，却已处于骨髓纤维化、加速期或急变期的MPN；③患者有令人信服的MPN证据，但因与炎症、代谢性疾病或其他肿瘤同时存在而影响诊断。MPN-U不适用于：①分类所需的实验室数据不完整或者从未获得；②骨髓标本数量或质量不满意；③先前接受过生长因子治疗的患者。出现*BCR-ABL1*融合基因或*PDGFRA*、*PDGFRB*或*FGFR1*重排排除MPN-U。尽管*JAK2* V617F是MPN中最常见的突变，但也可以见于AML、MDS以及MDS/MPN[66]；如果没有其他证据支持，不能作为诊断MPN-U的唯一诊断证据。

如果一个病例的特征不符合任一明确的MPN，那么必需慎重考虑它根本不是MPN的可能性。必须时刻牢记各种炎症和感染可引起骨髓反应，特别是在考虑诊断CNL和CEL时。骨髓纤维化伴骨硬化也可见于有些炎症和肿瘤疾病，包括慢性骨髓炎、Paget病、代谢性骨病、骨硬化性骨髓瘤、毛细胞白血病（HCL）、转移癌和恶性淋巴瘤。

当诊断MPN-U时，报告中应注明不能做出更确切诊断的原因。如果根据实验室、临床和形态学表现排除了一个或几个具体的MPN，也要注明。还应推荐可用于澄清诊断的其他检查，即便是建议间隔适当时间后重复同样的检查。与主管患者治疗的临床医师交流讨论很重要。送病例会诊可能会得到诊断结果，或者至少可以证实富有MPN诊断经验的专家也不能明确分类。

46.9 精华和陷阱

- 对于骨髓增殖性肿瘤（MPN）的诊断，可靠的临床资料和实验室信息非常关键。应邀请主管患者的临床医师参与病例的阅片与讨论。
- 制备优良的外周血涂片、骨髓穿刺涂片或印片，满意的骨髓活检标本及其优质制片，对MPN的诊断是至关重要的。
- 初诊时所有患者必须进行常规核型分析，最好用骨髓标本检测。分子遗传学研究可以提供其他重要诊断信息，但不能代替初诊时的核型分析。
- 虽然慢性髓系白血病（CML）的表现往往典型，但也有少见表现。当遇到任何异常的髓系肿瘤时，即使只有一点可疑，也要进行细胞遗传学和分子学检测。
- 在BCR-ABL1⁻MPN中，不要过分注重巨核细胞的形态。虽然巨核细胞的形态很重要，但诊断MPN也需要考虑其背景中的骨髓细胞，并结合临床病史及其他实验室检查。
- 骨髓增殖性肿瘤-未分类（MPN-U）不适用于标本不满意或临床病史和实验室检查不完善情况下。报告中必须指出还需要其他何种标本或哪项检查才能确诊。

（张培红　译）

参考文献

1. Swerdlow SH, Campo E, Harris NL, et al, eds. *WHO Classification of Tumours of Haematopoietic and Lymphoid Tissues*. Lyon, France: IARC Press; 2008.
2. Dameshek W. Some speculations on the myeloproliferative syndromes. *Blood*. 1951;6:372-375.
3. Fialkow PJ, Gartler SM, Yoshida A. Clonal origin of chronic myelocytic leukemia in man. *Proc Natl Acad Sci U S A*. 1967;58:1468-1471.
4. Adamson JW, Fialkow PJ, Murphy S, et al. Polycythemia vera: stem-cell and probable clonal origin of the disease. *N Engl J Med*. 1976;295: 913-916.
5. Gilliland DG, Blanchard KL, Levy J, et al. Clonality in myeloproliferative disorders: analysis by means of the polymerase chain reaction. *Proc Natl Acad Sci U S A*. 1991;88:6848-6852.
6. el Kassar N, Hetet G, Li Y, et al. Clonal analysis of haemopoietic cells in essential thrombocythaemia. *Br J Haematol*. 1995;90:131-137.
7. Tsukamoto N, Morita K, Maehara T, et al. Clonality in chronic myeloproliferative disorders defined by X-chromosome linked probes: demonstration of heterogeneity in lineage involvement. *Br J Haematol*. 1994;86:253-258.
8. De Keersmaecker K, Cools J. Chronic myeloproliferative disorders: a tyrosine kinase tale. *Leukemia*. 2006;20:200-205.
9. Levine RL, Gilliland DG. Myeloproliferative disorders. *Blood*. 2008;112:2190-2198.
10. Bizzozero OJ Jr, Johnson KG, Ciocco A. Radiation-related leukemia in Hiroshima and Nagasaki, 1946-1964. I. Distribution, incidence and appearance time. *N Engl J Med*. 1966;274:1095-1101.
11. Caldwell GG, Kelley DB, Heath CW Jr, Zack M. Polycythemia vera among participants of a nuclear weapons test. *JAMA*. 1984;252:662-664.
12. Corso A, Lazzarino M, Morra E, et al. Chronic myelogenous leukemia and exposure to ionizing radiation—a retrospective study of 443 patients. *Ann Hematol*. 1995;70:79-82.
13. Dingli D, Mesa RA, Tefferi A. Myelofibrosis with myeloid metaplasia: new developments in pathogenesis and treatment. *Intern Med*. 2004;43:540-547.
14. Finch SC. Radiation-induced leukemia: lessons from history. *Best Pract Res Clin Haematol*. 2007;20:109-118.
15. Kralovics R, Stockton DW, Prchal JT. Clonal hematopoiesis in familial polycythemia vera suggests the involvement of multiple mutational events in the early pathogenesis of the disease. *Blood*. 2003;102:3793-3796.
16. Bellanne-Chantelot C, Chaumarel I, Labopin M, et al. Genetic and clinical implications of the Val617Phe JAK2 mutation in 72 families with myeloproliferative disorders. *Blood*. 2006;108:346-352.
17. Landgren O, Goldin LR, Kristinsson SY, et al. Increased risks of polycythemia vera, essential thrombocythemia, and myelofibrosis among 24,577 first-degree relatives of 11,039 patients with myeloproliferative neoplasms in Sweden. *Blood*. 2008;112:2199-2204.
18. Olcaydu D, Harutyunyan A, Jager R, et al. A common JAK2 haplotype confers susceptibility to myeloproliferative neoplasms. *Nat Genet*. 2009;41:450-454.
19. Kilpivaara O, Mukherjee S, Schram AM, et al. A germline JAK2 SNP is associated with

predisposition to the development of JAK2 (V617F)-positive myeloproliferative neoplasms. *Nat Genet.* 2009;41:455-459.
20. Wang J, Ishii T, Zhang W, et al. Involvement of mast cells by the malignant process in patients with Philadelphia chromosome negative myeloproliferative neoplasms. *Leukemia.* 2009;23:1577-1586.
21. Jacobson RJ, Salo A, Fialkow PJ. Agnogenic myeloid metaplasia: a clonal proliferation of hematopoietic stem cells with secondary myelofibrosis. *Blood.* 1978;51:189-194.
22. Prchal JF, Axelrad AA. Letter: Bone-marrow responses in polycythemia vera. *N Engl J Med.* 1974;290:1382.
23. Zanjani ED, Lutton JD, Hoffman R, Wasserman LR. Erythroid colony formation by polycythemia vera bone marrow in vitro. Dependence on erythropoietin. *J Clin Invest.* 1977;59:841-848.
24. Lutton JD, Levere RD. Endogenous erythroid colony formation by peripheral blood mononuclear cells from patients with myelofibrosis and polycythemia vera. *Acta Haematol.* 1979;62:94-99.
25. Nowell PC, Hungerford DA. Chromosome studies on normal and leukemic human leukocytes. *J Natl Cancer Inst.* 1960;25:85-109.
26. Rowley JD. Letter: A new consistent chromosomal abnormality in chronic myelogenous leukaemia identified by quinacrine fluorescence and Giemsa staining. *Nature.* 1973;243:290-293.
27. de Klein A, van Kessel AG, Grosveld G, et al. A cellular oncogene is translocated to the Philadelphia chromosome in chronic myelocytic leukaemia. *Nature.* 1982;300:765-767.
28. Groffen J, Stephenson JR, Heisterkamp N, et al. Philadelphia chromosomal breakpoints are clustered within a limited region, bcr, on chromosome 22. *Cell.* 1984;36:93-99.
29. Heisterkamp N, Stam K, Groffen J, et al. Structural organization of the bcr gene and its role in the Ph' translocation. *Nature.* 1985;315:758-761.
30. Shtivelman E, Lifshitz B, Gale RP, Canaani E. Fused transcript of abl and bcr genes in chronic myelogenous leukaemia. *Nature.* 1985;315:550-554.
31. Lugo TG, Pendergast AM, Muller AJ, Witte ON. Tyrosine kinase activity and transformation potency of bcr-abl oncogene products. *Science.* 1990;247:1079-1082.
32. Kelliher MA, McLaughlin J, Witte ON, Rosenberg N. Induction of a chronic myelogenous leukemia-like syndrome in mice with v-abl and BCR/ABL. *Proc Natl Acad Sci U S A.* 1990;87:6649-6653.
33. Buchdunger E, Zimmermann J, Mett H, et al. Inhibition of the Abl protein-tyrosine kinase in vitro and in vivo by a 2-phenylaminopyrimidine derivative. *Cancer Res.* 1996;56:100-104.
34. Daley GQ, Van Etten RA, Baltimore D. Induction of chronic myelogenous leukemia in mice by the P210bcr/abl gene of the Philadelphia chromosome. *Science.* 1990;247:824-830.
35. Pendergast AM, Quilliam LA, Cripe LD, et al. BCR-ABL-induced oncogenesis is mediated by direct interaction with the SH2 domain of the GRB-2 adaptor protein. *Cell.* 1993;75:175-185.
36. Verfaillie CM. Biology of chronic myelogenous leukemia. *Hematol Oncol Clin North Am.* 1998;12:1-29.
37. Goldman JM, Melo JV. BCR-ABL in chronic myelogenous leukemia—how does it work? *Acta Haematol.* 2008;119:212-217.
38. Garcia-Manero G, Faderl S, O'Brien S, et al. Chronic myelogenous leukemia: a review and update of therapeutic strategies. *Cancer.* 2003;98:437-457.
39. Quintas-Cardama A, Cortes J. Molecular biology of bcr-abl1-positive chronic myeloid leukemia. *Blood.* 2009;113:1619-1630.
40. Druker BJ, Tamura S, Buchdunger E, et al. Effects of a selective inhibitor of the Abl tyrosine kinase on the growth of Bcr-Abl positive cells. *Nat Med.* 1996;2:561-566.
41. Golub TR, Barker GF, Lovett M, Gilliland DG. Fusion of PDGF receptor beta to a novel ets-like gene, tel, in chronic myelomonocytic leukemia with t(5;12) chromosomal translocation. *Cell.* 1994;77:307-316.
42. Ross TS, Bernard OA, Berger R, Gilliland DG. Fusion of Huntingtin interacting protein 1 to platelet-derived growth factor beta receptor (PDGFbetaR) in chronic myelomonocytic leukemia with t(5;7)(q33;q11.2). *Blood.* 1998;91:4419-4426.
43. Magnusson MK, Meade KE, Brown KE, et al. Rabaptin-5 is a novel fusion partner to platelet-derived growth factor beta receptor in chronic myelomonocytic leukemia. *Blood.* 2001;98:2518-2525.
44. Grand FH, Burgstaller S, Kuhr T, et al. p53-Binding protein 1 is fused to the platelet-derived growth factor receptor beta in a patient with a t(5;15)(q33;q22) and an imatinib-responsive eosinophilic myeloproliferative disorder. *Cancer Res.* 2004;64:7216-7219.
45. Cools J, DeAngelo DJ, Gotlib J, et al. A tyrosine kinase created by fusion of the PDGFRA and FIP1L1 genes as a therapeutic target of imatinib in idiopathic hypereosinophilic syndrome. *N Engl J Med.* 2003;348:1201-1214.
46. Baxter EJ, Hochhaus A, Bolufer P, et al. The t(4;22)(q12;q11) in atypical chronic myeloid leukaemia fuses BCR to PDGFRA. *Hum Mol Genet.* 2002;11:1391-1397.
47. Safley AM, Sebastian S, Collins TS, et al. Molecular and cytogenetic characterization of a novel translocation t(4;22) involving the breakpoint cluster region and platelet-derived growth factor receptor-alpha genes in a patient with atypical chronic myeloid leukemia. *Genes Chromosomes Cancer.* 2004;40:44-50.
48. Furitsu T, Tsujimura T, Tono T, et al. Identification of mutations in the coding sequence of the proto-oncogene c-kit in a human mast cell leukemia cell line causing ligand-independent activation of c-kit product. *J Clin Invest.* 1993;92:1736-1744.
49. Longley BJ, Tyrrell L, Lu SZ, et al. Somatic c-KIT activating mutation in urticaria pigmentosa and aggressive mastocytosis: establishment of clonality in a human mast cell neoplasm. *Nat Genet.* 1996;12:312-314.
50. Akin C, Fumo G, Yavuz AS, et al. A novel form of mastocytosis associated with a transmembrane c-kit mutation and response to imatinib. *Blood.* 2004;103:3222-3225.
51. Buttner C, Henz BM, Welker P, et al. Identification of activating c-kit mutations in adult-, but not in childhood-onset indolent mastocytosis: a possible explanation for divergent clinical behavior. *J Invest Dermatol.* 1998;111:1227-1231.
52. James C, Ugo V, Le Couedic JP, et al. A unique clonal JAK2 mutation leading to constitutive signalling causes polycythaemia vera. *Nature.* 2005;434:1144-1148.
53. Baxter EJ, Scott LM, Campbell PJ, et al. Acquired mutation of the tyrosine kinase JAK2 in human myeloproliferative disorders. *Lancet.* 2005;365:1054-1061.
54. Kralovics R, Passamonti F, Buser AS, et al. A gain-of-function mutation of JAK2 in myeloproliferative disorders. *N Engl J Med.* 2005;352:1779-1790.
55. Levine RL, Wadleigh M, Cools J, et al. Activating mutation in the tyrosine kinase JAK2 in polycythemia vera, essential thrombocythemia, and myeloid metaplasia with myelofibrosis. *Cancer Cell.* 2005;7:387-397.
56. Ishii T, Bruno E, Hoffman R, Xu M. Involvement of various hematopoietic-cell lineages by the JAK2 V617F mutation in polycythemia vera. *Blood.* 2006;108:3128-3134.
57. Delhommeau F, Dupont S, Tonetti C, et al. Evidence that the JAK2 G1849T (V617F) mutation occurs in a lymphomyeloid progenitor in polycythemia vera and idiopathic myelofibrosis. *Blood.* 2007;109:71-77.
58. Parganas E, Wang D, Stravopodis D, et al. JAK2 is essential for signaling through a variety of cytokine receptors. *Cell.* 1998;93:385-395.
59. Lu X, Levine R, Tong W, et al. Expression of a homodimeric type I cytokine receptor is required for JAK2 V617F-mediated transformation. *Proc Natl Acad Sci U S A.* 2005;102:18962-18967.
60. Saharinen P, Takaluoma K, Silvennoinen O. Regulation of the JAK2 tyrosine kinase by its pseudokinase domain. *Mol Cell Biol.* 2000;20:3387-3395.
61. Lindauer K, Loerting T, Liedl KR, Kroemer RT. Prediction of the structure of human Janus kinase 2 (JAK2) comprising the two carboxy-terminal domains reveals a mechanism for autoregulation. *Protein Eng.* 2001;14:27-37.
62. Zhao R, Xing S, Li Z, et al. Identification of an acquired JAK2 mutation in polycythemia vera. *J Biol Chem.* 2005;280:22788-22792.
63. Lacout C, Pisani DF, Tulliez M, et al. JAK2 V617F expression in murine hematopoietic cells leads to MPD mimicking human PV with secondary myelofibrosis. *Blood.* 2006;108:1652-1660.
64. Wernig G, Mercher T, Okabe R, et al. Expression of JAK2 V617F causes a polycythemia vera-like disease with associated myelofibrosis in a murine bone marrow transplant model. *Blood.* 2006;107:4274-4281.
65. Bumm TG, Elsea C, Corbin AS, et al. Characterization of murine JAK2 V617F-positive myeloproliferative disease. *Cancer Res.* 2006;66:11156-11165.
66. Jones AV, Kreil S, Zoi K, et al. Widespread occurrence of the JAK2 V617F mutation in chronic myeloproliferative disorders. *Blood.* 2005;106:2162-2168.
67. Scott LM, Campbell PJ, Baxter EJ, et al. The V617F JAK2 mutation is uncommon in cancers and in myeloid malignancies other than the classic myeloproliferative disorders. *Blood.* 2005;106:2920-2921.
68. Jelinek J, Oki Y, Gharibyan V, et al. JAK2 mutation 1849G>T is rare in acute leukemias but can be found in CMML, Philadelphia chromosome-negative CML, and megakaryocytic leukemia. *Blood.* 2005;106:3370-3373.
69. Villeval JL, James C, Pisani DF, et al. New insights into the pathogenesis of JAK2 V617F-positive myeloproliferative disorders and consequences for the management of patients. *Semin Thromb Hemost.* 2006;32:341-351.
70. Scott LM, Scott MA, Campbell PJ, Green AR. Progenitors homozygous for the V617F mutation occur in most patients with polycythemia vera, but not essential thrombocythemia. *Blood.* 2006;108:2435-2437.
71. Tiedt R, Hao-Shen H, Sobas MA, et al. Ratio of mutant JAK2-V617F to wild-type JAK2 determines the MPD phenotypes in transgenic mice. *Blood.* 2008;111:3931-3940.
72. Scott LM, Tong W, Levine RL, et al. JAK2 exon 12 mutations in polycythemia vera and idiopathic erythrocytosis. *N Engl J Med.* 2007;356:459-468.
73. Pardanani AD, Levine RL, Lasho T, et al. MPL515 mutations in myeloproliferative and other myeloid disorders: a study of 1182 patients. *Blood.* 2006;108:3472-3476.
74. Vannucchi AM, Antonioli E, Guglielmelli P, et al. Characteristics and clinical correlates of MPL 515W>L/K mutation in essential thrombocythemia. *Blood.* 2008;112:844-847.
75. Hehlmann R, Hochhaus A, Baccarani M. Chronic myeloid leukaemia. *Lancet.* 2007;370:342-350.
76. Hochhaus A, O'Brien SG, Guilhot F, et al. Six-year follow-up of patients receiving imatinib for the first-line treatment of chronic myeloid leukemia. *Leukemia.* 2009;23:1054-1061.
77. O'Brien S, Berman E, Borghaei H. NCCN clinical practice guidelines in oncology: chronic myelogenous leukemia. *J Natl Compr Canc Netw.* 2009;7:984-1023.
78. Jemal A, Tiwari RC, Murray T, et al. Cancer statistics, 2004. *CA Cancer J Clin.* 2004;54:8-29.
79. Quintas-Cardama A, Cortes JE. Chronic myeloid leukemia: diagnosis and treatment. *Mayo Clin Proc.* 2006;81:973-988.
80. Coebergh JW, Reedijk AM, de Vries E, et al. Leukaemia incidence and survival in children and adolescents in Europe during 1978-1997. Report from the Automated Childhood Cancer Information System project. *Eur J Cancer.* 2006;42:2019-2036.
81. Cotta CV, Bueso-Ramos CE. New insights into the pathobiology and treatment of chronic myelogenous leukemia. *Ann Diagn Pathol.* 2007;11:68-78.
82. Savage DG, Szydlo RM, Goldman JM. Clinical features at diagnosis in 430 patients with chronic myeloid leukaemia seen at a referral centre over a 16-year period. *Br J Haematol.* 1997;96:111-116.
83. Spiers AS, Bain BJ, Turner JE. The peripheral blood in chronic granulocytic leukaemia. Study of 50 untreated Philadelphia-positive cases. *Scand J Haematol.* 1977;18:25-38.
84. Xu Y, Dolan MM, Nguyen PL. Diagnostic significance of detecting dysgranulopoiesis in chronic myeloid leukemia. *Am J Clin Pathol.* 2003;120:778-784.
85. Vardiman JW, Melo JV, Baccarani M, Thiele J. Chronic myleogenous leukemia, *BCR-ABL1* positive. In: Swerdlow SH, Campo E, Harris NL, et al, eds. *WHO Classification of Tumours of Haematopoietic and Lymphoid Tissues.* Lyon, France: IARC Press; 2008:32-37.
86. Bennett JM, Catovsky D, Daniel MT, et al. The chronic myeloid leukaemias: guidelines for distinguishing chronic granulocytic, atypical chronic myeloid,. and chronic myelomonocytic leukaemia. Proposals by the French-American-British Cooperative Leukaemia Group. *Br J Haematol.* 1994;87:746-754.
87. Farag SS, Ruppert AS, Mrozek K, et al. Prognostic significance of additional cytogenetic abnormalities in newly diagnosed patients with Philadelphia chromosome-positive chronic myelogenous leukemia treated with interferon-alpha: a Cancer and Leukemia Group B study. *Int J Oncol.* 2004;25:143-151.
88. Sokal JE, Gomez GA, Baccarani M, et al. Prognostic significance of additional cytogenetic

abnormalities at diagnosis of Philadelphia chromosome-positive chronic granulocytic leukemia. *Blood.* 1988;72:294-298.
89. Thiele J, Kvasnicka HM, Vardiman J. Bone marrow histopathology in the diagnosis of chronic myeloproliferative disorders: a forgotten pearl. *Best Pract Res Clin Haematol.* 2006;19:413-437.
90. Lazzarino M, Morra E, Castello A, et al. Myelofibrosis in chronic granulocytic leukaemia: clinicopathologic correlations and prognostic significance. *Br J Haematol.* 1986;64:227-240.
91. Dekmezian R, Kantarjian HM, Keating MJ, et al. The relevance of reticulin stain-measured fibrosis at diagnosis in chronic myelogenous leukemia. *Cancer.* 1987;59:1739-1743.
92. Buesche G, Hehlmann R, Hecker H, et al. Marrow fibrosis, indicator of therapy failure in chronic myeloid leukemia—prospective long-term results from a randomized-controlled trial. *Leukemia.* 2003;17:2444-2453.
93. Thiele J, Kvasnicka HM, Schmitt-Graeff A, et al. Bone marrow features and clinical findings in chronic myeloid leukemia—a comparative, multicenter, immunohistological and morphometric study on 614 patients. *Leuk Lymphoma.* 2000;36:295-308.
94. Anastasi J, Musvee T, Roulston D, et al. Pseudo-Gaucher histiocytes identified up to 1 year after transplantation for CML are BCR/ABL-positive. *Leukemia.* 1998;12:233-237.
95. Sokal JE, Sheerin KA. Decreased stainable marrow iron in chronic granulocytic leukemia. *Am J Med.* 1986;81:395-399.
96. Melo JV, Myint H, Galton DA, Goldman JM. P190BCR-ABL chronic myeloid leukaemia: the missing link with chronic myelomonocytic leukaemia? *Leukemia.* 1994;8:208-211.
97. Pane F, Frigeri F, Sindona M, et al. Neutrophilic-chronic myeloid leukemia: a distinct disease with a specific molecular marker (BCR/ABL with C3/A2 junction). *Blood.* 1996;88:2410-2414.
98. Melo JV. The diversity of BCR-ABL fusion proteins and their relationship to leukemia phenotype. *Blood.* 1996;88:2375-2384.
99. Barnes DJ, Melo JV. Cytogenetic and molecular genetic aspects of chronic myeloid leukaemia. *Acta Haematol.* 2002;108:180-202.
100. Fialkow PJ, Martin PJ, Najfeld V, et al. Evidence for a multistep pathogenesis of chronic myelogenous leukemia. *Blood.* 1981;58:158-163.
101. Raskind WH, Ferraris AM, Najfeld V, et al. Further evidence for the existence of a clonal Ph-negative stage in some cases of Ph-positive chronic myelocytic leukemia. *Leukemia.* 1993;7:1163-1167.
102. Zaccaria A, Valenti AM, Donti E, et al. Persistence of chromosomal abnormalities additional to the Philadelphia chromosome after Philadelphia chromosome disappearance during imatinib therapy for chronic myeloid leukemia. *Haematologica.* 2007;92:564-565.
103. Medina J, Kantarjian H, Talpaz M, et al. Chromosomal abnormalities in Philadelphia chromosome-negative metaphases appearing during imatinib mesylate therapy in patients with Philadelphia chromosome-positive chronic myelogenous leukemia in chronic phase. *Cancer.* 2003;98:1905-1911.
104. Terre C, Eclache V, Rousselot P, et al. Report of 34 patients with clonal chromosomal abnormalities in Philadelphia-negative cells during imatinib treatment of Philadelphia-positive chronic myeloid leukemia. *Leukemia.* 2004;18:1340-1346.
105. Navarro JT, Feliu E, Grau J, et al. Monosomy 7 with severe myelodysplasia developing during imatinib treatment of Philadelphia-positive chronic myeloid leukemia: two cases with a different outcome. *Am J Hematol.* 2007;82:849-851.
106. Pawarode A, Sait SN, Nganga A, et al. Acute myeloid leukemia developing during imatinib mesylate therapy for chronic myeloid leukemia in the absence of new cytogenetic abnormalities. *Leuk Res.* 2007;31:1589-1592.
107. Hussein K, Bock O, Seegers A, et al. Myelofibrosis evolving during imatinib treatment of a chronic myeloproliferative disease with coexisting BCR-ABL translocation and JAK2 V617F mutation. *Blood.* 2007;109:4106-4107.
108. Inami M, Inokuchi K, Okabe M, et al. Polycythemia associated with the JAK2 V617F mutation emerged during treatment of chronic myelogenous leukemia. *Leukemia.* 2007;21:1103-1104.
109. Jallades L, Hayette S, Tigaud I, et al. Emergence of therapy-unrelated CML on a background of BCR-ABL-negative JAK2 V617F-positive chronic idiopathic myelofibrosis. *Leuk Res.* 2008;32:1608-1610.
110. Kramer A. JAK2-V617F and BCR-ABL—double jeopardy? *Leuk Res.* 2008;32:1489-1490.
111. Cortes JE, Talpaz M, O'Brien S, et al. Staging of chronic myeloid leukemia in the imatinib era: an evaluation of the World Health Organization proposal. *Cancer.* 2006;106:1306-1315.
112. Hochhaus A, Baccarani M, Deininger M, et al. Dasatinib induces durable cytogenetic responses in patients with chronic myelogenous leukemia in chronic phase with resistance or intolerance to imatinib. *Leukemia.* 2008;22:1200-1206.
113. Muehleck SD, McKenna RW, Arthur DC, et al. Transformation of chronic myelogenous leukemia: clinical, morphologic, and cytogenetic features. *Am J Clin Pathol.* 1984;82:1-14.
114. Orazi A, Neiman RS, Cualing H, et al. CD34 immunostaining of bone marrow biopsy specimens is a reliable way to classify the phases of chronic myeloid leukemia. *Am J Clin Pathol.* 1994;101:426-428.
115. Saikia T, Advani S, Dasgupta A, et al. Characterisation of blast cells during blastic phase of chronic myeloid leukaemia by immunophenotyping—experience in 60 patients. *Leuk Res.* 1988;12: 499-506.
116. Nair C, Chopra H, Shinde S, et al. Immunophenotype and ultrastructural studies in blast crisis of chronic myeloid leukemia. *Leuk Lymphoma.* 1995;19:309-313.
117. Khalidi HS, Brynes RK, Medeiros LJ, et al. The immunophenotype of blast transformation of chronic myelogenous leukemia: a high frequency of mixed lineage phenotype in "lymphoid" blasts and a comparison of morphologic, immunophenotypic, and molecular findings. *Mod Pathol.* 1998;11:1211-1221.
118. Wu Y, Slovak ML, Snyder DS, Arber DA. Coexistence of inversion 16 and the Philadelphia chromosome in acute and chronic myeloid leukemias: report of six cases and review of literature. *Am J Clin Pathol.* 2006;125:260-266.
119. Patel BB, Mohamed AN, Schiffer CA. "Acute myelogenous leukemia like" translocations in CML blast crisis: two new cases of inv(16)/t(16;16) and a review of the literature. *Leuk Res.* 2006;30:225-232.
120. Borowitz MJ, Bene M-C, Harris NL, et al. Acute leukemia of ambiguous lineage. In: Swerdlow SH, Campo E, Harris NL, et al, eds. *WHO Classification of Tumours of Haematopoietic and Lymphoid Tissues.* Lyon, France: IARC Press; 2008:150-155.
121. Jacknow G, Frizzera G, Gajl-Peczalska K, et al. Extramedullary presentation of the blast crisis of chronic myelogenous leukemia. *Br J Haematol.* 1985;61:225-236.
122. Geary CG. The story of chronic myeloid leukaemia. *Br J Haematol.* 2000;110:2-11.
123. Druker BJ, Guilhot F, O'Brien SG, et al. Five-year follow-up of patients receiving imatinib for chronic myeloid leukemia. *N Engl J Med.* 2006;355:2408-2417.
124. Quintas-Cardama A, Kantarjian HM, Cortes JE. Mechanisms of primary and secondary resistance to imatinib in chronic myeloid leukemia. *Cancer Control.* 2009;16:122-131.
125. Hughes T, Deininger M, Hochhaus A, et al. Monitoring CML patients responding to treatment with tyrosine kinase inhibitors: review and recommendations for harmonizing current methodology for detecting BCR-ABL transcripts and kinase domain mutations and for expressing results. *Blood.* 2006;108:28-37.
126. Baccarani M, Saglio G, Goldman J, et al. Evolving concepts in the management of chronic myeloid leukemia: recommendations from an expert panel on behalf of the European LeukemiaNet. *Blood.* 2006;108:1809-1820.
127. Zittoun R, Rea D, Ngoc LH, Ramond S. Chronic neutrophilic leukemia. A study of four cases. *Ann Hematol.* 1994;68:55-60.
128. Elliott MA, Hanson CA, Dewald GW, et al. WHO-defined chronic neutrophilic leukemia: a long-term analysis of 12 cases and a critical review of the literature. *Leukemia.* 2005;19:313-317.
129. Elliott MA. Chronic neutrophilic leukemia and chronic myelomonocytic leukemia: WHO defined. *Best Pract Res Clin Haematol.* 2006;19:571-593.
130. Bain BJ, Brunning RD, Vardiman J, Thiele J. Chronic neutrophilic leukaemia. In: Swerdlow SH, Campo E, Harris NL, et al, eds. *WHO Classification of Tumours of Haematopoietic and Lymphoid Tissues.* Lyon, France: IARC Press; 2008:38-39.
131. Bain BJ, Fletcher SH. Chronic eosinophilic leukemias and the myeloproliferative variant of the hypereosinophilic syndrome. *Immunol Allergy Clin North Am.* 2007;27:377-388.
132. Bain BJ, Gilliland DG, Vardiman J, Horny H-P. Chronic eosinophilic leukemia, not othewise specified. In: Swerdlow SH, Campo E, Harris NL, et al, eds. *WHO Classification of Tumours of Haematopoietic and Lymphoid Tissues.* Lyon, France: IARC Press; 2008:51-53.
133. Bain BJ, Gilliland DG, Horny H-P, Vardiman J. Myeloid and lymphoid neoplasms with eosinophilia and abnormalities of PDGFRA, PDGFRB or FGFR1. In: Swerdlow SH, Campo E, Harris NL, et al, eds. *WHO Classification of Tumours of Haematopoietic and Lymphoid Tissues.* Lyon, France: IARC Press; 2008:68-73.
134. Orazi A, Bennett JM, Germing U, et al. Chronic myelomonocytic leukaemia. In: Swerdlow SH, Campo E, Harris NL, et al, eds. *WHO Classification of Tumours of Haematopoietic and Lymphoid Tissues.* Lyon, France: IARC Press; 2008:76-79.
135. Vardiman JW, Bennett JM, Bain BJ, et al. Atypical chronic myeloid leukaemia, *BCR-ABL1* negative. In: Swerdlow SH, Campo E, Harris NL, et al, eds. *WHO Classification of Tumours of Haematopoietic and Lymphoid Tissues.* Lyon, France: IARC Press; 2008:80-81.
136. Hernandez JM, del Canizo MC, Cuneo A, et al. Clinical, hematological and cytogenetic characteristics of atypical chronic myeloid leukemia. *Ann Oncol.* 2000;11:441-444.
137. Paietta E, Racevskis J, Bennett JM, et al. Biologic heterogeneity in Philadelphia chromosome-positive acute leukemia with myeloid morphology: the Eastern Cooperative Oncology Group experience. *Leukemia.* 1998;12:1881-1885.
138. Keung YK, Beaty M, Powell BL, et al. Philadelphia chromosome positive myelodysplastic syndrome and acute myeloid leukemia—retrospective study and review of literature. *Leuk Res.* 2004;28:579-586.
139. Soupir CP, Vergilio JA, Dal Cin P, et al. Philadelphia chromosome-positive acute myeloid leukemia: a rare aggressive leukemia with clinicopathologic features distinct from chronic myeloid leukemia in myeloid blast crisis. *Am J Clin Pathol.* 2007;127:642-650.
140. Bohm J, Kock S, Schaefer HE, Fisch P. Evidence of clonality in chronic neutrophilic leukaemia. *J Clin Pathol.* 2003;56:292-295.
141. Yanagisawa K, Ohminami H, Sato M, et al. Neoplastic involvement of granulocytic lineage, not granulocytic-monocytic, monocytic, or erythrocytic lineage, in a patient with chronic neutrophilic leukemia. *Am J Hematol.* 1998;57:221-224.
142. Uemura Y, Taguchi T, Kubota T, et al. Neutrophil function and cytokine-specific signaling in chronic neutrophilic leukemia. *Int J Lab Hematol.* 2009;31:36-47.
143. McLornan DP, Percy MJ, Jones AV, et al. Chronic neutrophilic leukemia with an associated V617F JAK2 tyrosine kinase mutation. *Haematologica.* 2005;90:1696-1697.
144. Lea NC, Lim Z, Westwood NB, et al. Presence of JAK2 V617F tyrosine kinase mutation as a myeloid-lineage-specific mutation in chronic neutrophilic leukaemia. *Leukemia.* 2006;20:1324-1326.
145. Kako S, Kanda Y, Sato T, et al. Early relapse of JAK2 V617F-positive chronic neutrophilic leukemia with central nervous system infiltration after unrelated bone marrow transplantation. *Am J Hematol.* 2007;82:386-390.
146. Champion KM, Gilbert JG, Asimakopoulos FA, et al. Clonal haemopoiesis in normal elderly women: implications for the myeloproliferative disorders and myelodysplastic syndromes. *Br J Haematol.* 1997;97:920-926.
147. You W, Weisbrot IM. Chronic neutrophilic leukemia. Report of two cases and review of the literature. *Am J Clin Pathol.* 1979;72:233-242.
148. Shigekiyo T, Miyagi J, Chohraku M, et al. Bleeding tendency in chronic neutrophilic leukemia. *Int J Hematol.* 2008;88:240-242.
149. Standen GR, Jasani B, Wagstaff M, Wardrop CA. Chronic neutrophilic leukemia and multiple myeloma. An association with lambda light chain expression. *Cancer.* 1990;66:162-166.
150. Cehreli C, Undar B, Akkoc N, et al. Coexistence of chronic neutrophilic leukemia with light chain myeloma. *Acta Haematol.* 1994;91:32-34.
151. Ito T, Kojima H, Otani K, et al. Chronic neutrophilic leukemia associated with monoclonal gammopathy of undetermined significance. *Acta Haematol.* 1996;95:140-

143.
152. Rovira M, Cervantes F, Nomdedeu B, Rozman C. Chronic neutrophilic leukaemia preceding for seven years the development of multiple myeloma. *Acta Haematol.* 1990;83:94-95.
153. Ganti AK, Potti A, Mehdi S. Uncommon syndromes and treatment manifestations of malignancy: Case 2. Metastatic non-small-cell lung cancer presenting with leukocytosis. *J Clin Oncol.* 2003;21:168-170.
154. Jardin F, Vasse M, Debled M, et al. Intense paraneoplastic neutrophilic leukemoid reaction related to a G-CSF-secreting lung sarcoma. *Am J Hematol.* 2005;80:243-245.
155. Constantinescu SN, Ghaffari S, Lodish HF. The erythropoietin receptor: structure, activation and intracellular signal transduction. *Trends Endocrinol Metab.* 1999;10:18-23.
156. Wormald S, Hilton DJ. Inhibitors of cytokine signal transduction. *J Biol Chem.* 2004;279:821-824.
157. Schofield CJ, Ratcliffe PJ. Oxygen sensing by HIF hydroxylases. *Nat Rev Mol Cell Biol.* 2004;5:343-354.
158. Ivan M, Kondo K, Yang H, et al. HIFalpha targeted for VHL-mediated destruction by proline hydroxylation: implications for O_2 sensing. *Science.* 2001;292:464-468.
159. Patnaik MM, Tefferi A. The complete evaluation of erythrocytosis: congenital and acquired. *Leukemia.* 2009;23:834-844.
160. Hollowell JG, van Assendelft OW, Gunter EW, et al. Hematological and iron-related analytes—reference data for persons aged 1 year and over: United States, 1988-94. *Vital Health Stat.* 2005;11:1-156.
161. Thiele J, Kvasnicka HM, Orazi A, et al. Polycythemia vera. In: Swerdlow SH, Campo E, Harris NL, et al, eds. *WHO Classification of Tumours of Haematopoietic and Lymphoid Tissues.* Lyon, France: IARC Press; 2008:40-43.
162. Berlin NI. Diagnosis and classification of the polycythemias. *Semin Hematol.* 1975;12:339-351.
163. Passamonti F, Malabarba L, Orlandi E, et al. Polycythemia vera in young patients: a study on the long-term risk of thrombosis, myelofibrosis and leukemia. *Haematologica.* 2003;88:13-18.
164. Cario H, Pahl HL, Schwarz K, et al. Familial polycythemia vera with Budd-Chiari syndrome in childhood. *Br J Haematol.* 2003;123:346-352.
165. Polycythemia vera: the natural history of 1213 patients followed for 20 years. Gruppo Italiano Studio Policitemia. *Ann Intern Med.* 1995;123:656-664.
166. Bilgrami S, Greenberg BR. Polycythemia rubra vera. *Semin Oncol.* 1995;22:307-326.
167. McMullin MF, Bareford D, Campbell P, et al. Guidelines for the diagnosis, investigation and management of polycythaemia/erythrocytosis. *Br J Haematol.* 2005;130:174-195.
168. Finazzi G, Barbui T. Evidence and expertise in the management of polycythemia vera and essential thrombocythemia. *Leukemia.* 2008;22:1494-1502.
169. Michiels JJ. Erythromelalgia and vascular complications in polycythemia vera. *Semin Thromb Hemost.* 1997;23:441-454.
170. Primignani M, Barosi G, Bergamaschi G, et al. Role of the JAK2 mutation in the diagnosis of chronic myeloproliferative disorders in splanchnic vein thrombosis. *Hepatology.* 2006;44:1528-1534.
171. Spivak JL. Polycythemia vera: myths, mechanisms, and management. *Blood.* 2002;100:4272-4290.
172. Tefferi A, Vardiman JW. Classification and diagnosis of myeloproliferative neoplasms: the 2008 World Health Organization criteria and point-of-care diagnostic algorithms. *Leukemia.* 2008;22:14-22.
173. Ellis JT, Peterson P, Geller SA, Rappaport H. Studies of the bone marrow in polycythemia vera and the evolution of myelofibrosis and second hematologic malignancies. *Semin Hematol.* 1986;23:144-155.
174. Percy MJ, Scott LM, Erber WN, et al. The frequency of JAK2 exon 12 mutations in idiopathic erythrocytosis patients with low serum erythropoietin levels. *Haematologica.* 2007;92:1607-1614.
175. Wolf BC, Banks PM, Mann RB, Neiman RS. Splenic hematopoiesis in polycythemia vera. A morphologic and immunohistologic study. *Am J Clin Pathol.* 1988;89:69-75.
176. Tefferi A, Lasho TL, Schwager SM, et al. The clinical phenotype of wild-type, heterozygous, and homozygous JAK2 V617F in polycythemia vera. *Cancer.* 2006;106:631-635.
177. Andrieux JL, Demory JL. Karyotype and molecular cytogenetic studies in polycythemia vera. *Curr Hematol Rep.* 2005;4:224-229.
178. Finazzi G, Budde U, Michiels JJ. Bleeding time and platelet function in essential thrombocythemia and other myeloproliferative syndromes. *Leuk Lymphoma.* 1996;22(suppl 1):71-78.
179. Elliott MA, Tefferi A. Thrombosis and haemorrhage in polycythaemia vera and essential thrombocythaemia. *Br J Haematol.* 2005;128:275-290.
180. Harrison CN. Platelets and thrombosis in myeloproliferative diseases. *Hematology Am Soc Hematol Educ Program.* 2005:409-415.
181. Najean Y, Dresch C, Rain JD. The very-long-term course of polycythaemia: a complement to the previously published data of the Polycythaemia Vera Study Group. *Br J Haematol.* 1994;86:233-235.
182. Finazzi G, Caruso V, Marchioli R, et al. Acute leukemia in polycythemia vera: an analysis of 1638 patients enrolled in a prospective observational study. *Blood.* 2005;105:2664-2670.
183. Berk PD, Goldberg JD, Donovan PB, et al. Therapeutic recommendations in polycythemia vera based on Polycythemia Vera Study Group protocols. *Semin Hematol.* 1986;23:132-143.
184. Passamonti F, Rumi E, Arcaini L, et al. Leukemic transformation of polycythemia vera: a single center study of 23 patients. *Cancer.* 2005;104:1032-1036.
185. Theocharides A, Boissinot M, Girodon F, et al. Leukemic blasts in transformed JAK2-V617F-positive myeloproliferative disorders are frequently negative for the JAK2-V617F mutation. *Blood.* 2007;110:375-379.
186. Gordeuk VR, Stockton DW, Prchal JT. Congenital polycythemias/erythrocytoses. *Haematologica.* 2005;90:109-116.
187. McMullin MF. The classification and diagnosis of erythrocytosis. *Int J Lab Hematol.* 2008;30:447-459.
188. Cario H, Schwarz K, Debatin KM, Kohne E. Congenital erythrocytosis and polycythemia vera in childhood and adolescence. *Klin Padiatr.* 2004;216:157-162.
189. Rosa R, Prehu MO, Beuzard Y, Rosa J. The first case of a complete deficiency of diphosphoglycerate mutase in human erythrocytes. *J Clin Invest.* 1978;62:907-915.
190. Ang SO, Chen H, Gordeuk VR, et al. Endemic polycythemia in Russia: mutation in the VHL gene. *Blood Cells Mol Dis.* 2002;28:57-62.
191. Martyre MC, Le Bousse-Kerdiles MC, Romquin N, et al. Elevated levels of basic fibroblast growth factor in megakaryocytes and platelets from patients with idiopathic myelofibrosis. *Br J Haematol.* 1997;97: 441-448.
192. Rameshwar P, Denny TN, Stein D, Gascon P. Monocyte adhesion in patients with bone marrow fibrosis is required for the production of fibrogenic cytokines. Potential role for interleukin-1 and TGF-beta. *J Immunol.* 1994;153:2819-2830.
193. Frisch B, Bartl R. *Biopsy Interpretation of Bone and Bone Marrow.* London: Arnold Publishers; 1999.
194. Thiele J, Kvasnicka HM, Boeltken B, et al. Initial (prefibrotic) stages of idiopathic (primary) myelofibrosis (IMF)—a clinicopathological study. *Leukemia.* 1999;13:1741-1748.
195. Pardanani A, Lasho TL, Finke C, et al. Extending JAK2 V617F and MplW515 mutation analysis to single hematopoietic colonies and B and T lymphocytes. *Stem Cells.* 2007;25:2358-2362.
196. Ho CL, Lasho TL, Butterfield JH, Tefferi A. Global cytokine analysis in myeloproliferative disorders. *Leuk Res.* 2007;31:1389-1392.
197. Tefferi A. Primary myelofibrosis and its paraneoplastic stromal effects. *Haematologica.* 2007;92:577-579.
198. Mesa RA, Hanson CA, Rajkumar SV, et al. Evaluation and clinical correlations of bone marrow angiogenesis in myelofibrosis with myeloid metaplasia. *Blood.* 2000;96:3374-3380.
199. Ho CL, Arora B, Hoyer JD, et al. Bone marrow expression of vascular endothelial growth factor in myelofibrosis with myeloid metaplasia. *Eur J Haematol.* 2005;74:35-39.
200. Thiele J, Kvasnicka HM. Chronic myeloproliferative disorders with thrombocythemia: a comparative study of two classification systems (PVSG, WHO) on 839 patients. *Ann Hematol.* 2003;82:148-152.
201. Mesa RA, Silverstein MN, Jacobsen SJ, et al. Population-based incidence and survival figures in essential thrombocythemia and agnogenic myeloid metaplasia: an Olmsted County study, 1976-1995. *Am J Hematol.* 1999;61:10-15.
202. Tefferi A. Myelofibrosis with myeloid metaplasia. *N Engl J Med.* 2000;342:1255-1265.
203. Boxer LA, Camitta BM, Berenberg W, Fanning JP. Myelofibrosis-myeloid metaplasia in childhood. *Pediatrics.* 1975;55:861-865.
204. Cervantes F, Barosi G, Demory JL, et al. Myelofibrosis with myeloid metaplasia in young individuals: disease characteristics, prognostic factors and identification of risk groups. *Br J Haematol.* 1998;102:684-690.
205. Thiele J, Kvasnicka HM, Tefferi A, et al. Primary myelofibrosis. In: Swerdlow SH, Campo E, Harris NL, et al, eds. *WHO Classification of Tumours of Haematopoietic and Lymphoid Tissues.* Lyon, France: IARC Press; 2008:44-47.
206. Vardiman J, Brunning RD, Arber DA, et al. Introduction and overview of the classification of the myeloid neoplasms. In: Swerdlow SH, Campo E, Harris NL, et al, eds. *WHO Classification of Tumours of Hematopoietic and Lymphoid Tissues.* Lyon, France: IARC Press; 2008:18-30.
207. Thiele J, Kvasnicka HM, Facchetti F, et al. European consensus on grading bone marrow fibrosis and assessment of cellularity. *Haematologica.* 2005;90:1128-1132.
208. Cervantes F, Pereira A, Marti JM, et al. Bone marrow lymphoid nodules in myeloproliferative disorders: association with the nonmyelosclerotic phases of idiopathic myelofibrosis and immunological significance. *Br J Haematol.* 1988;70:279-282.
209. Reeder TL, Bailey RJ, Dewald GW, Tefferi A. Both B and T lymphocytes may be clonally involved in myelofibrosis with myeloid metaplasia. *Blood.* 2003;101:1981-1983.
210. Porcu P, Neiman RS, Orazi A. Splenectomy in agnogenic myeloid metaplasia. *Blood.* 1999;93:2132-2134.
211. Reilly JT, Wilson G, Barnett D, et al. Karyotypic and ras gene mutational analysis in idiopathic myelofibrosis. *Br J Haematol.* 1994;88:575-581.
212. Hussein K, Van Dyke DL, Tefferi A. Conventional cytogenetics in myelofibrosis: literature review and discussion. *Eur J Haematol.* 2009; 82:329-338.
213. Boveri E, Passamonti F, Rumi E, et al. Bone marrow microvessel density in chronic myeloproliferative disorders: a study of 115 patients with clinicopathological and molecular correlations. *Br J Haematol.* 2008;140:162-168.
214. Kvasnicka HM, Thiele J. The impact of clinicopathological studies on staging and survival in essential thrombocythemia, chronic idiopathic myelofibrosis, and polycythemia rubra vera. *Semin Thromb Hemost.* 2006;32:362-371.
215. Wilkins BS, Erber WN, Bareford D, et al. Bone marrow pathology in essential thrombocythemia: interobserver reliability and utility for identifying disease subtypes. *Blood.* 2008;111:60-70.
216. Orazi A, O'Malley DP, Jiang J, et al. Acute panmyelosis with myelofibrosis: an entity distinct from acute megakaryoblastic leukemia. *Mod Pathol.* 2005;18:603-614.
217. Steensma DP, Hanson CA, Letendre L, Tefferi A. Myelodysplasia with fibrosis: a distinct entity? *Leuk Res.* 2001;25:829-838.
218. Pullarkat V, Bass RD, Gong JZ, et al. Primary autoimmune myelofibrosis: definition of a distinct clinicopathologic syndrome. *Am J Hematol.* 2003;72:8-12.
219. Rizzi R, Pastore D, Liso A, et al. Autoimmune myelofibrosis: report of three cases and review of the literature. *Leuk Lymphoma.* 2004;45:561-566.
220. Buss DH, O'Connor ML, Woodruff RD, et al. Bone marrow and peripheral blood findings in patients with extreme thrombocytosis. A report of 63 cases. *Arch Pathol Lab Med.* 1991;115:475-480.
221. Thiele J, Kvasnicka HM, Orazi A, et al. Essential thrombocythaemia. In: Swerdlow SH, Campo E, Harris NL, et al, eds. *WHO Classification of Tumours of Haematopoietic and Lymphoid Tissues.* Lyon, France: IARC Press; 2008:48-50.
222. Deutsch VR, Tomer A. Megakaryocyte development and platelet production. *Br J Haematol.* 2006;134:453-466.
223. Kaushansky K. Historical review: megakaryopoiesis and thrombopoiesis. *Blood.* 2008;111:981-986.

224. Jensen MK, de Nully Brown P, Nielsen OJ, Hasselbalch HC. Incidence, clinical features and outcome of essential thrombocythaemia in a well defined geographical area. *Eur J Haematol.* 2000;65:132-139.
225. McIntyre KJ, Hoagland HC, Silverstein MN, Petitt RM. Essential thrombocythemia in young adults. *Mayo Clin Proc.* 1991;66:149-154.
226. Finazzi G, Harrison C. Essential thrombocythemia. *Semin Hematol.* 2005;42:230-238.
227. Besses C, Cervantes F, Pereira A, et al. Major vascular complications in essential thrombocythemia: a study of the predictive factors in a series of 148 patients. *Leukemia.* 1999;13:150-154.
228. Gisslinger H. Update on diagnosis and management of essential thrombocythemia. *Semin Thromb Hemost.* 2006;32:430-436.
229. Mesa RA, Hanson CA, Li CY, et al. Diagnostic and prognostic value of bone marrow angiogenesis and megakaryocyte c-Mpl expression in essential thrombocythemia. *Blood.* 2002;99:4131-4137.
230. Sessarego M, Defferrari R, Dejana AM, et al. Cytogenetic analysis in essential thrombocythemia at diagnosis and at transformation. A 12-year study. *Cancer Genet Cytogenet.* 1989;43:57-65.
231. Steensma DP, Tefferi A. Cytogenetic and molecular genetic aspects of essential thrombocythemia. *Acta Haematol.* 2002;108:55-65.
232. Cervantes F, Alvarez-Larran A, Talarn C, et al. Myelofibrosis with myeloid metaplasia following essential thrombocythaemia: actuarial probability, presenting characteristics and evolution in a series of 195 patients. *Br J Haematol.* 2002;118:786-790.
233. Vardiman JW, Bennett JM, Bain BJ, et al. Myelodysplastic/myeloproliferative neoplasm, unclassifiable. In: Swerdlow SH, Campo E, Harris NL, et al, eds. *WHO Classification of Tumours of Haematopoietic and Lymphoid Tissues.* Lyon, France: IARC Press; 2008:85-86.
234. Boissinot M, Garand R, Hamidou M, Hermouet S. The JAK2-V617F mutation and essential thrombocythemia features in a subset of patients with refractory anemia with ring sideroblasts (RARS). *Blood.* 2006;108:1781-1782.
235. Hellstrom-Lindberg E, Cazzola M. The role of JAK2 mutations in RARS and other MDS. *Hematology Am Soc Hematol Educ Program.* 2008:52-59.
236. Wang SA, Hasserjian RP, Loew JM, et al. Refractory anemia with ring sideroblasts associated with marked thrombocytosis harbors JAK2 mutation and shows overlapping myeloproliferative and myelodysplastic features. *Leukemia.* 2006;20:1641-1644.

第47章

骨髓增生异常/骨髓增殖性肿瘤

Elizabeth Hyjek, James W. Vardiman

章节目录

骨髓增生异常/骨髓增殖性肿瘤（MDS/MPN）为克隆性髓系疾病。初诊时，具有某些支持诊断为骨髓增生异常综合征（MDS）的临床、实验室或形态学特点，如持续性血细胞减少和累及一系或多系髓系细胞的发育异常。然而，同时表现出更贴近于骨髓增殖性肿瘤（MPN）的其他特点，如脾大、中性粒细胞增多、单核细胞增多或血小板增多。换言之，这些肿瘤在临床、血液学和形态学上与MDS和MPN重叠[1,2]。具有*BCR-ABL1*融合基因或*PDGFRA*、*PDGFRB*和*FGFR1*重排排除MDS/MPN。

大多数MDS/MPN病例因髓系细胞（至少一系）增殖而有核细胞增多。诊断时原始细胞（包括“等同于原始细胞”的幼单核细胞）在外周血白细胞中<20%，并且在骨髓有核细胞中<20%。与MDS和MPN相似，这些肿瘤可进展为骨髓衰竭或转化为急性髓系白血病（AML）。

尽管临床、形态学和实验室表现为从MDS到MPN的连续变化，但大多数病例MDS/MPN病例通常存在独特的形态学特点，可以纳入以下三种独特亚型之一（表47.1）：慢性粒-单核细胞白血病（CMML）；BCR-ABL1阴性不典型慢性髓系白血病（BCR-ABL1⁻aCML）；和幼年性粒-单核细胞白血病（JMML）。WHO分类体系中还包括骨髓增生异常/骨髓增殖性肿瘤-未分类（MDS/MPN-U），其中有一暂定疾病——难治性贫血伴环形铁粒幼细胞和血小板增生症（RARS-T）。这种疾病近乎MPN中原发性血小板增生症（ET）和MDS中难治性贫血伴环形铁粒幼细胞（RARS）的杂合体。

47.1 病因与发病机制

MDS/MPN中多数病例病因未明，对发病机制尚无明确的认识。少数病例与前期的细胞毒药物治疗有关，因此被归入治疗相关性髓系肿瘤中。其余病例，尽管目前没有可以确认的任何MDS/MPN亚型所特有的细胞遗传学或分子遗传学异常，但逐渐累积的资料提示这些病例在信号转导通路中具有相似的分子学缺陷与改变。最受关注的是基因点突变编码涉及的RAS/RAF/MAPK信号转导通路中的蛋白。最近，单核苷酸多态性芯片（SNP-A）核型分析、阵列比较基因组杂交和可疑基因直接测序揭

表47.1 WHO分类中MDS/MPN分类

- 慢性粒-单核细胞白血病（CMML）
- BCR-ABL1阴性不典型慢性髓系白血病（BCR-ABL1⁻aCML）
- 幼年性粒-单核细胞白血病（JMML）
- MDS/MPN，未分类（MDS/MPN-U）
  - 暂定类别：难治性贫血伴环形铁粒幼细胞和血小板增生症（RARS-T）

示了MDS/MPN中单亲二倍体出乎意料地高发，也确认了这些肿瘤中先前未曾怀疑的重现性基因改变[3-7]。

据报道20%~60%的CMML和不典型慢性髓系白血病（aCML）患者具有活化的*NRAS*或*KRAS*突变[6,8-10]。近来文献报道了CMML中的*RUNX1*基因的突变与重排常伴有*RAS*突变。由此推测RAS信号转导通路的改变驱动了骨髓增殖，而*RUNX1*突变或类似改变导致异常的细胞发育和形态异常[3]。据报道少数CMML患者具有*FLT3*内部串联重复突变[11]；还报道了相当大比例的CMML患者中存在*PTPN11*基因突变（见下文）[3,6]。尽管文献中3%~13%的CMML和0%~19%的aCML有*JAK2 V617F*基因突变，但目前尚不清楚是否所有报道的病例均满足WHO诊断标准[12-15]。

尽管JMML远比CMML少见，但其发病机制有关的分子学发现却较容易理解。一个明确的重要发现为JMML的造血祖细胞对粒细胞-巨噬细胞集落刺激因子（GM-CSF）而不是其他生长因子高度敏感[16,17]。由于JMML中无GM-CSF受体异常的证据，由此推测从GM-CSF受体到细胞核的信号转导通路很可能被下调，研究焦点集中于由受体-配体结合后激活的下游转导通路上。了解这种对GM-CSF的高度敏感性并认识到部分JMML病例与神经纤维瘤病1型（NF1）之间的联系就会把焦点特别集中到RAS信号转导通路上[18,19]。患有NF1的儿童发生JMML或其他髓系肿瘤的易感性增加（达到非NF1儿童风险的500倍）[10]。鉴于未知的原因，这一风险随年龄增长而降低并且到成年期时消失。遗传性NF1患者两个NF1等位基因中的一个存在缺陷，该基因编码神经纤维瘤蛋白，一种GTP酶活化蛋白，通过与活化的RAS-鸟苷三磷酸（GTP）杂交而下调RAS通路以灭活RAS-鸟苷二磷酸（GDP）（图47.1）。约10%~20%的JMML儿童（其中许多缺乏*NF1*的临床表型）获得了第二次针对改变的野生型*NF1*等位基因的打击，导致神经纤维瘤蛋白的完全缺失和无法调低RAS信号通路[10,19]。研究显示另有多达25%的JMML患者具有活化的*NRAS*或*KRAS*点突变，导致活化的RAS-GTP增加[20,21]。这些突变与NF1异常相互排斥。最后，偶有Noonan综合征（一种罕见的遗传性疾病）患者发生JMML。与该病有关的基因为*PTPN11*，该基因编码蛋白酪氨酸激酶SHP-2，这是另一种在调节RAS通路中起重要作用的蛋白（图47.1）。尽管仅有少部分Noonan综合征患者发生JMML，但*PTPN11*的体细胞突变是JMML中最常见的分子学损害，发生于无Noonan综合征临床特点的儿童——与伴有*NF1*异常儿童中所见情况类似[22,23]。*PTPN11*突变与突变的*NF1*、*KRAS*和*NRAS*相互排斥。尽管*NF1*、*NRAS*或*KRAS*和*PTPN11*的突变造成RAS信号通路的结构性活化，导致JMML祖细胞对GM-CSF的高度敏感[10]，尚不清楚是否需要其他的遗传学改变而导致发病。

RARS-T目前作为MDS/MPN中暂定类别，特点为巨核细胞增殖伴血小板增多，以及贫血伴环形铁粒幼细胞。多达50%的RARS-T病例伴有*JAK2*突变[24-28]。并且，SNP-A研究表明RARS-T患者中单亲二倍体的发生率增高，包括UPD1p[3,7]。常见累及的1p区包括*MPL*，有些病例已证实伴*MPL* W515L突变。因此，能够解释RARS-T中增殖成分的异常，在有些病例中已被揭示。但是，迄今为止少数RARS-T病例经体内培养体系统研究表明，细胞不形成MPN伴有突变的*JAK2*或*MPL* W515L病例中所预期的内源性增殖集落。相反，这些细胞形成与MDS中相似的小集落，提示存在一种或多种其他遗传学缺陷导致异常细胞发育[26,29]。

总之，目前报道的资料中信号转导通路的异常，特别是RAS通路异常，与许多MDS/MPN患者的骨髓增殖表现有关。额外的遗传学异常（如*RUNX1*突变）与骨髓增生异常的特征有关，以及MDS/MPN中成熟受损，这些假说令人关注，并且类似Kelly和Gilliland提出的AML中的多重打击的假说[30]。他们提出，编码信号转导中蛋白的基因异常（Ⅰ类异常）导致肿瘤细胞增殖或生存受益，而编码转录因子的基因异常（Ⅱ类异常）导致分化与成熟受损。这是一个解释骨髓增殖与骨髓增生异常的特征如何能够共存的很有价值的观点。

47.2 慢性粒-单核细胞白血病（CMML）

慢性粒-单核细胞白血病（CMML）的主要特点外

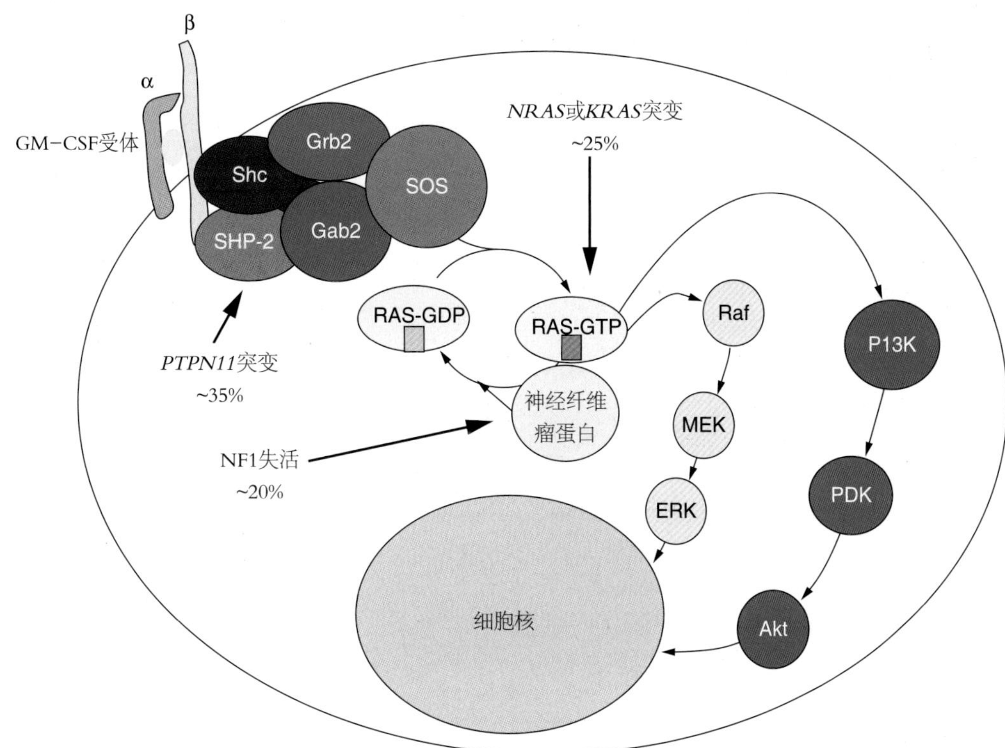

图47.1 幼年性粒-单核细胞白血病（JMML）中的RAS信号蛋白的分子学异常。粒细胞-巨噬细胞集落刺激因子（GM-CSF）与其受体结合，诱导形成异质二聚体，吸引信号分子与衔接子的复合物，包括Shc和Grb2。这些蛋白依次募集Grab2、SHP-2（由PTPN11编码）以及SOS，催化RAS上的鸟嘌呤核苷酸互换，并使细胞内RAS-鸟苷三磷酸（RAS-GTP）水平增加。一旦激活，RAS-GTP与一些下游效应器相互作用。GTP酶活化蛋白、神经纤维蛋白（由NF1编码）和P120GAP与RAS-GTP结合，加速活化的RAS-GTP向失活的RAS-鸟苷二磷酸（RAS-GDP）转化。对GM-CSF高度敏感是JMML的细胞学特征，源自一些独特的遗传学机制。*PTPN11*的突变增强了SHP-2的磷酸酶活性并增强RAS信号传导。与之类似，*NRAS*或*KRAS*中的突变导致突变的RAS蛋白以活化的RAS-GTP结合的构象积聚。通过NF1肿瘤抑制基因的突变使神经纤维蛋白失活来下调RAS信号，导致活化的RAS-GTP无法转化为失活的RAS-GDP

周血单核细胞增多（$>1\times10^9$/L），在白细胞中≥10%（表47.2）。包括幼单核细胞（“等同于原始细胞”）在内的原始细胞在外周血细胞中<20%并且在骨髓有核细胞中<20%[31]。必须除外反应性单核细胞增多的情形；并且髓系增殖合并*BCR-ABL1*融合基因或伴*PDGFRA*、*PDGFRB*和*FGFR1*重排要排除在CMML的诊断之外。尽管外周血单核细胞绝对数增多是诊断的必需条件，但其他的血液学参数却有显著差别。有些病例除单核细胞增多之外，由于显著的中性粒细胞增多而导致白细胞升高，而其他患者的白细胞数正常甚至由于中性粒细胞减少而白细胞减少。有些病例，骨髓增生异常极其轻微，而其他病例骨髓所有系别都有明显的发育异常改变。有些学者建议按白细胞数将CMML分为两个亚型：骨髓增生异常型CMML，白细胞数$<13\times10^9$/L；骨髓增殖型CMML，白细胞数$\geq13\times10^9$/L[32]。尽管骨髓增生异常型和骨髓增殖型CMML的分子学发病机制可能有些差别，但这些差别仍存在争议[3,6]。多数发表的资料表明，只按照白细胞数对CMML进行分型无法识别具有独特临床预后的疾病亚群[33-37]。因此，WHO未按白细胞数对CMML分型；然而，由于包括幼单核细胞在内的原始细胞比例确实影响预后，因此将CMML分为两种类型：CMML-1和CMML-2，按照外周血与骨髓中原始细胞加幼单核细胞的比例划分（表47.2）[37,38]。此外，有些CMML病例表现为嗜酸性粒细胞增多。这些病例应总是查找*PDGFRA*、*PDGFRB*或*FGFR1*异常的证据；若发现任何上述异常，该病例就应重新归入髓系肿瘤伴嗜酸性粒细胞增多和特定基因重排。若无上述异常并且嗜酸性粒细胞数$\geq1.5\times10^9$/L，则诊断为CMML伴嗜酸性粒细胞增多较为恰当。

47.2.1 临床表现

成人总体年发病率约为0.5/100000，但60岁约为3/100000[2]。男性较女性多见。最常见症状包括发热、感染或出血（多达30%病例）以及血栓并发症

表47.2　WHO分类中慢性粒-单核细胞白血病（CMML）的诊断标准

1. 外周血单核细胞持续增多 > 1.0×10^9/L
2. 无Ph染色体或BCR-ABL1融合基因
3. 无*PDGFRA*、*PDGFRB*或*FGFR1*重排（伴有嗜酸性粒细胞增多的病例要特别加以排除）
4. 外周血和骨髓中原始细胞* < 20%
5. 一系或多系髓系细胞发育异常；若无骨髓增生异常或者轻微，当符合其他诊断标准并且具备以下条件时仍可诊断为CMML： （a）造血细胞中存在获得性克隆性细胞遗传学或分子遗传学异常 或（b）单核细胞增多至少已持续3个月 和（c）排除了引起单核细胞增多的其他所有病因
CMML-1：若外周血中包括幼单核细胞在内的原始细胞 < 5%，骨髓中 < 10%，并且符合诊断标准中的1~5项，诊断为CMML-1
CMML-2：若外周血中包括幼单核细胞在内的原始细胞占5%~19%或骨髓中占10%~19%；或者，外周血或骨髓中可见Auer小体且原始细胞 < 20%；并且，符合诊断标准中的1~5项，诊断为CMML-2
CMML-1或CMML-2伴嗜酸性粒细胞增多：若符合CMML-1或CMML-2的诊断标准，嗜酸性粒细胞数≥1.5×10^9/L且符合包括第3项在内的上述5项诊断标准则诊断为本病

注：*，原始细胞包括原粒细胞、原单核细胞和幼单核细胞。见正文和图47.3。

（10%~15%病例）；有些患者因脾大而出现早饱，可能是最初的主诉[34]。自身免疫性疾病，包括血管炎综合征、关节炎或典型的结缔组织病，见于近10%病例[39]。30%~40%病例出现肝脾大。白细胞数增多者肝脾大更明显，也更可能有淋巴结增大和白血病性皮肤浸润[33,34]。

47.2.2　实验室检查

47.2.2.1　外周血

文献中强调了CMML白细胞计数变化较大。白细胞计数范围为（2~500）×10^9/L，中位数常在（10~20）×10^9/L之间[33,40,41]。血小板常轻度减少（80~100）×10^9/L，但也有报道血小板减少，范围（1~700）×10^9/L。贫血常为轻度，但血红蛋白可低至5g/dl[33,34,40,41]。

按照定义，所有病例都有单核细胞增多。文献报道的单核细胞绝对数从1×10^9/L到200×10^9/L以上[34,41]。但大多数病例的单核细胞数 < 5×10^9/L。单核细胞占白细胞的10%以上[32]。这个比例很重要，因为一些疾病如BCR-ABL1阳性慢性髓系白血病（BCR-ABL1$^+$CML），诊断时单核细胞分类计数仅占1%~2%，但其绝对数却显著增高。CMML外周血中单核细胞为典型的成熟型，仅有轻微形态学异常（图47.2）；但可出现异常颗粒、少见的核分叶和纤细的核染色质[42]。后者最好称为"异常"单核细胞，用于描述形态学异型性和稍许不成熟而又缺乏幼单核细胞特点的单核细胞（图47.3）。幼单核细胞在CMML中被认为等同于原始细胞[1]，细胞核扭曲折叠更精巧、染色质细腻、核仁小而不明显，细胞质呈细颗粒样。原粒细胞和（或）原单核细胞增多可导致原始细胞增多。原单核细胞体积大，胞质丰富，可含有少数空泡或细颗粒；蕾丝状精致的染色质，一个或多个核仁（图47.3）。原单核细胞与幼单核细胞形成连续的形态谱系，可能难以区分，分类时将两者合并计数。原粒细胞、原单核细胞和幼单核细胞与更为成熟的"异常"单核细胞和正常单核细胞的区分，对于CMML和AML的鉴别诊断非常重要。若原始细胞（原粒细胞、原单核细胞和幼单核细胞）占外周血白细胞的5%~19%或占骨髓有核细胞的10%~19%，则诊断为CMML-2；若外周血与骨髓中原始细胞≥20%则诊断为AML[31]。若外周血与骨髓中原始细胞 < 20%，即使发现Auer小体也诊断为CMML-2.

中性粒细胞计数范围可从 < 0.5×10^9/L到近乎200×10^9/L，但通常正常或仅中度增多。诊断时前体中性粒细胞（早幼粒细胞、中幼粒细胞和晚幼粒细胞）一般在外周血白细胞中 < 10%[32]。可有轻度嗜碱性粒细胞增多，通常 < 2%。也可见嗜酸性粒细胞增多，若细胞数持续性 > 1.5×10^9/L，可诊断为CMML伴嗜酸性粒细胞增多[31]。所有这类病例，都应检测*PDGFRA*、*PDGFRB*和*FGFR1*重排；发现任何上述重排之一则排除CMML。这种病例应归入髓系肿瘤伴嗜酸性粒细胞增多和*PDGFRA*、*PDGFRB*或*FGFR1*异常。

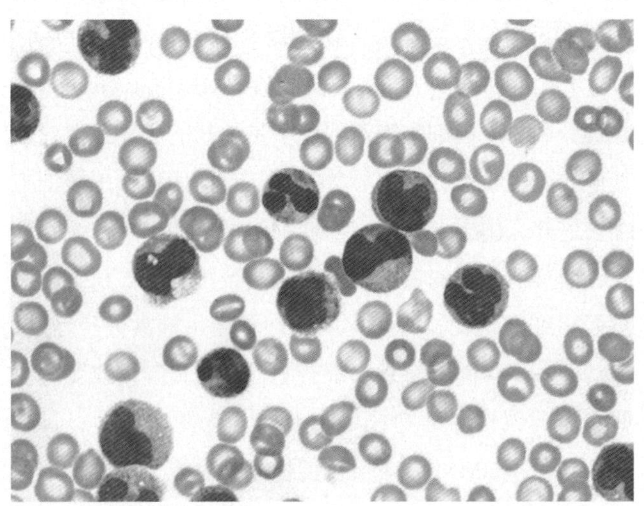

图47.2　慢性粒-单核细胞白血病-1型（CMML-1）。外周血涂片示白细胞数轻度升高，单核细胞绝对值增多及中性粒细胞系轻微的发育异常

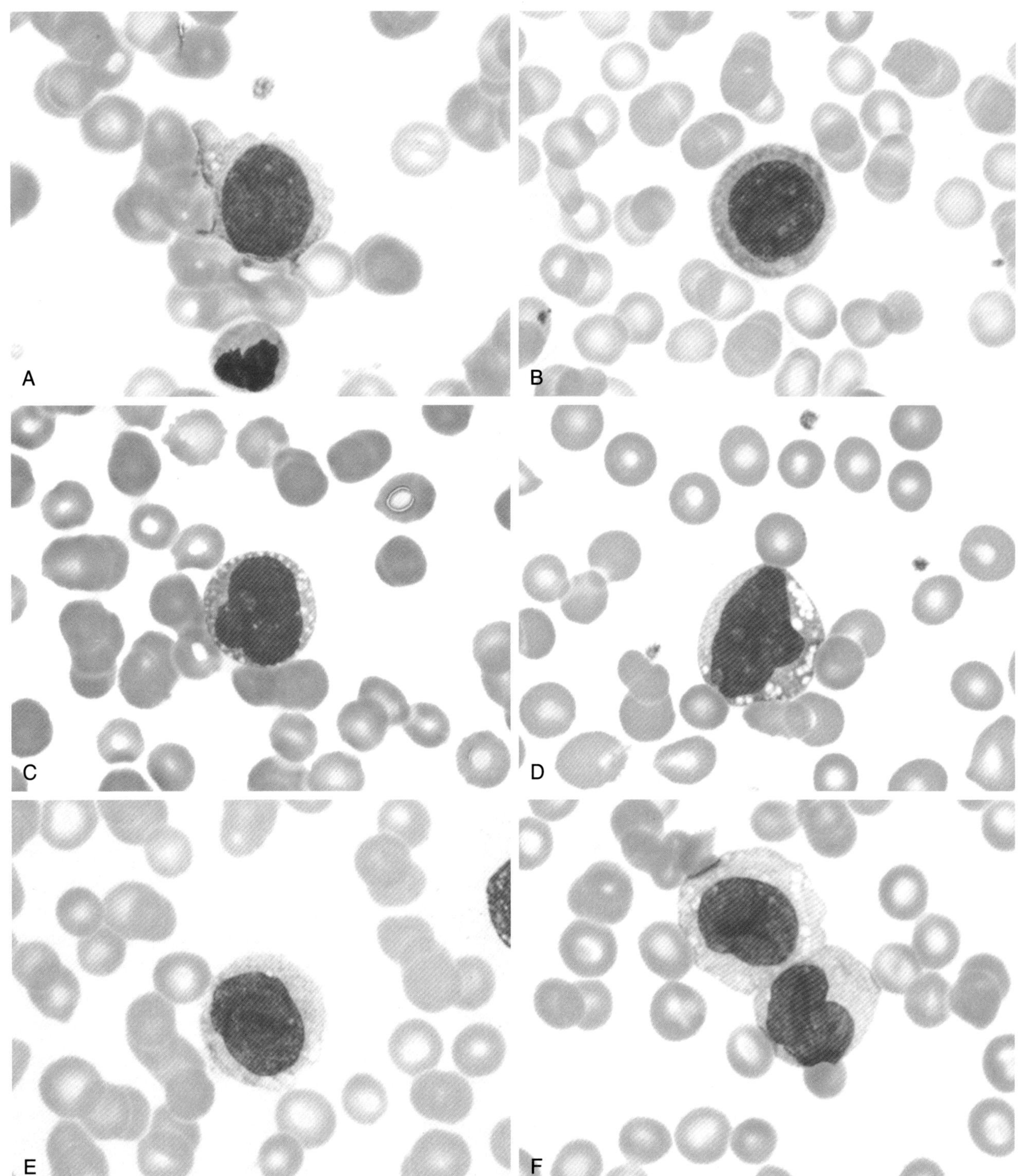

图47.3 原单核细胞、幼单核细胞和异常单核细胞。 A~D. 原单核细胞体积大，核圆或卵圆形，可轻度不规则，蕾丝状染色质，一个或多个明显程度不同的核仁，中等至丰富的细胞质，可含有少量胞质空泡或细颗粒。E~H. 幼单核细胞核更为不规则且轻度折叠，染色质细腻，核仁不明显，中等量至丰富的细颗粒状胞质，可含有少量空泡。

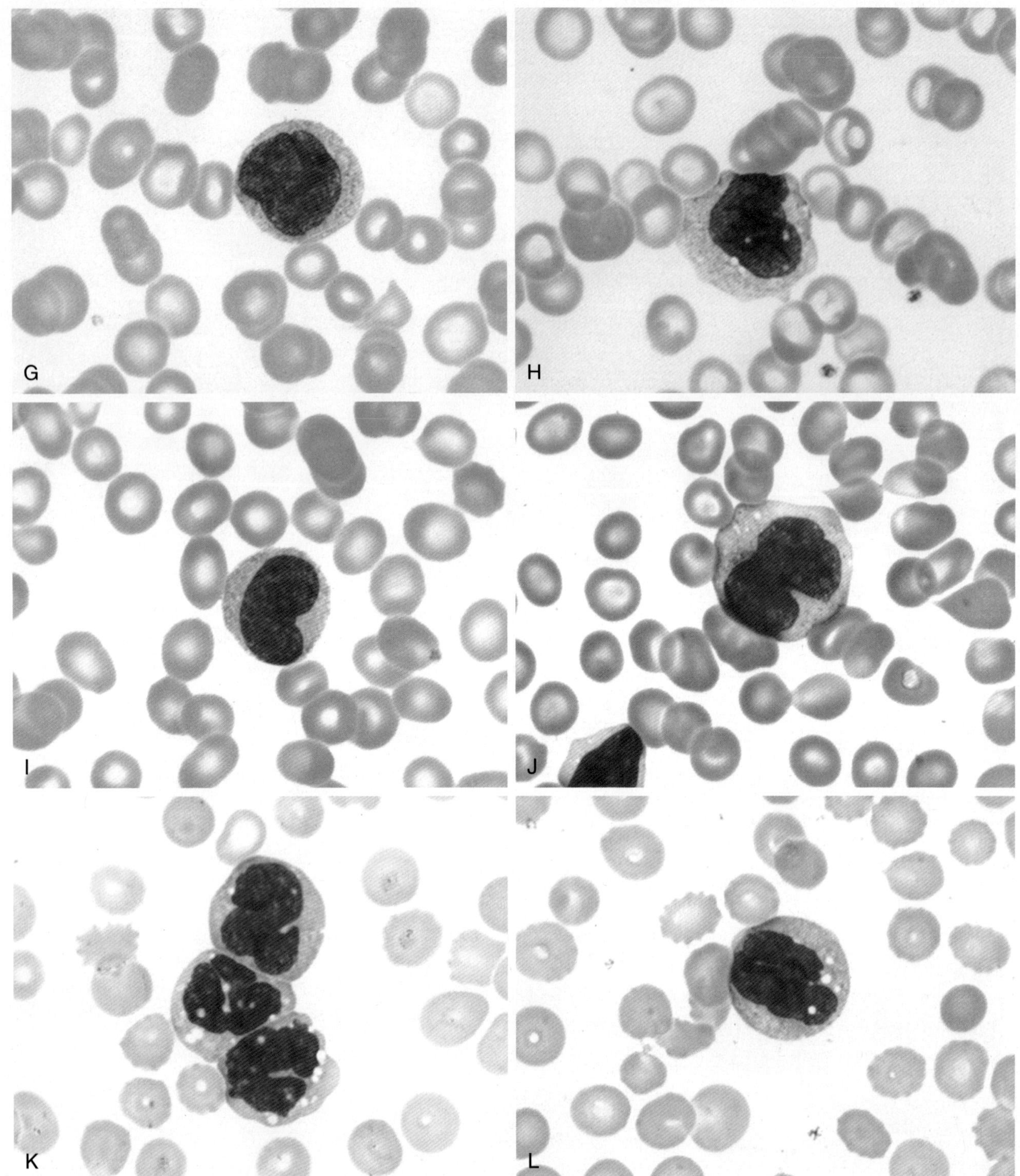

图47.3 原单核细胞、幼单核细胞和异常单核细胞（续）。I~L. CMML中不成熟的异常单核细胞。然而，这些异常单核细胞具有更为浓密的核染色质；形态异常、不规则或折叠的细胞核以及丰富的灰蓝色的细胞质，伴有较多的胞质颗粒以及常为较多的胞质空泡

相当少数的病例外周血即使粒系造血异常也极其轻微，包括分叶少或异常分叶核的中性粒细胞或胞质颗粒少[43]。通常认为白细胞数高者较白细胞数低者发育异常程度轻，但有些学者报道发育异常的严重程度与白细胞数之间无明显的联系[33]。

47.2.2.2 骨髓

75%以上患者的骨髓活检细胞量增多（图47.4），但数量正常甚至减少者也可见到[40,44,45]。粒系增殖常常是骨髓活检中最为显著的特点，粒红比例明显增大（图47.4）；但是红系前体细胞通常容易识别，甚至有些病例数量增多。巨核细胞数可增多、正常或减少。多达75%病例有微小巨核细胞或异常核分叶的巨核细胞[43,44]，但有些病例也可见到增大的巨核细胞。CMML中巨核细胞簇少见。

诊断CMML时所需的骨髓中单核细胞数从未确定过，文献中报道的单核细胞比例差异很大。若骨髓活检标本固定充分，进行薄切片，染色良好，则可观察单核细胞的增殖（图47.4B）。活检标本行免疫组化染色，如CD14和CD68染色，可有助于单核细胞的识别（图47.4）[43,44]，但是按照笔者的经验，外周血与骨髓穿刺涂片的非特异性酯酶细胞化学染色更为可靠（图47.5，图47.6）。如果有原始细胞增多，在活检切片中则容易被发现。活检标本CD34染色可有助于评估原始细胞比例（图47.7），但原单核细胞或幼单核细胞可不表达CD34；因此，不应过度依赖表达该抗原的细胞数，细致形态学观察是必要的。据报道，多达20%病例（CMML-2病例所占比例较高）的活检标本中可见不同大小的分化成熟的浆细胞样树突细胞结节（图47.4）[43]。多数CMML病例网状纤维轻度增多，30%~60%病例（特别是CMML-2）可表现为明显增多[44,46]。也可见到淋巴细胞数量增多与淋巴细胞小结[44]。

满意的骨髓穿刺涂片是评估原粒细胞、原单核细胞、幼单核细胞和单核细胞数量以及观察不同系别细胞发育异常的最好材料。α萘酚醋酸酯酶或α萘酚丁酸酯酶细胞化学染色检测单核细胞，单用或联合使用萘酚-ASD-CAE，后者主要标记中性粒细胞，强烈推荐在考虑CMML的诊断时使用（图47.6）。常有异常粒系造血，骨髓穿刺涂片较外周血涂片更为常见。异常红系造血，特别是巨幼样变或环形铁粒幼细胞，大约见于25%病例。骨髓活检中描述的异常巨核细胞形态在穿刺涂片中也能见到。

47.2.2.3 髓外组织

常见脾增大，由于白血病性粒-单核细胞浸润脾（红髓为主）所致（图47.8）[31]。部分CMML患者脾切除标本中可见三系髓外造血，可见大量泡沫样巨噬细胞。脾切除多是为了缓解血小板减少（实验性治疗）[47]。有些学者报告CMML患者的高死亡率和发病率与脾切除有关[47]。少数患者可出现淋巴结增大。这些病例应该做淋巴结活检，因为患者可能会出现髓外转化的急性白血病。罕见的CMML病例中在切除的脾或淋巴结标本中可能会见到浆细胞样树突细胞肿瘤性增殖，与骨髓中所见相同[48,49]。

47.2.2.4 免疫表型

流式细胞学分析示白血病细胞表达粒-单核细胞标记，如CD33和CD13；不同程度地表达CD14、CD68和CD64[31]。CMML中的单核细胞常有两个或多个抗原的异常表达，包括过表达CD56，异常表达CD2或低表达HLA-DR、CD14、CD13、CD15或CD64[50-52]。一些表型异常，如低表达CD14，可能反映单核细胞的不成熟。成熟中的中性粒细胞也可出现异常表型特点，如成熟相关抗原表达的不同步或异常散射光特性。CD34$^+$细胞数增多或出现异常免疫表型的原始细胞群预示发生AML转化；但是，如前所述，CD34并非总能检测出AML转化，因为不成熟单核细胞一般不表达CD34[52]。

骨髓活检组织切片免疫组化可与骨髓细胞组织结构联系起来评估各细胞成分，这有助于区分CMML及其他MPN以及反应性病变（图47.7）。包括不成熟型和原始细胞在内的粒细胞与单核细胞表达CD33，可用石蜡包埋标本检测[53]。溶菌酶免疫组化染色有助于突出粒系与单核系成分，但是CD33或溶菌酶均不能区分两者。CD33或溶菌酶与CAE细胞化学染色联合应用便于识别单核细胞，单核细胞为CD33和溶菌酶阳性，但CAE阴性；相反，粒细胞为CD33、溶菌酶和CAE阳性。其他标记，如CD68（KP1）、CD68R（PG-M1）、CD11b、CD11c、CD14、CD16、CD56、CD117、CD163以及HLA-DR都有助于评估CMML中的粒细胞与单核细胞成分。有些学者认为若上述一些抗体联合应用，染色的

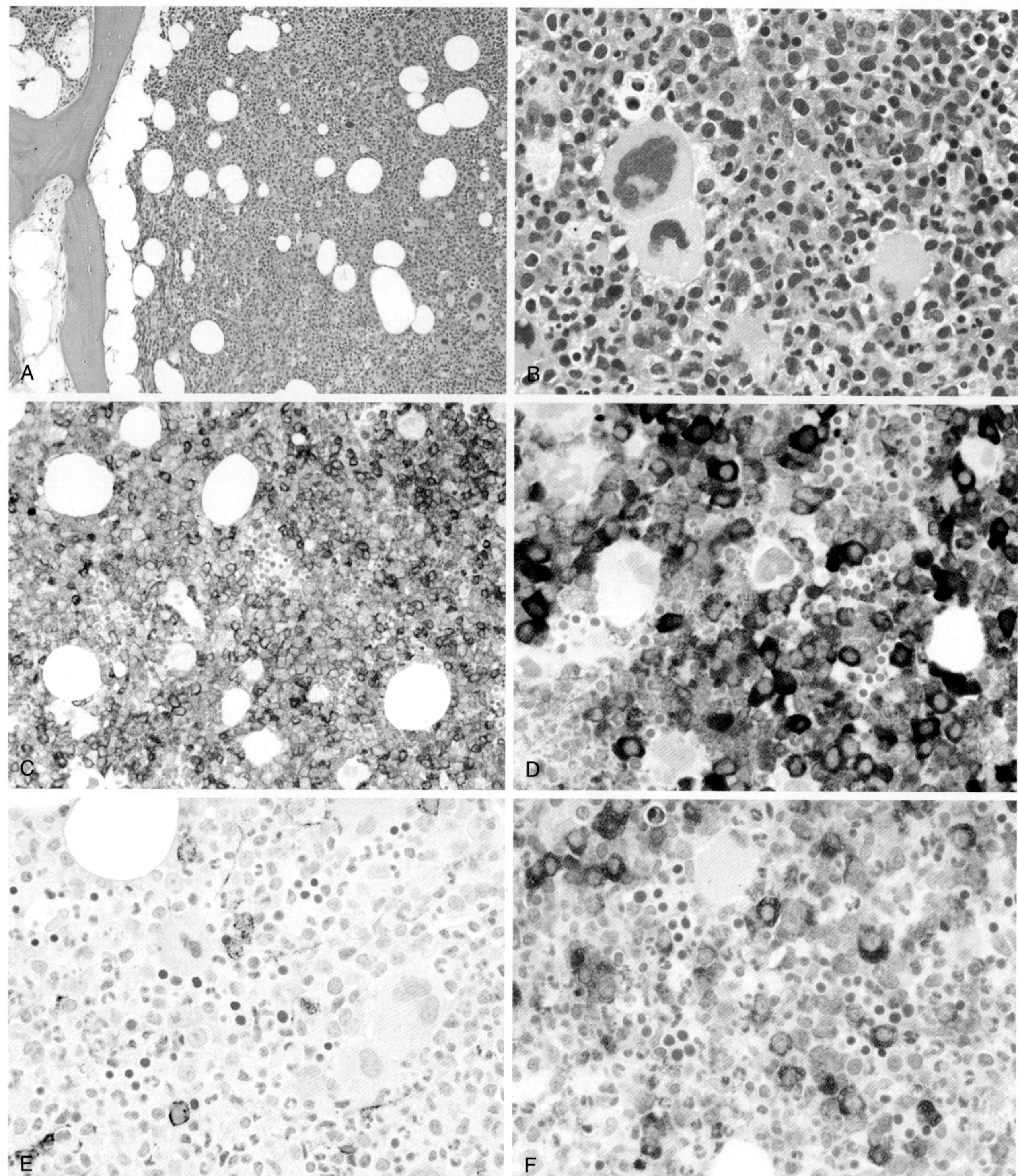

图47.4 慢性粒-单核细胞白血病-1型（CMML-1）骨髓活检。A. 骨髓有核细胞增多，伴明显的粒系与单核系细胞成分以及大小不一的巨核细胞。B. 高倍镜示胞核折叠的单核细胞散在分布于粒细胞之中，体积大的巨核细胞较易识别。尚可见明显的红系成分。免疫组化CD33（C）和溶菌酶（D）染色分别突出显示粒系与单核系细胞成分。E. 免疫组化CD34染色仅偶见$CD34^{+}$不成熟的单个核细胞。F. 免疫组化MPO染色显示大量不成熟与成熟过程中的粒系细胞。

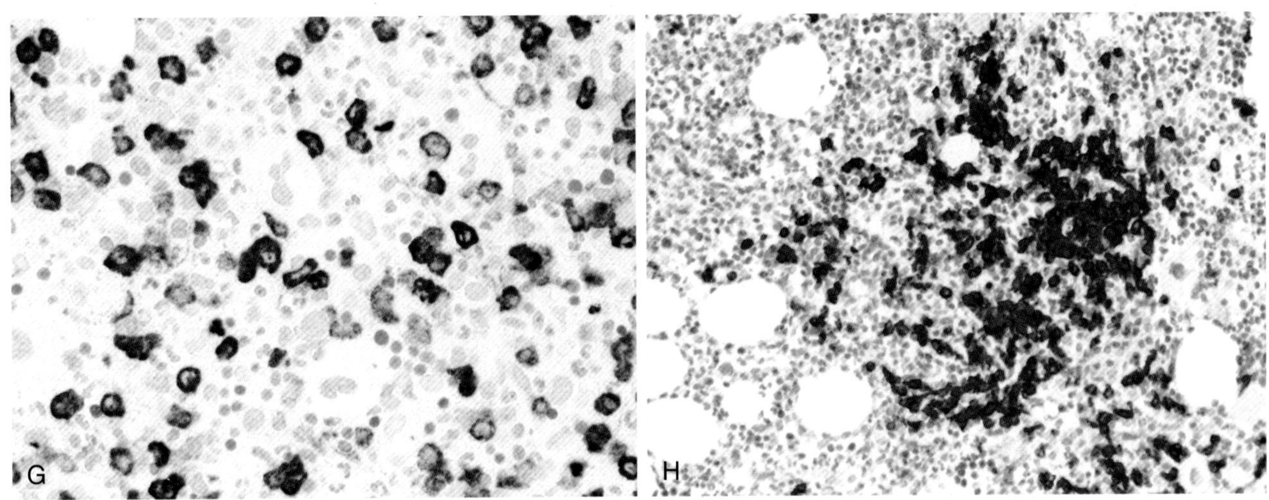

图47.4 **慢性粒-单核细胞白血病-1型（CMML-1）骨髓活检（续）**。G. CD14染色示增多的单核细胞。H. 免疫组化CD123染色突出骨髓活检标本中一个$CD123^+$浆细胞样树突细胞的结节

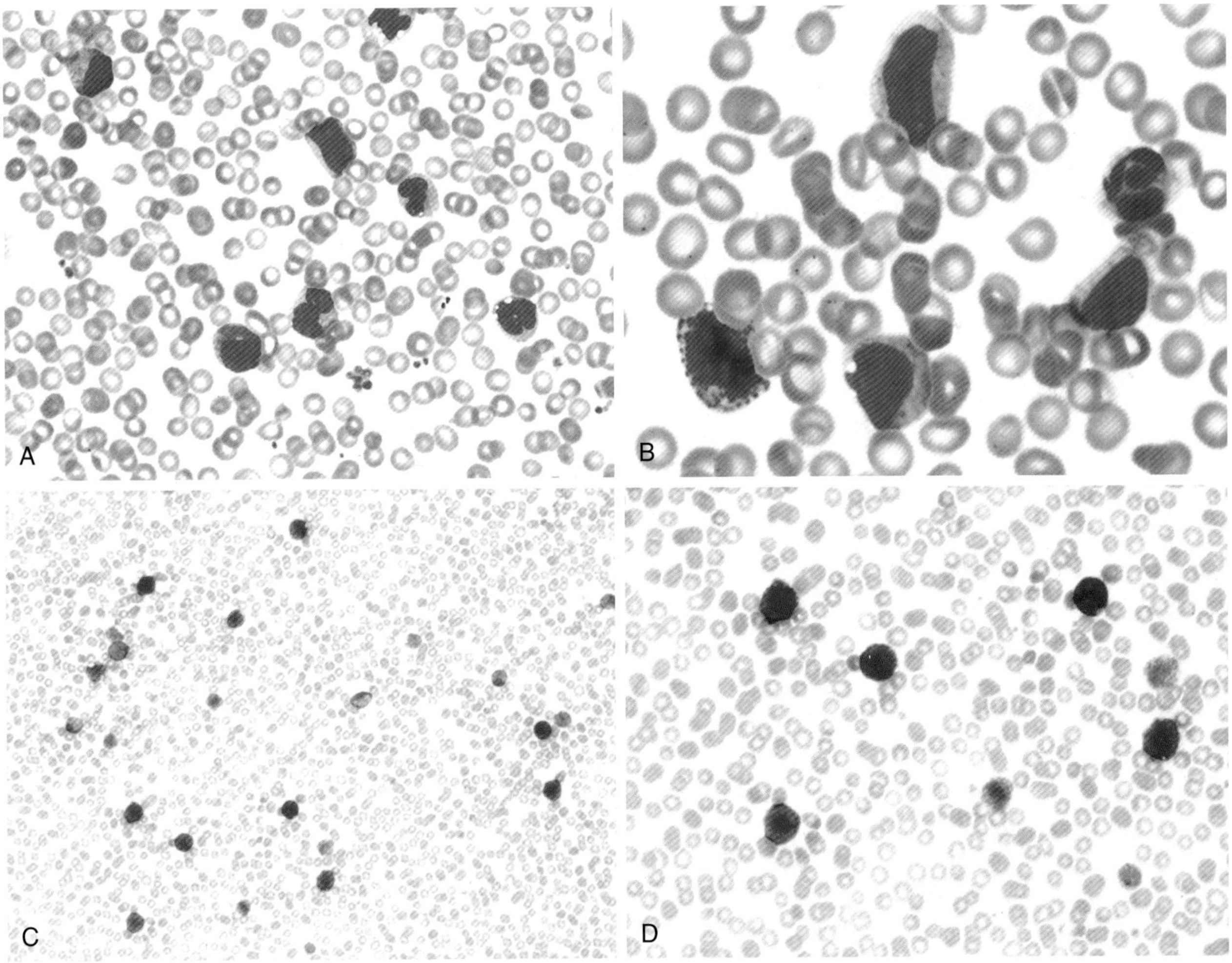

图47.5 **慢性粒-单核细胞白血病-2型（CMML-2）**。A与B. 外周血涂片示不成熟粒细胞、循环中的原始细胞和单核细胞。C与D. 经酯酶联合染色更易于观察单核细胞成分：萘酚-ASD-CAE反应联合萘酚丁酸酯酶（单核细胞呈棕色；中性粒细胞呈蓝色）

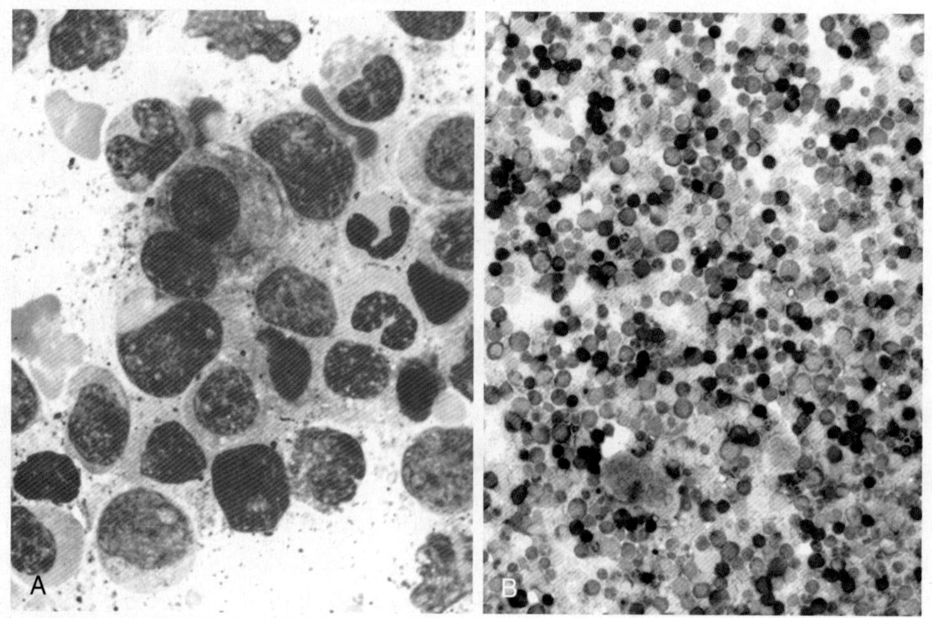

图47.6　慢性粒-单核细胞白血病-2型（CMML-2）。A. 骨髓穿刺涂片示单核细胞和粒细胞成分，散在分布的原始细胞，并见一个发育异常的巨核细胞。B. 骨髓中单核细胞与粒细胞成分通过联合酯酶染色更易于观察：萘酚-ASD-CAE反应联合萘酚丁酸酯酶（单核细胞呈棕色；中性粒细胞呈蓝色）

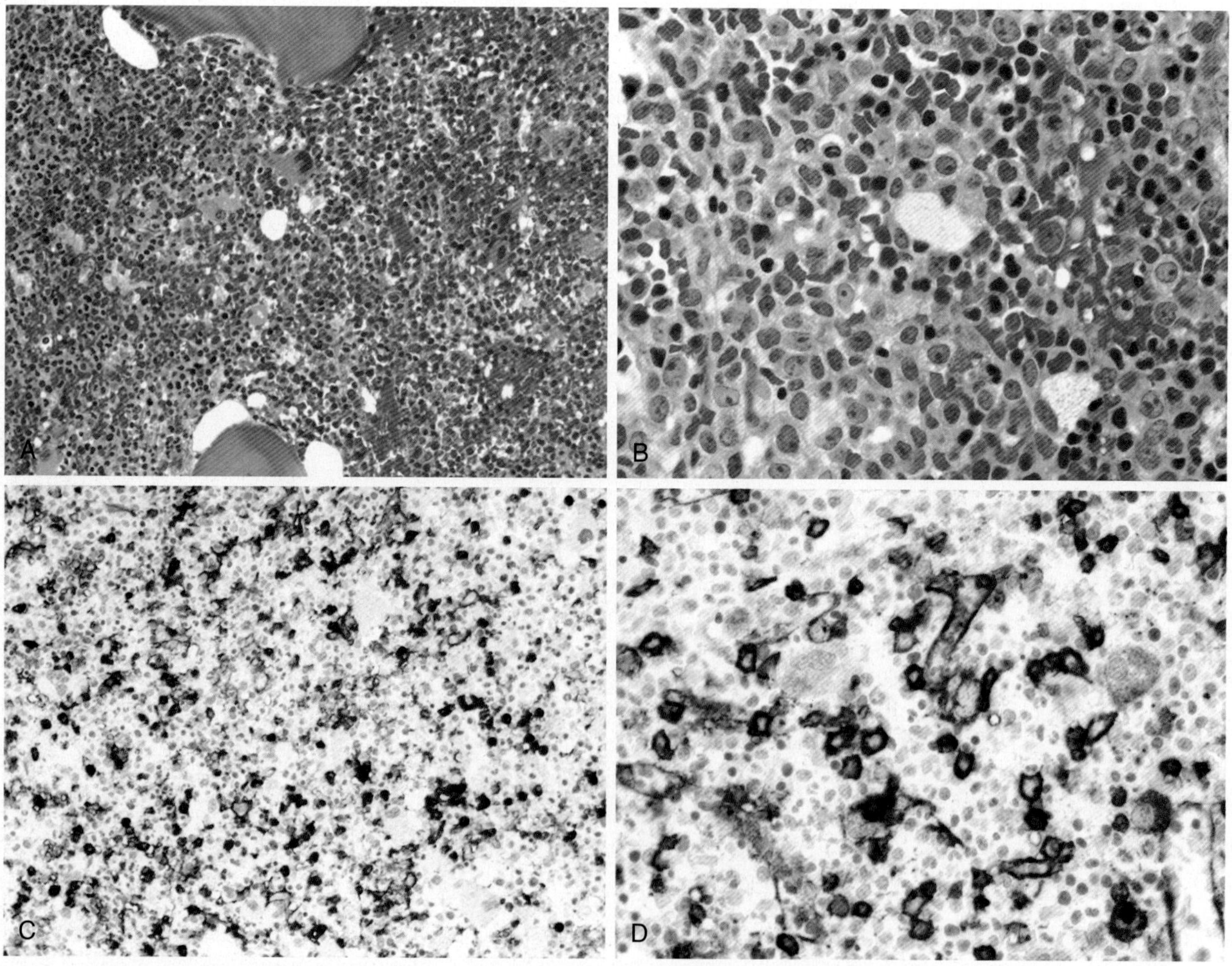

图47.7　慢性粒-单核细胞白血病-2型（CMML-2）。A. 骨髓活检示骨髓有核细胞增多伴明显的粒系与单核系成分，原始细胞增多，以及大量形态学各异的巨核细胞，包括发育异常的巨核细胞。B. 高倍镜示不成熟细胞和原始细胞的增多更易于观察，可见明显的红系细胞成分。C. 免疫组化CD14染色示单核细胞增多，散布于骨髓中。D. 免疫组化CD34染色示$CD34^+$原始细胞增多

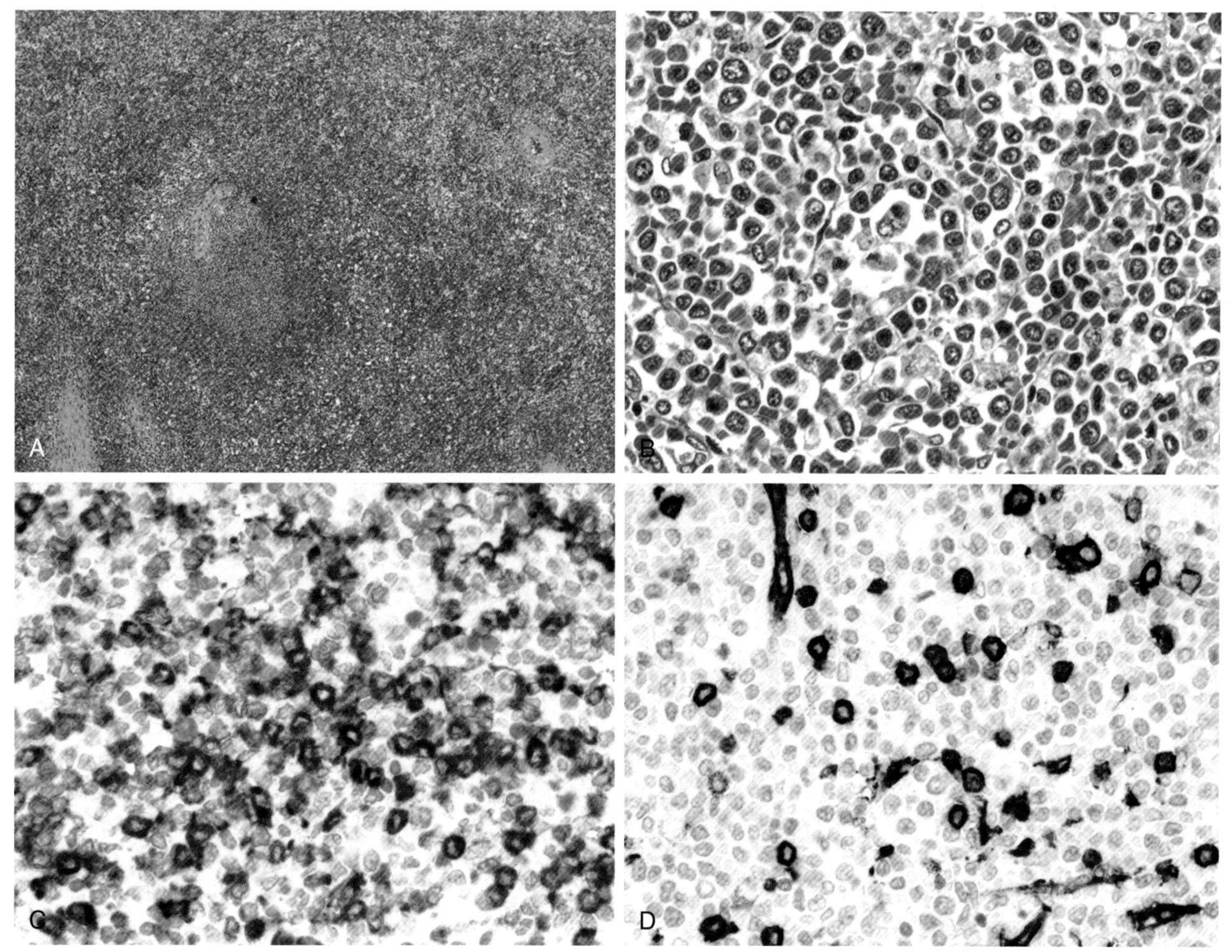

图47.8 慢性粒-单核细胞白血病-2型（CMML-2）脾标本。A. 脾红髓呈白血病样浸润并累及白髓。B. 浸润的细胞包括原始细胞、不成熟粒细胞和单核细胞。C. 免疫组化CD14染色突出显著单核细胞成分。D. 免疫组化CD34染色示CD34⁺原始细胞增多

模式可有助于CMML、aCML和CML的鉴别诊断[43,44,54]。Orazi等[43]报道可用CD123染色识别浆细胞样树突细胞，CD123表达仅限于CMML（特别是CMML-2）病例，在aCML或BCR-ABL1⁺CML病例中未见CD123表达。免疫标记CD61或CD42b可突出异常的巨核细胞[43]。血型糖蛋白C（Glycophorin C）免疫组化染色有助于显示红系前体细胞。

47.2.2.5 细胞遗传学

CMML无特定的细胞遗传学异常。异常核型仅见于20%~40%病例，据报道最常见的重现性异常包括+8、-7、-5、del（12p）、del（20q）以及复杂核型[33,34,55]。涉及11q23上的*MLL*异常在CMML中不常见。若存在，应特别小心地排除AML的可能。

有些学者提出白血病细胞核型为iso（17q）的患者为独特的MDS/MPN亚型，特点为显著的Pelger-Huët样细胞以及外周血中性粒细胞胞质空泡形成（图47.9），常伴有骨髓纤维化、巨核细胞生成异常，预后通常较差[56]。但是几乎所有病例的单核细胞绝对值都增多，符合CMML的诊断标准，但偶有病例可能会符合aCML或MDS/MPN-U。

在发病机制章节中提到，SNP-A分析显示近50%的CMML病例中存在体细胞性单亲二倍体[4,5]。最常见的受累及染色体片段为1p、4q、7q、21q、6p、13q、14q和11q[4]。导致这些染色体杂合性丢失的意义目前不明。最近通过对髓系恶性肿瘤中由于杂合性丢失和缺失所累及的染色体4q24区基因的研究，确认了包括CMML在内的MDS/MPN患者中常见的*TET2*突变，因此提示这种可能的肿瘤抑制基因在CMML发病机制中具有一定意义[57]。

如早先所述，20%~60%患者中有*NRAS*或*KRAS*突变。尽管有些学者将突变的RAS蛋白与较高的白细胞数联系起来[3]，但是在其他研究中未曾见到[6]。CMML的阵列比较基因组杂交显示常有*RUNX1*基因的改变[3]，常与*RAS*基因的突变协同出现。另外，据报道发生在

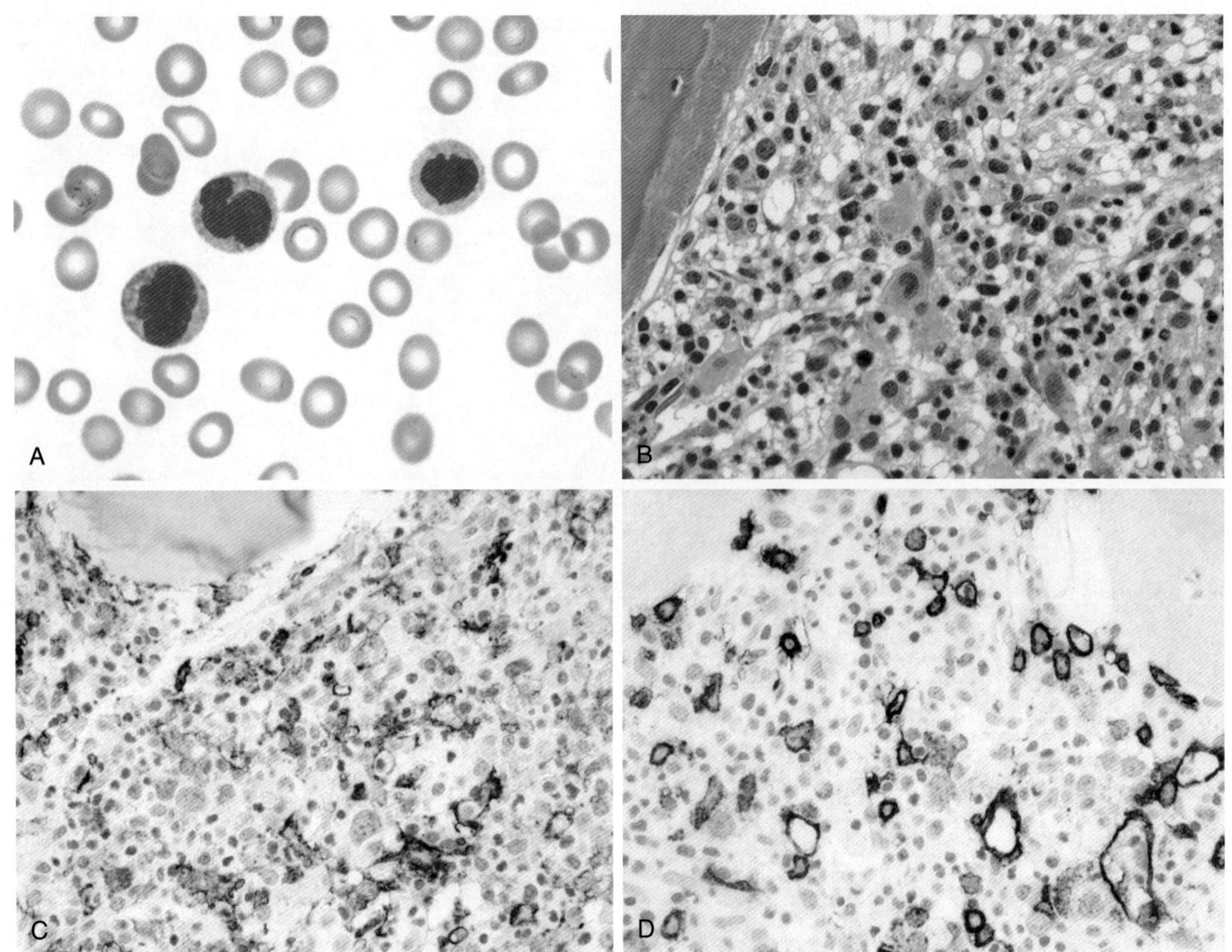

图47.9 等臂染色体17q（iso17q）。A. 许多伴有i（17q）的患者单核细胞绝对值增多，有异常的单核细胞和发育异常的粒细胞，表现为Pelger-Huët样细胞核，染色质浓密，胞质颗粒减少。B. 骨髓活检示粒系增殖伴明显的发育异常和巨核细胞生成异常。C. 免疫组化CD14染色突出显示增多的单核细胞成分。D. 免疫组化CD34染色示增多的$CD34^+$原始细胞

C-末端的*RUNX1*突变可预测早期发生的AML转化[58]。CMML中其他突变涉及1级和2级基因，在生物学和疾病的进展方面起一定的作用[59,60]。

尽管学者们长期对MDS和MDS/MPN中基因甲基化的表观遗传学异常感兴趣，但是关于CMML中基因甲基化的资料仅有少数病例，这些病例通常包含在MDS的研究中且为数量有限的特定基因[61]。文献报道的33个CMML病例中，细胞周期调节基因p^{15INK4}的启动子甲基化占58%，与mRNA和蛋白质表达减少以及DNA甲基转换酶DNMT3A的表达增加有关[62]。RASSFIA与SHP-1的甲基化、RTK/RAS信号的负调节在CMML中罕见[63]。有关SOCS1的数据存在争议，但据报道SOCS1甲基化与较高频率的*NRAS*突变、预后差和极大的转化为急性白血病的累积风险有关，但不独立影响生存[63]。

最近，对大系列的包括CMML在内的AML、MDS和MDS/MPN患者进行了全基因组DNA甲基化微列阵分析联合高密度SNP-A核型检测，结果表明，包括CMML在内的所有髓系肿瘤中，肿瘤抑制基因的异常甲基化时常发生，并且可与染色体的缺失协同以使肿瘤抑制基因沉默从而影响疾病的进程[64]。而且，据报道去甲基化药物可以改善一小部分CMML患者的临床症状，因此，显示了这种表观遗传学机制在CMML的发病机制与转化中的重要性[65-67]。

47.2.2.6 其他实验室检查

血清溶菌酶水平通常升高且与外周血中单核细胞增多的程度相平行。多克隆性高γ球蛋白血症见于50%~60%病例，偶尔可查到单克隆蛋白[68,69]。在一项研究中，无前期输血史的患者中约20%病例Coombs实验阳性[69]。

47.2.3 鉴别诊断

CMML的诊断有时很困难，特别是当发育异常轻

微、单核细胞轻度增多、无细胞遗传学异常以及单核细胞增多的时限不详时。CMML鉴别诊断需要考虑的其他疾病见表47.3。

47.2.3.1 反应性单核细胞增多

单核细胞绝对数增多是CMML的标志，但无特异性，可见于多种炎症和造血、非造血系统肿瘤，所有这些疾病在诊断CMML之前都应考虑并予以排除。病毒、真菌、原虫、立克次体和细菌感染常伴有单核细胞增多，自身免疫性疾病以及其他慢性炎症性疾病也是如此。单核细胞增多也常见于淋巴瘤患者，尤其是霍奇金淋巴瘤（HL），但也可见于其他造血与非造血系统恶性肿瘤。鉴别反应性单核细胞增多与CMML的最重要步骤，就是细心研究病史，查找潜在炎症或恶性疾病的证据，仔细查体确定是否有脏器增大（支持CMML），观察外周血涂片是否有发育异常的、形态学异常的或不成熟的单核细胞。如发现淋巴瘤细胞，则支持其他诊断。考虑这些之后，如仍认为有可能是CMML，就应做骨髓检查和适当的遗传学检查以证实诊断。外周血或骨髓单核细胞的流式细胞学检查可提供有价值的信息。发现多个异常，如同一细胞上过表达CD56和低表达髓系抗原，都支持CMML的诊断[50]。然而，反应性单核细胞也可有异常表型。需要进一步研究来确定特殊的异常免疫表型组合是否为CMML所特异。仔细研究许多病例后发现反应性单核细胞增多较CMML更为常见。若外周血与骨髓中无发育异常或仅有轻微发育异常，且无髓系相关的核型异常或其他能明确界定发病过程的异常，最好先做出一个描述性诊断，直到经过3~6个月的观察以明确单核细胞增多为持续性且无其他潜在的病因之后，再做出一个确切的诊断[31]。

表47.3 慢性粒-单核细胞白血病（CMML）的鉴别诊断

- 反应性单核细胞增多伴以下情形：
  - 感染（结核、梅毒、亚急性细菌性心内膜炎）
  - 自身免疫性疾病（类风湿关节炎、系统性红斑狼疮、溃疡性结肠炎、多动脉炎）
  - 结节病
  - 恶性肿瘤（霍奇金淋巴瘤、B和T细胞淋巴瘤、癌）
- BCR-ABL1$^+$CML
- 髓系肿瘤伴*PDGFRA*、*PDGFRB*或*FGFR1*重排
- BCR-ABL1阴性不典型慢性髓系白血病（BCR-ABL1$^-$aCML）
- 急性粒-单核细胞白血病和急性单核细胞白血病
- BCR-ABL1阴性骨髓增殖性肿瘤（例如原发性骨髓纤维化伴单核细胞增多）
- 骨髓增生异常综合征（MDS）

47.2.3.2 急性粒-单核细胞白血病与急性单核细胞白血病

CMML，特别是CMML-2的鉴别诊断中必须包括急性白血病。骨髓穿刺和活检在鉴别诊断中很关键，这是因为原始细胞与幼单核细胞通常在骨髓中比外周血更为显著。即便是骨髓标本，原始细胞的分布也可能无规律，同时检查骨髓活检和骨髓穿刺标本可提供最有价值的信息。此外，区分单核细胞、异常（不成熟）单核细胞、幼单核细胞和原始细胞有时很困难[1]，而有些AML病例与CMML-2的鉴别也是很有挑战性。若外周血或骨髓中原始细胞加幼单核细胞的比例≥20%，则诊断为AML而不是CMML。

47.2.3.3 BCR-ABL1阳性慢性髓系白血病（BCR-ABL1$^+$ CML）

BCR-ABL1$^+$CML与CMML的区分需要依靠形态学结合细胞遗传学与分子遗传学检查：CML中有*BCR-ABL1*融合基因，而CMML不应有此基因。罕见的CML病例，BCR断裂点位于次要断裂点簇区域，导致P190融合蛋白的产生，该蛋白较典型CML病例中的P210蛋白的分子量小。P190蛋白通常伴随于Ph$^+$ALL，但偶有伴此断裂点的病例初期可为CML慢性期，表现为单核细胞数增多，类似于CMML（图47.10）[70]。因此，一旦考虑CMML的诊断就应进行细胞遗传学与遗传学检查以确定是否有*BCR-ABL1*融合基因的存在。

47.2.3.4 髓系肿瘤伴嗜酸性粒细胞增多与*PDGFRB*重排

WHO 2008中加入了一个新的髓系肿瘤亚型，即白血病伴嗜酸性粒细胞增多与*PDGFRB*基因重排，该基因位于染色体5q31-33，编码血小板衍生因子受体β链（PDGFR；见第49章）。最先报道的这种累及*PDGFRB*的重排，与位于染色体12p上的*ETV6*形成融合基因。这种异常的融合基因编码出活化的*PDGFR*[71]。自从最初的报道以来，已经确认了其他一些与*PDGFRB*搭档的基因，都可导致类似的改变[72,73]。最初的病例和一些

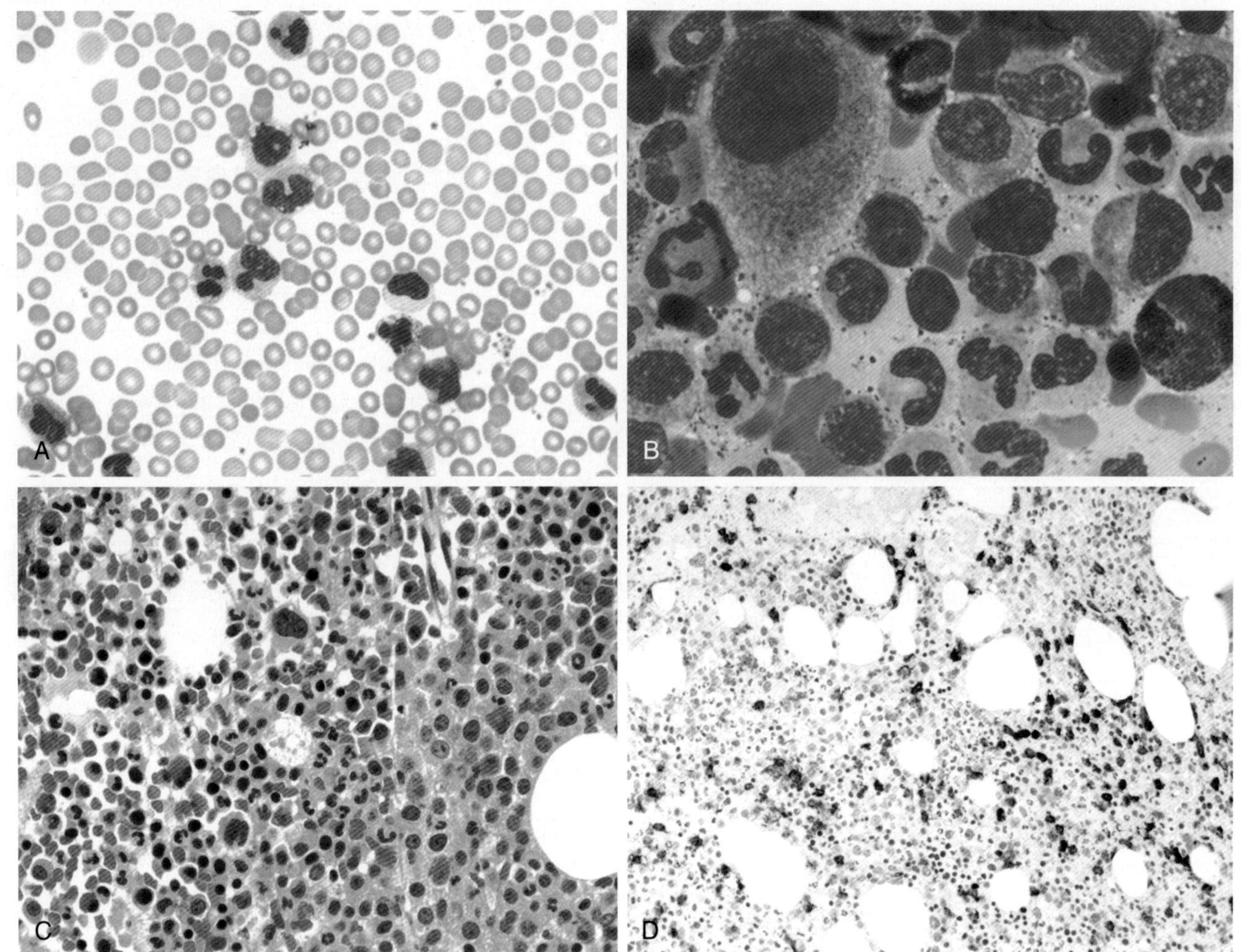

图47.10 BCR-ABL1阳性慢性髓系白血病（*BCR-ABL1*$^+$CML）（伴P190融合蛋白）类似于慢性粒-单核细胞白血病（CMML）。A. 外周血涂片示白细胞增多伴单核细胞增多，循环中各成熟阶段的粒细胞，以及嗜碱性粒细胞增多。骨髓穿刺涂片（B）和骨髓活检（C）示单核细胞增多伴粒系增殖和小而分叶少的巨核细胞。D. 免疫组化CD14染色突出显示增多的单核细胞

之后报道的病例，都有CMML的特点伴嗜酸性粒细胞增多。但是，在WHO分类中，如果出现这种重排以及*PDGFRA*或*FGFR1*重排，就排除CMML诊断；这种病例按照累及的特定基因进行分类。

47.2.3.5 不典型慢性髓系白血病（aCML）

下文将详细讨论本病。简言之，aCML与CMML有许多相似之处，可通过外周血单核细胞比例（aCML中偶尔超过2%~4%，但总是＜10%）以及aCML中更为严重的粒系发育异常进行区分[2,32,33,74]。对于疑难病例，利用非特异性酯酶细胞化学染色检测外周血和骨髓中的单核细胞是非常有价值的。由于aCML的预后非常差，因此与CMML鉴别十分重要。存在*BCR-ABL1*融合基因则排除aCML与CMML的诊断。

47.2.3.6 BCR-ABL1阴性骨髓增殖性肿瘤（*BCR-ABL1*$^-$ MPN）伴单核细胞增多

多达15%的PMF患者出现单核细胞增多，一项研究表明，单核细胞增多是一个独立的预后差的因素，特别是对于年轻患者而言[75]。由于CMML可伴有明显的网状纤维增生[46]，它与PMF及其他MPN的鉴别可能会有困难。这种病例骨髓活检发现簇状分布的多形性、怪异的巨核细胞，胞体大小不等，胞核异常增大可能是最有助于鉴别的特征；密集的巨核细胞簇在CMML中罕见。

47.2.3.7 骨髓增生异常综合征（MDS）

白细胞计数正常甚至减少和显著发育异常的CMML病例可能很难与MDS鉴别，特别是难治性血细胞少伴多系发育异常（RCMD）或难治性贫血伴原始细胞增

表47.4 慢性髓系白血病（CML）、慢性粒-单核细胞白血病（CMML）与不典型慢性髓系白血病（aCML）的鉴别特征

特征	CML，*BCR-ABL1*$^+$	CMML	aCML，*BCR-ABL1*$^-$
外周血或骨髓中的发育异常	粒细胞与红系前体细胞轻微；特征是"侏儒"巨核细胞	各系不一，粒细胞与红系前体细胞呈轻微至显著。骨髓中常有异常/发育异常的巨核细胞	显著的粒系发育异常；红系与巨核系发育异常也常见
外周血中的不成熟粒细胞	诊断时几乎总是有；特征是"髓系肿胀"	不一；诊断时常无大量不成熟粒细胞	诊断时不成熟粒细胞≥10%
外周血中原始细胞（原始细胞+幼单核细胞）	CP通常<2%，≥10%提示为AP；≥20%提示为BP	诊断时通常<5%，≥5%提示CMML-2；≥20%为AML	不一；通常<5%，总是<20%
骨髓中原始细胞（原始细胞+幼单核细胞）	CP通常<5%，≥10%提示为AP；≥20%为BP	通常<5%，10%~19%提示CMML-2；≥20%为AML	通常<5%，总是<20%
外周血中单核细胞	在白细胞中通常<3%	绝对数>1×10^9/L并且在白细胞中≥10%	在白细胞中<10%；绝对通常<1×10^9/L
外周血中嗜碱性粒细胞	几乎总是>2%	通常<2%	通常<2%
BCR-ABL1	总是有	从未有	从未有
PDGFRA、*PDGFRB*或*FGFR1*重排	无	无	无
JAK2 V617F	非常罕见，但据报道与BCR-ABL1合并存在	罕见，<15%病例	即便有也罕见

注：AML，急性髓系白血病；AP，加速期；BP，急变期；CP，慢性期。

多（RAEB）鉴别。如前所述，有些学者把这样的病例称为骨髓增生异常型CMML[32]，但该命名在一些研究中未被证实具有临床意义[33]。虽然与MDS有相似之处，若谨慎使用WHO诊断标准，发现单核细胞增多>1.0×10^9/L，足以诊断为CMML而不是MDS。

47.2.4 预后、预后因素与进展

CMML的临床、形态学与生物学特性均变化多端，因此，文献中报道的患者生存期差异亦很大。尽管多个系列中报道的中位生存期为20~40个月，但就个体而言，生存期为1个月至120个月以上。预后不良的因素包括血小板减少（<100×10^9/L）、贫血（血红蛋白<12g/dl）、外周血出现不成熟粒细胞（≥1%）、血清乳酸脱氢酶>700U/L、淋巴细胞绝对值≥2.5×10^9/L、骨髓原始细胞>10%以及异常核型[33,36-38,76]。CMML转化为AML的发生率为20%~30%；更多的病例则死于其他合并症（如感染），并且没有转化的证据。

47.3 BCR-ABL1阴性不典型慢性髓系白血病（BCR-ABL1$^-$ aCML）

如果我们说，没有任何另外一个髓系疾病的命名比本病命名更不恰当，可能会有争议。但不典型慢性髓系白血病（aCML）根本就不是BCR-ABL1$^+$CML的一种不典型表现形式。这两种疾病之间存在显著差别（表47.4）[32,74,77]。重要的是，aCML无Ph染色体或*BCR-ABL1*融合基因，aCML患者对于伊马替尼治疗无效。并且，尽管aCML确实有骨髓增殖的特点，包括白细胞增多和脾大，但其特征为显著的粒系发育异常并且常常是多系发育异常。迄今为止大多数系列报道为侵袭性临床病程[77,78]。由于具有骨髓增殖与骨髓增生异常的特征，因此将aCML归入MDS/MPN这一大类中比较恰当。aCML的特定表现列于表47.5中。

表47.5 WHO分类中BCR-ABL1阴性不典型慢性髓系白血病（BCR-ABL1$^-$ aCML）的诊断标准

- 外周血白细胞增多（WBC≥13×10^9/L），由于分叶核中性粒细胞与前体中性粒细胞增多伴显著的异常粒系造血所致
- 无Ph染色体或*BCR-ABL1*融合基因
- 无*PDGFRA*、*PDGFRB*或*FGFR1*重排
- 前体中性粒细胞（早幼粒细胞、中幼粒细胞、晚幼粒细胞）在外周血白细胞中≥10%
- 轻微的嗜碱性粒细胞绝对数增多；嗜碱性粒细胞在外周血白细胞中通常<2%
- 无或极微的单核细胞绝对数增多；单核细胞在外周血白细胞中<10%
- 骨髓有核细胞增多伴粒系增殖和粒系发育异常，伴或不伴红系和巨核系的发育异常
- 外周血和骨髓原始细胞<20%

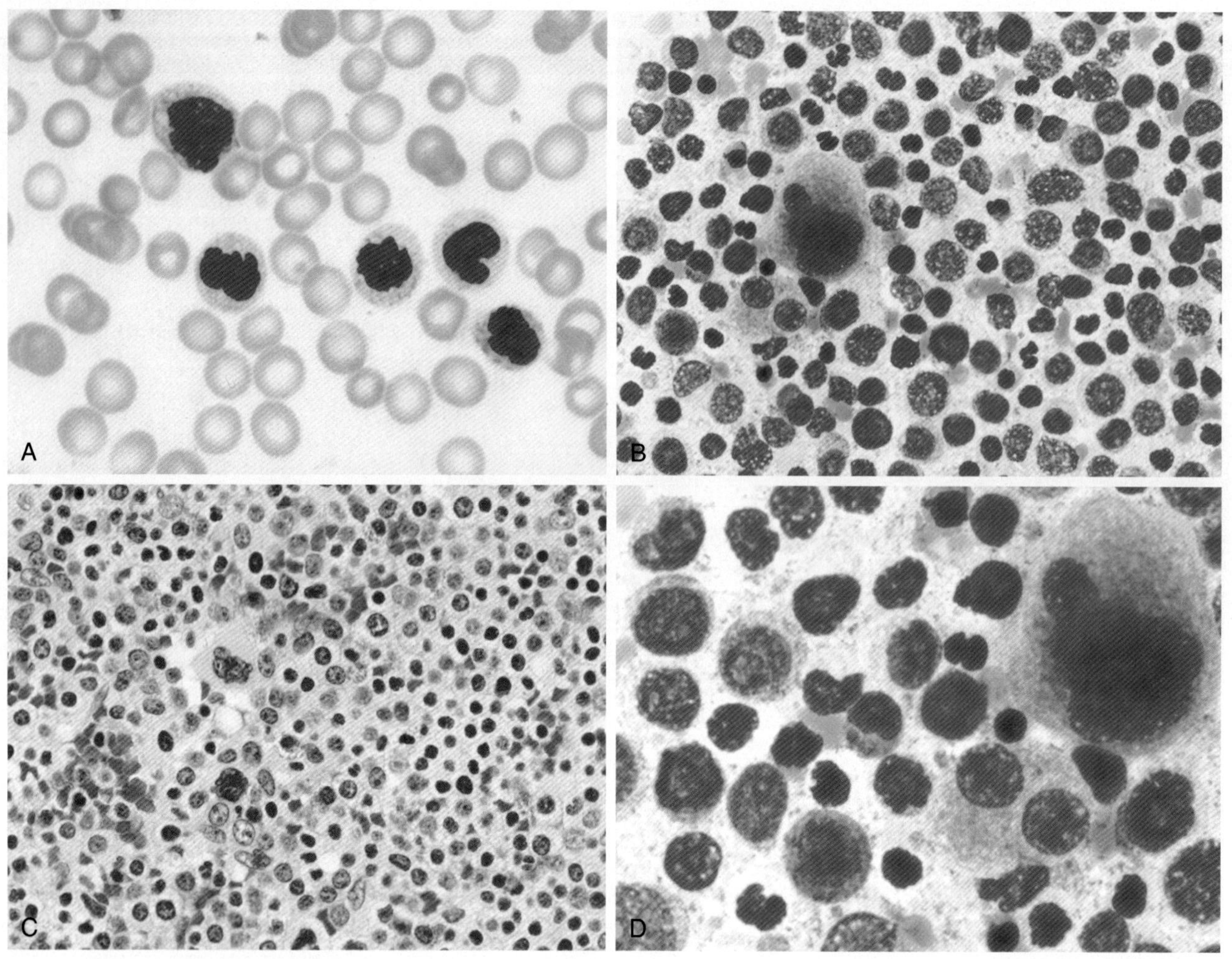

图47.11 **不典型慢性髓系白血病（aCML）**。A. 外周血涂片示白细胞数升高，伴有显著的粒系发育异常和不成熟粒细胞。B. 骨髓穿刺涂片示粒系与巨核系发育异常。C. 骨髓活检由于粒系增殖伴发育异常和巨核系生成异常而致有核细胞增多。胞质透明的细胞为发育异常的粒细胞伴有明显的假Pelger-Huët改变。D. 高倍镜更利于观察粒系与巨核系发育异常

47.3.1 临床表现

虽然有很多报道描述了aCML，但仅少数遵循了先由FAB制定、后被WHO分类所采纳的诊断标准[32,74]，因此，aCML的临床表现资料有限。多数病例发病年龄为70~80岁左右，但年轻人也可发病[78,79]。男女比例为小于1~2.5：1之间。贫血或血小板少相关症状最为常见，但主要的不适通常与脾大有关[78]。

47.3.2 实验室检查

47.3.2.1 外周血

白细胞数总是＞13×10⁹/L，中位数范围（35~96）×10⁹/L，一些患者白细胞数＞300×10⁹/L[77-79]。

血小板减少常见，可为重度减少，但血小板也可增多。通常有贫血。明显的异常粒系造血在外周血涂片中最为突出（图47.11）。许多中性粒细胞具有颗粒少的细胞质、异常分叶的细胞核或异常块状核染色质，通常占大多数。不成熟中性粒细胞（早幼粒细胞、中幼粒细胞、晚幼粒细胞）占白细胞的10%~20%或更高，但原始细胞比例通常＜5%，而且总是＜20%。多数病例嗜碱性粒细胞在白细胞中≤2%[32,77,79]。细致的单核细胞计数很重要，因为它是aCML与CMML区分的关键特征。aCML中可有轻度单核细胞绝对值增多，但单核细胞比例总是＜10%。是异常红系造血的证据，如巨大卵圆形细胞常可见到。

47.3.2.2 骨髓

骨髓有核细胞增多，粒系增殖为主（图47.11）。原始细胞数可轻度增多，但在骨髓有核细胞中总是＜20%；活检切片的CD34染色可有助于识别原始细胞。与外周血涂片相同，粒系发育异常往往很明显，在骨髓穿刺涂片中可以见到，甚至在活检切片中也可观察到

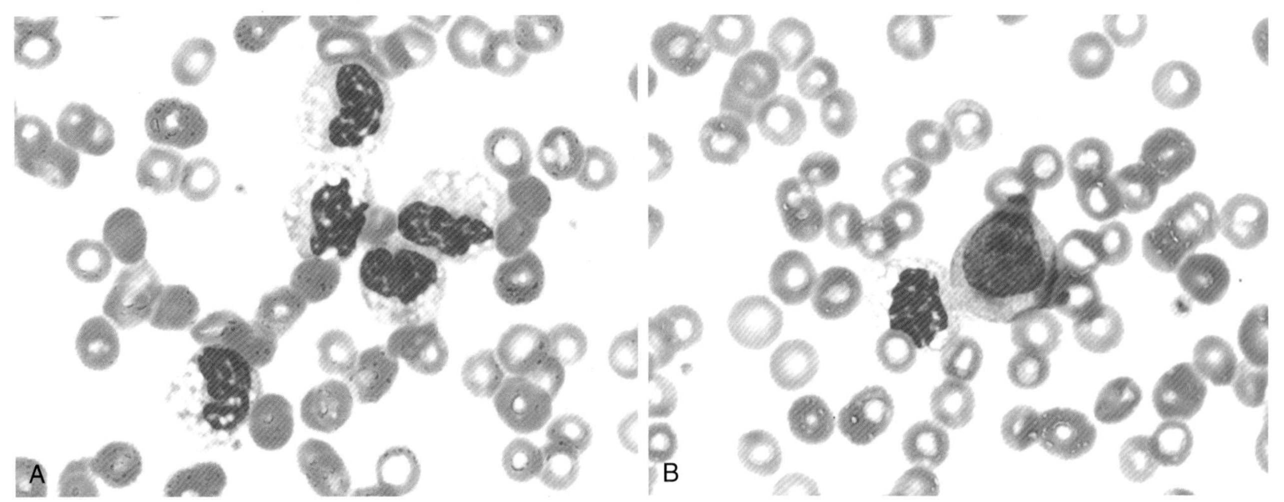

图47.12 不典型慢性髓系白血病（aCML），“异常染色质团块综合征”变异型。 A与B. 外周血涂片示明显的粒系发育异常，伴有异常分叶的核，粗块状染色质和不成熟中性粒细胞

（图47.11）。一些学者发现aCML的红系生成比BCR-ABL1⁺ CML更为活跃[32,40]，而其他学者则报道红系生成减低[78,79]。异常红系造血见于50%以上病例。巨核细胞数量各异，但多数病例表现为某种程度上的巨核细胞发育异常，与MDS中所见类似，出现小巨核细胞伴有异常的分叶少的细胞核。一些病例诊断时可见增多的网状纤维，且随着病程的延长而变得更加明显。

强烈建议进行骨髓非特异性酯酶细胞化学染色，单独或与CAE联合应用以评估单核细胞的比例，这样可有助于区分aCML与CMML。骨髓活检标本的免疫组化染色可能也会有所帮助（见下文），但往往不如细胞化学染色敏感。

多数报道为异常染色体粗块综合征的病例可认为是aCML的变异型[80-82]。这些病例的特点为外周血与骨髓中出现高比例的中性粒细胞与前体细胞，伴有明显的核染色质粗块（图47.12）。

47.3.2.3 髓外组织

aCML的病例常有肝脾增大[79]，但缺乏详尽描述。然而，预计其累及模式类似其他髓系疾病：主要侵犯脾红髓和肝的肝窦与门脉周围。

47.3.2.4 免疫表型

没有特异的免疫表型。预计多参数流式细胞学检测可能与MPN相似，即原粒细胞和成熟过程中粒细胞的成熟抗原呈不同步表达[83]。由于中性粒细胞及其前体细胞胞质颗粒少而出现异常的直角光散射特性。

47.3.2.5 细胞遗传学

多达80%的aCML患者有核型异常。最常见的染色体异常包括三体8和del（20q），但也可见到涉及12、13、14和17号染色体的缺失[2,78]。罕见的是，具有等臂染色体17q的患者表现为类似aCML的特征，但大多数患者符合CMML的诊断标准。一些伴有t（8；9）（p22；p24）、*PCM1-JAK2*染色体重排的病例诊断为aCML，但由于这些病例中通常存在嗜酸性粒细胞增多，最好将其归入慢性嗜酸性粒细胞白血病[84]。伴有*PDGFR*或*FGFR1*重排的病例也要从本病中排除。尽管aCML中有*JAK2* V617F突变[12]，但在一项严格运用WHO aCML诊断标准的研究中，没有病例检测出突变的*JAK2*基因[15]。*NRAS*或*KRAS*突变见于30%~40%病例[6,8]。

47.3.3 鉴别诊断

47.3.3.1 慢性粒-单核细胞白血病（CMML）

CMML与aCML的主要区别点在于外周血中单核细胞的比例（CMML≥10%，而aCML＜10%）以及aCML中多数病例具有更为严重的发育异常。形态学以及报道的中位生存期的差别表明CMML与aCML为生物学上独立的疾病实体。但实际工作中，偶有病例的区分，没有确信的证据。

47.3.3.2 BCR-ABL1阳性慢性髓系白血病（BCR-ABL1⁺ CML）

顾名思义，BCR-ABL1⁺CML具有aCML中不存在的Ph染色体或*BCR-ABL1*融合基因；疑为两者中任何一个诊断时，都应进行恰当的细胞遗传学或分子遗传学检查。通常情况下，形态学即可区分两者；CML慢性期发育异常通常轻微而aCML却显著。两者都可出现嗜碱性粒细胞增多，但在aCML外周血中通常＜2%而CML通常＞2%。然而，CML的加速期可能与aCML难以区分，这是由于当CML脱离慢性期发生进展时，发育异常会较为明显。然而，这些病例都要有细胞遗传学检查。

47.3.3.3 骨髓增生异常综合征（MDS）

尽管aCML中的发育异常与MDS中相似，但aCML中的白细胞增多在MDS中是不存在的。

47.3.4 预后与预后因素

文献报道的有限病例难以阐明本病的预后，但多数患者似乎预后很差，中位生存期为11~25个月。通常认为年龄大于65岁、女性、白细胞数大于50×10^9/L、严重贫血以及血小板少是预后不良的特征。接受骨髓移植的患者预后可能会获益。15%~40%病例进展为AML，其余病例死于骨髓衰竭[78,79]。

47.4 幼年性粒-单核细胞白血病（JMML）

JMML是一种发生于幼儿的克隆性造血系统肿瘤，特点是以粒系与单核系细胞增殖为主。然而，由于本病起源于多能干细胞，红系与巨核系的异常也常见到。原始细胞加幼单核细胞占外周血白细胞和骨髓有核细胞的20%以下。如前所述，RAS信号通路的异常为JMML的发病机制，是造成祖细胞对GM-CSF的高度敏感这一标志性改变的原因。

以前JMML被称为幼年性慢性髓系白血病。这一术语导致JMML与罕见但确实可发生于儿童的BCR-ABL1$^+$CML之间的鉴别易混淆。与CML相反，JMML的白血病细胞无Ph染色体和*BCR-ABL1*融合基因。另外，有些伴有7号染色体单体的儿童被单独诊断为7号染色体单体综合征。这些儿童中的许多表现与JMML相重叠，这些病例若符合诊断标准（见表47.6）就应归入JMML。

表47.6 WHO分类中幼年性粒-单核细胞白血病（JMML）的诊断标准

- 外周血单核细胞增多＞1×10^9/L
- 外周血白细胞和骨髓有核细胞中原始细胞（包括幼单核细胞）＜20%
- 无Ph染色体或*BCR-ABL1*融合基因
- 加上以下两项或多项
  - 血红蛋白F高于相应年龄值
  - 外周血出现不成熟粒细胞
  - 白细胞数＞10×10^9/L
  - 克隆性染色体异常（可能是7号染色体单体）
  - 对粒细胞-巨噬细胞集落刺激因子（GM-CSF）高度敏感

47.4.1 临床表现

JMML的年发病率在0~14岁儿童中仅占1.3/百万[85,86]。75%以上病例在3岁以前确诊，95%在6岁之前确诊，诊断时中位年龄为2岁。男孩发病约为女孩的2倍[10]。约10%儿童病例伴有NF1。为数极少的Noonan综合征儿童可罹患JMML。

苍白、发育停滞和食欲减退是父母报告的常见症状。许多患者具有类似于急性或亚急性感染的体质性症状[10,87-90]，但这些通常与白血病细胞浸润不同组织有关。发热，常合并支气管炎或扁桃体炎的症状，见于≥50%初诊患者。由白血病细胞浸润所致的斑丘疹通常累犯面部，见于40%~50%患者。10%~15%的JMML患者也可有NF1的临床表现[10,88]，包括咖啡牛奶斑和皮肤神经纤维瘤。肝脾大几乎总是存在，淋巴结增大见于多达80%病例[90]。少数患者表现为胃肠道症状，包括难治性腹泻，系白血病细胞浸润肠道所致[91]。应仔细诊断JMML患者可能合并的遗传性疾病，即明确NF1与Noonan综合征的特征很重要。

47.4.2 实验室检查

47.4.2.1 外周血

诊断JMML外周血检查很必要，常较骨髓更有意义（图47.13）。特征性改变包括中度白细胞增多、单核细胞增多、偶见不成熟中性粒细胞、罕见原始细胞、少数有核红细胞和血小板减少[10,87,88,90]。但是患者之间存在相当大的差异。报道的白细胞中位数为（25~35）$\times 10^9$/L，但变动范围10×10^9/L到罕见的100×10^9/L以上。中性粒细胞，包括少数不成熟细胞在内，常占白细胞的大多数，而单核细胞增多是恒定存在的，可变动于1×10^9/L至大于60×10^9/L之间；诊断JMML其单核细胞数至少为1×10^9/L[86]。诊断时原始细胞加幼单核细胞通常小于白细胞的5%，并且总是小于20%。通常可见正常成熟红细

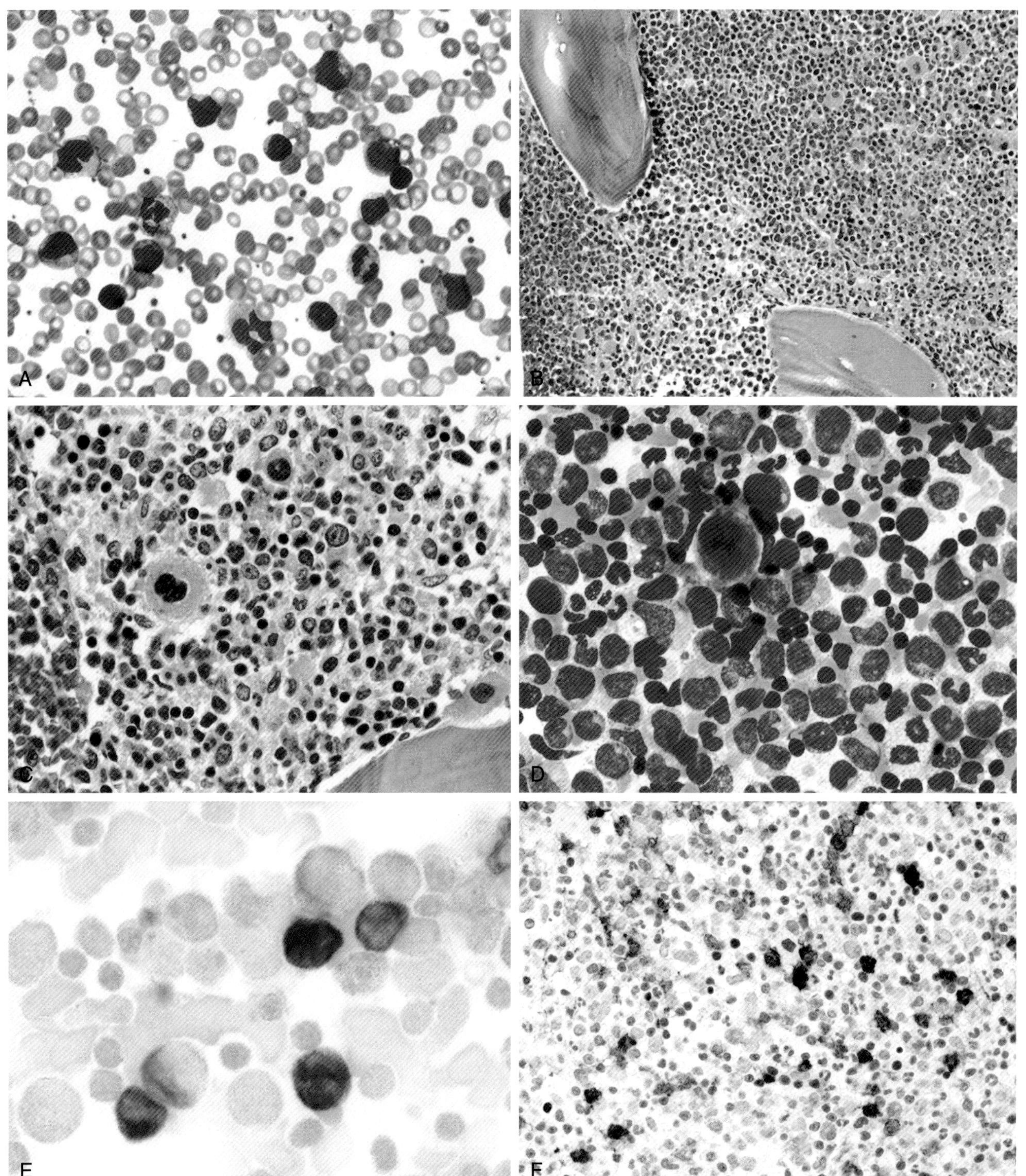

图47.13　幼年性粒–单核细胞白血病（JMML）。A. 外周血涂片示单核细胞增多，伴有异常单核细胞和不成熟粒细胞。B. 骨髓有核细胞增多，粒系增殖，巨核细胞轻度减少。C. 高倍镜可见散在的单核细胞混杂于粒细胞中；然而，单核细胞群是难以发现的。原始细胞无明显增多。D. 骨髓穿刺涂片反映了骨髓中的改变，显示粒系增殖与单核细胞增多。E. α萘酚醋酸酯酶与萘酚–ASD–CAE反应联合应用对于识别粒细胞成分（蓝色）和单核细胞成分（棕色）很有意义。F. 单核细胞成分也可通过CD14免疫组化染色显示。

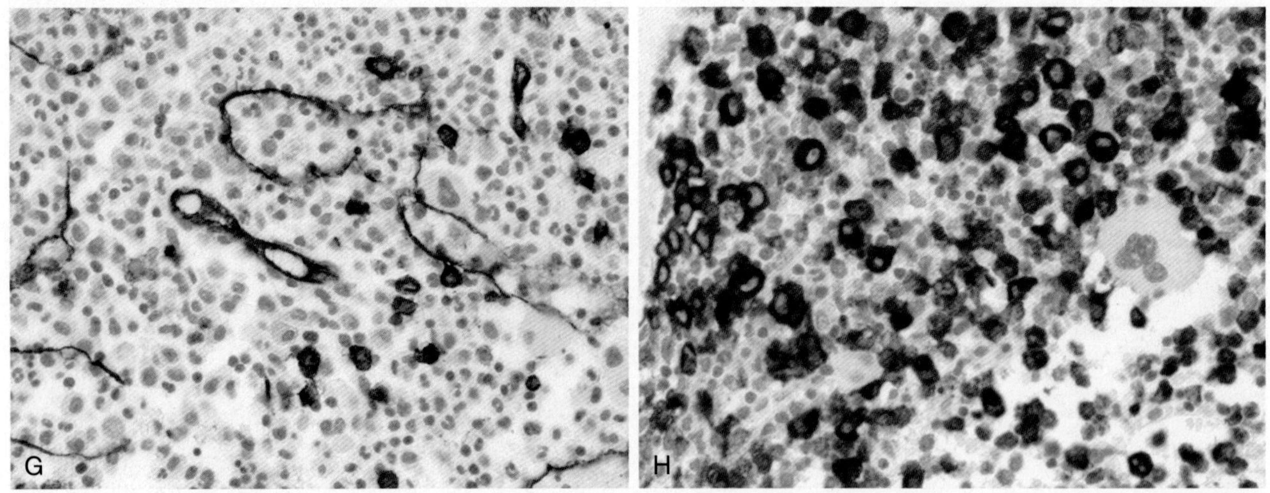

图47.13　JMML外周血改变。G. CD34免疫组化染色示少数CD34⁺原始细胞，并突出显示扩张的骨髓血窦，窦内充满可以进入髓外部位的白血病细胞。**H.** MPO免疫组化染色突出显示粒细胞成分

胞，但一些儿童，特别是伴有7号染色体单体者，呈巨细胞性表现。获得性地中海贫血伴小红细胞症在一些儿童中有所报道[92]。常见有核红细胞。至少75%患者有血小板减少，有些患者可能较严重。

47.4.2.2　骨髓

通常难以确定婴儿的骨髓有核细胞是否增多，然而研究者都报告骨髓活检与骨髓穿刺标本就相应年龄而言骨髓有核细胞是增多的（图47.13）。多数病例中粒红比例增大，但可变动于小于1：1到大于50：1之间[87]。原始细胞与幼单核细胞通常＜5%骨髓细胞，并且总是＜20%。单核细胞可能难以发现，特别是若只观察Wright染色穿刺涂片或HE染色的骨髓活检切片。骨髓穿刺涂片非特异性酯酶染色或骨髓活检标本CD68或CD14染色可以增进对于单核细胞的识别。即便存在发育异常也极其轻微，但文献报道过假Pelger–Huët中性粒细胞和胞质颗粒少的中性粒细胞[88]。不存在Auer小体。红系前体细胞可呈巨幼样改变。巨核细胞数量常减少，但巨核细胞的发育异常不常见。

47.4.2.3　髓外组织

临床上见到的肝大由白血病细胞浸润所致。白血病细胞浸润脾红髓，压迫并湮没白髓（图47.14）。肝活检常见门脉系统与肝窦受浸润。皮肤的表层与浅层常受粒–单核细胞的浸润。肺部症状系粒–单核细胞浸润所致，有时会并发感染，这在JMML中是很常见的（图47.14）。白血病细胞从支气管周淋巴管和肺泡毛细血管播散进入肺泡间隔和肺泡[93]。

47.4.2.4　免疫表型

JMML无特征性异常免疫表型。组织切片中单核细胞成分可通过CD14、CD11b、CD68R或溶菌酶的表达来检测。

47.4.2.5　细胞遗传学

无Ph染色体或*BCR–ABL1*融合基因。JMML中没有常见的重现性细胞遗传学异常，正常核型见于40%~70%患者[10,90]。7号染色体单体、del（7q）或其他7号染色体的异常见于约25%病例[10,94]。*NRAS*或*KRAS*、*NF1*以及*PTPN11*的突变分别约占JMML患者的20%~35%且互相排斥；因此，总体上，近75%的JMML患者具有其中一个遗传学异常[21]。这些突变对于JMML而言无特异性，在AML、MDS以及其他MDS/MPN中均有报道。但是，发现这些突变之一必定有助于确定诊断；遗憾的是，相关的实验并未广泛应用到临床中。

47.4.2.6　其他实验室检查

多数JMML患者的血红蛋白F水平高于相应年龄的对照值；但是，7号染色体单体患者同正常核型或其他细胞遗传学异常的JMML儿童相比，血红蛋白F水平更可能正常或仅为轻度升高[87]。半数以上JMML患者具有意义未明的多克隆性高γ球蛋白血症。自身抗体和直

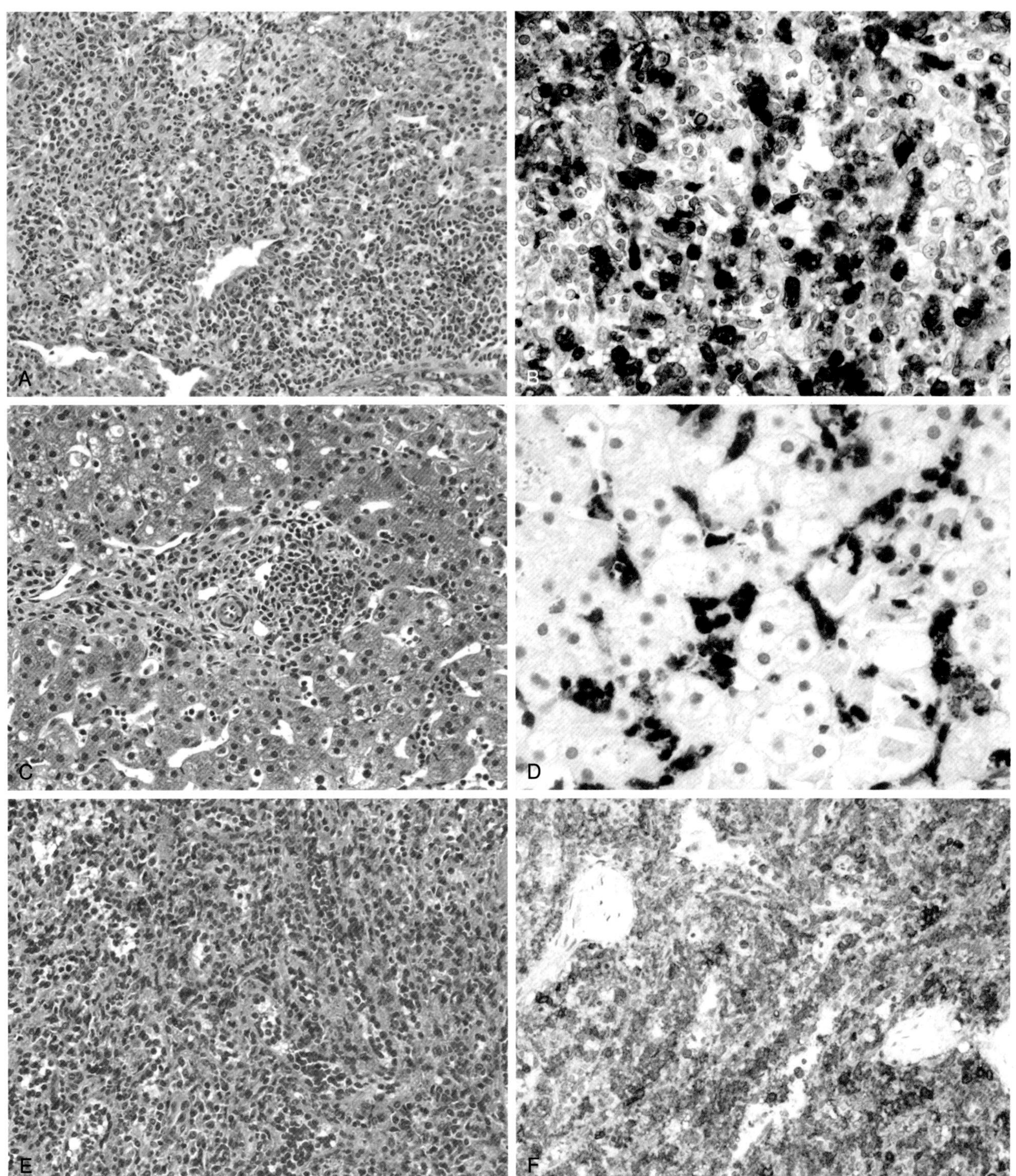

图47.14 幼年性粒-单核细胞白血病（JMML），髓外组织。A. 白血病细胞呈间质型浸润肺。B. 溶菌酶免疫组化染色突出显示浸润的粒系细胞与单核细胞成分。C. 白血病细胞浸润肝的门脉区和肝窦。D. 溶菌酶免疫组化染色突出显示肝窦中的白血病细胞。E. 白血病细胞浸润脾红髓。F. CD33免疫组化染色突出显示脾索与脾窦中的白血病细胞

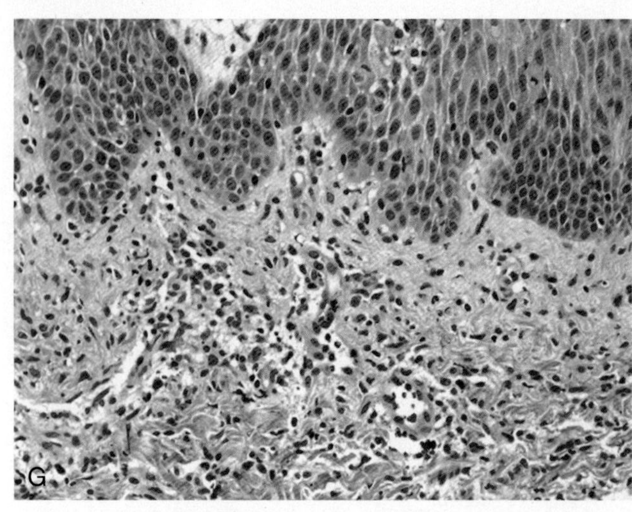

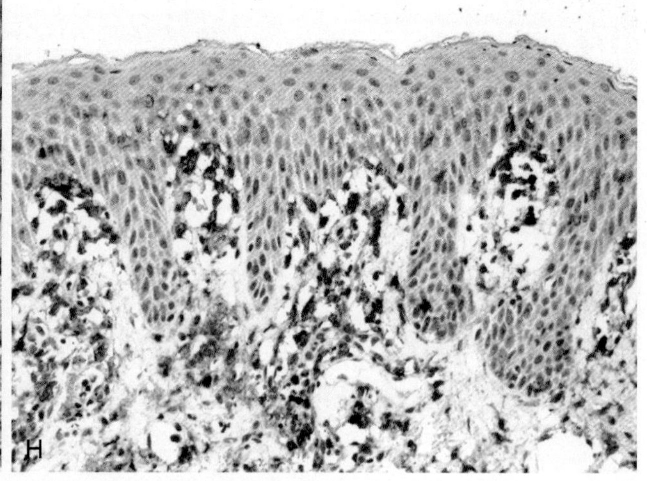

图47.14 幼年性粒-单核细胞白血病（JMML），髓外组织（续）。**G.** 皮肤中血管旁与表皮下的白血病细胞浸润。**H.** CD33免疫组化染色突出显示真皮中的白血病细胞浸润，向表皮灶性延伸

接Coombs实验阳性见于多达25%病例。髓系祖细胞对GM-CSF的高度敏感性是JMML的特征。遗憾的是，只有少数实验室可以做祖细胞对GM-CSF反应的实验，但是若通过其他临床与实验室检查还是不能证实JMML的诊断时，应尽一切努力进行该实验。

47.4.3 鉴别诊断

JMML的诊断对临床和病理工作者而言可能具有挑战性。尽管多数病例可见细胞增殖的肿瘤性本质，有些病例初期症状类似于感染或系统性炎症，细心检查外周血涂片常常为诊断JMML提供最初的线索。

47.4.3.1 感染

JMML的临床与形态学表现可与种种感染性疾病相似，包括EBV、CMV和人类疱疹病毒6型感染[89,95]。但是，必须考虑到JMML患者也可能同时伴随感染，从而易造成混淆。血清学检查示JMML儿童与正常婴幼儿具有相似的普遍存在的CMV、EBV和疱疹病毒1型抗体。存在克隆性染色体异常或其他遗传学缺陷，如*NRAS*突变，将会证实病程的本质为肿瘤性。

47.4.3.2 其他髓系疾病

相比于JMML，成人型BCR-ABL1$^+$ CML在儿童中更为少见，特别是5岁以下的儿童。然而，一旦考虑JMML的诊断时就应进行细胞遗传学与分子遗传学检查以排除该病的可能。与JMML相反，成人型MDS通常发生于5岁以上儿童且通常伴有白细胞减少而不是白细胞增多。MDS中累及两系或三系髓系细胞的发育异常通常更为明显，同JMML相比，脾大的发生率也较低[87,90]。据报道，儿童MDS较儿童JMML的细胞遗传学异常的发生率高。7号染色体单体可见于儿童MDS和AML，但在JMML中也常见到；因此，伴有7号染色体单体患者的诊断依赖于临床、实验室和形态学表现而不能只靠核型确定[96]。AML与JMML的区分是根据外周血与骨髓中包括幼单核细胞在内的原始细胞的比例。诊断时，JMML的原始细胞＜20%，而急性白血病中包括幼单核细胞在内的原始细胞≥20%[86]。

47.4.4 预后

JMML的预后相当不一致。据报道，一些患者可自发改善，特别是1岁以下伴有*PTPN11*突变的儿童；遗憾的是，大多数患者疾病会发生进展[10]。标准的化疗方案通常无效，异体干细胞移植是唯一治愈的方法。即便如此，许多患者（或30%~40%）移植后复发。预后差的因素包括：年龄＞2岁、血小板数＜100×10^9/L和胎儿血红蛋白＞15%；大约有10%~15%的JMML患者可进展为AML。也有报道罕见的病例转化为B-ALL[97]。

47.5 骨髓增生异常/骨髓增殖性肿瘤-未分类（MDS/MPN-U）

当患者表现出的特点不易纳入任何现有的疾病亚类时，该病即为未分类的骨髓增生异常/骨髓增殖性肿瘤（MDS/MPN-U）。需要强调，只有经过必要的临床、

形态学、免疫表型和遗传学检查以确定疾病确实不符合一个明确的种类时，使用MDS/MPN-U这一术语才是合理的。若要诊断MDS/MPN-U，疾病首先要符合MDS/MPN的诊断标准，即初诊时疾病的临床、形态学和实验室发现有MDS和MPN的特点；但该病例又不符合CMML、aCML或JMML的诊断标准。发现有*BCR-ABL1*融合基因或有*PDGFRA*、*PDGFRB*或*FGFR1*重排则排除MDS/MPN-U。重要的是不能将MDS/MPN-U用于之前已确诊的经过治疗或疾病进展而出现发育异常特点的MPN。但是，对于一些以前在MPN慢性期未被确认而最初以MPN转化期伴发育异常就诊的患者而言，诊断为MDS/MPN-U可能较为合适。若不能确认潜在的MPN，MDS/MPN-U这一名称可能比较恰当。若患者在初诊之前，接受过生长因子或细胞毒药物的治疗，则必须做额外的临床和实验室检测以证实发育异常或增殖的特点与治疗无关。

47.5.1 难治性贫血伴环形铁粒幼细胞及血小板显著增多（RARS-T）

在WHO髓系肿瘤分类中，难治性贫血伴环形铁粒幼细胞及血小板显著增多（RARS-T）归入MDS/MPN-U[98]。对于一种具有如此严格诊断标准的疾病而言，这样归类似乎不太合适（表47.7）。RARS-T是否确实为MDS/MPN有争议，是由之前未被确认的MPN的演变与进展而来还是存在两个同时发生的独立疾病。在确认这些问题之前，最好还是将RARS-T作为一种暂定类别。

表47.7 WHO分类中难治性贫血伴环形铁粒幼细胞及血小板显著增多（RARS-T）的诊断标准

- 血小板≥450×10^9/L
- 无Ph染色体或*BCR-ABL1*融合基因
- 符合难治性贫血伴环形铁粒幼细胞（RARS）的诊断：难治性贫血（RA）；外周血无原始细胞且骨髓原始细胞＜5%；无效的红系增殖伴发育异常特点，包括环形铁粒幼细胞占骨髓红系前体细胞的≥15%
- 异常巨核细胞增殖，形态学类似BCR-ABL1阴性骨髓增殖性肿瘤（BCR-ABL1- MPN）中的原发性骨髓纤维化(PMF)和原发性血小板增生症（ET）。

最初提出的RARS-T包括一些具有难治性贫血伴环形铁粒幼细胞（RARS）的临床与形态学特点，并有显著血小板增多伴异常巨核细胞的患者。而后者则与BCR-ABL1$^-$MPN中所见相似。多达50%病例中出现*JAK2* V617F突变，或者十分少见的累及*MPL W515K/L*的异常[7,10]，支持RARS-T中存在骨髓增殖成分[25-29,99,100]。然而极少数RARS-T伴*JAK2*突变的病例经体内内源性集落形成实验检测，生长模式更类似于MDS而不是MPN[26,29]。并且，RARS与RARS-T具有高频率的血色病相关基因突变[102]。因此，可能MDS/MPN的名称是恰当的，RARS-T将作为第四种疾病类型在MDS/MPN中占有一席之地。发现*BCR-ABL1*融合基因或*PDGFRA*、*PDGFRB*或*FGFR1*重排则排除该诊断，出现孤立性del（5q）、t（3；3）（q21；q26）或inv（3）（q21q26）也是如此。

47.5.1.1 临床表现

RARS-T的发病率未明，但似乎罕见。迄今为止报道的病例中，似乎无性别优势。患者可表现为难治性贫血相关的症状，往往非常严重或者血小板增多相关的症状，伴有出血或血栓形成；许多情况下，症状与上述两种异常相关。通常无脏器增大或仅有轻度增大。

47.5.1.2 实验室检查

外周血 白细胞数通常正常至轻度升高，无原始细胞。中性粒细胞无发育异常。成熟红细胞常表现为RARS中所见到的典型的双相型形态（图47.15）。血小板至少为450×10^9/L[98]。

骨髓 骨髓活检有核细胞增多，巨核细胞数量增多，许多巨核细胞增大，同ET或PMF中所见相似（图47.15）[2,98]。通常以红系生成为主并有发育异常，该特点在骨髓穿刺涂片中最容易观察到。至少15%红系前体细胞必须是环形铁粒幼细胞，通过骨髓穿刺涂片铁染色证实。

免疫表型 RARS-T无特征性免疫表型。

细胞遗传学 RARS-T无相关的特征性核型异常。多数病例细胞遗传学正常，尽管有些病例中提及有三体8、del（12p）和del（13q）。如前所述，近50%患者具有*JAK2* V617F突变，极少数有*MPL* W515K/L突变。最近，利用SNP-A对一组18例无*JAK2*突变的RARS-T患者检测发现了一些隐蔽的细胞遗传学损害，包括4个病例为染色体1p（UPD1p），

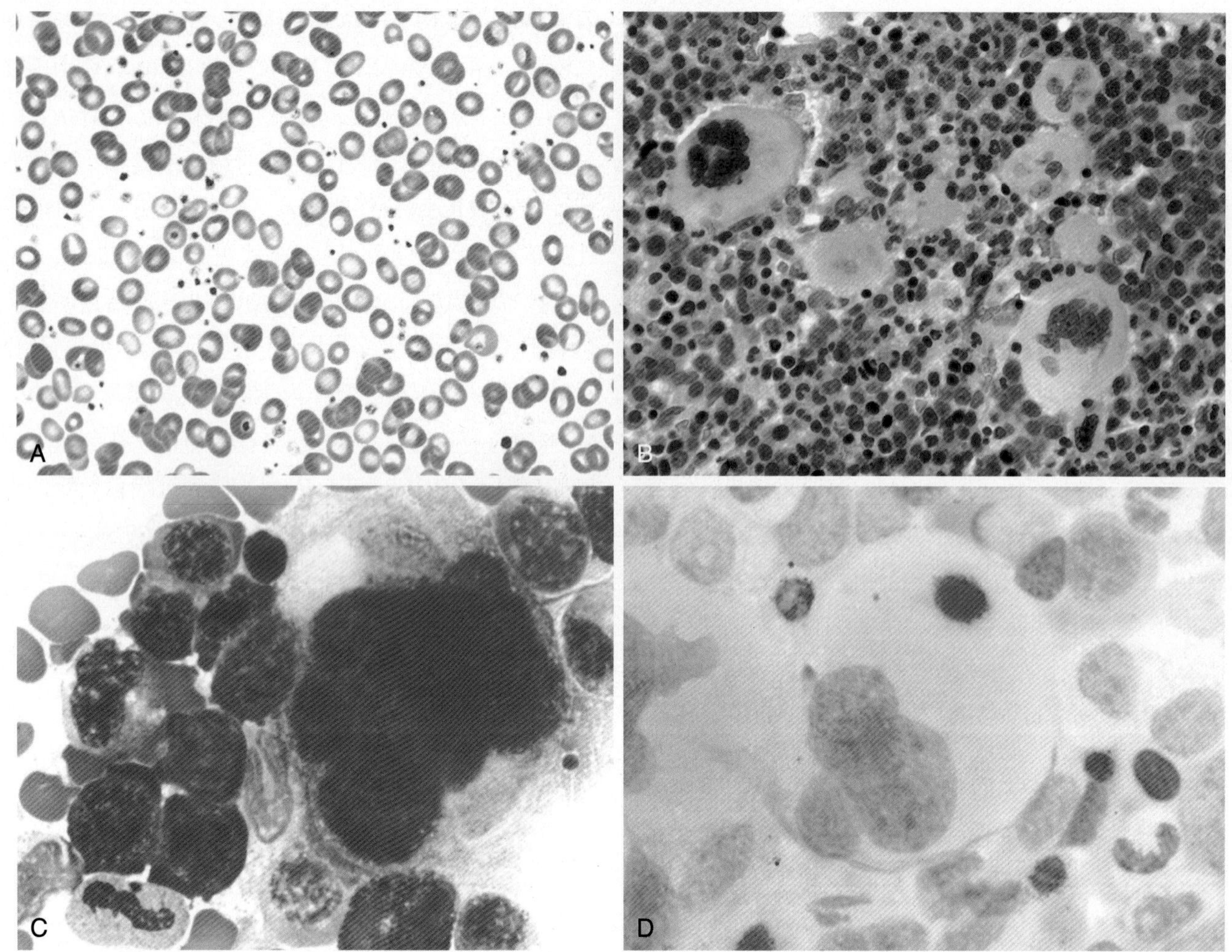

图47.15 难治性贫血伴环形铁粒幼细胞及血小板显著增多（RARS-T）。A. 一例伴有严重贫血与血小板多达1048×10^9/L的83岁男性患者，外周血涂片示异常的大细胞低色素性红细胞和明显增多的大小不等的血小板。B. 同一患者的骨髓活检示骨髓有核细胞增多，红系与巨核系显著增殖和异常红系造血。巨核细胞体积大并呈簇状分布。一些巨核细胞核浓染。C. 该患者骨髓穿刺涂片中巨幼样变的红系前体细胞和异型巨核细胞很明显。D. 大多数红系前体细胞为环形铁粒幼细胞

后者是含有MPL区的单亲二倍体[7]。

47.5.1.3 鉴别诊断

难治性贫血伴环形铁粒幼细胞（RARS） RARS中常见血小板轻度升高，可导致与RARS-T在诊断上混淆[103]。重要的是要遵循所有WHO的标准做出诊断，特别是RARS-T中的巨核细胞与ET或PMF中的巨核细胞相似。这种巨核细胞在RARS中是见不到的。

MPN伴环形铁粒幼细胞 尽管在MPN的初期少见，但环形铁粒幼细胞可随疾病的演变而出现[99]。因此，发现环形铁粒幼细胞伴血小板增多及大而异型的巨核细胞不足以诊断为RARS-T。除了这些表现之外，红系前体细胞必须有形态学的发育异常，出现无效红系生成的证据，并且不能有MPN或其他髓系肿瘤的病史[98]。

47.5.1.4 预后

总体而言，报道的RARS-T病例的预后好于其他类型MDS/MPN，一项研究表明，生存期为5~233个月[25]，另一项研究报道中位生存期为88个月[28]。然而，RARS-T患者却不会像ET患者那样，ET若治疗得当可能会有接近于正常寿命的生存期[2]。因此，区分这些疾病是很重要的。

47.6 精华和陷阱

- 反应性单核细胞增多远比慢性粒–单核细胞白血病（CMML）常见。
- 若无明显的髓系发育异常、无克隆性髓系相关的细胞遗传学异常，并且无原始细胞明显增多；并且若单核细胞增多的期限未知或小于3个月，最好先观察以确定单核细胞增多是否为持续性并且无其他引起单核细胞增多的病因，然后再诊断CMML。
- 骨髓增生异常/骨髓增殖性肿瘤（MDS/MPN）中出现嗜酸性粒细胞增多应当总是要考虑到*PDGFRA*、*PDGFRB*或*FGFR1*的重排。
- BCR–ABL1阳性慢性髓系白血病（BCR–ABL1[+]CML）伴P190蛋白可表现为单核细胞增多，与CMML类似；诊断CMML之前进行遗传学检查是必要的。
- 不典型慢性髓系白血病（aCML）不仅仅是慢性髓系白血病（CML）的一种少见形式。
- 一些难治性贫血伴环形铁粒幼细胞（RARS）病例的血小板计数较高；诊断难治性贫血伴环形铁粒幼细胞和血小板增生症（RARS–T）时应按照诊断RARS–T的全部标准，包括存在异常原发性血小板增生症（ET）样或原发性骨髓纤维化（PMF）样巨核细胞。

（刘恩彬　译）

参考文献

1. Vardiman J, Brunning RD, Arber DA, et al. Introduction and overview of the classification of the myeloid neoplasms. In: Swerdlow SH, Campo E, Harris NL, et al, eds. *WHO Classification of Tumours of Haematopoietic and Lymphoid Tissues.* Lyon, France: IARC Press; 2008:18-30.
2. Orazi A, Germing U. The myelodysplastic/myeloproliferative neoplasms: myeloproliferative diseases with dysplastic features. *Leukemia.* 2008;22:1308-1319.
3. Gelsi-Boyer V, Trouplin V, Adelaide J, et al. Genome profiling of chronic myelomonocytic leukemia: frequent alterations of RAS and RUNX1 genes. *BMC Cancer.* 2008;8:299.
4. Dunbar AJ, Gondek LP, O'Keefe CL, et al. 250K Single nucleotide polymorphism array karyotyping identifies acquired uniparental disomy and homozygous mutations, including novel missense substitutions of c-Cbl, in myeloid malignancies. *Cancer Res.* 2008;68:10349-10357.
5. Tuna M, Knuutila S, Mills GB. Uniparental disomy in cancer. *Trends Mol Med.* 2009;15:120-128.
6. Tyner JW, Loriaux MM, Erickson H, et al. High-throughput mutational screen of the tyrosine kinome in chronic myelomonocytic leukemia. *Leukemia.* 2009;23:406-409.
7. Szpurka H, Gondek LP, Mohan SR, et al. UPD1p indicates the presence of MPL W515L mutation in RARS-T, a mechanism analogous to UPD9p and JAK2 V617F mutation. *Leukemia.* 2009;23:610-614.
8. Hirsch-Ginsberg C, LeMaistre AC, Kantarjian H, et al. RAS mutations are rare events in Philadelphia chromosome-negative/bcr gene rearrangement-negative chronic myelogenous leukemia, but are prevalent in chronic myelomonocytic leukemia. *Blood.* 1990;76:1214-1219.
9. Padua RA, Guinn BA, Al-Sabah AI, et al. RAS, FMS and p53 mutations and poor clinical outcome in myelodysplasias: a 10-year follow-up. *Leukemia.* 1998;12:887-892.
10. Emanuel PD. Juvenile myelomonocytic leukemia and chronic myelomonocytic leukemia. *Leukemia.* 2008;22:1335-1342.
11. Lee BH, Tothova Z, Levine RL, et al. FLT3 mutations confer enhanced proliferation and survival properties to multipotent progenitors in a murine model of chronic myelomonocytic leukemia. *Cancer Cell.* 2007;12:367-380.
12. Jones AV, Kreil S, Zoi K, et al. Widespread occurrence of the JAK2 V617F mutation in chronic myeloproliferative disorders. *Blood.* 2005;106:2162-2168.
13. Levine RL, Loriaux M, Huntly BJ, et al. The JAK2 V617F activating mutation occurs in chronic myelomonocytic leukemia and acute myeloid leukemia, but not in acute lymphoblastic leukemia or chronic lymphocytic leukemia. *Blood.* 2005;106:3377-3379.
14. Steensma DP, Dewald GW, Lasho TL, et al. The JAK2 V617F activating tyrosine kinase mutation is an infrequent event in both "atypical" myeloproliferative disorders and myelodysplastic syndromes. *Blood.* 2005;106:1207-1209.
15. Fend F, Horn T, Koch I, et al. Atypical chronic myeloid leukemia as defined in the WHO classification is a JAK2 V617F negative neoplasm. *Leuk Res.* 2008;32:1931-1935.
16. Emanuel PD, Bates LJ, Zhu SW, et al. The role of monocyte-derived hemopoietic growth factors in the regulation of myeloproliferation in juvenile chronic myelogenous leukemia. *Exp Hematol.* 1991;19:1017-1024.
17. Emanuel PD, Bates LJ, Castleberry RP, et al. Selective hypersensitivity to granulocyte-macrophage colony-stimulating factor by juvenile chronic myeloid leukemia hematopoietic progenitors. *Blood.* 1991;77: 925-929.
18. Shannon KM, O'Connell P, Martin GA, et al. Loss of the normal NF1 allele from the bone marrow of children with type 1 neurofibromatosis and malignant myeloid disorders. *N Engl J Med.* 1994;330:597-601.
19. Side LE, Emanuel PD, Taylor B, et al. Mutations of the NF1 gene in children with juvenile myelomonocytic leukemia without clinical evidence of neurofibromatosis, type 1. *Blood.* 1998;92:267-272.
20. Miyauchi J, Asada M, Sasaki M, et al. Mutations of the N-ras gene in juvenile chronic myelogenous leukemia. *Blood.* 1994;83:2248-2254.
21. Lauchle JO, Braun BS, Loh ML, Shannon K. Inherited predispositions and hyperactive Ras in myeloid leukemogenesis. *Pediatr Blood Cancer.* 2006;46:579-585.
22. Tartaglia M, Niemeyer CM, Fragale A, et al. Somatic mutations in PTPN11 in juvenile myelomonocytic leukemia, myelodysplastic syndromes and acute myeloid leukemia. *Nat Genet.* 2003;34:148-150.
23. Loh ML, Vattikuti S, Schubbert S, et al. Mutations in PTPN11 implicate the SHP-2 phosphatase in leukemogenesis. *Blood.* 2004;103:2325-2331.
24. Hellstrom-Lindberg E. Myelodysplastic syndromes: an historical perspective. *Hematology Am Soc Hematol Educ Program.* 2008:42.
25. Gattermann N, Billiet J, Kronenwett R, et al. High frequency of the JAK2 V617F mutation in patients with thrombocytosis (platelet count >600 × 10⁹/L) and ringed sideroblasts more than 15% considered as MDS/MPD, unclassifiable. *Blood.* 2007;109:1334-1335.
26. Remacha AF, Nomdedeu JF, Puget G, et al. Occurrence of the JAK2 V617F mutation in the WHO provisional entity: myelodysplastic/myeloproliferative disease, unclassifiable—refractory anemia with ringed sideroblasts associated with marked thrombocytosis. *Haematologica.* 2006;91:719-720.
27. Szpurka H, Tiu R, Murugesan G, et al. Refractory anemia with ringed sideroblasts associated with marked thrombocytosis (RARS-T), another myeloproliferative condition characterized by JAK2 V617F mutation. *Blood.* 2006;108:2173-2181.
28. Wang SA, Hasserjian RP, Loew JM, et al. Refractory anemia with ringed sideroblasts associated with marked thrombocytosis harbors JAK2 mutation and shows overlapping myeloproliferative and myelodysplastic features. *Leukemia.* 2006;20:1641-1644.
29. Boissinot M, Garand R, Hamidou M, Hermouet S. The JAK2-V617F mutation and essential thrombocythemia features in a subset of patients with refractory anemia with ring sideroblasts (RARS). *Blood.* 2006;108:1781-1782.
30. Kelly LM, Gilliland DG. Genetics of myeloid leukemias. *Annu Rev Genomics Hum Genet.* 2002;3:179-198.
31. Orazi A, Bennett JM, Germing U, et al. Chronic myelomonocytic leukaemia. In: Swerdlow SH, Campo E, Jaffe ES, et al, eds. *World Health Organization Classification of Tumours of Haematopoietic and Lymphoid Tissues.* Lyon, France: IARC Press; 2008:76-79.
32. Bennett JM, Catovsky D, Daniel MT, et al. The chronic myeloid leukaemias: guidelines for distinguishing chronic granulocytic, atypical chronic myeloid, and chronic myelomonocytic leukaemia. Proposals by the French-American-British Cooperative Leukaemia Group. *Br J Haematol.* 1994;87:746-754.
33. Germing U, Gattermann N, Minning H, et al. Problems in the classification of CMML—dysplastic versus proliferative type. *Leuk Res.* 1998;22:871-878.
34. Onida F, Kantarjian HM, Smith TL, et al. Prognostic factors and scoring systems in chronic myelomonocytic leukemia: a retrospective analysis of 213 patients. *Blood.* 2002;99:840-849.
35. Voglova J, Chrobak L, Neuwirtova R, et al. Myelodysplastic and myeloproliferative type of chronic myelomonocytic leukemia—distinct subgroups or two stages of the same disease? *Leuk Res.* 2001;25:493-499.
36. Germing U, Kundgen A, Gattermann N. Risk assessment in chronic myelomonocytic leukemia (CMML). *Leuk Lymphoma.* 2004;45:1311-1318.
37. Beran M, Wen S, Shen Y, et al. Prognostic factors and risk assessment in chronic myelomonocytic leukemia: validation study of the MD Anderson Prognostic Scoring System. *Leuk Lymphoma.* 2007;48:1150-1160.
38. Germing U, Strupp C, Knipp S, et al. Chronic myelomonocytic leukemia in the light of the WHO proposals. *Haematologica.* 2007;92:974-977.
39. Saif MW, Hopkins JL, Gore SD. Autoimmune phenomena in patients with myelodysplastic syndromes and chronic myelomonocytic leukemia. *Leuk Lymphoma.* 2002;43:2083-2092.
40. Michaux JL, Martiat P. Chronic myelomonocytic leukaemia (CMML)—a myelodysplastic or myeloproliferative syndrome? *Leuk Lymphoma.* 1993;9:35-41.
41. Martiat P, Michaux JL, Rodhain J. Philadelphia-negative (Ph–) chronic myeloid leukemia (CML): comparison with Ph+ CML and chronic myelomonocytic leukemia. The Groupe Francais de Cytogenetique Hematologique. *Blood.* 1991;78:205-211.
42. Kouides PA, Bennett JM. Morphology and classification of the myelodysplastic syndromes and their pathologic variants. *Semin Hematol.* 1996;33:95-110.
43. Orazi A, Chiu R, O'Malley DP, et al. Chronic myelomonocytic leukemia: the role of bone marrow biopsy immunohistology. *Mod Pathol.* 2006;19:1536-1545.
44. Ngo NT, Lampert IA, Naresh KN. Bone marrow trephine morphology and immunohistochemical findings in chronic myelomonocytic leukaemia. *Br J Haematol.* 2008;141:771-781.

45. Orazi A. Histopathology in the diagnosis and classification of acute myeloid leukemia, myelodysplastic syndromes, and myelodysplastic/myeloproliferative diseases. *Pathobiology.* 2007;74:97-114.
46. Maschek H, Georgii A, Kaloutsi V, et al. Myelofibrosis in primary myelodysplastic syndromes: a retrospective study of 352 patients. *Eur J Haematol.* 1992;48:208-214.
47. Steensma DP, Tefferi A, Li CY. Splenic histopathological patterns in chronic myelomonocytic leukemia with clinical correlations: reinforcement of the heterogeneity of the syndrome. *Leuk Res.* 2003;27:775-782.
48. Baddoura FK, Hanson C, Chan WC. Plasmacytoid monocyte proliferation associated with myeloproliferative disorders. *Cancer.* 1992;69:1457-1467.
49. Harris NL, Demirjian Z. Plasmacytoid T-zone cell proliferation in a patient with chronic myelomonocytic leukemia. Histologic and immunohistologic characterization. *Am J Surg Pathol.* 1991;15:87-95.
50. Xu Y, McKenna RW, Karandikar NJ, et al. Flow cytometric analysis of monocytes as a tool for distinguishing chronic myelomonocytic leukemia from reactive monocytosis. *Am J Clin Pathol.* 2005;124:799-806.
51. Lacronique-Gazaille C, Chaury MP, Le Guyader A, et al. A simple method for detection of major phenotypic abnormalities in myelodysplastic syndromes: expression of CD56 in CMML. *Haematologica.* 2007;92:859-860.
52. Subira D, Font P, Villalon L, et al. Immunophenotype in chronic myelomonocytic leukemia: is it closer to myelodysplastic syndromes or to myeloproliferative disorders? *Transl Res.* 2008;151:240-245.
53. Hoyer JD, Grogg KL, Hanson CA, et al. CD33 detection by immunohistochemistry in paraffin-embedded tissues: a new antibody shows excellent specificity and sensitivity for cells of myelomonocytic lineage. *Am J Clin Pathol.* 2008;129:316-323.
54. Qubaja M, Marmey B, Le Tourneau A, et al. The detection of CD14 and CD16 in paraffin-embedded bone marrow biopsies is useful for the diagnosis of chronic myelomonocytic leukemia. *Virchows Arch.* 2009;454:411-419.
55. Chronic myelomonocytic leukemia: single entity or heterogeneous disorder? A prospective multicenter study of 100 patients. Groupe Francais de Cytogenetique Hematologique. *Cancer Genet Cytogenet.* 1991;55:57-65.
56. McClure RF, Dewald GW, Hoyer JD, Hanson CA. Isolated isochromosome 17q: a distinct type of mixed myeloproliferative disorder/myelodysplastic syndrome with an aggressive clinical course. *Br J Haematol.* 1999;106:445-454.
57. Abdel-Wahab O, Mullally A, Hedvat C, et al. Genetic characterization of TET1, TET2, and TET3 alterations in myeloid malignancies. *Blood.* 2009;114:144-147.
58. Kuo MC, Liang DC, Huang CF, et al. RUNX1 mutations are frequent in chronic myelomonocytic leukemia and mutations at the C-terminal region might predict acute myeloid leukemia transformation. *Leukemia.* 2009;23:1426-1431.
59. Shih LY, Huang CF, Wang PN, et al. Acquisition of FLT3 or N-ras mutations is frequently associated with progression of myelodysplastic syndrome to acute myeloid leukemia. *Leukemia.* 2004;18:466-475.
60. Shih LY, Huang CF, Lin TL, et al. Heterogeneous patterns of CEBP alpha mutation status in the progression of myelodysplastic syndrome and chronic myelomonocytic leukemia to acute myelogenous leukemia. *Clin Cancer Res.* 2005;11:1821-1826.
61. Uchida T, Kinoshita T, Nagai H, et al. Hypermethylation of the p15INK4B gene in myelodysplastic syndromes. *Blood.* 1997;90:1403-1409.
62. Tessema M, Langer F, Dingemann J, et al. Aberrant methylation and impaired expression of the p15(INK4b) cell cycle regulatory gene in chronic myelomonocytic leukemia (CMML). *Leukemia.* 2003;17:910-918.
63. Johan MF, Bowen DT, Frew ME, et al. Aberrant methylation of the negative regulators RASSFIA, SHP-1 and SOCS-1 in myelodysplastic syndromes and acute myeloid leukaemia. *Br J Haematol.* 2005;129:60-65.
64. Jiang Y, Dunbar A, Gondek LP, et al. Aberrant DNA methylation is a dominant mechanism in MDS progression to AML. *Blood.* 2009;113: 1315-1325.
65. Aribi A, Borthakur G, Ravandi F, et al. Activity of decitabine, a hypomethylating agent, in chronic myelomonocytic leukemia. *Cancer.* 2007;109:713-717.
66. Oki Y, Jelinek J, Shen L, et al. Induction of hypomethylation and molecular response after decitabine therapy in patients with chronic myelomonocytic leukemia. *Blood.* 2008;111:2382-2384.
67. Kantarjian H, Issa JP, Rosenfeld CS, et al. Decitabine improves patient outcomes in myelodysplastic syndromes: results of a phase III randomized study. *Cancer.* 2006;106:1794-1803.
68. Fenaux P, Jouet JP, Zandecki M, et al. Chronic and subacute myelomonocytic leukaemia in the adult: a report of 60 cases with special reference to prognostic factors. *Br J Haematol.* 1987;65:101-106.
69. Solal-Celigny P, Desaint B, Herrera A, et al. Chronic myelomonocytic leukemia according to FAB classification: analysis of 35 cases. *Blood.* 1984;63:634-638.
70. Melo JV, Myint H, Galton DA, Goldman JM. P190BCR-ABL chronic myeloid leukaemia: the missing link with chronic myelomonocytic leukaemia? *Leukemia.* 1994;8:208-211.
71. Golub TR, Barker GF, Lovett M, Gilliland DG. Fusion of PDGF receptor beta to a novel ets-like gene, tel, in chronic myelomonocytic leukemia with t(5;12) chromosomal translocation. *Cell.* 1994;77:307-316.
72. Bain BJ, Fletcher SH. Chronic eosinophilic leukemias and the myeloproliferative variant of the hypereosinophilic syndrome. *Immunol Allergy Clin North Am.* 2007;27:377-388.
73. Steer EJ, Cross NC. Myeloproliferative disorders with translocations of chromosome 5q31-35: role of the platelet-derived growth factor receptor beta. *Acta Haematol.* 2002;107:113-122.
74. Vardiman JW, Bennett JM, Bain BJ, et al. Atypical chronic myeloid leukaemia, *BCR-ABL1* negative. In: Swerdlow SH, Campo E, Harris NL, et al, eds. *WHO Classification of Tumours of Haematopoietic and Lymphoid Tissues.* Lyon, France: IARC Press; 2008:80-81.
75. Elliott MA, Verstovsek S, Dingli D, et al. Monocytosis is an adverse prognostic factor for survival in younger patients with primary myelofibrosis. *Leuk Res.* 2007;31:1503-1509.
76. Fenaux P, Beuscart R, Lai JL, et al. Prognostic factors in adult chronic myelomonocytic leukemia: an analysis of 107 cases. *J Clin Oncol.* 1988;6:1417-1424.
77. Shepherd PC, Ganesan TS, Galton DA. Haematological classification of the chronic myeloid leukaemias. *Baillieres Clin Haematol.* 1987;1:887-906.
78. Hernandez JM, del Canizo MC, Cuneo A, et al. Clinical, hematological and cytogenetic characteristics of atypical chronic myeloid leukemia. *Ann Oncol.* 2000;11:441-444.
79. Breccia M, Biondo F, Latagliata R, et al. Identification of risk factors in atypical chronic myeloid leukemia. *Haematologica.* 2006;91:1566-1568.
80. Felman P, Bryon PA, Gentilhomme O, et al. The syndrome of abnormal chromatin clumping in leucocytes: a myelodysplastic disorder with proliferative features? *Br J Haematol.* 1988;70:49-54.
81. Invernizzi R, Custodi P, de Fazio P, et al. The syndrome of abnormal chromatin clumping in leucocytes: clinical and biological study of a case. *Haematologica.* 1990;75:532-536.
82. Brizard A, Huret JL, Lamotte F, et al. Three cases of myelodysplastic-myeloproliferative disorder with abnormal chromatin clumping in granulocytes. *Br J Haematol.* 1989;72:294-295.
83. Kussick SJ, Wood BL. Four-color flow cytometry identifies virtually all cytogenetically abnormal bone marrow samples in the workup of non-CML myeloproliferative disorders. *Am J Clin Pathol.* 2003;120:854-865.
84. Bousquet M, Quelen C, De Mas V, et al. The t(8;9)(p22;p24) translocation in atypical chronic myeloid leukaemia yields a new PCM1-JAK2 fusion gene. *Oncogene.* 2005;24:7248-7252.
85. Hasle H. Myelodysplastic syndromes in childhood—classification, epidemiology, and treatment. *Leuk Lymphoma.* 1994;13:11-26.
86. Baumann I, Bennett JM, Niemeyer CM, et al. Juvenile myelomonocytic leukaemia. In: Swerdlow SH, Campo E, Harris NL, et al, eds. *WHO Classification of Tumours of Haematopoietic and Lymphoid Tissues.* Lyon, France: IARC Press; 2008:82-84.
87. Niemeyer CM, Arico M, Basso G, et al. Chronic myelomonocytic leukemia in childhood: a retrospective analysis of 110 cases. European Working Group on Myelodysplastic Syndromes in Childhood (EWOG-MDS). *Blood.* 1997;89:3534-3543.
88. Arico M, Biondi A, Pui CH. Juvenile myelomonocytic leukemia. *Blood.* 1997;90:479-488.
89. Pinkel D. Differentiating juvenile myelomonocytic leukemia from infectious disease. *Blood.* 1998;91:365-367.
90. Luna-Fineman S, Shannon KM, Atwater SK, et al. Myelodysplastic and myeloproliferative disorders of childhood: a study of 167 patients. *Blood.* 1999;93:459-466.
91. Urs L, Stevens L, Kahwash SB. Leukemia presenting as solid tumors: report of four pediatric cases and review of the literature. *Pediatr Dev Pathol.* 2008;11:370-376.
92. Honig GR, Suarez CR, Vida LN, et al. Juvenile myelomonocytic leukemia (JMML) with the hematologic phenotype of severe beta thalassemia. *Am J Hematol.* 1998;58:67-71.
93. Hess JL, Zutter MM, Castleberry RP, Emanuel PD. Juvenile chronic myelogenous leukemia. *Am J Clin Pathol.* 1996;105:238-248.
94. Luna-Fineman S, Shannon KM, Lange BJ. Childhood monosomy 7: epidemiology, biology, and mechanistic implications. *Blood.* 1995;85: 1985-1999.
95. Herrod HG, Dow LW, Sullivan JL. Persistent Epstein-Barr virus infection mimicking juvenile chronic myelogenous leukemia: immunologic and hematologic studies. *Blood.* 1983;61:1098-1104.
96. Hasle H, Arico M, Basso G, et al. Myelodysplastic syndrome, juvenile myelomonocytic leukemia, and acute myeloid leukemia associated with complete or partial monosomy 7. European Working Group on MDS in Childhood (EWOG-MDS). *Leukemia.* 1999;13:376-385.
97. Lau RC, Squire J, Brisson L, et al. Lymphoid blast crisis of B-lineage phenotype with monosomy 7 in a patient with juvenile chronic myelogenous leukemia (JCML). *Leukemia.* 1994;8:903-908.
98. Vardiman JW, Bennett JM, Bain BJ, et al. Myelodysplastic/myeloproliferative neoplasm, unclassifiable. In: Swerdlow SH, Campo E, Harris NL, et al, eds. *WHO Classification of Tumours of the Haematopoietic and Lymphoid Tissues.* Lyon, France: IARC Press; 2008: 85-86.
99. Schmitt-Graeff A, Thiele J, Zuk I, Kvasnicka HM. Essential thrombocythemia with ringed sideroblasts: a heterogeneous spectrum of diseases, but not a distinct entity. *Haematologica.* 2002;87:392-399.
100. Raya JM, Arenillas L, Domingo A, et al. Refractory anemia with ringed sideroblasts associated with thrombocytosis: comparative analysis of marked with non-marked thrombocytosis, and relationship with JAK2 V617F mutational status. *Int J Hematol.* 2008;88:387-395.
101. Schnittger S, Bacher U, Haferlach C, et al. Detection of an MPLW515 mutation in a case with features of both essential thrombocythemia and refractory anemia with ringed sideroblasts and thrombocytosis. *Leukemia.* 2008;22:453-455.
102. Nearman ZP, Szpurka H, Serio B, et al. Hemochromatosis-associated gene mutations in patients with myelodysplastic syndromes with refractory anemia with ringed sideroblasts. *Am J Hematol.* 2007;82:1076-1079.
103. Hellstrom-Lindberg E, Cazzola M. The role of JAK2 mutations in RARS and other MDS. *Hematology Am Soc Hematol Educ Program.* 2008:52-59.

第48章

肥大细胞增生症

Hans-Peter Horny, Karl Sotlar, Peter Valent

章节目录

肥大细胞增生症又称为肥大细胞疾病（MCD）。皮肤肥大细胞增生症（CM）最常见的亚型称为色素性荨麻疹（UP），最早于19世纪描述，大约比Paul Ehrlich定义肥大细胞（MC）为结缔组织异染细胞早10年[1,2]。在很长一段时间，MCD被认为其发病局限于皮肤，因此是一个纯粹皮肤科疾病。然而在1949年，根据尸检结果，组织学检查第一次证实MCD累及脏器[3]。此后，病理医生和临床医生介绍了许多名称用于描述MCD累及其他器官。这些名称现在大多已经废弃并且不应该再使用，如全身MCD、恶性MCD、非白血性白血病或者亚急性嗜碱性肥大细胞瘤或白血病、UP伴骨累及或者伴系统性病变、骨髓嗜酸性纤维组织细胞病变[4-10]。

对于MCD已经提出各种分类系统[11-13]。在过去二十多年，一些重大发现不仅帮助更好地理解涉及MCD进展中病理生理过程，并且澄清了这一组疾病的疾病分类学。Kitamura等[14]使用动物模型证明MC是造血起源。组织学和细胞学研究也有充分的证据表明，继皮肤之后，骨髓是人类MCD累及的首发部位，肥大细胞具有髓系细胞的显著的组织化学特性，并且系统性肥大细胞增生症（SM）与髓系肿瘤（非肥大细胞）并发的现象较常见[15-18]。现已证明，人类肥大细胞分化受干细胞因子（MC生长因子）与KIT（CD117）结合的影响，KIT是一种酪氨酸激酶受体，来源于骨髓CD34⁺、KIT⁺祖细胞[19-22]。只通过血清学、细胞学和组织学研究诊断MCD，新的免疫染色标记，如Tryptase、CD2和CD25已经确立[23-26]。

最后，*KIT*原癌基因的某些区域存在重现性活化的体点突变，特别是*KIT* D816V，已经在SM浸润组织内的肥大细胞内检测到，提示它是一种克隆性疾病[27-29]。总而言之，这些结果清晰地显示，SM是一种骨髓来源的克隆性血液病，疾病展现出不同寻常宽广的临床和形态学谱系。本章采用修订的MCD共识分类，由2000年奥地利维也纳召开的工作会议发展而来[30]，并且被WHO 2001和WHO 2008采纳[31,32]。

48.1 肥大细胞和嗜碱性粒细胞

嗜碱性粒细胞和MC是仅有的细胞质内包含异染颗

粒的髓系细胞，因此通常可通过某些染色如Giemsa或者甲苯胺蓝识别。成熟的MC不再循环，主要见于结缔组织的血管周围。MC的分化和成熟通常发生在髓外部位，这些MC的寿命估计为几个月[33,34]。从一例MC白血病提取的肿瘤细胞已经培养成为增殖细胞系（HMC–1），被广泛用于MC免疫表型和功能特性研究[35–38]。

相对于MC，嗜碱性粒细胞在骨髓分化，成熟的终末细胞参与循环，并且最终迁移到血管周围组织。相对于MC，嗜碱性粒细胞的寿命估计仅有几天。尽管正常成熟的MC和嗜碱性粒细胞在骨髓涂片易于鉴别，肿瘤性异染性细胞（包括异染母细胞）可能表现出显著的异型性，几乎不能通过形态学检查清楚区分嗜碱性粒细胞和MC。嗜碱性粒细胞的异染颗粒与MC的不同，为水溶性，因此病理医生在常规处理（如福尔马林固定）的组织切片中检测不到正常、反应性或肿瘤性嗜碱性粒细胞。但有两种嗜碱性粒细胞特异的单克隆抗体（2D7和BB1）现在已经可以用于石蜡包埋组织[39,40]。

在肿瘤状态，MCD必须和髓系白血病鉴别，这些髓系白血病具有MC分化的迹象但是不满足MCD的诊断标准，这些白血病包括：tryptase阳性急性髓系白血病（tryptase+AML）和粒–肥大细胞白血病（MML）；也必须鉴别原发或继发嗜碱性粒细胞白血病（慢性髓系白血病伴显著嗜碱性粒细胞分化）[41]。一些因素影响了MC和嗜碱性粒细胞之间的鉴别，相对于正常或者反应性MC，非典型性MC可能表现出不规则轮廓，有时分叶状细胞核，因此与单核细胞或者粒细胞相似[42]。

MC和嗜碱性粒细胞及它们的肿瘤衍生物有一个明显的区别，可以通过一组有限的染色实现，这些染色包括萘酚ASD氯乙酸酯酶（CAE）、tryptase、KIT（CD117）和2D7或BB1。正常或者肿瘤性MC表达CAE、tryptase和KIT，但是不表达2D7或者BB1；嗜碱性粒细胞通常CAE⁻和KIT⁻，但是嗜碱性粒细胞特异抗原2D7⁺，也可能表达少量tryptase，特别是在CML肿瘤阶段[43,44]。相对于正常MC，SM中的MC常常表达CD25或CD2，或者两者均表达；CD25是迄今为止最敏感的免疫染色标记[26]。MC和嗜碱性粒细胞最重要的表型差异总结于表48.1。

表48.1 肥大细胞和嗜碱性粒细胞主要的表型鉴别*

标记	肥大细胞	嗜碱性粒细胞
异染性/Giemsa	++/+++	–†
CAE	++/+++	–
Tryptase	++	–/+/++‡
Chymase	++/+	–
CD2	++§	–
CD9	+	–
CD25	+++§	–
CD34	–	–
CD45	++	++
CD68	+	–
CD117（KIT）	+++/++	–
2D7	–	++/+++
BB1	–	++/+++

注：+++，强表达（强几乎所有的细胞染色）；++，中度表达（大多数细胞中度染色）；+弱表达（少数细胞弱阳性）；–，没有特异细胞染色。

*，在常规处理（福尔马林固定）组织，包括EDTA脱钙骨髓环钻活检标本中组织学的区别。

†，不像在涂片中，切片中嗜碱性粒细胞中没有异染颗粒。

‡，表达不一致，只在肿瘤状态（通常是CML）发生。

§，只在肿瘤状态（MCD）表达。

CAE，氯乙酸酯酶；Tryptase，类胰蛋白酶；Chymase，糜蛋白酶。

48.2 定义

根据定义，MCD的特征为某些组织中肥大细胞异常聚集，主要是皮肤和骨髓。疾病存在两种主要的分类：①纯粹的CM，仅仅累及皮肤；②SM，定义上至少累及一个皮肤外器官，骨髓最为常见。SM包括大量的异质性疾病，但是构成血液系统疾病中一组独立疾病。尽管相对于淋巴细胞，MC表型与髓细胞更密切相关，MC代表了造血系统中谱系限制性祖细胞内独特的细胞谱系。这在WHO 2001得到充分体现，将MCD设为专门的章节[31]。WHO 2008将MCD归入骨髓增殖性肿瘤（MPN）的新类别之中[32]。这种分类表明完全良性的消退性孤立性幼年肥大细胞瘤分类与慢性髓系白血病（CML）母细胞危象这两种疾病之间的差距并不多。而且，MCD大多数不是增殖性疾病，而是显示异常聚集或致密的MC。与此相应的是，SM的大多数及CM的所有亚型中，MC是不分裂细胞，即使肥大细胞载量高也是如此。因此，尽管WHO分类将MCD放在MPN组中，但应当注意，根据基本的定义和生物学，MCD代表一组独特的疾病，要求严格的诊断标准。按照这个概念，事实上，MCD既不是*JAK2*突变，也不是*PDGFRA*、*PDGFRB*或*FGFR*基因突变。像CML一样，MCD表现出特异的、无关的基因缺陷，累及*KIT*原癌基因，大多为*KIT* D816V。

MCD的进展和相关疾病也不同于其他经典的MPN。如经典MPN会转变成为“其他”MPN，在MCD极为罕见；而且，MCD也不像CML那样会进展为淋巴样母细胞期（急变）。现已认识到MCD常常并发其他非肥大细胞血液病，并确定了系统性肥大细胞增生症合并非肥大细胞系克隆性血液病（SM-AHNMD）这一亚型，这个谱系几乎包括所有的髓系肿瘤，以慢性粒-单核细胞白血病（CMML）最为常见；淋巴系肿瘤也曾经见到，以多发性骨髓瘤最常见。最后，MCD的症状和临床表现完全不同于那些经典的MPN，并且与疾病相关的事件和治疗也不相同。因此，MCD应被视为一种独特的血液病。

至于“肿瘤”这个术语，SM的所有变异型和成人CM的很多亚群很可能都是真性肿瘤。然而，目前尚不清楚儿童UP是否也是如此，因为大约50%患儿在青春期前后自发消退。

总之，虽然有学者强烈提议将MCD及其密切相关的髓系疾病纳入同一分类，但是，将MCD纳入经典的MPN组是否合理，仍需探讨。

48.3 一般表现

MCD的流行病学所知甚少。由于临床和组织学检查都难以识别，因此MCD很可能不像通常认为得那样罕见。MCD可发生于任何年龄，其症状谱非常宽广。其中，播散性红褐色斑疹和丘疹几乎是UP（CM最常见的变异型）的特有表现，但也常见于惰性系统性肥大细胞增生症（ISM）[45]。与CM相比，大多数SM患者血清tryptase升高。tryptase几乎只能由正常MC和肿瘤性MC（所有成熟阶段）产生，可用于监测SM患者的病情[46]。具有更为侵袭性病程的患者可能表现为明显肝脾增大，极少情况下全身淋巴结增大[47]。很多SM患者发展成为SM-AHNMD，组织切片中SM-AHNMD可能掩盖MCD，即使骨髓做细致的组织学检查也是如此。必须强调，只有在组织学标本（特别是骨髓）的病理学分析基础之上，包括tryptase、KIT/CD117和CD25等免疫染色，才能明确诊断MCD；不能只根据临床和血清学检查结果就诊断MCD[48-50]。

48.4 流行病学和病因

MCD是一种罕见疾病，特别是系统性变异型（SM）。肥大细胞白血病（MCL）是人类最罕见白血病之一，文献中少于50例。[51-55]。MCD的确切发病率未知。男性发病率稍高。疾病发病一般发生在生命中第一年，此时大多数为幼年性UP；如果发生在成年，40~60岁为发病最高峰，占SM的大多数。如前所述，幼年性UP明显倾向于在青春期自发消退，但是成人SM从不消退。

MCD的病因不明。曾经报道有非常罕见的家族性病例。

48.5 推测细胞起源和正常对应细胞

无论何种亚型的SM都属于一种髓系肿瘤，从$CD34^+$造血祖细胞或MC定向前体细胞演变而来。CM细胞起源未知。另外，目前仍不清楚是否所有的CM病例（特别是儿童病例）都是真性肿瘤。

48.6 遗传学和分子学发现

已发现*KIT*原癌基因的各种突变和其他遗传缺陷导致KIT下游信号通路的干细胞因子独立激活[56]。*KIT* D816V是这些点突变之一，由Furitsu等首次发现于一名MCL患者的HMC-1细胞中[27]。MCD的大多数突变集中于11和17外显子。极少数病例的突变位于外显子8、9和10（表48.2）[27,29,53,57-65]。然而，这些突变的真实频率未知，因为没有大宗病例的系统调查。主要根据11和17外显子突变的研究，Longley等[66]提议将突变分为调节型和酶袋型突变，前者发生在近膜域，后者发生在KIT的酶位点。在任何上述位点的*KIT*突变并非MCD所特有，也可见于其他各种肿瘤，如胃肠道间质瘤（GIST）和精原细胞瘤[67-70]。MCD中描述的绝大多数突变是体细胞突变，并且突变或多或少局限于MC及其前体细胞。累及多种造血细胞系的基因突变通常与侵袭性较强的SM类型有关（焖燃型SM、SM-AHNMD、侵袭性SM）[62,71]。相比之下，种系突变极为罕见，只在一些家族性MCD病例中曾经描述[57,60,63]。除了*KIT* D816V之外，其他KIT密码子816突变（D816Y、D816H和D816F，后者是D816V和D816Y的联合突变）也是获得功能的突变[63]。但是，CM的816突变（非D816V密码子）率远远高于SM，而D816F突变迄今仅见于CM[29,63]。

超过90%的SM患者和大约30%~40%的CM患者都检测到*KIT* D816V，这两种疾病均视为克隆性血液肿瘤[26,29,62]。

表48.2 肥大细胞增生症（MCD）中KIT突变

外显子	突变	功能	发生率	疾病	参考文献
8	del D419	未知	<5	家族性SM	57
9	K509<I	未知	<5	家族性SM	58
10	F522C	激活	<5	SM	59
10	A533D	激活	<5	家族性CM	60
11	V559I	激活	<5	ASM	61
11	V560G	激活	<5	ISM，MCL	27，53
17	R815K	未知	<5	小儿UP	29
17	D816V	激活	>90	成人SM	62
17	D816Y	激活	<5	SM	63
17	D816H	未知	<5	SM-AML	64
17	D816F	激活	<5	SM	63
17	I817V	未知	<5	WDSM	62
17	insV815-I816	未知	<5	SM	62
17	D820G	未知	<5	ASM	65
17	E839K	失活	<5	UP	63

注：ASM，侵袭性系统性肥大细胞增生症；CM，皮肤肥大细胞增生症；ISM，惰性系统性肥大细胞增生症；MCL，肥大细胞白血病；SM，系统性肥大细胞增生症；UP，色素性荨麻疹；WDSM，高分化系统性肥大细胞增生症。

因此，在MCD的WHO分类中，活化的KIT密码子816突变被定义为一种次要诊断标准（简表48.1）[30-32]。*KIT*突变的检测技术有多种，包括限制性片段长度多态性分析、直接测序、肽核酸（PNA）介导的PCR夹和熔点分析，以及各种等位基因特异性PCR技术[29,72-75]。当肥大细胞经过分选或显微切割而使细胞量增多后，*KIT*突变检测的敏感性增加[28]。为了达到最大的敏感度，选用的检测技术应该与检测材料相适应。研究的MC量多时，可以使用低敏感的方法，如直接测序或限制性片段长度多态性分析，以及使用主要来源于MC的KIT转录物总mRNA研究技术。相比之下，研究ISM病例骨髓穿刺或骨髓活检总DNA时，MC常常少于有核细胞的0.1%，需要最敏感的方法，如等位基因特异性PCR和肽核酸介导PCR夹。在大多数ISM病例，外周血单核细胞导致假阴性结果，这是因为循环MC几乎不存在。只有侵袭性较强的SM，多系造血细胞突变，外周血检查才能获得阳性结果。

有些罕见SM病例具有独特的形态学特征，称为高分化系统性肥大细胞增生症（WDSM）。在MPN伴嗜酸性粒细胞增多的情况下的FIP1L1-PDGFRA阳性肥大细胞增生症与WDSM一样，通常缺乏密码子816突变，但是CD25$^+$的非典型性MC明显增加。有一例WDSM特征表现为独特的圆形、高颗粒的CD25$^-$MC，描述了跨膜KIT突变F522C[59]。在MPN伴嗜酸性粒细胞增多中，SM的诊断标准（尤其是密集MC浸润）通常缺乏；因此，这个实体不应该分类为SM[32]。

简表48.1 肥大细胞增生症（MCD）的诊断标准

满足主要标准和至少一个次要标准，或至少满足三个次要标准（不需要主要标准），系统性肥大细胞增生症（SM）的诊断可以成立。

主要标准

- 在骨髓或其他皮肤外组织或器官检测到多灶性、致密（密集）浸润的肥大细胞

次要标准

- 活检切片中<25%肥大细胞为梭形或具有非典型形态学，或在骨髓涂片中>25%肥大细胞不成熟或非典型性
- *KIT* D816V激活点突变
- 除了表达通常的肥大细胞抗原，还表达CD25（或CD2）
- 血清tryptase水平持续升高（>20ng/ml）

48.7 细胞学和组织学诊断

因为只抽吸到少量MC，仅靠骨髓穿刺抽吸到少量MC涂片诊断MCD较困难，即使患者骨髓活检标本显示有显著MC浸润时也是如此。显著的网状纤维化或胶原纤维化掩盖了致密的组织浸润，并且事实上主要是局灶浸润，只有极少数情况下才累及5%~10%以上骨髓区域，这些因素妨碍了MC的抽吸。

尽管如此，骨髓穿刺涂片在SM的诊断、分期和分级中极为重要。正常情况下，MC在所有骨髓有核细胞中小于0.1%[25]。涂片中出现大量MC仅仅是偶然发现（图48.1，图48.2）。在大多数SM病例，骨髓涂片中MC的数量仅仅轻度升高，所占比例从0.1%到最高约2%[43]。然而在少数病例，骨髓涂片中MC计数显著升高，并且与预后及最终诊断相关。同样，当MC比例大于20%，MCL的诊断可以成立。细胞异型程度差别很大，在MCL中最为显著。一般而言，SM患者骨髓涂片可以识别下列MC类型：异染性母细胞；Ⅰ型非典型MC；

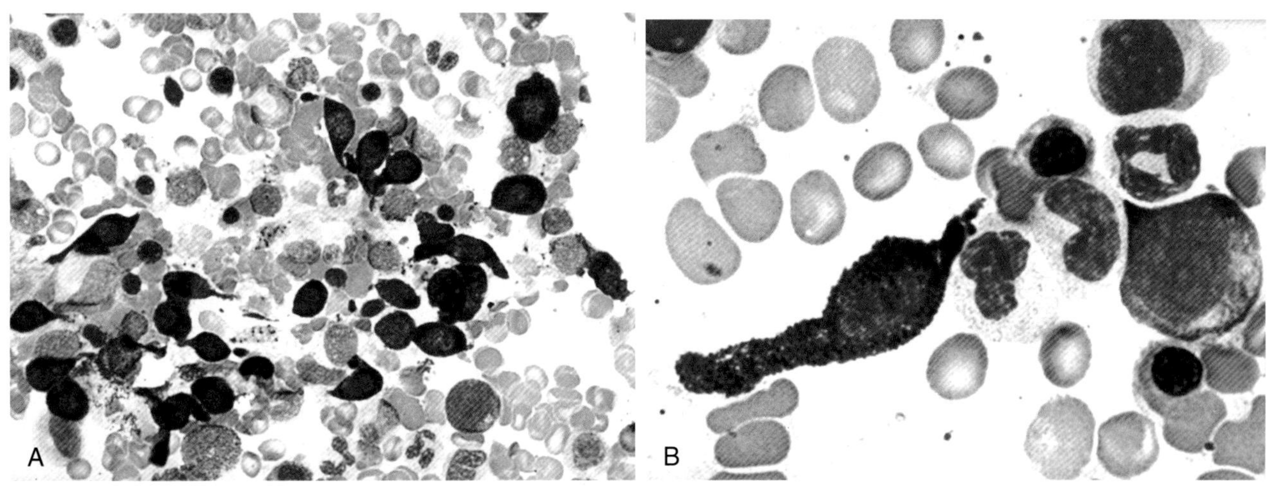

图48.1 惰性系统性肥大细胞增生症（ISM）的骨髓涂片。A. 该例出现极多的异常的强异染性肥大细胞，细胞核圆形或梭形，居中，轻度多形性，没有显著核仁。B. 高倍镜示梭形肥大细胞比正常前体造血细胞大

Ⅱ型非典型MC；以及典型的成熟组织MC（颗粒完好的圆形细胞，细胞核圆形居中）。

下列标准定义Ⅰ型非典型MC[42]：①颗粒稀少，并且特异性细胞质内异染颗粒减少。使用基本染料如Giemsa或者甲苯胺蓝，颗粒显著稀少的MC甚至可能显示非异染性。②细胞核卵圆，核偏位。（如果MC表现分叶核或者多叶核、单核样细胞核，这种细胞应该归类为Ⅱ型非典型MC，或幼肥大细胞）。③梭形。常见于SM，偶见于MC反应性增生。

如果满足三个标准中的两个，该细胞应该称为Ⅰ型非典型MC。如果MC细胞核为双叶或者多叶，该细胞必须称为Ⅱ型非典型MC，或者幼肥大细胞。

外周血涂片出现MC的病例，可能怀疑是罕见的MCL。在这些患者，循环MC通常表现出不同程度的异型性。MC可能强异染性并且易于识别，或者可能异型性非常显著伴稀少的异染颗粒，并且偶尔为母细胞样外观（图48.3）。当骨髓涂片的所有有核细胞中MC比例大于20%，并且循环MC所占比例大于血液白细胞的10%，可以明确诊断MCL（图48.4）。如果MC构成大于有核骨髓细胞的20%，但是少于外周血白细胞的10%，必须明确诊断为MCL的非白血病变异型[30]。在这两种情况下，必须通过骨髓检查排除AHNMD的存在。

48.7.1 组织学

MCD的诊断和亚型分类必须进行组织学检查[30,76,77]。在大多数病例，取自髂嵴的骨髓活检的组织学评估可提

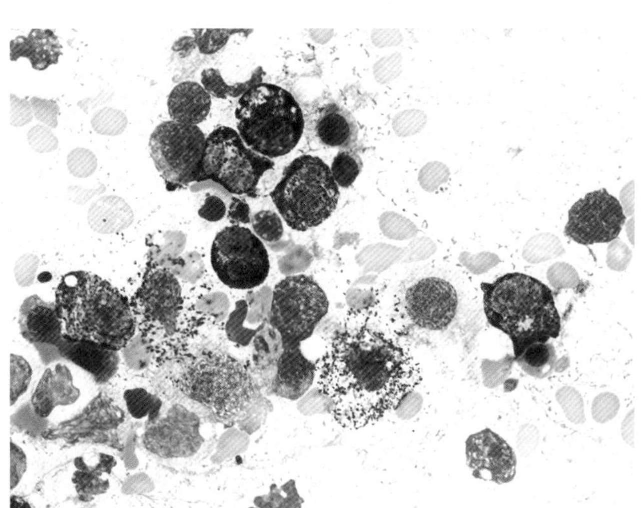

图48.2 侵袭性系统性肥大细胞增生症（ASM）的骨髓涂片。该例具有极多的肥大细胞，与图48.1相比，本例肥大细胞颗粒含量相当少

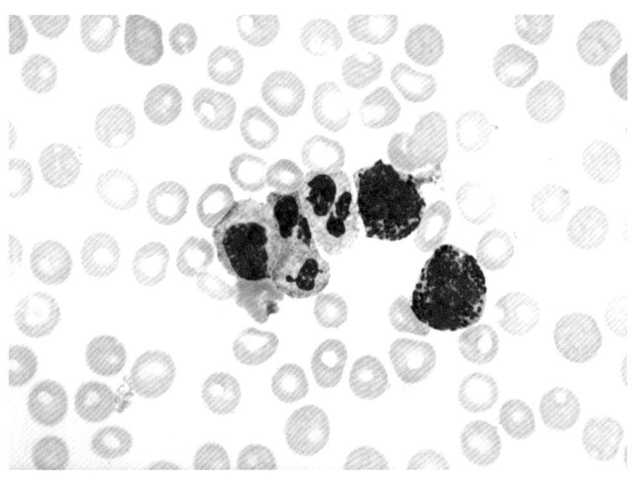

图48.3 粒-肥大细胞白血病（MML）的血涂片。显示两个非典型中等大小细胞伴异染颗粒。但是，仅仅根据细胞学不可能确定这些细胞的性质（肥大细胞或嗜碱性粒细胞）。因为该病例骨髓切片显示tryptase^{+}、CD117^{+}肥大细胞显著增加，可以假设这些循环细胞是非典型肥大细胞

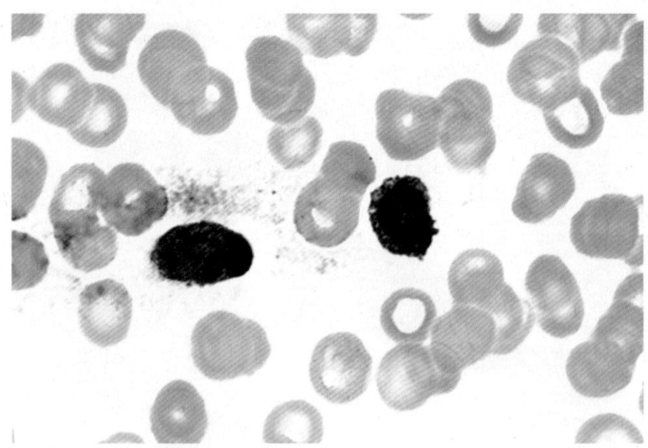

图48.4 肥大细胞白血病（MCL）的血涂片。循环血中可见具有许多异染颗粒的多形性肥大细胞。注意圆形的细胞核，可区别嗜碱性粒细胞

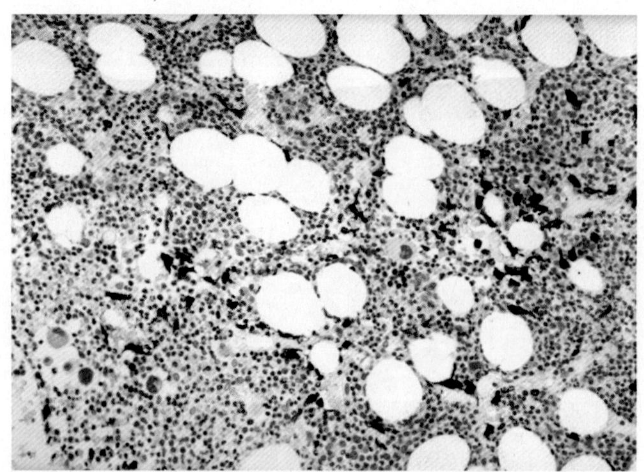

图48.5 一名皮肤肥大细胞增生症（CM）患者的骨髓检查。在有核细胞轻微增多的骨髓内tryptase免疫染色显示松散的肥大细胞增生。可见肥大细胞形成一些小团，但是没有致密浸润。根据定义，这种形态不能解释为ISM累及骨髓。本例演示弥漫-间质性浸润，可见于肥大细胞反应性增生和MCD（特别是ISM）累及骨髓。注意这种类型的浸润模式不足以诊断MCD

供SM的明确诊断[78,79]。组织学检查应该始终包括tryptase、KIT/CD117和CD25抗体的免疫染色[80]。tryptase染色不仅能够容易、可靠地评估MC数量，而且有利于骨髓中MC浸润模式的评估，可以识别密集MC浸润（根据定义，这是组织学诊断MCD的前提），即使这些浸润非常小（图48.5~48.7）。由于正常或反应性MC不表达CD25，表达CD25可证实一个MC为肿瘤状态，使SM的诊断成立。CD2表达也定义为MC的非典型免疫表型[81]。

根据tryptase$^+$MC的数量和位置，定义了四种主要的骨髓浸润类型[82]。①局灶浸润，具有播散性或多灶性致密MC浸润。这是ISM和SM-AHNMD常见的模式。②弥漫-间质性浸润，具有松散分布的MC增加。仅有弥漫-间质性浸润模式一般提示MC反应性增生，但是也可见于CM患者的骨髓标本。③弥漫-致密浸润，具有原有骨髓成分的消除。常见于MCL，但是在焖燃型SM和ASM的进展期也可以遇到。④混合性（局灶浸润和弥漫-间质性浸润）。这种模式常见于ASM和MCL，常与骨髓衰竭的临床征象相关，但是也可见于ISM的亚组，一般也称为所谓的焖燃型。

形态学测量技术已经发现，与反应性增生相比，MCD（不论何种亚型）的弥漫-间质性浸润模式中MC数量通常显著增多[50]。然而，必须强调：至少有一个密集或致密的MC浸润灶并且每灶MC超过15个，是明确诊断MCD的关键诊断标准[30]。这项诊断标准怎么强调都不过分，它适用于骨髓及髓外器官，如脾、淋巴结或者胃肠道。

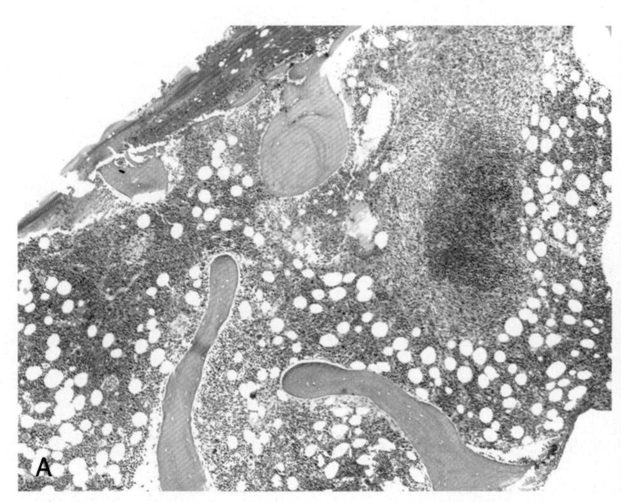

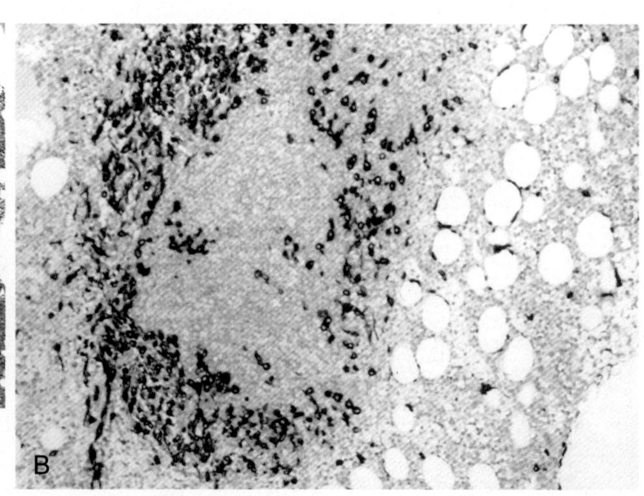

图48.6 惰性系统性肥大细胞增生症（ISM）的骨髓检查结果。骨髓有核细胞轻微增多，并且表现出完整的造血功能，肥大细胞聚集伴淋巴细胞混杂（A）。围绕淋巴细胞的肥大细胞显示tryptase强阳性（B）。注意大多数肥大细胞为梭形，弥漫浸润灶的肥大细胞数量没有增多（与图48.5比较）。患者有UP的皮损

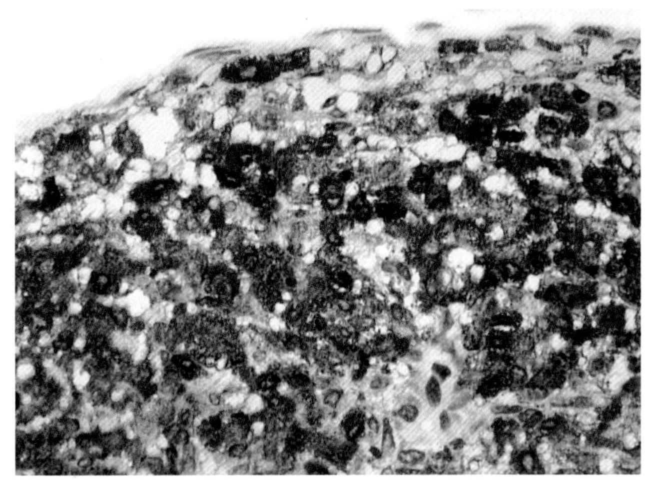

图48.7 肥大细胞白血病（MCL）的骨髓检查。 tryptase染色，示弥漫-致密浸润模式，几乎仅见于MCL（与图48.5和46.6比较）。肥大细胞强表达Tryptase，呈典型的颗粒状胞质着色。注意缺乏梭形肥大细胞，脂肪细胞和正常造血前体细胞的部分消除

48.7.2 免疫表型

事实上所有的反应性和肿瘤性MC都表达tryptase，呈细胞质内颗粒状着色；以及表达KIT/CD117，呈细胞膜环形着色（图48.8）[48-50]。MC同时表达tryptase和KIT，使MC能够与嗜碱性粒细胞明确区分。嗜碱性粒细胞肿瘤（常为CML）可能产生少量tryptase，但是KIT始终阴性[44]。流式细胞术表明MCD的肿瘤性MC一般呈CD2$^+$和CD25$^+$，相反，正常和反应性MC通常CD2$^-$和CD25$^-$[26,27]。在已经证实SM的病例，用免疫组化法可检测到MC中的CD2。大约50%病例，浸润骨髓组织的SM呈CD2$^+$，但往往呈弱阳性；相反，浸润灶周围或混杂的T细胞呈CD2强阳性[81]。在几乎所有的SM患者CD25$^+$，并且产生清楚的诊断结果。然而，也有一些病例虽然不能诊断SM，但是MC仍然表达CD25。如慢性炎症反应、骨髓增殖性肿瘤伴嗜酸性粒细胞增多（MPNEo）和慢性嗜酸性粒细胞白血病（CEL）。在MPNEo中，CD25$^+$MC的存在是特有的结果；在一些病例，MC也可能形成局灶浸润，导致SM-MPNEo的最终诊断。然而在大多数MPNEo病例，MC不形成致密（有诊断意义的）浸润，因此不能作出SM的诊断（这些患者的MC没有发现缺乏*KIT* D816V）。因为表达CD25的淋巴细胞在正常和反应性骨髓只有很少发现，也因为巨核细胞（始终表达CD25）可以清楚地与MC区别开来，骨髓是证实或者排除CD25$^+$非典型MC存在的理想组织，即使是在主要为轻度弥漫-间质性浸润的病例也是如此[26]。然而在髓外组织识别CD25$^+$MC常常非常困难，特别是那些已有大量淋巴细胞的组织，如黏膜肌层、淋巴结和脾。MC也可能与常规用于巨噬细胞相关的抗体发生反应，特别是那些CD68[83]。与正常MC相比，在侵袭性较强的SM变异型中，肿瘤性MC与CD30（未发表资料）和PG-M1/CD68r的反应更常见而且更强烈[84]。MC也表达多种其他抗原，如CD45、VEGF和chymase（糜蛋白酶），chymase是另一个高度特异性但是低敏感性MC相关蛋白酶；这些指标对MCD的诊断价值不大。MCD的诊断性标志物总结于表48.3。

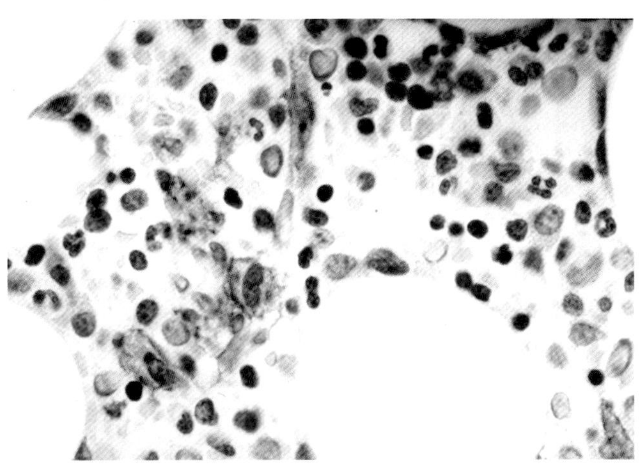

图48.8 惰性系统性肥大细胞增生症（ISM）的骨髓检查。 骨髓有核细胞轻度增多伴肥大细胞的显著增加，抗CD117抗体染色显示肥大细胞呈典型的环状膜着色

表48.3 用于肥大细胞增生症（MCD）诊断的敏感性和特异性抗原和标记*

抗原/标记	特异性		敏感性
	对MC	对SM	
异染性	+	–	+
CAE	+	–	+
tryptase	++	–	++
chymase	++	–	+
CD2	–	+++†	+
CD9	+	–	+++
CD14	–	+	+
CD25	–	+++†	+++
CD30	–	+	+
CD45	–	–	+
CD68	–	–	+++
CD73	+	+	+
CD117（KIT）	+	–	+++
HDC	+	–	++
VEGF	–	–	++

注：+++，高；++，中；+，低；–，阴性。

*，在常规处理的组织，包括轻度脱钙骨髓活检标本。

†，在SM中对MC的特异性高；在正常或反应性MC不表达。

HDC，组氨酸脱羧酶；MC，肥大细胞；SM，系统性肥大细胞增生症；VEGF，血管内皮生长因子；tryptase，类胰蛋白酶；chymase，糜蛋白酶。

48.7.3 组织病理学检查结果

下文描述不同器官中与MCD的组织浸润相关的组织病理学表现（简表48.2）。

简表48.2 与肥大细胞增生症（MCD）的组织浸润相关的组织病理学表现*

- 网状纤维化
- 血管生成
- 胶原纤维化
- 骨硬化（骨髓）
- 嗜酸性粒细胞增多
- 淋巴细胞增多
- 浆细胞增多

注：*，按频率递减的顺序排列。

48.7.3.1 骨髓

因为几乎所有的SM都累及骨髓[11,78,79,82,87,88]，通常根据髂嵴骨髓活检的组织病理学检查来明确诊断。典型的组织病理学图像为多灶性或弥散性，常常分布于血管周围和骨小梁周围，呈混合性细胞丰富的肉芽肿样浸润。这些浸润细胞成分变化很大，但是诊断性MC是最为重要的成分。它们由圆形或梭形细胞形成具有黏附性细胞群，可能位于中央或者外周。反应性淋巴细胞成分可能很明显，甚至容易怀疑低级别非霍奇金淋巴瘤（NHL）[87]。事实上，免疫细胞瘤和CLL的结节状浸润通常伴有反应性MC数量显著增加，也可能产生诊断问题[89,90]。近来报道了一例SM并发CLL，其表现类似混合性SM浸润伴显著（多克隆）淋巴细胞成分[91]。邻近致密MC浸润的淋巴细胞聚集常见于骨髓ISM的浸润，但是在ASM和MCL很少遇到。MCD的组织浸润内或者周围几乎总是有嗜酸性粒细胞、浆细胞、组织细胞和纤维母细胞样细胞的增加。致密的MC浸润是MCD的组织学标志，并含有密集的网状纤维网。病程长的SM会发生显著的胶原纤维化。这种病例可通过免疫染色tryptase排除原发性（特发性）骨髓纤维化的诊断。骨小梁旁MC浸润几乎总是产生骨硬化的征象，主要是局灶骨硬化。最后，突出的血管生成伴毛细血管型小血管增加，在致密的MC浸润内几乎总是可以见到。这种致密MC浸润具有高度特异性细微结构，与某些MC介质相关，如纤维母细胞生长因子、tryptase、Chymase、VEGF、趋化因子和白细胞介素[92]。MC浸润的数量和大小变异极大，与疾病亚型没有明显相关性。然而ASM通常显示更多的MC浸润，MC也更大并且有时融合。因此，大多数ISM病例造血功能基本完好，而ASM造血功能显著降低，并且常常与骨髓衰竭和血细胞减少的征象相关。MCL可能较容易识别，因为骨髓弥漫-间质性浸润而且骨髓有核细胞极为丰富，导致脂肪细胞和正常造血前体细胞明显减少。网状纤维通常只有轻-中度增加。SM-AHNMD特别具有诊断挑战性，因为相关恶性血液病掩盖了致密MC浸润，并且只能通过tryptase免疫染色才能检测到MC[93]。同样重要的是，要注意在一些SM-AHNMD病例，AHNMD成分是原发性骨髓纤维化(PMF)，表现出活化的*JAK2* V617F点突变。对两种疾病成分的单个细胞进行显微切割检测，这些患者大多可检测到活化的点突变（如*KIT* D816V和*JAK2* V617F）[71]。

48.7.3.2 脾

正常和反应性脾组织（除了纤维性被膜）几乎没有MC；因此，异染细胞的数量增加，特别是MC形成黏附性细胞团或较大片浸润，几乎是MCD的特有表现[94-96]。浸润的程度差别很大；可能会有非常明显的浸润并且伴显著的脾大（>1000g）。MC浸润可能主要出现于红髓或白髓，但是通常均匀分布于红髓和白髓之间（图48.9）。与骨髓相似，MC浸润常常具有肉芽肿样表现，因此，最初可能怀疑组织细胞或网状细胞肿瘤，特别是如果MC不典型或异染颗粒几乎不存在时。SM伴相关血液疾病的病例，很容易漏诊，如果没有tryptase免疫染色几乎不可能识别。在这种病例中，CD25染色可以导致SM的诊断，即使其他器官没有受到影响也是如此。孤立性脾MCD是一种罕见的诊断，但已有少数病例报告，它们主要累及脾并导致脾大和脾功能亢进的临床症状[97]。在这种病例，骨髓累及的程度可能非常小，仅仅通过tryptase免疫染色才能明确评估。这就强调一个事实，MCD像其他恶性肿瘤一样，不能根据某个器官的浸润程度而对其他器官组织作出明确的结论。像骨髓中那样，脾中MC浸润总是与网状纤维的增加、晚期疾病和胶原纤维相伴随。嗜酸性粒细胞和浆细胞的反应增加也常常见到。

48.7.3.3 肝

SM累及肝的发生率很可能超过单靠临床检查而推测的发生率[98-102]。即使患者没有显著肝大并且肝酶水

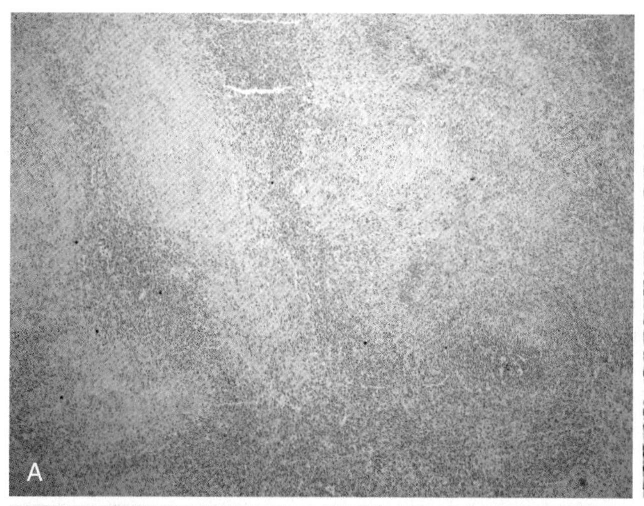

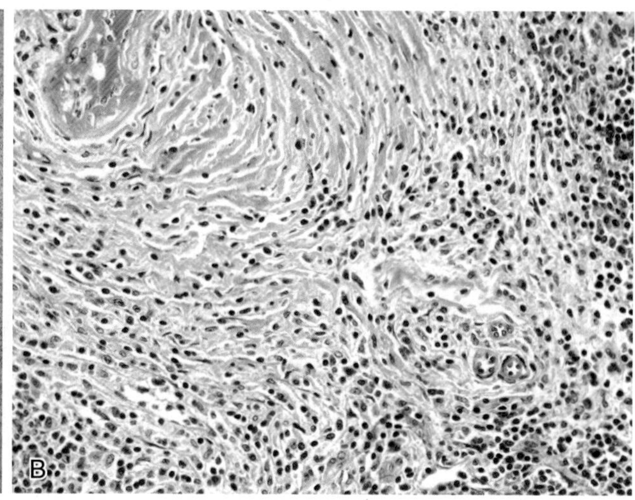

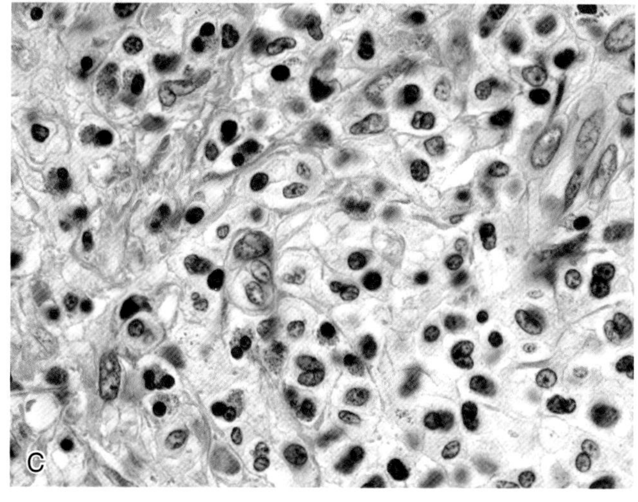

图48.9 系统性肥大细胞增生症（SM）的脾表现。A. 脾显示斑片状纤维化，肥大细胞聚集于红髓及邻近白髓内。B. 纤维化区域显示梭形和圆形肥大细胞浸润，伴混杂的嗜酸性粒细胞。C. 红髓内圆形肥大细胞聚集伴大量细胞质，也有混杂的嗜酸性粒细胞。肥大细胞浸润表达c-Kit、tryptase和CD25（未提供图片）

平正常，显微镜也可能观察到汇管区或者肝窦内小灶MC浸润。因为在正常或者反应状态，肝窦内从未见到MC，以上表现可作为MCD累及肝的证据（图48.10）。几乎在所有病例中，汇管区是主要的浸润部位，并且显示纤维性肝大。因此，MCD常见肝纤维化，甚至可能与门静脉高压的临床症状有关，特别是在ASM和MCL中。本病不形成肝硬化，因此肝硬化不应视为MC浸润的结果。像在其他组织中一样，必须进行tryptase和CD25免疫染色以评估浸润的MC的数量并明确诊断。汇管区MC浸润可能伴随大量淋巴细胞，因此，在少数病例可能首先怀疑是低级别恶性淋巴瘤伴肝累及。

48.7.3.4 淋巴结

淋巴结浸润大约见于SM患者的一半，其发生率低于骨髓、脾和肝[96,100,103]。长期CM患者外周淋巴结可能增大。组织学上，这些淋巴结几乎总是表现出MC浸润，但其程度可能轻微并因此难以检测。然而，全身淋巴结增大在SM罕见，并常常与焖燃型或侵袭性临床过程相关。这种ASM的罕见亚型曾经被为“淋巴结增大性MCD伴嗜酸性粒细胞增多”[104]。因为正常和反应状态（非特异性淋巴结炎）下淋巴结常常含有大量MC，主要位于窦内，因此，证实或排除MCD累及淋巴结可能会非常困难。MC的数量和分布最有诊断价值。副皮质区或者髓质内出现致密MC浸润可作为MCD淋巴结累及的证据（图48.11）。这些浸润常常较小，并且仅仅在免疫染色tryptase染色时才可见。同样，CD25染色可能有助于证实肿瘤性MC的存在并因此诊断SM。在反应状态（如侵袭性癌的引流区淋巴结），淋巴窦内可能会有非常多的MC疏松散在分布，而MCD中也是如此。在已知MCD的患者，淋巴窦内MC显著增加应该认为是特异性累及，即使没有致密浸润。像MCD累及其他组织一样，网状纤维或者甚至胶原纤维化是恒定的表现，但是嗜酸性粒细胞增多、浆细胞增多和生发中心增生并不是所有病例都存在。

48.7.3.5 胃肠道

累及胃肠道黏膜的炎症常见松散分布的反应性MC

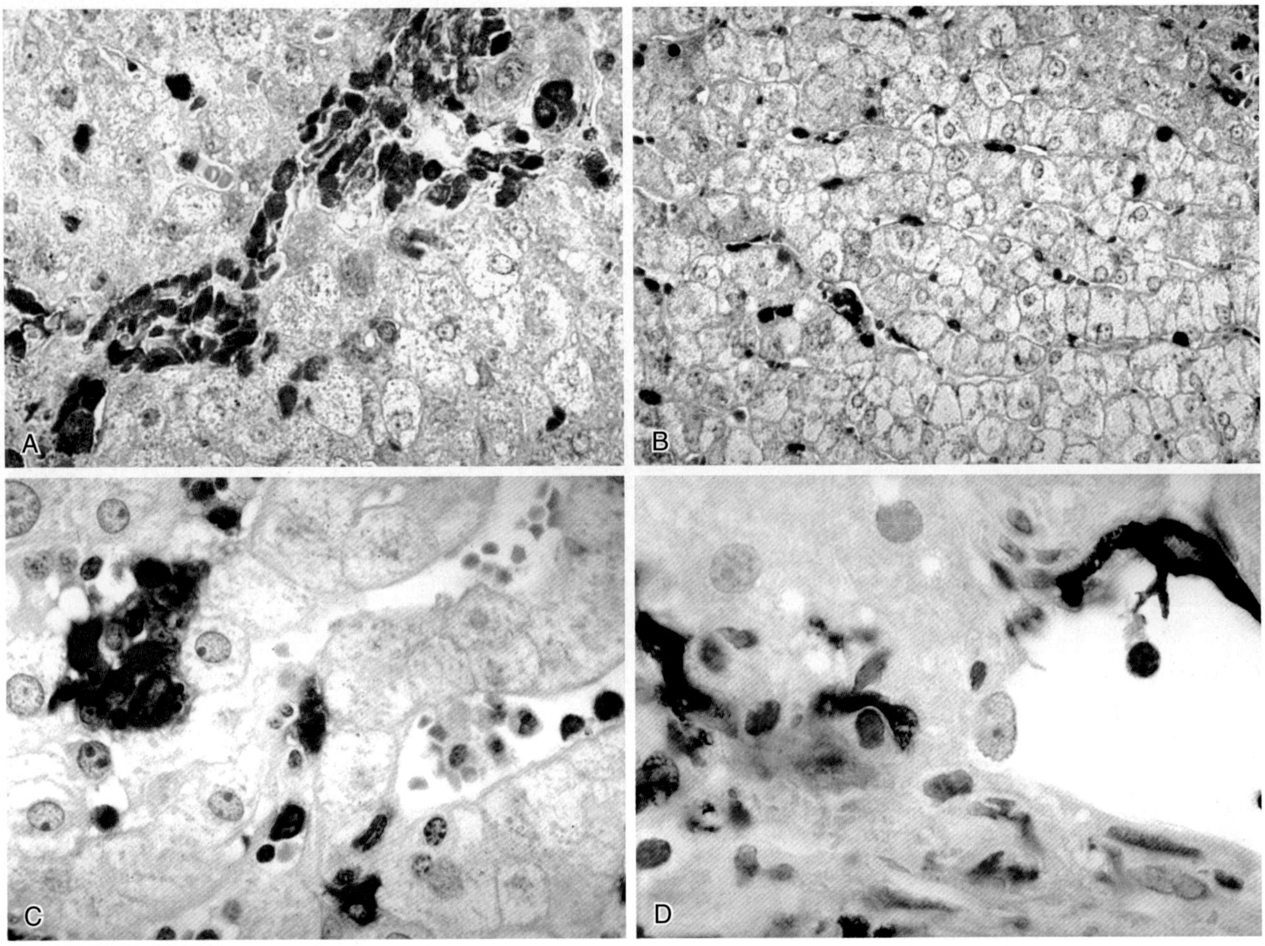

图48.10　系统性肥大细胞增生症（SM）的肝表现。A. Giemsa染色，在一例ISM中强异染性肥大细胞浸润汇管区。B. 同一病例，其他方面表现正常的肝组织的肝窦内有疏松散在的肥大细胞。尽管没有致密浸润，这种表现必须视为MCD累及。C. 高倍镜显示同一病例显示多形性肥大细胞CAE强阳性，但是MPO⁻（未提供图片）。这组标记证明该疾病是MCD并排除髓系白血病。D. tryptase免疫染色显示一些不寻常的星形肥大细胞，与内皮细胞相似

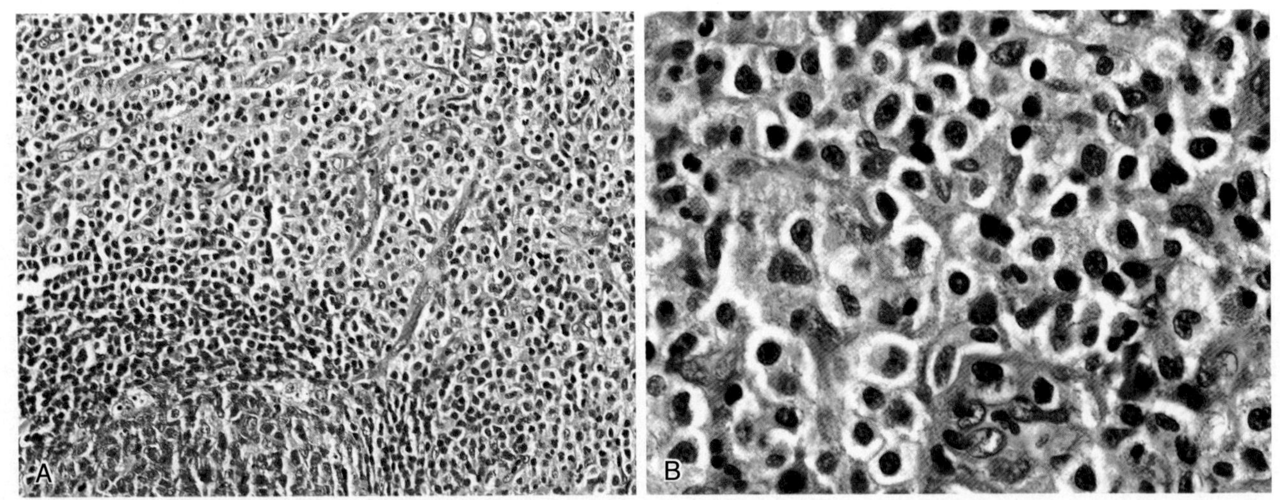

图48.11　系统性肥大细胞增生症（SM）的淋巴结检查结果。A. 异染的肥大细胞弥漫浸润，淋巴结副皮质区结构被部分破坏。这种组织学是长期CM（UP）患者外周淋巴结增大的典型表现，并提示惰性系统性肥大细胞增生症的诊断。B. 同一病例的高倍镜显示，肥大细胞具有大量颗粒性或透明胞质，与嗜酸性粒细胞混杂

（MC增生），在SM患者胃肠道症状极为常见。因此，可能难以确定胃肠道是否为MCD的直接累及部位，即使做了tryptase免疫染色也是如此[105-107]。这些病例，应该做tryptase和CD117免疫染色以确定MC的数量，并且检测MC团或致密浸润的小灶病变。确定MCD异常免疫表型，CD25可能是另一个有用的标记。但是必须特别

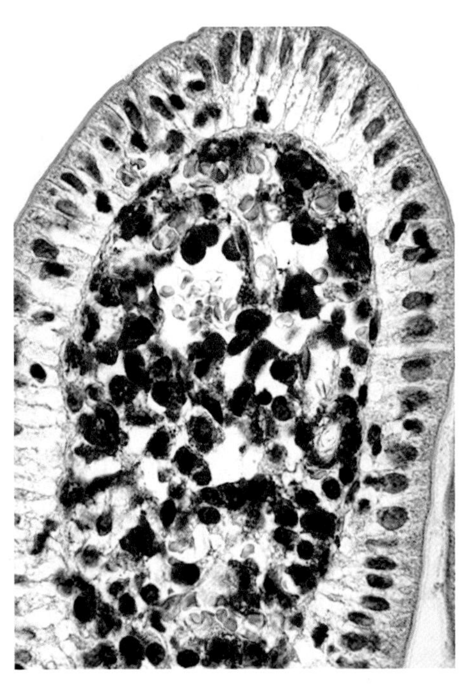

图48.12 系统性肥大细胞增生症（SM）累及十二指肠。十二指肠黏膜固有层被轻度多形性肥大细胞浸润，浸润细胞CAE强阳性。患者主诉为腹泻。因为骨髓也有轻度局灶累及，本例不应该归类为ISM。注意上皮十分完整并且不含有肥大细胞

小心，以确保正确识别CD25$^+$ MC，因为有些淋巴细胞也表达CD25。总体而言，关于CD25免疫染色，黏膜活检比骨髓更难解释。致密的黏膜内MC浸润相对罕见，但是像骨髓和其他组织一样，这是被MCD累及的组织学标志（图48.12）。这种致密MC浸润常常位于固有层深层，往往紧邻黏膜肌层。小肠和大肠的累及比胃更常见。一项研究发现与纯粹UP和正常对照患者相比，SM患者黏膜内MC减少，并且没有见到黏膜内MC表达CD25[108]。然而，在一例SM并发慢性淋巴细胞白血病（CLL）伴十二指肠局灶累及的病例，黏膜内MC见到CD25表达；相同患者的胃黏膜显示MC反应性增加，MC不表达CD25，并且不形成致密浸润[91]。使用抗tryptase、CD25和CD117抗体及分子研究*KIT* D816V的存在评估200例嗜酸性粒细胞黏膜炎（多为嗜酸性肠炎和结肠炎），发现其中5例为MCD（该成果作者未发表）。因此可以说少量诊断为嗜酸性粒细胞黏膜炎的患者事实上患有MCD。比较组织学形态和浸润模式，SM累及胃肠道有几种不同的形式：

- 疏松散在的MC表达CD25或者携带*KIT* D816V突变（通常见于已知SM的患者）。但是不满足MCD累及黏膜的诊断标准，可以初步诊断单克隆MC活化综合征。
- 弥散性结节状（肉芽肿样）致密MC浸润（相对于其他器官的检查结果，尤其是骨髓）。如果MC表达CD25或者携带*KIT* D816V突变，则满足MCD累及黏膜的诊断标准。
- 上皮下方致密的MC呈带状浸润（只在胃肠道黏膜检测到）。如果MC表达CD25或者携带*KIT* D816V突变，则满足MCD累及黏膜的诊断标准。
- 弥漫性-致密的MC浸润扭曲原有的隐窝结构并且与炎症性肠病相似。MC表达CD25或者显示*KIT* D816V可以诊断MCD。
- 肉瘤样破坏性增长（仅有一例报道）。正确识别它的诊断标准，SM应该被排除。

48.7.3.6 皮肤

无论发病年龄如何，CM患者组织病理学表现变化多端，但是一般与病变的大体外观有良好的相关性[45,109,110]。血管周围和皮肤附属器周围弥散的MC浸润贯穿真皮是最为常见的皮肤病变，并且与UP最为常见的斑丘疹亚型相关。MC通常显示大量细胞质内颗粒，因此呈强异染性。在病程很长的病变，上皮基底层显示显著色素沉着，这是因为黑色素增加，从而使病变呈红褐色。只有在罕见情况下，真皮内噬黑素细胞也增多。在CM中几乎总是可见网状纤维和胶原纤维的增加。在大多数病例，嗜酸性粒细胞和淋巴细胞的数量轻至中度增加。孤立性肥大细胞瘤和UP罕见的结节状或斑块样变异型表现为在增厚的纤维化真皮层内出现强异染性圆形MC呈条索状和成片分布，但在CM毛细血管扩张亚型（持久斑疹性毛细管扩张）中，可能仅有轻微的MC增多，只有通过tryptase免疫染色才能检测到。像常见的斑疹和斑丘疹UP亚型一样，毛细血管扩张亚型病变中的MC往往会积聚在真皮上1/3，并且常常呈梭形。在CM罕见的红皮病性亚型中，皮下结缔组织内可见几乎完全由MC组成的带状浸润。相比其他组织的累及，在临床和组织学诊断UP的病例中，CD2和CD25的表达不一；因此，CD2$^-$和CD25$^-$不像其他组织（皮肤外）中那样有用（该成果作者未发表）。

48.8 鉴别诊断

根据细胞学或者组织学表现，将MCD的主要鉴别诊断总结于表48.4和表48.5。主要问题是识别MC增生，

表48.4 肥大细胞增生症（MCD）的鉴别诊断

诊断	定义
肥大细胞增生	非肿瘤，局部或系统性肥大细胞增生
髓系/髓样肿瘤伴肥大细胞的分化但缺乏SM的标准	MDS、MPD或AML伴非典型性肥大细胞局灶增多，尤其是MML
tryptase⁺AML或AML伴*KIT* D816V	AML伴tryptase异常表达，但没有致密浸润或SM的其他标准
MCD	CM的典型皮损，满足SM的标准，或局限性肥大细胞肿瘤

注：AML，急性髓系白血病；MDS，骨髓增生异常综合征；MML，粒-肥大细胞白血病；MPD，骨髓增殖性疾病；SM，系统性肥大细胞增生症。

在神经来源的实性肿瘤及恶性血液病，特别是LPL和CLL，MC增生可以非常显著[109-111]。然而，即使MC反应性增多的程度非常严重，致密浸润也可能几乎不存在；这种情况仅仅在干细胞因子诱导的MC极端增生的独特病例中曾经检测到[112]。因此仔细寻找致密或密集的MC浸润至关重要，这些浸润灶应该至少含有10~15个细胞。许多ISM病例中致密浸润灶通常掺杂许多淋巴细胞，这些淋巴细胞有时形成滤泡样结构，从而导致这种疾病很难与低级别NHL累及骨髓相鉴别[90,91]。髓系肿瘤，特别是骨髓增生异常综合征（MDS）和骨髓增生异常/骨髓增殖综合征，在骨髓和外周血偶尔显示异型的、有时母细胞样MC显著增加。这种现象最好考虑为MC分化的表现，并且必须与"真正"的MCD相鉴别。

表48.5 肥大细胞增生症（MCD）亚型的鉴别诊断

亚型	鉴别诊断
CM	ISM
ISM	MCH，MMAS，BMM，SSM，WDSM
SM-AHNMD	tryptase⁺AML，MML，SSM，ASM
ASM	SSM，非白血病性MCL，恶性淋巴瘤*
MCL	MML，ASM，慢性嗜碱性粒细胞白血病
MCS	高级别肉瘤，髓系肉瘤，肥大细胞瘤

注：*，仅限于淋巴结增大伴肥大细胞增生症和嗜酸性粒细胞增多。

AML，急性髓系白血病；ASM，侵袭性系统性肥大细胞增生症；BMM，孤立性骨髓肥大细胞增生症；CM，皮肤肥大细胞增生症；ISM，惰性系统性肥大细胞增生症；MCH，肥大细胞增生；MCL，肥大细胞白血病；MCS，肥大细胞肉瘤；MMAS，肥大细胞活化综合征；MML，粒-肥大细胞白血病；SM-AHNMD，系统性肥大细胞增生症SM合并非肥大细胞系克隆性血液病；SSM，焖燃型系统性肥大细胞增生症；WDSM，高分化系统性肥大细胞增生症。

如果循环血中非典型异染细胞数量大于10%，称为粒-肥大细胞性白血病是恰当的（图48.13）[113]。在AML病例存在表达tryptase的母细胞可以称为tryptase⁺AML，常常属于FAB分类的M_0和M_1亚型（图48.14）。免疫染色检查结果与血清tryptase水平相一致，有时候血清tryptase水平极高，并且可能超过ASM的水平[114]。但是，这样的病例不应该归类为MCD。

当tryptase免疫染色常规用于骨髓环钻活检标本的检查时，应当考虑最近描述的暂时称为骨髓tryptase⁺的致密圆形细胞浸润（TROCI-bm）现象。根据定义，TROCI-bm可能是局灶或者弥漫，只由圆形（不是梭形）细胞组成，形成致密（密集）的组织浸润[115]。TROCI-bm的鉴别诊断包括六种不同的但都是罕见的血液肿瘤，只有通过使用一组抗体才能区分，这些抗体主要针对MC和嗜碱性粒细胞相关抗原，如KIT（CD117）、CD25、2D7和BB1。因为BB1和2D7抗原只在嗜碱性粒细胞表达，在CML背景下出现局灶性TROCI-bm提示继发性嗜碱性粒细胞白血病及其进展病变[39,40]。TROCI-bm伴KIT和CD25的共表达提示SM，而这种情况下不表达CD25通常为WDSM[59]。在弥漫TROCI-bm中tryptase⁺细胞表达CD34提示粒-肥大细胞白血病（MML）或是tryptase⁺AML。

如果没有应用抗tryptase和KIT诊断相关抗体，鉴别诊断需要包括范围更广的反应性和肿瘤性疾病。评估HE或者Giemsa染色切片时，系统性肉芽肿、组织细胞增生症、骨髓纤维化和霍奇金淋巴瘤（HL）都必须考虑。在SM-AHNMD病例，相关的恶性血液病常常占组织学图像的主导地位，并且可能掩盖小MC[93]。骨髓中成簇的纤维母细胞样梭形细胞几乎总是SM的基本组织学标志，这是诊断MCD的主要线索。在其他血液肿瘤，梭形细胞极为罕见，但是可见于网状细胞肉瘤和多发性骨髓瘤的极为罕见病例。实性梭形细胞肿瘤（肉瘤或者GIST）的浸润或者转移也极为罕见。GIST表达KIT可能是唯一的鉴别问题；但是尚无GIST累及骨髓的报道。

48.9 分类

下文逐一描述WHO 2008中MCD的所有变异型（简表48.3）[30,31]。应该强调，不同类型之间可能存在过渡，并且确切的诊断可能依赖于研究技术的准确性[116]。

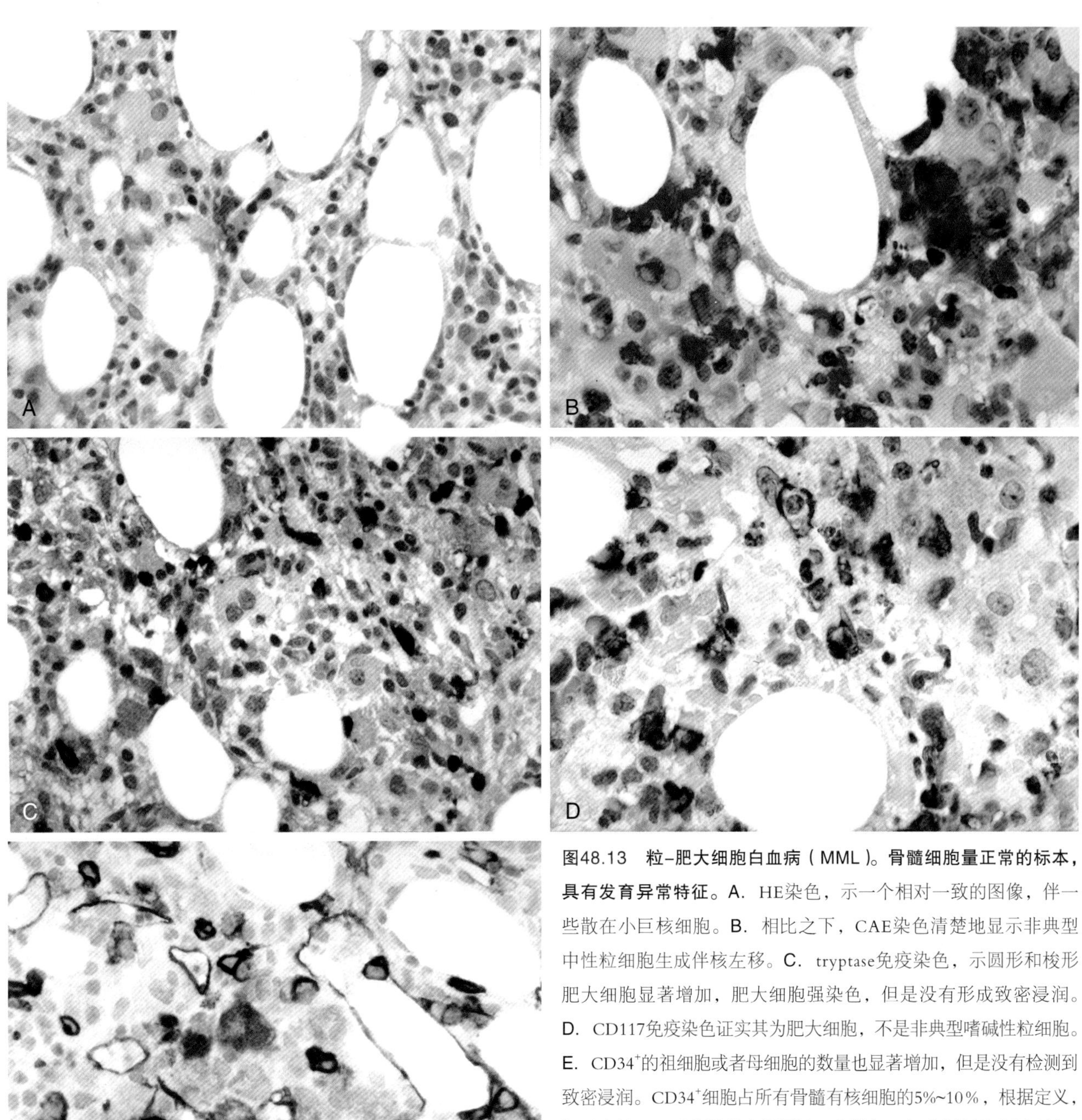

图48.13 粒–肥大细胞白血病（MML）。骨髓细胞量正常的标本，具有发育异常特征。A. HE染色，示一个相对一致的图像，伴一些散在小巨核细胞。B. 相比之下，CAE染色清楚地显示非典型中性粒细胞生成伴核左移。C. tryptase免疫染色，示圆形和梭形肥大细胞显著增加，肥大细胞强染色，但是没有形成致密浸润。D. CD117免疫染色证实其为肥大细胞，不是非典型嗜碱性粒细胞。E. CD34$^+$的祖细胞或者母细胞的数量也显著增加，但是没有检测到致密浸润。CD34$^+$细胞占所有骨髓有核细胞的5%~10%，根据定义，提示诊断MDS难治性贫血伴原始细胞增多。由于也检测到少量循环肥大细胞，该病例显示MML的典型特征，并且不能诊断为MCD或者肥大细胞白血病（与图48.3比较）

过渡为一个较高的疾病分类（如从ISM到ASM）的发生率不清楚。在CM患者中，应该通过细致的骨髓组织学检查以排除ISM，其中包括tryptase和CD25的免疫染色。在少数ASM患者，骨髓浸润可能太广泛，鉴别诊断中应该包括非白血性白血病MCL和SM–AHNMD伴隐匿的AHNMD。表48.5总结了定义的疾病种类和主要疾病，以及鉴别诊断中要考虑的因素。因为大多数儿童病例是纯粹的CM，骨髓活检不太重要并且也不推荐，除非有系统性或侵袭性疾病的临床或实验室征象。

48.9.1 皮肤肥大细胞增生症（CM）

48.9.1.1 定义

CM是MC在真皮内聚集并有典型的临床发现，临床皮损通常表现为UP的播散性斑丘疹。只有在没有系统性疾病征象（特别是血清tryptase升高、血液学异常、肝脾大或者淋巴结增大）时，才能诊断CM。骨髓或者其他皮肤外组织的组织学评估中，不应该见到致密MC浸润。大多数ISM患者的皮肤病变在临床和病理方面均

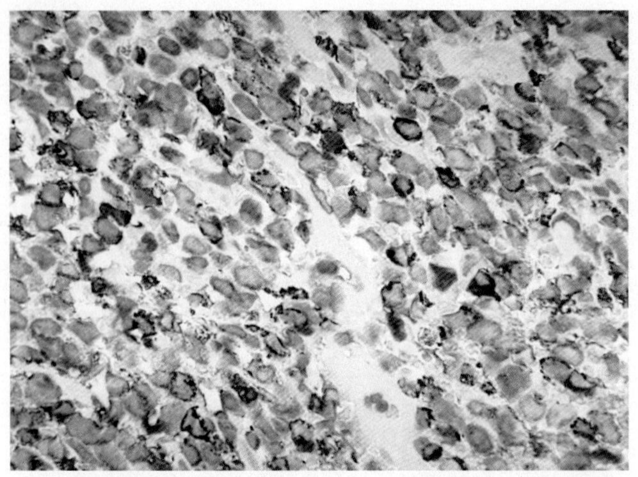

图48.14 表达tryptase的继发性急性髓系白血病（AML）。一例Ph1⁺CML伴母细胞危象的患者，骨髓有核细胞极其增多伴正常造血前体细胞和脂肪细胞的部分毁损。在大多数母细胞中，tryptase免疫染色呈强烈的局灶细胞质反应。这些检查结果提示（继发性）tryptase⁺ AML。母细胞也可以表达c-Kit（CD117），这是肥大细胞分化的进一步的有力证据，而不是CML中更常见的"嗜碱性危象"

与纯粹CM难以区别。

48.9.1.2 流行病学

CM是MC疾病最常见的变异型，特别在儿童（幼年性CM），据报道所占比例超过80%病例。但是，如果对MCD患者分期，特别是骨髓活检标本经过适当的检查，包括免疫染色（如tryptase和CD25）以及分子学分析*KIT*密码子816突变，SM的发病率明显增加。

48.9.1.3 临床特征

CM有三种主要临床类型。①UP是最常见的亚型，表现为播散的红褐色的斑疹或丘疹。②弥漫性或红皮病型CM非常罕见，几乎总是见于年幼的儿童。③皮肤孤立性肥大细胞瘤也罕见，几乎完全发生在儿童，并有自发消退的趋势。

简表48.3 肥大细胞增生症（MCD）的WHO分类

- 皮肤肥大细胞增生症（CM）
  - 变异型：色素性荨麻疹（UP），弥漫性（红皮病型）CM，皮肤孤立性肥大细胞瘤
- 惰性系统性肥大细胞增生症（ISM）
  - 暂定的变异型：孤立性骨髓MCD，焖燃型系统性MCD，高分化（圆形细胞）MCD
- 系统性肥大细胞增生症合并非肥大细胞系克隆性血液病（SM-AHNMD）
- 侵袭性系统性肥大细胞增生症（ASM）
  - 变异型：淋巴结增大性MCD伴嗜酸性粒细胞增多
- 肥大细胞白血病（MCL）
  - 变异型：非白血病性MCL
- 肥大细胞肉瘤（MCS）
- 皮肤外肥大细胞瘤（ECM）

持久斑疹性毛细血管扩张否应作为一个特殊类型的CM值得商榷，因为在大多数病例MC的数量没有显著增加[117]。曾经观察到原发性皮肤肥大细胞肉瘤（MCS）；肿瘤发生于头皮，多次复发，显示骨髓轻度浸润而没有明显MCL（该成果作者未发表）。

48.9.1.4 形态学

典型的UP组织学表现为真皮内围绕小血管和皮肤附属器、外观成熟、强异染性、大多为圆形到卵圆形的MC弥漫而松散地聚集（图48.15）。见不到显著的嗜表皮征象。MC融合成簇罕见。红皮病性CM可以呈弥漫、

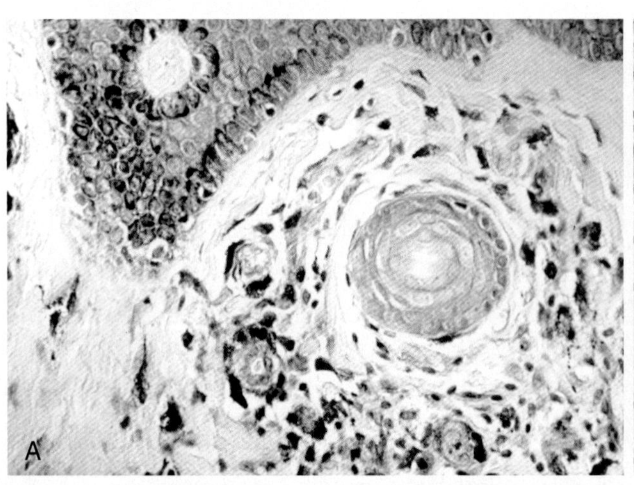

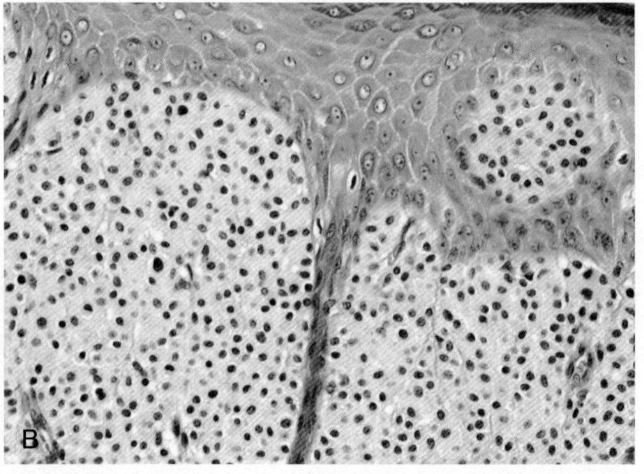

图48.15 皮肤肥大细胞增生症（CM）。A. 长期的UP患者皮肤活检标本Giemsa染色。注意异染性肥大细胞倾向于在血管周围和附属器周围聚集，不形成较大浸润灶。表皮基底层的色素沉着，使病变大体外观呈典型的红褐色。B. 一例孤立性肥大细胞瘤儿童患者的皮肤活检HE染色切片。注意真皮内成片的轻度多形性肥大细胞

带样、表皮下MC浸润，反之肥大细胞瘤显示结节状致密浸润，经常使完好的被覆表皮隆起。

48.9.1.5　免疫表型

几乎所有CM病例中的所有MC都表达tryptase和KIT（CD117），而CD25共表达的差异很大。CM中的MC与SM中的不一样，通常也表达Chymase，但它不具有诊断意义。CM中T细胞相关抗原CD2的表达率不清楚。

48.9.1.6　推测的细胞起源

推测的起源细胞是定向的（循环）MC前体。

48.9.1.7　临床过程

CM的临床过程通常为一种良性皮肤疾病，并且相当大比例的幼年性病例会自发消退。孤立性肥大细胞瘤经常被诊断为痣而被切除。弥漫CM患者可能会发生严重的介质综合征和休克，这是因为MC大规模脱颗粒，从而导致致命的结果。

48.9.1.8　鉴别诊断

由于皮肤病表现（包括Darier征）典型，UP几乎没有漏诊。组织病理学特征近乎独特。MC表达CD25、存在*KIT* D816V并且血清tryptase持续升高的患者，ISM的可能性比纯粹CM大。成人的这些检查结果需要适当分期程序，包括骨髓活检标本的组织学研究。如果没有经过恰当染色（如Giemsa、甲苯胺蓝、tryptase），孤立性肥大细胞瘤可能会误诊为富细胞性肿瘤甚至恶性肿瘤。

48.9.2　惰性系统性肥大细胞增生症（ISM）

48.9.2.1　定义

ISM定义为多灶性MC浸润至少一个皮肤外器官，通常是骨髓。大多数患者有UP的典型皮肤病变。累及淋巴结、肝、脾或者消化道黏膜的发生率较侵袭性或者白血病性SM少。根据定义，不存在侵袭性疾病的征象（器官增大伴器官衰竭，或“C表现”）、MCL（循环MC）或者AHNMD。

48.9.2.2　流行病学

ISM是SM最常见的亚型，可能远远超过系统性MC疾病的所有其他定义的总和。

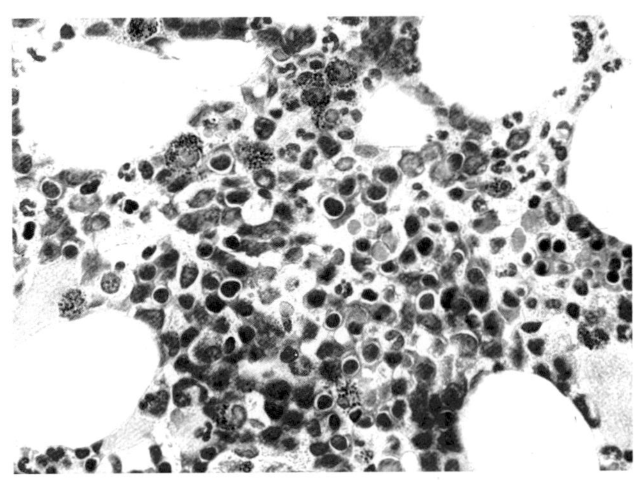

图48.16　肥大细胞增生。骨髓有核细胞轻度增多的骨髓标本伴显著红系造血和疏松散在的异染性肥大细胞增生。仅凭这个检查结果并不能诊断ISM，即使患者有CM和血清tryptase水平升高。注意肥大细胞成簇或者致密浸润。该例演示弥漫-间质性浸润，常见于增生状态（肥大细胞增生）

48.9.2.3　临床特征

因为几乎所有的ISM病例都存在皮肤累及，临床表现通常以典型的UP皮损为主，但也有显著的介质综合征，这是因为MC的活化。几乎所有患者的血清tryptase水平超过20ng/ml。通常没有脏器增大（肝脾大或淋巴结增大）。

48.9.2.4　形态学

ISM的特征为骨髓内多灶性，常常血管周致密MC浸润（图48.16，图48.17）。MC可为圆形，或者在疾病的

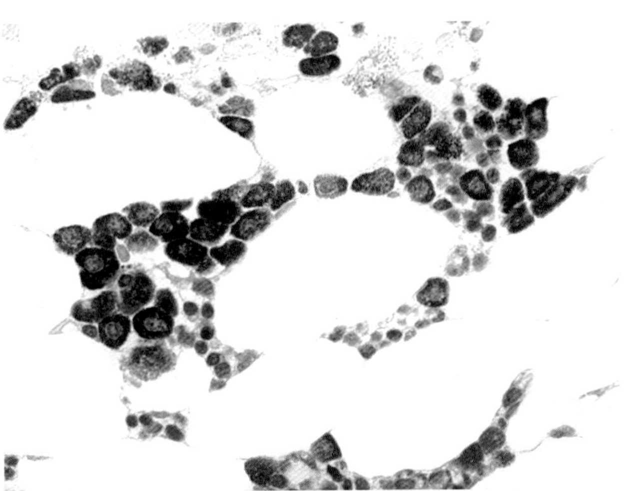

图48.17　惰性系统性肥大细胞增生症（ISM）。骨髓有核细胞减少的骨髓标本伴强异染性肥大细胞的局灶增多。因为已知UP，ISM的诊断可以成立（与图48.16比较）。在骨髓有核细胞减少的骨髓标本中出现肥大细胞浸润是少见现象

晚期可呈梭形。大多数病例的浸润程度较低，不超过切片面积的10%。有脂肪细胞的正常分布。造血作用正常。常常可以见到轻微的骨髓反应性改变，包括含铁血黄素沉积、嗜酸性粒细胞增多、淋巴细胞增多和浆细胞增多。网状纤维和胶原纤维的增加只局限于致密MC浸润。与致密MC直接相邻部位可以发生轻微骨硬化。

48.9.2.5 免疫表型

即使只有很少的致密MC浸润，tryptase免疫染色也能识别，这对诊断ISM非常重要。肿瘤性MC几乎总是KIT和CD25共表达；有相当一部分病例也表达CD2。然而在罕见的WDSM病例，CD25和CD2的表达均缺失。在ISM中常常可见与致密MC浸润直接相邻的淋巴细胞的局灶聚集，淋巴细胞中$CD20^+$B细胞和$CD3^+$T细胞的比例基本相同，但是这种现象罕见于SM的其他变异型。共表达tryptase和chymase的MC（MCTC）在ISM和CM相对多见，但是在ASM和MCL相对罕见。MCL的大多数MC属于MC_T类型。

48.9.2.6 推测的细胞起源

推测的起源细胞是向MC分化的$CD34^+$造血祖细胞。

48.9.2.7 临床过程

疾病过程常常是良性。患者与普通人群相比，发展为相关髓系肿瘤的风险略有增加。

48.9.2.8 暂定亚型和鉴别诊断

孤立性骨髓MCD代表SM的一个亚型，表现出不同于ISM的组织学图像，并且缺乏皮肤累及和临床SM的征象，缺乏血清tryptase水平的增加。孤立性骨髓MCD以前多称为“嗜酸性粒细胞纤维组织细胞性骨髓病变”[9]。生前明确诊断孤立性骨髓MCD几乎是不可能的。

焖燃型SM假定介于ISM和ASM之间，有“B表现”，但是没有“C表现”，也没有AHNMD。骨髓浸润的程度高于典型ISM，超过30%切片面积；有时有轻度的造血细胞异型的迹象。在几乎所有的焖燃型SM病例中可有血清tryptase水平显著升高[118-119]。

WDSM的特征为出现多灶性浸润的圆形、多颗粒的MC；不表达CD25，缺乏*KIT* D816V突变。这种SM罕见亚型有一例报道发现*KIT* F522P转膜点突变，与伊马替尼耐药不相关[59]。

48.9.3 系统性肥大细胞增生症合并非肥大细胞系克隆性血液病（SM-AHNMD）

48.9.3.1 定义

只有SM伴多灶组织浸润和AHNMD的形态学证据都明确存在时方可诊断SM-AHNMD。诊断SM-AHNMD可能非常困难，因为SM的组织学和细胞学特征可能会被相关的恶性疾病掩盖。在一些患者，由于骨髓广泛致密浸润，乍看之下与纯粹ASM或MCL相似，只有通过血液标本的检查才能诊断AHNMD和亚型分类。另一些患者最初的骨髓活检标本能够确立SM-AHNMD的诊断，反之在若干年后第二次活检，SM的进展同时伴广泛骨髓浸润掩盖了AHNMD。在SM-AHNMD情况下，认可下列疾病（根据WHO标准分类）：MDS、SM-AML、SM-CML、SM-MDS/MPN（几乎总是CMML）、SM-MPN、SM-NHL和SM-MM。

48.9.3.2 流行病学

SM-AHNMD是SM第二常见的亚型。然而其真正的发病率可能被低估，因为相关疾病以恶性血液病为主，SM成分常常被忽视。已经识别的病例为治疗AML后才发现的SM，使得SM-AML成为回顾性诊断[120]。这样的病例也称为隐蔽性MCD，但是它们必须与隐蔽性MCD的其他变异型分开。将这一名称主要用于一些经过组织学检查证实的罕见SM病例，这些患者在诊断SM之前的最初组织（如淋巴结）切除标本发现含有活化的*KIT*点突变，而当时没有MCD的形态学证据[121]。

48.9.3.3 临床特征

临床特点通常以非MC造血肿瘤为主，常疑为髓系或淋巴系恶性肿瘤的诊断。在ISM中见到的UP皮肤病变未见于大多数患者[122-124]。

48.9.3.4 形态学

骨髓中SM-AHNMD的组织学图像具有异质性，很大程度上取决于AHNMD的类型（图48.18）。除了与NHL或者浆细胞骨髓瘤相关的病例，骨髓几乎总是表现出显著的有核细胞增多，同时伴脂肪细胞的部分破坏。必须强调，多灶致密MC浸润和典型的骨髓增

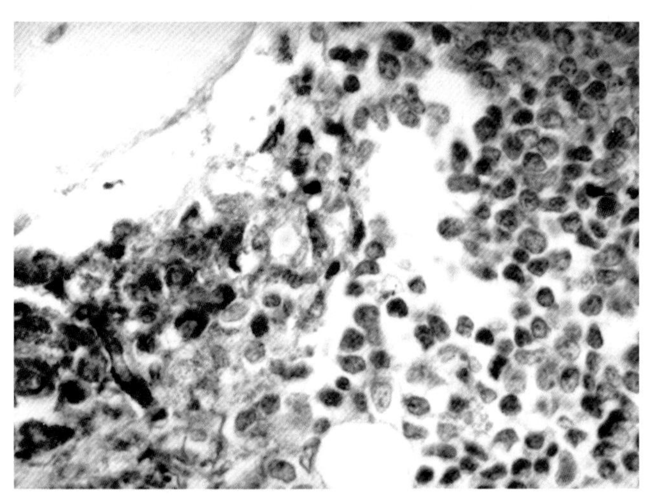

图48.18 系统性肥大细胞增生症合并非肥大细胞系克隆性血液病（SM–AHNMD）。本例AML的tryptase免疫染色显示强阳性肥大细胞在血管周围浸润，表明存在并发的SM。注意这两种肿瘤细胞群只有通过免疫染色才能明确区分

生异常或MPN、急性白血病或非常罕见的恶性淋巴瘤、淋巴母细胞白血病（ALL）或者浆细胞骨髓瘤等，这两种成分的形态学检查结果均必须被检测到[125–130]。AHNMD情况下显著的淋巴组织增殖性疾病罕见，曾有两例浆细胞骨髓瘤被报道[131,132]。另一例尸检证实的孤立性骨髓MCD与髓外髓系来源肉瘤相关，但可能不能明确诊断为MCS [133]。一些纯粹的CM病例伴相关的恶性血液病也曾有报道[134]。学者们认为这种病例不应该称为SM（或SM–AHNMD），而是代表检查结果巧合。毛细胞白血病（HCL）和SM并存的情形具有特殊的组织病理学挑战，因为强表达CD25的肿瘤性B细胞可能掩盖MC的肿瘤性表型（该成果作者未发表）[135]。

尤其重要的是SM并发嗜酸性粒细胞增多综合征（HES）、慢性嗜酸性粒细胞白血病–非特指（CEL–NOS）和MPNEo伴*PDGFRA*或*PDGFRB*融合基因的情形确实存在。在MPNEo情况下，表达CD25和MC疏松散在，不能诊断SM–AHNMD，除非存在致密MC浸润或者检测到SM的两项其他次要标准[136–140]。换言之，SM和HES、CEL或MPNEo这两种成分必须均符合WHO标准才能诊断SM–HES、SM–CEL或SM–MPNEo。在HES病例中，显示特异性器官增大（肺、心、皮肤等）也很重要，因为SM可能与大多数病例中轻至中度嗜酸性粒细胞增多相关，而与HES或CEL相关的器官增大无关。与大多数SM–AHNMD的其他亚型不一样，MPNEo〔根据检测到血小板衍生生长因子受体（PDGFR）的异常〕不携带*KIT* D816V突变；相反，与PMF相关的病例，显示*KIT* D816V和*JAK2* V617F均突变（后者为MPN高度特征性），包括一些MC携带这两种活化点突变的病例[71]。

48.9.3.5 免疫表型

在SM–AHNMD情况下，tryptase和CD25的免疫染色足以确立SM的诊断。因为在SM–AHNMD中，MC并非始终表达Chymase，主要涉及的MC亚型可以定义为MC_T。

48.9.3.6 推测细胞起源

推测的起源细胞是多潜能$CD34^+$造血祖细胞。

48.9.3.7 临床过程

大多数病例的临床过程和预后主要取决于AHNMD，而不是SM。

48.9.3.8 鉴别诊断

SM–AHNMD必须与非MC骨髓源性肿瘤伴MC分化征象（如$tryptase^+$的AML）区分开来，也必须与MDS–AML伴显著MC系累及鉴别，该病见于粒–肥大细胞白血病 [141,142]。AML中MC分化与其他形态学方面无特殊的母细胞表达tryptase相关，这些母细胞有时候成簇，不像SM那样形成典型的局灶MC浸润。在粒–肥大细胞性白血病中有弥漫分布的异染细胞（异染母细胞），这些细胞高度异型性，但数量增多的程度不一，它们表达tryptase，并且可能表达CD34，而MC从不表达CD34。与$tryptase^+$ AML一样，粒–肥大细胞性白血病中见不到局灶性致密MC浸润。

48.9.4 侵袭性系统性肥大细胞增生症（ASM）

48.9.4.1 定义

ASM是非常罕见的SM亚型，表现出高级别血液肿瘤的临床特征和MC浸润引发的严重器官损害，通常累及骨髓和肝（C表现）。

48.9.4.2 流行病学

ASM比ISM和SM–AHNMD少得多，但是其实际发病率不明。因此，该病是一种罕见、独特的SM亚型，

大约占所有病例的5%。

48.9.4.3 临床特征

ASM的特征为侵袭性临床过程，这是因为各种器官和组织显著的MC浸润，包括骨髓、肝、脾、胃肠道黏膜和骨骼。通常见不到典型UP的皮肤病变。总MC载量很高，伴相关的器官增大（通常为肝大）及器官功能受损的征象（如血细胞减少、腹水、吸收不良、骨质溶解）[143–145]。血清tryptase水平几乎总是明显升高。

48.9.4.4 形态学

骨髓有核细胞明显增多，伴局灶或弥漫异型性、少颗粒、非异染性MC浸润，MC常常表现为显著梭形。可能有血细胞前体轻度异型或者骨髓增生的征象。但是不符合并发髓系肿瘤的标准，可排除SM–AHNMD。ASM有一独特的变异型，其临床特征貌似全身恶性淋巴瘤，称为淋巴结增大性MCD伴嗜酸性粒细胞增多。与经典ASM相比，这种疾病具有全身淋巴结增大和显著血液嗜酸性粒细胞增多[104]。

48.9.4.5 免疫表型

ASM中MC始终表达tryptase，并且表达CD25和KIT（CD117）。在大多数病例，MC也表达CD2。相反，chymase的表达非常少见，并且某个具体病例中通常不表达于所有MC。因此，ASM中MC的主要免疫表型为MC_T。

48.9.4.6 推测的细胞起源

推测的起源细胞是向MC分化的$CD34^+$造血细胞。

48.9.4.7 临床过程

ASM的预后比ISM差很多。但是预测个体患者的生存期几乎不可能。许多患者在诊断后数年内死亡，伴严重的骨髓或肝功能不全的征象。血清tryptase水平通常明显升高。

48.9.4.8 鉴别诊断

ASM必须与ISM的焖燃型（缺乏C表现）、SM–AHNMD和非白血病性MCL（骨髓涂片MC计数＜20%支持ASM）鉴别。当骨髓MC≥20%，仅仅根据骨髓组织学不能鉴别ASM或非白血病性MCL。

48.9.5 肥大细胞白血病（MCL）

48.9.5.1 定义

MCL是一种高度恶性肿瘤，骨髓中和血液中异型MC显著增加（骨髓涂片所有有核细胞所占比例>20%，典型病例在血液白细胞所占比例>10%）。如果循环MC构成少于所有白细胞的10%，应该诊断为非白血病性MCL。后者旧称“恶性MCD伴循环MC”。恶性MCD这一术语在目前的MCD分类中不再使用，因此应当彻底废弃。

48.9.5.2 流行病学

MCL极其少见，可能是人类白血病最罕见的类型。迄今报道少于50例[35,51–55,146,147]。

48.9.5.3 临床特征

MCL患者表现急性白血病的征象，包括显著血细胞减少。通常见不到典型UP的皮肤病变，但是播散性白血病性皮肤浸润偶见描述。因为MC载量高，血清tryptase水平可能明显升高，并且有介质相关的症状，包括潮红发作。大多数MCL患者确诊后一年内死亡。在一些特殊病例可能见到更长的生存期（“慢性”MCL）。

48.9.5.4 形态学

像大多数急性白血病病例一样，MCL中骨髓一般显示密集、弥漫–致密浸润模式，伴脂肪细胞和正常造血前体细胞的部分毁损（图48.19）。在大多数病例，骨髓和血液涂片中见到大量高度异型MC常常为圆形。这些MC常常颗粒少并且显示不成熟母细胞样形态，伴单核样或者甚至为分叶核（异染性母细胞）。在罕见病例，MC表现成熟表型，伴圆形细胞核及大量异染性颗粒。

48.9.5.5 免疫表型

MCL肿瘤细胞表达tryptase、CD25和KIT[148]。像SM所有其他类型的肿瘤性MC一样，这些肿瘤细胞也可以共表达CD2。

48.9.5.6 推测细胞起源

推测的起源细胞是向MC分化的$CD34^+$造血细胞。

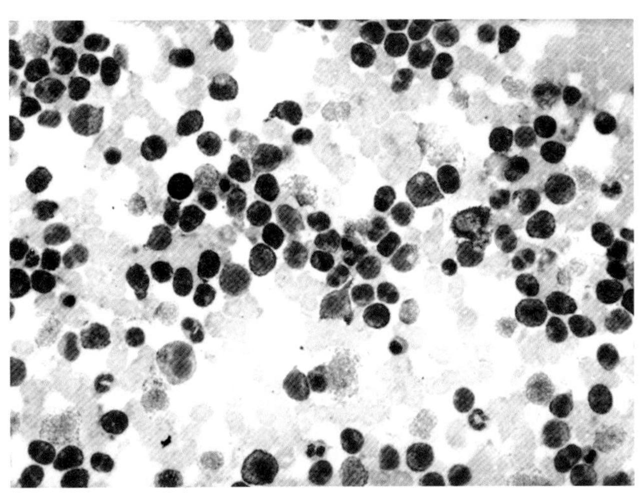

图48.19 **肥大细胞白血病（MCL）**。骨髓涂片显示异型肥大细胞极度增多，这些细胞含有数量不等的异染性颗粒。肥大细胞占所有有核细胞比例超过90%。由于也存在大量循环肥大细胞，本例诊断为MCL（与图48.4比较）

48.9.5.7 临床过程

MCL几乎总是具有极强侵袭性。中位生存时间只有6个月左右。但是也有例外，多次化疗和骨髓移植后完全缓解和长期生存曾有报道。

48.9.5.8 鉴别诊断

鉴别诊断包括嗜碱性粒细胞白血病、SM-AHNMD和粒-肥大细胞性白血病。在骨髓涂片标本，MCL的非白血病变异型必须与ASM鉴别。

48.9.6 肥大细胞肉瘤（MCS）

48.9.6.1 定义

MCS甚至比MCL更罕见。高度异型性MC呈局灶性肉瘤样破坏性增长，最初没有播散性或全身性临床征象。

48.9.6.2 流行病学

文献中仅有少数MCS的描述[149-151]。疾病累及部位不是MCD常常累及的淋巴网状组织，而是喉、结肠和硬脑膜。但在一例MCS累及孢丝（capillitium）中，免疫染色可检测到少量的骨髓浸润（该成果作者未发表）。

48.9.6.3 临床特征

MCS表现为局部生长的肿瘤，往往没有特异性。根据少量病例的描述，MCS似乎显示继发播散和白血病转化，与MCL无法区分。

48.9.6.4 形态学

在MC疾病谱系中，MCS是最具有侵袭性的肿瘤之一，其特征为异型性少颗粒肿瘤细胞，常常显示奇异细胞核和显著核仁，乍看之下与高级别肉瘤相似（图48.20）。这些细胞的形态仅仅类似于其他MCD亚型的细胞。

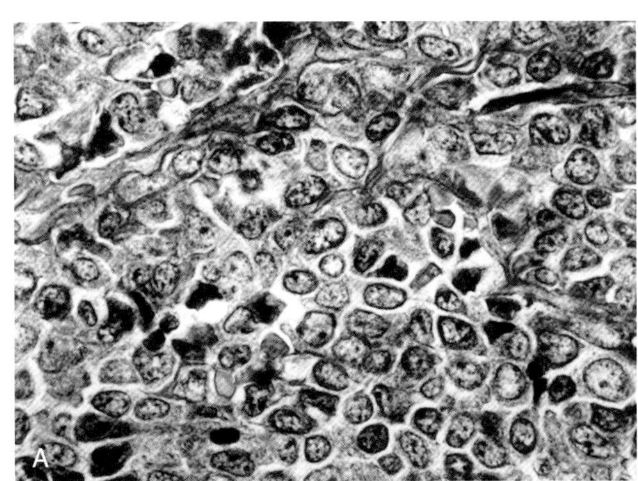

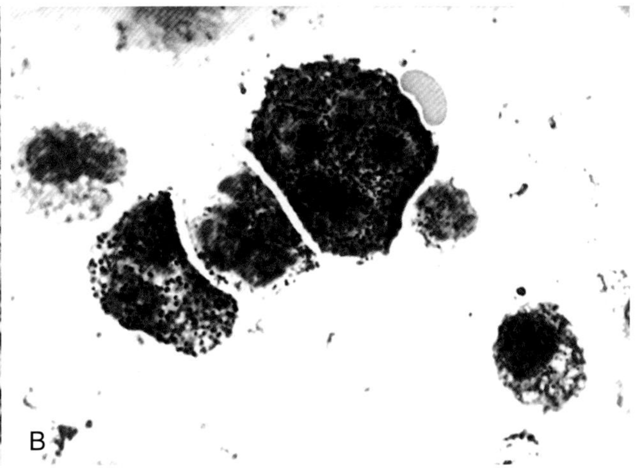

图48.20 **肥大细胞肉瘤（MCS）**。A. 组织病理学图像为富细胞性多形性肿瘤，仅有轻度促结缔组织反应。即使切片经过Giemsa染色进行细致的评估，也检测不到异染性颗粒。因为大多数肿瘤细胞强表达CAE、CD117和Tryptase，可以诊断MCS。B. 印片细胞学也提供正确的诊断。可见多形性肿瘤细胞，有时多核肿瘤细胞含有大量异染性颗粒；这在常规处理标本中检测不到，大概是因为水溶性。正常的嗜碱性粒细胞的颗粒是水溶性，像高度恶性肥大细胞肿瘤（MCL和MCS）病例一样

48.9.6.5 免疫表型

做出明确的MCS诊断，肿瘤细胞必须表达tryptase和KIT（CD117）。

48.9.6.6 推测细胞起源

推测的起源细胞是向MC方向分化的前体细胞。

48.9.6.7 临床过程

文献中的三例具有高度侵袭性。终末期与MCL相似。存活时间很短。但是一例喉原发的MCS女性患者，经过放化疗后，生存期大于3年。

48.9.6.8 鉴别诊断

鉴别诊断包括所有高度恶性（3级）圆形细胞软组织肉瘤、粒细胞肉瘤/髓系肉瘤和皮肤外（良性）肥大细胞瘤。粒细胞肉瘤（远比MCS常见）也表达CAE，是这两种疾病的共同特征，因此鉴别诊断较为困难，但是MCS表达tryptase，可与粒细胞肉瘤明确区分。皮肤外肥大细胞瘤的细胞表现为单形性、圆形、高分化和强异染性，也易于排除。纤维肥大细胞性肿瘤极为罕见，鉴别诊断中也应该加以考虑[152]。

48.9.7 皮肤外肥大细胞瘤（ECM）

48.9.7.1 定义

ECM是一种良性局部肿瘤，由具有成熟形态的MC组成，没有系统性累及的征象。

48.9.7.2 流行病学

与皮肤肥大细胞瘤不同，ECM极为罕见，已经发现的病例几乎全部发生于肺[153-156]。

48.9.7.3 临床特征

肺ECM的临床特点是胸腔内肿瘤，其大体形态或临床体征都没有特异性。

48.9.7.4 形态学

与MCS相比，ECM表现出相对单形性，强异染性，使用基本的染料如Giemsa或甲苯胺蓝易于识别圆形MC。

48.9.7.5 免疫表型

相关的免疫表型未见报道，但是可以预料肿瘤细胞表达tryptase和KIT（CD117）。

48.9.7.6 推测细胞起源

推测的起源细胞是向MC分化的前体细胞。

48.9.7.7 临床过程

本病为良性肿瘤，手术切除后治愈。无进展为侵袭性疾病伴全身化的报道。

48.9.7.8 鉴别诊断

ECM的主要鉴别诊断是SM，SM更为常见。因此，只有在仔细、全面检查邻近组织并明确排除所有其他SM标准后，才能诊断ECM。在某些情况下，血液病理医生可能在作最终诊断之前要求其他器官的活检（检测第二个浸润灶）。因为ECM由成片高分化异染性MC组成，所以很容易与MCS和软组织肉瘤鉴别。在HE染色中，MC可能具有浆细胞样外观，貌似浆细胞肉芽肿。

48.10 精华和陷阱

精华

- 组织中（如骨髓或者脾）多灶性、致密肥大细胞浸润，是肥大细胞增生症（MCD）唯一的主要诊断标准。
- 肥大细胞呈梭形细胞形态、非典型免疫表型伴CD25表达，并且*KIT*基因的17外显子（*KIT* D816V）的活化点突变，强烈提示MCD。
- MCD最常见的变异型为皮肤肥大细胞增生症（CM）和惰性系统性肥大细胞增生症（ISM），通常具有良性临床过程。
- 系统性肥大细胞增生症合并非肥大细胞系克隆性血液病（SM-AHNMD）是血液肿瘤中独特的疾病。

陷阱

- MCD必须与多种罕见的血液疾病区别开来，特别是粒-肥大细胞性重叠综合征，包括tryptase阳性急性髓系白血病（tryptase$^+$AML）、粒-肥大细胞白血病（MML）、慢性嗜酸性粒细胞白血病（CEL）和慢性嗜碱性粒细胞白血病。
- 反应性和肿瘤状态下肥大细胞共表达tryptase和CD117（KIT）；仅表达tryptase（肿瘤性嗜碱性粒细胞）或者CD117（造血祖细胞）者不能称为肥大细胞。
- 黏膜层tryptase免疫染色可能容易导致假阳性结果，从而误诊为MCD；因此，在怀疑为MCD伴黏膜浸润的所有病例，强烈建议联合使用tryptase、CD117和CD25。

（潘华雄　译）

参考文献

1. Nettleship E, Tay W. Rare forms of urticaria. *BMJ*. 1869;2:323.
2. Ehrlich P. Beiträge zur Kenntnis der granulierten Bindegewebszellen und der eosinophilen Leukozyten. *Arch Anat Physiol*. 1879;3:166.
3. Ellis JM. Urticaria pigmentosa. A report of a case with autopsy. *AMA Arch Pathol*. 1949;48:426.
4. Berke M, Ley DCH. Generalized mastocytosis. *Can Med Assoc J*. 1963;89:770.
5. Torrey E, Simpson K, Wilbur S, et al. Malignant mastocytosis with circulating mast cells. *Am J Hematol*. 1990;34:383.
6. Baghestanian M, Bankl HC, Sillaber C, et al. A case of malignant mastocytosis with circulating mast cell precursors: biologic and phenotypic characterization of the malignant clone. *Leukemia*. 1996;10:159.
7. Sagher F, Liban E, Ungar H, Schorr S. Urticaria pigmentosa with bone involvement. Mast cell aggregates in bones and myelosclerosis found at autopsy in a case of monocytic leukaemia. *J Invest Dermatol*. 1956;27:355.
8. Lerner MR, Lerner AB. Urticaria pigmentosa with systemic lesions and otosclerosis. *Arch Dermatol*. 1960;81:203.
9. Rywlin AM, Hoffman EP, Ortega RS. Eosinophilic fibrohistiocytic lesion of bone marrow: a distinctive new morphologic finding, probably related to drug hypersensitivity. *Blood*. 1972;40:464.
10. TeVelde J, Visman FJFE, Leenheers-Binnendijk L, et al. The eosinophilic fibrohistiocytic lesion of the bone marrow. A mast cellular lesion in bone disease. *Virchows Arch Pathol Anat Histol*. 1978;377:277.
11. Horny H-P, Parwaresch MR, Lennert K. Bone marrow findings in systemic mastocytosis. *Hum Pathol*. 1985;16:808.
12. Travis WD, Li C-Y, Bergstralh EJ, et al. Systemic mast cell disease. Analysis of 58 cases and literature review. *Medicine*. 1988;67:345.
13. Metcalfe DD. Classification and diagnosis of mastocytosis: current status. *J Invest Dermatol*. 1991;96:45S.
14. Kitamura Y, Yokoyama M, Matsuda H, et al. Spleen colony forming cells as common precursor for tissue mast cells and granulocytes. *Nature*. 1981;291:159.
15. Leder L-D. Über die selektive fermentzytochemische Darstellung von neutrophilen myeloischen Zellen und Gewebsmastzellen im Paraffinschnitt. *Klin Wochenschr*. 1964;42:553.
16. Horny H-P, Ruck M, Wehrmann M, Kaiserling E. Blood findings in generalized mastocytosis: evidence of frequent simultaneous occurrence of myeloproliferative disorders. *Br J Haematol*. 1990;76:186.
17. LeTourneau A, Gaulard P, D'Agay FM, et al. Primary thrombocythemia associated with systemic mastocytosis: a report of five cases. *Br J Haematol*. 1991;79:84.
18. Sperr WR, Horny H-P, Lechner K, Valent P. Clinical and biological diversity of leukemias occurring in patients with mastocytosis. *Leuk Lymphoma*. 2000;37:473.
19. Mitsui H, Furitsu T, Dvorak AM, et al. Development of human mast cells from umbilical cord blood cells by recombinant human and murine stem cell factor, c-kit ligand. *Proc Natl Acad Sci U S A*. 1993;90:735.
20. Valent P, Spanblöchl E, Sperr WR, et al. Induction of differentiation of human mast cells from bone marrow and peripheral blood mononuclear cells by recombinant human stem cell factor (SCF)/kit ligand (KL) in long term culture. *Blood*. 1992;80:2237.
21. Kirshenbaum AS, Kessler SW, Goff JP, Metcalfe DD. Demonstration of the origin of human mast cells from CD34+ bone marrow progenitor cells. *J Immunol*. 1991;146:1410.
22. Kirshenbaum AS, Goff JP, Semere T, et al. Demonstration that human mast cells arise from a progenitor cell population that is CD34+, c-kit+, and expresses aminopeptidase N (CD13). *Blood*. 1999;94:2333.
23. Schwartz LB, Sakai K, Bradford TR, et al. The alpha form of human tryptase is the predominant type present in blood at baseline in normal subjects and is elevated in those with systemic mastocytosis. *J Clin Invest*. 1995;96:2702.
24. Orfao A, Escribano L, Villarrubia J, et al. Flow cytometric analysis of mast cells from normal and pathological human bone marrow samples. Identification and enumeration. *Am J Pathol*. 1996;149:1493.
25. Escribano L, Orfao A, Villarrubia J, et al. Immunophenotypic characterization of human bone marrow mast cells. A flow cytometric study of normal and pathologic bone marrow samples. *Am Cell Pathol*. 1998;16:151.
26. Sotlar K, Horny H-P, Simonitsch I, et al. CD25 indicates the neoplastic phenotype of mast cells: a novel immunohistochemical marker for the diagnosis of systemic mastocytosis (SM) on routinely processed bone marrow biopsy specimens. *Am J Surg Pathol*. 2004;28:1319.
27. Furitsu T, Tsujimura T, Tono T, et al. Identification of mutations in the coding sequence of the proto-oncogene c-kit in a human mast cell leukemia cell line causing ligand-independent activation of c-kit product. *J Clin Invest*. 1993;92:1736.
28. Sotlar K, Marafioti T, Griesser H, et al. Detection of c-kit mutation Asp-816-Val in microdissected bone marrow infiltrates in a case of systemic mastocytosis associated with chronic myelomonocytic leukemia. *Mol Pathol*. 2000;53:188.
29. Sotlar K, Escribano L, Landt O, et al. One-step detection of c-kit point mutations using peptide nucleic acid-mediated polymerase chain reaction clamping and hybridization probes. *Am J Pathol*. 2003; 162:737.
30. Valent P, Horny HP, Escribano L, et al. Diagnostic criteria and classification of mastocytosis: a consensus proposal. *Leuk Res*. 2001;25:603.
31. Valent P, Horny H-P, Li CY, et al. Mastocytosis (mast cell disease). In: Jaffe ES, Harris NL, Stein H, Vardiman JW, eds. *World Health Organization (WHO) Classification of Tumours. Pathology and Genetics. Tumours of Haematopoietic and Lymphoid Tissues*. Vol 1. Lyon, France: IARC Press; 2001:291.
32. Horny H-P, Metcalfe DD, Bennett JM, et al. Mastocytosis (mast cell disease). In: Swerdlow SH, Campo E, Harris NL, et al, eds. *WHO Classification of Tumours of Haematopoietic and Lymphoid Tissues*. Vol 1. Lyon, France: IARC Press; 2008:54.
33. Parwaresch MR. *The Human Blood Basophil*. New York: Springer; 1976.
34. Kimura Y, Kasugai T, Arizono N, Matsuda H. Development of mast cells and basophils: processes and regulation mechanisms. *Am J Med Sci*. 1993;306:185.
35. Travis WD, Li C-Y, Hoagland HC, et al. Mast cell leukemia: report of a case and review of the literature. *Mayo Clin Proc*. 1986;61:957.
36. Nilsson G, Blom T, Kusche-Gullberg M, et al. Phenotypic characterization of the human mast-cell line HMC-1. *Scand J Immunol*. 1994;39:489.
37. Weber S, Ruh B, Dippel E, Czarnetzki BM. Monoclonal antibodies to leucosialin (CD43) induce nomotypic aggregation of the human mast cell line HMC-1: characterization of leucosialin on HMC-1 cells. *Immunology* 1994;82:638.
38. Schumacher U, VanDamme EJ, Peumans WJ, et al. Lectin histochemistry of human leukaemic mast cells (HMC-1) transplanted into severe combined immunodeficient (scid) mice. *Acta Histochem*. 1998;100:1.
39. Agis H, Krauth MT, Mosberger I, et al. Enumeration and immunohistochemical characterisation of bone marrow basophils in myeloproliferative disorders using the basophil specific monoclonal antibody 2D7. *J Clin Pathol*. 2006;59:396.
40. Agis H, Krauth MT, Böhm A, et al. Identification of basogranulin (BB1) as a novel immunohistochemical marker of basophils in normal bone marrow and patients with myeloproliferative disorders. *Am J Clin Pathol*. 2006;125:273.
41. Denburg JA, Browman G, the Hamilton Chronic Myeloid Leukemia Study Group. Prognostic implications of basophil differentiation in chronic myeloid leukaemia. *Am J Hematol*. 1982;27:110.
42. Sperr WR, Escribano L, Jordan JH, et al. Morphologic properties of neoplastic mast cells: delineation of stages of maturation and implication for cytological grading of mastocytosis. *Leuk Res*. 2001;25:590.
43. Agis H, Füreder W, Bankl HC, et al. Comparative immunophenotype analysis of human mast cells, blood basophils and monocytes. *Immunology*. 1996;87:535.
44. Samorapoompichit P, Kiener HP, Schernthaner GH, et al. Detection of tryptase in cytoplasmic granules of basophils in patients with chronic myeloid leukemia and other myeloid neoplasms. *Blood*. 2001;98:2580.
45. Soter N. The skin in mastocytosis. *J Invest Dermatol*. 1991;96:32S.
46. Khantawatana S, Carias R, Arnaout R, et al. The potential clinical utility of serum alpha-protryptase levels. *J Allergy Clin Immunol*. 1999;103:1092.
47. Mican JM, Di-Bisceglie AM, Fong TL, et al. Hepatic involvement in mastocytosis: clinicopathologic correlations in 41 cases. *Hepatology*. 1995;122:1163.
48. Hughes DM, Kurtin PJ, Hanson CA, Li C-Y. Identification of normal and neoplastic mast cells by immunohistochemical demonstration of tryptase in paraffin sections. *J Surg Pathol*. 1995;1:87.
49. Li WV, Kapadia SB, Sonmez-Alpan E, Swerdlow SH. Immunohistochemical characterization of mast cell disease in paraffin sections using tryptase, CD68, myeloperoxidase, lysozyme and CD20 antibodies. *Mod Pathol*. 1996;9:982.
50. Horny H-P, Sillaber C, Menke D, et al. Diagnostic utility of staining for tryptase in patients with mastocytosis. *Am J Surg Pathol*. 1998;22:1132.
51. Efrati P, Klajman A, Spitz H. Mast cell leukaemia? Malignant mastocytosis with leukaemia-like manifestations. *Blood*. 1957;12:869.
52. Friedman BI, Will JJ, Freiman DG, Braunstein H. Tissue mast cell leukaemia. *Blood*. 1958;13:70.
53. Clancy RL, Gauldie J, Vallieres M, et al. An approach to immunotherapy using antibody to IgE in mast cell leukemia. *Cancer*. 1976;37:693.
54. Coser P, Quaglino D, DePasquale A, et al. Cytobiological and clinical aspects of tissue mast cell leukaemia. *Br J Haematol*. 1980;45:5.
55. Dalton R, Chan L, Batten E, Eridani S. Mast cell leukaemia: evidence for bone marrow origin of the pathological clone. *Br J Haematol*. 1986;64:397.
56. Kitamura Y, Tsujimura T, Jippo T, et al. Regulation of development, survival and neoplastic growth of mast cells through the c-kit receptor. *Int Arch Allergy Immunol*. 1995;107:54.
57. Hartmann K, Wardelmann E, Ma Y, et al. Novel germline mutation of KIT associated with familial gastrointestinal stromal tumors and mastocytosis. *Gastroenterology*. 2005;129:1042.
58. Zhang LY, Smith ML, Schultheis B, et al. A novel K509I mutation of KIT identified in familial mastocytosis—in vitro and in vivo responsiveness to imatinib therapy. *Leuk Res*. 2006;30:373.
59. Akin C, Fumo G, Akif S, et al. A novel form of mastocytosis associated with a transmembrane c-kit mutation and response to imatinib. *Blood*. 2004;103:3222.
60. Tang X, Boxer M, Drummond A, et al. A germline mutation in KIT in familial diffuse cutaneous mastocytosis. *J Med Genet*. 2004;41:e88.
61. Nakagomi N, Hirota S. Juxtamembrane-type c-kit gene mutation found in aggressive systemic mastocytosis induces imatinib-resistant constitutive KIT activation. *Lab Invest*. 2007;87:365.
62. Garcia-Montero AC, Jara-Acevedo M, Teodosio C, et al. KIT mutation in mast cells and other bone marrow hematopoietic cell lineages in systemic mast cell disorders: a prospective study of the Spanish Network on Mastocytosis (REMA) in a series of 113 patients. *Blood*. 2006;108:2366.
63. Longley BJ, Metcalfe DD, Tharp M, et al. Activating and dominant inactivating c-KIT catalytic domain mutations in distinct clinical forms of human mastocytosis. *Proc Natl Acad Sci U S A*. 1999;96:1609.
64. Pullarkat VA, Bueso-Ramos C, Lai R, et al. Systemic mastocytosis with associated clonal hematological non-mast-cell lineage disease: analysis of clinicopathologic features and activating c-kit mutations. *Am J Hematol*. 2003;73:12.
65. Pignon JM, Giraudier S, Duquesnoy P, et al. A new c-kit mutation in a case of aggressive mast cell disease. *Br J Haematol*. 1997;96:374.
66. Longley BJ, Reguera MJ, Ma Y. Classes of c-KIT activating mutations: proposed mechanisms of action and implications for disease classification and therapy. *Leuk Res*. 2001;25:571.
67. Lasota J, Miettinen M. Clinical significance of oncogenic KIT and PDGFRA mutations in gastrointestinal stromal tumours. *Histopathology*. 2008;53:245.
68. Beghini A, Ripamonti CB, Cairoli R, et al. KIT activating mutations: incidence in adult and pediatric acute myeloid leukemia, and identification of an internal tandem duplication. *Haematologica*. 2004;89:920.
69. Tian Q, Frierson HF Jr, Krystal GW, Moskaluk CA. Activating c-kit gene mutations in

human germ cell tumors. *Am J Pathol.* 1999;154:1643.

70. Hongyo T, Li T, Syaifudin M, et al. Specific c-kit mutations in sinonasal natural killer/T-cell lymphoma in China and Japan. *Cancer Res.* 2000;60:2345.
71. Sotlar K, Bache A, Stellmacher F, et al. Systemic mastocytosis associated with chronic idiopathic myelofibrosis: a distinct subtype of systemic mastocytosis associated with a clonal hematological non-mast cell lineage disorder carrying the activating point mutations KITD816V and JAK2V617F. *J Mol Diagn.* 2008;10:58.
72. Nagata H, Worobec AS, Oh CK, et al. Identification of a point mutation in the catalytic domain of the protooncogene c-kit in peripheral blood mononuclear cells of patients who have mastocytosis with an associated hematologic disorder. *Proc Natl Acad Sci U S A.* 1995;92:10560.
73. Fritsche-Polanz R, Jordan JH, Feix A, et al. Mutation analysis of C-KIT in patients with myelodysplastic syndromes without mastocytosis and cases of systemic mastocytosis. *Br J Haematol.* 2001;113:357.
74. Tan A, Westerman D, McArthur GA, et al. Sensitive detection of KIT D816V in patients with mastocytosis. *Clin Chem.* 2006;52:2250.
75. Schumacher JA, Elenitoba-Johnson KS, Lim MS. Detection of the c-kit D816V mutation in systemic mastocytosis by allele-specific PCR. *J Clin Pathol.* 2008;61:109.
76. Valent P, Akin C, Sperr WR, et al. Diagnosis and treatment of systemic mastocytosis: state of the art. *Br J Haematol.* 2003;122:695.
77. Valent P, Ghannadan M, Akin C, et al. On the way to targeted therapy of mast cell neoplasms: identification of molecular targets in neoplastic mast cells and evaluation of arising treatment concepts. *Eur J Clin Invest.* 2004;34(suppl 2):41.
78. Parwaresch MR, Horny H-P, Lennert K. Tissue mast cells in health and disease. *Pathol Res Pract.* 1985;179:439.
79. Horny H-P, Ruck P, Kröber S, Kaiserling E. Systemic mast cell disease (mastocytosis): general aspects and histopathological diagnosis. *Histol Histopathol.* 1997;12:1081.
80. Horny H-P, Valent P. Diagnosis of mastocytosis: general histopathological aspects, morphological criteria, and immunohistochemical findings. *Leuk Res.* 2001;25:543.
81. Jordan JH, Walchshofer S, Simonitsch I, et al. Immunohistochemical properties of bone marrow mast cells in systemic mastocytosis: evidence for expression of CD2, CD117/Kit, and bcl-x(L). *Hum Pathol.* 2001;32:545.
82. Krokowski M, Sotlar K, Krauth M-T, et al. Delineation of patterns of bone marrow mast cell infiltration in systemic mastocytosis: value of CD25, correlation with subvariations of the disease and separation from mast cell hyperplasia. *Am J Clin Pathol.* 2005;124:560.
83. Horny H-P, Schaumburg-Lever G, Bolz S, et al. Use of monoclonal antibody KP1 for identifying normal and neoplastic human mast cells. *J Clin Pathol.* 1990;43:719.
84. Horny H-P, Ruck P, Xiao J-C, Kaiserling E. Immunoreactivity of normal and neoplastic human tissue mast cells with macrophage-associated antibodies, with special reference to the recently developed monoclonal antibody PG-M1. *Hum Pathol.* 1993;24:355.
85. Horny H-P, Reimann O, Kaiserling E. Immunoreactivity of normal and neoplastic human tissue mast cells. *Am J Clin Pathol.* 1987;89:335.
86. Horny H-P, Greschniok A, Jordan J-H, et al. Chymase-expressing bone marrow mast cells in mastocytosis and myelodysplastic syndromes: an immunohistochemical and morphometric study. *J Clin Pathol.* 2003;56:103.
87. Horny H-P, Kaiserling E. Lymphoid cells and tissue mast cells of bone marrow lesions in systemic mastocytosis: a histological and immunohistological study. *Br J Haematol.* 1987;69:449.
88. Parker RI. Hematologic aspects of mastocytosis. I. Bone marrow pathology in adult and pediatric systemic mast cell disease. *J Invest Dermatol.* 1991;96:47S.
89. Yoo D, Lessin LS, Jensen WN. Bone marrow mast cells in lymphoproliferative disorders. *Ann Intern Med.* 1978;88:753.
90. Horny H-P, Lange K, Sotlar K, Valent P. Increase of bone marrow lymphocytes in systemic mastocytosis: reactive lymphocytosis or malignant lymphoma? Immunhistochemical and molecular findings on routinely processed bone marrow biopsy specimens. *J Clin Pathol.* 2003;56:575.
91. Horny H-P, Sotlar K, Stellmacher, et al. An unusual case of systemic mastocytosis with associated chronic lymphocytic leukemia. *J Clin Pathol.* 2006;59:264.
92. Wimazal F, Jordan JH, Sperr WR, et al. Increased angiogenesis in the bone marrow of patients with systemic mastocytosis. *Am J Pathol.* 2002;160:1639.
93. Horny H-P, Sotlar K, Sperr WR, Valent P. Systemic mastocytosis with associated clonal haematological non-mast cell lineage disease (SM-AHNMD): a histopathological challenge. *J Clin Pathol.* 2004;57:604.
94. Diebold J, Riviere O, Gosselin B, et al. Different patterns of spleen involvement in systemic and malignant mastocytosis. A histopathological and immunohistochemical study of three cases. *Virchows Arch A Pathol Anat Histopathol.* 1991;419:273.
95. Horny H-P, Ruck M, Kaiserling E. Spleen findings in generalized mastocytosis. A clinicopathologic study. *Cancer.* 1992;70:459.
96. Travis WD, Li C-Y. Pathology of the lymph node and spleen in systemic mast cell disease. *Mod Pathol.* 1988;1:4.
97. Wimazal F, Schwarzmeier J, Sotlar K, et al. Splenic mastocytosis: report of two cases and detection of the transforming somatic c-kit mutation D816V. *Leuk Lymphoma.* 2004;45:723.
98. Yam LT, Chan CH, Li C-Y. Hepatic involvement in systemic mast cell disease. *Am J Med.* 1986;80:819.
99. Horny H-P, Kaiserling E, Campbell M, et al. Liver findings in generalized mastocytosis. A clinicopathologic study. *Cancer.* 1989;63:532.
100. Metcalfe DD. The liver, spleen, and lymph nodes in mastocytosis. *J Invest Dermatol.* 1991;96:45S.
101. Mican JM, Di-Bisceglie AM, Fong TL, et al. Hepatic involvement in mastocytosis: clinicopathologic correlations in 41 cases. *Hepatology.* 1995;22:1163.
102. Kyriakou D, Kouroumalis E, Konsolas J, et al. Systemic mastocytosis: a rare cause of noncirrhotic portal hypertension simulating autoimmune cholangitis—report of four cases. *Am J Gastroenterol.* 1998;93:106.
103. Horny H-P, Kaiserling E, Parwaresch MR, Lennert K. Lymph node findings in generalized mastocytosis. *Histopathology.* 1992;21:439.
104. Frieri M, Linn N, Schweitzer M, et al. Lymphadenopathic mastocytosis with eosinophilia and biclonal gammopathy. *J Allergy Clin Immunol.* 1990;86:126.
105. Cherner JA, Jensen RT, Dubois A, et al. Gastrointestinal dysfunction in systemic mastocytosis. A prospective study. *Gastroenterology.* 1988;95:657.
106. Miner PB Jr. The role of the mast cell in clinical gastrointestinal disease with special reference to systemic mastocytosis. *J Invest Dermatol.* 1991;96:40S.
107. Jensen RT. Gastrointestinal abnormalities and involvement in systemic mastocytosis. *Hematol Oncol Clin North Am.* 2000;14:579.
108. Siegert SI, Diebold J, Ludolph-Hauser D, Lohrs U. Are gastrointestinal mucosal mast cells increased in patients with systemic mastocytosis? *Am J Clin Pathol.* 2004;122:566.
109. Nickel WR. Urticaria pigmentosa: a consideration of various manifestations. *Arch Dermatol.* 1963;76:476.
110. Wolff K, Komar M, Petzelbauer P. Clinical and histopathological aspects of cutaneous mastocytosis. *Leuk Res.* 2001;25:519.
111. Prokocimer M, Polliack A. Increased bone marrow mast cells in preleukemic syndromes, acute leukaemia, and lymphoproliferative disorders. *Am J Clin Pathol.* 1981;75:34.
112. Yoo D, Lessin LS. Bone marrow mast cell content in preleukemic syndrome. *Am J Med.* 1982;76:539.
113. Valent P, Sperr WR, Samorapoompichit P, et al. Myelomastocytic overlap syndromes: biology, criteria, and relationship to mastocytosis. *Leuk Res.* 2001;25:595.
114. Sperr WR, Jordan JH, Baghestanian M, et al. Expression of mast cell tryptase by myeloblasts in a group of patients with acute myeloid leukemia. *Blood.* 2001;98:2200.
115. Horny H-P, Sotlar K, Stellmacher F, et al. The tryptase-positive compact round cell infiltrate of the bone marrow (TROCI-bm): a novel histopathological finding requiring the application of lineage-specific markers. *J Clin Pathol.* 2006;59:298.
116. Noack F, Escribano L, Sotlar K, et al. Evolution of urticaria pigmentosa into indolent systemic mastocytosis: abnormal immunophenotype of mast cells without evidence of c-kit mutation Asp-816-Val. *Leuk Lymphoma.* 2003;44:313.
117. Cohn MS, Mahon MJ. Telangiectasia macularis eruptiva perstans. *J Am Osteopath Assoc.* 1994;94:246.
118. Akin C, Scott LM, Metcalfe DD. Slowly progressive systemic mastocytosis with high mast cell burden and no evidence of a non-mast cell hematologic disorder: an example of a smoldering case? *Leuk Res.* 2001;25:635.
119. Valent P, Akin C, Sperr WR, et al. Smouldering mastocytosis: a novel subtype of systemic mastocytosis with slow progression. *Int Arch Allergy Immunol.* 2002;127:137.
120. Bernd H-W, Sotlar K, Lorenzen J, et al. Acute myeloid leukaemia (AML) with t(8;21) associated with "occult" mastocytosis (SM-AHNMD). Report of an unusual case and review of the literature. *J Clin Pathol.* 2004;57:324.
121. Sotlar K, Saeger W, Stellmacher F, et al. "Occult" mastocytosis with activating c-kit mutation evolving into systemic mastocytosis associated with plasma cell myeloma (SM-AHNMD) and secondary amyloidosis. *J Clin Pathol.* 2006;59:875.
122. Travis WD, Li C-Y, Yam LT, et al. Significance of systemic mast cell disease with associated hematologic disorders. *Cancer.* 1988;62:965.
123. Travis WD, Li C-Y, Bergstralh EJ. Solid and hematologic malignancies in 60 patients with systemic mast cell disease. *Arch Pathol Lab Med.* 1989;113:365.
124. Parker RI. Hematologic aspects of mastocytosis. II. Management of hematologic disorders in association with systemic mast cell disease. *J Invest Dermatol.* 1991;96:52S.
125. Petit A, Pulik M, Gaulier A, et al. Systemic mastocytosis associated with chronic myelomonocytic leukemia: clinical features and response to interferon alpha therapy. *J Am Acad Dermatol.* 1995;32:850.
126. Wong KF, Chan JK, Chan CJ, et al. Concurrent acute myeloid leukaemia and systemic mastocytosis. *Am J Hematol.* 1991;38:243.
127. Lindner PS, Pardanani B, Angadi C, Frieri M. Acute non-lymphocytic leukaemia in systemic mastocytosis with biclonal gammopathy. *J Allergy Clin Immunol.* 1992;90:410.
128. Eagan JW, Baughman KL, Miller S, et al. Systemic mastocytosis in a patient with polycythemia vera treated with radioactive phosphorus. *Blood.* 1977;49:563.
129. Nixon RK. The relation of mastocytosis and lymphomatous disease. *Ann Intern Med.* 1966;64:856.
130. Hutchinson RM. Mastocytosis and co-existing non Hodgkin's lymphoma and myeloproliferative disorders. *Leuk Lymphoma.* 1992;7:29.
131. Hagen W, Schwarzmeier J, Walchshofer S, et al. A case of bone marrow mastocytosis associated with multiple myeloma. *Ann Hematol.* 1988;76:167.
132. Stellmacher F, Sotlar K, Balleisen L, et al. Bone marrow mastocytosis associated with IgM-kappa plasma cell myeloma. *Leuk Lymphoma.* 2004;45:801.
133. Horny H-P, Kaiserling E, Sillaber C, et al. A case of bone marrow mastocytosis associated with an undifferentiated extramedullary tumor of hemopoietic origin. *Arch Pathol Lab Med.* 1997;121:423.
134. Shaw DW, Hocking W, Ahmed AR. Generalized cutaneous mastocytosis and acute myelogenous leukaemia. *Int J Dermatol.* 1983;22:109.
135. Patrella T, Depret O, Arnould L, et al. Systemic mast cell disease associated with hairy cell leukemia. *Leuk Lymphoma.* 1997;25:593.
136. McElroy EA, Phyliky RL, Li C-Y. Systemic mast cell disease associated with the hypereosinophilic syndrome. *Mayo Clin Proc.* 1998;73:47.
137. Tefferi A, Pardanani A, Li-CY. Hypereosinophilic syndrome with elevated serum tryptase versus systemic mast cell disease associated with eosinophilia: 2 distinct entities? *Blood.* 2003;102:3073.
138. Elliot MA, Pardanani A, Li CY, Tefferi A. Immunophenotypic normalization of aberrant mast cells accompanies histological remission in imatinib-treated patients with eosinophilia-associated mastocytosis. *Leukemia.* 2004;18:1027.
139. Tefferi A, Pardanani A. Imatinib therapy in clonal eosinophilic disorders, including systemic mastocytosis. *Int J Hematol.* 2004;79:441.
140. Tefferi A. Blood eosinophilia: a new paradigm in disease classification, diagnosis, and treatment. *Mayo Clin Proc.* 2005;80:75.
141. Valent P, Sperr WR, Samorapoompichit P, et al. Myelomastocytic overlap syndromes: biology, criteria, and relationship to mastocytosis. *Leuk Res.* 2001;25:595.
142. Valent P, Samorapoompichit P, Sperr WR, et al. Myelomastocytic leukemia: myeloid neoplasm characterized by partial differentiation of mast cell-lineage cells. *Hematol J.* 2002;3:90.
143. Valent P, Akin C, Sperr WR, et al. Aggressive systemic mastocytosis and related mast cell disorders: current treatment options and proposed response criteria. *Leuk Res.*

2003;27:635.

144. Callera F, Chauffaille ML. Aggressive systemic mastocytosis: is there a role for trisomy 8? *Leuk Res.* 2005;29:471.

145. Hein MS, Hansen L. Aggressive systemic mastocytosis: a case report and brief review of the literature. *S D J Med.* 2005;58:95.

146. Torrey E, Simpson K, Wilbur S, et al. Malignant mastocytosis with circulating mast cells. *Am J Hematol.* 1990;34:383.

147. Baghestanian M, Bankl HC, Sillaber C, et al. A case of malignant mastocytosis with circulating mast cell precursors: biologic and phenotypic characterization of the malignant clone. *Leukemia.* 1996;10:159.

148. Noack F, Sotlar K, Notter M, et al. Aleukemic mast cell leukemia with abnormal immunophenotype and c-kit mutation D816V. *Leuk Lymphoma* 2004;45:2295.

149. Horny H-P, Parwaresch MR, Kaiserling E, et al. Mast cell sarcoma of the larynx. *J Clin Pathol.* 1986;39:596.

150. Kojima M, Nakamura S, Itoh H, et al. Mast cell sarcoma with tissue eosinophilia arising in the ascending colon. *Mod Pathol.* 1999;12:739.

151. Chott A, Günther PP, Hübner A, et al. Morphologic and immunophenotypic properties of neoplastic cells in a case of mast cell sarcoma. *Am J Surg Pathol.* 2003;27:1013.

152. Horny H-P, Rabenhorst G, Löffler H, et al. Solitary fibromastocytic tumor arising in an inguinal lymph node. The first description of a unique spindle cell tumor simulating mastocytosis. *Mod Pathol.* 1994;7:962.

153. Charrette EE, Mariano AV, Laforet EG. Solitary mast cell "tumor" of the lung; its place in the spectrum of mast cell disease. *Arch Intern Med.* 1966;118:358.

154. Sherwin PP, Kern WH, Jones JC. Solitary mast cell granuloma (histiocytoma) of the lung. A histologic, tissue culture and time-lapse cinematographic study. *Cancer.* 1965;18:634.

155. Kudo H, Morinaga S, Shimosata Y, et al. Solitary mast cell tumor of the lung. *Cancer.* 1988;61:2089.

156. Mylanos EAM, Wielinger EWJ, VanDeNes JAP. Solitary manifestation of mastocytosis in the head and neck. *Eur Arch Otorhinolaryngol.* 2000;257:270.

第49章

嗜酸性粒细胞增多和慢性嗜酸性粒细胞白血病，包括髓系和淋系肿瘤伴嗜酸性粒细胞增多和*PDGFRA*、*PDGFRB*或*FGFR1*异常

Barbara J. Bain

章节目录

嗜酸性粒细胞增多是指血液循环中嗜酸性粒细胞数量增多伴骨髓中嗜酸性粒细胞与前体细胞增多并且其他组织中通常也有嗜酸性粒细胞增多。若将轻微的变态反应者除外，嗜酸性粒细胞数的正常上限约为0.46×10^9/L；然而，实际工作中都将0.5×10^9/L作为上限值。嗜酸性粒细胞增多可以从轻度至显著，但长期嗜酸性粒细胞增多的患者，特别是若嗜酸性粒细胞显著增多（$\geqslant 1.0 \times 10^9$/L），则会增加因嗜酸性粒细胞颗粒内容物释放造成的严重脏器损害的风险。心脏损害最常见，表现为充血性心力衰竭与心律不齐。基本上任何脏器都可受累，但多见于中枢神经系统、肺、胃肠道和皮肤损害相关的症状。因此，必须尽快确认和治疗引起嗜酸性粒细胞增多的基础疾病。

查找嗜酸性粒细胞增多的病因有时可能具有挑战性。嗜酸性粒细胞增多可以是反应性，多由于感染或免疫应答导致的IL–5、IL–3或者由活化T细胞或肿瘤细胞〔如霍奇金淋巴瘤（HL）或非霍奇金淋巴瘤（NHL）〕产生的过多其他细胞因子所致。其他病例中，嗜酸性粒细胞本身为克隆性血液肿瘤的一部分，如慢性髓系白血病（CML）、急性髓系白血病（AML）或骨髓增生异常综合征（MDS）。若嗜酸性粒细胞为克隆性、为主要成分、在外周血中计数$\geqslant 1.5 \times 10^9$/L，也应考虑为慢性嗜酸性粒细胞白血病（CEL）的可能性。有时疾病的病理机制一时难以明确。对于这些病例而言，特发性嗜酸性粒细胞增多是诊断的最终选择，前提是嗜酸性粒细胞增多的病因必须逐一排除。

本章将重点讨论嗜酸性粒细胞增多的评估以及各种导致嗜酸性粒细胞增多的反应性和肿瘤性疾病（简表49.1）。

49.1 嗜酸性粒细胞增多的评估

嗜酸性粒细胞过多的鉴别诊断与确诊不能仅靠实验室的资料。要结合最初的临床病史和体格检查，以确定

简表49.1 **嗜酸性粒细胞增多的病因学分类**

反应性
- 变态反应
  - 哮喘
  - 过敏性湿疹
  - 荨麻疹
  - 变应性鼻炎
  - 变应性支气管肺曲霉菌病
  - 药物不良反应
- 皮肤疾病
  - 寻常型天疱疮
  - 大疱性天疱疮
  - 疱疹样皮炎
- 寄生虫感染
  - 线虫类（如蛔虫病、钩虫感染、类圆线虫病、丝虫病）
  - 吸虫类（例如片形吸虫病、姜片虫病、血吸虫病）
  - 绦虫类（例如囊虫病、包虫病）
- 真菌感染
  - 环孢子菌病
- 肿瘤
  - 癌
  - 肉瘤
  - 霍奇金淋巴瘤（HL）
  - 非霍奇金淋巴瘤（NHL）
  - 淋巴母细胞白血病（ALL）
  - 系统性肥大细胞增生症（SM）
- 血管炎
  - Churg-Strauss 综合征
  - 系统性坏死性血管炎
- 内分泌疾病
  - Addison病
  - 垂体功能低下
- 细胞因子调控
  - 白细胞介素-3
  - 白细胞介素-5

肿瘤性
- 急性髓系白血病（AML）（偶见）
- 淋系与髓系肿瘤伴*PDGFRA*重排
- 髓系肿瘤伴*PDGFRB*重排
- 淋系与髓系肿瘤伴*FGFR1*重排
- 慢性嗜酸性粒细胞白血病-非特指（CEL-NOS）
- 骨髓增殖性肿瘤的嗜酸性粒细胞性转化〔如慢性髓系白血病（CML）、原发性骨髓纤维化（PMF）〕
- 系统性肥大细胞增生症（SM）*

病因未明
- 特发性高嗜酸性粒细胞综合征

注：*，嗜酸性粒细胞增多可能是反应性或肿瘤性。

诊断方向和进一步检查措施。应特别注意查找病史中有关过敏（湿疹、哮喘、枯草热）、周期性血管性水肿、药物服用（特别是任何近期改变，包括替代疗法）以及旅行（特别是远期或近期的热带旅行以及在那里得过的任何疾病）方面的问题，体格检查应全面并且系统；特别需要注意的是那些能解释嗜酸性粒细胞增多原因的线索，如淋巴结增大、肝大、脾大以及皮肤病损（红斑、湿疹样皮炎、水肿和更为特异的病损，如UP或淋巴瘤样浸润）。也应重点检查嗜酸性粒细胞或其分泌产物造成组织损害的异常情况，如心脏瓣膜损害、心力衰竭、支气管痉挛、外周神经病变和血管炎等。

如何进行检查取决于嗜酸性粒细胞增多的程度，鉴别诊断依赖于病史和各种检查以及临床病情是否急迫。任何心脏体征或症状、严重的病情、极高的嗜酸性粒细胞数（$>100\times10^9/L$）、高比例的脱颗粒型嗜酸性粒细胞或疑诊的血液系统或非血液系统恶性肿瘤都应认为是临床急迫。若病情急迫，应迅速确定任何可以很快治疗的疾病，因此，应该在短时间内同时进行多种检查。若病情不急迫，可根据临床特点提示一步步的进行系列检查。事实上，虽然多数嗜酸性粒细胞增多的病因都容易治疗，但应首先确立正确诊断。能用病史和体格检查（例如由于过敏或皮肤疾病）解释的轻度嗜酸性粒细胞增多无需作任何深入的检查。其他的嗜酸性粒细胞增多（$>1.5\times10^9/L$）且病因未明时，应作进一步检查。若临床不急迫，最初的检查应重点放在最可能的诊断上面（表49.1）。诊断流程见图49.1~图49.3。

49.2 嗜酸性粒细胞增多的原因

49.2.1 寄生虫感染

诊断该病需要有关前期居住与旅行的详尽病史[1-3]。重要的是要知道类圆线虫病在接触后临床上可存在长达50年，血吸虫病也可在离开某一地区后存在相当长时

表49.1 **不明原因持续性嗜酸性粒细胞增多的检查与结果**

检查	可能的诊断结果
血涂片	淋巴母细胞、原粒细胞或淋巴瘤细胞等血液肿瘤
粪便、尿液或血液的寄生虫检查；寄生虫感染的血清学检查	寄生虫感染
IgE与过敏试验	变态反应性疾病
骨髓穿刺与环钻活检	CEL、HL或NHL或SM
骨髓穿刺细胞遗传学分析	CEL
外周血细胞F1p1L1-*PDGFRA*融合基因分子学分析	CEL
骨髓细胞*KIT*突变分子学分析	SM
血清tryptase	CEL或SM
外周血T细胞免疫分型	细胞因子驱动的嗜酸性粒细胞增多
胸腹部CT	潜在的淋巴瘤或其他肿瘤

注：CEL，慢性嗜酸性粒细胞白血病；HL，霍奇金淋巴瘤；NHL，非霍奇金淋巴瘤；SM，系统性肥大细胞增生症。

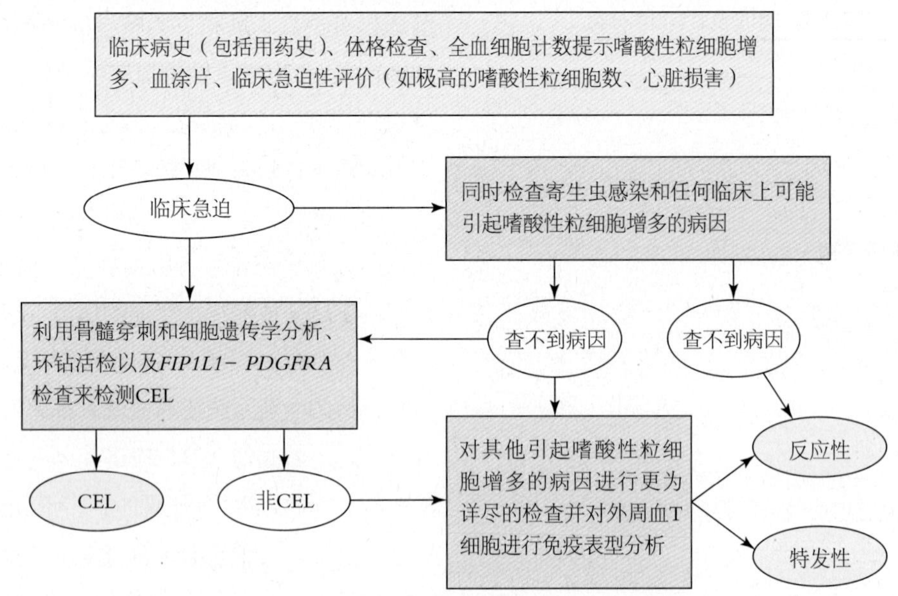

图49.1 嗜酸性粒细胞过多患者临床急迫时推荐使用的诊断流程图。CEL，慢性嗜酸性粒细胞白血病

间。寄生虫感染在来自居住条件过于拥挤、卫生状况差地区的难民中尤为普遍，来自相关国家乡村的移民中也是如此。一旦有接触史就应进行粪便的虫卵、包囊和寄生虫检查并做血涂片的微丝蚴检查。应检查3个独立的粪便标本。诊断类圆线虫病和血吸虫病时，血清学检查较粪便检查更为敏感，也适用于片形吸虫病、华支睾吸虫病、颚口线虫病、后睾吸虫病、旋毛虫病和弓蛔虫病。若疑为日本血吸虫感染则应进行尿液的寄生虫卵检查。

唯一经常由血液学工作者诊断的寄生虫感染为丝虫病。然而，其他原因未明的嗜酸性粒细胞增多的患者可能会推荐给血液病医师作进一步检查。血液病医师也应知道免疫缺陷患者，包括成人T细胞白血病/淋巴瘤和接受联合化疗或干细胞移植的患者，都存在潜隐寄生虫特别是类圆线虫病感染的可能；对于这些病例，检查（包括血清学）不应只局限于嗜酸性粒细胞增多方面。

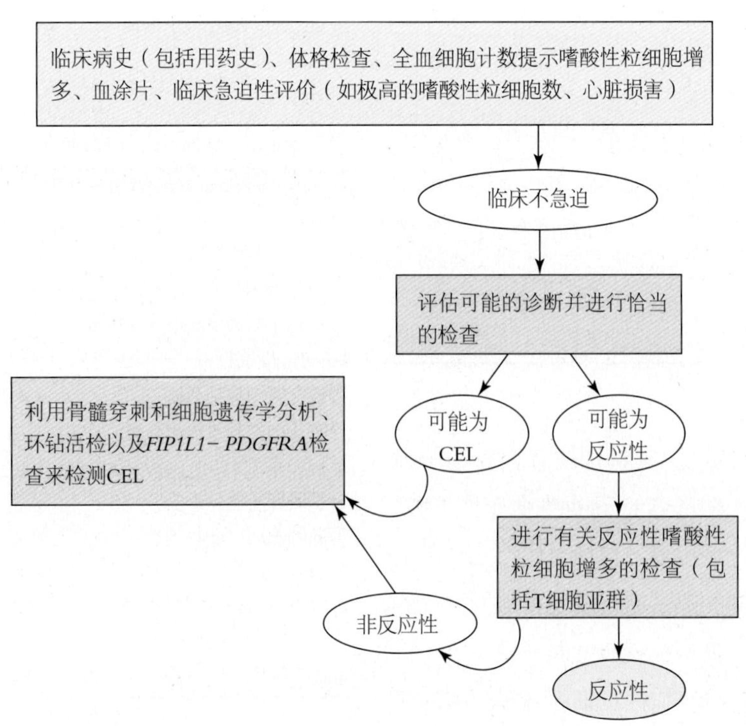

图49.2 嗜酸性粒细胞过多患者临床表现不急迫时推荐使用的诊断流程图。CEL，慢性嗜酸性粒细胞白血病

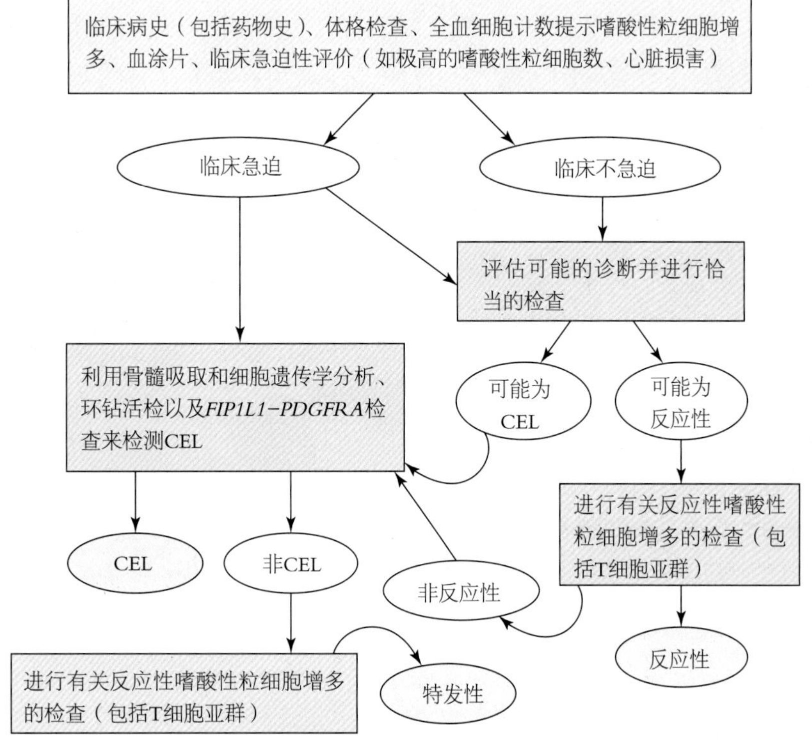

图49.3　嗜酸性粒细胞过多患者各种不同诊断途径流程图。CEL，慢性嗜酸性粒细胞白血病

49.2.2　环孢子菌病

居住史和旅行史对于是否怀疑或决定检查环孢子菌病是很关键的。病区包括美国西南部（加利福尼亚、亚利桑那、新墨西哥、德克萨斯州）、墨西哥北部和中部以及南部美洲的部分地区。外周血与骨髓检查没有意义。

49.2.3　其他反应性嗜酸性粒细胞增多

过敏史和近期添加或更改的药物治疗可能与此有关（图49.4）。体格检查可发现原发病的迹象。反应性嗜酸性粒细胞增多的病因包括药物反应、淋巴瘤（HL与NHL）、淋巴母细胞白血病（ALL）、实体瘤和自身免疫性疾病。可能需要做血涂片、骨髓穿刺、CT及其他影像学检查以及组织学活检来确定或排除这些疾病。已知引起肺嗜酸性粒细胞过多的药物可以在线查询[4]。通过外周血和骨髓诊断的引起反应性嗜酸性粒细胞增多的病因包括HL与NHL以及ALL（图49.5）。骨髓穿刺及环钻活检可诊断嗜酸性粒细胞增多中潜在的HL或转移性非血液系统恶性肿瘤。IgE升高不仅见于过敏体质还见于T细胞引起的嗜酸性粒细胞过多（高嗜酸性粒细胞综合征的淋巴细胞变异型），甚至偶见于嗜酸性粒细胞白血病。血清IL-5在反应性和T细胞引起的嗜酸性粒细胞过多中可升高。周期性血管性水肿伴嗜酸性粒细胞增多的诊断依靠临床病史和观察周期性嗜酸性粒细胞数量和体重变化；病理检查不是特别有价值。同样地，Churg-Strauss综合征通常不能通过外周血和骨髓检查确诊；需要进行组织活检和血清学检查。美国风湿病学院提出了本病诊断标准[5]。

49.2.4　急性髓系白血病（AML）

以嗜酸性粒细胞增多作为主要表现的AML不常见。

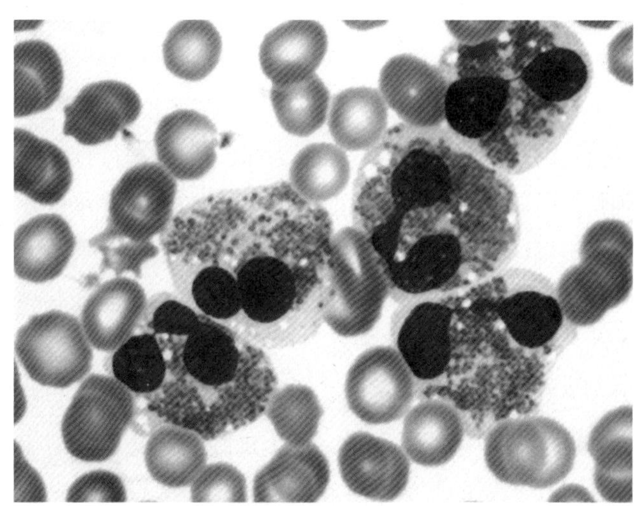

图49.4　反应性嗜酸性粒细胞增多。一例9岁哮喘病男孩的外周血涂片，因疑有肺感染，接受抗生素治疗后几小时内出现瘙痒。白细胞数为64.5×10^9/L，90%以上为嗜酸性粒细胞。部分嗜酸性粒细胞有空泡，其他细胞部分性脱颗粒。停用抗生素后3日内嗜酸性粒细胞增多得以控制

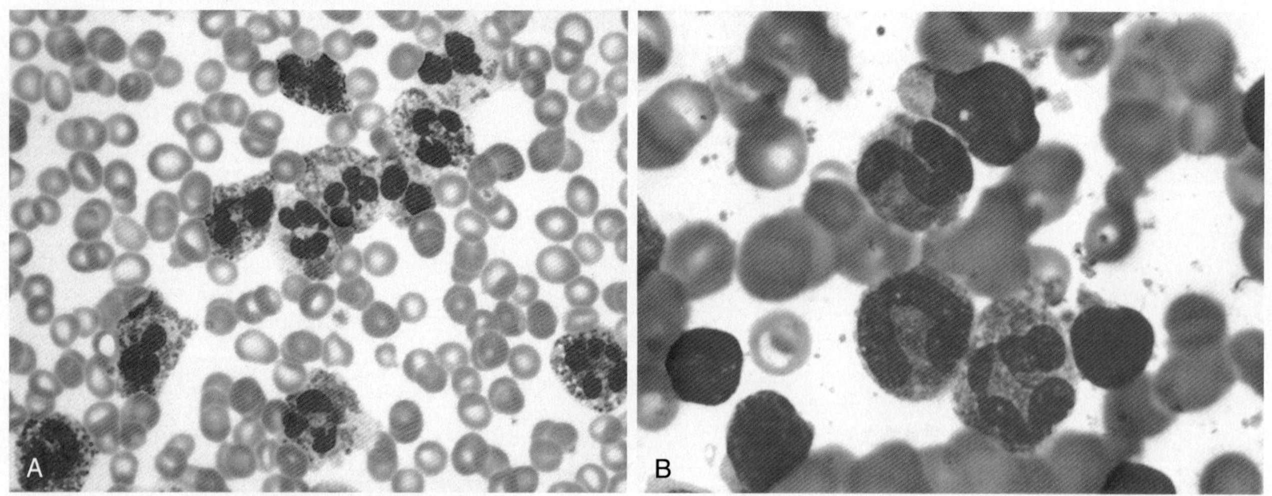

图49.5　反应性嗜酸性粒细胞增多与淋巴母细胞白血病（ALL）。 A. 一例不明原因持续性嗜酸性粒细胞增多的16岁女孩的外周血涂片。白细胞数为40×10^9/L，85%为嗜酸性粒细胞，偶见嗜碱性粒细胞；注意嗜酸性粒细胞的过度分叶细胞核。B. 骨髓穿刺涂片示前体B细胞起源的淋巴母细胞，核型分析可见t（5；14）（q31；q32），IL3-IgH异常，该基因在白血病性淋巴母细胞中重排导致IL-3的激活，进而导致反应性嗜酸性粒细胞增多

文献中曾在AML伴t（8；21）（q22；q22）病例中有报道[6,7]，其中一例患者出现高嗜酸性粒细胞综合征[7]。AML伴inv（16）（p13.1q22）或t（16；16）（p13.1；q22）患者中，外周血嗜酸性粒细胞通常会轻度增多，但偶尔显著。在以嗜酸性粒细胞增多为特征的罕见病例中，外周血通常存在其他提示为急性白血病的特征，骨髓检查和细胞遗传学分析可以做出诊断。

49.2.5　系统性肥大细胞增生症（SM）

嗜酸性粒细胞增多是SM的一个特征。嗜酸性粒细胞可以是肿瘤性克隆的一部分，但也可以是肿瘤性肥大细胞释放的细胞因子导致的反应性嗜酸性粒细胞增多。骨髓通常受浸润，因此，若疑为SM，则须进行骨髓穿刺特别是骨髓环钻活检。血清肥大细胞Tryptase水平升高可提供诊断线索，但也可见于CEL及其他骨髓增殖性肿瘤（MPN）。SM的血清tryptase水平较高，但会有些重叠。骨髓中浸润的肥大细胞有黏附性，常为梭形，多位于小动脉周围或骨小梁旁。嗜酸性粒细胞增多可与淋巴细胞增多并存（图49.6）。肥大细胞tryptase免疫组化染色对于可疑的肥大细胞浸润的确定非常有意义。肥大细胞增生症相关的嗜酸性粒细胞增多必须与CEL区别（见下文），后者也可表现为肿瘤性肥大细胞骨髓浸润。前者特点为*KIT*基因突变，通常为*KIT* D816V，而后者常为*PDGFRA*或*PDGFRB*重排。

49.2.6　高嗜酸性粒细胞综合征的淋巴细胞变异型

异常分泌细胞因子的一种淋巴细胞亚群可导致嗜酸性粒细胞增多，有时称为高嗜酸性粒细胞综合征的淋巴细胞变异型[8]。临床特点主要为皮肤病变，包括瘙痒、湿疹、红皮病、荨麻疹和血管性水肿[9]。可有淋巴结增大或过敏病史。与CEL相比（见下文），心脏受累很少见，男女比例相等。外周血计数示嗜酸性粒细胞增多、淋巴细胞正常或轻微增多而其他计数正常。骨髓

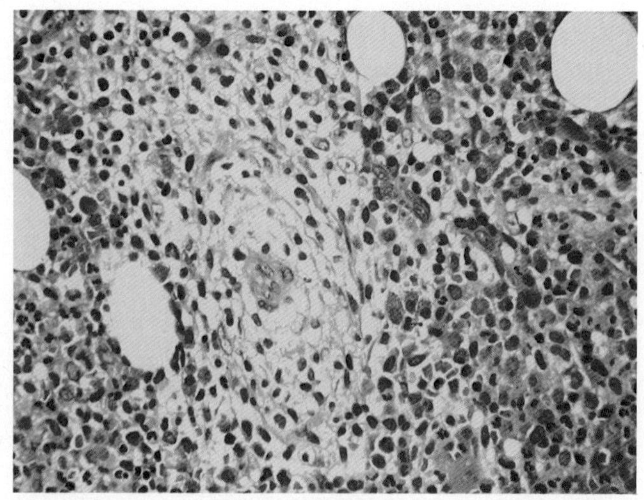

图49.6　嗜酸性粒细胞增多与肥大细胞疾病（MCD，为肥大细胞增生症的同义词）。 一例SM患者的骨髓环钻活检示肥大细胞围绕一条小血管分布。周围的骨髓表现为嗜酸性粒细胞明显增多。该患者外周血嗜酸性粒细胞增多

嗜酸性粒细胞和前体细胞增多。流式细胞学检测示淋巴细胞存在异常。通常不表达CD3而必定表达CD4，常表达CD2，过度表达CD5，不表达CD7。其余病例表现为一系列异常表型，如$CD3^+/CD4^-/CD8^-$或$CD3^+/CD4^+/CD7^-$（弱）。淋巴细胞表达CD3的患者，可使用T细胞受体β基因可变区检测（但检测该基因的特异性免疫分型未广泛应用）。淋巴细胞可表达活化标记如CD25和HLA-DR。可通过T细胞受体基因（*TCRB*、*TCRG*）的分析来确定克隆性。血清IL-5常升高，有时可出现多克隆性血清Ig（IgG和IgM）增多。血清维生素B_{12}不升高。将高嗜酸性粒细胞综合征的淋巴细胞变异型从明确的T细胞淋巴瘤伴反应性嗜酸性粒细胞增多中区分开很重要；皮肤浸润和显著的淋巴结增大提示诊断为后者。某些高嗜酸性粒细胞综合征淋巴细胞变异型患者随后进展为T细胞淋巴瘤，据报道间隔期为3~20年[8]。除了皮质激素以外，高嗜酸性粒细胞综合征淋巴细胞变异型患者对美泊利珠（mepolizumab，一种抗IL-5的单克隆抗体）有效。

49.2.7 慢性嗜酸性粒细胞白血病及其他髓系和淋系肿瘤伴*PDGFRA*重排

49.2.7.1 定义

许多过去认为是特发性高嗜酸性粒细胞综合征的患者，由于发现存在4号染色体长臂的部分隐蔽性缺失导致的*FIP1L1-PDGFRA*融合基因而被认为是CEL[10]。这些白血病，从定义上来讲都存在融合基因。由于该病最初可表现为AML或T-ALL或转化为其中的任意一种疾病，在WHO 2008中被命名为淋系与髓系肿瘤伴*PDGFRA*重排[11]。

49.2.7.2 流行病学

男性明显多见，发病年龄范围广。

49.2.7.3 病因学

无明确的致病因素。

49.2.7.4 临床特点

临床特点包括发热、体重减轻、不适、心脏体征与症状（呼吸困难、胸痛、心悸）、咳嗽、腹泻、皮肤病损（血管性水肿、荨麻疹）、黏膜与生殖器溃疡[9]以及外周神经病变。可有栓塞现象，包括甲床的微小出血。血清IgE通常正常，但IgE升高不能排除诊断[12]。

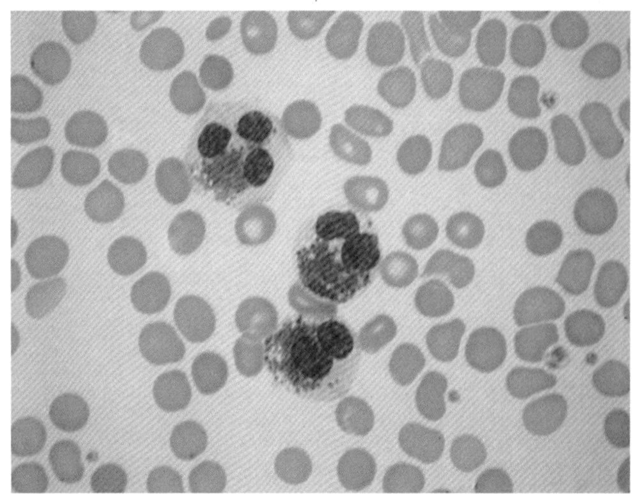

图49.7 一例慢性嗜酸性粒细胞白血病（CEL）伴*FIP1L1-PDGFRA*融合基因患者的外周血涂片。嗜酸性粒细胞增多，嗜酸性粒细胞大量的脱颗粒，可见部分空泡

49.2.7.5 形态学

外周血涂片示嗜酸性粒细胞增多（图49.7）。嗜酸性粒细胞可有形态异常（脱颗粒、空泡、过分叶），但这些特点也可见于反应性嗜酸性粒细胞增多。有时中性粒细胞增多。骨髓示嗜酸性粒细胞和前体细胞增多（图49.8）。环钻活检切片中，嗜酸性粒细胞和前体细胞增多。也常有肥大细胞增生，可呈梭形（图49.9）。通常

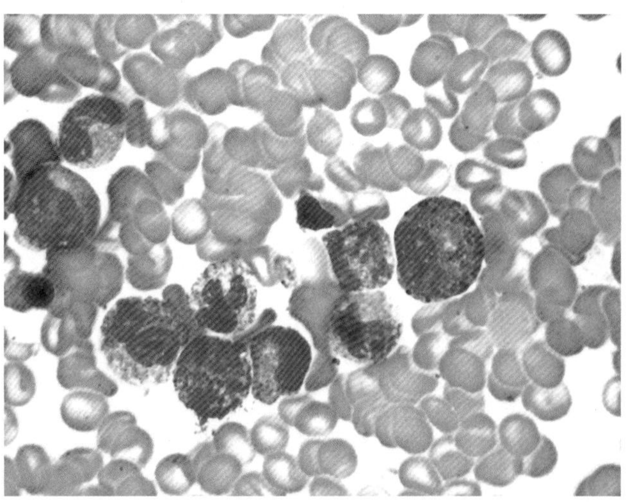

图49.8 另外一例慢性嗜酸性粒细胞白血病（CEL）伴*FIP1L1-PDGFRA*融合基因患者的骨髓穿刺涂片示嗜酸性粒细胞和前体细胞。一个嗜酸早幼粒细胞混有嗜酸和早期嗜酸（紫红色）颗粒；该特点在反应性嗜酸性粒细胞增多中也可见到

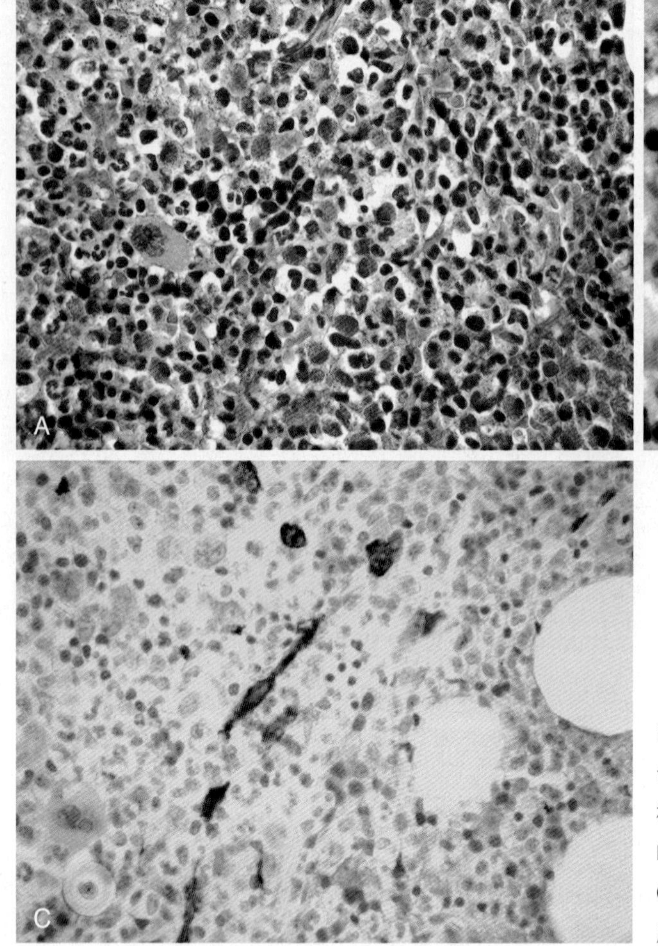

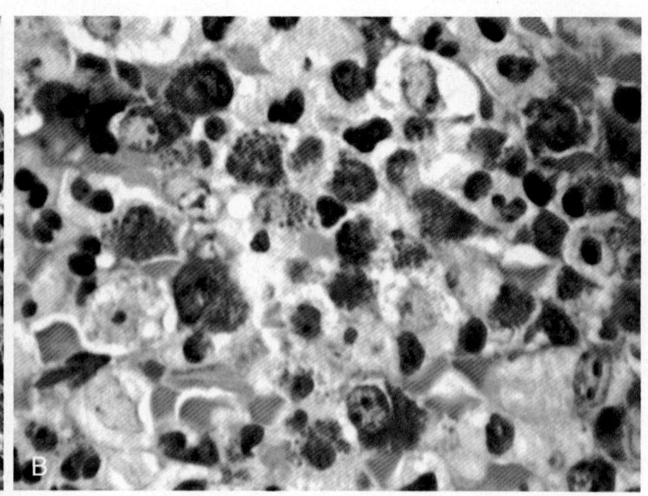

图49.9 慢性嗜酸性粒细胞白血病（CEL）伴*FIP1L1-PDGFRA*融合基因（与图49.8为同一病例）患者的骨髓环钻活检切片。A．有核细胞增多，骨髓组织成分紊乱，嗜酸性粒细胞和前体细胞增多。B．Giemsa染色示骨髓有核细胞增多，前体嗜酸性粒细胞增多。C．散在分布梭形肥大细胞和几个核/质比例大、可能为前体造血细胞（CD117免疫过氧化酶染色）

没有SM中的黏附性浸润模式，但有时组织学上与SM区分是不可能的。网状纤维可增多。

49.2.7.6 免疫表型

嗜酸性粒细胞可表现为活化的免疫表型特点，但无诊断意义。

49.2.7.7 遗传学与分子学改变

细胞遗传学通常正常，但偶尔可有4q12断裂点相关的染色体重排，或更为常见的是，某种不相关的染色体异常〔如三体8、del（20q）、del（17p）〕。*FIP1L1-PDGFRA*融合基因编码一种固有活性酪氨酸激酶，是本病的发病机制。极少数患者可通过不同的基因重排而导致*PDGFRA*的重排[13]。通过PCR（常需巢式PCR）或FISH或两者兼用的方法确诊。建议两种方法联用[13]。FISH技术常常取决于检测*CHIC2*基因的缺失，该基因位于*FIP1L1*和*PDGFRA*之间，若*CHIC1*基因检测不到则可证明基因缺失发生。

49.2.7.8 推测的细胞起源

细胞起源为多能淋系/髓系干细胞。

49.2.7.9 临床病程

临床病程可为慢性，但一些病例死于心脏病或其他合并症，有些病例转化为AML。由于融合基因的确认以及发现具有该融合基因的患者对于伊马替尼（imatinib）的治疗高度敏感，预后可能会大为改善。即便是急性期的患者也有效。对于伊马替尼的敏感性比CML更为显著。若有分子生物学方法追踪检测疾病，则可以每日100mg的低剂量开始治疗。

49.2.7.10 鉴别诊断

鉴别诊断包括其他引起嗜酸性粒细胞过多的病因，但只要使用检测隐蔽性缺失或融合基因的敏感技术，就不存在诊断困难。骨髓中出现异常肥大细胞不应误诊为SM。

49.2.8 髓系肿瘤伴*PDGFRB*重排

49.2.8.1 定义

本组中的髓系肿瘤是由导致*PDGFRB*基因重排的染色体易位并形成含有*PDGFRB*的融合基因所致[14-16]。最常见的易位为t（5；12）（q31-q33；p12），形成*ETV6-PDGFRB*融合基因，但已经确认了十个以上的不同染色体易位和融合基因，其中多数来自于单个病例报道[15]。血液学特点呈异质性，即便是伴有*ETV6-PDGFRB*的患者。

49.2.8.2 流行病学

年龄范围广，儿童期到老年都可发病。男性发病率是女性的2倍。

49.2.8.3 病因学

无明确的致病因素。

49.2.8.4 临床特点

常见脾大。有时出现皮肤浸润或心脏损害。血清维生素B_{12}和tryptase可升高。

49.2.8.5 形态学

白细胞增多，有时可出现贫血或血小板减少。绝大多数但非全部患者有嗜酸性粒细胞增多（图49.10）。血液学特点非常接近CEL、不典型慢性髓系白血病（通常伴嗜酸性粒细胞增多）或慢性粒-单核细胞白血病（CMML）（通常伴嗜酸性粒细胞增多）。一些病例表现为AML（伴或不伴嗜酸性粒细胞增多）。偶有病例表现为慢性嗜碱性粒细胞白血病〔伴t（4；5；5）（q23；q31q33）或t（4；5）（q21.2；q31.3）和*PRKG2-PDGFRB*融合基因〕，一例儿童患者表现为幼年性粒-单核细胞白血病伴嗜酸性粒细胞增多〔伴t（5；17）（q33；p11.2）和*SPECC1-PDGFRB*融合基因〕。骨髓有核细胞增多，嗜酸性粒细胞、中性粒细胞、单核细胞以及这些细胞的前体细胞不同程度增多。环钻活检切片中可有肥大细胞增生，网状纤维增多以及不常见的胶原纤维增多。

49.2.8.6 免疫表型

免疫分型无助于诊断。

49.2.8.7 遗传学与分子学改变

所有病例均表现为易位，或者罕见情况下，表现为另一伴有5q31-q33断裂点的染色体重排。

49.2.8.8 推测的细胞起源

细胞起源似乎为多能髓系干细胞。

49.2.8.9 临床病程

过去的中位生存期仅约为2年；但随着伊马替尼治疗方案的早期制定，生存期大为改善。

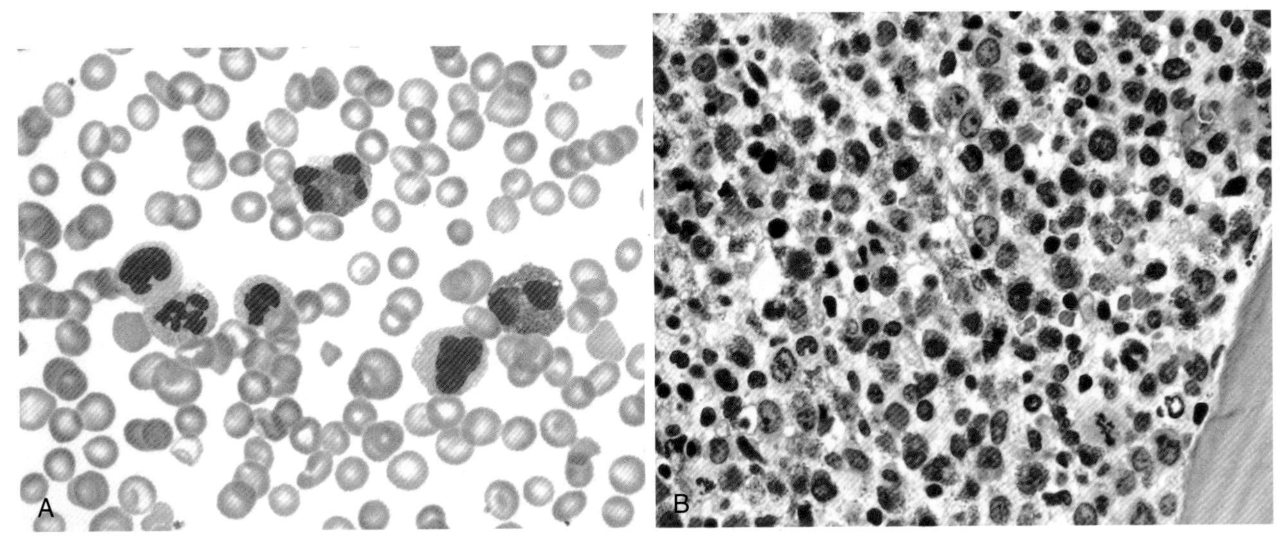

图49.10 一例单核细胞增多，类似于慢性粒-单核细胞白血病（CMML）的患者的外周血涂片。A. 骨髓活检切片。**B.** 显著嗜酸性粒细胞增多。细胞遗传学分析示t（5；12）（q31；p12），ETV6-PDGFRB

49.2.8.10 鉴别诊断

鉴别诊断包括其他引起嗜酸性粒细胞过多的病因，特别是其他的MPN或MDS/MPN。迄今为止，所有诊断的病例经传统的细胞遗传学分析都有相关的异常。

49.2.9 淋系与髓系肿瘤伴*FGFR1*重排

49.2.9.1 定义

本组淋系与髓系肿瘤在血液学上是异质性，但因为都有*FGFR1*重排及其融合基因，所以将这类疾病放在一起[15,16]。

49.2.9.2 流行病学

无特定的流行病学特点。

49.2.9.3 病因学

无明确的致病因素。

49.2.9.4 临床特点

常见临床特点包括淋巴结增大和脾大。由于早期急性转化而预后差。

49.2.9.5 形态学

可表现为CEL（随后发生急性粒细胞性或淋巴母细胞性转化）、AML、T-LBL/ALL或B- LBL/ALL（图49.11）[17]。急性期患者表现为嗜酸性粒细胞增多。伴有*BCR-FGFR1*融合基因的病例的疾病表型有些差别，该病类似于CML伴嗜酸性粒细胞增多而不是CEL的血液学特点；T与B淋巴母细胞性转化在本组疾病中都曾报道过。有*FGFR1OP1-FGFR1*融合基因的患者表现出一个不常见的特点就是有四例患者伴有PV。

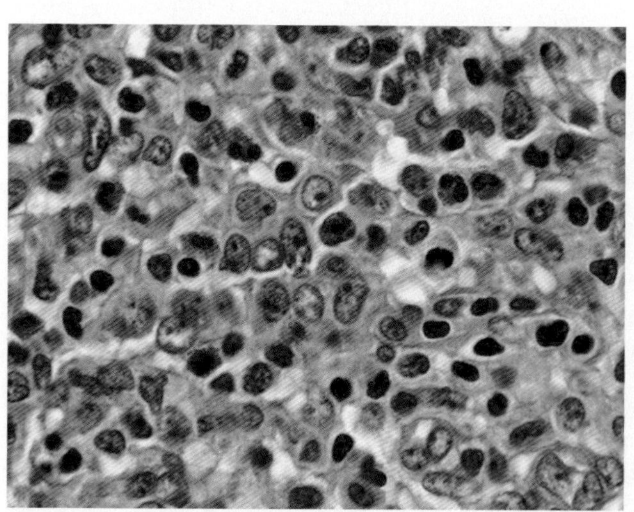

图49.11 一例T淋巴母细胞淋巴瘤(T-LBL)伴t（8；13）（p11；q12），*ZNF198-FGFR1*患者的淋巴结活检标本。淋巴母细胞中混有成熟嗜酸性粒细胞。患者之后进展为AML伴嗜酸性粒细胞增多

49.2.9.6 免疫表型

原始细胞增多时，对原始细胞进行免疫表型分析是很有帮助的。其他情况时则没有意义。

49.2.9.7 遗传学与分子学改变

多种细胞遗传学与分子遗传学异常都有报道。最常见的四种异常为t（8；13）（p11；q12）伴*ZNF198-FGFR1*融合基因、t（8；9）（p11；q33）伴*CEP110-FGFR1*融合基因、t（6；8）（q27；p11-p12）伴*FGFR1OP1-FGFR1*融合基因和t（8；22）（p11；q11）伴*BCR-FGFR1*融合基因。其他的重排则仅见于单个病例报道中。21-三体是最常见的继发性染色体异常。

49.2.9.8 推测的细胞起源

推测细胞起源为多能淋系/髓系造血干细胞。

49.2.9.9 临床病程

患者通常在急性期就诊或在1~2年内经历急性转化。化疗可使病情缓解但不能持久。

49.2.9.10 鉴别诊断

可能会考虑为其他淋系与髓系肿瘤，包括淋系肿瘤伴反应性嗜酸性粒细胞增多。细胞遗传学分析可明确诊断。

49.2.10 慢性嗜酸性粒细胞白血病-非特指（CEL-NOS）

49.2.10.1 定义

由于外周血或骨髓中原始细胞增多（外周血＞2%或骨髓＞5%）或者证实髓系细胞克隆性而将本组异质性疾病定义为白血病[16]。如脾大这样的临床特点也提示有白血病的可能。

49.2.10.2 流行病学

CEL-NOS主要发生于成人。无特殊的流行病学特点，但伴有t（8；9）（p22；p24）的患者通常为男性。

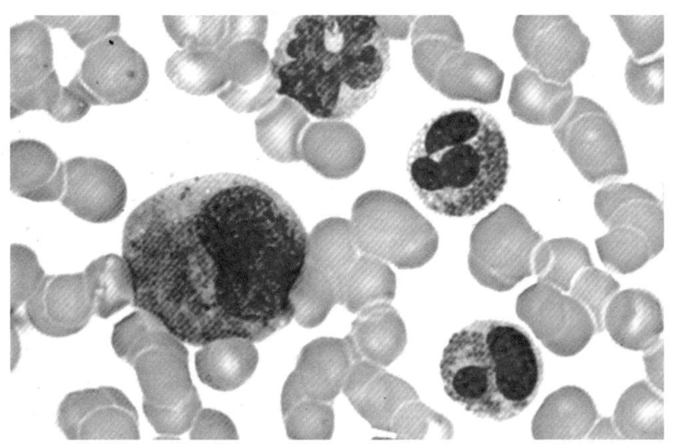

图49.12 慢性嗜酸性粒细胞白血病-非特指（CEL-NOS）患者的外周血涂片。合并三体10以及骨髓和外周血中原始细胞增多。可见两个异常嗜酸性粒细胞和一个前体嗜酸性粒细胞

49.2.10.3 病因学

无确切的致病因素。

49.2.10.4 临床特点

临床特点可能与白血病的特性（如脾大、肝大）或嗜酸性粒细胞的组织学损害（例如心脏损害）有关。

49.2.10.5 形态学

按照定义，嗜酸性粒细胞数增多至少达1.5×10^9/L，并且能排除CMML或aCML（有明显的单核细胞或发育异常的前体中性粒细胞增多）。外周血和骨髓中原始细胞可增多，嗜酸性粒细胞可有形态学异常（图49.12）。伴有t（8；9）（p22；p24）和*PCM1*-JAK2的患者可有骨髓肥大细胞增生[18]。

49.2.10.6 免疫表型

只有原始细胞增多时免疫分型才适用，有必要证实原始细胞为髓系而非淋系。

49.2.10.7 遗传学与分子学改变

可通过X染色体基因的不对称表达、某种癌基因的突变（如*RAS*或*JAK2*）[19]或克隆性细胞遗传学异常伴或不伴可证实的融合基因来证实克隆性。根据定义，伴有*PDGFRA*、*PDGFRB*或*FGFR1*重排的病例排除CEL-NOS。但可见其他的重现性易位和融合基因，如t（8;9）（p22；p24）伴*PCM1-JAK2*融合基因[20]。其他细胞遗传学异常包括三体8、i（17p）和复杂核型。

49.2.10.8 推测的细胞起源

推测的细胞起源为多能髓系干细胞。

49.2.10.9 临床病程

临床病程可为慢性，有时由于心脏损害导致死亡。可发生急性转化。

49.2.10.10 鉴别诊断

本病可通过细胞遗传学和分子遗传学分析来区分嗜酸性粒细胞增多的特定分子亚型或特发性高嗜酸性粒细胞综合征鉴别。

49.2.11 特发性高嗜酸性粒细胞综合征

49.2.11.1 定义

按照定义，这是一个排除性诊断。应排除引起反应性嗜酸性粒细胞增多的原因和存在髓系肿瘤的可能，也应特别排除存在*FIP1L1-PDGFRA*融合基因的可能。诊断要求包括嗜酸性粒细胞增多（至少为1.5×10^9/L且持续至少6个月）并导致组织损害。有些病例中存在免疫表型异常、有时为克隆性T细胞群释放的细胞因子，但明显的T细胞肿瘤则排除在诊断之外。

49.2.11.2 流行病学

本病主要发生于成人。由于将有*FIP1L1-PDGFRA*融合基因的患者排除在外，先前以男性发病为主的观点已不复存在。

49.2.11.3 病因学

按照定义，病因未明，尽管本病有时与T细胞和细胞因子有关。

49.2.11.4 临床特点

少数患者存在脾大，极少数有淋巴结增大[18]。皮肤表现与心脏损害常见[18]。肝、中枢神经系统、肌肉、肺和鼻窦侵犯比CEL更为常见[18]。约半数患者IgE升高。血清维生素B_{12}通常正常。血清tryptase有时升高[18]。

49.2.11.5 形态学

按照定义，嗜酸性粒细胞数至少为1.5×10^9/L。除此之外，分类计数通常正常。可有贫血。血小板数通常

正常。骨髓细胞量正常或增多，嗜酸性粒细胞与前体细胞增多，原始细胞正常。半数以上患者骨髓肥大细胞增生，这些细胞可异常表达CD2和CD25[18]。

49.2.11.6 免疫表型

嗜酸性粒细胞的免疫分型没有意义，但可以研究外周血淋巴细胞，有时会发现异常的细胞群。

49.2.11.7 遗传学与分子学改变

按照定义，未发现任何异常，没有报道发现髓系细胞的克隆性。

49.2.11.8 推测的细胞起源

目前尚无有关细胞起源的推测。可以假定有些病例代表髓系干细胞疾病，而其他病例代表淋系疾病。少数患者对伊马替尼的治疗有良好的持久性血液学反应，从而引发推测存有未被发现的累及酪氨酸激酶的点突变或融合基因。在一项研究中，6例特发性高嗜酸性粒细胞综合征患者中有5例对伊马替尼治疗有效，这些病例来自一组8例骨髓肥大细胞增生的患者[18]。

49.2.11.9 临床病程

临床病程为一种缓慢进程，有时由于心脏损害而致死。

49.2.11.10 鉴别诊断

鉴别诊断包括所有已知可引起嗜酸性粒细胞增生症的病因。

49.3 结论

嗜酸性粒细胞增生症的鉴别诊断范围很广泛。临床病史十分重要，有时可提示特定的诊断。对那些没有诊断线索的患者，需要进行全面检查。嗜酸性粒细胞白血病和反应性嗜酸性粒细胞增生症中嗜酸性粒细胞都可有明显的形态学异常。反之，CEL中的细胞学异常有时相当轻微。因而在诊断方面，嗜酸性粒细胞的形态学无意义；然而，外周血涂片、骨髓穿刺涂片和环钻活检切片中的其他特点可能具有诊断意义或者至少可提示一定的诊断范围。这些特点包括存在原始细胞、淋巴瘤细胞乃至寄生虫。需要注意的是：第一，将CEL误诊为SM。第二，需要避免在全面的检查实施之前诊断特发性高嗜酸性粒细胞综合征。随着特定治疗方法的应用逐渐增多，研究嗜酸性粒细胞增多的病因变得越来越重要，全面彻底的检查很必要。

49.4 精华和陷阱

- 嗜酸性粒细胞增多的病因多种多样。
- 临床特点与实验室检查相结合，对于识别克隆性与反应性嗜酸性粒细胞增多和确定反应性嗜酸性粒细胞增多的病因是必不可少的。
- 有些慢性嗜酸性粒细胞白血病（CEL）的病例依靠目前的技术无法识别，只能当疾病进展时，通过回顾性分析来确认。
- 反应性嗜酸性粒细胞增多与CEL可能导致由嗜酸性粒细胞产物介导的危及生命的组织损害。
- 由于治疗方法不同，不能把CEL误诊为系统性肥大细胞增生症（SM）。
- 细胞学异常并非肿瘤性嗜酸性粒细胞的可靠指标；反应性嗜酸性粒细胞可有异常的形态学特点，而肿瘤性嗜酸性粒细胞细胞学形态正常。

（刘恩彬 译）

参考文献

1. Caruana SR, Kelly HA, Ngeow JY, et al. Undiagnosed and potentially lethal parasite infections among immigrants and refugees in Australia. *J Travel Med.* 2006;13:233-239.
2. Stauffer W, Walker P. Eosinophilia in refugees. *Clin Infect Dis.* 2006;42:1655-1656.
3. Nutman TB. Evaluation and differential diagnosis of marked, persistent eosinophilia. *Immunol Allergy Clin North Am.* 2007;27:529-549.
4. Department of Pulmonary Diseases and Intensive Care Unit, University Hospital, Dijon, France. Available at http://www.pneumotox.com. Accessed February 15, 2009.
5. American College of Rheumatology. Available at http://www.rheumatology.org/publications/classification/churg.asp. Accessed February 15, 2009.
6. Kaneko Y, Kimpara H, Kawai S, Fujimoto T. 8;21 Chromosome translocation in eosinophilic leukemia. *Cancer Genet Cytogenet.* 1983;9:181-183.
7. Jacobsen RJ, Temple MJ, Sacher RA. Acute myeloblastic leukaemia and t(8;21) translocation. *Br J Haematol.* 1984;57:539-540.
8. Roufosse F, Cogan E, Goldman M. Lymphocytic variant hypereosinophilic syndromes. *Immunol Allergy Clin North Am.* 2007;27:389-413.
9. Leiferman KM, Gleich GJ, Peters MS. Dermatologic manifestations of the hypereosinophilic syndromes. *Immunol Allergy Clin North Am.* 2007;27:415-441.
10. Cools J, DeAngelo DJ, Gotlib J, et al. A tyrosine kinase created by fusion of the PDGFRA and FIP1L1 genes is a therapeutic target of imatinib in idiopathic hypereosinophilic syndrome. *N Engl J Med.* 2003;348:1201-1214.
11. Bain BJ, Gilliland DG, Horny H-P, Vardiman JW. Myeloid and lymphoid neoplasms with eosinophilia and abnormalities of PDGFRA, PDGFRB and FGFR1. In: Swerdlow SH, Campo E, Harris NL, et al, eds. *WHO Classification of Tumours of Haematopoietic and Lymphoid Tissues.* Lyon, France: IARC Press; 2008:68–73.
12. Helbig G, Stella-Hołowiecka B, Majewski M, et al. A single weekly dose of imatinib is sufficient to induce and maintain remission of chronic eosinophilic leukaemia in FIP1L1-PDGFRA-expressing patients. *Br J Haematol.* 2008;141:200-204.
13. Gotlib J, Cools J. Five years since the discovery of FIP1L-PDGFRA: what have we learned about the fusion and other molecularly defined eosinophilias? *Leukemia.* 2008;22:1999-2021.
14. Golub TR, Barker GF, Lovett M, Gilliland DG. Fusion of PDGF receptor beta to a novel ets-like gene, tel, in chronic myelomonocytic leukemia with t(5;12) chromosomal translocation. *Cell.* 1994;77:307-316.
15. Cross NCP, Reiter A. Fibroblast growth factor receptor and platelet-derived growth factor receptor abnormalities in eosinophilic myeloproliferative disorders. *Acta Haematol.* 2008;119:199-206.
16. Bain BJ, Gilliland DG, Vardiman JW, Horny H-P. Chronic eosinophilic leukaemia, not otherwise specified. In: Swerdlow SH, Campo E, Harris NL, et al, eds. *WHO Classification of Tumours of Haematopoietic and Lymphoid Tissues.* Lyon, France: IARC Press; 2008:51–53.
17. Abruzzo LV, Jaffe ES, Cotelingam JD, et al. T-cell lymphoblastic leukemia with eosinophilia associated with subsequent myeloid malignancy. *Am J Surg Pathol.* 1992;16:236-245.
18. Metzgeroth G, Walz C, Erben P, et al. Safety and efficacy of imatinib in chronic eosinophilic leukaemia and hypereosinophilic syndrome—a phase-II study. *Br J Haematol.* 2008;143: 707-715.
19. Dahabreh IJ, Giannouli S, Zoi C, et al. Hypereosinophilic syndrome: another face of Janus? *Leuk Res.* 2008;32:1483-1485.
20. Reiter A, Walz C, Watmore A, et al. The t(8;9)(p22;p24) is a recurrent abnormality in chronic and acute leukemia that fuses PCM1 to JAK2. *Cancer Res.* 2005;65:2662-2667.

第50章

母细胞性浆细胞样树突细胞肿瘤

Fabio Facchetti

章节目录

50.1 定义

母细胞性浆细胞样树突细胞肿瘤（BPDCN）是一种罕见的血液系统恶性肿瘤，以未成熟浆细胞样树突细胞（PDC）克隆性增生为特征，未成熟浆细胞样树突细胞也被称为专职Ⅰ型干扰素产生细胞[1]或其前体细胞。1994年这类肿瘤才被认识[2]，由于不能确定其组织来源，已经更换了好几个名称，包括无颗粒CD4$^+$NK细胞白血病[3]、母细胞性NK细胞白血病/淋巴瘤[4]以及无颗粒CD4$^+$CD56$^+$血液皮肤肿瘤[5,6]。WHO 2001根据其母细胞性细胞学特征、表达CD56并缺乏其他系特异性标记而将其称为母细胞性NK细胞淋巴瘤。1999年Lucio等[7]首先提出此类肿瘤与浆细胞样树突细胞有关，并被随后的几个研究证实[5,8-13]，在WHO 2008中使用BPDCN这个术语[14]。

BPDCN临床显著标志是以侵犯皮肤为主，随后或同时扩展至骨髓及外周血（简表50.1）。全身性播散及生存期短是其特征。形态学上，肿瘤细胞表现为不成熟母细胞特征；其诊断依赖于CD4及CD56的阳性表达，同时表达浆细胞样树突细胞标志物（如BDCA-2、CD123、TCL1、CD2AP、BCL11a），不表达淋巴系、NK系及髓系标志物。

BPDCN必须与其他PDC肿瘤样病变相鉴别，其中大部分病例是慢性粒-单核细胞白血病（CMML）[15]，表现为在增大的淋巴结或结外肿块中伴有大量成熟的PDC发育。

50.2 流行病学

该肿瘤是一种没有种族及民族差异的罕见的血液系统肿瘤[8]，其所占比例不到急性白血病的1%[8]，在两个系列的淋巴瘤中占0.27%~0.7%[16,17]。

从西方几个系列及个案报道所收集的207例病例（包括11例未公开发表的病例）显示男女比例为3.5：1（图50.1）。大多数患者为老年人，诊断时平均年龄57.5岁，中位年龄66岁；一般女性患者比男性患者年龄要小（平均年龄为51.6比59.2岁；中位年龄为55.5比67.0岁）。在另外来自日本的系列报道中（47例，其中33例男性，14例女性），总平均年龄是52.9岁[18]。罕见的儿童病例已有报道，此类病例必须与淋巴母细胞性恶性肿瘤相鉴别。

50.3 病因学

目前BPDCN的病因仍不清楚。有很少（不可靠）的病例报道EBV$^+$，但一般来说EBV及其他亲淋巴病毒（人免疫缺陷病毒、丙型肝炎病毒、人疱疹病毒6/8型、CMV、人T细胞病毒1/2）均为阴性[8]。

简表50.1 母细胞性浆细胞样树突细胞肿瘤（BPDCN）的主要诊断特征

- 中等大小未成熟细胞的弥漫性真皮浸润，与淋巴母细胞或原始粒细胞相似
- 缺乏坏死和血管侵犯
- CD4、CD56和PDC相关抗原（BDCA-2、CD123、TCL1、CD2AP、BCL11a）阳性
- CD2、CD7、CD33和TdT可能阳性；CD34⁻
- T细胞系相关抗原阴性，包括T细胞（CD3、CD5、LAT、TCR-AB、TCR-GD）、B细胞（CD19、CD20、PAX5）、NK细胞（CD16、TIA-1、穿孔素）和粒-单核细胞（MPO、溶菌酶、CD11c、CD14、CD163、酯酶）抗原阴性
- B细胞和T细胞受体基因呈种系构型
- EBV相关抗原（LMP-1）和RNA（EBER）阴性
- 没有特异性染色体异常，但在同样细胞内常出现复杂性异常

50.4 临床特征

BPDCN的临床特征及进展模式在不同的系列报道相当一致[3,4,6,8,9,17-21]，有两种主要类型。一种类型（90%患者）主要以惰性皮肤病变开始，随后发生肿瘤播散；另一种（10%患者）表现为急性白血病特征，发病开始即累及全身。

患者通常表现为无症状性皮肤损害（有时持续数月），身体健康状况良好，无全身性症状，因而掩盖了所患疾病的侵袭性特征。皮肤病变可能表现为结节、斑块或类似挫伤；有些病例表现为单一皮肤病变，而更多的患者则表现为多发性病变，可发生在身体任何部位。病变可表现为皮肤红斑，可呈淡红色或淡蓝色；直径从数毫米到数厘米不等（图50.2）[8]。约半数病例皮肤病变是唯一可见的临床表现[6,17]。局部或播散性淋巴结增大常见（20%病例），以及脾增大（40%~60%病例）。据报道，40%~90%病例在发病时即有骨髓侵犯；但可能非

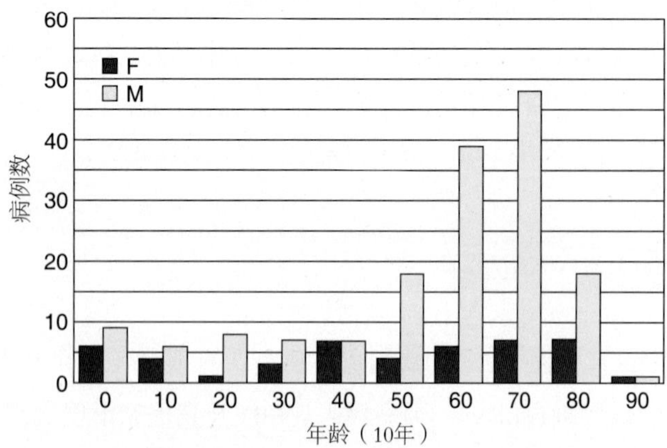

图50.1 BPDCN患者的年龄及性别分布。根据207例病例报道。F：女性；M：男性

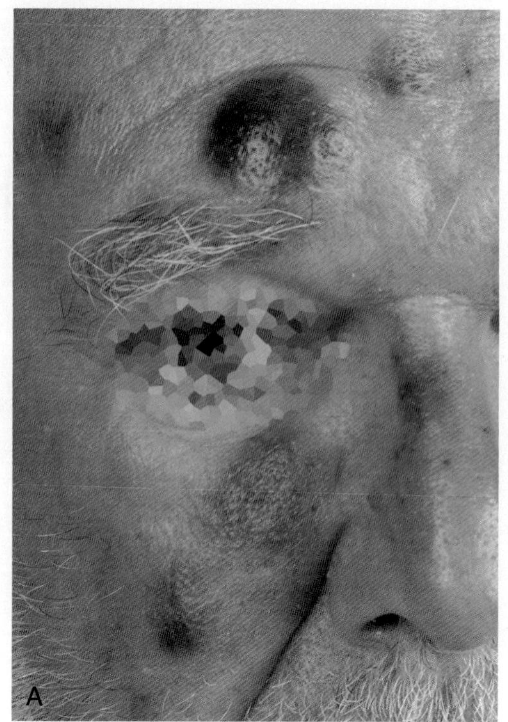

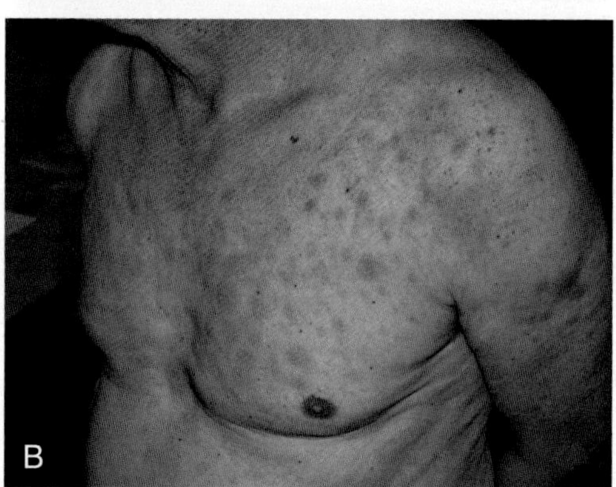

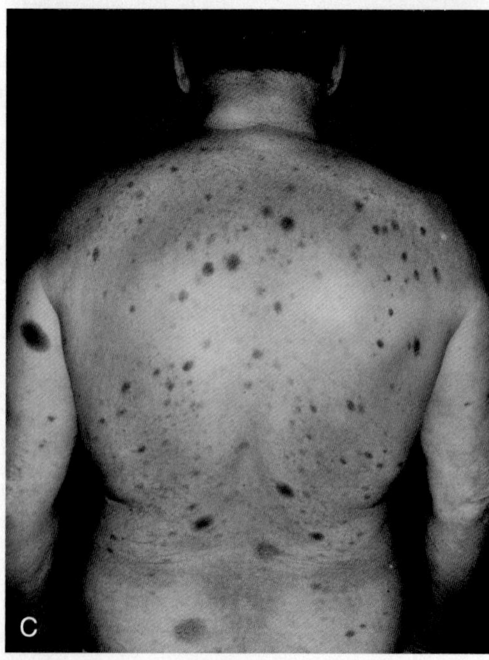

图50.2 BPDCN患者的皮肤病变。A~C. 病变可表现为结节、斑块或类似挫伤；也可表现为淡红色或淡蓝色的红斑

常微小而只有通过免疫组化染色才能确定，但随病程进展受累范围增大。在诊断时经常会有贫血及血小板减少的表现，少数病例症状严重，提示骨髓衰竭[6,22]。约半数患者血液循环中可发现肿瘤细胞，但数量通常很少（中位数2%，范围0%~94%）[18,22]。

急性白血病变异型以白细胞计数增高、循环母细胞及大量骨髓浸润为特征，常表现为多发皮肤结节[18]。

在所有临床表现中，值得注意的是BPDCN肿瘤细胞对皮肤的趋向性，与之相反的是皮肤组织中缺乏正常的PDC，这可能依赖于趋向皮肤抗原的表达，如CLA（皮肤淋巴细胞抗原）和CD56[23]，以及侵犯器官时肿瘤细胞所表达的趋化因子配体产物（如CXCR3、CXCR4、CCR6、CCR7）[24]。

约15%~20%的BPDCN患者伴有或进展为CMML或AML[6,9,17,20,22,25-27]。即使没有骨髓增殖异常或缺乏母细胞，只要在诊断时有骨髓或血液中的单核细胞增多就可提示其伴随的白血病性增殖[6]。髓白血病细胞与BPDCN瘤细胞表型不同，但可能表达CD4和CD56以及TCL1和CD123，提示这两种疾病可能同时发生，并可能是同一细胞起源。BPDCN伴髓白血病应当与髓系肿瘤伴成熟性PDC肿瘤样增生相区别（参见鉴别诊断）；两者发病机制可能相似，并具有共同的细胞起源[15,28,29]。

50.5 形态学

BPDCN特征性表现为弥漫、密集、形态单一的中等大细胞浸润，这些细胞具有明显的母细胞形态，提示其为淋巴母细胞或原始粒细胞。细胞核为单个，形态不规则，染色质纤细；可见单个或多个嗜酸性核仁。胞质通常稀少并呈灰蓝色，Giemsa染色显示缺乏胞质嗜甲苯胺蓝颗粒。核分裂象多少不等，Ki-67抗原标记一般为中到高度（20%~80%）[25,30,31]（图50.3）。

在皮肤活检中，肿瘤细胞主要位于真皮，也可扩展至皮下脂肪，而不侵犯表皮。细胞的密度与分布取决于

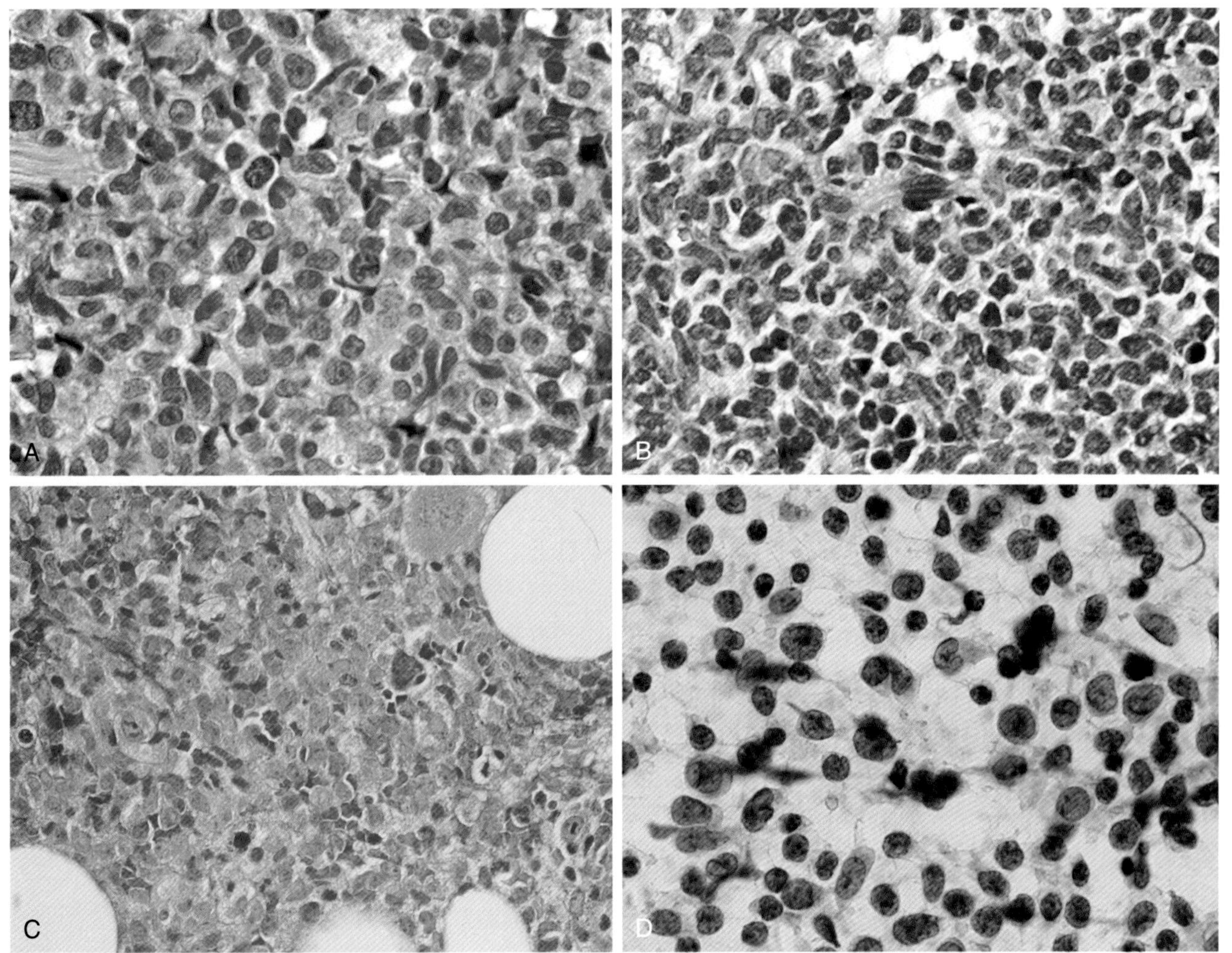

图50.3 母细胞性浆细胞样树突细胞肿瘤（BPDCN）。不成熟肿瘤细胞的细胞形态从原始粒细胞样（A）到淋巴母细胞样细胞（B和C. HE染色；Giemsa）。淋巴结细针穿刺（D）显示中等大小不成熟细胞，胞质量多少不等（巴氏染色）

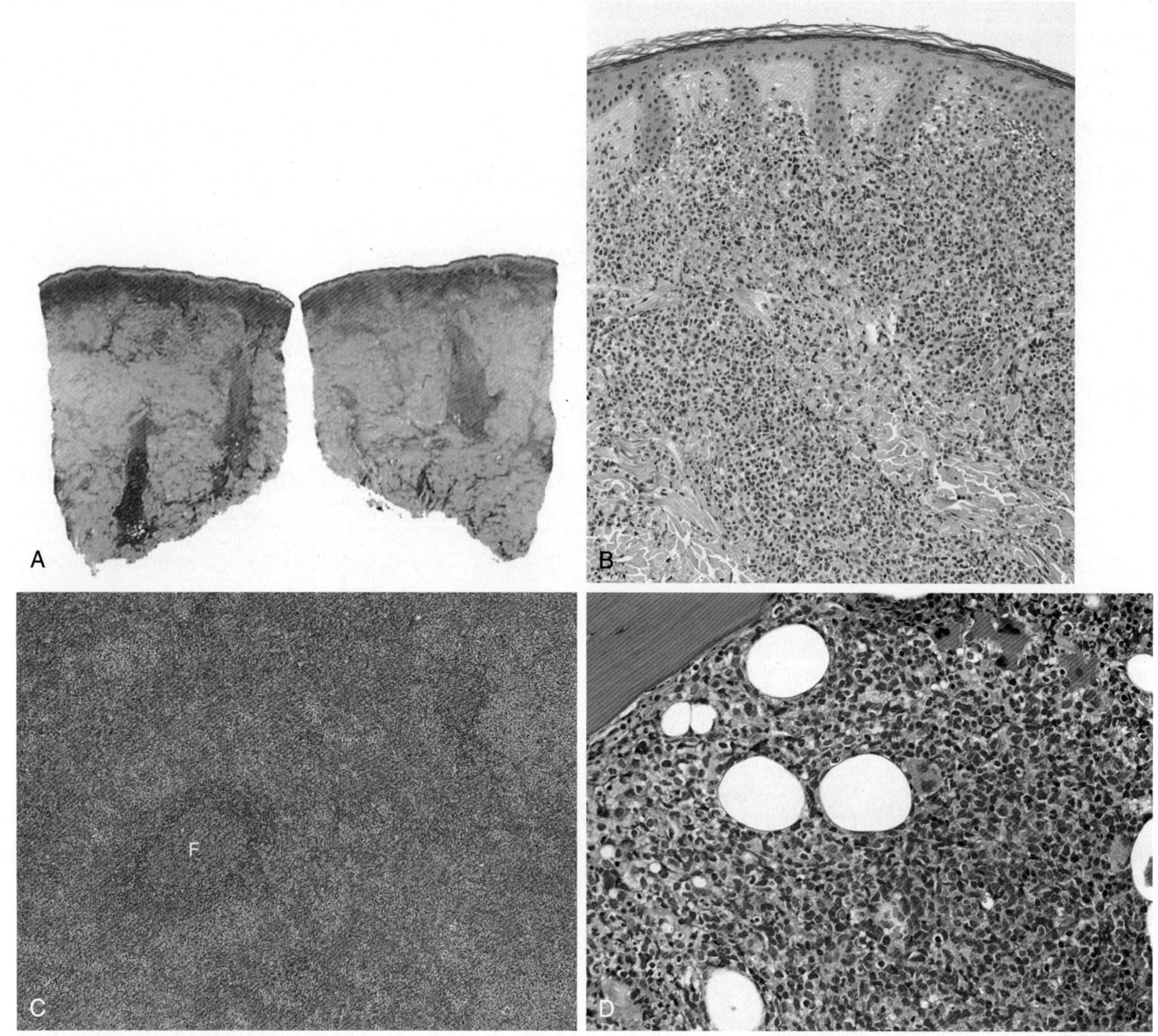

图50.4 母细胞性浆细胞样树突细胞肿瘤（BPDCN）侵犯皮肤、淋巴结和骨髓。在皮肤（A和B）表现为弥漫浸润，从真皮浅部扩展至深部，但并未浸润真皮乳头。在淋巴结（C），BPDCN使滤泡间区和副皮质区消失，仍可见残留滤泡。骨髓（D）显示髓腔被广泛占据，残留核深染的巨核细胞

对活检病灶的选择，取自平坦病灶的低密度浸润，一般分布在浅表部位。在淋巴结受累部位是滤泡间区和髓质区，呈白血病浸润模式，通常不侵犯B区滤泡。在骨髓或为间质的微小浸润或在局部形成大片结节，残余造血组织中常可见到发育异常的巨核细胞[17]。一般缺乏血管壁侵犯及肿瘤性坏死（图50.4）。

在巴氏染色或HE染色的细针穿刺标本中，细胞呈中等大小并显示母细胞特征，但也可能与成熟性淋巴瘤细胞（如MZL）或不典型单核细胞相似（图50.3）。在血液及骨髓涂片中，沿着肿瘤细胞胞膜和伪足可见到胞质微泡[22]。

50.6 免疫表型

目前，诊断BPDCN主要依靠免疫组化染色，CD4和CD56的表达，以及其他对PDC更特异的抗原（表50.1）。除了CD33和CD7，一般不表达B系、T系、髓系或单核系细胞及NK细胞的标志物。有极少报道表达胞质型CD3而非表面型CD3，一般采用多克隆抗CD3 ε 抗体。

根据定义，BPDCN为CD4和CD56阳性[5,8,19,20,22,32–34]，但也有极少缺乏CD4或CD56表达的病例报道[30,35–39]；这种阴性结果可能是由于技术敏感性低或抗原保存差

表50.1 石蜡切片中正常细胞与肿瘤细胞免疫组化标志物的比较

表达	标志物
正常PDC和BPDCN呈阳性	CD4、CD43、CD45RA、CD68*、CD123、BDCA-2/CD303、CD2AP、TCL1、BCL11a、CLA、粒酶B†、MxA
BPDCN呈阳性	CD56、CD2、CD7、CD33、CD38、CD117、TdT‡
正常PDC和BPDCN呈阴性	CD1a、CD3、CD5、CD8、CD10、CD11c、CD13、CD14、CD16、CD19、CD20、CD21、CD23、CD25、CD30、CD34、CD45R0、CD57、CD138、FOXP3、Ig（表面和胞质）、langerin/CD207、LAT、溶菌酶、MPO、中性粒细胞弹性蛋白酶、穿孔素、T-bet、TCR-AB和TCR-GD、TIA-1、ZAP-70

注：BPDCN，母细胞性浆细胞样树突细胞肿瘤；LAT，T细胞活化联结子。

*，在正常PDC CD68呈弥漫性恒定表达；在肿瘤性PDC CD68表达不定，呈点状并局限于Golgi区。

†，在BPDCN组织切片上粒酶B极少阳性。

‡，所有这些标志物除了CD56都不是恒定表达的；一项单一研究发现CD33在正常循环PDC呈阳性54。

所致[6,35,39a]。虽然如此，通过对标记PDC的典型抗原如CD123、TCL1、BDCA-2/CD303、CD2AP和BCL11a[5,6,9,10,17,19,20,26,38,40,41]的检测仍可支持诊断。值得注意的是，所有这些抗原均能在福尔马林固定、石蜡包埋的组织切片中被检测到（图50.5）。目前，关于应用免疫组化染色对建立BPDCN诊断所需的最少免疫表型还没有一致意见[6]，但在诊断少至一种PDC相关抗原阳性时一定要慎重，特别是当CD4或CD56阴性时。CD123代表的是白细胞介素3受体α链，是PDC生存和执行功能的主要细胞因子受体[42,43]，在大多数BPDCN中呈阳性表达[5,38,44]。CD123也可在各种髓系白血病和白血病性干细胞[45-47]，以及Langerhans细胞组织细胞增生症[48]中强表达。癌基因*TCL1*是Akt的共激活因子，在BPDCN中也常表达[26,38,40]，但其特异性较低；TCL1在约20%的AML[20,26,40]、多种不同的B细胞增殖性疾病以及T幼淋巴细胞白血病（PLL）中也呈阳性表达。如果应用恰当，TCL1在诊断BPDCN中是非常有用的。

BDCA-2（CD303）是一种C型凝集素跨膜糖蛋白，与PDC抗原摄入及调节干扰素产生有关，是目前此类细胞最特异的标志物[49,50]。应用冷冻切片，一项小样本BPDCN病例研究中BDCA-2呈规律性表达[8,10,31,51]。而在石蜡切片中，Jay等[52]报道，应用自己的试剂，19例中只有10例（55%）表达BDCA-2。由于当PDC活化时BDCA-2抗原下调[49]，因此，BDCA-2的表达可能与肿瘤细胞的分化及活化程度有关。关于抗BDCA-2单克隆抗体（克隆号124B3.13）在石蜡切片中应用的初步结果显示该抗体是正常及肿瘤性PDC的极佳标志物。

在最近的免疫组化筛选中，发现衔接蛋白CD2AP（CD2相关蛋白）可作为正常PDC及BPDCN的一个选择性标志物[38]。37例BPDCN中有35例（95%）表达阳性，而24例AML中只有1例（4%）阳性，12例B和T淋巴母细胞白血病（ALL）全部阴性。应当注意，CD2AP在正常B细胞亚群中有弱表达，在外周B细胞淋巴瘤中可能表达（T.Marafioti）。

CD68在大约一半的BPDCN病例中表达，呈胞质内小点状形态[5,17,19]，该形态与在正常PDC或巨噬细胞中观察到的弥漫强阳性明显不同[53]。淋巴和髓系相关抗原中的CD7和CD33表达比较常见[54]，有些病例表达CD2、CD10和CD38。细胞毒分子穿孔素和TIA-1阴性。在BPDCN中，虽然用流式细胞仪检测及mRNA表达水平检测发现粒酶B呈阳性结果，但在组织切片中一般检测不到[11,55]；然而，在反应性PDC中能正常检测到[56]。

TdT的染色结果在不同的研究中差异明显[4,5,19,20,34,38]。总体而言，TdT在大约1/3的病例中表达，阳性细胞数在10%~80%之间。其他造血前体细胞标志物如CD34和CD117阴性。未发现EBV抗原及EBER。

在流式细胞术中，缺乏系相关抗原，同时表达CD4、CD45RA、CD56和CD123，被认为是独特的而且实际上是该肿瘤特异性表型[33]。在流式细胞仪分析中有用的其他免疫表型特征包括一些阴性标志物（CD45RO、CD57、CD117、MPO、CD116）和一些阳性标志物（CD36、CD38、BDCA-2、HLA-DR）[12,22,55]。

50.7 细胞化学

BPDCN肿瘤细胞与α-丁酸萘酚酯酶、萘酚AS-D氯乙酸酯酶和过氧化物酶不发生细胞化学反应[9,22,25,30]。

50.8 遗传学及分子生物学

T细胞和B细胞受体基因检测通常为种系[9,17,20]，据报道只有少数病例T细胞受体γ链基因发生了重排[6,17,57,58]，但不能除外克隆性旁观者T细胞的存在。另外，在未成熟造血淋巴组织肿瘤中有时可见到分子水平上的谱系混

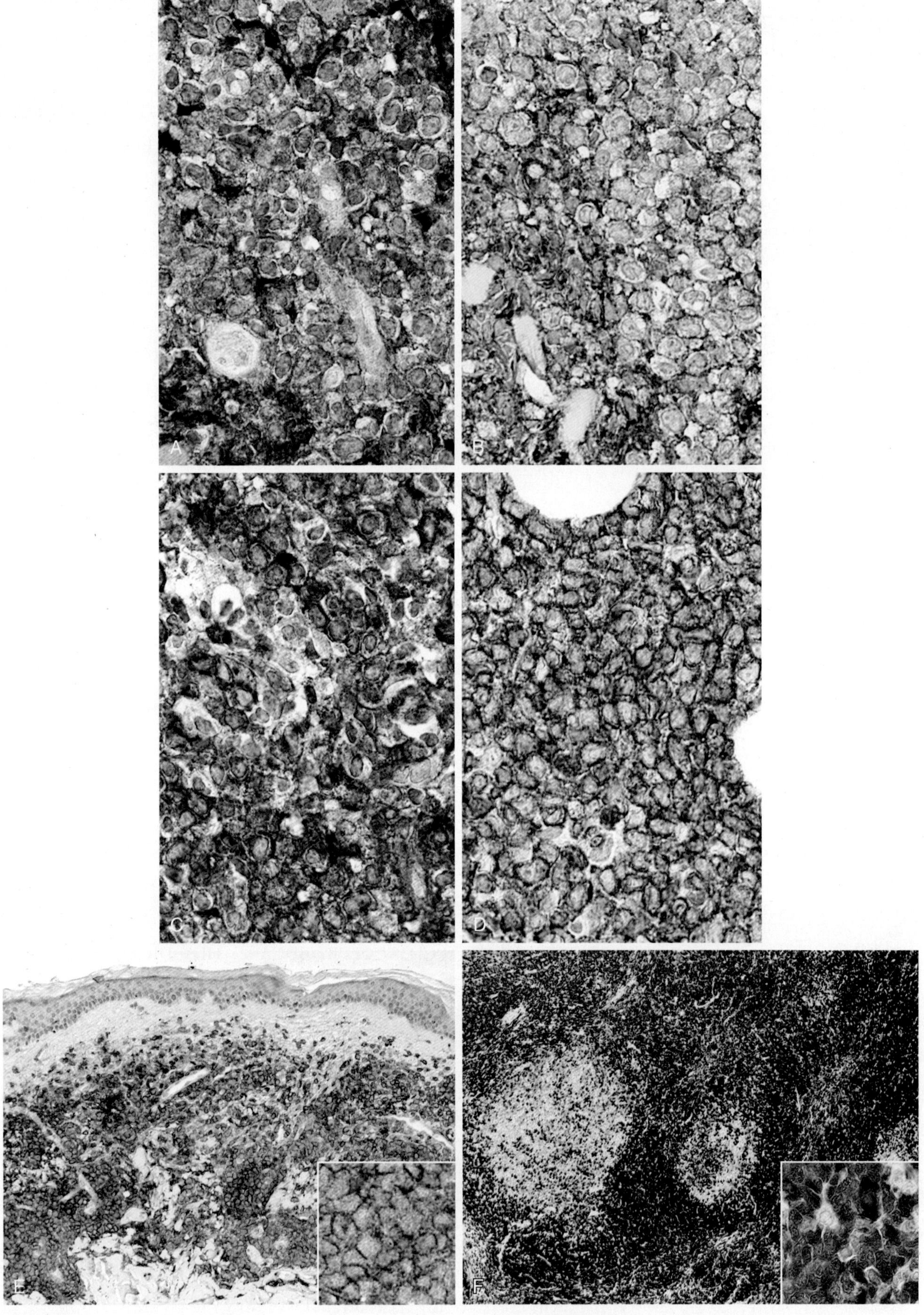

图50.5 母细胞性浆细胞样树突细胞肿瘤（BPDCN）的免疫组化特点。A~F. 肿瘤阳性标志物，分别为CD4、CD56、CD123、CD2AP、BDCA-2及TCL1。在淋巴结中（F）有大片滤泡间区被累及；注意生发中心B细胞也有一些阳性反应

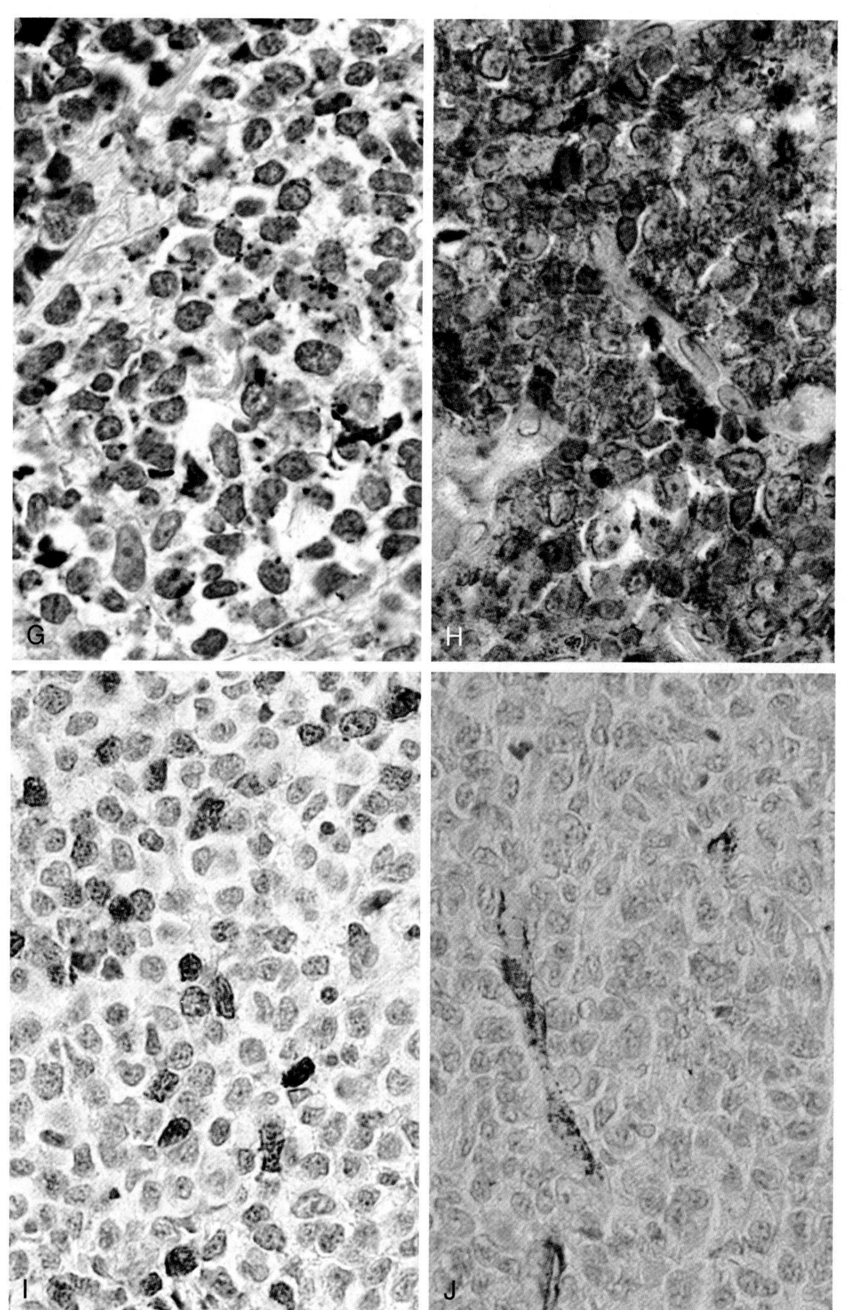

图50.5 母细胞性浆细胞样树突细胞肿瘤（BPDCN）的免疫组化特点（续）。**G.** CD68呈典型的点状阳性。**H.** CD33可呈阳性。**I**，TdT不同程度表达。**J**，CD34通常阴性

杂[59]。66%的BPDCN患者具有异常核型；未发现特异性染色体畸变，但一个显著特征是在相同细胞中存在复杂的染色体异常，平均为6~8种异常。遗传学改变以总体基因组不平衡为特征（大多数为丢失），包括淋巴系和髓系两者相关的基因重排。最常发生改变的染色体靶标是5q（5q21或5q34；72%）、12p（12p13；64%）、13q（13q13−q21；64%）、6q（6q23−qter；50%）、15单体（43%）和9单体（28%）[9,19,30,60]。

基因表达谱及以芯片为基础的比较基因组杂交显示BPDCN与皮肤的CMML在遗传学上明显不同[61]。其特征是重复发生的染色体4（4q34）、9（9p13−p11和9q12−q34）及13（13q12−q31）所含有的几个抑癌基因的丢失，结果导致其表达减少（Rb1、LATS2）。另外，癌基因*HES6*、*RUNX2*和*FLT3*的过表达与基因组的扩增不匹配。BPDCN没有显示核磷蛋白的胞质表达（免疫组化染色阳性表示*NPM1*突变），说明该基因是野生型的[62]。

50.9 推测的细胞起源及对应的正常细胞

大量数据表明PDC（以前称为浆细胞样T细胞[28]、浆

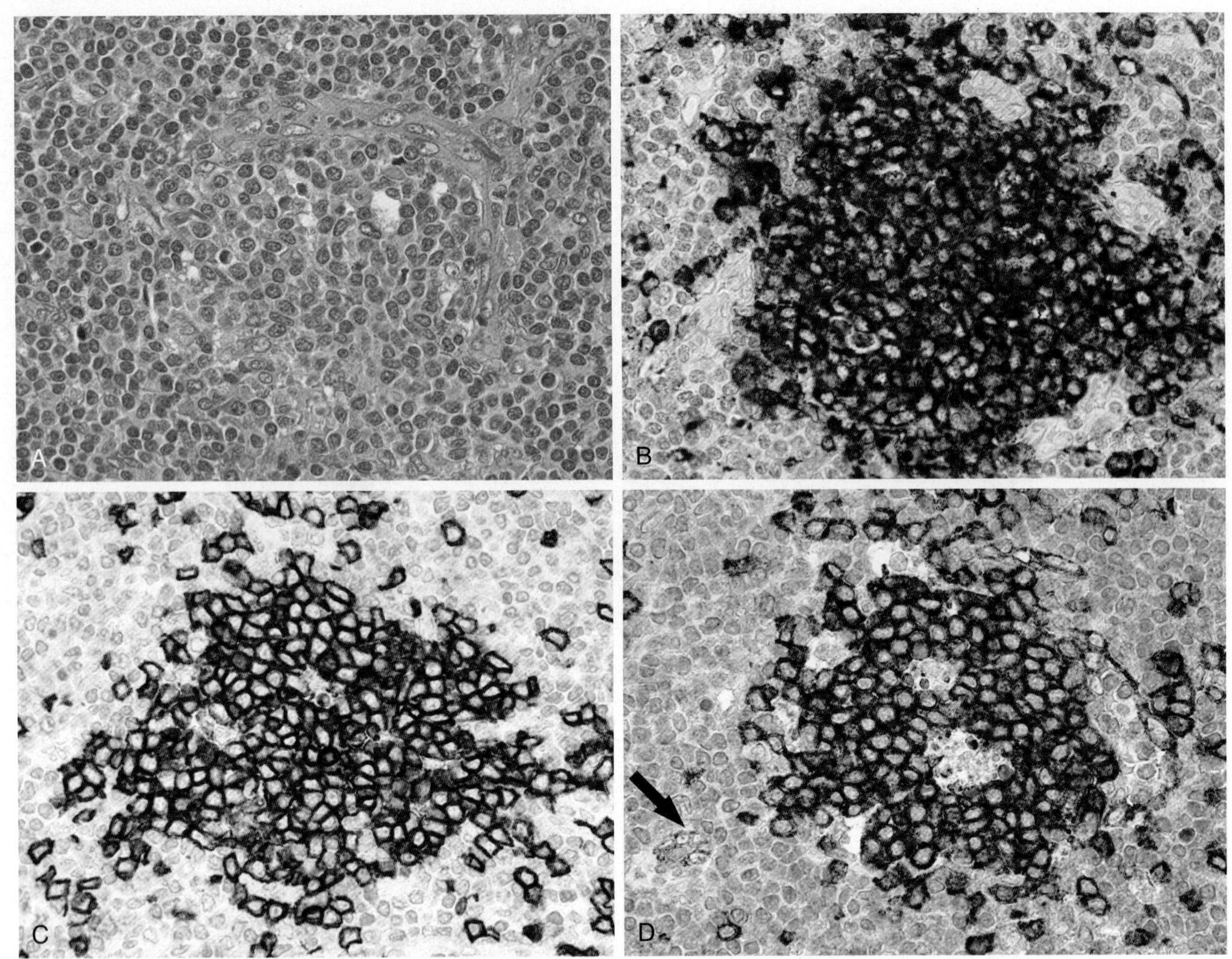

图50.6　**反应性淋巴结内成簇的浆细胞样树突细胞（PDC）**。细胞形态（A）及三个标志物典型的强表达于PDC的图示：CD68（B）、BDCA-2（C）和CD123（D）。注意CD123在高内皮小静脉也着色（箭头）

细胞样T区细胞[29]或浆细胞样单核细胞[53]）是BPDCN对应的正常细胞（图50.6）。有几个因素阻碍了对BPDCN细胞起源的确定，包括肿瘤细胞的母细胞样外观使其没有特异性而缺乏任何可能提示PDC来源的形态学线索；而且，虽然CD56是定义BPDCN的分子标志之一，但在正常的PDC并不表达[56]，尽管Petrella等[5]证实使用FLT3配体处理可使一小部分外周血PDC表达CD56。直到20世纪90年代后期才发现了正常PDC的独特特征[42,43,63−65]，也因此，最近才有可能定义该造血性肿瘤。这些特征包括表达PDC限制性抗原[5,6,8,10−12,26,31,40,52,55]和趋化因子受体[24]、产生Ⅰ型干扰素[10,12,31,54]，以及受到适当刺激后成熟为具有抗原递呈能力的树突细胞[12,24]。简表50.2列出了正常PDC的主要形态学和功能特征。

50.10　临床过程及预后

虽然该肿瘤临床表现似乎为惰性，但实际为侵袭性过程。根据几个系列研究[6,8,17,21,22]，其中位生存期大约为12~14个月。肿瘤细胞对细胞毒性药物及类固醇非常敏感，大部分病例（80%~90%）可被诱导缓解；然而，肿瘤早期复发并最终发展为化疗耐药。复发部位为皮肤，终末期通常发展为皮肤播散性病变，并累及骨髓、淋巴结、脾、软组织、鼻咽、牙龈及支气管黏膜。中枢神经系统是肿瘤复发的常见部位，提示其可能是肿瘤细胞的藏匿和蓄积之处，需要进行鞘内预防性注射[22,66]。大部分病例最终进展为暴发白血病状态[22]。

大系列的荟萃分析显示较长的生存期可能与患者年龄、肿瘤分期、临床表现或肿瘤细胞表型有关。年轻患者比年老患者预后好，但这可能与年轻人使用较老年人更强的治疗有关[66]。病变局限于皮肤的患者生存期略优于进展性患者（分别为17和12个月[66]、21和22个月[21]、25和14个月[18]）。在一个研究中发现，与皮肤病变伴皮肤外累及相比，仅有皮肤孤立性结节是良好的预后因素[66]，但在另一个研究中未发现其对生存产生影响[21]。

简表50.2 正常浆细胞样树突细胞（PDC）的特征

存在部位

- 主要位于淋巴结和扁桃体，在胸腺（髓质）和其他淋巴样组织更少见
- 占总外周血白细胞的0.05%~0.1%
- 随着年龄增长组织中和循环中的PDC数量明显下降

形态学

- 典型的存在于高内皮小静脉附近，散在或群集；群集状典型的含有凋亡小体
- 细胞中等大小，单个圆-卵圆形或锯齿状核，细胞质纤细分散状，有一个或两个小核仁；较丰富的嗜酸性胞质，Giemsa染色呈嗜碱性
- 没有核分裂活性

免疫组化染色鉴别*

- 在石蜡切片上对PDC鉴别最好的标志物是：CD68、BDCA-2、CD123、CD2AP、TCL1、BCL11a

体外功能特性

- 产生大量的IFN-1
- 分化成树突细胞；与其他树突细胞相比，PDC在抗原呈递和T细胞扩增方面效率较低
- 主要的激活和促分化因子是病毒、CpG、IL-3和CD40L；TLR-7和TLR-9是主要的PDC病原识别感受器

人类疾病中的PDC

- 淋巴结内PDC明显增加见于Kikuchi-Fujimoto病（亚急性坏死性淋巴结炎）和透明血管型Castleman病；也可能大量存在于感染性和非感染性淋巴结炎以及转移性淋巴结内
- PDC在自身免疫性疾病中发挥关键作用（通过分泌大量的IFN-1以及与其他免疫细胞的相互作用），尤其是SLE和银屑病
- 在SLE，PDC在外周血中减少而在组织中积聚（如皮肤）
- PDC强烈抑制HIV在$CD4^+$T细胞内的复制；在HIV感染患者中，PDC在外周血中的数量显著下降并与HIV的荷载量及$CD4^+$淋巴细胞的下降相关
- 在人类肿瘤中PDC的功能有缺陷（如黑色素瘤、卵巢癌、头颈部鳞状细胞癌等）
- PDC与咪喹莫特（imiquimod）的局部抗肿瘤和抗病毒反应有关，咪喹莫特是TLR-7的有效刺激剂

注：CpG，胞苷-磷酸-鸟苷寡聚脱氧核苷酸；IFN，干扰素；TLR，Toll样受体。

*，另参见表50.1。

尽管如此，个案报道仅患有孤立性皮肤病变的患者有较长生存期（>15年）[3]。在骨髓或外周血中母细胞计数高是不利预后因素[18]。TdT的表达似乎与较长生存期有关[18,21,52]，提示不同成熟阶段的异质性反应。

迄今为止，尚没有统一的BPDCN最佳治疗方案。局部化疗或放疗对BPDCN无效，只有接受全身联合化疗患者才有可能获得完全缓解。已使用过多种不同方案[66]，包括强度比CHOP方案〔环磷酰胺、羟基柔红霉素（阿霉素）、长春新碱和强的松〕低的化疗方案、CHOP和CHOP样方案、治疗急性白血病的方案以及同种异体或自体干细胞移植。CHOP或CHOP样方案可以使大部分患者完全缓解，但几乎全部复发，并迅速进展至死亡[66]。应用治疗急性白血病的强化治疗方案，持续完全缓解率提高，但只有在第一次缓解后进行清髓性同种异体骨髓移植治疗才有机会获得长期生存[22,66]。

50.11 鉴别诊断

绝大多数BPDCN病例的初次诊断是通过皮肤活检。因此，鉴别诊断包括原发于皮肤的未成熟造血细胞肿瘤浸润、某些主要累及皮肤的成熟性T/NK细胞淋巴瘤及一些原发或转移的未分化肿瘤（如Merkel细胞神经内分泌癌）（简表50.3）。原始粒细胞（CD13、MPO）、单核母细胞（CD14、溶菌酶）以及B淋巴细胞和T淋巴母细胞（CD19、PAX5、CD3）标志物的表达可以排

简表50.3 母细胞性浆细胞样树突细胞肿瘤（BPDCN）的鉴别诊断

淋巴淋巴母细胞淋巴瘤（ALL/LBL）

- B和T细胞相关抗原阳性（如CD19、PAX5、CD3、LAT、ZAP-70）
- B细胞和T细胞受体基因呈克隆性构型
- 注意
  - TdT在BPDCN可呈阳性，但极少呈弥漫性强阳性
  - PDC标志物CD56、CD2AP或TCL1在T和B淋巴母细胞淋巴瘤中可呈阳性

急性髓系白血病（AML）*和慢性粒-单核细胞白血病（CMML）

- 出现有颗粒的髓细胞（更多分化的形态）
- MPO、溶菌酶、CD11c、CD13、CD14及酯酶反应阳性
- 注意
  - CD4和CD56在髓性和单核细胞白血病中可呈阳性
  - CD7和CD33在BPDCN表达常见
  - CD123和TCL1可在AML表达

皮肤鼻型T/NK细胞淋巴瘤

- 多形性肿瘤细胞
- 血管侵犯和坏死常见
- T/NK细胞标志物（cCD3、CD2、LAT、ZAP-70）阳性
- 细胞毒分子（粒酶B、穿孔素、TIA-1）阳性
- EBVRNA（EBER）阳性
- 注意：CD56（偶尔合并CD4）可呈阳性

皮肤成熟T细胞淋巴瘤-非特指

- 多形性肿瘤细胞
- T细胞标志物（CD2、CD3、LAT、ZAP-70）阳性
- 细胞毒分子（TIA-1）阳性
- 注意：CD56（偶尔合并CD4）可呈阳性

Langerhans细胞组织细胞增生症

- 核更加不规则，丰富的嗜酸性胞质
- 通常出现嗜酸性粒细胞（有时少见）
- CD1a、langerin、S-100呈阳性
- 注意：CD4、CD56及CD123常呈阳性

注：*，尤其是微分化的、未分化的及单核细胞亚型。

除BPDCN。应当考虑到，$CD4^{+}CD56^{+}$表型可以在急性髓系白血病（AML）病例中观察到，特别是具有单核细胞分化的AML[20,21,40,61,67,68]，但在淋巴母细胞性白血病（ALL）中非常少见[69]。具有不成熟形态和很少嗜酸性粒细胞的Langerhans细胞组织细胞增生症的病例也需要应用适当的标志物（S-100、CD1a、langerin）进行排除。需要注意的是，肿瘤性Langerhans细胞常规表达CD4与CD56[70]，并可呈CLA和CD123阳性[48,71]。

皮肤的T细胞或NK/T细胞淋巴瘤表达CD4或CD56，或两者都表达（不同系列的研究之间有明显差别），包括结外鼻型NK/T细胞淋巴瘤及原发性皮肤T细胞淋巴瘤-非特指[20,21,34,72,73]。所有这些肿瘤均不具有母细胞形态，而是由多形性细胞组成并可能具有坏死和嗜血管的特点。这些特征加上T细胞标志物（CD3、LAT、ZAP-70）、细胞毒分子（TIA-1、穿孔素）和EBV（鼻型NK/T细胞淋巴瘤）的表达，毫无疑问地排除BPDCN。

Merkel细胞癌是一个少见的、原发于皮肤的侵袭性神经内分泌癌，由于其具有的"母细胞"样外观而可能与BPDCN相似；另外一个可能的陷阱是其表达CD56和TdT[74]。

PDC的肿瘤性增生可伴随其他髓细胞肿瘤，通常是CMML，其临床、形态学及表型特征不同于BPDCN。这些病例的骨髓中可能有PDC的聚集[75,76]。更罕见的情况下，伴有CMML的患者可由于广泛的"肿瘤样"PDC聚集结节导致全身性淋巴结增大[15,28,29,77]。最后，偶尔会在粒细胞肉瘤内出现灶性PDC[78]。

在所有这些情况下，PDC显示成熟的形态学特征，并表现为界限清楚的含有凋亡小体的簇状结节，与典型的反应性PDC灶所见相似[79]。而且，CD56多为阴性或只有少数细胞呈弱阳性表达[15,56]，CD68和粒酶B与正常PDC一样呈一致性阳性（图50.7）[15]。尽管有时会出现结外结

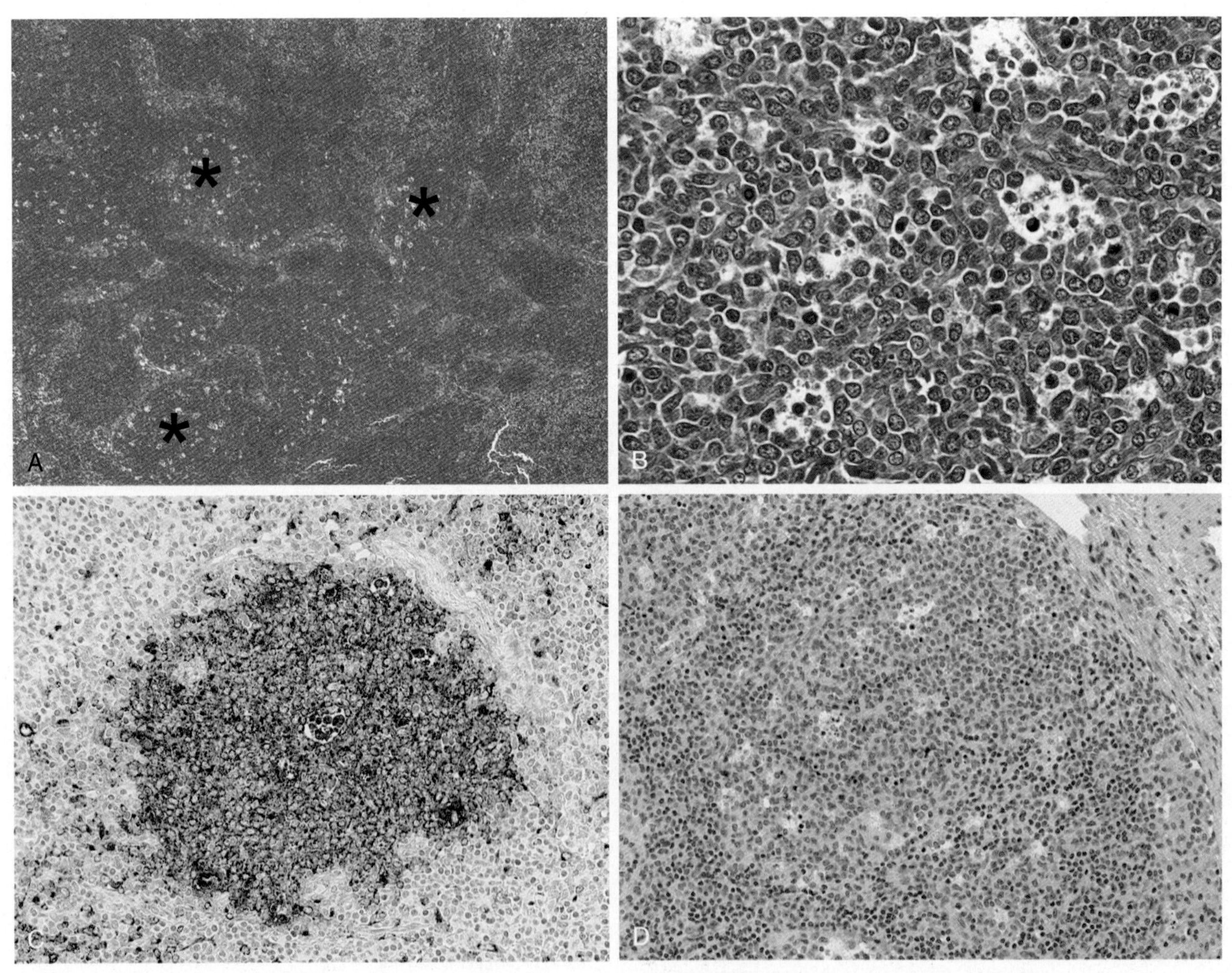

图50.7 慢性粒-单核细胞白血病（CMML）患者。A. 淋巴结中大量浆细胞样树突细胞（PDC；星号所示）呈结节样聚集。**B.** 注意PDC的成熟形态及大量的凋亡小体。**C.** CD68强阳性表达。**D.** $CD56^{-}$

节，但皮肤受累少见，更不会是主要的临床特征[15,28,80]。应当注意，这些情况也具有BPDCN预后差的特点，患者通常死于快速进展的髓系白血病[15]。对于这些PDC结节是否只是一个反应性增生还有疑问[29,77,80]。然而，FISH分析显示PDC具有和髓细胞肿瘤相同的染色体异常[15,78,81]，提示PDC具有克隆性、肿瘤性特性，与白血病克隆密切相关。

50.12 精华和陷阱

- 没有单一形态学特征能完全区别母细胞性浆细胞样树突细胞肿瘤（BPDCN）。
- 在任何由单一的中等大小未成熟细胞组成的浸润，尤其是累及皮肤或淋巴结的，都要考虑到BPDCN。
- 皮肤浸润不累及表皮并缺乏明显坏死；没有嗜血管现象。
- CD4和CD56强阳性表达提示BPDCN诊断，但不能作为唯一的诊断标志物；而且CD4和CD56也可能呈阴性。
- PDC特异性标志物（如BDCA-2、CD123、TCL1、CD2AP、BCL11a）对确定诊断非常有用。
- 对于惰性临床表现与全身性浸润特征所形成的差异不应改变正确诊断，因其需要高强度的治疗。

（孟　斌　译）

参考文献

1. Facchetti F, Vermi W, Mason D, et al. The plasmacytoid monocyte/interferon producing cells. *Virchows Arch.* 2003;443:703-717.
2. Adachi M, Maeda K, Takekawa M, et al. High expression of CD56 (N-CAM) in a patient with cutaneous CD4-positive lymphoma. *Am J Hematol.* 1994;47:278-282.
3. Brody JP, Allen S, Schulman P, et al. Acute agranular CD4-positive natural killer cell leukemia. Comprehensive clinicopathologic studies including virologic and in vitro culture with inducing agents. *Cancer.* 1995;75:2474-2483.
4. DiGiuseppe JA, Louie DC, Williams JE, et al. Blastic natural killer cell leukemia/lymphoma: a clinicopathologic study. *Am J Surg Pathol.* 1997;21:1223-1230.
5. Petrella T, Comeau MR, Maynadie M, et al. "Agranular CD4+ CD56+ hematodermic neoplasm" (blastic NK-cell lymphoma) originates from a population of CD56+ precursor cells related to plasmacytoid monocytes. *Am J Surg Pathol.* 2002;26:852-862.
6. Herling M, Jones D. CD4+/CD56+ hematodermic tumor: the features of an evolving entity and its relationship to dendritic cells. *Am J Clin Pathol.* 2007;127:687-700.
7. Lucio P, Parreira A, Orfao A. CD123hi dendritic cell lymphoma: an unusual case of non-Hodgkin lymphoma. *Ann Intern Med* 1999;131:549-550.
8. Jacob MC, Chaperot L, Mossuz P, et al. CD4+ CD56+ lineage negative malignancies: a new entity developed from malignant early plasmacytoid dendritic cells. *Haematologica.* 2003;88:941-955.
9. Reichard KK, Burks EJ, Foucar MK, et al. CD4+ CD56+ lineage-negative malignancies are rare tumors of plasmacytoid dendritic cells. *Am J Surg Pathol.* 2005;29:1274-1283.
10. Urosevic M, Conrad C, Kamarashev J, et al. CD4+CD56+ hematodermic neoplasms bear a plasmacytoid dendritic cell phenotype. *Hum Pathol.* 2005;36:1020-1024.
11. Chaperot L, Bendriss N, Manches O, et al. Identification of a leukemic counterpart of the plasmacytoid dendritic cells. *Blood.* 2001;97:3210-3217.
12. Chaperot L, Perrot I, Jacob MC, et al. Leukemic plasmacytoid dendritic cells share phenotypic and functional features with their normal counterparts. *Eur J Immunol.* 2004; 34:418-426.
13. Bene MC, Feuillard J, Jacob MC. Plasmacytoid dendritic cells: from the plasmacytoid T-cell to type 2 dendritic cells CD4+ CD56+ malignancies. *Semin Hematol.* 2003;40:257-266.
14. Facchetti F, Jones DM, Petrella T. Blastic plasmacytoid dendritic cells neoplasm. In Swerdlow SH, Campo E, Jaffe ES, et al (eds): *WHO Classification of Tumours of Haematopoietic and Lymphoid Tissues,* ed 4, pp 145-147. Lyon, France: IARC Press; 2008.
15. Vermi W, Facchetti F, Rosati S, et al. Nodal and extranodal tumor-forming accumulation of plasmacytoid monocytes/interferon-producing cells associated with myeloid disorders. *Am J Surg Pathol.* 2004; 28:585-595.
16. Bueno C, Almeida J, Lucio P, et al. Incidence and characteristics of CD4+/HLA DRhi dendritic cell malignancies. *Haematologica* 2004;89:58-69.
17. Petrella T, Bagot M, Willemze R, et al. Blastic NK-cell lymphomas (agranular CD4+ CD56+ hematodermic neoplasms): a review. *Am J Clin Pathol.* 2005;123:662-675.
18. Suzuki R, Nakamura S, Suzumiya J, et al. Blastic natural killer cell lymphoma/leukemia (CD56-positive blastic tumor): prognostication and categorization according to anatomic sites of involvement. *Cancer.* 2005;104:1022-1031.
19. Petrella T, Dalac S, Maynadie M, et al. CD4+ CD56+ cutaneous neoplasms: a distinct hematological entity? *Am J Surg Pathol.* 1999;23:137-146.
20. Assaf C, Gellrich S, Whittaker S, et al. CD56-positive haematological neoplasms of the skin: a multicentre study of the Cutaneous Lymphoma Project Group of the European Organisation for Research and Treatment of Cancer. *J Clin Pathol.* 2007;60:981-989.
21. Bekkenk MW, Jansen PM, Meijer CJ, et al. CD56+ hematological neoplasms presenting in the skin: a retrospective analysis of 23 new cases and 130 cases from the literature. *Ann Oncol.* 2004;15:1097-1108.
22. Feuillard J, Jacob MC, Valensi F, et al. Clinical and biologic features of CD4+ CD56+ malignancies. *Blood.* 2002;99:1556-1563.
23. Weaver J, Hsi ED. CD4+/CD56+ hematodermic neoplasm (blastic NK-cell lymphoma). *J Cutan Pathol.* 2008;35:975-977.
24. Bendriss-Vermare N, Chaperot L, Peoc'h M, et al. In situ leukemic plasmacytoid dendritic cells pattern of chemokine receptors expression and in vitro migratory response. *Leukemia.* 2004;18:1491-1498.
25. Khoury JD, Medeiros LJ, Manning JT, et al. CD56+ TdT+ blastic natural killer cell tumor of the skin: a primitive systemic malignancy related to myelomonocytic leukemia. *Cancer.* 2002;94:2401-2408.
26. Herling M, Teitell MA, Shen RR, et al. TCL1 expression in plasmacytoid dendritic cells (DC2s) and the related CD4+ CD56+ blastic tumors of skin. *Blood.* 2003;101:5007-5009.
27. Kazakov DV, Mentzel T, Burg G, et al. Blastic natural killer-cell lymphoma of the skin associated with myelodysplastic syndrome or myelogenous leukaemia: a coincidence or more? *Br J Dermatol.* 2003;149:869-876.
28. Müller-Hermelink HK, Steinmann G, Stein H, et al. Malignant lymphoma of plasmacytoid T cells. Morphologic and immunologic studies characterizing a special type of T-cell. *Am J Surg Pathol.* 1983;7:849-862.
29. Harris NL, Demirjian Z. Plasmacytoid T-zone cell proliferation in a patient with chronic myelomonocytic leukemia: histologic and immunohistologic characterization. *Am J Surg Pathol.* 1991;15:87-95.
30. Bayerl MG, Rakozy CK, Mohamed AN, et al. Blastic natural killer cell lymphoma/leukemia: a report of seven cases. *Am J Clin Pathol.* 2002;117:41-50.
31. Pilichowska ME, Fleming MD, Pinkus JL, et al. CD4+/CD56+ hematodermic neoplasm ("blastic natural killer cell lymphoma"): neoplastic cells express the immature dendritic cell marker BDCA-2 and produce interferon. *Am J Clin Pathol.* 2007;128:445-453.
32. Martin JM, Nicolau MJ, Galan A, et al. CD4+/CD56+ haematodermic neoplasm: a precursor haematological neoplasm that frequently first presents in the skin. *J Eur Acad Dermatol Venereol.* 2006;20:1129-1132.
33. Trimoreau F, Donnard M, Turlure P, et al. The CD4+ CD56+ CD116– CD123+ CD45RA+ CD45RO– profile is specific of DC2 malignancies. *Haematologica.* 2003;88:ELT10.
34. Massone C, Chott A, Metze D, et al. Subcutaneous, blastic natural killer (NK), NK/T-cell, and other cytotoxic lymphomas of the skin: a morphologic, immunophenotypic, and molecular study of 50 patients. *Am J Surg Pathol.* 2004;28:719-735.
35. Ascani S, Massone C, Ferrara G, et al. CD4-negative variant of CD4+/CD56+ hematodermic neoplasm: description of three cases. *J Cutan Pathol.* 2008;35:911-915.
36. Kawai K. CD56-negative blastic natural killer-cell lymphoma (agranular CD4+/CD56+ haematodermic neoplasm)? *Br J Dermatol.* 2005;152:369-370.
37. Petrella T, Teitell MA, Spiekermann C, et al. A CD56-negative case of blastic natural killer-cell lymphoma (agranular CD4+/CD56+ haematodermic neoplasm). *Br J Dermatol.* 2004;150:174-176.
38. Marafioti T, Paterson JC, Ballabio E, et al. Novel markers of normal and neoplastic human plasmacytoid dendritic cells. *Blood.* 2008;111:3778-3792.
39. Momoi A, Toba K, Kawai K, et al. Cutaneous lymphoblastic lymphoma of putative plasmacytoid dendritic cell-precursor origin: two cases. *Leuk Res.* 2002;26:693-698.
39a. Cota C, Vale E, Viana I, et al. Cutaneous manifestations of blastic plasmacytoid dendritic cell neoplasm-morphologic and phenotypic variability in a series of 33 patients. *Am J Surg Pathol.* 2010;34:75-87.
40. Petrella T, Meijer CJ, Dalac S, et al. TCL1 and CLA expression in agranular CD4/CD56 hematodermic neoplasms (blastic NK-cell lymphomas) and leukemia cutis. *Am J Clin Pathol.* 2004;122:307-313.
41. Pulford K, Banham AH, Lyne L, et al: The BCL11AXL transcription factor: its distribution in normal and malignant tissues and use as a marker for plasmacytoid dendritic cells. *Leukemia.* 2006;20:1439-1441.
42. Grouard G, Rissoan MC, Filgueira L, et al. The enigmatic plasmacytoid T cells develop into dendritic cells with interleukin (IL)-3 and CD40-ligand. *J Exp Med.* 1997;185:1101-1111.
43. Facchetti F, Candiago E, Vermi W. Plasmacytoid monocytes express IL3-receptor alpha and differentiate into dendritic cells. *Histopathology.* 1999; 35:88-89.
44. Machet L, De Muret A, Wiezberka E, et al. [Agranular CD4+ CD56+ CD123+ hematodermic neoplasm (blastic NK-cell lymphoma) revealed by cutaneous localization: 2 cases]. *Ann Dermatol Venereol.* 2004;131:969-973.
45. Hauswirth AW, Florian S, Printz D, et al. Expression of the target receptor CD33 in CD34+/CD38-/CD123+ AML stem cells. *Eur J Clin Invest.* 2007;37:73-82.
46. Du X, Ho M, Pastan I. New immunotoxins targeting CD123, a stem cell antigen on acute myeloid leukemia cells. *J Immunother.* 2007;30:607-613.
47. Jordan CT, Upchurch D, Szilvassy SJ, et al. The interleukin-3 receptor alpha chain is a unique marker for human acute myelogenous leukemia stem cells. *Leukemia.* 2000;14:1777-1784.
48. Sumida K, Yoshidomi Y, Koga H, et al. Leukemic transformation of Langerhans cell sarcoma. *Int J Hematol.* 2008;87:527-531.
49. Dzionek A, Fuchs A, Schmidt P, et al. BDCA-2, BDCA-3, and BDCA-4: three markers for distinct subsets of dendritic cells in human peripheral blood. *J Immunol.* 2000;165:6037-6046.

50. Dzionek A, Sohma J, Nagafune M, et al. BDCA-2, a novel plasmacytoid dendritic cell cell-specific type II C-type lectin, mediates antigen-capture and is a potent inhibitor of interferon-alpha/beta induction. *J Exp Med.* 2001;194:1823-1834.
51. Hallermann C, Middel P, Griesinger F, et al. CD4+ CD56+ blastic tumor of the skin: cytogenetic observations and further evidence of an origin from plasmacytoid dendritic cells. *Eur J Dermatol.* 2004;14:317-322.
52. Jaye DL, Geigerman CM, Herling M, et al. Expression of the plasmacytoid dendritic cell marker BDCA-2 supports a spectrum of maturation among CD4+ CD56+ hematodermic neoplasms. *Mod Pathol.* 2006;19:1555-1562.
53. Facchetti F, de Wolf-Peeters C, Mason DY, et al. Plasmacytoid T cells. Immunohistochemical evidence for their monocyte/macrophage origin. *Am J Pathol.* 1988;133:15-21.
54. Garnache-Ottou F, Chaperot L, Biichle S, et al. Expression of the myeloid-associated marker CD33 is not an exclusive factor for leukemic plasmacytoid dendritic cells. *Blood.* 2005;105:1256-1264.
55. Gopcsa L, Banyai A, Jakab K, et al. Extensive flow cytometric characterization of plasmacytoid dendritic cell leukemia cells. *Eur J Haematol.* 2005;75:346-351.
56. Facchetti F, Vermi W, Santoro A, et al. Neoplasms derived from plasmacytoid monocytes/interferon-producing cells: variability of CD56 and granzyme B expression. *Am J Surg Pathol.* 2003;27:1489-1492.
57. Aoyama Y, Yamane T, Hino M, et al. Blastic NK-cell lymphoma/leukemia with T-cell receptor gamma rearrangement. *Ann Hematol.* 2001;80:752-754.
58. Stetsenko GY, McFarlane R, Kalus A, et al. CD4+/CD56+ hematodermic neoplasm: report of a rare variant with a T-cell receptor gene rearrangement. *J Cutan Pathol.* 2008;35:579-584.
59. Yano T, Pullman A, Andrade R, et al. A common V delta 2-D delta 2-D delta 3 T cell receptor gene rearrangement in precursor B acute lymphoblastic leukaemia. *Br J Haematol.* 1991;79:44-49.
60. Leroux D, Mugneret F, Callanan M, et al. CD4+, CD56+ DC2 acute leukemia is characterized by recurrent clonal chromosomal changes affecting 6 major targets: a study of 21 cases by the Groupe Francais de Cytogenetique Hematologique. *Blood.* 2002;99:4154-4159.
61. Dijkman R, van Doorn R, Szuhai K, et al. Gene-expression profiling and array-based CGH classify CD4+ CD56+ hematodermic neoplasm and cutaneous myelomonocytic leukemia as distinct disease entities. *Blood.* 2007;109:1720-1727.
62. Facchetti F, Pileri SA, Agostinelli C, et al. Cytoplasmic nucleophosmin is not detected in blastic plasmacytoid dendritic cell neoplasm. *Haematologica.* 2008;94:285-288.
63. Olweus J, BitMansour A, Warnke R, et al. Dendritic cell ontogeny: a human dendritic cell lineage of myeloid origin. *Proc Natl Acad Sci U S A.* 1997;94:12551-12556.
64. Siegal FP, Kadowaki N, Shodell M, et al. The nature of the principal type 1 interferon-producing cells in human blood [see comments]. *Science.* 1999;284:1835-1837.
65. Cella M, Facchetti F, Lanzavecchia A, et al. Plasmacytoid dendritic cells activated by influenza virus and CD40L drive a potent Th1 polarization. *Nat Immunol.* 2000;1:305-310.
66. Reimer P, Rudiger T, Kraemer D, et al. What is CD4+ CD56+ malignancy and how should it be treated? *Bone Marrow Transplant.* 2003;32:637-646.
67. Sen F, Zhang XX, Prieto VG, et al. Increased incidence of trisomy 8 in acute myeloid leukemia with skin infiltration (leukemia cutis). *Diagn Mol Pathol.* 2000;9:190-194.
68. Sano F, Tasaka T, Nishimura H, et al. A peculiar case of acute myeloid leukemia mimicking plasmacytoid dendritic precursor cell leukemia. *J Clin Exp Hematop.* 2008;48:65-69.
69. Kojima H, Mukai HY, Shinagawa A, et al. Clinicopathological analyses of 5 Japanese patients with CD56+ primary cutaneous lymphomas. *Int J Hematol.* 2000;72:477-483.
70. Kawase T, Hamazaki M, Ogura M, et al. CD56/NCAM-positive Langerhans cell sarcoma: a clinicopathologic study of 4 cases. *Int J Hematol.* 2005;81:323-329.
71. Simonitsch I, Kopp CW, Mosberger I, et al. Expression of the monoclonal antibody HECA-452 defined E-selectin ligands in Langerhans cell histiocytosis. *Virchows Arch.* 1996;427:477-481.
72. Santucci M, Pimpinelli N, Massi D, et al. Cytotoxic/natural killer cell cutaneous lymphomas. Report of EORTC Cutaneous Lymphoma Task Force Workshop. *Cancer.* 2003;97:610-627.
73. Chan JK, Sin VC, Wong KF, et al. Nonnasal lymphoma expressing the natural killer cell marker CD56: a clinicopathologic study of 49 cases of an uncommon aggressive neoplasm. *Blood.* 1997;89:4501-4513.
74. Sur M, AlArdati H, Ross C, et al. TdT expression in Merkel cell carcinoma: potential diagnostic pitfall with blastic hematological malignancies and expanded immunohistochemical analysis. *Mod Pathol.* 2007;20:1113-1120.
75. Mongkonsritragoon W, Letendre L, Li CY. Multiple lymphoid nodules in bone marrow have the same clonality as underlying myelodysplastic syndrome recognized with fluorescent in situ hybridization technique. *Am J Hematol.* 1998;59:252-257.
76. Orazi A, Chiu R, O'Malley DP, et al. Chronic myelomonocytic leukemia: the role of bone marrow biopsy immunohistology. *Mod Pathol.* 2006;19:1536-1545.
77. Baddoura FK, Hanson C, Chan WC. Plasmacytoid monocyte proliferation associated with myeloproliferative disorders. *Cancer.* 1992;69:1457-1467.
78. Pileri SA, Ascani S, Cox MC, et al. Myeloid sarcoma: clinico-pathologic, phenotypic and cytogenetic analysis of 92 adult patients. *Leukemia.* 2007;21:340-350.
79. Facchetti F, De Wolf-Peeters C, van den Oord JJ, et al. Plasmacytoid T cells: a cell population normally present in the reactive lymph node. An immunohistochemical and electron microscopic study. *Hum Pathol.* 1988;19:1085-1092.
80. Facchetti F, De Wolf-Peeters C, Kennes C, et al. Leukemia-associated lymph node infiltrates of plasmacytoid monocytes (so-called plasmacytoid T-cells). Evidence for two distinct histological and immunophenotypical patterns. *Am J Surg Pathol.* 1990;14:101-112.
81. Chen YC, Chou JM, Ketterling RP, et al. Histologic and immunohistochemical study of bone marrow monocytic nodules in 21 cases with myelodysplasia. *Am J Clin Pathol.* 2003; 120:874-881.

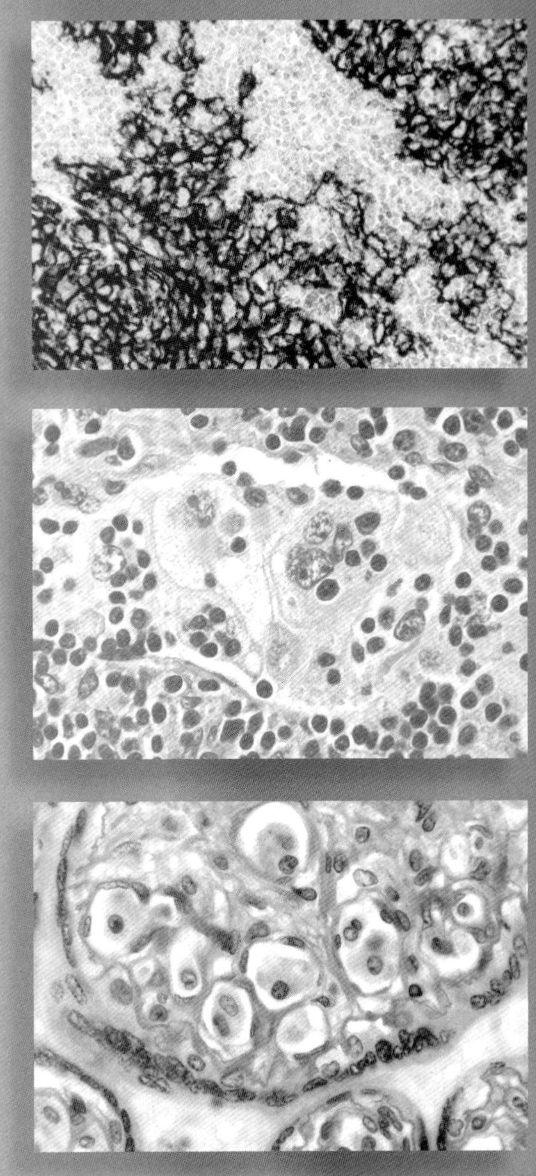

第5篇

组织细胞增殖性病变

第51章

淋巴结和骨髓非肿瘤性组织细胞增殖性病变

Sherif A. Rezk, John L. Sullivan, Bruce A. Woda

章节目录

组织细胞增生症是一组以巨噬细胞和树突细胞增生为特征的疾病。目前将组织细胞性疾病分为以下三组：树突细胞相关性疾病、巨噬细胞相关性疾病和恶性疾病[1]。WHO分类主要根据其推测的正常对应细胞对组织细胞和树突细胞肿瘤进行分类[2]，这些疾病实体将在第5篇第53章讨论。本章讨论组织细胞的非肿瘤性增殖性病变及其鉴别诊断，简表51.1列举本章将要讨论的疾病。

简表51.1 **非肿瘤性组织细胞增殖性病变**

- 反应性窦组织细胞增生
- 窦组织细胞增生伴巨淋巴结病（SHML）
- 噬血细胞综合征（HPS）
- 家族性噬血细胞性淋巴组织细胞增生症
- 继发性噬血细胞综合征
- 贮积病
- Neimann–Pick病
- Gaucher病
- Tangier病

51.1 窦组织细胞增生伴巨淋巴结病

51.1.1 定义

窦组织细胞增生伴巨淋巴结病（SHML）也称为Rosai–Dorfman病，是一种少见的起因不明的自限性组织细胞疾病，以双侧颈部淋巴结显著增大为典型特征，常常伴有发热和体重减轻，也可累及其他部位淋巴结和结外部位（见精华和陷阱）。

51.1.2 流行病学

SHML可发生于任何年龄，但最常见于10~20岁青年人（中位发病年龄20岁）；男性略多于女性[3,4]。该病在全球范围内均有报道，以非洲发病率略高[3]。普遍认为该病是一种非家族性造血系统疾病，但有一篇报道在三个兄弟中均存在该病[5]。而且，据报道，在自身免疫性淋巴增生综合征患者的淋巴结中，组织学特征非常类似SHML[6]。

51.1.3 病因学

SHML的病因不明。其惰性临床过程提示本病为反应性疾病，而非肿瘤。克隆性研究提示本病为多克隆性病变[1,7]。有学者推测认为SHML是机体对诸如HHV6或EBV等病原体的一种淋巴网状细胞反应；然而，尚未鉴定出病原体[8,9]。

51.1.4 临床特征

SHML患者常常表现为双侧颈部无痛性淋巴结增大，伴低热、体重减轻、白细胞增多、多克隆性丙种球蛋白病以及红细胞沉降率升高[10]。也可能出现轻度的非色素性正细胞性贫血[10]。25%~40%患者可出现结外受累，罕见病例以结外病变为首发症状[8,10-12]。最为常见的结外部位按发病率依次为皮肤[13]、上呼吸道[11]、软组织[10]、眼球[14]、骨[15]、腮腺[16]、中枢神经系统[4]、乳腺[17]和胰腺[18]。

51.1.5 形态学

SHML以淋巴窦扩张为特征，淋巴窦充满组织细胞伴淋巴细胞和浆细胞，导致淋巴窦显著膨胀（图51.1）。随着疾病进展，正常淋巴结结构可完全消失。这些组织细胞具有丰富的淡染胞质，细胞核大，呈圆形或卵圆形，核染色质分散，常有显著核仁。在组织细胞的胞质空泡内存在淋巴细胞和浆细胞，胞质空泡保护淋巴细胞和浆细胞，使它们不被细胞溶解酶降解，这一过程称为穿过现象（emperipolesis）。这是本病的特征，但无诊断特异性（图51.2）。也可观察到噬红细胞现象。髓索常常聚集大量浆细胞。极少数病例可出现肉芽肿。在没有淋巴窦的结外部位，组织细胞成片聚集，类似于扩张的淋巴窦。结外部位的自然进出可能不太明显。

51.1.6 免疫表型

SHML的组织细胞表达S-100以及其他巨噬细胞相关标记，如CD4、CD11c、CD14、CD33和CD68。不

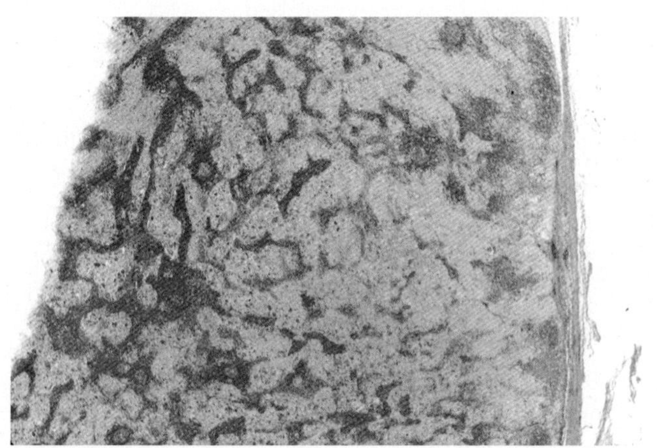

图51.1 窦组织细胞增生伴巨淋巴结病（SHML，或Rosai-Dorfman病）。淋巴结几乎完全被良性组织细胞所占据，淋巴窦显著扩张。注意淋巴结的纤维性被膜

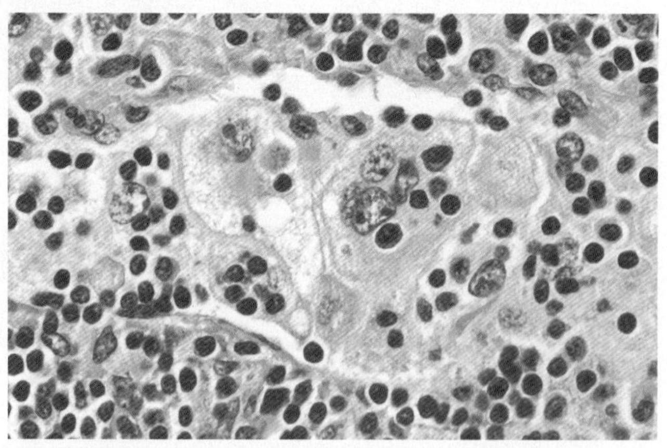

图51.2 窦组织细胞增生伴巨淋巴结病（SHML，或Rosai-Dorfman病）。高倍镜显示淋巴细胞的自然进出。注意窦内及窦周围的浆细胞

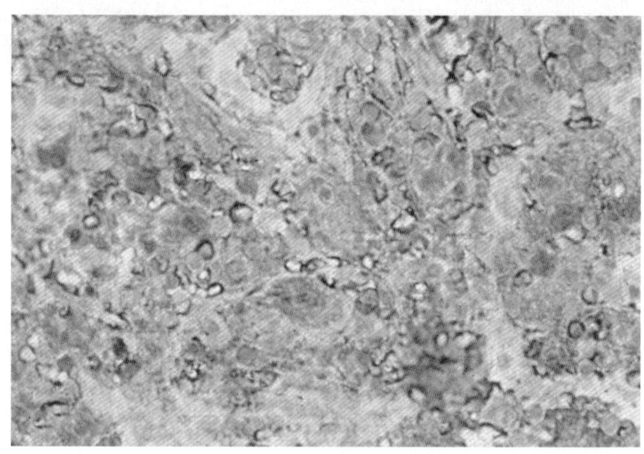

图51.3 窦组织细胞增生伴巨淋巴结病（SHML，或Rosai-Dorfman病）。增生性组织细胞表达S-100

同比例的细胞可表达巨噬细胞相关酶，如溶菌酶、α_1-抗胰蛋白酶和α_1-抗糜蛋白酶[19,20]。据报道，半数病例CD30阳性。与Langerhans细胞组织细胞增生症（LCH）相反，不到10%的SHML患者表达CD1a；但这两种疾病均可表达组织蛋白酶D和E[1,8]。

51.1.7 临床过程

SHML患者通常表现为惰性迁延性临床过程，预后极佳。疾病常常持续3~9个月，随后自发消退。然而，也有报道部分病例呈持续性，可超过5年[3,8]。该病偶尔可致死[21,22]。具有侵袭性临床过程和完全缓解后复发的患者常有多部位淋巴结累及或多个结外部位累及[3,8]。该类患者发生淋巴瘤的报道很少，淋巴瘤累及淋巴结局灶性SHML者也很少见，但是尚无证据表明本病具有较高的淋巴瘤患病风险[12,21]。

51.1.8 鉴别诊断

SHML与LCH的鉴别非常重要。与SHML的组织细胞相比，Langerhans细胞的细胞学特征包括细胞核较长、有核沟、核仁不明显，胞质淡染、含量较少。LCH通常具有大量嗜酸性粒细胞，无浆细胞，也没有"自然进出"。其他需要鉴别的疾病包括反应性窦组织细胞增生和淋巴窦内恶性肿瘤。这两种病变均缺乏SHML所见的窦内组织细胞聚集使淋巴窦高度扩张，也没有噬淋巴细胞性穿过现象（emperipolesis）。SHML的组织细胞具有明显核仁而貌似异型性，但缺乏核分裂活性有助于除外恶性肿瘤。噬血细胞综合征（HPS），特别是发生在儿童的家族性患者，可能类似SHML；然而，这些综合征是以播散性疾病以及侵袭性临床经过为特征，因此，其临床表现有助于确诊。诱导组织细胞增生的感染性病变（如结核）也应予以鉴别，但是SHML很少见到真性肉芽肿和坏死。

51.2 噬血细胞综合征（HPS）

组织细胞协会重新分类工作组和WHO分类组织/网状细胞增生工作委员会提出的组织细胞疾病分类中包括HPS[1]。该分类将HPS分为原发性（家族性）和继发性噬血细胞性淋巴组织细胞增生症。一些报道将后者称为感染相关性HPS。HPS的临床、实验室及病理学特征列于简表51.2。

简表51.2 噬血细胞综合征（HPS）的诊断标准

- 发热>38.5℃，持续≥7天
- 脾大
- 下列血液学异常：
  - 贫血（血红蛋白<9g/dl）
  - 血小板减少（<10万/μl）
- 下列异常之一：
  - 高甘油三酯血症（>2nmol/L）
  - 低纤维素原血症（<150mg/dl）
- 骨髓、脾或淋巴结内吞噬血细胞现象

51.2.1 家族性（原发性）噬血细胞性淋巴组织细胞增生症

51.2.1.1 定义

家族性噬血细胞性淋巴组织细胞增生症（FHLH）是组织细胞活化所致的系统性综合征，表现为整个网状内皮系统和结外部位良性组织细胞广泛增生，伴随旺炽型噬血现象、多种系统性症状和外周血细胞减少。该病还包括家族性噬红细胞淋巴组织细胞增生症，后者由McMahon等在1963年描述[23]。

51.2.1.2 流行病学

FHLH的发病率大约为每百万儿童中1~2名发病[24]。该病绝大多数起病于一岁以内，然而，据报道也有少数病例可发生于青少年或年轻成人[24,25]。家族性和散发性病例大约各占50%[24]。

51.2.1.3 病因

所有的HPS可能都是免疫缺陷的一种表现，免疫功能失调和持续性高细胞因子状态，触发T细胞和巨噬细胞活化，导致相应的临床综合征。在健康个体，触发免疫系统的因素（如病原体或毒素）刺激细胞毒性T细胞、NK细胞和巨噬细胞的活化，从而清除受感染的细胞，免疫反应终止。细胞毒性T细胞和NK细胞通过释放含有穿孔素和粒酶的细胞毒性颗粒，从而清除目标。在FHLH，已发现某些基因突变可损害细胞毒性颗粒的产生、释放或细胞内转运，从而导致外来抗原清除障碍、持续性免疫激活以及高细胞因子状态[25]。*PFR1*突变是FHLH报道最多的突变类型，可造成穿孔素产生障碍[25]。Munc13D突变见于30%以上病例，可造成颗粒释放障碍[26]。第三种突变是新近发现的*STX11*突变，见于少数病例（主要为土耳其后裔），*STX11*在细胞内转运中发挥重要作用[25,27]。其他已发现的突变也被认为与FHLH的病因有关。

免疫学研究显示，在FHLH患者中存在多种细胞免疫缺陷，包括淋巴细胞增殖的抑制、抗原性及丝裂原性免疫反应低下以及迟发性皮肤超敏反应缺失[28-30]。FHLH患者的血浆可抑制来自正常成人的体外培养淋巴细胞抗原诱导的增殖；进行血浆置换后，这种抑制因子明显减少。FHLH患者可显示γ干扰素和肿瘤坏死因子水平的升高[28,31]。穿孔素缺乏患者，T和NK细胞介导的细胞毒性减弱[32]。

51.2.1.4 临床特征

临床表现以发热、生长迟滞、肝脾大、皮疹、贫血

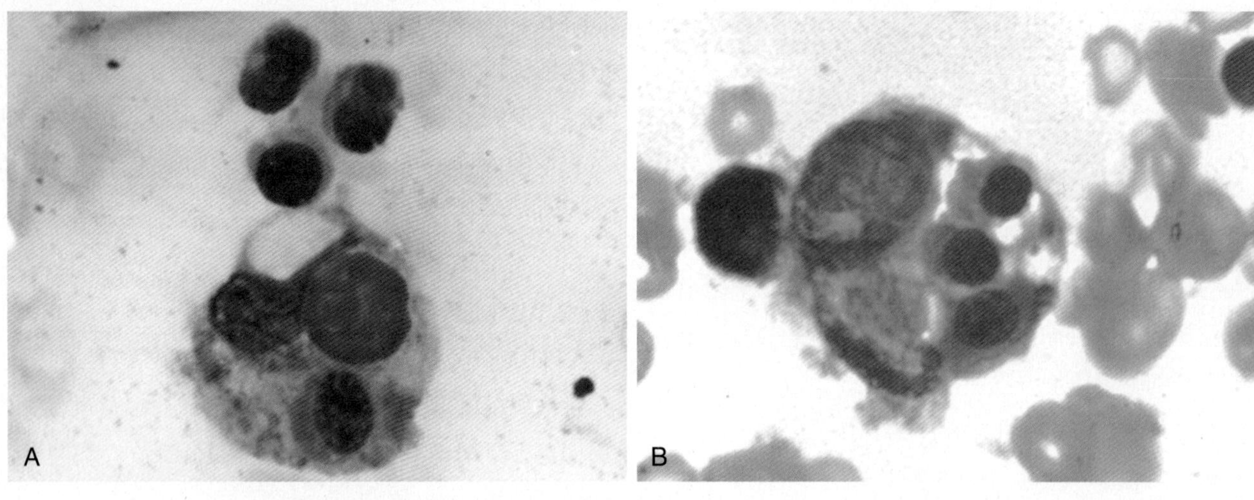

图51.4 由于穿孔素基因突变导致的家族性噬血细胞性淋巴组织细胞增生症(FHLH)。A和B. 一例FHLH患者的骨髓穿刺涂片显示巨噬细胞吞噬浆细胞及核碎片

以及血小板减少为特征（简表51.2）。患者可有淋巴结增大、肝脾大以及肺、中枢神经系统、心包和胃肠道的受累。可出现白细胞减少和凝血病。循环血中通常可见到非典型或奇异形的单核细胞。肝功能失调常见，伴有黄疸和转氨酶水平升高。常规实验室检查发现血浆甘油三酯和胆固醇水平升高。最近，高铁蛋白血症（＞500μg/L）也被添加到诊断标准中[32a]，铁蛋白水平高于1万对于诊断HPS/噬血细胞性淋巴组织细胞增生症（HLH）具有高度敏感性和特异性[32b]。该综合征的发病往往伴随着病毒感染的发生[33]。

51.2.1.5 形态学

受累器官的病理学检查显示良性组织细胞浸润伴噬血现象，主要吞噬红细胞和中性粒细胞。几乎网状内皮系统的所有器官均受累，并且常见中枢神经系统受累[34]。诊断性检查最常用骨髓组织，骨髓抹片最容易观察噬血现象（图51.4）。淋巴结和脾的检查显示深而广泛的淋巴细胞耗竭，伴有噬血细胞性组织细胞的窦内浸润[34]。在一些患者，淋巴结和脾内大量组织细胞浸润几乎累及整个器官[34]。肝活检显示窦内噬血细胞性组织细胞。

51.2.1.6 免疫表型

一项小样本病例研究提示FHLH中组织细胞免疫表型特征包括表达CD11b、CD21、CD25、CD30、CD35、CD36和S-100[35]。一例描述了一种CD14暗、CD16亮的单核细胞群，这种免疫表型与分泌白介素-1β、白介素6和肿瘤坏死因子-α的巨噬细胞有关[36]。在穿孔素基因突变患者的CD8$^+$T细胞中，穿孔素蛋白缺失[37]。新近有三个病例用流式细胞术检测，显示循环和骨髓中少数CD8$^+$T细胞具有异常免疫表型（CD7表达减低、CD5表达缺失）[38,39]。

51.2.1.7 遗传学

染色体连锁分析显示FHLH具有遗传学异质性[32,40,41]；多达40%患者中，该病与一个染色体位点连锁，表现为染色体隐性遗传方式。多达50%病例连锁到染色体10q21-22，导致*PFR1*基因突变[32,41]。多达30%病例存在染色体17q25位点的Munchkin3D突变[26]。位于染色体6q24的*STX11*基因突变很罕见，仅见于土耳其后裔

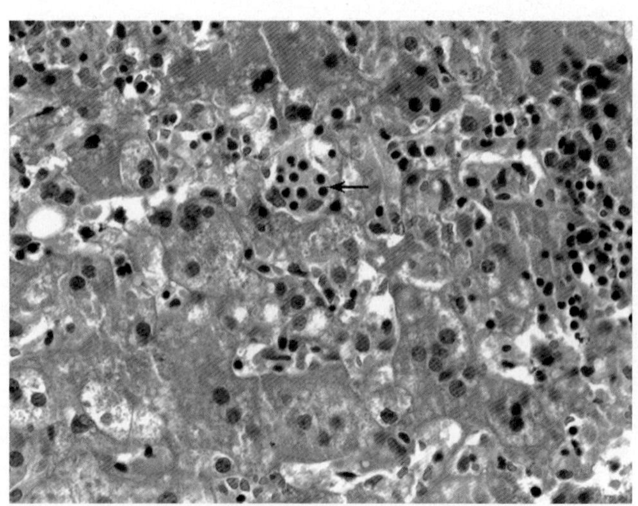

图51.5 由于穿孔素基因突变导致的FHLH。一例FHLH患者的肝窦内可见明显的噬血现象

患者[27]。大约10%病例存在染色体9q21.3–22连锁，导致一种未知的基因突变[25,32]。在近亲家庭患者，突变为纯合子型，而那些散发的病变可能为复合杂合型。真正的杂合型病例少见，但也有报道[38,42]。

51.2.1.8 临床经过

大多数FHLH患者病情进展迅速，数周至数月内死亡。临床恶化的特征包括出血、败血症以及神经损伤[43]。曾用化疗药物（如etoposide和cyclosporine）进行治疗，目的是减少单核细胞和淋巴细胞的数量并抑制其功能[44]。部分患者有治疗反应，包括发热消退、血液学指数恢复正常以及血脂水平回归正常[43–45]。有条件患者可选择同种骨髓移植，有可能治愈[46,47]。

51.2.2 继发性噬血细胞综合征

51.2.2.1 定义

继发性HPS以噬血细胞性良性组织细胞系统性增殖为特征。根据定义，不包括FHLH。由于具有相似的临床和病理学特征，目前组织细胞疾病分类中，巨噬细胞活化综合征（MAS）被归类到继发性HPS家族中[48,49]。继发于恶性肿瘤、感染或风湿病的任何MAS都称为继发性HPS[48,49]。继发性HPS的同义词包括病毒相关性HPS和感染相关性HPS。

5.2.2.2 流行病学

继发性HPS少见，但比家族性病例多见，可发生于任何年龄。常与免疫缺陷、免疫抑制治疗、感染或恶性肿瘤有关。该综合征常见于存在免疫抑制的个体，包括异体移植的受者、白血病或淋巴瘤患者以及严重胶原血管疾病患者[8]。HPS常见于伴有X–连锁淋巴增殖综合征患者；大约75%该类患者显示感染相关性HPS的病理学特征[8]。在一些病例，HPS由Chediak–Higashi病进展而来[50]。

最初发现继发性HPS与原发性EBV感染有关[51]。该病可伴发于癌症、移植物抗宿主病[52]以及几乎所有感染性疾病。与HPS最为密切相关的是病毒，包括CMV[53]、HIV[54]、细小病毒[55]以及腺病毒[56]；然而，其他非病毒性微生物也已有报道，如梭状芽胞杆菌感染[57]、沙门菌病[58]、大肠杆菌感染[59]、肺结核[60]、疟疾[61]、组织胞质菌病[62]以及利什曼病[63]。恶性血液病，特别是T细胞和NK细胞淋巴瘤以及那些EBV$^+$病例，也均与HPS有关[64–66]。

在最初报道中，MAS为儿童风湿病的一种少见并发症。由于T细胞和巨噬细胞的过度活化和增殖，该病症状严重，死亡率高。该病最早报道于1985年，7名幼年类风湿性关节炎患者在其疾病过程中出现严重的系统性并发症[67]。据报道，MAS也见于系统性红斑狼疮[68]、幼年性皮肌炎[69]、Kawasaki综合征（川崎病）[70]、系统性发作性幼年类风湿关节炎[71,72]，以及伴有LCH的儿童患者（见第52章）[73]。

51.2.2.3 病因

一般认为免疫缺陷或潜在的免疫抑制在HPS的发病中起重要作用。与噬血细胞性淋巴组织细胞增生症相关的许多病原体都是免疫系统的强力刺激因子，需要免疫调节细胞的复杂相互作用以促成宿主愈复。潜在的免疫调节紊乱容易诱发不恰当的抗病毒反应。当这种不恰当的反应继续进展，活化T细胞释放的细胞因子会引起组织细胞的增殖和激活。组织细胞活化和高细胞因子状态可能是该综合征发病的主要因素[62,74]。

51.2.2.4 临床特征

HPS以发热、肌肉疼痛和全身乏力为特征。体格检查显示肝脾大和全身淋巴结增大。实验室检查通常显示各类血细胞减少、肝功能检测异常以及凝血病。临床症状严重，死亡率高。

51.2.2.5 形态学

继发性HPS的病理学特点根据活检时疾病分期不同而有所变化[75,76]。早期淋巴结表现为强烈的免疫母细胞增殖反应，导致淋巴结结构局部破坏，组织细胞数量可能比较低。此期淋巴结的组织学可能符合病毒性淋巴结增大。疾病晚期出现淋巴细胞的耗竭，淋巴窦内出现大量良性组织细胞聚集，多数组织细胞显示噬红细胞现象（图51.6，图51.7）。肝门部淋巴细胞、免疫母细胞以及组织细胞浸润。肝窦内可见组织细胞，多有噬红细胞现象。脾显示白髓萎缩，组织细胞广泛浸润，多有噬红细胞现象。骨髓活检显示不同程度的组织细胞浸润，伴有噬血现象。骨髓抹片最容易观察噬血现象。应该仔细检查是否并存淋巴瘤[77]。

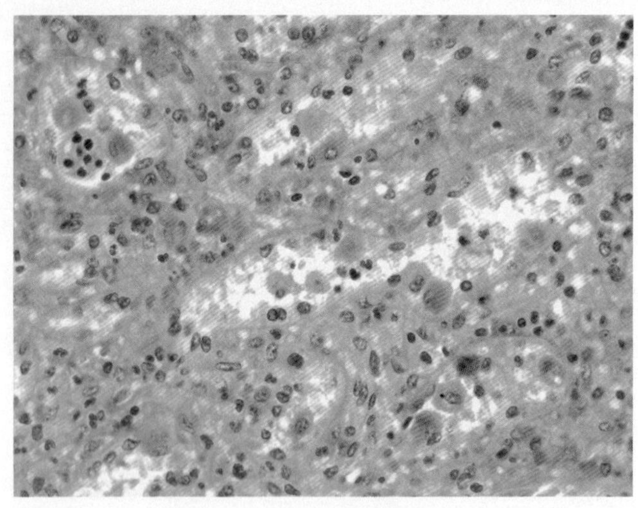

图51.6 噬血细胞综合征（HPS）。恶性肿瘤相关性HPS，扩大的脾窦内明显可见噬红细胞和噬淋巴细胞现象

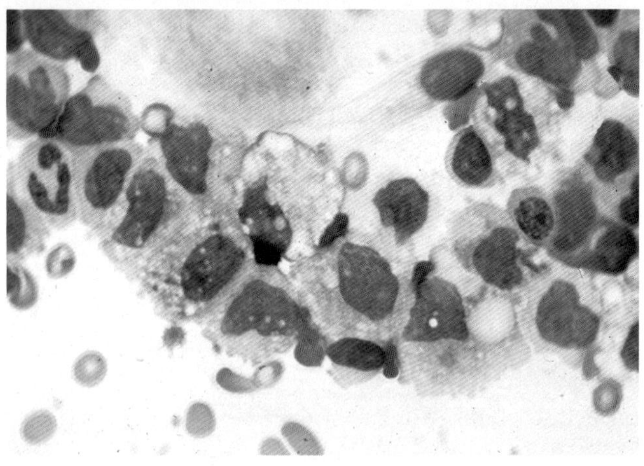

图51.7 噬血细胞综合征（HPS）。病毒相关性HPS，骨髓穿刺涂片显示吞噬红细胞和核碎片的组织细胞

51.2.2.6 免疫表型

文献中仅对少数患者研究了免疫表型[35,75,78]。在大多数研究证实病原体为EBV。非典型淋巴细胞是急性EBV感染的标志，是对EBV感染的正常反应，而在本病中缺乏或消失，表明活化$CD8^+$T细胞减少。在EBV相关HPS，$CD8^+$T细胞感染EBV；而在慢性EBV感染中$CD4^+$T细胞被感染，在急性传染性单核细胞增生症（IM）中B细胞被感染[79,80]。

51.2.2.7 遗传学

在继发性HPS的绝大多数病例中尚未发现相关的遗传学改变。该病可能与先天性或获得性免疫缺陷有关，尤其是X连锁的淋巴增殖性（XLP）综合征，该综合征的遗传性缺失对应于染色体Xq25[81]。新近已确定了该综合征的主要发病基因*SH2DIA*，它编码由128个氨基酸组成的蛋白，在T细胞的信号转导和活化中起作用[81-83]。X连锁的淋巴增殖性蛋白可能参与由急性EBV感染引起的$CD8^+$T细胞强烈细胞毒性调节。

51.2.2.8 临床经过

继发性HPS尚无特异性治疗。感染相关性HPS曾被混淆为恶性组织细胞增生症并用免疫抑制治疗，结果显然是有害的[84]。因此，临床症状符合感染相关性HPS的患者，在进行免疫抑制治疗之前应该彻底检查EBV、CMV、腺病毒等病毒感染的证据。有学者认为在EBV感染相关性HLH中，淋巴网状组织可被感染。在这种病例，试用抗病毒药物Acyclovir可能有益。对于淋巴瘤相关性HPS患者，重点针对淋巴瘤治疗。对于没有免疫缺陷或淋巴瘤等基础疾病的个体，如果能度过急性综合征，其预后良好[85]。

51.2.2.9 鉴别诊断

临床症状符合HPS的患者，首选的诊断方法是骨髓活检和骨髓穿刺。如果骨髓细胞稀少并且显示组织细胞浸润，可以诊断HPS。对于淋巴结增大患者，淋巴结活检显示淋巴细胞耗竭伴随组织细胞浸润并且显示噬血现象，提示HPS。注意，骨髓内组织细胞增生可能伴有骨髓细胞丰富，如慢性骨髓增殖性疾病或骨髓增生异常综合征（MDS），这种表现并不代表HPS。与此相似，反应性淋巴结可能显示窦组织细胞增生，偶见组织细胞的噬血现象。在缺少HLH临床特征的情况下，不应该做出该诊断。

原发性和继发性HPS的区分非常重要。FHLH的典型患者均为幼儿，而继发性HPS可见于所有年龄组（表51.1）。然而，大约50%的FHLH患者作为第一个先证者（译者注：家族中最先发现具有某一特定性状或疾病的个体）出现，其起病常常与病毒感染有关，使得两者难以鉴别。当确定HPS的诊断时，必须调查完整的遗传史，必须彻底检查病毒感染。如果无急性病毒感染证据或综合征持续存在，应分析穿孔素表达和NK细胞功能。如果T细胞表达穿孔素减少或缺失，应分析穿孔素基因或其他不常见突变（如*Munc13D*和*STX11*突变）。如果穿孔素表达正常，NK细胞的功能状态可用于鉴别FHLH和继发性HPS。在家族性病例，NK细胞的数量正常，但其功能缺失。继发性HPS患者的NK细胞功能可

表51.1 原发性和继发性HPS的鉴别诊断

特征	FHLH	继发性HPS
发病年龄	婴幼儿	通常为较年长成人
免疫缺陷	无	常有
发病因素	可被病毒感染触发	可被任何病原体、恶性疾病、移植物抗宿主病等触发
组织细胞	良性细胞学特征	良性细胞学特征
临床过程	进展性	若能消除潜在病因，本病可消退
家族性	有（常染色体隐性遗传）	无
穿孔素	无；穿孔素和其他基因突变（50%）	表达和基因正常
NK细胞	正常数量；无功能	正常或减少，相应功能正常或降低

注：FHLH,家族性噬血细胞性淋巴组织细胞增生症；HPS，噬血细胞综合征。

能减低，但这与NK细胞数目的减少以及CD8$^+$T细胞的增加相关[86]。通过*SH2DIA*基因测序，目前已能明确诊断X连锁的淋巴增殖性综合征。

由于继发性HPS可能与原有疾病（淋巴瘤或白血病）有关，因此应检查是否并发肿瘤。与T细胞淋巴瘤并存时，继发性HPS的表现可能使淋巴瘤的诊断难以确认。而且，T细胞淋巴瘤累及的淋巴结可有噬血现象，这种表现可能提示组织细胞肿瘤或恶性组织细胞增生症。对于后者，文献中报道的绝大多数病例实际上都是T细胞淋巴瘤伴HPS；因此，对组织细胞肿瘤或恶性组织细胞增生症的诊断应非常谨慎，必须完全排除T细胞淋巴瘤[64]。可通过免疫表型检测、克隆性研究以及细胞学特征的识别等途径鉴别上述病变。表51.1列举了诊断HPS的许多重要特征。

51.3 贮积病

贮积病是罕见遗传病，与特异性溶菌酶缺乏有关。许多贮积病病例中可见组织细胞浸润骨髓和其他组织。最为常见的贮积病是Neimann-Pick病（NPD）和Gaucher病，它们以大量组织细胞浸润为特征。Tangier病发病率很低，将做简要讨论。表51.2总结了这些疾病的特征。

表51.2 贮积病的特征

疾病	缺陷	临床症状	遗传和突变	种族	形态学	表型
NPD A型	酸性鞘磷脂酶缺乏	肝脾大、进行性神经症状、生长停滞	ASM R496L，L302P	Ashkenazi Jews	Niemann-Pick细胞：增大的巨噬细胞，胞质肿胀，充满空泡，空泡内含有鞘磷脂和胆固醇；通常大而圆，与胞质相比，核相对较小；胞质可被大空泡完全占据	由于胞质内脂质含量高，Niemann-Pick细胞呈Smith-Dietrich染色阳性
NPD B型	酸性鞘磷脂酶缺乏	浸润性肺疾病、进行性肝脾大（可导致肝硬化）	ASM H421Y，K576N，L137P，L549P，S379P，R441X，R474W，F480L，A196P，DeltaR608	沙特阿拉伯，土耳其，土耳其/巴西，英国，其他		
NPD C型	细胞内胆固醇运输缺陷	早期发病：发育迟滞、肝功能受损、神经变性症状；青少年发病：轻度发育迟滞、痴呆、慢性进行性CNS症状；成人发病：类似青少年发病；可有精神病	NPC1 NPC2	法国 西班牙		
Gaucher病1型	β-葡糖脑苷脂酶缺乏	肝脾大、病理性骨折、骨骼异常、骨髓受累	GBA突变>200种；N370S和L444P最常见	Ashkenazi Jews	巨噬细胞溶酶体内集聚的葡糖脑苷脂充满胞质，核偏位；巨噬细胞（Gaucher细胞）胞质呈特征性“皱纹纸样”，因溶酶体增大畸形所致	Gaucher细胞呈PAS阳性、酸性磷酸酶染色阳性、铁染色弥漫阳性
Gaucher病2型	β-葡糖脑苷脂酶缺乏	快速神经变性病程、骨髓受累、肝脾大、2年内死亡		无种族特异		
Gaucher病3型	β-葡糖脑苷脂酶缺乏	神经变性、肝脾大、骨髓受累		瑞典		
Tangier病	固醇运输缺乏	肝脾大、角膜混浊、周围神经病变、橙黄色扁桃体、动脉粥样硬化	ABCA1		组织内含脂巨噬细胞聚积为诊断线索，但无诊断特异性	

注：ASM，酸性神经鞘磷脂酶；CNS，中枢神经系统；NPD，Niemann-Pick 病。

51.3.1 Niemann-Pick病

51.3.1.1 定义

Niemann-Pick病（NPD）是一种常染色体隐性脂质贮积病，以神经鞘磷脂和胆固醇在单核巨噬系统细胞的溶酶体中积聚为特征。NPD分为两组不同的代谢疾病：一组由于*ASM*基因突变（NPD A和B型）；另一组由于*NPC1*或*NPC2*基因突变（NPD C型）。

51.3.1.2 病因学

NPD A和B型是由于原发性酸性鞘磷脂酶（ASM）活性缺失，因*ASM*基因突变所致[87]。*R608del*基因突变最常见，在NPD B型患者中尤为普遍[88-90]。*NPC1*或*NPC2*突变导致细胞内胆固醇由溶酶体运输至细胞质的缺陷是NPD C型的标志[91,92]。*NPC1*突变定位于染色体18q11，可发生于绝大多数患者（95%）[90,93,94]，而定位于14q24.3的*NPC2*突变很罕见[94,95]。

51.3.1.3 临床特征

NPD A型患者常出现在幼儿早期，临床表现包括肝脾大、发育迟滞，以及进展快速并可能致死的神经症候[89]。与之相反，NPD B型患者症状出现较晚，临床过程变化多样。常出现在年长儿童，伴有肝脾大，最终导致肝硬化和进行性肺疾病。致死不常见，但可发生于年轻成人[89]。这两型NPD的病情严重性及器官受累程度与残存ASM的活性有关。NPD A型患者的ASM活性几乎检测不到，而典型的NPD B型患者通常还具有ASM正常活性的10%~20%，可阻止神经症状的形成。NPD C型患者确诊时的年龄不定[93,96]。这三种临床表型列于表51.2，早期发病为进展型，青少年发病型以及成人发病型。*NPC1*突变与青少年发病型的关系最为密切[93,94]。

51.3.1.4 形态学

识别NPD的关键是特征性泡沫细胞（Niemann-Pick细胞），这是一种增大的巨噬细胞，其胞质肿胀，充满空泡，空泡内含有鞘磷脂和胆固醇（图51.8，图51.9）。Niemann-Pick细胞通常大而圆，具有一个相对于胞质来说较小的核。胞质可为颗粒状，或局部为空泡状，有时整个胞质完全被大空泡占据。由于胞质内脂

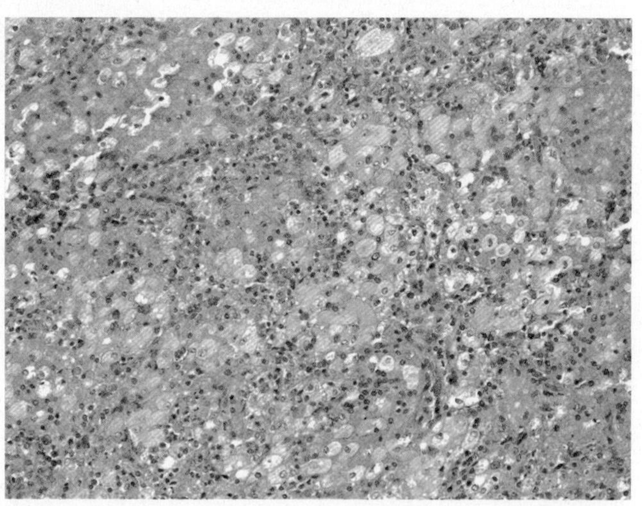

图51.8 Niemann-Pick病（NPD）患者的脾。显示泡沫细胞的聚集

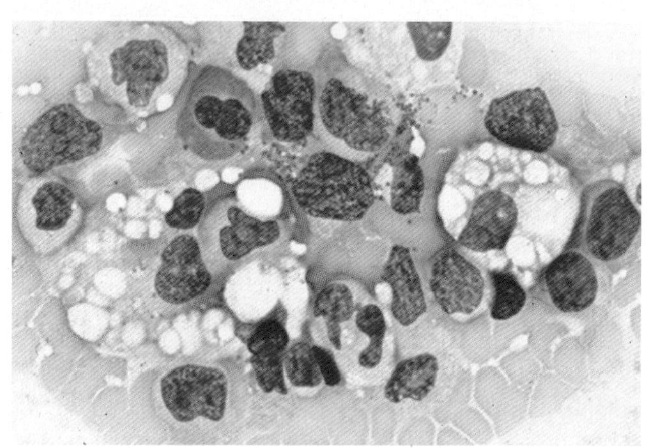

图51.9 Niemann-Pick病（NPD）。骨髓穿刺涂片显示组织细胞由于存在空泡而使胞质扩张，这是泡沫细胞（Niemann-Pick细胞）的特征

质含量高，Niemann-Pick细胞呈Smith-Dietrich染色阳性[97]。骨髓腔、脾红髓血窦或者肝实质血窦内出现泡沫细胞高度提示NPD，但不具有诊断特异性。在疾病晚期，泡沫细胞的聚集可取代受累器官的正常结构。对培养的皮肤纤维母细胞进行酶分析，显示ASM活性减低，可确诊为NPD A型或B型[87,98]。诊断NPD C型需要证实溶酶体内集聚未酯化胆固醇，并需要DNA突变分析[94,98]。

51.3.1.5 鉴别诊断

NPD的鉴别诊断包括任何可诱导组织细胞在组织内浸润和聚集的疾病，如LCH、感染性疾病、HPS和其他贮积病。高脂血症可导致脂质在组织细胞胞质内聚集，因此可类似于NPD；而肝脾大、骨髓浸润和白细胞内鞘磷脂酶活性减低可确定NPD的诊断。

51.3.2 Gaucher病

51.3.2.1 定义

Gaucher病是一种常染色体隐性遗传的脂质贮积性疾病，以网状内皮细胞内鞘糖脂的聚集为特征。根据是否存在神经症状，将Gaucher病分为三种临床亚型（表51.2）。

51.3.2.2 病因

Gaucher病是由于*GBA*基因的突变导致溶酶体酶酸性β-葡糖脑苷脂酶的缺乏而致病。迄今已报道超过200种突变[99,100]。然而，N370S和L444P是最常见突变，Ashkenazi Jews人种（起源于中欧和北欧的犹太人）等位基因突变占据绝大多数[101,102]。Gaucher病1型是最常见的溶酶体贮积症，好发于Ashkenazi Jews人种[103]。Gaucher病2型和3型无种族特异性，但Gaucher病3型的一种变异型（Norrbottnian型）在瑞典人中更为普遍[104]。

51.3.2.3 临床特征

Gaucher病1型发生于儿童或成人，主要累及外周器官，如肝、脾、骨骼肌和骨髓，无神经受累。Gaucher病2型和3型是神经性；Gaucher病2型起病急，在生后数年快速致死，而Gaucher病3型发病较晚，呈慢性渐进性病程[105]。

Gaucher病患者患癌风险升高，尤其是造血系统恶性肿瘤[106–108]。Shiran等[106]报道，Gaucher病罹患恶性血液病的风险增加14.7倍，患非血液系统恶性肿瘤的风险增加3.6倍。酶缺乏直接影响免疫调节以及对免疫系统的慢性刺激，导致肿瘤性克隆的演变，可以解释患癌风险增加的原因[106,107]。

目前用重组酶进行酶替代治疗，该方案对于减轻骨疼痛和肝脾大有效，但对于神经系统症状的作用有限[109,110]。

51.3.2.4 形态学

巨噬细胞溶酶体内集聚的葡糖脑苷脂充满胞质，使细胞核偏位（图51.10，图51.11）。这些巨噬细胞称为Gaucher细胞，是该病的病理学标志。Gaucher细胞的胞质具有特征性“皱纹纸样”形态，因溶酶体增大畸形所致。Gaucher细胞呈PAS阳性和酸性磷酸酶染色阳性[111]。与骨髓正常组织细胞相反，Gaucher细胞呈铁染色弥漫阳性；这可能由吞噬红细胞所致。组织细胞伴有弥漫性铁摄取提示Gaucher病，此时应该采取恰当的临床检查以排除本病[112]。主要通过骨髓组织切片中辨识Gaucher细胞从而确立诊断。然而，目前白细胞内β-葡糖脑苷脂酶活性酶检测以及遗传学分析被认为是诊断Gaucher病的“金标准”[113,114]。遗传学分析也可以用于识别杂合子携带者。

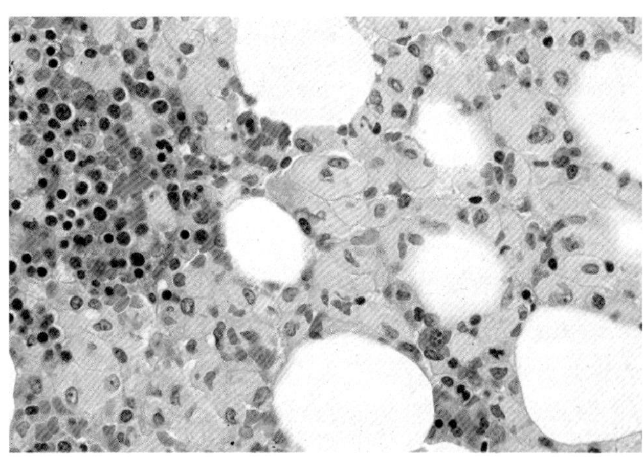

图51.10 Gaucher病的巨噬细胞溶酶体。骨髓活检显示穿插于造血细胞之间的Gaucher细胞

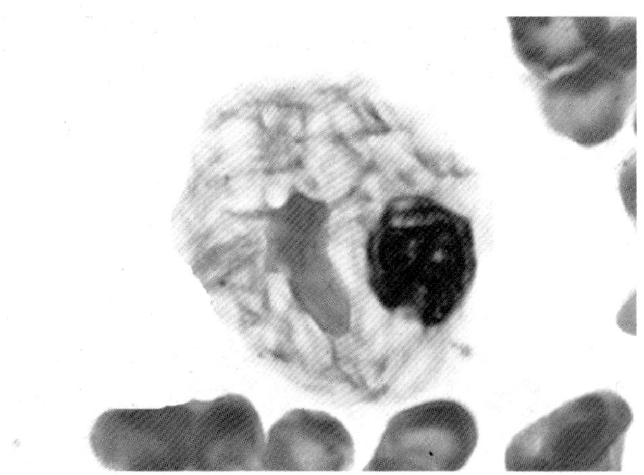

图51.11 Gaucher病的Gaucher细胞。Gaucher细胞具有特征性“皱纹纸样”胞质和偏位核

51.3.2.5 鉴别诊断

导致组织细胞在组织中聚集的其他疾病（如其他贮积病、HPS和LCH）均需要鉴别。Gaucher细胞可见于造血系统恶性病变患者的骨髓，尤其是慢性髓系白血病（CML）；在这些病例中，细胞更新率高并且细胞膜被吞噬，超出了溶酶体的正常功能[115]。在慢性特发性血小板减少性紫癜患者的脾红髓组织细胞可非常显著，与贮积病非常类似。然而，通过辨识特征性“皱纹纸样”

胞质的Gaucher细胞、具有典型的临床及实验室表现，可确定Gaucher病的诊断。

51.3.3 Tangier病

51.3.3.1 定义

Tangier病是一种罕见的常染色体隐性遗传病，以高密度脂蛋白的缺乏或严重不足以及组织巨噬细胞内固醇的集聚为特征（表51.2）。

51.3.3.2 病因

新近确认ATP结合盒转运体基因（ABCA1）的突变是Tangier病的病因之一[116,117]。ABCA1对于从组织中的巨噬细胞内清除过量的胆固醇是必不可少的[117]。

51.3.3.3 临床特征

Tangier病的主要症状包括周围神经病变、肝脾大、橙黄色扁桃体、角膜混浊和动脉硬化[116,118]。这些症状大多与固醇在组织中的沉积有关。血小板减少是另一个重要的临床表现，这是由于脾大对血小板贮存破坏所致。尽管几乎没有高密度脂蛋白，但文献中仅有44%患者并发冠状动脉疾病[119]，可能由于低密度脂蛋白也降低产生部分保护作用[116]。

51.3.3.4 形态学

充满脂质的巨噬细胞在组织中聚集为Tangier病提供了诊断线索，但不足以确定诊断（图51.12）。临床症状和高密度脂蛋白水平极低通常可以建立该诊断，并可通过发现*ABCA1*突变而证实。该病目前尚无有效的治疗方法。

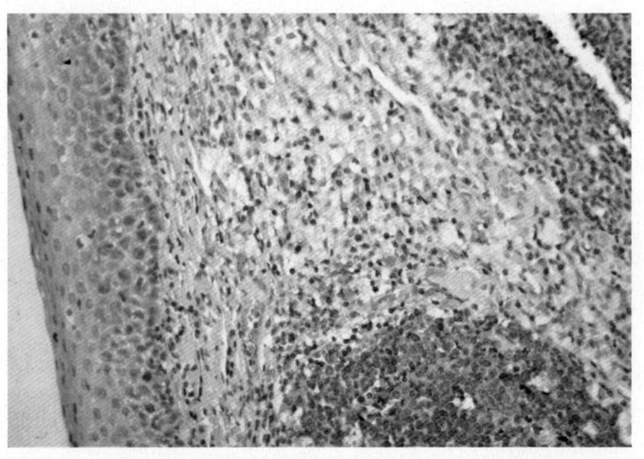

图51.12 Tangier病患者的扁桃体。显示成熟组织细胞的聚集，伴淋巴组织反应性增生

51.4 精华和陷阱

窦组织细胞增生伴巨淋巴结病（SHML，或Rosai–Dorfman病）

- 年轻患者，双侧颈部淋巴结增大；扩张淋巴窦内组织细胞呈S–100⁺、CD68⁺和CD1a⁻；以及自然进出，强烈提示SHML。

噬血细胞综合征（HPS）

- 原发性/继发性HPS的临床症状和形态学相似。仔细追查家族史、检测穿孔素表达以及NK细胞数量和功能，XLP和穿孔素基因测序可能为诊断必需。
- 在出现骨髓细胞稀少和组织细胞增生之前，感染相关性HPS可能首先表现为骨髓细胞丰富和淋巴结反应性增生。

贮积病

- 肝脾大和Niemann–Pick细胞浸润骨髓伴白细胞内鞘磷脂酶活性降低确诊Niemann–Pick病（NPD）。
- 辨识组织细胞铁摄取增加、骨髓或任何其他组织内“皱纹纸样”胞质（Gaucher细胞）伴白细胞内葡糖脑苷脂酶活性降低确诊Gaucher病。
- 类似Gaucher细胞的组织细胞可聚集于细胞更新率高的患者的骨髓内，如慢性髓系白血病（CML）。

（肖华亮 译）

参考文献

1. Favara BE, Feller AC, Pauli M, et al. Contemporary classification of histiocytic disorders. The WHO Committee on Histiocytic/Reticulum Cell Proliferations. Reclassification Working Group of the Histiocyte Society. *Med Pediatr Oncol.* 1997;29:157.
2. Jaffe R, Pileri SA, Facchetti F, et al. Histiocytic and dendritic cell neoplasms. In: Swerdlow SH, et al, eds. *WHO Classification of Tumors of Hematopoietic and Lymphoid Tissues.* Lyon, France: IARC Press; 2008:354-355.
3. Weiss LM. *Histiocytic and Dendritic Cell Proliferation.* In: Knowles DM, ed. *Neoplastic Hematopathology,* 3rd edition. Baltimore: Lippincott Williams & Wilkins, 2001.
4. Woodcock RJ Jr, Mandell JW, Lipper MH. Sinus histiocytosis (Rosai-Dorfman disease) of the suprasellar region: MR imaging findings—a case report. *Radiology.* 1999;213:808.
5. Kismet E, Köseoglu V, Atay A, et al. Sinus histiocytosis with massive lymphadenopathy in three brothers. *Pediatr Int.* 2005;47:473.
6. Maric I, Pittaluga S, Dale JK, et al. Histologic features of sinus histiocytosis with massive lymphadenopathy in patients with autoimmune lymphoproliferative syndrome. *Am J Surg Pathol.* 2005; 29:903.
7. Paulli M, Bergamaschi G, Tonon L, et al. Evidence for a polyclonal nature of the cell infiltrate in sinus histiocytosis with massive lymphadenopathy (Rosai-Dorfman disease). *Br J Haematol.* 1995; 91:415.
8. Sullivan J, Woda BA. Lymphohistiocytic disorders. In: Nathan D, Orkin S, Ginsburg D, Look T, eds. *Hematology of Infancy and Childhood,* 6th edition, vol 2. Philadelphia: WB Saunders; 2003:1386.
9. Cline MJ. Histiocytes and histiocytosis. *Blood.* 1994;84:2840.
10. Foucar E, Rosai J, Dorfman R. Sinus histiocytosis with massive lymphadenopathy (Rosai-Dorfman disease): review of the entity. *Semin Diagn Pathol.* 1990;7:19.
11. Middel P, Hemmerlein B, Fayyazi A, et al. Sinus histiocytosis with massive lymphadenopathy: evidence for its relationship to macrophages and for a cytokine-related disorder. *Histopathology.* 1999; 35:525.
12. Lu D, Estalilla OC, Manning JT Jr, et al. Sinus histiocytosis with massive lymphadenopathy and malignant lymphoma involving the same lymph node: a report of 4 cases and review of the literature. *Mod Pathol.* 2000;13:414.
13. Ortiz-Hidalgo C, Cuesta-Mejias TC, Ochoa-Ochoa C, et al. Rosai-Dorfman disease limited to the skin. Four case reports. *Gac Med Mex.* 2003;139:1.
14. Pulsoni A, Anghel G, Falcucci P, et al. Treatment of sinus histiocytosis with massive lymphadenopathy (Rosai-Dorfman disease): report of a case and literature review. *Am J Hematol.* 2002;69:67.
15. Goel MM, Agarwal PK, Agarwal S. Primary Rosai-Dorfman disease of bone without lymphadenopathy diagnosed by fine needle aspiration cytology. A case report. *Acta Cytol.* 2003;47:1119.
16. Norman L, Bateman AC, Watters GW, et al. Rosai-Dorfman disease presenting as a parotid mass. *J Laryngol Otol.* 1997;111:1091.
17. Ng SB, Tan LH, Tan PH. Rosai-Dorfman disease of the breast: a mimic of breast malignancy. *Pathology.* 2000;32:10.
18. Esquivel J, Krishnan J, Jundi M, et al. Rosai-Dorfman disease (sinus histiocytosis with massive lymphadenopathy) of the pancreas: first case report. *Hepatogastroenterology.* 1999;46:1202.

19. Eisen RN, Buckley PJ, Rosai J. Immunophenotypic characterization of sinus histiocytosis with massive lymphadenopathy (Rosai-Dorfman disease). *Semin Diagn Pathol.* 1990;7:74.
20. Paulli M, Feller AC, Boveri E, et al. Cathepsin D and E co-expression in sinus histiocytosis with massive lymphadenopathy (Rosai-Dorfman disease) and Langerhans' cell histiocytosis: further evidences of a phenotypic overlap between these histiocytic disorders. *Virchows Arch.* 1994;424:601.
21. Foucar E, Rosai J, Dorfman RF. Sinus histiocytosis with massive lymphadenopathy. An analysis of 14 deaths occurring in a patient registry. *Cancer.* 1984;54:1834.
22. Deshpande AH, Nayak S, Munshi MM. Cytology of sinus histiocytosis with massive lymphadenopathy (Rosai-Dorfman disease). *Diagn Cytopathol.* 2000;22:181.
23. McMahon HE, Bedizel M, Ellis CA. Familial erythrophagocytic lymphohistiocytosis. *Pediatrics.* 1963;32:868.
24. Arico M, Janka G, Fischer A, et al. Hemophagocytic lymphohistiocytosis. Report of 122 children from the International Registry. *Leukemia.* 1996;10:197.
25. Janka GE. Hemophagocytic syndromes. *Blood Rev.* 2007;21:245.
26. Feldmann J, Callebaut I, Raposo G, et al. Munc13-4 is essential for cytolytic granules fusion and is mutated in a form of familial hemophagocytic lymphohistiocytosis (FHL3). *Cell.* 2003;115:461.
27. Zur Stadt U, Schmidt S, Kasper B, et al. Linkage of familial hemophagocytic lymphohistiocytosis (FHL) type-4 to chromosome 6q24 and identification of mutations in syntaxin 11. *Hum Mol Genet.* 2005;14:827.
28. Jordan MB, Hildeman D, Kappler J, et al. An animal model of hemophagocytic lymphohistiocytosis (HLH): CD8+ T cells and interferon gamma are essential for the disorder. *Blood.* 2004;104:735.
29. Perez N, Virelizier JL, Arenzana-Seisdedos F, et al. Impaired natural killer activity in lymphohistiocytosis syndrome. *J Pediatr.* 1984;104:569.
30. Stark B, Cohen IJ, Pecht M, et al. Immunologic dysregulation in a patient with familial hemophagocytic lymphohistiocytosis. *Cancer.* 1987;60:2639.
31. Ohga S, Matsuzaki A, Nishizaki M, et al. Inflammatory cytokines in virus-associated hemophagocytic syndrome. Interferon-gamma as a sensitive indicator of disease activity. *Am J Pediatr Hematol Oncol.* 1993;15:291.
32. Stepp SE, Dufourcq-Lagelouse R, Le Deist F, et al. Perforin gene defects in familial hemophagocytic lymphohistiocytosis. *Science.* 1999;286:1957.
32a. Henter JI, Horne A, Arico M, et al. HLH-2004: Diagnostic and therapeutic guidelines for hemophagocytic lymphohistiocytosis. *Pediatr Blood Cancer.* 2007;48:124-131.
32b. Allen CE, Yu X, Kozinetz CA, McCain KL. Highly elevated ferritin levels and the diagnosis of hemophagocytic lymphohistiocytosis. *Pediatr Blood Cancer.* 2008;50:1227-1235.
33. Henter JI, Elinder G, Soder O, et al. Incidence in Sweden and clinical features of familial hemophagocytic lymphohistiocytosis. *Acta Paediatr Scand.* 1991;80:428.
34. Favara BE. Hemophagocytic lymphohistiocytosis: a hemophagocytic syndrome. *Semin Diagn Pathol.* 1992;9:63.
35. Buckley PJ, O'Laughlin S, Komp DM. Histiocytes in familial and infection-induced idiopathic hemophagocytic syndromes may exhibit phenotypic differences. *Pediatr Pathol.* 1992;12:51.
36. Emminger W, Zlabinger GJ, Fritsch G, et al. CD14 (dim)/CD16 (bright) monocytes in hemophagocytic lymphohistiocytosis. *Eur J Immunol.* 2001;31:1716.
37. Kogawa K, Lee SM, Villanueva J, et al. Perforin expression in cytotoxic lymphocytes from patients with hemophagocytic lymphohistiocytosis and their family members. *Blood.* 2002;99:61.
38. Lipton JM, Westra S, Haverty CE, et al. Case records of the Massachusetts General Hospital. Weekly clinicopathological exercises. Case 28-2004. Newborn twins with thrombocytopenia, coagulation defects, and hepatosplenomegaly. *N Engl J Med.* 2004;351:1120.
39. Karandikar NJ, Kroft SH, Yegappan S, et al. Unusual immunophenotype of CD8+ T cells in familial hemophagocytic lymphohistiocytosis. *Blood.* 2004;104:2007.
40. Ohadi M, Lalloz MR, Sham P, et al. Localization of a gene for familial hemophagocytic lymphohistiocytosis at chromosome 9q21.3-22 by homozygosity mapping. *Am J Hum Genet.* 1999;64:165.
41. Dufourcq-Lagelouse R, Jabado N, De Deist F, et al. Linkage of familial hemophagocytic lymphohistiocytosis to 10q21-22 and evidence for heterogeneity. *Am J Hum Genet.* 1999;64:172.
42. Molleran Lee S, Villanueva J, Sumegi J, et al. Characterisation of diverse PRF1 mutations leading to decreased natural killer cell activity in North American families with haemophagocytic lymphohistiocytosis. *J Med Genet.* 2004;41:137.
43. Ambruso DR, Hays T, Zwartjes WJ, et al. Successful treatment of lymphohistiocytic reticulosis with phagocytosis with epipodophyllotoxin VP 16-2313. *Cancer.* 1980;45:2516.
44. Abella EM, Artrip J, Schultz K, et al. Treatment of familial erythrophagocytic lymphohistiocytosis with cyclosporine A. *J Pediatr.* 1997;130:467.
45. Komp DM, McNamara J, Buckley P. Elevated soluble interleukin-2 receptor in childhood hemophagocytic histiocytic syndromes. *Blood.* 1989;73:2128.
46. Blanche S, Caniglia M, Girault D, et al. Treatment of hemophagocytic lymphohistiocytosis with chemotherapy and bone marrow transplantation: a single-center study of 22 cases. *Blood.* 1991;78:51.
47. Henter JI, Samuelsson-Horne A, Arico M, et al. Treatment of hemophagocytic lymphohistiocytosis with HLH-94 immunochemotherapy and bone marrow transplantation. *Blood.* 2002;100:2367.
48. Billiau AD, Roskams T, Van Damme-Lombaerts R, et al. Macrophage activation syndrome: characteristic findings on liver biopsy illustrating the key role of activated, IFN-γ-producing lymphocytes and IL-6- and TNF-α-producing macrophages. *Blood.* 2005;105:1648.
49. Ramanan AV, Schneider R. Macrophage activation syndrome—what's in a name! *J Rheumatol.* 2003;30:2513.
50. Rubin CM, Burke BA, McKenna RW, et al. The accelerated phase of Chediak-Higashi syndrome. An expression of the virus-associated hemophagocytic syndrome? *Cancer.* 1985;56:524.
51. Risdall RJ, McKenna RW, Nesbit ME, et al. Virus-associated hemophagocytic syndrome: a benign histiocytic proliferation distinct from malignant histiocytosis. *Cancer.* 1979;44:993.
52. Reinder AP, Spivak JL. Hematophagic histiocytosis. A report of 23 new patients and a review of the literature. *Medicine (Baltimore).* 1988;67:369.
53. Ina S, Tani M, Takifuji K, et al. Virus-associated hemophagocytic syndrome and hemorrhagic jejunal ulcer caused by cytomegalovirus infection in a non-compromised host; case report of unusual entity. *Hepatogastroenterology.* 2004;51:491.
54. Castilletti C, Preziosi R, Bernardini G, et al. Hemophagocytic syndrome in a patient with acute human immunodeficiency virus infection. *Clin Infect Dis.* 2004;38:1792.
55. Hermann J, Steinbach D, Lengemann J, et al. Parvovirus B19 associated hemophagocytic syndrome in a patient with hereditary spherocytosis. *Klin Pediatr.* 2003;215:270.
56. Seidel MG, Kastner U, Minkov M, et al. IVIG treatment of adenovirus infection-associated macrophage activation syndrome in a two-year-old boy: case report and review of the literature. *Pediatr Hematol Oncol.* 2003;20:445.
57. Chinen K, Ohkura Y, Matsubara O, et al. Hemophagocytic syndrome associated with clostridial infection in a pancreatic carcinoma patient. *Pathol Res Pract.* 2004;200:241.
58. Caksen H, Akbayram S, Oner AF, et al. A case of typhoid fever associated with hemophagocytic syndrome. *J Emerg Med.* 2003;25:321.
59. El Khoury N, Lassoued K, Pelle G, et al. Hemophagocytosis associated with an *Escherichia coli* sepsis: a case report. *Rev Med Interne.* 2003;24:688.
60. Chien CC, Chiou TJ, Lee MY, et al. Tuberculosis-associated hemophagocytic syndrome in a hemodialysis patient with protracted fever. *Int J Hematol.* 2004;79:334.
61. Abdelkefi A, Ben Othman T, Torjman L, et al. *Plasmodium falciparum* causing hemophagocytic syndrome after allogeneic blood stem cell transplantation. *Hematol J.* 2004;5:449.
62. Masri K, Mahon N, Rosario A, et al. Reactive hemophagocytic syndrome associated with disseminated histoplasmosis in a heart transplant recipient. *J Heart Lung Transplant.* 2003;22:487.
63. Kocak N, Eren M, Yuce A, et al. Hemophagocytic syndrome associated with visceral leishmaniasis. *Indian Pediatr.* 2004;41:605.
64. Falini B, Pileri S, De Solas I, et al. Peripheral T-cell lymphoma associated with hemophagocytic syndrome. *Blood.* 1990;75:434.
65. Gonzalez CL, Medeiros LJ, Braziel RM, et al. T-cell lymphoma involving subcutaneous tissue. A clinicopathologic entity commonly associated with hemophagocytic syndrome. *Am J Surg Pathol.* 1991;15:17.
66. Cheung MM, Chan JK, Lau WH, et al. Primary non-Hodgkin's lymphoma of the nose and nasopharynx: clinical features, tumor immunophenotype, and treatment outcome in 113 patients. *J Clin Oncol.* 1998;16:70.
67. Hadchouel M, Prieur AM, Griscelli C. Acute hemorrhagic, hepatic, and neurologic manifestations in juvenile rheumatoid arthritis: possible relationship to drugs or infection. *J Pediatr.* 1985;106:561.
68. Tsuji T, Ohno S, Ishigatsubo Y. Liver manifestations in systemic lupus erythematosus: high incidence of hemophagocytic syndrome. *J Rheumatol.* 2002;29:1576.
69. Kobayashi I, Yamada M, Kawamura N, et al. Platelet-specific hemophagocytosis in a patient with juvenile dermatomyositis. *Acta Paediatr.* 2000;89:617.
70. Kaneko K, Takahashi K, Fujiwara S, et al. Kawasaki disease followed by haemophagocytic syndrome. *Eur J Pediatr.* 1998;157:610.
71. Sawhney S, Woo P, Murray KJ. Macrophage activation syndrome: a potentially fatal complication of rheumatic disorders. *Arch Dis Child.* 2001;85:421.
72. Ravelli A. Macrophage activation syndrome. *Curr Opin Rheumatol.* 2002;14:548.
73. Favara BE, Jaffe R, Egeler RM. Macrophage activation and hemophagocytic syndrome in Langerhans cell histiocytosis: report of 30 cases. *Pediatr Dev Pathol.* 2002;5:130.
74. Fujiwara F, Hibi S, Imashuku S. Hypercytokinemia in hemophagocytic syndrome. *Am J Pediatr Hematol Oncol.* 1993;15:92.
75. Sullivan JL, Woda BA, Herrod HG, et al. Epstein-Barr virus-associated hemophagocytic syndrome: virological and immunopathological studies. *Blood.* 1985;65:1097.
76. Daum GS, Sullivan JL, Ansell J, et al. Virus-associated hemophagocytic syndrome: identification of an immunoproliferative precursor lesion. *Hum Pathol.* 1987;18:1071.
77. Florena AM, Iannitto E, Quintini G, et al. Bone marrow biopsy in hemophagocytic syndrome. *Virchows Arch.* 2002;441:335.
78. McClain K, Gehrz R, Grierson H, et al. Virus-associated histiocytic proliferations in children. Frequent association with Epstein-Barr virus and congenital or acquired immunodeficiencies. *Am J Pediatr Hematol Oncol.* 1988;10:196.
79. Su IJ, Chen RL, Lin DT, et al. Epstein-Barr virus (EBV) infects T lymphocytes in childhood EBV-associated hemophagocytic syndrome in Taiwan. *Am J Pathol.* 1994;144:1219.
80. Kasahara Y, Yachie A. Cell type specific infection of Epstein-Barr virus (EBV) in EBV-associated hemophagocytic lymphohistiocytosis and chronic active EBV infection. *Crit Rev Oncol Hematol.* 2002;44:283.
81. Coffey AJ, Brooksbank RA, Brandau O, et al. Host response to EBV infection in X-linked lymphoproliferative disease results from mutations in an SH2-domain encoding gene. *Nat Genet.* 1998;20:129.
82. Sayos J, Wu C, Morra M, et al. The X-linked lymphoproliferative-disease gene product SAP regulates signals induced through the co-receptor SLAM. *Nature.* 1998;395:462.
83. Nichols KE, Harkin DP, Levitz S, et al. Inactivating mutations in an SH2 domain-encoding gene in X-linked lymphoproliferative syndrome. *Proc Natl Acad Sci U S A.* 1998;95:13765.
84. Dhote R, Simon J, Papo T, et al. Reactive hemophagocytic syndrome in adult systemic disease: report of twenty-six cases and literature review. *Arthritis Rheum.* 2003;49:633.
85. Takahashi N, Chubachi A, Kume M, et al. A clinical analysis of 52 adult patients with hemophagocytic syndrome: the prognostic significance of the underlying diseases. *Int J Hematol.* 2001;74:209.
86. Filipovich AH. Hemophagocytic lymphohistiocytosis: a lethal disorder of immune regulation. *J Pediatr.* 1997;130:337.
87. Kolodny EH. Niemann-Pick disease. *Curr Opin Hematol.* 2000;7:48.
88. Sikora J, Pavlu-Pereira H, Elleder M, et al. Seven novel acid sphingomyelinase gene mutations in Niemann-Pick type A and B patients. *Ann Hum Genet.* 2003;67:63.
89. Wasserstein MP, Larkin AE, Glass RB, et al. Growth restriction in children with type B Niemann-Pick disease. *J Pediatr.* 2003;142:424.

90. Schuchman EH, Miranda SR. Niemann-Pick disease: mutation update, genotype/phenotype correlations, and prospects for genetic testing. *Genet Test.* 1997;1:13.
91. Wojtanik KM, Liscum L. The transport of low-density lipoprotein-derived cholesterol to the plasma membrane is defective in NPC1 cells. *J Biol Chem.* 2003;278:14850.
92. Garver WS, Heidenreich RA. The Niemann-Pick C proteins and trafficking of cholesterol through the late endosomal/lysosomal system. *Curr Mol Med.* 2002;2:485.
93. Vanier MT, Millat G. Niemann-Pick disease type C. *Clin Genet.* 2003;64:269.
94. Imrie J, Vijayaraghaven S, Whitehouse C, et al. Niemann-Pick disease type C in adults. *J Inherit Metab Dis.* 2002;25:491.
95. Millat G, Chikh K, Naureckiene S, et al. Niemann-Pick disease type C: spectrum of HE1 mutations and genotype/phenotype correlations in the NPC2 group. *Am J Hum Genet.* 2001;69:1013.
96. Schneider AR, Stichling F, Hoffmann M, et al. Hepatosplenomegaly and progressive neurological symptoms—late manifestation of Niemann-Pick disease type C—a case report. *Z Gastroenterol.* 2001;39:971.
97. Bazhenov EL, Terekhov VZ, Fadeev AI. Infantile type of Niemann-Pick disease with developmental defects of the central nervous system. *Arkh Patol.* 1988;50:59.
98. Philit JB, Queffeulou G, Walker F, et al. Membranoproliferative glomerulonephritis type II and Niemann-Pick disease type C. *Nephrol Dial Transplant.* 2002;17:1829.
99. Brautbar A, Elstein D, Abrahamov A, et al. The 1604A (R496H) mutation in Gaucher disease: genotype/phenotype correlation. *Blood Cells Mol Dis.* 2003;31:187.
100. Tayebi N, Walker J, Stubblefield B, et al. Gaucher disease with parkinsonian manifestations: does glucocerebrosidase deficiency contribute to a vulnerability to parkinsonism? *Mol Genet Metab.* 2003;79:104.
101. Elstein D, Abrahamov A, Dweck A, et al. Gaucher disease: pediatric concerns. *Paediatr Drugs.* 2002;4:417.
102. Rodriguez-Mari A, Diaz-Font A, Chabas A, et al. New insights into the origin of the Gaucher disease-causing mutation N370S: extended haplotype analysis using the 5GC3.2, 5470 G/A, and ITG6.2 polymorphisms. *Blood Cells Mol Dis.* 2001;27:950.
103. Charrow J, Andersson HC, Kaplan P, et al. The Gaucher registry: demographics and disease characteristics of 1698 patients with Gaucher disease. *Arch Intern Med.* 2000;160:2835.
104. Dahl N, Hillborg PO, Olofsson A. Gaucher disease (Norrbottnian type III): probable founders identified by genealogical and molecular studies. *Hum Genet.* 1993;92:513.
105. Niederau C, Haussinger D. Gaucher's disease: a review for the internist and hepatologist. *Hepatogastroenterology.* 2000;47:984.
106. Shiran A, Brenner B, Laor A, et al. Increased risk of cancer in patients with Gaucher disease. *Cancer.* 1993;72:219.
107. Bertram HC, Eldibany M, Padgett J, et al. Splenic lymphoma arising in a patient with Gaucher disease. A case report and review of the literature. *Arch Pathol Lab Med.* 2003;127:242.
108. Bohm P, Kunz W, Horny HP, et al. Adult Gaucher disease in association with primary malignant bone tumors. *Cancer.* 2001;91:457.
109. Grabowski GA, Hopkin RJ. Enzyme therapy for lysosomal storage disease: principles, practice, and prospects. *Annu Rev Genomics Hum Genet.* 2003;4:403.
110. Zimran A, Elstein D. Gaucher disease and the clinical experience with substrate reduction therapy. *Philos Trans R Soc Lond B Biol Sci.* 2003;358:961.
111. Ortiz J, Fernandez D, Bullon A. Gaucher's disease: morphological findings in a case studied with fine needle aspiration. *Cytopathology.* 2002;13:371.
112. Weisberger J, Emmons F, Gorczyca W. Cytochemical diagnosis of Gaucher's disease by iron stain. *Br J Haematol.* 2004;124:696.
113. Levin M, Pleskova I, Pastores GM. Gaucher disease: genetics, diagnosis and management. *Drugs Today (Barc).* 2001;37:257.
114. Chen M, Wang J. Gaucher disease: review of the literature. *Arch Pathol Lab Med.* 2008;132:851.
115. Kelsey PR, Geary CG. Sea-blue histiocytes and Gaucher cells in bone marrow of patients with chronic myeloid leukemia. *J Clin Pathol.* 1988;41:960.
116. Oram JF. Tangier disease and ABCA1. *Biochim Biophys Acta.* 2000;1529:321.
117. Oram JF. Molecular basis of cholesterol homeostasis: lessons from Tangier disease and ABCA1. *Trends Mol Med.* 2002;8:168.
118. Zuchner S, Sperfeld AD, Senderek J, et al. A novel nonsense mutation in the ABC1 gene causes a severe syringomyelia-like phenotype of Tangier disease. *Brain.* 2003;126:920. Erratum in: Brain. 2003;126:2115.
119. Bertolini S, Pisciotta L, Seri M, et al. A point mutation in ABC1 gene in a patient with severe premature coronary heart disease and mild clinical phenotype of Tangier disease. *Atherosclerosis.* 2001;154:599.

第52章

Langerhans细胞组织细胞增生症和Langerhans细胞肉瘤

Ronald Jaffe

章节目录

52.1 Langerhans细胞组织细胞增生症

52.1.1 定义

Langerhans细胞组织细胞增生症（LCH）旧称组织细胞增生症X，是一种局灶性、多灶性或播散性病变，通常表现为LCH细胞呈克隆性增生，肿瘤细胞表达CD1a、Langerin（CD207）和S-100蛋白，超微结构检查可见Birbeck颗粒[1]。

52.1.2 流行病学和病因学

LCH发病年龄分布广泛，从胎儿到老年人均可发病，但是1~3岁是发病高峰。年发病率约每百万人4.6人发病，男女之比为2∶1[2]。根据LCH恶性肿瘤登记数据库[3]，LCH与儿童恶性肿瘤、白血病和实体瘤相关。一些患者在放疗或化疗后进展为其他肿瘤。有些白血病［淋巴淋巴母细胞淋巴瘤（ALL）最常见］也可进展为LCH（包括播散性疾病）。

LCH成人患者的诊断病例数有所增加，男女发病比例相同。与儿童患者相比，尚未发现成人患者与恶性肿瘤相关[4]，病程也更长，但有学者认为这可能与成人患者治疗不足有关[5]。

LCH肿瘤细胞中尚未发现染色体异常和非整倍体，但偶有相反报道。在骨病变[6]和某些肺病变[7]中有肿瘤抑制基因的杂合性缺失，而全身性疾病比局灶性疾病具有更高的杂合性缺失率[8]。尚未证实病毒基因组的存在，但有学者提出可能存在EBV感染[9]。尚无明确证据表明LCH与免疫功能异常有关，但有学者注意到LCH患者中CD45 C77G多态性伴免疫功能改变的发生率有所增加[10]。LCH患者家族聚集倾向罕见，一些同卵双生的双胞胎可能同时患病；还可以见到兄弟姐妹和表亲家族患病，少数报道中子代和亲代均患病，因此，推测LCH可能与遗传因素相关[11]。

52.1.3 临床特点

Langerhans细胞家族疾病的临床表现多样。先天性LCH可以自愈，但是如果进展到多系统病变，预后往往较差[12]。即使不进行治疗，单一部位病变都表现良性；而多灶性病变往往病程更长、复发快并且常复发[13]，最终可能导致永久性损害。2岁以下儿童的多系统（播散性）病变可引起严重的器官损害，即使采取化疗方案，

简表52.1 Langerhans细胞组织细胞增生症（LCH）的主要诊断特征

- 体积大、卵圆形、大小10~25μm的非树突细胞
- 细胞核有核沟、折叠
- 细胞膜表达CD1a，细胞质和细胞膜表达Langerin（CD207），细胞核和细胞质表达S-100蛋白
- 电镜可见Birbeck颗粒

死亡率也高达约20%[14-17]。为了能够为患者选择更适合的治疗方案，可将LCH分为高危型和低危型两型。危险因素包括：累及肝、肺、造血系统、脾以及2岁以下[18]。

52.1.4 形态学

所有病变都要证实LCH细胞群才能诊断。肿瘤细胞一般较大（15~25μm），卵圆形，非“树突状”。细胞核具有特征性，呈复杂的皱褶模式，具有“咖啡豆样”核沟（简表52.1）。可以出现多少不等的具有LCH样核皱褶的双核或者多核细胞。染色质细腻，核仁不明显，胞质丰富，无颗粒。背景常有（但并非都有）嗜酸性粒细胞，有时嗜酸性粒细胞数目很多，形成含有Charcot-Leyden结晶的微脓肿。在LCH细胞病灶周围可见散在的小淋巴细胞，而活化淋巴细胞（特别是浆细胞）并非其特征所见。有时可见丰富的巨噬细胞，尤其是当病变出现坏死时。在骨病变和骨旁软组织病变内可见特别醒目的破骨细胞样巨细胞，也可见于皮肤和淋巴结病变内。巨细胞没有核皱褶特征。坏死区或骨折区通常出现中性粒细胞。罕见情况下，LCH细胞会呈现出欺骗性的梭形形态。

52.1.5 分级

LCH细胞核的形态学特点非常温和，并且形态一致，即使出现活跃的核分裂也是如此。但是如果出现明显的细胞学异型性，特别是发现非典型核分裂象时，就要怀疑Langerhans细胞肉瘤（LCS）的可能性。有些成人患者病变具有较强侵袭性，细胞多形性明显并且核分裂指数高，但不够肉瘤的诊断标准。

52.1.6 免疫表型

LCH[19]为临床表现各异的一组疾病：其中一部分为自限性，另一部分为侵袭性甚至致死。这些不同临床实体的共同特点是具有相同的病变细胞——LCH细胞，其表型非常类似皮肤Langerhans细胞[20]。皮肤Langerhans细胞与LCH细胞最明显的形态学差异是前者细胞形态呈树突状，而后者为卵圆形、无胞质突起[19]。只有证实LCH细胞具有特异性免疫表型〔CD1a、Langerin（CD207）[21-24]、细胞核或胞质S-100蛋白〕以及超微结构发现Birbeck颗粒才能完全可靠地诊断LCH（图52.1；简表52.1）。联合使用CD1a和langerin具有高度的诊断敏感性和特异性，因此超微结构不再是“诊断金标准”；如果CD1a和Langerin都不表达则诊断不可靠[25]。大多数孤立性病变的典型LCH细胞为一种不成熟树突细胞（图52.2），具有复杂的核形状，表达表面CD1a、Langerin、波形蛋白、胞质HLA-Ⅱ和核旁CD68，并且低表达fascin（图52.3）。表达表面CD4，弱表达或者不表达细胞质溶菌酶，不表达CD30或CD15。

这些病变是肿瘤性还是反应性，一直存在争议。大多数儿童患者为克隆性病变[26,27]，而大多数成年人的肺部病变则不然[28]。从各种临床实体分离的LCH细胞在体内仍有分化和成熟的能力，在LCH受累的淋巴结内有时可见这种现象。

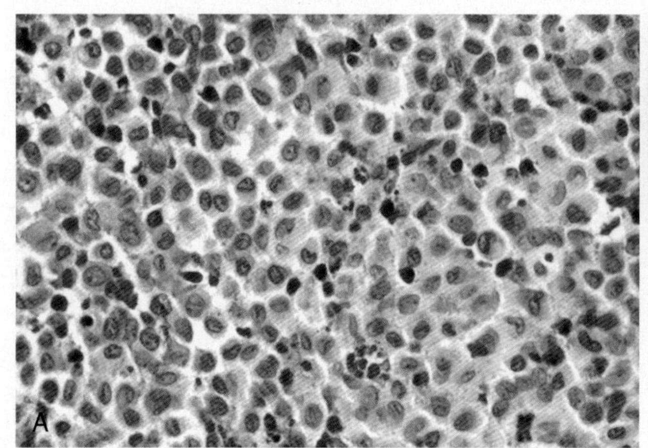

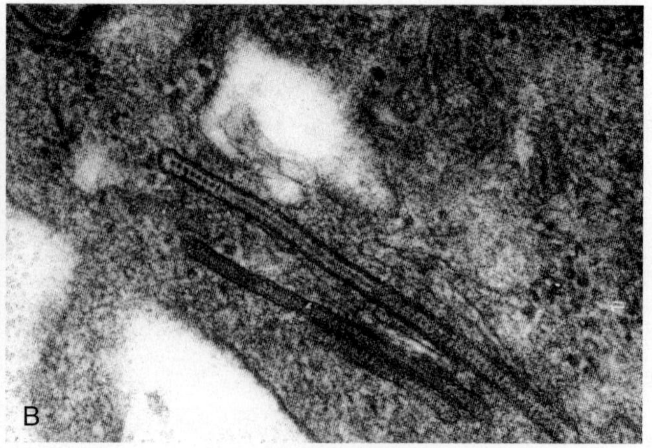

图52.1 软组织Langerhans细胞组织细胞增生症（LCH）。A. 低倍镜显示成片的软组织LCH细胞，具有核沟及核皱褶，胞质淡粉色，散在嗜酸性粒细胞。B. 电镜可见病变细胞有Birbeck颗粒，为五层结构，位于胞质周围，并有特征性“拉链状”结构。图中未显示其球状膨大的末端

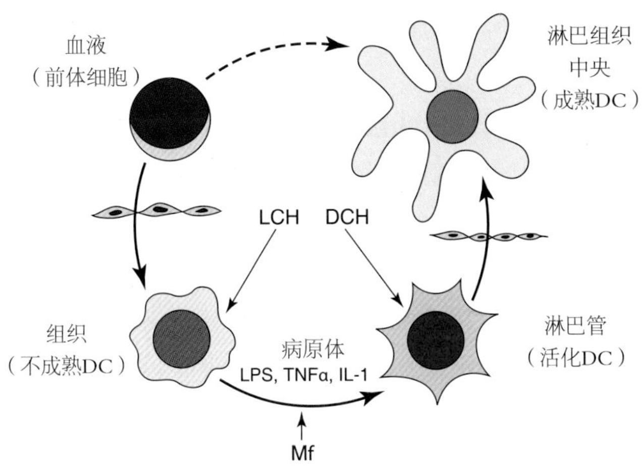

图52.2 树突细胞循环。骨髓前体细胞在血液中循环，到达前哨淋巴结部位。不成熟树突细胞可被多种刺激而活化。受到刺激后，细胞向淋巴结中央迁徙，在淋巴结副皮质区的中央与T细胞聚集成簇，转变为成熟树突细胞。LCH的表型与组织中不成熟树突细胞相同，但在一定程度上保留分化成熟能力。DC：树突细胞；DCH：树突细胞组织细胞增生症（非Langerhans型，成熟表型）；IL-1：白介素-1；LPS：脂多糖；TNFα：肿瘤坏死因子-α

52.1.7 先天性Langerhans细胞疾病

Langerhans细胞疾病累及胎儿和胎盘血管的死胎病例罕见（图52.4），表现为胎儿水肿[30]。新生儿最常见的临床表现是皮肤丘疹，并有形成溃疡。这些病曾经称为先天性或自愈性网状组织细胞增生症或Hashimoto-Pritzker病，但这两个名称都并不太合适[31]。和LCH病变不同，Hashimoto和Pritzker[31]描述的孤立性先天性网状组织细胞瘤是一种不同病变，具有先天性疾病的部分新生儿具有进展性病程甚至死于该病[32,33]。患者皮肤病变可能少见，位于真皮深部，表皮不受累，而经典的LCH病变具有亲表皮性和表皮浸润。皮肤发生的先天性Langerhans细胞疾病具有CD1a$^+$和Langerin$^+$的Langerhans细胞，电镜下可见Birbeck颗粒。疾病可以数月后慢慢消退[21,34]，但可能发生皮肤复发或骨组织受累以及进展为多系统性病变[12,32,35]。鉴别诊断包括先天性网状组织细胞瘤。

52.1.8 局灶性疾病累及的部位

单个或少数、孤立性或局灶性Langerhans细胞病变（单一或多发性嗜酸性肉芽肿）最常见的累及部位包括骨和邻近软组织、淋巴结、肺和胸腺以及罕见累及甲状腺。皮肤很少表现为孤立性病灶，但它是多系统疾病的

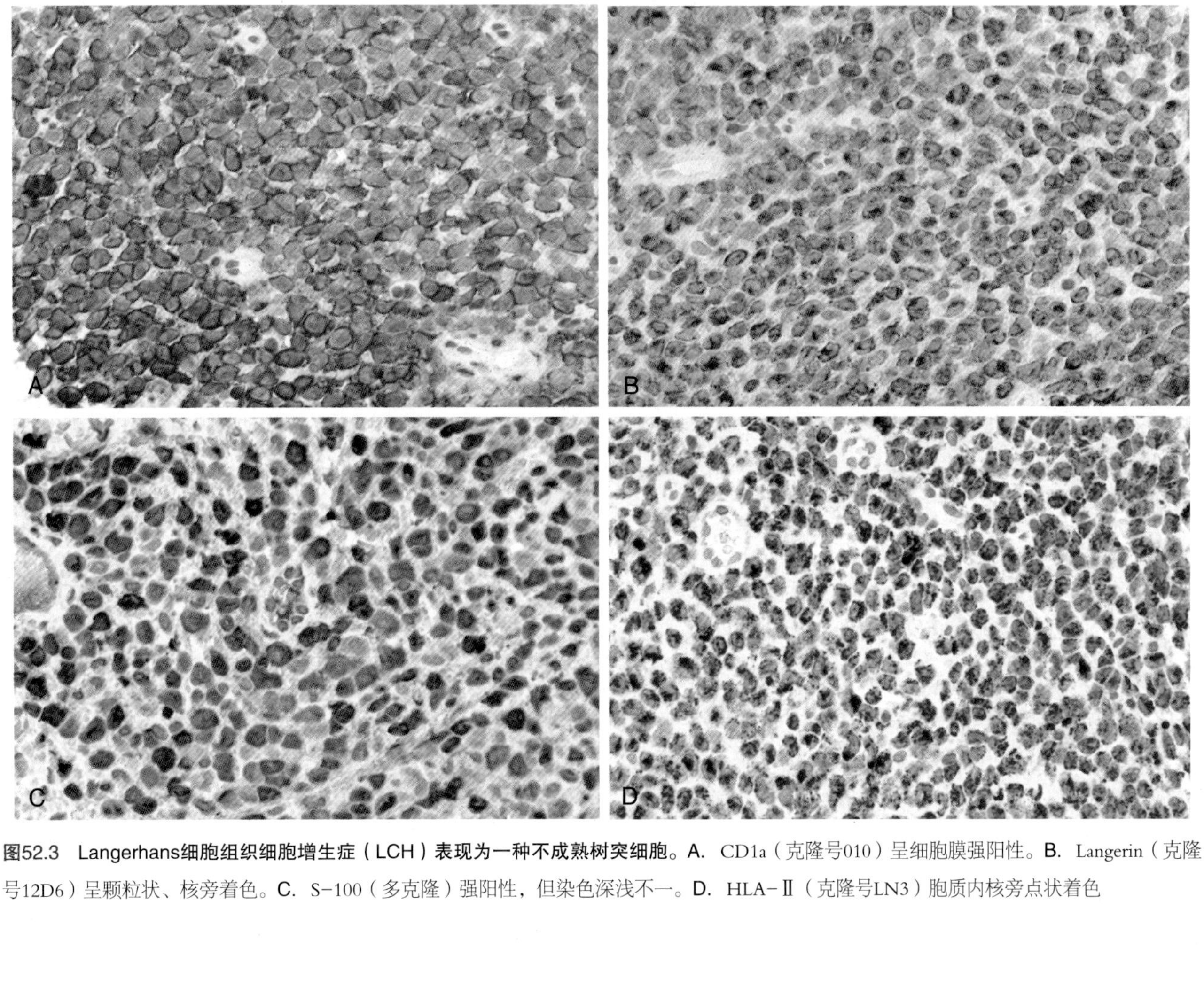

图52.3 Langerhans细胞组织细胞增生症（LCH）表现为一种不成熟树突细胞。A. CD1a（克隆号010）呈细胞膜强阳性。**B.** Langerin（克隆号12D6）呈颗粒状、核旁着色。**C.** S-100（多克隆）强阳性，但染色深浅不一。**D.** HLA-Ⅱ（克隆号LN3）胞质内核旁点状着色

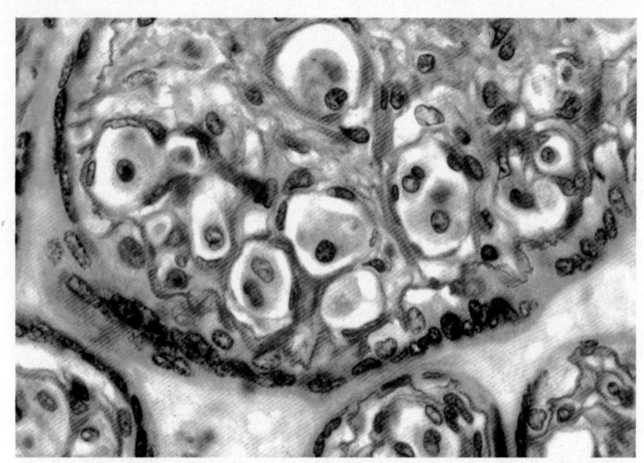

图52.4 死胎胎盘组织中充填的细胞具有Langerhans细胞组织细胞增生症（LCH）的细胞学特征。有些病灶为自溶性组织细胞（PAS染色）

整合部分，将在下文讨论。基本诊断标准不会随病变部位而改变，但病变部位的特征可能导致诊断困难，因此将侧重讨论容易造成混淆的问题。

52.1.8.1 骨Langerhans细胞组织细胞增生症

颅骨，尤其颅顶骨和颞骨为最典型的发病部位。椎骨、颌骨、肋骨、盆骨和近心端的长骨也是典型累及部位，但是手足小骨则不然[36]。病变累及部位最常见临床表现是疼痛，累及眼眶可能表现为眼球突出；如果累及颞骨则可能表现为慢性耳炎或乳突炎；伴有椎骨破坏时会有独特的临床表现；而牙齿松动往往提示病变累及颌骨[17]。

X线平片仍然是最基本的影像学检查方法，是骨病变鉴别诊断的基本方法之一。病变表现为发展迅速的溶骨性破坏，边界模糊；疾病后期或恢复期可有较清楚的硬化缘（图52.5）[36]。恢复期病变发生硬化、病灶边缘消失，骨结构最终完全重建。病变早期由于病灶边缘模

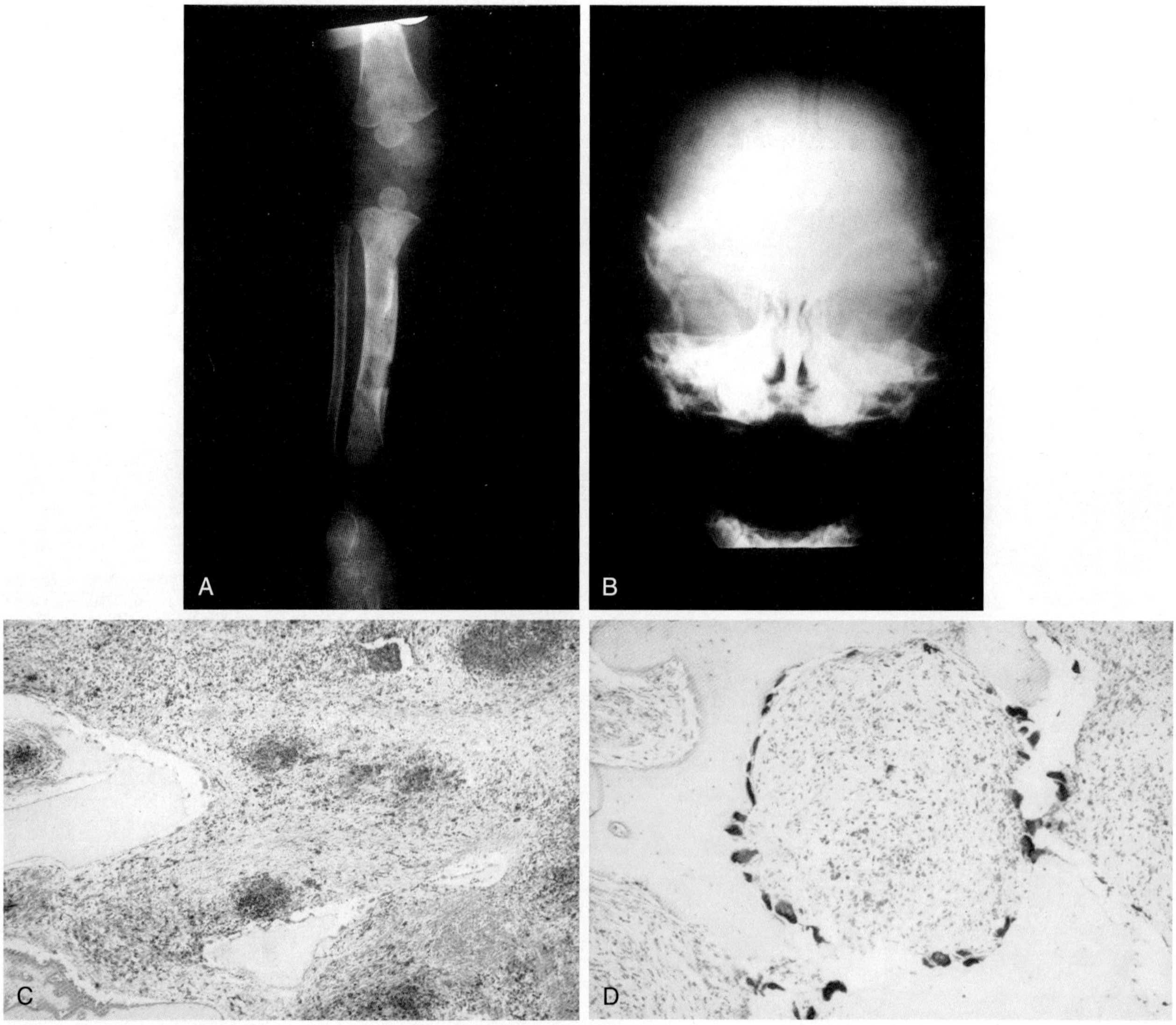

图52.5 骨Langerhans细胞组织细胞增生症（LCH）。A和B．下肢骨（A）和头颅骨（B）有大量的溶骨性病变。C．低倍镜下显示LCH细胞呈结节状聚集，并不直接接触骨组织（S-100免疫染色）。D．破骨活性超常很可能是骨质吸收的原因（CD68免疫染色）

糊，可能类似穿透性；并且病变总是骨皮质破坏并向软组织延伸，因此可能会怀疑侵袭性更强的病变。后期，由于病灶硬化，可能会怀疑较低级别病变，特别是慢性骨髓炎。Meyer和DeCamargo特别建议对患者进行多个部位影像学检查[36]。全身影像学检查是LCH患者临床分期的一部分。

诊断方式包括细针穿刺细胞学检查或活检；粗针穿刺活检或环钻活检；或开放活检。典型的嗜酸性粒细胞肉芽肿以卵圆形细胞为主，表达CD1a、Langerin和S-100，散在破骨细胞样巨细胞及数量不等的嗜酸性粒细胞、吞噬性巨噬细胞和T细胞。有时形态学以坏死、出血或嗜酸性"脓肿"为主。可用免疫细胞学或免疫组织学染色证实病变细胞表达CD1a，但是必须小心评价染色结果，其染色模式应为细胞膜着色。这些细胞也表达S-100，染色结果的判断不应受组织中S-100阳性软骨样成分的干扰。在早期颅骨、长骨、椎骨等部位的临床鉴别诊断包括高级别病变、Ewing肉瘤家族肿瘤、骨肉瘤、神经母细胞瘤和结核以及肌纤维瘤病，后者罕见并且仅见于儿童。在晚期和多器官累及的病变中，鉴别诊断更为复杂。活检标本中LCH细胞随着病变消退而消失，无法证实临床和影像学上可疑的病变。骨病变容易伴发病理性骨折、坏死和出血，病变愈合时会有大量黄色瘤样巨噬细胞成分而无法识别其中的LCH细胞，就可能与纤维组织细胞病变混淆。非复杂性LCH罕见浆细胞，但是晚期的复杂性LCH可有浆细胞，从而与慢性复发性多灶性骨髓炎难以鉴别甚至不能鉴别。骨的Rosai-Dorfman病是罕见的类似病变，它也表达S-100蛋白，但形态学和LCH不同。JXG及其成人对应病变（Erdheim-Chester病）也可累及骨，鉴别重点是它与LCH的表型不同。

单一骨病变只需要活检诊断和镇痛治疗，但临床实践中往往采取刮除术。一般认为非类固醇类抗炎药可促进病变愈合。有症状的病变或易损伤部位可用低剂量放疗或在病灶内注射类固醇[5,37]。

52.1.8.2 淋巴结Langerhans细胞组织细胞增生症

淋巴结可以是LCH所累及的唯一部位，也可能是更广泛的病变的一部分，伴发于邻近骨或皮肤病变[38]。临床表现为淋巴结无症状增大，最常见部位包括颈部、腹股沟、腋窝、纵隔及腹膜后淋巴结[21]。CT或MRI可显示淋巴结增大的范围，X线平片可显示骨受累病灶，用于临床分期。

病变内发现LCH细胞可确定诊断，但是淋巴结本身形态复杂，较难诊断。LCH累及淋巴结的病变模式主要是淋巴窦扩张，这是一项重要的诊断特征[38,39]。随着疾病进展，肿瘤细胞进入到副皮质区，淋巴滤泡不受影响。淋巴结被LCH完全代替时，淋巴结正常结构大部分消失，但仍能辨认髓窦结构。病变几乎全部由单纯的LCH细胞群组成，但其表型有所变化，类似外周Langerhans细胞的正常成熟、分化和迁移。窦内细胞具有经典的LCH细胞的表型特点，高表达表面CD1a和langerin。相比之下，一部分副皮质区细胞CD1a和langerin表达缺失，细胞体积较大，表面型HLA-Ⅱ分子高表达（图52.6）。还有一部分细胞特点介于两者之间。如果使用Langerin替代CD1a就要仔细解释染色结果，因为在髓窦本身就有一些langerin阳性而$CD1a^-$细胞存在[23]。

还可见数量不等的嗜酸性粒细胞、巨噬细胞、巨细胞、坏死区和含铁血黄素。有时淋巴结内含铁血黄素极多，掩盖LCH病变（图52.7）。

目前尚未发现有助于判断预后的组织学特征。LCH细胞增殖指数高，阳性率约2%~48%[21]。

还有一种少见的形式，是淋巴结被上皮样肉芽肿性病变所取代，其中的组织细胞高表达CD1a（图52.7）。这种现象仅见于腹部淋巴结，并且其他部位未发现LCH病变，因此，还不确定这种改变是否代表真正的LCH[38]。在多灶性或播散性LCH有时可见巨噬细胞活化或吞噬红细胞现象，这种巨噬细胞组织细胞增生症可能掩盖LCH。

大多数病例需要淋巴结活检以明确诊断，并且要求淋巴结结构完整。病变细胞累及淋巴窦、具有LCH细胞表型，就可以确诊。明显存在两种细胞（$CD1a^+$窦内细胞和$CD1a^-$副皮质区细胞）可能会导致诊断困难。值得注意的是，所有LCH细胞都表达S-100。如果细针穿刺可以取到免疫表型和细胞学都典型的细胞，也可以作为一种诊断手段。由于LCH细胞并不全部表达CD1a而是呈不同比例阳性，因此细胞学诊断较复杂，往往需要结合病变部位、患病年龄以及其他可能因素全面考虑。同样，langerin也是仅表达于一部分病变细胞（图52.8）。解释穿刺细胞学的免疫染色结果时，应牢记上述特征；

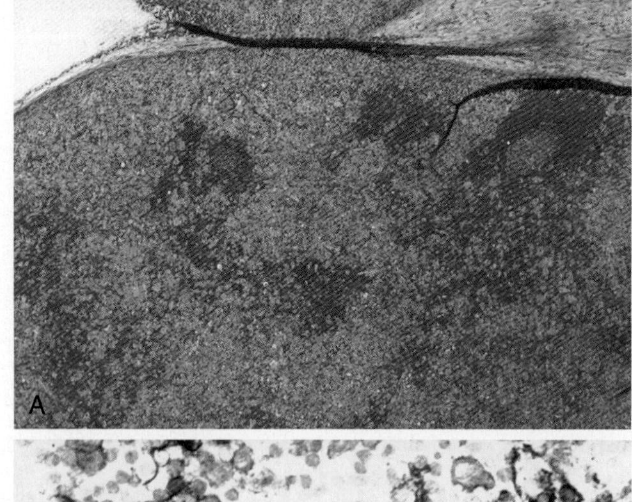

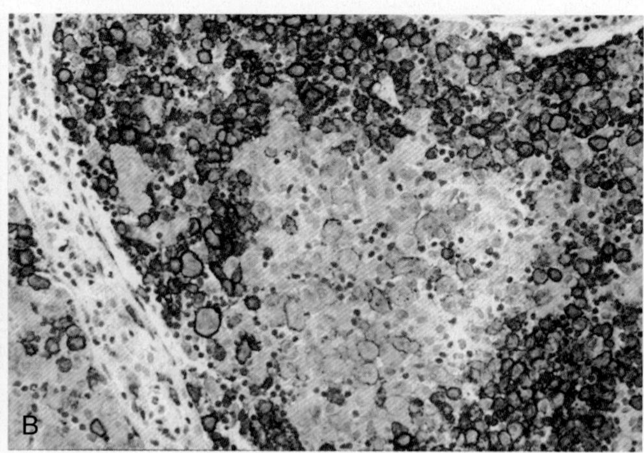

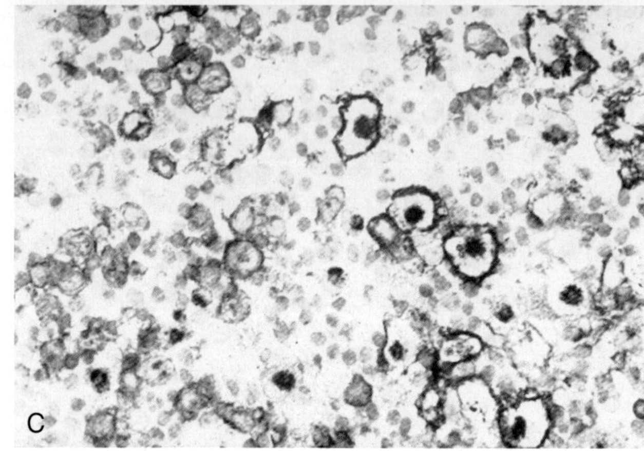

图52.6 淋巴结Langerhans细胞组织细胞增生症（LCH）。A. 淋巴结大部分被LCH细胞所代替，淋巴滤泡未累及。B. 淋巴窦内可见CD1a强阳性肿瘤细胞，而副皮质区LCH累及者呈CD1a低表达或不表达。C. 副皮质区较大细胞表达HLA-Ⅱ增多，染色定位于细胞膜，核周胞质也明显着色。这些表现类似正常迁徙和成熟的表皮Langerhans细胞，但没有树突状形态，也没有聚集成簇的淋巴细胞（克隆号LN3）

具有典型细胞学表现和免疫细胞学结果者才能诊断；还要注意排除皮肤病性淋巴结增大。

虽然鉴别诊断范围广泛（表52.1），实际工作中鉴别要点主要是LCH和其他组织细胞丰富的病变，如皮肤病性淋巴结增大（图52.9）、Kikuchi病（组织细胞坏死性淋巴结炎）、肉芽肿性淋巴结增大（特别是猫抓病和弓形虫病），以及组织细胞丰富的恶性病变（如组织细胞丰富的ALCL和某些T细胞白血病）。淋巴结活检可以观察到结构的变化，有助于排除很多鉴别问题。而穿刺细胞学诊断需要非常小心。

偶有报道LCH和淋巴瘤发生在同一个淋巴结内。由于这些患者在发病时或随访中其他部位没有LCH，因此，这种现象最好当成局灶性Langerhans细胞增生，而不是LCH[41,42]。显微切割研究发现这些病变为多克隆性，也支持这种现象属于局灶性LCH细胞超常增生[43]。反应性增生的树突细胞可能类似LCH（图52.9）。LCH累及孤立性淋巴结时，与其他部位孤立性病灶一样，为自限性，或者仅需要用温和的治疗，消退后不留后遗症。

52.1.8.3 胸腺Langerhans细胞组织细胞增生症

孤立性LCH可累及胸腺局部或全部[44]，系统性LCH通常导致胸腺增大[45]。与累及胸腺的其他疾病（如HL，是LCH主要的鉴别诊断）一样，LCH累及到胸腺时，常常导致胸腺囊性变。识别LCH细胞（主要位于髓质）并证实其免疫表型可确定诊断。$CD1a^+$皮质胸腺细胞体积小并且细胞质稀少，不会造成诊断困难。细针穿刺细胞学诊断时需要注意，由于广泛出血、囊性变、坏死和黄色瘤样反应可能会掩盖病变细胞。在重症肌无力和其他病变中，小簇$CD1a^+$细胞不是LCH，最好考虑为是局灶Langerhans细胞增生。

52.1.8.4 甲状腺Langerhans细胞组织细胞增生症

局灶性LCH很少累及甲状腺[47]。针吸细胞学和活检诊断时，都需要识别LCH细胞并证实其免疫表型[48]。主要鉴别诊断为累及甲状腺的其他肉芽肿性病变，它们都不符合LCH的诊断标准。据报道，甲状腺乳头状癌可见反应性（树突状的）Langerhans细胞数目增多，细胞学诊断时应当注意这一特点。

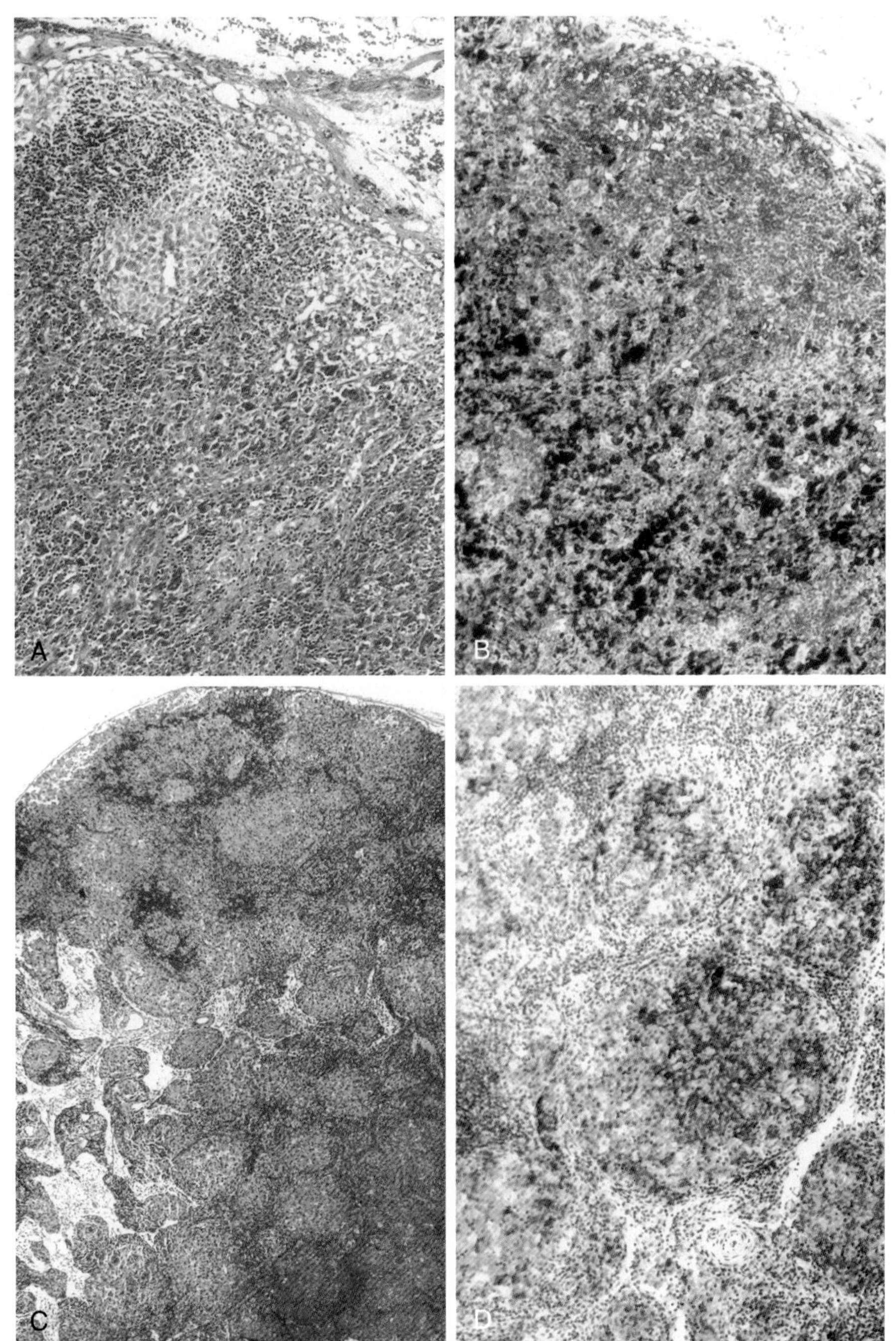

图52.7 淋巴结Langerhans细胞组织细胞增生症（LCH）。A. 明显的含铁血黄素沉着掩盖LCH。B. 窦内LCH细胞仍可见CD1a着色〔（CD1a免疫染色，用3-氨基9-乙基咔唑（AEC）代替DAB，含铁血黄素复染〕。C. 偶见腹腔淋巴结形成上皮样肉芽肿结构，可能不是真正的LCH。D. 组织细胞呈CD1a阳性

52.1.8.5 肺Langerhans细胞组织细胞增生症

幼儿播散性多脏器LCH可累及肺，但成人型肺LCH更加常见并且往往是单器官病变。大多数肺LCH患者（90%）是吸烟者[49]，而且吸烟使正常人肺内Langerhans细胞数目增多[50]。儿童期曾患LCH的患者在成年后吸烟可导致LCH迅速复发。

肺LCH罕见，但其发生率不明，其遗传学相关性也未知。吸烟者Langerhans细胞增生多为非克隆性，因此有学者认为属于反应性病变[28]。

临床表现包括干咳或呼吸困难，但许多患者无症状，1/3或更少患者可出现全身症状[49]。胸片显示肺间质有微小结节状或网状结节状浸润，大多数发生在肺中叶和上叶，呈双侧、对称性。可并发囊性变，甚至以囊性为主[48]。高分辨率CT可清楚地显示结节和囊性变[52]。

临床分期可能发现肺为单一发病部位，但成人患者可有其他部位病变，特别是骨病变。儿童患者的肺累及

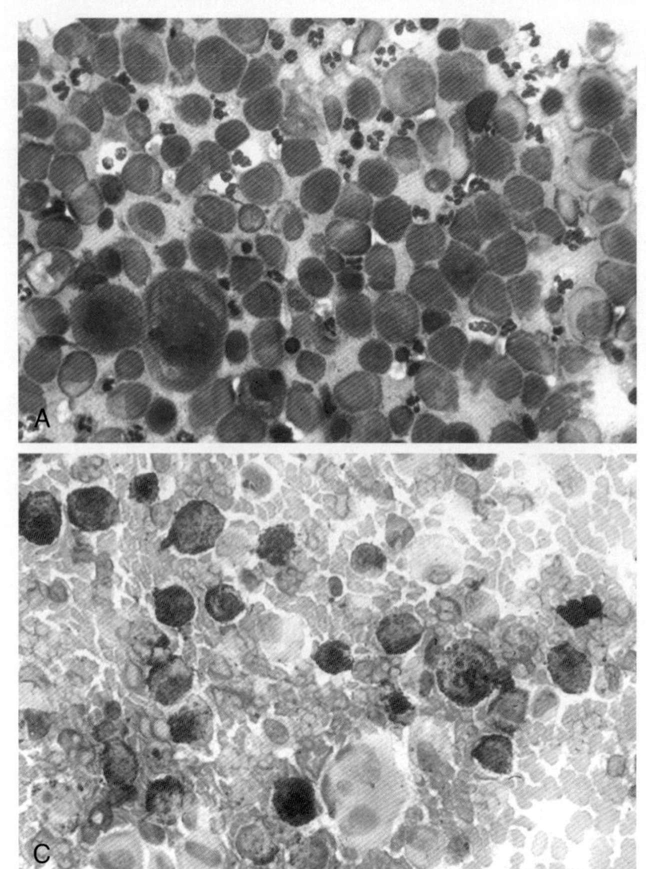
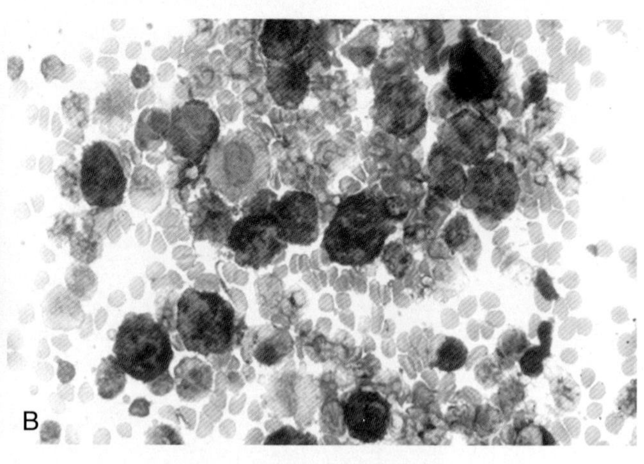

图52.8　Langerhans细胞组织细胞增生症（LCH）累及淋巴结，细针穿刺细胞学。A．细针穿刺细胞学涂片显示组织细胞群，散在巨细胞。B．绝大多数而并非全部病变细胞表达CD1a。C．较少病变细胞表达langerin（CD207）

表52.1　Langerhans细胞组织细胞增生症（LCH）的鉴别诊断

部位	病变	鉴别特征
皮肤	Langerhans细胞增生，许多皮肤病变	沿血管周围分布的树突细胞CD1a^{+}，Langerin^{-}。
	非Langerhans树突细胞病变（中间型细胞，不成熟树突细胞）	CD1a^{+}，缺乏Birbeck颗粒
	树突细胞组织细胞瘤（成熟）	CD1a^{-}，CD68^{+}，MHC Ⅱ类和fascin高表达，S-100^{+}
	JXG家族	S-100^{-}，ⅩⅢa因子$^{+}$，Fascin高表达
	网状组织细胞瘤	大细胞，PAS^{+}，CD68^{+}，CD1a^{-}，S-100^{-}
	Rosai-Dorfman病	大细胞，自然进出，CD1a^{-}，S-100^{+}，fascin高表达，CD68^{+}
淋巴结	树突细胞增生 皮肤病性淋巴结增大	淋巴窦不受累，fascin高表达，斑片状CD1a^{+}
	巨噬细胞组织细胞增生症 窦组织细胞增生症	CD1a^{-}，fascin^{+}，CD68^{+}
	富于组织细胞性淋巴瘤 PTCL和ALCL	CD68^{+}（空泡状），S-100^{-}，CD1a^{-}，证实特殊类型淋巴瘤
骨骼和软组织	慢性复发性骨髓炎，良性纤维黄色瘤样病变	出现浆细胞，CD1a^{-}，其他部位无LCH
脑	胞质丰富的占位性病变，包括横纹肌样肿瘤	CD1a^{-}，无Birbeck颗粒，可见其他神经性和间质性蛋白

注：ALCL，间变性大细胞淋巴瘤；MHC：主要组织相容性抗原复合物；JXG，幼年性黄色肉芽肿；PTCL，外周T细胞淋巴瘤。

病变几乎总是播散性病变的一部分。如果其他部位已有明确病变，那么通过高分辨率CT所见的典型表现可以推测肺病变的诊断[52]。

支气管肺泡灌洗液可用于免疫细胞学检查，结合典型X线特征进行诊断。尽管Langerhans细胞是许多肺间质性疾病和肺肿瘤的重要成分，如果儿童患者具备恰当的临床背景，那么支气管肺泡灌洗液中CD1a^{+}大细胞超过5%强力提示LCH[53]，但成人患者则不然，其敏感性

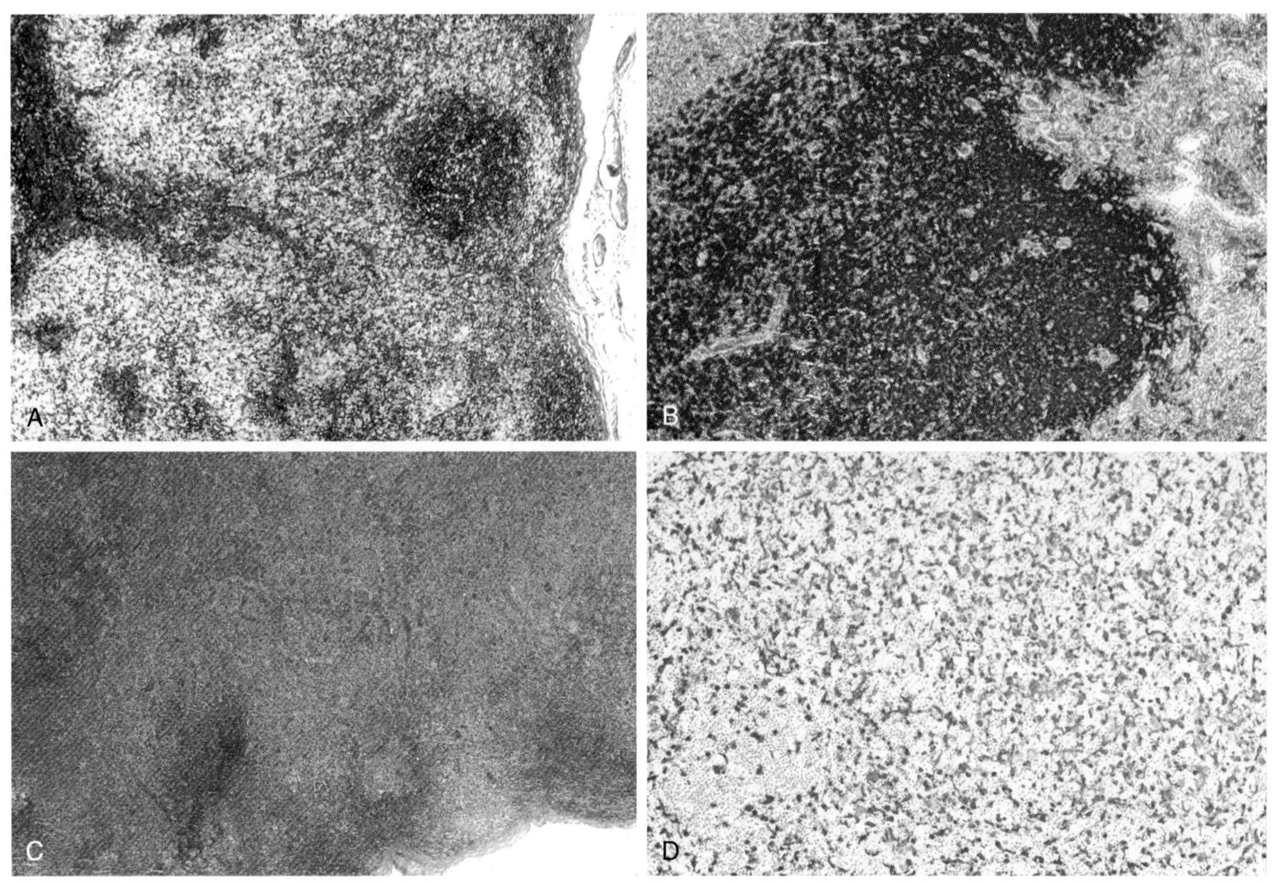

图52.9 类似Langerhans细胞组织细胞增生症（LCH）的淋巴结疾病。A. 皮肤LCH引流区淋巴结的副皮质区扩张，考虑皮肤病性淋巴结增大或LCH累及淋巴结。B. Fascin染色，不累及窦内成分，提示皮肤病性淋巴结增大，并非LCH。C. 淋巴结内显著的树突细胞增生。已发现该淋巴结被T细胞白血病累及。D. S-100突出显示大量树突细胞增生，类似LCH

较低[54]。

由于病灶呈斑片状，支气管镜活检的价值不大，而胸腔镜活检或开放性活检更能获取诊断组织[49]。卵圆形细胞免疫染色表达CD1a和Langerin对诊断具有高度敏感性和特异性，而气道中反应性Langerhans细胞体积较小并且呈树突状。Sholl等报道，CD1a$^+$、Langerin$^+$细胞数在成人肺组织中为6/HPF，在间质肺炎为14/HPF，在成人LCH患者肺组织中超过30/HPF，而在病变部位超过100/HPF。一旦确定了临床和X线特征，成人患者的主要鉴别诊断只有结节病和过敏性肺炎，它们都没有CD1a$^+$细胞的聚集。

肺病变具有严格的支气管中心性，累及周围肺组织（图52.10）。巨噬细胞（尤其是肺泡巨噬细胞）可以聚集并且掩盖Langerhans细胞。结节中也可能出现嗜酸性粒细胞、淋巴细胞和少量浆细胞。随着疾病的进展，结节外周囊性变并且纤维化形成星状结节。疾病晚期伴发纤维化和蜂窝样变，可能观察不到Langerhans细胞，并且无法区分其他原因引起的蜂窝样变[55]。

可能发生肺大疱破裂引起气胸的现象，并且引起嗜酸性粒细胞反应，但其他病因也可能如此。因此，除非以前已经确诊过LCH，此时仍然需要证实有LCH细胞才能诊断LCH。

对于成人患者，戒烟是主要治疗措施。进展性疾病，加用皮质激素然后化疗[49]。有报道晚期疾病采用肺移植术治疗会复发[57]。

52.1.9 播散性病变累及的部位

52.1.9.1 皮肤Langerhans细胞组织细胞增生症

皮肤可以作为Langerhans细胞疾病的唯一发病部位，也可以是广泛播散性Langerhans细胞病变的一部分，所有LCH患者中约一半出现皮肤累及[34]。以前认为，E-cadherin表达缺失可用于鉴别系统性和局灶性LCH病变，但未被证实[58]。然而有论据表明，与LCH病变的其他类型相比，先天性自限性LCH和孤立性皮肤病变具有较成熟的树突细胞表型，即CD83$^+$和CD86$^+$[29]。

儿童的常见累及部位为头皮、皮肤皱褶处和尿布

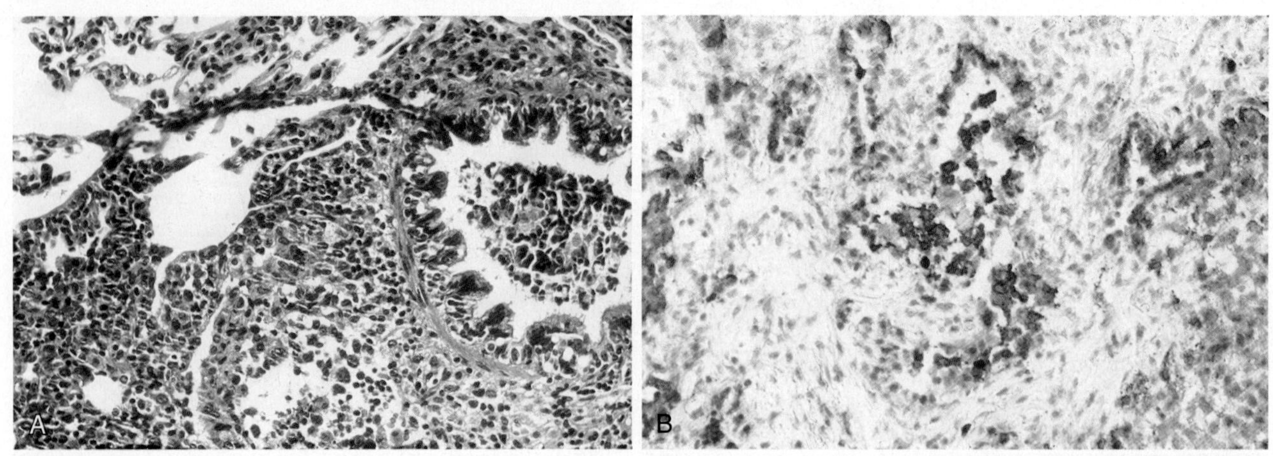

图52.10　**肺Langerhans细胞组织细胞增生症（LCH）**。A. LCH细胞团围绕和浸润支气管。B. CD1a免疫染色显示LCH细胞聚集（冷冻组织）

区，特征表现为瘀斑，这时需要与脂溢性皮炎、皮肤真菌病和尿布疹相鉴别。皮肤病变可溃烂。

在鉴别诊断时需特别注意：正常表皮存在Langerhans细胞，并且许多皮炎的真皮浅层血管周围可有大量CD1a^{+}、Langerin^{-}细胞（表52.1）[59]；一些免疫缺陷患者的富于组织细胞性病变（如Omenn综合征）中可见非常丰富的CD1a^{+}、Langerin^{-}树突细胞。这些正常的CD1a^{+}细胞呈树突状，而LCH细胞则不然。如果用电镜检查Langerhans细胞颗粒的方法进行诊断，则Birbeck颗粒位于病变细胞中，而穿插分布的正常Langerhans细胞中无Birbeck颗粒。病变具有嗜表皮现象，病变细胞浸润上方真皮，尤其是真皮乳头及表皮。表皮角化不全、表皮中性粒细胞聚集、溃疡形成和继发感染都使诊断变得复杂。在活动性病变中可见LCH细胞，细胞体积大，出现于T细胞、嗜酸性粒细胞和巨噬细胞混合性浸润背景中，多核细胞少见。背景中密集的混杂性浸润细胞可能掩盖LCH细胞。卵圆形大细胞呈CD1a膜阳性可确定诊断（图52.11），这些细胞也表达S-100，但是皮肤的痣细胞也呈阳性，可能导致混淆。Langerin染色与CD1a染色或Birbeck颗粒具有同样的诊断特异性。传统上将CD1a^{+}但无Birbeck颗粒（并且可能Langerin^{-}）的树突细胞浸润定义为不确定细胞的病变，但这种细胞类型不确定的情形可能是由于取样问题，进行更详细的免疫表型分析可能会最终解决上述问题。

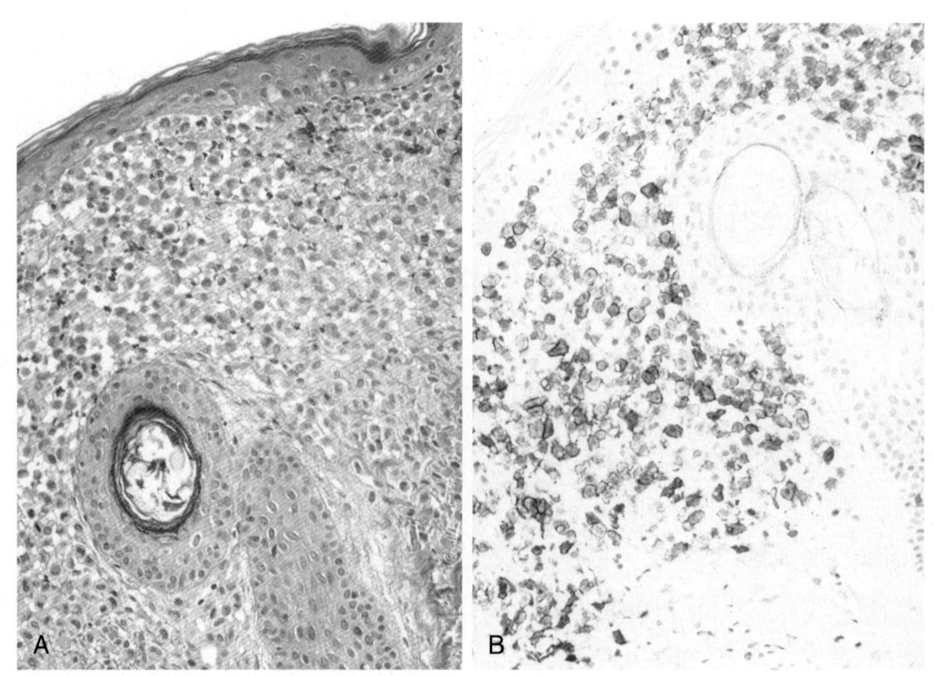

图52.11　**皮肤Langerhans细胞组织细胞增生症（LCH）**。A. 累及皮肤时具有亲表皮性，真皮乳头LCH细胞浸润。B. CD1a免疫染色可证实诊断

后期病变消退时，可有较多巨噬细胞，其中部分为黄色瘤样细胞，有诊断意义的LCH细胞很少甚至没有。在这种情况下，可能难以鉴别其他一些炎性病变或幼年性黄色肉芽肿（JXG），甚至无法鉴别。

52.1.9.2 肝Langerhans细胞组织细胞增生症

肝作为单独的LCH累及性病变是罕见情形，但是儿童多脏器LCH可累及肝，其发生率不明[60]。在播散性病变的早期，可有短暂性肝大和低白蛋白血症，但此时活检可能仅表现为巨噬细胞活化[61]。

LCH累及肝可临床表现多样，轻者无明确症状，重者出现胆汁淤积[62]。LCH特别好发于大胆管，影像学可见胆管狭窄或扩张伴胆囊周围改变（图52.12），以及肝门淋巴结增大[36]。可出现硬化性胆管炎的特征，并且常常进展为胆汁性肝硬化。肝内累及时病灶多位于肝门及其周围胆管，但晚期病变可以累及肝小叶[21]。因为该病的本质为局灶性病变，活检只是表现为硬化性胆管炎对上游胆管的影响，没有LCH的形态学表现，小胆管受累的特征也不明显，需要做S-100、CD1a或Langerin免疫染色来确定。孤立性肝疾病的诊断需要LCH存在的证据并且需要用CD1a证实LCH细胞的免疫表型。播散性病变出现肝大本身不足以假定肝受累；然而，如果具有硬化性胆管炎的特征并且γ-谷氨酰转肽酶或胆红素水平升高，可以推断LCH累及肝。同其他部位病变一样，肝Langerhans细胞疾病消退后形成瘢痕，并且在硬化性胆管炎的肝硬化期，可能观察不到LCH细胞[60]。有报道肝移植术后LCH可以复发[63]，并有一病例是活体供肝移植后发生系统性LCH。

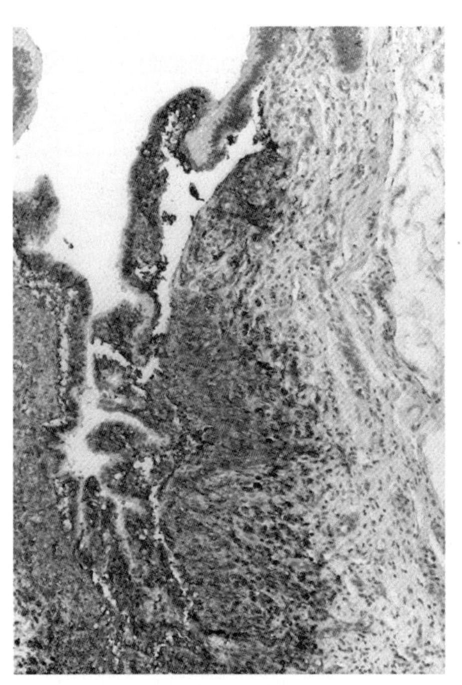

图52.12 胆管Langerhans细胞组织细胞增生症（LCH）。LCH细胞浸润破坏胆管及其上皮，导致硬化性胆管病变（CD1a免疫染色）

52.1.9.3 骨髓Langerhans细胞组织细胞增生症

播散性LCH患者可有贫血甚至全血细胞减少，曾经认为LCH侵犯骨髓所致。全血细胞减少并非由于LCH广泛浸润或骨髓纤维化所致；骨髓穿刺、免疫细胞化学检测CD1a和CD68发现仅有一部分全血细胞减少患者可检测到LCH浸润[65]。后者表现为骨髓中可见成团或成簇的卵圆形LCH细胞[66]；这些细胞在脱钙后或B5型固定液固定后，使用CD1a（克隆号010，图52.13）和Langerin染色阳性。正常骨髓免疫组化检测不到CD1a，但是流式细胞术可检测到少数CD1a阳性细胞（<0.5%）[65]。单用S-100染色不可取，因为反应性梭形细胞和树突细胞以及活化的巨噬细胞也表达S-100[21]。在播散性LCH儿童患者，巨噬细胞活化综合征（MAS）和噬血细胞综合征（HPS）并不少见，即使没有LCH细胞浸润，骨髓中也可能充满CD68⁺、CD163⁺巨噬细胞[40]。LCH治疗后，骨髓中可见到同样的病理特征。在治疗后和未经治疗患者的骨髓中，都可见成片泡沫状巨噬细胞和间质纤维化。出现大量含铁血黄素可能掩盖残余的LCH细胞。

52.1.9.4 中枢神经系统Langerhans细胞组织细胞增生症

中枢神经系统（CNS）受累主要表现为下丘脑和垂体后叶受累导致内分泌受到影响，但是肿块占位或原有组织退变也可引起各种临床症状和体征。由于MRI的应用，CNS病变的类型和发生率的数据变化较大[67-69]。在所有LCH患者，CNS累及率为1%~3%，但是垂体后叶病变导致尿崩症的发生率高达12%[70,71]。CNS病变的风险因素已经确定。CNS累及的患者无性别和年龄差异，其他部位存在多系统性疾病、累及颞部和眶部的颅骨病变伴有颅内浸润是CNS疾病的高危因素[71]。

累及CNS的疾病分为三种主要类型：下丘脑-脑垂体、占位性病变和神经变性[68,69]。累及下丘脑-脑垂体最常见，但是MRI检查意外地发现松果体受累率也很

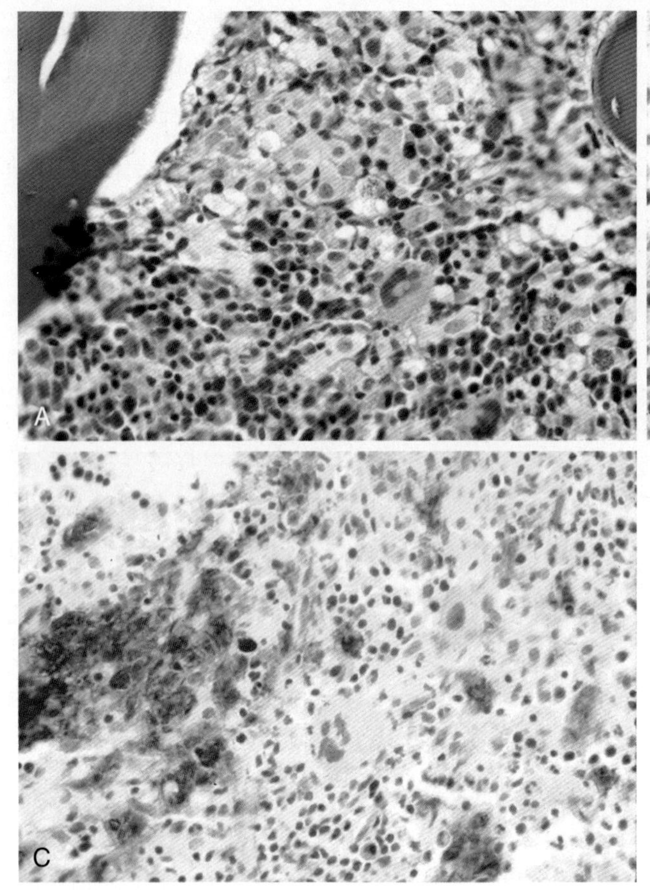
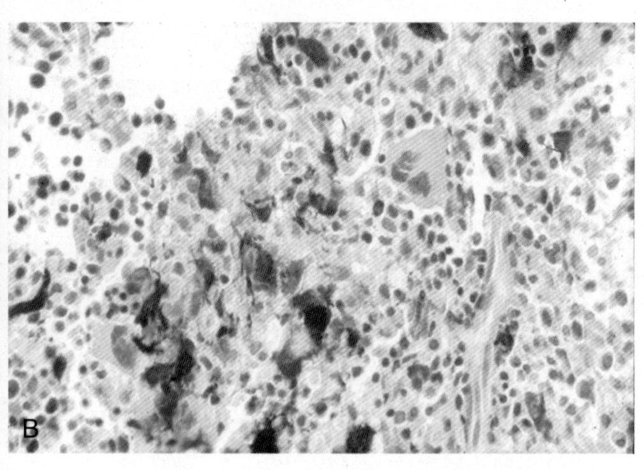

图52.13 骨髓Langerhans细胞组织细胞增生症（LCH）。A. 未经CD1a或Langerin证实LCH细胞，就不能诊断LCH累及骨髓。B. 邻近图A的这一视野中，成簇的淡染细胞是巨噬细胞（CD68免疫染色）。C. 骨髓内其他部位可见成簇的LCH细胞（CD1a免疫染色）

高。尿崩症可以发生在LCH的其他临床表现之前或之后[70]，一旦发生就很难逆转[72]。下丘脑或垂体病变的其他表现也可发生，如生长激素和促甲状腺激素缺乏[73]。脑组织损害是由于$CD1a^+$、$S-100^+$LCH细胞直接浸润，但也可有富于T细胞的炎症成分。

占位性病变可发生于大脑内、脑膜内或脉络丛内[68]。少数病变仅局限于脑部，孤立性脑部病变主要累及额叶或颞叶[74]。由于典型的LCH细胞很少，而炎细胞、巨噬细胞及神经胶质细胞等反应性成分相对丰富，那么脑内病变可能很难诊断[21]。早期的新鲜病灶往往更容易见到$CD1a^+$LCH细胞。累及脑膜或脉络丛的占位性病变的特征性表现为明显的黄色瘤样巨噬细胞反应，在手术中或活检时可能会考虑为纤维黄色瘤或JXG（图52.14）。与JXG相比，本病黄色瘤样细胞不表达ⅩⅢa因子。有时检测不到LCH细胞，只能根据其他部位已经明确的LCH疾病来推断脑部的LCH累及。

累及CNS的第三种类型是神经变性，常发生于LCH诊断后数年。2%~3%的LCH患者病情进展，出现小脑症状。MRI显示信号改变类似多系统萎缩，并且累及双侧小脑，包括齿状核和基底神经节。这些病变部位没有LCH细胞，仅表现为脱髓鞘、神经元和轴突变性以及富含T细胞的炎症反应，形态学类似肿瘤旁组织反应（图52.14）[69]。因此，对于这种LCH累及的病灶，活检没有诊断价值。

52.1.9.5 胃肠道Langerhans细胞组织细胞增生症

播散性疾病最常见的累及部位之一是胃肠道，但是也可以是疾病的首发部位[75,76]。通常累及固有层，腺体结构的改变轻微；特征表现为表现黏膜下方和浅表固有层之间出现LCH细胞（图52.15）。临床症状多种多样，取决于疾病主要累及的不同部位，胃部肿块性病变可能引起梗阻[77]。弥漫性累及大、小肠的疾病可引起腹泻及蛋白丢失性肠病[78]。证实胞质淡染的组织细胞为$CD1a^+$、$S-100^+$LCH细胞即可明确诊断[21,79]。

52.1.9.6 脾Langerhans细胞组织细胞增生症

播散性LCH可累及脾，但是仅有脾大不足以诊断；即使没有LCH，也可能由于巨噬细胞活化伴噬血现象而导致脾大。需要通过脾切除或脾穿刺活检证实$CD1a^+$LCH细胞才能诊断脾LCH。一定要证实LCH细

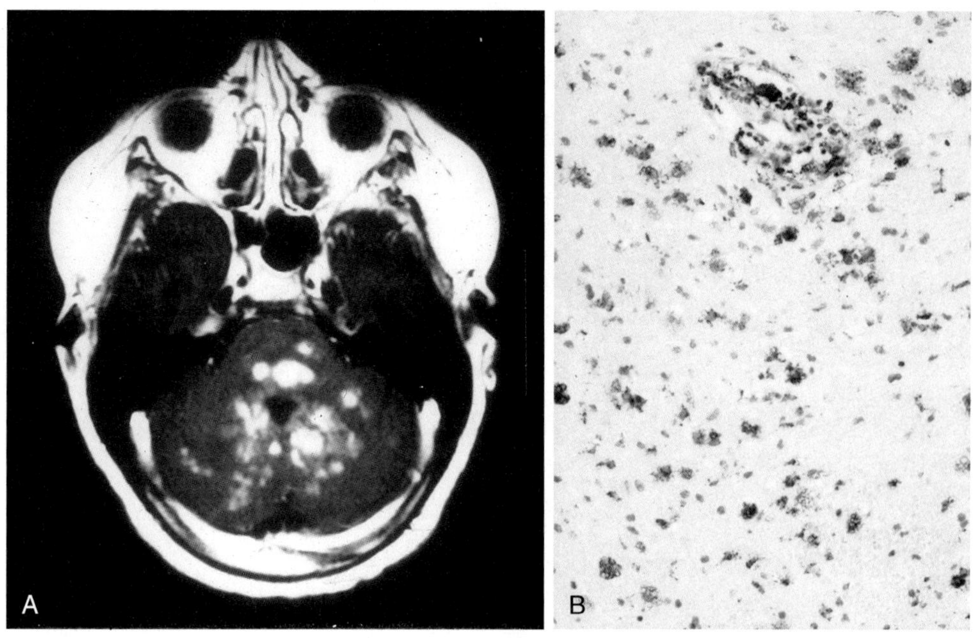

图52.14 大脑Langerhans细胞组织细胞增生症（LCH）。 A. 儿童LCH患者伴小脑病变的CT扫描。病变为含有T细胞的炎症性病变，破坏脑白质，但无LCH。B. 巨噬细胞吞噬反应（CD68免疫染色）

胞的免疫表型，因为LCH和巨噬细胞性组织细胞可能同时存在，如果没有免疫表型证据就不能可靠地区分（图52.16）。

52.1.10 Langerhans细胞疾病和巨噬细胞活化

上文提及在LCH累及骨髓和脾的情况下，某些部位可以发生强烈的巨噬细胞反应。Langerhans细胞疾病，尤其是多灶性和播散性疾病，可伴发不同程度的巨噬细胞活化[40]。极其严重的病变表现为重度继发性HPS，较轻微病变表现为全身性巨噬细胞活化和细胞体积普遍增加。因肝大而活检时，可见明显的、体积大的、甚至是吞噬性Kupffer细胞。脾、淋巴结、特别是骨髓都可表

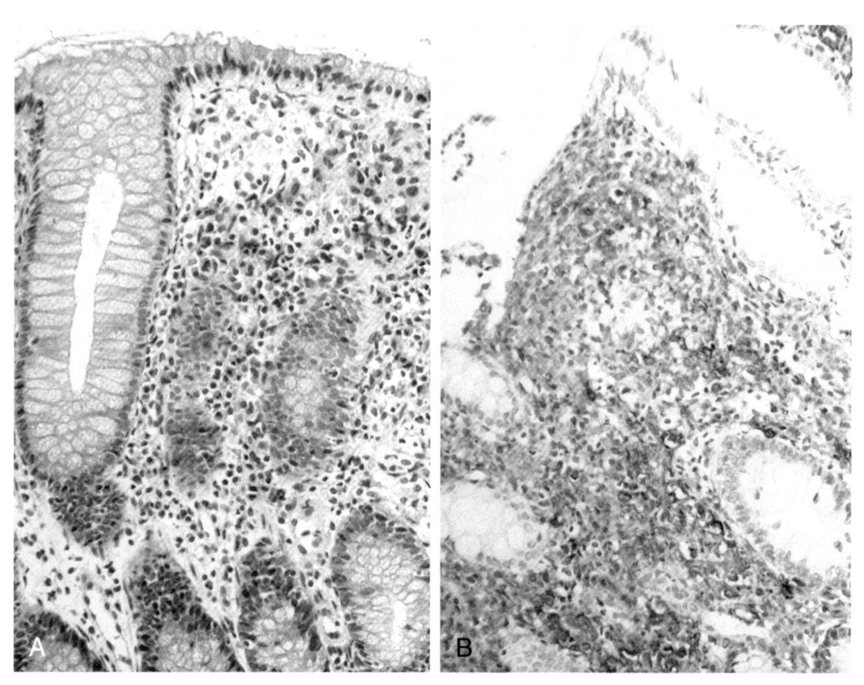

图52.15 消化道Langerhans细胞组织细胞增生症（LCH）。 A. 患儿结肠固有膜普遍包含染色苍白的组织细胞。B. 这些细胞经S-100标记证实为组织细胞

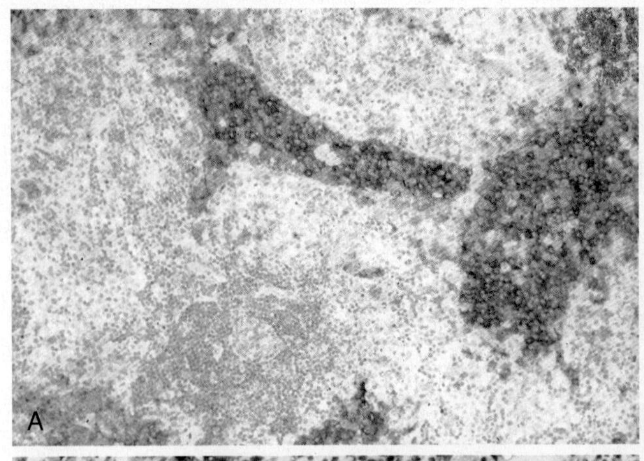
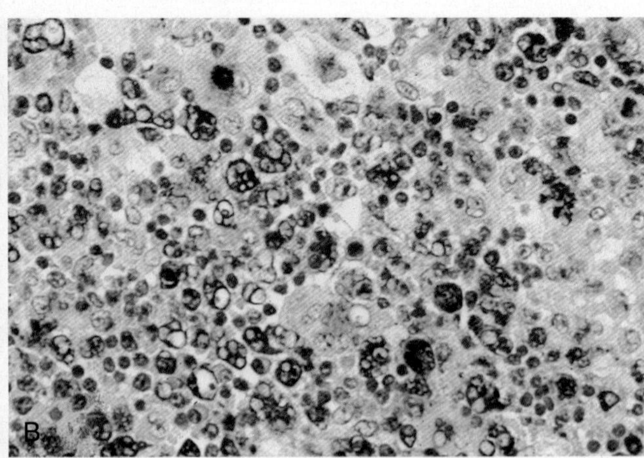
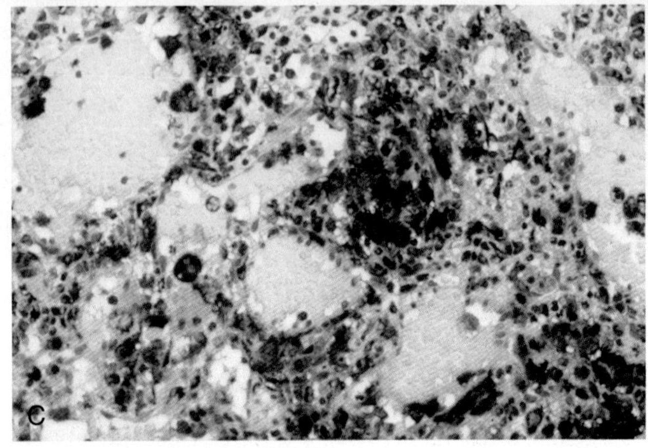

图52.16 淋巴结和脾，巨噬细胞活化。A. 淋巴结的窦内含有CD1a⁺细胞，但淋巴结其余结构内的浸润细胞为CD1a⁻。B. 大部分浸润细胞为吞噬性和噬血细胞性巨噬细胞（CD68免疫染色）。C. 脾，CD1a（蓝色）和CD68（棕色）双标记免疫染色，显示成簇LCH细胞和吞噬性巨噬细胞组织细胞

现为巨噬细胞数目显著增多，掩盖LCH细胞；此时因LCH细胞缺乏可能会导致误诊。与播散性LCH相关的HPS可出现器官增大和全血细胞减少，可能是由于噬血细胞性巨噬细胞浸润该器官，而LCH细胞可有可无（图52.16）[38]。现在还不清楚巨噬细胞活化是LCH产生的细胞因子刺激所致，还是部分来自与LCH细胞相同的前体细胞。

52.2 恶性Langerhans细胞疾病和Langerhans细胞肉瘤（LCS）

具有特征性Langerhans细胞表型的细胞可出现3种形式的恶性疾病。

52.2.1 LCH转变为肉瘤

仅有极少数病例属于这种情形，几乎均为成人患者。病变初次发作时具有LCH的临床和组织病理学特点，随后反复复发，怪异形或间变细胞（仍然保留CD1a⁺免疫表型）和非典型的核分裂象逐渐增加，最终进展为明显的肉瘤，可表达或不表达CD1a（图52.17）[80]。

52.2.2 具有非典型（侵袭性）临床行为的Langerhans细胞病变

继发于T细胞性ALL。通过T细胞受体γ基因重排，白血病和继发性LCH都有单克隆性证据[81]。部分病例呈CD56阳性[82]，有助于识别具有侵袭性临床行为的LCH。

52.2.3 原发性LCS

几乎都是成人患者，属于恶性和转移性肿瘤，并非继发于或伴发于LCH。50%患者表现为广泛的肿块、转移和预后差[80–86]。病变具有恶性细胞学特征，有细胞多形性和非典型核分裂象，但是仍然保留Langerhans细胞的免疫表型（CD1a、S-100⁺、Langerin⁺），但染色不如LCH那样均匀一致。

具有Langerhans细胞特征的皮肤和软组织肉瘤可发生于单核细胞白血病或骨髓增生异常综合征（MDS）患者。少见情况下，在成人表现为真皮深部或皮下结节；病变中出现组织细胞和CD1a⁺细胞，有时围绕中央坏死区排列。但这并不是LCH，而是单核细胞白血病或MDS在皮肤的表现，皮肤病灶内Langerhans细胞成熟

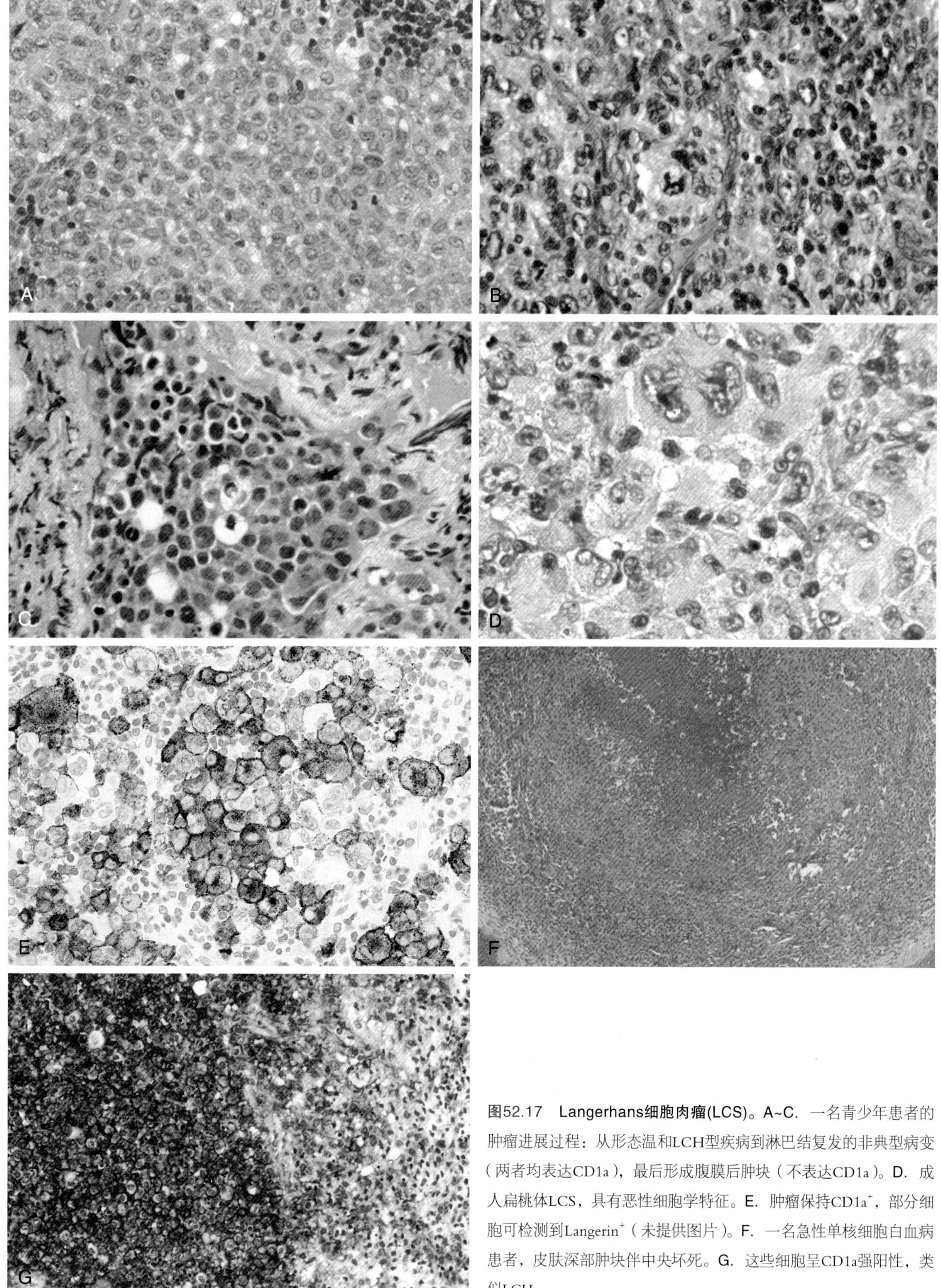

图52.17 Langerhans细胞肉瘤(LCS)。A~C. 一名青少年患者的肿瘤进展过程：从形态温和LCH型疾病到淋巴结复发的非典型病变（两者均表达CD1a），最后形成腹膜后肿块（不表达CD1a）。D. 成人扁桃体LCS，具有恶性细胞学特征。E. 肿瘤保持$CD1a^{+}$，部分细胞可检测到$Langerin^{+}$（未提供图片）。F. 一名急性单核细胞白血病患者，皮肤深部肿块伴中央坏死。G. 这些细胞呈CD1a强阳性，类似LCH

（图52.17）。这不同于LCH患者使用etoposide治疗后发生的白血病[87–90]。

52.3 精华和陷阱

精华

- 所有部位HE染色切片具有典型细胞形态学，并且证实CD1a、langerin免疫表型，是强有力的诊断证据。

陷阱

- 有许多部位（如皮肤、肺和某些肿瘤），炎症反应中都可以见到CD1a+树突细胞，这些细胞可能与Langerhans细胞组织细胞增生症（LCH）细胞混淆（假阳性）。
- 在骨髓、淋巴结和脾，巨噬细胞活化和噬血细胞综合征（HPS）可能掩盖LCH或引起混淆。
- 有些LCH相关疾病无LCH细胞，如退变性小脑疾病。
- 肝的病变累及大胆管，细针穿刺或楔切活检可能假阴性。
- LCH自发消退后，真正的LCH活检可能假阴性。

（陈云昭　薛德彬　译）

参考文献

1. Jaffe R, Weiss LM, Facchetti F. Tumours derived from Langerhans cells. In: Swerdlow SH, Campo E, et al, eds. *WHO Classification of Tumours or Haematopoietic and Lymphoid Tissues*. Lyon, France: IARC Press; 2008:358-360.
2. Guyot-Goubin A, Donadieu J, Barkaoui M, et al. Descriptive epidemiology of childhood histiocytosis in France, 2000-2004. *Pediatr Blood Cancer.* 2008;S1:71-75.
3. Egeler RM, Neglia JP, Arico M, et al. The relation of Langerhans' cells histiocytosis to acute leukemia, lymphomas and other solid tumors. The LCH-Malignancy Study Group of the Histiocyte Society. *Hematol Oncol Clin North Am.* 1998;12:369-378.
4. Malpas JS. Langerhans' cell histiocytosis in adults. *Hematol Oncol Clin North Am.* 1998;12:259-268.
5. Arceci RJ, Brenner MK, Pritchard J. Controversies and new approaches to treatment in Langerhans' cell histiocytosis. *Hematol Oncol Clin North Am.* 1998;12:339-357.
6. Murakami I, Gogusev J, Fournet JC, et al. Detection of molecular cytogenetic aberrations in Langerhans' cell histiocytosis of bone. *Hum Pathol.* 2002;33:555-560.
7. Dacic S, Trusky C, Bakker A, et al. Genotypic analysis of pulmonary Langerhans' cell histiocytosis. *Hum Pathol.* 2003;34:1345-1349.
8. Chikwava KR, Hunt JL, Mantha GS, et al. Analysis of loss of heterozygosity in single system and multisystem Langerhans' cell histiocytosis. *Pediatr Dev Pathol.* 2007;10:18-24.
9. Shimakage M, Sasagawa T, Kimura M, et al. Expression of Epstein-Barr virus in Langerhans' cell histiocytosis. *Hum Pathol.* 2004;35:862-868.
10. Boxall S, McCormick J, Beverley P, et al. Abnormal cell surface antigen expression in individuals with variant CD45 splicing and histiocytosis. *Pediatr Res.* 2004;55:478-484.
11. Arico M, Nichols K, Whitlock JA, et al. Familial clustering of Langerhans' cell histiocytosis. *Br J Haematol.* 1999;107:883-888.
12. Minkov M, Prosch H, Steiner M, et al. Langerhans' cell histiocytosis in neonates. *Pediatr Blood Cancer.* 2005;45:802-807.
13. Minkov M, Steiner M, Potschger U, et al. Reactivations in multisystem Langerhans cell histiocytosis: data of the International LCH Registry. *J Pediatr.* 2008;153:700-705.
14. The French Langerhans' Cell Histiocytosis Study Group. A multi-center retrospective survey of Langerhans' cell histiocytosis: 348 cases observed between 1983 and 1993. *Arch Dis Child.* 1996;75:17-24.
15. Titgemeyer C, Grois N, Minkov M, et al. Pattern and course of single-system disease in Langerhans' cell histiocytosis. Data from the DAL-HX83 and 90 study. *Med Pediatr Oncol.* 2001;37:108-114.
16. Gadner H, Grois N, Arico M, et al. A randomized trial of treatment for multisystem Langerhans' cell histiocytosis. The Histiocytosis Society. *J Pediatr.* 2001;138:728-734.
17. Arico M, Egeler RM. Clinical aspects of Langerhans' cell histiocytosis. *Hematol Oncol Clin North Am.* 1998;12:247-258.
18. Gadner H, Grois N, Potschger U. Improved outcome in multisystem Langerhans cell histiocytosis is associated with therapy intensification. *Blood.* 2008;111:2556-2562.
19. Lichtenstein L. Histiocytosis X. Integration of eosinophilic granuloma of bone, "Letterer-Siwe disease" and "Schuller-Christian disease" as related manifestations of a single nosologic entity. *AMA Arch Pathol.* 1953;56:84-102.
20. Nezelof C, Basset F, Rousseau MF. Histiocytosis X. histogenetic arguments for a Langerhans' cell origin. *Biomedicine.* 1973;18:365-371.
21. Schmitz L, Favara BE. Nosology and pathology of Langerhans cell histiocytosis. *Hematol Oncol Clin North Am.* 1998;12:221-246.
22. Valladeau J, Ravel O, Dezutter-Dambuyant C, et al. Langerin, a novel C-type lectin specific to Langerhans' cells, is an endocytic receptor that induces the formation of Birbeck granules. *Immunity.* 2000;12:71-81.
23. Chikwava K, Jaffe R. Langerin (CD207) staining in normal pediatric tissues, reactive lymph nodes and childhood histiocytic disorders. *Pediatr Dev Pathol.* 2004;7:607-614.
24. Sholl LM, Hornick JL, Pinkus JL, et al. Immunohistochemical analysis of langerin in Langerhans cell histiocytosis and pulmonary inflammatory and infectious diseases. *Am J Surg Pathol.* 2007;31 947-952.
25. Writing Group of the Histiocyte Society. Histiocytosis syndromes in children. *Lancet.* 1987;1:208-209.
26. Willman CL, Busque L, Griffith BB, et al. Langerhans' cell histiocytosis (histiocytosis-X)-a clonal proliferative disease. *N Engl J Med.* 1994;331:154-160.
27. Willman CL, McClain KL. An update on clonality, cytokines and viral etiology in Langerhans' cell histiocytosis. *Hematol Oncol Clin North Am.* 1998;12:407-416.
28. Yousem SA, Colby TV, Chen YY, et al. Pulmonary Langerhans' cell histiocytosis: molecular analysis of clonality. *Am J Surg Pathol.* 2001;25:630-636.
29. Geissmann F, Lepelletier Y, Fraitag S, et al. Differentiation of Langerhans' cells in Langerhans' cell histiocytosis. *Blood.* 2001;97:1241-1248.
30. Lee CH, Lau TK, To KF, et al. Congenital systemic Langerhans' cell histiocytosis presenting as hydrops fetalis. *Acta Paediatr.* 2005;94:1843-1847.
31. Hashimoto K, Pritzker MS. Electron microscopic study of reticulohistiocytoma. An unusual case of congenital, self-healing reticulohistiocytosis. *Arch Dermatol.* 1973;107:263-270.
32. Lav L, Krafchik B, Trebo MM, et al. Cutaneous Langerhans' cell histiocytosis in children under one year. *Pediatr Blood Cancer.* 2006;46:66-71.
33. Stein SL, Paller AS, Haut PR, et al. Langerhans' cell histiocytosis presenting in the neonatal period: a retrospective series. *Arch Pediatr Adolesc Med.* 2001;155:778-783.
34. Munn S, Chu AC. Langerhans' cell histiocytosis of the skin. *Hematol Oncol Clin North Am.* 1998;12:269-286.
35. Longaker MA, Frieden IJ, LeBoit PE, et al. Congenital self-healing Langerhans' cell histiocytosis: the need for long-term follow-up. *J Am Acad Dermatol.* 1994;31:910-916.
36. Meyer JS, DeCamargo B. The role of radiology in the diagnosis and followup of Langerhans' cell histiocytosis. *Hematol Oncol Clin North Am.* 1998;12:307-326.
37. Yasko AW, Fanning CV, Ayala AG, et al. Percutaneous techniques for the diagnosis and treatment of localized Langerhans' cell histiocytosis (eosinophilic granuloma of bone). *J Bone Joint Surg Am.* 1998;80:219-228.
38. Favara BE, Steele A. Langerhans' cell histiocytosis of lymph nodes. A morphological assessment of forty-three biopsies. *Pediatr Pathol Lab Med.* 1997;17:769-787.
39. Motoi M, Helbron D, Kaiserling E, et al. Eosinophilic granuloma of lymph nodes—a variant of histiocytosis X. *Histopathology.* 1980;4:585-606.
40. Favara BE, Jaffe R, Egeler RM. Macrophage activation and hemophagocytic syndrome in Langerhans' cell histiocytosis. A report of 30 cases. *Pediatr Dev Pathol.* 2002;5: 130-140.
41. Neumann MP, Frizzera G. The coexistence of Langerhans' cell granulomatosis and malignant lymphoma may take different forms: report of seven cases with a review of the literature. *Hum Pathol.* 1986;17:1060-1065.
42. Li S, Borowitz MJ. CD79a+ T-cell lymphoblastic lymphoma with coexisting Langerhans' cell histiocytosis. *Arch Pathol Lab Med.* 2001;125:958-960.
43. Christie LJ, Evans AT, Bray SE, et al. Lesions resembling Langerhans' cell histiocytosis in association with other lymphoproliferative disorders: a reactive or neoplastic phenomenon. *Hum Pathol.* 2006;37:32-39.
44. Siegal GP, Dehner LP, Rosai J. Histiocytosis X (Langerhans' cell granulomatosis) of the thymus. A clinicopathologic study of four childhood cases. *Am J Surg Pathol.* 1985;9:117-124.
45. Junewick JJ, Fitzgerald NE. The thymus in Langerhans' cell histiocytosis. *Pediatr Radiol.* 1999;29:904-907.
46. Gilcrease MZ, Rajan B, Ostrowski ML, et al. Localized thymic Langerhans' cell histiocytosis and its relationship with myasthenia gravis. Immunohistochemical, ultrastructural and cytometric studies. *Arch Pathol Lab Med.* 1997;121:134-138.
47. Behrens RJ, Levi AW, Westra WH, et al. Langerhans' cell histiocytosis of the thyroid: a report of two cases and review of the literature. *Thyroid.* 2001;11:697-705.
48. Sahoo M, Karak AK, Bhatnagar D. Fine-needle aspiration cytology in a case of isolated involvement of thyroid with Langerhans' cells histiocytosis. *Diagn Cytopathol.* 1998;19:33-37.
49. Vassallo R, Ryu JH, Colby TV, et al. Pulmonary Langerhans' cell histiocytosis. *N Engl J Med.* 2000;342:1969-1978.
50. Casolaro MA, Bernaudin JF, Saltini C, et al. Accumulation of Langerhans' cells on the epithelial surface of the lower respiratory tract in normal subjects in association with cigarette smoking. *Am Rev Respir Dis.* 1988;137:406-411.
51. Bernstrand C, Cederlund K, Ashtrom L, et al. Smoking preceded pulmonary involvement in adults with Langerhans' cell histiocytosis diagnosed in childhood. *Acta Paediatr.* 2000;89:1389-1392.
52. Brauner MW, Grenier P, Mouelhi MM, et al. Pulmonary histiocytosis X: evaluation with high-resolution CT. *Radiology.* 1989;172:255-258.
53. Refabert L, Rambaud C, Mamou-Mani T, et al. CD1a-positive cells in bronchoalveolar lavage samples from children with Langerhans' cell histiocytosis. *J Pediatr.* 1996;129:913-915.
54. Tazi A, Soler P, Hance AJ. Adult pulmonary Langerhans' cell histiocytosis. *Thorax.* 2000;55:405-416.
55. Travis WD, Borok Z, Roum JH, et al. Pulmonary Langerhans' cell granulomatosis (histiocytosis X). A clinicopathologic study of 48 cases. *Am J Surg Pathol.* 1993;17:971-986.
56. Gervais DA, Whitman GJ, Chew FS. Pulmonary eosinophilic granuloma. *AJR Am J Roentgenol.* 1993;161:1158.
57. Habib SB, Congleton J, Carr D, et al. Recurrence of recipient Langerhans' cells histiocytosis following bilateral lung transplantation. *Thorax.* 1998;53:323-325.
58. Geissmann F, Emile JF, Andry P, et al. Lack of expression of E-cadherin is associated with dissemination of Langerhans' cell histiocytosis and poor outcome. *J Pathol.* 1997;181:301-304.

59. Deguchi M, Aiba S, Ohtani H, et al. Comparison of the distribution and numbers of antigen-presenting cells among T-lymphocyte-mediated dermatoses: CD1a+, factor XIIIa+ and CD68+ cells in eczematous dermatitis, psoriasis, lichen planus and graft-versus-host disease. *Arch Dermatol Res.* 2002;294:297-302.
60. Kaplan KJ, Goodman ZD, Ishak KG. Liver involvement in Langerhans' cell histiocytosis: a study of nine cases. *Mod Pathol.* 1999;12:370-378.
61. Favara BE. Histopathology of the liver in histiocytosis syndromes. *Pediatr Pathol Lab Med.* 1996;16:413-433.
62. Braier J, Ciocca M, Latella A, et al. Cholestasis, sclerosing cholangitis and liver transplantation in Langherans' cell histiocytosis. *Med Pediatr Oncol.* 2002;38:178-182.
63. Hadzic N, Pritchard J, Webb D, et al. Recurrence of Langerhans' cell histiocytosis in the graft after pediatric liver transplantation. *Transplantation.* 2000;70:815-819.
64. Honda R, Ohno Y, Iwasaki T, et al. Langerhans' cell histiocytosis after living donor liver transplantation: report of a case. *Liver Transpl.* 2005;11:1435-1438.
65. Minkov M, Potschger U, Grois N. Bone marrow assessment in Langerhans cell histiocytosis. *Pediatr Blood Cancer.* 2007;49: 697-698.
66. McClain K, Ramsay NK, Robinson L, et al. Bone marrow involvement in histiocytosis X. *Med Pediatr Oncol.* 1983;11:167-171.
67. Grois N, Tsunematsu Y, Barkovich AJ, et al. Central nervous system disease in Langerhans' cells histiocytosis. *Br J Cancer.* 1994;70(suppl 23):524-528.
68. Grois NG, Favara BE, Mostbeck GH, et al. Central nervous system disease in Langerhans' cells histiocytosis. *Hematol Oncol Clin North Am.* 1998;12:287-305.
69. Grois N, Prayer D, Prosch H, et al. Neuropathology of CNS disease in Langerhans' cell histiocytosis. *Brain.* 2005;128:829-838.
70. Dunger DB, Broadbent V, Yeoman E, et al. The frequency and natural history of diabetes insipidus in children with Langerhans' cell histiocytosis. *N Engl J Med.* 1989;321:157-162.
71. Grois N, Flucher-Wolfram B, Heitger A, et al. Diabetes insipidus in Langerhans' cells histiocytosis. Results from the DAL-HX83 study. *Med Pediatr Oncol.* 1995;24:248-256.
72. Broadbent V, Pritchard J. Diabetes insipidus associated with Langerhans' cell histiocytosis: is it reversible? *Med Pediatr Oncol.* 1997;28:289-293.
73. van den Hoek AC, Karstens A, Egeler RM, et al. Growth of children with Langerhans' cells histiocytosis. *Eur J Pediatr.* 1995;154:822-825.
74. Kepes JJ, Kepes M. Predominantly cerebral forms of histiocytosis-X. A reappraisal of "Gagel's hypothalamic granuloma," "granuloma infiltrans of the hypothalamus" and "Ayala's disease" with report of four cases. *Acta Neuropathol.* 1969;14:77-98.
75. Geissmann F, Thomas C, Emile JF, et al. Digestive tract involvement in Langerhans' cells histiocytosis. The French Langerhans' Cell Histiocytosis Study Group. *J Pediatr.* 1996;129:836-845.
76. Hait E, Liang M, Degar B, et al. Gastrointestinal tract involvement in Langerhans cell histiocytosis: case report and literature review. *Pediatrics.* 2006;118:e1593-e1599.
77. Iwafuchi M, Watanabe H, Shiratsuka M, et al. Primary benign histiocytosis X of the stomach. A report of a case showing spontaneous remission after 5½ years. *Am J Surg Pathol.* 1990;14:489-496.
78. Boccon-Gibod LA, Krichen HA, Carlier-Mercier LM, et al. Digestive tract involvement with exudative enteropathy in Langerhans' cell histiocytosis. *Pediatr Pathol.* 1992;12:515-524.
79. Egeler RM, Schipper MEI, Heymans HS. Gastrointestinal involvement in Langerhans' cell histiocytosis (histiocytosis-X): A clinical report of three cases. *Eur J Pediatr.* 1990;149:325-329.
80. Elleder M, Fakan F, Hula M. Pleomorphous histiocytic sarcoma arising in a patient with histiocytosis X. *Neoplasma.* 1986;33:117-128.
81. Feldman AL, Berthold F, Arceci RJ et al. Clonal relationship between precursor T-lymphoblastic leukemia lymphoma and Langerhans' cell histiocytosis. *Lancet Oncol.* 2005;6:435-437.
82. Kawase T, Hamazaki M, Ogura M, et al. CD56/NCAM-positive Langerhans' cell sarcoma. A clinicopathologic study of 4 cases. *Int J Hematol.* 2005;81:323-329.
83. Wood C, Wood GS, Deneau DG, et al. Malignant histiocytosis X. Report of a rapidly fatal case in an elderly man. *Cancer.* 1984;54:347-352.
84. Tani M, Ishii N, Kumagai M, et al. Malignant Langerhans' cell tumour. *Br J Dermatol.* 1992;126:398-403.
85. Yagita K, Iwai M, Yagita-Toguri M, et al. Langerhans' cell histiocytosis of an adult with tumors in liver and spleen. *Hepatogastroenterology.* 2001;48:581-584.
86. Ben Ezra J, Bailey A, Azumi N, et al. Malignant histiocytosis X. A distinct clinicopathologic entity. *Cancer.* 1991;68:1050-1060.
87. Baikian B, Descamps V, Grossin M, et al. Langerhans' cell histiocytosis and myelomonocytic leukemia; a non-fortuitous association. *Ann Dermatol Venereol.* 1999;126:409-411.
88. Hermanns-Le T, Arrese JE, Pierard GE. Langerhans' cell histiocytosis and acute monoblastic leukemia type LMA4. *Ann Dermatol Venereol.* 1998;125:124-126.
89. Segal GH, Mesa MV, Fishleder AJ, et al. Precursor Langerhans' cell histiocytosis. An unusual histiocytic proliferation in a patient with persistent non-Hodgkin lymphoma and terminal acute monocytic leukemia. *Cancer.* 1992;70:547-553.
90. Lauritzen AF, Delsol G, Hansen NE, et al. Histiocytic sarcomas and monoblastic leukemias. A clinical, histologic and immunophenotypical study. *Am J Clin Pathol.* 1994;102:45-54.

第53章

其他组织细胞和树突细胞肿瘤

Karen L.Chang, Lawrence M. Weiss

章节目录

淋巴结及其主要免疫细胞可以简化成四个主要功能区：①淋巴滤泡（包括滤泡树突细胞、淋巴细胞和可染小体巨噬细胞）；②髓索（包括浆细胞、淋巴细胞、巨噬细胞和肥大细胞）；③副皮质区（包括交指状树突细胞，上皮样小静脉、T细胞）；④淋巴窦（包括巨噬细胞和B细胞）。淋巴结的主要功能之一是抗原处理。

正常组织细胞来自骨髓单核细胞（起源于骨髓粒系干细胞），含有丰富溶酶体成分并且具有吞噬能力。组织细胞能在淋巴结、扁桃体和脾的淋巴窦内循环往复，自由迁徙。器官组织中不参与循环迁徙的静止组织细胞又称为巨噬细胞。无论自由迁徙还是静止不动，组织细胞均表现为核较大，呈卵圆形，核染色质模式呈良性特征。组织细胞的胞质含量中等或大量，取决于其功能状态。

组织细胞的主要功能是通过吞噬作用进行抗原处理，而树突细胞是主要的抗原提呈细胞。某些树突细胞，如Langerhans细胞、交指状树突细胞（IDC；或交指状网状细胞，插图）、浆细胞样树突细胞（PDC）等，起源于骨髓干细胞。滤泡树突细胞（FDC；或网状树突细胞）是树突细胞的特殊类型，一般认为起源于间充质干细胞。

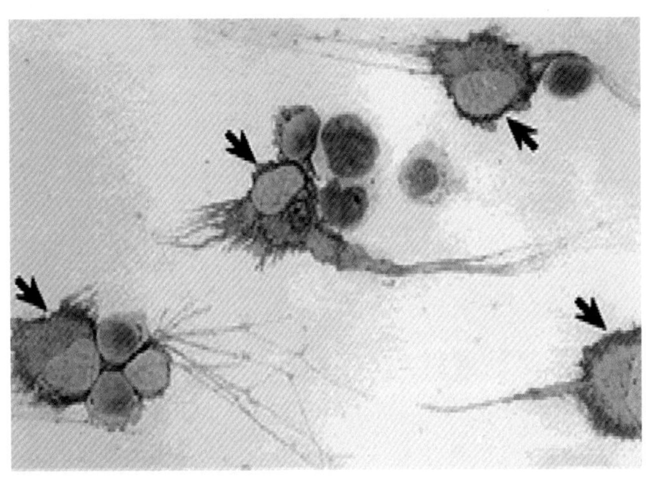
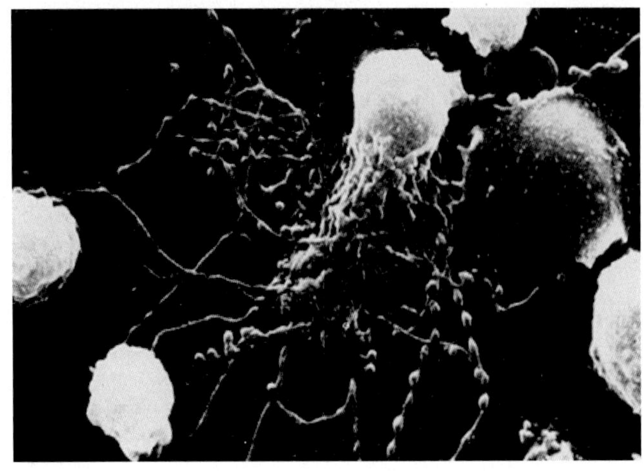

*，插图：示交指状树突细胞

左图，细胞离心标本，MHC Ⅱ免疫染色。右图：电镜照片。因细胞质有许多突起如双手十指相扣、互相交叉而得名。

本章讨论起源于组织细胞和树突细胞的肿瘤，Langerhans细胞起源的肿瘤〔Langerhans细胞组织细胞增生症（LCH）和Langerhans细胞肉瘤(LCS)〕见第52章。简表53.1为组织细胞和树突细胞肿瘤WHO分类[1]。

简表53.1 组织细胞和树突细胞肿瘤WHO分类

- 巨噬细胞/组织细胞肿瘤
  - 组织细胞肉瘤
- 树突细胞肿瘤
  - Langerhans细胞组织细胞增生症（LCH）
  - Langerhans细胞肉瘤(LCS)
  - 交指状树突细胞肉瘤（IDCS）
  - 滤泡树突细胞肉瘤（FDCS）
  - 纤维母细胞性网状细胞肿瘤
  - 细胞类型不确定的树突细胞肿瘤
- 播散性幼年性黄色肉芽肿

53.1 组织细胞肉瘤

53.1.1 定义

WHO分类将组织细胞肉瘤定义为一种组织细胞恶性增殖性疾病，肿瘤细胞的形态学和免疫表型具有成熟组织内组织细胞的特征[1-4]。不包括骨髓外髓系肿瘤伴单核细胞分化（如急性原单核细胞白血病）和树突细胞肿瘤。

组织细胞肉瘤曾经称为恶性组织细胞增生症、真性组织细胞性淋巴瘤，这些命名都不太准确。“恶性组织细胞增生症”这一术语已经不再使用，因为大多数报道病例随后证实为淋巴瘤，多为T细胞起源，包括许多间变性大细胞淋巴瘤（ALCL），后者已经确定为独立疾病实体[5-8]。

历史上沿用的“恶性组织细胞增生症”还包括其他几种疾病实体，如组织细胞性髓性网状细胞增生症和消退性非典型组织细胞增生症。组织细胞性髓性网状细胞增生症最早描述于1939年，现今认为其中许多病例是噬血细胞综合征（HPS），它可能与T细胞或NK细胞性淋巴瘤有关，或与多种感染性疾病有关，最常见者为EBV感染，也可为其他病毒所致[9-14]。组织细胞性髓性网状细胞增生症中有一部分病例后来证实为霍奇金淋巴瘤（HL）、ALCL、外周T细胞淋巴瘤（PTCL）伴或不伴噬血现象、Lennert淋巴瘤以及过度免疫反应。消退性异型组织细胞增生症归入淋巴瘤样丘疹病（LyP）/ALCL（皮肤型），而非组织细胞肉瘤[15]。

53.1.2 流行病学

在所有淋巴造血系统肿瘤中，组织细胞肉瘤所占比例不足1%，最常见于成人，男女发病比例相当[16]。也可发生于婴幼儿和儿童。一部分组织细胞肉瘤常常伴发或随后发生非霍奇金淋巴瘤（NHL），如淋巴淋巴母细胞淋巴瘤/淋巴瘤（ALL/LBL）、滤泡性淋巴瘤（FL）和低级别B细胞淋巴瘤[17,18]。一些组织细胞肉瘤与原发性纵隔非精原细胞瘤性生殖细胞肿瘤有关，特别是恶性畸胎瘤伴或不伴卵黄囊分化[19-21]。除发生纵隔肿瘤之外，罕见病例伴有性腺原发性生殖细胞肿瘤[22,23]。原发性纵隔非精原细胞瘤性生殖细胞肿瘤患者发生造血系统疾病的风险比普通人群显著增高。造血系统恶性肿瘤往往发生在生殖细胞肿瘤诊断后1年之内，而且预后不佳。许多造血系统肿瘤为巨核细胞系〔包括急性原巨核细胞白血病、骨髓增生异常伴异常巨核细胞、特发性或原发性血小板增生症（ET）〕，但是ALL或其他急性髓系白血病（AML）、系统性肥大细胞增生症（SM）和组织细胞肉瘤的病例均有报道[21,24-26]。有的学者提出一种假说，认为造血系统恶性肿瘤和生殖细胞肿瘤具有共同的多潜能祖细胞，后者向不同方向分化，形成上述两类疾病的伴发现象[21,24,25]。

53.1.3 病因学

病因不明。一些病例发生于纵隔生殖细胞肿瘤患者（见上文）或B细胞淋巴瘤（见后文）患者。

53.1.4 临床特点

患者一般表现为发热、疲乏、体重减轻和虚弱。通常体检发现患者淋巴结增大、肝脾大或脾大或皮肤病变（病变范围从躯干或四肢发生孤立性病灶或无数病灶）[4,27-29]。一些患者可能出现肠梗阻。骨骼可呈现溶骨性病变。罕见病例表现为原发性中枢神经系统肿瘤[30]。

53.1.5 形态学

组织细胞肉瘤累及淋巴结时，表现为类似组织细胞的恶性肿瘤细胞增生，部分或完全取代淋巴结结构。累及内脏器官时，可呈现窦内分布。细胞多形性程度变化较大，核分裂活性与细胞多形性密切相关，细胞多形性越大，核分裂越活跃。可出现多种宿主细胞，包括小淋巴细胞、浆细胞、良性组织细胞和嗜酸性粒细胞。恶性肿瘤细胞核大，偏位，卵圆形，染色质呈空泡状，有单个不规则的显著核仁（图53.1）。有时可见核沟。胞质丰富，嗜酸性，可呈泡沫样或空泡状。也可见巨大的多核肿瘤细胞和多个核仁。肿瘤细胞噬血现象极其罕见。部分肿瘤可出现梭形细胞肉瘤样区域。由于肿瘤的细胞学和组织学结构都不具备诊断特征，所以免疫表型和分子生物学研究对于正确诊断至关重要。

53.1.6 超微结构

肿瘤细胞超微结构特点包括细胞质丰富，含有大量溶酶体。未见Birbeck颗粒和细胞间连接（表53.1）。

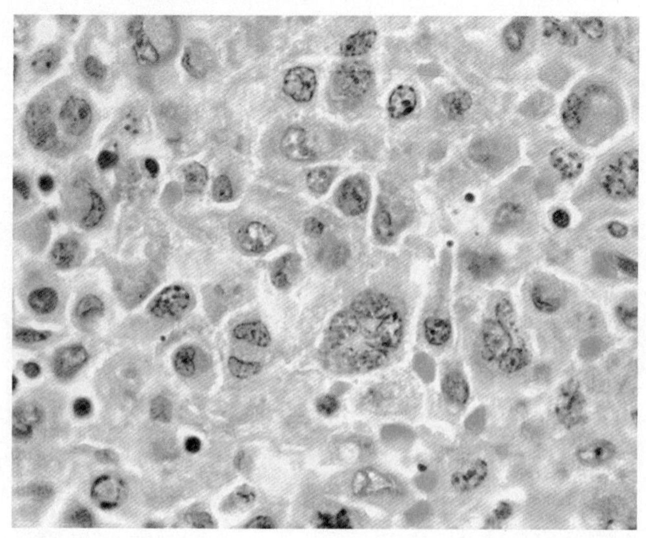

图53.1 组织细胞肉瘤。高倍镜示肿瘤细胞核大，多形性，可见噬血现象

53.1.7 免疫表型

组织细胞系的免疫表型证据应当包括表达CD68、CD163、CD14、CD4、CD11c、溶菌酶和α_1-ATT。作为组织细胞系标志物，CD163比CD68的特异性更强，CD68可表达于多种非淋巴造血系统肿瘤[31-33]。溶酶体呈颗粒样着色模式，在高尔基复合体区染色更强，这可能是组织细胞肉瘤的诊断线索之一，其他类型肿瘤往往显色更加弥漫。组织细胞肉瘤通常呈CD45、CD45RO、CD4和HLA-DR阳性。S-100也可阳性，但CD56阳性者罕见[4,34,35]。CD15可呈弱阳性。根据定义，B和T细胞标志物均为阴性，以及树突细胞标志物（CD21、CD23和CD35）、Langerhans细胞标志物（Langerin、CD1a）、CD34、CD30、HMB45、MPO、EMA和CK等也应当阴性[16,27,34,36]。肿瘤细胞的Ki-67增殖指数为10%~90%。

53.1.8 遗传学和分子学研究

许多病例单用免疫组化不能明确肿瘤的分化谱系，必须借助于分子学研究（表53.1）。包括作者在内的大多数病理医生都认为，诊断组织细胞肉瘤必需缺乏克隆性Ig和T细胞受体抗原基因[4,5,37,38]。从报道的一些真实病例来看，有些组织细胞肉瘤病例同时发生或随后发现FL，它们确实具有*IgH*基因重排，并且PCR和FISH检测到t（14；18）[39]。这种现象提示这些肿瘤存在“分化谱系可塑性”或转分化的可能性。在符合组织细胞肉瘤诊断所需的免疫表型标准的病例研究中，尚未发现一致性细胞遗传学异常。然而，在组织细胞肉瘤伴纵隔生殖细胞肿瘤的病例中，两种肿瘤成分都检测到等臂染色体12p[21]。已经报道了5号染色体长臂缺失、8号三倍体和9号三倍体的罕见病例[40,41]。

53.1.9 细胞起源假说

组织细胞肉瘤的肿瘤细胞具有与正常成熟组织细胞相似的形态学和免疫表型特点。

53.1.10 临床过程

许多组织细胞肉瘤表现为侵袭性临床过程，大部分患者在1年内死于肿瘤进展[28,34,42]。然而也有报道，一些临床病变局限、可切除的病例，单纯切除肿瘤并随访13~92个月之后，长期预后相对良好。虽然尚无明确的预后指标，但肿瘤大小可能与预后有关[28]。

53.1.11 鉴别诊断

组织细胞肉瘤的鉴别诊断包括ALCL、B细胞或T细胞性大细胞淋巴瘤（尤其伴有良性噬红细胞现象者）、伴有噬血现象的间变性癌、滤泡树突细胞肿瘤、肝脾T细胞淋巴瘤（HSTCL）以及恶性黑色素瘤（表53.2，见“精华和陷阱”）。只要严格按照组织细胞肉瘤的临床、免疫表型以及分子学的诊断标准，就能排除这些间变性肿瘤[4,14,43,44]。髓系肉瘤（特别是那些伴有原单核细胞分化者）也可能与组织细胞肉瘤相混淆，但前者的肿瘤细胞更小、形态更单一，而且可呈CD34阳性[34]。一些伴有组织细胞增生的良性病变，如感染相关性HPS、家族性噬血性淋巴组织细胞增生症（FHLH）和贮积病（如Gaucher病或Niemann-Pick病），由于缺乏恶性细胞学特征，一般不难排除[43,44]。

53.2 树突细胞肿瘤

53.2.1 滤泡树突细胞肉瘤（FDCS）

53.2.1.1 定义

FDCS是一种肿瘤性增殖性病变，肿瘤细胞的形态学特点和免疫表型与正常滤泡树突细胞相似。该肿瘤曾经称为网状细胞肉瘤（肿瘤）或树突网状细胞肉瘤（肿瘤）。

53.2.1.2 流行病学

FDCS是罕见肿瘤，大多数研究为个案报道和小样本病例研究[34,45-49]。肿瘤主要发生于年轻人或中年人，中位发病年龄为40~50岁，儿童病例罕见。无性别差异[50]。

大约10%~20%FDCS的病例先前或同时罹患Castleman病，多为血管玻璃样亚型，极少为浆细胞亚型[47,49,51,52]。某些病例先前发生Castleman病时，淋巴结内某些区域隐藏着滤泡树突细胞增生，推测FDCS起源于此[53]。某些患者同时发生FDCS和巨Castleman病，又患有副肿瘤性天疱疮[54]。一些患者有长期精神分裂症病史[34]。

53.2.1.3 病因学

本病呈HHV8⁻。大多数淋巴结病变与EBV无关[50,55,56]。然而，一些发生于肝脾的FDCS中发现了EBV单克隆性增生（见下文）[57]。

53.2.1.4 临床特点

大多数患者表现为缓慢的淋巴结无痛性增大，通常累及颈部淋巴结，也常常累及腋窝、纵隔、肠系膜、腹膜后和锁骨上淋巴结。约30%患者累及结外部位，包括扁桃体、口腔、胃肠道、腹腔内软组织和乳腺。腹部疾病的患者可出现腹痛。除了FDCS的炎性假瘤样亚型之外，全身性症状并不常见[58]。

53.2.1.5 大体描述

FDCS的中位大小约5cm。已发现的最大肿瘤位于腹膜后或纵隔，直径达20cm；最小肿瘤（直径1cm）通常位于颈部淋巴结或扁桃体。大多数肿瘤边界清楚，切面实性，呈粉红色或灰褐色。偶尔看到坏死和肉眼可见的出血，特别是体积较大的肿瘤。

53.2.1.6 形态学

显微镜下，肿瘤细胞呈梭形，席纹样或漩涡状排列，有时类似于脑膜瘤的漩涡状排列方式。细胞核形态温和，从卵圆形到长形（图53.2）。罕见情况下，肿瘤呈密集的纤维母细胞样表现。肿瘤细胞的核染色质呈空泡或颗粒状，核膜薄，核仁小而明显（图53.3）。胞质嗜酸性，含量中等，略呈纤维细丝状。肿瘤细胞边界不清。罕见病例可有核内假包涵体或多核巨细胞，偶尔类似Warthin-

表53.1 组织细胞和树突细胞肿瘤的超微结构、免疫组化和分子学特点

肿瘤	超微结构				免疫组化				分子学特点			
	桥粒	Birbeck颗粒	溶酶体	胞质突起	α-氯乙酰酯酶	萘酚ASD氯乙酰酯酶	溶菌酶	α_1-抗胰蛋白酶	重复性细胞遗传学异常	IgH	TCR	EBV
Langerhans细胞组织细胞增生症	–	+	–	–	+	–	–	–	–	–	–	–
组织细胞肉瘤	–	–	大量	–	+	–	+	+	–	–	–	–
滤泡树突细胞肉瘤（FDCS）	大量	–	罕见	大量	–	–	–	–	–	–	–	–
交指状树突细胞肉瘤（IDCS）	不明显；有大量复杂的交指状细胞突起	–	散在	–	+	–	+	–	–	–	–	–

表53.2 组织细胞和树突细胞肿瘤的免疫组化特点

肿瘤	CD1a	CD3	CD20	CD21	CD23	CD30	CD34	CD35	CD45	CD56	CD68	CD163	S-100	Langerin	溶菌酶
Langerhans细胞组织细胞增生症	+	–	–	–	–	–	–	–	–	–	+	+	+	+	+/–
组织细胞肉瘤	–	–	–	–	–	–	–	–	通常+	罕见+	+	+	+/–	–	+（颗粒状）
滤泡树突细胞肉瘤（FDCS）	–	–	罕见+	+	+	–	–	+	弱+	–	+/–	+/–	罕见+	–	–
交指状树突细胞肉瘤（IDCS）	–	–	–	–	–	–	–	–	+	?	+/–	+	+	–	+

表53.2 组织细胞肿瘤和树突细胞肿瘤的鉴别诊断

肿瘤	鉴别诊断	有用的形态学特征	有用的辅助检测结果
组织细胞肉瘤	间变性大细胞淋巴瘤（ALCL）	窦内分布，“标记”细胞	免疫组化：$CD30^{+}$，$ALK^{+/-}$ FISH或分子学研究：t（2；5）
	T细胞淋巴瘤伴噬红细胞现象	体积较大的组织细胞伴吞噬现象	免疫组化：肿瘤细胞$CD68^{-}$ 分子学研究：T细胞基因重排
	髓系肉瘤	形态单一的肿瘤细胞，伴纤细的母细胞样染色质	免疫组化：MPO强阳性
	恶性黑色素瘤	胞质内纤细的褐色色素	免疫组化：$HMB45^{+}$，Melan A阳性
滤泡树突细胞肉瘤（FDCS）	交指状树突细胞肉瘤（IDCS）	细胞形成车轮状或席纹状结构	免疫组化：不表达CD21，CD35和CD1a 电镜：无桥粒
	胸腺瘤	Hassall小体	免疫组化：CK^{+}
	梭形细胞癌	肿瘤细胞紧密成簇	免疫组化：CK^{+}
	恶性黑色素瘤	胞质内纤细的褐色色素	免疫组化：$HMB45^{+}$，Melan A阳性
IDCS	FDCS	整个肿瘤散在分布反应性小淋巴细胞	免疫组化：$CD21^{+}$，$CD35^{+}$，可呈EMA^{+}；反应性小淋巴细胞可能是B细胞系 电镜：大量桥粒
	Langerhans细胞肉瘤(LCS)	卵圆形核，核轮廓呈锯齿状（核沟、折叠、凹陷）	免疫组化：S-100^{+}，$CD1a^{+}$ 电镜：Birbeck颗粒
	多形性大细胞淋巴瘤	肿瘤内散在分布反应性小淋巴细胞	免疫组化：B细胞或T细胞标志物；反应性小淋巴细胞为T细胞系 分子学研究：*IgH*或*TCR*基因重排
	纤维母细胞性网状细胞肿瘤	整个肿瘤可有纤细的胶原纤维	免疫组化：S-100、SMA和desmin阳性

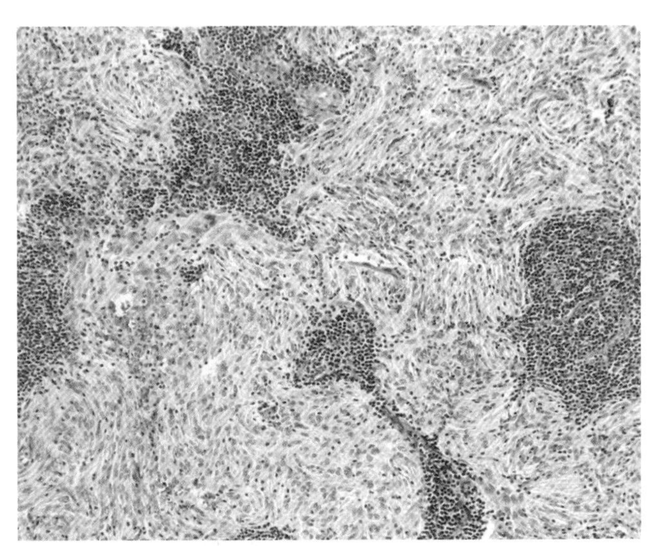

图53.2 滤泡树突细胞肉瘤（FDCS）。肿瘤细胞呈旋涡状和束状排列，其周围夹杂着淋巴细胞浸润

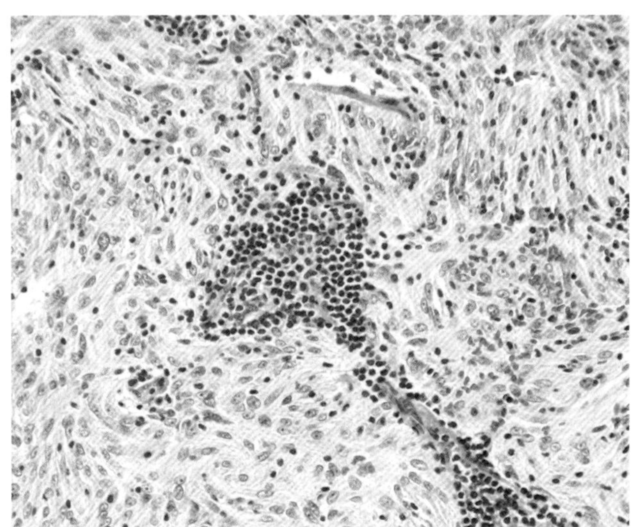

图53.3 滤泡树突细胞肉瘤（FDCS）。梭形肿瘤细胞与大量淋巴细胞相混合

Finkeldey巨细胞。单个肿瘤细胞之间以及血管周围间隙混杂着小淋巴细胞（少数病例为浆细胞）是肿瘤的显著特征（图53.4）。少部分病例出现充满液体的囊腔（一部分位于血管周围）或黏液样变性。坏死不明显。核分裂率0~10/10HPF。与原发肿瘤相比，复发或转移肿瘤的细胞异型性、核多形性和核分裂活性都增加[45,47]。

放疗或化疗后，极少数病例出现组织学改变，包括肿瘤细胞鳞状化生、核多形性增加和成片泡沫状组织细

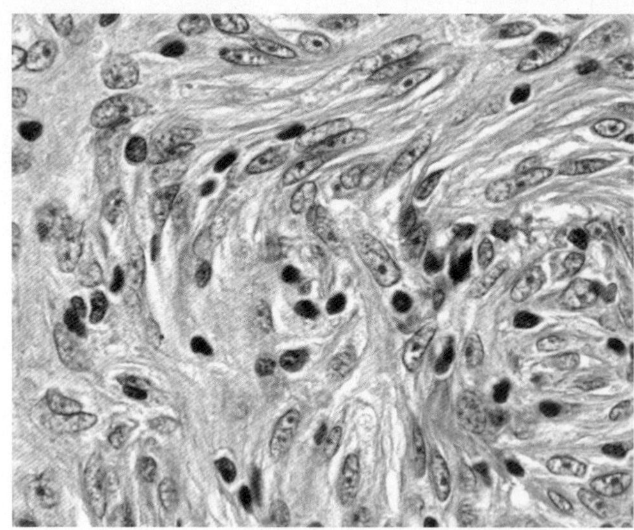

图53.4 滤泡树突细胞肉瘤（FDCS）。高倍镜示肿瘤细胞核形态温和，细胞边界不清

胞[59]。还有一些罕见病例类似胸腺瘤或胸腺癌，血管周围间隙内充满蛋白质液体和血液，并有纤维间隔包绕圆形或成角的肿瘤结节，使其形成拼图样的外观[60]。

某些发生于肝和脾的滤泡树突细胞增殖性病变具有炎性假瘤的组织学特点，仅有滤泡树突细胞分化的少部分标志物，这类肿瘤可能是FDCS的亚型。这类肿瘤的细胞丰富程度不及FDCS的典型病例。淋巴浆细胞反应显著，往往掩盖了梭形细胞增殖性病变。梭形细胞的核染色质通常呈空泡状，并且随着核异型性程度而变化，可有显著核仁，偶尔类似霍奇金细胞或RS细胞。这类肿瘤在形态学上容易与炎性假瘤混淆。出现较明显的束状结构、同心圆状漩涡样排列方式、细胞异型性和淋巴浆细胞数量较少时，一些病理医生使用这些形态特征来诊断FDCS，而不是诊断炎性假瘤[57]。

53.2.1.7 分级

一般认为大多数肿瘤为低级别肉瘤。然而，少数病例（不包括炎性假瘤样亚型）可出现显著细胞异型性、核分裂活性升高以及易见异常的核分裂象。FDCS的高级别形态学特征包括核多形性、高度核分裂活性、异常核分裂象和坏死，并且肿瘤发生于躯体深在部位。

53.2.1.8 超微结构

FDCS的肿瘤细胞最显著的超微结构特征是具有许多细长的胞质突起，后者由无数细胞连接与成熟桥粒相连。核呈长形，胞质可陷入核内。胞质往往包含大量的多聚核糖体。未见Birbeck颗粒，溶酶体也罕见（表53.1）。

53.2.1.9 免疫表型

免疫组化研究对诊断FDCS至关重要（表53.2）。肿瘤细胞仍然保留非肿瘤性滤泡树突细胞的免疫表型[61,62]，因此，它们表达一种或一种以上滤泡树突细胞的标志物，包括CD21（C3b补体受体）、CD23、CD35（C3d补体受体）、R4/23（一种非簇滤泡树突细胞特异性标志物）（图53.5~图53.7）[50]。免疫染色通常呈局灶性，但也可能呈弥漫强阳性。正常和肿瘤性滤泡树突细胞还表达clusterin、vimentin、fascin、EGFR和HLA-DR[63,64]。EMA常表达于肿瘤细胞，但不表达于正常滤泡树突细胞。CD68和desmoplakin呈不一致的弱阳性。CD45/45RB和CD20几乎总是阴性，但邻近的淋巴细胞着色可能导致肿瘤细胞似乎阳性。MSA、EMA和S-100很少阳性。CD1a、溶菌酶、MPO、CD34、CD3、CD79a、CD30、HMB45、desmin和高分子量CK均阴性。Ki-67指数从1%~25%不等。混杂在肿瘤中的小淋巴细胞具有不一致的免疫表型，部分病例以B细胞为主，其他病例却以T细胞为主。累及肝脾的FDCS的炎性假瘤亚型显示相似的免疫表型，但滤泡树突细胞标志物的表达通常呈局限性弱阳性。

53.2.1.10 遗传学和分子生物学所见

FDCS未见B细胞或T细胞基因重排，也未重复报道过细胞遗传学异常。发生于肝脾的伴炎性假瘤样特征的FDCS中，大多数增生性梭形细胞检测到EBER，EBV表

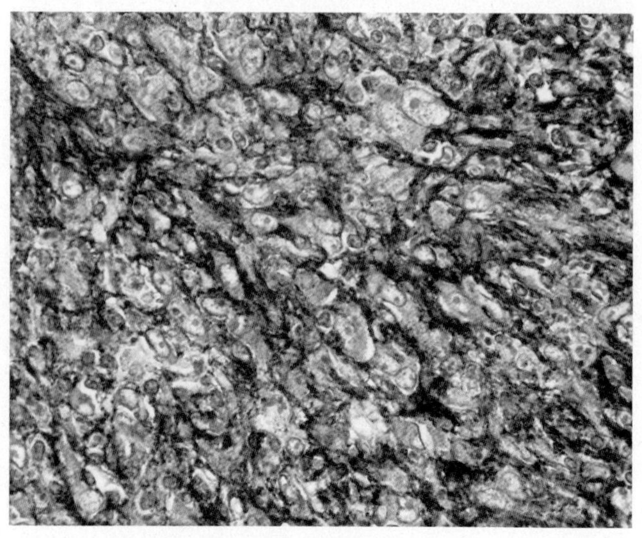

图53.5 滤泡树突细胞肉瘤（FDCS）。肿瘤细胞膜呈CD21强阳性

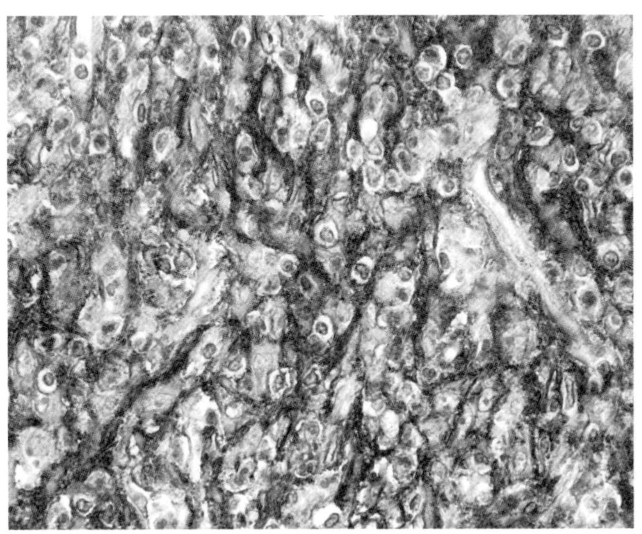

图53.6 滤泡树突细胞肉瘤（FDCS）。免疫组化，几乎所有肿瘤细胞膜都呈CD35弥漫强阳性

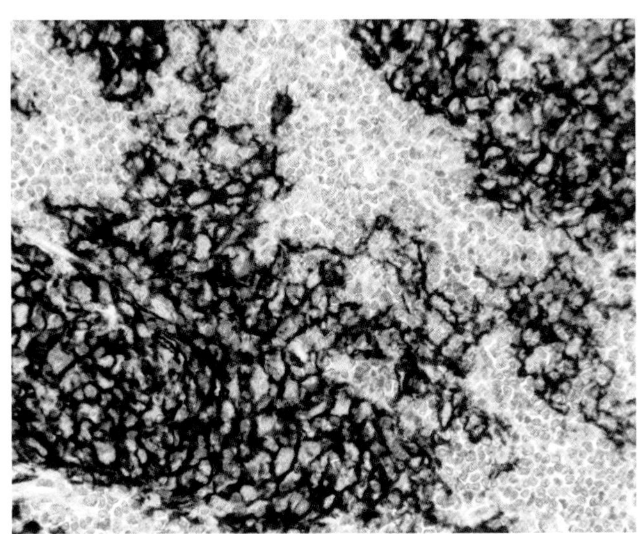

图53.7 滤泡树突细胞肉瘤（FDCS）。所有肿瘤细胞都表达CD23，突出显示这些细胞形成的致密树突网络

现为单克隆性游离型（表53.1）[57]。

53.2.1.11 细胞起源假说

据推测肿瘤细胞对应的正常细胞是淋巴结滤泡内的具有抗原提呈功能的滤泡树突细胞，一般认为这种细胞并非淋巴造血系统起源。

53.2.1.12 临床过程

FDCS的生物学行为更像低级别软组织肉瘤，不像恶性淋巴瘤[50]。治疗通常采取完全手术切除，加用或不用辅助放化疗。常见局部复发（复发率占病例数的40%~50%），约25%患者出现转移，转移多发生于复发后[50,59]。预后不良的指标包括肿瘤发生于腹腔内、显著的细胞异型性、广泛的凝固性坏死、高增殖指数、肿瘤大于6cm以及缺乏辅助性治疗。经历漫长的迁延病程后，大约20%患者最终死于本病。

53.2.1.13 鉴别诊断

FDCS的鉴别诊断包括IDCS、树突细胞肉瘤（非特指）、胸腺瘤、梭形细胞癌、恶性黑色素瘤和肉瘤（表53.3）。所有树突细胞肿瘤的诊断均需免疫组化检查。CD21和CD35对FDCS具有高度特异性。CK表达于胸腺瘤和梭形细胞癌，中等程度表达于上皮样平滑肌肉瘤，但在FDCS不表达。

发生于肝脾时肿瘤常有滤泡树突细胞的免疫组化表达谱，但是EBV往往阳性[57]。这些病例中EBER存在于几乎所有增生性梭形细胞。另外，Southern印迹研究显示，病毒呈单克隆性增生[57]。免疫组化标志物的表达呈局灶弱阳性。因此，一般认为这些病例是FDCS的一种与EBV相关的亚型。

53.2.2 交指状树突细胞肉瘤（IDCS）

53.2.2.1 定义

IDCS的分化谱系表现符合交指状树突细胞，后者正常情况下定居于淋巴结副皮质区。该肿瘤曾称为交指状树突细胞肿瘤和交指状网状细胞肿瘤（肉瘤）[65-68]。

53.2.2.2 流行病学

IDCS罕见，报道病例均发生于成人和青少年[68]。男性略多于女性，但因病例太少，性别差异评估意义不大。

53.2.2.3 病因学

尚未发现特定发病因素，据报道偶有患者伴发低级别B细胞增殖性病变或T细胞性淋巴瘤[69,70]。

53.2.2.4 临床特点

大多数患者表现为无症状肿块。一些患者出现乏力、发热和盗汗等症状。患者可出现孤立性淋巴结增大或累及结外部位，如皮肤、软组织、小肠，肝、肾、肺和脾。

53.2.2.5 形态学

IDCS的一般组织学表现为淋巴结副皮质区增殖性病变，增生细胞呈卵圆形或梭形，排列成模糊的束状（有时呈席纹状或漩涡状）结构。有时并不形成特征性束状排列方式，而是弥漫成片的梭形或圆形细胞。有1例初次活检时肿瘤由梭形细胞组成，复发后肿瘤细胞呈现更显著的多形性，而梭形特征变得不明显[59]。低倍镜下常见残存的淋巴滤泡以及小淋巴细胞，后者散在分布于整个肿瘤内（图53.8）。浆细胞可与肿瘤细胞混杂存在。通常无坏死，但某些罕见病例，尤其核异型性明显者，可见较大凝固性坏死病灶。肿瘤细胞核可为圆形、卵圆形到明显梭形（图53.9）。核染色质淡染，但往往呈空泡状，有单个中等大核仁。细胞核可见轻微皱褶，偶见核沟，罕见细胞质陷入核内形成假包含体。通常细胞质丰富，略呈嗜酸性，细胞界限通常不清楚。

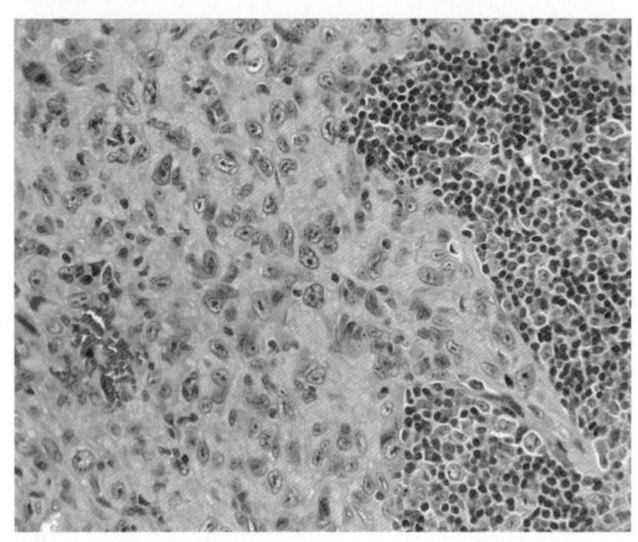

图53.8 交指状树突细胞肉瘤（IDCS）。低倍镜示残存的反应性淋巴滤泡与肿瘤细胞之间界限截然

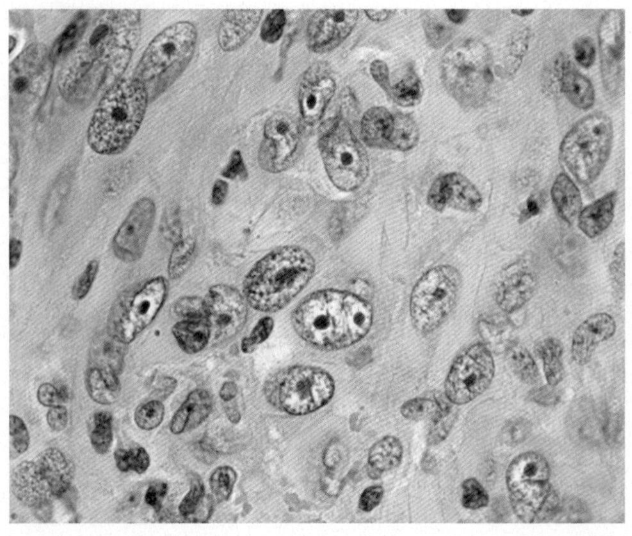

图53.9 交指状树突细胞肉瘤（IDCS）。HE染色，高倍镜示大量梭形细胞和胖卵圆形细胞伴空泡状染色质

53.2.2.6 分级

不同病例之间细胞核异型性程度也不相同。核分裂率一般较低（＜5/10HPF）。细胞核分级与临床结局不相关。

53.2.2.7 细胞酶化学

大多数研究病例中，肿瘤细胞对三磷酸腺苷酶、α－萘酯酶、磷酸酶和5′－核苷酸酶染色均为阳性[65,66,71,72]，而碱性磷酸酶、过氧化物酶、β－葡萄糖苷酸酶和氯醋酸酶均为阴性（表53.1）。

53.2.2.8 超微结构

肿瘤细胞的电镜特点与正常交指状树突细胞类似[72–74]。肿瘤细胞显示长而复杂的交指状细胞突起和散在的溶酶体。然而，既没有观察到FDCS所见的完好的细胞桥粒，也没有观察到像LCH所见的Birbeck颗粒。未见基底膜、张力原纤维、致密核心分泌颗粒和黑色素小体（表53.1）。

53.2.2.9 免疫表型

IDCS的诊断依靠免疫组化研究（表53.2）。肿瘤性和非肿瘤性交指状树突细胞的免疫组化特点相似[34]。这些细胞一致表达S－100蛋白和vimentin，组织细胞性抗原（CD68、CD163、溶菌酶和CD45）通常阴性。不表达FDCS的标志物（CD21、CD23、CD35）、langerin、CD1a、补体标志物、MPO、CD34、特异性B细胞和T细胞标志物、CD30、EMA、desmin、HMB45以及CK。Ki－67表达率一般为10%~20%。肿瘤内掺杂的小淋巴细胞几乎总是T细胞，B细胞极少。文献报道中，部分学者认为交指状树突细胞肿瘤包括$CD1a^+$肿瘤，但学者们认为它们属于细胞类型不确定的肿瘤（见下文）。

53.2.2.10 遗传学和分子生物学所见

对极少病例进行分子学研究发现，*Ig*重链基因和T细胞受体的α、β和δ链呈现种系构型（表53.1）[48]。

53.2.2.11 细胞起源假说

推测肿瘤细胞所对应的正常细胞是淋巴结副皮质区的交指状树突细胞。一部分交指状树突细胞起源于Langerhans细胞。

53.2.2.12 临床过程

本病通常具有侵袭性临床过程。文献报道中针对IDCS所采取的治疗方法不一致。许多患者采取局部手术切除，辅以放疗或化疗或放化疗。一名患者接受骨髓移植。可见局部复发。大约一半患者死于该病，通常死于诊断后1年内。到目前为止，尚未发现任何与临床、组织学和不同治疗方式有关的预后因素。

53.2.2.13 鉴别诊断

IDCS的鉴别诊断与FDCS相似（表53.3）。与其他肿瘤相比，IDCS电镜未见桥粒证据，免疫组化不表达针对补体受体的单克隆抗体（CD21，CD35）和DRC1抗原。IDCS也可能与大细胞性淋巴瘤相混淆，包括核扭曲的多形性大细胞性淋巴瘤相混淆。CD20或CD3阳性可以排除IDCS的诊断。

53.2.3 其他树突细胞肿瘤

不符合FDCS、IDCS、LCH或Langerhans细胞组织细胞肉瘤诊断标准的罕见树突细胞肿瘤包括细胞类型不确定的树突细胞肿瘤（或细胞类型不确定的组织细胞增生症）[69,75–78]和纤维母细胞性网状细胞肿瘤（或CK阳性间质网状细胞肿瘤）[49]。

以前认为细胞类型不确定的交指状树突细胞肿瘤起源于一种特殊细胞，其特征介于Langerhans细胞和交指状树突细胞之间，形态学和免疫组化类似正常Langerhans细胞，但电镜下未见Birbeck颗粒。这些肿瘤极其罕见，采取排除性诊断。某些病例与先前发生的低级别B细胞恶性肿瘤有关，其中一例随后进展为AML[69,79]。

纤维母细胞性网状细胞肿瘤非常罕见，一般认为起源于纤维母细胞性网状细胞。在淋巴结副皮质区，这些细胞组成一种复杂的网状结构。它们包绕高内皮微静脉，在淋巴结内参与转运可溶性介质（细胞因子、趋化因子）。这些细胞表达vimentin和SMA，可表达desmin。它们也可能表达XIII因子（FXIII），但不表达CD21、CD23或CD35[81]。起源于淋巴结的肿瘤具有类似于正常对应细胞的免疫表型。罕见病例起源于脾[82]。这些病变的形态学鉴别诊断包括FDCS、IDCS和脾炎性假瘤。

53.3 播散性幼年性黄色肉芽肿

53.3.1 定义

播散性幼年性黄色肉芽肿罕见，是一种具有临床侵袭性行为的系统性组织细胞增殖性病变，组织细胞形态类似于皮肤幼年性黄色肉芽肿[83–86]。

幼年性黄色肉芽肿（JXG）的普通病例是一种良性皮肤组织细胞病变，主要发生于头颈、躯干和上肢，呈单发或多发黄色结节。皮肤外孤立性病变罕见，据报道可发生于眼眶和眶周区域，以及肺和肝。罕见病例（不到病例数的5%）为全身性病变，病情严重，有时致死。

上述罕见疾病又称为系统性JXG或深部JXG、侵袭性结节性组织细胞增生症、良性头部组织细胞增生症或泛发性发疹性组织细胞增生症。Erdheim–Chester病（多骨硬化性组织细胞增生症）中的部分病例和播散性黄色瘤（一种涉及屈侧皮肤区域和眼睑的罕见黄色瘤病变）可能属于播散性JXG。

53.3.2 流行病学

播散性JXG最常见于儿童患者（从婴儿期到10岁），也可见于较大儿童和成人患者（Erdheim–Chester型）[87]。

53.3.3 病因学

播散性JXG的病因不明。极少数播散性JXG患者同时发生神经纤维瘤病1型；然而，神经纤维瘤病1型患者较常见的并发症是普通JXG[88]。据报道，普通JXG的发病率在0.7%~18%之间，但是其真正发生率未知，因为皮肤病变通常不做活检（因为年龄较小，病变局限，而且临床上高度怀疑为咖啡斑）。虽然这两种疾病实体具有进展为幼年性粒–单核细胞白血病（JMML）的轻微风险，但不推荐对这些患者进行幼年性粒–单核细胞白血病（JMML）筛查[90]。与普通人群相比，神经纤维瘤病1型本身进展为JMML的风险增高[91]。据报道，无神经纤维瘤病1型的JXG患者中，极少数进展为JMML。

53.3.4 发病部位

播散性JXG只有50%病例累及皮肤，这与孤立性普通病变不同，后者以皮肤病变为主（如上所述，也可累及其他部位）。系统性疾病累及的部位包括肾、肺、软组织、中枢神经系统、呼吸和消化道，罕见于骨（通常都伴有皮肤病变）。其他少见部位是心肌、心包、后腹膜和脾[85,92]。

53.3.5 临床特点

播散性JXG通常发生于儿童，但也有报道发生于成人（Erdheim-Chester病）[85,92]。患者先前可有恶性肿瘤病史，如LCH。某些播散性JXG病例可并发JMML或更罕见的淋巴淋巴母细胞淋巴瘤（ALL）[84,85,93-95]。临床表现包括贫血、血小板减少和肝脾大[92,96]。肝和骨髓受累后可发生肝衰竭和骨髓衰竭。发病前后血脂保持正常水平。

53.3.6 形态学

JXG的组织学形态变化较大。在普通JXG和播散性JXG之间，组织形态学无差异。早期，受累器官显示密集的形态单一的组织细胞浸润。皮肤病变主要位于真皮，部分病例可延伸到皮下软组织和肌肉。病变后期常见体积较大的淡染的泡沫样组织细胞、Touton巨细胞和异物巨细胞，以及混合性炎症细胞浸润，包括中性粒细胞、淋巴细胞和嗜酸性粒细胞，罕见肥大细胞。组织细胞可有核多形性，特别是弥散型病例。晚期病变以纤维化为主。所有病例都会出现Touton巨细胞。核分裂象很少或缺乏。深部病变倾向细胞更丰富，形态更单一，而Touton巨细胞更少[97]。

53.3.7 超微结构

电镜检查，病变显示组织细胞的特性[96]。细胞突起较短，胞质丰富，胞质含有线粒体、粗面内质网、核糖体、溶酶体和吞噬溶酶体，偶有逗点样致密小体。未见Birbeck颗粒。

53.3.8 免疫表型

重要的是使用免疫染色对JXG与LCH/非Langerhans细胞组织细胞增生症进行鉴别。播散性JXG中的组织细胞通常对第FXⅢa、CD68、CD163、溶菌酶和vimentin等抗体发生反应[83-85,90,98]。Fascin、CD4和S-100呈不一致的阳性。这种组织细胞一般不表达CD1a和langerin。有一报道病例可能是播散性JXG，其胞膜和胞质表达ALK，但不清楚这一病例是否代表着一种独特的临床病理实体（ALK$^+$阳性婴幼儿组织细胞增生症）[99]。

53.3.9 遗传学和分子生物学所见

还没有识别一致的细胞遗传学或分子遗传学异常。罕见病例与神经纤维瘤病1型有关。检测的病例中未发现T或B细胞基因重排。在一个有限的研究中，应用X连锁的雄激素受体基因分析检测为克隆性[100]。

53.3.10 推测的细胞起源

细胞起源尚未完全阐明，根据fascin、CD4和FXⅢa的免疫反应性，推测它们起源于皮肤的树突细胞。然而，上述免疫表型并无特异性[84,98]。

53.3.11 临床过程

一般认为本病为良性。然而，播散性JXG可导致严重后果，特别是累及中枢神经系统或深部重要脏器者，甚至可能致死[101]。

53.3.12 鉴别诊断

播散性JXG的鉴别诊断包括Langerhans细胞肉瘤(LCS)的黄色肉芽肿亚型。后者免疫组化表达CD1a和Langerin，它们从不表达于播散性JXG。并且，Langerhans细胞肉瘤（LCS）出现Birbeck颗粒也是一个鉴别特点。

53.4 结论

组织细胞肿瘤和树突细胞肿瘤是非常罕见的疾病实体，可能很难诊断（见“精华和陷阱”）。病例太少，无法深入研究其临床和生物学特性。然而，此类肿瘤的WHO分类既提供了高度可重复性和可靠的诊断标准，又为进一步研究奠定了工作基础。

53.5 精华和陷阱

- 组织细胞肿瘤和树突细胞肿瘤非常罕见。
- 淋巴结内S-100^{+}病变，首先排除转移性恶性黑色素瘤，因为它远比组织细胞病变更常见。
- 如果S-100^{+}病变排除了黑色素瘤，然后考虑Langerhans细胞组织细胞增生症（LCH），因为其比其他组织细胞或树突细胞病变更常见。
- 如果可用的组织量有限，免疫组化对于病变分类比分子学、流式细胞学分析或细胞遗传学更有价值。
- 五种最有用的免疫组化标志物是S-100、CD1a、CD163、CD21和CD35。溶菌酶、CD68和EMA也很有用。
- Langerin（CD207）对Langerhans细胞的特异性比CD1a更强；CD163对组织细胞的特异性比CD68或溶菌酶更强。

（肖华亮　薛德彬　译）

参考文献

1. Swedlow SH, Campo E, Harris NL, et al, eds. *WHO Classification of Tumours of Haematopoietic and Lymphoid Tissues*. Lyon, France: IARC; 2008.
2. Hanson CA, Jaszcz W, Kersey JH, et al. True histiocytic lymphoma: histopathologic, immunophenotypic and genotypic analysis. *Br J Haematol*. 1989;73:187-198.
3. Kamel OW, Gocke CD, Kell DL, et al. True histiocytic lymphoma: a study of 12 cases based on current definition. *Leuk Lymphoma*. 1995;18:81-86.
4. Copie-Bergman C, Wotherspoon AC, Norton AJ, et al. True histiocytic lymphoma. A morphologic, immunohistochemical and molecular genetic study of 13 cases. *Am J Surg Pathol*. 1998;22:1386-1392.
5. Weiss LM, Picker LJ, Copenhaver CM, et al. Large-cell hematolymphoid neoplasms of uncertain lineage. *Hum Pathol*. 1988;19:967-973.
6. Isaacson P, Wright DH, Jones DB. Malignant lymphoma of true histiocytic (monocyte-macrophage) origin. *Cancer*. 1983;51:80-91.
7. Ornvold K, Carstensen H, Junge J, et al. Tumours classified as "malignant histiocytosis" in children are T-cell neoplasms. *APMIS*. 1992;100:558-566.
8. Hayashi K, Chen WG, Chen YY, et al. Deletion of Epstein-Barr virus latent membrane protein 1 gene in Japanese and Brazilian gastric carcinomas, metastatic lesions, and reactive lymphocytes. *Am J Pathol*. 1998;152:191-198.
9. Scott RB, Robb-Smith AHT. Histiocytic medullary reticulosis. *Lancet*. 1939;2:194-198.
10. Falini B, Pileri S, De Solas I, et al. Peripheral T-cell lymphoma associated with hemophagocytic syndrome. *Blood*. 1990;75:434-444.
11. Jaffe ES, Costa J, Fauci AS, et al. Malignant lymphoma and erythrophagocytosis simulating malignant histiocytosis. *Am J Med*. 1983;75:741-749.
12. Risdall RJ, McKenna RW, Nesbitt ME, et al. Virus associated hemophagocytic syndrome. A benign histiocytic proliferation distinct from malignant histiocytosis. *Cancer*. 1979;44:993-1002.
13. Favara BE, Feller AC, Paulli M, et al. A contemporary classification of histiocytic disorders. The WHO Committee on Histiocytic/Reticulum Cell Proliferations. Reclassification Working Group of the Histiocyte Society. *Med Pediatr Oncol*. 1997;29:157-166.
14. Chang CS, Wang CH, Su IJ, et al. Hematophagic histiocytosis: a clinicopathologic analysis of 23 cases with special reference to the association with peripheral T-cell lymphoma. *J Formos Med Assoc*. 1994;93:421-428.
15. Weiss LM, Wood GS, Trela M, et al. Clonal T-cell populations in lymphomatoid papulosis. Evidence of a lymphoproliferative origin for a clinically benign disease. *N Engl J Med*. 1986;21:475-479.
16. Ralfkiaer E, Delsol G, O'Connor NTJ, et al. Malignant lymphomas of true histiocytic origin. A clinical, histological, immunophenotypic and genotypic study. *J Pathol*. 1990;160:9-17.
17. Alvaro T, Bosch R, Salvado MT, Piris MA. True histiocytic lymphoma of the stomach associated with low-grade B-cell mucosa-associated lymphoid tissue (MALT)-type lymphoma. *Am J Surg Pathol*. 1996;20:1406-1411.
18. Martin-Rodilla C, Fernandez-Acenero J, Pena-Mayor L, Alvarez-Carmona A. True histiocytic lymphoma as a second neoplasm in a follicular centroblastic-centrocytic lymphoma. *Pathol Res Pract*. 1997;193:319-322.
19. DeMent SH. Association between mediastinal germ cell tumors and hematologic malignancies: an update. *Hum Pathol*. 1990;21:699-703.
20. Ladanyi M, Roy I. Mediastinal germ cell tumors and histiocytosis. *Hum Pathol*. 1988;19:586-590.
21. Nichols CR, Roth BJ, Heerema N, et al. Hematologic neoplasia associated with primary mediastinal germ-cell tumors. *N Engl J Med*. 1990;322:1425-1429.
22. Margolin K, Traweek T. The unique association of malignant histiocytosis and a primary gonadal germ cell tumor. *Med Pediatr Oncol*. 1992;20:162-164.
23. Koo CH, Reifel J, Kogut N, et al. True histiocytic malignancy associated with a malignant teratoma in a patient with 46XY gonadal dysgenesis. *Am J Surg Pathol*. 1992;16:175-183.
24. Nichols CR, Hoffman R, Einhorn LH, et al. Hematologic malignancies associated with primary mediastinal germ-cell tumors. *Ann Intern Med*. 1985;102:603-609.
25. Hartmann JT, Nichols CR, Droz JP, et al. Hematologic disorders associated with primary mediastinal nonseminomatous germ cell tumors. *J Natl Cancer Inst*. 2000;92:54-61.
26. Berruti A, Paze E, Fara E, et al. Acute myeloblastic leukemia associated with mediastinal nonseminomatous germ cell tumors. Report on two cases. *Tumori*. 1995;81:299-301.
27. Arai E, Su WP, Roche PC, Li CY. Cutaneous histiocytic malignancy. Immunohistochemical re-examination of cases previously diagnosed as cutaneous "histiocytic lymphoma" and "malignant histiocytosis." *J Cutan Pathol*. 1993;20:115-120.
28. Hornick JL, Jaffe ES, Fletcher CD. Extranodal histiocytic sarcoma: clinicopathologic analysis of 14 cases of a rare epithelioid malignancy. *Am J Surg Pathol*. 2004;28:1133-1144.
29. Audouin J, Vercelli-Retta J, Le Tourneau A, et al. Primary histiocytic sarcoma of the spleen associated with erythrophagocytic histiocytosis. *Pathol Res Pract*. 2003;199:107-112.
30. Sun W, Nordberg ML, Fowler MR. Histiocytic sarcoma involving the central nervous system: clinical, immunohistochemical, and molecular genetic studies of a case with review of the literature. *Am J Surg Pathol*. 2003;27:258-265.
31. Vos J, Abbondanzo SL, Barekman C, et al. Histiocytic sarcoma: a study of five cases including the histiocyte marker CD163. *Mod Pathol*. 2005;18:693-704.
32. Lau SK, Chu PG, Weiss LM. CD163: a specific marker of macrophages in paraffin-embedded tissue samples. *Am J Clin Pathol*. 2004;122:794-801.
33. Nguyen T, Schwartz E, West R, et al. Expression of CD163 (hemoglobin scavenger receptor) in normal tissues, lymphomas, carcinomas, and sarcomas is largely restricted to the monocyte/macrophage lineage. *Am J Surg Pathol*. 2005;29:617-624.
34. Pileri SA, Grogan TM, Banks P, et al. Tumours of histiocytes and accessory dendritic cells: an immunohistochemical approach to classification from the International Lymphoma Study Group based on 61 cases. *Histopathology*. 2002;41:1-29.
35. Chan JK, Sin VC, Wong KF, et al. Nonnasal lymphoma expressing the natural killer cell marker CD56: a clinicopathologic study of 49 cases of an uncommon aggressive neoplasm. *Blood*. 1997;89:4501-4513.
36. Ferry JA, Zukerberg LR, Harris NL. Florid progressive transformation of germinal centers. A syndrome affecting young men, without early progression to nodular lymphocyte predominance Hodgkin's disease. *Am J Surg Pathol*. 1992;16:252-258.
37. Picker LJ, Weiss LM, Medeiros LJ, et al. Immunophenotypic criteria for the diagnosis of non-Hodgkin's lymphoma. *Am J Pathol*. 1987;128:181-201.
38. Weiss LM, Trela MJ, Cleary M, et al. Frequent immunoglobulin and T cell receptor gene rearrangement in "histiocytic" neoplasms. *Am J Pathol*. 1985;121:369-373.
39. Feldman AL, Arber DA, Pittaluga S, et al. Clonally related follicular lymphomas and histiocytic/dendritic cell sarcomas: evidence for transdifferentiation of the follicular lymphoma clone. *Blood*. 2008;111:5433-5439.
40. Song SY, Ko YH, Ahn G. Mediastinal germ cell tumor associated with histiocytic sarcoma of spleen: case report of an unusual association. *Int J Surg Pathol*. 2005;13:299-303.
41. Suenaga M, Matsushita K, Kawamata N, et al. True malignant histiocytosis with trisomy 9 following primary mediastinal germ cell tumor. *Acta Haematol*. 2006;116:62-66.
42. Soria C, Orradre JL, Garcia-Almagro D, et al. True histiocytic lymphoma (monocytic sarcoma). *Am J Dermatopathol*. 1992;14:511-517.
43. Okada Y, Nakanishi I, Nomura H, et al. Angiotropic B-cell lymphoma with hemophagocytic syndrome. *Pathol Res Pract*. 1994;190:718-727.
44. Bucksy P, Favara B, Feller AC, et al. Malignant histiocytosis and large cell anaplastic (Ki-1) lymphoma in childhood: guidelines for differential diagnosis—report of the Histiocyte Society. *Med Pediatr Oncol*. 1994;22:200-203.
45. Monda L, Warnke R, Rosai J. A primary lymph node malignancy with features suggestive of dendritic reticulum cell differentiation. A report of 4 cases. *Am J Pathol*. 1986;122:562-572.
46. Glaser SL, Lin RJ, Stewart SL, et al. Epstein-Barr virus-associated Hodgkin's disease: epidemiologic characteristics in international data. *Int J Cancer*. 1997;70:375-382.
47. Perez-Ordonez B, Erlandson RA, Rosai J. Follicular dendritic cell tumor: report of 13 additional cases of a distinctive entity. *Am J Surg Pathol*. 1996;20:944-955.
48. Weiss LM, Berry GJ, Dorfman RF, et al. Spindle cell neoplasms of lymph nodes of probable reticulum cell lineage. True reticulum cell sarcoma? *Am J Surg Pathol*. 1990;14:405-414.
49. Andriko JW, Kaldjian EP, Tsokos M, et al. Reticulum cell neoplasms of lymph nodes: a clinicopathologic study of 11 cases with recognition of a new subtype derived from fibroblastic reticular cells. *Am J Surg Pathol*. 1998;22:1048-1058.
50. Perez-Ordonez B, Rosai J. Follicular dendritic cell tumor: review of the entity. *Semin Diagn Pathol*. 1998;15:144-154.
51. Chan JK, Tsang WY, Ng CS. Follicular dendritic cell tumor and vascular neoplasm complicating hyaline-vascular Castleman's disease. *Am J Surg Pathol*. 1994;18:517-525.
52. Sun X, Chang KC, Abruzzo LV, et al. Epidermal growth factor receptor expression in follicular dendritic cells: a shared feature of follicular dendritic cell sarcoma and Castleman's disease. *Hum Pathol*. 2003;34:835-840.
53. Ruco LP, Gearing AJ, Pigott R, et al. Expression of ICAM-1, VCAM-1 and ELAM-1 in angiofollicular lymph node hyperplasia (Castleman's disease): evidence for dysplasia of follicular dendritic reticulum cells. *Histopathology*. 1991;19:523-528.
54. Lee IJ, Kim SC, Kim HS, et al. Paraneoplastic pemphigus associated with follicular dendritic cell sarcoma arising from Castleman's tumor. *Arch Dermatol*. 1988;124:1250-1283.
55. Nayler SJ, Taylor L, Cooper K. HHV-8 is not associated with follicular dendritic cell tumours. *Mol Pathol*. 1998;51:168-170.
56. Barwell N, Howatson R, Jackson R, et al. Interdigitating dendritic cell sarcoma of salivary gland associated lymphoid tissue not associated with HHV-8 or EBV infection.

J Clin Pathol. 2004;57:87-89.

57. Arber DA, Weiss LM, Chang KL. Detection of Epstein-Barr virus in inflammatory pseudotumor. *Semin Diagn Pathol*. 1998;15:155-160.
58. Cheuk W, Chan JK, Shek TW, et al. Inflammatory pseudotumor-like follicular dendritic cell tumor: a distinctive low-grade malignant intra-abdominal neoplasm with consistent Epstein-Barr virus association. *Am J Surg Pathol*. 2001;25:721-731.
59. Chan JK, Fletcher CD, Nayler SJ, Cooper K. Follicular dendritic cell sarcoma. Clinicopathologic analysis of 17 cases suggesting a malignant potential higher than currently recognized. *Cancer*. 1997;79:294-313.
60. Choi PC, To KF, Lai FM, et al. Follicular dendritic cell sarcoma of the neck: report of two cases complicated by pulmonary metastases. *Cancer*. 2000;89:664-672.
61. Nguyen DT, Diamond LW, Hansmann ML, et al. Follicular dendritic cell sarcoma. Identification by monoclonal antibodies in paraffin sections. *Appl Immunohistochem*. 1994;2:60-64.
62. Pallesen G, Myhre-Jensen O. Immunophenotypic analysis of neoplastic cells in follicular dendritic cell sarcoma. *Leukemia*. 1987;1:549-557.
63. Wellmann A, Thieblemont C, Pittaluga S, et al. Detection of differentially expressed genes in lymphomas using cDNA arrays: identification of clusterin as a new diagnostic marker for anaplastic large cell lymphomas (ALCL). *Blood*. 2000;96:398-404.
64. Grogg KL, Lae ME, Kurtin PJ, Macon WR. Clusterin expression distinguishes follicular dendritic cell tumors from other dendritic cell neoplasms: report of a novel follicular dendritic cell marker and clinicopathologic data on 12 additional follicular dendritic cell tumors and 6 additional interdigitating dendritic cell tumors. *Am J Surg Pathol*. 2004;28:988-998.
65. Nakamura S, Hara K, Suchi T, et al. Interdigitating cell sarcoma. A morphologic, immunohistologic, and enzyme-histochemical study. *Cancer*. 1988;61:562-568.
66. Nakamura S, Koshikawa T, Kitoh K. Interdigitating cell sarcoma: a morphologic and immunologic study of lymph node lesions in four cases. *Pathol Int*. 1994;44:374.
67. Fonseca R, Yamakawa M, Nakamura S, et al. Follicular dendritic cell sarcoma and interdigitating reticulum cell sarcoma: a review. *Am J Hematol*. 1998;59:161-167.
68. Pillay K, Solomon R, Daubenton JD, Sinclair-Smith CC. Interdigitating dendritic cell sarcoma: a report of four paediatric cases and review of the literature. *Histopathology*. 2004;44:283-291.
69. Vasef MA, Zaatari GS, Chan WC, et al. Dendritic cell tumors associated with low-grade B-cell malignancies. Report of three cases. *Am J Clin Pathol*. 1995;104:696-701.
70. Gaertner EM, Tsokos M, Derringer GA, et al. Interdigitating dendritic cell sarcoma. A report of four cases and review of the literature. *Am J Clin Pathol*. 2001;115:589-597.
71. Turner RR, Wood GS, Beckstead JH, et al. Histiocytic malignancies. Morphologic, immunologic, and enzymatic heterogeneity. *Am J Surg Pathol*. 1984;8:485-500.
72. van den Oord JJ, de Wolf-Peeters C, de Vos R, et al. Sarcoma arising from interdigitating reticulum cells: report of a case, studied with light and electron microscopy, and enzyme- and immunohistochemistry. *Histopathology*. 1986;10:509-523.
73. Rabkin MS, Kjeldsberg CR, Hammond ME, et al. Clinical, ultrastructural immunohistochemical and DNA content analysis of lymphomas having features of interdigitating reticulum cells. *Cancer*. 1988;61:1594-1601.
74. Feltkamp CA, van Heerde P, Feltkamp-Vroom TM, Koudstaal J. A malignant tumor arising from interdigitating cells; light microscopical, ultrastructural, immuno- and enzyme-histochemical characteristics. *Virchows Arch A Pathol Anat Histol*. 1981;393:183-192.
75. Berti E, Gianotti R, Alessi E. Unusual cutaneous histiocytosis expressing an intermediate immunophenotype between Langerhans' cells and dermal macrophages. *Arch Dermatol*. 1988;124:1250-1253.
76. Kolde G, Brocker E-B. Multiple skin tumors of indeterminate cells in an adult. *J Am Acad Dermatol*. 1986;15:591-597.
77. Rezk S, Spagnolo DV, Brynes RK, Weiss LM. Indeterminate cell tumor: a rare dendritic neoplasm. *Am J Surg Pathol*. 2008;32:1868-1876.
78. Rosenberg AS, Morgan MB. Cutaneous indeterminate cell histiocytosis: a new spindle cell variant resembling dendritic cell sarcoma. *J Cutan Pathol*. 2001;28:531-537.
79. Vener C, Soligo D, Berti E, et al. Indeterminate cell histiocytosis in association with later occurrence of acute myeloblastic leukaemia. *Br J Dermatol*. 2007;156:1357-1361.
80. Gretz JE, Kaldjian EP, Anderson AO, Shaw S. Sophisticated strategies for information encounter in the lymph node: the reticular network as a conduit of soluble information and a highway for cell traffic. *J Immunol*. 1996;157:495-499.
81. Jones D, Amin M, Ordonez NG, et al. Reticulum cell sarcoma of lymph node with mixed dendritic and fibroblastic features. *Mod Pathol*. 2001;14:1059-1067.
82. Martel M, Sarli D, Colecchia M, et al. Fibroblastic reticular cell tumor of the spleen: report of a case and review of the entity. *Am J Surg Pathol*. 2003;16:175-183.
83. Zelger B, Cerio R, Orchard G, Wilson-Jones E. Juvenile and adult xanthogranuloma. A histological and immunohistochemical comparison. *Am J Surg Pathol*. 1994;18:126-135.
84. Weitzman S, Jaffe R. Uncommon histiocytic disorders: the non-Langerhans cell histiocytoses. *Pediatr Blood Cancer*. 2005;45:256-264.
85. Janssen D, Harms D. Juvenile xanthogranuloma in childhood and adolescence: a clinicopathologic study of 129 patient from the Kiel Pediatric Tumor Registry. *Am J Surg Pathol*. 2005;29:21-28.
86. Kaur MR, Brundler MA, Stevenson O, Moss C. Disseminated clustered juvenile xanthogranuloma: an unusual morphological variant of a common condition. *Clin Exp Dermatol*. 2008;33:575-577.
87. Redbord KP, Sheth AP. Multiple juvenile xanthogranulomas in a 13-year-old. *Pediatr Dermatol*. 2007;24:238-240.
88. Cambiaghi S, Restano L, Caputo R. Juvenile xanthogranuloma associated with neurofibromatosis 1: 14 patients without evidence of hematologic malignancies. *Pediatr Dermatol*. 2004;21:97-101.
89. Zvulunov A, Barak Y, Metzker A. Juvenile xanthogranuloma, neurofibromatosis, and juvenile chronic myelogenous leukemia. World statistical analysis. *Arch Dermatol*. 1995;131:904-908.
90. Burgdorf WHC, Zelger B. JXG, NF1, and JMML: alphabet soup or a clinical issue? *Pediatr Dermatol*. 2004;21:174-176.
91. Stiller CA, Chessells JM, Fitchett M. Neurofibromatosis and childhood leukaemia/lymphoma: a population-based UKCCSG study. *Br J Cancer*. 1994;70:969-972.
92. Freyer DR, Kennedy R, Bostrom BC, et al. Juvenile xanthogranuloma: forms of systemic disease and their clinical implications. *J Pediatr*. 1996;129:227-237.
93. Aparicio G, Mollet J, Bartralot R, et al. Eruptive juvenile xanthogranuloma associated with relapsing acute lymphoblastic leukemia. *Pediatr Dermatol*. 2008;25:487-488.
94. Shoo BA, Shinkai K, McCalmont TH, Fox LP. Xanthogranulomas associated with hematologic malignancy in adulthood. *J Am Acad Dermatol*. 2008;59:488-493.
95. Tran DT, Wolgamot GM, Olerud J, et al. An "eruptive" variant of juvenile xanthogranuloma associated with langerhans cell histiocytosis. *J Cutan Pathol*. 2008;35(suppl 1):50-54.
96. Chantranuwat C. Systemic form of juvenile xanthogranuloma: report of a case with liver and bone marrow involvement. *Pediatr Dev Pathol*. 2004;7:646-648.
97. Barroca H, Farinha NJ, Lobo A, et al. Deep-seated congenital juvenile xanthogranuloma: report of a case with emphasis on cytologic features. *Acta Cytol*. 2007;51:473-476.
98. Kraus MD, Haley JC, Ruiz R, et al. "Juvenile" xanthogranuloma: an immunophenotypic study with a reappraisal of histogenesis. *Am J Dermatopathol*. 2001;23:104-111.
99. Chan JKC, Lamant L, Algar E, et al. ALK+ histiocytosis: a novel type of systemic histiocytic proliferative disorder of early infancy. *Blood*. 2008;112:2965-2968.
100. Janssen D, Folster-Holst R, Harms D, Klapper W. Clonality in juvenile xanthogranuloma. *Am J Surg Pathol*. 2007;31:812-813.
101. Orsey A, Paessler M, Lange BJ, NIchols KE. Central nervous system juvenile xanthogranuloma with malignant transformation. *Pediatr Blood Cancer*. 2008;50:927-930.

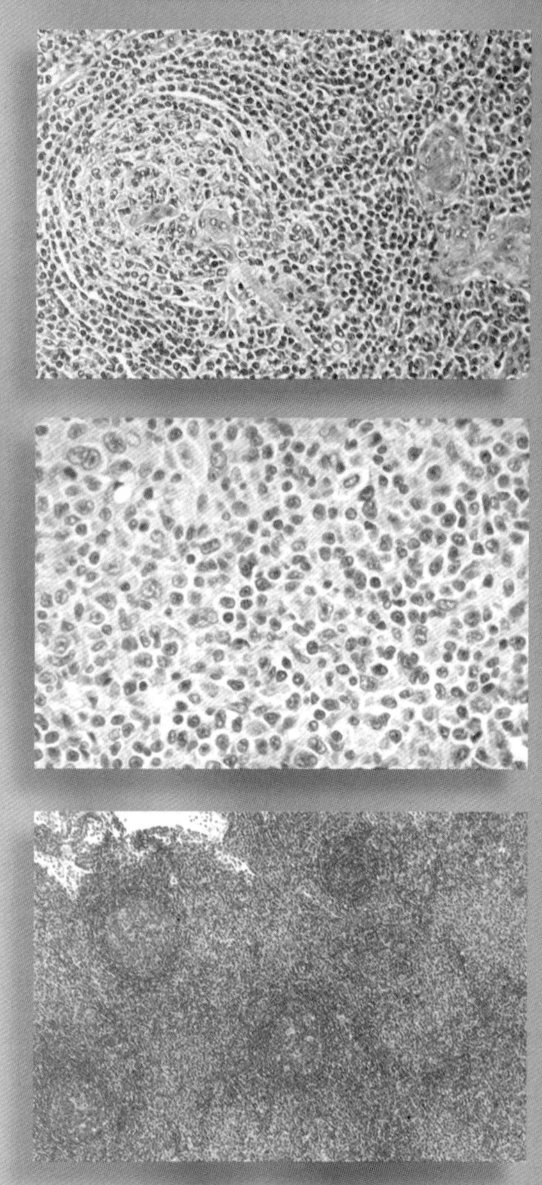

第6篇

免疫缺陷病

第54章

原发性免疫缺陷的病理学

Megan S. Lim, Kojo S. J. Elenitoba-Johnson

章节目录

先天性或原发性免疫缺陷是一组异质性疾病，影响细胞和体液免疫以及由补体蛋白和免疫细胞（如吞噬细胞、自然杀伤细胞）介导的宿主防御机制[1-3]。免疫系统功能缺陷患者对感染性疾病、自身免疫性疾病和恶性肿瘤的易感性增加[4]。有80多种原发性免疫缺陷，其中多数都非常罕见，并且大部分与遗传缺陷相关。据统计，在美国每500个新生儿中就有一个存在先天性免疫系统缺陷[4]。这些疾病在临床及病理中表现的异质性，主要是由于不同的疾病影响免疫系统不同的组成部分。此外，任何一种疾病的临床表现在不同患者间存在差异。多数情况原发性免疫缺陷在一岁时就表现出临床症状[4]，并且往往是由于反复感染而被检测出来。原发性免疫缺陷可发生在任何年龄，也可同时存在几种类型，且最初的临床症状可以在成年才出现[5]。分子遗传分析有助于诊断幼年时期表现不严重的免疫缺陷。通过有效治疗，许多原发性免疫缺陷的患儿能活到成年。

近年来随着定位克隆技术的发展，学者们鉴定并描述了自1997年以来25种基因相关的免疫疾病，并阐明了许多遗传性免疫缺陷疾病的遗传基础[6-8]。许多原发性免疫缺陷的遗传基础的发现为一系列疾病的临床严重性以及由于不同基因突变造成的表型重叠提供了新的诊断思路。

本章描述了原发性免疫缺陷的临床病理、免疫学以及分子生物学的特性，重点介绍病理生理学的遗传变异以及与原发性免疫缺陷相关的淋巴组织增殖性疾病。巨噬细胞功能紊乱将在其他章节专门讨论。

54.1 分类

国际联合免疫缺陷研究科学委员会[4]和WHO分类[9]将先天性免疫缺陷分为5类：①非特异性宿主防御缺陷（补体、NK细胞、吞噬细胞）；②特异性体液免疫缺陷（B细胞、抗体）；③联合细胞（T细胞介导）和体液免疫缺陷；④免疫缺陷相关的其他主要缺陷；⑤免疫缺陷相关或继发于其他疾病。表54.1选择性列举了一些原发性免疫疾病及其可能的发病机制、遗传模式和相关特性，它们主要根据临床和病理表现进行分组。

54.2 流行病学

自1969年以来，美国原发性免疫缺陷的发病率增长了10倍，达万分之一[4,9]。这是由许多因素造成的，包括由于抗生素的使用导致发病率和死亡率降低，检测及鉴定免疫异常技术的进步等。在美国，每年有大概400例新发原发性免疫缺陷（简表54.1）。

54.3 诊断方法

宿主防御受损儿童易发生严重、持续及反复的感染，对典型治疗具有耐受性，通常伴有发育不良和发育迟缓。其他症状包括几个月内就出现皮疹，并且可能出现面部、骨骼系统、心脏发育障碍和色素性疾病。

病原体属性和感染部位能够帮助深入理解免疫缺陷。B细胞功能和体液免疫缺陷主要导致反复窦肺感染、细菌性败血症、肠道病毒感染、慢性病毒性脑膜炎和贾第鞭毛虫病。T细胞可影响病毒和真菌性疾病，为B细胞进行有效的抗体应答提供关键的辅助作用。因此，T细胞障碍会导致联合T和B细胞免疫缺陷，同时对细菌和慢性、侵入性病毒和真菌易感。粒细胞功能障碍的患者易受葡萄球菌和革兰阴性菌的感染，因为这类微生物受吞噬作用和超氧化介导的杀伤作用所控制。另外，补体系统功能障碍以肺炎链球菌感染、脑膜奈瑟菌属、淋病奈瑟菌属的易感性为特征。

原发性免疫缺陷多数是遗传的，因此家族史是最好的诊断线索之一。然而，由于这些疾病很罕见，携带率低，因此无家族史也不能排除患有原发性免疫缺陷的可能。此外，新发突变，尤其是X染色体连锁疾病发生率高，因此大多数被确诊为X染色体连锁免疫缺陷突变的患者没有男性亲属患病的家族史。

54.4 免疫状态的实验室评估

免疫缺陷的初步实验室评估应包括全血细胞计数和血清IgG、IgM及IgA水平的定量检测[10]。全美免疫缺陷研究小组和欧洲免疫缺陷研究协会[11]确立了诊断标准，分为三类：明确、很有可能和有可能。明确诊断的患者被认为有超过98%可能性在20年内仍然维持同样的诊断。检测基因突变是最可靠性诊断方法。被诊断为很有可能的患者具有某种特殊的疾病所有的临床和实验室特征，但是在致病的基因、mRNA或蛋白质检查却没发现异常。它们被认定为有超过85%可能性在20年内维持同样的诊断。被诊断为可能的患者具有部分但不是全部的临床特性或实验室结果[11]。

54.5 原发性免疫缺陷的淋巴组织增殖性疾病

原发性免疫缺陷患者发生恶性肿瘤的风险增加[12]。来自“免疫缺陷–癌症”登记的数据显示，癌症造成原发性免疫缺陷儿童的死亡率是正常儿童预期死亡率的10~200倍[4,13]。

淋巴组织增殖性疾病很常见[13–17]，尤其是Wiskott-Aldrich综合征（WAS）、共济失调性毛细血管扩张症（AT）、普通变异型免疫缺陷症（CVID）[18,19]、高IgM综合征和X染色体连锁淋巴组织增殖综合征（XLP）[20]。这些患者中有50%恶性肿瘤是非霍奇金淋巴瘤（NHL），13%是白血病，8.6%是霍奇金淋巴瘤（HL）。在儿童中由遗传决定的免疫缺陷综合征中最有可能发展为淋巴瘤的是AT（10%）[21]、WAS（7.6%）[22]和CVID（1.4%~7%）[23,24]。必须结合临床、组织病理和分子遗传检测来评估这类

表54.1 原发性免疫缺陷病的主要分类

名称	发病机制/缺陷	遗传	相关特征
B细胞免疫缺陷			
X性连锁的无γ球蛋白血症	*Btk*突变	XL	–
高IgM综合征	CD40配体突变	多变	中性粒细胞减少；血小板减少；溶血性贫血；胃肠道和肝累及
常见变异型免疫缺陷	多变；ICOS，TACI，BAFFR	多变	详见正文
IgA缺陷	IgA$^+$B细胞的终端分化失败	多变	自身免疫性疾病和过敏性疾病
选择性IgG亚类缺陷	同型分化缺陷	未知	–
T细胞免疫缺陷			
嘌呤核苷磷酸化酶（PNP）缺陷	PNP缺陷		小淋巴结
ZAP–70缺陷		AR	CD8淋巴球减小症
Nezelof综合征	未知	AR，XL	胸腺分化缺乏或异常
CD3g和CD3e缺陷	TCR信号发送缺陷	AR	对T细胞有丝分裂原的反应较差
重度联合免疫缺陷			
T–B–SCID			
RAG1/2缺陷和Omenn综合征	*RAG1/2*基因突变	AR	
网状细胞发育不全	T、B细胞和骨髓细胞有缺陷的成熟（干细胞缺损）	AR	粒细胞减少；血小板减少
腺苷脱氨酶（ADA）缺陷	有毒代谢物导致的T和B细胞缺陷（如dATP，S–腺苷同型半胱氨酸）	AR	
T–B+SCID			
X性连锁的重度联合免疫缺陷	细胞因子受体γ链基因的共同突变	XL	淋巴结增大；肝脾大
JAK3缺陷	*JAK3*突变	AR	
其他SCID		AR	
裸淋巴细胞综合征，1型	*TAP1*和*TAP2*基因突变	AR	NK细胞毒性缺陷
裸淋巴细胞综合征，2型	转录因子突变（CIITA裸淋巴细胞综合征，或MHCⅡ型RFX5，RFXAP，RFXANK基因）	AR	CD4$^+$T细胞增多
CD45缺陷	*CD45*突变	未知	对T细胞有丝分裂原的反应较差
其他免疫缺陷			
WAS	WAS基因突变；影响造血干细胞诱导的细胞骨架缺陷	XL	血小板减少；小缺陷的血小板；湿疹；淋巴瘤；自身免疫疾病
DiGeorge/心瓣面综合征	22q11.2缺失	新生缺陷或AD	甲状旁腺功能减退；圆锥动脉干畸形；面部畸形；一些患者22q11–pter或10p部分染色体单体
共济失调性毛细血管扩张症	*ATM*基因突变	AR	X线敏感性增加
免疫缺陷与白化病			
Ch é diak–Higashi综合征	Lyst缺陷	AR	白化病；急性期反应；NK和CTL活性低；巨大溶酶体
Griscelli综合征	肌浆球蛋白5a缺陷；RAB27A缺陷	AR	白化病；急性期反应；NK和CTL活性低；严重病例呈进行性脑病
X连锁淋巴组织增殖综合征	SAP缺陷	XL	EBV感染引起的临床和免疫学的表现；肝炎；再生障碍性贫血；淋巴瘤

续表

名称	发病机制/缺陷	遗传	相关特征
ICF综合征	DNMT3B突变（20q11.2）	AR	发育迟缓；面部畸形；至少有两类Ig$^{+/-}$减少；细胞免疫缺陷
Nijmegen断裂综合征	NBS1（Nibrin）缺陷；细胞周期检查点混乱和DNA双链断裂修复	AR	头小畸形；淋巴瘤；电离辐射的敏感性；染色体不稳定
Job综合征	未知	AD	血清IgE升高的皮疹；骨异常
自身免疫LPS	Fas-Fas配体系统缺陷	AR	淋巴结增大；自身免疫

注：AD，常染色体显性；AR，隐性遗传；CTL，细胞毒性淋巴细胞；ICF，免疫缺陷，着丝粒不稳定，面部异常；SCID，重度联合缺陷；TAP，蛋白抗原加工相关的运输；TCR，T细胞受体；XL，X性连锁；ZAP，ζ相关多肽。

淋巴组织增殖性疾病。克隆性免疫表型和分子遗传的证据表明，淋巴组织增殖性疾病不一定具有侵袭性临床过程。

淋巴组织病变的组织病理学谱系从轻微的、非特异性、反应性或滤泡增殖[15,17,25]到异型性淋巴组织增殖和明显淋巴瘤。与免疫功能正常的个体淋巴瘤患者相比，这些肿瘤常发生在结外，例如中枢神经系统（CNS）和胃肠道。弥漫大B细胞淋巴瘤（DLBCL）常见，Burkitt淋巴瘤（BL）、低级别B细胞淋巴瘤、外周T细胞淋巴瘤（PTCL）和HL罕见[16,17]。近年来越来越多的研究表明，分子遗传检测克隆性和免疫抑制程度比临床分期更能预测患者的预后[17]。

54.6 淋巴组织增殖性疾病的发病机制

原发性免疫缺陷发展成淋巴组织增殖性疾病的发生机制一般包含以下一个或多个因素：①多克隆淋巴细胞激活；②免疫系统功能障碍异常调节淋巴组织增殖；③增殖性淋巴细胞的体细胞遗传异常。

简表54.1 原发性免疫缺陷的流行分布状况

疾病	患病率
X性连锁无丙种球蛋白血症	1/20万
X性连锁淋巴组织增殖综合征	<1/100万存活男婴
X性连锁免疫缺陷伴高IgM	<1/100万存活男婴
X性连锁SCID	1/10万~1/5万
JAK3$^-$缺陷SCID（隐性遗传T$^-$，B$^+$SCID）	<1/50万活产
腺苷脱氨酶缺乏	1~2/10万
B细胞阴性SCID；Omenn综合征	≈1/10万
共济失调性毛细血管扩张症	≈1/10万

注：SCID，重度联合缺陷。

54.6.1 淋巴组织增殖的多克隆激活

病毒是引起原发性免疫缺陷淋巴细胞多克隆激活的最常见致病因子，以EBV最常见[26-29]，其次是人类疱疹病毒6（人B-嗜淋巴细胞病毒）[30]。由于Th2刺激细胞因子应答也可产生B细胞多克隆激活，例如自身免疫性淋巴组织增殖综合征[31]。

54.6.2 免疫系统功能障碍——异常调控淋巴组织增殖

免疫缺陷使得不受控制的淋巴细胞增殖在免疫缺陷综合征中存在不同变化。如WAS中与T细胞增殖相关的CD43蛋白缺陷，可能导致B细胞活化调控受损[32]。相反，对于腺苷脱氨酶（ADA）-重症联合型免疫缺陷症（SCID），EBV$^-$反应性细胞毒性T细胞对腺苷脱氨酶失活的有毒环境具有选择性敏感[33]。对于各种低丙抑球蛋白血症，IL-6水平持续升高[34]或者NK细胞活性受损[35]均可能导致异常淋巴组织增殖。

54.6.3 遗传异常

体细胞遗传异常可能导致淋巴组织增殖性疾病出现恶性克隆，较常发生于一些先天免疫缺陷，例如AT和Nijmegen断裂综合征（NBS）。对于AT和NBS，大多染色体异常发生在14q11（T细胞受体α链的基因位点），有时可能与发生在14q32（*Ig*重链的基因位点）。一些遗传变异的累积可能导致恶性淋巴瘤[36,37]。由于DNA甲基转移酶3B的突变，DNA低甲基化导致关键的生长调控基因异常表达，从而产生淋巴细胞过度增殖[38]。

54.7 主要抗体缺陷

B细胞免疫缺陷主要是抗体缺陷。

54.7.1 X染色体连锁的无γ球蛋白血症

临床特征 X染色体连锁的无γ球蛋白血症在新生儿中的患病率大约为1/20万。IgG、IgA以及IgM的血清浓度显著降低。循环B细胞的数量明显减少，淋巴结和骨髓中缺乏浆细胞；但是，T细胞的数量正常，甚至增多。临床表现不同，即使是同一家族的成员也可能出现不同症状。多数患病男婴在4~12个月，即母体Ig消失之后，出现反复的细菌感染[39]。X染色体连锁无γ球蛋白血症患者对病毒感染有正常的免疫应答，并且有正常的VDJ重排。由化脓性细菌引起的感染是最常见临床表现。

遗传学和细胞学缺陷 由Bruton描述的X染色体连锁无γ球蛋白血症是第一个被确认的遗传免疫缺陷[40]。它是由Bruton酪氨酸激酶基因（*BTK*）的突变阻止B细胞分化造成的，*BTK*基因编码酪氨酸激酶，通过磷酸化作用调控信号通路的活性[41,42]。流式细胞仪检测BTK蛋白质的表达[43]和分子学检测能够鉴定携带者并实现产前诊断[44]。然而，大约有1/3~2/3的X染色体连锁无γ球蛋白血症是散发病例。

病理学 患者有显著的扁桃体、腺样体和淋巴结发育不全或者缺乏。生发中心严重萎缩，B细胞数量减少。免疫表型研究证明骨髓中存在B细胞，然而外周血中B细胞非常少[45]。骨髓或者外周血中均不存在浆细胞。

54.7.2 高IgM综合征

临床特征 高IgM综合征是一组独特实体，主要以缺陷的IgM正常或者升高为特征，同时伴有IgG和IgA水平下降[46]。70%病例是X染色体连锁性疾病[47]，其余为常染色体隐性遗传[48]。患者易发生反复化脓性感染，特别是卡氏肺囊虫感染。患者可能有严重的中性粒细胞减少、自身免疫溶血性贫血和血小板减少性紫癜。肝疾病比较常见，包括硬化性胆管炎、病毒性肝炎和肝淋巴瘤，发病率随着年龄增加而升高[49]。尽管常规静脉注射Ig，但X染色体连锁的高IgM综合征患者的长期生存率仍然很低。少于30%患者可活到25岁。据Levy等[50]的研究表明：只有20%患者可活到30岁，其中有75%患者出现肝并发症。死亡的主要原因包括早期发生卡氏肺囊虫肺炎以及晚期合并肝疾病和恶性肿瘤[50]。异体骨髓移植[51]或者来自匹配的捐髓者[52]的非清髓骨髓移植已成功地治疗高IgM综合征。

遗传学和细胞学缺陷 X染色体连锁的高IgM综合征的遗传异常定位于染色体Xq26，涉及CD40配体（*CD40L*）基因的突变，现在认为是CD154[53]。B细胞有效的表型转换需要活化T细胞上的CD40配体和B细胞上的CD40相互作用才能产生[54]。*CD40L*（CD154）基因敲除的小鼠易受卡氏肺囊虫感染，该研究表明CD40L表达缺陷阻碍了CD40介导的上调CD80/CD86在B细胞以及其他抗原呈递细胞中的表达，最终导致T细胞启动不足和Ⅰ型免疫反应缺陷[55]。

病理学 X染色体连锁的高IgM综合征患者的血液中含有正常数量的B细胞，这些B细胞具有表面IgM和IgD。尽管B细胞和T细胞的数量正常，但是淋巴结或者脾没有生发中心[3]。淋巴组织滤泡结构破坏，可见PAS阳性浆细胞含有IgM。由于这些细胞的浸润，可导致扁桃体肥大。此外，富含IgM的多克隆浆细胞广泛增殖，可累及胃肠道、肝和胆囊，甚至引起死亡[3]。

“免疫缺陷-癌症”登记处报道，患有肿瘤的16个高IgM综合征患者中，有9例NHL（56.3%），4例是HL（25%）。淋巴瘤通常发生在结外，尤其是胃肠道和脑。未见白血病，其他肿瘤占18.8%。诊断淋巴瘤时平均年龄为7.8岁，男女比例为7∶2[14]。Hayward等[49]描述了一组患高IgM综合征和胆管疾病的男孩，其胃肠道肿瘤包括胆管癌、肝细胞癌和腺癌。

54.7.3 普通变异型免疫缺陷（CVID）

临床特征 CVID是一类异质性疾病，以抗体形成缺陷为特征[4]，又称为迟发性低γ球蛋白血症、成年发作性低γ球蛋白血症和获得性免疫缺陷。诊断依据是排除其他已知原因造成的体液免疫缺陷。所有患者共同的临床特征是低γ球蛋白血症，通常影响所有类型的抗体，但是有时仅影响IgG。多种遗传模式（常染色体隐性遗传、常染色体显性遗传、X染色体连锁）均有报道，大多数病例是散发性。欧洲血统人群最常见的原发性免疫缺陷是CVID，男女发病率相等[56]。通常在20岁或30岁发病。CVID是最常见的具有重要临床意义的原发性免疫缺陷疾病，在成年期首次发病[5]。CVID的典型临床表现是反复发作的化脓性窦肺感染。反复HSV感染很常见，大约有20%患者患有带状疱疹感染[3]。此外，CVID患者容易患鞭毛虫引起的持续腹泻。自身免疫疾病常见，包括风湿性关节炎、恶性贫血、自身免疫性溶血性贫血、血小板减少症和中性粒细胞减少症[3]。部分患者也可患一种类似结节病的综合征，肉芽肿易累及肺、肝、脾和结膜，也有Crohn病、乳糜泻和肠道结节性淋巴组织增殖的患病风险。

遗传学和细胞学缺陷 目前已经鉴定出四个与CVID相关的基因突变：诱导T细胞的共刺激分子（*ICOS*）[57]；肿瘤坏死因子受体超家族成员13B（*TNFRSF13B*），也叫*TACI*[58]；肿瘤坏死因子受体超家族成员13C（*TNFRSF13C*），也叫*BAFFR*[59]；以及*CD19*[60]。

病理学 CVID常见$CD4^+T$（主要是$CD45RA^+T$）细胞减少。疾病严重程度与$CD4^+T$细胞和B细胞的减少程度有关[61]。

在CVID患者中，反应性淋巴组织增殖比淋巴瘤更常见[18,23,24]。结外部位如胃肠道、肺、皮肤、脾和其他内脏可能被累及。图54.1显示长期CVID老年女性患者的肿大脾。微生物无法通过PAS、抗酸或革兰染色进行鉴定。κ 和 λ 轻链呈多克隆表达，*Ig*基因重排呈多克隆模式，EBER原位杂交阴性。

Sander等[18]研究了17名CVID患者的30个结内和结外病变，包括14例（47%）反应性淋巴组织增殖，8例（27%）异型性淋巴组织增殖，6例（20%）慢性肉芽肿性炎，2例（6.7%）恶性淋巴瘤。CVID患者非典型增殖表现为淋巴结结构破坏，易误诊为恶性淋巴瘤；然而，免疫组化显示B细胞和T细胞均显著增殖，但仍保留原有结构。在CVID患者中，约25%非典型淋巴增殖病例EBV原位杂交阳性。基因重排研究也证实这些非典型增殖是良性病变。图54.2为一例CVID患者，显示多克隆T细胞浸润骨髓。

B细胞或T细胞克隆扩增也可能发生于无恶性肿瘤的CVID患者[25]。与此相似，一例临床上良性反应性淋巴组织增殖、呈副皮质增殖的CVID患者被证实存在克隆性*TCR*基因重排[15]。

淋巴瘤发生于1%~7%的CVID患者[24]，女性发病率为男性的300倍。CVID患者通常在50~70岁发生淋巴瘤[24,62]。淋巴瘤通常发生在结外，为侵袭性B细胞

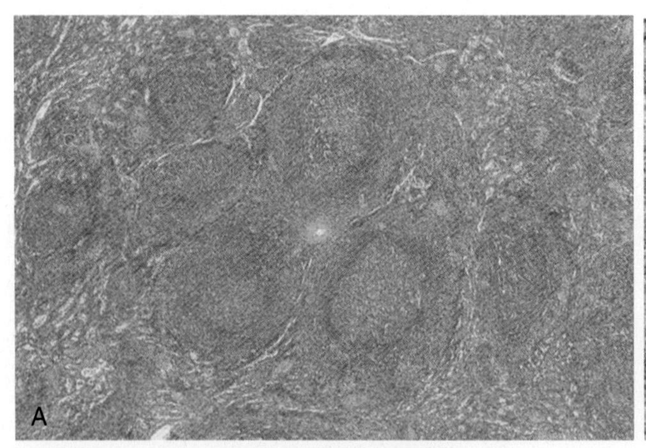

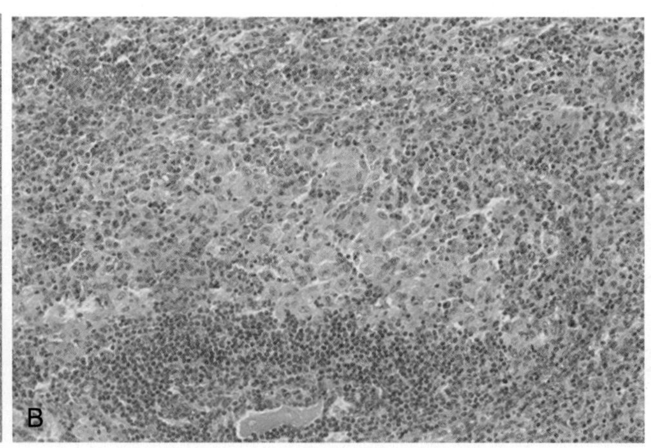

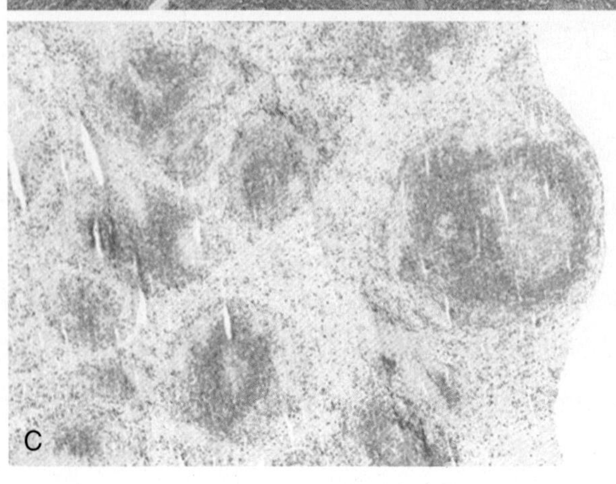

图54.1 脾的非典型淋巴组织增殖。患者，女，61岁，患CVID 20年，伴有慢性腹泻、支气管扩张和免疫性溶血性贫血，通过静脉注射 γ 球蛋白治疗。近两年发现无症状脾大、腹膜后淋巴结增大和双肺结节。**A.** 增大脾（540g）的切片，镜下可见白髓扩大，边缘区明显，保留滤泡生发中心。**B.** 由丰富的上皮样组织细胞组成的肉芽肿。**C.** CD20突出显示增殖的淋巴细胞（免疫组化染色）

NHL[17,63]，多数与EBV相关[17,18]。少数病例外周血中可检测出单克隆Ig[24]。CVID患者罕见T细胞淋巴瘤[62,64,65]。

CVID患者发生其他恶性肿瘤的风险增加；其胃癌的发病风险是正常人的47倍[66]。CVID患者也可发生急性髓系白血病（AML）和慢性髓系白血病（CML）[62]。

54.7.4 IgA缺乏

临床特征 选择性IgA缺陷是西方国家最常见的免疫缺陷病，发生率大约为1/600。大部分患者IgA水平低于5mg/dl；IgA介于5~10mg/dl之间时诊断为部分IgA缺乏。其他血清Ig浓度一般正常，但患者自身抗体发生率高，常有过敏症，包括自身免疫性胃肠失调、过敏性结膜炎、鼻炎、荨麻疹、异位湿疹和支气管哮喘[67]。大约1/3病例发生上、下呼吸道细菌感染的几率均增加。

遗传学和细胞学缺陷 IgA的主要作用是协助黏膜T细胞抗原提呈。IgA缺陷的发病机制涉及B细胞分化障碍，这可能是由于T细胞和B细胞相互作用缺陷引起的。在小鼠的实验中观察到，IL-12治疗能克服IgA缺乏症，主要是通过提供充足的T细胞启动剂而实现[68]。主要组织相容性复合体（MHC）中的易感基因，如*HLA-B8*、*SC01*和*DR3*，都与IgA缺陷相关[69]。其他研究表明，肿瘤坏死因子的基因多态性可作为IgA缺乏症的保护因子[70]。

病理学 IgA缺乏可发生淋巴组织增殖[71]。大多情况下淋巴结结构和组织学均正常，其改变多为感染所致。曾经报道一例IgA缺陷的患者，肠病相关性反应性T细胞浸润进展成γδ型T细胞淋巴瘤[72]。

54.7.5 选择性IgG亚类缺陷

伴或不伴IgA缺陷的IgG亚类缺陷是许多基因缺陷所致。儿童最常见IgG2缺乏，而成人多为IgG3水平低下。IgG2缺陷者易发生肺炎球菌和嗜血杆菌引起的反复性窦肺感染[4]。

54.8 T细胞免疫缺陷

54.8.1 嘌呤核苷磷酸化酶缺陷

临床特征 嘌呤核苷磷酸化酶缺陷会导致嘌呤补救途径的功能障碍和脱氧鸟苷三磷酸（dGTP）的蓄积。T细胞免疫缺陷的患者具有不同程度的体液免疫异常[73]，通常伴有神经系统疾病和发育迟缓[74]。

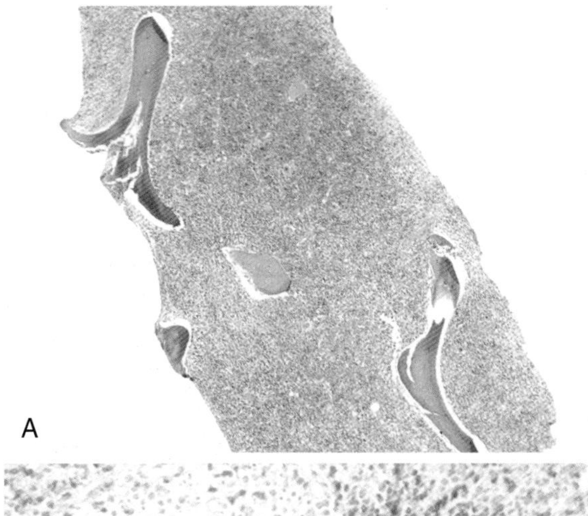

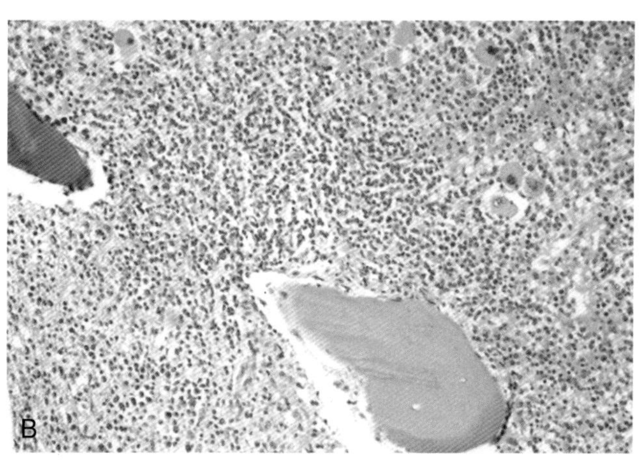

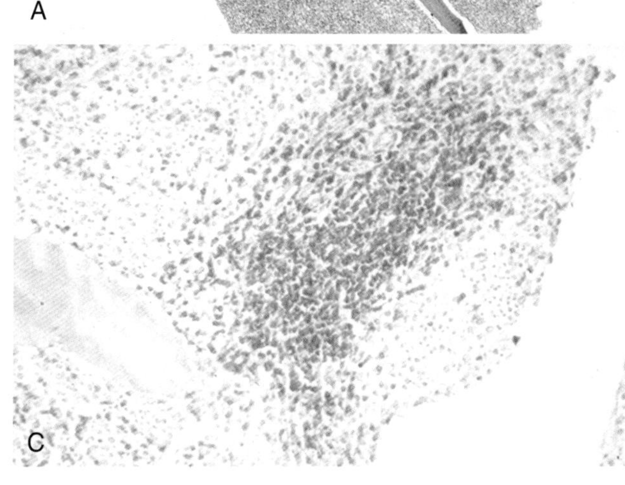

图54.2 非典型淋巴细胞浸润骨髓。患者，女，22岁，CVID伴有发热、咽喉痛和间歇性腹泻。A. 骨髓活检切片，镜下可见淋巴细胞增殖，大量松散黏附的小淋巴细胞弥漫分布在小梁间隙中。B. 高倍镜下，小淋巴细胞聚集在小梁旁区，这些细胞胞质稀少，胞核成角。C. CD3显示非典型淋巴细胞阳性（免疫组化染色）。B细胞很少并且免疫组化和流式细胞检查证实B细胞为多克隆。PCR证实无TCR基因重排

遗传学和细胞学缺陷 嘌呤核苷磷酸化酶突变导致dGTP蓄积，对T细胞的毒性强于B细胞[75]。近来，嘌呤核苷磷酸化酶缺陷的小鼠模型表明线粒体内dGTP的蓄积会导致线粒体DNA受损，以及T细胞对自发DNA损伤的敏感性增加，从而导致T细胞凋亡[76]。

病理学 由于T细胞发育抑制，淋巴结一般比较小并且缺乏副皮质区。胸腺小或缺如，含有发育不全的胸腺小体。其他淋巴组织明显消退，T细胞数量极少。一些患者可发生B免疫母细胞性淋巴瘤[77]。

54.8.2 ZAP-70缺陷

ZAP-70缺陷是常染色体隐性遗传疾病，以一岁内反复发生机会性感染为特征[4]。ZAP-70（ξ相关多肽，70kD）是一种酪氨酸激酶，该酶与TCR磷酸化的免疫受体酪氨酸活化的序列结合，是TCR信号通路的关键分子。ZAP-70缺陷可导致CD8淋巴细胞减少症[78]。在ZAP-70缺陷中TCR信号通路缺陷，通过选择性阻断$CD8^+$细胞的阳性选择而影响T细胞发育。外周$CD4^+$T细胞对分裂素或者抗CD3抗体的增殖反应无应答。相反，NK细胞和B细胞的活性以及血清Ig的水平正常。

54.8.3 Nezelof综合征

Nezelof综合征一般为常染色体隐性遗传，但部分为X染色体连锁[4]。本病主要是T细胞缺陷，很少或没有γ球蛋白异常。这种缺陷可能只局限于胸腺，导致胸腺细胞异常分化[79]。胸腺可能缺如，随后发生T细胞缺陷、迟发型过敏反应受损，以及皮肤移植排斥反应不良。虽然浆细胞的数量正常，但淋巴组织通常消退。

54.8.4 CD3γ和CD3ε缺陷

罕见先天性免疫缺陷是由CD3的γ亚单位[80]和ε亚单位[81]的突变引起。它们是常染色体隐性遗传（11q23），由于循环$CD3^+$T细胞减少以及对T细胞分裂素反应不良，常引起中-重度免疫缺陷。表现为淋巴细胞膜型TCR/CD3的表达降低。

54.9 重度联合免疫缺陷病（SCID）

SCID综合征是以体液免疫和细胞免疫同时受伤，以及对真菌、细菌和病毒性易感为特征。SCID综合征与各种免疫系统缺陷相关，包括T细胞、B细胞以及NK细胞。

54.9.1 T细胞阴性、B细胞阴性重度联合免疫缺陷

54.9.1.1 *RAG1/RAG2*缺陷和Omenn综合征

重组-活化基因*RAG1*和*RAG2*的两个相关的常染色体隐性遗传缺陷会产生一系列重度联合免疫缺陷病，称为RAG1/RAG2缺陷和Omenn综合征。RAG是*BCR*和*TCR*基因*VDJ*重排的关键蛋白。*VDJ*重排的缺失或缺陷可导致B细胞和T细胞发育的障碍，以至于患者大部分循环淋巴细胞为NK细胞。基因突变导致*RAG1*或*RAG2*基因产物完全缺失，以致SCID患者没有成熟的淋巴细胞[82]，突变导致部分VDJ重排活性缺失，可引发Omenn综合征[83]。

临床特征 Omenn综合征是以循环B细胞缺失和许多脏器被活化的寡克隆T细胞浸润为特征。大部分患者出现小儿弥漫性红皮症、秃头症、腹泻、淋巴结增大、肝脾大、发热、嗜酸性粒细胞增生症、血清IgE水平升高，除非骨髓移植否则发育不良。

遗传学和细胞学缺陷 Omenn综合征患者存在*RAG1*和*RAG2*基因错义突变，这会降低VDJ重排的效率[83]。

病理学 大量活化的$CD45RO^+$、$HLA-DR^+$T细胞浸润皮肤和胃肠道的黏膜，伴随显著的嗜酸性粒细胞增多。T细胞产生Th2型细胞因子，引起类似与移植物抗宿主的疾病[84]。外周淋巴器官和胸腺缺乏淋巴细胞，交错突网状细胞和嗜酸性粒细胞增多[85]。胸腺萎缩，胸腺小体缺如。

54.9.1.2 网状细胞发育不全

网状细胞发育不全较为罕见，是联合免疫缺陷的严重类型[86]。它以先天性粒细胞缺乏症、淋巴细胞减少症和胸腺萎缩为特征。通常红细胞和血小板数量正常。由于淋巴细胞和粒系前体细胞成熟障碍（成熟停滞在早幼粒细胞阶段）造成细胞免疫和体液免疫功能缺失[87]，皮肤缺少Langerhans细胞[88]。骨髓移植可治疗网状细胞发育不全。

54.9.1.3 腺苷脱氨酶缺乏症

临床特征 ADA缺陷是第二常见的SCID，大约有

20%发病率。它与B细胞、T细胞和NK细胞重度耗竭相关。未经治疗的患者，在出生几个月内就会死于严重的机会性感染。除了免疫缺陷，大多数ADA缺陷的患者存在骨骼畸形。

遗传学和细胞学缺陷 ADA催化腺苷酸和脱氧腺苷酸的脱氨基作用；ADA缺少时，这些分子及dGTP蓄积在细胞内，并抑制细胞分裂，导致淋巴细胞的前体细胞成熟度严重降低。一些突变导致ADA活性部分缺失，使一些淋巴细胞发生分化；这部分患者在成年期可出现感染和自身免疫性疾病[89]。异体骨髓移植或者酶替代治疗，可恢复T细胞免疫功能，预防感染。目前已尝试基因导入的方法来治疗ADA缺陷[90]。

54.9.2 T细胞阴性、B细胞阳性重度联合免疫缺陷

54.9.2.1 X染色体连锁的重度联合免疫缺陷

临床特征 大约50%SCID患者是X染色体连锁隐性遗传。患病的婴幼儿可被多种病原菌感染，包括白色念珠菌、卡氏肺囊虫、假单胞菌、CMV和水痘。致死性巨细胞肺炎是由感染麻疹或者接种活的麻疹疫苗引起的，在接种天花疫苗之后会出现进展性牛痘。婴儿患有严重的淋巴细胞减少症[3]。NK细胞的数量可能正常或者升高。常染色体隐性遗传的SCID，T和B细胞都严重缺乏，相比之下，X染色体连锁的SCID则以外周血中B细胞数量正常为特征。

遗传学和细胞学缺陷 普通细胞因子受体γ链基因的缺陷导致该疾病的发生，该基因编码IL-2、IL-4、IL-7、IL-9和IL-15共有的主要的受体组成部分[91]。因此，缺乏完整的白介素受体的早期前体淋巴细胞无法被生长因子刺激，而这种刺激对T细胞和B细胞的正常发育是至关重要的。

病理学 胸腺退化，伴显著淋巴细胞减少。由于胸腺无法下降到前纵隔，因此在颈部可发现残留的胸腺组织[92]。胸腺由紧密排列小叶状的未分化的胸腺上皮细胞组成，具有特征性花环结构。未见残留的胸腺小体。淋巴结数量少且体积小；它们通常只有边缘窦和网状结构，而没有淋巴细胞。黏膜相关的淋巴组织萎缩。脾表现为显著的淋巴细胞耗竭；B细胞位于中央动脉周围，T细胞正常[93]。

1%~5%患者发生淋巴瘤；其中74%为NHL，9.5%为HL。被诊断为NHL的平均年龄为1.6岁，并且通常发生在结外[13]。原位杂交检测三个患有NHL的SCID患者的EBV，结果仅发现一例存在EBV感染。其他的恶性肿瘤如癌的发生率远低于淋巴瘤[13,14]。

54.9.2.2 JAK3缺陷

*JAK3*激酶基因突变可导致非X染色体连锁的SCID（常染色体隐性遗传）。临床上，患有X染色体连锁SCID的婴幼儿，血中B细胞升高，T细胞和NK细胞降低[91]。JAK3蛋白是细胞内的酪氨酸激酶，对细胞因子受体信号传递至信号传感器和激活转录都具有决定性作用，促进细胞核内基因表达。基因突变导致JAK3激酶活性几乎全部丧失[94,95]，伴IL-2和IL-4信号传递受损[94,95]。

54.9.3 其他重度联合免疫缺陷

54.9.3.1 裸淋巴细胞综合征1型（TAP1和TAP2缺陷）

临床特征 裸淋巴细胞综合征以HLA-Ⅰ型或HLA-Ⅱ型分子严重减少为特征。患者在6岁内可出现上呼吸道反复性细菌感染。

遗传学和细胞学缺陷 *MHC*基因编码的抗原加工相关的运输蛋白（TAP）将抗原多肽呈递给T细胞发挥重要的作用。TAP复合物由TAP1和TAP2组成，通过三磷酸腺苷结合运输蛋白，将细胞质中的多肽转移到内质网上的MHCⅠ型分子。TAP1和TAP2缺陷临床表现相同。*TAP1*和*TAP2*基因同时突变导致细胞膜表面HLA-Ⅰ类蛋白质表达缺陷，伴随NK细胞的细胞毒性缺陷[96,97]。

病理学 组织活检显示与Wegener肉芽肿类似的坏死性肉芽肿性炎[98]。

54.9.3.2 裸淋巴细胞综合征2型（MHC 2型缺陷）

患有遗传性MHC 2型缺陷的儿童，一岁后易受细菌、病毒和真菌的感染。大多数儿童4岁前就死于感染[99]。MHC 2型基因转录受损有三种形式。一种是调控因子X突变，它可与细胞核内MHCⅡ启动子的X盒结合；另外两种是MHCⅡ转录激活剂基因突变，可上调MHCⅡ基因转录以及调控因子X相关蛋白[100]。虽然循环淋巴细胞数量正常，但是$CD4^+$T细胞减少均可见于三种类型的突变，且Ig水平下降[101-103]。

54.9.3.3 CD45缺陷

CD45缺陷罕见于SCID[104,105]。CD45是一种丰富的跨膜酪氨酸磷酸化酶，所有白细胞均表达CD45，它是有效的淋巴细胞信号传递、整合素介导的细胞黏附以及免疫细胞的迁移所必需的。由于基因突变，CD45细胞外功能域成分缺失，造成循环T细胞数量减少，而B细胞数量正常。T细胞对有丝分裂原无应答，并且血清Ig水平随年龄增长逐渐降低。

54.10 其他免疫缺陷

54.10.1 Wiskott-Aldrich综合征（WAS）

临床特征 WAS是X染色体连锁隐性遗传病，以免疫调节异常和血小板减少为特征。据估计，在美国每百万个新生的男婴中就有4个为WAS，每年有6个新增病例[4]。男性患者可发生湿疹、反复细菌感染，以及严重的血小板减少症，血小板小且功能异常[106]。血清IgM浓度降低，IgA和IgE浓度升高，IgG浓度正常。抗体生成缺陷，尤其是对包裹细菌产生障碍，正如对蛋白抗原的应答。B细胞的数量随着时间增加，然而T细胞数量却随着时间减少[107]。体外T细胞对抗CD3的促有丝分裂的效果反应差[108]。也可能发生食物过敏和自身免疫疾病，包括溶血性贫血、血管炎和肠炎[11]。症状较轻的如X染色体连锁血小板减少，同一基因突变可产生特征性血小板畸形，但是免疫缺陷的程度最低；免疫缺陷出现延迟并且呈多样性和渐进性[109,110]。在过去，WAS患者一般在10岁之内就死于感染、出血或者恶性肿瘤。然而，治疗方法改进后，包括静脉注射Ig疗法和脾切除术，使WAS患者的预期生存率提高，平均生存期达15年。

遗传学和细胞学缺陷 若干WAS基因（Xp11.22）突变已经被证实[111,112]。正常基因编码WAS蛋白[111]，WAS蛋白家族主要介导从细胞膜到肌动蛋白细胞骨架的信号转导[113]。WAS蛋白、ρ家族GTP酶CDC42和骨架组织复合体Arp2/3的相互作用被扰乱，会导致细胞信号传递、极化、游动、吞噬作用的缺陷[114]。细胞表面唾液酸糖蛋白不稳定且表达减少，最突出的是CD43[111]。虽然WAS患者中性粒细胞和巨噬细胞的趋化反应受损[115]，但这些细胞的其他功能是完整的[113]。通过流式细胞仪可检出外周血单核细胞中WAS蛋白缺陷[116]。

病理学 淋巴结和脾常表现为T细胞区域淋巴细胞衰竭、间质增殖、非典型浆细胞、浆细胞增多和髓外造血[117]。嗜酸性粒细胞可见。噬血细胞现象和生发中心衰竭较为少见。

据估计，WAS患者发生恶性肿瘤的风险大约是正常人的100倍[14]。10%~20%WAS患者发生淋巴瘤[118]。这种风险随着年龄增加[22]，诊断为淋巴瘤的平均年龄为6岁。NHL是最常见的大B细胞淋巴瘤，占恶性肿瘤的75%；HL和白血病分别占4%~10%[14]。结外如脑、皮肤、小肠和纵隔常被累及。有报道EBV相关的HL（图54.3）[119]。也可发生致死性EBV^+淋巴组织增殖性疾病[120]。伴有单克隆丙种球蛋白病的B细胞也可发生单克隆扩增[121]，虽然一些病例可自行消退。

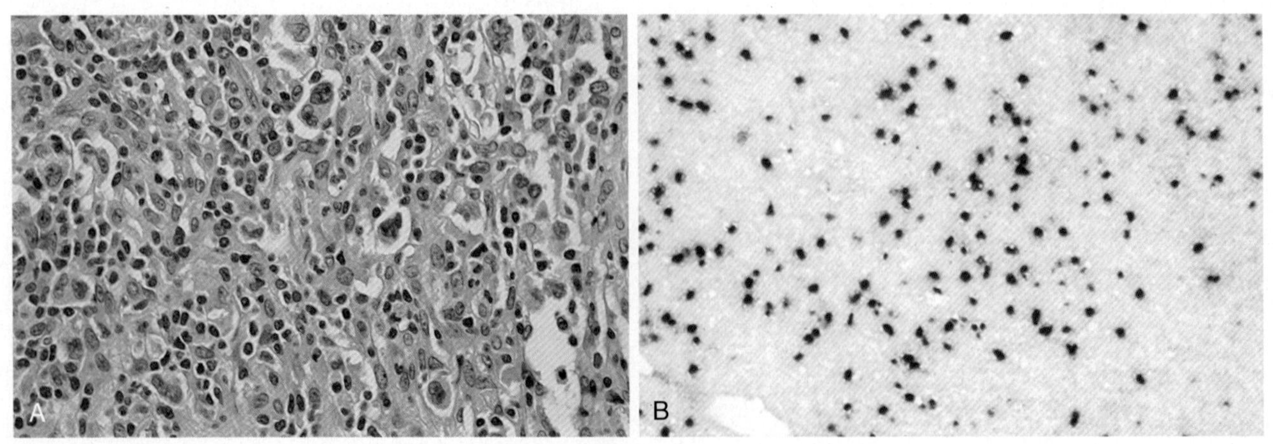

图54.3 发生于Wiskott-Aldrich综合征（WAS）患者的HL。6岁WAS患者，肿大的颈部淋巴结活检。A. 淋巴结结构破坏，可见多种类型的反应性小淋巴细胞群，混有RS细胞。B. 原位杂交显示大量$EBER1^+$RS细胞

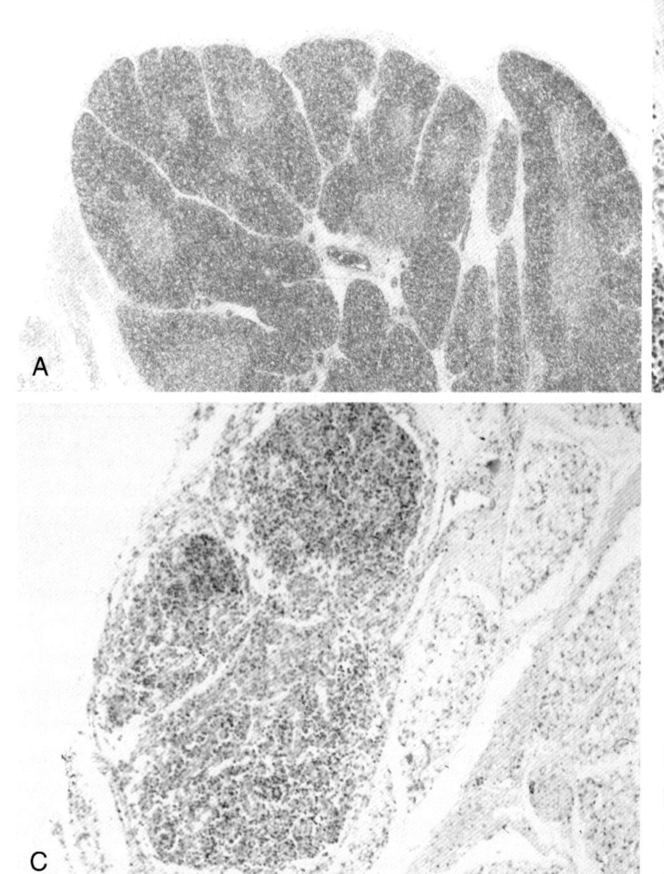

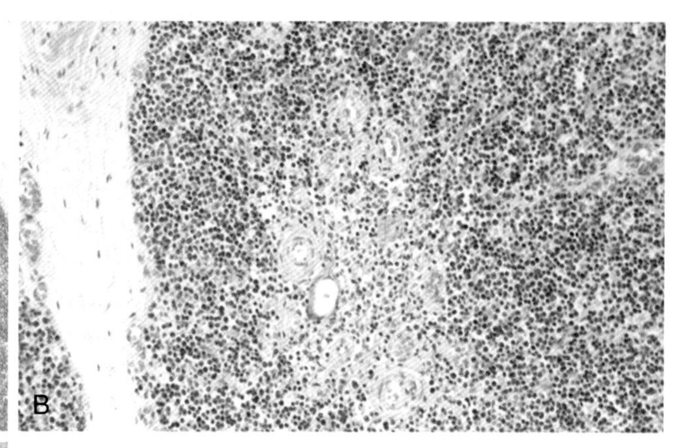

图54.4 胎龄32周的胎儿，患有DiGeorge异常，仅存活14小时。发现胎儿广泛水肿、胸腺发育不全、甲状腺缺如、气管食管瘘和法洛四联症。胸腺组织发育不全和未发育（A），皮质分化减少和胸腺小体形成不良（B）淋巴结切片（C）显示淋巴细胞耗竭

非淋巴系统肿瘤如Kaposi肉瘤（KS）罕见[122]。其不发生常见的儿童恶性肿瘤如BL、淋巴母细胞淋巴瘤（LBL）和其他常见的儿童肿瘤如神经母细胞瘤、Wilms肿瘤、Ewing肉瘤和横纹肌肉瘤等。

54.10.2 DiGeorge/velocardiofacial综合征

临床特征 DiGeorge/velocardiofacial综合征以胸腺和周围器官不发育或发育不全，以及其他相关的缺陷为特征，包括心脏流出道异常、面容异常、胸腺发育不全、腭裂和低血钙[123]。免疫缺陷的程度不等，约有20%患者T细胞数量减少和功能降低。自身免疫性疾病和反复感染常见[124]。

遗传学和细胞学缺陷 DiGeorge异常是一组染色体22q11.2（DiGeorge综合征染色体区）缺失的疾病，包含24个连续的基因[123]。没有致病基因以及联合基因。小鼠转录因子T BOX基因（Tbx1）杂合子的敲除实验表明，Tbx1发育异常会产生DiGeorge综合征所有的临床特征[125]。标准的染色体核型分析、PCR和以缺失片段作为探针的FISH均可用于22q11.2缺失的产前诊断[126]。

病理学 一些患者出现胸腺组织耗竭，皮质不分化以及胸腺小体界限不清；另一些患者，胸腺组织完全缺如（图54.4）。淋巴结也显示淋巴细胞耗竭。

54.10.3 共济失调性毛细血管扩张症（AT）

临床特征 AT是常染色体隐性遗传的疾病，以神经系统缺陷包括小脑退化伴共济失调、眼睑毛细血管扩张以及免疫缺陷为特征[4]。大多数患者患有反复细菌性窦肺感染，以及对癌症的易感性增加[127,128]。免疫缺陷程度不同，可同时影响T细胞和B细胞。其他重要的特征包括胸腺发育不全、生长发育迟缓、性腺功能减退和甲胎蛋白水平升高，这些症状有助于AT的确诊[127]。80%的患者IgA缺陷，血清IgG4和IgG2的水平可能降低。由于DNA修复的缺陷和染色体不稳定造成AT患者对电离辐射效应的易感性增加[129]。

遗传学和细胞学缺陷 ATM基因位于染色体11q22–23[130]，编码带有磷脂酰肌醇-3′激酶结构域[131]的多肽，类似于DNA依赖蛋白激酶的催化亚基[132]；多肽能直接结合并磷酸化C–abl和P53。ATM与促有丝分裂信号转

导、减数分裂的重组、DNA损伤的应答、细胞周期控制和细胞凋亡相关[133]。所有ATM患者均发生ATM基因突变[131]。AT患者约10%T细胞存在染色体易位和倒位，主要涉及7号染色体和14号染色体特异的断裂点、T细胞抗原受体基因的染色体位点和*Ig*基因位点[127]。

病理学 蒲肯耶细胞和小脑颗粒层细胞进行性缺失[134]。有报道先天性卵巢发育不全和精子形成不完全[135]。淋巴组织显示滤泡发育不佳，伴滤泡内B细胞耗竭[136]，胸腺萎缩，伴胸腺小体缺如。

大约10%AT纯合子会发生恶性肿瘤，发生白血病和淋巴瘤的风险是正常人的70倍和250倍[21]。B细胞和T细胞肿瘤均可发生，T细胞肿瘤的发生率是B细胞肿瘤的4~5倍（图54.5）[14]。AT患者发生ALL的概率增加，伴以下特点的高度提示预后不良，包括发病时年龄较大（平均年龄9岁）、初始白细胞计数高、男性和纵隔肿块。AT患者中HL约占肿瘤的10%[138]。

年轻的成年患者可发生多种T细胞淋巴瘤，包括T细胞幼淋细胞白血病（PLL）[127,139]和T-淋巴母细胞淋巴瘤（LBL）[140]。AT患者发生非淋巴组织肿瘤（大部分为癌症）概率占所有恶性肿瘤的13%~22%，发病年龄平均为17岁[21]。

54.10.4 伴白化病的免疫缺陷

54.10.4.1 Chédiak-Higashi综合征

临床特征 Chédiak-Higashi综合征以部分皮肤和眼睛白化病、对感染的易感性增加和渐进性神经病为特征[141]。大多数Chédiak-Higashi综合征患者会发生致命的并发症，称为加速期，在这个期间多脏器发生T细胞和巨噬细胞活化[142]。

遗传学和细胞学缺陷 编码人或Beige小鼠控制溶酶体运输的细胞质蛋白的基因LYST（溶酶体运输调控子）突变，认为是发生Chédiak-Higashi综合征的原因[143]。许多类型的细胞有大的胞质内颗粒[144]，以及由于核内溶酶体囊泡状运输障碍导致细胞毒性淋巴细胞活性不足。由于促细胞溶解的蛋白质的胞外分泌和运输缺陷造成T细胞和NK细胞细胞毒功能缺陷[145]。

病理学 外周血涂片可以看到白细胞中有异常的颗粒。黑素细胞、胃黏膜上皮细胞以及其他细胞中可见大的溶酶体颗粒[144]。

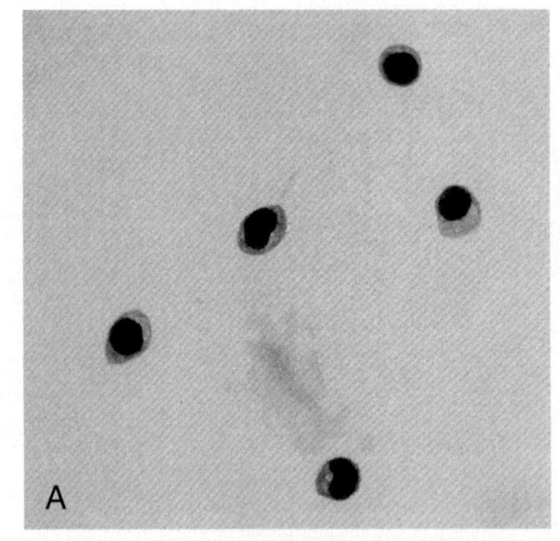

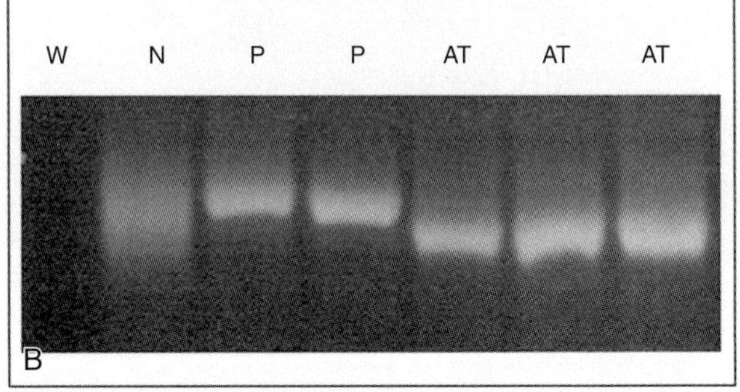

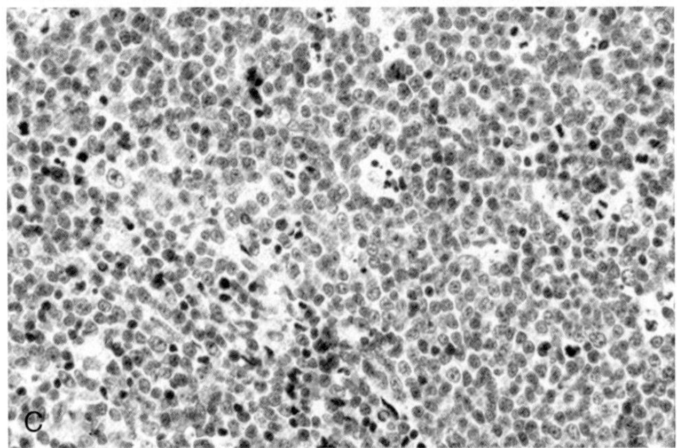

图54.5 共济失调性毛细血管扩张症（AT）患者的淋巴组织肿瘤。 A. AT患者，女，7岁，脑脊液细胞涂片显示，主要为淋巴细胞，细胞核轻度增大，胞质丰富、轻度嗜碱性。核染色质显示不同的成熟度，偶尔可见核仁（瑞士染色）。B. 胸腔积液T细胞TCR基因PCR分析显示T细胞为克隆性。PCR结果分析：W为无模板阴性对照（H_2O），未见产物。N为增殖扁桃体的阴性（多克隆的）DNA对照，显示多克隆的涂片模式。P分别代表MOLT 4和Karpas299细胞系的阳性（单克隆的）DNA对照。AT代表患淋巴瘤的AT患者的DNA。C. AT患者女，13岁,白人,骨盆肿块镜下表现为BL的形态学特征

54.10.4.2 Griscelli综合征

临床特征 Griscelli综合征罕见的常染色体隐性遗传病，可导致头发和皮肤的色素减少，毛干处色素大量聚集和黑素细胞中黑色素累积[146]。大多数患者会发生无法控制的T细胞和巨噬细胞活化，同时伴随噬血细胞现象，如果没有进行骨髓移植，最终将导致患者死

亡[147]。然而，部分Griscelli综合征患者出现严重的神经系统损害而没有明显的免疫异常。患者表现为反复化脓性感染、急性发作的发热、中性粒细胞减少以及血小板减少。虽然T细胞和B细胞的数量正常，但是患者还是表现为血丙种球蛋白过少、抗体产生不足、迟发型皮肤过敏不足、皮肤移植排斥。Griscelli综合征类似于Chédiak–Higashi综合征，但是后者无特征性大颗粒，且Griscelli综合征中分叶核白细胞形态正常。

遗传学和细胞学缺陷 肌球蛋白–5A基因（*MYO5A*）的核酸替换见于两例患有神经系统损伤但对感染或嗜血综合征无易感性的病例中[148]。肌球蛋白–5A是非传统的肌球蛋白家族成员之一，参与细胞器的运输，对淋巴细胞细胞毒功能非常重要[147]。涉及的第二个基因*RAB27A*位于染色体15q21，编码RAB GTP结合蛋白，对调控细胞内的蛋白运输具有重要作用[147]。患者无神经系统的症状，但有嗜血综合征。T细胞RAB27A缺陷的患者穿孔素和颗粒酶正常，但颗粒的释放缺陷。

病理学 肝、脾、淋巴结和肺可出现反应性组织细胞的增殖[149]。

54.10.5 X染色体连锁的淋巴组织增殖综合征（XLP）

临床特征 XLP或者Duncan病是一种罕见的遗传免疫缺陷病，以EBV感染诱发的淋巴组织细胞增殖、低γ球蛋白血症以及淋巴瘤为主要特征[150,151]，最终导致EBV感染的B细胞和细胞毒性T细胞的失控性扩增。发病的平均年龄为2.5岁，40岁的死亡率为100%[152]。患者在感染EBV前没有症状；在感染EBV后，发生严重的、无法控制的T和B细胞的多克隆扩增。出现发热、咽炎、淋巴结增大、肝脾大以及异型性淋巴细胞增殖等临床症状；血清Ig可能减少或者缺失，或者出现一种多克隆的高γ球蛋白血症。死亡的主要原因是肝坏死和骨髓衰竭。

遗传学和细胞学缺陷 XLP综合征是由蛋白质–1A[151]〔又称信号淋巴细胞激活分子（SLAM）相关蛋白（SAP）和X染色体连锁凋亡抑制因子（XIAP，又称BIRC4）[153]〕的SH2结构域突变引起。T细胞表面的SLAM（又称CDw150）在细胞激活方面有决定性作用。EBV感染期间，SAP突变影响T细胞和B细胞之间的相互作用，导致B细胞的失控性增殖[150]。XIAP突变导致对各种刺激的凋亡反应提高，包括TCR–CD3复合物、死亡受体CD95和肿瘤坏死因子相关的凋亡诱导配体受体。患者NK/T细胞数量减少（NKT细胞）[153,154]。

病理学 EBV感染引起淋巴细胞大量增殖，可从反应性淋巴细胞血管炎到淋巴细胞、浆细胞和组织细胞广泛浸润造血器官、内脏和CNS。肝和骨髓组织被大量增殖的细胞毒性T细胞广泛破坏[150]。一部分患者可出现嗜血细胞淋巴组织细胞增殖[156]。大约50%病例发生严重或致命性IM，30%发生获得性低γ球蛋白血症，25%发生恶性淋巴瘤，它们可单独发生也可同时发生。大部分恶性淋巴瘤是结外NHL，通常是DLBCL或者BL，累及回盲部。在对100例患者的登记研究中发现，35个发生B细胞淋巴瘤患者中有26个回肠末端被受累[157]。17例发生淋巴瘤的XLP患者中，41%是小无裂细胞、18%是免疫母细胞和12%是小裂细胞或者混合型淋巴瘤；还有6%是无法分类的[158]。

54.10.6 免疫缺陷、着丝粒不稳定性、面容异常综合征（ICF）

临床特征 不同类型免疫缺陷联合1、9、16号染色体和少数2号染色体的着丝点粒不稳定，这些染色体臂的体细胞重组的频率增加以及显著的形成多分支配基的趋势曾被报道过[159]。患病的儿童可发生不同类型的免疫缺陷、轻度发育迟缓、面容异常包括眼距过宽、鼻梁扁平、内眦折叠、伸舌和轻微小颌畸形。大多数患者存在至少两种Ig缺失或者严重减少，伴或不伴细胞免疫缺陷，大部分患者在儿童期死亡。

遗传学和细胞学缺陷 免疫缺陷、着丝粒不稳定、面容异常综合征的患者有显著的DNA甲基化。三个家族的4个患者中发现DNA甲基转移酶3B基因突变[160,161]。染色体甲基化对于维持蛋白质的结构和表达具有重要作用，一些染色体片段的低甲基化与着丝粒不稳定以及关键的免疫调节基因的异常表达相关。

54.10.7 Nijmegen断裂综合征（NBS）

临床特征 NBS是一种罕见的常染色体疾病，以小头畸形、生长萎缩、精神发育迟滞、咖啡牛奶色素斑和免疫缺陷为特征，伴DNA修复受损及电离辐射过敏[162,163]。NBS与AT类似；反复感染、染色体不稳定、电离辐射和博来霉素过敏、DNA复制抗辐射是两者的共同特征。

NBS患者缺乏AT典型的体征和症状，如小脑共济失调、眼睑毛细血管扩张和甲胎蛋白增加。患者发生反复呼吸道或尿道感染。特征性低γ球蛋白血症；IgA、IgG2、IgG4和IgE水平比较低[163]。有较高的发展为恶性肿瘤的倾向。

遗传学和细胞学缺陷 大部分患者存在染色体*8q21NBS-1*基因的小片段缺失。*NBS-1*基因编码纤维蛋白，与DNA双链断裂修复相关[164]。目前认为这些缺陷会导致Ig类型转换缺陷和产量减少[165]。在*AT*和*NBS*基因产物之间存在功能联系，NBS-1蛋白的磷酸化和由电离辐射诱导的功能需要ATM激酶的参与[166]。

病理学 NBS患者出现胸腺发育不全[167,168]，伴脂肪替代、胸腺上皮细胞显著增殖和胸腺小体缺如。淋巴结和脾正常，但是淋巴滤泡伴生发中心稀疏，窦组织细胞增殖和骨髓浆细胞增多。Peyer小结萎缩[167]。

有文献记载的30个NBS患者中有9个发生恶性肿瘤，其中8个是淋巴瘤[163,169]。发生恶性淋巴瘤的NBS患者的平均年龄为10.25岁，男女比例为1∶1。大多数淋巴瘤类型是弥漫大B细胞型[167,170]。

54.10.8 Job综合征

临床特征 Job综合征以血清IgE水平显著升高、反复皮肤与窦肺感染为特征[171]。许多患者有湿疹、黏膜念珠菌病、皮下脓肿、骨畸形和骨质疏松性骨折[172]。

遗传学和细胞学缺陷 遗传基础尚不明确，免疫缺陷大部分还不清楚。部分患者出现中性粒细胞趋化性下降和不同程度的T细胞缺陷。推测高IgE与Th1-Th2失衡有关[173]。Job综合征是单一基因位点、伴可变外显率的常染色体显性遗传病[174]。

病理学 患有Job综合征的患者曾报道过患有淋巴瘤[175-177]。目前报道的5例之中，3例是DLBCL，1例是BL，1例是HL。一例研究报道EBV的LMP的免疫组化为阴性[15]。

54.10.9 自身免疫性淋巴组织增殖综合征（ALPS）

临床特征 ALPS患儿表现为外周淋巴细胞增殖、弥漫性淋巴结增大、肝脾大、高丙种球蛋白血症、自身免疫性血细胞减少、自身免疫性肾小球性肾炎和肝炎[178]。外周血包括$CD5^+$B细胞、NK细胞和TCRαβ $CD4^-$，$CD8^-$（双阴性），15%~70%外周血T细胞的$HLA-DR^+$幼稚T细胞[179]。这些细胞对活化作用存在有损伤的增殖和细胞激素反应。ALPS患者容易患NHL型和HL型的恶性淋巴瘤[180,181]。

遗传学和细胞学缺陷 ALPS是由凋亡途径上的若干基因的突变造成的，包括Fas[182]、Fas配体和caspases8和10[183]。ALPS是一种常染色体显性遗传性疾病，但是全部显型的发展依赖其他因素，这表明其他的宿主因素或者基因在调节疾病表型方面具有重要作用。ALPS患者未观察到其他的基因突变，这表明其他的凋亡途径基因的作用。

病理学 淋巴结以增大并发生一系列形态学改变为其特点，从伴明显增殖的生发中心的大量滤泡到其他显示萎缩特征的滤泡增殖[184]。存在小-中等的$CD4^-$、$CD8^-$、$CD3^+$并且有幼稚（$CD45RA^+$）表型的T细胞增殖造成副皮质区的扩大。可表现为细胞学的异型性，并且必须认识到这一形态学改变以避免误诊为淋巴瘤（图54.6）。

54.11 精华和陷阱

- 虽然大部分原发性免疫缺陷患者在儿童期发病，但普通变异型免疫缺陷（CVID）可发生于成人。
- 发生于原发性免疫缺陷的异常淋巴组织增殖代表一组反应性、异型性至克隆性生物学连续过程，需结合临床、免疫表型和分子学分析。
- 对明确原发性免疫缺陷患者淋巴组织增殖的性质需要连续活检或其他分析。
- 原发性免疫缺陷患者共同组织学表现包括嗜酸性粒细胞增多、组织细胞增殖和噬血细胞现象。
- 原发性免疫缺陷患者的淋巴组织通常表现为生发中心未充分发育。
- 来自原发性免疫缺陷患者的淋巴瘤发生于结外，并且通常与EBV有关。

（陈燕坪 译）

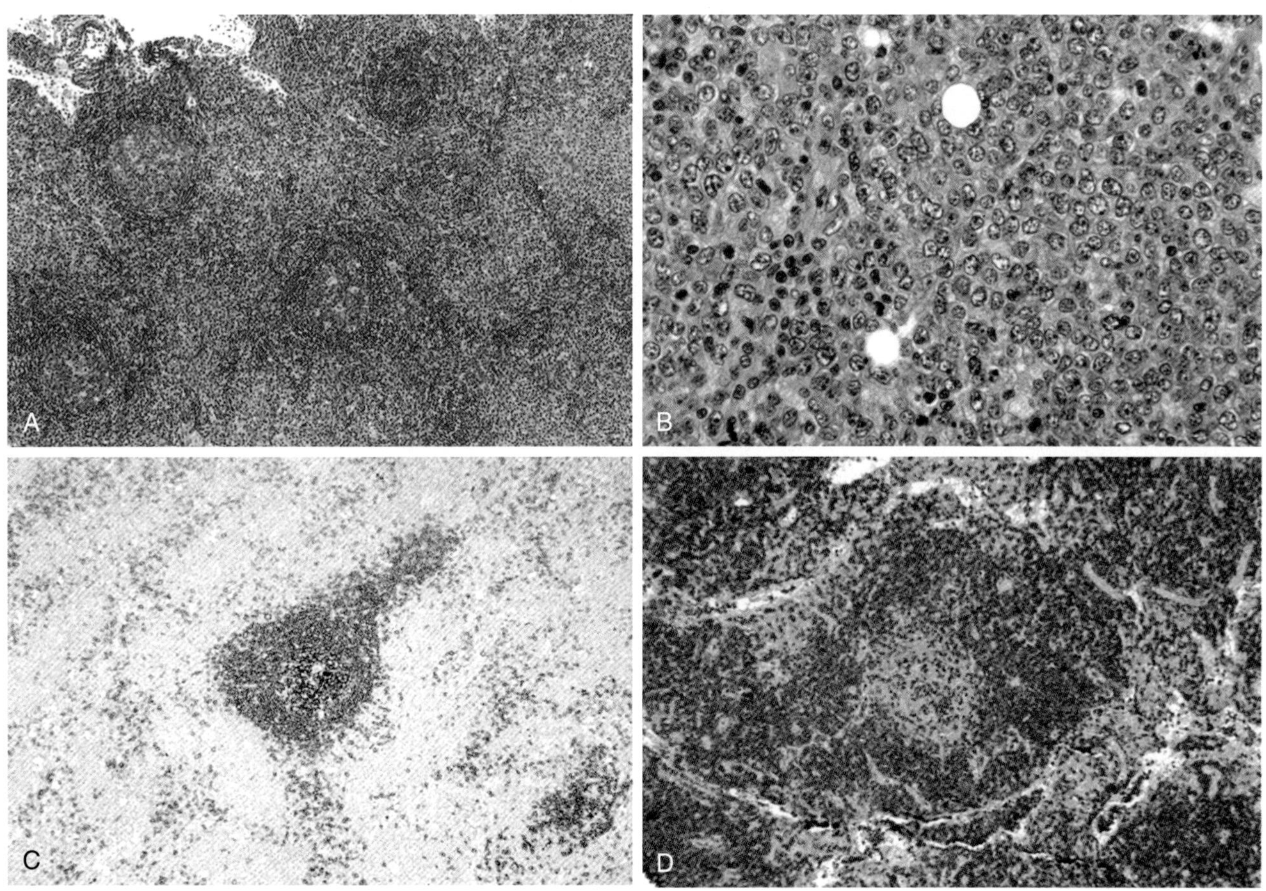

图54.6 自身免疫性淋巴组织增殖综合征（ALPS）。患者，男，4岁，显示滤泡增殖和由小–中等淋巴细胞（**B**）构成的副皮质区（**A**）的扩大。非典型的淋巴细胞CD20⁻（**C**）但是表达CD3（**D**）

参考文献

1. Rosen FS, Cooper MD, Wedgwood RJ. The primary immunodeficiencies (1). *N Engl J Med*. 1984;311:235-242.
2. Rosen FS, Cooper MD, Wedgwood RJ. The primary immunodeficiencies. (2). *N Engl J Med*. 1984;311:300-310.
3. Rosen FS, Cooper MD, Wedgwood RJ. The primary immunodeficiencies. *N Engl J Med*. 1995;333:431-440.
4. Primary immunodeficiency diseases. Report of an IUIS Scientific Committee. International Union of Immunological Societies. *Clin Exp Immunol*. 1999;118(suppl 1):1-28.
5. Sicherer SH, Winkelstein JA. Primary immunodeficiency diseases in adults. *JAMA*. 1998;279:58-61.
6. Fischer A, Cavazzana-Calvo M, De Saint Basile G, et al. Naturally occurring primary deficiencies of the immune system. *Annu Rev Immunol*. 1997;15:93-124.
7. Korpi M, Valiaho J, Vihinen M. Structure-function effects in primary immunodeficiencies. *Scand J Immunol*. 2000;52:226-232.
8. Puck JM. Primary immunodeficiency diseases. *JAMA*. 1997;278:1835-1841.
9. Report of a WHO scientific group: primary immunodeficiency diseases. *Clin Exp Immunol Suppl*. 1995;1:1-24.
10. Tangsinmankong N, Bahna SL, Good RA. The immunologic workup of the child suspected of immunodeficiency. *Ann Allergy Asthma Immunol*. 2001;87:362-369; quiz 370, 423.
11. Conley ME, Notarangelo LD, Etzioni A. Diagnostic criteria for primary immunodeficiencies. Representing PAGID (Pan-American Group for Immunodeficiency) and ESID (European Society for Immunodeficiencies). *Clin Immunol*. 1999;93:190-197.
12. Gatti RA, Good RA. Occurrence of malignancy in immunodeficiency diseases. A literature review. *Cancer*. 1971;28:89-98.
13. Filipovich AH, Shapiro R, Robinson L. Lymphoproliferative disorders associated with immunodeficiency. In: Magrath IT, ed. *The non-Hodgkin's lymphomas*. London: Edward Arnold; 1990:135-154.
14. Filipovich AH, Mathur A, Kamat D, Shapiro RS. Primary immunodeficiencies: genetic risk factors for lymphoma. *Cancer Res*. 1992;52:5465s-5467s.
15. Elenitoba-Johnson KS, Jaffe ES. Lymphoproliferative disorders associated with congenital immunodeficiencies. *Semin Diagn Pathol*. 1997;14:35-47.
16. Knowles DM. Immunodeficiency-associated lymphoproliferative disorders. *Mod Pathol*. 1999;12:200-217.
17. Canioni D, Jabado N, MacIntyre E, et al. Lymphoproliferative disorders in children with primary immunodeficiencies: immunological status may be more predictive of the outcome than other criteria. *Histopathology*. 2001;38:146-159.
18. Sander CA, Medeiros LJ, Weiss LM, et al. Lymphoproliferative lesions in patients with common variable immunodeficiency syndrome. *Am J Surg Pathol*. 1992;16:1170-1182.
19. Christopoulos C, Papadaki T, Vlavianos P, Kokkini G. Hodgkin's disease in a patient with common variable immunodeficiency. *J Clin Pathol*. 1995;48:871-873.
20. Grierson H, Purtilo DT. Epstein-Barr virus infections in males with the X-linked lymphoproliferative syndrome. *Ann Intern Med*. 1987;106:538-545.
21. Morrell D, Cromartie E, Swift M. Mortality and cancer incidence in 263 patients with ataxia-telangiectasia. *J Natl Cancer Inst*. 1986;77:89-92.
22. Perry GS 3rd, Spector BD, Schuman LM, et al. The Wiskott-Aldrich syndrome in the United States and Canada (1892-1979). *J Pediatr*. 1980;97:72-78.
23. Cunningham-Rundles C, Siegal FP, Cunningham-Rundles S, Lieberman P. Incidence of cancer in 98 patients with common varied immunodeficiency. *J Clin Immunol*. 1987;7:294-299.
24. Cunningham-Rundles C, Lieberman P, Hellman G, Chaganti RS. Non-Hodgkin lymphoma in common variable immunodeficiency. *Am J Hematol*. 1991;37:69-74.
25. Laszewski MJ, Kemp JD, Goeken JA, et al. Clonal immunoglobulin gene rearrangement in nodular lymphoid hyperplasia of the gastrointestinal tract associated with common variable immunodeficiency. *Am J Clin Pathol*. 1990;94:338-343.
26. Okano M, Mizuno F, Osato T, et al. Wiskott-Aldrich syndrome and Epstein-Barr virus-induced lymphoproliferation. *Lancet*. 1984;2:933-934.
27. Joncas JH, Russo P, Brochu P, et al. Epstein-Barr virus polymorphic B-cell lymphoma associated with leukemia and with congenital immunodeficiencies. *J Clin Oncol*. 1990;8:378-384.
28. Thomas JA, Hotchin NA, Allday MJ, et al. Immunohistology of Epstein-Barr virus-associated antigens in B cell disorders from immunocompromised individuals. *Transplantation*. 1990;49:944-953.
29. Okano M, Thiele GM, Davis JR, et al. Epstein-Barr virus and human diseases: recent advances in diagnosis. *Clin Microbiol Rev*. 1988;1:300-312.
30. Krueger GR, Sander C. What's new in human herpesvirus-6? Clinical immunopathology of the HHV-6 infection. *Pathol Res Pract*. 1989;185:915-929.
31. Fuss IJ, Strober W, Dale JK, et al. Characteristic T helper 2 T cell cytokine abnormalities in autoimmune lymphoproliferative syndrome, a syndrome marked by defective apoptosis and humoral autoimmunity. *J Immunol*. 1997;158:1912-1918.

32. Mentzer SJ, Remold-O'Donnell E, Crimmins MA, et al. Sialophorin, a surface sialoglycoprotein defective in the Wiskott-Aldrich syndrome, is involved in human T lymphocyte proliferation. *J Exp Med*. 1987;165:1383-1392.
33. Ratech H, Hirschhorn R, Greco MA. Pathologic findings in adenosine deaminase deficient-severe combined immunodeficiency. II. Thymus, spleen, lymph node, and gastrointestinal tract lymphoid tissue alterations. *Am J Pathol*. 1989;135:1145-1156.
34. Adelman DC, Matsuda T, Hirano T, et al. Elevated serum interleukin-6 associated with a failure in B cell differentiation in common variable immunodeficiency. *J Allergy Clin Immunol*. 1990;86:512-521.
35. Aparicio-Pages MN, den Hartog G, Verspaget HW, et al. Decreased natural killer cell activity in late-onset hypogammaglobulinaemia. *Clin Sci (Lond)*. 1990;78:133-137.
36. Stern MH, Theodorou I, Aurias A, et al. T-cell nonmalignant clonal proliferation in ataxia telangiectasia: a cytological, immunological, and molecular characterization. *Blood*. 1989;73:1285-1290.
37. Sherrington PD, Fisch P, Taylor AM, Rabbitts TH. Clonal evolution of malignant and non-malignant T cells carrying t(14;14) and t(X;14) in patients with ataxia telangiectasia. *Oncogene*. 1994;9:2377-2381.
38. Ehrlich M, Buchanan KL, Tsien F, et al. DNA methyltransferase 3B mutations linked to the ICF syndrome cause dysregulation of lymphogenesis genes. *Hum Mol Genet*. 2001;10:2917-2931.
39. Lederman HM, Winkelstein JA. X-linked agammaglobulinemia: an analysis of 96 patients. *Medicine (Baltimore)*. 1985;64:145-156.
40. Bruton OC. Agammaglobulinemia. *Pediatrics*. 1952;9:722-727.
41. Tsukada S, Saffran DC, Rawlings DJ, et al. Deficient expression of a B cell cytoplasmic tyrosine kinase in human X-linked agammaglobulinemia. *Cell*. 1993;72:279-290.
42. Rawlings DJ, Witte ON. Bruton's tyrosine kinase is a key regulator in B-cell development. *Immunol Rev*. 1994;138:105-119.
43. Futatani T, Miyawaki T, Tsukada S, et al. Deficient expression of Bruton's tyrosine kinase in monocytes from X-linked agammaglobulinemia as evaluated by a flow cytometric analysis and its clinical application to carrier detection. *Blood*. 1998;91:595-602.
44. Vihinen M, Arredondo-Vega FX, Casanova JL, et al. Primary immunodeficiency mutation databases. *Adv Genet*. 2001;43:103-188.
45. Schiff RI, Buckley RH, Gilbertsen RB, Metzgar RS. Membrane receptors and in vitro responsiveness of lymphocytes in human immunodeficiency. *J Immunol*. 1974;112:376-386.
46. Notarangelo LD, Hayward AR. X-linked immunodeficiency with hyper-IgM (XHIM). *Clin Exp Immunol*. 2000;120:399-405.
47. Krantman HJ, Stiehm ER, Stevens RH, et al. Abnormal B cell differentiation and variable increased T cell suppression in immunodeficiency with hyper-IgM. *Clin Exp Immunol*. 1980;40:147-156.
48. Pascual-Salcedo D, de la Concha EG, Garcia-Rodriguez MC, et al. Cellular basis of hyper IgM immunodeficiency. *J Clin Lab Immunol*. 1983;10:29-34.
49. Hayward AR, Levy J, Facchetti F, et al. Cholangiopathy and tumors of the pancreas, liver, and biliary tree in boys with X-linked immunodeficiency with hyper-IgM. *J Immunol*. 1997;158:977-983.
50. Levy J, Espanol-Boren T, Thomas C, et al. Clinical spectrum of X-linked hyper-IgM syndrome. *J Pediatr*. 1997;131:47-54.
51. Thomas C, de Saint Basile G, Le Deist F, et al. Brief report: correction of X-linked hyper-IgM syndrome by allogeneic bone marrow transplantation. *N Engl J Med*. 1995;333:426-429.
52. Hadzic N, Pagliuca A, Rela M, et al. Correction of the hyper-IgM syndrome after liver and bone marrow transplantation. *N Engl J Med*. 2000;342:320-324.
53. Aruffo A, Farrington M, Hollenbaugh D, et al. The CD40 ligand, gp39, is defective in activated T cells from patients with X-linked hyper-IgM syndrome. *Cell*. 1993;72:291-300.
54. Seyama K, Nonoyama S, Gangsaas I, et al. Mutations of the CD40 ligand gene and its effect on CD40 ligand expression in patients with X-linked hyper IgM syndrome. *Blood*. 1998;92:2421-2434.
55. Jain A, Atkinson TP, Lipsky PE, et al. Defects of T-cell effector function and post-thymic maturation in X- linked hyper-IgM syndrome. *J Clin Invest*. 1999;103:1151-1158.
56. Sneller MC, Strober W, Eisenstein E, et al. NIH conference. New insights into common variable immunodeficiency. *Ann Intern Med*. 1993;118:720-730.
57. Grimbacher B, Hutloff A, Schlesier M, et al. Homozygous loss of ICOS is associated with adult-onset common variable immunodeficiency. *Nat Immunol*. 2003;4:261-268.
58. Castigli E, Wilson S, Garibyan L, et al. Reexamining the role of TACI coding variants in common variable immunodeficiency and selective IgA deficiency. *Nat Genet*. 2007;39:430-431.
59. Warnatz K, Bossaller L, Salzer U, et al. Human ICOS deficiency abrogates the germinal center reaction and provides a monogenic model for common variable immunodeficiency. *Blood*. 2006;107:3045-3052.
60. van Zelm MC, Reisli I, van der Burg M, et al. An antibody-deficiency syndrome due to mutations in the CD19 gene. *N Engl J Med*. 2006;354:1901-1912.
61. Farrant J, Spickett G, Matamoros N, et al. Study of B and T cell phenotypes in blood from patients with common variable immunodeficiency (CVID). *Immunodeficiency*. 1994;5:159-169.
62. Vorechovsky I, Litzman J, Lokaj J, et al. Common variable immunodeficiency and malignancy: a report of two cases and possible explanation for the association. *Cancer Immunol Immunother*. 1990;31:250-254.
63. Cunningham-Rundles C, Cooper DL, Duffy TP, Strauchen J. Lymphomas of mucosal-associated lymphoid tissue in common variable immunodeficiency. *Am J Hematol*. 2002;69:171-178.
64. Durham JC, Stephens DS, Rimland D, et al. Common variable hypogammaglobulinemia complicated by an unusual T-suppressor/cytotoxic cell lymphoma. *Cancer*. 1987;59:271-276.
65. Kim JH, Bedrosian CL, Jain R, Schlossman DM. Peripheral T-cell lymphoma complicating common variable hypogammaglobulinemia. *Am J Med*. 1988;85:123-125.
66. Kinlen LJ, Webster AD, Bird AG, et al. Prospective study of cancer in patients with hypogammaglobulinaemia. *Lancet*. 1985;1:263-266.
67. Strober W, Sneller MC. IgA deficiency. *Ann Allergy*. 1991;66:363-375.
68. Arulanandam BP, Raeder RH, Nedrud JG, et al. IgA immunodeficiency leads to inadequate Th cell priming and increased susceptibility to influenza virus infection. *J Immunol*. 2001;166:226-231.
69. Alper CA, Marcus-Bagley D, Awdeh Z, et al. Prospective analysis suggests susceptibility genes for deficiencies of IgA and several other immunoglobulins on the [HLA-B8, SC01, DR3] conserved extended haplotype. *Tissue Antigens*. 2000;56:207-216.
70. de la Concha EG, Fernandez-Arquero M, Vigil P, et al. Tumor necrosis factor genomic polymorphism in Spanish IGA deficiency patients. *Tissue Antigens*. 2000;55:359-363.
71. Roca B, Ferran G, Simon E, Cortes V. Lymphoid hyperplasia of the lung and Evans' syndrome in IgA deficiency. *Am J Med*. 1999;106:121-122.
72. Ott MM, Ott G, Klinker H, et al. Abdominal T-cell non-Hodgkin's lymphoma of the gamma/delta type in a patient with selective immunoglobulin A deficiency. *Am J Surg Pathol*. 1998;22:500-506.
73. Giblett ER, Ammann AJ, Wara DW, et al. Nucleoside-phosphorylase deficiency in a child with severely defective T-cell immunity and normal B-cell immunity. *Lancet*. 1975;1:1010-1013.
74. Simmonds HA, Fairbanks LD, Morris GS, et al. Central nervous system dysfunction and erythrocyte guanosine triphosphate depletion in purine nucleoside phosphorylase deficiency. *Arch Dis Child*. 1987;62:385-391.
75. Taddeo A, Fairbanks LD, Simmonds HA, et al. Deoxy GTP accumulates in thymocytes, but not in T or B lymphocytes in simulated PNP deficiency. *Adv Exp Med Biol*. 1989;253B:275-280.
76. Arpaia E, Benveniste P, Di Cristofano A, et al. Mitochondrial basis for immune deficiency: evidence from purine nucleoside phosphorylase-deficient mice. *J Exp Med*. 2000;191:2197-2208.
77. Watson AR, Evans DI, Marsden HB, et al. Purine nucleoside phosphorylase deficiency associated with a fatal lymphoproliferative disorder. *Arch Dis Child*. 1981;56:563-565.
78. Elder ME, Lin D, Clever J, et al. Human severe combined immunodeficiency due to a defect in ZAP-70, a T cell tyrosine kinase. *Science*. 1994;264:1596-1599.
79. Knutsen AP, Wall D, Mueller KR, Bouhasin JD. Abnormal in vitro thymocyte differentiation in a patient with severe combined immunodeficiency-Nezelof's syndrome. *J Clin Immunol*. 1996;16:151-158.
80. Arnaiz-Villena A, Timon M, Corell A, et al. Brief report: primary immunodeficiency caused by mutations in the gene encoding the CD3-gamma subunit of the T-lymphocyte receptor. *N Engl J Med*. 1992;327:529-533.
81. Soudais C, De Villartay JP, Le Deist F, et al. Genetic analysis of the human CD3-epsilon gene in a T cell receptor/CD3 immunodeficiency. *Immunodeficiency*. 1993;4:117-119.
82. Schwarz K, Gauss GH, Ludwig L, et al. RAG mutations in human B cell-negative SCID. *Science*. 1996;274:97-99.
83. Villa A, Santagata S, Bozzi F, et al. Partial V_DJ recombination activity leads to Omenn syndrome. *Cell*. 1998;93:885-896.
84. Chilosi M, Facchetti F, Notarangelo LD, et al. The pathology of Omenn's syndrome. *Am J Surg Pathol*. 1996;20:773-774.
85. Martin JV, Willoughby PB, Giusti V, et al. The lymph node pathology of Omenn's syndrome. *Am J Surg Pathol*. 1995;19:1082-1087.
86. Roper M, Parmley RT, Crist WM, et al. Severe congenital leukopenia (reticular dysgenesis). Immunologic and morphologic characterizations of leukocytes. *Am J Dis Child*. 1985;139:832-835.
87. Haas RJ, Niethammer D, Goldmann SF, et al. Congenital immunodeficiency and agranulocytosis (reticular dysgenesia). *Acta Paediatr Scand*. 1977;66:279-283.
88. Emile J-F, Geissmann F, Martin Odl C, et al. Langerhans cell deficiency in reticular dysgenesis. *Blood*. 2000;96:58-62.
89. Hershfield MS. Adenosine deaminase deficiency: clinical expression, molecular basis, and therapy. *Semin Hematol*. 1998;35:291-298.
90. Fischer A, Hacein-Bey S, Le Deist F, et al. Gene therapy of severe combined immunodeficiencies. *Adv Exp Med Biol*. 2001;495:199-204.
91. Russell SM, Tayebi N, Nakajima H, et al. Mutation of Jak3 in a patient with SCID: essential role of Jak3 in lymphoid development. *Science*. 1995;270:797-800.
92. Rosen FS. Genetic deficiencies in specific immune responses. *Semin Hematol*. 1990;27:333-341.
93. Huber J, Zegers BJ, Schuurman HJ. Pathology of congenital immunodeficiencies. *Semin Diagn Pathol*. 1992;9:31-62.
94. Macchi P, Villa A, Giliani S, et al. Mutations of Jak-3 gene in patients with autosomal severe combined immune deficiency (SCID). *Nature*. 1995;377:65-68.
95. Notarangelo LD, Giliani S, Mella P, et al. Combined immunodeficiencies due to defects in signal transduction: defects of the gammac-JAK3 signaling pathway as a model. *Immunobiology*. 2000;202:106-119.
96. de la Salle H, Zimmer J, Fricker D, et al. HLA class I deficiencies due to mutations in subunit 1 of the peptide transporter TAP1. *J Clin Invest*. 1999;103:R9-R13.
97. de la Salle H, Hanau D, Fricker D, et al. Homozygous human TAP peptide transporter mutation in HLA class I deficiency. *Science*. 1994;265:237-241.
98. Moins-Teisserenc HT, Gadola SD, Cella M, et al. Association of a syndrome resembling Wegener's granulomatosis with low surface expression of HLA class-I molecules. *Lancet*. 1999;354:1598-1603.
99. Klein C, Lisowska-Grospierre B, LeDeist F, et al. Major histocompatibility complex class II deficiency: clinical manifestations, immunologic features, and outcome. *J Pediatr*. 1993;123:921-928.
100. Villard J, Lisowska-Grospierre B, van den Elsen P, et al. Mutation of RFXAP, a regulator of MHC class II genes, in primary MHC class II deficiency. *N Engl J Med*. 1997;337:748-753.
101. Reith W, Steimle V, Mach B. Molecular defects in the bare lymphocyte syndrome and regulation of MHC class II genes. *Immunol Today*. 1995;16:539-546.
102. Mach B, Steimle V, Martinez-Soria E, Reith W. Regulation of MHC class II genes: lessons from a disease. *Annu Rev Immunol*. 1996;14:301-331.
103. Villard J, Masternak K, Lisowska-Grospierre B, et al. MHC class II deficiency: a disease of gene regulation. *Medicine (Baltimore)*. 2001;80:405-418.

104. Tchilian EZ, Wallace DL, Wells RS, et al. A deletion in the gene encoding the CD45 antigen in a patient with SCID. *J Immunol*. 2001;166:1308-1313.
105. Kung C, Pingel JT, Heikinheimo M, et al. Mutations in the tyrosine phosphatase CD45 gene in a child with severe combined immunodeficiency disease. *Nat Med*. 2000;6:343-345.
106. Aldrich RA, Steinberg AG, Campbell DC. Pedigree demonstrating a sex-linked condition characterized by draining ears, eczematoid dermatitis and bloody diarrhea. *Pediatrics*. 1954;13:133-139.
107. Ochs HD, Slichter SJ, Harker LA, et al. The Wiskott-Aldrich syndrome: studies of lymphocytes, granulocytes, and platelets. *Blood*. 1980;55:243-252.
108. Molina IJ, Sancho J, Terhorst C, et al. T cells of patients with the Wiskott-Aldrich syndrome have a restricted defect in proliferative responses. *J Immunol*. 1993;151:4383-4390.
109. Cooper MD, Chae HP, Lowman JT, et al. Wiskott-Aldrich syndrome. An immunologic deficiency disease involving the afferent limb of immunity. *Am J Med*. 1968;44:499-513.
110. Sullivan KE, Mullen CA, Blaese RM, Winkelstein JA. A multiinstitutional survey of the Wiskott-Aldrich syndrome. *J Pediatr*. 1994;125:876-885.
111. Simon HU, Mills GB, Hashimoto S, Siminovitch KA. Evidence for defective transmembrane signaling in B cells from patients with Wiskott-Aldrich syndrome. *J Clin Invest*. 1992;90:1396-1405.
112. Kwan SP, Hagemann TL, Radtke BE, et al. Identification of mutations in the Wiskott-Aldrich syndrome gene and characterization of a polymorphic dinucleotide repeat at DXS6940, adjacent to the disease gene. *Proc Natl Acad Sci U S A*. 1995;92:4706-4710.
113. Remold-O'Donnell E, Rosen FS, Kenney DM. Defects in Wiskott-Aldrich syndrome blood cells. *Blood*. 1996;87:2621-2631.
114. Snapper SB, Rosen FS. The Wiskott-Aldrich syndrome protein (WASP): roles in signaling and cytoskeletal organization. *Annu Rev Immunol*. 1999;17:905-929.
115. Altman LC, Snyderman R, Blaese RM. Abnormalities of chemotactic lymphokine synthesis and mononuclear leukocyte chemotaxis in Wiskott-Aldrich syndrome. *J Clin Invest*. 1974;54:486-493.
116. Yamada M, Ohtsu M, Kobayashi I, et al. Flow cytometric analysis of Wiskott-Aldrich syndrome (WAS) protein in lymphocytes from WAS patients and their familial carriers. *Blood*. 1999;93:756-758.
117. Snover DC, Frizzera G, Spector BD, et al. Wiskott-Aldrich syndrome: histopathologic findings in the lymph nodes and spleens of 15 patients. *Hum Pathol*. 1981;12:821-831.
118. Cotelingam JD, Witebsky FG, Hsu SM, et al. Malignant lymphoma in patients with the Wiskott-Aldrich syndrome. *Cancer Invest*. 1985;3:515-522.
119. Sasahara Y, Fujie H, Kumaki S, et al. Epstein-Barr virus-associated Hodgkin's disease in a patient with Wiskott-Aldrich syndrome. *Acta Paediatr*. 2001;90:1348-1351.
120. Nakanishi M, Kikuta H, Tomizawa K, et al. Distinct clonotypic Epstein-Barr virus-induced fatal lymphoproliferative disorder in a patient with Wiskott-Aldrich syndrome. *Cancer*. 1993;72:1376-1381.
121. Tissot JD, Schneider P, Pelet B, et al. Mono-oligoclonal production of immunoglobulin in a child with the Wiskott-Aldrich syndrome. *Br J Haematol*. 1990;75:436-438.
122. Meropol NJ, Hicks D, Brooks JJ, et al. Coincident Kaposi sarcoma and T-cell lymphoma in a patient with the Wiskott-Aldrich syndrome. *Am J Hematol*. 1992;40:126-134.
123. Goldmuntz E, Emanuel BS. Genetic disorders of cardiac morphogenesis: the DiGeorge and velocardiofacial syndromes. *Circ Res*. 1997;80:437-443.
124. Jawad AF, McDonald-Mcginn DM, Zackai E, Sullivan KE. Immunologic features of chromosome 22q11.2 deletion syndrome (DiGeorge syndrome/velocardiofacial syndrome). *J Pediatr*. 2001;139:715-723.
125. Jerome LA, Papaioannou VE. DiGeorge syndrome phenotype in mice mutant for the T-box gene, Tbx1. *Nat Genet*. 2001;27:286-291.
126. Driscoll DA. Prenatal diagnosis of the 22q11.2 deletion syndrome. *Genet Med*. 2001;3:14-18.
127. Taylor AM, Metcalfe JA, Thick J, Mak YF. Leukemia and lymphoma in ataxia telangiectasia. *Blood*. 1996;87:423-438.
128. Loeb DM, Lederman HM, Winkelstein JA. Lymphoid malignancy as a presenting sign of ataxia-telangiectasia. *J Pediatr Hematol Oncol*. 2000;22:464-467.
129. Taylor AM, Harnden DG, Arlett CF, et al. Ataxia telangiectasia: a human mutation with abnormal radiation sensitivity. *Nature*. 1975;258:427-429.
130. Gatti RA, Berkel I, Boder E, et al. Localization of an ataxia-telangiectasia gene to chromosome 11q22-23. *Nature*. 1988;336:577-580.
131. Savitsky K, Bar-Shira A, Gilad S, et al. A single ataxia telangiectasia gene with a product similar to PI-3 kinase. *Science*. 1995;268:1749-1753.
132. Hartley KO, Gell D, Smith GC, et al. DNA-dependent protein kinase catalytic subunit: a relative of phosphatidylinositol 3-kinase and the ataxia telangiectasia gene product. *Cell*. 1995;82:849-856.
133. Xu Y, Baltimore D. Dual roles of ATM in the cellular response to radiation and in cell growth control. *Genes Dev*. 1996;10:2401-2410.
134. Aguilar MJ, Kamoshita S, Landing BH, et al. Pathological observations in ataxia-telangiectasia. A report of five cases. *J Neuropathol Exp Neurol*. 1968;27:659-676.
135. Strich S. Pathological findings in 3 cases of ataxia-telangiectasia. *Acta Neurol Scand*. 1963;42:354-366.
136. Peterson RD, Cooper MD, Good RA. Lymphoid tissue abnormalities associated with ataxia-telangiectasia. *Am J Med*. 1966;41:342-359.
137. Toledano SR, Lange BJ. Ataxia-telangiectasia and acute lymphoblastic leukemia. *Cancer*. 1980;45:1675-1678.
138. Frizzera G, Rosai J, Dehner LP, et al. Lymphoreticular disorders in primary immunodeficiencies: new findings based on an up-to-date histologic classification of 35 cases. *Cancer*. 1980;46:692-699.
139. Foon KA, Gale RP. Is there a T-cell form of chronic lymphocytic leukemia? *Leukemia*. 1992;6:867-868.
140. Petkovic I, Ligutic I, Dominis M, et al. Cytogenetic analysis in ataxia telangiectasia with malignant lymphoma. *Cancer Genet Cytogenet*. 1992;60:158-163.
141. Blume RS, Wolff SM. The Chédiak-Higashi syndrome: studies in four patients and a review of the literature. *Medicine (Baltimore)*. 1972;51:247-280.
142. Bejaoui M, Veber F, Girault D, et al. [The accelerated phase of Chédiak-Higashi syndrome]. *Arch Fr Pediatr*. 1989;46:733-736.
143. Perou CM, Moore KJ, Nagle DL, et al. Identification of the murine beige gene by YAC complementation and positional cloning. *Nat Genet*. 1996;13:303-308.
144. Burkhardt JK, Wiebel FA, Hester S, Argon Y. The giant organelles in beige and Chédiak-Higashi fibroblasts are derived from late endosomes and mature lysosomes. *J Exp Med*. 1993;178:1845-1856.
145. Baetz K, Isaaz S, Griffiths GM. Loss of cytotoxic T lymphocyte function in Chédiak-Higashi syndrome arises from a secretory defect that prevents lytic granule exocytosis. *J Immunol*. 1995;154:6122-6131.
146. Griscelli C, Durandy A, Guy-Grand D, et al. A syndrome associating partial albinism and immunodeficiency. *Am J Med*. 1978;65:691-702.
147. Menasche G, Pastural E, Feldmann J, et al. Mutations in RAB27A cause Griscelli syndrome associated with haemophagocytic syndrome. *Nat Genet*. 2000;25:173-176.
148. Pastural E, Barrat FJ, Dufourcq-Lagelouse R, et al. Griscelli disease maps to chromosome 15q21 and is associated with mutations in the myosin-Va gene. *Nat Genet*. 1997;16:289-292.
149. Mancini AJ, Chan LS, Paller AS. Partial albinism with immunodeficiency: Griscelli syndrome: report of a case and review of the literature. *J Am Acad Dermatol*. 1998;38:295-300.
150. Coffey AJ, Brooksbank RA, Brandau O, et al. Host response to EBV infection in X-linked lymphoproliferative disease results from mutations in an SH2-domain encoding gene. *Nat Genet*. 1998;20:129-135.
151. Bolino A, Yin L, Seri M, et al. A new candidate region for the positional cloning of the XLP gene. *Eur J Hum Genet*. 1998;6:509-517.
152. Nelson DL, Terhorst C. X-linked lymphoproliferative syndrome. *Clin Exp Immunol*. 2000;122:291-295.
153. Rigaud S, Fondaneche MC, Lambert N, et al. XIAP deficiency in humans causes an X-linked lymphoproliferative syndrome. *Nature*. 2006;444:110-114.
154. Nichols KE, Hom J, Gong SY, et al. Regulation of NKT cell development by SAP, the protein defective in XLP. *Nat Med*. 2005;11:340-345.
155. Loeffel S, Chang CH, Heyn R, et al. Necrotizing lymphoid vasculitis in X-linked lymphoproliferative syndrome. *Arch Pathol Lab Med*. 1985;109:546-550.
156. Arico M, Imashuku S, Clementi R, et al. Hemophagocytic lymphohistiocytosis due to germline mutations in SH2D1A, the X-linked lymphoproliferative disease gene. *Blood*. 2001;97:1131-1133.
157. Purtilo DT, Sakamoto K, Barnabei V, et al. Epstein-Barr virus-induced diseases in boys with the X-linked lymphoproliferative syndrome (XLP): update on studies of the registry. *Am J Med*. 1982;73:49-56.
158. Harrington DS, Weisenburger DD, Purtilo DT. Malignant lymphoma in the X-linked lymphoproliferative syndrome. *Cancer*. 1987;59:1419-1429.
159. Tiepolo L, Maraschio P, Gimelli G, et al. Multibranched chromosomes 1, 9, and 16 in a patient with combined IgA and IgE deficiency. *Hum Genet*. 1979;51:127-137.
160. Xu GL, Bestor TH, Bourc'his D, et al. Chromosome instability and immunodeficiency syndrome caused by mutations in a DNA methyltransferase gene. *Nature*. 1999;402:187-191.
161. Hansen RS, Wijmenga C, Luo P, et al. The DNMT3B DNA methyltransferase gene is mutated in the ICF immunodeficiency syndrome. *Proc Natl Acad Sci U S A*. 1999;96:14412-14417.
162. Weemaes CM, Hustinx TW, Scheres JM, et al. A new chromosomal instability disorder: the Nijmegen breakage syndrome. *Acta Paediatr Scand*. 1981;70:557-564.
163. Weemaes CM, Smeets DF, van der Burgt CJ. Nijmegen breakage syndrome: a progress report. *Int J Radiat Biol*. 1994;66:S185-S188.
164. Carney JP, Maser RS, Olivares H, et al. The hMre11/hRad50 protein complex and Nijmegen breakage syndrome: linkage of double-strand break repair to the cellular DNA damage response. *Cell*. 1998;93:477-486.
165. van Engelen BG, Hiel JA, Gabreels FJ, et al. Decreased immunoglobulin class switching in Nijmegen breakage syndrome due to the DNA repair defect. *Hum Immunol*. 2001;62:1324-1327.
166. Zhao S, Weng YC, Yuan SS, et al. Functional link between ataxia-telangiectasia and Nijmegen breakage syndrome gene products. *Nature*. 2000;405:473-477.
167. Chrzanowska KH, Kleijer WJ, Krajewska-Walasek M, et al. Eleven Polish patients with microcephaly, immunodeficiency, and chromosomal instability: the Nijmegen breakage syndrome. *Am J Med Genet*. 1995;57:462-471.
168. Van de Kaa CA, Weemaes CM, Wesseling P, et al. Postmortem findings in the Nijmegen breakage syndrome. *Pediatr Pathol*. 1994;14:787-796.
169. Nijmegen breakage syndrome. The International Nijmegen Breakage Syndrome Study Group. *Arch Dis Child*. 2000;82:400-406.
170. Paulli M, Viglio A, Boveri E, et al. Nijmegen breakage syndrome-associated T-cell-rich B-cell lymphoma: case report. *Pediatr Dev Pathol*. 2000;3:264-270.
171. Davis SD, Schaller J, Wedgwood RJ. Job's syndrome. Recurrent, "cold," staphylococcal abscesses. *Lancet*. 1966;1:1013-1015.
172. Hill HR, Estensen RD, Hogan NA, Quie PG. Severe staphylococcal disease associated with allergic manifestations, hyperimmunoglobulinemia E, and defective neutrophil chemotaxis. *J Lab Clin Med*. 1976;88:796-806.
173. Chehimi J, Elder M, Greene J, et al. Cytokine and chemokine dysregulation in hyper-IgE syndrome. *Clin Immunol*. 2001;100:49-56.
174. Grimbacher B, Schaffer AA, Holland SM, et al. Genetic linkage of hyper-IgE syndrome to chromosome 4. *Am J Hum Genet*. 1999;65:735-744.
175. Nester TA, Wagnon AH, Reilly WF, et al. Effects of allogeneic peripheral stem cell transplantation in a patient with Job syndrome of hyperimmunoglobulinemia E and recurrent infections. *Am J Med*. 1998;105:162-164.
176. Bale JF Jr, Wilson JF, Hill HR. Fatal histiocytic lymphoma of the brain associated with hyperimmunoglobulinemia-E and recurrent infections. *Cancer*. 1977;39:2386-2390.
177. Gorin LJ, Jeha SC, Sullivan MP, et al. Burkitt's lymphoma developing in a 7-year-old boy with hyper-IgE syndrome. *J Allergy Clin Immunol*. 1989;83:5-10.
178. Fleisher TA, Puck JM, Strober W, et al. The autoimmune lymphoproliferative syndrome. A disorder of human lymphocyte apoptosis. *Clin Rev Allergy Immunol*. 2001;20:109-120.

179. Sneller MC, Wang J, Dale JK, et al. Clincial, immunologic, and genetic features of an autoimmune lymphoproliferative syndrome associated with abnormal lymphocyte apoptosis. *Blood*. 1997;89:1341-1348.
180. Straus SE, Jaffe ES, Puck JM, et al. The development of lymphomas in families with autoimmune lymphoproliferative syndrome with germline Fas mutations and defective lymphocyte apoptosis. *Blood*. 2001;98:194-200.
181. van den Berg A, Maggio E, Diepstra A, et al. Germline FAS gene mutation in a case of ALPS and NLP Hodgkin lymphoma. *Blood*. 2002;99:1492-1494.
182. Fisher GH, Rosenberg FJ, Straus SE, et al. Dominant interfering Fas gene mutations impair apoptosis in a human autoimmune lymphoproliferative syndrome. *Cell*. 1995;81:935-946.
183. Wang J, Zheng L, Lobito A, et al. Inherited human caspase 10 mutations underlie defective lymphocyte and dendritic cell apoptosis in autoimmune lymphoproliferative syndrome type II. *Cell*. 1999;98:47-58.
184. Lim MS, Straus SE, Dale JK, et al. Pathological findings in human autoimmune lymphoproliferative syndrome. *Am J Pathol*. 1998;153:1541-1550.

第55章

医源性免疫缺陷相关性淋巴组织增殖性疾病

Steven H. Swerdlow, Fiona E. Craig

章节目录

55.1 定义

与医源性免疫缺陷有关的淋巴组织增殖性疾病（LPD）构成了淋巴组织或浆细胞增殖的一个疾病谱，其中一个主要亚型发生一实体器官、干细胞或骨髓移植后（移植后淋巴组织增殖性疾病，PTLD）。较少（其他医源性免疫缺陷相关的LPD）发生于其他情形，如风湿性关节炎患者应用甲氨蝶呤治疗后，或年轻的Crohn病患者应用肿瘤坏死因子α（TNF-α）拮抗剂之后。许多LPD都与EBV感染有关，但不是所有都发生这些疾病，需要进一步分类，因为其细胞组成、破坏程度、免疫表型、细胞遗传学和分子改变、临床行为和治疗方法都明显不同[1-7]。疾病谱系的范围很广，其一端仅表现为增生性病变，另一端表现为与免疫功能正常个体发生的非霍奇金淋巴瘤（NHL）或霍奇金淋巴瘤（HL）无法区分的疾病。然而，即使后一种情况下发生的疾病也需要单独命名，因为减少或停止免疫抑制治疗、或对免疫功能正常个体不足量的治疗，却可能使这些疾病消退。

55.2 移植后淋巴组织增殖性疾病（PTLD）

WHO分类将PTLD分为四大类（表55.1）[5]。分类表中的这些疾病是否为真性肿瘤仍存有争议，而且并非临床实践必需。怀疑PTLD时，应该按照“排除淋巴瘤”的标准程序进行活检，包括诊断所必需的全部辅助检查（表55.2）。虽然在某些情况下，细胞学检查和细针穿刺活检可能有用，但切除活检仍是首选，因为病变结构特点的评估对于诊断非常重要，切除活检可以得到足够的组织用于辅助检查，而且在很多PTLD病变存在异质性。

55.2.1 流行病学

所有移植受者中，约有2%可以发展为PTLD，但是不同移植器官的发病率有明显差别。最近报道，成人肾移植后发病率不足1%；肝移植、心脏移植、骨髓移植或干细胞移植后发病率为1%~2%；肺移植、心肺移植和肠移植后发病率较高，尤其是多脏器移植[5]。多脏器移植后发病率为33%~47%[8,9]。许多其他因素亦影响着PTLD的发病。器官移植时血清EBV⁻是一个相当重要的

表55.1 移植后淋巴组织增殖性疾病（PTLD）的WHO分类

早期病变*
• 浆细胞增生
• 传染性单核细胞增生症样PTLD
多型性PTLD
单型性PTLD（根据相似的淋巴瘤类型进行分类）
• B细胞肿瘤
• 弥漫大B细胞淋巴瘤-非特指（DLBCLNOS）
• Burkitt淋巴瘤（BL）
• 浆细胞骨髓瘤（PCM）
• 浆细胞瘤样病变
• 其他†
• T细胞肿瘤
• 外周T细胞淋巴瘤-非特指（PTCL-NOS）
• 肝脾T细胞淋巴瘤（HSTCL）
• 其他
经典霍奇金淋巴瘤型PTLD

注：*，一些移植后肿块性病变可能表现为旺炽性滤泡增生或其他改变，但不出现传染性单核细胞增生症样淋巴组织增生。
†，移植后患者发生的小B细胞淋巴瘤不考虑为PTLD。

危险因素，而且可以部分解释为什么儿童PTLD的发病明显高于成人[5]。血清EBV⁺供者器官移植到血清EBV⁻受者（EBV错配），PTLD发病率增高10~75倍[10]。先前未感染过巨细胞病毒（CMV）也与PTLD发病增加有关。如果受者是CMV⁻，无论供者是CMV⁺（CMV错配），还是受者出现了首次有症状的CMV感染，PTLD发病率均升高[10]。EBV错配和CMV错配的影响似乎是协同的。据报道，移植患者若患有乙型肝炎引起的肝硬化，其PTLD发病率升高，提示乙型肝炎可能增加了EBV致瘤性[11,12]。宿主因素，如多态性可降低致炎因子或升高抗炎因子的表达，都有可能影响到某些PTLD的发病[13-15]。

为了维持移植或治疗移植物抗宿主病而采取的免疫抑制疗法，是另一个重要的危险因素。免疫抑制治疗的累加强度和所用的免疫抑制剂与移植后第一年早期PTLD的发生有关，而免疫抑制的总持续时间与晚期PTLD的发生有关[10,16]。一些新的免疫抑制方法有可能降低PTLD的患病风险[17]。抗T细胞抗体〔如OKT3和抗胸腺球蛋白（ATG）〕的使用与PTLD的发病风险增高有关。在移植前，这些制剂被用来去除骨髓或干细胞产品中的T细胞[10,16-19]。然而，无论是T细胞还是B细胞的耗竭均未增加PTLD的发病风险[18]。

55.2.2 病因学

大多数的PTLD是由EBV感染的淋巴细胞或浆细胞引起，因为免疫抑制，以及在干细胞和骨髓移植的时候实施清髓方案，可导致细胞毒性T细胞的功能受损，因而不足以完全控制EBV感染[16,20,21]。具体地说，PTLD患者EBV特异性CD8⁺和CD4⁺的T细胞数量均有下降[22]。EBV可能来自供者或其他首次感染源，在血清EBV⁺受者二重感染第二种EBV，尤其是在成人，受者EBV被重新激活。移植后，对EBV的体液反应也消失了，但还不清楚这是否在PTLD的发生发展中起作用[23]。EBV相关性PTLD可表现为多种感染模式，而且单个细胞可表达不同的潜伏蛋白[24,25]；但是，很多病例表现为

表 55.2 移植后淋巴组织增殖性疾病（PTLD）的主要诊断特点和推荐的诊断测试

形态学
• 诊断必需，而且最好在组织切片上完成。
• 表现极其多样，从淋巴浆细胞增殖伴有其结构的完好保存，到破坏性多种类型的淋巴浆细胞增殖伴有中等量的转化细胞或免疫母细胞，病变可以完全符合一种非小细胞性B细胞淋巴瘤、浆细胞肿瘤、T细胞淋巴瘤，偶尔也可符合经典型霍奇金淋巴瘤（CHL）的诊断标准。
免疫表型
• 诊断所必需。
• 表现非常多样，包括多克隆性病变，常常出现多量混合性B细胞和T细胞增殖浸润，或者病变显示为一种淋巴组织或浆细胞肿瘤的典型免疫表型。
• 应该进行EBV染色，大多数（并非全部）病例EBER原位杂交阳性，或者在少数病例，也可以应用EBV的LMP-1免疫组化染色。
遗传学
• 可选择进行。
• 除了浆细胞增生、一些单核细胞增生症样PTLD和T细胞PTLD之外，在大多数病例，均证实存在克隆性B细胞。
• 在T细胞单型性PTLD病例，证实存在克隆性T细胞。
• 其他的各种细胞遗传学和染色体核型分析的结果与PTLD的类型相关，如MYC基因重排和TP53突变。
• 这些研究对于T细胞PTLD的诊断和一些B细胞单型性PTLD的分类非常重要。
临床特点
• 对于患者的处理而言，评估是必需的。
• PTLD可表现为IM型的疾病，像传统的淋巴组织或浆细胞肿瘤，或者有时临床症状不明显或没有任何症状。
• PTLD有时是在进行常规EBV监测或活检时发现的；总死亡率高达50%~80%，其预后受许多不同因素的影响。

注：IM，传染性单核细胞增生症。

3型感染，类似于EBV⁺淋巴母细胞细胞系[16,26]。一些单型性PTLD，包括浆细胞瘤样病例，以及偶尔有些多型性PTLD病例，与1型感染有关，类似于Burkitt淋巴瘤（BL）；而霍奇金型PTLD可表现为2型感染[25,27,28]。大多数PTLD至少也有一些EBV的复制活性[24]。据报道，PTLD患者存在Th-2血清细胞因子，它可促进EBV诱导的B细胞增殖[10,29]。有学者提议，可将监测白IL-10的水平作为随访PTLD高危患者的一种方法和诊断工具[30]。与此相关的一个发现是，ATG不仅引起淋巴细胞总数下降（主要是由于$CD4^+$细胞减少），而且还影响Th1（并非Th2）$CD4^+$T细胞的反应[31]。

在高达30%的PTLD患者中未检测到EBV；一些报道显示的比例甚至更高，而且现在EBV^-病例的比例比过去更高[32-37]。EBV^-PTLD的病因不清，可是至少某些病例可能是EBV相关性增殖，但随着转化而丢失了病毒（打了就跑学说）[38]；其他病例可能反映了EBV检测的技术难度、显示了其他病毒或其他感染源引起的淋巴组织增殖，或者与移植本身可能引起的慢性抗原刺激有关。有少数HHV8阳性PTLD的病例报道，包括多型性病变、Castleman样病变以及原发渗出性淋巴瘤（PEL）[39-41]。罕见其他病毒存在的报道，但其相关性还有待确定。最近的一项基因表达谱研究证实EBV^-和EBV^+的单型性B细胞PTLD间有明显不同[42]。EBV^-PTLD缺乏EBV^+组中出现的一些病毒相关性改变，提示这些病例可能由非病毒性病因引起；然而，另一项基因谱研究收集了更多PTLD病例，却未能将EBV^+和EBV^-的PTLD区分开[43]。

大多数实体器官移植后PTLD起源于受者的淋巴细胞，而大部分骨髓移植后PTLD常常起源于供者[44,45]。实体器官异体移植后PTLD更常常是供者源性[46,47]。

尽管极少数患者表现出疾病的一系列变化，但通常认为开始时PTLD为多克隆性增殖，这种增殖与EBV或其他刺激有关，而随着时间的推移变为寡克隆性，进而演变为单克隆性B细胞增殖，或者更少见情况下引起T细胞增殖（图55.1）[4,35,48,49]。抗原的选择可能对于PTLD中B细胞克隆性增殖的发生和发展至关重要[43,50]。随着病变的进展，也会发生一些常见于淋巴组织或浆细胞肿瘤中的细胞遗传学或基因型异常（见下文），使它们对免疫调节的反应越来越小[4,6,43,51,52]。

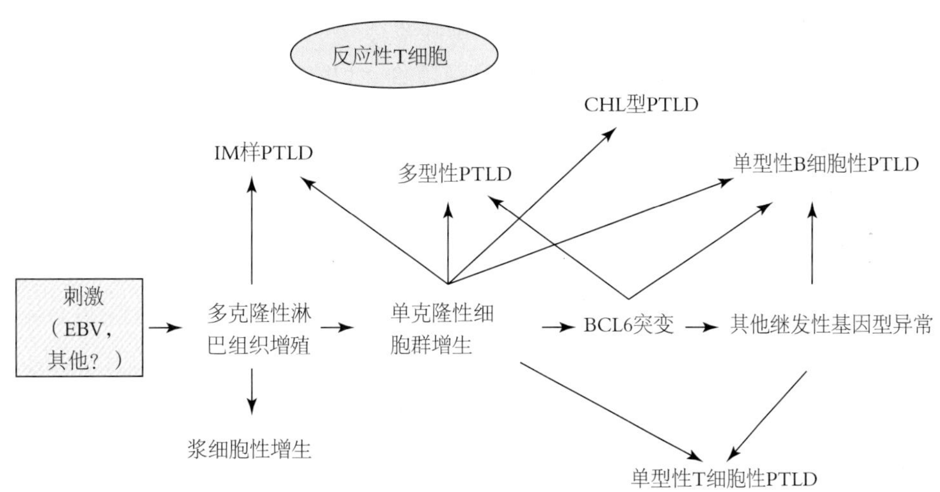

图55.1 移植后淋巴组织增殖性疾病（PTLD）模型及其相关的临床病理类型。在医源性免疫抑制和细胞免疫反应不足的情况下，EBV感染或者在少数病例中的其他刺激（可能包括慢性抗原刺激）可导致多克隆性淋巴组织增殖，但并不明显破坏组织结构。伴有极少数转化细胞的病例完全符合浆细胞增生的标准；那些伴有明显旺炽型增殖的病例，包括中等数量的转化细胞，其表现类似于传染性单核细胞增生症（IM）。随着时间的推移，纯克隆性增殖群逐渐增多，常常但并非完全为B细胞源性。尽管仍然可能是浆细胞增生或IM样PTLD，但通常符合多型性或单型性PTLD的诊断标准。如果存在纯的浆细胞增殖，那么可以诊断为浆细胞瘤或骨髓瘤型PTLD；如果存在克隆性T细胞，那么可以诊断为一种T细胞PTLD。偶有病例T细胞丰富，有时类似于T细胞/组织细胞丰富型大B细胞淋巴瘤（THRLBCL）或者霍奇金淋巴瘤（HL）。PTLD和其他细胞产生的细胞因子可能促进细胞的增殖。其他的基因型或核型异常也可能累加，如*BCL6*基因突变可见于多型性PTLD，而其他继发性异常（如*MYC*染色体易位）也可见于某些类型的单型性PTLD。绝大多数的病例都缺乏由这些不同阶段进展而来的证据，许多病变可能并非是经历所有的阶段进展而来

55.2.3 临床特点

大多数PTLD病例发生在移植后一年内。年轻患者、表现为IM样症状以及骨髓移植、肺移植和心肺联合移植后发生的PTLD，其发病间隔时间较短[18,53,54]。尽管数据有冲突，但据报道，发病间隔较长的患者常为老年人，而且常为局限性结外病变，多为EBV⁻PTL，并且预后较差[34,55]。晚期发病的PTLD中，T细胞型和霍奇金型PTLD也较为常见。

PTLD患者可能常常在结外部位表现为：①肿瘤性包块；②广泛播散性疾病；③IM样病变；④不具体的、不局限的症状，如发热；⑤或者根本就没有任何症状[56]。最常见的受累部位包括胃肠道、淋巴结、肺和肝。胃肠道病变常表现为多发，而且可出现出血、梗阻或穿孔[57]。PTLD也可累及中枢神经系统（CNS）；然而，应用环孢素A后其发病率似乎有所下降。早期病变常常表现为扁桃体或腺样体增大，而且IM样症状在年轻患者尤其常见。发生在实体器官移植后的PTLD，约20%病例病变局限在移植物内；肺移植患者发病率最高，而心脏移植患者发病非常罕见[58]。异体移植物涉及的疾病往往与异体移植物的功能障碍有关，而且临床上难以与移植排斥反应区分。一些PTLD表现为广泛播散性疾病，包括浆细胞骨髓瘤（PCM）型，通常发生在老年患者和骨髓移植后。

在发展为明显的疾病之前，血液中EBV含量常常随着PTLD的发生而增加，所以有学者建议将它用于高风险患者监测[15,59-63]。然而，对于病毒负荷测定尚没有一致认可的方法或判断标准，也不清楚应该如何将这些结果与其他标志物结合使用，如检测EBV特异性T细胞的反应[60]。EBV病毒负荷也与细胞因子基因分型结合起来预测PTLD[15]。必需认识到即使是EBV⁺PTLD也可以发生在低病毒负荷的基础上；EBV持续高水平只能在一些特定的情况下预测PTLD发病风险增加，而且病毒可能会自发消失；在某些情况下，EBV负荷与免疫抑制治疗方案或医源性免疫抑制的程度有关[63-68]。

55.2.4 形态学

PTLD形成了一个从早期非破坏性多型性病变到更具浸润性和破坏性多型性或单型性增殖的形态谱（表55.1，表55.2）[5]。PTLD主要根据形态学表现进行分类，但是分类可能很难而且很主观，部分原因是不同病变部位之间形态学变化多端，即使同一病灶内也不一致。结外血管壁浸润、神经浸润以及地图状坏死是其特点，但并非必要特点。累及结外时，可能形成肿块，或浸润性更强，而且有时可见实质坏死。主要病变的邻近区域可能出现更多的灶性病变，如累及肝汇管区、累及或保存淋巴窦。

明显的骨髓受累只见于少数PTLD患者，而且偶尔可有外周血累及[69,70]。骨髓病变可以广泛或者小而局限性病灶，其形态与其他部位的病变类似[69,71]。PTLD儿童患者可存在EBV⁺多克隆性浆细胞增多，或者骨髓内出现意义不明的小淋巴细胞或浆细胞的小灶聚集，这种情况并不少见[69]。

55.2.5 早期病变

浆细胞增生（PH）通常在淋巴结或有时在扁桃体活检时诊断，组织学上淋巴结或扁桃体的结构完整，可见小淋巴细胞和浆细胞增殖，伴有很少转化细胞（图55.2）[6,7]。所有病理学家对于这些病例都不考虑为PTLD，尤其是在缺乏EBV时，它们与非特异性淋巴组织增生难以区分。

IM样PTLD也往往在淋巴结或扁桃体活检时被诊断（图55.3）[4,48]。标本显示在正常宿主出现IM样改变，伴有小淋巴细胞、浆细胞的旺炽型增殖，而且常见非常明显的转化细胞和免疫母细胞。尽管淋巴窦可能不清楚，而且增生的滤泡可能模糊不清，但是淋巴结或扁桃体的基本结构是完整的。对旺炽型增殖的病例，区分扁桃体IM样PTLD和多型性PTLD几乎是不可能的。正常宿主出现的变化，只要可以用IM来解释，那么首选诊断IM样PTLD。IM样改变也见于其他结外部位如肝；这些往往被认为更像IM或单纯的EBV感染，而不是PTLD；但是，这些病变可进展为明显的PTLD[72]。排除淋巴结内单型性PTLD的部分累及也很重要。最近，有学者提出，一些早期病变可能形态上表现为旺炽型淋巴滤泡增生，而没有出现类似于其他早期病变的滤泡间改变[5,43]。

55.2.6 多型性移植后淋巴组织增殖性疾病

多型性PTLD，是形态学上最具特点的PTLD类型，表现为各种大小和各种形状的淋巴细胞、浆细胞、转化细胞和免疫母细胞的弥漫性和破坏性增殖[7]。许多小淋巴细胞可有成角的或有裂的细胞核。免疫母细胞可以是多核的，有非常明显的核仁，类似于Reed-Sternberg（RS）细胞。很多病例以前诊断为霍奇金样PTLD（不再认可的一种类型），无疑代表着多型性PTLD，并需要进行免疫组织学研究以鉴别CHL型PTLD。有些病例显示大片坏死，常常伴有中性粒细胞和组织细胞浸润，并且周围转化细胞和免疫母细胞数量增加。可出现凋亡。伴明显血管浸润和地图状坏死的肺病例类似淋巴瘤样肉芽肿病（LYG）（图55.4）。根据WHO分类标准，以转

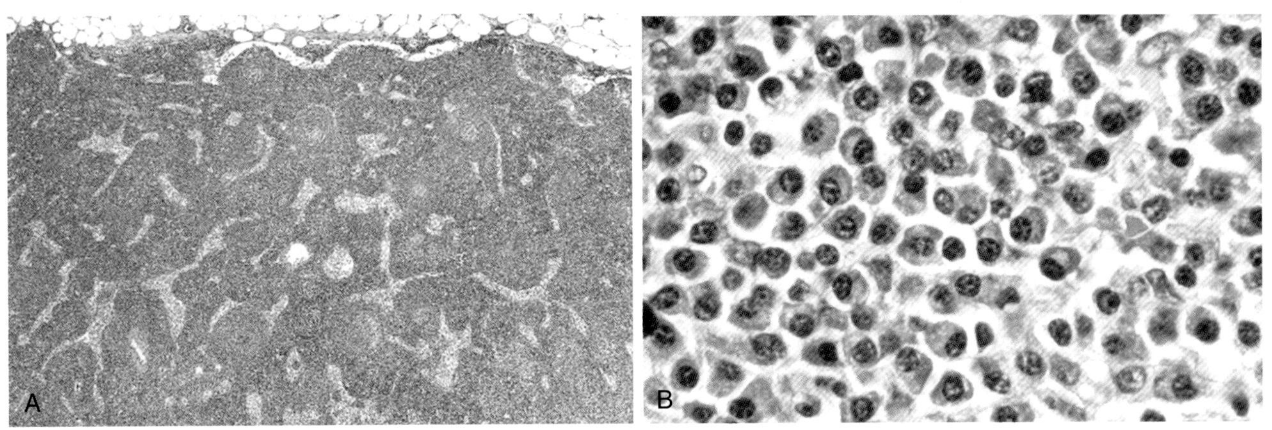

图55.2 胃周淋巴结浆细胞增生（PH）。A. 淋巴结正常结构保存，见完整的淋巴窦和少数小滤泡。B. 图示多量浆细胞，κ和λ原位杂交显示浆细胞为多克隆性。EBER原位杂交染色显示散在阳性细胞

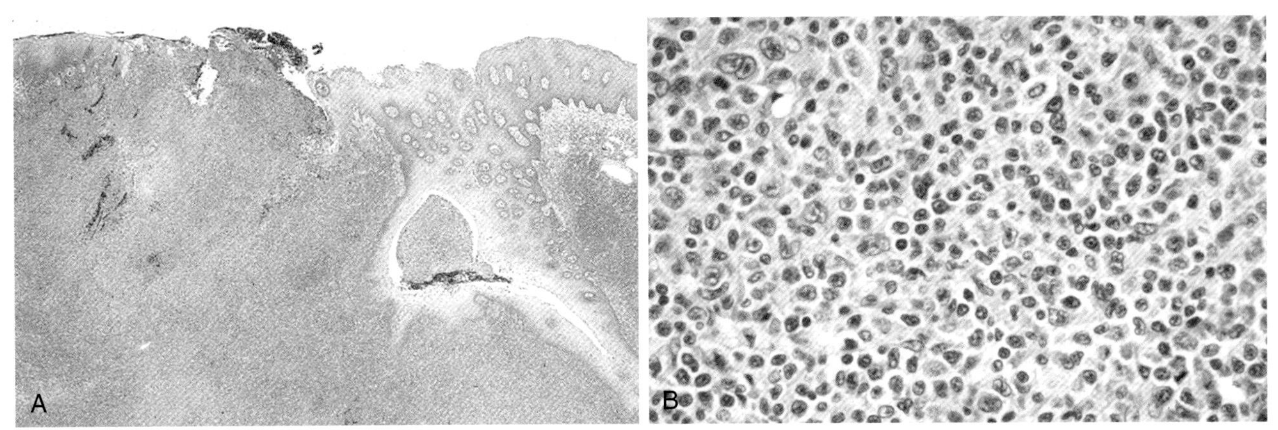

图55.3 传染性单核细胞增生症（IM）样移植后淋巴组织增殖性疾病（PTLD）。标本取自扁桃体，患者为青春期男性，肝移植后几个月出现扁桃体和腺样体增大以及咽喉疼痛。减少他克莫司免疫抑制治疗和阿昔洛韦治疗后，患者状况很好。A. 尽管扁桃体的正常结构难以分辨，但存在完整隐窝。可见一些表浅坏死。B. 在正常宿主，明显多型性增殖与IM病变一致。Southern杂交分析未发现病变中存在单克隆性B细胞群

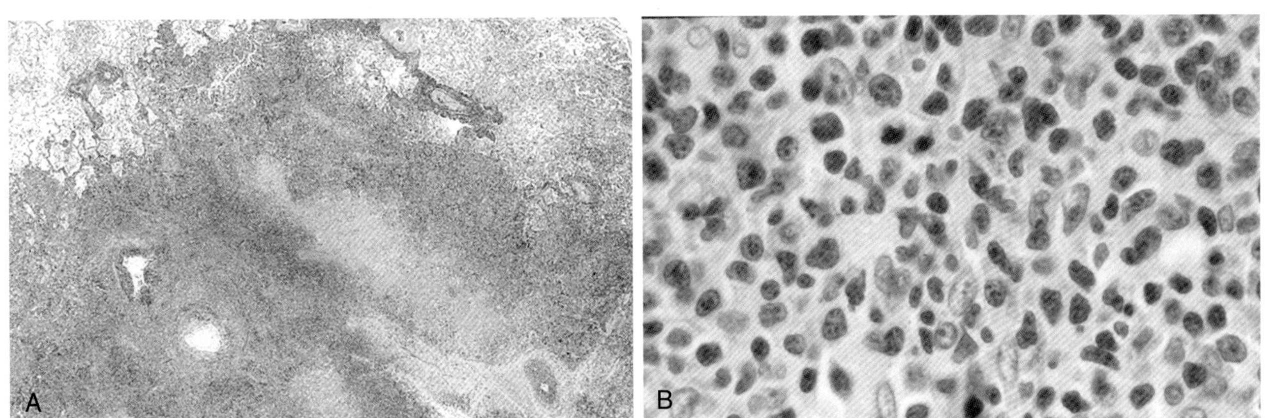

图55.4 多型性移植后淋巴组织增殖性疾病（PTLD）伴局灶性大量转化细胞。成年男性患者肝移植后6个月，肺内出现多发结节。A. 注意肿块性病变，浸润血管和支气管，并出现大片地图状坏死。B. 大部分区域见明显的多型性细胞浸润，浸润细胞由转化细胞和较小的淋巴细胞组成，一些细胞成角或有核裂

化细胞或免疫母细胞为主的病例，即使细胞具有多形性或者显示成熟浆细胞分化，也应归为单型性PTLD。

55.2.7　单型性移植后淋巴组织增殖性疾病（PTLD）

单型性PTLD是淋巴细胞或浆细胞的增殖性病变，符合在免疫功能正常个体中发生的NHL（非小B细胞型）或浆细胞肿瘤的某一诊断标准。必需根据最相似的肿瘤类型将它们进一步分类。

55.2.7.1　B细胞性单型性移植后淋巴组织增殖性疾病（PTLD）

很多单型性PTLD是由许多转化B细胞组成的，形态上最常类似于弥漫大B细胞淋巴瘤-非特指（DLBCLNOS）（图55.5），Burkitt淋巴瘤（BL）不常见（图55.6），或偶尔表现为DLBCL的一个亚型。与其他DLBCL一样，转化B细胞形态多样，而且浆细胞分化可能会有不同程度的多形性。一些病例中T细胞丰富，因此仅可见到少数大的转化B细胞。

区分多型性PTLD和DLBCL型单型性PTLD可能极其困难，而且没有绝对标准用于处理这种交界性病变。有些病例可表现出明确的多形性背景，但可见局灶性或广泛的多量转化B细胞或免疫母细胞。在WHO分类中，通常认为这些病例至少局灶是单型性，但是也有学者认为它们是多型性PTLD或多型性PTLD伴有大量转化细胞[4]。当转化细胞或免疫母细胞不是主要成分时，混杂有单克隆性浆细胞和转化细胞或免疫母细胞的病例也可能存在一些问题；与多型性PTLD相似之处在于出现B细胞成熟过程的形态谱，而与单型性PTLD相似之处在于这些病例符合免疫功能正常个体中恶性淋巴瘤的诊断标准。

其他主要的（但很少见的）B细胞性单型性PTLD包括PCM和浆细胞瘤样病变（图55.7）。前者应该符合免疫功能正常个体发生的PCM的所有标准。后者最常见于胃肠道，但也可发生在淋巴结或其他结外部位；它们含有成片浆细胞，有时可出现灶性小淋巴细胞。

在移植后患者中，已经明确认识到胃内可发生黏膜相关淋巴组织（MALT）淋巴瘤，少数情况下涎腺也可发生[73,74]。其他类型的小B细胞淋巴瘤不考虑PTLD。

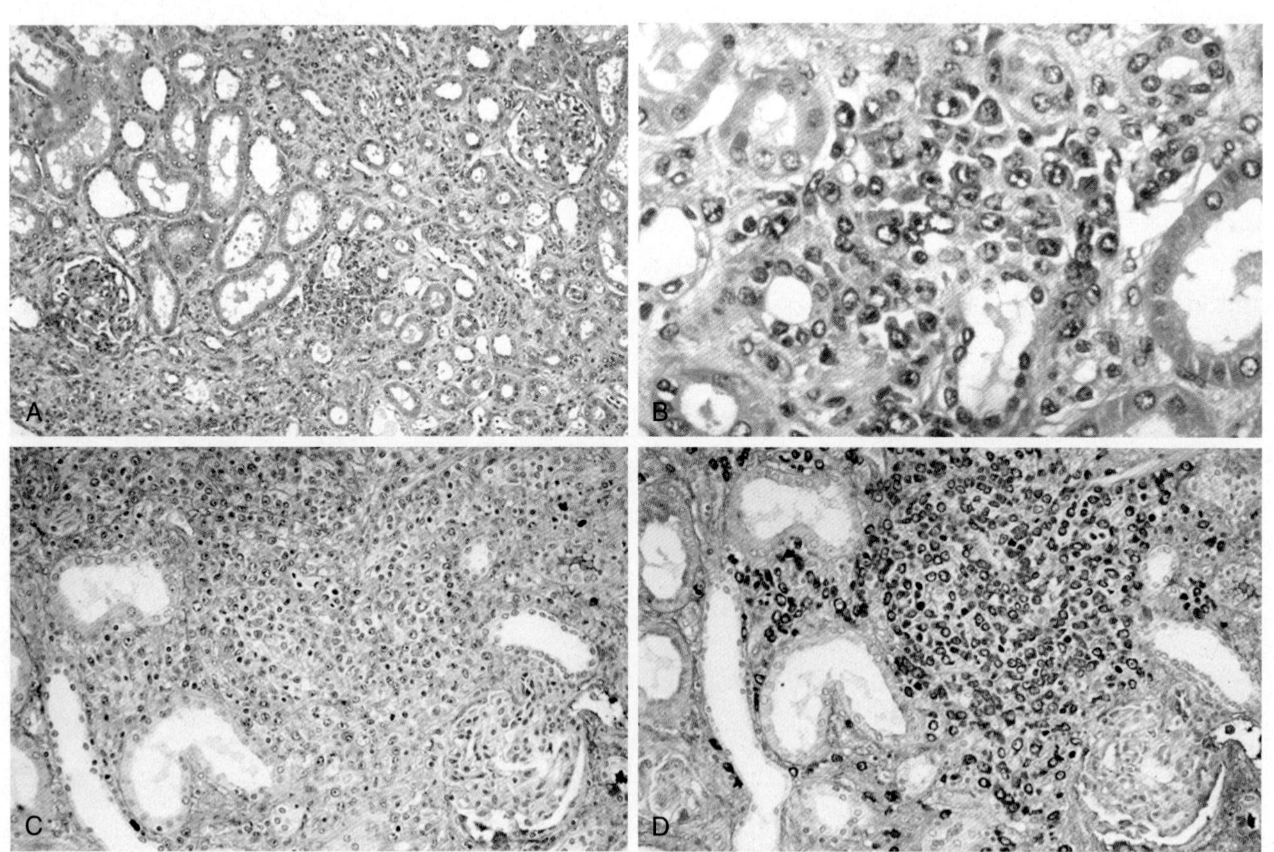

图55.5　DLBCL型单型性移植后淋巴组织增殖性疾病（PTLD）。A．成年男性，肾移植后4个月，肾实质内出现斑片状浸润。B．浸润细胞主要由转化的浆细胞样大细胞组成。其他区域可见明显的血管内浸润。C．κ免疫染色基本为阴性。D．λ免疫染色阳性，支持病变为单克隆性

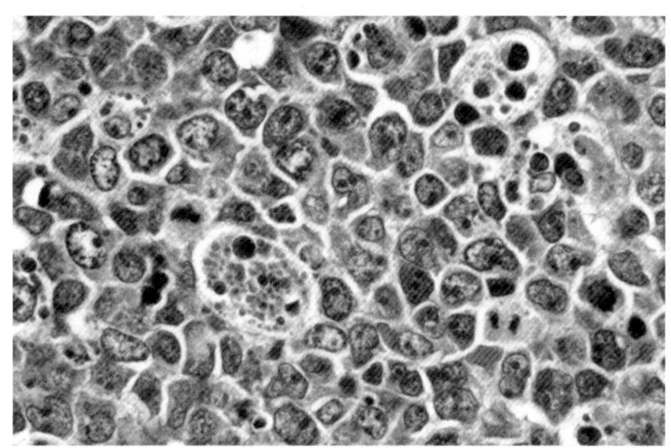

图55.6　单型性B细胞性移植后淋巴组织增殖性疾病（PTLD）伴有*MYC*重排。成年女性肾移植后，病变由中-大转化细胞组成。它具有某些Burkitt淋巴瘤的特点，表现为核分裂象多见，以及可染小体巨噬细胞形成“星空”现象

55.2.7.2　T/NK细胞性单型性移植后淋巴组织增殖性疾病（PTLD）

T细胞或罕见自然杀伤（NK）细胞PTLD约占PTLD的15%以下，而且根据定义，它们是单型性[5,75]。与大多数B细胞性单型性PTLD不同，T细胞病例并不一定以大的转化细胞为主。大多数病例符合外周T细胞淋巴瘤-非特指（PTCL-NOS）的标准；其他病例对应于多种特殊型成熟T细胞淋巴瘤（图55.8）[75]。大约15%的HSTCL发生在移植后患者（图55.9）[76]。侵袭性真性NK细胞肿瘤也可发生在移植后患者[77,78]，但很少见，而且必须与惰性移植后T细胞大颗粒淋巴细胞白血病（LGLL）相鉴别。后者不应归为其他T细胞单型性PTLD[79]。$CD8^+$和$CD57^+$T细胞的非肿瘤性寡克隆性增加，在骨髓移植后患者中已有报道，而且克隆性$CD8^+$T细胞也可见于IM[80]。已有很少数T淋巴淋巴母细胞淋巴瘤/淋巴瘤（ALL/LBL）的病例报道，其中一些病例其克隆性可能与先前发生的非T细胞母细胞性肿瘤相关。不同的T细胞PTLD的形态学类似于免疫功能正常个体发生的同种类型。特别是由于其中一些病例形态上与多型性PTLD难以鉴别，所以当怀疑T细胞PTLD时，表型和基因型的研究至关重要。

55.2.8　经典型霍奇金淋巴瘤型移植后淋巴组织增殖性疾病（PTLD）

经典型霍奇金淋巴瘤（CHL）型PTLD少见，其病变常常类似于混合细胞型CHL（MCCHL）[2,27,81,82]。这些病例应当完全符合CHL的形态学和免疫表型标准方可诊断，因为在很多PTLD中常常可以见到不典型的免疫母细胞和RS样细胞，而且霍奇金样病例在这一分类中已不复存在（图55.10，图55.11）。一些病例可继发于NHL型PTLD[48]。

55.2.9　免疫表型

PTLD的免疫表型可明显不同，就像预料的一个疾病谱一样，可以类似于增生性病变；也可以类似于B细胞、T细胞或NK细胞肿瘤，霍奇金淋巴瘤，或浆细胞肿瘤。在PH或IM样PTLD，免疫表型研究并未证实存在B细胞克隆性、浆细胞克隆性或异常B细胞或T细胞表型。

多型性PTLD病例中，常混杂有B细胞和异质性T细胞，这些B细胞可不同程度地表达全B细胞标志物。石蜡切片免疫染色可证实存在B细胞克隆性；然而，往往只能鉴定出多克隆性浆细胞。此外，它们可能表现出病灶内或病灶间的克隆异质性，伴有多克隆性和单克隆性区域，或κ和λ同时单克隆的区域[7]。流式细胞学研究也显示不同的结果，伴有多克隆性、单克隆性或表面Ig^-B细胞[83]。T细胞也可为主要成分。

单型性PTLD具有与对应淋巴瘤一致的免疫表型。DLBCL型通常表达全B细胞抗原，Ig染色可以证实存在克隆性细胞表面或胞质内Ig。大多数单型性B细胞PTLD具有晚期生发中心或生发中心后的免疫表型（$CD10^-$、$BCL6^{+/-}$、IRF4/MUM-1^+、$CD138^{+/-}$）；少数病例，尤其是EBV^-病例，具有生发中心表型（$CD10^{+/-}$、$BCL6^+$、IRF4/MUM-1^-、$CD138^-$）[43,84-86]。Burkitt型病例应该具有典型的$CD10^+$单克隆性B细胞表型。PCM样和浆细胞瘤样PTLD应当存在单克隆性浆细胞群，伴有（如果有的话）少数混合的淋巴细胞。T细胞型单型性PTLD具有某种T细胞淋巴瘤的表型特点。中等数量的T细胞PTLD由$CD8^+$细胞毒性T细胞组成，细胞表达TIA-1，有时可表达其他细胞毒性颗粒蛋白[75,87]。一些PTLD包含B细胞和T细胞两种成分[88]。

如果在一个适当的T细胞丰富的背景上，出现$CD15^+$、$CD30^+$、$CD45^-$的RS细胞，那么可以确切地诊断CHL型PTLD；然而，与在免疫功能正常的个体发生的CHL一样，一些病例可出现$CD15^-$。预计在其他NHL型PTLD中，RS样细胞为$CD20^+$、$CD45^+$和$CD15^-$。

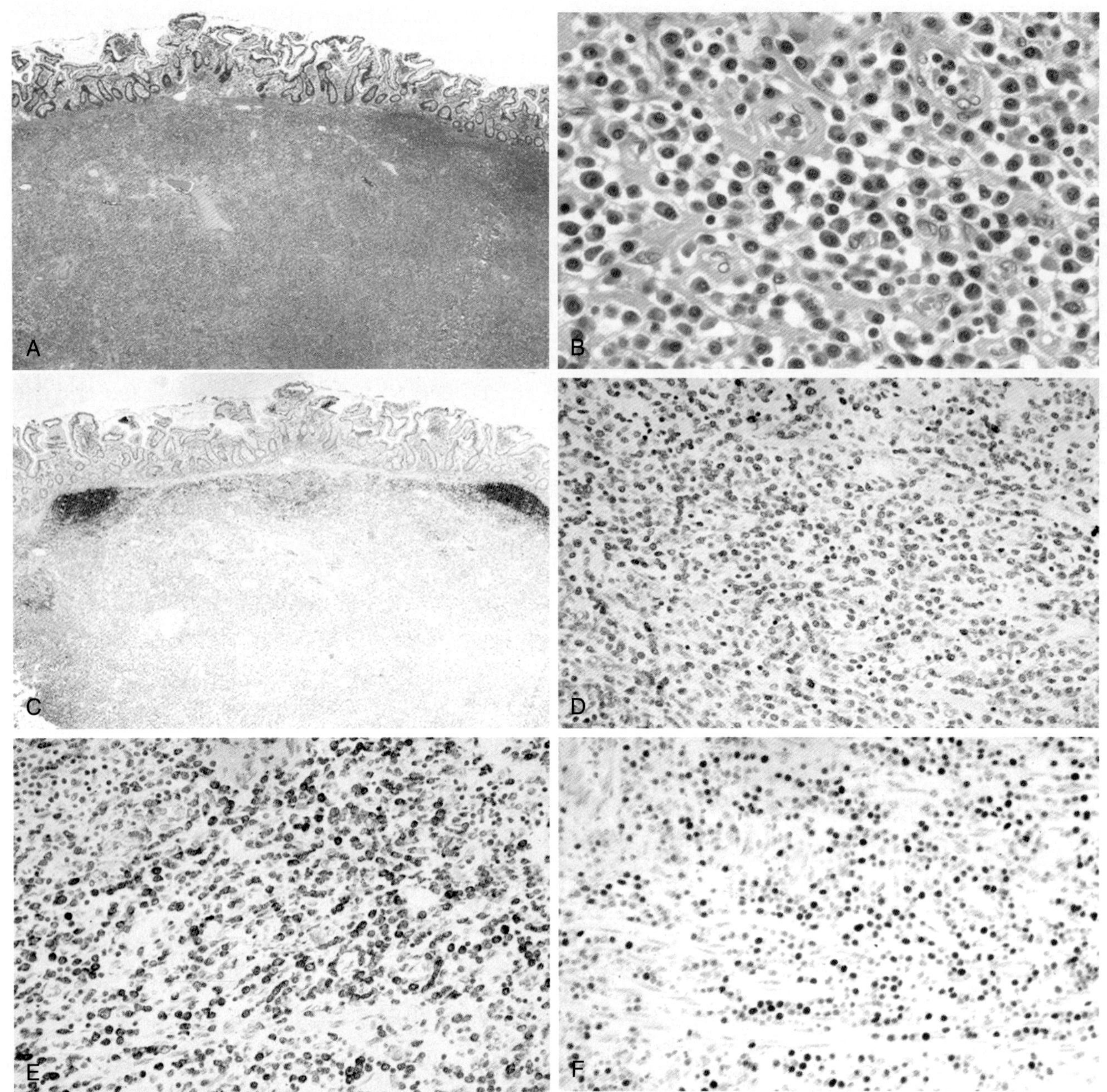

图55.7 小肠浆细胞瘤型单型性移植后淋巴组织增殖性疾病（PTLD）。A. 肿块性病变包括少数的淋巴细胞聚集灶，除此之外见多量浆细胞。B. 浆细胞形态相对单一。C. CD20免疫染色显示少数的淋巴细胞聚集灶，但其他区域基本上是阴性。D. κ原位杂交染色阴性。E. λ原位杂交染色示多量阳性细胞，支持浆细胞的单克隆性。F. EBER原位杂交染色示多数细胞核阳性

$CD30^+$对于鉴别这两种疾病没有帮助；$CD30^-$使CHL型PTCL的可能性极小。

所有类型的PTLD都混杂有不同数量的T细胞；IM型、多型性和CHL型最有可能存在最多量的T细胞[89]。一些非克隆性T细胞源性病例含有超过80%的T细胞[90]。有些系列报道以$CD8^+$T细胞为主，而其他学者发现以$CD4^+$T细胞为主[90-92]。在后者的系列中，有一篇报道24%~47%的T细胞表达TIA-1细胞毒性标志物[91]。与IM累及的淋巴结相比，至少在一个系列中报道缺乏$CD56^+$细胞的存在[93]。一些病例含有许多$CD57^+$T细胞[90]。细胞因子和趋化因子表达的研究很复杂，如前所述[94]。与报道的血清检测结果一致，至少有些PTLD病例在受累的组织中显示有Th2样细胞因子的微环境[10,29,95]。与IM的不同之处已见报道[93,96]。

70%~85%的PTLD与EBV有关；最好采用EBER原位杂交检测EBV[32-36,97]。EBER原位杂交比LMP-1免疫组化染色稍微敏感，但是在非PTLD的病例中也更有可能会出现阳性。

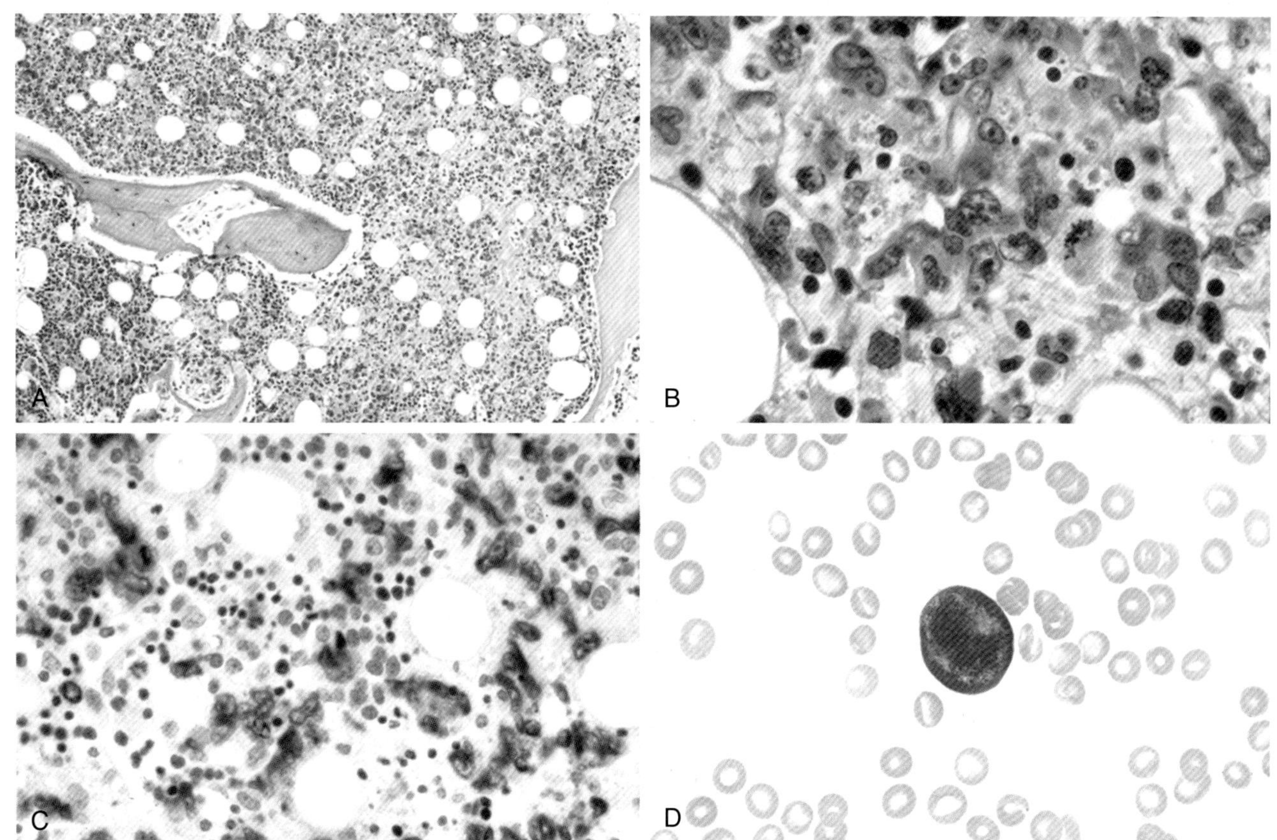

图55.8 PTCL型单型性移植后淋巴组织增殖性疾病（PTLD）。A. 39岁女性，肾移植后4年，出现全血细胞减少，骨髓活检示大细胞主要浸润在间质，混杂有造血成分，同时不成熟粒细胞的比例增加。也有骨改变，符合甲状旁腺功能亢进。**B.** 大的异常细胞可见核仁，而且核的形状往往不规则。也可见混杂的造血成分。**C.** CD3免疫染色示很多区域间质内见散在异常细胞。同时细胞表达TIA-1，尽管CD4和CD8免疫染色均为阴性，但TIA-1阳性提示其细胞毒性本质。$CD30^-$，而EMA^+。基因型研究证实存在T细胞的克隆性增殖。**D.** 外周血显示一少数非常大的异常淋巴细胞，其中一些细胞胞质内可见颗粒

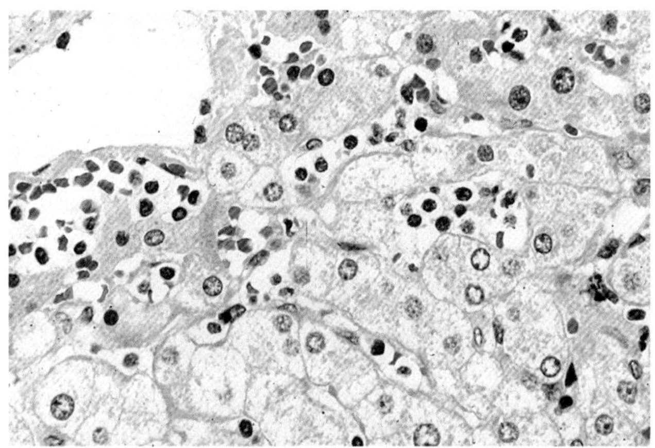

图55.9 肝脾T细胞淋巴瘤（HSTCL）型移植后淋巴组织增殖性疾病（PTLD）。图示淋巴细胞在肝窦内浸润

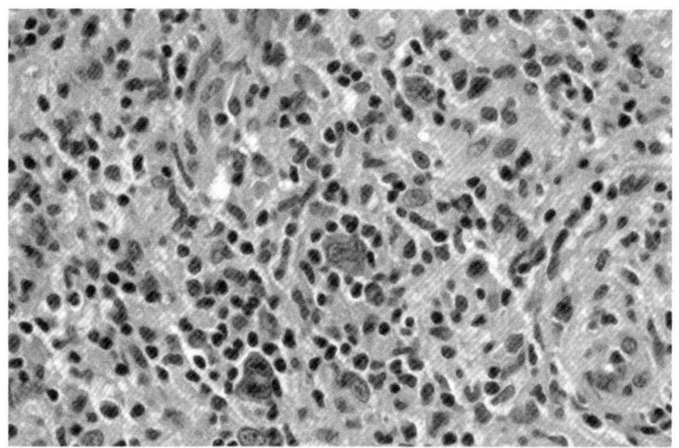

图55.10 混合细胞型CHL（MCCHL）型移植后淋巴组织增殖性疾病（PTLD）。患者为成年男性，肾移植后。图示RS及RS变异型细胞，混杂多量小淋巴细胞、浆细胞和组织细胞

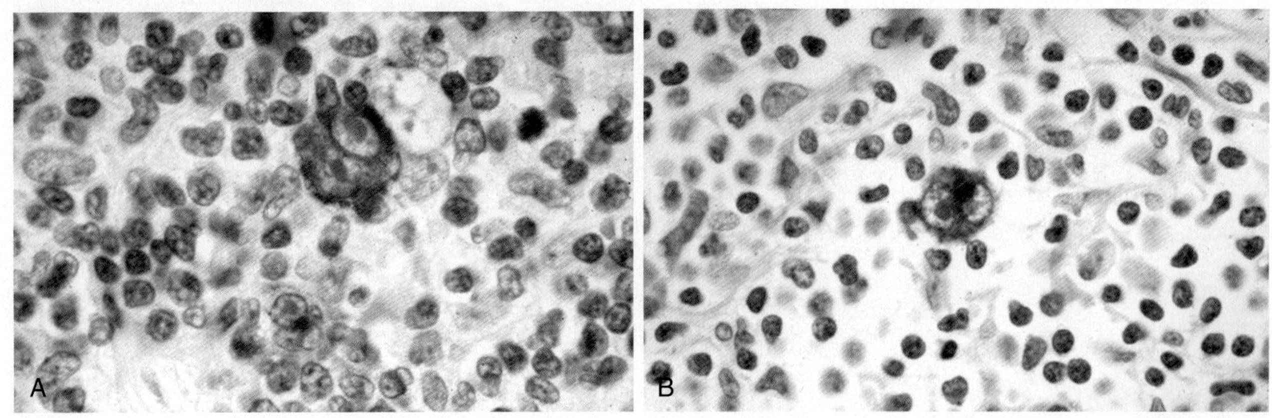

图55.11 CHL型移植后淋巴组织增殖性疾病（PTLD）A. CD30染色示RS细胞。B. LMP-1免疫染色也可显示RS细胞

与EBV⁺PTLD病例相比，EBV⁻PTLD更常为单型性[33,34]。鉴别EBV⁻PH病例与非特异性增生非常困难。据报道，尽管PCM病例常常EBV⁻，但EBV可见于其他所有类型的PTLD，而CHL型病例几乎都是不同程度阳性。约1/3的T细胞PTLD呈EBV⁺，一些罕见的NK细胞肿瘤也是EBV⁺[75,78]。

55.2.10 遗传学

55.2.10.1 克隆性研究

与免疫表型研究的结果相反，Southern杂交检测Ig重链重排或EBV末端重复序列分析结果证实，几乎所有的多型性PTLD和B细胞单型性PTLD均是单克隆性[6,41,98]。应用后者这一相当敏感的技术，证实许多IM样PTLD是克隆性。同样，一些PH病例，甚至偶尔在非移植患者的增生淋巴结也被证实为克隆性[99]。基因型研究显示，偶有病例具有一个以上的克隆性或寡克隆性B细胞增殖。单型性PTLD通常比多型性PTLD具有更多的优势克隆[100,101]。PCR研究很大程度上取代了Southern杂交分析，虽然PCR使用不同的引物，但假阴性结果仍然可能是个问题。

重要的是要认识到，在同一患者，同时发生的不同病变或先后发生的病变可能显示为不同的B细胞克隆，或者在一个部位见单克隆细胞群而在其他部位出现多克隆细胞群[6,7,100]。在胃肠道存在有许多克隆性不同的PTLD病变，这一点已得到广泛认可[102]。复发的PTLD可表现为相同的或不同的克隆[48]。应用IgH探针的Southern杂交分析证实，在一些CHL型PTLD存在克隆性B细胞；其他病例中，应用EBV末端重复序列分析也证实了其克隆性[3]。*IgH V*基因应用和突变模式研究表明，抗原选择性在PTLD的发生或发展中起着非常重要的作用[43,48,50]。少数病例显示有严重的*IgH*突变[43]。基因型研究证实，在绝大多数单型性T细胞淋巴瘤型PTLD中，存在T细胞的克隆性。少数病例显示同时存在着克隆性B细胞和克隆性T细胞，或者在不同的病变中存在克隆性B细胞和克隆性T细胞[88]。

55.2.10.2 EBV研究

在PTLD中，基因型研究可提示EBV的存在；然而，Southern杂交EBV末端重复序列分析并不如EBER染色敏感，而EBV PCR技术非常敏感，甚至可检测到先前的EBV感染，同时在非移植患者中，极少数增生的淋巴结也可显示为EBV⁺[99]。此外，EBV末端重复序列分析可以区分潜伏感染和复制感染。在PTLD中，应用免疫染色检测某些EBV相关的蛋白，如ZEBRA蛋白，也可证实EBV的溶解感染[24]。

55.2.10.3 其他基因型异常

随着PTLD的病变进展，除了优势克隆性成分越来越多之外，还可出现其他的基因型异常。据报道，Ph缺乏*BCL6*突变，而43%多型性PTLD和90%单型性PTLD存在*BCL6*突变[52]。也有学者发现，在多型性和单型性PTLD中*BCL6*突变的比例相似[43]。涉及其他基因的异常体细胞超突变在单型性PTLD比在多型性PTLD中更为常见[43]。已报道的可见于B细胞单型性PTLD中的其他异常还包括*MYC*重排和*NRAS*及*TP53*突变[6,100]。存在*MYC*重排的那些病例，形态上并不一定像BL。总体而言，在PTLD中，这些基因型异常的频率是相当低的。WHO分类定义的单型性PTLD中的比例尚不清楚。据报道，44%的单型性PTLD存在α-干扰素基因的缺失，而这种缺失仅见于1.7%其他中度恶性到高级别NHL[103]。罕见PTLD病例中存在*BCL2*和*BCL6*基因重排，但未见*CCND1*基因重排[6,88,104,105]。在接近一半的PTLD中，缺乏细胞周期蛋白依赖性激酶抑制因子P16/INK4a的表达，而且主要见于单型性PTLD或EBV$^+$病例，那些病例具有较高的增殖指数[106]。据报道，*TP53*和其他的癌基因突变也见于较高比例的T细胞PTLD病例中[107]。在移植后HSTCL病例中，存在特征性7q等臂染色和8号染色体三体[76]。

55.2.10.4 传统的细胞遗传学研究

传统的遗传学研究已较少广泛使用，但研究结果显示，在不同比例的PTLD中，存在频繁发生的克隆性异常；这些频繁发生的异常通常并不是一直持续存在的，但在少数研究中却显示是持续存在的[2,71,108,109]。细胞遗传学异常最常见于单型性PTLD，但也有报道，可见于一些多型性PTLD病例，甚至偶见于早期病变。据报道，一些最常见的异常包括9号染色体三体、11号染色体三体、8q24重排、14q32重排和1q11-21断裂。比较基因组杂交研究证实存在一些重复出现的染色体拷贝数目的增加或染色体缺失，以及一些高水平的扩增[110]。

55.2.11 推测的正常对应细胞

推测的正常对应细胞是成熟滤泡或滤泡后B细胞及胸腺后T细胞。

55.2.12 临床过程

PTLD是移植的一种严重并发症，而且与重大发病率和死亡率有关。据报道，其死亡率高达50%~80%，但PTLD病例间存在很大差异[111]。对于PTLD的治疗，目前尚缺乏一种统一的标准，而且在这一治疗领域中存在许多争议，部分原因是因为PTLD的病变千变万化[57,111-115]。一般而言，对于大多数患者，尽可能地减低免疫抑制治疗，同时要注意，患者的健康依赖于移植物的状态。许多患者具有重组免疫系统的能力，是PTLD有别于其他LPD的一个重要特点。据报道治疗反应率极其不同[112,115]。在适当情况下，对于局限性病变采取手术切除的方式，有时则采用放射治疗，这些治疗方法很重要，而且常常获得成功。最近，在CD20$^+$病例中，利妥昔单抗已成为一个重要治疗措施。哪一种联合化疗对于PTLD较为合适？这一点仍然存在着争议；通常最初选用一些药物组合，一旦治疗失败后再改用其他的治疗。据报道，虽然新的治疗可能更为有效，但与其他NHL患者相比，化疗给PTLD患者带来了更大的发病率和死亡率[112,113]。在所有已讨论过的治疗中，确定用药时机和化疗方案依赖于PTLD的类型及其他临床表现。如许多CHL型PTLD患者接受传统的霍奇金淋巴瘤的治疗方法，BL型PTLD患者开始即使用一种恰当的化疗方案而非等待观察是否减轻免疫抑制可使病变缓解。抗病毒药物虽然已被广泛使用，但除了一些新的方法可能对PTLD有效之外，这些常用的抗病毒药物对于PTLD并不是很有效；这是因为大多数抗病毒药物的作用靶点是EBV感染的溶解期，PTLD溶解期仅仅（最多）是EBV感染的一小部分[112]。干扰素α的细胞因子治疗已被使用，抗IL-6抗体也已被用于治疗。最后，涉及细胞免疫治疗的各种方法已被用于治疗相当少的骨髓移植、干细胞移植和实体器官移植患者，或者使用非选择性细胞毒性T细胞，或者是EBV特异性细胞毒性T细胞[112,116]。对于PTLD患者，除了所有有关最佳治疗的不确定性之外，另一个问题（这里不讨论）是涉及高危患者的预防和预防性治疗[10,112]。

预后因素是另一个值得注意的问题，文献报道很不一致，而且必须考虑到PTLD的特定类型以及其临床状况。但是，据报道，一些预后因素可能在许多PTLD均适用，但是并不存在严格的证据证明这一点，而且还不确定哪些预后因素是独立的预后指标。其中一个重要的预后指标是对减轻免疫抑制试验性治疗的反应；但是，对治疗有反应的患者的比例变化很大，而且那些对治疗无反应的患者也可能被治愈[57,112,115]。发生在骨髓移植后的PTLD，预后非常差，据报道其生存率只有8%~12.5%[45,117]。许多实体器官移植患者预后较好，据报道，供者源性PTLD比受者源性PTLD预后要好[46,47]。局限于异体移植物的PTLD通常预后较好，约有3/4的患者存活[47,57,118]。尽管许多表现为IM样综合征的患者预后较好，而且出现典型IM的临床过程，但是也有一些病例可发展为快速进行性PTLD，甚至可能致死[119-121]。CNS和骨髓累及以及出现浆液性渗出都是不良的预后指标[122-124]。表现为播散性疾病的PTLD，其生存率不足10%[118]。移植后数年才出现PTLD预后更差，可能是因为先前应用免疫抑制治疗的时间较长，这些患者对于减低免疫抑制治疗的反应通常较小[10,105]。乳酸脱氢酶水平升高、器官功能失调、CNS受累以及多器官受累，这些都降低了患者对减轻免疫抑制治疗的反应性[112,122]。

有关病理亚型的预后数据很有限，但是，也有一些规律可循。PH患者预后好，而那些单型性PTLD患者似乎不太可能对减低免疫抑制治疗有反应，其预后差[120,125,126]。如果多型性PTLD预后真的比单型性PTLD好，那么其预后到底好到什么程度，这一点是有争议的。一些研究报道多型性PTLD预后明显好于单型性PTLD，而另一些报道则提示单型性PTLD生存率非常好[10,70,125,127-133]。类似于PCM的PTLD患者，预后非常差[6]。浆细胞瘤样PTLD病例，其预后可好可差[134]。除了惰性T-LGLL之外，T细胞和NK细胞表型的PTLD预后常常不好[75]，偶尔患者对减低免疫抑制治疗有反应。一些研究报道，EBV检测结果阴性提示预后不良，而另一些报道则未能得出同样的结论[33,37]。

虽然主要采用免疫分型的方法证实具有B细胞克隆性PTLD比多克隆性PTLD更常对减低免疫抑制治疗耐受，但相当数量的具有B细胞克隆性PTLD患者对这一治疗有反应[7,70]。也有报道，B细胞克隆为主的PTLD最有可能对减低免疫抑制治疗反应差[101]。继发性NRAS和*TP53*突变以及*MYC*易位与预后差有关[6,100]。据报道，*BCL6*突变与生存期较短有关，而且对减低免疫抑制治疗无反应；但是，与预后的相关性还没有一致的发现[43,52]。一项研究显示，在单型性PTLD病例中，比较基因组杂交检测缺乏异常表现及与预后较好相关[110]。

55.2.13　鉴别诊断

移植后患者，出现淋巴浆细胞浸润时，需要首先除外特定感染或其他炎症病变。必须根据病毒包涵体或其他生物体是否存在来评估其病理改变，甚至在一定程度上对临床状况进行评估，综合分析后才能作出诊断。广泛的EBV⁺，或发现任何与B细胞或T细胞淋巴瘤相关的病变，均支持PTLD的诊断。移植患者的淋巴结活检可能表现为一种完全非特异性增生，淋巴结的结构保存完整，而且没有EBV的存在。这样的淋巴结是否具有代表性，以及是否能解释患者的临床表现，都是非常重要的问题。淋巴结肿大也可能是对治疗药OKT3和ATG的一种明显的过敏反应[135]。

在异体移植物活检中，PTLD与排斥反应难以鉴别。膨胀性结节或肿块的存在、多量转化细胞、淋巴细胞的异型性、非常丰富的B细胞浸润、浸润区内广泛的匐行性坏死、明显的浆细胞比例增高，以及许多EBV⁺细胞的存在，所有这些病变特点均支持PTLD的诊断，而不是排斥反应[36,136-138]。坏死本身和静脉壁的浸润对于鉴别诊断没有帮助。明显的动脉浸润和不等量嗜酸性粒细胞的浸润则支持排斥反应。但是，需要特别注意的是，PTLD也可浸润动脉壁、可有多量T细胞，同时淋巴细胞也可以没有异型性。相反，一些炎症过程，包括移植患者，可见散在（≤10%）EBV⁺细胞[9,137,139]。存在散在EBV⁺细胞、但没有诊断PTLD的病变，可能与另一部位的PTLD有关，或者其发展为PTLD的风险增加[9,72]。一些异体移植物也被证实同时存在PTLD和排斥反应。

55.3　非移植性医源性免疫缺陷相关性淋巴组织增殖性疾病

除了移植之外，已有报道在服用了许多免疫抑制剂的患者可发生医源性LPD[140,141]。其中部分免疫抑制剂与移植后使用的免疫抑制剂是一样的，如硫唑嘌呤和他克莫司[142,143]。另一些是用来治疗自身免疫性疾病或淋巴组织肿瘤的免疫抑制剂。对于一种免疫抑制剂是否引起LPD，其评估标准较为复杂，事实上患者所罹患的疾病可能与淋巴瘤的发病率增加有关，或者患者也可能服用了多种免疫抑制剂。

目前研究最深入的非移植性医源性LPD与甲氨蝶呤的使用有关。临床上甲氨蝶呤被用来治疗类风湿关节炎、皮肌炎，很少情况下也用于治疗牛皮癣[140,144-150]。这些患者通常长期患有风湿性疾病（常常长达15年），一旦被确诊，通常就开始服用甲氨蝶呤，服用甲氨蝶呤的时间平均为3年。约有一半的病例，病变累及一个或多个结外部位[144,146,148]。

甲氨蝶呤相关的LPD形成了一个类似于PTLD的形态谱，但是不同形态亚型的发生率不同[141,144]。最常见的病例符合DLBCL标准，BL少见（图55.12）。地图状坏死区病变可能与PTLD相似。仅有少数病例类似

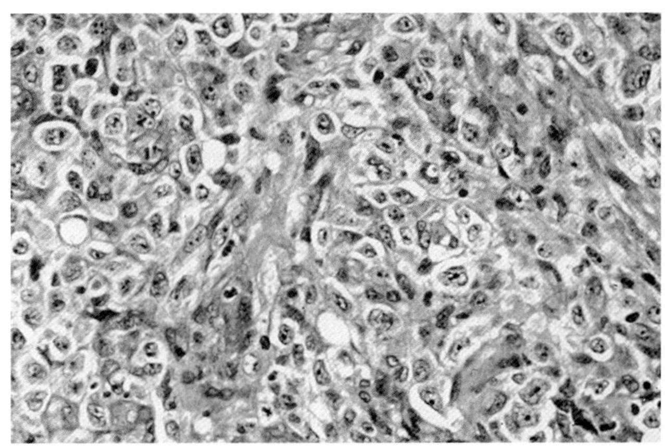

图55.12 发生在一名类风湿关节炎患者的甲氨蝶呤相关性DLBCL型淋巴组织增殖性疾病（EBV⁺）。图示大的转化B细胞相对单型性增殖，与免疫功能正常的个体发生的许多DLBCL难以鉴别

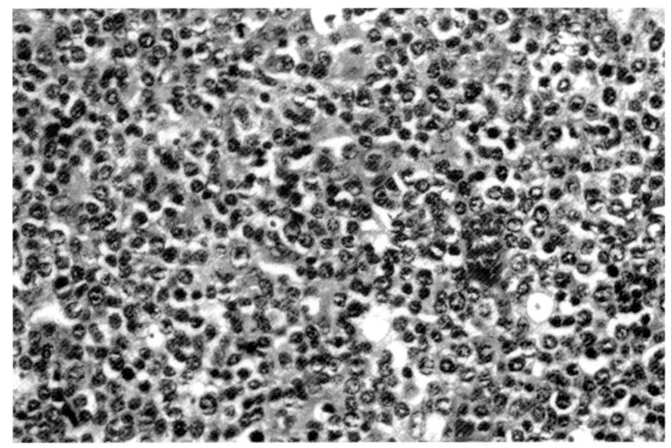

图55.13 甲氨蝶呤相关性多型性淋巴组织增殖性疾病（EBV⁺），停用甲氨蝶呤治疗后病变消退。图示具有相当异质性淋巴细胞弥漫性增殖

于多型性PTLD，或者被描述为淋巴浆细胞浸润（图55.13）。据报道，高达25%病例符合混合细胞型CHL或另一型CHL的标准，虽然这一型并不常见。尤其需要注意的是，在此基础上也可发生许多霍奇金样病变。像PTLD一样，多型性增殖也可进展为单型性增殖或霍奇金型病变。少数单型性病例表现为PTCL，同时也有LGLL的罕见病例报道。最后，也有一些不同类型的小B细胞性肿瘤被包括在医源性LPD系列中。虽然系列不同，但约40%甲氨蝶呤相关性LPD病例呈EBV^+，包括一些FL，霍奇金型的病例比例最高[140,141,144,148,149]。有关甲氨蝶呤相关性LPD的分子诊断研究的报道很少，然而，绝大多数病例似乎是克隆性，包括一些多型性PTLD的病例。

对甲氨蝶呤相关性LPD的认识非常重要，因为约1/3患者对停用甲氨蝶呤治疗有反应[141]。但病例的反应率有很大差别，而且约一半报道的病例，病变消退后又可再发，并且需要接受化疗。对停用甲氨蝶呤治疗的反应甚至可见于单克隆性病变[148]。EBV^+甲氨蝶呤相关性LPD最有可能有反应，但是，在一些EBV^-病变也可有反应[144,148]。一些霍奇金型病例（但并非所有病例）也可能有反应。对于无反应病例或复发的病例，需要常规接受淋巴瘤的治疗。

氟达拉滨与EBV相关性LPD的发生有关，最常发生在低级别淋巴瘤的治疗过程中[151]。氟达拉滨是一种嘌呤类似物，已确认的不良反应是引起持久的细胞减少。证明氟达拉滨与LPD的相关性比证明甲氨蝶呤与LPD的相关性更加困难，因为LPD病变已经存在，而且逆转免疫缺陷较为困难[152,153]。能证明相关性证据包括：在少数接受氟达拉滨治疗的患者，血清EBV DNA病毒负荷升高；发生的EBV相关性LPD，其形态和克隆性与被治疗的淋巴组织肿瘤明显不同；最重要的是，据报道，少数病例在没有使用抗肿瘤治疗的情况下，其病变消退。氟达拉滨治疗后的EBV相关性LPD病例包括多型性PTLD样、单型性PTLD样和CHL样克隆性B细胞增殖[151]。在这些病例中，原有肿瘤的Richeter样转化必须要排除，这一点非常重要。EBV^+LPD也可能继发于其他化疗药物的使用，例如有报道，少数儿童及罕见成人的ALL治疗后发生的LPD，与淋巴瘤样肉芽肿病病变相似[154,155]。

在自身免疫性疾病患者，英夫利昔单抗和其他TNF-α拮抗剂的使用与LPD的不同类型有关；在Crohn病的年轻男性患者，英夫利昔单抗与硫唑嘌呤或巯基嘌呤联合使用，使用英夫利昔单抗与HSTCL的发生有关[141,156]。与其他免疫抑制药物一样，很难确定某些已用药物的作用。TNF-α抑制剂对免疫系统产生巨大的影响，包括降低T细胞介导的反应，而且英夫利昔单抗的使用与EBV的再激活和EBV病毒负荷升高相关，停用药物之后，病变可以消退[157]。接受英夫利昔单抗治疗的HSTCL患者，病变非常典型，而且几乎都致死。

55.4 精华和陷阱

- 移植后淋巴组织增殖性疾病（PTLD）的诊断在很大程度上取决于之前的移植病史；但是，并非每一个移植患者的淋巴组织增殖都是PTLD。
- 虽然PTLD的分类仍然存在问题，但认识PTLD对于临床非常重要。良性和恶性PTLD间的绝对区别更可能是一个哲学问题；应尽可能使用WHO分类标准。早期病变可能致死，减低免疫抑制治疗可能使淋巴瘤样病变消退。活检小组织可能无法准确分类。
- 克隆性淋巴细胞群的存在并不意味着PTLD是“淋巴瘤”型，而且不能认为是PTLD的特殊病征。
- 多型性或单型性PTLD患者可能在受累组织邻近部位或较远的其他部位的区域淋巴结中出现“早期型”PTLD病变。
- 在诊断多型性PTLD之前，需要除外T细胞性单型性PTLD的可能，因为形态上后者多型性可能非常显著。
- 即使不是诊断所必需，发现多量EBV^+细胞仍然有助于医源性免疫缺陷相关性LPD的诊断；但是，没有监测到EBV也不能排除诊断，而且少数阳性细胞的存在并不能确定诊断。EBV^+病例应该与EBV^-病例区分开。
- 移植患者可以同时出现移植排斥反应和PTLD。
- 已经发现，医源性免疫缺陷相关性LPD可以发生在实体器官、干细胞或骨髓移植患者；风湿性关节炎患者应用甲氨蝶呤治疗之后；最近发现，也可发生在Crohn病的年轻男性患者，应用英夫利昔单抗（和硫唑嘌呤或巯基嘌呤）治疗后；但是，在很多其他的情况下，免疫抑制或应用免疫抑制性化疗方案之后也可发生。

（刘翠苓　译）

参考文献

1. Harris NL, Ferry JA, Swerdlow SH. Posttransplant lymphoproliferative disorders: summary of Society for Hematopathology workshop. *Semin Diagn Pathol*. 1997;14:8-14.
2. Swerdlow SH. Post-transplant lymphoproliferative disorders: a morphologic, phenotypic and genotypic spectrum of disease. *Histopathology*. 1992;20:373-385.
3. Swerdlow SH. Classification of the posttransplant lymphoproliferative disorders: from the past to the present. *Semin Diagn Pathol*. 1997;14:2-7.
4. Swerdlow SH. Posttransplant lymphoproliferative disorders: a working classification. *Curr Diagn Pathol*. 1997;4:29-36.
5. Swerdlow SH, Webber SA, Chadburn A, Ferry JA. Post-transplant lymphoproliferative disorders. In: Swerdlow SH, Campo E, Harris NL, et al, eds. *WHO Classification of Tumours of Haematopoietic and Lymphoid Tissues*. Lyon, France: IARC Press; 2008.
6. Knowles DM, Cesarman E, Chadburn A, et al. Correlative morphologic and molecular genetic analysis demonstrates three distinct categories of posttransplantation lymphoproliferative disorders. *Blood*. 1995;85:552-565.
7. Nalesnik MA, Jaffe R, Starzl TE, et al. The pathology of posttransplant lymphoproliferative disorders occurring in the setting of cyclosporine A-prednisone immunosuppression. *Am J Pathol*. 1988;133:173-192.
8. Madariaga JR, Reyes J, Mazariegos G, et al. The long-term efficacy of multivisceral transplantation. *Transplant Proc*. 2000;32:1219-1220.
9. Finn L, Reyes J, Bueno J, Yunis E. Epstein-Barr virus infections in children after transplantation of the small intestine. *Am J Surg Pathol*. 1998;22:299-309.
10. Cockfield SM. Identifying the patient at risk for post-transplant lymphoproliferative disorder. *Transpl Infect Dis*. 2001;3:70-78.
11. Hezode C, Duvoux C, Germanidis G, et al. Role of hepatitis C virus in lymphoproliferative disorders after liver transplantation. *Hepatology*. 1999;30:775-778.
12. Buda A, Caforio A, Calabrese F, et al. Lymphoproliferative disorders in heart transplant recipients: role of hepatitis C virus (HCV) and Epstein-Barr virus (EBV) infection. *Transpl Int*. 2000;13:S402-S405.
13. Babel N, Vergopoulos A, Trappe RU, et al. Evidence for genetic susceptibility towards development of posttransplant lymphoproliferative disorder in solid organ recipients. *Transplantation*. 2007;84:387-391.
14. VanBuskirk AM, Malik V, Xia D, Pelletier RP. A gene polymorphism associated with posttransplant lymphoproliferative disorder. *Transplant Proc*. 2001;33:1834.
15. Lee TC, Savoldo B, Barshes NR, et al. Use of cytokine polymorphisms and Epstein-Barr virus viral load to predict development of post-transplant lymphoproliferative disorder in paediatric liver transplant recipients. *Clin Transplant*. 2006;20:389-393.
16. Tanner JE, Alfieri C. The Epstein-Barr virus and post-transplant lymphoproliferative disease: interplay of immunosuppression, EBV, and the immune system in disease pathogenesis. *Transpl Infect Dis*. 2001;3:60-69.
17. Caillard S, Dharnidharka V, Agodoa L, et al. Posttransplant lymphoproliferative disorders after renal transplantation in the United States in era of modern immunosuppression. *Transplantation*. 2005;80:1233-1243.
18. Curtis RE, Travis LB, Rowlings PA, et al. Risk of lymphoproliferative disorders after bone marrow transplantation: a multi-institutional study. *Blood*. 1999;94:2208-2216.
19. Brunstein CG, Weisdorf DJ, DeFor T, et al. Marked increased risk of Epstein-Barr virus-related complications with the addition of antithymocyte globulin to a nonmyeloablative conditioning prior to unrelated umbilical cord blood transplantation. *Blood*. 2006;108:2874-2880.
20. Hsieh WS, Lemas MV, Ambinder RF. The biology of Epstein-Barr virus in post-transplant lymphoproliferative disease. *Transpl Infect Dis*. 1999;1:204-212.
21. Marshall NA, Howe JG, Formica R, et al. Rapid reconstitution of Epstein-Barr virus-specific T lymphocytes following allogeneic stem cell transplantation. *Blood*. 2000;96:2814-2821.
22. Sebelin-Wulf K, Nguyen TD, Oertel S, et al. Quantitative analysis of EBV-specific CD4/CD8 T cell numbers, absolute CD4/CD8 T cell numbers and EBV load in solid organ transplant recipients with PLTD. *Transpl Immunol*. 2007;17:203-210.
23. Lamy ME, Favart AM, Cornu C, et al. Epstein-Barr virus infection in 59 orthotopic liver transplant patients. *Med Microbiol Immunol (Berl)*. 1990;179:137-144.
24. Oudejans JJ, Jiwa M, van den Brule AJ, et al. Detection of heterogeneous Epstein-Barr virus gene expression patterns within individual post-transplantation lymphoproliferative disorders. *Am J Pathol*. 1995;147:923-933.
25. Rea D, Fourcade C, Leblond V, et al. Patterns of Epstein-Barr virus latent and replicative gene expression in Epstein-Barr virus B cell lymphoproliferative disorders after organ transplantation. *Transplantation*. 1994;58:317-324.
26. Rooney CM, Smith CA, Heslop HE. Control of virus-induced lymphoproliferation: Epstein-Barr virus-induced lymphoproliferation and host immunity. *Mol Med Today*. 1997;3:24-30.
27. Garnier JL, Lebranchu Y, Dantal J, et al. Hodgkin's disease after transplantation. *Transplantation*. 1996;61:71-76.
28. Delecluse HJ, Kremmer E, Rouault JP, et al. The expression of Epstein-Barr virus latent proteins is related to the pathological features of post-transplant lymphoproliferative disorders. *Am J Pathol*. 1995;146:1113-1120.
29. Mathur A, Kamat DM, Filipovich AH, et al. Immunoregulatory abnormalities in patients with Epstein-Barr virus-associated B cell lymphoproliferative disorders. *Transplantation*. 1994;57:1042-1045.
30. Baiocchi OC, Colleoni GW, Caballero OL, et al. Epstein-Barr viral load, interleukin-6 and interleukin-10 levels in post-transplant lymphoproliferative disease: a nested case-control study in a renal transplant cohort. *Leuk Lymphoma*. 2005;46:533-539.
31. Weimer R, Staak A, Susal C, et al. ATG induction therapy: long-term effects on Th1 but not on Th2 responses. *Transpl Int*. 2005;18:226-236.
32. Ferry JA, Jacobson JO, Conti D, et al. Lymphoproliferative disorders and hematologic malignancies following organ transplantation. *Mod Pathol*. 1989;2:583-592.
33. Leblond V, Davi F, Charlotte F, et al. Posttransplant lymphoproliferative disorders not associated with Epstein-Barr virus: a distinct entity? *J Clin Oncol*. 1998;16:2052-2059.
34. Nelson BP, Nalesnik MA, Bahler DW, et al. Epstein-Barr virus-negative post-transplant lymphoproliferative disorders—a distinct entity? *Am J Surg Pathol*. 2000;24:375-385.
35. Muti G, De Gasperi A, Cantoni S, et al. Incidence and clinical characteristics of posttransplant lymphoproliferative disorders: report from a single center. *Transpl Int*. 2000;13:S382-S387.
36. Rizkalla KS, Asfar SK, McLean CA, et al. Key features distinguishing post-transplantation lymphoproliferative disorders and acute liver rejection. *Mod Pathol*. 1997;10:708-715.
37. Koch DG, Christiansen L, Lazarchick J, et al. Posttransplantation lymphoproliferative disorder—the great mimic in liver transplantation: appraisal of the clinicopathologic spectrum and the role of Epstein-Barr virus. *Liver Transpl*. 2007;13:904-912.
38. Srinivas SK, Sample JT, Sixbey JW. Spontaneous loss of viral episomes accompanying Epstein-Barr virus reactivation in a Burkitt's lymphoma cell line. *J Infect Dis*. 1998;177:1705-1709.
39. Kapelushnik J, Ariad S, Benharroch D, et al. Post renal transplantation human herpesvirus 8-associated lymphoproliferative disorder and Kaposi's sarcoma. *Br J Haematol*. 2001;113:425-428.
40. Matsushima AY, Strauchen JA, Lee G, et al. Posttransplantation plasmacytic proliferations related to Kaposi's sarcoma-associated herpesvirus. *Am J Surg Pathol*. 1999;23:1393-1400.
41. Dotti G, Fiocchi R, Motta T, et al. Primary effusion lymphoma after heart transplantation: a new entity associated with human herpesvirus-8. *Leukemia*. 1999;13:664-670.
42. Craig FE, Johnson LR, Harvey SA, et al. Gene expression profiling of Epstein-Barr virus-positive and -negative monomorphic B-cell posttransplant lymphoproliferative disorders. *Diagn Mol Pathol*. 2007;16:158-168.
43. Vakiani E, Basso K, Klein U, et al. Genetic and phenotypic analysis of B-cell post-transplant lymphoproliferative disorders provides insights into disease biology. *Hematol Oncol*. 2008;26:199-211.
44. Larson RS, Scott MA, McCurley TL, Vnencak-Jones CL. Microsatellite analysis of posttransplant lymphoproliferative disorders: determination of donor/recipient origin and identification of putative lymphomagenic mechanism. *Cancer Res*. 1996;56:4378-4381.
45. Shapiro RS, McClain K, Frizzera G, et al. Epstein-Barr virus associated B cell lymphoproliferative disorders following bone marrow transplantation. *Blood*. 1988;71:1234-1243.
46. Ng IO, Shek TW, Thung SN, et al. Microsatellite analysis in post-transplantation lymphoproliferative disorder to determine donor/recipient origin. *Mod Pathol*.

2000;13:1180-1185.
47. Nuckols JD, Baron PW, Stenzel TT, et al. The pathology of liver-localized post-transplant lymphoproliferative disease: a report of three cases and a review of the literature. *Am J Surg Pathol*. 2000;24:733-741.
48. Wu TT, Swerdlow SH, Locker J, et al. Recurrent Epstein-Barr virus-associated lesions in organ transplant recipients. *Hum Pathol*. 1996;27:157-164.
49. Nalesnik MA, Starzl TE. Epstein-Barr virus, infectious mononucleosis, and posttransplant lymphoproliferative disorders. *Transplant Sci*. 1994;4:61-79.
50. Miklos JA, Locker J, Bahler DW. Evidence for antigen selection in posttransplant lymphoproliferative disorders. *Lab Invest*. 1995;72:A116.
51. Craig FE, Gulley ML, Banks PM. Posttransplantation lymphoproliferative disorders. *Am J Clin Pathol*. 1993;99:265-276.
52. Cesarman E, Chadburn A, Liu YF, et al. BCL6 gene mutations in posttransplantation lymphoproliferative disorders predict response to therapy and clinical outcome. *Blood*. 1998;92:2294-2302.
53. Frizzera G. Atypical lymphoproliferative disorders. In: Knowles DM, ed. *Neoplastic Hematopathology*. Philadelphia: Lippincott Williams & Wilkins; 2001:579-622.
54. Dror Y, Greenberg M, Taylor G, et al. Lymphoproliferative disorders after organ transplantation in children. *Transplantation*. 1999;67:990-998.
55. Armitage JM, Kormos RL, Stuart RS, et al. Posttransplant lymphoproliferative disease in thoracic organ transplant patients: ten years of cyclosporine-based immunosuppression. *J Heart Lung Transplant*. 1991;10:877-886.
56. Nalesnik MA. Clinical and pathological features of post-transplant lymphoproliferative disorders (PTLD). *Springer Semin Immunopathol*. 1998;20:325-342.
57. Nalesnik MA. Posttransplantation lymphoproliferative disorders (PTLD): current perspectives. *Semin Thorac Cardiovasc Surg*. 1996;8:139-148.
58. Kew CE, Lopez-Ben R, Smith JK, et al. Posttransplant lymphoproliferative disorder localized near the allograft in renal transplantation. *Transplantation*. 2000;69:809-814.
59. Gautam A, Morrissey PE, Brem AS, et al. Use of an immune function assay to monitor immunosuppression for treatment of post-transplant lymphoproliferative disorder. *Pediatr Transplant*. 2006;10:613-616.
60. Gulley ML, Tang W. Laboratory assays for Epstein-Barr virus-related disease. *J Mol Diagn*. 2008;10:279-292.
61. Lee TC, Savoldo B, Rooney CM, et al. Quantitative EBV viral loads and immunosuppression alterations can decrease PTLD incidence in pediatric liver transplant recipients. *Am J Transplant*. 2005;5:2222-2228.
62. Tsai DE, Douglas L, Andreadis C, et al. EBV PCR in the diagnosis and monitoring of posttransplant lymphoproliferative disorder: results of a two-arm prospective trial. *Am J Transplant*. 2008;8:1016-1024.
63. Schubert S, Renner C, Hammer M, et al. Relationship of immunosuppression to Epstein-Barr viral load and lymphoproliferative disease in pediatric heart transplant patients. *J Heart Lung Transplant*. 2008;27:100-105.
64. Bingler MA, Feingold B, Miller SA, et al. Chronic high Epstein-Barr viral load state and risk for late-onset posttransplant lymphoproliferative disease/lymphoma in children. *Am J Transplant*. 2008;8:442-445.
65. Doesch AO, Konstandin M, Celik S, et al. Epstein-Barr virus load in whole blood is associated with immunosuppression, but not with post-transplant lymphoproliferative disease in stable adult heart transplant patients. *Transpl Int*. 2008;21:963-971.
66. Fernandes PM, Azeka E, Odoni V, et al. Post-transplantation lymphoproliferative disorder in pediatric patient. *Arq Bras Cardiol*. 2006;87:e108-111.
67. Green M, Soltys K, Rowe DT, et al. Chronic high Epstein-Barr viral load carriage in pediatric liver transplant recipients. *Pediatr Transplant*. 2009;13:319-323.
68. Ahya VN, Douglas LP, Andreadis C, et al. Association between elevated whole blood Epstein-Barr virus (EBV)-encoded RNA EBV polymerase chain reaction and reduced incidence of acute lung allograft rejection. *J Heart Lung Transplant*. 2007;26:839-844.
69. Koeppen H, Newell K, Baunoch DA, Vardiman JW. Morphologic bone marrow changes in patients with posttransplantation lymphoproliferative disorders. *Am J Surg Pathol*. 1998;22:208-214.
70. Cohen JI. Epstein-Barr virus lymphoproliferative disease associated with acquired immunodeficiency. *Medicine (Baltimore)*. 1991;70:137-160.
71. Frizzera G, Hanto DW, Gajl-Peczalska KJ, et al. Polymorphic diffuse B-cell hyperplasias and lymphomas in renal transplant recipients. *Cancer Res*. 1981;41:4262-4279.
72. Randhawa PS, Jaffe R, Demetris AJ, et al. Expression of Epstein-Barr virus-encoded small RNA (by the EBER-1 gene) in liver specimens from transplant recipients with post-transplantation lymphoproliferative disease. *N Engl J Med*. 1992;327:1710-1714.
73. Hsi ED, Singleton TP, Swinnen L, et al. Mucosa-associated lymphoid tissue-type lymphomas occurring in post-transplantation patients. *Am J Surg Pathol*. 2000;24:100-106.
74. Wotherspoon AC, Diss TC, Pan L, et al. Low grade gastric B-cell lymphoma of mucosa associated lymphoid tissue in immunocompromised patients. *Histopathology*. 1996;28:129-134.
75. Swerdlow SH. T-cell and NK-cell posttransplantation lymphoproliferative disorders. *Am J Clin Pathol*. 2007;127:887-895.
76. Steurer M, Stauder R, Grunewald K, et al. Hepatosplenic gamma delta-T-cell lymphoma with leukemic course after renal transplantation. *Hum Pathol*. 2002;33:253-258.
77. Hsi ED, Picken MM, Alkan S. Post-transplantation lymphoproliferative disorder of the NK-cell type: a case report and review of the literature. *Mod Pathol*. 1998;11:479-484.
78. Kwong YL, Lam CC, Chan TM. Post-transplantation lymphoproliferative disease of natural killer cell lineage: a clinicopathological and molecular analysis. *Br J Haematol*. 2000;110:197-202.
79. Gorochov G, Debre P, Leblond V, et al. Oligoclonal expansion of CD8+ CD57+ T cells with restricted T-cell receptor beta chain variability after bone marrow transplantation. *Blood*. 1994;83:587-595.
80. Maini MK, Gudgeon N, Wedderburn LR, et al. Clonal expansions in acute EBV infection are detectable in the CD8 and not the CD4 subset and persist with a variable CD45 phenotype. *J Immunol*. 2000;165:5729-5737.
81. Nalesnik MA, Randhawa P, Demetris AJ, et al. Lymphoma resembling Hodgkin disease after posttransplant lymphoproliferative disorder in a liver transplant recipient. *Cancer*. 1993;72:2568-2573.
82. Dharnidharka VR, Douglas VK, Hunger SP, Fennell RS. Hodgkin's lymphoma after post-transplant lymphoproliferative disease in a renal transplant recipient. *Pediatr Transplant*. 2004;8:87-90.
83. Dunphy CH, Gardner LJ, Grosso LE, Evans HL. Flow cytometric immunophenotyping in posttransplant lymphoproliferative disorders. *Am J Clin Pathol*. 2002;117:24-28.
84. Capello D, Cerri M, Muti G, et al. Molecular histogenesis of posttransplantation lymphoproliferative disorders. *Blood*. 2003;102: 3775-3785.
85. Abed N, Casper JT, Camitta BM, et al. Evaluation of histogenesis of B-lymphocytes in pediatric EBV-related post-transplant lymphoproliferative disorders. *Bone Marrow Transplant*. 2004;33:321-327.
86. Johnson LR, Nalesnik MA, Swerdlow SH. Impact of Epstein-Barr virus in monomorphic B-cell posttransplant lymphoproliferative disorders: a histogenetic study. *Am J Surg Pathol*. 2006;30:1604-1612.
87. Kluin PM, Feller A, Gaulard P, et al. Peripheral T/NK-cell lymphoma: a report of the IXth Workshop of the European Association for Haematopathology. *Histopathology*. 2001;38:250-270.
88. Nelson BP, Locker J, Nalesnik MA, et al. Clonal and morphological variation in a posttransplant lymphoproliferative disorder: evolution from clonal T-cell to clonal B-cell predominance. *Hum Pathol*. 1998;29:416-421.
89. Minervini MI, Swerdlow SH, Nalesnik MA. Polymorphism and T-cell infiltration in posttransplant lymphoproliferative disorders. *Transplant Proc*. 1999;31:1270.
90. Kowal-Vern A, Swinnen L, Pyle J, et al. Characterization of postcardiac transplant lymphomas. Histology, immunophenotyping, immunohistochemistry, and gene rearrangement. *Arch Pathol Lab Med*. 1996;120:41-48.
91. Perera SM, Thomas JA, Burke M, Crawford DH. Analysis of the T-cell micro-environment in Epstein-Barr virus-related post-transplantation B lymphoproliferative disease. *J Pathol*. 1998;184:177-184.
92. Osterhage DA, Steele PE, Witte D, et al. T cells in posttransplant lymphoproliferative disorders (PTLD): an immunophenotypic and genotypic investigation. *Lab Invest*. 1992;66:85A.
93. Setsuda J, Teruya-Feldstein J, Harris NL, et al. Interleukin-18, interferon-gamma, IP-10, and Mig expression in Epstein-Barr virus-induced infectious mononucleosis and posttransplant lymphoproliferative disease. *Am J Pathol*. 1999;155:257-265.
94. Tosato G, Teruya-Feldstein J, Setsuda J, et al. Post-transplant lymphoproliferative disease (PTLD): lymphokine production and PTLD. *Springer Semin Immunopathol*. 1998;20:405-423.
95. Nalesnik MA, Zeevi A, Randhawa PS, et al. Cytokine mRNA profiles in Epstein-Barr virus-associated post-transplant lymphoproliferative disorders. *Clin Transplant*. 1999;13:39-44.
96. Ohshima K, Karube K, Hamasaki M, et al. Differential chemokine, chemokine receptor and cytokine expression in Epstein-Barr virus-associated lymphoproliferative diseases. *Leuk Lymphoma*. 2003;44: 1367-1378.
97. Murray PG, Swinnen LJ, Flavell JR, et al. Frequent expression of the tumor necrosis factor receptor-associated factor 1 in latent membrane protein 1-positive posttransplant lymphoproliferative disease and HIV-associated lymphomas. *Hum Pathol*. 2001;32:963-969.
98. Nelson BN, Nalesnik MA, Locker JD, Swerdlow SH. Posttransplant lymphoproliferation disorders (PTLD) in the adult: the Pittsburgh experience. *Lab Invest*. 1997;76:761.
99. Masih A, Weisenburger D, Duggan M, et al. Epstein-Barr viral genome in lymph nodes from patients with Hodgkin's disease may not be specific to Reed-Sternberg cells. *Am J Pathol*. 1991;139:37-43.
100. Locker J, Nalesnik M. Molecular genetic analysis of lymphoid tumors arising after organ transplantation. *Am J Pathol*. 1989;135:977-987.
101. Nalesnik M, Locker J, Jaffe R, et al. Experience with posttransplant lymphoproliferative disorders in solid organ transplant recipients. *Clin Transplant*. 1992;6(special issue):249-252.
102. Chadburn A, Cesarman E, Liu YF, et al. Molecular genetic analysis demonstrates that multiple posttransplantation lymphoproliferative disorders occurring in one anatomic site in a single patient represent distinct primary lymphoid neoplasms. *Cancer*. 1995;75:2747-2756.
103. Wood A, Angus B, Kestevan P, et al. Alpha interferon gene deletions in post-transplant lymphoma. *Br J Haematol*. 1997;98:1002-1003.
104. Delecluse HJ, Rouault JP, Jeammot B, et al. Bcl6/Laz3 rearrangements in post-transplant lymphoproliferative disorders. *Br J Haematol*. 1995;91:101-103.
105. Dotti G, Fiocchi R, Motta T, et al. Epstein-Barr virus-negative lymphoproliferate disorders in long-term survivors after heart, kidney, and liver transplant. *Transplantation*. 2000;69:827-833.
106. Martin A, Baran-Marzak F, El Mansouri S, et al. Expression of p16/INK4a in posttransplantation lymphoproliferative disorders. *Am J Pathol*. 2000;156:1573-1579.
107. Hoshida Y, Hongyo T, Nakatsuka S, et al. Gene mutations in lymphoproliferative disorders of T and NK/T cell phenotypes developing in renal transplant patients. *Lab Invest*. 2002;82:257-264.
108. Djokic M, Le Beau MM, Swinnen LJ, et al. Post-transplant lymphoproliferative disorder subtypes correlate with different recurring chromosomal abnormalities. *Genes Chromosomes Cancer*. 2006;45:313-318.
109. Vakiani E, Nandula SV, Subramaniyam S, et al. Cytogenetic analysis of B-cell posttransplant lymphoproliferations validates the World Health Organization classification and suggests inclusion of florid follicular hyperplasia as a precursor lesion. *Hum Pathol*. 2007;38:315-325.
110. Poirel HA, Bernheim A, Schneider A, et al. Characteristic pattern of chromosomal imbalances in posttransplantation lymphoproliferative disorders: correlation with histopathological subcategories and EBV status. *Transplantation*. 2005;80:176-184.
111. Paya CV, Fung JJ, Nalesnik MA, et al. Epstein-Barr virus-induced posttransplant lymphoproliferative disorders. ASTS/ASTP EBV-PTLD Task Force and the Mayo Clinic Organized International Consensus Development Meeting. *Transplantation*. 1999;68:1517-1525.
112. Frey NV, Tsai DE. The management of posttransplant lymphoproliferative disorder. *Med Oncol*. 2007;24:125-136.

113. Gross TG. Treatment of Epstein-Barr virus-associated posttransplant lymphoproliferative disorders. *J Pediatr Hematol Oncol*. 2001;23:7-9.
114. Green M, Webber S. Posttransplantation lymphoproliferative disorders. *Pediatr Clin North Am*. 2003;50:1471-1491.
115. Swinnen LJ, LeBlanc M, Grogan TM, et al. Prospective study of sequential reduction in immunosuppression, interferon alpha-2B, and chemotherapy for posttransplantation lymphoproliferative disorder. *Transplantation*. 2008;86:215-222.
116. Nalesnik MA, Rao AS, Furukawa H, et al. Autologous lymphokine-activated killer cell therapy of Epstein-Barr virus-positive and -negative lymphoproliferative disorders arising in organ transplant recipients. *Transplantation*. 1997;63:1200-1205.
117. Gross TG, Steinbuch M, DeFor T, et al. B cell lymphoproliferative disorders following hematopoietic stem cell transplantation: risk factors, treatment and outcome. *Bone Marrow Transplant*. 1999;23:251-258.
118. Benkerrou M, Durandy A, Fischer A. Therapy for transplant-related lymphoproliferative diseases. *Hematol Oncol Clin North Am*. 1993;7:467-475.
119. Billiar TR, Hanto DW, Simmons RL. Inclusion of uncomplicated infectious mononucleosis in the spectrum of Epstein-Barr virus infections in transplant recipients. *Transplantation*. 1988;46:159-161.
120. Hauke R, Smir B, Greiner T, et al. Clinical and pathological features of posttransplant lymphoproliferative disorders: influence on survival and response to treatment. *Ann Oncol*. 2001;12:831-834.
121. Ho M, Jaffe R, Miller G, et al. The frequency of Epstein-Barr virus infection and associated lymphoproliferative syndrome after transplantation and its manifestations in children. *Transplantation*. 1988;45:719-727.
122. Leblond V, Dhedin N, Mamzer Bruneel MF, et al. Identification of prognostic factors in 61 patients with posttransplantation lymphoproliferative disorders. *J Clin Oncol*. 2001;19:772-778.
123. Dusenbery D, Nalesnik MA, Locker J, Swerdlow SH. Cytologic features of post-transplant lymphoproliferative disorder. *Diagn Cytopathol*. 1997;16:489-496.
124. Maecker B, Jack T, Zimmermann M, et al. CNS or bone marrow involvement as risk factors for poor survival in post-transplantation lymphoproliferative disorders in children after solid organ transplantation. *J Clin Oncol*. 2007;25:4902-4908.
125. Hayashi RJ, Kraus MD, Patel AL, et al. Posttransplant lymphoproliferative disease in children: correlation of histology to clinical behavior. *J Pediatr Hematol Oncol*. 2001;23:14-18.
126. Chadburn A, Chen JM, Hsu DT, et al. The morphologic and molecular genetic categories of posttransplantation lymphoproliferative disorders are clinically relevant. *Cancer*. 1998;82:1978-1987.
127. Miller WT Jr, Siegel SG, Montone KT. Posttransplantation lymphoproliferative disorder: changing manifestations of disease in a renal transplant population. *Crit Rev Diagn Imaging*. 1997;38:569-585.
128. Nalesnik M, Jaffe R, Reyes J, et al. Posttransplant lymphoproliferative disorders in small bowel allograft recipients. *Transplant Proc*. 2000;32:1213.
129. Collins MH, Montone KT, Leahey AM, et al. Post-transplant lymphoproliferative disease in children. *Pediatr Transplant*. 2001;5:250-257.
130. Green M, Michaels M, Weber S. Predicting outcome from post-transplant lymphoproliferative disease: a risky business. *Pediatr Transplant*. 2001;5:235-238.
131. Chen JM, Barr ML, Chadburn A, et al. Management of lymphoproliferative disorders after cardiac transplantation. *Ann Thorac Surg*. 1993;56:527-538.
132. Morrison VA, Dunn DL, Manivel JC, et al. Clinical characteristics of post-transplant lymphoproliferative disorders. *Am J Med*. 1994;97:14-24.
133. Hanto DW. Classification of Epstein-Barr virus-associated posttransplant lymphoproliferative diseases: implications for understanding their pathogenesis and developing rational treatment strategies. *Annu Rev Med*. 1995;46:381-394.
134. Joseph G, Barker RL, Yuan B, et al. Posttransplantation plasma cell dyscrasias. *Cancer*. 1994;74:1959-1964.
135. Canioni D, MacKelvie P, Debure A, Nezelof C. Lymphadenopathy in renal transplant patients treated with immunosuppressive antibodies (OKT3 and anti-thymocyte globulin). A report of nine cases. *Am J Surg Pathol*. 1989;13:87-96.
136. Drachenberg CB, Abruzzo LV, Klassen DK, et al. Epstein-Barr virus-related posttransplantation lymphoproliferative disorder involving pancreas allografts: histological differential diagnosis from acute allograft rejection. *Hum Pathol*. 1998;29:569-577.
137. Randhawa PS, Magnone M, Jordan M, et al. Renal allograft involvement by Epstein-Barr virus associated post-transplant lymphoproliferative disease. *Am J Surg Pathol*. 1996;20:563-571.
138. Rosendale B, Yousem SA. Discrimination of Epstein-Barr virus-related posttransplant lymphoproliferations from acute rejection in lung allograft recipients. *Arch Pathol Lab Med*. 1995;119:418-423.
139. Hubscher SG, Williams A, Davison SM, et al. Epstein-Barr virus in inflammatory diseases of the liver and liver allografts: an in situ hybridization study. *Hepatology*. 1994;20:899-907.
140. Kamel OW. Iatrogenic lymphoproliferative disorders in nontransplantation settings. *Semin Diagn Pathol*. 1997;14:27-34.
141. Gaulard P, Swerdlow SH, Harris NL, et al. Other iatrogenic immunodeficiency-associated lymphoproliferative disorders. In: Swerdlow SH, Campo E, Harris NL, et al, eds. *WHO Classification of Tumours of Haematopoietic and Lymphoid Tissues*. Lyon, France: IARC Press; 2008:350-351.
142. Kandiel A, Fraser AG, Korelitz BI, et al. Increased risk of lymphoma among inflammatory bowel disease patients treated with azathioprine and 6-mercaptopurine. *Gut*. 2005;54:1121-1125.
143. Sunyecz JA, Price FV, Trucco G, et al. Lymphoproliferative disorder involving the cervix in a patient being treated with FK-506. *Gynecol Oncol*. 1996;62:301-303.
144. Salloum E, Cooper DL, Howe G, et al. Spontaneous regression of lymphoproliferative disorders in patients treated with methotrexate for rheumatoid arthritis and other rheumatic diseases. *J Clin Oncol*. 1996;14:1943-1949.
145. Wolfe F, Michaud K. The effect of methotrexate and anti-tumor necrosis factor therapy on the risk of lymphoma in rheumatoid arthritis in 19,562 patients during 89,710 person-years of observation. *Arthritis Rheum*. 2007;56:1433-1439.
146. Hoshida Y, Xu JX, Fujita S, et al. Lymphoproliferative disorders in rheumatoid arthritis: clinicopathological analysis of 76 cases in relation to methotrexate medication. *J Rheumatol*. 2007;34:322-331.
147. Paul C, Le Tourneau A, Cayuela JM, et al. Epstein-Barr virus-associated lymphoproliferative disease during methotrexate therapy for psoriasis. *Arch Dermatol*. 1997;133:867-871.
148. Sibilia J, Liote F, Mariette X. Lymphoproliferative disorders in rheumatoid arthritis patients on low-dose methotrexate. *Rev Rhum Engl Ed*. 1998;65:267-273.
149. Mariette X, Cazals-Hatem D, Warszawki J, et al. Lymphomas in rheumatoid arthritis patients treated with methotrexate: a 3-year prospective study in France. *Blood*. 2002;99:3909-3915.
150. Gaulard P, Berti E, Willemze R, Jaffe ES. Primary cutaneous peripheral T-cell lymphomas, rare subtypes. In: Swerdlow SH, Campo E, Harris NL, et al, eds. *WHO Classification of Tumours of Haematopoietic and Lymphoid Tissues*. Lyon, France: IARC Press; 2008:302-305.
151. Abruzzo LV, Rosales CM, Medeiros LJ, et al. Epstein-Barr virus-positive B-cell lymphoproliferative disorders arising in immunodeficient patients previously treated with fludarabine for low-grade B-cell neoplasms. *Am J Surg Pathol*. 2002;26:630-636.
152. Shields DJ, Byrd JC, Abbondanzo SL, et al. Detection of Epstein-Barr virus in transformations of low-grade B-cell lymphomas after fludarabine treatment. *Mod Pathol*. 1997;10:1151-1159.
153. Lazzarino M, Orlandi E, Baldanti F, et al. The immunosuppression and potential for EBV reactivation of fludarabine combined with cyclophosphamide and dexamethasone in patients with lymphoproliferative disorders. *Br J Haematol*. 1999;107:877-882.
154. Foran JM, Slater SE, Norton AJ, et al. Monoclonal Epstein-Barr virus-related lymphoproliferative disorder following adult acute lymphoblastic leukaemia. *Br J Haematol*. 1999;106:713-716.
155. Perkkio M, Riikonen P, Seuri R, Vornanen M. Successful treatment of monoclonal, aggressive Epstein-Barr virus-associated B-cell lymphoproliferative disorder in a child with acute lymphoblastic leukemia. *Med Pediatr Oncol*. 1999;32:447-449.
156. Mackey AC, Green L, Liang LC, et al. Hepatosplenic T cell lymphoma associated with infliximab use in young patients treated for inflammatory bowel disease. *J Pediatr Gastroenterol Nutr*. 2007;44:265-267.
157. Veres G, Baldassano RN, Mamula P. Infliximab therapy in children and adolescents with inflammatory bowel disease. *Drugs*. 2007;67:1703-1723.

第56章

人类免疫缺陷病毒感染的血液病理学

Jonathan Said

章节目录

人类免疫缺陷病毒（HIV）感染相关的淋巴组织增殖性疾病多种多样，各自具有不同的临床和病理特点。尽管发达国家对HIV进行控制，但淋巴瘤仍是最常见的HIV相关性恶性肿瘤[1]。本章所述的HIV相关性淋巴组织增殖性疾病见表56.1。

56.1 HIV相关性淋巴组织增生

56.1.1 免疫病理

原发HIV感染可能与感染后3~6周发生的急性单核细胞增生症样综合征有关，以暴发性病毒血症和CD4$^+$T细胞减少为特征。随着免疫反应的出现，病毒血症在1周至3个月内逐渐消失。尽管该临床潜伏期内外周血单核细胞内病毒负荷低，但病毒仍可发生全身播散，并在淋巴组织中繁殖[2]。如果未经治疗，随着CD4$^+$T细胞进行性减少，病毒会在这些部位继续复制。

在病毒感染的早期，淋巴结生发中心完好，但含有大量细胞外HIV病毒颗粒，这与滤泡树突细胞及其加工处理有关。HIV刺激滤泡细胞寡克隆增殖。树突细胞捕获病毒后，虽然病毒血症在被暂时抑制，但淋巴组织中的病毒复制仍在继续。在整个所谓临床潜伏期内，即使血液中HIV病毒活性最低，病毒仍出现于淋巴组织中[3]。如果没有特异的抗逆转录病毒疗法，树突细胞的作用最终退化，HIV病毒颗粒从淋巴结的束缚中释放出来并再循环。形态学上表现为丧失滤泡树突细胞和滤泡溶解。

56.1.2 持续性全身性淋巴结增大

持续性全身性淋巴结增大（PGL）是HIV相关症候群的一部分。其定义为淋巴结增大累及≥2个不同部位，且持续≥3个月，无伴发疾病或药物相关性淋巴结增大。PGL相关症状包括发热、头疼、畏光、盗汗、体重减轻和严重不适。也可伴有肝脾大、贫血、白细胞减少症

表56.1 HIV/AIDS相关性淋巴组织增殖性疾病

- 累及淋巴结及涎腺、胸腺和骨髓等结外部位的非肿瘤性病变
  - HIV相关的淋巴组织增生和持续性全身性淋巴结增大（PGL）
  - 涎腺淋巴组织增生
  - 多中心性Castleman病
  - Kaposi肉瘤相关的淋巴结增大
  - 分枝杆菌性梭形细胞肿瘤
  - 囊虫性淋巴结增大
  - 杆菌性血管瘤病

AIDS相关淋巴瘤

- 发生于免疫功能正常患者的淋巴瘤
  - 弥漫大B细胞淋巴瘤（DLBCL）：免疫母细胞或中心母细胞型
  - Burkitt淋巴瘤（BL）：经典型或伴浆母细胞分化型
  - 经典Hodgkin淋巴瘤（CHL）
  - 黏膜相关淋巴组织结外边缘区淋巴瘤（MALT淋巴瘤）
  - 外周T/NK细胞淋巴瘤
  - 蕈样霉菌病（MF）
- 发生于相对特定HIV$^+$患者的淋巴瘤
  - 原发性渗出性淋巴瘤（PEL）
  - HHV8$^+$实性淋巴瘤
  - 伴有HHV8相关的多中心性Castleman病的淋巴瘤
  - 浆母细胞性淋巴瘤（口腔型）
- 发生于其他免疫缺陷状态下的淋巴瘤
- 多形性B细胞淋巴瘤〔类似移植后淋巴组织增殖性疾病（PTLD）〕

注： MALT，黏膜相关淋巴组织；PTLD，移植后淋巴组织增殖性疾病。

以及高γ球蛋白血症。淋巴组织增生常累及鼻咽部和Waldeyer环[4]。

表56.2和56.3总结了PGL的进展和相应的组织学和免疫组化特点。PGL早期阶段，淋巴滤泡爆发性增生，增大的滤泡常常缺乏明确的套区（“裸”滤泡，图56.1A）；滤泡内浸润的细胞为CD8$^+$T细胞。早期可见滤泡溶解伴有出血以及局限于滤泡中心的套细胞和T细胞岛形成（图56.1B）。也可见副皮质区增生，免疫母细胞和浆细胞增多，且具有活化内皮细胞（高内皮静脉）的分支状毛细血管后微静脉增生。可见由感染后的合体细胞[5]或组织细胞[4]形成的多核巨细胞（图56.1C）。除了窦组织细胞增生外，通常也有类似于弓形体感染所见到的单核样细胞聚集，同时常伴中性粒细胞浸润。PGL的淋巴组织增生也可见于结外部位，如Waldeyer环和鼻窦，且在隐窝和表面上皮周围可见多核巨细胞[4]。

随着疾病的进展，CD4$^+$T细胞数量减少，滤泡溶解和生发中心破坏。晚期，淋巴组织耗竭，滤泡消失或残留“燃尽”滤泡，伴血管增多及免疫母细胞和浆细胞增多（图56.1D）。虽然这些组织学特点对HIV感染都是非特异性的，但如结合临床特征及组织学所见对HIV相关性淋巴结增大是高度特异的。

表56.2 持续性全身性淋巴结增大（PGL）的淋巴组织增生的分期

早期

- 皮质增生
  - 淋巴滤泡不规则扩大
  - 皮髓质内淋巴滤泡增生
  - 滤泡内小淋巴细胞聚集
  - 生发中心内出血
- 副皮质区增生
  - 小淋巴细胞、免疫母细胞、浆细胞
  - 多核细胞（多核巨细胞）
  - 具有高内皮的分枝状毛细血管后微静脉
  - 单核样细胞
  - 窦组织细胞增生

中期

- 滤泡破裂、溶解
- 滤泡退化
- 灶状坏死
- 窦血管转化

晚期

- 滤泡消尽
- “燃尽”的滤泡
- 具有透明血管的滤泡
- 细胞减少和淋巴组织耗竭
- 血管增多
- 纤维化

表56.3 HIV相关性淋巴组织增生（持续性全身性淋巴结增大，PGL）的免疫组化

- 生发中心内多克隆性Ig（分枝状分布）
- 生发中心小淋巴细胞（CD8$^+$）聚集
- CD4$^+$多核细胞
- 生发中心内Ki-67强染色
- 抗树突细胞抗体（CD21，CD23，DRC-1）显示滤泡结构破坏（滤泡溶解）
- 抗HIV-1抗体位于树突细胞网
- 副皮质区正常CD4/CD8细胞比例倒置
- CD4$^+$细胞最终耗竭
- 多克隆性浆细胞增多

应用单克隆抗体或原位杂交技术，可检测到滤泡树突细胞突起部位的HIV，应用电子显微镜可发现细胞外的病毒颗粒。用于在常规组织切片上检测HIV的商用抗体包括P24、P17、gp41和gp120。与系统性红斑狼疮和其他异常免疫状态性疾病类似，血管内皮细胞内常见管

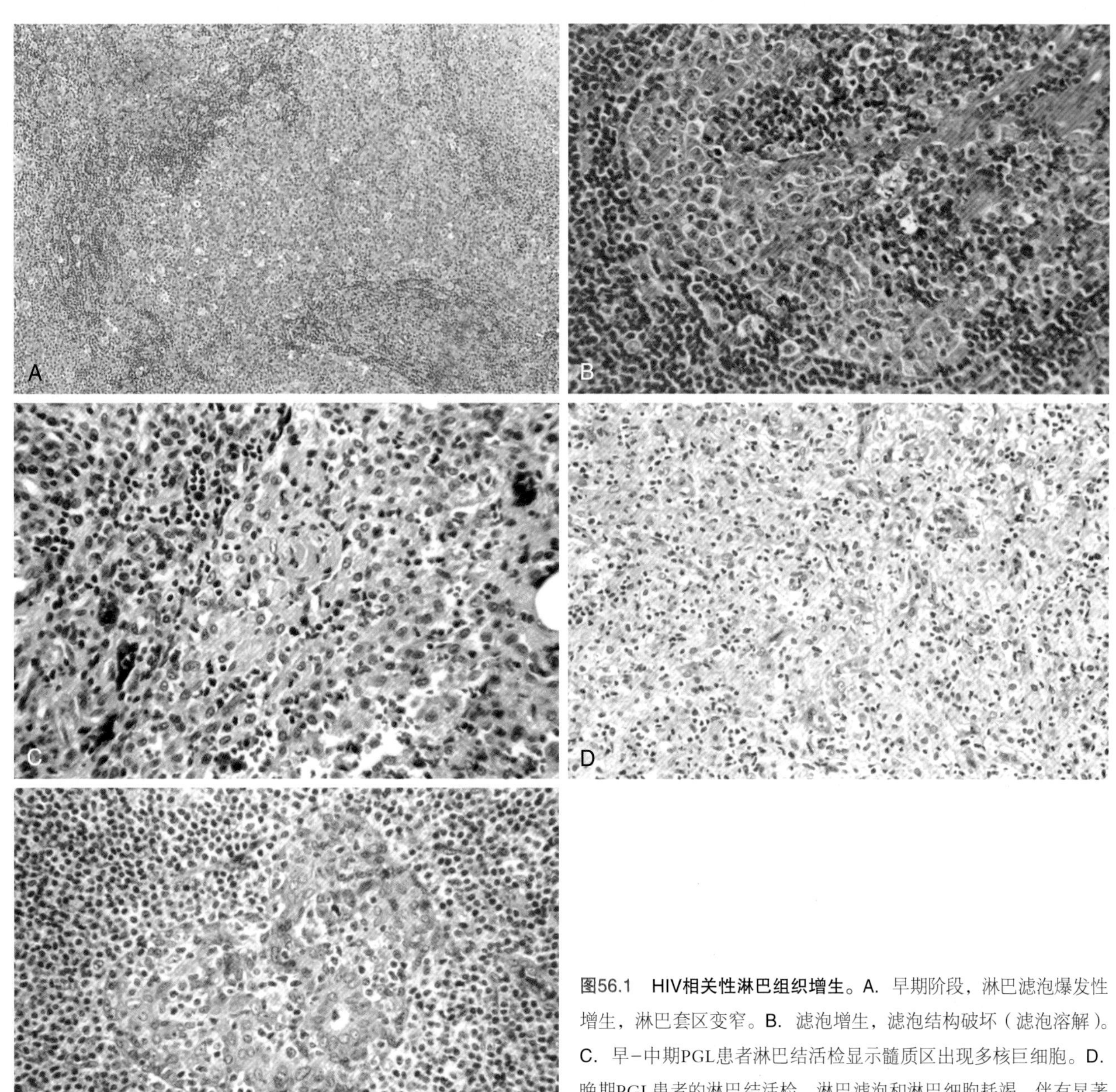

图56.1 HIV相关性淋巴组织增生。A. 早期阶段，淋巴滤泡爆发性增生，淋巴套区变窄。B. 滤泡增生，滤泡结构破坏（滤泡溶解）。C. 早-中期PGL患者淋巴结活检显示髓质区出现多核巨细胞。D. 晚期PGL患者的淋巴结活检。淋巴滤泡和淋巴细胞耗竭，伴有显著血管和嗜酸性间质。E. 腮腺淋巴组织增生。显示涎腺导管肌上皮增生和淋巴细胞浸润

状网状结构包涵体。PGL病例滤泡间B淋巴细胞可发现EBV，而T淋巴细胞罕见。

56.1.3 涎腺淋巴组织增生和涎腺导管囊肿

腮腺及其周围淋巴结（颌下腺少见）常见淋巴组织增生，伴有导管上皮增生，类似Sjögren综合征中的淋巴上皮病变（图56.1E）[6]，但没有Sjögren综合征的其他特征，例如类风湿抗体及口干症状。涎腺导管扩张，形成充满液体的大囊肿。增生性淋巴滤泡中，滤泡树突细胞内HIV-1中活跃复制。这些病变需要与黏膜相关淋巴组织淋巴瘤（MALT淋巴瘤）鉴别。HIV相关性淋巴组织增生中淋巴滤泡明显，常伴有滤泡溶解，未见滤泡外单核样B细胞带增宽。浆细胞为多克隆性，无*Ig*基因的克隆性重排或c-MYC重排。

56.1.4 HIV相关性多中心Castleman病

人类疱疹病毒8型（HHV8）也称为Kaposi肉瘤疱疹病毒（KSHV），与HIV阳性和阴性患者的多中心性Castleman病有关[7,8]，并且出现于获得性免疫缺陷综合征（AIDS）背景下的多中心Castleman病（MCD）的

大多数病例中。该疾病最常累及淋巴结和脾。在伴有Castleman病的HIV感染患者中，HHV8与性传播有显著相关性，与Kaposi肉瘤也有显著相关性[9]。其发病机制可能与病毒产生IL−6有关[10]。多中心性Castleman病最常见于老年患者，男性为主，伴有淋巴结增大和全身症状。多中心性Castleman病患者可以发展为HHV8$^+$大B细胞淋巴瘤（见下文）。

具有小的、透明血管性生发中心是Castleman病的特征性病变。套区淋巴细胞呈同心圆排列（"洋葱皮样外观"），套区细胞也可进入生发中心内（图56.2）。滤泡间出现血管增殖和显著的浆细胞浸润。这些成熟的浆细胞为多克隆性。

淋巴滤泡套区和滤泡间区可见类似于免疫母细胞或浆母细胞的大细胞，核呈泡状，胞质呈嗜双色性（图56.2B）[11,12]。一般认为浆母细胞通过IL−6信号通路的活化而增殖[12]。浆母细胞可聚集成细胞簇并占据生发中心，形成所谓的微小淋巴瘤（图56.2C）。HHV8存在于浆母细胞中，可通过原位杂交或用抗潜伏相关核抗原（LANA）（图56.2D）抗体的免疫组化方法检测。浆母细胞不同程度地表达CD20、CD138和单一IgM λ，但在早期阶段它们都是多克隆性。*Ig*基因重排中无体细胞突变，似乎来源于幼稚B细胞[12]。它们呈EBER$^-$，这不同于另一种HHV8$^+$淋巴瘤——原发性渗出性淋巴瘤（PEL）的实性变异型。随着疾病的进展，形成明确的浆母细胞性淋巴瘤，淋巴结和脾结构被破坏，同时还可累及包括肺和肝在内的其他部位。尽管*Ig*基因仍未突变，但这些淋巴瘤是单克隆性。

56.1.5 Kaposi肉瘤相关性淋巴结增大

部分患者，Kaposi肉瘤累及淋巴结，而不出现皮肤病变。Kaposi肉瘤的这种淋巴瘤样表现与Castleman病相似，常伴有透明血管性淋巴滤泡增生[9]。受累淋巴结以周围和被膜下出现扩张的淋巴管、血管及梭形细胞结节为特征（图56.3）。LANA免疫染色可证实梭形细胞和内

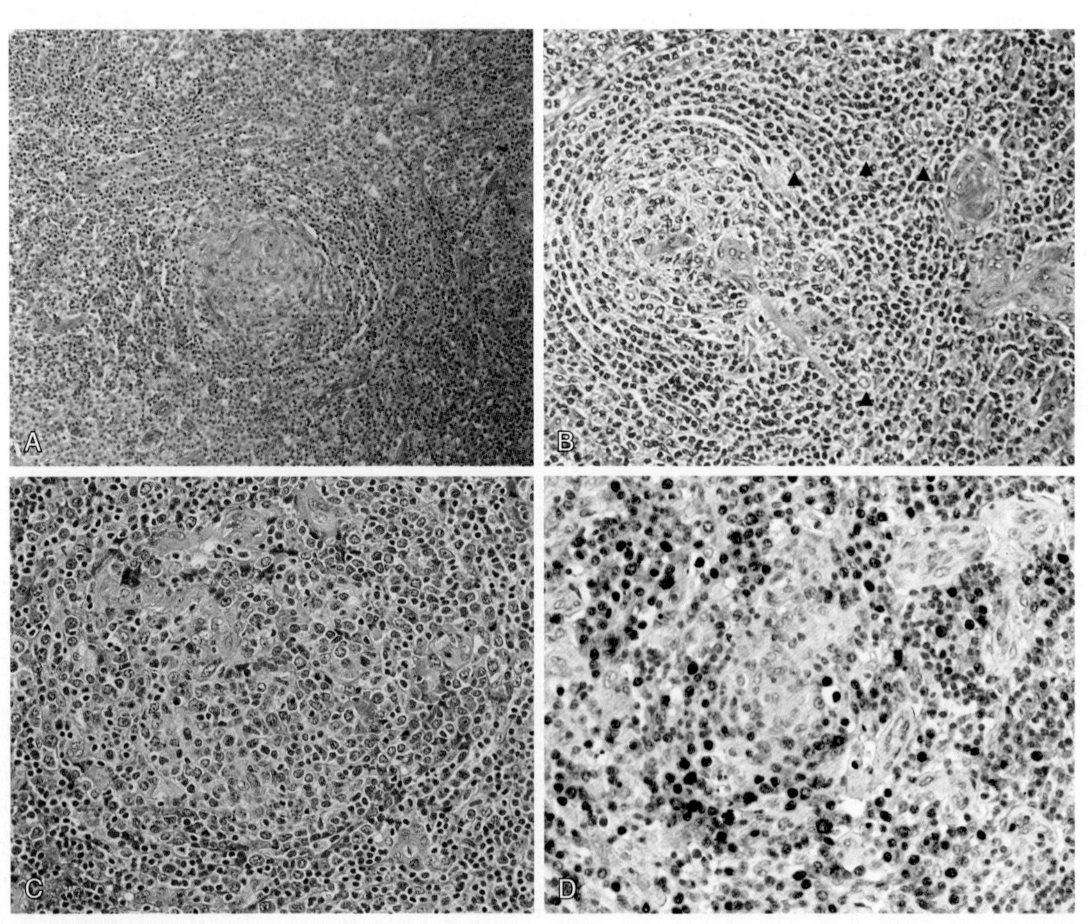

图56.2 HIV相关性多中心Castleman病（MCD）。 A. 淋巴滤泡具有典型的透明血管，可见穿入淋巴滤泡的小静脉。B. 小静脉穿入淋巴滤泡，套区扩大，有一个大淋巴细胞样细胞或浆母细胞（箭头所示）。C. 多中心性Castleman病具有大量浆母细胞，并有成簇的浆母细胞。D. 浆母细胞呈HHV8 LANA阳性（LANA免疫染色，苏木精复染）

皮细胞中存在HHV8[13]。

56.1.6 分枝杆菌性梭形细胞假瘤

淋巴结实质被含有大量分枝杆菌的梭形巨噬细胞取代，通常为细胞内鸟型分枝杆菌（图56.4）[14]。除淋巴结外，分枝杆菌性梭形细胞肿瘤也可发生于皮肤、骨髓、脾、肺、腹膜后和中枢神经系统（CNS）[15]。

56.1.7 肺囊虫性淋巴结增大

肺囊虫感染可累及淋巴结、骨髓或脾，可通过类似于肺中所见的特征性泡沫状渗出物来识别（图56.5A）。用银染或免疫组化方法易于识别肺囊虫病原体（图56.5B）。

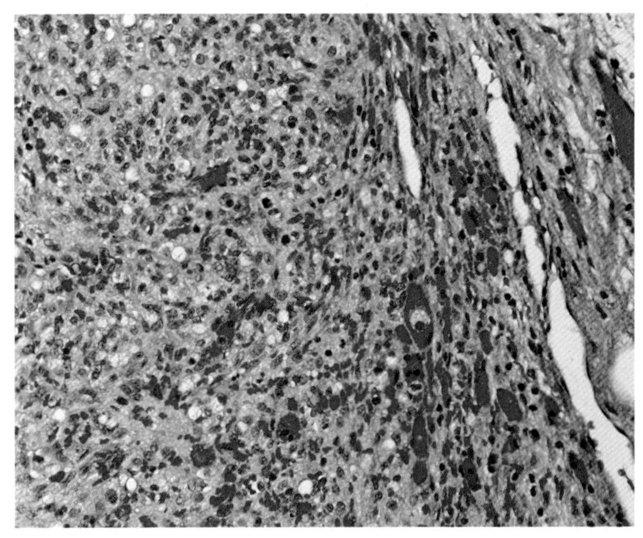

图56.3 淋巴结Kaposi肉瘤。Kaposi肉瘤累及淋巴窦，并蔓延至被膜和淋巴结实质

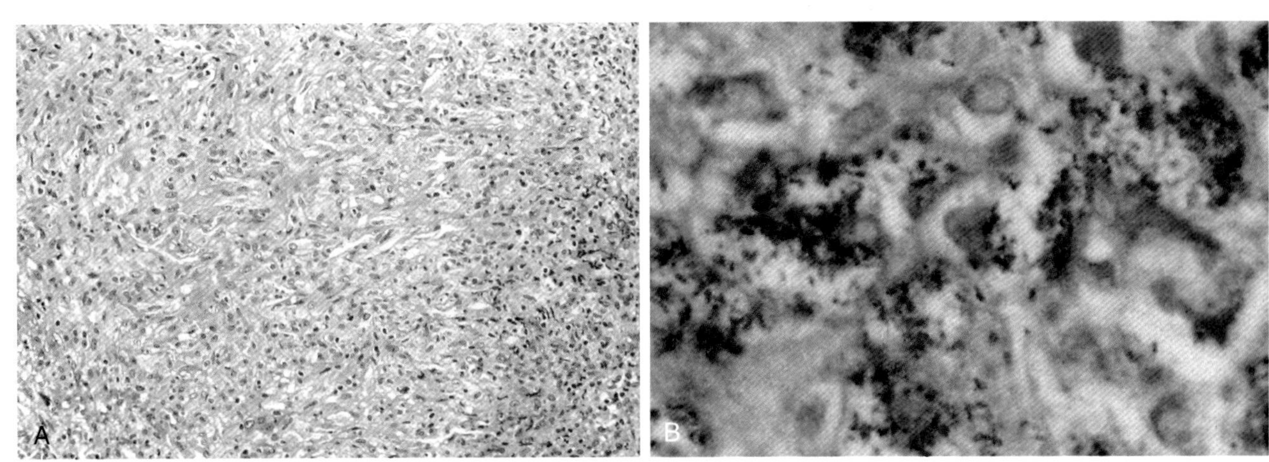

图56.4 淋巴结分枝杆菌性梭形细胞假瘤。A. 分枝杆菌性梭形细胞假瘤的组织学表现。淋巴结被含有分枝杆菌的梭形组织细胞所取代。B. 抗酸染色显示大量杆菌（Ziehl-Neelsen染色）

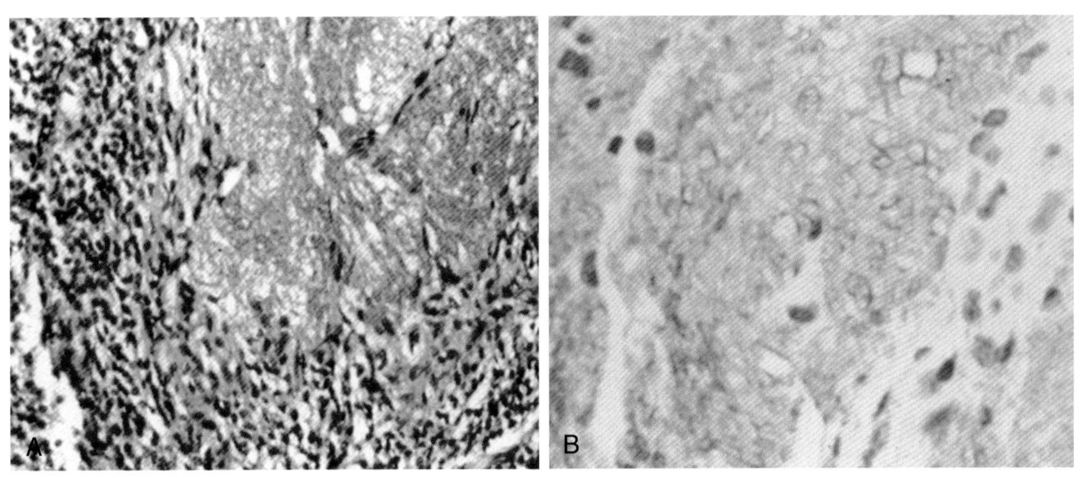

图56.5 淋巴结肺囊虫感染。A. 肺囊虫感染患者淋巴结活检显示泡沫状物质取代淋巴结结构。B. 肺囊虫淋巴结炎患者淋巴结肺囊虫免疫染色（免疫染色，苏木精复染）

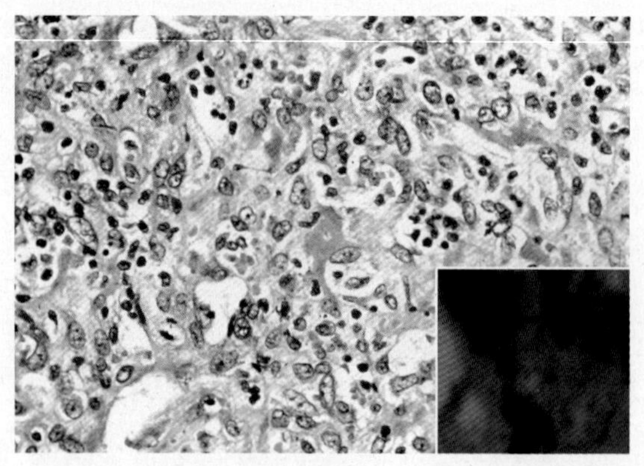

图56.6 淋巴结杆菌性血管瘤病。淋巴结被增殖的血管所取代，同时可见间质水肿，大量中性粒细胞和紫色细菌团。杆菌性血管瘤病患者淋巴结Warthin–Starry染色显示黑色的细菌团（插图）

56.1.8 杆菌性血管瘤病

杆菌性血管瘤病是由汉巴尔通体或巴尔通体引起的血管增殖性疾病[16]。其最常见的发生部位是皮肤，但也可见于淋巴结，此时必须与Kaposi肉瘤进行鉴别。在杆菌性血管瘤病中，血管增殖伴有嗜酸性间质水肿和中性粒细胞碎片（图56.6）[17]。Warthin–Starry或Steiner染色通常可见大量病原体。

56.2 HIV感染的血液学和骨髓表现

56.2.1 外周血

HIV感染最常见血液学特点是贫血、粒细胞减少和淋巴细胞减少。贫血通常表现为正色素性和正细胞性贫血，符合慢性疾病的贫血。总铁储存量增加，但血清铁水平降低，总铁结合力降低或正常，铁蛋白水平升高。HIV感染的所有阶段均可见循环血中的非典型淋巴细胞和空泡状单核细胞。

无症状HIV感染者可发生血小板减少，这是AIDS的常见临床表现。血小板减少性紫癜与进展为AIDS的短期风险之间不存在相关性，也不是疾控中心（CDC）监测HIV感染的标准之一。HIV感染后引起血小板减少的原因包括：免疫介导的血小板破坏、药物等引起的血小板生成受损以及一些类似于溶血性尿毒症综合征和血栓性血小板减少性紫癜性综合征的症状。HIV感染引起的免疫性血小板破坏最常由血小板结合Ig、补体和免疫复合物形成所致。抗血小板抗体也参与了血小板的破坏过程。$CD34^+$干细胞易导致HIV感染，其表现为巨核细胞集落能力下降，一项研究结果显示这与骨髓微环境中病毒复制增加有关。临床上，HIV感染相关性血小板减少很少引起显著出血，患者很少需要脾切除治疗。HIV感染者凝血功能异常也可由循环抗凝因子引起，尤其是狼疮抗凝因子[18]。

56.2.2 骨髓

HIV感染患者的早期骨髓象常表现为有核细胞增多（骨髓增生）。随着疾病进展，由于骨髓造血功能受损，骨髓细胞数量有所下降，最终导致细胞数量明显减少。粗针穿刺活检常显示局灶性浆液性萎缩，其特点是骨髓有核细胞减少（骨髓增生低下）和脂肪萎缩伴间质的明胶状转化，提示造血微环境受损。大细胞性红细胞的成熟可能很显著，以抗逆转录病毒治疗后为甚（图56.7A）。通常巨核细胞数量增加，并形成具有“裸”核的异型细胞（图56.7B）[19]。骨髓内淋巴细胞聚集灶常见，伴或不伴生发中心，此时不应与恶性淋巴瘤相混淆。肉芽肿也常见，但即使在见不到肉芽肿的情况下，也可以通过特殊染色和骨髓培养来检测机会感染性病原微生物（如分枝杆菌、真菌等）（图56.7C）。因此，对于HIV感染患者，即使在见不到肉芽肿时也要对骨髓活检标本常规进行抗酸杆菌和真菌染色（图56.7D）。大约80%病例中肉芽肿和机会性感染有关[20]。细小病毒感染可能与红细胞再生障碍有关，同时也可能抑制其他系造血祖细胞的再生（图56.7E）[21]。

据报道，在新诊断的AIDS相关性淋巴瘤病例中，大约25%患者有骨髓累及[22]。骨髓累及的患者具有较高的淋巴瘤性脑膜炎发生率和脑脊液阳性率[22]。广泛性骨髓浸润（>50%）者，其生存率低。不同类型淋巴瘤的浸润模式将在下文讨论。

56.3 HIV感染的胸腺改变

胸腺累及可能在儿童人群中尤其重要，因为胸腺HIV感染可以阻止耗竭细胞的再生，引起严重的早期免疫损害。前体T细胞在胸腺内成熟的多个阶段易受HIV感染，其作用途径是CD4分子；在进行性HIV感染的情况下，T细胞库不能再生。胸腺上皮细胞也可以直接被HIV感染。

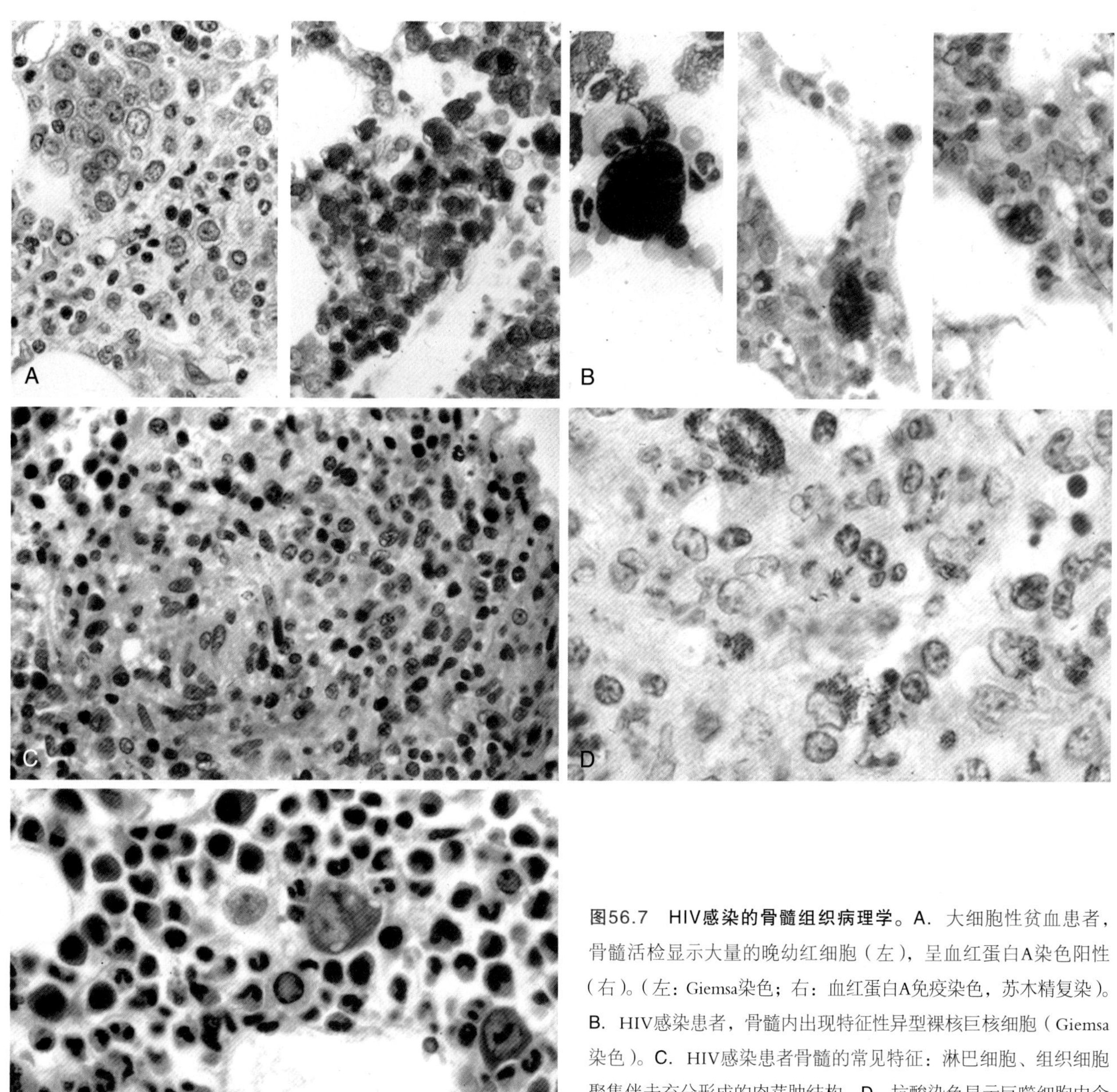

图56.7 HIV感染的骨髓组织病理学。A. 大细胞性贫血患者，骨髓活检显示大量的晚幼红细胞（左），呈血红蛋白A染色阳性（右）。（左：Giemsa染色；右：血红蛋白A免疫染色，苏木精复染）。B. HIV感染患者，骨髓内出现特征性异型裸核巨核细胞（Giemsa染色）。C. HIV感染患者骨髓的常见特征：淋巴细胞、组织细胞聚集伴未充分形成的肉芽肿结构。D. 抗酸染色显示巨噬细胞内含有大量的竹节状、抗酸阳性病原体，符合鸟型分枝杆菌复合感染。E. 巨幼红细胞含有特征性细小病毒包涵体

胸腺病理学检查可帮助AIDS和其他先天性缺陷综合征的鉴别。在几乎所有的AIDS病例中胸腺都显著缩小[23,24]。胸腺内可以看到包括硬化和瘢痕在内的一系列组织学改变。胸腺发育异常的特征性表现为淋巴细胞缺失，胸腺小体极度减少和小叶间隔硬化。胸腺过早退化以胸腺实质减少和脂肪取代为特点。胸腺小体呈现微囊性扩张，但数量无明显减少。胸腺炎的特征性表现为胸腺髓质内出现具有生发中心的淋巴滤泡、多核巨细胞和淋巴浆细胞弥漫性浸润。胸腺炎的发生是继胸腺过早退化之后，是由胎儿期或出生后的晚期损伤所致。胸腺淋巴组织增殖可能导致显著的胸腺增大，同时可以合并胸腺囊肿[25]。

56.4 AIDS相关性淋巴瘤

56.4.1 流行病学

自从高活性抗逆转录病毒治疗（HAART）问世以来，HIV相关性淋巴瘤的发病率发生了变化[26,27]。一项联合研究显示，非霍奇金淋巴瘤（NHL）发病率已经从1.99/10万降至0.30/10万[26]，以中枢神经系统原发

性淋巴瘤（PCNSL）降低最为明显，其发病率从每年27.8/万降至9.7/万[28]。同时，淋巴瘤类型也有变化，Burkitt淋巴瘤（BL）的发病率降低，DLBCL的发病率相对升高[29]。其他改变包括女性HIV感染者中淋巴瘤发病率高，以及淋巴瘤发生前有一个更长的HIV血清阳性病史[28]。一项比较了AIDS患者和普通人群患癌经历的群体研究结果显示前者NHL、霍奇金淋巴瘤（HL）和多发性骨髓瘤（MM）的发病率与后者相比分别增加了113倍、7.6倍和4.5倍[27]。

淋巴瘤是HIV感染的较晚期并发症[30]，患者通常先出现CD4$^+$T细胞数量减少和血浆病毒负荷增加[22,29]。Kaposi肉瘤主要累及到同性恋和双性恋者，而淋巴瘤累及所有HIV$^+$人群，所有HIV$^+$人群不管性别或HIV传播机制如何，均有同样的临床和病理特征。多数HIV相关性NHL都来源于B细胞，且具有共同的临床特征，包括结外表现和侵袭行为[31]。与EBV或HHV8相关的AIDS淋巴瘤常表现为浆母细胞分化。化疗加抗逆转录病毒联合治疗可以改善AIDS患者的预后[32]。

56.4.2 分类

WHO分类中，HIV相关性淋巴瘤分为三类：发生于免疫功能正常患者的淋巴瘤、HIV感染特发性淋巴瘤和其他免疫缺陷也能发生的淋巴瘤（表56.4）[33]。

56.4.3 临床特征

AIDS相关性淋巴瘤常出现全身性症状，包括体重减轻、发热和盗汗。该病常表现为广泛播散，可以累及多个结外部位，以CNS、胃肠道、骨髓和肝最常见。胃肠道可以出现多发肿块，可能起源于不同的克隆系。也可见于少见部位，包括心肌、胆管、软组织、牙龈、口腔、阑尾、直肠肛门、肾和肺。可能出现广泛的器官浸润导致器官衰竭，尤以骨髓和肝为甚。

在AIDS相关性NHL中BL占30%~40%，通常比DLBCL患者更年轻[34,35]。大多数BL病例发生于腹部或骨髓。PCNSL主要是免疫母细胞型DLBCL[36,37]，常表现为脑内一个或多个肿块，可能位于脑内较深部位（图56.8A）[38]。脑CT检查可能与脑弓形虫病相混淆，但后者通常为多灶性、较小。AIDS儿童患者脑内单灶或多灶性肿块最常见的原因是原发性淋巴瘤[39]。

表56.4 EBV和AIDS相关性淋巴瘤

淋巴瘤类型	EBV$^+$例数（%）
BL，经典型	30~40
BL，浆细胞样型	50~75
特征介于DLBCL和BL之间的B细胞淋巴瘤（旧称非典型BL或Burkitt样淋巴瘤）	30~50
大细胞淋巴瘤，中心母细胞型	20~30
大细胞淋巴瘤，免疫母细胞型	80
CNS大细胞免疫母细胞淋巴瘤	100
原发性渗出性淋巴瘤（PEL）	100
发生于口腔和其他部位的浆母细胞性淋巴瘤	100
伴MCD的浆母细胞性淋巴瘤	0

注：BL，Burkitt淋巴瘤；DLBCL，弥漫大B细胞淋巴瘤；MCD，多中心Castleman病。

56.4.4 发病机制

尽管AIDS患者发生淋巴瘤的机制还不清，但PGL和多克隆性γ球蛋白血症显示在淋巴瘤发生前常存在慢性抗原刺激[40]。EBV感染伴随着免疫监视机制的受损，导致B细胞过度增殖，增加了发生恶性淋巴瘤的遗传学风险[41,42]。HIV感染者，多克隆和寡克隆细胞的增殖常常早于淋巴瘤形成，淋巴瘤中含有单型性EBV基因组的多个拷贝，表明在这些肿瘤中感染发生于克隆增殖之前。与器官移植后发生的淋巴瘤不同，HIV$^+$患者发生的淋巴瘤与A型和B型EBV相关[43-47]。病毒（EBV及HHV8）感染可能与一些细胞因子的产生有关，包括IL-6、IL-10和IL-13，这些因子可能有助于淋巴瘤的发生[31,48]。

大约40%的HIV相关性淋巴瘤病例，瘤细胞存在EBV感染（表56.4）[49,50]。与BL相比，在PCNSL和免疫母细胞型DLBCL中EBV检测率更高（80%~100%），在淋巴瘤相关性BL中瘤细胞EBV感染率类似于散发型BL，但低于流行型BL的感染率（大约40%）[51,52]。在HIV相关性淋巴瘤中检测到的潜伏EBV核抗原（EBNA-1）转录物的表达模式类似于散发型BL，但HIV相关性淋巴瘤也可能表达LMP-1转录物[53]。

染色体易位可导致大约40%病例的癌基因激活，这些癌基因包括常见的*c-MYC*及不常见的*RAS*、*BCL2*和*p53*。BL中*MYC*基因的激活和*p53*基因的失活更常见[54]。MYC活化的分子机制类似于散发性BL，而不同于流行型BL[52]。大多数HIV相关性淋巴瘤含有至少一种遗传学异常，同一种淋巴瘤含有四种不同类型遗传学异常者也

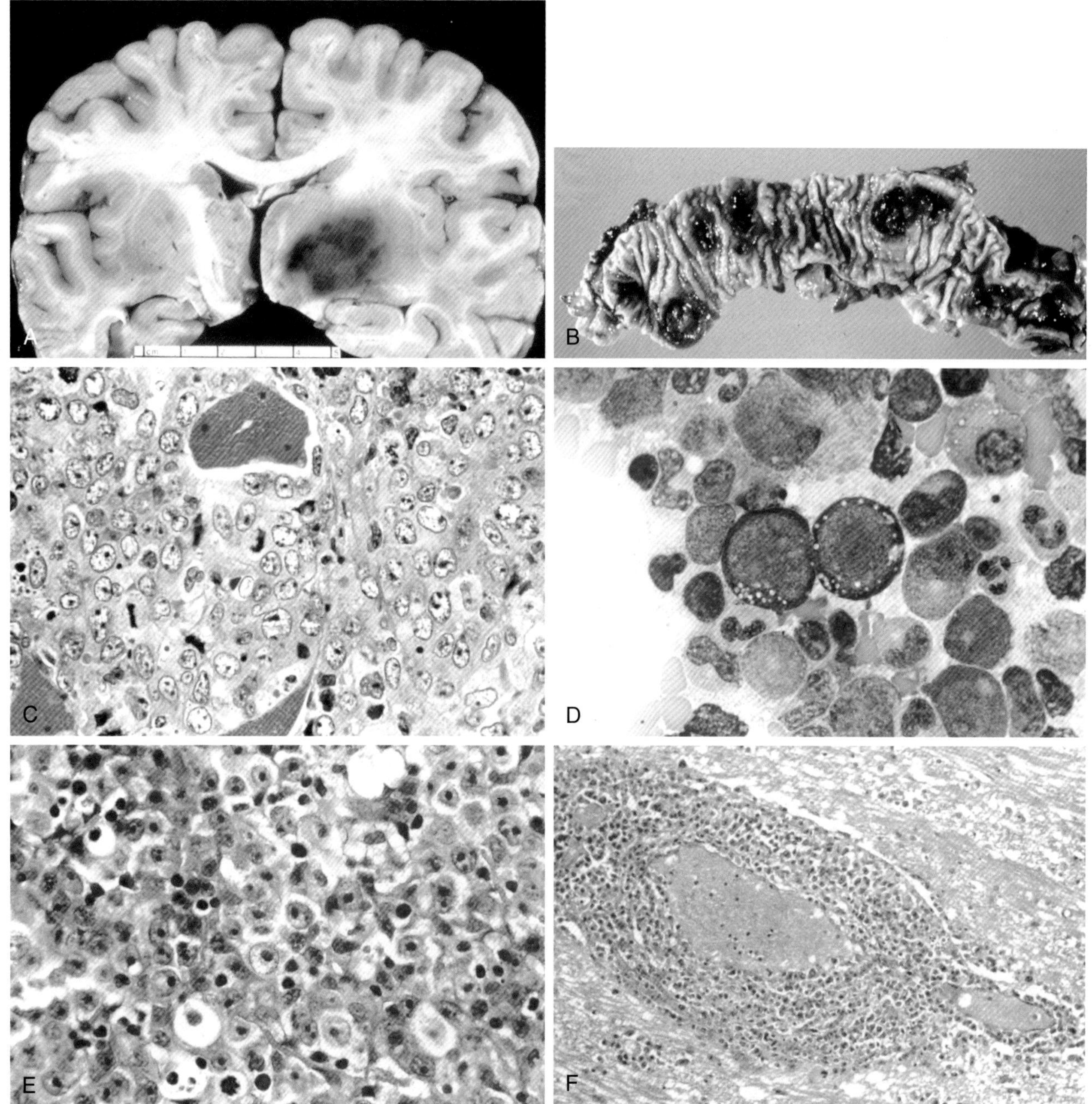

图56.8 HIV感染相关性DLBCL。A. 脑冠状面显示深部的淋巴瘤肿块，这是CNS中免疫母细胞型DLBCL的特征。B. 大肠DLBCL表现为多发性溃疡性肿瘤。C. 腰部DLBCL显示软组织肿块，可见肿瘤性中心母细胞浸润肌纤维。D. DLBCL呈形态单一的恶性细胞，核仁明显，胞质空泡状，浸润骨髓（Giemsa染色）。E. 免疫母细胞型DLBCL。瘤细胞有大而居中的核仁和丰富的胞质。F. 脑DLBCL显示肿瘤性免疫母细胞聚集在血管周围

有报道。中心母细胞型DLBCL表达BCL6蛋白，提示它来源于生发中心[55,56]。

56.4.5 发生于免疫功能正常的AIDS相关性淋巴瘤

56.4.5.1 弥漫大B细胞淋巴瘤（DLBCL）

DLBCL约占HIV⁺患者相关性淋巴瘤病例的30%。DLBCL各亚型的EBV感染率不同，感染率从中心母细胞型的30%到免疫母细胞型的80%或更高；发生于CNS的免疫母细胞型感染率最高。DLBCL常出现在结外部位，可形成多发肿块（图56.8B）。

56.4.5.2 形态学

DLBCL存在一个形态学谱系，表现为从大中心母细胞到以免疫母细胞为主的弥漫性增殖。几乎全部由中心母细胞组成的淋巴瘤病例与一般人群DLBCL的形态类似。瘤细胞核圆形、卵圆形或不规则形，染色质分散；核仁两个或更多，且位于核膜下（图56.8C）。

DLBCL骨髓的浸润模式也不同，肿瘤细胞可聚集成簇，但也可以呈单个细胞浸润骨髓（图56.8D）。

免疫母细胞型大约占AIDS相关性淋巴瘤的20%，几乎全部由免疫母细胞组成（免疫母细胞比例超过90%）。肿瘤性淋巴样细胞体积大，且有单个、中位核仁和嗜双色性或浆细胞样胞质（图56.8E）。某些病例，瘤细胞更具多形性，可能含有多倍体的Reed-Sternberg（RS）样细胞。在CNS淋巴瘤中，瘤细胞常围绕血管聚集（图56.8F）[38]。

56.4.5.3 分子遗传学和克隆性

采用Southern印迹或PCR对*Ig*基因重排进行研究显示单克隆模式[57]。中心母细胞型DLBCL存在*BCL6*基因重排[58]。CNS淋巴瘤是均质的单克隆B细胞肿瘤，呈EBV^+，但无*MYC*基因重排[59]。40%的DLBCL存在*RAS*突变和*p53*点突变[51,52,54]。大约20%的DLBCL也存在涉及*MYC*基因位点的易位。

56.4.5.4 Burkitt淋巴瘤（BL）

流行病学 BL占AIDS相关性NHL的30%~40%。与DLBCL相比，BL患者一般发病年龄较小，同时患者$CD4^+$细胞数量高于200/μL[34,35,60]；通常因为首先发现BL而确诊AIDS。大多数BL病例发现时已属晚期，已累及腹部或骨髓。其症状包括腹痛、肠梗阻、胃肠道出血或类似于阑尾炎或肠套叠综合征[60]。广泛性骨髓浸润的病例可以表现为急性白血病。尽管很少见，AIDS相关性BL可表现为局限性Ⅰ/Ⅰe期，类似于地方性BL[61]。

形态学 虽然AIDS相关性BL的形态学表现类似于非免疫抑制患者的BL，但也曾描述过许多与HIV感染相关的BL变型[62]。在经典型BL中，瘤细胞中等大小，胞质嗜碱性，单一形态圆形或卵圆形核，通常有多个核仁（图56.9A）。在AIDS患者中，BL瘤细胞常表现为浆细胞样，核偏位，胞质嗜双色性，Ig阳性（图56.9B）。在这些病例中，EBV更有可能为阳性（高达75%）。伴浆细

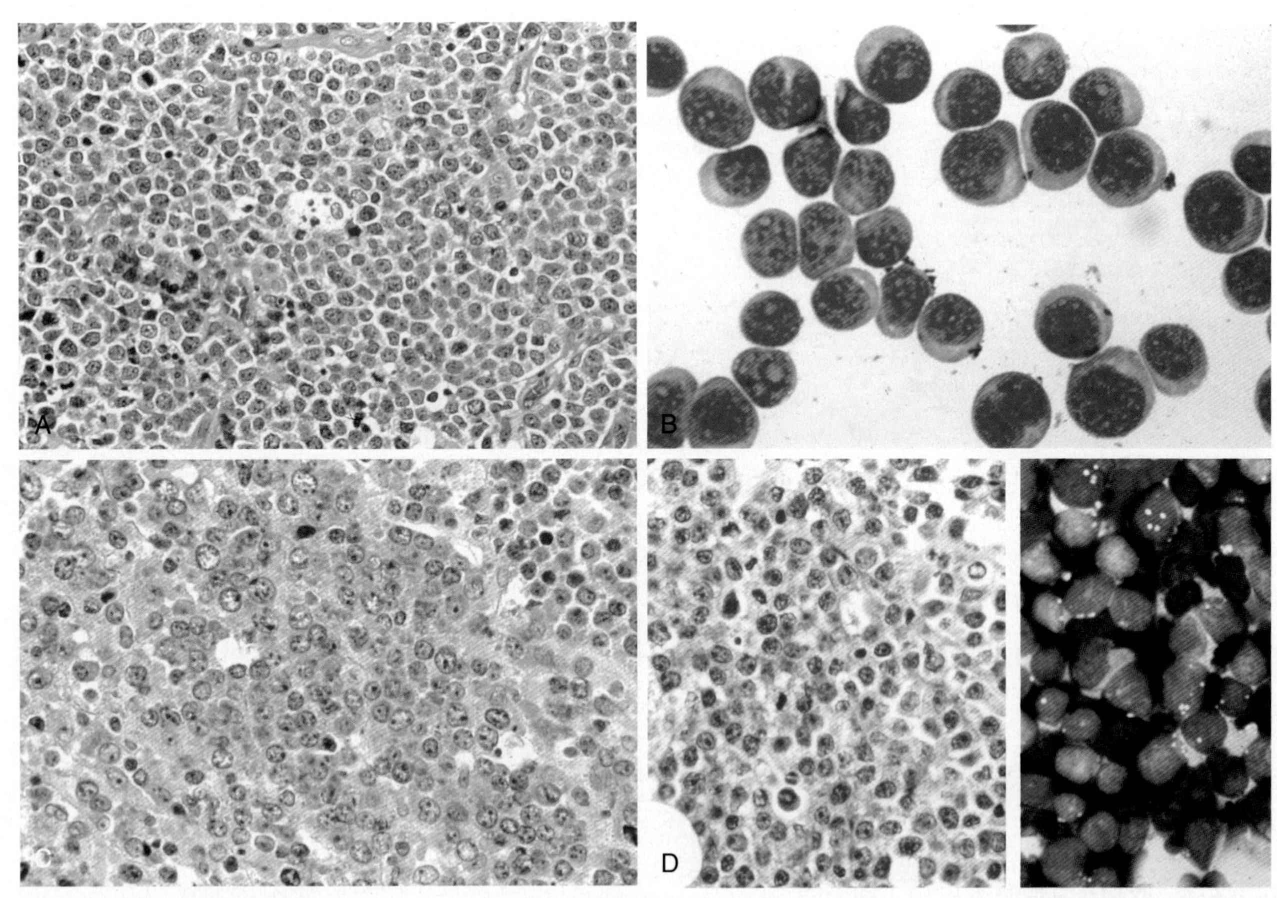

图56.9 HIV感染相关性Burkitt淋巴瘤（BL）。 A. 经典型BL。弥漫增殖的母细胞样细胞，核圆形，“星空”样巨噬细胞。B. BL的浆细胞样变异型。印片显示母细胞样细胞核圆形，胞质嗜碱性或呈浆细胞样（Giemsa染色）。C. HIV相关性BL。中等大小瘤细胞黏附成簇，与经典型BL相比，核多形性更明显。D. BL患者骨髓涂片，示密集排列的中等大小母细胞样细胞，核圆形，胞质丰富，有明显的胞质空泡（左：活检标本；右：穿刺涂片，Giemsa染色）

胞样分化的BL与HIV感染高度相关。与经典型BL相比，一些偶发BL病例的细胞核大小和形态更具多形性，核仁可能更明显（图56.9C）[63]。

AIDS患者BL常累及骨髓[64]，可出现广泛性骨髓浸润并替代正常骨髓，此模式类似于淋巴淋巴母细胞淋巴瘤（ALL）（图56.9D）。

免疫表型和遗传学 AIDS相关性BL的免疫学表型和遗传学特点与散发型BL类似。瘤细胞表达CD22、CD20、CD19、CD10、BCL6和CD79a，不表达CD5、CD23、BCL2和TdT。同时瘤细胞明显表达表面IgM，伴有轻链的限制性单克隆表达。体细胞高频突变[65]的免疫表型证据提示BL肿瘤细胞起源于生发中心B细胞。

HIV^+BL患者可见位于染色体8q24上MYC基因与14号染色体上*Ig*重链基因位点之间的易位〔t(8：14）〕或2号或22号染色体Ig轻链位点之间的易位[63,66]。MYC表达失调是由于第一内含子与第一外显子之间的调节区点突变和第二外显子区氨基酸替代所导致的。BL中*p53*的点突变也相当常见（大约60%病例）[54]。大约30%~40%经典型BL存在EBV感染，高达75%非典型和浆细胞样变型BL存在EBV感染。

56.4.5.5 黏膜相关淋巴组织结外边缘区淋巴瘤（MALT淋巴瘤）

已证实MALT淋巴瘤与HIV感染相关，尤其是在有淋巴细胞性间质性肺炎病史的儿童肺部更易发生[67]。一些发生在成年人及常见MALT部位，包括胃、结膜的病例也曾描述[68]。这些淋巴瘤和普通人群发生的MALT淋巴瘤类似，其特征表现为由边缘区B细胞形成的多发性肺结节，伴有累及细支气管上皮的淋巴上皮病变（图56.10）。

56.4.5.6 浆细胞骨髓瘤（PCM）

流行病学研究显示，AIDS显著增加PCM的发生风险[69]。然而，其中许多病例实际上可能是浆母细胞性淋巴瘤（见下文），故其发生间变性形态学改变、腹水和其他液体积聚，因其具有侵袭性[70]。

56.4.6 其他淋巴瘤类型

HIV感染患者中其他B细胞淋巴瘤已有个例报道，包括原发性纵隔大B细胞淋巴瘤（PMLBCL）[71],但并不清楚这些淋巴瘤是否与HIV感染有关。同样，HIV感染患者发生T淋巴母细胞淋巴瘤/白血病（ALL/LBL）也鲜有报导[72]。

56.4.6.1 成熟T/NK细胞淋巴瘤

T/NK淋巴瘤相对少见，但其在HIV感染者中的发病率却在升高[73~76]。T细胞淋巴瘤易累及皮肤和其他结外部位。形态学上，类似于普通人群的外周T细胞淋巴瘤（PTCL），可见小-大细胞弥漫浸润，核形不规则，胞质透明。在大多数肿瘤中，以大细胞为主（图56.11A）。HIV相关性PTCL可能有细胞毒性表型[75]。在皮肤，T细胞淋巴瘤以真皮内形成一个或多个肿块为特征，无嗜表皮现象。瘤细胞浸润可表现为嗜血管性，且可伴有坏死。

蕈样霉菌病（MF）可以发生于HIV感染的情况下[74]，但由于其必须与通常伴发HIV感染的其他形式的淋巴细胞性界面性皮炎进行鉴别，因此诊断可能很困难。MF的特征性表现是扭曲状或脑回状Sézary型细胞浸润表皮

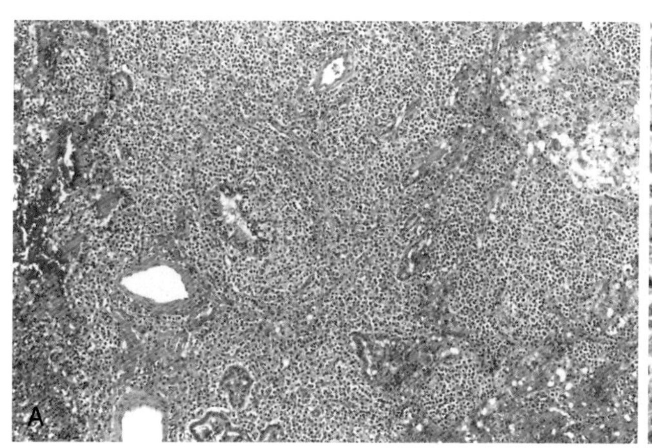

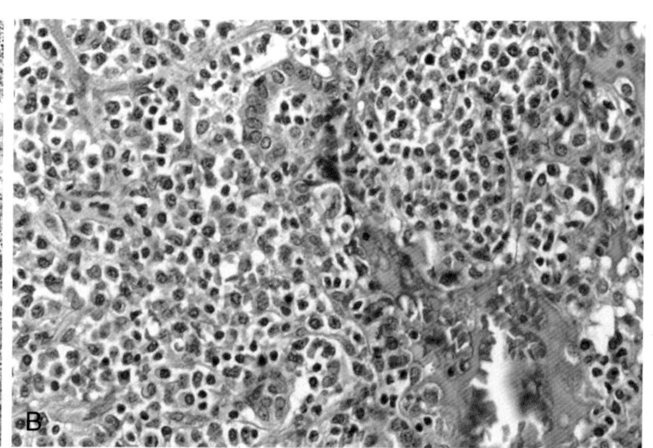

图56.10 HIV感染相关性MALT淋巴瘤。A（低倍）和B（高倍）显示伴有HIV感染的儿童MALT淋巴瘤浸润细支气管形成的淋巴上皮病变

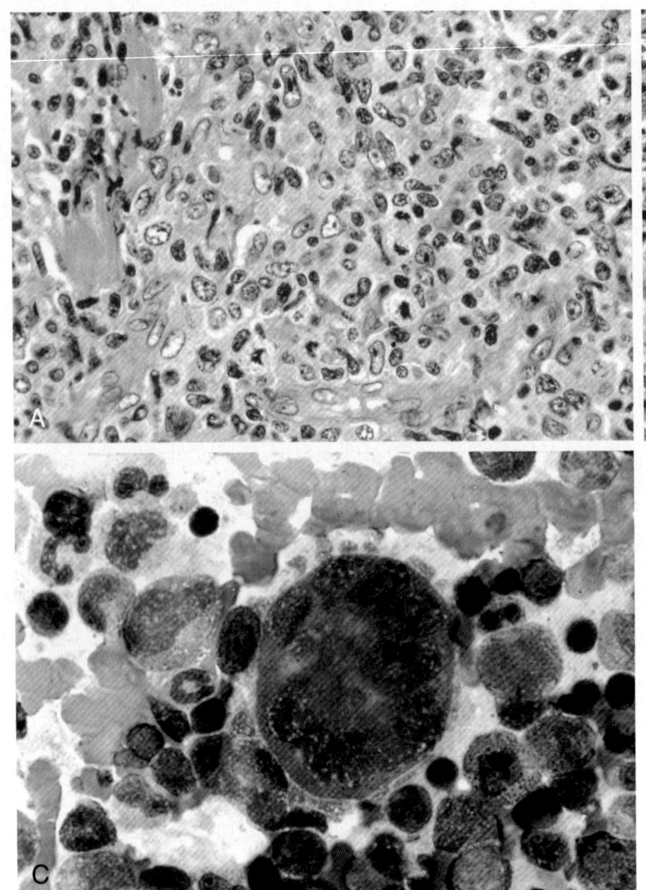

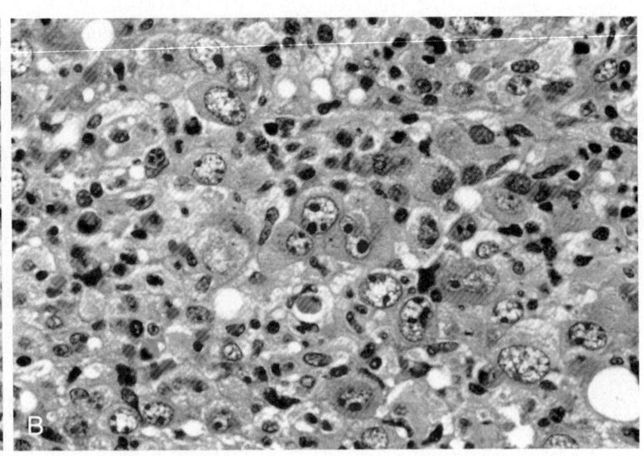

图56.11　AIDS相关性外周T细胞淋巴瘤（PTCL）。A. PTCL患者表现为皮肤肿块。真皮胶原内浸润的细胞主要为多形性大细胞。B和C为AIDS患者的ALK⁻ALCL累及鼻窦（B）和骨髓（C）。其怪异的细胞形态和胞质特点导致与癌混淆（C为Giemsa染色）

并形成Pautrier微脓肿。进展性HIV感染和CD4耗竭的患者可能出现皮疹，以密集浸润的$CD8^+$霉菌病样细胞聚集为特征[77]。这些细胞也可以浸润淋巴结和骨髓，预后差[74]。

包括表达ALK在内的间变性大细胞淋巴瘤（ALCL）也可发生于AIDS患者，其常发生于结外部位，组织学形态类似于癌（图56.11B，图56.11C）。富于中性粒细胞的ALCL病例也曾有报道[78]。也有发生于AIDS患者的鼻型NK/T细胞淋巴瘤的个例报道，瘤细胞EBV^+[79]。

AIDS患者同非免疫功能低下人群所发生的T细胞淋巴瘤具有相似的免疫表型和遗传学特征。HIV感染患者的许多皮肤大T/NK细胞淋巴瘤都表达CD30，但不表达ALK。一项研究表明，单克隆整合性HIV-1病毒整合入T细胞淋巴瘤细胞基因组中[80]。

56.4.6.2　经典型霍奇金淋巴瘤（CHL）

临床特征　虽然CHL没有被疾控中心确定为AIDS相关性肿瘤，但已经发现在HIV感染的男性同性恋中CHL的发生率较高，最近流行病学研究显示AIDS患者的CHL患病风险显著升高[69]。HIV^+患者进行HAART后CHL的发病率却在升高的机制目前不清楚[81]。

CHL是发生在HIV^+人群中最常见的非AIDS相关淋巴瘤[82]。HIV确诊和CHL确诊的平均间隔时间大约为5年[83]。具有AIDS风险的患者发生CHL，强烈预示HIV^+[84]。发生HIV相关CHL和NHL的患者具有相似的年龄、性别，以及相似的HIV风险因素、免疫缺陷程度和既往AIDS发生率[85]。与NHL相比，CHL的$CD4^+$细胞数相对较高。HIV相关性CHL的临床表现不典型，与HIV^-患者相比具有更高的侵袭性。大约11%的HIV^+CHL患者有纵隔受累，80%以上的病例属Ⅲ期或Ⅳ期并有B症状[85]。大约50%患者累及骨髓，且骨髓可能是唯一受累部位[86]。患者可能对常规CHL化疗有效，但同时有发生机会感染和其他AIDS并发症的风险。一组研究的结果表明，HIV^+CHL患者5年总体生存率大约24%[85]。

发病机制　HIV^+人群CHL的发病机制可能和EBV感染有关，因为与HIV^-人群CHL患者相比，HIV^+患者EBV DNA表达升高[80,87-90]。AIDS患者同时患有CHL和

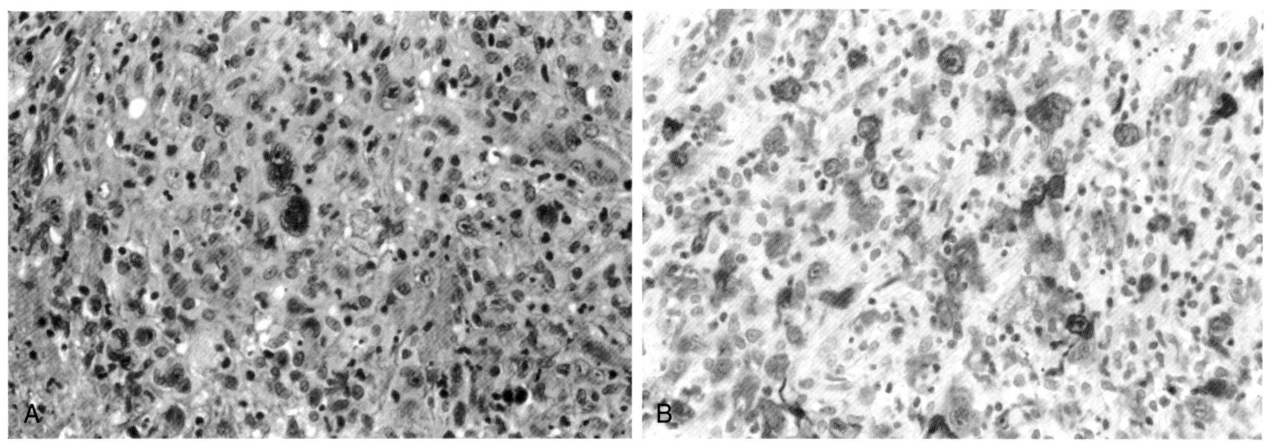

图56.12 AIDS相关的经典型霍奇金淋巴瘤（CHL）。A. 混合性炎症背景上见多形性RS细胞。B. 大量RS细胞呈EBV潜伏期膜蛋白-1染色阳性

NHL的病例也有过报道，这两种肿瘤均表达EBV基因组[91]。而且同一患者在不同时间、多个检测点检测到相同的EBV⁺克隆，这支持EBV是CHL发病的一个因素[92]。HIV感染患者发生的CHL具有侵袭性、高增殖活性肿瘤细胞、恒定LMP-1表达的形态学特征[93]。自从HAART引入后，HIV⁺患者CHL的发生率在升高，这可能与CD4⁺细胞数量升高有关。这种现象的原因可能是：背景中CD4⁺细胞是CHL发生中所需要的（尤其是结节硬化型经典型霍奇金淋巴瘤，NSCHL），因此，高度免疫抑制的患者不发生CHL[81,94]。

形态学 尽管CHL的所有亚型都可以看到（包括NSCHL），但侵袭性高的亚型（如混合细胞型，MCCHL；淋巴细胞消减型，LDCHL）更常见（图56.12A）。伴有较多RS细胞的富于肿瘤细胞的病例常见。

免疫表型 与普通人群相比，HIV⁺患者的CHL通常表现为增殖背景上CD4⁺T细胞耗竭和CD8⁺T细胞为主。RS细胞恒定表达EBV抗原，包括LMP-1（图56.12B）[93]。HIV相关CHL中RS细胞具有生发中心后B细胞的表型[95]。虽然RS细胞表达CD40和EBV，但它们并不出现像一般CHL人群所出现的RS细胞被CD40配体阳性反应T细胞所围绕的现象[95]。

56.4.7 HIV感染特发性淋巴瘤和其他免疫缺陷也能发生的淋巴瘤

56.4.7.1 原发性渗出性淋巴瘤（PEL）

定义 PEL是WHO分类中独立的临床病理类型，它是一种大B细胞肿瘤，通常表现为累及胸膜、腹膜或心包腔的恶性渗出，而检测不到肿瘤性包块[96]。PEL均有KS相关HHV8感染（KSHV）。

流行病学 大多数PEL病例发生于HIV⁺同性恋或双性恋男性，但也可发生于其他免疫缺陷状态患者和女性患者[97,98]。文献报道骨髓移植后会发生HHV8感染，也有报道实体器官同种异体移植后继发PEL[100]。PEL也发生于老年患者，多见于HHV8流行区，像地中海地区，而非洲地区少见。

发病机制 用代表性序列分析方法，在Kaposi肉瘤中首次检测到HHV8，该法鉴定出两个HHV8独有的DNA序列（KS330 Bam和KS631 Bam）[101]。通过分子遗传学的方法对HIV相关淋巴瘤进行筛检，首次证实HHV8和PEL之间的相关性[102]。PEL和Kaposi肉瘤相比，前者所含HHV8序列有更高的拷贝数。HHV8病毒颗粒有100~115nm的核心颗粒加衣壳构成，此颗粒通过电子显微镜在肿瘤细胞核和胞质中容易识别（图56.13A）[103-105]。也可以用针对LANA（ORF-73）或其他病毒抗原的抗体，通过免疫组化方法在固定组织切片上检测到病毒（图56.13B）。

HIV相关PEL风险组和Kaposi肉瘤风险组相似，Kaposi肉瘤病变可见于大约1/3的PEL患者[106]。HHV8血清阳性率远高于HHV8相关疾病（包括PEL）的发生率，提示包括免疫抑制在内的其他因素都参与了疾病的发生[107]。发生于HIV的PEL常与EBV感染相关，EBV通常为单克隆性，但EBV为限制性基因表达，并非PEL发生所必需[106,108-110]。

临床特征 与BL相比，HIV相关PEL倾向于发生于年龄较大患者（大部分在40~50岁），且常发生在HIV疾病的晚期。患者通常免疫功能显著抑制（T细胞计数

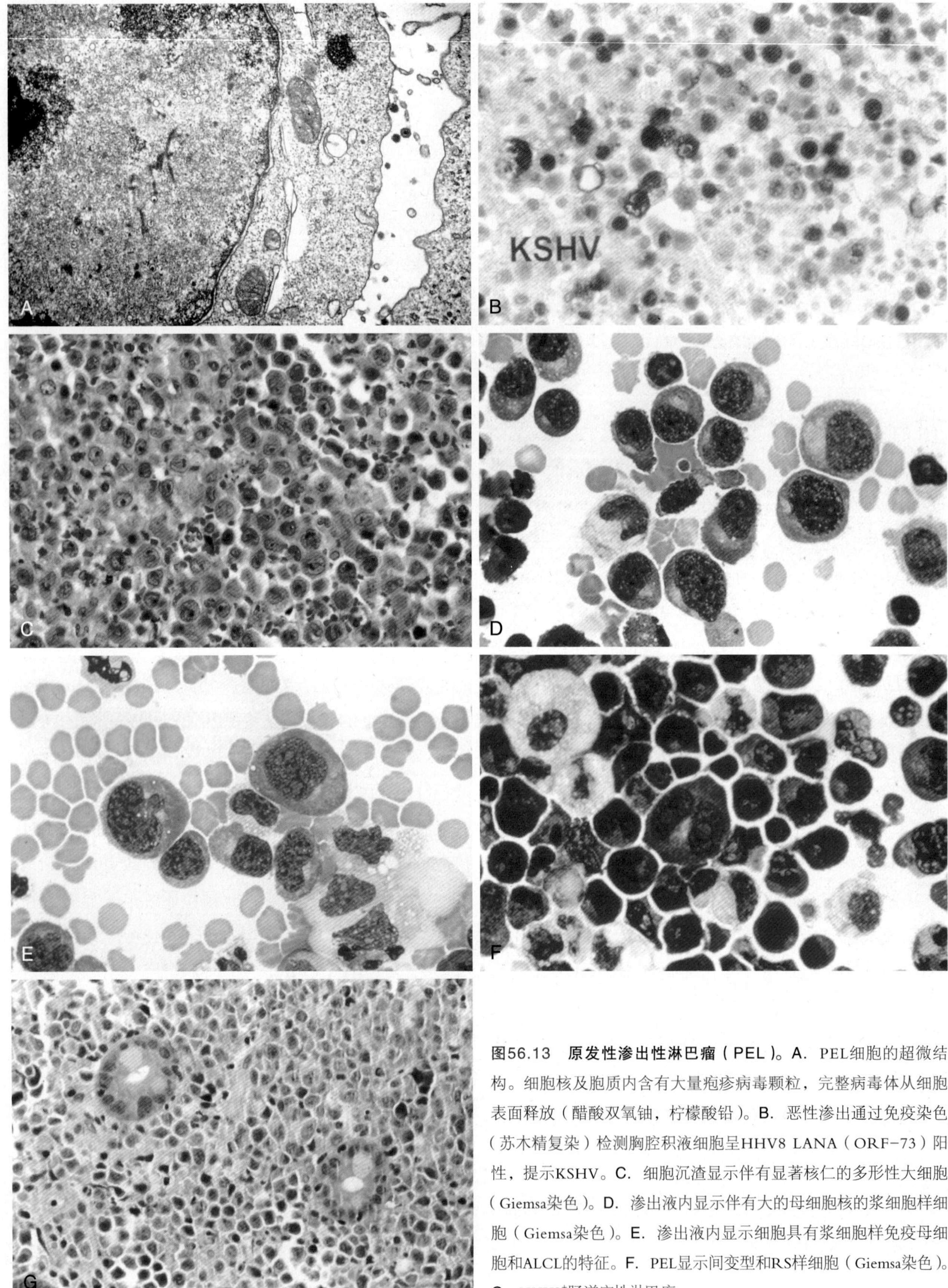

图56.13 原发性渗出性淋巴瘤（PEL）。A．PEL细胞的超微结构。细胞核及胞质内含有大量疱疹病毒颗粒，完整病毒体从细胞表面释放（醋酸双氧铀，柠檬酸铅）。B．恶性渗出通过免疫染色（苏木精复染）检测胸腔积液细胞呈HHV8 LANA（ORF-73）阳性，提示KSHV。C．细胞沉渣显示伴有显著核仁的多形性大细胞（Giemsa染色）。D．渗出液内显示伴有大的母细胞核的浆细胞样细胞（Giemsa染色）。E．渗出液内显示细胞具有浆细胞样免疫母细胞和ALCL的特征。F．PEL显示间变型和RS样细胞（Giemsa染色）。G．HHV8^{+}肠道实性淋巴瘤

<100/mm^3），大多有AIDS的前期临床表现，包括机会感染。患者出现淋巴瘤性渗出（表现在胸腔、心包腔或腹腔的积液），渗出周围没有肿块[31,97,106,111-113]。在疾病临床进展或晚期阶段，尽管大多数患者病变局限于体腔，但也可向肺、软组织、区域淋巴结和骨髓这些邻近器官蔓延。患者预后很差，大多数死于诊断后一年。有报道采用化疗和免疫重建及IFN-α联合叠氮胸苷的方法可以改善患者的生存率[114]。

形态学 PEL肿瘤细胞类似B免疫母细胞淋巴瘤和ALCL的细胞，包括且具有多倍体的分叶核的大细胞，核仁明显和丰富的嗜双色性或浆细胞样胞质（图56.13C~图56.13E）。偶尔可见多叶的RS样细胞（图56.13F）。合并有实体瘤块中的肿瘤细胞与恶性渗出中的肿瘤细胞相似，但间变细胞少见。

免疫表型 PEL的免疫表型独特，间变细胞表达CD45，而大部分B细胞系抗原表达缺失，包括CD20、CD19和CD79a，也不表达sIg（表56.5）。B细胞抗原表达缺失可能反映肿瘤发生于B细胞终末分化之前，相应的例证是不表达PAX5但表达活化和浆细胞相关标记。同时可以表达多种活化和非谱系相关抗原，包括CD30、CD38、CD138（syndecan-1）和EMA[115]。HHV8$^+$淋巴瘤病例已经发现有T细胞抗原的异常表达，包括CD3、CD2、CD5和CD7[105,116]。T细胞性PEL病例，具有T细胞表型和基因组，该型非常罕见，由于抗原的异常表达，PEL很难通过免疫表型确诊，因此HHV8 LANA（ORF-73）核染色对于确诊或许是非常可贵的。

遗传学 PEL存在Ig重链基因重排，偶尔也同时具有Ig和T细胞受体基因的重排[105]。不涉及*MYC*或者*BCL6*基因重排或*RAS*癌基因、*TP53*抑癌基因的突变[106]。细胞遗传学研究揭示PEL存在着多种染色体异常（主要是12号和X染色体的获得），提示继发的遗传学事件也可能促进了恶性转化。HHV8基因组存在潜在的癌基因，包括病毒周期同源蛋白、病毒IL-6和细胞G蛋白偶联受体蛋白家族同源基因[118]。大多数HIV$^+$患者可检测到EBV基因组，但检测不到HHV8 LANA。肿瘤细胞EBER$^+$，但潜伏期膜蛋白阴性。同时拥有T细胞表型和T细胞受体基因重排的病例罕见报道，这些可能就是T细胞性PEL病例[119]。基因表达谱分析指出PEL具有浆细胞和EBV转化细胞系的双重特征[120]。

鉴别诊断 表现为渗出但缺乏肿块的淋巴瘤较少见，但并非所有的PEL都和HHV8相关[121]。脓胸相关淋巴瘤发生于胸腔内，继发于煤矿工人的长期炎症刺激、人工气胸或结核性胸膜炎[122,123]。与HHV8无关，但与PEL相似性在于它们都由浆细胞样分化的B细胞组成，并与EBV感染有关[124]。

其他高级别淋巴瘤，包括BL和不典型BL，都可以累及HIV患者的体腔，但它们都有各自形态学和免疫表型特点，存在*c-MYC*基因重排，且与HHV8的感染无关。确诊PEL需结合临床、形态学和表型研究，同时要采用PCR或免疫组化染色检测HHV8，确定肿瘤与HHV8的相关性。

浆母细胞性淋巴瘤可能发生于伴HHV8感染和多中心Castleman病（MCD）的患者，且常累及脾和淋巴结。但与PEL不同，它们呈EBV$^-$，常表达CD20和cIg，且常有IgM λ轻链限制性表达。

罕见的发生于肝病患者的类似于PEL的HHV8$^-$渗出性淋巴瘤病例也有描述[125-127]。

表56.5 原发性渗出性淋巴瘤（PEL）的免疫表型

抗原	表达
TdT（前体T和B细胞分化阶段）	–
CD45（白细胞共同抗原）	+（95%病例）
B细胞抗原（CD19，CD20，CD22）	–
PAX5	–
Ig	–（80%病例）
T细胞抗原（CD2，CD3，CD5，CD7）	–/+*
RS细胞相关抗原（CD15）	–
活化抗原（EMA，CD30，CD38，CD138，CD77）	+

56.4.7.2 体腔外HHV8阳性淋巴瘤

HHV8$^+$淋巴瘤具有类似于PEL的形态学和免疫表型特征，渗出较少，而形成实性瘤块，该肿瘤被称作体腔外PEL[115]或实性免疫母/浆母细胞性淋巴瘤[128]。可发生于胃肠道和其他结外位点，包括肺、CNS、皮肤及淋巴结（图56.13G）[129]。25%实性淋巴瘤可表达B细胞抗原和Ig（表达水平通常超过PEL中肿瘤细胞的表达）[115]。HIV$^+$患者患HHV8$^+$实性淋巴瘤患者与PEL患者相比，免疫抑制可能较轻且预后较好[115,129]。

实性淋巴瘤可具有类似于PEL恶性细胞的间变或免疫母/浆母细胞的形态，也可以类似于ALCL[130]或浆母细胞性淋巴瘤[129]。与PEL类似，缺乏B细胞抗原表达可能和其发生于B细胞终末分化之前有关，也缺少PAX5

表达[115]。实性淋巴瘤缺乏c-MYC、BCL2、BCL1或BCL6的异常，EBV⁺。与普通型浆母细胞性淋巴瘤不同（见下文），实性淋巴瘤细胞可同时有EBV和HHV8感染。

56.4.7.3 浆母细胞性淋巴瘤

定义和临床的特征 浆母细胞性淋巴瘤属侵袭性B细胞淋巴瘤，最初发现于HIV⁺患者的口腔[131]。此后对该肿瘤的研究不断深入，表现为具有浆母细胞特征的大细胞淋巴瘤，包括CD20⁻、CD138⁺表型，临床上具有异质性，既可发生于HIV⁺也可发生于HIV⁻患者[132]。虽然浆母细胞性淋巴瘤有好发于HIV患者口咽部的倾向，但也可发生于其他部位，包括鼻窦、胃肠道、软组织、肺、骨，甚至皮肤[129,133,134]。发生于这些部位的病例必需与上文所述的伴有多中心Castleman病（MCD）和实性PEL的HHV8⁺浆母细胞性淋巴瘤相鉴别。

形态学 浆母细胞性淋巴瘤形态不一，可有典型浆母细胞和免疫母细胞[132]。肿瘤细胞具有特征性大的母细胞核、显著的居中核仁和嗜双色性胞质（图56.14）。成熟浆细胞很少或缺如。

免疫表型 尽管浆母细胞性淋巴瘤免疫表型与DLBCL类似，但不表达包括CD20、PAX5、CD45和CD10在内的B细胞抗原，且它们具有浆细胞的特征，表达MUM-1/IRF4、CD38、CD138、EMA和胞质Ig（表56.6）。一些病例CD79a阳性。BCL6表达从阴性到弱阳性。尽管大多数浆母细胞性淋巴瘤病例EBER⁺和HHV8⁻，但EBNA-2均阴性，EBV的LMP-1不同程度阳性[135]。表56.7总结了浆母细胞性淋巴瘤及其相似肿瘤的免疫组化特点，有助于其鉴别诊断。

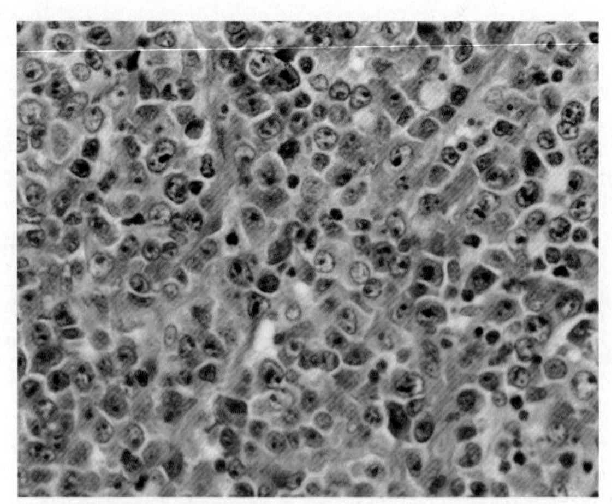

图56.14 颌部浆母细胞性淋巴瘤。注意大淋巴细胞具有一个或多个核仁及浆细胞样胞质

遗传学 *Ig*基因克隆性重排。尽管有HHV8⁺病例报道，但大多数病例表现为EBER⁺和HHV8⁻[136]。

表56.6 浆母细胞性淋巴瘤的免疫表型

抗原	表达
CD45	−~−/+
CD20	−~−/+
CD79a	−~+
表面Ig	−/+
J链	+
胞质Ig	+
PAX5	−
CD138	+
MUM-1（IRF4）	+
BCL6	−/+
EBV EBER	+
EBV的LMP-1	+/−
EBNA2	−
HHV8	−

表56.7 有形态学重叠的AIDS相关淋巴瘤的鉴别诊断

	DLBCL，中心母细胞型	DLBCL，免疫母细胞型	浆母细胞性淋巴瘤	PEL	BL
细胞大小	大	大	大	大	中等
CD20	+	+/−	−/+	−	+
CD45	+	+/−	−	+/−	+
浆细胞抗原，包括 CD138	−	−/+	+	+	−
BCL6	+	−	−/+	−	+
EBV	−	+/−	+	+	−/+
HHV8	−	−	−	+	−
CD30	−	−/+	−/+	+/−	−

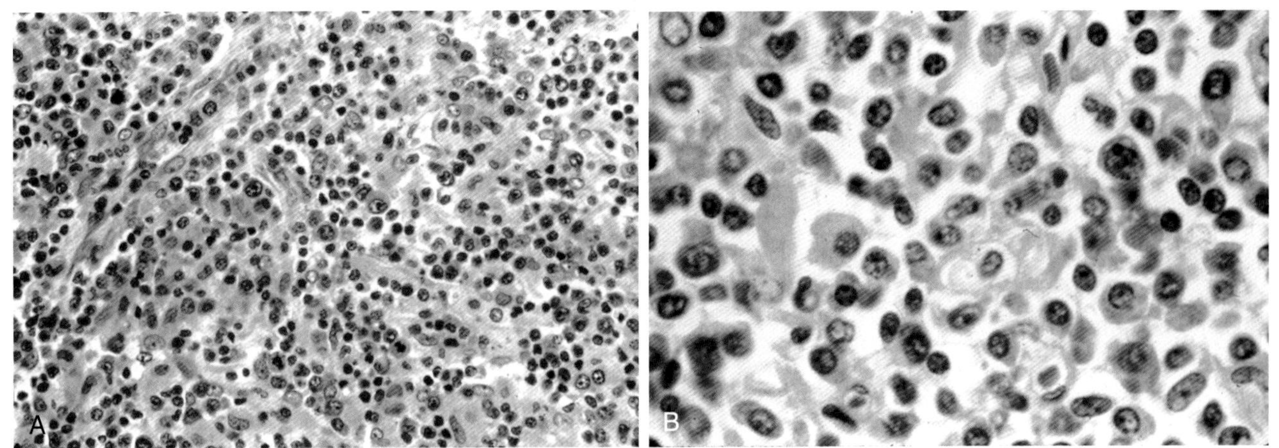

图56.15 类似于移植后淋巴组织增殖性疾病（PTLD）的多型性B细胞淋巴瘤。A. 类似于多型性PTLD，可见混合性小淋巴细胞、浆细胞和免疫母细胞。B. 局灶区域可见大片浆细胞

56.4.7.4 多型性B细胞淋巴瘤

定义 器官移植之后的淋巴组织增殖（移植后淋巴组织增殖性疾病，PTLD）包括EBV感染相关的多型性B细胞增殖，可以呈多克隆性也可以单克隆性。发生于HIV感染的与其类似增殖性疾病称为AIDS相关的多型性淋巴组织增殖性疾病，但罕见[57,137]。

临床特征 这些增殖性疾病可以见于成年男女和儿童[138],发生率和获得病毒感染的途径无关。可以累及淋巴结或结外部位，包括肺、涎腺和皮肤。

形态学 组织学类似于PTLD显示的多型性形态学谱，呈小淋巴细胞、浆细胞、组织细胞和数量不等的免疫母细胞的弥漫性增殖（图56.15）。可见程度不等的细胞异型性和坏死。

免疫表型 增殖细胞主要由$CD20^+$B细胞组成，其中混合有少量T细胞。大多数病例显示κ或λ轻链限制性。

遗传学 基因重排研究证实，80%病例呈单克隆性增生[57],但重排带大多较弱，且可能位于多克隆背景之上。60%病例存在EBV序列，研究这些病例发现所含EBV为A型，类似于移植人群所感染类型[57]。

56.4.8 预后和预测因子

确诊淋巴瘤之前患者存在AIDS和低$CD4^+$T细胞计数（$<100/mm^3$）与预后不良有关，与疾病晚期及广泛骨髓受累相同。免疫缺陷程度与国际预后指标评分高相关，提示免疫缺陷可能是淋巴瘤临床侵袭性表现的一个重要因素[139]。与BL患者相比，DLBCL生存率更低，可能是因为免疫缺陷的程度更严重[85]。AIDS相关CHL和NHL的生存率相似，5年总体生存率低于25%[85]。除化疗和放疗外，抗逆转录病毒疗法和使用粒细胞–巨噬细胞集落刺激因子、促红细胞生成素等造血生长因子支持疗法可以提高治疗效果。对抗逆转录病毒治疗的患者应用自体干细胞移植治疗也获得成功[140]。用HAART，患者的生存率已经得到提高，系列研究表明生存期从6个月提高到20个月[28]。对HAART的免疫学反应（得到高$CD4^+$T细胞计数）、接受相对高剂量的化疗药物和获得临床完全缓解，都和较长生存期相关[27,141]。目前，AIDS相关DLBCL患者的临床疗效正接近于原发性DLBCL患者[142]。

56.5 精华和陷阱

良性淋巴组织增殖

- 大多数HIV相关的淋巴组织增生并无特异性，但可提示其处于免疫缺陷相关状况或有HIV感染。
- 淋巴组织增生常伴有HIV感染，可存在非典型组织学特征，因此必须与肿瘤相鉴别。活检指征包括疑似可治疗性感染或肿瘤。
- 通常浆细胞浸润显著，但不能与浆细胞型Castleman病或浆细胞肿瘤相混淆。
- HHV8潜伏相关核抗原（LANA）染色对于排除HHV8相关疾病有用。

感染性疾病

- 高度怀疑感染时，需要排除特异性感染，因为HIV感染患者可能不具有对感染病原体的特征性免疫反应。
- 出现肉芽肿时，不管是否有坏死，需要进行特殊染色查找病原体。
- 多重感染常见。
- 出现梭形巨噬细胞提示分枝杆菌感染（如细胞内鸟分枝杆菌），诊断需要抗酸染色。

续表

- 细小病毒感染是骨髓衰竭的常见原因，如果不认真查找并用免疫组化证实，可能忽视含有包涵体的特征性细胞。

AIDS相关淋巴瘤

- 淋巴瘤常发生于少见部位并可能类似其他肿瘤。
- 淋巴瘤可以累及多个部位并出现器官衰竭。
- 中枢神经系统原发性淋巴瘤（PCNSL）可以有多发浸润，与弓形体等的感染相似。
- Burkitt淋巴瘤（BL）常累及骨髓，并具有不典型的组织学特征，特别是出现浆细胞样形态。
- 经典型霍奇金淋巴瘤（CHL）可出现少见的临床特点（如晚期表现为骨髓受累）。RS细胞恒定表达EBV。
- 原发性渗出性淋巴瘤（PEL）和来自体液中的癌有重叠的细胞学特征。HHV8 LANA染色对诊断渗出性或实性型HHV8⁺淋巴瘤特别有用。

（李文才　译）

参考文献

1. Noy A. Update in HIV lymphoma. *Curr Opin Oncol*. 2006;18:449-455.
2. Pantaleo G, Graziosi C, Fauci AS. New concepts in the immunopathogenesis of human immunodeficiency virus infection. *N Engl J Med*. 1993;328:327-335.
3. Pantaleo G, Graziosi C, Demarest JF, et al. HIV infection is active and progressive in lymphoid tissue during the clinically latent stage of disease. *Nature*. 1993;362:355-358.
4. Kapadia SB, Wiley CA, Soontornniyomkij V, et al. HIV-associated Waldeyer's ring lymphoid hyperplasias: characterization of multinucleated giant cells and the role of Epstein-Barr virus. *Hum Pathol*. 1999;30:1383-1388.
5. Kamel OW, LeBrun DP, Berry GJ, et al. Warthin-Finkeldey polykaryocytes demonstrate a T-cell immunophenotype. *Am J Clin Pathol*. 1992;97:179-183.
6. Harris NL. Lymphoid proliferations of the salivary glands. *Am J Clin Pathol*. 1999;111:S94-103.
7. Soulier J, Grollet L, Oksenhendler E, et al. Kaposi's sarcoma-associated herpesvirus-like DNA sequences in multicentric Castleman's disease. *Blood*. 1995;86:1276-1280.
8. Karcher DS, Alkan S. Herpes-like DNA sequences, AIDS-related tumors, and Castleman's disease. *N Engl J Med*. 1995;333:797-798.
9. Harris NL. Hypervascular follicular hyperplasia and Kaposi's sarcoma in patients at risk for AIDS. *N Engl J Med*. 1984;310:462-463.
10. An J, Lichtenstein AK, Brent G, Rettig MB. The Kaposi sarcoma-associated herpesvirus (KSHV) induces cellular interleukin 6 expression: role of the KSHV latency-associated nuclear antigen and the AP1 response element. *Blood*. 2002;99:649-654.
11. Dupin N, Diss TL, Kellam P, et al. HHV-8 is associated with a plasmablastic variant of Castleman disease that is linked to HHV-8-positive plasmablastic lymphoma. *Blood*. 2000;95:1406-1412.
12. Du MQ, Liu H, Diss TC, et al. Kaposi sarcoma-associated herpesvirus infects monotypic (IgM lambda) but polyclonal naive B cells in Castleman disease and associated lymphoproliferative disorders. *Blood*. 2001;97:2130-2136.
13. Patel RM, Goldblum JR, Hsi ED. Immunohistochemical detection of human herpes virus-8 latent nuclear antigen-1 is useful in the diagnosis of Kaposi sarcoma. *Mod Pathol*. 2004;17:456-460.
14. Chen KT. Mycobacterial spindle cell pseudotumor of lymph nodes. *Am J Surg Pathol*. 1992;16:276-281.
15. Morrison A, Gyure KA, Stone J, et al. Mycobacterial spindle cell pseudotumor of the brain: a case report and review of the literature. *Am J Surg Pathol*. 1999;23:1294-1299.
16. Wagar EA. Defining the unknown: molecular methods for finding new microbes. *J Clin Lab Anal*. 1996;10:331-334.
17. Chan JK, Lewin KJ, Lombard CM, et al. Histopathology of bacillary angiomatosis of lymph node. *Am J Surg Pathol*. 1991;15:430-437.
18. Taillan B. Lupus anticoagulant associated with HIV infection. *Eur J Haematol*. 1989;43:84.
19. Bauer S, Khan A, Klein A, Starasoler L. Naked megakaryocyte nuclei as an indicator of human immunodeficiency virus infection. *Arch Pathol Lab Med*. 1992;116:1025-1029.
20. Karcher DS, Frost AR. The bone marrow in human immunodeficiency virus (HIV)-related disease. Morphology and clinical correlation. *Am J Clin Pathol*. 1991;95:63-71.
21. Srivastava A, Bruno E, Briddell R, et al. Parvovirus B19-induced perturbation of human megakaryocytopoiesis in vitro. *Blood*. 1990;76:1997-2004.
22. Seneviratne L, Espina BM, Nathwani BN, et al. Clinical, immunologic, and pathologic correlates of bone marrow involvement in 291 patients with acquired immunodeficiency syndrome-related lymphoma. *Blood*. 2001;98:2358-2363.
23. Joshi VV, Oleske JM, Saad S, et al. Thymus biopsy in children with acquired immunodeficiency syndrome. *Arch Pathol Lab Med*. 1986;110:837-842.
24. Joshi VV, Oleske JM. Pathologic appraisal of the thymus gland in acquired immunodeficiency syndrome in children. A study of four cases and a review of the literature. *Arch Pathol Lab Med*. 1985;109:142-146.
25. Mishalani SH, Lones MA, Said JW. Multilocular thymic cyst. A novel thymic lesion associated with human immunodeficiency virus infection. *Arch Pathol Lab Med*. 1995;119:467-470.
26. Kirk O, Pedersen C, Cozzi-Lepri A, et al. Non-Hodgkin lymphoma in HIV-infected patients in the era of highly active antiretroviral therapy. *Blood*. 2001;98:3406-3412.
27. Levine AM, Said JW. Management of acquired immunodeficiency syndrome-related lymphoma. In: Mauch PM, Armitage JO, Coiffier B, et al, eds. *Non-Hodgkin's Lymphomas*. Philadelphia: Lippincott; 2004:613-627.
28. Besson C, Goubar A, Gabarre J, et al. Changes in AIDS-related lymphoma since the era of highly active antiretroviral therapy. *Blood*. 2001;98:2339-2344.
29. Levine AM, Seneviratne L, Espina BM, et al. Evolving characteristics of AIDS-related lymphoma. *Blood*. 2000;96:4084-4090.
30. Pluda JM, Yarchoan R, Jaffe ES, et al. Development of non-Hodgkin lymphoma in a cohort of patients with severe human immunodeficiency virus (HIV) infection on long-term antiretroviral therapy. *Ann Intern Med*. 1990;113:276-282.
31. Knowles DM, Chamulak GA, Subar M, et al. Lymphoid neoplasia associated with the acquired immunodeficiency syndrome (AIDS). The New York University Medical Center experience with 105 patients (1981-1986). *Ann Intern Med*. 1988;108:744-753.
32. Carbone A, Cesarman E, Spina M, et al. HIV-associated lymphomas and gamma-herpesviruses. *Blood*. 2009;113:1213-1224.
33. Raphael M, Said J, Borisch B, et al. Lymphomas associated with HIV infection. In: Swerdlow SH, Campo E, Harris NL, et al, eds. *WHO Classification of Tumours of the Haematopoietic and Lymphoid Tissues*. Lyon, France: IARC Press; 2008:340-342.
34. Beral V, Jaffe H, Weiss R. Cancer surveys: cancer, HIV and AIDS. *Eur J Cancer*. 1991;27:1057-1058.
35. Beral V, Peterman T, Berkelman R, Jaffe H. AIDS-associated non-Hodgkin lymphoma. *Lancet*. 1991;337:805-809.
36. Levine AM. AIDS-associated malignant lymphoma. *Med Clin North Am*. 1992;76:253-268.
37. Levine AM. Acquired immunodeficiency syndrome-related lymphoma. *Blood*. 1992;80:8-20.
38. Camilleri-Broet S, Davi F, Feuillard J, et al. AIDS-related primary brain lymphomas: histopathologic and immunohistochemical study of 51 cases. The French Study Group for HIV-Associated Tumors. *Hum Pathol*. 1997;28:367-374.
39. Epstein LG, Sharer LR, Goudsmit J. Neurological and neuropathological features of human immunodeficiency virus infection in children. *Ann Neurol*. 1988;23(suppl):S19-S23.
40. Grulich AE, Wan X, Law MG, et al. B-cell stimulation and prolonged immune deficiency are risk factors for non-Hodgkin's lymphoma in people with AIDS. *AIDS*. 2000;14:133-140.
41. Shibata D, Weiss LM, Nathwani BN, et al. Epstein-Barr virus in benign lymph node biopsies from individuals infected with the human immunodeficiency virus is associated with concurrent or subsequent development of non-Hodgkin's lymphoma. *Blood*. 1991;77:1527-1533.
42. Weinberg RA. Oncogenes, antioncogenes, and the molecular bases of multistep carcinogenesis. *Cancer Res*. 1989;49:3713-3721.
43. Boyle MJ, Sewell WA, Milliken ST, et al. HIV and malignancy. *J Acquir Immune Defic Syndr*. 1993;6(suppl 1):S5-S9.
44. Milliken S, Boyle MJ. Update on HIV and neoplastic disease. *AIDS*. 1993;7(suppl 1):S203-S209.
45. Boyle MJ, Sculley TB, Cooper DA, et al. Epstein-Barr virus and HIV play no direct role in persistent generalized lymphadenopathy syndrome. *Clin Exp Immunol*. 1992;87:357-361.
46. Boyle MJ, Sewell WA, Sculley TB, et al. Subtypes of Epstein-Barr virus in human immunodeficiency virus-associated non-Hodgkin lymphoma. *Blood*. 1991;78:3004-3011.
47. Boyle MJ, Swanson CE, Turner JJ, et al. Definition of two distinct types of AIDS-associated non-Hodgkin lymphoma. *Br J Haematol*. 1990;76:506-512.
48. Emilie D, Zou W, Fior R, et al. Production and roles of IL-6, IL-10, and IL-13 in B-lymphocyte malignancies and in B-lymphocyte hyperactivity of HIV infection and autoimmunity. *Methods*. 1997;11:133-142.
49. Neri A, Barriga F, Inghirami G, et al. Epstein-Barr virus infection precedes clonal expansion in Burkitt's and acquired immunodeficiency syndrome-associated lymphoma. *Blood*. 1991;77:1092-1095.
50. Subar M, Neri A, Inghirami G, et al. Frequent c-myc oncogene activation and infrequent presence of Epstein-Barr virus genome in AIDS-associated lymphoma. *Blood*. 1988;72:667-671.
51. Ballerini P, Gaidano G, Gong J, et al. Molecular pathogenesis of HIV-associated lymphomas. *AIDS Res Hum Retroviruses*. 1992;8:731-735.
52. Ballerini P, Gaidano G, Gong JZ, et al. Multiple genetic lesions in acquired immunodeficiency syndrome-related non-Hodgkin's lymphoma. *Blood*. 1993;81:166-176.
53. Shibata D, Weiss LM, Hernandez AM, et al. Epstein-Barr virus-associated non-Hodgkin's lymphoma in patients infected with the human immunodeficiency virus. *Blood*. 1993;81:2102-2109.
54. Nakamura H, Said JW, Miller CW, Koeffler HP. Mutation and protein expression of p53 in acquired immunodeficiency syndrome-related lymphomas. *Blood*. 1993;82:920-926.
55. Carbone A, Gaidano G, Gloghini A, et al. BCL6 protein expression in AIDS-related non-Hodgkin's lymphomas: inverse relationship with Epstein-Barr virus-encoded latent membrane protein-1 expression. *Am J Pathol*. 1997;150:155-165.
56. Gaidano G, Carbone A, Pastore C, et al. Frequent mutation of the 5' noncoding region of the BCL6 gene in acquired immunodeficiency syndrome-related non-Hodgkin's lymphomas. *Blood*. 1997;89:3755-3762.
57. Nador RG, Chadburn A, Gundappa G, et al. Human immunodeficiency virus (HIV)-associated polymorphic lymphoproliferative disorders. *Am J Surg Pathol*.

2003;27:293-302.
58. Dalla-Favera R, Ye BH, Lo Coco F, et al. Identification of genetic lesions associated with diffuse large-cell lymphoma. *Ann Oncol*. 1994;5(suppl 1):55-60.
59. McGrath MS, Shiramizu B, Meeker TC, et al. AIDS-associated polyclonal lymphoma: identification of a new HIV-associated disease process. *J Acquir Immune Defic Syndr*. 1991;4:408-415.
60. Blum KA, Lozanski G, Byrd JC. Adult Burkitt leukemia and lymphoma. *Blood*. 2004;104:3009-3020.
61. Danilov AV, Pilichowska M, Danilova OV, Sprague KA. AIDS-related Burkitt lymphoma—a heterogeneous disease? *Leuk Res*. 2008;32:1939-1941.
62. Raphael M, Gentilhomme O, Tulliez M, et al. Histopathologic features of high-grade non-Hodgkin's lymphomas in acquired immunodeficiency syndrome. The French Study Group of Pathology for Human Immunodeficiency Virus-Associated Tumors. *Arch Pathol Lab Med*. 1991;115:15-20.
63. Davi F, Delecluse HJ, Guiet P, et al. Burkitt-like lymphomas in AIDS patients: characterization within a series of 103 human immunodeficiency virus-associated non-Hodgkin's lymphomas. Burkitt's Lymphoma Study Group. *J Clin Oncol*. 1998;16:3788-3795.
64. Zhao X, Sun NC, Witt MD, et al. Changing pattern of AIDS: a bone marrow study. *Am J Clin Pathol*. 2004;121:393-401.
65. Eclache V, Magnac C, Pritsch O, et al. Complete nucleotide sequence of Ig V genes in three cases of Burkitt lymphoma associated with AIDS. *Leuk Lymphoma*. 1996;20:281-290.
66. Bhatia K, Spangler G, Gaidano G, et al. Mutations in the coding region of c-myc occur frequently in acquired immunodeficiency syndrome-associated lymphomas. *Blood*. 1994;84:883-888.
67. Teruya-Feldstein J, Temeck BK, Sloas MM, et al. Pulmonary malignant lymphoma of mucosa-associated lymphoid tissue (MALT) arising in a pediatric HIV-positive patient. *Am J Surg Pathol*. 1995;19:357-363.
68. Girard T, Luquet-Besson I, Baran-Marszak F, et al. HIV+ MALT lymphoma remission induced by highly active antiretroviral therapy alone. *Eur J Haematol*. 2005;74:70-72.
69. Goedert JJ, Cote TR, Virgo P, et al. Spectrum of AIDS-associated malignant disorders. *Lancet*. 1998;351:1833-1839.
70. Kumar S, Kumar D, Schnadig VJ, et al. Plasma cell myeloma in patients who are HIV-positive. *Am J Clin Pathol*. 1994;102:633-639.
71. Milling DL, Lazarchick J, Chaudhary UB. Primary mediastinal large B-cell lymphoma in an HIV-infected patient. *Am J Med Sci*. 2005;329:136-138.
72. Presant CA, Gala K, Wiseman C, et al. Human immunodeficiency virus-associated T-cell lymphoblastic lymphoma in AIDS. *Cancer*. 1987;60:1459-1461.
73. Gonzalez-Clemente JM, Ribera JM, Campo E, et al. Ki-1+ anaplastic large-cell lymphoma of T-cell origin in an HIV-infected patient. *AIDS*. 1991;5:751-755.
74. Beylot-Barry M, Vergier B, Masquelier B, et al. The spectrum of cutaneous lymphomas in HIV infection: a study of 21 cases. *Am J Surg Pathol*. 1999;23:1208-1216.
75. Ruco LP, Di Napoli A, Pilozzi E, et al. Peripheral T cell lymphoma with cytotoxic phenotype: an emerging disease in HIV-infected patients? *AIDS Res Hum Retroviruses*. 2004;20:129-133.
76. Collins JA, Hernandez AV, Hidalgo JA, et al. High proportion of T-cell systemic non-Hodgkin lymphoma in HIV-infected patients in Lima, Peru. *J Acquir Immune Defic Syndr*. 2005;40:558-564.
77. Guitart J, Variakojis D, Kuzel T, Rosen S. Cutaneous CD8 T cell infiltrates in advanced HIV infection. *J Am Acad Dermatol*. 1999;41:722-727.
78. Jhala DN, Medeiros LJ, Lopez-Terrada D, et al. Neutrophil-rich anaplastic large cell lymphoma of T-cell lineage. A report of two cases arising in HIV-positive patients. *Am J Clin Pathol*. 2000;114:478-482.
79. Canioni D, Arnulf B, Asso-Bonnet M, et al. Nasal natural killer lymphoma associated with Epstein-Barr virus in a patient infected with human immunodeficiency virus. *Arch Pathol Lab Med*. 2001;125:660-662.
80. Herndier BG, Sanchez HC, Chang KL, et al. High prevalence of Epstein-Barr virus in the Reed-Sternberg cells of HIV-associated Hodgkin's disease. *Am J Pathol*. 1993;142:1073-1079.
81. Biggar RJ, Jaffe ES, Goedert JJ, et al. Hodgkin lymphoma and immunodeficiency in persons with HIV/AIDS. *Blood*. 2006;108:3786-3791.
82. Spina M, Vaccher E, Nasti G, Tirelli U. Human immunodeficiency virus-associated Hodgkin's disease. *Semin Oncol*. 2000;27:480-488.
83. Thompson LD, Fisher SI, Chu WS, et al. HIV-associated Hodgkin lymphoma: a clinicopathologic and immunophenotypic study of 45 cases. *Am J Clin Pathol*. 2004;121:727-738.
84. Ames ED, Conjalka MS, Goldberg AF, et al. Hodgkin's disease and AIDS. Twenty-three new cases and a review of the literature. *Hematol Oncol Clin North Am*. 1991;5:343-356.
85. Re A, Casari S, Cattaneo C, et al. Hodgkin disease developing in patients infected by human immunodeficiency virus results in clinical features and a prognosis similar to those in patients with human immunodeficiency virus-related non-Hodgkin lymphoma. *Cancer*. 2001;92:2739-2745.
86. Ponzoni M, Fumagalli L, Rossi G, et al. Isolated bone marrow manifestation of HIV-associated Hodgkin lymphoma. *Mod Pathol*. 2002;15:1273-1278.
87. Uccini S, Monardo F, Stoppacciaro A, et al. High frequency of Epstein-Barr virus genome detection in Hodgkin's disease of HIV-positive patients. *Int J Cancer*. 1990;46:581-585.
88. Morgello S. Epstein-Barr and human immunodeficiency viruses in acquired immunodeficiency syndrome-related primary central nervous system lymphoma. *Am J Pathol*. 1992;141:441-450.
89. Moran CA, Tuur S, Angritt P, et al. Epstein-Barr virus in Hodgkin's disease from patients with human immunodeficiency virus infection. *Mod Pathol*. 1992;5:85-88.
90. Audouin J, Diebold J, Pallesen G. Frequent expression of Epstein-Barr virus latent membrane protein-1 in tumour cells of Hodgkin's disease in HIV-positive patients. *J Pathol*. 1992;167:381-384.
91. Guarner J, del Rio C, Hendrix L, Unger ER. Composite Hodgkin's and non-Hodgkin's lymphoma in a patient with acquired immune deficiency syndrome. In-situ demonstration of Epstein-Barr virus. *Cancer*. 1990;66:796-800.
92. Boiocchi M, Dolcetti R, De Re V, et al. Demonstration of a unique Epstein-Barr virus-positive cellular clone in metachronous multiple localizations of Hodgkin's disease. *Am J Pathol*. 1993;142:33-38.
93. Bellas C, Santon A, Manzanal A, et al. Pathological, immunological, and molecular features of Hodgkin's disease associated with HIV infection. Comparison with ordinary Hodgkin's disease. *Am J Surg Pathol*. 1996;20:1520-1524.
94. Gloghini A, Carbone A. Why would the incidence of HIV-associated Hodgkin lymphoma increase in the setting of improved immunity? *Int J Cancer*. 2007;120:2753-2754.
95. Carbone A, Gloghini A, Larocca LM, et al. Human immunodeficiency virus-associated Hodgkin's disease derives from post-germinal center B cells. *Blood*. 1999;93:2319-2326.
96. Said J, Cesarman E. Primary effusion lymphoma. In: Swerdlow SH, Campo E, Harris NL, et al, eds. *WHO Classification of Tumours of Haematopoietic and Lymphoid Tissues*. Lyon, France: IARC Press; 2008:260-261.
97. Green I, Espiritu E, Ladanyi M, et al. Primary lymphomatous effusions in AIDS: a morphological, immunophenotypic, and molecular study. *Mod Pathol*. 1995;8:39-45.
98. Said JW, Tasaka T, Takeuchi S, et al. Primary effusion lymphoma in women: report of two cases of Kaposi's sarcoma herpes virus-associated effusion-based lymphoma in human immunodeficiency virus-negative women. *Blood*. 1996;88:3124-3128.
99. Gluckman E, Parquet N, Scieux C, et al. KS-associated herpesvirus-like DNA sequences after allogeneic bone-marrow transplantation. *Lancet*. 1995;346:1558-1559.
100. Jones D, Ballestas ME, Kaye KM, et al. Primary-effusion lymphoma and Kaposi's sarcoma in a cardiac-transplant recipient. *N Engl J Med*. 1998;339:444-449.
101. Moore PS, Chang Y. Kaposi's sarcoma findings. *Science*. 1995;270:15.
102. Cesarman E, Chang Y, Moore PS, et al. Kaposi's sarcoma-associated herpesvirus-like DNA sequences in AIDS-related body-cavity-based lymphomas. *N Engl J Med*. 1995;332:1186-1191.
103. Said JW, Chien K, Tasaka T, Koeffler HP. Ultrastructural characterization of human herpesvirus 8 (Kaposi's sarcoma-associated herpesvirus) in Kaposi's sarcoma lesions: electron microscopy permits distinction from cytomegalovirus (CMV). *J Pathol*. 1997;182:273-281.
104. Said W, Chien K, Takeuchi S, et al. Kaposi's sarcoma-associated herpesvirus (KSHV or HHV8) in primary effusion lymphoma: ultrastructural demonstration of herpesvirus in lymphoma cells. *Blood*. 1996;87:4937-4943.
105. Said JW, Shintaku IP, Asou H, et al. Herpesvirus 8 inclusions in primary effusion lymphoma: report of a unique case with T-cell phenotype. *Arch Pathol Lab Med*. 1999;123:257-260.
106. Nador RG, Cesarman E, Chadburn A, et al. Primary effusion lymphoma: a distinct clinicopathologic entity associated with the Kaposi's sarcoma-associated herpes virus. *Blood*. 1996;88:645-656.
107. Cannon M, Cesarman E. Kaposi's sarcoma-associated herpes virus and acquired immunodeficiency syndrome-related malignancy. *Semin Oncol*. 2000;27:409-419.
108. Cobo F, Hernandez S, Hernandez L, et al. Expression of potentially oncogenic HHV-8 genes in an EBV-negative primary effusion lymphoma occurring in an HIV-seronegative patient. *J Pathol*. 1999;189:288-293.
109. Aoki Y, Jaffe ES, Chang Y, et al. Angiogenesis and hematopoiesis induced by Kaposi's sarcoma-associated herpesvirus-encoded interleukin-6. *Blood*. 1999;93:4034-4043.
110. Teruya-Feldstein J, Zauber P, Setsuda JE, et al. Expression of human herpesvirus-8 oncogene and cytokine homologues in an HIV-seronegative patient with multicentric Castleman's disease and primary effusion lymphoma. *Lab Invest*. 1998;78:1637-1642.
111. Nador RG, Cesarman E, Knowles DM, Said JW. Herpes-like DNA sequences in a body-cavity-based lymphoma in an HIV-negative patient. *N Engl J Med*. 1995;333:943.
112. Knowles DM, Inghirami G, Ubriaco A, Dalla-Favera R. Molecular genetic analysis of three AIDS-associated neoplasms of uncertain lineage demonstrates their B-cell derivation and the possible pathogenetic role of the Epstein-Barr virus. *Blood*. 1989;73:792-799.
113. Walts AE, Shintaku IP, Said JW. Diagnosis of malignant lymphoma in effusions from patients with AIDS by gene rearrangement. *Am J Clin Pathol*. 1990;94:170-175.
114. Ghosh SK, Wood C, Boise LH, et al. Potentiation of TRAIL-induced apoptosis in primary effusion lymphoma through azidothymidine-mediated inhibition of NF-kappa B. *Blood*. 2003;101:2321-2327.
115. Chadburn A, Hyjek E, Mathew S, et al. KSHV-positive solid lymphomas represent an extra-cavitary variant of primary effusion lymphoma. *Am J Surg Pathol*. 2004;28:1401-1416.
116. Beaty MW, Kumar S, Sorbara L, et al. A biphenotypic human herpesvirus 8-associated primary bowel lymphoma. *Am J Surg Pathol*. 1999;23:992-994.
117. Ansari MQ, Dawson DB, Nador R, et al. Primary body cavity-based AIDS-related lymphomas. *Am J Clin Pathol*. 1996;105:221-229.
118. Cesarman E, Mesri EA, Gershengorn MC. Viral G protein-coupled receptor and Kaposi's sarcoma: a model of paracrine neoplasia? *J Exp Med*. 2000;191:417-422.
119. Coupland SE, Charlotte F, Mansour G, et al. HHV-8-associated T-cell lymphoma in a lymph node with concurrent peritoneal effusion in an HIV-positive man. *Am J Surg Pathol*. 2005;29:647-652.
120. Klein U, Gloghini A, Gaidano G, et al. Gene expression profile analysis of AIDS-related primary effusion lymphoma (PEL) suggests a plasmablastic derivation and identifies PEL-specific transcripts. *Blood*. 2003;101:4115-4121.
121. Hermine O, Michel M, Buzyn-Veil A, Gessain A. Body-cavity-based lymphoma in an HIV-seronegative patient without Kaposi's sarcoma-associated herpesvirus-like DNA sequences. *N Engl J Med*. 1996;334:272-273.
122. Nakamura S, Sasajima Y, Koshikawa T, et al. Ki-1 (CD30) positive anaplastic large cell lymphoma of T-cell phenotype developing in association with long-standing tuberculous pyothorax: report of a case with detection of Epstein-Barr virus genome in the tumor cells. *Hum Pathol*. 1995;26:1382-1385.
123. Petitjean B, Jardin F, Joly B, et al. Pyothorax-associated lymphoma: a peculiar clinicopathologic entity derived from B cells at late stage of differentiation and with occasional aberrant dual B- and T-cell phenotype. *Am J Surg Pathol*. 2002;26:724-732.

124. Ohsawa M, Tomita Y, Kanno H, et al. Role of Epstein-Barr virus in pleural lymphomagenesis. *Mod Pathol*. 1995;8:848-853.
125. Ichinohasama R, Miura I, Kobayashi N, et al. Herpes virus type 8-negative primary effusion lymphoma associated with PAX-5 gene rearrangement and hepatitis C virus: a case report and review of the literature. *Am J Surg Pathol*. 1998;22:1528-1537.
126. Nonami A, Yokoyama T, Takeshita M, et al. Human herpes virus 8-negative primary effusion lymphoma (PEL) in a patient after repeated chylous ascites and chylothorax. *Intern Med*. 2004;43:236-242.
127. Rodriguez J, Romaguera JE, Katz RL, et al. Primary effusion lymphoma in an HIV-negative patient with no serologic evidence of Kaposi's sarcoma virus. *Leuk Lymphoma*. 2001;41:185-189.
128. Deloose ST, Smit LA, Pals FT, et al. High incidence of Kaposi sarcoma-associated herpesvirus infection in HIV-related solid immunoblastic/plasmablastic diffuse large B-cell lymphoma. *Leukemia*. 2005;19:851-855.
129. Dong HY, Scadden DT, de Leval L, et al. Plasmablastic lymphoma in HIV-positive patients: an aggressive Epstein-Barr virus-associated extramedullary plasmacytic neoplasm. *Am J Surg Pathol*. 2005;29:1633-1641.
130. Katano H, Suda T, Morishita Y, et al. Human herpesvirus 8-associated solid lymphomas that occur in AIDS patients take anaplastic large cell morphology. *Mod Pathol*. 2000;13:77-85.
131. Delecluse HJ, Anagnostopoulos I, Dallenbach F, et al. Plasmablastic lymphomas of the oral cavity: a new entity associated with the human immunodeficiency virus infection. *Blood*. 1997;89:1413-1420.
132. Teruya-Feldstein J, Chiao E, Filippa DA, et al. CD20-negative large-cell lymphoma with plasmablastic features: a clinically heterogenous spectrum in both HIV-positive and -negative patients. *Ann Oncol*. 2004;15:1673-1679.
133. Hausermann P, Khanna N, Buess M, et al. Cutaneous plasmablastic lymphoma in an HIV-positive male: an unrecognized cutaneous manifestation. *Dermatology*. 2004;208:287-290.
134. Schichman SA, McClure R, Schaefer RF, Mehta P. HIV and plasmablastic lymphoma manifesting in sinus, testicles, and bones: a further expansion of the disease spectrum. *Am J Hematol*. 2004;77:291-295.
135. Ferrazzo KL, Mesquita RA, Aburad AT, et al. EBV detection in HIV-related oral plasmablastic lymphoma. *Oral Dis*. 2007;13:564-569.
136. Cioc AM, Allen C, Kalmar JR, et al. Oral plasmablastic lymphomas in AIDS patients are associated with human herpesvirus 8. *Am J Surg Pathol*. 2004;28:41-46.
137. Nador R, Chadburn A, Cesarman E, et al. AIDS-related polymorphic lymphoproliferative disorders. *J Acquir Immune Defic Syndr Hum Retrovirol*. 1997;14:45a.
138. Tao J, Valderrama E. Epstein-Barr virus-associated polymorphic B-cell lymphoproliferative disorders in the lungs of children with AIDS: a report of two cases. *Am J Surg Pathol*. 1999;23:560-566.
139. Rossi G, Donisi A, Casari S, et al. The International Prognostic Index can be used as a guide to treatment decisions regarding patients with human immunodeficiency virus-related systemic non-Hodgkin lymphoma. *Cancer*. 1999;86:2391-2397.
140. Krishnan A, Molina A, Zaia J, et al. Autologous stem cell transplantation for HIV-associated lymphoma. *Blood*. 2001;98:3857-3859.
141. Clayton A, Mughal T. The changing face of HIV-associated lymphoma: what can we learn about optimal therapy in the post highly active antiretroviral therapy era? *Hematol Oncol*. 2004;22:111-120.
142. Lim ST, Karim R, Tulpule A, et al. Prognostic factors in HIV-related diffuse large-cell lymphoma: before versus after highly active antiretroviral therapy. *J Clin Oncol*. 2005;23:8477-8482.

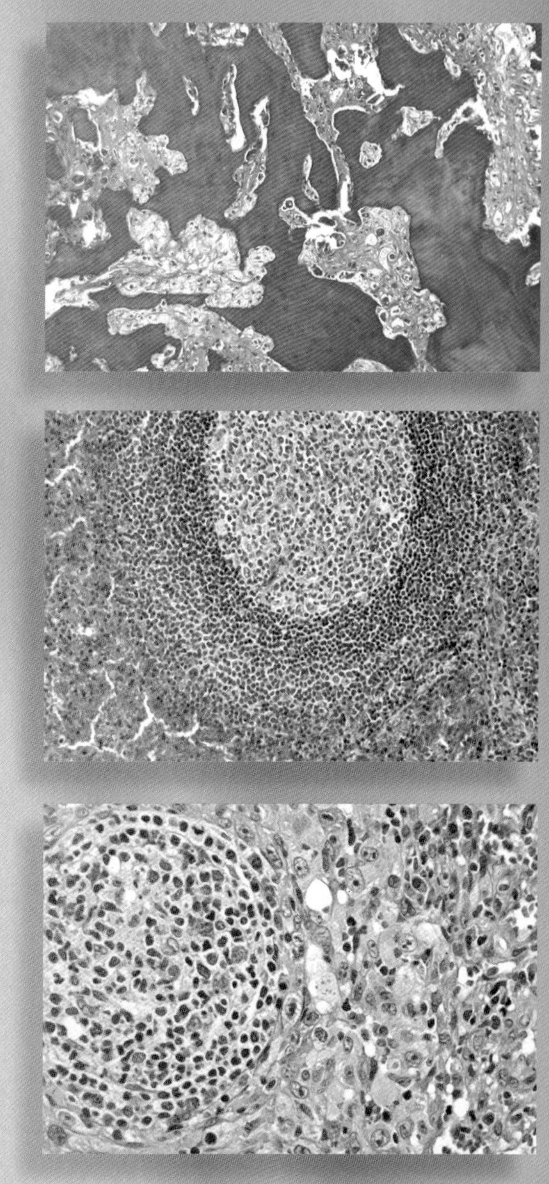

第7篇

淋巴瘤和白血病诊断中与部位有关的特殊问题

第57章

淋巴瘤患者的骨髓评估

Beverly P. Nelson, LoAnn C. Peterson

章节目录

骨髓活检最常见的检查指征之一是确定恶性淋巴瘤是否累及骨髓。诊断淋巴瘤后，应常规进行骨髓活检，以明确疾病分期和范围[1,2]；在疾病过程中也经常进行骨髓活检，以评估治疗反应和疾病进展的可能性。偶尔在骨髓活检中初次诊断为淋巴瘤，而临床上并未怀疑淋巴瘤。

即使经常评估淋巴瘤骨髓标本的病理医生，诊断也较困难。如良性淋巴细胞聚集灶在骨髓活检标本中经常可见，特别是在老年患者，即有辅助检查，也与恶性淋巴瘤的鉴别非常困难[4,5]。对先前确诊为淋巴瘤的患者，骨髓的评估有时会很复杂，因为骨髓中淋巴瘤病变不同于髓外原发病变，骨髓中的病变往往表现为更加惰性或更低级别的形态[6,7]。明确淋巴细胞病变为恶性之后，必须将淋巴瘤进一步分类。虽然这对于已经确诊的淋巴瘤患者很简单，但对于先前没有明确诊断的患者也许很困难，病理医师不仅要了解各种淋巴瘤的诊断特征，而且还要适当地使用辅助检查。

在评估淋巴瘤累及骨髓时，骨髓活检能提供最丰富的信息。外周血涂片、骨髓穿刺涂片、骨髓小粒凝块切片和印片也可提供有价值的补充信息，甚至有时也可以单独诊断。因此，所有这些检查必须全面考虑。充足够骨髓标本对检测灶性浸润的淋巴瘤病变很重要，一般推荐双侧髂骨骨髓活检。双侧髂骨活检可以大大提高骨髓淋巴瘤的检出率（图57.1）[8,9]。由于骨髓活检标本的大小与骨髓淋巴瘤检出率有关，每个活检标本要求至少2cm长[10]，另外，应检查每个蜡块的多个层面切片。

辅助检查，包括流式细胞免疫分型、石蜡切片免疫组化、细胞遗传学分析以及分子学诊断技术在评估淋巴瘤的骨髓标本中是非常重要的。根据不同的临床特点和形态学发现，最有效的检查也不尽相同。例如，间变性大细胞淋巴瘤（ALCL）在骨髓中常表现为散在的单个细胞浸润，在穿刺涂片中看不到，在HE染色切片中也较难辨别。活检切片免疫组化CD30或ALK-1染色可以帮助发现这些肿瘤细胞，并与正常造血成分相鉴别。当使用辅助检查时，所得数据结果必须与形态学发现及其他检查结果相互印证。值得注意的是，尽管辅助检查对于充分评估骨髓的淋巴病变很必要，但相关辅助检查的应用，包括其局限性，都要充分了解。

本章着重讨论良性淋巴细胞聚集灶和淋巴瘤的区别，包括形态学和辅助检查，如流式细胞术、免疫组化和分子学检测在诊断中的作用。非霍奇金淋巴瘤（NHL）和霍奇金淋巴瘤（HL）累及骨髓的特征性表现也在本章讨论。此外还包括确诊过淋巴瘤患者的骨髓标本评估以及在骨髓活检标本中首次诊断淋巴瘤时骨髓活检标本的评估。本章也涉及骨髓中类似淋巴瘤的非淋巴细胞病变。

57.1 良性淋巴细胞浸润和淋巴瘤的区别

57.1.1 良性淋巴细胞聚集灶

良性淋巴细胞聚集灶常见于老年人，50岁以后发生率增加，临床意义不明。自身免疫性疾病患者的骨髓活检中也常见淋巴细胞聚集灶，如风湿性关节炎、系统性红斑狼疮、自身免疫性溶血性贫血和原发性血小板减少性紫癜[4,10]。骨髓增殖性肿瘤（MPN）或骨髓增生异常综合征（MDS）患者的骨髓中也可显示淋巴细胞聚集灶[4,11]。

通常只根据组织病理学评估骨髓中淋巴细胞浸润，然而，其他检查如免疫组化、流式细胞术或一些分子生物学分析对于判断这些淋巴细胞的性质也必不可少。虽然这些检查可提供有用的信息，但一些患者中淋巴细胞浸润的本质仍然不清楚。检测和分析淋巴瘤浸润骨髓的范围取决于临床情况和疑诊淋巴瘤的程度。表57.1总结了良性淋巴细胞聚集灶和NHL的主要特征。在下文将依次讨论形态学、免疫组化、流式细胞免疫分型和分子遗传学。

57.1.2 形态学

有数种形态学特征可用于鉴别良性淋巴细胞聚集灶或淋巴瘤浸润[4,5]。活检标本中良性淋巴细胞聚集灶通常单个存在，或数量很少，随机分布，一般远离骨小梁，形状多为圆形且边界清楚（图57.2）。聚集灶内的淋巴细胞通常体积小，形态成熟，核圆形，染色质浓密，无

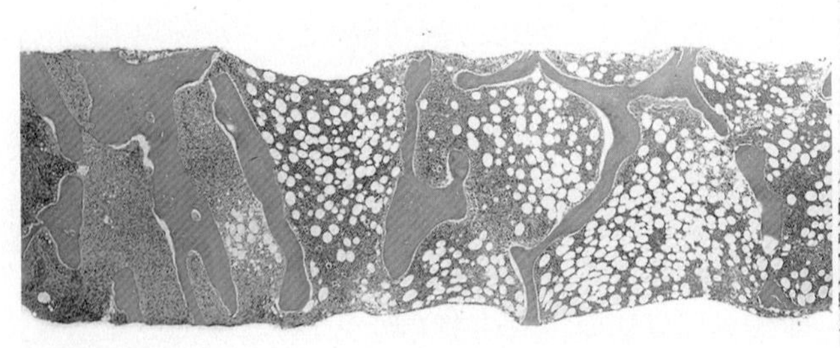

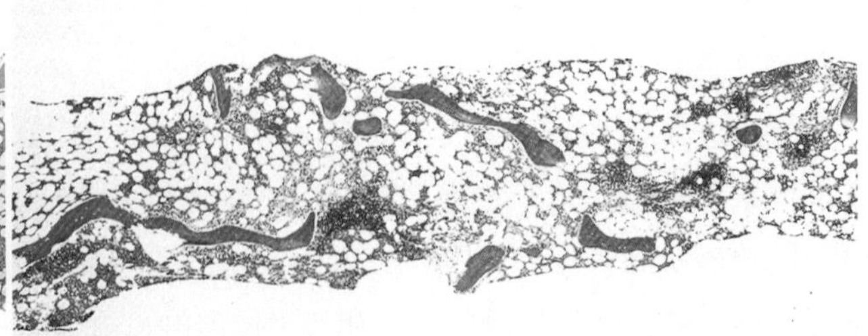

A B

图57.1 弥漫大B细胞淋巴瘤（DLBCL）患者，临床分期的双侧骨髓活检切片。A. 只有左侧的活检标本有淋巴瘤累及。淋巴瘤细胞呈局灶性浸润，但呈弥漫性生长方式。B. 右侧骨髓活检没有淋巴瘤累及

表57.1 骨髓活检标本中良性淋巴细胞聚集灶和非霍奇金淋巴瘤（NHL）的鉴别特征

良性	恶性
淋巴细胞聚集灶数量少	淋巴细胞聚集灶数量不一，可以很多
聚集灶随机分布	聚集灶常分布在骨小梁周围
聚集灶往往呈圆形，边界清楚	聚集灶形状常常不规则，浸润邻近的骨髓组织
多种类型的细胞成分	往往由单一的细胞组成（除了部分PTCL）；也有细胞学异型性
无窦内浸润（除了多克隆B细胞增生症）	可有窦内浸润
血管增殖明显	血管增殖通常不明显（除了PTCL）
偶见生发中心	通常没有生发中心（SMZL例外）
在涂片和印片中没有淋巴瘤细胞	淋巴瘤细胞可以出现在涂片或印片中
免疫染色显示混合的T细胞和B细胞（可以例外）	免疫染色显示B细胞为主、异常免疫表型或单克隆浆细胞支持B细胞淋巴瘤；异常T细胞表型支持T细胞淋巴瘤
流式细胞分析没有单克隆B细胞群或T细胞异常	流式细胞分析示Ig轻链限制性或T细胞异常
分子学分析没有单克隆B或T细胞受体基因的重排	分子学分析有单克隆B或T细胞受体基因重排

核仁或核仁不明显。聚集灶通常由多种类型的细胞组成，可含有组织细胞和浆细胞。聚集灶内常可见血管。生发中心罕见，如果出现，通常提示淋巴细胞聚集灶为良性（图57.3）；淋巴细胞聚集灶内的生发中心往往与自身免疫疾病有关。然而，生发中心并不是良性浸润的特异性表现。罕见情况下，NHL，特别是脾边缘区淋巴瘤（SMZL），骨髓的淋巴瘤浸润灶内也可有反应性生发中心[12]。

与良性淋巴细胞聚集灶相比，恶性淋巴瘤浸润灶常为多个，范围较大，边界不清。接触骨小梁并沿着骨表面生长，与骨轮廓吻合，这种生长方式属于小梁旁浸润，绝大多数患者病例为恶性特征[4]。出现明显的窦内浸润往往提示肿瘤性病变。唯一例外是多克隆的细胞增生症，其窦内浸润已有描述[13-17]。

细胞学上，惰性淋巴瘤很难与良性淋巴细胞聚集灶相区别，因为它们都是由染色质致密的小淋巴细胞组成。侵袭性较强的淋巴瘤，特别是具有明显异常形态学特征者，如细胞中到大，核形不规则，局部染色质致密，有明显核仁，核分裂象丰富，即使浸润的淋巴瘤细胞很少，也很容易与良性淋巴细胞聚集灶相区别。比良性淋巴细胞灶相比，恶性淋巴瘤的细胞成分往往更加单一。然而必须注意，某些淋巴瘤也具有多种类型的细胞成分，最具特征性的是外周T细胞淋巴瘤（PTCL）和HL[10,18]。如果出现异型细胞、核分裂象常见和异常结构特征（如浸润性边界）需怀疑恶性。骨髓穿刺涂片、印片或外周血涂片也常常可见淋巴瘤细胞；发现淋巴瘤细胞也可以帮助证实骨髓活检切片中的恶性淋巴病变。

57.1.3 免疫组化

尽管有上述鉴别要点，并非仅靠形态学就能区别

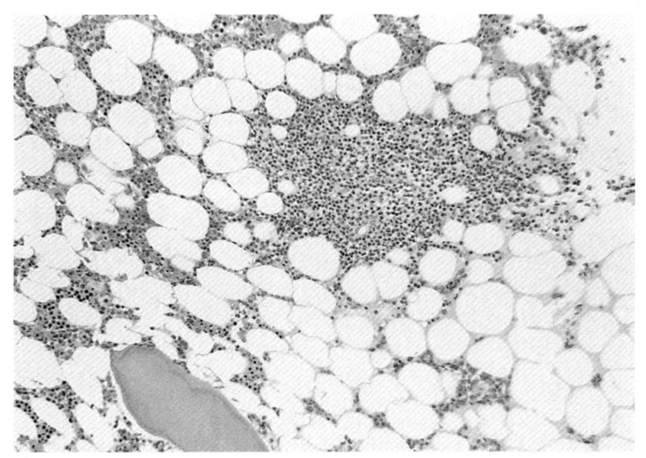

图57.2 骨髓活检切片中的良性淋巴细胞聚集灶。单个淋巴细胞聚集灶，范围小，边界清楚，位于骨小梁之间。淋巴细胞聚集灶主要由形态成熟的小淋巴细胞组成，其内可见小血管

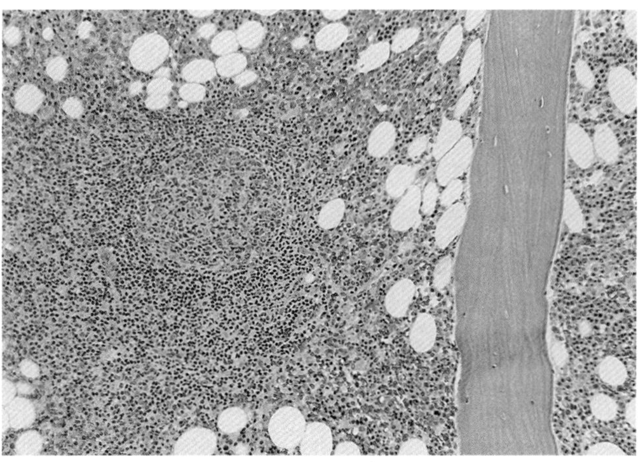

图57.3 良性淋巴细胞聚集灶包含反应性滤泡。注意淋巴细胞聚集灶中可见孤立的生发中心和变薄的套区

良恶性淋巴细胞浸润。疑难病例，骨髓活检或骨髓小粒切片的免疫组化染色有助于鉴别。B细胞相关抗体（CD20、PAX5、CD79a）和T细胞相关抗体（CD3）的免疫组化染色一般可以判断聚集灶内B和T细胞的比例。良性淋巴细胞聚集灶通常为B和T细胞的混合；一般以T细胞为主（图57.4）。主要由B细胞组成的淋巴细胞浸润灶，特别是多发性者，往往是肿瘤性浸润（图57.5）。必须谨慎细致地判读免疫组化结果，因为良性淋巴细胞聚集灶和淋巴瘤均可出现多种免疫组化反应模式。如B细胞淋巴瘤可有大量反应性细胞，因此，B和T细胞混杂或以T细胞为主的浸润不能排除B细胞淋巴瘤[19]。

据报道，BCL2蛋白的免疫组化染色在大多数良性淋巴细胞聚集灶为阴性或仅为弱阳性，而恶性浸润为中等或强阳性[20]。然而根据笔者的经验，BCL2染色在骨髓淋巴细胞聚集灶中几乎总是阳性，并且观察者之间对染色强度的判断不一致。其他报道则认为骨髓中良性恶性淋巴细胞浸润中的BCL2染色明显重叠[21,22]。小淋巴细胞淋巴瘤（SLL）、滤泡性淋巴瘤（FL）和套细胞淋巴瘤（MCL）均为$BCL2^{+}$，正常T细胞和正常套区淋巴细胞也呈阳性。当骨髓中出现生发中心时，BCL2染色有助于鉴别生发中心是反应性还是肿瘤性。CD10和BCL6也用于区分良性淋巴细胞聚集灶或FL累及骨髓。与良性病变相比，FL浸润骨髓时CD10常为阳性，但BCL6在不同类型的淋巴细胞聚集灶中染色模式相似[21]。

淋巴细胞聚集灶表达异常的细胞表型时，强烈支持恶性淋巴瘤的诊断。CD5是一种T细胞相关的抗原，在石蜡切片中可用于发现异常的B细胞免疫表型[23]。应当同时使用另一种T细胞抗原（最好是CD3）确定淋巴细胞浸润灶中T细胞的数量。如果B细胞有CD5的异常表达，那么聚集灶内几乎所有淋巴细胞都会表达CD5；如果没有CD5的异常表达，那么CD5染色与CD3染色一致。

当淋巴细胞病变含有大量浆细胞时，免疫组化或原位杂交检测κ和λ Ig轻链也很有价值；若能证实Ig轻链限制性，则支持恶性B细胞群。但是，许多实验室对石蜡包埋骨髓切片检测表面Ig并不是非常可靠。

浸润的T细胞如果缺乏表达或弱表达一个或多个全T细胞抗原（CD2、CD3、CD5、CD7），可视为异常免疫表型。出现异常的T细胞表型就要怀疑T细胞淋巴瘤的可能性。必须小心解释浸润灶内$CD7^{-}$T细胞，因为反应性病变也可以出现少量$CD7^{-}$T细胞。

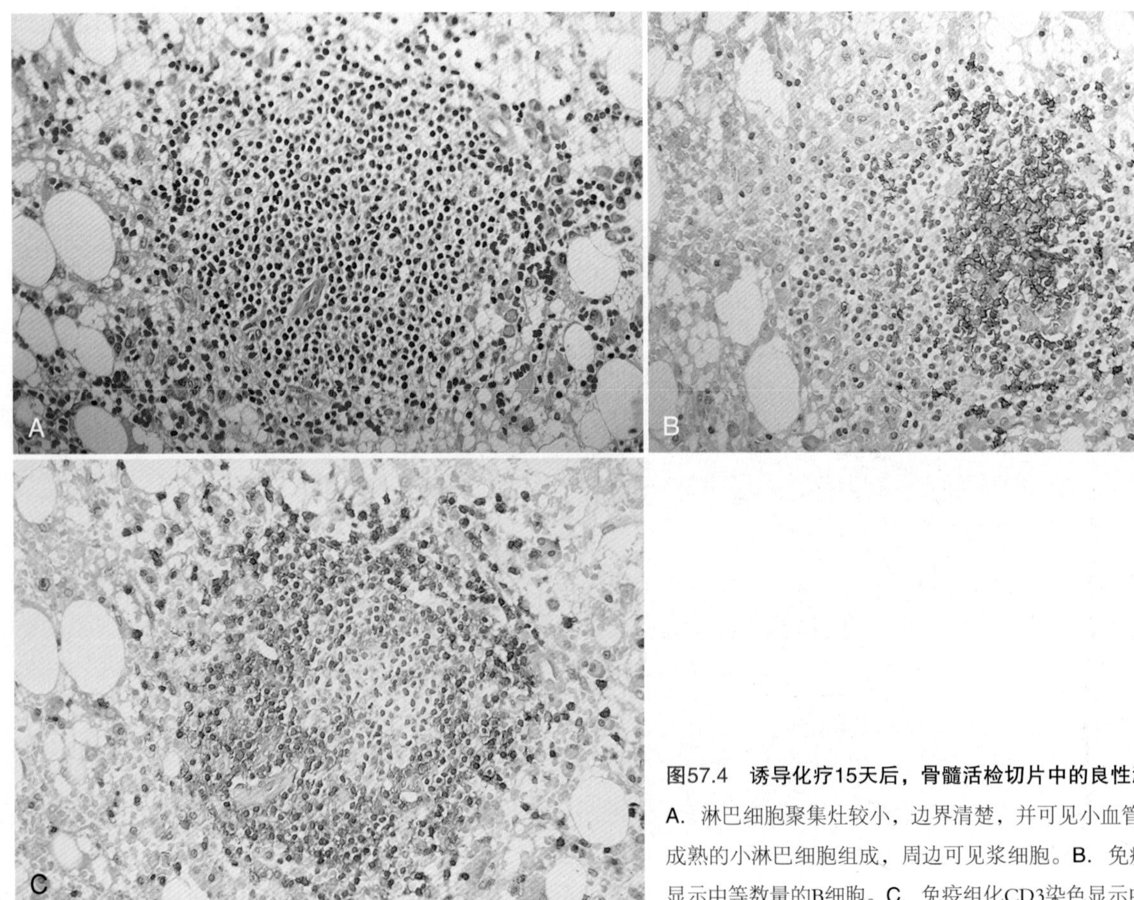

图57.4　诱导化疗15天后，骨髓活检切片中的良性淋巴细胞聚集灶。 A. 淋巴细胞聚集灶较小，边界清楚，并可见小血管，聚集灶由外观成熟的小淋巴细胞组成，周边可见浆细胞。B. 免疫组化CD20染色显示中等数量的B细胞。C. 免疫组化CD3染色显示中等数量的T细胞

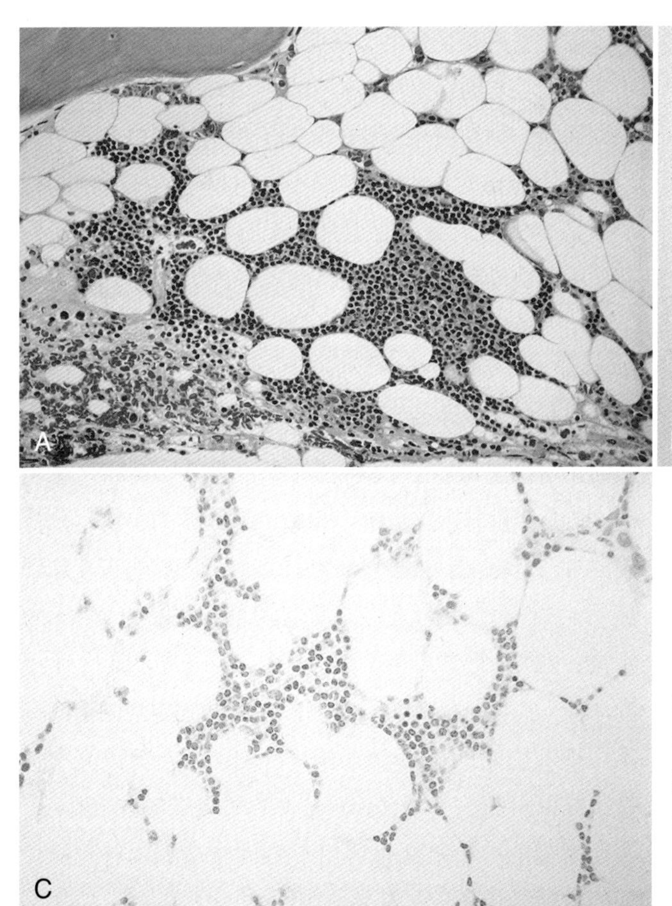
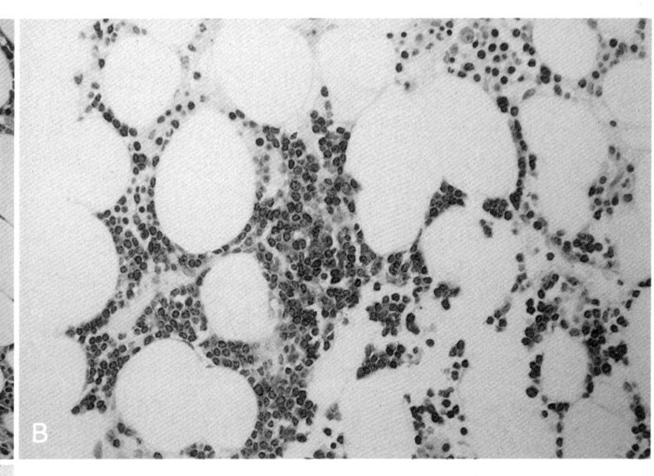

图57.5 骨髓中确诊的小淋巴细胞淋巴瘤（SLL）。A. 骨髓活检切片中多个淋巴细胞浸润灶（图示其一），呈浸润性边界，淋巴细胞浸入脂肪细胞之间。B. CD20免疫组化染色显示浸润灶内几乎所有细胞均为B细胞。C. CD3免疫组化染色显示为数不多的T细胞。流式细胞术证实单一类型的B细胞伴SLL免疫表型（CD19$^+$、弱CD20$^+$、CD5$^+$、CD23$^+$、CD10$^-$、FMC7$^-$）

57.1.4 流式细胞免疫分型

流式细胞分析骨髓新鲜的穿刺标本或外周血标本可以帮助鉴别良恶性淋巴细胞浸润[24-26]。评估骨髓标本的B细胞淋巴瘤时，应注意其形态学和免疫表型之间的关系。Hanson等用流式细胞术分析了175例B细胞淋巴瘤患者骨髓分期活检的免疫表型。形态上骨髓活检分期阳性患者中，有83%患者可检测到单克隆淋巴细胞亚群；形态上阴性患者，有96%患者没有检测到单克隆亚群。类似的研究还有，评估39例B细胞NHL的患者，流式细胞免疫分型与骨髓穿刺涂片和骨髓活检切片的形态学上的符合率为56%[27]。流式细胞术并不能在每一例淋巴瘤侵犯骨髓的患者中检测到淋巴瘤，因此这种检查必须与形态学评估相结合。流式细胞术最常用于检测形态上可疑的淋巴瘤浸润的骨髓标本；如果流式细胞分析显示单克隆B细胞亚群，病变很可能是恶性。由于病变小、呈灶性，在穿刺时易漏掉，或者骨髓纤维化妨碍有效的穿刺，故骨髓活检和穿刺涂片之间存在差别。因此，流式细胞分析结果显示多克隆的B细胞亚群并不能确保骨髓没有淋巴瘤的浸润。

当没有获取骨髓穿刺标本时，应做外周血流式细胞的免疫表型分析，特别是患者的淋巴瘤有较高的概率累及外周血时，如FL、SLL、MCL、淋巴浆细胞淋巴瘤（LPL）和SMZL。这些类型淋巴瘤累及骨髓的多数患者，其外周血中可以检测到单克隆B细胞[25]。然而，阴性结果并不能除外淋巴瘤累及骨髓的可能性。

偶尔，流式检测到单克隆B细胞，但形态学上却没有发现淋巴瘤存在的证据。这种现象很可能是由于标本取材不当所致。当发现单克隆B细胞却没有淋巴瘤的形态学证据时，应认真检查多个组织学切片，甚至切完所有的组织（图57.6），也可进行适当的免疫组化染色以确保不会漏掉这些异常病变。如果确实在组织切片上未见到淋巴瘤，病理报告上必须注明，流式检测到单克隆B细胞，但缺乏淋巴瘤的形态学证据。许多治疗方案是基于骨髓形态学的结果。因此，流式检测到单克隆B细胞的临床意义仍不清楚。如果患者没有确诊为淋巴瘤，可考虑再次骨髓活检，或对任何可疑淋巴瘤病变做活检，并且建议随访。

临床和形态学没有淋巴瘤证据、其他方面健康个体中可以检测到低水平的单克隆B细胞，多为老年人，了

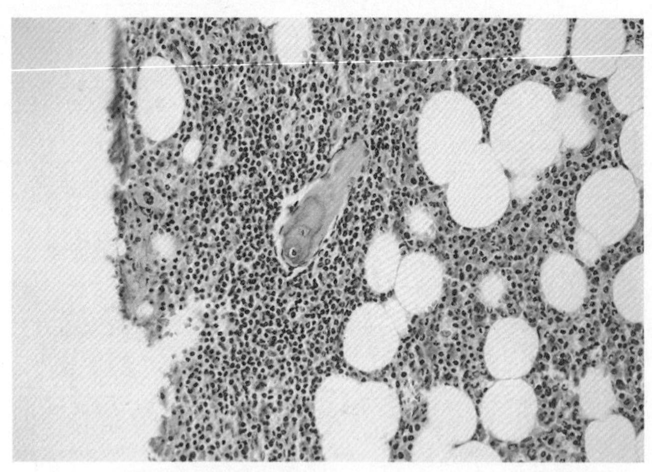

图57.6 37岁男性患有淋巴结套细胞淋巴瘤（MCL），骨髓活检证实MCL累及。流式免疫分型检测到骨髓中有单克隆B细胞，最初的组织学切片并没有发现淋巴瘤累及，蜡块深切后显示有SLL，部分围绕骨小梁并浸润在脂肪细胞之间

解这一点很重要[28,29]。大多数病例中，单克隆B细胞只占非常少的比例，在所分析细胞总数中通常＜1%[28,29]。Rawstron等[30]在血象正常、没有造血系统恶性肿瘤的人群中，用流式细胞仪在1%人群中检测到低水平的非CLL表型的单克隆B细胞；在3.5%人群中检测到低水平CLL表型的单克隆B细胞。这两部分单克隆B细胞之间的差异性还不清楚，一些学者用“意义未明的单克隆B细胞”这个术语来强调这种现象。后续研究显示，出现这种少量单克隆B细胞的人群，多数不会发展为恶性淋巴瘤（见第14章）[28,29]。这些研究结果强调了免疫表型与临床和病理结果相结合的重要性。而且，对于有淋巴瘤病史的患者，在评估单克隆B细胞的临床意义时，与先前淋巴瘤的免疫表型相比较非常重要。

流式细胞免疫表型分析也有助于PTCL累及骨髓的诊断。Crotty等[26]报道，根据所检测到的异常免疫表型（如缺乏一个或多个全T细胞相关抗原，或者异常的抗原表达模式，如$CD4^+/CD8^+$和$CD4^-/CD8^-$T细胞），流式细胞对于确定骨髓中T细胞淋巴瘤的敏感性为28.6%。虽然缺乏CD7是最常见的异常表现，但CD7的缺乏也可以见于反应性T细胞[31]。最近的研究报道，流式细胞对于T细胞淋巴瘤鉴别的敏感性更高（92%）[32]，研究者评估了T细胞抗原表达强度的异常（相对于正常T细胞）以及先前报道中的一些参数。

57.1.5 分子学诊断研究

分子学技术是分析和评估淋巴瘤浸润骨髓的重要辅助手段，尤其是怀疑淋巴瘤但不能确诊的小灶病变。分子学诊断技术通常采用石蜡包埋的组织，经PCR扩增来协助诊断，但也可用新鲜的骨髓组织或外周血。由于福尔马林固定液对DNA损害很小，用福尔马林固定的骨髓较适合做PCR分析；但是，人们用一些B5固定的骨髓组织也成功地进行了PCR分析[33,34]。

用于检测骨髓淋巴瘤的PCR的敏感性取决于所选择的病例、标本的类型和所使用的分子学方法，以及所使用的引物数量。大多数病例中，骨髓淋巴细胞聚集灶的基因重排结果与形态学发现有良好关联。Coad等[35]采用统一的*Ig*重链基因（*IgH*）和BCL2基因作为引物，分析检测了225例骨髓分期或治疗后B细胞淋巴瘤患者，结果表明，57%骨髓活检形态学阳性骨髓标本有单克隆IgH重排；25%为形态可疑的病例，5%为不确定病例，11%为活检形态阴性病例。11个病例是从B5固定液固定的标本中提取出的DNA骨髓活检切片阳性，在此研究中也做了PCR分析，其中10例可检测到单克隆条带（91%），表明类似的分析检测也可用于B5固定液固定、石蜡包埋的骨髓活检切片和骨髓穿刺标本。Braunschweig等[36]能够从几乎所有福尔马林或乙醇Bouin固定的标本中（80/83病例，96%）中提取出DNA；这83例中，26个病例来自骨髓活检切片，63%（50/80例）的病例可检测到单克隆B细胞亚群，进一步证实石蜡包埋的骨髓环钻活检切片可有效地用于PCR分析。值得注意的是，26例病例中，有4例骨髓出现了不同于髓外淋巴瘤的单克隆B细胞亚群，而其中3例的单克隆IgH亚群再次出现于复发后骨髓标本中。包括测序在内的分析表明这3例在肿瘤演进过程中，出现了不同的单克隆IgH基因重排。另一例HIV阳性患者的髓外部位出现寡克隆的B细胞淋巴瘤，其中一个克隆主要累积于骨髓。因此，PCR的结果可能是很复杂的，需要更详细的分析（如测序）才能准确地评估这些结果。这些报告及其他检测结果显示PCR可以检测出大多数T和B细胞淋巴瘤，特别是对形态上模棱两可的病例很有意义[26]。然而，由于PCR有时会出现假阴性结果，所以必须将分子学技术与病理形态相结合。造成假阴性的可能原因包括：①由于骨髓纤维化导致淋巴瘤细胞未被穿刺获取；②所分析的蜡块中没有预期病变；③标本的固定方法不适合PCR分析；④所分析的标本中DNA质量欠佳；⑤由于引物结合区域存在体细胞DNA突变，引物未能绑定到重排的基因上。

骨髓中灶性淋巴细胞病变经显微切割后，其基因重排检测的敏感性与整个骨髓切片相比尤其高。一项用显微切割技术的研究检测IgH探针表明，所有的淋巴细胞样病变可以根据形态学和单克隆*IgH*重排结果诊断为恶性病变[37]。此外，多数（4/5）可疑为淋巴瘤的淋巴细胞浸润也可检测到单克隆*IgH*基因。虽然显微切割技术的敏感性高，但不能常规运用于临床标本。

偶尔PCR的结果显示有单克隆淋巴细胞，但形态学上并没有淋巴瘤的证据。这种情况下诊断结果必须要小心，因为单克隆性并不等同于恶性肿瘤，PCR可以检测到没有临床意义的单克隆淋巴细胞亚群。骨髓标本中获得的PCR产物，如果有可能，应与原发淋巴瘤的PCR产物做比较，以避免检测到生物学上没有意义的单克隆亚群[38]。

独特的*BCL2*或*C-MYC*基因重排也可通过PCR检测来确定，这些重排的出现，不仅支持恶性淋巴瘤的诊断，还有助于淋巴瘤的进一步分类[39,40]。目前，虽然HL细胞的显微切割已显示存在着单克隆*IgH*基因，但在诊断这种淋巴瘤累及骨髓时并没有常规运用分子学诊断检测技术[41,42]。

57.1.6 少见的反应性淋巴细胞浸润

与较典型的良性淋巴细胞聚集相比，其他反应性淋巴细胞增殖性病变与恶性淋巴瘤往往难以鉴别。

57.1.6.1 系统性多克隆免疫母细胞增殖

系统性多克隆免疫母细胞增殖是一种少见的反应性淋巴浆细胞增生性病变，常见于急性免疫性疾病[43]。这种疾病常累及外周血、骨髓和淋巴结；其他器官，如脾和肝也常累及。白细胞计数通常升高，伴淋巴细胞绝对数增多，包括反应性淋巴细胞、免疫母细胞和浆细胞，中性粒细胞出现核左移（图57.7）。贫血和血小板减少几乎总是存在，贫血常由免疫介导所致，抗球蛋白试验阳性。受累患者多有丙种球蛋白血症。

骨髓穿刺涂片和骨髓活检切片中可见多量淋巴细胞、免疫母细胞和浆细胞。活检切片中灶性淋巴细胞聚集灶是特征性表现，聚集灶可以不明显，也可以大而广泛（图57.7）。浸润的浆细胞和免疫母细胞的Ig轻链染色模式为多克隆性，流式细胞也提示多克隆B细胞。分子学分析表明为种系*Ig*重链基因和种系T细胞受体基因，罕见寡克隆B或T细胞亚群。虽然引起这种疾病的原因

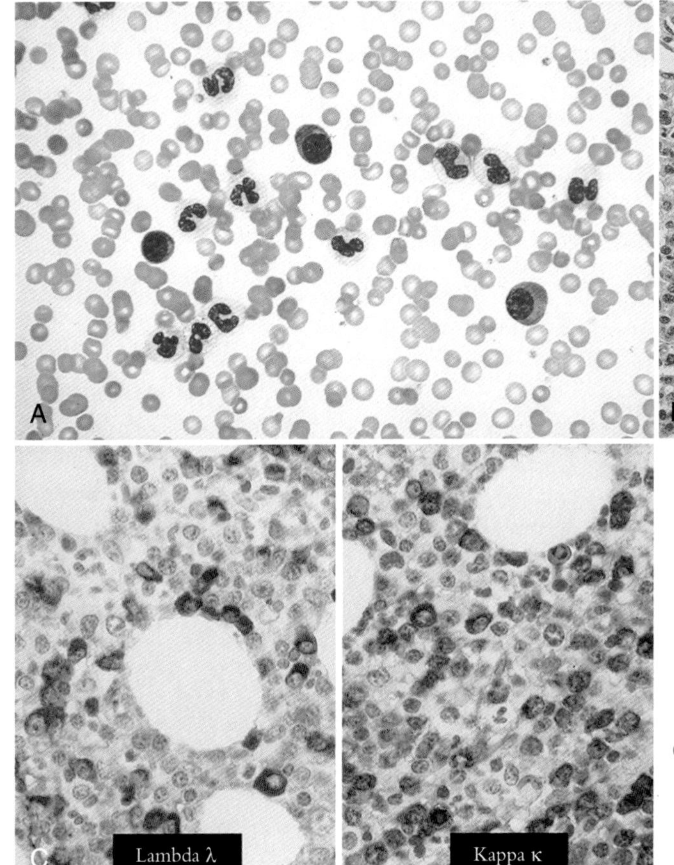

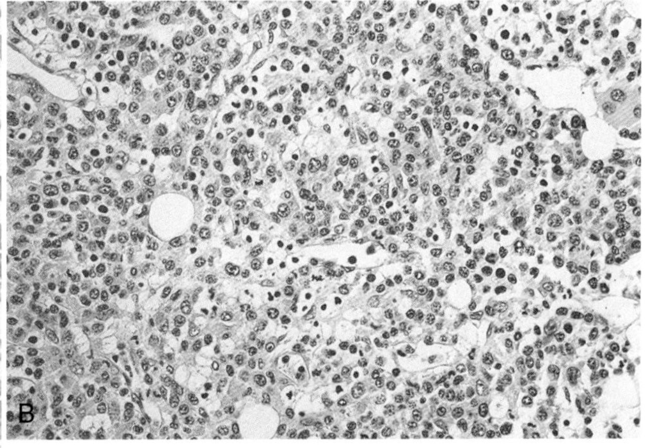

图57.7 系统性多克隆免疫母细胞增殖。A. 中性粒细胞增多（9.3×10^9/L），外周血中可见循环的浆细胞、免疫母细胞和红细胞缗钱现象。B. 骨髓穿刺活检标本显示骨髓有核细胞增多，含有淋巴细胞、浆细胞和免疫母细胞，貌似肿瘤性疾病。C. Ig轻链κ和λ的免疫染色显示浆细胞为多克隆性

仍不清楚，但部分患者可出现克隆性细胞遗传学异常，提示有隐匿肿瘤性增殖的可能。此外，还应除外潜在的PTCL，因为这种淋巴瘤的临床和病理特征可与系统性多克隆免疫母细胞增殖相重叠。

该疾病临床表现变化不一。许多患者对类固醇治疗有效，另一些患者则需要化疗。少数病例报告显示，这种疾病急性期的死亡率较高，大约为50%。大多数患者康复后没有复发或恶化[43]。

57.1.6.2 反应性多型性淋巴组织细胞增殖

反应性多型性淋巴组织病变由浸润的异质性淋巴细胞组成，包括形态成熟的小淋巴细胞和体积大的、核和核仁不规则的转化淋巴细胞。通常混合有浆细胞、嗜酸性粒细胞、肥大细胞和上皮样组织细胞，可形成不明显的肉芽肿。这些浸润灶大小不等，通常比典型的良性淋巴聚集灶的范围大。它们可为多灶灶，邻近骨小梁，且边界不规则（图57.8），与恶性淋巴瘤的鉴别特别困难。多型性淋巴组织增殖多见于免疫缺陷患者，包括AIDS[44,45]。但也可见于结缔组织疾病患者，如类风湿关节炎。免疫缺陷患者如果没有其他的髓外恶性淋巴瘤的组织学证据，或者没有辅助检测（如流式细胞免疫表型、免疫组化染色或分子学检测）的支持，在骨髓中诊断恶性淋巴瘤要非常谨慎。

57.2 非霍奇金淋巴瘤（NHL）

57.2.1 累及骨髓的发生率

骨髓内出现淋巴瘤即发生了疾病播散，代表Ⅳ期疾病[46,47]。淋巴瘤累及骨髓的总体发病率为35%~50%[10]。不同类型淋巴瘤累及骨髓的变化相当

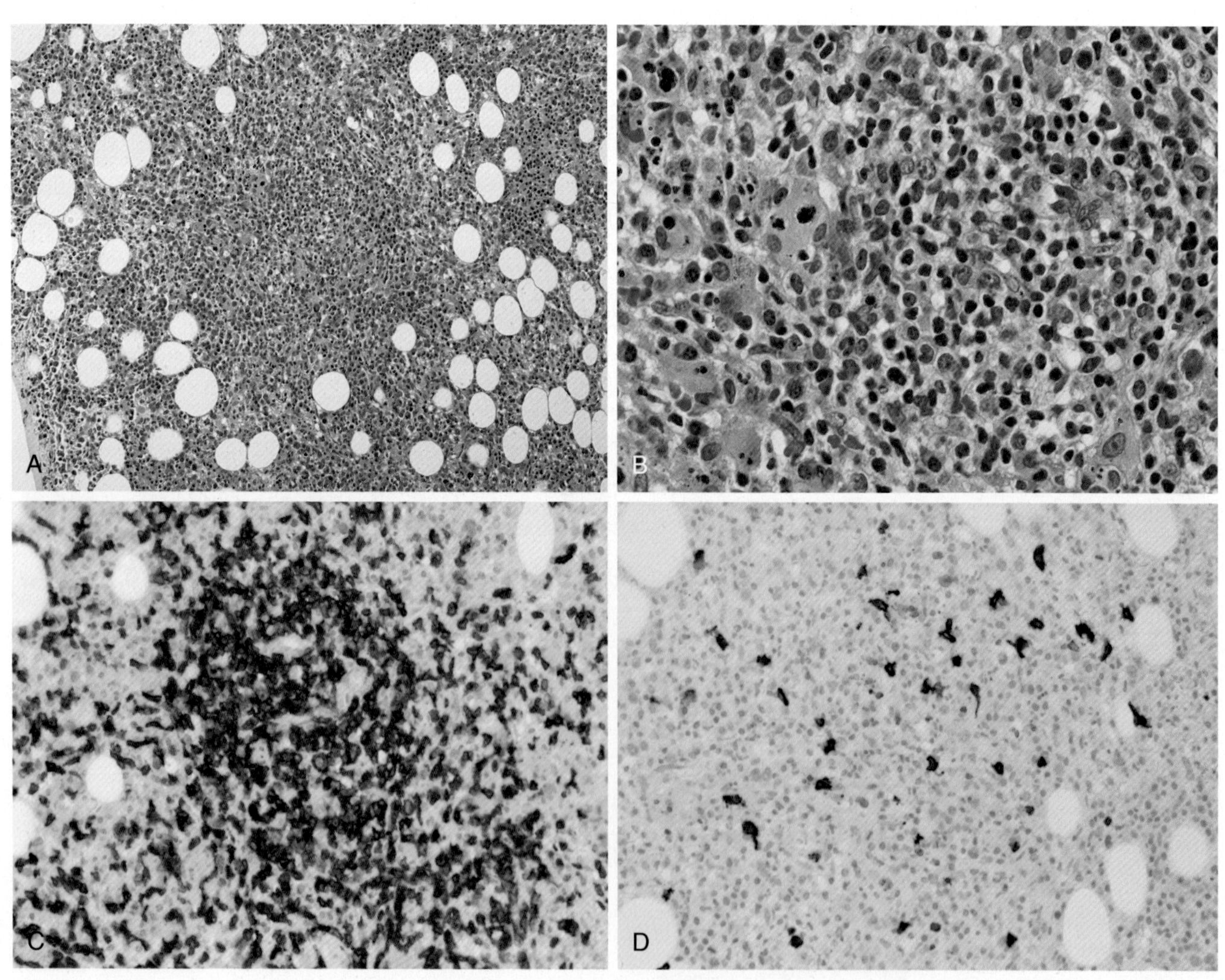

图57.8 骨髓活检切片中多种类型的反应性淋巴细胞浸润。A. 淋巴细胞浸润灶的边缘与正常的骨髓细胞自然地混合在一起。B. 浸润灶内可见小、中、大淋巴细胞，以及浆细胞、嗜酸性粒细胞和组织细胞。C. CD3染色显示几乎所有的淋巴细胞均为T细胞。D. CD20染色显示浸润灶内仅有极少B细胞

大（表57.2）。一般来说，惰性淋巴瘤、侵袭性淋巴瘤和大多数T细胞淋巴瘤累及骨髓的频率最高。如FL和SLL累及骨髓的发生率分别高达60%和85%[10,48]。惰性淋巴瘤如果仅仅累及骨髓并不一定提示临床预后差。但是，骨髓累及的范围直接影响患者的生存[49]。MCL是侵袭性淋巴瘤，大多数病例累及骨髓（高达95%）[50]。Burkitt淋巴瘤（BL）骨髓累及骨髓的频率为35%~60%[10,51]，相反，DLBCL侵犯骨髓的概率仅有15%~30%[51-53]。PTCL特殊类型累及骨髓的频率变化较大，总体上，骨髓累及率可高达80%[54]。某些类型，如几乎所有的肝脾T细胞淋巴瘤（HSTCL）病例均累及骨髓[14,15,55]。蕈样霉菌病（MF）[56]、ALCL[57]和鼻型NK/T细胞淋巴瘤很少累及骨髓[58]。

57.2.2 累及骨髓的组织学模式

NHL浸润骨髓有多种不同的结构模式（表57.2），同例患者可出现不止一种浸润模式[7]。了解这些特征有助于识别恶性淋巴瘤的浸润，还有助于淋巴瘤的进一步分类。

骨髓淋巴瘤的浸润方式有五种：随机浸润（结节性浸润）、小梁旁浸润、间质性浸润、弥漫性浸润和窦内浸润（图57.9）。浸润灶最常见，其特征为聚集的恶性淋巴瘤细胞。即使灶性病变取代了部分脂肪细胞和骨髓组织，仍可见形态正常的造血组织。浸润灶可随机存在，也可以出现在小梁旁。随机浸润通常占据远离骨小梁的空间，而小梁旁浸润常沿骨小梁表面生长，与骨小梁轮廓密切吻合。小梁旁浸润可以从骨小梁向外浸润生

表57.2 非霍奇金淋巴瘤（NHL）累及骨髓的组织学特征

淋巴瘤的类型	累及（%）	骨髓累及模式*	细胞学	说明
SLL	85	FR，I，D	成熟的小淋巴细胞，可见增殖中心	小梁旁浸润基本上排除本病
LPL	80~100	FR，I，D，FP	从淋巴细胞到浆细胞的谱系，可有免疫母细胞，常见Dutcher 小体	不同于SLL/CLL，偶见小梁旁浸润
MCL	55~95	FR，I，D，FP	不规则的小淋巴细胞；也可呈母细胞样；少数细胞有明显核仁	Cyclin D1+；可有小梁旁浸润
FL	50~60	FP，D，FR，I	通常以小裂淋巴细胞为主；可有大裂细胞或无裂细胞	特征性小梁旁浸润；肿瘤性滤泡可以明显
SMZL	73~100	FR，I，D，IS	核轻度不规则的小淋巴细胞；染色质致密，胞质丰富	窦内浸润通常明显；可有反应性生发中心
低级别结外MZL	44	FR，P，I，IS	染色质致密的小细胞，胞质少到中；可掺杂少数大细胞	骨髓浸润的范围往往微小
NMZL	30~40	FR，I，P，D	染色质致密的小细胞，胞质少到中	
DLBCL	15~30	FR，D	大细胞，有明显核仁	可有明显T细胞成分伴或不伴组织细胞；B细胞抗原及其他标志物免疫染色非常必要；少数大细胞淋巴瘤位于血管内
BL	35~60	I，D	中等大细胞伴网状染色质，多个小核仁，胞质嗜碱，常有胞质空泡	坏死常见；可见“星空”现象
PTCL-NOS	80	FR，D	多种类型的淋巴细胞群：通常核深染、不规则；大细胞可有核仁；淋巴瘤细胞常掺杂明显的反应性细胞成分	血管及网状纤维增殖通常较明显
ALCL	4~40	FR，I（散在的细胞），D	大细胞有分叶核，核仁明显，胞质丰富	CD30或ALK-1免疫染色阳性率较高
HSTCL	100	IS	中等大细胞，染色质分散	病变范围可能很小，免疫染色通常有帮助
LPL	50~60	I，D	原始细胞伴大量核分裂	与ALL相同
NK/T	0~25	I（散在的细胞）	细胞大小不等、核多形性	辨别骨髓切片中的淋巴瘤细胞可能必须做免疫染色或原位杂交检测EBER

注：D，弥漫性浸润；FP，小梁旁浸润；FR，随机浸润；I，间质性浸润；IS，窦内浸润；NK，自然杀伤细胞；P，小梁旁。ALCL，间变性大细胞瘫痪；BL，Burkitt淋巴瘤；DLBCL，弥漫大B细胞淋巴瘤；FL，滤泡性淋巴瘤；HSTCL，肝脾T细胞淋巴瘤；LPL，淋巴浆细胞淋巴瘤；MCL，套细胞淋巴瘤；MZL，边缘区淋巴瘤；NK/T，NK/T细胞淋巴瘤；NMZL，淋巴结边缘区淋巴瘤；PTCL-NOS，外周T细胞淋巴瘤-非特指；SMZL，脾边缘区淋巴瘤；SLL，小细胞淋巴瘤。

*，可以出现混合性模式，表中所列的为最常见的模式。

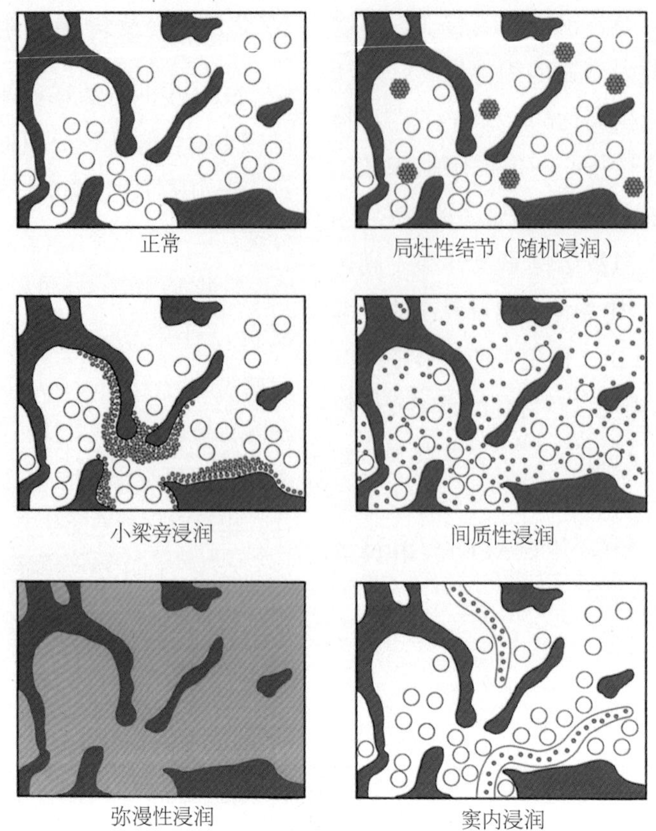

图57.9 正常骨髓组织和淋巴瘤浸润骨髓的五种不同模式。

长，但一部分仍靠近骨小梁，这样常常使浸润灶的外形不对称。随机浸润有时会延伸至骨小梁，但不是小梁旁浸润。间质性浸润是指恶性细胞浸润在正常造血细胞之间，没有明显破坏骨髓的正常结构。即使有广泛的骨髓累及，通常也不会取代大量骨髓组织。弥漫性浸润，一部分或全部骨髓活检切片中的骨小梁之间的骨髓成分被浸润灶取代。窦内浸润的特点是恶性肿瘤细胞聚集在骨髓的窦内；浸润灶一般很不明显，在常规HE染色切片上很难识别，但免疫组化染色可以显示这种浸润。

57.3 B细胞淋巴瘤累及骨髓的特征

本节介绍各种类型B细胞淋巴瘤累及骨髓的病理特征，下一节介绍T细胞淋巴瘤累及的特征。主要强调累及骨髓的特异性形态学改变。其他特征，如免疫表型和遗传学特征将在各型淋巴瘤的相应章节中详细讨论。

57.3.1 小淋巴细胞淋巴瘤/慢性淋巴细胞白血病（SLL/CLL）

小淋巴细胞淋巴瘤（SLL）和慢性淋巴细胞白血病（CLL）是发生在不同组织的同一种疾病。当肿瘤原发于淋巴结或结外组织、没有明显的白血病时诊断为SLL。约85%的SLL诊断时就有骨髓累及；只有少数SLL患者没有骨髓累及[10,48]。虽然根据定义标准，外周血中没有淋巴细胞绝对数增多，但流式细胞仪常常可以检测到少数单克隆B细胞[25,59,60]。大约15% SLL患者晚期可出现明显的淋巴细胞增多，与CLL相似。SLL/CLL骨髓浸润的模式为随机浸润（图57.10）、弥漫性浸润、间质性浸润和混合浸润。虽然随机浸润可以延伸至骨小梁，但没有明显的小梁旁浸润；当发现小梁旁浸润时，应考虑其他类型的淋巴瘤，而不是SLL/CLL。恶性淋巴细胞在外周血和骨髓穿刺涂片中，都显示相似的形态：细胞小而成熟，核圆形，染色质致密深染，胞质稀少。虽然偶有轻微不规则的细胞核，但明显的核分裂不常见。可有少数幼淋巴细胞。淋巴结活检常见到的增殖中心，在骨髓活检切片中偶尔也可见到（图57.11；见第14章）。

57.3.2 淋巴浆细胞淋巴瘤和Waldenström巨球蛋白血症（LPL/WM）

淋巴浆细胞淋巴瘤（LPL）是一种罕见的淋巴瘤，

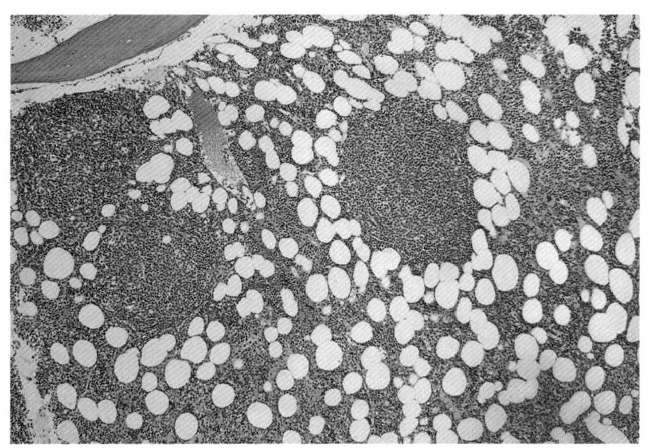

图57.10 小淋巴细胞淋巴瘤（SLL）。HE染色切片，显示三个结节性淋巴细胞浸润灶和间质性浸润，均由深染的、核圆形的小淋巴细胞组成

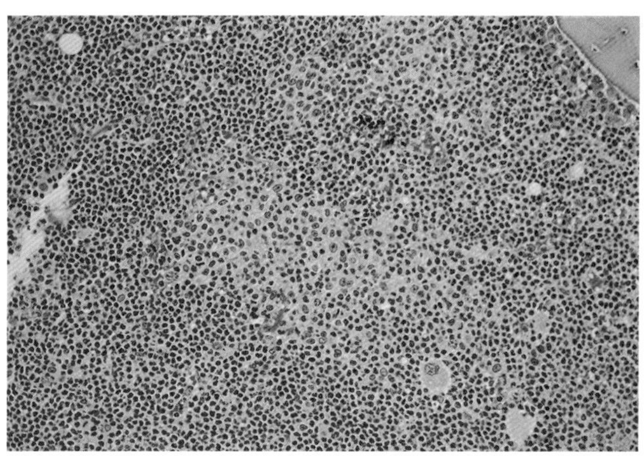

图57.11 骨髓活检切片中小淋巴细胞淋巴瘤（SLL）的增殖中心。增殖中心内可见淡染的幼淋巴细胞，胞质丰富，染色质略微分散，可见中央核仁。成熟的小淋巴细胞围绕在增殖中心周围

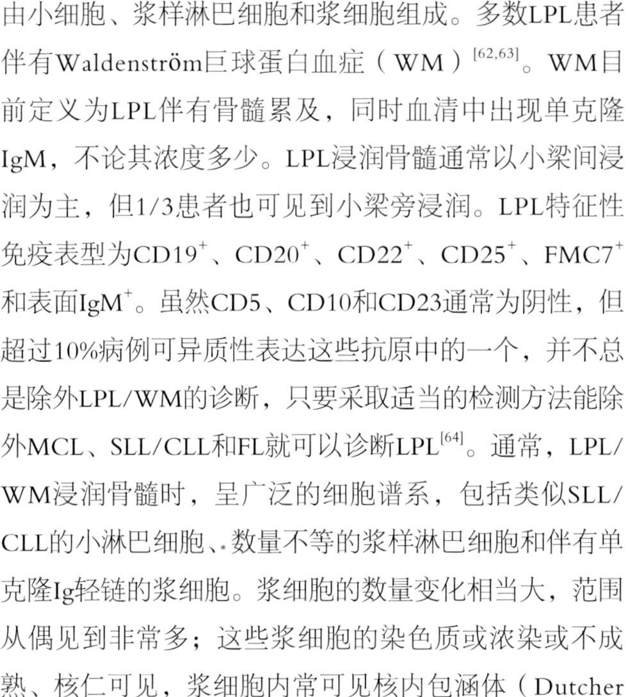

由小细胞、浆样淋巴细胞和浆细胞组成。多数LPL患者伴有Waldenström巨球蛋白血症（WM）[62,63]。WM目前定义为LPL伴有骨髓累及，同时血清中出现单克隆IgM，不论其浓度多少。LPL浸润骨髓通常以小梁间浸润为主，但1/3患者也可见到小梁旁浸润。LPL特征性免疫表型为CD19$^+$、CD20$^+$、CD22$^+$、CD25$^+$、FMC7$^+$和表面IgM$^+$。虽然CD5、CD10和CD23通常为阴性，但超过10%病例可异质性表达这些抗原中的一个，并不总是除外LPL/WM的诊断，只要采取适当的检测方法能除外MCL、SLL/CLL和FL就可以诊断LPL[64]。通常，LPL/WM浸润骨髓时，呈广泛的细胞谱系，包括类似SLL/CLL的小淋巴细胞、数量不等的浆样淋巴细胞和伴有单克隆Ig轻链的浆细胞。浆细胞的数量变化相当大，范围从偶见到非常多；这些浆细胞的染色质或浓染或不成熟、核仁可见，浆细胞内常可见核内包涵体（Dutcher小体）（图57.12），但这并不是LPL的特异性表现；还可见于浆细胞骨髓瘤（PCM）及其他伴有浆细胞分化的淋巴瘤，并且偶见于反应性淋巴细胞。LPL中也可出现核仁明显的转化淋巴细胞，但一般较少。LPL骨髓浸润时，肥大细胞和组织细胞通常增多。骨髓涂片中的淋巴瘤细胞与活检切片中的相似。10%~30%患者外周血淋巴细胞绝对数增多[65,66]，循环血中的淋巴瘤细胞体积小、核圆形、染色质深，类似SLL/CLL的肿瘤细胞，也可见浆样淋巴细胞。

LPL/WM必须与其他通常累及骨髓的伴有浆细胞分化的B细胞淋巴瘤相鉴别。这些肿瘤包括SMZL、黏膜相关B细胞淋巴瘤（MALT淋巴瘤）和PCM[67]。虽然一些特征临床和实验室检查，如IgM血清副蛋白所致的黏滞性过高、缺乏溶骨性病变、出现淋巴结增大都有助于LPL同多发性骨髓瘤的鉴别，但与其他惰性B细胞

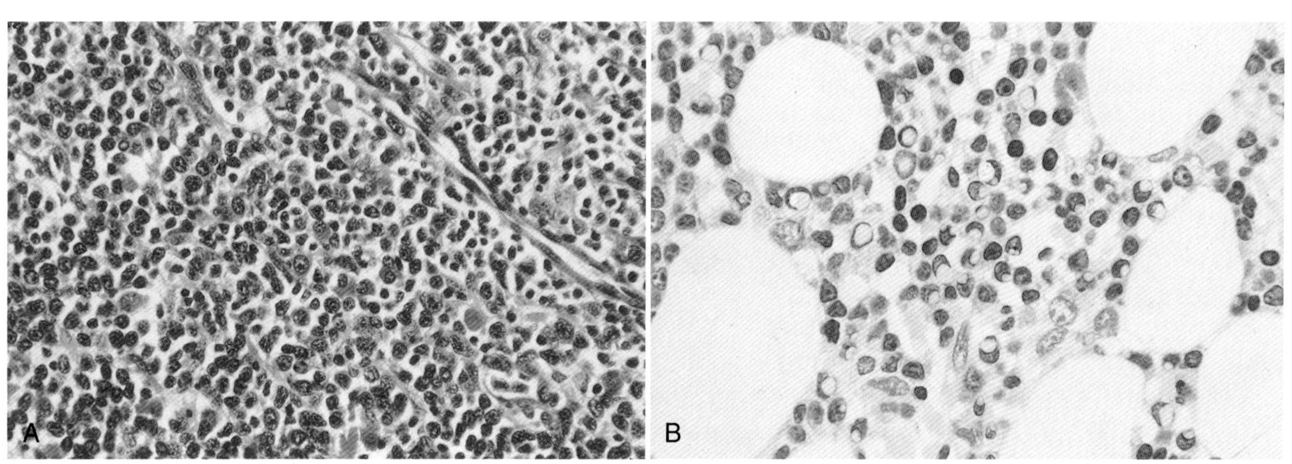

图57.12 淋巴浆细胞淋巴瘤（LPL）骨髓活检切片。A. 浸润很密集，含有大量浆细胞和小淋巴细胞。B. 一些浆细胞内可见核内包涵体（Dutcher 小体）

淋巴瘤的鉴别会存在困难[63]。尤其是MZL，因为两种恶性淋巴瘤细胞可以显示相同的形态学特点，都可有血清副蛋白IgM，都常有脾累及[67]。仔细检查受累部位有助于排除结外MALT淋巴瘤，后者通常位于黏膜部位，当其播散时，有向其他黏膜部位播散的倾向。与此相反，发生在结外部位的LPL/WM罕见，LPL/WM除了累及骨髓，还易累及淋巴结或脾。与LPL相比较，SMZL一般脾增大，骨髓几乎总是受累，但周围淋巴结通常不受累。细胞遗传学研究也有帮助；一些非整倍体如三体3、7、12或18，以及一些结构性染色体的重排，如t（1；14）（p22；q32）、t（11；18）（q21；q21）和t（14；18）（q32；q21）都与MZL相关[68-72]。虽然据报道*PAX5*与*IgH*融合的t（9；14）（q13；q32）易位常与LPL/WM相关，但最近一组大宗病例研究并没有证实这种关联性，并且发现*PAX5/IgH*融合基因在大B细胞淋巴瘤中更常见[73-75]。

57.3.3 脾边缘区淋巴瘤（SMZL）

SMZL是一种惰性淋巴瘤，包括先前的“伴绒毛淋巴细胞的脾淋巴瘤”。几乎所有患者在初诊时均有骨髓累及[12,69]。SMZL浸润骨髓可有以下一种或多种骨髓浸润方式：窦内浸润（图57.13）、间质性浸润、随机性浸润灶和小梁旁浸润，弥漫性浸润少见。SMZL的窦内浸润可能很明显，但无疾病特异性；其他淋巴瘤也可有类似的浸润方式[12]。窦内浸润在一般的HE染色切片中很难辨别，但免疫染色中可以清楚地显示肿瘤细胞。在淋巴瘤浸润的病灶中出现反应性生发中心是其另一个重要表现，可见于30%病例（图57.14）[12]。虽然仅根据细胞形态学难以辨别，但生发中心周边出现形态异常的细胞，提示有这种恶性肿瘤浸润的可能。CD21和CD23免疫组化染色可显示生发中心内的滤泡树突细胞网，使浸润灶内不引人注意的生发中心变得明显，成为浸润灶内的孤立结构。这些反应性生发中心不应与MZL浸润灶内的大细胞浸润灶或FL中的肿瘤性滤泡相混淆。后者通常BCL2$^+$，不同于BCL2$^-$的反应性生发中心[76]。

骨髓活检切片中的淋巴瘤细胞小-中等大小、核圆形或轻度不规则、染色质致密深染、中等量淡灰蓝色胞质。少数较大的淋巴细胞呈泡状核，可见核仁，也可出现伴或不伴Dutcher小体的浆样分化细胞，混杂在小淋巴瘤细胞之中，但多数患者没有这些改变[77]。几乎所有患者的外周血中均可见到肿瘤细胞，但淋巴细胞绝对数增多并不是SMZL的恒定特征[16]。循环血中的恶性淋巴瘤细胞小或中等大小，核圆形或卵圆形，染色质致密深染，少或多量的轻度嗜碱胞质。一些细胞的表面可见短而纤细的有极性的绒毛样突起[78]。

57.3.4 黏膜相关淋巴组织结外边缘区淋巴瘤（MALT淋巴瘤）

低级别MALT型EMZL一般累及胃肠道，诊断时通常仍只限于局部。此外，涎腺、肺、甲状腺和结膜为其他常见累及部位。当发生播散时，本病易于向其他黏膜部位播散，但有高达44%低级别病例累及骨髓[79]。大多数骨髓浸润呈随机性浸润灶，也可以出现小梁旁浸润、间质性浸润或窦内浸润[12,80,81]。骨髓累及的程度不等[12,82]，但播散对预后并没有明显影响[79]。浸润骨髓的淋巴瘤细胞形成一个形态学谱系，范围从类似成熟

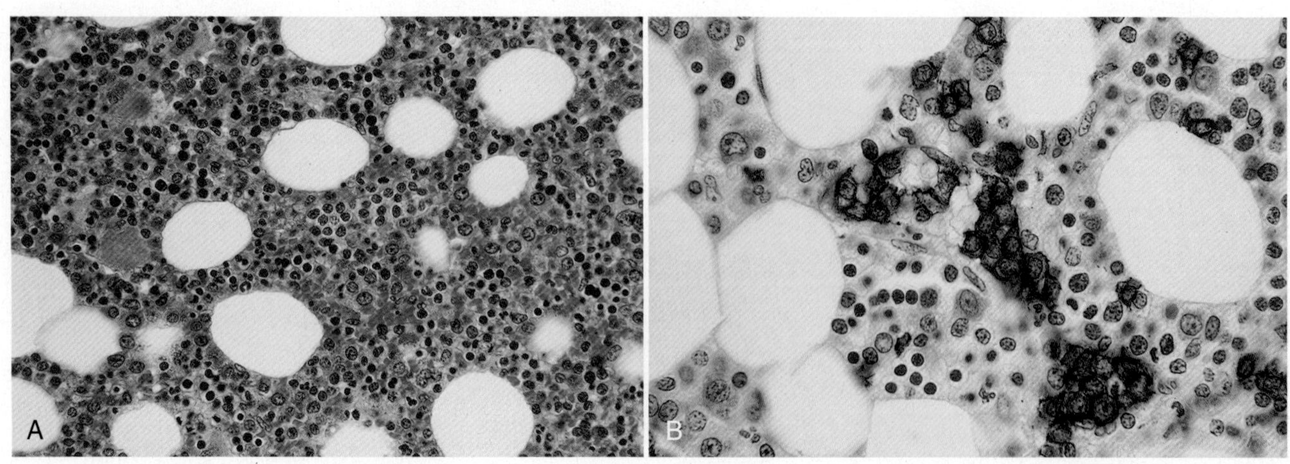

图57.13 脾边缘区淋巴瘤（SMZL）的骨髓活检切片。A. 浸润灶与正常骨髓细胞密切混合在一起，在HE染色切片中很难辨别。**B.** CD20免疫组化染色突出显示骨髓窦内的淋巴瘤细胞

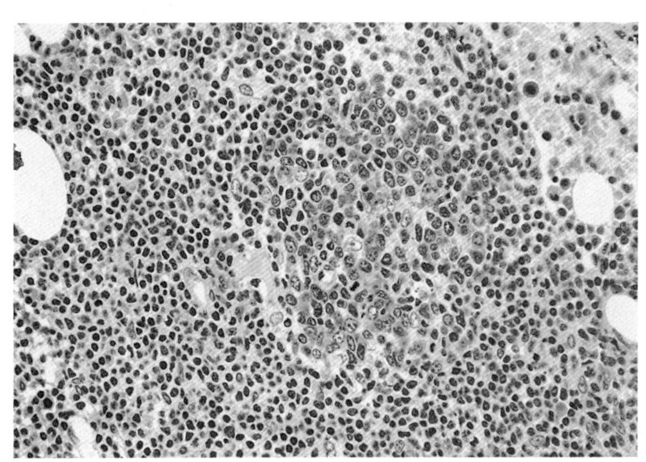

图57.14 脾边缘区淋巴瘤（SMZL）累及骨髓的活检切片。大多数淋巴瘤细胞体积小，核轻度不规则，这些细胞围绕反应性生发中心

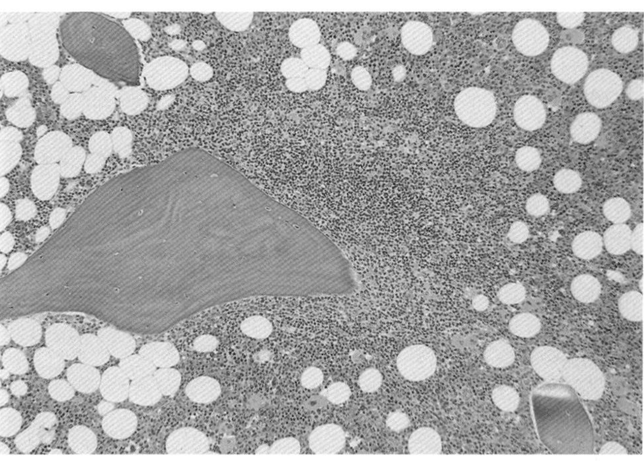

图57.15 滤泡性淋巴瘤（FL）。小梁旁淋巴瘤细胞浸润，环绕骨小梁，并与骨小梁轮廓密切吻合

的、染色质致密深染的小淋巴细胞至核不规则、胞质丰富、细胞边界明显的略大的淋巴细胞。也可混杂浆细胞。大多数患者的淋巴细胞绝对数正常；只有少数患者在外周血中可见形态上异常的淋巴瘤细胞。

57.3.5 淋巴结边缘区淋巴瘤（NMZL）

NMZL（旧称单核样B细胞淋巴瘤）是一种原发于淋巴结的淋巴瘤，明显不同于低级别结外MALT淋巴瘤[83]。NMZL和MALT淋巴瘤存在一些共同的特征，如都有殖入反应性生发中心的倾向。这些恶性淋巴瘤细胞与结内的单核样淋巴细胞非常相似，后者常见于反应性淋巴结炎。这种淋巴瘤的骨髓累及可见于32%~54%病例，多数呈随机性浸润灶或间质性浸润，小梁旁浸润不常见[82,84,85]，弥漫性浸润通常发生在NMZL的白血病阶段，但上述两种情况很少发生。浸润灶内含有小的中心样细胞，它们具有不规则核、致密深染的染色质和稀少胞质；也有中到大的、胞质丰富的单核样淋巴细胞；可有浆细胞混在其中。NMZL很少出现于外周血和骨髓涂片中，血液循环中淋巴瘤细胞的形态类似于骨髓活检切片所见[86]。

57.3.6 滤泡性淋巴瘤（FL）

FL初诊时骨髓累及率高，为50%~60%[87]。浸润方式主要为或仅有小梁旁浸润（图57.15）。但其他方式（包括随机浸润和弥漫性浸润）也可出现[10]。骨髓浸润灶多由深染、有裂或不规则核的小淋巴细胞组成。也可出现大淋巴细胞伴单个明显核仁，通常数量很少。骨髓浸润灶可以出现滤泡性生长方式，但少见，在一项研究中仅占5%（12/260例）（图57.16）[88]。滤泡性生长方式中有5例（42%）出现CD3$^+$假套区。除一个病例外，所有病例的肿瘤性滤泡均为随机浸润。不在小梁旁的肿瘤性滤泡可能会与良性淋巴细胞浸润混淆。然而，与发生在髓外部位的FL一样，肿瘤性生发中心免疫组化染色显示异常免疫表型（CD20$^+$B细胞也表达CD10、BCL6以及BCL2，并有树突细胞网，后者可用CD21、CD23或CD35突出显示）。

约20%病例，结内或结外淋巴瘤与骨髓中浸润的淋巴瘤在形态学上表现不一致；大多数病例中，骨髓浸润成分更加惰性[7,10,52,89,90]。罕见病例的两侧骨髓活检切片中也可见到这种不一致的形态学（图57.17）。循环的淋巴瘤细胞在外周血涂片中偶尔可以看到，但一般数量很少。少数病例中，淋巴瘤表现为外周血淋巴细胞绝对数

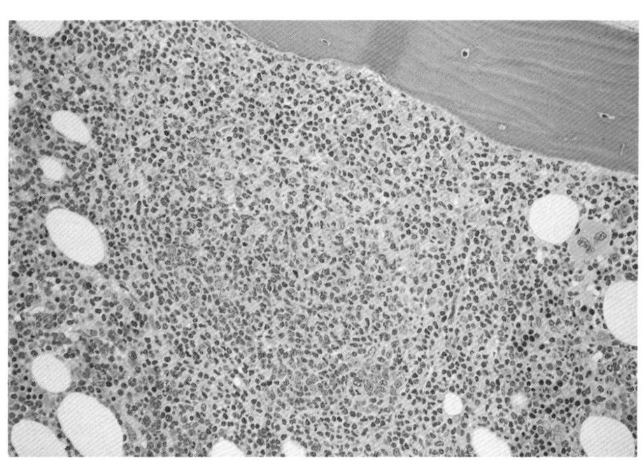

图57.16 伴有滤泡生长方式的滤泡性淋巴瘤（FL）。在这个骨髓活检切片中，浸润灶位于小梁旁，肿瘤性生发中心的细胞成分单一，主要由小裂细胞组成

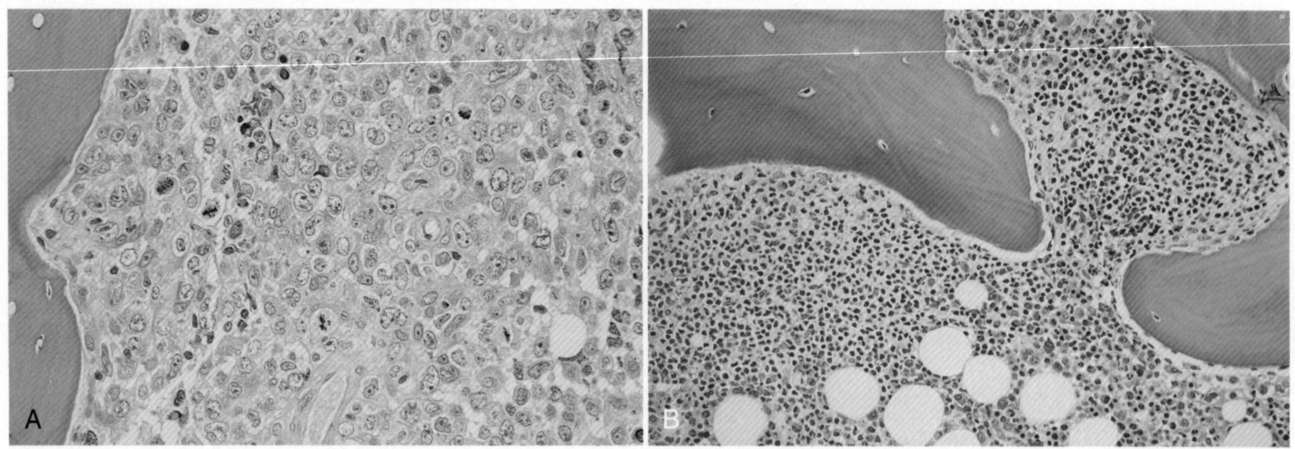

图57.17 **双侧骨髓活检切片中显示不同形态的淋巴瘤。**A. 显示大细胞淋巴瘤累及右侧骨髓，且伴有坏死（未显示）。B. 小裂细胞淋巴瘤出现在左侧活检切片中。一枚淋巴结中以FL 1级为主，伴有灶性弥漫大细胞淋巴瘤（未显示）

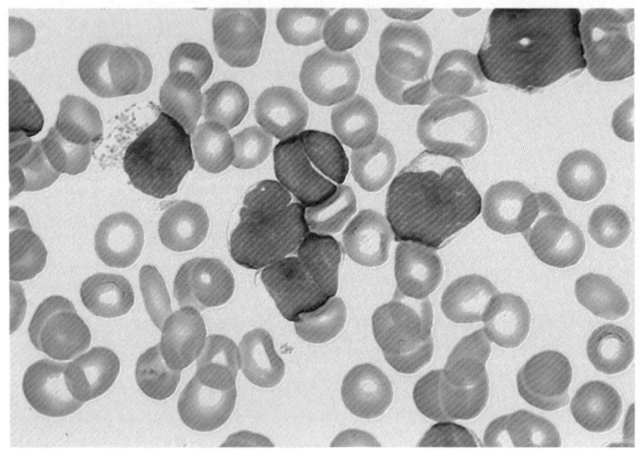

图57.18 **外周血中的滤泡性淋巴瘤（FL）细胞。**淋巴瘤细胞比成熟小淋巴细胞略大；染色质均匀细腻，有较深的核裂。图中也有一个良性大颗粒淋巴细胞

增多；极少数患者淋巴细胞增多非常明显[91]。淋巴瘤细胞通常比成熟的淋巴细胞略大，核裂较深，染色质均匀致密，胞质稀少（图57.18）。少数患者的淋巴瘤细胞类似原始细胞，有明显的淋巴细胞增多，骨髓活检切片显示弥漫性浸润[92,93]。在这种病例中，必须进行辅助检查，如免疫表型和遗传学检查以排除急性白血病并确诊为FL白血病期。

57.3.7 套细胞淋巴瘤（MCL）

MCL有55%~95%病例累及骨髓。典型的浸润方式为随机性浸润灶，但高达45%病例可见小梁旁浸润；偶尔仅有小梁旁浸润（图57.19）。间质性浸润和弥漫性浸润也可出现。MCL的淋巴细胞可显示不同的形态表现，但多数病例由单一、深染、核不规则的小–中等淋巴细胞组成，混杂着散在的、可见核仁的大细胞[96]。少数病例主要由类似SLL/CLL的深染、圆核、小淋巴细胞组成。也可有母细胞样变异型，染色质分散，胞质稀少，与急性白血病类似（图57.20）；淋巴瘤细胞也可呈分叶

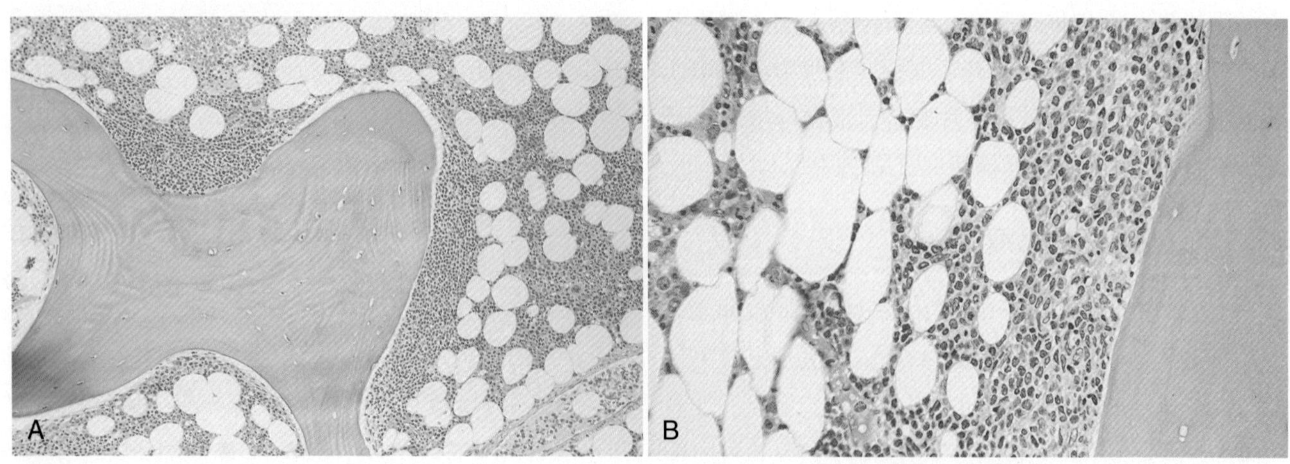

图57.19 **显示套细胞淋巴瘤（MCL）骨髓活检切片。**A. 仅有的淋巴瘤小梁旁浸润。B. 淋巴瘤细胞为染色质浓染，核呈圆形或不规则，小–中等淋巴细胞

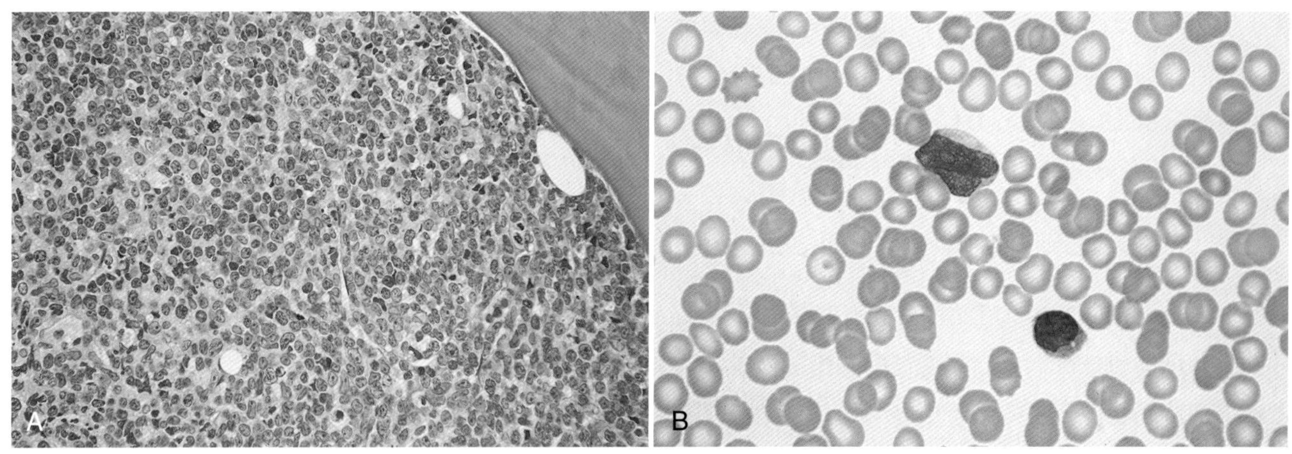

图57.20 套细胞淋巴瘤（MCL）母细胞变异型的骨髓和外周血表现。A. 骨髓活检切片显示淋巴瘤弥漫性浸润，瘤细胞染色质分散，有一个或多个核仁、体积中等或偏大。B. 外周血涂片中显示淋巴瘤细胞核呈折叠状，染色质轻微分散，胞质缺乏

状核的多形性表现[97]。母细胞变异型的骨髓浸润往往为间质性浸润或弥漫性浸润[95]。

即使没有淋巴细胞增多，循环血中也常见淋巴瘤细胞。如果淋巴瘤细胞数量较多，可出现绝对的淋巴细胞增多。据报道这种现象可见于28%病例[50,98]。出现外周血淋巴细胞增多时，MCL表现为小圆形淋巴细胞，类似SLL/CLL（图57.21）[99]。也可出现类似CLL的其他特征，如缺乏淋巴结增大和疾病呈惰性。此外和CLL一样，MCL也常伴有Ig重链可变区的突变（56%）和CD38−（52%）[100]。流式免疫表型分析有助于鉴别CLL与MCL。与CLL不同，MCL通常强表达表面Ig轻连，并且通常CD79b$^+$、FMC7$^+$和CD23$^-$，但多达50%病例可以弱表达CD23[101,102]。如果这些患者的骨髓活检显示有小梁旁浸润，可以排除SLL/CLL；必须考虑其他淋巴瘤的可能性，如MCL。有时MCL在形态学上与幼淋细胞白血病（PLL）或CLL/PLL不易区别[96,103]，因此，如骨髓

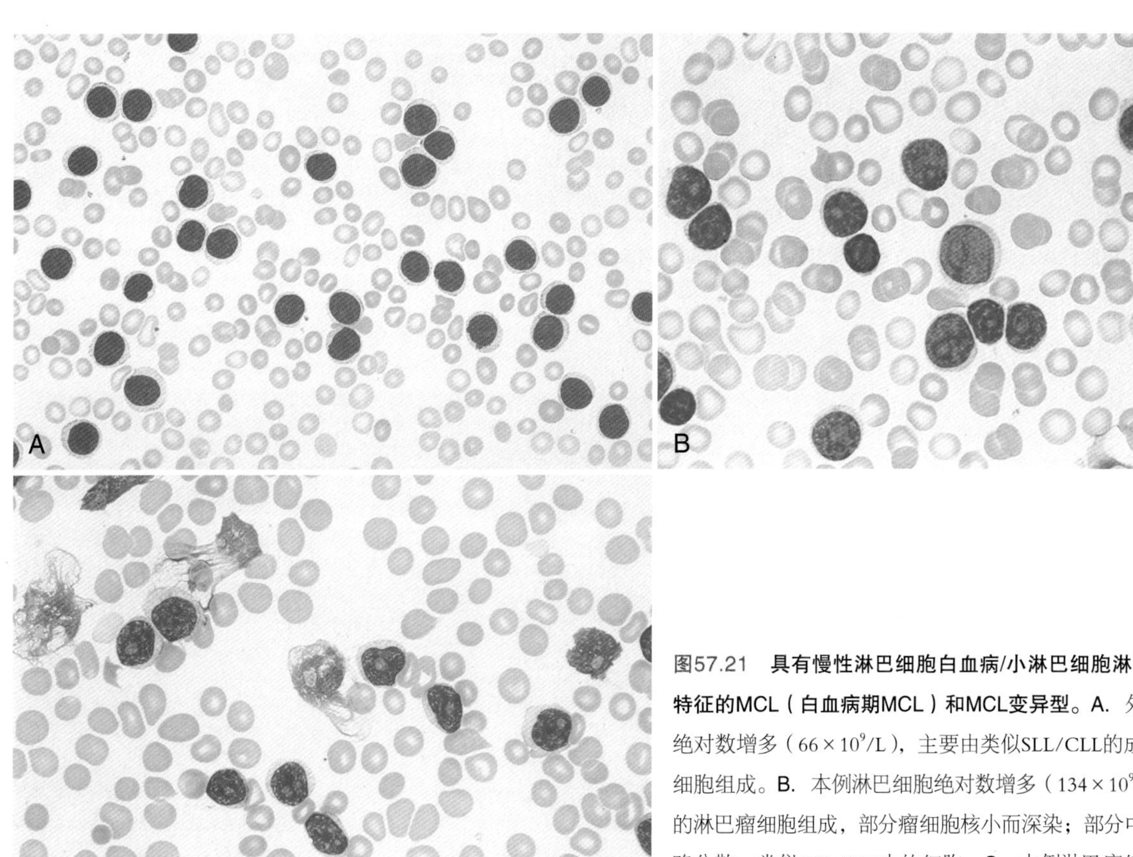

图57.21 具有慢性淋巴细胞白血病/小淋巴细胞淋巴瘤（CLL/SLL）特征的MCL（白血病期MCL）和MCL变异型。A. 外周血中淋巴细胞绝对数增多（66×10^9/L），主要由类似SLL/CLL的成熟的深染小淋巴细胞组成。B. 本例淋巴细胞绝对数增多（134×10^9/L），由大小不等的淋巴瘤细胞组成，部分瘤细胞核小而深染；部分中等大小，染色质略分散，类似CLL/PLL中的细胞。C. 本例淋巴瘤细胞比成熟淋巴细胞大，胞质丰富，核深染，可见明显的中央核仁，类似幼淋巴细胞。

活检切片作为MCL的最初诊断时必须结合一些辅助检查，如流式细胞免疫分析显示有典型的MCL表型，免疫染色显示BCL1（Cyclin D1）$^+$，或者遗传学检测到t（11；14）（q13；q32）。

57.3.8 弥漫大B细胞性淋巴瘤（DLBCL）

约15%~25%的DLBCL在诊断时伴有骨髓累及[52,53]。骨髓累及以随机性浸润灶、弥漫性浸润或混合浸润的方式最常见，随后是小梁旁浸润；间质性浸润罕见[104]。淋巴瘤细胞体积大，有1~2个明显的核仁，少-中等量的胞质。骨髓活检的切片中很容易发现淋巴瘤浸润（图57.22）。骨髓穿刺涂片和骨髓印片偶尔也可见有一个或多个核仁的淋巴瘤细胞，常伴有不等量嗜碱胞质（图57.22）。偶尔可见外周血累及。

40%以上病例的淋巴结或结外淋巴瘤与骨髓中淋巴瘤在形态上不一致[6,52,53]。在这些病例中，骨髓通常表现为侵袭程度较低的组织学形态，淋巴瘤细胞往往全部由小而深染的淋巴细胞组成，或者小细胞与大细胞混合（图57.23）[53,104]。在骨髓外DLBCL及其骨髓浸润不一致的患者中，2/3患者存在相同的单克隆*IgH*或*BCL2*基因重排，支持两者都起源于同一B细胞克隆。其余1/3病例中，由于出现不同的*IgH*或*BCL2*基因重排，或两种淋巴瘤的基因序列不同，骨髓中惰性淋巴瘤与髓外DLBCL无关[105]。如果患者骨髓淋巴细胞浸润方式为小梁旁（40%淋巴瘤患者），则支持淋巴瘤浸润的诊断[48]，因为反应性淋巴细胞浸润也可见于淋巴瘤患者的骨髓中[105]。这种出现骨髓惰性淋巴瘤浸润的DLBCL患者的总体生存率要比那些有大细胞淋巴瘤浸润的患者好。骨髓广泛的淋巴瘤浸润（＞70%）或大细胞组成超过50%弥漫性浸润的患者预后较差[52,104]。

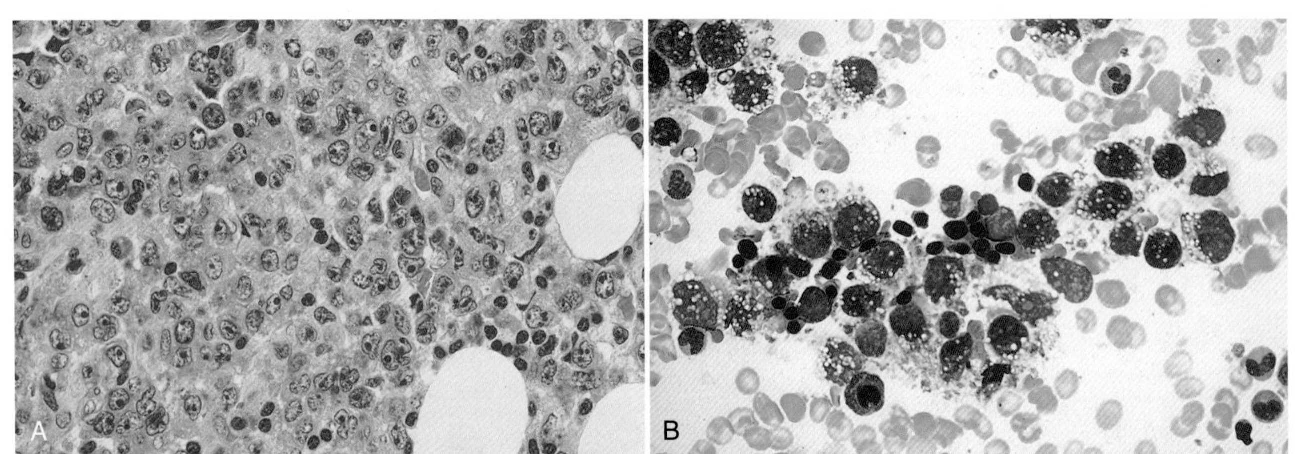

图57.22 弥漫大B细胞性淋巴瘤（DLBCL）侵犯骨髓的活检切片和穿刺涂片表现。A. 骨髓活检切片中的淋巴细胞体积大，染色质分散，许多细胞核仁明显。B. 大的淋巴瘤细胞的胞质内可见空泡

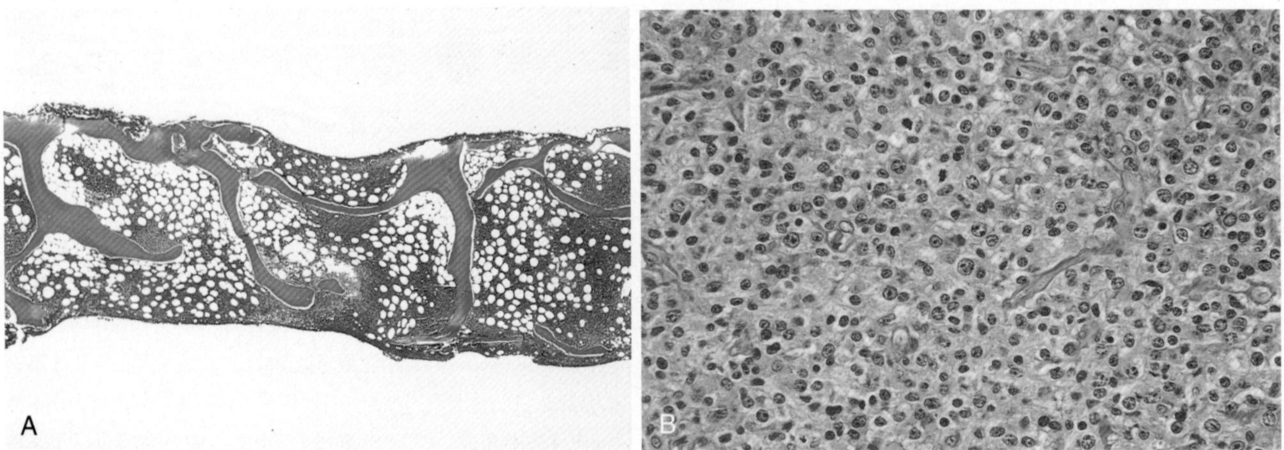

图57.23 弥漫大B细胞性淋巴瘤（DLBCL），淋巴结和骨髓的形态不一致。A. 骨髓活检切片显示一些小梁旁浸润，由小淋巴细胞组成。B. 淋巴结为DLBCL

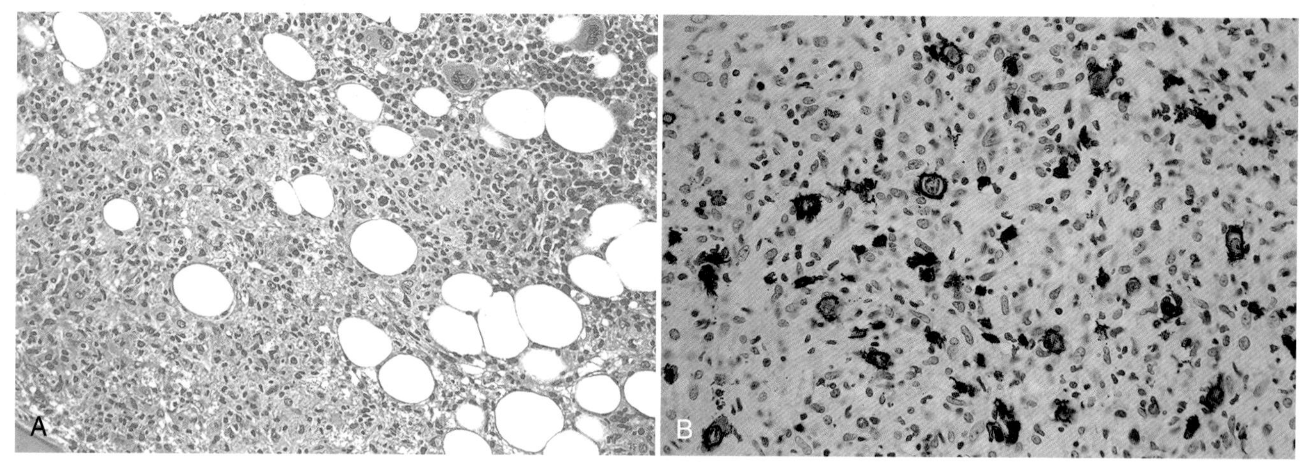

图57.24 T细胞/组织细胞丰富型大B细胞淋巴瘤（THRLBCL）累及骨髓。A. 浸润灶的边界不清，其内包含组织细胞，许多小淋巴细胞，以及少数异常的大淋巴细胞。**B.** CD20免疫组化染色可以突出这些少数的大淋巴细胞，它们仅组成浸润灶中的小部分，大多数浸润的细胞为$CD3^+$T细胞（没有显示）

DLBCL的一个亚型，T细胞/组织细胞丰富型大B细胞淋巴瘤（THRLBCL），表现为肿瘤性大B细胞较少，混杂大量小T细胞伴或不伴组织细胞[106]。这种淋巴瘤偶尔累及骨髓时，可与其他淋巴瘤累及骨髓相混淆，特别是PTCL累及骨髓（图57.24）和HL累及骨髓，但异常的大细胞免疫表型表现为B细胞（$CD20^+$、$CD79a^+$或$PAX5^+$，$CD3^-$），而$CD45^+$、$CD30^-$和$CD15^-$可以排除PTCL和经典型HL。

纵隔大B细胞淋巴瘤（PMLBCL）是DLBCL的一个亚型，它起源于纵隔，女性多见[107]。也有骨髓累及的报道（3%~9%），但是骨髓浸润的特点没有详细的描述[108]。

57.3.9 血管内大B细胞淋巴瘤（IVLBCL）

IVLBCL是结外大B细胞淋巴瘤的少见亚型。淋巴瘤细胞局限在小血管的管腔内生长，通常广泛播散，包括骨髓[109]。少数情况下，骨髓可以是初诊部位[110,111]。在受累骨髓的切片中，B细胞相关抗原CD20和CD79a的免疫染色可显示窦内的淋巴瘤细胞[17]。一般来讲，IVLBCL并不形成血管外的肿块。偶尔外周血和骨髓涂片中可出现这种淋巴瘤细胞；这些大细胞核不规则，胞质嗜碱，偶尔可见胞质空泡（图57.25）。

使用传统的G带结合多色核型分析检测IVLBCL，结果显示这种淋巴瘤出现以结构性重排为特征的复杂异常核型，涉及染色体的扩增、丢失、增添、倒位和隐匿易位[112]。常见重现性改变包括6/6q-（59%）和18号染色体三体/重复（18q）（41%）；6号染色体6q21-23区域的丢失与其他类型的DLBCL类似。

57.3.10 原发渗出性淋巴瘤（PEL）

PEL（也称为浆膜腔隙型淋巴瘤）是一种大B细胞淋巴瘤，最常发生在有免疫缺陷的病例中。肿块一般不出现在体腔外。骨髓累及还没有被报道过。

57.3.11 Burkitt淋巴瘤（BL）

BL累及骨髓的发生率约为30%~60%，多数浸润方式为弥漫性浸润或间质性浸润[10,87]。BL也可出现白血病样表现。肿瘤细胞中等大小，中等量嗜碱性胞质，染色质呈网状，可有多个小核仁。胞质内空泡为溶解的脂质，在骨髓涂片、印片和血涂片中最容易被发现（图57.26）。瘤细胞核分裂象多，骨髓坏死也常见；髓外部位的肿瘤见到的典型的“星空”现象在骨髓中也可以出现。

57.3.12 B淋巴淋巴母细胞淋巴瘤（B-ALL/LBL）

B淋巴母细胞淋巴瘤（B-LBL）与B淋巴母细胞白血病（B-ALL）具有相同的形态学和免疫表型，两者之间的区别是主观划分的。当患者以髓外肿块就诊时，肿块多出现在皮肤、软组织或淋巴结，骨髓病变缺乏，或者骨髓造血细胞中原始细胞计数不足25%，被称为LBL [113-115]；其骨髓浸润方式通常为随机性浸润灶。恶性肿瘤细胞小-中等大小，染色质细腻。胞质稀少，没有或可有小核仁，核分裂易见。患者如果不伴有急性

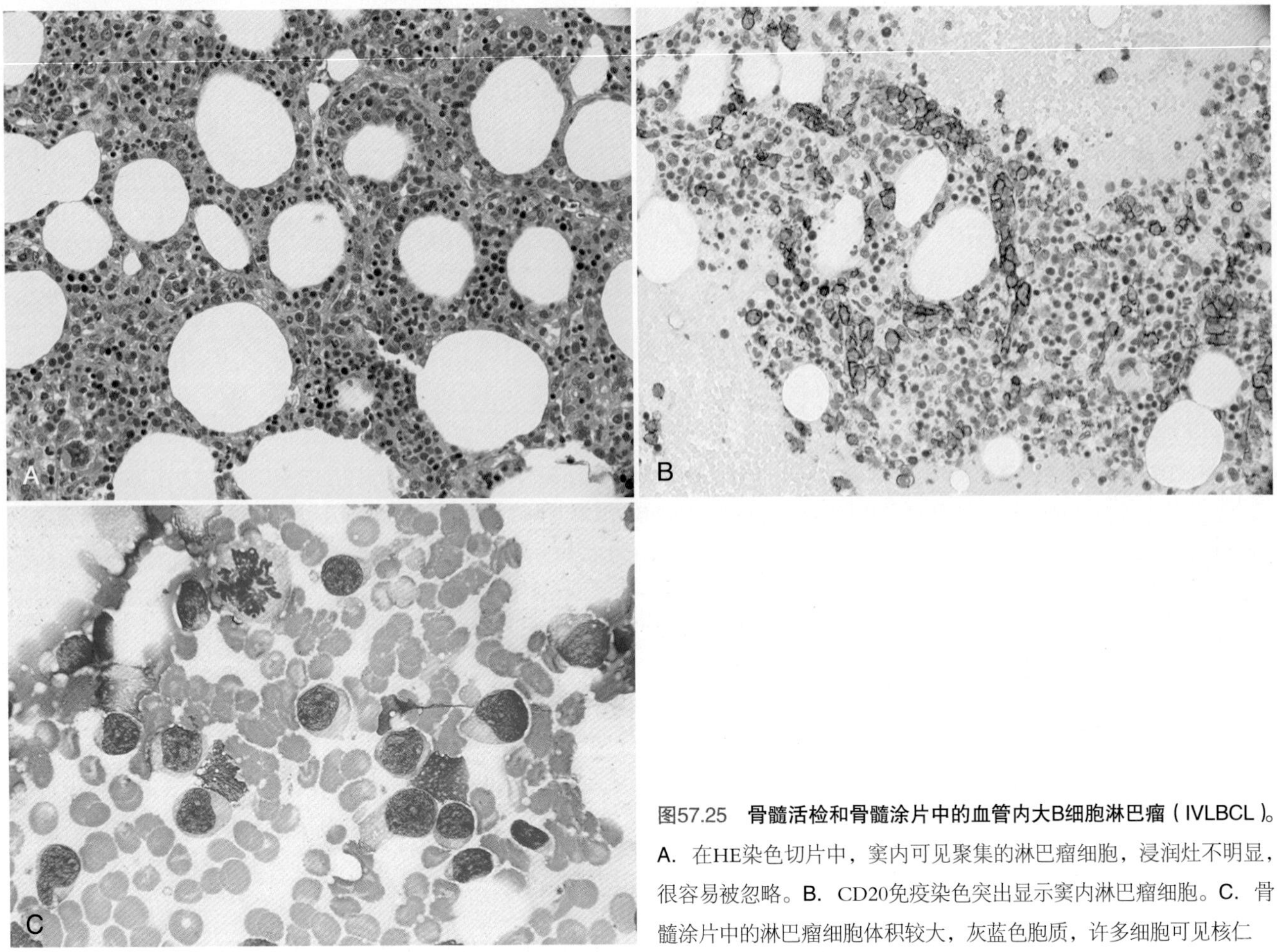

图57.25　骨髓活检和骨髓涂片中的血管内大B细胞淋巴瘤（IVLBCL）。 A. 在HE染色切片中，窦内可见聚集的淋巴瘤细胞，浸润灶不明显，很容易被忽略。B. CD20免疫染色突出显示窦内淋巴瘤细胞。C. 骨髓涂片中的淋巴瘤细胞体积较大，灰蓝色胞质，许多细胞可见核仁

白血病，外周血和骨髓穿刺标本中的恶性肿瘤细胞罕见，但如果随着疾病发展骨髓出现广泛累及，外周血和骨髓中可见到大量肿瘤细胞[116]。本病有时难与广泛浸润骨髓的成熟B细胞肿瘤鉴别，如母细胞样MCL，免疫表型分析是鉴别的关键；表达TdT或CD34可以除外成熟B细胞肿瘤。

57.4　T细胞淋巴瘤累及骨髓的特征

57.4.1　T–淋巴母细胞淋巴瘤/白血病（T–LBL/ALL）

母细胞淋巴瘤（T–LBL）与急性母细胞白血病（T–ALL）的细胞实际上相同。总体而言，T–LBL比B–LBL更常见[117,118]。当未累及骨髓或骨髓中原始细胞

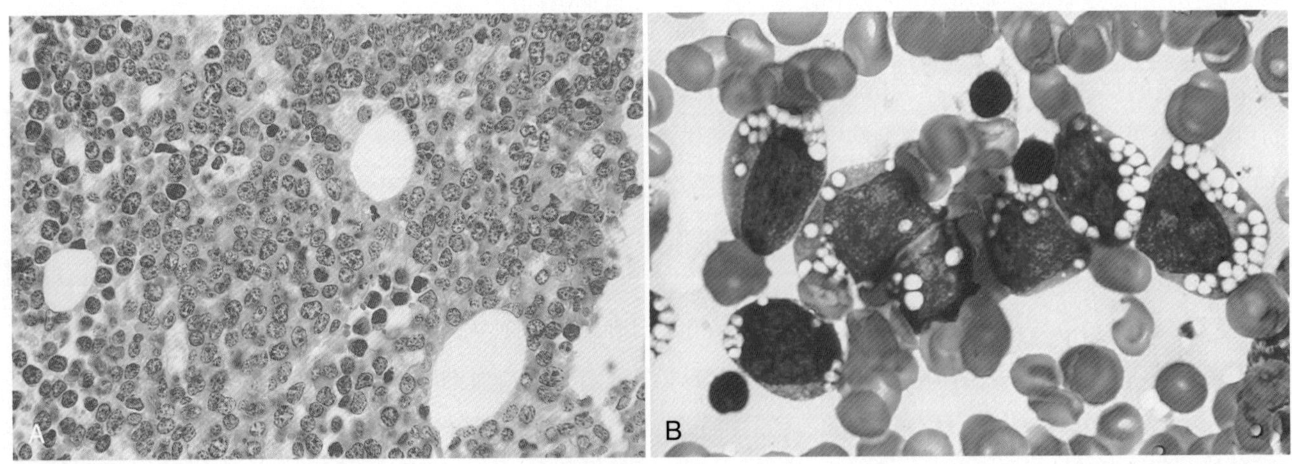

图57.26　Burkitt淋巴瘤（BL）累及骨髓。 A. 骨髓活检切片显示弥漫性浸润灶，由中等大小细胞组成，含有圆形核和数个小核仁，胞质丰富。注意核分裂。B. 骨髓涂片中，淋巴瘤细胞的胞质内可见多个空泡

计数少于25%时，称为LBL。骨髓被累及时，骨髓活检可显示胞质稀少的原始细胞呈随机浸润。原始细胞从小到大细胞均有，染色质分散或凝集，细胞核回旋曲折（图57.27）。

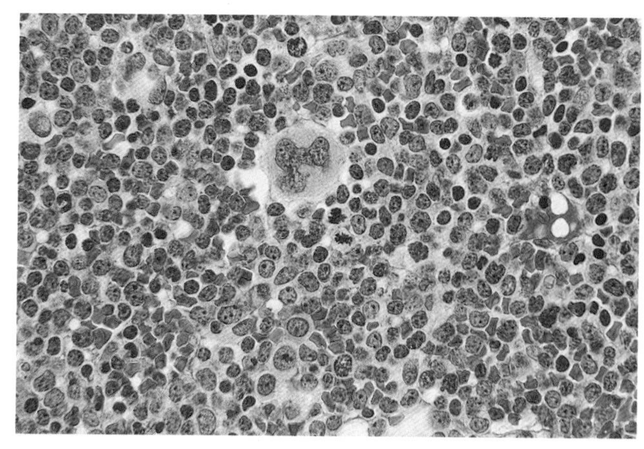

图57.27 T淋巴母细胞淋巴瘤（LBL）累及骨髓。 骨髓活检显示弥漫性浸润，肿瘤细胞取代了正常的造血细胞成分，由大小不等、染色质分散的细胞组成。浸润灶内可见核分裂，还可见一个巨核细胞

57.4.2 结外NK/T细胞淋巴瘤

结外NK/T细胞淋巴瘤通常起源于鼻腔，也称为鼻NK/T细胞淋巴瘤[119]。鼻型NK/T细胞淋巴瘤是与此类似的淋巴瘤但发生在鼻腔以外部位，通常发生在皮肤、鼻咽或睾丸。不同病例的肿瘤细胞形态变化不一；肿瘤细胞可表现为小细胞、中等大细胞、大细胞或混合存在。核不规则，多形性明显。胞质中等量、淡染；有些病例中有明显的嗜天青颗粒。几乎所有的病例，包括鼻NK/T和鼻型NK/T细胞淋巴瘤，EBV均可为阳性[120]。石蜡切片中，鼻NK/T和鼻型NK/T细胞淋巴瘤的表面CD3均为阴性，但胞质内CD3则为阳性。噬血细胞综合征（HPS）表现为发热、全血细胞减少、肝功能异常，以及骨髓噬血现象，后者在鼻NK/T和鼻型NK/T细胞淋巴瘤均可见到[121,122]。

鼻NK/T细胞淋巴瘤的骨髓累及不明显并且少见（8%病例）。由于与早期死亡相关，识别骨髓浸润很重要。单个淋巴瘤细胞通散在分布于正常造血细胞成分之间的间质区域[58]，在HE染色切片上很难辨别，但原位杂交检测EBER或CD56免疫染色可以显示这些孤立散在的肿瘤细胞（图57.28）。虽然EBER和CD56都不是本病特异性标志物，但正常骨髓仅有少量NK细胞，几乎没有EBER$^+$细胞。CD3染色不会有太大帮助，因为在骨髓中常见T细胞；发现形态异常的CD3$^+$细胞有助于诊断。

鼻NK/T细胞淋巴瘤通常位于上呼吸道，而大多数鼻型NK/T细胞淋巴瘤（80%）发生在鼻腔以外；疾病进展时，常累及多个部位。15%~25%患者可出现骨髓累及[58,121-123]。骨髓浸润的方式并没有详细的描述；有研究者曾观察到睾丸鼻型NK/T细胞淋巴瘤骨髓累及情况；在骨髓的正常造血成分之间的间质区域含有散在的淋巴瘤细胞，这种浸润模式与鼻NK/T细胞淋巴瘤很相似。

57.4.3 肠病相关T细胞淋巴瘤（EATL）

EATL通常起源于小肠，可视为长期腹乳糜泻的一个并发症[124]。骨髓累及没有报道过。

57.4.4 肝脾T细胞淋巴瘤（HSTCL）

HSTCL罕见，是一种侵袭性T细胞淋巴瘤，主要发生于年轻男性，患者有明显的脾增大，缺乏淋巴结增

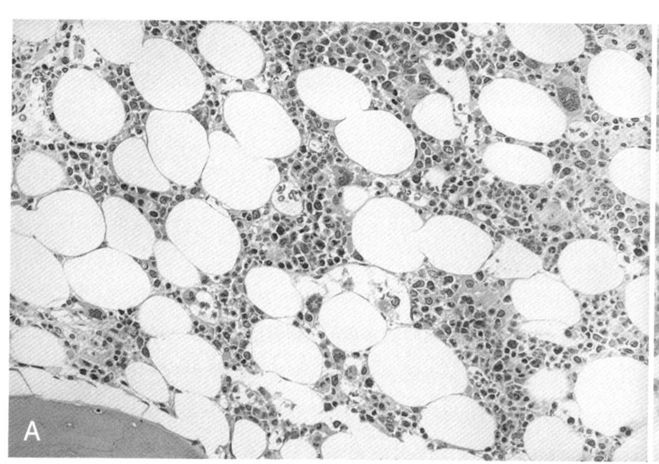

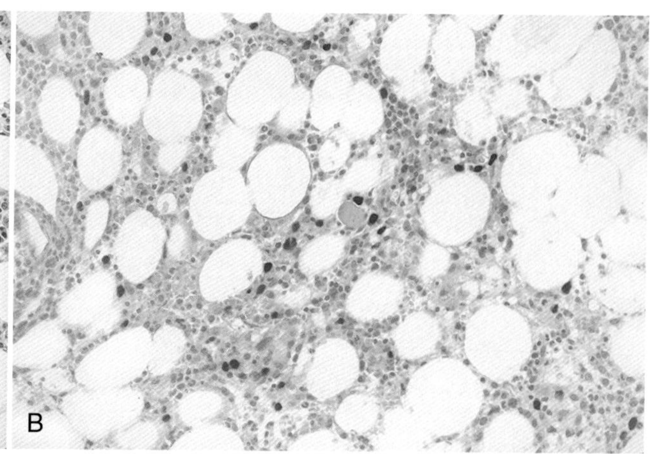

图57.28 鼻NK/T细胞淋巴瘤累及骨髓。 A. 肿瘤细胞在HE染色骨髓活检切片中很难辨别。B. 原位杂交检测EBER，显示散在的肿瘤细胞阳性

大[55]。患者常有贫血和血小板减少[14,15,55,125]。骨髓和外周血几乎总是受累，但循环血中的淋巴瘤细胞通常不足以引起淋巴细胞绝对数增多[125]。骨髓活检切片通常显示有核细胞增多，如果没有免疫组化染色，不明显的、以窦内浸润为主的淋巴瘤细胞很难辨别。也可见间质性浸润。HSTCL的细胞形态在外周血和骨髓涂片中类似，细胞形态有所变化，可以是中等大小、中度分散的染色质，核仁不明显，类似原始细胞，也可为染色质深染、核不规则的小淋巴细胞[55,125]，免疫表型显示HSTCL为成熟的毒性T细胞表型：$CD4^-$、$CD8^{+/-}$和$TIA-1^+$，并且表达CD56，后者为NK细胞相关标记之一。多数病例T细胞受体γδ$^+$，但也可αβ$^+$。66%~100%病例可见7号染色体单体。

57.4.5 皮下脂膜炎样T细胞淋巴瘤（SPTCL）

SPTCL是一种罕见的细胞毒性T细胞（CD8+）肿瘤，好发于皮下软组织[127]。肿瘤一般呈局限性生长，不累及骨髓。患者常由于HPS引起全血细胞减少；骨髓呈现HPS的表现，包括出现大量有吞噬功能的组织细胞[128]。

57.4.6 蕈样霉菌病（MF）和Sézary综合征（SS）

MF是一种原发于皮肤的T细胞淋巴瘤，通常局限于原发部位多年[129]。SS是一种罕见疾病，以弥漫性红皮病、淋巴结增大、外周血中出现淋巴瘤细胞（Sézary细胞）为特征[130]。早期研究认为，25%以上MF初诊时会累及骨髓[56]，但最近一项研究显示，53例MF和7例SS患者中，只有1例（＜2%）在早期阶段有骨髓累及[131]。上述两项研究[56,131]中，没有诊断为淋巴瘤而诊断为交界性或异性病变的病例较多〔分别为19/50例（38%）和8/60例（13%）〕。对于这些交界性病变，不同观察者很难对其分类达成一致意见[131]。播散性患者骨髓浸润的程度通常为轻微至少量[56,132]。浸润方式为随机性浸润灶、间质性浸润或两者均有。小梁旁浸润和弥漫性浸润罕见[133]。浸润灶主要由大小不等的、核卷曲的异常淋巴细胞组成，浸润灶通常不明显，在HE染色切片上很难识别。T细胞相关抗原的免疫组化染色（如CD3）有助于识别淋巴瘤细胞（图57.29），但即使用免疫染色，在一些研究中，组织学-免疫表型检测与T细

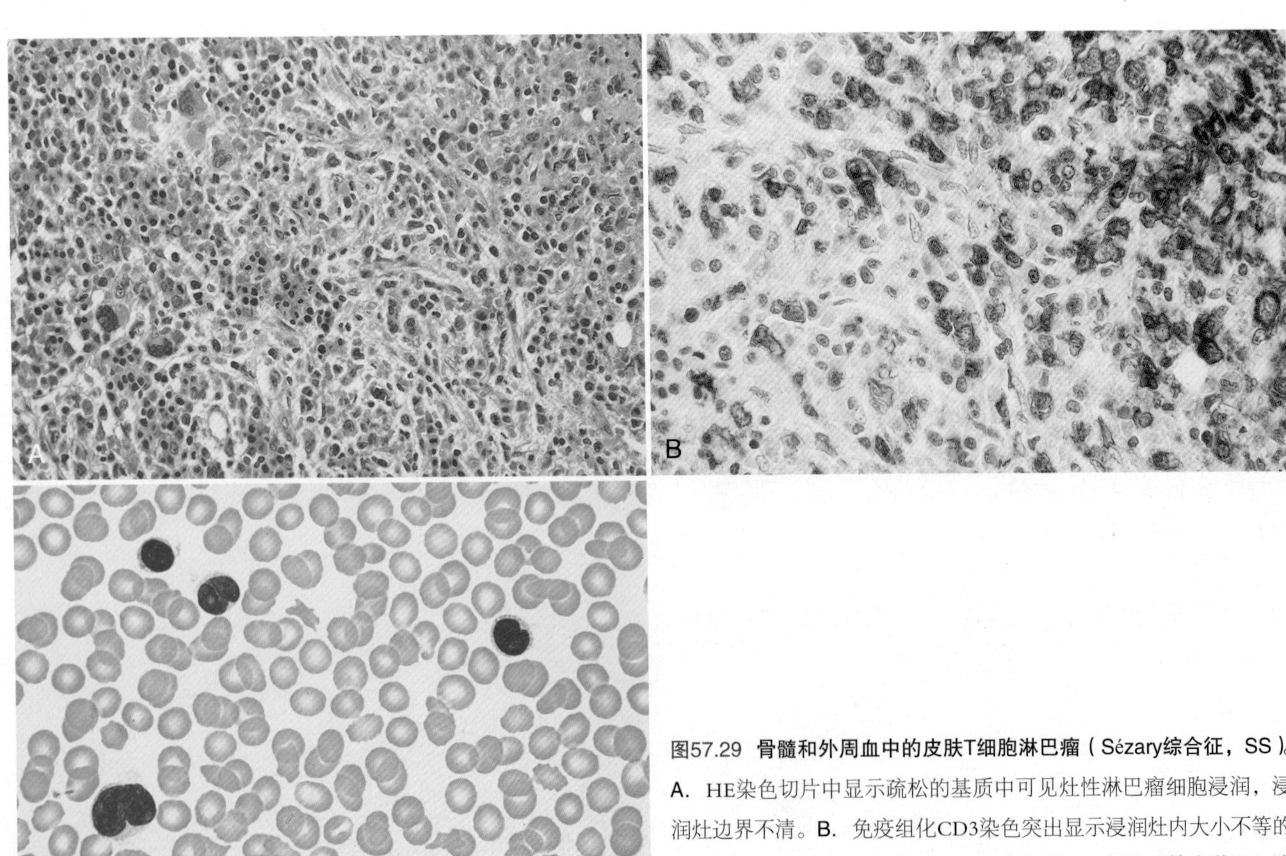

图57.29 骨髓和外周血中的皮肤T细胞淋巴瘤（Sézary综合征，SS）。 A. HE染色切片中显示疏松的基质中可见灶性淋巴瘤细胞浸润，浸润灶边界不清。B. 免疫组化CD3染色突出显示浸润灶内大小不等的T细胞。C. 外周血中的淋巴瘤细胞大小不一，但比成熟小淋巴细胞大；这些细胞核呈脑回状、核仁不明显、染色质不太密集深染

胞克隆性的分子学研究之间的一致性也很差[134]。一些患者出现仅限于骨髓的嗜酸性粒细胞增多。

SS中，循环血中的淋巴瘤细胞的数量变化很大，外周血白血病细胞从偶尔可见至明显的白血病血象伴白细胞计数升高。恶性淋巴瘤细胞可以从小到大均有，胞质含量不等。细胞核明显的特征为曲折盘旋，呈脑回状；核仁缺乏或不明显（图57.29）。偶尔Sézary细胞可见环绕细胞核的胞质空泡；这种空泡PAS$^+$。此类淋巴瘤细胞有特征性免疫表型，通常CD3$^+$，可以缺乏一种全T细胞抗原的表达（通常是CD7），其他表达模式包括CD4$^+$、CD8$^-$和CD26$^-$（图57.30）。

57.4.7 血管免疫母细胞性T细胞淋巴瘤（AITL）

50%~80%的AITL可累及骨髓[18]。骨髓浸润的形态学与淋巴结AITL相似。骨髓浸润通常为随机性浸润灶伴浸润性边缘，比周围没有受累的骨髓组织细胞数量少。小梁旁浸润也有报道，但少见；弥漫性浸润极其罕见[18,135]。网状纤维增殖通常较明显[135]。浸润灶内成分多样，由淋巴细胞、免疫母细胞、浆细胞、数量不等的组织细胞、嗜酸性粒细胞和大量小血管组成（图57.31）。

AITL患者的外周血表现不一[135,136]，多数患者可有贫血（85%），多达50%患者有粒细胞增多，大约25%患者可见嗜酸性粒细胞增多；偶尔可见血小板减少。1/3患者循环血中可见浆细胞、淋巴细胞伴浆样特征和免疫母细胞。骨髓穿刺涂片通常显示有核细胞增多，髓系或红系成分增多，以及浆细胞和浆样淋巴细胞也增多。成熟的小淋巴细胞通常减少，嗜酸性粒细胞偶尔增多。

57.4.8 外周T细胞淋巴瘤-非特指（PTCL-NOS）

PTCL在诊断时骨髓累及的发生率高（80%）。超过50%病例为弥漫性浸润骨髓，大约40%病例为灶性、非小梁旁浸润，并且常伴有明显的血管增殖和网状纤维化[135,137,138]。与B细胞淋巴瘤不同，但与许多其他PTCL相似，病变与周围正常骨髓分界不甚清楚（图57.32）。淋巴瘤细胞大小不等，细胞核曲折或不规则，核仁不明显；浸润灶通常含有多种类型细胞，包括免疫母细胞、多量组织细胞、嗜酸性粒细胞和浆细胞。HE染色切片中很难确定骨髓的浸润程度，但T细胞抗原的免疫染色有助评估。

在有骨髓累及的患者中，多数（70%）患者骨髓穿刺涂片中可见淋巴瘤细胞；这些细胞数目不等，从偶尔可见到数量众多（90%），其形态学与骨髓活检切片相似，但涂片通常罕见大淋巴瘤细胞[54]。大约30%病例可出现循环的淋巴瘤细胞；极少数情况下，可出现明显的

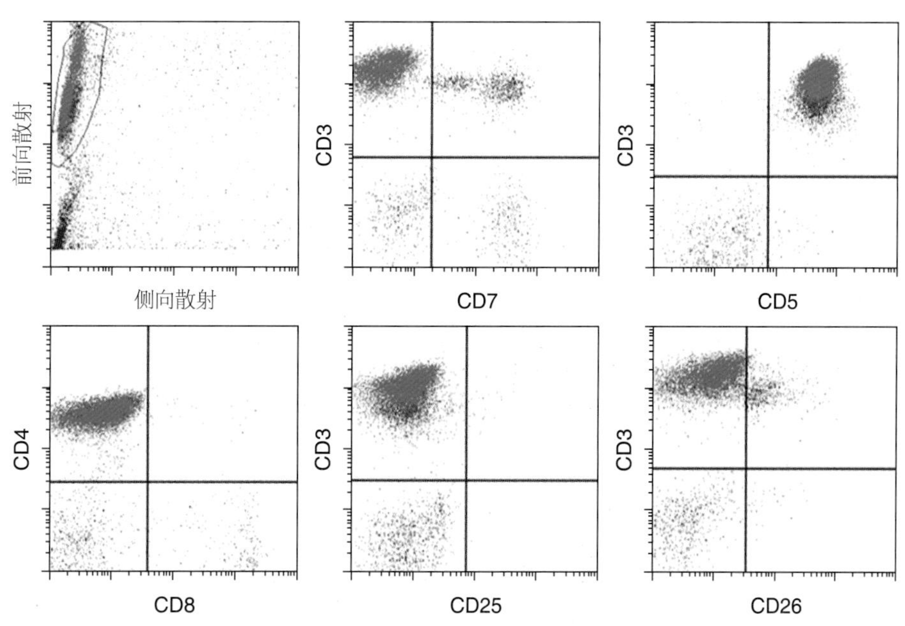

图57.30 Sézary综合征（SS）。流式细胞免疫表型图显示存在一群伴有异常T细胞表型的淋巴瘤细胞（红色），这种细胞显示较高前向散点图，表明细胞体积大。表型为CD3$^+$、CD5$^+$、CD7$^-$、CD4$^+$、CD8$^-$、CD25$^-$和CD26$^-$

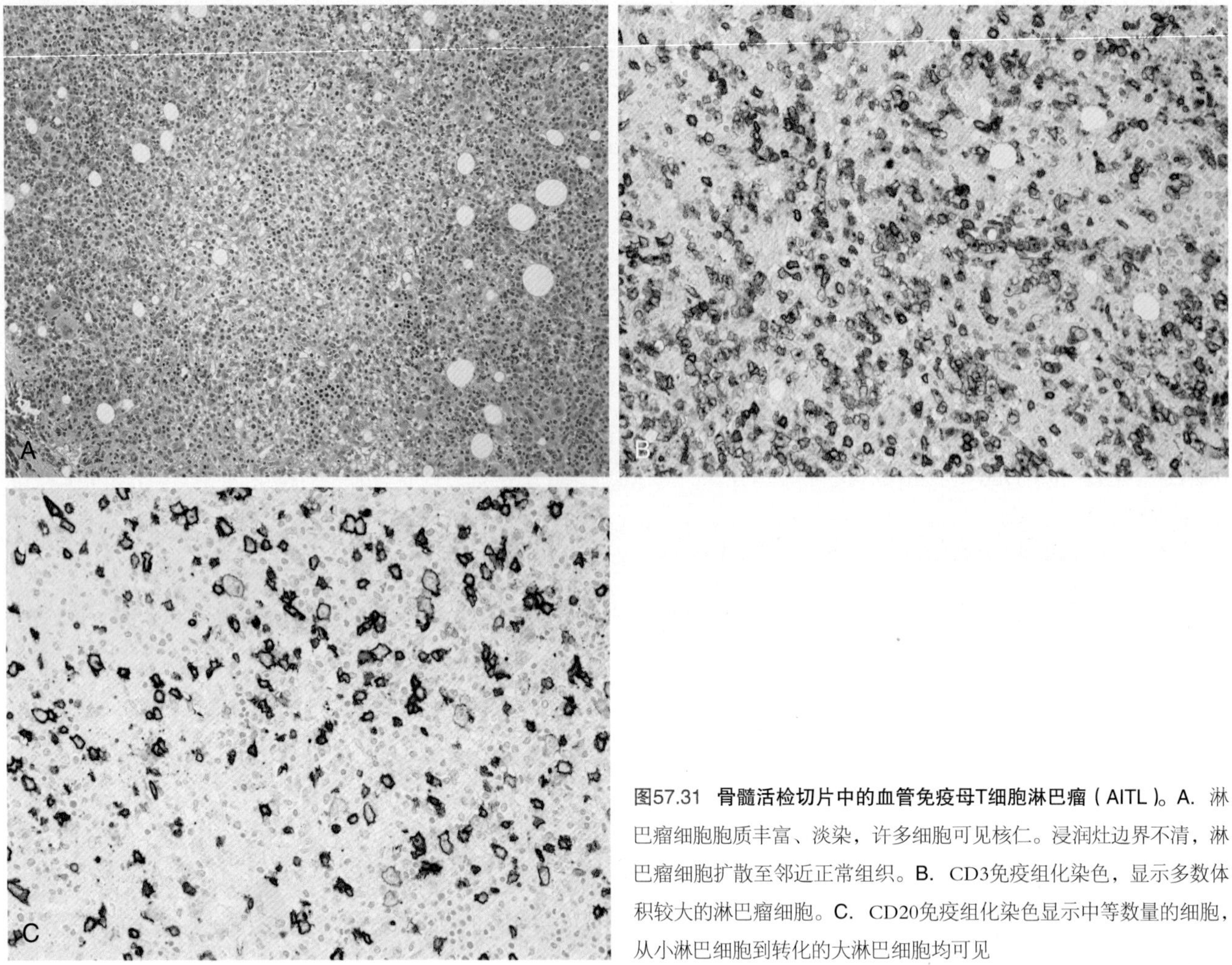

图57.31　**骨髓活检切片中的血管免疫母T细胞淋巴瘤（AITL）**。A. 淋巴瘤细胞胞质丰富、淡染，许多细胞可见核仁。浸润灶边界不清，淋巴瘤细胞扩散至邻近正常组织。B. CD3免疫组化染色，显示多数体积较大的淋巴瘤细胞。C. CD20免疫组化染色显示中等数量的细胞，从小淋巴细胞到转化的大淋巴细胞均可见

白细胞增多[54]，也可见到嗜酸性粒细胞增多。循环的淋巴瘤细胞与骨髓中的相似，小、中等大或大，核卷曲或不卷曲，小淋巴细胞一般无明显核仁，但中-大细胞可见核仁。

57.4.9　间变性大细胞淋巴瘤（ALCL）

约40%的（ALCL）可累及骨髓[57,139]。浸润方式为随机性浸润灶或弥漫性浸润，也可以呈小簇状浸润或单个散在的细胞浸润。仅凭常规HE染色切片很难在许多正常的不成熟骨髓造血细胞中识别单个散在的淋巴

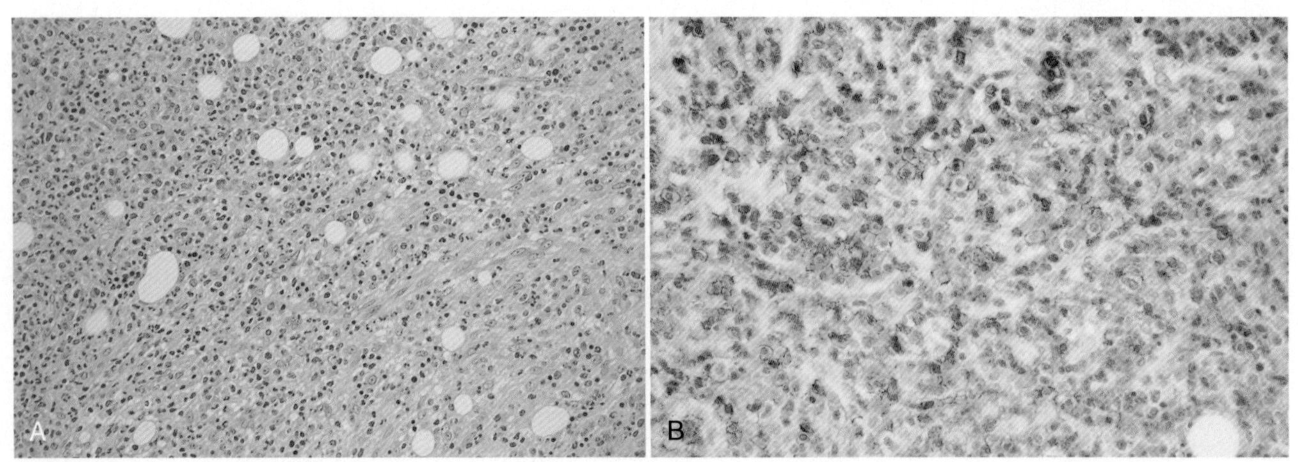

图57.32　**骨髓中的外周T细胞淋巴瘤-非特指（PTCL-NOS）**。A. HE染色切片中显示浸润灶边缘不整，有许多小血管，与邻近的正常骨髓相比染色较浅。B. CD3免疫染色，浸润灶内大多数淋巴细胞阳性

瘤细胞，但可用免疫组化ALK-1、CD30或EMA来突出显示（图57.33）。研究显示，常规骨髓组织学检查诊断为阴性患者中有23%患者利用免疫染色检查出淋巴瘤细胞[57]。诊断ALCL浸润骨髓是很重要的，即使是微小浸润其预后也较差。淋巴瘤细胞体积大，但大小不一（范围从早幼粒大小到巨核细胞大小），核不规则，染色质分散，可有多个核仁，胞质呈嗜碱性，偶尔可见胞质空泡。少数病例，肿瘤细胞可见于外周血（图57.33）和骨髓穿刺涂片中。罕见情况下，外周血出现许多循环的淋巴瘤细胞[140-142]。循环的淋巴瘤细胞与活检切片中的肿瘤细胞有相似的形态[141]。

57.5 霍奇金淋巴瘤累及骨髓的特征

诊断时霍奇金淋巴瘤（HL）累及骨髓的发生率为5%~15%[10,47,48]，并与HL的亚型有关。混合细胞型（MCCHL）初诊时骨髓累及率约为22%[143]，结节硬化型（NSCHL）略小于10%，淋巴细胞丰富型（LRCHL）几乎从未累及骨髓[47,144]。文献中淋巴细胞消减型HL（LDCHL）累及骨髓的频率最高；然而，LDCHL的总体发病率及其累及骨髓率都低于先前诊断的发病率，原因是在常规使用免疫组化之前，一些癌和NHL被诊断为LDCHL[143]。

出现全身症状（如体重减轻、发热）的HL患者发生骨髓累及的可能性大。HL累及骨髓为Ⅳ期疾病。所有患者是否进行常规的骨髓分期仍有争议，因为在临床ⅠA或ⅡA期患者中，其骨髓累及的发生率不足1%。一般在晚期疾病中骨髓才有被累及的可能，这些患者的骨髓活检可以提供有用的预后信息[145]。

在极少数情况下，骨髓初诊为原发HL；这种情况多发生在AIDS患者。诊断为骨髓HL的HIV⁺患者一般有全血细胞减少。诊断时局限于骨髓的HL约占这类病例的14%[148]；患者一般缺乏淋巴结增大，在疾病进展过程中也不出现髓外HL。

骨髓活检是HL诊断和分期的可选检查。骨髓穿刺涂片诊断HL的敏感性差[145]。Reed-Sternberg（RS）细胞一般不会出现在骨髓穿刺涂片中，但在极少数骨髓广泛浸润的患者中是可以见到的。骨髓HL的特点为离散的占位性病变，浸润灶与周围正常骨髓组织的界限通常很清晰。30%患者为灶性浸润，浸润灶可为单个或多

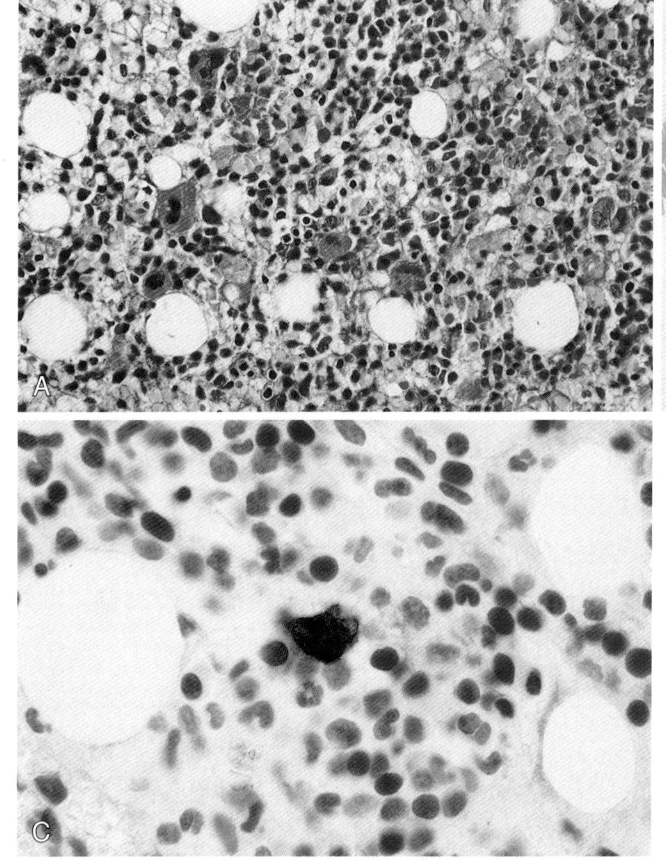

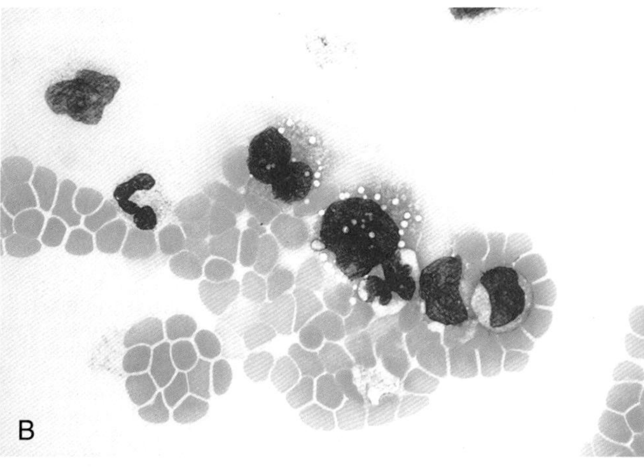

图57.33 间变性大细胞淋巴瘤（ALCL）累及骨髓和外周血。 A. 在骨髓活检HE染色切片中很难发现淋巴瘤细胞。B. 外周血涂片的片尾可见极少数淋巴瘤细胞和许多中性粒细胞。C. ALK免疫组化染色，在极少数淋巴瘤细胞浸润的骨髓切片中发现一个阳性细胞。

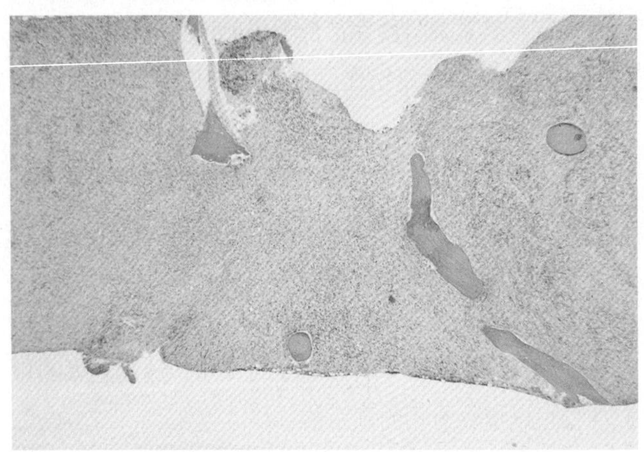

图57.34　骨髓霍奇金淋巴瘤（HL）。弥漫性浸润完全取代了骨髓中的正常造血成分

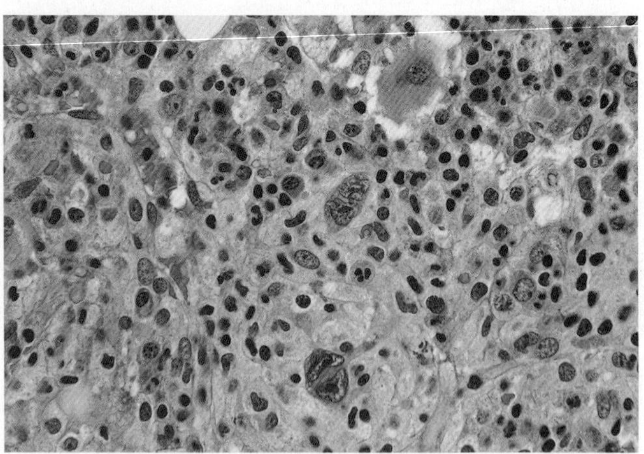

图57.35　骨髓霍奇金淋巴瘤（HL）。淋巴瘤浸润灶含有多种类型的细胞，包括RS细胞、小淋巴细胞、组织细胞、浆细胞和中性粒细胞

个，呈随机性浸润灶或小梁旁浸润。骨髓弥漫性浸润大约见于70%患者（图57.34）[10]。浸润含有多种类型的细胞，通常包括明显的小淋巴细胞、组织细胞、浆细胞和嗜酸性粒细胞（图57.35）。RS细胞及其变异型细胞几乎总是存在，但在部分病例中需要多层面切片才能找到诊断性肿瘤细胞。在浸润灶内可见骨髓纤维化，有时非常明显，特别是弥漫性浸润的病例。坏死也可见，多出现于治疗过的患者中。

历史上诊断骨髓HL的标准不一致，取决于骨髓是否为首次诊断部位[149,150]。在HL特征性细胞背景中发现RS细胞时，即可诊断为骨髓HL。在另一部位发现经典型RS细胞时，即使骨髓中没有经典型RS细胞而只有单核的RS变异型细胞出现于HL特征性细胞背景时，也可诊断HL。如果其他部位已证实HL，骨髓中只出现不典型细胞（即不是经典型RS细胞或单核的RS变异型细胞），则只能怀疑HL累及骨髓。在其他部位已诊断HL的患者，没有RS细胞也没有单核的RS变异型细胞的灶性纤维化，也要怀疑HL累及骨髓。目前在实际工作中，如果骨髓中出现恰当的背景以及符合霍奇金细胞的免疫表型特征时，可诊断为原发性骨髓HL，并非总要找到形态学上的经典型RS细胞。

骨髓HL不需要进一步分型。由于标本小，以及淋巴结和骨髓之间的组织形态学存在差异，骨髓HL的进一步分型不可靠[149]。HL患者偶尔在一个或多个包括骨髓在内的器官中发现肉芽肿样病变，但这些肉芽肿样改变并不足以诊断HL。没有被HL累及的骨髓区域通常显示一些非特异性改变，包括粒系细胞增殖、嗜酸性粒细胞增多、浆细胞增多和巨核细胞增多。在AIDS相关的HL病例中，没有被HL累及的区域显示明显纤维化。

骨髓中，NHL如ALCL、THRLBCL、PTCL可能与骨髓HL类似。此外，HL浸润灶内出现肉芽肿可被误认为是良性疾病。HL必须与免疫缺陷患者（如AIDS）骨髓中常见的反应性多型性淋巴组织病变相鉴别[44,45]。适当的免疫组化染色有助于两者鉴别。如果“异型”细胞不表达B和T细胞相关标志物，并且CD45$^-$、EMA$^-$、ALK$^-$，但CD30$^+$和CD15$^+$，可支持HL的诊断。在遇到模棱两可的病例时，可行淋巴结或其他组织的活检。

57.6　诊断淋巴瘤后骨髓标本的评估

已经确诊为淋巴瘤的患者通常会行骨髓活检，以明确疾病分期以及确定是否有骨髓累及，也可能会重复活检以评估疾病治疗的效果或疾病的进展。

髓外部位已经确诊的淋巴瘤患者，其骨髓中如出现淋巴细胞浸润，可用上文已经讨论过的诊断标准来确定其良性或恶性（见“57.1良性淋巴细胞浸润和淋巴瘤的区别”）。如前所述，两者在形态学上有时不能直接明确区分，需要一些辅助检查，如免疫组化、流式细胞免疫表型分析和分子学检测。当骨髓标本的检查目的是淋巴瘤分期时，明确髓外或淋巴结发生的淋巴瘤的类型很重要，这关系到需要做哪些辅助检查来评估骨髓。如在ALCL和NK/T细胞淋巴瘤中，免疫染色对于发现淋巴瘤细胞是必需的，因为骨髓可出现单个淋巴瘤细胞的浸润，这种浸润在常规HE染色切片中很难辨别。窦内浸润通常见于SMZL和HSTCL，免疫染色可以显示出恶性肿瘤细胞或血管内皮细胞。

对于明确诊断为淋巴瘤的患者，应通过估计淋巴瘤细胞浸润造血成分的百分比来评估骨髓累及的程度。此外，应注意骨髓标本中的淋巴瘤与原发部位的淋巴瘤在形态上是否一致。在大多数情况下，两个部位的淋巴瘤形态是相似的。有20%~40%病例，髓外原发的淋巴瘤与骨髓中的淋巴瘤显示出不一致的形态学表现[6,52]。FL和DLBCL最常出现这种形态上的不一致（图57.23），骨髓中出现的淋巴瘤侵袭性更低[52]。形成这种形态学上异化的原因还不完全清楚，但推测可能的机制包括：存在两个或更多不相关的肿瘤克隆，侵袭性较差者更容易出现在循环血中，肿瘤从一种组织学亚型向另一种亚型发生演进、骨髓的微环境和髓外部位的微环境存在差异[6,53,105]。髓外的DLBCL伴有骨髓不一致（惰性）浸润的患者要比那些髓内外表现一致的患者有更好的缓解率和生存期[53]。

研究治疗后的骨髓标本时应考虑到其特殊性。治疗后的骨髓活检应与先前的骨髓标本进行比较，以明确淋巴瘤累及骨髓的程度是否有变化。某些治疗，如集落刺激因子治疗会影响诊断的解释。如在粒细胞集落刺激因子治疗的早期阶段，骨髓常显示出明显的髓系细胞向不成熟方向偏移（核左移），以早幼粒细胞增多为主[151]。骨髓活检切片显示大片的早幼粒细胞，常常位于小梁

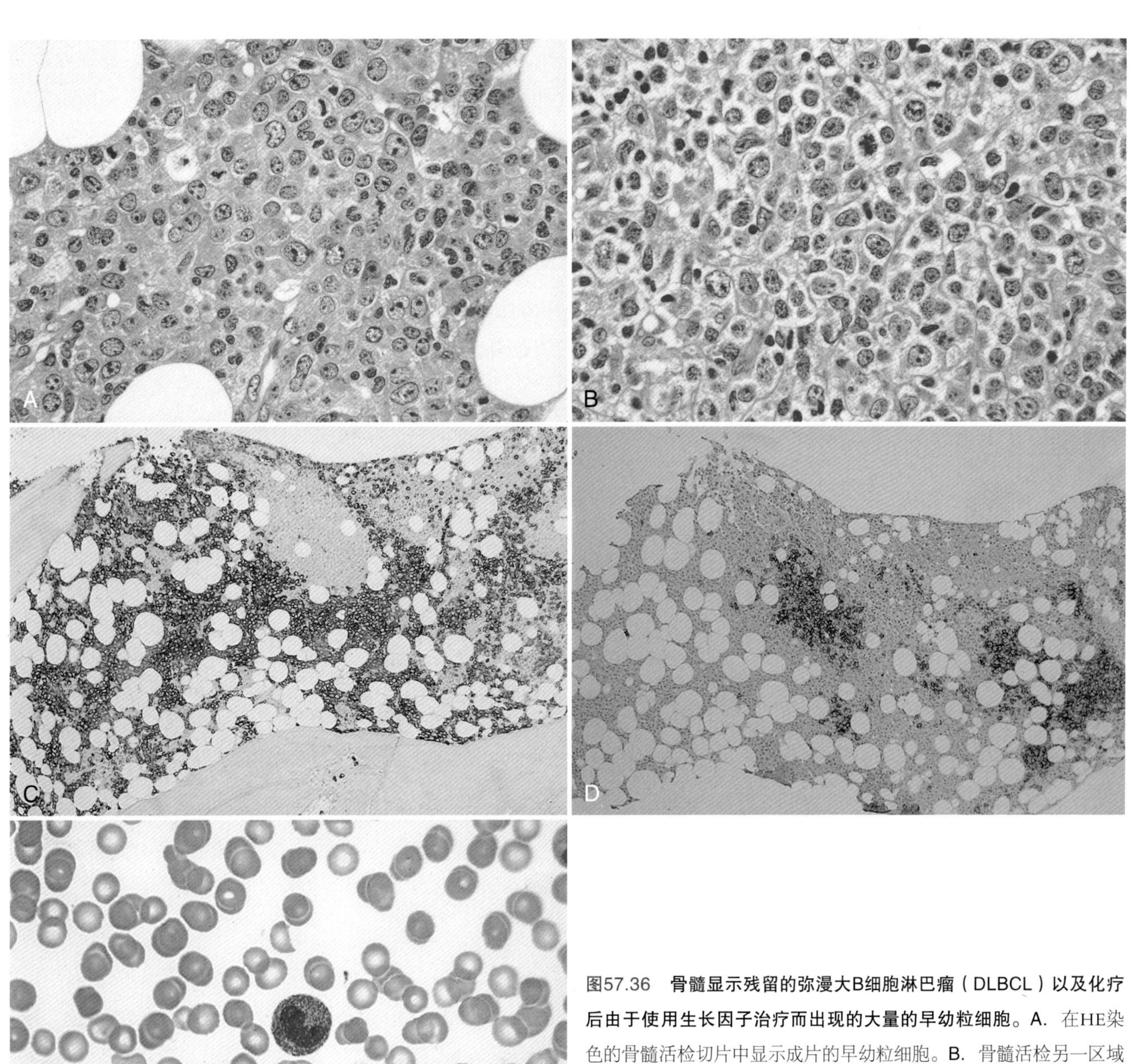

图57.36 骨髓显示残留的弥漫大B细胞淋巴瘤（DLBCL）以及化疗后由于使用生长因子治疗而出现的大量的早幼粒细胞。 A. 在HE染色的骨髓活检切片中显示成片的早幼粒细胞。B. 骨髓活检另一区域显示大细胞淋巴瘤浸润，早幼粒细胞和大细胞淋巴瘤彼此非常相似。C. 免疫组化MPO染色显示早幼粒细胞。D. 免疫组化CD20染色显示淋巴瘤细胞。E. 由于集落刺激因子的治疗，中性粒细胞内可见明显的毒性颗粒和Döhle小体

旁，类似淋巴瘤，特别是类似DLBCL（图57.36）。在这种情况下了解患者使用生长因子治疗史有助于排除淋巴瘤浸润的可能。假如没有提供病史，生长因子治疗的特征性变化，如外周血中性粒细胞严重的中毒性改变、外周血和骨髓穿刺显示核左移，也能够提示接受过这种治疗的可能性。评估淋巴瘤细胞的穿刺涂片和印片也有帮助。制备良好的组织学切片可以显示早幼粒细胞的形态特点，包括颗粒，活检标本中MPO、CD20和CD3的免疫染色是辨别这些变化所必不可少的检查。

接受过CD20单抗（利妥昔单抗）治疗且骨髓中有持续的淋巴细胞浸润的患者需要特别注意。在一些病例中，这种改变代表淋巴瘤残留[152]。另一些病例中，淋巴瘤已经被抗CD20治疗清除，骨髓中没有淋巴瘤细胞，这时浸润的淋巴细胞全部由CD3$^+$T细胞、组织细胞和原淋巴瘤部位的基质细胞组成。由于这种浸润灶可表现为体积大、多发，甚至位于小梁旁，容易与淋巴瘤残留相混淆（图57.37）。接受过抗CD20治疗的患者，即使骨髓中仍有淋巴瘤残留，这些淋巴瘤细胞也可不表达CD20。由于上述原因，免疫染色或流式细胞分型时，除了CD20外，必须使用其他B细胞抗原（如CD79a、PAX5）来鉴别是T细胞的聚集灶还是残留的B细胞淋巴瘤。

57.7 骨髓中淋巴瘤的初次诊断

当患者出现不明原因的血细胞减少或发热，无器官增大和髓外肿块，或有肿块但无法实施活检时，骨髓可能就成为淋巴瘤的首次诊断部位。因为根据淋巴瘤的特殊亚型对淋巴瘤患者进行分层治疗逐渐增多，骨髓标本的淋巴瘤分型有重要的临床意义。虽然在骨髓中诊断淋巴瘤时，骨髓的形态特征非常重要，可以提供一些淋巴瘤亚型的重要信息，但流式细胞免疫分型或免疫组化对于淋巴瘤的分类是必不可少的。有时也需要分子遗传学或细胞遗传学的检测。结合所有这些信息，多数骨髓中的淋巴瘤仅根据骨髓活检就可以明确分型。一项研究表明，85%骨髓淋巴瘤的分型与髓外部位淋巴瘤的独立分型是一致的[89]。

累及骨髓频率较高的小B细胞淋巴瘤，如SLL、FL、MCL和SMZL，很可能首先在骨髓中见到。虽然这些小B细胞淋巴瘤在形态上有重叠，但一些病变可以提示或者除外某种淋巴瘤亚型。如增殖中心提示SLL。SLL不

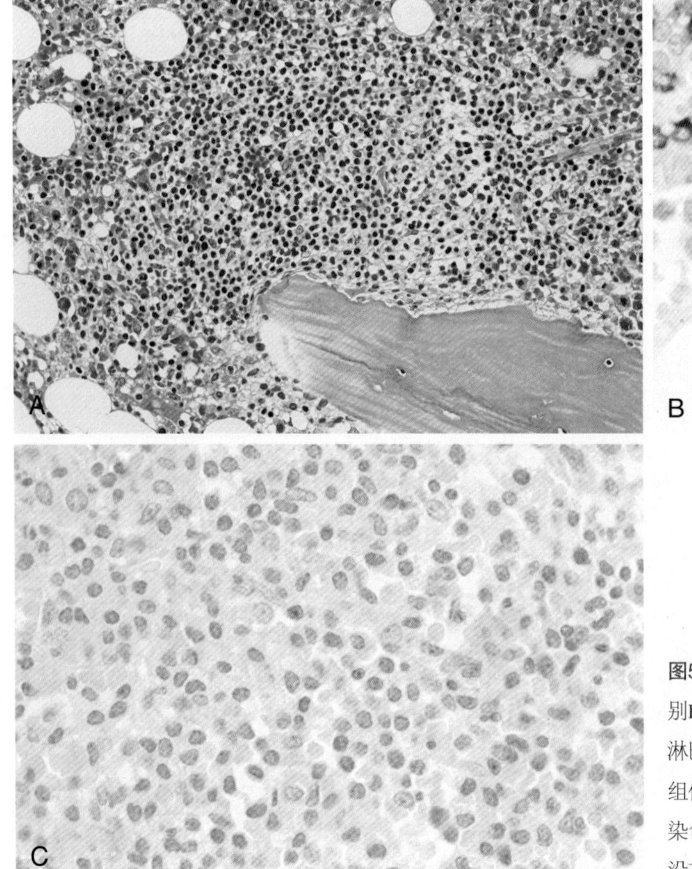

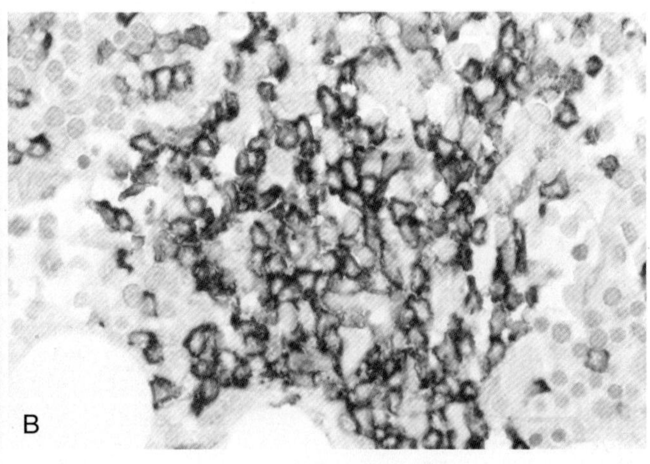

图57.37 接受利妥昔单抗治疗的患者骨髓中的淋巴细胞浸润。A. 低级别FL接受利妥昔单抗治疗后，骨髓小梁旁的淋巴细胞聚集灶；多数由小淋巴细胞组成，组织细胞和基质细胞少见，类似淋巴瘤残留。**B.** 免疫组化CD3染色显示淋巴细胞几乎全部为CD3$^+$T细胞。**C.** 免疫组化PAX5染色全部为阴性，表明浸润灶内没有B细胞。因此，这个淋巴瘤聚集灶没有淋巴瘤残留

会出现明确的小梁旁浸润，如果出现可以除外SLL。

虽然不特异，但小梁旁浸润却是FL的一个重要特点。FL的浸润可以完全呈小梁旁浸润。然而，FL也可见其他骨髓浸润的方式，甚至在一些病例中没有小梁旁浸润。如果骨髓中的淋巴瘤细胞为有核裂的B细胞，并表达Ig轻链、CD10、FMC7，不表达CD5，一般支持FL的诊断。肿瘤性滤泡虽然不常见，但可以在浸润灶内出现，大多数肿瘤性滤泡细胞表达CD10、BCL2和BCL6的阳性率不足50%[21]。检测到t（14；18）更支持FL的诊断[153]。淋巴瘤细胞的细胞学形态（大小和染色质结构等）应该描述。但是，应避免仅根据骨髓组织学对FL进行分级，髓外相应的淋巴瘤与骨髓淋巴瘤在形态上可能会存在一定的差异[5,90]。为了分级，可以对肿大的淋巴结或结外肿物进行活检。

与FL类似，MCL骨髓累及率也较高，也可以首发在骨髓（图57.38）。与FL类似，MCL也可以主要表现为完全的小梁旁浸润（图57.19）[94]。形态学可与SLL/CLL、CLL/PLL或PLL类似（图57.21）[99]。当出现MCL骨髓浸润的生长方式和细胞形态，并出现特征性MCL免疫表型时，即出现一群有Ig轻链限制性B细胞，CD5^{+}、CD10^{-}、CD23^{-}或较弱阳性、FMC7^{+}、CD79b^{+}，准确诊断骨髓首发的MCL是可能的（图57.38）[98,99,101]。诊断应通过显示BCL1（Cyclin D1）$^{+}$或通过遗传学检测到t（11；14）来证实（图57.38）[98,99,154]。也可活检增大的淋巴结以证实诊断。

骨髓中SMZL的诊断更加困难，需要除外其他小B细胞淋巴瘤，因为SMZL没有特异的免疫表型，而且形态学上与其他许多小B细胞淋巴瘤有重叠。但是，如果在淋巴瘤浸润灶内出现由小淋巴细胞组成的窦内浸润，并且显示SMZL的免疫表型：CD5^{-}、CD10^{-}、CD23^{-}、FMC7^{+}、CD79b^{+}、CD43^{-}和cyclin D1^{-}，即可诊断为SMZL累及骨髓[12]。没有检测到t（11；14）（q13；q32）或t（14；18）（q32；q21）有助于除外MCL和FL。临床表现也同样有帮助，典型的患者出现脾大，却不伴有周围淋巴结肿大。脾切除可以确诊，但不是所有的患者都需要做这种手术。

大细胞淋巴瘤浸润在骨髓切片中通常易于识别，散在的淋巴瘤细胞也可见于穿刺涂片或印片中。IVLBCL累及骨髓时，在常规HE染色切片中很难识别，需要辅助检查，如免疫染色或流式细胞免疫分型，以证实浸润的细胞为淋

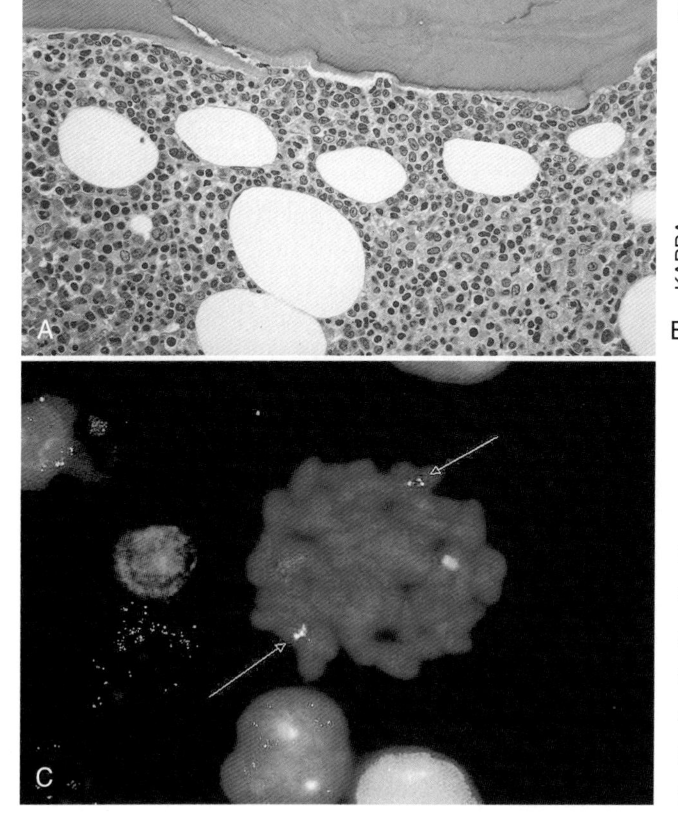

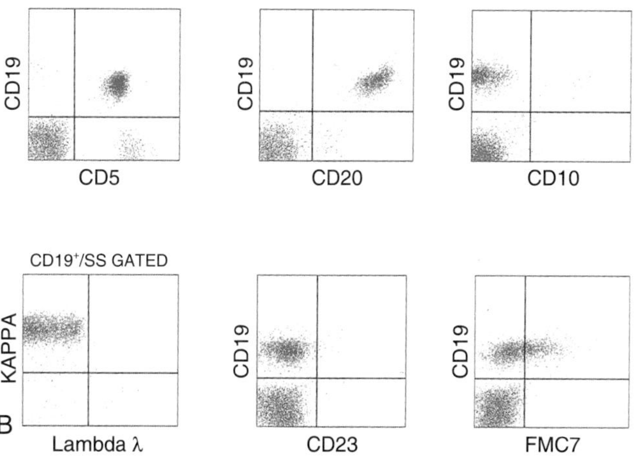

图57.38 骨髓活检诊断的套细胞淋巴瘤（MCL）。A. 浸润灶聚集在小梁旁，由中等大小、不规则核、有不明显核仁的淋巴细胞组成，B. 骨髓穿刺标本的流式细胞免疫表型显示为Ig轻链κ限制性B细胞，表达CD20、CD19、CD5、部分表达FMC7，不表达CD10和CD23。C. 荧光原位杂交显示*Ig*重链基因探针（绿色）和*cyclin D1*基因（橙色）融合为黄色信号（箭头所示），表明有t（11；14）易位。随后的淋巴结活检证实为MCL

巴细胞，以及明确淋巴瘤的系别类型（B、T或者NK）。

偶尔侵袭性淋巴瘤，如BL和T-淋巴母细胞淋巴瘤（T-LBL）也可在骨髓中首先确诊，这时患者的疾病一般很少或不累及外周血。这些侵袭性淋巴瘤的形态特点多有重叠。流式细胞免疫表型或免疫组化对于证实淋巴瘤的诊断是必需的，还有助于区分这些前体细胞的类型。BL的形态学特征更明确些，但也需要检测到成熟B细胞的免疫表型。同淋巴结或结外组织一样，仅根据骨髓形态学，鉴别骨髓中的BL样淋巴瘤和DLBCL通常很困难。但是，如果遗传学检测证实8号染色体上的C-MYC基因和14号染色体上的*Ig*重链基因发生易位〔t（8；14，q24；q32）〕，或分别和2或22号染色体上的*Ig*轻链κ〔t（2；8，p12；q24）或λ（t8；22，q24；q11）〕发生易位，支持BL的诊断。

骨髓中很少遇到PTCL。由于这类淋巴瘤呈多种类型的细胞浸润，很难与反应性病变或HL相鉴别。检测浸润T细胞的免疫表型很有必要，当出现异常T细胞免疫表型时，提示恶性淋巴瘤（图57.39）。有时必须通过分子学诊断证实克隆性T细胞的存在。应当指出，THRLBCL的免疫组化染色结果有时与T细胞淋巴瘤很相似。然而，异常大细胞是CD20^{+}B细胞，其他大多数细胞为成熟的小细胞。因此，将临床、形态学、免疫表型、分子学和遗传学的结果综合分析，就能很容易诊断PTCL。但是，根据骨髓结果很难进一步分型。如区别AITL和PTCL-NOS是不可能的。但当出现特征性形态学、免疫表型和临床表现时，通常能够诊断HSTCL；遗传学和荧光原位杂交检测有助于证实诊断。在许多情况下，只能诊断PTCL，具体分型需要髓外肿瘤活检。

骨髓作为HL的初诊部位很罕见，多数发生于获得性免疫缺陷患者[146,147]。如前所述，骨髓中必须出现特征性HL背景和RS细胞才可诊断骨髓HL。最好通过免疫染色证实RS细胞的免疫表型（如CD45^{-}、CD20^{-}、CD15^{+}、CD30^{+}、EMA^{-}和ALK^{-}），因为RS细胞样的细胞也见于NHL，包括PTCL。如前文所述，骨髓HL不能进一步分型，因为标本较小，而且淋巴结和骨髓之间存在形态学上的差异，使得进一步分型不可靠。

在某些情况下，即使使用辅助检查也不能将淋巴瘤进一步分型，这些病例往往只能作出某一大类的诊断，如小B细胞淋巴瘤或PTCL-NOS，进一步精确分型需要淋巴结或结外肿物的活检。

57.8 类似淋巴瘤的非淋巴系统的恶性肿瘤

57.8.1 转移性肿瘤

骨髓转移的恶性肿瘤多呈黏附成簇分布，通常容易与淋巴瘤区别（图57.39），但是，来源于小细胞癌及其他小圆细胞肿瘤（如胚胎性横纹肌肉瘤、神经母细胞瘤、视网膜母细胞瘤和Ewing瘤）的肿瘤，偶尔可在涂片上出现与淋巴瘤细胞类似的单个细胞（图57.40）[66,155]。低倍镜下（10×）观察涂片有助于辨别黏附性、巢状生长的转移性肿瘤，即使数量很少也能看到。在骨髓活检切片中，肿瘤转移灶几乎总是与周围正常造血细胞分界明显，而且成簇分布的肿瘤细胞形态上易于识别。少数情况下，转移的肿瘤细胞以细胞团簇的形式分散在造血组织细胞之间，类似于大细胞淋巴瘤（图57.41）。另一些病例中，转移瘤可能很广泛，弥漫性取代了骨髓中几乎所有

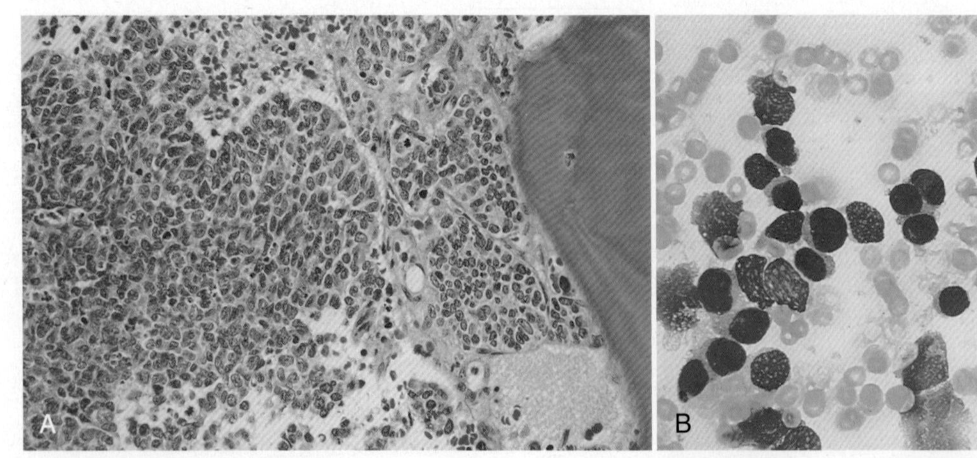

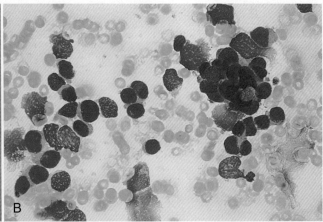

图57.39 骨髓转移的神经内分泌癌。A. 骨髓活检切片中，黏附性生长的肿瘤完全取代了骨髓正常细胞。B. 骨髓穿刺涂片中，分散的、体积小的癌细胞类似淋巴瘤。可见黏附成簇的肿瘤细胞，符合典型的癌

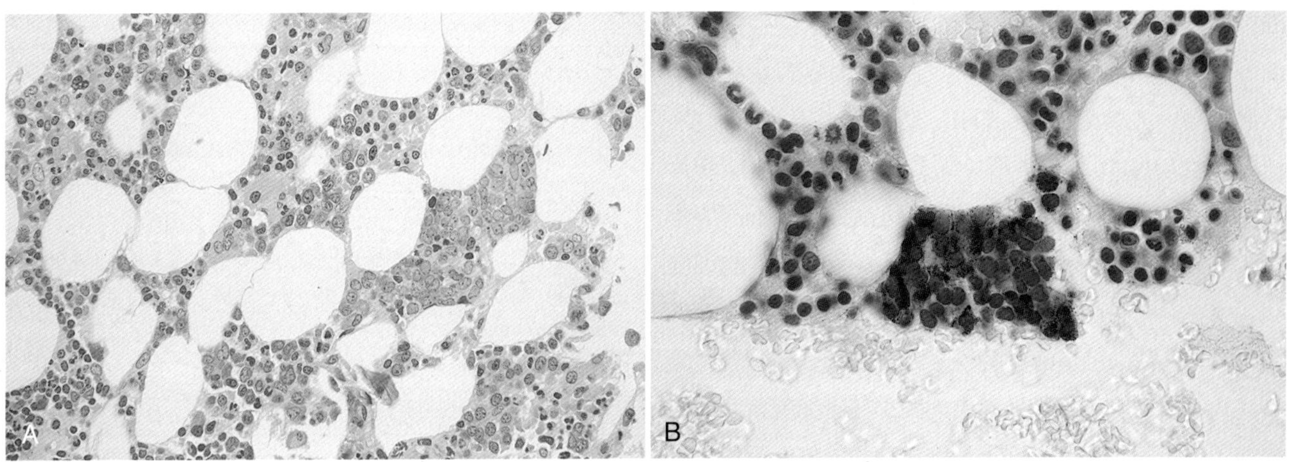

图57.40 **骨髓转移的神经内分泌癌（类似大细胞淋巴瘤）**。A. 染色质分散，缺乏腺样结构的癌细胞成簇状，分布在正常造血成分之中。癌细胞形态与大细胞淋巴瘤很相似。B. 骨髓凝块切片中的癌细胞，免疫组化证实为嗜铬素阳性

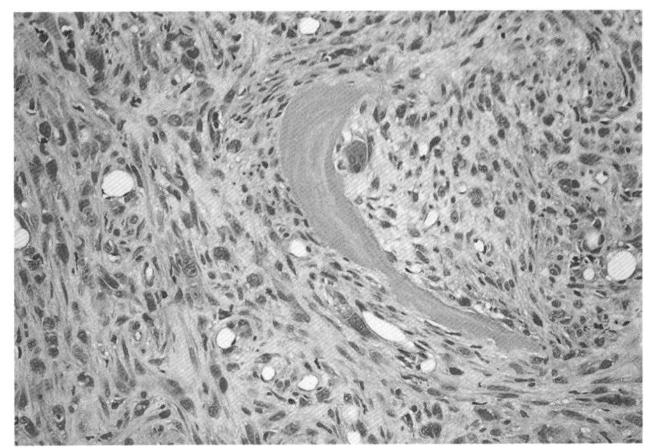

图57.41 **骨髓转移癌**。转移癌伴明显的骨髓纤维化，可见体积大的间变肿瘤细胞，类似HL。免疫组化角蛋白染色阳性（没有显示）

的正常造血成分。当肿瘤细胞弥漫性浸润，没有可识别的分化腺体或其他上皮结构时，类似大细胞淋巴瘤或HL（图57.40）。骨髓活检或骨髓凝块切片中肿瘤细胞适当的免疫染色（如角蛋白、EMA、嗜铬素、CD45、CD3、CD20）可以证实转移性肿瘤并排除淋巴瘤的诊断。

57.8.2 系统性肥大细胞增生症（SM）

至少90%的SM可累及骨髓，并且与淋巴瘤有相似的浸润方式，包括小梁旁浸润、血管周围浸润、随机性浸润灶或少见的弥漫性浸润[156]。多数骨髓中的肥大细胞病变呈多型性，由肥大细胞混杂不同比例的淋巴

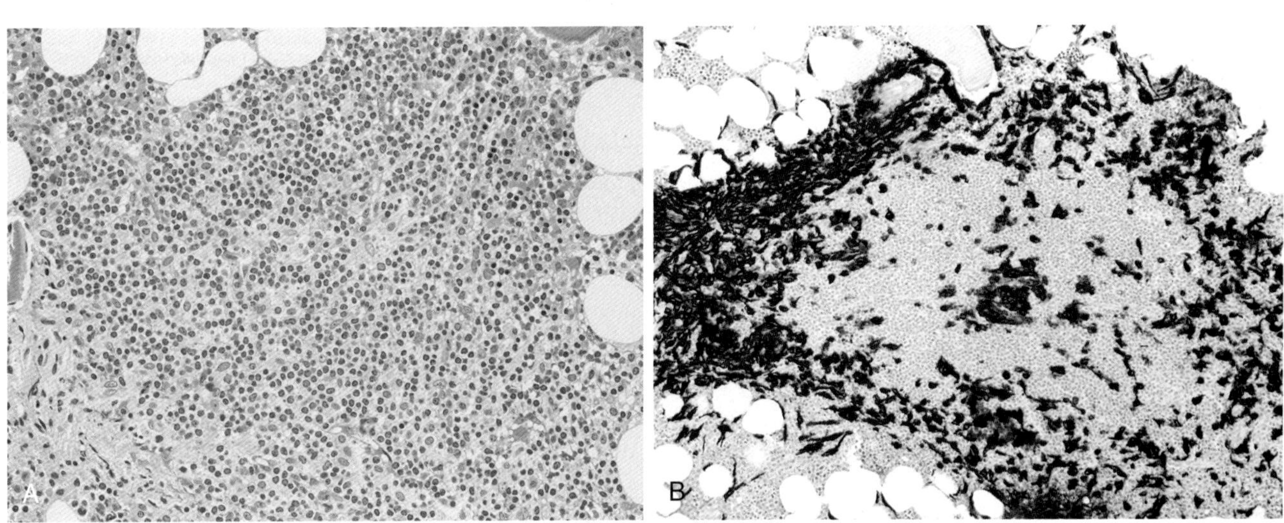

图57.42 **系统性肥大细胞增生症（SM）累及骨髓**。A. 多型性淋巴细胞浸润，包括大量小淋巴细胞、少数嗜酸性粒细胞和小血管，类似NHL。肥大细胞在HE染色切片上很难辨认，但通常有拉长的核、较分散染色质、胞质比小淋巴细胞多。B. Tryptase免疫组化染色显示肥大细胞

细胞、嗜酸性粒细胞、中性粒细胞、组织细胞、内皮细胞和纤维母细胞组成。多型性肥大细胞病变可以类似淋巴瘤，尤其是PTCL或HL。偶尔以淋巴细胞为主，这种病变与NHL非常类似（图57.42）。识别骨髓切片中的肥大细胞是诊断SM的关键。病变可显示不同的形态学，可以为圆形、椭圆形、梭形或者单核样的细胞核，丰富、略嗜酸的胞质。对识别骨髓中肥大细胞疾病（MCD）有帮助的形态学特征是：常见细胞的区域性分布模式，即肥大细胞围绕着中间的小淋巴细胞，产生典型的“牛眼”样病变。肥大细胞最特异的免疫组化染色为Tryptase（图57.42）。此外，肥大细胞还表达CD45、CD33、CD68和CD117，不表达CD3、CD20、CD15和CD30[157]，肿瘤性肥大细胞也表达CD25或CD2，后者有助于鉴别反应性肥大细胞增生[157,158]。SM患者中的肥大细胞，存在KIT基因的体细胞突变（原癌基因），编码干细胞因子（CD117）酪氨酸受体（详见48章）[159]。

57.9 精华和陷阱

精华

- 淋巴瘤患者可以出现良性淋巴细胞聚集灶。
- 明确的小梁旁浸润可以除外慢性淋巴细胞白血病/小淋巴细胞淋巴瘤（CLL/SLL）的诊断。
- 位于血管内的淋巴细胞浸润通常提示恶性。
- 良性淋巴细胞聚集灶的形态往往为异质性。
- 出现生发中心通常提示良性淋巴细胞浸润，多发生于自身免疫性疾病。
- 与脂性肉芽肿并存的淋巴细胞浸润是良性病变。
- 小梁旁淋巴细胞浸润几乎总是提示淋巴瘤。
- 免疫染色有助于辨别窦内浸润，骨髓的窦内浸润常见于血管内大B细胞淋巴瘤（IVLBCL）、脾边缘区淋巴瘤和肝脾T细胞淋巴瘤（HSTCL）。
- 免疫染色也有助于辨别间变性大细胞淋巴瘤（ALCL）和NK/T细胞淋巴瘤，两者的浸润方式均为单个肿瘤细胞浸润。
- 通过辅助技术检测到单克隆B细胞通常支持B细胞淋巴瘤累及骨髓。

陷阱

- 随机的、小灶性淋巴细胞聚集也可能为淋巴瘤浸润。
- 全为小梁旁浸润最多见于滤泡性淋巴瘤（FL），但也可见于多数其他淋巴瘤中，包括套细胞淋巴瘤（MCL）。
- 有报道，多克隆B细胞增殖也可表现为窦内浸润。
- 淋巴瘤，特别是T细胞淋巴瘤，形态上可以表现为异质性。
- 约有30%脾边缘区淋巴瘤（SMZL）在累及骨髓时会有生发中心。

续表

- 非感染性肉芽肿可见于许多淋巴瘤，包括惰性淋巴瘤、T细胞淋巴瘤和HL。
- 貌似似淋巴瘤的、T细胞丰富的、良性的（无B细胞）并且位于小梁旁的、多发性或者大片的淋巴细胞浸润灶，在使用利妥昔单抗（抗−CD20）治疗B细胞淋巴瘤后可以持续存在。
- 不需单用免疫染色来诊断淋巴瘤，必须结合临床及其他实验室检查。免疫染色对淋巴瘤的诊断并不特异（例如CD30），当出现阳性结果时并不能肯定就是淋巴瘤累及骨髓。
- 流式细胞仪可以在没有淋巴瘤证据的“健康”人群中检测到低水平的单克隆B细胞群。

（张培红 译）

参考文献

1. Rosenberg SA, Boiron M, DeVita VT Jr, et al. Report of the Committee on Hodgkin's Disease Staging Procedures. *Cancer Res*. 1971;31:1862-1863.
2. Bartl R, Frisch B, Hoffmann-Fezer G, Burkhardt R. Lymphoproliferative disorders in the bone marrow: histologic criteria for classification and staging. *Haematologia (Budap)*. 1984;17:227-246.
3. Ponzoni M, Li CY. Isolated bone marrow non-Hodgkin's lymphoma: a clinicopathologic study. *Mayo Clin Proc*. 1994;69:37-43.
4. Thiele J, Zirbes TK, Kvasnicka HM, Fischer R. Focal lymphoid aggregates (nodules) in bone marrow biopsies: differentiation between benign hyperplasia and malignant lymphoma—a practical guideline. *J Clin Pathol*. 1999;52:294-300.
5. Deverell MH, Best E, Salisbury JR. Lymphoid infiltrates in B cell non Hodgkin's lymphoma: comparing nuclear characteristics between lymph node and bone marrow; and evaluating diagnostic features of bone marrow infiltrates in paraffin embedded tissues. *Anal Cell Pathol*. 1997;14:1-7.
6. Crisan D, Mattson JC. Discordant morphologic features in bone marrow involvement by malignant lymphomas: use of gene rearrangement patterns for diagnosis. *Am J Hematol*. 1995;49:299-309.
7. Arber DA, George TI. Bone marrow biopsy involvement by non-Hodgkin's lymphoma: frequency of lymphoma types, patterns, blood involvement and discordance with other sites in 450 specimens. *Am J Surg Pathol*. 2005;29:1549-1557.
8. Brunning RD, Bloomfield CD, McKenna RW, Peterson LA. Bilateral trephine bone marrow biopsies in lymphoma and other neoplastic diseases. *Ann Intern Med*. 1975;82:365-366.
9. Coller BS, Chabner BA, Gralnick HR. Frequencies and patterns of bone marrow involvement in non-Hodgkin lymphomas: observations on the value of bilateral biopsies. *Am J Hematol*. 1977;3:105-119.
10. McKenna RW, Hernandez JA. Bone marrow in malignant lymphoma. *Hematol Oncol Clin North Am*. 1988;2:617-635.
11. Magalhaes SM, Filho FD, Vassallo J, et al. Bone marrow lymphoid aggregates in myelodysplastic syndromes: incidence, immunomorphological characteristics and correlation with clinical features and survival. *Leuk Res*. 2002;26:525-530; discussion 531.
12. Kent SA, Variakojis D, Peterson LC. Comparative study of marginal zone lymphoma involving bone marrow. *Am J Clin Pathol*. 2002;117:698-708.
13. Del Giudice I, Pileri SA, Rossi M, et al. Histopathological and molecular features of persistent polyclonal B-cell lymphocytosis (PPBL) with progressive splenomegaly. *Br J Haematol*. 2009;144:726-731.
14. Macon WR, Levy NB, Kurtin PJ, et al. Hepatosplenic alpha beta T-cell lymphomas: a report of 14 cases and comparison with hepatosplenic gamma delta T-cell lymphomas. *Am J Surg Pathol*. 2001;25:285-296.
15. Suarez F, Wlodarska I, Rigal-Huguet F, et al. Hepatosplenic alpha beta T-cell lymphoma: an unusual case with clinical, histologic, and cytogenetic features of gamma delta hepatosplenic T-cell lymphoma. *Am J Surg Pathol*. 2000;24:1027-1032.
16. Labouyrie E, Marit G, Vial JP, et al. Intrasinusoidal bone marrow involvement by splenic lymphoma with villous lymphocytes: a helpful immunohistologic feature. *Mod Pathol*. 1997;10:1015-1020.
17. Tucker TJ, Bardales RH, Miranda RN. Intravascular lymphomatosis with bone marrow involvement. *Arch Pathol Lab Med*. 1999;123:952-956.
18. Ghani AM, Krause JR. Bone marrow biopsy findings in angioimmunoblastic lymphadenopathy. *Br J Haematol*. 1985;61:203-213.
19. de Leon ED, Alkan S, Huang JC, Hsi ED. Usefulness of an immunohistochemical panel in paraffin-embedded tissues for the differentiation of B-cell non-Hodgkin's lymphomas of small lymphocytes. *Mod Pathol*. 1998;11:1046-1051.
20. Gandhi AM, Ben-Ezra JM. Do BCL2 and survivin help distinguish benign from malignant B-cell lymphoid aggregates in bone marrow biopsies? *J Clin Lab Anal*. 2004;18:285-288.
21. West RB, Warnke RA, Natkunam Y. The usefulness of immunohistochemistry in the diagnosis of follicular lymphoma in bone marrow biopsy specimens. *Am J Clin Pathol*. 2002;117:636-643.
22. Fakan F, Skalova A, Kuntscherova J. Expression of bcl-2 protein in distinguishing benign from malignant lymphoid aggregates in bone marrow biopsies. *Gen Diagn*

Pathol. 1996;141:359-363.

23. Chen CC, Raikow RB, Sonmez-Alpan E, Swerdlow SH. Classification of small B-cell lymphoid neoplasms using a paraffin section immunohistochemical panel. *Appl Immunohistochem Mol Morphol*. 2000;8:1-11.
24. Fineberg S, Marsh E, Alfonso F, et al. Immunophenotypic evaluation of the bone marrow in non-Hodgkin's lymphoma. *Hum Pathol*. 1993;24:636-642.
25. Hanson CA, Kurtin PJ, Katzmann JA, et al. Immunophenotypic analysis of peripheral blood and bone marrow in the staging of B-cell malignant lymphoma. *Blood*. 1999;94:3889-3896.
26. Crotty PL, Smith BR, Tallini G. Morphologic, immunophenotypic, and molecular evaluation of bone marrow involvement in non-Hodgkin's lymphoma. *Diagn Mol Pathol*. 1998;7:90-95.
27. Sah SP, Matutes E, Wotherspoon AC, et al. A comparison of flow cytometry, bone marrow biopsy, and bone marrow aspirates in the detection of lymphoid infiltration in B cell disorders. *J Clin Pathol*. 2003;56:129-132.
28. Ghia P, Prato G, Scielzo C, et al. Monoclonal CD5+ and CD5– B-lymphocyte expansions are frequent in the peripheral blood of the elderly. *Blood*. 2004;103:2337-2342.
29. Marti GE, Rawstron AC, Ghia P, et al. Diagnostic criteria for monoclonal B-cell lymphocytosis. *Br J Haematol*. 2005;130:325-332.
30. Rawstron AC, Green MJ, Kuzmicki A, et al. Monoclonal B lymphocytes with the characteristics of "indolent" chronic lymphocytic leukemia are present in 3.5% of adults with normal blood counts. *Blood*. 2002;100:635-639.
31. Harmon CB, Witzig TE, Katzmann JA, Pittelkow MR. Detection of circulating T cells with CD4+CD7– immunophenotype in patients with benign and malignant lymphoproliferative dermatoses. *J Am Acad Dermatol*. 1996;35:404-410.
32. Jamal S, Picker LJ, Aquino DB, et al. Immunophenotypic analysis of peripheral T-cell neoplasms. A multiparameter flow cytometric approach. *Am J Clin Pathol*. 2001;116:512-526.
33. Karlsen F, Kalantari M, Chitemerere M, et al. Modifications of human and viral deoxyribonucleic acid by formaldehyde fixation. *Lab Invest*. 1994;71:604-611.
34. Pittaluga S, Tierens A, Dodoo YL, et al. How reliable is histologic examination of bone marrow trephine biopsy specimens for the staging of non-Hodgkin lymphoma? A study of hairy cell leukemia and mantle cell lymphoma involvement of the bone marrow trephine specimen by histologic, immunohistochemical, and polymerase chain reaction techniques. *Am J Clin Pathol*. 1999;111:179-184.
35. Coad JE, Olson DJ, Christensen DR, et al. Correlation of PCR-detected clonal gene rearrangements with bone marrow morphology in patients with B-lineage lymphomas. *Am J Surg Pathol*. 1997;21:1047-1056.
36. Braunschweig R, Baur AS, Delacretaz F, et al. Contribution of IgH-PCR to the evaluation of B-cell lymphoma involvement in paraffin-embedded bone marrow biopsy specimens. *Am J Clin Pathol*. 2003;119:634-642.
37. Kremer M, Cabras AD, Fend F, et al. PCR analysis of IgH-gene rearrangements in small lymphoid infiltrates microdissected from sections of paraffin-embedded bone marrow biopsy specimens. *Hum Pathol*. 2000;31:847-853.
38. Robetorye RS, Bohling SD, Medeiros LJ, Elenitoba-Johnson KS. Follicular lymphoma with monocytoid B-cell proliferation: molecular assessment of the clonal relationship between the follicular and monocytoid B-cell components. *Lab Invest*. 2000;80:1593-1599.
39. Basso K, Frascella E, Zanesco L, Rosolen A. Improved long-distance polymerase chain reaction for the detection of t(8;14)(q24;q32) in Burkitt's lymphomas. *Am J Pathol*. 1999;155:1479-1485.
40. Cong P, Raffeld M, Teruya-Feldstein J, et al. In situ localization of follicular lymphoma: description and analysis by laser capture microdissection. *Blood*. 2002;99:3376-3382.
41. Kuppers R, Rajewsky K, Zhao M, et al. Hodgkin disease: Hodgkin and Reed-Sternberg cells picked from histological sections show clonal immunoglobulin gene rearrangements and appear to be derived from B cells at various stages of development. *Proc Natl Acad Sci U S A*. 1994;91:10962-10966.
42. Marafioti T, Hummel M, Foss HD, et al. Hodgkin and Reed-Sternberg cells represent an expansion of a single clone originating from a germinal center B-cell with functional immunoglobulin gene rearrangements but defective immunoglobulin transcription.*Blood*. 2000;95:1443-1450.
43. Peterson LC, Kueck B, Arthur DC, et al. Systemic polyclonal immunoblastic proliferations. *Cancer*. 1988;61:1350-1358.
44. Osborne BM, Guarda LA, Butler JJ. Bone marrow biopsies in patients with the acquired immunodeficiency syndrome. *Hum Pathol*. 1984;15:1048-1053.
45. Karcher DS, Frost AR. The bone marrow in human immunodeficiency virus (HIV)-related disease. Morphology and clinical correlation. *Am J Clin Pathol*. 1991;95:63-71.
46. Bennett JM, Cain KC, Glick JH, et al. The significance of bone marrow involvement in non-Hodgkin's lymphoma: the Eastern Cooperative Oncology Group experience. *J Clin Oncol*. 1986;4:1462-1469.
47. Cimino G, Anselmo AP, De Luca AM, et al. Bone marrow involvement at onset of Hodgkin's disease. *Tumori*. 1983;69:47-51.
48. Juneja SK, Wolf MM, Cooper IA. Value of bilateral bone marrow biopsy specimens in non-Hodgkin's lymphoma. *J Clin Pathol*. 1990;43:630-632.
49. Pangalis GA, Roussou PA, Kittas C, et al. B-chronic lymphocytic leukemia. Prognostic implication of bone marrow histology in 120 patients: experience from a single hematology unit. *Cancer*. 1987;59:767-771.
50. Cohen PL, Kurtin PJ, Donovan KA, Hanson CA. Bone marrow and peripheral blood involvement in mantle cell lymphoma. *Br J Haematol*. 1998;101:302-310.
51. A clinical evaluation of the International Lymphoma Study Group classification of non-Hodgkin's lymphoma. The Non-Hodgkin's Lymphoma Classification Project. *Blood*. 1997;89:3909-3918.
52. Conlan MG, Bast M, Armitage JO, Weisenburger DD. Bone marrow involvement by non-Hodgkin's lymphoma: the clinical significance of morphologic discordance between the lymph node and bone marrow. Nebraska Lymphoma Study Group. *J Clin Oncol*. 1990;8:1163-1172.
53. Hodges GF, Lenhardt TM, Cotelingam JD. Bone marrow involvement in large-cell lymphoma. Prognostic implications of discordant disease. *Am J Clin Pathol*. 1994;101:305-311.
54. Hanson CA, Brunning RD, Gajl-Peczalska KJ, et al. Bone marrow manifestations of peripheral T-cell lymphoma. A study of 30 cases. *Am J Clin Pathol*. 1986;86:449-460.
55. Cooke CB, Krenacs L, Stetler-Stevenson M, et al. Hepatosplenic T-cell lymphoma: a distinct clinicopathologic entity of cytotoxic gamma delta T-cell origin. *Blood*. 1996;88:4265-4274.
56. Salhany KE, Greer JP, Cousar JB, Collins RD. Marrow involvement in cutaneous T-cell lymphoma. A clinicopathologic study of 60 cases. *Am J Clin Pathol*. 1989;92:747-754.
57. Fraga M, Brousset P, Schlaifer D, et al. Bone marrow involvement in anaplastic large cell lymphoma. Immunohistochemical detection of minimal disease and its prognostic significance. *Am J Clin Pathol*. 1995;103:82-89.
58. Wong KF, Chan JK, Cheung MM, So JC. Bone marrow involvement by nasal NK cell lymphoma at diagnosis is uncommon. *Am J Clin Pathol*. 2001;115:266-270.
59. Muller-Hermelink HK, Montserrat E, Catovsky D, et al. Chronic lymphocytic leukemia/small lymphocytic lymphoma. In: Swerdlow SH, Campo E, Harris NL, et al, eds. *WHO Classification of Tumours of Haematopoietic and Lymphoid Tissues*. Lyon, France: IARC Press; 2008:180-182.
60. Pangalis GA, Nathwani BN, Rappaport H. Malignant lymphoma, well differentiated lymphocytic: its relationship with chronic lymphocytic leukemia and macroglobulinemia of Waldenstrom. *Cancer*. 1977;39:999-1010.
61. Morrison WH, Hoppe RT, Weiss LM, et al. Small lymphocytic lymphoma. *J Clin Oncol*. 1989;7:598-606.
62. Swerdlow SH, Berger F, Pileri SA, et al. Lymphoplasmacytic lymphoma. In: Swerdlow SH, Campo E, Harris NL, et al, eds. *WHO Classification of Tumours of Haematopoietic and Lymphoid Tissues*. Lyon, France: IARC Press; 2008:194-195.
63. Harris NL, Jaffe ES, Stein H, et al. A revised European-American classification of lymphoid neoplasms: a proposal from the International Lymphoma Study Group. *Blood*. 1994;84:1361-1392.
64. Dimopoulos MA, Kyle RA, Anagnostopoulos A, Treon SP. Diagnosis and management of Waldenstrom's macroglobulinemia. *J Clin Oncol*. 2005;23:1564-1577.
65. Bartl R, Frisch B, Mahl G, et al. Bone marrow histology in Waldenstrom's macroglobulinaemia. Clinical relevance of subtype recognition. *Scand J Haematol*. 1983;31:359-375.
66. Brunning RD, McKenna RW. *Atlas of Tumor Pathology. Tumors of the Bone Marrow. Plasma cell dyscrasias and related disorders*. Third series ed. Washington, DC: American Registry of Pathology; 1994.
67. Valdez R, Finn WG, Ross CW, et al. Waldenstrom macroglobulinemia caused by extranodal marginal zone B-cell lymphoma: a report of six cases. *Am J Clin Pathol*. 2001;116:683-690.
68. Andriko JA, Swerdlow SH, Aguilera NI, Abbondanzo SL. Is lymphoplasmacytic lymphoma/immunocytoma a distinct entity? A clinicopathologic study of 20 cases. *Am J Surg Pathol*. 2001;25:742-751.
69. Dierlamm J, Pittaluga S, Wlodarska I, et al. Marginal zone B-cell lymphomas of different sites share similar cytogenetic and morphologic features. *Blood*. 1996;87:299-307.
70. Streubel B, Lamprecht A, Dierlamm J, et al. T(14;18)(q32;q21) involving IGH and MALT1 is a frequent chromosomal aberration in MALT lymphoma. *Blood*. 2003;101:2335-2339.
71. Sanchez-Izquierdo D, Buchonnet G, Siebert R, et al. MALT1 is deregulated by both chromosomal translocation and amplification in B-cell non-Hodgkin lymphoma. *Blood*. 2003;101:4539-4546.
72. Remstein ED, Kurtin PJ, James CD, et al. Mucosa-associated lymphoid tissue lymphomas with t(11;18)(q21;q21) and mucosa-associated lymphoid tissue lymphomas with aneuploidy develop along different pathogenetic pathways. *Am J Pathol*. 2002;161:63-71.
73. Cook JR, Aguilera NI, Reshmi-Skarja S, et al. Lack of PAX5 rearrangements in lymphoplasmacytic lymphomas: reassessing the reported association with t(9;14). *Hum Pathol*. 2004;35:447-454.
74. George TI, Wrede JE, Bangs CD, et al. Low-grade B-cell lymphomas with plasmacytic differentiation lack PAX5 gene rearrangements. *J Mol Diagn*. 2005;7:346-351.
75. Poppe B, De Paepe P, Michaux L, et al. PAX5/IGH rearrangement is a recurrent finding in a subset of aggressive B-NHL with complex chromosomal rearrangements. *Genes Chromosomes Cancer*. 2005;44:218-223.
76. Inamdar KV, Medeiros LJ, Jorgensen JL, et al. Bone marrow involvement by marginal zone B-cell lymphomas of different types. *Am J Clin Pathol*. 2008;129:714-722.
77. Mollejo M, Menarguez J, Lloret E, et al. Splenic marginal zone lymphoma: a distinctive type of low-grade B-cell lymphoma. A clinicopathological study of 13 cases. *Am J Surg Pathol*. 1995;19:1146-1157.
78. Melo JV, Hegde U, Parreira A, et al. Splenic B cell lymphoma with circulating villous lymphocytes: differential diagnosis of B cell leukaemias with large spleens. *J Clin Pathol*. 1987;40:642-651.
79. Thieblemont C, Berger F, Dumontet C, et al. Mucosa-associated lymphoid tissue lymphoma is a disseminated disease in one third of 158 patients analyzed. *Blood*. 2000;95:802-806.
80. Ferry JA, Yang WI, Zukerberg LR, et al. CD5+ extranodal marginal zone B-cell (MALT) lymphoma. A low grade neoplasm with a propensity for bone marrow involvement and relapse. *Am J Clin Pathol*. 1996;105:31-37.
81. Diss TC, Peng H, Wotherspoon AC, et al. Brief report: a single neoplastic clone in sequential biopsy specimens from a patient with primary gastric-mucosa-associated lymphoid-tissue lymphoma and Sjogren's syndrome. *N Engl J Med*. 1993;329:172-175.
82. Boveri E, Arcaini L, Merli M, et al. Bone marrow histology in marginal zone B-cell lymphomas: correlation with clinical parameters and flow cytometry in 120 patients. *Ann Oncol*. 2009;20:129-136.
83. Campo E, Miquel R, Krenacs L, et al. Primary nodal marginal zone lymphomas of splenic and MALT type. *Am J Surg Pathol*. 1999;23:59-68.
84. Pittaluga S, Bijnens L, Teodorovic I, et al. Clinical analysis of 670 cases in two trials of the European Organization for the Research and Treatment of Cancer Lymphoma Cooperative Group subtyped according to the revised European-American classification of lymphoid neoplasms: a comparison with the working formulation. *Blood*. 1996;87:4358-4367.

85. Nathwani BN, Anderson JR, Armitage JO, et al. Marginal zone B-cell lymphoma: a clinical comparison of nodal and mucosa-associated lymphoid tissue types. Non-Hodgkin's Lymphoma Classification Project. *J Clin Oncol*. 1999;17:2486-2492.
86. Traweek ST, Sheibani K. Monocytoid B-cell lymphoma. The biologic and clinical implications of peripheral blood involvement. *Am J Clin Pathol*. 1992;97:591-598.
87. Dick F, Bloomfield CD, Brunning RD. Incidence cytology, and histopathology of non-Hodgkin's lymphomas in the bone marrow. *Cancer*. 1974;33:1382-1398.
88. Torlakovic E, Torlakovic G, Brunning RD. Follicular pattern of bone marrow involvement by follicular lymphoma. *Am J Clin Pathol*. 2002;118:780-786.
89. Buhr T, Langer F, Schlue J, et al. Reliability of lymphoma classification in bone marrow trephines. *Br J Haematol*. 2002;118:470-476.
90. Lambertenghi-Deliliers G, Annaloro C, Soligo D, et al. Incidence and histological features of bone marrow involvement in malignant lymphomas. *Ann Hematol*. 1992;65:61-65.
91. Spiro S, Galton DA, Wiltshaw E, Lohmann RC. Follicular lymphoma: A survey of 75 cases with special reference to the syndrome resembling chronic lymphocytic leukaemia. *Br J Cancer Suppl*. 1975;2:60-72.
92. Stamatoullas A, Buchonnet G, Lepretre S, et al. De novo acute B cell leukemia/lymphoma with t(14;18). *Leukemia*. 2000;14:1960-1966.
93. Kramer MH, Raghoebier S, Beverstock GC, et al. De novo acute B-cell leukemia with translocation t(14;18): an entity with a poor prognosis. *Leukemia*. 1991;5:473-478.
94. Wasman J, Rosenthal NS, Farhi DC. Mantle cell lymphoma. Morphologic findings in bone marrow involvement. *Am J Clin Pathol*. 1996;106:196-200.
95. Viswanatha DS, Foucar K, Berry BR, et al. Blastic mantle cell leukemia: an unusual presentation of blastic mantle cell lymphoma. *Mod Pathol*. 2000;13:825-833.
96. Schlette E, Bueso-Ramos C, Giles F, et al. Mature B-cell leukemias with more than 55% prolymphocytes. A heterogeneous group that includes an unusual variant of mantle cell lymphoma. *Am J Clin Pathol*. 2001;115:571-581.
97. Wong KF, Chan JK, So JC, Yu PH. Mantle cell lymphoma in leukemic phase: characterization of its broad cytologic spectrum with emphasis on the importance of distinction from other chronic lymphoproliferative disorders. *Cancer*. 1999;86:850-857.
98. Schlette E, Lai R, Onciu M, et al. Leukemic mantle cell lymphoma: clinical and pathologic spectrum of twenty-three cases. *Mod Pathol*. 2001;14:1133-1140.
99. Nelson BP, Variakojis D, Peterson LC. Leukemic phase of B-cell lymphomas mimicking chronic lymphocytic leukemia and variants at presentation. *Mod Pathol*. 2002;15:1111-1120.
100. Orchard J, Garand R, Davis Z, et al. A subset of t(11;14) lymphoma with mantle cell features displays mutated IgVH genes and includes patients with good prognosis, nonnodal disease. *Blood*. 2003;101:4975-4981.
101. Gong JZ, Lagoo AS, Peters D, et al. Value of CD23 determination by flow cytometry in differentiating mantle cell lymphoma from chronic lymphocytic leukemia/small lymphocytic lymphoma. *Am J Clin Pathol*. 2001;116:893-897.
102. Kelemen K, Peterson LC, Helenowski I, et al. CD23+ mantle cell lymphoma: a clinical pathologic entity associated with superior outcome compared with CD23– disease. *Am J Clin Pathol*. 2008;130:166-177.
103. Wong KF, So CC, Chan JK. Nucleolated variant of mantle cell lymphoma with leukemic manifestations mimicking prolymphocytic leukemia. *Am J Clin Pathol*. 2002;117:246-251.
104. Yan Y, Chan WC, Weisenburger DD, et al. Clinical and prognostic significance of bone marrow involvement in patients with diffuse aggressive B-cell lymphoma. *J Clin Oncol*. 1995;13:1336-1342.
105. Kremer M, Spitzer M, Mandl-Weber S, et al. Discordant bone marrow involvement in diffuse large B-cell lymphoma: comparative molecular analysis reveals a heterogeneous group of disorders. *Lab Invest*. 2003;83:107-114.
106. Baddoura FK, Chan WC, Masih AS, et al. T-cell-rich B-cell lymphoma. A clinicopathologic study of eight cases. *Am J Clin Pathol*. 1995;103:65-75.
107. Perrone T, Frizzera G, Rosai J. Mediastinal diffuse large-cell lymphoma with sclerosis. A clinicopathologic study of 60 cases. *Am J Surg Pathol*. 1986;10:176-191.
108. Abou-Elella AA, Weisenburger DD, Vose JM, et al. Primary mediastinal large B-cell lymphoma: a clinicopathologic study of 43 patients from the Nebraska Lymphoma Study Group. *J Clin Oncol*. 1999;17:784-790.
109. Nakamura S, Ponzoni M, Campo E. Intravascular large B-cell lymphoma. In: Swerdlow SH, Campo E, Harris NL, et al, eds. *WHO Classification of Tumours of Haematopoietic and Lymphoid Tissues*. Lyon, France: IARC Press; 2008:252-253.
110. Wick MR, Mills SE, Scheithauer BW, et al. Reassessment of malignant "angioendotheliomatosis." Evidence in favor of its reclassification as "intravascular lymphomatosis." *Am J Surg Pathol*. 1986;10:112-123.
111. Estalilla OC, Koo CH, Brynes RK, Medeiros LJ. Intravascular large B-cell lymphoma. A report of five cases initially diagnosed by bone marrow biopsy. *Am J Clin Pathol*. 1999;112:248-255.
112. Khoury H, Lestou VS, Gascoyne RD, et al. Multicolor karyotyping and clinicopathological analysis of three intravascular lymphoma cases. *Mod Pathol*. 2003;16:716-724.
113. Sander CA, Medeiros LJ, Abruzzo LV, et al. Lymphoblastic lymphoma presenting in cutaneous sites. A clinicopathologic analysis of six cases. *J Am Acad Dermatol*. 1991;25:1023-1031.
114. Sheibani K, Nathwani BN, Winberg CD, et al. Antigenically defined subgroups of lymphoblastic lymphoma. Relationship to clinical presentation and biologic behavior. *Cancer*. 1987;60:183-190.
115. Borowitz MJ, Chan JKC. B lymphoblastic leukemia/lymphoma, not otherwise specified. In: Swerdlow SH, Campo E, Harris NL, et al, eds. *WHO Classification of Tumours of Haematopoietic and Lymphoid Tissues*. Lyon, France: IARC Press; 2008:168-170.
116. Lin P, Jones D, Dorfman DM, Medeiros LJ. Precursor B-cell lymphoblastic lymphoma: a predominantly extranodal tumor with low propensity for leukemic involvement. *Am J Surg Pathol*. 2000;24:1480-1490.
117. Head DR, Behm FG. Acute lymphoblastic leukemia and the lymphoblastic lymphomas of childhood. *Semin Diagn Pathol*. 1995;12:325-334.
118. Borowitz MJ, Chan JKC. T lymphoblastic leukemia/lymphoma. In: Swerdlow SH, Campo E, Harris NL, et al, eds. *WHO Classification of Tumours of Haematopoietic and Lymphoid Tissues*. Lyon, France: IARC Press; 2008:176-178.
119. Chan JKC, Quintanilla-Martinez L, Ferry JA, et al. Extranodal NK/T-cell lymphoma, nasal type. In: Swerdlow SH, Campo E, Harris NL, et al, eds. *WHO Classification of Tumours of Haematopoietic and Lymphoid Tissues*. Lyon, France: IARC Press; 2008:285-288.
120. Jaffe ES, Chan JK, Su IJ, et al. Report of the Workshop on Nasal and Related Extranodal Angiocentric T/Natural Killer Cell Lymphomas. Definitions, differential diagnosis, and epidemiology. *Am J Surg Pathol*. 1996;20:103-111.
121. Kwong YL, Chan AC, Liang R, et al. CD56+ NK lymphomas: clinicopathological features and prognosis. *Br J Haematol*. 1997;97:821-829.
122. Cheung MM, Chan JK, Lau WH, et al. Primary non-Hodgkin's lymphoma of the nose and nasopharynx: clinical features, tumor immunophenotype, and treatment outcome in 113 patients. *J Clin Oncol*. 1998;16:70-77.
123. Chan JK, Sin VC, Wong KF, et al. Nonnasal lymphoma expressing the natural killer cell marker CD56: a clinicopathologic study of 49 cases of an uncommon aggressive neoplasm. *Blood*. 1997;89:4501-4513.
124. Bagdi E, Diss TC, Munson P, Isaacson PG. Mucosal intra-epithelial lymphocytes in enteropathy-associated T-cell lymphoma, ulcerative jejunitis, and refractory celiac disease constitute a neoplastic population. *Blood*. 1999;94:260-264.
125. Vega F, Medeiros LJ, Bueso-Ramos C, et al. Hepatosplenic gamma/delta T-cell lymphoma in bone marrow. A sinusoidal neoplasm with blastic cytologic features. *Am J Clin Pathol*. 2001;116:410-419.
126. Wang CC, Tien HF, Lin MT, et al. Consistent presence of isochromosome 7q in hepatosplenic T gamma/delta lymphoma: a new cytogenetic-clinicopathologic entity. *Genes Chromosomes Cancer*. 1995;12:161-164.
127. Salhany KE, Macon WR, Choi JK, et al. Subcutaneous panniculitis-like T-cell lymphoma: clinicopathologic, immunophenotypic, and genotypic analysis of alpha/beta and gamma/delta subtypes. *Am J Surg Pathol*. 1998;22:881-893.
128. Gonzalez CL, Medeiros LJ, Braziel RM, Jaffe ES. T-cell lymphoma involving subcutaneous tissue. A clinicopathologic entity commonly associated with hemophagocytic syndrome. *Am J Surg Pathol*. 1991;15:17-27.
129. Ralfkiaer E, Cerroni L, Sander CA, et al. Mycosis fungoides. In: Swerdlow SH, Campo E, Harris NL, et al, eds. *WHO Classification of Tumours of Hematopoietic and Lymphoid Tissues*. Lyon, France: IARC Press; 2008:296-298.
130. Ralfkiaer E, Willemze R, Whittaker SJ. Sezary syndrome. In: Swerdlow SH, Campo E, Harris NL, et al, eds. *WHO Classification of Tumours of Hematopoietic and Lymphoid Tissues*. Lyon, France: IARC Press, 2008.
131. Sibaud V, Beylot-Barry M, Thiebaut R, et al. Bone marrow histopathologic and molecular staging in epidermotropic T-cell lymphomas. *Am J Clin Pathol*. 2003;119:414-423.
132. Long JC, Mihm MC. Mycosis fungoides with extracutaneous dissemination: a distinct clinicopathologic entity. *Cancer*. 1974;34:1745-1755.
133. Graham SJ, Sharpe RW, Steinberg SM, et al. Prognostic implications of a bone marrow histopathologic classification system in mycosis fungoides and the Sezary syndrome. *Cancer*. 1993;72:726-734.
134. Beylot-Barry M, Parrens M, Delaunay M, et al. Is bone marrow biopsy necessary in patients with mycosis fungoides and Sezary syndrome? A histological and molecular study at diagnosis and during follow-up. *Br J Dermatol*. 2005;152:1378-1379.
135. Pangalis GA, Moran EM, Rappaport H. Blood and bone marrow findings in angioimmunoblastic lymphadenopathy. *Blood*. 1978;51:71-83.
136. Cho YU, Chi HS, Park CJ, et al. Distinct features of angioimmunoblastic T-cell lymphoma with bone marrow involvement. *Am J Clin Pathol*. 2009;131:640-646.
137. Gaulard P, Kanavaros P, Farcet JP, et al. Bone marrow histologic and immunohistochemical findings in peripheral T-cell lymphoma: a study of 38 cases. *Hum Pathol*. 1991;22:331-338.
138. Dogan A, Morice WG. Bone marrow histopathology in peripheral T-cell lymphomas. *Br J Haematol*. 2004;127:140-154.
139. Weinberg OK, Seo K, Arber DA. Prevalence of bone marrow involvement in systemic anaplastic large cell lymphoma: are immunohistochemical studies necessary? *Hum Pathol*. 2008;39:1331-1340.
140. Wong KF, Chan JK, Ng CS, et al. Anaplastic large cell Ki-1 lymphoma involving bone marrow: marrow findings and association with reactive hemophagocytosis. *Am J Hematol*. 1991;37:112-119.
141. Anderson MM, Ross CW, Singleton TP, et al. Ki-1 anaplastic large cell lymphoma with a prominent leukemic phase. *Hum Pathol*. 1996;27:1093-1095.
142. Onciu M, Behm FG, Raimondi SC, et al. ALK-positive anaplastic large cell lymphoma with leukemic peripheral blood involvement is a clinicopathologic entity with an unfavorable prognosis. Report of three cases and review of the literature. *Am J Clin Pathol*. 2003;120:617-625.
143. O'Carroll DI, McKenna RW, Brunning RD. Bone marrow manifestations of Hodgkin's disease. *Cancer*. 1976;38:1717-1728.
144. Hansmann ML, Zwingers T, Boske A, et al. Clinical features of nodular paragranuloma (Hodgkin's disease, lymphocyte predominance type, nodular). *J Cancer Res Clin Oncol*. 1984;108:321-330.
145. Howell SJ, Grey M, Chang J, et al. The value of bone marrow examination in the staging of Hodgkin's lymphoma: a review of 955 cases seen in a regional cancer centre. *Br J Haematol*. 2002;119:408-411.
146. Ioachim HL, Dorsett B, Cronin W, et al. Acquired immunodeficiency syndrome-associated lymphomas: clinical, pathologic, immunologic, and viral characteristics of 111 cases. *Hum Pathol*. 1991;22:659-673.
147. Knowles DM, Chamulak GA, Subar M, et al. Lymphoid neoplasia associated with the acquired immunodeficiency syndrome (AIDS). The New York University Medical Center experience with 105 patients (1981-1986). *Ann Intern Med*. 1988;108:744-753.
148. Ponzoni M, Fumagalli L, Rossi G, et al. Isolated bone marrow manifestation of HIV-associated Hodgkin lymphoma. *Mod Pathol*. 2002;15:1273-1278.
149. Lukes RJ. Criteria for involvement of lymph node, bone marrow, spleen, and liver in

Hodgkin's disease. *Cancer Res*. 1971;31:1755-1767.
150. Rappaport H, Berard CW, Butler JJ, et al. Report of the Committee on Histopathological Criteria Contributing to Staging of Hodgkin's Disease. *Cancer Res*. 1971;31:1864-1865.
151. Schmitz LL, McClure JS, Litz CE, et al. Morphologic and quantitative changes in blood and marrow cells following growth factor therapy. *Am J Clin Pathol*. 1994;101:67-75.
152. Douglas VK, Gordon LI, Goolsby CL, et al. Lymphoid aggregates in bone marrow mimic residual lymphoma after rituximab therapy for non-Hodgkin lymphoma. *Am J Clin Pathol*. 1999;112:844-853.
153. Frater JL, Tsiftsakis EK, Hsi ED, et al. Use of novel t(11;14) and t(14;18) dual-fusion fluorescence in situ hybridization probes in the differential diagnosis of lymphomas of small lymphocytes. *Diagn Mol Pathol*. 2001;10:214-222.
154. Katz RL, Caraway NP, Gu J, et al. Detection of chromosome 11q13 breakpoints by interphase fluorescence in situ hybridization. A useful ancillary method for the diagnosis of mantle cell lymphoma. *Am J Clin Pathol*. 2000;114:248-257.
155. Maywald O, Metzgeroth G, Schoch C, et al. Alveolar rhabdomyosarcoma with bone marrow infiltration mimicking haematological neoplasia. *Br J Haematol*. 2002;119:583.
156. Bain BJ. Systemic mastocytosis and other mast cell neoplasms. *Br J Haematol*. 1999;106:9-17.
157. Escribano L, Orfao A, Villarrubia J, et al. Immunophenotypic characterization of human bone marrow mast cells. A flow cytometric study of normal and pathological bone marrow samples. *Anal Cell Pathol*. 1998;16:151-159.
158. Valent P, Horny HP, Escribano L, et al. Diagnostic criteria and classification of mastocytosis: a consensus proposal. *Leuk Res*. 2001;25:603-625.
159. Nagata H, Worobec AS, Oh CK, et al. Identification of a point mutation in the catalytic domain of the protooncogene c-kit in peripheral blood mononuclear cells of patients who have mastocytosis with an associated hematologic disorder. *Proc Natl Acad Sci U S A*. 1995;92:10560-10564.

第58章

治疗后骨髓的评估

Yasodha Natkunam, Daniel A. Arber

章节目录

58.1 概述

恶性肿瘤患者在治疗期间和治疗后，骨髓可以发生很大变化。需要结合患者的原发疾病来综合考虑，但所有病例也存在一些共同特征。假设患者在治疗期间和治疗后进行骨髓检查的目的是为了评估累及骨髓的疾病，但从这些活检标本也能获得其他一些重要信息。有效的大剂量化疗之后，骨髓被完全摧毁，此时进行骨髓检查以证实肿瘤细胞已消失。在病程后期，骨髓检查可以证实造血组织的重建。在这些患者中，评估骨髓细胞量及骨髓三系细胞（粒细胞、红系前体细胞、巨核细胞）的分化成熟程度尤为重要。在造血干细胞移植（包括骨髓造血干细胞移植和外周血造血干细胞移植）之后，进行骨髓检查可以证实移植成功，而且对骨髓细胞量和三系造血情况的描述非常重要。因此，送检骨髓标本的同时应提供完整的临床信息，包括原发疾病、治疗方式和治疗后间隔期。

已有研究评估了大剂量化疗或者化疗加放疗后的骨髓变化，包括造血干细胞移植时化疗对骨髓的改变[1-8]，其中有很多相似之处（简表58.1）。这些改变与药物损害所致的骨髓中毒性病变也很相似[9]。治疗后第一周，骨髓变化主要是极度骨髓再生障碍。骨髓细胞量近乎零，缺乏正常骨髓脂肪。水肿明显，伴骨髓血窦扩张；基质细胞、组织细胞、浆细胞和淋巴细胞散在分布。通常不见正常造血细胞，如成熟中的粒细胞、有核红细胞和巨核细胞。常常出现吞噬细胞碎片的组织细胞，而粉染的纤维素样坏死的无细胞区往往很明显。极少数病例可显示肿瘤细胞坏死的区域。发生这些变化之后，出现轻度的网状纤维化，脂肪细胞重新出现。再生的骨髓中，早期的脂肪细胞往往呈多房状。治疗后第二周，尽管骨髓有核细胞很少，但已出现伴随脂肪细胞的小灶早期造血区域，表现为红系细胞岛，孤立存在或者与核左移的粒细胞区域相连。两周之后，通常有红系和粒系两种造血成分存在。巨核细胞较晚出现，但在第三周时很容易看到，往往是成簇状分布，表现为异型核、少分叶核或不分叶核。一些患者，尤其是儿童，骨髓重建的早期可能伴有正常前体B细胞（原始血细胞，hemotogones）的增多，这些细胞的特征将在下文讨论。

简表58.1 清髓性治疗之后第3~4周骨髓的改变

早期改变

- 骨髓再生障碍
- 无脂肪细胞
- 水肿
- 纤维素样坏死
- 窦扩张
- 可见少量基质细胞、组织细胞、淋巴细胞和浆细胞

中期改变

- 脂肪细胞重新出现，往往呈多房状
- 轻度的网状纤维化
- 核左移的红系细胞灶和粒系细胞岛
- 涂片中前体B细胞增多

晚期改变

- 网状纤维消退
- 出现成簇的小巨核细胞
- 骨髓细胞量正常或轻度增多

晚期变化通常包括：早期骨髓重建时出现的轻度网状纤维化逐渐消失，骨髓细胞量恢复正常或轻度增多，虽然核左移的粒系和红系细胞以及异型巨核细胞簇可能会持续一段时间，但骨髓正常的三系造血细胞均出现。

大剂量化疗之后再行造血干细胞移植的患者，骨髓还会出现其他一些改变（简表58.2）。输注干细胞的患者，早期可出现灶性的骨髓重建。移植之后，虽然簇状的骨髓再生成分通常显示成熟细胞谱系，但是，这些细胞岛可呈现更单一形态，而无明显成熟迹象，最常见的是红系前体细胞。此外，移植之后，再生细胞的分布方式也有所不同。在正常骨髓和细胞毒性化疗之后的再生，原始细胞和早幼粒细胞组成的不成熟粒细胞岛通常分布在邻近骨小梁的区域。如果这类细胞岛出现在远离骨小梁的区域，则属于异常定位，称为“不成熟前体细胞的异常定位”，是骨髓活检切片中骨髓增殖异常的特征之一。造血干细胞移植之后，这些幼稚细胞岛经常出现在远离骨小梁的区域，但不能认为这是将要发生骨髓增殖异常或是疾病将要复发（图58.2）。

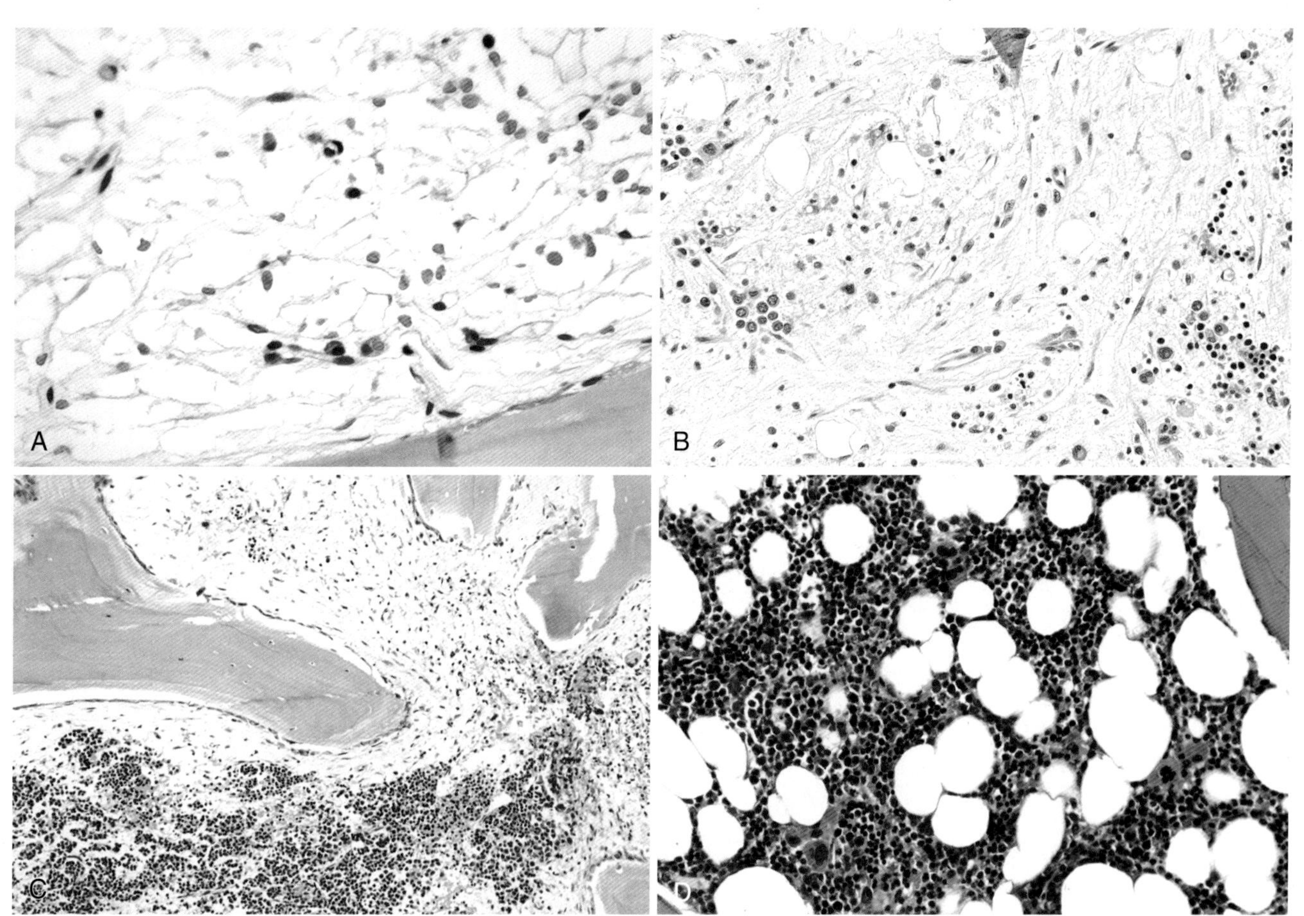

图58.1 清髓性治疗后骨髓的变化。A. 最初，骨髓无细胞成分，而且脂肪细胞消失。B. 随后，出现红细胞岛和粒系前体细胞。C. 有核细胞呈斑片状分布，伴有无细胞区和核左移的细胞区域。骨髓有核细胞少的区域仍可见轻度的纤维组织增殖。随着造血的恢复，纤维组织消失。D. 第3~4周时，骨髓细胞的数量恢复正常

简表58.2　造血干细胞移植治疗后的特征性骨髓改变

- 再生细胞岛呈现单一的、不成熟的形态
- 不成熟前体细胞出现在远离骨小梁的区域
- 储存铁和铁沉积增加，伴或不伴环形铁粒幼细胞
- 骨髓细胞量变化迁延不定，伴或不伴血细胞减少
- 移植失败导致的再生障碍期延长

造血干细胞移植之后，骨髓中的储存铁和（或）铁沉积增加通常是常见现象。在骨髓涂片和骨髓活检切片中往往表现为吞噬含铁血黄素的巨噬细胞增多。虽然这种铁沉积增加通常不如难治性贫血伴环形铁粒幼细胞（RARS）中那样一致，但是有一些病例铁染色的表现形式与RARS相似甚至相同。因此，对于骨髓移植后的患者，评价骨髓铁染色的意义时必须慎重[10]。造血干细胞移植之后，骨髓增殖程度可能永远都恢复不到正常范围。这些患者的骨髓细胞数量变化不一，而且可经常持续处于数量较少的状态，很多年都会伴有轻度的外周血细胞减少。标准剂量以及大剂量化疗后行骨髓移植的患者，骨髓造血功能长期受损已被证实[11,12]，这可解释移植后骨髓增殖程度存在的差异。

实体器官或造血干细胞移植后的骨髓衰竭、干细胞移植失败和干细胞移植延迟，均可导致治疗后骨髓细胞量减少。这些患者的骨髓表现相似，甚至几周之后仍是再生障碍的表现，骨髓中以组织细胞、基质细胞、淋巴细胞和浆细胞为主[13]。移植前有明显骨髓纤维化的患者可能发生植入延迟[14]，也有报道组织细胞弥漫增殖的患者发生植入延迟。造血干细胞移植失败或实体器官移植后骨髓衰竭，可能是继发于病毒感染、病毒复活或噬血细胞综合征（HPS）[15–17]。迟发性骨髓衰竭也可以是治疗后骨髓增殖异常的一个终末事件。

化疗相关的免疫缺陷也使患者发生感染性疾病的危险性增加。而骨髓检查是识别感染的一种方法。如果怀疑发生感染，应送新鲜骨髓标本进行微生物学检查。所有发现肉芽肿的骨髓活检标本都应该做抗酸杆菌和真菌的组织化学染色。

评估治疗后骨髓改变最适合的标本包括外周血涂片、骨髓穿刺涂片、骨髓活检切片和印片。骨髓凝块活检切片也有用，但是有些灶性病变可能没有吸出，所以在这些制片上可能看不到。骨髓涂片和印片一般是观察形态学的最好方法，对评估治疗后骨髓内残留的原始细胞有很大的帮助。一旦骨髓涂片里证实存在原始细胞，骨髓活检对显示原始细胞的分布方式很有帮助，同样也可显示残留的淋巴瘤细胞和实体瘤细胞侵犯及其分布方式。

对于治疗后骨髓标本的评估，尤其是对于疾病残留的评估，一些辅助检测手段变得越来越重要，这些检查包括流式细胞术、免疫组化染色、细胞遗传学和分子遗传学检查。除了免疫组化染色和一些分子遗传学的检测之外，上述这些辅助检测都需要新鲜的骨髓标本，所以在活检时就必须保留好这些标本。每种检查方法的利弊将会在具体疾病章节进行讨论。

58.2　急性白血病或骨髓增殖异常

一旦骨髓开始恢复，正常造血细胞开始增殖，病理

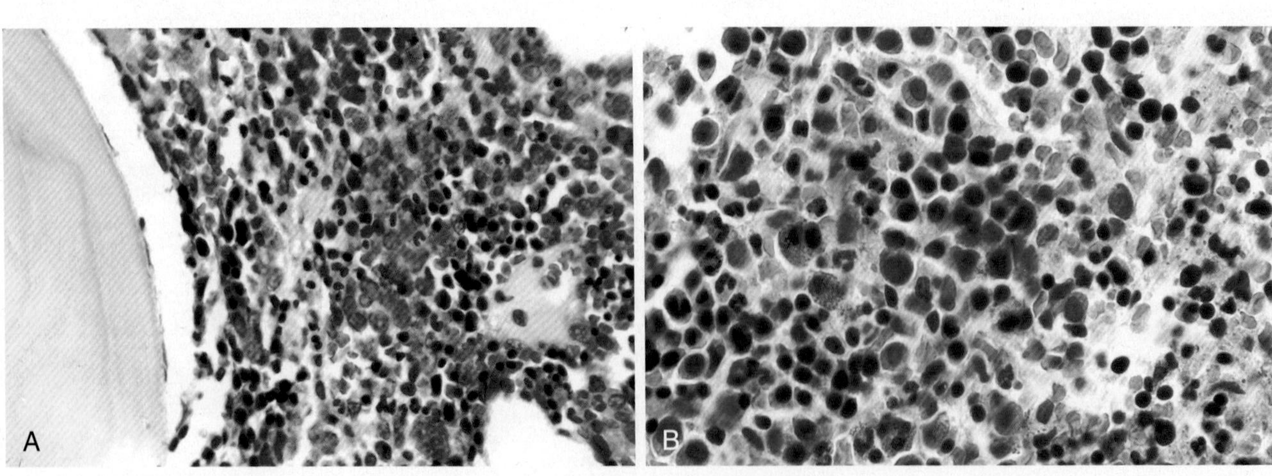

图58.2　骨髓移植之后。A. 不成熟细胞聚集灶出现在远离骨小梁的区域，与非移植患者的再生相反，后者多出现于邻近骨小梁的区域。尽管这种不成熟前体细胞的异常定位是骨髓增殖异常患者的常见特征（B），但不能将这种现象过度解释为造血干细胞移植治疗后的患者将要发生骨髓增殖异常

医生就面临着评估疾病残留或疾病复发的挑战。形态学方法无法确定的微小残留疾病（MRD）是非常有效的疾病复发的预测因子。虽然不同类型的急性白血病有其本身特定的问题，但它们也具有一些共同的特征。骨髓原始细胞达到5%是多年来诊断疾病残留或疾病复发的临界值。然而，这个临界值是人为制定的，现在的目标是能尽早地检测出肿瘤克隆的存在。使用多参数流式细胞术和分子遗传学技术检测MRD正在重新定义许多疾病的“缓解”[18-20]。表58.1概括了用于检测MRD的各项方法的灵敏度。

表58.1　检测疾病残留各项方法的灵敏度

方法	灵敏度（%）
形态学	1~5
细胞遗传学核型分析	3~5
荧光原位杂交（FISH）	1~5
免疫组化染色	0.1~5
通用引物PCR基因重排	0.1~1
流式细胞术	0.01~1
特定易位的PCR和RT-PCR	0.001~0.01
特定患者的PCR和RT-PCR	0.001

注：PCR，多聚酶链反应；RT-PCR，逆转录多聚酶链反应。

生长因子（详见下文）的常规使用导致一些患者再生的原始细胞超过5%。因此，关于疾病复发和疾病残留的判定不应单纯依赖原始细胞的比例。当怀疑治疗后的骨髓中出现的原始细胞群是疾病残留时，与原来的急性白血病进行比较往往很有帮助。如果出现原有疾病所特有的细胞学特征，如Auer小体、独有的胞质颗粒、明显的核仁或者核不规则，有助于诊断疾病残留。另外，通过流式分析检测到异常的免疫表型对于诊断也有帮助，但必须要知道原来疾病的免疫表型。通过骨髓活检中免疫组化染色检测$CD34^+$或TdT^+细胞群也是有帮助的，因为再生的骨髓中不会呈现白血病复发标本中成簇分布的不成熟细胞。检测到原有白血病所出现的细胞遗传学异常克隆对于评估疾病残留也有帮助。常规的核型分析或荧光原位杂交（FISH）技术是最常用的遗传学检测方法，使用聚合酶链反应（PCR）进行特定的分子遗传学检测可能同样有帮助。

为了客观地评估一个标本是疾病残留还是复发，恰当的评估原发疾病的诊断和发病过程很重要。因为需要使用大量的抗体，用于疾病残留诊断的免疫分型比较昂贵，而且若无原发白血病的相关资料，也不值得进行该项检查。如果原有的异常核型未知，进行分子遗传学检测往往也是不合适的。并非所有的随访标本都需要做辅助检查。如果怀疑有疾病残留或疾病复发但是又缺乏标本做相应的检查，应把这种怀疑告知临床医师。一或两周后重复骨髓检查，往往有助于确定原始细胞数量的变化；如果是疾病复发，原始细胞数量将会增多，这时也可进行相应的辅助检查。反之，骨髓重建早期阶段较多的不成熟细胞在第二次骨髓检查时就会成为更成熟的前体细胞。

58.2.1　急性髓系白血病（AML）和骨髓增殖异常

58.2.1.1　形态学特征

AML患者治疗后形态学缓解的定义要求外周血中性粒细胞计数 $>1.0\times10^9$/L，血小板计数至少 100×10^9/L，原始细胞比例 $<5\%$ 且无Auer小体[21]。不再包括之前的诊断标准所要求的细胞数量 $>20\%$ 或者细胞计数稳定至少四周。在这些指标达到标准之前，外周血和骨髓的一些形态学特征也有预后意义。在诱导化疗的第六天，如果原始细胞数和细胞数量都不减少，则往往需要更换或者加强诱导化疗[22]。诱导化疗结束时如果容易看到白血病细胞的残留，则提示预后不良[23]。在达到缓解的标准之后，如果出现骨髓有核细胞增多、贫血、骨髓原始细胞 $\geq1\%$ 或者外周血原始细胞 $>3\%$，那么患者的缓解期和生存期都会缩短[24,25]。基于这些原因，需要进行比缓解标准所建议的更为详细的骨髓和外周血标本的评估。

如果出现原始细胞数增多，并且特征与原有AML或骨髓增殖异常相似时，应该引起怀疑。Auer小体（细胞质内由颗粒聚集而成的棒状物）不是骨髓再生或非肿瘤性原始细胞的特点，而应视为疾病残留的证据。虽然Auer小体罕见于成熟中的粒细胞，但还是应当视为异常表现。再生的原始细胞常常与早幼粒细胞和成熟粒细胞混杂存在，如果在涂片中出现成片的原始细胞，应视为疾病复发的迹象。相反，如果原始细胞数与早幼粒细胞数相同或者更少则是再生的表现[26]。解释骨髓活检HE染色标本中的成簇原始细胞群通常比较困难，很难区分再生的原始细胞簇和白血病性原始细胞簇。再生的原始细胞簇往往位于靠近骨小梁的区域，而远离骨小梁的幼稚细胞则被视为异常。不成熟细胞的异常定位是骨髓增生异常的特征，但是，对于接受造血干细胞移植的患者来说，应当慎用这个标准。移植之后，正常骨髓结构可能发生了改变，在HE染色切片上再生的幼稚前体细胞可以在远离骨小梁的地方出现。

AML伴骨髓增殖异常相关改变和骨髓增殖异常的患者，在疾病复发出现原始细胞增多之前可表现为多系的发育异常。再次强调，应该注意原有疾病的多系发育异常的特征，不应过分关注和评估治疗期间或治疗刚刚结束时的多系发育异常变化。在化疗期间常见异常红系造血，一般包括红系前体细胞核左移和出现多核红细胞（图58.3）。另外，化疗期间或刚结束化疗后，再生的巨核细胞体积小，往往成簇分布。化疗后粒细胞的改变一般仅限于核左移，而无骨髓增殖异常所常见的胞质颗粒减少或核异常。因此，在化疗期间或刚结束化疗时，对于识别伴多系发育异常的AML复发患者，出现成熟粒细胞的发育异常改变比单独红系异常更为可靠（图58.4）。

目前，大多数急性早幼粒细胞白血病（APL）患者都是使用标准剂量化疗方案联合全反式维A酸（ATRA）治疗，其骨髓变化与其他AML骨髓的变化相似。然而，一些用ATRA或者没有用ATRA的联合化疗方案治疗的患者[27]，可能不会显示早期再生障碍。这些患者的骨髓可能保持有核细胞增多的状态，伴有早幼粒细胞明显增多（图58.5）。这些治疗后的细胞往往经历了缓慢的成熟，不再有疾病相关的t（15；17）细胞遗传学异常。对于这部分患者，必须明确骨髓中出现成片的早幼粒细胞并不提示治疗失败，而应该对他们进行密切随访，并且再次进行骨髓检查以证实这种成熟改变继续存在。

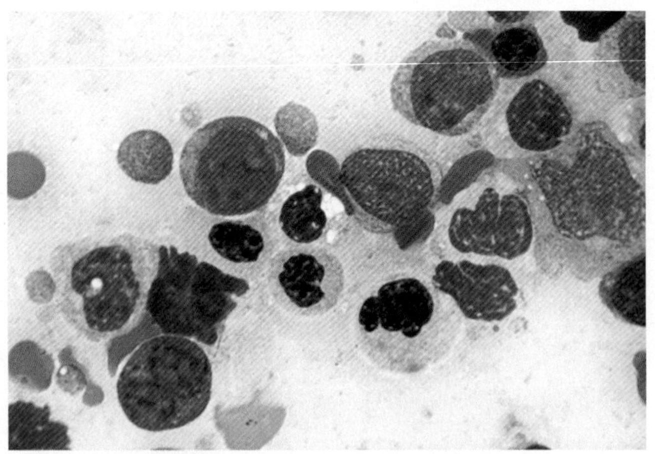

图58.4 AML伴骨髓增殖异常复发。虽然原始细胞仅是轻度增多，但中性粒细胞和红系前体细胞都出现了发育异常

58.2.1.2 免疫分型

免疫表型检测对于AML往往有帮助，因为相当一部分AML患者可以异常表达淋巴系别相关的抗原，可用于检测疾病残留的免疫表型“指纹”，淋巴系别抗原的表达是最容易检测出来的免疫表型异常，大约见于48%以上的成人AML患者[28]。一些异常的免疫表型常与某些特殊的疾病相关，如APL和AML伴inv（16）（p13.1q22）或t（16；16）（p13.1；q22）多表达CD2，APL不表达HLA-DR[29,30]，AML伴t（8；21）易位异常表达CD19[31,32]。但AML中最常见的异常免疫表型之一是原始粒细胞表达CD7，这种表达与特定疾病类型无关（图58.6）。也有更多复杂的异常免疫表型的报道，包括原始细胞过表达CD33和CD34、流式检测出的原始细胞

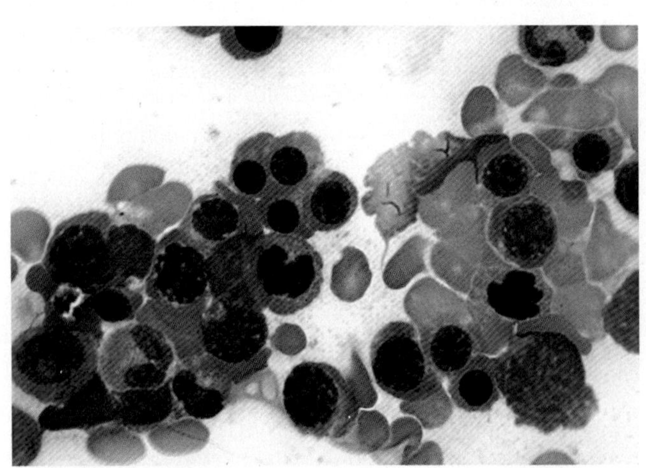

图58.3 AML伴骨髓增殖异常。治疗后红系异常造血伴红系增殖是常见表现，不应视为骨髓增殖异常的表现，后者还应出现其他系别发育异常的改变

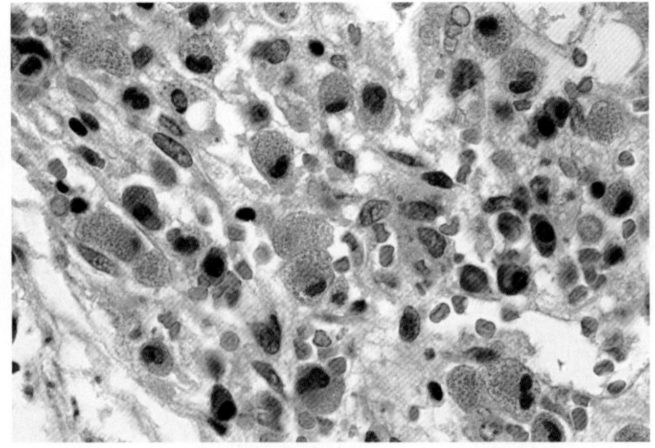

图58.5 急性早幼粒细胞白血病（APL）。该患者用全反式维A酸治疗期间残留的早幼粒细胞，随后的骨髓检查显示粒细胞持续分化成熟，治疗方法没有变化

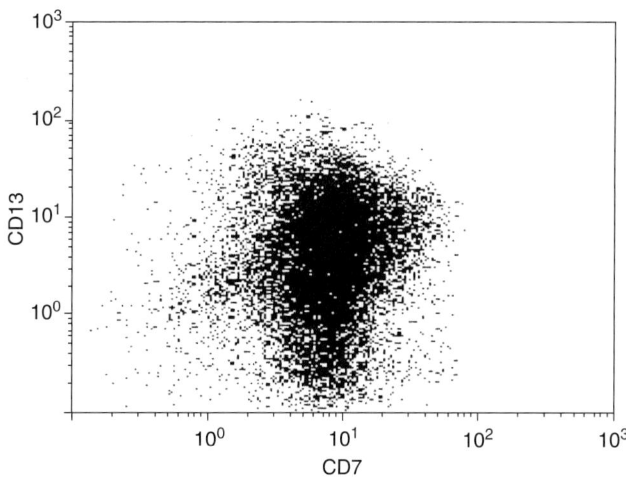

图58.6 残留的急性髓系白血病（AML）患者。流式散射光图谱显示出CD45弱的原始细胞区域。患者原发白血病中的原始粒细胞异常共表达CD13和CD7，在治疗后的标本中仍可检测到

的异常散射图形，以及原始细胞的成熟标志物呈不同步表达（简表58.3）[28,33-36]。

简表58.3 常用于检测急性髓系白血病（AML）疾病残留的异常免疫表型

髓系细胞异常表达的淋巴系别的抗原

- $CD7^+$
- $CD2^+$
- $CD4^+$
- $CD19^+$

原始细胞过表达的抗原

- $CD33^{++}$
- $CD34^{++}$

原始细胞不同步的抗原表达

- $CD33^{++}/CD34^+$
- $CD33^{++}/HLA\text{-}DR^-/CD34^-/CD14^-/CD15^-$
- $CD33^+/CD34^+/HLA\text{-}DR^-$
- $CD33^+/CD13^-$
- $CD33^+/CD117^+/CD34^-/CD15^-$
- $CD33^+/CD117^+/HLA\text{-}DR^-$
- $CD33^-/CD13^+$
- $CD33^-/CD14^+/HLA\text{-}DR^+$
- $CD33^-/CD15^+/HLA\text{-}DR^+$
- $CD34^+/CD11b^+$
- $CD34^+/CD69^+$
- $CD34^+/CD15^+/HLA\text{-}DR^+$
- $CD117^+/CD34^-/CD15^-$
- $CD117^+/CD11b^+$

了解原有白血病的异常表型，有助于通过一组少量流式抗体检测即可评估原始细胞群的残留。AML治疗后，即使原始细胞不增多，异常免疫表型的检测也具有提示预后的意义。一项研究显示，在100~1000个细胞里面仅有1个异常细胞，患者累计复发率可达50%[34]，而且，巩固化疗结束后检测到疾病残留水平≥3.5×10^{-4}强烈预示疾病复发[35]。评估早幼粒细胞CD117和CD11b的表达，对于鉴别残留的APL细胞和再生的早幼粒细胞很有帮助[37]。白血病性早幼粒细胞表达CD117但不表达CD11b，而再生的早幼粒细胞表达CD11b不表达CD117。

石蜡切片的免疫组化对于一些病例也有价值，尤其是HE染色切片上出现核左移的细胞聚集灶时。免疫表型可显示再生的不成熟细胞聚集灶中，核左移的细胞呈一个形态学谱系而不全部是原始细胞，而复发的白血病原始细胞聚集灶则是单一的肿瘤细胞群。因此，如果证实成簇的细胞表达不成熟细胞标记抗原CD34或原有白血病存在的异常标记，则更倾向于疾病残留或疾病复发。

58.2.1.3 细胞遗传学和分子学研究

并非所有治疗后的标本都需要进行细胞遗传学研究，但是对某些情况下可能有价值。虽然一些AML病例染色体核型是正常的，但大多数AML都有某种克隆性细胞遗传学异常[38,39]。在随访的标本里检测到异常核型，强力支持疾病复发。核型分析常规需要20个细胞，因此，该方法不适合原始细胞比例小于5%MRD检测。大多数细胞遗传学实验室也做FISH，FISH可以筛选检测几百个细胞，较容易发现特异性遗传学异常。这种方法可以增加疾病残留的检出率，优于单纯核型分析。但是，它要求了解原有疾病的异常核型，同时需要制备针对这种异常的探针。除了染色体平衡易位之外，FISH探针对于识别单体、三体和潜伏隐蔽的m11q23异常都很有帮助。已经证明在临床缓解期间，通过FISH检测染色体数目异常与疾病复发危险性增加有关[40]。核型分析和FISH检测的另一个用途就是评估XX/XY嵌合体[41]。如果一个患者接受了异性供者提供的异体移植，核型分析和FISH检测可以显示骨髓中存在的残留的宿主细胞，即便它们的核型是正常的。最近，基于HLA嵌合体的研究也使用了类似的方式[42]。然而，检测骨髓中非供者细胞很少预示疾病复发，不如检测白血病特异性重要。

其他分子学检测对于评估疾病残留的用途尚有争议[43]。这些方法一般使用PCR，而且理论上可能从10万个细胞中检测出1个异常细胞。虽然已经努力规范这些操作程序[44]，但是各个实验室之间在方法学和指标方面还有很大的差异。与FISH检测相似，PCR检测要求知道原有的异常核型，以及针对这种异常核型的引物和探针。因为PCR主要是针对平衡的细胞遗传学异常，不能用于检测染色体三体或单体缺失。但由于大多数原发性急性髓系白血病（DN-AML）核型异常包含平衡易位，PCR似乎是识别非常低水平疾病的理想选择。在AML中，PCR最常用于检测t（8；21）（q22；q12）的*RUNX1-RUNX1T1*（即*AML1-MTG8*或*AML1-ETO*）、inv（16）（p13.1q22）的*CBFB-MYH11*、累及11q23的*MLL*易位和*NPM1*以及*FLT3*和*CEBPA*突变。PML-RARA的PCR早期检测对APL疾病残留有帮助，而且是提示疾病复发的指标[45]。大多数*PML-RARA*的分析检测可以从1万到10万个细胞中检测到一个易位的细胞，但是，应用更敏感的试验（可以从1百万个细胞中检测到1个异常细胞）时，PCR检测作用不大。长期缓解的患者，这种高度敏感的试验也是阳性，所以这些结果似乎与临床无关[46]。*RUNX1-RUNX1T1*和*CBFB-MYH11*检测所面临的问题更多。核型分析检测不到的其他遗传学异常，似乎是这些类型白血病发生所必需的[47]。伴t（8；21）（q22；q12）或inv（16）（p13.1q22）或t（16；16）（p13.1；q22）的AML患者，在缓解期间，标准定性PCR检测可以检测出这些低水平的融合基因，但是与疾病复发无关（图58.7）[48,49]。这些PCR检测表明有些克隆性细胞的融合基因可以持续一生。*RUNX1-RUNX1T1*和*CBFB-MYH11*定性PCR在临床上不能用于检测疾病残留。但是，通常认为有*RUNX1-RUNX1T1*和*CBFB-MYH11*的细胞数量逐渐增多与疾病复发有关，表明定量PCR具有临床意义。早期的研究似乎证实了这种假设[50-52]。*FLT3*基因突变和*WT1*基因定量分析也已经用于检测AML的疾病残留[53]。发生于*NPM1*基因外显子12的突变是核型正常的AML中最常见的异常（60%）[54]。虽然少数患者在复发时由于克隆性演变而将突变丢失[56]，但是通过PCR和RT-PCR分析检测*NPM1*突变，已经成功地用于检测MRD，并具有很好的灵敏度[55]。

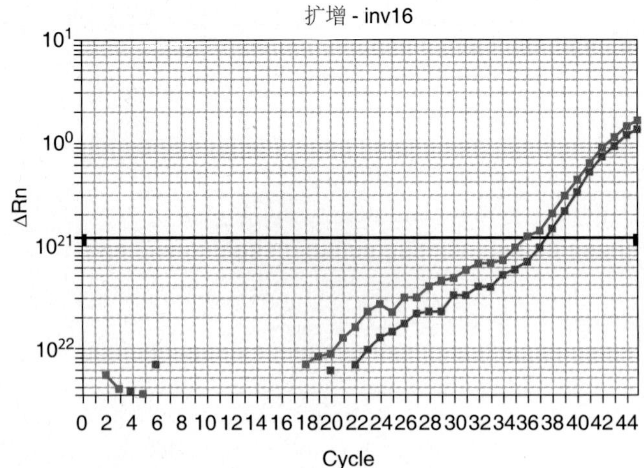

图58.7 经治疗的伴inv（16）的急性髓系白血病（AML）患者。对其内部基因调控后正常化，用实时定量RT-PCR检测到一个低浓度的转录产物，单纯依靠上述发现不足以诊断疾病复发，因为即使在患者缓解期间，也持续显示这种低水平的异常。随后的标本显示inv（16）水平增高才可以提示复发。

58.2.2 淋巴母细胞白血病（ALL）

58.2.2.1 形态学特征

由于原始淋巴细胞在形态上与原始粒细胞有重叠，许多有助于区分白血病性原始粒细胞和再生性原始粒细胞的特征也同样适用于原始淋巴细胞。与原有的白血病性原始细胞进行比较，对于识别其独特的特征很有帮助，如原始细胞的大小和细胞质的变化、胞质空泡、核仁和核的折叠方式。一些原始淋巴细胞可能含有胞质颗粒，但无Auer小体。区分原始淋巴细胞和正常前体B细胞或者正常原始细胞可能诊断会很困难，详见下文讨论。不管是成人还是儿童，ALL外周血（直到第7天）和骨髓（直到第14或15天）里原始细胞的早期清除率与预后较好有关[57-60]。通过形态学检测到骨髓中非常低水平的原始淋巴细胞也是有意义的。Sandlund等[61]研究证实，在第15天以及在22~25天期间，骨髓穿刺检查形态学上检测到1%~4%原始淋巴细胞的患儿五年生存率明显不如原始淋巴细胞比例＜1%患儿。因此，通过形态学上检测到残留的原始细胞，即使比例很低也有临床意义。

骨髓活检的形态学对于检测ALL残留也有帮助。由于白血病性原始粒细胞以及残留或者复发的原始淋巴细胞在活检标本中更易成簇或聚集成灶，因此，对可疑的聚集灶可通过免疫组化染色进行评估，详见下文。

58.2.2.2 免疫分型

检测到异常的免疫表型对于评估ALL的残留非常有帮助。46%以上ALL患者均有异常表达的髓系相关抗原（图58.8）[62]。在伴t（9；22）（q34；q11.2）的前体B-ALL[63]中，CD13、CD33和CD38是最常见的异常表型；而在伴MLL易位的早幼B-ALL中，常表达CD15、CD65，但不表达CD10，特别是有t（4；11）（q21；q23）易位的患者[64]。然而，异常表达髓系抗原也可见于ALL的其他类型。其他免疫表型异常，如在淋巴细胞发育过程中B或T细胞阶段抗原不同步表达，也可以用于评估疾病残留（简表58.4）[62,65-69]。由于骨髓中存在正常前体B细胞，检测到少部分$CD19^+$、$CD10^+$、TdT^+但没有其他异常的细胞尚不足以判断为残留的前体B-ALL。但是，骨髓中没有前体T细胞，所以，检测到任何数量的胞质$CD3^+TdT^+$细胞都是残留的T-ALL细胞。

应用流式细胞术来检测ALL治疗后的异常免疫表型可以检测出至少0.01%残留白血病细胞，最近的研究已经证实，如果检出儿童白血病患者骨髓中≥0.01%白血病残留时，复发的危险性明显增高[70-72]。

免疫组化对于评估ALL治疗后患者骨髓中的不成熟细胞聚集灶也有帮助。白血病性原始淋巴细胞在骨髓中趋向于成簇分布，在骨髓活检中检测到TdT^+或$CD34^+$细胞簇，是疾病残留的有力证据（图58.9）[73]。关于白血病细胞和正常骨髓祖细胞免疫表型的区别详见“58.2.2.4 正常前体B细胞鉴别”。

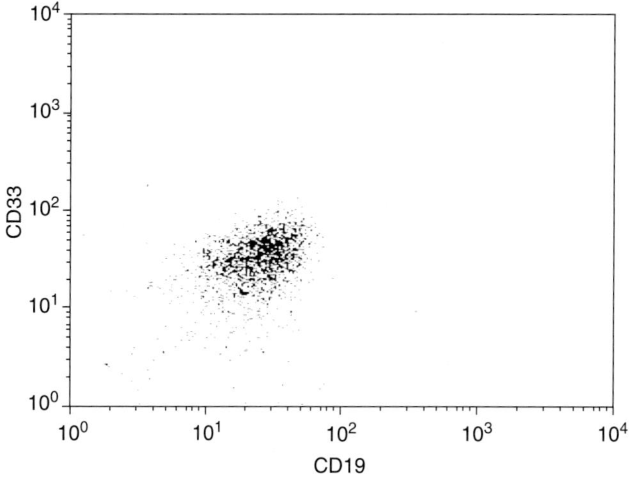

图58.8 残留急性淋巴细胞白血病（ALL）患者的流式散点图。显示弱表达CD45的原始细胞区域。患者原有白血病呈异常的CD19和CD33共表达，在治疗后的标本中仍可检测到

简表58.4 用于检测急性淋巴细胞白血病（ALL）疾病残留的异常免疫表型

原始淋巴细胞异常表达的髓系抗原
- CD13
- CD15
- CD33
- CD36
- CD65

不成熟细胞一致性抗原表达
- CD34
- TdT

原始细胞过表达的抗原
- CD9
- CD10

原始细胞表达减弱的抗原
- CD19
- CD20
- CD38
- CD45
- HLA-DR

原始细胞不同步表达的其他抗原
- 胞质$CD3^+/TdT^+$
- $CD20^+/CD34^+$

原始细胞其他异常
- 前向散射增加
- 异常表达CD58

58.2.2.3 细胞遗传学和分子学研究

核型和FISH分析提供的结果与AML章节里描述的相似。ALL患者初诊时经常可以检测到核型异常，但是有相当一部分患者核型是正常的，用分子学的方法很难对这些患者进行随访。ALL患者最常见的特殊异常是t（9；22）（q34；q11.2）易位导致的*BCR-ABL1*、t（1；19）（q23；p13.3）易位导致的*TCF3-PBX1*、t（12；21）（p13；q22）易位导致的*ETV6-RUNX1*以及*MLL*基因，特别是t（4；11）易位所致[74,75]。在ALL的肿瘤细胞中也可发现T和B细胞受体的基因重排[76]。这种重排不完全是系别特异性（前体B-ALL中Ig重链和T细胞受体基因重排双阳性也很常见），但可以用来检测疾病残留。大多数用于检测T和B细胞基因重排的PCR使用共同的引物，在100~1000个细胞中可检测到一个易位细胞。低水平的单克隆细胞很容易被混杂的多克隆性淋巴细胞所掩盖。相反，针对细胞遗传学特定平衡易位的PCR检测是非常敏感的，可以从10万个细胞中检测出一个有易位的异常细胞。所以，针对平衡易位的特定

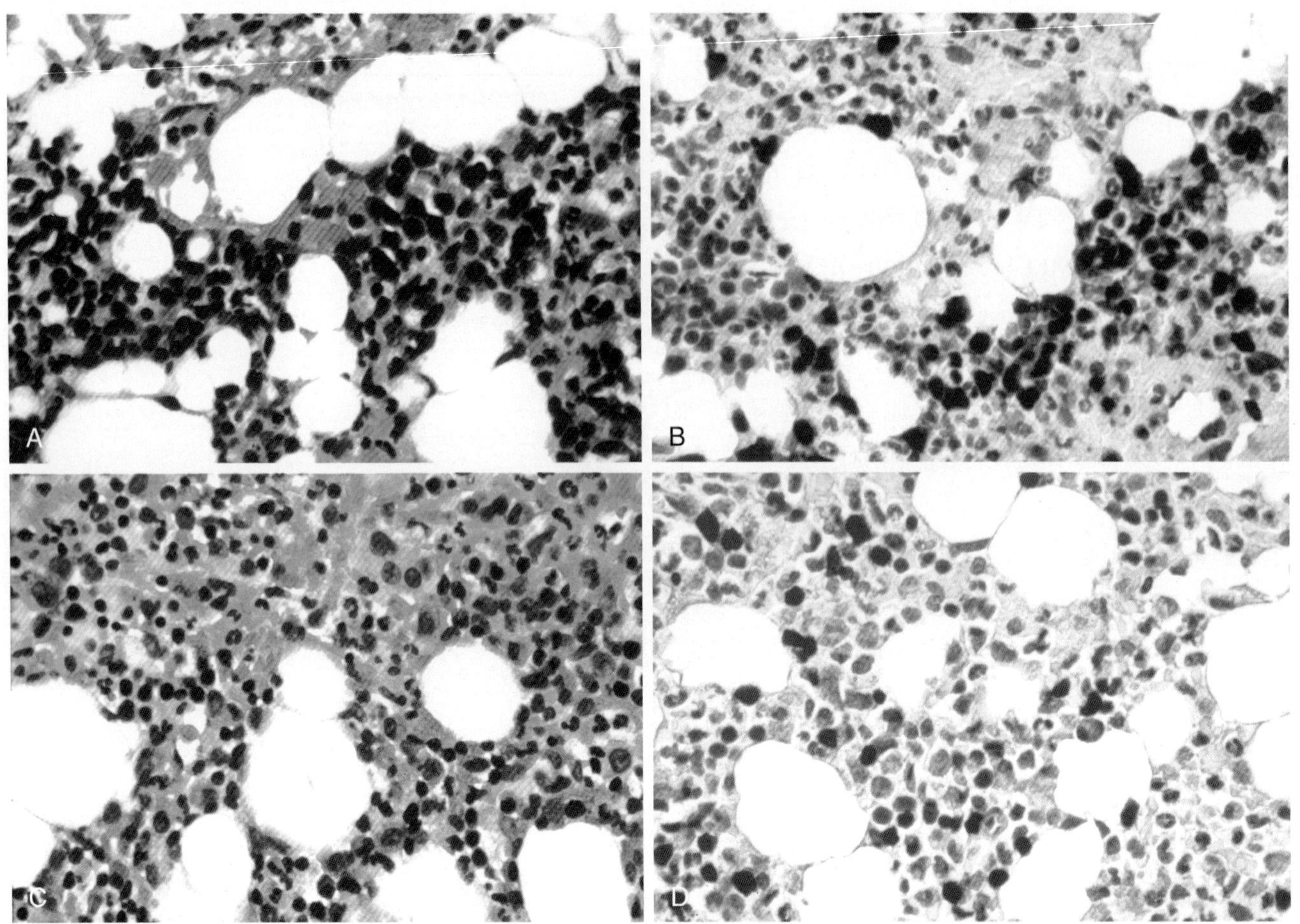

图58.9　急性淋巴细胞白血病（ALL）残留的前体B细胞与正常前体B细胞的免疫组化特征。A和B. 白血病残留可见TdT⁺细胞簇。C和D. 正常原始细胞增多，在骨髓活检标本中没有形成明显的聚集灶，只是单个散在的TdT⁺细胞

PCR是鉴别疾病残留的分子遗传学证据中最简单也是最敏感的方法[77]。遗憾的是，大多数ALL患者没有特殊的平衡易位用于检测，为了克服这个问题，一些研究已经使用患者特异性基因重排试验[78,79]，但是这种试验费力耗时，目前绝大多数实验室都不提供这种检测。它需要在原有急性白血病标本中证实有T或B细胞的基因重排。然后对这种重排测序，制备针对每个患者特定异常的PCR引物和探针。随后的标本就用患者特异性引物和探针检测疾病残留。这种方法可以检测极其微量的疾病残留（通常为10万个细胞中的一个异常细胞），有助于预示儿童ALL的复发[78,80,81]。本试验进行定量分析时似乎作用更大。

据报道，在诱导化疗结束时和巩固化疗开始前，如果检测到疾病残留的细胞水平在千分之一（10^{-3}）时，分子学检测是很有意义的[80,82]。最近的一项国际多中心临床试验研究表明，ALL患者获益于针对直接MRD危险组的强化治疗[83]。对T-ALL而言，MRD的分子学检测最具有预后价值[80]。虽然大多数ALL的MRD检测基因重排时要使用患者特定的引物，但是其他的方法可能同样有效。使用为监测儿童ALL患者而专门设计的通用引物和探针，可灵敏地从5万个细胞中检测到1个克隆性细胞[84]。这似乎对于检测到有临床价值的疾病已足够灵敏了。这种方法适用于所有儿童ALL患者，在不久的将来可在诊断性实验室得到应用。

58.2.2.4　正常前体B细胞的鉴别

评估治疗后ALL标本最具挑战性问题之一，就是如何区分疾病残留或复发与非肿瘤性前体B细胞（hematogone）。正常前体B细胞较常见于儿童，而且是一些病例中骨髓涂片的主要细胞类型，如儿童的特发性血小板减少性紫癜。也可见于其他血细胞减少疾病、其他部位恶性肿瘤或者白血病治疗后再生的骨髓中[85-87]。这些细胞还可见于成人，尤其是造血干细胞移植后患者，另外在淋巴瘤、自身免疫性疾病或者获得性免疫缺陷综合征（AIDS）的成人患者中也可见到[88,89]。由于正常前体B细胞呈单一淋巴样形态并且具有前体B细

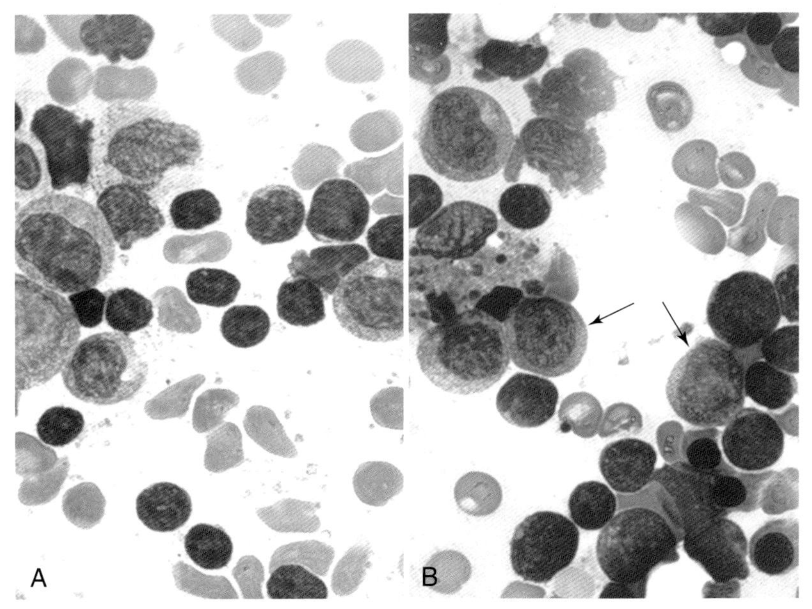

图58.10　治疗后的正常前体B细胞。 A. 前体细胞数增多，通常胞体小，大小一致，缺乏核仁。B. 类似的细胞群中也有胞体较大的原始细胞（箭头），有核仁。来自一例8个月患儿的MLL⁺早幼B-ALL治疗后标本。PCR检测显示*Ig* κ 基因重排，FISH检测示有一小群MLL基因重排的细胞，支持微小残留疾病

胞特征，很容易误认为是白血病细胞。正常前体B细胞主要为胞质稀少的小细胞，可以混有少数大细胞（图58.19）。小细胞的大小一致，但是核特征呈现一个谱系，从均质、细腻淡染的染色质，无核仁，到成熟的粗块状染色质。这些细胞与大多数原始淋巴细胞不同，原始淋巴细胞往往比较大、胞质量较多、胞体大小不一、核仁清楚，并且无分化成熟的迹象。正常前体B细胞可能在骨髓涂片中非常多，但在活检标本里往往不明显。在骨髓活检中，正常前体B细胞往往是呈间质性分布，而白血病性原始细胞则常常聚集成灶。有报道认为一些成人患者的正常前体B细胞可与淋巴细胞聚集灶共存，但依经验，在淋巴细胞聚集灶中往往是混杂的T细胞和成熟B细胞，以及围绕在周围的前体B细胞。这些细胞的免疫表型是成熟的B细胞。

正常前体B细胞表达CD19、CD10和TdT，CD34表达不定，CD20往往弱表达或不表达。这些细胞显示的抗原表达谱系是B细胞正常发育所预期的表达，不同于ALL细胞的免疫表型异常表达。流式细胞术中的散点图通常可以显示这些细胞CD10和TdT的表达，其程度不一，不同于白血病细胞中非常一致的抗原表达（图58.11）。目前一些研究已经证实，正常前体B细胞和白血病性淋巴母细胞之间存在抗原表达差别[65,67,90−92]。白血病细胞常常CD45表达减低，CD19、CD10和CD34表达增强，而且原始细胞群的表达模式相对一致（简表58.4）。相反，正常前体B细胞的抗原表达谱更广泛。如CD10表达从弱到强的细胞谱。这种抗原表达方式遵循正常B细胞的发育模式，而且无论是否接受治疗，这种免疫表型高度稳定[93]。异常表达髓系抗原在ALL很常

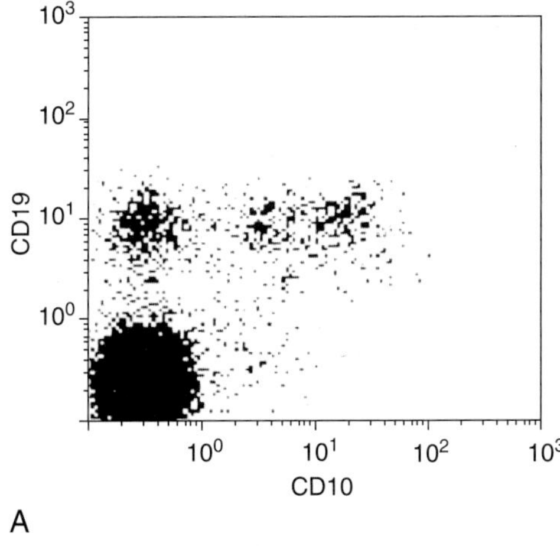

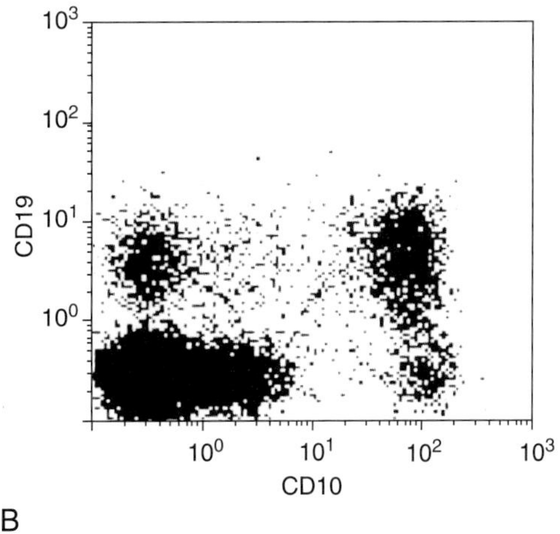

图58.11　正常前体B细胞（A）和急性淋巴细胞母白血病（ALL）残留的前体B细胞（B）的流式细胞学特点。 CD19+细胞群中正常前体B细胞的CD10表达不一。而白血病标本中有明显的一群CD10强阳性细胞。用于鉴别诊断的其他免疫表型改变见简表58.4

见，但正常前体B细胞不会出现，且正常前体B细胞增殖过程中也不会出现核型和分子遗传学的异常。正常前体B细胞间质性分布的方式通过骨髓活检免疫组化很容易证实，但如果活检标本中出现聚集成灶的前体细胞，则是白血病细胞强有力的证据。尽管正常前体B细胞在骨髓中可能非常多，但通常不见于外周血，因此，循环血中出现不成熟细胞是白血病持续存在或复发的很好指征。表58.2总结了鉴别正常前体B细胞与ALL残留或复发的特征。

表58.2 鉴别正常前体B细胞与急性淋巴细胞白血病（ALL）残留或复发的有用特征

特征	正常前体B细胞	白血病细胞
核染色质均匀	+	−
成熟谱系	+	−
大多数细胞比成熟中的粒细胞小	+	−
核仁	−	+
活检中前体B细胞簇	−	+
抗原异常表达	−	+/−
外周血累及	−	+/−

58.3 慢性髓系白血病（CML）

慢性骨髓增殖性肿瘤（MPN）在形态特征上有重叠，一般必须结合形态学、临床和遗传学来诊断（见第46章）。CML是最常见的慢性MPN，也是最需要治疗后评估的疾病。现在有很多治疗CML的方法，包括骨髓移植、α干扰素治疗和最近出现的酪氨酸激酶抑制剂（TKI）治疗。

58.3.1 形态学特征

慢性期的CML治疗后，骨髓细胞量更加减少；而某些治疗方法可使骨髓细胞量恢复正常，甚至轻度减少。治疗前通常明显增大的粒红比例，一般恢复正常或减小。对于这些病例，通常很难单纯通过形态学特征来决定骨髓中是否仍然存在白血病细胞。最常见的疾病残留的线索是有核细胞增多，出现成簇的不典型的“侏儒型”巨核细胞、嗜碱性粒细胞明显增多，以及部些病例可持续存在成簇的Gaucher样的组织细胞。尽管有这些线索，但仍需要通过细胞遗传学或分子遗传学研究检测t（9；22）（q34；q11）BCR−ABL1最终确定白血病是否持续存在。

过去，白消安、羟基脲和α干扰素用于CML的治疗，骨髓呈现不同程度的反应。一些患者达到了临床缓解的指征，外周血计数有所改善[94,95]。用白消安治疗后，骨髓通常保持有核细胞增多，粒红比例增大。随着进一步治疗，巨核细胞增多，进而与骨髓纤维组织增殖并存。用羟基脲治疗后，骨髓细胞量稍微减少，但是，一般保持在正常界值之上，仅适度纠正了粒红比例，巨核细胞的数量和骨髓纤维化的程度较少。α干扰素治疗后，外周血计数可能完全恢复正常。大部分患者骨髓保持轻度的有核细胞增多；大约1/4患者用过α干扰素之后，骨髓恢复正常[95]。巨核细胞数仍然增多，可出现纤维化；据报道骨髓中的吞噬细胞也可增多。尽管骨髓细胞量改善了，但是大多数患者仍存在疾病克隆性细胞遗传学证据。

骨髓移植是CML先前的标准治疗方法，而且是唯一可以完全治愈的方法[96]。移植后的骨髓经历预期的再生障碍，然后骨髓重建。大多数CML患者移植治疗之后可以被治愈，而且骨髓显示为增殖程度正常或减低，而不伴有其他异常。移植后复发患者的标本表现与原发疾病相似，显示粒系增殖、嗜碱性粒细胞增多，有核细胞增多，诊断通常不难。

目前大多数不同阶段的CML患者均可使用TKI治疗。TKI可以直接阻断*BCR−ABL1*融合基因的效应[97]。最常用的TKI是伊马替尼，第二代*BCR−ABL1*抑制剂可用于治疗失败、复发或对伊马替尼耐药的患者。许多患者用伊马替尼治疗后最终可以达到临床、形态学和至少部分或完全的细胞遗传学缓解，使骨髓细胞量减少、粒红比例正常、巨核细胞数量和形态恢复正常[98−100]。最先对伊马替尼治疗有反应的是外周血，白细胞计数恢复正常，嗜碱性粒细胞减少，血小板计数正常，治疗后大约两个月血小板形态恢复正常。治疗期间血红蛋白水平会轻度降低。部分患者服药期间可能出现中性粒细胞或血小板减少。骨髓的有核细胞增多的程度会逐渐减低，到第8~11个月时，骨髓细胞量达到正常或减少，同时多数患者的粒红细胞比例正常或减小。即使在慢性期的CML治疗后，骨髓也显示原始细胞和巨核细胞减少，分叶少的巨核细胞数量减少；随着骨髓细胞量减少，巨核细胞簇集也变得少见（图58.12）。骨髓纤维化在一部分CML患者中比较明显，接受TKI治疗还能逐渐消除这些骨髓纤维化[98,100,101]；但也有报道进展为骨髓纤

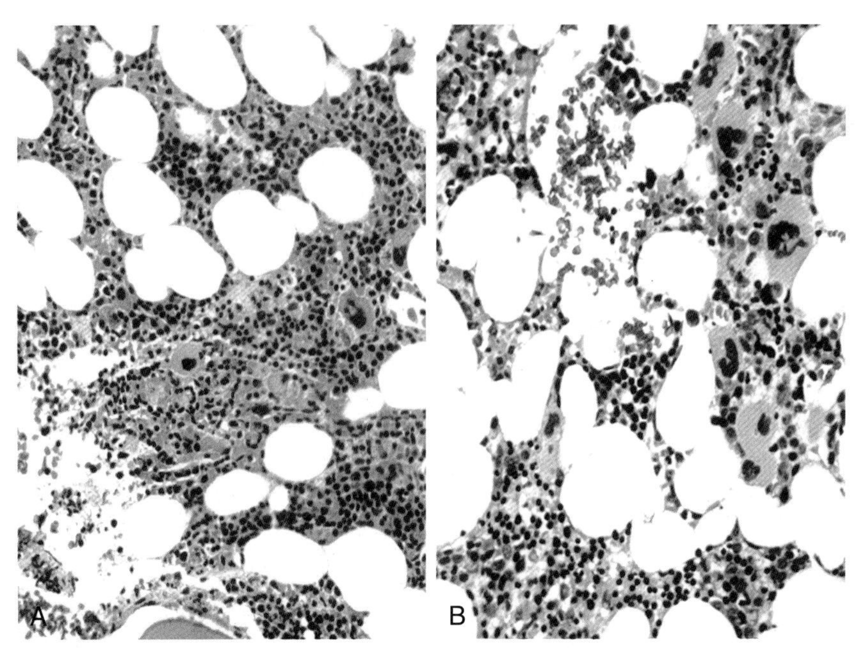

图58.12 慢性髓系白血病（CML）治疗后改变。酪氨酸激酶抑制剂治疗后，形态学可能正常（A）或者有残留的异型巨核细胞簇（B）。通过RT-PCR检测，两例样本*BCR-ABL1*持续阳性

维化，但是多为加速或急变期患者[99]。加速或急变期的CML患者，也可以表现为外周血和骨髓中原始细胞迅速减少[98]。经过长时间伊马替尼治疗后，部分患者可能出现假Gaucher细胞增多和反应性淋巴细胞聚集灶增多[99]。

CML的复发可以表现慢性期或急变期的形式，可以是疾病的自然演进伴有细胞遗传学演进所致，也可以是获得*BCR-ABL1*激酶结构域内的突变或者融合基因发生扩增而使伊马替尼治疗失败所致，或其他尚不清楚的机制。少数情况下，患者可进展为Ph染色体阴性骨髓增殖异常或急变[102]。如果患者之前即为急变期，与原来的标本进行比较很有帮助，其评估类似急性白血病治疗后标本。形态学评估在预测CML急性期类型时作用有限，这就需要通过免疫表型来准确区分原始细胞的系列[103]。

58.3.2 免疫分型

免疫表型的检测对治疗后的CML患者一般没有帮助。免疫分型可用于急变期患者的随访研究，与急性白血病章节的描述相似。绝大多数CML转化为髓系白血病[103]，很多患者可表达巨核细胞相关标记，如CD41、CD42和CD61。大约1/3患者转化为前体B细胞系，表达TdT，只有罕见患者转化为不成熟的T细胞系。增殖的原始淋巴细胞通常TdT⁺，但也往往异常表达髓系相关抗原，如CD13和CD33。

58.3.3 细胞遗传学和分子学研究

用白消安、羟基脲和α干扰素治疗的大多数患者在治疗期间和治疗后都有疾病的细胞遗传学证据。但约13%用α干扰素治疗的患者，≥63%用伊马替尼治疗≥60个月的患者，以及大多数行造血干细胞移植治疗的患者都没有疾病的核型异常证据[100,104,105]。然而，更精确的、更敏感的方法显示，在伊马替尼治疗的患者的干细胞中持续存在非常低水平的Ph⁺染色体[106]。其他接受伊马替尼治疗的患者多数可部分达到细胞遗传学缓解[97]。恢复到正常骨髓形态与t（9；22）丢失无关，但还需要分子学和细胞遗传学的证实。用伊马替尼治疗的患者两个月后就可能达到细胞遗传学缓解，但是达到细胞遗传学反应的时间各异。有报道认为在第2~5个月期间，骨髓细胞量恢复正常越早的患者，越可能获得细胞遗传学完全缓解。

各种治疗方案都建议对正在接受治疗的患者进行监测，尤其是接受伊马替尼治疗的患者[107-109]。最多见的是常规核型检测和定期*BCR-ABL*转录产物的定量RT-PCR检测。长期随访一般不推荐FISH检测，主要是因为多数FISH分析出现多达6%背景值，使其检测低水平疾病的能力受限。高度敏感的间期双融合法，有时也被称做D-FISH，可以检测极低水平的*BCR-ABL1*融合基因，而且比常规核型分析更敏感，但它不能检测其他染色体异常[110,111]。

移植之后，患者往往几个月内仍可通过PCR检测

出*BCR-ABL1*基因，但经长期随访后并没有复发的临床证据[112]。出现这种假阳性PCR结果的部分原因是在终末分化的细胞，如Gancher样组织细胞中出现了融合基因的产物[113]。随着时间的推移，这种细胞消失，然后PCR检测结果转阴。所以，移植后几个月里进行的PCR检测结果可能没有临床意义。使用连续定量PCR可以避免过度依赖PCR的阳性结果，*BCR-ABL1*转录产物的数量间歇性增多可能提示疾病残留或复发（图58.13）[114]。移植后18个月或更长的时间进行的定量PCR检测有助于预测疾病复发[115]。这种检测也有助于监测接受甲磺酸伊马替尼治疗的患者。对于分子遗传学复发，如*BCR-ABL1*融合基因水平逐步升高的患者，在疾病复发的形态学证据出现之前即可以接受治疗。

58.4 慢性淋巴细胞增殖性疾病和浆细胞疾病

58.4.1 形态学特征

大多数恶性淋巴瘤侵犯骨髓呈局灶性模式，形成肿瘤细胞的聚集灶。因为疾病局灶性特点，只检查骨髓涂片很容易漏掉病灶，骨髓活检和血凝块切片对疾病的综合评估是必不可少的。双侧活检可增加灶性病变的检出率[116]。出现异型的大淋巴细胞时诊断并不困难，但是，淋巴瘤残留的小淋巴瘤细胞组成的聚集灶就必须与反应性淋巴细胞聚集灶相鉴别，后者多见于老年人[117,118]。

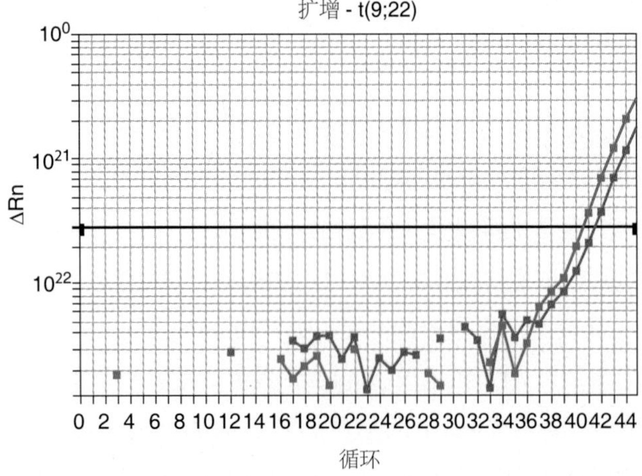

图58.13　慢性髓系白血病（CML）治疗后，尽管形态学和细胞遗传学缓解，仍可显示低水平的残留的BCR-ABL1融合基因。这种水平在骨髓移植后的几个月内会逐渐下降，但是监测连续升高时，可予以早期干预以防止疾病复发。

如果患者有大细胞淋巴瘤的病史，骨髓中也可出现形态不一致的淋巴瘤，如低级别淋巴瘤聚集灶[119-121]。

反应性淋巴细胞聚集灶通常以小淋巴细胞为主，可混杂有大细胞，也会有组织细胞和浆细胞。这些淋巴细胞灶往往小而边界清楚，可含有小血管，反应性淋巴细胞聚集灶不会位于骨小梁旁[118]。而骨髓中复发或残留的淋巴瘤细胞灶的形态因淋巴瘤类型不同而异[122,123]。滤泡性淋巴瘤（FL）侵犯骨髓的特点是位于小梁旁，常伴纤维化，并且淋巴瘤细胞灶和骨小梁之间没有脂肪组织。对于有FL病史的患者，出现这种浸润方式对诊断骨髓侵犯很有帮助，而且不需要进行辅助检查来证实诊断。经过治疗之后，这些聚集灶的细胞数量可减少，但是会持续表现为小梁旁的淋巴样细胞和纤维化[124]。套细胞淋巴瘤（MCL）可表现为小梁旁与非小梁旁的混合模式。间质性浸润主要见于毛细胞白血病（HCL），也可见于部分慢性淋巴细胞白血病（CLL）的病例。其他淋巴瘤大多数以非小梁旁浸润的形式为主。脾边缘区淋巴瘤（SMZL）可表现为窦内浸润的模式[125,126]。但是这种方式对于该病不是特异表现，SMZL行脾切除术后的患者，其骨髓侵犯可呈结节样[127]。对诊断淋巴瘤骨髓侵犯最有帮助的形态学线索就是骨小梁旁出现大的、不规则、片状的、形态单一的淋巴细胞聚集灶，累及周围正常的骨髓造血组织。有淋巴瘤病史的患者，骨髓中出现小的、非小梁旁的淋巴细胞灶，通常需要做免疫组化来确定聚集灶的性质[120,128]。

残留或早期复发的多发性骨髓瘤患者，骨髓涂片往往最易于发现异常。骨髓中浆细胞绝对数量可以不增多，但出现大小不一的、体积较大的、染色质不成熟的、核仁明显的异常浆细胞时，应疑为骨髓累及。在活检标本中，只能看到小簇的不典型细胞，或者只有单个的细胞出现。若无浆细胞增多或无异型浆细胞聚集灶，往往需要进行辅助检查。

58.4.2 免疫分型

对于有淋巴瘤病史的患者，检测骨髓疾病残留最常用的方法是免疫分型。最常用的是流式细胞术，但是一些研究显示，当进行常规前向和侧向散射以及CD45设门标记时，与形态学相比，流式细胞术的疾病检测率并没有明显增加[116,129,130]。而另一些研究显示，对于疾病残留的检测，流式细胞术比形态学要优越[131,132]，尤其是使用四色（或多色）分析方法，加上以$CD19^+$或$CD20^+$标记设门，增加了该方法的检出率。骨髓穿刺标本和骨髓活检标本之间的标本差异也降低了流式细胞术的检出率。当活检中出现可疑的淋巴灶时，进行免疫组化染色是有帮助的。因为多数恶性淋巴瘤是B细胞系列的，而骨髓中多数淋巴细胞是T细胞，所以观察到灶性或片状的细胞通常是淋巴瘤累及骨髓的很好证据（图58.14）[118,123]。当骨髓中出现反应性生发中心时，应当首先排除增多的细胞聚集灶与淋巴瘤的关联。骨髓中的生发中心最常见于自身免疫性疾病的患者[133]，这种类型的聚集灶不应该被认为是淋巴瘤侵犯骨髓的证据。评估骨髓时通常可采用一小组抗体，包括CD3和CD20，如果要分亚型就需要使用更多的抗体。很多小B细胞淋巴瘤细胞异常表达CD5或CD43，如果在骨髓中发现也有助于诊断骨髓累及[134]。

FL累及骨髓时，骨髓石蜡切片的免疫分型可使问题变得更复杂。几乎任何部位的FL通常都会伴有相对较多的细胞。当这种淋巴瘤累及骨髓时，有时会以细胞为主。虽然FL通常表达CD10，但是骨髓侵犯时经常会丢失该抗原，而且该抗原也可见于非肿瘤性淋巴细胞。通过免疫组化检测到BCL6蛋白可能对检测FL有帮助，但是该抗原不只限于生发中心细胞。正因如此，骨小梁旁淋巴细胞聚集灶的形态特征被认为是检测骨髓中FL最可靠的方法[128]。可能的例外是抗CD20治疗的病例，治疗后骨小梁旁无B细胞的聚集灶可持续存在一段时间[135]。

许多淋巴瘤患者目前使用针对CD20的单克隆抗体进行治疗。最常见的是利妥昔单抗。用这种单抗治疗的患者复发的疾病可为$CD20^-$。一项研究显示，用利妥昔单抗治疗的淋巴瘤患者，37%复发患者为$CD20^-$疾病[136]。当部分细胞既不表达T细胞标记（如CD3）也不表达CD20则应怀疑有这种可能。对于这部分患者来讲，如果有这种单抗治疗病史的患者，应选用其他的B细胞标记，如CD79a或PAX5来评估淋巴瘤复发的可能。有报道一些接受利妥昔单抗治疗的患者，骨髓中

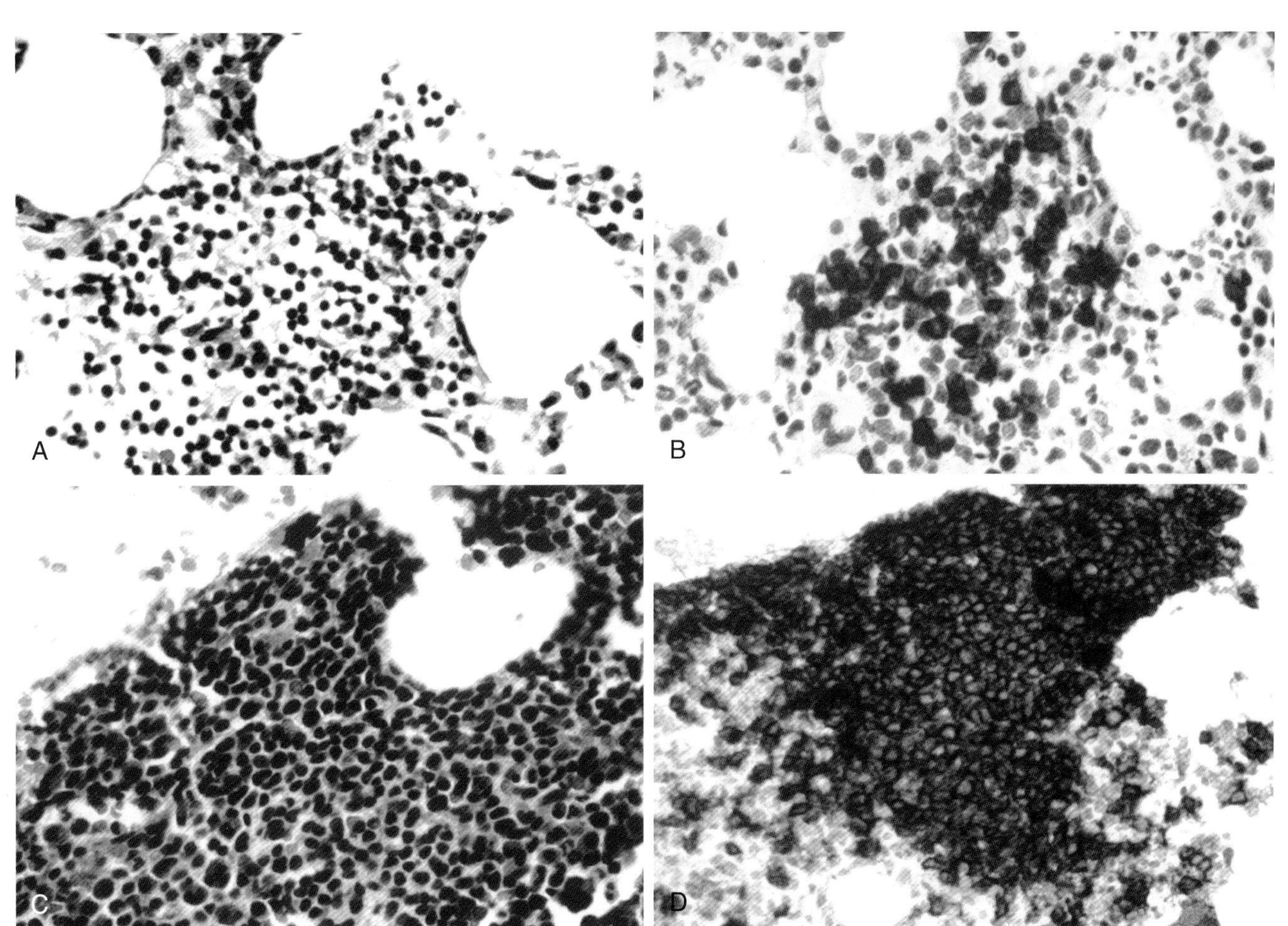

图58.14 反应性和肿瘤性淋巴细胞聚集灶的形态和免疫组化特征。反应性淋巴细胞（A和B）是小而边界清楚的聚集灶，相对而言，淋巴瘤的浸润灶更大（C和D）。反应性聚集灶中$CD20^+$B细胞只占一部分（B）。而淋巴瘤的聚集灶则为片状分布的B细胞（D）。这些B细胞异常表达CD5和CD43，而且cyclin D1也阳性，支持MCL复发的诊断

的淋巴细胞聚集灶完全由T细胞组成，形态上与复发淋巴瘤类似。[135]。

据报道表明，抗膜联蛋白（annexin）A1、抗酒石酸酸性磷酸酶（TRAP）和DBA44可用于检测HCL。但是HCL都是CD20$^+$，一般不需要使用其他标记来检测疾病残留。另外，膜联蛋白A1在髓系细胞也会阳性，虽然该抗体对HCL细胞是非常特异的，但正确解释再生骨髓中出现的少量膜联蛋白A1$^+$细胞也是困难的。

对于浆细胞疾病而言，流式细胞术直接检测胞质CD38$^+$或CD138$^+$浆细胞时，可同时检测到残留的克隆性细胞群中κ或λ轻链的限制性[137]。然而，这种方法不是所有的实验室都能进行的，所以免疫组化的应用可能更广泛。石蜡切片的一组抗体包括CD138、κ和λ，对于评估残留的骨髓瘤细胞通常已经足够（图58.15）。CD138染色有助于量化浸润的浆细胞，而且可以证实浆细胞聚集灶或簇的存在。Ig轻链染色可以检测到≤1%残留的单克隆性浆细胞。肿瘤性浆细胞表达CD31或CD56也有报道[138,139]，但是通常不需要通过这些标记来评估疾病残留。骨髓或外周血自体造血干细胞移植可以明显减少骨髓单克隆性浆细胞的数量，进而改善生存[137,140]。最近的一项研究中，骨髓瘤患者自体干细胞移植后第100天用多参数流式细胞术检测单克隆浆细胞是与无进展生存和总体生存最相关的独立预后因素[141]。

58.4.3　细胞遗传学和分子学研究

当发现与患者原有肿瘤性克隆相似的克隆时，进行骨髓核型分析是有用的。但由于许多惰性恶性淋巴瘤的核分裂比例低，常常导致出现许多假阴性结果。间期FISH是克服这个问题的一种方法，而且有助于检测淋巴瘤相关的易位。不论是核型分析还是FISH都不能用于检测T细胞或B细胞相关的基因重排，这些重排与易位或其他克隆性异常无关。

分子学方法是目前评估淋巴细胞或浆细胞疾病残留最有用的方法。虽然Southern印迹分析被认为是检测

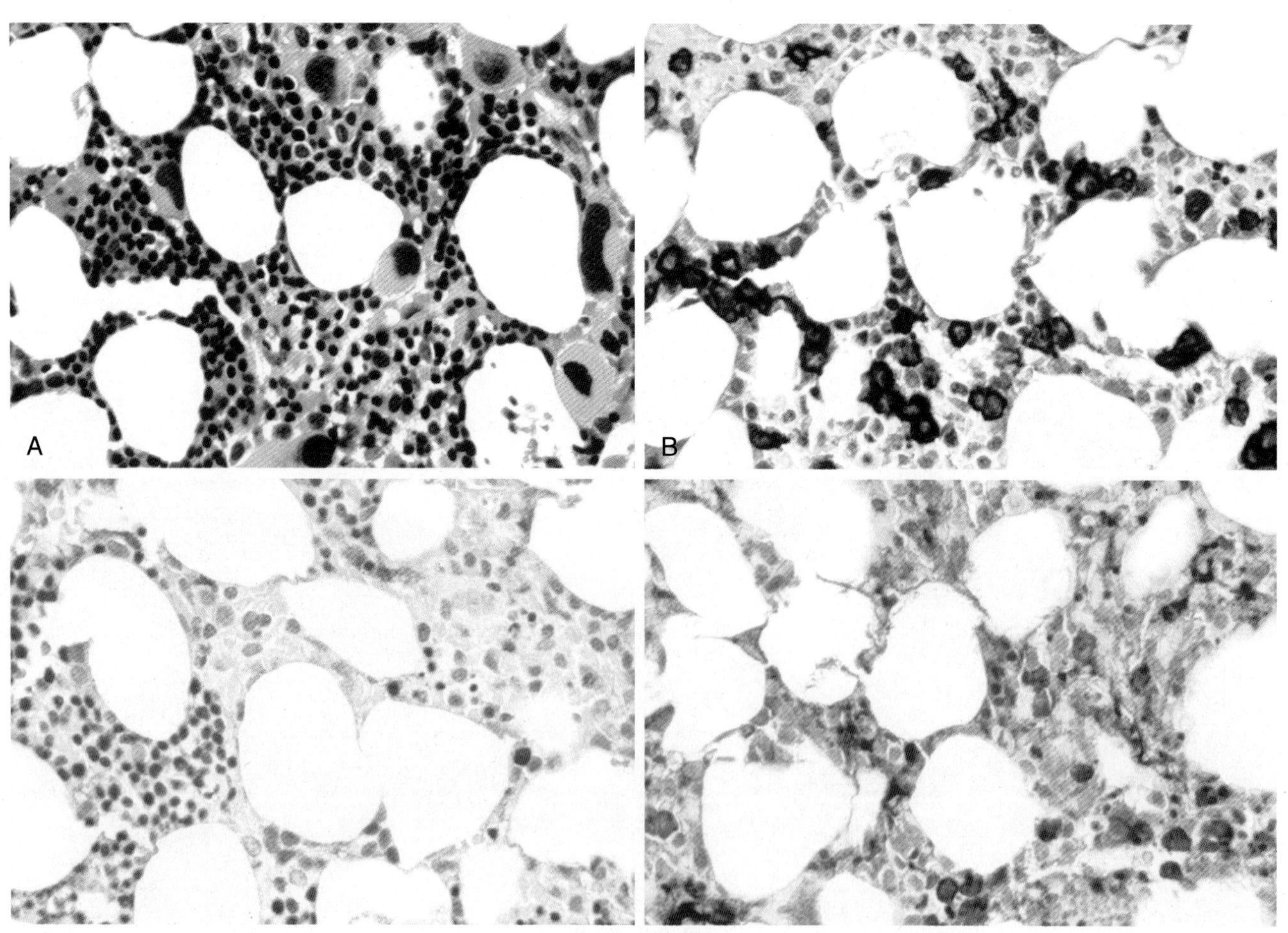

图58.15　造血干细胞移植后残留的骨髓瘤细胞和治疗相关的骨髓增殖异常。虽然浆细胞聚集灶在骨髓活检HE染色切片上不是很明显（A），但可见CD138$^+$浆细胞增多（B）。这些浆细胞呈λ轻链限制性，与患者原有的多发性骨髓瘤相似（κ，C；λ，D）。骨髓活检也显示异型的巨核细胞（A）。骨髓涂片中存在多系发育异常，而且检测到复杂的细胞遗传学异常，符合治疗相关的骨髓增殖异常

基因重排的“金标准”，但是它耗时久、需要相对多量的标本，在骨髓克隆数低于5%时，常规检测不到，因此需要扩增[76]。PCR和RT-PCR是检测基因重排和淋巴瘤相关易位最常用的方法。基因重排的检测通常针对Ig重链基因（*IgH*；图58.16）、Ig轻链κ基因（*IgK*）、T细胞受体γ基因（*TCRG*）和T细胞受体β基因（*TCRB*）。这些基因相当复杂，为了获得最高的检出率，引物必须是非特异的（称作简并或共有引物）。使用共有引物，其假阴性率相对增高，特别是检测IgH和IgK时[142-144]。另一个主要的问题是共有引物检测不到较低水平的基因重排，但能检测到有直接针对更特异靶向的基因，如特定的易位。根据共有引物组成，基因重排试验能在10~1000个细胞中检测到1个异常细胞。因此，与形态学评估相比较，文献报道中使用共有引物检测淋巴瘤累及骨髓存在差异也不足为奇[131][145]。

实验室可以对特殊的基因重排进行克隆及测序，并且建立针对个体患者疾病所特异的引物，与ALL中的研究相似[146,147]。虽然这个方法非常耗时而且昂贵，但是它可以检测到很低水平的残留疾病（10万个细胞中有一个异常的细胞），据此可及早治疗。但这种方法也有局限性，因为并非所有病例都能制备具体患者的特异性引物，而且，一些肿瘤不止存在一个克隆，制备的特异性引物不能检测出所有的克隆。

对于部分伴有重现性细胞遗传学异常的淋巴瘤，用PCR评估疾病残留是理想的选择[76]。这些在其他章节详细讨论。针对特殊易位的PCR检测与患者特异性基因重排检测的敏感度相似，但它不需要专门制备针对每个患者的引物。最常研究的易位之一就是t（14；18）（q32；q21）易位的主要断点，它涉及14号染色体上的Ig重链基因和18号染色体上的BCL2基因（最常见于FL和部分大B细胞淋巴瘤）。约半数的易位可以通过针对此断点的PCR检测到，其余的大部分病例也可通过针对这一易位的次要区域而制备的引物所检出[148]。但有报道称，高度敏感的方法在部分正常人群中也可检测到t（14；18）[149-151]。因此，连续定量PCR方法可以判断t（14；18）阳性的细胞负荷是否增加而有助于检测疾病残留[152]。大约40%的MCL中可以检测到t（11；14）（q13；q32）的主要易位簇，但是很多MCL发生各种易位变异，PCR不易检测到[153]。对于已知主要易位簇易位的患者，PCR检测是随访患者早期复发的可靠方法，而且在免疫治疗后检测MRD方面，PCR检测也优于四色流式细胞术[154]。剩余的患者可以用FISH检测来随访。虽然t（11；14）易位使用FISH不能像PCR一样检测非常低水平的残留疾病，但FISH检测假阴性率低[155]，适用于大多数MCL患者的随访。同样，联合使用PCR和FISH可以检测许多其他淋巴增殖性疾病中分子遗传学异常。自体干细胞移植后的FL、CLL和MCL患者，可以通过定量PCR获取疾病残留的分子学证据，预示疾病复发[156-160]。一些PCR阳性但长期处于缓解期的患者，定量检测有助于更好地预测这部分患者的疾病行为。

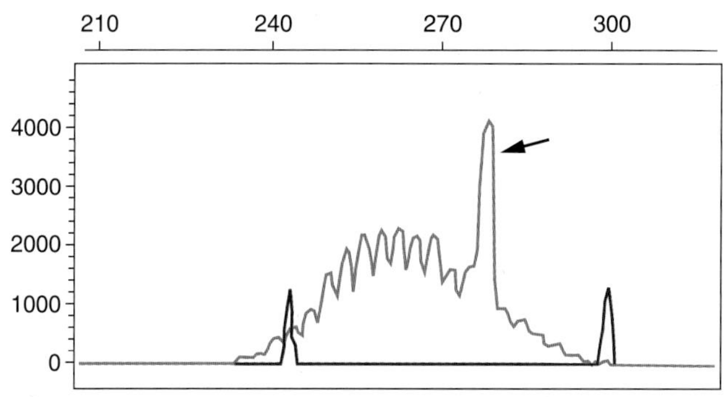

图58.16　通过Ig重链的聚合酶链反应，检测骨髓中残留的克隆性B细胞群。检测显示多峰状的（蓝色）多克隆B细胞及明显的克隆性B细胞峰（箭头）。这群细胞的峰值与患者原发的克隆性淋巴瘤细胞的峰值大小一致，符合疾病残留。红峰表示分子量标准

多发性骨髓瘤疾病残留的分子学监测存在一定难度。许多骨髓瘤患者有染色体数目异常或者t（11；14）（q13；q32）易位，后者可用FISH来检测[161,162]，但该方法检测不到低水平的疾病残留。很大一部分多发性骨髓瘤患者的克隆，不能通过常用的共有*Ig*重链基因的引物来检测[163]。与其他疾病一样，患者特异性引物可用来检测疾病残留，这种方法通常可以检测到自体造血干细胞移植之后疾病残留的分子学证据[164]，但是，大约只有1/4异体移植的患者达到了分子学缓解[165,166]。分子学缓解与临床上无复发生存密切相关[166]。

58.5　治疗后骨髓的其他改变

58.5.1　坏死

骨髓坏死是相对少见的改变，文献中所报道发生率各不相同[167,168]。但是一旦出现坏死，多数与恶性肿瘤累及骨髓有关，其次与感染、药物、镰刀细胞疾病或其他罕见的系统性异常有关。最常见的与骨髓坏死有关

的恶性肿瘤是急性白血病（尤其是ALL）、高级别非霍奇金淋巴瘤（NHL）和霍奇金淋巴瘤（HL），以及转移癌。骨髓坏死更常见于化疗后，但是，不应该只归因于化疗，因为，细胞毒制剂只是引起细胞凋亡而非坏死。虽然研究不多，但与治疗前没有骨髓坏死的白血病标本相比，治疗前伴有骨髓坏死的患者似乎更易发生治疗后坏死。治疗后坏死骨髓通常由核固缩、胞质变性的无活性“鬼影细胞”完全取代（图58.17）。对于这部分患者，应该仔细检查以排除残留的肿瘤细胞灶。在随访的标本中坏死区域可能被再生的骨髓成分所取代或出现纤维化。

治疗后患者感染的风险性很高，因此骨髓坏死时必需考虑可能是感染所致。尤其是当骨髓中出现灶性坏死区域，即使没有肉芽肿样炎症都应该进行病原体特殊染色。如果特殊染色是阴性，并且没有找到与坏死性肿瘤有关的可疑坏死灶时，应该重复骨髓穿刺进行细菌、真菌以及病毒的培养。

特殊药物所致的治疗后的骨髓坏死不常见，但是也有用α干扰素、ATRA、氟达拉滨和粒细胞集落刺激因子（G-CSF）后引起坏死的报道[167,169,170]。

58.5.2 纤维化

骨髓纤维化伴发于许多种恶性肿瘤侵犯骨髓，包括慢性MPN、HL、肥大细胞疾病（MCD）、转移瘤、HCL和急性白血病[171]。治疗后骨髓有核细胞明显减少，经常出现轻度的网状纤维增殖，但是随着骨髓细胞量的恢复，纤维化很快消失。急性白血病时网状纤维通常轻度增加[172,173]。除了部分骨髓坏死纤维化修复外，无论是化疗还是造血干细胞移植治疗之后，骨髓纤维化通常均减少或消失[172]。CML继发的骨髓纤维化在用甲磺酸伊马替尼治疗后也会明显减少，但部分患者接受治疗后骨髓纤维化会加重，尤其是那些加速期或急变期的患者[99]。

治疗后发生骨髓纤维化可能表示疾病复发或转移，也可能是继发于非肿瘤性疾病治疗的后遗症。这些继发的病因与引起骨髓纤维化的病因相似，如与纤维化相关的肾性骨营养不良、甲状旁腺功能亢进和甲状旁腺功能减低或者维生素D缺乏。MCD累及骨髓时可见到片状的纤维化区域[174]，而这种疾病在初诊或复发时可以与其他造血组织恶性肿瘤同时存在。

58.5.3 浆液性萎缩

以凝胶状的细胞外物质为主，同时伴有脂肪细胞萎缩和骨髓有核细胞减少，称作浆液性萎缩或者骨髓凝胶样转化（胶样变性）[175]。这种改变与饥饿、消耗性疾病有关，包括继发于恶性肿瘤的体重减轻和无淀粉饮食。清髓性化疗后，再生障碍的骨髓中出现水肿、纤维蛋白和粉染的蛋白样物质沉积，与脂肪浆液性萎缩相似，但化疗后出现嗜伊红凝胶状物质所构成的浆液性萎缩罕见。一旦出现，它与恶液质相关的浆液性萎缩的不同之处是缺乏骨髓脂肪萎缩。胶状物质与纤维蛋白不同，可有阿辛蓝反应，而且在化疗后骨髓中只是暂时的现象[176]。

58.5.4 实体瘤

无论之前有无侵犯骨髓，实体瘤患者治疗后骨髓可能表现为短暂的再生障碍和骨髓重建，与其他疾病化疗

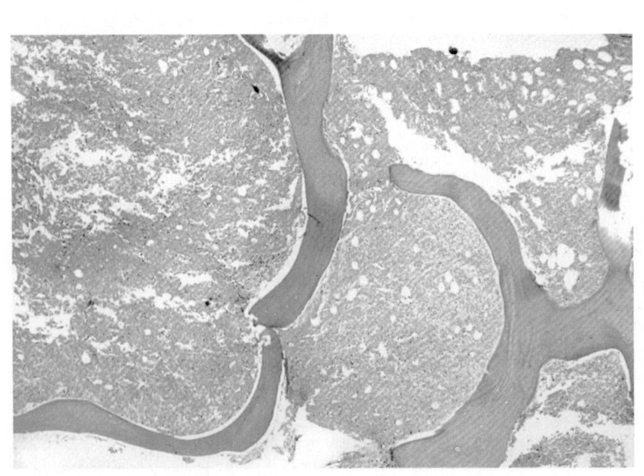

图58.17 淋巴母细胞白血病（ALL）治疗后骨髓广泛坏死

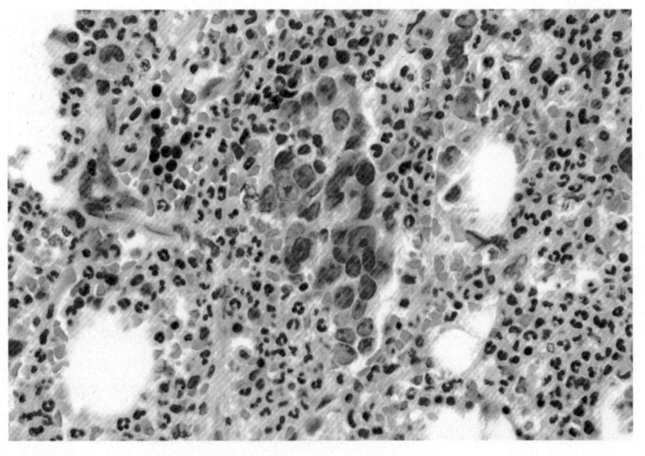

图58.18 骨髓中小灶性复发的神经母细胞瘤。多数骨髓中转移性瘤细胞聚集成灶，在HE染色切片上即可识别

后的改变相似。如果之前有骨髓侵犯，可以出现灶性纤维化或肿瘤坏死。治疗后的转移疾病，一般通过骨髓活检标本的形态学来确定（图58.18），免疫组化可以帮助诊断[177]。大多数转移瘤与骨髓纤维化有关，如果在这些纤维化的区域内检测到角蛋白阳性细胞，有助于证实骨髓转移癌的存在。分化成熟的神经母细胞瘤复发时，具有独特的模式，即在纤维组织中出现灶性神经节样细胞。有时转移癌并不伴有骨髓纤维化，这会增加识别残留肿瘤细胞的难度。最常见侵犯骨髓但不引起纤维化的转移癌有乳腺小叶癌和神经母细胞瘤[178]。单个的乳腺小叶癌细胞的胞质比正常的骨髓细胞的胞质可能更丰富。出现单个的印戒样细胞应疑为小叶癌侵犯骨髓。所有乳腺小叶癌患者的骨髓标本都应该做角蛋白免疫组化染色，以便检测到单个的转移癌细胞[179]。

有研究评估检测了除乳腺小叶癌之外的肿瘤在骨髓中隐匿的转移情况[180-182]。几种类型的肿瘤，包括乳腺癌和卵巢癌，通过免疫组化检测到这些隐匿的肿瘤细胞与早期复发有关，而且，检测到乳腺癌骨髓转移甚至比检测到淋巴结转移更有预后意义。因此，通过免疫组化的方法查找骨髓中隐匿的肿瘤细胞在将来应用会更普及。

58.5.5 生长因子所致的改变

目前生长因子的应用有很多方面，包括增强化疗后骨髓的恢复，以及干细胞采集之前骨髓或外周血的动员[183]。任何患者采集骨髓标本时，必须在临床病史中附上这些生长因子的使用情况。最常使用的生长因子是重组人粒细胞集落刺激因子（G-CSF）和粒-巨噬细胞集落刺激因子（GM-CSF）。使用这些药物之后外周血和骨髓都会发生改变（简表58.5）[184-188]。两种制剂都会引起外周血白细胞增多伴粒系核左移。常见毒性颗粒和Döhle小体，而且呈现一种反应性增殖的表现。增大的中性粒细胞或者中性粒细胞胞质空泡也可见。骨髓表现为粒系增殖（图58.20）。根据骨髓检查的时间，骨髓可能呈现完整的粒系细胞成熟谱系、成熟停滞或以出现分叶核中性粒细胞增殖为主的表现。使用生长因子不久之后出现的细胞成熟停滞最具有挑战性，因为这种改变与复发的白血病和MDS无法区分。往往以早幼粒细胞和中幼粒细胞为主。很少一部分病例中，骨髓甚至外周血中的原始细胞会超过5%[188]，但是这种增多通常伴随着早幼粒细胞的增多[189]。使用生长因子引起的原始细胞暂时性增多会导致早幼粒细胞增多更明显。不伴有早幼粒细胞增多的原始细胞增殖是由于生长因子改变所致，应该高度怀疑是白血病。有AML病史的患者，如果原始细胞增多并且不能完全排除白血病残留的可能性时，应进行细胞遗传学检查；与之前异常的白血病免疫表型相比较对诊断也会有帮助。用G-CSF和GM-CSF治疗后出现的早幼粒细胞一般有明显的核周空晕，这个特征可作为使用过生长因子的一个线索。这些细胞与APL的细胞不同[190]，后者通常没有核周胞质淡染区，但会有不见于反应性早幼粒细胞中的Auer小体。停用生长因子1~2周之后重复进行骨髓检查，一般会出现更为完整的粒细胞成熟谱系。如果怀疑有白血病残留时，做这样的检查也较为合理。真正的白血病性原始细胞会在这一短暂的期间里持续存在或逐渐增加；相反，生长因子引起的反应性改变

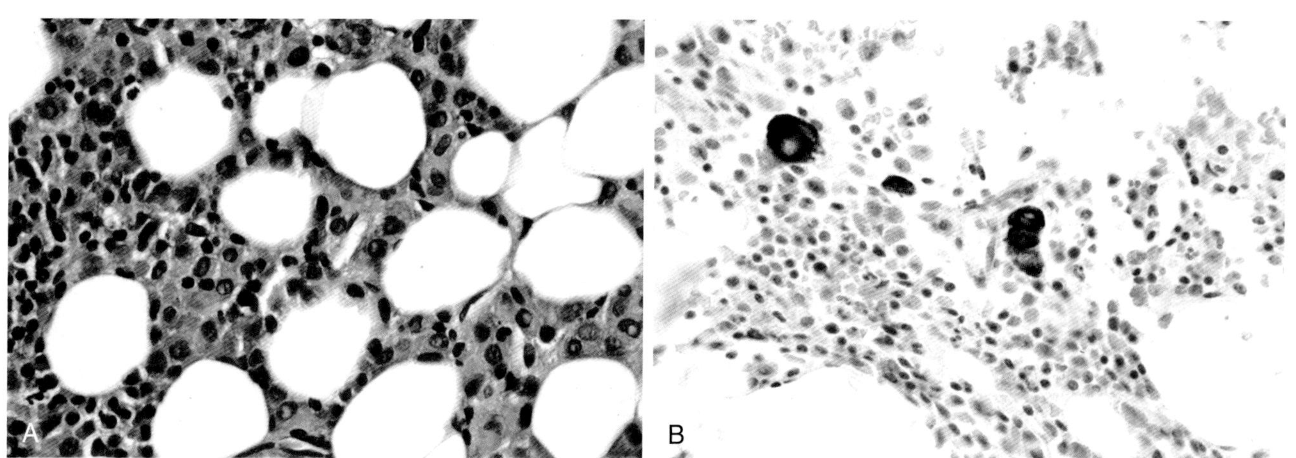

图58.19 转移性乳腺小叶癌在骨髓中不形成明显的肿瘤聚集灶。A. 在标本的上半部分出现肿瘤间质性浸润。**B.** 另一个病例的角蛋白免疫染色显示骨髓中的单个肿瘤细胞

则随着时间的推移而减弱或消除。G-CSF和GM-CSF治疗后出现的少见改变包括骨髓坏死[169]和组织细胞增殖[191]，可能会与转移瘤相混淆[192]。

简表58.5 使用G-CSF和GM-CSF治疗的相关改变

外周血改变

- 中性粒细胞增多
- 粒细胞核左移
- 中毒颗粒
- Döhle小体
- 颗粒减少的中性粒细胞
- 有空泡的中性粒细胞
- 巨大的中性粒细胞
- 大颗粒淋巴细胞增多
- 嗜酸性粒细胞增多
- 一过性原始粒细胞
- 循环血中的有核红细胞

早期骨髓改变

- 粒系增殖，早幼粒细胞和中幼粒细胞数量增多
- 一过性原始细胞增多
- 出现中性粒细胞中毒颗粒
- 增大的早幼粒细胞和中幼粒细胞
- 前体粒细胞核分裂活性增加
- 骨髓有核细胞减少，伴粒系前体细胞核左移

晚期骨髓改变

- 双核早幼粒细胞
- 骨髓中性粒细胞增多
- 骨髓嗜酸性粒细胞增多
- 中毒颗粒
- 骨髓细胞量不一

其他制剂也会出现类似生长因子的作用。输注白细胞介素2可能会通过刺激GM-CSF的自然产生使粒细胞恢复正常[193]。与G-CSF和GM-CSF相比，白细胞介素3可刺激更早期的祖细胞分化，使粒系、红系前体细胞、淋巴细胞和巨核细胞在内的骨髓细胞量增加。还可以导致嗜酸性粒细胞增多和骨髓纤维化[194]。

促红细胞生成素（EPO）引起的相关改变通常不会影响诊断，使用该药的患者一般很少进行骨髓检查。EPO用于各种原因引起的红细胞再生障碍，包括肾疾病和再生障碍性贫血，往往会因为红系前体细胞数量增多而导致骨髓细胞量相对增多[195-197]。这种红细胞增多可导致骨髓粒红比例正常或减小。使用EPO而导致红系增殖的患者可能还会出现轻度的核不规则和成熟红细胞的核左移。在这种情况下，其他系别的细胞无发育异常表现有助于排除骨髓增殖异常。一些骨髓增殖异常的患者，用EPO治疗之后可能会表现为红系相对减少，推测是由于无效造血的程度减轻[198]。EPO也可以刺激巨核细胞增殖[199]而导致骨髓中巨核细胞数量增加。极少数使用EPO的患者因为产生了抗EPO的抗体，而出现纯红细胞再生障碍[200]。

化疗期间或化疗后通常与G-CSF或GM-CSF联合使用的重组的血小板生成素，用于刺激巨核细胞和血小板的生成[201,202]。外周血血小板可增多到$1000\times10^3/\mu l$，但血小板形态通常是正常的。与单独使用GM-CSF相比，这些患者的骨髓细胞量增多，而且也可以增高骨髓粒细胞的百分比。使用血小板生成素后，最显著的特征是巨核细胞数量增加，一部分患者表现为真正的巨核细胞增殖。巨核细胞常有异型性，呈现从胞体小、分叶少且染色质丰富的巨核细胞到胞体大、分叶多的巨核细胞形态谱系。也可见巨核细胞位于窦内。巨核细胞增多往往与骨髓纤维化增加有关，部分患者会发展成骨硬化症。出现异型巨核细胞易疑为是否有骨髓增殖异常，但是没有其他细胞系别的发育异常。部分患者外周血可出现有核红细胞及幼稚细胞，并可有外周血中的巨核细胞核和血小板增多。这部分患者也可出现骨髓有核细胞增多伴有异型巨核细胞增殖和骨硬化症。如果临床表现不明显，血小板生成素治疗相关的改变不可能与慢性MPN尤其是PMF相区别。无脾大以及停用血小板生成素后这些改变迅速消失，可有助于鉴别诊断。

聚乙二醇重组人巨核细胞生长和发育因子也可以增加正常人、再生障碍性贫血患者、骨髓增殖异常患者和急性白血病患者中骨髓巨核细胞的产生[203,204]。当与其他生长因子联合使用时，该因子的治疗效果最强，使用该因子后骨髓形态学特征目前还不清楚。

58.5.6 治疗的迟发效应，包括继发肿瘤

除了疾病复发，接受大剂量化疗和造血干细胞移植的患者会出现其他的治疗相关的并发症。大多数白血病或再生障碍性贫血患者，异体移植之后两年没有复发就被认为治愈[205]。但是，并发症较多，如移植物抗宿主病、静脉阻塞症、性功能障碍、葡萄糖耐受不良和血脂异常等[205-212]。除了移植失败，这些并发症对骨髓的影响都不明显。

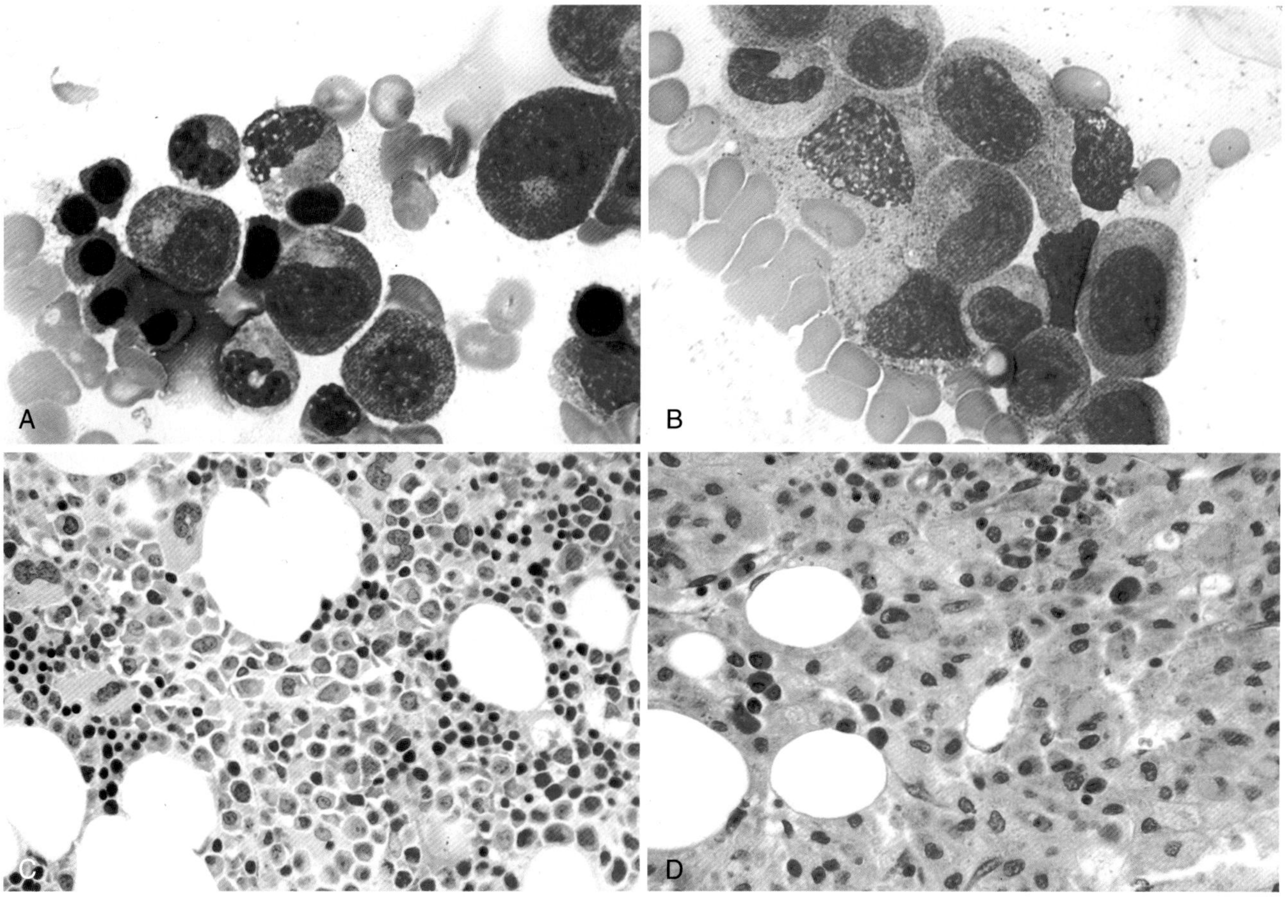

图58.20 **使用G-CSF和GM-CSF所致的骨髓相关改变。**A和B. 有核周空晕的早幼粒细胞增多。C. 活检通常显示核左移的粒细胞聚集灶。D. 很少一部分患者骨髓活检中可出现片状的组织细胞。这些细胞易与转移瘤混淆

继发于实体器官移植、放疗或大剂量化疗和造血干细胞移植的第二肿瘤变得越来越常见[205,213-219]。虽然放疗继发的肉瘤可能会进一步侵犯骨髓，但是不常见。治疗相关的骨髓增殖异常、急性白血病和淋巴增殖性疾病可能是最早通过骨髓检查所诊断的疾病。

治疗相关的髓系肿瘤在接受大剂量化疗加造血干细胞移植的患者中常见（图58.21）。这类疾病是侵袭性疾病[220]，即使在原始细胞不多的治疗相关的骨髓增殖异常中也是如此。用于治疗原发疾病的两大类药与治疗相关的白血病和MDS有关：烷化剂和拓扑异构酶Ⅱ抑制剂[215,221,222]。与烷化剂有关的疾病潜伏期通常长达7年以上，可能与骨髓增殖异常和伴多系发育异常的AML的发病有关。这些患者通常与5号或7号染色体缺失或者其他的非平衡易位有关。这些染色体异常在形态学出现

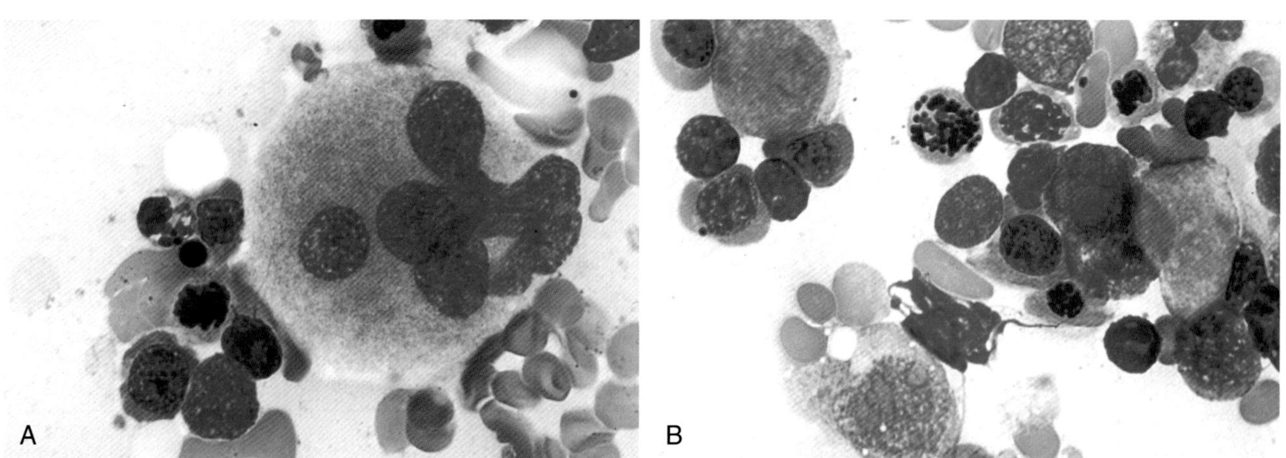

图58.21 **治疗相关的骨髓增殖异常。**A和B是有明显发育异常改变的常见病例，包括巨核细胞异常核分叶和红系前体细胞的奇异核

MDS特征之前即可被检测到，因此，对所有形态学上的细微表现而怀疑有治疗相关性疾病的患者，都应该进行细胞遗传学检测。使用拓扑异构酶Ⅱ抑制剂继发的白血病通常没有多系发育异常的表现，而表现为伴有单核细胞或者粒-单核细胞特征的AML。这些白血病潜伏期比较短，一般是2~3年，与涉及11q23和*MLL*基因或21q22和*AML1*基因的平衡易位有关。治疗相关的白血病和骨髓增殖异常可发生许多其他的细胞遗传学异常，包括许多不同的平衡易位[223]。虽然治疗相关的白血病一般预后较差，但不同的疾病可因细胞遗传学异常的不同而异。

其他不常见的治疗相关的白血病包括与17p缺失和*p53*基因突变有关的骨髓增殖异常或AML，它们最常继发于羟基脲治疗原发性血小板增生症之后[224,225]。中性粒细胞具有明显的发育异常改变，包括假pelger-hüet 畸形的细胞、中性粒细胞核呈单叶以及出现明显的胞质空泡。部分烷化剂相关的骨髓增殖异常或AML的淋巴瘤患者，也可出现相似的形态学和细胞遗传学改变。治疗相关的ALL也较少见（图58.22）[226]，但是最常发生于用拓扑异构酶Ⅱ抑制剂治疗的患者[227]，这些治疗相关的ALL几乎全是早幼B细胞（pro-B）的免疫表型（$CD10^-$），可以异常表达髓系相关抗原CD15和CD65，而且通常与*MLL*基因，尤其是t（4；11）平衡易位有关[64]。

虽然也有异体干细胞移植之后发生供者来源的第二肿瘤的报道，但是极其罕见[228,229]，报道的病例包括急性白血病和T细胞淋巴瘤。

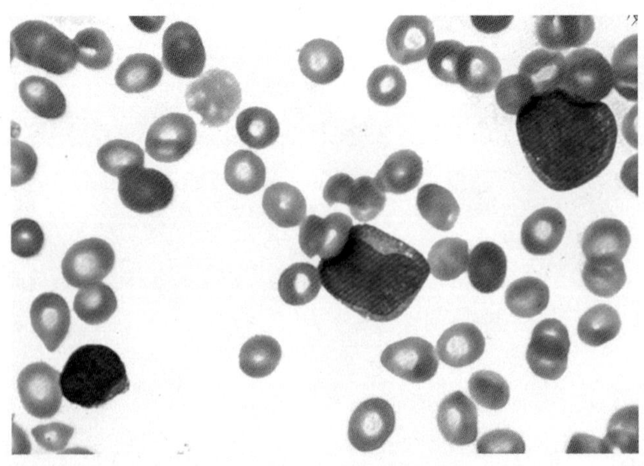

图58.22　治疗相关的淋巴母细胞白血病（ALL）。原始细胞往往异常表达髓系相关抗原CD15和CD65，并出现MLL基因重排

移植后淋巴组织增殖性疾病（PTLD，详见第55章）可累及骨髓。实体器官移植后发生PTLD的患者，半数以上会累及骨髓，而且儿童PTLD的骨髓改变比成人更常见[230]。骨髓累及与预后不良有关。骨髓涂片上显示浆细胞增多，而在骨髓活检中，变化范围可能从异型性不明显的小淋巴细胞或浆细胞聚集灶，到有浆样分化特征的、异型的大细胞聚集灶。异型细胞的浸润可并发纤维化。浸润细胞通常是B系细胞，但是，由于浆样细胞缺乏与CD20抗体的免疫反应性而不容易被识别。大部分患者原位杂交检测EBER阳性。尽管相对少见，但是骨髓移植后发生的PTLD是与EBV相关的、具有高度侵袭性B细胞增殖性疾病，通常形态学上显示为大细胞或免疫母细胞[231]。这种增殖与去除T细胞移植、无关供者移植或HLA配型不符的移植有关，而且常常发生于移植后一年之内[214]。

58.6　精华和陷阱

- 评估骨髓标本时必须结合临床情况。
- 原始细胞轻度增多并不总是意味着疾病残留。
- 疾病残留的原始细胞可少于5%。
- 如果涂片中出现成片原始细胞或者原始细胞比早幼粒细胞多，那么更倾向于白血病残留或复发而不是骨髓再生。
- 用生长因子治疗可能是患者出现大量早幼粒细胞的一个因素，这种早幼粒细胞有明显的核周空晕。
- 骨髓活检标本中出现$CD34^+$或TdT^+细胞聚集灶时，更倾向于是白血病，而不是再生或正常前体B细胞。
- 化疗期间或化疗后短期内出现异常红系造血改变，包括环形铁粒幼细胞，不足以诊断为骨髓增殖异常。
- 出现在儿童的小淋巴样细胞增殖应该考虑是正常前体B细胞。
- 无论是形态学还是抗原表达都类似不同发育阶段的前体B细胞的淋巴样细胞，更符合正常前体B细胞的特征，而非白血病细胞。
- 正常前体B细胞没有细胞遗传学异常或免疫表型异常表达。
- 绝不能仅根据单个特征就排除疾病的存在，辅助检查出现假阴性结果很常见。
- 任何检测都要考虑其敏感性及其缺陷，尤其是辅助检查。
- 慢性髓系白血病（CML）患者治疗后虽然骨髓形态学正常，但Ph染色体仍然可能阳性。
- 治疗后检测到很低水平的t（15；17）、inv（16）和t（8；21）融合基因转录产物并不总是预示复发。
- 多发性骨髓瘤或CML患者移植后的几个月内可能会有少量、逐渐减少但是可以检测到的克隆性疾病残留，这些患者不需要额外的治疗也可以转化为分子学缓解。

（张培红　译）

参考文献

1. Wittels B. Bone marrow biopsy changes following chemotherapy for acute leukemia. *Am J Surg Pathol*. 1980;4:135-142.
2. Islam A, Catovsky D, Galton DA. Histological study of bone marrow regeneration following chemotherapy for acute myeloid leukaemia and chronic granulocytic leukaemia in blast transformation. *Br J Haematol*. 1980;45:535-540.
3. Rosenthal NS, Farhi DC. Dysmegakaryopoiesis resembling acute megakaryoblastic leukemia in treated acute myeloid leukemia. *Am J Clin Pathol*. 1991;95:556-560.
4. Wilkins BS, Bostanci AG, Ryan MF, Jones DB. Haemopoietic regrowth after chemotherapy for acute leukaemia: an immunohistochemical study of bone marrow trephine biopsy specimens. *J Clin Pathol*. 1993;46:915-921.
5. Sale GE, Buckner CD. Pathology of bone marrow in transplant recipients. *Hematol Oncol Clin North Am*. 1988;2:735-756.
6. Van den Berg H, Kluin PM, Zwaan FE, Vossen JM. Histopathology of bone marrow reconstitution after allogeneic bone marrow transplantation. *Histopathology*. 1989;15:363-373.
7. Van Den Berg H, Kluin PM, Vossen JM. Early reconstitution of haematopoiesis after allogeneic bone marrow transplantation: a prospective histopathological study of bone marrow biopsy specimens. *J Clin Pathol*. 1990;43:365-369.
8. Michelson JD, Gornet M, Codd T, et al. Bone morphology after bone marrow transplantation for Hodgkin's and non- Hodgkin's lymphoma. *Exp Hematol*. 1993;21:475-482.
9. Krech R, Thiele J. Histopathology of the bone marrow in toxic myelopathy. A study of drug induced lesions in 57 patients. *Virchows Arch A Pathol Anat Histopathol*. 1985;405:225-235.
10. Macon WR, Tham KT, Greer JP, Wolff SN. Ringed sideroblasts: a frequent observation after bone marrow transplantation. *Mod Pathol*. 1995;8:782-785.
11. Chang J, Geary CG, Testa NG. Long-term bone marrow damage after chemotherapy for acute myeloid leukaemia does not improve with time. *Br J Haematol*. 1990;75:68-72.
12. Domenech J, Linassier C, Gihana E, et al. Prolonged impairment of hematopoiesis after high-dose therapy followed by autologous bone marrow transplantation. *Blood*. 1995;85:3320-3327.
13. Rosenthal NS, Farhi DC. Failure to engraft after bone marrow transplantation: bone marrow morphologic findings. *Am J Clin Pathol*. 1994;102:821-824.
14. Soll E, Massumoto C, Clift RA, et al. Relevance of marrow fibrosis in bone marrow transplantation: a retrospective analysis of engraftment. *Blood*. 1995;86:4667-4673.
15. Luppi M, Barozzi P, Schulz TF, et al. Bone marrow failure associated with human herpesvirus 8 infection after transplantation. *N Engl J Med*. 2000;343:1378-1385.
16. Fukuno K, Tsurumi H, Yamada T, et al. Graft failure due to hemophagocytic syndrome after autologous peripheral blood stem cell transplantation. *Int J Hematol*. 2001;73:262-265.
17. Johnston RE, Geretti AM, Prentice HG, et al. HHV-6-related secondary graft failure following allogeneic bone marrow transplantation. *Br J Haematol*. 1999;105:1041-1043.
18. Pui CH, Campana D. New definition of remission in childhood acute lymphoblastic leukemia. *Leukemia*. 2000;14:783-785.
19. Szczepanski T, Orfao A, van de Velden VH, et al. Minimal residual disease in leukaemia patients. *Lancet Oncol*. 2001;2:409-417.
20. Paietta E. Assessing minimal residual disease (MRD) in leukemia: a changing definition and concept? *Bone Marrow Transplant*. 2002;29:459-465.
21. Cheson BD, Bennett JM, Kopecky KJ, et al. Revised recommendations of the international working group for diagnosis, standardization of response criteria, treatment outcomes, and reporting standards for therapeutic trials in acute myeloid leukemia. *J Clin Oncol*. 2003;21:4642-4649.
22. Browman G, Preisler H, Raza A, et al. Use of the day 6 bone marrow to alter remission induction therapy in patients with acute myeloid leukaemia: a Leukemia Intergroup study. *Br J Haematol*. 1989;71:493-497.
23. Fujisawa S, Maruta A, Motomura S, et al. Residual leukemic cell counts in the bone marrow at the end point of intensive induction therapy may be a prognostic factor for acute myeloblastic leukemia in adults. *Leuk Lymphoma*. 1998;29:161-170.
24. Dharmasena F, Galton DA. Circulating blasts in acute myeloid leukaemia in remission. *Br J Haematol*. 1986;63:211-213.
25. Vogler WR, Raney MR. Prognostic significance of blood and marrow findings in acute myelogenous leukemia in remission. A Southeastern Cancer Study Group report. *Cancer*. 1988;61:2481-2486.
26. Dick FR, Burns CP, Weiner GJ, Heckman KD. Bone marrow morphology during induction phase of therapy for acute myeloid leukemia (AML). *Hematol Pathol*. 1995;9:95-106.
27. Kantarjian HM, Keating MJ, McCredie KB, et al. A characteristic pattern of leukemic cell differentiation without cytoreduction during remission induction in acute promyelocytic leukemia. *J Clin Oncol*. 1985;3:793-798.
28. Khalidi HS, Medeiros LJ, Chang KL, et al. The immunophenotype of adult acute myeloid leukemia: High frequency of lymphoid antigen expression and comparison of immunophenotype, French-American-British classification, and karyotypic abnormalities. *Am J Clin Pathol*. 1998;109:211-220.
29. Paietta E, Wiernik PH, Andersen J, et al. Acute myeloid leukemia M4 with inv(16) (p13q22) exhibits a specific immunophenotype with CD2 expression. *Blood*. 1993;82:2595.
30. Claxton DF, Reading CL, Nagarajan L, et al. Correlation of CD2 expression with PML gene breakpoints in patients with acute promyelocytic leukemia. *Blood*. 1992;80:582-586.
31. Kita K, Nakase K, Miwa H, et al. Phenotypical characteristics of acute myelocytic leukemia associated with the t(8;21)(q22;q22) chromosomal abnormality: frequent expression of immature B-cell antigen CD19 together with stem cell antigen CD34. *Blood*. 1992;80:470-477.
32. Hurwitz CA, Raimondi SC, Head D, et al. Distinctive immunophenotypic features of t(8;21)(q22;q22) acute myeloblastic leukemia in children. *Blood*. 1992;80:3182-3188.
33. Kern W, Danhauser-Riedl S, Ratei R, et al. Detection of minimal residual disease in unselected patients with acute myeloid leukemia using multiparameter flow cytometry for definition of leukemia-associated immunophenotypes and determination of their frequencies in normal bone marrow. *Haematologica*. 2003;88:646-653.
34. San Miguel JF, Vidriales MB, Lopez-Berges C, et al. Early immunophenotypical evaluation of minimal residual disease in acute myeloid leukemia identifies different patient risk groups and may contribute to postinduction treatment stratification. *Blood*. 2001;98:1746-1751.
35. Venditti A, Buccisano F, Del Poeta G, et al. Level of minimal residual disease after consolidation therapy predicts outcome in acute myeloid leukemia. *Blood*. 2000;96:3948-3952.
36. Al Mawali A, Gillis D, Lewis I. The role of multiparameter flow cytometry for detection of minimal residual disease in acute myeloid leukemia. *Am J Clin Pathol*. 2009;131:16-26.
37. Rizzatti EG, Garcia AB, Portieres FL, et al. Expression of CD117 and CD11b in bone marrow can differentiate acute promyelocytic leukemia from recovering benign myeloid proliferation. *Am J Clin Pathol*. 2002;118:31-37.
38. Raimondi SC, Chang MN, Ravindranath Y, et al. Chromosomal abnormalities in 478 children with acute myeloid leukemia: clinical characteristics and treatment outcome in a cooperative Pediatric Oncology Group study—POG 8821. *Blood*. 1999;94:3707-3716.
39. Slovak ML, Kopecky KJ, Cassileth PA, et al. Karyotypic analysis predicts outcome of preremission and postremission therapy in adult acute myeloid leukemia: a Southwest Oncology Group/Eastern Cooperative Oncology Group study. *Blood*. 2000;96:4075-4083.
40. Engel H, Goodacre A, Keyhani A, et al. Minimal residual disease in acute myelogenous leukaemia and myelodysplastic syndromes: a follow-up of patients in clinical remission. *Br J Haematol*. 1997;99:64-75.
41. Cuneo A, Bigoni R, Roberti MG, et al. Detection of numerical aberrations in hematologic neoplasias by fluorescence in situ hybridization. *Haematologica*. 1997;82:85-90.
42. Baron F, Sandmaier BM. Chimerism and outcomes after allogeneic hematopoietic cell transplantation following nonmyeloablative conditioning. *Leukemia*. 2006;20:1690-1700.
43. Liu Yin JA, Grimwade D. Minimal residual disease evaluation in acute myeloid leukaemia. *Lancet*. 2002;360:160-162.
44. van Dongen JJ, Macintyre EA, Gabert JA, et al. Standardized RT-PCR analysis of fusion gene transcripts from chromosome aberrations in acute leukemia for detection of minimal residual disease. Report of the BIOMED-1 Concerted Action: investigation of minimal residual disease in acute leukemia. *Leukemia*. 1999;13:1901-1928.
45. Miller WH, Levine K, DeBlasio A, et al. Detection of minimal residual disease in acute promyelocytic leukemia by a reverse transcription polymerase chain reaction assay for the PML/RAR-alpha fusion mRNA. *Blood*. 1993;82:1689-1694.
46. Tobal K, Liu Yin JA. RT-PCR method with increased sensitivity shows persistence of PML-RARA fusion transcripts in patients in long-term remission of APL. *Leukemia*. 1998;12:1349-1354.
47. Higuchi M, O'Brien D, Kumaravelu P, et al. Expression of a conditional AML1-ETO oncogene bypasses embryonic lethality and establishes a murine model of human t(8;21) acute myeloid leukemia. *Cancer Cell*. 2002;1:63-74.
48. Jurlander J, Caligiuri MA, Ruutu T, et al. Persistence of the AML1/ETO fusion transcript in patients treated with allogeneic bone marrow transplantation for t(8;21) leukemia. *Blood*. 1996;88:2183-2191.
49. Tobal K, Johnson PR, Saunders MJ, et al. Detection of CBFB/MYH11 transcripts in patients with inversion and other abnormalities of chromosome 16 at presentation and remission. *Br J Haematol*. 1995;91:104-108.
50. Tobal K, Newton J, Macheta M, et al. Molecular quantitation of minimal residual disease in acute myeloid leukemia with t(8;21) can identify patients in durable remission and predict clinical relapse. *Blood*. 2000;95:815-819.
51. Buonamici S, Ottaviani E, Testoni N, et al. Real-time quantitation of minimal residual disease in inv(16)-positive acute myeloid leukemia may indicate risk for clinical relapse and may identify patients in a curable state. *Blood*. 2002;99:443-449.
52. Guerrasio A, Pilatrino C, De Micheli D, et al. Assessment of minimal residual disease (MRD) in CBFbeta/MYH11-positive acute myeloid leukemias by qualitative and quantitative RT-PCR amplification of fusion transcripts. *Leukemia*. 2002;16:1176-1181.
53. Kreuzer KA, Saborowski A, Lupberger J, et al. Fluorescent 5 exonuclease assay for the absolute quantification of Wilms' tumour gene (WT1) mRNA: implications for monitoring human leukaemias. *Br J Haematol*. 2001;114:313-318.
54. Falini B, Nicoletti I, Martelli MF, Mecucci C. Acute myeloid leukemia carrying cytoplasmic/mutated nucleophosmin (NPMc+ AML): biologic and clinical features. *Blood*. 2007;109:874-885.
55. Gorello P, Cazzaniga G, Alberti F, et al. Quantitative assessment of minimal residual disease in acute myeloid leukemia carrying nucleophosmin (NPM1) gene mutations. *Leukemia*. 2006;20:1103-1108.
56. Papadaki C, Dufour A, Seibl M, et al. Monitoring minimal residual disease in acute myeloid leukaemia with NPM1 mutations by quantitative PCR: clonal evolution is a limiting factor. *Br J Haematol*. 2009;144:517-523.
57. Sebban C, Browman GP, Lepage E, Fiere D. Prognostic value of early response to chemotherapy assessed by the day 15 bone marrow aspiration in adult acute lymphoblastic leukemia: a prospective analysis of 437 cases and its application for designing induction chemotherapy trials. *Leuk Res*. 1995;19:861-868.
58. Gajjar A, Ribeiro R, Hancock ML, et al. Persistence of circulating blasts after 1 week of multiagent chemotherapy confers a poor prognosis in childhood acute lymphoblastic leukemia. *Blood*. 1995;86:1292-1295.
59. Cortes J, Fayad L, O'Brien S, et al. Persistence of peripheral blood and bone marrow blasts during remission induction in adult acute lymphoblastic leukemia confers a

poor prognosis depending on treatment intensity. *Clin Cancer Res*. 1999;5:2491-2497.
60. Visser JH, Wessels G, Hesseling PB, et al. Prognostic value of day 14 blast percentage and the absolute blast index in bone marrow of children with acute lymphoblastic leukemia. *Pediatr Hematol Oncol*. 2001;18:187-191.
61. Sandlund JT, Harrison PL, Rivera G, et al. Persistence of lymphoblasts in bone marrow on day 15 and days 22 to 25 of remission induction predicts a dismal treatment outcome in children with acute lymphoblastic leukemia. *Blood*. 2002;100:43-47.
62. Khalidi HS, Chang KL, Medeiros LJ, et al. Acute lymphoblastic leukemia. Survey of immunphenotype, French-American-British classification, frequency of myeloid antigen expression, and karyotypic abnormalities in 210 pediatric and adult cases. *Am J Clin Pathol*. 1999;111:467-476.
63. Tabernero MD, Bortoluci AM, Alaejos I, et al. Adult precursor B-ALL with BCR/ABL gene rearrangements displays a unique immunophenotype based on the pattern of CD10, CD34, CD13 and CD38 expresssion. *Leukemia*. 2001;15:406-414.
64. Ishizawa S, Slovak ML, Popplewell L, et al. High frequency of pro-B acute lymphoblastic leukemia in adults with secondary leukemia with 11q23 abnormalities. *Leukemia*. 2003;17:1091-1095.
65. Weir EG, Cowan K, LeBeau P, Borowitz MJ. A limited antibody panel can distinguish B-precursor acute lymphoblastic leukemia from normal B precursors with four color flow cytometry: implications for residual disease detection. *Leukemia*. 1999;13:558-567.
66. Chen JS, Coustan-Smith E, Suzuki T, et al. Identification of novel markers for monitoring minimal residual disease in acute lymphoblastic leukemia. *Blood*. 2001;97:2115-2120.
67. McKenna RW, Washington LT, Aquino DB, et al. Immunophenotypic analysis of hematogones (B-lymphocyte precursors) in 662 consecutive bone marrow specimens by 4-color flow cytometry. *Blood*. 2001;98:2498-2507.
68. Coustan-Smith E, Sancho J, Behm FG, et al. Prognostic importance of measuring early clearance of leukemic cells by flow cytometry in childhood acute lymphoblastic leukemia. *Blood*. 2002;100:52-58.
69. Dworzak MN, Froschl G, Printz D, et al. Prognostic significance and modalities of flow cytometric minimal residual disease detection in childhood acute lymphoblastic leukemia. *Blood*. 2002;99:1952-1958.
70. Campana D. Minimal residual disease in acute lymphoblastic leukemia. *Semin Hematol*. 2009;46:100-106.
71. Borowitz MJ, Devidas M, Hunger SP, et al. Clinical significance of minimal residual disease in childhood acute lymphoblastic leukemia and its relationship to other prognostic factors: a Children's Oncology Group study. *Blood*. 2008;111:5477-5485.
72. Ratei R, Basso G, Dworzak M, et al. Monitoring treatment response of childhood precursor B-cell acute lymphoblastic leukemia in the AIEOP-BFM-ALL 2000 protocol with multiparameter flow cytometry: predictive impact of early blast reduction on the remission status after induction. *Leukemia*. 2009;23:528-534.
73. Rimsza LM, Viswanatha DS, Winter SS, et al. The presence of CD34+ cell clusters predicts impending relapse in children with acute lymphoblastic leukemia receiving maintenance chemotherapy. *Am J Clin Pathol*. 1998;110:313-320.
74. Chessells JM, Swansbury GJ, Reeves B, et al. Cytogenetics and prognosis in childhood lymphoblastic leukaemia: results of MRC UKALL X. *Br J Haematol*. 1997;99:93-100.
75. Wetzler M, Dodge RK, Mrózek K, et al. Prospective karyotype analysis in adult acute lymphoblastic leukemia: the Cancer and Leukemia Group B experience. *Blood*. 1999;93:3983-3993.
76. Arber DA. Molecular diagnostic approach to non-Hodgkin's lymphoma. *J Mol Diag*. 2000;2:178-190.
77. de Haas V, Breunis WB, Dee R, et al. The TEL-AML1 real-time quantitative polymerase chain reaction (PCR) might replace the antigen receptor-based genomic PCR in clinical minimal residual disease studies in children with acute lymphoblastic leukaemia. *Br J Haematol*. 2002;116:87-93.
78. Cavé H, van der Werff ten Bosch J, Suciu S, et al. Clinical significance of minimal residual disease in childhood acute lymphoblastic leukemia. *N Engl J Med*. 1998;339:591-598.
79. Verhagen OJ, Willemse MJ, Breunis WB, et al. Application of germline IGH probes in real-time quantitative PCR for the detection of minimal residual disease in acute lymphoblastic leukemia. *Leukemia*. 2000;14:1426-1435.
80. Willemse MJ, Seriu T, Hettinger K, et al. Detection of minimal residual disease identifies differences in treatment response between T-ALL and precursor B-ALL. *Blood*. 2002;99:4386-4393.
81. Nyvold C, Madsen HO, Ryder LP, et al. Precise quantification of minimal residual disease at day 29 allows identification of children with acute lymphoblastic leukemia and an excellent outcome. *Blood*. 2002;99:1253-1258.
82. Eckert C, Biondi A, Seeger K, et al. Prognostic value of minimal residual disease in relapsed childhood acute lymphoblastic leukaemia. *Lancet*. 2001;358:1239-1241.
83. Flohr T, Schrauder A, Cazzaniga G, et al. Minimal residual disease-directed risk stratification using real-time quantitative PCR analysis of immunoglobulin and T-cell receptor gene rearrangements in the international multicenter trial AIEOP-BFM ALL 2000 for childhood acute lymphoblastic leukemia. *Leukemia*. 2008;22:771-782.
84. Donovan JW, Ladetto M, Zou G, et al. Immunoglobulin heavy-chain consensus probes for real-time PCR quantification of residual disease in acute lymphoblastic leukemia. *Blood*. 2000;95:2651-2658.
85. Longacre TA, Foucar K, Crago S, et al. Hematogones: a multiparameter analysis of bone marrow precursor cells. *Blood*. 1989;73:543-552.
86. Caldwell CW, Poje E, Helikson MA. B-cell precursors in normal pediatric bone marrow. *Am J Clin Pathol*. 1991;95:816-823.
87. Sandhaus LM, Chen TL, Ettinger LJ, et al. Significance of increased proportions of CD10-positive cells in nonmalignant bone marrows of children. *Am J Pediatr Hematol Oncol*. 1993;15:65-70.
88. Kobayashi SD, Seki K, Suwa N, et al. The transient appearance of small blastoid cells in the marrow after bone marrow transplantation. *Am J Clin Pathol*. 1991;96:191-195.
89. Vandersteenhoven AM, Williams JE, Borowitz MJ. Marrow B-cell precursors are increased in lymphomas or systemic diseases associated with B-cell dysfunction. *Am J Clin Pathol*. 1993;100:60-66.
90. Ryan DH, Chapple CW, Kossover SA, et al. Phenotypic similarities and differences between CALLA-positive acute lymphoblastic leukemia cells and normal marrow CALLA-positive B cell precursors. *Blood*. 1987;70:814-821.
91. Farahat N, Lens D, Zomas A, et al. Quantitative flow cytometry can distinguish between normal and leukaemic B-cell precursors. *Br J Haematol*. 1995;91:640-646.
92. Rimsza LM, Larson RS, Winter SS, et al. Benign hematogone-rich lymphoid proliferations can be distinguished from B-lineage acute lymphoblastic leukemia by integration of morphology, immunophenotype, adhesion molecule expression, and architectural features. *Am J Clin Pathol*. 2000;114:66-75.
93. Babusikova O, Zeleznikova T, Kirschnerova G, Kankuri E. Hematogones in acute leukemia during and after therapy. *Leuk Lymphoma*. 2008;49:1935-1944.
94. Thiele J, Kvasnicka HM, Schmitt-Graeff A, et al. Effects of chemotherapy (busulfan-hydroxyurea) and interferon-alfa on bone marrow morphologic features in chronic myelogenous leukemia. Histochemical and morphometric study on sequential trephine biopsy specimens with special emphasis on dynamic features. *Am J Clin Pathol*. 2000;114:57-65.
95. Facchetti F, Tironi A, Marocolo D, et al. Histopathological changes in bone marrow biopsies from patients with chronic myeloid leukaemia after treatment with recombinant alpha-interferon. *Histopathology*. 1997;31:3-11.
96. Snyder DS, McGlave PB. Treatment of chronic myelogenous leukemia with bone marrow transplantation. *Hematol Oncol Clin North Am*. 1990;4:535-557.
97. Kantarjian H, Sawyers C, Hochhaus A, et al. Hematologic and cytogenetic responses to imatinib mesylate in chronic myelogenous leukemia. *N Engl J Med*. 2002;346:645-652.
98. Hasserjian RP, Boecklin F, Parker S, et al. ST1571 (imatinib mesylate) reduces bone marrow cellularity and normalizes morphologic features irrespective of cytogenetic response. *Am J Clin Pathol*. 2002;117:360-367.
99. Thiele J, Kvasnicka HM, Schmitt-Graeff A, et al. Bone marrow changes in chronic myelogenous leukaemia after long-term treatment with the tyrosine kinase inhibitor STI571: an immunohistochemical study on 75 patients. *Histopathology*. 2005;46:540-550.
100. Braziel RM, Launder TM, Druker BJ, et al. Hematopathologic and cytogenetic findings in imatinib mesylate-treated chronic myelogenous leukemia patients: 14 months' experience. *Blood*. 2002;100:435-441.
101. Beham-Schmid C, Apfelbeck U, Sill H, et al. Treatment of chronic myelogenous leukemia with the tyrosine kinase inhibitor STI571 results in marked regression of bone marrow fibrosis. *Blood*. 2002;99:381-383.
102. Quintas-Cardama A, Kantajian HM, Cortes JE. Mechanisms of primary and secondary resistance to imatinib in chronic myeloid leukemia. *Cancer Control*. 2009;16:122-131.
103. Khalidi HS, Brynes RK, Medeiros LJ, et al. The immunophenotype of blast transformation of chronic myelogenous leukemia: a high frequency of mixed lineage phenotype in "lymphoid" blasts and a comparison of morphologic, immunophenotypic, and molecular findings. *Mod Pathol*. 1998;11:1211-1221.
104. Bonifazi F, de Vivo A, Rosti G, et al. Chronic myeloid leukemia and interferon-alpha: a study of complete cytogenetic responders. *Blood*. 2001;98:3074-3081.
105. Hochhaus A, O'Brien SG, Guilhot F, et al. Six year follow up of patients receiving imatinib for the first-line treatment of chronic myeloid leukemia. *Leukemia*. 2009;23:1054-1061.
106. Bhatia R, Holtz M, Niu N, et al. Persistence of malignant hematopoietic progenitors in chronic myelogenous leukemia patients in complete cytogenetic remission following imatinib mesylate treatment. *Blood*. 2003;101:4701-4707.
107. Huges T, Deininger M, Hochhaus A, et al. Monitoring CML patients responding to treatment with tyrosine kinase inhibitors: review and recommendations for harmonizing current methodology for detecting BCR-ABL transcripts and kinase domain mutations and for expressing results. *Blood*. 2006;108:28-37.
108. Jabbour E, Cortsx JE, Kantarjian HM. Molecular monitoring in chronic myeloid leukemia. Response to tyrosine kinase inhibitors and prognostic implications. *Cancer*. 2008;112:2112-2118.
109. Clark RE. Facts and uncertainties in monitoring treatment response in chronic myeloid leukemia. *Leuk Res*. 2009;33:1151-1155.
110. Mancini M, Nanni M, Sirleto P, et al. Detection of BCR/ABL rearrangements in adult acute lymphoblastic leukemia using a highly sensitive interphase fluorescence in situ hybridization method (D-FISH). *Hematol J*. 2001;2:54-60.
111. Pelz AF, Kroning H, Franke A, et al. High reliability and sensitivity of the BCR/ABL1 D-FISH test for the detection of BCR/ABL rearrangements. *Ann Hematol*. 2002;81:147-153.
112. Snyder DS, Rossi JJ, Wang JL, et al. Persistence of BCR-ABL gene expression following bone marrow transplantation for chronic myelogenous leukemia in chronic phase. *Transplantation*. 1991;51:1033-1040.
113. Anastasi J, Musvee T, Roulston D, et al. Pseudo-Gaucher histiocytes identified up to 1 year after transplantation for CML are BCR/ABL-positive. *Leukemia*. 1998;12:233-237.
114. Hochhaus A, Weisser A, La Rosee P, et al. Detection and quantification of residual disease in chronic myelogenous leukemia. *Leukemia*. 2000;14:998-1005.
115. Radich JP, Gooley T, Bryant E, et al. The significance of BCR-ABL molecular detection in chronic myeloid leukemia patients "late," 18 months or more after transplantation. *Blood*. 2001;98:1701-1707.
116. Wang J, Weiss LM, Chang KL, et al. Diagnostic utility of bilateral bone marrow examination: significance of morphologic and ancillary technique study in malignant. *Cancer*. 2002;94:1522-1531.
117. Rywlin AM, Ortega RS, Dominguez CJ. Lymphoid nodules of bone marrow: normal and abnormal. *Blood*. 1974;43:389-400.
118. Thiele J, Zirbes TK, Kvasnicka HM, Fischer R. Focal lymphoid aggregates (nodules) in bone marrow biopsies: differentiation between benign hyperplasia and malignant lymphoma—a practical guideline. *J Clin Pathol*. 1999;52:294-300.
119. Colan MG, Bast M, Armitage JO, Weisenburger DD. Bone marrow involvement by non-Hodgkin's lymphoma: the clinical significance of morphologic discordance between lymph node and bone marrow. *J Clin Oncol*. 1990;8:1163-1172.
120. Arber DA, George TI. Bone marrow biopsy involvement by non-Hodgkin's lymphoma:

frequency of lymphoma types, patterns, blood involvement, and discordance with other sites in 450 specimens. *Am J Surg Pathol*. 2005;29:1549-1557.
121. Robertson LE, Redman JR, Butler JJ, et al. Discordant bone marrow involvement in diffuse large-cell lymphoma: a distinct clinical-pathologic entity associated with a continuous risk of relapse. *J Clin Oncol*. 1991;9:236-242.
122. Lambertenghi-Deliliers G, Annaloro C, Soligo D, et al. Incidence and histologic features of bone marrow involvement in malignant lymphomas. *Ann Hematol*. 1992;65:61-65.
123. Henrique R, Achten R, Maes B, et al. Guidelines for subtyping small B-cell lymphomas in bone marrow biopsies. *Virchows Arch*. 1999;435:549-558.
124. Osborne BM, Butler JJ. Hypocellular paratrabecular foci of treated small cleaved cell lymphoma in bone marrow biopsies. *Am J Surg Pathol*. 1989;13:382-388.
125. Franco V, Florena AM, Campesi G. Intrasinusoidal bone marrow infiltration: a possible hallmark of splenic lymphoma. *Histopathology*. 1996;29:571-575.
126. Kent SA, Variakojis D, Peterson LC. Comparative study of marginal zone lymphoma involving bone marrow. *Am J Clin Pathol*. 2002;117:698-708.
127. Franco V, Florena AM, Stella M, et al. Splenectomy influences bone marrow infiltration in patients with splenic marginal zone cell lymphoma with or without villous lymphocytes. *Cancer*. 2001;91:294-301.
128. West RB, Warnke RA, Natkunam Y. The usefulness of immunohistochemistry in the diagnosis of follicular lymphoma in bone marrow biopsy specimens. *Am J Clin Pathol*. 2002;117:636-643.
129. Naughton MJ, Hess JL, Zutter MM, Bartlett NL. Bone marrow staging in patients with non-Hodgkin's lymphoma. Is flow cytometry a useful test? *Cancer*. 1998;82:1154-1159.
130. Hanson CA, Kurtin PJ, Katzmann JA, et al. Immunophenotypic analysis of peripheral blood and bone marrow in the staging of B-cell malignant lymphoma. *Blood*. 1999;94:3889-3896.
131. Crotty PL, Smith BR, Tallini G. Morphologic, immunophenotypic, and molecular evaluation of bone marrow involvement in non-Hodgkin's lymphoma. *Diagn Mol Pathol*. 1998;7:90-95.
132. Duggan PR, Easton D, Luider J, Auer IA. Bone marrow staging of patients with non-Hodgkin lymphoma by flow cytometry: correlation with morphology. *Cancer*. 2000;88:894-899.
133. Farhi DC. Germinal centers in the bone marrow. *Hematol Pathol*. 1989;3:133-136.
134. Boveri E, Arcaini L, Merli M, et al. Bone marrow histology in marginal zone B-cell lymphomas: correlation with clinical parameters and flow cytometry in 120 patients. *Ann Oncol*. 2009;20:129-136.
135. Douglas VK, Gordon LI, Goolsby CL, et al. Lymphoid aggregates in bone marrow mimic residual lymphoma after rituximab therapy for non-Hodgkin lymphoma. *Am J Clin Pathol*. 1999;112:844-853.
136. Chu PG, Chen Y-Y, Molina A, et al. Recurrent B-cell neoplasms after rituximab therapy: an immunophenotypic and genotypic study. *Leuk Lymphoma*. 2002;43:2335-2341.
137. San Miguel JF, Almeida J, Mateo G, et al. Immunophenotypic evaluation of the plasma cell compartment in multiple myeloma: a tool for comparing the efficacy of different treatment strategies and predicting outcome. *Blood*. 2002;99:1853-1856.
138. Garcia-Sanz R, Gonzalez M, Orfao A, et al. Analysis of natural killer-associated antigens in peripheral blood and bone marrow of multiple myeloma patients and prognostic implications. *Br J Haematol*. 1996;93:81-88.
139. Vallario A, Chilosi M, Adami F, et al. Human myeloma cells express the CD38 ligand CD31. *Br J Haematol*. 1999;105:441-444.
140. Attal M, Harousseau JL, Stoppa AM, et al. A prospective, randomized trial of autologous bone marrow transplantation and chemotherapy in multiple myeloma. Intergroupe Francais du Myelome. *N Engl J Med*. 1996;335:91-97.
141. Paiva B, Vidriales MB, Cervero J, et al. Multiparameter flow cytometric remission is the most relevant prognostic factor for multiple myeloma patients who undergo autologous stem cell transplantation. *Blood*. 2008;112:4017-4023.
142. Bagg A, Braziel RM, Arber DA, et al. Immunoglobulin heavy chain gene analysis in lymphomas: a multi-center study demonstrating the heterogeneity of performance of polymerase chain reaction assays. *J Mol Diagn*. 2002;4:81-89.
143. Gong JZ, Zheng S, Chiarle R, et al. Detection of immnoglobulin κ light chain rearrangements by polymerase chain reaction. An improved method for detecting clonal B-cell lymphoproliferative disorders. *Am J Pathol*. 1999;155:355-363.
144. Arber DA, Braziel RM, Bagg A, Bijwaard KE. Evaluation of T cell receptor testing in lymphoid neoplasms: results of a multicenter study of 29 extracted DNA and paraffin-embedded samples. *J Mol Diagn*. 2001;3:133-140.
145. Kang YH, Park CJ, Seo EJ, et al. Polymerase chain reaction-based diagnosis of bone marrow involvement in 170 cases of non-Hodgkin lymphoma. *Cancer*. 2002;94:3073-3082.
146. Kurokawa T, Kinoshita T, Murate T, et al. Complementarity determining region-III is a useful molecular marker for the evaluation of minimal residual disease in mantle cell lymphoma. *Br J Haematol*. 1997;98:408-412.
147. van Belzen N, Hupkes PE, Doekharan D, et al. Detection of minimal disease using rearranged immunoglobulin heavy chain genes from intermediate- and high-grade malignant B cell non-Hodgkin's lymphoma. *Leukemia*. 1997;11:1742-1752.
148. Weinberg OK, Ai WZ, Mariappan MR, et al. "Minor" BCL2 breakpoints in follicular lymphoma: frequency and correlation with grade and disease presentation in 236 cases. *J Mol Diagn*. 2007;9:530-537.
149. Limpens J, de Jong D, van Krieken JHJM, et al. BCL2/J_H rearrangements in benign lymphoid tissues with follicular hyperplasia. *Oncogene*. 1991;6:2271-2276.
150. Ohshima K, Masahiro K, Kobari S, et al. Amplified bcl-2/JH rearrangements in reactive lymphadenopathy. *Virchows Arch Cell Pathol*. 1993;63:197-198.
151. Limpens J, Stad R, Vos C, et al. Lymphoma-associated translocation t(14;18) in blood B cells of normal individuals. *Blood*. 1995;85:2528-2536.
152. Luthra R, McBride JA, Cabanillas F, Sarris A. Novel 5′ exonuclease-based real-time PCR assay for the detection of t(14;18)(q32;q21) in patients with follicular lymphoma. *Am J Pathol*. 1998;153:63-68.
153. Raynaud SD, Bekri S, Leroux D, et al. Expanded range of 11q23 breakpoints with differing patterns of cyclin D1 expression in B-cell malignancies. *Genes Chromosomes Cancer*. 1993;8:80-87.
154. Bottcher S, Ritgen M, Buske S, et al. Minimal residual disease detection in mantle cell lymphoma: methods and significance of four-color flow cytometry compared to consensus IGH-polymerase chain reaction at initial staging and for follow-up examinations. *Haematologica*. 2008;93:551-559.
155. Li J-Y, Gaillard F, Moreau A, et al. Detection of translocation t(11;14)(q13;q32) in mantle cell lymphoma by fluorescence in situ hybridization. *Am J Pathol*. 1999;154:1449-1452.
156. Gribben JG, Neuberg D, Freedman AS, et al. Detection by polymerase chain reaction of residual cells with the bcl-2 translocation is associated with increased risk of relapse after autologous bone marrow transplantation for B-cell lymphoma. *Blood*. 1993;81:3449-3457.
157. Provan D, Bartlett-Pandite L, Zwicky C, et al. Eradication of polymerase chain reaction-detectable chronic lymphocytic leukemia cells is associated with improved outcome after bone marrow transplantation. *Blood*. 1996;88:2228-2235.
158. Zwicky CS, Maddocks AB, Andersen N, Gribben JG. Eradication of polymerase chain reaction detectable immunoglobulin gene rearrangement in non-Hodgkin's lymphoma is associated with decreased relapse after autologous bone marrow transplantation. *Blood*. 1996;88:3314-3322.
159. Corradini P, Astolfi M, Cherasco C, et al. Molecular monitoring of minimal residual disease in follicular and mantle cell non-Hodgkin's lymphomas treated with high-dose chemotherapy and peripheral blood progenitor cell autografting. *Blood*. 1997;89:724-731.
160. Moos M, Schulz R, Martin S, et al. The remission status before and the PCR status after high-dose therapy with peripheral blood stem cell support are prognostic factors for relapse-free survival in patients with follicular non-Hodgkin's lymphoma. *Leukemia*. 1998;12:1971-1976.
161. Perez-Simon JA, Garcia-Sanz R, Tabernero MD, et al. Prognostic value of numerical chromosome aberrations in multiple myeloma: A FISH analysis of 15 different chromosomes. *Blood*. 1998;91:3366-3371.
162. Fonseca R, Witzig TE, Gertz MA, et al. Multiple myeloma and the translocation t(11;14)(q13;q32): a report on 13 cases. *Br J Haematol*. 1998;101:296-301.
163. Swedin A, Lenhoff S, Olofsson T, et al. Clinical utility of immunoglobulin heavy chain gene rearrangement identification for tumour cell detection in multiple myeloma. *Br J Haematol*. 1998;103:1145-1151.
164. Corradini P, Voena C, Astolfi M, et al. High-dose sequential chemoradiotherapy in multiple myeloma: residual tumor cells are detectable in bone marrow and peripheral blood cell harvests and after autografting. *Blood*. 1995;85:1596-1602.
165. Cavo M, Terragna C, Martinelli G, et al. Molecular monitoring of minimal residual disease in patients in long-term complete remission after allogeneic stem cell transplantation for multiple myeloma. *Blood*. 2000;96:355-357.
166. Martinelli G, Terragna C, Zamagni E, et al. Molecular remission after allogeneic or autologous transplantation of hematopoietic stem cells for multiple myeloma. *J Clin Oncol*. 2000;18:2273-2281.
167. Janssens AM, Offner FC, Van Hove WZ. Bone marrow necrosis. *Cancer*. 2000;88:1769-1780.
168. Paydas S, Ergin M, Baslamisli F, et al. Bone marrow necrosis: clinicopathologic analysis of 20 cases and review of the literature. *Am J Hematol*. 2002;70:300-305.
169. Katayama Y, Deguchi S, Shinagawa K, et al. Bone marrow necrosis in a patient with acute myeloblastic leukemia during administration of G-CSF and rapid hematologic recovery after allotransplantation of peripheral blood stem cells. *Am J Hematol*. 1998;57:238-240.
170. Dreosti LM, Bezwoda W, Gunter K. Bone marrow necrosis following all-trans retinoic acid therapy for acute promyelocytic leukaemia. *Leuk Lymphoma*. 1994;13:353-356.
171. McCarthey DM. Fibrosis of the bone marrow: content and causes. *Br J Haematol*. 1985;59:1-7.
172. Islam A, Catovsky D, Goldman JM, Galton DAG. Bone marrow fibre content in acute myeloid leukaemia before and after treatment. *J Clin Pathol*. 1984;37:1259-1263.
173. Wallis JP, Reid MM. Bone marrow fibrosis in childhood acute lymphoblastic leukaemia. *J Clin Pathol*. 1989;42:1253-1254.
174. Horny H-P, Parwaresch MR, Lennert K. Bone marrow findings in systemic mastocytosis. *Hum Pathol*. 1985;16:808-814.
175. Seaman JP, Kjeldsberg CR, Linker A. Gelatinous transformation of the bone marrow. *Hum Pathol*. 1978;9:685-692.
176. Feng CS. A variant of gelatinous transformation of marrow in leukemic patients post-chemotherapy. *Pathology*. 1993;25:294-296.
177. Krishnan C, George TI, Arber DA. Bone marrow metastases: survey of non-hematologic metastases with immunohistochemical study of metastatic carcinomas. *Appl Immunohistochem Mol Morphol*. 2007;15:1-7.
178. Krishnan C, Twist CJ, Fu T, Arber DA. Detection of isolated tumor cells in neuroblastoma by immunohistochemical analysis in bone marrow biopsy specimens: improved detection with use of beta-catenin. *Am J Clin Pathol*. 2009;131:49-57.
179. Lyda MH, Tetef M, Carter NH, et al. Keratin immunohistochemistry detects clinically significant metastases in bone marrow biopsy specimens in women with lobular breast carcinoma. *Am J Surg Pathol*. 2000;24:1593-1599.
180. Braun S, Pantel K, Muller P, et al. Cytokeratin-positive cells in the bone marrow and survival of patients with stage I, II, or III breast cancer. *N Engl J Med*. 2000;342:525-533.
181. Braun S, Schindlbeck C, Hepp F, et al. Occult tumor cells in bone marrow of patients with locoregionally restricted ovarian cancer predict early distant metastatic relapse. *J Clin Oncol*. 2001;19:368-375.
182. Gerber B, Krause A, Muller H, et al. Simultaneous immunohistochemical detection of tumor cells in lymph nodes and bone marrow aspirates in breast cancer and its correlation with other prognostic factors. *J Clin Oncol*. 2001;19:960-971.
183. Armitage JO. Emerging applications of recombinant human granulocyte-macrophage colony-stimulating factor. *Blood*. 1998;92:4491-4508.
184. Kerrigan DP, Castillo A, Foucar K, et al. Peripheral blood morphologic changes after high-dose antineoplastic chemotherapy and recombinant human granulocyte colony-stimulating factor administration. *Am J Clin Pathol*. 1989;92:280-285.

185. Campbell LJ, Maher DW, Tay DL, et al. Marrow proliferation and the appearance of giant neutrophils in response to recombinant human granulocyte colony stimulating factor (rhG-CSF). *Br J Haematol*. 1992;80:298-304.
186. Ryder JW, Lazarus HM, Farhi DC. Bone marrow and blood findings after marrow transplantation and rhGM-CSF therapy. *Am J Clin Pathol*. 1992;97:631-637.
187. Schmitz LL, McClure JS, Litz CE, et al. Morphologic and quantitative changes in blood and marrow cells following growth factor therapy. *Am J Clin Pathol*. 1994;101:67-75.
188. Meyerson HJ, Farhi DC, Rosenthal NS. Transient increase in blasts mimicking acute leukemia and progressing myelodysplasia in patients receiving growth factor. *Am J Clin Pathol*. 1998;109:675-681.
189. Harris AC, Todd WM, Hackney MH, Ben Ezra J. Bone marrow changes associated with recombinant granulocyte-macrophage and granulocyte colony-stimulating factors. Discrimination of granulocytic regeneration. *Arch Pathol Lab Med*. 1994;118:624-629.
190. Innes DJ Jr, Hess CE, Bertholf MF, Wade P. Promyelocyte morphology. Differentiation of acute promyelocytic leukemia from benign myeloid proliferations. *Am J Clin Pathol*. 1987;88:725-729.
191. Wilson PA, Ayscue LH, Jones GR, Bentley SA. Bone marrow histiocytic proliferation in association with colony-stimulating factor therapy. *Am J Clin Pathol*. 1993;99:311-313.
192. Pekarske SL, Shin SS. Bone marrow changes induced by recombinant granulocyte colony-stimulating factor resembling metastatic carcinoma: distinction with cytochemical and immunohistochemical studies. *Am J Hematol*. 1996;51:332-334.
193. Heslop HE, Duncombe AS, Reittie JE, et al. Interleukin 2 infusion induces haemopoietic growth factors and modifies marrow regeneration after chemotherapy or autologous marrow transplantation. *Br J Haematol*. 1991;77:237-244.
194. Falk S, Seipelt G, Ganser A, et al. Bone marrow findings after treatment with recombinant human interleukin-3. *Am J Clin Pathol*. 1991;95:355-362.
195. Ahn JH, Yoon KS, Lee WI, et al. Bone marrow findings before and after treatment with recombinant human erythropoietin in chronic hemodialyzed patients. *Clin Nephrol*. 1995;43:189-195.
196. Ludwig H, Chott A, Fritz E, Krainer M. Increase of bone marrow cellularity during erythropoietin treatment in myeloma. *Stem Cells*. 1995;13(suppl 2):77-87.
197. Biljanovic-Paunovic L, Djukanovic L, Lezaic V, et al. In vivo effects of recombinant human erythropoietin on bone marrow hematopoiesis in patients with chronic renal failure. *Eur J Med Res*. 1998;3:564-570.
198. Hellstrom-Lindberg E, Kanter-Lewensohn L, Ost A. Morphological changes and apoptosis in bone marrow from patients with myelodysplastic syndromes treated with granulocyte-CSF and erythropoietin. *Leuk Res*. 1997;21:415-425.
199. Horina JH, Schmid CR, Roob JM, et al. Bone marrow changes following treatment of renal anemia with erythropoietin. *Kidney Int*. 1991;40:917-922.
200. Casadevall N, Nataf J, Viron B, et al. Pure red-cell aplasia and antierythropoietin antibodies in patients treated with recombinant erythropoietin. *N Engl J Med*. 2002;346:469-475.
201. Kaushansky K. Thrombopoietin. *N Engl J Med*. 1998;339:746-754.
202. Douglas VK, Tallman MS, Cripe LD, Peterson LC. Thrombopoietin administered during induction chemotherapy to patients with acute myeloid leukemia induces transient morphologic changes that may resemble chronic myeloproliferative disorders. *Am J Clin Pathol*. 2002;117:844-850.
203. Brereton ML, Adams JA, Briggs M, Liu Yin JA. The in vitro effect of pegylated recombinant human megakaryocyte growth and development factor (PEGrHuMGDF) on megakaryopoiesis in patients with aplastic anaemia. *Br J Haematol*. 1999;104:119-126.
204. Adams JA, Liu Yin JA, Brereton ML, et al. The in vitro effect of pegylated recombinant human megakaryocyte growth and development factor (PEG rHuMGDF) on megakaryopoiesis in normal subjects and patients with myelodysplasia and acute myeloid leukaemia. *Br J Haematol*. 1997;99:139-146.
205. Socie G, Stone JV, Wingard JR, et al. Long-term survival and late deaths after allogeneic bone marrow transplantation. Late Effects Working Committee of the International Bone Marrow Transplant Registry. *N Engl J Med*. 1999;341:14-21.
206. Dulley FL, Kanfer EJ, Appelbaum FR, et al. Venoocclusive disease of the liver after chemoradiotherapy and autologous bone marrow transplantation. *Transplantation*. 1987;43:870-873.
207. Jones RJ, Lee KS, Beschorner WE, et al. Venoocclusive disease of the liver following bone marrow transplantation. *Transplantation*. 1987;44:778-783.
208. Vose JM, Kennedy BC, Bierman PJ, et al. Long-term sequelae of autologous bone marrow or peripheral stem cell transplantation for lymphoid malignancies. *Cancer*. 1992;69:784-789.
209. Bombi JA, Palou J, Bruguera M, et al. Pathology of bone marrow transplantation. *Semin Diagn Pathol*. 1992;9:220-231.
210. Taskinen M, Saarinen-Pihkala UM, Hovi L, Lipsanen-Nyman M. Impaired glucose tolerance and dyslipidaemia as late effects after bone-marrow transplantation in childhood. *Lancet*. 2000;356:993-997.
211. Leiper AD. Non-endocrine late complications of bone marrow transplantation in childhood: part I. *Br J Haematol*. 2002;118:3-22.
212. Leiper AD. Non-endocrine late complications of bone marrow transplantation in childhood: part II. *Br J Haematol*. 2002;118:23-43.
213. Pui C-H, Behm FG, Raimondi SC, et al. Secondary acute myeloid leukemia in children treated for acute lymphoid leukemia. *N Engl J Med*. 1989;321:136-142.
214. Curtis RE, Travis LB, Rowlings PA, et al. Risk of lymphoproliferative disorders after bone marrow transplantation: a multi-institutional study. *Blood*. 1999;94:2208-2216.
215. Krishnan A, Bhatia S, Slovak ML, et al. Predictors of therapy-related leukemia and myelodysplasia following autologous transplantation for lymphoma: an assessment of risk factors. *Blood*. 2000;95:1588-1593.
216. Green DM, Hyland A, Barcos MP, et al. Second malignant neoplasms after treatment for Hodgkin's disease in childhood or adolescence. *J Clin Oncol*. 2000;18:1492-1499.
217. Carli PM, Sgro C, Parchin-Geneste N, et al. Increase therapy-related leukemia secondary to breast cancer. *Leukemia*. 2000;14:1014-1017.
218. Leung W, Ribeiro RC, Hudson M, et al. Second malignancy after treatment of childhood acute myeloid leukemia. *Leukemia*. 2001;15:41-45.
219. Bhatia S, Louie AD, Bhatia R, et al. Solid cancers after bone marrow transplantation. *J Clin Oncol*. 2001;19:464-471.
220. Neugut AI, Robinson E, Nieves J, et al. Poor survival of treatment-related acute nonlymphocytic leukemia. *JAMA*. 1990;264:1006-1008.
221. Pedersen-Bjergaard J, Daugaard G, Hansen SW, et al. Increased risk of myelodysplasia and leukaemia after etoposide, cisplatin, and bleomycin for germ-cell tumours. *Lancet*. 1991;338:363.
222. Pedersen-Bjergaard J, Andersen MK, Christiansen DH, Nerlov C. Genetic pathways in therapy-related myelodysplasia and acute myeloid leukemia. *Blood*. 2002;99:1909-1912.
223. Rowley JD, Olney HJ. International workshop on the relationship of prior therapy to balanced chromosome aberrations in therapy-related myelodysplastic syndromes and acute leukemia: overview report. *Genes Chromosomes Cancer*. 2002;33:331-345.
224. Sterkers Y, Preudhomme C, Lai J-L, et al. Acute myeloid leukemia and myelodysplastic syndromes following essential thrombocythemia treated with hydroxyurea: high proportion of cases with 17p deletion. *Blood*. 1998;91:616-622.
225. Merlat A, Lai J-L, Sterkers Y, et al. Therapy-related myelodysplastic syndrome and acute myeloid leukemia with 17p deletion. A report on 25 cases. *Leukemia*. 1999;13:250-257.
226. Pagano L, Pulsoni A, Tosti ME, et al. Acute lymphoblastic leukaemia occurring as second malignancy: report of the GIMEMA archive of adult acute leukaemia. Gruppo Italiano Malattie Ematologiche Maligne dell'Adulto. *Br J Haematol*. 1999;106:1037-1040.
227. Bloomfield CD, Archer KJ, Mrozek K, et al. 11q23 Balanced chromosome aberrations in treatment-related myelodysplastic syndromes and acute leukemia: report from an international workshop. *Genes Chromosomes Cancer*. 2002;33:362-378.
228. Cooley LD, Sears DA, Udden MM, et al. Donor cell leukemia: report of a case occurring 11 years after allogeneic bone marrow transplantation and review of the literature. *Am J Hematol*. 2000;63:46-53.
229. Berg KD, Brinster NK, Huhn KM, et al. Transmission of a T-cell lymphoma by allogeneic bone marrow transplantation. *N Engl J Med*. 2001;345:1458-1463.
230. Koeppen H, Newell K, Baunoch DA, Vardiman JW. Morphologic bone marrow changes in patients with posttransplantation lymphoproliferative disorders. *Am J Surg Pathol*. 1998;22:208-214.
231. Orazi A, Hromas RA, Neiman RS, et al. Posttransplantation lymphoproliferative disorders in bone marrow transplant recipients are aggressive diseases with a high incidence of adverse histologic and immunobiologic features. *Am J Clin Pathol*. 1997;107:419-429.

第59章

骨髓非造血系统肿瘤

Robert E. Hutchison

章节目录

骨髓的主要功能是进行造血，因此骨髓的大多数病变来自造血细胞。评估骨髓标本时可发现很多非造血肿瘤和基质异常，其中包括转移性肿瘤。转移瘤的特征通常在原发部位最容易识别，但有时原发部位不明显或难以评估，此时可用骨髓标本进行或尝试诊断。骨髓非造血系统肿瘤的症状通常包括血细胞减少、代谢紊乱和占位效应（如骨痛），因此表现可类似于白血病或淋巴瘤。骨髓病变的影像学检查常有帮助，但往往需要做骨髓检查，从而直接观察病变，并选择合适的实验室检查，以进一步评估。非造血系统肿瘤一般是偶尔发现。

转移性肿瘤累及骨髓通常被认为是全骨髓萎缩，当有外周血涂片显示幼粒、幼红细胞性贫血伴有微血管病变时，会首次被怀疑转移性肿瘤（图59.1）。罕见的情况下外周血可以见到肿瘤细胞。

像原发性甲状旁腺功能亢进和肾性骨发育不全这些代谢性疾病表现可类似转移性疾病，因为转移性疾病的血清学检查往往不正常。血钙升高、尿酸升高（>10 mg/dl）、血尿素氮升高（>25 mg/dl），以及乳酸脱氢酶升高（>500 IU/L），以及血小板<10万/μl有助于提示骨髓转移性疾病，乳酸脱氢酶和谷氨酸草酰乙酸转氨酶的升高经常在骨髓坏死中见到[1]。骨髓被肿瘤累及时往往出现骨痛。

骨髓检查应该包括穿刺和活检，由于转移性和一些造血系统肿瘤经常为灶性或点状，应该多部位取材。当活检为阴性时，穿刺样本必须非常仔细地进行检查，有可能查出像神经母细胞瘤和小细胞癌这些特殊的肿瘤。

形态学检查也可明确转移性肿瘤的性质，但往往需要进一步评估，以便明确其可能的原发部位，因为可能同时发生多个肿瘤。通常涉及免疫组化的应用，但特染和分子检测有时也有帮助。大多数免疫组化抗体在骨髓活检和骨髓小粒凝块切片染色都比较满意，尽管检测参数会随脱钙和固定情况的不同而变化。因此，如果有可能应该在相同的固定和脱钙条件下设置对照，以便完善实验结果。分子检测例如FISH和PCR经常会被含金属的固定液（例如B5固定液、Zenker固定液和锌甲醛固定液）破坏，可引起核酸破裂。分子检测往往在新鲜血液和骨髓穿刺标本中检出效果较好。

免疫组化抗体的选择原则，应该以形态学和临床资料为基础。石蜡切片应用免疫组化技术可以对很多肿瘤进行筛查（表59.1），然而分子检测更能发现疾病的特异性，尤其重要的是能够判定肿瘤对治疗的反应[2]。这也是用来确定肿瘤分化方向和细胞特异性产物的一种基本方法。

几乎所有癌都含有角蛋白，为各种不同的角蛋白中间丝多肽，共有20种：8种碱性角蛋白（2型），分别命名为CK1到CK8；12种酸性角蛋白（2型），分别命名为CK9到CK20。不同癌表达不同特征性角蛋白，有多种单抗可用于检测，并有检测和判读的简便方法[2]。

抗体CAM5.2（又称为CK8/18，识别CK8，有学者认为还能识别CK18和CK7，译者注）和抗体35βH11（识别CK18）能识别出大多数癌（鳞癌除外）的角蛋

表59.1 免疫组化筛查

肿瘤类型	CAM5.2，AE1/AE3，CK19	CK7	CK20	CK5，CK6	EMA	CEA	p63	TTF-1	CDX2	PSA，PSAP	Villin	GCDFP-5，Mg	Syn，CD56，NSE	NB84	HMB45，Melan A	Desmin	Myogenin，Myo-D1	CD99	FLI-1	CD117
乳腺癌	+	+	−	v	+	−	−	−	−	−	−	+	−	−	−	−	−	−	−	−
肺小细胞癌	+	+	−	−	−	v	−	+	−	−	−	−	+	−	−	−	−	−	−	−
肺鳞癌	+	+	−	+	+	−	+	−	−	−	−	−	−	−	−	−	−	−	−	−
肺腺癌	+	+	v	−	+	+	−	+	−	−	−	−	−	−	−	−	−	−	−	−
前列腺癌	+	−	−	−	+	−	−	−	−	+	−	−	−	−	−	−	−	−	−	−
胃十二指肠癌	+	+	v	−	+	+	−	−	+	−	−	−	−	−	−	−	−	−	−	−
结直肠癌	+	−	+	−	+	+	−	−	+	−	+	−	−	−	−	−	−	−	−	−
肾细胞癌	+	−	−	−	+	−	−	−	−	−	−	−	−	−	−	−	−	−	−	−
黑色素瘤	v	−	−	−	−	−	−	−	−	−	−	−	−	−	+	−	−	−	−	v
横纹肌肉瘤	−	−	−	−	−	−	−	−	−	−	−	−	−	−	−	+	+	−	−	−
神经母细胞瘤	−	−	−	−	−	−	−	−	−	−	−	−	+	+	−	−	−	−	−	−
髓母细胞瘤	−	−	−	−	−	−	−	−	−	−	−	−	+	+	−	−	−	−	−	−
Ewing肉瘤	−	−	−	−	−	−	−	−	+	−	−	−	v	v	−	−	−	+	+	−

注：CEA，癌胚抗原；EMA，上皮膜抗原；GCDFP-15，巨囊性病液体蛋白-15；Mg，mammaglobin，乳腺球蛋白；NSE，神经特异性烯醇化酶；PSA，前列腺特异性抗原；PSAP，前列腺特异性酸性磷酸酶；Syn，突触素；v，表达不一致。

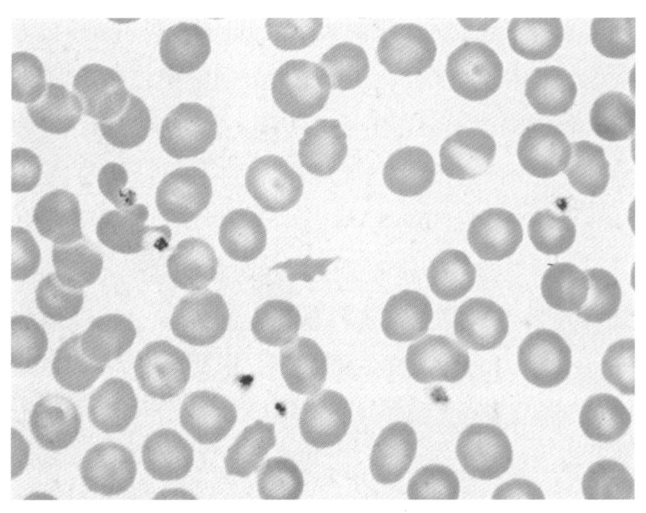

图59.1 转移性肿瘤。由转移性肺癌引起的伴有破碎红细胞的正色素性贫血

白，用于癌的最初复查；AE1/AE3也可用于最初筛查。CK7的表达较为局限，可用于标记乳腺、肺、卵巢、子宫内膜、胰胆管、神经内分泌和移行细胞癌，但结直肠、肾和前列腺癌不表达。CK20只限于表达在结直肠、胰腺、胆囊、Merkel细胞、移行细胞和肺黏液细胞癌。CK5和CK6用于识别鳞状分化。

女性最常见的骨髓转移癌是乳腺癌，男性是肺癌和前列腺癌。这些原发肿瘤患者高达20%出现骨髓转移。其他较少见的骨髓转移性肿瘤包括胃和结肠的腺癌、黑色素瘤、肾细胞癌、卵巢和睾丸癌、移行细胞癌、横纹肌肉瘤、Ewing肉瘤和血管肿瘤。还有多种肿瘤仅仅是偶然发现。经常累及骨髓的儿童肿瘤有神经母细胞瘤及其变异型、横纹肌肉瘤、Ewing肉瘤、视网膜母细胞瘤和髓母细胞瘤[1]。

59.1 成人转移性肿瘤

骨转移性乳腺癌最常见的转移部位是骨盆，随后是腰椎、肋骨、颅骨、头骨和颈椎[3]。影像学检查通常能识别成骨和破骨性病变，但也有仅在骨小梁间浸润的病变。乳腺导管癌和小叶癌是最常见转移，而乳头状癌不常转移[4]。浸润性导管癌成片状、巢状、条索状或单个细胞生长，伴有不同程度的腺样分化（图59.2）。通常

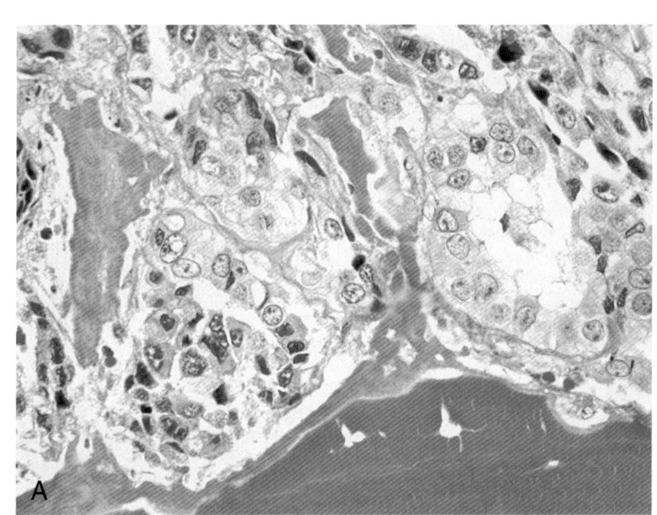

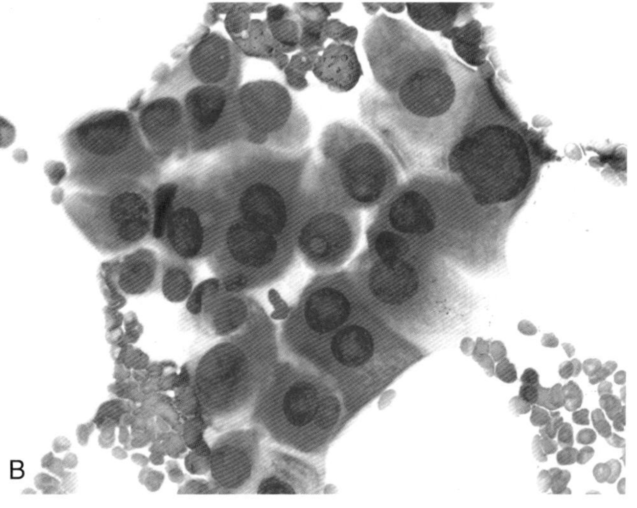

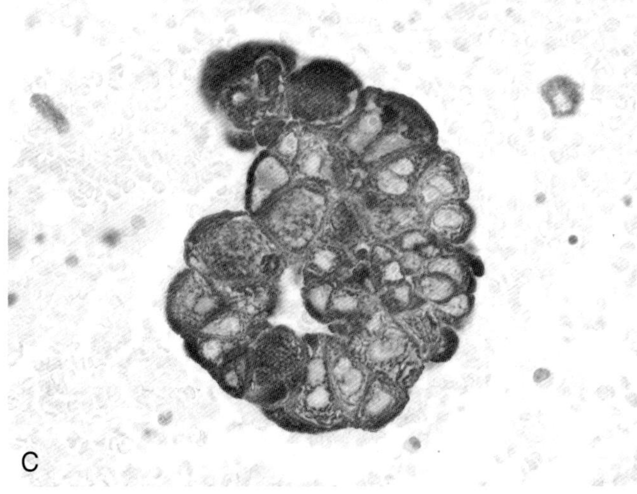

图59.2 转移性乳腺癌。骨髓活检（A）和骨髓穿刺涂片（B）显示。转移性乳腺癌表达CK7（C）

核大，伴有明显核仁，核分裂常见，常有纤维化、促结缔组织增生或坏死。大约一半病例黏液染色阳性。黏液癌表现为成巢癌细胞漂浮在黏液背景中。乳腺癌累及骨髓可有丰富的肿瘤巢，但不明显的细胞簇伴有广泛纤维化的情况也常见（图59.3）。虽然小叶原位呈巢状，但浸润性小叶癌的特征是小而一致的肿瘤细胞在致密的纤维性间质中成单个或单行（印第安列兵样）排列。

转移性乳腺癌可用CK7和CK19检测。CK20弥漫阳性则强烈提示不是乳腺原发。CEA和ER或PR经常会阳性但不具有特异性。乳腺癌较特异的抗体包括巨囊性病液体蛋白（GCDFP-15）（它也可以表达在大汗腺肿瘤中）和乳腺球蛋白A[5]。

免疫组化检测CK19和PCR检测CK19的mRNA能提高检测骨髓转移性乳腺癌的敏感性。实时定量PCR技术已应用于检测外周血样本。也可使用半自动免疫细胞化学筛查和其他一些技术，包括表达列阵分析和经CD45耗竭后残余存活细胞免疫斑点谱检测。免疫细胞学筛查通常和一些富集技术伴随进行，包括密度梯度离心、磁珠或大小过滤[6]。已经证实，应用敏感技术发现骨髓内微小转移与肿瘤的复发风险相关[7]。检测微小转移的临床意义还不十分明确，但是它能指导辅助治疗，特别是双磷酸盐的应用，能限制骨转移的发生和改善长期预后[8]。

不同类型的转移性肺癌累及骨髓的概率不同。小细胞癌最容易发生骨髓转移（约20%），其次是鳞癌（3%~15%）和腺癌（5%~10%）[1]。累及骨髓的肿瘤细胞类似于原发部位。

小细胞癌（图59.4）由圆形或卵圆形到拉长的细胞构成，核深染，染色质细颗粒状，类似母细胞但是通常成簇分布，并有核拥挤镶嵌现象（核铸型）。细胞能用角蛋白标记（CK7、CAM5.2、AE1、AE3），而且神经内分泌标记通常阳性，包括Syn、CD56和NSE。CEA、TTF-1阳性，CD117也经常阳性[9]。患者经常会出现神经内分泌症状，例如抗利尿激素的异常分泌、Cushing综合症、肌无力样综合征（Eaton-Lambert综合征）或类癌综合征[10]。大细胞神经内分泌癌和类癌也可以转

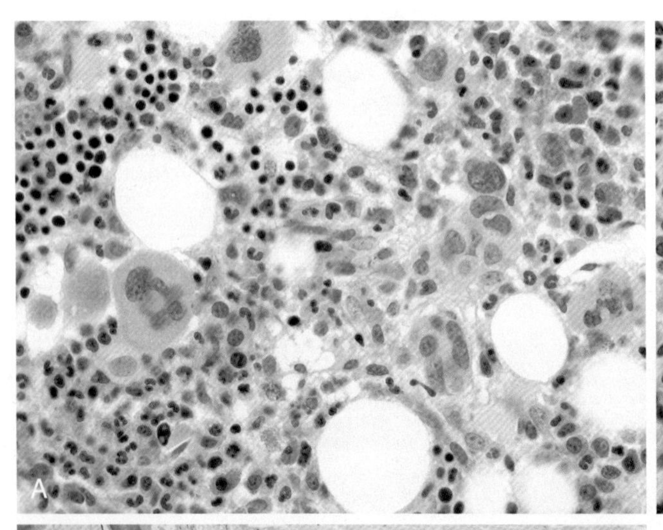

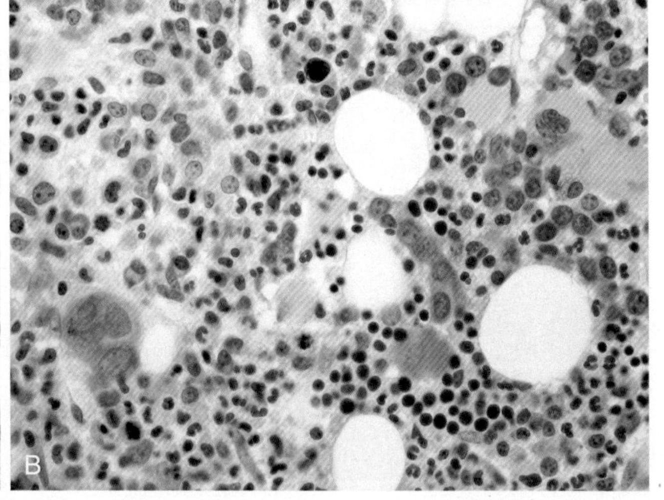

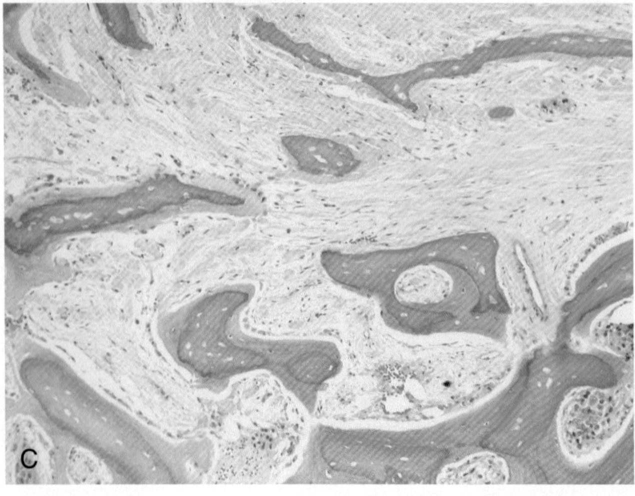

图59.3　**转移性乳腺黏液癌。**A. 骨髓活检显示不明显的转移性乳腺癌。B. 在同一个活检中，广谱角蛋白醒目地标记出肿瘤细胞。C. 在另一个标本中由于转移性乳腺癌导致骨髓纤维化

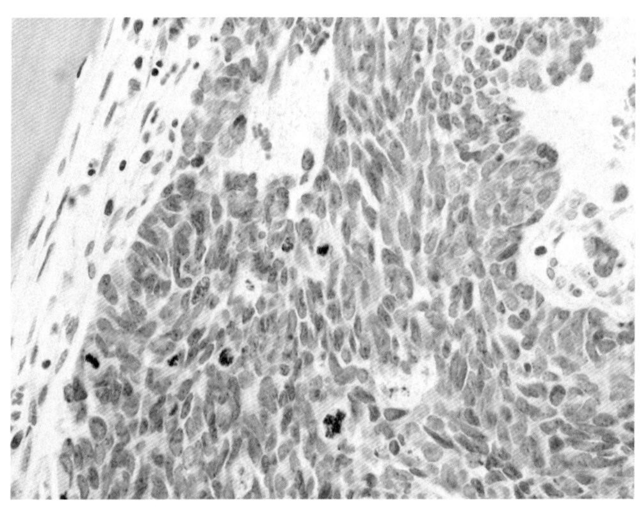

图59.4 **肺小细胞癌。**图示癌转移至骨髓

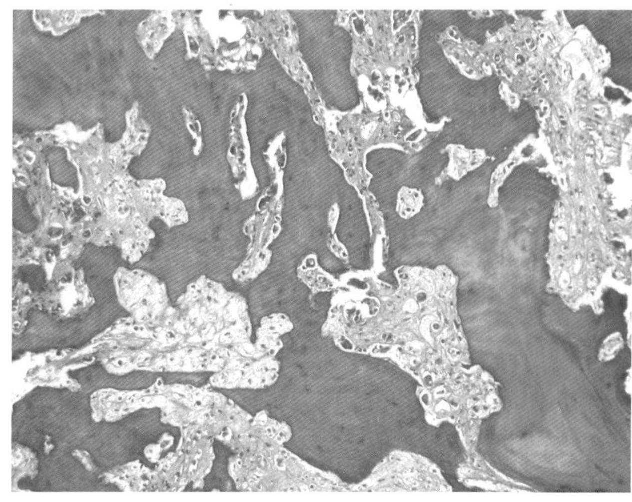

图59.6 **骨硬化。**由于转移性肺癌引起的骨硬化

移到骨髓（图59.5）。可有明显的骨髓纤维化和骨硬化（图59.6）。

鳞癌通常发生在男性和吸烟者，在骨髓活检中显著

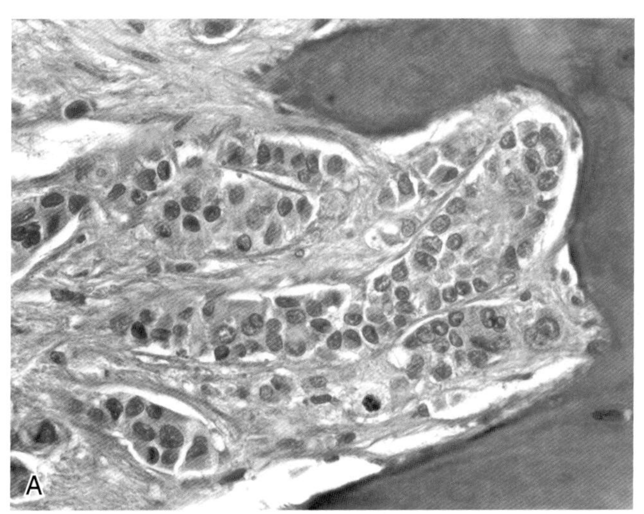

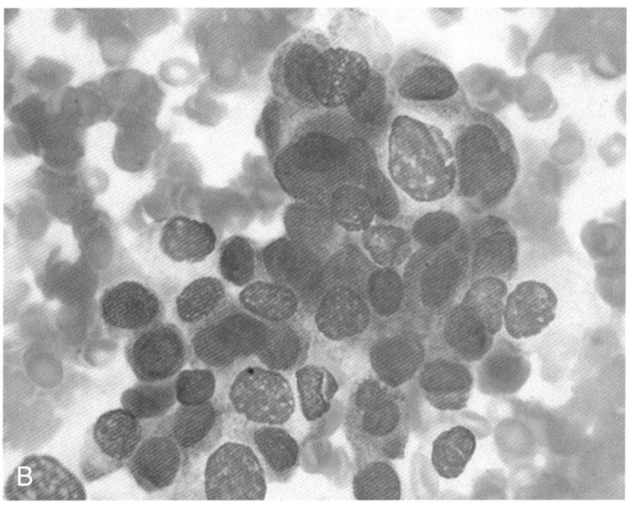

图59.5 **转移癌穿刺涂片。**骨髓活检（A）和穿刺涂片（B）示转移性恶性类癌

但是通常不出现在穿刺标本中，因为在穿刺标本中细胞可能会很少。黏附性巢状肿瘤细胞经常出现在纤维化背景中。肿瘤细胞通常细胞角蛋白强阳性，可用AE1或AE3、34βE12和CK5/6标记；EMA、CEA和P63通常也是阳性[9]。

肺腺癌发生率不断在增加，大约占肺癌的一半。组织学通常表现为以下不同分化之一，包括腺泡状、乳头状、实性生长或罕见的印戒细胞型、黏液型及其他形态。常有一些细胞内黏液，并且免疫组化呈低分子量角蛋白标记（AE1或AE3、35βH11、CK7）阳性，也表达CEA、Leu-M1和TTF-1（图59.7）。伴有双向分化的肿瘤（腺鳞癌）或低分化肿瘤（低分化大细胞癌）也会发生，此外也会有一些少见伴具有明确组织学特征的肿瘤（巨细胞癌、梭形细胞癌、淋巴上皮样癌、假血管瘤样癌和大细胞神经内分泌癌）。通过影像学研究[11,12]、单克隆抗体免疫组化[13]和以PCR为基础的检测[14,15]，增加了累及骨髓肿瘤的检出率，但是对于检测出微小转移的临床意义还有待证实[16]。

转移性前列腺癌经常累及骨骼系统和淋巴结，而且是成年男性最常见的骨髓转移性肿瘤[1]。可能与前列腺上皮细胞与骨髓内皮细胞有较高的亲和力有关[17]。大部分原发性前列腺癌伴有小腺泡形成的高分化腺癌，但是分化较差者容易转移，特别是那些具有融合腺体、呈筛状或乳头状结构或者没有明显腺体形成的中分化腺癌（图59.8）[18]。免疫组化，AE1或AE3、CAM5.2通常阳性，但是CK5、CK7或CK20阴性。PSA、PSAP和前列腺特异性膜抗原（PSMA）加上角蛋白阳性对前列腺癌具有

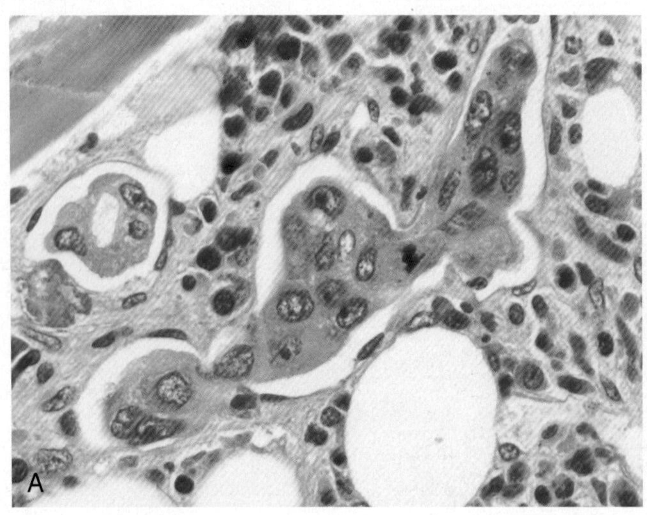

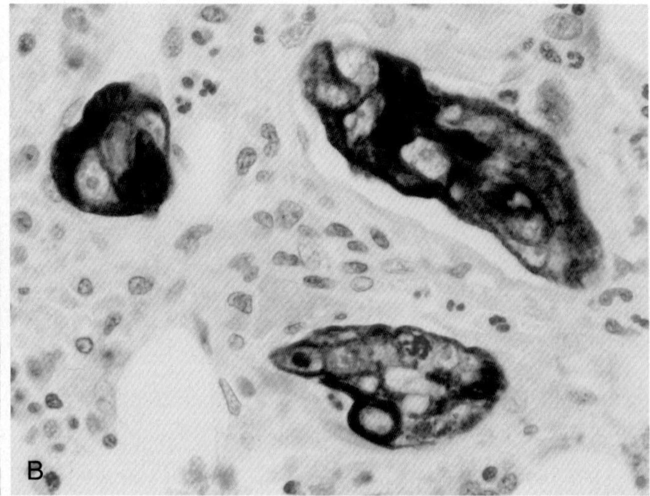

图59.7 转移性肺癌。骨髓活检示转移性肺腺癌（A）并表达角蛋白CK7（B）

诊断特异性。PSMA在低分化肿瘤中表达增加，而PSA前体为低分化肿瘤的另一个标记[2]。酸性黏蛋白可AB检测[19]。也可以检测到神经内分泌分化。通过应用细胞角蛋白和PSA抗体的免疫组化以及针对PSA表达的RT-PCR，可以用来评估骨髓的微小转移[20,21]。

大多数转移性上消化道癌为产生黏液的腺癌。印戒细胞腺癌表现为单个细胞伴有纤维化以及细胞内黏液。免疫组化，上消化道肿瘤表达低分子量角蛋白，包括CK7，同时经常表达CEA、CDX2和villin。CDX2是一个肠细胞转录因子，它能标记所有十二指肠和大多数胃以及食道的肿瘤。villin能标记大多数食道和十二指肠肿瘤，同时也可标记结直肠癌和几乎一半的胃肿瘤。可以出现神经内分泌分化，类似肺的小细胞癌也会发生在胃。而腺鳞癌、黏液癌、肝样癌、淋巴上皮瘤样癌、肉瘤样癌和其他变异型也会发生[22]。骨髓转移癌可以表现为弥漫播散性肿瘤细胞，如许多其他肿瘤一样的，但并不是经常碰到[23]。

大多数转移性结直肠癌是伴有腺体分化和产生黏液的中分化腺癌（图59.9）。癌细胞可以被细胞角蛋白（通常为CK18、CK19、CAM5.2和AE1或AE3阳性，并有不同程度的CK7和CK20阳性）、villin和CDX2标记。大多数病例CK20和CDX-2强阳性，但CK7阴性。用免疫组化检测细胞角蛋白、EMA、CEA，以及利用PCR技术检查CEA和其他标记能帮助检测微小转移和微小残余病变[24,25]。

其他部位的癌也可累及骨髓，如有一些隐匿的头颈部鳞癌更易发生[26]。很少见的情况下，笔者曾经见过腮腺腺样囊性癌累及骨髓（图59.10）。肾细胞癌能被RCC、CD10和vimentin标记，肾上腺肿瘤能被A103和Ad4BP标记，尿路上皮癌能被uroplakin标记。RCC和A103也能标记其他的癌；Ad4BP对肾上腺肿瘤比较特异[2]。

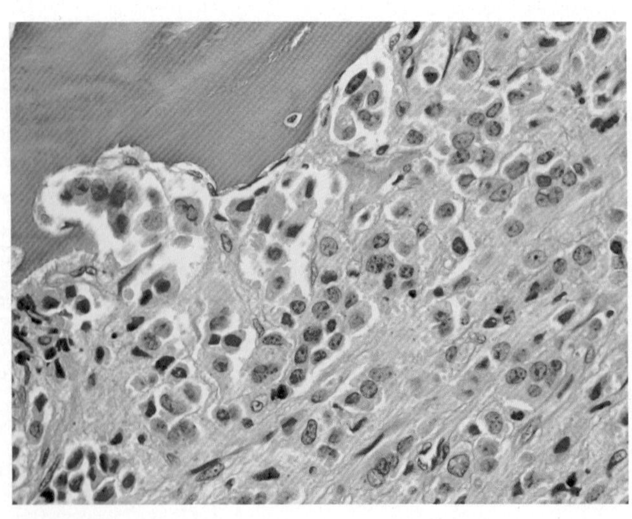

图59.8 转移性前列腺癌。骨髓活检示转移性前列腺癌

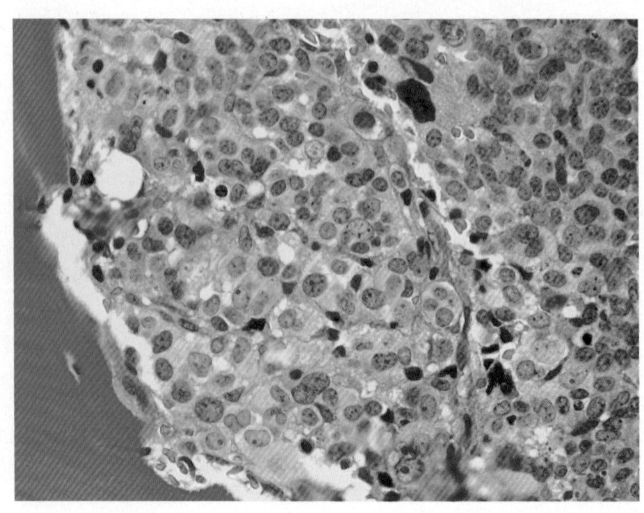

图59.9 转移性结肠癌。骨髓活检显示广泛的转移性结肠癌累及

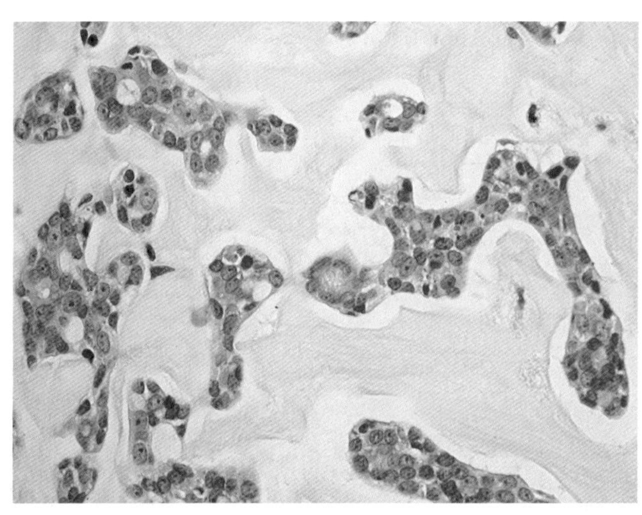

图59.10 转移性腮腺腺样囊腺癌。骨髓活检显示转移性腮腺腺样囊腺癌

转移性恶性黑色素瘤非常容易误诊为其他肿瘤，虽然黑色素形成是非常有帮助的特征，但是它在骨髓转移中不常见到。肿瘤细胞可以呈肉瘤样，或类似弥漫性或间变性淋巴瘤及骨髓瘤，或其他肿瘤。诊断恶性黑色素瘤应与其他任何间变性或低分化肿瘤相鉴别。免疫组化染色（S-100蛋白、HMB45和Melan A）通常用来诊断恶性黑色素瘤，但HMB45在促纤维性等类型恶性黑色素瘤中是阴性[27]。在抗原表达方面，恶性黑色素瘤也表达低分子量角蛋白、CEA、EMA和淋巴造血系统的标记如CD10、CD56、CD57、CD68、CD74、CD99和CD117等[28]。将来可能会有敏感的检测技术能帮助诊断隐匿性转移[29,30]。

59.2 儿童和青少年转移性肿瘤

儿童肿瘤，尤其是儿童小蓝细胞肿瘤，通常因为分期而检测骨髓，其结果对于治疗和预后都有非常重要的影响。这类肿瘤大多数显示为变化多端的累及模式，有时在一个部位病变广泛，但在相邻部位却检测不到。横纹肌肉瘤是儿童最常见的恶性软组织肿瘤。

横纹肌肉瘤起源于骨骼肌而且含有肌源性蛋白。主要的组织学类型是葡萄状横纹肌肉瘤，由巢状小细胞分布于上皮下方，可以具有葡萄样外观。胚胎型横纹肌肉瘤由不同分化阶段的横纹肌母细胞构成，呈实性生长，伴有疏松的黏液样间质区域。腺泡状横纹肌肉瘤的肿瘤细胞由纤维小梁分隔成呈腺泡状或形成实性结构，原始的圆形肌母细胞通常漂浮于腺泡样空隙中，通常伴有细胞遗传学异常t（2;13）(q35;q14)PAX3-FKHR或t（1;13）(p36; q14）PAX7-FKHR。具有多形性核的间变型横纹肌肉瘤发生于成人，类似平滑肌形态的梭形细胞肿瘤也是如此[31]。治疗和预后主要取决于年龄、肿瘤分期、组织学和分子或细胞遗传学特征，腺泡型侵袭性最强，并且最常见明显的遗传学异常。25%~30%病例可见骨髓受累[32]，具有腺泡型组织学成分（50%）的病例其发生率增加[33,34]。骨髓中肿瘤细胞常呈簇状或单个细胞散在分布，细胞小，呈母细胞样，可有胞质嗜酸性颗粒，尽管其形态可有变化（图59.11）。肿瘤细胞噬红细胞现象已有描述[35]，而且类似急性白血病样的表现并不少见[36-41]。这些肿瘤通常表达vimentin、desmin、SMA、Myo-D1和myogenin[42]。如同其他肿瘤一样，分子技术似乎能增加检测横纹肌肉瘤的敏感性，这些技术包括用RT-PCR方法检测t（2; 13）(q35; q14）PAX3-FKHR[43-45]、myo-D转录子和乙酰胆碱受体[47]。

神经母细胞瘤及其相关分化肿瘤（节细胞神经母细胞瘤和节细胞神经瘤）主要发生于较小的儿童。其病程差别大，取决于年龄、组织学和生物学特点以及并发症。其中一些病例能自然缓解或分化成熟，然而其他病例却具有高度侵袭性和难治性。小于18个月的儿童伴有组织学分化、核分裂/核碎裂比值低的肿瘤预后最好。组织学分类系统已经被评估[48,49]。N-MYC扩增可能是最不利的预后因素，然而超二倍体和表达TRAK-A基因对预后有利[50]。其他生物学预后因素包括染色体倍数、细胞遗传学、血清铁和其他各种因素[51]。神经母细胞瘤起源于神经脊外胚层，最常见于肾上腺皮质和腹腔，其次是胸腔的交感神经节、颈部、盆腔和其他部位；可以呈多灶性分布。儿茶酚胺类神经递质，包括多巴胺、香草基苯乙醇酸和高香草酸可在血清和尿中升高，其检测有利于诊断。转移途径包括淋巴和血行，骨髓累及常见。在一些序列研究中，有大于50%病例诊断时已有骨髓累及[52]。在进行分期时推荐双侧骨髓活检和穿刺[48,51-53]。进一步理解神经母细胞瘤累及骨髓的机制可能对转移提供特殊治疗或预防，例如乳腺癌使用双磷酸盐[54]。

原发性（和转移性）肿瘤包含由原始神经母细胞（未分化小圆细胞伴点彩状染色质）、Schwann细胞（梭形细胞伴细长核）和神经节细胞复合而成。可见神经母细胞围绕一团神经毡构成的Homer Wright菊形团（图

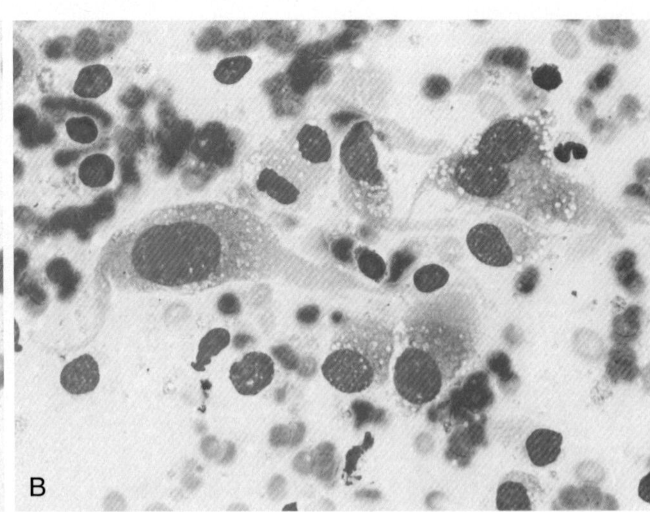

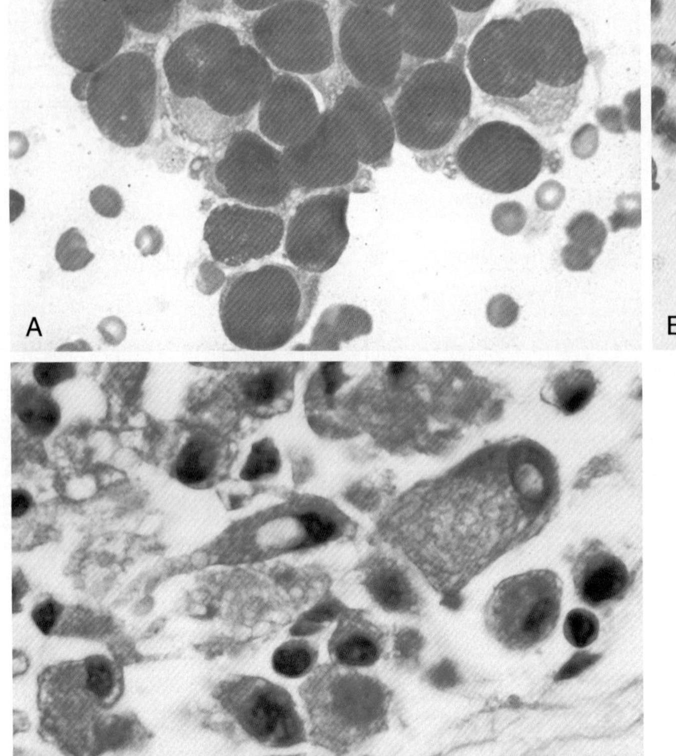

图59.11　**转移性横纹肌肉瘤。**骨髓穿刺涂片（A和B）及骨髓活检示转移性横纹肌肉瘤

59.12）。大多数病例可见原纤维性间质，具有节细胞神经瘤样成分的病例中，可见Schwann细胞呈束状排列并有神经突起，以及纤维化。

免疫组化标记有助于诊断，但是与儿童小蓝细胞肿瘤的其他类型有重叠，特别是原始神经外胚叶肿瘤（PNET）和Ewing肉瘤。NSE、CD56（Leu-7、HNK-1）、NB84和外周蛋白（peripherin）通常阳性[48]。S-100标记Schwann细胞，Syn标记分化型神经母细胞和神经节细胞，而CgA标记神经节细胞。所有这些都能用石蜡蜡块进行，但是用B5固定和脱钙会影响免疫组化结果。在儿童，充分的骨髓样本包含至少1cm穿透骨皮质的活检和含有颗粒的穿刺样本。在婴儿，轻度的骨髓累及（＜10%）提示是一种特殊的预后相对好的类型（4S期），其转移灶局限于肝、皮肤和（局灶）骨[51]。神经母细胞瘤的形态学可以类似急性白血病（图59.13），确诊时也可出现骨髓纤维化[55]。和其他肿瘤一样，大量文献检测到微小骨髓转移[56-59]。N-MYC扩增对预后判断有用，现在可以用FISH技术在骨髓和其他样本中检测[60]。

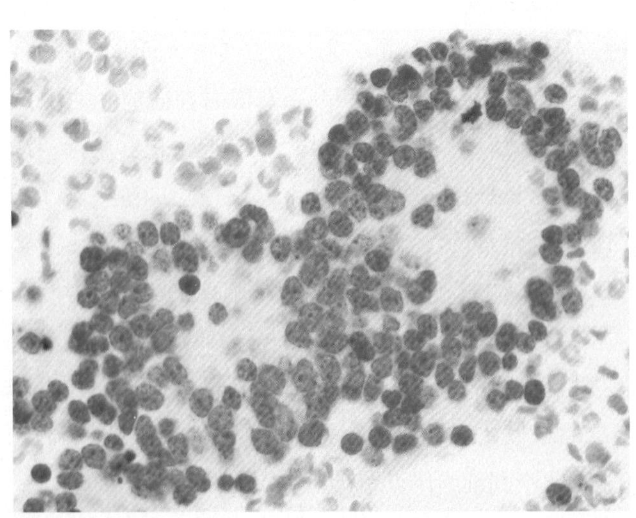

图59.12　**神经母细胞瘤。**骨髓切片中可见具有菊形团的转移性神经母细胞瘤

视网膜母细胞瘤是典型的儿童眼部侵袭性肿瘤[61]。它是最常见的眼部肿瘤之一，儿童最常见，发生率1/14 000，与13q14染色体的视网膜母细胞肿瘤抑制基因突变有关。通常发生于5岁以前，临床上表现为

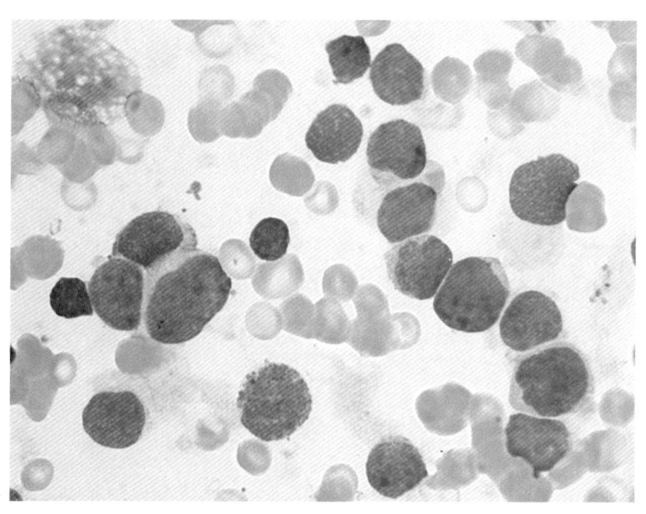

图59.13 神经母细胞瘤骨髓穿刺标本。在骨髓穿刺标本中神经母细胞瘤表现类似急性白血病，但仅有少量的肿瘤细胞簇

眼部白色反光，临床采用手术切除、化疗和放疗。肿瘤播散通常出现在骨髓或中枢神经系统（CNS），但实际上骨髓累及率＜10%，是否常规进行骨髓检查尚有争论[62–65]。组织学从未分化的小蓝细胞肿瘤到更具分化形态，后者伴有菊形团形成，包括Homer Wright和Flexner–Wintersteiner菊形团，肿瘤细胞围成环状，中心形成腔隙，腔缘呈清晰的膜样结构，细胞核远离腔缘，腔隙内含有酸性黏多糖，类似正常的视锥和视杆细胞[58]。有报道极少数病例在晚期呈白血病样累及骨髓[66]，用RT–PCR技术（表达PGP9.5）从骨髓和外周血检测出肿瘤的病例已经被成功地用于治疗[67]。免疫组化特点包括表达感光细胞相关蛋白视紫红质、视紫红质激酶、转导素（transducin）和S抗原，并表达胶质细胞标记胶质GFAP，S-100、vimentin或Leu-7（CD56）通常阳性[61]。

髓母细胞瘤是发生在儿童小脑的PNET，有时会转移到骨髓。转移的病例需要化疗，而局限性病例放疗[68]。组织学表现为成片分布的小蓝细胞肿瘤（母细胞样），经常形成Homer Wright菊形团，有时会出现类似神经母细胞瘤的特征（神经纤维性间质或神经节细胞分化）。肿瘤细胞通常呈Syn和GFAP阳性。有报道出现白血病样累及[69]。

59.3 骨肿瘤

Ewing肉瘤通常是一种原发性骨肿瘤，但骨外也可以发生。它是分化最差的肿瘤之一，主要发生年轻患者，中位年龄13岁[70,71]。形态学表现为小蓝细胞肿瘤，成片或巢状分布，中等大小，呈母细胞样伴有分散的染色质，核浆比高，深染小细胞类似于淋巴细胞，散在分布（图59.14）。核分裂象多少不一，经常出现坏死。肿瘤细胞可围绕中心坏死形成假菊形团，在坏死区域经常会出现肿瘤细胞呈套袖样围绕血管周围。肿瘤细胞由于含有糖原，会出现特征性PAS阳性。

骨的原始神经外胚层肿瘤（PNET或原始神经上皮肿瘤）与Ewing肉瘤类似，但是主要显示神经外胚层分化。与发生在胸腔和肺的小细胞肿瘤（Askin瘤）同属Ewing肉瘤家族。

Ewing肉瘤家族肿瘤的免疫组化标记包括vimentin、CD99和FLI–1[71]。神经标记、NSE、Syn和CD56可表达于PNET，有时也表达于Ewing肉瘤。CD99染色结果必

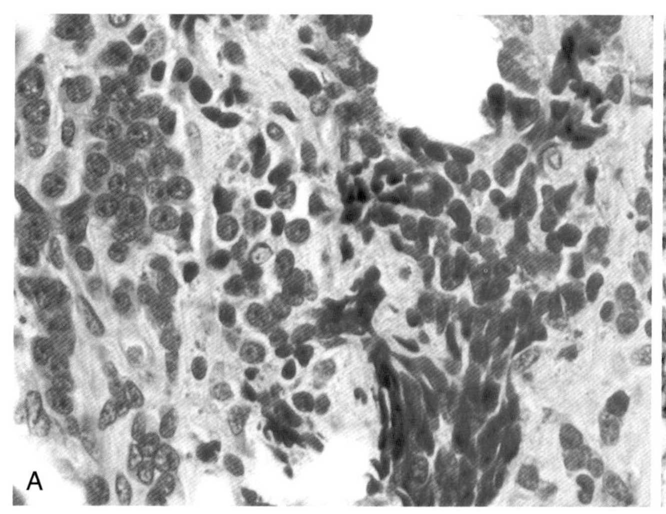

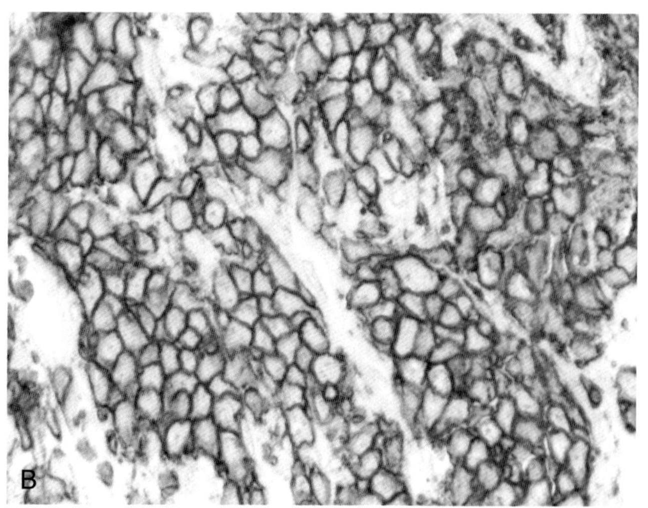

图59.14 **Ewing肉瘤。**A. 骨髓切片HE染色中Ewing肉瘤的表现。B. 同一病例，肿瘤表达CD99，它对Ewing肉瘤并不特异

须谨慎评估，因为淋巴母细胞以及偶尔原始粒细胞也会被标记（有学者提议CD99作为T淋巴母细胞标记）[72]。Ewing肉瘤具有特征性的细胞遗传学异常是t（11；22）（q24；q12），累及位于22q12的*EWS*基因和11q24的*FLI-1*或*ERG*基因。超过70%病例呈FLI-1蛋白抗体阳性[73]。PCR能检测到这种融合性转录产物，并能检测隐匿性骨髓和血液累及[44,45,74,75]。石蜡切片和穿刺细胞的FISH检测也能发现这种融合产物（图59.15）[76,77]。

促结缔组织增生性小圆细胞肿瘤能用抗体WT-1识别，也表达角蛋白、desmin和NSE。但它很少转移到到骨髓[78]。

成骨性肿瘤（骨瘤、骨样骨瘤、骨母细胞瘤、骨肉瘤）会特征性出现骨样基质。骨肉瘤是最常见的原发骨肿瘤，通常发生在10~25岁或大于40岁。一些特定情况下的老年患者发病率增加，包括骨Paget病、放疗后或烷化剂化疗后以及先前患有某些骨疾病（纤维结构不良、骨软骨瘤病和软骨瘤病）等患者。骨肉瘤表现为不同组织学亚型，包括纤维母细胞型和软骨母细胞型，但是肿瘤出现恶性骨样基质形成才能诊断[79]。在骨髓活检中，多灶性骨肉瘤偶尔会类似未分化肉瘤（图59.16）。

成软骨性肿瘤包括良性软骨瘤（发生在骨干者称为内生性软骨瘤），由分叶状成熟透明软骨构成，常伴有黏液变性，钙化和骨化；骨软骨瘤是最常见的良性骨肿瘤，具有特征性放射学表现；软骨母细胞瘤的细胞丰富并含有巨细胞；软骨黏液样纤维瘤是细胞丰富的良性软骨样肿瘤。软骨肉瘤类似骨肉瘤，显示很广

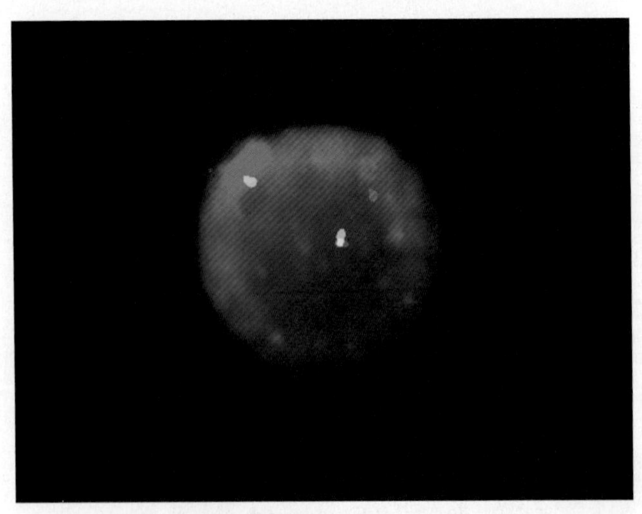

图59.15 Ewing肉瘤患者的骨髓穿刺。在Ewing肉瘤患者的骨髓穿刺肿瘤细胞中，用双色分离FISH探针显示t（11；22）（q24；q12）融合产物

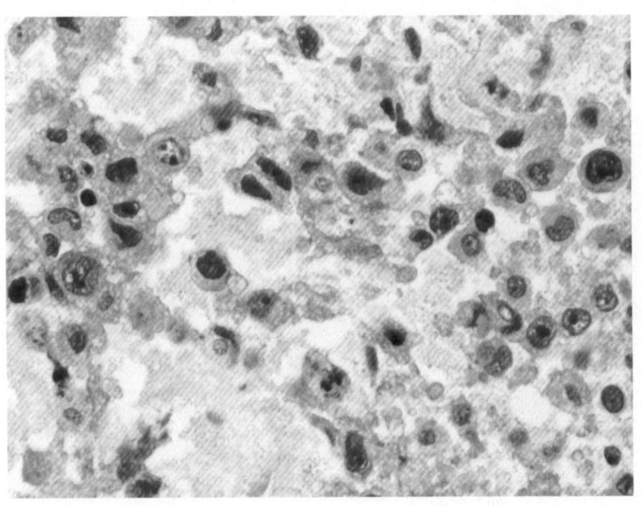

图59.16 未分化肉瘤。在骨髓穿刺涂片中多灶性骨肉瘤表现为未分化肉瘤

的分化谱系，可以含有骨但是缺乏恶性骨样基质。巨细胞肿瘤（破骨细胞瘤）是常见发生在长骨和颅骨的低级别肿瘤。

59.4 血管和其他类肿瘤

骨的血管瘤主要发生在颅骨的扁骨、颌骨和椎骨。它们是良性血管畸形，由充满血液的衬附内皮细胞的腔隙构成格子样结构。淋巴管瘤较少发生。大量溶骨性病变（Gorham病）表现类似血管瘤但具有破坏性，导致骨质吸收并且被大量血管化的纤维组织替代。

上皮样血管内皮瘤由内覆嗜酸性上皮样或组织细胞样的内皮细胞的血管构成，伴有大的泡状核，常有富含嗜酸性粒细胞的炎症细胞浸润。可以出现从血管瘤到血管肉瘤的不同程度的细胞异型性。内皮细胞表达CD31、CD34和von Willebrand因子抗原。这种病变可能与Langerhans细胞组织细胞增生症（LCH）相混淆。

其他多种软组织肿瘤都可以发生于骨，包括韧带样纤维瘤、纤维肉瘤、恶性纤维组织细胞瘤、平滑肌瘤、平滑肌肉瘤、脂肪瘤、脂肪肉瘤、脊索瘤和釉质瘤。可参考关于骨肿瘤的外科病理学教材[79-82]。

59.5 良性瘤样病变

骨的良性瘤样病变包括孤立性骨囊肿和动脉瘤样骨囊肿以及骨的腱鞘囊肿。

影像学通常具有特征性。孤立性骨囊肿最常发生在

20岁以下的年轻男性，常位于肱骨或股骨近侧干骺端，囊内充满液体，覆以血管丰富的囊肿膜，周围骨致密。动脉瘤样骨囊肿最常发生在青少年的椎骨和扁骨。其偏心性膨胀性生长，侵蚀骨皮质。大体上表现为血肿，血肿由被纤维母细胞、肌纤维母细胞和组织细胞分隔的充满血液的腔隙所构成。囊肿之间的间隔内除了含有以上细胞成分以外，还含有血管、骨样基质、骨、变性钙化的纤维黏液样基质和成排的破骨细胞。腱鞘囊肿发生在关节腔附近，含有胶样物质，囊壁为细薄的纤维膜，围以致密骨组织[79]。

干骺端纤维性缺损（非骨化性纤维瘤）发生于青少年的长骨骨骺，是一种排列成席纹样的纤维性病变，散在分布破骨细胞和吞噬含铁血黄素的巨噬细胞。纤维性结构不良是一种良性病变，由位于骨髓质内梭形膨胀性生长的病变构成，使长骨或扁骨的骨皮质变薄，经常为富于细胞的纤维组织，伴有不规则的成骨，覆以异常的纤维母细胞样的骨母细胞。

骨Paget病是一种老年人相对常见的病变。通常累及多个部位（多骨型），最常累及腰骶部脊椎骨、骨盆和颅骨。骨盆累及可见于髂嵴骨髓活检中。起初为溶骨性病变，其中不规则修复导致骨小梁增宽，伴有不规则粘合线，将吸收区和修复区分隔。陈旧性病变可见粘合线围绕在反应性修复区周围，类似改变可见于转移瘤附近、骨髓炎、放射性损伤和慢性骨髓炎。骨Paget病中骨原发性肿瘤的发生率可能增多，但这个观点还存在争论。

慢性骨髓炎的特征是炎症细胞增多，包括中性粒细胞、淋巴细胞和浆细胞；常见纤维化；可见死骨片（感染的死骨）以及周围“骨壳”（周围的新骨形成）。在急性骨髓炎，脓肿经常穿透骨膜与皮肤形成窦道。愈合后，窦道上皮可以陷入骨组织内形成包涵囊肿，甚至最终发生鳞癌。

上皮包涵物是骨髓活检常见的人工假象。当活检针穿过活检部位的皮肤时，如果中央套管固定不好，在组织切片中皮肤碎片可能邻近甚至进入骨髓间隙中。其他真皮和皮下组织也可同样被挤入活检标本中。在组织制片过程中也产生其他人工假象，如在切片中污染了其他活检组织。当意外的组织与骨髓活检之间有一定间隙时通常会怀疑污染，但也不总是这样。一旦怀疑，就应该重新制片。

59.6 代谢性骨病

患者骨骼发育正常，但是出现骨痛或骨折，影像学发现骨质减少，则可能患有代谢性骨疾病，如骨质疏松症或由于内分泌紊乱导致的骨软化症，尤其是甲状旁腺功能亢进。活动期骨质疏松症（伴有加速性骨质更新）表现为骨样基质形成增加，伴有正常骨样基质带的骨小梁比例增加（＞20%）。能出现多于4层的胶原层，骨表面含有肥胖的骨母细胞。也可出现增多的破骨细胞（每张组织切片＞1个或2个）或成簇的破骨细胞。可以见到类似出现于甲状旁腺功能亢进的小梁周围纤维组织（纤维性骨炎）。静止期骨质疏松症（伴有骨转化减少）表现为稀薄的骨样基质带、扁平的骨母细胞和破骨细胞的减少，骨形成和骨吸收都有所降低，但总体上骨组织的丢失降低[83]。

甲状旁腺功能亢进是由于甲状旁腺腺瘤或继发性肾衰竭引起，导致破骨细胞和骨母细胞活性增加，小梁周纤维化，即所谓的纤维性骨炎（图59.17）。这在骨髓活检中少见，可能类似肥大细胞疾病（MCD），但本病具有特征性模式。它是极少数可以导致骨髓局灶纤维化的病变之一。血清学检查常有慢性肾衰竭的证据。

骨软化和佝偻病（维生素D缺乏症）是一种钙化异常的疾病。骨软化在组织学上难以确定，需要用四环素荧光标记检测荧光沉积物的减少来确诊。佝偻病可以导致儿童生长板部位的非钙化性软骨包块形成。坏血病或维生素C缺乏症可以导致由不正常的胶原转化引起的骨质形成不良。可见钙化的软骨，影像学证实生长板密度增加[83]。

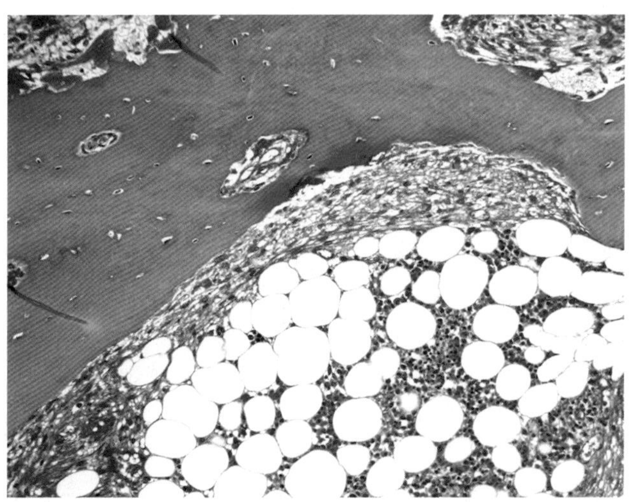

图59.17 纤维囊性骨炎。由甲状旁腺功能亢进引起的纤维囊性骨炎

59.7 结论

骨髓是造血的主要部位，评估造血异常时必须做骨髓检查。骨髓检查也可以提供骨髓外疾病的信息，如转移性肿瘤和全身性代谢紊乱。发生于其他器官的肿瘤转移至骨髓的生物学机制还不清楚，可能与肿瘤特异性和间质因子有关[84]。有新的证据表明，来自非造血器官的转移性肿瘤需要在转移部位形成血管内皮生长因子（表达于骨髓）衍化的造血前体细胞[85]。

用骨髓标本评估非造血系统紊乱需要仔细结合临床表现、实验室检查，并与患者的临床医师交流。转移性肿瘤在原发部位最具有特征性，应当尽可能获取。重要的是要认识到，虽然现代免疫组化技术很有用，但是几乎没有任何一种抗体是完全特异的。很多免疫学标志物，包括EMA、CD38、CD56、CD99、CD117、ALK、p63等，造血和非造血肿瘤均可表达[28,86,87]。不要使用单个抗体来判断肿瘤的分化方向，而是根据组织学特征有目的应用一组抗体，并且要结合临床表现进行解读。如果评估得当，那么骨髓检查对于造血和非造血疾病都是非常有力的诊断工具。

59.8 精华和陷阱

- 骨髓内的非造血系统肿瘤通常是局灶性，骨髓检查的标本量应当充分，并且双侧检查。
- 骨活检和穿刺对于转移性疾病的评估都很重要。在某些肿瘤，包括神经母细胞瘤，只在穿刺细胞学中显示少量的簇状结构，即使在广泛累及的情况下也是如此。在对转移性疾病的检查中，即使是儿童患者，也要求活检。
- 在穿刺细胞学涂片中，巨核系的裸核细胞常常很像转移性肿瘤细胞簇。
- 双侧骨髓活检可以增加发现转移性疾病的可能性。
- 对影像学怀疑的部位进行活检，才能证实局灶骨髓（或骨）的累及。
- 要先有计划。当疑为某种肿瘤时，应该保留适当的材料进行遗传学研究。
- 在进行免疫组化检测时，应当尽可能将对照组织与待检测标本设置相同的固定和处理程序（例如脱钙）。
- 即使更容易取到骨髓肿瘤标本，也最好用原发部位肿瘤进行分类。
- 总是结合临床病史和影像学检查进行诊断。
- 与临床医生交流。
- 在作出不太可能的诊断时一定要谨慎，但也要明白，任何情况都可能发生。

（杜 俊、薛德彬 译）

参考文献

1. Brunning R, Mckenna R. Tumors metastatic to the bone marrow. In: Brunning R, Mckenna R, eds. *Tumors of the Bone Marrow*. Washington, DC: Armed Forces Institute of Pathology; 1994:457-474.
2. Dabbs DJ. Immunohistology of metastatic carcinoma of unknown primary. In: Dabbs DJ, ed. *Diagnostic Immunohistochemistry*. 2nd ed. Philadelphia: Churchill Livingstone; Elsevier; 2006:180-226.
3. Theriault RL. Medical treatment of bone metastases. In: Harris JR, Lippman ME, Morrow M, Osborn K, eds. *Diseases of the Breast*. 3rd ed. Philadelphia: Lippincott, Williams & Wilkins; 2004.
4. Rosai J. Breast. In: Rosai J, ed. *Ackerman's Surgical Pathology*. 8th ed. St. Louis: Mosby; 1996:1565-1660.
5. Dabbs DJ. Immunohistology of the breast. In: Dabbs DJ, ed. *Diagnostic Immunohistochemistry*. 2nd ed. Philadelphia: Churchill Livingstone, Elsevier; 2006:699-745.
6. Alix-Panabieres C, Riethdorf S, Pantel K. Circulating tumor cells and bone marrow micrometastasis. *Clin Cancer Res*. 2008;14:5013-5021.
7. Braun S, Pantel K, Muller P. Cytokeratin-positive cells in the bone marrow and survival of patients with stage I, II, or III breast cancer. *N Engl J Med*. 2000;342:525-533.
8. Diel IJ, Jaschke A, Solomayer EF, et al. Adjuvant oral clodronate improves the overall survival of primary breast cancer patients with micrometastases to the bone marrow: a long-term follow-up. *Ann Oncol*. 2008;19:2007-2011.
9. Hammer SP. Immunohistology of lung and pleural neoplasms. In: Dabbs DJ, ed. *Diagnostic Immunohistochemistry*, 2nd ed. Philadelphia: Churchill Livingstone; 2006:329-403.
10. Rosai J. Respiratory tract: lung and pleura. In: Rosai J, ed. *Ackerman's Surgical Pathology*. 9th ed. St. Louis: Mosby; 2004:359-458.
11. Perrin-Resche I, Bizais Y, Buhe T, et al. How does iliac crest bone marrow biopsy compare with imaging in the detection of bone metastases in small cell lung cancer? *Eur J Nucl Med*. 1993;20:420-425.
12. Layer G, Steudel A, Schuller H, et al. Magnetic resonance imaging to detect bone marrow metastases in the initial staging of small cell lung carcinoma and breast carcinoma. *Cancer*. 1999;85:1004-1009.
13. Pelosi G, Pasini F, Pavanel F, et al. Effects of different immunolabeling techniques on the detection of small-cell lung cancer cells in bone marrow. *J Histochem Cytochem*. 1999;47:1075-1088.
14. Salerno CT, Frizelle S, Niehans GA, et al. Detection of occult micrometastases in non-small cell lung carcinoma by reverse transcriptase-polymerase chain reaction. *Chest*. 1998;113:1526-1532.
15. Muller P, Schlimok G. Bone marrow "micrometastases" of epithelial tumors: detection and clinical relevance. *J Cancer Res Clin Oncol*. 2000;126:607-618.
16. Nosotti M, Tosi D, Palleschi A, et al. Immunocytochemical detection of occult tumor cells in the bone marrow: prognostic impact on early stages of lung cancer. *Eur Surg Res*. 2008;41:267-271.
17. Scott LJ, Clarke NW, George NJ, et al. Interactions of human prostatic epithelial cells with bone marrow endothelium: binding and invasion. *Br J Cancer*. 2001;84:1417-1423.
18. Brawn PE. Histologic features of metastatic prostate cancer. In: Foster C, Bostwick D, eds. *Pathology of the Prostate*. Philadelphia: Saunders; 2002.
19. Allsbrook WC, Pfeifer EA. *Histochemistry of the Prostate*. Philadelphia: Saunders; 1998.
20. Albers P, Ko Y, Wardelmann E, et al. Limitations of detection of bone-marrow micrometastasis in prostate carcinoma patients by CK18/PSA immunocytochemistry and PSA RT-PCR. *Anticancer Res*. 2000;20:2107-2111.
21. Weckermann D, Muller P, Wawroschek F, et al. Disseminated cytokeratin positive tumor cells in the bone marrow of patients with prostate cancer: detection and prognostic value. *J Urol*. 2001;166:699-703.
22. Rosai J. Gastrointestinal tract. In: Rosai J, ed. *Ackerman's Surgical Pathology*. 9th ed. St. Louis: Mosby; 2004:615-872.
23. Wang GY, Li Y, Yu YM, et al. Detection of disseminated tumor cells in bone marrow of gastric cancer using magnetic activated cell sorting and fluorescent activated cell sorting. *J Gastroenterol Hepatol*. 2009;24:299-306.
24. Maguire D, O'Sullivan GC, Collins JK, et al. Bone marrow micrometastases and gastrointestinal cancer detection and significance. *Am J Gastroenterol*. 2000;95:1644-1651.
25. Gerhard M, Juhl H, Kalthoff H, et al. Specific detection of carcinoembryonic antigen-expressing tumor cells in bone marrow aspirates by polymerase chain reaction. *J Clin Oncol*. 1994;12:725-729.
26. Gath HJ, Heissler E, Hell B, et al. Immunocytologic detection of isolated tumor cells in bone marrow of patients with squamous cell carcinomas of the head and neck region. *Int J Oral Maxillofac Surg*. 1995;24:351-355.
27. Rosai J. Skin. In: Rosai J, ed. *Ackerman's Surgical Pathology*. 8th ed. Vol 1. St. Louis: Mosby; 1996:63-222.
28. Dabbs DJ. Immunohistology of melanocytic neoplasms. In: Dabbs DJ, ed. *Diagnostic Immunohistochemistry*. 2nd ed. Philadelphia: Churchill Livingstone, Elsevier; 2006:162-179.
29. Ghossein RA, Coit D, Brennan M, et al. Prognostic significance of peripheral blood and bone marrow tyrosinase messenger RNA in malignant melanoma. *Clin Cancer Res*. 1998;4:419-428.
30. Taback B, Fujiwara Y, Wang HJ, et al. Prognostic significance of circulating microsatellite markers in the plasma of melanoma patients. *Cancer Res*. 2001;61:5723-5726.
31. Furlong MA, Mentzel T, Fanburg-Smith JC. Pleomorphic rhabdomyosarcoma in adults: a clinicopathologic study of 38 cases with emphasis on morphologic variants and recent skeletal muscle-specific markers. *Mod Pathol*. 2001;14:595-603.
32. Raney RB Jr, Tefft M, Maurer HM, et al. Disease patterns and survival rate in children with metastatic soft-tissue sarcoma. A report from the Intergroup Rhabdomyosarcoma

Study (IRS)-I. *Cancer*. 1988;62:1257-1266.

33. Ruymann FB, Newton WA Jr, Ragab AH, et al. Bone marrow metastases at diagnosis in children and adolescents with rhabdomyosarcoma. A report from the Intergroup Rhabdomyosarcoma Study. *Cancer*. 1984;53:368-373.
34. Reid MM, Saunders PW, Bown N, et al. Alveolar rhabdomyosarcoma infiltrating bone marrow at presentation: the value to diagnosis of bone marrow trephine biopsy specimens. *J Clin Pathol*. 1992;45:759-762.
35. Tsoi WC, Feng CS. Hemophagocytosis by rhabdomyosarcoma cells in bone marrow. *Am J Hematol*. 1997;54:340-342.
36. Putti MC, Montaldi A, D'Emilio A, et al. Unusual leukemic presentation of rhabdomyosarcoma: report of two cases with immunological, ultrastructural and cytogenetical studies. *Haematologica*. 1991;76:368-374.
37. Fitzmaurice RJ, Johnson PR, Yin JA, et al. Rhabdomyosarcoma presenting as "acute leukaemia." *Histopathology*. 1991;18:173-175.
38. Morandi S, Manna A, Sabattini E, et al. Rhabdomyosarcoma presenting as acute leukemia. *J Pediatr Hematol Oncol*. 1996;18:305-307.
39. Hayashi Y, Kikuchi F, Oka T, et al. Rhabdomyosarcoma with bone marrow metastasis simulating acute leukemia. Report of two cases. *Acta Pathol Jpn*. 1988;38:789-798.
40. Kahn DG. Rhabdomyosarcoma mimicking acute leukemia in an adult: report of a case with histologic, flow cytometric, cytogenetic, immunohistochemical, and ultrastructural studies. *Arch Pathol Lab Med*. 1998;122:375-378.
41. Ambrosiani L, Bellone S, Betto FS, et al. Rhabdomyosarcoma presenting as acute hematologic malignancy: case report and review of the literature. *Tumori*. 1996;82:408-412.
42. Parham DM. Pathologic classification of rhabdomyosarcomas and correlations with molecular studies. *Mod Pathol*. 2001;14:506-514.
43. Kelly KM, Womer RB, Barr FG. Minimal disease detection in patients with alveolar rhabdomyosarcoma using a reverse transcriptase-polymerase chain reaction method. *Cancer*. 1996;78:1320-1327.
44. Thomson B, Hawkins D, Felgenhauer J, et al. RT-PCR evaluation of peripheral blood, bone marrow and peripheral blood stem cells in children and adolescents undergoing VACIME chemotherapy for Ewing's sarcoma and alveolar rhabdomyosarcoma. *Bone Marrow Transplant*. 1999;24:527-533.
45. Athale UH, Shurtleff SA, Jenkins JJ, et al. Use of reverse transcriptase polymerase chain reaction for diagnosis and staging of alveolar rhabdomyosarcoma, Ewing sarcoma family of tumors, and desmoplastic small round cell tumor. *J Pediatr Hematol Oncol*. 2001;23:99-104.
46. Frascella E, Rosolen A. Detection of the MyoD1 transcript in rhabdomyosarcoma cell lines and tumor samples by reverse transcription polymerase chain reaction. *Am J Pathol*. 1998;152:577-583.
47. Gattenloehner S, Dockhorn-Dworniczak B, Leuschner I, et al. A comparison of MyoD1 and fetal acetylcholine receptor expression in childhood tumors and normal tissues: implications for the molecular diagnosis of minimal disease in rhabdomyosarcomas. *J Mol Diagn*. 1999;1:23-31.
48. Kelly DR, Joshi VJ. Neuroblastoma and related tumors. In: Parham DM, ed. *Pediatric Neoplasia*. Philadelphia: Lippincott-Raven; 1996:105-152.
49. Shimada H, Ambros IM, Dehner LP, et al. Terminology and morphologic criteria of neuroblastic tumors: recommendations by the International Neuroblastoma Pathology Committee. *Cancer*. 1999;86:349-363.
50. Schmidt ML, Lukens JN, Seeger RC, et al. Biologic factors determine prognosis in infants with stage IV neuroblastoma: a prospective Children's Cancer Group Study. *J Clin Oncol*. 2000;18:1260-1268.
51. Brodeur GM, Pritchard J, Berthold F, et al. Revisions of the international criteria for neuroblastoma diagnosis, staging, and response to treatment. *J Clin Oncol*. 1993;11:1466-1477.
52. Bostrom B, Nesbit ME Jr, Brunning RD. The value of bone marrow trephine biopsy in the diagnosis of metastatic neuroblastoma. *Am J Pediatr Hematol Oncol*. 1985;7:303-305.
53. Aronica PA, Pirrotta VT, Yunis EJ, et al. Detection of neuroblastoma in the bone marrow: biopsy versus aspiration. *J Pediatr Hematol Oncol*. 1998;20:330-334.
54. Sohara Y, Shimada H, DeClerck YA. Mechanisms of bone invasion and metastasis in human neuroblastoma. *Cancer Lett*. 2005;228:203-209.
55. Mills AE, Bird AR. Bone marrow changes in neuroblastoma. *Pediatr Pathol*. 1986;5:225-234.
56. Cheung IY, Cheung NK. Detection of microscopic disease: comparing histology, immunocytology, and RT-PCR of tyrosine hydroxylase, GAGE, and MAGE. *Med Pediatr Oncol*. 2001;36:210-212.
57. Horibe K, Fukuda M, Miyajima Y, et al. Outcome prediction by molecular detection of minimal residual disease in bone marrow for advanced neuroblastoma. *Med Pediatr Oncol*. 2001;36:203-204.
58. Mehes G, Luegmayr A, Ambros IM, et al. Combined automatic immunological and molecular cytogenetic analysis allows exact identification and quantification of tumor cells in the bone marrow. *Clin Cancer Res*. 2001;7:1969-1975.
59. Beiske K, Ambros PF, Burchill SA, et al. Detecting minimal residual disease in neuroblastoma patients—the present state of the art. *Cancer Lett*. 2005;228:229-240.
60. Mathew P, Valentine MB, Bowman LC, et al. Detection of MYCN gene amplification in neuroblastoma by fluorescence in situ hybridization: a Pediatric Oncology Group study. *Neoplasia*. 2001;3:105-109.
61. Wang MX, Jenkins JJ, Cu-Unjieng A, et al. Retinoblastoma. In: Parham DM, ed. *Pediatric Neoplasia*. Philadelphia: Lippincott-Raven; 1996:405-422.
62. Karcioglu ZA, al Mesfer SA, Abboud E, et al. Workup for metastatic retinoblastoma. A review of 261 patients. *Ophthalmology*. 1997;104:307-312.
63. Moscinski LC, Pendergrass TW, Weiss A, et al. Recommendations for the use of routine bone marrow aspiration and lumbar punctures in the follow-up of patients with retinoblastoma. *J Pediatr Hematol Oncol*. 1996;18:130-134.
64. Pratt CB, Meyer D, Chenaille P, et al. The use of bone marrow aspirations and lumbar punctures at the time of diagnosis of retinoblastoma. *J Clin Oncol*. 1989;7:140-143.
65. Mohney BG, Robertson DM. Ancillary testing for metastasis in patients with newly diagnosed retinoblastoma. *Am J Ophthalmol*. 1994;118:707-711.
66. Zubizarreta P, Chantada G. Circulating retinoblastoma cells in a patient with metastatic disease. *Ophthalmic Genet*. 1999;20:189-191.
67. Yamane S, Shirai C, Arimoto A, et al. Disseminated retinoblastoma successfully treated with myeloablative chemotherapy—implication for molecular detection of minimal residual disease. *Bone Marrow Transplant*. 1999;23:971-974.
68. Fuller G. Central nervous system tumors. In: Parham DM, ed. *Pediatric Neoplasia*. Philadelphia: Lippincott-Raven; 1996:153-204.
69. Chu JY. Metastatic medulloblastoma simulating acute leukemia. *J Pediatr*. 1979;94:921-923.
70. Fechner RE, Mills SE. Small cell sarcomas. In: Fechner RE, Mills SE. *Tumors of the Bone and Joints*. 3rd Series. Washington, DC: Armed Forces Institute of Pathology; 1993:183-202.
71. Ludwig JA. Ewing sarcoma: historical perspectives, current state-of-the-art, and opportunities for targeted therapy in the future. *Curr Opin Oncol*. 2008;20:412-418.
72. Soslow RA, Bhargava V, Warnke RA. MIC2, TdT, BCL2, and CD34 expression in paraffin-embedded high-grade lymphoma/acute lymphoblastic leukemia distinguishes between distinct clinicopathologic entities. *Hum Pathol*. 1997;28:1158-1165.
73. Coffin CM, Belchis D. Immunohistology of pediatric neoplasms. In: Dabbs DJ, ed. *Diagnostic Immunohistochemistry*. 2nd ed. Philadelphia: Churchill Livingstone-Elsevier; 2006:611-635.
74. Pfleiderer C, Zoubek A, Gruber B, et al. Detection of tumour cells in peripheral blood and bone marrow from Ewing tumour patients by RT-PCR. *Int J Cancer*. 1995;64:135-139.
75. West DC, Grier HE, Swallow MM, et al. Detection of circulating tumor cells in patients with Ewing's sarcoma and peripheral primitive neuroectodermal tumor. *J Clin Oncol*. 1997;15:583-588.
76. Qian X, Jin L, Shearer BM, et al. Molecular diagnosis of Ewing's sarcoma/primitive neuroectodermal tumor in formalin-fixed paraffin-embedded tissues by RT-PCR and fluorescence in situ hybridization. *Diagn Mol Pathol*. 2005;14:23-28.
77. Yamaguchi U, Hasegawa T, Morimoto Y, et al. A practical approach to the clinical diagnosis of Ewing's sarcoma/primitive neuroectodermal tumour and other small round cell tumours sharing EWS rearrangement using new fluorescence in situ hybridisation probes for EWSR1 on formalin fixed, paraffin wax embedded tissue. *J Clin Pathol*. 2005;58:1051-1056.
78. Deng J, Xu N, Shen P, et al. Bone marrow metastasis of desmoplastic small round cell tumor. *Tumori*. 2007;93:511-513.
79. Rosai J. Bone and joints. In: Rosai J, ed. *Ackerman's Surgical Pathology*. 9th ed. Vol 2, St. Louis: Mosby; 2004:2137-2236.
80. Unni KK, Inwards CY. Tumors of the osteoarticular system. In: Fletcher CDM, ed. *Diagnostic Histopathology of Tumors*. 2nd ed. Vol 2, London, New York: Churchill-Livingstone; 2000:1541-1606.
81. Fechner RE, Mills AE. *Tumors of the Bone Marrow*. Washington, DC: Armed Forces Institute of Pathology; 1993.
82. Unni KK. *Dahlin's Bone Tumors*. 5th ed. Philadelphia: Lippincott-Raven; 1996.
83. Schwamm HA, Millward CL. *Histologic Differential Diagnosis of Skeletal Lesions*. New York: Igaku-Shoin; 1995.
84. Hunter KW, Crawford NP, Alsarraj J. Mechanisms of metastasis. *Breast Cancer Res*. 2008;10(suppl 1):S2.
85. Kaplan RN, Riba RD, Zacharoulis S, et al. VEGFR1-positive haematopoietic bone marrow progenitors initiate the pre-metastatic niche. *Nature*. 2005;438:820-827.
86. Higgins RA, Blankenship JE, Kinney MC. Application of immunochemistry in the diagnosis of non-Hodgkin and Hodgkin lymphoma. *Arch Pathol Lab Med*. 2008;132:441-461.
87. Gualco G, Weiss LM, Bacchi CE. Expression of p63 in anaplastic large cell lymphoma but not in classical Hodgkin's lymphoma. *Hum Pathol*. 2008;39:1505-1510.

第60章

淋巴结的非淋巴组织病变

Dan Jones, L.Jeffrey Medeiros

章节目录

在外科切除的淋巴结中常见到非淋巴组织成分。本章总结了最常见的肿瘤和非肿瘤性病变。首先阐述了淋巴结转移性肿瘤，因为其诊断最难。随后总结了前哨淋巴结活检对转移瘤的分期，并讨论了包括转移性肿瘤鉴别诊断中的非肿瘤性包涵物。也涉及原发于淋巴结的间叶性和血管性肿瘤。

60.1 淋巴结转移性肿瘤

鉴别淋巴结内转移性实体性肿瘤是外科病理诊断的最重点。近5%癌症患者表现为淋巴结转移而原发灶隐匿。这些肿瘤大部分是癌；然而，2%黑色素瘤、更少生殖细胞肿瘤和肉瘤患者以淋巴结转移为首发表现。本章回顾可用于识别转移性肿瘤原发灶的组织学特点和辅助检查。

60.1.1 转移性肿瘤的组织学特征

大部分实体瘤在侵犯瘤旁淋巴管之后，转移到局部淋巴结，继而进展至下一站淋巴结。因此，淋巴结的转移最先出现在结外脉管和被膜下窦。这种定位方式具有诊断意义，因为淋巴瘤很少像这样分布，但间变性大细胞淋巴瘤（ALCL）例外。较广泛的转移性病变通常为多灶性、多部位，但是在肿瘤和未受累的淋巴结之间常有分隔界限。转移性实体瘤常表现为黏附性、片状、巢状、岛状；但未分化癌和黑色素瘤也可表现为无黏附性，与淋巴瘤类似。

确认转移性肿瘤起源的组织学线索包括癌中出现的角化珠和黏蛋白、神经内分泌肿瘤的菊形团样结构、黑色素瘤中的黑色素以及肉瘤中大量细胞外基质或原纤维-纤丝状细胞质。甲状腺、肾、卵巢、肺的转移性乳头状肿瘤会出现核内假包涵体和砂粒体；起源于肺和前列腺的癌经常有部分神经内分泌分化迹象；结肠腺癌常见灶状坏死。尽管特殊染色仍然有用，但在常规诊断中针对黏液、神经内分泌颗粒（如Grimelius和Fontana）、细胞外基质蛋白（如网染和Masson三色染色）的染色大多已被免疫组化所取代。

低分化转移性肿瘤最常见，初步分为上皮样、间变

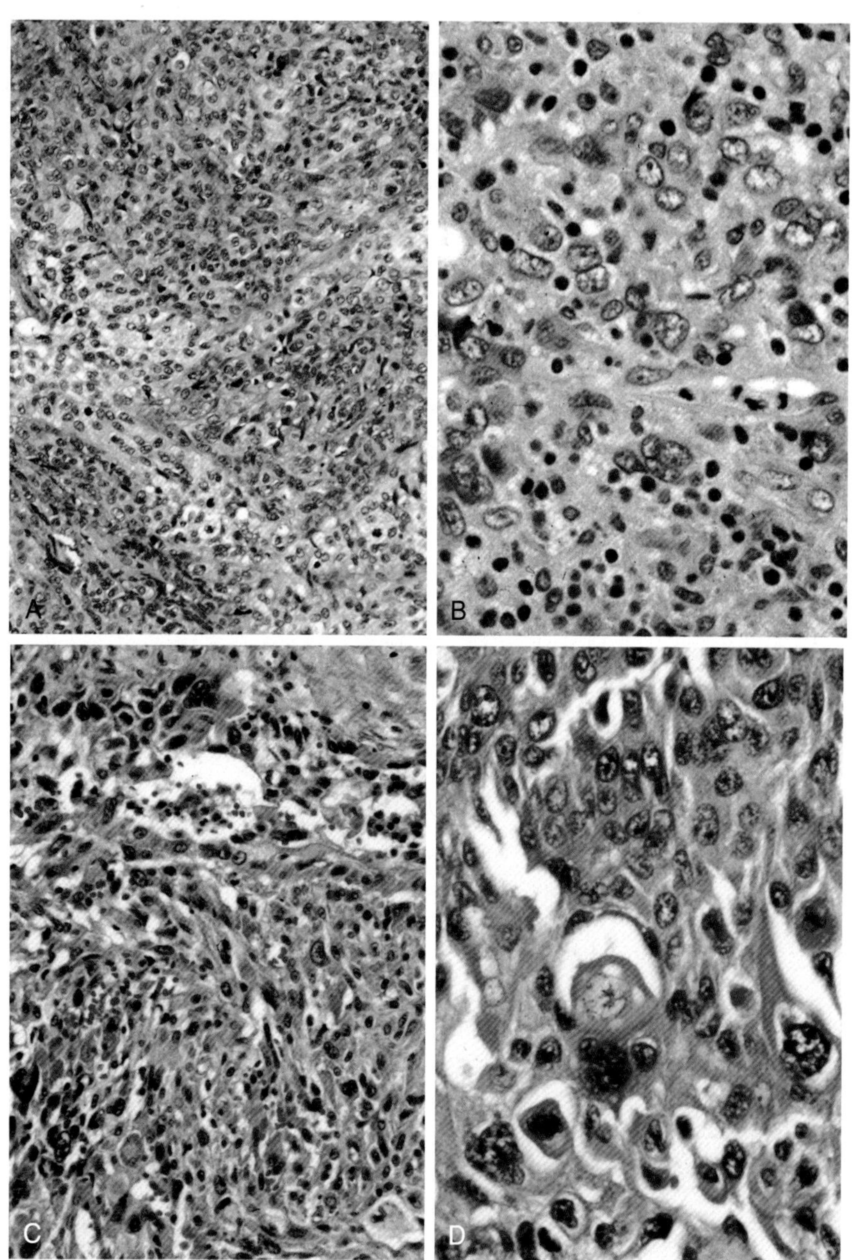

图60.1 淋巴结内转移肿瘤的组织学分类。为了使鉴别诊断简单化，转移性肿瘤可分为上皮样（A）、间变性（B）、梭形（C）形态。角化区有助于识别癌（D）。这四例都是转移癌

性、梭形以及小细胞性（图60.1）。表60.1列举了这些形态学类型的各种转移性肿瘤的鉴别诊断。由于细胞较小、非黏附性生长，小细胞肿瘤最难诊断，也最难与淋巴瘤鉴别；某些情况下需用免疫组化协助诊断。乳腺小叶癌（图60.2）、类癌、小细胞癌、Merkel细胞癌、神经母细胞瘤可以在淋巴结的滤泡间区隐匿性浸润。偶尔可见滤泡殖入。在纵隔，隐匿性转移性肺小细胞癌与淋巴母细胞淋巴瘤（LBL）极为相似，但前者常有核拥挤镶嵌现象（核铸型）。肺小细胞癌通常还有大量的凝固性坏死和血管内嗜碱性DNA物质沉积（称为核DNA壳或Azzopardi现象）。带状坏死也可见于神经母细胞瘤。横纹肌肉瘤（图60.3）、原始神经外胚层肿瘤/Ewing肉瘤（图60.4）尽管罕见，但都可以呈淋巴结滤泡间区浸润，在年轻患者应当纳入鉴别诊断。

在上皮样肿瘤中，转移癌和黑色素瘤是最常见的转移性非造血系统肿瘤。也要考虑转移性精原细胞瘤，尤其是腹膜后淋巴结（图60.5）。大细胞淋巴瘤可有黏附性，需除外。淋巴结内间变性肿瘤包括很多鉴别诊断，可有异常的抗原表达模式。仔细辨认细胞质特点有助于诊断。如局部黏液滴见于低分化腺癌，细胞内腔隙可见于脉管肿瘤，标记性细胞可能提示ALCL。

60.1.2 转移性肿瘤的生物学特征

除组织学特征和患者的人口学数据，受累的淋巴结

表60.1 低分化转移性肿瘤的鉴别诊断

组织学模式	肿瘤类型	有用的诊断检查和线索
小细胞肿瘤	癌（乳腺小叶癌，前列腺癌）	CK
	小细胞癌、Merkel细胞癌	CgA；CK可局灶阳性
	神经内分泌癌，类癌	CgA，Syn，CD56
	神经母细胞瘤	NSE，NF，NB84，电镜
	淋巴母细胞淋巴瘤（LBL）	TdT，细胞遗传学
	Ewing肉瘤，其他原始肉瘤	PAS染色，CD99，细胞遗传学
	横纹肌肉瘤	Desmin，电镜，细胞遗传学
上皮样肿瘤	癌（尤其是肾细胞癌、前列腺癌、乳腺癌）	一组CK/鸡尾酒通常有用
	黑色素瘤	S-100，HMB45，tyrosinase，Melan A
	大细胞淋巴瘤	CD45，CD3，CD20
	精原细胞瘤（尤其是腹膜后和纵隔）	PLAP，PAS染色，Oct-4
	髓外粒细胞肉瘤	MPO，CD34，CD43，CD68，CD117
	浆细胞骨髓瘤（PCM）	CD138，CD38，Ig
间变性肿瘤	癌（肺，膀胱，乳腺，甲状腺）	局部角化或黏液
	鼻咽癌	EBV原位杂交
	黑色素瘤	S-100，HMB45，melan A，tyrosinase
	间变性大细胞淋巴瘤（ALCL）	CD30，EMA，ALK，CD43（常CD3$^-$）
	霍奇金淋巴瘤（HL）	CD15，CD30（CD45$^-$）
	树突细胞肿瘤	CD21（FDC），S-100（IDC），电镜
	血管肉瘤	CD31，CD34，Ⅷ因子相关抗原
	平滑肌肉瘤	Desmin（actin不特异），电镜
梭形细胞肿瘤	肉瘤样癌	多种CK（常常仅有局灶阳性）
	促结缔组织增生性黑色素瘤	S-100（HMB45和Melan A常阴性）
	Kaposi肉瘤（KS）	PAS，CD34，HHV8 LNA-1，podoplanin
	伴有纤维化的大细胞淋巴瘤（尤其是纵隔）	CD20（在肿瘤坏死区也表达很好），PAX5
	HL的合胞体变异型	CD15，CD30（CD43$^-$，CD45$^-$）
	FDC肿瘤	CD21，CD35（CD23可能阴性）
	转移性肉瘤（尤其是血管肉瘤，恶性外周神经鞘瘤，或肌纤维母细胞肉瘤）	电镜和细胞遗传学
	炎性假瘤	混杂有急性炎细胞，SMA
	感染性假瘤	AFB，真菌，革兰染色

注：AFB，抗酸杆菌染色；HHV8 LNA-1，HHV8核潜伏抗原-1；tyrosinase，酪氨酸酶；FDC，滤泡状树突细胞；IDC，交指状树突细胞。

部位可以缩小转移性肿瘤的可能起源部位的考虑范围。在颈部淋巴结，最常见的转移性肿瘤是起源于头颈部的鳞状细胞癌或未分化癌[1]。根据随后的临床检查，近40%病例可以确定其原发位置，通常位于舌根或扁桃体。生存率取决于诊断时淋巴结受累的范围。起源于肺和食管的隐匿性癌是颈部淋巴结第二常见的转移性肿瘤[2]。

锁骨上淋巴结转移的患者，病理学检查最常见的是癌[3]。起源于腹部的肿瘤，优先引起左锁骨上（Virchow）淋巴结增大，而头颈、肺、乳腺起源者（以及淋巴瘤）可累及任何一侧淋巴结[4]。腋窝淋巴结的转移性肿瘤最常起源于女性乳腺[5,6]，其次为黑色素瘤、皮肤鳞状细胞癌和肺癌。在腹股沟淋巴结，最常见的转移性肿瘤为黑色素瘤、男性前列腺癌以及妇科恶性肿瘤[7]。生殖细胞肿瘤，主要是精原细胞瘤可出现腹膜后淋巴结转移，通常有广泛坏死。

60.1.3 免疫组化在转移性肿瘤中的诊断应用

免疫染色可用于诊断、预后和治疗。预后标志物将在其他章节讨论，而且这些标志物的进展很快。表60.2列举对不同类型肿瘤有诊断价值的免疫组化抗体组合。

总体上，对于检测特殊类型肿瘤的一线诊断抗体特异高，但敏感性不一[9]。然而，在用常规抗体染色时一定要考虑到出现异常表达和尚未认识的表达模式。常用的大部分造血系标志物对造血细胞有特异性，但是有些造血系标志物如CD5、CD7、CD10、CD43和CD56常在神经内分泌肿瘤或者某些特定部位的癌组织中表达[10-12]。同样，CD30在胚胎性生殖细胞肿瘤中强表达，有时在间皮瘤也表达[13]，CD45可在乳腺癌的细胞质呈阳性，在低分化癌偶尔膜阳性[14]。相反，S-100蛋白和血管标志物

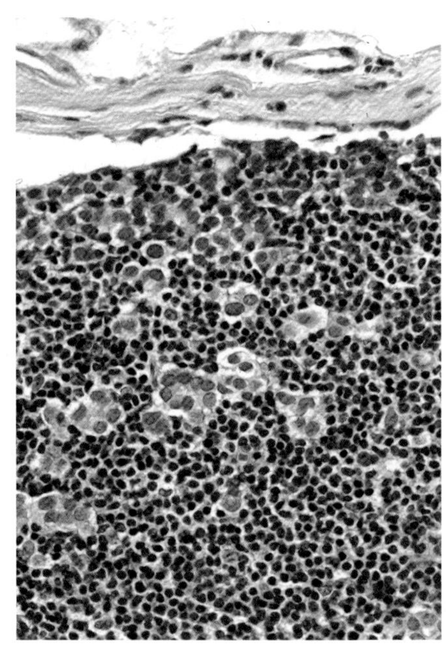

图60.2 转移性乳腺小叶癌。通常可见肿瘤细胞呈小巢状，在淋巴结被膜下窦和副皮质区明显不浸润

CD31可不同程度地被单核细胞和巨噬细胞表达。VS38、CD138/syndecan-1和CD38是浆细胞的标志物。然而，VS38和CD138/syndecan-1常在许多实体瘤表达，而CD38较局限于浆细胞和一些淋巴细胞和组织细胞。最后，浆细胞瘤可以出现异常免疫表达和假阳性，可对角蛋白、MPO、T细胞标志物以及其他标志物着色[15]。

对于起源不明的转移癌，二线的免疫染色组合可解释其组织学表现和临床资料，可提示其可能的原发部位[16]。目前，最常用的检测细胞角蛋白系的最有用的标志物主要是CK7和CK20（图60.6）[17,18]。表60.3中总结了这些抗体的所有表达方式，但重要的是要注意在很

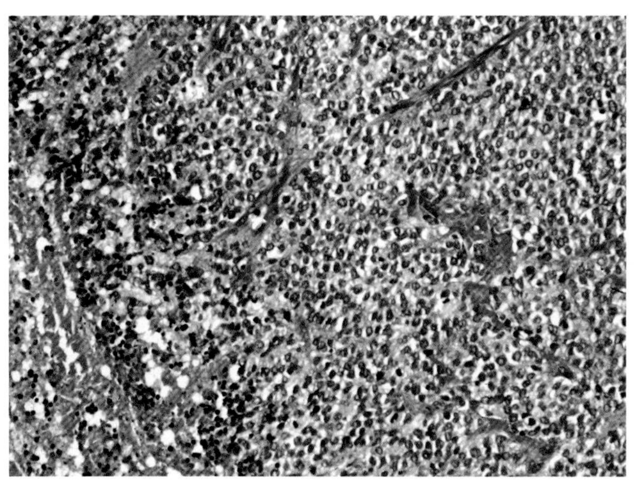

图60.3 转移性横纹肌肉瘤。当小细胞弥漫性取代淋巴结时，可能很难与LBL鉴别，因为诊断性横纹肌母细胞极少。主要呈巢状生长，可能是诊断线索之一

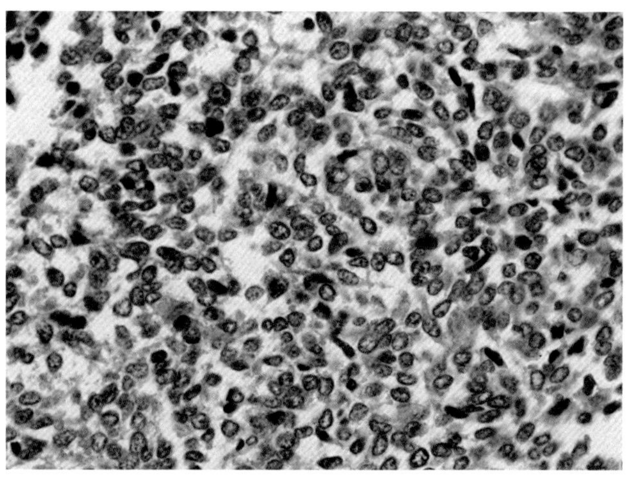

图60.4 转移性Ewing肉瘤和原始神经外胚层肿瘤。这些小细胞核染色质细腻（描述为"烟状"或"尘状"），可能类似母细胞性造血系统恶性肿瘤，但它们胞质丰富，胞界不清，并有大片的坏死（未显示）。淋巴结转移性肿瘤中假菊形团常呈局灶性或缺乏

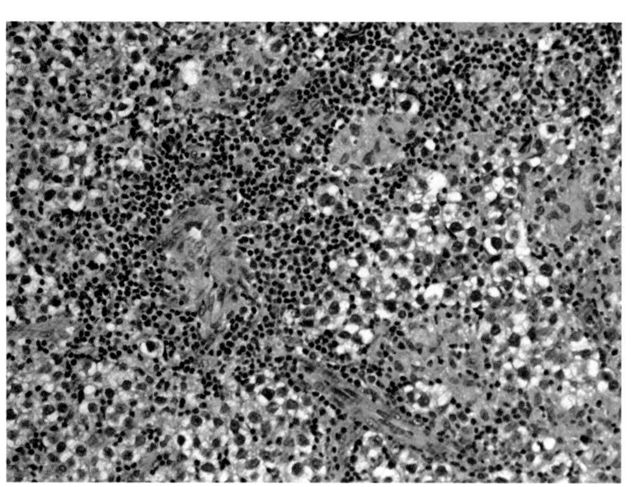

图60.5 精原细胞瘤转移至淋巴结。淋巴结被胞质丰富透亮、胞界清晰的大的生殖细胞所浸润。混杂有肉芽肿反应和小淋巴细胞是转移性精原细胞瘤与大细胞淋巴瘤的关键鉴别特点

表60.2 用于诊断的常规免疫组化列表

组织学类型	一线标记	二线、三线标记
小细胞肿瘤	广谱CK，TdT，CD45，desmin	CgA，Syn，CD56，CD34，CD99，淋巴标志物，myogenin，myo-D1，myf-4，calcitonin
间变性和上皮样肿瘤	广谱CK，S-100，CD30，CD45	EMA，PLAP，Ig，HMB45，Melan A，CD68，MPO
梭形细胞肿瘤	SMA，desmin，S-100，广谱CK	HHF35，CD117，CD45，caldesmon，CD21或CD35（FDC肉瘤）

多低分化肿瘤可有变异。其他标志物对确诊不常见原发部位的转移性肿瘤有意义[19]。例如，肝细胞癌特征性不表达CK19（与胆管癌相反），但表达低分子量角蛋白（如CAM5.2）[20]。角蛋白的阳性表达方式也有用，在Merkel细胞癌和小细胞癌细胞质呈簇状或点状着色是其特征，但对这些肿瘤并非完全特异。需要注意，有些淋巴瘤（约2%）包括成熟性和淋巴母细胞性淋巴瘤可表达某些角蛋白，通常为CK8[21,22]。

典型的血清肿瘤指标包括CEA、CA19-9、CA15-3、CA125、EMA/MUC1，β-HCG和AFP，它们具有复杂的表达模式，限制了其应用价值，但某些特殊病例例外（如在肝细胞癌中用多克隆抗血清检测CEA毛细胆管着色）[10,23]。同样，多肽激素及其受体，如AR、ER和PR等可在很多癌中表达，在作为佐证特殊细胞起源的证据时要谨慎。

最近，利用谱系相关基因转录组构建的基因表达谱，极大地保证了分型的准确性[24-26]和治疗方案的合适性[27]。尽管细胞遗传学分析技术要求高，在评估低分化的母细胞样肿瘤中有很大的作用；LBL、神经母细胞瘤、横纹肌肉瘤、Ewing肉瘤和其他类型肉瘤都有其特征性易位。在细胞涂片和印片中可作为常规进行靶向FISH分析检测特殊染色体易位，其敏感性高。在石蜡包埋组织中，尽管FISH灵敏度低，但还是在广泛应用。电子显微镜在鉴别诊断中的作用有限，但有助于低分化肿瘤的确诊。如对低分化黑色素瘤检测黑色素小体，细胞连接可提示癌或树突细胞肿瘤。在小细胞肿瘤中，电子显微镜对检测横纹肌肉瘤的肌丝尤其有用。

60.1.4　有明显淋巴细胞反应的非淋巴组织肿瘤

在有些肿瘤中，与肿瘤相关的密集的反应性淋巴细胞可掩盖肿瘤细胞。这种现象常见于精原细胞瘤、黑色素瘤和乳腺髓样癌。在纵隔活体标本中，当出现大量小淋巴细胞和梭形或上皮样细胞增殖时，要想到胸腺瘤的可能性。在胸腺瘤中，由于反应性T细胞呈未成熟胸腺的免疫表型，流式细胞分析不能将其与LBL区分，使其诊断变得复杂。在这些病例中，免疫染色可以很容易检测到弥漫细胞角蛋白阳性的肿瘤网状结构。

未分化鼻咽癌（或其他部位起源的未分化癌）可能是最容易误诊为淋巴瘤的实体瘤[28]。这是因为偶尔以炎性反应成分为主，而鼻咽癌常表现为隐匿性结节，这种病例的发生率达50%。鼻咽癌中角化和非角化型鳞状细胞癌细胞的变异常带来一些诊断的困难（图60.7）。在未分化鼻咽癌中，淋巴上皮癌变异型（又叫Schmincke型）的肿瘤细胞常被密集的淋巴细胞所湮没（图60.8）。有些病例可出现大量中性粒细胞和嗜酸性粒细胞，可能类似HL（图60.9）。肿瘤细胞的黏附性和细胞团块的中央坏死是有用线索。诊断鼻咽癌和未分化癌时，最有帮助的辅助检查手段是角蛋白免疫染色和EBER原位杂交。

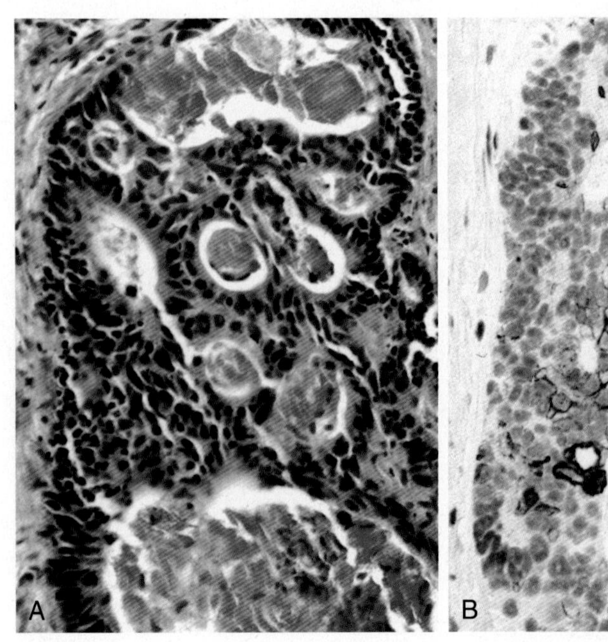

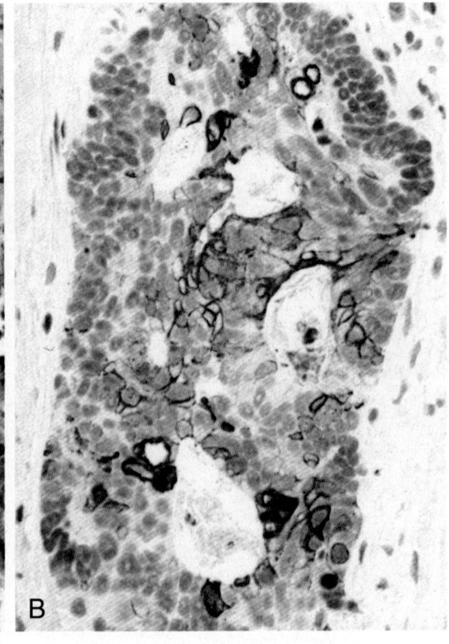

图60.6　结肠腺癌转移至淋巴结，CK免疫染色。A. 取代淋巴结实质的柱状肿瘤细胞表现为腺腔形成伴中央坏死，这是结肠腺癌的典型表现。B. 肿瘤细胞表达CK20，但不表达CK7（未显示）

表60.3 用来确定转移癌原发灶的免疫组化

标志物	特异性
β-catenin	胃肠道，卵巢
CDX2	胃肠道
Calcitonin	甲状腺髓样癌；罕见其他神经内分泌肿瘤
CgA	神经内分泌分化，包括小细胞癌和Merkel细胞癌
$CK7^+$，$CK20^-$	肺，乳腺，移行细胞，卵巢，一些神经内分泌癌和鳞状细胞癌；卵巢子宫内膜样肿瘤
$CK7^-$，$CK20^+$	胃肠道，卵巢黏液性，Merkel细胞
$CK7^+$，$CK20^+$	移行细胞（膀胱），胆管癌
$CK7^-$，$CK20^-$	肾上腺皮质，肝细胞，前列腺，肾细胞，小细胞癌，鳞状细胞（食管），类癌，生殖细胞肿瘤
GCDFP-15	乳腺，唾液腺，有些前列腺肿瘤
Hep-Par1	肝细胞癌，其他腺癌和神经内分泌肿瘤的少数亚型（约5%）
HMB45	黑色素瘤，淋巴管肌瘤病
melan A	黑色素瘤，肾上腺皮质癌，其他产生类脂质的肿瘤
Napsin A	肺腺癌
Oct-4	睾丸精原细胞瘤和胚胎癌
PLAP	生殖细胞肿瘤；偶有肺、胃肠道和苗勒管起源的癌；一些组织细胞
D2-40	Kaposi肉瘤，有些血管肉瘤，淋巴管瘤
PAP	前列腺，有些类癌，顶浆分泌的乳腺和唾液腺肿瘤
PSA	前列腺癌（在低分化肿瘤减弱），一些乳腺癌
RCC	肾细胞癌
Surfactant A	肺腺癌
Syn	神经内分泌分化，包括小细胞和Merkel细胞癌
TG	甲状腺肿瘤（间变癌和黏液表皮样癌不表达）
TTF-1	肺和甲状腺的癌，以及这些部位的神经内分泌肿瘤
Villin	胃肠道肿瘤（刷状缘型着色）
Vimentin	在很多癌表达，子宫内膜和低级别肾癌不表达

60.2 淋巴结转移性肿瘤的分期和预后因素

随着肿瘤的分期越来越细，要求外科病理医生对转移性肿瘤提供越来越多和不断变化的组织学参数。在不同医院和不同肿瘤类型，对前哨淋巴结和分期淋巴结的标本处理存在较大差异。然而，最近已经努力编纂这类规范。

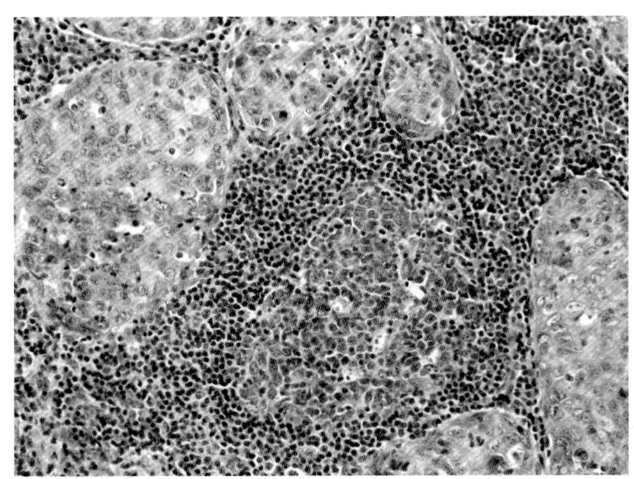

图60.7 鼻咽起源的转移性非角化性鳞状细胞癌。黏附性肿瘤细胞形成大巢，被胶原带分割，表现为多结节浸润。在这一视野，肿瘤细胞围绕中央的反应性淋巴滤泡

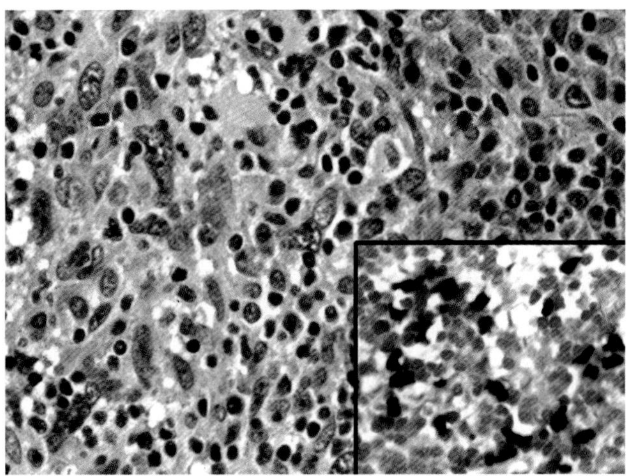

图60.8 转移性未分化鼻咽癌——Schmincke型或淋巴上皮癌型。间变性肿瘤细胞分散在大量小淋巴细胞中。角蛋白免疫染色和EBV原位杂交（插图），肿瘤细胞均为阳性

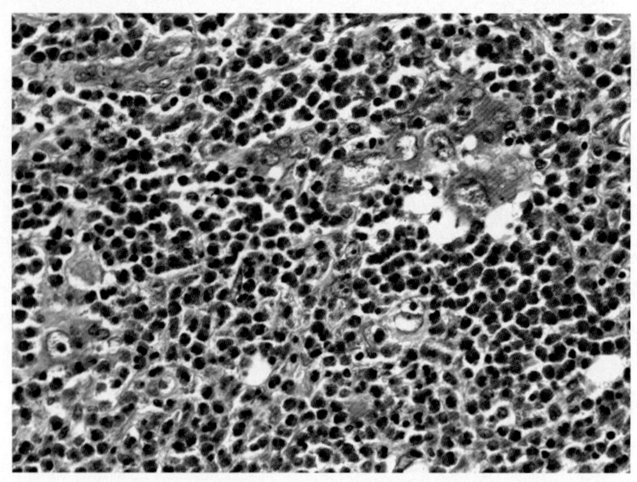

图60.9 转移性未分化鼻咽癌——富于嗜酸性粒细胞变异型。肿瘤性大细胞分散在大量嗜酸性粒细胞中

60.2.1 癌的前哨淋巴结活检

前哨淋巴结活检已广泛应用于乳腺癌[29]和Merkel细胞癌[30]患者的局部淋巴结分期。相反，在结肠癌[31]和前列腺癌中，已证明用前哨淋巴结活检对预测转移意义较小，可能与其不可预测的淋巴回流方式有关。前哨淋巴结活检，包括术前淋巴闪烁成像术的使用，然后外科手术切除“热”放射性淋巴结。通常通过术前在肿瘤区注射蓝色染料来引导。切除的淋巴结随后进行组织学检测，常进行连续切片，有时还要进行免疫染色。淋巴结阳性病例随后立即或择期进行全腋窝淋巴结清扫术，或进行腋窝放射治疗。在体内用淋巴结闪烁成像术进行全身的成像研究[32]，在将来也可通过正电子发射断层摄影术对隐匿的转移灶进行定位后选择性切除。

60.2.2 癌的淋巴结清扫术

解剖学和外科病理学协会公布了淋巴结清扫术标本分期的指南[34]。要求报告的内容应包括转移性病变的阳性淋巴结数目（与所有检查的淋巴结的数目相比），最大转移灶的大小（最大径，在切片上测量），肿瘤是否累犯结外淋巴管。推荐对不能肯定与淋巴结有关系的肿瘤结节独立进行统计。

尽管有些研究中心报道在乳腺癌、前列腺癌中出现肿瘤被膜外扩散，但大量研究证实这种发现并不是独立的预后因素。肿瘤被膜外扩散与头颈部癌的局部复发率增加有关[35]。微小转移灶的临床意义仍然有争议，研究结果可能因肿瘤特殊类型不同而不同。癌的微小转移灶常特征性位于被膜下，可与良性上皮包涵物相似，将在下文探讨。

60.2.3 黑色素瘤的前哨淋巴结活检

前哨淋巴结活检目前已广泛用于恶性黑色素瘤的分期[36]，这在最新的美国癌症协会（AJCC）分类法中有所体现[37]。前哨淋巴结转移灶常是通过淋巴结清扫术而确认的，进一步分期和增加治疗可减少局部复发[38]。盆腔淋巴结清扫术与总生存率的相关性有争论，这个问题目前还在研究[39,40]。在这些切除的标本，淋巴结受累的数目、肿瘤被膜外扩散的表现、最大肿瘤的直径、结节内肿瘤的部位（被膜下与髓质）都要描述，对预后有显著意义[40-42]。在黑色素瘤，被膜外扩散与局部高复发率有关[43]。

用免疫组化和分子学分析检测对活检的前哨淋巴结的微小转移灶和黑色素瘤的淋巴结切除标本进行分期的作用有争议[46]，但是已经发现S-100蛋白、tyrosinase、HMB45或Melan A免疫染色可检出常规组织学检查漏诊的黑色素瘤的微小转移灶[47-49]。然而，当这些抗体显示的只是单个细胞或小的良性细胞时，必须考虑到噬黑素细胞或痣细胞会着色[50]。前哨淋巴结假阴性有多种原因[51]。

60.3 良性淋巴结包涵物

60.3.1 实质器官附近淋巴结内上皮和间皮包涵物

苗勒型上皮包涵囊肿（MIC）是最常见的良性腺体包涵物，在女性切除的淋巴结中高达20%，在男性罕见。据报道，罕见的旺炽型MIC导致淋巴结明显增大或输尿管梗阻[52]。MIC最常发生于主动脉旁淋巴结，其次为回肠淋巴结。MIC通常是为单纯性囊肿，内衬温和的浆液性（苗勒型）立方或柱状上皮（图60.10）[53]。良性MIC与淋巴结转移癌的区分，包括前者位于淋巴结被膜或纤维小梁，出现多种良性衬覆细胞，缺乏核分裂和细胞异型性。另外，腺体周围有基底膜、没有促结缔组织增生性间质反应也是MIC的特征。卵巢交界性肿瘤患者MIC的发生率增加，提示在少数病例中貌似良性的MIC可能具有肿瘤的潜能性[54]。在一些组织结构类似妇科转移癌的病例，免疫染色可能有用，MIC通常不表达CEA[53]。

淋巴结内的子宫内膜异位症通常只见于有广泛腹膜内膜异位的病例中，它表现为内衬柱状上皮细胞的良性腺体、水肿的子宫内膜样间质和吞噬含铁血黄素的巨噬细胞（嗜铁细胞），其他部位也可有同样的表现[55]。免疫组化可以检测到ER和PR，罕见有淋巴结内发生输卵管子宫内膜异位伴砂粒体的报道。

据报道，几乎所有来源于实质脏器的良性腺样上皮包涵物均可出现在邻近淋巴结中。罕见报道这些良性包涵物的瘤性转化[56]。许多淋巴结非常靠近涎腺，因此这组淋巴结经常含有大量的涎腺导管及腺体。在复杂的涎腺淋巴上皮病变中（如淋巴上皮囊肿、AIDS相关涎腺炎、Sjögren综合征），从邻近的淋巴结中区分涎腺组织可能较为困难。涎腺肿瘤，包括Warthin瘤和多形性腺瘤，有报道可起源于淋巴结内异位的涎腺导管。相似的良性导管及腺体的聚集可以出现在甲状旁腺、腋窝及肾周淋巴结内。

形态温和但有时增大的间皮细胞可以在淋巴窦内形成脱落细胞团，这种情况多见于纵隔中，而极少见于其他部位[57]。在挤压及破碎的纵隔淋巴结活检标本中，这些角蛋白阳性间皮包涵物可能非常难以诊断。间皮细胞标志物（如calretinin、HMBE-1）阳性及广谱上皮细胞标志物（如Ber-EP4）阴性可能有助于解决疑难病例。

60.3.2 角蛋白阳性纤维母细胞性网状细胞

在淋巴结的免疫染色判读中，要认识到纤维母细胞性网状细胞网状结构不同程度地表达角蛋白。它们通常表达角蛋白8和18（CAM5.2）。它们呈梭形或树突状，在组织切片中通常不难诊断。但是，在细胞学标本中可能容易混淆。在一些反应性淋巴结增大的病例中，角蛋白阳性纤维母细胞性网状细胞可能很多，但始终保持其在间质内散在分布的方式（图60.11）。

60.3.3 痣细胞团

痣细胞团最常见于腋窝淋巴结切除标本，很容易误诊为癌或黑色素瘤。其他常见部位包括颈部和腹股沟淋巴结，在深部淋巴结很少见[58]。相对于其他原因[58]所致的淋巴结切除标本，痣细胞团常见于黑色素瘤患者进行分期的淋巴结切除标本中（高达25%）。同时发现患有先天性痣的患者结节状痣细胞团的发生率高，提示随后形成黑色素细胞瘤的患者存在异常的黑色素细胞发育迁徙模式[59]。

痣细胞团最常埋陷于淋巴结被膜及淋巴结小梁的胶原纤维中，同样也可在被膜下淋巴窦中出现，但极少见于淋巴管或围绕在结内小血管周围[58]。这些痣细胞团通常由小的、均匀一致的类似于皮内痣的黑色素细胞构成（图60.12）。当黑色素细胞的细胞内色素沉着不明显时，可以通过S-100或Melan A免疫染色鉴定其特性，这些痣细胞常HMB45⁻，有助于鉴别诊断[60]。

有报道在蓝痣及其他良性黑色素增殖性疾病中可出现淋巴结转移[61]。与常见的良性痣细胞团相比，这种现象在淋巴结内分布更广泛。在引流淋巴结部位出现大痣可能有助于正确诊断。有少数报道原发性淋巴结蓝痣通常表现为富含黑色素的梭形细胞簇，位于淋巴结被膜内[62]。

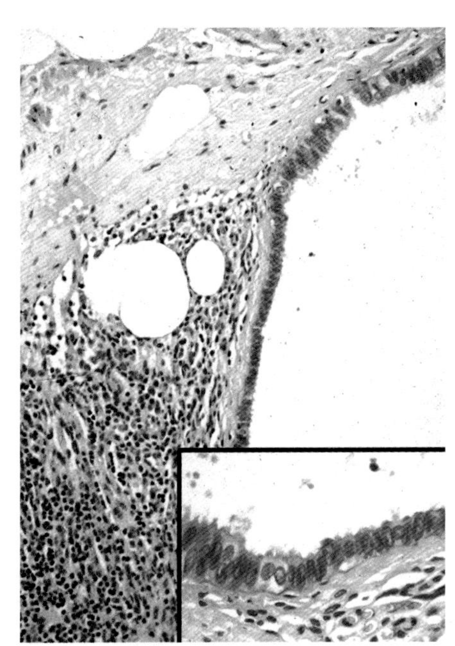

图60.10 淋巴结内输卵管内膜异位。被膜下单纯性囊肿，内衬细胞学温和的立方和纤毛柱状上皮（插图）

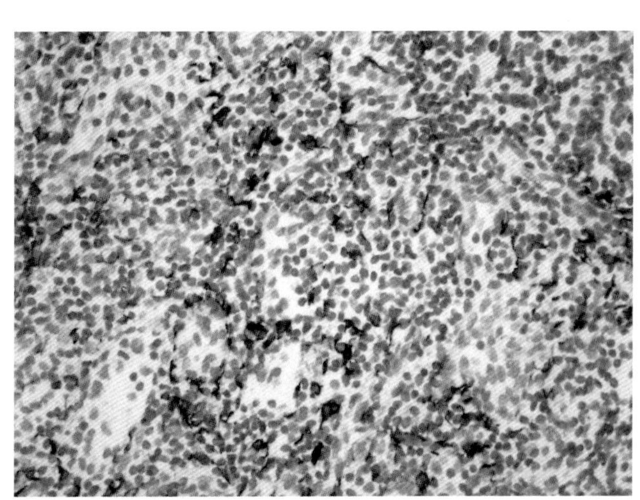

图60.11 淋巴结内角蛋白阳性纤维母细胞性网状细胞。具有纤细胞质突起、细胞学表现良好的淋巴结网状细胞分散在淋巴结内（广谱角蛋白免疫染色），用低分子角蛋白免疫标记（如CAM5.2）常常更易检测到，可表达任何细胞角蛋白抗体

60.4 淋巴结间质增殖

实用和有效的诊断淋巴结内间质增殖的方法是识别主要增殖细胞的类型。淋巴结的良性间质增殖可能来自淋巴管、血管、纤维母细胞间质、树突细胞（详见第53章）或其混合。此外，淋巴结增殖可以是全身系统性间质性疾病（综合征或散发）的一部分，如平滑肌淋巴管瘤病或血管瘤病。淋巴结原发肉瘤和转移性肉瘤的所有类型都要考虑。

60.4.1 淋巴窦血管转化和淋巴管增殖

淋巴窦血管转化可能是淋巴结最常见的反应性间质病变。表现为正常结构存在，但淋巴窦非常明显，并且出现含有血细胞、纤维素及纤维变性的复杂吻合通路（图60.13）。一些病例还可表现为类似血管瘤的实性区域（图60.14）；另一些表现为实性及窦性、多结节性混合，甚至呈丛状。偶有病例会出现形态温和的肥胖的纤维母细胞和组织细胞样细胞的增殖导致淋巴窦消失[63]。

静脉或静脉窦的阻塞引起淋巴回流淤滞或由于压力改变引起的淋巴循环的改变可能是导致淋巴窦血管转化的原因[64]。这种情况在受邻近实质肿瘤挤压的淋巴结或外科手术后受损的淋巴床是很常见的。淋巴窦的血管转化并发血管瘤提示促血管成长因子具有诱导淋巴增殖及扩张的作用。同样，血管转化样改变也可见于淋巴瘤淋巴结引流区或产生大量细胞因子的炎症情况下。

相反，淋巴结的淋巴管瘤是由扩张的薄壁淋巴管增殖引起的，这种淋巴管有大量类似婴儿囊性淋巴管瘤的纤维素样间质。在这些良性增殖性病变中，大小不一的淋巴间隙中充满了蛋白液及少量淋巴细胞，取替代正常淋巴结结构并且扩展到淋巴结外[65]。

60.4.2 混合性平滑肌血管增殖

在淋巴结，良性平滑肌增殖常见，可能与外部因素有关；最常发生于骨盆、腹股沟及腹部，在这些部位重力作用对于血管及淋巴管的引流可能对其发展起促进作用。它们表现为从淋巴门部呈放射状排列的细胞学温和的病变，平滑肌及血管混合性增殖伴间质硬化的病例诊断为血管平滑肌瘤性错构瘤[65,66]，但当平滑肌成分较多时就叫作平滑肌瘤性错构瘤[67]。在上述这些病变中，间质细胞对SMA、desmmin、vimentin阳性表达不一，但不表达HMB45。

栅栏状肌纤维母细胞瘤（也叫伴有石棉样纤维的出血性梭形细胞肿瘤）是一种主要局限于盆腔淋巴结的类似于良性肌纤维母细胞的增殖性疾病[68,69]。这些肿瘤与周围组织分界较清，由束状增殖的梭形细胞组成。梭形细胞核通常呈局灶栅栏状排列和无细胞星状结构，偶尔伴有钙化或骨化和石棉样胶原纤维（图60.15）。混杂有厚壁血管及周围局灶出血区。Vimentin、SMA（图60.16）、MSA（用HHF35抗体检测）免疫反应及电镜研究显示胞质内的束状微丝支持向平滑肌细胞分化[70]。这种肿瘤的鉴别诊断包括神经鞘瘤，该瘤可有似石棉样胶原，但核呈栅栏状排列更突出，而且S-100阳性。

淋巴管肌瘤病（又叫平滑肌淋巴管肌瘤病）是一种发生在年轻女性、起源于异常平滑肌及畸形血管和淋巴

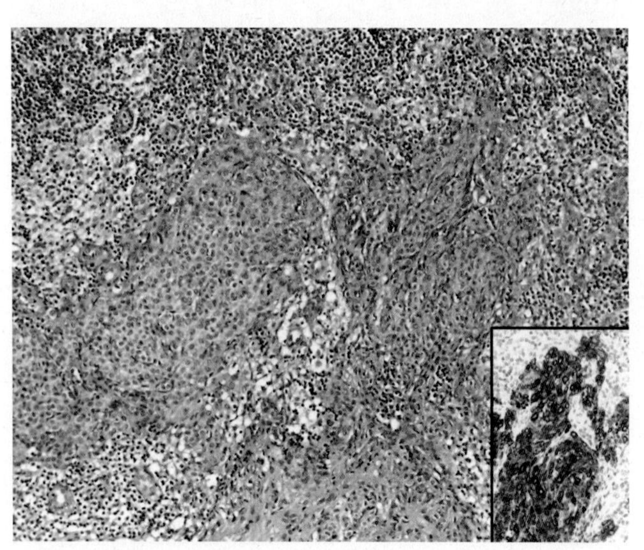

图60.12 淋巴结内痣细胞团。从淋巴结小梁延伸的色素含量不一的痣细胞，Melan A免疫染色弥漫阳性（插图）

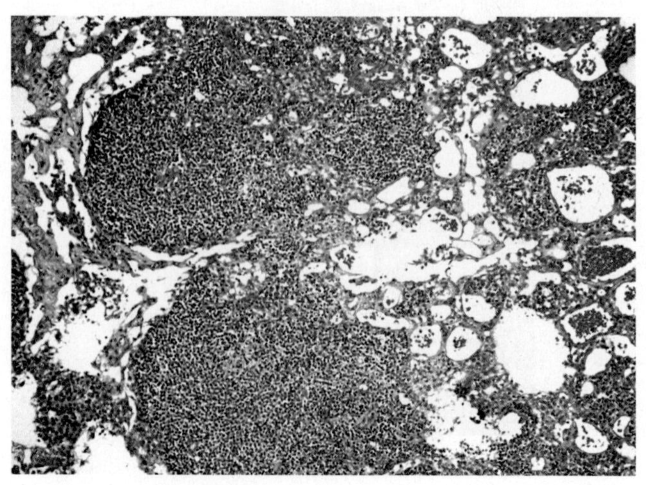

图60.13 淋巴窦血管转化。窦扩张，腔内为纤维素沉积和红细胞

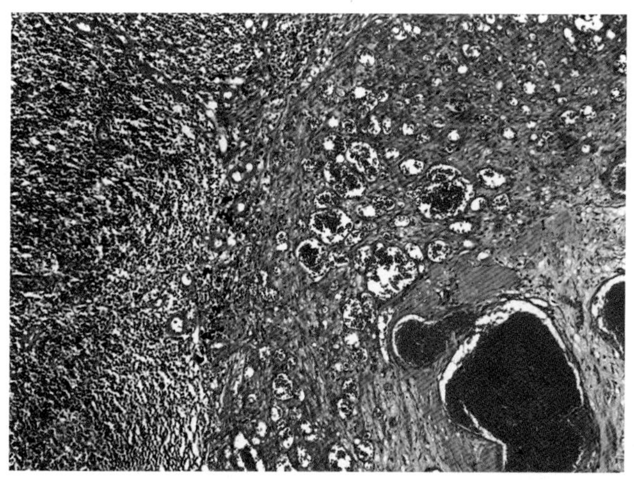

图60.14 淋巴窦血管转化的实性血管瘤样区域。扩张血管构成的富于血管的结节，取代了淋巴结实质。在淋巴结的其他部位见到淋巴窦血管转化的典型表现

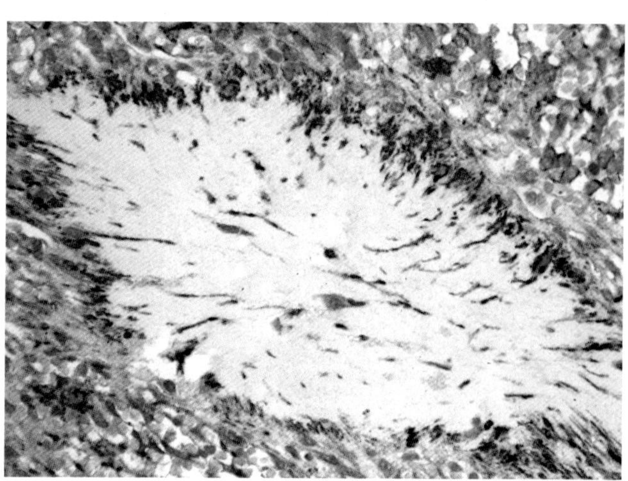

图60.16 栅栏状肌纤维母细胞瘤。表达SMA

管的系统性增殖性疾病。*TSC2*基因的失活与其发生有关，亦与结节性硬化症相关或偶尔发生在患有肾血管平滑肌脂肪瘤的患者。这种疾病的原发部位通常在肺，但淋巴结受累是这种疾病的特征。相互吻合的淋巴管、血管腔隙中存在增殖的肥胖平滑肌细胞，并表达HMB45，有助于该病的诊断[71]。

60.4.3 淋巴结炎性假瘤

发生于淋巴结的致密纤维母细胞及肌纤维母细胞的增殖通常被诊断为炎性假瘤。这种疾病的病理谱系及病因至今还未被完全认识。炎性假瘤的患者有显著的淋巴结增大和明显的全身症状。通过外科切除常可使症状完全消失[72]。

炎性假瘤最初发生于皮质旁区，通常为淋巴结的纤维性小梁中，随后扩展到淋巴滤泡及结外脂肪组织中。有些病例由富于胶原的纤维母细胞间质中的多种急慢性炎症细胞形成（图60.17A）。另一些病例由密集的呈席纹状增殖的肌纤维母细胞组成（图60.17B）。与肝的炎性假瘤不同，病变的结节通常EBV$^-$。

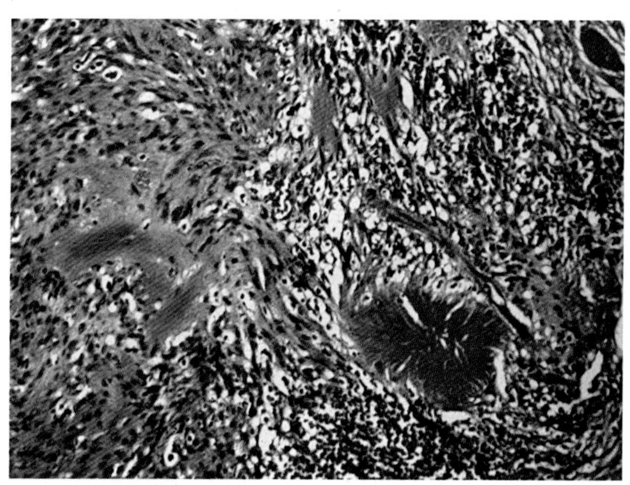

图60.15 栅栏状肌纤维母细胞瘤。在致密的嗜酸性和硬化的石棉样胶原纤维内呈放射状增殖的星状梭形细胞

炎性假瘤的鉴别诊断较广，包括炎性肌纤维母细胞瘤、FDCS、纤维组织细胞反应相关的淋巴组织增殖性疾病，包括HL、T细胞淋巴瘤和分枝杆菌或真菌引起的感染性淋巴结炎。与炎性肌纤维母细胞瘤相比，炎性假瘤不表达ALK[73]。

60.4.4 Kaposi肉瘤（KS）

KS是一种病毒诱导的肿瘤，其特征是伴有不同肌纤维母细胞分化的间质细胞和血管的增殖。KS可以发生在各种临床情况下，包括免疫功能抑制（实质器官移植、HIV感染）和老年人，尤其是地中海及非洲裔老年患者。在这些地理区域中常发生具有一定特征性KS。在非洲，可发生流行性KS的变异型，其发病年龄显示出明显的年轻化。

在取代淋巴结正常结构之前，KS常从淋巴被膜向纤维小梁扩散。KS表现为弯曲的束状、形态温和的梭形细胞，胞质内有PAS阳性特征性透明玻璃样小体（图60.18），混杂有浆细胞、含铁血黄素和红细胞外渗。在少细胞区，筛状血管样结构容易辨认。罕见病例显示沿着滤泡间区向窦浸润扩散，这种方式类似于淋巴窦的血管转化。

人类疱疹病毒 8（HHV8）在KS发病机制中的作用

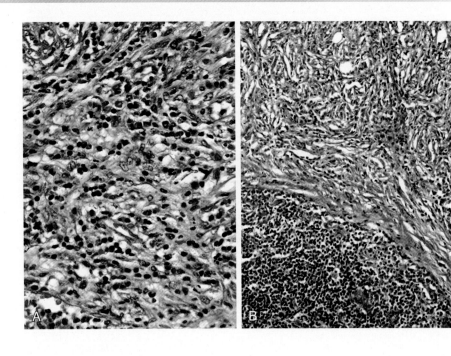

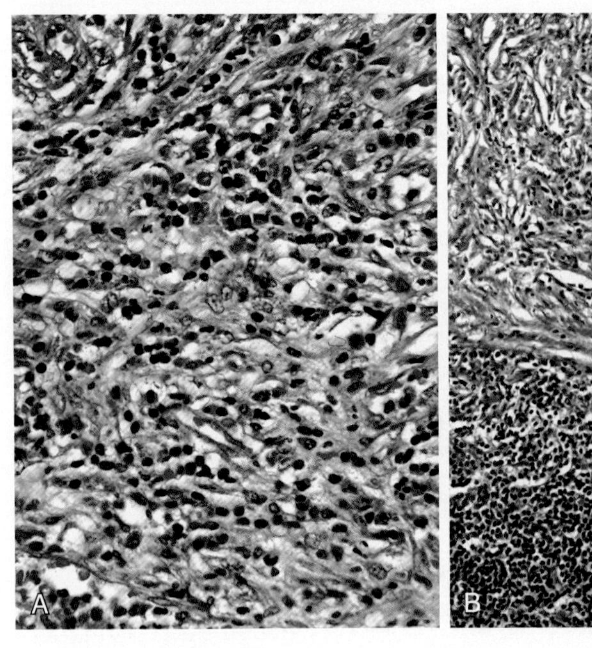

图60.17 淋巴结炎性假瘤。不同形态前已描述，包括富于炎症细胞（A）和其他细胞的病变或梭形细胞病变（B）。富于细胞病变的鉴别诊断包括肌纤维母细胞肉瘤

是毋庸置疑的。HHV8尤其是LANA-1免疫染色有助于对KS的确诊（图60.19）。此外，在另一种HHV8感染相关性疾病——多中心Castleman病（MCD）中，在淋巴结中退化的淋巴滤泡旁常可见到KS变。

60.4.5 血管肿瘤

淋巴结的良性血管瘤可表现出在其他部位可以见到的全部组织学变化。它通常位于淋巴门或髓窦，但也可完全掩盖淋巴结实质。淋巴结内最常见的类型是附有黏液样间质的分叶状毛细血管瘤和海绵状血管瘤（图60.20）。曾有结节样富细胞性血管瘤的病例的报道。偶尔，在淋巴结内也可见到像上皮样血管瘤及血管淋巴组织增殖伴嗜酸性粒细胞增多这类病变。

淋巴结内的上皮样血管内皮瘤通常是转移性肿瘤。其特点为细胞呈片状、结节状或束状，嗜酸性，有小的胞质内空腔的空泡细胞，这些细胞胞质内常含有红细胞，同时有大量的细胞外玻璃样基质（图60.21）。肿瘤细胞表达血管标志物，包括CD31、Ⅷ因子相关蛋白。有上皮样血管内皮瘤病变的淋巴结，常可见到中心坏死及致密的纤维化。梭形细胞血管内皮瘤可是一种独立的组织学形态，但大多情况下是上皮样血管内皮瘤的少数病变组成（图60.22）[74]。

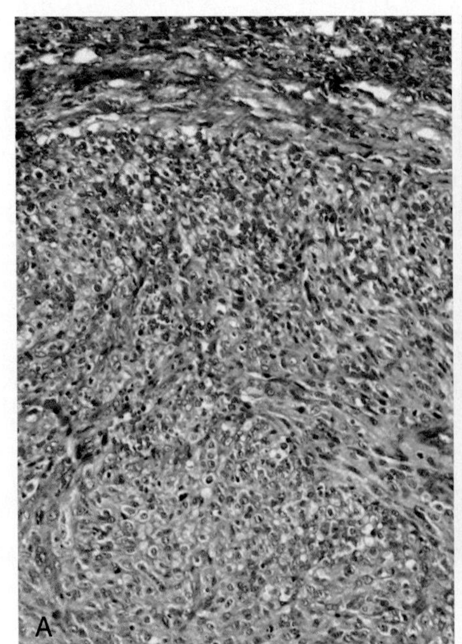

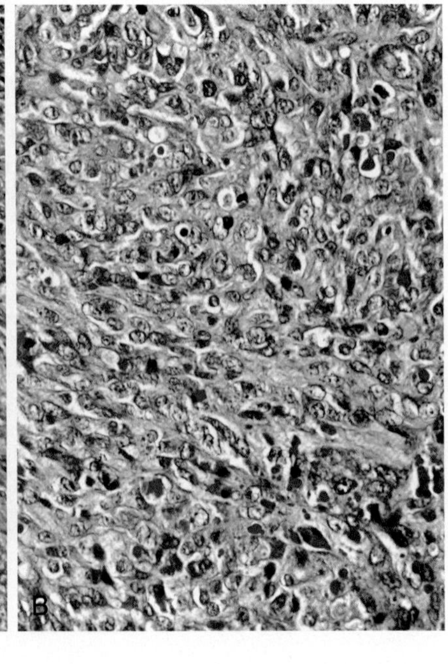

图60.18 淋巴结Kaposi肉瘤（KS）。A. 富于血管的梭形和上皮样细胞增殖，以淋巴结被膜为中心。B. 外渗红细胞和细胞外玻璃样小体是诊断线索

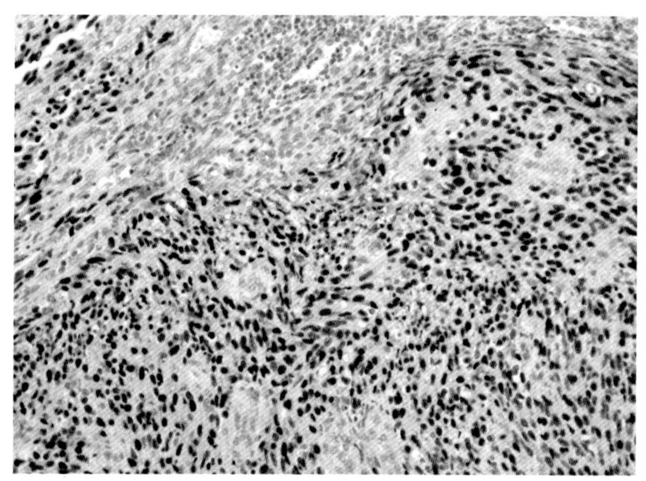

图60.19 **Kaposi肉瘤（KS）人类疱疹病毒（HHV8）感染。**免疫染色，增殖的梭形细胞对HHV8 LANA-1弥漫阳性

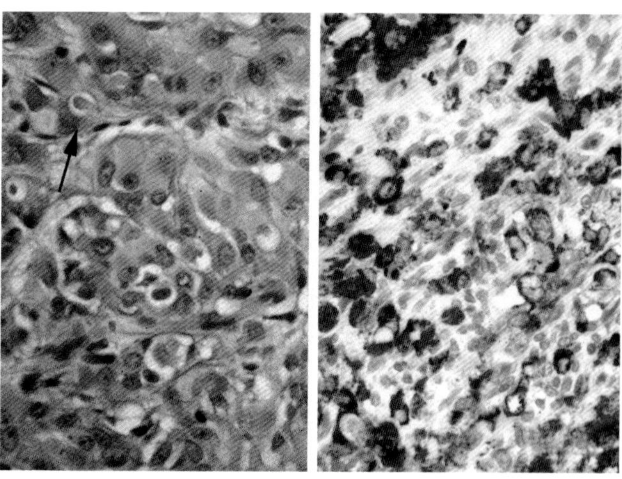

图60.21 **上皮样血管内皮瘤累及淋巴结。**胞质丰富淡粉染的上皮样大细胞具有胞质内空泡（左边，箭头），Ⅷ因子相关蛋白免疫染色阳性（右边）

淋巴结原发性血管肉瘤极其罕见，但转移性肿瘤是存在的。血管肉瘤与低级别血管肿瘤可以通过前者具有显著异型性、核分裂指数高和在血管形成区肿瘤细胞的多层排列来鉴别。肿瘤细胞可呈梭形、上皮样、网状或各种类型混合出现（图60.23）。上皮样血管肉瘤较常见于腹膜后淋巴结（图60.24）。

60.4.6 其他类型的转移性肉瘤

起源于滤泡状树突细胞、交指状树突细胞和纤维母细胞性网状细胞的淋巴结原发肉瘤的内容将在第53章中阐述。

虽然各种不同类型的肉瘤都可转移到淋巴结，但不同类型肉瘤的转移率不同。在成人软组织肉瘤中，横纹肌肉瘤、血管肉瘤和血管内皮瘤最常见淋巴结转移[75,76]，脂肪肉瘤极少转移到淋巴结。在儿童肉瘤中，横纹肌肉瘤及Ewing肉瘤最常转移到淋巴结，在该病的病程中有约10%~15%发生率[77]。节细胞神经母细胞瘤可以转移到淋巴结，尤其是纵隔淋巴结（图60.25）。在骨肿瘤中，软骨肉瘤和骨肉瘤都可转移到局部淋巴结。

60.4.7 骨髓造血成分和肿瘤累及淋巴结

骨髓造血成分在淋巴结中可表现为不同形态。最常见的为纤维性骨髓增殖综合征，这种病变骨髓微环境已不佳。在这些病例中，在淋巴结滤泡间区会出现大量的巨核细胞和其他骨髓成分（图60.26），即髓外造血。

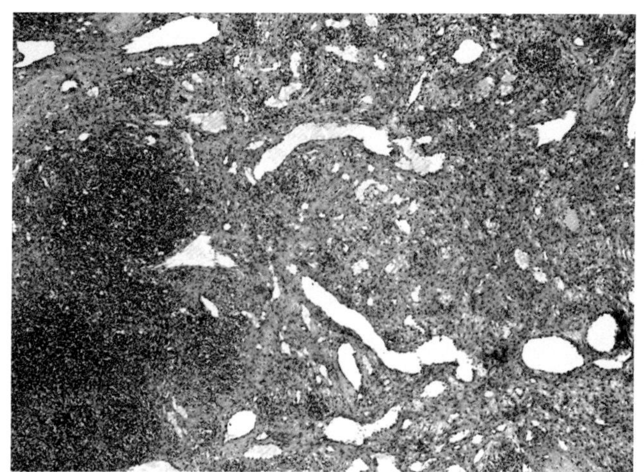

图60.20 **淋巴结内血管瘤。**淋巴结实质被增殖的大小不一和致密硬化的良性的血管所取代

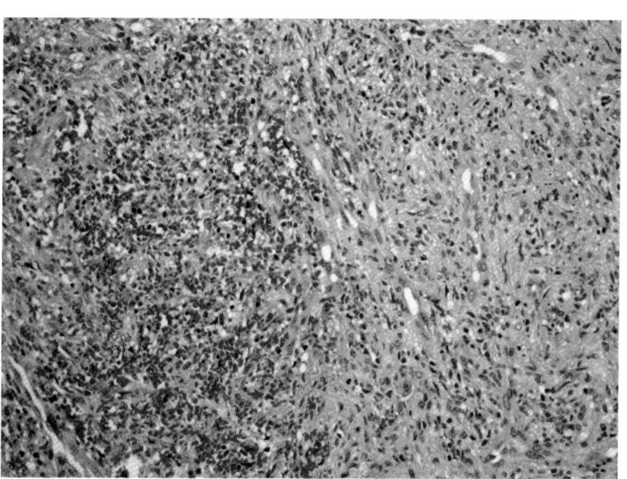

图60.22 **具有梭形和网状生长方式的淋巴结内血管内皮瘤。**常可见到硬化的胶原区和网状血管区混合出现。在上皮样血管内皮瘤内，细胞异型程度和核分裂数目与血管肉瘤相比要低得多

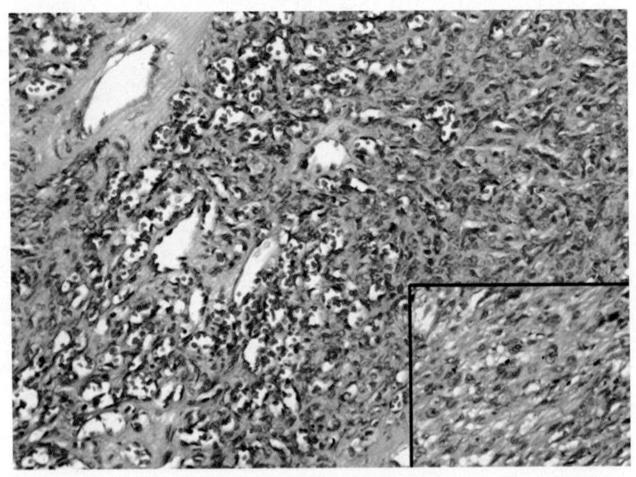

图60.23 血管肉瘤转移至淋巴结。肿瘤可表现为多种不同的形态，常常表现为血管形成区混有丰富的梭形细胞区

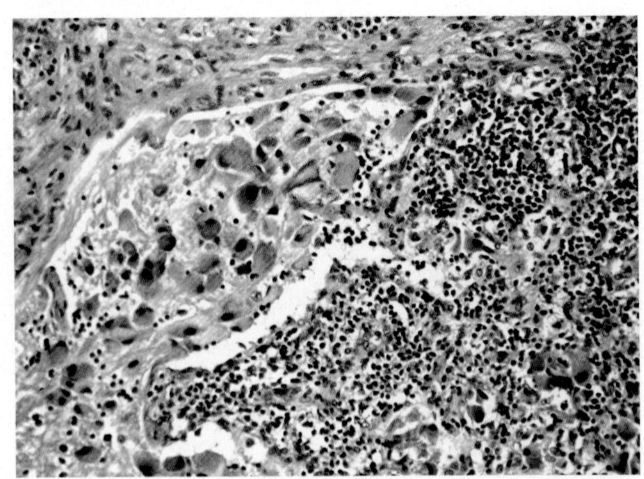

图60.25 转移性节细胞神经母细胞瘤。可见到有颗粒性胞质的梭形肿瘤细胞在窦内浸润。该患者的后纵隔有大肿块

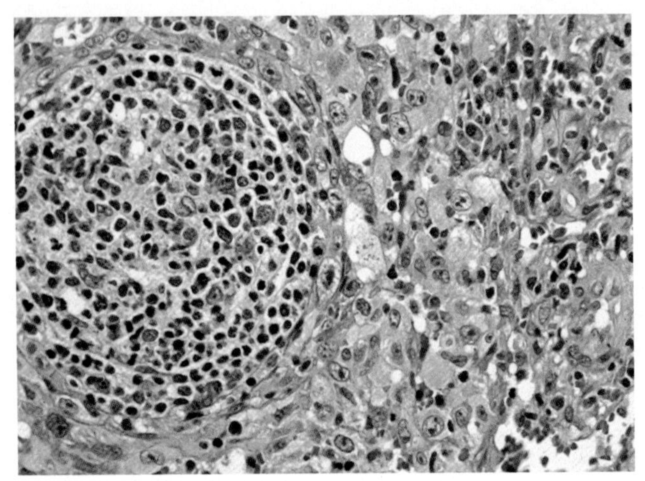

图60.24 上皮样血管肉瘤转移至淋巴结。注意肿瘤细胞呈滤泡间浸润模式

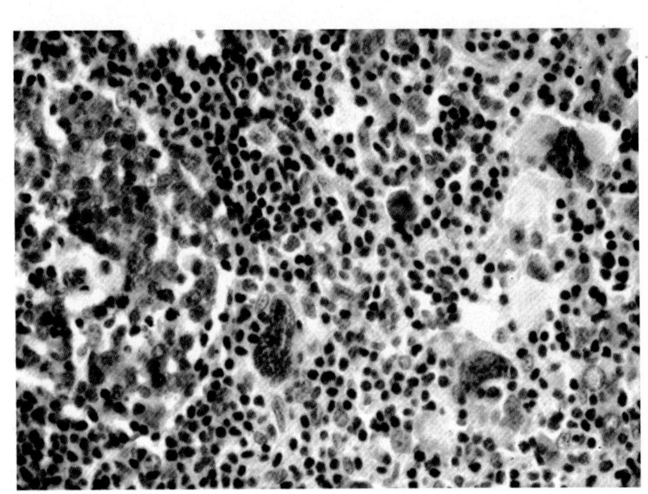

图60.26 淋巴结髓外造血。这是一位慢性骨髓增殖异常综合征（MDS）的患者，巨核细胞和未成熟粒细胞散在分布于滤泡间区

急性白血病可以继发性累及淋巴结，但也可能是疾病的最初检出部位。淋巴母细胞白血病（ALL）累及淋巴结时，类似淋巴母细胞淋巴瘤（LBL），在第41章讨论。淋巴瘤的早期播散可有滤泡间的表现。急性髓系白血病（AML）累及淋巴结（即粒细胞肉瘤、髓外髓系肿瘤和髓系肉瘤）在第45章讨论。AML的滤泡间细胞浸润方式（图60.27）和细胞学特点（印片最明显，图60.28）都是正确诊断的线索。在常规免疫染色中加入CD45能检测到绝大多数肿瘤细胞，但在少数亚型可能阴性。其他染色如MPO、溶菌酶、CD34、CD68及CD117对诊断都很有用。

肥大细胞疾病（MCD）累及淋巴结在第48章讨论，淋巴结中的肥大细胞肿瘤常有血管周纤维及嗜酸性粒细胞——两条正确诊断的线索。低级别肿瘤有类似于淋巴结边缘区淋巴瘤（MZL）的丰富淡染胞质。高级别肿瘤与其他低分化肿瘤则很难鉴别。特殊染色如Giemsa或甲苯胺蓝染色及免疫染色（如Tryptase、CD117）对确诊有帮助。

Langerhans细胞组织细胞增生症（LCH）在淋巴结中相对比较常见，在第52章中讨论。罕见情况是这些肿瘤有时类似于低分化非造血系统肿瘤，在第一轮免疫染色阴性后要考虑本病。肿瘤细胞对CD1a和S-100蛋白免疫染色表达呈强而一致的阳性，有助于区分其他组织细胞增殖性疾病，后者为阴性或仅有局灶阳性。

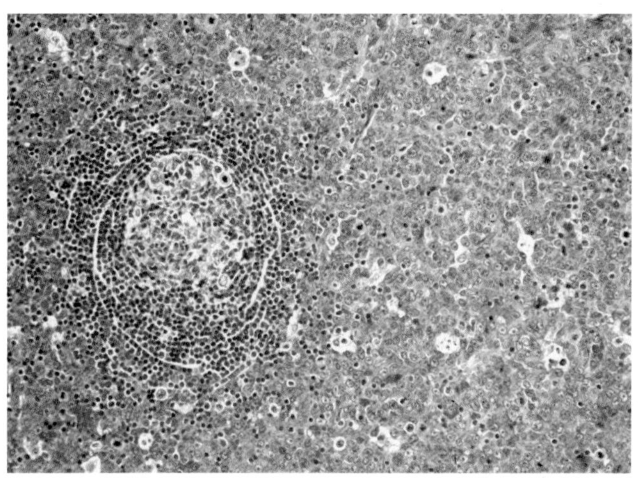

图60.27 淋巴结急性髓系白血病（AML）。增殖的肿瘤性未成熟髓系细胞在滤泡间区扩张

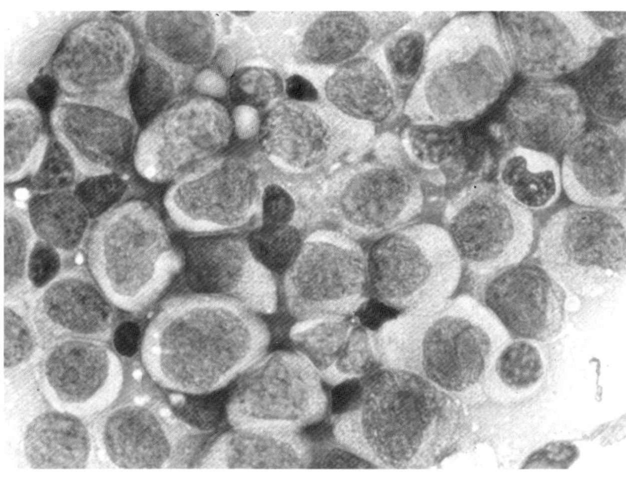

图60.28 淋巴结急性髓系白血病（AML）。印片显示未成熟髓系单核细胞

60.5 精华和陷阱

- 淋巴结的部位常常是确定转移癌原发部位的最有帮助的线索。如隐匿性鼻咽癌常转移到颈部淋巴结。
- 当遇见淋巴结转移性低分化梭形细胞肿瘤时，应考虑肉瘤样癌。
- 间变性大细胞淋巴瘤（ALCL）有多种表型，可能丢失几乎所有淋巴系相关的标志物，在排除淋巴结大细胞恶性肿瘤之前要进行CD30免疫标记。
- 滤泡树突细胞（FDC）肿瘤常表现为与其他肿瘤相似的上皮样或间变性形态学。由于FDC常呈部分分化，推荐使用一组FDC标志物（CD21、CD23、CD35）。残存的淋巴组织内可见到异型FDC细胞殖入淋巴滤泡。

（吴梅娟 译）

参考文献

1. Devaney SL, Ferlito A, Rinaldo A, Devaney KO. Pathologic detection of occult metastases in regional lymph nodes in patients with head and neck cancer. *Acta Otolaryngol*. 2000;120:344-349.
2. Grau C, Johansen LV, Jakobsen J, et al. Cervical lymph node metastases from unknown primary tumours. Results from a national survey by the Danish Society for Head and Neck Oncology. *Radiother Oncol*. 2000;55:121-129.
3. Nasuti JF, Mehrotra R, Gupta PK. Diagnostic value of fine-needle aspiration in supraclavicular lymphadenopathy: a study of 106 patients and review of literature. *Diagn Cytopathol*. 2001;25:351-355.
4. Cervin JR, Silverman JF, Loggie BW, Geisinger KR. Virchow's node revisited. Analysis with clinicopathologic correlation of 152 fine-needle aspiration biopsies of supraclavicular lymph nodes. *Arch Pathol Lab Med*. 1995;119:727-730.
5. Hess KR, Varadhachary GR, Taylor SH, et al. Metastatic patterns in adenocarcinoma. *Cancer*. 2006;106:1624-1633.
6. Rosen PP, Kimmel M. Occult breast carcinoma presenting with axillary lymph node metastases: a follow-up study of 48 patients. *Hum Pathol*. 1990;21:518-523.
7. Guarischi A, Keane TJ, Elhakim T. Metastatic inguinal nodes from an unknown primary neoplasm. A review of 56 cases. *Cancer*. 1987;59:572-577.
8. Hendry WF, Norman AR, Dearnaley DP, et al. Metastatic nonseminomatous germ cell tumors of the testis: results of elective and salvage surgery for patients with residual retroperitoneal masses. *Cancer*. 2002;94:1668-1676.
9. Park SY, Kim BH, Kim JH, et al. Panels of immunohistochemical markers help determine primary sites of metastatic adenocarcinoma. *Arch Pathol Lab Med*. 2007;131:1561-1567.
10. Morrison C, Marsh W Jr, Frankel WL. A comparison of CD10 to pCEA, MOC-31, and hepatocyte for the distinction of malignant tumors in the liver. *Mod Pathol*. 2002;15:1279-1287.
11. Yaziji H, Gown AM. Immunohistochemical analysis of gynecologic tumors. *Int J Gynecol Pathol*. 2001;20:64-78.
12. Chu PG, Arber DA, Weiss LM. Expression of T/NK-cell and plasma cell antigens in nonhematopoietic epithelioid neoplasms: an immunohistochemical study of 447 cases. *Am J Clin Pathol*. 2003;120:64-70.
13. Durkop H, Foss HD, Eitelbach F, et al. Expression of the CD30 antigen in non-lymphoid tissues and cells. *J Pathol*. 2000;190:613-618.
14. Nandedkar MA, Palazzo J, Abbondanzo SL, et al. CD45 (leukocyte common antigen) immunoreactivity in metastatic undifferentiated and neuroendocrine carcinoma: a potential diagnostic pitfall. *Mod Pathol*. 1998;11:1204-1210.
15. Shin JS, Stopyra GA, Warhol MJ, Multhaupt HA. Plasmacytoma with aberrant expression of myeloid markers, T-cell markers, and cytokeratin. *J Histochem Cytochem*. 2001;49:791-792.
16. Varadhachary GR, Abbruzzese JL, Lenzi R. Diagnostic strategies for unknown primary cancer. *Cancer*. 2004;100:1776-1785.
17. Chu P, Wu E, Weiss LM. Cytokeratin 7 and cytokeratin 20 expression in epithelial neoplasms: a survey of 435 cases. *Mod Pathol*. 2000;13:962-972.
18. Wang NP, Zee S, Zarbo RJ, et al. Coordinate expression of cytokeratins 7 and 20 defines unique subsets of carcinomas. *Appl Immunohistochem*. 1995;3:99-107.
19. Dennis JL, Hvidsten TR, Wit EC, et al. Markers of adenocarcinoma characteristic of the site of origin: development of a diagnostic algorithm. *Clin Cancer Res*. 2005;11:3766-3772.
20. Tsuji M, Kashihara T, Terada N, Mori H. An immunohistochemical study of hepatic atypical adenomatous hyperplasia, hepatocellular carcinoma, and cholangiocarcinoma with alpha-fetoprotein, carcinoembryonic antigen, CA19-9, epithelial membrane antigen, and cytokeratins 18 and 19. *Pathol Int*. 1999;49:310-317.
21. Adams H, Schmid P, Dirnhofer S, Tzankov A. Cytokeratin expression in hematological neoplasms: a tissue microarray study on 866 lymphoma and leukemia cases. *Pathol Res Pract*. 2008;204:569-573.
22. Ozdemirli M, Fanburg-Smith JC, Hartmann DP, et al. Precursor B-lymphoblastic lymphoma presenting as a solitary bone tumor and mimicking Ewing's sarcoma: a report of four cases and review of the literature. *Am J Surg Pathol*. 1998;22:795-804.
23. Brown RW, Campagna LB, Dunn JK, Cagle PT. Immunohistochemical identification of tumor markers in metastatic adenocarcinoma. A diagnostic adjunct in the determination of primary site. *Am J Clin Pathol*. 1997;107:12-19.
24. Dumur CI, Lyons-Weiler M, Sciulli C, et al. Interlaboratory performance of a microarray-based gene expression test to determine tissue of origin in poorly differentiated and undifferentiated cancers. *J Mol Diagn*. 2008;10:67-77.
25. Talantov D, Baden J, Jatkoe T, et al. A quantitative reverse transcriptase-polymerase chain reaction assay to identify metastatic carcinoma tissue of origin. *J Mol Diagn*. 2006;8:320-329.
26. Ma XJ, Patel R, Wang X, et al. Molecular classification of human cancers using a 92-gene real-time quantitative polymerase chain reaction assay. *Arch Pathol Lab Med*. 2006;130:465-473.
27. Varadhachary GR, Talantov D, Raber MN, et al. Molecular profiling of carcinoma of unknown primary and correlation with clinical evaluation. *J Clin Oncol*. 2008;26:4442-4448.
28. Zarate-Osorno A, Jaffe ES, Medeiros LJ. Metastatic nasopharyngeal carcinoma initially presenting as cervical lymphadenopathy. A report of two cases that resembled Hodgkin's disease. *Arch Pathol Lab Med*. 1992;116:862-865.
29. Kim T, Giuliano AE, Lyman GH. Lymphatic mapping and sentinel lymph node biopsy in early-stage breast carcinoma: a metaanalysis. *Cancer*. 2006;106:4-16.
30. Warner RE, Quinn MJ, Hruby G, et al. Management of Merkel cell carcinoma: the roles of lymphoscintigraphy, sentinel lymph node biopsy and adjuvant radiotherapy. *Ann Surg Oncol*. 2008;15:2509-2518.
31. Bembenek A, String A, Gretschel S, Schlag PM. Technique and clinical consequences of sentinel lymph node biopsy in colorectal cancer. *Surg Oncol*. 2008;17:183-193.
32. Intenzo CM, Kim SM, Patel JI, et al. Lymphoscintigraphy in cutaneous melanoma: a total body atlas of sentinel node mapping. *Radiographics*. 2002;22:491-502.

33. Prichard RS, Hill AD, Skehan SJ, O'Higgins NJ. Positron emission tomography for staging and management of malignant melanoma. *Br J Surg*. 2002;89:389-396.
34. Lawrence WD. ADASP recommendations for processing and reporting of lymph node specimens submitted for evaluation of metastatic disease. *Virchows Arch*. 2001;439:601-603.
35. McMahon J, Hruby G, O'Brien CJ, et al. Neck dissection and ipsilateral radiotherapy in the management of cervical metastatic carcinoma from an unknown primary. *Aust N Z J Surg*. 2000;70:263-268.
36. Prieto VG, Clark SH. Processing of sentinel lymph nodes for detection of metastatic melanoma. *Ann Diagn Pathol*. 2002;6:257-264.
37. Rousseau DL Jr, Gershenwald JE. The new staging system for cutaneous melanoma in the era of lymphatic mapping. *Semin Oncol*. 2004;31:415-425.
38. McMasters KM, Wong SL, Edwards MJ, et al. Frequency of nonsentinel lymph node metastasis in melanoma. *Ann Surg Oncol*. 2002;9:137-141.
39. van Akkooi AC, Bouwhuis MG, de Wilt JH, et al. Multivariable analysis comparing outcome after sentinel node biopsy or therapeutic lymph node dissection in patients with melanoma. *Br J Surg*. 2007;94:1293-1299.
40. Gershenwald JE, Andtbacka RH, Prieto VG, et al. Microscopic tumor burden in sentinel lymph nodes predicts synchronous nonsentinel lymph node involvement in patients with melanoma. *J Clin Oncol*. 2008;26:4296-4303.
41. Scolyer RA, Murali R, Satzger I, Thompson JF. The detection and significance of melanoma micrometastases in sentinel nodes. *Surg Oncol*. 2008;17:165-174.
42. Cochran AJ, Wen DR, Huang RR, et al. Prediction of metastatic melanoma in nonsentinel nodes and clinical outcome based on the primary melanoma and the sentinel node. *Mod Pathol*. 2004;17:747-755.
43. Pidhorecky I, Lee RJ, Proulx G, et al. Risk factors for nodal recurrence after lymphadenectomy for melanoma. *Ann Surg Oncol*. 2001;8:109-115.
44. Abrahamsen HN, Sorensen BS, Nexo E, et al. Pathologic assessment of melanoma sentinel nodes: a role for molecular analysis using quantitative real-time reverse transcription-PCR for MART-1 and tyrosinase messenger RNA. *Clin Cancer Res*. 2005;11:1425-1433.
45. Riber-Hansen R, Abrahamsen HN, Sorensen BS, et al. Quantitative real-time RT-PCR in sentinel lymph nodes from melanoma patients. Detection of melanocytic mRNA predicts disease-free survival. *APMIS*. 2008;116:199-205.
46. Satzger I, Volker B, Meier A, et al. Criteria in sentinel lymph nodes of melanoma patients that predict involvement of nonsentinel lymph nodes. *Ann Surg Oncol*. 2008;15:1723-1732.
47. Cook MG, Green MA, Anderson B, et al. The development of optimal pathological assessment of sentinel lymph nodes for melanoma. *J Pathol*. 2003;200:314-319.
48. Boi S, Cristofolini P, Togni R, et al. Detection of nodal micrometastases using immunohistochemistry and PCR in melanoma of the arm and trunk. *Melanoma Res*. 2002;12:147-153.
49. Hochberg M, Lotem M, Gimon Z, et al. Expression of tyrosinase, MIA and MART-1 in sentinel lymph nodes of patients with malignant melanoma. *Br J Dermatol*. 2002;146:244-249.
50. Brennick JB, Yan S. False-positive cells in sentinel lymph nodes. *Semin Diagn Pathol*. 2008;25:116-119.
51. Karim RZ, Scolyer RA, Li W, et al. False negative sentinel lymph node biopsies in melanoma may result from deficiencies in nuclear medicine, surgery, or pathology. *Ann Surg*. 2008;247:1003-1010.
52. Kempson RL. Consultation case: benign glandular inclusions in iliac lymph nodes. *Am J Surg Pathol*. 1978;2:321-325.
53. Horn LC, Bilek K. Frequency and histogenesis of pelvic retroperitoneal lymph node inclusions of the female genital tract. An immunohistochemical study of 34 cases. *Pathol Res Pract*. 1995;191:991-996.
54. Moore WF, Bentley RC, Berchuck A, Robboy SJ. Some mullerian inclusion cysts in lymph nodes may sometimes be metastases from serous borderline tumors of the ovary. *Am J Surg Pathol*. 2000;24:710-718.
55. Insabato L, Pettinato G. Endometriosis of the bowel with lymph node involvement. A report of three cases and review of the literature. *Pathol Res Pract*. 1996;192:957-961; discussion 962.
56. Fechner RE. Mammary carcinoma arising in benign axillary epithelial lymph node inclusions. *Histopathology*. 1989;14:328-329.
57. Brooks JS, LiVolsi VA, Pietra GG. Mesothelial cell inclusions in mediastinal lymph nodes mimicking metastatic carcinoma. *Am J Clin Pathol*. 1990;93:741-748.
58. Carson KF, Wen DR, Li PX, et al. Nodal nevi and cutaneous melanomas. *Am J Surg Pathol*. 1996;20:834-840.
59. Fontaine D, Parkhill W, Greer W, Walsh N. Nevus cells in lymph nodes: an association with congenital cutaneous nevi. *Am J Dermatopathol*. 2002;24:1-5.
60. Biddle DA, Evans HL, Kemp BL, et al. Intraparenchymal nevus cell aggregates in lymph nodes: a possible diagnostic pitfall with malignant melanoma and carcinoma. *Am J Surg Pathol*. 2003;27:673-681.
61. Shih L, Hawkins DB. Recurrent postauricular blue nevus with lymph node involvement. *Otolaryngol Head Neck Surg*. 1987;97:491-494.
62. Epstein JI, Erlandson RA, Rosen PP. Nodal blue nevi. A study of three cases. *Am J Surg Pathol*. 1984;8:907-915.
63. Tsang WY, Chan JK, Dorfman RF, Rosai J. Vasoproliferative lesions of the lymph node. *Pathol Annu*. 1994;29:63-133.
64. Witte CL, Witte MH. Disorders of lymph flow. *Acad Radiol*. 1995;2:324-334.
65. Chan JK, Frizzera G, Fletcher CD, Rosai J. Primary vascular tumors of lymph nodes other than Kaposi's sarcoma. Analysis of 39 cases and delineation of two new entities. *Am J Surg Pathol*. 1992;16:335-350.
66. Mauro CS, McGough RL 3rd, Rao UN. Angiomyomatous hamartoma of a popliteal lymph node: an unusual cause of posterior knee pain. *Ann Diagn Pathol*. 2008;12:372-374.
67. Tsang WY, Chan JK. Primary leiomyomatosis of lymph node or nodal lymphangiomyoma? *Histopathology*. 1993;23:393-394.
68. Nguyen T, Eltorky MA. Intranodal palisaded myofibroblastoma. *Arch Pathol Lab Med*. 2007;131:306-310.
69. Suster S, Rosai J. Intranodal hemorrhagic spindle-cell tumor with "amianthoid" fibers. Report of six cases of a distinctive mesenchymal neoplasm of the inguinal region that simulates Kaposi's sarcoma. *Am J Surg Pathol*. 1989;13:347-357.
70. Hisaoka M, Hashiomoto H, Daimaru Y. Intranodal palisaded myofibroblastoma with so-called amianthoid fibers: a report of two cases with a review of the literature. *Pathol Int*. 1998;48:307-312.
71. Kumasaka T, Seyama K, Mitani K, et al. Lymphangiogenesis-mediated shedding of LAM cell clusters as a mechanism for dissemination in lymphangioleiomyomatosis. *Am J Surg Pathol*. 2005;29:1356-1366.
72. Moran CA, Suster S, Abbondanzo SL. Inflammatory pseudotumor of lymph nodes: a study of 25 cases with emphasis on morphological heterogeneity. *Hum Pathol*. 1997;28:332-338.
73. Kutok JL, Pinkus GS, Dorfman DM, Fletcher CD. Inflammatory pseudotumor of lymph node and spleen: an entity biologically distinct from inflammatory myofibroblastic tumor. *Hum Pathol*. 2001;32:1382-1387.
74. Napaki S, Stirling JW. Spindle and epithelioid (histiocytoid) haemangioendothelioma of cervical lymph nodes. *Pathology*. 2004;36:587-589.
75. Loya AC, Prayaga AK, Arora A, et al. Lymph node metastasis of soft tissue tumors: a cytomorphologic study. *Acta Cytol*. 2007;51:153-160.
76. Behranwala KA, A'Hern R, Omar AM, Thomas JM. Prognosis of lymph node metastasis in soft tissue sarcoma. *Ann Surg Oncol*. 2004;11:714-719.
77. Lawrence W Jr, Hays DM, Heyn R, et al. Lymphatic metastases with childhood rhabdomyosarcoma. A report from the Intergroup Rhabdomyosarcoma Study. *Cancer*. 1987;60:910-915.

第61章

脾的正常结构、肿瘤与非肿瘤性病变

Attilio Orazi, Dennis P. O'Malley

章节目录

脾原发的造血组织恶性肿瘤少见，大部分脾病变是其他部位原发并继发累及脾所致。大多数情况下，病理医师的任务是证实已知的或可疑的诊断，并排除明确的病变。诊断脾病变的关键是仔细观察器官的大体表现和组织固定理想。脾富含血液，病理切片务必要薄。另外，脾门淋巴结也要单独分离固定。有价值的临床信息对低级别B细胞淋巴瘤的诊断尤其重要。获取足够的临床信息对累及脾的特征性疾病的诊断至关重要。

本章将全面介绍血液病理医师在诊断脾病变时所遇到的各种问题。本章概括介绍不同类型脾病变的特征和诊断原则。为避免重复，免疫组化染色、细胞遗传学和分子遗传学仅做适当简要介绍。

61.1 正常脾形态结构

正确认识脾结构和功能可以帮助分析脾受累病变的特征[1-9]。脾在结构和功能上包含两个不同的区域（表61.1）。脾淋巴组织，即白髓，大体上为均匀分布的白色结节，白髓与脾的动脉循环密切相关。中央动脉起自位于纤维小梁的小梁动脉，周围包绕着圆柱形的淋巴细胞套称为动脉周围淋巴鞘。动脉周围淋巴鞘包含混合的B和T细胞，以CD4$^+$T细胞为主。偶见脾淋巴滤泡（Malpighian小结）由动脉周围淋巴鞘产生[5,6]。脾白髓的形态往往随着人体年龄和机能的变化而变化（如抗原刺激）。婴幼儿、衰老和免疫耐受成人的脾白髓呈未活化或低增殖性状态，为看不见生发中心的初级淋巴滤泡。免疫活化状态下，脾淋巴滤泡表现为三个区[7-9]：生发中心、套区和边缘区。生发中心与淋巴结的生发中心结构相似；外围绕套区；套区外围绕的边缘区是红髓与白髓之间最表面的细胞层，包括B细胞和T细胞[4]，是捕获与处理抗原的部位（图61.1）。

脾红髓由脾血窦和Billroth索（脾索）构成，脾索由脾巨噬细胞、散在脾索毛细血管、静脉和间质细胞构成。所有这些细胞连接在一起，与相对稀疏的细胞外基质构成特征性红髓结构[10-12]。脾的重要功能之一，即对由脾血窦参与完成的外周血滤过作用。血窦内衬细胞又称为岸细胞，具有很长的胞质突起，互相重叠或连接在一起，但无紧密连接，所以循环血细胞能够通过内皮细胞间空隙，进入脾血窦和静脉系统之前通过脾索，再回到循环血液。循环血细胞进入脾窦和随后穿过脾索的能力取决于细胞可塑性。无变形能力的细胞很难进入脾窦，在脾索酸性、缺氧环境中被破坏[2,13]。

红髓中CD8$^+$T小淋巴细胞占优势，生发中心和脾动脉周围淋巴鞘不出现或很难出现这些细胞。γ/δ T细胞也存在于红髓。分泌Ig的B细胞分布与淋巴结相当。套区B细胞表达表面Ig，包括IgM和IgD。边缘区B细胞主要表达IgM，只有一小部分表达IgD。套区和边缘区的细胞均缺乏表达IgG。IgG仅限于红髓散在细胞表达，红髓也有极少量表达IgA的细胞。红髓含有较多单核-巨噬细胞，而白髓中则较少。红髓中也有散在分布的NK细胞，以及粒细胞、单核细胞和暂时通过红髓循环的淋巴细胞。

表61.1 正常脾形态结构

分部	成分	描述
白髓	滤泡	
	初级	由套细胞型B细胞构成的小结节（见下文）
	次级	由不规则形小B细胞和大的转化淋巴细胞，以及混杂其中的树突细胞和巨噬细胞混合构成
	套区	围绕生发中心；主要由细胞核圆形到不规则形、染色质深染和胞质少的小B细胞构成
	动脉周围淋巴鞘	主要由小T细胞构成，淋巴鞘围绕小动脉和动脉周围；其他还包括大的转化淋巴细胞、NK细胞、浆细胞和B细胞
红髓	髓窦	具有吞噬细胞功能的内皮细胞呈线状分布；缺乏连续的基底膜
	髓索	位于髓窦之间；由细胞外间隙和髓索巨噬细胞构成
支持间质	被膜和小梁间隔	由细胞稀少的致密纤维组织构成，反应性病变或慢性疾病时增厚

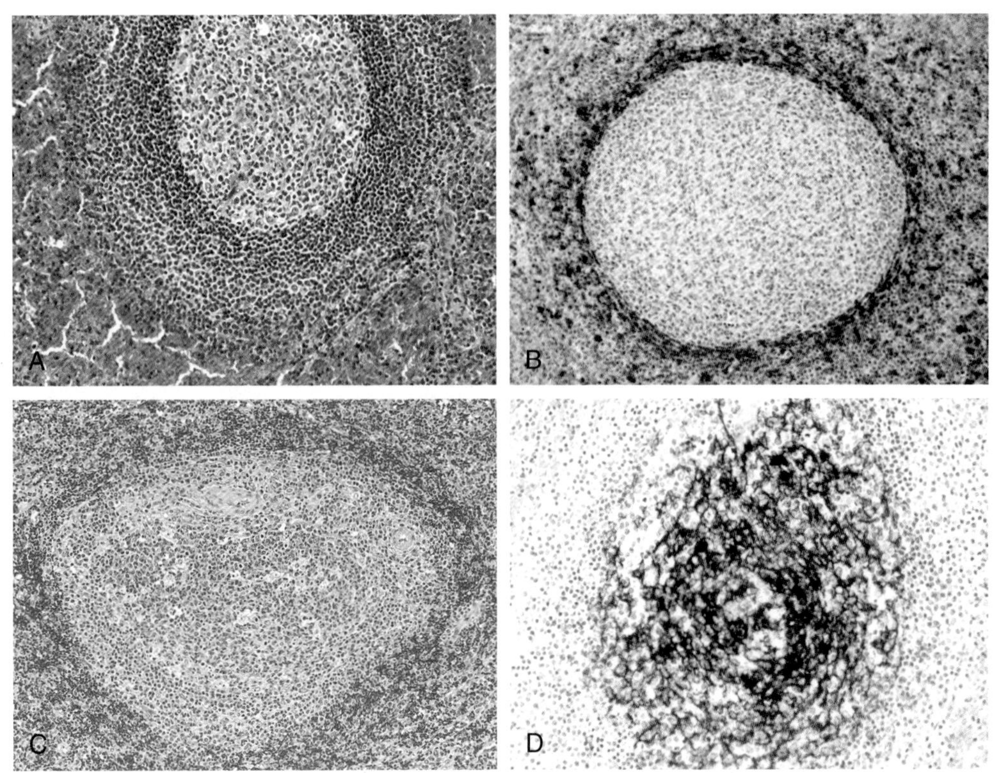

图61.1 **脾淋巴滤泡。**A. 脾淋巴滤泡显示三个分区的特点：生发中心、套区和清晰的边缘区；B. DBA.44免疫染色勾画出套区细胞，滤泡生发中心细胞呈阴性，而边缘区细胞以阴性为主罕见阳性。C. 增生滤泡的套区和边缘区不明显。D. CD21免疫染色显示生发中心滤泡树突细胞网

61.2 大体检查

最初评估脾应该包括脾的大体检查。脾受累及的大体表现主要有三种形式：白髓累及、红髓累及和多灶性病变（表61.2）。

61.2.1 弥漫性脾大

61.2.1.1 白髓受累

大多数脾淋巴组织增殖性病变表现为小结节模式，可以是淋巴组织的异常扩大（如淋巴滤泡和动脉周围淋巴鞘）。大体上，切面可见多个白色小结节，偶尔表现为粟粒样模式。这种模式常见于小B淋巴细胞肿瘤累及脾。有时结节融合，或表现为较大的优势肿块。累及白髓的淋巴瘤非常类似于淋巴瘤累及淋巴结的模式，这些淋巴瘤主要为B细胞肿瘤，包括经典型霍奇金淋巴瘤（CHL）、结节性淋巴细胞为主型霍奇金淋巴瘤（NLPHL）和非霍奇金淋巴瘤（NHL）。

61.2.1.2 红髓受累

红髓受累显示不同的大体表现。通常表现为红髓扩大，脾呈均质状红色或“牛肉样”外观。正常白髓结节消失或不见。显微镜下，白髓萎缩或被扩大的红髓挤压。累及红髓的肿瘤包括髓系和淋巴系白血病，髓系增殖性疾病和多种非造血组织肿瘤。总体而言，循环血液中含有大量肿瘤细胞的疾病〔（如慢性淋巴细胞白血病（CLL）、大颗粒淋巴细胞白血病（LGLL）、毛细胞白血病（HCL）和急性白血病〕主要累及脾红髓。然而，一些淋巴瘤〔如肝脾T细胞淋巴瘤（HSTCL）、血管内大B细胞淋巴瘤（IVLBCL）以及其他未定类淋巴组织肿瘤）〕也累及红髓。

61.2.2 灶性脾病变

一些良性和恶性增殖性病变在脾呈现灶性病变，而不形成白髓或红髓的弥漫性病变，包括累及血管、间叶和淋巴造血成分的病变。

61.2.3 脾破裂

脾病理性破裂可见于多种造血组织疾病，包括良性和恶性[5]。脾自发性破裂总是应当进行脾病理检查，因为不同的感染原（尤其是传染性单核细胞增生症，IM）具有明显不同的形态学表现，足以推测诊断或提示进一步血清学检查。其他病因（如贮积病）也有特征性表

表61.2 脾病理学的累及模式

模式	红髓为主		白髓为主	
	肿瘤性	非肿瘤性	肿瘤性	非肿瘤性
弥漫性	HCL和HCLv 脾弥漫红髓小B细胞淋巴瘤 肝脾T细胞淋巴瘤LGLL 急性白血病 MPN，其他髓系肿瘤 CLL/SLL（罕见） LPL（罕见）	溶血性贫血 非特异性淤血 髓外造血 贮积病 细胞因子效应 HPS	小B细胞淋巴瘤（CLL/SLL，LPL，SMZL，MCL） 外周T细胞淋巴瘤	增生
灶性*或变异	霍奇金淋巴瘤 DLBCL T-PLL 滤泡树突细胞肿瘤 其他树突细胞肿瘤 肥大细胞疾病 血管性肿瘤† 转移性肿瘤	—	—	炎性假瘤 错构瘤 囊肿 紫癜

注：CLL/SLL，慢性淋巴细胞白血病/小淋巴细胞淋巴瘤；DLBCL，弥漫大B细胞淋巴瘤；HCL，毛细胞白血病；HCLv，毛细胞白血病变异型；HPS，噬血细胞综合征；LGLL，大颗粒淋巴细胞白血病/淋巴瘤；LPL，淋巴浆细胞白血病/淋巴瘤；MCL，套细胞淋巴瘤；MPN，骨髓增殖性肿瘤；SMZL，脾边缘区淋巴瘤；T-PLL，T细胞幼淋巴细胞白血病。

*，灶性病变有重叠，白髓和红髓均可受累，这时区分比较武断。

†，系统性血管瘤病和一些窦岸细胞血管瘤可见弥漫性累及。

现。造血组织恶性肿瘤以原发性脾破裂为首发症状者罕见，但据报道低级别与高级别淋巴瘤均可发生。急慢性骨髓增殖性疾病和极少数淋巴母细胞白血病（ALL）也可能表现为脾破裂。与脾破裂有关的非造血组织病变包括囊肿、梗死、血管病变或肿瘤，以及转移性肿瘤。

61.3 脾淋巴组织增生

累及脾白髓或红髓的多种反应性病变可能类似造血组织恶性病变（简表61.1）。滤泡反应性增生伴生发中心形成，容易辨认为良性（图61.1）[2]。但有时滤泡增生必须与滤泡性淋巴瘤（FL）鉴别。保持极向的脾滤泡内发现可染小体巨噬细胞、多种淋巴细胞成分并存，这些特征支持反应性增生。局灶性（结节状）反应性淋巴组织增生是一种罕见病变，很像淋巴瘤。结节状增生的区域与邻近正常脾明显不同，易怀疑淋巴瘤（图61.2）。组织学上，这些区域由增生滤泡局灶性聚集而成，这些增生滤泡具有典型的良性特征[14]。

边缘区增宽扩大称为脾边缘区增生[2,5,15-18]，常伴随滤泡增生，单从形态上很难将这些反应性变化与早期边缘区淋巴瘤（MZL）区分开来[15,19]。一些自身免疫性疾病可出现这种图像，如系统性红斑狼疮或先天性血小板减少性紫癜。

不形成生发中心的反应性淋巴组织增生是IM、HSV感染以及其他病毒感染的特征，也会貌似霍奇金淋

简表61.1 貌似造血组织恶性肿瘤的脾良性病变

- 免疫反应
  - 旺炽型滤泡增生
  - 边缘区增生
- 先天性免疫缺陷
- 自身免疫性疾病
- 网状内皮系统疾病
  - 贮积病
  - 噬血细胞综合征（HPS）
  - Langerhans细胞组织细胞增生症（LCH）
- Castleman病
- 细胞因子治疗后反应性髓系增殖
- 非造血系统病变
  - 囊肿
  - 错构瘤
  - 炎性假瘤

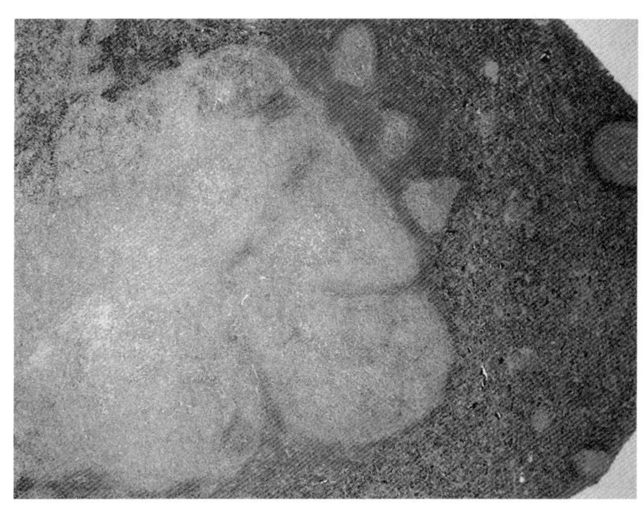

图61.2 脾结节状淋巴组织增生。注意数个增生性滤泡融合，形成肿瘤样病变，病变周围为正常红髓和增生滤泡。这一病变可能貌似淋巴瘤或其他局灶性脾病变，但其细胞形态是良性

巴瘤（HL）和NHL[2,20−22]。这些病变的白髓中无扩大滤泡，在低倍镜下类似未受免疫刺激的脾[2,5,7,23,24]。这种病变相当于脾副皮质区增生，主要为T细胞反应性增生所致。高倍镜下提示抗原刺激的形态学证据，出现不同转化阶段的淋巴细胞，包括小淋巴细胞、大淋巴细胞和免疫母细胞。脾动脉周围的转化淋巴细胞和免疫母细胞也会增殖，浸润小梁静脉内皮下区域以及结缔组织支架，极为罕见的情况下会导致脾破裂[25]。这种淋巴组织增生的模式可见于免疫缺陷患者，如免疫性血小板减少性紫癜或自身免疫性贫血的患者用类固醇激素或其他免疫抑制剂治疗时[26,27]。一些外周T细胞淋巴瘤（PTCL）也会出现白髓扩大的类似模式。罕见情况下，苯妥英钠超敏反应可出现类似PTCL的结节状T细胞增生[28]。先天性病变（如免疫功能缺陷）或淋巴组织生成低下（如自身免疫性淋巴增殖综合征）患者也会出现白髓异常，易疑有淋巴瘤可能。

61.4 脾Castleman病

脾偶见单中心透明血管型Castleman病和多中心Castleman病（MCD），后者与HHV8或KS相关疱疹病毒（KSHV）有关[29−31]。大部分报道病例为MCD。单中心Castleman病累及脾很罕见，这些报道见于旧文献，出现在进行HHV8/KSHV评估之前，因此其病变本质尚不清楚[31−33]。最近有报道HIV相关性MCD累及脾，表现为白髓扩大，生发中心血管增生，红髓显示浆细胞明显增多。与淋巴结相似，白髓的滤泡周围区域分布的免疫母细胞表达IgM λ[34,35]。MCD一般为EBV^-，但是文献中描述了类似嗜生发中心淋巴瘤的罕见病例。这些肿瘤同时感染HHV8/KSHV和EBV[36]。

61.5 自身免疫性淋巴组织增殖综合征

自身免疫性淋巴组织增殖综合征罕见，在脾表现类似淋巴瘤，见于儿童时期（一般小于2岁），是一种遗传性疾病，常由于CD95（*Fas*）基因突变所致[37,38]。本病以淋巴组织增殖、自身免疫病和脾大为特征，脾大超过正常10倍以上。组织学上，白髓显示不同程度的滤泡增生，边缘区常扩大。动脉周围淋巴鞘和红髓也扩大（图61.3），归因于T细胞数目显著增加。增生的T细胞由小淋巴细胞和免疫母细胞混合组成，呈$CD4^-$和$CD8^-$，与淋巴结的病变相似。由于免疫性全血细胞减少（影响红细胞、粒细胞和血小板），导致脾大，使得脾的病理学表现更加复杂[39,40]。本病发生HL和NHL的危险性增加[41]。

61.6 脾霍奇金淋巴瘤（HL）

脾是HL最常累及的淋巴结外器官[42,43]，而脾原发性HL非常罕见[44−48]。HL累及脾具有治疗和预后意义，但是现在采用联合化疗后HL缓解率较高，因此其重要性降低[49,50]。如果HL不累及脾，则罕见累及肝和骨髓[42]。所有组织学类型的HL都能累及脾；最常见的是结节硬化型（NSCHL和混合细胞型（MCCHL）[42]，而NLPHL较少见[51]。淋巴细胞消减型（LDCHL）的特征是累及脾并出现膈下病变[52]。

脾HL可以表现为小的粟粒样结节，更多表现为孤立性或多发性瘤块（图61.4）[5,53]，大体标本上能观察到，但比较细小（图61.5），灶性累及可能仅仅几毫米大小[54,55]。鉴于此，HL患者的脾大体检查必须非常仔细，以防小灶性病变漏诊。显微镜下，HL早期位于脾动脉周围淋巴鞘或边缘区[5]。随着病情发展，结节扩大并取代淋巴滤泡，累及红髓。

HL脾可能发现结节病样肉芽肿，以及其他T细胞功能异常性病变[56,57]。肉芽肿起源不明，与先前淋巴管造影无关[53]。有些研究认为，无HL累及的脾反而更容易

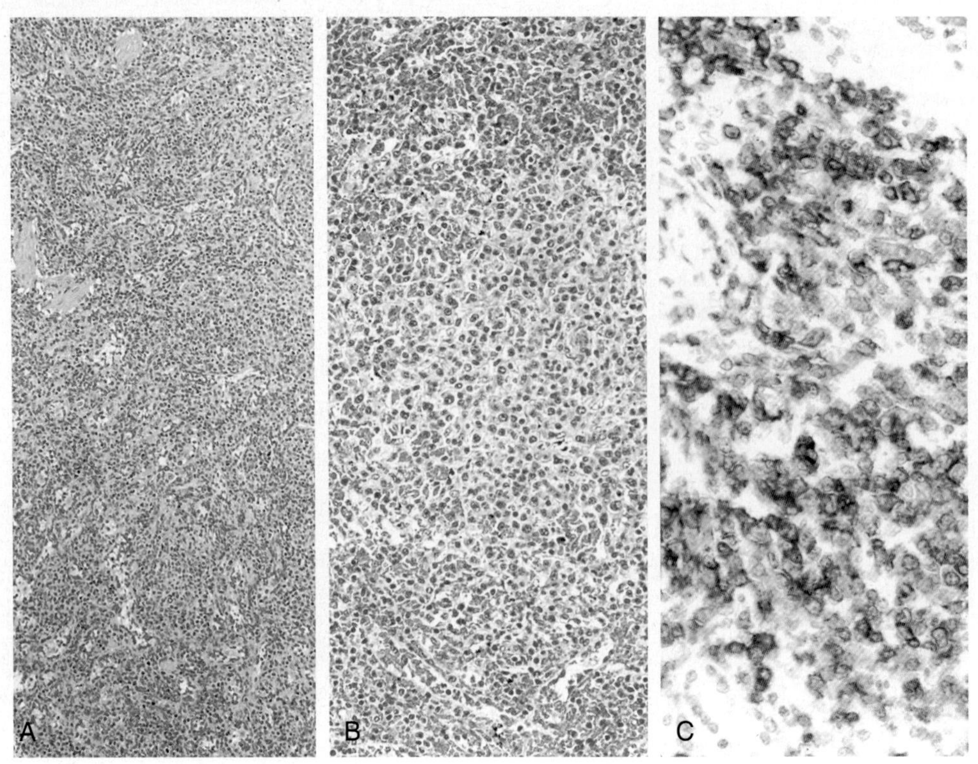

图61.3　**自身免疫性淋巴组织增殖综合征累及脾。**A. 低倍镜下，异常淋巴组织增生很容易与淋巴瘤混淆。注意由于长期使用类固醇激素治疗导致缺乏反应性生发中心。B. 高倍镜下，动脉周围林巴鞘和红髓周围含有较多异型淋巴细胞。C. CD3染色证实增殖的淋巴细胞为T细胞

出现肉芽肿[58,59]。大体上，肉芽肿可能很大，就像HL累及脾。显微镜下，肉芽肿由簇状上皮样组织细胞构成，主要发生于白髓，与动脉循环有关。有学者认为，伴有脾结节病样肉芽肿者患者预后较好[60]。

HL累及脾的诊断标准与其他非淋巴结部位相似。曾患淋巴结HL的患者，脾出现典型的混合性炎症背景和核仁异常的大细胞（RS细胞的单核变异型）应为CHL，此时，经典型RS细胞对诊断并非所必需。免疫组化染色显示异型细胞表达恰当的免疫表型有助于诊断。

有时，脾HL的进一步分型比较困难但并非必需，如果先前已诊断过淋巴结HL[50]。但是，NLPHL具有独特的形态与免疫表型特征，可与CHL亚型区分（见第26章）。

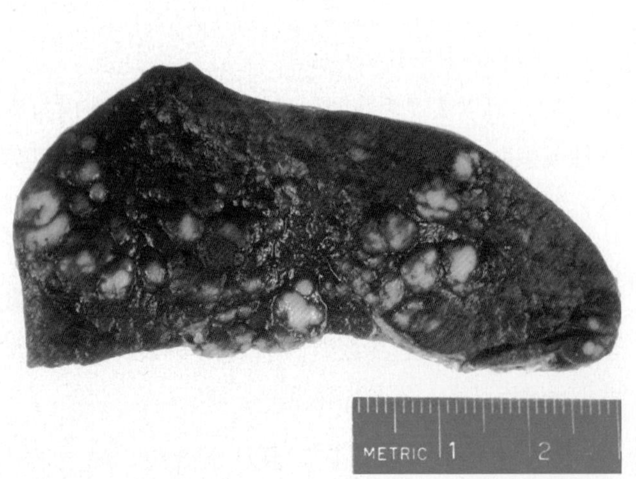

图61.4　**HL累及脾大体图像。**HL表现为单个肿块或多个不相连的结节。固定后将脾切成薄片观察，有助于发现微小累及的病灶

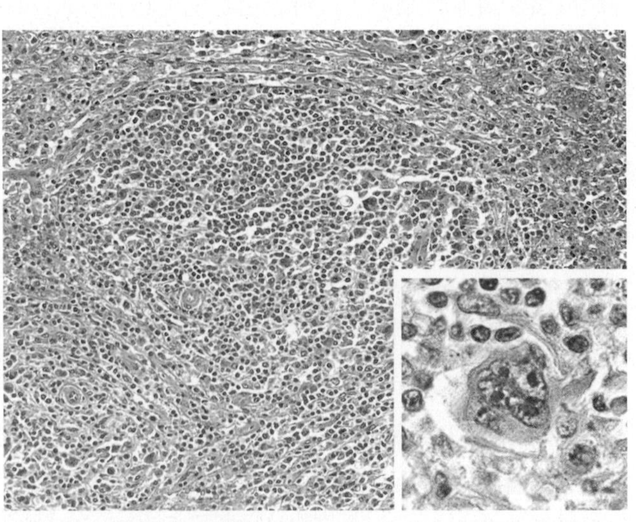

图61.5　**HL累及脾早期图像。**滤泡周围区可见RS细胞和多种混合细胞成分的背景细胞，插图高倍镜显示典型RS细胞

61.7 脾非霍奇金淋巴瘤（NHL）

NHL累及脾可分为三种：第一种最少见，即真正的脾原发性淋巴瘤，肿瘤主要位于脾和脾门淋巴结，无其他部位累及证据。第二种，最常见，脾属于系统性淋巴瘤累及的一部分。第三种，主要表现为脾大的淋巴瘤，常有明显的临床特征。

61.7.1 脾原发性淋巴瘤

原发于脾的淋巴瘤罕见，占所有淋巴瘤不足1%。除了起源于脾的淋巴瘤（如脾边缘区淋巴浆细胞，SMZL），大多数报道病例见于旧文献，并且没有明确定义[61-71]。有2例报道发生于HIV⁺患者[62,63]，罕见病例与丙型肝炎病毒感染有关[70]。Warnke等[61]诊断了47例原发于脾的淋巴瘤，提出了严格的诊断标准（如肿瘤发生于脾与脾门淋巴结）[61]，均为成人；男性稍占优势。最常见的症状是左半腹疼痛和系统性症状，如发热、不适和体重减轻。大体表现和组织学表现与淋巴瘤继发累及脾相似。几乎所有病例都是B细胞性。最常见类型（30/47）是弥漫大B细胞淋巴瘤（DLBCL），其余大多数为低级别B细胞淋巴瘤。Kroft等报道了一例脾CD5⁺DLBCL[69]，Grosskreutz等报道了8例脾DLBCL[68]。Falk和Stutte报道的17例脾淋巴瘤（包括脾外微小累及病灶）[71]，3例表现为T细胞性。最近的一组报道首次描述了32例脾FL，包括两种亚型：一种是t（14；18），高表达BCL2和CD10，与淋巴结FL相似；第二种是缺乏t（14；18），形态学级别较高[72]，大多数患者伴有系统性播散。

61.7.2 脾继发性淋巴瘤

临床评估淋巴瘤累及脾比较困难。脾重量变化范围大[73]，肿瘤累及脾可触及脾大，但是Goffinet等[74]发现经剖腹探查证实淋巴瘤累及脾的病例中1/3脾不能触及。现在通过剖腹探查进行分期评估已被影像检查所代替；正电子散射X线断层扫描能提供准确的诊断[75]。

不同类型NHL累及脾的概率不同。低级别B细胞淋巴瘤特别常见脾累及。正如上文所述，脾门淋巴结的评估非常重要。脾淋巴瘤形态不明确或无法全面诊断者可能在脾门淋巴结较明显。淋巴瘤未累及脾者极少累及肝。

61.8 脾前体淋巴组织肿瘤

B或T淋巴母细胞性肿瘤常发生脾大，但临床意义不大。组织学特征类似其他白血病表现，呈母细胞样细胞弥漫性浸润红髓[5]。

61.9 脾成熟B细胞淋巴瘤/白血病

大多数B细胞淋巴瘤累及脾主要表现为两种模式：一是白髓均匀一致地结节性扩大，如CLL/SLL、SMZL和FL（图61.6）；二是形成单个或多个瘤块，如大多数DLBCL（图61.7；表61.3）[5,24]。偶尔，脾是低级别B细胞淋巴瘤发生大细胞转化的场所（图61.8）。

61.9.1 慢性淋巴细胞白血病/小淋巴细胞淋巴瘤（CLL/SLL）

CLL/SLL常累及脾[76]（图61.9）有一定的特征性表现[77]。CLL/SLL大体表现为肉眼可见的粟粒样结节，随着病情的进展均匀弥漫地浸润白髓与红髓[5]，明显浸润大血管和脾小梁（图61.9）。小淋巴细胞和增殖中心中散在幼淋巴细胞和副免疫母细胞。一些病例中，脾是大细胞转化的部位（Richter综合征）。CLL/SLL累及脾的早期诊断较困难，白髓结节很像未受免疫刺激的脾滤泡[5]。红髓中出现散在或灶性分布的幼淋巴细胞和副免疫母细胞是非常有用的诊断线索。但是，部分病例的诊断仍须依赖脾门淋巴结检查，通过流式细胞术或免疫组化染色证实。

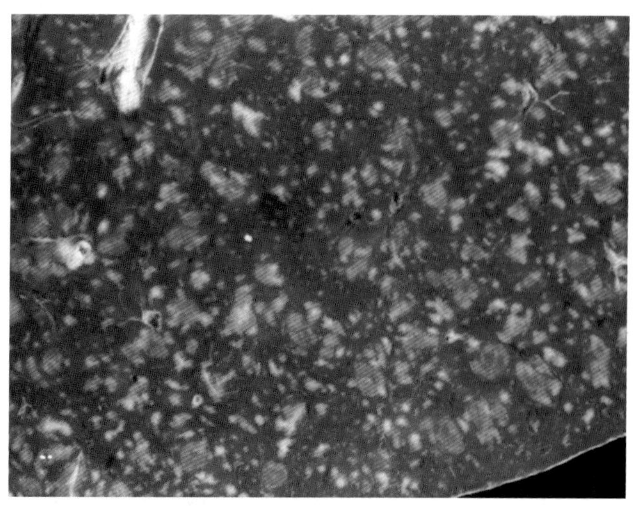

图61.6 低级别B细胞淋巴瘤累及脾。大体表现为粟粒样，是正常白髓扩大的表现，主要见于优先累及白髓的淋巴瘤

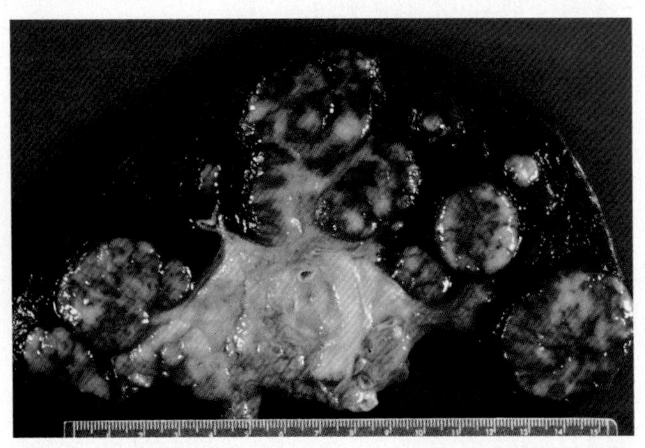

图61.7 弥漫大B细胞淋巴瘤（DLBCL）累及脾大体图像。低级别淋巴瘤很难看到单个大肿块或多个瘤块，但在侵袭性较强的淋巴瘤中更常见

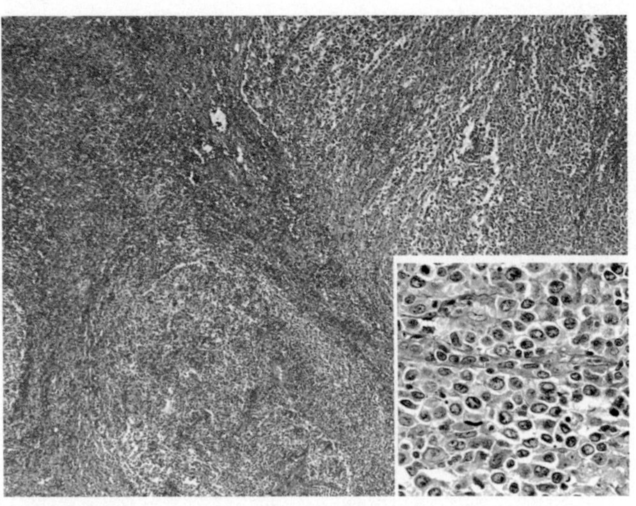

图61.8 低度恶性B细胞淋巴瘤。FL（左下）转化为DLBCL（右上）的低倍镜图像，插图高倍镜显示大细胞特征符合中心母细胞亚型

61.9.2 B细胞幼淋巴细胞白血病（PLL）

脾显著增大是B-PLL的一个很重要标志，与脾功能亢进、外周血细胞减少和缺乏明显的淋巴结增大有关[78-80]。白细胞计数明显升高（常 > 100 × 10^9/L），主要为泡状核和明显核仁的幼淋巴细胞，红髓和白髓均明显受累（图61.10）[78]。

61.9.3 淋巴浆细胞淋巴瘤（LPL）

脾大是LPL一个常见特征，可能与脾功能亢进有关。LPL患者常有免疫相关性血细胞减少，红细胞和血小板受抑而进一步脾大。最常见的模式是淋巴细胞、浆样淋巴细胞和浆细胞等多种类型的浸润。Dutcher和Russell小体可以很明显（图61.11）。病变主要累及红髓，但也可见白髓扩大。由于脾其他淋巴瘤包括CLL/SLL和MZL可出现浆细胞样分化，LPL/WM的诊断应该慎重。

61.9.4 套细胞淋巴瘤（MCL）

MCL常累及脾[77,81,82]。尽管MCL临床上起初只有脾大，实际上这些患者大部分已经是临床Ⅳ期，常有骨髓和肝累及[77]。脾的形态学表现与淋巴结增大变相似，白髓均匀扩大，套区增宽，肿瘤细胞围绕萎缩的生发中心

表61.3 脾B细胞性淋巴组织增殖异常的特征

病变	白髓	红髓	关键免疫组化
CLL/SLL PLL	均一的小结节，卵圆形淋巴细；不同比例的幼淋巴细胞	常见血管内浸润	CD5⁺，* Cyclin D1⁻
MCL，经典型	滤泡套区增宽	常常浸润	Cyclin D1⁺
MCL，母细胞性/多形性	白髓中母细胞样细胞	常见血管内浸润	Cyclin D1⁺
FL	白髓扩大，可见肿瘤性滤泡	罕见，微小	BCL2⁺滤泡
SMZL LPL	均匀性结节，两种细胞形态：小圆形淋巴细胞，偶见大细胞（外周区域数目较多）	常见浸润，通为小结节	IgD⁺
HCL HCLv	罕见累及	弥漫性，假窦隙形成和血湖	TRAP⁺，DBA.44⁺，CD103⁺，AnnexinA1⁺（HCLv中Annexin⁻）
脾弥漫红髓小B细胞淋巴瘤		弥漫性，脾索和窦浸润	CD20⁺，DBA44⁺，annexin A1⁻，CD25⁻，CD103⁻

注：CLL/SLL，慢性淋巴细胞白血病/小淋巴细胞淋巴瘤；FL，滤泡性淋巴瘤；HCL，毛细胞白血病；HCLv，毛细胞白血病变异型；LPL，淋巴浆细胞白血病/淋巴瘤；MCL，套细胞淋巴瘤；SMZL，脾边缘区淋巴瘤；PLL，幼淋巴细胞白血病；TRAP，耐酒石酸盐酸性磷酸酶。

*，PLL中CD5的阳性率远低于CLL/SLL。

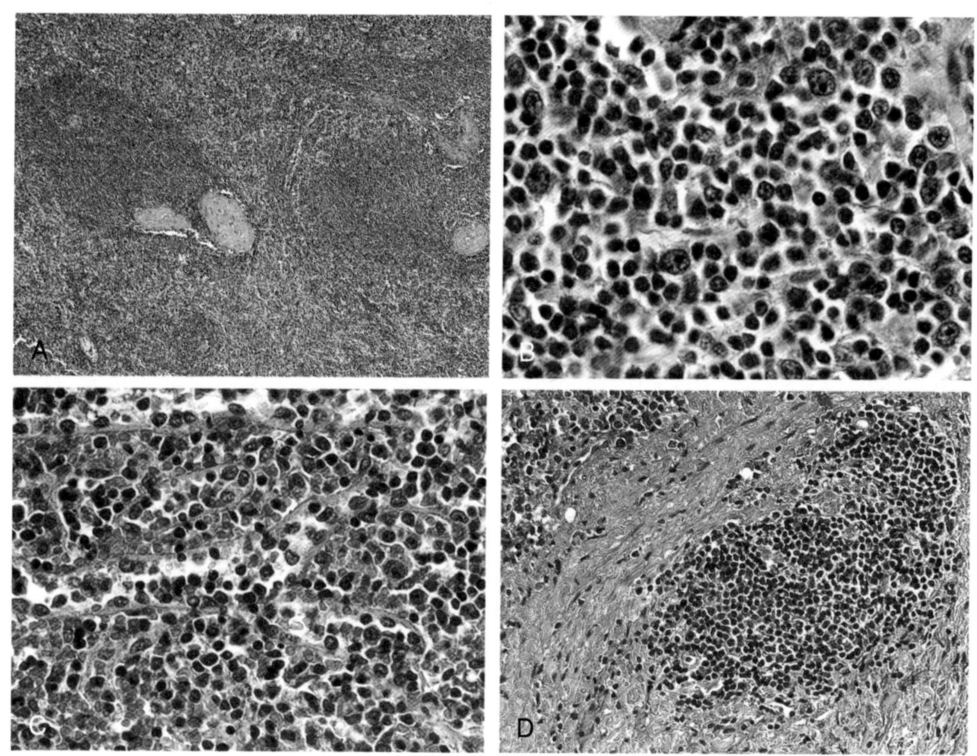

图61.9 脾CLL/SLL。A. 低倍镜图像示白髓均匀扩大。B. 高倍镜显示细胞形态：幼淋巴细胞和副免疫母细胞散在分布。C. 淋巴样细胞浸润红髓（血管内和髓索均有浸润）。D. CLL/SLL浸润脾小梁

浸润，初看与脾反应性次级滤泡很相似，但后者有生发中心、套区和边缘区。淋巴瘤细胞浸润红髓有助于诊断恶性。最终肿瘤细胞浸润并取代生发中心（图61.12，图61.13）。罕见情况下可见边缘区分化，但要与SMZL鉴别。MCL免疫表型与其他部位病变相似，Cyclin D1免疫染色具有关键性诊断价值。

MCL有母细胞性和多形性变异型。母细胞样MCL比经典型MCL更易广泛累及红髓，肿瘤细胞很像组织切片的淋巴母细胞；免疫组化染色显示Cyclin D1^{+}和TdT^{-}。多形性MCL很像DLBCL。

另一种MCL亚型，表现为白血病性累及，脾明显增大，但没有外周淋巴结增大[83]。大多数病例表现为母细胞形态和侵袭性临床行为。14q32重排是否可以区分白血病性母细胞样MCL和B-PLL尚有争议。现在的观点是这种病例应该视为白血病性MCL而非B-PLL。

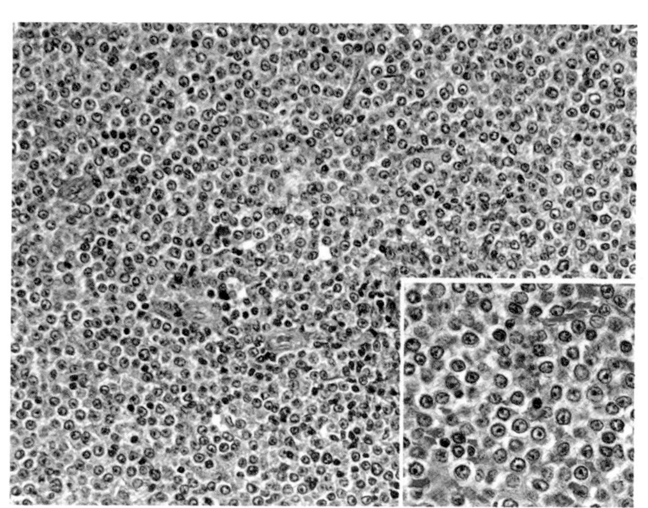

图61.10 脾B-PLL中倍图像。插图示幼淋巴细胞具有明显的中位核仁

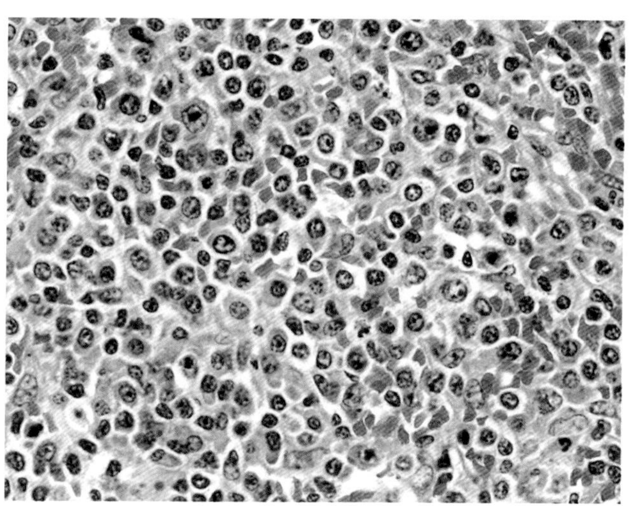

图61.11 伴有WM的LPL累及脾。显示明显的浆细胞分化，偶见浆样免疫母细胞

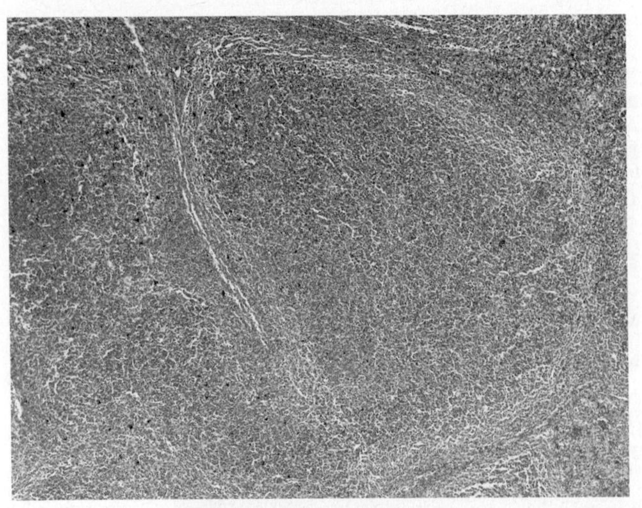

图61.12 小细胞（非母细胞性）MCL累及脾。白髓均匀扩大（与图61.9A相似）和淋巴细胞浸润红髓。MCL累及红髓很常见，尽管其病灶比较微小

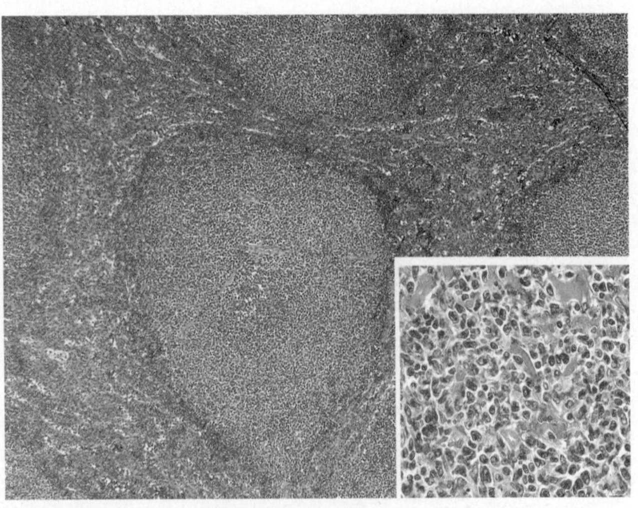

图61.14 FL累及脾低倍镜图像。高倍镜显示小裂细胞和大无裂细胞混合特征

61.9.5 滤泡性淋巴瘤（FL）

FL累及脾比较常见，与CLL/SLL和MCL一样，常以脾播散为首发症状（图61.14），罕见情况下表现为孤立性脾大[72]。大体上，脾呈粟粒样，由白髓滤泡异常扩大所致。偶尔，肿瘤性结节互相融合成大肿块[5,24]。FL 1~2级高倍镜下表现为单一的中心细胞，染色质粗糙，核仁不明显。一些病例混有中心母细胞，似反应性生发中心。FL的滤泡常缺乏可染小体巨噬细胞，生发中心与套区或边缘区界限模糊。另外，红髓中不出现反应性淋巴组织增生时的浆细胞增多，可出现淋巴瘤细胞卫星结节。免疫组化染色或流式细胞有助于识别单克隆性或异常表达CD10。与其他淋巴瘤一样，脾可能是FL向高级别淋巴瘤DLBCL转化的始发部位（图61.8）。

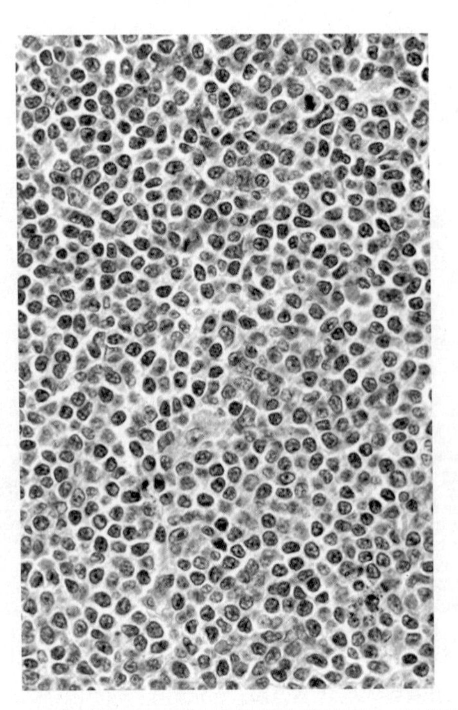

图61.13 MCL高倍镜细胞形态。不规则小淋巴细胞，染色质致密

61.9.6 淋巴结边缘区淋巴瘤（NMZL）和结外边缘区淋巴瘤（EMZL）

旧文献报道过NMZL累及脾[84-88]。但是，大多数病例报道的时间早于其他易累及脾的B细胞淋巴瘤被认识的年代，后者包括SMZL、脾淋巴瘤伴毛细胞以及新近认识的脾弥漫红髓小B细胞淋巴瘤（见第16章），因此，文献中的病例没有很好整理总结。EMZL很少累及脾，除非是广泛播散。

61.9.7 弥漫大B细胞淋巴瘤（DLBCL）

脾DLBCL常以形成边界清楚的孤立性结节或多个肿块为特征，常见坏死（图61.15），脾明显增大[5,61,74,77]。一些病例以红髓累及为主[65,89-92]。DLBCL的变异型——T细胞/组织细胞丰富型大B细胞淋巴瘤（THRLBCL）常为微小结节性浸润，与反应性病变很难鉴别。脾明显肿大但没有明显结节，红髓和白髓淋巴细胞和组织细胞聚集成小灶，组织细胞丰富，不用免疫组化染色很难与肿瘤性B细胞鉴别[90]。仅限于红髓的DLBCL病例，可能是脾弥漫红髓小B细胞淋巴瘤或红髓为主型SMZL（见下文）转化而来。

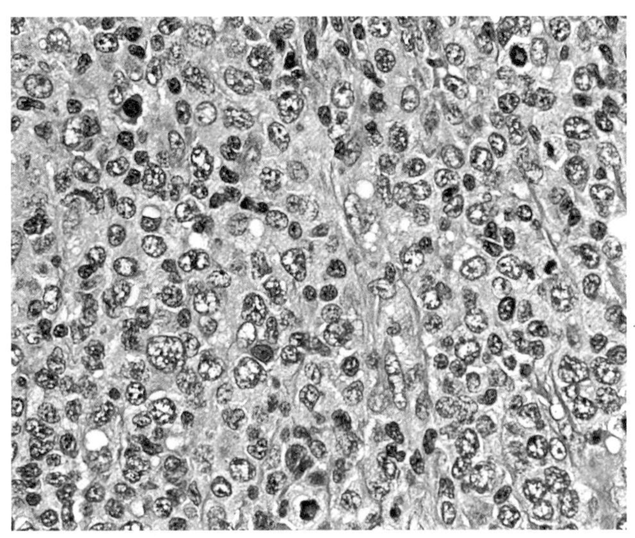

图61.15 DLBCL累及脾。可见边界清楚的孤立性结节或多个肿块

61.9.8 Burkitt淋巴瘤（BL）

BL较少累及脾、淋巴结或肝。Grogan等[93]报道了2例累及脾，其中1例为白血病；Banks等[94]发现17例散发性BL中有10例累及脾。即使有一些病例选择性累及白髓，包括脾小体或边缘区[95]，但是大多数病例均累及白髓和红髓。免疫组化染色CD99和TdT有助于区分BL和淋巴母细胞淋巴瘤（ALL）[96-98]。基因分析证明有Myc基因重排以及一些遗传学分析（如BCL2和BCL6基因重排）对正确诊断很重要。

61.10 表现为明显脾大的B细胞肿瘤

一些类型的B细胞淋巴瘤（如SMZL）主要表现为脾大，这里简单讨论其病理形态，见第16章关于SMZL及其相关内容。

61.10.1 脾边缘区淋巴瘤（SMZL）

SMZL脾切面以粟粒样白髓扩大为特征[99,100]。形态学上，累及白髓的结节以原有滤泡为中心（图61.16），套区常消失，生发中心很难辨认，常被小淋巴细胞围绕或侵占。这个中心区域逐渐被外周中等大小，染色质丰富，核不规则，胞质相对丰富，被似边缘区细胞的细胞所取代[101]。外周肿瘤性结节散在一定数量的异型大淋巴细胞（图61.17）。残留生发中心能辨认时，肿瘤细胞位于生发中心周围增宽区域（反应性或透明变性），粗看似反应性边缘区增生，尤其是在微小病灶或没有脾大的情况下[16-19]。但是，边缘区增生时套区是保留的，观察不到生发中心淋巴的细胞浸润现象。另外，红髓浸润是SMZL的常见特征，常缺乏反应性增生（表61.4）。部分SMZL病例可向大B细胞淋巴瘤转化，其中部分可检测到P53高表达[102,103]。

SMZL的鉴别诊断包括其他小B细胞淋巴瘤（表61.5）。FL和MCL也可以出现微结节生长模式和边缘区分化，CLL/SLL偶尔也会出现。SMZL的细胞形态具有二态性（dimorphic）特征，可根据MCL细胞形态单一，FL为中心母细胞和小裂细胞混合，CLL/SLL在单一小淋巴细胞的基础上混杂幼淋巴细胞和副免疫母细胞进行鉴别。LPL以红髓浸润为主，常伴有浆细胞分化。

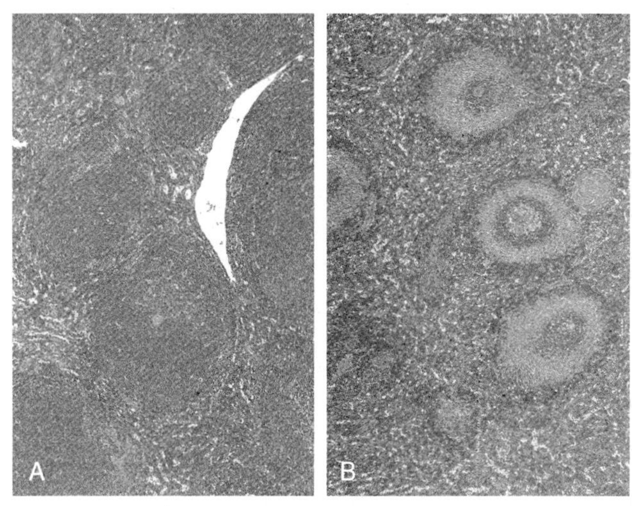

图61.16 SMZL低倍镜图像。A. 小淋巴细胞增殖取代正常白髓。B. 所谓惰性SMZL举例，尽管很难与反应性边缘区增生区别，但是这例证实为单克隆性

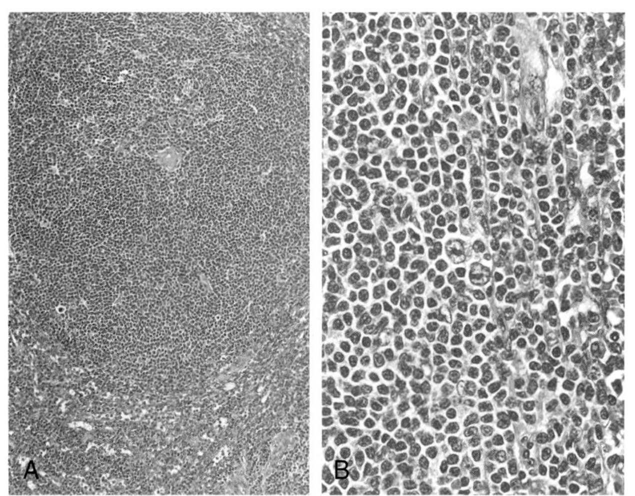

图61.17 SMZL中倍镜图像。A. 肿瘤细胞主要由小淋巴细胞构成，肿瘤性结节周围出现大的胞质淡染的边缘区样细胞，红髓也有微小累及。B. 高倍镜显示罕见大细胞转化，示淋巴细胞进入红髓周围（右上）

表61.4 淋巴瘤累及脾的骨髓与外周血检查结果

淋巴瘤	外周血	骨髓
SMZL*	异型淋巴细胞，染色质浓染，细胞质中等量；如果有细胞质突起，比HCL的更有极向和粗糙	异型细胞呈结节性、小梁间聚集，胞质丰富淡染；残留滤泡被殖入或围绕异型淋巴细胞；也可见髓窦内浸润
HCL	细胞核圆形，部分染色质浓染，胞质丰富，可见较多毛状突起，单核细胞减少较常见	小梁间，弥漫性小淋巴细胞浸润，细胞质丰富（“煎鸡蛋”样外观）；可见梭形细胞；与网状纤维有关。
HSTCL	偶见白血病病例，可见小到中等大小的淋巴细胞，或母细胞样外观	高增殖性骨髓，常见微小窦内浸润的T细胞

注：HCL，毛细胞白血病；HSTCL，肝脾T细胞淋巴瘤；SMZL，脾边缘区淋巴瘤。

*，脾弥漫红髓小B细胞淋巴瘤是WHO 2008新提出的暂定亚型，对应以前的SMZL弥漫型，外周血细胞学结果和骨髓组织学相似。脾弥漫红髓小B细胞淋巴瘤也与HCLv有重叠。

61.10.2 毛细胞白血病（HCL）

大多数HCL患者有脾大和全血细胞减少，无淋巴结增大，外周血出现特征性毛细胞[104,105]。脾大体表现为均匀一致的暗红色，常有不同范围的出血（血湖），白髓不明显。脾印片可见毛细胞，为中等大小异型淋巴细胞，染色质均匀，核仁不明显，细胞质中等，透亮或粉染，表面可见典型的突起。组织切片上可见细胞周围透

表61.5 SMZL和脾小B细胞淋巴瘤的鉴别诊断

淋巴瘤	脾累及模式	细胞学	免疫表型标记	细胞遗传学
SMZL	边缘区扩大，常见散在滤泡；多有红髓和髓窦内累及（骨髓亦可见）	小淋巴细胞；偶见单核样细胞；罕见双相分化的大细胞；核分裂象罕见；循环血可见毛细胞	$CD5^-$，$CD23^-$，$CD10^-$，$BCL6^-$，$CD43^-$，Cyclin $D1^-$，IgM/ IgD^+，annexin $A1^-$	del（7q），+3，其他缺乏t（11；18），t（14；18），t（11；14）VH1-2高表达
CLL/SLL	肿瘤细胞弥漫取代白髓；偶见增殖中心；多见红髓及髓窦内累及	小淋巴细胞，圆形染色质浓染；可见幼淋巴细胞；核分裂象罕见	$CD5^+$，$CD23^+$，$CD43^+$，$CD10^-$	del（13q14），+12，del（11q），del（17p）
FL	白髓被肿瘤性滤泡所取代	不规则形小裂细胞和大的中心母细胞混合；不同级别核分裂象不同	$CD10^+$，$CD5^-$，$CD23^-$，$CD43^-$	t（14；18）
MCL，经典型	肿瘤细胞弥漫性取代白髓；偶见肿瘤细胞围绕萎缩的生发中心；多见红髓及髓窦内累及	不规则形小淋巴细胞，染色质致密；核分裂象多见	Cyclin $D1^+$，$CD5^+$，$CD43^+$，$CD23^-$，$CD10^-$	t（11；14）
LPL	边缘区和白髓区域扩大；红髓多有累及	小圆淋巴细胞，浆细胞和浆样淋巴细胞混合；核分裂象罕见；偶见Dutcher小体	IgM^+，$IgG^{+/-}$，$CD25^{+/-}$，$CD38^{+/-}$，$CD43^{+/-}$，$CD5^{-/+}$，$CD23^-$，$CD10^-$，IgD^-	del（6q），+4
脾弥漫红髓小B细胞淋巴瘤*	弥漫性浸润红髓髓索和髓窦；滤泡萎缩或缺失；骨髓窦内也有累及	小圆淋巴细胞，染色质浓染，偶见明显小核仁；核分裂象罕见；循环血液可见毛状淋巴细胞	$DBA.44^+$，IgG^+，IgD^-，annexin $A1^-$，$CD25^-$，$CD103^-$，$CD123^-$，$CD11c^-$，$CD10^-$，$CD23^-$，$CD5^-$	t（9；14）TP53改变如HCL，VH3-23和VH4-34高表达

注：CLL/SLL，慢性淋巴细胞白血病/小淋巴细胞淋巴瘤；FL，滤泡性淋巴瘤；HCL，毛细胞白血病；LPL，淋巴浆细胞白血病/淋巴瘤；MCL，套细胞淋巴瘤；SMZL，脾边缘区淋巴瘤。

*，WHO 2008分类标准暂定类型，对应于以往的SMZL弥漫性变异型；也与HCLv有重叠。

亮空晕。肿瘤细胞浸润脾索和红髓髓窦（图61.18），脾小梁静脉内皮下可见明显浸润[104]。血湖一般无内皮细胞，常内衬毛细胞（图61.18）[106]。HCL浸润与T-LGLL或T细胞淋巴瘤（尤其是HSTCL）相似。脾肥大细胞增生症偶尔也与HCL相似；但是肥大细胞沿小梁分布，常有纤维化，与HCL不同。HCL脾印片和组织切片免疫组化染色呈耐酒石酸酸性磷酸酶（TRAP）阳性（图61.18）。其他包括annexin A1（最特异）、DBA44、CD25和CD123也有用。另外，流式细胞显示毛细胞特征性表达CD103和CD11c。

61.10.3 脾淋巴瘤/白血病–未分类

WHO 2008分类标准对脾不能归入任何一种类型的其他一些小B细胞淋巴瘤也进行了讨论。有两种相对少见的暂定类型：脾弥漫红髓小B细胞淋巴瘤和HCL变异型（HCLv，见16章）。其他脾小B细胞淋巴瘤，既不能归入暂定类型，也不能归入任何一种B细胞淋巴瘤类型者，则应该诊断为脾淋巴瘤/白血病–未分类。

61.10.3.1 脾弥漫红髓小B细胞淋巴瘤

脾弥漫红髓小B细胞淋巴瘤较少见，为小而单一的B细胞弥漫性浸润红髓[107]。肿瘤也累及骨髓髓窦和外周血，常见绒毛状细胞。其中一些病例称为骨髓和外周血具有绒毛状淋巴细胞的脾淋巴瘤[108,109]。

61.10.3.2 毛细胞白血病变异型（HCLv）

HCLv表现为白血病细胞计数高、无全血细胞减少、脾大的恶性病变[110–112]。HCLv的骨髓常常干抽，肿瘤细胞比典型毛细胞核质比更高，染色质更致密，有一个明显的核仁，不表达TRAP、CD25和CD103，一般预后比经典HCL更差[112]，肿瘤细胞与幼淋巴细胞相似，可能与B-PLL有关。

61.11 浆细胞肿瘤

浆细胞肿瘤是一组与单克隆性Ig产生有关的异质性肿瘤性病变，可累及脾红髓和白髓。Ig产生的证据是浆细胞或浆样淋巴细胞出现PAS阳性细胞质小体（Mott细胞）和细胞核内以及细胞质Ig包涵体（分别为Dutcher和Russell小体）。

61.11.1 浆细胞骨髓瘤（PCM）

临床上，PCM患者很少出现脾大，但常累及脾，尤其是出现浆细胞白血病时[113]。尽管少见，骨髓瘤累及脾

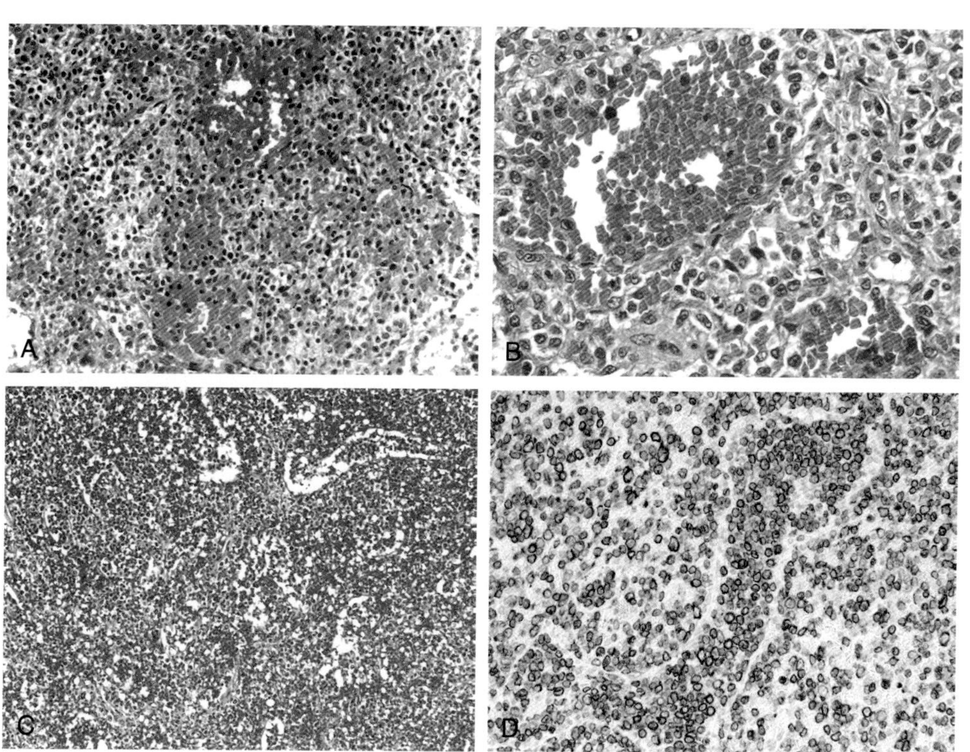

图61.18 脾毛细胞白血病（HCL）。A. 显示红髓显著扩大。B. 毛细胞浸润红髓并可见血湖。C. HCL显示明显窦性播散。D. 免疫组化染色显示毛细胞呈TRAP强阳性

可出现脾破裂[114]。PCM出现脾大也可以是淀粉样物质沉积所致，少见病例只出现轻链（不是淀粉样物质）沉积。罕见情况下，组织细胞吞噬多量轻链导致所谓晶体储积性组织细胞增生症[115]，组织细胞吞噬大块晶体样物质，形态上与Gaucher细胞相似，免疫染色晶体仅有轻链弱阳性，可能与溶菌酶部分降解或晶体结构的抗原决定簇被封闭有关。可伴随异物巨细胞性肉芽肿性反应。尽管异常罕见，文献已有一些报道，要注意鉴别PCM和Gaucher病同时存在的情况[116]。肿瘤性浆细胞既可以弥漫性浸润红髓，罕见情况下也可形成肉眼可见的结节。

POEMS综合征时常有肝脾大[117]，硬化性骨髓瘤的发生常与多发性周围神经病，器官增大和内分泌障碍有关，出现单克隆性副蛋白和皮肤色素沉着[118]。

浆细胞白血病累及脾的模式与其他白血病相似。偶见报道，浆细胞白血病患者脾功能亢进导致全血细胞减少[119,120]和出现脾破裂[121,122]。

61.11.2 原发性淀粉样物质沉积症

原发性和继发性淀粉样物质沉积症均可累及脾，以后者较常见。病变早期，淀粉样物质沉积在小血管壁。淀粉样物质在白髓呈粟粒样或“西米”样结节性沉积，而在红髓髓窦呈大片状沉积常导致“蜡样”脾。原发性淀粉样物质沉积症白髓可见较多成熟浆细胞和少量浆样淋巴细胞。大部分病例证实浆细胞呈单克隆性λ轻链限制性表达。广泛淀粉样物质沉积症可出现脾功能亢进[122]。脾淀粉样物质沉积症也有报道出现脾破裂[123−125]。

61.11.3 重链病

γ链（Franklin）和μ链病常累及脾；α重链病尚未报道累及脾，这些患者血清仅有重链结构异常的副蛋白。重链病与淀粉样物质沉积无关。γ重链病形态学上常常表现为LPL[126,127]。淋巴浆细胞样细胞浸润也包括嗜酸性粒细胞和免疫母细胞。μ链病是一种与CLL相似的B细胞淋巴组织异常增殖性病变[128,129]，脾可见小淋巴细胞和浆细胞浸润，胞质呈典型的空泡状，可见Russell小体。

61.12 成熟T与NK细胞肿瘤

脾成熟T与NK细胞肿瘤相对少见，研究相对较少。

非白血病情况下，累及脾相对常见的病例是高级别蕈样霉菌病/Sézary综合征（MF/SS）。MF常累及脾白髓和红髓[130]，大的异型细胞浸润边缘区和动脉周围淋巴鞘，红髓也可弥漫性或结节状浸润[130,131]。不是所有细胞都像脑回样，部分肿瘤细胞似母细胞样。

研究发现，脾可发生结节性PTCL，以红髓为中心累及脾，不同于B细胞淋巴瘤（图61.19）[23,132−134]。我们观察到一些累及模式：一些为动脉周围淋巴鞘扩大，一些形成不相关联的肿块，一例与MF相似。PTCL-NOS的细胞学亚型——淋巴上皮样（Lennert）淋巴瘤以含有上皮样组织细胞为特征，早期在滤泡周围和动脉周围淋巴鞘浸润，符合T细胞起源。上皮样组织细胞倾向位于白髓周围呈环状排列，偶尔也聚集成簇状[23]，可能与这种类型的淋巴瘤起源有关，但是，其他类型的B细胞与T细胞淋巴瘤也可出现环状排列的上皮样细胞。上皮样细胞很难与一些脾HL出现的肉芽肿鉴别[135]。一些PTCL出现明显脾大与噬血细胞综合征（HPS）有关[136,137]，红髓明显扩大，吞噬红细胞的组织细胞甚至可以掩盖肿瘤性T细胞。T细胞与NK细胞肿瘤均可出现HPS，许多与EBV感染有关（见下文）。

61.12.1 血管免疫母细胞性T细胞淋巴瘤（AITL）

除了全身性淋巴结增大、发热、体重下降、皮肤瘙痒和皮疹，AITL常有肝脾大[138−144]。大多数病例的脾形态学描述来自尸检病例。偶见一些病例出现严重溶血性贫血而切除脾[143]。脾累及的模式多种多样：一些以边缘区多种类型的肿瘤细胞浸润为主（图61.19）；另一些出现红髓周围淋巴样大细胞灶性聚集[143]，滤泡周围纤维化边缘区网状纤维增加，有作者描述出现非特异性滤泡反应性增殖[143]。其他一些病例显示广泛累及模式，表现为红髓和白髓形成大的结节[144]。淋巴结出现典型树枝状血管网在脾未见报道。以往文献报道大多数基于尸检病例，其结果反映了病变晚期表现或治疗影响；这些包括了淋巴组织减少和弥漫性纤维化。

61.12.2 间变性大细胞淋巴瘤（ALCL）

ALCL包括WHO 2008已经明确区分的ALK^+和ALK^-病例，这两种类型均可以累及脾[145−147]和表现为脾肿块。以往报道与侵袭性CHL鉴别较为困难。

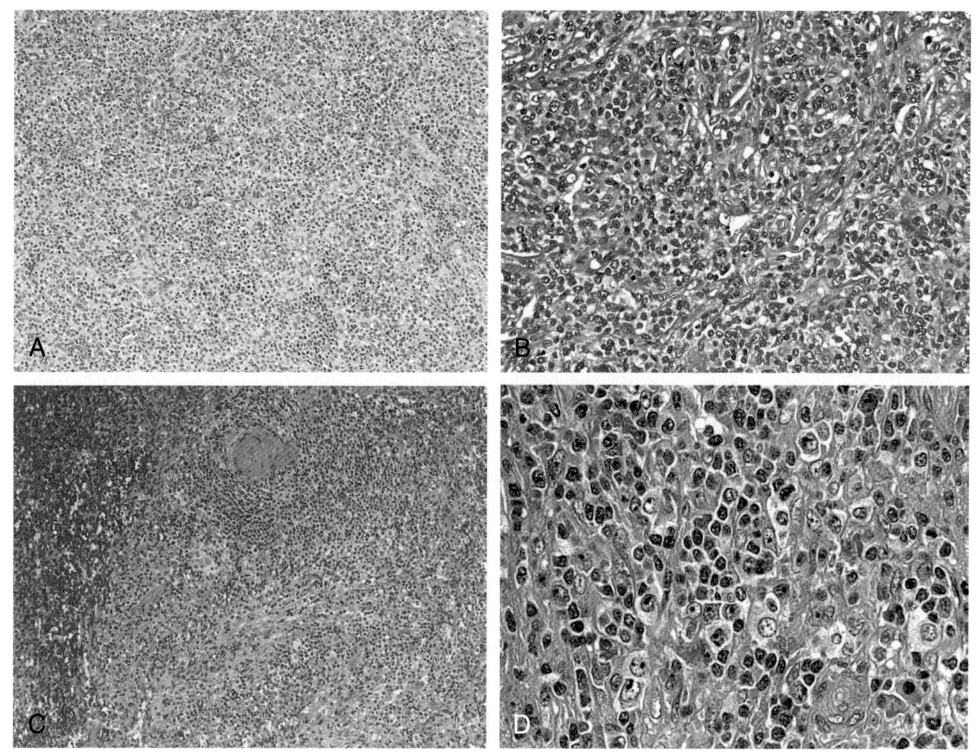

图61.19 PTCL-NOS累及脾。A. 显示缺乏滤泡，红髓内多种类型的细胞增殖。B. 同一病例高倍镜显示红髓内多形性异型淋巴细胞。C. AITL累及脾。显示滤泡周围分布，伴有硬化和相对丰富的血管网。D. 同一病例高倍镜显示许多大的淡染异型淋巴细胞

61.13 表现为明显脾大的T细胞肿瘤

某些类型的T细胞性淋巴瘤和白血病表现为脾大，具有明显的临床病理特征。

61.13.1 肝脾T细胞淋巴瘤（HSTCL）

HSTCL是PTCL中具有明显临床特征的病理类型。常以肝脾大为特征，窦性浸润，大部分病例是TCR γ δ 表型[148-150]，主要发生于年轻人，多见于男性，预后较差。临床症状包括发热，体重下降，肝脾大和不同程度的全血细胞减少。一些HSTCL与HPS有关，曾经称为噬血细胞性T γ 淋巴瘤[151]。大体上，脾大（常≥3kg），切面均质状，白髓消失。组织学上，肿瘤细胞浸润红髓髓索和髓窦（图61.20），肿瘤细胞中等大小，核卵圆形或有折叠，染色质没有小淋巴细胞那么浓聚致密，胞质中等透亮。偶见病例有母细胞样大细胞。脾的组织学表现与HCL相似[150]；但HSTCL没有血湖，两者免疫表型也不同。肝和骨髓累及的主要组织学特征是肿瘤细胞呈窦性浸润（表61.4）。肿瘤细胞表达不同的T细胞标记，但是CD4和CD8呈双阴性表达，大多数病例表达TCR γ δ[148,150]，部分病例表达TCR α β[148,149,151-153]。TCR γ δ 和TCR α β 变异型都与7q10染色体异常有关[150,154]。

HSTCL的鉴别诊断包括B细胞和T细胞淋巴瘤。仔细观察形态变化和免疫染色可以帮助区分B细胞淋巴瘤。罕见情况下，T-PLL表现为脾明显累及而缺乏明显的白细胞升高，呈显著的红髓累及，与HSTCL相似[80]。但是，T-PLL总有不同程度的白髓累及[5,155]，这一重要特征辅助免疫染色也可以帮助鉴别T-PLL和T-LGLL[155]。这些病变的免疫表型是不同的，T-PLL可同时表达CD4和CD8，而HSTCL常有这两个抗原的丢失。

61.13.2 T细胞幼淋巴细胞白血病（T-PLL）

T-PLL是一种罕见类型的白血病，表现为淋巴细胞计数很高，全身淋巴结增大和肝脾大[80]。其循环淋巴细胞虽小，但大部分病例核形不规则，可见核仁，与T-LGLL相反，无细胞质颗粒。T-PLL常累及骨髓、脾红髓和肝窦，且脾红髓与白髓均可累及。出现CD4和CD8双阳性（25%病例）对鉴别诊断有帮助，细胞表面CD3的表达常较弱。T-PLL中CD52常高表达，可作为治疗靶点。免疫组化染色表达TCL1和细胞遗传学显示染色体14q11异常可能对确定诊断具有一定的意义。

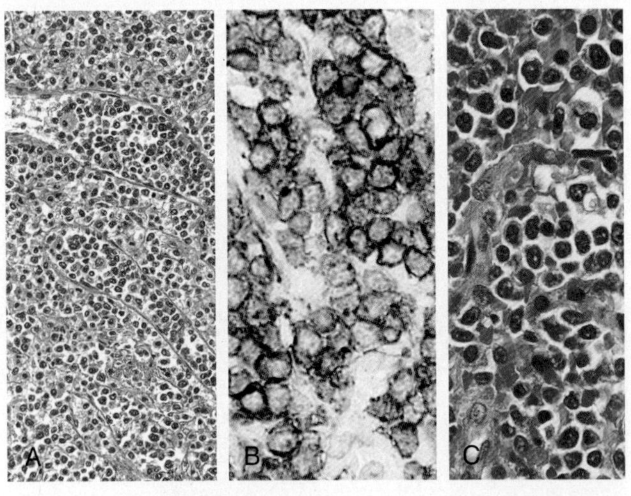

图61.20 肝脾T细胞淋巴瘤（HSTCL）。A. HSTCL中倍镜图像，显示红髓弥漫性浸润和不同程度的血管内浸润。B. CD3染色可显示异型淋巴细胞血管内浸润。C. 高倍镜显示红髓髓索和髓窦内浸润的中等大小异型淋巴细胞

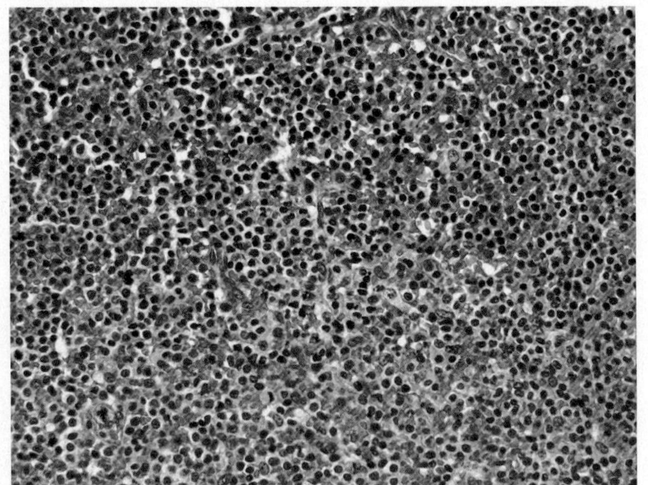

图61.21 大颗粒淋巴细胞白血病。表现为小淋巴细胞弥漫性浸润红髓

61.13.3 T细胞大颗粒淋巴细胞白血病（T-LGLL）

T-LGLL是CD3⁺、CD8⁺和TCRαβ⁺T细胞增殖性病变[156,157]。一些T-LGLL患者仅仅表现为中等的淋巴细胞增多、中性粒细胞减少和轻微的脾大。其他一些患者则表现为进行性外周血和骨髓淋巴细胞增多和明显脾大（见第30章）[158,159]。

T-LGLL主要累及脾红髓，大颗粒淋巴细胞浸润髓索和髓窦（图61.21）[160]。T-LGLL可以模拟HCL和T-PLL，但无HCL特征性血湖。正如前面所提到的与T-LGLL相比，T-PLL同时浸润白髓[5,155]。另外，三种病变的免疫表型结果完全不同（见第15章和第30章）。

61.14 髓系肿瘤

白血病累及脾的特征性表现就是引起红髓病变（图61.22）[5,161]。白血病细胞常定位于脾索，然后累及髓窦，早期浸润主要位于小梁周围和内皮下。尽管白血病累及脾的表现变化多样，脾大的程度取决于白血病的类型和病变持续时间。急性白血病仅仅引起轻微或中等程度的脾大，而慢性白血病常引起明显脾大，并导致脾功能亢进。外周血全血细胞减少时有必要行脾切除术，以有效改善全血细胞减少，而对基础病变无明显影响。脾破裂是白血病偶尔出现的复杂情况，认为可能是肿瘤细胞浸润脾小梁网状支架和血管结构或脾梗死所致[162-164]。与急性相比，慢性白血病（尤其是明显髓系白血病）时脾破裂更加常见[163,164]。

61.14.1 急性髓系白血病（AML）

AML包括粒系、红系、单核系或巨核系不同类型。细胞印片结合细胞免疫染色对诊断有一定帮助，但仅靠检查脾区分白血病类型非常困难。流式细胞和免疫表型分析可获取足够的白血病特征。AML累及脾常有白血病系统性表现或全身播散性表现，也可以是慢性骨髓增殖性肿瘤（MPN）、骨髓增殖异常综合征（MDS）或骨髓增殖异常综合征/骨髓增殖性肿瘤（MDS/MPN）发生母细胞转化的一部分。如果存在MPN基础病变，常有造血细胞分化成不同髓系细胞的背景（髓外造血）。所有不同亚型髓系白血病累及脾影像学表现是相似的（图61.23），但红细胞白血病细胞倾向呈簇状分布于红髓髓窦[5]。一些病例出现灶性母细胞增殖形成明显瘤块，可称为髓系肉瘤。

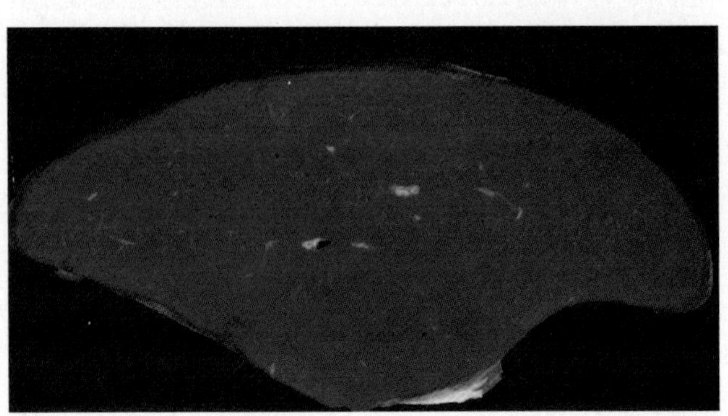

图61.22 白血病累及脾。病变以累及红髓为特征，如急性和慢性白血病时脾呈均一的红色或紫色，正常白髓结节消失

61.14.2 慢性髓系肿瘤

慢性髓系肿瘤是一组相互关联的造血干细胞克隆性异常[165-167]，包括真性红细胞增生症（PV）、原发性骨髓纤维化（PMF）、原发性血小板增生症（ET）和慢性髓系白血病（CML），这些病变都可出现不同程度的脾大。每种病变各有特点，但是，不同亚型MPN的诊断不能只依靠脾的形态检查；还需相关临床与实验室检查、骨髓检查与外周血涂片等资料[167-169]。

61.14.2.1 慢性髓系白血病（CML）

CML常与脾显著肿大有关，脾切面呈深红色，白髓不见，淋巴滤泡基本破坏，偶见少量白髓残留[5]。由于常侵犯脾小梁静脉内皮下所以梗死很常见，脾索纤维化也很明显。组织学检查显示多种类型的细胞浸润红髓，包括不同成熟程度的髓系细胞[5]。未成熟髓系细胞（如早幼粒细胞、粒细胞）可用CD34、CD117、CD68（或CD68R）和MPO（或溶菌酶）免疫染色，并结合氯酸酯酶反应（Leder染色）来辨认，后者在早幼粒细胞强表达。与骨髓中所见相似，CML患者脾也可见含蜡质样组织细胞（假Gaucher细胞）。

大多数CML最终进展为回来急变期，与原发急性白血病的母细胞期相似[170,171]。约1/3白血病急变位于髓外，以脾最常见，CML急变可导致脾显著增大[172]。许多研究表明脾髓系细胞发生的细胞遗传学异常早于其他部位[173-180]，而且比其他部位急变的增殖速度快[181,182]。大体检查，脾切面均匀一致，或在一些病例出现相互分离的小结节，后者是母细胞聚集所致[5]。大部分母细胞是原粒细胞，25%为淋巴母细胞，罕见病例可见原巨核细胞和原红细胞。用一组包括髓系和淋巴系抗体（如CD34、CD117、CD68、MPO、CD42b或CD61、TdT、CD79a或PAX5、CD10、CD3）进行免疫组化染色可以帮助判断母细胞及其细胞起源。

集落刺激因子（如粒细胞集落刺激因子）治疗可出现类似CML或其他髓系肿瘤累及脾（图61.24）的表现，或者偶见情况下，甚至可能类似髓外AML[183]。罕见情况可能与脾破裂有关[183]。

61.14.2.2 真性红细胞增生症（PV）

大多数PV患者都会出现脾大[169]。PV脾大的程度往往是轻到中等程度；脾大小与疾病持续的时间有关[184-187]。约15%的PV进展至衰竭期会出现骨髓网状纤维化，伴有幼稚粒红系细胞增多及显著脾大，又称为真性红细胞增生症后的髓样化生[186,188]。

以往认为PV脾大与髓样化生有关，现已证实在骨髓出现网状纤化之前髓外造血并不是此病的特征性表现[186]。PV的脾表现为脾索和红髓显著淤血，髓索巨噬细胞增殖，不伴明显髓样化生。相反，真性红细胞增生症后髓样化生患者的脾可见明显的髓样化生，几乎与PMF无法区分（见下一节）[189,190]。

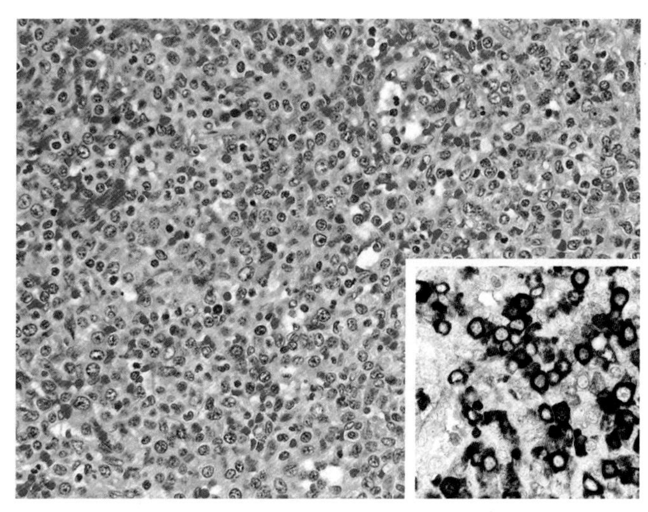

图61.23 脾急性髓系白血病（AML）。显示红髓大量母细胞浸润。本例是长期CML发生转化。脾是髓系增殖性病变和骨髓异常增殖综合征发生急性转化的首发部位。插图示MPO免疫染色证实母细胞为髓系来源

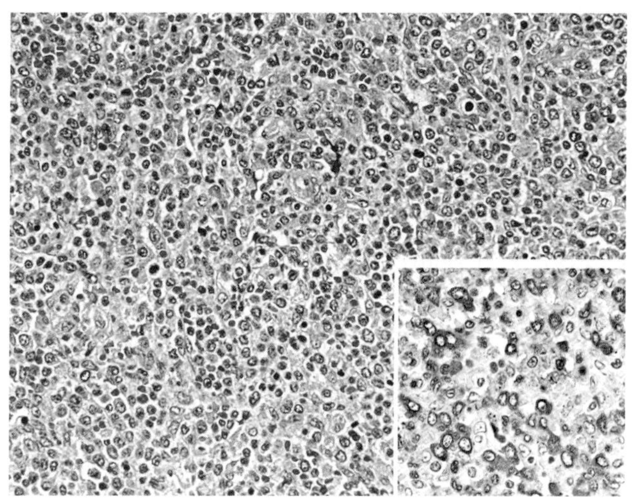

图61.24 脾粒细胞增生。由粒细胞集落刺激因子诱发的核左移引起。红髓充满早幼粒细胞和其他未成熟粒细胞，这种表现可能被当成AML的证据（MPO染色）

61.14.2.3 原发性骨髓纤维化（PMF）

PMF都有不同程度的脾大，且以髓样化生为特征（可称为不明原因的髓样化生或特发性骨髓纤维化相关的髓样化生），在MPN中最为明显。PMF时脾大与骨髓网状纤化有关，常出现幼稚粒红系细胞增多（循环血液中出现幼红细胞伴不成熟髓系细胞——常常为中幼粒细胞或晚幼粒细胞）和外周血出现泪珠样红细胞[169,190]，其主要特征就是出现器官增大，脾大小与疾病持续时间有关[185,186,190]。化疗或脾放疗可以使脾大暂时性停止。

PMF脾大是红髓出现髓外造血所致，也可称为髓样化生。大体检查，脾大呈紫红色，白髓不明显，梗死很常见。而一些病例可见灶性增殖形成肉眼可见的结节，常以一种细胞类型为主[5]。显微镜观察可见整个红髓髓索及髓窦分布多灶性髓外造血（图61.25；表61.6）。髓外造血可伴有不同程度的纤维化。

组织学上，尽管造血细胞为三系细胞，某些病例可以一系细胞为主。容易辨认红系新前体细胞成簇状分布于髓窦。巨核细胞显示与骨髓一样的异型特征，呈簇状分布，细胞大，形状怪异。尽管粒系前体细胞与髓索巨噬细胞很难区分，但可通过印片和组织切片的MPO或溶菌酶免疫染色来辨认[191]。髓外造血常伴有髓索巨噬细胞的增殖，前体造血细胞也可见吞噬现象[5]。PMF中可见三系细胞造血有助于与其他类型的髓系肿瘤鉴别（如CML）。PMF中未成熟细胞增加则预示母细胞转化。这些病例的母细胞成分可以借助恰当的免疫染色加以区分，如上文所述。除了CML，脾髓样化生的鉴别诊断还包括与骨髓纤维化和外周血幼稚粒红系细胞增多相关的多种病变。转移癌和传染病累及骨髓时是常见的引起骨髓纤维化的原因，并在一定程度上与PMF相似。其他比较少见的情形包括MDS[192]和MDS/MPN，如慢性粒-单核细胞白血病（CMML）[191,193]和幼年性粒-单核细胞白血病（JMML）（图61.26）[194]。

61.14.2.4 原发性血小板增生症（ET）

ET以骨髓巨核细胞显著增殖并伴血小板增多为特征[169,195-197]。临床表现包括出血，或少见血栓形成[169,195]。ET时脾大的程度没有其他慢性髓系增殖性病变明显，临床上也很少出现脾功能亢进。由于脾大标本较少，没有大量有关ET的脾病理研究。根据少数病例研究，最显著的表现是脾索增宽，因血小板显著增多，髓索低倍镜下显得细胞数减少，髓窦也可见相似表现。脾印片对证实血小板“扣留”非常有用。脾虽然只是轻-中度肿大，却是大多数ET的特征表现。晚期脾可以萎缩和无功能，萎缩可能是由于血小板聚集引起梗死所致[198]。出现纤维化和微小梗死灶（Gamna-Gandy小体）与镰状红细胞病晚期脾改变很相似。根据我们的经验，没有明显的髓外造血。但是，极少数ET可进展为骨髓纤维化，有明显髓样化生。

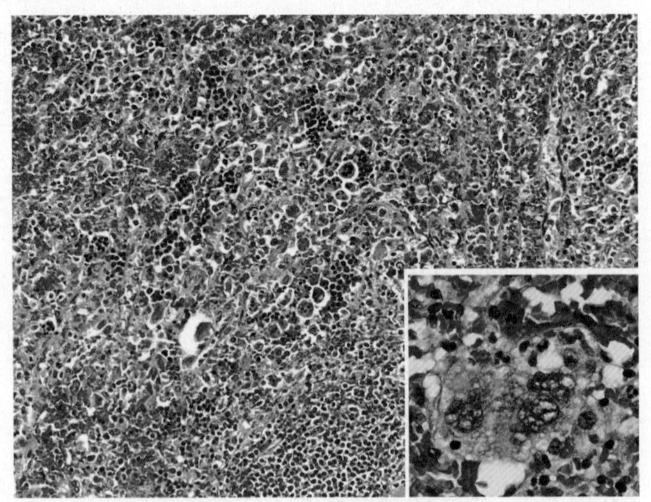

图61.25 原发性骨髓纤维化（PMF）脾髓外造血。插图，高倍镜图像显示非典型巨核细胞伴云雾状细胞核和异常粗块状染色质。比较造血细胞肿瘤相关性髓外造血与反应性髓外造血，出现异型性巨核细胞时更倾向克隆性造血组织病变

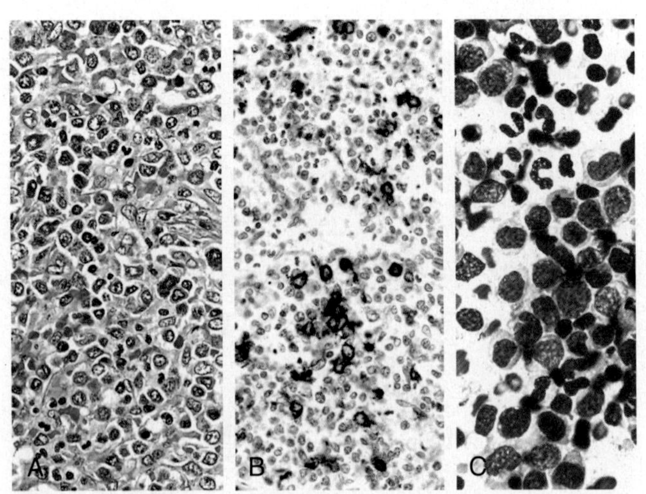

图61.26 幼年性粒-单核细胞白血病（JMML）累及脾。A. 红髓含有多种类型的细胞群，包括原始细胞及其他未成熟粒细胞、单核细胞、中性粒细胞和嗜酸性粒细胞。**B.** CD34染色显示不同比例的原始细胞。**C.** 脾印片（Wright-Giemsa染色）显示未成熟及成熟粒细胞和单核细胞

表61.6 脾髓样化生的评估

淋巴瘤	病因	造血组织情况
良性	非肿瘤性脾功能亢进	通常为三系
	“造血性”溶血性贫血和其他贫血	红系为主，偶见巨核细胞
	细胞因子诱导（如G-CSF）	粒系为主，类似AML（尤其是M2或M3型）
	淋巴瘤，其他恶性肿瘤（癌，肉瘤）	三系不同程度，无异型
克隆性	MPN	通常为三系，偶尔以一系细胞为主；巨核细胞异型；可能是母细胞转化的始发部位
	MDS/MPN	MPN和MDS结果常有重叠
	MDS	通常是三系，偶见单核-巨噬细胞增多；巨核系发育异常；不成熟粒细胞增多预示母细胞转化

注：AML，急性髓系白血病；G-CSF，粒细胞集落刺激因子；MDS，骨髓增殖异常综合征；MPN，骨髓增殖性肿瘤。

61.14.2.5 其他慢性髓系肿瘤

其他类型髓系肿瘤也可引起脾大，很可能伴有MDS/MPN，如CMML或JMML[191-194]。脾红髓出现较多粒-单核细胞（图61.26），急变时原始细胞增加，免疫组化染色对确定诊断和证实急性变很有帮助。CMML[199,200]和其他类型髓系肿瘤也可见成熟浆样树突细胞（浆样单核细胞）聚集。

61.15 系统性肥大细胞增生症

系统性肥大细胞增生症（SM）常累及脾，呈轻-中度增大[201-203]。SM累及脾的表现多样[201-204]。早期主要累及白髓小梁周围或边缘区，淋巴滤泡周围可见特征性纤维母细胞反应形成同心圆状结构（图61.27）。一些学者报道有红髓弥漫性浸润和血管周围多结节性浸润[204]。肥大细胞聚集区常有嗜酸性粒细胞增加。典型肥大细胞呈立方状或梭形，细胞核淡染，胞质淡灰色。氯醋酸酯酶染色可显示肥大细胞颗粒，甲苯胺蓝和Giemsa染色呈异染性，但肿瘤性肥大细胞常呈低颗粒性。Tryptase和CD117阳性有助于证实脾累及，尤其是有明显的纤维母细胞反应和肥大细胞较罕见时。SM可能伴有其他克隆性非肥大细胞性造血组织疾病，特别是CMML、MPN、MDS或AML[205,206]可能与SM同时出现在脾。髓系相关抗原免疫染色可以帮助鉴别脾红髓的病变。

61.16 单核-巨噬细胞系统增殖

另见第51~53章。

61.16.1 噬血细胞综合征（HPS）

HPS包括一组系统性病变，以淋巴网状器官巨噬细胞增殖伴显著吞噬造血细胞成分而引起急性全血细胞减少为主要特征（简表61.2）[207]。家族性（原发性）HPS常见于婴幼儿和年轻人，称为家族性噬血细胞性淋巴组织增生症[208-211]。该病是一种常染色体隐性遗传性疾病，由先天性凋亡始动环节缺陷导致T细胞和巨噬细胞大量活化引起细胞毒活性下降所致。该病患者有穿孔素基因突变[210]。大多数继发性HPS既与感染又与NK/T细胞肿瘤相关，常伴有EBV感染。许多病例临床上呈急性过程，系统性分布，所有淋巴网状器官细胞显著增殖而最终死亡，曾经被认为是恶性组织细胞增生症。然而这些疾病以良性组织细胞增殖为特征并证实有明显的HPS现象，患者常有病毒感染或恶性病变，表现为发热和不同

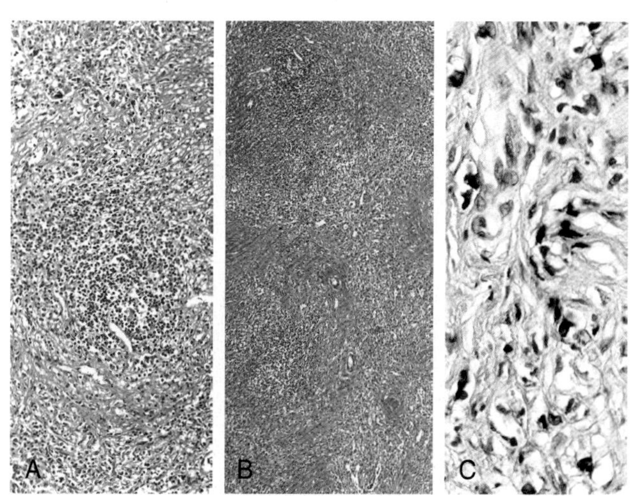

图61.27 系统性肥大细胞增生症（SM）。A. 滤泡周围明显纤维化，肥大细胞埋陷于纤维间质内。B. 脾SM常见血管周围、滤泡周围和脾小梁的纤维化。C. Tryptase免疫染色显示陷入硬化性基质中的肥大细胞

程度的全血细胞减少[136,212]。与感染有关的病例被认为是病毒相关性或感染相关性HPS。之后，许多研究发现HPS有多种微生物和肿瘤参与发病[5,136,212]。

感染相关性HPS脾中等到明显增大，红髓中巨噬细胞明显增殖并伴有显著的吞噬血细胞现象，大多数吞噬红细胞，也有粒细胞、淋巴细胞和血小板。可发生B细胞减少，白髓逐渐消失，灶性梗死和纤维化[5]。

由于脾不经常有恶性细胞成分，HPS相关性造血系统恶性病变的形态不同，最常见的HPS相关性淋巴瘤是外周T/NK细胞类型[213]，主要危险因素是与EBV感染有关。HPS是结外NK/T细胞淋巴瘤、侵袭性NK细胞白血病和慢性活动性EBV感染相关性儿童系统性EBV+淋巴组织增殖性病变的共同并发症。当仅有极少量肿瘤性T细胞混杂较多组织细胞时，与恶性组织细胞增生症很相似（图61.28），在这种情况下T细胞淋巴瘤的诊断需要分子病理学来证实。

61.16.2 组织细胞肉瘤

组织细胞肉瘤是形态学和免疫表型特征与成熟组织细胞相似的恶性疾病。以系统性表现和多部位累及为特征的病例，曾称为恶性组织细胞增生症[214]。脾累及的模式与白血病相似，呈红髓弥漫性浸润，有时白髓消失。浸润细胞呈多形性，伴有不同程度分化和细胞异型。偶见吞噬血细胞现象，仅见于一小部分肿瘤细胞；相反HPS可见大部分细胞吞噬血细胞的证据。CD68、CD68R、CD163和溶菌酶免疫染色可以帮助确定诊断。S-100（但不是CD1a）常阳性。有报道脾组织细胞肉瘤继发于B淋巴母细胞淋巴瘤/白血病（B-LBL/ALL），出现与初发肿瘤相关的克隆性，如显示IgH和TCR基因重排，可能的机制与原发性B-淋巴母细胞性肿瘤或共同干细胞转分化有关[215]。

脾组织细胞肉瘤的鉴别诊断包括明显浸润红髓的DLBCL、ALCL[216,217]、HSTCL和HPS相关性其他淋巴组织肿瘤以及以前误诊为恶性组织细胞增生症的许多病例[136,218−220]。急性单核细胞增生症伴有组织细胞分化形态学上与播散性组织细胞肉瘤有重叠[221]。

简表61.2 脾噬血相关性病变

- 良性
  - 贮积病
  - 先天性噬血细胞综合征
  - 病毒性感染（EBV，其他病毒）
  - 其他感染性病变（细菌，霉菌，立克次体，寄生虫）
  - 自身免疫性溶血性贫血
  - 药物诱导性（如氟达拉滨）
- 恶性
  - 组织细胞肉瘤（恶性组织细胞增生症）
  - 肝脾T细胞淋巴瘤（HSTCL）
  - 外周T细胞淋巴瘤（PTCL）
  - B细胞淋巴瘤

61.16.3 “恶性组织细胞增生症”相关性纵隔生殖细胞肿瘤

这是一种介于纵隔非精原细胞瘤型生殖细胞肿瘤与造血组织恶性肿瘤之间的罕见病变[222]，约半数以恶性组织细胞增生症为特征[222−225]。在脾，组织细胞弥漫性浸润红髓或形成界限不清的结节[226]，被认为是生殖细胞肿瘤中恶性生殖细胞异常分化成造血细胞的罕见情况[224]。

61.17 树突细胞肿瘤

另见第52~53章。

61.17.1 滤泡树突细胞肉瘤（FDCS）

FDCS是一种来源于生发中心滤泡树突细胞的罕见肿瘤，脾极少见[227−230]。与包括Langerhans细胞在内的髓系树突细胞不同，滤泡树突细胞是间充质细胞，不属于造血细胞。FDCS大体表现为肉样或实性结节，形态上可见卵圆形或梭形细胞呈束状和旋涡状分布，细胞核温

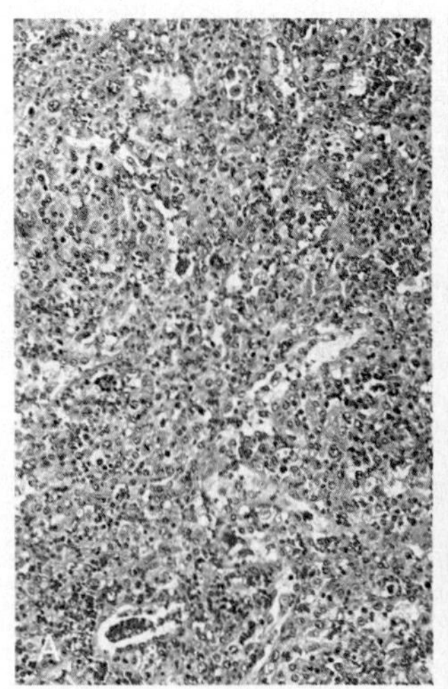

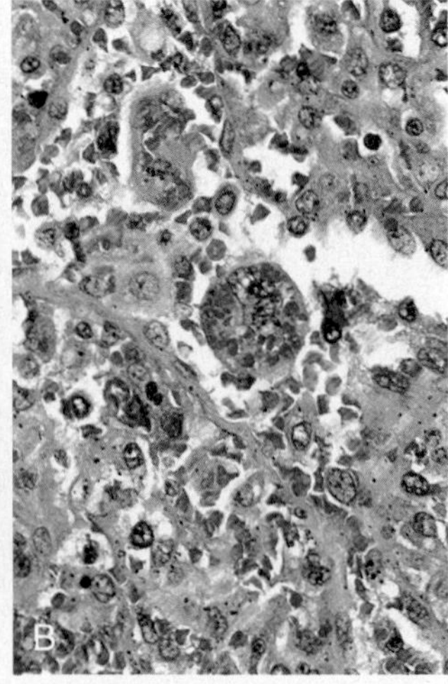

图61.28 噬血细胞综合征相关性脾外周T细胞淋巴瘤（PTCL）。A. 低倍镜下形态学发现很细微。其他多种病变也可能伴有脾噬血细胞现象，最常见的是感染或病毒。B. 巨噬细胞吞噬红细胞（图中央）。也要注意异型淋巴细胞，已证实为T细胞淋巴瘤

和，核分裂象较少。肿瘤细胞呈$CD21^+$和$CD35^+$。与其相对温和的细胞学形态相比，肿瘤的临床生物学行为为侵袭性[230]。EBV+FDCS变异型较为罕见，与脾炎性假瘤形态相似，应加以鉴别[231]。

61.17.2 交指状树突细胞肉瘤

交指状树突细胞肉瘤（IDCS）是一种来源于交指状树突细胞的罕见肿瘤[229]，病变常累及淋巴结，尤其是播散性病例常累及骨髓、皮肤、肝、肾和肺以及脾[232,233]。交指状树突细胞肉瘤大体和组织形态特征与FDCS相似。石蜡切片上，肿瘤细胞呈$S-100^+$和CD68不同程度阳性；缺乏CD1a、langerin、B细胞、T细胞和滤泡树突细胞特异性抗原的表达。

61.17.3 Langerhans细胞组织细胞增生症

LCH是一种$CD1a^+$、$S-100^+$和$langerin^+$克隆性Langerhans细胞增殖性病变，临床表现多样，从骨的孤立性溶骨性病变到类似白血病的爆发性、播散性病变。以往将后者称为Letterer-Siwe病[234]，婴幼儿最常见，可累及脾[235-238]。脾异常表现包括出血、坏死与梗死，以红髓累及为主，呈弥漫性浸润或边界不清的肿瘤细胞聚集，类似未充分形成的肉芽肿。LCH的细胞是巨噬细胞样大细胞，胞质丰富淡染，有时胞质呈空泡样[239]，细胞核有折叠或核沟，染色质细腻，有1~2个小核仁，呈S-100、CD1a和langerin阳性。电镜下常可见胞质内特征性Birbeck颗粒[240,241]。累及其他部位时Langerhans细胞中可混杂嗜酸性粒细胞和组织细胞。

Langerhans细胞组织细胞肉瘤是LCH的恶性形式，报道较少[242,243]，多见于老年男性，易全身播散，累及部位包括脾，其细胞形态上具有明显的异型性，为恶性。

61.18 非造血组织肿瘤及瘤样病变

许多良性病变可累及脾，显微镜下不难判断其良性本质，但是，由于这些病变常形成与脾功能亢进相关的肿块，大体上很像恶性淋巴瘤。

61.18.1 脾囊肿

脾囊肿最常见的是单个和单房性囊肿。大多数病例为假性囊肿，缺乏内衬上皮[244]。约20%脾囊肿有内衬上皮，多为复层鳞状上皮[245-249]，称为真性囊肿或表皮样囊肿。罕见情况真性囊肿会引起脾功能亢进。

61.18.2 脾错构瘤

同样，脾错构瘤偶尔也会导致脾功能亢进[250]，大部分是尸检或因其他原因行切除脾时偶然发现[5,251]。脾错构瘤为界限清楚的小结节，组织学上与正常红髓相似，含有裂隙状血管，内衬上皮胖圆形，为窦岸细胞起源（如$CD8^+$）（图61.29）。罕见病例可见脾小梁结构，其中散在淋巴细胞。典型的脾错构瘤很容易辨认，免疫组化染色CD8和CD68阳性，而缺乏表达CD34很容易与毛细血管瘤鉴别。但是更多的问题是与罕见类型的血管瘤如脾索毛细血管瘤[252]和脾肌样血管内皮瘤鉴别[253]。这些病变的形态大部分有重叠，区分较为武断[252]。

61.18.3 炎性假瘤（IPT）

与其他器官一样，脾炎性假瘤是与其他肿瘤性、非肿瘤性病变不同的特征性病变。表现为孤立性肿块，类似肿瘤，但是由混合性炎细胞和间质细胞构成（图61.30）[231,254-257]。IPT间质成分增殖，但不是单克隆性。发生于脾的IPT最常见肌纤维母细胞和滤泡树突细胞起源，两者都与EBV感染有关，具有相似的临床、组织学特征，主要区别就是增殖的梭形细胞表型不同。临床呈良性经过，脾切除术后无复发。IPT常无症状，偶见患者出现腹痛或饱胀感。脾IPT大体上为孤立性有边界的实性结节，常伴有中央坏死，一般边界都很清楚。组织

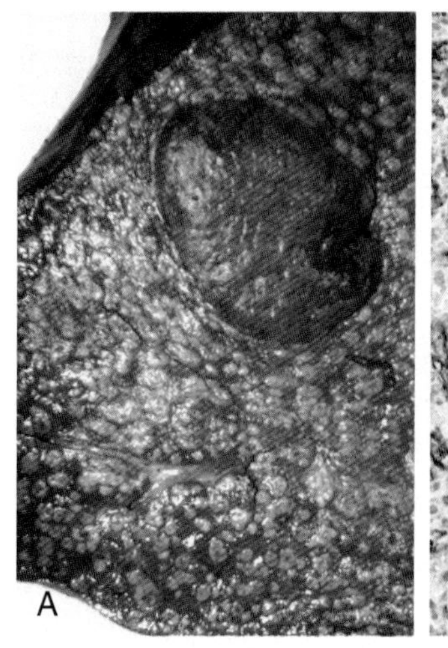

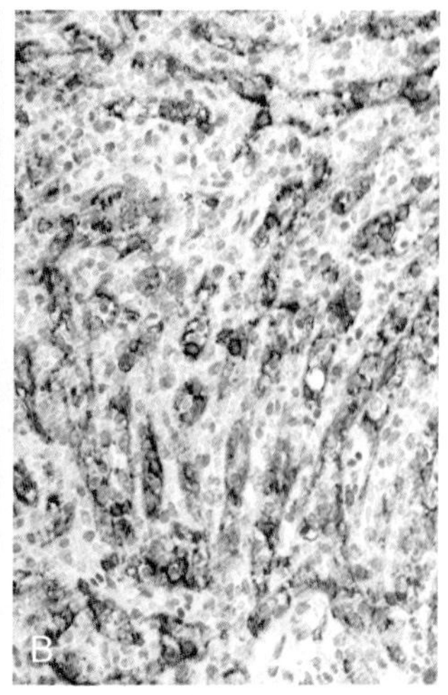

图61.29 脾错构瘤大体图像。A. 可见边界清楚的肿块。病变只包括红髓而没有白髓。B. CD8免疫组化染色显示脾窦

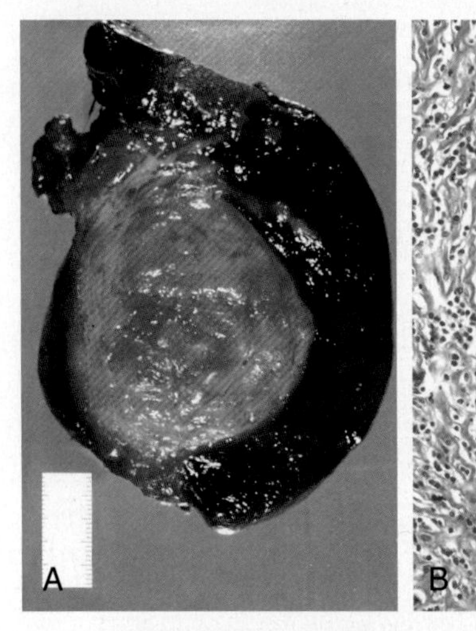

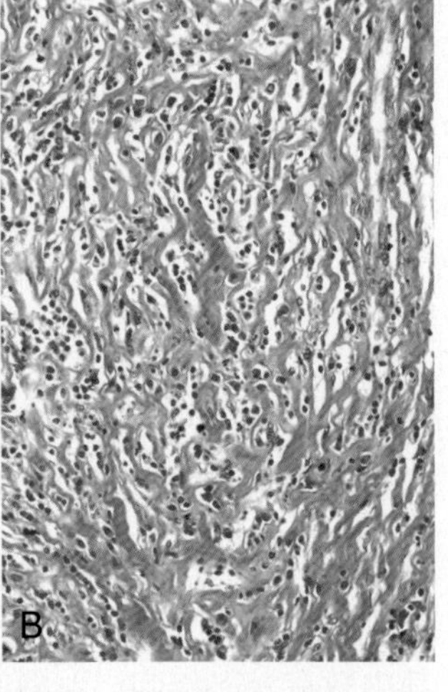

图61.30 硬化性脾炎性假瘤大体图像。A. 肿块类似不同类型的恶性病变包括HL和NHL累及脾。B. 显微镜下，本例炎性假瘤以纤维间隔为主，可见少量梭形细胞，其他病例炎性背景和梭形细胞更明显

学表现为多种炎症细胞（如单核细胞、淋巴细胞和多克隆性浆细胞）背景中出现形态温和的梭形细胞增殖。

肌纤维母细胞源性IPT，免疫染色梭形细胞呈平滑肌标记（SMA）阳性，EBER常阳性，但LMP-1常不表达[255,258]。

可能存在IPT样滤泡树突细胞肿瘤亚型[231]，与传统FDCS不同（见上文），IPT样变异型女性占优势，肝和脾均有报道。其混合性炎性背景中可见温和的梭形细胞，梭形细胞呈树突细胞标记（CD21、CD23、CD35）阳性，实质上所有病例呈EBV$^+$[231]。罕见病例有感染病史，但是只有在EBV持续存在的基础上，IPT和感染之间的关系才可能是一致的[254,259]。

IPT应与儿童常表达ALK的炎性肌纤维母细胞瘤进行鉴别[256]，累及脾和淋巴结的ALK$^+$炎性肌纤维母细胞瘤尚未见报道。除了脾淋巴瘤以外，脾IPI鉴别诊断还包括脾不同类型的良性或瘤样病变，如错构瘤和血管瘤。脾错构瘤周围围绕受挤压的红髓，无纤维化，另外，IPT中无脾错构瘤特征性索样裂隙。

61.18.4 硬化性血管瘤样结节性转化

脾硬化性血管瘤样结节性转化是一种认识较少的脾瘤样结节或肿块性病变（图61.31）[260-262]，由于含有红髓成分，可能与脾错构瘤有关。硬化性血管瘤样结节性转化大体上很像IPT，病变大，直径可达17cm。组织学上，呈多个结节样外观，单个结节呈血管瘤样表现，由裂隙状血管网，散在梭形细胞和致密硬化构成。血管表型介于血管网（有时CD34$^+$或CD31$^+$）和脾窦内衬细胞（CD8$^+$）之间，推测可能是非肿瘤性病变，代表红髓发生间质增殖后的变化。所有报道病例临床过程均为良性。

61.18.5 紫癜

紫癜是不明原因引起脾窦扩张，并形成充满血液的罕见疾病[263,264]。紫癜囊可通过窦状内皮相连接，但是病变较大时则缺乏。囊主要位于动脉周围淋巴鞘和滤泡周围区域的连接处。脾紫癜的临床重要性在于与自发性脾破裂有关[263,264]，可能是由于脾大，脆性膨胀和囊状窦隙形成。紫癜也可累及肝。

61.18.6 脾血管肿瘤

脾可发生毛细血管瘤和海绵状血管瘤，形态学特征与其他部位的血管瘤相似。鉴别诊断包括弥漫性血管瘤病和窦岸细胞血管瘤，良性病变要与高级别血管肉瘤鉴别。窦岸血管瘤[265]的内皮细胞呈胖圆形和立方状（图61.32），表达CD8，是典型的窦内皮细胞，可呈乳头状突起伸向血管腔，血管腔可见丰富脱落的窦岸细胞和巨噬细胞（有时表现为吞噬红细胞现象），可有轻度细胞异型。在某个具体病例，很难区分窦岸细胞血管瘤和低级别血管肉瘤[265,266]。

脾血管肉瘤罕见，呈多灶性增殖，形态和临床生物学行为均具有异质性（图61.33）[267]。一些区域看上去为良性，类似窦岸细胞血管瘤（图61.33）；而另一区域则呈明确恶性，类似其他部位高级别血管肉瘤。恶性区域CD8表达较弱或缺乏表达，而部分病例出现CD8$^+$支持血管肉瘤可能来自于窦内皮细胞[266]。

脾高级别血管肉瘤常见梭形细胞区域，很少看到血管分化的证据（图61.34）。偶尔，脾恶性肿瘤为单一梭形细胞；认为可能是恶性纤维组织细胞瘤或实性血管肉瘤[268]。脾也有Kaposi肉瘤（KS）样实体型恶性肿瘤，但是患者不一定都有HIV感染或其他免疫缺陷[269]。淋巴管瘤大小不一，囊壁较薄，内衬扁平内皮细胞，含粉红色蛋白性液体而非血液[270]。原发于脾的非血管源性间叶性肿瘤包括横纹肌肉瘤和纤维母细胞性网状细胞瘤[271,272]。

61.18.7 转移性肿瘤

脾由于缺乏输入淋巴管，转移性肿瘤很少见，有报道的包括多种类型的癌、黑色素瘤和较罕见的肉瘤。大

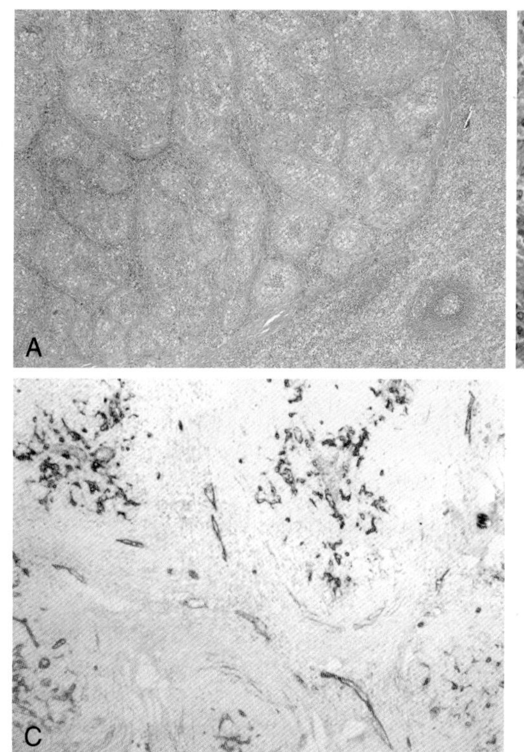
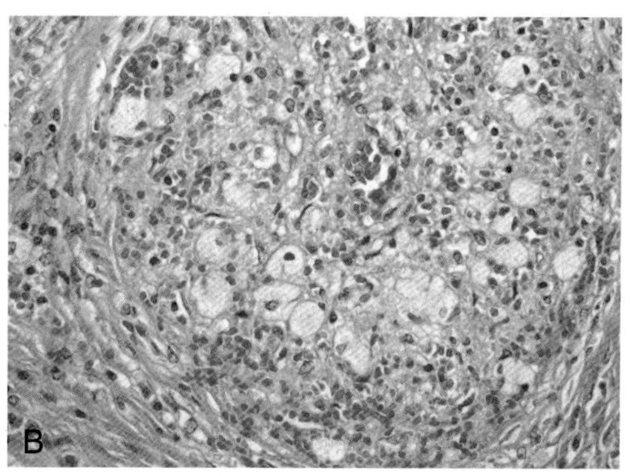
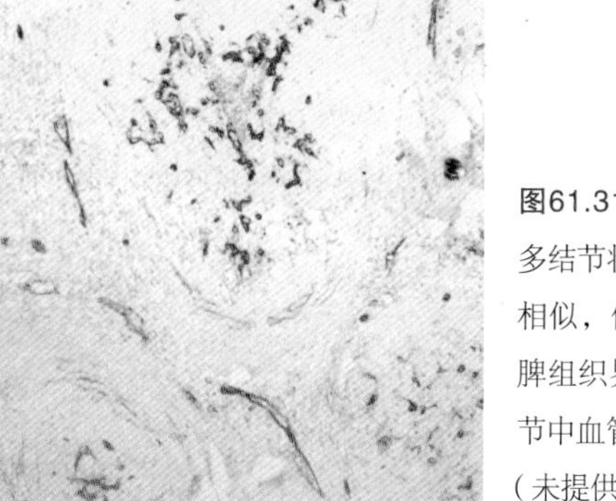

图61.31 硬化性血管瘤样结节性转化。A. 病变呈多结节状，裂隙周围致密纤维化，大体上与炎性假瘤相似，但是，组织学上区分并不困难。病变与周围脾组织界限清楚。B. 结节中可见泡沫细胞。C. 结节中血管裂隙呈CD34阳性，CD31和CD8阳性有变化（未提供图片）

多数形成肿块，但也有一些弥漫性浸润脾（图61.35）。

61.19 贮积病

许多溶酶体性贮积病都可累及脾，主要包括常染色体隐性遗传性病变，每种病根据酶缺陷特征进行诊断和分类，常常要结合特征性遗传学检测。大多数病较为罕见，外科病理检查中可以遇到三种脂质贮积病。脾切除标本中，Gaucher病和Niemann−Pick病较常见，尤其非神经病变亚型[5,273,274]。这些病例可见明显脾大所致的脾功能亢进。脾切除明确诊断或改善全血细胞减少的并不少见。也可见蜡样组织细胞增生症（海蓝组织细胞增生症）。脂质异常性疾病、感染性疾病、红细胞异常性疾病和髓系增殖性疾病均可看到海蓝组织细胞聚集。但是，脾切除组织中也可见明显特征的Hermansky−Pudlak综合征，是一种罕见的致死性常染色体隐性遗传性疾病，现已归入溶酶体相关性细胞器病变[275]。

大多数贮积病的脾呈苍白色均质状外观，罕见纤维化[5]。形态学上由于脾索大量组织细胞聚集导致红髓

图61.32 窦岸细胞血管瘤。血管腔隙内衬胖圆形内皮细胞，缺乏细胞异型性，窦内衬细胞脱落至管腔

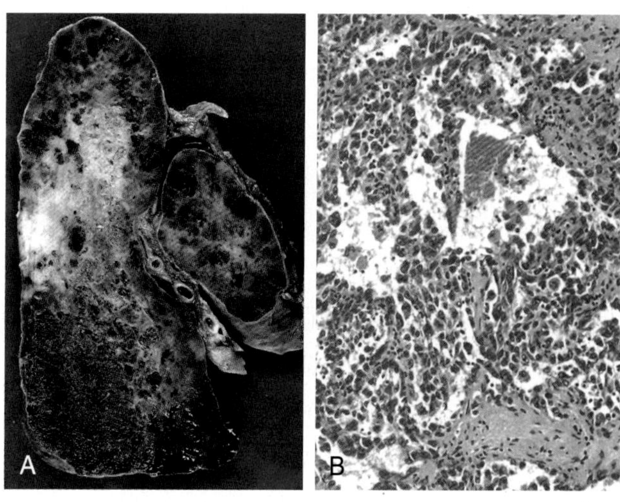

图61.33 脾窦岸细胞血管肉瘤大体图像。A. 显示海绵状、深红色囊性区域和看上去似恶性实性区域。B. 显示树枝分枝状血管和细胞核明显多形性

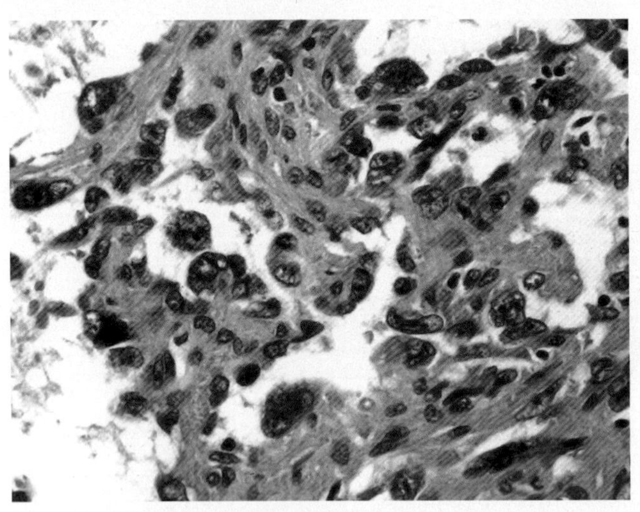

图61.34　脾血管肉瘤显微镜图像。显示明显的细胞多形性，符合血管肉瘤的诊断，可见不规则、网状分布的血管腔隙

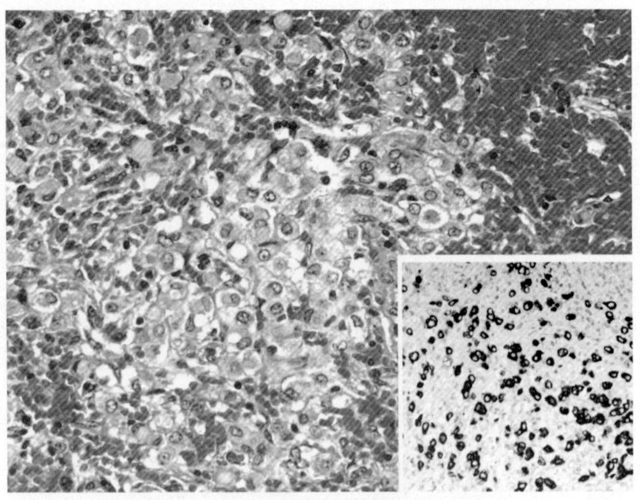

图61.35　脾转移性印戒细胞癌。免疫染色显示肿瘤细胞呈广谱CK强阳性

扩大[5]。

Gaucher病是最常见的贮积病。Gaucher细胞大，直径20~100μm，胞质纤细丝状，HE染色呈褐色，可见多核细胞，细胞质呈PAS强阳性，抗淀粉酶消化。Gaucher细胞中的葡萄糖脑苷脂自发荧光。Gaucher细胞属于巨噬细胞，能吞噬红细胞，所以铁染色呈阳性，脂质染色呈弱阳性。超微结构可见较多溶酶体含有特征性溶酶体脂质双层结构。CML的脾常可见假Gaucher细胞。

Niemann-Pick细胞大，直径20~100μm，因含有大量细小空泡而呈泡沫状或空泡状。Niemann-Pick细胞比Gaucher细胞染色更淡，PAS染色弱阳性，但是苏丹黑B和油红染色可以证实含有中性脂肪。脂质沉积为双折射性，紫外光下呈黄绿色荧光。电子显微镜下溶酶体内可见髓鞘样板层结构。

蜡样组织细胞增生症的组织细胞较小，细胞质呈特征性嗜碱性空泡状。蜡样组织细胞也可见于Niemann-Pick病，直径20μm，含有3~4μm的胞质颗粒，颗粒形成程度不同。泡沫组织细胞含有小而深色颗粒。蜡样物质包括磷脂类、糖鞘脂类和与脂褐素物理与化学性质相似的物质。组织细胞所含蜡样物质在HE染色切片中呈弱黄棕色，而Romanowsky染色呈青绿色，所以称为海蓝组织细胞。蜡样物质呈PAS阳性，抗淀粉酶消化，脂质染色阳性，对碱性染料如品红和亚甲蓝有亲和性，耐酸，随着色素老化可自发荧光。超微结构研究可见周期性4.5~5nm的板层状膜性包涵体。

贮积病的细胞类型不好辨认，具体诊断应根据生物化学和分子遗传学检测。

61.20　精华和陷阱

良性

- 传染性单核细胞增生症（IM）易误诊为弥漫大B细胞淋巴瘤（DLBCL）或外周T细胞淋巴瘤-非特指（PTCL-NOS）。常见多种类型的淋巴细胞浸润并含有大细胞，这些大细胞貌似恶性，但是少见于任何一种特殊类型淋巴瘤，此时应考虑EBV感染的可能性，尤其是年轻人。
- 脾免疫缺陷相关性淋巴组织增殖性病变容易与恶性淋巴瘤相混淆，临床病史很关键。尤其是成年人的普通可变型免疫缺陷及其相关病变很难与淋巴瘤鉴别。
- 脾红髓的髓系增生可能貌似急性髓系白血病（AML），可能由细胞因子（尤其是粒细胞集落刺激因子）所引起。
- 真正的炎性假瘤、炎性肌纤维母细胞肿瘤和IPT样滤泡树突细胞肿瘤很难区分，必须使用包括多种免疫组化标志物的组合进行鉴别。
- 判断脾血管肿瘤时要小心解释CD8、CD31和CD34染色（如错构瘤的内皮细胞呈$CD8^+$）。

恶性

- 许多类型的小B细胞淋巴瘤〔慢性淋巴细胞白血病/小淋巴细胞淋巴瘤（CLL/SLL）、边缘区淋巴瘤（MZL）、套细胞淋巴瘤（MCL）〕呈粟粒样模式累及白髓，形态上常有重叠，结合免疫组化染色仔细分析细胞成分至关重要，脾门部淋巴结检查非常有价值。
- 小B细胞淋巴瘤累及红髓的情况要与经典型毛细胞白血病（HCL）进行鉴别。罕见MZL病例累及脾以红髓占优势。
- 大颗粒细胞性淋巴细胞白血病（LGLL）和其他PTCL（如蕈样霉菌病/Sézary综合征，MF/SS）通常仅有微小脾累及，免疫组化染色非常有价值。
- 自身免疫性淋巴组织增殖综合征可伴随脾淋巴瘤，见于儿童患者，“先天性脾大”家族史可能是诊断线索。
- 肝脾T细胞淋巴瘤（HSTCL）具有明显的临床与形态特征，常见γ/δ型，少见α/β型。一个重要的诊断线索是大部分病例呈CD4和CD8双阴性。
- 脾是髓系和淋巴系白血病以及低级别淋巴瘤发生高级别转化的始发部位。

（何妙侠　译）

参考文献

1. van Krieken JH, te Velde J. Normal histology of the human spleen. *Am J Surg Pathol*. 1988;12:777-785.
2. van Krieken HJ, Orazi A. Spleen. In: Mills SE, ed. *Histology for Pathologists*. 3rd ed. Philadelphia: Lippincott Williams & Wilkins; 2007:783-797.
3. Grogan TM, Jolley CS, Rangel CS. Immunoarchitecture of the human spleen. *Lymphology*. 1983;16:72-82.
4. Grogan TM, Rangel CS, Richter LC, et al. Further delineation of the immunoarchitecture of the human spleen. *Lymphology*. 1984;17:61-68.
5. Neiman RS, Orazi A. *Disorders of the Spleen*. 2nd ed. Philadelphia: WB Saunders; 1999.
6. Raviola ES. In: Fawcett DW, ed. *A Textbook of Histology*, 12th ed. New York: Chapman and Hall; 1994:460.
7. Lukes RJ. The pathology of the white pulp of the spleen. In: Lennert K, Harms D, eds. *Die Milz*. Berlin: Springer-Verlag; 1970:130-138.
8. Millikin PD. Anatomy of germinal centers in human lymphoid tissue. *Arch Pathol*. 1966;82:499-503.
9. Millikin PD. The nodular white pulp of the human spleen. *Arch Pathol*. 1969;87:247-258.
10. Hirasaw Y, Tokuhiro H. Electron microscopic studies on the normal human spleen: especially on the red pulp and the reticuloendothelial cells. *Blood*. 1970;35:201-212.
11. Rappaport H. The pathologic anatomy of the splenic red pulp. In: Lennert K, Harms D, eds. *Die Milz*. Berlin: Springer-Verlag; 1970:25-41.
12. Wennberg E, Weiss L. The structure of the spleen and hemolysis. *Annu Rev Med*. 1969;20:29-40.
13. Crosby WH. Splenic remodeling of red cell surfaces. *Blood*. 1977;50:643-645.
14. Burke JS, Osborne BM. Localized reactive lymphoid hyperplasia of the spleen simulating malignant lymphoma. A report of seven cases. *Am J Surg Pathol*. 1983;7:373-380.
15. Dunphy CH, Bee C, McDonald JW, et al. Incidental early detection of a splenic marginal zone lymphoma by polymerase chain reaction analysis of paraffin-embedded tissue. *Arch Pathol Lab Med*. 1998;122:84-86.
16. Harris S, Wilkins BS, Jones DB. Splenic marginal zone expansion in B-cell lymphomas of gastrointestinal mucosa-associated lymphoid tissue (MALT) is reactive and does not represent homing of neoplastic lymphocytes. *J Pathol*. 1996;179:49-53.
17. Farhi DC, Ashfaq R. Splenic pathology after traumatic injury. *Am J Clin Pathol*. 1996;105:474-478.
18. Kroft SH, Singleton TP, Dahiya M, et al. Ruptured spleens with expanded marginal zones do not reveal occult B-cell clones. *Mod Pathol*. 1997;10:1214-1220.
19. Rosso R, Neiman RS, Paulli M, et al. Splenic marginal zone cell lymphoma: report of an indolent variant without massive splenomegaly presumably representing an early phase of the disease. *Hum Pathol*. 1995;26:39-46.
20. Tindle BH, Parker JW, Lukes RJ. "Reed-Sternberg cells" in infectious mononucleosis. *Am J Clin Pathol*. 1972;58:607-617.
21. Gordon HW, McMahon NJ, Rosen RB. Reed-Sternberg cells in a patient with infectious mononucleosis. *Lab Invest*. 1970;22:498.
22. Lukes RJ, Tindle BH, Parker JW. Reed-Sternberg-like cells in infectious mononucleosis. *Lancet*. 1969;2:1003-1004.
23. Burke JS. Diagnosis of lymphoma and lymphoid proliferations in the spleen. In: Jaffe ES, ed. *Surgical Pathology of the Lymph Nodes and Related Organs*. 2nd ed. Philadelphia, WB Saunders; 1995:448.
24. Neiman RS, Orazi A. Histopathologic manifestations of lymphoproliferative and myeloproliferative disorders involving the spleen. In: Knowles DM, ed. *Diagnostic Hematopathology*. 2nd ed. Philadelphia, Lippincott: Williams & Wilkins; 2001:1881-1914.
25. Smith EB, Custer RP. Rupture of the spleen in infectious mononucleosis. A clinicopathologic report of seven cases. *Blood*. 1946;1:317-333.
26. Slavin RE, Santos GW. The graft versus host reaction in man after bone marrow transplantation: pathology, pathogenesis, clinical features and implications. *Clin Immunol Immunopathol*. 1973;1:472-498.
27. Hassan NMR, Neiman RS. The pathology of the spleen in steroid-treated immune thrombocytopenic purpura. *Am J Clin Pathol*. 1985;84:433-438.
28. Rodriguez-Garcia JL, Sanchez-Corral J, Martinez J, et al. Phenytoin-induced benign lymphadenopathy with solid spleen lesions mimicking a malignant lymphoma. *Ann Oncol*. 1991;2:443-445.
29. Keller AR, Hochholzer L, Castleman B. Hyaline vascular and plasma-cell types of giant lymph node hyperplasia of the mediastinum and other locations. *Cancer*. 1972;29:670-683.
30. Schnitzer B. The reactive lymphadenopathies. In: Knowles DM, ed. *Neoplastic Hematopathology*. 2nd ed. Philadelphia: Lippincott: Williams & Wilkins; 2001:537-568.
31. Weisenburger DD. Multicentric angiofollicular lymph node hyperplasia: pathology of the spleen. *Am J Surg Pathol*. 1988;12:176-181.
32. Gaba AR, Stein RS, Sweet DL, Variakojis D. Multicentric giant lymph node hyperplasia. *Am J Clin Pathol*. 1978;69:86-90.
33. Frizzera G, Massarelli G, Banks PM, Rosai J. A systemic lymphoproliferative disorder with morphologic features of Castleman's disease. *Am J Surg Pathol*. 1983;7:211-231.
34. Du MQ, Liu H, Diss TC, et al. Kaposi sarcoma-associated herpesvirus I infects monotypic (IgM lambda) but polyclonal naive B cells in Castleman disease and associated lymphoproliferative disorders. *Blood*. 2001;97:2130-2136.
35. Oksenhendler E, Boulanger E, Galicier L, et al. High incidence of Kaposi sarcoma-associated herpesvirus-related non-Hodgkin lymphoma in patients with HIV infection and multicentric Castleman disease. *Blood*. 2002;99:2331-2336.
36. Seliem RM, Griffith RC, Harris NL, et al. HHV-8+, EBV+ multicentric plasmablastic microlymphoma in an HIV+ man: the spectrum of HHV-8+ lymphoproliferative disorders expands. *Am J Surg Pathol*. 2007;31:1439-1445.
37. Le Deist F, Emile JF, Rieux-Laucat F, et al. Clinical, immunological, and pathological consequences of Fas-deficient conditions. *Lancet*. 1996; 348:719-723.
38. Lim MS, Straus SE, Dale JK, et al. Pathological findings in human autoimmune lymphoproliferative syndrome. *Am J Pathol*. 1998;153:1541-1550.
39. Alvarado CS, Straus SE, Li S, et al. Autoimmune lymphoproliferative syndrome: a cause of chronic splenomegaly, lymphadenopathy, and cytopenias in children—report on diagnosis and management of five patients. *Pediatr Blood Cancer*. 2004;43:164-169.
40. Kwon SW, Procter J, Dale JK, et al. Neutrophil and platelet antibodies in autoimmune lymphoproliferative syndrome. *Vox Sang*. 2003; 85:307-312.
41. Straus SE, Jaffe ES, Puck JM, et al. The development of lymphomas in families with autoimmune lymphoproliferative syndrome with germline Fas mutations and defective lymphocyte apoptosis. *Blood*. 2001;98:194-200.
42. Kadin ME, Glatstein E, Dorfman RF. Clinicopathologic studies of 117 untreated patients subjected to laparotomy for the staging of Hodgkin's lymphoma. *Cancer*. 1971;27:1277-1294.
43. Mauch PM, Kalish LA, Kadin M, et al. Patterns of presentation of Hodgkin's disease. *Cancer*. 1993;71:2062-2071.
44. Martinazzi M, Palatini M. A casual finding of primary splenic Hodgkin's disease in a case of traumatic rupture of the spleen. *Tumor*. 1978;64:639-643.
45. Kreamer BB, Osborne BM, Butler JJ. Primary splenic presentation of malignant lymphoma and related disorders. *Cancer*. 1984;54:1606-1619.
46. Re G, Lambertina F, Bucchi ML, et al. Primary splenic Hodgkin's lymphoma: case report. *Pathologica*. 1986;78:635.
47. Zellers RA, Thibodeau SN, Banks PM. Primary splenic lymphocyte-depletion Hodgkin's lymphoma. *Am J Clin Pathol*. 1990;94:453-457.
48. Brissette M, Dhru RD. Hodgkin's lymphoma presenting as spontaneous splenic rupture. *Arch Pathol Lab Med*. 1992;116:1077-1079.
49. Hoppe RT, Cox RS, Rosenberg SA, Kaplan HS. Prognostic factors in stage III Hodgkin's lymphoma. *Cancer Treat Rep*. 1982;66:743-749.
50. Hoppe RT, Rosenberg SA, Kaplan HS, Cox RS. Prognostic factors in pathological stage IIIA Hodgkin's lymphoma. *Cancer*. 1980;46:1240-1246.
51. Trudel M, Krikorian J, Neiman RS. Lymphocyte predominance Hodgkin's lymphoma: clinical and morphologic heterogeneity. *Cancer*. 1987;59:99-106.
52. Neiman RS, Rosen PJ, Lukes RJ. Lymphocyte depletion Hodgkin's lymphoma: a clinicopathologic entity. *N Engl J Med*. 1973;288:751-755.
53. Neiman RS. Current problems in the histopathologic diagnosis and classification of Hodgkin's lymphoma. *Pathol Annu*. 1978;2:289-328.
54. Desser PK, Moran EM, Ultmann JE. Staging of Hodgkin's lymphoma and lymphoma. *Med Clin North Am*. 1973;57:479-498.
55. Farrer-Brown G, Bennett MH, Harrison CV, et al. The diagnosis of Hodgkin's lymphoma in surgically excised spleens. *J Clin Pathol*. 1972;25:294-300.
56. Brincker H. Sarcoid reactions and sarcoidosis in Hodgkin's lymphoma and other malignant lymphomata. *Br J Cancer*. 1972;26:120-128.
57. Collins RD, Neiman RS. Granulomatous diseases of the spleen. In: Ioachim HL, ed. *Pathology of Granulomas*. New York: Raven Press; 1983:189-207.
58. Kadin ME, Donaldson SS, Dorfman RF. Isolated granulomas in Hodgkin's lymphoma. *N Engl J Med*. 1970;283:859-861.
59. Neiman RS. Incidence and importance of splenic sarcoidal-like granulomas. *Arch Pathol Lab Med*. 1977;101:518-521.
60. Sacks EL, Donaldson SS, Gordon J, Dorfman RF. Epithelioid granulomas associated with Hodgkin's lymphoma. Clinical correlations in 55 previously untreated patients. *Cancer*. 1978;41:562-567.
61. Warnke RA, Weiss LM, Chan JKC, et al. Primary splenic lymphoma. In: *Atlas of Tumor Pathology: Tumors of the Lymph Nodes and Spleen*, 3rd series, Fascicle 14, p 411. Washington, DC: Armed Forces Institute of Pathology; 1995.
62. Bellany CO, Krajewski AJ. Primary splenic large cell anaplastic lymphoma associated with HIV infection. *Histopathology*. 1994;24:481-483.
63. Fausel R, Sun NC, Klein S. Splenic rupture in HIV-infected patient with primary splenic lymphoma. *Cancer*. 1990;66:2414-2416.
64. Hara K, Ito M, Shimizu K, et al. Three cases of primary splenic lymphoma. Case report and review of the Japanese literature. *Acta Pathol Jpn*. 1985:35:419-435.
65. Harris NL, Aisenberg AC, Meyer JE, et al. Diffuse large cell (histiocytic) lymphoma of the spleen. Clinical and pathologic characteristics of ten cases. *Cancer*. 1984;54:2460-2467.
66. Kobrich U, Falk S, Karhoff M, et al. Primary large cell lymphoma of the splenic sinuses: a variant of angiotropic B-cell lymphoma (neoplastic angioendotheliomatosis)? *Hum Pathol*. 1992;23:1184-1187.
67. Spier CM, Kjeldsberg CR, Eyre HJ, et al. Malignant lymphoma with primary presentation in the spleen. A study of 20 patients. *Arch Pathol Lab Med*. 1985;109:1076-1080.
68. Grosskreutz C, Troy K, Cuttner J. Primary splenic lymphoma: report of 10 cases using the REAL classification. *Cancer Invest*. 2002;20:749-753.
69. Kroft SH, Howard MS, Picker LJ, et al. De novo CD5+ diffuse large B-cell lymphomas. A heterogeneous group containing an unusual form of splenic lymphoma. *Am J Clin Pathol*. 2000; 114:523-533.
70. Matone J, Lopes Filho GD, Scalabrin M, et al. Primary splenic lymphoma in patient with hepatitis C virus infection: case report and review of the literature. *Int Surg*. 2000;85:248-251.
71. Falk S, Stutte JH. Primary malignant lymphomas of the spleen, a morphologic and immunohistochemical analysis of 17 cases. *Cancer*. 1990;66:2612-2619.
72. Mollejo M, Rodriguez-Pinilla MS, Montes-Moreno S, et al. Splenic follicular lymphoma: clinicopathologic characteristics of a series of 32 cases. *Am J Surg Pathol*. 2009;33:730-738.
73. Lotz MJ, Chabner B, DeVita VT, et al. Pathological staging of 100 consecutive untreated patients with non-Hodgkin's lymphomas. *Cancer*. 1976;37:266-270.
74. Goffinet DR, Warnke R, Dunnick NR, et al. Clinical and surgical (laparotomy) evaluation of patients with non-Hodgkin's lymphomas. *Cancer Treat Rep*. 1977;61:981-992.
75. Cheson BD. Staging and evaluation of the patient with lymphoma. *Hematol Oncol Clin*

North Am. 2008;22:825-837.

76. Pangalis GA, Nathwani BN, Rappaport H. Malignant lymphoma, well differentiated lymphocytic: its relationship with chronic lymphocytic leukemia and macroglobulinemia of Waldenstrom. *Cancer*. 1977;39:999-1010.
77. Arber DA, Rappaport H, Weiss L. Non-Hodgkin's lymphoproliferative disorders involving the spleen. *Mod Pathol*. 1997;10:18-32.
78. Galton DAG, Goldman JM, Wiltshaw E, et al. Prolymphocytic leukemia. *Br J Haematol*. 1974;27:7-23.
79. Stone RM. Prolymphocytic leukemia. *Hematol Oncol Clin North Am*. 1990;4:457-471.
80. Matutes E, Brito-Babapulle V, Swansbury J, et al. Clinical and laboratory features of 78 cases of T-prolymphocytic leukemia. *Blood*. 1991;78:3269-3274.
81. Pittaluga S, Verhoef G, Criel A, et al. "Small" B-cell non-Hodgkin's lymphomas with splenomegaly at presentation are either mantle cell lymphoma or marginal zone cell lymphoma. *Am J Surg Pathol*. 1996;20:211-223.
82. Ruchlemer R, Wotherspoon AC, Thompson JN, et al. Splenectomy in mantle cell lymphoma with leukaemia: a comparison with chronic lymphocytic leukaemia. *Br J Haematol*. 2002;118:952-958.
83. Molina TJ, Delmer A, Cymbalista F, et al. Mantle cell lymphoma, in leukaemic phase with prominent splenomegaly. A report of eight cases with similar clinical presentation and aggressive outcome. *Virchows Arch*. 2000;437:591-598.
84. Sheibani K, Burke JS, Swartz WG, et al. Monocytoid B-cell lymphoma. Clinicopathologic study of 21 cases of a unique type of low-grade lymphoma. *Cancer*. 1988;62:1531-1538.
85. Agnarsson BA, Kadin ME. An unusual B-cell lymphoma simulating hairy cell leukemia. *Am J Clin Pathol*. 1987;88:752-759.
86. Ngan B-Y, Warnke RA, Wilson M, et al. Monocytoid B-cell lymphoma: a study of 36 cases. *Hum Pathol*. 1991;22:409-421.
87. Traweek ST, Sheibani K. Monocytoid B-cell lymphoma: the biologic and clinical implications of peripheral blood involvement. *Am J Clin Pathol*. 1992;97:591-598.
88. Vasef M, Katzin WE. Monocytoid B-cell lymphoma with a distinctive clinical presentation. *Hum Pathol*. 1993;24:558-561.
89. Stroup RM, Burke JS, Sheibani K, et al. Splenic involvement by aggressive malignant lymphomas of B-cell and T-cell types: a morphologic and immunophenotypic study. *Cancer*. 1992;69:413-420.
90. Dogan A, Burke JS, Goteri G, et al. Micronodular T-cell/histiocyte-rich large B-cell lymphoma of the spleen: histology, immunophenotype, and differential diagnosis. *Am J Surg Pathol*. 2003;27:903-911.
91. Mollejo M, Algara P, Mateo MS, et al. Large B-cell lymphoma presenting in the spleen: identification of different clinicopathologic conditions. *Am J Surg Pathol*. 2003;27:895-902.
92. Kashimura M, Noro M, Akikusa B, et al. Primary splenic diffuse large B-cell lymphoma manifesting in red pulp. *Virchows Arch*. 2008;453:501-509.
93. Grogan TM, Warnke RA, Kaplan HS. A comparative study of Burkitt's and non-Burkitt's "undifferentiated" malignant lymphoma: immunologic, cytochemical, ultrastructural, histopathologic, clinical and cell culture features. *Cancer*. 1982;49:1817-1828.
94. Banks PM, Arseneau JC, Gralnick HR, et al. American Burkitt's lymphoma: A clinicopathologic study of 30 cases. II. Pathologic correlations. *Am J Med*. 1975;58:322-329.
95. Mann RB, Jaffe ES, Braylan RC, et al. Non-endemic Burkitt's lymphoma. A B-cell tumor related to germinal centers. *N Engl J Med*. 1976;295:685-691.
96. Orazi A, Cattoretti G, John K, et al. Terminal deoxynucleotidyl transferase staining of malignant lymphomas in paraffin sections. *Mod Pathol*. 1994:7:582-586.
97. Orazi A, Cotton J, Cattoretti G, et al. Terminal deoxynucleotidyl transferase staining in acute leukemia and normal bone marrow in routinely processed paraffin sections. *Am J Clin Pathol*. 1994;102:640-645.
98. Robertson PB, Neiman RS, Worapongpaiboon S, et al. 013 (CD99) Positivity in hematologic proliferations correlates with TdT positivity. *Mod Pathol*. 1997;10:277-282.
99. Mollejo M, Menarguez J, Lloret E, et al. Splenic marginal zone lymphoma: a distinctive type of low-grade B-cell lymphoma: a clinicopathological study of 13 cases. *Am J Surg Pathol*. 1995;19:1146-1157.
100. Matutes E, Oscier D, Montalban C, et al. Splenic marginal zone lymphoma: proposals for a revision of diagnostic, staging and therapeutic criteria. *Leukemia*. 2008;22:487-495.
101. Schmid C, Kirkham N, Diss T, et al. Splenic marginal zone cell lymphoma. *Am J Surg Pathol*. 1992;16:455-466.
102. Camacho FI, Mollejo M, Mateo MS, et al. Progression to large B-cell lymphoma in splenic marginal zone lymphoma: a description of a series of 12 cases. *Am J Surg Pathol*. 2001;25:1268-1276.
103. Chacan JL, Mollejo M, Munoz E, et al. Splenic marginal zone lymphoma: clinical characteristics and prognostic factors in a series of 60 patients. *Blood*. 2002;100:1648-1654.
104. Burke JS, Byrne GE Jr, Rappaport H. Hairy cell leukemia (leukemic reticuloendotheliosis). I. A clinical pathologic study of 21 patients. *Cancer*. 1974;33:1399-1416.
105. Catovsky D, Pettit JE, Galton DAG, et al. Leukaemic reticuloendotheliosis (hairy cell leukemia): a distinct clinicopathologic entity. *Br J Haematol*. 1974;26:9-27.
106. Nanba K, Soban EJ, Bowling MC, Berard CW. Splenic pseudosinuses and hepatic angiomatous lesions. Distinctive features of hairy cell leukemia. *Am J Clin Pathol*. 1977;67:415-426.
107. Mollejo M, Algara P, Mateo MS, et al. Splenic small B-cell lymphoma with predominant red pulp involvement: a diffuse variant of splenic marginal zone lymphoma? *Histopathology*. 2002;40:22-30.
108. Traverse-Glehen A, Baseggio L, Bauchu EC, et al. Splenic red pulp lymphoma with numerous basophilic villous lymphocytes: a distinct clinicopathologic and molecular entity? *Blood*. 2008;111:2253-2260.
109. Sun T, Dittmar K, Koduru P, et al. Relationship between hairy cell leukemia variant and splenic lymphoma with villous lymphocytes: presentation of a new concept. *Am J Hematol*. 1996;51:282-288.
110. Catovsky D, O'Brien M, Melo JV, et al. Hairy cell leukemia (HCL) variant: an intermediate disease between HCL and B prolymphocytic leukemia. *Semin Oncol*. 1984;11;362-369.
111. Cawley JC, Burns GF, Hayhoe FGJ. A chronic lymphoproliferative disorder with distinctive features: a distinct variant of hairy cell leukaemia. *Leukemia*. 1980;4:547-559.
112. Matutes E. Immunophenotyping and differential diagnosis of hairy cell leukemia. *Hematol Oncol Clin North Am*. 2006;20:1051-1063.
113. Azar HA. Plasma cell myelomatosis and other monoclonal gammopathies. *Pathol Annu*. 1972;7:1-17.
114. Sherwood P, Sommers A, Shirfield M, Majumdar G. Spontaneous splenic rupture in uncomplicated multiple myeloma. *Leuk Lymphoma*. 1996;20:517-519.
115. Lebeau A, Zeindl-Eberhart E, Muller EC, et al. Generalized crystal-storing histiocytosis associated with monoclonal gammopathy: molecular analysis of a disorder with rapid clinical course and review of the literature. *Blood*. 2002;100:1817-1827.
116. Harder H, Eucker J, Zang C, et al. Coincidence of Gaucher's disease due to a 1226G/1448C mutation and of an immunoglobulin G multiple myeloma with Bence-Jones proteinuria. *Ann Hematol*. 2000;79:640-643.
117. Schey S. Osteosclerotic myeloma and "POEMS" syndrome. *Blood Rev*. 1996;10:75-80.
118. Bardwick PA, Zvaifler NG, Gill GN, et al. Plasma cell dyscrasia with polyneuropathy, organomegaly, endocrinopathy, M protein and skin changes. The POEMS syndrome. *Medicine*. 1980;59:311-322.
119. Polliack A, Rachmilewitz D, Zlotnick A. Plasma cell leukemia. *Arch Intern Med*. 1974;134:131-134.
120. Stephens PJT, Hudson P. Spontaneous rupture of the spleen in plasma cell leukemia. *Can Med Assoc J*. 1969;100:31-34.
121. Ustun C, Sungur C, Akbas O, et al. Spontaneous splenic rupture as the initial presentation of plasma cell leukemia: a case report. *Am J Hematol*. 1998;57:266-267.
122. Boyko WJ, Pratt R, Wass H. Functional hyposplenism, a diagnostic clue in amyloidosis: report of six cases. *Am J Clin Pathol*. 1982;77:745-748.
123. Gupta R, Singh G, Bose SM, et al. Spontaneous rupture of the amyloid spleen: a report of two cases. *J Clin Gastroenterol*. 1998;26:161.
124. Sandberg-Gertzen H, Ericzon BG, Blomberg B. Primary amyloidosis with spontaneous splenic rupture, cholestasis, and liver failure treated with emergency liver transplantation. *Am J Gastroenterol*. 1998;93:2254-2256.
125. Tanno S, Ohsaki Y, Osanai S, et al. Spontaneous rupture of the amyloid spleen in a case of usual interstitial pneumonia. *Intern Med*. 2001;40:428-431.
126. Frangione B, Franklin EC. Heavy chain diseases: clinical features and molecular significance of the disordered immunoglobulin structure. *Semin Hematol*. 1973;10:53-64.
127. Kyle RA, Greipp PR, Banks PM. The diverse picture of gamma heavy-chain diseases. Report of seven cases and review of the literature. *Mayo Clin Proc*. 1981;56:439-451.
128. Franklin EC. Mu chain disease. *Arch Intern Med*. 1975;153;71-72.
129. Jonsson V, Videbaek A, Axelsen NH, Harboe N. Mu chain disease in a case of chronic lymphocytic leukemia and malignant histiocytoma. I. Clinical aspects. *Scand J Haematol*. 1976;16:209-217.
130. Rappaport H, Thomas LB. Mycosis fungoides: the pathology of extra-cutaneous involvement. *Cancer*. 1974;34:1198-1229.
131. Variakojis D, Rosas-Uribe A, Rappaport H. Mycosis fungoides: pathologic findings in staging laparotomies. *Cancer*. 1974;33:1589-1600.
132. Waldron JA, Leech JH, Glick AD, et al. Malignant lymphoma of peripheral T-lymphocyte origin. Immunologic, pathologic, and clinical features in six patients. *Cancer*. 1977;40:1604-1617.
133. Brisbane JU, Berman LD, Neiman RS. Peripheral T-cell lymphoma. A clinicopathologic study of nine cases. *Am J Clin Pathol*. 1983;79:285-293.
134. Weinberg DS, Pinkus GS. Non-Hodgkin's lymphoma of large multilobated cell type. A clinicopathologic study of ten cases. *Am J Clin Pathol*. 1981;76:190-196.
135. Burke JS, Butler JJ. Malignant lymphoma with a high content of epithelioid histiocytes (Lennert's lymphoma). *Am J Clin Pathol*. 1976;66:1-9.
136. Jaffe ES, Costa J, Fauci AS, et al. Malignant lymphoma and erythrophagocytosis simulating malignant histiocytosis. *Am J Med*. 1983;75:741-749.
137. Falini B, Pileri S, De Solas I, et al. Peripheral T-cell lymphoma associated with hemophagocytic syndrome. *Blood*. 1990;75:434-444.
138. Frizzera G, Moran EM, Rappaport H. Angioimmunoblastic lymphadenopathy with dysproteinemia. *Lancet*. 1974;1:1070-1073.
139. Frizzera G, Moran EM, Rappaport H. Angioimmunoblastic lymphadenopathy. Diagnosis and clinical course. *Am J Med*. 1975;59:803-818.
140. Lukes RJ, Tindle BH. Immunoblastic lymphadenopathy: a hyperimmune entity resembling Hodgkin's lymphoma. *N Engl J Med*. 1975;292:1-8.
141. Pautier P, Devidas A, Delmer A, et al. Angioimmunoblastic-like T-cell non Hodgkin's lymphoma: outcome after chemotherapy in 33 patients and review of the literature. *Leuk Lymphoma*. 1999 32:545-552.
142. Kluin PM, Feller A, Gaulard P, et al. Peripheral T/NK-cell lymphoma: a report of the IXth Workshop of the European Association for Haematopathology. *Histopathology*. 2001;38:250-270.
143. Neiman RS, Dervan P, Haudenschild C, Jaffe R. Angioimmunoblastic lymphadenopathy. An ultrastructural and immunologic study with review of the literature. *Cancer*. 1978;41:507-518.
144. Nathwani BN, Rappaport H, Moran EM, et al. Malignant lymphoma arising in angioimmunoblastic lymphadenopathy. *Cancer*. 1978;41:578-606.
145. Nai GA, Cabello-Inchausti B, Suster S. Anaplastic large cell lymphoma of the spleen. *Pathol Res Pract*. 1998;194:517-522.
146. Hebeda KM, MacKenzie MA, van Krieken JH. A case of anaplastic lymphoma kinase-positive anaplastic large cell lymphoma presenting with spontaneous splenic rupture: an extremely unusual presentation. *Virchows Arch*. 2000; 437:459-464.
147. Sakadamis A, Ballas K, Denga K, et al. Primary anaplastic large cell lymphoma of the spleen presenting as a splenic abscess. *Leuk Lymphoma*. 2001;42:1419-1421.
148. Farcet JP, Gaulard P, Marolleau JP, et al. Hepatosplenic T-cell lymphoma: sinusal/sinusoidal localization of malignant cells expressing the T-cell receptor $\gamma\delta$. *Blood*.

1990;75;2213-2219.
149. Sun T, Brody J, Susin M, et al. Extranodal T-cell lymphoma mimicking malignant histiocytosis. *Am J Hematol*. 1990;35:269-274.
150. Wong KF, Chan JK, Matutes E, et al. Hepatosplenic gamma delta T-cell lymphoma: a distinctive aggressive lymphoma type. *Am J Surg Pathol*. 1995;6:718-726.
151. Kadin ME, Kamoun M, Lamberg J. Erythrophagocytic T-gamma lymphoma: a clinicopathologic entity resembling malignant histiocytosis. *N Engl J Med*. 1981;304:648-653.
152. Kinney MC. The role of morphologic features, phenotype, genotype, and anatomic site in defining extranodal T-cell or NK-cell neoplasms. *Am J Clin Pathol*. 1999;111:S104-S108.
153. Macon WR, Levy NB, Kurtin PJ, et al. Hepatosplenic alpha beta T-cell lymphomas: a report of 14 cases and comparison with hepatosplenic gamma delta T-cell lymphomas. *Am J Surg Pathol*. 2001;25:285-296.
154. Francois A, Lesesve J-F, Stamatoullas A, et al. Hepatosplenic gamma/delta T-cell lymphoma: a report of two cases in immunocompromised patients, associated with isochromosome 7q. *Am J Surg Pathol*. 1997;21:781-790.
155. Osuji N, Matutes E, Catovsky D, et al. Histopathology of the spleen in T-cell large granular lymphocyte leukemia and T-cell prolymphocytic leukemia: a comparative review. *Am J Surg Pathol*. 2005;29:935-941.
156. Pandolfi F, Loughran TP Jr, Starkebaum G, et al. Clinical course and prognosis of the lymphoproliferative disease of granular lymphocytes. A multicenter study. *Cancer*. 1990;65:341-348.
157. Loughran TP Jr, Kadin ME, Starkebaum G, et al. Leukemia of large granular lymphocytes: association with clonal chromosomal abnormalities and auto-immune neutropenia, thrombocytopenia and hemolytic anemia. *Ann Intern Med*. 1985;102:169-175.
158. Greer JP, Kinney MC, Loughran TP Jr. T cell and NK cell lymphoproliferative disorders. *Hematology Am Soc Hematol Educ Program*. 2001;259-281.
159. Dhodapkar MV, Li CY, Lust JA, et al. Clinical spectrum of clonal proliferations of T-large granular lymphocytes: a T-cell clonopathy of undetermined significance? *Blood*. 1994;84:1620-1627.
160. Agnarsson BA, Loughran TP Jr, Starkebaum G, et al. The pathology of large granular lymphocyte leukemia. *Hum Pathol*. 1989;20:643-651.
161. Burke JS. Surgical pathology of the spleen. An approach to the differential diagnosis of splenic lymphomas and leukemias. Part II. Diseases of the red pulp. *Am J Surg Pathol*. 1981;5:681-694.
162. Flood MJ, Carpenter RA. Spontaneous rupture of the spleen in acute myeloid leukemia. *BMJ*. 1961;1:35-36.
163. Greenfield MM, Lund H. Spontaneous rupture of the spleen in chronic myeloid leukemia. *Ohio Med J*. 1944;40:950-951.
164. Sarin LR, Sarin JC. Spontaneous rupture of the spleen in chronic myeloid leukemia. *J Ind Med Assoc*. 1957;29:286-287.
165. Fialkow PJ, Faguet GB, Jacobson RJ, et al. Evidence that essential thrombocythemia is a clonal disorder with origin in a multipotent stem cell. *Blood*. 1981;58:916-919.
166. Jacobson RJ, Salo A, Fialkow PJ. Agnogenic myeloid metaplasia: a clonal proliferation of hematopoietic stem cells with secondary myelofibrosis. *Blood*. 1978;51:189-194.
167. Dickstein JI, Vardiman JW. Hematopathologic findings in the myeloproliferative disorders. *Semin Oncol*. 1995;22:355-373.
168. Dickstein JI, Vardiman JW. Issues in the pathology and diagnosis of the chronic myeloproliferative disorders and the myelodysplastic syndromes. *Am J Clin Pathol*. 1993;99:513-525.
169. Tefferi A, Thiele J, Orazi A, et al. Proposals and rationale for revision of the World Health Organization diagnostic criteria for polycythemia vera, essential thrombocythemia, and primary myelofibrosis: recommendations from an ad hoc international expert panel. *Blood*. 2007;110:1092-1097.
170. Rosenthal S, Canellos GP, DeVita VT, Gralnick HR. Characteristics of blast crisis in chronic granulocytic leukemia. *Blood*. 1977;49:705-714.
171. Shaw MT, Bottomley RH, Grozea PN, Nordquist RE. Heterogeneity of morphological, cytochemical, and cytogenetic features in the blastic phase of chronic granulocytic leukemia. *Cancer*. 1975;35:199-207.
172. Bouvet M, Babiera GV, Termuhlen PM, et al. Splenectomy in the accelerated or blastic phase of chronic myelogenous leukemia: a single-institution, 25-year experience. *Surgery*. 1997;122:20-25.
173. Baccarani M, Zaccaria A, Santucci AM, et al. A simultaneous study of bone marrow, spleen, and liver in chronic myeloid leukemia: evidence for differences in cell composition and karyotype. *Ser Haematol*. 1975;8:81-112.
174. Brandt L. Comparative study of bone marrow and extramedullary haematopoietic tissue in chronic myeloid leukaemia. *Ser Haematol*. 1975;8:75-80.
175. Mitelman F. Comparative cytogenetic studies of bone marrow and extramedullary tissues in chronic myeloid leukemia. *Ser Haematol*. 1975;8:113-117.
176. Stoll C, Oberling F, Flori E. Chromosome analysis of spleen and/or lymph node of patients with chronic myeloid leukemia. *Blood*. 1978;52:828-838.
177. O'Malley DP, Orazi A, Wang M, Cheng L. Analysis of loss of heterozygosity and X chromosome inactivation in spleens with myeloproliferative disorders and acute myeloid leukemia. *Mod Pathol*. 2005;18:1562-1568.
178. Mitelman F, Brandt L, Nilsson PG. Cytogenetic evidence for splenic origin of blastic transformation in chronic myeloid leukemia. *Scand J Haematol*. 1974;13:87-92.
179. Zaccaria A, Baccarani M, Barbieri E, Tura S. Differences in marrow and spleen karyotype in early chronic myeloid leukemia. *Eur J Cancer*. 1975;11:123-126.
180. Griesshammer M, Heinze B, Bangerter M, et al. Karyotype abnormalities and their clinical significance in blast crisis of chronic myeloid leukemia. *J Mol Med*. 1997;75:836-838.
181. Brandt L. Differences in the proliferative activity of myelocytes from bone marrow, spleen, and peripheral blood in chronic myeloid leukemia. *Scand J Haematol*. 1969;6:105-112.
182. Brandt L. Difference in uptake of tritiated thymidine by myelocytes from bone marrow and spleen in chronic myeloid leukaemia. *Scand J Haematol*. 1973;11:23-26.
183. Vasef MA, Neiman RS, Meletiou SD, Platz CE. Marked granulocytic proliferation induced by granulocyte colony-stimulating factor in the spleen simulating a myeloid leukemia infiltrate. *Mod Pathol*. 1998;11:1138-1141.
184. Peterson P, Ellis JT. The bone marrow in polycythemia vera. In: Wasserman LR, Bark PD, Berlin NI, eds. *Polycythemia and the Myeloproliferative Disorders*. Philadelphia: WB Saunders; 1995:31.
185. Ward HP, Block MH. The natural history of agnogenic myeloid metaplasia (AMM) and a critical evaluation of its relationship with the myeloproliferative syndrome. *Medicine*. 1971;50:357-420.
186. Wolf BC, Neiman RS. Myelofibrosis with myeloid metaplasia: pathophysiologic implications of the correlation between bone marrow changes and progression of splenomegaly. *Blood*. 1985;65:803-809.
187. Westin J, Lanner L-O, Larsson A, Weinfeld A. Spleen size in polycythemia. A clinical and scintigraphic study. *Acta Med Scand*. 1972;191:263-271.
188. Barosi G, Mesa RA, Thiele J, et al. International Working Group for Myelofibrosis Research and Treatment (IWG-MRT). Proposed criteria for the diagnosis of post-polycythemia vera and post-essential thrombocythemia myelofibrosis: a consensus statement from the International Working Group for Myelofibrosis Research and Treatment. *Leukemia*. 2008;22:437-438.
189. Wolf BC, Banks PM, Mann RB, Neiman RS. Splenic hematopoiesis in polycythemia vera. A morphologic and immunohistologic study. *Am J Clin Pathol*. 1988;89:69-75.
190. Thiele J, Kvasnicka H-M, Werden C, et al. Idiopathic primary osteo-myelofibrosis: a clinico-pathological study on 208 patients with special emphasis on evolution of disease features, differentiation from essential thrombocythemia and variables of prognostic impact. *Leuk Lymphoma*. 1996;22:303-317.
191. O'Malley DP, Kim YS, Perkins SL, et al. Morphologic and immunohistochemical evaluation of splenic hematopoietic proliferations in neoplastic and benign disorders. *Mod Pathol*. 2005;18:1550-1561.
192. Kraus MD, Bartlett NL, Fleming MD, Dorfman DM. Splenic pathology in myelodysplasia: a report of 13 cases with clinical correlation. *Am J Surg Pathol*. 1998;22:1255-1266.
193. Steensma DP, Tefferi A, Li CY. Splenic histopathological patterns in chronic myelomonocytic leukemia with clinical correlations: reinforcement of the heterogeneity of the syndrome. *Leuk Res*. 2003;27:775-782.
194. Hess JL, Zutter MM, Castlebery RP, Emanuel PD. Juvenile chronic myelogenous leukemia. *Am J Clin Pathol*. 1996;105:238-248.
195. McIntyre KJ, Hoagland HC, Silverstein MN, et al. Essential thrombocythemia in young adults. *Mayo Clin Proc*. 1991;66:149-154.
196. van Genderen PJ, Michiels JJ. Primary thrombocythemia: diagnosis, clinical manifestations and management. *Ann Hematol*. 1993;67:57-62.
197. Tefferi A, Silverstein MN, Hoagland HC. Primary thrombocythemia. *Semin Oncol*. 1995;22:334-340.
198. Marsh GW, Lewis SM, Szur L. The use of 15Cr-labelled heat-damaged red cells to study splenic function. II. Splenic atrophy in thrombocythaemia. *Br J Haematol*. 1966;12:167-171.
199. Orazi A, Chiu R, O'Malley DP, et al. Chronic myelomonocytic leukemia: the role of bone marrow biopsy immunohistology. *Mod Pathol*. 2006;19:1536-1545.
200. Chen YC, Chou JM, Ketterling RP, et al. Histologic and immunohistochemical study of bone marrow monocytic nodules in 21 cases with myelodysplasia. *Am J Clin Pathol*. 2003;120:874-881.
201. Horny H-P, Ruck MT, Kaiserling E. Spleen findings in generalized mastocytosis. *Cancer*. 1992;70:459-468.
202. Brunning RD, McKenna RW, Rosai J, et al. Systemic mastocytosis extra-cutaneous manifestations. *Am J Surg Pathol*. 1983;7:425-438.
203. Travis WD, Li-CY. Pathology of the lymph node and spleen in systemic mast cells disease. *Mod Pathol*. 1988;1:4-14.
204. Diebold J, Riviere O, Gosselin B, et al. Different patterns of spleen involvement in systemic and malignant mastocytosis: a histological and immunohistochemical study of three cases. *Virchows Arch A Pathol Anat*. 1991;419:273-280.
205. Travis W, Li C-Y, Yam LT, et al. Significance of systemic mast cell disease with associated hematologic disorders. *Cancer*. 1988;62:965-972.
206. Horny HP, Sotlar K, Valent P. Mastocytosis: state of the art. *Pathobiology*. 2007;74:121-132.
207. Reiner AP, Spivak JL. Hematophagic histiocytosis: a report of 23 new patients and a review of the literature. *Medicine*. 1988;67:369-388.
208. Henter J-I, Elinder G, Ost A, et al. Diagnostic guidelines for hemophagocytic lymphohistiocytosis. *Semin Oncol*. 1991;18:29-33.
209. The Writing Group of the Histiocyte Society. Histiocytosis syndromes in children. *Lancet*. 1987;1:208.
210. Stepp S, Dufourcq-Lagelouse R, Le Deist F, et al. Perforin gene defects in familial hemophagocytic lymphohistiocytosis. *Science*. 1999;286:1957-1959.
211. Henter J-I, Elinder G, Soder O, et al. Incidence in Sweden and clinical features of familial hemophagocytic lymphohistiocytosis. *Acta Paediatr Scand*. 1991;80:428-435.
212. Risdall RJ, McKenna RW, Nesbit ME, et al. Virus-associated hemophagocytic syndrome: a benign histiocytic proliferation distinct from malignant histiocytosis. *Cancer*. 1979;44:993-1002.
213. Chin M, Mugishima H, Takamura M, et al. Hemophagocytic syndrome and hepatosplenic gamma delta T-cell lymphoma with isochromosome 7q and 8 trisomy. *J Pediatr Hematol Oncol*. 2004;26:375-378.
214. Pileri S, Mazza P, Rivano MT. Malignant histiocytosis (true histiocytic lymphoma), clinicopathologic study of 25 cases. *Histopathology*. 1985;9:905-920.
215. Feldman AL, Minniti C, Santi M, et al. Histiocytic sarcoma after acute lymphoblastic leukaemia: a common clonal origin. *Lancet Oncol*. 2004;5:248-250.
216. Chan JK, Ng CS, Hui PK, et al. Anaplastic large cell lymphoma. Delineation of two morphological types. *Histopathology*. 2002;41:127-150.
217. Kaneko Y, Frizzera G, Edamura S, et al. A novel translocation, t(2;5)(p23;q35), in childhood phagocytic large T-cell lymphoma mimicking malignant histiocytosis. *Blood*. 1989;73:806-813.
218. Chan JK, Ng CS, Law CK, et al. Reactive hemophagocytic syndrome, a study of seven fatal cases. *Pathology*. 1987;19:43-50.

219. Wong KF, Chan JK. Reactive hemophagocytic syndrome—a clinicopathologic study of 40 patients in an Oriental population. *Am J Med*. 1992;93:177-180.
220. Wong KF, Chan JK, Ha SY, Wong HW. Reactive hemophagocytic syndrome in childhood—frequent occurrence of atypical mononuclear cells. *Hematol Oncol*. 1994;12:67-74.
221. Esteve J, Rozman M, Campo E, et al. Leukemia after true histiocytic lymphoma: another type of acute monocytic leukemia with histiocytic differentiation (AML-M5c)? *Leukemia*. 1995; 9:1389-1391.
222. Nichols CR, Roth BJ, Heerema N, et al. Hematologic neoplasia associated with primary mediastinal germ-cell tumors. *N Engl J Med*. 1990;322:1425-1429.
223. DeMent SH. Association between mediastinal germ cells tumors and hematologic malignancies: an update. *Hum Pathol*. 1990;21:699-703.
224. Orazi A, Neiman RS, Ulbright TM, et al. Hematopoietic precursor cells within the yolk sac tumor component are the source of secondary hematopoietic malignancies in patients with mediastinal germ cell tumors. *Cancer*. 1993;71:3873-3881.
225. Landanyi M, Roy I. Mediastinal germ cell tumors and histiocytosis. *Hum Pathol*. 1988;19:586-590.
226. Shinoda H, Yoshida A, Teruya-Feldstein J. Malignant histiocytoses/disseminated histiocytic sarcoma with hemophagocytic syndrome in a patient with mediastinal germ cell tumor. *Appl Immunohistochem Mol Morphol*. 2009;17:338-344.
227. Gastineau DA, Banks PM, Knowles DM. Primary splenic neoplasm. *Am J Surg Pathol*. 1989:13:989.
228. Perez-Ordonez B, Erlandson RA, Rosai J. Follicular dendritic cell tumor: report of 13 additional cases of a distinctive entity. *Am J Surg Pathol*. 1996;20:944-955.
229. Warnke RA, Weiss LM, Chan JKC, et al. Tumors of Lymph Nodes and Spleen. In: *Atlas of Tumor Pathology*, Third Series, Fascicle 14, p 360. Washington, DC: Armed Forces Institute of Pathology; 1966.
230. Chan JK, Fletcher CDM, Nayler SJ, et al. Follicular dendritic cell sarcoma: clinicopathologic analysis of 17 cases suggesting a malignant potential higher than currently recognized. *Cancer*. 1997;79:294-313.
231. Cheuk W, Chan JK, Shek TW, et al. Inflammatory pseudotumor-like follicular dendritic cell tumor: a distinctive low-grade malignant intra-abdominal neoplasm with consistent Epstein-Barr virus association. *Am J Surg Pathol*. 2001;25:721-731.
232. Chan WC, Zaatari G. Lymph node interdigitating reticulum cell sarcoma. *Am J Clin Pathol*. 1986;85:739-744.
233. Kawachi K, Nakatani Y, Inayama Y, et al. Interdigitating dendritic cell sarcoma of the spleen: report of a case with a review of the literature. *Am J Surg Pathol*. 2002;26:530-537.
234. A multicentre retrospective survey of Langerhans cell histiocytosis. 348 cases observed between 1983 and 1993. The French Langerhans Cell Histiocytosis Study Group. *Arch Dis Child*. 1996;75:17-24.
235. Callihan TR. Langerhans cell histiocytosis (histiocytosis X). In: Jaffe ES, ed. *Surgical Pathology of the Lymph Nodes and Related Organs*. Philadelphia: WB Saunders; 1995:534.
236. Komp DM. Langerhans cell histiocytosis. *N Engl J Med*. 1987;316:747-748.
237. Komp DM, Herson J, Starling KA, et al. A staging system for histiocytosis X: a Southwest Oncology Group study. *Cancer*. 1981;47:798-800.
238. Lahey ME. Prognostic factors in histiocytosis X. *Am J Pediatr Hematol Oncol*. 1981;3:57-60.
239. Jaffe R. Pathology of histiocytosis X. *Perspect Pediatr Pathol*. 1987;9:4-47.
240. Basset F, Escaig J, LeCrom M. A cytoplasmic membranous complex in histiocytosis X. *Cancer*. 1972;29:1380-1386.
241. Mierau GW, Favara BE, Brenman JM. Electron microscopy in histiocytosis X. *Ultrastruct Pathol*. 1982;3:137-142.
242. Wood C, Wood GS, Deneau DG, et al. Malignant histiocytosis X. Report of a rapidly fatal case in an elderly man. *Cancer*. 1984;54:347-352.
243. Ben-Ezra J, Bailey A, Azumi N, et al. Malignant histiocytosis X. A distinct clinicopathologic entity. *Cancer*. 1991;68:1050-1060.
244. Garvin DF, King FM. Cysts and nonlymphomatous tumors of the spleen. *Pathol Annu*. 1981;16:61-80.
245. Blank E, Campbell JR. Epidermoid cysts of the spleen. *Pediatrics*. 1973;51:75-84.
246. Burrig K-F. Epithelial (true) splenic cysts. Pathogenesis of the mesothelial and so-called epidermoid cyst of the spleen. *Am J Surg Pathol*. 1988;12:275-281.
247. Robbins FG, Yellin AE, Lingua RW, et al. Splenic epidermoid cysts. *Ann Surg*. 1968;187:231-235.
248. Talerman A, Hart S. Epithelial cysts of the spleen. *Br J Surg*. 1972;57:201-204.
249. Tsakraklides V, Hadley TW. Epidermoid cysts of the spleen. A report of five cases. *Arch Pathol*. 1973;96:251-254.
250. Ross CF, Schiller KFR. Hamartoma of the spleen associated with thrombocytopenia. *J Pathol*. 1971;105:62-64.
251. Silverman ML, LiVolsi VA. Splenic hamartoma. *Am J Clin Pathol*. 1978;70:224-229.
252. Krishnan J, Frizzera G. Two splenic lesions in need of clarification: hamartoma and inflammatory pseudotumor. *Semin Diagn Pathol*. 2003;20:94-104.
253. Kraus MD, Dehner LP. Benign vascular neoplasms of the spleen with myoid and angioendotheliomatous features. *Histopathology*. 1999;35:328-336.
254. Cotelingham JD, Jaffe ES. Inflammatory pseudotumor of the spleen. *Am J Surg Pathol*. 1984;81:375-380.
255. Neuhauser TS, Derringer GA, Thompson LD, et al. Splenic inflammatory myofibroblastic tumor (inflammatory pseudotumor): a clinicopathologic and immunophenotypic study of 12 cases. *Arch Pathol Lab Med*. 2001;125:379-385.
256. Kutok JL, Pinkus GS, Dorfman DM, Fletcher CD. Inflammatory pseudotumor of lymph node and spleen: an entity biologically distinct from inflammatory myofibroblastic tumor. *Hum Pathol*. 2001;32:1382-1387.
257. Sarker A, An C, Davis M, et al. Inflammatory pseudotumor of the spleen in a 6-year-old child: a clinicopathologic study. *Arch Pathol Lab Med*. 2003;127:e127-e130.
258. Arber DA, Weiss LM, Chang KL. Detection of Epstein-Barr virus in inflammatory pseudotumor. *Semin Diagn Pathol*. 1998;15:155-160.
259. Zhang MQ, Lennerz JK, Dehner LP, et al. Granulomatous inflammatory pseudotumor of the spleen: association with Epstein-Barr virus. *Appl Immunohistochem Mol Morphol*. 2009;17:259-263.
260. Martel M, Cheuk W, Lombardi L, et al. Sclerosing angiomatoid nodular transformation (SANT): report of 25 cases of a distinctive benign splenic lesion. *Am J Surg Pathol*. 2004;28:1268-1279.
261. Diebold J, Le Tourneau A, Marmey B, et al. Is sclerosing angiomatoid nodular transformation (SANT) of the splenic red pulp identical to inflammatory pseudotumour? Report of 16 cases. *Histopathology*. 2008;53:299-310.
262. Weinreb I, Bailey D, Battaglia D, et al. CD30 and Epstein-Barr virus RNA expression in sclerosing angiomatoid nodular transformation of spleen. *Virchows Arch*. 2007;451:73-79.
263. Garcia RL, Khan MK, Berlin RB. Peliosis of the spleen with rupture. *Hum Pathol*. 1982;13:177-179.
264. Kohr RM, Haendiges M, Taube RR. Peliosis of the spleen: a rare cause of spontaneous splenic rupture with surgical implications. *Am Surg*. 1993;59:197-199.
265. Falk S, Stutte HJ, Frizzera G. Littoral cell angioma. A novel splenic vascular lesion demonstrating histiocytic differentiation. *Am J Surg Pathol*. 1991;15:1023-1033.
266. Rosso R, Paulli M, Gianelli U, et al. Littoral cell angiosarcoma of the spleen. Case report with immunohistochemical and ultrastructural analysis. *Am J Surg Pathol*. 1995;19:1203-1208.
267. Falk S, Krishnan J, Meis JM. Primary angiosarcoma of the spleen. A clinicopathologic study of 40 cases. *Am J Surg Pathol*. 1993;17:959-970.
268. Wick MR, Scheitauer BW, Smith SL, Beart RW Jr. Primary nonlymphoreticular malignant neoplasms of the spleen. *Am J Surg Pathol*. 1982;6:229-242.
269. Kumar S, Schade RR, Peel R, et al. Kaposi's sarcoma with visceral involvement in a young heterosexual male without evidence of the acquired immune deficiency syndrome. *Am J Gastroenterol*. 1989;84:318-321.
270. Chang WC, Liou CH, Kao HW, et al. Solitary lymphangioma of the spleen: dynamic MR findings with pathological correlation. *Br J Radiol*. 2007;80:e4-e6.
271. Feakins RM, Norton AJ. Rhabdomyosarcoma of the spleen. *Histopathology*. 1996;29:577-579.
272. Martel M, Sarli D, Colecchia M, et al. Fibroblastic reticular cell tumor of the spleen: report of a case and review of the entity. *Hum Pathol*. 2003;34:954-957.
273. Chen M, Wang J. Gaucher disease: review of the literature. *Arch Pathol Lab Med*. 2008;132:851-853.
274. Schuchman EH, Miranda SR. Niemann-Pick disease: mutation update, genotype/phenotype correlations, and prospects for genetic testing. *Genet Test*. 1997;1:13-19.
275. Huizing M, Helip-Wooley A, Westbroek W, et al. Disorders of lysosome-related organelle biogenesis: clinical and molecular genetics. *Annu Rev Genomics Hum Genet*. 2008;9:359-386.

第62章

皮肤外的结外淋巴瘤诊断

Judith A. Ferry

章节目录

发生于结外的淋巴瘤类型不同于结内（表62.1，表62.2）。在其他章中所描述的许多累及结外的淋巴瘤都作为特殊的病理类型。本章强调结外淋巴瘤的类型及其临床病理特征的部位特异性差异。

62.1 中枢神经系统和脑膜

62.1.1 中枢神经系统（CNS）

中枢神经系统原发性淋巴瘤（PCNSL）定义为起源于脑、脊髓或软脑膜而没有以前或同时发生的CNS外淋巴瘤[1]。眼淋巴瘤（见下文）与PCNSL密切相关，缺乏以前或同时发生的CNS外淋巴瘤，被认为是PCNSL的亚型。这两个部位的淋巴瘤大多数是弥漫大B细胞淋巴瘤（DLBCL），在WHO分类中都属于PCNSL。

流行病学和病因学 PCNSL可发生于免疫功能正常或免疫抑制的患者。在免疫功能正常患者中，PCNSL占所有脑肿瘤的1.5%~3%和所有非霍奇金淋巴瘤（NHL）的1%[2]。患者主要是老年人（平均年龄55~65岁），男性

表62.1 淋巴瘤累及的结外部位

部位	淋巴瘤	相关性
神经系统		
CNS	弥漫大B细胞淋巴瘤（DLBCL）	HIV$^+$，EBV$^+$亚型
眼	DLBCL	CNS受累
头颈部		
眼附属器	MALT淋巴瘤	伴鹦鹉热衣原体亚型
	滤泡性淋巴瘤（FL）	
	DLBCL	
Waldeyer环	DLBCL	胃肠道受累
	FL	
	Burkitt淋巴瘤（BL）	儿童
	套细胞淋巴瘤（MCL）	常广泛播散
鼻腔	结外NK/T细胞淋巴瘤	EBV$^+$
	DLBCL	
鼻窦	DLBCL	
口腔	DLBCL	
	FL	
	MALT淋巴瘤	
	浆母细胞性淋巴瘤	HIV$^+$，EBV$^+$
涎腺	MALT淋巴瘤	干燥综合征
	FL	腮腺内或周围淋巴结
甲状腺	DLBCL	慢性淋巴细胞性甲状腺炎
	MALT淋巴瘤	
喉	MALT淋巴瘤	
	DLBCL	
胸部		
肺	MALT淋巴瘤	伴自身免疫疾病者
	DLBCL	
	淋巴瘤样肉芽肿	免疫功能低下，EBV$^+$
胸膜	原发性渗出性淋巴瘤（PEL）	HIV$^+$，KSHV$^+$，EBV$^+$
	脓胸相关性淋巴瘤	TB$^+$，EBV$^+$
胸腺	纵隔大B细胞淋巴瘤（PMLBCL）	
	T淋巴母细胞淋巴瘤（LBL）	
	MALT淋巴瘤	通常IgA$^+$，常有自身免疫病
心脏	DLBCL	免疫功能低下者
乳腺	DLBCL	妊娠，泌乳
	MALT淋巴瘤	
	FL	
	BL	
胃肠和肝胆管		
胃	DLBCL	幽门螺杆菌
	MALT淋巴瘤	
小肠	DLBCL	
	MALT淋巴瘤（免疫增殖性小肠病亚型）	
	BL	
	肠病相关性T细胞淋巴瘤	乳糜泻
	MCL	淋巴瘤样息肉病
	FL	十二指肠，大部分病例
大肠	DLBCL	
	MALT淋巴瘤	
	MCL	淋巴瘤样息肉病
	FL	
	BL	
肛门	DLBCL	
	浆母细胞性淋巴瘤	大部分HIV$^+$

续表

部位	淋巴瘤	相关性
阑尾	DLBCL	
	BL	
肝	DLBCL	
	BL	
	MALT淋巴瘤	
	肝脾T细胞淋巴瘤（HSTCL）	
胆囊	DLBCL	
	MALT淋巴瘤	
胰腺	DLBCL	
泌尿生殖道		
肾上腺	DLBCL	
肾	DLBCL	
	FL	
膀胱	MALT淋巴瘤	膀胱炎
	DLBCL	
尿道	DLBCL	
	MALT淋巴瘤	
睾丸	DLBCL	
	FL	儿童
	结外NK/T细胞淋巴瘤	
卵巢	DLBCL	
	BL	
	FL	
子宫，子宫颈，阴道	DLBCL	
	FL	
骨骼		
骨	DLBCL	
	淋巴母细胞淋巴瘤（LBL）	儿童
	间变性大细胞淋巴瘤（ALCL）（罕见）	

注：GI胃肠；KSHV，Kaposi肉瘤疱疹病毒；TB，结核病。

略多[2,3-7]。多数发生PCNSL的免疫缺陷患者呈HIV$^+$，其患病风险估计是免疫功能正常人群的1000倍[8]。总之，这群患者较年轻，男性明显居多。在医源性和先天性免疫缺陷的人群中PCNSL的发生率也在增高。用硫唑嘌呤治疗的同种异体移植受者患病风险增加；但低于近来用环孢素治疗的风险[9]。在近数十年PCNSL急剧增加，部分是由于获得性免疫缺陷综合征（AIDS）的流行；然而难以解释的是，在1973~1992年间，免疫功能正常患者中发病率也上升了10倍[2,10,11]。最近随着高活性抗逆转录病毒疗法（HAART）治疗HIV$^+$患者的应用，在这组人群中PCNSL的发病率明显下降[12]。然而，在PCNSL的主要人群中，免疫异常在发病机制中很重要。散发病例原因不明。

临床特征 症状通常持续时间较短，临床表现依赖病变的位置，包括言语障碍、眩晕、乏力、下丘脑功能紊乱、眼部异常，或者出现共济失调、偏瘫、半身不遂或步态异常等运动紊乱症状。患者也可出现癫痫的征兆或症状如头痛、视神经乳头水肿、恶心或呕吐，这些与颅内压增高有关。一些患者表现为人格改变、混乱状态或痴呆，很像精神紊乱[2,4,7,13]。如果病变累及脑膜，也可出现颅神经相关症状[2]。

PCNSL常表现为幕上肿块，小脑和脊髓不常见。PCNSL在脑或脊髓可继发性累及软脑膜，但罕见起源于软脑膜。最常见的发病部位是额叶、颞叶、顶叶和基底节区。罕见病例出现在垂体（图62.1）[14]。病变可单发或多发，常在脑室，因此可发生脑脊液种植性转移[2,3,11,13-15]。典型者影像学检查显示不规则、强化信号，伴中央低密度区，与坏死对应[2]。

表62.2 发生于结外部位的淋巴瘤*

淋巴瘤类型	结外部位	细胞成分	常见免疫表型	基因类型
B细胞淋巴瘤				
MALT淋巴瘤	胃肠道，涎腺，眼附属器，肺，甲状腺，硬膜，其他许多部位	小淋巴细胞，边缘区B细胞，浆细胞，反应性滤泡，淋巴上皮病变	单一性sIg^{+}，cIg$^{+/-}$，CD20^{+}，CD5−，CD10−，CD43+/−	*IgH*克隆性重排，3号染色体三体性，t（11；18）
DLBCL	胃肠道，CNS，Waldeyer环，骨，睾丸，其他许多部位	大中心细胞，中心母细胞，免疫母细胞，间变性大B细胞淋巴瘤	单一性sIg^{+}，CD20^{+}，BCL2$^{+/-}$，BCL6$^{+/-}$，CD10$^{-/+}$，CD5$^{-/+}$，CD43$^{+/-}$	*IgH*克隆性重排；t（14；18），t（8；14）或有时发现BCL6异常
BL	回盲部，卵巢，颌骨，Waldeyer环	中等大小异型淋巴细胞，核圆形，胞质嗜碱性，可染体巨噬细胞	单一性sIgM^{+}，CD20^{+}，CD10^{+}，BCL6^{+}，BCL2^{-}，Ki-67约为100%	*IgH*克隆性重排；t（8；14），t（2；8），或（8；22）（C-Myc）
MCL	胃肠道（多发性淋巴瘤样息肉病），Waldeyer环	小-中等，胞质少，细胞略微不规则	单一型sIgM，IgD^{+}，CD20^{+}，CD5^{+}，CD10^{-}，CD43^{+}，Cyclin D1^{+}	*IgH*克隆性重排；t（11；14）
FL	腮腺，十二指肠，乳腺	中心细胞和中心母细胞、滤泡树突细胞混合	单一性sIg^{+}，CD20^{+}，CD10^{+}，BCL6^{+}，BCL2^{+}，CD5^{-}，CD43^{-}	*IgH*克隆性重排，常发现t（14；18）
T/NK细胞淋巴瘤				
结外NK/瘤，鼻型	鼻腔，胃肠道，睾丸	小、中等或大异型细胞，坏死，血管侵犯	CD3^{+}，CD2^{+}，CD56^{+}	几乎所有病例T细胞受体基因呈种系，EBV^{+}
EATL	胃肠道，尤其是空肠	小-中等或大的怪异细胞，混杂许多反应性细胞	CD3^{+}，CD4^{-}/CD8->CD8^{+}，CD30^{+}；CD56^{+}（小细胞变型）	T细胞受体基因克隆性重排

注：BL，Burkitt淋巴瘤；DLBCL，弥漫大B细胞淋巴瘤；EATL，肠病相关T细胞淋巴瘤；FL，滤泡性淋巴瘤；MALT淋巴瘤，黏膜相关淋巴组织结外边缘区淋巴瘤；MCL，套细胞淋巴瘤。

通过肿瘤立体定向活检确诊。脑脊液细胞学检查不敏感。如果可以获得新鲜材料，通过印片或涂片加上常规制片有助于确诊。肿瘤切除不能改善生存并可导致更严重的神经功能缺损[4,5,15]。对于免疫抑制患者，其淋巴瘤EBV几乎总是阳性，PCR检测脑脊液中的EBV DNA可作为诊断PCNSL敏感而特异的技术，在特定的病例中能替代活检应用[16,17]。

形态特征 尸检一般显示肿块边界不清，正常结构被代替。病变常出现坏死或出血。一些患者脑膜弥漫性受累，类似脑膜炎；罕见情况肿瘤弥漫性累及室管膜下脑室周围[11]。

显微镜下特征性表现为异型细胞弥漫增殖伴血管周围生长，常有坏死[1,11]。若活检之前用过类固醇，肿瘤细胞可出现明显凋亡，肿瘤可暂时缩小甚至消失，使

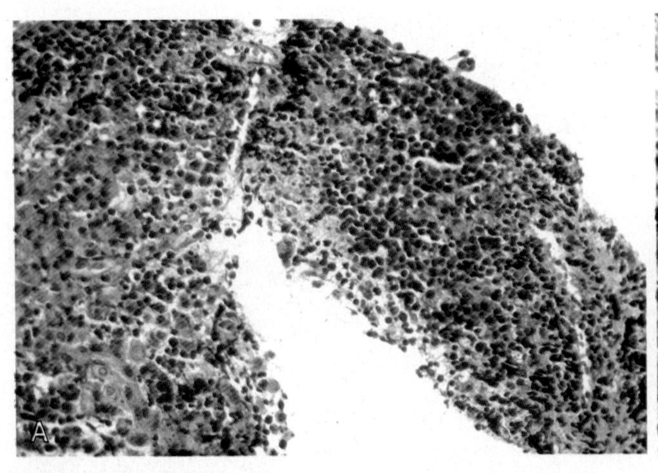

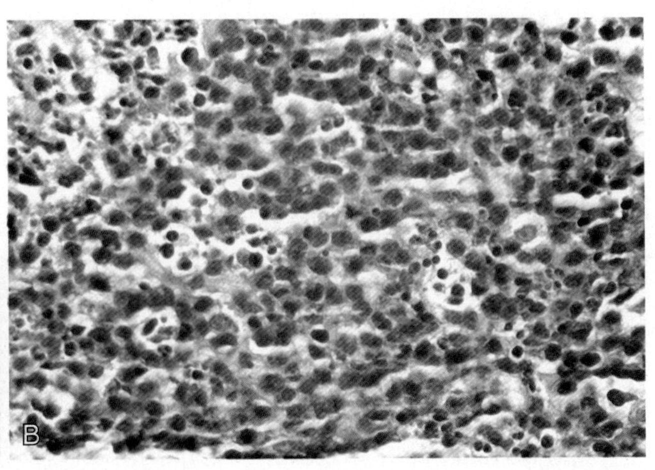

图62.1 发生于垂体的弥漫大B细胞淋巴瘤（DLBCL）。A. 活检组织显示密集浸润的淋巴细胞，伴一些红染的垂体前叶实质亮细胞残存。B. 高倍镜下见导型大细胞之间散在分布着可染体巨噬细胞

诊断困难。大约80%病例是DLBCL，由免疫母细胞或中心母细胞构成。其余病例为特征性地不太明确的低级别B细胞淋巴瘤、小淋巴细胞淋巴瘤（SLL）或淋巴浆细胞淋巴瘤（LPL）、Burkitt淋巴瘤（BL）以及外周T细胞淋巴瘤（PTCL），包括罕见的间变性大细胞淋巴瘤（ALCL）[3]。实际上所有免疫功能低下的病例都是DLBCL[2-4,11,15,18]。1%~2%病例是血管内大B细胞淋巴瘤（IVLBCL）[2,11]。T细胞淋巴瘤罕见[13]。

免疫表型 B细胞淋巴瘤表达全B抗原和单型性Ig（常为IgM）[2,18]。一部分HIV相关性PCNSL呈LMP阳性或EBV核抗原阳性[11,16]。大部分HIV相关性PCNSL过表达BCL2，而免疫功能正常患者中仅有少数PCNSL是BCL2^{+}[3]。在一项研究中，基于形态学和免疫表型PCNSL被分为不同的两组：①由大无裂细胞（中心母细胞）构成，BCL6^{+}、LMP-1^{-}和BCL2$^{-/+}$，见于HIV^{+}和HIV^{-}患者；②免疫母细胞淋巴瘤，BCL6^{-}、LMP^{+}和BCL2^{+}，仅见于HIV^{+}患者[8]。许多病例共表达BCL6和IRF4/MUM-1。常有报道人类白细胞共同抗原Ⅰ类和Ⅱ类分子缺失[19,20]。

遗传特征 分子遗传分析显示DLBCL中单克隆*Ig*基因重排[7,8]。几乎所有免疫抑制患者的CNS原发性（PCNS）DLBCL病例通过原位杂交检测EBER^{+}，而在免疫功能正常患者中EBER^{-}[3,8]。约一半病例（HIV^{-}病例通常少于HIV^{+}病例）显示BCL6基因突变，与通过生发中心抗体基因转变一致。在一些克隆多样性病例，似乎选择应用某些VH基因家族和高负荷体细胞突变。这种模式提示肿瘤细胞起源于抗原选择性生发中心B细胞[7,18]。

推测的正常对应细胞 免疫表型和遗传学特征提示PCNS DLBCL来自生发中心后B细胞。一些研究者提议，来自周围淋巴组织的B细胞穿越血脑屏障，然后在这个免疫保护的环境中增殖形成肿瘤。在这样的情况下，不清楚肿瘤性转化是发生在进入CNS前或后，是否肿瘤细胞的*Ig*基因在生发中心外连续突变[7,8,15]。像CNS和睾丸这样特殊的免疫部位，HLA分子的缺失在某种程度上与淋巴瘤存活有关[19,20]。

分期、治疗和预后 确定分期要排除系统性淋巴瘤累及CNS，但是出现上述情况的患者，分期常常是不利的[2]。PCNS DLBCL是一种侵袭性肿瘤，需要及时诊断和治疗[18]。没有治疗者生存期仅为数月。过去，传统的治疗是全脑放射联合应用类固醇。结果完全缓解率可达90%，但通常在一年内复发，中位生存期为12~18个月，5年生存率仅为3%~4%[4,5,15]。最近，随着高剂量甲氨喋呤（一种可以穿透血脑屏障药物）的应用加上放疗可明显提高生存率。遗憾的是，长期接受放射治疗的患者具有发生白质脑病的高危性，表现为严重的进行性痴呆、共济失调和尿失禁[15]。为了避免这种并发症，正在尝试不用放射治疗。基于强化的化疗方法的应用，取得了相对较好的预后并且没有认知缺失[5]。

当PCNS DLBCL患者复发时，大部分病例CNS受累。在一小部分病例，淋巴瘤扩散至CNS外；通常扩散的部位是结外，睾丸受累常见[5]。小于60岁[4,5]和免疫功能正常[6]的患者预后较好。低级别B细胞淋巴瘤预后似乎较好，尽管还没有对此做过较好的研究[3,11]。

鉴别诊断 抽样误差或之前的类固醇治疗可导致活检标本内主要为反应性小T细胞，貌似慢性炎症[2]。在任何怀疑有PCNSL的病例，活检前避免类固醇治疗和进行术中冷冻切片以确保组织具有代表性均有助于确诊。病变周围可出现胶质反应，似星形细胞瘤。其他肿瘤包括原始神经外胚层肿瘤、未分化癌、黑色素瘤、间变性少突胶质细胞瘤和小细胞星形细胞瘤等都可成片生长，似淋巴瘤[11]。动脉炎可出现类似淋巴瘤血管周生长区域[11]。

62.1.2 眼

临床特征 累及眼本身的眼淋巴瘤或眼内淋巴瘤不常见，最近几年发病率有所增高[10,21-23]。眼DLBCL被认为是PCNS DLBCL谱系的一部分。它主要发生在老年人[23-25]。偶尔见于年轻人[26]，儿童罕见[27]。女性占多数[10,23,28]。大部分患者无已知的诱因，但在HIV感染患者[22]和医源性免疫抑制的异体移植受者中有病例报道[21,27]。

典型患者表现为视力模糊或有移动点或两者兼有[23]。通常表现出单侧症状，约80%病例眼科检查显示双眼受累[10]。在玻璃体中出现成片和悬浮团簇的细胞，呈灰色半透明状。大部分病例累及玻璃体、视网膜或葡萄膜（脉络膜、虹膜和睫状体）或联合受累。表现为白色、黄白色或灰白色浸润；斑块样病变；或在视网膜色素上皮下、葡萄膜里看见较大肿块，或侵袭视神经，有时伴水肿、出血、坏死或视网膜剥离。通常后葡萄膜（脉络膜）比前葡萄膜（虹膜和睫状体）更易受累。其他表现包括眼内压增高、角膜沉淀（细胞堆积在角膜前面）和前房细胞和耀斑（蛋白增加导致正常的前房透明液体变浑浊伴微小颗粒悬浮）[10,23,24,29]。

眼淋巴瘤非肿瘤表现包括慢性特发性葡萄膜炎、视网膜血管炎、视神经炎[23]、淀粉样变性、结节病和感染，如弓形体病、梅毒、结核病、Whipple病和巨细胞病毒感染等[10]。当对激素或抗生素治疗不敏感或由于CNS受累神经症状发作，患淋巴瘤的可能性增加[10,23]。

一些技术用来确立诊断包括玻璃体抽吸、玻璃体切除、活检或盲眼、痛眼的眼球摘除。最普通的方法是显微镜检查玻璃体，但其敏感性有限，因为受到混杂的炎症细胞或之前类固醇治疗消除了许多肿瘤细胞的影响[23]。通过常规光学显微镜检查结合流式细胞术和分子遗传分析可提高诊断率[30]。玻璃液中IL-10水平升高与眼淋巴瘤密切相关，如果最初的标本不能得出诊断，其升高可提示重复活检[10]。

病理特征 几乎所有的眼淋巴瘤是DLBCL[22,23]。病理学特征与脑的PCNS DLBCL一致。罕见PTCL累及眼的病例[26,28,31]。

分期、治疗和预后 大部分眼DLBCL病例与CNS DLBCL的出现有关；少数与系统性淋巴瘤有关或局限于眼。孤立的眼淋巴瘤积极治疗能降低其进展风险[10,23,24,32]。通常眼DLBCL对放疗反应较好[24]。由于视网膜已经受到不可逆性损伤，视力不一定能恢复，且放疗可与视网膜病和白内障有关。单独放疗的患者常有眼部复发或进展至CNS，较少情况下可有系统性受累。还提出了其他治疗方式包括联合化疗和放疗、单独化疗、积极化疗加自身干细胞移植和玻璃体内注射甲氨蝶呤[10,29]。

62.1.3 周围神经

淋巴瘤可通过几种方式影响周围神经系统。最常见的方式是副肿瘤综合征，经常与Waldenström巨球蛋白血症（WM）有关。少见情况可由邻近组织的淋巴瘤直接扩展入神经。其他部位的淋巴瘤也可在周围神经复发。患者可出现神经受累相关的症状，但临床分期常常表现出CNS或神经系统外的广泛累及[34,35]。局限于周围神经的原发性淋巴瘤十分罕见。伴或不伴脊神经根、背根神经节和脑膜（神经淋巴瘤病）受累的多发性神经累及比单一神经受累更常见[33,34,36]。

临床特征 患者常为成人；男性和女性同等受影响。典型者出现皮下神经炎疼痛发作，常伴知觉和运动异常。体格检查或MRI显示肿瘤扩展至神经，有时表现为梭形轮廓[33,35]。单一神经受累常见于坐骨神经[33]。淋巴瘤浸润神经导致节段性脱髓鞘和轴索变性[34,36]。患者可对化疗反应，但常有其他神经、CNS或不同结外部位复发[33]。

病理特征 最常见的淋巴瘤是DLBCL，但也有低级别B细胞淋巴瘤和T细胞淋巴瘤。

鉴别诊断 临床上，鉴别诊断包括副肿瘤综合征、变性性疾病、吉兰-巴雷综合征和神经鞘瘤[33,36]。组织学检查，低级别淋巴瘤可能与炎症性病变鉴别困难。

62.1.4 硬脑膜

临床特征 起源于硬脑膜的淋巴瘤不常见，但有充分的病例资料报道。患者最常见于中年和老年。没有已知的危险因素。表现为癫痫、头痛、颅神经异常、根性疼痛、晕厥或联合出现这些症状[37-41]。放射学检查常显示一个大脑上硬膜局限性、膨胀性肿块或增厚的斑块[40,42,43]；术前，最易想到脑膜瘤或较少想到神经鞘瘤或硬膜下血肿[39,40]。

病理特征 大约一半病例是弥漫性大细胞淋巴瘤（免疫表型为B系），其余是旧分类中的其他类型，但最近文献提示许多是结外边缘区淋巴瘤（EMZL）[40,41]。边缘区淋巴瘤（MZL）的组织学和免疫表型与其他部位的相似。由小淋巴细胞和边缘区细胞构成，常伴浆细胞分化和混杂反应性滤泡（图62.2），可见陷入的脑膜上皮细胞[39-41]。硬膜淋巴瘤的起源可能与脑膜相关，正如MZL的起源与其他部位的上皮相关[39,40]。硬膜淋巴瘤是局限性（ⅠE期）肿瘤。不同病例治疗不同，但近来几乎所有报道的患者（根据分期和最佳治疗）均取得较好效果[39-41]。

鉴别诊断 其他低级别B细胞淋巴瘤（如LPL和CLL）的组织学类似MZL，但根据免疫表型和局限性特征可排除其他低级别淋巴瘤。一些以前解释为硬膜浆细胞瘤的病例也许实际上代表着MZL伴明显的浆细胞分化[39,40]。一些病例要与炎性假瘤（一种慢性炎症性病变）或富含浆细胞的脑膜瘤鉴别，根据免疫表型或遗传表型有助于确诊。

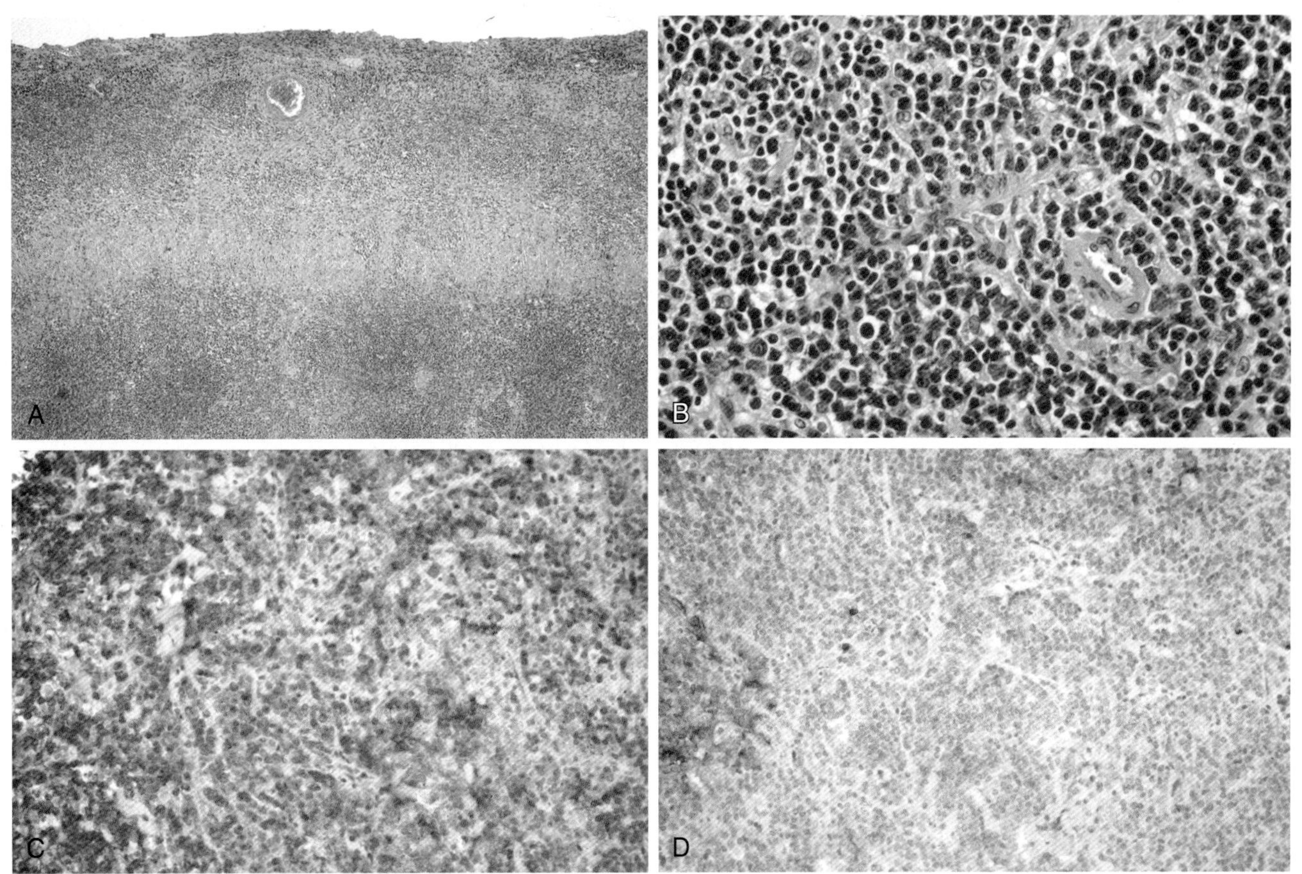

图62.2 硬脑膜的边缘区淋巴瘤（MZL）。A. 硬膜表现出密集的淋巴细胞浸润。B. 高倍镜显示小淋巴细胞和聚集的浆细胞。C. 浆细胞胞质表达单克隆κ轻链。D. 胞质λ轻链染色阴性（C和D，石蜡切片免疫过氧化物酶技术）

62.2 眼附属器

临床特征 原发性眼附属器淋巴瘤定义为起源于眼眶（包括泪腺）、结膜或眼睑的淋巴瘤。眼眶是最常见部位，依次为结膜和眼睑[44]。所有淋巴瘤的1%~2%和所有结外淋巴瘤的约8%来自眼附属器。淋巴样肿瘤占眼眶肿瘤的10%，并且淋巴瘤是最常见的眼眶恶性肿瘤[45]。这个部位的淋巴瘤主要发生于老年妇女（男性:女性为3:4），中位年龄是60岁[47]。罕见发生于儿童。偶尔患者有自身免疫性疾病[47]、其他恶性肿瘤、HIV感染[49]或戴隐形眼镜[50]。最近，发现眼附属器淋巴瘤与鹦鹉热衣原体感染有关；在一小部分携带鹦鹉热衣原体的患者，其淋巴瘤对抗体治疗有反应[51]。

患者出现眼球突出、下垂、可触及或可见肿块、复视、疼痛或不适[47]。系统性症状罕见。结膜淋巴瘤常表现为眼表面可移动的橙红色斑块。大部分病例累及眼眶软组织，有时伴泪腺受累；约1/3病例累及结膜。10%~25%病例双侧受累[47,52,53]。

病理特征 所有类型的淋巴瘤都能出现眼附属器受累，但大部分（60%~75%）是MZL[47,54]。其余大部分是FL，其次是DLBCL。罕见CLL、MCL、BL和B淋巴母细胞淋巴瘤（LBL）出现眼附属器受累[47]。少数原发性眼附属器淋巴瘤发生于儿童或HIV$^+$患者，通常是高级别B细胞淋巴瘤、DLBCL或BL[55,56]。罕见病例为T细胞淋巴瘤和NK细胞淋巴瘤[47]。

虽然，眼附属器淋巴瘤倾向于表现位置特异性遗传改变，一般来讲，免疫表型和遗传特征与其他部位同类型的淋巴瘤相似。约1/4眼附属器MZL表现t（14；18）（q32；q21），涉及*Ig*重链基因和*MALT1*基因易位；已经发现这样的易位存在于肝、皮肤和涎腺的MZL，但在其他部位的MZL罕见。相反，t（11；18）（q21；q21）易位涉及*API2*和*MALT1*基因，相对常见于胃和肺的MZL，但罕见于眼附属器[57]。报道的双侧眼附属器淋巴瘤患者，其形态学、免疫表型和分子遗传学特征与一侧肿瘤累及双侧相同，而非两种不同的、无关的原发性肿瘤[49,50]。

分期、治疗和预后 约80%患者局限于单侧或双侧眼附属器[48,53,58]。在一些研究中显示，MZL比其他类型的淋巴瘤更有可能表现为Ⅰ期[59]。局限性惰性淋巴瘤常常放疗。高级别淋巴瘤的病例，无论是局限性或扩散性，治疗常常更加积极。放疗能很好控制局部病变，几乎100%病例不出现复发。总体看，眼附属器淋巴瘤预后好。5年总生存率约90%，5年无病生存率约70%[53,58,59]。复发可出现在淋巴结、对侧眼眶或其他结外部位[53]。局限于眼附属器的患者预后明显好于扩散者[44,49,60]。然而，孤立的双侧病变预后并不比单侧的差[53,61]。淋巴瘤的组织学类型在判断预后中也很重要。在大多数报道中，高级别淋巴瘤预后更差[58,60,62,63]。

鉴别诊断 因为多数眼附属器淋巴瘤是低级别，主要的鉴别诊断是反应性病变，包括炎性假瘤和反应性淋巴组织增生。炎性假瘤复发可发生在其他部位，由多种类型的浸润细胞构成，包括小淋巴细胞、免疫母细胞、组织细胞，有时含嗜酸性粒细胞或中性粒细胞，间质伴玻璃样变和（或）水肿。血管可很明显，内皮细胞增生。这样的病例中，免疫组化研究显示B细胞、T细胞和多克隆浆细胞混杂。在一些病例中，浆细胞以IgG4⁺为主，提示一些炎性假瘤也许是IgG4⁺硬化性疾病谱系中的一部分。已有报道罕见淋巴瘤病例来自IgG4⁺炎性假瘤，强调了仔细研究眼眶炎性假瘤的组织学和免疫表型的重要性[64]。反应性淋巴组织增生常由增生的滤泡构成，没有明显的淋巴细胞弥漫增殖，也没有细胞异型。B细胞密集、弥漫的浸润支持淋巴瘤的诊断。这样的病变常表达单克隆Ig，分子遗传分析显示包含单克隆B细胞。

62.3 Waldeyer环

Waldeyer环是环状淋巴组织保护着食管和呼吸道的入口。由腭扁桃体、鼻咽和舌底组成。Waldeyer环是5%~10%的NHL原发部位。超过一半原发于头颈部的NHL起源于Waldeyer环[65]。

临床特征 大多数患者是成人，中位年龄50岁，男女之比为1:1~1:1.5[65-67]。这个部位的淋巴瘤也可发生于儿童[68]。少数患者HIV⁺或是医源性免疫抑制者。患者由于颈部淋巴结增大表现出吞咽困难、呼吸困难、打鼾或颈部肿块。少数患者有系统性症状[66,68,69]。

扁桃体是最常受累部位，超过Waldeyer环淋巴瘤的一半，依次为鼻咽部和舌底[65-67,70]。大部分病例体检显示单侧、外生性肿块，也可呈息肉样、蕈样或溃疡状。约3/4的淋巴瘤为局限性（Ⅰ期或Ⅱ期）；伴颈部淋巴结受累的Ⅱ期疾病比Ⅰ期常见[66,67]。

病理特征 60%~84%病例是DLBCL（图62.3），其他类型不常见，包括FL、BL、MCL、MZL和PTCL。MCL可出现Waldeyer环受累，但与DLBCL相比，MCL常在诊断时已扩散。儿童Waldeyer环淋巴瘤中，BL比成人常见（图62.4）。PTCL-NOS的淋巴上皮细胞型（Lennert淋巴瘤）倾向发生于Waldeyer环。这些淋巴瘤的组织学特征与其他部位相同。

偶尔累及Waldeyer环的HL几乎总是经典型。大部分病例分期显示霍奇金淋巴瘤（HL）已累及其他部位。在一项研究中，局限于Waldeyer环的淋巴瘤病例中，淋巴细胞丰富型经典型霍奇金淋巴瘤（LRCHL）是最常见类型[71]。这个解剖部位的HL比其他部位更易出现EBV，可能因为Waldeyer环是EBV的储存库。

治疗和预后 患者对治疗反应较好，较多获得完全缓解。然而，远处复发率较高，尤其是单独放疗者。复发可发生于任何淋巴结和不同的结外部位，倾向扩散至

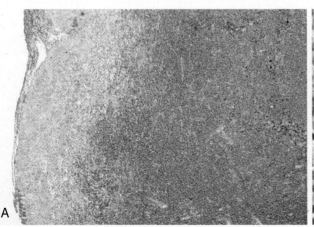

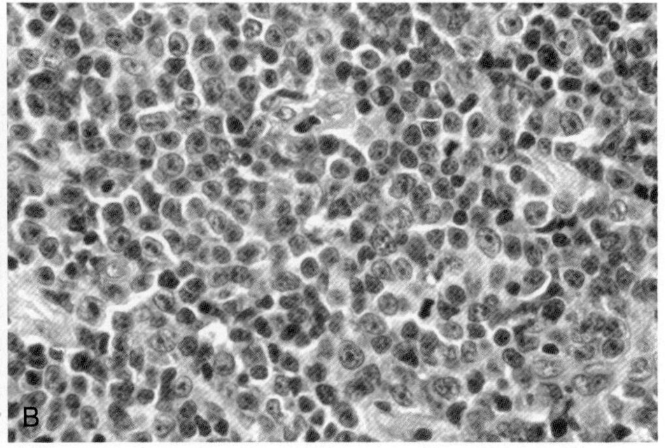

图62.3 鼻咽弥漫大B细胞淋巴瘤（DLBCL）。A. 组织表面坏死。其余组织被密集的淋巴细胞代替。B. 高倍镜显示免疫母细胞为主。

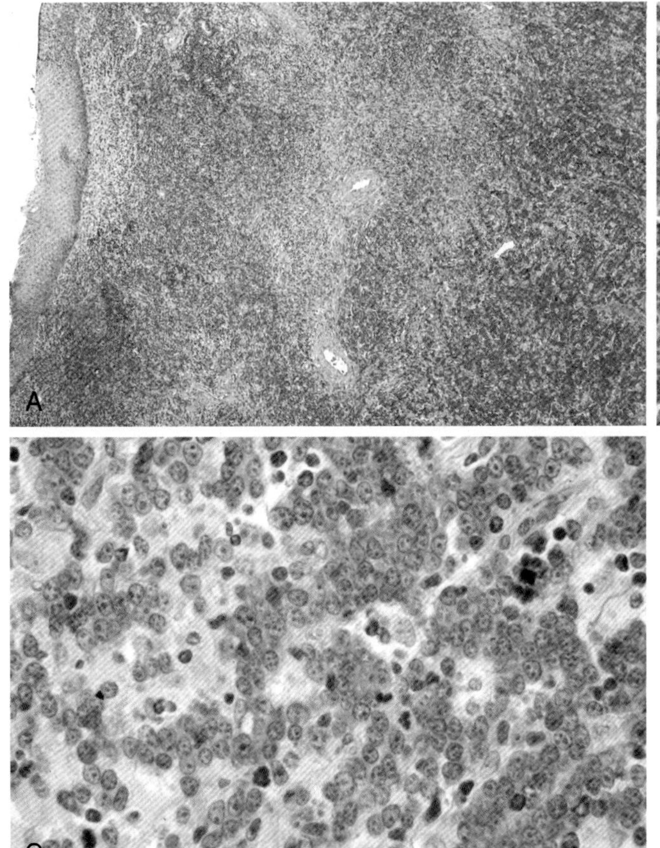
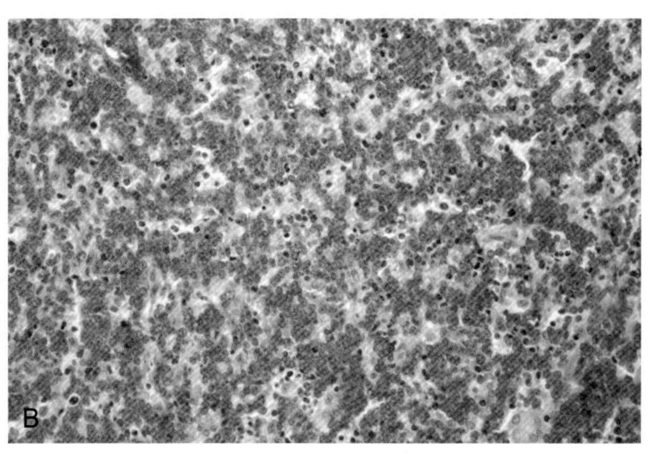

图62.4 儿童扁桃体的Burkitt淋巴瘤（BL）。A. 在完整鳞状上皮下密集浸润的淋巴细胞。正常隐窝结构已消失。B. 中倍镜显示明显的“星天”现象。C. 高倍镜显示一致中等大小的圆形细胞伴点彩状染色质和小核仁，核分裂象多见，混杂易染体巨噬细胞

胃肠道。预后较好与以下因素有关，包括扁桃体原发性肿瘤、有利的国际预后指数、疾病局限、Ⅱ期患者中单侧颈部淋巴结增大和无明显包块者[65-67]。

鉴别诊断 反应性淋巴组织增生常引起一个或多个Waldeyer环成分增大，有时形成的肿块似肿瘤。保留反应性滤泡和隐窝结构支持反应性病变。急性EBV感染所致的传染性单核细胞增生症（IM）类似DLBCL或经典型霍奇金淋巴瘤（CHL），但IM中一些结构仍保留，含有多种细胞成分、EBER$^+$和临床特征（尤其是年龄）有助于鉴别诊断。在诊断儿童或青少年Waldeyer环的DLBCL或CHL之前，评估急性EBV感染的证据很重要。正常情况可出现淋巴细胞浸润隐窝上皮，这点不提示MALT淋巴瘤。已有报道在儿童Waldeyer环反应性增殖伴浆细胞表达单型Ig，经分子遗传学分析证实为多克隆性，提出诊断此部位MALT淋巴瘤有困难[73]。多形性MCL与DLBCL相似，在此部位病变似DLBCL的病例应评估CD5和Cyclin D1的表达。未分化型鼻咽癌与大B细胞淋巴瘤有时在常规切片上难以区别，但通过免疫表型易于确诊。

62.4 鼻腔和鼻窦

起源于鼻腔鼻窦区的恶性肿瘤中，淋巴瘤的发生率仅次于鳞状细胞癌[74]。鼻腔鼻窦淋巴瘤占所有淋巴瘤的0.2%~2%[75]和不到结外淋巴瘤的5%[70]。此部位淋巴瘤的发生率在亚洲和南美较高[76,77]。鼻腔鼻道淋巴瘤主要有两个类型：DLBCL和结外NK/T细胞淋巴瘤。鼻窦淋巴瘤几乎总是DLBCL，大部分来自鼻腔的淋巴瘤是结外NK/T细胞淋巴瘤[77-80]。结外NK/T细胞淋巴瘤在第28章讨论。在此讨论其他鼻腔鼻窦淋巴瘤类型。

临床特征 鼻窦淋巴瘤男性多于女性（女性男性之比为1.5:1~2:1）。主要影响中老年人[75,78]，偶尔为儿童[81]。一些患者HIV$^+$或是医源性免疫抑制者[78,82,83]。症状包括鼻腔阻塞或流涕、面部肿胀、疼痛或麻木、鼻衄、鼻窦压高、牙痛或头痛。淋巴瘤可侵犯邻近部位如眼眶、颅底、CNS、翼腭窝、鼻咽或上腭[81,82,84]。患者可出现神经异常、突眼、复视、视力下降甚至失明[75,76,78,81,82,85-87]。患者偶尔发热和盗汗[78,82]。在鼻窦中，上颌窦最常受累，依次为筛窦、蝶窦和额窦。常有多个鼻窦同时受累[75,78,81,82,88]。这些淋巴瘤

常与周围骨质破坏有关。

病理特征 在西方国家，最常见类型是DLBCL，接着为结外NK/T细胞淋巴瘤。其他类型不常见或罕见，但BL、FL[76,81,82,86,88]、MZL、PTCL-NOS和成人T细胞白血病/淋巴瘤（ATLL）[78,87]出现鼻窦受累已有报道。HIV^{+}患者的淋巴瘤是DLBCL和BL[82]。在儿童BL最常见，其次是DLBCL[78,79]。免疫表型特点与其他部位相同。含EBV的鼻腔鼻窦B细胞淋巴瘤的比例因部位不同而异[77,86,89]；在马萨诸塞总医院的一项研究中，EBV仅见于免疫缺陷的DLBCL患者[78]。

分期、治疗和预后 大部分病例发现时病变局限。在一个系列研究中，所有淋巴瘤的71%是Ⅰ期，8%是Ⅱ期，2%是Ⅲ期，18%是Ⅳ期[78]。Ⅳ期患者可有CNS、肺、骨、肾或胃肠道受累[81,82]。大部分患者接受放疗和化疗。一些专家建议CNS预防性治疗以期获得长期无病生存[91]。当淋巴瘤复发或进展时，常累及淋巴结，也可累及不同的结外部位包括CNS、肺、骨、卵巢、睾丸、骨髓、肝、脾和皮肤[75,79,84,86]。随访结果大不相同，在不同系列采取组合式疗法的淋巴瘤患者中，其5年生存率从29%[86]~80%[88]。

鉴别诊断 DLBCL和结外NK/T细胞淋巴瘤在常规切片中有时难以鉴别。血管侵犯和血管中心区明显坏死、亲表皮侵犯和假上皮瘤样增殖支持NK/T细胞淋巴瘤的诊断。DLBCL常发生于鼻窦，但病变局限于鼻部和面部破坏支持NK/T细胞型[78,88,92]。大部分DLBCL由弥漫增殖的大细胞组成；然而，其他任何细胞弥漫性生长尤其是混合小和大细胞或中等大小的细胞成分时，都要考虑到NK/T细胞淋巴瘤的可能[92]。通过免疫表型容易鉴别B细胞和NK/T细胞淋巴瘤。缺乏EBV倾向排除NK/T细胞淋巴瘤。

62.5 涎腺

临床特征 淋巴瘤占涎腺恶性肿瘤的2%~5%[21,93]。至少70%病例来自腮腺，颌下腺病例占15%~25%，舌下腺和小涎腺的病例不到10%。几乎所有患者超过50岁，女性稍多。患者常出现无痛性肿块，偶尔伴面神经瘫痪或颈部淋巴结增大。常见患有Sjögren综合征、淋巴上皮涎腺炎或风湿性关节炎[21,93,94]。

病理特征 源自涎腺的淋巴瘤几乎都是MALT淋巴瘤（见第18章）和DLBCL，两者大致相等。MALT淋巴瘤是涎腺实质最常见的类型。患有Sjögren综合征的患者其淋巴瘤大部分是MALT型。MALT淋巴瘤主要影响女性，与女性Sjögren综合征发病率一致。MALT淋巴瘤常有淋巴上皮涎腺炎中淋巴上皮病变的背景。与没有淋巴瘤的淋巴上皮涎腺炎相比，MALT淋巴瘤中的淋巴上皮病变中侵入的单核样B细胞周围绕以大的空晕，单核样B细胞呈交错的宽带状和片状生长，腺体扭曲和消失。可出现散在的反应性滤泡和浆细胞，有时较多。淋巴上皮病变在腮腺以外的涎腺中可以不明显，但其他组织学特征相同。涎腺区也可发生FL，但常累及附近的淋巴结而非涎腺实质。病变特征与其他部位的FL相同（见第17章）。至少有些DLBCL的病例极大可能来自MZL或FL的大细胞转化[21,93,94]。罕见有BL[93]、PTCL-NOS、ALCL和结外NK/T细胞淋巴瘤的病例报道[95]。

分期、治疗和预后 大部分涎腺淋巴瘤患者表现为局限性疾病。MZL患者可发展为淋巴结或其他MALT部位的涎腺外疾病。少数病例转化为DLBCL，表现出侵袭性生长方式[21,93,94]。

鉴别诊断 在MZL和淋巴上皮涎腺炎的鉴别诊断中，除淋巴上皮病变外，广泛的单核样B细胞增殖和腺体消失支持淋巴瘤的诊断。淋巴上皮涎腺炎中，单核样B细胞局限于淋巴上皮病变，甚至散在细胞周围空晕，但单核样B细胞交错的宽带状生长支持淋巴瘤的诊断。淋巴细胞或浆细胞表达单一性Ig支持淋巴瘤。分子遗传学分析通常在诊断中帮助不大，因为超过50%淋巴上皮涎腺炎病例发现B细胞克隆[96]。HIV相关性囊性淋巴增生常累及双侧淋巴结，通常由旺炽型增生的滤泡围绕多发性扩张导管构成，滤泡周围套区变薄。尽管扩张的导管上皮内可见大量淋巴细胞，但淋巴上皮病变不明显。鉴别诊断包括慢性硬化性涎腺炎（Kuttner瘤），典型者累及颌下腺。这些患者可有口干和临床诊断Sjögren综合征。慢性硬化性涎腺炎可有明显的滤泡增生和密集的淋巴浸润及较多浆细胞，但不见淋巴上皮病变，典型者呈带状硬化。在一部分病例中，有过量的含IgG4的浆细胞，提示与其他IgG4相关性疾病如自身免疫性胰腺炎有关[97]。

62.6 口腔

临床特征 大约所有结外淋巴瘤的2%源自口腔

（上颚、齿龈、舌、颊黏膜、口底和口唇）[46,98]。发生于颌骨的淋巴瘤可侵犯邻近软组织、出现口腔病变[99]。大部分患者免疫功能正常，中到老年，中位年龄60或70岁；男性稍多[98-102]。近年来口腔淋巴瘤发病率有所上升，因为这个部位感染HIV的患者倾向于发生淋巴瘤[100,101,103]。几乎所有感染HIV的患者是年轻人[100,103,104]。口腔淋巴瘤罕见报道发生于移植受者[101]。

患者表现出软组织肿胀、疼痛、黏膜溃疡或变色、感觉异常、麻木和牙齿松动[99,101,103,105,106]。在HIV$^+$和HIV$^-$患者，最常见部位是上颚、上颌骨和齿龈，舌、颊黏膜、口底和口唇较少[98-100,103,104]。体格检查大部分病例常表现为外生性、息肉样肿块。少数淋巴瘤病例是浸润性、边缘隆起的溃疡病变[98]。

病理特征 发生于口腔的淋巴瘤变化较大。在非免疫抑制患者，约一半是DLBCL。其次最常见的类型是FL（图62.5），再次是MALT淋巴瘤、MCL、PTCL-NOS、结外NK/T细胞淋巴瘤、BL及其他类型[99,100,102]。MALT淋巴瘤也可发生于小涎腺。FL倾向累及上颚[101]。蕈样霉菌病（MF）偶尔累及口腔；这些病例中的大部分是病程长、进展性疾病，但在特殊情况下，MF的首发部位在口腔。据报道，不常见的侵袭性亲表皮性CD8$^+$的皮肤T细胞淋巴瘤比较常见的MF更易累及口腔[107,108]。

HIV感染患者口腔淋巴瘤的异质性比总人群的小，几乎总是高级别淋巴瘤。大部分是DLBCL，偶尔是PTCL-NOS、BL和ALCL[21,100,101,103,104]。浆母细胞性淋巴瘤是HIV相关性DLBCL的特殊亚型，常发生在口腔；由免疫母细胞或浆母细胞构成，核呈空泡状，核仁明显，含丰富的偏心胞质伴核周空晕，核分裂象高，常见单个细胞坏死和散在的易染体巨噬细胞。免疫表型特殊：肿瘤细胞常缺乏CD45和CD20的表达，通常CD138$^+$、RF4/MUM-1$^+$和CD79a$^+$；常含胞质Ig；显示克隆性Ig重链基因重排证实其为B系[104,109]。大部分HIV相关的口腔B和T细胞淋巴瘤包括浆母细胞性淋巴瘤含有EBV[100,101,103,104]。相比之下，在非免疫抑制患者中，仅约9%口腔淋巴瘤EBER$^+$[100,101]。EBV也许在HIV相关的淋巴瘤发病中起作用，但在总人群中，其在口腔淋巴瘤的发病中不是主要因素。

分期、治疗和预后 约70%病例临床分期显示为局限性疾病。局限性与播散性疾病的比例在HIV$^+$和HIV$^-$患者中是相同的。预后取决于临床分期、淋巴瘤类型和HIV状况。病变局限、组织学为低级别的淋巴瘤预后很好，而高级别或播散的患者生存率明显降低[21,99,106]。AIDS患者预后明显差；尽管其他AIDS相关性疾病可促进死亡，75%患者死于淋巴瘤诊断后的18个月内[99,104]。

鉴别诊断 最重要的诊断陷阱是体检时没有考虑到淋巴瘤。口腔淋巴瘤表现似牙科疾病如牙周疾病、急性坏死性牙龈炎和牙科感染[103,105]。一些病变的出现提示癌[99]。在HIV$^+$患者中，卡波西肉瘤、深部真菌感染和HIV相关性牙周疾病需要鉴别[103]。

62.7 甲状腺

临床特征 甲状腺原发性淋巴瘤不常见，其具有明显的临床和病理特征。占所有甲状腺恶性肿瘤的1%~5%和所有淋巴瘤的1%~2.5%[110]。患者发病年龄范围宽，但

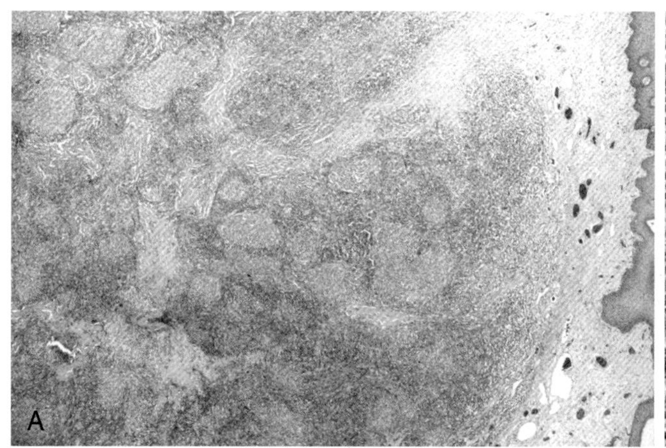

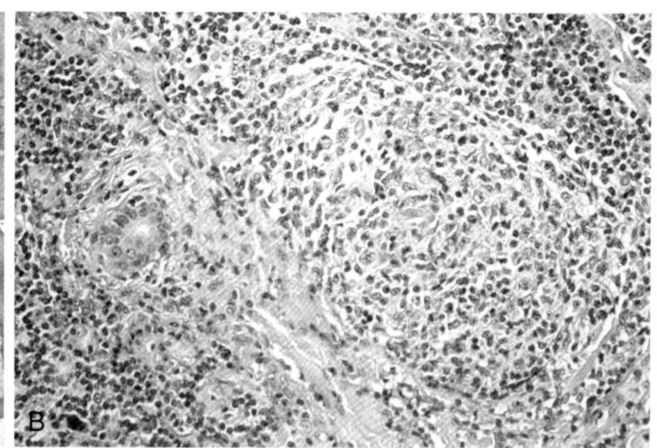

图62.5 口腔的滤泡性淋巴瘤（FL）。该淋巴瘤病例是眼眶原发性肿瘤的复发。A. 低倍镜见鳞状上皮下软组织内拥挤的滤泡。B. 肿瘤性滤泡界限不清，主要由中心细胞构成，小涎腺的小腺泡附近可见滤泡。

大多数是老年人，平均年龄在60岁和70岁之间。女性明显占优[110-113]。几乎所有患者有慢性淋巴细胞性甲状腺炎。患有慢性淋巴细胞性甲状腺炎的患者与不患此病的患者相比，患淋巴瘤的风险估计增加40~80倍[111]。患者表现为肿块，有时肿块迅速增大。也可出现吞咽困难、咳嗽、呼吸困难和嘶哑。病变可致支气管受压[110-113]。

病理特征 大体检查，肿瘤直径0.5~19cm（平均7cm），形成表面光滑的多结节或弥漫性质硬或软的肿块，切面呈淡黄褐色或灰白色[111]。DLBCL是最常见的类型，占50%~90%以上的病例。其次是MALT淋巴瘤，占10%~28%病例。大约一半的DLBCL有MALT淋巴瘤成分，符合由原先低级别淋巴瘤转化而来。其他所有类型的淋巴瘤十分少见；报道的有BL、FL和罕见的PTCL，包括ALCL[110-113]。

尽管甲状腺MALT淋巴瘤具有一些突出的特点，这些淋巴瘤的组织学特征与发生在其他部位的一样。肿瘤常含有特征性淋巴上皮病变，由边缘区细胞填充和扩张甲状腺滤泡腔形成的圆形聚集灶，即所谓的球状MALT淋巴上皮病变构成[111]。滤泡殖入较明显，在一些病例形成明显的滤泡结构，以致与FL相似。在甲状腺，殖入滤泡内的肿瘤细胞母细胞转化比其他部位常见[114]。在淋巴瘤组织附近常见慢性淋巴细胞性甲状腺炎病变（图62.6）[111]。其免疫表型特点与其他部位的相似。最近，研究发现6例甲状腺MZL中3例出现了以前未报到的包含了*FOXP1*和*IgH*基因（[3; 14][p14.1; q32]）的染色体易位，导致了*FOXP1*上调，可能在MZL的发病中起作用[115]。

分期、治疗和预后 大部分患者在发现时病变局限；50%~70%是Ⅰ期患者，剩余的大部分是Ⅱ期，常伴颈部和甲状腺周围淋巴结受累。少数患者有较广泛的淋巴结和结外受累。结外受累部位包括骨髓、胃肠道、肺、肝和膀胱[111-113]。

MALT淋巴瘤几乎总是病变局限（Ⅰ或Ⅱ期）。Ⅲ或Ⅳ期淋巴瘤常是DLBCL[110-113]。治疗方法不一致。一些MZL患者采取单纯手术治疗；其他患者也有接受放疗或化疗或两者兼有[110,111]。甲状腺淋巴瘤患者5年特定疾病生存率是46%~79%。无论组织学类型，MZL患者和Ⅰ期患者预后很好。高分期或大B细胞淋巴瘤患者预后较差[110,111,113]。

鉴别诊断 慢性淋巴细胞性甲状腺炎和MALT淋巴瘤均有反应性淋巴滤泡和淋巴上皮病变，但边缘区B细胞弥漫性浸润破坏甲状腺实质和淋巴细胞或浆细胞表达单克隆Ig支持MZL的诊断。MALT淋巴瘤中淋巴上皮病变更大、数量更多。已报道了一些发生于甲状腺的髓外浆细胞瘤病例；这些病例中至少一些是MALT淋巴瘤伴明显浆细胞分化。存在反应性滤泡，尤其是滤泡外B细胞具有边缘区细胞形态和有淋巴上皮病变时，不可能诊断浆细胞瘤[111,113]。在常规切片中区分未分化癌和DLBCL时可能困难，但应用免疫组化可确立诊断。

62.8 喉

临床特征 原发性喉淋巴瘤罕见，占喉肿瘤的不到1%[116]。患者大部分是中到老年人，也有年轻人和儿童。男性稍多[21,116-120]。数个患者同时患有喉鳞状细胞癌或其他恶性肿瘤[118,119]。HIV$^+$或患有免疫缺陷的患者罕见[21,120,121]。患者出现嘶哑、呼吸困难、进行性或急性喉梗阻、喉痛、异物感或吞咽困难[21,116,118,119]。肿瘤常表现为黏膜下光滑的、隆起的息肉样病变[118,120,122]。带蒂的肿瘤可脱垂入气道[119,120]。喉淋巴瘤可起源于喉淋巴组织，主要在会厌和声门上，与此部位淋巴瘤分布相关[122]。

病理特征 喉淋巴瘤的两个主要类型是DLBCL和结外MALT淋巴瘤，约占病例的80%。病理学特征与其他部位的相似[116-119,122,123]。罕见FL[116]和PTCL[118,124]。已报道数例结外NK/T细胞淋巴瘤[120,124,125]和一例患Wiskott-Aldrich综合征男童的EBV$^+$B细胞淋巴瘤[121]。

分期、治疗和预后 临床分期信息有限，约3/4病例是Ann Arbor Ⅰ期；其余大部分是Ⅱ期[21,116,118-120,125]。在一些MALT淋巴瘤病例，喉和头颈部其他结外部位同时受累[21,126]。大部分MALT淋巴瘤和DLBCL患者通过联合外科切除和放疗或化疗得以成功治疗[21,127]。尽管有时因急性气道阻塞导致猝死[122]。当MALT淋巴瘤患者复发时，倾向于在上呼吸道、胃、眼眶或皮肤等部位形成孤立的结外肿瘤；甚至复发时有可能是长期无病间隔。这种生物学行为与其他部位的MALT淋巴瘤相似[21,118]。

62.9 气管

气管原发性淋巴瘤罕见。患者主要是老年男性和女性。表现为呼吸困难、气喘、喘鸣或咳嗽[128,129]。HIV$^+$

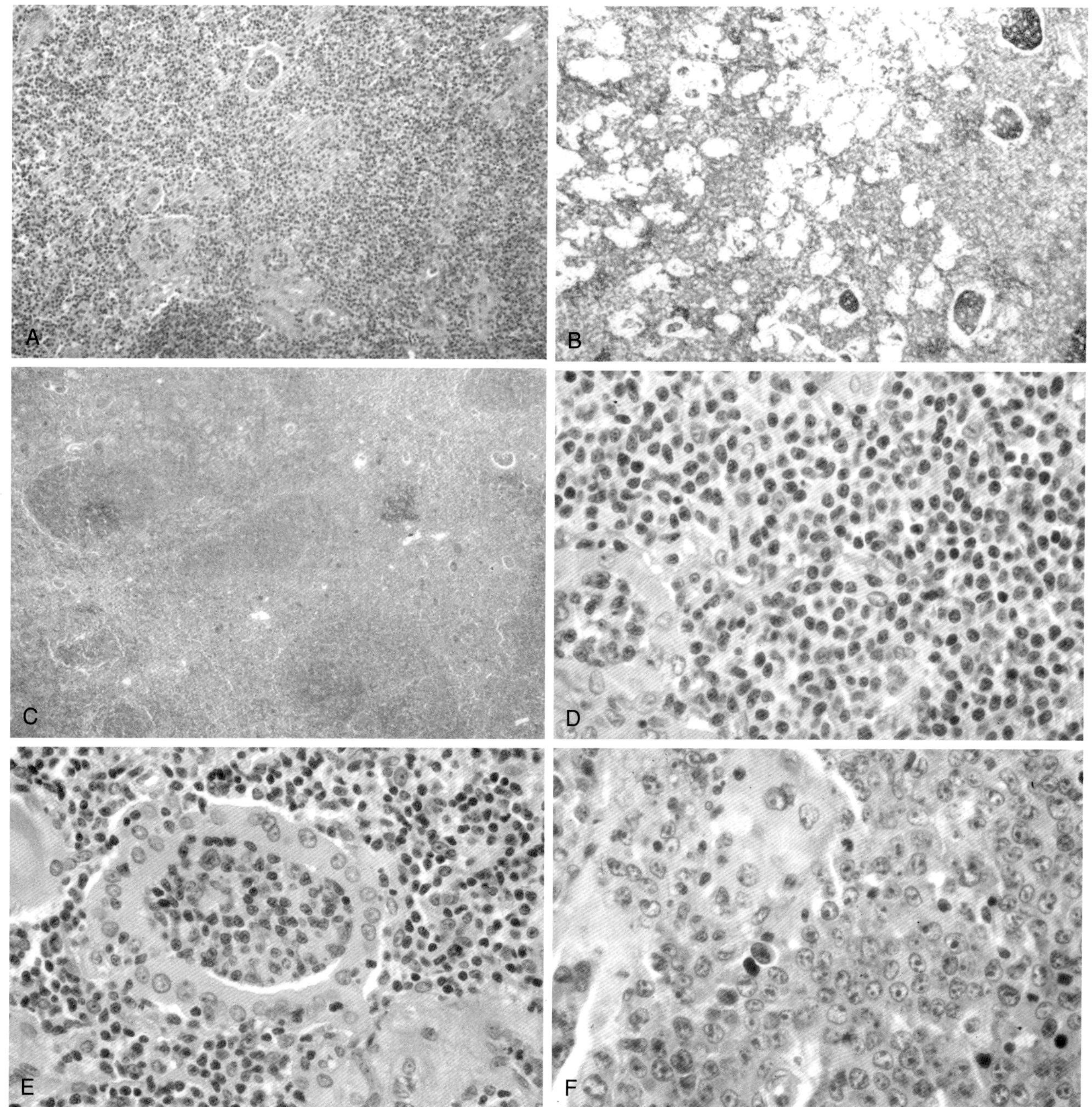

图62.6 **甲状腺边缘区淋巴瘤（MZL）（A–E）伴大细胞转化（F）**。其他区域表现为慢性淋巴细胞性甲状腺炎。A. 低倍镜显示正常实质结构消失。B. CD20染色凸显弥漫浸润的B细胞；可见数个球状淋巴上皮病变（石蜡切片过氧化物酶技术）。C. 一些区域有模糊结节与肿瘤性边缘区细胞滤泡植入一致。D. 边缘区细胞小，卵圆形至略不规则细胞核和中等量的淡染胞质。E. 球状–MAL上皮病变，甲状腺滤泡上皮显示嗜酸性变。F. 大细胞转化区域。许多肿瘤细胞为免疫母细胞。

患者罕见[130]。体检显示表面光滑的或易碎的结节或息肉样肿瘤导致气管管腔狭窄。少数病例新分类定义为结外边缘区MALT淋巴瘤。也描述了高级别淋巴瘤。通常患者对治疗反应较好，大多数随访较好[123,128,129,131]。

62.10 肺

肺原发性淋巴瘤传统定义为肺部出现淋巴瘤病变，在过去、现在或3个月内其他部位从临床、病理或影像检查没有淋巴瘤的证据[132,133]。一些病理学家把临床分期显示肺外有疾病、只要以肺部疾病为主的病例也包括在内[134]。

临床特征 肺原发性淋巴瘤占所有肺原发肿瘤的0.3%[133]、所有淋巴瘤的不到1%[135,136]和结外淋巴瘤的3.6%[133]。典型病例是成人，中位年龄约60岁。30岁以前非常少见[132,134–138]。尽管有报道发生于年轻人的罕见病例[139,140]。多数研究显示男性占优势[134–136]。发现淋巴瘤时，1/3或更多的患者无症状。其余表现为肺（咳嗽、呼吸困难、咳血、胸痛）或全身症状。实际上所有无症状患者是低级别淋巴瘤[132,134,137-139,141,142]。达29%的患者患有自身免疫相关疾病[138]。最常见的是Sjögren综合征[134,135,138]。少数患者是HIV⁺的男性[143]。肺移植受者可以形成累及肺的移植后淋巴增殖性疾病。[135]。

影像学特征和受累方式 患者出现单个或多个、单侧或双侧的结节、肿块或浸润病变，有时像肺实变。支气管空气表征常见[132,134-138,141,142]。肺淋巴瘤很少出现支气管内或弥漫的黏膜下受累[135]。不到10%病例与胸腔积液有关[132,134]。

病理特征 约70%病例是结外MALT淋巴瘤[132,134,135,139]。与发生在其他部位的特征相似。肺淋巴瘤以弥漫和间质浸润的方式扩展。大部分病例有散在的完整或破坏的反应性滤泡，几乎所有病例在支气管或细支气管上皮形成淋巴上皮病变（图62.7），胸膜浸润常见[134,138,144]。偶尔某些病例与淀粉样沉积有关[137,138,144]，在肺比其他部位更常见。43%病例[138]单克隆副蛋白相对常见[132,134]。t（11；18）（q21；q21）易位仅在MALT中发现，导致*API2-MALT1*基因融合，这在肺MALT淋巴瘤比其他部位更常见[57,145,146]。

DLBCL是第二个常见的肺原发性淋巴瘤，约占20%病例；然而，许多有MALT淋巴瘤的成分，与低级别淋巴瘤大细胞转化一致[132,134,138,139,141]。其他类型淋巴瘤不常见，报道的有FL[134,137,139]、BL[134]、淋巴瘤样肉芽肿病（LYG）[139]（见第23章）、PTCL-NOS[134,139]、ALCL[133]和罕见的CHL[135]。在HIV⁺患者，几乎所有病例是弥漫的高级别EBV⁺的B细胞淋巴瘤[143,147]。

分期、治疗和预后 分期可能提示淋巴瘤局限于肺或累及淋巴结或其他结外部位，特别是已知来自MZL者[136,142]。MALT淋巴瘤患者可在肺或其他MALT部位复发，尤其是肺和涎腺，也有淋巴结；一些可能转化为DLBCL。然而，总体而言，无论患者是否给予治疗，预后较好[132,134,135,138,139,142,144]。肺DLBCL预后与肺MALT淋巴瘤相似或稍差[132,134]。给予这些淋巴瘤患者更积极的治疗，可以解释已经观察到预后差异不大的原因。

鉴别诊断 最主要的问题是MALT淋巴瘤鉴别慢性炎症伴淋巴组织增生。滤泡外以弥漫增殖的边缘区细胞为主、B细胞表达CD43、淋巴细胞或浆细胞表达单一型Ig支持淋巴瘤的诊断。B细胞和T细胞混合支持反应性病变[137]。淋巴上皮病变常见于淋巴增生，但比MZL少见，上皮内淋巴细胞是B或T细胞，与MZL以B细胞为主不同[137]。

62.11 胸膜和胸膜腔

淋巴瘤罕见原发于胸膜腔。主要有两种类型：原发渗出性淋巴瘤（PEL）（见第55章）和脓胸相关性淋巴瘤（见第22章）。

62.12 胸腺

发生于胸腺的NHL主要有三型：原发性纵隔（胸腺）大B细胞淋巴瘤（PMLBCL）（见第22章）、T-淋巴淋巴母细胞淋巴瘤（ALL/LBL）（见第41章）和MALT淋巴瘤（见第18章）胸腺MALT淋巴瘤罕见，形成淋巴上皮病变伴Hassall小体，常表达IgA（图62.8）[148]。

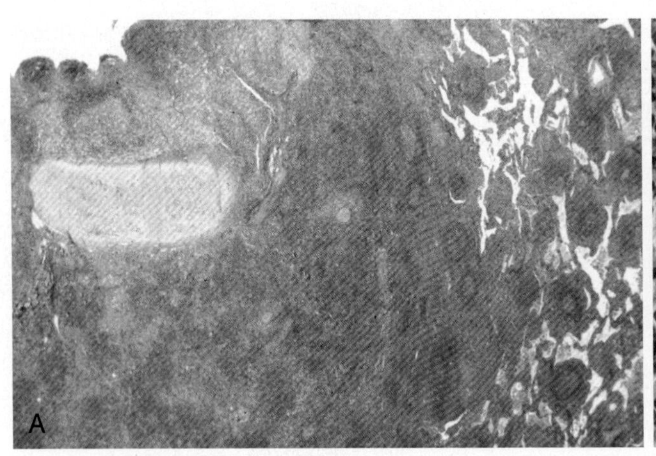

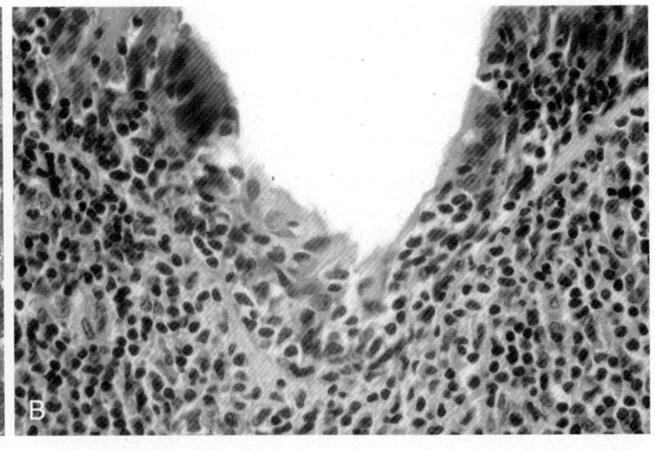

图62.7 肺边缘区淋巴瘤（MZL）。A. 致密且弥漫淋巴浸润，从支气管腔（上左）穿过支气管软骨，播散至周围肺组织。在边缘存在间质模式。在整个淋巴浸润中，反应性滤泡均匀散在。B. 高倍镜显示支气管上皮伴有淋巴上皮病变

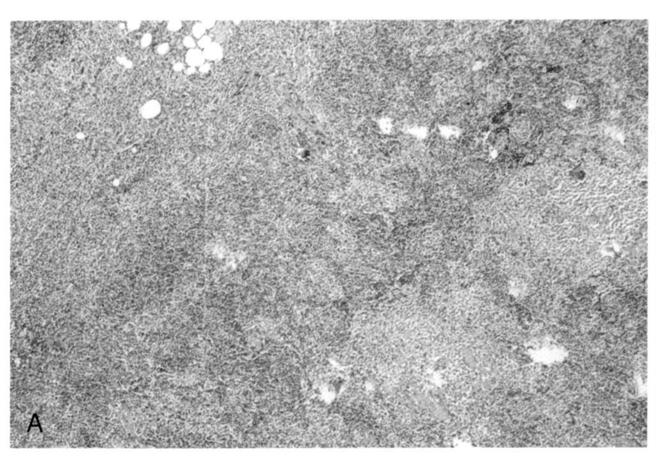

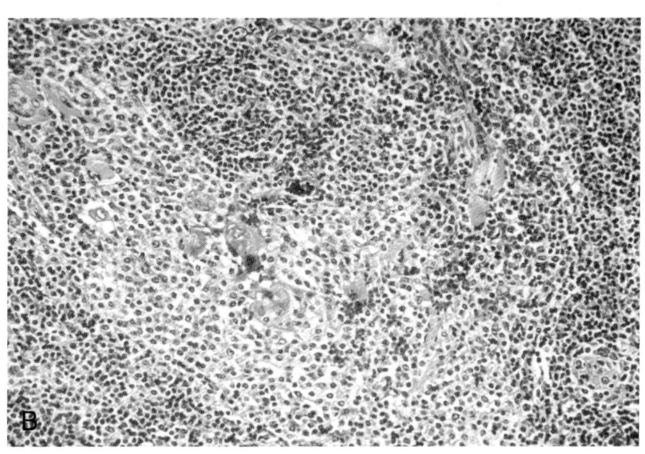

图62.8 胸腺的边缘区淋巴瘤（MZL）。A. 正常胸腺组织被斑驳状淡染和深染的浸润淋巴组织破坏。B. 淡染区域对应聚集的边缘区细胞，此处显示包绕和浸润Hassall小体

62.13 心脏

临床特征 心脏肿瘤少见，淋巴瘤仅占心脏原发肿瘤的1%~2%[149,151]。心脏原发淋巴瘤定义为淋巴瘤主要或单独累及心脏[149,150]，非常罕见。已有报道一些HIV⁺患者发生心脏淋巴瘤，也报道了一些肾或心脏移植受者的病例（图62.9，图62.10）[152,153]。心脏淋巴瘤散发病例主要发生于老年人，男性稍占优势[150–152,154，155]。HIV⁺病例主要是年轻人，男性明显占优[152]。儿童罕见心脏原发淋巴瘤[156,157]。患者可表现为胸痛、呼吸困难、充血性心力衰竭、晕厥或心律失常。常见心包渗出、有时心包填塞和胸膜渗出。完全性房室传导阻滞已有报道[158]。

淋巴瘤主要累及心肌，罕见蔓延至瓣膜[149]。淋巴瘤常累及右心。左心室偶尔受累，但左心房黏液瘤最常见的部位受累十分少见[152]。超声心动图、CT、MRI显示肿瘤局限。经食管超声心动图是特别敏感的技术[159]。诊断基于活检标本（开放活检、心内膜心肌活检、经食管超声心动图成像引导的穿刺活检）或心包积液[152,155,159,160]。预后差是因为诊断常延误（或死后诊断）和化疗可能并发的致命性心律失常[150]。然而，在最近报道的病例中预后似乎较好，归因于早期诊断和影像学检查以及治疗方法进步，包括在治疗开始仔细检测心功能。患者迅速化疗伴或不伴放疗可获得持续的完全缓解[149,151,161]。

病理特征 心脏淋巴瘤几乎毫无例外都是DLBCL（图62.10）；免疫表型与其他部位相同[150,152,158,160,161]。儿童B-LBL淋巴瘤和BL已有报道[156,157]。遗传特征研究还不透彻。

鉴别诊断 由于心脏淋巴瘤罕见，在活检（或一部分病例尸检）前很少怀疑到此病。临床上，它更像常见的引起心功能不全的非肿瘤性疾病。一旦影像学发现肿块，结合肿瘤位于右侧和高水平乳酸脱氢酶，尤其是在免疫功能低下患者，才怀疑淋巴瘤。

62.14 乳腺

临床特征 乳腺原发淋巴瘤通常定义为淋巴瘤局限于一侧或双侧乳腺，伴或不伴同侧腋窝淋巴结受

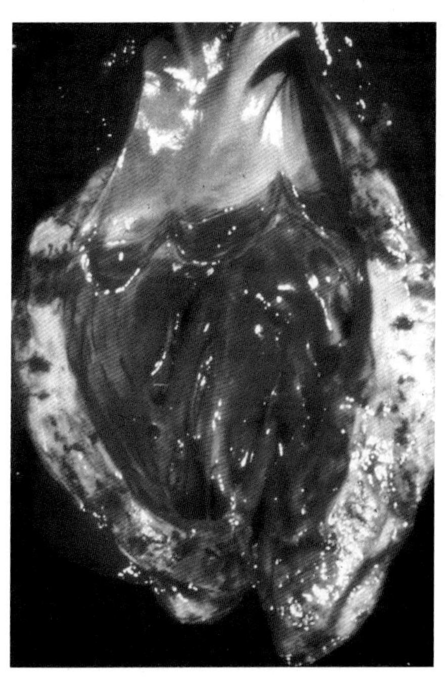

图62.9 肾移植受者的心脏淋巴瘤。横切面可见黄色肿瘤代替了正常心肌

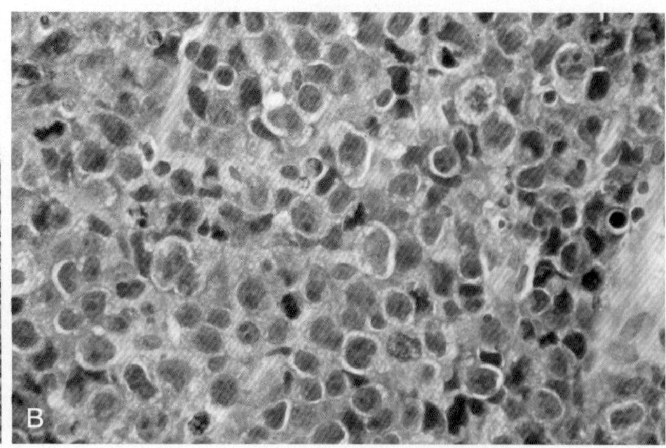

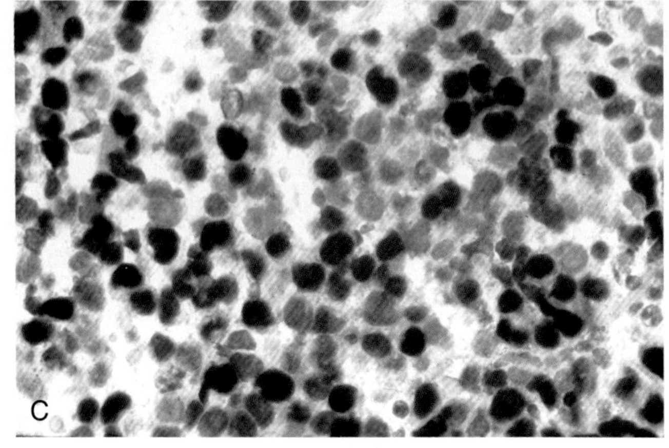

图62.10 HIV⁺男性心脏弥漫大B细胞淋巴瘤（DLBCL）。A. 密集浸润的淋巴细胞形成累及右心的肿块。B. 高倍镜显示大的异型细胞，核分裂象较多。C. 肿瘤细胞包含EBV（在石蜡切片上用针对EBER的探针行原位杂交检测）

累，发病时其他部位没有淋巴瘤证据，以前无淋巴瘤病史[162]。淋巴瘤应该接近乳腺组织[163,164]。乳腺是淋巴瘤发生的少见部位，可能与此部位内源性淋巴组织非常稀少有关[162]。最多约0.5%乳腺原发恶性肿瘤是淋巴瘤[164]。大部分患者是中至老年妇女，偶尔见于年轻女性，罕见于青少年[162-167]。偶尔乳腺淋巴瘤发生于孕妇或泌乳女性[164,168]。几乎所有患者表现为可触及的乳腺肿块[169]。一些无症状的患者，乳房X线照相术可发现淋巴瘤[166,167,170]。全身症状不常见[163]。在不同研究系列中，0~25%患者表现为双侧疾病[162-164]。体检时，患者常有孤立的、可推动的、与表浅或深部组织不固定的肿块。有报道皮肤受累[171]和炎症，很像炎性乳腺癌。伴同侧腋窝淋巴结增大的患者比例在不同研究系列差异很大，从11%[166]~50%[163]。

病理特征 大体观，肿瘤大小变化较大，范围1~12cm。常分离但无包膜，鱼肉样或一致、质软的灰白或灰红色肿块。在一些病例有多个分离的肿块[162,164,166,172]。在多数研究中，DLBCL最常见，约占70%（图62.11）[165,169,170,173]。其余的主要是FL或MALT型等低级别淋巴瘤（图62.12）。然而，近来一些资料提示低级别B细胞淋巴瘤更多见，以MALT淋巴瘤最常见，其次为FL[167]。可能由于大量无症状的低级别淋巴瘤通过乳房X线检查而被发现[167]。BL不常见，但报道在孕妇或泌乳妇女双侧乳腺受累很常见[166,168,173]。T细胞淋巴瘤非常罕见[167,172]。

DLBCL的发病年龄范围较大。FL和MALT淋巴瘤似乎影响中年和老年女性。BL主要发现于年轻孕妇或产后妇女，双侧乳腺可同时发生；少数DLBCL病例有相似的临床背景[162,164,166,168,172-174]。BL患者常来自非洲[175]。

尽管乳腺淋巴瘤看起来边界清楚，但常侵犯肿瘤周围组织[166]。肿瘤细胞浸润乳腺导管和小叶内及其周围，有时结构不清。已报道了所有级别（1~3级）的FL。MZL的表现与其他部位相似，但常缺乏淋巴上皮病变[166,167,172]。罕见淋巴瘤病例起源于生理盐水或硅胶隆乳剂周围组织；可以发现大部分病例是ALK⁻ALCL[176]。与其他部位的免疫表型和遗传特征相同[166,172,177]。

治疗和预后 乳腺淋巴瘤患者的预后逐渐有了改善。DLBCL可播散至淋巴结和很多结外部位，包括CNS、对侧乳腺、肝、脾和胃肠道[164,165,173]。典型的MALT淋巴瘤患者治疗后或在结外（皮下组织、喉、胸

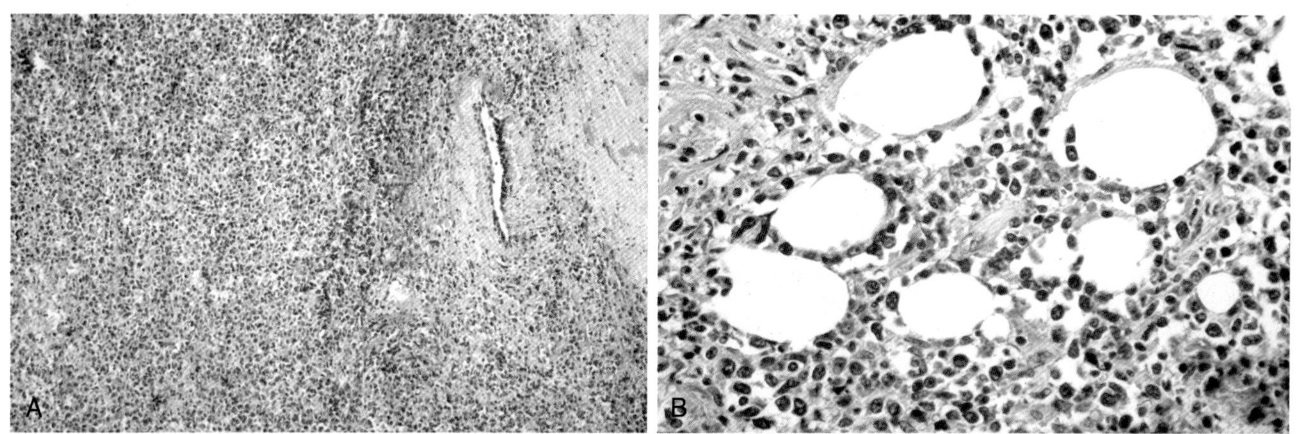

图62.11 乳腺的弥漫大B细胞淋巴瘤（DLBCL）。A. 低倍镜显示密集、弥漫的淋巴细胞浸润导管周围并代替正常组织。B. 核不规则、非典型大细胞浸润脂肪

壁、腮腺、眼眶）复发后预后仍较好；淋巴结偶尔受累，但常无全身疾病。大细胞转化的病例已有报道。然而，乳腺MALT淋巴瘤的生物学行为与其他部位的相似[166,168,173]。FL与全身疾病相关，与淋巴结FL相似[166]。BL和发生于年轻妇女的DLBCL亚型是侵袭性淋巴瘤，具有扩散至卵巢、胃肠道和CNS的高危性[168,172]。这组患者预后差，但经积极治疗后，有可能长期生存[174]。

鉴别诊断 由于乳腺淋巴瘤罕见，术前几乎从未怀疑到此病。临床上常被疑为癌[172]。病理上的鉴别诊断主要包括癌与高级别淋巴瘤、反应性淋巴浸润与低级别淋巴瘤。淋巴瘤（和其他乳腺病变）取样可通过切取活检或切除活检、粗针穿刺活检或细针穿刺（图62.13）。

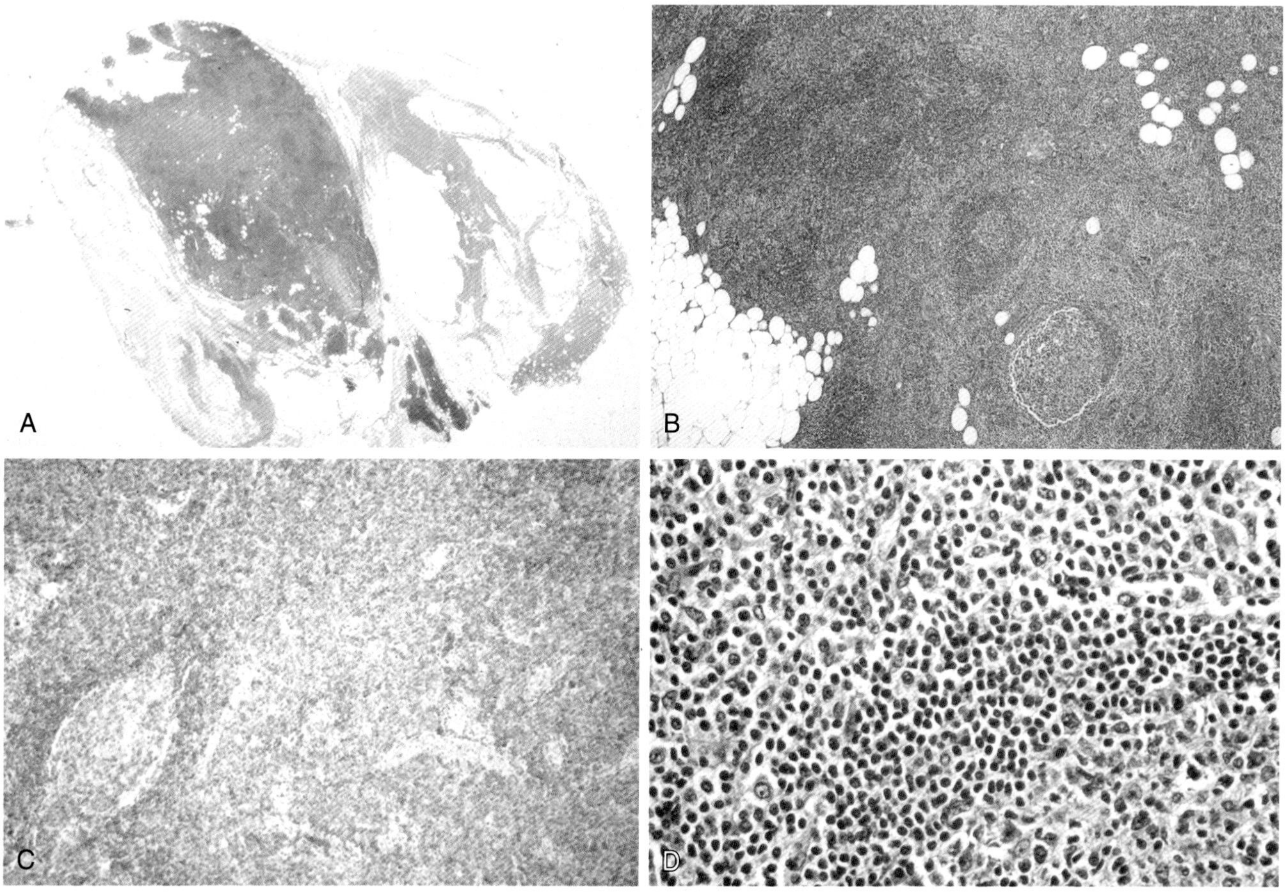

图62.12 乳腺的边缘区淋巴瘤（MZL）。A. 切除活检标本的全景图显示界限清楚的结节状淋巴组织。B. 中倍镜显示淋巴细胞弥漫浸润伴散在分布的反应性滤泡。C. CD20染色显示滤泡和滤泡周围的淋巴细胞（石蜡切片免疫染色）D. 右下角见一个伴套区小淋巴细胞的反应性滤泡的一部分，视野的其他区域被边缘区细胞侵犯

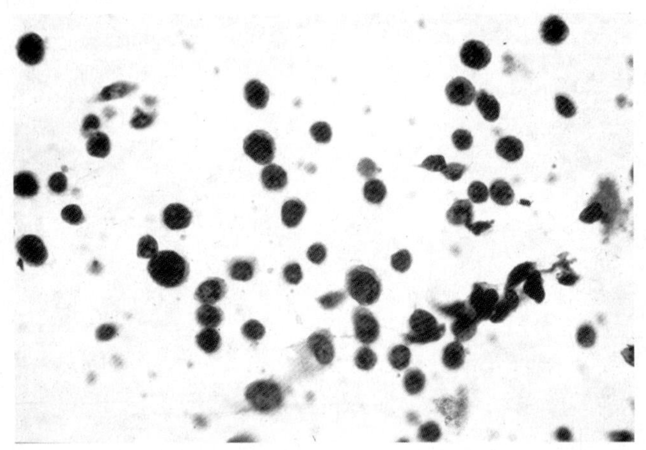

图62.13 乳腺的B细胞淋巴瘤，通过细针穿刺取样。异型淋巴细胞大小不一。流式细胞分析显示CD10⁺、CD5⁻、CD23⁻、CD43⁻的B细胞群，表达单克隆κ轻链，证实为淋巴瘤

组织可制成永久切片或冷冻切片。乳腺淋巴瘤做冷冻切片时极易发生误诊。大B细胞淋巴瘤常误诊为髓样癌或未分化癌[172]。同样的问题可发生于永久切片，尤其是小的、人为扭曲变形的组织。密切注意细胞的细节和淋巴细胞黏附性缺乏可能考虑到淋巴瘤。通过免疫分型可证实诊断。在低级别淋巴瘤和慢性炎症病变的鉴别诊断中，滤泡外出现大量B细胞、尤其具有边缘区细胞形态和表达单一型Ig时支持MALT淋巴瘤的诊断。在滤泡反应性增生和FL的鉴别中，用于淋巴结中的病变诊断标准同样适用。

不常见的反应性病变如淋巴细胞性乳腺病、糖尿病性乳腺病或自身免疫性乳腺病可见于糖尿病或免疫紊乱或无其他异常的妇女。常在中青年妇女可触及乳腺肿块[175,178]。显微镜下见病变以小叶为中心，有时B细胞为主的淋巴细胞围血管浸润，可伴生发中心形成。有些病例可出现小叶萎缩和硬化[175,178]。淋巴细胞紧围小叶周分布、缺乏异型和单一型Ig有助于与淋巴瘤鉴别。

62.15 胃肠道

胃肠道是结外淋巴瘤最常见的部位；所有NHL的4%~20%发生于此。胃是最常受累部位，其次是小肠、结肠和食管[179-181]。易感因素包括感染，尤其是幽门螺杆菌感染、腹腔疾病和可能的炎症性肠病。在先天性免疫缺陷综合征（见第54章）、HIV感染（见第56章）和医源性免疫缺陷（见第55章）患者中，胃肠道是最常见的淋巴瘤发生部位。

出现与淋巴瘤相关的临床症状包括疼痛、厌食、体重下降、出血、梗阻、肿块、腹泻、恶心或呕吐、发热和穿孔等。回盲部由于淋巴瘤肿块可见肠套叠[182-187]。

62.15.1 胃

胃肠道淋巴瘤的55%~75%原发部位是胃。1%~7%的胃肠道恶性肿瘤是淋巴瘤[179,188]。DLBCL是最常见的淋巴瘤类型，其次为MALT淋巴瘤（见第18章）。其他淋巴瘤包括BL和PTCL不常见。

62.15.2 胃的弥漫大B细胞淋巴瘤（DLBCL）

临床特征 患者主要为老人，中位发病年龄70岁，偶尔见于年轻人。男性发病占优势[189-191]。

病理特征 大体观察可见单个、偶尔多个大的溃疡型或外生性病变，常侵及胃壁全层，有时侵袭周围组织器官[192]。显微镜检查见大细胞弥漫增殖，细胞核圆形或椭圆形、不规则或分叶状，核仁明显，胞质稀少。估计1/3病例同时有低级别MZL，与大细胞转化一致[188]。免疫表型特征与其他部位的相同[193]。

大B细胞淋巴瘤的一个亚型CD10⁺和BCL6⁺，提示生发中心来源[190]。

胃*BCL6*基因重排比淋巴结常见，*BCL2*基因重排较少见[194]。已报道染色体6q位点上抑癌基因杂合性缺失常见，偶尔病例有其他肿瘤抑制基因包括*TP53*和*APC*的杂合性缺失[195]。在一些高级别淋巴瘤有Myc易位和p16纯合性缺失。尽管MALT淋巴瘤t（11；18）和3号染色体三体常见，但在DLBCL不常见，提示有这些细胞遗传学异常的MALT淋巴瘤不可能发生大细胞转化[196,197]。其他染色体三体（最常见12和18号染色体）在MALT淋巴瘤转化的DLBCL比原发性大B细胞淋巴瘤常见[196]。

分期、治疗和预后 大部分病例（78%~95%）患者表现为Ⅰ期或Ⅱ期[188-190,193]。有些更远的播散至骨髓、肝或其他部位[188]。患者经外科治疗、放疗、化疗或联合治疗，预计5年生存率65%[192]。在一些研究中提示，DLBCL的某些亚型并没有明显影响预后[193]；在其他类型中，某些亚型的预后明显好或差。在一项研究中发现，与MALT淋巴瘤相关的DLBCL的5年生存率是92%，CD10阳性DLBCL的5年生存率是89%，而与低级别淋巴瘤无关的CD10⁻ DLBCL的5年生存率仅30%[190]。在另一

项研究中，与MALT淋巴瘤成分相关的DLBCL的5年病因特异性生存率是84%，原发性DLBCL是64%[189]。从预后来讲，分期很重要：Ⅰe和Ⅱe1期患者预后好于Ⅱe2期或更高分期患者[190,193]。

鉴别诊断 低分化癌可表现为细胞缺乏黏附性，腺管形成不明显或无腺管，像DLBCL。淋巴细胞可表现出人工假象空泡似印戒细胞。黏液染色和免疫组化检测有助于鉴别。

62.15.3 小肠和大肠淋巴瘤

胃肠道淋巴瘤的15%~35%原发于小肠[179,182,183,188,198]。淋巴瘤占小肠肿瘤的25%左右[179]。最常见的类型是DLBCL，依次为MALT淋巴瘤（包括免疫增殖性小肠疾病，见第18章）、BL、肠病相关T细胞淋巴瘤（EATL）（见第37章）、MCL（见第21章）和FL（见第17章）[179,182,184,192,198]。回肠比十二指肠或空肠更易受累。

7%~20%胃肠道淋巴瘤发生于大肠[183,198]。淋巴瘤仅占结肠恶性肿瘤的0.5%[179,199]。最常见的类型是DLBCL，依次为MALT淋巴瘤、MCL、罕见FL、BL和PTCL。大肠淋巴瘤最常累及盲肠，其次是直肠，其他结肠罕见受累[179]。肛门淋巴瘤非常少见，通常是DLBCL[200]。常发生于口腔的浆母细胞型淋巴瘤也可原发于大肠或小肠，尤其是肛门区域[201]。

62.15.4 肠道弥漫大B细胞淋巴瘤（DLBCL）

临床特征 大部分患者是老年人，有些发生于年轻人或儿童。成人中，男性发病稍占优，而儿童中几乎总是男孩发病。儿童DLBCL实际上仅在回盲区出现[184,187,199]。不到1%胃肠道淋巴瘤来源于溃疡性结肠炎[185]。溃疡性结肠炎相关的淋巴瘤大部分是DLBCL，常位于远端结肠，几乎总是在炎症活跃处。与总人群中的结肠DLBCL相比，伴溃疡性结肠炎的DLBCL更常为多发性（38% ：10%）[202,203]。DLBCL常出现于长期溃疡性结肠炎的患者[202]。近来有证据显示，由于患者用免疫抑制疗法，短期进展为淋巴瘤的发生率增加[204]。此发现提示在这种易感人群中，免疫抑制可能加速淋巴瘤的发生。

病理特征 大体和显微镜下表现与胃的DLBCL相同（图62.14）[182,184,186−188]。在一部分病例中发现MALT淋巴瘤的成分[188]，符合低级别淋巴瘤的转化。文献中，与MALT淋巴瘤相关的病例比例差异较大，范围10%[188]~50%[182,184,186]。免疫表型和遗传特征与胃的DLBCL相同。

分期、治疗和预后 大部分病例病变局限于肠，伴或不伴局部淋巴结受累[188]。治疗常为外科切除加化疗。估计5年生存率为25%~67%[192,197]。MALT淋巴瘤相关性DLBCL预后较原发性DLBCL好[186]。

62.15.5 套细胞淋巴瘤（MCL）

MCL（见第21章）的胃肠道表现包括累及较长肠段的淋巴瘤性息肉病[186,197]。常累及肠系膜淋巴结[197]和胃肠道外广泛播散。预后与其他部位的MCL相似。

62.15.6 滤泡性淋巴瘤（FL）

FL偶尔起源于胃肠道；任何部位均可受累[205]。但十二指肠是最常见部位，尤其是Vater壶腹部[198,206−208]。

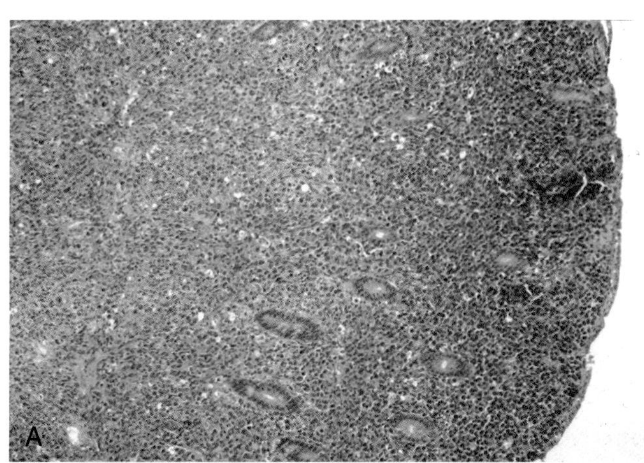

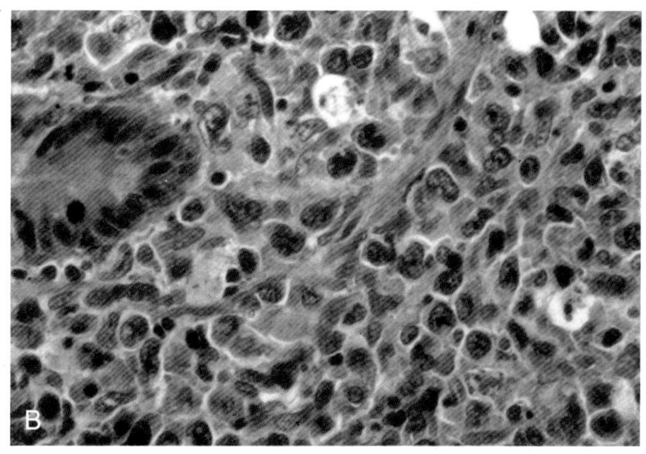

图62.14 结肠弥漫大B细胞淋巴瘤（DLBCL）。A. 淋巴瘤侵犯肠壁深层。B. 大的异型肿瘤细胞核高度不规则，常呈分叶状

患者是成人，女性多于男性；表现为腹腔疼痛或无症状[205]。内镜检查显示黏膜结节或小的息肉样肿块[198,205]。大的深度侵犯病变引起胆道梗阻，类似胰腺或十二指肠癌[208]。组织学、免疫表型和遗传特征与淋巴结FL相同（见第17章），已有报道不同的是表达IgA和黏膜归巢受体α4β7[206]。大部分FL病例是低级别（1或2级）。一些患者有局部淋巴结累及[198,205-208]，常无广泛播散[198,207,208]。非十二指肠胃肠道FL比十二指肠的病变更广泛[207]。十二指肠FL预后较好[198,205,208]。十二指肠病变倾向局限的原因不明，但临床和病理发现提示十二指肠FL可能起源于局部抗原应答B细胞[206]。

62.15.7 Burkitt淋巴瘤（BL）

临床特征 在WHO分类中[209]描述了BL的三个临床变型：地方性、散发性和免疫缺陷相关性。回盲部是散发性BL最常见累及部位。回盲部受累也可见于地方性或免疫缺陷相关性BL。BL罕见影响其他胃肠道，如胃[188]和更远端结肠。BL最常影响儿童和年轻人，男性明显占优势[182]。在一些病例，分期显示病变已播散至胃肠道外。

病理特征 肿瘤常为大的外生性肿块，发生在回盲部时可与肠套叠有关[186]。组织学、免疫表型和遗传特征和发生于其他部位的相同。BL的讨论详见第24章。

62.15.8 阑尾

临床特征 阑尾是淋巴瘤的罕见原发部位，仅占所有胃肠道淋巴瘤的2%~3%[185]。发生率可能被低估，因一些不能确定原发部位的回盲部淋巴瘤可能来自阑尾。阑尾淋巴瘤主要影响儿童和青壮年[210-212]。男性稍多，平均年龄26岁，大体上比发生在胃肠道其他部位的淋巴瘤患者年轻[212]。患者表现为右下腹痛，很像急性阑尾炎[212]。一些患者可有较明显的肿块。

病理特征 大体观察可见肿块呈结节状、鱼肉样、灰白色，局限于远端阑尾或更广泛累及阑尾和突入盲肠[210-212]。最常见的类型是DLBCL，其次是BL[184,211]。也有报道MALT淋巴瘤和PTCL[210,211]。

分期、治疗和预后 大部分报道的病例为Ann Arbor Ⅰ期[211,212]。低级别淋巴瘤常单纯切除治疗，高级别淋巴瘤联合放疗和化疗，几乎所有随访患者无病生存[210-212]。大部分病变局限的病例预后较好。

62.15.9 霍奇金淋巴瘤（HL）

临床特征 胃肠道原发HL非常罕见，不到HL的0.5%[213]。主要影响成人，男性占优势。一些患者有炎症性肠病，尤其是Crohn病或其他免疫异常。胃是最常见发生部位，其次是小肠和结肠。炎症性肠病患者的炎症区域最有可能受累[213,214]。患者预后较好，许多对治疗反应好[213-216]。

病理特征 病变常为多灶性，经常侵及肠壁全层[213,215]。报道的病例有混合细胞型（MCCHL）和结节硬化型（NSCHL），伴CHL的免疫表型（见第27章）[213-215]。典型者肿瘤细胞EBV$^+$[213,215]。发生于Crohn病的HL，多有硫唑嘌呤或强的松治疗史，EBV的出现提示炎症和免疫抑制共同在一些胃肠道HL的发生中起作用[213]。

62.16 肝

临床特征 肝原发性淋巴瘤不常见。由于对淋巴瘤认识水平、活检率和诊断率均提高，近来提示发病率有所增加[218]。大部分患者是中年和老年人，发病年龄广泛（平均年龄50岁，范围从7~87岁），男：女约为2：1。患者表现为右上腹或上腹部疼痛、恶心、呕吐、厌食或虚弱。约一半有发热、盗汗或体重下降，但黄疸不常见。体检常发现肝大[219,220]。在一些MALT淋巴瘤病例，淋巴瘤是由于其他原因做外科手术时偶尔发现[221]。乳酸脱氢酶常升高，肝转氨酶也可升高；而甲胎蛋白和癌胚抗原的水平典型者正常或轻微升高[219,220,222,223]。达40%患者有其他疾病，如免疫缺陷、慢性感染或自身免疫性疾病[218,222]。包括甲型、乙型或丙型肝炎病毒感染；HIV感染；之前有器官移植；系统性红斑狼疮综合征；自身免疫性血细胞减少；原发性胆汁性肝硬化；之前有HL和活动性结核病[217,218,220,222,224-228]。HIV感染患者是青少年，几乎都是男性[227]。

病理特征 约一半病例中，淋巴瘤形成孤立的大肿块。其余大部分为倾向融合的多个结节。约5%病例没有散在的结节而形成弥漫性肝大[218-220,222]。大部分淋巴瘤是DLBCL。其余是BL、MALT淋巴瘤、LPL、FL和PTCL[217,219,220,223-226]。几乎所有HIV$^+$患者的淋巴瘤是DLBCL或BL[227]。坏死常见而硬化少见。伴弥漫性肝大的淋巴瘤可表现为明显的血窦受累[219]。一些是DLBCL，一些是肝脾T细胞淋巴瘤（HSTCL）（见第33章），MALT淋巴瘤的组织学特征与发生在其他部位的相似。边缘区细胞在门管区明显扩张；形成交错的、宽的、蜿蜒的条带分隔肝细胞形成结节，并且在一些区域形成弥漫成片的浸润。在胆管上皮形成淋巴上皮病变[221,228,229]。免疫组化特征与其他部位的相同[221]。

预后 一小部分肝原发性低级别淋巴瘤患者获得了随访信息，一些患者在单纯切除后无病生存，其他患者死于无关病因[221,228,229]。DLBCL患者预后较好[222]。在一项研究中，5年特异性病因生存率是87%[220]。HIV$^+$患者预后差，死亡率超过60%[217,227]。

鉴别诊断 一个或更多肝病灶可能提示肝细胞癌或转移性癌。结合高水平乳酸脱氢酶、正常水平的癌胚抗原和甲胎蛋白尤其是在免疫异常患者可能提示淋巴瘤[222]。

62.17 胆囊

已报道的胆囊原发性淋巴瘤病例罕见[230-234]。大部分是老年人，一例患者有HIV感染病史[235]。一些有胆囊结石[231]。患者症状似胆囊炎、胆石病或胆管结石症，如右上腹疼痛、[233]。恶心、呕吐，罕见黄疸[230]。随访信息有限。大体检查显示胆囊壁增厚，一个或多个散在的肿瘤结节[231,232,234]。几乎所有的淋巴瘤是DLBCL[232]。（B系免疫表型）或MALT淋巴瘤[230,231,234]。少数MALT淋巴瘤病例发生于女性[234]。

62.18 肝外胆管树

淋巴瘤偶尔累及肝门淋巴结、压迫肝外胆管树导致黄疸。原发于肝外胆管树的淋巴瘤非常罕见，过去20年仅有13例报道。患者表现为阻塞性黄疸。临床和影像学特征经常提示癌或硬化性胆管炎。胆管壁增厚。这些报道的淋巴瘤常用旧分类，使得分析诊断困难；然而，DLBCL比其他类型淋巴瘤更常见[236,237]。

62.19 胰腺

临床特征 胰腺原发性淋巴瘤罕见，占所有胰腺恶性肿瘤的0.2%以下[238]和NHL的0.7%以下[46]。患者是成人，年龄范围从30~90岁（平均年龄60岁），男：女大约2:1[239-242]。除了罕见的HIV$^+$患者，无易感因素。患者出现腹痛、厌食、体重下降、恶心或呕吐[239,241]，常有黄疸和肿块[239]。术前常诊断为胰腺癌。因为罕见，预后难以评估且无统一治疗方式。然而，超过50%患者死于淋巴瘤[241]。

病理特征 肿瘤形成的肿块（一般>6cm）常累及胰头，也可累及胰腺体部、尾部或全部[239,241,242]。这些淋巴瘤已用不同系统分类，没有一致报道免疫表型，但大部分可能是DLBCL[241]。

鉴别诊断 主要与胰腺癌鉴别。淋巴瘤比大部分癌要大[243]。胆胰逆行性内镜造影检查显示，肿瘤压迫或扭曲胆管，与癌不同，一般不侵袭管壁[239]。确诊需获取组织进行病理检查。

62.20 肾上腺

临床特征 淋巴瘤罕见发生于肾上腺，仅约报道100例[244,245]。患者是成人，中位发病年龄60岁，男：女为2：1~3：1[244,246]。罕见患者HIV+[247]。数例患者有自身免疫疾病[245,248]。但无已知的特殊易感因素。患者表现为腹痛、发热、盗汗或体重下降[245-248]。几乎一半病例出现肾上腺功能不足，所有这些患者有双侧肾上腺受累[248,249]。不同影像学技术包括超声、CT和MRI都可用来检查肿瘤。约75%病例双侧肾上腺受累，肾上腺外常无异常[246-248]。

病理特征 几乎所有报道的病例是DLBCL，罕见PTCL和其他类型，包括低级别淋巴瘤[244,246-249]。在一项研究中，45%病例EBER$^+$。*TP53*和*C-Kit*基因突变常见[244]。

分期、治疗和预后 预后差，许多病例在尸检时诊断[248]。然而，诊断技术的改进获得了更早期诊断，联合完整手术切除和化疗明显改善预后[245,246,249]。

62.21 肾

临床特征 大部分报道的肾原发性淋巴瘤是淋巴瘤累及肾，病变不一定局限于肾。估计约0.7%结外淋巴瘤发生在肾[46]。几乎所有患者是中老年人，平均年龄60岁，男性稍多[250-259]。报道了一些儿童患者[253]、HIV$^+$患者[253]或医源性免疫抑制的异体移植受着。报道的患者患有其他恶性肿瘤、自身免疫疾病或其他疾病[250,251,253,254,260]。但还未发现肾淋巴瘤特异的危险因素。患者表现为腰痛、食欲缺乏、恶心、血尿、体重下降、发热、肾功能不全或疲劳[252-254,256,261]。罕见情况下偶然发现[254]。

病理特征 大约3/4肾淋巴瘤病例发生于单侧，其余的双侧受累。双侧受累常与肾功能不全有关[250,252-254,256]。病变从<5cm至巨大不等，伴肾闭塞。肿瘤常侵及周围组织，包括肾周脂肪、腰肌，甚至胰和十二指肠。可出现淋巴瘤包裹血管或输尿管。偶尔延伸入肾静脉、下腔静脉，类似肾细胞癌[252-254]。最常见的肾淋巴瘤是DLBCL，略超过一半病例。其余的是各种低、高级别类型，几乎总是B系，包括结外MALT淋巴瘤[256,261]、LPL、FL、LBL、BL[250,252-254,257,259]和ALCL[258]。HIV^+患者的淋巴瘤常是DLBCL或BL[253]。儿童肾淋巴瘤通常是BL，更少见是LBL[253]。

分期、治疗和预后 仅约25%肾淋巴瘤患者是Ann Arbor Ⅰ期[252-256]。在一项病例回顾中，42%患者在最后一次随访中存活和无病生存，4%带病生存，54%死亡，死因常见是淋巴瘤，较少是外科并发症或化疗或无关原因。一部分联合化疗患者的生存率较好[254]。然而，肾淋巴瘤常出现预后差相关的特征，尤其是经常出现的疾病播散[252]。肾淋巴瘤患者的预后最有可能与有相同预后因素的其他淋巴瘤患者相似[262]。双侧肾淋巴瘤患者中发现的肾功能不全常对化疗反应迅速，但许多最终死于淋巴瘤[263]。双侧受累患者的预后倾向于比单侧者差[253,255,262]。

鉴别诊断 肾淋巴瘤，尤其是单侧病例，从临床和影像学上可被误诊为肾细胞癌[251,253,260,261]。少见情况下类似多囊性肾病[253]、软组织肿瘤[264]、炎症病变[264]或Wilms瘤[253]。双侧肾淋巴瘤比双侧肾细胞癌更常见，因此，术前发现的双侧疾病可能提示淋巴瘤[254]。通过病理检查，肾淋巴瘤一般容易与其他疾病鉴别。

62.22 输尿管

淋巴瘤偶尔累及输尿管，临床表现包括腹痛、恶心、呕吐、排尿困难、血尿、发热、肾功能不全、肾积水和输尿管积水[253,265,266]。发病时淋巴瘤局限于输尿管十分少见，但已有报道[266,267]。大部分病例淋巴瘤已扩散或腹膜后疾病扩展继发性累及输尿管。大部分是DLBCL。鉴别诊断包括特发性腹膜后纤维化[267,268]。特发性腹膜后纤维化可能与输尿管阻塞和慢性炎症细胞浸润有关，腹膜后淋巴瘤可能与明显的纤维化有关，加上人工挤压，两者鉴别可能困难。淋巴细胞异型和B细胞为主构成的弥漫性浸润支持淋巴瘤的诊断。

62.23 膀胱和尿道

临床特征 膀胱原发性淋巴瘤罕见，起源于尿道的淋巴瘤甚至更少见。这些部位的淋巴瘤具有一些共同的临床和病理特征[253,269]。主要影响老年人，女性占优势[253,269-275]。患者出现血尿、尿频、排尿困难或阻塞症状。与其他部位MZL的发病机制相似，膀胱的MZL可能与以前的炎症性疾病有关，一些患者有慢性膀胱炎或菌尿的病史[253,269,270,276]。

病理特征 膀胱镜或大体病理检查显示单个、偶尔多个黏膜下、外生性、带蒂结节，从<1cm到15cm。切面常为灰白色，质硬，尽管一些肿瘤质软，颜色多变[253,269]。淋巴瘤不常侵犯至膀胱外[253,277]。女性尿道淋巴瘤，肿块可突出尿道口而像肉阜[253,273,277]。大部分病例是结外MALT淋巴瘤[253,269,275,276,278]。组织学特征与发生在其他部位的相似。淋巴上皮病变的形成可与囊性膀胱炎[279]、腺性膀胱炎[269,270,275]或表面移行上皮有关[271]。有时可见滤泡性膀胱炎。

少数病例是DLBCL；一些存在MZL的病例可能代表大细胞转化[271,277,278]。最常见的尿道淋巴瘤是DLBCL[272,280,281]。其余许多病例是基于旧分类系统诊断，但根据描述提示一些是MZL[253,273,274]。

分期、治疗和预后 几乎所有患者发现时病变局限[253,269,275,279]。由于淋巴瘤局限，预后较好，常为低级别且对治疗有反应[253,269,271,275]。DLBCL生物学行为更具侵袭性。MZL患者预后很好。

鉴别诊断 DLBCL的主要鉴别诊断是低分化癌[253]。还要考虑其他高级别恶性肿瘤，如横纹肌肉瘤等[267]。低级别淋巴瘤可能误诊为慢性炎症性疾病[253,275]。尿路上皮癌可有密集浸润的炎症细胞或未分化肿瘤细胞，像低或高级别淋巴瘤或HL[282]。

62.24 男性生殖道

62.24.1 睾丸和附睾

临床特征 淋巴瘤约占睾丸肿瘤的5%。在50岁以上男性睾丸肿瘤中淋巴瘤最常见[283]，儿童罕见[253,284–287]。在大部分系列研究中，平均年龄60岁左右[253,283,285,286,288]。大部分双侧睾丸肿瘤是淋巴瘤[253,285]。一些患者HIV+[289]，但不清楚睾丸淋巴瘤特异的易感因素。患者典型表现为质硬、无痛的阴囊肿块，少数患者出现全身症状[253,289]或与睾丸外疾病，如神经异常有关的症状[285]。发生于附睾的淋巴瘤比睾丸少见，发生于精索者十分罕见；这些部位淋巴瘤的临床和病理特征似乎与睾丸淋巴瘤相似[285,290–295]。

病理特征 睾丸切除标本大体检查显示肿块界限清楚，鱼肉样或质实，黄褐色、灰色或白色，直径从数毫米至16cm不等[285]。一半病例肿瘤穿透白膜。多数病例附睾受累。约40%病例精索受累[285]。

显微镜检查见典型者至少在一些区域淋巴瘤破坏曲细精管，伴小管间肿瘤播散累及周围区域。大部分病例肿瘤细胞侵及生精小管及周围，取代中央的生殖细胞和支持细胞或完全填充小管。1/3病例肿瘤与硬化相关[285]。几乎所有睾丸原发性淋巴瘤是DLBCL[283,285,286,289]。大部分由中心母细胞（大无裂细胞）构成，但一些病例主由免疫母细胞或分叶核淋巴细胞构成。一些病例可见小灶性肿瘤滤泡形成[285]。免疫组化分析显示其特征与其他部位的DLBCL相同[253,285,286]。常见BCL2蛋白表达，但常缺乏*BCL2*易位[296]。

在21岁和更年轻患者中，少数报道的病例未显示像成人DLBCL明显占优的情况。儿童睾丸原发性淋巴瘤罕见，但大部分是局限性3级FL。表达全B抗原，常表达BCL6，但不像其他大部分FL，典型者BCL2⁻，无*BCL2*基因重排[287,297]。

仅一些报道的病例是T系淋巴瘤，包括PTCL-NOS、ALCL和T-LBL[298,299]。鼻型结外NK/T细胞淋巴瘤可累及睾丸，是侵袭性CD56⁺、EBV⁺淋巴瘤，预后差（见第28章）。因CD56在正常睾丸表达，具有同种结合能力，CD56的表达可能在睾丸淋巴瘤发生中起作用[300,301]。

分期、治疗和预后 约70%~80%累及睾丸的淋巴瘤患者分期有限（Ann Arbor Ⅰ期或Ⅱ期），超过一半病例为Ⅰ期[285]。尽管治疗进展预后有所改善，睾丸DLBCL预后较差，Ⅰ期或Ⅱ期的中位生存期仅为60个月，因此还有改善空间[283,286,288,289,302]。当复发时经常累及结外部位，最常见是CNS[283,286,302,303]，但也可为对侧睾丸、骨、肺、皮肤、Waldeyer环、肝、肾和其他部位；还可累及淋巴结[283,285,286,289]。最好的结局与睾丸切除及阿霉素的联合化疗有关。CNS和对侧睾丸具有复发的高危性，一些研究者提出睾丸淋巴瘤病例应考虑鞘内化疗、颅内和对侧睾丸放疗[283,289,304]。

一些临床和病理特征影响DLBCL患者的预后。病变局限的患者预后好于播散者[283,285,288,302,304]。硬化和滤泡形成与预后较好有关。在一项研究中，伴硬化的淋巴瘤预后好于无硬化者（所有患者5年无病生存率72%:16%；Ⅰ期患者5年无病生存率90%:34%）[285]。双侧睾丸受累的患者预后较差，可能因病变更易扩展至睾丸外[285]。

鉴别诊断 睾丸淋巴瘤最重要的鉴别诊断是精原细胞瘤[285]。与精原细胞瘤相比，淋巴瘤患者年龄较大，双侧更多见，更可能累及附睾和精索及转移至骨和CNS等部位[285]。精原细胞瘤由纤维间隔分割的肿瘤细胞巢构成，胞质富于糖原，一致的卵圆形、常染色质核伴明显核仁，纤维间隔内含小淋巴细胞，有时可见肉芽肿。精原细胞瘤表达PLAP和Oct-4。睾丸DLBCL尤其是伴明显硬化和混有大量非肿瘤淋巴细胞时可能提示睾丸炎的诊断，包括细菌性、病毒性或肉芽肿性睾丸炎。伴脓肿形成的急性炎症和肉芽肿强烈提示炎症病变。偶尔鉴别诊断要考虑到其他不常见的疾病包括浆细胞瘤[305]和横纹肌肉瘤，但临床和组织学特征再加上免疫表型可确立诊断。

62.24.2 前列腺

临床特征 前列腺原发性淋巴瘤占所有NHL的0.1%和前列腺肿瘤的0.09%[306]。在一项大宗前列腺活检、经尿道前列腺切除标本和前列腺切除标本中，0.17%病例有前列腺原发性淋巴瘤[307]。患者年龄18~86岁，平均年龄约60岁[253,306,308–310]。大部分患者出现膀胱出口梗阻症状，有时伴血尿[307,308,310,311]。有些患者出现肾盂积水，有时伴肾衰竭[306]。前列腺体检发现弥漫性肿大、质硬，但不像癌一样质地硬[309]。常考虑为前列腺增生[253]，很少怀疑到淋巴瘤。

病理特征 淋巴瘤的类型较多，但DLBCL最常见。

其他几乎都是B细胞淋巴瘤，报道的病例包括FL[308,309]、BL[306]和几例MALT淋巴瘤（图62.15）[311,312]。显微镜检查显示非典型淋巴细胞浸润常呈斑片状，也可为单一病灶、广泛性和破坏性或围血管生长。肿瘤细胞浸润于纤维肌束间，偶尔浸润腺上皮[309]。

分期、治疗和预后 尽管腹腔淋巴结和结外受累并不少见，大部分病例是Ann Arbor Ⅰ期。尽管近些年用最佳疗法改善了预后，预后仍认为较差[306]。

鉴别诊断 前列腺淋巴瘤的鉴别诊断包括低分化癌和前列腺炎。但是，甚至低分化癌至少局灶性形成索状、黏附性片状、有时出现腺腔结构。出现密集的、单一形态的异型淋巴细胞浸润支持淋巴瘤而非前列腺炎。

62.25 女性生殖道

淋巴瘤罕见累及女性生殖道。卵巢最常见受影响，依次为子宫颈、子宫体、阴道、外阴和输卵管。几乎所有病例是B-NHL，整个女性生殖道DLBCL均是最常见类型。T细胞淋巴瘤和HL极其罕见[253,313]。除罕见病例发生于HIV感染或医源性免疫抑制[314,315]或为地方性BL外，未知女性生殖道淋巴瘤发病的易感因素。

62.25.1 卵巢

临床特征 大部分卵巢淋巴瘤病例也有卵巢外疾病[316]。不到1%淋巴瘤出现卵巢受累[46,253,317]。地方性BL发生的国家，约50%儿童卵巢恶性肿瘤是BL[318]。患者年龄从18个月到74岁[253,319]。发病高峰在40或50岁[253,317,320]。已发现有孕期病例[253]。最常见的症状是腹痛和腹围增加[317,320,321]。少数患者体重下降、疲劳、发热或阴道异常出血[317,319]。

病理特征 大体观察可见，卵巢淋巴瘤直径从仅镜下可见（偶然发现）至25cm不等，平均直径11~14cm[253,320]。典型者表现为完整的表面突起的光滑或结节状肿块。肿块质地变化从质软和鱼肉样到质实和质韧，取决于硬化程度。肿瘤切面常为白色、黄褐色或灰粉红色。少数有囊性变、出血或坏死[253,319,322]。已有报道非常罕见的卵巢淋巴瘤病例与畸胎瘤有关或可能起源于畸胎瘤[323]。

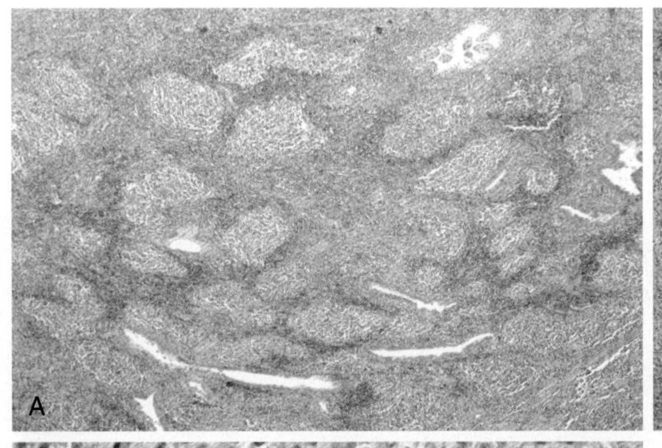

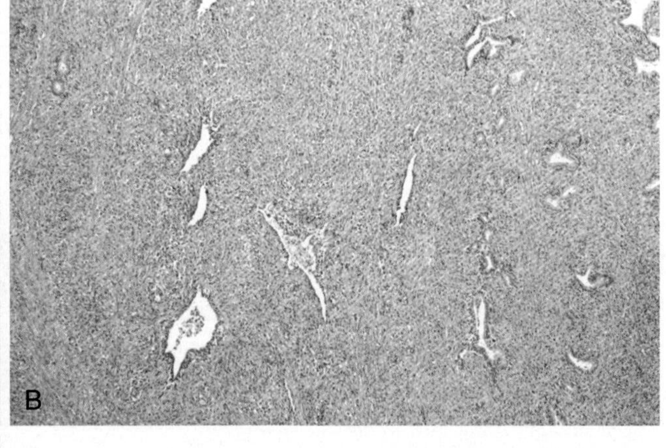

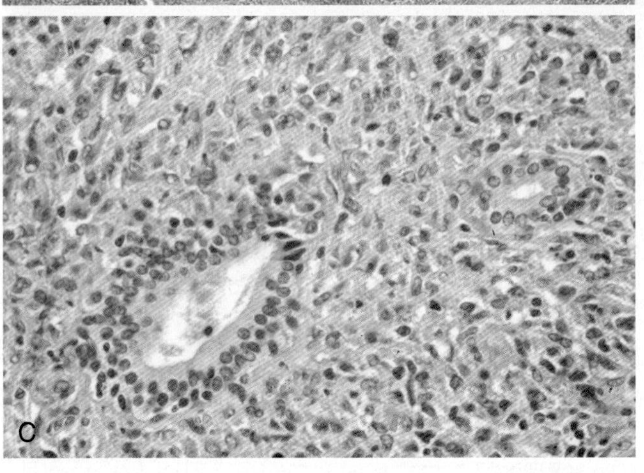

图62.15 前列腺弥漫大B细胞淋巴瘤（DLBCL）伴滤泡性淋巴瘤（FL）。癌切除的前列腺标本，偶然发现淋巴瘤。A. FL区域。B. DLBCL毗邻前列腺腺体，前列腺上皮结构受挤压和萎缩。C. DLBCL区域

最常见的淋巴瘤是DLBCL，依次为BL和FL[317]。已有报道罕见的ALCL和B-LBL或T-LBL的病例[313,320]。在儿童和青少年中，BL似乎最常见[313,319]。与成人淋巴瘤类型多样性相比，年轻患者几乎总是侵袭性淋巴瘤。尽管常有硬化，卵巢淋巴瘤组织学变化与发生在卵巢外的相似。另外，肿瘤细胞可呈索状和巢状生长，与癌相似[318]，或呈梭形和席纹状，似梭形细胞肉瘤。卵巢淋巴瘤可倾向不侵犯皮质周围边缘、黄体、白体[253]和卵泡[319]，但通常破坏其他卵巢实质。罕见淋巴瘤伴相邻间质增生和黄素化，并有月经紊乱[253]。卵巢淋巴瘤的免疫表型特征与其他部位的相同。已研究了一些病例的遗传特征[253,320]。

分期、治疗和预后 剖腹手术显示一侧或两侧几乎同样容易受累[319,322]。大部分病例出现卵巢外扩展，最常见部位是盆腔或腹主动脉旁淋巴结，偶尔至腹膜、其他女性生殖道或更远部位[253,317]。尽管应用了积极的联合化疗，卵巢淋巴瘤仍被认为是预后差的侵袭性肿瘤，其预后与淋巴结内同样分期和组织类型的淋巴瘤相似[316,317,320]。

鉴别诊断 卵巢淋巴瘤的鉴别诊断包括无性细胞瘤、未分化癌、转移性癌（尤其是来自乳腺）[319]、原发性小细胞癌、成人型颗粒细胞瘤[321]、梭形细胞癌和髓系肉瘤[253]。注意卵巢淋巴瘤的细胞学细节及熟悉组织学变化谱系有助于确立诊断。免疫组化对疑难病例的诊断有帮助。

62.25.2 输卵管

输卵管原发恶性淋巴瘤十分罕见，报道了一个可能是输卵管原发淋巴瘤的病例[253]。在卵巢淋巴瘤的患者，超过25%病例发现继发输卵管受累。DLBCL和BL最常见[319,324]。

62.25.3 子宫

临床特征 发生于子宫的恶性淋巴瘤罕见；占不到女性生殖道结外淋巴瘤的1%[46]。子宫颈淋巴瘤比子宫体更常见，在一项研究中，比值高达10:1[325]。年龄范围从20~80岁[326]。中位年龄50岁[326-328]。最常见的症状是阴道异常出血[253,324,326,327]。不常见的症状包括性交疼痛或会阴、盆腔或腹痛，全身症状较少见[253,328]。仅少数子宫颈淋巴瘤的细胞学涂片阳性，可能因为较少形成溃疡[329]。

病理特征 大体检查，子宫颈淋巴瘤常形成较大病变，盆腔检查容易发现。典型表现为子宫颈弥漫性环周肥大（“桶形”子宫颈）。淋巴瘤也可形成散在的黏膜下肿瘤[326]，如息肉样或多结节病变[326,330,331]，或蕈伞型、外生性肿块；溃疡不常见[326]。肿瘤可呈鱼肉样、质韧或质实。一般颜色均匀，灰白至黄色[326]。局部播散的常见位置包括阴道、子宫旁、甚至盆腔侧壁[326,330]。输尿管梗阻伴肾盂积水常见[253,326]。子宫体淋巴瘤常呈鱼肉样或质软、灰白色、黄色或淡黄色。形成息肉样肿块或子宫内膜弥漫性增厚，有时向深部浸润至肌层[253,326]。

大部分淋巴瘤是DLBCL（图62.16）[324,325,331]，其次是FL（图62.17）。已报道一些BL病例[313]和数例结外MALT淋巴瘤[253,313,324,325,332,333]。还有罕见的B-LBL[313]、PTCL[334,335]和结外NK/T细胞淋巴瘤[324]。

显微镜下表现类似结内或其他结外淋巴瘤。在子宫

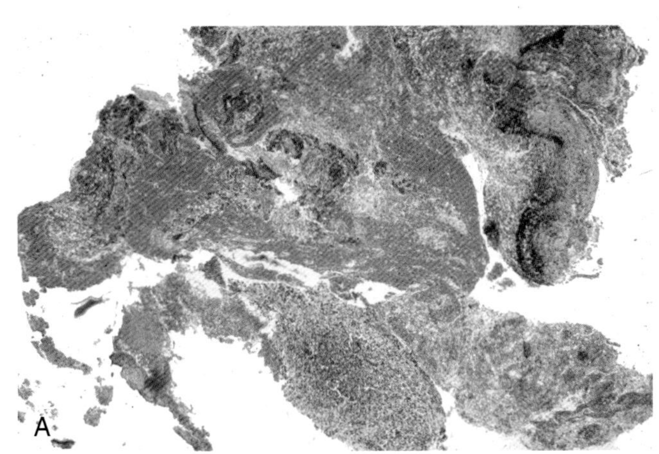

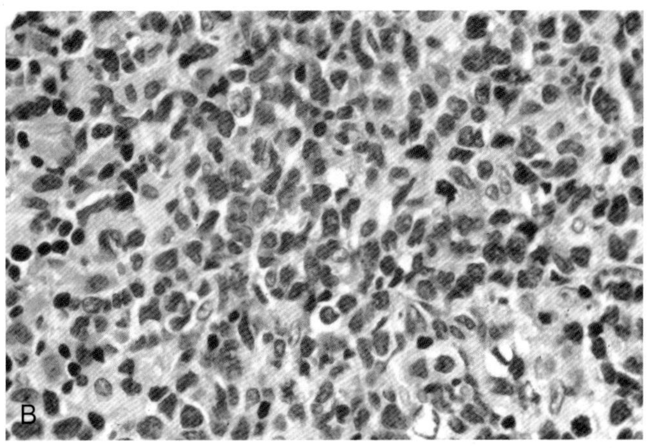

图62.16 子宫颈弥漫大B细胞淋巴瘤（DLBCL）。A. 淋巴瘤匙刮碎片混有血液。B. 高倍显示核形不规则的大的异型淋巴细胞

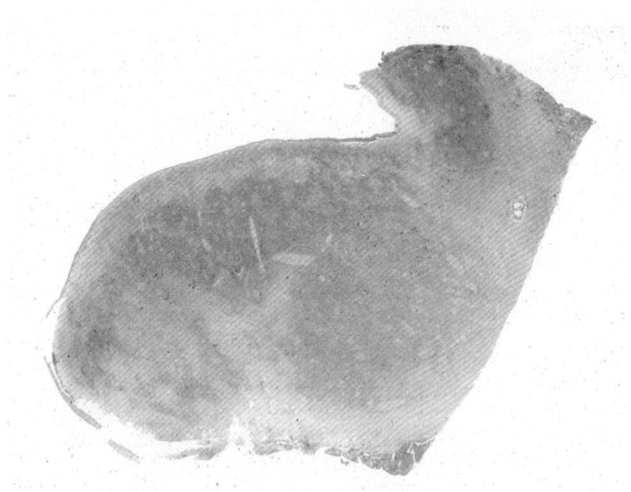

图62.17 子宫颈滤泡性淋巴瘤（FL），全景图。肿瘤性滤泡向深部侵袭子宫颈壁

颈经常可见黏膜下条带状未受累及的正常组织和表面完整的黏膜。在一个大的活检或子宫切除标本，常可见侵袭子宫颈壁深层。FL病例血管周播散是常见特征[329]。子宫颈淋巴瘤常与明显硬化相关[331]。可能与肿瘤细胞呈梭形或呈索状排列有关[326]。小的活检组织，人工挤压常明显，可能难以想到淋巴瘤的诊断。几乎所有病例免疫组化证实为B系。

分期、治疗和预后 尽管大部分子宫淋巴瘤体积较大并有局部侵袭，但多数病例是Ⅰ期，预后相对好[253,324]。还未确定最佳疗法，联合化疗和放疗似乎提供了最佳治愈机会[336]。用联合化疗已成功治疗了一些年轻妇女病例[331]，一些还保持了生育能力[253]。子宫颈淋巴瘤5年生存率大约是80%[327]。还无足够的信息得出关于罕见的子宫内膜淋巴瘤预后的肯定结论。然而，疾病局限倾向预后较好，出现子宫内膜受累的进展期疾病预后较差[326,333]。

62.25.4 阴道和外阴

阴道淋巴瘤罕见[253,328,337]，外阴更少[253,314,338,339]。患者发病年龄范围广。表现为出血、排出物、疼痛或不适、性交困难、尿频或肿块。表面上皮常完整，宫颈细胞学涂片一般阴性[340]。几乎所有淋巴瘤都是DLBCL[253,313,337,339,341]。已报道的罕见病例是FL[313,326]、BL、LPL[313]和T细胞淋巴瘤[253,340]。阴道淋巴瘤常与明显的硬化有关，病变倾向于局限性。治疗方法不一，随访信息有限，预后似乎较好[328,337,340]。外阴淋巴瘤相对具有侵袭性，但患者偶尔可获得长期无病生存。

淋巴瘤继发累及阴道比阴道原发性淋巴瘤更常见[253]。广泛扩散的淋巴瘤病例出现阴道受累，预后不如阴道原发性淋巴瘤[337,340]。淋巴瘤继发累及外阴罕见[342]。

女性下生殖道淋巴瘤的鉴别诊断

最常见的鉴别诊断是低分化癌（尤其是淋巴上皮瘤样癌和小细胞癌）和反应性淋巴细胞浸润[253,326]。与癌倾向侵袭和破坏正常结构不同，淋巴瘤倾向侵袭正常组织的周围，相对保持子宫内膜和子宫颈腺体，大部分表面上皮下方间质不受侵犯[253]。邻近上皮出现原位鳞状细胞癌或腺癌支持癌的诊断。

子宫常见明显的慢性炎症，尤其是子宫颈，外阴和阴道不常见。偶尔炎症密集、广泛浸润就提出了与淋巴瘤的鉴别问题。缺乏肿块、病变表浅、被覆上皮出现糜烂或溃疡、含有多种细胞成分（包括滤泡中心细胞、免疫母细胞、小淋巴细胞、浆细胞和中性粒细胞）支持炎症病变。明显的慢性炎症累及子宫内膜一般与子宫内膜炎有关。罕见情况与EBV感染有关[343]。相比之下，淋巴瘤常形成大体可见的肿块并向周围组织扩展。显微镜检查见淋巴瘤倾向深部侵袭，上皮下狭窄区不受累及，病变由单一形态的淋巴细胞（常有硬化）构成，扩散接近血管[343]。

子宫淋巴瘤一个罕见的鉴别问题是平滑肌瘤伴淋巴浸润。这种名称用于子宫平滑肌瘤伴中度到密集的小淋巴细胞浸润，散在较大的淋巴细胞，偶尔形成生发中心、出现许多浆细胞和罕见情况下的嗜酸性粒细胞。炎症细胞大体上局限于平滑肌瘤内。浸润细胞的多样性和局限于平滑肌瘤有助于与淋巴瘤鉴别。所有报道的平滑肌瘤伴淋巴浸润的病例随访结果很好[344]。

62.26 骨

临床特征 骨原发性淋巴瘤定义为起源于骨的淋巴瘤伴或不伴周围软组织受累，没有其他部位的淋巴瘤。有一些局部淋巴结受累的病例[345,346]。骨原发性淋巴瘤男性发病稍占优势。患者可发生在任何年龄，从幼儿到老年人；然而，大部分是成人，发病中位年龄在40岁或50岁[345,347-355]。骨原发性淋巴瘤占原发骨肿瘤的3%[355,356]，不到所有淋巴瘤的1%[345,350]，约占结外NHL的5%[46]。在儿童，骨原发性淋巴瘤占NHL比例较高，估计为2.8%~4.2%[357]。原因不明，也无已知的危险因素。患者表现为局限于受累骨的疼痛[345,346,350,355,357]。少数可出现肿胀或可见的肿块、骨折或神经功能的丧失[350,356]，罕见表现为系统性症状[350,357]。四肢长骨最常见受累，股骨最常见，依次为胫骨和肱骨。然后最常影响肩部扁骨和骨盆，依次为中轴骨、颅骨和颌骨[349–351,355]。手足小骨罕见受累[349,358]。大部分病例是单骨型，少数是多骨型[345,346,351,353,357,359]。影像学特征不特异。影像学显示最常见为边界不清的溶骨性、破坏性病变；然而，少数病例表现为成骨性或成骨与溶骨混合性。X线片也可显示软组织膨胀，与骨膜反应或病理性骨折有关[345,348,353,355,356]。

病理特征 在成人，几乎所有的骨原发性淋巴瘤是DLBCL。大部分由大的不规则或分叶核细胞构成；少数由椭圆形核的中心母细胞、免疫母细胞或奇异形细胞构成[347–349,351,352,355,360]。大裂细胞可变长呈梭形[355]。偶尔有BL和罕见其他类型淋巴瘤，包括T细胞和裸细胞ALCL（ALK^+和ALK^-）（图62.18）[360]、B-LBL[361]、低级别淋巴瘤、PTCL-NOS[345]和成人T细胞白血病/淋巴瘤（ATLL）（人类嗜T细胞病毒1型阳性）。

已报道骨罕见的CHL病例[356,364,365]。大部分累及淋巴结[365]。一些代表着骨原发性HL[364]。已有报道单灶和多灶性骨原发性HL[364]。

在儿童，约40%骨淋巴瘤是LBL，10%是BL，50%是DLBCL。与DLBCL通常呈局限性相比，LBL更可能与高临床分期有关[357,361,366]。骨原发性DLBCL与大部分常表达IgM的淋巴瘤相比，表达IgG比IgM常见[355]。起源于骨的不同类型淋巴瘤的免疫表型特征与其他部位的淋巴

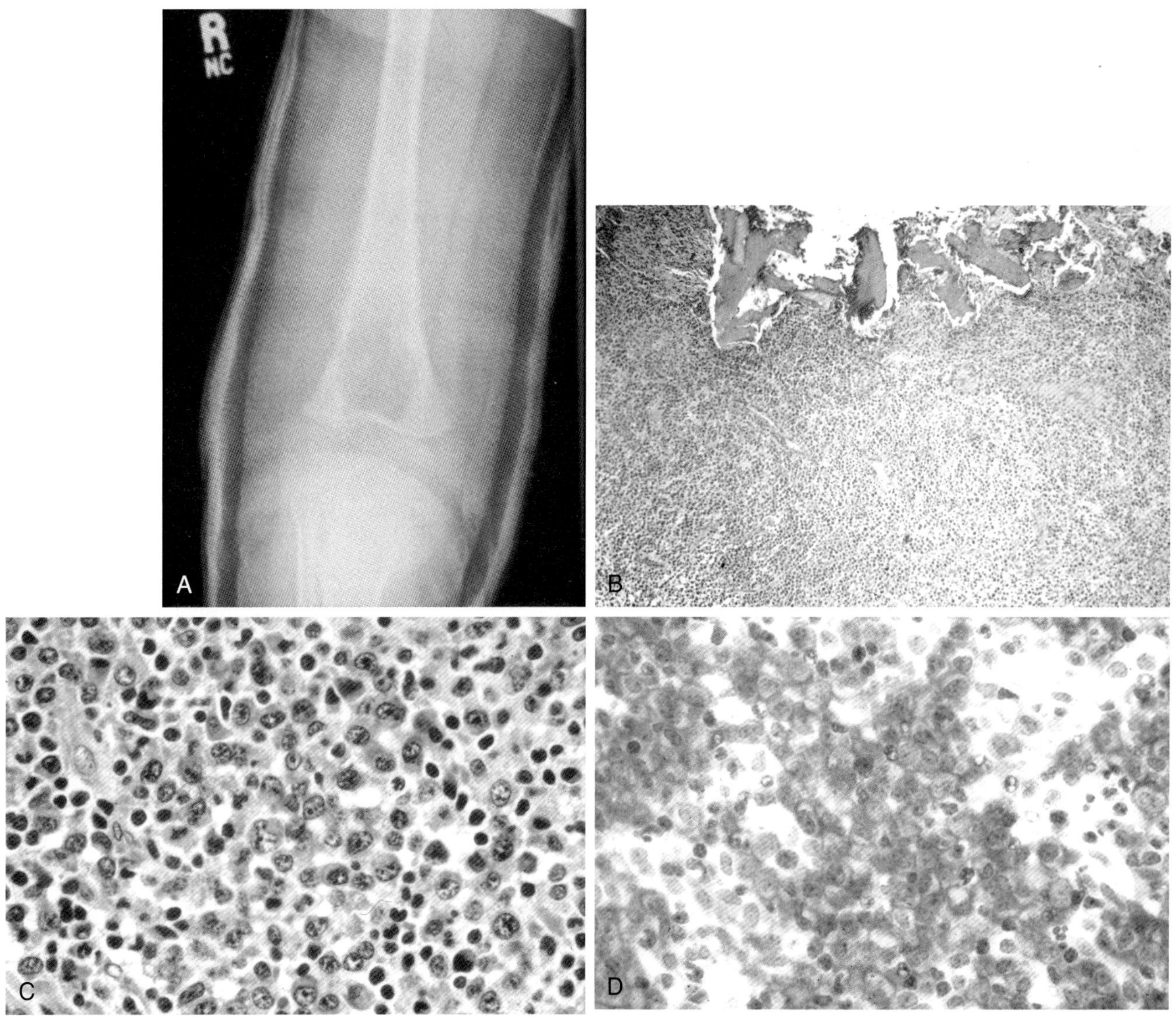

图62.18 儿童间变性大细胞淋巴瘤（ALCL），$CD30^+$，$ALK\text{-}1^+$。A. 一个溶骨性、破坏性病变累及股骨下段干骺端。B. 淋巴瘤伴骨破坏。C. 淋巴瘤由异型大细胞构成，胞质粉染，核呈椭圆形或有凹痕。D. 肿瘤细胞CD30强阳性（石蜡切片免疫染色）

瘤相同。在一项研究中，一半病例是生发中心免疫表型（$CD10^+$，$BCL6^+$）；其余是表型未定（$CD10^-$，$BCL6^+$）或生发中心后表型（$CD10^-$，$BCL6^-$）[359]。与结内大B细胞淋巴瘤相比，骨淋巴瘤BCL2易位非常少见，类似其他结外DLBCL[351,359]。

分期、治疗和预后 患者表现为明显局部疾病的分期可显示较广泛累及，最常累及局部淋巴结或其他骨[347,353,359]。骨原发性淋巴瘤的预后比骨的其他恶性肿瘤好[367]。接受单纯局部治疗（外科手术、放疗）的远处复发率约为50%[346,357,367]。通常推荐联合化疗和放疗以增加治愈机会[347,350,368]。因为能获得好的结果，目前儿童患者的首选治疗方法是单独化疗，可以避免并发症如放疗后继发性肉瘤[366]。分期和治疗最好的病变局限的患者，5年无病生存率可高达90%[350,366]。许多因素可影响预后。高临床分期的多骨型疾病、软组织受累、肿瘤原发于骨盆或脊柱和老年患者预后更差。发生于长骨的淋巴瘤预后较好[347,348,350,354,357]。在DLBCL中，较好的预后与不规则（有裂）大细胞或分叶核细胞[348,349,352,360]和生发中心样表型有关[359]，较差的预后与无裂细胞、免疫母细胞或多形性细胞有关[348，349]。

复发最常见的部位是其他骨和淋巴结[345,346,351,353,355,360,366]。其他部位包括临近软组织、肺、骨髓和CNS[355,360]。LBL患者可以ALL的形式复发[357,366]。骨原发性淋巴瘤强烈倾向播散至其他骨，提示其具有归巢特性，这点可与淋巴结原发性淋巴瘤区别[346]。

鉴别诊断 由于纤维化、人工挤压、过度脱钙、组织过小和混杂较多反应性细胞等使得正确诊断很困难[355,357]。骨淋巴瘤的鉴别诊断较多，可被误诊为其他类型肿瘤或反应性、炎症疾病[348,349,354,356,357]。如果出现大量反应性成分和少量肿瘤细胞未被很好保存，骨淋巴瘤能被误诊为反应性病变如慢性骨髓炎[354,356,357]或单纯骨折[356]。在一些病例，尤其是硬化，肿瘤细胞变长像梭形细胞，要与梭形细胞肉瘤鉴别[354, 355]。肿瘤细胞也可单行排列或呈巢状，常与硬化相关。一些胞质透明似印戒细胞[354]，因此要与转移癌鉴别。因为骨淋巴瘤（和累及骨的其他肿瘤）可能与反应性编织骨形成有关，易被误诊为骨肉瘤。在鉴别诊断中要考虑到嗜酸性肉芽肿和低分化浆细胞瘤，但细胞特征和免疫表型有助于确诊。髓系肉瘤与淋巴瘤相似，尤其是LBL。如果髓系肉瘤有核不规则的单核细胞成分，似DLBCL的大裂细胞或分叶核细胞。淋巴瘤也要与一些小圆细胞肿瘤鉴别，但Ewing肉瘤有胞质糖原、更加黏附的生长方式及没有淋巴瘤多形性核等特征。神经母细胞瘤可出现骨转移，肿瘤细胞可形成菊形团；细胞呈梨形或胡萝卜形，核染色质比淋巴瘤密集。至于罕见的HL累及骨的患者，鉴别诊断包括急性或慢性骨髓炎，取决于反应性成分，尤其是小细胞背景中出现大细胞[364]。

62.27 精华和陷阱

- 结外部位淋巴瘤的类型某种程度上不同于淋巴结内。特定结外部位淋巴瘤的类型变化较大。熟悉不同结外部位发生的淋巴瘤类型有助于诊断。
- 在许多结外部位，癌远比淋巴瘤常见，致使没有考虑到淋巴瘤的诊断。当标本显示未分化恶性肿瘤的组织学表现时，应当考虑到淋巴瘤。
- 在某些结外部位（如骨和女性下生殖道），人为挤压也许是确诊的重要障碍。在这些情况下，病理医生应该要求更多的组织直到获得充足的标本。
- 某些结外淋巴瘤类型倾向发生于某些年龄组或种族，或与免疫缺陷或自身免疫疾病有关。确诊时结合临床考虑很重要。
- 传染性单核细胞增生症（IM）可类似经典型霍奇金淋巴瘤（CHL）和弥漫大B细胞淋巴瘤（DLBCL），在Waldeyer环尤其是年轻患者的异型淋巴增殖的鉴别诊断中，应当考虑到IM。
- 某些结外DLBCL如原发性渗出性淋巴瘤（PEL）和浆母细胞性淋巴瘤是特征性$CD20^-$。如果形态学提示淋巴瘤并且$CD20^-$，应该用较广谱的免疫标记组合以排除淋巴瘤的可能性。

（敖启林 译）

参考文献

1. Kluin P, Deckert M, Ferry J. Primary diffuse large B-cell lymphoma of the CNS. In: Swerdlow SH, Camp E, Harris NL, et al, eds. *WHO Classification of Tumours of Haematopoietic and Lymphoid Tissues*. Lyon, France: IARC; 2008:240-241.
2. van der Valk P. Central nervous system lymphomas. *Curr Diagn Pathol*. 1996;3:45-52.
3. Camilleri-Broet S, Martin A, Moreau A, et al. Primary central nervous system lymphomas in 72 immunocompetent patients: pathologic findings and clinical correlations. *Am J Clin Pathol*. 1998;110:607-612.
4. Herrlinger U, Schabet M, Brugger W, et al. Primary central nervous system lymphoma 1991-1997: outcome and late adverse effects after combined modality treatment. *Cancer*. 2001;91:130-135.
5. McAllister LD, Doolittle ND, Guastadisegni PE, et al. Cognitive outcomes and long-term follow-up results after enhanced chemotherapy delivery for primary central nervous system lymphoma. *Neurosurgery*. 2000;46:51-61.
6. Nuckols J, Liu K, Burchette J, et al. Primary central nervous system lymphomas: a 30-year exprerience at a single institution. *Mod Pathol*. 1999;12:1167-1173.
7. Sekita T, Tamaru J, Kaito K, et al. Primary central nervous system lymphomas express Vh genes with intermediate to high somatic mutations. *Leuk Lymphoma*. 2001;41:377-385.
8. Larocca L, Capello D, Rinelli A, et al. The molecular and phenotypic profile of primary central nervous system lymphoma identifies distinct categories of the disease and is consistent with histogenetic derivation from germinal center related B cells. *Blood*. 1998;92:1011-1019.
9. Ferry J, Harris N. Pathology of post-transplant lymphoproliferative disorders. In: Solez K, Racusen L, Billingham M, eds. *Pathology and Rejection Diagnosis in Solid Organ Transplantation*. New York: Marcel Dekker; 1994:277-301.
10. Cassoux N, Merle-Beral H, Leblond V, et al. Ocular and central nervous system lymphoma: clinical features and diagnosis. *Ocul Immunol Inflamm*. 2000;8:243-250.

11. Miller D, Hochberg F, Harris N, et al. Pathology with clinical correlations of primary central nervous system non-Hodgkin's lymphoma. The Massachusetts General Hospital experience 1958-1989. *Cancer*. 1994;74:1383-1397.
12. Kirk O, Pedersen C, Cozz-Lepri A, et al. Non-Hodgkin's lymphoma in HIV-infected patients in the era of highly active antiretroviral therapy. *Blood*. 2001;98:3406-3412.
13. Villegas E, Villa S, Lopez-Guillermo A, et al. Primary central nervous system lymphoma of T-cell origin: description of two cases and review of the literature. *J Neurooncol*. 1997;34:157-161.
14. Gottfredsson M, Oury T, Bernstein C, et al. Lymphoma of the pituitary gland: an unusual presentation of central nervous system lymphoma in AIDS. *Am J Med*. 1996;101:563-564.
15. DeAngelis L. Primary central nervous system lymphoma. *J Neurol Neurosurg Psychiatry*. 1999;66:699-701.
16. Antinori A, Larocca L, Fassone L, et al. HHV-8/KSHV is not associated with AIDS-related primary central nervous system lymphoma. *Brain Pathol*. 1999;9:199-208.
17. DeLuca A, Antinori A, Cingolani A, et al. Evaluation of cerebrospinal fluid EBV-DNA and IL-10 as markers for in vivo diagnosis of AIDS-related primary central nervous system lymphoma. *Br J Haematol*. 1995;90:844-849.
18. Thompsett A, Ellison D, Stevenson F, et al. VH gene sequences from primary central nervous system lymphomas indicate derivation from highly mutated germinal center B cells with ongoing mutational activity. *Blood*. 1999;94:1738-1746.
19. Booman M, Douwes J, Glas AM, et al. Mechanisms and effects of loss of human leukocyte antigen class II expression in immune-privileged site-associated B-cell lymphoma. *Clin Cancer Res*. 2006;12:2698-2705.
20. Riemersma SA, Jordanova ES, Schop RF, et al. Extensive genetic alterations of the HLA region, including homozygous deletions of HLA class II genes in B-cell lymphomas arising in immune-privileged sites. *Blood*. 2000;96:3569-3577.
21. Ferry J, Harris N. Lymphoma and lymphoid hyperplasia in head and neck sites. In: Pilch B, ed. *Head and Neck Surgical Pathology*. Philadelphia: Lippincott, Williams & Wilkins; 2001:476-533.
22. Rivero M, Kuppermann B, Wiley C, et al. Acquired immunodeficiency syndrome-related intraocular B-cell lymphoma. *Arch Ophthalmol*. 1999;117:616-622.
23. Whitcup S, de Smet M, Rubin B, et al. Intraocular lymphoma. Clinical and histopathologic diagnosis. *Ophthalmology*. 1993;100:1399-1406.
24. Freeman L, Schachat A, Knox D, et al. Clinical features, laboratory investigations, and survival in ocular reticulum cell sarcoma. *Ophthalmology*. 1987;94:1631-1639.
25. Wilson D, Braziel R, Rosenbaum J. Intraocular lymphoma. Immunopathologic analysis of vitreous biopsy specimens. *Arch Ophthalmol*. 1992;110:1455-1458.
26. Brown S, Jampol L, Cantrill H. Intraocular lymphoma presenting as retinal vasculitis. *Surv Ophthalmol*. 1994;39:133-140.
27. Clark W, Scott I, Murray T, et al. Primary intraocular posttransplantation lymphoproliferative disorder. *Arch Ophthalmol*. 1998;116:1667-1669.
28. Goldey S, Stern G, Oblon D, et al. Immunophenotypic characterization of an unusual T-cell lymphoma presenting as anterior uveitis. A clinicopathologic case report. *Arch Ophthalmol*. 1989;107:1349-1353.
29. Buggage R, Chan C, Nussenblatt R. Ocular manifestations of central nervous system. *Curr Opin Oncol*. 2001;13:137-142.
30. Baehring JM, Androudi S, Longtine JJ, et al. Analysis of clonal immunoglobulin heavy chain rearrangements in ocular lymphoma. *Cancer*. 2005;104:591-597.
31. Kohno T, Uchida H, Inomata H, et al. Ocular manifestations of adult T-cell leukemia/lymphoma. A clinicopathologic study. *Ophthalmology*. 1993;100:1794-1799.
32. Hormigo A, Abrey L, Heinemann MH, et al. Ocular presentation of primary central nervous system lymphoma: diagnosis and treatment. *Br J Haematol*. 2004;126:202-208.
33. Misdraji J, Ino Y, Louis D, et al. Primary lymphoma of peripheral nerve. *Am J Surg Pathol*. 2000;24:1257-1265.
34. Abad S, Zagdanski A, Sabine B, et al. Neurolymphomatosis in Waldenstrom's macroglobulinaemia. *Br J Haematol*. 1999;106:100-103.
35. Quinones-Hinojosa A, Friedlander R, Boyer P, et al. Solitary sciatic nerve lymphoma as an initial manifestation of diffuse neurolymphomatosis. *J Neurosurg*. 2000;92:165-169.
36. Diaz-Arrastia R, Younger D, Hair L, et al. Neurolymphomatosis: a clinicopathologic syndrome re-emerges. *Neurology*. 1992;42:1136-1141.
37. Altundag M, Ozisik Y, Yalcin S, et al. Primary low grade B-cell lymphoma of the dura in an immunocompetent patient. *J Exp Clin Cancer Res*. 2000;19:249-251.
38. Freudenstein D, Bornemann A, Ernemann U, et al. Intracranial malignant B-cell lymphoma of the dura. *Clin Neuropathol*. 2000;19:34-37.
39. Kambham N, Chang Y, Matsushima A. Primary low-grade B-cell lymphoma of mucosa-associated lymphoma tissue (MALT) arising in dura. *Clin Neuropathol*. 1998;17:311-317.
40. Kumar S, Kumar D, Kaldjian E, et al. Primary low-grade B-cell lymphoma of the dura: a mucosa associated lymphoid tissue-type lymphoma. *Am J Surg Pathol*. 1997;21:81-87.
41. Lehman N, Horoupian D, Warnke R, et al. Dural marginal zone lymphoma with massive amyloid deposition: rare low-grade primary central nervous system B-cell lymphoma. *J Neurosurg*. 2002;96:368-372.
42. Iwamoto FM, DeAngelis LM, Abrey LE. Primary dural lymphomas: a clinicopathologic study of treatment and outcome in eight patients. *Neurology*. 2006;66:1763-1765.
43. Tu PH, Giannini C, Judkins AR, et al. Clinicopathologic and genetic profile of intracranial marginal zone lymphoma: a primary low-grade CNS lymphoma that mimics meningioma. *J Clin Oncol*. 2005;23:5718-5727.
44. Knowles D, Jakobiec F, McNally L, et al. Lymphoid hyperplasia and malignant lymphoma occurring in the ocular adnexa (orbit, conjunctiva, and eyelids): a prospective multiparametric analysis of 108 cases during 1977 to 1987. *Hum Pathol*. 1990;21:959-973.
45. Bairey O, Kremer I, Rakowsky E, et al. Orbital and adnexal involvement in systemic non-Hodgkin's lymphoma. *Cancer*. 1994;73:2395-2399.
46. Freeman C, Berg J, Cutler S. Occurrence and prognosis of extranodal lymphomas. *Cancer*. 1972;29:252-260.
47. Ferry J, Fung C, Zukerberg L, et al. Lymphoma of the ocular adnexa: a study of 353 cases. *Am J Surg Pathol*. 2007;31:170-184.
48. White WL, Ferry JA, Harris NL, et al. Ocular adnexal lymphoma: a clinicopathologic study with identification of lymphomas of mucosa-associated lymphoid tissue (MALT) type. *Ophthalmology*. 1995;102:1994-2006.
49. Coupland S, Krause L, Delecluse H-J, et al. Lymphoproliferative lesions of the ocular adnexa. Analysis of 112 cases. *Ophthalmology*. 1998;105:1430-1441.
50. Wotherspoon A, Diss T, Pan L, et al. Primary low-grade B-cell lymphoma of the conjunctiva: a mucosa-associated lymphoid tissue type lymphoma. *Histopathology*. 1993;23:417-424.
51. Ferreri AJ, Guidoboni M, Ponzoni M, et al. Evidence for an association between *Chlamydia psittaci* and ocular adnexal lymphomas. *J Natl Cancer Inst*. 2004;96:586-594.
52. Medeiros L, Harris N. Immunohistologic analysis of small lymphocytic infiltrates of the orbit and conjunctiva. *Hum Pathol*. 1990;21:1126-1131.
53. Smitt M, Donaldson S. Radiotherapy is successful treatment for orbital lymphoma. *Int J Radiat Oncol Biol Phys*. 1993;26:59-66.
54. Medeiros L, Harris N. Lymphoid infiltrates of the orbit and conjunctiva. A morphologic and immunophenotypic study of 99 cases. *Am J Surg Pathol*. 1989;13:459-471.
55. Karadeniz C, Bilgic S, Ruacan S, et al. Primary subconjunctival lymphoma: an unusual presentation of childhood non-Hodgkin's lymphoma. *Med Pediatr Oncol*. 1991;19:204-207.
56. Weisenthal R, Streeten B, Dubansky A, et al. Burkitt lymphoma presenting as a conjunctival mass. *Ophthalmology*. 1995;102:129-134.
57. Streubel B, Simonitsch-Klupp I, Mullauer L, et al. Variable frequencies of MALT lymphoma-associated genetic aberrations in MALT lymphomas of different sites. *Leukemia*. 2004;18:1722-1726.
58. Bennett C, Putterman A, Bitran J, et al. Staging and therapy of orbital lymphomas. *Cancer*. 1986;57:1204-1208.
59. Fung C, Ferry J, Linggood R, et al. Extranodal marginal zone (MALT type) lymphoma of the ocular adnexae: a localized tumor with favorable outcome after radiation therapy. Proceedings of ASTRO 37th Annual Meeting. *Int J Radiat Oncol Biol Phys*. 1996;36(suppl 1):199.
60. Auw-Haedrich C, Coupland S, Kapp A, et al. Long term outcome of ocular adnexal lymphoma subtyped according to the REAL classification. *Br J Ophthalmol*. 2001;85:63-69.
61. Medeiros L, Harmon D, Linggood R, et al. Immunohistologic features predict clinical behavior of orbital and conjunctival lymphoid infiltrates. *Blood*. 1989;74:2121-2129.
62. Jenkins C, Rose G, Bunce C, et al. Histological features of ocular adnexal lymphoma (REAL classification) and their association with patient morbidity and survival. *Br J Ophthalmol*. 2000;84:907-913.
63. Mannami T, Yoshimo T, Oshima K, et al. Clinical histopathological and immunogenetic analysis of ocular adnexal lymphoproliferaticve disorders: characterization of MALT lymphoma and reactive lymphoid hyperplasia. *Mod Pathol*. 2001;14:641-649.
64. Cheuk W, Yuen HK, Chan AC, et al. Ocular adnexal lymphoma associated with IgG4+ chronic sclerosing dacryoadenitis: a previously undescribed complication of IgG4-related sclerosing disease. *Am J Surg Pathol*. 2008;32:1159-1167.
65. Ezzat AA, Ibrahim EM, El Weshi AN, et al. Localized non-Hodgkin's lymphoma of Waldeyer's ring: clinical features, management, and prognosis of 130 adult patients. *Head Neck*. 2001;23:547-558.
66. Harabuchi Y, Tsubota H, Ohguro S, et al. Prognostic factors and treatment outcome in non-Hodgkin's lymphoma of Waldeyer's ring. *Acta Oncol*. 1997;36:413-420.
67. Krol AD, Le Cessie S, Snijder S, et al. Waldeyer's ring lymphomas: a clinical study from the Comprehensive Cancer Center West population-based NHL registry. *Leuk Lymphoma*. 2001;42:1005-1013.
68. Berkowitz R, Mahadevan M. Unilateral tonsillar enlargement and tonsillar lymphoma in children. *Ann Otol Laryngol*. 1999;108:876-879.
69. Sobol S, Kost KM. Nasopharyngeal Burkitt's lymphoma causing acute airway obstruction. *Otolaryngol Head Neck Surg*. 2001;124:334-335.
70. Vega F, Lin P, Medeiros L. Extranodal lymphomas of the head and neck. *Ann Diagn Pathol*. 2005;9:340-350.
71. Quinones-Avila MDP, Gonzalez-Longoria AA, Admirand JH, et al. Hodgkin lymphoma involving Waldeyer ring: a clinicopathologic study of 22 cases. *Am J Clin Pathol*. 2005;123:651-656.
72. Kapadia SB, Roman LN, Kingma DW, et al. Hodgkin's disease of Waldeyer's ring. Clinical and histoimmunophenotypic findings and association with Epstein-Barr virus in 16 cases. *Am J Surg Pathol*. 1995;19:1431-1439.
73. Attygalle AD, Liu H, Shirali S, et al. Atypical marginal zone hyperplasia of mucosa-associated lymphoid tissue: a reactive condition of childhood showing immunoglobulin lambda light-chain restriction. *Blood*. 2004;104:3343-3348.
74. Harbo G, Grau C, Bundgaard T, et al. Cancer of the nasal cavity and paranasal sinuses. A clinico-pathological study of 277 patients. *Acta Oncol*. 1997;36:45-50.
75. Quraishi M, Bessell E, Clark D, et al. Non-Hodgkin's lymphoma of the sinonasal tract. *Laryngoscope*. 2000;110:1489-1492.
76. Abbondanzo S, Wenig B. Non-Hodgkin's lymphoma of the sinonasal tract. A clinicopathologic and immunophenotypic study of 120 cases. *Cancer*. 1995;75:1281-1291.
77. Tomita Y, Ohsawa M, Mishiro Y, et al. The presence and subtype of Epstein-Barr virus in B and T cell lymphomas of the sino-nasal region from the Osaka and Okinawa districts of Japan. *Lab Invest*. 1995;73:190-196.
78. Cuadra-Garcia I, Proulx G, Wu C, et al. Sinonasal lymphoma: a clinicopathologic analysis of 58 cases from the Massachusetts General Hospital. *Am J Surg Pathol*. 1999;23:1356-1369.
79. Kim GE, Koom WS, Yang WI, et al. Clinical relevance of three subtypes of primary sinonasal lymphoma characterized by immunophenotypic analysis. *Head Neck*. 2004;26:584-593.
80. Tomita Y, Ohsawa M, Qiu K, et al. Epstein-Barr virus in lymphoproliferative diseases in the sino-nasal region: close association with CD56+ immunophenotype and polymorphic-reticulosis morphology. *Int J Cancer*. 1997;70:9-13.

81. Bumpous J, Martin D, Curran P, et al. Non-Hodgkin's lymphomas of the nose and paranasal sinuses in the pediatric population. *Ann Otol Rhinol Laryngol*. 1994;103:294-300.
82. Pomilla P, Morris A, Jaworek A. Sinonasal non-Hodgkin's lymphoma in patients infected with human immunodeficiency virus: report of three cases and review. *Clin Infect Dis*. 1995;21:137-149.
83. Shiong YS, Lian JD, Lin CY, et al. Epstein-Barr virus-associated T-cell lymphoma of the maxillary sinus in a renal transplant recipient. *Transplant Proc*. 1992;24:1929-1931.
84. Tran L, Mark R, Fu Y, et al. Primary non-Hodgkin's lymphomas of the paranasal sinuses and nasal cavity. A report of 18 cases with stage IE disease. *Am J Clin Oncol*. 1992;15:222-225.
85. Frierson Jr H, Innes Jr D, Mills S, et al. Immunophenotypic analysis of sinonasal non-Hodgkin's lymphomas. *Hum Pathol*. 1989;20:636-642.
86. Hausdorff J, Davis E, Long G, et al. Non-Hodgkin's lymphoma of the paranasal sinuses: clinical and pathological features, and response to combined-modality therapy. *Cancer J Sci Am*. 1997;3:303-311.
87. Inaki S, Okamura H, Chikamori Y. Adult T-cell leukemia/lymphoma originating in the paranasal sinus. *Arch Otolaryngol Head Neck*. 1988;114:1471-1473.
88. Nakamura K, Uehara S, Omagari J, et al. Primary non-Hodgkin lymphoma of the sinonasal cavities: correlation of CT evaluation with clinical outcome. *Radiology*. 1997;204:431-435.
89. Lewis WB, Perlman P, Ilasi J. Pediatric American Burkitt's lymphoma of the sphenoid sinus. *Otolaryngol Head Neck Surg*. 2000;123:642-644.
90. Weiss L, Gaffey M, Chen Y-Y, et al. Frequency of Epstein-Barr viral DNA in "western" sinonasal and Waldeyer's ring non-Hodgkin's lymphomas. *Am J Surg Pathol*. 1992;16:156-162.
91. Jacobs C, Hoppe R. Non-Hodgkin's lymphomas of head and neck extranodal sites. *Int J Radiat Oncol Biol Phys*. 1985;11:357-364.
92. Cheung M, Chan J, Lau W, et al. Primary non-Hodgkin's lymphoma of the nose and nasopharynx: clinical features, tumor immunophenotype, and treatment outcome in 113 patients. *J Clin Oncol*. 1998;16:70-77.
93. Barnes L, Myers E, Prokopakis E. Primary malignant lymphoma of the parotid gland. *Arch Otolaryngol Head Neck Surg*. 1998;124:573-577.
94. Dunn P, Kuo TT, Shih LY, et al. Primary salivary gland lymphoma: a clinicopathologic study of 23 cases in Taiwan. *Acta Haematol*. 2004;112:203-208.
95. Hew W, Carey F, Kernohan N, et al. Primary T cell lymphoma of salivary gland: a report of a case and review of the literature. *J Clin Pathol*. 2002;55:61-63.
96. Carbone A, Gloghini A, Ferlito A. Pathological features of lymphoid proliferations of the salivary glands: lymphoepithelial sialadenitis versus low-grade B-cell lymphoma of the MALT type. *Ann Otol Rhinol Laryngol*. 2000;109:1170-1175.
97. Kitagawa S, Zen Y, Harada K, et al. Abundant IgG4-positive plasma cell infiltration characterizes chronic sclerosing sialadenitis (Kuttner's tumor). *Am J Surg Pathol*. 2005;29:783-791.
98. Takahashi H, Fujita S, Okabe H, et al. Immunophenotypic analysis of extranodal non-Hodgkin's lymphomas in the oral cavity. *Pathol Res Pract*. 1993;189:300-311.
99. Wolvius E, van der Valk P, van der Wal J, et al. Primary extranodal non-Hodgkin's lymphoma of the oral cavity. An analysis of 34 cases. *Oral Oncol Eur J Cancer*. 1994;30B:121-125.
100. Gulley M, Sargeant K, Grider D, et al. Lymphomas of the oral soft tissues are not preferentially associated with latent or replicative Epstein-Barr virus. *Oral Surg Oral Med Oral Pathol Oral Radiol Endod*. 1995;80:425-431.
101. Leong I, Fernandes B, Mock D. Epstein-Barr virus detection in non-Hodgkin's lymphoma of the oral cavity: an immunocytochemical and in situ hybridization study. *Oral Surg Oral Med Oral Pathol Oral Radiol Endod*. 2001;92:184-193.
102. Takahashi H, Kawazoe K, Fujita S, et al. Expression of BCL2 oncogene product in primary non-Hodgkin's malignant lymphoma of the oral cavity. *Pathol Res Pract*. 1996;192:44-53.
103. Lozada-Nur F, de Sanz S, Silverman Jr S, et al. Intraoral non-Hodgkin's lymphoma in seven patients with acquired immunodeficiency syndrome. *Oral Surg Oral Med Oral Pathol Oral Radiol Endod*. 1996;82:173-178.
104. Delecluse H, Anagnostopoulos I, Dallenbach F, et al. Plasmablastic lymphomas of the oral cavity: a new entity associated with the human immunodeficiency virus infection. *Blood*. 1997;89:1413-1420.
105. Rosenburg A, Biesma D, Sie-Go D, et al. Primary extranodal CD30-positive T-cell non-Hodgkin's lymphoma of the oral mucosa. Report of two cases. *Int J Oral Maxillofac Surg*. 1996;25:57-59.
106. Shindoh M, Takami T, Arisue M, et al. Comparison between submucosal (extra-nodal) and nodal non-Hodgkin's lymphoma (NHL) in the oral and maxillofacial region. *J Oral Pathol Med*. 1997;26:283-289.
107. Quarterman M, Lesher J Jr, Davis L, et al. Rapidly progressive CD8-positive cutaneous T-cell lymphoma with tongue involvement. *Am J Dermatol*. 1995;17:287-291.
108. Sirois D, Miller A, Harwick R, et al. Oral manifestations of cutaneous T-cell lymphoma. A report of eight cases. *Oral Surg Oral Med Oral Pathol*. 1993;75:700-705.
109. Stein H, Harris N, Campo E. Plasmablastic lymphoma. In: Swerdlow SH, Campo E, Harris NL, eds. *WHO Classification of Tumours of Haematopoietic and Lymphoid Tissues*. Lyon, France: IARC; 2008.
110. Thieblemont C, Mayer A, Dumontet C, et al. Primary thyroid lymphoma is a heterogeneous disease. *J Clin Endocrinol Metab*. 2002;87:105-111.
111. Derringer G, Thompson L, Frommelt R, et al. Malignant lymphoma of the thyroid gland. *Am J Surg Pathol*. 2000;24:623-639.
112. Pederson R, Pederson N. Primary non-Hodgkin's lymphoma of the thyroid gland: a population based study. *Histopathology*. 1996;28:25-32.
113. Skacel M, Ross C, Hsi E. A reassessment of primary thyroid lymphoma: high-grade MALT-type lymphoma as a distinct subtype of diffuse large B-cell lymphoma. *Histopathology*. 2000;37:10-18.
114. Isaacson P, Androulakis-Papachristou A. Follicular colonization in thyroid lymphoma. *Am J Pathol*. 1992;141:43-52.
115. Streubel B, Vinatzer U, Lamprecht A, et al. t(3;14)(p14.1;q32) Involving IGH and FOXP1 is a novel recurrent chromosomal aberration in MALT lymphoma. *Leukemia*. 2005;19:652-658.
116. Ansell S, Habermann T, Hoyer J, et al. Primary laryngeal lymphoma. *Laryngoscope*. 1997;107:1502-1506.
117. Diebold J, Audouin J, Viry B, et al. Primary lymphoplasmacytic lymphoma of the larynx: a rare localization of MALT-type lymphoma. *Ann Otol Rhinol Laryngol*. 1990;99(7 pt 1):577-580.
118. Kato S, Sakura M, Takooda S, et al. Primary non-Hodgkin's lymphoma of the larynx. *J Laryngol Otol*. 1997;111:571-574.
119. Kawaida M, Fukuda H, Shiotani A, et al. Isolated non-Hodgkin's malignant lymphoma of the larynx presenting as a large pedunculated tumor. *ORL*. 1996;58:171-174.
120. Smith M, Browne J, Teot L. A case of primary laryngeal T-cell lymphoma in a patient with acquired immunodeficiency syndrome. *Am J Otolaryngol*. 1996;17:332-334.
121. Palenzuela G, Bernard F, Gardiner Q, et al. Malignant B cell non-Hodgkin's lymphoma of the larynx in children with Wiskott Aldrich syndrome. *Int J Pediatr Otorhinolaryngol*. 2003;67:989-993.
122. Morgan K, MacLennan K, Narula A, et al. Non-Hodgkin's lymphoma of the larynx (stage 1E). *Cancer*. 1989;64:1123-1127.
123. Zinzani P, Magagnoli M, Galieni P, et al. Nongastrointestinal low-grade mucosa-associated lymphoid tissue lymphoma: analysis of 75 patients. *J Clin Oncol*. 1999;17:1254.
124. Mok J, Pak M, Chan K, et al. Unusual T-and T/NK-cell non-Hodgkin's lymphoma of the larynx: a diagnostic challenge for clinicians and pathologists. *Head Neck*. 2001;23:625-628.
125. Nakamura S, Suchi T, Koshikawa T, et al. Clinicopathologic study of CD56 (NCAM)-positive angiocentric lymphoma occurring in sites other than upper and lower respiratory tract. *Am J Surg Pathol*. 1995;19:284-296.
126. Isaacson P, Norton A. *Extranodal Lymphomas*. Edinburgh: Churchill Livingstone; 1994:340.
127. Cavalot A, Preti G, Vione N, et al. Isolated primary non-Hodgkin's malignant lymphoma of the larynx. *J Laryngol Otol*. 2001;115:324-326.
128. Fidias P, Wright C, Harris N, et al. Primary tracheal non-Hodgkin's lymphoma. A case report and review of the literature. *Cancer*. 1996;77:2332-2338.
129. Kaplan M, Pettit C, Zukerberg L, et al. Primary lymphoma of the trachea with morphologic and immunophenotypic characteristics of low-grade B-cell lymphoma of mucosa-associated lymphoid tissue. *Am J Surg Pathol*. 1992;16:71-75.
130. Louie BE, Harlock J, Hosein A, et al. Laser therapy for an obstructing primary tracheal lymphoma in a patient with AIDS. *Can Respir J*. 2005;12:86-88.
131. Okubo K, Miyamoto N, Komaki C. Primary mucosa-associated lymphoid tissue (MALT) lymphoma of the trachea: a case of surgical resection and long term survival. *Thorax*. 2005;60:82-83.
132. Cordier J, Chailleux E, Lauque D, et al. Primary pulmonary lymphomas: a clinical study of 70 cases in nonimmunocompromised patients. *Chest*. 1993;103:201-208.
133. Rush W, Andriko J, Taubenberger J, et al. Primary anaplastic large cell lymphoma of the lung: a clinicopathologic study of five patients. *Mod Pathol*. 2000;13:1285-1292.
134. Li G, Hansmann M, Zwingers T, et al. Primary lymphomas of the lung: morphological, immunohistochemical and clinical features. *Histopathology*. 1990;16:519-531.
135. Habermann T, Ryu J, Inwards J, et al. Primary pulmonary lymphoma. *Semin Oncol*. 1999;26:307-315.
136. Wislez M, Cadranel J, Antoine M, et al. Lymphoma of pulmonary mucosa-associated lymphoid tissue: CT scan findings and pathological correlations. *Eur Respir J*. 1999;14:423-429.
137. Begueret H, Vergier B, Parrens M, et al. Primary lung small B-cell lymphoma versus lymphoid hyperplasia. *Am J Surg Pathol*. 2002;26:76-81.
138. Kurtin P, Myers J, Adlakha H, et al. Pathologic and clinical features of primary pulmonary extranodal marginal zone B-cell lymphoma of MALT type. *Am J Surg Pathol*. 2001;25:997-1008.
139. Ferraro P, Trastek V, Adlakha H, et al. Primary non-Hodgkin's lymphoma of the lung. *Ann Thorac Surg*. 2000;69:993-997.
140. Teruya-Feldstein J, Temeck B, Sloas M, et al. Pulmonary malignant lymphoma of mucosa-associated lymphoid tissue (MALT) arising in a pediatric HIV-positive patient. *Am J Surg Pathol*. 1995;19:357-363.
141. Kim JH, Lee SH, Park J, et al. Primary pulmonary non-Hodgkin's lymphoma. *Jpn J Clin Oncol*. 2004;34:510-514.
142. Zinzani PL, Tani M, Gabriele A, et al. Extranodal marginal zone B-cell lymphoma of MALT-type of the lung: single-center experience with 12 patients. *Leuk Lymphoma*. 2003;44:821-824.
143. Ray P, Antoine M, Mary-Krause M, et al. AIDS-related primary pulmonary lymphoma. *Am J Respir Crit Care Med*. 1998;158:1221-1229.
144. Lim J, Lacy M, Kurtin P, et al. Pulmonary marginal zone lymphoma of MALT type as a cause of localised pulmonary amyloidosis. *J Clin Pathol*. 2001;54:642-646.
145. Okabe M, Inagaki H, Ohshima K, et al. API2-MALT1 fusion defines a distinctive clinicopathologic subtype in pulmonary extranodal marginal zone B-cell lymphoma of mucosa-associated lymphoid tissue. *Am J Pathol*. 2003;162:1113-1122.
146. Ye H, Liu H, Attygalle A, et al. Variable frequencies of t(11;18)(q21;q21) in MALT lymphomas of different sites: significant association with CagA strains of *H. pylori* in gastric MALT lymphoma. *Blood*. 2003;102:1012-1018.
147. Bazot M, Cadranel J, Benayoun S, et al. Primary pulmonary AIDS-related lymphoma. Radiographic and CT findings. *Chest*. 1999;116:1282-1286.
148. Inagaki H, Chan J, Ng J, et al. Primary thymic extranodal marginal-zone B-cell lymphoma of mucosa-associated lymphoid tissue type exhibits distinctive clinicopathological and molecular features. *Am J Pathol*. 2002;160:1435-1443.
149. Kaplan LD, Afridi NA, Holmvang G, et al. Case Records of the Massachusetts General Hospital. Weekly clinicopathological exercises. Case 31-2003. A 44-year-old man with HIV infection and a right atrial mass. *N Engl J Med*. 2003;349:1369-1377.
150. Rolla G, Bertero M, Pastena G, et al. Primary lymphoma of the heart. A case report and review of the literature. *Leuk Res*. 2002;26:117-120.
151. Gowda RM, Khan IA. Clinical perspectives of primary cardiac lymphoma. *Angiology*. 2003;54:599-604.

152. Chim C, Chan A, Kwong Y, et al. Primary cardiac lymphoma. *Am J Hematol*. 1997;54:79-83.
153. Nart D, Nalbantgil S, Yagdi T, et al. Primary cardiac lymphoma in a heart transplant recipient. *Transplant Proc*. 2005;37:1362-1364.
154. Ikeda H, Nakamura S, Nishimaki H, et al. Primary lymphoma of the heart: case report and literature review. *Pathol Int*. 2004;54:187-195.
155. Saito T, Tamaru J, Kayao J, et al. Cytomorphologic diagnosis of malignant lymphoma arising in the heart: a case report. *Acta Cytol*. 2001;45:1043-1048.
156. Bassi D, Lentzner BJ, Mosca RS, et al. Primary cardiac precursor B lymphoblastic lymphoma in a child: a case report and review of the literature. *Cardiovasc Pathol*. 2004;13:116-119.
157. Meshref M, Sassolas F, Schell M, et al. Primary cardiac Burkitt lymphoma in a child. *Pediatr Blood Cancer*. 2004;42:380-383.
158. Nagano M, Uike N, Suzumiya J, et al. Successful treatment of a patient with cardiac lymphoma who presented with a complete atrioventricular block. *Am J Hematol*. 1998;59:171-174.
159. Jurkovich D, deMarchena E, Bilsker M, et al. Primary cardiac lymphoma diagnosed by percutaneous intracardiac biopsy with combined fluoroscopic and transesophageal echocardiographic imaging. *Catheter Cardiovasc Interv*. 2000;50:226-233.
160. Saotome M, Yoshitomi Y, Kojima S, et al. Primary cardiac lymphoma—a case report. *Angiology*. 2002;53:239-241.
161. Anghel G, Zoli V, Petti N, et al. Primary cardiac lymphoma: report of two cases occurring in immunocompetent subjects. *Leuk Lymphoma*. 2004;45:781-788.
162. Telesinghe PU, Anthony PP. Primary lymphoma of the breast. *Histopathology*. 1985;9:297-307.
163. Liu F, Clark R. Primary lymphoma of the breast. *Clin Radiol*. 1986;37:567-570.
164. Wiseman C, Liao K. Primary lymphoma of the breast. *Cancer*. 1972;29:1705-1712.
165. Liu M, Hsieh C, Wang A, et al. Primary breast lymphoma: a pooled analysis of prognostic factors and survival in 93 cases. *Ann Saudi Med*. 2005;25:288-293.
166. Mattia A, Ferry J, Harris N. Breast lymphoma: a B-cell spectrum including the low grade B-cell lymphoma of mucosa associated lymphoid tissue. *Am J Surg Pathol*. 1993;17:574-587.
167. Wang LA, Harris NL, Ferry JA. Lymphoma of the breast and the role of mammography in the detection of low-grade lymphomas. *Mod Pathol*. 2004;17:276A.
168. Hugh J, Jackson F, Hanson J, et al. Primary breast lymphoma—an immunohistologic study of 20 new cases. *Cancer*. 1990;66:2602-2611.
169. Talwalkar SS, Miranda RN, Valbuena JR, et al. Lymphomas involving the breast: a study of 106 cases comparing localized and disseminated neoplasms. *Am J Surg Pathol*. 2008;32:1299-1309.
170. Lyons J, Myles J, Pohlman B, et al. Treatment and prognosis of primary breast lymphoma—a review of 13 cases. *Am J Clin Oncol*. 2000;23:334-336.
171. el Ghazawy I, Singletary S. Surgical management of primary lymphoma of the breast. *Ann Surg*. 1991;214:724-726.
172. Jeon H, Akagi T, Hoshida Y, et al. Primary non-Hodgkin's malignant lymphoma of the breast. *Cancer*. 1992;70:2451-2459.
173. Ribrag V, Bibeau F, El Weshi A, et al. Primary breast lymphoma: a report of 20 cases. *Br J Haematol*. 2001;115:253-256.
174. Kirkpatrick A, Bailey D, Weizel H. Bilateral primary breast lymphoma in pregnancy: a case report and literature review. *Can J Surg*. 1996;39:333-335.
175. Brogi E, Harris N. Lymphomas of the breast: pathology and clinical behavior. *Semin Oncol*. 1999;26:357-364.
176. Wong AK, Lopategui J, Clancy S, et al. Anaplastic large cell lymphoma associated with a breast implant capsule: a case report and review of the literature. *Am J Surg Pathol*. 2008;32:1265-1268.
177. Alm P, Brandt L, Olsson H. Immunoglobulin A-producing probably primary lymphoma of the breast. *Virchows Arch*. 1983;399:355-360.
178. Schwartz I, Strauchen J. Lymphocytic mastopathy. *Am J Clin Pathol*. 1990;93:725-730.
179. Crump M, Gospodarowicz M, Shepherd F. Lymphoma of the gastrointestinal tract. *Semin Oncol*. 1999;26:324-337.
180. Golioto M, McGrath K. Primary lymphoma of the esophagus in a chronically immunosuppressed patient with hepatitis C infection: case report and review of the literature. *Am J Med Sci*. 2001;321:203-205.
181. Koh P, Horsman J, Radstone C, et al. Localised extranodal non-Hodgkin's lymphoma of the gastrointestinal tract: Sheffield lymphoma group experience (1989-1998). *Int J Oncol*. 2001;18:743-748.
182. Domizio P, Owen RA, Shepherd NA, et al. Primary lymphoma of the small intestine. A clinicopathologic study of 119 cases. *Am J Surg Pathol*. 1993;17:429-442.
183. Hansen P, Vogt K, Skov R, et al. Primary gastrointestinal non-Hodgkin's lymphoma in adults: a population-based clinical and histopathologic study. *J Intern Med*. 1998;244:71-78.
184. Kojima M, Nakamura S, Kurabayashi Y, et al. Primary malignant lymphoma of the intestine: clinicopathologic and immunohistochemical studies of 39 cases. *Pathol Int*. 1995;45:123-130.
185. Lewin K, Ranchod M, Dorfman R. Lymphomas of the gastrointestinal tract. *Cancer*. 1978;42:693-707.
186. Nakamura S, Matsumoto T, Takeshita M, et al. A clinicopathologic study of primary small intestine lymphoma: prognostic significance of mucosa-associated lymphoid tissue-derived lymphoma. *Cancer*. 2000;88:286-294.
187. Shepherd N, Hall P, Coates P, et al. Primary malignant lymphoma of the colon and rectum. A histopathological and immunohistochemical analysis of 45 cases with clinicopathological correlations. *Histopathology*. 1988;12:235-252.
188. Koch P, del Valle F, Berdel W, et al. Primary gastrointestinal Non-Hodgkin's lymphoma: I. Anatomic and histologic distribution, clinical features, and survival data of 371 patients registered in the German multicenter study GIT NHL 01/92. *J Clin Oncol*. 2001;19:3861-3873.
189. Ferreri A, Freschi M, Dell'Oro S, et al. Prognostic significance of the histopathologic recognition of low- and high-grade components in stage I-II B-cell gastric lymphomas. *Am J Surg Pathol*. 2001;25:95-102.
190. Takeshita M, Iwashita A, Kurihara K, et al. Histologic and immunohistologic findings and prognosis of 40 cases of gastric large B-cell lymphoma. *Am J Surg Pathol*. 2000;24:1641-1649.
191. Yoshino T, Omonishi K, Kobayashi K, et al. Clinicopathological features of gastric mucosa-associated lymphoid tissue (MALT) lymphoma: high-grade transformation and comparison with diffuse large B-cell lymphomas without MALT lymphoma features. *J Clin Pathol*. 2000;53:187-190.
192. Chan J. Gastrointestinal lymphomas: an overview with emphasis on new findings and diagnostic problems. *Semin Diagn Pathol*. 1996;13:260-296.
193. Hsi E, Eisbruch A, Greenson J, et al. Classification of primary gastric lymphomas according to histologic features. *Am J Surg Pathol*. 1998;22:17-27.
194. Liang R, Chan W, Kwong Y, et al. High incidence of BCL6 gene rearrangement in diffuse large B-cell lymphoma of primary gastric origin. *Cancer Genet Cytogenet*. 1997;97:114-118.
195. Starostik P, Greiner A, Schultz A, et al. Genetic aberrations common in gastric high-grade large B-cell lymphoma. *Blood*. 2000;95:1180-1187.
196. Hoeve M, Gisbertz I, Schouten H, et al. Gastric low-grade MALT lymphoma, high-grade MALT lymphoma and diffuse large B cell lymphoma show different frequencies of trisomy. *Leukemia*. 1999;13:799-807.
197. Isaacson PG. Gastrointestinal lymphoma. *Hum Pathol*. 1994;25:1020-1029.
198. Yoshino T, Miyake K, Ichimura K, et al. Increased incidence of follicular lymphoma in the duodenum. *Am J Surg Pathol*. 2000;24:688-693.
199. Fan C-W, Changchien C, Wang J-Y, et al. Primary colorectal lymphoma. *Dis Colon Rectum*. 2000;43:1277-1282.
200. Smith D, Cataldo P. Perianal lymphoma in a heterosexual and nonimmunocompromised patient: report of a case and review of the literature. *Dis Colon Rectum*. 1999;42:952-954.
201. Dong HY, Scadden DT, de Leval L, et al. Plasmablastic lymphoma in HIV-positive patients: an aggressive Epstein-Barr virus-associated extramedullary plasmacytic neoplasm. *Am J Surg Pathol*. 2005;29:1633-1641.
202. Lenzen R, Borchard F, Lubke H, et al. Colitis ulcerosa complicated by malignant lymphoma: case report and analysis of published works. *Gut*. 1995;36:306-310.
203. Wagonfeld J, Platz C, Fishman F, et al. Multicentric colonic lymphoma complicating ulcerative colitis. *Am J Dig Dis*. 1977;22:502-508.
204. Farrell R, Ang Y, Kileen P, et al. Increased incidence of non-Hodgkin's lymphoma in inflammatory bowel disease patients on immunosuppressive therapy but overall risk is low. *Gut*. 2000;47:514-519.
205. Shia J, Teruya-Feldstein J, Pan D, et al. Primary follicular lymphoma of the gastrointestinal tract. *Am J Surg Pathol*. 2002;26:216-224.
206. Bende R, Smit L, Bossenbroek J, et al. Primary follicular lymphoma of the small intestine: alpha4beta7 expression and immunoglobulin configuration suggest an origin from local antigen-experienced B cells. *Am J Pathol*. 2003;162:105-113.
207. Chott A, Raderer M, Jager U, et al. Follicular lymphoma of the duodenum: a distinct extranodal B-cell lymphoma? *Mod Pathol*. 2001;14:160A.
208. Misdraji J, del Castillo C, Ferry J. Follicle center lymphoma of the ampulla of Vater presenting with jaundice. *Am J Surg Pathol*. 1997;21:484-488.
209. Diebold J, Jaffe E, Raphael M, et al. Burkitt lymphoma. In: Jaffe E, et al, eds. *Pathology and Genetics: Tumours of Haematopoietic and Lymphoid Tissues*. Lyon, France: IARC Press; 2001:181-184.
210. Kitamura Y, Ohta T, Terada T. Primary T-cell non-Hodgkin's malignant lymphoma of the appendix. *Pathol Int*. 2000;50:313-317.
211. Muller G, Dargent J, Duwel V, et al. Leukaemia and lymphoma of the appendix presenting as acute appendicitis or acute abdomen. *J Cancer Res Clin Oncol*. 1997;123:560-564.
212. Pasquale M, Shabahang M, Bitterman P, et al. Primary lymphoma of the appendix: case report and review of the literature. *Surg Oncol*. 1994;3:243-248.
213. Kumar S, Fend F, Quintanilla-Martinez L, et al. Epstein-Barr virus positive primary gastrointestinal Hodgkin's disease: association with inflammatory bowel disease and immunosuppression. *Am J Surg Pathol*. 2000;24:66-73.
214. Kelly MD, Stuart M, Tschuchnigg M, et al. Primary intestinal Hodgkin's disease complicating ileal Crohn's disease. *Aust N Z J Surg*. 1997;67:485-489.
215. Li S, Borowitz M. Primary Epstein-Barr virus-associated Hodgkin's disease of the ileum complicating Crohn disease. *Arch Pathol Lab Med*. 2001;125:424-427.
216. Venizelos I, Tamiolakis D, Bolioti S, et al. Primary gastric Hodgkin's lymphoma: a case report and review of the literature. *Leuk Lymphoma*. 2005;46:147-150.
217. Huang C-B, Eng H-L, Chuang J-H, et al. Primary Burkitt's lymphoma of the liver: report of a case with long-term survival after surgical resection and combination chemotherapy. *J Pediatr Hematol Oncol*. 1997;19:135-138.
218. Memeo L, Pecorello I, Ciardi A, et al. Primary non-Hodgkin's lymphoma of the liver. *Acta Oncol*. 1999;38:655-658.
219. Osborne BM, Butler JJ, Guarda LA. Primary lymphoma of the liver. Ten cases and a review of the literature. *Cancer*. 1985;56:2902-2910.
220. Page R, Romaguera J, Osborne B, et al. Primary hepatic lymphoma favorable outcome after combination chemotherapy. *Cancer*. 2001;92:2023-2029.
221. Isaacson PG, Banks PM, Best PV, et al. Primary low-grade hepatic B-cell lymphoma of mucosa-associated lymphoid tissue (MALT)-type. *Am J Surg Pathol*. 1995;19:571-575.
222. Ohsawa M, Aozasa K, Horiuchi K, et al. Malignant lymphoma of the liver. Report of five cases and review of the literature. *Dig Dis Sci*. 1992;37:1105-1109.
223. Rodriguez J, Rawls D, Speights V. Primary lymphoma of the liver mimicking metastatic liver disease. *South Med J*. 1995;88:677-680.
224. Bowman SJ, Levison DA, Cotter FE, et al. Primary T cell lymphoma of the liver in a patient with Felty's syndrome. *Br J Rheumatol*. 1994;33:157-160.
225. Kim JH, Kim HY, Kang I, et al. A case of primary hepatic lymphoma with hepatitis C liver cirrhosis. *Am J Gastroenterol*. 2000;95:2377-2380.
226. Murakami J, Fukushima N, Ueno H, et al. Primary hepatic low-grade B-cell lymphoma of the mucosa-associated tissue type: a case report and review of the literature. *Int J Hematol*. 2002;75:85-90.
227. Scerpella EG, Villareal AA, Casanova PF, et al. Primary lymphoma of the liver in AIDS. Report of one new case and review of the literature. *J Clin Gastroenterol*.

1996;22:51-53.
228. Ye M, Suriawinata A, Black C, et al. Primary hepatic marginal zone B-cell lymphoma of mucosa-associated lymphoid tissue type in a patient with primary biliary cirrhosis. *Arch Pathol Lab Med*. 2000;124:604-608.
229. Maes M, Depardieu J, Hermans M, et al. Primary low-grade B-cell lymphoma of MALT-type occurring in the liver. *J Hepatol*. 1997;27:922-927.
230. Abe Y, Takatsuki H, Okada Y, et al. Mucosa-associated lymphoid tissue type lymphoma of the gallbladder associated with acute myeloid leukemia. *Intern Med*. 1999;38:442-444.
231. Bickel A, Eitan A, Tsilman B, et al. Low-grade B cell lymphoma of mucosa-associated lymphoid tissue (MALT) arising in the gallbladder. *Hepatogastroenterology*. 1999;46:1643-1646.
232. Chatila R, Fiedler P, Vender R. Primary lymphoma of the gallbladder: case report and review of the literature. *Am J Gastroenterol*. 1996;91:2242-2244.
233. Chim C, Liang R, Loong F, et al. Primary mucosa-associated lymphoid tissue lymphoma of the gallbladder. *Am J Med*. 2002;112:505-507.
234. McCluggage W, Mackel E, McCusker G. Primary low grade malignant lymphoma of mucosa-associated lymphoid tissue of gallbladder. *Histopathology*. 1996;29:285-287.
235. O'Boyle M: Gallbladder wall mass on sonography representing large-cell non-Hodgkin's lymphoma in an AIDS patient. *J Ultrasound Med*. 1994;13:67-68.
236. Eliason S, Grosso L. Primary biliary malignant lymphoma clinically mimicking cholangiocarcinoma. *Ann Diagn Pathol*. 2001;5:25-33.
237. Nguyen G. Primary extranodal non-Hodgkin's lymphoma of the extrahepatic bile ducts. *Cancer*. 1982;50:2218-2222.
238. Baylor S, Berg J. Cross-classification and survival characteristics of 5000 cases of cancer of the pancreas. *Surg Oncol*. 1973;5:335-358.
239. Borrowdale R, Strong R. Primary lymphoma of the pancreas. *Aust N Z J Surg*. 1994;64:444-446.
240. Jones W, Sheikh M, McClave S. AIDS-related non-Hodgkin's lymphoma of the pancreas. *Am J Gastroenterol*. 1997;92:335-338.
241. Nishimura R, Takakuwa T, Hoshida Y, et al. Primary pancreatic lymphoma: clinicopathological analysis of 19 cases from Japan and review of the literature. *Oncology*. 2001;60:322-329.
242. Pecorari P, Gorji N, Melato M. Primary non-Hodgkin's lymphoma of the head of the pancreas: a case report and review of literature. *Oncol Rep*. 1999;6:1111-1115.
243. Yusuf S, Harrison J, Manhire A, et al. Primary B-cell immunoblastic lymphoma of pancreas. *Eur J Surg Oncol*. 1991;17:555-557.
244. Nakatsuka S, Hongyo T, Syaifudin M, et al. Mutations of p53, c-kit, K-ras, and B-catenin in non-Hodgkin's lymphoma of adrenal gland. *Jpn J Cancer Res*. 2002;93:267-274.
245. Yamamoto E, Ozaki N, Nakagawa M, et al. Primary bilateral adrenal lymphoma associated with idiopathic thrombocytopenic purpura. *Leuk Lymphoma*. 1999;35:403-408.
246. Wu H, Shih L, Chen T, et al. A patient with bilateral primary adrenal lymphoma, presenting with fever of unknown origin and achieving long-term disease-free survival after resection and chemotherapy. *Ann Hematol*. 1999;78:289-292.
247. Ohsawa M, Tomita Y, Hashimoto M, et al. Malignant lymphoma of the adrenal gland: its possible correlation with the Epstein-Barr virus. *Mod Pathol*. 1996;9:534-543.
248. Al-Fiar FZ, Pantalony D, Shepherd F. Primary bilateral adrenal lymphoma. *Leuk Lymphoma*. 1997;27:543-549.
249. Fujiwara T, Kawamura M, Sasaki A, et al. Transient spontaneous regression of aggressive non-Hodgkin's lymphoma confined to the adrenal glands. *Ann Hematol*. 2001;80:561-564.
250. Abbas Z, Johnston DA, Murray FE. Renal lymphoma: an unusual cause of extrahepatic biliary obstruction. *Postgrad Med J*. 1996;72:617-618.
251. Ahmad AH, Maclennan GT, Listinsky C. Primary renal lymphoma: a rare neoplasm that may present as a primary renal mass. *J Urol*. 2005;173:239.
252. Dimopoulos MA, Moulopoulos LA, Constantinides C, et al. Primary renal lymphoma: a clinical and radiological study. *J Urol*. 1996;155:1865-1867.
253. Ferry J, Young R. Malignant lymphoma of the genitourinary tract. *Curr Diagn Pathol*. 1997;4:145-169.
254. Ferry JA, Harris NL, Papanicolaou N, et al. Lymphoma of the kidney. A report of 11 cases. *Am J Surg Pathol*. 1995;19:134-144.
255. Okuno SH, Hoyer JD, Ristow K, et al. Primary renal non-Hodgkin's lymphoma. An unusual extranodal site. *Cancer*. 1995;75:2258-2261.
256. Parveen T, Navarro-Roman L, Medeiros L, et al. Low-grade B-cell lymphoma of mucosa-associated lymphoid tissue arising in the kidney. *Arch Pathol Lab Med*. 1993;117:780-783.
257. Porcaro A, D'Amico A, Novella G, et al. Primary lymphoma of the kidney. Report of a case and update of the literature. *Arch Ital Urol Androl*. 2002;74:44-47.
258. Venizelos I, Rombis V, Tulupidis S, et al. Primary anaplastic large cell lymphoma of the kidney. *Leuk Lymphoma*. 2003;44:353-355.
259. Yasunaga Y, Hoshida H, Hashimoto M, et al. Malignant lymphoma of the kidney. *J Surg Oncol*. 1997;64:207-211.
260. Onishi T, Yonemura S, Sakata Y, et al. Renal lymphoma associated with Castleman's disease. *Scand J Urol Nephrol*. 2004;38:90-91.
261. Tuzel E, Mungan MU, Yorukoglu K, et al. Primary renal lymphoma of mucosa-associated lymphoid tissue. *Urology*. 2003;61:463.
262. Morel P, Dupriez B, Herbrecht R, et al. Aggressive lymphomas with renal involvement: a study of 48 patients treated with the LNH-84 and LNH-87 regimens. *Br J Cancer*. 1994;70:154-159.
263. Geffen DB, Fisher RI, Longo DL, et al. Renal involvement in diffuse aggressive lymphomas: results of treatment with combination chemotherapy. *J Clin Oncol*. 1985;3:646-653.
264. Matsushima H, Fujita K, Kunitake T, et al. Renal lymphoma. Report of 2 cases and review of the literature. *Nippon Hinyokika Gakkai Zasshi*. 1992;83:1521-1524.
265. Bhattachary V, Gammall MM. Case report. Bilateral non-Hodgkin's intrinsic lymphoma of ureters. *Br J Urol*. 1995;75:673-674.
266. Lebowitz JA, Rofsky NM, Weinreb JC, et al. Ureteral lymphoma: MRI demonstration. *Abdom Imaging*. 1995;20:173-175.
267. Chaitin BA, Manning JT, Ordonez NG. Hematologic neoplasms with initial manifestations in the lower urinary tract. *Urology*. 1984;23:35-42.
268. Feddersen RM, Smith AY. Ureteral obstruction and hydronephrosis as a complication of lymphomatoid granulomatosis: a case report and literature review. *J Urol*. 1992;147:118-119.
269. Kempton C, Kurtin P, Inwards D, et al. Malignant lymphoma of the bladder: evidence from 36 cases that low-grade lymphoma of the MALT-type is the most common primary bladder lymphoma. *Am J Surg Pathol*. 1997;21:1324-1333.
270. Al-Maghrabi J, Kamel-Reid S, Jewett M, et al. Primary low-grade B-cell lymphoma of mucosa-associated lymphoid tissue type arising in the urinary bladder: report of 4 cases with molecular genetic analysis. *Arch Pathol Lab Med*. 2001;125:332-336.
271. Bates A, Norton A, Baithun S. Malignant lymphoma of the urinary bladder: a clinicopathological study of 11 cases. *J Clin Pathol*. 2000;53:458-461.
272. Hatcher PA, Wilson DD. Primary lymphoma of the male urethra. *Urology*. 1997;49:142-144.
273. Kakizaki H, Nakada T, Sugano O, et al. Malignant lymphoma in the female urethra. *Int J Urol*. 1994;1:281-282.
274. Kitamura H, Umehara T, Miyake M, et al. Non-Hodgkin's lymphoma arising in the urethra of a man. *J Urol*. 1996;156:175-176.
275. Pawade J, Banerjee SS, Harris M, et al. Lymphomas of mucosa-associated lymphoid tissue arising in the urinary bladder. *Histopathology*. 1993;23:147-151.
276. Oscier D, Bramble J, Hodges E, et al. Regression of mucosa-associated lymphoid tissue lymphoma of the bladder after antibiotic therapy. *J Clin Oncol*. 2002;20:882.
277. Simpson RHW, Bridger JE, Anthony PP, et al. Malignant lymphoma of the lower urinary tract. A clinicopathologic study with review of the literature. *Br J Urol*. 1990;65:254-260.
278. Isaacson PG. Critical commentary to "Primary malignant lymphoma of the bladder". *Pathol Res Pract*. 1996;192:164-165.
279. Kuhara H, Tamura Z, Suchi T, et al. Primary malignant lymphoma of the urinary bladder. A case report. *Acta Pathol Jpn*. 1990;40:764-769.
280. Ohsawa M, Mishima K, Suzuki A, et al. Malignant lymphoma of the urethra: report of a case with detection of Epstien-Barr virus genome in the tumour cells. *Histopathology*. 1994;24:525-529.
281. Vapnek JM, Turzan CW. Primary malignant lymphoma of the female urethra: report of a case and review of the literature. *J Urol*. 1992;147:701-703.
282. Zukerberg LR, Harris NL, Young RH. Carcinomas of the urinary bladder simulating malignant lymphoma. A report of five cases. *Am J Surg Pathol*. 1991;15:569-576.
283. Zucca E, Conconi A, Mughal TI, et al. Patterns of outcome and prognostic factors in primary large-cell lymphoma of the testis in a survey by the International Extranodal Lymphoma Study Group. *J Clin Oncol*. 2003;21:20-27.
284. Dalle J, Mechinaud F, Michon J, et al. Testicular disease in childhood B-cell non-Hodgkin's lymphoma: the French Society of Pediatric Oncology experience. *J Clin Oncol*. 2001;19:2397-2403.
285. Ferry JA, Harris NL, Young RH, et al. Malignant lymphoma of the testis, epididymis, and spermatic cord. A clinicopathologic study of 69 cases with immunophenotypic analysis. *Am J Surg Pathol*. 1994;18:376-390.
286. Fonseca R, Habermann T, Colgan J, et al. Testicular lymphoma is associated with a high incidence of extranodal recurrence. *Cancer*. 2000;88:154-161.
287. Pakzad K, MacLennan GT, Elder JS, et al. Follicular large cell lymphoma localized to the testis in children. *J Urol*. 2002;168:225-228.
288. Pectasides D, Economopoulos T, Kouvatseas G, et al. Anthracycline-based chemotherapy of primary non-Hodgkin's lymphoma of the testis: The Hellenic Cooperative Oncology Group experience. *Oncology*. 2000;58:286-292.
289. Touroutoglou N, Dimopoulos MA, Younes A, et al. Testicular lymphoma: late relapses and poor outcome despite doxorubicin-based therapy. *J Clin Oncol*. 1995;13:1361-1367.
290. Kausch I, Doehn C, Buttner H, et al. Primary lymphoma of the epididymis. *J Urol*. 1998;160:1801-1802.
291. Lands RH. Non-Hodgkin's lymphoma originating in the spermatic cord. *South Med J*. 1996;89:352-353.
292. McDermott MB, O'Briain DS, Shiels OM, et al. Malignant lymphoma of the epididymis. A case report of bilateral involvement by a follicular large cell lymphoma. *Cancer*. 1995;75:2174-2179.
293. Moller MB. Non-Hodgkin's lymphoma of the spermatic cord. *Acta Haematol*. 1994;91:70-72.
294. Novella G, Porcaro A, Righetti R, et al. Primary lymphoma of the epididymis: case report and review of the literature. *Urol Int*. 2001;67:97-99.
295. Vega F, Medeiros L, Abruzzo L. Primary paratesticular lymphoma: a report of 2 cases and review of literature. *Arch Pathol Lab Med*. 2001;125:428-432.
296. Lambrechts AC, Looijenga LHJ, vant's Veer MB, et al. Lymphomas with testicular localisation show a consistent BCL2 expression without a translocation (14,18): a molecular and immunohistochemical study. *Br J Cancer*. 1995;71:73-77.
297. Moertel CL, Watterson J, McCormick SR, et al. Follicular large cell lymphoma of the testis in a child. *Cancer*. 1995;75:1182-1186.
298. Akhtar M, Al-Dayel F, Siegrist K, et al. Neutrophil-rich Ki-1-positive anaplastic large cell lymphoma presenting as a testicular mass. *Mod Pathol*. 1996;9:812-815.
299. Wilkins BS, Williamson JMS, O'Brien CJ. Morphological and immunohistochemical study of testicular lymphomas. *Histopathology*. 1989;15:147-156.
300. Chan J, Sin V, Wong K, et al. Nonnasal lymphoma expressing the natural killer cell marker CD56: a clinicopathologic study of 49 cases of an uncommon aggressive neoplasm. *Blood*. 1997;89:4501-4513.
301. Chan JKC, Tsang WYW, Lau W-H, et al. Aggressive T/natural killer cell lymphoma presenting as testicular tumor. *Cancer*. 1996;77:1198-1205.
302. Zouhair A, Weber D, Belkacemi Y, et al. Outcome and patterns of failure in testicular lymphoma: a multicenter Rare Cancer Network study. *Int J Radiat Oncol Biol*. 2002;52:652-656.
303. Lagrange JL, Ramaioli A, Theodore CH, et al. Non-Hodgkin's lymphoma of the testis: a retrospective study of 84 patients treated in the French anticancer centres. *Ann Oncol*.

2001;12:1313-1319.
304. Moller MB, d'Amore F, Christensen BE. Testicular lymphoma: a population-based study of incidence, clinicopathological correlations and prognosis. *Eur J Cancer*. 1994;30A: 1760-1764.
305. Ferry JA, Young RH, Scully RE. Plasmacytoma of the testis: a report of 7 cases, including 3 that were the initial manifestation of plasma cell myeloma. *Am J Surg Pathol*. 1997;21:590-598.
306. Sarris A, Dimopoulos M, Pugh W, et al. Primary lymphoma of the prostate: good outcome with doxorubicin-based combination chemotherapy. *J Urol*. 1995;153:1852-1854.
307. Chu P, Huang Q, Weiss L. Incidental and concurrent malignant lymphomas discovered at the time of prostatectomy and prostate biopsy. *Am J Surg Pathol*. 2005;29:693-699.
308. Bostwick D, Iczkowski K, Amin M, et al. Malignant lymphoma involving the prostate. *Cancer*. 1998;83:732-738.
309. Bostwick DG, Mann RB. Malignant lymphomas involving the prostate. A study of 13 cases. *Cancer*. 1985;56:2932-2938.
310. Ghose A, Baxter-Smith DC, Eeles H, et al. Lymphoma of the prostate treated with radiotherapy. *Clin Oncol (R Coll Radiol)*. 1995;7:134.
311. Tomaru U, Ishikura H, Kon S, et al. Primary lymphoma of the prostate with features of low grade B-cell lymphoma of mucosa associated lymphoid tissue: a rare cause of urinary obstruction. *J Urol*. 1999;162:496-497.
312. Tissier F, Badoual C, Saporta F, et al. Prostatic lymphoma of mucosa-associated lymphoid tissue: an uncommon location. *Histopathology*. 2002;40:111-113.
313. Kosari F, Daneshbod Y, Parwaresch R, et al. Lymphomas of the female genital tract: a study of 186 cases and review of the literature. *Am J Surg Pathol*. 2005;29:1512-1520.
314. Kaplan MA, Jacobson JO, Ferry JA, et al. T cell lymphoma of the vulva with erythrophagocytosis in a renal allograft recipient. *Am J Surg Pathol*. 1993;17:842-849.
315. Nagarsheth NP, Kalir T, Rahaman J. Post-transplant lymphoproliferative disorder of the cervix. *Gynecol Oncol*. 2005;97:271-275.
316. Mansouri H, Sifat H, Gaye M, et al. Primary malignant lymphoma of the ovary: an unusual presentation of a rare disease. *Eur J Gynaecol Oncol*. 2000;21:616-618.
317. Dimopoulos MA, Daliani D, Pugh W, et al. Primary ovarian non-Hodgkin's lymphoma: outcome after treatment with combination chemotherapy. *Gynecol Oncol*. 1997;64:446-450.
318. Scully RE. Tumors of the ovary and maldeveloped gonads. In: *Atlas of Tumor Pathology*. 2nd Series, Fascicle 16. Washington, DC: Armed Forces Institute of Pathology; 1979:117-127.
319. Osborne BM, Robboy SJ. Lymphomas or leukemia presenting as ovarian tumors. An analysis of 42 cases. *Cancer*. 1983;52:1933-1943.
320. Vang R, Medeiros L, Warnke R, et al. Ovarian non-Hodgkin's lymphoma: a clinicopathologic study of eight primary cases. *Mod Pathol*. 2001;14:1093-1099.
321. Neuhauser TS, Tavassoli FA, Abbondanzo SL. Follicle center lymphoma involving the female genital tract: a morphologic and molecular genetic study of three cases. *Ann Diagn Pathol*. 2000;4:293-299.
322. Fox H, Langley FA, Govan ADT, et al. Malignant lymphoma presenting as an ovarian tumour: a clinicopathologic analysis of 34 cases. *Br J Obstet Gynaecol*. 1988;95:386-390.
323. McKelvey A, McKenna D, McManus D, et al. A case of lymphoma occurring in an ovarian teratoma. *Gynecol Oncol*. 2003;90:474-477.
324. Vang R, Medeiros LJ, Fuller GN, et al. Non-Hodgkin's lymphoma involving the gynecologic tract: a review of 88 cases. *Adv Anat Pathol*. 2001;8:200-217.
325. Vang R, Medeiros LJ, Ha CS, et al. Non-Hodgkin's lymphomas involving the uterus: a clinicopathologic analysis of 26 cases. *Mod Pathol*. 2000;13:19-28.
326. Harris NL, Scully RE. Malignant lymphoma and granulocytic sarcoma of the uterus and vagina. A clinicopathologic analysis of 27 cases. *Cancer*. 1984;53:2530-2545.
327. Makarewicz R, Kuzminska A. Non-Hodgkin's lymphoma of the uterine cervix: a report of three patients. *Clin Oncol (R Coll Radiol)*. 1995;7:198-199.
328. Perren T, Farrant M, McCarthy K, et al. Lymphomas of the cervix and upper vagina: a report of five cases and a review of the literature. *Gynecol Oncol*. 1992;44:87-95.
329. Andrews SJ, Hernandez E, Woods J, et al. Burkitt's-like lymphoma presenting as a gynecologic tumor. *Gynecol Oncol*. 1988;30:131-136.
330. Chandy L, Kumar L, Dawar R. Non-Hodgkin's lymphoma presenting as a primary lesion in uterine cervix: case report. *J Obstet Gynaecol Res*. 1998;24:183-187.
331. Garavaglia E, Taccagni G, Montoli S, et al. Primary stage I-IIE non-Hodgkin's lymphoma of uterine cervix and upper vagina: evidence for a conservative approach in a study on three patients. *Gynecol Oncol*. 2005;97:214-218.
332. Ballesteros E, Osborne BM, Matsushima AY. CD5+ low-grade marginal zone B-cell lymphomas with localized presentation. *Am J Surg Pathol*. 1998;22:201-207.
333. van de Rijn M, Kamel O, Chang P, et al. Primary low grade endometrial B-cell lymphoma. *Am J Surg Pathol*. 1997;21:187-194.
334. Kirk CM, Naumann RW, Hartmann CJ, et al. Primary endometrial T-cell lymphoma. A case report. *Am J Clin Pathol*. 2001;115:561-566.
335. Masunaga A, Abe M, Emiko T, et al. Primary uterine T-cell lymphoma. Case report. *Int J Gynecol Pathol*. 1998;17:376-379.
336. Amichetti M, Chiappe E, Mussari S, et al. Primary non-Hodgkin's lymphoma of the female genital tract. *Oncol Rep*. 1999;6:651-654.
337. Vang R, Medeiros L, Silva E, et al. Non-Hodgkin's lymphoma involving the vagina. A clinicopathologic analysis of 14 patients. *Am J Surg Pathol*. 2000;24:719-725.
338. Kaplan EJ, Chadburn A, Caputo TA. Case report. HIV-related primary non-Hodgkin's lymphoma of the vulva. *Gynecol Oncol*. 1996;61:131-138.
339. Vang R, Medeiros L, Malpica A, et al. Non-Hodgkin's lymphoma involving the vulva. *Int J Gynecol Pathol*. 2000;19:236-242.
340. Prevot S, Hugol D, Audouin J, et al. Primary non Hodgkin's malignant lymphoma of the vagina. Report of 3 cases with review of the literature. *Pathol Res Pract*. 1992;188:78-85.
341. Macleod C, Palmer A, Findlay M. Primary non-Hodgkin's lymphoma of the vulva: a case report. *Int J Gynecol Cancer*. 1998;8:504-508.
342. Lathrop JC. Malignant pelvic lymphomas. *Obstet Gynecol*. 1967;30:137-145.
343. Young RH, Harris NL, Scully RE. Lymphoma-like lesions of the lower female genital tract: a report of 16 cases. *Int J Gynecol Pathol*. 1985;4:289-299.
344. Ferry JA, Harris NL, Scully RE. Leiomyomas with lymphoid infiltration simulating lymphoma. A report of 7 cases. *Int J Gynecol Pathol*. 1989;8:263-270.
345. Brousse C, Baumelou E, Morel P. Primary lymphoma of bone: a prospective study of 28 cases. *Joint Bone Spine*. 2000;67:446-451.
346. Christie DR, Barton MB, Bryant G, et al. Osteolymphoma (primary bone lymphoma): an Australian review of 70 cases. Australasian Radiation Oncology Lymphoma Group (AROLG). *Aust N Z J Med*. 1999;29:214-219.
347. Barbieri E, Cammelli S, Mauro F, et al. Primary non-Hodgkin's lymphoma of the bone: treatment and analysis of prognostic factors for stage I and stage II. *Int J Radiat Oncol Biol Phys*. 2004;59:760-764.
348. Clayton F, Butler J, Ayala A, et al. Non-Hodgkin's lymphoma in bone. *Cancer*. 1987;60:2494-2501.
349. Dosoretz D, Murphy G, Raymond A, et al. Radiation therapy for primary lymphoma of bone. *Cancer*. 1983;51:44-46.
350. Fairbanks R, Bonner J, Inwards C, et al. Treatment of stage IE primary lymphoma of bone. *Int J Radiat Oncol Biol Phys*. 1993;28:363-372.
351. Huebner-Chan D, Fernandes B, Yang G. An immunophenotypic and molecular study of primary large B-cell lymphoma of bone. *Mod Pathol*. 2001;14:1000-1007.
352. Lewis VO, Primus G, Anastasi J, et al. Oncologic outcomes of primary lymphoma of bone in adults. *Clin Orthop Rel Res*. 2003;415:90-97.
353. Mendenhall N, Jones J, Kramer B, et al. The management of primary lymphoma of bone. *Radiother Oncol*. 1987;9:137-145.
354. Ostrowski M, Unni K, Banks P, et al. Malignant lymphoma of bone. *Cancer*. 1986;58:2646-2655.
355. Pettit C, Zukerberg L, Gray M, et al. Primary lymphoma of bone: a B cell tumor with a high frequency of multilobated cells. *Am J Surg Pathol*. 1990;14:329-334.
356. Limb D, Dreghorn C, Murphy J, et al. Primary lymphoma of bone. *Int Orthop*. 1994;18:180-183.
357. Furman W, Fitch S, Hustu O, et al. Primary lymphoma of bone in children. *J Clin Oncol*. 1989;7:1275-1280.
358. Dunn N, Grahame-Smith H, Doherty M. "Disappearing foot disease": an unusual presentation of primary lymhoma of bone. *J R Soc Med*. 1989;82:302-303.
359. de Leval L, Braaten KM, Ancukiewicz M, et al. Diffuse large B-cell lymphoma of bone: an analysis of differentiation-associated antigens with clinical correlation. *Am J Surg Pathol*. 2003;27:1269-1277.
360. Jones D, Kraus M, Dorfman D. Lymphoma presenting as a solitary bone lesion. *Am J Clin Pathol*. 1999;111:171-178.
361. Lin P, Jones D, Dorfman DM, et al. Precursor B-cell lymphoblastic lymphoma: a predominantly extranodal tumor with low propensity for leukemic involvement. *Am J Surg Pathol*. 2000;24:1480-1490.
362. Hara T, Wakatsuki S, Ozaki S, et al. Primary adult T-cell leukemia/lymphoma of bone. *Int J Hematol*. 2004;79:157-160.
363. Takemoto S, Matsuoka M, Sakata K, et al. Primary adult T-cell leukemia of bone: two patients with primary bone lesion showing monoclonal integration of HTLV-I proviral DNA. *Leukemia*. 1996;10:333-337.
364. Gebert C, Hardes J, Ahrens H, et al. Primary multifocal osseous Hodgkin disease: a case report and review of the literature. *J Cancer Res Clin Oncol*. 2005;131:163-168.
365. Ozdemirli M, Mankin H, Aisenberg A, et al. Hodgkin's disease presenting as a solitary bone tumor. *Cancer*. 1996;77:79-88.
366. Lones M, Perkins S, Sposto R, et al. Non-Hodgkin's lymphoma arising in bone in children and adolescents is associated with an excellent outcome: a Children's Cancer Group report. *J Clin Oncol*. 2002;20:2293-2301.
367. Lucraft H. Primary lymphoma of bone: a review of 13 cases emphasizing orthopaedic problems. *Clin Oncol (R Coll Radiol)*. 1991;3:265-269.
368. Zinzani PL, Carrillo G, Ascani S, et al. Primary bone lymphoma: experience with 52 patients. *Haematologica*. 2003;88:280-285.

附录

染色技术

Phuong L.Nguyeny

1 标本制备步骤

1.1 骨髓棕黄层涂片的制备

用无抗凝剂的注射器抽吸1ml骨髓液，尽快移至涂有石蜡的小瓶内，小瓶事先加入EDTA二钠（1mg EDTA用于1~2ml骨髓；0.5mg EDTA用于1ml以下骨髓）。注射器内保留几滴未加抗凝剂的骨髓抽吸液，用于直接涂片。翻转小瓶几次直至混匀。将EDTA抗凝的骨髓倒入有盖培养皿中。用移液管将液体成分移至1ml分血管中。加满之后，盖紧并用石蜡封好，以2800转/分离心8~10分钟。离心后骨髓抽取物分成4层，从上到下依次为：

（1）脂肪和血管周层：用移液管将这层白色、云雾状的最上层移至玻片上，并用另一张玻片将其压碎。由于血管周组织的巨噬细胞数目相对较多，其压片最适合评估储存铁。

（2）血浆层：移去该透明层，置于一旁。

（3）棕黄层：该层也称为粒系-红系细胞层，有核细胞丰富。将其移至干净、涂有石蜡的培养皿中，将其与2倍体积的血浆轻轻地彻底混匀。将1滴混合液滴至6~10张玻片上，制作涂片。在常规Wright-Giemsa染色、Dacie染色或其他特殊细胞化学染色之前，将涂片快速风干。棕黄层在必要时也可用于超微结构研究（见下文）。

（4）红细胞层：丢弃。

1.2 骨髓电镜样本的制备

收集用于电镜观察的骨髓标本，抽取1ml骨髓液，移至涂有石蜡并有EDTA二钠粉的小瓶中（1mg EDTA可用于1~2ml骨髓抽取物）。对棕黄层EDTA抗凝骨髓混合液处理（如前述）。接以下步骤进行：

（1）丢弃脂肪和血管周层及血浆层。

（2）加入几滴4%戊二醛冷溶液于棕黄层顶部，并持续固定15~20分钟。

（3）为固定棕黄层底层，在Wintrobe管的棕黄层与红细胞层的交界处做好标记，将其全部吸出Wintrobe管，再将4%戊二醛冷溶液加至标记，再移入吸出的样本覆盖，固定15~20分钟，此时标本保留在试管上部，最上层仍为血沉棕黄层。

（4）将现有部分固定的棕黄层移出，并放入另一个内装新鲜的4%戊二醛冷溶液的小瓶中再固定15~20分钟，然后将该层干净分割成1mm的小块。仍然置于戊二醛液中充分固定。

标本可继续固定，或移至新鲜戊二醛液中，处理前继续在4℃固定直至2周。通过电镜观察血小板过氧化物酶，需用鞣酸代替戊二醛固定，其他需特殊调整的处理程序须在电镜检查之前进行。

2 染色

2.1 切片HE染色

Harris苏木素是一种退行性染色剂，切片在中性苏木素溶液中呈过染状态。过染可被酸性乙醇去除，然后被碱性溶液中和。

2.1.1 试剂

2.1.2 固定剂

试剂	混合液
Harris苏木素；水溶性伊红	
酸性乙醇原液	9.5ml浓盐酸（37%）混于950ml 70%乙醇中
酸性乙醇工作液	70%乙醇与酸性乙醇原液按1：1体积混合
蓝化试剂	3~4滴28%氨水（NH_4OH）滴于250ml去离子水或蒸馏水中
5%硫代硫酸钠（$Na_2S_2O_3\cdot5H_2O$）	溶于蒸馏水或去离子水中
碘原液	将晶体碘溶于70%乙醇至饱和
碘工作液	将碘原液加入70%乙醇中，形成淡黄色液体

Zenker液、B5固定液或福尔马林（用福尔马林固定略去步骤5和6）。

2.1.3 步骤

60~70℃的烤箱中烤45分钟，使其牢固贴附。

步骤	操作	溶液	重复次数/持续时间
1	浸入切片	二甲苯	2次，每次5分钟
2	浸入切片	100%乙醇	2次，每次3分钟
3	浸入切片	95%乙醇	2次，每次3分钟
4	浸入切片	70%乙醇	3分钟
5	浸入切片	碘工作液	6分钟
6	洗去多余的碘	去离子水	
7	浸入切片	5%硫代硫酸钠	6分钟
8	冲洗	流水	5分钟
9	冲洗	去离子水	浸10次
10	浸入切片	蓝化溶液	1分钟
11	漂洗	去离子水	浸10次
12	浸入切片	苏木精	有颗粒状凝块的切片5分钟 20~40分钟，Zenker液固定的骨髓 5~10分钟，福尔马林液固定的骨髓 5~10分钟，B5液固定的骨髓
13	洗掉过多的苏木精	流水冲洗	
14	浸洗	酸性乙醇	浸1次（依组织不同而不同）
15	漂洗过多的酸性乙醇	流水冲洗	
16	漂洗	去离子水	
17	浸洗切片	蓝化溶液	慢浸10次
18	冲洗	流水冲洗	5分钟
19	检查苏木精染色		如果太浅，重复步骤10~18 如果太深，重复步骤14~18
20	浸入切片	70%乙醇	3分钟
21	浸染	伊红	2~5次（福尔马林固定及B5固定组织需更长时间）
22	浸入切片	70%乙醇	4次，每次浸3次
23	浸入切片	95%乙醇	2次，每次浸10次
24	浸入切片	100%乙醇	2次，每次3分钟
25	浸入切片	100%乙醇-二甲苯	3分钟
26	浸入切片	二甲苯	3次，每次3分钟
	在第一个二甲苯中观察伊红染色		如果太浅，倒回到70%乙醇，重复步骤21~26 如果太深，倒回到95%乙醇（如果很深倒回到70%乙醇），然后重复步骤23~26
27	封片	盖玻片、封片胶或其他有机溶剂性封片剂	

2.2 Wilder网状纤维染色

切片用磷钼酸处理，磷钼酸是一种能提高纤维渗透性的氧化剂；随后用硝酸铵溶液增敏。该步可促进切片遇氢氧化银时银的沉着。还原溶液（硝酸铵加甲醛）还原了银，于是纤维表面出现颜色；用氯化金（一种氧化物）调色。然后未还原的银用硫代硫酸钠去除。

2.2.1 试剂

试剂	混合液
10%磷钼酸溶液（$P_2O_5 \cdot 24MoO_3 \times H_2O$）	
1%硝酸铵溶液（$UO_2[NO_3]_2 \cdot 6H_2O$）	
28%氨水（NH_4OH）	
3.1%氢氧化钠溶液（$NaOH$）	
10.2%硝酸银（$AgNO_3$）	
中性甲醛	5g碳酸钙（$CaCO_3$）粉加入50ml 37%甲醛中
还原溶液	0.5ml 37%中性甲醛和1.5ml 1%硝酸铵溶于50ml去离子水中（新鲜配制，用前配好）
1%氯化金溶液（$HAuCl_4 \cdot 3H_2O$）	
氯化金工作液	5ml 1%氯化金溶液溶于45ml去离子水中
5%硫代硫酸钠溶液（$Na_2S_2O_3 \cdot 5H_2O$）	
复染剂（可选）	1%沙红O
铵银工作液	准备5ml 10.2%硝酸银，逐滴加入28%氨水，直至形成的沉淀物全部溶解；然后加入5ml 3.1%氢氧化钠，再逐滴加入28%氨水，直至沉淀物刚刚溶解（约20~25滴）；反向滴入10.2%硝酸银直至呈微浊液（约20~25滴）；用去离子水稀释铵银溶液至50ml；即刻使用

2.2.2 固定剂

福尔马林、Zenker液或B5固定液。

2.2.3 操作步骤

注意：如果是已做HE染色的切片，可用乙醇脱色，然后做网状纤维染色。

步骤	工作	溶液	重复次数/持续时间
1	切片脱蜡	去离子水；如必要，用碘液及5%硫代硫酸钠溶液除去汞沉淀物	
2	浸洗	去离子水	3次
3	浸入切片	10%磷钼酸（氧化）	2分钟

续表

步骤	工作	溶液	重复次数/持续时间
4	冲洗	流水	1分钟
5	浸洗	去离子水	10~15次
6	浸入切片	1%硝酸铵（增敏）	2分钟
7	浸洗	去离子水	10~15次
8	浸入切片	铵银工作液	2分钟
9	快速浸染	50%乙醇	快速1次
10	浸入切片	还原溶液	2分钟
11	充分浸洗	去离子水	
12	浸染切片	氯化金工作液	直至切片黄色背景消失
	切片浸染（氯化金工作液）及漂洗（去离子水中）	氯化金溶液	显微镜下观察颜色，直到完成
	浸洗	去离子水	
13	浸洗	去离子水	
14	浸洗切片除去多余的银	5%硫代硫酸钠溶液	2~3次
15	冲洗	流水	5分钟
16	复染（可选）	0.1%沙红O	3~5次
17	漂洗	去离子水	15~16次
18	脱水	70%，95%及100%乙醇至二甲苯或二甲苯的替代品	
19	封片	盖玻片或封胶	
	结果：网状纤维呈黑色；胶原呈玫瑰红色		

2.3 涂片Wright-Giemsa染色

Wright复合染液是一种由亚甲蓝、亚甲蓝氧化物（蔚蓝）及伊红染料组成的改良Wright染液。Giemsa（含蔚蓝）加入到染料中增强核着色、嗜天青颗粒及毒性颗粒的着色。

2.3.1 试剂

Wright-Giemsa染液的保存	组成如下
• 13g Wright染料干粉 • 3g Wright染料干粉 • 0.4g Giemsa染料干粉放入4L甲醇原液（CH_3OH）中；甲醇不能含丙酮	• 用甲醇浸洗试剂瓶2次 • 加2L甲醇至已清洗的试剂瓶中 • 加入磁搅拌器中混匀 • 加入称好的Wright染料粉及Giemsa染料粉 • 加入剩余2L甲醇 • 盖好，混和2~3小时；37.5℃孵育过夜 • 第二天，再混合2~3小时 • 使用前用双层滤纸过滤

其他试剂	混合液
甲醇	
Giemsa染液	
磷酸盐缓冲液（pH6.4±0.05）	26.52g磷酸二氢钾（KH_2PO_4）及10.24g磷酸氢二钠（Na_2HPO_4）加入到4L去离子水中
Wright-Giemsa缓冲工作液	25mlWright-Giemsa染色原液及25ml Giemsa染色原液加至200ml磷酸缓冲原液中（有效期1小时）

2.3.2 用切片架进行Wright-Giemsa染色

步骤

1. 将切片放入染色架中，呈羽状列齐。
2. 甲醇（不含丙酮）染色缸中固定2分钟。
3. 放入Wright-Giemsa染色原液中4分钟；摇动数次。
4. 放入Wright-Giemsa缓冲工作液中20~25分钟；摇动数次。不同批次的Wright染色时间可不同。
5. 在约5ml甲醇/200ml去离子水中洗去多余染液。
6. 用去离子水连续漂洗染色，过3缸，每缸6~8次。每批更换去离子水。
7. 可选：如果切片背面有着色，可擦去（不是必需步骤）
8. 将染色架垂直放在风扇下吹干。

注意事项

- 在放入切片之前，确保切片架干燥；切片架能浸泡在单独装有甲醇液的容器中清洗，并可除去水。
- 每天更换甲醇及Wright-Giemsa原液。
- 每2批切片更换Wright-Giemsa缓冲染液，即使染色不到2次，须1小时更换一次。
- 如染色过浅，在Wright-Giemsa原液及Wright-Giemsa缓冲染液中重染切片。
- 由于染色质量难以控制，本实验室不再使用平板染色架染色。

结果

- 红细胞：淡红色。
- 白细胞及巨核细胞的核：紫蓝色。
- 血小板：胞质紫蓝色到淡紫色，含紫红色颗粒。

2.4 铁染色

普鲁士蓝染色可以观察到蓝绿色的非血红蛋白铁（Fe^{3+}）不溶性复合物，主要见于红细胞（高铁红细胞）、正常红细胞（铁幼粒红细胞）及网状内皮细胞。这种反应必须在酸性环境中使铁从结合蛋白中游离出来。

2.4.1 抽取物涂片的Dacie法染色

试剂	混合液
铁剂原液	
2%亚铁氰化钾（$K_4Fe[CN]_6 \cdot 3H_2O$）	溶液呈淡黄至中黄，在暗处保存，有效期1周
0.2N盐酸	16.7ml 37%盐酸加入到983.3ml的去离子水
其他试剂	
Dacie铁试剂工作液	将2%（$K_4Fe[CN]_6 \cdot 3H_2O$）以1：1体积比例加入0.2N盐酸（溶液呈淡黄色）注意：液体需在使用前配制（有效期1小时），配好后即刻使用
0.1%水溶性番红素O	

标本可以是经风干呈膜状的外周血；包括棕黄层的骨髓抽取物涂片；富于细胞性液体；或尿沉渣的离心涂片。由于甲醇不能溶解脂肪，所以压片不满意。

操作步骤

1. 无水甲醇固定15分钟。
2. 风扇吹干，不要水洗。
3. 放于50~56℃的烤箱，在Dacie铁工作液中孵育10分钟。（注意：过热或延长孵育可改变反应。）
4. 去离子水浸洗。
5. 流水冲洗20分钟。
6. 去离子水漂洗。不需干燥（复染前干燥可产生人工假象）。
7. 用0.1%番红素O复染10~20秒（也可用0.1%伊红）。
8. 去离子水漂洗，风扇吹干。

结果

- 弥漫及颗粒状铁：亮蓝到蓝绿
- 核：亮粉色
- 胞质：淡粉色

2.4.2 脂肪血管周组织层压片的普鲁士蓝反应

试剂	混合剂
固定剂	10%福尔马林在染色缸口放一块滤纸，每次使用时在滤纸上滴2小滴10%福尔马林（10ml 37%甲醛溶液加90ml去离子水）
铁剂原液	2%亚铁氰化钾（$K_4Fe[CN]_6 \cdot 3H_2O$）溶液呈淡黄至中黄，存于暗处，1周有效
铁剂工作液	15ml 2%亚铁氰化钾（$K_4Fe[CN]_6 \cdot 3H_2O$）加入到45ml
0.5%盐酸	0.5%盐酸中溶液过滤到染色缸中，呈淡黄色，应在现配现用

应注意的是制备骨髓棕黄层产生脂肪及血管周组织层，从而将脂肪及血管周组织层制成压片。如果没有分层出现，需要用颗粒来制备压片。

步骤

1. 在染色缸中用微弱的福尔马林气体（10%福尔马林）固定干膜10分钟。（过量的福尔马林可致黑色沉淀物产生。）
2. 不洗。
3. 浸入铁剂工作液10分钟。
4. 用去离子水彻底清洗。
5. 流水冲洗2分钟。
6. 风扇吹干。
7. 如果需要，用可溶性胶封片。

结果

- 弥漫及颗粒状铁：亮蓝色或蓝绿色。

（石卫东 译）

英文缩略语表

AA，再生障碍性贫血
ABC，活化B细胞
ACD，慢性病性贫血
aCML，不典型慢性髓系白血病
AIDS，获得性免疫缺陷综合征
AIHA，自身免疫性溶血性贫血
AILD，血管免疫母细胞性淋巴结病
AITL，血管免疫母细胞性T细胞淋巴瘤
ALAL，不明细胞系急性白血病
ALCL，间变性大细胞淋巴瘤
ALHE，血管淋巴样增生伴嗜酸性粒细胞增多
ALL，（急性）淋巴母细胞白血病
ALL/LBL，淋巴母细胞白血病/淋巴瘤
ALPS，自身免疫性淋巴细胞增生综合征
AMKL，急性原巨核细胞白血病
AML，急性髓系白血病
AML-MRC，急性髓系白血病伴骨髓增生异常相关改变
AML-NOS，急性髓系白血病-非特指
AMML，急性粒-单核细胞白血病
AP，加速期
APL，急性早幼粒细胞白血病
APMF，急性全髓增殖症伴骨髓纤维化
ASM，侵袭性系统性肥大细胞增生症
ATLL，成人T细胞白血病/淋巴瘤
AUL，急性未分化白血病
B-ALL/LBL，B淋巴母细胞白血病/淋巴瘤
BL，Burkitt淋巴瘤
BM，骨髓
BMM，孤立性骨髓肥大细胞增生症
BP，急变期
BPDCN，母细胞性浆细胞样树突细胞肿瘤
CAEBV，慢性活动性EBV感染
C-ALCL，原发性皮肤间变性大细胞淋巴瘤
CALLA，急性淋巴母细胞白血病共同抗原
CB，中心母细胞
CC，中心细胞
CEL，慢性嗜酸性粒细胞白血病
CEL-NOS，慢性嗜酸性粒细胞白血病-非特指
CHL，经典型霍奇金淋巴瘤
CLH，皮肤淋巴组织增生
CLL，慢性淋巴细胞白血病
CML，慢性髓系白血病
CMML，慢性粒-单核细胞白血病
CMPD，慢性骨髓增殖性疾病
CMV，巨细胞病毒
CNL，慢性中性粒细胞白血病
CP，惰性慢性期
CSF，脑脊液
CTCL，皮肤T细胞淋巴瘤
CTL，细胞毒性T细胞
CVID，普通变异型免疫缺陷症
DC，树突细胞
DCH，树突细胞组织细胞增生症
DLBCL，弥漫大B细胞淋巴瘤
DLBCL-NOS，弥漫大B细胞淋巴瘤-非特指
D-LPHL，弥漫型结节性淋巴细胞为主型霍奇金淋巴瘤
DN-AML，原发性急性髓系白血病
EATL，肠病相关T细胞淋巴瘤
EBER，EBV编码的RNA
EBNA，抗EBV核抗原
EBV，Epstein-Barr病毒
ECM，皮肤外肥大细胞瘤
EMH，髓外造血
EMZL，结外边缘区淋巴瘤
ET，原发性血小板增生症
FA，Fanconi贫血
FCC，小核裂滤泡中心细胞淋巴瘤
FDC，滤泡树突细胞

FDCS，滤泡树突细胞肉瘤
FHLH，家族性噬血细胞性淋巴组织细胞增生症
FL，滤泡性淋巴瘤
GC，生发中心
GCB，生发中心B细胞
GHCD，γ重链病
Hb，血红蛋白
HCL，毛细胞白血病
HCLv，毛细胞白血病变异型
HD，霍奇金病
HES，嗜酸性粒细胞增多综合征
HEV，高内皮小静脉
HHV，人类疱疹病毒
HIV，人类免疫缺陷病毒
HL，霍奇金淋巴瘤
HLA，人类白细胞抗原
HLH，噬血细胞性淋巴组织细胞增生症
HPS，噬血细胞综合征
HRS，Hodgkin-Reed-Sternberg
HS，遗传性性球形红细胞增多症
HSTL，肝脾T细胞淋巴瘤
HSV，单纯疱疹病毒
HUS，溶血性尿毒综合征
HV，种痘样水疱病
HVCD，透明血管型Castleman病
HVTCL，种痘水疱病样T细胞淋巴瘤
IBL，免疫母细胞淋巴瘤
ICC，免疫细胞化学
IDC，交指状树突细胞
IDCS，交指状树突细胞肉瘤
IEL，上皮内T淋巴细胞
IM，传染性单核细胞增生症
IPSID，小肠免疫增殖性疾病
IPT，炎性假瘤
ISH，原位杂交
ISM，惰性系统性肥大细胞增生症
ITP，特发性血小板减少性紫癜
IVLBCL，血管内大B细胞淋巴瘤
JMML，幼年性粒-单核细胞白血病
JXG，幼年性黄色肉芽肿
KS，Kaposi肉瘤
KSHV，Kaposi肉瘤疱疹病毒
L&H，淋巴细胞和组织细胞
LANA，潜伏相关核抗原
LBL，淋巴母细胞淋巴瘤
LCA，白细胞共同抗原（CD45）
LCH，Langerhans细胞组织细胞增生症
LCS，Langerhans细胞肉瘤
LD，淋巴细胞消减型
LDCHL，淋巴细胞消减型经典型霍奇金淋巴瘤
LDH，乳酸脱氢酶
LEL，淋巴上皮病变
LESA，淋巴上皮（肌上皮）性涎腺炎
LFD，淋巴组织增殖性疾病
LGL，大颗粒淋巴细胞
LGLL，大颗粒淋巴细胞白血病
LN，淋巴结
LP，淋巴细胞为主型
LPD，淋巴组织增殖性疾病
LPL，淋巴浆细胞淋巴瘤
LPS，脂多糖
LR，淋巴细胞丰富型
LRCHL，淋巴细胞丰富型经典型霍奇金淋巴瘤
LYG，淋巴瘤样肉芽肿病
LyP，淋巴瘤样丘疹病
MALT，黏膜相关淋巴组织
MAS，巨噬细胞活化综合征
MBL，单克隆B细胞性淋巴细胞增生症
MC，肥大细胞
MC，混合细胞型
MCCHL，混合细胞型经典型霍奇金淋巴瘤
MCD，多中心Castleman病
MCD，肥大细胞疾病
MCH，肥大细胞增生
MCL，套细胞淋巴瘤
MCS，肥大细胞肉瘤
MDC，髓系树突细胞
MDR-AML，MDS相关的急性髓系白血病

MDS，骨髓增生异常综合征
MDS/MPN，骨髓增生异常/骨髓增殖性肿瘤
MDS/MPN-U，骨髓增生异常/骨髓增殖性肿瘤-未分类
MDS-U，骨髓增生异常综合征-未分类
MF，蕈样霉菌病
MGUS，单克隆丙种球蛋白病，意义不明
MH，恶性组织细胞增生症
MHC，主要组织相容性复合体
MKB，原巨核细胞
MM，多发性骨髓瘤
MMAS，肥大细胞活化综合征
MML，粒-肥大细胞白血病
MPAL，混合表型急性白血病
MPD，骨髓增殖性疾病
MPN，骨髓增殖性肿瘤
MPNEo，骨髓增殖性肿瘤伴嗜酸性粒细胞增多
MPN-U，骨髓增殖性肿瘤-未分类
MPO，髓过氧化物酶
MRC，骨髓增生异常相关改变
MRD，微小残留疾病
MZL，边缘区淋巴瘤
NHL，非霍奇金淋巴瘤
NLPHL，结节性淋巴细胞为主型霍奇金淋巴瘤
NMZL，淋巴结边缘区淋巴瘤
NOS，非特指
NPD，Neimann-Pick病
NS，结节硬化型
NSCHL，结节硬化型经典型霍奇金淋巴瘤
PB，外周血
PCCD，浆细胞型Castleman病
PCFCL，原发性皮肤滤泡中心淋巴瘤
PCL，浆细胞白血病
PCLBCL，原发性皮肤大B细胞淋巴瘤
PCM，浆细胞骨髓瘤
PCMZL，原发性皮肤边缘区淋巴瘤
PCNS，中枢神经系统原发
PCNSL，中枢神经系统原发性淋巴瘤
PDC，浆细胞样树突细胞
PEL，原发性渗出性淋巴瘤
PFCE，原发性家族先天性红细胞增生症
PLL，幼淋巴细胞白血病
PMBCL，原发性纵隔大B细胞淋巴瘤
PMF，原发性骨髓纤维化
PMLBCL，原发性纵隔（胸腺）大B细胞淋巴瘤
PNET，原始神经外胚叶肿瘤
PNH，阵发性睡眠性血红蛋白尿
PRCA，纯红细胞再生障碍
PSC，多能淋系-髓系干细胞
PTCL，外周T细胞淋巴瘤
PTCL-NOS，外周T细胞淋巴瘤-非特指
PTGC，生发中心进行性转化
PTLD，移植后淋巴组织增殖性疾病
PV，真性红细胞增生症
RA，难治性贫血
RAEB，难治性贫血伴原始细胞增多
RARS，难治性贫血伴环形铁粒幼细胞
RARS-T，难治性贫血伴环形铁粒幼细胞和血小板增生症
RCC，儿童难治性血细胞减少
RCMD，难治性血细胞减少伴多系发育异常
RCUD，难治性血细胞减少伴单系发育异常
RN，难治性中性粒细胞减少
RS，Reed-Sternberg
RT，难治性血小板减少
SA，铁粒幼细胞性贫血
SCID，重度联合缺陷
SCN，重型先天性中性粒细胞减少症
SDS，Shwachman-Diamond综合征
SH，窦组织细胞增生
SHML，窦组织细胞增生伴巨淋巴结病
sIg，表面免疫球蛋白
SLL，小淋巴细胞淋巴瘤
SLVL，伴绒毛淋巴细胞的脾脏淋巴瘤
SM，系统性肥大细胞增生症
SM-AHNMD，系统性肥大细胞增生症合并非肥大细胞系克隆性血液病
SMZL，脾脏边缘区淋巴瘤

SPLTCL，皮下脂膜炎样T细胞淋巴瘤
SPTCL，皮下脂膜炎样T细胞淋巴瘤
SS，Sézary综合征
SSM，焖燃型系统性肥大细胞增生症
T-ALL/LBL，T淋巴母细胞白血病/淋巴瘤
TAM，一过性髓系异常造血
TAR，血小板减少伴桡骨缺失
TCR，T细胞受体
THRLBCL，T细胞/组织细胞丰富型大B细胞淋巴瘤
TRAP，耐酒石酸酸性磷酸酶
TTP，血栓性血小板减少性紫癜
UP，色素性荨麻疹
VCA，抗EBV衣壳抗原
VZV，水痘-带状疱疹病毒
WDSM，高分化系统性肥大细胞增生症
WG，Wegener肉芽肿
WM，Waldenström巨球蛋白血症

中文索引

翻译后记

血液病理诊断是公认的最大诊断难题之一。近年来血液病（以淋巴造血系统肿瘤为主要内容）的诊断和治疗发展迅速，得益于病理医生对淋巴造血系统肿瘤WHO分类的学习应用、临床规范化治疗及新药应用。

2001年《WHO淋巴造血系统肿瘤分类》（第3版）第一次实现了全球分类系统的统一。2008年版WHO分类总体上沿用第三版的分类原则，并对其中少数病变稍作调整，新增数种疾病类型和亚型。可惜因为某种原因，国内至今未能引进版权，阻碍了国内大多数病理医师的学习和提高。所幸还有更新更好的同类参考书值得推荐：《血液病理学》由2008年版WHO分类工作组的原班人编写，编者都是该领域的顶级专家。与2008年版《WHO淋巴造血系统肿瘤分类》相比，本书内容更全更新：它不仅包括2008年版WHO分类一书的全部内容，而且在其出版之后增添了不少最新进展；除介绍肿瘤性病变外，它还包括非肿瘤性病变，弥补了WHO分类的不足，减少了实际工作的使用不便；针对每一疾病系统和每一具体疾病，本书也比WHO分类中讨论更为深入彻底。本书是WHO分类的继承、发扬与补充，堪称WHO分类的完美“升级版”。

本书原著从第一次讨论编撰到正式出版历经10年，可谓“十年磨一剑”。而翻译这本巨著同样艰辛，由国内外40多名中青年专家参加翻译、5名著名专家负责审校，经过30个月艰苦努力才最终完成。在此向他们表示崇高敬意！

主译陈刚全面翻译工作，包括翻译任务分工、邀请审校专家和出版社联络等工作，薛德彬（abin）给予了全程协助。潘华雄（九等生）和梅开勇（yourself）校对了部分章节，潘华雄（九等生）负责整理了术语表。付长霞（福星高照）、何诚（土豆2008）和李伟松（fawn28）帮助我们做了大量的前期准备工作，卢建平（迷路）协助编辑整理文档和组织联络，北京科学技术出版社杨帆编辑从版权联系到译稿收发校对等全部过程中都做了大量工作。对他们一并致谢！

华夏病理网翻译团队，薛德彬（abin）

2013年9月

图书在版编目（CIP）数据

血液病理学 / (美) 贾菲等编; 陈刚, 李小秋译

—北京: 北京科学技术出版社, 2013.12

书名原文: Hematopathology

ISBN 978-7-5304-6878-4

Ⅰ. ①血… Ⅱ. ①贾… ②陈… ③李… Ⅲ. ①血液病–病理学–研究 Ⅳ. ①R550.2

中国版本图书馆CIP数据核字(2013)第264807号

著作权合同登记号 图字：01–2013–7111

血液病理学

主　　编： Elaine S. Jaffe　Nancy Lee Harris　James W. Vardiman　Elias Campo　Daniel A. Arber

主　　译： 陈　刚　李小秋

策　　划： 杨　帆

责任编辑： 杨　帆　张静静

责任校对： 黄立辉

责任印制： 李　茗

封面设计： 晓　林

版式设计： 锋尚制版

出 版 人： 曾庆宇

出版发行： 北京科学技术出版社

社　　址： 北京西直门南大街16号

邮政编码： 100035

电话传真： 0086–10–66161951（总编室）

0086–10–66113227（发行部）　0086–10–66161952（发行部传真）

电子信箱： bjkjpress@163.com

网　　址： www.bkydw.cn

经　　销： 新华书店

印　　刷： 北京捷迅佳彩印刷有限公司

开　　本： 889mm × 1194mm　1/16

字　　数： 2300 千

印　　张： 74.75

版　　次： 2013年12月第1版

印　　次： 2013年12月第1次印刷

ISBN 978-7-5304-6878-4/R · 1687

定　　价：800.00元

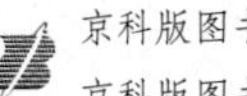